PEDRETTI'S
OCCUPATIONAL
THERAPY

Practice Skills for Physical Dysfunction

身体障害の作業療法

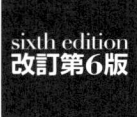
sixth edition
改訂第6版

Heidi McHugh Pendleton,
Winifred Schultz-Krohn
編著

山口 昇＋宮前珠子
監訳

協同医書出版社

Heidi McHugh Pendleton, PhD, OTR/L, FAOTA
Professor
Department of Occupational Therapy
San Jose State University
San Jose, California

Winifred Schultz-Krohn, PhD, OTR/L, BCP, SWC, FAOTA
Associate Professor
Department of Occupational Therapy
San Jose State University
San Jose, California

This edition of *Pedretti's Occupational Therapy 6e by Heidi McHugh Pendleton & Winifred Schultz-Krohn* is published by arrangement with Elsevier Inc., New York, New York, USA
ISBN 978-0-323-03153-0

Copyright © 2006 by Mosby, Inc., an affiliate of Elsevier Inc.
Moral rights of the author(s) have been asserted.

Japanese translation rights arranged with
Elsevier Inc. c/o John Scott & Company, Kimberton, Pennsylvania, U.S.A.
through Tuttle-Mori Agency, Inc., Tokyo

寄稿者一覧

Michelle Pressman Abrams, MS, OTR/L
Therapist
Department of Occupational/Hand Therapy
NovaCare Rehabilitation
Phoenix, Arizona

Carole Adler, BA, OTR/L, ATP
Rehab Case Manager, Spinal Cord Injury
Santa Clara Valley Medical Center
San Jose, California

Denis Anson, MS, OTR/L
Director of Research and Development
Assistive Technology Research Institute
College Misericordia
Dallas, Pennsylvania

Deborah Bolding, MS, OTR/L, CHT, BCP
Clinical Education Coordinator
Rehabilitation Services
Stanford Hospital and Clinics
Palo Alto, California

Estelle B. Breines, PhD, OTR, FAOTA
President
Geri-Rehab, Inc.
Lebanon, New Jersey
Executive Director
Developmental Rehabilitation Services
Lebanon, New Jersey

Ann Burkhardt, OTD, OTR/L, FAOTA
Director and Associate Professor
Division of Occupational Therapy
Long Island University
Brooklyn, New York
Professional Associate
Occupational Therapy Assistant Program
Mercy College
Dobbs Ferry, New York

Sandra E. Burnett, MA, OTR/L, MFT
Professor, ADA/504 Compliance Officer
Disabled Student Program
Santa Monica Community College District
Santa Monica, California

Gordon Umphred Burton, PhD, OTR
Emeritus Professor and Chair
Department of Occupational Therapy
San Jose State University
San Jose, California

Michael W.K. Chan, MBA, OTR/L, OT (C)
Assistant Professor
School of Health Sciences
Eastern Michigan University
Ypsilanti, Michigan

Cynthia Cooper, MFA, MA, OTR/L, CHT
Director of Hand Therapy in Arizona
NovaCare Rehabilitation
Phoenix, Arizona

Elizabeth DePoy, PhD, MSW, OTR
Professor
Department of Occupational Therapy
University of Maine
Orono, Maine

Lisa Deshaies, OTR/L, CHT
Adjunct Clinical Faculty
Department of Occupational Science &
Occupational Therapy
University of Southern California
Los Angeles, California
Occupational Therapy Clinical Specialist
Occupational Therapy Department
Rancho Los Amigos National Rehabilitation Center
Downey, California

Joyce M. Engel, PhD, OTR/L
Professor
Department of Rehabilitation Medicine
Occupational Therapy Division
University of Washington
Seattle, Washington

Jeffrey Englander, MD
Project Director
Rehabilitation Research Center for
Traumatic Brain Injury
Santa Clara Medical Center
San Jose, California

Anne Fisher, ScD, OTR, FAOTA
Professor
Umeå University
Institution for Community Medicine
and Rehabilitation
Division of Occupational Therapy
Umeå University
Umeå, Sweden
Adjunct Professor
Department of Occupational Therapy
Colorado State University
Ft. Collins, Colorado

Diane Foti, MS, OTR/L
Clinical Specialist
Kaiser Permanente
Union City, California

Alison Hewitt George, MS, OTR/L
Lecturer
Department of Occupational Therapy
San Jose State University
San Jose, California

Glen Gillen, EdD, OTR, BCN
Assistant Professor
Programs in Occupational Therapy
Columbia University
New York, New York

Lynn Gitlow, PhD, OTR/L, ATP
Director
Department of Occupational Therapy
Husson College
Bangor, Maine

Carolyn Glogoski, Ph.D., OTR/L
Associate Professor
Department of Occupational Therapy
Eastern Michigan University
Ypsilanti, Michigan

Jennifer S. Glover, MS, OTR/L
Area Director
Genesis Rehabilitation Services
Windsor, Connecticut

Luella Grangaard, MS, OTR/L, CHT
Manager, Occupational Therapy
Rehabilitation Services
Eisenhower Medical Center
Rancho Mirage, California

Denise Haruko Ha, OTR/L
Occupational Therapist
Occupational Therapy Vocational Services
Rancho Los Amigos National
Rehabilitation Center
Downey, California

Karen Nelson Jenks, MS, ORT/L, SWC
Clinical Administrator
Services for Brain Injury
San Jose, California

Judy M. Jourdan, MSA, OTR
Therapy Manager
Memorial Home Care
South Bend, Indiana

Lisa M. Kanazawa, MS, OTR/L
Consultant
Rebuilding Together Diablo Valley
Danville, California

Mary C. Kasch, OTR/L, CHT, FAOTA
Executive Director
Hand Therapy Certification Commission
Rancho Cordova, California

Denise D. Keenan, OTR, CHT
Adjunct Faculty
Department of Occupational Therapy
University of Utah
Salt Lake City, Utah
Senior Hand Therapist
Rehabilitation Services
Intermountain Health Care, Inc
Salt Lake City, Utah

Amy Phillips Killingsworth, MA, OTR/L
Professor
Department of Occupational Therapy
San Jose State University
San Jose, California

Barbara L. Kornblau, JD, OT/L, FAOTA, DAAPM, ABDA, CCM, CDMS
Professor
Departments of Occupational Therapy,
Public Health, Law
Nova Southeastern University
Fort Lauderdale, Florida
Attorney and Counselor at Law
Private Practice
Miami, Florida

Donna Lashgari, MS, OTR/CHT
Rehabilitation Manager
Stanford University Hospitals and Clinics
Palo Alto, California

Sonia Lawson, PhD, OTR/L
Assistant Professor
Department of Occupational Therapy and Occupational Science
Towson University
Towson, Maryland

Susan M. Lillie, BS, OTR/L, CDRS
Supervisor, Adaptive Driving Evaluation Program
Therapy Services
Santa Clara Valley Medical Center
San Jose, California

Maureen Michele Matthews, OT/L
Outpatient Program Manager
Therapy Services
Santa Clara Valley Medical Center
San Jose, California

Guy McCormack, PhD, OTR/L, FAOTA
Chair
Department of Occupational Therapy
School of Heath Professions
University of Missouri—Columbia
Columbia, Missouri

Rochelle McLaughlin, MS, OTR/L
Administrative Analyst Specialist
San Jose State University
San Jose, California
Occupational Therapist
Rehabilitation Research Center
Santa Clara Valley Medical Center
San Jose, California

Nancy Vandewiele Milligan, PhD, OTR
Occupational Therapy Program
Wayne State University
Detroit Michigan

Jill J. Page, OTR/L
Industrial Rehabilitation Consultant
Ergoscience, Inc.
Birmingham, Alabama

Shawn C. Phipps, MS, OTR/L
Occupational Therapy Supervisor
Department of Occupational Therapy
Rancho Los Amigos National Rehabilitation Center
Downey, California
Clinical Instructor and Lecturer
Occupational Therapy Program
Department of Health and Human Sciences
California State University Dominguez Hills
Carson, California

Michael A. Pizzi, PhD, OTR/L, FAOTA
Wellness Coach, CEO
Wellness Lifestyles, Inc.
New York, New York

Sara A. Pope-Davis, MOT, OTR
Occupational Therapist
Memorial Outpatient Therapy Services
Memorial Hospital and Health System
South Bend, Indiana

Linda Anderson Preston, MS, OTR/L, BCN
Clinical Specialist
Patricia Neal Outpatient Therapy Center
Roane Medical Center
Harriman, Tennessee

Sandra Utley Reeves, OTR/L
Occupational Therapist
Department of Rehabilitation Services
Shands Hospital at the University of Florida
Gainesville, Florida

S. Maggie Reitz, PhD, OTR/L, FAOTA
Chairperson and Professor
Department of Occupational Therapy and Occupational Science
Towson University
Towson, Maryland

Pamela Richardson, PhD, OTR/L, FAOTA
Associate Professor
Department of Occupational Therapy
San Jose State University
San Jose, California

Pamela S. Roberts, MSHA, OTR/L, SCFES, CPHQ, FAOTS
Manager, Rehabilitation and Neurology
Department of Rehabilitation and Division of Neurology
Cedars-Sinai Medical Center
Los Angeles, California

Charlotte Brasic Royeen, PhD, OTR, FAOTA
Dean, Doisy College of Health Sciences
Professor of Occupational Therapy and Occupational Science
Saint Louis University
St. Louis, Missouri

Cathy Runyan, OTR/L
NDT Adult Hemiplegia Instructor
Recovering Function
San Jose, California

Marjorie E. Scaffa, PhD, OTR, FAOTA
Chair
Department of Occupational Therapy
University of South Alabama
Mobile, Alabama

Amy Schmidt, MS, PAM, OTR/L
Occupational Therapy Supervisor
Department of Occupational and Recreation Therapy
Neurology and Adult Brain Injury Services
Ranchos Los Amigos National Rehabilitation Center
Downey, California

Kathleen Barker Schwartz, EdD, OTR/L, FAOTA
Professor
Department of Occupational Therapy
San Jose State University
San Jose, California

Jerilyn (Gigi) Smith, MS, OTR/L
Fieldwork Director, Lecturer
Department of Occupational Therapy
San Jose State University
San Jose, California

Marti Southam, Ph.D., OTR/L, FAOTA
Associate Professor, Chairperson
Department of Occupational Therapy
San Jose State University
San Jose, California

Michelle Tipton-Burton, MS, OTR/L
Therapy Director
Day Treatment Program
Santa Clara Valley Medical Center
San Jose, California

J. Martin Walsh, OTR/L, CHT
Manager of Examination Services
Hand Therapy Certification Commission
Rancho Cordova, California

Mary Warren, MS, OTR/L, FAOTA
Assistant Professor, Director Graduate Certificate in Low Vision Rehabilitation
Department of Occupational Therapy
University of Alabama at Birmingham
Birmingham, Alabama

Christine M. Wietlisbach, MPA, OTR/L, CHT, CWS
Instructor
Occupational Therapy Program
Loma Linda University
Loma Linda, California
Occupational Therapist
Hand Clinic
Department of Physical Rehabilitation
Eisenhower Medical Center
Rancho Mirage, California

Lynn Yasuda, MSEd, OTR/L, FAOTA
Honorary Clinical Faculty
Department of Occupational Science and Occupational Therapy
University of Southern California
Los Angeles, California
Occupational Therapy Education Consultant and Research Occupational Therapist
Occupational Therapy and Rehabilitation Engineering Center
Rancho Los Amigos National Rehabilitation Center
Downey, California

訳者一覧

(五十音順，○は監訳者)

浅海奈津美	(あさみ・なつみ)	在パラグアイ JICA 日系社会シニアボランティア
安倍あき子	(あべ・あきこ)	東京工科大学 医療保健学部 作業療法学科
李　範爽	(い・ぽんそく)	群馬大学大学院 保健学研究科
井上　順一	(いのうえ・じゅんいち)	国立療養所星塚敬愛園
大渕　恵理	(おおぶち・えり)	地域活動支援センター ドゥークル
大山　峰生	(おおやま・みねお)	新潟医療福祉大学 医療技術学部 作業療法学科
小川　恵子	(おがわ・けいこ)	埼玉県立大学名誉教授
小田原悦子	(おだわら・えつこ)	聖隷クリストファー大学 リハビリテーション学部 作業療法学科
片山　妙恵	(かたやま・たえ)	常滑市民病院 リハビリテーションセンター
上島　健	(かみしま・たけし)	大阪河﨑リハビリテーション大学 リハビリテーション学部 リハビリテーション学科
上村　智子	(かみむら・ともこ)	信州大学 医学部 保健学科
亀ヶ谷忠彦	(かめがや・ただひこ)	群馬大学大学院 保健学研究科
菊池恵美子	(きくち・えみこ)	帝京平成大学 健康メディカル学部 作業療法学科
古山千佳子	(こやま・ちかこ)	県立広島大学 保健福祉学部 作業療法学科
近藤　知子	(こんどう・ともこ)	帝京科学大学 医療科学部 作業療法学科
齋藤さわ子	(さいとう・さわこ)	茨城県立医療大学 保健医療学部 作業療法学科
澤田　辰徳	(さわだ・たつのり)	イムス板橋リハビリテーション病院 リハビリテーション科
澤田　雄二	(さわだ・ゆうじ)	名古屋大学大学院 医学系研究科
清水　一	(しみず・はじめ)	広島大学名誉教授，井野口病院 リハビリテーション科
鈴木　達也	(すずき・たつや)	聖隷クリストファー大学 リハビリテーション学部 作業療法学科
中村　径雄	(なかむら・みちお)	国立病院機構東広島医療センター リハビリテーション科
萩田　邦彦	(はぎた・くにひこ)	聖隷福祉事業団 高齢者世話ホーム 浜名湖エデンの園
福田恵美子	(ふくだ・えみこ)	小山こども発達支援センター 指定相談支援事業所フリージア
三木　恵美	(みき・えみ)	広島大学大学院 医歯薬保健学研究院
○宮前　珠子	(みやまえ・たまこ)	聖隷クリストファー大学 リハビリテーション学部 作業療法学科
○山口　昇	(やまぐち・のぼる)	専門学校社会医学技術学院 作業療法学科
山根　伸吾	(やまね・しんご)	広島大学大学院 医歯薬保健学研究院
吉川ひろみ	(よしかわ・ひろみ)	県立広島大学 保健福祉学部 作業療法学科

本書「身体障害の作業療法：改訂第6版」をLorraine Williams Pedretti教授に捧げる．彼女の思慮深さと専門職への愛情，学生教育への熱意は，私たちが成人の身体障害に対する評価と治療の原著を執筆し，編集し，結果として監修するという困難な仕事に着手する原動力となった．私たちはPedretti教授と同じ大学の教員であり，彼女の仕事に刺激され，専門職の進歩に貢献するために彼女の業績を受け継ぐ責任を引き受けることにした．私たちの努力が彼女の業績の栄誉となり，彼女の信念が私たちに息づくことが私たちの希望である．

　私たちはまた，本書を作業療法学生（過去，現在，そして未来の）に捧げたい．彼らは作業療法というすばらしい専門職の卵である．彼らは，私たちが作業療法士に誇りをもっていることに幸福と満足を見いだせるだろう．

第6版に寄せて

「身体障害の作業療法：改訂第6版」に前書きを寄稿できることは大変な名誉である．私は第5版までの著者であり，主編集者であった．この本の始まりは1981年であった．これまで25年にわたって，本書は米国や外国の作業療法士を目指す学生に幅広く使われてきた．この間，臨床実践に必要な基本的理論と実践的情報を網羅しており，実践的で包括的な教科書であるとの好評を得てきた．改訂を行うたびに，知識の急速な拡大と作業療法の臨床実践の広がりに合わせるべく内容を拡充してきた．本書が学生や作業療法指導者，臨床家の重要な情報源となるべく引き継がれるということを知ったときは非常に嬉しかった．

San Jose州立大学の同僚であるHeidi McHugh Pendleton氏とWinifred Schultz-Kohrn氏が第6版の編集者となることに同意してくれたことは，私にとって非常な喜びであった．Pendleton氏はずっと昔に私の学生であり，身体障害の臨床実践を長年にわたって経験した後にSan Jose州立大学の教員に加わった．専門職としての，そして学究者としての彼女の成長，数多くの専門的業績を目の当たりにすること，博士号を取得するときの熱意を身近に感じられたことは嬉しいことであった．Winifred Schultz-Kohrn氏は，優れた経歴と資格をもって1996年にSan Jose州立大学に赴任した．彼女は小児科領域に長年の臨床経験があり，小児作業療法士の認定資格を有しており，それ以前にも学際的経験があった．彼女は神経学的障害について幅広い教育を受け，専門的知識を有していた．彼女は優れた業績を積み重ねるとともに，San Jose州立大学に来てから博士号を取得した．この2人の編集者は専門職として，また学究者として指導的立場にある．彼女らは多くの文献や著書を著しており，たくさんの賞や表彰を受けている．彼女らは臨床的かつ学際的技能と豊富な専門的知識を有しており，編集者として十分な資格がある．彼女らは，第6版で章の執筆を担当するとともに，準備のために協力した．

編集者らは優れた共著者を募ることができた．彼らは作業療法のリーダーであり，専門家であり，それぞれの章を執筆するに十分な資格がある．専門職が成長し変化するにつれて，教科書の内容や形式はそれらを反映するように変わる．したがって，各版の準備に参加するためにより多くの共著者が要請された．第6版では57名の共著者がおり，うち25名は新しい著者である．

第6版の内容は，本書2001年版後に起こった作業療法の哲学および実践の実質的な変化を反映している．第6版の内容は改編され，新しい「作業療法の実践的枠組み（Occupational Therapy Practice Framework；OTPF）」に基づいている．OTPFは確証に基づいた実践および対象者中心の実践をより強調している．第6版の内容は，作業療法の新しい研究や理論，新しい技術，現在の動向を反映している．本書全般を通して，新しい試みとしてケーススタディや臨床推論の技能，倫理的質問と関心事，文化的多様性の要因，実践ノートが含まれている．4つの新しい章が追加され，予防と健康に関する新しい情報が含まれている．学生はこれらによって基本的な臨床推論の技能を学習し，治療において倫理的および文化的要因を考慮しなければならないことを学習するだろう．本書は，前版にも増して身体障害の領域全般を網羅している．本書の特徴として，学生や指導者のためにEvolve社のウェブサイトが用意されていることがある．これによって本書は電子情報時代のものになり，学生が自立して学習する可能性を高め，作業療法の教育者の資源として活用できるだろう．

教科書を執筆し，編集することは決して容易なことではない．多くの時間と忍耐力と粘り強さが必要である．多くの人—編集者や共著者，販売者，モデル，写真家，芸術家—に対処しなければならない．教科書を完成させるには2～3年を要する．私が編集者をしていたときは，なぜこれをやっているのかと自らに問うたものである．しかし，できあがった本を手にすれば，その間の苦労などほとんど忘れてしまった．できあがった本を見ることはいつも嬉しいものであり，それを可能にしてくれたすべての人に感謝の意を述べたい．残念ながら完成された本というものはない．数年後には次の版を出版しなければならないだろう．この大切な本が生きたものとなるために，また作業療法の重要な資料として先鞭をつけるためにも，私たちはまたこの仕事をするだろう．"もうこ

の仕事をすることはできない"と言わなければならないときがくるかもしれない．私がこの心境になったときに，私の敬愛すべき同僚が本書を採用し，改編を継続してくれることになったのは私にとって非常に幸運だった．彼らが本書を優れたものとして完成させてくれたことに大変感謝しており，またSan Jose州立大学の作業療法教育の特徴としてあり続けることは非常な喜びである．

Lorraine Williams Pedretti, M.S., OTR/Ret
Professor Emeritus
San Jose State University

序

　Pedrettiの「身体障害の作業療法：改訂第6版」の編集を依頼されたことは非常に名誉なことであった．Lorraine Pedretti教授の傑出した足跡をたどることは，かなりの重責であるとともに有益な経験であった．それぞれの領域で指導的立場にある著者らとともに仕事をする機会が得られたことは，今までにない経験であった．彼らは優れた能力をもつ作業療法士であり，多忙な中，時間を作り出し，専門職の未来を担う世代の教育のために自らの知識を惜しみなく分け与えた．

　本書第5版が出版されてから，専門職および身体障害をもった対象者に対する作業療法の臨床実践には大きな変化がみられた．これらの変化の多くが本書を編集するための原動力となったし，本書の各章の内容に反映されている．私たちの使命および意思はこれらの変化を取り入れること，および過去の版でも基盤となっていた作業の卓越性を示すことであった．

　第6版の枠組みおよび指針となっているのは「作業療法実践の枠組み(Occupational Therapy Practice Framework；OTPF)：領域と過程」である．これは，専門職が大切にしていることおよび動的な過程を記述するために考案されたものである．OTPFで鍵となるのは，作業療法の包括的な目標の視点，つまり生活への参加を支援するために作業に従事するということである．作業の重要性という考えは，本書全般にわたって強調されている．2つの章でこの新しいモデルを説明し，残りの章ではこのモデルを構成する言語と概念が取り入れられている．過程と実践，評価と治療，遂行技能とパターン，背景状況と活動に必要と要求されること，クライエント要因，治療の具体的応用が，本書のすべてに示されている．

　作業療法実践において対象者が中心であるということを示すために，各章はケーススタディから始め，それにからめて読者は情報を得，症例の詳細とその章の内容を関連づけられるようになっている．つまり，読者はその章を執筆した臨床家の臨床推論と意思決定の技能を経験できる．各章の執筆者には，いくつかの問題または理解を深めるための質問を含むケーススタディを最初に示すよう依頼した．これによって，読者は好奇心を高め，その章の内容への注意を高め，探求心をもち，結果として学習過程を促すことになるだろう．理解を深めるための質問の答えは各章の中に，または終わりに記載されてある．

　本書は作業療法修士課程の学生を対象として，または作業療法臨床家の参考になることを意図して書かれており，その実用性および臨床実践に重きをおいていることには定評を得ている．各章には理論および確証に基づいた記載がなされており，臨床実践の基礎としてのケーススタディが使われている．本書全般を通して，医療，保健，予防に対する作業療法の役割に触れられている．また，文化的・倫理的多様性を考慮することの重要性に対する作業療法の見解も各章に反映されている．

　出版社の編集スタッフから提言のあった新しい試みは，作業療法実践ノートと倫理的考慮点のコラムであり，各章の多くの場所で強調されている．これらのコラムに述べてある情報(その章の内容から導かれた)は，学生の将来の臨床実践に関連するヒントと学生が直面する可能性がある倫理的ジレンマと決断についての考慮点を与えてくれる．また，新しい教材としてEvolve社のウェブサイトがある．これには学生向けのリンクとInstructor's Resource Manualにアクセスすると指導者向けのリンクがある(これは印刷物またはCD-ROMでも入手できる)．

　私たちは，将来の作業療法士に優れたものを準備してあげることが私たちの対象者，特に成人の身体障害者の作業的幸福を守ることになるという信念に基づいて本書の編集過程(内容と形式を考え，企画し，著者を選定し，書かれた内容を読み，意見を述べるという段階を含め)を行った．そして最後に，それぞれの領域で専門的知識を有していると認められているだけでなく，臨床実践や教育分野において重要な職にあると認められている卓越した著者を探した．私たちの目標は，最新の情報を提供し，理想的な実践モデルを示すことで身体障害領域の作

業療法に関心のある読者の興味を引き出すことである．著者たちの作業療法における幅広く，実り多い臨床および学術上のキャリアや真面目な仕事ぶり，私たちの努力にすばらしい着想を与えてくれる対象者と学生，これらすべてが本書の確証であると信じている．

Heidi McHugh Pendleton
Winifred Schultz-Krohn

謝　辞

　私たちは，Pedrettiの本のすばらしい伝統を引き継ごうと本書に寄稿してくれた過去の版および本版の著者らに感謝したい．第6版の著者のリストには，国内外でその領域で傑出していると評価されているPedrettiの本の著者が引き続き含まれている．さらに，監修者あるいは編者，研究者，臨床家として多くの新しい著者の協力が得られたことは幸運であった．

　また，Elsevier社の熱心な編集者やスタッフの貢献にも感謝したい．特に，主編集者であるKathy Falk氏と開発編集者であるMelissa Kuster氏には深謝したい．彼女らには，私たちが編集のプロセスに入ったときから，そして困難に直面したときも，根気よくかつ熱心に助言をして頂いた．彼女らの働きはすばらしいものであった．企画マネージャであるRich Baber氏は細部にまで気を配り，私たちの努力をすべて盛り込んだ本として完成させて頂き，感謝の意を表したい．

　他書からの引用を許諾して頂いた出版社や販売社にも心からの感謝を述べたい．写真や図，写真撮影させて頂いた対象者やモデルの方々にも感謝の意を表したい．Michelle Tipton Burton氏とMonica Bascio氏は，生活の中での作業への参加の重要性を捉えた写真を惜しみなく提供して頂いた―ありがとう．

　最後に，私たちの同僚や友人，家族にも感謝の意を表したい．彼らの援助や支えなしには本書を完成させることはできなかっただろう．San Jose州立大学の教員およびスタッフには特に感謝したい．彼らには，本書を完成させるまで支援と励ましを頂いた．

　Heidi McHugh Pendletonは，夫であるForrest Pendleton（見返りを期待することなく，はかりしれない愛情と支援を与えてくれた），姉妹のDeirdre McHughとKathleen McHugh（生涯にわたる支援）に心から感謝している．姪や甥，継子であるDar, Jim, Nicky, Elizabeth, Jimmy D, Megan, Kelsey, Jessica, Katieらにも感謝している．彼らの愛情と励ましは，不可能なことも可能にしてくれた．

　Winifred Schultz-Krohnは，いつも支えてくれ，堪え忍んでくれた夫のKermit Krohnにとても感謝している．彼のたゆまない愛情が本書の出版を可能にした．彼女はまた，兄弟のTom Schultzと彼の妻のBarb Fraser，姪のSarah，姉妹のDonna Friedrichと彼女の夫のDon，甥のBrian，姉妹のNancy Yamasakiと彼女の夫のBryan，両親のDon SchultzとEleanor Schultzから受けた支援と励ましにもとても感謝している．

　本書の編集を初めたときから友人であった共同編集者はお互いに感謝している．私たちは，それぞれが独自の貢献をすることができ，最後まで友情を維持でき，この仕事を成し遂げる喜びと，さらに新しい友人を得ることができた．

監訳者序文

　まず初めに，本書の完成を心待ちにしていて頂いた方々にお詫びしたい．本書の原著第6版を手にしたのが2006年であったので，7年以上が経過したことになる．当初は2年程度での翻訳・出版を目指し，訳出に当たって頂ける方を増やし，28名で翻訳にあたった．言い訳をすればきりがないが，訳出の遅い方（もちろん早く終わられた方もいたが），監修の遅れ，出版社内での足踏みなど，それぞれの要因が積み重なってこの時期の出版となってしまった．原著出版後あまりにも時を経てしまったため中止も考えたが，原著の基幹をなす作業療法実践の考え方に大幅な改訂がされていること，訳出して頂いた方々のご苦労を無にすることも忍びなく，遅ればせながらも出版を決断した．

　原著第6版におけるもっとも大きな改訂は，それまでの作業療法臨床実践の柱となっていた「作業遂行モデル」が「作業療法実践の枠組み（Occupational Therapy Practice Framework；OTPF）に変更されたことである．その改訂に至る経緯と詳細は本書をお読み頂きたいが，アメリカ作業療法協会（AOTA）の「作業療法のための統一用語」の改訂を受けたものである．OTPFの構造は国際生活機能分類（ICF）と類似しているが，それとは別に改訂がなされたと記されている．米国においても，作業療法サービスの対象者や保健・医療・福祉関係者，サービス費用支払機関等に作業療法を理解してもらうことは難しいようで，作業療法士が行うこと（作業療法の領域：occupational therapy domain）と実践の仕方（作業療法の過程：occupational therapy process）を明確に説明する必要性に迫られていたことが背景にあるようである．OTPFでは，「対象者の生活への参加を支援する」という作業療法の包括的な目標と，そのために「作業および作業に従事する」ということが従来にも増して強調されている．

　本書ではこのOTPFを中心に，各章の冒頭に「ケーススタディ」と「理解を深めるための質問（原著ではCritical Thinking Questions）」を設け，読者の動機づけと理解を高める工夫がなされている．さらに近年，我が国でも関心が高まっている領域である腫瘍学（Oncology）や高齢者の特別なニーズ，HIVおよびAIDSの章が追加されており，作業療法の対象者の広がりが伺える．

　世界の作業療法に目を向けると新しい概念や用語が生み出されているが，それはそれぞれの文化や社会状況等が反映されたものであるといえる．それらすべてが日本という文化や社会状況の中で咀嚼され，適切な訳語として表現されているとは限らない．むしろ疑問をもたざるを得ない訳語もある．本書では，原著の意図が極力伝わるよう，他の表現が用いられている訳語でも，原語を併記しながらあえて別の訳語を用いた箇所もある．

　さて，本書の原著初版は1981年（日本語版は1984年）の出版である．以来30年余り，編著者の名前をとり「Pedrettiの作業療法」として，米国の身体障害の作業療法領域における体系的かつ最新の情報を提供する書籍として親しまれてきた．この原著第6版よりPedretti氏の名前は残されているものの，実質的な編著者はHeidi McHugh Pendleton氏とWinifred Schultz-Kohrn氏に引き継がれている．筆者は，初版，第2版，第4版そしてこの第6版と，日本語版のすべての監訳に携わってきた．初版を監訳した時は作業療法士になったばかりの時期であり，以降，常に筆者の作業療法士としての成長に影響を与え，支えてくれた本であったといえる．自分のことを考えれば，そろそろリタイアの時に至っているので，原著の編著者の世代交代も頷けないことはない．我が国においても，作業療法の優れた教科書がいくつか出版されていることも考え合わせ，本書の最新版を翻訳していくかは後を引き継ぐ方の判断に任せたい．

2014年3月

訳者代表　山口　昇

目　次

第1部　概観：身体障害に対する作業療法の基礎 1
第1章　作業療法実践の枠組みと身体障害者への作業療法実践（清水　一・訳）... 3
第2章　身体障害への介入に見る歴史と実践の流れ（清水　一・訳）............ 23

第2部　作業療法の過程と実践 35
第3章　作業療法実践の枠組みの身体障害への適用（安倍あき子・訳）............ 37
第1節　作業療法の過程 38
第2節　身体障害に対する臨床現場 56
第4章　作業療法におけるエビデンスに基づく実践（宮前珠子・訳）............ 71
第5章　身体障害者の健康増進とウェルネス（萩田邦彦・訳）............ 87
第6章　障害の個人的社会的背景状況：作業療法への示唆（近藤知子・訳）............ 103
第7章　作業療法における活動の教育（中村径雄・訳）............ 133
第8章　作業療法サービスの文書記録（澤田辰徳・訳）............ 145
第9章　クリニックにおける感染制御と安全管理（山口　昇・訳）............ 169

第3部　作業遂行と遂行領域：評価と介入 189
第10章　日常生活活動（山口　昇・訳）............ 191
第11章　移動 249
第1節　実用歩行（上島　健・訳）............ 251
第2節　車いすの評価と移乗動作（古山千佳子・訳）............ 258
第3節　移送および生活圏内移動，運転能力評価（山口　昇・訳）............ 282
第12章　性的関心と身体的機能不全（近藤知子・訳）............ 311
第13章　仕事の評価とプログラム（吉川ひろみ・訳）............ 331
第14章　仕事，余暇活動，日常生活活動への参加を促進するアメリカ障害者法と関連法（吉川ひろみ・訳）............ 383
第15章　余暇作業（山根伸吾・訳）............ 415

第 16 章　アシスティブテクノロジー（上村智子・訳）･････････ 431

第 4 部　遂行技能とクライエント要因：評価と介入　　457

第 17 章　遂行技能とクライエント要因の概観（齋藤さわ子・訳）･････ 459
第 18 章　運動コントロールの評価（清水　一・訳）････････････ 495
第 19 章　作業を基盤とした機能的運動評価（井上順一・訳）････ 529
第 20 章　関節可動域の評価（山口　昇・訳）･･････････････････ 539
第 21 章　筋力の評価（山口　昇・訳）････････････････････････ 573
第 22 章　感覚評価と感覚障害に対する治療（澤田雄二・訳）････ 623
第 23 章　脳損傷後の視覚障害の評価と治療（福田恵美子・訳）･･ 643
第 24 章　知覚障害の評価と治療（澤田雄二・訳）･･････････････ 689
第 25 章　認知障害の評価と治療（澤田雄二・訳）･･････････････ 707
第 26 章　摂食と嚥下（山口　昇・訳）････････････････････････ 731
第 27 章　疼痛の評価と管理（三木恵美・訳）･･････････････････ 775

第 5 部　作業療法の過程　　787

第 28 章　治療的作業と治療様式（山口　昇・訳）･･････････････ 789
第 29 章　装具（上村智子・訳）･･････････････････････････････ 821
　第 1 節　手のスプリンティング：原理，実践，臨床家の決定････ 822
　第 2 節　上肢懸架装置とモービルアームサポート･･････････････ 854
第 30 章　伝統的な感覚運動アプローチによる介入･･････････････ 867
　概　観（清水　一・訳）････････････････････････････････････ 869
　第 1 節　ルードアプローチ：再構成（菊池恵美子・訳）････････ 877
　第 2 節　神経筋促通手技（菊池恵美子・訳）･･････････････････ 890
第 31 章　成人片麻痺に対する神経発達学的治療（亀ヶ谷忠彦・訳）･･ 915
第 32 章　運動学習（宮前珠子・訳）･･････････････････････････ 941

第 6 部　障害別治療への応用　　953

第 33 章　脳血管障害／脳卒中（山口　昇・訳）････････････････ 955
第 34 章　外傷性脳損傷（山口　昇・訳）･･････････････････････ 995

第 35 章 中枢神経系の変性疾患（李　範爽・訳） …… 1035
- 第 1 節　筋萎縮性側索硬化症 …… 1037
- 第 2 節　アルツハイマー病 …… 1042
- 第 3 節　ハンチントン病 …… 1048
- 第 4 節　多発性硬化症 …… 1052
- 第 5 節　パーキンソン病 …… 1056

第 36 章 脊髄損傷（小川恵子，安倍あき子・訳） …… 1067

第 37 章 運動単位障害（大山峰生・訳） …… 1101

第 38 章 関節炎（山口　昇・訳） …… 1125

第 39 章 手と上肢の外傷（大山峰生・訳） …… 1163

第 40 章 股関節骨折と下肢の関節置換（菊池恵美子・訳） …… 1207

第 41 章 腰痛症（李　範爽・訳） …… 1227

第 42 章 熱傷とリハビリテーション（大山峰生・訳） …… 1249

第 43 章 切断と義肢 …… 1295
- 第 1 節　上下肢切断の一般的考慮点（大渕恵理・訳） …… 1296
- 第 2 節　上肢切断（小川恵子，鈴木達也，片山妙恵・訳） …… 1301
- 第 3 節　下肢切断（大渕恵理・訳） …… 1332

第 44 章 心疾患および肺疾患（菊池恵美子・訳） …… 1343

第 45 章 腫瘍（三木恵美・訳） …… 1365

第 46 章 高齢者の特別なニーズ（浅海奈津美・訳） …… 1381

第 47 章 HIV 感染と AIDS（小田原悦子・訳） …… 1411

用語解説 …… 1423

索　引 …… 1446

第 1 部
概観：身体障害に対する作業療法の基礎
Overview : Occupational Therapy Foundations for Physical Dysfunction

第1章
作業療法実践の枠組みと身体障害者への作業療法実践

The Occupational Therapy Practice Framework and the Practice of Occupational Therapy for People with Physical Disabilities

Heidi McHugh Pendleton
Winifred Schultz-Krohn

（清水　一　訳）

キーワード

作業療法実践の枠組み
領域
過程
国際生活機能分類

作業
作業遂行の領域
遂行技能
遂行パターン

背景状況
活動に必要とされること
クライエント要因
評価

学習目標

本章を学習することで，学生および臨床家は以下のことが可能になるだろう．

1. 作業療法実践の枠組みの変遷史を端的に説明できる．
2. 身体障害者への作業療法実践でOTPFの必要性を説明できる．
3. OTPFとICFの整合性を説明し，さらにそれらが作業療法士の身体障害の理解をいかに高めるかを説明できる．
4. 領域と過程，さらにそれらの関連性を含めてOTPFの要素を説明できる．
5. 作業療法の領域を構成するそれぞれの要素を列挙し，さらに例示して説明できる．
6. 作業療法の過程を構成するそれぞれの要素を列挙し，さらに例示して説明できる．
7. 作業療法の介入レベルを簡潔に説明し，身体障害の臨床現場で用いられるような例を各1つ示すことができる．

この章の概要

作業療法実践の枠組み：概説
　OTPF開発の歴史
　OTPFの必要性
　OTPFとICFの整合性

作業療法実践の枠組み：解説
　作業療法の領域
　作業療法の過程

作業療法実践の枠組みの学習方法
作業療法実践の枠組み：本書での使用
要約

■作業療法実践の枠組み：概説

前版の『身体障害の作業療法』（第5版，2001年発行）以降，身体障害者の作業療法実践にはさまざまな変遷があった．作業療法を実践する場は伝統的な医療機関やリハビリテーションセンターを中心とする医療施設から家庭や地域社会などのより広い環境へと漸増的に移行してきた．作業療法サービスはますますクライエントを中心とする方向で成果が求められるようになり，作業の概念にもこの変化が浸透し深化してきている．臨床家や研究者，学者は，身体障害が発現した後の治療だけでなく，障害の予測や予防，健康の促進などに作業がもたらす効果について，知識をさらに深めることで根拠に基づく実践（evidence-based practice）を実施しようとしている．経済性の観点から，作業療法サービスに割り振られる時間がひどく短くなっていることは意外で

ケーススタディ：ケントとカレン（その1）

ケントは臨床経験25年以上の高度な技能をもつ有能な作業療法士である．彼は成人の身体障害者を対象とした規模の大きなリハビリテーションセンターに所属しており，現在，脊髄損傷（spinal cord injury；SCI）病棟の主任療法士をしている．作業療法関連出版物を読み，診療会議やワークショップへ参加し，部下の作業療法職員や実習作業療法学生との交流から，作業療法実践の枠組み（OTPF）の出現を徐々に気づくようになってきた．はじめのうちは，専門職歴や努力してきた挑戦の中で，またしても適確な介入を提供するために新たな「言語」を学習しなければならないかもしれない事態に悩んでいた．「破綻していないのに，なぜ修正するのか？」と人知れず愚痴をこぼしていた．しかし，学んだこととはとても異なった内容であるという印象をもっており，OTPF を真に学び，自己の臨床実践での実施を先送りできないと納得しているので，気が進まないながらも，この変更の必要性を認めていた．ケントは，臨床実践を通して，彼が学んでいる新しい作業療法の情報と彼自身または彼のクライエントで経験した状況とを関連づけることが有効であると気づいた．結果として，この新しい情報が彼自身またはクライエントの生活に影響を及ぼすと考えた．OTPF を学びながら，ごく最近入院してきたクライエントを心にとめておくことを決めた．そのクライエントは25歳の女性，カレンである．彼女は多忙な法律事務所の管理助手をしている．彼女は C6 機能レベルの頚髄損傷を受け，移動に車いすを必要としている．カレンのことを心にとめながら，ケントは OTPF を学習するだけでなく，新しく学んだ知識を臨床実践ですぐに使うことで強化することも期待した．

理解を深めるための質問

この章を読み進めながら，OTPF を学習し，それを臨床実践に取り入れようとしたケントの気持ちを覚えておこう．この情報を学ぶために推奨する方法や，臨床実践に統合する方法を考えてみよう．また，この章の概要に述べた学習目標だけでなく，以下の質問も考えてみよう．

1. なぜ OTPF の必要性があるのか．また，その必要性はどのようにして満たされるのか？
2. ケントがカレンに OTPF を適用することに関して，特定の情報はどのように提示されるべきか？
3. ケントやその他の作業療法士が OTPF の学習やその臨床実践への統合を促進するために使える手段があるか？

はないが，そのためにも最適な方法でサービスを提供することについて慎重で機知に富んだ決断が必要になっている．

このような変化に対応して実践における多くの変化や進歩がもたらされ，作業療法士が行うことやその方法の説明に，彼らが使う用語の変化や改革が起こった．その結果，「**作業療法実践の枠組み（occupational therapy practice framework：OTPF）**」と呼ばれる報告書が公表され，作業療法士が行うこと（作業療法の**領域**：occupational therapy domain）と実践の仕方（作業療法の**過程**：occupational therapy process）をより鮮明に説明でき，理解を高める手段として使えるようになった．この「作業療法実践の枠組み（以下，OTPF と略す）」で意図したことは，作業療法士（同職種）のみでなく，作業療法のサービス受益者（クライエントと称する），他の保健医療専門職，作業療法サービス費用支払機関（外部集団）をも視野に入れた利便を図る（共通言語を使って作業療法の説明を分かりやすくする）ことであった．

OTPF をさらに発展させ，全文が「作業療法実践の枠組み：領域と過程」[1]として2002年に American Journal of Occupational Therapy（AJOT）に発表された．これは作業療法の実践家の誰もが保持して頻繁に参照したいと思う重要な文書である．この文書はアメリカ作業療法協会（American Occupational Therapy Association：AOTA）のウェブサイトで AJOT の2002年11/12月号からダウンロードできる．OTPF の学習に役立つものとして，同じ AJOT に Youngstrom による「作業療法実践の枠組み：我々専門職が使う言語の進化」と題する入門文献がある[17]．

この章ではこの包括的な文書を説明しようとは思っていないが，OTPF や身体障害をもった成人の作業療法との関係について，読者の理解を深めたいと考えている．この目的のために，OTPF の歴史と OTPF の必要性，OTPF と世界保健機関（WHO）の国際生活機能分類（ICF）との整合性に

ついて説明することから始める．次に，ケーススタディの事例を通してOTPFの作業療法の領域を詳しく解説し，作業療法の過程については導入的に説明する．この作業療法の過程は，続く章で身体障害へのOTPFの適用で詳しく解説することになっている．身体障害の実践場面で典型的に用いられている例を用いてOTPFで示された作業療法介入のタイプを説明し，検討する．この章はOTPF学習への提言とその方法と，OTPFが本書の他の章とどのように関連しているかを概観して締めくくる．

OTPF開発の歴史

　1999年，AOTAの実践委員会（Commission on Practice：COP）は，「作業療法統一用語第3版」（Uniform Terminology for Occupational Therapy, third edition：UT-Ⅲ)[2]の再検討を指示された．委員長であるMary Jane Youngstrom, MS, OTR, FAOTAの指導の下に，COPは多様な作業療法実践家，学者，そしてUT-Ⅲを適切に継続させることに関わっていたこの専門職の指導者たちに対して，UT-Ⅲの文書を改訂するか廃止するかについて決めるための意見を求めた．それまでの統一用語の各版は1979年と1989年に同様な検討を経て，専門職の進歩と発展を反映させるために改訂されてきた．UT-Ⅲは作業療法士にとって価値あるものと考えられたが，作業療法士が何をどのようにするかについて利用者と専門職双方にとって明確性に欠けていることを検討者たちは発見していた．さらに，UT-Ⅲでは，作業療法がこの専門職の基礎である作業に重点を置くということを適切に説明していなかったり，強調していないということが分かった．

　検討者のフィードバックから，COPはUT-Ⅲで意図したこと（この専門職の構成概念の概略と命名）を残しつつ，作業療法士と作業療法助手が何をどのように行うかについて改善され，明快さが増した新しい文書が必要であることを決定した．加えて，この新しい文書で，作業療法士がクライエントを支援し，クライエントが自分の作業目標を達成させるためにたどる過程を示すこと，さらに，専門職の基礎と望ましい介入成果を得るための基礎として作業を最高位に位置づけることに留意すると決めた．

OTPFの必要性

　OTPFはこの専門職の核と行為が作業の概念を基礎としていることを明確にした．クライエントや他の保健医療専門職は，作業療法士が行うことのある部分を他の専門職による治療行為と同じであるとか，模倣しているとか解釈するかもしれない．しかし，作業療法士が行うことのすべてが目標を達成するための作業であると公式に説明され，目標が明確に文書化されれば，クライエントの介入に独自の貢献を行う専門職であることを確立できる．

　OTPF以前，作業療法実践家は作業やクライエントの作業目標を認識していなかったり焦点化していなかったのではなく，むしろほとんどはその逆であった．しかし，身体障害の実践場面では還元論や要素積み上げ方式（ボトムアップアプローチ），医学的モデルの過度な浸透などの影響が強く，作業にはほとんど言及されなかったり，作業療法で実施されることと作業は関連づけられていなかった．身体障害の臨床報告の中では，「医療用語」に重きが置かれていたようであり，報告書の中に作業遂行や作業目標などについて書くことは不可能でなくとも困難であった．ケーススタディに登場する作業療法士であるケントが，家事や余暇活動，家庭や地域社会でのクライエントの残存技能の困難を説明すると奇異な目で見られるが，筋力段階や感覚状態を報告する時には医療チームメンバーの興味が高まることを経験していた．OTPFは，作業に携わることを介入の第一義の成果としようとする作業療法士と，そうではない他者とのコミュニケーション手段を提供する．

　OTPFは作業をもっと意味あるものとして話すための言語と構造を提供する．作業療法士が行うことに作業を中心に据えるよう評価報告書や診療記録やその他の報告書の書式を再構築する時にOTPFは作業療法士に力を与えてくれる．そして，クライエントの参加を支援したり，抑制したりしていることに関わっているすべての要素間の相互作用を示してくれる．このようにクライエントや保健医療専門職群，他の利害関係のある関係者に対して，作業療法の実践領域の広範な特性を明確に示し説明することによって，作業療法士は自らのサービスへの支援や要求を行うことができる．そして最も重要なことは，作業療法士のみが提供する独自性がある重要な

サービスをクライアントが確実に享受できるようになることである．同様に重要なこととしては，OTPF では作業療法の過程のすべての段階で作業療法士との協働者としてクライアントを位置づけており，これによって変化する主体として個人に力を与え，サービスの受動的受容者としてのクライアントのイメージを払拭することである．

OTPF と ICF の整合性

OTPF と ICF には卓越した整合性があると考えられる．UT-III で使われている用語と実践の継続適性について研究されていた時とほぼ同じくして，WHO も用いている用語と分類モデルの改訂をしていた．その結果である WHO **国際生活機能分類**（International classification of functioning, disability, and health：ICF）は，身体障害を被ることの複雑性を理解することに寄与した[16]．この ICF は「"疾病の結果"としての分類から"健康の構成要素"としての分類へ」と（p.4）[16]，つまり機能形態障害，能力障害，社会的不利から，身体構造と機能，活動，参加へと進化させた．ICF では，身体構造という用語は解剖学的な身体部位，身体機能はヒトの生理学的，心理学的機能のことである．このモデルで考慮していることは，生活機能に関連する環境因子と個人因子の強い影響である．ICF では誰もが障害をもつ可能性がある連続体として健康をとらえる普遍的なモデルを採用している．

ICF は，障害をもつ人が直面している活動と活動制限に特に注目しており，作業療法士に支持と強化を提供している[16]．さらに，この文書は，以下のような生活状況への参加，あるいは生活領域への参加の重要性を述べている．（1）学習と知識の応用，（2）一般の課題と要求，（3）コミュニケーション，（4）運動・移動，（5）セルフケア，（6）家庭生活，（7）対人関係，（8）仕事，学校，家庭生活に関連した主要な生活領域，（9）コミュニティライフ，社会生活，市民生活である．これらすべての領域は歴史的にも作業療法士という専門職が介入してきた馴染みある領域である．身体障害によって髪にブラシをかけるために手を伸ばす能力が損なわれるかもしれないが，ICF ではスポーツや子育てなど，希望する生活状況への参加を制約する結果になるかもしれない活動制約へも，サービス提供者の視点を向けさせる．運動麻痺や肢体の欠損などの身体構造の問題は潜在的な制限因子と見なされるが，介入の焦点ではない．

身体障害者への介入は身体技能の回復を超えて，その人が作業に従事すること，あるいは能動的な参加に焦点を当てるべきであると作業療法実践家は確信している．この観点は OTPF の基礎である．この作業への能動的参加は，作業療法の介入によって同時に対応しなければならないクライアントの心理的健康や社会的健康と相互依存している．この方針は WHO の ICF の強調点と整合性がある．

UT-III の用語には，多くの例で示されたように，作業療法士以外の保健医療専門職が使ったり理解していることと異なるものがあった．同様に，旧 WHO 分類の用語には意思疎通を図ろうとした相手（たとえば，保健医療専門職や他のサービス提供者）が用いているものと違うことが多かった．WHO の新分類である ICF が掲げる目標は，障害を受ける体験について意思疎通と理解を高めることとサービスの統一にある．同じように，OTPF は他者の作業療法士への知識と理解を深め，次に説明する作業療法の領域と過程で示されるように，ICF 用語との適切な整合性をもたせることを意図している．ICF に関する詳細情報はこの章の引用文献[16]を参照するか，www3.who.int/icf/cfm から文書をダウンロードできる（ICF と OTPF の統合をさらに論じる第 17 章を参照のこと）．

■作業療法実践の枠組み：解説

OTPF は相互に関係している 2 つの部分である領域と過程から成り立っている．領域はこの専門職種が関与する重点群と要因群から構成され，過程は作業療法士がどのように何を行うか（評価，介入，成果），別の言い方をするとその領域での実施の仕方について説明する．2 つの部分の中心をなすのは**作業**の基本概念である．OTPF の開発者が用いた作業の定義は次のようなものである：

> 活動とは…日々の生活で…個人と文化によって，名づけられ，組織化され，価値と意味が付与されるものである．作業とは自分の世話をすることを含み，自分自身を占有するように人が行うすべてのもので，…生活を享受し，…自分

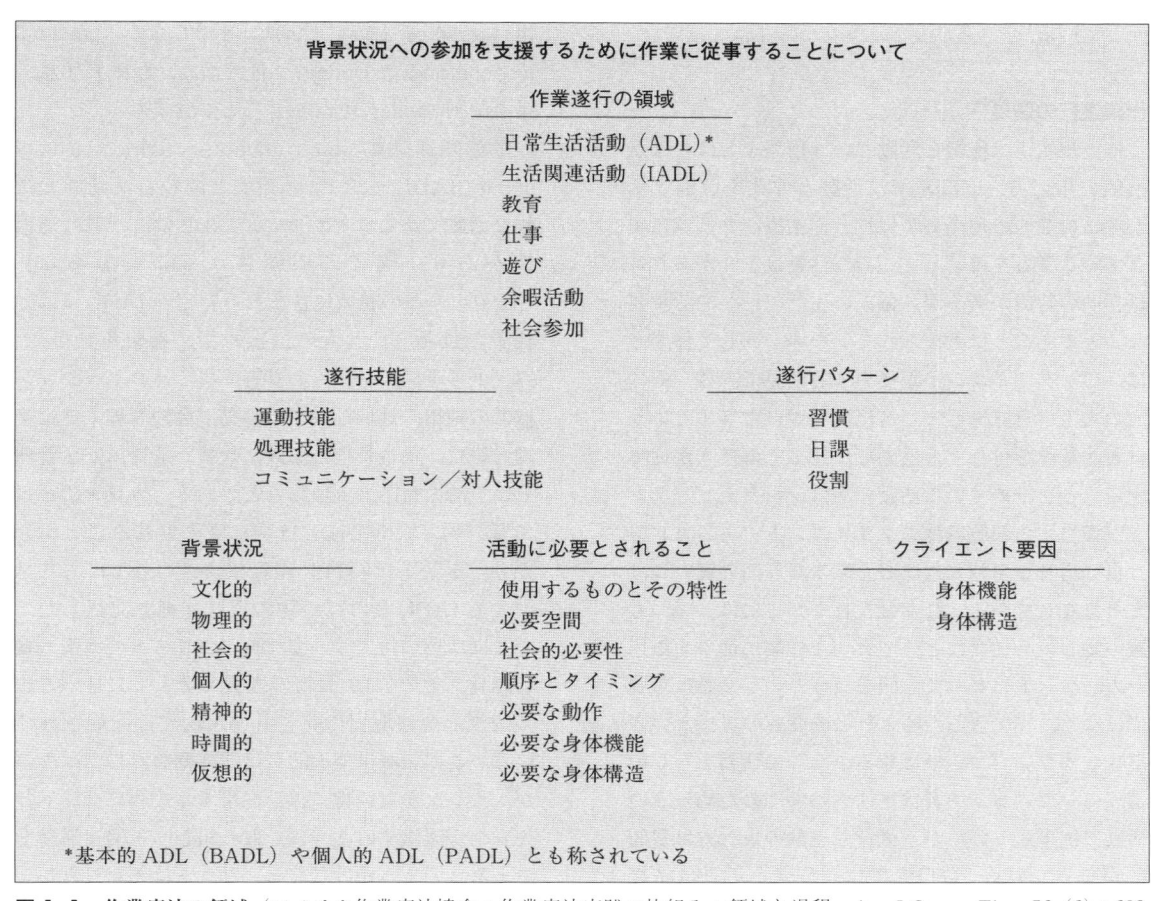

図1-1 作業療法の領域（アメリカ作業療法協会：作業療法実践の枠組み：領域と過程，Am J Occup Ther 56（6）：609, 2002）

たちが生活している地域社会を社会的にそして経済的に組み立てている…（p.32）[11]．

OTPFの開発者たちは，この定義を採用して，この専門職（作業療法士）が焦点を当てるべきものが作業であると表現もしくは特徴づけた．ここで作業とは動的で行為志向型のものであり，作業療法士は生活（もしくは背景状況）への参加を支援するために作業に従事すると表現する．この表現はOTPFの2つの部分と関連しており，作業療法の過程の成果を包含すると同時に，作業療法の領域の統一主題あるいは焦点となっている．

作業療法の領域

作業療法の領域には，この専門職が主として関心を寄せ，焦点を当てるところに一致する作業療法士が行うことのすべてが含まれる．OTPFの領域で述べたように，作業療法士が行ったり関わったりすることのすべては，最終的に個々人の健康や幸福，人生の満足に影響することになる意味のある作業にクライエントを従事させる支援を指向している．

作業療法の領域を構成している広範6分野あるいは関連事項には，次のようなものが含まれる[1]．作業遂行の領域（performance in areas of occupation），遂行技能（performance skill），遂行パターン（performance pattern），背景状況（context），活動に必要とされること（activity demand），クライエント要因（client factor）（図1-1）．OTPFの開発者たちは次のように指摘している．この領域のすべての分野あるいは側面はすべて複雑に影響し合っており，どれか1つが他より重要であるということはなく，すべての側面が作業への従事に影響を及ぼすと考えるべきである．さらに，作業療法過程（評価，介入，成果）がうまくいくかは，領域のすべての側面に対する作業療法士の卓越した知識にか

作業遂行の領域

作業療法士は作業と活動という用語をしばしば互換的に用いる．OTPFでは活動と作業を区別するが，この2つの用語の類似性と作業療法の領域に属していることを確認している．活動は意味があり目標指向の特徴があるが，個人の生活で中心的で重要なことであるとは考えられていない．同じく作業とは，(1)クライエントが従事する活動で，(2)その人の人生へ意味を与え，自己同一性に寄与するように質的基準を付与する活動で，(3)その個人が従事することを求めている活動である．たとえば，ケントが担当する四肢麻痺のクライアントであるカレンは自分自身を卓越した洋服と装身具専門の買いつけ人と見なしている．彼女は祝日や祭日には，いつも買い物という彼女にとって大切な作業に従事する．一方，ケントにとって，服を買うという活動は重要ではなく，単に着るためと社会的受容の維持という意味しかない．ケントはなるべくこの活動をしないようにしている．両者は生活への参加のためにこの活動に従事しているが，気持ちや熱の入れ方は質的に異なっている．OTPFでは，作業と活動は密接な関係がある用語として用いられている．どれを作業と見なすか，どれが生活への参加を支える必要な活動であるかを決めるのは，個々のクライアントであるとしている．たとえば，ケントにとっては買い物はただの活動であるが，カレンにとってはお気に入りの作業である．

作業遂行の領域には7種の包括的な人間の活動，あるいは作業が含まれている．それぞれのカテゴリーに含まれる典型的な活動のリストと，カレンの事例を使って身体障害の視点からの例を以下に示す．

日常生活活動（activities of daily living；ADL），あるいは，個人的日常生活活動（personal activities of daily living；PADL）とか**基本的日常生活活動**（basic activities of daily living；BADL）は，自己の身体的なケアの遂行に必要な活動群である．この身体ケア活動群には，入浴／シャワー，排尿・排便のコントロール，更衣，食べ物を口に取り込むこと（eating），食べ物を口へ運ぶこと（feeding），実用移動（functional mobility），個人の生活必需品の使用（personal device care），身だしなみ（personal hygiene and grooming），性的活動，睡眠／休息，排泄活動（toilet hygiene）などが含まれる．

生活関連活動（instrumental activities of daily living；IADL*）とは，「環境と関わる活動群で複雑な活動であることが多い．IADLは，一般に選択性があり，他者に依頼されることもある」（p.620）[1]．この領域に含まれる特定のIADLには，他者の世話（世話人の選択や指示監督を含む），ペットの世話，子どもの養育，コミュニケーション機器の使用，地域社会での移動，金銭管理，健康管理と維持，世帯管理と家政，炊事と清掃，安全管理と緊急時の対応，買い物などがある．カレンにとって買い物というIADLは特に優先されることが分かり，ケントはOTPF記録報告書の表1にある対応するIADL表の買い物の項に詳細を記録した．そこには買い物について「買い物リストの準備（食料雑貨，その他）；品物の選択と購入；支払い方法の選択，金銭取引の完了」（p.620）[1]と記載されている．この記載は他の記載ほど詳細なものではないが，カレンが買い物に再び従事するためにケントとカレンが協働するときに，取り組むべき関連活動を考える良いきっかけになる．ケントはまた，カレンが賃金労働に完全に戻るためにカレンと一緒に調査すべき重要な地域内の移動（車の運転や公共交通機関の利用を含む）やその他のIADLに注目した．事実，IADL表の全項目には作業療法で関わるべき多数の項目が記載されている．

教育は1つの作業分野であり，"学習環境に学生として参加するために必要なさまざまな活動"を含む（p.620）[1]．個別の教育活動の分類には，公的な教育への参加，個々人の非公式教育のニーズや興味（公的な教育範囲を超えた）の探究，非公式な教育への参加などがある．OTPFの表1では，これらに分類される特定の活動の内容をより詳細に示している．

仕事には賃金労働とボランティア活動の双方に関連した活動群が含まれる．仕事に関連した個々の活動には就業への興味や追求，求職や就職，業務遂

---

*訳者注：IADLは手段的日常生活活動とも訳されるが，日本語としては生活関連活動が適切な表現であると考えられるので，本書では後者を用いる．

第1章　作業療法実践の枠組みと身体障害者への作業療法実践　9

ケーススタディ：ケントとカレン（その2）

ケントがADLのリストを詳細に調べた結果，カレンは摂食（口の中に食べ物を含み，咀嚼したり，嚥下する能力を含む）以外のすべてのカテゴリーに関係があることに気づいた．それは，彼女のSCIの障害特性と程度によるものであった．ケントがカレンとこのリストについて話し合った時，カレンはすべての活動は実質的に必要なものであるが，個人的には食事，性的活動，睡眠／休息，衛生動作と整容動作が生活への参加の満足に特に重要であると見なしていた．カレンは性的活動が含まれていることを知って少し驚いた；「へぇー，これも作業療法なの？　この話題について話すにはしばらく時間が必要だと思う．でも，いずれは考えることになると思うので，知ることは良いことだと思う」と考えた．
とりあえず，カレンは衛生動作と整容動作のカテゴリーとその詳細な説明（OTPFの付録の表1にある）に注意を向け，特に興味を示した．そこには「必要な物品を手に入れて使う；体毛を剃る（カミソリや毛抜き，ローション等を使う）；化粧をし，それを落とす；洗髪して乾かし，櫛をかけ，髪型を整え，ブラッシングやトリミングをする；爪の手入れ（手と足）；皮膚や目，耳，鼻の手入れ；デオドラントの使用；口腔の清掃，歯磨きやフロスの使用；義歯の脱着とクリーニング」などが含まれていた（p.620）[1]．これらのリストは，彼女にこれらすべての整容動作がいかに重要であるかを思い起こさせ，彼女が作業療法の中でどの日常活動に焦点を絞って取り組むかの示唆となった．カレンが特に関心を示したのは眉毛を描くことと，髪を整えるという整容動作であった．彼女はこれらの活動を非常に個人的な身体ケア活動であると見なしていた．事実，これらを誰かに任すことには気が進まなかった．類似した環境下でのこの2つのADLにカレンはあまり気乗りしなかったようだが，彼女が個人的な意義のある作業目標としてこれらを優先していることは明らかだった．
ケントはADLのリストを調べる中で，OTPFの付表にリストされている各々のADL項目（衛生動作や整容動作などの）に同様の役立つ定義と説明があることに気づいた．彼は，このリストは少数の例が示されているだけで，完全なものではないことを覚えていた．事実，このリストはOTPFがもっと馴染みのあるものになり，臨床実践に統合されていくにつれて修正され，拡大されていくであろうという期待があった．

行，退職準備とその調整，ボランティア活動の探索と参加などがある．

遊びに関連した活動群は"楽しみ，娯楽，余興，気晴らしなどが提供される自発的なあるいは組織化された活動"と説明される（p.252）[12]．この分野の作業で考えるべきものとして遊びの探索と参加がある．

余暇活動は"内的に動機づけられた義務的ではない活動で…，仕事やセルフケアや睡眠などの義務的あるいは習慣的な作業に従事する時間ではない自由裁量時間に従事する活動"と定義される（p.250）[12]．余暇活動の探索と参加は余暇分野の作業にとっての主要な活動カテゴリーである．カレンはケントと一緒に音楽鑑賞，旅行，骨董趣味，水泳，トランプゲーム，読書などに時間を費やすことに興味を示した．余暇活動の記載事項を調べると，ケントはカレンにとって買い物はIADLでもあるが同じく余暇活動としての特徴もあることが分かった．このことはたぶんその環境や背景状況によるのであろう．ケントは学習したOTPF領域とは違ったパラメータがあると考えた．

社会参加とは，地域社会，家族，仲間，友だちなどの社会的交流に参加するために，人間関係に従事することを支援したり抑止する活動や作業や行動などの作業分野の1つである．先に作業遂行の領域で述べたように，OTPFの表1-1では，作業療法士が仕事や遊び，余暇活動，社会参加への従事を構成する活動の幅についてのより詳しい情報を示し定義している．ケントのように最近OTPFを学習したリーダーたちは，作業療法の領域をより深く理解するために広範なリストを学習することから利益を得ることになる．表1のリストをケントが調べた時，彼はこれらの作業領域でカレンと関係した活動の各内容に気づくためにその表が有効であることが分かった．たとえばケントは，カレンが好んで行っていた水泳や読書，ボードゲームを含む遊びや余暇作業に戻ることと，彼女が管理助手として以前の賃金労働に戻るために必要な職務能力や労働習慣の内容とに同様の関心を示していると考えた．またケントは，カレンの社会参加（地域のガールスカウトの指

導者や家族の長女という，また大切な友だちづき合いという）の継続を支援もしくは抑制する活動を考慮しなければならない重要性に気づいた．

遂行技能と遂行パターン

OTPFの次の主要な分野は遂行技能と遂行パターンである．この両者は先に説明した作業遂行の領域におけるクライエントの遂行能力と関係しており，クライエントが作業に従事している時，作業療法士が行為や行動として観察できるものである．

遂行技能（performance skill）として区分されるものは3種の要素から構成される．それらは，運動技能，処理技能，コミュニケーション／対人技能である．クライエントが作業や作業遂行にうまく従事するためには，遂行技能の適切な能力があるのか，それを使えているのかによる．遂行技能の3分野のどの問題も，作業参加を対象にした短期目標の形成や長期目標の達成にとっての障害源である．

運動技能（motor skill）は，各活動や作業に従事している時の課題目的や環境との相互作用と運動から構成されており姿勢や運動協調性，目に見える努力性，対象物の操作などの側面をもつ．ケントは，作業療法受診をしたある日の午後に友だちとブリッジ遊びをして楽しんでいる時のカレンを観察した．特定の運動技能や遂行技能を観察している時に，カレンが車いすのグリップに片肘を引っかけて，体幹を机方向に傾け，もう一方の腕をカードホルダーに伸ばして，3度失敗した後に上手にカードを摑んだところにケントは注目した（努力が必要なこととその課題の困難さであるとケントは受け止めた）．

処理技能（process skill）とは，作業課題を行ったり，工夫を加えたりするなどの目に見える行動として行われる行為群のことである．それには，知識を応用する，専心する，やっかいな問題を解決するために洞察する，課題を行うために適切な用具や方法を選ぶなどの課題を実行する準備をしたりすることが含まれる．カレンがカード遊びをしている間に，ケントは次のような彼女の処理技能を観察した．彼女がカードホルダーを整えて相手に自分のカードが見えないようにしたり（適切な道具を選び，場所を整える），自分の札を上手に見極めて，ポーズをとり，テノデーシススプリントを使ってカードを並べ替え（ブリッジについての知識と適切な装具の選択の両方を使って課題に専心する），そして手札が整ったことを宣言する（洞察力と問題解決力を示している）．

遂行技能の第3の要素であるコミュニケーション／対人技能（communication/interaction skill）とは，活動や作業に従事している時に，「意図していることや必要なことを伝え，皆と一緒に行動するために社会的な行為を調整する」（p.612）[1]仕方を示す観察可能な行為や行動である．活動に従事することを支援するような方法で他者に情報を求めたり，気持ちを表出したり，交渉したり関係をとることなどの技能がこの技能に含まれるものである．カード遊びをしている間のカレンからは，眉間にしわを寄せ，思慮深く思案する仕草で横を見ながら瞬く，唇を尖らす，カードホルダーの札を調べる時嬉しさでも落胆でもない表情をすることが観察された（カード遊びの状況と矛盾しない感情の表出）．札が積もると，カードホルダーを彼女のリーチ範囲から押し出し，その次に，微笑みながら軽い仕草で「見ちゃだめよ」と言いながら友だちにそのホルダーを元の位置に押し戻すように頼んだ（札の秘密を確保しながら社会的に受け入れられる行動で対戦者の援助や協力を求める彼女の能力が示されている．このようにして，有能なカードプレーヤーであるイメージを伝えている）．カレンの観察可能なコミュニケーション／対人技能に関する行動は，彼女が好んでいる余暇作業で友だちとの交流を支え続けている．

これらの特定の運動技能や処理技能，コミュニケーション／対人技能については，OTPFの文書の遂行技能：表2にその定義と説明および例の詳細なリストが載っている（遂行技能に関する追加情報および詳細については，第17章を参照のこと）．

遂行パターン（performance pattern）とは，クライエントの作業への関わりを支えたり阻止したりする，観察可能な行動パターン群である．そのパターンの型やカテゴリーは習慣（habit），日課（routine），役割（role）などである．

習慣は繰り返されることで，その個人の自動的な行動の一部分となった行動の小パターンあるいは作業の小部分と説明される．日課には，日々の生活を通して個人がどのように作業を構成して順序づけるかが反映される．習慣は（陰に陽に）その人の作業

ケーススタディ：ケントとカレン（その3）

> 労働者の役割の一例として，賃金労働としての作業におけるにカレンの関わり方を見てみよう．この役割に本来的に内在していることは，規則正しい出勤，スケジュールの時間厳守，任務完遂に対する責務などの慣習的な規範の受容である．カレンの仕事役割には次のような一連の行動群がある．その内容の一部を挙げると，時間どおりに仕事に就き，専門職としてのやり方で電子メールやその他の書簡を処理し，会計監査が通るように予算と支払いの業務を行い，上司や同僚との交渉をして，公正で尊敬できる態度で指導するなど，多忙な法律事務所の経営助手として必要な期待される一連の行動群である．
>
> カレンの勤務日の日課は，午前6時30分に起き，シャワーを浴び，整容と身繕いをして，車で職場に行く途中で朝食をとり，午前8時の始業時間より早く7時45分に職場に着くことなどである．カレンにとって，勤務日の日課にとって便利な習慣になっていることは，約束事項や電話番号などをただちに記録し，予定表にも書き込むことである．勤務日の日課でうまくいくために役立っていると彼女が信じる他の習慣は，朝の時間を節約するために前日の夜に洋服を選んでおくことであり，それによって時間どおりの職場への到着が確実になっているということである．日々の労働日課に悪影響を及ぼしている1つの習慣は，目覚まし時計のスヌーズボタンを押してしまうことである．ケントとカレンは共に，カレンは労働作業あるいは労働者役割を再開できるだろうが，期待されている行動や習慣と日課を実行する能力はSCIのために相当に変化しているだろうと認識している．
>
> カレンの作業遂行，遂行技能，遂行パターンは，次に検討する3つの領域，つまり背景状況，活動に必要とされること，クライエント要因に強く影響を受ける．

役割に典型的に寄与し，長年にわたる反復を経て習慣と役割は形成される．遂行パターンの役割は「社会的に認められ，受け入れられる規範体系（code of norms）をもった一連の行動」から構成されていると見なされる（p.603）[5]．

背景状況

OTPFでの**背景状況**（context）とは，クライエントが行う作業遂行に影響を及ぼし，作業に携わる環境を形づくる状況群あるいは事象群と見なされる．背景状況は，参加を支援するために作業に従事することを支援あるいは阻止する．OTPFにおいては，背景状況は，文化的，物理的，社会的，個人的，精神的（spiritual），時間的，仮想的（virtual）からなる7つのカテゴリーあるいは型から構成される．物理的，社会的，仮想的など，背景状況のカテゴリーのいくつかのものは，個人の外部と見なされ，個人的や精神的などのいくつかのものはクライエントの内的なものと見なされる．文化的などのある背景状況は，ある内的な信念へと変容することが多い行動への外的期待となることがある．OTPFの文書の表4にはこれらのカテゴリーの詳細な定義と例が示されている．たとえば，物理的というカテゴリーは次のように説明される．「背景状況の中の人間以外の側面を含む．たとえば，自然地理，植物，動物，建物，家具，物品，道具や装置を有する環境内でのアクセスのしやすさや遂行を含む」（p.263）[1]．個人的という背景状況は，「健康状態以外の個人の特性」（p.17）[16]を示す．個人的背景状況には，年齢，性別，社会経済的状態，教育状況などが含まれる．

カレンの個別状況に直接に関係するこれらの背景状況のそれぞれは将来，彼女が取り組むであろう作業に強く影響することになる．カレンが作業に従事することを支える物理的背景状況には次のようなものが含まれる．職場での移動のしやすさ，車いすで行ける距離にある設備の整った町の中心部にある店舗，レストランと同じように彼女の居住地域での正確で利用しやすい公的交通機関など．2階にあるので彼女のアパートが使えないことや小さくて使えないバスルームなどの物理的背景状況の側面は，作業の再開を阻むであろう．カレンの個人的背景状況での支持的な側面としては，彼女の大学での専攻は経営学であることと，傷病休職期間の賃金補償と健康を引き続き補償する失業保険に入っていることである．社会的背景状況の視点からは，カレンは家族と友人たちの双方から支援されている．加えて彼女の雇用者や同僚は法律事務所への復帰を切望してくれている．カレンの精神的背景状況は，彼女の脊髄損傷（SCI）は偉大な力が計画したことで，彼女がそ

のことに対処し，そこから成果を引き出す力強さを彼女へ与えようとする現れなのだろうと考える新たな信念を彼女に与えている．カレンを育んだアメリカの文化的背景状況—それは，不幸を克服しようとする勤勉さ（存在するよりも行動すること）の概念に価値があり，それを支援しようとする，また自立が重要であると見なす（個人主義）—は，カレンが生活のすべての側面に全面的に参加するために，以前のレベルの作業に再び従事しようとする動機づけを高めているように思われる[7]．

カレンが買い物の作業を再開することに困難さがあると考えられたことから，ケントはオンラインショッピングの使用の可能性を提案した．興味あることだが，カレンはコンピュータと電気通信による仮想的状況背景を使うよりも，"現実世界"の買い物が好きだと言った．基本的な毎日の日課を成し遂げるには時間が必要であり，予定を立て，その他の時間を調整しなければならないが，それがひいてはカレンの好む作業に従事する時間をつくり出すことになるということを経験し，実際に時間調整を行ったという，時間的背景状況において経験したことの変化が，彼女の最終的な決定に影響していることは疑う余地がないだろう．

活動に必要とされること

活動に必要とされること（activity demand）では活動とその取り組みに要求されることに焦点が向けられる．この部分には，特定の活動を遂行する一人のクライエントが対峙する必要があるいくつかの側面がある．それらには，使用するものとその特性，必要空間，社会的必要性，順序とタイミング，必要な動作，必要な身体機能，必要な身体構造などが含まれる．OTPFの文書の表5にそれらのカテゴリーを明確に理解するための定義と例を示す包括的なリストが示されている[1]．オンラインを使った仮想的背景状況で服を購入をする代わりに「現実世界」で買い物をするというカレンの興味について考えてみよう．必要な物品あるいは道具は財布あるいはクレジットカード入れということになろう．必要空間は店やショッピングモールのアクセシビリティーと，カレンが購入前に服を試着する試着室である．社会的必要性は，店を出る前に購入代金の支払いをすることである．順序とタイミングには，選択をする，レジに行く，もしかしたら列に並んで待つ，カウンターに服を提示する，代金の支払いをする，そして店から出るなどが含まれる．必要な動作とは，試着するために必要な運動協調性，大量の陳列品の中からセーターあるいはブラウスを1着選ぶために必要な処理能力，必要なら手助けや助言を求めるために必要なコミュニケーション技能など，この活動をするために必要な遂行技能について用いられる．

これらの遂行技能は個別に調べるのではなく，カレンが服を買う活動を行っているところを観察して調べる．必要な身体機能と身体構造は，買い物活動を行うために必要な基本的クライエント要因群に用いられる．買い物という活動には購入可能な品物から選び出す機会を内在しているので，買い物という行為にはある意識レベルが必要である．購入のために選択をするという活動に必要とされることを行うカレンの能力は，買い物を行うのに適切な意識レベルがあることを示している．

クライエント要因

OTPFは**クライエント要因**（client factor）をICFと同様の方法で説明する[1, 16]．OTPFでのこの部分には2つのカテゴリー，つまり身体機能と身体構造がある．身体構造のカテゴリーは，視力のために目の状態が完全であること（第23章参照）や四肢の状態が完全であること（第43章参照）など，身体部位の状態の完全さを示している．身体構造の完全さが損なわれた時，機能に影響が起こり，活動に従事するための代替法が必要になる．たとえば，黄斑変性になった人のために拡大文字が必要になったり，前腕切断を被った人の義肢の使用などである．カレンの診断から身体構造の完全さが損なわれる必然性がないので，このカテゴリーは，彼女には適応がなさそうである．SCIの可能性がある合併症として褥瘡をつくってしまった場合には，身体構造（つまり皮膚）の完全さが損なわれ，褥瘡への圧迫を除去するための姿勢保持用具や補助装置などの代替法が必要となり，作業に従事する能力が大きく制限されることになる．

クライエント要因の身体機能のカテゴリーには，身体の生理学的機能と心理学的機能および神経筋骨格機能系や運動関連機能系などの種々の系が含まれ

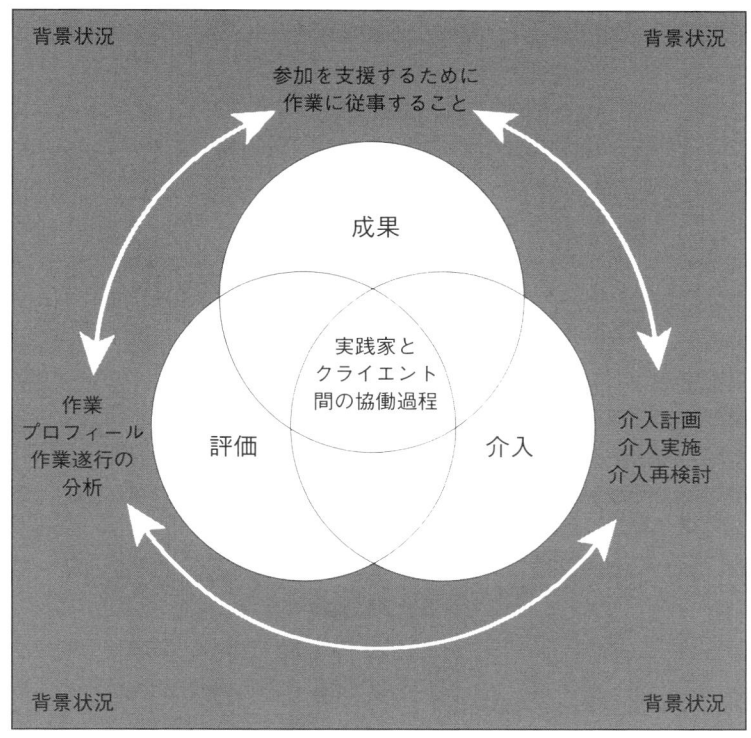

図 1-2　作業療法の過程（アメリカ作業療法協会：作業療法実践の枠組み：領域と過程，Am J Occup Ther 56（6）：609, 2002 より）

る．この身体機能のカテゴリーには筋機能，つまりは筋力が含まれる．身体機能と遂行技能とは区別される．先に説明したように，遂行技能は1つの作業や活動に従事する時に観察される．身体機能のカテゴリーは機能に使えるクライエントの身体能力についての用語である．あるクライエントは神経筋機能（クライエント要因の身体機能：特に筋力）を有しており，櫛を持ち，頭頂に櫛を置いて，髪の毛を梳くための筋力があるかもしれないが，クライエントに（1つの活動として）髪を梳くよう指示した時に，手にした櫛を操作することや（操作の運動技能），なめらかに櫛を使って髪を梳くこと（なめらかさの運動技能）が困難であることが観察されるかもしれない．これらの運動技能はOTPFの遂行技能に含まれる．

カレンの場合，両手の筋群の機能喪失によって，買い物作業で必要な行為であるクレジットカードの領収書への署名ができるようにする手の機能的スプリントあるいは書字補助具の使用が必要である．手関節駆動フレクサーヒンジハンドスプリントを使っ

てペンを保持するために，彼女は適切な身体機能，この場合は橈側手根伸筋群の筋力が良＋（3＋）以上ある必要がある．しかしながら，カレンは適切な遂行技能，つまり名前を適切に書くために十分な筋力を発揮する運動技能，最小限の努力と操作で書ける筆記用具を選択するための処理技能，計算レジが使えない代償として彼女の膝上にしっかりとした書面台（紙挟み）を置くよう店員に頼むためのコミュニケーション／対人技能などをもっている必要がある．

精神機能群には感情や認知，知覚などの能力が含まれる．これらの機能群には，自己と身体イメージの経験も含む（第6章，第24章，第25章参照）．カレンのような継続する身体障害をもつ損傷を経験したクライエントは，変化した自己概念，低下した自尊心，うつ，不安，減退した対処技能，損傷に基づくその他の情緒機能の諸問題などを抱えていることが多い[14]（第6章参照）．感覚機能と疼痛も身体機能のカテゴリーに含まれる（第22章と第27章参照）．神経筋機能と運動関連機能には利用可能な動

きと運動の筋力域（第18～第21章参照）が含まれるが，買い物作業の一部分であるクレジットカードの領収書への署名の例で見られたように，これらの要因はクライエントの活動あるいは作業へは当てはめられない．身体機能のカテゴリーにはクライエントの参加を支える，心臓脈管系，呼吸器系，消化器系，代謝系，生殖泌尿器系の機能も含まれる．これらについてはOTPFとICFの双方でさらに説明されている．このカテゴリーに含まれる各機能についてのより詳細な説明についてはOTPFの表6を参照のこと．

作業療法の過程

この章のはじめに説明したように，OTPFは2つの部分から構成されている：領域と過程である（図1-2）．非常に一般的な視点から，領域は実践範囲を説明する．あるいは次の疑問への答えを説明する．つまり，「作業療法士はどのようなことをするのか」である．過程は作業療法のサービスを提供する方法，または次の質問への答えを説明する．つまり，「作業療法士はどのように作業療法サービスを提供するのか」である．

この過程の概略をここで簡単に示すが，読者はもっと詳細な説明については第3章を参照のこと．OTPFの過程の主要な焦点は，作業遂行（成果）を育みそして支援するサービス提供（介入）を決定するために，クライエントの作業能力と作業ニーズを**評価**することである．この過程全体を通して作業に焦点が置かれる．つまり，クライエントの作業プロフィール（occupational profile）と作業歴（occupational history）を見出すことから評価を始める．優先される介入方法は作業を基盤としたものであり，作業療法過程の全般的な成果は背景状況への参加のためにクライエントが作業に従事することである．

作業療法介入のタイプ

表1-1には，身体障害の臨床実践で作業療法介入として典型的に用いられているタイプと作業療法の領域との関係を示している．介入方法の一般的な4つのタイプがOTPFで提示されている．つまり，(1) 自己の治療的使用（therapeutic use of self），(2) 準備手段（preparatory method），目的活動（purposeful activity），作業を基盤とした活動（occupation-based activity）というカテゴリーからなる作業と活動の治療的使用（therapeutic use of occupation and activity），(3) 相談過程（consultation process），(4) 教育過程（education process）の4種である．OTPFでは作業を最も焦点を当てるべきとしているので，一連の介入の中で直線的に，または段階的にその介入のタイプが選択または提供されると考えるのは誤解である．むしろ，作業療法士はクライエントが自分で選択した作業に従事するという彼らの目標を考慮し，作業目標の達成を最もうまく促進すると作業療法士が考える介入のタイプを選択することにクライエントと協働する．OTPFの導入時期から，介入レベルについてどれか1つの介入が他よりも劣っているとか重要であるとか見なす以前の概念は破棄されてきた．むしろ，

表1-1　介入のタイプ

介入のタイプ	説明
自己の治療的使用	作業療法士は自分自身と自己に伴うさまざまなこと（知識，個性，経験）を使う，共感を伝える，積極的傾聴，信頼関係の樹立
作業と活動の治療的使用	クライエントは作業に従事する
作業を基盤とした活動	クライエントは作業の一部や部分を学習して練習する
目的活動	クライエントが目的活動や作業を基盤とした活動の準備をする方法
準備手段	
相談過程	作業療法士はクライエントと協働しながら問題を認識して解決策を試みるように知識と経験を使う；最終的な提案を実施するかはクライエントに任せる
教育過程	クライエントが介入の最中に実際にその作業を従事することはないが，作業療法士は作業への従事に関する知識と経験をクライエントと共有する

ケーススタディ：ケントとカレン（その4）

ケントは以前，自己の治療的使用を作業療法介入とは見なしていなかった．しかし，現在ではそれを非常に価値のあるものと考え，臨床実践の中で活用している．クライエントはケントの思いやりの気持ちや優しいアプローチに良く反応している．彼は治療関係の個人的な側面や相互作用の側面を楽しみ，クライエントの経歴に心からの関心を示し，彼らの反応を積極的に傾聴し，治療過程の最初の段階でクライエントへの自己紹介と役割説明で自己の治療的使用を実践している．この実践方法によって，ケントはクライエントの優越性を強調でき，彼が学習した新しい情報と，彼が出会ったばかりのクライエントのイメージとを関連づけ，統合できる．

ケントは，カレンに対する作業療法の過程全般を通して自己の治療的使用という介入のタイプを使った．ケントは多くのクライエントから学んだ成功経験や失敗経験ばかりでなく，彼の25年の経験とSCIの知識を用いた．ケントの大学時代の同室者であり，親友でもあった人は身体障害をもっており，この経験によってケントは理解が深まり，障害をもつということに対する態度や信条を知らせることができた．ケントの姉妹や妻，10歳代の娘たちとの親密で愛情のある関係は，彼が女性や女性の問題への気づきを高め，女性のクライエントが障害によって経験する困難さが男性のクライエントといかに違ったものになるかを考えるきっかけとなった．ケントの個人的な，そして専門職としての経歴のすべてが，カレンの作業療法の過程に効果的な介入の1つとして自己の治療的使用を取り入れる能力の基となっている．

どの介入のタイプも，背景状況における参加を支援するために作業に従事するという最終的な目標の促進に貢献する可能性があると考えられるようになった．

作業療法実践ノート

作業療法の全過程を通して，作業療法士はクライエントの選択を基礎にして成果となるものを一緒になって選択したり，協働して介入の計画をつくるということをクライエントに知らせるべきである．このことによって思いやりと信頼の雰囲気が芽生え始める．

［自己の治療的使用］

OTPFでは，自己の治療的使用について，「治療過程の一部として，実践者の個性や知識，感性，判断の使用を計画すること」（p.628)[1]と説明している．作業療法の文献では，うまく自己の治療的使用をしている作業療法士の特性または特徴を次のように述べている．共感を示す（クライエントの障害や年齢，性別，信仰，社会経済的状態，教育，文化的背景に対して），自己洞察や自己認識がある，積極的な傾聴によって効果的なコミュニケーションがとれ，クライエント中心の観点（それは信頼できる雰囲気を確立することにつながる）を一貫して保つことができる[4,8,13]．

作業療法の過程で非常に重要なことは，作業療法士が介入者として自己の治療的使用を支援する好ましい背景状況を提供することにある．クライエント中心のアプローチを使い，作業療法の過程をクライエントの作業歴や作業の優先順についての情報を集める評価から始めることで，作業療法士とクライエントの最初の交流は次のような特徴をもたせることができる．クライエントが自身の行うことに興味をもたれる（作業遂行），クライエントの存在（背景状況），作業がクライエントの生活に意味を与えること．

［作業と活動の治療的使用］

OTPFの作業療法介入のカテゴリーは本書（原書）第5版（第1章, p.7）"作業遂行の背景状況における治療の連続性"の部分から引用されたものである．そのカテゴリーはこのOTPFでは，次のように説明されている．つまり，"作業と活動は，個々のクライエントの治療目標に合致するように選ぶ．作業／活動を治療的に使うためには，背景状況あるいは背景状況群，活動に必要とされること，クライエント要因などのすべてをクライエントの治療的目標との関連性で考慮しなければならない"とされている（p.628)[1]．作業と活動の治療的使用のカテゴリーを代表するものと見なされる個別の活動には，以下に説明する作業を基盤とした活動，目的活動，準備手段の3つがある．

作業を基盤とした活動

　OTPFでは，作業を基盤とした活動の目的を「自己の背景状況の一部として，また目標群に合致するものとして実際の作業にクライエントが従事する」ようにさせるものと説明している（p.628）[1]．この説明を読み，ケントは介入としての作業を基盤とした活動には，ADL，IADL，教育，仕事，遊び，余暇活動，社会参加などのすべての作業領域への従事を促進させようと提供している介入が含まれると考えた．カレンへの作業療法介入のほとんどのものは作業を基盤とした活動であった．洋服の買い物という彼女が好きな余暇作業の再開という彼女の標的目標を達成するために，ケントとカレンは七分袖のブラウス1着を求めるために近隣のデパートへ出かけた．カレンは回転ハンガー掛けから丹念に自分に合うブラウスを調べ出し，店員の助けを依頼し，試着室でブラウスの試着をし，自分で選び，支払いを行うというように，自然な買い物環境で典型的な買い物のすべての部分を実行した．混雑した回転ハンガー掛けへのアプローチ，狭い通路から試着室へ車いすで入ることの交渉，ハンガーがついたままの何着かのブラウスを膝上に置いて床に落とさないで運ぶなど，より難しい買い物活動でカレンが実行できる可能性がある方法について，必要な時にケントは実演してみせたり助言を与えた．

目的活動

　この介入のタイプは，「治療的に計画した背景状況内で作業あるいは作業群へ導く目標志向行動群あるいは活動群に従事することをクライエントにもたらす」ものである（p.628）[1]．OTPFでは，「根菜のスライス練習」「怒りをコントロールする方法を学ぶためにロールプレイをする」など，数例について説明がある（p.628）[1]．この目的と例示の説明は，ケントにとって目的活動に含まれていることについて彼の考え方の組み立て直しや再構成をする誘因となった．OTPFのカテゴリーをみると，服の買い物という作業を基盤とした活動の一部としてカレンが直面するであろう活動の練習の機会を与える目的活動の介入を提供していたと彼は考えた．買い物に出かける前，作業療法室でカレンとケントは小切手帳から小切手を切り外す，財布のクレジットカードを出し入れする，セーターのボタンをボタンフックで掛ける，クローゼットからハンガーに掛けられた服を取り出す，などの目的活動を彼女が実行できるよう協働していた．ブラウスを買っている間に彼女が遭遇した買い物活動のあるものは，車いすの駆動，書字，更衣などの作業を基盤とした介入のその他として学習したものであった．目的活動を使う時，作業療法士は主として遂行技能と遂行パターンの障害を評価し，原因系への治療に関わる．

準備手段

　準備の特性をもつ介入は，"クライエントに作業遂行の準備をさせる．この準備手段は目的活動と作業を基盤とした活動のための準備として用いられる"ものである（p.628）[1]．作業療法に用いられる準備手段には，運動訓練，促通手技と抑制手技，ポジショニング，感覚刺激，厳選された物理療法，装具やスプリントのような補装具の提供などが含まれる．身体障害がある人への作業療法サービスでは，疾病や外傷の急性期にこれらの方法や用具が導入されることが多い．これらの方法を用いる時に，作業療法士は身体構造と身体機能のようなクライエント要因の問題の評価と原因系の治療に最も関わることになるようである．作業療法士は，選択した準備手段が目的活動または作業を基盤とした活動の準備として，そして背景状況への参加を支援するために作業の領域に従事するという目標達成を志向する方向で使われるよう計画することが重要である．

　ケントはカレンの洋服の買い物という作業を基盤とした介入準備について熟考し，準備手段と考えられるさまざまな介入を用いた．たとえば，彼とカレンは品物を摑むための選択肢を探し，1つの介入としてテノデーシスハンドスプリントによる装具の利用を決めた．スプリントをより有効に使うために，手関節伸筋群がより強い必要があり，車いすを押したり服が掛けられているハンガーへ手を伸ばして持ち上げるために，より強い肩関節筋群が必要であった．このようなことから，最終目的である目的活動と作業を基盤とした活動に従事することを促すために運動訓練という準備手段を選択した．

［相談過程］

　相談は作業療法士が提供する新規の活動やサービスではなく，今や作業療法過程の一部と考えられる介入の1つとして位置づけたり統合したものと見なされている．それは，次のように定義される．「クライエントと協働するために専門家が自分の知識と

専門性を使う1つの介入のタイプである．協働的過程には問題の確認，可能性のある解決策の策定，その解決策の試行，より効果的な方法とするためにその解決策を変更することなどが含まれる．相談過程を実施している時，介入の成果について実践家は直接的には責任を負っていない」(p.113).

ケントはこの文書を学んだ時，彼の専門職の履歴を通してずっとOTPFで説明されているような相談的な特性をもった作業療法サービスを提供してきたと考えた．たとえば，ケントは小規模の食品雑貨チェーン店のアクセスのしやすさを評価し，アメリカ障害者法（Americans with Disability Act；ADA）（第14章参照）の指針に沿えるように援助する相談業務を行った．ADAについての彼の卓越した知識と食品雑貨店での買い物に必要とされることの専門知識を基礎として，彼の提案には，駐車のしやすさや店内の配置，棚のアレンジ，さまざまな障害をもつ人の買い物活動を向上させる工夫，障害者の買い物ニーズへの意識を高めるための雇用者訓練，この種の人々に買い物経験をスムーズにするためのその他の多くの考えなどが含まれていた．ケントが提案のための報告書を完成させ，提案を彼のクライエント（食品雑貨チェーン店のオーナー）と共有した後，彼は作業療法の介入を行い，クライエント（オーナー）に彼の指摘を履行させた．ケントのSCIクライエントの多くは，彼が指摘した提案の履行により利益があるはずであるが，これは相談過程による介入の部分ではない．

［教育過程］

OTPFは教育過程を"作業あるいは活動を実際に実行するのではないが，作業と活動についての知識と情報を知らせる介入過程のパターン"と説明する（p.628)[1]．ケントもこの定義について，この介入のパターンを提供した時の例を思い出しながら考えた．ごく最近，カレンに関して，管理助手として仕事に復帰することについて彼女が抱く懸念について彼は対応した．彼女は次のような不安を抱えていた．身体的労働量とそれに注ぐエネルギーについて；受傷前の支出額をかろうじてカバーしていた彼女が受け取っていた適度な給料について；個人的支援や家事支援に伴って彼女が抱えるであろう追加出費について．長年の知識と経験から，ケントはカレンに教育という形式で次のような介入を行った．彼女への選択肢となる情報として，職業リハビリテーションが提供しているサービスについて情報を知らせることと，法定代理人となりたいという彼女の職業目標を支援するための進学の可能性とその機会について教えた．これは管理助手よりも給与が良くて身体的労働がより少ない可能性があることをケントは指摘した．彼は以前に経験した幾人かのクライエントの類似状況を多様な展開とそれぞれの結果を（以前のクライエントの匿名性と個人的情報の保護に細心の注意を払いながら）説明し，同時に彼の豊富な経験も使ってそれぞれの選択肢を推進させるために利用できる多くの社会的資源について話し合った．カレンはすでに仕事（彼女が優先する作業的な目標）を再開するための準備をしており，実際の労働作業とそれを支援する活動を含む作業を基盤とした活動に従事しながら作業療法に積極的に参加していた．教育過程の介入について述べたが，選択肢としての知識を彼女に提供したものの，この介入の間に実際の活動に関与することはなかった．

ケントはOTPFの領域や過程，介入のタイプについて学び，それを彼自身の状況やカレンという対象者に適用してその知識を深めたが，彼はOTPFをもっと徹底して学習するためにさらなる助言や学習が必要であると感じていた．その学習方法については次の項で検討する．

■作業療法実践の枠組みの学習方法

OTPF学習の有効な最初の一歩は，原文献を入手して全文を読み通し，要点をにマーク（印）をつけ，理解を深めるために図を描き，余白に疑問点や意見を書き入れ，新しい学習を強化するために図表や用語解説を調べることである．このOTPFは専門職を包括的に概念化したものであり，これを容易に用いられるようになるまでには勉強に時間をかけ，傾倒し，実践に応用するなどの相当な投資が必要である．ボックス1-1は，OTPFを初めて学習したり，使用する時に簡単に参照したり，記憶を喚起させるために，中心的な用語とOTPFについて簡単に示した表である．

UT-Ⅲの使用に慣れた経験の長い作業療法士は，AJOTのOTPF文献[2]の最後にある用語の比較の項に当たるのが有効だろう．そこにはOTPFに

ボックス 1-1　作業療法実践の枠組みクイックガイド

Ⅰ．生活への参加を支えるために作業に従事する：健康への作業療法士の独自の寄与
  A．作業療法の領域の包括的主題
  B．作業療法過程の包括的成果
Ⅱ．OTPF は相互に関係している2部分から構成されている
Ⅲ．領域＝作業療法士がすること；どの領域が他の領域よりも重要であると見なすような考え方はしない
  A．作業遂行の領域（ADL，IADL，教育，仕事，遊び，余暇活動，社会参加）
  B．遂行技能（運動技能，処理技能，コミュニケーション／対人技能）
  C．遂行パターン（習慣，日課，役割）
  D．背景状況（文化的，物理的，社会的，個人的，精神的，時間的，仮想的）
  E．活動に必要とされること（必要空間，社会的必要性，順序とタイミング，必要な動作，必要な身体機能，必要な身体構造）
  F．クライエント要因（身体機能，身体構造）
Ⅳ．過程＝作業療法士のサービス提供の仕方：クライエントと作業療法の協働する過程
  A．評価（作業プロフィール，作業遂行の分析）
  B．介入（治療終了までの望ましい期間：介入計画，介入実施，介入再検討を含む）
  C．成果：すべての目標群は，生活への参加を支えるために作業に従事するという最終目標を目指す
Ⅴ．クライエント：作業療法サービスを受ける者（これは望ましい用語であるが，実際の呼び方は患者，学生，消費者，被雇用者，雇用主など，臨床場面によって異なる可能性がある）
  A．個人（クライエントについての広い見方；障害を抱える当事者あるいは介護者などのそのクライエントを支援している人など）
  B．集団（あるグループという状況内の個々人）
  C．住民／組織／地域（個々人が属する）
Ⅵ．評価や介入の実施におけるクライエント中心（client-centered）あるいはトップダウンアプローチ（top-down approach）：クライエントとその人の目標群に重点を置く
Ⅶ．作業と活動：活動とは，その個人の生活での中心的に重要なものではないが意味があり，目標志向性がある活動群である．それに対して作業とは，その人の生活に意味を付与したり，その人の自己同一性に貢献したり，従事することを楽しみにする活動群として見なされる．
Ⅷ．従事すること：遂行についての主観的側面（感情的あるいは心理的）そして客観的側面（身体的に観察できる）の両方が含まれる

使われている用語と UT-Ⅲ で使用を廃止された用語や現行の ICF の用語との比較がなされている．その他に，"From UT-Ⅲ to the Framework：Making the Language Work"[9] という長文の文献も同じようにこの3つの文書の比較を行っている．この2つの文献共に UT-Ⅲ の用語と OTPF および ICF の対応用語を示す便利な表を掲載している．たとえば，この表の一部に，遂行領域（UT-Ⅲ）と作業遂行の領域（OTPF），活動と参加（ICF）について，同様の構造の命名にそれぞれが使った特定の言語を示している．作業療法士は，表の1つの列に以前のまたは古い用語を見つけ，別の列に OTPF で新しく置き換えられた用語を，また別の列に ICF の対応用語を見つけることができる．

AOTA の各種特別関心グループ（Special Interest Section；SIS）向けに，OTPF の適応を紹介する文献を書いた先駆的な著者がいる．家庭と地域保健に関する SIS を対象として書いた Siebert は，「OTPF を学ぶことが重要なことではなく，コミュニケーションを実践するため，作業への従事を促進させる実践パターンを支援するため，我々の実践をふり返り洗練させるための手段として OTPF を使うことが大切である」と強調した（p.4）[15]．彼女はまた，OTPF がいかにしっかりとこの考え方を支持しているかにも注目し，クライエントに一貫してサービスを提供することによって，家庭や地域

社会の臨床実践において背景状況が果たす優位的な役割を指摘している．彼女は，OTPFの焦点が作業に置かれ，クライエントの作業プロフィールから始められる作業療法の過程は，クライエントが作業療法介入の結果に関心をもつようになることを保証するという信条を表明している[15]．

老年学SISのための文献でCoppolaは，OTPFがいかに老年学の実践に適用できるかについて述べ，評価は作業療法ならびに作業療法が行うことを他の人（クライエントや他職種の人々を含む）に伝える最強の方法の1つであることを説明している．彼女は，OTPFに組み入れるために開発した作業療法評価要約書式（Occupational Therapy Evaluation Summary Form）の作業草案を作成し，老年学の臨床における実践を作業を強調させて目に見える形で説明している．その草案は，診断用語や臨床用語の下では作業の存在が薄れているように見える伝統的な記録報告書の書式から解放されている[6]．

同様に，工学技術SIS読者に対し，Bossは支援工学の分野でOTPFの運用を可能にする方法についての考えを示した．彼は実践領域のそれぞれのカテゴリーに対する支援工学の例を示し，支援工学が作業への従事を支援する（活動または作業の完遂を助ける）側面があることと，支援工学の使用（機器による個人生活のケアとその使用）が作業で使える，またはそれ自身が作業になりうる側面があることを示した．彼は論文の中で，「支援工学はクライエントが選択したあらゆる背景状況の中での参加を支援し，それゆえ作業療法の核の1つになっている」(p.2)[3]と指摘し，結論づけている．

本書の以下の章は読者のOTPFの学習を促すような構成になっている．

■作業療法実践の枠組み：本書での使用

クライエントに焦点を当て，背景状況および作業への参加が重要性であるというOTPFの中核を維持しながら，この章で述べたケントとカレンの経験を使用した例のように，各章はケーススタディから始め，提示されたクライエントと状況についての情報を統合する．特定の情報が提示されているので，読者は何度でもケースのシナリオに立ち戻り，情報がどのようにクライエントの状況の中に組み入れられているかを考えること．ケーススタディの最後にある質問の答えは，その章の中に書かれてあるか，各章の終わりに示してある．

[要約]

OTPFは作業療法士によって開発され，この専門職の焦点が作業にあることを主張し，同職種（作業療法士間）や外部集団（クライエントや保健医療専門職，その他の関心のある人々）の両者に対して，作業療法の領域（作業療法士が何をする専門職であるか）と作業療法の過程（どのようにサービスを提供するのか）を明確に述べ，理解を高めること，を目的としている．OTPFの最終的な目標は背景状況への参加を支援するために作業に従事することである．これは作業の優越性を強調するものであり，作業療法の領域および作業療法の過程の成果の両者の問題に関係している．

作業療法の領域には作業療法の範囲を構成する6つのカテゴリーがある．それは，作業遂行の領域，遂行技能と遂行パターン，背景状況，活動に必要とされること，クライエント要因である．作業療法の過程には相互に影響し合う作業療法サービスの3つの相，つまり評価，介入，成果がある．これはクライエントとの協働で決まり，非直線的な特性をもつ．OTPFに含まれ，身体障害の臨床場面で一般に用いられる作業療法介入のタイプには，自己の治療的使用，作業と活動の治療的使用（作業を基盤とした活動，目的活動，準備手段を含む），相談過程，教育過程がある．読者は本書で学習することに加え，AOTAのOTPFの全文を入手し，OTPFを自分自身の生活経験や本書の各章に提示してあるケーススタディのクライエント，臨床で経験するクライエントに適用して学習を強化すること．

[復習のための質問]

1. 作業療法実践の枠組みの開発の歴史を簡単に説明せよ．
2. 身体障害を抱えた人たちへの作業療法の実践におけるOTPFの必要性を説明せよ．
3. OTPFとICFの整合性を説明し，さらにそれらによって作業療法士に身体障害の理解を

深める方法を説明せよ．
4. 作業療法の領域を構成する要素のリストを示し，それについて説明し，それぞれについて例示せよ．
5. 作業療法の過程を構成する要素のリストを示し，それについて説明し，それぞれについて例示せよ．
6. 作業療法介入のレベルについて簡潔に説明し，身体障害の臨床場面で用いられるそれぞれについて一例を示せ．

引用文献

1. American Occupational Therapy Association: Occupational therapy practice framework: domain and process, *Am J Occup Ther* 56(6):609, 2002.
2. American Occupational Therapy Association: Uniform terminology for occupational therapy, ed 3, *Am J Occup Ther* 48:1047, 1994.
3. Boss J: The occupational therapy practice framework and assistive technology: an introduction, *Technol Special Interest Section Quarterly* 13(2), 2003.
4. Cara E: Methods and interpersonal strategies. In Cara E, MacRae A, editors: *Psychosocial occupational therapy: a clinical practice*, p. 359, Clifton Park, NY, 2005, Thomson/Delmar Learning.
5. Christiansen CH, Baum CM, editors: *Occupational therapy: enabling function and well-being*, Thorofare, NJ, 1997, Slack Publishers.
6. Coppola S: An introduction to practice with older adults using the occupational therapy practice framework: domain and process, *Gerontol Special Interest Section Quarterly* 26(1), 2003.
7. Crabtree JL, et al: Cultural proficiency in rehabilitation: an introduction. In Royeen M, Crabtree JL, editors: *Culture in rehabilitation: from competency to proficiency*, p. 1, Upper Saddle River, NJ, 2006, Pearson/Prentice Hall.
8. Crawford K, et al: *Therapeutic use of self in occupational therapy*, Unpublished Master's project, San Jose State University, San Jose, CA, 2004.
9. Delany JV, Squires E: From UT-III to the Framework: making the language work, *OT Practice* May 10, 20, 2004.
10. Dunn W: *Best practice in occupational therapy in community service with children and families*, Thorofare, NJ, 2000, Slack Publishers.
11. Law M, et al: Core concepts of occupational therapy. In Townsend E, editor: *Enabling occupation: an occupational therapy perspective*, p. 29, Ottawa, ONT, 1997, CAOT.
12. Parham LD, Fazio LS, editors: *Play in occupational therapy for children*, St Louis, 1997, Mosby.
13. Peloquin S: The therapeutic relationship: manifestations and challenges in occupational therapy. In Crepeau EB, Cohn ES, Schell BAB, editors: *Willard and Spackman's occupational therapy*, ed 10, p. 157, Philadelphia, 2003, Lippincott Williams & Wilkins.
14. Pendleton HMH, Schultz-Krohn W: Psychosocial issues in physical disability. In Cara E, MacRae A, editors: *Psychosocial occupational therapy: a clinical practice*, p. 359, Clifton Park, NY, 2005, Thomson/Delmar Learning.
15. Siebert C: Communicating home and community expertise: the occupational therapy practice framework, *Home Community Special Interest Section Quarterly* 10(2), 2003.
16. World Health Organization: *International classification of functioning, disability, and health (ICF)*, Geneva, 2001, WHO.
17. Youngstrom MJ: The occupational therapy practice framework: the evolution of our professional language, *Am J Occup Ther* 56(6):607, 2002.

推薦文献

Law M, et al: *Occupation-based practice: fostering performance and participation,* Thorofare, NJ, 2002, Slack Publishers.

Law M: *Evidence-based rehabilitation: a guide to practice,* Thorofare, NJ, 2002, Slack Publishers.

Youngstrom MJ: *Introduction to the occupational therapy practice framework: domain and process,* AOTA Continuing Education Article, OT Practice, Bethesda, MD, September, CE-1-7, 2002,

第2章
身体障害への介入に見る歴史と実践の流れ
History and Practice Trends in Physical Dysfunction Intervention

Kathleen Barker Schwartz

（清水　一　訳）

キーワード

道徳療法
美術工芸運動
科学的管理

リハビリテーションモデル
医学的モデル
障害者の権利運動

社会的モデル
自立生活運動

学習目標

本章を学習することで，学生および臨床家は以下のことが可能になるだろう．
1. 作業療法の専門職の発展に影響した思想，価値観，信念の起源や出所を明らかにできる．
2. 文化，社会，政治，法権力など，広範な背景状況から作業療法の発達を分析できる．
3. 作業療法発展の歴史的結果から身体障害分野の実践者たちが今日直面している好機と困難のいくらかの状況を説明できる．

この章の概要

作業療法の源流
　道徳療法
　美術工芸運動
　科学的管理
　拡大と専門職化

リハビリテーションモデル
　専門分野としての身体障害
障害の新たなパラダイム：障害者の権利運動／自立生活運動
パラダイムの対立：医学的モデルと

道徳療法および社会的モデルの対立
現在の臨床実践：パラダイムの統合
今日の臨床実践を理解するために歴史を利用することについて

■作業療法の源流

　20世紀になった頃でさえ，身体障害者は「障害者がいることに戸惑いと恥が入り交じった感情を抱く家族により，人目につかない家の奥座敷に留め置かれていた」[16] (p.29)．この身体障害に対する根深く有害な反応は医学的モデルの導入に伴って変化が始まった．医学的な観点から，障害は専門的な治療によって改善できる生物学的な欠陥であると考えられた．事実，20世紀初頭に，「斬新的な改革指導者たち」は障害をもつ人の地域や職場での居場所を取り戻すための支援を医療専門職にさせようと努め

た[43]．このことが1917年に起こった作業療法といわれる専門職の創設の背景にあった．

　作業療法の創始者たちは，障害をもつ人が作業（occupation）に従事することでリハビリテーションの達成が助けられるはずであると信じていた．1917年には，作業は一般的に「何かに占有されていたり費やしている状態，あるいは何かに従事する」という意味で使われていたので，創始者たちはこの目標を反映させるために作業療法という用語を選択した[29] (p.682)．創始者たちは，その当時，このような広範な用語が混乱状態をもたらすかもしれないことに気づいていた[13]．しかし，彼らは，作業療法士に個々人の希望やニーズに合うように組み立

てた広範囲な手段やアプローチを使用可能にするこの用語がもつ自由の幅の広さに価値を置いた.

創始者たちには，精神科医のWilliam Rush Dunton，内科医のHerbert J. Hall，社会福祉士のEleanor Clarke Slagle，以前は美術工芸教員であったSusan Johnson，以前は建築家であったThomas KidnerとGeorge Barton，看護師のSusan Traceyらがいた．彼らは19世紀後半から20世紀初頭にかけて流布していたその時代の思想と信念から作業療法の観点に影響を受けていた．専門職の初期発展を強く形づけたと思える思想には，道徳療法と美術工芸運動と科学的管理という3つの運動が反映されていた.

道徳療法

道徳療法は19世紀のヨーロッパに源があり，フランスのPhilippe PinelやイギリスのSamuel Tukeらの医師たちによって促進された．それは，精神病者を人間以下で治癒不可能なものであるとラベルを貼られた悲観的な見方から，了解可能で，人道的な治療に反応しうる能力があるものとして見なす楽観的な観点へと考え方の転換を象徴したものであった．道徳療法の主要な特徴としては，人間の個性の尊重，精神と身体の一体性を受け入れること，日課と作業を用いた人道的なアプローチは回復を導くことができるとする信念などが挙げられる[7]．作業には，音楽，体操，芸術[33]や農作業，大工仕事，塗装仕事，手工芸[12]などがあった．

これらの考えが打ち立てられてから半世紀後に，多くの病は，治療的作業（curative occupation）に従事することで治療ができる（remedied）「適応の問題群（problems of adaptation）」であると有名な精神神経科医のAdolf Meyerは提唱した[26]．DuntonとSlagleはこの思想を熱烈に支持し，Meyerの哲学である「作業治療（occupation therapy）」がこの専門職種の初巻誌として出版された．Phipps診療所でMeyerとともに働いていたSlagleは，セルフケアと社会行動の健康な習慣を再獲得させるために精神病院での習慣訓練プログラム（habit training program）を開発した[37]．

美術工芸運動

1890年代の**美術工芸運動**の勃興は，産業革命によって社会的疾病がつくられると認知された事柄に反応したものであった[9]．経済は農業的社会から製造業社会へと変わっていき，その結果，以前は手作りされていたものが工場で生産されるようになった．単調な繰り返しの労働状況にうんざりさせられた結果，不満を抱く労働者が溢れる社会となったと美術工芸運動の提唱者たちは主張した.

治療的手段として美術工芸を使う作業療法はこの社会的傾向から起こった．この美術と手工芸によるアプローチは，手工芸によって身体運動を行い，自らの手で役に立ったり飾ったりする作品を創り出すことから得られる満足が，身体と精神の健康を増進するという信念を基にしていた．Johnsonによると，手工芸の治療的価値は「精神活動と筋運動訓練を同時に」促す作業を提供するその働きにあるとされる[21]．望ましい身体と精神的効果のためにいろいろな手工芸を段階づけることもできる．手工芸は傷痍軍人の身体と精神の回復のために第一次世界大戦の間，作業療法再建助手（reconstruction aid）によって上手に使われていた[35]．結核の治療をするために，Kidnerはベッドサイドでの手工芸と習慣訓練から始めて，販売労働に関係した作業に進み，最終的には施設内での実際の労働へと段階づけたアプローチを提唱していた[23]．

このように，道徳療法と美術工芸運動の考え方は作業療法の定義と絡まり合い，身体障害と精神障害を抱える個人の治療を含めるように進化した．この作業療法の草創期には，作業療法士は回復の3段階を通して患者（patient）を治療した[23]．健康回復期には，患者は刺繍やかご編みなどの手工芸を主にしたベッドサイド作業に従事した．患者がベッドから出られるようになると，機織りや園芸などで身体と精神の増強を図る作業に従事し，またセルフケアやコミュニケーションなどの基本的習慣の再建を意図した作業に従事することになった．地域社会に復帰する準備がほとんど整った時に，患者は大工仕事や塗装あるいは手工芸などの職業的に上手く順応するための準備となる作業に従事することになった．

科学的管理

卓越した技術者であるFrederick Taylorは，彼の**科学的管理**理論を1911年に公表した[40]．彼は，合理的で効率的で系統的な観察は，工業生産の管理

と教育や法話，医療など生活のすべての領域にわたる管理に適用できる可能性があると提案した．その当時の進歩的な改革支持者たちは，貧困や疾病などの社会的問題に対する科学的管理の思想を奨励していた．これらの改革支持者たちは，19世紀の騒音がひどく汚い保護施設を批判し，医療ケアを清潔で効率的な病院のイメージへと変革するように駆り立てた[20]．研究と観察によって知識が発達するという考え方，それを患者ケアに適用するとする考え方は医療科学の基底傾向となり，最終的に外科や内科治療の信頼性ある実施手順の開発につながった[43]．

　作業療法の創始者たちはこの治療への科学的アプローチという考え方に惹かれた．BartonはTaylorの時間動作研究に特に傾倒し，それが作業療法研究のモデルになるに違いないと考えた[6]．これらを取り入れることで，この専門職（作業療法士）の目標をさらに促進させるための系統的な研究に取り組めるとDantonは提唱した[14]．同様に，Slagleは作業療法の有効性を確証する研究の必要性を力説した[37]．1920年までに，この専門職は「治療手段としての作業がもつ優れた点，人間に対する作業の影響についての研究，この課題に対する科学的知識の普及」を呼びかけることで，作業の「科学」についての考え方を促進させた[10]．

　しかし，20世紀初頭の作業療法文献には，作業療法実践が系統的な観察によって啓発しうるとするものはほとんどない．1つの例外が首都ワシントンのWalter Reed病院の心理士Bird T. Baldwinの指導下の作業療法部門にあった[5]．作業療法の再建助手は整形外科病棟に配属されていた．そこでは関節運動と筋力の系統的な記録方法が確立していた．また，関節角度や筋の働きと筋力などによる，ある種の動作分析を基礎に活動が選択されていた．道具類を応用して使う方法が提案され，回復過程の時期に固定のためのスプリントが作製されていた．その当時，この系統的なアプローチによる治療は，Baldwinが「機能的回復」と呼んだ文脈で用いられたが，より狭く焦点を絞り込んだものであった．その中では，作業療法の目的は「身体的にも，社会的にも，教育的にも，そして経済的にも完全な人間（原文のまま）であると患者個人が自己を再び見出し，機能の再獲得を助ける」ことであった[4]．

　この科学的管理思想は，臨床実践への科学的なアプローチを主張することに加えて，医療ケアへの有効性と機械論的アプローチを強調した．工場生産様式との類比を用いて，患者を生産品，看護師や治療者を工場労働者と見立てた．その類比で，医師を最も科学的知識がある者と見なし，医療階層性の最高位に位置させるべきであるとした．内科医であったDuntonはこの管理法を支持したようである．つまり，「作業療法士は内科医に対する看護師と同様の関係，つまり技術助手」[11]である．この専門職が発展したので，有効性の強調や医学的な権威との差別はこの職種で問題となってきた．科学への注目とその結果として起こった医学的モデルの拡張は，作業療法実践に対して有益な面と有害な面の二面性があった．

■拡大と専門職化

リハビリテーションモデル

　第二次世界大戦後にリハビリテーションモデルの発展が始まり，Medicare（老人医療保険制度[訳者註]）とMedicaid（低所得者医療扶助制度[訳者註]）設立予算が可決され，健康ケア産業ブームが到来した1970年代に頂点に達した．この発展は，元来，アメリカ合衆国の傷痍軍人への治療の必要性が原動力となっていたが，怪我や慢性疾患を抱える市民のケアにも関わるようになった．

　第二次世界大戦は傷痍軍人への医療ケアを合衆国が提供する必要性をもたらした．サルファ剤やペニシリンなどの新たな科学的発明により，第一次世界大戦時よりも多くの兵士が生き残った．第二次世界大戦では作業療法サービスの価値にも注目されるようになった．つまり，「前の世界大戦の最中に作業療法が始まったが，医師は病気や怪我に対してこの専門職の支援が貴重であると分かり，徐々に発展して現在に至っている」[27]．退役軍人協会病院機構の組織改革と再活性化のために大きな努力が払われた．非常に多くの戦傷者へのケアに必要なサービスを一緒になって提供するために，物療内科とリハビリテーション部門（departments of physical medicine and rehabilitation）が設立された．「障害者はその特別な必要性を理解している人によって援助されることが可能であるとする理論は第二次世界大戦の最中にその起源があった．軍機関は対麻痺者

などの施設の1つとしてカリフォルニア州のバーミンガムに障害退役軍人のための病院を設立した．これらの施設は患者の士気や身体状態の改善に役立ち，そのことによって，その他の市民への病院が建てられた」[28]．

私立病院が見習って多職種が関わるケアを導入した．慢性障害に対する治療の増加などによって，市民の間で医療サービス要求が増加し，優先事項となった．リハビリテーション医学の発展で有名なHoward Ruskは，「米国の慢性障害をもつ530万人」へサービスを提供できる訓練された能力ある人が不足しており，危機的な状況であると主張した[22]．彼はリハビリテーションサービスのきわめて重要なものの1つが作業療法であると説明した．この増大してきたリハビリテーションサービス要求に応えて，国会は1946年にHill-Burton法を通し，リハビリテーションセンターの設立のための連邦政府援助を提供した．この法律の但し書きには，リハビリテーションセンターは「医学的（作業療法と理学療法を含む），心理的，社会的，そして職業的4分野に及ぶ統合されたサービスの提供」をしなければならないと記載されていた[44]．1965年のMedicareとMedicaidを設立する法律の通過によって，慢性疾患や高齢者へのリハビリテーションサービス要求が，医療施設だけでなく地域社会などにおいてもさらに大きくなった．

専門分野としての身体障害

作業療法に身体障害の専門分野をつくることは，市場の需要変化と特別な医学知識とそれが特別な医学的知識と専門的な技能をもつ者を要求したことに対する反応として起こった[18]．この新たな専門化は身体筋力と持久力を増強させる作業への注目と共に起こった．つまり，「軍は，昔ながらの根拠の薄いかご編み，いすの籐編み，陶芸や織り物などの作業にめっぽう強い．しかし，これらの作業は，『現役の軍人の興味にかなった作業とは信じられない』と軍医総監室の役人から言われている．今や，大工仕事，病院の補修労働，迷彩ネット編みなどの戦争関連仕事，印刷などに重点が置かれている」[41]．

第一次世界大戦の終戦時にBaldwinが指導した関節測定や筋力増強の科学的方法が採用され，改善された．Helen Willardと一緒にClaire Spackmanが最初の作業療法教科書を執筆し，改善された治療技術に基づく新しい治療法を使えるようになる必要性を論じた．Spackmanによると，身体障害を抱える人を対象とする作業療法士は，日常生活活動（ADL）や作業単純化，上肢装具の使用などの練習を提供する技能に熟練する必要があった．しかし，作業療法にとって第1に大切なことは，「作業療法は普通の生活や労働状況…をシミュレートした要素を組み合わせて1つの物をつくり上げていく活動（constructive activity）を使う治療である．このつくり上げていく活動は作業療法の根本思想である」[38]と彼女は断言した．

リハビリテーション運動が作業療法の重要性の確立を助けたので，**医学的モデル**内での作業療法の専門職種としての位置づけが進んだ．作業療法を専門分化させて身体障害と精神科疾患という2つの分野に分けることが論議された．カリフォルニア州のダウニーにあるRancho Los Amigos病院の整形外科長は，この分離によって「治療技術が強力なものとなる」それにより，「あなた方の分野が専門性の確立が必要であるものとは認識されなくなる」，つまり，医療専門職の内での信頼性がより高まると論じた[19]．作業に関わることで個人のリハビリテーションに献身する専門職であるという作業療法の知名度と信望を獲得するために，アメリカ作業療法協会（American Occupational Therapy Association；AOTA）はアメリカ医師会との親密な連携をもつことを求めた．

医学との親密な関係は，この専門職が少なくとも医学的モデル内で信頼性を得る役に立っただろうと思われる．医学的モデルの良い面は，障害を抱えた人々のリハビリテーションの重要性を強調したことと，新しい科学的な技術の開発を刺激したことである．医学的モデルの負の面は，リハビリテーション過程で個人を受動的参加者と見なしたことである．この考え方に反応して，個人をリハビリテーション過程の中心に据える新たな社会的モデルが提案された．

■障害の新たなパラダイム：障害者の権利運動／自立生活運動

1970年代に起こった障害者の権利主張運動は

1960年代の社会政治運動にその始まりを遡ることができる．

　60年代，障害者たちは社会的そして政治的変動を目撃したことによって深く影響を受けた．彼らは統合（integration）と重要な機会均等の獲得を求めて闘っていた他の公民権獲得団体（disenfranchised groups）と行動を共にした．彼らは法廷闘争（litigation）と市民の不服従（civil disobedience）の技を他の公民権活動家から学んだ．彼らは消費者運動（consumerism），脱医療運動（demedicalization），脱施設化（de-institutionalization），…などの多くのことから変革する考え方を吸収した[15]（p.15-16）．

　市民権運動や女性運動のように，**障害者の権利運動**（disability rights movement）は自立のための自己主張にその源をたどれる．すなわち，障害をもつ個人が自分自身で自分の福祉を促進するものであった．訴訟，デモンストレーション，障害者の権利を達成するために貢献する組織設立の基金集め，不平等や権利保障を対象にした法律制定のための政治的陳情など，彼らの活動戦術は多くの形態で行われた．

　障害者の権利運動の根底に流れている考え方は，医学的モデルよりも社会的モデルに根ざしたものであった．この医学的モデルは20世紀のほとんどの時期で，障害を抱える人々に支配的な考え方を提供していた．このモデルは医学的な専門職をリハビリテーション過程の中央に位置づけ，患者を専門家によって援助される人としてその周辺へ位置づけた．医学的モデルでは，個々人は対麻痺とか四肢麻痺などのように医学的障害によって分類され，医学的状況への治療を障害を取り除く方法として見なした．障害者の権利主張者たちは，この考え方を余りに家父長的（paternalistic）で，受動的で，還元主義的（reductionistic）であるとして拒否した．その代わりに彼らは，障害者個人を障害を抱えていることを知っている専門家としてこのモデルの中心に位置づけた．

　社会的モデルでは，障害は社会で全面的に機能する個人として存在することを妨げている環境的要因によってつくられたものであると主張した．物理的障壁は，個人が学校や職場や家庭へアプローチすることを妨げている．痛ましい身体障害者として個人をとらえる社会的風潮は，個人の生活活動への全面的な参加を妨げている．政治的で法的な解釈は，包含するよりも「区別するが平等な」参加を主張している．社会的モデルは，医学生物学的視野よりも文化的，政治的，社会的視野から障害は見られるべきであると次のように論じている．

　　完全な人間ではないと，障害者に社会的烙印を押したり，監禁する政策や環境を構築して障害者を孤立させたり，責任ある行動の発達を支援するのではなくむしろ過剰に専門職へ依存させたり，他者の楽しみのために障害者の自立した意思決定の権利を奪ったり，障害者の多くの能力への自信を挫かせたり，わずかな障害の程度を過度に一般化したり，そして障害者を納税者ではなく税金の浪費者と規定するなど，障害者に強く影響を与え相互に絡み合って成立している信念や臨床実践の複雑な体系についてこの社会的モデルは我々に気づかせてくれる[39]（p.22）．

　社会的モデルと連携して，1963年秋にEdward Robertsがバークレーにあるカリフォルニア大学に入学した時，**自立生活運動**（independent living movement）が開始された[39]．Robertsは14歳の時に罹った急性灰白髄炎（ポリオ）によって頸部以下の麻痺が残り，昼間は人工呼吸装置，夜は鉄の肺（iron lung）が必要であった．彼の兄弟であるRonがRobertsの世話をしながらバークレーキャンパスにあるCowell病院に滞在できるように手はずを整えていた．Robertsが最初であったが，この年からバークレー校は重度の障害をもつ他の学生たちも受け入れた．彼らは"Rolling Quads（さすらいの四肢麻痺者）"というグループを結成して，キャンパスや周囲の物理的な障壁をなくすことに精力を注いだ．

　修士の学位を取り終えて，Robertsと彼の仲間である"さすらいの四肢麻痺者"たちは，障害を抱える学生を大学に在籍できることを目的としたプログラムの開発を手伝うために1969年にワシントンに招待された．彼らは，個人の世話，車いす修理，学費支援などを提供する身体障害学生のプログラム（Physically Disabled Students' Program；PDSP）を創った．1972年にRobertsはバークレーにあっ

た自立生活センター（Center for Independent Living；CIL）の初代の代表者となった．Robertsは PDSP の底流に流れる原理を CIL の基礎とした[1]．つまり，「障害についての専門家は障害をもつその人たちである」[2]，「障害をもつ人々が必要としているものは，別々の組織や事務所が提供する断片的なプログラムよりむしろ，総合的で包括的なプログラムである」[3]，「障害を抱えた人々は地域社会に統合される必要性がある」とする考えであった[31] (p.61)．最初の CIL が設立されて以来，数多くのセンターが国のいたるところで設立されてきて現在に至っている．

■パラダイムの対立：医学的モデルと道徳療法および社会的モデルの対立

作業療法内でパラダイムの対立が，道徳療法と医学的モデルの対立という形で表現された．1960年代の終わりから 1970 年代にかけて，作業療法の根源である道徳療法に戻ることと，Shannon が言うところの"技術哲学"[36] よりも先にそのような嘆願の声を上げたこの専門職のリーダーがいた．Shannon は彼の論文で"作業療法の脱線"と呼び，2 つの哲学が互いに争っていると説明した．彼は，一方の哲学を「科学技術を適用して操ったり制御ができる機械工学的な創造物」とする人間観で人をとらえ，他方の哲学をこの専門職の初期哲学である道徳療法を基礎にした全体論（holism）と人道主義（humanism）を強調した人間観で人をとらえていると断じた．

Kielhofner と Burke はこの状況を 2 つのパラダイム間の葛藤状態であると語った[24]．初期の作業療法実践は道徳療法を基礎にした作業のパラダイムに基づいていたと彼らは主張した．このパラダイムは，「人間への全体論的志向（holistic orientation to Man）（原文のまま）と日々の生活や生活活動という文化の背景状況でとらえられる健康」を提供した．第二次世界大戦後の実践は，医学的モデルの特徴的な一思考様式である還元主義のパラダイムを基礎としていたと彼らは主張した．この観点は個人の「内部状況」を強調し，「内部筋性問題や内的精神均衡の問題や感覚運動の問題」へ関心を向けていた．この著者たちは，還元主義的パラダイムに基づく実践によって，「内的欠陥を治療する，より的確な治療技術を開発する方法を切り開いていくに違いない」ことを認めたが，その実現のためには，「作業療法の概念範囲を狭くする必要性」があった[24]．

初期の作業療法実践は人道主義と道徳療法の全体的な哲学を基礎としていたとする主張は正確であるが，すべてを語っているのではない．本章で述べたように，創設者たちは医学的モデルとこの専門職の信頼性の確立に役立つであろう「科学」の重要性にも価値を置いていた．たとえば，Dunton が指導した軍事施設勧告委員会は，最も一般的に使われた手工芸の科学的分析をして，個々の手工芸の治療的価値と特定の障害との適合をつくり上げた[34]．

1970 年代に顕在化した道徳療法と医学的モデルという 2 つの対立した観点を創設者たちはどのように支持できたのであろうか？　その答えは，たぶん，この専門職が創設された 1917 年には，科学的な医学的モデルは未だ十分に確立されていなかったので，これらのモデルが両立しない存在になるとは考えられていなかった．創設された年代には，作業療法では基本的に道徳療法が実施され，医学的にそして科学的にあるべき実践の仕方について語られていたと考えられる．初期の実践家たちは患者への治療として「神経や筋の機能の回復」あるいは，「損傷された手足」を使わせることを要求された時[38]，作業の重要性や習慣訓練への信念そして手工芸に対する実践家たちの知識を治療の基礎にしていた．知識と技術が十分に進歩し，作業療法士が実際に科学的，医学的視点を使って実践を行えるようになった時，これら 2 つのパラダイムの根底にある理念の葛藤状態が明らかになったのに違いない．

身体障害の治療を行う作業療法士は，一方では全体論的で人道主義的な，他方で医学的で科学的な治療をするその方法についての問題に直面した．1919 年の Baldwin の答えは，個人が社会的，身体的，そして経済的に良い状態（well-being）になる「機能的回復」というより大きな目標を達成させる技術としての筋力増強のような活動やスプリントの製作などであった[5]．1968 年の Spackman の答えは，作業療法士は「普通の生活あるいは労働状況をシミュレートした 1 つのものをつくり上げていく活動」を使うべきであり，「これらは常に我らの機能であったもの」[38] であるということであった．彼女は，

ADLと作業単純化を教えることを強調した．そして，「物を作り上げる活動」に参加しなくても，患者にサンディングをさせたり，自転車式糸鋸機を使わせたりする治療も非常に大切であるとした．

　意見を異にしているパラダイムの疑問へのもう1つの答えは，医学的モデルの外へ出ようとする動きであった．Bockovenは，道徳療法に基づいて地域社会でサービスに取り組む作業療法実践者について論議した．彼は，「現実の生活，生活するための実質的な課題，自分自身の課題に対処する自分自身のやり方を発達させるために，個人が課題に取り組む時間などを作業療法士が大切に考慮することは生来の特質であり，このことが専門職としての私を駆り立てさせ…人へのサービスプログラムを設計する時に主導的に取り組むように強く主張する…そして，へこたれずにその業務を引き継げ！」[8]と語った．Yerxaは医師の指示のみを頼りにしないように作業療法士を次のように説得した．「書かれた処方箋は我らの多くにはもはや必要なもの，絶対的なもの，健全なもの，…ではない．処方箋の見せかけの保証書は我らに高い代価を要求した．技術的な技能の適用レベルを低下させることが多かったので，その代価はクライエントを助ける我らの潜在的な価値を低下させた」[46]．

　しかし，1980年代の臨床実践に入ると，評論家が指摘したことを作業療法士が行えば，依頼ばかりでなく診療報酬も同時に危機に曝されることに関心が向かった．運動療法，スプリント療法，促通手技などの患者にとって大切であると作業療法士が信じていた技能や知識を除外するように求められていることについて作業療法士たちは論議した．作業療法サービスを受けている多くの患者ははじめのうちは，やりがいのある作業に従事する運動ができる能力のレベルにはないことに彼らは議論を進めた．そして，作業に従事するための準備として運動療法やバイオフィードバックなどの補助的治療技法を先に用いる場合に，その手段は妥当なものとして考えられるべきであるとする提案が出された[42]．Pasquinelli[30]が1984年に行った研究は，作業療法士は作業に価値を置いているものの，促通手技や活動志向ではない治療技法などの広範囲な治療アプローチを使っていることを明らかにした．AyresとTromblyは作業療法の重点を見直そうとするのではなく，この専門職が経験と臨床実践に基づいて有効性が実証された最近の臨床実践を含めるべきだと述べた[3,42]．

　Gill[17]などの他の人たちは，作業療法実践の理念構成についての論議に障害者の権利運動／自立運動の観点を持ち込んだ．

　医学的モデルとは意見が明らかに異なり，障害の専門家間で急速に信奉者が増えてきている障害について概念化されているものは，相互関係的モデルあるいは社会政治的モデルである．この考え方では，障害は個人の身体的な質によって説明されるだけでなく，社会的な環境に対応する反応でもある．この視点では，障害は個人の側だけにあるものでなく，その個人と社会との相互作用から生じるものである．さらに，障害と関係がある問題の矯正は，もはや保健医療専門職だけの職分ではなく，仲間からの支援，政治活動，自助などによっても影響されるものである[17]（p.50）．

　障害者の権利と機会に制限を加える風潮をつくる役割に何らかの責任を果たしている医学的モデルの社会からの排除についてGillは論議した．彼女は，作業療法士に自分たちの実践を検討し，個人の身体的状態のみを重点的に治療していないかということを確認するよう促した．

　　リハビリテーションが役立つようになるために，障害を抱える人の現実の生活に取り組まなければならない．リハビリテーション関連職が患者のニーズ，価値，興味にサービスを合わせることに失敗すれば，患者からの期待と自分自身の専門職としての抱負の両方を失い…．身体的治療と現実的な社会的情報の適切な均衡を失うと，リハビリテーションは患者に…ができるようにはならない．労働差別や社会的拒否によって患者の士気が打ち砕かれるかもしれない時に，関節可動域や指の巧緻性の改善の何が良いことなのか？[17]（p.54）．

　実際，1990年のPendletonの研究によれば，作業療法士は身体的治療に比べて自立生活技能の訓練はほとんど提供していなかったことが分かった[32]．彼女は自立生活技能を定義して，「家事や社会／地域生活の問題解決に広範に関連する特定の活動」と

した．彼女は「そのような技能を獲得することで，自己の選択に基づいて他者への依存を最小限にし，自分の生活の制御を達成することに貢献できる….そのような制御を達成した結果，人は地域社会での日々の生活に主体的に参加できるようになる」と主張した[32]（p.94-95）．彼女は，作業療法士が施設入所のリハビリテーションセンターで十分に自立生活技能訓練を提供できなければ，その治療を地域在住プログラムに移行すべきであると推奨した．Pendletonは自立生活技能を作業療法の真髄として見なし，作業療法士の優先的なものの1つにするように主張した．

著明な歴史家で障害者の権利活動家であるLongmoreはGillとPendletonが提起した問題の重要性を強調した．彼は障害者の権利闘争により，学校や職場，公的場所，交通など社会のあらゆる場所で平等に利用できる権利を障害者に与えるため，1970年代以来のおびただしい数の法律制定を経て現在に至っていることを認めたが，まだなすべき多くのことがあると戒めた．この時期に制定された最も重要な法律には1973年のリハビリテーション法（Rehabilitation Act），1973年の障害者教育法（Individuals with Disabilities Education Act；IDEA），1990年のアメリカ障害者法（Americans with Disabilities Act：ADA）などがある．しかし，Longmoreはこの法律制定にもかかわらず，障害をもつ人々に排斥と経済的困窮の経験が続いていると主張した．「年齢や障害の種類にもよるが，障害者の貧困率は一般住民に比べて50％から300％にもおよび…」[25]（p.19）．彼は「驚くべきことに，合衆国という社会は障害をもつ人々を制限したり排除し続けている」という事実がある時に，ほとんどの人がADAによって障害者がもつ主要な問題を根絶できたと思いこんでしまうことを心配した[25]（p.21）．

■現在の臨床実践：パラダイムの統合

初期の作業療法による治療は，作業や習慣訓練，手工芸の知識が重要であるとする信念に根ざしていた．科学的知識と技術の進歩につれて，作業療法はリハビリテーションモデル内でその役割を説明した．その結果，作業療法の1つの専門分野として身体障害分野が出現した．医学との親密な関係をもつことは，この専門職が社会的信頼を獲得することに役立った．しかし，1960年代後期までに，医学的モデルの科学的還元主義は道徳療法の全体論的人道主義との争いが顕在化してきた．さらに，障害者の権利活動家によって主張された社会的モデルとも反目していた．

医学的モデルと社会的モデルとの橋渡しの1つの試みとして，世界保健機関（WHO）は国際生活機能分類（International Classification of Functioning, Disability and Health；ICF）を発表した[45]．このICFは，身体障害や精神障害だけでなく環境因子や個人因子をも考慮した分類モデルを提供しており，これらのいずれか，またはすべては活動制限や参加制約の原因となる．

世界保健機関の概念構成に基づき，AOTAは作業療法実践の枠組み（Occupational Therapy Practice Framework；OTPF）を2002年に発表した[1]．この枠組みは，実践の中核としてクライエント中心で作業に従事させることを促進させるという1つの論理構造を提供している．この理論構造は，社会的モデルと医学的モデルと同様に，道徳療法の擁護者によって取り上げられた問題を扱っている．つまり，全体論的で人道主義的である作業を基盤とした治療に重点を置くことで道徳療法の価値観を取り戻している．この枠組みは，身体的制限や心理学的制限によって生じた機能的な障害を軽減させることを主張することで医学的モデルの側面を統合している．最終的にこの枠組みは，社会的，文化的，政治的な環境という背景状況内でクライエント中心の治療の必要性を強調することで障害者の権利運動の社会的モデルを支持している．

アメリカ合衆国の作業療法実践の歴史を見ると，20世紀を通して治療技術は変遷してきたが，発展の過程で確立した価値観や信念は引き続き実践に影響を与えていると結論できる．最も不朽の信念は，作業療法実践者によって処方される作業によって健康の増進，機能障害の予防と治療，そして環境への適応が促進されるということである．将来，新たな治療法や科学技術が開発されるだろうが，作業的な機能を促進するという作業療法介入は，この専門職の哲学の基礎となり続けるだろう．

■今日の臨床実践を理解するために歴史を利用することについて

　ケーススタディの代わりに，今日の学生や作業療法士の間で流布している次の疑問に答えるために，作業療法の歴史についての知識をどのように使えるかを以下に示す．その疑問とは，**作業療法士がなぜこれほどまで頻繁に「作業療法」を他者へ説明し続けているのかである．**

　はじめに，今よりもっと多くの人に作業療法を理解してもらうべきであるということを認識すべきである．作業療法を知っている人のほとんどは治療を受けた人であるか，作業療法を受けた人と個人的な接触がある人である．毎回，作業療法士はクライエントをうまく治療に従事させており，それが作業療法の肯定的な説明をしていることになる．それは，作業療法士が，他者が行っているよりも多くの時間を教育にかけているように思われるといわれることになる．なぜそうなのかを理解するために，作業療法が創設された頃をふり返ってみよう．その答えは複雑でいろいろな要素が含まれている．

　第1に，専門職の目的と関係がある．つまり，この章で説明したように，この職種を命名する時に，創始者たちは作業療法士が行うすべての事柄を包含するに十分な広い用語を探し求めていた．1923年にAOTAは作業療法について次のように説明した．「作業療法は病気や怪我をした人に生産的な作業の指導と活用という手段で訓練する1つの方法である．その探求する目的は，興味，努力，そして自信を引き出すこと，つまり，健康な活動で心と体を鍛練し，障害を克服し，そして産業と社会に役に立つ能力を再獲得させることにある」[2]．この定義には，全体論的，人道主義的，そして個人やリハビリテーション過程，その中の作業療法士の役割についてすべてを包含する観点が反映されている．そこでは，身体と同時に精神，医学的目標と同時に社会的目標が取り組まれている．最終的に，創始者たちは「作業療法」がこの専門職の目標を最も反映した用語であると決定を下した．これは，創始者たちがこの用語の否定的な側面の可能性を考えなかったと言っているのではない．この広範な用語が何らかの誤解を引き起こすかもしれないと気づいていたことは，彼らの書簡から明らかである．しかし，この否定的な面については，個々人にとって可能な限り最善な方法で治療するという広い自由度を作業療法士に与えるという肯定的な面によって相殺されるだろうと創始者たちは最終的に感じていた．

　第2に，この名称は1917年に選ばれ，時間経過とともにその用語の意味が変化したことを考慮すべきである．たとえば，障害をもつ子どもたちは1900年代初頭には「身体障害児養護施設（asylums for the crippled）」に収容されていた．今日，我々はこの用語を決して使わない．幸運にも，今日の語彙には作業にこのような否定的な言外の意味はないが，用語の意味は変わってきた．1917年には「作業」は人が取り組む1つの重要な活動という意味で一般的に使われていた．たとえば，小説の中で，読者は，自由な時間を満足させる作業を探し求めている女性を本の中に読み取っていたかもしれない．時が進むにつれて，この作業という用語は「あなたの職業は？」というような，賃金労働との関連性をより深めることになった．この観点で判断すると，今日，この用語に関して混乱する人がいることは容易に理解ができ，さらに作業療法士が今日的な状況でこの用語の意味を人々に教え続けてきた必要性が理解できる．

　第3に，作業療法の創設時には今日あるような専門職が存在していなかったことに留意しなければならない．このことが，作業療法の定義が非常に広範である理由の1つである．作業療法が創設された当時，帰還傷病兵を治療し，彼らが社会の生産的成員になるよう助けることができる専門職を社会は求めていた．作業療法はその期待に応えようとした．ソーシャルワーク（社会福祉事業）や理学療法などの専門職も出現したばかりの状態で，どの職種がこのような兵士たちのリハビリテーションに最終的に関わるかははっきりしていなかった．さらに，芸術療法，音楽療法，レクリエーション療法，そして職業療法などは，まだ導入されていなかった．

　最後に，この章を通して述べてきたように，作業療法の根底にある思想は1つの理論的パラダイムだけに合致するものではない．作業療法は，作業療法実践の枠組みで示されているように，医学的モデルと社会的モデルの橋渡しをする作業を基盤とした，そしてクライエント中心のアプローチを用いる．こ

れは，理論的には良いことのように思えるが，臨床実践の場では，作業療法士が医学的モデルを厳格に使う人々（第三者を含めて）と協働する時に，作業療法の適切な役割を誤解されるかもしれないことを意味している．このような場では，作業療法士が自分たちが行うことを先取りして説明しなければならない．

歴史は，作業療法がクライエントやその役割を見る時に，常に人道主義的で全体論的なアプローチをしてきたこと，そして医学的パラダイムや社会的パラダイムに取り込まれていないことを教えてくれる．ICF と OTPF によるこれらのパラダイムの融合は，作業療法に相応しい拠り所を提供している．しかし，これらは新たな教え方であり，受け入れられるまでには時間がかかるだろう．これは，作業療法士がいつも自分たちが行うことの説明をなぜ止めないのかのもう 1 つの理由である．しかし，本当に説明の必要がないのだろうか．歴史はその必要があることを示している．次はあなた方が作業療法を定義しなければならないのだから，流行の理論的モデルに「はめ込む」ことよりもむしろ，何がクライエントにとって良いことなのかを考えて，あなたの目標を定義するという誇らしい伝統を引き継げるよう，新しい世代としてあなた自身が考えなければならない．

[復習のための質問]

1. 作業療法の 7 人の創始者の名前とそれぞれの職業的背景を示せ．
2. 19 世紀後半から 20 世紀初頭にかけての作業療法の発展を形づけた思想は何か？
3. 道徳療法の哲学の主要な特徴は何か？
4. 精神および身体の疾病に対する治療法としての作業の基本とされた理念を説明せよ．
5. 何が美術工芸運動を引き起こしたのか？
6. 美術工芸運動は作業療法にどのように影響をおよぼしたのか？
7. 科学的管理を説明せよ．これが作業療法の発展にどのように影響したのか？
8. リハビリテーションモデルはいつ発展したのか？ 2 つの世界大戦はリハビリテーションモデルの発達にどのように影響したのか？
9. 身体障害はどのようにして専門化したのか？
10. 作業療法が医学的モデルを取り入れることに影響した要因には何があるか？
11. 道徳療法と医学的モデルとの間の葛藤はどのような形で表れたのか？
12. 障害者の権利運動と自立生活運動は作業療法にどのような衝撃を与えたのか？
13. 医学的モデルと社会的モデルの間で起こっていた葛藤は作業療法実践でどのように解消されていったのか？

引用文献

1. American Occupational Therapy Association: Occupational therapy practice framework: domain and process, *Am J Occup Ther* 56:69-639, 2002.
2. American Occupational Therapy Association: *Principles of occupational therapy*, Bulletin 4, Bethesda, MD, 1923, Wilma West Archives.
3. Ayres AJ: Basic concepts of clinical practice in physical disabilities, *Am J Occup Ther* 12:300, 1958.
4. Baldwin BT: Occupational therapy, *Am J Care Cripples* 8:447, 1919.
5. Baldwin BT: *Occupational therapy applied to restoration of function of disabled joints*, Washington, DC, 1919, Walter Reed General Hospital.
6. Barton GE: *The movies and the microscope*, Bethesda, MD, 1920, Wilma West Archives.
7. Bing R: Occupational therapy revisited: a paraphrastic journey: 1981 Eleanor Clark Slagle lecture, *Am J Occup Ther* 35:499, 1981.
8. Bockoven JS: Legacy of moral treatment: 1800s to 1910, *Am J Occup Ther* 25:224, 1971.
9. Boris E: *Art and labor: Ruskin, Morris and the craftsman ideal in America*, Philadelphia, 1986, Temple University.
10. *Constitution of the National Society for the Promotion of Occupational Therapy*, Baltimore, MD, 1917, Sheppard Pratt Hospital Press.
11. Dunton WR: *Prescribing occupational therapy*, Springfield Ill, 1928, Charles C Thomas.
12. Dunton WR: History of occupational therapy, *Modern Hospital* 8:60-382, 1917.
13. Dunton WR: *The growing necessity for occupational therapy. An address delivered before the class of nursing and health, Columbia University*, Bethesda MD, 1917, Wilma West Archives.
14. Dunton WR: The three "r's" of occupational therapy, *Occup Ther Rehab* 7:345-348, 1928.
15. Funk R: *Challenges of emerging leadership: community-based independent living programs and the disability rights movement*, Washington DC, 1984, Institute for Educational Leadership.
16. Gallagher H: *FDR's splendid deception*, Arlington, VA, 1999, Vandamere Press.
17. Gill C: A new social perspective on disability and its implications for rehabilitation, *Occup Ther Health Care* 4:49-55, 1987.
18. Gritzer G, Arluke A: *The making of rehabilitation*, Berkeley, 1985, University of California Press.
19. *Higher status near, doctor tells therapists: department scrapbooks, 1955-63*, Archives of the Department of Occupational Therapy, San José State University, San José, CA.
20. Hofstadter R: *The age of reform*, New York, 1969, Knopf.
21. Johnson SC: Instruction in handcrafts and design for hospital patients, *Modern Hosp* 15:1, 69-72, 1920.
22. Lack of trained personnel felt in rehabilitation field, *The New York Times*, Jan 25, 1954.
23. Kidner TB: Planning for occupational therapy, *Modern Hosp* 21:414-428, 1923.
24. Kielhofner G, Burke JP: Occupational therapy after 60 years, *Am J Occup Ther* 31:15-689, 1977.
25. Longmore P: *Why I burned my book and other essays on disability*, Philadelphia, 2003, Temple University Press.
26. Meyer A: The philosophy of occupation therapy, *Arch Occup Ther* 1:1-10, 1922.
27. *Occupational therapy classes have outstanding guest speakers from various army and civilian hospitals: department scrapbook, 1943-54*, Archives of the Department of Occupational Therapy, San José State University, San José, CA.
28. OT instructor says San José needs rehabilitation center, *Spartan Daily*, San José, Calif, Feb 9, 1953, San José State College, San José, CA.
29. *Oxford English Dictionary*, ed. 2, 10:681-683, 1989.
30. Pasquinelli S: *The relationship of physical disabilities treatment methodologies to the philosophical base of occupational therapy*, unpublished thesis, 1984, San José State University, San José, CA.
31. Pelka F: *The ABC-CLIO Companion to the disability rights movement*, Santa Barbara, 1997, ABC-CLIO.
32. Pendleton H: Occupational therapists current use of independent living skills training for adult inpatients who are physically disabled, *Occup Ther Health Care* 93-108, 1990.
33. Pinel P: *Traite medico-philosophique sur l'alienation mentale*, Paris, 1809, JA Brosson.
34. Putnam ML: Report of the committee on installations and advice, *Occup Ther Rehab* 4:57-60, 1924.
35. Quiroga V: *Occupational therapy: the first 30 years, 1900-1930*, Bethesda, MD, 1995, American Occupational Therapy Association.
36. Shannon PD: The derailment of occupational therapy, *Am J Occup Ther* 31:229, 1977.
37. Slagle EC: A year's development of occupational therapy in New York State hospitals, *Modern Hosp* 22:98-104, 1924.
38. Spackman CS: A history of the practice of occupational therapy for restoration of physical function: 1917-1967, *Am J Occup Ther* 22:67-71, 1968.
39. Stroman D: *The disability rights movement*, Lanham, MD, 2003, University Press of America.
40. Taylor F: *The principles of scientific management*, New York, 1911, Harper.
41. *The gift of healing*, 1943, Occupational Therapy Department Archives: San José State University, San José, CA.
42. Trombly CA: Include exercise in purposeful activity, *Am J Occup Ther* 36:467, 1982 (letter).
43. Weibe R: *The search for order, 1877-1920*, New York, 1967, Farrar, Straus & Giroux.
44. *Workshop on rehabilitation facilities, 1955: department scrapbooks 1955-63*, Archives of the Department of Occupational Therapy, San José State University, San José, CA.
45. World Health Organization: *International classification of functioning, disability and health (ICF)*, Geneva, Switzerland, 2001, WHO.
46. Yerxa EJ: 1966 Eleanor Clarke Slagle Lecture: Authentic occupational therapy, *Am J Occup Ther* 21:1-9, 1967.

推薦文献

Kielhofner G: *Conceptual foundations of occupational therapy*, ed. 3, Philadelphia, 2004, FA Davis.

第 2 部
作業療法の過程と実践
Occupational Therapy Process and Practice

第3章
作業療法実践の枠組みの身体障害への適用
Application of the Occupational Therapy Practice Framework to Physical Dysfunction

Winifred Schultz-Krohn
Heidi McHugh Pendleton

第1節：作業療法の過程

Winifred Schultz-Krohn
Heidi McHugh Pendleton

第2節：身体障害に対する臨床現場

Winifred Schultz-Krohn
Heidi McHugh Pendleton
協力：Maureen Michele Matthews
Michelle Tipton-Burton

（安倍あき子　訳）

キーワード

作業療法実践家
処方
作業療法士
スクリーニング
評価
作業療法助手
介入計画
クリニカルリーズニング

手続き的リーズニング
相互交流的リーズニング
条件的リーズニング
叙述的リーズニング
実際的リーズニング
関連事項の概念枠組み
作業療法補佐
倫理

倫理的ジレンマ
臨床現場
入院施設
救急処置
急性期リハビリテーション
亜急性期リハビリテーション
高度看護施設
地域に根ざした臨床現場

学習目標

本章を学習することで，学生および臨床家は以下のことが可能になるだろう．

1. 作業療法過程の主な機能が何であるのか理解し，説明することができる．
2. 作業療法介入の背景状況に存在するであろうさまざまな要素について考える際に，クリニカルリーズニングがいかに適合するかについて説明することができる．
3. 理論や実践モデル，概念枠組みが作業療法介入をいかに特徴づけ，またそれを裏づけているかを理解することができる．
4. さまざまなレベルの作業療法実践家の間の適切な責任の委任について同定することができる．
5. クライエントのケアに携わる他の専門職のメンバーと作業療法実践家が効果的に協業する方法について，議論することができる．
6. 作業療法実践において頻繁に起きる倫理的ジレンマに気づき，これらに取り組み，解決する方法を見出すことができる．
7. 身体障害領域における作業療法の多様な実践現場について説明することができる．
8. これらの臨床現場で典型的に提供されるサービスのタイプについて議論することができる．
9. 臨床現場が異なることによ

38　第2部　作業療法の過程と実践

り，作業療法サービスを受ける人の作業遂行がどのような影響を受けるかについて理解することができる．
10. 作業療法士が不在の際に，クライエントがどのように行動するか，最も現実的に予想される事態に影響する環境の特性について理解することができる．
11. 最低3つの臨床現場についてその環境と時間的側面について理解することができる．
12. 作業療法士が，より正確な遂行の手段を得るために，環境的また時間的な要素を変化させる方法について説明することができる．

この章の概要

【第1節：作業療法の過程】
作業療法の過程
　処方
　スクリーニング
　評価
　介入計画の立案
　介入の実施
　介入の再検討
　成果
介入過程におけるクリニカルリーズニング
背景状況を考慮したクリニカルリーズニング
クライエント中心の実践
理論，実践モデル，概念枠組み
　理論
　実践モデル
　概念枠組み
　クライエントのニーズとの適合性
作業療法専門職におけるチームワーク
　作業療法士と作業療法助手の関係
作業療法補佐
他職種とのチームワーク
倫理
要約
【第2節：身体障害に対する臨床現場】
保健医療の連続性
　入院施設
　地域に根ざした臨床現場
　外来通院
要約

ケーススタディ：シーナ

シーナは2週間前に初めて臨床実習を開始した作業療法学生である．彼女は，幅広いサービスを提供している臨床現場に配置され，嬉しく思っていた．シーナの臨床実習地は，急性期のサービスや救命救急診療（ICU）から，外来通院のリハビリテーションサービスまでの一貫したケアを提供している地域の病院であった．彼女の実習は，さまざまな現場で作業療法介入をすることであった．実習指導者は，介入計画を立てるプロセスを復習し，さまざまな場面における作業療法の役割の違いについて準備してくるよう彼女に指示した．

理解を深めるための質問
1. 介入計画を立てる際に，どのような過程を用いるべきか？
2. 介入計画を導くうえで，理論，実践モデル，概念枠組みはどのような役割を果たすか？
3. 作業療法サービスを提供する際には，どのような形のクリニカルリーズニングを採用するのか？

この章は，2つの節に分かれている．第1節では，作業療法の過程を紹介し，作業療法実践の枠組み（Occupational Therapy Practice Framework：OTPF）[6]の中で描かれている評価，介入，成果の機能を要約している．読者はこの章を読むことによって，現代の臨床環境におけるクリニカルリーズニング（clinical reasoning：臨床推論）の複雑さと創造性についてよく分かるようになるであろう．身体障害をもつクライエントのケアに携わる他の専門職と作業療法士との関係と同様，分野を異にする**作業療法実践家**同士の相互補完的な役割がここでは描かれている．よくみられる倫理的ジレンマが紹介され，これらを分析する方法が示されている．

第2節では，身体障害をもつ人に対し作業療法サービスが提供されるさまざまな臨床現場が，それぞれの典型的サービスに関する説明とともに描かれている．

第1節：作業療法の過程

■作業療法の過程

OTPFでは，この専門職の領域と過程の両方について書かれている[6,77]．領域は第1章に書かれているので，読者は作業療法の過程について読む前に，領域について知っておくべきである．

作業療法の過程は，**処方**（referral）から始まる円形の過程として概念化できる（図3-1）．処方に続いて，クライエントの作業ニーズを発見するために評価が実施される．介入は，評価結果に基づいて考えられる．介入によって目指す成果（outcome）は，作業にクライエントが従事することであり，これは，その環境における参加を支えることとなる．評価，介入，そして成果のステップは，一直線上にあるように捉えるべきではなく，それぞれの部分が相互に影響し合うような，円形またはらせん状の過程として，捉えるべきである．

処方

医師かまたはその他の法的資格のある専門職が，クライエントに対する作業療法サービスを要請する．依頼は口頭であるかもしれないが，書面も同時に必要である．処方のガイドラインはさまざまであり，ある状況では，作業療法サービスの提供に医師の処方が必要な場合もある．**作業療法士**は，その処方に応じる責任がある．クライエントは，作業療法士が処方を手にする前に作業療法サービスを求めているかもしれないが，介入を開始する前に処方が必要な場合もある．サービスに対する処方が必要かどうか，州政府の法務局と許可要件を再確認すべきである．

スクリーニング

作業療法士は，クライエントに対し，それ以上の評価を行う根拠があるか，また，作業療法サービスが有益かどうかを決定する．作業療法士は，独自に，または保健医療チームの一員として**スクリーニング**を実施する．スクリーニングのプロセスは，通常短く，作業のすべての領域には及ばない．正式なスクリーニングは，常にクライエントに対して行われるわけではなく，評価の前にクライエントの記録に目を通す中で，作業療法士は診断名，身体状況，処方などの他職種からの情報について検討する．その後，評価を開始する前に作業療法士はこの情報を統合する．スクリーニングプロセスが，切れ目なく直接にクライエントの評価につながっていくような臨床現場もある．

評価

評価の中でも「エバリュエーション」（evaluation）とは，「介入に必要な情報を収集し，解釈する過程であり，これには，評価の過程と成果を計画し記録することも含まれる」とされる．アセスメント（assessment）は，「エバリュエーションの過程で用いられる特定の手段や道具」とされる[1]．評価には2つの部分があるとされる：作業プロフィールの作成と作業遂行の分析の2つである．選択された評価手段は，作業プロフィールを作成するのに役立つ．そして，作業療法士はさまざまな手段を用いて収集した情報の統合を図り，作業遂行を分析するのである．

評価は，作業療法士とクライエントが作業プロフィールを作成することから始まる[6]．これは，クライエントの作業歴をふり返り，クライエントの現在のニーズと優先順位を記載することである．評価の過程のこの部分には，作業遂行を行う際のクライエントの過去の役割と状況が含まれる．たとえば，シーナに，ある56歳の男性の作業プロフィールを作成する課題が課された．この男性は，最近，右脳の皮質から腫瘍を摘出し，それにより重度の左片麻痺が生じた．27年間妻と結婚生活を送っていたが，彼は料理を一度もしたことがないと報告していた．作業プロフィールを作成するためにより深く調べると，彼が最も大切にしてきた作業は，「焼いて調理する」ことであり，ガスグリルよりも炭を使って焼くことが大切であると語った．シーナは当初，この男性の料理の技能に働きかける必要はないと考えたが，今では「焼いて調理する」というという作業のクライエントの視点からの重要性や，「焼いて調理すること」と「料理」の違いについて理解している．作業プロフィールを作成することによって，作業療法士はクライエントの作業歴や現在のニーズ，作業の優先順位を理解し，どの作業や活動がうまく遂行でき，またクライエントにとって問題になるかを同定することができる．

作業プロフィール作成は，クライエントやクライエントの生活上最も重要な人を対象とした面接と，入手可能な記録を吟味することによって始められることが多い[6]．面接は，正規の評価道具を用いる場合もあれば，形式ばらない手段で行われる場合もある．作業プロフィールは，それに続く介入に焦点を

当てるために用いられるが，このプロフィールはクライエントのニーズを満たすために，介入の途中でしばしば修正される．作業プロフィールを作成する目的は，アメリカ作業療法協会（American Occupational Therapy Association：AOTA）の文書でも明確に示されているように，以下の質問に答えるためである[6]．

1. 誰がクライエントであるのか？　この質問により，そのクライエント個人だけでなく，クライエントの生活において重要な役割をもつ他者についても考える必要があることになる．クライエントが個人ではなく，グループであると同定される場合もあるであろう．たとえば，28歳の女性ノラは，頭部外傷の後遺症があり，記憶障害と軽度の協調性障害があった．妻であり2人の小さな子どもの母親でもあった．評価の過程で，シーナはノラの作業ニーズについて考えただけでなく，家族のニーズや家族の一員としての役割についても考えた．

2. なぜクライエントはサービスを求めているのか？　これは，その個人や関係する他者によって見出された作業ニーズに関係する．ノラのニーズだけでなく，夫や子どもたちのニーズもまた，この質問に答えるためには含まれなければならない．

3. クライエントにとって，どの作業が問題なのか？　これはどの作業がクライエントによってうまく遂行されるかを理解することも含む．ノラは運転する身体的能力はあるかもしれないが，重度の記憶障害があるために，子どもを学校やさまざまな活動に車で連れていく道順を覚えるのが困難である．

4. 作業への従事に背景状況がどのように影響するか？　作業遂行に当たって，背景状況（context）は支持的に作用する場合と，挑戦的または禁止的に働く場合がある．ノラの両親は，彼女が子どもたちの世話をする第一の人物であってほしいと望んでいるため，彼女の夫がノラをサポートしようとすると，両親が口出しをする．

5. クライエントの作業歴はどのようなものか？　これには，さまざまな作業や活動に従事するレベルと，それらの作業にクライエントが抱く価値が含まれる．頭部外傷を受傷する以前，ノラは家の掃除の大半の責任を負っていたが，これらにノラはあまり高い価値を置いていなかった．また，食事の支度も行っており，料理は好きであったと報告している．彼女は，子どもたちを学校や放課後のさまざまな活動に車で送り迎えすることにより高い価値を置いている．

6. クライエントは何に優先順位を置き，どのような成果を望んでいるか？　これらは，作業遂行，役割遂行能力，環境への適応，健康，予防やQOLなどの問題として確認できよう．ノラにとっては，安全に運転すること，そして子どもたちのために地域への参加を責任をもって始めることが，まず第一に求めている成果であった．このことは彼女の作業遂行への関心にも反映されていた．両親や夫がこれらの役割を担おうとすることを嫌がった．

作業プロフィールができあがると，作業療法士は収集すべきその他の情報を明らかにする．これには，作業遂行の分析をする前に評価されるべき領域や用いられるべき評価道具が含まれる．作業療法士は，選択した評価用具を用いた評価の実施などの一部分を，**作業療法助手**（occupational therapy assistant）に委託することもある．情報の解釈は作業療法士の責任である．そのため，作業療法士は作業プロフィールを完成させ，プロフィールを基に情報を解釈し，クライエント要因の査定をすすめる前に作業遂行を分析するように，評価を方向づける．作業プロフィールの範囲を超える追加的情報としては以下の問いに答えるものを選択すべきである．

1. 支持的および挑戦的背景状況を含め，クライエントの作業ニーズを理解するためには，どのような付加的情報が必要であるか？
2. これらの情報を集めるために最も良い（効率的であり正確な）方法は何か？
3. この情報は，介入計画をどのようにサポートするか？

次に，クライエントがさまざまな作業をうまく計画し，開始し，完成させる能力が評価される．選択される作業は，作業プロフィールに基づく．そして，作業遂行に影響するクライエントの長所や短所を決定するために作業療法士は情報を分析する．背

景状況が作業遂行に与える影響も，情報分析に含まれる．これは，移動の面ですべて車いすに依存するクライエントが，仕事をする職場のビルに入るために数段の階段に困惑しているというような場面を考えれば，簡単に分かるであろう．クライエントは，機能的な移動能力があるが，利用を制限する環境的要因のために，参加が妨げられているのである．分析には，必要な活動や，クライエントの過去と現在の作業パターン，作業遂行を支援したり妨げるクライエント自身の要素に関する情報を統合することが含まれる．クライエントについての特別の要素に関する情報も，介入計画を策定するために有益であろうが，それは作業プロフィールを完成させ，作業遂行についての分析を始めてから行うべきである．作業プロフィールと分析から得られた情報によって，さらなる情報を収集するために必要な評価手段を，より注意深く選ぶことができる．作業療法士はまた，クライエントをその他の専門職に依頼することで利益があるかどうかを検討する．

　それでは，この章の最初に示した症例について，考えてみよう．シーナはうまく徒手筋力検査や関節可動域測定を行うことができるが，これらの評価はすべてのクライエントにとって必要であるとは限らない．シーナは，作業遂行を評価するために最も適切な評価手段を選択するためにまずクライエントの作業プロフィールを作成しなければならない．これらの段階を終わらせた後，シーナは，介入のサービスを計画し実施するために追加の情報として何が必要であるか，より明確に同定することができるのである．

介入計画の立案

　クライエントとともに，作業療法臨床家（作業療法士と作業療法助手）は，クライエントの作業遂行に参加する能力を高めるための以下のアプローチや方法を用いて，計画を立案する[6]．作業療法士は計画に責任を負うが，作業療法助手も計画に貢献し，「評価結果を知らなくてはならない」（p.665）[3]．選択した方法は，サービスで意図した成果に結びついていなければならない[6]．これらのアプローチや方法は，次の問いに答えるものである：「クライエントの目標達成のために，どのようなタイプ（アプローチ／方法）の介入をするか？」．それぞれの介入法や方法の例は，この形の作業療法介入を支持する文献とともに示した．

1. 障害の予防：このアプローチは，遂行技能を伸ばし，作業遂行を継続させるパターンに焦点を当て，作業遂行を妨げる潜在的な要因や問題点に先手を打つ介入をするものである．背景状況の問題にもこのアプローチを用いて働きかけ，環境の障壁についても同様に考慮する．予防的アプローチを示すサービスの一例として，立位バランスに不安のあるクライエントに対して転倒予防のテクニックを指導したり，家族に対し，転倒を避けるために固定されていない小さな敷物を取り除くように依頼することなどがある[22]．予防的作業療法サービスの有益な効果は，健常な高齢者に関する研究の中で，Clarkらによって紹介されている[19]．予防的作業療法を受けた成人は，これらのサービスを受けなかった成人に比べ，健康上・機能上の問題がはるかに少なかった．

2. 健康増進：障害がない場合でも，作業への従事を進め，豊かにするために，作業療法サービスは提供される．このアプローチは背景状況にかかわらず，クライエントの役割の変化や，作業遂行の促進を助けるために用いられる．一例として，勤労者が退職に際し，健康的に役割の転換をなすために，「語り（narrative）」を用いることが挙げられよう[38]．勤労者は，退職に際して予期することを「過去，現在と未来」とつなげて述べる（p.49）．この変化の予期と選択は，「人々がいかに生活の変化に適応するかを理解する」うえで重要な要素だと考えられている（p.49）．

3. 技能や能力の確立，または回復：この方法はクライエントの技能や能力を伸ばすことを目指しており，それによって作業により一層参加できるようにするものである．幾人かの研究者によって，このタイプの介入による作業療法サービスの有効性のエビデンス（evidence：確証）が示されている．Walkerら[74]は，脳血管障害の後遺症があるが，それまで入院によるリハビリテーションを受けたことがないクライエントの日常生活活動（ADL）と生活関連活動（IADL）の技能を回

復させる作業療法サービスの有効性について研究を行った．無作為化比較試験を実施し，作業療法サービスを受けた人は，受けていない人と比べ，有意に高いADLおよびIADLの遂行を示した．Rogersら[63]は，体系的なトレーニングを受けた方が，ADLの遂行は有意に改善したことを示した．

4. 適応，または補償：このアプローチは，作業に従事することを促すために，環境や活動に必要な要素，またクライエントの遂行パターンを調整することに焦点を当てている．慢性閉塞性肺疾患（chronic obstructive pulmonary disease；COPD）の結果，呼吸困難（息切れや吸気困難）があるクライエントに対して，エネルギー節約のテクニックを指導し用いることは，このアプローチの例である[48]．EADL（電化製品を利用したADL）もまた，参加を促すためにADLをいかに修正することが可能かを示す別の例である[26]．後天的に脳障害を受けたクライエントに対してEADLを使用するトレーニングを行った場合に，クライエントが達成感を感じたという報告がある．クライエントのこれまでの活動が元の状態に戻らなくとも，この適応的アプローチ，または補償的アプローチを用いることで，作業への参加を促すことが可能である．

5. 現在の機能を維持すること：このアプローチは，進行性の障害に直面しているクライエントが多いこと，また作業療法サービスが積極的に作業への従事を維持するために働きかけることの必要性を確認するものである[17, 28]．介入は，活動が必要とする要素，遂行パターン，あるいは作業遂行の背景状況に焦点を当てる．たとえば，パーキンソン病の初期の対象者は，まだ多くのセルフケアを行うことができるが，運動機能が低下し続けるため，これらの技能を維持するような習慣をふやすべきである．維持には，慢性かつ非進行性の障害をもつクライエントも含まれるが，この場合には，活動や環境の必要性に合った身体機能の状態を維持する必要がある．

クライエントと重要な他者との協力を通して介入計画を立てる中で，特別な目標に焦点を当てるだけでなく，目標の展開的な内容も明らかになる．たとえば，頭部外傷の後遺症を負っていたノラは，子どもたちをさまざまな地域活動に車で送迎できる状態に戻りたいと希望していた．サービスは2つのアプローチに焦点を当てた．1つは，地域の活動に子どもたちを車で送迎するという作業に従事するために必要とされる技能を回復することである．もう1つは，朝夕の交通量の多い特に運転が必要となる地域活動を避けて，作業の遂行に適応していくということである．

反応時間を短縮し，問題解決能力を高め，可能性のある危険への注意を高めるための方法を用いることによって，運転技能は上達するであろう．ノラは記憶力が低下し，複雑な情報を処理することが難しいことから，子どもたちを地域活動に車で送迎するという作業は修正されなければならないだろう．ノラが子どもたちの学校や自宅近くで行われている地域活動を選べば，それによって車で送迎する時間を短縮することができる．もしこの介入アプローチがうまくいかなければ，作業療法士はノラが運転をすることの代わりの方法を検討するかもしれない．たとえば，子どもたちと一緒に自転車や徒歩で近くの地域活動に参加するとか，あるいは，よその親の車に相乗りをする方法もある．この場合には，よその親が運転の役割を果たし，ノラはお菓子を持っていったり，ガソリン代を払うことなどによって貢献できるのである．このような代替手段は，より安全な解決策であるし，子どもたちを地域活動に送迎する作業に従事するというノラのニーズも満たしている．

作業療法士は計画立案と，作業療法助手に委任したすべての部分について責任がある．計画には，クライエント中心の目標と，これまでに述べたアプローチや方法を用いてこれらの目標に到達する方法が含まれる．クライエントの価値と目標がまず第一に優先されるべきである．作業療法士の価値や目標は二次的なものである[6]．文化的，社会的，環境的要素を計画に組み込む．計画は，介入の範囲と頻度，予想される終了時期も明らかにしなくてはならない．介入によって目指す成果は，介入計画を策定する際に書かなくてはならない．退院の計画は，介入計画を策定する中で始める．これは，明確な目標と目標達成を目指す期間を設定することによって，

表 3-1 目標作成のフォーマット

> A. Actor（行動をする人）：「ノラは…」のように目標を記述し始めよ．目標に向けた行為の遂行者として，クライエントの名前を挙げよ．
> B. Behavior（行為）：クライエントによって遂行される作業，活動，課題，技能．もしこれらが目指す成果や最終的な目標であるならば，行為は作業遂行を反映しなければならない．短期目標や（短期の）行動目標は，多くの場合，長期目標や目指す成果に向けてのステップとなる．短期目標や目的により，最終目標とする行動として，クライエント自身の要素や遂行技能が明らかとなることもある．ノラにとっての最終目標となる行動は，車の運転ができるようになることであるし，短期での行動は，車に乗り込み，シートベルトを締めるということになるだろう．
> C. Condition（状況）：前述した行動を遂行する際の状況には，社会的また物理的な環境を含む．目標に含まれる状況の例には，福祉用具の使用や社会的状況，また前述の行動に必要なトレーニングを含む．ノラの状況では，オートマチック車を運転することは，マニュアル車を運転することとは，かなり異なる状況である．
> D. Degree（程度）：行動に適用される物差しと，その行動がどれだけうまく遂行されたかについての基準．これらには，反復，継続，つまり成し遂げられる活動の量が含まれるだろう．短期目標としては，活動のほんの一部を成し遂げることが期待されているかもしれないが，長期目標では，目標とされた作業に働きかけることになる．介助量は，行動の遂行の程度を測るのに役立つ．これには，クライエントが最低限度の介助で，または声かけによって，あるいは自立して，課題を遂行することができるのか…が含まれる．基準は，その行動に適切でなければならない．ノラが「50％の時間，安全に運転できる」ということは不適切な基準だが，「100％の割合でシートベルトを締めることができる」というように割合を用いることは，行動基準として適切である．
> E. Expected timeframe（予想される時間）：目標が達成されるのはいつか．上述した目標を達成するのに要すると予想される時間はどれだけか．

(Kettenbach G : Writing SOAP notes, ed 2, Philadelphia, 2004, FA Davis.)

決定する．

　明確で測定可能な目標を立てることは，計画のプロセスの中で大変に重要なステップである．長期目標，すなわち，最終目標となる行動は，作業遂行の変化を反映していなくてはならない．クライエントが本来の作業療法サービスを受けるためには，「背景状況への参加を支援するような作業に従事すること」(p.611)[6]が必要である．このことはいくつかの方法，すなわち作業遂行，役割有能性，適応能力，予防やQOLなどを高めることによって獲得されるであろう．この成果に到達するために，短期目標，つまり（短期の）行動目標には，この目標に到達するための段階づけのステップが反映される．ノラが車の運転を再開することがその一例である．この最終目標となる行動，すなわち長期目標に到達する前に，必要ないくつかの短期間のステップがなければならない．介入計画は両側性の協調性に働きかけること，また，ノラが運転を再開できるように，反応速度に働きかける可能性がある．目標をうまく立案するために重要な点については，幾人かの著者が詳細に記述している[39]．表3-1は，目標や目的を作成するための簡単な指針を示している（目標と

作業療法実践ノート

> 介入計画の実施は，それ単独で進んでいくものではない．臨床家は，クライエントの介入に対する反応を継続的に観察することによって，提供されたサービスの効果を常に検証することが必要である．個々の介入セッションの最初には，作業療法士は以下の質問に答えるべきである．
> ＊このセッションの介入おいて，まず第一に焦点を当てるべきことは何か？
> ＊このサービスが，クライエントのゴールやニーズをいかに満たしているか？

文書について，詳しくは第8章を参照のこと）．

介入の実施

　介入計画は，作業療法士によって実施される．作業療法士は，介入計画実施において作業療法助手に特定の責任を割り当てる場合もある．しかし，作業療法士は，介入を指示し，観察し，指導する責任があり，適切で安全な方法で，また適切で必要な介入がなされているか，そして記録が正確で完全なものかどうか[3]を確認しなくてはならない．介入に用い

られる方法には，自己の治療的使用，作業や活動の治療的使用，相談過程，教育過程などがある[6]（介入方法に関する詳細は第1章を参照のこと）．これらの方法は，「介入の方法はどのように行われるべきか？」という問いに答えている．介入計画では，どのアプローチや方法が組み合わせて用いられるかが明確にされなければならない．実際の介入中には，臨床家はクライエントのニーズに合わせて，さまざまな方法の間を途切れなく行き来することになるだろう．

　サービスの実施には，クライエントが自身のニーズや解決方法を予想することを援助することもまた含まれるべきである．Shults-Krohn[68]による方法は，このプロセスについての構造を示しており，予期問題解決（anticipatory problem solving）と名づけている．このプロセスは，人間作業モデル[40]や人–環境–作業モデル[44, 45]のようなクライエント中心のモデルから生み出されたものである．このプロセスは，クライエントが今後の課題を予想し，実際に課題に直面する前に解決策を考える力をクライエントに与えるように計画されている．予期問題解決のプロセスの要点は以下のとおりである．

1. クライエントと臨床家は，行うべき作業や活動を明確にする．
2. 作業／活動の遂行に必要な独自の環境の特性を明確にする．これには，背景状況の要因と，作業／活動に従事する際に必要な道具が含まれる．
3. 作業療法士とクライエントは，環境の中にある作業／活動や，必要な物品を用いた作業／活動に従事する際の安全面のリスクや課題を明らかにする．
4. 作業療法士とクライエントは，これらのリスクや課題に対する解決策を立てる．

　一例が，子どもたちの放課後の活動の送迎を希望していたノラの例である．運転能力を再獲得したため，予想される環境面での課題について準備するために，予期問題解決の方法が用いられた．以下の段階に沿って行った．

1. ノラと作業療法士は，放課後に音楽のレッスンに子どもたちを送迎するという作業を介入の焦点とすることとした．
2. 車は，オートマチック車である．通常子どもたちを学校からレッスンに連れていく道には，4車線の交通量の多い通りがあるが，高速道路の運転は必要ない．1カ所左折が必要であるが，そこには左折用の信号がある．移動時間は，通常10分であった．
3. ノラは，この交通量の多い道では，多くのドライバーが制限速度を超え，苛立ちながら運転しているため，ここでの運転が課題だと報告している．この道が音楽レッスンには一番近いルートであり，また彼女が最も慣れ親しんでいるため，彼女の記憶障害にとっては問題が少ない．ノラの夫は，この道は工事が多く，そのための困難さもあると報告している．
4. ルートを変更する代わりに，子どもたちを送り届けるのに5分余計にかけるという解決策をノラは考えた．それによって，ノラは，その他のドライバーが制限速度を超えて運転する中でもあまりプレッシャーを感じずにすんだ．苛立っているドライバーへの対応策として，サイドミラーを頻繁にチェックすること，左折信号の2つ前の交差点から左寄りの車線に入ることを考えた．道路工事が問題となる時のためにその他のルートも地図上に記した．

　このプロセスは，予期問題解決が治療介入の際にいかに用いられるかの簡単な例を示している．このプロセスは，同様に入浴にも適用可能である．入浴では，クライエントは床が滑りやすいことの危険性を心配しており，入浴前に適切な計画を立てている．このプロセスの基本は，作業／活動に従事する際に遭遇する日々の課題について，クライエント自身が解決策を考えることにある．クライエントは，従事する作業／活動を明らかにすることだけでなく，考えられる課題やリスクをも明確にし，それらの課題やリスクに対する解決策を考えることにも積極的に取り組むのである．

介入の再検討

　作業療法実践家は，介入計画がクライエントの目標を満たすものであるかどうか，常に評価を行う[6]．作業療法士には，「作業療法サービスを継続するか，修正するか，中止するかの必要性を決定す

る責任がある」（p.665）．作業療法助手は，この過程に協力する[3]．見直しのために，前回の評価からクライエントの状態に何か変化が生じたか否かを決定する評価を実施する．この介入結果の測定は，介入の有効性を示すうえで重要である．介入計画は，再評価の結果により，変更・継続・または中止される．この再評価は，計画の中で述べられた目標に，介入の焦点が合っているかどうかを決定する機会ともなる．

成果

クライエントやその家族，介入チームと協力し合いながら，作業療法士と作業療法助手は介入によって目標とする成果が得られているかを明らかにする．OTPFでは，作業療法サービスの成果は，背景状況への参加を支援する作業に従事するクライエントの能力に焦点を当てるべきだと明言され，さらにこの成果はいくつかの方法で測定することが可能だとされている．成果は，クライエントの作業遂行の改善として表現できるであろう．たとえばクライエントの作業実施上の困難への対応；効果的な役割遂行；健康と安寧を育み，障害の悪化を予防し，障害を軽減する生活習慣；提供されたサービスに対するクライエントの満足である．クライエントの満足には，前に述べた成果のいくつかを含む全般的なQOLの成果も含まれている．

作業療法介入全体の成果は，「背景状況への参加を支援する作業に従事すること」を促すようなものであるべき（p.611）だが，この目標はいくつかのタイプの成果を通じて獲得される[6]．選択した目指す結果にうまく到達できたかどうかの判断は，クライエントを含む介入チームのメンバーと一緒に協力してなされるべきである．目指す成果は，クライエントの状態の変化があるために周期的に修正する必要がある場合もあるであろう．クライエントが立てた目標に到達したか，または作業療法サービスから最大限の利益を得た場合には，作業療法は正式にサービスを中止し，フォローアップのための提供と手配を文書化した中止計画を策定する．最終的な文書には，初期評価からサービスの最後に至るまでのクライエントの状態の変化の記録が含まれる．

図3-1は，介入過程のさまざまな部分の間の関係を示す．この過程は，連続して完成していくもの

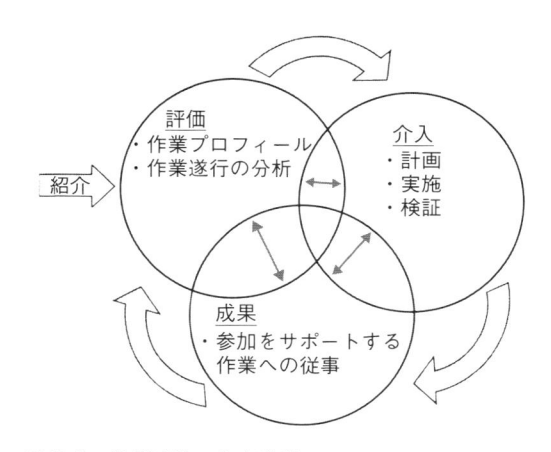

図3-1　作業療法の介入過程

ではないが，代わりに，常に観察することが必要であり，それぞれの部分がその他の過程の部分の情報となる．この計画のステップの中で生み出された目標とする最終成果によって，クライエントが期待する目標に到達するのに最も適した作業療法の介入方法を，作業療法士は選択することができる．介入過程の途中で，期待した成果が現実的でなく，クライエントの目標やサービス提供によってもたらされる成果の見直しが，必要となるかもしれない．

■介入過程におけるクリニカルリーズニング

1986年以降，AOTAは，作業療法士がクライエントと働く際にどのように考え，推論しているかを調査する一連の研究に資金を供給した[32]．

クリニカルリーズニングとは，非公式には，クライエントの作業ニーズを理解し，介入サービスについて決定するために，作業療法士が用いる過程であり，また何をすべきであるかを考えるための手段であると定義することができる．クリニカルリーズニングにはいくつかの形態があり，著者により特定のクリニカルリーズニングに対応する用語が異なる．Flemingは[30]，熟練の臨床家が情報を整理し処理するために3つのクリニカルリーズニングの方法を用いていたことを明らかにした．すなわち：手続き的リーズニング，相互交流的リーズニング，条件的リーズニングである．しかし，別のクリニカルリーズニングの次元であり，叙述的リーズニングとされ

ているものは，Mattinglyの著作の中で議論されてきた[47]．5番目のクリニカルリーズニングの形態である．実際的リーズニングは，対処しなければならない実際上の問題や環境要素を説明している[50, 66]．この項では，最近の文献の中で議論されているこれら5つのクリニカルリーズニングの基本的形態が，実践にどのように適用できるかについて述べる．

手続き的リーズニング（Procedural reasoning）とは，「次に起きるべくして起こること」を考えながら，物事に取り組むことである．このリーズニングプロセスは，医学的な問題解決の形態に深く関連している．このリーズニングが用いられる際には，多くの場合クライエント自身の要素と心身機能・身体構造に重点を置く．特定された問題点と提供された介入との関連は，このリーズニング形態を用いて探索され，いくつかの病院で考案されたクリティカルパスにもこの関連が見られる．クリティカルパスはクライエントに対する介入を導き出す一連のイエス・ノークエスチョンに基づいた意思決定の樹形図である．たとえば，大腿骨頭置換術を受けたクライエントは，予測された回復の過程に従った介入を受ける．クライエントの外科的治療や医学的治療からの回復過程に関する情報が多い場合，最善の実践をサポートするためにクリティカルパスを展開する．このクリティカルパスを作る際に手続き的リーズニングを用いる．そして，クライエントの診断名とその診断から予測される結果をもって推進されていく．

相互交流的リーズニング（Interactive reasoning）は，クライエントと作業療法士の間のやりとりに関するものである．作業療法士は，このリーズニングの形態を，クライエントとともに取り組み，クライエントを理解し，クライエントを動機づけるために用いる．クライエントの視点から障害を理解することが，このタイプのリーズニングでは最も重要である．このリーズニング形態を，クライエントが提供する重要な情報を発見するための評価プロセスに使用したり，さらにクライエントの作業ニーズを見抜くために用いる．介入の際には，クライエントの目標を満たすように選択された介入の有効性を評価するために用いる．作業療法士は，その個人的な技能や特性を用いてクライエントを介入過程に取り組ませることから，自己の治療的使用がこのクリニカルリーズニング形態によく適合している．

条件的リーズニング（Conditional reasoning）とは，介入が発生する状況，クライエントが作業を行う状況，そして種々の要因が治療の成果および方向性に与える影響に関するものである．「もし…だったら，どうだろう？」という形式，つまり条件的アプローチを用いて，作業療法士はクライエントにとっての可能な限りのシナリオを想像する．作業療法士は，クライエントの現状と希望する将来像とを統合するために条件的リーズニングを行う．クライエントがさまざまな状況に参加できるという最終成果へと進むよう，多くの場合，その時々で介入を修正する．作業への従事を促すように介入を計画し・実施するが，条件的リーズニングは成果に到達することだけに焦点を当てているわけではない．条件的リーズニングは，介入過程において多くの場合，成果の再評価が必要なことを認めている．この再評価は，クライエントの目標と最終成果をより良いものにするための支援として，積極的になされなければならない．

叙述的リーズニング（Narrative reasoning）は，クライエントの経験を理解する方法として，物語をつくることや語ることを用いる．クライエントが人生や自分の障害経験を説明したり表現することによって，クライエントの理解に浸透しているテーマや，治療介入の実施や成果に影響するテーマが明らかとなる．この意味で，叙述的リーズニングは現象学的である．また叙述的リーズニングは，作業療法士が各回の治療を計画する際にも用いられる．つまり，治療の結果クライエントに何が生じるかの筋立てを考えることである．ここでは，作業療法士は，クライエントの将来の可能性を計画するために，クライエントの言葉やたとえ話を用いて相互交流的リーズニングと条件的リーズニングの両方を活用する．この形のクリニカルリーズニングを用いる場合には，作業療法士の自己の治療的使用が重要である．クライエントに，障害経験を他者と分かち合う機会を与えるということは，クライエントが将来の作業遂行を計画する助けとなる．これは背景状況と作業遂行が交差するところである．何らかの修正をすれば活動に従事できる人もいるかもしれないが，この修正はクライエントの文化的・社会的背景状況の中では許容できないものかもしれない．たとえ

ば，脳血管障害を発症する以前はバイクに乗るのが大好きだった人が，今ではクラッチのコントロールができず，安全に運転するには手によるコントロールが必要であり，バランス機能障害も有しているとする．今は三輪のバイクが発売されているが，このクライエントはそれはバイクの文化ではないと考えて，その選択肢を拒否する．

実際的リーズニング（Pragmatic reasoning）は，クライエントと作業療法士との相互交流を超えるものである．このリーズニング形態は，介入の場面設定要件，作業療法士の能力，クライエントの社会的・財政的資源，クライエントの退院後の見込み環境などいくつかの変数を統合するものである．実際的リーズニングでは，クライエントと作業療法士の関係を超えた力によって，実践する作業療法士が制約に直面するということが認識されている．たとえば，入院患者に対するサービスを提供する病院では，クライエントが退院する前に作業療法士が自宅を訪問する予算がないかもしれない．在宅看護派遣会社を通して働いている作業療法士は，クライエントの自宅で働く際に，十分な医療機器を用いることができないかもしれない．介入の提供に関する課題は，実際的リーズニングを用いて介入計画を立てる際に考慮されるであろう．

経験豊富な熟練の臨床家は，作業療法過程のすべての段階において，計画や活動を策定し修正するために，これらすべてのリーズニングを用いる．それぞれのクリニカルリーズニングに関連した作業療法士が考慮すべき事柄は，ボックス3-1に記載されている．

ボックス3-1　クリニカルリーズニングにおいて考えるべき点

手続き的リーズニング
診断名は何か？
この診断に伴う予後，合併症やその他の要素には何があるか？
この診断の評価や治療に関する一般的な手順は何か？
どのような介入（補助具を用いる方法，活動をできるようにすること，目的的活動）を用いることができるか？

相互交流的リーズニング
クライエントは誰か？
クライエントの目標，心配事，興味，価値は何か？
クライエントは，自身の作業遂行の状況をどのように捉えているか？
クライエントの作業遂行パターンに病気や障害はいかに適合しているか？
このクライエントに対し，私はいかに取り組もうか？
どのようにコミュニケーションをとることができるだろうか？

条件的リーズニング
クライエントは自身の人生の中で，どのような背景状況が重要だと考えているか？
クライエントにとってのどのような将来をイメージできるか？
どのような出来事が将来を形づくることができそうか？
どのようにして，クライエントに将来をイメージさせ，信じさせ，それに向かって進んでいくようにさせることができるか？

叙述的リーズニング
作業遂行の変化はこのクライエントにとって何を意味するか？
クライエントの人生の中で，この変化はどのように位置づけられているか？
クライエントは障害をもつ状況をどのように経験しているか？
クライエントの将来について，作業療法士はどのような見通しをもつか？
どの「明らかになった」物語が，この見通しを達成へと導くか？

実際的リーズニング
サービスの提供に当たり，どのような組織の支援や制約を考慮に入れなくてはならないか？
介入計画を策定する際に，どのような物理的環境の要素を考慮しなければならないか？
作業療法士の知識や技術のレベルはどの程度か？

■背景状況を考慮したクリニカルリーズニング

　コスト抑制と不要なサービスの削減という圧力により，作業療法士はクライエントのニーズと，医療費支払いや文書記録といった実践上の現実とのバランスをとることが求められる．したがって，最初にクライエントに会った際には，作業療法士は退院予想日，あるいは退院しなければならない日，医療費が出るサービスと，申請が通らないサービスの範囲について，知りたいであろう．同様に，作業療法士は，クライエントとともに作業プロフィールを作成し，クライエントの作業遂行を評価し，クライエントが自分の最終的に到達を目指す状態や目標を定めるよう促し，その期待される成果に到達するにはどのような介入が最も良いかを決定する．また作業療法士は，作業遂行に影響する背景状況の要素を検討する．さらに，作業療法士は必要文書記録と適用する医師診療行為用語（current procedural terminology）のコードに注意する．作業療法士は，医療費支払いがスムーズに行われ，クライエントのニーズが適切に満たされるように，正確かつ効率良くサービスを文書化する（文書記録に関するより詳細な議論については，第8章を参照のこと）．

　初めてクライエントに会った時から，作業療法士は，クライエントの目標と選択に基づいて行動する．クライエント中心のサービス提供では，クライエント（または家族）が関与し，介入過程のすべての段階において協力し合うことが必要である[6]．クライエントと家族の要求に効果的に対処するためには，文化に対する感受性と多様な背景をもつ人々とのコミュニケーション能力が必要である[15, 70, 73, 75]．ある文化では，保健医療専門職と対等に意思決定に参加するということ自体，未知のことかもしれない．作業療法士から決定するように要請されることは，クライエントにとって馴染みがなく不安に感じるかもしれない．このように，作業療法士は，クライエントの協業する能力を支援しクライエント自身の視点に合わせて調整し，そして意図する成果を含めた介入計画が，クライエントやクライエントの生活に重要な人たちにとって納得いくものであることを確認するための他の方法も見出さなくてはならない．文化がクライエントの作業遂行や遂行パターンに与える影響を理解することは，サービス提供において欠くことのできない重要事項である[15]．作業療法士は，サービスを提供する際の文化に対処する能力を高めるために，以下の問いを投げかけるべきである．

1. クライエントの健康に関する文化や信念について，私は何を知っているであろうか？　これは，文化的な医療の方法や信念に関する基礎的な知識である．結論や判断は，なぜこれらの治療方法が存在するのかということについてなされるべきではない．

2. これらの信念にクライエントは同意しているか？　クライエントがある特定の文化の集団に属していても，作業療法士はその文化における健康に関する信念とクライエント自身の健康に関する信念が，同じであるかどうかを調べなければならない．

3. これらの信念が，介入や提供されたサービスの結果にどのように影響するであろうか？　作業療法士は，介入計画における文化的な信念や医療の方法の影響を知り，それに対応しなくてはならない．文化的な信念と対立する計画を立案することは，クライエント中心のサービスという点で生産的でないばかりか，クライエントの信念体系を軽視することにあたる．もしクライエントが作業療法士の権威に敬意を表して，文化的な医療の方法と対立するような介入に従ったとすれば，クライエントは，その文化集団から支援を受けることや，その集団に所属すること自体を危険にさらすことになる．

4. 介入計画は，クライエントの作業への従事を促すために，文化的に認められた作業，役割や責任をどのように支援することができるのか？　作業療法士は，重要な作業を文化の側面からも検討しなければならない．あるクライエントにとっては，夕食時に，文化を強く象徴する特定の行動が含まれるかもしれない．他のクライエントにとっては，特に何の儀式もなく，単に食物を摂取するようにしか見ないかもしれない．

■クライエント中心の実践

　クライエントを自分自身の目標設定，ケアおよび介入の決定に関係させることは，作業療法専門職のリーダーに高く評価されており[29,56,67]，AOTAの規定や実践ガイドラインで，支持されている．クライエント中心の実践は，作業療法士が最初にクライエントに会った時から始まる．カナダ作業遂行測定（Canadian Occupational Performance Measure）[43]のような作業に基づいた評価モデルを用いる作業療法士は，評価過程の初期にクライエントに対して自分自身の目標を特定し選択するように働きかけ，評価を始める．目標を設定するうえで妨げになるような先入観がありそうだと作業療法士が気づいた時には，この過程を促進することができる[65]．障害の状態や認知機能の限界の自覚にかかわらず，すべてのクライエントに評価や介入の決定への参加を勧めるべきである．クライエント中心の実践は，以下の考え方により導いていく[10]．

* クライエントが1人の人間であることが第一であり，その状態は二次的なものであるということが，言葉遣いに反映されていること．
* クライエントには選択肢が与えられ，作業療法過程を進めていく時，支援されていること．
* 介入は，クライエントのニーズを満たすように柔軟性があり，利用しやすい方法で実施されていること．
* 介入は，状況的に適切であり妥当であること．
* 作業療法過程の差異および多様性を尊重すること．

■理論，実践モデル，概念枠組み

　作業療法という専門職は，専門職の進歩や，根拠に基づいた介入の実証，また作業についてのより明確な理解のために，理論，実践モデルおよび概念枠組みが必要であることを認識している[40]．理論，実践モデルおよび概念枠組みは，臨床家が効果的な介入計画を立てるための情報を理解・解釈するための手段となる．実践に適用する前に，これらの用語を定義し理解することが必要である．

理論

　理論というこの用語は，現象を理解するプロセスのことであり，これには現象を表現し定義する概念や，状況あるいは設定全般にわたる観察される出来事の関係性を明確にすることが含まれる．理論は設定全般にわたり，概念と関係性を確認するために検証される．理論は1つの専門職によって生み出されるかもしれないが，その理論が現象を理解する方法として受け入れられれば，専門職を超えて適用されることもしばしばある．Reedによれば[60]，「理論は以下のことを試みる」とされている．

* 関心の向けられた現象に関連した概念や考えの関係性を定義づけ，説明する（たとえば，作業遂行と作業）．
* これらの関係性がいかに行動や出来事を予想できるかを説明する．
* 現象を変化させたりコントロールする方法を提案する[60]．

　これらの期待に合致し，よく知られている分かりやすい理論の例に，微生物病原説がある[13]．微生物病原説は，広く受け入れられ，検証されており，細菌が感染を生み出すと述べている．細菌と感染との関係性が理解される以前は，医師は病理解剖を行い，それから隣接する部屋へ行き，手を洗わずに出産に携わっていた．この微生物病原説が受け入れられ機能的に実践に適用され（概念枠組み）適切な手洗いの手順が用いられるようになって，出生後の感染症の発症数や重症度は劇的に減少した．作業療法の視点で言うと，理論は，作業と作業遂行を検討し，作業に従事することと背景状況に参加すること[40]の関係を理解する手段を提供した．理論の主たる目的は，特定の現象を理解することである．Mary Reillyの作業行動理論は，作業の重要性と作業と健康の関係性を説明するように考案されている[61,62]．彼女の理論は，作業療法の専門職の中で，いくつかの実践モデルの基礎となっている．

実践モデル

　実践モデルとは，理論の作業療法実践への適用のことである．このプロセスは，特定の評価法の立案や介入を導く原則を明確にするといったような，い

くつかの方法を通じて達成される．実践モデルは，介入手順ではなく，代わりに理論というレンズを通して，クライエントの作業遂行に焦点を合わせて作業を見る手段である．実践モデルは，しばしば理論をさらに検証するためのメカニズムとなる[40]．著者の中には，実践モデルを概念モデル[16]だと言っている者もいるが，実践モデルを専門職理論の議論に含めている者もいる[21]．作業療法では，実践にはいくつかのモデルがあるが，それらに共通して見られるのは，焦点を作業に当てているという点である．実践モデルの主たる目的は，作業プロフィールの分析を促し，選択された介入方法によってどのような成果が予想されるかを考察することである．モデルは，特定の診断を受けたグループに対して主に考案されるのでなく，クライエントのグループおよび設定全般にわたり，適用可能でなければならない．口語調の表現を用いれば，実践モデルとは，焦点をクライエントのニーズと能力，さまざまな環境の問題，そして作業への従事に当てるために臨床家が「作業療法士という眼鏡をかけること」である．この実践モデルのうち3つを，以下に簡単に示す．読者は，以下で用いられている文献からさらなる情報を得ることを勧める．

人間作業モデル

人間作業モデル（Model of Human Occupation：MOHO）[40]では，作業に従事することは，3つの相互に関連するサブシステムの産物として理解されており，一直線上のプロセスに短縮することはできない．これら3つのサブシステムが結びつき作業遂行を生み出している．意志のサブシステムとは，クライエントの価値，興味，個人的原因帰属を指す．クライエントは臨床家に対して自分の価値や興味をはっきりと表現するかもしれないが，その後，目的とする作業への従事に対して無能力感を表すかもしれない．意志とはクライエントの思考と感情である．習慣化のサブシステムとは，習慣を意味し自己意識にとって大変重要な役割がある．「私らしくないわ（I don't feel myself）」というような口語表現は，しばしば生活の中で経験する習慣や役割のねじれを示している．障害をもつという状況に直面したクライエントは，役割や習慣のひどい混乱をしばしば経験する．車で通勤する，車を運転して買い物に行く，ピクニックに行くのに友達を車に乗せていくなどの役割が障害をもつ状況によって制限される場合には，自己意識が低下することもある．遂行能力のサブシステムとは，クライエントの身体の生きた経験を反映する．これは筋力や関節可動域ではなく，クライエントのこれまでの遂行能力に関する経験や変化，期待を指す．ここでもまた，「一度自転車に乗れれば，決して忘れないよ」という口語表現は，この概念の一部を指しており，作業に従事するためにクライエントが身体を使うことに成功したり失敗する経験について，作業療法士は考える必要がある．

人間の行動に関する生態学

人間の行動に関する生態学（Ecology of Human Performance：EHP）[24]は，作業療法の専門職の中だけで用いられているのではなく，職業を超えて人間の遂行を理解するメカニズムとして使用されることを目的としてきた．EHPに表されている重要な概念は，人と課題（活動に必要とされること）と背景状況と間の相互作用である．作業遂行は，これら3つの変数の相互作用が，絡み合ったものでありその産物である．EHPは，クライエント中心のモデルであり，それぞれの人は唯一の，複雑な存在であると見なし，過去の経験や技能，ニーズや特性を含む．課題とは，目標を達成するための客観的かつ観察可能な行動として理解されている．背景状況は，各々の文化や社会的な意味の視点から見た年齢，ライフサイクル，健康状態が含まれる．また，遂行に影響する身体的，社会的，文化的要素も関係する．EHPは，これらの3つの要素が相互に影響し合い人と課題が状況と表裏一体であることを理解している．遂行とは，ある状況下で課題に従事する人が生み出すものである．このモデルの重要な貢献は，作業遂行時のそれぞれの変数に同等の重きを置いていることである．人の技能の向上のみに焦点を当てるのではなく，このモデルを用いた介入ではいくつかの形を想定できる．5つの介入方法が書かれており，OTPFと非常に類似している．5つの方法とは以下のとおりである[25]．

1. 構築／回復：人の能力や技能に焦点を当ててはいるが，遂行のための背景状況が介入に含まれている．

2. 変更：介入は，作業遂行を促すために背景状況的な要素を変化させるように考案される．たとえば，車いすで利用しやすいように家屋改造を行うことである．
3. 適用／修正：遂行を支援するために課題，あるいは背景状況を適用したり，修正する．たとえば，物を取るのにマジックハンドを使用する．靴ひもを結ばなくてよいように，ゴム製の靴ひもを使用することなどである．
4. 予防：介入は，予測される問題点が起こらないように人・状況・課題に対処するかもしれない．たとえば，腰痛防止のために腰部の安全を守る方法を指導することや，背景状況的な予防としては，転倒のリスクを低減するために環境から敷物を取り除くこと，また，感覚に問題のあるクライエントが入浴時に熱傷を負う可能性を低減するためにお湯の温度を下げることなどがある．
5. 創造：介入は，人・課題・状況のすべての3つの変数に対処しており，作業遂行の機会を発展させ創造するように考案される．

人-環境-作業モデル

人-環境-作業モデル（Person-Environment-Occupation Model；PEO)[44, 45]は，作業遂行が人と環境と作業の交わりの中にみられるという点で，EHPと特徴が類似している．これはクライエント中心のアプローチであるが，介入を考案する際には作業と環境が同等に重んじられている．PEOは人を，時がたつにつれて果たす役割に見合う技能や能力をもった動的で変化する存在であると定義している．環境とは，作業遂行に影響する物理的，社会的，文化的，制度的要素のことである．作業とは，セルフケア，生産性および余暇の追求のことである．PEOはさらに活動と過程を区別している．つまり，活動とは，課題の一部であり，課題とは，作業に向けての明確な1ステップである．そして作業自体も経時的に発展していく．一例が，安全にナイフを使用する活動である．これは，ピーナッツバターとジェリーサンドイッチを作る課題のごく小さな一部であり，サンドイッチを作る課題は食事の準備という作業の一部であると見なされる．作業遂行は，人-環境-作業がダイナミックに相互交流した結果

である．

概念枠組み

概念枠組み（frame of reference；FOR）の目的は，臨床家が理論と介入方法を関連づける手助けをし，クリニカルリーズニングを選択した介入方法に適用することである[41, 49]．FORは，実践モデルと比較すると，作業遂行へのアプローチ方法が狭い傾向がある．さまざまなFORに記載されている介入方法は，手順として用いられることを意図したのではなく，実践家が介入を構築し，介入過程について考える方法を提供することを意図したものである．臨床家は，介入がクライエントの目標や目指す成果に到達するのに有効であるかどうかを自問するために，常にさまざまなクリニカルリーズニング形態を用いる必要がある．

FORは，クライエントの目標と期待する成果にうまく適合すべきである．いわゆる「フリーサイズ」（ある1つのサイズを誰でも着ることができる）は，介入を導くためにFORを用いる場合には決して適用しない．それが，さまざまなクライエントの目標や目指す成果に適合するよう，複数のFORが必要な理由である．クライエントのニーズに効果的に対応するために，いくつかのFORの介入方法を融合する臨床家もいるかもしれない．たとえば，ある頭部外傷のクライエントの場合，生体力学的，あるいは感覚運動のFORを用いれば，両前腕のコントロールを回復できるかもしれないが，持続的な記憶障害があるため，リハビリテーション的FORを用いる必要があるというような場合である．以下にFORを簡略に説明するが，作業療法で用いられるすべてのFORについて網羅的に概説しようとしたものではない．これらのFORがどのように介入過程を導くのか例を示すものである．

生体力学

運動学の理解が，生体力学的概念枠組み[69]の基礎となる．臨床家は作業遂行の限界を生体力学的な視点から考え，作業従事に必要な動きを分析する．物理学の原則に則り，課題や活動に必要な力，てこの作用，トルクを評価する．これらはまた介入の基礎ともなる．あるクライエントは，握力の限界や関節可動域制限のために，ピーナッツバターやゼリー

のビンの蓋を開けることができないかもしれない．生体力学的アプローチでは，このような作業遂行を改善させるクライエント自身の基本的要素に働きかける介入を行う．介入は運動やスプリント療法，また他の整形外科的なアプローチ形態をとるかもしれないが，目指す成果は作業への従事を反映するものでなければならない[37]．

リハビリテーション

リハビリテーション概念枠組みは，クライエントが身体的，精神的，社会的，職業的，経済的に最大限に機能できる状態に戻る能力に焦点を当てている．ポイントは，クライエントの能力と，作業遂行を達成するために科学技術や機器をクライエントの現行の能力と組み合わせて活用することにある．代償的介入方法がしばしば用いられ，たとえば，脳血管障害後のクライエントで，片手がもはや機能しない場合に，片手による更衣動作を指導する．介入のポイントは，しばしば代償的な方法を用いて作業に従事することである（リハビリテーション概念枠組みで用いられる介入方法のさらなる例は，第10章，第11章，第16章を参照のこと）．ピーナツバターとゼリーのサンドイッチを作る例に戻ると，ビンの蓋を開けられるようクライエントに筋力増強に努力してもらうのではなく，臨床家は，現在の能力で課題を達成できるよう何かビンを固定したり握ったりする道具を使うことを提案する．利用できる技術や道具にかかわらず，臨床家は介入とクライエントの作業遂行を常に結びつけなければならない．

感覚運動

いくつかの概念枠組みがこのグループに含まれる．たとえば，ルード法や神経筋促通手技，神経発達学的治療などである（さらなる情報は，第30章，第31章を参照のこと）．これらのアプローチは，中枢神経系の上位運動ニューロンに障害があるクライエントは下位運動ニューロンのコントロールが困難であると見なす共通基盤を有する．下位運動ニューロンのコントロールを取り戻すために，脳内の感覚運動野の再組織化を促すさまざまな方法が用いられる．それぞれの手技は異なるが，基本的には，クライエントに対し系統的な感覚情報を与えることにより，脳はそれを認知し，運動機能が獲得されるという仮説に則っている．

クライエントのニーズとの適合性

作業療法は，クライエントの目指す成果に適合するように評価結果を解釈し統合するに際して，理論や実践モデルや概念枠組みを利用する．これらは介入計画を立案し，その計画がうまくいったかどうかを批判的に検証するために，クリニカルリーズニングとともに用いられる．たとえば，作業療法では，似たような診断を受けたクライエントに対して成功したことが証明されている理論やモデル，概念枠組みを選択するために手続き的リーズニングを用いる．選択されたモデルや概念枠組みがクライエントのニーズに合っているかどうか評価をするために，相互作用のリーズニングを用いる．作業療法士が，クライエントのニーズに応えるために，理論，モデルや概念枠組みを用いる際には，以下の専門的質問を投げかけるとよい．

1. クライエントが表現したニーズを考慮する際に，評価情報を解釈し統合するために理論，実践モデル，あるいは概念枠組みは役立つか．
2. クライエントのニーズに応える介入のタイプに，理論，実践モデル，あるいは概念枠組みは，適合しているだろうか．
3. 理論，実践モデル，あるいは概念枠組みがクライエントが求める成果を効果的に生み出すことを実証するエビデンスにはどのようなものがあるか．

提供されたサービスの効果を検証するために，これらの問いかけは介入過程の間を通じてなされるべきである．評価情報の解釈と統合，クライエントとともに介入計画を立案すること，介入の効果について常にふり返ることについての責任は作業療法士にあるが，評価と介入の過程については，作業療法助手も貢献する．

■作業療法専門職におけるチームワーク

作業療法専門職には，2つのレベルの実践家の資格がある．作業療法士と作業療法助手である．AOTAは，実践に役立つ，そして両レベルの関係

を明確にした多くの文書を提供している[3,8]．作業療法士は，作業療法サービスを単独で提供する能力を備えた自立した実践者として機能できるが，作業療法助手は，「作業療法サービスを提供するためには作業療法士の監督・指導を受けなければならない」(p.663)[3]．作業療法士は，単独で作業療法サービスを提供できると考えられてはいるが，専門職としての成長を促進するには監督や助言を求めるべきであろう．症例を担当し，クライエントにサービスを提供している作業療法士は，以下を指針として用いるべきである．

* サービスは，サービスを提供する能力がある人によって提供されるべきである．いくつかの州では，専門の実践領域では，上級のトレーニングや熟練が必要だと定めている．たとえば，カリフォルニア州では，作業療法士が嚥下治療や物理療法を行うためには，その上級者コースの認定が必要である．
* 最も安い価格で，最良のケアを提供するために，作業療法士は，作業療法助手や，また時には，サービス提供の能力があるならば一般の助手やその他の人に，業務を委任するかもしれない．このためには，作業療法士自身があるレベルの能力をもち，これらの業務に当たる作業療法助手や一般の助手，またその他の人たちを評価する必要がある．
* 作業療法士は，文書も含めてケアのすべての側面について最終的な責任を負う．

作業療法士と作業療法助手の関係

作業療法助手と効果的に協働するために，作業療法士は技術レベルで訓練を受けた実践家の役割を理解しなければならない[3]．作業療法士が作業療法助手の能力を過小評価したり過大評価したりといったことはよくある．作業療法士が作業療法助手の養成教育や能力を過大評価する場合は，作業療法助手のサービス提供のペース，レベル，負担に差はあるが，作業療法士と同様のサービスを提供するように養成されていると考えている可能性がある．過小評価する場合は，作業療法助手は，厳しい監督指導の下で具体的で反復的な課題だけしか遂行できないと，作業療法士が考えている可能性がある．

作業療法助手の適切な役割というのは，作業療法士の役割を補完するものである．効果的に用いれば，作業療法助手は監督指導の下，作業療法サービスを（作業療法士の仕事に）近いものから一般的な業務まで行うことができる．AOTAは，作業療法サービスを委任する際に考慮すべき重要な要素を指摘している[3]．これらの要素には，クライエントの状態の重症度やニーズの複雑さ，作業療法士の能力，目指す成果に対し選択した介入のタイプ，その臨床領域で必要とされる要素が含まれている．何人かの作業療法助手と協働しながら，作業療法士はより多くの件数を取り扱うことができ，より進んだ専門的なサービスを導入することができるかもしれない．というのも作業療法助手の役割はしばしば一定の決まったサービスを提供することであるからである．作業療法助手の活用の仕方は，実践領域の違いを超えてさまざまである．作業療法士が，監督指導をしながら能力のある作業療法助手に委託しても良いサービスには以下のものがある．

1. ROM測定，面接やアンケート調査，ADL評価やその他決まった手順に従って行うスクリーニングや評価の実施[8]．
2. 作業療法士とクライエントと協力し，介入計画の一部を策定すること（例：更衣訓練の計画，安全な調理動作訓練の計画)[8]．
3. ADL，仕事，余暇活動，遊びの領域における作業療法士の監督指導下での介入の実施．適切な訓練と監督により，作業療法助手は，作業遂行のその他の領域に関連した介入を実施することができる[8]．作業療法士が決定すれば，作業療法助手もまた能力があることを示すことができる治療介入を実施することができる．たとえば，筋力や関節可動域といったようなクライエント要因に関する介入である．
4. 作業療法士が依頼することにより，次のサービス受給現場までの移行を手助けする．たとえば，クライエントのニーズを伝えるために，家族とさまざまな調整をしたり，家族教育を行ったり，地域住民とコンタクトをとるなどである．
5. 文書作成の手伝い，記録，資材の管理，品質の保持，供給品や物品の選択と調達，その他のサービスの管理．

6. 作業療法士の監督指導下で，クライエントや家族や地域住民に対して作業療法サービスについて教育を行う．

作業療法補佐

作業療法士はまた，作業療法補佐（occupational therapy aide）を導入することで作業療法サービスを拡大することができる．AOTAのガイドラインは，**作業療法補佐**は作業療法実践者（作業療法士および作業療法助手）の指示の下，また間近からの監督の下でのみ働くことができ，支援的サービス（「補佐は，熟練を必要とする作業療法サービスを提供しない」p.666）[3]を提供すると規定している．補佐は，特定の，選択され，委任された業務のみ行うかもしれない．作業療法助手は補佐を指導監督する一方，作業療法士は補佐の行動に関する最終的な責任を負う．補佐に委任することができる業務には，クライエントの移乗，機器の設定，物品の準備，そして補佐がすでに訓練されている単純かつ日常的クライエントサービスなどがある．個人の権限と保健医療に関する取り締まり機関により，補佐はクライエントのケアに携わることを制限されるかもしれない．補佐が提供するサービスの中には医療費支給の対象にならないものもあるかもしれない．許可されれば，作業療法士は生産性を高めるために日常業務を補佐に委任するかもしれない[7]．

■他職種とのチームワーク

多くの保健医療専門職が身体障害者のケアに協働している．臨床現場により，作業療法士は理学療法士，言語聴覚士，アクティビティセラピスト，レクリエーションセラピスト，看護師，職業カウンセラー，心理士，ソーシャルワーカー，パストラルケア（pastoral care：患者と家族の心理面のケア）の専門家，義肢装具士，リハビリテーションエンジニア，耐久医療用装置の業者，さまざまな専門分野の医師などと一緒に働く可能性がある．

多様な保健医療職間の関係と期待は，多くの場合ケアの内容や臨床現場の種類によって決定される．たとえば，いくつかの施設では，ホームケアサービスは看護師によって調整される．医学的モデルを使用する病院やリハビリテーション施設では，医師が最も頻繁にクライエントのケアプログラムを指示する．リハビリテーション施設によっては，評価と介入にチームアプローチを用い，それによりサービスの重複を減らし，コミュニケーションと協力の度合いを増した．異なる職業の人々が一緒に1つの評価を行うのである．たとえば，作業療法士は，ある現場では，チームのリーダーであったり，リハビリテーションサービスの指導者であったりするかもしれない．チームの中では，効果的なクライエントケアを推進するために，メンバーは協力してスケジュールや希望の調整を行う．

専門職間の関係に横断的に影響を与える多くの要素がある：介入の場面，医療費の制限，資格についての法制度やその他の司法の要素，また，関係する個人の教育や経験などである．関係性は，経験や交流，時には性格に基づいて経時的に発展していく．公式な法的境界があり，作業療法士の役割が制限されているように見える場合であっても，内規によって非公式なパターンが出来上がることが多い．たとえば，いくつかの州では，作業療法サービスを開始するために医師の処方が必要であるが，医師が関わる前に作業療法士が処方内容を開始し，実際に大まかなスクリーニングを行うことを医師は期待しているかもしれない．医師の中には，作業療法サービスによって利益を得られるクライエントを明らかにすることを作業療法士に頼り，その後，作業療法士の推薦に基づいて処方を出す人もいる．

職業間の境界が実際の実践と相反するかもしれないもう1つの例は，リハビリテーションの専門職である理学療法士，作業療法士，言語聴覚士の間の関係にある．正式な定義では，どの専門分野も指定された実践範囲があるが，いくつかの領域は重複しており，しばしば議論となる．作業療法実践の範囲は，OTPFの領域に書かれている[6]．にもかかわらず，実践家は，分野を超えて技術や症例の負担を分かち合い，互いの専門分野のケアをより簡略に提供できるよう指導し合うことは一般的である．これを「クロストレーニング」と「マルチスキル」と表現している．

クロストレーニングとは，通常はいくつかの異なる職種によって提供されるサービスを，1人のリハビリテーション専門職が提供できるようトレーニングするものである．マルチスキルとは，時にクロス

トレーニングと同義に使われるが，1人の医療従事者が，多くの異なるスキルを獲得することも意味する．このクロストレーニングとマルチスキルについて，賛成と反対の議論がなされてきた[20,31,55,76]．消費者にとっては，医療従事者が少なく，サービスが統合されている方が有益である．サービス提供者の数が少ない方が，コストを抑えられるからである．

欠点としては，専門職のアイデンティティが崩れるのではないかということや，あまり熟達していない技術者の手にかかることによる利用者のリスクの問題，また，それぞれの専門職のコントロールを，保険会社や競合する専門職の支持者に譲り渡すという問題が挙げられている．

■倫理

作業療法カリキュラムにおける**倫理**の研究は，別のコースやトピックとして扱われる場合もあるが，臨床家は驚くべき頻度で**倫理的ジレンマ**に遭遇している．Penny Kyler が 1997 年と 1998 年に AOTA において実施した倫理に関する調査では[42]，臨床家の回答者は，以下の5つを臨床にて最も頻繁に直面する倫理的問題であるとランクづけた．

1. クライエントのケアを危険にさらすコスト抑制政策
2. 不正確なまたは不適切な文書
3. 不適切な指導・監督
4. 必要としない人への治療サービスの提供
5. クライエントの守秘義務を犯す同僚[42]

その他には，同僚との対立，作業療法が利用しにくい状況にある消費者がいること，差別的な臨床実践などがあった．さらに，21％の臨床家は，毎日倫理的ジレンマに直面していると答え，31％は毎週，32％は少なくとも毎月と答えている[42]．

AOTA は，作業療法実践者が倫理的疑問を分析し，それを解決する支援としていくつかの文書を発行している：作業療法倫理綱領[5]，作業療法倫理綱領の指針[4]，作業療法実践の基本的価値と考え方[2]である．これらの文書は，倫理的な疑問に答える基本を提供してはいるが，臨床家はそれぞれの施設の倫理委員会や審査委員会の指針に目を向ければ，さらに情報が得られるかもしれない．Kyler[42] はまた，作業療法実践者は行動方針を分析し検討するために同僚らと一緒に，繰り返し起こる問題の解決策を一定の形にすることを勧めている．

Lohman ら[46] は，公共政策の領域を含むべく，倫理的実践に関する論議を拡大している．作業療法が，個人に対するサービス提供の視点から倫理的実践を考えるだけでなく，作業療法実践家が，あらゆるクライエントに対するより良いサービス提供に向けて，公共政策にまで影響を及ぼす必要性について考えるよう勧めている．

繰り返すと，作業療法実践家は，臨床実践において頻繁に倫理的な苦悩（とは，倫理的な原則間の対立に起因した主観的な不快な経験と定義される）に直面することを予期すべきである．多くの有益なアプローチがある．倫理的な苦悩に働きかけ，倫理的なジレンマを解決する行動計画には以下のようなものがある．

1. AOTA の指針を見直す[2,4,5]．
2. 施設の倫理委員会や審査委員会に指針を求める．
3. 同僚や仲間，地域に働きかけ，共に倫理的な疑問点を明らかにして議論し，解決策を定形化する．

倫理的配慮

臨床実践において倫理的な意思決定をするためのプロセスには，以下が含まれる[58]．
1. 問題について十分な情報を収集する．
2. 行動と結果も含め，問題点を明確に表現する．
3. 理論的構成概念と理論的原理を用いて，問題を分析する．
4. 実践的な選択肢を探す．
5. 問題点に働きかける行動計画を選択し，実施する．
6. 過程と成果の効率性を評価する．

[要約]

作業療法の過程は，処方で始まり，サービスの中止で終わる．別々のステージとして，評価，介入，成果と名づけられているが，その過程はよりらせん状であり，階段状というよりも循環型である．評価・介入・成果の過程は，相互に影響し合い作用し合っている．これは新人にとっては，分かりにくい

かもしれないが，これはクリニカルリーズニングのまさに特徴なのである．

　提供されるサービスの形態を決定する際に，同時に異なるタイプのクリニカルリーズニングを適用する．手続き的リーズニングを用いながら，治療の段階を通じていかに進めていくべきかを論理的に分析し，作業療法士は同時にクライエントといかにうまく協働できるかを考える．さらに，作業療法士は将来の状況について予想されるシナリオを考える．熟練の臨床家は，クライエントがいかに障害を理解しているかを明らかにしようとし，また叙述的アプローチを用いて，クライエントが抱く治療の有益性のイメージを捉えようとする．このプロセスは，現在の保健医療の領域で注目が高まっている実用的アプローチにも影響を受けている．

　作業療法の専門職は，クライエント中心の実践を支持しており，クライエントを評価から意思決定のすべての段階に従事させる．この理想を臨床的に現実化するには，作業療法がそれぞれのクライエントを共同の参加者として位置づけし，目標を明確にして優先順位をつけ，介入方法の検討および選択においてクライエントを支援しなければならない．

　作業療法士と作業療法助手は，それぞれに特定の責任があり作業療法過程の中で重点を置くべき領域がある．作業療法士は，作業療法過程の監督者であり指導者であり特定の業務と段階を，資格をもった作業療法助手に委任する．作業療法補佐も，作業療法サービスの届く範囲を拡大するために用いられる．

　一般に，効果的な実践には他の専門職のメンバーとの協働が含まれる．このことから，作業療法士は，介入の場面，他職種の実践領域，適用する法制度，保健医療に関する規定や，それぞれの場面に影響を与えるであろうその他の要素（例，文化，性格，歴史）について考慮する必要がある．

　現代の保健医療では，倫理的な問題が増大している．AOTAは指針その他の情報を提供している．実践家は，施設や地方の情報も考慮し，倫理的な懸念についてそれを明確にし，解決する積極的な役割をとることが勧められている．

第2節：身体障害に対する臨床現場

　身体障害をもつ個人は，さまざまな臨床現場で作業療法サービスを受ける．これらには，救急病院，急性期病院，亜急性期病院，外来クリニック，高度看護施設（skilled nursing facilities），介護つき入所施設，在宅医療，日帰り治療（day treatment），地域ケアプログラム，クライエントの職場などがある．サービスが提供される物理的な場所の違いにかかわらず，作業療法士は，背景状況の違いを超えて人々の参加を支援するために作業遂行を促進することに焦点を当てるべきである．作業療法実践者は，さまざまな臨床現場で遭遇する支援と，同時に制約について留意すべきである．

　臨床現場というのは，作業療法の介入が生じる環境であり，それを取り囲む社会的・経済的・文化的・政治的状況とともに物理的な設備や構造のことを指す．それぞれの臨床現場における作業療法サービスの提供に影響するいくつかの要素には以下のようなものがある．（1）政府による規制，（2）医療費支払いの規則による経済的現実，（3）クリニカルパスやその他の臨床上の手順による職場の圧力，（4）常識的であり妥当だと考えられているサービスの範囲，（5）スタッフがこれまでに築いてきた伝統や文化．

　加えて，建物，温度，湿度，使われている色や素材，場所のレイアウト，備品や照明といったような物理的側面もある．実践家は，背景状況が評価や治療介入の際のクライエントの遂行に影響するということに常に気をつけていなければならない．臨床現場の状況はまた，実際に可能な介入のタイプにも影響する[53]．在院日数や訪問回数の制限によって，作業療法実践者は，割り当てられた時間内に成果を出すことができる介入であるかどうか，注意深く検討することが求められる．それぞれの臨床現場に，個々人の作業や活動への従事能力に影響する独自の物理的，社会的，文化的状況というものがある．これらの環境の特徴は，クライエントが他の臨床現場でどのように行動するかを計画する際に考慮すべき重要な要素である．たとえば，家庭ではすべてを管理していた人が，救急病院では，ほんの小さな決断も放棄するかもしれず，そのことが受身であり決断

表 3-2 臨床現場の比較

臨床現場の種類	サービスが提供される期間	作業療法サービスを必要とするクライエントの状態の例	この現場で用いられている典型的な作業療法アプローチの例	サービスの頻度
救急病院	数日〜1, 2週間	急性損傷，急性疾患，慢性疾患の悪化	能力や技能の回復，活動や環境の修正，退院後の状況に焦点を当てた障害の悪化の予防	毎日
急性期リハビリテーション	数週間	神経学的，整形外科的，心疾患および全身の病状	能力や技能の回復，活動や環境の修正，作業遂行に焦点を当てた障害の悪化の予防	1日3時間×毎日
亜急性期リハビリテーション	数週間〜数カ月	神経学的，整形外科的，心疾患および全身の病状	能力や技能の回復，活動や環境の修正，作業遂行に焦点を当てた障害の悪化の予防	毎日〜毎週
高度看護施設	数カ月〜数年	神経学的，整形外科的，心疾患および全身の病状	能力や技能の回復，活動や環境の修正，障害の悪化の予防，現在の技能の維持	毎日，毎週，毎月の相談業務
在宅および地域に根ざした臨床現場	数週間〜数カ月	神経学的，整形外科的，心疾患および全身の病状	能力や技能の回復，活動や環境の修正，作業遂行に焦点を当てた障害の悪化の予防	毎日〜毎週
入所施設と地域の介助付き住宅	数カ月〜数年	神経学的，整形外科的，心疾患および全身の病状	能力や技能の回復，活動や環境の修正，障害の悪化の予防，現在の技能の維持，健康増進	毎週，毎月の相談業務
在宅ヘルスケア	数週間〜数カ月	神経学的，整形外科的，心疾患および全身の病状	能力や技能の回復，活動や環境の修正，障害の悪化の予防	毎週
外来通院	数週間〜数カ月	神経学的，整形外科的，心疾患および全身の病状	能力や技能の回復，活動や環境の修正，作業遂行に焦点を当てた障害の悪化の予防	毎週
日帰り治療	数カ月〜数年	神経学的，整形外科的，心疾患および全身の病状	能力や技能の回復，活動や環境の修正，障害の悪化の予防，現在の技能の維持，健康増進	毎日，毎週
職場	数週間〜数カ月	神経学的，整形外科的，心疾患および全身の病状	能力や技能の回復，活動や環境の修正，作業遂行に焦点を当てた障害の悪化の予防	毎週，毎月の相談業務

力がないかのような誤った印象を与えてしまう[14]．以下の項では，身体障害を有する人に作業療法サービスが提供される実践現場について説明する．表3-2は，さまざまな現場で用いられているアプローチ，サービス提供がされる時間の長さ，サービスの頻度を比較している．臨床現場が異なっても，典型的なクライエントの状態は実質的にさほど違いがないにもかかわらず，クライエントのニーズに合わせてアプローチが異なることに注意してほしい．治療的環境や臨床的アプローチの改善提案が示されている．

■保健医療の連続性

身体に障害をもつクライエントにとって，常に連続的であるとは限らないが，さまざまな施設が連続したケアを形づくっている．作業療法の処方を受けた身体障害者は，この連続線上のいずれかの時点で保健医療のシステムに入るが，後に挙げるさまざまな臨床現場に必ずしも向かっていくとは限らない．救急病院に入院していたクライエントが，床上動作や移乗，セルフケアの訓練を処方されるかもしれない．状態の重症度や改善の見込みによって，クライエントはリハビリテーションプログラムに入ってい

るかもしれないし，または日帰り治療プログラムに入っているかもしれない．在宅ケアと外来通院の作業療法士が，作業遂行を最良の状態にするために未解決の問題を解決し，家庭環境を修正するために同一の人に対応することがあるかもしれない．クライエントが仕事に戻れば，労働環境や作業内容の改善に関する評価やアドバイスなど作業療法サービスから利益を得ることができるであろう（第13章参照）．救急救命室および急性期ケア，つまりICUから入院そして通院リハビリテーションまで一連の保健医療サービスを提供している病院もある．また，通院リハビリテーションサービスのみを提供している臨床施設もある．

入院施設

クライエントが宿泊しながら看護やその他のヘルスケアサービスを受ける施設を「**入院施設**」と分類する．

救急処置入院施設

救急処置（acute care）入院施設にいるクライエントは，通常は，心臓麻痺，熱傷，頭部外傷などのように入院に至った健康状態の急変があった場合か，または，多発性硬化症のような慢性的な状態が悪化した場合である．慢性的に進行するような状態が急激に悪化することにより，クライエントは予期せぬ長期にわたる障害の増悪という予後に直面するのである．クライエントは，状態の重症度によっては，生命維持のケアが必要となるかもしれない．ホスピスから支援を受けてなんとか自宅療養している末期患者は，痛みの管理やカテーテル留置のために，または死が目前に迫った時，救急入院が必要となるかもしれない．このような場合には，クライエントのホスピスでの目標を明確に提示し，病院のスタッフは，それを尊重しなくてはならない（ホスピスケアについてのさらなる情報は，この章の後の高度看護施設の部分，および第45章を参照のこと）．

救急入院は，特に予定されていなかった場合には，クライエントの背景状況に急激な変化をもたらす．入院により，以前の社会的な役割をあきらめなければならないかもしれない．救急処置病院でサービスを提供する場合には，経済面，仕事や教育の中断といった外的なストレスについて考慮しなければならない．自分の生活をコントロールしていたと感じていた人が，入院を必要とする環境によってコントロールされるようになってしまう．ノラの例でいえば，環境をコントロールし，妻として母としての役割を果たしていた能力に急激な変化が生じた．彼女が頭部外傷を受けた時には，救急救命室に運ばれ，状態を安定させるためにICUに移され，経鼻胃栄養（NG）のチューブとカテーテルの両方が入れられていた．ICUでの2日目には，作業療法士がノラの排痰能力と唾液の嚥下能力を評価した．彼女は，栄養の大部分をNGチューブを通して得てはいたが，ネクターのような濃度の高い液体は飲み始めても良いという許可が出た．3日目に，血圧や心拍数などのバイタルサインが安定した際に，継続して治療を受けるために急性期リハビリテーション施設に移動した．

救急処置施設で働く作業療法士には，おおまかに3つの役割がある：教育，リハビリテーションプロセスの開始，相談業務である[12]．教育とは，安全面での予防措置と活動分析である．リハビリテーション施設に転院する予定のクライエントに対しては，リハビリテーションサービスが開始されるであろう．相談業務では，退院後の環境面や救急病院を退院した後のクライエントのニーズに焦点が当てられる．熟練した作業療法士は，病院と地域で得られる資源についての知識があるため，クライエントの進歩を促し成果を期待できる，よりよく調整された効果的な介入計画を提供することができる．たとえば，1人暮らしのクライエントが退院するに当たり，食事の準備ができそうになければ，作業療法士はソーシャルワーカーにコンタクトをとり食事の宅配を調整してもらう．その他の例には，急に退院する予定となったクライエントを作業療法士が評価したところ，そのクライエントは衝動的に行動しやすく，自分の行動の結果がどうなるかを深く考えることができず，セルフケアの課題を行う際に混乱していることを発見できた例がある．この例では，作業療法士はこれらの懸念を退院コーディネーターや医師に伝えている．ソーシャルワーカーは，家族の支援が得られるかどうか相談を受けており，クライエントにとって適切な環境の支援が得られるかはっきりするまで退院を延期するかもしれない．

急性期病院への入院はクライエントにとって，ス

トレスが多く，苛立たしいものである．病気のために家を離れ，睡眠を妨げられ多数のテストや検査を受けており，クライエントは社会的に機能低下した環境にいるのである．頻繁な処置や治療介入のために，睡眠を奪われ過度の刺激を与えられる．クライエントの中には，ICU で 2～3 日過ごした後，見当識に顕著な困難を示し，混乱し，動揺し，取り乱す人もいる[54]．これは ICU 精神病と呼ばれ，クライエントは不安と混乱に加えて，幻覚を経験する場合もある．クライエントにこれまでにも見当識障害や混乱の症状が発現したことがあるかどうか，つまり，これら混乱が ICU への入院による見当識への影響によるものであるかどうかを決定するために，クライエントの病歴を確認すべきである．入院後自宅へ戻れるかどうか，誰がその後のケアの手助けしてくれるのか，また愛する扶養者のケアを誰がするのか，といった心配事がクライエントにストレスを与えるかもしれない．

　急性期病院には，クライエントにとって困難な多くの物理的環境要因がある．しばしば，クライエントの周りにはいくつものモニターが置かれ，作業への従事を困難にするような酸素飽和度モニター，心機能モニター，動脈ライン，カテーテルなどのチューブが挿入されている[36]．病室とその他の器具類の並べ方が，クライエントの作業遂行に一層影響を与えている．敷物がないこと，床の表面が滑りやすいことが，クライエントの移乗や歩行時に障害となる．高齢者の転倒事故発生率は，地域や高度看護施設よりも急性期病院においての方が多い[18]．

　救急処置施設で作業療法介入を行うことは，作業療法士にとっても困難が伴う．なぜなら，ADL を行ううえで自然な環境ではないクライエントの病室にて，しばしば評価をする必要があるからである．さまざまな活動は，カテーテルや栄養チューブ，モニターにより影響を受けるかもしれない．同様に，いくつかのセルフケア活動におけるクライエントの行動は，家庭にはある外部刺激がないことや，病院の設備の物理的特性によって人工的に強化される．たとえば，あるクライエントは，自宅に 3 匹の元気な猫を飼っており，滑りやすい床の上に数枚の小さな敷物を敷き，トイレから数フィートのところにとてもやわらかいベッドが置いてあり，このトイレは大変狭い．この状態ではクライエントは，病院に比べて夜中にトイレに行くのにはるかに困難が伴う．病院には敷物はなく元気な猫もおらず，多くの場合，安全にトイレ動作ができるように設備が整えられている．介入の間，家庭での環境を部分的に模すために，作業療法士はベッドを平らな状態にし，手すりを外し，クライエントの自宅により近づけるためにベッドの高さも低くした．それ以外の課題，たとえば，障害物として猫を持ち込むとか，敷物を床に置くなどを取り入れることはほとんどの病院では難しいであろう．家庭環境について，クライエントから得た情報とともに臨床的な経験と判断を用いれば，作業療法士はクライエントの自宅での行動をほぼ予測できるに違いない．しかし，在宅ケアの作業療法士への依頼の中で，クライエントの自宅における作業遂行の評価や環境の利用しやすさの評価などもアドバイス可能である．

　救急病院はまた，作業療法士にとって独特な経済的，社会的，物理的な課題を提供する．医学的な治療介入というのは，医学的に状態が安定することを促し，安全で一時的な退院を可能とすることに向けられている．救急病院に入っていた人が，退院する日にはじめて作業療法サービスを受けたということも珍しいことではない．この 1 回の訪問で，作業療法士は作業療法の役割を伝え，作業プロフィールを作成し，クライエントが退院後の環境の問題点や利点を見つけ出す手助けをするのである．クライエントと家族は，クライエントが自宅で何が必要かを特定するために作業療法士を頼りにする．作業療法士は，クライエントと家族と協力し，救急病院からの退院後に考えるべきことや懸念を明確にすることによって，介入の優先順位を考えなければならない．介入計画には，耐久医療用装置の購入や，今後の介入について，入院リハビリテーションや高度看護施設，外来クリニック，在宅ケアへの引き継ぎも含まれる．ヘルスケアチームの他のメンバーと連絡をとり，懸念事項を検討することにより，作業療法士はアドバイスの実行を促すことができる．

入院リハビリテーション施設

　クライエントは，1 日数時間（通常 3 時間）の治療に耐えることができ，リハビリテーションによって利益があると見なされると**入院リハビリテーション施設**に転院する可能性がある．リハビリテーショ

ン施設は，急性期と亜急性期に分けることができる（以下を参照）．クライアントは一般的にこれらの施設への入所時には，医学的な状態は安定し，救急病院で受けていたサービスと比べると救急医療の処置の必要性は低い．痛みがあるとクライアントの遂行に影響を及ぼすので，これらの施設では痛みに対処しなければならない．ADLの遂行は，クライアントが痛みにどれだけ適応できているかに影響され，またセルフケアの課題を遂行するのに必要なエネルギーのことも考慮しなければならない（痛みについてのさらなる議論は第27章を参照のこと）．

　ノラは急性期リハビリテーション施設への入院中，作業療法を1日に2回，言語聴覚士と理学療法士のサービスも毎日利用していた．これらのサービスは，クライアントが目指す成果を得られるように調整されていた．急性期のリハビリテーション施設ではよくあることであるが，ノラは普段着に着替え，食堂のテーブルで食事を摂るように求められていた．この急性期リハビリテーション病院の環境面の特徴は，救急病院にはない社会的な要素も提供していた．

急性期リハビリテーション施設

　クライアントが医学的に安定した状態になり，1日にいくつか組み合わせた治療を3時間ずつ，週に5～6日利用できる状態になると，急性期の入院リハビリテーション施設に転院するかもしれない．クライアントは，この施設でもある程度の急性期の医学的ケアがまだ必要である．**急性期リハビリテーション**施設の平均在院日数は，さまざまなクライアントのニーズに合わせて2～3週間と幅がある．急性期リハビリテーション施設からの通常の退院計画は，よりケアの必要量を少なくすることである〔例：在宅サービスや個人的に雇った介護者（personal care attendant）などの援助を得ての入所施設や自宅でのケアの水準とすること〕．

　障害への適応のプロセスは，クライアントが急性期リハビリテーション施設に入る時までに始まっている．クライアントが作業の領域に参加し始めるので，弱点と強みがより明確になる．障害を負ってから以降の機能の改善が起こっているかもしれない．リハビリテーションセンターの中で，多くのクライアントは同様の障害をもつ他者と新たな社会的関係を築く．これらの関係の利点は，他者の進歩によって情緒的に支援され，励まされるということである．リハビリテーションでは，介入はクライアントの生活にとって重要だと見なされる役割や作業に重点を置く．たとえば，若者が仲間と社会的役割を再構築し，親が責任をもった子どものケアを再開することなどである．

　急性期のリハビリテーション施設の病室は救急病院のものと同様であるが，クライアントはしばしば，家族や友人に写真や掛布団などを自宅から持ってきてもらい，自分の空間を自分らしく整えるように勧められる．この施設では，クライアントはパジャマよりもむしろ普段着を着るように求められている．クライアントが選択する衣服は，たいてい着やすい遊び着である．作業療法実践家は，クライアントが退院後に再開するであろう作業役割において着ることが予想される一連の衣服について考慮し，たとえばネクタイや前開きボタンのシャツや必要ならばストッキングなどの適切な衣装についても更衣の練習を含めねばならない．たいていのリハビリテーションセンターには，生活環境を模した，居間や台所，寝室や洗濯機などがある．これらの環境は，クライアント自身の家を正確に模したものではないかもしれない．たとえば，洗濯機と乾燥機が，コインで動くもので正面から洗濯物を入れるのではなく，横に並んでいて上から洗濯物を入れるようになっているのかもしれない．また，施設内では台所は車いすでも使用できるようになっているかもしれないが，自宅ではそうではないかもしれない．リハビリテーション施設で接する散乱した物や，騒音や器具にしても，クライアントの自然の環境とはしばしば異なる．

　地域へのアクセスも，通常，急性期リハビリテーション施設に入院中に評価される．都市部の施設では，病院近くに商店やレストランや劇場などが位置しているため，こうした地域の訓練をよりスムースに行える場合もある．病院の周辺の地域は，クライアントの近所とは異なっているかもしれないが，それでもこの経験はより自然な環境を経験する機会となる．

　リハビリテーション施設の文化はクライアントの遂行と目標達成に焦点を当てている．リハビリテーションチームがクライアントの視点に敏感になり，

それらを介入計画に組み込まなければ，クライエント自身の文化はリハビリテーション過程の中で傷つけられてしまう可能性がある[15]．たとえば，ある文化では，病院は休息の場であり，クライエントは受身であると考えている．ADL の遂行にクライエントが従事することは，クライエントや家族が期待することと間接的に対立することになりうる．文化的な視点が衝突すれば，非現実的な目標となるかもしれない．どのような現場でも同様であるが，目指す成果に到達できるかどうかは，明確なコミュニケーションがとれているかということと，クライエントにとって適切で意味のある目標が見出せているかによる[65]．

急性期の入院リハビリテーションプログラムを終えると，自宅に帰り在宅サービスを利用するクライエントもいる．残念ながら，在宅サービスを受ける資格のある人がすべてこのサービスを利用できるわけではない[51]．作業療法士は，クライエントが急性期のリハビリテーション施設から退院する際に，必要なサービスを確実に受けられるよう，退院計画の立案に積極的に参画すべきである．クライエントの中には，急性期リハビリテーション施設から，継続したサービスを受けるために亜急性期リハビリテーション施設に移動するよう紹介される人もいる．急性期と亜急性期リハビリテーション施設には，いくつかの類似性がある．亜急性期の施設に見られる主な違いについて次の項で論じる．

亜急性期リハビリテーション

亜急性期リハビリテーション施設は，高度看護施設内や救急の医療的治療を提供しない施設内にある．作業療法士が，亜急性期の現場で評価や治療のために利用できる設備は，急性期のリハビリテーション施設で見られるものとほぼ同等である．介入の焦点は，機能の回復に働きかけることである．そして，ゆっくりとした変化であるかもしれないが，作業療法士は作業遂行を促進するような環境の調整の必要性も考慮しなければならない．亜急性期の施設の在院日数は，1週間から数カ月までとさまざまである．この施設はまた，短期の高度看護施設としても知られている．クライエントは，亜急性期のリハビリテーション施設を退院すると，よりケアの少ないところへと退院していく．

介入サービスのペースはさまざまであり，1日3時間の治療は必須ではない．クライエントの耐久性が治療の頻度と実施時間に影響する．クライエントは着実に進歩するが，急性期のリハビリテーションに比べると，ゆったりとしたペースである．

多くの亜急性期リハビリテーションプログラムが，高度看護施設にあるため，クライエントの病室仲間の多くは，積極的にリハビリテーションを行っている人というよりは，回復期にある．このことは，介入計画を立てるに際して，もう1つ考慮すべき変数があることを示す．つまり，社会的な環境が必ずしもその施設で提供されるリハビリテーションサービスへの参加を支援しないのである．スタッフは，高度看護を提供することをより重視し，自立というリハビリテーションの目標に向けて同等の努力をしない可能性がある．

高度看護施設

高度看護施設とは，Medicare（老人医療保険制度）および Medicaide（低所得者医療扶助制度）における「高度看護ケア」のリハビリテーションサービスを含む基準を満たす施設である．亜急性期と短期のリハビリテーションプログラムは高度看護施設の中に位置しているが，亜急性期のリハビリテーションプログラムに属していない人に対しても作業療法サービスは提供される．それらは長期の高度プログラムとして知られている．多くの入居者（長期療養型施設に居住する人たちに対する名称）は，人生の残りの時間，高度看護施設にとどまる．自宅に退院する人もいる[11]．目標は，自立と意味のある作業の追求に向けられるべきであろう．また環境調整を通して作業への従事を促すことも含まれるかもしれない．たとえば，黄斑変性症のクライエントは余暇活動として，拡大印刷したものを読んだり，拡大したトランプで遊んだりすることがある．適切な場合には，ホスピスサービスもこの種の施設に含まれるかもしれない[72]．ホスピスケアでは，医師が「このクライエントはおそらく6カ月以内の余命である」(p.8)[72] ということを文書に記すことが必要である．提供されるサービスは，リハビリテーションに焦点を当てるのではなく，代わりに，緩和ケアや環境調整を行っている．ホスピスのクライエントに対する作業療法サービスは，環境の調整や支援や改

善を通して作業に参加することに働きかけるべきである．たとえば，ホスピスのクライエントが大切な人たちに思い出を記したノートを作成しているので，作業療法サービスでは（その思い出となる）余暇活動に参加することを働きかけることができるであろう．

　高度看護施設の物理的・社会的環境は，自然なADLの遂行を妨げるかもしれない．クライエントは，セルフケアを早く済ませるためにより多くの介助をしばしば受けるが，この介助は作業遂行への従事を促すということに焦点を当ててはいない[64]．高度看護施設で行われた研究では，認知面に重度の障害があるクライエントであっても，ADLにクライエントが参加することを促す介入は効果があることが報告されている．クライエントのセルフケアへの参加度が増しただけでなく，混乱した行動も減少したとのことである．

　高度看護施設では障害の状態に極端な違いが見られる．重度で恒久的な障害をもつ入居者を見ることによって，新しく障害を負った人たちが，自分自身の予後や状態について否定的な予測をする可能性がある．高度看護施設（そこのほとんどの入居者は高齢者である）に入ったまだ若い成人は，孤独や見捨てられた感じをもち，それが遂行状態にマイナスの影響を与えてしまう．友人もこの施設をあまり訪問しなくなる．家族や友人は，その人が他の施設にいた時よりもあまり期待を抱かなくなるであろう．地域の友人とのつながりを保つことは，クライエントがこの関係を積極的に追い求めるために必要である．入居者とともに，現実的で意味のある希望と目標を見つけ出すことを促す作業療法士は，より前向きな視野や目指す目標を設定できるであろう．家族は，地域のさまざまな集まりに送迎するという協力をすることで，外部との関係を支援できる．

地域に根ざした臨床現場

　この臨床現場では作業療法士はクライエントの自然な物理的，社会的，文化的環境にしばしば働きかけることができる．地域の現場で提供されるサービスは，技能の獲得や習慣の形成を促すだけでなく，その背景状況での作業への従事を促すことができる．**地域に根ざした現場**には居住の側面はあるが施設に入所しているわけではない．クライエントはこの地域に根ざすサービスを受けている間も，自宅に居住している．

在宅ケアおよび地域に根ざした臨床現場

　頭部外傷や脊髄損傷などの外傷を負ったクライエントにとって，急性期のリハビリテーションプログラムに代わるものは，在宅ケアや地域に基礎を置く治療プログラムである．このタイプのプログラムは，クライエントの自宅や地域において集中的なリハビリテーションを提供するものである．クライエントは包括的なリハビリテーションサービスを受け，自宅，学校，職場や地域などクライエントの通常の環境において，日々の活動の技能を獲得する．このことにより，成功した機能的な成果が得られる可能性が高くなる．

　たとえば，ノラの場合，クリニックや急性期リハビリテーション施設よりも，自宅や地域で課題に取り組む方が有益であった．クライエントは，自然な物理的，社会的，文化的環境において行動をするのである．スケジュール管理はクライエントのコントロール下にあり，介入の治療時間や頻度は，目標によって異なる．クライエントの日々の日課（入浴，子どもの服を着替えさせる，日用品の買い物，さまざまな家事）を作業療法士が一緒に行うという朝の治療時間を設けることも可能である．

　目標達成のために練習が必要な場合には，リハビリテーション技術者や補佐は，作業療法士が立てた特定の限られたプログラムを実践するように求められるかもしれない．クライエントとともに多くの時間を過ごす技術者は，プログラムがうまくいっていない時に，自分の洞察力を提供することができる．なぜならそのプログラムは，クライエントのライフスタイルの自然な背景状況を妨げているからである．介入方法をこれらのライフスタイルに合うよう調整することで，より良い臨床的な成果が確実とな

作業療法実践ノート

作業療法士は，自宅にある自然な社会的，文化的側面に，介入を適応させることができなくてはならない．治療が終わり，作業療法士が去れば，物事は自然の状態に戻るのであり，自然な社会的・文化的な秩序を変えようとすることは賢明ではない．

るであろう．

中間ケア施設（入居者ケア）

　一般的には，**入居施設**は自宅の環境により類似している：入居者は予後によっては終生居住するかもしれないし，一時的な居住になるかもしれない[57]．入居者の年齢や障害程度や診断名さえも類似している場合が多い．クライエントは日々行う集中的な医療ケアは必要ではないが，クライエントの安全と見守りというクライエントのニーズに24時間応えるために介護者が配置されている．毎日の作業療法サービスの利用は可能ではなく，リハビリテーション技術者は，ADLやIADLや余暇活動などに働きかける介入計画のうち，あまり技能を必要としない部分を実施するであろう．しばしば，クライエントはこれらの課題の一部に常に介助が必要であり，個人的に雇った介護者や技術者が行動や課題の一部を完成させる．作業療法士は，この背景状況における遂行上の重要点を明らかにする．夜間のセルフケアを安全な指針に則って行うことや問題解決，スケジュール管理，クライエントの遂行などに問題がある場合には，作業療法士が全体を見直し，話し合いがなされる．介入計画は，このように近くで見守る中で行われていることから，自立を促すように修正することは比較的容易である．

介助つき住宅，入居施設

　介助つき住宅（assisted living unit）は共同住居という環境の中で，保健医療サービスを提供する．クライエントはアパートや小さな家に居住し，そこでは毎日1食かそれ以上の食事が提供され，必要に応じて服薬管理サービスも提供し，24時間の支援が利用可能である．一般に，これらの施設は年齢制限があり，入居者は55歳以上であるか，または，夫婦であればどちらかが55歳以上でなければならない．クライエントは，通常，他のタイプの施設に移動しようとは考えず，しばしば介助つき住宅の中に居住場所を所有するか，借りるかを求められる．大抵の介助付住宅には年齢制限があるため，居住者が自分の場所に住み続けられるように，社会的また環境的支援がある．たとえば，アパートや小さな家では，風呂場やウォークインクローゼットの中に手すりが備えつけられている場合がある．

　この種の臨床現場では，作業療法サービスは，この環境に住み続けるために必要な生活習慣や日課を維持し，増強するために提供される．これには，更衣動作や，身だしなみや衛生管理や単純な家事動作などがある．家事の一部は，この介助つき住宅で提供されるサービスが担当する．たとえば，介助つき住宅ではタオルやシーツなどの洗濯サービスは行うが，自分の衣服の管理は入居者が責任を負う．介助つき住宅によっては，すべての食事を提供するところもあるが，1食のみしか提供しないところもあり，その場合は，そこに住み続けるには簡単な食事準備技能が必要である．作業療法士がクライエントとともに介入計画を立案する前に，その施設で何のサービスが利用可能であるかを確認することが大切である．これらの環境に居住している人にとって重要な作業の追求は余暇活動であろう．読書のための拡大鏡や拡大印刷したトランプやテレビの大型リモコンなどの環境面の支援がこの種の現場で余暇活動をするチャンスを提供することになる．

在宅ケア

　在宅ケアはクライエントの自宅でサービスを提供するものであり，最も自然な環境で介入を行うことができる．Blue Cross of Californiaは，意味のある治療成果とは「その成果において，患者が達成した活動レベルが，患者が自宅や職場にて最も効果的に機能するために必要であること」[71]と定義している．病院から自宅へ戻るクライエントは，自宅で生活上の役割を再開する．作業療法介入の焦点は，これらの役割への参加を支援することである．

　訪問する作業療法士は，クライエントの家では「お客様」であり，お客様であることに伴う一定のルールに従う必要がある．たとえば，その家族は家の中では外履きの靴を脱ぐ習慣があるのかもしれず，その場合には作業療法士もこの習慣を尊重し，これを実践しなければならない．食事，起床，睡眠のスケジュールもクライエントと家族によって決まっているだろう．訪問の予約は，家族の日課を大切にし，毎日のスケジュールを乱すべきではない．たとえば，クライエントは昼食に食事をたくさん食べ，夕食には少ししか食べない習慣があるかもしれない．この場合は，食事準備に関する介入もこの日課を守るように計画しなければならない．

セルフケア，家事，調理という課題を自宅という環境で評価すると，クライエントが日々直面する課題がより明らかとなる．毎日の生活の中で使用している慣れ親しんだ衣服，家具，設備，道具がそこにあり，動作を導き遂行を促す．しかし，家具を移動することで，物事をクライエントにとってより利用しやすく安全にすることもあるが，逆に家庭内で使用されている道具を修正することで，見当識を悪化させ，より混乱させるかもしれない．ペットの世話をし餌をやること，誰かが来た際に安全にドアを開けること，1週間分の買い物リストを決めることなどは在宅の現場で働きかけるべき事柄であろう．入浴のようなセルフケアの課題は，自然な環境で，適切な家の改造などが済んでから働きかけることができ，それによりクライエントの他者への依存度が減少するであろう[27]．

在宅ケアの作業療法士は，社会的また家族の支援があるかないかが，容易に分かる．入院中には孤独そうで支援されていないように見えた人たちも，自宅では支援をする友人や家族のネットワークをもっているかもしれない．逆に，病院で頻繁に訪問者があった人であっても，障害の現実が自宅に及ぶと，見捨てられてしまうかもしれない．

在宅ケアサービスを受けているクライエントは，概してADLのある側面の介助を必要とする．家族介護者のほぼ20％は，家の外ではフルタイムの仕事についている[9]．これらの介護者はクライエントの1日のほんの一部しか都合がつかず，不在の間のクライエントの安全面をまず第一に心配している．

ストレスは介護者によく見られる．レスパイトケア（respite care：息抜きケア），これは数時間から数日の間，一時的にクライエントを代わりの介護者の介護と見守りの下に置くというものであるが，これにより介護者に必要な休息を提供することができる[9]．障害をもつ人を自宅で介護するということは，決して容易なことではない．ボックス3-2は，在宅クライエントを取り巻く懸案事項を示している．アルツハイマー病のクライエントの家族に対し，家屋改造，介護者指導，地域資源の紹介などについて，それぞれに合わせた作業療法のアドバイスをしたところ，負担感が減りQOLが向上したと介護者は報告している[23]．

クライエントの自宅環境を見ることにより，作業療法士は環境調整についてアドバイスをすることができ，それらが実践されたことを確認し，その改造をクライエントのニーズに最も合うようにさらに修正することができる[35]．家具や皿，入浴用品を移動することなども含めた自宅の物理的改造は，クライエントの承諾を得ずに行ってはならないし，専門家とクライエントの協力関係を保ちながらのチームアプローチによって最も良く検討することができる[59]．もし，クライエントが家族や友人の家にいる場合，家の所有者の承認もまた得なければならない．

クライエントと家族は，自宅の環境を管理している．環境を調整する前に了承を求めなかった臨床家

ボックス3-2　自宅にて障害者の介護をする際に考慮すべきこと

必要とされるケアの量とタイプ
長期的なものか一時的なのか，注意深く見守ったり介助するのか，またはそれは最低限でよいのか，介護者が利用できる援助，代替的な解決法，クライエントに関するまた必要とされるケアに関する個人的な感じ方（身近な介助 対 家事）．

家族への影響
配偶者，子どもやその他の自宅に住んでいる人々への影響，決定をするに際して家族を巻き込むことがどの程度可能か．

環境への配慮
家屋を改造する必要性とその可能性，改造の費用．

仕事と財政面
家族が通院のために休暇を取ることができるか，仕事を辞めることができるかということと，その必要性：利用できるメリット．

（Visiting Nurses Association of America：Caregiver's handbook：a complete guide to home medical care, New York, 1997, DK Publishing）

は，すぐにクライエントとの関係が悪くなるであろう．作業療法士から見れば転倒の危険因子に見える敷物も，クライエントの子ども時代からの家の貴重な思い出の品なのかもしれない．クライエントと家族に了承を得る努力をし，また選択肢を提示することで，作業療法士は心の通ったコミュニケーションを始めることができるのである．敷物の下に滑り止めマットを敷けば敷物の上を安全に歩くことができる．また，その敷物を壁のタペストリーとして吊るすことも1つの解決策であろう．これによりもっと目立たせることができると同時に，クライエントが損傷を受ける可能性も少なくすることができる．

　在宅援助を行う保健医療専門職は，倫理的ジレンマ，概して安全面に関するジレンマに遭遇することがある[52]．作業療法士は安全面の危険に関する事柄を解決するために最良な方法を決定しなければならない．クライエントやその他の家の住民の安全性が危険にさらされる際には，火災と健康の危険について話し合い修正をする必要がある．外交的に，しかし率直に切り出すことで，作業療法士は一番の危険に対処し，許容される解決策を提示することができる．問題点を同定したり解決策を生み出す際に，クライエントや家族やその他のチームメンバーをそのプロセスに参加させることを特に勧める．

　ノラが，急性期リハビリテーションへの入院から自宅へ戻った際に，シーナが在宅ケアサービスの事業所を通じて作業療法サービスの利用を調整した．ノラとシーナと在宅ケアの作業療法士は，食事の支度，洗濯，子どもたちと遊ぶことについての懸念が，働きかけるべき最も重要な作業であると特定した．シーナは，ノラが急性期リハビリテーションプログラムから退院する前に自宅を訪問することはできなかったが，在宅ケア事業所を通じて継続したサービスを調整することはできた．在宅ケアの作業療法士は，ノラとともに食事の支度をする際の安全面を向上させる方法を検討し，洗濯や掃除の日常を簡略化する手助けをし，また自宅で子どもたちと一緒にできる余暇活動についての提案をした．

外来通院

　外来の作業療法は，病院や自営のクリニックにおいて，居住地にかかわらずクライエントに提供されるサービスである．この種の臨床現場でサービスを受けているクライエントは，医学的には安定しており，数時間の治療に耐えることができ，外来クリニックに通院できる人である．新たな障害に適応しつつあるクライエントが多いが，中には，長く障害を負いながらも機能状態の再評価や福祉用具に関連したことのために紹介されるクライエントもいる．このサービスで提供されるサービスの頻度は実にさまざまであり，週に数回のサービスを受ける人もいれば，数カ月に一度しか利用しない人もいる．サービスの頻度は，クライエントのニーズと外来クリニックで提供されるサービスによって決まる．

　入院時の治療に比べると，外来では，クライエントは治療のスケジュールをもっと自分でコントロールすることができる．送迎の問題と緊急の家族の事情により，クライエントが選択できるさまざまな時間をクリニック側は提示しなければならない．さもなければ，クライエントは他のクリニックを選ぶか，治療なしで済ますことにするだろう．

　外来の現場においてクライエントのADLとIADLの遂行の評価をするために，作業療法士は，この課題が自宅ではどのようになされるのかを探らなくてはならない[64]．外来クリニックでセルフケアの課題に取り組むことは，クライエントにとって気まずい感じがするであろう．クリニックに来る前に入浴や更衣動作に介助をしてもらった人は，治療で再度同じ課題に取り組むことに抵抗を示すかもしれない．課題や環境がクライエントにとって不自然で不適切に見えれば見えるほど，クライエントはうまく遂行しないであろうし，これらのニーズに働きかけるサービスから得られるメリットは少なくなる．

　外来クリニックで見られる物理的なデザインや道具は，介入するニーズのある障害に合わせてさまざまである．たとえば，ハンドセラピーのプログラムでは，訓練や活動のための治療テーブルとスプリント作製のための空間があるであろう．製造業のような作業に働きかけることを意図したクリニックでは，作業内容をまねた「ボルチモアセラピューティックエクササイズ」（BTE）のような特定の訓練用具をしばしば備えている．調理道具を備えた台所の設備や，入浴設備や居間，寝室などの治療用のアパートなどは，外来向けの臨床現場では，それほど一般的には見られない．

　外来向けのプログラムにおける社会的な環境は，

非常に独特である．クライエントは自宅や地域で生活を再開し，以前には予測できなかったり気づかなかった新たな問題点に気づくかもしれない．作業療法士が，問題を解決しスムーズに自宅での生活に移ることを進めてくれる協力者だと認められれば，クライエントや家族は心配事を気楽に話してくれるであろう．しかし，クライエントが，家で何とかやっていく能力がないためにどこかに移されることを恐れると，作業療法士に対して心配事をあえて隠そうとするであろう．前者の場合，クライエントと家族は，自分たちが状況を管理していると考えており，後者の場合は，管理や権力が保健医療専門職の側にあると考えている．外来で働く作業療法士は，上手にクライエントに自信をもたせなければならない．クライエントに意見を言ってもらうにお願いし，語られていないニーズを聞こうと耳を澄ますこと，これが，クライエントのコントロールをしているという実感を高める2つの方法である[35]．介入に関する選択肢を提供することもクライエントを大いに動機づけ，本人が望む課題で能力を向上させることになる．

日帰り治療

日帰り治療プログラムは，地域に根ざした臨床現場の中で一般的になりつつある．プログラムはさまざまであるが，根底にある哲学は，入院する必要のないクライエントに対して専門分野を超えた集中的な介入を行うことである[33]．日帰り治療を受けるクライエントは，典型的には自宅で生活しているが，ADLやIADLに支援や介助を頻繁に必要としている．ほとんどのプログラムはチームアプローチである．あらゆる分野の専門職が協力し合い，クライエントが目標に到達できるよう専門知識を分かち合う．クライエントは，頭部外傷や脳血管障害のような急性の外傷や疾患の後に続くより一層の機能的技能の回復を日帰り治療に求めているかもしれない．また，パーキンソン病やアルツハイマー病のような進行性の障害をもつクライエントの場合は，環境の調整を通じて作業への参加を継続できるようにすることでメリットがあるかもしれない．

多くの日帰り治療プログラムは，外来プログラムのような時間の制約なく計画されている．長期にわたる地域への外出や自宅や職場での介入は，目的を達成するための方法として用いられる場合もある．日帰り治療の現場では，作業療法士は自然な環境の中のクライエントへの介入を評価し提供する機会に恵まれている．

職場での治療

産業リハビリテーションは，被雇用者の労働現場という環境で行われる．職場での治療プログラムは，労働現場での外傷に関する被雇用者のニーズに対応するように作られた．外傷を受けた労働者は，作業現場で必要な作業遂行ができるようになる介入を受ける．これには，労働の耐久性をつけることや，腰痛防止，エネルギーを節約すること，作業の単純化などが含まれる．このアプローチにより，クライエントは働くという役割に戻ることができる．被雇用者がその現場で治療を受けていれば，さらなる外傷を防ぐ治療がより自然な環境で行われる．

労働現場の個人に作業療法サービスを提供することは，彼らが患者役割から労働者役割へと変化する手助けとなる．職場でサービスを提供する作業療法士は，その労働者の地位を損なわないようにしなければならない[34]．雇用者や同僚は，その被雇用者をクライエントとしてよりもむしろ労働者として見ている．守秘義務を守ることはなかなか困難である．というのは，同僚達は，あまり知らない作業療法士の顔が職場にあることで興味深く思ってしまうからである．作業療法士は，クライエント-作業療法士間の守秘義務を損なうような質問には決して答えてはならないことを忘れてはならない．頼んでもいないのに同僚からの医療に関するアドバイスや職場環境の改善要求などがあった場合，その被雇用者の担当医や管理者に伝えるのが良いであろう．

職場では，作業療法士はクライエントと相互に交流し合うだけでなく，同時に雇用者や保険会社とも交渉する．負傷した被雇用者に，職場環境調整のニーズやどのように生産性を維持するかについて雇用者と話し合うように勧めることで，作業療法士は仕事への復帰がうまく行くようにその道のりをつくり上げていく．作業療法士は，生産的な作業へのスムーズな移行を妨げている仕事に関連した問題を解決するよう進めながら，被雇用者と雇用者のニーズのバランスをとるように努力する．治療のための訪問スケジュールは，雇用者と被雇用者両者のニーズ

を満たしていなければならない．職場の訪問スケジュールは，自然な仕事の流れをできるだけ妨げないように組むべきである．

雇用者は，職場環境調整の財政面への影響を心配するであろう．雇用者は職場環境を調整する無限の資産をもっているわけではない．理にかなった適度の，必要な職場環境の調整が検討されるべきであろう．費用のかかる職場環境の調整の提案については，雇用者と話し合うべきである．作業療法士は，職場環境の調整を提案できるが，同じ設備を使用する同僚への影響も考慮しなければならない．一般的に，その被雇用者でない労働者に影響が及ぶ環境調整については，その被雇用者に選択肢として提示する前に管理者と話し合わなければならない．

伝統的なクリニックの臨床現場では，たとえば繰り返し手関節に運動による損傷を負う秘書は，痛みや浮腫の症状をコントロールするためにさまざまな手段による治療を受け，いろいろな動きをする際の関節や腱を保護するテクニックの指導を受けたかもしれない．その秘書が，職場にて作業療法サービスを受ける時には，より以上のメリットがある．関節や腱を保護するテクニックが，実際に日々の業務中に適用されるのである．クライエントの外傷は仕事場で起きているのであり，仕事により悪化もすれば防ぐことも可能なのである．労働者や職場における作業療法の役割については，第13章，第14章も参照のこと．

[要約]
　介入が行われる環境である臨床現場には，時間的，社会的，文化的そして物理的な環境の側面があり，それらが作業療法士と治療サービスを受ける個人にも影響を与える．それぞれの臨床現場の特徴を知り，環境がいかに作業遂行に影響するかを予測できれば，作業療法士はクライエントのニーズを最も良く満たすよう準備を整えられる．特定の介入場面で，作業療法士はクライエントとともに介入計画を立案するため，ケアの継続性について考慮が必要である．熟練した作業療法士は，クライエントとともに意味のある到達可能な目標を立て，そしてその目標を1つの臨床現場から次の臨床現場へと，意味ある成果を生み出すよう明確に伝える．それぞれの現場で，それぞれの個人がもつ独自のニーズに対し配慮することが非常に重要である．

[復習のための質問]
1. 作業療法過程の主な機能は何か？
2. 作業療法過程を導くために，どのような形態のクリニカルリーズニングを用いているか？
3. 理論，実践モデル，概念枠組みは，作業療法介入にどのような情報を与え，またそれをどのように支えているか？
4. さまざまなレベルの作業療法実践者（作業療法士と作業療法助手）の間で適切に責任が委任されるのはどのような状態か？
5. 作業療法補佐はどのようなサービスを行うことができるか？　何が限界であり，それはなぜか？
6. 作業療法実践者は，クライエントケアに関する他の専門職種と，どのように効果的に協力すべきか？
7. 作業療法実践の中で，頻繁に起こる倫理的ジレンマにはどのようなものがあるか？　そしてこれらについて，どのように働きかけ対応することができるか？
8. 身体障害の領域における作業療法サービスのさまざまな臨床現場にはどのようなものがあるか？
9. これらの臨床現場で，どのようなタイプのサービスが一般的に提供されているか？

引用文献

1. American Occupational Therapy Association: Clarification of the use of terms assessment and evaluation, *Am J Occup Ther* 49:1072, 1995.
2. American Occupational Therapy Association: Core values and attitudes of occupational therapy practice, *Am J Occup Ther* 47:1083, 1993.
3. American Occupational Therapy Association: Guide for supervision, roles, and responsibilities during the delivery of occupational therapy services, *Am J Occup Ther* 58:663, 2004.
4. American Occupational Therapy Association: Guidelines to the occupational therapy code of ethics, *Am J Occup Ther* 52:881, 1998.
5. American Occupational Therapy Association: Occupational therapy code of ethics, *Am J Occup Ther* 54:614, 2000.
6. American Occupational Therapy Association: Occupational therapy practice framework: domain and process, *Am J Occup Ther* 56:609, 2002.
7. American Occupational Therapy Association: Position paper: use of occupational therapy aides in occupational therapy practice, *Am J Occup Ther* 49:1023, 1995.
8. American Occupational Therapy Association: Standards of practice for occupational therapy, *Am J Occup Ther* 52:866, 1998.
9. Atchison B: Occupational therapy in home health: rapid changes need proactive planning, *Am J Occup Ther* 51(6):406, 1997.
10. Baptiste SE: Client-centered practice: implications for our professional approach, behaviors, and lexicon. In Kramer P, Hinojosa J, Royeen CB, editors: *Perspectives in human occupation*, Baltimore, MD, 2003, Lippincott, Williams & Wilkins.
11. Bausell RK, et al: *How to evaluate and select a nursing home*, Beverly, MA, 1988, Addison-Wesley.
12. Belice PJ, McGovern-Denk M: Reframing occupational therapy in acute care, *OT Practice*, April 29, 2002, 21.
13. Black JG: *Microbiology. Principles and applications*, ed 3, pp. 9-25, Upper Saddle River, NJ, 1996, Prentice Hall.
14. Blau SP, Shimberg EF: *How to get out of the hospital alive: a guide to patient power*, New York, 1997, Macmillan.
15. Bonder BR, et al: *Culture in clinical care*, Thorofare, NJ, 2002, Slack Publishers.
16. Burke JP: Philosophical basis of human occupation. In Kramer P, Hinojosa J, Royeen CB, editors: *Perspectives in human occupation*, Baltimore, MD, 2003, Lippincott, Williams & Wilkins.
17. Chan SCC: Chronic obstructive pulmonary disease and engagement in occupation, *Am J Occup Ther* 58:408, 2004.
18. Chu LW, et al: Risk factors for falls in hospitalized older medical patients, *J Gerontol A Biol Sci Med Sci* 54(1):M38, 1999.
19. Clark F, et al: Occupational therapy for independent-living older adults: a randomized controlled trial, *JAMA* 278:1321, 1999.
20. Collins AL: Multiskilling: a survey of occupational therapy practitioners' attitudes, *Am J Occup Ther* 51:749, 1997.
21. Crepeau EB, Schell BAB: Theory and practice in occupational therapy. In Crepeau EB, Cohn ES, Schell BAB, editors: *Willard and Spackman's occupational therapy*, ed 10, Baltimore, MD, 2003, Lippincott, Williams & Wilkins.
22. Cumming RG, et al: Home visits by an occupational therapist for assessment and modification of environmental hazards: a randomized trial of falls prevention, *J Am Geriatr Soc* 47:1397, 1999.
23. Dooley NR, Hinojosa J: Improving quality of life for persons with Alzheimer's disease and their family caregivers: brief occupational therapy intervention, *Am J Occup Ther* 58:561, 2004.
24. Dunn W, et al: The ecology of human performance: a framework for considering the effect of context, *Am J Occup Ther* 48:595, 1994.
25. Dunn W, et al: Ecological model of occupation. In Kramer P, Hinojosa J, Royeen CB, editors: *Perspectives in human occupation*, Baltimore, MD, 2003, Lippincott, Williams & Wilkins.
26. Erikson A, et al: A training apartment with electronic aids to daily living: lived experiences of persons with brain damage, *Am J Occup Ther* 58:261, 2004.
27. Fange A, Iwarsson S: Changes in ADL dependence and aspects of usability following housing adaptation: a longitudinal perspective, *Am J Occup Ther* 59:296, 2005.
28. Finlayson M: Concerns about the future among older adults with multiple sclerosis, *Am J Occup Ther* 58:54, 2004.
29. Fisher AG: Uniting practice and theory in an occupational framework: 1998 Eleanor Clarke Slagle Lecture, *Am J Occup Ther* 52:509, 1998.
30. Fleming MH: The therapist with the three-track mind, *Am J Occup Ther* 45:1007, 1991.
31. Foto M: Multiskilling: who, how, when, and why? *Am J Occup Ther* 50:7, 1996.
32. Gillette NP, Mattingly C: Clinical reasoning in occupational therapy, *Am J Occup Ther* 41:399, 1987.
33. Gilliand E: The day treatment program: meeting rehabilitation needs for SCI in the changing climate of health care reform, *SCI Nurs* 13(1):6, 1996.
34. Haffey WJ, Abrams DL: Employment outcomes for participants in a brain injury reentry program: preliminary findings, *J Head Trauma Rehabil* 6(3):24, 1991.
35. Head J, Patterson V: Performance context and its role in treatment planning, *Am J Occup Ther* 51(6):453, 1997.
36. Hogan-Kelley D: Occupational therapy frames of reference for treatment in the ICU, *OT Practice*, Feb. 7, 2005, 15.
37. James AB: Biomechanical frame of reference. In Crepeau EB, Cohn ES, Schell BAB, editors: *Willard and Spackman's occupational therapy*, ed 10, Baltimore, MD, 2003, Lippincott, Williams & Wilkins.
38. Jonsson H, et al: Anticipating retirement: the formation of narratives concerning an occupational transition, *Am J Occup Ther* 51:49, 1997.
39. Kettenbach G: *Writing SOAP notes*, ed 2, Philadelphia, 2004, FA Davis.
40. Kielhofner G: Motives, patterns, and performance of occupation: basic concepts. In Kielhofner G, editor: *Model of human occupation*, ed 3, Baltimore, MD, 2002, Lippincott, Williams & Wilkins.
41. Kramer P, Hinojosa J: Developmental perspective: fundamentals of developmental theory. In Kramer P, Hinojosa J, editors: *Frames of reference for pediatric occupational therapy*, ed 2, Baltimore, MD, 1999, Lippincott, Williams & Wilkins.
42. Kyler P: Issues in ethics for occupational therapy, *OT Practice* 3(8):37, 1998.
43. Law M, et al: *Canadian occupational performance measure*, ed 2, Toronto, 1994, Canadian Association of Occupational Therapists.
44. Law M, et al: Theoretical contexts for the practice of occupational therapy. In Christensen C, Baum C, editors: *Enabling function and well being*, ed 2, Thorofare, NJ, 1997, Slack Publ.
45. Law M, et al: The person-environment-occupation model: a transactive approach to occupational performance, *Canad J Occup Ther* 63:9, 1996.
46. Lohman H, et al: Bridge from ethics to public policy: implications for occupational therapy practitioners, *Am J Occup Ther* 58:109, 2004.
47. Mattingly C: The narrative nature of clinical reasoning, *Am J Occup Ther* 45:998, 1991.
48. Migliore A: Case report: improving dyspnea management in three adults with chronic obstructive pulmonary disease, *Am J Occup Ther* 58:639, 2004.
49. Mosey AC: *Three frames of reference for mental health*, Thorofare, NJ, 1970, Slack Publishers.

50. Neistadt ME: Teaching clinical reasoning as a thinking frame, *Am J Occup Ther* 52:221, 1998.
51. Neufeld S, Lysack C: Allocation of rehabilitation services: who gets a home evaluation, *Am J Occup Ther* 58:630, 2004.
52. Opachich KJ: Moral tensions and obligations of occupational therapy practitioners providing home care, *Am J Occup Ther* 51(6):430, 1997.
53. Park S, et al: Using the assessment of motor and process skills to compare occupational performance between clinics and home setting, *Am J Occup Ther* 48:697, 1994.
54. Paz JC, West MP: *Acute care handbook for physical therapists*, ed 2, Boston, 2002, Butterworth Heinemann.
55. Pew Health Professions Commission: *Health professions education for the future: schools in service to the nation*, San Francisco, 1993, The Commission.
56. Pollock N: Client-centered assessment, *Am J Occup Ther* 47:298, 1993.
57. Proctor D, Kaplan SH: The occupational therapist's role in a transitional living program for head injured clients, *Occup Ther Health Care* 9(1):17, 1995.
58. Purtillo R: *Ethical dimensions in the health professions*, ed 3, Philadelphia, 1999, WB Saunders.
59. Pynoos J, et al: A team approach for home modifications, *OT Practice*, April 8, 2002, p. 15.
60. Reed KL: Theory and frame of reference. In Neistadt ME, Crepeau EB, editors: *Willard and Spackman's occupational therapy*, ed 9, Philadelphia, 1998, JB Lippincott.
61. Reilly M: Occupational therapy can be one of the great ideas of 20th century medicine, *Am J Occup Ther* 16:1, 1962.
62. Reilly M: The educational process, *Am J Occup Ther* 23:299, 1969.
63. Rogers JC, et al: Improving morning care routines of nursing home residents with dementia, *J Am Geriatr Soc* 47:1049, 1999.
64. Rogers JC, et al: Evaluation of daily living tasks: the home care advantage, *Am J Occup Ther* 51(6):410, 1997.
65. Rosa SA, Hasselkus BR: Finding common ground with patients: the centrality of compatibility, *Am J Occup Ther* 59:198, 2005.
66. Schell BA, Cervero RM: Clinical reasoning in occupational therapy: an integrative review, *Am J Occup Ther* 47:605, 1993.
67. Schlaff C: From dependency to self-advocacy: redefining disability, *Am J Occup Ther* 47:943, 1993.
68. Schultz-Krohn WA: ADLs and IADLs within school-based practice. In Swinth Y, editor: *Occupational therapy in school-based practice*, 2004. Online course: Elective Sessions (Lesson 10). www.aota.org.
69. Smith LK, et al: *Brunnstrom's clinical kinesiology*, ed 5, Philadelphia, 1996, FA Davis.
70. Spector RE: *Cultural diversity in health and illness*, ed 6, Upper Saddle River, NJ, 2004, Prentice Hall.
71. Stewart DL, Albin SH: *Documenting function in physical therapy*, St Louis, 1993, Mosby.
72. Trump SM: Occupational therapy and hospice: a natural fit, *OT Practice*, Nov. 5, 2001, p. 7.
73. Velde BP, Wittman PP: Helping occupational therapy students and faculty develop cultural competence, *Occup Ther Health Care* 13:23, 2001.
74. Walker MF, et al: Occupational therapy for stroke patients not admitted to hospital: a randomized controlled trial, *Lancet* 354:278, 1999.
75. Well SA, Black RM: *Cultural competency for health professionals*, Bethesda, MD, 2000, American Occupational Therapy Association.
76. Yerxa EJ: Who is the keeper of occupational therapy's practice and knowledge? *Am J Occup Ther* 49:295, 1995.
77. Youngstrom MJ: From the Guest Editor: The Occupational Therapy Practice Framework: The revolution of our professional language, *Am J Occup Ther* 56:607, 2002.

推薦文献

Heron E: *Tending lives—nurses on the medical front pulse*, New York, 1998, Ballantine.

Visiting Nurses Association of America: *Caregiver's handbook: a complete guide to home medical care*, New York, 1997, DK Publ.

第4章
作業療法におけるエビデンスに基づく実践
Evidence-Based Practice for Occupational Therapy

Lynn Gitlow
Elizabeth Depoy
（宮前珠子 訳）

キーワード

- エビデンスに基づく実践
- 系統的作業療法実践
- 思考過程
- 実行過程
- エビデンス
- 帰納的リーズニング
- 演繹的リーズニング
- 問題の表明
- 問題地図作成
- ニーズの表明
- 目標
- 目的
- 過程目的
- 成果目的
- 特異性

学習目標

本章を学習することで，学生および臨床家は以下のことが可能になるだろう．

1. エビデンスに基づく実践の種々のモデルを見分けることができる．
2. 系統的作業療法実践を定義することができる．
3. 系統的作業療法実践の5段階を順序に沿ってあげ，各ステップの内容を詳しく述べることができる．
4. 系統的作業療法実践を作業療法実践の枠組みと結びつけて比較することができる．

この章の概要

- エビデンスに基づく実践のモデル
- 系統的作業療法実践のモデル
- 系統的作業療法実践の理論的，論理的基盤
- 現代の実践モデルとの相補性
- 要約

　この章では，エビデンスに基づくアプローチによって統合され築かれた系統的作業療法実践（systematic occupational therapy practice；SOTP）を紹介し，専門的実践への適用を行う．系統的な根拠のある実践をすることが重要であるという考えは，作業療法や他の保健領域で今や定着したものとなっている．この問題の経験的分析の必要性や作業療法の実践家がこれを行う必要性は，地方や国，また国際レベルでも強調され続け，アメリカ作業療法協会（American Occupational Therapy Association；AOTA）やアメリカ作業療法連盟（American Occupational Therapy Foundation）からの指導に反映されている．たとえば，「アメリカ作業療法ジャーナル」[29]，エビデンスに基づく論文プロジェクト[20]，およびAOTAのウェブサイトにあるエビデンスに基づく実践（evidence-based practice；EBP：根拠に基づく実践）資料集に，さらに成果研究と教育センター（Center for Outcomes Research and Education；CORE）や，エビデンスに基づく実践フォーラムなどがある．教育者，学者，および実践家は，理論に基づき支持された作業療法介入の利用をさらに進め，介入が成功した成果についてしっかりしたエビデンスを発展させようとしている．もし作業療法士が管理医療（managed care）や財政難の中の競争的環境において価値ある存在として生き残ろうとするならば，この現

ケーススタディ：マリア（その1）

マリアは作業療法士であり，手根管症候群の診断を受けたクライエントを治療するよう依頼箋を受け取った．依頼箋には，「ADL自立を促進するために，手の力を強くすること」と書かれていた．

理解を深めるための質問

この章を読み進めつつ次の質問にどのように答えるか考えてみよう．

1. あなたが作業療法の問題をどのように明らかにし，それを解決するためには何が必要か？　あなたの決定を支持するためにどのようなエビデンスが必要か？
2. あなたの専門職としての活動と介入を吟味するためにどのような要因を考慮する必要があるか，またどのようなエビデンスを考慮しなければならないか？
3. あなたはニーズを決め問題を解決する範囲をどのように決めるか？　どのようなエビデンスが必要か？

在進行しているSOTPがこの専門職のどの領域（個人，グループ，地域，機関，政府）でも必要であると強く主張する．

SOTPでは，作業療法実践のすべての要素に研究に基づいたテクニックを統合することが必要である．この章では，SOTPのすべてまたは部分的手順を実施するために必要な，研究に基づく考え方と実行方法について読者が理解し学ぶための枠組みを提供する．この章はまず，現行のエビデンスに基づく実践（EBP）のモデルついて説明し分析することから始める．

次にSOTPについて定義した後，我々のモデルの説明と適用へと進める．次に示すように，SOTPは，作業療法士が関わるすべての領域で価値がある．

この章では，臨床実践のための一組の実践ガイドラインとして我々のガイドラインを説明する．

■エビデンスに基づく実践のモデル

EBPについてはこれまでたくさんのモデルが文献に紹介されてきた．専門職実践のすべての領域を統合する実践モデルは，エビデンスに基づく医療[6,22,24]，エビデンスに基づく実践[5]，エビデンスに基づくリハビリテーション[16]，成果研究[15]などと呼ばれてきた．EBPアプローチには膨大な文献があるため，そのすべてを1つの章でレビューするには多すぎる．そこで我々は，文献の中から発展的で重要なものを選び，その違いについて説明することとした．次にこの説明がSOTPの理論的根拠をもたらし，我々の適用モデルとエビデンスに基づい

倫理的配慮

作業療法の倫理，哲学，価値観，および理論と矛盾のないように，我々は専門職としての倫理の原則を守り[1,2,21]，クライエントのサービスニーズ，規定，リスク，成果のすべてにおいて協業する．そのため我々は，クライエント，実践家，および科学によって生み出されたエビデンスを支持するばかりでなく，現実的で目的にかなった多様なエビデンスを批判的に利用することを奨励する．

たアプローチの利用が作業療法実践と直接関連し，矛盾しないことを示す．この時点であなたは「もしそんなにたくさんあるならなぜ別のモデルをつくらなければならないのか？」と質問するかもしれない．我々のアプローチは全部新しいわけではない．しかし我々は，SOTPを確かめる包括的な組織的枠組みとしてそれを発展させたのである．言い換えれば，SOTPのステップに従うことで，すべての専門的活動が信頼できる実践になるばかりでなく，作業療法知識の創造にもつながるのである．

表4-1では，エビデンスと調査（inquiry）に基づく実践の多様なアプローチを示している．これらの説明を見ると，それぞれのアプローチで異なる3つの要素を確かなエビデンスとして挙げていることがわかるであろう：つまり，クライエントによって生まれたもの，専門職によって生まれたもの，科学的に生まれたものである．クライエントによって生まれたものとは，クライエントによってもたらされた情報を意味し，専門職との相互作用に一部基づくエビデンスである．専門職によって生まれたエビデ

表4-1 エビデンスと調査に基づく実践へのアプローチ

著者	説明	クライエント	専門職	科学的
Sackett[23]	エビデンスに基づいた医療は，個々の患者のケアにあたって現在の最善のエビデンスを良心的，明確，賢明に用いるものである．エビデンスに基づいた医療の実践は，系統的研究から手に入る最善の臨床的エビデンスによって個々の臨床的専門知識を統合することを意味する．		X	X
IOM[13]	エビデンスに基づく実践（EBP）は，最善の研究のエビデンスを臨床的専門知識および患者の価値観と統合するものである．	X	X	X
Law[16] (pp.10-11)	エビデンスに基づくリハビリテーションは，EBPの部分であり，4つの概念からなる：(1) *気づき* – 自分の分野におけるエビデンスの存在と効果に気づく，(2) *相談* – 直接関連する問題とその解決法を決める時にクライエントと実践家が協業すること，(3) *判断* – 対象者に対して最善のエビデンスを適用することができること，(4) *創造性* – エビデンスに基づく実践は「型にはまったアプローチ」ではなく，芸術と科学を結合させた実践である．	X	X	X
Lee and Miller[19]	エビデンスに基づく臨床的決定は，クライエントと臨床家の「価値，知識，経験」を含めることを奨励する．			
Kielhofner, Hammel, Helfrich, et al.[15] (p.16)	サービスの効果についてエビデンスを示すための調査．クライエントのニーズを明らかにする．ニーズに対応するために可能な最善のサービスを創造する．特定のサービスの性格とその影響についてエビデンスを生ずる．特定の作業療法サービスについてエビデンスの集合を蓄積し評価する．			

ンスは，教育や経験の提供者を価値ある知識の情報源として捉えることである．科学的エビデンスは，厳格な調査方法によって発展したエビデンスである．すべてのモデルが表4-1に示した3つの要素に価値を置いているわけではない．

■系統的作業療法実践のモデル

優れたEBPを総合的に行うために，我々は，SOTPを作業療法の領域（domain）のすべての段階と範囲を通して，批判的，分析的，科学的思考および行動プロセスを統合するものと規定する．この定義をもう少し厳密に見てみよう．まず我々は，思考と実行（action）を互いに区別する．系統的な調査では，思考過程とその理論的背景が明確に示されなければならない．思考過程は推論の連続と論理によって構成されており，それによって作業療法の臨床家は介入を概念化し，好ましい成果を明記することができる．**思考過程**は理論的枠組みの選択を含み，それによって作業療法の臨床家は，問題の査定，介入の評価，好ましい成果を明記し，また，介入方法を計画し，クライエント中心の成果が個人が受けている作業療法サービスに対応している度合いを系統的に示すことができる．時に我々は，自分の思考過程を十分に意識していないが，それでもなおそれはそこに存在し，SOTPの基盤になっている．そのことについてはこの章の後の方で触れる．

実行過程は，思考過程を実行する行動（behavior）である[8]．実行過程は，行動の段階である．SOTPでは，これらの段階が論理的調査のうえに築

かれており，どのような主張も，多くの情報源からの経験的知識によって支持される．

SOTPはそれ自体は研究ではないが，研究を概念化，立法化し，介入の過程と成果の調査に組織的に適用したものである．

作業療法と保健医療の研究者，教育者，臨床家は，多くの領域でEBPが重要であると認識している．この章が臨床実践に焦点を当てていることと一致してTickle-Degnan[26]は，「エビデンスに基づく実践（EBP）は，作業療法実践家のクリニカルリーズニング（clinical reasoning：臨床推論）を援助するために利用できる方法が入った道具箱のようなものである．その道具箱は主に，研究から得られた現行の最善のエビデンスをクリニカルリーズニングの過程に統合するようにデザインされた方法からなっている」(p.102)と述べた．我々はこれに，作業療法の全過程を通してクライエントの視点との統合を加えることとした[2]．

では，**エビデンス**は何を意味しているのか？ この問題に答えるのは容易ではない．エビデンスという言葉の同義語には，data, documentation, indication, sign, proof, authentication, confirmationなどがある．EPBのある方法では，最も信頼できる高いエビデンスは，実証主義的，実験的な調査によって生成されたデータであるとしている．この視点は，AOTAのエビデンスに基づく文献プロジェクトにも反映されている[20]．しかし，別の作業療法士や著者は，どのような方法でも有用なエビデンスを生成し得るとしている[7,18]．

この章とSOTPではエビデンスを，主張（claim）を支持するために使われる情報であると定義する．下記に詳しく説明するように，この幅広い定義は，エビデンスが系統的思考と実行過程の中で定義され用いられる限りにおいて，エビデンスの幅広い視点を確認し受容をもたらす．

作業療法の実践家は専門職の範囲内で，SOTPから得た情報を作業療法実践の過程と成果を改善するために用いることができるばかりでなく，可能な介入法を選択する時に情報に基づいて考えることができる．また，専門職の知識全体に貢献することができる．エビデンスに基づく実践に対する臨床家の認知に関する研究[9]によれば，作業療法の臨床家は，それが作業療法の効果を支持する時に，科学的論文を他の専門職と共有できる価値ある資源であると見る．しかし，介入法の選択のために情報を得ることに関しては，臨床家はむしろ信頼できる人に相談したり，頼る傾向が見られた[9]．SOTPは，臨床家が好ましい成果を得るためにどの介入法が効果的かを決め，どの介入法がまだ改善の必要があり，どのような新しい知識を今後発展させなければならないかを系統的に導く．また，作業療法実践家が用いる介入に証拠となる確かなエビデンスがあり，それが好ましい成果をあげれば，消費者に対して具体的なフィードバックを与えることができる[12,27]．最後に，作業療法の臨床家は，介入法を系統的に評価することによって，専門職におけるより進んだ臨床実践のためのエビデンスを提供することができる．

外部からの保健医療専門職への圧力と要求が次の3つの理由によりSOTPをさらに重大なものにしている．まず，サービス提供の拠点とサービス提供に許される時間が絶え間なく変化している．長期間の入院と急性期ケアの環境が，地域を基本とする治療に置き換わり，第三者機関支払者のヘルスケアに対する効率と費用対効果への要求によって，治療提供の時間が短くなっている．SOTPは，質に焦点を当てた財政に動かされている保健医療環境の中で，臨床家が実践に含まれる多様な要因のバランスをとるためのガイドをする．2番目に，現行の作業療法実践の過程と成果を系統的に調べることによって，作業療法の臨床家は臨床的思考と実行の証拠となる根拠を提供することができ，次にそれは消費者，他の専門職，保険会社，および政策立案者に示すことができる．3番目に系統的調査は，共通の言語と理論を通して専門職の境界を乗り越えさせる．たとえば，身体障害のリハビリテーションの文脈の中では，国際生活機能分類[28]の系統的基盤は，作業療法実践の枠組み（Occupational Therepy Practice Framework；OTPF）と一致しており，学際間コミュニケーションのための討論の場と共通言語を提

倫理的配慮

事実に基づかない信念や主張は，競争や質，安全性，費用意識，説明責任への要求が高まっている保健医療の背景状況下では，専門活動を支持するには十分であるとはいえない．

作業療法実践ノート

> 作業療法の臨床家が，専門外の人たちに対して自分が何をしているのか明瞭に説明するのに困難を感じてきたことは不思議なことではない．さらに，作業療法の臨床家は，作業療法介入の結果や成功した結果の研究を発表するよりも，直接的サービスを行うことに力を入れるのが通常であった．今日のますます複雑に，競争的になっている保健医療環境にあって，作業療法実践家は，臨床的成果を達成するための貢献を明瞭に論証しなければならない．依頼箋の発信者に，多様な患者グループに対する作業療法の恩恵を知らせるためには，これは特に重要である．

供している．

SOTPを通して進めると，あなたがすでにもっている概念的アプローチに直接関連する技能や知識にあなたの注意を引きつけることになろう．次にこのモデルの哲学的基盤と段階づけに移る．

系統的作業療法実践の理論的，論理的基盤

SOTPは，あらゆる研究の思考過程の基になっている論理と系統的思考に基礎を据えている．帰納的および演繹的推論がこれらの思考過程を形成している．また，2つの主要な研究デザインの伝統である，自然主義的および実験的タイプの質問もこれらの論理構造を基礎としている[8]．したがって，作業療法の臨床家は思考と行動を導き，介入過程と成果を主張するために，これらを理解し利用しなければならない．

帰納的リーズニングは，一群のデータを対象に，一見無関係に見えるデータの関係を見つけ，原理を見つけることによってデータを関連づけ，まとめるという思考過程である．帰納的な系統的アプローチにおいてデータはさまざまな形を取り得る．帰納的リーズニングは自然主義的な方法の選択に結びつくかもしれず，その場合，理論は科学的な実験により検証するというよりも，蓄積された証拠から導かれる．自然主義的デザインで用いられる方法には，インタビュー，観察，逐語的分析などがある[8]．データが収集され，データを繰り返し吟味することから現れたテーマが命名され，定義され，理論的文脈の中に位置づけられる．

演繹的リーズニングは理論から始まり，理論を部分に分解し，次にそれを考察によって検証したり，破棄したりする．演繹的リーズニングは，実験的研究の基礎となり，すべての調査の基本として，理論と部分は測定可能な用語と標準化された測定形式で規定される．演繹的方法で用いられる方略には，サンプリング，測定，統計的分析が含まれる．論理的に導かれた思考ルールであるため，推理，主張，結論，決定と実証の思考過程を容易に追うことができ，確認することができる．

現代の実践モデルとの相補性

最初は，一定の形式による論理的思考過程を用いるのは難しいように思えるかもしれないが，実は我々は毎日それを行っている．作業療法実践でどのように意思決定技能を用いているかを見ると，それはSOTPの基礎になる論理的思考過程そのものであることがわかる．ボックス4-1にSOTPのステップを示し，表4-2には，作業療法過程と臨床的意思決定および系統的思考過程の関係を示した．

ボックス4-1　SOTPのステップ

1. 介入によって取り組む問題を確認し明瞭にする．
2. ニーズを理解する——何を解決する必要があるのか，問題の全部か一部か．
3. ニーズに取り組むために目標と目的を設定する．
4. 目標と目的を達成するために内省的介入をする．
5. 成果を評価する．

表4-2　作業療法過程とSOTPの関係

SOTP	作業療法過程／臨床的意思決定
最初の問題表明	作業療法への依頼箋
ニーズの表明	クライエント／作業プロフィールの系統的評価と作業遂行の分析
目標と目的	介入目標と目的
内省的介入	定期的な経過観察と，反応に伴う介入法の改訂
成果の評価	クライエントの進歩についての最終評価

系統的作業療法実践の順序

我々のSOTPモデルは，ボックス4-1に示すように5つのステップからなる．このプロセスは取り組むべき問題の概念化から始まる．「問題は厳密には何なのか」という質問である．

問題の表明

我々は，問題は自分自身の外に存在するものであると考えがちだが，実は問題は個人的，文化的価値観の文脈として埋め込まれているのである．問題というのは何が好ましくないか，あるいは変容を必要としているかということについての価値判断である．そのため問題の表明は，何が好ましくないか，または何を変えなければならないかということの明確な主張であると定義される．問題を明確にすることは簡単に見えるかもしれないが，我々は表明された問題を自分の好みの解釈で見がちであり，この誤りが問題の要素分析と解釈の選択肢を限られたものにする．さらに，SOTPにおいて問題の表明は，学問的文献や調査，クライエントの報告とデータ，また，次に取り上げる情報源など，信頼でき，系統的に生成された知識から論理的に導かれたものでなければならない．

もしも依頼箋に書かれた最初の問題表明から進めた場合，作業療法士はクライエントの問題の本質を見失い，不適切な介入を選択して不適切な結果を招くことになるかもしれない．OTPF[2]は，クライエント中心のアプローチを使うことによって，作業療法のための問題を明らかにする手引きになる．このようにSOTPでは，問題の表明を形成するに当たり実践家の推理を超えて，クライエントとその他のさまざまな知識源を取り入れることが重要である．

問題を明確にするには多くの方法がある．問題地図作成（problem mapping）は，2つの質問を繰り返し尋ねることにより最初の概念を超えて問題表明を広げることができる1つの方法である[1]．質問の1つは，「何がその問題を引き起こしたか？」であり，もう1つは，「問題の帰結は何か？」である[2]．他の専門職と同様に，作業療法士は問題表明のすべての側面を扱うことはできない．**問題地図作成**は，我々がOTPFを操作することを助け，機能障害と個人的機能を次の7つの幅広い背景状況，すなわち文化的，物理的，社会的，個人的，精神的，時間的，仮想的背景状況の中で位置づけるための思考過程を提供する[2]．下に示す例で分かるように，作業療法介入のための問題領域は，我々の専門的活動の範囲によって明確にされる．

問題地図作成法を「ジェインは飲酒運転の自動車事故により脳外傷を受け，短期記憶が障害されている」という文に適用してみよう．問題地図作成を行うために，我々はまず問題を流れとして概念化する必要がある．最初の問題文を明確に区分することは，川の中に入って1つの石を拾い上げることと似通っている．上流を見ると問題の原因があり，下流を見ると問題の結果を見ることができる．この問題地図作成技術はどのように働くだろうか？ 図4-1の問題地図を見てみると，初期の問題の上にある個々の箱には，何が問題を引き起こしたのかという質問に対して考え得る答えが入っている．いったん我々が問題の最初の段階の原因を決めると，「何が問題の原因を引き起こしたか？」と問い，それを続けて，OTPFにおける作業療法実践のための背景状況として明記されている文化的，社会的価値表明に至るまで問い続ける．原因と帰結を明らかにする

ケーススタディ：マリア（その2）

マリアが受け取った依頼箋にはクライエントの問題として「クライエントはADLの自立を高めるため手の筋力を増す必要がある」とされていたのを覚えているだろうか．ここで示された問題では，唯一の解決法−手の筋力を増すということだけが示唆されている．クライエントとの系統的思考を通してマリアは，「限られた手の筋力では，クライエントが仕事やセルフケア作業に参加できない」と問題の分析を広げ，その結果この他に可能な解決法を考えた．たとえば，クライエントは次の方法を選ぶことができる：別の仕事を見つける，手の筋力を増す，福祉用具を使って仕事をする，環境調整をするなど．問題の表明を広げることによって，作業療法実践家は，文献，クライエント，その他から系統的に導かれたエビデンスによって，明らかな一義的困難・機能障害や単一の解決法を超えた，問題の焦点の幅をとらえることができる．

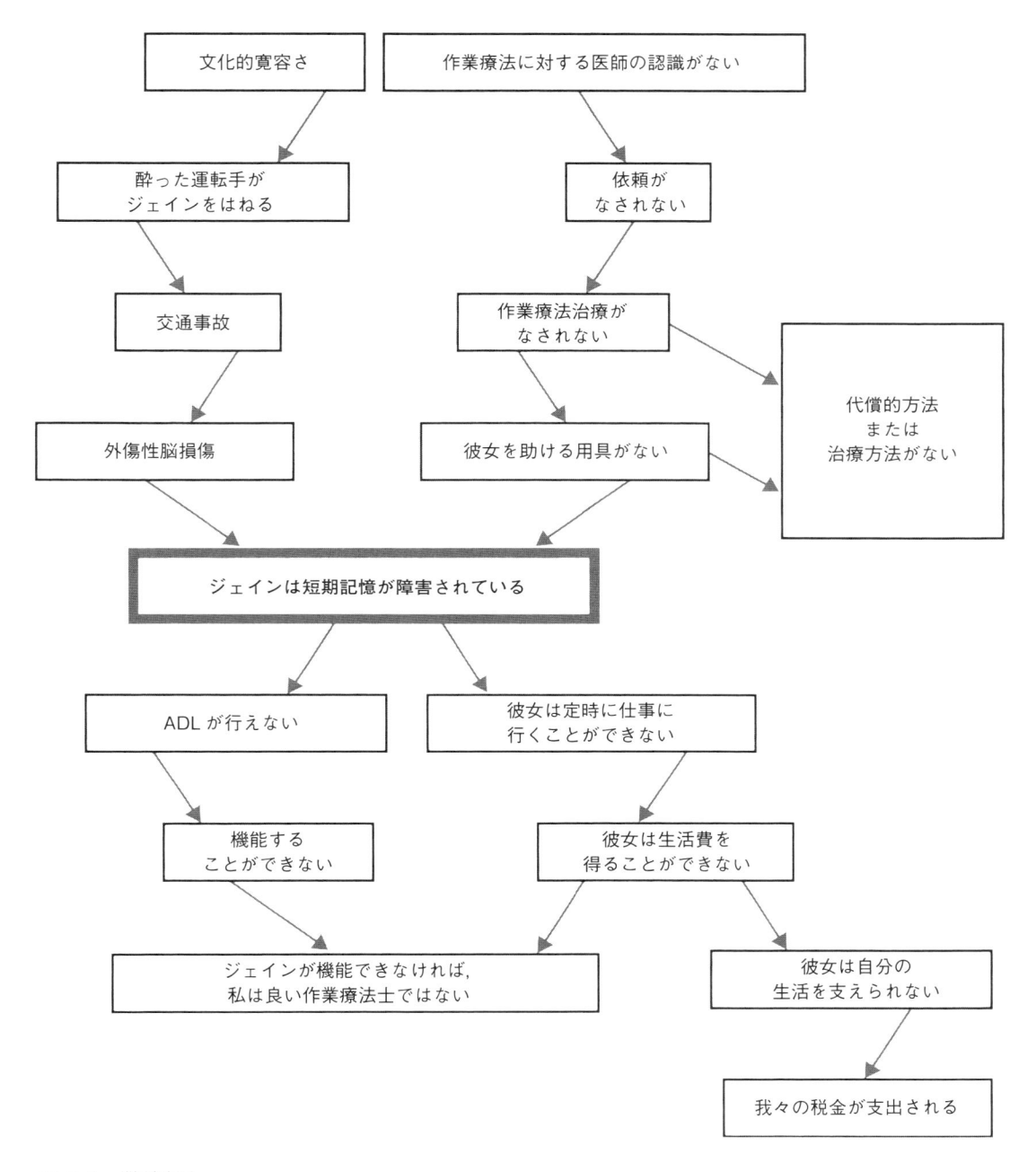

図4-1 問題地図

```
[文化的寛容さ]                    [作業療法に対する医師の認識がない]
      ↓                                    ↓
[酔った運転手が                      [依頼が
 ジェインをはねる]                    なされない]
      ↓                                    ↓
[交通事故]                          [作業療法治療が        → [代償的方法
      ↓                              なされない]              または
[外傷性脳損傷]                           ↓                   治療方法がない]
      ↓                          [彼女を助ける用具がない] →
      ↓                                    ↓
           [ジェインは短期記憶が障害されている]
              ↓                        ↓
        [ADLが行えない]          [彼女は定時に仕事に
              ↓                   行くことができない]
        [機能する                       ↓
         ことができない]          [彼女は生活費を
              ↓                   得ることができない]
        [ジェインが機能できなければ,         ↓
         私は良い作業療法士ではない]    [彼女は自分の
                                    生活を支えられない]
                                         ↓
                                    [我々の税金が支出される]
```

ために用いるエビデンスは，クライエント，専門職，科学的情報源など，信頼でき，源を特定できる情報源から生成されなければならない．

初期問題の下にある事柄について，我々は繰り返し「問題の帰結は何か？」という問いかけをする．上流の地図と同様に，結果の帰結に関するこの問いは，問題の影響が我々自身に及ぶところまで繰り返される．ここであなたは「なぜ？」と聞くかもしれない．それは問題が価値に関するものであり，見る人自身の目の中にあるからである．問題地図は問題の表明を，記録された文化的，社会的，環境的原因から個人的影響まで広げ，介入のための多くの異なる立場と目標を示唆する．

このジェインの例から想像できるように，問題の

原因と帰結の多くは作業療法実践の視点を超えるものであり，作業療法の介入によっては解決できない．多くの作業療法実践家がその経歴の過程で政治的活動や他の領域へと行動を広げるであろうし，一方他の作業療法士は，個人の作業遂行を改善できる臨床的介入に目を向けるであろう．この本で我々は，作業療法士がとるかもしれない他の役割よりも，臨床的介入に焦点を当てる．ジェインの問題地図は，作業療法臨床家のために数多くの介入ポイント，すなわち，認知の改善，代償的トレーニング，福祉用具の支給，支援技術（assisstive technology；AT）を示唆する．臨床実践に焦点を当てるこの章の中で，作業遂行についても考える．つまり，ジェインが仕事に戻れるようにするために職業関連の方策を発展させることである．作業療法の臨床家はジェインのために，障害者年金を扱う社会サービス機関に依頼箋を出すことができ，そのように作業療法の実践家が，チームの他の専門職に依頼箋を出すことを通してジェインの経済的問題に介入することができる．さらに，我々が拡大した問題を見る時，作業療法実践家は巨視的レベルから，飲酒運転への厳格な立法を推進し，飲酒運転の文化的ゼロ容認を青少年への教育によって進めようとするかもしれない．これらの実践領域については，この章の対象外である．

　ジェインの短期記憶の障害に焦点を当てた初期の問題表明について考えてみよう．これは先に述べたように作業療法実践家が解決できる問題ではない．そのため，作業療法士は作業療法の専門的実践の範囲内で意味ある系統的な方法を用いて介入できるように，クライエントと協業して，問題の再概念化と再表明をしなければならない[30]．問題地図作成やその他の論理的なエビデンスに基づく問題確認技術が，最初に表明された事柄を超える問題を考察し分析し，また分析に用いるエビデンスの力を確認する助けになる．SOTPにおいて，問題の分析と問題とされる部分を注意深く表明することは，もし残るステップが実行される場合には重大である．クライエントの視点からのエビデンスを作業療法の過程に含めることは，我々のモデルにとって本質的なことである．さらに，問題を明白にすることは，作業療法士が委託された問題の部分を解決するのに何が必要かを確認する助けになる．

では次にSOTPの次のステップである，ニーズの決定に移ろう．

ニーズの確認

　問題地図作成の次のステップはニーズの確認である．このステップでは，変化の標的とされている問題部分を解決するために何が必要かということを正確に明らかにしなければならない．ここで，問題とニーズの違いを吟味してみよう．先に述べたように，問題は何が望ましくないかということについての価値の表明である．問題が作業療法実践家と直接関連をもつためには，それが作業遂行の改善または維持に関係するものでなければならない．このように，作業療法実践家が解決の標的にする地図上の問題領域は，作業療法士が関わる専門的，理論的範囲によって定められ導かれる．ニーズの表明は，問題の全体あるいは部分と関連する系統的でエビデンスに基づく主張であり，それによって委託された問題の部分を解決するのに必要な条件と行動が特定される．このようにニーズの確認には，クライエントのインタビューからの情報や検査のデータなど多様な一連の情報の収集と分析が必要であり，このようにして1つの問題を解決するために必要な事柄を確かめるための作業プロフィールが形成されるのである．

　このSOTP連鎖のニーズの査定段階で，作業療法士はすでにニーズを形成するための基になる情報をもっていたり，または，ニーズの範囲を明確に記述し確認するためにデータを系統的に収集する方法をもっているかもしれない．ニーズの表明は，誰が問題の標的なのか，どんな変化が望まれているのか，どの程度の変化を望んでいるのか，そして変化をどのように認識するのかが特定されていなければならない．ニーズの表明は系統的に導き出されたデータ，たとえば，直接関連する実践や研究の文献または文書，専門職教育，知識と経験，またはクライエントのニーズ査定や調査によって明らかになったものなど，信頼できる情報源にすでに含まれているものに基づいているべきである．ニーズの表明は，目標と目的を特定し，介入を決め，介入の成果が期待したものに適合したかどうかを見るために評価の基準を特定するという，次のステップを明確にするための系統的な研究の基礎的プロセスを用いて

いるのである.

さてここで問題の表明からの例に戻ろう.先に述べたように,表明された問題（短期記憶障害）は,作業療法実践家によって解決できる問題ではない.しかしこのような問題を確認しなければならない依頼箋が来ることはよくある.そこで,問題地図あるいは類似した問題分析の方法を用いることは,妥当な思考法になるばかりでなく,もしそれによって介入の性格をより明瞭に定義でき,また作業療法士の独自的貢献と成果を広く証明できれば,それは最も重要なものになる.このように我々は,ジェインに作業療法士の介入を必要とする領域があるかどうかを確認するために,問題の原因と帰結について推論する.問題地図を描くのに伴い,ジェインの治療において作業療法士が非常に重要な役割を担っていることがわかる.意味ある作業遂行に携わる能力が障害されており,彼女は短期記憶の障害のために時間を管理できず,仕事時間に間に合うように出勤できないのである.

問題が明らかになったら作業療法士は,問題のうちの標的とする部分を解決するために何が必要であるかを決めるため,また,介入法の選択を導くための目標と目的を設定するため,そしてどのような手順と成果を期待すべきかを決定するために,研究をベースとするニーズ評価を実施する.

データ収集のために系統的アプローチを用い,作業療法実践家はジェインの希望と技能の確認のため,ジェインへのインタビューと系統的な観察を含む自然主義的な方法を用いる.作業療法実践家はまた,標準化された認知評価と作業遂行評価を行う.この事例で作業療法士は,ニーズの完全な理解を記録し,臨床決定の経験的基盤,また期待される成果について,量的,質的調査方法の両者を統合する.作業療法の臨床家がデータを集めるために利用する道具の1つはカナダ作業遂行測定（COPM）である.この基準参照型の測定法は,クライエントが日常の中で感じているセルフケア,生産性,余暇における問題を明らかにするのに用いられる.COPMは半構成的インタビュー形式を用い,特定の領域においてクライエントが機能を障害されていると確認した領域の遂行技能とパターンを評価するために用いられる.COPMから得られたデータは信頼でき,成果に基づいており,研究領域でエビデンスとして受け入れられている[17].

系統的評価でジェインは,ブティックの店員として仕事に戻ることが最も重要な目標であることを確認した.さらに,COPMのインタビューの結果,ジェインは自分の時間管理能力に満足しておらず,また時間を守ることができず,この2つの問題が仕事に戻るに当たっての最大の障害になっていると感じていることがわかった.彼女は短期記憶障害が別の仕事関連課題をこなす能力にも影響することを認めているが,彼女が最も気にしているのは時間管理と時間を守ることであった.

標準化された検査の結果によると,ジェインの短期記憶は障害されているが,外部からの手がかりに反応する能力は保たれていた.さらに,ウィスコンシンカード分類テスト（Wisconsin Card Sorting Test：WCST）の結果は,彼女が問題解決ができ,抽象的推理ができることを示した.WCSTは,問題解決,抽象的推理,および認知的方略を転換する能力を評価するために開発された遂行機能の認知評価法である[11].標準化された検査の結果は,ジェインが働く環境の中で,特定の構成的遂行を伴う新しい行動の学習ができることを示した.WCSTは認知面の柔軟性の評価となり,そのデータは彼女が構成的環境において新しい技能を学習できることを示唆する基礎になるが,職場環境での多くの変数や複雑さを考慮する必要がある.この経験的に生み出された情報によって,作業療法士とジェインは,ジェインが時間管理と時間を守るための代償的方法を見つけ,それを教えるのに必要な介入を行うことを決めるための信頼できる基盤を得たのである.また,ジェインは,作業プロフィールの中で,彼女が結婚しており,夫は彼女が仕事に出ることを支援するだろうと述べた.

この自然な質問から得られた情報に基づいて,作業療法士とジェインは,ジェインの夫を介入に組み入れてジェインの家庭環境から取り組み始め,次に職場環境に取り組むこととした.この例から,SOTPの介入と成果の評価過程において,臨床決定と将来的段階づけの示唆を得るために,ガイダンスと文書化をどのように行っているかがわかるだろう.介入過程を観察したものは誰でも,決定と行動の理論的裏づけがわかる.明瞭な推論的道筋の下に信頼できるエビデンスに基づく知識が提供されると

ニーズの表明の中に望まれる成果が潜在的に含まれ，それが介入の成果を測定可能にする基礎となる．閉鎖性頭部外傷に関する文献と専門職の見方から[14]，作業療法介入は，ジェインが職場へ戻るのを促進するための技能として，家庭と職場で時間管理と時間の遵守ができるように援助することが必要であるという考えを基礎として行われた．この介入と目標および目的に伴うエビデンスは，望ましい成果という形ではっきりと規定される．

ジョージは，作業療法実践の症例として，なぜ作業療法実践が系統的問いかけを必要とするかを示す別のタイプのニーズの説明を考えている．

ニーズの評価においては，ニーズの確認と証明のための多くの有用な系統的アプローチがあり，それには公式の研究方法に限らず，よく管理された演繹的研究や，情報収集と分析が混合された方法などもある．個人的な臨床的問題には，シングルケースデザインのような方法が，クライエントへの介入の効果を導き，検証するために非常に有用である．プログラムを発展させるために作業療法士は「集団」（これは科学的研究ともいわれる）アプローチ（たとえば調査，インタビュー，また標準化テスト法）を，ニーズ主張を支持するのに必要な情報を生み出すために使おうとするかもしれない．自然な問いかけや，統合的思考，また，アクション方略は，クライエントグループの問題やニーズについて作業療法士があまり知らない場合には，その視点を知るために価値ある方法かもしれない．研究の知識を得るためには優れた研究法の教科書がたくさんある（この章の最後の推薦文献欄を参照のこと）．

作業療法実践における系統的プロセスの次のステップは，ニーズを目標と目的に移し替えるということである．

目標と目的

目標（goal）と目的（objective）は，作業療法実践家にとって親しみ深い2つの言葉であるが，それはこれらの概念が治療を組織するからである．SOTPにおいて，目標と目的はニーズの表明から生じ，これらは介入を組織するのに必要であるばかりでなく，どのように介入の過程と成果が評価され，支持されるかを特定するために本質的なことである．

この2つの用語を定義してみよう．BloomとOrme[4]によれば，**目標**は「クライエントと関係者が，起こってほしい，したい，またはなりたい，と考えている事柄」である．言い換えれば，**目標**は，表明されたニーズによって範囲を設定された将来の希望に関する見通しの表明である．**目的**は，どのようにある目標に到達するか，および目標のすべてあるいは一部が達成された時にそれをどのように判断するかの両者についての表明である．目的は，目標達成のための系統的アプローチを計画するだけでな

ケーススタディ：ジョージ

> 作業療法の臨床家であるジョージは，コンピュータオペレーターの何人かが頚の痛みのために仕事の遂行が障害されていると雇用主から相談を受けた．問題地図を描いた後，頚の痛みの原因と帰結に関する文献に基づき，ジョージは問題の基になっていると思われる2つの領域についてニーズ表明を描いた．それは正しいボディメカニクスを指導することと，上体のストレッチの習慣を定期的に組み入れることである．文献レビューによってこの介入について経験的エビデンスが得られた．彼はコンピュータオペレーターに正しいボディメカニクスと上体のストレッチテクニックを教えることから介入を始めたが，問題は解決しなかった．コンピュータオペレーターは引き続き仕事ができず，頚の痛みの訴えが続いた．ジョージの介入は，彼が雇われた目的を解決するためには成功しなかった．ジョージの推論には何が欠けていたのだろうか？　彼は問題地図の経験的文献を基に教育したが，十分に状況を評価せずに推測に頼った．もし彼がインタビュー，検査，オペレーターの仕事の観察を含むニーズ評価を行っていれば，彼はオペレーターにとってモニターの位置が高すぎ，いすの高さが調節できるようになっていないということに気づいていたかもしれない．このようにジョージが失敗した特定のニーズには効果がなかったが，ボディメカニクスの指導と上体のストレッチは他の状況では有効であったかもしれない．もし彼が推測によって問題から介入へと飛躍せずに，系統的思考と行動によってニーズを確かめていれば，ジョージはすぐに適切な問題領域を見つけていたかもしれない．

く，それに関する経験的測定と評価を計画する[10].

目的には基本的な2つのタイプがある：過程と成果である．**過程目的**は目標達成のために必要な具体的段階を定義する．過程目的は，作業療法実践家によって構成されまたは提供された介入あるいはサービスである[7]．**成果目的**は，全部あるいは一部の目標が達成されたことを判断する定義である：成果目的はさらに，どのようにこれらの基準が示されたかについて定義する．最終的に成果目的の到達度評価は，作業療法の過程への参加の結果として，望ましい変化が起こったかどうかに焦点が当てられる．

我々のモデルで目標と目的の表明を進展させるために，ニーズ表明を支持するエビデンスを含んだニーズを作業療法士が注意深く検討する．次に作業療法士とクライエントは，介入過程と成果がどのように査定されるかを導き示すための概念的目標と目的表明を形成する．目標は何が望ましいかについての全体的概念の表明であり，目的は操作化（すなわち，それらがどのように測定されるか，またはわかるかについて表明された用語）された表明である．両者はニーズの表明から系統的に生み出された知識に基づいている[7]．

それではここでジェインに戻って目標と目的を描いてみよう．問題とニーズの表明から，我々は，ジェインの全体的介入目標は，代償的方法の学習によって，彼女が時間管理と時間の遵守の改善をし，仕事に戻れるようにすることに決めた．ニーズ評価によって示されたエビデンスによって，作業療法介入は最初にジェインの家で夫の参加のもとに行われ，次に職場で行うことになった．

SOTPにおいて目標設定を行う時の1つの重要な要素は，**特異性**（specificity）ということである．次に示す例は，上記で検討した特異的な目標および目的表明を書く基本としての治療目標を用いている．

目標：ジェインは仕事時間に間に合うように（遂行）また満足度を高めるために時間遵守を改善する．

過程（P）目的，および成果（O：objective）目的は，次のものを含む上記の目標を達成するために用いる．

1. ジェインは福祉用具のサポートとサービスについて説明を受け，福祉用具のカタログから，自分の目標達成のために最も有用だと考えるものを選択する．（P）
2. 多様な福祉用具の選択肢〔たとえば，目覚まし時計，記憶分割（paging）用具，掛け時計〕を与えられ，ジェインは時間遵守のために外的合図のために使う1つ（いくつか）の道具を選ぶ．（P）
3. ジェインは自宅で行う日常活動で，外的に時間遵守の合図が必要なことを1つ選ぶ．（P）
4. 作業療法士の援助の下に，ジェインと夫は，ジェインがこの日常種目に気持ちを集中するための合図をする用具を設置する．（P）
5. ジェインの夫は彼女の時間遵守をモニターし，ジェインと作業療法士にこの福祉用具が目標達成に効果的かどうかフィードバックする．（P）
6. ジェインが自宅のスケジュールを時間どおりに行えるようになったら，職場への出勤のためにこの合図を使うことを始める．（O）
7. ジェインが時間までに出勤できることがわかったら，作業療法士は職場でジェインがこの道具を用いて仕事のスケジュールをこなせるように援助して，雇用主の満足が得られるようにする．（P）
8. ジェインは，最も効果的な方法と道具を用いて時間遵守を進歩させ，仕事の遂行に満足するようになる．（O）

前述の目標と，関連する目的を読むことからわかるように，SOTPでは，目的がニーズの経験的理解に基づく幅広い目標設定を達成するように，非常に指示的に概念化された表明としてデザインされている．内省的介入と成果評価の項に示したように，目標と目的を上記のように提示すると，何が治療の成功の確認を形成的にモニターし査定するかを判断できる．

内省的介入

DePoyとGilson[7]は，自然的質問法を推断の基礎として[25]，系統的思考が介入の実行中には終わらないことを強調するために，内省的介入（reflexive intervention）という用語を提案した．自らはこの用語を自らのモデルに統合し，作業療法士が介入過程における自己の治療的使用と他の影響を考察する

だけでなく，実践の進行に伴って，実際の介入そのものからのフィードバックに基づいて意思決定をすることを考えるようにした．内省的介入によって，作業療法実践の介入期を通して思考と実行の方法のふり返りができる．内省的介入において作業療法士は，クライエント，協働，専門的実践，環境的資源，自己の治療的使用，およびその他の実践過程と成果に影響する内的外的影響を系統的にモニターする．これは実践的知恵と直観が生じないとはいえないまでも，エビデンスとしては使われないということである．それらは起こるが，SOTP においては，作業療法士が注意深くすべての実践を観察して何が行われたかについて明解にし，実践からのフィードバックを考慮し，それらを多元的なエビデンスの基礎として意思決定を行うのである．

　過程評価では，過程目的（上記の P で示された目的リスト）の系統的モニターを，内省的介入期の全過程で行う．系統的モニターによって，介入とプログラムの変更の必要性を考える意思決定をするためのエビデンスが生み出され，介入の説明と文脈上のエビデンスが与えられる．何がなされたか知らないまま，どんな成果があったかを示すことは，我々の知識基盤を限定し，専門外の人々に作業療法の利点を十分に伝えられない．このように内省的介入は，作業療法の知識，理論および実践方法を発展させるのに欠かせないものである．説明のためにジェインのケースに戻ろう．

　前にも述べたように，COPM はクライエントにとって意味のある遂行を記録するのに大変優れた方法である．過程評価で COPM は作業遂行の変化を記録するために使うことができ，ジェインと他のさまざまな読者に作業療法の利点を説明できる．介入の多くの時点でこの道具をデータの収集に用いることにより，介入を無条件に支持でき，再概念化することができる．作業療法士は，治療過程を通してジェインの時間遵守を追い，記録して，介入の改訂が必要かどうか決める．さらに文書化は，ジェインと他の人々に，ジェインが作業療法士の方略によって改善したことを示す素晴らしい方法である．同様の方略を，時間管理と，作業療法士とジェインが設定した別の領域についても使うことができる．OTPF をふり返ることは内省的介入を導くために有用である．

作業療法実践ノート

専門的実践における SOTP
作業療法士は SOTP の各ステップを慎重に遂行すべきであり，そして専門実践においてエビデンスを用いる自分なりのスタイルを見つけるようにする．SOTP は，介入を進める時の価値あるアプローチであるばかりでなく，すべての専門領域で，知識の構築と介入の発展のための基礎を提供する．

成果の評価

　成果の評価は，思考と行動が一組になったプロセスであり，目的的介入過程に自発的にまたは意図せずにさらされた結果として起こったことを確認し記録することであり，介入の価値を評価するためである．先の目的リストの中で，成果目的は「O」として示されている．これらの目的は量的にも自然的手法のいずれを使っても評価でき，目的が達成されたかどうかを調べるために系統的質問を適用することで評価できる．質問を洗練させるために，多くの素晴らしい研究法の本があるので，参照されることを勧めるが，そのうちのいくつかをこの章の終わりに示した．

　ジェインの介入成果の評価を実行するために，COPM を使った前後デザインと，内省的介入で検討したその他の文書が選択された．ジェインの遂行は何回も測定されるであろうが，開始時と終了時の変化のみが成果の評価として使われるであろう．分かっているだろうが，すべての作業療法士はすでに成果の評価を行っている．要領は，自分がそれを行っていることを認識し，信頼できる有用な方法を目的をもって選択することである．我々は，あなたが複数の方法を選択するように勧める．ボックス 4-2 を見ると，それぞれの目的がどのように評価されたかが分かる．

[要約]

　この章で我々は SOTP を示した．これは実践アプローチであり，系統的思考と実践だけが評価されるのではなく，作業療法実践の本質的な道具となる．我々のモデルはすべてのステップを導く明瞭な問題の表明から始まる．自然的および実験的な研究の伝統が臨床的意思決定のために適用され，それに

ボックス 4-2　目標，目的，エビデンスおよび成功の判断基準

目標番号 1：ジェインは時間を守れるようになり，出勤時間に間に合う（遂行）ことができ，満足度も高まる．

1. (P) ジェインはカタログと福祉用具を提供され，その中から自分の目標達成に最も彼女が有用だと考える道具を選ぶ．
   成功の基準：行動の達成
   エビデンス：治療の度に目標に向けての進歩を文書に残す
2. (P) 多様な福祉用具（たとえば，目覚まし腕時計，記憶分割装置（paging device），掛け時計）を与えられ，ジェインは時間の遵守について外部から合図を与えるものとして使う用具を1つ選ぶ．
   成功の基準：用具の選択
   エビデンス：治療のたびに目標に向けての進歩を文書に残す
3. (P) ジェインは家で行う活動で，時間を守るための外部的合図が必要なものを1つ選択する．
   成功の基準：活動の選択
   エビデンス：治療の度に目標に向けての進歩を文書に残す
4. (P) 作業療法士の援助を得て，ジェインと夫は決めた日常活動に合図を与えられるようその用具を設定する．
   成功の基準：ジェインと夫が目的を達成できること
   エビデンス：課題が習得されたことを示す経過記録
5. (P) ジェインの夫はジェインの時間遵守をモニターし，その福祉用具が目標達成に効果的かどうかをジェインと作業療法士にフィードバックする．
   成功の基準：毎夕食後にジェインに伝えられるジェインの時間遵守に関する日々の記録
   エビデンス：夫が書く時間チャート
6. (O) ジェインは家庭内のスケジュールを時間通りにこなせるようになる．
   成功の基準：家庭でのジェインの時間遵守に関する日々の記録
   エビデンス：夫が書く時間チャート
7. (P) いったんジェインが家庭内でスケジュール通りに行動できるようになったら，仕事時間に間に合うことに時間遵守の合図を使うことを始める．
   成功の基準：ジェインが合図を利用することについての日々の記録
   エビデンス：クライエントの自己報告
8. (O) ジェインは毎回出勤時間に間に合う．
   成功の基準：職場でのジェインの日々の時間遵守記録
   エビデンス：クライエントの到着時間記録
9. (P) いったんジェインが出勤時間に間に合うようになったら，作業療法士はジェインの職場に出かけ，仕事のスケジュールを時間通りにこなすためにその用具を用いることができるようにして，ジェインと雇用者の満足を図る．
   成功の基準：作業療法士は1週間ジェインの職場に出かけて道具の使用を支援する
   エビデンス：作業療法士の記録
10. (O) 最も効果的な方法と道具を用いて，ジェインは時間遵守をしつつ仕事を十分こなし，満足できるまで改善する．
    成功の基準：ジェインの時間遵守が有意に改善する
    エビデンス：この項目についての事前に行ったCOPMスコアとの比較

続く段階を確認し，ニーズを文書化し，目標と目的を据え，内省的介入，および成果の評価を導く．表4-2をもう一度見てニーズの表明に注目していただきたい．問題，ニーズ，目標と目的，過程，成果のつながりが明瞭に示されている．SOTPの各段階が前段階から起こり，つながれている．さらに，系統的思考と行動が，作業療法領域のものとして確認された問題を解決するための介入を支援する特異的で信頼できるエビデンスを与えるのである．

[復習のための質問]

1. 作業療法の臨床家が専門外の人に対して作業療法の有効性を示すためにSOTPを使う必要があることについて3つの理由を述べよ．
2. SOTPの各ステップの名称を挙げ，説明せよ．
3. SOTPのステップと作業療法の過程を比較せよ．
4. ケーススタディとして考えられる作業療法のクライエントを1人取り上げ，問題を選択し，問題地図を描け．
5. あなたの問題表明に基づいて，ニーズを確かめるための方略を提示せよ．
6. あなたの問題表明に基づいてクライエントのニーズを確認せよ．
7. 目標と目的の違いは何か，またその関係は何か？
8. 目標と目的はニーズとどのように関係しているか？
9. 目標と目的は問題とどのように関係しているか？
10. あなたのクライエントの目標を確認せよ．
11. この章で説明された目的の2つのタイプは何か，またそれらの違いは何か？
12. あなたのクライエントのための目標に基づいて，少なくとも2つの過程目的と2つの成果目的を確認せよ．
13. あなたの目的が達成されたことは何でわかるか示せ．
14. 質問12で設定した目標と目的を達成するための介入を少なくとも2つ示せ．
15. 内省的介入において，あなたはどのような質問をし，それにどのように答えるか示せ．
16. あなたは作業療法の知識に貢献するために，内省的介入と成果評価のデータをどのように用いるか検討せよ．

引用文献

1. American Occupational Therapy Association: occupational therapy code of ethics, *Am J Occup Ther* 53:614-616, 2000.
2. American Occupational Therapy Association: occupational therapy practice framework: domain and process, *Am J Occup Ther* 56:609-639, 2002.
3. American Occupational Therapy Association: *Scope of practice*, 2004. Retrieved June 29, 2004, from http://www.aota.org/members/area2/docs/scope.pdf.
4. Bloom M, Fischer J, Orme JG: *Evaluating practice: guidelines for the accountable professional*, ed 2, Boston, MA, 1998, Allyn & Bacon.
5. Brownson RC, Baker EA, Left TL, et al.: *Evidence-based public health*, Oxford, 2003, Oxford University Press.
6. *Cochrane Collaboration.* Retrieved June 29, 2004, from http://www.cochrane.org/.
7. Depoy E, Gilson S: *Evaluation practice: thinking and action principles for social work practice*, Belmont, CA, 2003, Wadsworth.
8. DePoy E, Gitlin L: *Introduction to research: understanding and applying multiple strategies*, ed 3. St. Louis, 2005, Mosby.
9. Dubouloz C, Egan M, Vallerand J: Occupational therapists' perceptions of evidence-based practice, *Am J Occup Ther* 53:445-453, 1999.
10. Fitzpatric JL, Sanders JR, Worthen BR: *Program evaluation: alternative approaches and practical guidelines*, ed. 3, Boston, 2003, Allyn & Bacon.
11. Haase B: Cognition. In Van Dusen J, Brunt D, editors: *Assessment in occupational therapy and physical therapy*, Philadelphia, 1997, WB Saunders.
12. Holm M: Our mandate for the new millennium: evidence based practice, 2000 Eleanor Clarke Slagle lecture, *Am J Occup Ther* 54:575-585, 2000.
13. Institute of Medicine: *Crossing the quality chasm: a new health system for the 21st century.* Committee on Quality of Health Care in America, Washington, DC, 2001, National Academies Press.
14. Johnstone B, Stonnington H, Stonnington HH, editors: *Rehabilitation of neuropsychological disorders: a practical guide for rehabilitation professionals and family members.* Brighton, NY, 2001, Psychology Press.
15. Kielhofner G, Hammel J, Helfrich C, et al.: Studying practice and its outcomes: a conceptual approach, *Am J Occup Ther* 58:15-23, 2004.
16. Law MC, editor: *Evidence-based rehabilitation: a guide to practice*, Thorofare, NJ, 2002, Slack Publishers.
17. Law MC, Baptiste S, Carswell A, et al.: *The Canadian Occupational Performance Measure*, Ottawa, Ontario, 1998, CAOT Publications.
18. Law MC, Philp I: Evaluating the evidence. In Law MC, editor: *Evidence-based rehabilitation: a guide to practice*, Thorofare, NJ, 2002, Slack Publishers.
19. Lee C, Miller L: The process of evidence-based clinical decision making in occupational therapy, *Am J Occup Ther* 57:473-477, 2001.
20. Lieberman D, Scheer J: AOTA's evidence-based literature review project: an overview, *Am J Occup Ther* 56:344-346, 2002.
21. Moyers P: Continuing competence & competency: what you need to know, *OT Practice* 7:178-22, 2002.
22. *OTseeker.* Retreived June, 20, 2004 from www.OTseeker.com.
23. Sackett DL, Rosenberg WM, Gray JA, et al.: Evidence based medicine: what it is and what it isn't, *BMJ* 312:70231-70272, 1996.
24. Sackett DL, Straus SE, Richardson WS, et al.: *Evidence-based medicine: how to practice and teach EBM*, ed 2, New York, 2000, Churchill Livingstone.
25. Steier F: *Research and reflexivity*, Newbury Park, CA, 1991, Sage.
26. Tickle-Degnan L: Gathering current research evidence to enhance clinical reasoning, *Am J Occup Ther* 54:102-105, 2000.
27. Tickle-Degnan L: Organizing, evaluating, and using evidence in occupational therapy practice, *Am J Occup Ther* 53:537-539, 1999.
28. World Health Organization: *International classification of functioning, disability and health (ICF)*, Geneva, Switzerland, 2001, WHO.

推薦文献

Atkinson P, Coffey A, Delamont S, editors: *Handbook of ethnography*, Thousand Oaks, CA, 2001, Sage.
Babbie E: *The practice of social research*, ed 9, Belmont, CA, 2001, Wadsworth.
Coley SM, Scheinberg CA: *Proposal writing*, Thousand Oaks, CA, 2000, Sage.
Denzin NK, Lincoln YS: *Handbook of qualitative research*, ed 2, Thousand Oaks, CA, 2000, Sage.
Gambrill E: Authority-based profession, *Res Social Work Practice* 11:166-175, 2001.
Grinell RM: *Social work research and evaluation*, ed. 6, Itasca, IL, 2001, Peacock.
Mullen E: *Evidence-based knowledge: designs for enhancing practitioner use of research findings (a bottom up approach)*, 4th International Conference on Evaluation for Practice, University of Tampere, July 4-6, 2002, Tampere, Finland.
Patton MQ: *Qualitative research and evaluation methods*, Thousand Oaks, CA, 2001, Sage.
Rosen A: Evidence-Based Social Work Practice: Challenges and Promises, Address at the Society for Social Work and Research, San Diego, CA, 2002.
Royse D, Thyer B, Padgett DK, et al.: *Program evaluation: an introduction*, Belmont, CA, 2000, Wadsworth.
Sonnert G: *Ivory bridges: connecting science and society*, Cambridge, 2002, MIT Press.
Stringer E: *Action research in health*, Englewood, NJ, 2003, Prentice Hall.
Sullivan T: *Methods of social research*, Fort Worth, FL, 2001, Harcourt College.
Tripodi T: *A primer on single-subject design for clinical social workers*, Washington, DC, 2000, NASW.
Thyer B: *The handbook of social work research methods*, Thousand Oaks, CA, 2001, Sage.
Unrau YA, Gabor PA, Grinnell RM: *Evaluation in the human services*, Itasca, IL, 2001, Peacock.
Yin R: *Case study research: design and methods*, ed 2, Thousand Oaks: CA, 2003, Sage.

第5章
身体障害者の健康増進とウェルネス
Health Promotion and Wellness for People with Physical Disabilities

Michael A. Pizzi
Marjorie E. Scaffa
S. Maggie Reitz

（萩田邦彦　訳）

キーワード

道徳療法
作業機会の当然性
健康増進
健康保護
予防
第一次予防
第二次予防

第三次予防
危険因子
移行理論モデル
事前‐事後モデル
障害予防
ウェルネス
クライエント中心のケア

自己裁量権
自己対応能力
専門家中心
二次的障害
生活の質

学習目標

本章を学習することで，学生および臨床家は以下のことが可能になるだろう．
1. 健康増進とウェルネスにおける作業療法の役割への歴史的影響を述べることができる．
2. 健康増進と予防の主要な概念と専門用語を定義できる．
3. Healthy People 2010 の作業療法実践への潜在的な影響力を述べることができる．
4. 健康増進を身体障害の臨床実践に統合する方略を見出すことができる．
5. 身体障害の臨床実践を念頭に置いた全人的かつクライエント中心ならびに作業中心の健康増進を開発することができる．

この章の概要

歴史的影響と考察
　古代史とシンボルの意味
　専門職の発展
　健康増進におけるアメリカ作業療法協会の偉業
　南カリフォルニア大学の良い老後プログラムと研究

国際的動向
健康増進の原理と実践
健康増進実践のモデル
　移行理論モデル
　事前‐事後モデル
健康増進と予防への作業療法の参加
健康増進と作業参加

二次的障害と障害者
評価：健康とウェルネスの増進の強調
介入
要約

アメリカ作業療法協会（American Occupational Therapy Association；AOTA）は健康増進および疾病または障害の予防プログラムやサービスの開発と供給について，作業療法実践家の参加を援助し奨励している．これらの健康増進プログラムは個人，グループ，組織，地域および政策立案者を対象にしている．それらの焦点は（a）人々の病気，事故，外傷の発生率を予防または減少させること，（b）慢性疾患や障害をもつ人々とその介護者の全体的な健康とウェルネス（wellness）を向上させること，および（c）異文化間の問題や利害関係との関連で，健康な生活実践や社会的機会，健康な地域社会を促進することである（p.1）[9]．

社会がその住民の健康や福祉においている価値

88　第2部　作業療法の過程と実践

ケーススタディ：ジーン（その1）

ジーンは49歳．3人の成人した子どもがいて，そのうち2人は家を離れて住んでいる．彼女の結婚生活は27年になる．ジーンは最初の子どもを産んだ時に妊娠糖尿病にかかり，彼女の結婚生活の大部分はインシュリンに依存している．ジーンは食事療法や運動，活動，またインシュリン調節の必要性を良く理解している．彼女は地域内で活動的で，夫の収入を補うためにパートタイムで働き，ボウリングを楽しみ，毎週金曜日の夜には友達とカードで遊び，かぎ針編みをやり，家庭を守っている．

ジーンは軽い脳卒中にかかった後に症状が悪化した．彼女は指先と両下肢の感覚を失った．その結果，彼女は動的バランスと両手の握りが変化してしまった．彼女は何年も初期の緑内障や糖尿病性神経炎に立ち向かっている．彼女は生活の大部分が活動的であったにもかかわらず，糖尿病による二次的な心不全をもっていた．ジーンは肥満で，18歳の時からタバコを1日1箱吸っていた．彼女の夫もいつも吸っている．

理解を深めるための質問
1. あなたは健康増進の観点からこのクライエントをどのように評価するか？
2. 標準的な作業療法サービスに加え，あなたはどのような健康増進の介入をこのクライエントおよび／またはその家族に用いるか？

は，健康管理への政策の関わりや財政支出のレベルによって測られる．社会の英知はまた予防と健康増進への関与によっても測られる．この章は政策の発展はもちろん，作業療法の専門職が健康増進や予防の活動にいかに携わってきたかの記述から始める．また，社会的レベルの問題への作業療法の関心に対する歴史的転換として見なされる可能性があるような新しい方向性についても述べる．

この歴史的概説の次に，健康増進原理の再検討および身体障害者への健康増進に焦点を当てた評価と介入について述べる．ケーススタディは，読者が身体の障害や疾患をもつ人々への健康増進と予防の理論と実践を統合するのに役に立つだろう．

■歴史的影響と考察

古代史とシンボルの意味

人間は作業に従事することに健康増進や癒やしの特性の価値があることを長く認めてきた[43,46]．考古学[67]はもちろん歴史や人類学[17]は，世界中の文化と時代を通して，いかに人々が作業を生存のためだけではなく，治療あるいは自己同一性や精神性の手段として用いてきたかの豊富な例を提供してきた[7,18,67]．全インディアン・プエブロ族評議会議長のHerman Agoyoyo（1988）が次のように指摘しているように，合衆国では岩壁彫刻（petroglyphs）は昔それらを作った人々ばかりでなく，今生きている人々にとっても重要である．

我々にとってこれらの岩壁彫刻は大昔に消滅し長く失われた文明の遺物ではなく…生きた我々の文化の一部である．岩壁彫刻の中に蓄えられたものはいかなる本にも書かれておらず，どの図書館にも見当たらない．我々は誰であり，どこから来たのかを思い起こすために，また息子や娘たちにそれを教えるためにそこへ戻る必要がある[61]．

この歴史を裏づける根拠である絵画を調べていると，シンボル（象徴）や人間の手や動物の描写を使用した狩猟や他の生存活動に従事する人間の絵画表現がしばしば見られる[22,61]．生存（日常生活活動や生活関連活動）以外の作業に時間を使うことが可能な生活状況になった時，人間はエネルギーをこれらの現実の作業や動物を同定することに転換し，彼らの世界をシンボルや絵画によって分かち合った．これらのシンボルは重要な作業の情感，自己同一性，信仰や知識を伝える．現在の人間はしばしば無意識的にそれらと同じ目的でシンボルを用いる[19]．岩壁彫刻の創作はシンボルの重要性とその健康への影響の初期の証明である．これらのシンボルを通して初期の人間は彼らの最も重要な特質を未来の世代に伝えることができ，また，「精神と意思とによって活気づけられた両手の使用を通して，人は自身の健康状態に影響を与えることができる」（p.2）[45]ことを証明した．

特定のシンボルの意味や妥当性は社会や個人内で

時を経て変化し得る．旧石器時代に制作されたChauvet-Pont-d'Arc洞窟[22]の壁画の象徴的意味は，今日の幼い子どもが描いた絵に親が感じ取るのと同じような，または異なった象徴的意味を伝える．車いすのシンボルの中の棒状の人は利便性を象徴するために使われたものだったが，障害者にとって身体障害を被る前はわずかな意味しか，またはまったく意味をもたなかったかもしれない．しかしながら身体障害と診断され，あるいは障害を被った後は，この国際アクセスシンボル（International Symbol for Access：ISA）（図5-1）はその人と家族に新しい意味と関連性をもたらすかもしれない．

専門職の発展

専門職としての作業療法の発展の多くの記述は，道徳療法の論議とともに始まるか，またはそれを含んでいる[30,43,44]．道徳療法とは，「良い習慣」を育む中での自己訓練，仕事，自己コントロールの学習を強調する作業を基盤とする介入を含む「精神障害者への人道的なアプローチ」と定義された[67]（第2章にその時代や合衆国で障害者とともに作業療法の実践に影響を与えた人々の豊富な記述がある）．合衆国の作業療法の創始者たちの価値観や信念は，精神衛生運動，美術工芸運動，セツルメントハウス（settlement hous）運動や当時の合衆国の他の社会活動家や改革者たちの活動の価値観や信念と一致し，影響されていた[8,32]．これらの理想主義の個人や団体は，彼らの時代の社会的不公正に影響を与えた．合衆国の作業療法の創始者たちの背景や貢献は良く記録されている[5,8,30,34,43,44,51]．それゆえ，ここでは以下に焦点を当てる．（1）合衆国における健康増進と政策発展との関わり合いにおける重要な出来事の要約，および（2）今後数十年の合衆国での実践に影響する可能性のある最近の国際的発展についてである．

健康増進におけるアメリカ作業療法協会の偉業

何十年もの間，作業療法分野のリーダーやAOTAは，健康増進にもっと注目するよう専門家に勧めてきた．1960年代の初め，リーダーたち[10,62,63,65,66]は予防と健康増進における作業療法の役割についての見解を明確に述べた．含まれたテーマは，（1）治療または救命の強化への関心の高まりに対して，助かった命の質を最大化するサービスの提供，またさらには疾病や外傷の予防，（2）作業療法の価値観や原理と公衆衛生のそれらとの調和，（3）社会のウェルネスに寄与する作業療法の未開発な潜在能力と責務，（4）専門職の学問的基礎の構築と再定義の必要性，（5）地域を対象とした健康増進と予防策の効果判定をすることの責任，である．FinnはEleanor Clarke Slagle[20]記念講演とその後の仕事を通してこの関わり合いを奨励し続けた[21]．AOTAは長年にわたって健康増進に注目を向けるために他の手段を使ったばかりでなく，一連の声明を発表してきた．1979年には健康増進と予防に関する最初の公式文書である「健康増進と障害予防における作業療法士の役割」が出版された[1]．1986年にはAOTAはその雑誌「アメリカ作業療法ジャーナル」のある号の全頁を健康増進にあてることで，この役割を支援した[64]．

1989年，AOTAの代表者集会は最初の声明を廃止し，「健康増進と障害予防における作業療法」という方針書を採択した[2]．この方針書は2000年のAOTA代表者集会による「健康増進と疾患・障害予防における作業療法声明」によって置き換えられるまで適用されていた[9]．1992年，予防的健康における作業療法の役割に関する1つの論文が「アメリカ作業療法ジャーナル」の75周年特別号に発表された[46]．

専門職内での健康増進における作業療法の役割の促進に加え，さらにAOTAは外部にも働きかけていた．AOTAはHealthy People 2000協会に参画した[4]．その協会は22の専門グループおよび多数の州，国の政府機関やサービスが合同し，今後10年の国家の健康指針を定めるべく協業した[59]．この文書およ

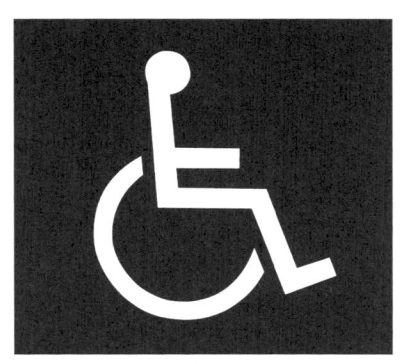

図5-1　国際アクセスシンボル

びその最新版の Healthy People 2010[60)] はともに身体障害者に絞った健康目標を含んでいた．最新版の展望は，障害の有無によらず，確認された合衆国市民の満たされていない健康ニーズに取り組む新しい介入方略の開発を作業療法士に奨励している．

南カリフォルニア大学の良い老後プログラムと研究

南カリフォルニア大学の作業科学・作業療法学部の教授陣による「良い老後プログラム（Well-Eldery Program）」の開発は，健康増進作業療法プログラムの中で重要な出来事であった．このプログラムの成果は『アメリカ医学協会雑誌』に記念すべき論文として発表された[14)]．良い老後研究のために練られた介入実験計画は結局「ライフスタイルの再構築」と名づけられた[36)]．このライフスタイル再構築プログラムの成果は，「予防的作業療法は自立生活する成人の健康と生活の質を非常に高める」ことを示唆した（p.xi）[36)]．

国際的動向

WilcockとTownsendによって始められた国際的論議は，世界中の健康増進と予防における作業療法の未来の歴史を形成する可能性がある．WilcockとTownsendは社会的および作業的機会の当然性の侵害（occupational injustice）に立ち向かう作業療法士と作業療法助手の潜在能力への注目を喚起してきた[57,67,68)]．作業機会の当然性（occupational justice）の考えは最初にオーストラリアとカナダから起こった．作業機会の当然性とは，「人々にその潜在能力やウェルネスの経験に出合うことを可能にさせる多様な作業の機会のために，個人的，地域的，政策的な配慮や資源，当然な機会を増大させる社会的，経済的変革の普及促進」（p.257）[67)]である．

世界作業療法士連盟もまた作業療法士が作業を遂行できない状態（occupational deprivation）の根絶に有意義な貢献をする潜在能力を支援することによって，作業機会の当然性増進への専門家の参画を積極的に奨励している[53)]．その論議は合衆国では徐々に表面化してきている[47,49,58)]．

作業療法実践家はさらに政策過程の実用的知識を得るにつれ，置きざりにされている障害者の健康増進や二次的障害の予防はもちろん障害予防に対しても提言できる．この提言の準備として作業療法実践

倫理的配慮

> 作業療法の専門家は，置きざりにされた個人やグループ，地域住民の日常的な作業の権利や機能に影響を及ぼす社会的問題の評価を行う可能性をもっている．教育，政策提言，行動を通して，作業療法士は存在する不公平に注意を喚起することができる．

家は目標，特に「目標2：健康が侵害されている状態の排除」（p.11）や，Healthy People 2010[60)]から得られる障害者の機会の当然性の侵害の解消や生活の質の向上に関する他のデータに精通しなければならない．

作業療法士と作業療法助手が取り得る1つの可能な行動は，参加でき，支援し得る現在進行中の歴史形成の努力がどのようなものであるかの知識を増すことである．自立生活運動は障害者がこれらの不平等や社会的機会の当然性の侵害に立ち向かう働きであるが，そのような例の1つである．しかしながら，もし作業療法実践家がそのリハビリテーションパラダイムのみを採用するならば，自立生活運動の原理またはその政策的指針のいずれも心良く思わないかもしれない．健康増進，ウェルネス，リハビリテーションを含む健康への事前対策アプローチの統合が，障害者と彼らの愛する者の生活の質に有意義な影響を与えることができる．

リハビリテーションパラダイムは障害に伴う問題を実際の身体的または精神的疾患として定義し，一方，自立生活運動パラダイムは問題を専門家やその他の人々によるものと定義する．リハビリテーションパラダイムの下ではサービス管理下の人間は障害者であり，すなわち消費者である．リハビリテーションモデルでのサービス交付の望ましい成果は最大の身体的または精神的機能（職業的リハビリテーションでは有給雇用）である．自立生活における望ましい成果は，その人の日常生活のコントロールを獲得することに関係している．コントロールは必ずしも日常課題を自分自身で行う身体的または精神的能力をもつことを意味しない．ある種の障害群では完全なコントロールは可能でないかもしれないが，自立生活運動ではいつでもどこでも可能な限り消費者としての完全なコントロールに向けて努力を続けている[52)]．

作業療法士と作業療法助手はその実践の中で当面のリハビリテーション目標の先を見越し，身体障害者が真にクライエント中心になるのに必要な作業への参加が可能になるよう専心している[57]．落ちこぼれか否か，身体障害があるか否かによらず，機会もまたすべての人に等しい利便性と権利が擁護されるものと見なされなければならない．専門職の初期の創設者を見習うという機会により社会的活動家になることで，ある意味でこの論議は1周して元に戻ったのである．

■健康増進の原理と実践

Healthy People 2010 のビジョン：「健康の理解と増進」は，個人に健康なライフスタイルの選択を喚起し，保健医療の実践家に対しては臨床実践に健康増進と予防の方略を取り入れるように喚起している．Healthy People 2010 の全般的，包括的な目標は，(1) 全年代の人々の健康な人生の質と年月を増大させる，および (2) 全住民内のさまざまなグループ間の健康が侵害されている状態を排除すること[60]．

Healthy People 2010 の認めるところでは，個人や家族の健康は，彼らが住み，通学し，働き，遊ぶ地域の健康から分けることができず，それに依存している．地域の健康は物理的環境のみならず，文化的，社会的，精神的，時間的，および仮想的背景状況の影響を受ける．健康はさまざまな要因の絶え間ない相互作用であるので，固定的なものではなく常に変化するものである．健康と病気は機能的能力と障害のように，相互に排他的な概念ではなく，むしろ細かく徐々に変化する連続体である[16]．健康状態の重要な決定要素は個人的な生物学と行動，社会的環境ならびに物理的環境，政策と介入，保健医療の利用しやすさを含む (図5-2)[60]．

出生率および死亡率，疾患・外傷・障害の発生率と流行，保健医療サービスの利用，平均寿命，生活の質，およびその他の要因の調査によって住民の健康状態を評価できる．主要な健康指標は国家的健康増進指針に重点的に取り組む努力の中で，Healthy People 2010 の開発経過の中で確立した．方略的な計画プロセスの基礎として提供される主要な健康指標は「身体活動，太りすぎと病的肥満，喫煙，物質

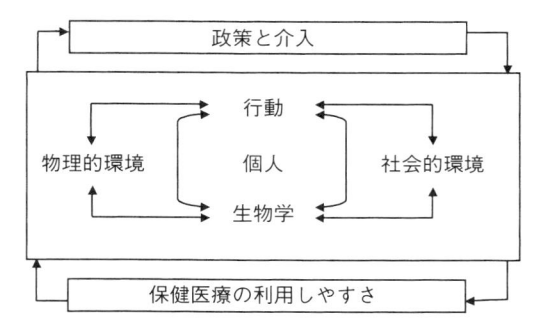

図5-2 健康の決定要素（U.S. Department of Health and Human Servicies：Healthy People 2010：understanding and improving health, ed 2, Washington, DC, 2000, U.S. Government Printing Office）

乱用，責任ある性的行動，精神衛生，傷害と暴力，環境の質，免疫性および保健医療の利用権」(p.24) を含む[60]．

健康増進とは，「個人，グループ，地域住民の健康に貢献する生活の活動や状態を支援するための教育的，政策的，規制的，環境的，組織的支援のいずれかの計画的な組み合わせ」(p.656) と定義される[9]．健康増進は**健康保護**と疾患や障害の予防の両方を含む．健康保護の方略は全住民を対象とし，感染性疾患のコントロール，免疫，作業上の危険からの保護，政府基準としてのきれいな大気と水や公衆衛生，特に食品と薬の安全を含む[16]．**予防**は「事故や病気が起きたり進展する可能性を減らしたり，もしそれが起きても事故や病気による損害を最小にするために講じられる予備的活動」(p.81) といわれる[38]．予防的方略は第一次，第二次，第三次の3レベルに分類される．

第一次予防は，疾患，能力障害または機能不全に対する脆弱さやかかりやすさを低減するために健康な個人に焦点を当てる．第一次予防方略は良好な栄養，規則的な身体活動，適切な居住，余暇活動と仕事の状態，遺伝子スクリーニング，定期的な健診，シートベルト法を含む．**第二次予防**は疾患のリスクがあるかまたはその早期段階の人々に焦点を当て，疾患の進行防止および合併症や能力障害の予防を目標とする．第二次予防方略は癌，冠動脈疾患，糖尿病のような慢性疾患のスクリーニングの他に，それらの早期発見と介入を含む．**第三次予防**は疾患や障害をもつ人々に焦点を当て，さらなる合併症を防ぎ，病気の影響を最小化し，社会的機会を創出する

ことを試みる．第三次予防はリハビリテーションサービスおよび社会参加のための建築および態度的な障壁の除去を含む[16, 26, 50]．

健康増進および予防のアプローチは危険因子を減らし，防御的または回復要因を強化するように試みる．**危険因子**とは，個人または地域住民にかなりの健康問題を現す可能性，または病的素質を増大させる人間の特性または行動，環境または状況である．危険因子に含まれるのは高血圧や禁煙などの行動のような身体的病気だけではなく，貧困やホームレス，放射線被曝や公害のような社会的，経済的，環境的状況である[16, 50]．研究が示唆するところでは，「一般に，結果に影響するのは単一危険因子の存在よりも危険因子の蓄積の方であり，大抵の場合そのような複合的な危険は単に加算的作用というよりむしろ相乗的影響がある」(p.512)[15]．防御的または回復要因とは病気のかかりやすさを低減したり，疾患，機能不全，外傷に対する個人や地域住民の耐性を増大させる人間の特性や行動，環境，あるいは状況をいう．防御的要因には個人の遺伝的側面，性格，健康行動のみならず，仲間や家族との関係，社会的規範，社会的支援を含む[15, 50]．

■健康増進実践のモデル

健康増進分野では，個人，個人間，地域住民の健康行動変容モデルや理論が数多くある．ここでは実践家が健康増進介入をより良く概念化するのを助けるために，2つのモデルを簡潔に紹介する．1つのモデルは変容の移行理論モデルと段階であり，これは個人の健康行動の変容を促進するもので，作業療法実践家にとってきわめて実際的な価値がある．第2の事前−事後モデルは健康増進介入の計画，実施，評価を促進する企画へのアプローチである[23]．

移行理論モデル

移行理論モデル（Transtheoretical Model；TTM）では変化は段階的に起きるという仮定に立っている．このモデルは計画前，計画，準備，実行，維持，終了の6段階からなる．計画前は，人々が健康行動を修正する活動を起こす何らの意思ももたない段階である．これは知識の欠如，過去の健康行動変容の試みの失敗，あるいは単に動機の欠如によるものかもしれない．計画段階は次の6カ月以内に行動を修正するという意思によって特徴づけられるが，その実施に関する費用対効果の観点でいくらかの相反する気持ちがある．準備段階は人が非常に近い将来（30日かそれ以下）に実行に移す準備があるという兆候があり，自助の本を読んだり，健康クラブに参加したり，医者に話すなどの彼らの変容方略を計画する自発性が表されている．実行は生活様式の修正という具体的かつ明白な形を表す．この段階の期間は最低6カ月である．健康行動変容が6カ月間維持された後，その人は維持期にいると考えられる．この段階の目標は再び以前の不健康な行動に戻るのを防ぐことである．終了は人がもはや不健康なことに誘惑されず，ストレスが多く危険性が高い状態でさえも彼らの健康行動の維持を可能にさせる自己効力感をもつ段階である．ほとんどの行動変容にとって真の終了は非現実的であり，大部分の人にとって生涯にわたる維持管理が適切な目標である[42]．

移行理論モデルに従えば，「変化は人々が諸段階を進むために用いた隠然および公然の活動」(p.103)[42]を通して起きる．これらの活動や変容の過程は意識向上，劇的な安堵，自己再教育，環境の再評価，自己解放，援助関係，体調不良や不慮の出来事または管理強化，刺激のコントロール，そして社会的解放を含む．移行理論の開発者たちは，これらの過程のそれぞれは異なった変容段階の間でも多少なりとも効果的であることを発見した．たとえば，意識向上は計画前段階では人を計画段階へ進めるのに重要である．不慮の出来事の管理や刺激コントロールの方略は維持段階では元へ戻るのを防ぐのに最も有用である[42]．

事前−事後モデル

事前−事後モデル（Precede-Proceed Model）は介入の企画のために用いられ，9段階からなる（ボックス5-1）．モデルの事前の部分は，健康行動は多様な要因の複雑な相互作用の結果であるという前提の上に成り立っている．事前の枠組みではこれらの要因が同定され，特別な目標が全住民のために開発される．モデルの事後の部分は政策開発，介入の実行および評価からなる．最初の5段階は包括的なニーズの評価に相当し，健康増進介入の開発，実

ボックス 5-1　事前 - 事後モデルの諸段階

- ステップ 1　社会的評価
- ステップ 2　疫学的評価
- ステップ 3　行動的および環境的評価
- ステップ 4　教育的および生態学的評価
- ステップ 5　管理的および政策評価
- ステップ 6　実施
- ステップ 7　プロセス評価
- ステップ 8　影響評価
- ステップ 9　成果評価

(Green LW, Kreuter MW : Health promotion planning : an educational and ecological approach, ed 3, Mountain View, CA, 1999, Mayfield)

行，最終的な成功に影響するであろう多数の社会的，疫学的，行動的，環境的，教育的，生態的，行政的，政策の問題点を評価する．これらの要因のすべてが考慮された後に介入を開発，実行する．残りの3段階は経過，影響，成果の尺度を含む介入の包括的評価に相当する[25]．

事前 - 事後モデルは学校，職場，保健医療および地域環境における健康増進介入を計画，実行，評価するために使われてきている．それは禁煙，HIV予防，シートベルト使用，飲酒運転禁止，栄養，運動と健康，血圧コントロール，ストレス管理を含む多くの健康問題に取り組むために用いられてきている[25]．事前 - 事後モデルを用いて企画された典型的な介入は多様な危険因子や健康行動に取り組み，多様な介入方略を使用する．

■健康増進と予防への作業療法の参加

Healthy People 2010の能力障害および二次的障害の領域での目標は，「能力障害をもつ人々の健康を増進し，二次的障害を防ぎ，合衆国民の能力障害の有無による不均衡を排除することである」(p.6-3)[60]．この領域での目標のいくつかは作業療法介入に適している（ボックス5-1参照）．Healthy People 2010にある能力障害をもつ個人と彼らが機能を果たす環境の両方に取り組むという目標は，能力障害とは個人の制限と環境の障壁との相互作用の結果であると認められるからである[60]．

作業療法実践の枠組み（Occupational Therapy Practice Framework : OTPF）は，健康増進と障害予防が専門家にとって適切な介入アプローチであることを表している．OTPFは健康増進を作業療法の観点から「介入アプローチは能力障害が現存するとは見なさず，あるいは遂行を妨げるいかなる要因もないであろう．このアプローチは生活の自然な背景状況の中で，すべての人々の遂行を強化するように，豊かな背景状況と活動経験を提供するように設計されている」(p.627) ものとして定義する[3]．

障害予防とは「障害の有無によらず作業遂行の問題を抱えるクライエントに対して計画された介入アプローチである．このアプローチは背景状況における遂行の障壁の発生や進展を防ぐように設計されている．介入はクライエント，背景状況あるいは活動変数に向けられるかもしれない」(p.627)[3]．ウェルネスは健康増進立プログラムの成果である．それはOTPFの中で「健康への正しい理解と楽しみを含み，人が良い健康状態にあること．ウェルネスは疾患の兆候がない以上に心身のバランスがとれ，元気であること」(p.628)[3] と定義される．作業療法実践家はその全人的かつクライエント中心の実践を通してウェルネスを促進する．

健康増進における作業療法には3つの潜在的役割がある．(1) 患者やクライエントと彼らの介護者や家族の健康な生活様式を促進する．(2) 公衆衛生の専門職によって提供された既存の健康増進プログラムを作業に基づく介入を通して補完する．(3) 作業に焦点化された健康増進プログラムを個人，グループ，組織，地域，政府のレベルで企画し実施する[9]．

予防に含まれる作業療法はさまざまな形態が想定できる．たとえば第一次予防には，労働者に仕事上の傷害につながる個人的な危険因子（誤った身体の使い方のような）を教育したり，職場事故の発生率を下げるように環境を改善することがある．作業療法実践における第二次予防的方略としては，関節保護，エネルギー節約，仕事の単純化の技術がある．虚弱な高齢クライエントへの転倒予防プログラムや家屋安全評価が第二次予防のその他の例である．作業療法士と作業療法助手は，作業遂行の機能を最大化し，制限を最小化するサービスの提供において第三次予防の専門家である[26,50]．

健康増進や予防プログラムを開発する作業療法士および作業療法助手は公衆衛生の文献に精通し，最

良の実践のために既存の根拠を用いなければならない．アメリカ公衆衛生協会は作業療法の健康増進の取り組みを導く健康増進プログラムの企画と実施の基準を開発した．それらの5原則は以下のものを含む[35]．

- 測定可能で明確に定義される多様な危険因子に取り組む．
- クライエントまたは対象住民が確定し表明した要望や好きなことに焦点を当てる．
- 効果が実証された根拠に基づく介入を含む．
- クライエントや地域の長所や利用可能な資源の効果的な利用．
- 持続的で評価可能なプログラムの企画．

人が障害状態にある背景状況においては，障害者は医療やリハビリテーションを受け，長期ケアの財源が必要であると見なされるので，健康やウェルネスの論議はしばしば軽視される[60]．

この背景状況的なアプローチからは次のような，主に4つの誤解が生まれる．(1) すべての障害者は必然的に不健康である．(2) 公衆衛生は障害状態の予防のみに焦点化すべきである．(3) 障害または障害者の標準的定義は公衆衛生の目的には必要ではない．(4) 障害の過程（disabling process）において環境は何も役割を果たさない（p.6-3)[60]．

健康増進の枠組みは，障害者とその介護者の全人的な要望を調べたうえでクライエント（およびその介護者）の要望に焦点を当てることが求められる．ケアのための健康とウェルネスのアプローチは，なお人々の機能的なニーズを含むであろうが，作業療法実践家に対して健康上のニーズならびにウェルネス，生活の質，社会参加の問題に焦点を当てることを促進するであろう．またこのアプローチは専門職に対し，健康で有意義な参加を創出するための二次的障害の予防における作業療法の役割をより綿密に調査するように促すであろう．

■健康増進と作業参加

健康増進の観点は障害者により十分な就労と社会参加の可能性を促進するであろう．Hills[27]によれば，次の3つの健康増進の「柱と関連する前提」がある．(1) 個人本位（primacy of people），(2) 自己裁量権（empowerment），(3) 自己対応能力（enablement）．

上に挙げられた3つの概念のうち，特に個人本位とは作業療法の専門職が**クライエント中心のケア**と呼ぶものに相当している．カナダ作業療法協会はクライエント中心の実践を次のように定義している[11]．

　作業を可能とすることを目的とする個人，グループ，行政機関，政府，企業，その他のクライエントとの協働アプローチ．作業療法士はクライエントへの尊重を示し，意思決定にクライエントを含み，クライエントの要望がかなうようにクライエントを支持し，さらにクライエントの経験や知識を認める（p.49）．

身体障害者の健康増進はまさにクライエント中心アプローチである．意思決定の尊重と参加，特に作業参加は健康増進と作業療法の双方にとって基礎的な類似点である．作業療法士は意義を促進し，作業への従事と参加を可能にすることを通して人々が希望ある未来を描くように援助する．この取り組みは障害者の最善の健康とウェルネスを育成する助けとなろう．

自己裁量権（empowerment）とは自主性と自己コントロールの発展を表す．作業療法士は自己裁量権という感覚を支持し促進する背景状況の創造と作業を基盤とする介入に熟練している．「健康のコントロールを増し，改善するためには，人はそのようにする自己裁量権があるのみならず，自己裁量できるようにもならなければならない．自己裁量できるためには人は技能や資源，知識をもたなければならない」(p.232)[27]．疾患や障害をもつ，あるいはそのおそれのある人々は，健康な生活の創出をむしばむような健康行動（たとえば喫煙）を変える必要性について理解はできるが，彼らは最善のウェルネスを達成する技能や手段を欠いているかもしれない．「**自己対応能力**の概念に横たわる基礎的な前提は，人は自分のニーズを同定し，自分の問題を解決し，自分にとって何が最良なのかを総合的に知る能力をもっているということである」(p.232)[27]．

効果的に健康とウェルネスを増進するために，作業療法士は，人はニーズを同定する能力があり，生活上の問題を解決できるという信念を受け入れるべ

作業療法実践ノート

> 作業療法士および作業療法助手は，パラダイムを転換すること，および自らの定義をリハビリテーションの専門家から健康な生活を促進するために作業を用いる，作業と健康増進とウェルネスの専門家へと変換することが必要である．障害者の物語を聴き，クライエント中心の評価と介入に従事することを通して作業療法士および作業療法助手は，障害や慢性疾患をもつ人々がQOLを最大化し，社会参加するのを援助できる[39]．

きである．**専門家中心アプローチ**（そのようなアプローチはクライエントやその介護者を含まない治療者に由来する）に対して，クライエント中心アプローチの実施は，障害者が自らを社会にとって価値があり，貢献メンバーであると見なす自信をもたせるであろう．

Powers[41]は障害者の生の経験および彼らの健康とウェルネスを垣間見る機会を提供している．彼女は特に障害者のニーズに焦点を絞った健康とウェルネスのさらなるモデルを開発する必要があると信じている．しかし，現在使われているモデル，そのいくつかは上述したが，健康専門職の障害者に関する知識を増すためのものである．健康と疾患は身体的障害をもつ人々にとって，次のように日常的に共存可能であり，また共存すべきである．

> ……健康で幸福に暮らすことは障害者にとって何ら新しいことではない．今のところ，障害者は「病気」または「永久に患者」だと示唆する固定観念が存在し，「健康」や「幸福」などとは見なされていない．しかし，長年にわたって障害をもった者は健康とウェルネスを維持する方略を用い，支援関係をつくり出し，さまざまなサービスシステムから必要な資源を入手してきた．健康専門職が健康とウェルネス，長期の障害に関する問題について進んで学ぶべきは，これらの経験を積んでいる人々からである（p.73）[41]．

■二次的障害と障害者

二次的障害とは，「基礎的障害を基として，より影響を受けやすい障害者の健康とウェルネス，参加，生活の質における有害な結果を含む，身体的，医学的，認知的，情緒的，心理社会的な結果」（p.162）と定義できる[28]．二次的障害という用語は，しばしば医学的状況の中で使われる合併症という用語の延長である．

しかしながら，二次的障害という「用語」は合併症という用語では完全にはとらえられない3つの特性がある．それは次の事柄を含む．(1) 非医学的な事態，たとえば引きこもり，(2) 母集団に影響する疾患，たとえば，障害者に発生率の高い肥満，(3) 生涯のいつでも起きる可能性のある問題，たとえば，マンモグラフィーを受診できない．障害をもつ子どもや成人はその生涯でいつでも二次的障害を経験し得る[12]．

作業療法士は，健康，健康な習慣と日課，二次的障害や他の障害の増大を相殺する方略について，クライエントの意識を高めたり患者教育によってその予防を支援することができる．Healthy People 2010は二次的障害の低減に明確な目標を設定している（ボックス5-2）．

若い世代の障害比率が増大しているという観点からすると，医療的ケアへの利便性の提供と同様，健康増進，二次的障害の予防，環境障壁の排除を含む健康とウェルネスのあらゆる側面に取り組む活動とサービスを目標とすることが特に重要である．障害のある高齢者に対しては，合併症の悪化が強まり，それによって全般的健康が脅かされることに焦点を当てることが重要である．たとえば，視力と聴力の同時低下は，移動や栄養，健康状態を大いに損なわせ，二次的障害が悪化し，それによって全般的健康が脅かされる（pp.6-4, 6-5）[60]．

Hough[28]は障害予防から二次的障害予防へのパラダイムの転換が必要だと信じている．一次的障害が予防できなかった後，「二次的障害の悪影響は改善さらには予防され得る環境の中にある」（pp.187-188）．公衆衛生機関はしばしば一次的障害予防に努力を集中するが，二次的障害にも同等の関心を払うべきである．政策転換の強調や障害者の

ボックス 5-2　Healthy People 2010 の能力障害と二次的障害に対する目標

- 悲哀，不幸または抑うつの状態であると報告される障害をもつ子どもや青年の割合を減らす．
- 活動的であることを妨げる悲哀，不幸または抑うつのような感じを訴える障害をもつ成人の割合を減らす．
- 社会的活動に参加する障害をもつ成人の割合を増やす．
- 十分な情緒的支援を受けていると報告する障害をもつ成人の割合を増やす．
- 生活に満足を報告する成人の割合を増やす．
- 永続計画主義と一致した集団ケア施設にいる障害をもつ人々の数を減らす．
- 障害の有無による稼働年齢成人の雇用比率の不均衡を減らす．
- 少なくとも 80％の時間を普通教育プログラムで過ごす障害をもつ子どもと青年の比率を増やす．
- 健康とウェルネスの治療プログラムと障害者に十分な利便性を提供する施設の比率を増やす．
- 必要な補助器具や技術をもたないと訴える障害者の比率を減らす．
- 家庭，学校，職場，地域の活動に参加するうえでの環境的障壁を訴える障害者の比率を減らす．

(U.S.Department of Health and Human Services : Healthy People 2010 : understanding and improving health, ed 2, Washington, DC, 2000, U.S. Government Printing Office)

健康増進に関わる健康専門職への教育は，障害者の自己管理に向けた介入促進を助けることができる．

Stuifbergen, Gordon と Clark[54] は，健康実践家に対して健康増進の方略を脳卒中者への神経学的リハビリテーションに統合する必要性を強調している．Krahn[31] は障害をもって暮らしつつも健康とウェルネスを創出する健康自己責任を奨励する必要性を強調する一方，Rimmer[48] は二次的障害を予防することによって，健康増進を機能的自立を維持する手段と見なしている．「障害者は健康への関心や二次的障害に対する感受性を増してきている．長期の障害をもつことは医学的，身体的，社会的，情緒的健康増進の必要性を増大させる」(p.6-4)[60]．

二次的障害や作業的機能障害の進展は人の精神的健康に直接関連し得る．物理的障壁と同様に身体障害の心理社会的側面は，これを同定し改善を助けることが作業参加にとって重要である．

活動制限をもつ人々は疼痛，抑うつ，不安，不眠の長い日々を過ごして来たと訴えるが，活動制限を訴える前の月日は短いながら元気な日々であったという．情緒的苦悩の増大は，しかしながら，その人の制限から直接起きるのではない．苦悩は環境障壁に直面することを抑えがちであり，よって，個人の生活活動への参加能力を減らし，身体的情緒的健康をむしばむのである (p.6-4, 6-5)[60]．

その人の生活場面の背景状況に沿った障害の調査，およびその障害の参加への身体的，情緒的影響は，**生活の質**（QOL）の最善化に関わる作業療法実践の良い例となる．QOL は OTPF によって定義された作業療法の1つの成果である．QOL とは，「その人の生活満足（その人の目標に向けた進歩の認識），自己概念（自分自身についての信頼と感覚の複合物），健康と機能（健康状態，セルフケア能力，役割可能性を含む）および社会経済的要因（たとえば職業，教育，収入）に対する力動的な評価である」(p.628)[3]．

Stuifbergen と Rogers[55] は，健康増進，QOL および健康のこれらの領域に影響した要因についての物語を共有した多発性硬化症をもつ 20 人の人々を面接した．彼らは QOL に関する 6 つの生活分野を同定した．それには，家族（最も頻繁に同定された分野），自立を維持する機能，精神性，仕事，社会経済的保証，自己実現があった．健康増進行動に関する 6 つの広範なテーマも明らかになった．それらは，訓練または身体活動，栄養計画，生活様式の調整，積極的態度の維持，健康責任行動，個人間の支援を探し求めたり受けることである[39]．作業療法実践家は上記のテーマを含む介入を通して，人々が QOL を実現するのを助ける主要な役割を果たす．身体障害は良質な QOL への参加や体験ができなくなることにつながるものではない．健康とウェルネスの増進へのパラダイム転換は QOL の最善化のために必要である．

■評価：健康とウェルネスの増進の強調

障害者の評価は注意深い作業歴聴取を通して引き出されたその人の人生の物語を含まなければならない．この作業プロフィールはその人の全人的観点を創出するために身体的，感覚運動，社会的，心理的および情緒的評価と組み合わされている．評価で最も重要な要素はその人の価値観，信条，生活経験の背景状況はもちろん，健康とウェルネスについてのそのクライエントの観点を含むことである．クライエント中心のケアは作業療法介入の開始から終結までを通してクライエントと家族システムのために生活の健康的な視点を創出する．

Pizzi全人的ウェルネス評価（Pizzi Holistic Wellness Assessment：PHWA)[40] は成人用に作られ主観的で作業に焦点化した，クライエント中心の評価手段である．それは8つの異なったカテゴリーからなり，人の健康とウェルネスの自己知覚を質的かつ量的の両面で測定する．それは障害に焦点を当てたものではなく，代わりにその人の能力や現時点のウェルネスのレベルを強調する評価である．クライエントと作業療法士は，作業療法士が作業遂行に関連した健康問題の解決に臨床的実践根拠を用いるように，クライエントがそれぞれの分野での健康増進のために同定する方略について協働的に努力する．PHWAの開発の間にシステム的観点が使われた．このように，これはクライエントのみならず介護者のためにも有用な評価と研究の手段である．たとえば，介護者はその介護責任はもちろん，役割と職業との作業バランスからもたらされる付加的な負担を

表5-1 身体障害の健康増進実践に用いられる評価集

評価タイプ	例
適応尺度	生活適応プロフィール
	社会支援質問紙
その他のウェルネス尺度	ウェルネス気づき尺度
関節炎	McMaster-Tront 関節炎患者関連障害質問紙（MACTAR）
	健康評価質問紙（HAQ）
	関節炎影響測定尺度（AIMS）
腰痛	障害質問紙
癌	Karnofsky 遂行状態測定（KPS）
	機能的生活指標：癌
慢性閉塞性肺疾患	アメリカ胸部協会の呼吸質問紙および呼吸困難尺度のグレード
抑うつ	Beck 抑うつ評価
糖尿病	DCCT 質問紙
家族尺度	介護者時間交換尺度
	家族耐久性評価
耐久力尺度	耐久力尺度
健康リスク評価	健康な人々のネットワークのリスク評価
	1999年青年危険行動調査
HIV／AIDS	AIDS 健康状態質問紙
心臓	ニューヨーク心臓協会機能分類
生活満足尺度	Kansas 家族生活満足指標
	生活満足指標
多発性硬化症	拡大版障害状況尺度
神経学的頭部外傷	修正版疾患影響プロフィール
整形外科	筋骨格転帰データ評価および管理システム（MO-DEMS）
疼痛	MOS 疼痛測定
生活の質	全般的生活状況

(Hyner GC, Peterson KW, Travis JW, et al. editors : Society of prospective medicine handbook of health assessment tools, Stoughton, WI. 1999, Wellness Associates Publications)

ケーススタディ：ジーン（その2）

ジーンに関してPHWAは以下のような評価に使うことができる．
・健康全般に支障となるかもしれない作業習慣，日課やパターン（たとえば喫煙，食習慣）．
・日常生活活動におけるバランスと十分な作業参加のための障壁．
・心不全を悪化させたり，喫煙や食事の問題を増大させたり，インスリンの不均衡を引き起こしたりするかもしれないストレスおよび心理社会的領域（これらの領域の評価を助けるストレスと抑うつ尺度を用いる）．
・身体的活動に対してほとんど身体を動かさない活動レベル，およびこれらの活動パターンの理由．
・彼女の身体機能と過去の病歴に関連した二次的障害の発展の危険因子．
・現行の支援システムを含む作業の背景状況．介助者の評価，特にジーンへの支援レベルが健康増進の立案に重要である．

表5-2 異なる意思決定者と論議するための評価根拠の検索の組織化

意思決定者	意思決定者が用いる根拠	根拠追究に導く質問
クライエントと家族	評価手段選択に関する意思決定の報告を受けること	パーキンソン病の75歳の人々の意味ある目標達成の個人的評価に関して目標達成尺度は信頼できかつ妥当な方法か
管理者	組織によって支持され提供されるべき評価手段の決定	パーキンソン病の人々にとって個人的に意味ある目標達成の評価で何が最も信頼できかつ妥当な方法か
基金	評価手段がクライエントの重要な特質およびリハビリテーションへの反応を効果的に記録するか否かの決定	管理者と同様の質問

(Tickle-Degnen L : Communicating evidence to clients, managers, and funders. In Law M, editor : Evidence-based rehabilitation : a guide to practice, p.225, Thorofare, NJ, 2002, Slack Publishers)

訴えるかもしれない．介護者はPHWAに基づき同定されたニーズに取り組むように作業療法介入から利益を得ることができる．

表5-1は作業療法士が障害者への健康増進介入をどのように強化するかを考える際に役立つであろう学際的な多くの評価法を示す[29]．この表の目的は，実践家が作業参加の強化という最終目標を促進するための選択肢を増やすために，専門領域以外の手段を探求するように奨励することである．この表に含まれる手段は評価法として承認されたものではないかもしれない．読者には，これらの評価手段の使用に先立って訓練や資格認定が必要かを確認するだけでなく，信頼性や妥当性，感受性，実用性の観点から批判的に検証することを勧める．作業療法実践家によりよく知られ使われている同様の表やリストがあり，それらにはこの分野の内外で開発された評価が含まれている[6,13]．これら数多くの評価は，特定のクライエントやクライエント集団のために選択された評価を実施する前に，その他の情報とともに検証し，考慮すべきである．評価は適切に選ばれて十分に使われた時，クライエント中心のケアの遂行の重要な手段となり得る[33,37]．表5-2は評価の選択に対して付加的な指針と考慮点を示している[56]．

■介入

障害者に対する健康増進介入は健康状態を最善にするために企画される．支援の1つの焦点は二次的障害の発生を予防し，それによって障害者が意味ある生活役割の中で作業に従事するためにウェルネスのレベルを維持するように支援することである．OTPFが同定する介入の焦点の6領域は次のとおりである．(1) 作業遂行の領域，(2) 遂行技能，(3) 遂行パターン，(4) 背景状況，(5) 活動に必要とされること，(6) クライエント要因[3]．これらの領域は互いに影響し合い，同様に作業遂行や参加に影響する．

健康とウェルネスの増進への介入はこれらすべての領域を考慮して遂行される．5つの介入アプローチがOTPFの中に挙げられている．それらのすべてが健康増進に関連し得るが，OTPFでは健康増進により焦点化した介入アプローチとしての「創出，増進」(p.627)[3]を特に引用している．OTPFは，このアプローチは「障害が存在すると想定する」(p.627)[3]ものではないとしているものの，それは作業的機能障害や障害をもつ人々に関連している．「このアプローチは，自然な生活の背景状況においてすべての人の遂行を強化する豊かな背景状況および活動経験を提供するように設計されている」(p.627)[3]．既述のように，健康，ウェルネスおよび障害は混在し得ること，障害をもちながら健康な生活を促進する介入は障害者にとって非常に重要であるということを理解するために，作業療法士の治療的推論のパラダイム転換が必要である．

創出／増進の介入アプローチは健康増進に最も関連したものと見なされるが，他の4つ（確立または回復，維持，修正，予防）[3]はすべて健康的な生活様式とウェルネスの創出に関連する．それらは健康増進の背景状況内での作業的健康回復の要因と考え

第5章 身体障害者の健康増進とウェルネス 99

ケーススタディ：ジーン（その3）

ジーンの事例は障害者への健康増進アプローチがどのように実施され得るのかを示している．標準的な作業療法サービスに加えて健康増進アプローチがこのクライエントとその家族には適切かもしれない．可能性のある健康増進の介入は以下に述べるとおりである．

ジーンの作業習慣，日課やパターンが不適切で健康な生活に支障となるのであれば，健康習慣を開発する対象者教育（彼女の習慣がどのようにさらなる医学的合併症を引き起こし得るかを含む）が実施されるべきである．

作業や作業遂行における不均衡はストレスや心臓の問題の要因になる可能性があり，インシュリン産生に影響する．仕事，遊び，休息，睡眠，余暇のバランスを含む日常生活におけるバランスの必要性の自覚を強めることは，ジーンの作業生活の新しい構造を創出し，生活の質を最善にすることを支援する．ストレス，抑うつや他の心理社会的要因は既存の病気を悪化させ，さらに不活発，貧弱な自尊心，ついには不健康に至らせる．あなたのケアにおいてその人に適切な意味と興味を含むクライエント中心ケアは，心理社会的な病気を相殺することに役立つ．心配がある領域では人は意味ある生活活動に作業的に従事できないので，無価値や無能を感じる．ジーンは彼女の制限された（および潜在的に制限された）医学的健康状態のためにこれらの問題を経験するかもしれない．ジーンにとってのストレス，抑うつや他の要因の作業遂行への影響の探索や新しい作業方略の創出は作業遂行を改善させ，この事例ではさらなる，あるいは将来の抑うつを予防し，彼女のストレスを管理する「予防的作業」を含む未来の展開にジーンを導く．

活動レベルの評価後に心臓の健康を増進し，喫煙と過食を減らし，全般的な心身の健康状態を改善することがジーンの事例では最も重要である．ジーンが彼女の能力に気づき，現実に自覚した自分の活動レベルに基づく知識を発展させるならば，作業療法実践家は彼女の生活様式の修正，適応を心身の健康を最適化する活動へと具体化するように助けることができる．ジーンにとっては多様な背景状況の中で，現在と将来の両方の作業遂行のために健康を最適化することが重要である．

介入は二次的障害の発生を予防するような対策を含まなければならない．たとえばジーンは将来脳卒中になる可能性がある前兆（一過性虚血発作）にかかったことがある．予防的作業として，屋外歩行を最大で1日に目標の30分に達するまで毎週5分ずつ漸増することや，作業療法実践家と協力して喫煙と過食の習慣を減らすように支援すること，あるいはストレス管理プログラムを開発することを含めることができる．これらの健康増進プログラムの考え方は急性期ケアと在宅ケアの環境で習慣化され，ジーンと彼女の愛する人たちによって続けられるに違いない．

介護者への支援は健康増進プログラムの実施と継続にきわめて重要である．ジーンの事例では，彼女の認識を高め，将来の健康問題を予防するのに強い支援が必要である（たとえば，思い出させる合図，環境的および言語的手がかり，継続教育）．彼女はまた禁煙，健康な食事（および調理）習慣の開発，健康で明るい将来への楽観を育てるような支援が必要であろう．

ることができる．

[要約]

本章は身体障害の臨床実践の状況における健康増進とウェルネスの概念を紹介した．シンボルの力，作業的機会の当然性のような重要な概念，健康増進の理論と実践の紹介は，最良の実践のための基礎知識を広げる助けとなる．実践家は長い間あらゆる年代のクライエントの最善の健康を増進してきたが，健康増進とウェルネスの評価と介入の理論的基礎についてはほとんど議論されてこなかった．本章はこの問題に取り組み，実践家が健康増進とウェルネスを日々の実践に統合できる指針としてOTPFを支持する．

OTPFは，健康，ウェルネス，生活の質の最適化の手段として作業への従事と参加を強調している．作業療法実践家は身体的，心理社会的，精神的，社会的，情緒的能力と作業遂行の支援となる，あるいは障壁となる問題に対して注意を払うことにより健康的な生活を創出し増進する．クライエント中心のアプローチを用いた全人的評価と目標設定は，クライエントと実践家で一緒に開発した健康増進目標とともに実施される．

背景状況への参加を支援する作業への従事は

OTPFの鍵となる焦点である．健康増進アプローチは将来の健康問題を予防するだけでなく，健康とウェルネスへの障壁に関する意識を高め，健康を最適化するための方略を開発する．クライエントにとって意味ある新しい生活様式の構造を創出する間，危険因子が考慮され，参加を支援するように介入が遂行される．クライエント要因は作業遂行を最適化する取り組みでは重要であるが，健康増進プログラムを提供する際はケアのためのトップダウンアプローチに統合される．ケーススタディでは，ジーンは糖尿病の二次的合併症である疼痛と不快をコントロールする方略を開発する間，心臓の状態を改善するために立案された身体活動プログラムに従事した．

実践家が健康増進や予防，ウェルネスについてさらに学ぶ際には，その人の生活様式の背景状況内での健康生活の増進ができるようにすることが望ましい．健康増進を含んだ障害者の全人的生活に焦点を当てたクライエント中心および作業中心のケアは，人間性への我々独自の貢献になるだろう．

[復習のための質問]

1. シンボル（象徴）の重要性を考察せよ．今日の国際アクセスシンボルはすべての身体障害者包含していると思うか．なぜそう思うか，または思わないのか．代わりの新しいシンボルの図を描け．
2. 障害者に対する社会的動きと作業的機会の当然性との歴史的関係を述べよ．
3. Healthy People 2010によってあなたが自分のクライエント集団のために開発したい新しい健康増進プログラムを支援する目標を同定せよ．
4. Healthy People 2010の中に同定された健康の決定要素について述べ，作業療法はどのようにそれらの決定要素に取り組めるか議論せよ．
5. 予防のレベルを同定し，各レベルでの可能な作業療法の例を挙げよ．
6. 興味のある健康行動を1つ選び，移行理論モデルを用いてその健康行動に関連した変容の段階を述べよ．
7. 作業療法士は障害のあるクライエントのために回復力をどのように促進できるか論議せよ．
8. 健康増進アプローチはどのようにOTPFに適合するであろうか？

引用文献

1. American Occupational Therapy Association: Association official position paper: role of the occupational therapist in the promotion of health and the prevention of disabilities, *Am J Occup Ther* 26(2): 59, 1979.
2. American Occupational Therapy Association: Occupational therapy in the promotion of health and the prevention of disease and disability (position paper), *Am J Occup Ther* 43:1206, 1989.
3. American Occupational Therapy Association: Occupational therapy practice framework: domain and process, *Am J Occup Ther* 56(6): 609, 2002.
4. American Occupational Therapy Association: Year 2000 health consortium meets, *OT Week*, December 7, p. 9, 1989.
5. Bing RK: Point of departure (a play about founding the profession), *Am J Occup Ther* 46(1): 27, 1992.
6. Boop C: Appendix A: Assessments: listed alphabetically by title. In Crepeau EB, Cohn ES, Schell BA, editors: *Willard & Spackman's occupational therapy*, ed 10, p. 981, Philadelphia, 2003, Lippincott, Williams & Wilkins.
7. Breines EB: *From clay to computers*, Philadelphia, 1995, FA Davis.
8. Breines EB: *Origins and adaptations*, Preface, pp. ix-xii; ch. 2 & 8, Lebanon, NJ, 1986, Geri-Rehab.
9. Brownson CA, Scaffa ME: Occupational therapy in the promotion of health and the prevention of disease and disability statement, *Am J Occup Ther* 55(6):656, 2001.
10. Brunyate RW: After fifty years, what stature do we hold? *Am J Occup Ther* 21(5):262, 1967.
11. Canadian Association of Occupational Therapists: *Enabling occupation: an occupational therapy perspective*, Ottawa, ON, 1997, CAOT Publications ACE.
12. Centers for Disease Control: *Secondary conditions: children and adults with disabilities*, 2003. Retrieved July 26, 2004, from http://www.cdc.gov/ncbddd/factsheets/secondary_cond.pdf.
13. Christiansen C, Baum C: Index of assessments. In Christiansen C, Baum C, editors: *Occupational therapy: enabling function and well-being*, ed 2, p. 607, Thorofare, NJ, 1997, Slack Publishers.
14. Clark F, Azen SP, Zemke R, et al: Occupational therapy for independent-living older adults: a randomized controlled trial, *J Am Med Assoc* 278(16): 1312, 1997.
15. Durlak JA: Common risk and protective factors in successful prevention programs, *Am J Orthopsychiatry* 68(4): 512, 1998.
16. Edelman CL, Mandle CL: *Health promotion throughout the lifespan*, ed 5, St. Louis, 2002, Mosby.
17. Fidler G: Introductory overview. In Fidler G, Velde B, editors: *Activities: reality and symbols*, p. 1, Thorofare, NJ, 1999, Slack Publishers.
18. Fidler G, Velde B, editors: *Activities: reality and symbols*, Thorofare, NJ, 1999, Slack Publishers.
19. Fine S: Symbolization: making meaning for self and society. In Fidler G, Velde B, editors: *Activities: reality and symbols*, p. 11, Thorofare, NJ, 1999, Slack Publishers.
20. Finn G: The occupational therapist in prevention programs, *Am J Occup Ther* 26(2):59, 1972.
21. Finn G: Update of Eleanor Clarke Slagle Lecture: the occupational therapist in prevention programs, *Am J Occup Ther* 31(10):658, 1977.
22. French Ministry of Culture and Communication, Great Archeological Sites: *The Cave of Chauvet-Pont-d'Arc*, 2000. Retrieved August 4, 2004, from http://www.culture.gouv.fr/culture/arcnat/chauvet/en/index.html.
23. Glanz K, Rimer BK, Lewis FM: *Health behavior and health education: theory, research and practice*, ed 3, San Francisco, 2002, Jossey-Bass.
24. Green LW, Kreuter MW: *Health promotion planning: an educational and ecological approach*, ed 2, Mountain View, CA, 1999, Mayfield.
25. Green LW, Kreuter MW: *Health promotion planning: an educational and ecological approach*, ed 3, Mountain View, CA, 1999, Mayfield.
26. Harlowe D: Occupational therapy for prevention of injury and physical dysfunction. In Pedretti LW, Early MB, editors: *Occupational therapy practice skills for physical dysfunction*, ed 5, St. Louis, 2001, Mosby.
27. Hills MD: Perspectives on learning and practicing health promotion in hospitals: nursing students' stories. In Young L, Hayes V, editors: *Transforming health promotion practice: concepts, issues and applications*, p. 229, Philadelphia, 2002, F.A. Davis.
28. Hough J: Disability and health: a national public health agenda. In Simeonsson RJ, Bailey DB, editors: *Issues in disability and health: the role of secondary conditions and quality of life*, p. 161, Chapel Hill, 1999, North Carolina Office on Disability and Health.
29. Hyner GC, Peterson KW, Travis JW, et al., editors: *Society of prospective medicine handbook of health assessment tools*, Stoughton, WI, 1999, Wellness Associates Publications.
30. Kielhofner G: The development of occupational therapy knowledge. In Kielhofner G, editor: *Conceptual foundations of occupational therapy*, ed 3, p. 27, Philadelphia, 2004, FA Davis.
31. Krahn G: *Keynote: changing concepts in health, wellness, and disability*. Paper presented at the Changing Concepts of Health & Disability State of the Science Conference & Policy Forum, Bethesda, MD, 2003. Retrieved December 10, 2003, from http://healthwellness.org/WIP/training/sciconf/sciconf_proceedings/Proceedings03.pdf.
32. Larson E, Wood W, Clark F: Occupational science: building the science and the practice of occupation through an academic discipline. In Crepeau EB, Cohn ES, Schell BA, editors: *Willard & Spackman's occupational therapy*, ed 10, p. 15, Philadelphia, 2003, Lippincott, Williams & Wilkins.
33. Law M: *Evidence-based rehabilitation*, Thorofare, NJ, 2002, Slack Publishers.
34. Licht S: The founding and the founders of the American Occupational Therapy Association, *Am J Occup Ther* 21(5): 269, 1967.
35. Lissi PE: Setting goals in health promotion: a conceptual and ethical platform, *Med Healthcare Philosophy* 3(20):169, 2000.
36. Mandel DR, Jackson JM, Nelson L, et al: *Lifestyle redesign: implementing the well-elderly program*, Bethesda, MD, 1999, American Occupational Therapy Association.
37. Ottenbacher KJ, Christiansen C: Occupational performance assessment. In Christiansen C, Baum C, editors: *Occupational therapy: enabling function and well-being*, ed 2, p. 104, Thorofare, NJ, 1997, Slack Publishers.
38. Pickett G, Hanlon JJ: *Public health: administration and practice*, St. Louis, 1990, Mosby.
39. Pizzi M: Health promotion for people with disabilities. In Scaffa M, Reitz SM, Pizzi M, editors: *Occupational therapy in the promotion of health and wellness*, Philadelphia, in press, FA Davis.
40. Pizzi M: The Pizzi Holistic Wellness Assessment, *Occup Ther Health Care* 13(3/4):51, 2001.
41. Powers L: *Health and wellness among persons with disabilities*. Paper presented at the Changing Concepts of Health & Disability State of the Science Conference & Policy Forum, Bethesda, MD, 2003. Retrieved December 10, 2003, from http://healthwellness.org/WIP/training/sciconf/sciconf_proceedings/Proceedings03.pdf, pp. 73-77.

42. Prochaska JO, Redding CA, Evers KE: The transtheoretical model and stages of change. In Glanz K, Rimer BK, Lewis FM, editors: *Health behavior and health education: theory, research and practice*, ed 3, p. 99, San Francisco, 2002, Jossey-Bass.
43. Punwar AJ: The development of occupational therapy. In Punwar AJ, Peloquin SM, editors: *Occupational therapy: principles and practice*, p. 21, Baltimore, 2000, Lippincott, Williams & Wilkins.
44. Reed K: The beginnings of occupational therapy. In Hopkins H, Smith H, editors: *Willard & Spackman's occupational therapy*, ed 8, p. 26, Philadelphia, 1993, Lippincott, Williams & Wilkins.
45. Reilly M: Occupational therapy can be one of the great ideas of the 20th century medicine, *Am J Occup Ther* 16(1): 1, 1962.
46. Reitz SM: A historical review of occupational therapy's role in preventive health and wellness, *Am J Occup Ther* 46:50, 1992.
47. Reitz SM: Functional ethics. In Sladyk K, Ryan SE, editors: *Ryan's occupational therapy assistant: principles, practice issues, and techniques*, ed 4, Thorofare, NJ, 2005, Slack Publishers.
48. Rimmer JH: Health promotion for people with disabilities: the emerging paradigm shift from disability prevention to prevention of secondary conditions, *Phys Ther* 79:495, 1999.
49. Rybski D, Arnold MJ: *Broadening the concepts of community and occupation: perspectives in a global society*. Paper presented at the Society for the Study of Occupation: USA Second Annual Research Conference, Park City, Utah, October 17, 2003.
50. Scaffa ME: *Occupational therapy in community-based practice settings*, Philadelphia, 2001, FA Davis.
51. Schwartz KB: The history of occupational therapy. In Crepeau EB, Cohn ES, Schell BA, editors: *Willard & Spackman's occupational therapy*, ed 10, p. 5, Philadelphia, 2003, Lippincott, Williams & Wilkins.
52. Shreve M: *The movement for independent living: a brief history*, 1982. Retrieved August 4, 2004, from http://www.ilusa.com/articles/mshreve_article_ilc.htm.
53. Sinclair K: Message to the AOTA Representative Assembly from the WFOT President, Department of Rehabilitation Sciences, Hong Kong Polytechnic University, May 2004.
54. Stuifbergen AK, Gordon D, Clark AP: Health promotion: a complementary strategy for stroke rehabilitation, *Topics Stroke Rehabil* 52(2):11, 1998.
55. Stuifbergen AK, Rogers S: Health promotion: an essential component of rehabilitation for persons with chronic disabling conditions, *ANS Adv Nurs Sci* 19(4):1, 1997.
56. Tickle-Degnen L: Communication evidence to clients, managers, and funders. In Law M, editor: *Evidence-based rehabilitation*, p. 221, Thorofare, NJ, 2002, Slack Publishers.
57. Townsend E: Invited comment: enabling occupation in the 21st century: making good intentions a reality, *Austr Occup Ther J* 46:147, 1999.
58. University of Southern California, Department of Occupational Science and Occupational Therapy: 14th Annual Occupational Science Symposium, Occupational Science and the Making of Community. Davidson Center, Los Angeles, January 26, 2002.
59. U.S. Department of Health and Human Services, U.S. Public Health Service: *Healthy people 2000: national health promotion and disease prevention objectives*, conference edition, Washington, DC, 1990, U.S. Government Printing Office.
60. U.S. Department of Health and Human Services: *Healthy people 2010: understanding and improving health*, ed 2, Washington, DC, 2000, U.S. Government Printing Office.
61. U.S. Department of the Interior, National Park Service: *Petroglyph national monument photos*. Retrieved August 4, 2004 from http://www.nps.gov/petr/Images/Petroglyphs/PMdeerhunt.JPG.
62. West WL: The growing importance of prevention, *Am J Occup Ther* 23(3):226, 1969.
63. West WL: The occupational therapist's changing responsibility to the community, *Am J Occup Ther* 21(5):312, 1967.
64. White V, editor: Special issue on health promotion, *Am J Occup Ther* 40(10), 1986.
65. Wiemer R: Some concepts of prevention as an aspect of community health, *Am J Occup Ther* 26(1):1, 1972.
66. Wiemer R, West W: Occupational therapy in community health care, *Am J Occup Ther* 24(5):323, 1970.
67. Wilcock AA: *An occupational perspective of health*, Thorofare, NJ, 1998, Slack Publishers.
68. Wilcock AA, Townsend E: Occupational terminology interactive dialogue: occupational justice, *J Occup Sci* 7(2):84, 2000.

第6章
障害の個人的社会的背景状況：作業療法への示唆
Personal and Social Contexts of Disability : Implications for Occupational Therapists

Sandra E. Burnett*

（近藤知子　訳）

キーワード

自立生活運動　　　　　社会的モデル　　　　　境界領域
価値の低下　　　　　　烙印　　　　　　　　　拡散
医学的モデル　　　　　ステレオタイプ　　　　人が主になる言葉

学習目標

本章を学習することで，学生および臨床家は以下のことが可能になるだろう．

1. 自立生活運動の哲学を述べ，それを障害における医学的モデルの視点および社会的モデルの視点と比較，対照できる．自立生活運動の哲学の作業療法実践への適用について論じることができる．
2. 障害をもつ経験の個人的背景状況について，個人差や性別，障害のタイプ，興味，信念，人生の時期，障害適応の段階モデルの影響を考慮して述べることができる．
3. 障害の社会的背景状況について，偏見やステレオタイプ，境界領域，拡散の概念を用いて述べることができる．人が主となる言葉，障害の文化，万能デザインの原則などの社会的背景状況の影響を論じることができる．
4. 国際生活機能分類（ICF）が，健康と障害の一般的な考え方にどのように挑戦しているかを述べることができる．
5. 作業療法士と障害をもつ人との間にある関係のさまざまな問題について論じることができる．

この章の概要

クライエント中心の自己報告
個人的背景状況
　障害の経験
　個人差
　障害適応の段階モデル
　人生の時期と自己概念
　個人の経験の理解
社会的背景状況

社会的地位と障害
集団経験としての障害
作業療法の実践と自立生活の哲学
人が主になる言語
障害の文化
デザインと障害
交流過程：障害をもつ人と環境
国際生活機能分類

作業療法士と障害をもつ人の関係
環境因子としての作業療法士
自己の治療的使用
クライエント中心の実践：医学的モデルから社会的モデルへの移行
生活の満足と生活の質
要約

　作業療法は，障害の経験をもつ人を含むすべての人々の自立や自己による方向決定を促すという，広い領域に及ぶ目標をもっている．過去30年にわたって自立生活運動は，同じ最終目標の促進に向けて，学者，公共の両者から支持を受け，障害のモデルや障害についての考え方を変化させてきた．保健医療リハビリテーションのチームの一員である作業療法士と，主に障害をもつ人のリーダーから構成される自立生活運動の活動家の関係は，その交流のあり方次第で共通の目標に向けての共同体にもなるし，目的が交錯する戦場ともなる．この章では，作

---

*この章の改訂は，Elizabeth J. Yerxa博士の励ましと，彼女の基盤的業績がなければ執筆し得なかった．

ケーススタディ：ナンシー（その1）

　私は美人ではありませんでしたし，今もそうではありません．だから，アメリカ女性の95％がそうであるように，ずっと自分が標準以下だという引け目を感じながら過ごしてきました．私の世代では理想的な女性像は…ゴージャスというよりはむしろ元気な感じでした．ブロンドの髪はよく跳ねるポニーテールに束ねています．大きな青い目，上を向いた鼻，たぶん金色のそばかすがちょっとあって，まっすぐな白い歯を覆うようなふっくらとした唇をもった小さな口．バストは大きいけれど，胸の高いところにしっかりとあって，小さなウエストはスカートの下の張り芯を少しだけ押し上げるのに十分なだけの大きさのヒップに向けて広がっています．性格は，社交的で，陽気でさえあって，物思いに沈んだりとか，神秘的な感じではありません．白いコルベットのオープンカーに囲まれ，彼女をひやかす短髪の男の子たちに取り巻かれ，黒いローヒールの靴に，クラシックな感じのブラウスを着て，コルベットの持ち主のイニシャル入りのセーターを着ています．もちろん，学校の記念ダンスパーティーに誘われないようなことは一度もありません．

　10年ぐらい前，その頃私はたぶん一番見た目が良かったのですが，初めて自分の症状がMS（多発性硬化症）と診断されるものだと気づきました．私は，やはり美しくはなかったのですが，理想的な女性のイメージが随分変わっていたので，私の平らな胸や小さいヒップは上品で華奢なイメージをつくり出していて，たっぷりとして光沢のある長い髪によく似合っていました．私の脚は，長さから見ても形から見ても本当に綺麗だったので，優雅というよりは情熱的な感じになるように，ほとんど脚のつけ根まで見えるような流行のミニスカートやホットパンツを穿いていました．当然…だと思いますが…この時期，私はいくつかの熱烈な恋愛も経験していました．

　MSは，初めの頃はそれほど悪いものではありませんでした．疲労は私を貪り食い始めていたのですが，それ以外に現れた初めての症状は，左足の「下垂足」，つまり足首を持ち上げることができないというものでした．その結果，私はびっこを引くようになったのですが，それでも私はハイヒールを履くことはやめませんでした．ちょっとしたびっこは，いやな感じというよりは，興味をひくものだったのです．数カ月後，医者から杖をつくよう勧められましがた，片端（crippled）の友だちが，木と銀でできたかなり上品な感じの杖をくれたので，私はそれをみせびらかすという感じで持ち歩いていました．

　自分のイメージが実際に吹き飛ばされたのは，私が装具をつけなければならなくなった時です．装具そのものは悪くありませんでした．それは，採型した軽いプラスチック製のもので，普通の靴の中に入れて，足首のところでベルクロで留めるものでした．びっこの程度は軽くなりましたし，大事なことには，つまずいたり，転んだりという危険が減りました．でも，それはハイヒールの終わりを意味していました．そして，それはとても醜いものでした．たぶん私が思うよりひどくはなかったのでしょうが，それでも，かなりぶかっこうでした．さらにそれは，私の状態がずっと続くことを突きつけるもので，そして今なお私に突きつけ続けているものです．装具は私のMSを確実なものにし，MSを表面に現すことを強いるのです．装具をつけるや否や，私はパンツの中に入れ込み，見えないようにしました（もちろん以前と同じパンツではありませんが）．装具が見える状態で外に出ることは，私にとっては胸を露出しているのと同じくらいみっともないことに思えたのです．1984年に私は，アメリカ西部著作賞（Western States Book Award）の詩の分野で賞をとったのですが，そのすぐ後まで，私は自分のプラスチック製の脚が見えてしまう短いスカートを穿くことはありませんでした．執筆の賞をとったことと装具を見せ始めたことは単なる偶然ではありません．執筆家として認められたことは実際に私を本当に励まし，大胆にしました．その時から，私はスカートを穿くことに馴染み始め，私が前に杖に感じていた以上に装具について思い煩うことはなくなりました．それは，私が装具や杖を自分の身体に取り込んだということではないかと思います．つまり，その必要性において，私はそれらを感じることはないのだけれど，でもそれは私の身体の重要な一部であるということです．

　そうしている間にも，私は，外から最もはっきりと見える形で，私がAmigo（友だち）と呼んでいる3輪式の電動スクーターに自分を合わせていかなければなりませんでした．これは，私の疲労を減らし，私の行動範囲を大変広くするものでした．でも，それは，「ここに自分の足で立ち上がることのできない女がいる」ことを世界に叫ぶということでした．同時に，矛盾しているのですが，このスクーターは，私を見えない存在，たとえば7歳ぐらいの背丈の子どもというような低いレベルに私を押し下げるものでした．その例としては，私が座席に着くことを助ける飛行機の搭場係員が，私ではなく，一緒に

旅行している私の友人に，「彼女は禁煙席ですか，喫煙席ですか」と聞くことなどが挙げられます．人混みの中では，私は人のお尻しか見えません．今まで市販されきたジーンズのどんなブランドの名前も言うことができるほどです．そのジーンズを着ている人たちは，前を見ているにもかかわらず，私にかぶさってきたり，私のハンドルを横切って私のひざの中に倒れ込んできたりするのです．「ちょっと！」，私は高慢な世界に叫びたくなります．「下を見て！ここに人がいるのよ」．でも，私は，彼らの標準の範疇には存在しておらず，人としても見られていないのです．

格好が良くてセクシーな女性の私，それはいずれにしても短い期間のことだったのですが，そんな姿は，年をとり，病気が進むにつれて剥ぎ取られ，私の自尊心は縮んでいきました．大きく，しっかりとした足取りは，もう望むことはできません．私は，以前，ボストンシンフォニーホールで金曜日の午後に出会った小さな老女たちを，哀れみといらする気持ちで見ていましたが，そのことを思い出すような臆病な足取りで，足を引きずりながら歩きます．もはや，しなやかな女の子らしい容姿はありません．私のおなかの筋肉は緊張を失って垂れ，それはまた，排泄機能については口にすべきではないという慣習を残す社会の中で，絶望的なほど屈辱的なあらゆる種類の興味深い断裂を引き起こします．もはや性別はあり得ません．たとえ社会が決めたあり方はあるとしても，障害者が性的であるということにほとんどの人はひどい反感をもち，医者を見つけるのはほとんど不可能な状態であり，ましてや一般人が生じてくる問題を検討するなんて．片端は，単に「それを望んだり」，ましてや「それをしたり」するべきではないのです．私は幸いにも，強い性的欲求をもち，社会の是非にはあまり関心をもたない夫を得ることができました．さもなければ，私は，私が決して望まなかった純潔の誓いを実践している自分を発見していたことでしょう*．

理解を深めるための質問
1. ナンシーの「外見が良くて，セクシーな若い女性」という自分の見方は，MSの進行とともにどのように変わっていったか？
2. 障害を基盤とした困難さ（impairment based difficulty）と参加制約は，どのように記されているだろうか？
3. あなたは，彼女の障害に関する言葉の使い方，特に「片端（cripples）」という言葉の用い方についてどのように説明するか？

＊（Staring Back : The Disability Experience from the Inside Out,[45] and is Nancy Mairs' autobiographical account of living with multiple sclerosis）

業療法士が活動家と調和するための方法について記している．

Irving Zolaに代表される，高学歴をもち，学者としての信頼もあり，身体障害の経験者でもある社会科学者たちは，1980年の初頭から，自分たちの行った業績が，リハビリテーションや社会プログラムに関わる文献の中に取り入れられるようにと活動を始めた．『欠けている破片：障害と共に生きることの年代記（Missing Pieces : A Chronicle of Living with a Disability）』[76]と『普通の生活：障害と病の声（Ordinary Lives : Voices of Disability and Disease）』[77]は，一般的な視点の中では覆い隠されてしまって語られることのなかった障害の社会的経験を，障害者自身によって明らかにするものである．Zolaの研究メモには，他者の目にも明らかな身体障害をもつ研究者という社会的地位にいる自分自身の発見が書き綴られている．自立生活運動に影響された多くの人にとってそのような発見は当たり前のことではあったが，ようやく専門家の生活の中で認識されるようになったのである．

1970年初頭に公共の認識を勝ち取った**自立生活運動**とは，障害政策，実践，研究である前に，政治社会的な公正（political social justice）であり，市民権への挑戦である[21]．それは，他の少数派市民（人種，性，民族など）が社会の支配層に対し平等を求める市民権運動と足並みを揃えるものであり，障害をもつことは辛いことであるという考えは，基本的には今日の社会に根づいている根拠のない話や恐怖，固定観念のうえに成り立っていると見なすものである[59]．この運動は，障害をもつ人を隔離するという慣習を，環境を変えることで修正しようとする[59]．1990年に，アメリカ障害者法が国家法に組み込まれることが可決されたことは，この運動の大きな政治的達成である（第2章参照）．

作業療法は，毎日の生活における作業の必要性とその影響力について宣言している．私たちの治療は，障害をもつ人の作業の崩壊と回復に焦点を当てている．

健康は，人が自分にとって価値のある作業に従事することができた時に，支持され，維持される．作業は常に，クライエントの行為に影響を与えるような相互に関わり合う背景状況の中で生じる[3]．障害をもつ人の経験を理解し，作業への従事を促進する方法を考えるうえで，障害の社会的背景状況と，個人的背景状況は，分かち難いほど密接に結びついている．この章では，価値ある目標に達するために，これらの背景状況を明らかにしようとするものである．

■クライエント中心の自己報告

医療やリハビリテーションの専門家は個人を分類する試みに重きを置いており，障害をもつ人の個人的な説明には耳を貸さないという主張は，自立生活運動の中に自分の声を見つけた人によって正当なものだと認められるようになった[35, 49]．実際，医学的リハビリテーションの症例報告は伝統的に，障害をもつ人を専門家の視点で枠づけることを求めている．「症例」の記述には，治療の正当化，サービスを支持する資格の授与，専門家による法的証言，費用の報酬，社会科学的研究，教育課程などのさまざまな目標がある．作業療法士の役割は，クライエントが望む成果に達するために，クライエントと**ともに働くことにある**[66]．作業療法士は，クライエンの作業的自己に沿ったクライエント中心の記述を作ることを求められる．記述には，相互に影響し合うクライエントの社会的背景状況と個人的背景状況を，クライエントの外面と内面の両側から描くものでなければならない．個人の価値観や目標を反映する作業図を正確に作るためには，その人の背景状況におけるその人自身の視点を含む必要がある．

■個人的背景状況

障害の経験

障害をもった人は，恥ずかしさや劣等感を感じるとともに，障害をもつ人として見られることを避けるという共通の経験をもつ[74]．

脳のイメージを用いた最先端の神経科学的研究では，人は社会的存在であり，多様な社会交流がある状況では，生理学的に最も基礎的なレベルで神経学的反応が現れるという，生物学的，心理学的，社会学的研究や学説が確かめられた[2]．短くいえば，我々は「私たちの種（our kind）」と交流する傾向にあるのであり，他者から孤立することは社会的に異常な出来事であるかもしれないのである．

地域心理学者は，人は社会環境との関係において自己同一性を形成すると考える．社会が決めた正常から逸脱した人についていえば，品位を傷つけられるような自己同一性や地位を与えられ，選択や人権という原理が損なわれた時に問題が生じてくるのである[53]．

障害をもつことで共通して経験する影響は，個人差に関係なく押される社会的烙印である．「能力のない個人（disabled individual）」というレッテルを貼られることは，心理学的には**価値を下げる**作用があると考えられる[69]．それぞれの人の個性とは無関係に，姿形や能力において「傷がある」個人として見られることは，心理的に品位を傷つけられ続けているということである[69]．「能力がない（disabled）」という言葉のおおまかさは，障害をもつすべての人を，正常の範疇の外にいるという性質で覆い尽くしてしまう[69]．

障害をもつ人は，麻痺があるという生物的なもの，入り口から入れないという環境的なもの，他者からの恩着せがましい行動やイベントへの特権などという社会的なものなど，異常と見られる状況の渦中に入らなければならない．そのような見られ方は絶え間ないものであり，障害のない人には決して経験することができない．短くいえば，障害をもつ人の経験の多くは，標準的な社会によって分かち合われることがないものである．孤立や，思考や感情の調和の欠落は，一連の非標準的な状況の中で構築されるのである[69]．

これまで社会科学者[69]や心理学者がつくり出してきた障害の経験の定義は，障害の心理学と呼べそうなものばかりである．しかし，その興味は，障害をもつ人の社会的経験の本質的違いを明らかにすることにある．このために，社会的標準からの差が強調され，その隔たりはいっそう広くなっているか

もしれない．この結果，障害をもつ人が価値を下げられているという状態は，社会の慣習的な見方を理解するだけでなく，修正しようとしている人たちによって，不朽のものにされているかもしれないのである．実際には人間というものは，その肉体や感覚容量，知的能力に多様性があるにもかかわらず，異なるというよりは，むしろ類似した存在である[13]．

障害をもつ個人は，異端であるという感覚や他人との交流の結果得た自らの経験から，自己同一性や社会的概念を形成しているとされる．その中でも特に，人が自分の状態を異端であると感じるようなことがあれば，それは，ある状態の病的兆候ではなく，社会的外部要因によって押しつけられたものなのである[62]．では，障害をもつ人ともたない人の類似性については，実際には何が知られているのだろうか？　Sillerは，障害という直接的な事実からのこだわりが捨てられたならば，障害をもつ人の発達の軌跡，社会的技術や知覚，防衛的適応，共感の潜在能力などに本当に違いはあるのかという証拠が，すぐにも提示されるようになるだろうと考えている．研究データは，障害者が自分を異なるものとして表現するならば，それは障害に備わる独特な現象なのではなく，しばしば社会的情勢における二次的な成り行きであることを示唆している[62]．

別の研究では[70]，障害をもつ人たちの人生の満足感や，挫折感，幸福感は，障害をもたない人たちのものと差がなかったことが報告されている．この研究でたった1つ差があったのは，生活の困難さだった．障害をもつ人は，自分の生活を困難だと感じ，その困難さが続くだろうと考えている．幸福感に関する例を挙げれば，死に至ることはないが健康上において慢性的な問題を抱える人は，単に幸福だと感じているだけでなく，その幸福感を障害に適応している自分の能力から感じ取っているかもしれない．我々は，身体的制限が幸福感と直結しているという思い込みを問い直す必要があるかもしれない．たとえ一般の健常者がそうは思っていなくても，障害をもつ多くの人々は，障害にかかわらず幸福感を感じているかもしれないのである．

個人差

社会科学者は，障害をもつ人の反応は，障害の生じた時期，その生じ方，損なわれた能力，重症度や安定性，障害が見えるか否か，痛みの経験などに加え，興味，価値観や目標，内的資源，性格や気性，自己イメージ，環境要因などによっても影響を受けるとしている[69]．

VashとCrewによれば[69]，異なる障害（視覚障害と麻痺など）は，それぞれが異なる問題や挑戦的課題をつくり出すために，異なる反応を引き起こす．内側 - 外側の視点は，障害をもつ人にも同様に適用できる．つまり，ある障害をもつ人が，別の障害をもつ人と自分を比べて，自分の状態はましだと思うかもしれないということである．たとえば，視覚障害の人は，聴覚障害のほうがずっとひどいことになっていたと感じているかもしれない．このような考え方は，歩けない人は，足がない誰それに比べればずっとましだと考えるような重症度への感覚にも見られる．反応はまた，障害がその人の失った価値ある技術や能力に及ぼす衝撃によっても異なってくる．たとえば，音楽を愛する人は，視覚的な芸術を楽しむ人に比べて，聴覚を失った時により強く反応するかもしれない．視覚的な人には，反対のことが言える．同様に，障害の重症度に対しては，重症だから強く反応するというような単純な比例関係にはないのかもしれない．

機能損傷の部位が見えるか見えないかも，それに対する社会の反応という理由から，障害をもつ人の反応に影響を及ぼす．たとえば，痛みのような目に見えない障害は，その人にとっては不可能だと思う方法で行うことをまわりの人が期待するために，難しいことになってしまう．リウマチを患うある女性は，買い物に行く時には，障害が目に見えると頼まなくても他の人が荷物を運んでくれるので，手のスプリントを着けていたとしている[69]．

障害の安定性や，時間的な変化の程度という因子は，障害をもつ本人と，その人を取り巻く人の両者に影響を与えるかもしれない．進行性の障害をもつ場合，その人は不確かな形で限界の存在や死の接近に（人によっては）に立ち向かわなければならない．そのような障害に対する反応は，これらの現実と，その人が自分の将来像について自分自身に何を語るかによる[69]．現状維持の望みも，治る望みも実現されない時，その人は，失望や不安，怒りを新たに経験するかもしれない．末期状態への見通しは，それぞれの人にそれぞれのあり方で影響を与える．

痛みについていえば，意識が遠のくような痛みでさえ，人によっては無視できるものかもしれない．痛みの反応は，文化によって大きく影響される．作業療法士にとって特に重要なのは，クライエントが効果的で心地良いライフスタイルをつくり出すことを援助するような資源を見つけたり，提供したりすることである．機能損傷によって影響を受けた活動や行動パターンが，作業療法の焦点となるのである．作業療法によって導かれる問題の核は，個々のクライエントの精神性や哲学的な基盤（たとえば，何によってその人は満たされたと感じるか）を含んでいるに違いない．

性別も，クライエントが他者と関係をもつ際に，しばしば最も大きな問題の1つとなることがすでに明らかにされている．性別への社会的期待は，個人が励むべき性的役割（多くの場合が素朴で田舎風なもの）を要求する．たとえば，完璧な肉体をもつとか，家事や育児のほとんどの責任をもつなどという女性の理想像は，男性のクライエントではなく，女性のクライエントのほうがより強く意識している．

活動の時間的要素は，障害が影響を及ぼすものの一端を担う．現在進行形の活動が中断され，自分が行っていることがどのように妨げられるかにより，その人の反応のあり方は異なってくるであろう．さらに，一度も経験したことがない作業でも，将来の目標として掲げていたものであれば，障害に対する反応に同様に大きな影響を及ぼす．

興味や価値観，目標も，障害に対する個人の反応に影響を及ぼす．興味の幅がひどく狭い人は，自分を表現することを妨害する障害に対し，より否定的に反応するかもしれないが，興味と目標の幅が広い人は，障害によりうまく適応するかもしれない．多くの人々は，自分の興味や価値や目標というものに気づいてさえいないかもしれず，そのため，障害をもった後に満足感をもつ可能性があることに気づかないことがある．このように，興味や価値観，目標が多様なクライエントは，満足を得られる活動に従事する可能性が大きい．生活に適応したり楽しんだりする能力を所有しているということは，機能喪失という惨事に対抗するための個人的資産であるといえるかもしれない．このような資産の中で，社交技術や粘り強さなどという能力は，仕事に就くというレベルへと発達するかもしれず，また芸術的な才能や遊びの技術は，より満足のいく生活というものに貢献しているかもしれない[69]．

障害をもつ人が障害に立ち向かうに当たり，精神性や哲学的信念は重要な役割を担うが，またそれらは見逃されがちな側面でもある．生きることの精神的側面を認識していたり，人生哲学をもっている人は，障害を意味のあるものへと統合し，障害をもつことにより良く対処できるかもしれない[69]．特定の宗教的信念は，ある場合には助けになるかもしれないが，そうでないこともある．障害を過去に犯した罪の罰だと考える人は，障害を精神的な成長のための試練あるいは機会だと考える人とは，異なる反応をするに違いない．

最後に，作業療法士は，障害をもつことへの個人の反応に影響を及ぼすものとして，その人の環境が重要であることを認識しなければならない．家族の支えや受け入れ，収入，地域の資源，誠実な友人などのような直接的な環境の質は，強い影響力をもつ．病院にいる人ならば，施設の環境，特にスタッフの姿勢や態度が大きな影響を及ぼす．文化や文化的支持（あるいは文化的欠損）もまた，障害をもつ人が能力的な問題を解決する際，または一般市民としての権利を保障する際に大きな影響を与える．

障害適応の段階モデル

医学的モデルは，一般的に，医学的リハビリテーションチームに，障害の経験における4つの順応あるいは適応の過程を提示している（ボックス6-1）[46]．

共通に経験される初期の反応としては，感情的苦悩だけが記され，時間とともに減じていくものであるとされる．しかし，それでさえ共通したものとはいえない．リハビリテーションの研究者は，身体，身体のイメージ，自己概念，人と環境の交流などが含まれる非常に複雑な変化の過程に関心を向けつつある．たとえば，性格の差（すなわち個人的背景状況）は，ある環境の中で現れるすべての人間の営み（たとえば，仕事，結婚，遊び，教育，そして作業）に影響を与えることは周知の事実でありながら，ほとんど注意が払われることはなかった．むしろ，障害は，個人的経験を決定する独立した要素として見なされてきたのである．

適応，順応，受容という言葉は，障害をもつことの否定的経験を解消するプロセスとして共通して用

ボックス6-1　障害の経験に対する順応の4段階

第1段階：警戒
怪我や突然起こった病の初期にあり，圧倒される．事態の局面は重大で，激しく，直接的であり，多くの人が，主観的な身体と実際的な身体の分離を報告する．ひどい痛みへの反応として，外見的には極端な苦悩を示したり大騒ぎしているが，内的には静かさを経験している．この段階は，他人からケアを受けるようになった時に，多くの場合は医療者の登場によって終わる．

第2段階：崩壊
小休止状態は現実感の崩壊ともいえ，しばしば霧の中にいるような感覚として表現される．その人にとって重要な他者は，単に感情的支えとなるだけでなく，混乱し混沌とした環境に方向を与える力としての役割を果たす．言い換えればそのような他者は，急性期ケアにおける無秩序な医療環境の世界の中で感情的な支え綱となる．

第3段階：自己への忍耐
対峙と再編は傷害の認識を含む現実検討の改善である．この段階では通常，身体制限の重症さに直面する．身体能力の減少に対するパニックや不安のコントロールのために，他者からの支持が必要となる．この段階では，治療場面で獲得したほんの小さなことが完全回復の可能性の証しとして解釈される．このような希望の感覚の維持が，医学的奇跡の訪れや身体能力が元どおりに回復するという確信をもたせ続け，熱傷や切断，脊髄損傷などの初期の回復過程を耐え忍ばせる．

第4段階：自己の再獲得への努力
過去の現実と現在の現実との融合は，歩行や食事というような以前は当然のようにできた課題を新しい方法で再獲得する際に，フラストレーションとともに現れてくる．ここでは新しい日課をつくり出すことへの疲労感，活動への参加に際する身体能力の制限への不満，目標の再設計の要求がある．

(Morse JM, O' Brien B：Preserving self：from victim, to patient, to disabled person, J Adv Nurs 21：886, 1995 から修正)

いられてきた．最近では，社会科学者たちは，障害の**社会的モデル**をもち込むことで，この言葉の有用性に疑問を投げかけている．彼らは，サービスを提供する専門家には，心理的喪失感や嘆きの段階というような，損失を被った人による適切な順応を表す過程についての先入観があると指摘している．4段階の心理的適応のプロセスやリハビリテーションプロセスは，脊髄損傷を被った人などの研究に適用されるが，そのような研究は社会的モデルを用いる科学者には受け入れにくいものとなっている[6]．このプロセスには，通常はまずショックと恐怖があり，状況の否認がそれに続き，他者への怒りと取り引きが生じ，最後には被った傷害と折り合うためにうつが必要だというものである．受容または順応のプロセスには1年か2年かかる[6]．このプロセスは，死を迎えつつある人は，健常であった以前の自分は死んでしまい弔われなければならないという考えを示唆する Kubler Ross の著名な業績である悲哀の過程，喪失の段階から引き出されたものである[37]．

社会的モデルは，不公平な社会に適応，順応，受容するという見解は，最も根源的なレベルでの人間の権利や社会的公平性において嫌悪すべきものとしてとらえている．他の少数派グループは，民主主義社会の中でそのような扱いを受けることは耐えられないと考えており，障害をもつ障害者の権利の活動家も同様な立場をとっている．彼らは，これらの段階モデルの大きな欠陥として次のようなものを挙げている．たとえば，進行性の障害（多発性硬化症や関節リウマチなど）をもった人，二分脊椎のように生涯にわたる障害をもち加齢とともに身体が変化し，制限されていくような場合，あるいは脊髄損傷やポリオのように，人生の早い時期での障害が生じた場合には，どのように適応するかということである．医学的モデルにおける喪失段階の概念は，慢性的な，または進行的な障害に関わることが多い領域を基盤としている作業療法にはほとんど役に立たない．喪失の段階の概念は，せいぜい患者が急性期の医療リハビリテーションを去る時には終結と解決の感覚をもってほしいという臨床家の感情的な欲求に沿うにすぎない．

人生の時期と自己概念

多くの人や集団は，人のライフサイクルを子ども，成人，老年の3つのカテゴリーに分けている．

ライフサイクルの段階，地位，移行期は，概して，社会的制度（たとえば，家族，経済的要求，教育など）や，その社会を支配する文化によって構築されている．ライフサイクルのどの時期に障害が生じたかを特定することで，自己概念を含む多くの因子がどのような道筋をたどるかを知ることができるかもしれない．いつ障害が生じたかということは，その人がどのように見られてきたかや，発達の途中で遂行できなかった課題があることなどから個人に影響を与え得る．その場合，(1) 誕生時，または幼少期に機能損傷の診断を受けた人，(2) 青年期や早期の成人期に，主に病気や怪我が原因で機能損傷を被った人，(3) 加齢の過程に関与する機能損傷が多い高齢の人，という3つの一般的な特定の道筋がある[6]．

障害をもって生まれたり，幼児や子ども時代に障害をもった人は，家族生活や遊び，教育において，主流からの孤立や分離を経験をするかもしれない．障害を早期にもつということは，広範囲にわたって普通では経験しないような低い期待を伴う社交経験をしたり，種々の肯定的例を提示する役割モデルにほとんど出会うことがないというライフスタイルをもつことが考えられる．先天的障害をもつ子どもは，差別や拒否を示す意地悪な仲間から保護されるために，家族や特殊教育学校によって匿われてしまうかもしれない．「自己同一性の障害」は，他に障害者がいない家族の中で育つ，長期的な入院をする，隔離された特殊教育を受ける，または環境とほとんど触れ合えない状態に置かれるなどの結果として生じるのである[6]．

最近行われたスウェーデンの研究で，脳性麻痺の青年たちのほとんどが自己イメージを肯定的にとらえており，その程度が正常グループより著しく高かったことを明らかにした報告がある[1]．この研究結果は，人生の初期に形成される自己への姿勢が一般的に肯定的であるか否かということ，そして家族以外との他人との交流があまりなかったことが影響したのではないかと説明されている．さらなる研究では，障害をもつ人が家族以外のより広い社会的集団と交流するようになった時に，自己イメージがどうなるかを他者との交流に焦点を当てて行われるべきである．

BarnsとMercerは，障害をもつ多くの青年は，仲間と余暇活動を行ったり，労働に加わることが期待されるようになるまでは，障害をもつことの影響を完全に経験することはないとしている．障害をもつ青年は，障害をもたない人と比べて，仕事への要望が低く，キャリアへのアドバイスは全くないか，ほとんど得られず，雇用者差別に遭い，雇用市場でも重要視されていないという感じをもつと報告している．障害をもたない人に比べ，障害をもつ人は，家から出る，結婚する，親になる，雇用の場に出るなどという，人生の大きな転換期のきっかけとなる出来事に出会う年齢が遅くなるという証拠も示されている[6]．

しかし，早期に生じた障害が自己の尊厳に対し否定的な効果を与え続けるわけではない．ある長期的研究では，脳性麻痺の少女のグループが思春期では身体的，社会的，および自己尊厳の評価において，障害のない少女のグループに比べ，優位に低い値を示したのに対し，成人になってからは，その値に優位差がなかったことを報告している[44]．この報告の著者は，このような自己尊厳の変化は，環境と交流する範囲の拡大，より良い社会的関係，あるいは教育や仕事，交際などの広く多様な経験が影響しているかもしれないと考えている．

最近では，障害をもつ青少年（脳性麻痺や，口蓋裂，二分脊椎など）の総合的な自己価値に関する自己評価は，健常者群に比べて差がないという結果が示されている．このような研究結果は，障害により自己尊厳は必ず低下するという仮説が見直されるべきであることを示唆している[36]．

もっと遅い時期で障害をもった人は，仕事を変える，結婚相手を探す，毎日の生活の日課の中で自分らしさを維持するというような異なる問題に直面する[9, 69]．ある人たちは，突然に，そして現実的に，自己同一性の再評価をせざるを得ず，もし経済状況が悪化したり社会的に動ける範囲が狭まったりしたら，その再評価を短期間で行わなければならない．仕事を急に失う人が味わう断絶の経験は，社会的に動ける範囲が徐々に低下していく人がする経験とは区別すべきであろう．一般的に，慢性的疾患によって生じる障害は，事故で生じるほど急激なものではなく，自己同一性への脅威に対し，計画を立てたり，調整したりする余地をより多くもつ[6]．

中年で障害をもった人は，高齢の人に比べ，自分

の障害は予想外に生じたもので，個人的惨事だと見なす傾向にあるとされている．それに対し，高齢の人，その人の家族やサービス提供者は，障害経験は人生では避けられないものであり，それゆえ普通に起こる出来事として解釈するかもしれない[6]．

社会科学者は，障害者に関する研究において，機能損傷が目に見えるか否か，機能損傷の形態，機能損傷が予防できるものだったか否か，生じた時期，個人に向けられる公共の視点の影響，そして社会との交流などを含んだ記述的な要素をより多く取り入れた研究を求めている．より多くの障害者が，障害は個人の欠陥ではなく，社会の公正さの問題として考えることを学び始めている．いくつかの調査では，アメリカ障害者権利運動に影響を受けた若い世代のアメリカ人は古い世代の人に比べて，自分のことを少数派集団，たとえば障害の集団ともいうべき集団の一員として見る傾向にあることを示している[28]．

Gill[28]は，障害を個人的悲劇とする見方に対し，「障害の問題を非個人化する」ことが必要なのだとしている．障害をつくり出す社会に挑戦することは，地位を低下させている社会的要因を解明することになり，障害者にされた人がもつ正当であるがままの感情を強化することにつながる．たとえば，単純に述べても，もし障害をもつ人が，自分の経験が自分以外の因子によって大きく影響されている問題と見るならば，その視点が価値がない地位という社会的視点に効果的に挑戦する方法を与えることになるのである．

障害をもつ人は，環境的な障害や社会からの排除にあった時，しばしば目をみはるような強さや，目標への達成を表す．障害の経験を真に理解したいと考える人は，創造力があることや，人間の経験として共通しているがあまり認識されることのない多くの事柄に優れた感受性をもつことなどを障害の自己同一性の一面として考慮すべきである[28]．

個人の経験の理解

障害を柔軟性のない自己同一性の枠組みに入れるような単純な分類を避けるために，作業療法士は，障害をもつ人の個人的経験や意見を導き出す方法を発達させなければならない[1]．その人らしさを見つけるために勧められる方法に，物語りのプロセス（narrative process）がある．このプロセスは，毎日の経験や感情を理解するに当たり，外見的な行動ではなく，人々がどのように自分の物語を用いるかを頼りにする[6]．

障害をもつクライエントの治療プログラムには，その人の視点を探し出すような，クライエントを中心とした関わりが含まれなければならない．研究では，まず，クライエントの視点をより明確に定義するために，核となるカテゴリーの意味について話し合うことが，クライエントの感情や姿勢に対する洞察を促すことになると提示した[22]．たとえば，これに限られるわけではないが，中心的な意味のカテゴリーには，病気や自立，活動，利他主義，身辺処理，自己の尊厳などがある．この研究の研究者は，自立や活動，利他主義のカテゴリーは治療の前，あるいは治療の最中の行動と結びつき，最後の2つは移行の過程における治療の結果として現れたものだとしている．見つけ出したカテゴリーを説明することは，クライエントの気づきや自己省察を増加させることになり，作業療法士とクライエントの両者が利益を得るリハビリテーション治療の一環であるに違いない．

ある研究では[49]，21年前に頭部外傷を被った女性の生の経験を記述するために，現象学的方法を採用している．この女性は，郷愁や放棄，望みというテーマを見つけ出し，この核となるカテゴリーの彼女にとっての意味を明らかにした．単純なテーマの発見以上に重要なのは，これらのテーマの意味が自分の21年の経験をどのように形成したかを彼女がふり返ったことにある．この研究結果は，受動的な被害者が，肯定的な自己同一性の構築者へと変化したことに焦点を当てている[6]．本人とともにこのようなテーマの再評価をすることは，作業療法士とクライエントの両者がクライエント独自の障害経験を見出すことを可能にするものである．

■社会的背景状況

社会的地位と障害

ボックス6-2にある歴史的なシカゴ市の条例は，社会がもっていた隔離や差別が，障害をもつ人にも広く行き渡っていたことを示している．もっと極端な例には，第二次世界大戦中にナチの死の収容所

で，障害をもつ200,000人もの人が抹殺されたものがある．21世紀の視点は，そのような明らかな差別を嘲笑し，遠いものとして感じるかもしれない．このようなことは，どこかで別の時間に行われたことにのように思える．現代社会が，いまだに隔離や差別をもち続ける連続体のどこかに属していると見ることは難しい．しかしこれは，我々が目をそむけてはならない審問である．これなしには，我々の専門職の高潔さへの代価は，あまりにも高いものになるだろうし，それが理解されなければ有効なサービスを提供する私たちの能力は汚されることになる．

Goffman[29]は，第一級の彼の研究の中で，障害者と非障害者の間には，障害をもつ人や他と違ったところがある人の人生の機会を減じてしまうような歪んだ関係があるとし，その社会的不信任の過程を説明するために，**烙印**（Stigma）という言葉を用いている[28]．この不信任の過程では，目に見える欠落や目に見えないが周知の欠落は，モラルの欠損を表す．烙印を押された人は，人として見なされない．社会は欠落に乗じて広範囲に及ぶ不完全さを押しつける傾向がある．

障害をもつ人たちは，他の少数派グループと同様，**ステレオタイプ**に分類される．一般にステレオタイプとは，あたかも鋳型に入れたような，多様性のない形やパターン，固定した考え，個性のなさと定義されている[71]．固定観念化（Stereotyping）は，ある特質を示すような人に適用される烙印化の過程の一部である．烙印は，よく知らないことに対する社会的な恐怖の反応と表現しても良いかもしれない．

障害をもつ人に固定観念を当てはめてしまうことの理由の1つには，統合教育が進められ，環境では障壁が除去されているにもかかわらず，直接的な経験がないために，日常生活で期待される現実的知識がほとんどないというものがある．

ボックス6-2　シカゴ市条例，1911（1974に廃止）

> 病者，不具者，手や足のない者，どこかに変形がある者，または目障りなところ，胸が悪くなるもの，不適当なものがある者は，公共の道や公共の場に現れ，公共の視点に自らをさらすことは許されない．

目に見える障害をもつ人は，実際の能力とは無関係に，社会状況の中で信任を得られないことがある．「身体障害をもつ人は，要求される活動のすべてに参加することが可能で，しかもそれをやりこなす能力があるが，それにもかかわらず教育の場や仕事状況からの排除されるという事実があることをさまざまな文献が記している」[58]．

ある研究者たちは，大衆的なメディアは，我々のような保健医療関連の職業に就く人にさえ影響を与えるステレオタイプな偏見を形成し，それを強化する形で障害をもつ人を描き出していることに気づいている[49]（ボックス6-3）．たとえば，「映画は，障害をもつ人を，障害を乗り越えてできるだけ『正常』になろうとする『感動的な』人として恩着せがましく描くか，映画の興行成績を上げるために，なりふりかまわず自分の醜さを利用する人として描いている」[24]．CahillとNordenは，メディアに現れる障害をもつ女性のステレオタイプで，最も頻繁に見られるカテゴリーには，不具で純真な犠牲者と，素晴らしく感動的な並はずれた成功者という2つの形があることを発見したと論じている．不具で純真な人は若く可愛いが，障害のためにひどく無力である．この純粋な人は，他者により犠牲にされ，脅かされているかもしれない．しかし，おおむね話の最後では彼女の病弊は乗り除かれ，中心社会に戻る．彼女の復帰または「再吸収」が，多くの場合，人生に新しい価値観をもつ能力を生み出しているのである．同様に，素晴らしく感動的な，並はずれた成功者は魅力的であり，治ることのない障害があるゆえに，並はずれたレベルの競争によってしか到達できない賞賛を得ることができる．彼女は，最終的には，揺らぐことのない不屈の精神で障害を「乗り越え」るが，その経済的資源に触れられることはほとんどない[16]．

障害をもつ人を犠牲者として描き出す長時間番組や募金集めの伝統的な方法は，私たちの否定的な態度，ステレオタイプ，そして烙印を強化しているかもしれない．しかし最近では，障害支援のグループからの圧力で，特定の系列のテレビプログラムやコマーシャルでは，障害者が日常生活や職場，家族の普通の参加者として含まれるようになっている．

ボックス6-3 メディアが描く「障害者主義のステレオタイプ」の7つのイメージ

1. **あわれで，いたましい障害者**．可哀想なものという障害者のイメージを不朽にする慈善の長時間番組に見られる．そこで語られる障害者は，多くの場合，悲劇的な運命の犠牲者である．
2. **超人的不具としての障害者**．感じの良い人が偉大なる勇気をもって大成功するか，英雄的に倒れるかを描く心が熱くなる話．通常は感動的な話としてとらえられる．これは，何か極端なことをしない限りは障害をもつ多くの普通の人は失敗者だというイメージを植えつける．
3. **不吉で，邪悪で，犯罪的な障害者**．このステレオタイプは，心の底にある恐怖と偏見のうえに起こる．不具の悪者（特に精神病をもつ人）は，ほとんどの場合，危険で，予期不能で，邪悪な人である．
4. **死んだほうがましな障害者**．「障害よりは死んだほうがまし症候群」は，このような医療費の暴騰と資源の制限の状態では障害者は耐えられずに自殺を求めるかもしれないとメディアが呈示する1つの方法である．これにより，不完全で，使い道もない障害者を世話する社会，特に家族は安堵する．
5. **調和不可能で，自分が自分の最大の敵である障害者**．「障害者はそんなに不平ばかり言わず，自分自身を受け入れたら，人生はもっといいものになるのに」という言葉は，このステレオタイプの一般的な言明である．通常，障害のない人が障害をもつ人に，自分の障害の「明るい側」を見るよう援助する時に起こる．これは，障害をもつ人は健全な判断を下すことは不可能なので，指導が必要だという神話を含みもつ．
6. **重荷としての障害者**．家族の責任と義務がこのステレオタイプの核を形成したもので，障害をもつ人は世話をしてもらう必要があるという仮説から発展した．このステレオタイプは，障害者は死んだほうがいいというものと同様，障害者は経済的または感情的な重荷で，その結果，家族や家族の生活を崩壊してしまうという思い込みを生み出す．
7. **成功する人生を生きるのは不可能な障害者**．メディアは毎日の生活を描き出す際に，障害をもつ人の出演を制限することで障害者への社会の見解をゆがめてきた．最近ではより多くの障害者が，名場面や通行人役として出演し始めたが，まだ，普通の仕事場や幸せで健康な家族の一員として彼らを見ることはほとんどない．

（Switzer JV：Disability rights：American disability policy and the fight for equality, Washington DC, 2003, Georgetown University Press）

集団経験としての障害

VashとCrewe[69]は，かなり前のリハビリテーション学会で，ある発表者が車いすから立ち上がったり，車いすに座り直したりすることを何度か繰り返すことを取り入れた精神科医の講演について記している．発表者は，立っている時と座っている時に，自分の能力に対する聴衆の感じ方が変化しないように努めていた．Vashによれば，講演後の討論で，聴衆のほとんどが発表者の能力に対する感じ方が変化したことを認めていた．発表者は立っている時の方がより信頼感があり，注意を傾ける価値があると感じられていた．この講演は，それまでは否定していた自分自身の偏見を聴衆に認識させ，聞き取りの際には多くを感情に依存していることを明らかにした．車いすは人の価値を落とすような強烈な社会的シンボルになり得るのである．

Zola[76]は，社会的中傷，烙印，慣性的な障害をもつ人から遠ざかる距離そのものを最も嫌悪すべきものとして見ている．障害を自分の人生に統合することは，正常になるための闘いをあきらめるものであると見なされ，彼はそのようなことを勧められた経験はほとんどなかった．「自分で何でもできる」という超人的態度を捨てて，障害を現実のものとして表面化したり，障害が自分にとって悪いものである必要がないことを受け入れ時にようやく，彼は自分が必要とするものを要求できるようになった．ずいぶん後になって，彼は自分が何かを頼んだり，特別な配慮を要求したりする権利をもつと信じるようになったとしている．そして，講演などを頼まれた時，その会場が彼にとっても，聴衆にとっても完全に障壁がないのものでない限り，依頼を断るようになった．

障害をもつことのもう1つの内部者の視点は，進行性の脊髄腫瘍を患い，最終的には四肢が麻痺した文化人類学者のRobert Murphyによって示されている[47]．彼の記述は，特に，医療とリハビリテー

ション現場におけるクライエントの視点を現している．彼は，初期の反応について，「しかし，何よりも私を暗い気持ちにさせたのは，自分が自由を失い，いつかは病院に囚われの身となり，将来は医療制度の管理下に置かれるという認識でした」と述べている[47]．彼は，巨大な蜘蛛の巣，決して逃れ得ない罠に落ちたような気持ちがしたと記している．

病院にいる人は，医療施設によって決められた日課に従わなければならない．たとえば，Murphyは5週間を過ごしたある病棟で，日勤の看護師があまりにも忙しくて日中に時間がとれないため，毎朝5時半に風呂に入れられたと述べている．医者から続く権威の鎖は，非人間的性を培養する官僚的構造をつくり上げている[49]．そのような施設の完結性（社会から孤立した）は，精神神経施設やリハビリテーション施設のような長期滞在施設においてより強い．閉鎖し，完結した施設は，一般的に，個人が施設に入る前からもっている自己同一性を消し去り，自分が新しいもの（権威者によって押しつけられた）であることを認めさせようとする．病院は，「収容者」は基本的には服従と従属の条件下にいる患者として自分を認識するよう強いるのである．

Murphy[47]は，複数の友人が彼を避けるようになり，社会的孤立が増加したという経験を強調している．彼は自分のいる環境の中で，しばしば，社会的な接触の機会が制限されてしまうような物理的な壁に遭遇していた．彼は，障害をもつ人が日常生活から広く除外されるような社会的経験をもち，人間性を拒否され，別世界との境界線にいるような不確定な地位，言い換えれば，一人前の社会のメンバーとなるための審査を通過していない周辺領域に存在する地位にいるのを観察し，文化人類学で使われる**境界領域**（Liminality）という言葉を適用した．そのような社会的地位にいる人は，姿がないようなものである．身体が損なわれた時に，社会的身分も損なわれてしまうのである．「孤立と社会的出現の移行領域にとらえられた状態」[28]にいる障害をもつ人々は，その文化において承認された市民として数えられることはない．このような境界領域という地位は，社会的交流のすべてに影響を及ぼす．「彼らは汚れていると思われ，目はそらされ，人々は車いすにはあまり近づきすぎないように気をつける」[28]．彼の同僚の1人は，車いすをまるで隔離小屋か，独房のように見ていた．

Murphy[47]は，障害をもつ人によってつくられた組織の会議に参加して，彼が障害をもつ当事者で文化人類学者であるにもかかわらず，彼の意見よりも健常人である専門家のほうにより注意が払われることを発見し，驚きを感じている．障害をもつ人は，彼らの属する文化の障害に対する社会的姿勢を把握し，その否定的視点と一致するような方法で振る舞うのかもしれない．

Murphyの生活の重要な領域は，彼ができる限り続けていた大学の教授としての仕事であった．彼は国際的に認められた文化人類学者で研究者であったが，病院の人たちはしばしば彼を普通の人とは見ていなかった．たとえば，病院のソーシャルワーカーは，彼がまだ常勤で，医学領域に関連する領域の研究をしていたにもかかわらず，「あなたのお仕事は何でしたか？」と過去形で尋ねている．病院で働く人の固定観念では，彼が社会の主流の中にいると考えることはできないようであった．Murphy[47]は，障害をもつ人は自分が自主的で価値のある個人であることを確立するために，必要以上の努力をしなければいけないと結論づけている．

Gillは，「ある意味で，多くの障害者は二重生活を強要される．まず彼らは，常に悲劇的，英雄的，病的，不十分な人間というような彼らではない何かに間違われる．広範な障害をもつ人は，そのような間違った自己同一性を広範囲にわたって経験すると述べている．次に，障害者は人間関係をスムーズにするために，赤の他人，家族，そして毎日の生活のために必要な自分の介助者に至るまでの全ての人に，自分の素直な反応や自分本来の気持ちを包み隠さなければならない」と述べている[28]．

Murphyの著書は，次のような意見で終わっている．「しかし，よく生きる人生の真髄とは，否定，無気力，そして死への挑戦である．人生は，常に祝祭され，再生されなければならない礼拝式をもっている．それは，無力な身体をもってする肉と骨の牢獄からの脱出であり，自主性の探求へと高められる聖餐式の祝いである」[47]．

Wright[74]は社会心理学者だが，障害をもつ人への社会の反応について，長年にわたり研究および著作活動を続けてきた．彼女は，障害の存在や普通と違う身体が障害をもつ人に関する憶測や仮説，思い

第6章　障害の個人的社会的背景状況：作業療法への示唆

込みを喚起する方法を説明するに当たり**拡散**（spread）という言葉を用いている．たとえば，視覚が障害された人は，視野の欠損がまるで聴覚も損なっているかのように，大声で話しかけられるかもしれないし，脳性麻痺や発語障害のある人は，知的遅滞があると見られるかもしれない．最も極端な拡散の例は，障害をもつ人は，その障害ゆえに悲劇的でなければならないという思い込みである．この姿勢は「多発性硬化症になるくらいなら死んだほうがいい」というような言葉で表現されるかもしれない．障害は悲劇への人生宣告だというこの仮説は，障害があっても充実感をもち幸福になり得ることを否定するものである．この姿勢は，遺伝カウンセリングや安楽死が障害をもつ人を根絶するという社会的な承認手段となり得る今日において，特に倫理的な懸念となる．もし，人生が悲劇的で生きる価値のないものならば，障害をもつ人がいなくなることが誰にとっても良いことだという論議に簡単に進んでしまう[52]．

　Wright はその著作で，障害があることによる地位の低さは，障害をもつ人に集合的に押しつけられたものであり，それゆえに，障害を肯定的自己感覚に統合しようとする努力が払われると述べている[28]．Gill は，障害をもつ人々は，自分の人生に役立つか否かという判断の仕方をすること（地位の比較ではなく，資産をもつという価値を伴う）を指摘している．例として，彼女は，自助具を使う技術について，そのような道具を使うことを人は劣るもの（「正常」な能力に比べて）と判断するかもしれないが，障害を持つ人はそのような道具から得る利益を感謝することを学び，それを自分の資産だと見なすとしている[28]．

作業療法の実践と自立生活の哲学

　最近までリハビリテーションの強調点は，ほとんどが現存の環境に適応するために自分を調整するということにあった．人は，機械や手術，理学療法，作業療法，心理療法，職業カウンセリング，ソーシャルワーク，義肢装具，教育，トレーニングなどによって調整され続けてきた[69]．人を調整することを強調する見地は，**医学的モデル**（あるいは生物医学モデル）のものである．これは，病的なものや正常から逸脱したものは，介入し，治療し，修復し，矯正しなければならないという考えに基づいている．この場合，正常とは生理的，解剖的，行動的，機能的なものであるかもしれない．このモデルでは問題の原因はその個人に内在しており，正常にすることが目的となるのである．これに反し，障害の社会的モデルや自立生活の哲学に同調する人は，このような正常化のモデルは誤った危険なものだと見なす．特にそのモデルの気がかりな点は，違いを取り出し，その違いを社会的なレベルでの結果として決定したり説明したりする傾向があることである．

　Dejong は，代表的論文である 1979 年の論文で，リハビリテーションモデルと自立生活モデル，そしてその姉妹である障害の社会的モデルの違いについて記している[21]．医学モデルでは医師が物事の最終決定者で，保健医療専門職の人は専門家として見なされる．そこでは，問題は患者の欠損か疾患として定義され，その解決は保健医療専門職の人が提供するサービスの中に含まれている．リハビリテーション目標は，多くの場合，患者が日常生活活動（ADL）において自立することである．クライエントは，保健医療専門職が作成したプログラムに喜んで参加することを期待され，成功は処方されたプログラムに快く応じるか，医療リハビリテーションチームが立てた目標に到達するかによって決まる[13]．

　Fleischer と Zames[24] は，隔離施設にいた重度障害者が自立生活と結びついて現れ始めたことで，地域社会への参加を生み出す方略が決定的な推進力を得るとともに，障害者の権利運動をつくり出したと指摘している．ようやく歩き始めた障害者のための市民権運動において中心的な活動をした人の多くは，それ以前には施設に隔離され，隠されていたか，家から離れられない状態になっていたに違いない．世界的規模で生じている自立生活運動の父である Edward Roberts は，鉄の肺（iron lung）の中で横たわっていなければならなかった．教育省の前事務局長補佐であり，行動する障害者（Disabled in Action）の創立者でもある Judith E. Heumann と，世界障害研究所（World Institute on Disability）の Roberts は，2 人とも，ADL を行う際につき添いを必要とする．1990 年代には，自立生活センターと米国障害者市民連合の創立者である Fred Fay が，毎日仰向けに寝た姿勢のままで，自分の助手と3台

のコンピュータを組み合わせて，自分の家だけでなく，州や全国政治キャンペーンや国際障害支援プログラムの運営をしていたことが報告されている[13]．

Bowen は，作業療法の実践家は専門家としての自分たちの役割が自立生活の援助だからといって，自分たちが自立生活モデルあるいは社会的モデルを使っていると信じ込むような思い違いをすべきではないとしている．これは単に同じ言葉が使われているだけであって，モデルの核が同じというわけではない．自立生活運動とそれに伴うモデルは，ほとんどの臨床家が用いている伝統的な医学的モデルとは全く異なる別個のアプローチなのである．

自立生活モデルが使われる時，人は患者ではなく，サービスを受ける消費者と見なされ，自分自身のニーズを熟知するものであり，意思決定の第一人者となる．このモデルでは，健康に関連したサービスを提供する者と消費者は，ともに何ができるかを話し合った後に，消費者が自分が使いたいサービスを決める．そこで挙げられる問題は主として，障壁のある環境，障害に対して他者がもつ否定的な態度，他者への従属を形成しがちな医療リハビリテーション過程などがある．これらの問題は，自己援助（self-help）と意思決定の際の消費者によるコントロール，自己支援（self advocacy），仲間同士のカウンセリング，姿勢や建造物の障壁の除去などを通して最もうまく解決される．自立生活の目標は，社会のすべての領域に十分に参加し調和することなのである[13]．

消費者がコントロールし方向決定する自立生活プログラムは，国や州，地域，私的な資金による幅広いサービスを提供するもので，作業療法の臨床家が自分たちの専門の認定証と見なす自助具の推薦や，自立生活技術の練習なども含まれる．1993 年にはアメリカ作業療法協会が，このプログラムにおける作業療法の役割の概要を述べた方針説明書を発表している．ここでの作業療法専門職の実践は，一般的には他の設定と変わるものではないが，大きな違いは消費者は作業療法士が選んだサービスを受け取るのではなく，消費者自身がどのサービスを使うかを選択するということにある．施設が基盤となる臨床場面と違い，地域が基盤となる臨床場面の特徴は，サービスと消費者が自分の役割を果たすための能力とが直接結びついていることにある．臨床家は多様な役割に関連する活動を導くために，高度なレベルの創造力を駆使する必要があるかもしれない．

Bowen は，臨床家は不利をもたらす環境において他者の気づきを促す努力をするという自立生活の哲学を十分には実践していないことがよくあると述べている．自立生活の哲学の目標の焦点は，生活で生じる物理的，社会的環境の問題に置かれており，障害をもつ人の中に存在する欠損点にあるのではない．ある研究では，臨床家が挙げる治療目標は，環境の変化に焦点を当てたものに比べ，クライエントの変化を求めるものが 12 倍も多いと報告している[13]．別の作業療法研究者は，バリアフリーに関する臨床家の建築学的法制についての知識は極端に少なく，それゆえ，車いすを使う消費者が地域に入っていくことを促したり，力づけたりする点において，彼らの能力への信頼は失われていたと報告している[54]．

人が主になる言葉（Person-first language）[訳注1]

障害をもつ人に関する考えを交換する際に用いる言葉は，人間としての地位を減ずるようなイメージをもちかねないため，大変に重要なものである．Kailes は，一生涯にわたる障害をもち，障害政策のコンサルタントもしているが，「言葉は大きな影響力をもつ．それは，私たちの現実をつくり上げ，私たちの態度や行動に影響を与える」としている．言葉は，力の供与，勇気づけ，困惑，差別，庇護，中傷，扇動，戦争の開始，平和の促進を可能にする．言葉は，愛情を引き出し，憎しみを強めることがで

作業療法実践ノート

自立生活の哲学では，治療者には消費者が自分の身のまわりに関わる問題を解決する際に，主導権をもって動くことを助けるような支持的な役割をとることが要求される．この役割は，治療的活動が能力の回復に向けられる一般的なアプローチとは対称をなしている[13]．

[訳注1] 障害をもつ人を表す時に，The disabled や Disabled person という言葉を使うのではなく，Persons with disability というように，person という言葉をまず最初において表現しようというもの．日本語では，障害をもつ人というように，人という言葉は語の最後におかれるが，ここでは「人が主になる言葉」と訳した．

第6章 障害の個人的社会的背景状況：作業療法への示唆

きるし，長期にわたって残る明瞭な映像を描き出すこともできる[31]．たとえば，医療環境の中で使われる業界用語では，障害者を「クワド（quad）」「パラ（para）」「シーピー（CP）」「廊下の向こう側の脳梗塞」と呼んでいるかもしれないが，このような分類は，損なわれた部位によって個人を塗り替えてしまうような，ステレオタイプの見方を導くものといえる[10]．ある人々は，障害をもつ人々を総じて「障害者（the disabled）」や「障害人（disabled person）」と呼ぶことは，彼らを人間性の主流の外に追いやり，彼らの自己同一性のすべてを，障害で覆い込んでしまうことであると指摘している．では作業療法の臨床家は尊厳の精神をもってどのような言葉を使ったらよいのだろうか？

Switzerは，障害政策の複雑さを論じるに当たり，「障害者を対象化するような軽蔑的な言葉〔たとえば，不具（deformed），車いすに張りついた（Wheel chair bound）というような言葉〕は，個人の重要性を減じ，障害という言葉だけから人を見るような視点をつくり出す．同時に，遠隔的な表現をつくり出す試み（身体的に挑戦している，高さが損なわれているなどのような）もやはり，一般的に障害という視点だけからその人を見分けようとしており，心得違いのものであるだろう」と記している[64]．

PWD（Persons with disabilities）（障害をもつ人々）が自尊心，文化，地域という感覚を発達させるためには，過去に存在していた否定的な態度が変化しなければならない．障害をもつ人というような，人という言葉が使われる言葉の使用は，その人が障害をもつ何者かである前に人間であるという認識をもたらすものである[64]．このような言葉の使用は，**人が主になる言葉**として広く知られるようになっている[40]．

基本的人権のための努力はすべて，ある人々によって，またはある人々についてどのように名前をつけるかという重要な問題を含んでいる．他の少数派集団でも同様であるが，次のような例がある．「クロンボ」[訳注2]という言葉は「黒人」[訳注3]，そして「アフリカ系アメリカ人」という言葉に置き換わった．「インディアン」は「アメリカ原住民（native American）」や「最初の部族の人々（people of first nations）」に変わり，「淑女（ladies）」や「お嬢さん（girls）」は，今日では，一般的には「女性（women）」と呼ばれるようになっている．Kailesは，「片端者（cripped）」「不能力者（disabled）」や「不利益者（handicapped）」という言葉が，障害をもつ人の社会の外部にある社会サービス，医療施設，政府や雇用主というような場所でつくられた定義を用いた押しつけられたレッテルであることを思い出させてくれる．好まれる言葉は，発展し変化し続けている．否定的な態度や価値観，偏見，ステレオタイプは，障害に関した厳密で，客観的で，中立的な言葉を用いることで修正し得るのである．障害に関する言葉は，しばしば主観的なもので，風刺や語調を通して感情や偏見が間接的に込められている．しかし，このような言葉が障害をもつ人に及ぼす影響は大変に直接的で，「有能好み（ablest）」や「不利益好み（handicapist）」のような言葉に直面すると，鋭い嫌悪や憤怒，交流の断絶のような不穏が生じ得る．そのような言葉は，社会的距離を生み出し，交流の不平等をつくり上げ，期待の失墜を引き起こす[31]．

では，我々は，作業療法の受け手を，患者（patient），クライエント（client），患者‐クライエント（ボックス6-4）のいずれの呼び方で呼ぶべきだろう？ 患者という言葉は，臨床家による倫理的責任[56]と，ケアを受ける人の受動性と依存[47]の両方の意味を含みもつ．一方，クライエントという言葉は，消費者と同様，単なる経済的な関係という意味が伝わる[60]．自由市場経済の倫理を気にかけつつ，仕入れ業者とともに製品やサービスをクライエントに売る人もいるかもしれないが，我々の職業倫理はクライエントがサービスの受領者として恩恵を得られるかという観点に基づいてのみサービスを提供することを要求する．治療者を対象にした，誰がどのような言葉を好むかを尋ねるような感度の良い調査が必要であろう．

障害の文化

Shapiroは高名なジャーナリストだが，障害をもつ人々や家族，そして彼らとともに働く人々という何億の人々の強力な連携により生じた新しい集団意

[訳注2] 原文ではNegro
[訳注3] 原文ではBlack

ボックス 6-4　使われる言葉

障害 対 ハンディキャップ

ハンディキャップは，手（hand）に「帽子」を持って街角に立ち，物乞いをする人というマイナスのイメージを内包する．障害（disability）という言葉は，——その人がすることができない——という否定的な意味を含んでいるので，やはり完全ではないが，障害をもつ人の間でもっと広く使われ，受け入れられている．障害とは状態のことで，ハンディキャップは，障害をもつ人が出合うかもしれない環境的な障壁や妨害物である．人々は障害を被ったことで，いつもハンディキャップを負うわけではない．車いす使用者は，階段がないような場所ではハンディキャップはない．障害とは，同等に参加し同等な結果をもたらすが，障害をもたない人とは異なる方法で何かを行うという意味になるかもしれない．障害をもつ人（person with disability）という言葉は，障害者（disabled people）という短絡的な言葉に比べ，より深い意味をもつけれども，少しぎこちなく，それでも好ましい意味を含む表現である．障害をもつ人という言葉は，障害をもつことに加えて多彩な側面の性質をもつ人であるということを表現している．

たとえば，ポリオのために障害をもち車いすを使うようになった女性は，母親や妻，会社の重役，学生，市民，理事役員，才能のある演説家などであるかもしれない．交通事故のために四肢麻痺になった人は，「植物人間」ではない．彼は重篤な身体障害をもつかもしれないが，行動的で，社会に貢献する生産的な社会の一員であるかもしれない．障害者（disabled people）という言葉は，違いや分離を表現することができるだけで，その人の自己同一性障害という面にのみに狭めるものといえる．それは，たとえば，我々が，足の骨を折った人を「足部骨折者（broken-leg people）」と呼ばないのと同じである．このような言葉の使い方の例外は，自分たちを「大文字のDを用いる聴覚障害（Deaf with a capital D）」として認識する聴覚障害をもつ人々である．聴覚障害の多くの人々は，自分は自分たち独自の言語をもつ文化の一員であると考えている．また，障害の社会の中でも障害者という言葉は，誇りの感覚や共通の歴史と経験を再現し支持するものだという議論が生まれてきている．

車いす使用者 対 車いす固定または車いすへの監禁

人は車いすに固定されているわけではない．「車いす固定（wheel chair-bound）」や「車いすへの監禁（confined to a wheelchair）」という言葉には，障害をもつ人は他者とは違うというステレオタイプの意味が含まれ，車いすを使う人は価値が低く，能力がなく，のろまで，受身な人であると表現している．車いすを使う人は，人が車を使うのと同じように行動性を増加するために車いすを使う．多くの車いす使用者は，耐久力の制限やバランスの低下，スピードの遅さなどのために，たとえ歩くことができても，車いすやスクーターを使うことを選択している．能力や生産性，自立，簡便さ，動きの速度は，多くの場合，車いすを使うことで増加する．つまり，多くの人にとって車いすは行動性と自由の拡大を意味するものであり，そこに閉じ込められているという意味でない！　車いすを使うということは車や いすへと移動することができるということであり，彼らは決して車いすに縛りつけられているわけではない．

患者

ほとんどの人はある時点では患者になるが，常に患者であったり，常に患者と呼ばれるべきではない．患者という言葉は多くの場合，障害をもつ人という言葉と相伴って使われる．これは，「私のクラスには多発性硬化症の患者さんがいる」とか，「彼はアルツハイマー患者だ」とか，「脳梗塞患者が毎日商店街を歩いている」という表現をよく耳にすることからも珍しいものではない．この言葉は，点滴の管や心電図のコードをつけたまま商店街を歩いている人のイメージを連想させる．障害をもつ人と患者を一対であるとして見ることは，人を「過度に医療化している」のである．それは，障害をもつすべての人が「永遠に変わることのない慢性患者」という恒久的な地位にあり，障害者は皆，何かを患っているという共通の誤解を強化するものである．障害をもつ人はいつも患者であるわけではなく，実際，障害をもつ人のほとんどは病を患っているわけではない．

片端（Crippled）

「片端」は，「よろよろ歩く（to creep）」という旧英語から発展した．『ウェブスターの新世界辞典』で

は，「片端（cripple）」という言葉に「劣る」という第2の意味を付している．これらは，否定的なステレオタイプを永遠に存続させるような軽蔑的なイメージをもつ言葉である．

克服
人は障害に立ち向かい，適応し，それとともに生きていく．障害は，ある種の性質であり，黒人であることを克服するわけではないのと同様に，障害は克服するものではない．人が克服（overcome）しなければならないのは，社会や経済，心理，人間関係，建築，移動，教育，雇用の障壁である．

特別
障害をもつ人は「特殊（Special）」だというレッテルを貼られるべきではない．「特殊教育」というような表現がしばしば使われているが，それは，保護や不適切，隔たりを意味している．それは必要なものではない．「特殊」という言葉は，しばしば，障害者文化から「違い」や無関係の意味を含む差別の婉曲表現であると見なされる．

苦難
障害をもつ人のすべてが苦難（Suffer）の道を歩んでいるわけではない．「苦難」は終わることのない嘆きというステレオタイプな姿勢を思い起こさせる．ある人が苦しんでいる場合には，嘆きは障害に適応する際に通過する1つのステージであり，継続する状態ではないということが明確にされるべきである．

被害者
被害者（Victim）という言葉は，病気や怪我，虐待（abuse）の経験の後に用いるのに適している（たとえば，暴力犯罪の被害者，交通事故の被害者，レイプ被害者など）．現状を述べるために用いられる言葉としては適切ではない．人は一生涯，多発性硬化症被害者，脳性麻痺被害者，脳卒中被害者であるわけではない．絶えず被害者と呼ばれるということは，救いのなさや恥辱といった初期の経験を強固にするものである．

(Kailes JI : Language is more than a trivial concern！ 1999, Author（available from www.jik.com））

識について記している．彼は，障害の文化はつい最近の1970年代の後半になって現れたもので，それまでは公共には存在しなかったとしている[59]．もっと最近になって，イギリスの社会科学者のBarnesとMercer[7]は，障害の文化とは障害者が1つとなって障害のない人から自分達を識別するような共通の自己同一性と興味の感覚であると唱えている．

ニューメキシコのLas Crucesという地域で，障害の文化に関する研究施設を共同で造り上げたSteven Brownは，「障害をもつ人々は，集団的自己同一性をつくり出してきた．我々は，抑圧という共通の歴史と，抵抗という共通の結びつきを分かち合っている．我々は，自分たちの障害経験から染み出した我々の生活と文化に関連する芸術，音楽，文学，そしてその他の表現方法を生み出している．最も重要なことは，我々が障害をもつ人として自分に誇りをもっているということである．我々は自らの障害を自らの同一性の一部として誇りをもって主張するのである」と言っている[24]．

「障害の誇り」という考えは，「黒人の誇り」や「ゲイの誇り」と呼応するものだが，自立生活運動の最中であった1970年中頃でさえ，達成不可能なものとして片づけられていた．しかし，2004年夏，シカゴにおいて，初の「障害の誇りのパレード（Disability Pride Parade）」が行われた．このパレードを計画した共同主催者のSarah Trianoは，「障害をもつ人々，特に目に見えない障害をもつ人にとって，率直に，誇りをもって自分を障害者として認識する場所を獲得することは大変なことです．他の社会権利運動や人権運動とまさに同じで，受容の最初の舞台は，誇りと力が自分のものとなった感覚から生まれてくるのです」としている．彼女は，「私たちが障害の定義を改め，私達自身の経験…障害は，自然で美しい人間の多様性の一部である…を

どのように呼ぶかを自分たちで管理する時がきました．乗り越えるべき障害は，自分の障害ではありません．それは，生物学的差異（障害，性別，人種，年齢，性差）を拠り所にした抑圧と差別です（www.disabledandproud.com/selfdefinition.htm）」と続けている．

障害芸術運動の出現は障害の社会的モデルのうえに築き上げられたもので，障害者が肯定的な姿へと移行する重要な段階を表している．1980年の半ばから，「障害の」ライフスタイルの経験や価値について表現する障害者の詩人，音楽家，芸術家，エンターテイナーの活動が実質的に増加している[7]．シェークスピアの時代から，今日のアクシスダンス劇団（Axis Dance Company）[訳注4]に至るまで，芸術，文学，パフォーマンスは，私たちが共有している人間の経験の普遍性を伝えたいという志をもつ．「車いすの四肢麻痺」と自称する，毒舌的漫画家のJohn Callahanは，10年以上全国版の新聞で，障害の経験を含む生活の視点を表してきた．Callahanの自叙伝の『心配するな，彼は歩いては遠くへ行けない（Don't Worry He Won't Get Far on Foot）』は，ニューヨークタイムスのベストセラーのリストに載っている．

「哀れみをものともせず，障害文化は，映像，文学，ダンス，絵画など，他の文化でも使われるさまざまな表現手段で，その伝統と集団の感覚を賞賛する」[24]．UCLA国立芸術文化センター（National Arts and Disability Center）は，視聴，演劇，マスコミ，文学と芸術の集団の中に，障害をもつ子どもや大人が問題なく完全に含まれよう促進することに力を注いでいる．

スポーツやゲームは，障害の文化の追求のための使者である同時に，障害の文化をより明瞭にするものでもある．「障害運動選手（Disabled athlete）」という言葉は，スポーツ医学や整形外科用語だったが，障害をもつ競技家（competitive athlete with disability）という意味となって生まれ変わった．いまや大規模なシティマラソンでは，車いすの「競走者」が必ず参加している．国際パラリンピックは，130カ国，4,000人の参加者を伴い，オリンピックと対になって，4年に一度開催され続けている（www. paralympic.org）．

Charltonは，『私たちなしには，私たちについてはわからない：障害の抑圧と承認（Nothing About Us Without Us : Disability Oppression and Empowerment）』で，障害をもつ人々の世界的な「草の根障害実行主義」を詳しく述べている．彼は，「障害をもつ人の間では，意識的に承認し合うことが行われ始めている．それは，自分に誇りにもつだけでなく，その感情を強化し広める文化をもつということである」と述べている[17]．

著名なジャーナリストで，『動く侵害物，回想録，戦争領域，車いす，そして独立宣言（Moving Violations, A Memoir, War Zones, Wheelchairs and Declarations of Independence）』[30]の著者であるJohn Hockenberryは脊髄損傷があり，車いすを侵用しているが，障害を文化的資源という斬新な視点でとらえている．彼は，「学校教育の間に，フランス人やフランス語の存在を一度も学んでいなければ教育を受けたとか，教育の恩恵を得たとは認められない．しかし，学校教育で障害について全く知らず，障害者に1人も会わず，アメリカ手話について一度も聞いたことがなくても，教育を受けたと認められるだけでなく，ラッキーだったと見なされるのはなぜだろう？ 障害のグループの中にいる我々は，たぶん，病院の領域から飛び出し，我々を招き入れることが，あらゆる人にとってより良いコミュニティをつくることになるという方法を示すべきなのである」[30]と述べている．

Murphyは，『ボディサイレント（Te Body Silent）』[47]という著書の中で，自分が進行性の障害を持ったことが，自分の学問領域で伝統的に使われ，彼自身も遠隔地の未開文化の分析のために用いていた研究法を使って，障害をもつ人の社会を検証しようという思いを駆り立てたかについて記している．彼は，「人類学者が長期にわたって全く異なる文化の研究を深く行うことで，自分の属する文化に関するより良い視点を得ることができるのとまさに同様に，私は障害の中に長期にわたって滞在したことで，好むと好まざるとにかかわらず，どんな調査旅行でも得られなかった異端化という目盛りを得ることができた．私は今，アメリカ文化からある意味

[訳注4] 障害のあるダンサー，ないダンサーが身体の素晴らしさを表現するダンス一座．1987年にアメリカ，カリフォルニア州で設立．

で引き離され，さまざまな方法で異端者にさせられている．この異端化により，表面的な文化差を貫き，すべての人間の経験に存在する根源的なものを理解したいという強い衝動が生じた」と述べている[47]．

なぜ作業療法士はこの社会的現象－障害の文化の展開を知らなければならないのだろう．我々の行うことは，あまりにも強く医学的モデルに結びついているために，この文化的表現を認めることができないのだろうか？　もし，我々が作業のすべての側面（それは障害の文化的視点を表現することを含むものであるが）を支持しないのであれば，我々は障害をもつ人との関係においてどのような価値を見出すことができるというのであろう．

デザインと障害

障害者権利法とその政策作りに関わるBickenbachは，Irvning Zolaの業績[1]を引用し，「特別なニーズ」という障害への対処法が，ひどく狭量であるということを我々に気づかせる．もし我々が，障害は社会や人間関係，建築，医療，経済，政策環境との関係において，単に障害をもつ個人だけが直面する特別な問題であると考えるならば，障害が人間の存在状態のきわめて本質的な姿であることを無視していることになる．障害は生じるか生じないかではなく，いつ起こるかということであり，また，どの人にではなく，何人くらいの人にどのような組み合わせで起こるかという問題なのである．すべての人は慢性的な疾患にかかったり，障害を伴うような機能損傷を受ける可能性をもつ．寿命が延びるということは障害が起こる可能性も増えるということである．障害を異常と見ることは，人間が経験する現実的な像を提供しないということである．Bickenbackは人間の権利としての障害について論じた章で，障害は一貫して存在し，欠くことのできない人間の基本的経験の一部であるという事実，そして，どのような人であってもすべての背景状況において完全な状態でいることはあり得ないという事実を強調している．言い換えれば，人間の能力にはあらゆるバリエーションがあり，すべてを明瞭に分類できるような固定した境界線は存在し得ないということなのである．我々が説明する障害のない状態と障害のある状態の違いとは，実際にはさまざまな環境における機能状態の連続線上にあるにすぎない[1]．

このような視点は，作業行動の個々の遂行を強調するために自助具や支援技術（assistive technology）を用いたり環境を調整したりする作業療法の役割に強い影響を与えるかもしれない．我々の文献は，さまざまな診断的分類，支援技術を使うための練習方法，実践を強化するために特殊化した自助具，環境調整の効果など，支援技術と環境調整についての考察で満ち溢れている（第16章参照）．しかし，ユニバーサルデザイン（universal design）の概念（環境が個人差を援助するような設計のあり方）に関する文献は，豊富とはいえない．この考え方は，環境設計，情報技術，消費者の作り出す製品などを，すべての人がさまざまな可能性をもって，調整や特殊デザインを必要とせずに使うことができるというものである．これは，コマーシャルや社会的取り引きの主役を担うだけでなく，装置（建物，コンピュータ，教育サービスなど）が障害をもつ人の必要性を考慮に入れてデザインされるならば，障害の有無にかかわらず，すべての使用者により良く用いられるものである．

障害は個人が所有するかもしれない多様な性質の単なる一面で，その性質は我々の環境設計に影響を与えるかもしれない．ユニバーサルデザインの例には，国家法（アメリカ障害者法）によって定められ，車いす使用者のためにデザインされた公共施設におけるスロープつきの入り口がある．このデザインが必須となり実行された結果，旅行者はキャスターつきのスーツケースを，親はベビーカーを，そして運送業者は台車を使うことが広く普及した．もし，新しい家のデザインの段階で，ドアの1つは車いすが簡単に出入りできるように調節可能で玄関トイレと風呂場が車いす操作に十分な広さをもつ必要があるとされたならば，家屋改造にどのような影響を及ぼすかが想像できるだろう．

自立生活運動の政治活動家達は，コンピュータのフォントのサイズや形から操作システムの使用のための音声認知や選択可能なキーボードなどに至るまで，多様な個人の好みを統合したパソコン革命の飛躍に影響を与えた．教育者は，見る，聞く，話す，動く，読む，書く，英語を理解する，注意する，まとめる，集中する，記憶するという能力に対し，幅広い個人差とそのニーズに対応できるよう，デザイ

ンに際して，視覚や聴覚，触覚システムなどの多様な様式を含むことを訓練されつつある．万能デザインの説明書は，その証であるといえる[14]．

ユニバーサルデザインの原則は，機能損傷が関連する多くの状況において支援技術を不必要なものにするという議論がある．一度に複数のプロセスをこなしている人のためにデザインされた片手操作用の缶切りは，脳血管障害が原因で片麻痺の障害をもつ人が調理をする際にも使うことができるのである．

ユニバーサルデザインの装置や補助機器は，特殊器具に付随する差別の解決法の1つになるかもしれない．我々は，高齢者に関する調査研究から「自助具が便利かもしれないという可能性は，しばしば，美的センスや社会からの受容というクライエントの気持ちで打ち消されてしまう」ことを理解している[20]．しかし，機能損傷や個々のニーズはあらゆる形の障害となって現れるので，個別に処方される装具の必要性がなくなることはないであろう．

■交流過程：障害を持つ人と環境

国際生活機能分類

2001年，世界保健機関（WHO）は，身体機能と構造，活動，参加について記した健康と健康に関する領域の国際生活機能分類（International Classification of Functioning, Disability and Health；ICFとして知られる）を再構築した．この領域は，身体，個人，社会という視点から分類されている．ICFは個人が背景状況の中で行動することを配慮し，環境要因のリストも挙げている．ICFの分類の目的は，身体機能と構造の変化，健康な人が標準的な環境の中でできること（能力のレベル），そして実際に彼らが日常の環境の中できること（遂行のレベル）に関する変化を述べるために，標準的な統一言語と枠組みを提供することにある．この言語によって作られる文章は使用者の想像力と彼らの科学的思考性によって異なる．この文書は，WHOの国際疾病分類（International Classification of Disease；ICD）[72]の第10版と対をなしている．作業療法士を含む保健医療に関わる臨床家にとって，ICFは健康や障害をいかに理解するかという主流をなす考え方を促している．

ICFが強調するのは，障害ではなく健康と機能である．健康が終わった時点で障害が始まるという見解は放棄された．ICFは障害の原因学とは関係なく，行動の機能を測る道具である．この移行は革新的なものであり，個々の障害ではなく個人レベルでの健康が強調されている[73]．

FougeyrollasとBeauregardは，ICFの改訂版は，環境的因子の役割を強調することにより還元学的社会学説からいっそう距離を置き，社会環境学の学説とより近く肩を並べるものであると指摘している．これはまた，障害者の権利運動と同調するものでもある[25]．人間工学や作業療法のような専門領域は，環境を人間の行動の根源的な要素と見ている．考え方のこのような変化を表現するに当たり，社会環境学者は，人間行動の環境学[23]，人間作業モデル[33]，人-環境-作業モデル[39]のような作業療法において用いられる人間と作業のモデルに特に注意を向けている．作業療法理論は，リハビリテーションで使われてきたパラダイムの変化の中で，人間の状態を理解するために，全人的，環境的原則を適用することで，大きな影響を受けて発展してきたのである[25]．

作業療法は歴史的に医療の分野と連携し，機能や障害を説明する際に，病因学あるいは原因を強調してきた．これに反し，現在我々は，作業は社会的に構築されるものであるという見解を進めている．障害の社会的モデルとの調和を維持しつつ，我々が置く作業への焦点は，「人が何者であるか，何であったか，そして何になっていくかというプロセスの理解」を生み出すものとなる[49]．

WHOが定義した健康とは，身体，精神，社会的に「良い状態（well-being）」にあることである．それは，個人が自分の環境の中で最もよく機能し，その環境や設定に適応するための潜在能力であるとも言える[25]．ICFは，1980年の「疾患の結果」を分類するものから「健康の構成要素」を分類するものとなった．健康の帰結が疾患の結果によるものに

表6-1　ICFの部門と構成要素

部位	要素
生活機能と障害	心身機能と身体構造
	活動と参加
背景因子	環境因子
	個人因子

焦点を置いていたのに対し，健康の要素は，健康を構成するものを特定するものである（表6-1）．これは，障害は病気や外傷，その他の健康状態から直接的に生じ，専門家による個別の治療が必要であるとする医学的モデルの排他的な障害の見方から，障害は個人に起因するのではなく，むしろその多くが社会環境によってつくり出された複雑な状態の集大成であるとする社会的モデルへと統合するパラダイムの転換である（ボックス6-5）．社会的モデルは，社会行動を求め，社会全体が，障害をもつ人々の社会的生活の全領域における完全参加のために，必要な環境調整を行ううえで集団で責任をもつというものである[72]．

WHOによれば，医学的モデルも，社会的モデルも，部分的には有益なものだが，障害の完全な像を備えもつものではない．障害と呼ばれる複雑な現象は，人を身体のレベルからも社会のレベルからも見ることができる．障害とは常に個人の性質と，個人が動き回る全体的な背景状況との間の動的な相互作用であるが，ある側面においては個人の中にあるもの（疾患の推移に伴う細胞の変化など）であり，別の側面において本質的に外的要因（疾患に対するおそれや他者の偏見）によるものである．この結果，医学的モデル，社会的モデルはともに適切なのである．障害の最適なモデルは，それぞれのモデルの視点を排除することなく，両者を的確に統合するものであるといえる．WHOは，生物心理社会モデル（biopsychosocial model）のようなモデルを求める提言をし，ICFの基盤をそのような統合のうえに置いている．医学的モデル，社会的モデルの統合は，生物，個人，社会の視点を組み合わせ，健康に関する一貫した見解をつくり出すことを目的としている[73]．

ICFは，同じ疾患をもつ2人の人が異なる機能レベルをもつこと，あるいは同じ機能レベルの2人の人が同じ健康問題をもつわけではないことを，現実に観察できるとする（表6-2）．2人の人は，通常，別個の身体機能とそれに関わる独自の環境と個人の要因をもつのである．

作業療法の実践が医学的モデルから移行したということ，つまり個人の中に問題の存在を見極めることから，個人と環境の相互活動に説明を求める社会モデルへと移行したことは，理論の構築の発展を促すものである[19,34]．たとえば，個人が治療を通じて生まれ変わることを期待するという環境適応の治療的視点は，作業科学の理論家によって疑問視されている．個人と環境の両者が互いに影響し合いながら適応し合うという視点は，むしろ，社会的モデルのアプローチを強調している．Cutchinは，個人の「モチベーションと変化の過程は，自己と欲求を形づくる身体的，社会的，文化的範疇から完全独立することはない」[19]とし，「人は考えている以上に環境の一部であり，環境は人の一部なのである」として，環境への適応という概念に代わる場への統合という概念を提言している[19]．Cutchinは結論の中で，クライエントと作業療法士は，「人と場が再び統合し，完全なものとなるような場と社会の結合と，作業を調整する相互の努力を通じて，両者が一体となる治療的瞬間」を共有する可能性をもつ，互いに影響し合う社会的自己であると強調している[19]．

女性の車いす使用者について行われたカナダの研

ボックス6-5　ICFの環境因子の定義

生産品と用具
自然環境と人間がもたらした環境変化
支援と関係
態度
サービス，制度，政策

表6-2　ICFにおける用語の使用例

健康状態	機能損傷（Impairment）	活動制限（Activity Limitation）	参加制約（Participation Restriction）
脊髄損傷	麻痺	公共交通機関の利用ができない	公共交通機関での便宜の欠如により，宗教関連の活動に参加することができない状態を導いている
双極性障害	認知および感情の機能不全	金銭管理ができない	支払能力信用度（credits）のなさがホームレスの状態を導いている

倫理的配慮

> 保健医療に携わる専門家への相談のニーズは，通常は選択肢ではなく，むしろショックを受けたり，良い状態（well-being）に影響を及ぼすような潜在的機能障害があることから生じる．保健医療関連領域でサービスを提供する人は，サービスを受ける人との関係において，これらの人がより良い状態に回復していくに当たり，脆い状態にいることを真摯に受け止めなければならない．作業療法に関わる人は，尊敬や尊厳そして倫理的責任を確保するために，その人を気にかけたり，思いやったりすることを優先しなけばならない．

究では，このような点の理論構築の発展を重く見ている．この研究者は，この女性たちは空間の不足，階段，ある場所への届きにくさ，劣悪な交通機関，公共施設への出入りの不自由さという障壁を経験しているとまとめている．この研究では，彼女たちが自分の環境をコントロールできるようになり，地域における自主性と参加を手に入れるために彼女たちが用いた多くの方略の重要性を認めている．この研究者は，臨床家は家の意味というものに敏感であるべきだと呼びかけている．なぜならば，身体は意味によって取り囲まれている環境と相互に関係し合っているからである[55]．

作業療法士と障害をもつ人の関係

この章の初めの多発性硬化症のケーススタディにおいて，ナンシー・メアは医者やリハビリテーション専門家と彼女の関係については触れていない．我々は，彼女がこれらの専門家からのアドバイスや治療，相談を探し求めていた時期があったことを推測できる．多発性硬化症の診断を確かめることは，長く骨の折れる闘いであるに違いない．それは，期待はずれ，原因に関するさまざまな憶測，そして，突然症状が現れたり，悲劇的な出来事が生じた時に，医学的リハビリテーション以外にはほとんど援助を期待できないということを含んでいる．

作業療法士は，個人，特に慢性的で重度な障害を一生涯にわたってもち続け，決して全治することのない人に対し[75]，人間的な配慮をすることを中心的な価値観としている[49]．ある作業療法士は，一時的に障害をもつ人に携わるかもしれず（たとえば，以

作業療法実践ノート

> 作業療法士は，仕事や休息，遊び，睡眠，日常生活活動，良い状態（well-being）の感覚の回復という作業の領域において，行動バランスを促進することを求めている．この目標を達成するために，作業療法士は客観的観察だけを信頼する情報源とするのではなく，実体験やその人の視点というものを理解しなければならない．

前の機能をほとんど，または完全に再獲得することを目指す手の外傷など），また，障害者と見なされる人にはほとんどかかわらず，労働災害を減じるための予防プログラムの立案などの仕事をする人もいる．しかし，作業療法士が対象とするほとんどの人は，生涯にわたり「治る」[4]ことのない状態にいる人であり，それゆえ，これらの人々は，軽蔑や偏見，境界化，ステレオタイプの可能性や，基本的に「違い」をもたない人々のために考えられた世界を経験することを免れることはできない．自己免疫疾患や癲癇発作，痛み，心肺能力不全など，ある種の違いは普通の関わりでは外からは見ることはできないが，いったん発見され，明らかにされると，同様の個人的，社会的結果をひき起こす．

作業療法士は疾患を根絶するのではなく，むしろその人の健康な側面と潜在する可能性を見極め，強化する．その人が指示されたことに同意し言いなりになるのではなく，自己方向を決定し，自己責任をとることが強調される．作業療法士の実践を導くのは，人を還元的視点で見るスペシャリストではなく，人は自己と環境が交流するものであるという統合的視点をもつジェネラリストだといえる．統合に際しては，日常生活活動，文化の中で期待される作業への従事が強調される必要がある．作業療法士のとる治療的関係は，積極的な治療者と受身的な患者というアプローチではなく，相互協力を基盤とすべきである[61]．我々のサービスの受け手は，目標，興味，やる気を伴う行為者（agent），または，行動者（actor）と見られるべきであり，身体的法則だけでその行為が決定されてしまう人と見るべきではない[42]．我々はむしろ，活動への従事によって活性化する潜在的能力の存在を確信している．治療の受け手の責任が免除されるというよりは，彼らの生産性や参加が強調されているのである．

多くの作業療法士は医学的モデルの環境の中でサービスを提供しているが，我々は，診断や治療，回復という伝統的な医学の視点とは異なる方法でクライエントを見ており，異なる思考過程をたどっているに違いない．我々の関心が日常生活に携わる能力にあるということは，つまり，我々の実践の範疇が病院という場だけではなく，家や地域社会も含まなければならないことを意味している．この結果，作業療法士は多くの場合，クライエントが健康と「良い状態」を取り戻すうえで，医学領域の内部と外部の両域において，多くの場合はクライエントが行為者となることを援助する実践を行っているのかもしれない．この意味で，作業療法士はしばしば，急性期医療という異質な世界を，家や家族，文化という世界につなげる橋渡しをしている．

環境因子としての作業療法士

作業療法士と他のリハビリテーション専門家は，障害をもつ人にとっては，明らかに社会的な背景状況の一部である．つまり作業療法士は，個人が「良い状態」になる感覚を探ろうとしている時の環境因子なのである．行動や信念，示される姿勢は，サービスを提供する作業療法士の生きた経験の中に織り込まれる．作業療法士はその環境の中に文化的偏見（家のことをするのは女性，家族を養うのは男性など），信仰（罪の現れとしての病，神がかり的治療など），障害や障害をもつことへの態度（ステレオタイプのマスメディア）をもち込む．個人的な気持ちのあり方は，それぞれの人を真に理解したいという要求と衝突するかもしれない．例として，Aschは，生命倫理学を論じつつ，「リハビリテーション専門家は，どの程度その領域で働いていたか，どのくらいの数の人を見ていたかということとは無関係に，驚くほど障害をもつ人の人生の満足感を過小評価している」[5]と報告している．そのような過小評価が，サービスの受け手と専門家の交流の質や人間関係という社会的背景状況に影響しているに違いないとする考えは道理にかなうものである．

頸髄損傷をもつ内科医のBasnett[8]は，保健医療領域に携わる専門家は，社会の平均な見方に顕著な影響を受けているとしている．また，保健医療領域の専門家は，障害者が具合が悪い状態にいる時に出合うために，訓練や実践の場で強められた，著しく偏った障害の見方をするようになるとしている．このような視点は，障害をもつ人に影響を与える保健医療専門家の関わる重要な決定事項に影響を与え得る．彼の研究結果は，(1) 保健医療領域の専門家の一般的姿勢は，専門教育が進むにつれてより否定的になる，(2) 専門家と患者の間の力関係のバランスが欠如する，(3) 障害をもつ人の長所や類似点というよりは，機能的制限と差異が強調される，などを含む．しかし彼はまた，障害についてより専門性が高く，機能の限界を多様なものとする作業療法士のような専門家は，医師とは異なる視点を育てている可能性にも気づいている．

Wright[74]は，リハビリテーションの目標である自立，そして自己の方向づけは，リハビリテーション期間に育てられなければならないとしている．彼女は，共同管理（co-management）が良い結果を導くかもしれないと唱える．援助的関係は，サービスをされる人にとって従属状態と力のなさという意味を帯びかねず，専門家が答えをもっている，あるいはもつべきだという見解を強化することなり，進むべき道を妨げるものになり得ると考えるのである．クライエントは，専門家が完全に責任をとることを期待し，望むようになってしまうかもしれない．救急処置のような特殊な状況においては，そのようなあり方は必要で推奨されるべきものであろう．しかし，作業療法士に責任と力を移行してしまうことは，実質的にリハビリテーションや作業療法の目標，特に自立生活という目標を妨害する可能性がある．したがって，Wrightは，「できる限り早い時点でクライエントを意思決定責任に引き込むことが必要不可欠である」と主張している[74]．

Wright[74]はまた，リハビリテーション専門家が共同管理を妨害する欲求をもっているかもしれないと気づいている．彼らは，自分を主張し，自分の知識を見せ，力を獲得し，権威者としての役割において満足感を得ることを必要としているかもしれないのである．Wrightはさらに，システムにおける効率とコストの抑制という圧力の増加を悩みの種として記している．なぜならば，共同管理は専門家の処方に比べると長時間を要するとともに，いっそうの努力が要求されるからである．これに対する彼女のアドバイスは，「問題にとらわれてはいけません．解決のために動くのです」という建設的考え方を喚

起するものである.

共同管理の長期的効果は,研究結果において支持されている[74]. ある病院において100人の重篤な障害を抱える患者に対して最大限の関わりと参加を奨励したリハビリテーションが行われ,退院1年後の彼らの状態が同じ病院で伝統的リハビリテーションプログラムを受けたコントロール群と比較された.この結果,治療群では,コントロール群に比べ,身辺処理,歩行の改善が維持されている割合が大きく,死亡率は低くとどまっていることが明らかになった.

Wright[74]は,クライエントが一翼を担う共同管理は,可能な場合にはいつでも取り入れられるべきだと確信をもってまとめている.作業療法士は,友人のような存在で気にかけ,同時に,クライエントの全体的な福利を配慮することを通してこの信念を指示するべきである.病室のドアをノックする,自己紹介をする,サービスの受け手を名前で呼ぶというような基本的な礼儀正しさは重要な意味をもつ.専門家は,「クライエントが主導権を握っているか否か」,または,その人が「家父長的に指示されているか否か」を常にふり返る必要がある.この最後の指摘は,専門家による権威主義が普通に存在するような環境で働いている作業療法士にとって特に重要である.

自己の治療的使用

Gill[28]は,障害をもつ人の人間関係について否定的な表現をする文書があるのは確かであるが,多くの人が健常人である家族や友人,親しいパートナー,保健医療専門家,雇用者との間に賞賛に値する人間関係を築いており,事実それが健康を促進していると記している.彼女は,障害をもつ多くの人々が,障害者ではないが障害者への偏見がなく,偏見が現れるような場面ではそれに気づき,それを軽蔑すべきものとして同調してくれるような人が人生の中に存在していたと語っていると報告している.このような人々は,障害をもつ仲間が「十分に恵まれ,十分に普通であることを」学んでいるようである[28].

Naville-Jan[48]は,二分脊椎をもつ作業療法士であり,大学教授でもあるが,『痛みの世界(world of pain)』という自己民族誌(Autoethnography)で,真の尊厳を伴う関係がどのようにつくり出されるかについて記している.彼女は1967年にYerxaが行ったEleanor Slagle講演に触れ,「真の作業療法は,クライエントの意味システムの中に入り込むように関わり,クライエントとともに『そこにいる』という言葉に最も良く表されるような関係をつくり出す」ことを我々に思い起こさせた[48]. Clark, Ennevor, Richardsonを引用し,彼女は,「共同作業のテクニック,思いやりの構築,普通であることの包含,そして,聞くことと反応することが,クライエントの物語と彼らの作業の世界を理解するに当たり重要なことであり,それが信頼と希望を発達させる」[18]と唱えている. Naville-Janは,「私の人生のストーリーの中には,治療がうまくいくいかないに関係なく,常に私に信頼と希望を感じさせた2人の専門家がいる.私たちはパートナーだった.彼らは耳を傾け,彼ら自身の人生や家族,興味に関する話を共有した.彼らは私が痛みに苦しむ毎日の生活について話す時に,急ぐこともいらつくこともなかった.彼らはまた,その話題を痛みに関連しないようなものにすり替えるようなこともしなかった」[48]と述べている. Darraghらは,頭部外傷をもつ人が参加した調査研究から,治療を気持ちの良いものと感じるために必要なものとして,同様の質と特徴を記している[20].

Naville-Janが述べる真の臨床家の行動の記述は,劣るものとして汚名を着せられ,無能力で,使えず,負担になる可能性があり,魅力がなく,低い地位にいるというような,VashとCrewが記した価値の低下と明らかに相反している[69]. 障害をもつ人の価値を下げることのない真の臨床家が求められている.

Smithは教育学の大学教授で彼女も障害をもち,同盟関係ともいえるような,共通の目標のための他者との結びつきの必要性を唱えている.そのような関係とは,その人が自分自身のために話しているような知識をもって相手の目標や抱負について尊敬し,価値を見出し,支えるものである.これは,相手のために話したり,その人が望むことや必要なことを知っていると考える代弁者とは決して同じではない[63].

クライエント中心の実践：医学的モデルから社会的モデルへの移行

クライエント中心の実践は過去20年の間にその重要性の認識を勝ち得てきた．作業療法士はそれをクライエントが焦点を当てるべきだと考える問題を見極め，共同して治療の選択と実行を行うパートナー関係をクライエントとの間にもつために必要であると考える．この関わり方は，学校や自立生活センター，地域社会の場，健康促進センターなど，クライエント中心の実践を期待される場で働く作業療法士たちに，より多く採用されている[41]．

Chuck Closeは，視覚的芸術家として高い尊敬を集めているが，一度は脊髄動脈の損傷のために身体がほぼ全域にわたって麻痺し，その後集中的なリハビリテーションを受けて，競争の激しい芸術の世界に戻ることに成功した．彼は数年前にその時の経験に関するインタビューを受けている．部分的に動く手につけた装具，精巧な車いす，そしてその他の道具により，彼は絵を描くことが可能であった．彼は自分の身体的制限にもかかわらず，自分が自分であり，そして自分自身であり続けるために，芸術と創造作業に従事することが絶対的に必要な作業であった時期に，作業療法士が家事をさせようとしたことにもっともな批判を加えている．リハビリテーションセンターの地下で，数枚の絵と絵の具で印をつける方法を発見したことが，彼の「回復」の転換点になった[26]．

リハビリテーションセンターで働く作業療法士は，しばしば，自立生活のために必要とされる技能 (skill) よりも，専門的目標（関節可動域や筋力というような）をはるかに重要視する[50]．自立生活技能はクライエントが好む作業に参加することを作業療法士に要求する．それは，これらの作業が行われる場所にクライエントが入り込むだけでなく，その作業への従事を援助をする社会をつくり出すことも含んでいる．作業療法士は，患者自身が地域の中で機能するための能力を準備することにいっそうの時間とエネルギーを注ぐべきである[50]．

Lynos, Phipps, Berro[43] は，ある大きなリハビリテーションセンターの作業療法士だが，治療過程において「意思決定において責任を取ることをクライエントに奨励するという医学的モデルからのシフト」が，作業療法士にとって，実践において作業を基盤としたより本来的なアプローチに戻り，クライエント中心の実践が自分たちのルーツであることを再発見するための独自の機会となったと述べている．彼らは，医学的モデルの環境の中で，真にクライエント中心で作業を基盤としたアプローチの実践を再開発したことの利点を大きくたたえ，それゆえ作業療法士独自のクライエントへのアプローチを宣言するとともに，クライエント中心に際しては作業療法士がリハビリテーションチームのリーダーであると位置づけている．そのような焦点に達成するために彼らが用いた方法には，半構成的な作業行為の質問紙，カナダ作業遂行測定（Canadian Occupational Performance Measure：COPM）[38]，クライエントをよく知るために考案された作業的ストーリーテリングとメーキング，そしてクライエントの作業選択のための庭仕事，手紙を書く，ペットの世話をする，釣りに行く，切り抜き集を作る，車をいじる，などの作業セットが含まれる．作業を基盤とした本来の作業療法に戻る実践の再開発は，我々専門職にとっての勝利であり，そして，我々がサービスを提供したいと望む人にとっての勝利でもある．

作業療法士は，障害の再定義を援助することができる[57]．この再定義には，障害をもつ人が自分で自分を定義づけ，自分で方向決定する権利を保障しつつ社会的姿勢を変化するために働いたり，社会が障害をもつ人の尊厳や価値を認識するよう実践したりすることも含まれている．作業療法士は，診断者，処方者，あるいは治療の管理者ではなく，相談者，援助者，代弁者として（社会的モデルの中で）働く努力をするのである．「消費者とは，自己方向決定者であるか，自己方向決定者になる人であり，消費者と作業療法士は，地域の障壁と経済的自立の格差を取りはずすためにともに働く」[57]．

生活の満足と生活の質

生活の満足と生活の質という概念は，身体障害の個人的，社会的背景状況を論ずる際に大変重要である[51]．生活の満足では，生活の総合的な質に対する主観的要素が考慮される[68]．自分の生活にどの程度満足しているかということには，家庭生活の満足，趣味活動への従事，仕事への取り組み，身辺処理，そして性的表現などの要素を含むかもしれない．満足感はそれぞれの人が同じレベルで参加することを

ケーススタディ：ナンシー（その2）

MSとともにあるナンシーの生活経験の説明には，作業療法臨床家や他の専門家との関係については記されていない．しかし，編集者のFriesによれば，この内面的回想は――「にらみ返すことで世界に私たちが生きていることを気づかせるという確認のため」[36]に書かれたという．Friesはまた，次の疑問を引用している．「障害をもつ人たちの自己同一性を定義づけ，彼らが本当は何を必要としているかを決定する力は，一体誰がもつべきなのだろう」．この警告をもって，ナンシーが臨床家は役に立つかどうかを説明していると考えるべきではないだろう．しかし，少なくとも，我々は障害をもつ人ともたない人の文化間に横たわる自己同一性の型の1つの記述を垣間見ているのかもしれない．

ナンシーの「外見が良くて，セクシーな若い女性」という自分の見方は，MSの進行とともにどのように変わっていったか？

「外見が良く，セクシーな若い女性」であることは，社会参加や余暇活動，IADL，ADLを含む作業の領域であると考えられる．作業に携わるために必要な遂行技能には数多くのものがあり，ナンシーの説明によると，MSの進行とともに変化している．作業の適切な表現に関して主流文化が期待するものは，ナンシーによって雄弁に物語られている．幸いなことに，彼女の社会的環境には「強い性的欲求をもち，社会の是非にはあまりとらわれない夫」が含まれている．

障害を基盤とした困難さと参加制約は，どのように記されているだろうか？

ナンシーは，「私を貪り食い始めた致命的な疲労，『下垂足』，びっこ，おどおどした歩行，筋緊張の喪失，同様に『排泄機能の崩壊』」など，機能障害を基盤とした困難さをいくつか記している．参加の制約については，杖や下肢装具，三輪スクーターに対する社会の反応などを述べている．「私は，もはや，彼らの標準から見た完全な人間ではありません」や，性的であるということに関連して「医者を見つけるのはほとんど不可能な状態であり，ましてや一般人が生じてくる問題を検討するなんて」という記述もある．

彼女の障害に関する言葉の使い方，特に「片端」という言葉の用い方について，どのように説明するか？

少数派にいると自分を認識する人々，特に歴史的に「片端」という軽蔑的な言葉で呼ばれてきた人々が集団の中に自分を見出すと同様に，ナンシーは，彼女が内的視点からその言葉を使う権利を喚起しているのかもしれない．このようにひどく非難的な言葉を使用するというような逆転的立場は，少数派集団の一員が，誇りと文化的自己同一性の感覚を成長させるうえで経験する通過儀礼であるとみることができるかもしれない．Switzer[64]は，「有色人種が，『チカノ』や『アフロアメリカン』というような軽蔑的な言葉について疑問を投げかけた市民権運動と同様，障害のある政治活動家の間では言語表現について一致した意見があるわけではない…より闘争的な活動家は，「片端」（のような）前世紀的なステレオタイプの言葉に戻ることを呼びかけている」と指摘している．

必要とするのではなく，むしろ，それぞれの生活状況に関連する各人の価値感を反映している．さまざまな慢性的障害（急性期，進行性，先天性など）を呈する身体障害の心理社会的問題を扱った多くの文献では，適応の成功や診断に伴う感情的な出来事の克服を本人の生活の質や生活の満足感の受け止め方を用いて推測している[32,65]．

作業療法にとって特に関連があるのは，生活の質や生活への満足に何が貢献しているかについて，クライエント自身が述べたものである．20年前，BurnetとYerxaは，障害をもつ人がリハビリテーション施設から退院した後，自分の身辺処理能力には満足していたが，家や地域で活動するための準備はほとんどできていなかったと感じていたこと報告している．より最近の研究では，障害をもつ人で生活の質と生活の満足感を高く評価していた人は，社会化（友人関係），余暇活動，生産的作業が，最も重要であると述べていたと示唆している．実際，PendletonとSchultz-Krohnが行った身体障害をもつ4人の成功した女性に関する質的研究では，これらの女性にとっては友人関係が作業の参加を援助するものであり，また逆に，作業への参加が友人関係を促すものであった[51]．

スウェーデンの研究は，脳卒中を患い地域に在住する人において，生活の満足は身体能力の障害の程度によって変化するのではなく，むしろ，それぞれ

の人が価値を置く自分の目標に到達するための能力と関連していたことを表している[10].

[要約]

　この章は，身体障害の個人的背景状況と社会的背景状況，そして作業療法への適用を探求している．障害をもつ人自身の経験は，障害とともに生きることで生じる問題に向けて，臨床家が意味あり役に立つアプローチをつくり上げるために必要な情報源となる．

　障害の経験を見るうえで，医学的モデルと社会的モデル，そしてその姉妹である自立生活運動の哲学を区別することは，我々が我々の専門的知識と技術から利益を得る人と有効な関係性をつくり上げていくにあたり，重要な教訓を含んでいる．我々は，それぞれの人がそれぞれの環境において，それぞれのパターンで作業に従事することを追求するが，その際，その人が経験において潜在的な満足感を改善することを求めているのである．

　専門的知識を使って，我々臨床家は他の専門職と共に，本人との直接的な接触やリハビリテーション（あるいは健康増進）環境をつくり出すことを通して，完全にクライエントの環境の一部になるのである．我々は，倫理規範と専門職としての使命感をもちつつ，生活の質と個人の自主性を促進する関係を育て上げる．我々が使う言葉は影響力のあるメッセージとなるので，我々の価値観を反映していなければならない．我々は，マスメディアによって障害のイメージが放出されてしまうような大社会のメンバーの一員として，障害をもつ人に対して障壁的な態度である「障害主義」的ステレオタイプと呼ばれる我々自身の偏見を検証する必要があるかもしれない．

　我々の関わりは，障害をもつ人の生活における機会を改善することを使命としているが，それは，我々が実践と知識基盤を改善するうえで努力する方向を指し示すものでもある．人の状態が肯定的に変化することを心から望み，それに価値を見出すということは，我々が生涯を通して継続的に行う自己検証を導くものであるに違いない．

[復習のための質問]

1. 自立生活運動の哲学を使うとしたら，作業療法士の臨床場面での関わりはどのようなものになるだろうか？　そのあり方は伝統的治療方法とどのように異なるか？
2. 障害の経験において，個人的背景状況に影響する個人の因子にはどのようなものがあるか？
3. 障害適応の段階モデルについて我々は何を理解しているか？　それはどのように役に立つか？
4. 烙印，ステレオタイプ，境界域そして拡張はどのように障害の社会的背景状況に影響するか？
5. 障害，文化そして環境を概念化する斬新な方法にはどのようなものがあるか？
6. WHOのICFは，障害の生物社会モデルをどのように促進したか？　このモデルは作業療法の理論家たちからどのような支持を得てきたか？
7. 作業療法士はどのように障害をもつ人の環境因子となるのか？
8. 自己の治療的使用とは何か．なぜそれは重要なのか？
9. 実践はどのようにすれば作業中心，クライエント中心になるのか？
10. 障害をもつ人々の生活の質，生活の満足感について我々は何を理解しているか？

引用文献

1. Adamson L: Self-image, adolescence, and disability, *Am J Occup Ther* 57(5):578, 2003.
2. Amen DG: *Healing the hardware of the soul: how making the brain-soul connection can optimize your life, love, and spiritual growth*, New York, 2002, The Free Press.
3. American Occupational Therapy Association: Occupational therapy practice framework: domain and process, *Am J Occup Ther* 56(6):609, 2002.
4. American Occupational Therapy Association: *Summary report: 1990 member data survey*, Rockville MD, 1990, AOTA.
5. Asch A: Disability, bioethics, and human rights. In Albrecht GL, Seelman KD, Bury M, editors: *Disability handbook*, Thousand Oaks, CA, 2001, Sage Publishers.
6. Barnes C, Mercer G: *Disability*, Malden MA, 2003, Blackwell Publishers.
7. Barnes C, Mercer G: Disability culture: assimilation or inclusion? In Albrecht GL, Seelman KD, Bury M, editors: *Handbook of disability studies*, Thousand Oaks, CA, 2001, Sage Publishers.
8. Basnett I: Health care professionals and their attitudes toward and decision affecting disabled people. In Albrecht GL, Seelman KD, Bury M, editors: *Disability studies handbook*, Thousand Oaks, CA, 2001, Sage Publishers.
8. Beisser A: *Flying without wings: personal reflections on being disabled*, New York, 1989, Doubleday.
9. Bernspang B: *Consequences of stroke: aspects of impairments, disabilities and life satisfaction with special emphasis on perception and occupational therapy*, Umea, Sweden, 1987, Umea University Printing Office.
11. Bickenbach JE: Disability human rights, law, and policy. In Albrecht GL, Seelman KD, Bury M, editors: *Handbook of disability studies*, Thousand Oaks, CA, 2001, Sage Publishers.
12. Bickenbach JE: *Physical disability and social policy*, Toronto, Canada, 1993, University of Toronto Press.
13. Bowen R: *Practice what we preach*, OT Practice, Bethesda MD, May 1996, American Occupational Therapy Association.
14. Burgstahler S: Universal design of instruction. In Cory R, Taylor S, Walker P, et al, editors: *Beyond compliance: an information package on the inclusion of people with disabilities in postsecondary education*, Syracuse, NY, Center on Human Policy, September 2003, Syracuse University.
15. Burnett SE, Yerxa EJ: Community based and college based needs assessment of physically disabled persons, *Am J Occup Ther* 34(3):201, 1980.
16. Cahill MA, Norden MF: Hollywood's portrayals of disabled women. In Hans A, Patri A, editors: *Women, disability and identity*, Thousand Oaks, CA, 2003, Sage Publications.
17. Charlton JI: *Nothing about us without us: disability oppression and empowerment*, Berkeley, CA, 1998, University of California Press.
18. Clark F, et al: A grounded theory of techniques for occupational storytelling and occupational story making. In Zemke R, Clarke F, editors: *Occupational science: the evolving discipline*, Philadelphia, 1996, FA Davis.
19. Cutchin MP: Using Deweyan philosophy to rename and reframe adaptation-to-environment, *Am J Occup Ther* 58(3):303, 2004.
20. Darragh AR, et al: "Tears in my Eyes 'cause somebody finally understood": client perceptions of practitioners following brain injury, *Am J Occup Ther* 55(2):191, 2001.
21. DeJong G: Defining and implementing the independent living concept. In Crewe NM, Zola IK, editors: *Independent living for physically disabled people*, San Francisco, 1983, Jossey-Bass.
22. Dubouloz CJ, et al: Transformation of meaning perspectives in clients with rheumatoid arthritis, *Am J Occup Ther* 58(4):399, 2004.
23. Dunn W, et al: The ecology of human performance: a framework for considering the effects of context, *Am J Occup Ther* 48(7):595, 1994.
24. Fleischer DZ, Zames F: *The disability rights movement: from charity to confrontation*, Philadelphia, 2001, Temple University Press.
25. Fougeyrollas P, Beauregard L: An interactive person-environment social creation. In Albrecht GL, Seelman KD, Bury M, editors: *Handbook of disability studies*, Thousand Oaks, CA, 2001, Sage Publishers.
26. Fresh Air (National Public Radio): Interview with Chuck Close by Terry Gross, Philadelphia, April 14, 1998.
27. Fries K: Introduction. In Fries K, editor: *Staring back: the disability experience from the inside out*, New York, 1997, Plume.
28. Gill CJ: Divided understandings: the social experience of disability. In Albrecht GL, Seelman KD, Bury M: *Handbook of disability studies*, Thousand Oaks, CA, 2001, Sage Publishers.
29. Goffman E: *Stigma, notes on the management of spoiled identity*, Englewood Cliffs, NJ, 1963, Prentice-Hall.
30. Hockenberry J: *Moving violations, a memoir, war zones, wheelchairs and declarations of independence*, New York, 1995, Hyperion.
31. Kailes JI: *Language is more than a trivial concern!* rev ed, 1999, Author. Available at www.jik.com
32. Kemp BJ, Kraus JS: Depression and life-satisfaction among people ageing with post-polio and spinal cord injury, *Disabil Rehabil* 21(5/6):241, 1999.
33. Kielhofner G: Functional assessment: toward a dialectical view of person-environment relations, *Am J Occup Ther* 47(3):248, 1993.
34. Kielhofner G, Forsyth K: Commentary on Cutchin's using Deweyan philosophy to rename and reframe adaptation-to-environment, *Am J Occup Ther* 58(3):313, 2004.
35. Kielhofner G, et al: Documenting outcomes of occupational therapy: the center for outcomes research and education, *Am J Occup Ther* 58(1):15, 2004.
36. King GA, et al: Self-evaluation and self-concept of adolescents with physical disabilities, *Am J Occup Ther* 47(2):132, 1993.
37. Kubler-Ross E: *On death and dying*, New York, 1969, Macmillan.
38. Law M, et al: *Canadian Occupational Performance Measure Manual*, ed 3, Ottawa, Ontario, 1998, CAOT Publ.
39. Law M, et al: The person-environment-occupation model: a transactive approach to occupational performance, *Can J Occup Ther* 63(1):9, 1996.
40. Lehrer S: *The language of disability*, OT Practice, Bethesda MD, American Occupational Therapy Association, January 26, 2004.
41. Letts L: Occupational therapy and participatory research: a partnership worth pursuing, *Am J Occup Ther* 57(1):77, 2003.
42. Lewontin RC: *Biology as ideology*, New York, 1991, Harper Collins.
43. Lyons A, et al: Using occupation in the clinic, *OT Practice*, Bethesda MD, AOTA, July 26, 2004.
44. Magill-Evans JE, Restall G: Self-esteem of persons with cerebral palsy: from adolescence to adulthood, *Am J Occup Ther* 45(9):819, 1991.
45. Mairs N: Carnal acts. In Fries K, editor: *Staring back: the disability experience from the inside out*, New York, 1997, Plume.
46. Morse JM, O'Brien B: Preserving self: from victim, to patient, to disabled person, *J Adv Nurs* 21:886, 1995.
47. Murphy RF: *The body silent*, New York, 1990, WW Norton.
48. Neville-Jan A: Encounters in a world of pain: an autoethnography, *Am J Occup Ther* 57(1):88, 2003.
49. Padilla R: Clara: A phenomenology of disability, *Am J Occup Ther* 57(4):413, 2003.

50. Pendleton HM: Occupational therapists' current use of independent living skills training for adult inpatients who are physically disabled, *Occup Ther Health Care* 6:93, 1989.
51. Pendleton HMcH, Schultz-Krohn W: Psycho-social issues of physical disability. In Cara EM, MacRae A, editors: *Psychosocial occupational therapy in clinical practice*, New York, 2004, Delmar.
52. Proctor RN: *Racial hygiene: medicine under the Nazis*, Cambridge, MA, 1988, Harvard University Press.
53. Rappaport J: *Community psychology: values, research, action*, New York, 1977, Holt, Rinehart & Winston.
54. Redick AG, et al: Consumer empowerment through occupational therapy: the Americans with Disabilities Act Title III, *Am J Occup Ther* 54(2):207, 2000.
55. Reid D, et al: Home is where their wheels are: experiences of women wheelchair users, *Am J Occup Ther* 57(2):186, 2003.
56. Reilly M: The importance of the client versus patient issue for occupational therapy, *Am J Occup Ther* 38(6):404, 1984.
57. Schlaff C: Health policy from dependency to self-advocacy: redefining disability, *Am J Occup Ther* 47(10):943, 1993.
58. Segal R, et al: Stigma and its management: a pilot study of parental perceptions of the experience of children with developmental coordination disorder, *Am J Occup Ther* 56(4):422, 2002.
59. Shapiro JP: *No pity: people with disabilities forging a new civil rights movement*, New York, 1993, Times Books.
60. Sharrott GW, Yerxa EJ: Promises to keep: implications of the referent "patient" versus "client" for those served by occupational therapy, *Am J Occup Ther* 39(6):401, 1985.
61. Shortell SM: Occupational prestige differences within the medical and allied health professions, *Soc Sci Med* 8(1):1, 1974.
62. Siller J: The measurement of attitudes toward physically disabled persons. In Herman CP, Zanna MP, Higgins ET, editors: *Ontario symposium on personality and social psychology*, vol. 3, Hillsdale, NJ, 1986, Lawrence Erlbaum.
63. Smith V: Why being an ally is important. In Cory R, Taylor S, Walker P, et al, editors: *Beyond compliance: an information package on the inclusion of people with disabilities in postsecondary education*, Syracuse NY, National Resource Center on Supported Living and Choice, Center on Human Policy, September 2003, Syracuse University.
64. Switzer JV: *Disability rights: American disability policy and the fight for equality*, Washington DC, 2003, Georgetown University Press.
65. Tate DG, Forchheimer M: Health-related quality of life and life satisfaction for women with spinal cord injury, *Topics Spinal Cord Inj Rehabil* 7(1):1, 2001.
66. Townsend E, et al: Professional tensions in client-centered practice: using institutional ethnography to generate understanding and transformation, *Am J Occup Ther* 57(1):17, 2003.
67. Turner C: Death of Canada "right to die" advocates triggers new debate, *Los Angeles Times*, p. A5, April 8, 1994.
68. Tzonichaki I, Kleftaras G: Paraplegia from spinal cord injury: self-esteem, loneliness, and life satisfaction, *Occup Ther J Res* 22:96, 2002.
69. Vash CL, Crewe NM: *Psychology of disability*, New York, 2004, Springer.
70. Weinberg N: Another perspective: attitudes of people with disabilities. In Yuker E, editor: *Attitudes toward persons with disabilities*, New York, 1988, Springer.
71. *Webster's New World Dictionary*, college ed, Cleveland/New York, 1966, New World Publishing.
72. World Health Organization: *ICF introduction*, Geneva, 2001, WHO. Available from http://www3.who.int/icf/icftemplate.cfm.
73. World Health Organization: *ICF towards a common language for functioning, disability and health*, Geneva, 2002, WHO. Available from http://www3.who.int/icf/beginners/bg.pdf.
74. Wright B: *Physical disability: a psychological approach*, ed 2, New York, 1983, Harper & Row.
75. Yerxa EJ: Audacious values: the energy source for occupational therapy practice. In Kielhofner G, editor: *Health through occupation*, Philadelphia, 1983, FA Davis.
76. Zola IK: *Missing pieces: a chronicle of living with a disability*, Philadelphia, 1982, Temple University Press.
77. Zola IK, editor: *Ordinary lives: voices of disability and disease*, Cambridge/Watertown, 1982, Apple-wood Books.

第7章
作業療法における活動の教育

Teaching Activities in Occupational Therapy

Pamela Richardson

(中村径雄 訳)

キーワード

学習の転移
手続き学習
陳述学習
口頭指導
視覚による指導

体性感覚による指導
内的フィードバック
外的フィードバック
背景状況からの妨害
ブロック型練習

ランダム型練習
メタ認知
方略

学習目標

本章を学習することで,学生および臨床家は以下のようなことが可能になるだろう.
1. 作業療法士が活動を教育することの特定の成果目標について述べることができる.
2. クライエントが開発しなければならない学習過程の種類によって,治療的介入がどのように異なるかについて分析することができる.
3. 動機づけや積極的な参加に影響を及ぼす因子に関する現時点の知識を作業療法介入に用いることができる.
4. 個々の課題やクライエントの目標に合った適切な指導やフィードバック,練習を提供することができる.
5. 効果的な活動指導法によって,実生活場面への学習の転移を促進することができる.
6. 積極的な方略の開発を促進するように計画された作業療法介入を実施することができる.

この章の概要

なぜ作業療法士は活動を教育するのか
学習の段階
学習能力
手続き学習と陳述学習
作業療法における教育原則と学習原則
意味のある活動を確認する
クライエントの認識に合った指導方法を選択する
学習環境をつくる
活動の強化と段階づけを提供する
フィードバックと練習を組み立てる
クライエントの自己認識や自己点検技能の開発を援助する
学習過程に影響を及ぼす因子
要約

　教育とは,作業療法士にとって基本的な技能である.作業療法士はさまざまな活動を教育するのに,クライエントと多くの時間を費やす.教師としての有効性は,個々のクライエントの学習ニーズに応じた環境や指導方法を用意する作業療法士の能力に左右される.この章では,身体障害を有するクライエントと一緒に働く作業療法士のための教育過程について論じ,さらに作業療法士が活動を教育する理由,学習の段階と種類,そして身体障害を有する人たちの教育および学習の原理について説明する.

■なぜ作業療法士は活動を教育するのか

　作業療法士は作業療法介入において,さまざまな教育法を用いる.作業療法士は,次に述べる理由で

ケーススタディ：リー

> リーは，67歳の退職した高校の理科教諭で，市道を歩いて横断した際に車にひかれた．事故前，彼は地方の成人教育プログラムで第二言語としての英語を教える，地域の植物園で非常勤講師として働く，そして近くの郊外の公園で自然遊歩道を案内するといった，さまざまなボランティア活動に積極的であった．彼はまた，近ごろ風景画で認められるようになったアマチュアの水彩画家でもあった．作業療法に依頼された際，彼は骨盤骨折と右大腿骨骨折のために歩行不能であった．彼はまた，右鎖骨骨折と上腕骨骨折，そして利き手である右前腕と右手の多発骨折もあった．彼には重度の脳震盪とめまい，バランス障害，記憶喪失，錯乱や焦燥感が見られた．
>
> **理解を深めるための質問**
> 1. リーはどんな種類の活動のやり方を学ぶべきか．その活動／課題は作業と関連するべきか？
> 2. リーの学習を促進するために，リーの作業療法士はどのような方略を用いるべきか？

教育活動に携わっている．

1. クライエントが疾病や傷害によって喪失してしまった技能を再学習するのに役立てるため．クライエントは食事や更衣といった日常生活課題の遂行の仕方を再学習する必要があるかもしれない．クライエントはまた，坐位あるいは立位バランス，リーチや握りを保持する能力といった基本的な遂行技能を再学習する必要があるかもしれない．リーの場合，頭部外傷により，セルフケア技能の遂行に影響する短期記憶と長期記憶の両方に障害を受けた．リーの作業療法プログラムにおける初期目標の1つは，リーがセルフケアの自立を再獲得するために衛生と整容技能を再学習することであった．

2. 価値のある活動や作業を遂行するための代替的あるいは代償的方略（strategy）を開発するため．クライエントは，なじみのある活動を遂行するのに新たな方法を教えられる必要があるかもしれない．代替的あるいは代償的方略はまた，傷害を予防したり安全性を高めたりするために教えることができる．これらの方略は，股関節置換術後に股関節の脱臼予防を学習する必要がある人の場合のような「一時的なもの」か，あるいはC6レベルでの完全な脊髄損傷後にテノデーシスによる握りを学習する必要がある人のような「永久的なもの」のいずれかである．ある事例では，自立達成のために工夫された機器が必要かもしれないし，代償的方略の教育にはそのような機器の使用法が含まれなければならない．リーの作業療法士は，骨折が治癒する間，リーが更衣や入浴動作の自立を維持できるように，工夫した更衣と入浴方法を教育した．

3. 障害のある状態において，役割遂行を支援するための新たな遂行技能を伸ばすため．ある事例では，クライエントは日常の作業に参加できるようにする新たな技能を学習する必要があるかもしれない．車いすの駆動，補装具の操作，そして膀胱・直腸のコントロールは，特異的障害を有するクライエントが学習しなければならない新たな技能の例である．リーの作業療法士は，リーの記憶喪失を代償するためのリマインダーシステム（記憶を呼び起こす方法）を開発するように働きかけた．リーは電話番号，約束やその他の必要とされる情報を容易に入手するために，手帳に重要な情報を記録して保持することを学習した．

4. 作業遂行の領域への参加を支援するために，遂行技能の改善に役立つであろう治療的課題を提供するため．作業療法士は，リハビリテーション過程を促進する身体的または認知的課題を提供する活動をクライエントに教育するかもしれない．ボードゲームや手工芸といった活動は，とりわけ，体力，巧緻性，姿勢コントロール，問題解決や順序性の技能を改善するために使用することができる．その活動に参加するために位置についたり計画（準備）したりする方法だけではなく，活動の決まり事や手順をクライエントに指導する必要があるかもしれない．リーの注意や課題への関心を高めるだけではなく，ギプス除去

後のリーの損傷した右腕の巧緻性を改善するために，作業療法士は彼に数多くの活動で絵を描くことを指導した．この活動はリーの運動および処理技能の障害の改善につながり，彼の重要な作業である水彩画に再び参加することを支援した．

5. 日常の作業におけるクライエントの自立や安全性を高めるであろう活動を家族や介護者に指導するため．もしクライエントが代償的または適応的方略を用いる活動の遂行を覚えることができなければ，その活動への助言や見守り方法をクライエントの家族や介護者に教育する必要がある．安全性を確保するために，多くのセルフケアや家庭における活動で援助や見守りが必要とされるかもしれない．また，クライエントや介護者の安全性を高めるために，そしてクライエントの最大限の自立を促進するために，環境の変更をする必要があるかもしれない．リーの妻は，彼の車いす移乗の援助方法を指導された．彼女はまた，リーが自宅で記憶を呼び起こすノートを使うための合図の出し方を指導された．

■学習の段階

一般的に，学習は3つの段階を通じて行われる．3つの段階とは，獲得段階，保持段階，そして一般化または転移段階である．初期の指導中や練習中に生じる「獲得あるいは学習段階」では，学習者がある課題をうまくやり遂げる方法についての方略やスキーマ（schema）を学習するため，数多くの遂行の誤りをすることが特徴的である．「保持段階」は次の練習過程で見られ，学習者は類似した状況下で課題の記憶や保持を体現する．「**学習の転移**」あるいは「**技能の一般化**」は，たとえば，クリニックにおいて股関節の予防手段を学習した後に，自宅でその予防手段を正しく応用することができるクライエントのように，学習者が異なる環境下で自然と課題遂行ができる際に見られる．

■学習能力

クライエントのすべてが，学習した技能をある環境下から他の環境下に転移できるわけではない．学習の転移ができないクライエントは，環境の変更や見守りおよび指導された活動にうまく参加するための手がかりを必要とするだろう．したがって，作業療法士やクライエントが適切な目標を立てたり，適切な教育手段を用いたりすることができるように，作業療法士は個々のクライエントごとに知識を保持して転移する能力を確定する必要がある．

知識の転移は，課題の特性を1つまたはそれ以上変え，それでもクライエントが課題を遂行できるかどうかを観察することで評価できる．たとえば，上着の着衣方法を教育してきた作業療法士は，課題で用いた衣類の種類や，クライエントに対する衣類の場所や方向，あるいはクライエントの肢位を変えることが可能である．1つあるいはそれ以上の特性を変えることで課題遂行ができないクライエントは，新しい技能を転移できないかもしれない．

■手続き学習と陳述学習

作業療法士は，学習が意識的にも無意識的にも生じる場面で課題を指導する．2種類の課題に対して，異なる方法で知識を提示する．**手続き学習**とは，多くの運動や知覚技能のように，ほとんどは自動的に，注意や意識をしなくても遂行される課題で生じる．手続き的知識は，さまざまな背景状況で反復練習することによって伸びる．活動の運動シェーマを徐々に伸ばしながら，人は手続き学習を通して車いす操作を学習する[19]．口頭指導だけでは，ほとんど役に立たない．むしろ，この活動（車いす操作）を遂行するための方法は，さまざまな方向やスピードで駆動するためのいろいろな腕あるいは腕と足の動きを試みる機会を通して学習される．学習は遂行を通して表現されるので，認知や言語に制限がある人でも，手続き的知識を体現することができ

作業療法実践ノート

神経学的障害からの自然回復によって，学習能力が劇的に変化するクライエントもいるため，作業療法士は教育方法や目標の調整が必要であるかどうかを決定するために，頻繁にクライエントの再評価をすべきである．

る.

陳述学習では，意識的に思い出すことができる知識をもたらす．課題を遂行する時に，クライエントがその課題の段階を言語化できれば，靴ひもを結ぶとか移乗するといった多段階からなる活動の学習が容易になることが多い．学習はまた，ある活動をやり遂げるのに必要とされる段階を言語的に説明する（陳述する）ことで体現できる．活動の繰り返しを通してある動きがより自動的になり，そして意識的な注意がより必要でなくなるにつれて，陳述的知識は手続き的知識になることが可能である．精神的リハーサル（頭の中での予行演習）は，陳述学習を高めるのに効果的な手法である．精神的リハーサルの間，ある活動を頭の中で復習する，あるいは活動の過程を言語化することによって，人は活動の順序を練習する．虚弱や疲労によってある活動を身体的に練習する能力が制限されているクライエントでは，この方法を効果的に用いることができる．しかし，認知能力を必要とするために，重大な認知または言語の障害を有するクライエントでは，陳述的知識を表現できないかもしれない．

■作業療法における教育原則と学習原則

活動を教育する過程では，一連のクリニカルリーズニング（臨床推論）による決定を伴う．クライエントや活動の特質に関係なく，基本的な学習原則はどのような教育および学習状況にも応用可能である．これらの原則をボックス7-1に示す．

ボックス7-1に示した原則は，活動の教育を始める前に，作業療法士がクライエントの認知力，クライエントや家族にとって価値を持つ作業，教育された課題の特性，そして作業療法を終えた後にクライエントが活動を遂行するであろう背景状況に注意しなければならないことを示している．介入計画や活動の選択および教育方法を展開するための正確な知識基盤を持つために，作業療法士は初回評価中にこの情報を集める必要がある．作業療法における教育原則と学習原則の詳細を下記で論じる．

意味のある活動を確認する

クライエント中心の評価を行う際，作業療法士は

ボックス7-1　作業療法における教育原則と学習原則

- クライエントや家族にとって意味のある，あるいは価値のある活動を確認する．
- クライエントの認識や教育された課題の特性に合った指導方法を選択する．
- 学習環境をつくる．
- 活動の強化と段階づけを提供する．
- フィードバックや練習を組み立てる．
- クライエントの自己認識や自己点検技能の開発を援助する．

どの作業がクライエントにとって最も価値があり重要であるかを検討する．これらの作業への参加は，介入の成果として，そして介入過程で用いる活動の双方に役立つ．クライエントが活動を意味のあるものだと思うならば，作業療法過程において，クライエントは積極的なパートナーになる意欲を起こすであろう[22]．もしクライエントが作業自体に参加する能力を有していなければ，介入では作業への参加の一助となる遂行技能や活動に対処する．クライエントには，これらの技能が価値のある作業に参加する能力の開発や改善にどのようにつながるかを知らせる必要がある．そうすることで，クライエントはその活動を意味のあるものとしたり，最大限の参加を容易にすることに役立つ．

リーの作業療法士は，リー本人と妻との初回面接中に，画家としての技能を知った．作業療法士は，リーの損傷した腕の機能を高めるために描画や絵画活動を選択して，この価値のある作業に復帰することへのリーの意欲を利用することができた．また，作業療法士はクライエントに，筋力，関節可動域や耐久性を改善するための他の治療的活動にリーが参加することが，日常生活技能の自立だけではなく彼の絵を描くという作業へ復帰する能力にどのように寄与するかを説明することができた．作業療法士がリーの興味や価値観に注意を払うことによって，有意義な学習の協同関係を導く信頼感をもたらした[5]．

クライエントの認識に合った指導方法を選択する

多くの人たちが教育という行為を考える時，口頭指導を思い浮かべる．**口頭指導**は，多くの場面において情報伝達の効果的手段である．それは，腰部の

安全教室（腰痛予防教室），股関節置換術後の股関節脱臼予防の練習，従業員集団における身体力学や人間工学の原則の指導といった，集団学習の指導に対して効率的な手段である．また，口頭指導は，個々のクライエントを指導する際にも効率的に用いることができる．口頭による合図で指導を強化したり，あるいは次段階の遂行の順序または質に関する情報を提供するために用いることができる．口頭による合図は，学習の初期や中期段階でフィードバックを提供するのに効果的な方法であるが，もし可能であれば，課題をやり遂げるための口頭による合図にクライエントが依存しないよう，できるだけ早い時期に止めるようにしていくべきである．また，クライエントが自力で課題の順序を思い出すことができなければ，家族や介護者に対して適切な口頭による合図の提供方法を指導することができる．

視覚による指導は，言葉で説明するにはあまりにも複雑な課題に対してだけではなく，認知や注意の障害を有するクライエントや言語の処理が困難なクライエントにとっても効果的である．作業療法士は活動を実演して，クライエントは作業療法士を観察する．そして，クライエントは作業療法士の例にならう．クライエントがある課題を正確に再現できるようになるまで，作業療法士はその実演を繰り返すことが可能である．また，作業療法士は課題を数段階に分け，1回に1段階の実演をしたり，クライエントが前段階をやり遂げてから次段階を続行したりすることができる．視覚による指導の他の形式には，課題の順序または望ましい遂行結果についてクライエントや介護者に思い出させるのに使用する描画あるいは写真が含まれる．視覚による指導は口頭指導と効果的に組み合わせることができるが，作業療法士は言葉と視覚入力の組み合わせでクライエントを圧倒させないようにしなければならない．

体性感覚による指導は，3番目の指導方法である．これには，動きの速さや方向を導くのに役立つ触覚，固有受容覚や運動覚の手がかりを用いることが含まれる．徒手的誘導は，たとえば，体重移動や坐位から立位になる際の姿勢調整の過程といった，特に手続き学習で効果的な体性感覚による指導形式である．また，手添え（hand-over-hand）という援助は，認知や感覚過程の障害を有するクライエントに活動を教育する際に効果的である．作業療法士は，ある課題をやり遂げる際にクライエントの手を誘導する．

リーの作業療法士は，3つの指導方法すべてを用いた．口頭指導は，セルフケア技能を再教育するのに最も効果的であった．また，口頭による合図は，学習の獲得段階中，リーに課題の順序を意識させるのに用いた．視覚による指導は，上肢機能を向上させるために作業療法士が用いた多くの治療的活動の教育に使用した．体性感覚による指導は，バランスの再教育に対して効果的であった．

学習環境をつくる

クライエントを指導するのに適切な環境を選択することは，教育が成功するために重大な役割を果たす．もしクライエントが混乱している，あるいは容易に注意がそれるならば，課題の教育を開始するに当たって視覚的に注意をそらせるものが最低限である静かな環境が必要となることが多い．教育された技能が上達するにつれて，クライエントが最終的に活動に参加するであろう環境とよく似た視覚的・聴覚的に注意をそらせるものを取り入れる必要がある．たとえば，自力摂取の練習をクライエントと一緒に行う作業療法士は，最初はクライエントの部屋で介入するだろう．クライエントがより上手になり，自信がついてくるにつれて，作業療法士は，注意をそらせるものがたくさんある施設の食堂での介入に移行するであろう．これはクライエントの注意力に対する課題であると同時に，食堂はまた，クライエントにとって自力摂取のさらなる改善を動機づけるものとして作用するかもしれない社会交流の場となる．同様に，クライエントは環境的課題への対応が上手になるよう，さまざまな環境下で新たな技能を練習する機会が必要である．車いすのコントロール方法を学習しているクライエントは，屋外と屋内の双方のさまざまな路面で練習する必要がある．握力や巧緻性の改善に取り組んでいるクライエントは，日常生活活動で直面するであろう事柄と類似したさまざまな要求がある機能的課題に参加する際，さまざまな大きさや，形，重さの物体を操作する体験が必要である．

リーの作業療法士は，彼の初期段階で見られた混乱や興奮のために，セルフケア技能の教育を開始するのに静かで刺激が最少である環境が必要であると

判断した．リーの混乱が改善するにつれて，作業療法室でバランスや上肢技能を改善するための活動に取り組むことができ，後には，より要求が多くて変化に富んだ家庭技能に関する台所や園芸の領域に取り組むことができた．

活動の強化と段階づけを提供する

強化の概念は，報酬を与えられるまたは強化される行動は反復されやすいという，オペラント条件づけ理論に由来する[9]．強化にはいろいろ種類がある．あるクライエントにとっては，笑顔や言葉による励ましといった社会的強化が継続する動機づけをもたらす．また，休憩期間やおやつ，お気に入りの活動など，よりはっきりした報酬が必要となるクライエントもいるだろう．進歩が目に見える形で提示されることで意欲が高まるクライエントもいるだろう．遂行技能あるいは握力や坐位耐久性，関節可動域といったクライエント因子の日々の改善を示すグラフまたは図表の利用は，クライエントの積極的な作業療法過程の参加に役立つ．これらは，外的強化の例である．

クライエントの多くは，たとえば，おやつを用意してそれを食べるとか，友だちとおしゃべりをするために自力で服を着替えるといった課題を行うことで意欲が高まる．課題を完遂することは，内的強化，あるいは課題完遂の結果，希望する活動に参加できたという自己満足をもたらす．クライエントに意欲を起こさせ，意味のある活動は，積極的な参加を増やし，介入成果を改善することができる．

暗記学習に目的のある作業または映像を伴う作業を加えると，単なる暗記学習よりも反復するようになり[6]，クライエントは暗記学習課題以上に作業的要素が豊富な活動を選択し[25]，そして目的が追加された作業は暗記学習よりも反復や運動学習の転移がより見られる[4]ということを，いくつかの研究が証明している．Sietsemaらは，外傷性頭部外傷のクライエントが，どのくらい遠くへ腕を前方にリーチすることができるかよりもゲーム盤でリーチに専念する方が，良好な肩甲骨外転と効率の良い前方リーチを得られることを明らかにした[20]．同様に，Nelsonら[14]は，脳卒中リハビリテーションでは前腕の回内外の協調性を改善する介入には，ゲームで改造したサイコロを振る方が回内外の運動自体に専念するよりも効果的であることを示した．Wuら[24]は，片麻痺のある成人において左右対称の姿勢を向上させる介入では，木のサンディングをしたりお手玉投げゲームに専念する方が有意に良好な結果が得られたということを明らかにした．

強化の構成に加えて，作業療法士はまた，活動の学習過程でクライエントが成功を自分のものにすることを体験できるよう，活動の段階づけを注意深く行う必要がある．クライエントが課題をやり遂げるのがあまりにも困難な場合，フラストレーションまたは疲労を乗り越えるには社会的強化または活動の本来的意義だけでは不十分であろう．したがって，作業療法士は活動を分析し，各クライエントの学習や強化の必要性に合わせてどのように活動を段階づけるかを決めなければならない．これには，前節で説明した最も適切な指導方法，どの種類の強化が内的動機づけを容易にするのか，そして次節で説明するフィードバックと練習スケジュールの組み立てを決めることが含まれる．

リーの作業療法士は，自然遊歩道の案内業に復帰したいというリーの強い願望がバランスや立位耐久性を改善する動機づけを与えていることに気づいた．作業療法士は，坐位や立位バランスの課題を含むさまざまな活動が，どのように姿勢の安定性を取り戻すのに役立つかを説明した．リーはこれらの活動に積極的に参加し，治療環境外の練習だけではなく，作業療法プログラムに取り込むことができる追加課題のアイデアを生み出した．多様な背景状況でこれらの課題を遂行するというリーの内的動機づけは，バランス技能の改善に重要な役割を果たした．

フィードバックと練習を組み立てる

フィードバックとは，学習者の遂行の質，あるいは遂行の結果についての知識を与える反応に関する情報である[15]．**内的フィードバック**は，個人の感覚システムからもたらされる．ゴルフボールを打つという学習は，遂行を評価するために視覚および体性感覚のフィードバックを用いる．視覚システムは，ボールに正確に当てるためにゴルフクラブのヘッドとゴルファーの身体を正しい方向に調整するために用いる．運動覚や固有受容覚の入力は，空間での関節の位置や体位をゴルファーに知らせ，ゴルファーが必要な姿勢調節や，適切なスピードと力を用いて

クラブのヘッドをボールに当てるという上肢運動を可能にする．

外的フィードバックは，外部から生ずる情報である．ゴルフボールの軌跡，飛距離やフェアウェイでのボールの位置のすべてが，ゴルファーの行為の結果に関する外的フィードバックをもたらす．観察者が，たとえば，「あなたの構えはあまりにも広かった」，「あなたはスイングで十分遠くまで振り切らなかった」，あるいは「あなたの頭の位置は良かった」のようなゴルファーの情報を提供することで，課題遂行に関する外的フィードバックを提供できる．感覚の認識または処理能力が障害されたクライエントに対して，作業療法士あるいは機器からの外的フィードバックは，獲得段階での学習を容易にする有益な補足情報を提供できる．フィードバック装置には，運動機器の運動データまたは心血管データのデジタルディスプレイだけではなく，バイオフィードバックシステムも含まれる．これらのフィードバックシステムは，作業療法士よりも即時に一貫したフィードバックを提供する．

外的フィードバックは初期の学習過程では有効かもしれないが，クライエントは外的フィードバックよりむしろ内的フィードバックを通じて，学習の継続能力を伸ばすことにより，活動をより自立的かつ効率的に行えるようになるだろう．実事，外的フィードバックは最善の学習をもたらさないし，そのフィードバックを取り除くと遂行が低下するという，フィードバックへの依存を引き起こすであろう[12]．したがって，クライエントの目標が多様な背景状況での自立した遂行であるならば，外的フィードバックは徐々に減らさなければならない．

練習は，作業療法過程の中で強力な構成要素である．作業療法士が練習条件を組み立てるということは，学習の保持や転移におけるクライエントの成功に影響を及ぼす可能性がある．練習のいくつかの側面を下記で論じる．

リーは損傷の1つの結果として，右腕の軽度感覚鈍麻を経験した．ギプスが取り除かれ，積極的なリハビリテーションが開始された時，リーは運動の質に関して，作業療法士からの言葉と固有感覚によるフィードバックの恩恵を受けた．リーの上肢機能が改善するにつれて，作業療法士は提供していた外的フィードバックの量を徐々に減らした．リーは，筋力や関節可動域，巧緻性の改善を目的としたさまざまな機能的活動に参加するうちに，運動のタイミング，スピードや方向を調整するために内的フィードバックの利用を覚えた．さまざまな課題を含んだ練習に参加することは，リーが多くの活動に転移させることができる方略を学習するのに役立った．

背景状況からの妨害

背景状況からの妨害とは，初期学習の困難さを増加させる学習環境の因子を示す．遂行結果に関して提供される外的フィードバックの制限は，背景状況からの妨害の一例である．外的フィードバックの制限を試みようとする作業療法士は，課題中に提供する，言葉によるフィードバックや徒手的誘導を最小限にするだろう．獲得段階の遂行は背景状況からの妨害が強ければ劣ったものとなるが，そのような状況は保持や一般化ではより有効なものとなる．これは，背景状況が学習者に内的フィードバックを頼りにすることを強い，そして課題をやり遂げるためにより効果的な学習をもたらす運動や認知の方略を順応させるからであろう[7]．

ブロック型とランダム型の練習スケジュール

ブロック型とランダム型の練習スケジュールは，それぞれ背景状況からの妨害が弱い場合と強い場合の代表である．**ブロック型練習**では，クライエントが1つの課題を習熟するまで練習する．この課題の後に，2番目の課題練習が習熟するまで続く．**ランダム型練習**では，クライエントがどの課題の1つでも習熟する前に，複数の課題または多様な課題に挑戦する．ランダム型の練習スケジュールは，車いすの移乗技能の教育で用いられるであろう．1回の治療時間で，クライエントは複数の移乗を練習するかもしれない．たとえば，クライエントは車いすと治療マット，車いすといす，便器と車いすとの間の移動を練習するだろう．姿勢の安定性を改善するためのランダム型の練習スケジュールには，たとえば，平衡板，平均台あるいはキャッチボールゲーム中のフォームラバークッションといった，不安定なところにクライエントを立たせることが含まれるかもしれない．練習スケジュールのこれらの種類は初期の技能獲得を遅らせるかもしれないが，長期間の技能保持では良好である[18]．

全体練習と部分練習

　教育目的のために課題を構成要素に分解することは，課題が単体の，すぐにそれとわかる自然な単位に分割できる場合に限り有効である[23]．これは，分割学習よりも継続的技能（または全課題遂行）が覚えやすいからである[18]．たとえば，いったん自転車の乗り方を学習したならば，この運動技能は何年間も練習しなくても保持されるであろう．継続的技能は分割するよりもむしろ全体を通して教育すべきである．たとえば，野菜スープを作る活動では別個の課題がいくつかあり，野菜を切る・材料を計量する・スープ鍋に材料を入れる・材料に火を通すという課題が含まれる．作業療法士はクライエントに，1回の治療時間で野菜の加工を教育し，それに続く治療時間でその他の構成要素を教育することができる．しかし，コーヒーを淹れる課題では，特定の順番で課題の構成要素（水を計量する・コーヒーメーカーに水を注ぐ・コーヒー豆を計量する・コーヒー豆をコーヒーメーカーに入れる・コーヒーメーカーのスイッチを入れる）をやり遂げる必要がある．これらの課題の構成要素を別々に切り離して指導することは，意味のある学習または自立した活動遂行になり得ないだろう．最善の保持と一般化には，それぞれの治療時間で課題の別々の部分を練習するよりも，全部揃った課題としてコーヒー淹れを教育するほうがより優れている．

　学習過程を容易にするために，作業療法士は，課題の必要な部分に応じて実演や，口頭による合図，あるいは徒手的誘導を行うだろう．このようにしては，クライエントはそれぞれの練習で課題完遂を体験し，作業療法士は練習時間が続くにつれて援助を徐々に減らしていく．

練習の背景状況

　さまざまな背景状況での練習は，学習の転移を高める．運動技能の最善の保持ならびに転移は，練習の背景状況が模擬的であるよりもむしろ自然のものである時に生じる[11,13]．これは，貧しい模擬的な環境よりも，豊かな，ありのままの環境のほうが遂行に関するフィードバックの情報源となるからだろう．しかし，練習環境上の要求が，最終的にクライエントが遂行を期待される環境上の要求とよく類似している時，学習の転移はより良好になされる[23]．したがって，クライエントの自宅あるいは台所ととてもよく似た台所環境での炊事動作の指導は，クライエントが自宅でその課題を行う時により良い課題遂行をもたらすだろう．

　クライエント因子もまた，練習の背景状況に関連した成果に影響を及ぼすであろう．背景状況の効果のメタ解析から，神経学的障害のない人たちよりもある人たちのほうが治療効果はより大きいことがわかった[10]．研究の取り組みがほとんどなされていない練習の背景状況の1つに，課題学習における社会的環境の役割がある．作業遂行や社会参加という作業の社会的背景状況の重要性は，作業療法実践の枠組みで支持されている[1]．1つの集団で他のクライエントと働くことは，社会性や協調性，競争力を促進し，クライエントの動機づけを高めることができる．他人がある課題を学習しているところを観察することによって，技能の獲得が高められる．さらに，集団介入は問題解決技能の進歩を促し，見守られた治療的環境と見守られていない自宅環境の橋渡しをすることができる[3]．

クライエントの自己認識や自己点検技能の開発を援助する

　学習の保持や転移を最大にするため，クライエントは自己点検能力（self monitor）を伸ばさなければならない．そうすることで，クライエントは外的フィードバックや強化に頼らなくて済む．個人の認知過程や能力についての知識や調整は，**メタ認知**として知られている[8]．メタ認知には，個人の長所と短所の認識や，課題難易度を評価する，事前に計画する，適切な方略を選択する，そして環境による手がかりに応じて方略を変更する能力が含まれる．メタ認知は，認知技能の改善と比較して論じられることが多いが，それと同時に，自己認識や関連する遂行技能の点検は，運動や対人，処理の方略の進歩に重要な必要条件であろう．特に，クライエントが身体運動やアライメントの認識を高めるのに役立つ介入は，運動学習の重要な構成要素かもしれない[2]．遂行の自己検討や今後の課題に取り組むための誘導された計画は治療過程において重要因子であり，適切な方略を生み出したり適用したりする能力に重大な必要条件である．

　方略とは，多様な状況で行為を誘導する，入念に

準備された計画または一連の規則である[16]．運動方略には，熟練した技能や効率的な環境の根幹をなす運動連関やシェーマのレパートリーが含まれる．唐突に突かれた時に足を横へ踏み出す過程は，立位バランスの維持に対する運動方略である[19]．認知方略には，情報の処理や保存，検索，操作を容易にするのに用いられるさまざまな方法が含まれる．電話番号を思い出すために語呂合わせの工夫を用いることは，認知方略である．対人方略は，他人との社会交流において役立つ．紹介された際に，率直なアイコンタクトを用い，名前で挨拶する人は，対人方略を使用している．処理方略は，前向きにストレスに順応することを可能にする．処理方略には，深呼吸，運動，あるいは気晴らし活動が含まれ得る．

　方略は，さまざまな背景状況の中で変化する作業課題の要求に適応することができる基礎的技能をもたらす．したがって，基礎的技能を伸ばす機会がある時，学習は新しい状況に転移されるだろう[21]．問題に遭遇する，解決法を実行する，そしてこれらの解決法効果を点検する過程を通して，人は方略を開発する．作業療法士は，安全な環境下でいろいろな解決法を試みる機会を提供するような課題を提示することにより，クライエントが有益な方略を開発するのに役立つ活動を用いる[16]．

　リーの作業療法サービスの終了が近づいた時，作業療法士はリーの作業遂行を促進する方略の開発のために，彼とともに取り組んだ．リーの記憶は改善したが，名前と数字の再生は依然として良くなかったので，重要な情報を記録するためにノートを用いるという認知方略を継続した．さらに，リーが植物園で訪問者と起立して話をする際，軽度のバランス障害に対応するために，リーと作業療法士は近くに丈夫なテーブルを置いておくという運動方略を開発した．これは，リーが必要であればそのテーブルに寄りかかる，あるいはつかまることができ，他の状況でも用いることができる方略であった．

■学習過程に影響を及ぼす因子

　学習の最終目標は，個々人がさまざまな背景状況や作業において柔軟に適応することができる方略や技能をつくり出すことである．この章で提示したように，クライエントがこの目標を達成するのに役立

ボックス 7-2　学習の転移を促進する因子

- 積極的な参加
- 作業的要素が豊富な指導
- 内的フィードバック
- 背景状況からの妨害
- ランダム型練習スケジュール
- 自然な背景状況
- 課題の全体練習
- 方略の開発

つよう，作業療法士は多岐にわたる方法を有する．この章で述べた他の環境でも学習の転移を促進するための考え方をボックス7-2に示した．

[要約]

　作業療法士はさまざまな理由で活動を教育する．作業療法士は次のような目的のために教育を行う：なじみのある活動を再教育する，価値のある活動を遂行するための代替的あるいは代償的方略を教育する，役割遂行を支援するために新たな遂行技能を教育する，作業参加を支援する遂行技能を改善するための治療的課題を教育する，そして介護者や家族に自宅環境でのクライエントの自立性や安全性を促進する．

　作業療法士は，技能獲得，技能保持，そして学習の転移を促進するためにさまざまな教育方略を用いる．手続き学習と陳述学習はそれぞれ，無意識的学習過程，意識的学習過程を意味する．

　作業療法士は以下の方法で学習過程を最大限有効なものとする：(1) クライエントにとって意味のあるまたは価値のある活動を確認する，(2) 個人や課題のニーズに合った指導を提供する，(3) 学習を促進する環境をつくる，(4) 内的動機づけを確立する強化や活動の段階づけを提供する，(5) 学習の獲得，保持そして転移を促進するフィードバックや練習を組み立てる，(6) クライエントの自己認識や自己点検技能を伸ばすよう援助する．

[復習のための質問]

1. 学習の獲得，保持そして転移の違いは何か．あなたが観察したクライエントの学習段階を述べるのに，これらの用語を用いよ．
2. 陳述学習過程と手続き学習過程が用いられる

のはいつか．陳述学習過程または手続き学習過程が必要とされる時，指導方法はどのように異なるのか？
3. 作業療法士が活動を教育する理由は何か．この章で提示したそれぞれの理由に対して，望ましい教育成果の例を挙げよ．
4. 治療的過程のどの状況で外的フィードバックは有効であるか．クライエントに外的フィードバックを提供する長所と短所は何か？
5. 背景状況からの妨害が学習の転移の一因になるのはなぜか．どのような背景状況からの妨害が作業療法で取り入れられるかの例を考えよ．
6. ランダム型練習とブロック型練習を区別せよ．これらの練習はどのような状況下で選択されるのか？
7. 作業療法士が全体練習と部分練習をどのように構成するかの例を挙げよ．これらの練習の種類は，どのような状況下において適切であるのか？
8. 作業療法士はどのような方法で，さまざまな練習背景を高めることができるのか．入院という環境下で働く作業療法士が，どのようにして自然な背景状況の治療を提供できるかの実践的な例を挙げよ．
9. 作業療法士はクライエントのメタ認知の発展をどのように支援することができるのか？なぜ，学習過程においてこれらの技能が重要なのか？

引用文献

1. American Occupational Therapy Association: Occupational therapy practice framework: domain and process, *Am J Occup Ther* 56(6):609, 2002.
2. Carr JH, Shepherd RB: *Neurological rehabilitation: optimizing motor performance*, Oxford, England, 1998, Butterworth Heinemann.
3. Carr JH, Shepherd RB: *Stroke rehabilitation: guidelines for exercise and training to optimize motor skill*, London, 2003, Butterworth-Heinemann.
4. Ferguson JM, Trombly CA: The effect of added-purpose and meaningful occupation on motor learning, *Am J Occup Ther* 51:508, 1997.
5. Guidetti S, Tham K: Therapeutic strategies used by occupational therapists in self-care training: a qualitative study, *Occup Ther Internat* 9(4):257, 2002.
6. Hsieh C, Nelson DL, Smith DA, et al: A comparison of performance in added-purpose occupations and rote exercise for dynamic standing balance in persons with hemiplegia, *Am J Occup Ther* 50:10, 1997.
7. Jarus T: Motor learning and occupational therapy: the organization of practice, *Am J Occup Ther* 48(9):810, 1994.
8. Katz N, Hartman-Maier A: Metacognition: the relationships of awareness and executive functions to occupational performance. In Katz N, editor: *Cognition and occupation in rehabilitation: cognitive models for intervention in occupational therapy*, Bethesda, MD, 1998, American Occupational Therapy Association.
9. Kupferman I: Learning and memory. In Kandel ER, Schwartz JH, Jessell TM, editors: *Principles of neuroscience*, ed 3, New York, 1991, Elsevier.
10. Lin K-C, Wu C-Y, Tickle-Degnan L, et al: Enhancing occupational performance through occupationally embedded exercise: a meta-analytic review, *Occup Ther J Res* 17:25, 1997.
11. Ma H, Trombly CA, Robinson-Podolski C: The effect of context on skill acquisition and transfer, *Am J Occup Ther* 53:138, 1999.
12. Magill RA: *Motor learning: concepts and applications*, ed 6, New York, 2001, McGraw-Hill.
13. Mathiowetz V, Haugen JB: Motor behavior research: implications for therapeutic approaches to central nervous system dysfunction, *Am J Occup Ther* 48:733, 1994.
14. Nelson DL, Konosky K, Fleharty K, et al: The effects of an occupationally embedded exercise on bilaterally assisted supination in persons with hemiplegia, *Am J Occup Ther* 50(8):639, 1996.
15. Poole J: Application of motor learning principles in occupational therapy, *Am J Occup Ther* 45(6):530, 1991.
16. Sabari J: Activity-based intervention in stroke rehabilitation. In Gillen G, Burkhardt A, editors: *Stroke rehabilitation: a function-based approach*, ed 2, St Louis, 2004, Mosby.
17. Sabari J: Using activities as challenges to facilitate development of functional skills. In Hinojosa J, Blount ML, editors: *Activities, the texture of life: describing purposeful activities*, Bethesda, MD, 2000, American Occupational Therapy Association.
18. Schmidt RA: *Motor performance and learning: principles for practitioners*, Champaign, IL, 1992, Human Kinetics.
19. Shumway-Cook A, Woollacott M: *Motor control: theory and practical applications*, ed 2, Baltimore, MD, 2001, Williams & Wilkins.
20. Sietsema JM, Nelson DL, Mulder RM, et al: The use of a game to promote arm reach in persons with traumatic brain injury, *Am J Occup Ther* 47(1):19, 1993.
21. Singer RN, Cauraugh JHL: The generalizability effect of learning strategies for categories of psychomotor skills, *Quest* 37:103, 1985.
22. Trombly CA: Occupation: purposefulness and meaningfulness as therapeutic mechanisms. 1995 Eleanor Clark Slagle Lecture, *Am J Occup Ther* 49:960, 1995.
23. Winstein CJ: Designing practice for motor learning clinical implications. In Lister MJ, editor: *Contemporary management of motor control problems: proceedings of the II STEP conference*, Alexandria, VA, 1991, Foundation for Physical Therapy.
24. Wu SH, Huang HT, Lin CF, et al: Effects of a program on symmetrical posture in patients with hemiplegia: a single-subject design, *Am J Occup Ther* 50(1):17, 1996.
25. Zimmerer-Branum S, Nelson DL: Occupationally embedded exercise versus rote exercise: a choice between occupational forms by elderly nursing home residents, *Am J Occup Ther* 49:397, 1995.

第8章
作業療法サービスの文書記録
Documentation of Occupational Therapy Services

Jerilyn（Gigi）Smith

（澤田辰徳　訳）

キーワード

文書記録	アセスメント	問題志向型医療記録（POMR）
クリニカルリーズニング	目的	叙述的記録
科学的リーズニング	退院もしくは終了目標	記述的記録
叙述的リーズニング	クライエント中心の目標	RUMBA
実際的リーズニング	経過報告書	終了時報告書
倫理的リーズニング	専門的な介入	医療保険の相互運用性と説明責任に関する法律
評価（エバリュエーション）	SOAP 記録	

学習目標

本章を学習することで，学生および臨床家は以下のことが可能になるだろう．

1. 文書記録の5つの目的を特定できる．
2. 医療記録を記入する際に，固守すべき基本的な技術ポイントについて述べることができる．
3. なぜ認められた略語のみが作業療法の記録で使われるべきかを説明することができる．
4. 医療記録における誤りを修正する適切な方法について述べることができる．
5. なぜ作業療法の文書記録が作業療法実践の枠組みで概説された用語を反映すべきかを説明できる．
6. 良い経過報告の構成要素について述べることができる．
7. 文書記録が必要となるさまざまな臨床現場を確認できる．
8. 初回評価の内容を簡単に要約できる．
9. 作業療法プロセスに当てはまるようにアセスメントを定義できる．
10. 介入計画の目的について述べることができる．
11. 目標の設定がなぜクライエントと作業療法士の協働の努力であるべきなのかを説明できる．
12. クライエント中心の目標の意味について説明できる．
13. 経過報告書の目的について述べることができる．
14. 専門的な介入が何であるかを説明できる．
15. SOAP 記録の構成要素をリストアップし，それぞれの構成要素の例を挙げることができる．
16. 終了時報告書の目的について確認できる．
17. 身体障害の臨床現場における作業療法サービスの主要な保険料支払いシステムをリストアップできる．
18. 文書記録の機密保持を確実にする2つの方法について述べることができる（AOTA の倫理綱領と HIPAA の規定を参照する）．

この章の概要

文書記録の目的
効率的な実践方法
クリニカルリーズニングの技能
法的責任
初回評価
　介入計画
　経過報告書
　　SOAP 記録
　　叙述的記録
　　記述的記録
　RUMBA
　終了時報告書
　報告書の書式
　機密保持
　要約

ケーススタディ：ジェーン（その1）

ジェーンは，高度看護施設で作業療法士として初めて仕事をし始めた．今週，彼女は2回の初回評価を行い，治療では毎日4人のクライエントをみていた．ジェーンは，正確な記録の重要性を理解しており，保険料の支払いのために必要な情報を伝えるデータ入力を確実にしたかった．彼女は，文書記録が作業療法の価値を証明するために欠かせないものであることも理解している．しかし，彼女は臨床現場で一度も働いたことがなく，どのような用語を使用すべきか，保険料の支払いを保証するためにどのように効果的な書類を作成したらよいかを心配している．

理解を深めるための質問
本章を読む際に，ケーススタディに関する以下の質問についてよく考えてみよう．
1. 評価過程をどのように記録するかを決める際に，ジェーンはどのような特定の技能を使わなくてはならないか？
2. 保険料支払いのためにSOAP記録にどのような情報を含むことが重要であるか？　臨床場面は記録に含む何に影響を与えるのか？
3. 連邦政府の規則（HIPAA）や作業療法士の倫理綱領の原則は，ジェーンが作業療法評価や介入プログラムの結果を伝える方法にどのように影響を与えるのか？

文書記録は作業療法実践において欠くことのできない構成要素である．それはクライエントに何がなされたかを伝えるために用いられる主要な伝達方法である．文書記録は作業療法士の介入の価値を他者に証明する．

■文書記録の目的

文書記録はクライエントに起きたことの永久的な記録である．それは法的記録でもあり，そのようなものとして法的調査にも耐え得るガイドラインに従わなければならない．保険料の支払いは作業療法サービスの必要性を正当化するための必要な情報を提供する正確で，巧みに書かれた記録に左右される．アメリカ作業療法協会（AOTA）は文書記録の目的を明確に表す4つの要点を明らかにしている（ボックス8-1）．

明瞭，簡潔，客観的な情報は，作業療法の過程を他者に伝えるために不可欠である．文書記録に期待されるものは非常に重要であるため，我々専門職の将来は正確で，一貫性のある，適切な文書記録に左右されるのかもしれない[9]．

文書記録は作業療法サービスが行われる時はいつでも必要となる．これは，作業療法介入の必要性を正当化するために要求される支持的な記録と同様に，直接的なクライエントのケアの間に何が起こったのかという記録も含む．

作業療法実践ノート

文書記録の例
文書記録は，クライエントの治療プログラムを通して続く，継続的プロセスである．スクリーニング報告書，初回評価報告書，再評価報告書，経過報告，終了時要約，その他の医学的記載事項（たとえば，他部門の治療計画，医師の電話による処方），介入や装具の承認要求書，家族や他の保健医療専門職への手紙や報告書，成果に関するデータ収集は作業療法士が書く文書記録の例である．

ボックス8-1　文書記録の目的

- 作業療法提供の理論的根拠および該当サービスとクライエントの成果の関係を詳細に説明するため．
- 作業療法士のクリニカルリーズニングおよび専門職としての判断を記載するため．
- 作業療法の観点からクライエントに関する情報を伝えるため．
- クライエントの状態，クライエントに提供した作業療法サービスおよびクライエントの成果の時系列的記録を作成するため．

ボックス 8-2　医療文書用略語

A	assessment	評価（アセスメント）	P.M.H	past medical history	過去の治療歴
Add	adduction	内転	post	posterior	後
ADL	activities of daily living	日常生活活動	PTA	prior to admission	入院前
adm	admission, admitted	入院	PWB	partial weight bearing	部分荷重
AE	above elbow	肘上部	q	every	すべての，各
AFO	ankle-foot orthosis	短下肢装具	qd	every day	毎日
AK	above knee	膝上部	qh	every hour	毎時
a.m.	morning	午前	qid	four times a day	1日4回
ant	anterior	前	qn	every night	毎晩
AP	anterior-posterior	前-後	R	right	正しい，右
AROM	active range of motion	自動関節可動域	re	regarding	〜に関して
Assist.	assistance, assistive	介助，介助的	rehab	rehabilitation	リハビリテーション
B/S	bedside	ベッドサイド	reps	repetitions	反復
BE	below elbow	肘下部	R/O	rule out	除外する
BM	bowel movement	腸運動（排便）	ROM	renge of motion	関節可動域
BOS	base of support	支持基底面	RR	respiratory rate	呼吸数
BR	bedrest	ベッド上安静	RROM	resistive range of motion	抵抗関節可動域
c/o	complains of	主訴	Rx	intervention plan, therapy	介入計画，治療
cal	calories	カロリー	sec	seconds	秒
cont.	continue	継続	SLR	straight leg raise	下肢伸展挙上
D/C	discountinued or discharged	中止または終了，退院	SNF	skilled nursing facility	高度看護施設
dept.	department	部門	SOB	short of breath	呼吸困難
DNR	do not resusciate	蘇生処置拒否	S/P	status post	所見
DOB	date of birth	生年月日	stat	immediately	即時
DOE	dyspnea on exertion	労作性呼吸困難	sup	superior	上に，優れている
Dx	diagnosis	診断	Sx	symptoms	症状
ECF	extended care facility	長期療養施設	ther ex	therapeutic exercise	運動療法
eval.	evaluation	評価（エバリュエーション）	tid	three times daily	1日3回
ext.	extension	伸展	t.o.	telephone order	電話での処方
FH	family history	家族歴	Tx	treatment	治療
flex	flexion	屈曲	UE	upper extremity	上肢
FWB	full weight bearing	全荷重	VC	vital capacity	肺活量
fx	fracture	骨折	v.o.	verbal orders	口頭指示
h, hr	hour	時間	v.s.	vital signs	バイタルサイン
p.o.	by mouth	経口	w/c	wheelchair	車いす
P.H.	past history	既往歴	WNL	within normal limits	正常範囲内
p.m.	afternoon	午後			

（Kettenbach G : Writing SOAP notes, ed 3, Philadelphia, 2004, FA Davis）

■効率的な実践方法

どのような場面で文書記録を書くかにかかわらず，医療記録を書く時に堅く守らなければならない重要な基本的技術のポイントがある．適切な文法と正しい綴りは専門職の書類における本質的な構成要素である．綴りに困難を感じる場合，一般的に使われる用語の一覧を持っておくこと，もしくは，携帯用のスペルチェック機器を用いることが手助けとなり得る2つの方略である．不正確な文法や綴りは読み手に作業療法士の技術を疑問視させることになる．読みやすさは誤解が生じないことを徹底するために重要である．認められた略語のみを医療記録で使用することになっている．各臨床現場にはその現場で使われることが可能な認められた略語の印刷されたリストがあるべきである．このリストを手に入れ，記録を作成する際に参照するものとして使うことは重要である．臨床で使用される一般的な略語の例をボックス8-2に記載する．治療的な状況に適さないなじみの薄い略語や，くだけた用語が使用された場合，意図している意味の誤解が生じる．特に職業言語（俗語や専門用語）はクライエントの記録に決して使うべきではない．

医療記録にされるすべての記入には作業療法士の正式名称を署名しなければならない．職業上のイニシャル（OTR/L，OTL）は署名の後に書く．介入記録の終わりに空欄を残さない．代わりに，最後の語句から署名まで直線を引く．これは記入が完了してから情報を追加することを防いでいる．

効率的な実践方法は治療時間が終了したら，できるだけ早く記録を作成することである．評価や介入と記録の時間間隔が長ければ長いほど，詳細やその他の重要な情報を忘れる機会は大きくなる．

クライエントの記録の情報を変更する，置き換える，削除することは決して行うべきではない．元の文書の変更は，これが筆者の意図でないとしても，医療記録を改ざんしているという主張を支持するのに使用される可能性がある[14]．しかし，修正しなければならない場合もある．情報の妥当性が疑われるのを避けるために従うべき原則がいくつかある．クライエントの記録を修正する際に修正液を使用してはならない．記録の誤りを修正する適切な方法は単語や文に単線を引き，イニシャルの署名と記入した日時を入れて，これが誤りであったと示すことである．他者がもともと何が書かれていたか分からなくなるように文章や単語を削除してはならない．日付を遡って医療記録へ遅れて記入することはできない．順序が入れ替わった情報を入力することが必要であるなら（すなわち，作業療法士が書き忘れた記録），それを遅れた記入として医療記録へ記入しなければならず，そしてそのように特定しておくべきである．（記入が遅れたという）事実後に，既存の原文の中に単語や文章を追加することはできない．これをすることは，元の記録が完成した後に起こった何らかの出来事を支持するために足りない情報を補っているものとして解釈され得る．

評価用紙や印刷された書類に空欄を残さないようにする．空欄が生じるのであれば，特定の部分に記入できないことを示す"N/A（not available：非該当）"を書き込む．空欄が残っている部分があるなら，その記録を読んだ他者はこれらの部分が見落とされていると思うかもしれない．

文書記録には作業療法実践の枠組み（OTPF）[4]

作業療法実践ノート

> サービス提供時に記録を作成することは理想的であるが，それがいつもそうできるわけではない．このような時に，作業療法士はメモ帳やクリップボードを携帯し，後で正式な記録に記述できるデータを記録しておくとよいかもしれない．

倫理的配慮

> 文書記録は介入を提供している作業療法士によって書かれなければならない．他の作業療法士に代わって記録を書くことは決してあってはならないことであり，実際そのような行為は詐欺行為とみなされる．

倫理的配慮

> 詐欺行為の意思が全くなかったとしても，内容が疑問視されるような解釈を受ける可能性がある．

で概説された用語を反映するべきである．OTPF の目的の 1 つは，作業療法士が他の専門家やサービスの顧客，第三者の保険料支払い機関に，作業そして日常の生活活動を重点的に扱う作業療法の特性を説明することを助けるものである．文書記録は，評価や介入過程の間における日常の生活活動の機能や遂行，そして遂行能力に影響を与える要因（遂行技能，遂行パターン，背景状況，活動に必要とされること，そしてクライエント要因）を援助するという作業療法の強調点に焦点を当てる[4]．病院のように医学的モデルに従う臨床現場の多くでは，サービス受給者のことを説明するのに患者という言葉を使う．他の現場では居住者（resident）という言葉が好まれるかもしれない．これらの言葉は適切であるかもしれないが，OTPF はクライエントという言葉の使用を支持している．クライエントは治療を受ける個人だけでなく，配偶者や両親，子ども，介護者，雇用主，または組織や社会のような大集団など，その人の人生に関わる人たちも含んでいる．OTPF は治療過程の各段階で使用できる用語を提供している．このことは，以下に治療上の評価，介入，終了の過程について述べる時に，より詳細に説明する．

■クリニカルリーズニングの技能

作業療法士は作業療法の過程を通して，**クリニカルリーズニング**を使わなければならない．これには，評価，介入，そして終了という過程で入手した情報の適切な文書化の方法を決めることが含まれている．クリニカルリーズニングはクライエントのケアを計画し，指示し，実行し，そして振り返るために使われる[16]．記録はクライエントの治療プログラムの全ての意思決定の過程でクリニカルリーズニングが使われたことを示さねばならない．

クリニカルリーズニングは多くの異なるリーズニングの様式からなる．すなわち，科学的，叙述的，実際的，そして倫理的である．**科学的リーズニング**は，作業療法士がクライエントの機能障害，能力障害，遂行の背景状況を理解するための手助けとして使用され，またこれらが作業遂行にどのように影響を及ぼしているかを決めるために使われる．**叙述的リーズニング**はクライエントが有している作業遂行上の制限の意味を作業療法士が評価するように導く．**実際的リーズニング**は治療サービスの提供に関係する臨床の現実を記載する時に使用する．**倫理的リーズニング**はクライエントの作業遂行のニーズに重点を置いた最も適切な治療的介入を作業療法士が決定するための過程である[16]．これらの点を念頭に置いて，クライエントのケアや治療サービスの保険料支払いを容易にするために，何を記録するかを決める時にクリニカルリーズニングの技能を使うのである．

学生や新人作業療法士にとって最大の難関の 1 つが，簡潔であるが包括的である記録を書く技術を磨くことである．そしてそれには，前述したような文書記録の目的を満たす全ての必要な関連情報を含んでいなければならない．第三者の保険料支払い機関の多くは記録に費やされた時間に支払いをしない．したがって，効率が不可欠となる．治療時間に何が起こったのかを正確に記述することは非常に重要であるが，この情報が介入計画で設定した目標に対して適切で，妥当性が保たれるように注意しなければならない．よくある間違いは，介入時間に起こった各出来事について順を追って記述することである．これはかなり時間がかかり，実際，良い記録の条件を満たしていない．むしろ，読み手に明確かつ客観的に必要事項を伝える短い記述を使うべきである．時間と紙面の節約のために適切な略語を使うことができる．臨床場面に関連する情報を含む書式やチェックリストは記録の効率化と叙述的な書き方に費やす時間の削減に役立つ．

■法的責任

医療記録は法的な記録である．手書きの，またはコンピュータ化されたすべての診療記録は法的な検証に耐えることのできるものでなければならない．医療記録は医療過誤訴訟で最も重要な記録となり得

作業療法実践ノート

対象とする読者に常に留意した，簡潔，明瞭，正確な文書記録は，適切な情報が他の保健医療従事者に伝わることを確実にし，保険料支払いの基準も満たす．

る．なぜなら，医療記録は行われた患者のケアもしくはサービスの種類や量の概要を説明しているからである[7]．作業療法士は法的手続きにおける医療過誤の危険を減らすために，どのような情報を医療記録に含める必要があるかを知らねばならない．すべての情報は正確で，ケアの直接の知識に基づいたものでなくてはならない．推定や推論は避けるべきである．判断的記述は治療記録には不適切である．代わりに作業療法士は観察した行為，行動，徴候もしくは症状を記述すべきである．先述のように，どのような方法であれ医療記録を変更することは不正と見なされる．

■初回評価

初回評価は作業療法過程において非常に重要な記録である．初回評価はクライエントのプログラムにおける他のすべての構成要素（長期・短期目標，介入計画，経過記録，そして治療上の提言）が基準としている根拠である．**評価**（エバリュエーション）は個人，システム，そして状況を理解するために必要な情報を取得し，解釈する過程である．それは，評価の過程，結果，介入の必要性を含む提言を計画し，記録することを含む[5]．OTPFは，評価の過程ではクライエントが何をやりたいか，何をすることが必要かに焦点を当てるべきであり，同様に，遂行の助けとなる，または障壁となる要因を特定することに焦点を当てるべきだと強調している[4]．これらの領域を評価するための適切な手段を選択する際，この過程へのクライエントの参加が作業療法士を導く鍵となる．作業療法士はクライエントがうまく作業に従事するために必要とされる遂行技能，遂行パターン，背景状況，活動に必要とされること，クライエント要因を考慮に入れる．

作業療法の必要性を正当化するためには，クライエントの以前の状態を記述することと同様に，その人の現状の説明を明瞭に，そして正確に記入することが不可欠である．初回評価は，治療的介入の効果を証明するために，再評価のデータや経過記録での比較を可能にするベースラインを確立するために必要な情報も提供する．評価は現在の機能状態，耐久性，機能障害の臨床像そして作業療法の必要性を明確に示さなければならない．

評価にはクライエントの作業プロフィールを含むべきである．作業プロフィールには作業歴や作業経験，日常生活のパターン，興味，価値，ニーズを含む[4]．作業プロフィールから得た情報は，適切な評価，介入，目標について作業療法士が臨床的に正しい決断を下せるように導くという点で不可欠である．

アセスメントは評価過程で用いられる道具，用具，または相互作用である[5]．これらには標準化された検査，標準化されていない検査を含む．検査には紙筆検査や遂行のチェックリストがある．面接や専門的な観察は評価過程でよく用いられるアセスメントの例である．使用する具体的なアセスメントはクライエントのニーズやクライエントの治療を行う臨床場面によって決定される．クライエントの作業的ニーズ，作業的問題，作業的関心を評価するアセスメントを選ぶべきである．臨床判断の技術はどのアセスメントが適切か，またはどの領域を評価すべきかを決定するために使われる．各個人の全ての作業領域や遂行技能を評価する必要はない．たとえば，クライエントが食事を提供されるような環境で生活しているのであれば，その人の調理能力を評価することは適切ではない．アセスメントの結果は明確に判断でき，臨床場面で標準化されている理解可能な用語で述べるべきである．表8-1に機能的な課題の遂行時に必要とする介助レベルを記述するために用いる用語の例を示す．

AOTAは『作業療法の文書記録のためのガイドライン』の中で作業療法に使用する専門的記録の推奨される構成要素を示している．それには評価，再評価，介入計画，経過報告，転院計画，そして退院報告書のための記録にどのような情報を含むべきかが記述されている．

評価報告書には次の内容が含まれるべきである．

1. クライエントの情報：名前／年齢．生年月日．性別．適応する医学的，教育的，発達的診断名．注意事項．禁忌．
2. 依頼情報：依頼元とその日付．要求されるサービス．依頼の理由．保険料支払者．そして予測されるサービス期間の長さ．
3. 作業プロフィール：作業療法サービスを希求するクライエントの理由．現在，うまくいっている作業領域と，問題の多い作業領域．作

表8-1 介助レベル

レベル	説明
自立	クライエントは完全に自立している． 課題を終えるために身体的もしくは口頭の介助を必要としない． 課題を安全に完遂する．
監視	クライエントは安全に課題を完遂するために監視を必要とする． 安全確保のために口頭指示を必要とするかもしれない．
接触的保護／近位監視	クライエントが安全に課題を完遂するために手を添えるという接触的保護の介助が必要である．もしくは介護者が安全のために手の届く範囲内に待機していなければならない．
最小限の介助	クライエントは安全に課題を完遂するために1人の人間による25％の身体的もしくは口頭介助を必要とする．
中等度の介助	クライエントは安全に課題を完遂するために1人の人間による50％の身体的もしくは口頭介助を必要とする．
最大限の介助	クライエントは安全に課題を完遂するために1人の人間による75％の身体的もしくは口頭介助を必要とする．
依存	クライエントは課題を完遂するために100％の介助を必要とする．

注意：介助者が身体的もしくは口頭の介助を行うかを述べることが重要である．

業の手助けとなる，もしくは妨害となる背景状況．既往歴，教育歴，そして職歴，作業歴．クライエントの優先事項，そして目標とする成果．

4. アセスメント：使用するアセスメントの形式と結果（たとえば，面接，検査記録，観察，そして標準化されたまたは標準化されていないアセスメント），クライエント要因の記述．遂行を容易にする，または困難にする活動の背景状況上の側面または特徴，そして検査結果の信頼性．

5. 要約と分析：作業プロフィールや関心事に関係するようなデータの解釈と要約．

6. 提言：作業療法サービスや他のサービスの適否に関する判断．

■介入計画

アセスメントが終了した時点で介入計画を立てる．作業プロフィールやさまざまなアセスメントから入手した情報を分析し，問題点リストを作成する．目標を達成するために使用される長期および短期目標，介入アプローチ，そして介入の形式を展開するために，作業療法士は理論的知識とクリニカルリーズニングの技能を用いなければならない．介入計画は他の専門職や機関への提言もしくは依頼も含んでいる．介入計画は選択した理論，参照枠組み，そしてエビデンスに基づいた実践に基づいている[4]．介入計画はクライエントの目標，価値，信念によって決められる．

目標設定はクライエントと作業療法士，クライエントにその能力がなければクライエントの介護者もしくは後見人の間で協業するべきである[3,4]．目標は測定可能なものであり，希望する作業を行うためのクライエントの能力に直接関係するものでなくてはならない．作業療法介入のすべてに関わる目標は「参加を支援するために作業に従事すること」[4]である．このことは長期および短期目標を設定する時に常に心に留めておかねばならない．OTPFはさらに，作業療法介入の成果を次に挙げる領域の改善と結びつける：作業遂行，クライエント満足度，役割の能力，適応，健康およびウェルネス，予防，そしてQOLである[4]．この用語を取り入れた記録は，作業療法がクライエントのケアプランに貢献するという独自の焦点を支持するであろう．

クライエントの介入計画は短期および長期目標の両方を含む．作業療法士の中には短期目標（short-term goal）に代わって目的（objective）という言葉を好んで使うものもいる．短期目標もしくは目的はクライエントの治療プログラムの全過程における特定の期間（たとえば，1〜2週間）と書かれてある．それらはクライエントが改善するにつれ，もしくは臨床場面でのガイドラインに沿って進むにつれ，定期的に更新される．短期目標を達成すること

は設定した長期目標の達成につながる．そして長期目標は通常，治療期間全体を通して達成される．短期目標は長期目標を達成することにつながるステップであり，臨床現場の中では**退院もしくは終了目標**と呼ばれていることもある．長期目標は一般的に介入計画の機能的な目標すべてと見なされており，実際に短期目標より広義である．たとえば，クライエントの長期目標は更衣自立であるかもしれない．これを達成するための短期目標の1つは，ファスナーのない単純なかぶりシャツを着ることができるようになることかもしれない．この短期目標が達成された時，次の目標はボタンつきのシャツを自立して着ることができるようになることになるだろう．更衣自立という長期目標が達成されるまでには，下衣の更衣，それから上着類の更衣が目標として加えられるであろう．

生活における参加を促すために作業や活動への従事に焦点を当てた機能的かつ**クライエント中心の目標**を立てることは作業療法哲学の中枢をなす．クライエント中心の目標は作業療法士が何をするつもりかではなく，クライエントが何をなし遂げるつもりか，何をするつもりかを反映して書かれるものであり，クライエントと協働して書かれるものである．目標は客観的であり，測定可能であり，そして期限を含むべきである．期待される行動をはっきりと述べ（クライエントはズボンを穿けるだろう），一覧にした成果を支援する条件や状況（更衣スティックを使用）とともに，測定可能な行動の予想が確認される（自立）．成果の達成が見込まれる期限（1週間以内）を示すことも含まれるかもしれない．しかし，これは評価用紙の別の部分に書かれる可能性がある．すべての構成要素を含んだ目標の例を示す（表8-2）．

目標を立てたら，作業療法士は目標の達成につながるであろう適切な介入方法を選択する．この計画は作業療法士が介入プログラムで提供する専門的な介入からなる．自己の治療的使用や作業もしくは活動の治療的使用（たとえば，作業を基盤とした活動，目的活動，準備手段），そして相談過程とクライエントや介護者への指導を含む介入が選ばれる．作業療法介入の代表例にはADL，IADL訓練，治療的活動，運動療法，スプリント／装具の作成・修正・適合，神経筋再教育，認知－知覚訓練，退院（終了）計画が含まれる．OTPFは介入過程を促すために使用されるさまざまなアプローチを概説している（表8-3）．これらのアプローチは理論と根拠に基づいている．介入計画はクライエントのニーズと優先順位に基づいて修正されるであろう．介入計画の修正はクライエントの記録に記入しなければならない．

■経過報告書

目標達成に向かう改善は作業療法サービスに対する保険料支払いの期待基準である．目標達成に向かう経過を説明する記録は，進行している治療の必要性を立証するために重要である．**経過報告書**の目的はクライエントの改善を証明すること，専門的な治療が提供されたことを証明すること，目標を更新することである．経過報告書は職場や保険料の支払い元の要求に応じて，毎日もしくは毎週書かなければならない可能性がある．クライエントの経過を説明するために使用する報告書にはさまざまな書式がある．身体障害の現場で使用されている最も普及している書式にSOAP記録，チェックリスト記録，叙述的記録がある．

表8-2　短期および長期目標の具体例

領域	短期目標（2週間で達成可能）	長期目標（4週間で達成可能）
料理	クライエントは安全と技術のために最小限の言語的介助を受け1杯のお茶を用意する．	クライエントは簡単な料理課題に自立する．その間，100％の割合で自ら安全に注意を払い続ける．
衛生	クライエントは洗面台の前に座りながら，中等度の身体的介助または口頭指示を受け歯を磨く．	課題が準備された後に，クライエントは洗面台の前に座りながら，自立して朝の衛生および整容動作を完了する．
更衣	クライエントは車いすに座りながら，ソックスエイドを使用して最小限の介助を受け，靴下を履く．	クライエントはベッドの端に座りながら，自助具を使わずに自立して下衣の着替えを完了する．

表 8-3 作業療法介入アプローチ

アプローチ	特徴
創造する，促進する（健康増進）	人生という背景状況で人々の遂行を高める豊富な背景状況および活動の経験を提供するためにデザインされた介入アプローチ
確立する，回復する（治療，回復）	まだ育てられていなかった技術や能力を育てる，もしくは障害を受けた技術や能力を回復するためにクライエントの変化するものを変えるためにデザインされた介入アプローチ
維持する	クライエントが自分の遂行能力を維持していく援助を提供するためにデザインされた介入アプローチ．維持的介入が継続できなければ，クライエントの遂行能力が低下する，もしくは／かつ作業的ニーズに合わなくなるだろう．それによって健康やQOLに影響を与える
修正する（代償，適応）	遂行を援助するために現在の背景状況や活動に必要とされるものを修正する方法を見つけるためにデザインされた介入アプローチ．これには代償技術を使うこと，きっかけを与えるためのある特徴を増やすこと，そして，注意の転導を減らすために特徴のあるものを減らすことを含む
予防する（能力低下の予防）	背景状況上の遂行障害の発生もしくは増大を防ぐためにデザインされたアプローチ．このアプローチは作業遂行上の問題が危険に直面している，障害をもつもしくはもたないクライエントに向けられている

(American Occupational Therapy Association : Occupational therapy practice framework : domain and process. Am J Occup Ther 56 (6) : 609, 2002)

使用する書式にかかわらず，経過報告書は次に述べるような介入時間での主要な要素を確認すべきである．(1) クライエントの成果は何であったか（OTPFから測定可能な用語を使用する），(2) 作業療法士はどのような専門的な介入を提供したか，そして (3) 作業療法介入の結果としてどのような結果が得られたか．**専門的な介入**には作業療法士独自の技能が必要である．専門的な治療サービスは資格のある作業療法士によってのみ，または全般的な指導の下でのみ安全かつ／または効率よく遂行されるといった独特の複雑な水準をもっている．専門的なサービスでは (1) 評価，(2) クライエントやクライエントの介護者や他の医療専門職とともに効果的な目標を決める，(3) 機能的な課題を分析し，修正する，(4) 検査や測定を通して最善の遂行能力を手に入れる修正課題を決定する，(5) クライエント，家族，介護者に課題の指導を行う，そして (6) 作業療法プログラムの再調整に対応して定期的にクライエントの状況の再評価をする[11]．専門的な作業療法サービスの提供を説明するために使用可能な用語の例をボックス 8-3 に示す．

専門的なサービスの記録は，治療的活動のタイプや複雑性の記述を含み，そして課題の基礎となる治

ボックス 8-3　サービス提供の用語

専門的用語
・評価
・分析
・解釈
・修正
・促通
・抑制
・代償方略，片麻痺者の更衣，技術，安全性，そして改良器具の指導
・作製
・計画
・適応
・環境調整
・決定
・設定

一般的用語
・維持
・援助
・注意して見る
・観察
・練習
・監視

療の理論的根拠を反映しなければならない．提供された臨床でのサービスへの支払いは，介入の基礎となるクリニカルリーズニングを説明する記録によって決まる．経過報告書でも設定した目標に向かってなされた経過を反映しなければならない．比較がなされている報告書は経過情報を伝達するための優れた方法である．現在の状況の情報は経過を明確に確認するためにベースラインの評価でわかったことと比較される：クライエントは現在，下衣更衣の際，坐位姿勢を保持するために最小限の介助を必要とする（先週は中等度の介助が必要であった）．さらなる治療サービスがなぜ必要であるかを説明する記録は現在進行中の治療を正当化する：作業療法サービスは下衣更衣訓練中のバランスや姿勢の修正を促すために必要である．そしてクライエントの経過に基づいて目標は修正され，最新のものに更新される：クライエントは，ベッドの端に座りながら，バランスを崩すことなく自立してズボンを穿けるだろう．これが進行中の過程であり，詳細な記録が継続的な作業療法サービスの必要性を証明するために不可欠である．

SOAP 記録

SOAP 記録の書式は問題志向型診療記録（POMR：problem-oriented medical record）を記録する方法として1970年に Lawrence Weed 博士によって初めて紹介された[17]．POMR はクライエントの診断の代わりに，クライエントの問題に焦点を当てるものであるが，POMR では番号をつけられた問題点リストが展開され，それが医療記録で重要な箇所となる．保健医療チームのメンバーは，リストにある自分の専門領域における問題を表すために SOAP 記録を書く．POMR はクライエントの滞在中，絶え間なく修正され，最新の情報に更新される．SOAP 記録は，POMR 様式の中で患者の状況を説明するために作業療法士が最もよく使っている書式の1つである．SOAP は記録の項目の名称を表す頭文字である．

　　S＝主観的情報（subjective）
　　O＝客観的情報（objective）
　　A＝アセスメント（assessment）
　　P＝計画（plan）

記録の主観的情報（S）の部分はクライエントが報告した情報を作業療法士が記入する項目である．これは家族や介護者から得られた情報も含むことが可能である．SOAP 記録の主観的情報の項目に含まれる記述にはさまざまな異なる形式がある．クライエントが自身の現在の状況，機能的な遂行，制限，全体的な健康状態，社会的習慣，治療歴，もしくは自分の目標について，作業療法士に語った情報はすべてこの項目に含むことが適当である[10]．治療に対するクライエントの反応もこの項目に記録する．適切ならば，患者の発言をそのまま記入する．クライエントのケアを行う家族，介護者，そしてその他の人たちも貴重な情報を提供してくれることがある．たとえば，看護師がクライエントは自分で朝食を摂ることができなかったと報告するかもしれないし，または家族がクライエントの入院前の日課について情報をくれるかもしれない．クライエントが話せないのであれば，ジェスチャーや表情，そして他の非言語的な反応を主観的情報に入れることは適切である．この情報は，改善を証明する，選択した介入の保険料支払いを支持する，クライエントの反応を記録する，そしてクライエントが指示を順守していることを示すために使われる．しかし，どのような情報を含めるかを決める際には慎重にならねばならない．

主観的情報の項目は，そのクライエントにどのアセスメントを使用するか，そして，どの目標が適切かに関する作業療法士の決定を援助するような適切な情報のみを含むべきである．作業療法士は誤って解釈される，もしくは支払いを危うくするような記述は避けるべきである．記録の他の部分にある情報と関係のない主観的情報は役に立たない．介入と関係のないクライエントからの否定的な発言は含める必要がない場合もあるし，有益なこともある．主観的情報の項目に適切な報告が何もないのであれば，記入しないことも許される．この場合，1本の線で円を描く．これは項目の空白をわざと残したということを示すものである[15]．

SOAP 記録の客観的情報（O）の項目は行われたアセスメントと客観的観察の結果を記述する箇所である[10]．客観的項目に記録されるデータは測定可能もしくは観察可能なものである．事実に基づいた情報のみが含まれる．標準化されている，もしくは標準化されていない検査結果はこの項目に記述する．

測定可能な機能的な課題の遂行〔基本的日常生活動作（BADL），生活関連活動（IADL）〕，ROM測定値，筋力段階，感覚評価の結果，そして筋緊張評価はSOAP記録のこの項目における適切な情報の具体例である．客観的情報の項目では，作業療法士はデータの解釈や分析をしないことが重要である．むしろ，記録にはクライエントの遂行の客観的な記録のみを含むべきである．単にクライエントが携わっている活動のリストを挙げるのみでは不十分である[15]．強調すべきことは介入の結果であり，介入そのものではない[6]．

SOAP記録のアセスメント（A）の項目では，最も適切な治療プログラムを作成するために作業療法士は主観的情報，客観的情報を引用し，データの解釈をする．この項目において，機能障害や機能的欠落が，クライエントの作業遂行にどのような影響を及ぼしているかを分析し，優先順位をつける．クリニカルリーズニングは情報を分析し，介入計画を立てるために必要である．SOAP記録のアセスメントの部分は，作業療法士が関連するアセスメント結果を要約し，情報を統合し，その作業遂行への影響を分析し，そして介入計画のためにそれを使う能力を示している．そこでは，行動を抑制または促進する関連要因を特定する能力だけでなく，優れたクリニカルリーズニングや判断技能を必要とする．

介入計画は計画（P）の項目で概説される．クライエントが短期目標を達成した時，計画を見直し，新しい短期目標を立てる．記録にはクライエントの最新の目標だけでなく治療頻度の変更も記載する．追加する介入の提案もこの項目に含まれる．この情報はその後の治療を導くだろう．図8-1はSOAP形式を使用した経過報告書の例である．

叙述的記録

叙述的記録（narrative note）は毎日のクライエントの遂行を記載するために使われるもう1つの書式である．叙述的記録を組織化する1つの方法は情報を次の区分に分類することである．それは，問題点，プログラム，結果／経過，そして計画である．治療的介入で焦点を当てる問題点は明確に特定すべきである．機能的な影響だけでなく，機能障害も述べる．介入や介入方法はプログラムの項目に記載する．経過を含む結果は，測定可能な，客観的な用語

S: クライエントは「毎日服を着るために大変な努力が必要で，そして私の手はとにかくボタンやネクタイを扱えないほど固いのです」と言っている．クライエントの家族はクライエントがもはやセルフケア活動に興味をもっていないようだと話している．
O: クライエントは坐位でのセルフケア課題（更衣）で5分活動した後に呼吸困難を起こした．クライエントは上着の更衣に最小限の介助を，ズボンを穿くことに中等度の介助を，そして靴を履くことに最大限の介助を要した（先週は全ての課題に最大限の介助を要した）．クライエントはボタンを留めるのが中等度困難である（先週はブラウスのボタンを留めることができなかった）．クライエントは靴のひもを結ぶことができない．両上肢の肩の筋力は3+／5である（以前は3だった）．
A: クライエントはセルフケア課題を完了する能力に改善が見られてきている．いまだに慢性閉塞性肺疾患がADLの自立に影響している．彼女の下衣更衣のためには自助具が有効かもしれない．
P: ADL訓練の継続．自助具を用いて自立のための評価をする（更衣用スティック，長柄靴べら，ゴムの靴ひも）．ADL課題を行っている間のエネルギー節約方法をクライエントに指導する．朝のADL課題を始める前に自動関節可動域訓練を行うようクライエントに指導する．

図8-1　SOAP記録

問題：	クライエントと60分間会った．IADL課題：軽い食事の準備．
結果：	クライエントは簡単なサンドイッチを準備するために，最小限の口頭指示で必要な道具を集めることができた．指示が必要であったのは，クリニックのキッチンに慣れていなかったからであった．最小限の口頭介助は課題の開始時，ある工程から次へ移行する時に必要であった．身体的な介助は要しなかったが，クライエントは炊飯器を開ける，ナイフを操作する，そしてパックを開けることが困難であったという結果になり，軽度の協調障害が見られた．この活動の耐久性は良かった―クライエントは休憩なしで，30分間立つことが可能であった．
計画：	協調性を改善するために運動療法や治療的活動を行う予定．課題の取りかかりを改善するための方略をクライエントに指導する．もっと難しいIADLの評価――温かい食事の準備

図8-2　叙述的経過記録

で記入する．進捗の障害となるものはこの項目に含める．将来的な介入のための計画は計画の項目で概説する．目標の変更の必要性やそのための理論的根拠はここに含める．図8-2はこの形式を使用する叙述的記録の例である．

記述的記録

時には，短い**記述的記録**（descriptive note）がクライエントについての重要な情報を伝えるために

役立つ．できるだけ客観的な記録が好ましいが，主観的な情報を含むことが適切な時がある．判断的意見，否定的意見や他のスタッフについての意見，そしてクライエントの介入プログラムに直接関係しない情報は公式な医療記録に入れるべきではない．

RUMBA

Perinchiefによると，RUMBA検査などの手段を用いることは，効果的な記録作成のために作業療法士の思考過程を組織化するのに有益である場合がある[13]．RUMBAは治療過程の記録をする際に作業療法士が心に留めておくべきものを特定している各項目の頭文字である．

- 関係する情報か（Relevant）（成果に関係していなければならない）？
- 理解可能な情報か（Understandable）？
- 測定可能な情報か（Measurable）？
- 行動上の情報か（Behavioal）（行動の記述）？
- 達成可能な成果か（Achievable）（現実的）？

作業療法士は対象者のことを心に留めながら，これらの質問に答えられているかどうかを判断するために自分の記録を見返す．

終了時報告書

終了時報告書には治療プログラムの結論を書く．進捗を証明するために，初回評価から終了にかけての機能的遂行能力の比較を記入する．クライエントが作業に従事することでなされた改善について強調すべきである．クライエントに提供した介入の要約も含めるべきである．終了時の提言（たとえば，在宅プログラム，治療のフォローアップ，他のプログラムへの依頼）は治療からの円滑な移行を援助するために作成する．設定した目標を達成した時，作業療法サービスから最大限の利益を受けた時，さらなる治療への参加を拒否した時，もしくは支払いの限度額を超えた時，患者の治療は終了する．終了時要約は作業療法サービスの効果を明確に証明すべきであり，そしてそれは成果研究のためによく使われる．

■報告書の書式

文書記録は紙のもの（手書きの記録），もしくはコンピュータで作るものがある．手書きの医療記録はいまだ情報を記録するために最も広く使われている方法である．しかし，電子化された記録は，特に大病院でより一般的になりつつある．電子化された記録は評価報告から終了時報告まで，作業療法過程のすべての側面を記録するために使われることがある．報告書式をコンピュータに入力しておき，初期評価の結果や終了時報告をその様式に直接入力する．これは読みやすさを保証し，未入力の領域がないことを確実にする．

電子化された評価の書式や経過報告書は施設の要求に合わせて，そして支払いに必要な情報を含むように書式が構成されている（図8-3）．作業療法士はプルダウンメニューから該当するものを選択できることが多い．そして，これは使用する適切な用語の選択にかかる時間を削減できる．また，一般的に叙述的情報を入れるためのスペースがある．すべての保健医療サービス提供者は共通のデータベースに情報を入力しているので，チームメンバーは電子化された医療記録の関連部門を見ることで，患者の情報にすばやくアクセスすることができる．

電子化された記録の使用に伴い発生し得る問題や不便の１つはコンピュータのアクセスに関わるものである．作業療法士は自分のデータを入力するため，使用されていないコンピュータを探すことに時間を割かねばならない．記録は時系列で入力しなければならないので，作業療法士がコンピュータが利用できないとすると，翌日まで自分の情報の入力を待てず，これが問題となる時がある．コンピュータでの書式の中には作業療法士が入力できる情報を非常に制限しているものもある．これは作業療法士がその治療時間を十分に説明することを困難にする可能性がある．コンピュータプログラムの更新の間は長時間中断することがある．しかし，一般的に電子化された記録や請求書は治療現場で価値のあるものになり得る．電子化された記録は書くことに費やす時間を削減することで作業療法士の高い生産性のために時間を確保することができる．そして，電子化された記録は，新人の作業療法士がクライエントに起こったことを記入するための適切な反応や用語を選択する助けになるだろう．

作業療法サービスの記録には多くの異なる手書きの書式がある．書式の内容は通常，サービスに対す

る支払いを行う第三者の支払い機関の要求や，臨床現場で独自に必要とされていることにより決定される．前述のように，文書記録は作業療法サービスの必要性を正当化し，専門的な治療的介入の支給を証明し，そして設定した目標に向かうクライエントの改善を示すための必要な情報を含むべきである．作業療法の記録はクライエントの遂行能力についての正確な情報を伝達するのと同様に，支払いを確実にするための構成要素すべてを表現すべきである．

身体障害領域での作業療法サービスにおける主たる支払いシステムはMedicare（老人医療健康保険制度），Medicaid（低所得者医療扶助制度），さま

日付：		1 ページ
時刻：	看護アセスメント	
	作業療法経過報告書	

クライエント名：　　　　　　　　　　　　　　　　　　　　　　　　　　　　　年齢／性別：
アカウント：　　　　　　　　　　　　　　　　　　　　　　　　　　　　　　　　病棟：
入院日：　　　　　　　　　　　　　　　　　　　　　　　　　　　　　　　　　　場所：
状況：入院時　　　　　　　　　　　　　　　　　　　　　　　　　　　　　　　　病室／ベッド：
主治医：

診断名：
注意事項：
発症日：　　　　　　　　　　機器：
　　　　　　　　　　　　　　　　　　　　初回評価　　　　　　　　　週の状況
　　　　　　機能的技能　　　　日付：　　　　　　　　　　　　　　：から　　　　：へ
　　　　　　　　　食事：
　　　　　　　　　整容：
　　　洗体　上肢／下肢：
　　　　　　　　　シャワー：
　　　　　　　　　排泄：
　　　　　　　更衣　上肢：
　　　　　　　更衣　下肢：
　　　　　　台所／家事：
　　　ベッド／いす　移乗：
　　　　　　トイレ移乗：
　　浴槽／シャワー移乗：
痛み：　痛みスケール：(1-10)　　　/10
痛みの場所：　　　　　　　　　　　　　　痛みの質：
痛みのADL上の影響：
　痛みのコメント：

現在の短期目標
1：　　　　　　　　　　　　　　　　　　　　　　　　　　　　　　　　　　　　　達成：
2：
3：

現在の問題点：
1：　　　　　　　　　　　　　　　　　　　　4：
2：　　　　　　　　　　　　　　　　　　　　5：
3：　　　　　　　　　　　　　　　　　　　　6：

新しい短期目標
1：
2：
3：

コメント：　　　　　　　　治療計画の調整のため，作業療法士と協議した：

　　　　　　　　　　　　　　　　　　　　指導
説明されたクライエント：　　　　説明された両親／近親者：　　　　　　通訳者：
提供された説明：

図8-3　電子記録の書式

158　第2部　作業療法の過程と実践

```
日付：                                                            2ページ
時刻：              看護アセスメント
                   作業療法経過報告書
クライアント名：                                    年齢／性別：
アカウント：                                        病棟：
入院日：                                            場所：
状況：入院時                                        病室／ベッド：
主治医：

        ：
  説明の形式：
     説明書／印刷物タイトル：
  説明のコメント：
  理解度を確認した手段：
  会議の議事録を通して現在の状況を認識している医師

現在の日付：                                        現在時刻：
モノグラム：     イニシャル：        名前：         看護師の種類：
```

図 8-3（続き）

ざまな Health Maintenance Organization（会員制民間健康維持機構），そして Preferred Provider Organization（特約医療機構），労働者保障制度が含まれる．これらの各組織は発生する支払いのために書類に含まれねばならない特別な情報を要求している．各施設（たとえば，病院，クリニック，在宅医療機関，そして高度看護施設）は，それらの特別な要求に合わせた記録の書式をデザインしているだろう．そして，支払いに必要な情報が含まれるのを確実にするのである．請求書システムも，各施設で使用される記録の書式に影響を与えるかもしれない．

Medicare は高齢者の身体障害領域における最大の支払い機関である．この政府の機関は作業療法サービスの必要性を正当化するために医療記録にどのような情報を含まねばならないかを示す詳細なガイドラインを発表してきた．Medicare のガイドラインと基準によって確立された要求をすべて満たす時にのみ，支払い機関は作業療法サービスへの支払いをするだろう．Medicare Program Integrity Manual（www.hcfa.gov/pubforms/[83]）は医療の検閲者が保険金支払請求を再調査する際に探すキーワードや語句について説明している．治療への保険金の支払いのために，Medicare が要求する特定の情報を含む治療過程の各部分が明瞭に記入されるだろう．この必要条件を理解することはサービス提供への保険料の支払いを確実にするために重要である．Medicare を利用するクライアントと仕事をしている作業療法士はこのガイドラインと規則に精通してなければならない．Medicare のウェブサイトで情報の詳細を見つけることができる．

Medicare はもはやその排他的な使用を要求していないが，Medicare700 フォームと呼ばれる外来患者評価のための特別な書式である「外来患者のリハビリテーションのための治療計画」を作成した．この書式は Medicare によって必要とされる情報を指定している．図 8-4 はこの書式とそれを完成させるための方向性を示している．初回評価の記録では回復的もしくは維持的なサービスのどちらが適切と予想されるかを決断するために，作業療法士が評価を完了させることが妥当であり，必要であることを証明しなければならない[11]．700 フォームの全空欄を埋めることは重要である．書式のある部分を完成させないことは技術的な欠陥となる可能性がある．クライアントの以前の機能レベルや作業療法の依頼を促す機能の変化の記述を含むことは重要である．治療的介入の必要性を支持する評価結果はこの項目に記録される．ベースラインのデータを確立するために客観的な検査や測定を用いる．この情報は短期および長期目標の基礎として役立つであろう．

作業療法士が治療サービスの必要性を支持する情報の書式を備えておくことを助けるために，リハビリテーション機関および病院の多くは 700 フォームの項目とチェックリストを修正している（図 8-5）．

Medicare & Medicaid サービス 人間福祉サービスセンター部門			
\multicolumn{4}{c}{**外来患者のリハビリテーションのための治療計画書** （初回請求時のみ記入）}
1. 患者の姓　　　　名　　　　ミドルネーム		2. 請求書提出者番号	3. 健康保険番号
4. 請求書提出者氏名	5. 医療記録 No.(任意)	6. 発症日	7. ケア開始日
8. 種類 　□PT　□OT　□SLP　□CR 　□RT　□PS　□SN　□SW	9. 主診断名(医療の核心に関連する診断)	10. 治療上の診断名	11. ケア開始からの来院回数

12. 治療計画と機能的目標 　　目標(短期) 　　成果(長期)	計画
13. 署名(専門職の職位，職名を含む)	14. 頻度／期間(例．3回／週×4週)
私はこの治療計画の下で，そして私の管理の下で，これらのサービスの必要性を保証します　□非該当 15. 医師の署名　　　　　　　　　　16. 日付	17. 証明書 　　　　から　　　　まで　　　非該当 18. オンファイル（印刷した／タイピングした医師の名前） 　□
20. 初回評価(病歴，合併症，ケア開始時の機能レベル，依頼の理由)	19. 前回の入院 　　　　から　　　　まで　　　非該当

21. 機能レベル経過報告書(請求期間終了時の)	□ サービス継続　または　　□ サービス終了
	22. サービスの日付 　　　　から　　　　まで

CMS 700 フォーム(11-91)より

図 8-4　Medicare 評価書式と説明　(Medicare, www.medicare.org)

CMS-700 フォームの記入のための説明 (Courtesy Medicare, www.medicare.org.)

1. 患者の名前-健康保険の Medicare のカードに示されている患者の姓名，ミドルネームのイニシャルを記入する．
2. 請求書提出者番号-Medicare で請求書提出者に発行された番号を入れる（例，00-7000）
3. 健康保険番号-健康保険の Medicare のカード，保証判定，利用通知，一時的適格通知に示されているような，もしくは社会保障局によって報告されるような患者の健康保険番号を記入する．
4. 請求書提出者氏名-Medicare の請求書提出者の名前を記入する．
5. 医療記録番号-（任意）請求書提出者に使用される患者の医療的，臨床的記録番号を記入する．
6. 発症日-新しい診断もしくは，以前の診断で最近悪化した日があれば，患者の主な医学的診断の発症日を記入する．もし，正確な日付がわからなければ日付に1を入れる（例．120191）．日付はUB-92の発生コード11に合わせる．
7. ケア開始日-請求者提出者によってサービスが始められた日を記入する（UB-92 の発生コードのPTは35，作業療法は44，SLPは45，CRは46と一致する退院もしくは終了までの請求が同様に続くMedicare の最初の支払い可能日）．
8. 種類-請求する支払いの種類をチェックする．たとえば，理学療法（PT），作業療法（OT），言語療法（SLP），心臓リハビリテーション（CR），呼吸療法（RT），心理学的サービス（PS），高度看護サービス（SN），もしくは社会サービス（SW）．
9. 主診断名-結果として治療上の障害を生じる，そして治療計画の中で50％以上取り組まれること関係する，適切であり，書かれてある医学的診断名を記入する．
10. 治療上の診断名-サービスが行われるために書かれてある治療上の診断名を記入する．たとえば，主医学的診断名は頚部椎間円板の変性であるが，PTにとっては右肩関節周囲炎が治療上の診断名であるかもしれない．または，CVA が主医学的診断名であるかもしれないが，SLP にとっては失語症が治療上の診断名であるかもしれない．主診断名と同じであったら同様（SAME）と記入する．
11. ケア開始からの来院回数-本請求における治療される診断のために支払い請求者のサービス提供が開始されて以来最終来院まで，完了した累積来院回数（治療時間）数を記入する．
12. 治療計画／機能的目標-本請求期間での患者における治療上の目標のための治療計画を簡単に記入する．全体の長期成果に到達するための短期目標を記入する．述べられた目標や成果に到達するための主要な治療計画を記入する．いつ可能か，目標に到達する時間枠を評価する．
13. 署名-署名（もしくは名前）そして治療計画を専門的に設定する専門職の名称を記入する．
14. 頻度／期間-現在の頻度そして治療期間を記入する．例，1週間に3回を4週間であれば，3回／週×4週と記入する．
15. 医師の署名-CMS-700 フォームを証明書に使うのであれば，医師は自分の署名を記入する．証明書が必要であり，フォームが使われていないのであれば，項目18のオンファイルにチェックする．行われたサービスの種類で証明書が必要でないのであれば，N/A（非該当）のボックスにチェックする．
16. 日付-フォームが証明書のために使用された時のみ，医師の署名の日付を記入する．
17. 証明書-たとえ項目18のオンファイルのボックスにチェックしていたとしても，証明書に入る日付を記入する．証明書が必要でないのであれば，N/Aのボックスにチェックする．
18. オンファイル（署名と日付の証明意味）-支払い請求者のファイルにある治療計画を保証する医師のタイピングした／印刷した名前を記入する．8の項目にチェックされているサービスの種類の証明が必要ないのであれば，サービスを依頼した，もしくは処方した医師の名前をタイピング／印刷する．しかし，オンファイルのボックスにチェックはしない．
19. 前回の入院-患者の現在の治療計画に関係する最近の入院を含む日付（退院初日）を記入する．行われたリハビリテーションにその入院期間が関係してないのであれば，N/Aを記入する．
20. 初回評価-記録や患者のインタビューから現状に関係する病歴のみを記入する．主要な機能的制限について述べられたことを，可能であるなら客観的で測定可能な用語を使用して記入する．同じ状況に対する関連した外科的手順，前・入院，もしくは／かつ治療のみが含まれる．後の回復もしくは回復不足を判断するための適切なベースラインの検査や測定のみを含める．
21. 機能レベル（請求期間終了時の）-初回評価に書かれたレベルと比較して，請求期間の終了時に獲得された機能レベルや実施されたことに関係する回復を記入する．客観的な用語を使用する．機能が安定して遂行された時の回復の日付を記入する．数回の来院のみであり，機能的な変化がないのであれば，行われた訓練／治療や患者の反応を示す記録を記入する．
22. サービスの日付-本請求期間（月ごとに）を表す〜（から）〜（まで）の日付を記入する．〜（から）〜（まで）の日付はUB-92の領域6に合わせる．日付は00を用いない．例：01 08 91 は1991年1月8日．

図 8-4（続き）

□ パートＡ　□ パートＢ　□ その他＿＿＿＿＿　部屋番号＿＿＿＿＿　□ F.F.S.　□ Direct Bill　施設名＿＿＿＿＿＿＿＿＿＿

700 フォーム修正版―作業療法治療計画（初回請求用限定）　□ 月末経過報告　□ 終了時サマリー

1. 患者の姓	名　ミドルネーム	□ 男 □ 女	2. 請求書提出者番号	3. 請求書提出者氏名

4. 健康保険番号	5. 医療記録番号	6. 発症日	7. 開始日

8. 生年月日	9. 主診断名（医療の核心に関連する診断）（ICD-9）	10. 治療上の診断名（ICD-9）	11. ケア開始からの来院回数

12. 機能的目標（短期）―＿週以内に患者はできるだろう：

1.

2.

3.

4.

□ 評価

治療計画

□ セルフケア／家事訓練　□ 認知的再訓練
□ 治療的活動　□ 装具適合訓練／上肢スプリント
□ 神経筋再教育　□ その他＿＿＿＿＿＿＿＿
□ 運動療法　□ その他＿＿＿＿＿＿＿＿
□ 個別または集団治療

成果（長期目標）―＿週以内に患者はできるだろう：

14. 頻度／期間（例　５回／週 ×４週）

私は治療計画を確認しました．そしてサービスの必要性を認めます．
13. 署名　日付　□ 非該当

15. 証明書　から　まで　□ 非該当

16. 医師氏名

17. 前回の入院　から　まで　□ 非該当

18. 初回評価：
依頼の理由：

以前の機能レベル：

病歴／医学的主訴：

注意事項／禁忌：

機能に影響を与えた領域における技能的客観的データをチェックし，記入する．
□ 認知／安全性の判断：

□ 視覚運動／知覚：

□ 神経筋：

□ 感覚運動：

□ バランス：静的坐位：　動的：

□ バランス：静的立位：　動的：

採点用語：ADL 遂行状況　0= 自立（Ind）　1= 監視（Sup）
2= 一部（C.G.A.）　3= 広範囲 ➔ 最小（Min），中等度（Mod），最大介助（Max）　4= 全て（Total）→依存
援助 **(SUP):** 0= 準備不要　1= 準備のみ手伝う　2= １人介助　3= ２人介助

□ ROM：

ADL 状況	0 Ind	1 Sup	2 CGA	3 Min	3 Mod	3 Max	4 Total	SUP
食事								
衛生／整容								
更衣　上半身								
更衣　下半身								
排泄								
トイレ移乗								
洗体　上半身								
洗体　下半身								
機能的移動								

□ 筋力：

□ 活動耐久性：

□ その他／コメント：

臨床的印象：

確実な予後の指標：

リハビリテーションの可能性：□ 良い　□ 優れている　患者の予後の認識：□ 有　□ 無
入院時の状態：□ 軽度　□ 中等度　□ 重度　□ 最重度　患者の診断の認識：□ 有　□ 無

19. 署名（治療計画を専門的に設定した専門職の名称を含む）　日付

記憶障害の記録と予測：
□ サービス継続　あるいは　□ サービス終了

20. 機能レベル（請求期間の終了時の）
熟練した介入

同居者／介護者訓練：

提言：

ADL 状況	0 Ind	1 Sup	2 CGA	3 Min	3 Mod	3 Max	4 Total	SUP
食事								
衛生／整容								
更衣　上半身								
更衣　下半身								
排泄								
トイレ移乗								
洗体　上半身								
洗体　下半身								
機能的移動								

退院時の機能維持の予想：　□ 良　□ 不良　□ 非該当
退院時状況：　□ 目標達成　□ 改善　□ 低下　□ 変化なし
退院場所：　□自宅　□介助付生活施設　□長期療養施設　□高度看護施設　□病院　□その他　□ 期限超過

21. セラピストの署名：
サービスの日付：　から　まで

REHABWORKS®
A Division of Symphony Health Services
Modified OT 700 Form
RW5904 OT Plan of Treatment 11/2004

図 8-5　Medicare 700 フォーム修正版―作業療法治療計画（Rehaworks, a Division of Symphony Rehabilitation, Hunt Valley, MD の好意による）

162　第2部　作業療法の過程と実践

700フォームのスペースは限られており，作業療法士は明確に作業療法の必要性を示すデータを簡潔に提示できなくてはならない．治療を正当化するために機能上の最近の変化（悪化もしくは改善のいずれか）が必要とされる．治療計画（項目12）は項目18に記載されたアセスメント結果に基づいた機能的かつ測定可能な目標を含む．目標はアセスメントの項目におけるベースラインのデータを支持しない点を述べることはできない．治療計画は作業療法士が提供する専門的な介入のことである．700フォームは月末の経過報告書かつ／もしくは終了時報告書としても機能する．項目20は支払い請求の終了時

ロサンゼルス地方	Rancho Los Amigos 国際リハビリテーションセンター	健康サービス部門

診断名：　　　　　　　　　　　　　　　　　　　　　　　　　　　　　　　　発症日：　　　　入院日：

生活状況／生活の役割：

退院計画：

主問題／阻害因子：

行動／認知／意思伝達：

ADL状況	初回	目標	現在	手引き（状況）：7＝完全自立／介護者なし，6＝修正自立／装置，5＝監視もしくは準備　4＝最小限の介助（患者は75〜100％行う），3＝中等度の介助（患者は50〜74％行う）　2＝最大限の介助（患者は25〜49％行う），1＝全介助（患者は25％未満行う），0＝検査せず
食事				注意事項：
衛生・整容				セルフケア：
入浴				
浴槽／シャワー移乗				上肢の状態：
上衣の更衣				運動制御：
下衣の更衣				右上肢：　左上肢：
排泄動作				
書字／タイピング				感覚：　右上肢：　左上肢：
電話				
自分のケアの指示				作業歴：
食事の準備				
買い物				
洗濯				
運転				
公共交通機関				
家の掃除（簡単な）				
家の掃除（本格的な）				
趣味				
職業				
その他				

患者／家族の目標	作業療法プログラム
	想定される頻度と期間
	フォローアップ計画

☐ 入院時
☐ 入院中
☐ 退院時

セラピストの署名　　　　　　　　　日付

医師の署名　　　　　　　　　　　日付

名前
番号
生年月日，性別
病棟名

760193E (R 11/97)

作業療法記録

図8-6　作業療法初回評価書式（Rancho Los Amigos National Rehabilitation Center, Downey CA の好意による）

第8章 作業療法サービスの文書記録　163

作業療法初回評価

氏名：＿＿＿＿＿＿＿＿＿＿＿＿＿＿＿　生年月日：＿＿＿＿＿＿＿＿　サービスの開始日：＿＿＿＿＿＿＿＿

健康保険番号：＿＿＿＿＿＿＿＿＿＿　発症日：＿＿＿＿＿＿＿

医学的診断名／ICD-9 ＿＿＿＿＿＿＿＿＿＿＿＿＿＿＿＿　治療上の診断名／ICD-9 ＿＿＿＿＿＿＿＿＿＿＿＿

既往歴：＿＿＿＿＿＿＿＿＿＿＿＿＿＿＿＿＿＿＿＿＿＿＿＿＿＿＿＿＿＿＿

作業プロフィール：

作業遂行の領域：

ADL 状況	依存	最大	中等度	最小	監視	自立	コメント：
食事							
衛生／整容度							
上半身 洗体							
上半身 更衣							
下半身 更衣							
浴槽とシャワー							
移乗 トイレ							
排泄技能							
機能的移動							
補助具の使用							

IADL 状況

台所で物事を行う機能							
食事の準備							
買い物							
洗濯							
簡単な家事							
地域の移動							
お金の管理							
他人の世話							

図 8-7　作業療法初回評価

仕事／余暇活動／社会参加

職業：
趣味：
余暇活動への参加：
社会参加：

クライエント要因：

機能的認知	
知覚の状態	
記憶	
視覚／聴覚	
痛み	
ROM: 　右上肢： 　左上肢：	
運動制御： 　右上肢： 　左上肢：	
筋力： 　右上肢： 　左上肢：	
筋緊張	
協調性／両側の統合	
身体システムの機能	

遂行技能：　　　　　　　　　　　　　　　　　　　　　　　　　患者／家族の目標：

姿勢： 　坐位： 　立位：	
移動	
耐久性／努力	

短期目標：	長期目標：
作業療法介入計画：	頻度／期間：

セラピストの署名　　　　　　　　　　　　　　　　　　　日付

図 8-7（続き）

に完成させる．経過や現在の機能的状態，そして先月に行われた専門的な介入がここに入る．

図8-6はリハビリテーションセンターで使用される初期評価の書式の例である．これは臨床現場の特別な要求に合わせて修正されてきた．図8-7はOTPFの用語と過程を取り入れている作業療法評価報告書と初回介入計画の例を示している．OTPFの用語は施設が最新の評価書式を作成する際に盛り込まれるべきである．

■機密保持

文書記録の機密保持は作業療法士の責任である．AOTAの倫理綱領3Eの原則では，文書記録を含むすべての意思伝達形態においてプライバシーと機密保持について述べている．「作業療法士は地方，州，もしくは連邦の規則によって命令されない限り，教育的，実践的，研究的，調査的活動から取得された筆記の，口頭の，または電子化された意思伝達のすべての特権的機密を保持するものとする」[3]．

倫理的実践は機密情報が意味するものや，クライエントの機密を保持する方法について精通するよう作業療法士が理解することを求めている．治療環境の外で名前や診断名，そして介入計画を含むクライエントについての情報を語ることはできない．クライエントの医療記録は施設から持ち出すべきではない．個人情報を含む報告書（名前，社会保険番号，医学的診断名）は他者が情報を読めるような見やすい場所に置いておいてはいけない．作業療法士や学生，スタッフは他者が会話を聞くことができるような公的な場所でクライエントの話をしてはいけない．

現在，機密保持違反から顧客を守るための連邦法がある．**医療保険の相互運用と説明責任に関する法律**（Health Insurance Potability and Accountability Act；HIPAA）のプライバシーの項目で，機密保持の問題において保健医療専門職に期待することを明確に概説している．HIPAAは1996年に初めて制定され，保健・福祉省が医療情報における電子的情報伝達のための国家基準を守るように命じた一連の条項からなる．その法律は保健医療サービス提供者が患者の機密性のある医学的情報を保護するためにプライバシーと機密保持の基準を採択することも要求していた．2003年4月から保健医療サービス提供者はHIPAAによって制定されたプライバシー規則を堅く守ることを要求された．個人的な健康情報の確認は，**保護されるべき健康情報**（protected health information；PHI）としても知られているように，HIPAA規則の下で連邦政府に保護されている．PHIは過去，現在，もしくは将来の身体的および精神的健康状態に関する健康情報である．この規則は本来の目的を実行するためのPHIの使用と開示を最小限に制限している．また，その規則は患者が自分の医療記録にアクセスする権利も与えている．この規則は情報が書類であれ，電子化されたもの（コンピュータ）であれ，もしくは口頭による意思伝達によらず，クライエントの医療記録を保護する．HIPAA規則に違反すると刑事上もしくは民事上の裁判を受けることがある[8]．

倫理的配慮

> AOTAの『倫理綱領ガイドライン』[2]は機密保持問題について率直に述べている．「機密情報は機密にしておかなくてはならない．該当情報は適切な同意なくして，口頭で，電子的，あるいは書面で共有してはならない．情報は意思決定の主要責任を有する者たちのみが知る必要があるときに共有する」
> 5.1 すべての作業療法専門職者は，あらゆる作業療法の交流において得た情報の機密性を尊重しなければならない．
> 5.2 作業療法専門職者は，個人のプライバシーの権利を尊重しなければならない．
> 5.3 作業療法専門職者は，機密であるすべての口頭の，書面の，電子的やりとりの機密性を保持するための正当な予防措置をとらなくてはならない．
> 5.4 作業療法専門職者は，他の作業療法実践者との仕事関係から得られた情報の機密性を保持しなければならない．

倫理的配慮

> 権限のない人がクライエントの記録にアクセスすることを防止するために，記録にアクセスするための個人識別やユーザ認証コードなどの特別な安全対策を構築すべきである[7,12]．

ケーススタディ：ジェーン（その２）

本章の初めに提示したケーススタディで述べた質問を思い返せ．ジェーンは高度看護施設で初めて仕事をする新人作業療法士であるが，治療過程のすべての場面においてクリニカルリーズニングの技能を使わなければならない．そして，それには提供したサービスの記録も含まれている．評価，介入計画，そして短期・長期目標が正しいクリニカルリーズニングに基づいて書かれている．この根拠はジェーンが書く記録に反映しなければならない．作業療法記録が，保険料支払い目的のために，提供する高度なサービスや高度な介入をも示すことは不可欠である．この情報を記録するために使われる書式は，使用される用語と同様に臨床場面に特有のものなのかもしれない．作業療法倫理綱領と同様に連邦政府のプライバシーの規則（HIPAA）に従って書面の，口頭の，もしくは電子化されたものにかかわらず，全ての記録方法において，常に守られねばならない．

法律はすべての職員がHIPAAの方針と手順で教育されることや職場の特性に合わせて理解することを必要としている．先述したクライエントの機密保持の手続きに加え，現在，HIPAA規則に従うために追加された保護規定を守らねばならない．作業療法士は不正アクセスや不正使用，不正公開から機密情報を守る責任がある．これには医療記録に書かれてある情報も含む．PHIを含む書類や報告書，そして書式は普通のゴミ箱に捨てるべきではない．代わりに，それらの書類はシュレッダーにかける．医療記録や記録の一部（たとえば治療記録）は公衆の見えるところに決して置かないようにする．クライエントによる許可が書類で提出されていない場合は，情報（書面，口頭，もしくは電子化された）を家族と共有することができない．

電子的に記録するのであれば，権限のない者がクライエントの情報にアクセスすることを防ぐために特別な注意を払わなければならない．ログインのパスコードを職員間で共有することはできない．作業療法士は情報を入力する時，プライバシーを守ることに注意を払わなければならない．

［要約］

文書記録は作業療法過程の必要な部分である．作業療法士は，クライエントや雇用者，そして同業者たちに対して治療過程を正確に記録できる技能を高める責任を有している．よく書かれた文書記録は作業療法介入の価値を証明することによって，その職業を促進する．よく書かれた文書記録は成果研究やエビデンスに基づいた実践に価値のある情報を提供することができる．作業療法士は自分の実践領域に必要とされる記録を最新のものに保ち続け，そして作業療法経過を正確に記録するために必要な技能を獲得することが専門職に期待されている．

［復習のための質問］

1. なぜ文書記録は作業療法実践に欠くことのできない構成要素なのか？
2. OTPFの用語は作業療法の文書記録にどのように取り入れられるか？
3. クライエントの評価に含まれるものに作業プロフィールはどのように影響を与えるか？
4. 介入を計画する過程で，どのようにクリニカルリーズニングが使われるのか？
5. クライエント中心の目標は何に焦点を当てるのか？
6. 次の各々の作業療法介入アプローチの例を挙げよ．
   創造，促通（健康増進）
   治療，回復
   代償，適応
   予防
7. 介入の技術を高める3つの基準の名前を挙げよ．
8. SOAP記録の"S"の項目にはどのような情報を含むのが適切であるか？
9. SOAP記録の"A"の項目に含まれる情報は"O"の項目のものとどのように異なるか？
10. 文書記録に使用されるRUMBA検査とは何か？
11. 臨床家は文書記録を行う時にどの書式が適切かをどのように決めるのか？
12. 文書記録過程の中でどのような倫理的問題を考えなければならないか？

引用文献

1. American Occupational Therapy Association: *Guidelines for documentation of occupational therapy*, Bethesda, MD, 2003, AOTA.
2. American Occupational Therapy Association: Guidelines to the occupational therapy code of ethics, *Am J Occup Ther* 52:881, 1998.
3. American Occupational Therapy Association: Occupational therapy code of ethics, *Am J Occup Ther* 54:614, 2000.
4. American Occupational Therapy Association: Occupational therapy practice framework: domain and process, *Am J Occup Ther* 56(6):609, 2002.
5. American Occupational Therapy Association: Standards of practice for occupational therapy, *Am J Occup Ther* 52:866, 1998.
6. Borcherding S, Kappel C: *The OTA's guide to writing SOAP notes*, Thorofare, 2002, Slack Publishers.
7. Fremgen B: *Medical law and ethics*, Upper Saddle River, NJ, 2002, Prentice-Hall.
8. Health Resources and Services Administration: *Plain language principles and thesaurus for making HIPAA privacy notices more readable*, 2003. Retrieved from http://hrsa.gov/language.htm.
9. Hinojosa J, Kramer P: *Occupational therapy evaluation: obtaining and interpreting data*, Bethesda, MD, 1998, AOTA.
10. Kettenbach G: *Writing SOAP notes*, ed 3, Philadelphia, 2004, FA Davis.
11. *Medicare Program Integrity Manual*, 2001. Retrieved from http://www.hcfa.gov/pubforms/83.
12. Meyer MJ, Schiff M: *HIPAA: the questions you didn't know to ask*, Upper Saddle River, NJ, 2004, Pearson/Prentice-Hall.
13. Perinchief JM: Documentation and management of occupational therapy services. In Crepeau EB, Cohn ES, Schell BAB, editors: *Willard and Spackman's occupational therapy*, ed 10, p. 897, Philadelphia, 2003, Lippincott Williams & Wilkins.
14. Ranke BAE: Documentation in the age of litigation, *OT Practice* 3(3):20, 1998.
15. Sames KM: *Documenting occupational therapy practice*, Upper Saddle River, NJ, 2005, Pearson/Prentice-Hall.
16. Schell BAB: Clinical reasoning: the basis of practice. In Crepeau EB, Cohn ES, Schell BAB, editors: *Willard and Spackman's occupational therapy*, ed 10, p. 131, Philadelphia, 2003, Lippincott Williams & Wilkins.
17. Weed LL: *Medical records, medical education and patient care*, Chicago, 1971, Year Book Medical Publishers.

第9章
クリニックにおける感染制御と安全管理
Infection Control and Safety Issues in the Clinic

Alison Hewitt George

(山口　昇　訳)

キーワード

- ファウラー肢位
- 気管内チューブ
- 動脈モニターライン
- 経鼻胃 (NG) チューブ
- 経静脈 (IV) 栄養
- 中心静脈栄養
- 経静脈高カロリー輸液
- 栄養補給ポンプ
- 経静脈 (IV) ライン
- カテーテル
- 普遍的予防策
- アメリカ疾病対策センター
- 病原体
- 標準予防策
- 労働安全衛生庁
- オートクレーブ
- 隔離システム
- 感染経路別予防策
- 院内感染
- 心肺蘇生法
- 消毒薬
- 呼吸困難制御肢位

学習目標

本章を学習することで，学生および臨床家は以下のことが可能になるだろう．

1. 事故防止における作業療法職員の役割を認識できる．
2. クリニックにおける安全を保つための推奨事項を認識できる．
3. 特殊機器の目的を記述できる．
4. 特殊機器を必要とするクライエントを治療する時の注意事項を認識できる．
5. 普遍的予防策を認識し，それをすべてのクライエントに適用することの重要性を説明できる．
6. 手洗いの適切な方法を説明できる．
7. 治療において，すべての医療従事者がクライエントの隔離措置を理解し，従うことが重要であることを認識できる．
8. クライエントの障害に対する処置を認識できる．
9. 各種の緊急事態への対処法のガイドラインを述べることができる．

この章の概要

- クリニックにおける安全予防措置
- 特殊機器についての注意
  - 医療用ベッド
  - 人工呼吸器
  - モニター
  - 栄養補給装置
  - カテーテル
- 感染制御
  - 隔離システム
- 事故および救急処置
  - 転倒
  - 熱傷
  - 出血
  - ショック
- 痙攣発作
- インシュリン関連疾患
- 呼吸困難
- 窒息および心停止
- 要約

作業療法実践の枠組み (OTPF) では，作業療法サービスの提供はクライエントと作業療法実践者との協働的プロセスであると述べている[2]．この協働的プロセスはどのような状況 (病院，学校，地域，家庭) でも起こる可能性がある．OTPFの重要な概念の1つに背景状況があり，これは「クライエントの遂行に影響を及ぼす状況や環境に関連する種々の事項」とされる (p.613)[2]．背景状況には「文化

ケーススタディ：ドンナ（その1）

> ドンナは作業療法士であり，最近オープンした地域病院に作業療法部門の責任者として雇用された．病院は300床を有する一般救急病院で，入院・外来ともにサービスを提供している．クライエントは心疾患，脳損傷，神経学的・整形外科的疾患，腫瘍，肥満，婦人科疾患など幅広い．作業療法は急性期ケア病棟，介護ケア病棟，急性期リハビリテーション病棟，外来部門で行っている．
> 作業療法部門の責任者として，ドンナはクライエントの安全，感染管理，医学的救急，特殊機器の注意事項などについての方針と手順を作らなければならない．ドンナはガイドラインをまとめ，確実に作業療法職員の適切なオリエンテーションと準備が行える事項を確認し，開発しなければならない．
>
> **理解を深めるための質問**
> これらの方針や手順を準備するに当たって，ドンナは以下の点を考慮しなければならない．
> 1. クリニックの安全な環境を維持するために，順守すべき一般的安全基準および感染制御基準にはどのようなものがあるか？
> 2. 作業療法職員がクライエントの治療で使うことの多い特殊な医療機器にはどのようなものがあり，そのような機器を必要とする場合にどのような注意をすべきか？
> 3. 緊急事態において使用すべき基本的なガイドラインや手順にはどのようなものがあるか？
> 4. 安全基準と感染制御に関して，保健医療従事者が最新情報を入手できる情報源にはどのようなものがあるか？
>
> 本章を読む時に，クライエントと作業療法職員の安全のための計画や方針，手順を準備しているドンナになったつもりでこれらの質問を心に留めておくこと．

倫理的配慮

> 作業療法士は作業療法サービスを受ける人に危害が加わらないように必要な予防策を講じる倫理的責務がある[1]．倫理的責務を遂行し，クライエントが有意義な作業に参加できるように支援する物理的背景を提供するために，作業療法士は適切な安全基準や感染制御基準，緊急時の対処法について教育を受ける必要がある．

的，物理的，社会的，個人的，精神的，時間的および仮想的」なものがある（p.613）[2]．したがって，クライエントの遂行を援助もしくは抑制しようとする作業療法サービスの提供において，それを実施する状況もしくは物理的背景状況は重要である．

医療技術の進歩および医療費抑制という圧力によって，リハビリテーションの専門家は重度の疾患のクライエントを早期から，そして短期間に治療しなければならなくなった．病院では，カテーテルやIVライン（経静脈ライン），モニター機器，人工呼吸器のような特殊な医療機器を装着しているクライエントに，作業療法士が治療しなければならないことも稀ではない．このような状況ではクライエントに損害を与える可能性が高まる．作業療法士は安全で適切な治療を提供するという倫理的責務があるが，作業療法職員が適切な手順や基準を守らないでクライエントに損害を与えた場合，作業療法士はその過失に対しても法的な責任を有する[6]．

本章では，いろいろなクライエントに適用される安全予防措置について，その概略や一般に使われる機器の注意事項について述べる．また，各種の緊急事態におけるガイドラインについても概略を紹介する．本章で述べることは概略であり，それだけでは多くの施設で使われている特殊な方法に関する教育・訓練としては十分なものではないことに注意すること．これらの方法に従って，家庭で行える手技をクライエントやその近親者に教えることは作業療法士の義務である．

■クリニックにおける安全予防措置

事故およびそれに伴う損害を予防するための第一歩は，クリニックにおいて基本的な安全予防措置を一貫して適用することである．

1. 交差感染を減少するために，各々のクライエントを治療する前後に，少なくとも15秒間は手を洗うこと[4]．
2. 機器操作に適切な空間を確保すること．機器や通行人とぶつかるような場所にクライエン

第 9 章 クリニックにおける感染制御と安全管理　171

トを位置させない．入り乱れたような状況にならないようにすること[11]．
3. 混雑した場所または視界や動きを遮るような場所にクライエントを移乗させようとしないこと[11]．
4. 機器が適切に作動しているかを定期的にチェックすること．
5. クリニックの家具や機器が不安定な状態になっていないか確認すること．物品を使用しない時は，治療場所から離れたところに収納しておくこと．
6. 床にコードや敷物，ゴミ，液体などがないようにすること．また，床を磨きすぎていないか確認すること．磨きすぎた床は非常に滑りやすい[11]．
7. 介護者がいない状態でクライエントを1人にしないこと．クライエントの近くにいることができない場合，保護ベルトなどを適切に使用すること．
8. クライエントが到着する前に，治療場所や器具を準備しておくこと．
9. 適切な訓練を受けた人のみがクライエントのケアを行うようにすること．
10. 危険性のある物品を取り扱ったり，保管する場合は，製造者や施設の指示に従うこと．これらの物品には印をつけ，はっきり見える場所に保管すること．また，肩の高さ以上の場所に保管しないようにすること．
11. 非常口および避難路には目立つ印をつけておくこと．
12. 消火器や応急処置用品などの非常用物品を準備しておき，いつでも使えるようにしておくこと．

■特殊機器についての注意

新規採用された作業療法職員には，クライエントの治療に使う可能性がある医療機器についてのオリエンテーションと教育が必要である．作業療法士はベッドサイドでクライエントの治療を行う前に，運動に関する注意やポジショニング，ハンドリングについて特別な指示がないかを診療記録で注意深く調べなければならない．たとえば，クライエントは定期的な体位変換が必要で，1つの肢位でいる時間に制限があるかもしれない．熱傷や脊髄損傷，脳卒中，股関節置換術後などの回復期にあり，禁忌となっている関節の動きがあったり，特殊なベッドまたは車いすでのポジショニングが必要であるかもしれない．カテーテルや栄養補給チューブ，IVライン，特殊なモニターなどを使用しているクライエントでは，特別なハンドリングの手技が必要になるかもしれない．本書の疾患について述べた章で，それらに必要な注意やハンドリングの方法を確認できるだろう．

医療用ベッド

クライエントの安全を確保するために，作業療法職員は医療用ベッドの適切な使用法について教育を受けるべきである．病院で最も一般に使われているベッドは標準型の手動ベッドと電動ベッドの2種類である．両者とも，クライエントの支持や体位交換が容易に行えるようデザインされている．その他の特殊なベッドは，より複雑な管理が必要な症例や外傷の強い症例に用いられる．どのタイプのベッドでも，クライエントがベッドに容易にアクセスでき，作業療法士が適切なボディメカニクスを用いることができなければならない（第11章参照）．

標準型電動ベッドは，ベッドの頭部もしくは足元にあるコントローラーか，クライエントが操作する特殊なコードによって調整する．コントローラーにはその機能の印がついており，手もしくは足で操作できる．クライエントのニーズに合わせて，ベッド全体の高さの調整とベッドの上部もしくは下部を上げ下げできる．上部を45〜60°上げた肢位は**ファウラー肢位**（Fowler's position）と呼ばれる[10]．これは，一般に肺の拡張と呼吸の改善，心臓への負荷の軽減（背臥位に比べて）のために用いられる肢位である．しかし，この肢位ではクライエントがベッドの中で足方に滑り落ち，背部の組織にかかる剪断力が増すということに注意し，観察しなければならない[5]．

ほとんどのベッドには，保護のためにサイドレールが取りつけられている．上に持ち上げるとロッキング機構が働くようになっているサイドレールもあるが，ベッドの上方に向かって動かせばロックがかかるサイドレールもある．サイドレールをクライエ

ントの安全確保のために用いる場合，作業療法士はクライエントから離れる前にロックがしっかりかかっているかを確認しなければならない．また，サイドレールがIVラインやその他のチューブを圧迫したり，引き伸ばしたりして流れを妨げていないかもチェックすべきである．

　回転ベッド（rotating kinetic bed）はクライエントのアライメントを整えたり，固定することができる．このベッドは持続的なゆっくりした動きでクライエントの肢位を変えることができ，体圧を緩和し，肺の分泌物を動かすことができる．このベッドには取り外し可能なヒンジ部分があり，それによって医療従事者はクライエントの身体のすべての部分にアクセスでき，必要なケアや治療を行える[5]．このベッドは，固定が必要な脊髄損傷者に用いられることが多い．その他のオプションとしては回転フレーム（例：Stryker wedge frame）がある．これはキャンバスで覆われた前後（腹背）のフレームからなる．支持部はフレームの頭部もしくは足部を，あるいはベッド全体を挙上できる．介護者1人でクライエントを水平面上で腹臥位から背臥位へ，あるいはその逆へと回すことができる．回転フレームによって，クライエントにアクセスし，肢位を整えることができる[5]．このベッドを使う場合，とることができる肢位が限られているので，クライエントの皮膚の状態を頻繁にチェックしなければならない．

　円状回転フレーム（circular turning frame）（CircOlectricベッド）は2つの円状の支持部に前後（腹背）のフレームが取りつけられている．このフレームで，クライエントを背臥位から腹臥位へ，あるいはその逆へと垂直方向に動かすことができる．円状の支持フレームは電動モーターで動かせ，210°までの範囲でどの点でも止めることができる[10]．肢位の調整はスイッチで行うが，これはクライエント自身あるいは他の人が行える．円状回転ベッドは牽引中のクライエントや重度熱傷のクライエントの体位変換のために用いる．頻回な体位変換によって皮膚への圧を緩和できる．しかし，ベッドを垂直方向に回転もしくは回旋する時に起こるであろう圧によって，皮膚への問題が起こる可能性は残っている．ベッドを垂直位にすれば立位フレームとしても使うことができる．これによって，クライエントは下肢に荷重でき，下肢の骨や筋に負荷をか

けることができる[5]．しかし，回転した時に，クライエントは運動に伴う徴候，たとえばめまい感や吐き気，低血圧などを経験する可能性がある．CircOlectricベッドなどのようなクライエントを回転させる機器には危険性もある．職員には正しい操作方法を教育し，肢位を変えることによるクライエントの不快感やめまい，呼吸状態の変化，失神などの徴候を注意深く監視する必要がある．このベッドは，脊椎の不安定骨折またはその他の特定な病的状態にあるクライエントには禁忌である[5]．

　エアベッド（air-fluidized support bed）（例：Clinitron）とは，空気透過性のマットレス（微小球；microspheresと呼ばれるシリコンコーティングしたビーズが入っている）を使ったベッドである[10]．ビーズの間に加温・加圧した空気を流し，クライエントを支持しているポリエステルのカバーに向かって送る．その空気の流れと微小球によってクライエントを適切に支持できる．クライエントは暖かいウォーターベッドに浮かんでいるような感じを受ける．クライエントの身体とポリエステルのシーツとの接触が最少になり，そのことによって体重が均等に分散され，皮膚の毛細血管の流れが改善するので，皮膚の問題の危険性は減少する．皮膚の摩擦力および剪断力は最少になる．このベッドは，複数の感染性損傷があるクライエントや，皮膚の保護を必要とするが簡単には肢位変換が行えないクライエントに使われる[5]．ポリエステルのカバーを刺して穴を開けないように注意しなければならない（微小球が溢れ出してしまうので）．

人工呼吸器

　人工呼吸器は肺にガスまたは空気を送り込む装置で，正常な呼吸機能が低下している場合に，適切な換気を維持するために用いられる[10]．よく使われる呼吸器として，換気サイクル人工呼吸器と圧サイクル人工呼吸器の2種がある．どちらの人工呼吸器もあらかじめ設定した量のガス（空気）を吸気時に送り，次いで受動的な呼気を可能にする[8]．人工呼吸器のガスは，鼻または口から気管支まで挿入された**気管内チューブ**（endotracheal tube；ET）を通ってクライエントの肺に到達する[10]．チューブを設置した状態を挿管したという．ETを挿入すると，クライエントは話しにくくなる．ETを抜去した後し

ばらくの間，クライエントは喉の痛みを訴え，かすれ声になるだろう．チューブが曲がったり，捻れたり，塞がったりしないようにすることが重要であり，誤って人工呼吸器とETが外れないように注意する必要がある．人工呼吸器を使用しているクライエントは，坐位や歩行などのいろいろなベッドサイドの活動に参加できるだろう．これらの活動を行うに十分なチューブの長さがあるかを確認すること．クライエントは会話が困難であるので，頷きやその他の非言語的方法で答えられるような質問をすること．人工呼吸器を使用しているクライエントは活動の耐久性が低いことがあるので，呼吸困難の徴候（呼吸パターンの変化，失神，口唇の蒼白など）を監視すべきである．

モニター

特殊なケアを必要とするクライエントの生理的状態を観察するためにいろいろなモニターが使われる．モニターをつけながらでも治療的活動を行うことができるが，機器が外れないように十分注意しなければならない．これらの機器はクライエントの状態変化または肢位の変化によって，もしくは機器の機能の変化によって，聴覚的または視覚的信号を発するようになっている．作業療法士が特別な指示を受けていない限りは，看護師がアラームの原因を評価し対処する必要があるだろう．

心臓モニター（cardiac monitor）は，クライエントの心臓機能〔心筋の電気活動（EKG），心拍数，血圧，呼吸率などを含む〕を持続的にチェックする[10]．3つの生理的指標の許容範囲もしくは安全範囲を設定できる．その範囲の上限または下限を超えた時，あるいは機器がうまく作動しない時にアラームを発する．モニターのスクリーンにはグラフまたは数字が示され，医療専門職は治療に対するクライエントの反応を観察できる．

肺動脈カテーテル（pulmonary artery catheter；PAC）（例：Swan-Ganzカテーテル）は，プラスチックの長いIVチューブである．これは，胸静脈に挿入し，右心部を通って肺動脈に至る．これによって肺動脈圧を正確かつ持続的に測定し，薬やストレス，活動への反応を含む心血管系のわずかな変化をも検知できる[3]．作業療法を含む活動はPACを留置したままで行えるが，それらの活動によって

カテーテル挿入部位に影響が及ばないようにしなければならない．たとえば，カテーテルが鎖骨下静脈に挿入されている場合，肘関節の屈曲は避けるべきであり，肩関節の動きは制限される．

頭蓋内圧（intracranial pressure；ICP）モニターは脳組織や血液，脳脊髄液（cerebrospinal fluid；CFS）により頭蓋内にかかる圧を測定する[10]．このモニターは閉鎖性脳損傷，脳出血，脳腫瘍，CFSの過剰産出症のクライエントに用いられる．この機器に伴う合併症としては，感染や出血，痙攣発作などがある．最も一般に使われるICPモニター機器として，脳室内カテーテルとくも膜下スクリューの2つがある．両者共，頭蓋骨に開けた孔から挿入する．このモニターを留置している場合，身体的活動は制限すべきである．急速なICPの亢進をもたらすような活動，たとえば等尺性収縮訓練は避けなければならない．避けるべき肢位としては頸部の屈曲，90°以上の股関節屈曲，腹臥位がある．水平面より15°以上，頭部を下げてはいけない．プラスチックチューブの流れを妨げないように注意すること．

動脈モニターライン（Aライン：arterial monitoring line）は血圧を持続的かつ正確に測定するため，または穿刺を繰り返すことなく血液サンプルを採取するために動脈に挿入するカテーテルである[3]．Aラインを挿入していても作業療法を行えるが，カテーテルや挿入した針の働きを妨げないように注意すべきである．

栄養補給装置

食物を取り込んだり，噛んだり，飲み込めないクライエントの栄養補給のために特殊な栄養補給装置が必要となることがある．最も一般に使われるものとして，経鼻胃チューブ，胃チューブ，経静脈栄養がある．

経鼻胃チューブ（NGチューブ：nasogastric tube）は，鼻孔から挿入し，胃に至るプラスチックチューブである．チューブが喉の痛みを起こしたり，嘔吐反射亢進の原因となることがある．NGチューブを挿入したままでも摂食訓練を始めることができる．しかし，チューブが嚥下機構を弱める可能性があることに注意すべきである[3]．クライエントの頭部や頸部を動かす時，特に前屈する時に

チューブに過剰な負荷がかからないよう注意すべきである．

胃チューブ（Gチューブ：gastric tube）は，腹部を切開し，胃に直接挿入するプラスチックチューブである[3]．治療中にチューブの流れを妨げたり，外れたりしないようにすべきである．

経静脈（IV）栄養または中心静脈栄養（total parenteral nutrition；TPN），**経静脈高カロリー輸液**は，組織成長の促進に必要な大量の栄養を注入する方法である．経静脈高カロリー輸液法は，食べることができなかったり，胃腸からの栄養吸収が障害されているクライエントに用いる[3]．カテーテルは心臓に直結している大きな静脈（一般には鎖骨下静脈）から挿入する．カテーテルは半恒久的に固定されたカニューレにつなぐか，挿入部で縫合する．作業療法士は治療前後にすべての接合部位がきちんとつながっているかを注意深く観察しなければならない．接合部が緩んでいたり，外れていると空気の塞栓ができる可能性があり，これは生命の危険につながる[3]．

これらの装置は特殊な**栄養補給ポンプ**とともに用いられる．これは，あらかじめ設定した割合で輸液や栄養源を持続的に補給するものである．栄養補給装置のバランスが崩れたり，補給物が空になった時は，アラーム音を発するようになっている[3]．チューブの流れが妨げられたり，外れたり，詰まったりしない限りは，また穿刺部に負荷がかからない限りは，治療活動を行うことができる．穿刺部側の肩の動き，特に外転と屈曲は制限される．

ほとんどの**経静脈（IV）ライン**は表在静脈に挿入される．IV療法の目的，挿入部位，治療に必要な期間，刺針可能な部位などによって，針やカテーテルには各種の太さ，種類がある．治療中はチューブの流れが妨げられたり，外れたり，詰まったりしないよう注意すべきである．穿刺部は乾燥した状態にし，針は静脈にしっかりと固定し，穿刺部に圧迫を加えないようにすべきである[3]．たとえば，穿刺部に血圧計のカフを巻いてはならない．ライン全体をよく観察し，治療前後で適切に機能しているかを確認すること．穿刺部が前肘窩部である場合，肘を屈曲すべきではない．その部位にIVラインが入っている歩行可能なクライエントでは，IVバッグがかかっているポールを持つように指示すべきであ

り，それによって穿刺部が心臓と同じ高さになる[3]．穿刺部を下げてしまうと血流を妨げることになる．同じように，ベッドや治療台で治療している時も，穿刺部が適切な状態になるようにすること．長時間にわたって穿刺部が心臓の高さより高くなるような活動は避けるべきである．IVラインに関わる問題は看護スタッフに報告しなければならない．チューブをまっすぐにしたり，チューブに詰まったものを取り除くような簡単な処置は，適切な訓練を受けた作業療法士なら行えるだろう．

カテーテル

尿**カテーテル**は蓄尿や排尿が十分に行えない時に，膀胱から尿を排出させるために使われる[10]．尿はプラスチックのチューブを通して蓄尿バッグや瓶，尿器などに排出される．膀胱括約筋の神経筋のコントロールを傷害するような外傷や疾患などでは尿カテーテルを使用する必要があるだろう．カテーテルの使用は一時的であったり，生涯にわたることもある．

尿カテーテルは内的（留置カテーテル）に，または外的に設置する．女性のクライエントでは尿道から膀胱に挿入した留置カテーテルが必要である．男性では外的カテーテルが使われるだろう．コンドーム型カテーテルは陰茎に取りつけ，陰茎の近位部を粘着剤で，またはパッドを当てたストラップかテープで巻いて保持する．コンドームは排尿チューブと蓄尿バッグにつながっている[3]．

尿カテーテルを装着しているクライエントに作業療法を実施する時，いくつかの点に注意しなければならない．排尿チューブが断裂したり，引き伸ばされないようにし，チューブやカテーテルに張力がかからないようにすること．蓄尿バッグは，膀胱や腎臓に尿が逆流しないように（留置カテーテルの場合），またクライエントを汚さないように（外的カテーテルの場合），数分間以上，膀胱の高さより高くしないようにしなければならない．クライエントを移送する時は，クライエントの膝にバッグを乗せてはならない．尿の浮遊物，色，臭いなどに注意すること．次のような事項は医師または看護師に報告すべきである：強い尿臭，濁り，暗い色，血尿，尿量の減少，尿の浮遊物．蓄尿バッグは一杯になったら空にしなければならない[3]．

カテーテル，特に留置カテーテルを使用しているクライエントの主たる合併症は感染である．クライエントに関わるすべての人は，治療中に清潔を保たなければならない．適切な訓練を受けた人のみがチューブを取り替えたり，つなぎ直すようにすべきである．カテーテルを使っているクライエントに対しては，カテーテルのための計画に従って定期的に治療を行う[3]．

留置カテーテルとしてよく使われるタイプとして，Foleyカテーテルと恥骨上カテーテル（膀胱瘻）の2つがある．Foleyカテーテルは，小さなバルーンを空気または水，生理食塩水で膨らませ，カテーテルを膀胱内に止めておくようにする留置カテーテルである．カテーテルを外すには，バルーンをしぼませてカテーテルを引き抜く．恥骨上カテーテルは下腹部と膀胱を切開し，膀胱に直接挿入するものである．カテーテルはテープで固定するが，特に身辺処理活動の時に抜けたりしないようにしなければならない[3]．カテーテルの装着と排尿管理は，包括的作業療法治療プログラムの一部としてクライエントに教えられることが多い日常生活活動（ADL）である（たとえば，第10章と第36章を参照のこと）．

■感染制御

感染制御法は感染のサイクルを中断する，もしくはバリアをつくるよう考案されており，クライエントや保健医療従事者，その他の人に疾患や感染が拡大しないようにするために使われる．**普遍的予防策**（universal precaution；UP）は**アメリカ疾病対策センター**（Centers for Disease Control and Prevention；CDC）が最初に確立した．これは保健医療従事者をヒト免疫不全ウイルス（HIV）のような感染源や後天性免疫不全症候群（AIDS），B型およびC型肝炎などの疾患から防御するためのものである．UPは，血液や体液に触れることによって**病原体**（感染性微生物）が伝播しないよう，その予防を強調している．CDCは，生体物質隔離策（body substance isolation；BSI）と呼ばれる新しい隔離システムのガイドラインを提唱した．これは，「すべての患者のすべての分泌物や感染の可能性のある生体物質（血液，便，尿，唾液，創浸出液，その他の体液）を隔離する」[8]ことを強調している．CDCの最近のガイドラインでは病院における隔離策として**標準予防策**（standard precaution）を勧めている．これは，初期のBSIとUPを統合したものである．標準予防策は血液，すべての分泌物や体液，粘膜，損傷のある皮膚に適用され，すべてのクライエント

ボックス9-1　標準予防策の要約

1. 鋭利な機器による傷害を防止するよう十分に注意すること．
2. 小さくて体液が滲出しておらず，感染していない皮膚損傷は粘着包帯で覆うこと．
3. 感染したもしくは体液が滲出している損傷や湿性皮膚炎については，監督者に報告すること．
4. くせ（例：爪を噛む）は口腔粘膜が身体表面に付着する可能性が高まるので避けること．
5. 生体物質の飛散を最小限にするような手順を実施すること．
6. 生体物質が飛散する可能性がある時は常に耐水性カバーで環境面を覆うこと．
7. 手袋を着用している，いないにかかわらず，定期的に手を洗うこと．
8. 防護服の不必要な使用を避けること．可能な時はその他の防護法を使用すること．
9. 口腔粘膜や損傷のある皮膚に触れる時，また生体物質に直接触れることが予測される時は常に手袋を着用すること．
10. 生体物質の飛散が予測される時は防護服（例：ガウン，マスク，ゴーグル）を装着すること．
11. ケアの手順や清掃，環境面や機器の滅菌について病院独自の手順があるかを確認すること．
12. 汚染したリネンは，他のクライエントや環境への微生物の伝播を最小限にするような方法で取り扱い，処理すること．
13. クライエントのケアに使用した機器は，感染性微生物の感染を防ぐために適切に取り扱うこと．再利用する機器は完全かつ適切に洗浄されているかを確認すること．

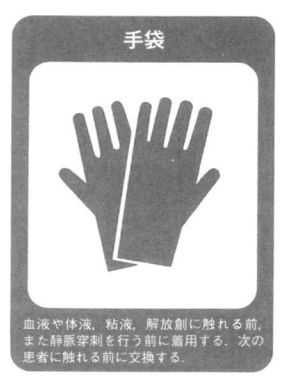

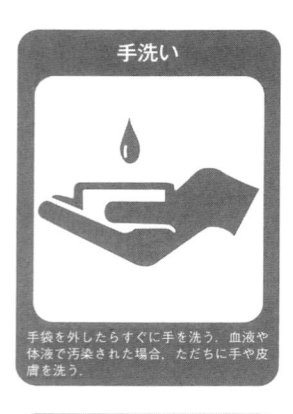

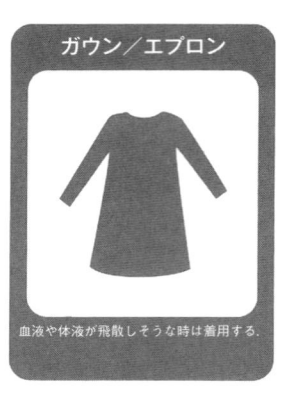

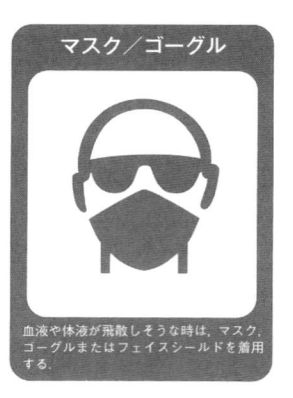

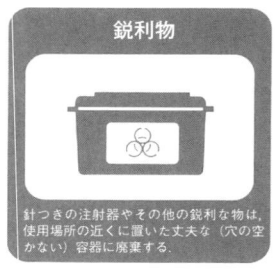

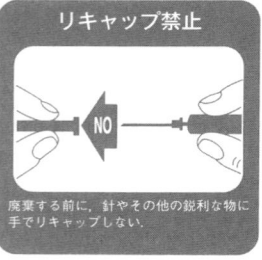

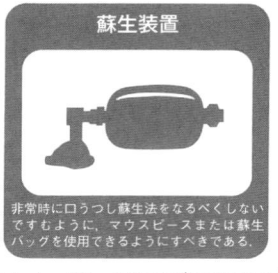

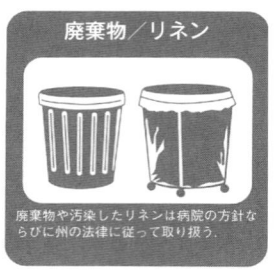

図9-1 血液と体液に関する普遍的予防策（Brevis Corp., Salt Lake City, UT の許可による）

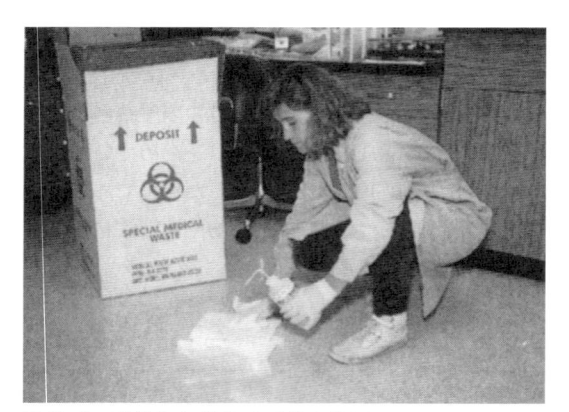

図9-2 飛散した体液は手袋を着用し，ペーパータオルで拭き取るようにしなければならない．そして，それらは感染物用の廃棄容器に入れる．その後，5.25％の次亜塩素酸ナトリウム（家庭用漂白剤）を1：10に薄めたもので消毒する（Zakus SM : Clinical procedures for medical assistants, ed3, St Louis, 1995, Mosby）.

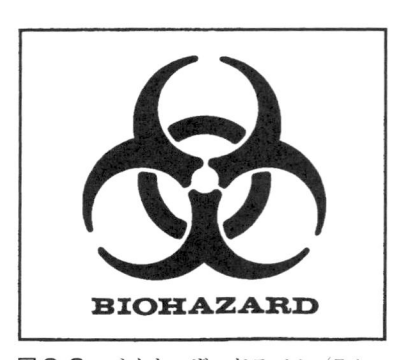

図9-3 バイオハザードラベル（Zakus SM : Clinical procedures for medical assistants, ed3, St Louis, 1995, Mosby）

（感染の有無にかかわらず）に適用される（ボックス9-1，図9-1）[8].

労働安全衛生庁（Occupational Safety and Health Administration；OSHA）は保健医療施設の労働者を保護する規定を出している．すべての保健医療施設では連邦政府が定めた規定を順守しなければならない．

1. 労働者に対して，B型肝炎やHIV，その他の感染症の伝播および予防法について教育を行うこと．
2. 安全および適切な防御機器を提供し，労働者に対してそれらの収納場所と使用法について教えること．
3. 仕事中に伝染する疾患を予防するために，職場で実践されている方法について労働者に教育すること．これには普遍的予防策，クライエントの検体やリネンの適切な取り扱い，飛散した体液の適切な洗浄方法（図9-2），廃棄物の適切な処理方法などが含まれるが，こ

れに限定されるものではない.
4. 廃棄物や鋭利な物品を入れる適切な容器を準備し,感染性廃棄物を区別するための色彩識別システムについて労働者に教育すること.
5. 警告ラベルやバイオハザード (biohazard) サインを掲示すること (図9-3).
6. 仕事でB型肝炎に接する危険性がある労働者に対し, B型ワクチンを接種する機会を提供すること.
7. 伝染性疾患に曝露した労働者に教育とフォローアップケアの機会を提供すること.

OSHAは保健医療施設の労働者の責任についても概説している.その責任については以下のようなものが含まれる.

1. 体液に接触する,あるいは接触することが予想される場合,施設が提供する防御機器や防御服を使用すること.
2. 廃棄物は適切な容器に捨てること.その際,感染物の取り扱いについて理解し,色彩識別した袋もしくは容器を使用すること.
3. 鋭利な器具や針は適切な容器に捨てること.廃棄する前にキャップをはめたり,曲げたり,壊したり,その他の操作的なことをしてはならない.
4. 職場およびクライエントのケアを行う場所を清潔に保つこと.
5. 手袋を外したらすぐに手を洗うこと.その他の時でも,病院や施設の規則に従って手を洗うこと.
6. 針刺しや血液の飛散などにあったら,すぐに直上の管理者に報告し,その後の対処法について指示を受けること.

治療場所や治療に使う物からすべての病原体を除去できないが,感染の可能性はかなり減少させることができる.クライエントが感染する最大の感染源は医療従事者の汚染された手である.手洗い(ボックス9-2, 図9-4)と手袋の使用が,感染サイクルを断つ最も効果的な方法である[4].手袋を使用したから手洗いをしなくてよいというわけではなく,また手洗いをすれば手袋を使用しなくてよいというわけではない.ラテックスの手袋は感染物質から防御する最良のものである.しかし,ラテックスアレルギーがある人も多いので,感染物質に接する機会の少ない仕事(食事の準備,定期的な部屋の掃除,一

ボックス9-2 効果的な手洗い方法

1. 模様のない平板な指輪以外はすべての装飾品を外す.腕時計も外すか,引き上げる.洗浄する部位が完全に露出するようにする.
2. シンクに近づくが,シンクや近くの物には触れないようにする.
3. 蛇口をひねり,適度な温度(ぬるま湯)と飛び散らないように中等度の水流になるよう調整する.
4. 手首と指を濡らし,指先を下に向けて,茶さじ約1杯の液体石けんもしくは顆粒石けんをつける.
5. こすったり,回したり,いろいろな動きで手掌(掌面,側面,背面),指,基節部,指の間などすべての部位を洗う(図9-4A).バンドをしている時は,指先方向に少しずらし,バンドの下になっていた皮膚をこする.
6. 少なくとも15秒間は洗い,指先が下に向くようにし,手と前腕が肘より下になるようにしておく.感染していることがわかっているクライエントを治療した時は,もう少し長い時間洗うようにする.
7. 流水で手をよくすすぐ.
8. 汚染が強いと思われる時は手首と前腕も洗う.
9. 流水で手,手首,前腕をすすぐ(図9-4B).
10. 少なくとも仕事を始める前に1日に1回,そして汚染が強い時はそのたびに,マニキュア用細棒または爪ブラシを使い爪の間を洗う.流水でよくすすぐ(図9-4C).
11. ペーパータオルで手,手首,前腕を拭き取る.手を拭くまで水は流したままにしておく.
12. 他の乾いたペーパータオルで蛇口を閉める(図9-4D).すべてのペーパータオルを適切な容器に捨てる.
13. 必要ならローションをつける.

(Zakus SM: Clinical procedures for medical assistants, ed3, St Louis, 1995, Mosby を改変)

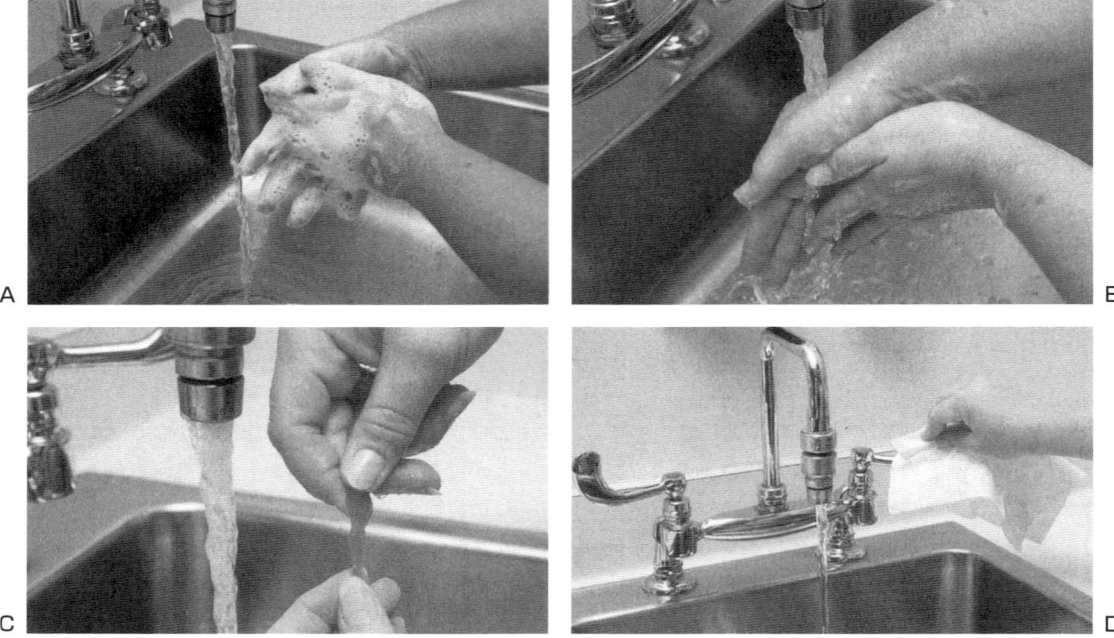

図 9-4 A：手洗い法．指の間を洗うために指を組み合わせる．よく泡立てる．指先が下になるようにしておく．B：指先を下に向けたまま，よく流す．C：マニキュア用綿棒のとがっていない方の端を使って爪の間をきれいにする．D：手を拭いたら，乾いたペーパータオルで蛇口を閉める（Zakus SM : Clinical procedures for medical assistants, ed3, St Louis, 1995, Mosby）

般的な機器整備作業など）では非ラテックスの手袋を使用すべきだろう[5]．また，CDCは手洗いに代わるものとしてアルコール基剤の擦式手指消毒剤の使用を勧めている．これは，速効性があり，皮膚への刺激も少なく，皮膚の微生物を減少させるのに著効がある[4]．

クリニックにおいては，感染管理のために清潔を保つことはもちろん，温度や照明，空気を適切にコントロールすることが重要である．作業エリアや機器は感染していないようにすべきである．

除染とは，「血液由来の病原体が付着した場所もしくは物品が感染力を持たないよう除去もしくは非活性化，破壊することであり，その場所もしくは物品を安全に取り扱う，使用するもしくは廃棄することである」[13]．滅菌または除染する物品は，最初に残存物質を除去すべきである．滅菌は抵抗性の高い細菌を含むすべての微生物を破壊するために使用する．**オートクレーブ**（滅菌器）は蒸気圧で物品を滅菌するものである．滅菌のその他の方法としては，エチレンガス，熱風，化学的な滅菌剤に浸すことなどがある[3]．

環境や再使用物品を洗浄するために各種の滅菌剤が使われる．液体の滅菌剤および洗浄剤を使用する時は，皮膚が繰り返しまたは長期に滅菌剤に接触することを防ぐために手袋を使用すべきである．CDCや地方の保健所，病院の感染管理部門は最も良質の製品やその使用法についての情報を提供している．

クライエントの治療に使う道具や機器は施設の方針と方法に従って洗浄するか，廃棄する．汚染された再使用機器は注意深く容器に入れ，ラベルを貼り，滅菌担当部署に返却する．汚染された廃棄物品は注意深く容器に入れ，ラベルを貼り，廃棄する．

汚染された，もしくは汚物がついたリネンは，取り扱いや区分け，移動を最小限にするようにして廃棄する．適切な袋に入れ，洗濯に出す前にラベルをつけるか，入っているリネンの状態を示す色彩識別

作業療法実践ノート

作業療法士はペンや鍵，紙ばさみなどの個人的な物品（これらの物は頻繁に触れるものであり，汚染されやすいので）を定期的に洗浄し，滅菌すること．

した袋に入れる．その他，玩具や雑誌，個人衛生物品，皿，食事用具などの汚染物品は廃棄するか滅菌する．これらは滅菌されるまでは他者に使用すべきではない．

隔離システム

隔離システムは，伝染性病原体によって汚染もしくは感染することから人または物を防御するために考えられたものである．施設によって各種の隔離方法がとられている．確実に防御するために，すべての保健医療従事者は自分の施設で使われている隔離法を理解し，それに従うことが重要である．CDCは**感染経路別予防策**を提唱している．これは，「病院において感染を防止するために，標準予防策以上の予防策が必要な，感染性の強いもしくは疫学的に重要な病原体に感染した，または感染が疑われる患者のために考案された」[8]．感染経路別予防策には接触予防策，飛沫予防策，空気予防策の3種類のものがあり，感染性伝播を制御するために単独で，あるいは組み合わせて使われる．CDCはそれぞれの感染制御法を提唱している．

感染経路別予防策が必要な場合，クライエントが伝播性疾患を罹患している時は，一般に他のクライエントや病院の環境から隔離される．隔離には，他者に疾患を伝播させる可能性を軽減するために，クライエント1人または同じ疾患をもつクライエントを個室に収容することが含まれる．クライエントの部屋に入る時は，すべての人は感染制御法に従わなければならない．必要な方法は感染器官および感染経路ごとに決められている（つまり，空気感染，直

厳重隔離

お見舞いの方へ：病室に入る前に，ナースステーションにお知らせ下さい

1. 入室される方すべてにマスクの着用が必要です．
2. 入室される方すべてにガウンの着用が必要です．
3. 入室される方すべてに手袋の着用が必要です．
4. 患者さんに触れた後または汚染された物品に触れた可能性がある時，そして他の患者さんのケアをする前には手を洗わなければいけません．
5. 感染性物質で汚染された物品は廃棄しなければいけません．または，除染および再使用のために滅菌部署に送る前に，袋に入れラベルを貼らなければいけません．

A

気道感染隔離

お見舞いの方へ：病室に入る前に，ナースステーションにお知らせ下さい

1. 患者さんに接近される方はマスクの着用が必要です．
2. ガウンの着用は不要です．
3. 手袋の着用は不要です．
4. 患者さんに触れた後または汚染された物品に触れた可能性がある時，そして他の患者さんのケアをする前には手を洗わなければいけません．
5. 感染性物質で汚染された物品は廃棄しなければいけません．または，除染および再使用のために滅菌部署に送る前に，袋に入れラベルを貼らなければいけません．

B

図9-5 A：厳重隔離の掲示．黄色のカードに書き，クライエントの部屋のドアに，またはドアの横に貼っておく．
B：気道感染隔離の掲示．青色のカードに書き，クライエントの部屋のドアに，またはドアの横に貼っておく

接または間接的接触感染，飛沫感染）．どの予防策が必要であるかは色彩識別カードで示し，クライエントの部屋のドアまたはドアの横に掲示しておく．厳重隔離および気道感染隔離の方法を図9-5に示した．ガウンやマスク，帽子，手袋などの防護服が必要である．クライエントのもとを離れる前に，介護者は部屋を出る前に防護服を脱ぎ，それらを特定の場所もしくは容器（保管，洗濯，滅菌，破棄）に入れるようにしなければならない．感染経路別予防策が必要な疾患の例には結核，SARS，水痘症，麻疹，髄膜炎などがある[8]．

クライエントの疾患（例：熱傷もしくは全身性感染）によっては感染しやすい状態になることがある．このようなクライエントの場合，予防隔離室に収容する．この場合，クライエントに病原体が感染することを防止するために，クライエントの部屋に入る者は防護服を着用する．防護服を着用する順序と方法は，それを脱ぐ時の順序と方法よりも重要である．

院内感染は病院環境においては重要な問題である．アメリカ合衆国の病院の患者の約5%が臨床的に重要な院内感染を起こしている[8]．作業療法士は，無用に感染を拡大しないように感染制御法についての適切な教育と訓練を受けるべきである．

■事故および救急処置

作業療法士は医療的な救急処置を必要とする各種の状態に対応でき，医師や救急隊員，看護師などの資格のあるスタッフの援助を得た方が良い状態であるかを判断できる必要がある．病院ではそのような援助を得ることは比較的容易であるが，作業療法士がクライエントの自宅や外来クリニックで治療を行う場合は，それらの援助が得られるまでに時間がかかる時がある．すぐに利用できる救急の電話番号を覚えておいた方がよい．作業療法士は事故が発生した時に，救急処置を開始する前または後に援助を要請した方がよいかを判断できる必要がある．

すべての作業療法士は**心肺蘇生法**（cardiopulmonary resuscitation；CPR）の認定資格を受け，基本的な救急処置の訓練を受けるべきである．訓練や認定資格はアメリカ循環器学会（American Heart Association）（www.americanheart.org）やアメリカ赤十字社（American Red Cross）（www.redcross.org）で受けることができる．

安全法を守ることで多くの事故を防ぐことができる．しかし，作業療法士は損傷の可能性に常に注意を払い，予期しないことが起こる可能性があることを想定しておかなければならない．ほとんどの施設では，守るべき方針や方法を有している．一般に，クライエントに損傷が加わる可能性がある場合，以下に従うべきである．

1. 援助を求める．クライエントを1人にしてはならない．クライエントにさらに損傷が加わることを避け，救急処置を行う．
2. 救急処置が終わったら，施設の方針に従って事故の報告書を作成する．クライエントやその他の関係者と事故について話し合ってはならない．また，誰に対しても過失を示唆するような情報を提供してはならない[13]．
3. 事故を監督者に届け出，組織内の適切な人が事故報告書をファイルしておく．

転倒

クライエントが移動している時は，常に転倒の危険性がある．作業療法士は，治療を始める前に環境を整えることで，転倒の危険性を減らせる．これには，移動動作中の歩行ベルトの使用，危険性のある物の除去，転倒傾向があるクライエントを座らせるために車いすまたはいすを用意しておくことなども含まれる．作業療法士は注意を払い，クライエントがバランスを失いそうになった時に素早く反応することで，転倒による損傷を防止できる．適切な保護法を練習しておくべきである．多くの場合，クライエントをまっすぐに保つために，自然の推進力に抵抗する方がよい．あるいは，クライエントが床や固い物体に当たる時に作業療法士は注意深く介助して，その衝撃を和らげる．

クライエントが前方に倒れそうになった場合，以下のステップをとる：歩行ベルトをしっかり持って

倫理的配慮

救急処置の遅れがクライエントの生命を脅かすことにならない限り，ほとんどの場合，救急処置を始める前に援助を要請した方がよい．

クライエントを抑える．骨盤を前方に押すと同時に肩または前胸部を後方に引く．クライエントをまっすぐに立たせたら，損傷がないかを確認する．短時間支えるために，クライエントを作業療法士に寄りかからせた方がよい．クライエントが前方に倒れるのが早い場合，なるべく直立位を保つようにしながら，床に向かって手を伸ばすようクライエントをゆっくり導き，歩行ベルトとクライエントの肩を後方にゆっくり引き，転倒の勢いがゆっくりになるようにする．クライエントが床に向かって動くにつれて，作業療法士の足を進める．手が床に着いたら，転倒の衝撃を和らげるために肘を曲げるようクライエントに指示する．顔面への損傷を避けるために，頭部をどちらか一方に向けるようにさせる．

クライエントが後方に倒れそうになった場合，以下のステップをとる：クライエントの背部と作業療法士の身体が直角になるよう作業療法士の身体を回旋させ，作業療法士の一側の肩が触れるようにする．同時に両足間が広くなるようにする．クライエントの骨盤を前方に押し，クライエントを作業療法士の身体に寄りかからせるようにする．そして，クライエントがまっすぐに立てるように介助する．クライエントが後方に倒れるのが早い場合，クライエントの背部と作業療法士の身体が直角になるよう作業療法士の身体を回旋させ，作業療法士の一側の肩が触れるようにする．同時に両足間が広くなるようにする．作業療法士に短時間寄りかかるか，作業療法士の大腿部に座るようクライエントに指示する．歩行ベルトと良いボディメカニクスを使って，クライエントを床に座らせる必要があるかもしれない．

熱傷

一般に，作業療法で起こりやすいのは小さなI度熱傷である．これは，基本的な応急処置物品で治療することができる．少しでも皮膚が炭化していたり，失われていたり，水疱が見られたら，救急処置を行うために専門家に連絡をとるべきである．皮膚が赤くなったI度熱傷の場合，以下のステップをとる[7]．

1. 熱傷部位を冷水（氷入りではない）で洗浄するか，冷水に浸しておく．
2. きれいな包帯または滅菌包帯で覆う．
3. 熱傷部位にクリームや軟膏，バターなどを塗ってはならない．これは，熱傷部位を覆ってしまい，感染を起こしたり，治癒を遅らせる原因となる．
4. 医師が熱傷の評価を行えるよう事故の報告をする．

出血

裂傷は微少出血や多量出血の原因となる．応急処置の目的は，創部の汚染を防止し，出血をコントロールすることである．出血を止めるには以下のステップをとる．

1. 自分の手を洗い，感染防止用の手袋をつける．創部の治療をしている時は手袋をつけたままにしておく．
2. きれいなタオルまたは滅菌包帯を創部に当て，その上を圧迫する．これらがない時は，手袋をはめた手を使う．
3. 創部への血流を減少させるために，創部が心臓よりも高くなるようにする．
4. **消毒薬**もしくは水で創部を洗浄する必要がある時もある．
5. クライエントには安静にするように指示し，四肢を使わせないようにする．
6. 動脈損傷がある場合（血液が噴き出すことでわかる），創部より近位部で動脈に間欠的で直接的な圧迫を加える必要がある時がある．上腕動脈の圧迫点は上腕内側で，肘と腋窩の中間部である．
7. 止血帯の使用法を学んでいない場合，これは使用しないこと．

ショック

ショック状態は次のような原因で起こる可能性がある：出血多量や敗血症，呼吸困難の結果として，あるいは背臥位から直立位に姿勢を変えた反応として，高熱やアナフィラキシー（重度のアレルギー反応）の反応として．ショックは血圧低下や心駆出量低下の原因となり，結果として器官や組織への循環不全を起こす．ショックの徴候や症状には次のようなものがある：顔面蒼白，汗ばみ，皮膚温低下，浅く不規則な呼吸，瞳孔拡大，弱いまたは早い脈拍，めまいまたは吐き気，意識レベルの変化[7]．ショックと失神を混同してはならない．失神では脈拍は遅

くなり，顔面蒼白，発汗を起こす．また，一般に横になるとすぐに回復する．クライエントにショックの徴候が見られたら，以下のようなステップをとる[7]．

1. ショックは生命の危険性があるので，できるだけ早く医師などの援助を依頼する．
2. ショックの原因を特定するようにし，可能ならばそれへの対応策をとる．血圧，呼吸，脈拍をモニターする．
3. クライエントを背臥位にし，下肢よりも頭部がやや低くなるようにする．頭部や胸部に損傷がある場合，また呼吸障害が見られた場合，頭部と胸部をやや高くする必要がある．
4. 身体を温めてはならないが，必要に応じて前頭部に氷嚢などを当て，身体は薄い毛布で覆い体温の低下を防ぐ．
5. 力むようなことをさせてはならない．救急隊が到着するまで，クライエントを安静にしておく．

痙攣発作

痙攣発作は特定の疾患や脳損傷，薬物が原因で起こる．作業療法士は痙攣発作を認識し，クライエントが傷害を受けることのないよう適切な行動がとれなければならない．一般に，痙攣発作を起こすクライエントは数秒間硬直し，次に全身に震えるような痙攣を起こす．顔面は蒼白になり，最大50から70秒間の呼吸停止を起こす．その間あるいは痙攣発作後に括約筋のコントロールが失われ，不随意的に尿もしくは便の失禁を起こすことがある[7]．クライエントに痙攣発作の徴候が見られたら，以下のようなステップをとる[7]．

1. クライエントが損傷を受けるような物がない安全な場所に移し，臥位にする．痙攣発作を抑えようとしたり，制御しようとしたりしてはいけない．
2. 衣服の首回りを緩め，クライエントの頸部を気道が確保できるよう介助する．
3. クライエントの口にはいかなる物も入れてはいけない．これは，口を傷つけるおそれがある．
4. クライエントから鋭利な物（眼鏡，家具，その他）を取り外し，損傷を防止する．
5. 痙攣発作が落ち着いたら，気道を確保し，嘔吐物などを吸い込まないように，クライエントを側臥位にする．
6. 痙攣発作が消失したら，安静にする．クライエントはしばらくの間，混乱状態を経験するかもしれない．プライバシーを守るために毛布で覆うか，ついたて（スクリーン）で目隠しをした方がよいだろう．
7. 医師などの援助を依頼する．

インシュリン関連疾患

作業療法ではインシュリンに関連した病歴を持ったクライエントを対象とすることが多い．これらはインシュリンのレベルが過度に不適切であるもの（高血糖症）もしくはインシュリン過剰（低血糖症）によるものである[7]．作業療法士が，表9-1に示したような低血糖症（インシュリン反応）と糖尿病性昏睡を起こす高血糖症（ケトアシドーシス）を判別できることは重要である．両者とも意識消失を起こすが，医学的治療法は全く異なる．

インシュリン反応（インシュリンショックとも言われる）は全身のインシュリンが過剰であるか，食物や糖分の摂取が少なすぎるか，身体活動が過剰である場合に起こる[7]．クライエントの意識がある場合，何らかの糖分（例：キャンディーやオレンジジュース）を与える．意識がない場合，グルコースの静脈注射を行う．安静にし，すべての身体活動を中止する．この状態はケトアシドーシスほどは重度ではないが，可能な限り早く正常な状態に戻るようにすべきである．

表9-1　インシュリン関連疾患の警告徴候および症状

	インシュリン反応（インシュリンショック）	ケトアシドーシス（糖尿病性昏睡）
発症	突然	緩徐
皮膚	湿性，蒼白	乾燥，紅潮
行動	興奮，動揺	傾眠
呼気臭	正常	甘ったるい
呼吸	正常から浅い	深い，努力性
舌	湿性	乾燥
嘔吐	なし	あり
空腹感	あり	なし
喉の渇き	なし	あり

高血糖症は，糖尿病のクライエントが十分なインシュリンが摂れなかった場合や，処方された食事療法から著しく偏った場合に起こる．ケトアシドーシスと脱水が起こり，治療されない場合，糖尿病性昏睡と突然死が起こることがある[7]．この状態は，専門家による即時の医療的な救急処置を必要とする状態であると考えるべきである．クライエントには糖分を与えるべきではない．一般に，インシュリンの注射が必要であり，次いで生理食塩水の静脈注射を行う．看護師または医師は，できるだけ早く処置を行うべきである．

呼吸困難

呼吸困難制御肢位は呼吸困難なクライエントの息切れを軽減するために用いられる[9]．クライエントは反応性の良い，閉塞しない気道を確保しなければならない．高ファウラー肢位（図9-6A）はベッド上で使われる．ベッドの背は90°に起こす．可能ならば，クライエントの足部を支持するために足底板を用いる．起坐呼吸肢位（図9-6B）は坐位もしくは立位で用いる．どちらの肢位でも，クライエントは体幹をやや前屈みにし，前腕を机またはカウンターに乗せて上半身を寄りかからせるようにする．鼻から吸って，すぼめた口からゆっくり吐くという口すぼめ呼吸は呼吸困難を軽減し，呼吸率を改善するのに役立つ[9]（詳細については第44章を参照のこと）．

窒息および心停止

すべての保健医療従事者は窒息あるいは心停止したクライエントの治療に関する訓練を受けるべきである．アメリカ循環器学会およびアメリカ赤十字社では救急法のコースを提供している．以下は基本的な手技に関する簡単な記述であり，救急法の訓練の代替となるものではないことに注意すること．

窒息は非常に緊急性を要する状態である．呼吸停止の状態をただちに認識し，適切な処置をとることが重要である．意識のある成人もしくは1歳以上の幼児が対象である場合，以下の手順に従う．

1. 「喉が詰まっているか？」とクライエントに質問する．クライエントが話せる場合もしくは咳が十分にできる場合，クライエントが自ら物を吐き出そうとするのを妨げてはならない．
2. クライエントが話や咳，呼吸ができない場合，口の中をチェックし，異物が見える場合はそれを取り除く．
3. クライエントが話や咳ができない場合，クライエントの後ろに回る．クライエントの腹部（臍部のやや上かつ横隔膜の下）に両手を当

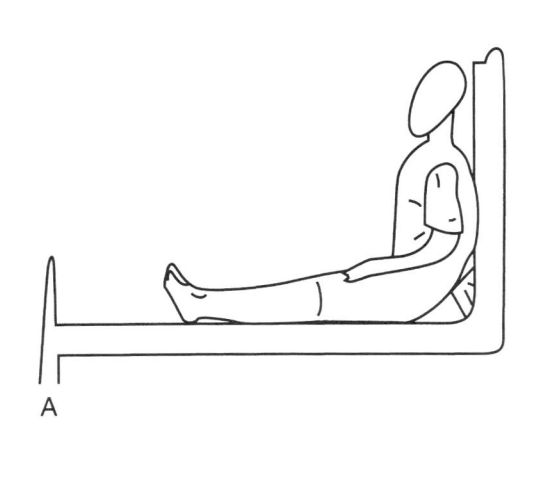

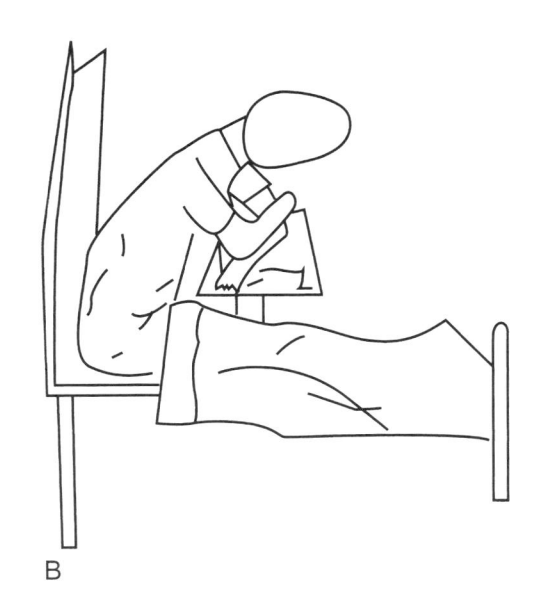

図9-6　A：高ファウラー肢位．B：起坐呼吸肢位

4. 一方の手を強く握り，もう一方の手でそれをつかむ．クライエントの腹部をやや上方に3ないし4回，強く素早く押す（ハインリッヒ法）．閉塞していた異物が取り除かれるか外れるまで，あるいはクライエントの意識が戻るまで，この方法を続ける．
5. 医療的な援助を求める．

意識のない成人もしくは1歳以下の幼児を対象とする場合，以下の手順に従う．
1. クライエントを背臥位にし，救急通報する．
2. クライエントの口を開け，指で異物を確認し，取り除くようにする．
3. 頭部を傾け，顎を持ち上げるようにして気道が開くようにする．口うつし法で人工呼吸を試みる．うまくいかない場合，クライエントの背部にひざまずくか，クライエントの上に跨り，5回腹部を素早く押す（ハインリッヒ法）．そして，口の中の物を取り除き，人工呼吸を続ける．これを繰り返す必要があるだろう．異物が取り除かれるか，救急隊が到着するまで続ける．

異物が取り除かれたら，クライエントの心肺機能を安定させるためにCPR法を開始する必要があるだろう．以下はCPRのために推奨される方法である[12]．
1. クライエントを優しくゆすり，「大丈夫ですか？」「どんな感じですか？」と尋ねながら，クライエントの状態を確認する．
2. 反応がない場合，固めのベッドや床に背臥位にする．顎を持ち上げ，前額部を下方に押して頭部を傾け，気道が開くようにする．
3. 胸または腹部の動きを観察するか，呼吸音を聞くか，クライエントの口に頬を近づけて息を感じるかして呼吸状態を確認する．呼吸している様子がなかったら，あるいは呼吸していなかったら，人工呼吸法を開始すべきである．
4. クライエントの鼻をつまんで閉じ，気道を確保するために頭部を傾けたままにしておく．息を2回吹き込み，循環を確認する．口うつし法を開始する前に，清潔な布をクライエントの口にかけることを好む人もいる．介助者とクライエントの口が接触しないように，また唾液や嘔吐物に触れないようにするために，可能ならばプラスチックの挿管チューブを使うこともできる．
5. 頸動脈で脈拍を確認する．脈を触れる部位を特定するのが難しいことが多いので，生命徴候－呼吸，動き，意識も合わせて観察する．脈や意識がない場合，外的な胸部圧迫を始める必要がある．
6. 胸部圧迫を始めるために，クライエントの横にひざまずく．片手の手根部を剣状突起直上の胸骨に当て，もう一方の手をその上に添える．介助者の肩が剣状突起の真上に来るようにし，肘を伸展したまま，胸骨が約3〜5cm沈む程度に下方に強く押す．押す力を抜いた時も，両手は胸骨から離さないようにする．力を抜く時と押す時の時間は同じであるようにする．このためには，それぞれの時に，頭の中で「1, 2, 3」と数えるようにする．
7. 他者の補助なしに1人で蘇生法を行う時は，胸を15回押し，2回息を吹き込む．ほぼ1分間に100回の割合で押すようにすべきである．これを救急隊が到着するか，クライエントが自発的な呼吸や循環が可能となるまで続ける．1人の場合，大声で助けを求めるようにする．もう1人の援助が得られた場合，その人は蘇生法の介助を始める前に，専門の救急隊に連絡をとるようにする．ほとんどの場合，クライエントは入院および医師の診察が必要である．

（注意：頸椎に損傷があるクライエントの気道を確保する際には，十分な注意が必要である．このような場合，顎を持ち上げるが頭部は後傾しないようにする．これで気道が開かない場合，気道が開くまでゆっくり，優しく頭部を傾けるようにする．）

これらの方法は成人および8歳以上の子どもに適用できる．新しいCPRガイドラインでは，反応のない成人や8歳以上の子どもにCPRを開始する前に，救急救命士が救命救助（911など）を開始することを勧めている．クライエントが「救命処置拒否（do not resuscitate；DNR）」と明らかに表明している場合には，CPRは禁忌である．これについて

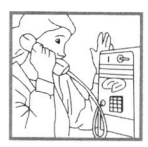

ステップ1　911に電話する.
ステップ2　頭部を傾けて顎を上げ,呼吸状態を確認する.
ステップ3　2回,息を吹き込む.
ステップ4　脈を確認する.
ステップ5　手を胸の中央に当てる.
ステップ6　胸を約5cmしっかり押す.15回繰り返す.

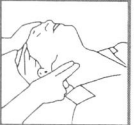

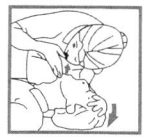

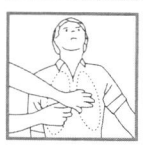

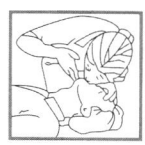

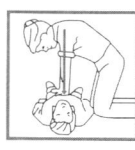

図9-7　標準的な心肺蘇生法
(www.learncpr.org/pocket.html)

ケーススタディ：ドンナ（その2）

クライエントや職員にとって作業療法クリニックが安全な環境となるよう適切に準備するために,クライエントの安全,医療的救急,感染制御,特殊機器の注意に関する明確な方針と手順を開発し,提供する必要がある.本章の最初に呈示したケーススタディにおいて,作業療法サービス部門の責任者であるドンナはそのような方針や手順を開発する責任があった.すべての作業療法職員がCRPや救急法の認定者となることが必須となるべきである.職員用マニュアルは,職員が一般的安全基準や感染制御基準の手引きとなる.さらに,新しく採用された職員に対して,クライエントの治療に使うであろう各種の特殊な医療機器に精通するための現職教育を開発すべきである.

ドンナがこれらの方針や手順を確立することを援助するために利用できる多くの資源がある.アメリカ疾病対策センター(www.cdc.gov)や労働安全衛生庁(www.OSHA.gov),国立健康研究所(www.NIH.gov)は,健康基準や感染制御,医学研究,職場環境の安全に関する最新の情報を提供している政府の機関である.救急処置や窒息,CRPについての情報は,アメリカ赤十字社のほとんどの地方事務所で入手できる.さらに,救急処置の情報はいろいろなウェブサイトで入手できる.

は,診療記録に明確に記載しておくべきである.CPR法の図や指示(図9-7)については,アメリカ循環器学会の各地方の事務局やさまざまなウェブサイトから入手可能である.

[要約]

すべての作業療法職員は,自身およびクライエント,訪問者,その他の人の安全性を確保する法的責任および専門職としての責任を負っている.作業療法士は緊急事態に素早く,確実に,落ち着いて対処できるよう準備しておかなければならない.安全法の一貫した使用はクライエントと職員の両者の事故を軽減でき,治療に要する時間と費用を軽減できる.

[復習のための質問]

1. クライエントや近親者にさまざまな緊急事態に対処するためのガイドラインを教えることが重要なのはなぜか？
2. クライエントの安全を改善するために使うことができる行動を少なくとも4つ挙げよ.
3. 治療を開始する前にクライエントの診療記録を調べることが重要であるのはなぜか？
4. 人工呼吸器を使用しているクライエントの治療に適した活動にはどのような種類があるか？　その活動を行う際にどのようなことに注意すべきか？
5. 以下の用語を定義せよ：IVライン,Aライン,NGチューブ,TPNもしくは経静脈高

カロリー輸液，カテーテル．
6. 標準予防策について説明せよ．
7. すべてのクライエントに標準予防策を適用することが重要なのはなぜか？
8. 手洗いの適切な方法を実演せよ．
9. クライエントの緊急事態にどのように対処すべきか？
10. インシュリン反応とケトアシドーシス（糖尿病性昏睡）とを区別せよ．それぞれの状態に対して適切な医療的治療にはどのようなものがあるか？
11. 前方および後方に倒れそうになった対象をどのように介助するかについて述べよ．
12. 高度な医療的援助を得る必要がある緊急事態と作業療法士が単独で対処できる状況にはどのようなものがあるか？

引用文献

1. American Occupational Therapy Association: Occupational therapy code of ethics, *Am J Occup Ther* 54:614, 2000.
2. American Occupational Therapy Association: Occupational therapy practice framework: domain and process, *Am J Occup Ther* 56(6):609, 2002.
3. Bolander VB, editor: *Sorensen and Luckmann's basic nursing: a psychophysiologic approach*, ed 3, Philadelphia, 1994, WB Saunders.
4. Centers for Disease Control and Prevention: Guideline for hand hygiene in health-care settings, *MMWR* 51(RR-16):1, 2002.
5. Dubois R: Preventing complications of immobility. In Bolander, VB, editor: *Sorensen and Luckmann's basic nursing: a psychophysiologic approach*, ed 3, Philadelphia, 1994, WB Saunders.
6. Ekelman Ranke BA, Moriarty MP: An overview of professional liability in occupational therapy, *Am J Occup Ther* 51(8):671, 1996.
7. Frazier MS, Drzymkowski JW: *Essentials of human diseases and conditions*, ed 3, St Louis, 2004, Elsevier.
8. Garner JS, Hospital Infection Control Practices Advisory Committee: Guideline for isolation precautions in hospitals: from the US Department of Health and Human Services, Centers for Disease Control, *Infect Control Hosp Epidemiol* 17:53, 1996.
9. Migliore A: Management of dyspnea: guidelines for practice for adults with chronic obstructive pulmonary disease, *OT Health Care* 18(3):1, 2004.
10. *Mosby's medical, nursing and allied health dictionary*, ed 6, St Louis, 2002, Mosby.
11. Occupational Safety and Health Administration: *Hospital etool: ergonomics*, http:www.osha,gov/SLTC, etools/hospital/index.html.
12. Ornato J: Emergency cardiovascular care: new guidelines for basic life support, *J Critical Illness* 16(9):416, 2001.
13. Pierson FM: *Principles and techniques of client care*, ed 2, Philadelphia, 1999, WB Saunders.

第3部
作業遂行と遂行領域：評価と介入
Occupational Performance and the Performance Areas : Evaluation and Intervention

第10章
日常生活活動
Activities of Daily Living

Diane Foti
Lisa M. Kanazawa
（山口 昇 訳）

キーワード

日常生活活動
生活関連活動
クライエント中心のアプローチ

自立度
家庭訪問による評価
アクセスのしやすさ

逆方向の連鎖

学習目標

本章を学習することで，学生および臨床家は以下のことが可能になるだろう．

1. 日常生活活動（ADL）と生活関連活動（IADL）を定義できる．
2. 標準化されたADL評価法を2つ挙げることができる．
3. 評価におけるクライエント中心のアプローチを説明できる．
4. 自立度を定義できる．
5. ADLおよびIADL評価の一般的方法を説明できる．
6. 家庭訪問による評価の利点を説明できる．
7. ADL評価と訓練プログラムの結果を記録し，要約する方法を説明できる．
8. ADLを教える各種の方法を述べることができる．
9. 支援機器を選択する時の考慮点を述べることができる．
10. 関節可動域（ROM）制限，筋力低下，協調性障害，対麻痺，四肢麻痺，視覚障害のある人のADL方法を述べ，遂行し，教えることができる．

この章の概要

日常生活活動および生活関連活動の定義
作業遂行領域の評価
日常生活活動および生活関連活動の作業分析と訓練における考慮点
日常生活活動および生活関連活動の遂行分析
　一般的方法
　日常生活活動評価の結果の記録
生活関連活動
　家庭管理の評価

家庭訪問による評価
金銭管理
生活圏内移動
健康管理と維持
日常生活活動および生活関連活動の訓練
　日常生活活動の指導法
　日常生活活動の経過記録
　支援技術と福祉機器
特殊な日常生活活動技法
　ROM制限もしくは筋力が低下し

たクライエントのADL
協調性障害のあるクライエントのADL
片麻痺もしくは一側上肢のみを使用するクライエントのADL
対麻痺のあるクライエントのADL
四肢麻痺のあるクライエントのADL
視覚障害のあるクライエントのADL
要約

日常生活活動（ADL）および**生活関連活動**（instrumental activities of daily living；IADL）*とは，毎日の身辺処理活動，機能的移動，コミュニケーション，家事，地域内移動などを含む作業遂行の領域である[2, 8, 27]．これらの重要な生活上の課題の評

*訳者注：IADLは手段的日常生活活動とも訳されるが，日本語としては生活関連活動が適切な表現であると考えられるので，本書では後者を用いる．

ケーススタディ：アンナ（その1）

アンナは24歳の女性，交通事故によりC7脊髄損傷（SCI）となった．事故の前は，アンナは寝室が2部屋，浴室が1部屋ある家に，夫と2歳の娘と住んでいた．アンナの母は，アンナが事故にあってから孫娘の世話をしている．事故前，アンナはパートタイムで経理の仕事をしており，教会へも熱心に通っていた．

事故以前のアンナの典型的な平日の過ごし方は，朝に娘を保育園まで車で送っていき，昼食後に娘を迎えに行って家に帰る．そして，食事の準備や雑用をこなし，家のお金を管理し，買い物に行くというものであった．アンナの夫は夕食前に帰ってきて，娘が寝る前の世話や，家の周りの畑仕事などをしていた．

アンナと夫は，アンナがリハビリテーション施設から退院した時にアンナが必要とするであろう介助量が気にかかっている．彼女は身辺処理に介助が必要であるかもしれないと心配しているが，できるだけ自立したいと希望している．理想を言えば，彼女は以前の家の仕事，特に娘の世話ができるようになりたいと思っている．アンナは娘を保育園へ迎えに行って，その日の話を聞くことができなくなっていて寂しいと言っている．

理解を深めるための質問
1. アンナが優先的に行いたいと考えている作業遂行の領域は何か？
2. アンナが最大限に自立したい，あるいは自立する必要があると表明している作業遂行の領域の活動は何か？
3. ADL訓練に加えて，実施したほうがよいその他の評価や治療には何があるか？

価と治療は，すべての保健医療サービスにおいて，長い間，作業療法プログラムの重要な一部をなしていた．個人のニーズを処理したり，環境を管理する能力を失うと，自尊心の喪失や深い依存感覚が生じる．家族の役割も変化し，配偶者のどちらかがADLやIADLを遂行する能力を失うと，そのパートナーは介護者としての機能を果たさなければならなくなる[23]．

作業療法実践の枠組み（OTPF）によれば，作業療法士は作業プロフィールの作成に適していると考えられるクライエントや介護者，家族などから情報を集め，作業分野に対するサービスを開始する．作業療法士とクライエントは協働して，クライエントがADLやIADLなどのどの作業分野に参加したいと望んでいるか，または必要性があるか，そしてクライエントにとってどの活動が重要なのかを決定する．また，作業療法士はこれらの作業遂行を妨げている身体的，認知的，社会的，情緒的障害を取り除いたり，軽減することにも関係する．障害の特徴や回復の予後によって，日常活動を行うための新しい方法の学習や支援用具（assistive device）使用の必要性が一時的なものか，あるいは永続的なものなのかが決まる．

■日常生活活動および生活関連活動の定義

日常の活動は**日常生活活動**（ADL）〔日常生活の身の回り活動（personal activities of daily living；PADL）または基本的日常生活活動（BADL）とも呼ぶ〕および**生活関連活動**（IADL）の2つに分けることができる．ADLが基本的な技能を必要とするのに対し，IADLはより高度な問題解決技能や社会技能，環境とのより複雑な相互作用を必要とする．ADLには身の回り動作（セルフケア），機能的移動，性的な活動，睡眠／安静が含まれる[2]．IADLにはコミュニケーション機器の使用，健康の管理と維持，家庭管理，食事の準備や清掃，地域内移動などが含まれる（ボックス10-1）．

■作業遂行領域の評価

作業遂行の包括的評価はクライエントとの協働作業であり，クライエントが何を望み，その評価によってどのような必要性があるか，参加に対する障壁や支援方法には何があるかを決定する[2]．作業遂行の領域にはADL，IADL，教育，労働，遊び，

ボックス 10-1　ADL と IADL の活動

日常生活活動（ADL）
入浴／シャワー
排尿および排便管理
更衣
食事
機能的移動
個人的機器の手入れ
衛生および整容動作
性的な活動
睡眠／安静
トイレ動作

生活関連活動（IADL）
他者の世話
ペットの世話
子どもの養育
コミュニケーション機器の使用
地域内移動
金銭管理
健康の管理と維持
家庭管理
食事の準備と片づけ
安全手続きと緊急時の対応
買い物

(Data from American Occupational Therapy Association : Occupational therapy practice framework : domain and process. Am J Occup Ther 56（6）: 620, 2002)

余暇活動，社会参加が含まれる．作業療法士の役割は，背景状況における参加を支援するために作業に従事するようにすることである[2]．障害をもった人が，これらの作業分野の各活動のバランスを回復するよう援助することが重要である．その際に，その人の個性，技能，制限，ニーズ，文化的価値，生活様式を考慮する必要がある．

　OTPF に述べられている作業療法の過程には，大きく分けて評価，介入，成果の3つがある．この過程では，クライエントとは個人，グループ（家族），住民（地域）を指す．この過程は動的で協働的であり，クライエントを中心に進められ，成果にはクライエントの作業への参加状況が含まれる[2]．
　クライエント中心のアプローチでは，作業療法士はクライエントや家族，介護者と協力し，作業療法の過程をクライエントの優先順位に合わせ，成果に向かって能動的な参加を促す．評価は，作業プロフィール，遂行状況に影響を及ぼしている技能やパターン，要因についての遂行分析からなる．

　評価過程にトップダウンアプローチを用い，作業療法士はクライエントの作業歴と興味を理解することから始める．評価には，毎日のまたは毎週のスケジュール（第4章参照），活動形態配列表（activities configuration），興味チェックリスト（interest checklist），作業役割歴（occupational role history）などが含まれる[9, 13, 23, 25, 33]．

　クライエントの価値観や教育歴，職業歴，職業的興味や計画についてのデータを集めるために活動形態配列表を使う．興味チェックリストは，以下の5領域の活動についての興味の度合いを決定するために使う：(1) 手先を使う作業，(2) スポーツ，(3) 社会的レクリエーション，(4) ADL，(5) 文化的および教育的活動[23]．作業役割歴は，仕事と余暇活動における役割のバランスを確認するために用いる[13]．興味チェックリストと作業役割歴は精神障害のあるクライエントを対象として開発されたものであるが，身体障害のあるクライエントにも適用できる．

　評価過程にボトムアップアプローチを使う場合，特定の遂行技能もしくはクライエント要因の問題を明らかにすることに重点を置いている．しかし，このアプローチでは，特定の技能もしくはクライエント要因が，ある作業に携わるためのクライエントの能力にどのように影響しているかは明らかにできないかもしれない[14]．たとえば，クライエントの繊細な運動コントロールが障害されていることがわかったとする．全般的な評価では，クライエントは靴ひもを結んだり，服のボタンを留めるといった簡単な課題が困難であることが明らかになった．興味チェックリストや作業役割歴を聴取することで，作業療法士は，繊細な運動コントロールの障害がコンピュータを操作する仕事に影響したり，宝石作りの趣味を継続する能力を制限しているということもわかる．2つの評価アプローチ法を別々に説明したが，熟練した作業療法士は臨床においてこの2つの方法を混然として使用している．遂行技能の障害が明らかになれば，その原因となっている身体機能の障害も理解できる．そして，身体機能要因を回復させることができるか，そのための治療法を提供できるか，あるいは作業遂行を改善するために代償的方

法が必要かといったことを作業療法士は決定できる．

面接と遂行分析によって，クライエントの作業遂行の全体像を導き出すことができる．作業遂行の障害や不均衡が明らかとなるだろう．遂行分析は包括的な治療計画を立てる際の基礎となる．本章で述べる評価はADLとIADLに関するものである．仕事の評価は，現実のまたは模擬的な仕事場面を用い，特定の仕事の技能を評価するものであり，第13章に述べてある．また，余暇活動については第15章に述べてある．

■日常生活活動および生活関連活動の作業分析と訓練における考慮点

ADLやIADLの作業遂行分析には，クライエントが実際にそれらを行っているところの観察や，ADLやIADLの基礎となっている技能やパターン，要因を知ることが含まれる[2]．回復の可能性や福祉機器（adaptive equipment）の必要性を決定するために，筋力や関節可動域（ROM），協調性，感覚，バランスなどの遂行技能を評価しなければならない．ADL技能の学習の潜在能力を決定するために，知覚および認知機能を評価しなければならない．活動に必要とされることやクライエント要因を測定し，決定するための評価は，何がADLやIADLの遂行に影響を与えているかを知ることに役立つ．床上動作や車いす移動，歩行についても評価すべきであり，これらについては第11章に詳述してある．

作業療法実践ノート

これらの比較的具体的，客観的評価に加えて，作業療法士は，セルフケア，病人役割，家族の支持，自立などに関連するクライエントの文化とその価値観，社会的慣習などの作業の背景についても熟知しておくべきである．クライエントおよびクライエントの仲間の価値観，文化的価値観は，ADLプログラムの目的や最初の活動を選択するうえでの重要な考慮点となる．1日の活動に必要な時間とエネルギーのバランスは，クライエントがどの程度のADLを自立して行えるかに影響するであろう．

クライエントが復帰する環境も考慮すべき重要な点である．クライエントは1人で暮らすのか，家族と暮らすことになるのか，またはルームメイトと生活することになるのか？ クライエントは療護施設もしくは生活施設に入所する予定なのか？ それは一時的なのか，または永続的なのか？ 仕事や地域活動に復帰するつもりなのか？ 介護者が指導や訓練を受けなければならない場合には，家庭環境で可能な介助の種類と量を考えなければならない．

介護や特殊機器，家屋改造のために要する費用は重要な考慮点である．たとえば，金銭的に余裕のあるクライエントで車いすを使わなければならない場合，エレベーターを設置したり台所の流し台を低くしたり，戸口を広くしたり，厚めのカーペットを車いすの生活に合うように敷き替えるなどの大規模な家屋の改造を望むだろうし，また可能である．あまりゆとりのないクライエントは，大きさの違う敷物や入り口の敷居を取り除いたり，入り口に木製のスロープをつける，浴室の戸をカーテンに取り換える，浴室の蛇口に手で持てるシャワーを取りつけるなどの安価に行える改造に，作業療法士の援助を必要としているだろう．

どのADLやIADL訓練プログラムでも，最終目標はクライエントや家族が，作業療法士の援助を必要としている生活上の変化に適応するように学習することである．自立することに価値があると考えるクライエントにとっては，目標は最大限の自立を達成することである．このレベルはクライエントそれぞれで異なるということを認識しておかなければならない．一側上肢に軽度の筋力低下があるクライエントでは，ADLの完全自立がクライエントの最大目標となろうが，高位四肢麻痺者では自助具と介助による食事と口腔衛生，コミュニケーション活動が期待し得る最大レベルとなろう．

西洋文化のようには自立するということに重きを置いていない文化圏では，作業療法士はクライエントや家族に適応することを重点的に教えるだろう．その場合の仕事の内容は，家族への介護教育と，クライエントにとって最も価値のある活動を見出すことになるだろう．自立の可能性はクライエント個人のニーズや価値観，潜在能力，制限，社会的および環境的資源に左右される．

■日常生活活動および生活関連活動の遂行分析

ADL/IADLの遂行分析にはチェックリストの使用が含まれる．これは，作業プロフィールの面接中に確認された活動遂行について質問し，選択するための糸口として使う．何種類かのADL/IADLチェックリストや標準化されたテストがある．これらはすべて，同様の分類や遂行課題を含んでいる[5]．標準化されたテストを使えば，標準化された評価手段が使え，より客観的な評価が可能になる．標準化された評価には，後の再評価で使うことができ，正常者グループと比較ができるようになっている評価もある．Asher[5]は，適切な評価方法を選択する際の情報源として使える評価方法の指標を作成している．標準化されたADLやIADLの評価法のいくつかを表10-1に載せた．作業療法士は，Assessment of Motor and Process Skills[12]や機能的自立度測定（FIM）[32]などの多分野で開発された評価法を学ぶために，定期的に文献を検索すべきである．

一般的方法

クライエントの身体的，心理的，環境要因についてデータを集めたら，ADL評価や訓練の可能性については，クライエントや指導医師，その他のリハビリテーションチームメンバーの協力の下に作業療法士が決定すべきである．クライエントに制限があったり，またクライエントのエネルギーや参加を必要とするような緊急性の高い治療目標を優先するため，ADL訓練を遅らせなければならない場合もある．

ADLに関する面接は，さらに詳しく実際場面を観察する評価をしなければならないかを決定するスクリーニングテストとなる．詳しい評価が必要であるかは，クライエントや障害，先に実施した評価の情報に基づいて，作業療法士が決定する．部分的なもしくは全般的な遂行分析は，ADL評価において非常に有益である．面接だけでは正確な情報が得られるとは限らない．なぜならば，クライエントは障害を受ける以前の能力を思い出しているかもしれないし，少し混乱したり記憶を失っているかもしれないからである．また，身体障害のために日常的なADLを行う機会がなかったために，自分の能力について過大評価や過小評価をしているかもしれないからである．

理想的には，活動遂行の評価は活動を行っている普段の環境や背景状況で行うようにすべきである[3]．たとえば，更衣動作の評価は，クライエントが治療施設で看護師から更衣の介助を受けている早朝，あるいはクライエントの家で行うように調整できる．食事動作の評価は定時の食事時間に行うようにすべきである．これが不可能な場合は，作業療法部門の類似の状況下で，通常の治療時間中に評価を行う．クライエントが通常の身の回りの活動を不自然な時間に人為的な環境下で行うことは，特に学習の汎化が難しいクライエントにとってはその継続が困難になる．

作業療法士は，ADL/IADLのチェックリストから比較的簡単で安全な課題を選び，次第により複雑で困難な項目へと進めていかなければならない．評価は1回ですべてが終了するようにすべきではない．これは疲労をもたらし，不自然でもある．安全でない，もしくは明らかに行えない項目は省略し，評価用紙に適切な記録をしておく．

遂行分析を行っている時に，作業療法士は，クライエントが活動を行うために使っている，または試みようとしている方法を観察し，遂行上の問題の原因を確認しなければならない．よく見られる原因には，筋力低下，痙縮，不随意運動，知覚障害，耐久性の低下などがある．問題とその原因が確認できれば，作業療法士は訓練の目標，優先順位，方法，そして支援用具の必要性を決定するための良い基盤を

表10-1 標準化されたADL/IADL評価の例

ADL評価	IADL評価	ADL/IADL測定
Klein-Bell ADLスコア[16]	AMPS (Assessment of Motor and Process Skills)[12]	カナダ作業遂行測定 (COPM)[19]
機能的自立度測定 (FIM)[32]	台所仕事の評価 (KTA)[6]	KELS (Kohlman Evaluation of Living Skills)[18]

ケーススタディ：ロレッタ

ロレッタは72歳の既婚女性，3カ月前に脳血栓により脳血管障害（CVA）を起こした．彼女は夫と小さな家に住んでいる．CVA以前は，彼女は活動的であり，慈善事業の中古品店で週に10時間のボランティアを行い，友人と毎日1.5 km歩き，糖尿病で目の悪い夫の世話をしていた．彼女は室内の家事活動はすべて行えていた．彼女と夫は庭いじりが好きで，ロレッタは鉢植えの植物の世話を楽しんでいた．

CVAによって，失調性歩行，中等度の構音障害（かすれ声），嚥下障害，軽度の手の協調性障害が生じた．彼女の成人した子どもは5時間かかるところに住んでいるため，彼女と夫の生活をどうすればうまくやっていけるかとロレッタは失望し，心配している．彼女は，ADLとIADLの評価と訓練，嚥下障害の治療のために作業療法に処方された．

初期評価過程で，作業プロフィールを作成するために彼女と夫に面接を行った．彼女と夫の優先順位と問題に基づいて，台所での仕事の評価とADL遂行の評価を作業遂行分析に含めることとした．評価は1時間の治療時間で行った．ロレッタは15分後に落ち着かなくなったが，気持ちを切り替えることで評価を続けることができた．ロレッタは坐位で行う食事や上半身の更衣，整容動作で自立していた．トイレ動作も自立していた．彼女は下半身の更衣と入浴に最大の介助を受けていた．書字や電話の使用，鍵の取り扱いも困難であった．前輪つき歩行器で歩くことに中等度の介助を必要としていたが，平地での車いす移動は自立していた．視野および視空間知覚には障害がなかった．上肢の筋力と関節可動域は正常範囲内であった．手の協調性は軽度に障害され，これは電話のボタンを押したり，靴ひもを結ぶことが困難なことにつながっていた．彼女はテーブルに手を着いて立つことはできたが，立位を保ちながら手を使うことはできなかった．

台所仕事の評価[5]の結果，どの時点で身体的介助を求めるべきかといった，課題の組み立てに問題があることがわかった．ロレッタの動機づけは高く，簡単な温かい食事の準備や基本的な身の回り動作は自立して行える能力があったが，シャワーを浴びることには監視を必要とした．

嚥下評価では舌の協調性が中等度障害され，嚥下にわずかな遅れが見られた．ロレッタはすでに食事の形態を変更し，非常に軟らかい食物とやや濃度のある飲み物にしていた．

経過報告

ロレッタは週2回，4週にわたって作業療法に参加した．彼女は全般的に協力的であり，動機づけもあったが，失調性歩行が持続し，自立した移動のためには車いすを使わなければならないことに一時的に落胆することがあった．治療では下半身の更衣と嚥下を改善するための口腔運動練習，簡単な食事の準備を行った．坐位での下半身の更衣は最大限の介助から監視となった．整容動作は坐位で行っていたものが，片手支持で立位をとり，片手で髪にブラシをかけたり，歯磨きができるようになった．入浴動作では，シャワーいすへの移乗が最大介助から監視へと改善した．中等度困難であった電話の使用が自立し，口腔運動練習も依存から監視へと進歩した．最初は最大介助を必要としていた冷たい食事の準備にも，現在，ロレッタは自立している．

ロレッタは嚥下障害のために軟菜食と軽くとろみをつけた飲み物を必要としている．彼女は嚥下のための安全法を一貫して使っている．手の協調性は改善しているが，上述したような改善を見せたADLのために，ADLを遂行するための代償法を学習している．

作業療法士は理学療法士やソーシャルワーカーとともに治療計画と治療目標を立てた．夫は妻に依存しており，今まで視覚障害のための指導を受けたことがなかったので，作業療法士はソーシャルワーカーに夫を視覚障害者センターに評価のために依頼することを勧めた．彼の自立はロレッタの介護負担感を少しは軽減できるだろう．

作業療法では，口腔運動および手の協調性の改善に向けて働きかけを続けるとともに，温かい食事の準備，ベッドメイク，庭いじりの興味を生かした余暇活動の探索に重点を置いて行うだろう．

もったことになる．

もう1つ，この分析で見過ごしてはならない重要な側面は，クライエントは敬意を持って扱われ，プライバシーを尊重されるべきであるということと，クライエントと作業療法士間の対人交流を続けるということである．身体を見られ，触れられることに関するクライエントの感情を尊重しなければならない．排泄や整容，更衣動作でのプライバシーを守る

作業療法部門
日常生活活動

氏名　ロレッタ　　　　　　　　年齢　72　　　　　　　　診断名　CVA
障害名　失調症；構音障害；嚥下障害；手の協調性障害
活動上の注意　なし
移動方法　車いす；前輪つき歩行器（中等度介助）
以前の機能レベル　自立
社会／家庭環境　夫の介護をしていた；持ち家
段階づけの用語　I＝自立
　　　　　　　　S＝監視
　　　　　　　　Min A＝最小の介助
　　　　　　　　Mod A＝中等度の介助
　　　　　　　　Max A＝最大の介助
　　　　　　　　D＝依存
　　　　　　　　N/A＝適応なし
　　　　　　　　N/T＝評価せず
　　　　　　　　WNL＝正常範囲

移乗および移動

日付	1/29	2/24		備考
浴槽またはシャワー	Mod A	S		滑りやすい床では
トイレ	I	I		
車いす	I	I		
ベッドおよびいす	I	I		
歩行	Mod A	Min A		前輪つき歩行器
車いす操作	I	I		平地なら
自動車	N/T	S		

機能的バランス

日付	1/29	2/24		備考
坐位	I	I		
立位	Mod A	S		バランスのために手を使う
歩行	Mod A	Min A		前輪つき歩行器

食事

日付	1/29	2/24		備考
バターを塗る	I	I		
肉を切る	I	I		太柄で，努力して
スプーンで食べる	I	I		
フォークで食べる	I	I		
ストローで飲む	I	I		
コップで飲む	I	I		
カップで飲む	I	I		
水差しから注ぐ	N/T	I		

脱衣

日付	1/29	2/24		備考
下着	Max A	I		
スリップまたは肌着	I	I		
ドレス	N/A	N/A		
スカート	N/A	N/A		
ブラウス／シャツ	Min A	I		ボタンは難しい
ズボン／ジーパン	Max A	I		

図 10-1　ADL 評価用紙

脱衣(続き)

日付	1/29	2/24		備考
ネクタイ	N/A	N/A		
ストッキング	NT/NA	I		
部屋着/バスローブ	Min A	I		ローブを引き上げる
ジャケット	I	I		
ベルト/サスペンダー	N/A	N/A		
帽子	N/T	I		
コート	N/T	I		
セーター	I	I		
ミトンまたは手袋	N/T	I		
メガネ	I	I		
装具	N/A	N/A		
靴	Max A	I		
靴下	Max A	I		
ブーツ	Max A	N/T		

着衣

日付	1/29	2/24		備考
下着	Max A	I		
スリップまたは肌着	I	I		
ドレス	N/A	N/A		
スカート	N/A	N/A		
ブラウス/シャツ	Min A	I		ボタンは難しい
ズボン/ジーパン	Max A	I		
ネクタイ	N/A	N/A		
ストッキング	N/T	N/A		
部屋着/バスローブ	Max A	I		ローブを引き下げる
ジャケット	I	I		
ベルト/サスペンダー	N/A	N/A		
帽子	N/T	I		
コート	N/T	I		
セーター	I	I		
ミトンまたは手袋	N/T	I		
メガネ	I	I		
装具	N/A	N/A		
靴	Max A	I		
靴下	Max A	I		
ブーツ	Max A	N/T		

留め具

日付	1/29	2/24		備考
ボタン	Min A	I		
スナップ	Min A	I		
ファスナー	I	I		
ホックとホック留め	N/A	N/A		
靴ひもをほどく	Max A	I		
ベルクロ	N/A	N/A		

衛生

日付	1/29	2/24		備考
鼻をかむ	I	I		
顔・手を洗う	I	I		座って
上半身を洗う	I	I		座って
下半身を洗う	Max A	I		

図 10-1 (続き)

衛生（続き）

日付	1/29	2/24		備考
歯を磨く	I	I 立って		座って
義歯を磨く	N/A	N/A		
櫛またはブラシをかける	I	I 立って		座って
髪を整える	N/A	N/A		
ひげを剃る	N/A	N/A		
化粧する	N/T	I		
爪を洗う	N/T	I		
爪を切る	N/T	S		
デオドラントの使用	I	I		座って
髪を洗う	Min A	I		物品を手の届く範囲に置いておく必要あり
トイレットペーパーの使用	I	I		
タンポンまたはナプキンの使用	N/A	N/A		

服薬管理

日付	1/29	2/24		備考
薬の確認	N/T	I		
瓶を開ける	N/T	I		
錠剤の扱い	N/T	I		仕分けしてあげる必要あり
注射器の管理	N/T	Min A		CVA 前は夫のためにしていた
薬剤の注入	N/T	Min A		

コミュニケーション

日付	1/29	2/24		備考
話す	I	I		構音障害あり
読む	I	I		
本を持つ	I	I		
ページをめくる	I	I		
書く	Mod A	I		判読しにくい
電話の使用	Mod A	I		
タイプ／キーボード	N/T	N/T		
メールの操作	N/T	N/T		

機能的活動との組み合わせ

日付	1/29	2/24		備考
ドアの開閉	Max A	I		
物を取り，置く	I	I		
歩行／車いすで物を運ぶ	Max A	I		車いすで
床から物を拾う	Max A	I		リーチャーを使って

操作

日付	1/29	2/24		備考
照明のスイッチ	I	I		
ドアベル	I	I		
ドアロック／ハンドル	I	I		車いすで
蛇口	I	I		車いすで
ブラインド／カーテン	N/T	N/T		
窓の開閉	N/T	N/T		
衣服を吊す	N/T	I		車いすで

図 10-1（続き）

評価結果の要約

感覚の状態

日付	1/29		2/24				備考
正常（IN）または障害（IM）	IN	IM	IN	IM	IN	IM	
触覚	✓		✓				
痛覚	✓		✓				
温度覚	✓		✓				
固有覚		✓		✓			
立体覚	✓		✓				
視野	✓		✓				

知覚／認知

日付	1/29		2/24				備考
正常（IN）または障害（IM）	IN	IM	IN	IM	IN	IM	
従命	✓		✓				
見当識	✓		✓				
記銘力	✓		✓				
集中時間		✓	✓				15分後に再指示の必要あり
問題解決		✓	✓				台所仕事-組み立てに問題あり
視知覚	✓		✓				
左右弁別	✓		✓				
運動企画	✓		✓				

機能的関節可動域

日付	1/29		2/24				備考
正常（IN）または障害（IM）	IN	IM	IN	IM	IN	IM	
髪をとかす	✓		✓				
食事をする	✓		✓				
ボタンを留める	✓		✓				協調性障害あり
ズボンの背を引き上げる	✓		✓				
ファスナーを閉める	✓		✓				
靴ひもを結ぶ	✓		✓				ROM正常範囲内；バランス障害あり
自分自身に触れる	✓		✓				車いすで
前かがみ	✓		✓				バランス障害あり

筋力：筋群ごとに

日付	1/29		2/24				備考
左（L）または右（R）	L	R	L	R	L	R	
頭頸部	WNL	WNL	WNL	WNL			
肩関節屈曲	WNL	WNL	WNL	WNL			
肩関節伸展	WNL	WNL	WNL	WNL			
肘関節屈曲	WNL	WNL	WNL	WNL			
肘関節伸展	WNL	WNL	WNL	WNL			
回外	WNL	WNL	WNL	WNL			
回内	WNL	WNL	WNL	WNL			
手関節伸展	WNL	WNL	WNL	WNL			
手関節屈曲	WNL	WNL	WNL	WNL			
握力	WNL	WNL	WNL	WNL			

協調性

日付	1/29		2/24				備考
左（L）または右（R）	L	R	L	R	L	R	
手指の巧緻性	IM	IM	IM				2/24 軽度障害；クライエントは障害を代償している
上肢の粗大運動	IM	IM	IM				

図10-1（続き）

作業療法部門
家庭管理の活動

氏名	ロレッタ	日付	1/29（初期評価）
住所	アメリカ合衆国，某所		
年齢	72	家族内役割	主婦，介護
診断名	CVA		
活動上の注意	なし		

家屋の状況

持ち家	×	アパート	食堂と居間
部屋数	7	浴室の状態	
階数	1	約70 cmの狭いドア	
階段	入口に3段	浴槽とシャワーが一体となっている	
エレベーター	N/A	洗面台は近接している	

クライエントは以下の活動を行う必要があるか？　もし必要ない場合，誰が行うか？　× = はい

食事の準備	×	
給仕	×	
食器洗い	×	
買い物		車を運転しないので援助が必要だろう
子どもの世話	N/A	
洗濯	×	
部屋の掃除		家政婦を雇うだろう
ペットの世話	×	
縫い物	なし	
趣味	×	ボランティア活動

クライエントは本当に家事が好きか？　はい

段階づけの用語
- I = 自立
- S = 監視
- Min A = 最小の介助
- Mod A = 中等度の介助
- Max A = 最大の介助
- D = 依存
- N/A = 適応なし
- N/T = 評価せず

食事の準備

日付	1/29	2/24		備考
水道栓をひねる	S	I		立って行う
火の調整	S	S		
包みを開ける	S	I		
物を運ぶ	Max A	I		車いすで
缶を開ける	N/T	I		
瓶を開ける	N/T	I		
牛乳パックを開ける	I	I		
生ゴミを捨てる	N/T	N/T		
冷蔵庫から物を取り出す	S	I		
食器棚に手を伸ばす	S	I		

図10-2　家庭管理の活動

食事の準備（続き）

日付	1/29	2/24		備考
野菜の皮をむく	N/T	I		
安全に切る	N/T	I		
卵を割る	N/T	N/T		
電気ミキサーを使う	N/T	N/T		
トースターを使う	N/T	I		
コーヒーメーカーを使う	N/T	I		
電子レンジを使う	N/T	I		
オーブンを使う	N/T	S から Min A		
熱湯を注ぐ	N/T	S		

給仕の準備／後片づけ

日付	1/29	2/24		備考
テーブルのセット	S	I		車いすで
テーブルに物を運ぶ	Max A	I		車いすで
食器洗い機の使用	N/T	I		
食器を洗う	Mod A	I		
鍋やフライパンを洗う	Mod A	I		すぐに疲労する
流しやガス台を拭く	S	I		立位で
ふきんを絞る	S	I		

掃除

日付	1/29	2/24		備考
床から物を拾い上げる	N/T	I		
こぼれた物を拭き取る	N/T	S		
ベッドを整える	N/T	N/T		
モップを使う	N/T	N/T		
高いところのちりを払う	N/T	N/T		
低いところのちりを払う	N/T	N/T		
床にモップをかける	N/T	N/T		
ほうきで掃く	N/T	N/T		
ちり取りを使う	N/T	N/T		
掃除機を使う	N/T	N/T		
浴槽やトイレを掃除する	N/T	N/T		
シーツを替える	N/T	N/T		
バケツを運ぶ，掃除用具を運ぶ	N/T	N/T		

洗濯

日付	1/29	2/24		備考
手で洗う	N/T	I		
絞る	N/T	I		
干す	N/T	S		
洗い物を洗濯機から干し場に運ぶ	N/T	N/T		
電気器具のつまみの操作	N/T	I		
洗濯機を使う	N/T	I		
乾燥機から服を取り出す	N/T	S		
アイロンがけ	N/T	N/T		

家事の重作業は誰が行うか？

日付	1/29	2/24		備考
ガス台やオーブンの掃除	N/T	D		
冷蔵庫の掃除	N/T	Mod A		
買い物	N/T	Mod A		
雑貨を片づける	N/T	Mod A		

図10-2（続き）

第10章 日常生活活動　203

家事の重作業は誰が行うか？（続き）

日付	1/29	2/24		備考
窓拭き	N/T	D		
電灯を替える	N/T	D		
浴槽を洗う	N/T	D		
火災報知器の管理	N/T	D		
リサイクル／堆肥作り	N/T	Mod A		

その他の雑用

日付	1/29	2/24		備考
新聞を取り出す	N/T	I		リーチャーが必要
手紙を取り出す	N/T	N/T		
ペットの飼育	N/T	I		リーチャーで
ペットの排泄物の管理	N/T	D		
ペットの出し入れ	N/T	I		
温度調節器の操作	N/T	I		
縫い物／編み物	N/T	N/T		
ボタンつけ	N/T	N/T		
はさみの使用	N/T	N/T		
草取り	N/T	N/T		

作業高（最適の高さ）　1/29 に評価

アイロンかけ	N/A
包丁の使用	車いすを使って，約 75 cm
食器洗い	標準的な流し台で
一般作業	約 75 cm
流し台の最大の深さ（到達範囲）	約 40 cm（横方向に）
作業台の最大の高さ	約 75 cm
食器棚の最大到達範囲（上方）	約 100 cm
食器棚の最大到達範囲（下方）	約 25 cm
いすの最適な高さ	約 50〜60 cm

家屋改造のための提言：
- 移乗用の浴用いす／浴槽マット／シャワー室の手すり
- シャワーホース
- 夜間用のベッドサイドでの簡易便器，日中は補高便器を使用
- 浴室のドアを 80 cm に広げる

図 10-2（続き）

べきである．クライエントが最も親しみを感じ，安心できる作業療法士が，ADL 評価や訓練を行うに最適な人であろう．日常生活上の課題を遂行する時にクライエントと作業療法士が対人交流をもつことで，そのクライエントのある特定の活動に対する態度や感情，訓練の優先順位，自立と依存，ADL 遂行に関わる文化的，家族的，個人的価値や習慣が引き出されることもあろう．

日常生活活動評価の結果の記録

　面接や遂行分析の際に，作業療法士は ADL チェックリストに適切なメモをする．標準化された評価を使用する時は，その評価で決められた標準的な用語を使用して遂行状況を記載もしくは測定すべきである．身の回り動作，家庭管理，移動動作，家屋環境などの評価チェックリストは標準化されていないかもしれない．**自立度**を記述する時に，作業療法士は，最大限の介助，中等度の介助，最小限の介助などの用語を使うことが多い．これらの定量的用語は，それぞれが何を意味するのか定義づけされていなければ，あるいは治療サマリーにそれを補助する記載がなければ，保健医療専門職にとっては意味が

ない．またたとえば，自立という用語が単一の活動を指すのか，更衣動作のような活動分類を指すのか，またはADLすべてを指すのかを明確にしなければならない．自立度のレベルを示す際，ADLチェックリストには合意した尺度のマークを使うべきである．次のような一般的分類と定義が提案されている．

1. 自立：指示，監視，または介助なしにその活動が行える．支援用具を使って，もしくは使わずに，正常もしくはそれに近い速度で行える．クライエントが活動遂行のために支援用具や環境の調整を必要とするが，その他の介助を必要としない場合，修正自立という用語が使われることがある．
2. 監視：1人で活動が行えるが，安全のために監視が必要である．多くの場合，クライエントの活動遂行中の安全性への配慮を示すために近位監視（言語的手がかり），接触的保護（身体的手がかり）という用語が使われる．
3. 最小限の介助：監視，指示，または20%以下の身体的介助．
4. 中等度の介助：監視，指示，および20%から50%の身体的介助．
5. 最大限の介助：監視，指示，および50%から80%の身体的介助．
6. 依存：その活動の1段階もしくは2段階のみを行えるか，または自立して行える活動はほとんどない．疲労しやすかったり，非常にゆっくりと行ったり，食事のような基本的技能の遂行に精巧な機器や自助具が必要であったりする．80%以上の身体的介助を必要とする．

これらの定義は広範で一般的であり，各治療施設のアプローチに合わせて修正できる．

ADL評価の情報は簡潔に要約してクライエントの保存的記録に入れ，クライエントに関わる他の専門職が見ることができるようにする．ADLと家庭管理のチェックリスト，初期評価の要約，経過報告を含んだケーススタディの例（ロレッタ）を図10-1と図10-2に載せた．この評価と経過の要約は，ADLとIADLの治療プログラムに関するもののみであることに読者は注意すること．

■生活関連活動

家庭管理の評価

家事動作は，身の回り動作と同じように評価する．最初に，家屋の詳細や，過去および現在の家事の責任分担についてクライエントから聴取する．面接中に，クライエントが家庭に帰った時に行いたいと思っている仕事ばかりではなく，行う必要のある仕事を明確にすべきである．コミュニケーション障害または認知障害がある場合には，必要な情報を得るために，援助する友人や家族に協力を求める．また，活動リストにある仕事を行う能力についてクライエントに質問する．しかしながら，面接後にADL室の台所や治療施設内の一室，または可能ならばクライエントの家で実際に行うようにすると，評価はより意味があり，正確なものとなる．

作業療法士はクライエントの能力や制限に見合った課題と訓練を選び，安全に配慮すべきである．最初の活動は，皿を拭いたりテーブルを拭く，水を出したり止めたりするなどの危険のない，簡単な1もしくは2段階で終わるものにする．評価が進むにつれて，サンドイッチを作ったり，コーヒーを淹れたり，カーペットに掃除機をかけるなど，徐々に複雑で安全への認識を必要とする活動にする．

成人の女性および男性，そして時に青年や子どものクライエントが家事活動を行うことがある．1人で生活している人もおり，配偶者と家事の責任を分担していることもある．身体障害の発生後に役割を交代し，障害のあるクライエントが家庭に残り，それまで家庭にいた配偶者が家庭外の仕事を探さなければならない場合もある．アンナの場合，彼女は以前の家事活動に戻りたいと表明していた．アンナの担当作業療法士は，評価中に彼女と協力して優先しなければならない課題を探した．一方で，アンナの母はアンナの指示でこれらの活動を行うことができた．

クライエントが家庭で1人で生活する場合，安全および自立のために必要ないくつかの基本的ADLとIADLの技能がある．最低限のADL技能には，排泄動作の自立，移乗動作の自立，安静をとるための何らかの方法，非常の場合の電話または特別な呼び出しシステムの使用がある．家庭で1人で生活す

るための最低限のIADLには次のような能力が必要である．簡単な食事を作る[1]か，準備できること[2]．安全に対する配慮ができ，その判断が良好であること[3]，服薬すること，そして必要ならば緊急時の援助者を呼ぶことができること[4]．作業療法士は，家庭管理の評価を通して，クライエントが家庭で1人で生活する可能性について評価できる．恒久的な障害を持った子どもも，成長し成熟するにつれて自立の必要性が高まるので，IADL技能の評価と訓練を考慮する必要がある．

家庭訪問による評価

治療施設からの退院が予定された時には，生活環境におけるクライエントの最大限の自立を促すために，**家庭訪問による評価**を実施しなければならない．理想的には，作業療法士と理学療法士が一緒に訪問して評価すべきである．訪問した時に，クライエントと家族またはルームメイトが在宅しているべきである．予算や時間の都合上，両方の専門家がクライエントの家を訪問できないことがある．その場合，リハビリテーションチームはクライエントか家族とともに評価すべき最重要事項を決定し，それに対する計画を立てるようにすべきである．図10-3は家庭での安全性チェックリストである．家族もしくはルームメイトが家や部屋の平面図を描き，寸法を記入する．在宅看護サービスを行う機関に家庭訪問による評価を依頼することもある．

クライエントが家庭や地域で引き受けることになるだろう役割について，クライエントや家族の期待を知るために，彼らと面接を行う．障害者に対する文化的価値観や家族の価値観が，役割期待に影響しているかもしれないし，自立するよう励ますかどうかにも影響するかもしれない．家屋改造を快く受け入れるかどうかや，家屋改造に対する経済的能力についても判断できる[31]．

必要とされる機能的移動をクライエントが実演できるように，家庭訪問の予定には十分な時間を組むようにする．また，作業療法士は，身の回り動作や家事動作を選択して，家庭環境の中で実演させたいと考えるだろう．クライエントが使い慣れた移動補助具や支援用具を評価中に使ってみるようにする．作業療法士は，戸口の幅や階段の高さ，ベッドの高さなどを測定するために巻き尺を持参すべきである．家具の配置や浴室の場所，その他の建築上の構造や障壁となりそうなものを記録し，問題解決のために，後で参照するにはデジタルカメラが有効である．

訪問に先立って家庭訪問の目的や方法が説明されていない場合は，作業療法士はこれをクライエントやその場にいる人に説明することから始める．次に部屋や家具，器具の一般的配置を調べ，必要とされるものを測定する．後で参考にするために部屋の配置の見取り図や大きさを描いておき，家庭訪問時のチェックリスト（図10-4）に添付しておく．各種のチェックリストの詳細についてはLettsら[20]を参照のこと．次に，機能的移動や基本的な身の回り動作，家事動作をクライエントに実演させる．家に入る時に使う方法や，自動車を使っていればそれへの移乗についても，家庭訪問時の評価に含めるべきである．

評価を行っている時に，作業療法士は安全の要素や移動の容易さ，環境がもたらす制限について観察しなければならない．クライエントが移乗やその他の活動に介助を必要とする場合は，介護者に適切な方法を指導すべきである．また，操作性を改善する方法や狭い空間で課題を単純化する方法をクライエントに指導すべきである．

評価の終わりに，作業療法士は問題点や変更したほうがよい点，安全のための機器，支援用具のリストを作る．一般に必要とされる変更には次のようなものがある[31]．

1. 家の入り口にスロープをつけるか，手すりを設置する．
2. 小さなカーペットや余分な家具，装飾品を取り除く．
3. ドアの敷居を取り除く．
4. 安全のためにトイレや浴槽に手すりを設置する．
5. 車いすに適するように家具を配置し直す．
6. 台所の保管庫を配置し直す．

倫理的配慮

家を訪問する前に，家の写真撮影に関する説明を行い，クライエントからの同意を得る必要がある．

Rebuilding Together
1536 16th Street NW
Washington, DC 20036
800-4-REHAB-9
www. rebuildingtogether.org

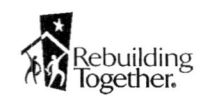

家庭における安全性のチェックリスト

このリストは，家の所有者や家族が転倒の危険性やアクセシビリティ（到達容易性）の問題を確認するために使用する．次頁の家屋改造法は優先順位を決めるのに役立つ．問題点には下線を引くかマーカーを使い，コメントを追加する．

1. 家への出入口
- □歩道および車道の状態の確認；段差の切り下げの確認
- □手すりの状態の確認，右側および左側
- □車道，歩道，玄関の照明の明るさの確認
- □ドアの敷居の高さの確認
- □ドアノブやドアロック，鍵，郵便箱，のぞき穴，荷物棚を使う能力を確認
- □ドアや窓のロックはきいているか？

2. 室内のドア，階段，ホール
- □ドアの敷居の高さ，ドアノブや蝶番のタイプの確認；ドアの有効幅，ドアが開く方向の確認
- □床面に段差があるかの確認
- □ホールの幅が歩行器や車いすに適しているかの確認
- □階段が直線か，曲がっているかの確認
- □階段の手すりの確認，右側および左側
- □床面の素材とコントラストの確認

3. 浴室
- □洗面台や浴槽の蛇口，シャワーの調整，排水栓は操作可能か？
- □給湯パイプは被覆してあるか？
- □鏡の高さは適切か？　座って？　立って？
- □洗面台の上下の棚に手を伸ばす能力の確認
- □浴室やシャワー室に出入りする能力の確認
- □必要ならば浴室やシャワー室で浴用いすが使えるか？
- □便座の高さの確認；トイレットペーパーに手を伸ばす能力の確認；水栓；坐位から立位になる能力の確認
- □介護者が介助する空間があるか？

4. 台所
- □全体的な照明の明るさ，手元照明の確認
- □流しと流し台の高さの確認
- □壁や床下の収納棚の高さの確認
- □流しの下の給湯パイプは被覆してあるか？
- □流しの下には膝が入る空間があるか？
- □熱い鍋をガス台から外した時に，近くに置ける場所があるか？
- □オーブンの調節ノブの位置の確認（後ろか前か）

5. 居間，食堂，寝室
- □いす，ソファ，ベッドは座ったり，立ったりできる高さか？
- □敷物は滑り止めのパッドやテープがついているか？
- □いすは肘かけが使えるか？
- □ベッドやいす，ソファから照明やラジオ，テレビの操作，電話に手を伸ばすことができるか？

6. 洗濯室
- □手で洗ったり，服を干すことができるか？
- □洗濯機や乾燥機に接近することができるか？

7. 電話とドア
- □電話のジャックの位置はベッド，ソファ，いすの近くか？
- □電話を手に取り，ダイヤルし，声を聞くことができるか？
- □訪問者を確認すること，ドアベルを聞くことができるか？
- □郵便箱に手を伸ばし，手紙を取ることができるか？
- □緊急援助を得るための機器を首/手首にかけているか？

8. 保管場所
- □クローゼットの服を吊す棒やフックに手を伸ばせるか？　タンスの引き出しを開けられるか？
- □クローゼットの中に照明があるか？

9. 窓
- □窓開けの機構は床から約 100 cm の高さにあるか？
- □ロックへの近づきやすさと操作の容易性は？
- □窓敷居は床の高さより上になっているか？

10. 電気コンセントおよび調整
- □十分なコンセントがあるか？
- □コンセントの高さ，壁での位置は？
- □視覚障害者，聴覚障害者のための警告装置は利用できるか？
- □延長コードは危険ではないか？

11. 暖房，照明，換気，警報，一酸化炭素，水温の調整
- □煙感知器や一酸化炭素感知器と消火装置があるか？
- □温度計は見やすいものであるか？
- □環境制御装置へは接近しやすいか？
- □圧調節バルブが利用できるか？
- □照明が暗い部屋がないか確認
- □窓は開けることができるか；中庭へのドアは開けられるか？
- □カーテンは開けることができるか？

コメント：

図 10-3　家庭における安全性のチェックリスト（Rebuilding Together, Washington, DC；www.rebuildingtogether.org/downloads/home_safety_checklist.pdf）

転倒予防のために：このリストは何を優先的にすれば良いかを決めるのに役立つ．このリストのコピーを家族の方に渡すことで，家族はさらに改善を行うことができるだろう．

1. 家への出入り口
☐ 家の入り口の照明を増やす
☐ 階段の両側に手すりをつける
☐ ドアノブをレバー式にする；二重ボルトロックにする
☐ 敷居を段差がなく，つまずかないよう傾斜をつけたものにする
☐ 必要なら，遮へい扉や防風扉を取り除く
☐ ドアを開けた時の荷物置き場をつくる
☐ ドアにのぞき穴をつける
☐ 通路の穴や凸凹を修復する
☐ 通路の床面を滑らない仕上げにする
☐ スロープを追加する

2. 室内のドア，階段，ホール
☐ 部屋間の通路にじゃまなものがないようにする
☐ 階段の一番上と下の色または素材を違うものにする
☐ ドアノブをレバー式にする
☐ 蝶番を替え，ドア幅を広くする．最低限の幅は 80 cm である
☐ 敷居に傾斜をつける（最大約 1.3 cm）
☐ 段差面を滑らない素材に替えるか，追加する
☐ 段差の手すりを修復するか，両側に手すりをつける

3. 浴室
☐ 蝶番を替え，ドア幅を広くする．最低限の幅は 80 cm である
☐ トイレ，浴室，シャワー室の壁をしっかりしたもので補強し，手すりをつける
☐ 高さを調節できるシャワーヘッドを設置する
☐ 浴室やシャワー室に滑り止めテープを貼る
☐ 滑り止めの両面テープでバスマットを固定する
☐ ポータブル便座もしくは補高便座で便座の高さを高くする
☐ 水栓レバーを工夫するか，センサーつきにする
☐ トイレットペーパーの位置を変えるか，工夫する
☐ 安全のためにカウンターの角を丸くする
☐ 給湯パイプが覆われていない場合，被覆する
☐ 洗面台の下のドアや棚を取り除き，坐位になった時の膝の空間をつくる
☐ 座位または立位の高さに合わせて鏡を設置する
☐ 質の良い眩しくない照明を設置する
☐ 入浴動作の能力が重度に障害されている時は，敷居のないシャワー室を設置する

4. 台所
☐ 流しやコンロなどに手元照明を増やす
☐ 食器棚の取っ手を D タイプの取っ手にする
☐ 食器棚の上方に手を伸ばしやすくするために，調節式の棚を設置する
☐ 流し台の下の保管庫に近づきやすするために引き出し式ユニットを設置する
☐ 給湯パイプが覆われていない場合，被覆する
☐ コンロの近くに耐熱性の鍋置き台を取りつける
☐ 流し台の前面にスイッチや調整ノブを取りつける
☐ 圧バランス式，温度調節式のレバー式蛇口を設置する
☐ ドアや棚を取り除き，作業場所の下に坐位になった時の膝の空間をつくる
☐ 視覚障害のある人のために，食器棚や流し台の端の色のコントラストを改善する
☐ 視覚障害のある人のために，器具調節部を触れて分かるようにするか，色のコントラストをつける

5. 居間，食堂，寝室
☐ 幅の揃った家具で通路の幅を広くしたり，じゃまな物がないようにする
☐ 両面テープで敷物の端のねじれ，しわが寄らないようにする
☐ ベッド柵や肘かけつきいすを使う
☐ いすやベッドの近くに電話のジャックを設置する
☐ ベッドサイドの照明スイッチを大きくするか，タッチコントロールの照明にする
☐ クローゼットを使いやすくするために，調節可能な服を吊す棒や棚，照明を設置する
☐ いすやソファの近くに垂直のポールを設置する
☐ 補高台などを使って家具を適切な高さにする
☐ 板やタイル，パイル（織り目）の細かい敷物を使って床の高さが同じになるようにする

6. 洗濯室
☐ 衣類を仕分けしたり，畳むための台を作る
☐ 物干しロープが適切な高さになるように調節する
☐ 洗濯用具の置き場を変える

7. 電話とドア
☐ ベッド，ソファ，いすの近くに電話のジャックを設置する
☐ 適切な高さにのぞき穴を設置する
☐ 視覚障害者または聴覚障害者のために，ドアベルが鳴っていることを示すフラッシュライトや拡声器を設置する
☐ 手を伸ばしやすい高さに郵便箱を設置する

8. 保管場所
☐ クローゼットの中に照明を設置する
☐ 調節できるクローゼットの吊り棒や棚を設置する
☐ 折り畳みドアまたは引き戸を設置する

9. 窓
☐ 適切な高さに握りやすいハンドルやロックを設置する

10. 電気コンセントおよび調整
☐ 照明を設置するか，照明用のコンセントを設置する
☐ 階段の上下にスイッチを設置する

11. 暖房，照明，換気，警報，一酸化炭素，水温の調整
☐ 煙感知器や一酸化炭素感知器，消火装置を設置する
☐ 居住者が環境制御装置に近づきやすいようにする

図 10-3 （続き）

家屋評価チェックリスト

氏名＿＿＿＿＿＿＿＿＿＿＿＿＿＿＿＿　日付＿＿＿＿＿＿＿＿＿
住所＿＿＿＿＿＿＿＿＿＿＿＿＿＿＿＿＿＿＿＿＿＿＿＿＿＿＿
診断名＿＿＿＿＿＿＿＿＿＿＿＿＿＿＿＿＿＿＿＿＿＿＿＿＿＿
移動の状態　　□補助具なしで歩行　□歩行器
　　　　　　　□杖　　　　　　　　□車いす

屋外

立地　　□平坦地
　　　　□丘陵地
家の種類　□持ち家　　　　□モービルホーム
　　　　　□アパート　　　□施設
階数　　□平屋　　　　　　□中2階建て
　　　　□2階建て
車道　　□傾斜　　　　　　□舗装
　　　　□水平　　　　　　□未舗装
　車道は通行可能か　　□可　□不可
　ガレージは接近可能か　□可　□不可

入口

利用可能な入口　□表　□横
　　　　　　　　□裏
階段　　階段の数＿＿＿＿＿＿＿
　　　　1段の高さ＿＿＿＿＿＿
　　　　幅＿＿＿＿＿＿＿＿＿＿
　　　　奥行＿＿＿＿＿＿＿＿＿
　手すりの有無　□有　□無
　有の時　　　　□左側　□右側
　床面から手すりまでの高さ＿＿＿＿＿
　無の時，手すりを設置するためにどの程度の余裕があるか
踊り場は通行可能か　□可　□不可
　踊り場に問題があれば簡単に記録しておくこと
　＿＿＿＿＿＿＿＿＿＿＿＿＿＿＿＿＿＿＿＿

スロープ　　□有　　　　□無
　　　　　　□前面　　　□後面
　　　　　　高さ＿＿＿＿＿＿＿
　　　　　　幅＿＿＿＿＿＿＿＿
　　　　　　長さ＿＿＿＿＿＿＿
　手すりの有無　□有　□無
　有の時　□左側　□右側　高さ＿＿＿＿
　無の時，利用できる部屋はいくつあるか

ポーチ
　幅＿＿＿＿＿＿
　長さ＿＿＿＿＿
　敷居と同じ高さか　□同じ　□異なる
　ドア
　幅＿＿＿＿＿＿
　敷居の高さ＿＿＿＿　通行可能か　□可　□不可

□押し戸　□開き戸
□引き戸

室内

居室
　家具は使いやすい配置になっているか
　　　　　　　　　　　　□はい　□いいえ
　床面の素材　　　　　　□はい　□いいえ
　コメント＿＿＿＿＿＿＿＿＿＿＿＿＿＿＿＿
廊下
　廊下で車いすまたは歩行補助具が使えるか
　　　　　　　　　　　　□可　□不可
　廊下幅＿＿＿＿＿＿
　ドア幅＿＿＿＿＿＿
　鋭角な曲がり角　□有　□無
　階段　　　　　　□有　□無
　有の時　　　□左側　□右側　高さ＿＿＿＿
寝室
　□一人用
　□共用
　車いすのための余裕があるか　□有　□無
　ドア
　幅＿＿＿＿＿＿
　敷居高＿＿＿＿＿　通行可能か　□可　□不可
　□押し戸
　□引き戸
　ベッド
　□ツイン
　□ダブル
　□クイーン
　□キング
　□療養型
　高さ＿＿＿＿　接近可能か　□可　□不可
　もし必要になったら，療養型ベッドが室内に入るか
　　　　　　　　　　　　□可　□不可
衣類収納
　引き出しは接近可能か　□可　　　□不可
　　　　　　　　　　　　□右側から　□左側から
　クローゼットは接近可能か　□可　□不可
　　　　　　　　　　　　□右側から　□左側から
　コメント＿＿＿＿＿＿＿＿＿＿＿＿＿＿＿＿
浴室
　ドア
　幅＿＿＿＿＿＿
　敷居高＿＿＿＿＿　通行可能か　□可　□不可
　浴槽
　床から上縁までの高さ　　＿＿＿＿＿
　浴槽底から上縁までの高さ　＿＿＿＿＿
　浴槽幅（内寸）　　　　　＿＿＿＿＿
　ガラス戸　　　　　　　　□有　□無
　浴室ドアの幅　＿＿＿＿＿

図10-4　家庭訪問チェックリスト（Occupational/physical therapy home evaluation form, San Francisco, 1993, Ralph K. Davies Medical Center；and Occupational therapy home evaluation form, Albany, CA, 1993, Alta Bates Hospital）

オーバーヘッドシャワー　　　　　　　□有　□無
浴室は接近可能か　　　　　　　　　　□可　□不可
シャワー室　　　　　　　　　　　　　□有　□無
　ドア幅
　床縁からの高さ　＿＿＿＿＿
　接近可能か　　　　　　　　　　　　□可　□不可
洗面台
　高さ　＿＿＿＿＿
　水栓のタイプ　＿＿＿＿＿
　　□開
　　□閉
　接近可能か　　　　　　　　　　　　□可　□不可
トイレ
　床からの高さ　＿＿＿＿＿
　トイレットペーパーの位置　＿＿＿＿＿
　便器から側壁までの距離　左＿＿＿＿＿
　　　　　　　　　　　　　右＿＿＿＿＿
手すり　　　　　　　　　　　　　　　□有　□無
　位置＿＿＿＿＿
　コメント＿＿＿＿＿
台所
　ドア
　　幅
　　敷居の高さ　＿＿＿＿＿　通行可能か　□可　□不可
コンロ
　高さ　＿＿＿＿＿
　調節　　　　　　　　　□前面より　□後面より
　コンロ使用のために接近可能か　　　　□可　□不可
オーブン
　床からドア継手またはハンドルまでの高さ＿＿＿＿＿
　オーブンの位置＿＿＿＿＿
流し台
　下部は車いす使用に適しているか　　　□適　□不適
　水栓のタイプ　＿＿＿＿＿
食器棚
　車いすから使用可能か　　　　　　　　□可　□不可
冷蔵庫
　開閉　　　　　　　　　　　　　　□左　□右
　車いすで使用可能か　　　　　　　　　□可　□不可
スイッチ／コンセント
　接近可能か　　　　　　　　　　　　　□可　□不可
キッチンテーブル
　床からの高さ　＿＿＿＿＿
　接近可能か　　　　　　　　　　　　　□可　□不可
コメント＿＿＿＿＿

洗濯室
　ドア
　　幅
　　敷居の高さ　＿＿＿＿＿　通行可能か　□可　□不可
　階段　　　　　　　　　　　　　　　　□有　□無
　　階段数　＿＿＿＿＿
　　高さ　＿＿＿＿＿

幅　＿＿＿＿＿
手すりはあるか　　　　　　　　　　　□有　□無
　有の時　　　　　　　　□左側　□右側　高さ
洗濯機
　□上蓋式
　□前蓋式
　接近可能か　　　　　　　　　　　　□可　□不可
乾燥機
　□上蓋式
　□前蓋式
　接近可能か　　　　　　　　　　　　□可　□不可

　　　　　　　　安全面
敷物　　　　　　　　　　　　　　　　□有　□無
　場所＿＿＿＿＿
電話
　接近可能か　　　　　　　　　　　　□可　□不可
　場所＿＿＿＿＿
緊急通報電話　　　　　　　　　　　　□有　□無
　場所＿＿＿＿＿
ポスト
　接近可能か　　　　　　　　　　　　□可　□不可
　場所＿＿＿＿＿
室温調節
　接近可能か　　　　　　　　　　　　□可　□不可
　場所＿＿＿＿＿
コンセント／スイッチ
　接近可能か　　　　　　　　　　　　□可　□不可
欠陥のある床は？　　　　　　　　　　□有　□無
　場所＿＿＿＿＿
鋭角な家具　　　　　　　　　　　　　□有　□無
　場所＿＿＿＿＿
被覆された給湯パイプ　　　　　　　　□有　□無
　場所＿＿＿＿＿
散らかった場所　　　　　　　　　　　□有　□無
　場所＿＿＿＿＿
消火器　　　　　　　　　　　　　　　□有　□無
　場所＿＿＿＿＿
機器の紹介
＿＿＿＿＿
＿＿＿＿＿
問題点リスト
＿＿＿＿＿
＿＿＿＿＿
改造のための提案
＿＿＿＿＿
＿＿＿＿＿
＿＿＿＿＿
推薦する機器
＿＿＿＿＿
＿＿＿＿＿

図 10-4（続き）

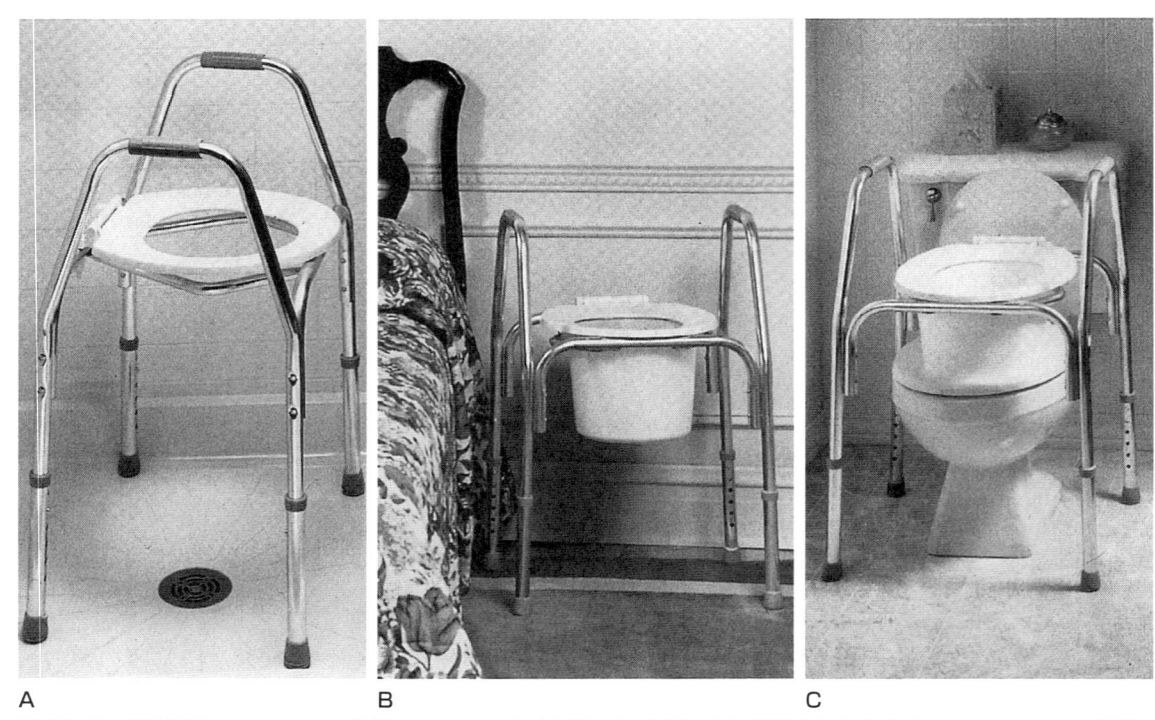

図 10-5　簡易便器．A：シャワー兼用，B：ベッドサイド用，C：便器の上に設置するタイプ（Sammons Preston 提供）

7．クローゼットの服をかける棒を低くする．

浴室への出入りや車いすまたは歩行器の操作は，よくある問題である．浴室への出入りが可能になるまで，あるいは排泄動作を可能にする改造がなされるまでは，ベッドサイドで簡易便器を使うよう勧めることが多い（図 10-5）．クライエントが浴槽の縁を越えることができる場合は，浴槽の中でシャワーチェアを使う．シャワーチェアは，シャワーを浴びる時にも使うことができる．浴槽の縁を安全にまたは自立して越えられない場合，移乗用の浴用いす（図 10-6）を使うのがよい．手で持つシャワーを固定するようにすれば，水の操作が容易になり，シャワーを浴びながら向きを変えたり，立ち上がる時の危険性を減らすことができる．建物や施設に関するADA アクセスガイドラインは www.access-board.gov/adaag/html/adaag.htm で入手できる．家庭訪問による評価が終了したら，作業療法士は記録した情報を要約し，家庭でのクライエントの遂行状況を記載した報告を書かなくてはならない．報告は，環境のバリア（障壁）やクライエントが直面した機能的制限についての要約を記載して終わる．推奨する器具や変更については，大きさや構造上の特徴，価格，販売者も含めるべきである．また，クライエ

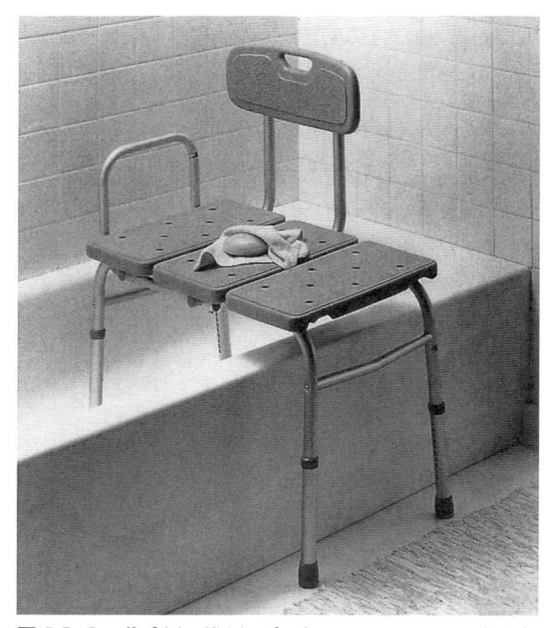

図 10-6　移乗用の浴用いす（Sammons Preston 提供）

ントの家庭環境における自立を促すための機能的目標についても記載すべきである．

これら推奨するものについてはクライエントや家族と共に注意深く検討する．クライエントや家族が意見を述べたり，拒否したり，可能性のある代わりの方法を考える自由が得られるように，臨機応変に

行う．家族の経済状況が，必要な変更を実施するうえでの制限要因となるかもしれない．必要な器具や変更のための資金調達法を考えるためにソーシャルワーカーも参加させるようにし，価格が問題になる時にはクライエントにこのサービスがあることを知らせるべきである[31]．

作業療法士は，必要があれば，クライエントが家庭復帰すること，また家庭で1人暮らしすること，あるいは自分1人で家庭管理をすることの実行可能性についても勧告すべきである．クライエントが安全で自立した家庭生活を営めるか疑問がある場合，家庭訪問の評価の要約には，クライエントが家庭に帰るために必要な機能的技能についても記載すべきである．

家庭訪問ができない場合でも，試験外泊後のクライエントや家族との面接から多くの情報を得られる．家族や介護者に家庭訪問用のチェックリストに記載するよう指示し，部屋とその配置についての写真やスケッチを提出させる．試験外泊を試みた時にクライエントが直面した問題について話し合い，それを解決するために上述したような推薦する方法について話し合う[31]．

金銭管理

クライエントが金銭管理を自立して行わなければならない場合，これらの能力を正確に評価するために認知および知覚検査を実施すべきである．身体障害のあるクライエントは，認知および知覚機能も同時に侵されることがあるので，その障害の程度を決定しなければならない．介護者に金銭管理の役割の経験がなく，その役割をとる予定がある場合，教育が必要となる．クライエントはごくわずかなお金を取り扱えるだけかもしれないし，買物や収支を計算する，予算を立てるなどの金銭管理を要する活動の再訓練を必要とするかもしれない．身体的制限がある場合，金銭管理を記帳するために書字用の自助具を導入しなければならないかもしれない．

生活圏内移動

自分の自動車を改造したり，改造したバンを購入して自動車を運転できるクライエントもいる（第11章）．このようなことができないクライエントは，公共交通機関の利用や歩行または車いすでの生活圏内の移動を学習しなければならない．このような場合，クライエントが生活圏内の移動を自立して安全に行うために，作業療法士は身体的側面や認知・知覚機能，社会的能力を評価しなければならない．

考慮すべき身体的能力には次のようなものがある：(1)疲労しないで生活圏内を移動できる耐久性があるか，(2)クライエントは屋外で歩行器や杖，松葉杖を使用して十分自立して移動しているか，または車いすを操作する能力があるか，移乗が自立しているか．これらの能力には，凹凸のある道路やカーブ，斜面，交差点などを通行することも含む．生活圏内の移動を考慮する前に，評価すべきその他の技能には次のようなものがある：(1)お金の取り扱い，(2)車いすまたは歩行器を使いながら物を運ぶ，(3)公衆トイレを使う．

認知技能には地誌的見当識が含まれる．バスに乗る場合，時刻表や路線図を読み取る方法，方角を知る方法を知らなければならない．生活圏で問題が生じた時は，問題解決技能を必要とする．障害を受けたばかりのクライエントは，新しい社会技能を開発する必要があるだろう．これらの技能には，生活圏に出かけた時に経験するであろう困難さ，たとえばレストランで利用可能なテーブルを使えるよう依頼する方法や，食料品店で手が届かないものを取ってもらう方法，健常者中心の生活圏内で新しい身体イメージで快適になる方法が含まれる．

また，クライエントの地域環境も評価する必要がある．たとえば，近隣の環境は身体障害のある人に十分に安全であるといえるか？ 地形はどのようになっているか？ 縁石は切り下げてあるか？ 歩道はなめらかで平らになっているか？ 最寄りの店やバス停はどのくらいの距離にあるか？ 信号機の点灯時間は，移動能力に制限のあるクライエントが安全に渡りきれる時間であるか？

生活圏の移送手段の**アクセスのしやすさ**も考慮しなければならない．何らかの制限はあるものの，キャブやバンによるドア・ツー・ドアのサービスを行っている地域もある．その制限には，あらかじめ1週間の移動の調整をしなければならないこと，自立して玄関から道路に出たり，縁石を乗り越える能力，自立して車に移乗する能力がある．クライエントが公共のバスを利用する場合，電動リフトの操作

方法や車いすの固定方法を学ばなければならない．すべてのバス停が車いす仕様になっているわけではないので，近隣のバス停を評価する必要がある．

　生活圏内の移動は，クライエントの能力の正確な評価や身体面および認知面の障害，社会的バリアの知識に基づいて，作業療法士とクライエントとが協力して計画し直す必要がある．Armstrongと Lauzen による "Community Integration Program"[4] は，生活圏の生活技能プログラムを確立するための実践的な治療方法を提示している．生活圏内の移動が自立できれば，クライエントは家庭外に生活活動を拡大でき，地域社会との交流を持てるので，挑戦する価値がある．

健康管理と維持

　健康管理には，クライエントが医学的状態を理解し，健康状態を維持するための決定を行うことが含まれる．実際的な健康管理の側面には，薬を取り扱う能力，いつ医師を呼ぶかの知識，診察の予約のとり方がある．これらの活動を遂行するクライエントの能力の評価は作業療法士だけでなく，看護師や医師などのチームメンバーも一緒に行うべきである．

　各活動に必要とされる技能に関連させて，遂行技能やパターンを評価すべきである．作業療法評価は，クライエントが自立するために活動のどの側面を変更すべきかを決定する一助となる．たとえば，作業療法士は看護師とともに，片麻痺と糖尿病があるクライエントがインシュリン注射を行えるかを確認できる．作業療法評価では，クライエントがインシュリンを注射器に吸入し，計測し，注射するための認知および知覚能力に注目する．身体的な側面としては，片手でインシュリンの瓶を固定し，正確に目盛りを確認し，注射器を操作する方法が含まれる．その他の服薬管理には，薬袋を破る方法，液剤の場合は計測する方法がある．

　また，作業療法士はその他の技能についてもクライエントを評価し，教育する．その例には，電話の使用，電話番号を見つけること，診察の予約をとるために必要な情報を伝えることがある．

　健康管理は，クライエントおよび医療チーム全体の関心事である．作業療法は健康管理に関連した問題を確認し，解決する ADL および IADL を守備範囲としているので，作業療法士は重要な役割を演じる．

■日常生活活動および生活関連活動の訓練

　評価後，ADL/IADL 訓練を開始することを決定したら，評価結果とクライエントの優先順位，自立の可能性に基づいて，適切な短期および長期の目標を立てる必要がある．身の回り動作の訓練について次のような順序が提案されている：食事，整容，移乗，排泄，脱衣，着衣，入浴．この順序は，小児の正常な身の回り動作自立の発達に基づいている[31]．この順序は良い指針であるが，クライエントの障害や能力，制限，個人的優先順位に合わせて変更する必要がある．

　作業療法士は，どの ADL/IADL の活動が達成可能で，どれがクライエントにとって困難であるかを見極めなければならない．作業療法士はクライエントとともに，活動を遂行するための変法や，これを助ける支援用具を探さなければならない．また，介助が必要な活動とその介助量を決定しなければならない．訓練プログラムが進行するまでは，これらの要因を見極めることは不可能かもしれない．

　ADL/IADL の訓練プログラムは，数種の簡単な活動から開始し，徐々に数と複雑さを増していくことで段階づける．訓練は依存から介助，監視，自立へと，また支援用具を使って行うことから支援用具なしで行うようにと進めるべきである[31]．段階づけの度合いは，クライエントの回復の可能性，耐久性，技能，動機づけによって決定する．

日常生活活動の指導法

　日常生活活動の遂行方法の指導法は，個々のクライエントの学習様式と能力に合わせる必要がある．意識が清明で指示の理解が良いクライエントは，簡単な実演と言語的指示の後に，全過程を行うことができるかもしれない．知覚の問題や記銘力の低下があったり，どのような指示にも従うことが困難なクライエントでは，成功するに従って徐々に介助の量を減らしていくといった，より具体的で段階的な方法が必要だろう．このようなクライエントに対しては，活動を細分化し，一度に1つずつゆっくりと進めていく必要がある．クライエントが行うように求

められている活動もしくは段階を，作業療法士が同じ場所，同じ方法でゆっくりと実演することは非常に有効である．実演に伴う言語指示は，クライエントの言語能力と，2種類の感覚情報を同時に処理し，統合する能力によって効果的であるか否かが決まる．

　身体部位（動かすべき，更衣や入浴時のあるいはポジショニング時の）に触れること，次の段階や課題を達成するために望ましいパターンで他動的に動かすこと，徒手的に優しく誘導して課題を行うことは，触覚性および運動性の指示として有効な方法である（第7章参照）．これらの方法は，実演や言語的指示の強化または代償として使えるが，それは何がクライエントに最も適した学習方法であるかによって決まる．技術を習得したり速度を速くするために，そして学習内容を保持するために，1つの段階または全過程を繰り返し行う必要がある．時間とクライエントの身体および情緒的耐久性が許すなら，同じ課題を訓練時間内に数回繰り返すか，望ましい技能が保持されるか，望ましい段階に到達するまで毎日繰り返す．

　ADL技能の訓練においては，**逆方向の連鎖**（backward chaining）の方法を使うことができる．この方法では，作業療法士が全過程の最後の段階の1つ前までクライエントを介助する．次にクライエントは最後の段階を自立して行う．これは成功と成就の感覚を与える．最後の段階を習得したら，作業療法士は最終より2段階前までを介助し，クライエントは残りの2段階を行う．この過程は，作業療法士が介助を徐々に少なくし，クライエントが課題の最初から最後までを自立してうまく行えるようになるまで続ける．この方法は，脳損傷クライエントの訓練に特に有効である[31]．

　どのADLの訓練においても，訓練を開始する前に，作業療法士はある程度の準備をしなければならない．作業療法士は，適切な空間を準備し，器具や道具または家具を最も便利で安全なように配置しなければならない．作業療法士は，行うべき活動とこれに使われるであろう特別な方法や支援用具について十分に知っておかなければならない．また，クライエントに期待するような方法で活動をうまく行えなければならない．準備後，活動をクライエントに提示する．一般に，上述した実演および言語指示の1つ，もしくはそれ以上を使って行う．次に，必要な監視と介助の量によって，クライエントは作業療法士とともに，または方法を提示された直後に実際に行う．やり方は必要に合わせて変更もしくは修正し，学習を確実なものにするためにそれを繰り返し行う．

　他の職員または家族は，クライエントが新しく学習した技能を強化できる立場にある．そのため，学習を強化し，クライエントがその治療時間に習得した技能を確実に継続するために，家族教育が重要である．クライエントが1つの活動もしくはいくつかの活動を習得したら，指導の最終段階ではクライエントに1人でこれらの活動を行わせるようにする．作業療法士は改善をチェックすることで経過を追い，学習内容が継続されているかを再評価するために，クライエントや看護師，介護者，家族とともに計画を立てるべきである．

日常生活活動の経過記録

　初期評価を記録したADLのチェックリストには，訓練過程での能力の変化や再評価の結果を記録するために，1つもしくはそれ以上の空欄があるのが普通である．本章の前半に載せたチェックリストの例は，このために考案したものであり，記入例を示してある（図10-1）．初期評価で標準化された評価を使用した場合，クライエントの改善度を示すために，再評価過程においても同じ評価を使うべきである．

　一般に，経過は診療記録の中に要約されている．経過報告には，クライエントの能力の変化，現在の自立度，自立の可能性についての予測，ADL訓練に対するクライエントの態度と動機づけ，ADLプログラムの将来的目標などを要約すべきである．また，退院計画に役立てるために，現在のクライエントの自立度または介助のレベルを経過記録に記入しておくべきである．たとえば，クライエントが今後も身の回り動作に中等度の介助を必要とする場合，クライエントは専門の介護者を雇う必要があるだろうし，クライエントがさらに自立する可能性があれば，作業療法士は治療継続の必要性を正当化できるだろう．

ケーススタディ：サディー

サディーは75歳，介護施設で生活している．最近，サディーは体重が減少し，看護助手が食事に介助を必要とすると報告してきたため，作業療法士は食事の評価の依頼を受けた．看護師は，サディーは食事のために太柄の食事用具が必要だろうと述べていた．

作業療法士はサディーへの面接，サディーがいつもの場所（彼女の部屋でオーバーテーブルを使いながら）で昼食を摂る様子の観察，身体的評価（筋力，ROM，感覚，協調性），大まかな認知および知覚評価を行った．評価の結果，サディーは車いすの坐位姿勢に問題があることがわかった．オーバーテーブルが高すぎて，さらに手を伸ばす能力を制限していた．両側肩の屈筋，外転筋の筋力が3－（F－）である以外は，筋力やROM，協調性，感覚は正常範囲内であった．サディーの認知および知覚能力は，簡単な身の回り動作を再学習するには問題なかった．

治療内容は，車いすでのポジショニング，オーバーテーブルを低くすること，食事の時に口に手を運ぶのに肘をつくという代償法を使用するよう教えることであった．作業療法評価によれば，この時点では工夫した食事用具は必要でなかった．代わりに，環境を変え，車いす姿勢を整え，代償法を教えた．もし，評価によってサディーの握力が弱かったり，協調性が障害されているということがわかった場合，食事の自立を促すために，太柄にした食事用具やプレートガードを使用しただろう．

支援技術と福祉機器

支援技術（assistive technology）とは，障害をもった人の機能的能力を高める，もしくは改善させるために使用する何らかの物品，機器，生産システムと定義され，それらは市販されておりすぐに入手できるか，もしくは個人に合わせて作成するか，改修されるものである．これは，アメリカ合衆国の公法（PL）100-47, Technical Assistance to the States Actに述べられている定義である（www.resna.org/taproject/library/laws/techact94.htm）．支援技術や福祉機器，支援用具という用語は専門家の間で明確に区別することなく用いられている．福祉機器は身体的制限を代償し，安全性を高め，関節損傷を予防するために用いられる．日常生活のための電子機器（electronic aids to daily living；EADL）は，機能が制限された人と電話やドアの開閉装置などの電子用具との橋渡し役となるものである[30]．身体的制限には筋力低下，関節可動域（ROM）制限，協調性の低下，感覚障害が含まれる．安全性を高めるための福祉機器の例としては，認知機能に障害があるクライエントの徘徊を介護者に知らせるベッドまたはドアのアラームがある．関節損傷を防止するための福祉機器は関節リウマチのクライエントに処方される．

福祉機器を推薦する前に，作業療法士はクライエントの機能的問題やその問題の原因を決めるために全般的な評価を行わなければならない．解決策として福祉機器を導入する前に，作業療法士はまず実際的な解決策を考えるだろう．実際的な解決策の例としては，代償法もしくは代替法の使用，他者からの援助を受けること，環境を変えることなどがある．これらの典型的な例をサディーの例に載せた．

福祉機器を選択する時のその他の考慮点としては，障害の持続期間（短期のものか，長期にわたるのか），それらの機器に対するクライエントの耐性や感情，機器の価格および維持管理がある．

■特殊な日常生活活動技法

多くの場合，特定のADLの問題を解決するための決まり切った方法というものはない．むしろ，作業療法士は問題解決のためのさまざまな方法や支援用具を探求する必要がある．クライエントがある1つの活動を行えるようになるために，作業療法士は特別な器具や方法，スプリント，または機器を考える必要がある場合もある．今日，リハビリテーション機器の会社を通して購入できる多くの支援用具は，初めは作業療法士やクライエントによって考案され，作られたものである．また，ADLの特殊な技法のほとんどは，作業療法士とクライエントの試行錯誤によって開発された．クライエントは障害を持ちながら生活しており，毎日の活動に適応していかなければならないので，作業療法士に良い提案をしてくれることがある．

以下に述べる技法は，障害の分類別にADLの問題を解決する一般的な方法を示すことを目的として

いる．以下に示す方法は，活動遂行の方法を変える，環境を変える，支援用具を使用するなどの代償的方法を中心に述べてある．クライエントの障害が改善する可能性がある場合，その回復へのアプローチを含めた治療を考慮しなければならない．ADL技法のより詳しい指導については，本章の最後の引用文献を参照のこと．以下は，本章で述べる身体障害の分類である．

- ROM制限もしくは筋力が低下したクライエントのADL
- 協調性障害のあるクライエントのADL
- 片麻痺もしくは一側上肢のみを使用するクライエントのADL
- 対麻痺のあるクライエントのADL
- 四肢麻痺のあるクライエントのADL
- 視覚障害のあるクライエントのADL

上に挙げた身体障害ごとに以下のADLおよびIADLを述べる．

- 更衣動作
- 食事動作
- 衛生および整容動作
- コミュニケーションおよび環境機器
- 機能的移動動作
- 家庭管理，食事の準備，掃除

ROM制限もしくは筋力が低下したクライエントのADL

ROM制限のあるクライエントの主な問題は，環境の工夫や支援用具などの手段によって，到達距離を延ばしたり，ROM制限を代償しなければならないということである．筋力が低下しているクライエントは，代償やエネルギー節約のために，これらの用具や方法の一部を必要とするだろう．いくつかの工夫や用具について概述する[22,31,36]．

下衣の更衣動作

1. 靴下やズボンの着脱のために，一端にネオプレンで被ったコートフック，もう一端に小さなフックのついたドレッシングスティックを使う（図10-7）．
2. 靴下を履くには市販のソックスエイドを使う（図10-8）．
3. 靴ひもを結ぶためにかがみ込まないでよいよう，またこの細かい活動に手指の関節を使わないようにするために，伸縮性の靴ひもかその他の工夫した靴ひもを使う．ベルクロのついた靴を使う．
4. 靴下や靴を拾い上げたり，服を整える，ハンガーから服を取る，床から物を拾い上げる，パンツを脱ぐためにリーチャーを使う（図10-9）．

上衣の更衣動作

1. 前開きの上着を使う．必要なサイズより1つ大きなもの，および，ある程度伸縮性のある生地で作られたものにする．
2. シャツやブラウスを頭の上に押し上げるのにドレッシングスティックを使う（図10-7）．
3. 大きなボタンやループのついたファスナーを使う．
4. ボタンやスナップ，ホックなどをベルクロに

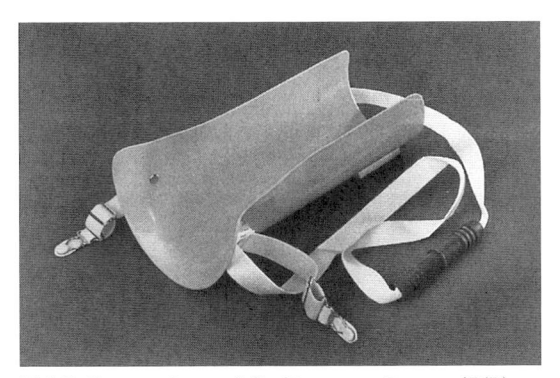

図10-8 ソックスエイド（Sammons Preston 提供）

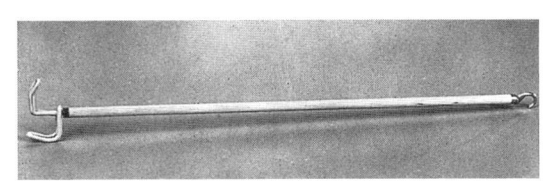

図10-7 ドレッシングスティックまたはリーチャー（Sammons Preston 提供）

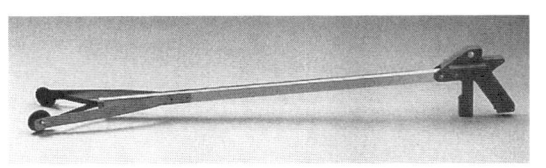

図10-9 長柄のリーチャー

つけ替える（普通の方法が使えない人のため）．
5. 手指のROMが制限されている場合，市販されている何種類かのボタンフックのうちの1つを使う（図10-10）．

食事動作
1. スプーンやフォークにつける太柄の握りは，把持や把握（握りやピンチのパターン）の制限がある場合に用いる（図10-11）．
2. スプーンやフォークの柄を長くしたり，曲げると，口に届きやすくなる．スウィブルスプーンやスプーンとフォークを組み合わせたものは，回外制限を代償できる（図10-12）．
3. 頸や肘，肩関節のROM制限によって手と口の間の動きが制限されたり，カップやコップを適切に保持できない場合は，長いストローやストロークリップを使う．
4. 把握が非常に制限されており，太柄の握りが使えない場合は，万能カフや食事用具のホルダーを使う（図10-13）．
5. プレートガードや「すくいやすい皿（scoop dish）」は，食物が皿からこぼれるのを防ぐのに有効である．

衛生および整容動作
1. 入浴や洗髪用の伸縮ホースがついたシャワーヘッドを使えば，シャワーのしぶきの中に立たずにすむ．またシャワーの方向を調節できる．握りは太柄にしたり，把握の制限に合わせる．
2. 石けんホルダーのついた長柄のバスブラシやバススポンジ（図10-14），長くしたタオルを使えば，下肢や足部，背部に届くことが可能になる．洗体用ミトン（図10-15）やひものついた石けんは，把握の制限を代償する．
3. 壁掛けのヘアドライヤーが有効である．このヘアドライヤーは，ROM制限や上肢の筋力低下，協調性障害があるクライエント，一側上肢だけを使うクライエントに有効である．

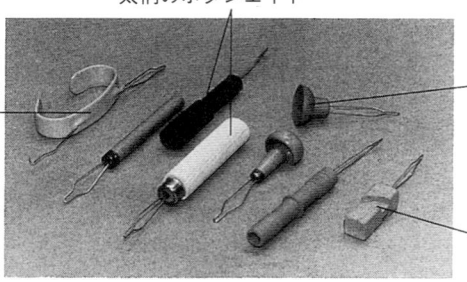

図10-10 把握の制限または切断者に適するボタンフック

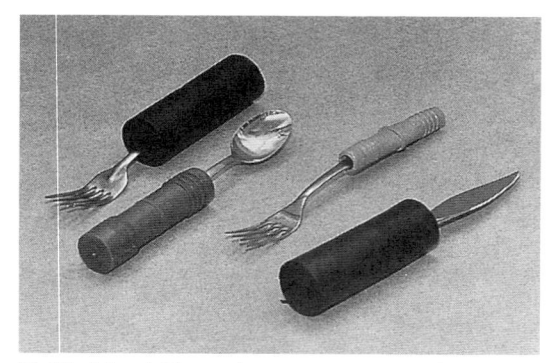

図10-11 太柄のスプーン，フォーク，ナイフ

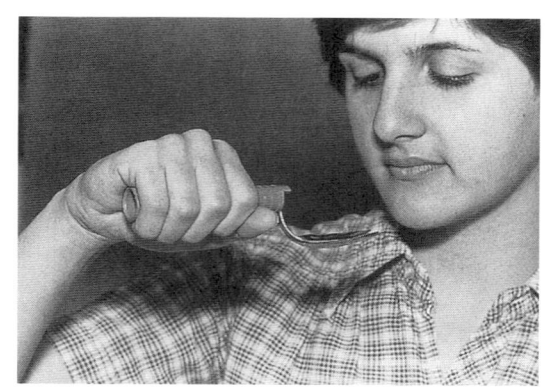

図10-12 スウィブルスプーンは回外の制限または協調性不全を代償する

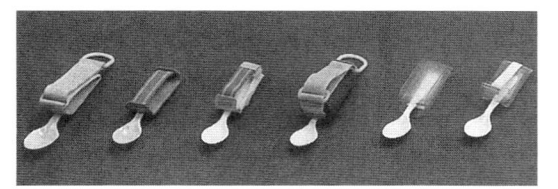

図 10-13　食事用具ホルダー／万能カフ（Sammons Preston 提供）

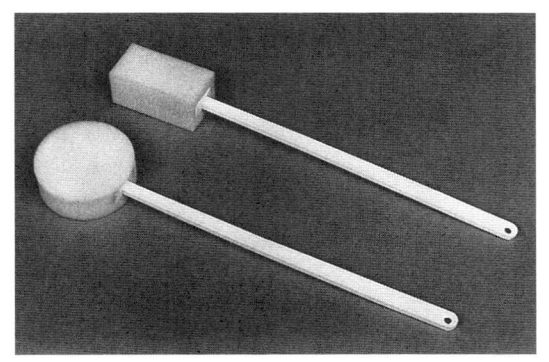

図 10-14　長柄のバススポンジ（Sammons Preston 提供）

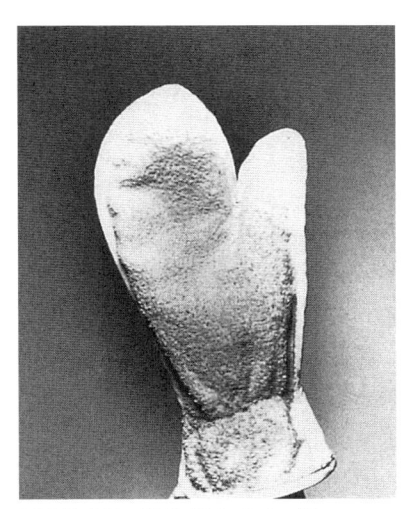

図 10-15　洗体用ミトン（Sammons Preston 提供）

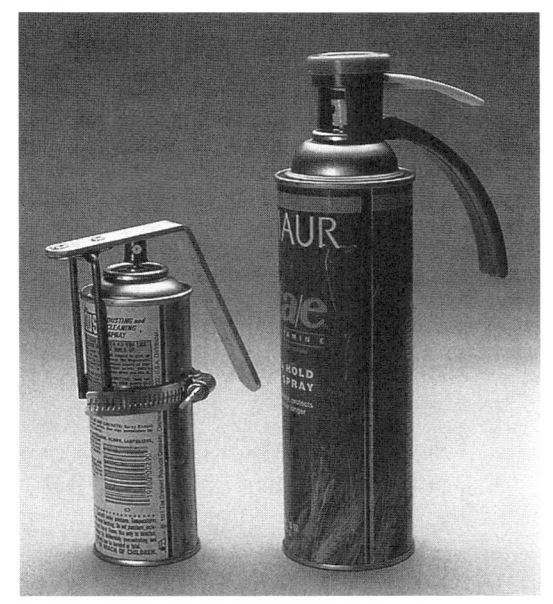

図 10-16　スプレー缶用の自助具（Sammons Preston 提供）

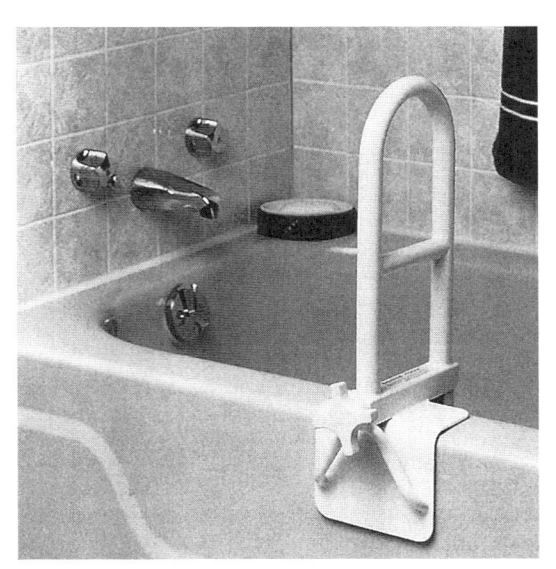

図 10-17　浴槽用手すり（Sammons Preston 提供）

これによって，クライエントは片手で髪を整えることができる．また，自分自身の位置を変えて ROM 制限を代償することができる[10]．

4. 長柄の櫛やブラシ，歯ブラシ，口紅，マスカラブラシ，安全カミソリや電気カミソリは，手と頭，もしくは手と顔への動きが制限されているクライエントに有効である．長柄の部分は，日曜大工用品店にある安価な木の丸棒や塩化ビニルパイプで作ることができる．

5. デオドラントスプレーやヘアスプレー，パウダーや香水のスプレーは身体より少し離してスプレーするので，それによって到達距離を延ばすことができる．スプレーを操作するための特別な工夫が必要なクライエントもいる（図 10-16）．

6. 電動歯ブラシや水洗式の口腔洗浄器（Water-Pik）は，普通の歯ブラシよりも使いや

すいかもしれない.

7. 短いリーチャーはトイレットペーパーを使う時の到達距離を延ばすことができる．支援用具のカタログには何種類かのトイレ用補助具が載っている．
8. ドレッシングスティックは，トイレを使った後に衣服を引き上げるのに使う．代わりの方法として，両端にクリップをつけた長い伸縮性のひもか帯ひもを首回りにかけ，パンツや下着をクリップで挟むようにすると，トイレを使っている時に下着などが床まで落ちるのを防ぐことができる．
9. 浴槽用手すり（図10-17）は浴槽への移動のために使える．滑らないように浴槽の底に滑り止めのマットを敷くかテープを貼る．
10. 移乗用の浴用いす（図10-6）や浴槽やシャワー室に置いたシャワーチェアもしくは普通のいすを使えば，浴槽の底に座る必要がなくなる．またシャワーを浴びている時に立つ必要がなくなり，安全性を高めることができる．
11. 転倒を防止したり，移乗を容易にするために手すりを設置する．

コミュニケーションおよび環境機器

1. 長柄または太柄の蛇口のコックは，把握の制限がある時に適している．
2. 電話は手が届きやすいところに置いておく．または，ポータブル電話を用い，クライエントが持つようにする．スピーカーフォンが必要となるかもしれない．手指の動きが不完全な人にはダイヤル用の棒が有効かもしれない．
3. 把持や把握の制限に適するように，太柄にしたペンや鉛筆を使う．鉛筆ホルダー（Wanchik writing aid）やその他の市販されているホルダー，もしくは手に合わせて形取った書字用の自助具も入手可能である（図10-18）．
4. パーソナルコンピュータやワードプロセッサ，書見台は，コミュニケーション障害や関節痛がある人のコミュニケーションを促すことができる．
5. レバー式のドアノブ（図10-19）や車のドアオープナー，工夫したキーホルダーは，手の制限を代償できる．

機能的移動動作

著明な筋力低下がなく，ROM制限があるクライエントの場合，以下の支援用具が有効である．

1. 足で操作できる滑走式のいす（glider chair）は，股関節，手，上肢の動きに制限がある時の移動を容易にすることができる．
2. プラットフォーム式の杖は，手もしくは指へのストレスを防ぐことができ，また把握の制限がある場合に適している．
3. 握りを太くした松葉杖や杖，歩行器は，把握の制限がある場合に適している．
4. 補高便座は，股関節や膝関節の動きに制限がある場合に使う．

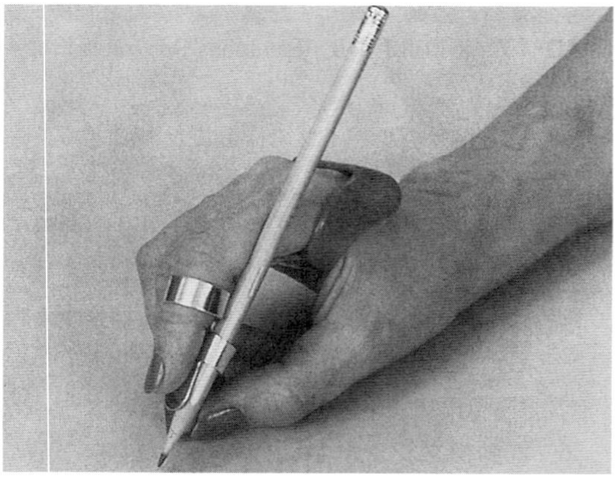

図10-18　鉛筆ホルダー（Sammons Preston提供）

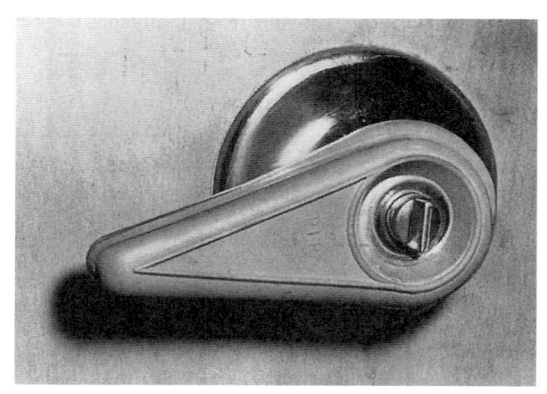

図10-19　ゴム製のレバー式ドアノブ（Sammons Preston提供）

5. 握り部分にパッドをつけ，前腕トラフ（trough）のある歩行器は，手や前腕，肘関節に著しい制限がある場合に使う．
6. 歩行器や杖用の袋またはバスケットを使えば，物の運搬が容易になる．

家庭管理，食事の準備，掃除

家庭管理活動は，いろいろな環境の工夫，支援用具，エネルギー節約，作業単純化（work simplification）などの方法によって容易になる[8,36]．関節保護の原理は，関節リウマチのクライエントには重要である．この原理は，第38章に詳述してある．以下の提案はROM制限のあるクライエントの家庭管理活動を容易にするものである．

1. 頻繁に使用する物は，流し台のすぐ上や下のキャビネットの1段目の棚に収納するか，可能なら流し台の上に置いておく．
2. 流し台の高さで楽に仕事をするために高いいすを使う．車いすを使う場合には，食事の計画や準備をするために壁に吊り下げ式のテーブルを取りつける．
3. いくつかの物を一度に運ぶために，快適な高さのワゴンを使う．
4. 高い棚から軽い物（例，シリアルの箱）を取るためにリーチャーを使う．
5. 滑り止めマットを使ってボウルや皿を固定する．
6. プラスチックまたはアルミニウムのボウルやポットなど軽い器具を使う．
7. 電動の缶切り機やミキサーを使う．
8. 包装紙を切るには電気はさみやループはさみを使う（図10-20）．
9. モップやほうき，ちり取りに，長く柔軟性のあるプラスチックの柄をつけ，かがみ込まないでよいようにする．
10. 握りやすい包丁（図10-21）を使う．
11. 食器棚の整理のために棚を引き出し式にして，かがみ込まないでよいようにする．
12. 壁掛け式のオーブン，調理台に置く肉焼き機，および電子レンジを使ってかがみ込まないでよいようにする．
13. 上蓋式の自動食器洗いと高くした乾燥機を使って，体幹を曲げたり，かがみ込まないでよいようにする．車いす使用者は，前開き式の機械のほうが便利である．
14. 高さの調節できるアイロン台を使うことにより，アイロンをかける時に座っていられるようにする．または，パーマネントプレスの衣服を使い，アイロンを使わないで良いようにする．
15. 歩行できる母親の場合，子どもの世話でかがみ込んだり手を伸ばす量を少なくするために，子ども用の遊びフレームやおむつ台を高くする．入浴させるには台所の流し台に小さい浴槽やプラスチックの浴槽を載せて使う．3〜4カ月までの子どもでは，子ども用のフレームつき寝台のマットレスを高くして使う．
16. 子どもにベルクロつきの大きい，緩めの服を着せる．
17. 服や玩具を拾い上げるにはリーチャーを使う．
18. ベッドメイクを容易にするために，シーツと毛布の代わりに羽根布団を使う．

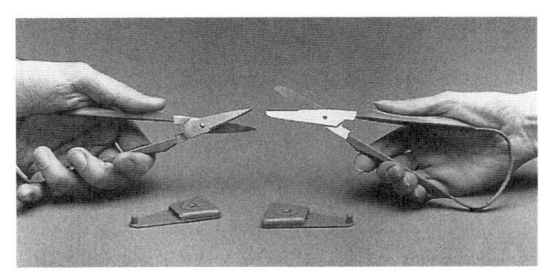

図 10-20 ループはさみ（Sammons Preston 提供）

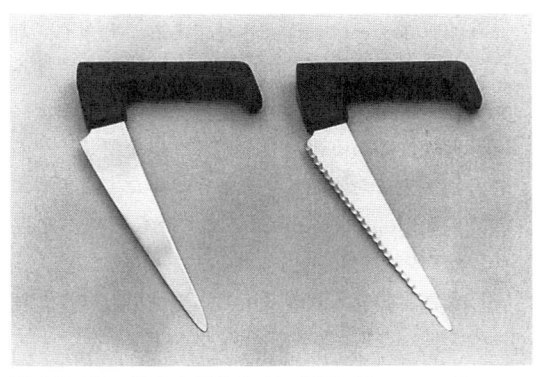

図 10-21 鋭角の握りやすい包丁（Sammons Preston 提供）

協調性障害のあるクライエントのADL

振戦もしくは失調，アテトーゼ，舞踏病様運動などの協調性障害は，パーキンソン病や多発性硬化症，脳性麻痺，頭部外傷などのいろいろな中枢神経系（CNS）損傷の結果として起こる．ADL遂行上の主要な問題は，課題達成のために，歩行，身体部位，物体を安全に適切に固定することである[22,31]．

協調性障害の程度は，疲労や情緒的要因，恐れなどによって影響を受ける[22]．協調性障害を増強したり，遂行に影響を及ぼさないように，適切な作業速度や安全な方法，また正しいエネルギー節約や作業単純化の方法をクライエントに教えるべきである．

腕を固定すれば，協調性障害をある程度軽減でき，支援用具なしに粗大な運動や巧緻動作が可能になるだろう．ADL全体を通して使える方法の1つに，罹患していない上肢で固定することがある．この方法では，台や机に肘をつき，肘を中心に回して前腕や手関節，手を活動に使うようにする．筋力は低下していないが協調性障害のあるクライエントでは，おもりなどの使用が物の固定に役立つ．失調を軽減するためにベルクロつきの重錘ベルトを腕につけるか，重くした食事用具やペン，カップなどを使う[31]．

更衣動作

バランスの問題に対処するために，ベッドに座るかベッドの中で，もしくは車いすか肘かけのついたいすで更衣を行うようにすべきである．更衣動作の困難さは，以下の工夫によって軽減することができる．

1. 緩めの前開きの上着は，着脱を容易にする．
2. 大きなボタンやベルクロ，ループをつけたファスナーは操作が容易である．大きく，重い柄つきのボタンフックが有効かもしれない．
3. 伸縮性のある靴ひも，ベルクロを閉じ，その他工夫した靴閉じ具を使う．また，履きやすい靴（slip-on shoes）は，ひもを結ぶ必要がない．
4. 女性用のゴム式のズボン，男性用のベルクロを使ったズボンは，ホックやボタン，ファスナーを使ったものより扱いやすい．
5. 前開き式のブラジャーや通常のホックの代わりにベルクロを使ったブラジャーは着脱が容易である．また，かぶり式の伸縮タイプのブラジャーやブラスリップは，留め具を操作する必要がない．通常のブラジャーは，身体前面で腰の高さで留め，背中に回して肩ひもに腕を通し，引き上げるようにする．
6. ネクタイを使う男性はクリップ式ネクタイを使う[1,31]．

食事動作

協調性障害のあるクライエントの食事は1つの挑戦である．食事中のコントロールの欠如はフラストレーションとなるばかりでなく，当惑や社会的拒絶を生じ得る．したがって，安全で楽しく，できるだけ手際よく食事することが重要である．以下はこの目標を達成するための提案である．

1. 滑り止めマット（Dycem）や吸盤，もしくは濡らしたタオルなどで皿を固定する．
2. 皿から食物がこぼれないよう，プレートガードやすくいやすい皿を使う．プレートガードは家の外でも使うことができ，どの皿にも取りつけることができる（図10-22）．
3. 重くしたスプーンやスウィブルスプーンを利用することで安定性を与え，皿から口に運ぶ間にこぼさないようにする．不随意運動を軽減するために，前腕に重錘ベルトをつけることもある（図10-23）．
4. 長いストローとストロークリップのついた，底を重くしたカップもしくはコップを使い，口まで運ばないでもよいようにし，こぼれることを防ぐ．蓋と飲み口のついたプラスチックのカップが同じ目的で使われることもある[22,31]．

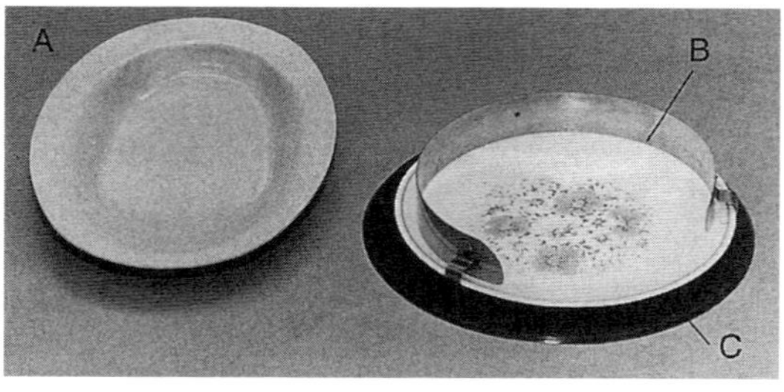

図10-22 A：すくいやすい皿，B：プレートガード，C：滑り止めマット

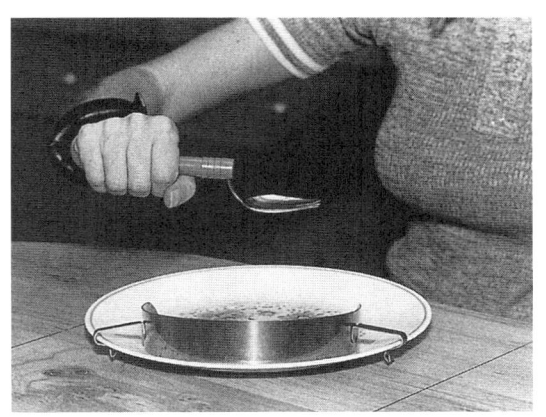

図10-23 前腕の重錘ベルトとスウィブルスプーンは協調性不全や不随意運動，回外の制限を代償できることがある

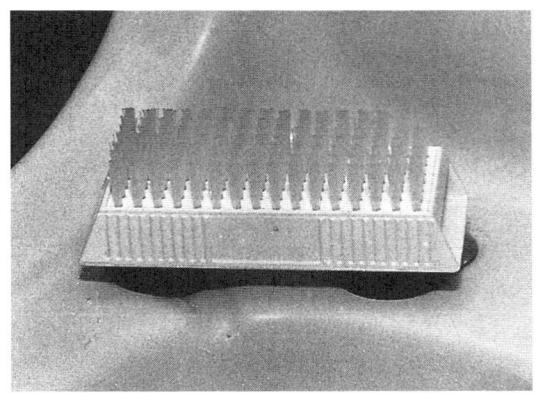

図10-24 義歯や爪の手入れのために洗面台に取りつけた吸盤つきブラシ．野菜や果物を洗うために台所で使うこともできる

5. モービルアームサポート（mobile arm support；MAS）に似たもので，抵抗または摩擦型の腕装具を使う．この装具は，脳性麻痺やアテトーゼのある成人の食事動作中の不随意運動のコントロールを助ける．このような装具は，重度の協調性障害のあるクライエントが，食事中にある程度の自立を達成するために有効であろう．この装具は支援用具のカタログに摩擦型食事用MASとして掲載されている．

衛生および整容動作

衛生および整容用品の固定と操作は，以下の提案によって行うことができるだろう．

1. カミソリや口紅，歯ブラシなどを頻繁に落とすことが問題となる場合には，ひもを取りつけておく．電動歯ブラシは普通の歯ブラシより扱いやすい．
2. 前腕に重錘ベルトをつけることは，化粧やカミソリ，整髪などの細かい整容動作を行う時に有効である[31]．
3. 上述したROM制限のあるクライエントのための壁掛けのヘアドライヤーは，協調性障害のクライエントにも有効である．
4. 電気カミソリの方が，普通のカミソリよりも安定性と安全性が良い[31]．落とさないように，電気カミソリを手にストラップで固定する．
5. 爪や義歯の手入れに流し台につけた吸盤つきのブラシを使うことができる（図10-24）．
6. 入浴中もしくはシャワーを浴びている時，石けんはロープにつけ，首にかけておくか，手の届きやすい浴槽もしくはシャワー固定具の上に吊り下げておく．身体を洗う時に石けんを入れるポケットのついた洗体用ミトンを使う．これは，頻繁にタオルに石けんをつけたり，すすいだり，絞ったりする必要もない．または，パンティストッキングの爪先に石けんを入れ，手の届く蛇口に結びつけておき，それを引っぱって使う．液体石けんと柔らかいナイロンのタオルを使えば，石けんを使う必要がなくなる．洗体用ミトンと液体石けんを使えば石けんを落としたり，タオルを使う必要がなくなる．
7. 爪やすりもしくは木片に細かい目の紙やすりを接着したものをテーブルに固定すれば，爪を磨くことができる[31]．爪切りも同様の方法で固定できる．
8. スプレーやクリームより，サイズの大きいロール式のデオドラントの方がよい[31]．
9. タンポンよりも下着につけるナプキンの方が扱いやすい[31]．
10. 入浴時，滑り止めマットを浴槽の内と外に置いておく．使う前に，吸盤は浴槽の底に確実に吸着しておく．手すりを浴槽のすぐ近くの壁か，浴槽の端に設置する．浴用いすやシャワーチェアは，立ってシャワーを浴びたり，浴槽の底まで座り込んだりするよりも安全で

ある[31]．協調性の悪いクライエントの多くは，この危険な活動を行う際に，監視と介助を必要とするだろう．週に数回，浴槽の中に座って沐浴することは，浴槽に入ったりシャワーを浴びる代わりとなる．

コミュニケーションおよび環境機器

1. ドアノブは，レバー式の取っ手にするか，ゴムまたは摩擦の大きいテープで覆うと扱いやすい（図10-19）．
2. 受話器ホルダー，ボタンの大きい電話，またはスピーカーフォンが有効かもしれない．
3. 重い，太くしたペンや鉛筆を使えば，書字が可能になるだろう．キーボードガードのついたコンピュータはコミュニケーション手段として有効である．コンピュータのマウスはキーボードの代替となることが多い[31]．コンピュータと音声認識プログラムを組み合わせて使えば，キーボードやマウスを使う必要が少なくなる．
4. 鍵を回すために，長いテコになるようにした硬いキーホルダーを工夫すれば，鍵の操作ができるだろう．しかし，協調性がかなり良好でなければ鍵穴に鍵を入れることは非常に難しい．
5. 長いレバー式の蛇口のコックは，回したり押し引きするノブやコックよりも扱いやすい．入浴時や炊事の時に熱傷をしないように，最初に水を出し，徐々に湯を加えていくようにすべきである．
6. 壁スイッチまたは灯りや信号で操作する電灯を使えば，小さなスイッチを操作する必要がなくなる．

機能的移動動作

協調性障害のあるクライエントは，その協調障害のタイプや程度によって，いろいろな移動用補助具を使うであろう．変性性の疾患では，クライエントに移動用補助具の必要性を認識させ，その受け入れを促すことが必要な時がある．クライエントにとっては，これは杖から松葉杖，歩行器，最終的には車いすへと徐々に変わっていくことを意味する．協調性障害のあるクライエントは，以下の提案によって安定性や移動性を改善できる．

1. 物を持ち上げる代わりに，床や流し台の上を滑らせる．
2. 適切な移動用補助具を使う．
3. ワゴンを使う．重く，車輪にある程度摩擦のあるワゴンを特注する方がよい．
4. ドアの敷居，敷物，厚いカーペットを取り除く．
5. 室内や屋外の階段に手すりを設置する．
6. 可能ならば階段をスロープにする．

家庭管理，食事の準備，掃除

以下を決定するために，作業療法士は，注意深く家事動作評価を行わなければならない．（1）どの活動が安全に行えるのか，（2）変更や工夫をすれば，どの活動が安全に行えるようになるか，（3）どの活動が適切にもしくは安全に行えず，他者に分担しなければならないのか．主要な問題としては，こぼしたり事故を防ぐために食物と器具を固定すること，また切傷，熱傷，打撲傷，電気ショック，転倒を防ぐために，器具やポット，鍋，家事用具を安全に操作することがある．以下は家事動作を容易にするための提案である[17, 22, 31]．

1. 歩行補助具を用いれば歩行が可能な場合でも，車いすおよびラップボードを使う．バランスや歩行が不安定な場合，この方法はエネルギーを節約し，安定性を高めるだろう．
2. 可能ならば，調理済みの食物を使い，できるだけ多くの過程（たとえば，皮をむく，刻む，薄切りにする，混ぜるなど）を行わないでよいようにする．
3. 簡単に開けられる容器を使うか，一度開けた食物をプラスチックの容器に保管しておく．瓶用オープナーも有効である．
4. 安定性を増すために，重たい器具やミキシングボウル，ポット，鍋を使う．
5. 作業する場所に滑り止めマットを敷く．
6. 電気鍋，電気フライパン，オーブントースター，電子レンジなどの電気器具，または調理台に置くオーブンを使う．これらは，コンロを使うよりも安全である．
7. 撹拌器または電気ミキサーを使う．これは，手動式のミキサーよりも安全であり，スプー

ンや泡立て器を使うよりも簡単である．
8. クライエントが立位で作業を行うか，車いすで行うかによって，可能ならば，流し台やコンロの高さを調節し，体幹を屈曲したり，かがみ込んだり，手を伸ばしたり，持ち上げることを最小限にする．
9. 長いオーブン用手袋を使う．これは，鍋つかみより安全である．
10. 両手で取り扱う鍋やフライパン，オーブン皿，台所器具を使う．これらは，片手のものより扱いやすい．
11. 切る時，肉や野菜を固定するためにステンレスの釘のついたまな板を使う（図10-25）．まな板を使わない時は，釘は大きなコルクで覆っておく．まな板が滑らないように，裏に吸盤か階段用の滑り止めをつけるか，滑り止めマットの上に置く．
12. 重い食器を使う．これは安定性があり，上肢の遠位部をコントロールできるので，扱いやすくなるだろう（また，落としたり破損することが問題となる場合は，こわれない食器を使う方法もある）．
13. 物を固定するために，ワゴンや流し台の上をゴムや網目状の保護マットで覆う．
14. 鋸歯状のナイフを使う．これは，切ったり刻んだりする時，コントロールがしやすい．
15. 茹でた食物を用意するために蒸し器のバスケットか，深めの揚げ物用バスケットを使い，熱い湯の入ったポットを運んだり，ポットから湯を注がなくてもよいようにする．

16. 調理中に食物を裏返したり，食物を盛りつけるためにトング（tong）を使う．これは，フォークやへら，配膳スプーンよりもコントロールしやすく，安定性がある．
17. 包装を開けるために，先の丸いループはさみを使う．
18. 重い，縦型の掃除機を使う．これは，歩行するクライエントには扱いやすい．車いすを使うクライエントにとっては，軽量のタンク式の掃除機か，電気ほうきのほうが扱いやすいだろう．
19. 掃除の時は掃除用ミトンを使う．
20. こわれやすい装飾品や人形，不安定なランプなどは取り除いておく．
21. アイロンのいらない布地，時間設定のできる乾燥機，またアイロンがけを家族に分担して，アイロンがけをしないようにする．
22. 前開き式の洗濯機と車輪のついた洗濯物かごを使い，洗剤や漂白剤，柔軟剤はあらかじめ計量しておく．
23. 子どもの入浴や更衣，おむつを替える時は座って行い，フォームラバーの入浴用具や子ども用の浴用いすを使う．また，子どもを固定するためにベルクロのストラップのついた広い，詰め物をした更衣用テーブルを使う（子どもの世話は，協調性がある程度よくなければ困難かもしれない）．
24. テープのついた紙おむつを使う．これは，布のおむつやピンよりも扱いやすい．
25. 協調性障害が非常に軽度であるか，上肢が侵されていない時以外は，スプーンやフォークで子どもに食事を与えないようにする．これは，家族に代わってもらう必要があるかもしれない．
26. 子どもの服は，滑らない伸縮性のある布地でできた，ベルクロつきの大きな，ゆったりとしたものにする．
27. 子どもを運ぶ時は，前開き式のキャリーかベビーカーを使う．

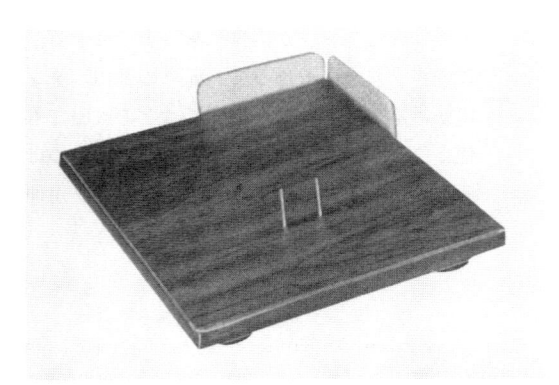

図10-25 ステンレスの釘，吸盤，パン固定用のコーナーがついたまな板は協調性不全や片手のみを使う人に有効である（Sammons Preston提供）

片麻痺もしくは一側上肢のみを使用するクライエントのADL

　以下は，片麻痺者や一側上肢切断者，または骨折

や熱傷，末梢神経炎などの一時的な一側上肢の機能障害をもたらす疾患のあるクライエントのためのADLに対する提案である．

　片麻痺者は特別の教育方法を必要とするであろうし，整形疾患や下位運動神経障害のクライエントよりも，片手動作の学習や遂行が困難であろう．片麻痺者は，上肢と同様に下肢や体幹も侵され，それによって歩行やバランスも侵されている可能性があるからである．また，感覚，知覚，認知および言語障害の程度も人によって異なる．これらは，学習や遂行能力およびその保持に影響する．最後に，片麻痺者は失行（運動企画の困難）を呈することがあり，新しい課題の学習や古い課題の想起に重大な影響を与える．したがって，正常の知覚や認知を有し，一側上肢を使えるクライエントは，片手動作の方法を早く簡単に学習するだろう[31]．片麻痺者は，ADLの可能性を決定し，適切な指導法を確立し，学習を促すために，感覚，知覚，認知の障害を評価する必要がある．

　一側上肢のみを使うクライエントの主要な問題は，作業速度と巧緻性の低下，ふつう非利き手の役割と見なされる固定を代償することである[22,31]．片麻痺者の主要な問題は，バランスおよび感覚，知覚，認知障害に関連する損傷の予防である．

更衣動作

　バランスの問題がある場合，更衣はブレーキをかけた車いす，もしくは頑丈な肘かけつきのいすに座って行うべきである．服は手が届きやすいところに置いておく．リーチャーは，物品の保持に役立つだろうし，更衣動作の補助となる．更衣やその他のADLのため支援用具の使用は最小限にすべきである．神経発達学的治療（NDTもしくはBobath）原理に基づいた片麻痺者の更衣方法については第31章に述べてある．以下の片手による更衣動作の方法*は，一側上肢のみを使う人の更衣を容易にすることができる．着る時は患側の上下肢から始め，脱ぐ時は健側の上下肢から始めるのが一般的原則である．

●シャツ

　前開きのシャツの着脱は，以下の3つの方法のどれかを使って行える．最初の方法はジャケットやローブ，前開きの衣服に使える．

[方法Ⅰ]
着る

1. 健側手で衿をつかみ，ねじれを直す（図10-26a）．
2. 内側を上にし，衿を胸の方に向けて膝の上に置く（図10-26b）．
3. 患側の袖をたぐり寄せ，できるだけ広げて患側手に近づけ，膝の上に乗せる（図10-26c）．
4. 健側手を使って患側手を袖に通し，服を肘の上まで引き上げる（図10-26d1, d2）．
5. 健側上肢を袖に通し，手を上げ袖を滑らせるか，振るかして肘を過ぎるまで通す（図10-26e）．
6. 健側手で裾から衿に向かってシャツの中心をたぐり寄せ，頭のほうへ持ち上げる（図10-26f）．
7. 体幹と首を曲げ，その上からシャツを通す（図10-26g）．
8. 体幹を前方に傾け，健側手でシャツを整え，両肩からシャツを引き下げる．背中に手を伸ばしシャツの裾を引き下げる（図10-26h）．
9. シャツの前を合わせ，下からボタンを留めていく（図10-26i）．患側の袖のカフスボタンを留める．健側は袖口が十分広い場合にはあらかじめボタンを留めておくか，伸縮性のある糸でボタンを縫いつけておく．また，伸縮性のある小さなタブを縫いつけておき，袖口の内側に留めておく．別の方法としては次のようなものがある．伸縮性のある糸をクローセ編みでループにし，小さなボタンにつける．ループのついたボタンをボタン穴に通し，伸縮性ループが内側に来るようにする．このループを引っぱって，元々の袖口ボタンにかける．この簡単な自助具はどの衣服でも使うことができ，シャツを着る前に取りつけるようにする．袖に手を通す時にループが伸びて手の大きさに合うことになる[29]．

---

* Summarized from Activities of daily living for clients with incoordination, limited range of motion, paraplegia, quadriplegia, and hemiplegia, Cleveland 1989, Metro Health Center for Rehabilitation, Metro Health Medical Center, unpublished.

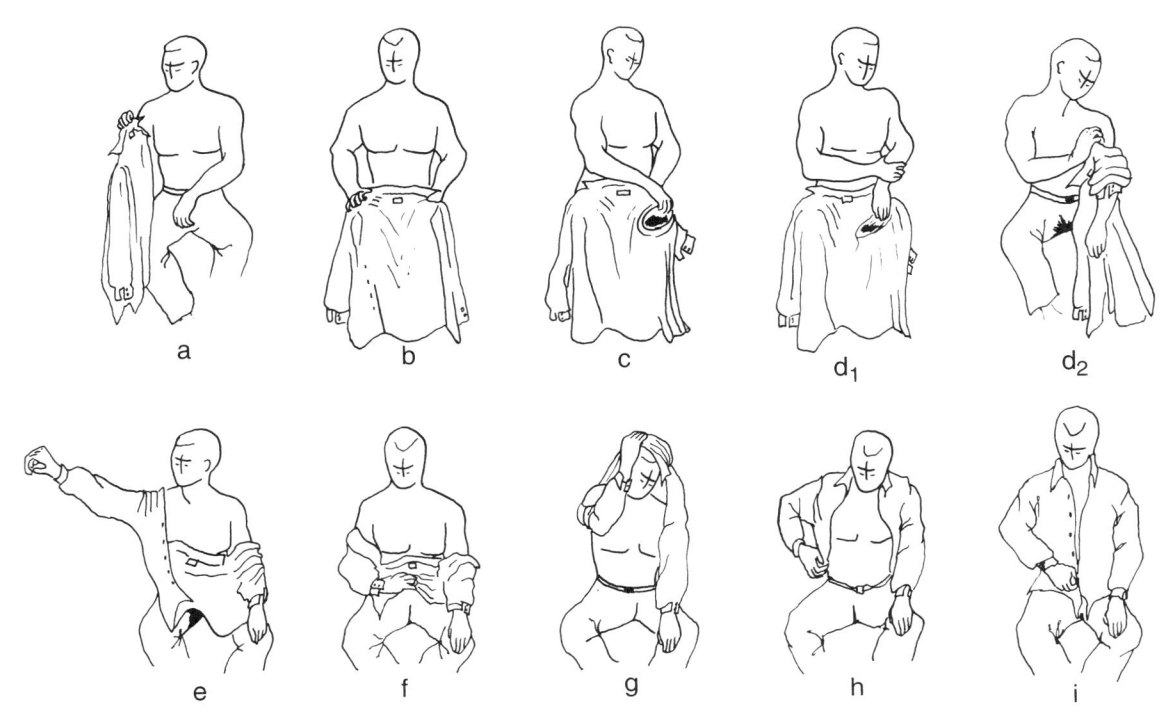

図 10-26　シャツの着衣の手順：方法 I （Christine Shaw. Metro Health Center for Rehabilitation, Metro Health Medical Center, Cleveland, Ohio）

脱ぐ
1. ボタンを外す．
2. 体幹を前方へ傾ける．
3. 健側手で衿をつかむか，背中で衿から裾に向かってシャツをたぐり寄せる．
4. 体幹と首を前方に曲げ，頭ごしにシャツを引く．
5. 健側上肢から袖を脱ぎ，次に患側上肢を脱ぐ．

[方法 II]
着る
第 2 の方法はシャツがねじれてしまったり，健側上肢の袖を滑らせて通すことに問題のあるクライエントに使う．
1. 方法 I の 1 段階から 3 段階に記載したようにしてシャツを置く．
2. 健側手で患側手をシャツの袖に入れ手を通すが，肘の上までは引き上げない．
3. 健側上肢を袖に通し，外転方向へ 180°挙上する．これによって患側の腕の服に力が伝わり，患側の袖は良い位置となるだろう．
4. 健側の腕を下げ，患側の袖を前腕と肘の上まで上げる．
5. 方法 I の 6 段階から 9 段階までを続ける．

脱ぐ
1. ボタンを外す．
2. 健側手でシャツを肩から外す．最初に患側，次に健側を外す．
3. 健側手で健側の袖口を引く．
4. 交互に肩をすくめ，袖口を下に引く．
5. 体幹を前方に傾け，シャツを背部に持ってきて，患側上肢から抜く．

[方法 III]
着る
1. 方法 I の 1 段階から 4 段階に記載したようにしてシャツを置き，上肢を通す．
2. 患側の肩まで袖を引き上げる（図 10-27a）．
3. 健側手で健側側の衿をつかむ．体幹を傾け，上肢を頭の上を越すようにして健側側にシャツを持ってくる（図 10-27b）．
4. 上外方に手を上げて健側上肢を袖に通す（図 10-27c）．
5. 方法 I の 8 から 9 段階のように，服を整えボタンを留める．

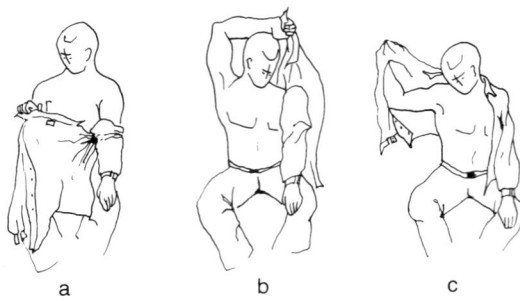

figure 10-27 シャツの着衣の手順：方法Ⅲ（Christine Shaw. Metro Health Center for Rehabilitation, Metro Health Medical Center, Cleveland, Ohio）

脱ぐ

シャツは方法Ⅱで述べたと同じ方法で脱ぐことができる．

応用―かぶりシャツの着衣

1. 裾を胸方向に向け，タグを下にして膝の上に置く．
2. 健側手でシャツの患側がわの背中を裾から袖方向に向かって巻き上げる．
3. 袖穴をできるだけ広げ，健側手で患側上肢を袖穴に通す．肘の上まで引き上げる．
4. 健側上肢を袖に通す．
5. 患側のシャツを肩方向に向かって整える．
6. 健側手でシャツの背中をたぐり寄せ，体幹と首を前に傾け，頭からシャツをかぶる．
7. シャツを整える．

応用―かぶりシャツの脱衣

1. 健側手で背中の上部からシャツをたぐり寄せる．
2. 体幹と首を前に傾け，たぐり寄せたシャツを頭ごしに引く．
3. 健側上肢，次に患側上肢を脱ぐ．

●ズボン

ズボンは以下の方法で着脱できる．この方法は，女性のショーツやパンティーにも同じように応用できる．作りのしっかりした，ボタン式の前開きのズボンの方がよい．これは，ファスナー式のものよりも扱いやすい．ボタンやファスナーの代わりにベルクロを使うこともある．ズボンは，以前穿いていたよりやや大きめで，裾が広いものにすべきである．靴下を穿いた後でズボンを穿くようにするが，靴はズボンを穿いた後で履くようにする．車いすで着替える場合，足部は車いすのフットレストではなく，床に置いておくようにする．

[方法Ⅰ]
穿く

1. 丈夫な肘かけいすかブレーキをかけた車いすに座る（図10-28a）．
2. 健側下肢を膝関節90°屈曲して正中線上に置く．健側手を前方に伸ばし，患側下肢の足関節か靴下をつかむ（図10-28b₁）．患側下肢を持ち上げ，患側下肢を上にして足を組む（図10-28b₂）．
3. 患側下肢をズボンに通し，引き上げ，足部を完全に出す（図10-28c）．膝の上までは引き上げない．膝の上まで引き上げると健側下肢を通すことが困難になる．
4. 足関節または靴下の足首のところを持ち，組んだ足を外す（図10-28d）．
5. 健側下肢をズボンに通し，できるだけ殿部近くまで引き上げる（図10-28e₁, e₂）．
6. ズボンが落ちないように患側手をポケットに入れておくか，患側手の手指1本をベルト通しにかけておく．これが安全にできるなら，立って腰まで引き上げる（図10-28f₁, f₂）．
7. 立位バランスが良好ならば，立ったままでボタンを留めるかファスナーを閉める（図10-28f3）．または，座ってボタンを留める（図10-28g）．

脱ぐ

1. 座ったままでボタンを外し，できるだけズボンの殿部部分を下げる．
2. 立って，ズボンを殿部より下におろすか下げる．
3. 健側を脱ぐ．
4. 座り，患側を上にして足を組んでズボンを脱ぎ，組んだ足を外す．

[方法Ⅱ]
穿く

第2の方法は，1人で立つことができないクライエントが，ブレーキをかけ，フットレストを上げた車いすを使うか，背もたれのまっすぐな肘かけいすの背を壁につけて行う方法である．

1. 方法Ⅰの1段階から5段階の手順でズボンを置き，足を通す．

第10章 日常生活活動　227

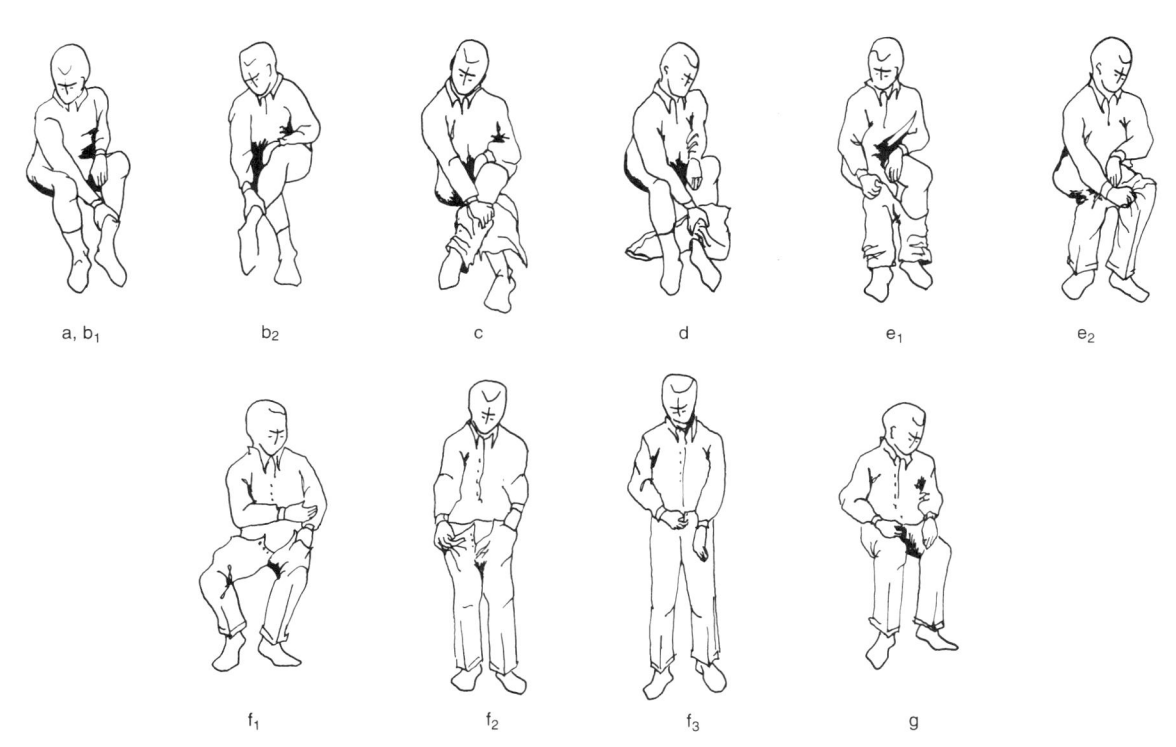

図10-28 ズボンの着衣の手順：**方法 I**（Christine Shaw. Metro Health Center for Rehabilitation, Metro Health Medical Center, Cleveland, Ohio）

  2. 背もたれに寄りかかり，健側下肢で床を下方に押し腰を浮かす．腰が上がったら，健側手でズボンを引き上げる．
  3. 腰をおろし，ボタンを留める．

脱ぐ
  1. 座ったままでボタンを外し，できるだけズボンを下げる．
  2. 背もたれに寄りかかり，健側下肢で床を下に押し腰を浮かす．健側上肢でズボンを腰より下に下げる．
  3. 方法 I の 3 段階および 4 段階の手順を続ける．

[方法 III]
穿く
第3の方法は，ベッドに臥位になったままのクライエントのための方法である．これは，座って行う方法よりも難しい．可能ならば，ベッドを少し起こし，半坐位にする．
  1. 健側上肢で患側下肢を屈曲し，健側下肢の上に乗せる．健側下肢は，患側下肢が滑るのを防ぐためにやや屈曲させておく．

  2. ズボンを置き，最初に患側下肢を通し，膝の上まで引き上げる．乗せた足を外す．
  3. 健側下肢を通し，できるだけ上まで引き上げる．
  4. 健側下肢を屈曲し，下肢と肩を下方に押しつけて腰をベッドから浮かし，健側上肢でズボンを腰の上まで引き上げる．または，交互に側臥位になりながら引き上げる．
  5. ボタンを留める．

脱ぐ
  1. ズボンをはく時の方法 III の 4 段階の手順で腰を浮かす．
  2. 腰より下にズボンをおろし，患側下肢を脱ぎ，次に健側下肢を脱ぐ．

●ブラジャー
[着ける]
  1. ブラジャーの一端をパンツかガードル，スカートの中に押し込み，もう一方を持って腰に巻きつける（患側に向かって巻きつける方が容易だろう）．腰のところでホックを留め，背中に回す（腰の高さで）．

2. 患側上肢を肩ひもに通し，次に健側を通す．
3. 肩ひもを肩に引き上げる．健側手で患側の肩ひもをかける．健側の肩ひもは，健側手をまっすぐに上げてかける．
4. 健側手でブラジャーカップを整える．

注：肩ひもが伸縮性であり，伸縮性のある布地でできたものを使う方がよい．患側手にある程度の機能があれば，ブラジャーの裏のホックの近くに布で作ったループを縫いつけておく．健側で留めている間，ブラジャーを固定するために患側母指をこのループにかけておく．ホックなしの，またはホックをあらかじめ留めた全伸縮性のブラジャーは，前述したシャツの方法Iを応用して着けることができる．前開きのブラジャーでも，患側手にある程度の機能があれば，ループをつけておく．

[外す]
1. 最初に健側から肩ひもを外し，次に患側も外す．
2. 肩ひもから上肢と手を抜き取る．
3. 健側上肢でブラジャーを回す．
4. ホックを外し，取る．

●ネクタイ
[着ける]
クリップ式のネクタイは魅力のある便利なものである．普通のネクタイを使う場合には，以下の方法を勧める．
1. シャツの衿を立て，首にネクタイをかけ，結び終わった時，ちょうどよい長さになるように幅の狭い方を調整する．
2. 幅の狭い方をタイピンか洗濯ばさみでシャツに留める．
3. これに幅の広い方を巻きつけ（1回完全に巻きつける），首のVの間に持ってくる．次に輪の間に通し，整える．環指と小指でネクタイを保持し，母指と示指で結び目を上に滑らせて締める．

[外す]
頭ごしに抜けるくらいまで，幅の狭い方に沿って首の前で結び目を引き下げる．この状態でネクタイをネクタイかけにかけておく．再びネクタイを着ける時は，ネクタイはこのままの状態で衿を立て，頭ごしにネクタイをはめ，ネクタイを着ける時の3段階に述べたようにして結び目を締める．

●靴下もしくはストッキング
[履く]
1. 背もたれのまっすぐないすかブレーキをかけた車いすに座る．フットレストは上げ，足部は床に着けておく．
2. 健側下肢を正中線上に置き，患側を上にして足を組む．
3. 母指と示指，中指をストッキングに入れ，指を開いて口を広げる．
4. ストッキングを足部にかけ，踵を通す前に足部を整える．しわが寄らないように注意する．
5. ストッキングを引き上げる．左右に交互に体重を移し，整える．
6. 大腿までの長いストッキング（上部にゴムの入った）は，特に歩行しないクライエントにはパンティストッキングの代わりのものとして受け入れられることが多い．
7. パンティストッキングはズボンと同じようにして着脱する．ただし，足を入れる前に，両下肢のパンティストッキングをたぐり寄せておく．

[脱ぐ]
1. 健側上肢でできるだけ靴下やストッキングを下げる．
2. 上述の2段階のように患側下肢を上にして足を組む．
3. 患側下肢から脱ぐ．靴下やストッキングを踵や足から外すために，ドレッシングスティックが必要なクライエントがいるかもしれない．
4. 健側下肢を楽な高さまで挙上するか，坐面に乗せて脱ぐ．

●靴
履きやすい靴を選べば，靴ひもを通したり，結ぶ必要がなくなる．一般に，短下肢装具（AFO）を使うクライエントは留め具つきの靴が必要となるだろう．
1. 弾力性のある靴ひもを使い，ひもを結んだまま靴を脱ぐようにする．
2. 工夫された靴の留め具を使う．
3. 片手で靴ひもを結ぶ方法を使う（図10-29）．
4. 片手で普通の靴ひもを結ぶことはできるが，

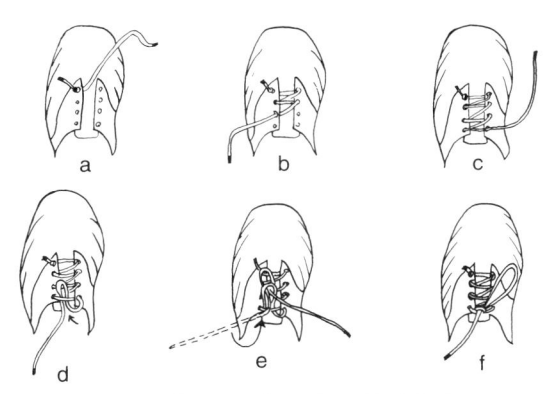

図10-29 片手による靴ひもの結び方（Christine Shaw, Metro Health Center for Rehabilitation, Metro Health Medical Center, Cleveland, Ohio）

優れた視知覚および運動企画技能を必要とし，繰り返し練習が必要である．

●短下肢装具

短下肢装具は，安全かつ効率的に歩くための足関節の背屈ができない片麻痺者が使うことが多い．これは以下のようにして履く．

[履く]
方法Ⅰ
1. 背もたれのまっすぐな肘かけいすか，ブレーキをかけた車いすに座る．足部は床に着けておく（図10-30a）．下肢装具が靴に入るようベルクロを緩め，前皮を折り返しておく（図10-30b）．
2. 下肢装具と靴を両下肢の間に患側下肢に近く前向きに置く（図10-30c）．
3. 健側手で患側の大腿部を持ち上げ，足先を靴に入れる（図10-30d）．
4. 健側手を下に伸ばし，下肢装具を垂直に持ち上げる．同時に，靴と下肢装具が外れないよう健側の足を患側の踵に当てる（図10-30e）．
5. この時点では，踵は靴の中に入っていないだろう．患側の下肢の筋力が十分でない場合，健側手で患側の膝を下方向に押す（図10-30f）．
6. 下肢装具のベルクロおよび靴ひもを締める（図10-30g）．靴ひもに手を伸ばしやすくするために，患側下肢を足台に乗せておいてもよい．
7. 片手で靴ひもを結ぶ方法を使う．クライエントが靴ひもを結べない場合は，弾力性のある靴ひもやベルクロのついた靴，その他の市販の靴ひもを使う．

方法Ⅱ
第1段階と第2段階はズボンをはく時に必要な肢位と同じである．
1. 丈夫な肘かけいすかブレーキをかけた車いすに座る．
2. 健側下肢を膝関節90°屈曲して正中線上に置く．健側手を前方に伸ばし，患側下肢の足関節か靴下をつかむ．患側下肢を持ち上げ，患側下肢を上にして足を組む．
3. 下肢装具が靴に入るようベルクロを緩め，前皮を折り返しておく．ベルクロは外しておく．
4. 健側手で靴の踵を持ち，患側のつま先を靴に入れる．次に，下肢装具の上部を下腿部に当てる．
5. 手で靴の踵を引いて足部を靴の中に入れるか，足部を床に着け，膝を押して踵を下方に押し足部を靴の中に入れる．
6. 下肢装具のベルクロおよび靴ひもを締める．

[脱ぐ]
方法Ⅰ
1. 下肢装具をはく時のように座り，患側下肢を上にして足を組む．
2. 健側手でストラップと靴ひもを外す．
3. 靴が脱げるまで下肢装具を押し下げる．

方法Ⅱ
1. ストラップと靴ひもを外す．
2. 健側下肢を患側の靴の踵の部分に当て，前方に押して患側下肢を伸ばす．
3. 手で下肢装具を押し下げ，同時に健側の足で下肢装具の踵の部分を前方に押す．

食事動作

片手のみを使うクライエントが直面する主な問題は，肉を切る時にナイフとフォークを同時に使うことである．この問題は肉やその他の食物を切るためのロッカーナイフを使うことで解決できる（図10-31）．ロッカーナイフは前後へ引いて切るよりも，揺らす動きで切る．この動きは，普通のテーブ

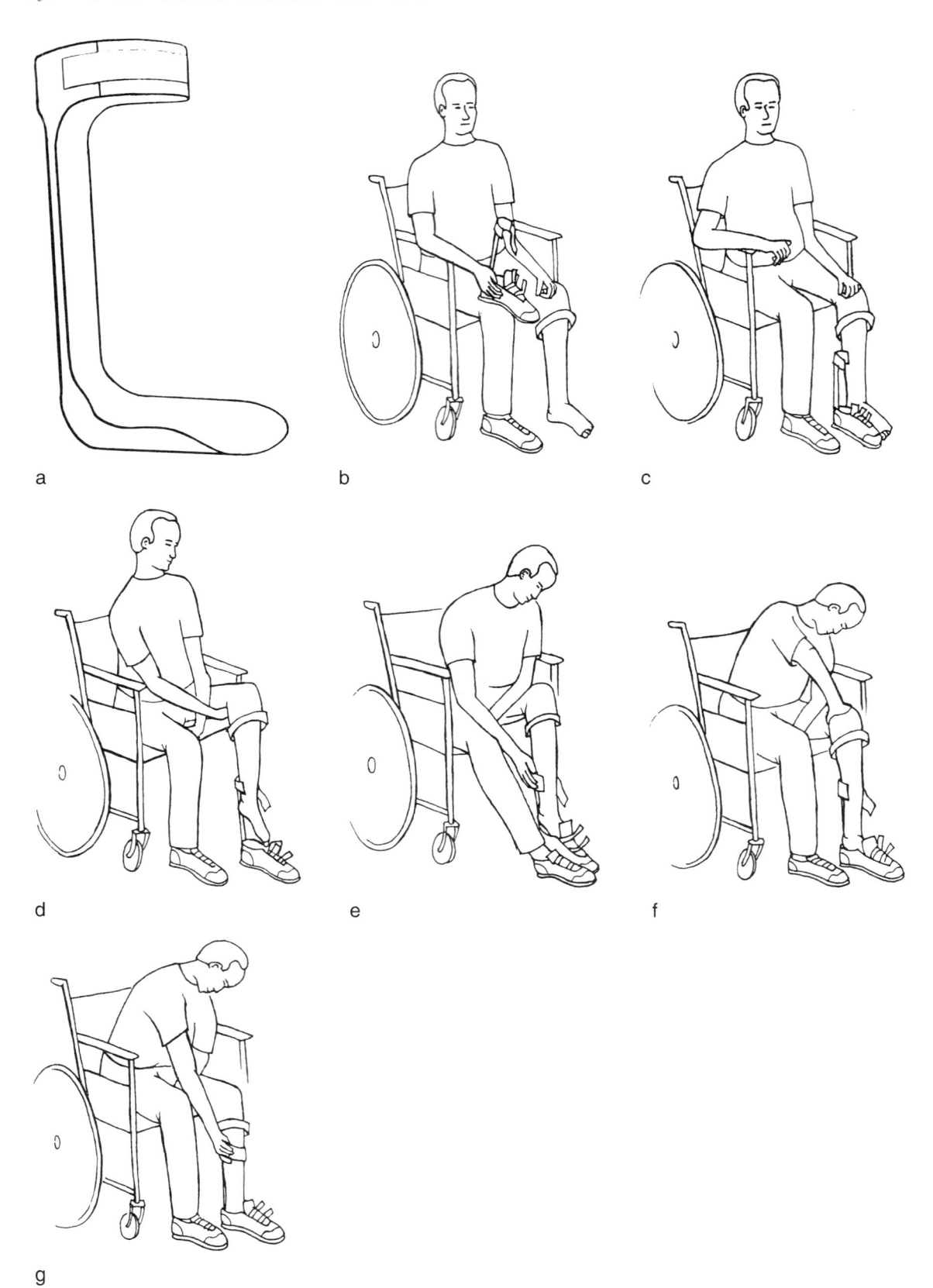

図10-30 短下肢装具（AFO）装着の手順

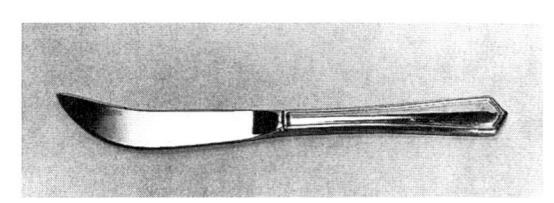

図10-31 片手のみを使う人のためのロッカーナイフ
(Sammons Preston 提供)

作業療法実践ノート

片手で肉を切るには新しい運動パターンの学習が含まれることを作業療法士は覚えておく必要がある．これは片麻痺や失行のあるクライエントには困難な場合がある．

ルナイフや鋭利な皮むき包丁で軟らかい肉や食物を切るのにも適している．このようなナイフを使う場合には，母指と中指，環指，小指でナイフを持ち，示指はナイフの背に沿って置くようにクライエントに教える．ナイフの先端を食物の上に垂直に置き，刃を下方に持ってきて切る．手関節の屈曲と伸展を使った前後に揺らす動きは，食物が切れるまで続ける．

衛生および整容動作

いくつかの支援用具や代替法を使うことで，片手のみを使うクライエントや身体の一側を使うクライエントは，衛生動作や整容動作を行うことができる．以下は片手で衛生および整容動作を行うための提案である．

1. 安全カミソリよりも電気カミソリを使う．
2. 洗い場でシャワーチェアを使うか，浴槽への移乗台を組み合わせて使う．バスマットや洗体用ミトン，長柄のバススポンジ，浴槽や壁の手すり，ひもをつけた石けんか吸盤つきの石けんホルダー，爪洗いのための吸盤つきブラシを使う．
3. 洗い場に座り，洗体用ミトン，吸盤つきブラシ，吸盤つきの石けんホルダーなどを使って沐浴する．健側の前腕と手は，石けんをつけたタオルを大腿部に置き，手や前腕の方を動かすことで洗う．
4. 前述の壁掛けヘアドライヤーを使う．このドライヤーは，健側手でブラシや櫛を使いながら髪を乾かし，髪型を整えることができる[12]．
5. 爪の手入れは，先に協調性障害のところで述べたようにして行う．
6. 義歯の手入れには，吸盤つきの義歯用ブラシを使う．このためには，吸盤つきの爪洗いブラシも使える（図10-22）．

コミュニケーションおよび環境機器

1. 書字の主たる問題は紙やノートの固定である．これは，クリップボードや文鎮，Dycemなどの滑り止めマット，紙をテープで机に留めることなどで解決できる．患側上肢を紙に乗せることで固定できるクライエントもいる．
2. 利き手交換をしなければならない場合には，速度や協調性を改善するために書字練習が必要かもしれない．片手での書字やタイプの教本が入手できる．
3. 読書時に本を固定したり，タイプや書字練習用の教本を固定するために書見台が必要かもしれない．安楽いすに座って本を読む時は，軟らかい枕が固定に役立つ．
4. 電話は，受話器を持ち上げて発信音を聞いてから下に置き，ボタンを押してから受話器を耳に当てて使う．メモをとりながら電話を使うには，スタンド式ホルダーか肩に乗せる受話器ホルダーを使う．スピーカーフォンを使えばメモをとるために手を使うことができる．電話番号を記憶できるワンタッチダイヤル式の電話機を使えば多くのキーを押す必要がなく，手続きが単純になるので，記銘障害がある人の代償法として有効だろう．

機能的移動動作

片麻痺者の移動方法の原理は第11章に述べてある．

家庭管理，食事の準備，掃除

家庭管理や食事の準備を容易にするためのいろいろな支援用具がある．どのくらいの家庭管理や食事の準備が現実的に行えるのか，どの方法が使えるの

か，どの程度の支援用具が使えるかは多くの要因が関与する．その要因には次のようなものがある．(1) 切断や末梢神経炎などで一側の上肢や手の機能が障害されているか，(2) 片麻痺による視覚や知覚，認知障害を伴った上下肢の障害があるか．片手での家事動作の詳細については，本章の最後の引用文献を参照のこと．以下は片手で家庭管理や食事の準備を行うための提案である[17]．

1. 片手で家事を行うクライエントにとっての主たる問題は物の固定である．ステンレスかアルミニウムの2本の釘のついたまな板を使って食物を固定し，刻んだり皮をむいたりする．まな板の角にコーナーをつけておけば，サンドイッチを作ったりバターを塗ったりする際にパンを固定できる．吸盤やゴムマットをまな板の下に置くと滑り止めになる（図10-25）．
2. 食事の準備をしている時に，ポット，ボウル，皿が回転したり滑らないようにするために，スポンジや滑り止めマット，濡らした布，吸盤つきの器具を使う．
3. 瓶の蓋を開けるには膝の間で固定するか，半開きの引き出しの中に入れ，身体で引き出しを押さえて固定する．密栓式の蓋を開けるには，空気が入るまで蓋の下に栓抜きを差し込み，その後Zim式瓶開けを使う（図10-32）．
4. 箱を開けたり，包装紙やプラスチックの袋を開けるには，上述のように膝か引き出しの間に固定し，家事用のはさみで切る．箱や袋を開ける専用の器具がADL機器取り扱い店で購入できる．
5. 卵を割るには，手でしっかり持って卵の中央をボウルの縁に当て，母指と示指で上半分を，環指と小指で下半分を持って上下に引く．卵分離器かじょうごを使って白身と黄身を分ける．
6. 吸盤つきのおろし器を使い，固定しなくてもよいようにする．または，フードプロセッサーを使う．
7. かき混ぜたり混ぜ合わせるには，吸盤つきの鍋固定器を使い，流し台やコンロに固定する（図10-33）．
8. 手動式の缶切りや両手で操作する電気缶切り機ではなく，片手で使える電気缶切り機を使う．
9. ワゴンを使って物を運ぶ．歩行時の軽度の支持のために，重くしたワゴンや木製のワゴンが必要なクライエントもいる．
10. 車輪つきの洗濯かごを使い，衣類を洗濯機や乾燥機に運ぶ．
11. 片手で使える軽い電気ミキサー，撹拌器，フードプロセッサーなどの電気製品を使い，時間とエネルギーを節約する．電気製品の使用を考える場合は，安全性と判断力について注意深く評価する必要がある．

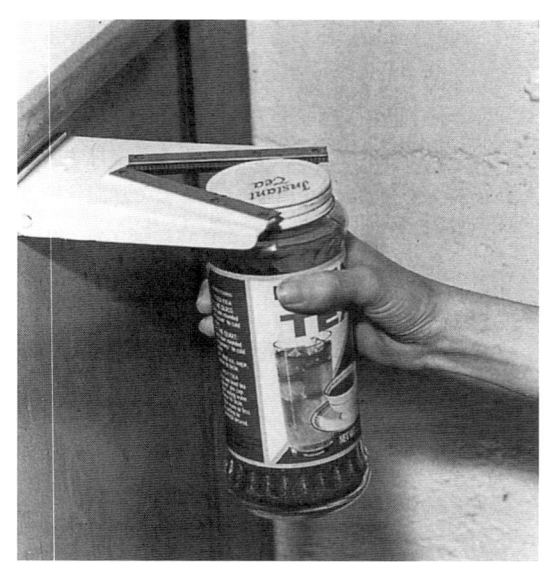

図10-32 Zim式瓶開け

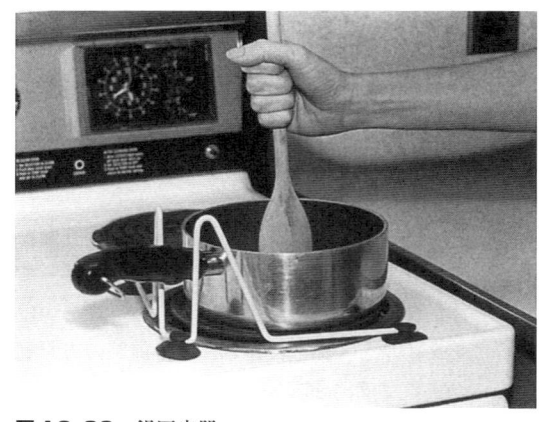

図10-33 鍋固定器

12. 一側上肢だけでなく，歩行やバランスが障害されている場合，床の掃除が大きな問題となる．一側上肢のみが障害されているクライエントでは，普通のモップやカーペット用のほうき，軽い掃除機は問題となることはない．手絞りのモップは，柄を腕で固定し，健側手で絞れる場合には使えるだろう．歩行やバランスに問題のあるクライエントでは，ある種の床の掃除は坐位で行えるだろう．モップやカーペット用のほうきは，杖なしで歩行できるかバランスがかなり良好な場合に使えるかもしれない．

片手での家事動作の問題を解決する可能性のある方法がいくつかある．作業療法士は，障害が家事動作にどのように影響するかを決定するために，各々のクライエントを評価しなければならない．片手動作の方法は，通常の方法よりも時間を要し，習得が困難なクライエントもいる．片手動作や特別な器具を使用するクライエントの身体耐久性や持久力に適するように，活動の速度を考慮しなければならない．作業の単純化やエネルギー節約の方法を用いるべきである．新しい方法や器具は，クライエントが1つの方法や器具を習得してから次に進むというように段階的に導入すべきである．クライエントの能力，使用する特別な方法，作業日課について家族に説明する必要がある．必要に応じて，作業療法士は家族やクライエントとともに，家族が分担すべき家事とクライエントの監視についての計画を立てる．ADLに特殊機器や支援用具が必要な時は，可能ならば医療機器代理店から見本を入手するのがよい．作業療法士はこれら機器の使用についてクライエントを教育し，家庭で使う前に家族に実演することができる．訓練後，作業療法士は，クライエントが自立して福祉用具を購入できるよう，カタログなどの資料を提供すべきである．

対麻痺のあるクライエントのADL

車いす使用者は，坐位でADLを行う方法や物を運ぶ方法，立位や歩行する人たちを主体にした環境に適応する方法を見出す必要がある．正常の上肢機能があれば，車いす使用者は自立できる可能性が高い．クライエントの脊柱は安定した状態になければならず，移動に関する注意をはっきりと確認しておくべきである．

更衣動作*

車いすを使用するクライエントには，次の順序で衣服を着けることを勧める．靴下，下着，装具（使用する場合），ズボンもしくはスラックス，靴，シャツもしくは上着．

●ズボン
[穿く]

ズボンやスラックスは，ボタンやファスナーが前についていれば扱いやすい．装具を使用する場合は，ズボンの横にファスナーがついたものの方が便利である．伸びる生地の裾の広いスラックスがよい．ズボン，ショーツ，スラックス，下着は以下のようにして穿く．

1. 側方の手すりか吊りひもを使い坐位になる．背部は枕かベッドの頭部で支える．
2. ベッド上に坐位になり，足まで手を伸ばすか，膝を屈曲位になるように引き上げる．
3. ズボンの上部を持ったまま足先へ投げる．
4. 足先を通し，腰の方へ引き上げる．一側の下腿を他側の下腿の上に乗せれば踵を通しやすいだろう．
5. 半仰臥位で交互に寝返りながら衣服を引き上げる．
6. バランスが障害されていたり，下肢や体幹の可動域が制限されている場合は，長柄のリーチャーが衣服を引き上げたり，足先に置くのに便利である．

[脱ぐ]

パンツや下着は上述と逆の方法で脱ぐことができる．ドレッシングスティックは，パンツを足先の方におろすのに便利である．

●靴下もしくはストッキング

柔らかい伸びる生地の靴下やストッキングがよい．少し大きめのパンティストッキングが便利である．弾力性のあるガーターや，はき口にゴムの入っ

---

* Summarized from Activities of daily living for clients with incoordination, limited range of motion, paraplegia, quadriplegia, and hemiplegia. Cleveland 1989, Metro Health Center for Rehabilitation, Metro Health Medical Center, unpublished.

た靴下は，皮膚を損傷する可能性があるので避けるべきである．ドレッシングスティックもしくはストッキング用の自助具が有効なクライエントもいる．

[履く]
1. ベッド上で坐位になり，靴下やストッキングを足先に引っかける．
2. 一側下肢を片手で屈曲位にし，他側の下肢の上に乗せる．
3. もう一方の手で靴下を足先から引き上げる．

[脱ぐ]
上述したように，下肢を屈曲して靴下やストッキングを脱ぐことができる．靴下やストッキングを押し下げて踵から外す．靴下やストッキングを踵や足先から外し，手元に引き寄せるためにはドレッシングスティックが必要かもしれない．

● スリップとスカート

スリップやスカートは普通に使うものより少し大きめのものがよい．車いす使用者では，幅の狭いスカートよりAラインの巻きスカートの方が扱いやすいし，外観もよい．

[穿く]
1. ベッド上に坐位になり，スリップを頭からかぶり，腰まで下げる．
2. 半仰臥位で寝返りしながら，殿部や大腿部まで引き下げる．

[脱ぐ]
1. 坐位か半仰臥位になり，留め具を外す．
2. 寝返りながら，衣服を腰まで引き上げる．
3. 引き上げて頭から脱ぐ．

● シャツ

生地はしわの寄らない，なめらかな丈夫なものにする．ぴったりとした服よりも，袖や背部がゆったりとした，十分に裾があるものがよい．

[着る]
下前が完全に開くシャツやパジャマの上着，ローブ，上着は，車いすに座ったまま着ることができる．ベッド上で着なければならない時は，以下の方法を使う．
1. 一側の手でマットレスを押して身体のバランスをとる．バランスが悪い場合は，介助を必要とするか，ベッドの背を上げておく（背を上げることができない場合は，背当てとして枕を1つか2つ使う）．背を上げることで両手を使うことができる．
2. 普通の方法で着ることが困難な場合には，衿を胸に向けて膝の上に置く．袖に腕を通し，肘の上まで引き上げる．次にシャツの裾か背を持ち，頭の上からかぶるようにして着る．整え，ボタンを留める．

[脱ぐ]
1. 車いすかベッドに座り，ボタンを外す．
2. 普通の方法で脱ぐ．
3. これが不可能な場合，一側の手でバランスをとりながら，もう一方の手で衿をつかむ．衿から裾へ向かってたくし上げる．
4. 体幹と首を前に傾け，頭ごしにシャツを引っぱる．
5. 支持している腕から袖を脱ぎ，次に他方の袖を脱ぐ．

● 靴

[履く]

感覚障害があるクライエントの場合，また移乗で体力を消耗する可能性があるクライエントの場合，靴はベッド上で履くようにする．

方法 I
1. ベッド上で坐位になり，両手で一側の膝を引き上げ，屈曲位にする．
2. 一側の手で下肢を屈曲位にしておき，もう一方の手で靴を履く．

方法 II
1. ベッドの端に座るか，車いすに座り，背もたれに寄りかかる．
2. 一側の膝を持ち上げ，屈曲位にする．一側の手で下肢を支え，もう一方の手を使って靴を履く．

方法 III
1. ベッドの端に座るか，車いすに座り，背もたれに寄りかかる．
2. 足を組み，靴を履く．
3. フットレストに足を乗せ，膝を下方に押して足を靴に押し込む．

[脱ぐ]
1. 上述したように下肢を屈曲するか，足を組む．
2. 方法IとIIでは，一側の手で屈曲した下肢を

第10章　日常生活活動

支え，もう一方の手で靴を脱ぐ．
3. 方法Ⅲでは，必要ならば，一側の手でバランスをとりながら，もう一方の手で組んだ足の靴を脱ぐ．

食事動作

車いす使用者のうち筋力段階5（N）から4（G）の上肢の機能があるクライアントでは，食事動作には特別の問題はない．テーブルに近接することができるよう，デスクタイプのアームレストとスイングアウト式のフットレストのついた車いすが良い．

衛生および整容動作

洗顔や口腔衛生，上肢および上半身のケアには特別の問題はない．必要ならば，保管場所からタオルや化粧品，デオドラント，ひげ剃り用具を取るためにリーチャーが役立つかもしれない．浴槽に入ったりシャワーを浴びるには，いくつかの機器が必要である．便器や浴槽への移乗については第11章に詳述してある．以下は入浴動作を容易にするための方法である．

1. 手で持てるシャワーを使い，突然の水温の変化を知るために，しぶきに手をかざしておく．
2. 身体のすべての部分に届きやすいように，石けんが入る長柄のバスブラシを使う．
3. ひもに棒状の石けんをつけたものを首の回りに使うか，液体石けんを使う．
4. シャワーチェアか浴用いすを使う．
5. 浴槽近くの壁やシャワーの近くの壁や浴槽に手すりを設置し，移乗時の安全性を増す．
6. 浴槽の底やシャワー室の床に滑り止めマットか粘着性の物品を敷く．
7. 安全性を高め，移乗を容易にするために，浴室のドアをシャワーカーテンに取り替える．

コミュニケーションおよび環境機器

電話器に手が届かない場合があるということを除いては，電話の使用は問題なく行える．受話器を本体から取るために短い柄のリーチャーが必要かもしれない．コードレスフォンを使えば，充電する時以外は受話器に手を伸ばす必要がなくなる．これらのクライアントにとっては，書字用具やタイプライター，テープレコーダー，パーソナルコンピュータの使用は比較的容易である．ドアの操作は困難な場合がある．ドアが手前に開くようになっている場合は，以下の方法で開けることができる．

1. ドアノブが向かって右にある場合，右側から近づき左手でドアノブを回す．
2. できるだけドアを開けておき，車いすをこぎ，可能な限りドアに近づける．これによって，ドアを開けておくことができる．
3. 左手でドアを開けておき，右手で車いすの向きを変えて通る．
4. 半分越えたところでドアを閉め始める．

ドアが非常に重く，押し開くようになっている場合，以下の方法を勧める．

1. ドアに背を向け，右手でノブを回す．
2. ドアを開け，後ろ向きに入る．大車輪でドアを開けておくことができる．
3. また左肘を使ってドアを開けておく．
4. 右手で車いすを後ろ向きにこぐ．

機能的移動動作

移乗動作方法の原理については第11章に述べてある．

家庭管理，食事の準備，掃除

車いすで家事動作を行う時の主たる問題は，作業面の高さ，駆動するための適切な空間，保管場所へのアクセスのしやすさ，材料や道具の運搬である．台所を改造する資金があれば，車いすに合わせて流し台やコンロの高さを低くすることを勧める．しかし，このような高価な改造は可能ではないことが多い．以下は家事動作についての提案である[17]．

1. 戸の開閉のために車いすを動かさないでよいように，戸棚の戸を取り外す．よく使うものは，流し台の上下の手が届きやすい戸棚の手前に置くようにする．
2. 入口やドアの内側が広くない場合は，幅の狭い車いすを使うか，ドアの内側にある柱の細木を取り外して少し広くする．普通の蝶番をオフセット蝶番に取り替えれば，ドアの幅を約5cm広くすることができる（図10-34）．
3. 車いす用のクッションで使用者の位置を高くすれば，標準的な高さの流し台を使えるかも

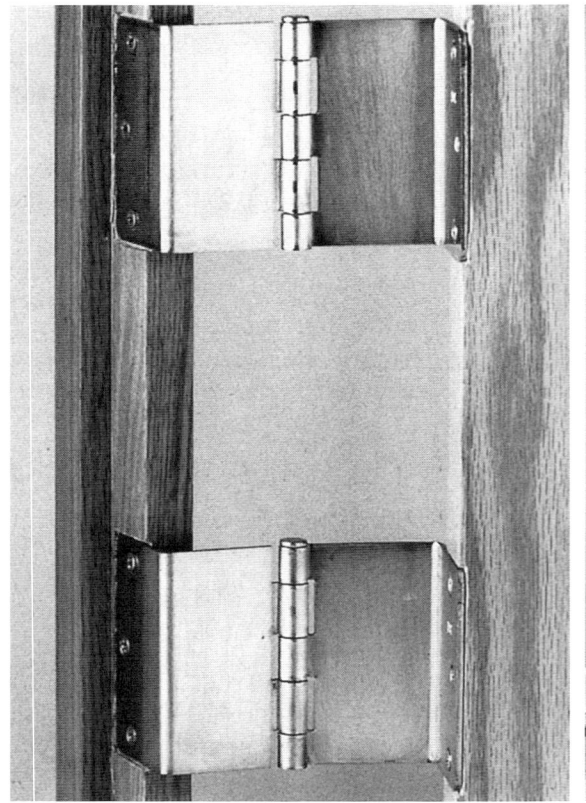

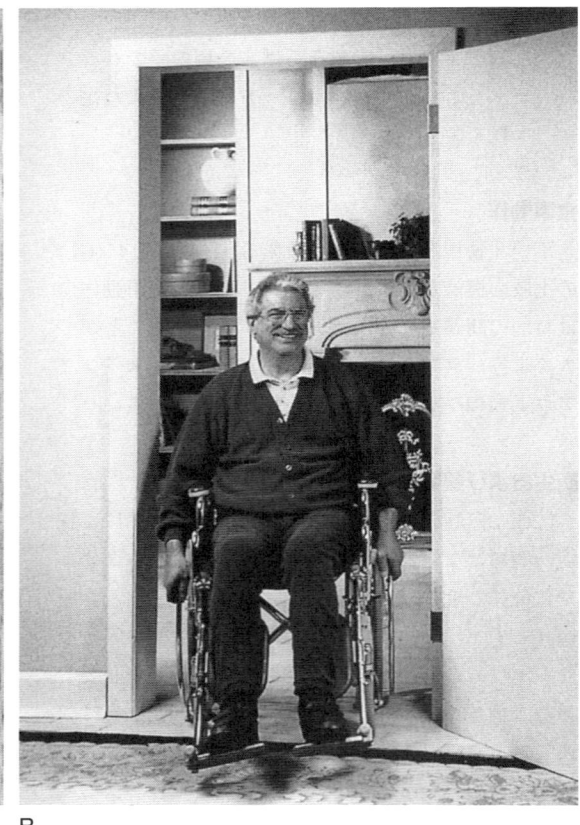

図10-34　A：オフセット蝶番，B：オフセット蝶番によって戸口の幅が広くなる（Sammons Preston 提供）

しれない．

4. 流し台やテーブルにできるだけ近づいたり，可能ならば流し台の前に立つために，デスクタイプで取り外し可能なアームレストとスイングアウト式のフットレストを使う．
5. 車いす用のラップボードを使うことで，物を安全にかつ容易に運搬できる．ラップボードは食事の準備や皿を乾かすためにも使える．また，熱い鍋による損傷から膝を守ったり，器具が膝に落ちるのを防止する（図10-35）．
6. 壁面に吊り下げ式の板を取りつけるか，流し台の下に引き出し式の板を用意し，車いすを使う人にとって快適な高さの作業台となるようにする．
7. 奥へ手を伸ばさなくてもよいように，戸棚に既製のもしくは特注の回転台か引き出し式の棚を取りつける（図10-36）．
8. コンロは，理想的には普通の高さより低くすべきである．これが不可能な場合は，前面で

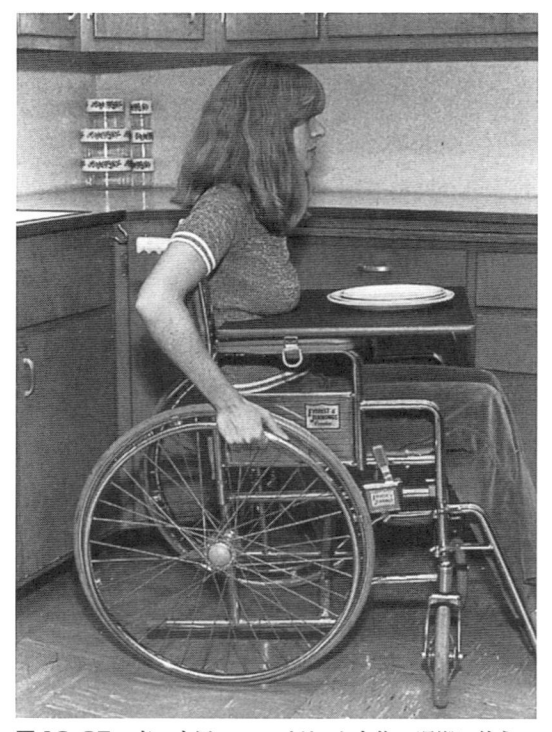

図10-35　車いす用のラップボードを物の運搬に使う

第10章　日常生活活動　237

装具，MAS は C3〜C5 レベルの筋機能があるクライエントに勧められ[1]，これについては第29章および第36章に述べてある．

更衣動作

脊柱が安定したら更衣動作の訓練を始めることができる[7,28]．上半身の更衣のための最低基準は以下のとおりである：

1. 筋力は三角筋，僧帽筋上部線維および中部線維，肩関節の回旋筋，菱形筋，上腕二頭筋，回外筋，橈側手根伸筋群が筋力段階 4（F）から 5（G）レベルであること
2. ROM は肩関節の屈曲と外転が 0〜90°，内旋 0〜80°，外旋 0〜30°，肘関節屈曲 15〜140° であること
3. ベッドまたは車いす上の坐位バランス（これは，ベッド柵や電動ベッド，車いすの安全ベルトを使っていてもよい）
4. 適切な腱作用（tenodesis）による把握または手関節駆動型スプリントによる手指の操作能力

下半身の更衣のための追加基準としては次のようなものがある[28]．

1. 筋力は大胸筋，小胸筋，前鋸筋，大・小菱形筋が筋力段階 3（F）から 4（G）レベルであること
2. ROM は膝関節屈曲が 0〜120°，股関節屈曲が 0〜110°，股関節外旋が 0〜80° であること
3. 最少の介助でベッドから車いすへ移乗するための身体コントロール
4. 左右へ寝返る能力と側臥位でのバランス能力，または背臥位から腹臥位へ寝返り，元へ戻る能力
5. 肺活量は 50% かそれ以上であること

以下の要因のいずれかがある時は更衣は禁忌である[7,28]．

1. 損傷部の脊柱が不安定である
2. 褥瘡があるか，寝返りやいざり，移乗時に皮膚が損傷されやすい傾向にある
3. 下肢の痙縮がコントロールできない
4. 肺活量が 50% 以下である

●更衣の順序

更衣動作訓練の順序は，ベッド上にいる時に肌着

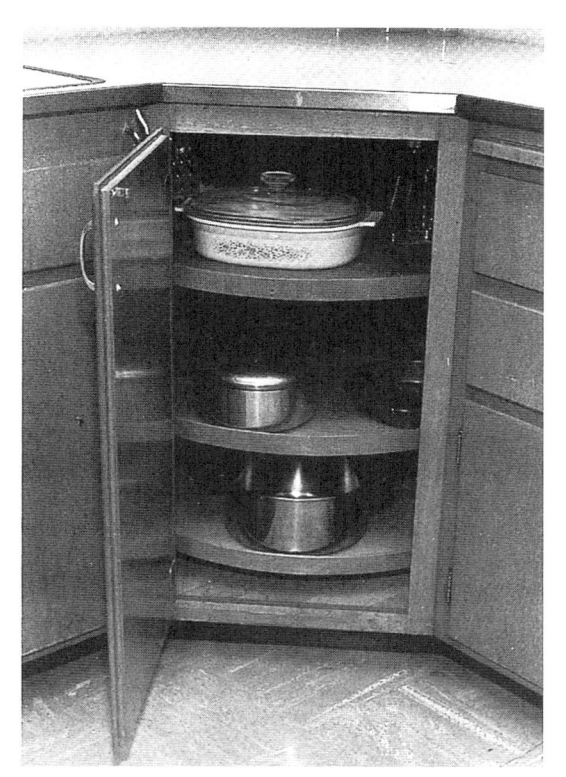

図 10-36　Lazy Susan タイプの台所収納棚

調整できるコンロを使い，コンロの上に鍋の中が見られるような角度で鏡を取りつける．
9. コンロを安全に使えない場合は，代わりに小さな電気調理機や電子レンジを使う．
10. 前開きの食器洗い機や乾燥機を使う．
11. カーペット掃除用の掃除機やタンク式の掃除機は，軽いものか自走式のものにする．コードが巻き取れるようになっているものは，車輪にコードがからまないので便利である．

四肢麻痺のあるクライエントの ADL

一般に，脊髄の C7 および C8 レベルの筋の機能があるクライエントは，ボタンを留めたり，タイプを打つなどの細かい運動を必要とする活動を除いては，上述した対麻痺者用の方法で ADL を遂行できる．C6 レベルの筋の機能があるクライエントは，工夫や支援用具によって比較的自立できるが，C4 および C5 レベルの筋機能のクライエントは，かなりの機器や介助を必要とする．C6 レベルの筋機能があるクライエントは，手関節駆動型スプリントを使える利点がある．外力駆動型のスプリントや上肢

とズボンを着け，次に車いすへ移ってからシャツと靴下，靴を着けるのが推薦される順序である[28]．靴下を先に履くと，足がズボンの中を通りやすくなるので，ズボンより靴下を先に履きたいと希望するクライエントもいる．

●到達レベルの予測

C7およびそれ以下のレベルの脊髄損傷者は，上半身と下半身の両方の更衣を含めたすべての更衣動作を行うことができる．C6レベルの脊髄損傷者はすべての更衣が行えるが，下肢の更衣は時間とエネルギーという点から困難，または実用的でない．C5からC6レベルの脊髄損傷者は，いくらかの例外を除いては，上半身の更衣は行うことができる．これらのクライエントでは，ブラジャーを着けたり，シャツやブラウスを腰に押し込む，前開きのシャツや袖口のボタンを留めることは困難であるか，不可能である．年齢や身体的な比率，協調性，医学的問題の合併，動機づけなどの要因は，どのクライエントでも達成できる更衣動作機能の熟練度に影響する[7]．

●衣服の種類

衣服はゆったりとしていて，前開きのものにすること．ズボンは，集尿器や下肢装具を着ける場合は，普通に着ているものより1つ大きいサイズにする必要がある．女性では巻きスカートとゴムパンツの方がよい．最も使いやすい留め具は，ファスナーやベルクロである．四肢麻痺者は衣服を扱うのに母指を引っかけて使うことが多いので，ファスナーのタグや肌着，靴の踵部などにループをつけると扱いやすくなる．ズボンのベルト通しも引き上げるために使うことがあり，補強しておく．ブラジャーはストラップが伸縮し，ワイヤーが入っていないものにする．前開きのブラジャーは，ループとベルクロをつけると使うことができる．後ろ開きのものは，ホックの両端にループをつける．

靴は，浮腫や痙縮の状態に合わせたり褥瘡を防ぐために，普通に履いていたものより1/2から1サイズ大きめのものにする．靴の留め具はベルクロや伸縮性の靴ひも，大きめのバックル，足甲部が折り返し式になっているものなどを使う．靴下は，最初は大きめのウールか綿のもので，ゴムが入っていないものを使う．上達するに従って，皮膚にからみつくようなナイロンの靴下も可能になる．ネクタイを使う場合，クリップ式のものか，普通のネクタイをあらかじめ結んでおき，頭からかぶるようにする方法が使えるクライエントもいる[7,28]．

[ズボンとパンツ]

穿く

1. 柵をつけたベッド上に坐位になる．ズボンはベッドの足先の方にズボンの端をベッドから垂らし，前面が上方を向くようにして置く[28]．

2. 一側の膝を持ち上げる．つまり，右膝の下に右手を入れ，下肢を屈曲位に引き上げる．そして，右足をズボンに通す．右下肢を伸展位または半伸展位に戻し，左手と左膝で同じ方法を繰り返す[7]．一側上肢や痙縮をうまく使って下肢を屈曲位に維持できない場合，更衣用ベルトを使う．これは，伸縮織りの布を大小のループになるように8の字型に縫ったものである．小さいループを足部の周りに引っかけ，大きいループは膝の上に固定するようにする．ベルトは膝の屈曲が維持できる適切な長さになるように，クライエント個々に測定する．足がズボンに通ったら，膝のループを外し，ドレッシングスティックを使って更衣用ベルトを足部のところから取り去る．

3. 手掌でたたいたり，滑らせたりする動きを使ってズボンをたくし上げる．

4. 座ったままでズボンを下腿中央部まで引き上げ，前部のベルト通しにドレッシングスティックを通す．ドレッシングスティックは手関節のところでループをかけ，保持する．体幹を伸展させながらドレッシングスティックを引き，背臥位になる．坐位に戻り，この方法を繰り返す．ドレッシングスティックを引き，ズボンを大腿部まで引き上げる[28]．バランスが良いクライエントの場合，坐位のまま左肘をついて身体を支え，右殿部のところまでズボンを引き上げる．反対側も同じようにする．背臥位のままで行うクライエントの場合，一側に寝返り，反対側の上肢を背部へ振る．母指を腰ベルトかベルト通し，ポケットに引っかけ，ズボンを股関節のところまで引き上げる．この方法は，ズボンを殿部のところまで引き上げるまで繰り返す[7]．

第 10 章　日常生活活動　239

5. 手掌で押したり，なでたりする動きを使ってズボンを伸ばす．
6. 背臥位で，ファスナーのタグのループに母指をかけてファスナーを締める．または，ベルクロを留める．ボタンがある場合は，スプリントとボタンフックを使ってボタンを留める[7, 28]．

変法

段階 2 の変法として，起き上がり，右手を右膝の下にかけ，下肢を屈曲位に持ってくる．次に，対側の下肢の膝の上に足部を乗せる．この肢位は足部が浮き，ズボンに足を通しやすくなり，体幹のバランスもあまり必要としない．その他のすべての段階を続ける．

脱ぐ

1. 柵をつけたベッドに背臥位になる．ベルトやファスナーの類を外す．
2. 母指をベルト通しか腰ベルト，ポケットに引っかける．肩関節を伸展して両上肢を固定し，ベッドの頭部方向に身体をずらしながら，ズボンが股関節を過ぎるまで下げる．
3. 段階 2 で述べたように上肢を使い，左右交互に体重を移動し，ズボンが殿部のところを過ぎるまで下げる．
4. 坐位になり，下肢を交互に屈曲させ，ズボンを押し下げる[28]．
5. ドレッシングスティックか母指を腰ベルトに引っかけ，ズボンを足部から抜く．

[カーディガンまたはかぶり型の服]

この種の服にはブラウスやベスト，セーター，スカート，前開きの衣類がある[7, 28]．上半身の更衣は，体幹の安定性がよいので車いす坐位で行うことが多い．これらの衣服の着脱の方法は以下のとおりである．

着る

1. 服は大腿部上に背部を上に，衿を膝方向に向けて置く．
2. 両上肢を服の裾から通し，袖口に通す．
3. 袖を肘上まで引き上げる．
4. 手関節部を伸展させた握りを使い，母指を服の背部に引っかけ，衿のところまでたぐり寄せる．
5. 服を頭上に持ってくるために，肩関節を外転，外旋し，肘関節を屈曲し，頭を前屈する．
6. 服を頭上まで持ってきたら，肩と手関節の力を抜き，服の背部から手を離す．ほとんどの服は首や肩，上肢あたりに止まってしまう．
7. 服を下げるために，肩をすくめたり，前傾したり，肘関節の屈曲や手関節の伸展を使う．必要ならば，バランスをとるために車いすのアームレストを使う．さらに服を完全に下げるために次の方法を使う．手関節を袖の中に引っかけ，腋窩から服を引っぱるか，前傾し，背部に手を伸ばし，手を滑らして服を引き下げるようにする．
8. ボタンは下から上の順に留める．手の機能が不十分な場合は，ボタンフックや手関節駆動型スプリントを使う．

脱ぐ

1. 車いすに座り，手関節駆動型スプリントを装着する．スプリントを装着したままで（ボタンがある場合），ボタンフックを使ってボタンを外す．スプリントを外し，次の段階を続ける．
2. かぶり型の衣服の場合，母指を背部の衿元に引っかけ，手関節を伸展し，一側上肢を挙上し，その上肢の側に頭を向けながら服を頭上に引き上げる．バランスは対側のアームレストに寄りかかるか，上肢を伸展し大腿を押して維持する．
3. カーディガン型の衣服の場合，母指を対側の袖口に引っかけ，袖を引き下げる．服をできるだけ下げるために，体幹を回旋しながら肩を上げ下げする．
4. 対側の母指で袖口を保持し，肘を屈曲しながら腕を抜く．

[ブラジャー（後ろ開き）]

着ける

1. ブラジャーのストラップを膝のほうに向け，内側が上になるようにして大腿部の上に置く．
2. ブラジャーの右端を手かリーチャーで保持し，右から左に背中に回す．ブラジャーを背中のところに保持しておくために後ろに寄りかかり，ブラジャーのホックの近くにつけて

おいたループに左母指を引っかける．右母指は右側のループに引っかけ，腹部のところでブラジャーを留める．
3. ブラジャーの端に右母指を引っかけ，手関節を伸展し，肘関節屈曲，肩関節を内転，内旋しながら，ブラジャーの前が身体の前部（腹部）に来るまで回す．
4. 前腕に寄りかかりながら，対側の母指をストラップに引っかけ，肩まで引き上げる．対側もこの方向を繰り返す[7, 28]．

外す
1. 母指を対側のブラジャーのストラップに引っかけ，肩を挙上しながら肩から外す．
2. 腕をストラップから抜く．対側も同じように繰り返す．
3. ブラジャーを腰のところまで引き下げ，上述したようにブラジャーを回し，ホックが前に来るようにする．
4. ホックの近くにつけたループを使ってホックを外す．

後ろ開きのブラジャーの代わりとしては次のものがある．(1) ループつきの前開きのブラジャーを手関節を伸展して使う．(2) ホックのない伸縮性のあるブラジャーを使い，かぶり型のセーターの方法でつける．

[靴下]
履く
1. 車いすに座るか，バランスがよい場合はベッド上に坐位になり，一側の足部を他側の膝の上に乗せた肢位をとる．
2. 手関節を伸展した握りと手掌でたたくような動きを使って，足部まで靴下を引き上げる[7, 28]．
3. 体幹バランスが悪く，足を組んだ肢位が維持できない場合は，バランスをとるために車いすのハンドクリップに対側の腕をかけ，足は足台やいす，引き出した引き出しで支える．車いすの安全ベルトや車いすの一側のアームレストに寄りかかることも，バランスを維持する方法である．
4. この肢位で靴下を履く補助としてストッキングエイドやソックスエイド（図10-8）を使うことがある．ソックスエイドにはパウダーを振り（摩擦を少なくするため），母指を使って靴下をはめ，手掌で靴下のしわを伸ばす．
5. ソックスエイドのひもを手関節か母指のまわりに巻きつけ，足部より先のほうに投げる．
6. 肘関節を屈曲しながらひもを引き，ソックスエイドが足指にかかるようにする．足部をできるだけソックスエイドの中に入れる．
7. 足部を入れた後に靴下からソックスエイドを外すために，踵部を車いすのフットレストより前方に出す．ソックスエイドを操作していない手を膝の下に入れ，手関節（ソックスエイドを使っていない方の手の）を伸展しながらソックスエイドが外れ，靴下が足部に残るまでひもを引き続ける．たたいたり，こすったりする動きを使いながら，手掌で靴下のしわを伸ばす[28]．
8. 靴下の両側に2つのループを縫いつけておき，母指をこのループに引っかけ，靴下を引き上げる．

脱ぐ
1. 車いすに座るか，ベッド上で臥位をとり，ドレッシングスティックか長い靴べらを使って踵部のところを押し下げる．可能ならば足を組んでおく．
2. 足指部から靴下を外すために，一端にカップフックのついたドレッシングスティックを使う．

[靴]
履く
1. 靴を履く時も靴下を履く時の肢位を使う．
2. 長柄のドレッシングエイドを靴の前皮の部分に差し込み，靴を爪先にかける．ドレッシングエイドを靴から外すと，靴は爪先にぶら下がったようになる．
3. 靴底に手掌を当て，踵部の方に靴を引く．一側の手で靴底を押している時に，他側の手は下肢を固定するようにする．靴を押すには母指球や手の側部を使う．
4. 床か車いすのフットレストに足を置き，膝関節を90°屈曲させる．靴の踵のところに長柄の靴べらを差し込み，屈曲した膝を下方に押す．
5. 靴ひもなどを締める[28]．

脱ぐ

1. 車いすに座り，上述したように足を組む．靴ひもを外す．
2. 靴べらかドレッシングスティックで靴の踵の月型を押し，踵から脱ぐ．すると靴は落ちるか，ドレッシングスティックで押して床に落とすことができる[28]．

食事動作

　筋の機能レベルによって，食事にはいろいろな自助具を使う[1]．C5 より上位レベルでは，MAS か外力駆動型のスプリントや装具を必要とする．手関節駆動型スプリントを使わない場合には，手関節スプリントと万能カフを一緒に使う．万能カフは食事用具を保持し，スプリントは手関節を固定する．滑り止めマットとガードのついた皿は，食物を押しつけたり，すくい上げたりする時に皿を適切に固定する（図 10-37）．

　スプーンプレート（spoon plate）は，高位脊髄損傷者が食事を自立するための 1 つの方法である．これは持ち運びが可能であり，クライエントの口の高さに合わせて調整できる．皿は熱可塑性プラスチックで作る．皿の縁はスプーンの大きさ，深さに近い型に作る．クライエントは口と頚部のコントロールでこの自助具を回す．食物は皿の縁から直接，口でとるようにする．この自助具をうまく使いこなせるかは，口腔のコントロールや頭部，体幹のコントロールが適切であるか，動機づけがなされているかに左右される．この自助具の作製方法や入手方法については原著を参照すること[34]．上肢を使えないクライエントは，電動フィーダーを使うことができる．これは頭部のわずかな動きのみを必要とし，顎でスイッチを操作する（図 10-38）．

　普通のスプーンまたはスウィブルスプーンとフォークを組み合わせたものは，筋の機能が最小の時（C4～C5）に使うことができる．長いストローとこれを固定するストロークリップを使えば，カップやコップを持ち上げる必要がなくなる．両手もしくは片手用のクリップホルダーを使えば，手や上肢の筋力が低下したクライエントがストローなしで飲みものを飲むことができる．

　太柄にした用具は，ある程度の機能的把握や腱作用による把握ができるクライエントに有効かもしれない．Quad-quip ナイフを使えるような筋力があれば，これを使って食物を切ることができる（図 10-39）．

整容および衛生動作

1. シャワーチェアや浴用いすを使い，移乗にはトランスファーボードを使う．
2. 柄にループをつけるか太柄にした長柄のバススポンジを使って到達距離を延ばす．
3. タオルを持たなくてよいよう，洗体用ミトンを使う．
4. 万能カフを使って櫛や歯ブラシを持つ[1]．
5. 壁掛けのヘアドライヤーを使う．このヘアドライヤーを使いながら，万能カフでブラシや櫛を保持し，髪を整える[10]．
6. 電気カミソリにはクリップホルダーを使う．
7. 排便が自立して行える四肢麻痺者では，坐薬挿入のための自助具が使える．

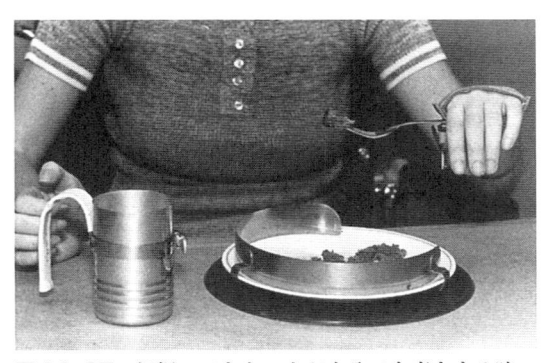

図 10-37 把握のできない人が自分で食事をする時，代償のために万能カフ，フードガード，滑り止めマット，クリップ式コップホルダーを使っている

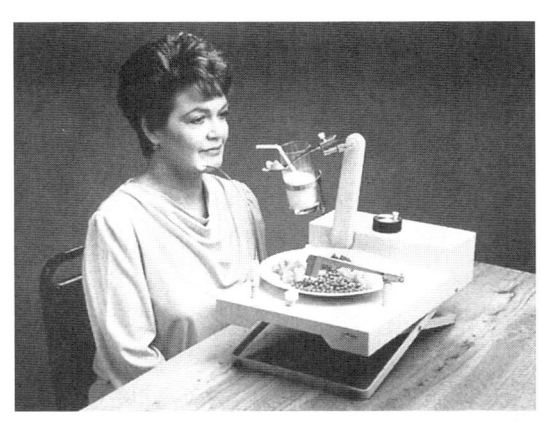

図 10-38 電動フィーダー（Sammons Preston 提供）

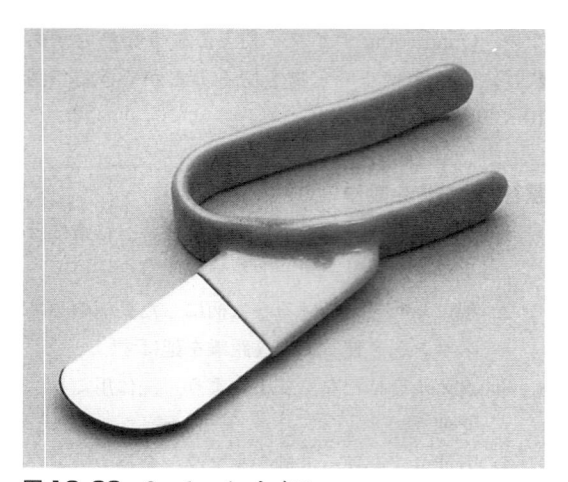

242　第3部　作業遂行と遂行領域：評価と介入

図 10-39　Quad-quip ナイフ

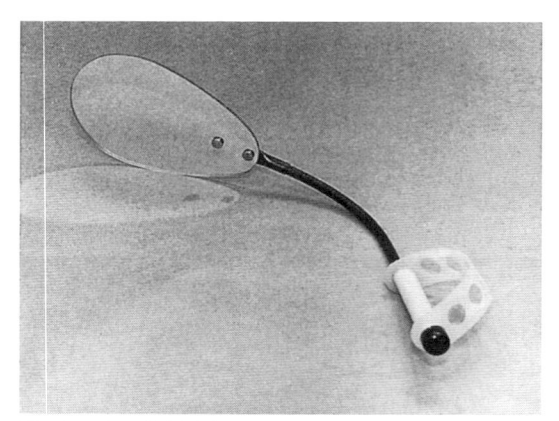

図 10-40　皮膚視診用の鏡

図 10-41　マウススティック（Sammons Preston, An AbilityOne Company 提供）

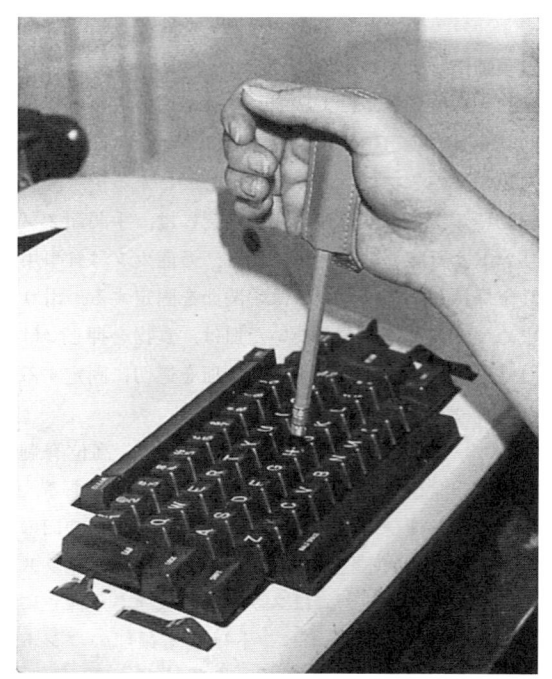

図 10-42　万能カフとタイプ用の棒を使ったタイプ

8. 皮膚の視診を自立して行うために，ループを付けた長柄の鏡を使う（図10-40）．選択する自助具と方法はクライエントの筋力に合わせて調整しなければならない．
9. 手の機能が制限されたクライエントに合わせて，集尿器を空にするためのクランプが入手できる．ベルクロの集尿器ストラップの代わりに伸縮性のあるストラップを使うことができる．

コミュニケーションおよび環境機器

1. 上肢と手の適切な機能がない場合，電気ページめくり機，マウススティック，頭に棒をつけることによってページめくりを行う（図10-41）．
2. 万能カフにペンや鉛筆，タイプ用の棒，絵筆などを差し込み，キーボード操作や書字，テープレコーダーの操作，絵画を行う．万能カフの差し込み口は手掌の尺側に来るようにする（図10-42）．
3. 電話機のプッシュボタンは，万能カフに消しゴムつきの鉛筆を消しゴムの部分を下にして差し込んだものを使って押す．受話器はスタンド式のホルダーを使う．受話器を本体にかけずにすむ自助具が入手できる．手の機能がないクライエントでは，スピーカーフォンを使い，マウススティックで送話開始のボタンを押すようにする．交換手が電話番号のダイヤルを補助する．
4. パーソナルコンピュータやワードプロセッサを使う．コンピュータのマウスはキーボードを操作する代わりとなる．各種のデザインや大きさのマウスがある．上肢の機能がほとんど，あるいは全くないクライエントでは音声

認識プログラムが使える．
5. 手の筋力が低下しているクライエントでは，太くした鉛筆やペン，鉛筆ホルダー（図10-18）が必要である．Wanchik writer は優れた書字用自助具である．
6. 上肢の機能がないクライエントには，呼気や頭のコントロールで操作する精巧な電気式コミュニケーションエイドが使える[31]．
7. Kelly[15] は，C3〜C5 機能レベルの四肢麻痺者が自立してテープレコーダーやラジオを操作できる2本のマウススティックとカセットテープホルダーについて述べている．1本目のマウススティックは，先端に滑り止めのついた約50 cmの棒で，操作ボタンを押し下げたり，ラジオの音量や選局ダイヤルを回すために使う．2本目のマウススティックは，先端が二股に分かれた金属の棒である．この二股の距離は約10 cmあり，このマウススティックはカセットをカセットホルダーからテープレコーダーに入れたり，取り出したりするために使う．カセットテープスタンドは8段になっており，8本のテープが入るようになっている．この自助具の作製法の詳細については原著を参照のこと[15]．これはCDプレイヤーの操作にも応用できる．
8. 環境制御機装置は，パネルの操作によってテレビやラジオ，照明，電話，インターフォン，電動ベッドなどの多くの機器をコントロールできる（第16章参照）．

機能的移動動作

四肢麻痺者の車いすへの移乗方法の原理は第11章に述べてある．移動方法は筋力低下の程度によって異なる．手や顎，呼気のコントロールで操作する電動車いすは，上肢や下肢の筋力が重度に低下しているクライエントの移動範囲を大きく広げる．車いす用のリフトと固定機を装備した自動車（バン）は，地域活動や仕事，勉学，趣味活動のために介助者とともにクライエントを送迎することができる．少なくともC6のレベルの機能のある大部分のクライエントは，ハンドルを工夫することで1人で運転できる．

家庭管理，食事の準備，掃除

C6 もしくはそれより筋の機能がよいクライエントでは，適切な自助具，工夫，および安全に注意することで，簡単な家事動作を自立できるかもしれない．対麻痺者の項で述べた車いすの操作方法と環境の改造に関する提案の多くは，四肢麻痺者にもまた適用できる．加えて，上肢の筋力が低下しているクライエントでは，軽量の機器と特殊な自助具を必要とするだろう．Klinger[17] 編集による Mealtime Manual for People with Disability and the Aging は，上肢の筋力が低下したクライエントが家事動作を行うために適用できる多くの提案が述べられた優れた本である．

視覚障害のあるクライエントのADL

以下の項に述べる環境の工夫は視覚障害（low vision）のあるクライエントがADLを行う際に適している．

照明および拡大鏡

1. 作業域を明るくするために（目への明るさではなく），照明を調整する．
2. 直射日光を遮るためにブラインドや薄いカーテン，色をつけた窓ガラスを使う．室内でサングラスを使うことでも直射日光を防ぐことができる．
3. 作業面のコントラストを強くする．たとえば，白い皿に食べ物を盛りつける時は机を暗い色にしておく．暗い階段の縁を白くしておく．壁のスイッチを白から黒い色のものに変える．
4. 通路をきれいにし，敷物を取り除いて図と地の知覚を単純化する．
5. いすを窓際に寄せて自然の光の下で作業する[26,35]．
6. ライトのついた拡大鏡を使う．拡大鏡にはさまざまな大きさ，拡大率のものがある．視覚障害の訓練の専門家は必要とされる適切な拡大率を決定できる．針仕事や細かい作業のためのポータブル式もしくはスタンド式の拡大鏡や，活字を見るためのプラスチックの拡大鏡などがある[21]．

更衣動作
1. 見やすくするためにクローゼットに照明をつける．上下揃いの服は一緒に掛けておく．
2. 靴下はピンで留めておけば，洗濯したり干す際にバラバラにならない．

食事動作
1. コントラストが強くなるようにする．机またはテーブルクロスで皿とのコントラストを強くする．模様のついたテーブルクロスは避ける．
2. 時計回りに食べ物を配置し，そのことをクライエントに伝える．

衛生および整容動作
1. 浴室や更衣室の引き出しやキャビネットにはたくさんの物を置かないようにする．
2. 電気カミソリを使う．
3. 拡大できる鏡を使う．
4. 浴槽とコントラストの強い浴用マットを使う．
5. シャワー室にコントラストの強い手すりをつける．

コミュニケーションおよび環境機器
1. 音声で時刻を知らせる腕時計や時計を使う．
2. 音声で体重を知らせる体重計を使う．
3. コンピュータの画面は拡大設定にしておく．
4. 印刷物の読み上げ技術はめまぐるしく進歩している．印刷物読み上げのための各種の工夫に精通するようにすること[21]．
5. コントラストの強いドアノブを使う．ドアを見分けやすいように，ドアとドアの周囲をコントラストが強くなるように塗り分ける[26]．
6. スピーカーフォンや番号記憶装置，数字が大きくコントラストの強い電話機を使う．
7. 手紙を書いたりサインをするために，書字ガイドを使う[21]．
8. 読書には本を録音したもの，または「トーキングブック」を使う．

機能的移動動作
通路をきれいに掃除し，敷物や家具を最小限にすれば，移動は容易になる．ホールや部屋の入り口にも照明が必要である．視覚障害のある人は，移動したり活動を行っている時に頭部を回旋したり，良い位置にすることを学習して，視覚的走査能力を最大限にする必要がある[35]．作業療法士は，クライエントを視覚障害者の訓練の専門家に依頼する必要がある場合がある．彼らは視覚障害者に移動法を教える専門の訓練を受けている．

家庭管理，食事の準備，掃除
視覚障害者が家庭を維持する時に代償的に使える各種の機器がある．家庭管理を安全かつ効率的に行えるよう配置し，一貫性を持たせることが重要である．家族は，その物があった場所に戻すようにしなければならないし，視覚障害者の関与なしに物の置き場を変えてはならない．

1. 安全のために，掃除用の洗剤と食器用の洗剤とは別々に置くようにする．
2. 危険な洗剤を多く置かないようにし，多目的の洗剤を1つ置くようにする．この洗剤は目立つ形の瓶に入れておくか，特定の場所にのみ置くようにする．
3. 機器のコントロール部にはコントラストの強いテープか塗料で印をつけ，始動と停止のボタンまたは位置がわかるようにする．ダイヤルの頻繁に使う位置には小さなベルクロを貼りつけておく（例：レンジの350℃の温度の位置，洗濯機や乾燥機の洗いの位置など）．
4. 缶には濃く太い字で書いたカードをゴムバンドで取りつけておく．使い切った缶のカードを集めておき，買い物リストとする．
5. ゴムバンドで電子レンジの調理時間を示すようにする．ゴムバンドが2本あれば，調理時間は2分であることを示す．最初の設定には介助が必要だろう．
6. 熱い液体を計量する時は，カップや容器の上部から約2.5 cmまで満たされたことを示せる液体レベル表示器を使用する[26]．
7. 肉やパンを切る時は，カッターガイドや特別に考案されたナイフを使う[21]．
8. 覚えておくべきことのリストや，買い置き品のリストを作るにはテープレコーダーを使う．

ケーススタディ：アンナ（その2）

本章の初めに，アンナのADLやIADLに関する質問を示した．彼女は介入が必要な作業遂行の領域としてADLやIADLを挙げていた．アンナは身の回り動作や子どもの養育，地域での移動，家計管理，家庭管理や食事の準備，掃除，買い物を再び行いたい重要な活動であると考え，特に身の回り動作と子どもの養育についてできるだけ自立したいと望んでいた．アンナと夫は退院後に必要となるであろう介助のレベルを心配していた．アンナの自立を促すために必要な家屋改造や特殊機器を確認するために，家庭訪問による評価が勧められる．

服薬管理
1. 毎回の薬を仕分けておく方法を使う．
2. 糖尿病の管理には，クライエントの状況に合わせた多くのものがある（例．注射器の目盛拡大機，音声型または拡大文字の血糖測定機，インシュリン投薬量を計測する装置など）．
3. 音声で体重を知らせる体重計を使う[24]．

金銭管理
1. お札を見分けるために，以下のような一貫した方法を使う．
   - $1.00 そのまま（折りたたまない）
   - $5.00 四角に折る（2つ折り）
   - $10.00 縦長に折る
   - $20.00 2つ折りにし，さらに縦長に折る
2. それぞれのお金は種類ごとに場所を決めて財布にしまうようにする．大きさや縁のタイプ（滑らかか，凹凸があるか）で硬貨を見分ける方法を学習すること[35]．

[要約]

ADLやIADLは，自己維持，移動，コミュニケーション，家事，地域生活技能を含む作業遂行の領域である．これは，人が自立して機能することを可能にし，作業役割を遂行するために重要であると考えられる．

クライエントの機能的自立度を決定するために，作業療法士は定期的にADLの遂行状況を評価する．評価のために面接および遂行分析を行う．評価結果と進捗状況はADLチェックリストの1つ，もしくは標準化された評価を使って記録する．その内容は要約し，保存診療記録に入れる（記録の詳細については第8章を参照のこと）．

治療はクライエント中心で，自立生活技能の訓練を指向したものである．これには，食事，更衣，家事，コミュニケーション，地域生活技能などの活動がある．作業療法士は，クライエントの機能的問題に合わせて，特殊機器やADLを遂行する方法の治療計画を含めることができる．

[復習のための質問]

1. 日常生活活動（ADL）と生活関連活動（IADL）を定義し，それぞれの分類に属すると考えられる活動を3つずつ挙げよ．
2. ADLとIADLの自立の回復における作業療法の役割にはどのようなものがあるか？
3. 身の回りの動作，機能的移動技能，コミュニケーション技能，家庭管理や食事の準備，掃除の技能と考えられるものをそれぞれ少なくとも3つ挙げよ．
4. ADL評価や訓練を開始する前に，作業療法士が考えなければならない3つの要因を挙げよ．それらがADL遂行をどのように制限するか，または影響するか述べよ．
5. ADLとIADL訓練の最終目標は何か？
6. 本書に定義したように，最大自立の概念について述べよ．
7. ADL評価法の一般的手順を挙げよ．
8. 作業療法士は，ADLチェックリストをどのように使うことができるか述べよ．
9. 家庭管理活動の評価の手順を挙げよ．
10. 家庭訪問による評価の目的は何か？
11. 家庭訪問による評価の手順を挙げよ．
12. 包括的な家庭訪問による評価には誰が含まれるべきか？
13. 家庭訪問による評価ではどのような項目を評価するか？
14. 家庭訪問による評価の結果を記録，報告し，必要な推薦を行う方法を説明せよ．

15. 評価後，作業療法士はクライエントとともに，どのようにしてADLとIADLの訓練目標を選択するのか？
16. 知覚障害または記憶障害のあるクライエントに対して，ADL技能を教える3つのアプローチについて述べよ．
17. ADLの経過報告書に含むべき重要な要素を挙げよ．
18. 本書に述べたように，自立のレベルを説明せよ．
19. 健康管理および安全管理の例を挙げよ．
20. 視覚障害者に有効であると考えられる工夫の例を3つ挙げよ．

[演習問題]

1. 本書に述べた少なくとも3つの支援用具の使用法を実演せよ．
2. 片手を使ってシャツを着る方法を他の人に教えよ．
3. 片麻痺者のようにズボンを着脱する方法を他の人に教えよ．
4. 対麻痺者のようにズボンを着脱する方法を他の人に教えよ．
5. 片手のみで食事を準備し，その経験をレポートにまとめよ．

引用文献

1. Activities of daily living for patients with incoordination, *limited range of motion, paraplegia, quadriplegia, and hemiplegia,* Cleveland, 1968 (rev 1989), Metro Health Center for Rehabilitation, Metro Health Medical Center for Rehabilitation.
2. American Occupational Therapy Association: Occupational therapy practice framework: domain and process, *Am J Occup Ther* 56, 609, 2002.
3. Arilotta C: Performance in areas of occupation: the impact of the environment, *Phys Disabil Special Interest Section Quarterly* 26, 1, 2003.
4. Armstrong M, Lauzen S: *Community integration program,* ed 2, Enumclaw, WA, 1994, Idyll Arbor.
5. Asher IE: *Occupational therapy assessment tools: an annotated index,* ed 2, Bethesda, MD, 1996, American Occupational Therapy Association.
6. Baum C, Edwards D: Cognitive performance in senile dementia of the Alzheimer's type: the kitchen task assessment, *Am J Occup Ther* 47:431, 1993.
7. Bromley I: *Tetraplegia and paraplegia: a guide for physiotherapists,* ed 2, London, 1981, Churchill Livingstone.
8. Christiansen CH, Matuska KM, editors: *Ways of living: adaptive strategies for special needs,* ed 3, Bethesda, MD, 2004, American Occupational Therapy Association.
9. Cynkin S, Robinson AM: *Occupational therapy and activities health: toward health through activities,* Boston, 1990, Little, Brown.
10. Feldmeier DM, Poole JL: The position-adjustable hair dryer, *Am J Occup Ther* 41:246, 1987.
11. Fenton S, Gagnon P: Work activities. In Crepeau E, Cohn E, Schell B, editors: *Willard and Spackman's occupational therapy,* ed 10, Philadelphia, 2003, Lipponcott, Williams & Wilkins.
12. Fisher AG: *Assessment of motor and process skills (AMPS),* Fort Collins, CO, 1999, Three Star Press.
13. Florey LL, Michelman SM: Occupational role history: a screening tool for psychiatric occupational therapy, *Am J Occup Ther* 36:301, 1982.
14. Gray JM: Putting occupation into practice: occupation as ends, occupation as means, *Am J Occup Ther* 52:354, 1998.
15. Kelly SN: Adaptations for independent use of cassette tape recorder/radio by high-level quadriplegic patients, *Am J Occup Ther* 37:766, 1983.
16. Klein RM, Bell B: Self care skills: behavioral measurement with Klein-Bell ADL Scale, *Arch Phys Med Rehabil* 63(7):335, 1982.
17. Klinger JL: *Mealtime manual for people with disabilities and the aging,* Thorofare, NJ, 1997, Slack Publishers.
18. Kohlman-Thomson L: *The Kohlman evaluation of living skills (KELS),* ed 3, Bethesda, MD, 1993, American Occupational Therapy Association.
19. Law ML, Baptiste S, Carswell A, et al: *Canadian occupational performance measure (COPM),* ed 3, Ottawa, 1998, CAOT Publications.
20. Letts L, Law M, Rigby P, et al: Person-environment assessments in occupational therapy, *Am J Occup Ther* 48:608, 1994.
21. *The Lighthouse catalog,* New York, The Lighthouse Press.
22. Malick MH, Almasy BS: Activities of daily living and homemaking. In Hopkins HL, Smith HD, editors: *Willard and Spackman's occupational therapy,* ed 7, Philadelphia, 1988, JB Lippincott.
23. Matsusuyu J: The interest checklist, *Am J Occup Ther* 23:323, 1969.
24. *Maxi aids and appliances for independent living,* Farmingdale, NY, Maxi Aids.
25. Moorhead L: The occupational history, *Am J Occup Ther* 23:329, 1969.
26. Orr AL: *Issues in aging and vision: a curriculum for university programs and in-service training,* New York, 1998, American Foundation for the Blind Press.
27. Rogers JC, Holm MB: Activities of daily living and instrumental activities of daily living. In Crepeau E, Cohn E, Schell B, editors: *Willard and Spackman's occupational therapy,* ed 10, Philadelphia, 2003, Lippincott, Williams & Wilkins.
28. Runge M: Self-dressing techniques for clients with spinal cord injury, *Am J Occup Ther* 21:367, 1967.
29. Sokaler R: A buttoning aid, *Am J Occup Ther* 35:737, 1981.
30. Steggles E, Leslis J: Electronic aids to daily living, *Home & Community Health Special Interest Quarterly,* 8, 1, 2001.
31. Trombly CA: Activities of daily living. In Trombly CA, editor: *Occupational therapy for physical dysfunction,* ed 2, Baltimore, 1983, Williams & Wilkins.
32. Uniform Data System for Medical Rehabilitation: *Functional independence measure (FIM),* Buffalo, NY, 1993, State University of New York at Buffalo.
33. Watanabe S: *Activities configuration: regional institute on the evaluation process,* Final report. RSA-123-T-68, New York, 1968, American Occupational Therapy Association.
34. Wykoff E, Mitani M: The spoon plate: a self-feeding device, *Am J Occup Ther* 36:333, 1982.
35. Yano E: *Working with the older adult with low vision: home health OT interventions,* Presentation at Kaiser Permanente Medical Center Home Health Department, Hayward, CA, 1998.
36. Yasuda YL, Leiberman D: *Adults with rheumatoid arthritis: practice guidelines series,* Bethesda, 2001, American Occupational Therapy Association.

第11章
移動
Mobility

第1節：実用歩行
Deborah Bolding
（上島　健　訳）

第2節：車いすの評価と移乗動作
Carol Adler
Michelle Tipton-Burton
（古山千佳子　訳）

第3節：移送および生活圏内移動，運転能力評価
Susan M. Lillie
（山口　昇　訳）

キーワード

実用歩行
歩行訓練
歩行補助具
リハビリテーション技術メーカー
耐久性医療機器
皮膚損傷
医学的必要性
ボディメカニクス
重心

後傾
生活圏内移動
固定路線移送
パラトランジット移送
アメリカ障害者法
私的交通サービス
運転
運転の訓練者
運転能力

路上運転評価
高齢運転者
臨床評価
一次コントロール
二次コントロール
フォローアップサービス
運転からの引退

学習目標

本章を学習することで，学生および臨床家は以下のことが可能になるだろう．

1. 実用歩行を定義づけることができる．
2. 実用歩行における理学療法士・作業療法士そして介護者の役割を述べることができる．
3. 実用歩行における安全性の問題を見極めることができる．
4. 基本的な下肢装具や歩行用補助具の理解ができる．
5. 歩行障害者が再び作業役割を果たし得るための計画と目標設定ができる．
6. 車いす評価に必要な項目の確認ができる．
7. 車いすの採寸と処方の過程を理解することができる．
8. 車いすの安全性の考慮点を見極めることができる．
9. 適切な身体力学に基づくガイドラインに従うことができる．
10. 正しいポジショニングの原則の適用ができる．
11. いろいろな移乗方法を実行するために必要な段階を確認することができる．
12. クライエントの臨床症状に基づく適切な移乗方法を決めるために考慮すべきことを確認できる．
13. 現存する各移送システムについて，その種類，背景および治療介入について述べることができる．
14. 生活圏内移動において作業療法士がとる各レベルの役割について述べることができる．
15. 包括的な運転能力評価について，評価すべき遂行技能とク

第3部　作業遂行と遂行領域：評価と介入

ライエント要因を挙げることができる．
16. 社会における運転の持つ価値と，運転免許の喪失や移動の障害が作業の参加にどのように影響するかを述べることができる．
17. 運転評価の依頼と評価のプロセスの複雑さを確認できる．
18. 一次コントロールと二次コントロールを定義できる．
19. 運転能力評価が専門的な実践領域であり，より高度な教育が必要であることを認識できる．

この章の概要

【第1節：実用歩行】
歩行の基礎
　装具
　歩行補助具
実用歩行
　台所での歩行
　浴室での歩行
　家事動作での歩行
要約

【第2節：車いすの評価と移乗動作】
車いす
車いすの評価
車いす処方時の考慮点
　車いすの駆動方法
レンタルまたは購入
フレームの型
車いすの選択
　手動車いすと電動車いす
　手動リクライニングと電動リクライニングとティルト車いす
　折りたたみ式手動車いすと固定式手動車いす
　軽量の車いす（折りたたみ式または固定式）と標準重量の車いす（折りたたみ式）
　標準の既製品と特注品，トップブランドモデル
車いすの採寸手順
　座幅
　座面の奥行き
　床から座面までの高さと足部の調整
　背もたれの高さ
　アームレストの高さ
小児用車いす
シーティングとポジショニングの補足的考察
　変形の予防
　筋緊張の正常化
　圧の管理
　機能の促進
　最大限の坐位耐久性
　最適な呼吸機能
　正しい身体アライメントの維持

付属品
処方箋の作成
車いすの安全性
移乗方法
　事前に考慮すること
　適切な技術を使うための指針
　ポジショニングの原理
　移乗のための器具とクライエントの準備
　車いすの位置
　移乗の準備としてのベッド上での移動
立位で回転する移乗
　ベッドまたはマットから車いすへの移乗
　応用：立位で回転あるいは立位や歩行での移乗
スライディングボードを使う移乗方法
体幹を前屈して回転する移乗：ベッドから車いすへ方法
全介助の移乗
　介助者1人でスライディングボードを使う移乗
　介助者2人による全介助の移乗
　昇降リフトでの移乗
家屋内での移乗
　ソファやいす
　トイレ
　浴槽
自動車への移乗
要約

【第3節：移送および生活圏内移動，運転能力評価】
作業療法の役割
歴史的背景
公共交通サービス
　アメリカ障害者法
　固定路線移送への介入
　パラトランジット移送への介入
私的交通サービス
　共同交通サービス
　関連の介入領域

特殊なニーズ
自動車運転
　作業療法士と自動車運転
　専門的な臨床実践
　専門家の育成
　臨床実践モデル
　資格認定のプログラム
運転プログラムの構造
　作業療法助手
運転プログラムの目標
運転能力評価
　ガイドラインの確認
　運転プログラムの基準
　運転プログラムの依頼プロセス
運転能力評価と各種障害
　脊髄損傷
　車いすに乗車したままでの運転
　神経学的疾患
　神経筋疾患
　長期経過した障害と加速的加齢
　高齢運転者：増大する年齢層
　理論的構成
運転能力評価
　臨床評価
　視覚機能
　運動技能
　認知および視知覚技能
自動車の選択
静止自動車による評価
　運転前の習慣と日課
　一次コントロール
　二次コントロール
路上運転評価
　運転能力の基準
　運転経路
運転のための提言および介入
　可能性のある結果
　報告書
　運転者の訓練
　フォローアップサービス
　運転免許取得の援助
　運転からの引退
法律および世論
要約

歩いたり，階段を上ったり，近隣を散策したり，運転したりすることはあまりにも普通で習慣的であるため，これらの行為が複雑な活動だと，ほとんどの人が考えない．周辺を移動したり，興味あるものに近づいたり，周囲を散策したり，往来するといった基本的な能力は，自然でたやすいものである．しかし，障害のある人にとって，移動とは当然のことでも自動的なことでもない．障害を受けることにより，歩くために下肢を使うことや，運転操作のために手を使うことができないかもしれない．心肺に問題があれば，酸素容量や耐久性に制限が出て頻繁な休憩が必要となったり，唯一トイレに行くというような必要最小限度の歩行になったりする．運動に協調性や柔軟性，筋力が欠けると，著しく移動が危険になったり，運動の組み合わせ（その環境での歩行や移動）や安定性（カップを運んだり，コップに水を注いだりする際，手でしっかり保持する）を要求される活動が難しくなる．

作業療法士は，移動に制限のある人が，興味のある場所や物に最大限近づけるよう援助する．概して，作業療法士は改善および代償トレーニングを行う．その中で，作業療法士はクライエントにとって効果的な活動と利用頻度の高い環境を分析し，また，病歴や予後，その進行状態から予測できる変化を考慮に入れなければならない．

この章では，移動制限のあるクライエントの評価と介入について述べる．主に3項目あり，1つ目は，実用歩行であり，家や職場といった日常的な環境での歩行と，個々の事情に合わせてなされる歩行である．ペットを飼ったり，食事を用意し，それをテーブルまで運んだり，簡単な家事は，実用歩行を含む活動である．歩行器や杖，松葉杖のような歩行補助具により実用歩行になるかもしれない．

2つ目は，車いすやその選択，採寸，適合，使用についてである．障害のある多くの人にとって車いすや特殊な姿勢保持装置によってのみ移動が可能となる．結論として，基本的な治療用装具の選択と適合には個別的な評価が必要である．車いす利用者は，人間工学に基づく適切な訓練により，長年にわたり安全で快適な移動ができる．個々の症状に応じた安全で効率的な移乗方法は，この章で触れる．個々を安全に介助するには，人間工学に基づく注意が必要である．

3つ目は，地域での交通手段であり，アメリカ合衆国においては運転ということでもある．障害がある人々やその人たちへの支援により，移動のしやすさは改善され，また個々の用途に応じた車の付属品の数も増えた．公共の交通機関も次第に利用しやすくなってきている．運転は多様な認知・知覚能力を要する複雑な活動である．医学的に問題のある人や身体に制限のある人を評価することは，その人自身と社会全般の安全にとって重要なことである．

移動は作業療法の一領域であり，保健医療サービス提供者，特に理学療法士や耐久性医療機器提供者と密に連携して行うものである．障害のある人の地域での機能的な移動を改善・維持することは，最もやりがいのある作業療法の領域の1つである．クライエントはより広く，より興味深い環境を探求し，接した時，偉大な力と自己裁量権（empowerment）を感じる．

第1節：実用歩行

作業療法士は疾患や外傷による歩行障害を持つさまざまなタイプのクライエントと接する．その障害は一時的なものであったり，長く続くものであったりする．たとえば大腿骨を骨折した高齢者は，骨が癒合し強度が増すまで数週間から数カ月は歩行器を使用することになる．脊髄損傷になると，運動神経や感覚神経を完全に失い，歩行に下肢装具や松葉杖の使用が必要となるかもしれない．彼らは，歩行は部分的に行い，その他の時は車いすを使用するかもしれない．こうしたことは，損傷のレベルや歩行時に必要な体力，作業役割の要素を含むいくつかの要因に左右される．

「**実用歩行**」とは，機能的な移動の構成要素であり，食卓まで皿を運ぶ，車から家まで食料品を運ぶといった，目標にたどり着くまでどのような歩行を行うかということを表現するための用語である．実用歩行訓練は，安全性や機能に障害のあるクライエントに実施する．下肢切断，脳血管障害，脳外傷，脳腫瘍，神経疾患，脊髄損傷，整形外科疾患，股関節や膝関節の置換術といった多様な診断の時に適応となる．

歩行の評価，歩行訓練（歩行および異常歩行の改

ケーススタディ：ピニャ（その1）

ピニャは8年前に肺がんの治療をした75歳の女性である．脊椎へ転移し，両下肢筋力低下と感覚脱失を発症した．2日間，歩行時にふらつきを感じ，一度転倒した．入院までには歩行ができなくなっていた．彼女はサイバーナイフ（放射線治療装置）による腫瘍減量術と脊椎の椎弓切除および除圧術を受けた．

ピニャは手術前の1日と手術後に4日間入院した．術後，彼女は前輪つき歩行器で最小限の介助で約15m歩くことと，ポータブルトイレの立ち座りを覚えた．彼女は左足用の短下肢装具が必要だった．

ピニャは退院して娘と過ごし，地域での移動のために，車いすをレンタルした．在宅介護協会を通じ訪問リハビリテーションを依頼した．

ピニャの作業療法経過は，以下のとおりである．

ピニャは未亡人で，寝室が3部屋あり，家に入るには3段の段差がある家に1人で暮らしている．62歳の時に小売店勤務を辞めた．彼女は運転ができ，教会の活動や地域の老人クラブの集いに参加していた．彼女は週3時間，小児病院の寄付に充てられるリサイクルショップでボランティアをしていた．ピニャには毎週火曜日に昼食を摂る親友が2人いる．3人の子どもがおり，2人の息子は他の州に住み，娘は同じ町に住んでいる．10歳と13歳の2人の孫が近くにいる．年に2，3回息子たちに会いに飛行機で出かける．

この数年，ピニャにとって大切なことは，週1～2回，午後に娘の家に行くことであった．両親が働いている間，学校から帰ってきた孫たちの世話をしたり，野外活動に車で連れて行ったりしていた．また，娘宅の洗濯や夕飯の手伝いをしていた．

娘宅で3週間過ごした後，ピニャは作業遂行領域において何が問題で，何がよくできて，目標は何か尋ねられた．「以前より歩けるようになり嬉しいが，持久力がないことが問題だ」と彼女は答えた．家では歩行器を1人で使っているが，階段の上り下りでは介助が必要だった．理学療法士は彼女の下肢筋力，特に右下肢が改善したら，階段昇降は自立し，杖歩行に移行できるようになると感じていた．ピニャは1人で浴室まで行けたしトイレも使えたし，更衣も自立していた．彼女の娘は安全のために浴槽の出入りを手伝っていたし，浴槽内では踏み台を使っていた．簡単な朝食の準備もできたが朝と昼に休憩が必要だった．

ピニャは自分が娘や娘の夫の負担になっていると感じていた．娘が自分の退院後1週間休みをとり，一緒にいてくれたことや，息子がその次の週に手伝いに家を訪れてきてくれたことを申し訳ないと思っていた．彼女は，今では日中自分のことを自分でできてうれしいが，家事を手伝えたらと思っている．彼女は診察時，家族や友人の運転に頼らねばならず，外来通院となる次の週からは，リハビリのためにも車で送ってもらわねばならない．ピニャは家に帰れたらと思いつつも，まだ無理なことも知っていた．彼女の古い友人が前の日の火曜日に娘の家にランチを持ってきてくれ，そうした支えや，教会と牧師の支えに彼女は感謝した．

理解を深めるための質問
1. 疾患の経過からピニャのニーズ，目標，作業役割はどのように変わってきたか？
2. 彼女の現在の目標を考慮し，どの時点で介入するか？
3. 安全上の問題は何で，どのように対処するか？

善），そして装具や歩行補助具についての助言は理学療法士の専門的役割である．理学療法士はクライエントやその家族，病院スタッフ，介護スタッフが行えることを助言する．作業療法士は理学療法士と連携して，いつ次の機能遂行動作に進めるかを決める．たとえば，理学療法士の報告で病室からトイレまでの歩行が可能とされた時，作業療法士はそのクライエントがポータブルトイレに行く代わりにトイレまで歩行し，用を足すようにさせる．理学療法士は正しい方法を提示したり，きっかけをつくり安全性を確かなものにする．チームメンバー間で互いに尊重し，良いコミュニケーションを築くことは，クライエントのケアの調整に役立つ．たとえば，パーキンソン病のクライエントは，朝の服薬後すぐに理学療法士と上手に歩けるかもしれないが，薬効が切れる数時間後には，昼食の準備が困難となっているかもしれないのである．

次の節では，歩行の基礎，ADL訓練時に使用する松葉杖や杖，歩行器のような補助具や装具の基礎について述べる．しかし，理学療法士との密接な協

力の代わりになるものではない．

■歩行の基礎

正常歩行には，2本の足を交互に使いながら支持期と遊脚期が出現する．gait と walking は同じものとしてしばしば使われるが，gait は walking の型をより正確に説明するのに使われる．「正常」歩行パターンには，左右の足で交互に体を支える支持期，下肢を振り出して支持するまでの推進期の遊脚期，バランス，そして足や体幹を駆動させる力といった構成要素がある．正常歩行は，難なく最小限のエネルギー消費で行われる．

歩行周期の構成要素には，荷重反応期，立脚中期，立脚終期，遊脚前期，遊脚中期，遊脚終期が含まれる．ケイデンス（歩行率）は単位時間当たりの歩数をいう．ストライド（重複歩）は同一の足の初期接地から次の初期接地までの距離をいい，疾患によりこの距離は短くなる．歩隔は左右の足の距離をいい，バランスに障害があると正常よりも広くなることがある[62]．

異常歩行は，神経・筋単位と身体構造の間の複雑な相互作用の障害によるものである．異常歩行は脳，脊髄，神経，関節，骨の問題，あるいは疼痛に起因しているかもしれない．問題は筋力低下，麻痺，失調，痙性麻痺，感覚脱失，四肢や骨盤の支持性低下を含むかもしれない．スピードの低下，体重支持の減少，麻痺側下肢の遊脚期の延長，支持基底面の異常，バランスの問題があるかもしれない．機能的な低下は，可動性の低下，安全性の低下（転倒の危険性増加），耐久性の低下を含むかもしれない．作業療法士は理学療法士の意見に沿った**歩行訓練**の強化を行うのである．

装具

理学療法士は歩行の問題の原因を評価し，装具や歩行補助具の使用を奨励するかもしれない．作業療法士は，装具使用の理由も含めて基本的な下肢装具に慣れておくべきである．作業療法士は更衣訓練の一部として装具の装着方法を指導することもある．

装具は関節の支持性や安定性の提供，変形防止，代償動作の手段に用いられる．装具は快適で使いやすく，できるなら軽いものがよい．下肢装具が重くなればなるほど歩行エネルギーの消費量は増える．

装具は，支持が必要な身体の部位を使って名称がつけられている．果上装具（SMO）はプラスチック製で靴に合わせるものである．足関節の内‐外側の安定性を増し，歩行中の足部のアライメントを整え，中足部の弛緩を支え，前足部の回内・回外を調整する．足部の筋緊張が強かったり，背屈制限がある場合には有効でない．短下肢装具（AFO）はプラスチック製で靴の中に差し込み，下腿の後面まで伸びており，時には「下垂足」装具と呼ばれる．なぜなら，中枢神経あるいは末梢神経の病変によって背屈が十分にできない時に使用するからである．短下肢装具には一体となっているものもあれば，背屈ができるよう蝶番がついているものもある．長下肢装具（KAFO）は，膝関節の筋力が弱かったり，過伸展したり，もしくは足部に問題がある場合に用いられる．長下肢装具は対麻痺や脳性麻痺，二分脊椎のような診断に用いられていた．殿筋群が低下しているような脊髄損傷や二分脊椎の場合には骨盤帯長下肢装具（HKAFO）が用いられる．交互歩行装具（RGO）は，股関節屈筋が低下している場合に股関節を援助する骨盤帯長下肢装具の一種である．長下肢装具を使用するとエネルギー消費が高く，上肢を使って歩行器や松葉杖で支持する．したがって，この装具を使って実用歩行をするには，クライエントは相当の努力をする必要があるので，課題によっては車いすかいすに座って行うほうがより安全で効率が良いかもしれない．

歩行補助具

歩行補助具はバランスや，筋力低下を補うために使われ，疼痛軽減，患部の荷重軽減，骨折治癒の促進，下肢切断の代償に使う．歩行補助具は一般的に，杖，松葉杖，歩行器のように分類される．これらを使用し，歩行中，上肢で体重の一部を支える．歩行補助具により，バランスに必要な感覚入力を増やし，支持面積を広げて安定性を増すのである．

一点杖はバランスにさほど問題のないクライエントに使われ，支持面を広げたり，上肢を通して位置覚のフィードバックを行うのに使う．股関節や膝関節に痛みのあるクライエントは，杖を患側と反対側に持ち，荷重を減らす．患側が遊脚期の間に杖を出し患側を保護する．杖には四点杖やサイドケインも

あり，一点杖に比べ重くかさばるが，安定性が増す．

　松葉杖は上腕の上部と手の2カ所で支えることで水平面における推進力が出せる．血管や神経を損傷するかもしれないので，腋窩で松葉杖に続けてもたれないように気をつけなければならない．腋窩から手までの「てこ」が長く，歩行に必要な推進力が生じ，一側の下肢の荷重制限があっても，あるいは両下肢を伸展しての部分荷重もしくは荷重不可の場合でも歩行できる．松葉杖は下肢骨折の際のように短期間での使用に適している．

　前腕型の杖をロフストランド杖，あるいはカナディアンクラッチという．支持点が手と前腕にあり，「てこ」の長さは松葉杖より短く，軽い．松葉杖を使用するよりも，ロフストランド杖や前腕型杖を使用するほうが移動しやすく，重度の下肢の機能低下がある活動的な人には使いやすい．これらの杖は，上半身の筋力が十分であることが必要である．

　歩行器は杖や松葉杖より安定している．持ち上げるタイプのものでは，まず歩行器を前に進め，数歩進み再び歩行器を前に進める．このタイプではゆっくりした歩行となる．歩行器が必要な人には，軽量で前に進みやすい前方に2つの車輪がついた前輪型歩行器が使用しやすい．他には，四輪にブレーキがかかるものもあり，疲れた時に座れるようないすがついているものもある．歩行器でも両上肢を使うが，松葉杖のように上半身の筋力やバランスは必要ではない．骨折や関節炎で手や手首に荷重できない時には，杖や歩行器に前腕支持台を装着する．たとえば，ピニャは現在，歩行器歩行は安定しているが，杖を使うにはもっと体力が必要である．理学療法士は改善に伴い杖を勧めるが，屋内のさまざまな環境条件においてもまだ歩行器が必要なのである．

歩行方法

　理学療法士が推奨する基本的な歩行方法は，クライエント個々の目標，体力，筋力低下により異なり，上で述べたことよりも複雑であるかもしれない．作業療法士は理学療法士の指示を強化し，実用的な歩行活動に取り入れていく．

　平面上での実用的な歩行中，作業療法士はクライエントのわずかに横や後方につく．また，理学療法士の指示もしくはその活動の目標設定により，その

作業療法実践ノート

実用歩行の安全性
1. クライエントを知る（状態，装具や補助具，注意事項）．
2. 適切な履物を使用する．
3. 生理学的な反応をモニターする．
4. クライエントを操作する介助用ベルトを使用する．クライエントの衣類や上肢を歩行操作に使わない．
5. 予期せぬことも考えておく．
6. クライエントから目を離さない．
7. 潜在的なリスクを明確にする．

クライエントの強い方，もしくは弱い方につくかもしれない．歩行中，支えるためにクライエントの後方に縦に並び，移動するかもしれない．作業療法士の外側の足は歩行補助具と動き，内側の足はクライエントの下肢とともに前に出す．もちろん，クライエントによっては基本的な歩行は習得しており，温かい料理を運んだり，床にモップをかけたり，ドライヤーに手を伸ばしたりといった新たな活動の練習の時のみ介助を必要とするかもしれない．

安全性

　安全性は実用歩行中の最優先事項である．ADL評価を始める前にクライエントの基本情報を知っておくべきである．カルテ，特に現在の状況と注意事項を再度確認しておく．酸素が必要か？　活動中に酸素量を増やす必要があるか？　入院中にできるなら，ヘマトクリット値を知っておくとクライエントの耐久性を予測するのによい．作業療法士は理学療法の経過カルテを見て，歩行方法や補助具・装具・歩行状態について必要なことを理学療法士と話し合うべきである．実用歩行の準備として，作業療法士もクライエントも安全で適切な履物を履くべきである．靴底の柔らかいものや滑りやすいものは避ける．また，スリッパや踵に支えのない靴はクライエントの安全性や安定性を低下させる．

　ADLで安全性のもう1つの鍵となるのは，歩行可能な距離を含むクライエントの耐久性を知ることである．常に活動の先を見て計画を立てることが必要となる．作業療法士は適切な間隔で使えるよう，あるいはクライエントが疲れた際に使えるよう，車

いすやいす，腰掛けを準備するべきである．その活動環境は，床の上に物が置いてあったりカーペットが敷いてあるという潜在的なリスクがないようにすべきである．しかし，半側空間無視や視野欠損，視知覚障害のあるクライエントの場合に複雑な環境で自ら解決させようとするかもしれない．

活動中，クライエントの生理学的な反応に注意しなければならない．クライエントの注意事項や適切な反応を把握しておくべきである．生理学的な反応には，呼吸パターンの変化，発汗，紅潮や蒼白，精神状態の変化，反応性の低下といったものがある．こうした変化の際は活動を終了し，クライエントを休憩させる．ピニャは耐久性が低く，疲れやすいことを経験し続けていた．この時期に，立位や歩行を維持し続けるような活動はあまりにも難しすぎる．

入院前に歩行補助具を使用していた高齢者は，退院後ADLやIADLの低下を起こすリスクがある．補助具を使用していたということは，回復力低下を示唆する[36]．機能維持のために，これらの高齢者を対象にした集中的な治療が重要であるかもしれない．

転倒は高齢者の主な問題点である．調査では65歳から79歳までの高齢者の1/4が，80歳以上の1/2が毎年転倒している[21]．転倒の原因には多くの要因があり，健康状態やバランス障害といった内的要因や，外的要因，環境要因が挙げられる．家庭でのリスクとしては，照明不足，浴室や階段の手すりの不備，電気のコードや床の物，カーペットが挙げられる．心臓疾患，脳卒中，進行性の神経疾患のような健康に問題がある高齢者は，さらに転倒のリスクが高まる[32,53]．作業療法士は入院中に訪問を行ったり，在宅ケア提供者や転倒予防プログラムや高齢者センターを通して，屋内の潜在的リスクを評価する[47]．転倒のリスクを減らすための努力を行うべきである．

作業療法実践ノート

> 転倒のリスクがあったり，一定時間1人でいるクライエントはすべて，緊急通報システムと連絡を持ち，転倒や緊急時には対応を依頼できるようにすべきである．地元の病院や高齢者センターはさらに多くの緊急サービスの情報を有しているだろう．

もしクライエントがバランスを崩したり，つまずいたりしたら，作業療法士は体幹を抱えるとクライエントを誘導しやすい．もし，作業療法士が下肢を使って支えれば腰を痛めにくいかもしれないし，あるいは上半身で引っぱったり，ねじる代わりに，クライエントを床に向けその姿勢を低くさせるのもよいかもしれない．めまいや，急な脱力が起こるクライエントに対して作業療法士は，いすのように曲げた下肢の上にクライエントを座らせ，それから床に座らせる．

■実用歩行

実用歩行とは，ADLとIADLに歩行が統合されたものである．作業を基盤としたアプローチにより，作業療法士は活動場面や，クライエントの習慣や癖，役割を把握したうえで，クライエントの能力を評価する．クライエントにはどのような役割があり，また，どのような役割を果たしたいのか？　その役割を果たすのに必要な事項は何か？　作業療法士はクライエントが価値のある役割を果たし活動できるように目標設定し，実用的な歩行活動を計画する．以下に典型的な実用歩行活動をいくつか挙げる．活動は，個々のクライエントに合わせて考慮すべきである．実用歩行はADLやIADL，仕事，遊び，余暇活動の中に統合される．

台所での歩行

食事の準備や後片づけには多くの異なる課題があり，冷蔵庫や洗浄器，ガスコンロ，レンジ，食器棚を開けたり，それらに手を伸ばしたりすることがある．台所の物をテーブルまで運ぶことも含まれる．何か落とせば，床から拾わねばならない．レンジで温めるような課題は簡単で容易だが，切ったり，かき混ぜたり，調理している間は立っている必要がある．作業療法士は，クライエントがこうした課題をいかに安全に成し遂げるか，その問題解決の手助けをする．たとえば，左片麻痺で四点杖歩行をしているクライエントは，非麻痺側の右上肢でオーブンを開けられるようにオーブンの左に位置するよう助言する．キャビネットや引き出し，冷蔵庫を開ける際にもこの発想を覚えておく．作業療法士はクライエントの課題遂行に当たっての安全性を評価し，必要

があれば他の方法を勧める．もし，バランス不良でオーブンに手が届かない時は，流し台の上のトースターを使うほうが安全かもしれない．クライエントが使い勝手のいい場所に必要な物を配置したり，リーチャーのような用具が必要となるかもしれない．リーチャーをベルクロで歩行器につけておけば，必要な時に使用できる．物を落とした時は，蹴ったり押したりして流し台に近づけ，流し台に手をかけて踏ん張り，かがみながら物を拾うことができるかもしれない．股関節全置換術後で股関節屈曲に注意を要する時，クライエントは，内旋しないよう注意しながら患側の足を後方に引いて床に手を伸ばす．

食べ物や皿，食器を運ぶことは，特にクライエントが歩行補助具を使用している場合（図11-1，図11-2）には，作業療法において創造的な問題解決が求められる．歩行器のカゴやカートの活用，流し台の上で物を滑らせる方法は，こうした場合には適切かもしれない．クライエントは必要とする器具や工夫のみを要求し，希望しない物や不要な物は供給されないよう注意しなければならない．1人暮らしでないクライエントは，他の家族と仕事を分担することを好むかもしれない．すなわち，家族が食事の準備や片づけをして，クライエントが調理をするというものである．ピニャは簡単な料理はできるが，その後疲れてしまい，娘が食事の準備をするのを助けることができない．適切な工夫やエネルギー節約の方法を助言することで，ピニャは同居中の娘の食事の準備を手伝えるようになるという目標が達成できるだろう．

浴室での歩行

洗面台，トイレ，浴槽，シャワーへの実用歩行はクライエントにとって重要な部分である．浴室での動作は，濡れていることや床や壁面に関係した多くのリスクがあるため，注意しなければならない．床に水がこぼれていると滑る原因になるだろうし，バスマットが原因でつまずくこともある．こうした危険はクライエントに教えておくべきである．浴槽やシャワー室に滑らない床やマットを使用すべきであ

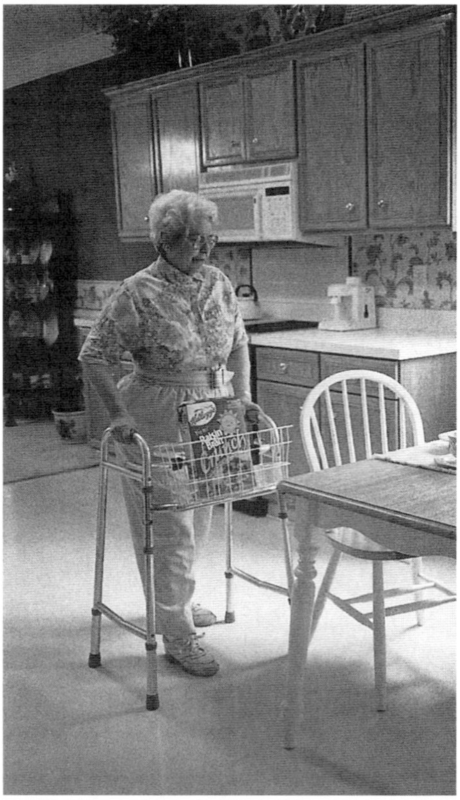

図11-1　カゴつき歩行器を使用した実用歩行

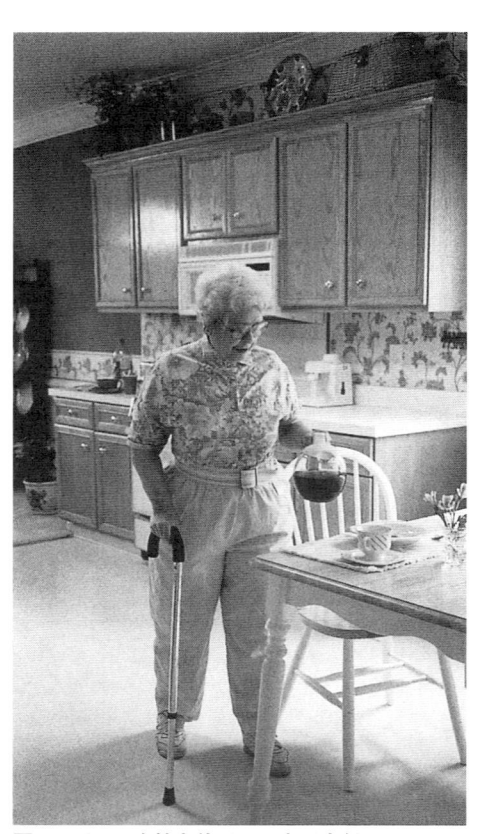

図11-2　1本杖を使用した実用歩行

る．

歩行器を使った洗面台への実用歩行では，できるだけ洗面台の近くまで行く．歩行器にカゴがあれば，歩行器を洗面台の片方に寄せ，一方の手で歩行器を握り，片方の手で洗面台を持って洗面台と向き合う．

トイレ動作をできるだけ1人でできるために必要なことは，強要されすぎないことである．友だちや家族の家，レストラン，商店街，ガソリンスタンドで安全にトイレ動作ができるかどうかはっきりしないと，クライエントは結果的に家庭内に閉じこもってしまう．安全に行えるようになるには，いろいろな状況で，また簡易便座や昇降便座，手すりがある場合とない場合の両方の状況で練習することである．制限要因の1つに手術後の予防措置がある．背の高い股関節の置換術後のクライエントは，股関節90°以上の屈曲が不可という術後の禁忌事項がある間は，標準の座面の高さのトイレには座れないかもしれない．背の低い人は，難なく標準の座面の高さのトイレに座れるかもしれない．クライエントが介助なしに，あるいは困難を伴わないでトイレの立ち座りができないなら理学療法士に相談する．理学療法士はクライエントの下肢筋力を強化する方法を提供できる．

クライエントが浴槽やシャワー室へ歩行する時，使いやすいところに用品や機器があるか確認すること．縁が低いシャワー室に入る時は，歩行補助具がシャワー室内での使用に適しているならば，段差や階段を上る方法と同じやり方を使う．歩行補助具が適していない場合は，補助具がなくても安全に昇降できるかどうか評価する．下肢の完全免荷が必要なクライエントは，歩行補助具なしではシャワーも浴槽も使えない．浴槽用いすを使うと，完全免荷のクライエントも浴槽には入れる．ピニャは娘と相談し，娘の家でトイレは自分で使うが，浴槽の出入りの時は介助してもらうことができた．彼女自身の自宅に帰るまでに，こうした技能に取り組んでおく必要がある．

手すりはクライエントが浴槽やシャワーを使う際の大切な安全対策の道具である．作業療法士は実際に行う前に状況を想定し，シャワーや浴槽の移動を練習したいと考えるかもしれない．高齢者の中には転倒を恐れて，清拭に慣れてしまっている人がいる．作業療法士はクライエントがその方法で満足しているのか，自分でシャワーを使いたいと思っているのかを確認しなければならない．

家事動作での歩行

独居生活を行う能力は，IADL能力に密接に関係する[35]．家事には掃除や洗濯，家財の維持がある．掃除には整頓，掃除機をかける，床を掃く，モップをかける，ほこりを払う，ベッドメイキングがある．バランスが不安定なクライエントであったり，歩行補助具を使用したりするクライエントは，掃除の間，片方の手でバランスをとり，台や家具で支える．ドライシートやウェットシートをつけ替える軽量のモップは操作が容易である．シーツやカバーを伸ばしたり，引っぱったりするベッドメイキングの際には，ベッドや歩行補助具で体を安定させ，同じように反対側も行う．首からショルダーバッグや小さな袋を下げ，その中にコードレス電話や水入りのペットボトル，本などの小さい物を入れておくと運びやすいと気づいている人もいる．歩行能力の低下があるクライエント，特に歩行補助具を使用しているクライエントにとって，洗濯室への衣類を持っての行き来は難しい．カートは，洗濯場や台所に物を運ぶのに便利である．歩行器についているカゴに物を入れて運ぶ人や，松葉杖や杖での歩行の際，カバンに入れて運ぶ人もいる．どの方法であろうとクライエントにとって安全であれば受け入れられる．クライエントが衣類を運ぶ際，バランスを崩すことになるので衣類が動かないよう注意すること．

家事動作には他に，畑や中庭，各種の道具，車の維持や手入れがある．機能的な活動を始める前に，クライエントにとって優先度の高い家事動作を決定すべきである．時々，クライエントは作業療法士が安全とは思えない目標設定をすることがある．たとえば，中等度の脳卒中クライエントで，はしごに上り電動のこぎりで枝を切りたいと希望する人には，バランスや筋力が回復するまで待つように説得する必要がある．これは価値ある活動であるかもしれないが，その時点の機能的な能力に見合ったものではないだろう．ガーデニングは理学療法士，作業療法士が共同で見ていきたい分野である．理学療法士は不整地での移動や地面からの立ち座りの学習を支援し，作業療法士は道具の運び方や刈り取った雑草の

ケーススタディ：ピニャ（その2）

> ピニャの役割は主婦，介護者，祖母，母親，ボランティアであり，病気により変化した．他の人が彼女の介護者になってからは，彼女の役割は受身的になった．彼女は第一に，自分の病気や，生活していけるかどうか，どれくらい生きられるか，また歩けるかどうかということをとても心配した．術後，彼女の目標は歩けるようになり，娘の家に帰ることであった．これを達成すると，彼女は役割の変化を物足りなく感じ，将来計画を立て始めた．それは，日中は自分のことを自分で行うこと，家事の再開，自分自身の家に帰ること，友人宅を訪問することや，地域で自立することであった．
>
> ピニャは1日中，家の中にいた．彼女はもっと家事を行ってみたくて，娘の手助けと彼女自身の家事の準備の両方が行いたかった．作業療法士は掃除や洗濯の練習を始めた．彼女は既に基本的な料理はできるようになっていた．作業療法士は，自宅でのピニャの安全性の評価や，用具の推薦状を作ったり，それを修正したり，ライフラインサービスを家族に提示したりした．ピニャは州の障害者送迎サービスを準備するか，あるいは彼女が再び運転を始めるとすれば，決められた運転評価を受けることができるだろう．彼女には安全に車の乗り降りができ，歩行器やその他の物を出し入れできることが必要になるだろう．

捨て方を指導する．

　転倒した際，どのように床や地面から起き上がってくるかは，理学療法の時間に学習すべきである．浴槽に座りたい，ベッドの下に置いている物を取りたい，床に座って孫と一緒に遊びたいといったことが，クライエントが作業療法士と行いたい機能的活動だろう．

　作業療法士は，クライエントが見つけ出した自分1人で安全にできる方法に耳を貸すべきである．転倒のリスクを持つクライエントでも，装具も補助具も使わず，毎晩寝室から浴室まで何とか歩行している人がいる．クライエントは，「壁にもたれながら歩いている」「長いすがあって，その背もたれで踏ん張って立っている」と言うだろう．その方法が安全で，転倒しないのであれば，その方法を修正する必要はないだろう．

■要約

　実用歩行は，ADL，IADL，仕事，生産活動，遊びや余暇活動の中で行われる．作業療法士と理学療法士は連携し，理学療法士は歩行訓練や練習，歩行用具の推薦を行い，作業療法士は目的のある活動の中で，その歩行を強化・統合させていく．

第2節：車いすの評価と移乗動作

■車いす

　車いすは，永続的なあるいは進行性の障害，たとえば脳性麻痺，脳損傷，脊髄損傷，多発性硬化症，筋ジストロフィーの人の基本的な移動手段となり得る．整形外科的問題や短期間の疾病の場合には，一時的な移動手段として車いすが必要となる．車いすは移動するためだけでなくクライエントの全身のポジショニングや皮膚の健康，全身状態，全般的な健康に良い影響を与える．クライエントの健康状態にかかわらず，車いすの複雑な技術面や入手可能なオプション改良，その測定や評価の過程，使用方法や手入れ法，車いすの費用，利用できる経済的資源について，作業療法士は理解しなければならない．

　近年，車いすの開発はかなりの進歩を遂げている．サービス提供者や製造業者が，電動および手動の車いすの生産技術を大きく進歩させた．車いすの製造は絶えず変化しており，利用者と作業療法士の意見も車いすの改良に役立っている．

　施設において，それぞれの役割をもって働いている理学療法士や作業療法士の責任は，クライエントのために車いすを測定，評価，選択し，シーティングシステムを作ることである．また，彼らは，クライエントと介助者に対して車いすの安全性や操作技能について指導する．ある一定の技術開発や製造業

ケーススタディ：チェン

チェン（男性，17歳）は約2週間前に交通事故にあい，C6レベルの完全脊髄損傷となった．医学的に安定したので，現在彼はリハビリテーションサービスを受けている．そして，車いすの評価が処方された．チェンは体幹固定のためにハローベストを装着しており，1時間はめまいを訴えることなく坐位を保持することができた．彼は，受傷から2週間後に機能回復が見られなかったので，感覚－運動機能が完全に回復する見込みがないことを伝えられた．しかし，彼は医師や看護師，作業療法士に，いつ足を動かせるようになるかを尋ねることがあった．チェンは，入院リハビリテーション病棟を退院後，両親，弟とともに，自宅で暮らす予定である．自宅は2階建てで，チェンの寝室は2階，浴室は1階にあった．受傷前のチェンはとても活動的だった．彼は高校の陸上部に所属していたし，しばしば家族や友人とキャンプに出かける熱心な旅行者でもあった．チェンは高校の最上級生で，自宅から2時間離れた大学への初期採用（推薦）が決まっていた．彼は海洋生物学者になりたかったし，この大学には陸上競技のプログラムもあった．彼はこの大学への入学をとても楽しみにしていた．チェンの友だちは面会に訪れたが，つき合って2年になるガールフレンドは一度も来ていなかった．

理解を深めるための質問

1. 車いすの適応に対して，チェンはどんな反応を示すと考えられるか？ この経験から，チェンはどんな情緒的反応を示すか？ そして，彼の苦難を最小限にするにはどうすればよいか？
2. 車いすを受け入れるために，チェンはどのような決断をしなければならないか？
3. さまざまな背景状況からチェンのニーズを考えると，あなたはどんなタイプの車いすを勧めるか？
4. チェンの車いすを選ぶ際の決定条件は何か？

作業療法実践ノート

作業療法士は，仕事においてRTSと良い関係をつくり，クライエントにとって最適な移動システムに支払いが行われるよう保証していかなければならない．作業療法士は，評価と推薦のプロセスの中で，車いすの医学的ニーズ，適応性，費用効果を明瞭に伝えることが必要であり，そのために口頭または文書による伝達技能を身につけなければならない．

者の製造には，知識と経験が証明されたリハビリテーション技術メーカー（rehabilitation technology supplier；RTS）を処方チームとして含めることが得策である．RTSは耐久性医療機器（durable medical equipment；DME）の供給者であり，商品の注文に熟達しており，考えられる選択肢について客観的で広い見方を提案することができる．クライエントが地域に戻った時に，保険を請求したり，修理や再注文する先はRTSである．

クライエントは，最高の行動性，可動性，機能の拡大を得るために，一時的にレンタルの車いすを使うのか，何年も使う車いすを購入するのか，特別な形状の車いすを個人用に注文するのかを決める必要がある．経験もなく，臨床に関わりのない人が処方した車いすは，クライエントの危険や費用負担を増加させる可能性がある．実際に，不適合な車いすは，不必要な疲労や皮膚損傷，体幹や四肢の変形を招き，機能を抑制してしまう[49]．車いすはクライエントの身体をまっすぐに伸ばし，良いアライメント，動き，機能を抑制するのでなく，これらを促進すべきである．

■車いすの評価

作業療法士には，一時的なニーズだけでなく，長期間のニーズを満たす適切な車いすを推薦する重要な義務がある．車いすについて評価する際，作業療法士はクライエントを良く理解し，クライエントの医療的（臨床的），機能的，環境的なニーズに関して広い展望を持たなければならない．身体状態については，診断，予後，車いす使用に影響するかもしれない現在および将来の問題について慎重に評価しなければならない（たとえば，年齢，痙縮，可動域制限，筋力低下，耐久性の低下など）．さらに，感覚，認知，知覚の評価も車いす使用者に必要な評価である．さまざまな環境で車いすを機能的に使うこ

ボックス 11-1　推薦する車いすを決める前の検討事項

誰が車いすの代金を支払うのか？
誰が DME の指定業者を決定するのか（保険会社，クライエント，作業療法士）？
具体的な障害は何か？
予後はどうか？
関節可動域制限はあるか？
筋力，筋持久力に制限はあるか？
クライエントは車いすをどのように駆動するか？
クライエントの年齢は？
クライエントはどのくらいの期間，車いすを使うと予測されるか？
クライエントはどのような生活様式をとっているか，どのように変化してきたか？
クライエントは活動的か，引っ込み思案か？
車いすの寸法（高さ，大きさ，幅など）が，さまざまな場所への移乗にどのくらい影響するか？
玄関，ドアの幅，浴室や廊下での方向転換，床面，などクライエントの家は車いすが動きやすいか？
屋内と屋外での活動の割合はどのくらいか？
主に車いすを使用する場所はどこか—家の中，学校，職場，地域社会？
どのように移送するのか？クライエント自身が車を運転するのか？　どのように車いすを車に乗せたり降ろしたりするか？
職場や学校の環境における特別なニーズがあるか（作業する場所の高さ，利用できる援助，トイレや駐車場の利用しやすさ，など）？
クライエントは，屋内あるいは屋外のスポーツ活動に参加しているか？
車いすはクライエントの精神面にどのような影響を与えているか？
付属品や定期的な調整が医学的に必要と認められるか？　あるいは，それらは贅沢品か？
クライエントは，どのような方法で車いすや備品を管理するのか（自分自身，家族，介護者）？

とを考えなければならない．推薦する車いすを決める前の検討事項をボックス 11-1 に列挙した．

最終的な処方を準備する前に，クライエントの健康状態に対して推薦する車いすの長所や短所を理解する必要がある．すべての情報を分析し，統合して，最高に効果的な移動システムを提供するための方法を検討しなければならない．

保険料の支払い認可を確実にするために，作業療法士はクライエントの保険給付金について深く気を配り，正当な**医学的必要性**や補足調整の必要性を証明する文書を提供し，個々に特定の車いすを推薦する理由を明確に実証しなければならない．標準型か，標準以外の車いすか，価格，最終的な製品について留意しなければならない．

■車いす処方時の考慮点

車いすの製造業者や仕様を決定する前に，次の一連の評価内容を注意深く考えるべきである[2, 49, 60]．

車いすの駆動方法

利用する人の身体能力によって，車いすの駆動方法はさまざまである．クライエントが両上肢でハンドリムを回して車いすを自力駆動し，左右の十分な握力や上肢の筋力があり，身体耐久性があれば，クライエントは，自立して一日中さまざまな路面の上を操作できると見なされる[60]．ハンドリムの種類は利用者の握力や上肢筋力によって決まり，自力駆動を促通するために利用される．片麻痺のクライエントは，非麻痺側の上下肢を使って車いすを駆動することもある．機能的に使用できるのが一側上肢のみの四肢麻痺のクライエントの場合，一側上肢の駆動で車いすを操作できることもあるし，電動車いすの方が適切なこともある．17 歳で C6 頚髄損傷のチェンは，両側の上腕二頭筋に実用的な筋力を有している．しかし，エネルギー消費を考えるならば，手動車いすのみを使用するかどうかについて検討すべきである．

上肢が全く使えないかわずかしか使えないクライエント，耐久性の制限や肩に障害のあるクライエン

トが自立して移動するためには，電動車いすの使用を考慮すべきである．電動車いすは，車いすでは近づきにくいような屋外の場所でも使用することができる[60]．電動車いすにはさまざまなタイプがあり，足，腕，頭，頸で操作したり，空気圧でコントロールするなどさまざまにプログラムすることができる．認識や理解に問題がなければ，かなり重度な身体障害のある人でも，今日の高度な科学技術により電動車いすを1人で駆動することができる．

また，介助者が車いすを操作するのであれば，クライエントの移動やポジショニングのニーズを満たすとともに，介助者の操作が楽になるように考えなければならない．

駆動の方法にかかわらず，車いすがクライエントの現在および将来の移動を確保し，ポジショニングのニーズを満たすよう真剣に検討すべきである．さらに，生活様式，環境，利用可能な資源（たとえば車いすの管理能力），移送（訳者注：交通機関の利用や車での移動など）の利用，利用できる保険や保証制度などを加味して車いすを決定することが重要である．チェンにとって車いすは適切なものであるが，彼の上肢筋力は頸髄損傷により低下している．チェンが屋外活動に参加したいと思っているならば，彼の上肢筋力では，さまざまな環境（訳者注：坂道や舗装していない道など）を手動車いすで移動することは困難だろう．彼には電動車いすがふさわしいと考えられるが，作業療法士は，ハイキングやキャンプといったチェンの過去の作業を考慮して，車いすの選択に当たり屋外環境での使用可能性も考えた．

■レンタルまたは購入

作業療法士は，どのくらいの期間クライエントが車いすを必要とするか，車いすをレンタルすべきか購入すべきかを判断しなければならない．これは車いすの種類を決定するのに影響する．車いすの種類は，さまざまな医学的，機能的観点をもとに決定する．レンタルの車いすは短期間や一時的な使用に適している．たとえばクライエントの臨床像，機能状態，体格が変化するような場合である．レンタルの車いすは，いつも使っている車いすを修理に出している時にも必要とされるだろう．レンタルの車いすは，予後や期待される成果が不明確な場合や，クライエントが車いすを受け入れられなかったり，準備として一時的に試用する必要のある時にも便利である．最終的な機能結果が予測できないケースでは，専用の車いすが必要かどうかを決定するまでの数カ月間レンタルするとよい[2]．

車いすを一日中使用しなければならない人や，長期間連続使用を必要とするクライエントには，専用の車いすが望ましい．特別注文をする必要があったり，成長期の子どものように体格が変化する時にも専用の車いすが必要な場合があるかもしれない[2]．

■フレームの型

車いすの駆動方法や使用期間が決定されれば，いくつかの種類のフレーム型を考慮することができる．特定の寸法や製造会社を決定する前に，フレーム型を選ばなくてはならない．作業療法士はそれぞれの長所や短所などさまざまな特徴を知り，これらの特徴が短期的，長期的にクライエントの生活のあらゆる側面に与える影響について留意しなければならない．チェンは，上下肢を動かせなくなったショックから，まだ立ち直っていなかった．車いすを選択するようチェンにアプローチする場合，これらの選択肢を考慮しなければならない．チェンには電動車いすが最も適切だと思われたが，作業療法士は車いすの外観に気遣った．作業療法士はできる限りさまざまな種類，モデル，付属品の中から，チェン自身が車いすを選べるようにした．

■車いすの選択

車いすのタイプを決定する前に，クライエントのニーズに関して，次の質問を注意深く検討すべきである[2]．

手動車いすと電動車いす
手動車いす

図11-3A 参照．
・自宅あるいはさまざまな地域環境で，手動車いすを駆動するのに十分な筋力と持久力があるか？
・手動であることが，車いす使用者の心機能の

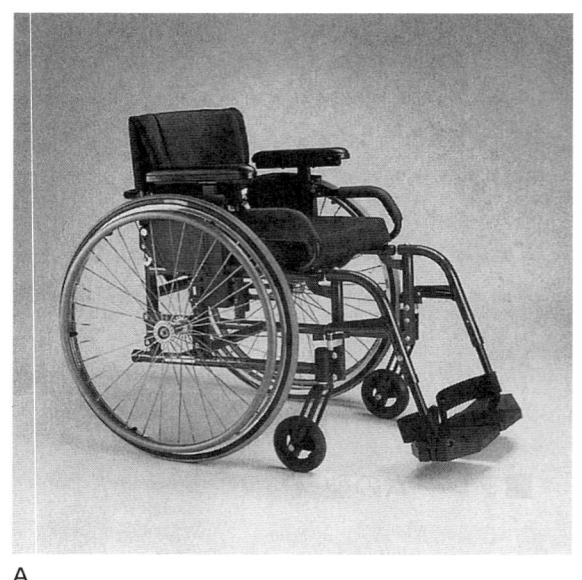

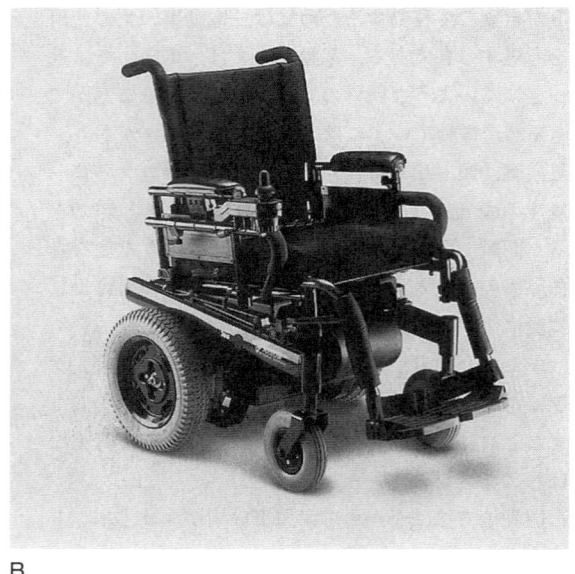

図11-3 手動車いすと電動車いす．A：スイング型フットレストがついた固定式フレームの車いす．B：手で操作する電動車いす（A：Qickie Designs．B：Invacare Corporationから提供）

状態や機能的自立度を高めるか？
・常に介助者が車いすを押すのか？
・駆動方法の選択が，どのような長期的効果を生むか？

電動車いす

図11-3B参照．
・利用者の機能的能力や持久力は，手動の車いすを自力駆動するに不十分であるか？
・利用者に進行性の機能低下があり，電動車いすの使用がエネルギーの節約になるか？
・電動車いすを使用することで，地域，学校，職場でより自立するか？
・動力駆動システムを安全に操作するための知覚，認知能力があるか？
・電動車いすの整備，管理について，利用者あるいは介助者が責任を持てるか？
・移送のための車があるか？
・利用者の家は，電動車いすを使えるか？
・利用者は車いすの前方，中央，後方への駆動システムを理解していて，車いすを適切な方向へ進ませられるか？

手動リクライニングと電動リクライニングとティルト車いす

手動リクライニング

図11-4A参照．
・クライエントは，疲労や股関節の拘縮，バランス低下により，垂直な坐位姿勢をとることができないか？
・介助者は体重を移動したり，姿勢を変えることができるか？
・管理は比較的容易であるか？
・価格は問題になるか？

電動リクライニングとティルト

図11-4BとC参照．
・クライエントは自力で操作できる能力を持っているか？
・坐位耐久性の向上や皮膚管理のために，姿勢変換や体重移動が自立しているか？
・利用者は，安全に自立してコントロール装置を使用できるか？
・電動装置の整備，管理について，利用できる資源があるか？
・利用者には，リクライニング中に股関節や膝関節が伸展することで強まる痙縮はあるか？
・利用者には，完全リクライニングにすること

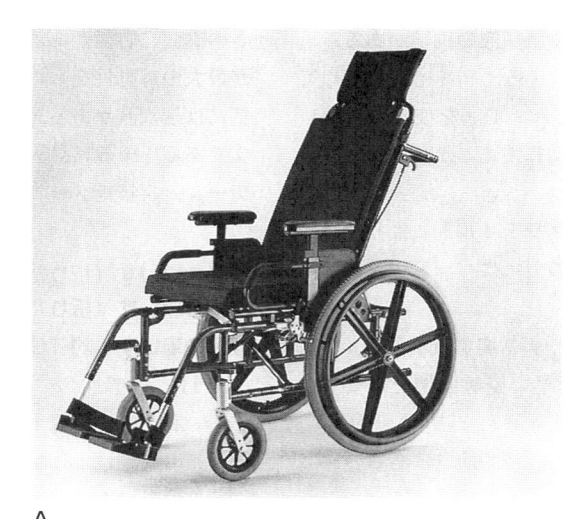

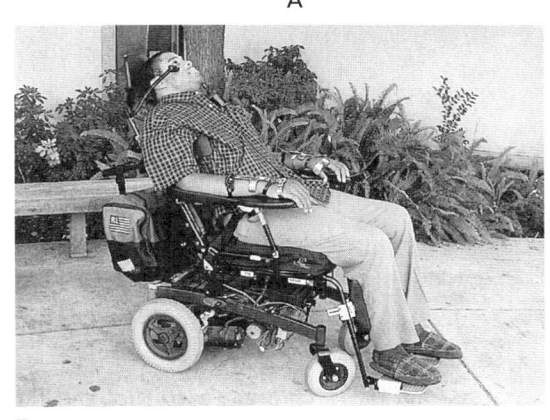

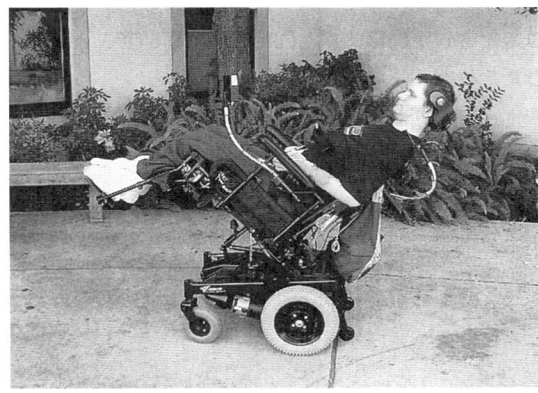

図11-4 手動リクライニングの車いすと電動リクライニングの車いす．A：折りたたみ式フレームのリクライニング．B：顎でコントロールする（チンコントロール）電動リクライニングの電動車いす．C：頭部でコントロールする（ヘッドコントロール）でティルト機能つきの電動車いす（A: Qickie Designs. B and C: Luis Gonzalez から提供）

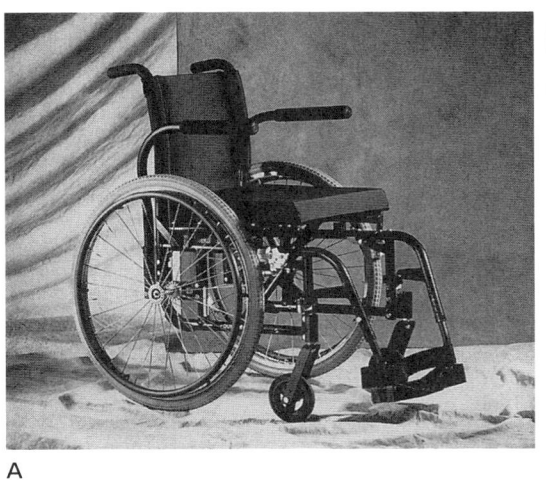

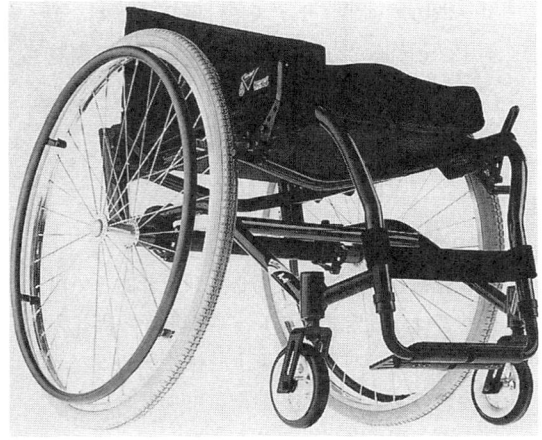

図11-5 折りたたみ式車いすと固定式車いす．A：スイング型のフットレストがついた軽量の折りたたみ式フレーム．B：前が細くなっていて固定型フットレストのついた固定式のアルミニウムフレーム（A: Qickie Designs. B: Invacare Corporation から提供）

を妨げるような股関節や膝関節の拘縮があるか？
- 電動リクライニングやティルトを使うことで，介助者が時間を有効に使えるか，あるいは介助時間が短くなるか？
- 車いすのリクライニングやティルトにより，カテーテル挿入や休憩のためにベッドへ移乗する回数が減るか？
- クライエントは低血圧や異常姿勢反射（dysreflexia）のために，素早い姿勢変換を必要とするか？
- この機能を加えるための経済的助成はあるのか？

折りたたみ式手動車いすと固定式手動車いす
折りたたみ式
図11-5A参照．
- 運搬や収納，自宅で使うために折りたたみ式が必要か？
- 移乗や机の使用，その他の日常生活技能のために，どの型のフットレストが必要か？フットレストを上げることができるのは折りたたみ式だけである．
- クライエントまたは介助者は必要に応じて車いすを車に積み込むことや設置することができるか？
- 機器メーカーは，入手できるさまざまな商品とそれに対する知識をもつべきである．フレームの重さは，サイズや付属品にもよるが約12kgから22kgである．フレームの調整やオプションの注文はモデル（型）によって決まる．

固定式
図11-5B参照．
- 車の運転を一人で行う場合，利用者あるいは介助者は，固定式のフレームを車から出し入れするだけのバランスや上肢機能があるか？
- 固定式のフレームの性能やエネルギー効率の向上が，利用者にとって有益か？

フットレストの選択肢は限られているが，フレームはより軽量である（約9kgから16kg）．座席角度，後部車軸，キャスターマウント，背もたれの高さの調整に特徴がある．合理的なフレームデザインが最大の可動性をもたらす．フレームの素材や色や柄には選択肢がある．これらの車いすは通常特別注文である；一般に，入手先と専門技術は，リハビリテーション技術メーカーに限られている．

軽量の車いす（折りたたみ式または固定式）と標準重量の車いす（折りたたみ式）
軽量の車いす：約16kg以下
図11-5A参照．
- 利用者に，軽量フレームの操作に必要な姿勢の安定性と体幹のバランスがあるか？
- 軽量であることが，利用者の疲労を減らし，移動性を高めるか？
- 軽量フレームにより，利用者の車いすやハンドル部分の操作能力が高まるか？
- 特別注文が必要か？（背もたれの高さ，座席角度，車軸マウントの調整など）

標準重量の車いす：約16kg以上
図11-6参照．
- 利用者には，標準重量の車いす安定性が必要か？
- 利用者には，標準重量の車いすを駆動する能力があるか？
- 介助者は車いすを車に乗せて設置する時，そ

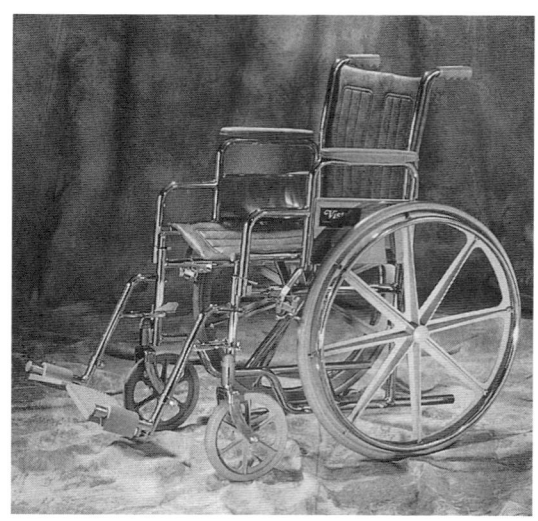

図11-6 スイング型フットレストのついた標準型折りたたみ式フレーム（16kg以上）（Everest & Jennings incから提供）

の重量をうまく扱うことができるか？
・部品の重量が増えることで，日常生活技能に影響はないか？

追加で注文できるものは限られており，これらの車いすは通常あまり高価ではない（体重が100 kgを超えるような利用者に必要な耐久性の高いモデルを除く）．

標準の既製品と特注品，トップブランドモデル

特別製造のモデルには価格，耐久性，保証に幅があるので，考慮すべきである．

標準の既製品

・一時的に使うために車いすが必要か？
・利用者の余命は限られているか？
・車いすは二次的にあるいは移動用に必要なもので，1日の時間の10〜20％だけ使うのか？
・車いすは，主として屋内用として，あるいは座っているためだけに使うのか？
・利用者は，車いすの駆動を介助者に頼っているか？
・車いすを駆動するのは介助者だけか？
・特別注文や装備の指定は不要か？
・丈夫で長持ちする必要はないか？

標準型の車いすでは，フレームの保証が限られている．それは，この車いすの保険保証範囲が限定されているためかもしれない．大きさ，オプション，調整範囲も限定されている．これらは，特注車いすよりもかなり安価である．

特注品とトップブランドモデル

・クライエントは常時車いすを使用するか？
・車いすを長期間使用できるほど予後は良好か？
・主にこの車いすを使うのか？
・利用者は屋内，屋外の両方で活動するか？
・このフレーム型で自立した移動が改善する見込みがあるか？
・利用者が成長期の青年であったり，後に車いすの修正を必要とするような進行性の疾患をもっていないか？
・特別注文，装備の指定，ポジショニング用自助具は必要か？

トップブランドの車いすのフレームはずっと保証される．さまざまな装備の指定，オプション，調整が可能である．多くの製造業者は作業療法士や提供者とともに，調整に関する具体的な問題を解決するよう取り組んでいる．トップブランドモデルや特注品の注文には，経験がきわめて重要である．

■車いすの採寸手順

いすに座った姿勢でクライエントを測定し，できる限り注文する車いすに近い状態になるようクッションを用いる．もしクライエントに装具やボディジャケットを装着する予定があったり，車いすに補助装置が必要なら，測定中にもその状態をつくるべきである．この過程では観察が重要である．作業療法士はただ測定するだけでなく，測定中にクライエントの全身姿勢をモニターし，観察評価を行うべきである[2,59)]．

座幅

図11-7A 参照．

目的

1. クライエントの体重をできるだけ広い面に分散させる．
2. 車いすの全体幅はできるだけ狭く保つ．

測定

クライエントは予定の車いすとなるべく同じ状況

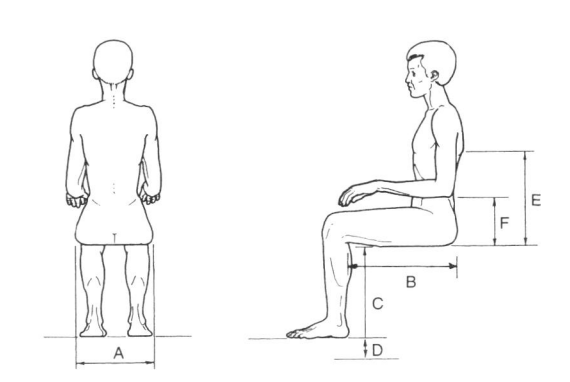

図11-7 車いすの測定 A：座幅．B：座面の奥行き．C：床から座面の高さ．D：フットレストの隙間．E：背もたれの高さ．F：アームレストの高さ（Wilson A, McFarland SR: Wheelchairs: a prescription guide, Charlottesville, VA, 1986, Rehabilitation Press）

でいすに座り，両殿部または両大腿の端から端の最も広い部分を測る．

車いすのゆとり

測定した殿部または大腿の両側に1.5から2.5cmを加える．車いすの全体幅が広くなれば，アクセス（近接）できる場所が制限されることを慎重に考える．

点検

車いすのスカートガードおよびアームレストと，クライエントの殿部または大腿の間に伸ばした手のひらを入れる．車いすのスカートガードがアームレストに付着したモデルでは，圧や摩擦を避けるため，利用者の殿部とスカートガードの間に十分なゆとりをとるべきである．

考慮点

- 利用者の体重増減の可能性
- 多様な環境へのアクセスの可能性
- 車いすの全体幅．車いすの全体幅は，キャンバー（訳者注：正面から見た一対の車輪の傾斜角），車軸の位置，ハンドリムや車輪の型によっても変化する．

座面の奥行き

図11-7B参照．

目的

膝の裏から大腿全体で体重を支持し，座面全体に体重を分散させる．この方法は全身の筋緊張を正常にし，全身（特に殿部や背中）の褥瘡を予防するのに必要である．

測定

背面の後部（いすの背もたれに触れている殿部の後ろ部分）から屈曲している膝の裏側までを測定する．座面の縁にゆとりをもたせるために，この測定値よりも2.5～5cm短くする．

点検

シートの先端が膝の後面にあってたるのを防ぐために，膝裏にゆとりをとる（レッグレストや足台の前方角度を考える）

考慮点

- 装具や背もたれクッションのためにクライエントの身体が前方に押し出されるかもしれない．
- 疲労や痙縮のため，姿勢が変化するかもしれない．
- 大腿長の違い；座面の奥行きは脚の長さによって異なる．
- 電動リクライニングを考えているなら，クライエントはわずかずつ前方にずれていくと思われるので，奥行きの調整を行う．
- 下肢での駆動を自立させるためには，座面の奥行きを短くする必要があるかもしれない．

床から座面までの高さと足部の調整

目的

1. 大腿が床と平行になるようにクライエントの身体を支える（図11-7C）．
2. 傾斜部分や段差などさまざまな地面との間にゆとりをもたせるために，フットプレートを高くする（図11-7D）．

測定

座面までの高さは，床から座面を支えるフレーム（座面の支柱）の上までと，クライエントの膝の後面から踵の底までを測って決める．

車いすのゆとり

体重を座面の奥行き全体に平均的に分散させるため，クライエントの大腿が床と平行になるようにする．フットプレートの一番下の部分が，少なくとも床より5cm上がっていなければならない．

点検

座面の先端でクライエントの大腿の下に指が入る．注：座面の高さを特別注文する時は，フットレストにゆとりをとる必要があるかもしれない．座面の高さを2.5cm高くするとフットプレートも2.5cm高くなる．

考慮点

膝が高すぎると坐骨粗面への圧が増し，皮膚の損傷や骨盤の変形といった危険が生じる．

車いすで車を運転すると，車の床からシートまでの高さが高すぎて重心がとれないし，移乗の時の座面の高さや視界が合わなくなる．

背もたれの高さ

図11-7E 参照.

目的

背もたれの支持は，身体的，機能的ニーズと一致していなければならない．いすの背もたれは，機能を最大にするためには低く，支持性を最大にするためには高くするべきである．

測定

クライエントの体幹をすべて支えるなら，背もたれは十分に高くしなければならない．車いすの座面を支えるフレーム（座面の支柱）から利用者の肩まで測定すれば，体幹すべてを支える高さになる．体幹の支えを最小限にするなら，背もたれシートの上端をクライエントの肩甲骨よりも下にして，上肢を自由に動かせるようにしたり，全身のアライメントを良好に保ちながら肩甲骨や皮膚を刺激しないようにする．

点検

いすの背もたれが高すぎるとクライエントは前方に押し出されるし，背もたれが低すぎるとシートの上からはみ出してしまう．

考慮点

- 高さ調節の可能な背もたれ（一般に10 cmの範囲で示される）
- 調整可能なシート
- 腰部の支持（lumber support）または，脊椎の後弯，側弯，その他の長期間に生じる体幹の歪みを防ぐための，市販あるいは特注の背もたれクッション

アームレストの高さ

図11-7F 参照.

目的

1. バランスと姿勢を保持する．
2. 上肢のアライメントを保ち，支持する．
3. アームレストを押し下げて姿勢を変える．

測定

クライエントが楽な姿勢で，車いすの座面を支えるフレーム（座面の支柱）からクライエントの屈曲した肘の下までを測定する．

車いすのゆとり

アームレストの高さは，座面の支柱からクライエントの肘までの高さよりも2.5 cm高くする．

点検

クライエントの姿勢がまっすぐになるよう気をつける．屈曲した肘をアームレストのわずか前方に乗せたリラックスした坐位姿勢で，肩が前方に押し出されていたり，下がっていたり，持ち上がっていたりしてはいけない．

考慮点

- 機能的な到達範囲を拡大したり，クッションを置くためなどに，別のアームレストを使用する
- ある種のアームレストは車いすの全体幅を増加させることがある．
- アームレストは常に必要か？
- クライエントは自立して車いすからアームレストを取り外したり，取りつけたりすることができるか？
- 特殊なモデルの車いすは標準型の測定に従う．製造業者は標準の寸法や修正用部品の注文価格のリストを持っている．

■小児用車いす

小児用車いすを注文する時の目標は，他の車いすを注文する時と同様に，最適な機能を促進するために，正確に適合させることである．標準型の車いすが子どもの要求に合うことは稀である．小児では大きさの選択がさまざまなので，小児用の特別シーティングシステムが必要となる．2つ目の目標は，

子どもの成長に応じた車いすを考えることである．

5歳以下の子どもでは，バギーを使用するか標準型車いすを使用するかを決定しなければならない．考慮する点は，成長レベルに応じた子どもの車いす操作能力と両親がバギーと車いすのどちらを好むかである．

車いすの型を特別注文する際には，多くの変更事項を考慮しなければならない．特別注文の依頼を確実に成功させるため，経験のあるRTSや車いす製造業者に相談すべきである．

■シーティングとポジショニングの補足的考察

診断にかかわらず，車いす評価はシートクッション，背部のクッション，その他の姿勢保持用の補助具について十分に考え抜くまでは完了しない．作業療法士は，最適な身体アライメントが皮膚の清潔，筋緊張の正常化，全身機能，全体的な幸福（well-being）に必要であることを正しく理解しなければならない（図11-8）[2]．

チェンには，車いすに座っている間，坐骨結節への過度な圧力を避け，体重を均等に分散させるためのシートクッションが必要だった．彼の殿部には感覚障害による褥瘡のリスクがあった．彼は，大学に出席するという目標を達成するために，坐位の耐久性を1時間以上に延ばさなければならない．体重を均等に分散させる適切なシートクッションがあれば，チェンは長い時間座っていられるだろう．また，彼は座った状態で自分の体重を移動させる習慣も身につけなければならない．チェンは車いすの背もたれの支柱に上肢を巻きつけた状態で，片方ずつ繰り返し身体を引き上げる方法で，これを行うことができる．左右に身体を移動させることで褥瘡のリスクは減少する．

次に述べるのは，シーティングとポジショニングにおける評価の目的である．

変形の予防

左右対称の体重支持は，正しい骨格アライメントを維持し，脊柱の弯曲やその他の変形を防ぐ．

筋緊張の正常化

身体の適切なアライメントを保ち，左右対称に体重を支持し，必要に応じて補助具を使用することで，筋緊張は最大に正常化される．

圧の管理

褥瘡は不正なアライメントや不適切な座面が原因で起こる．適切なシートクッションは楽な姿勢をとらせ，体幹と骨盤のアライメントを整え，褥瘡の初期症状である剪断，湿気，発赤，圧を最小限にする座面をつくる．

機能の促進

車いすで移動したり，日常生活技能など，すべての機能的活動で上肢を自由に使うために，体幹と骨盤の安定性が必要である．

最大限の坐位耐久性

支持，座り心地の良さ，左右対称の体重支持により，車いすの坐位耐久性は増加する．

最適な呼吸機能

垂直で正しい位置に姿勢を調整すると，横隔膜への圧迫が減り，肺活量が増加する．

正しい身体アライメントの維持

変形の予防，筋緊張の正常化，運動の促進には身体の良好なアライメントが必要である．クライエントは車いすを駆動するだけでなく，車いすの上でも身体を動かすことができなければならない．

すべてのレベルの障害で利用できるさまざまなシーティングやポジショニングの用具がある．特別注文のものはクライエントのあらゆるニーズに応えるように作られている．しかも，この技術は絶えず発達しており，専門分野としての車いす技術への関心も高まっている．しかし，この領域の専門家の技術はさまざまで，未熟な者から高度な技術をもつ者までと幅広い．車いすの評価はどれも必須であるが，シーティングやポジショニングの用具に関しては，本章で示した以上に幅広い．本章の最後に，追加の参考資料のリストを提供する．

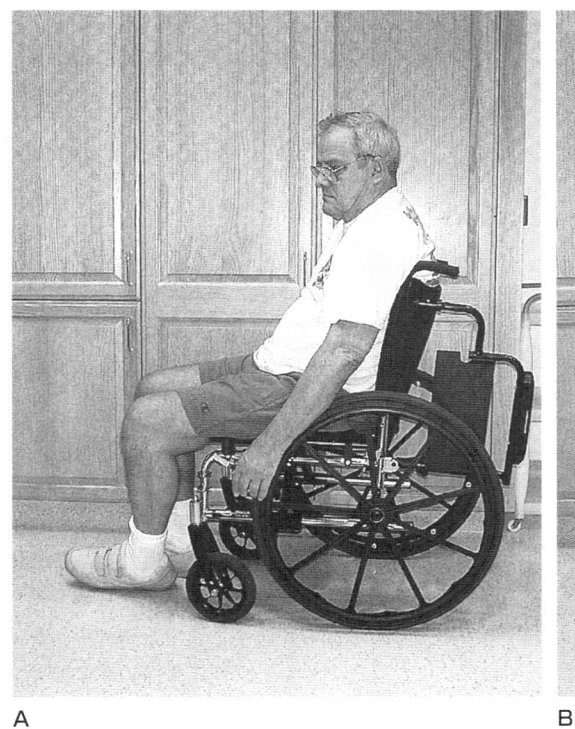

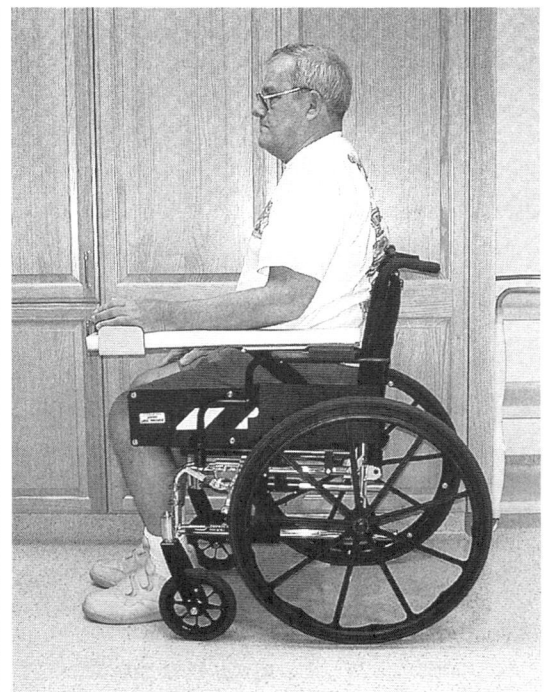

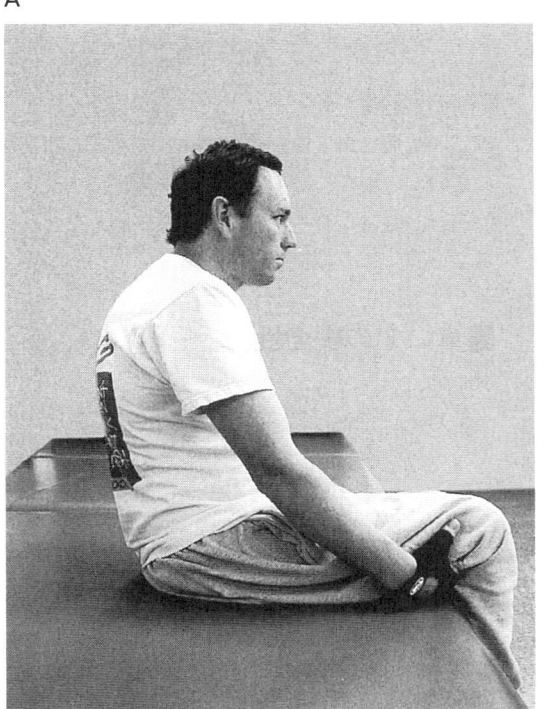

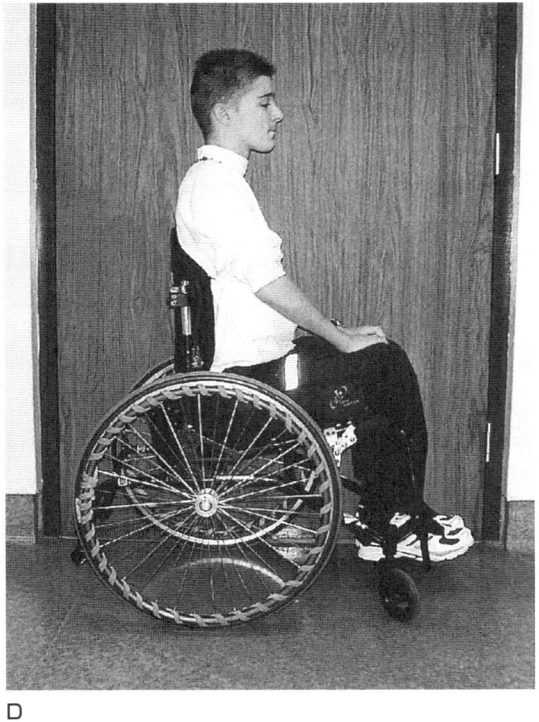

図11-8 A：車いすに座っている片麻痺のクライエント．障害側の支持がないために，脊柱の後弯，骨盤の後傾が見られ，ポジショニングが不十分．B：同様のクライエントで，ポジショニング用補助具を用いた適切な車いす座位．C：脊髄損傷のクライエント．背部の支持なしに座っているため，骨盤の後傾，脊柱の後弯，腰椎曲線の消失が見られる．D：同様のクライエントに固定式の背もたれと除圧用のシートクッションを用いて座らせた．その結果，脊柱が直立し，腰椎曲線が生じ，骨盤が前傾した

■付属品

　測定が終わり，ポジショニングに必要な補助具が決定したら，クライエント個々のニーズに合わせて多種多様の付属品を入手することができる．それぞれの付属品の機能を理解することと，これら付属品が車いすの機能やデザイン，シーティングやポジショニングの用具と調和することがきわめて重要である[2, 60]．

　アームレストには固定式，跳ね上げ式（flip-back），取り外し式，高さ調整式，リクライニング式，デスク型，標準型，筒（tublar）型がある．固定式アームレストはフレームと1つにつながっていて取り外せない．テーブル，カウンター，机への接近には限界があり，側方へ移乗することはできない．跳ね上げ式や取り外し式のデスク型と標準型のアームレストは取り外しが可能で，側方への移乗ができる．リクライニング式のアームレストは背もたれパイプにつながっており，車いすのバックレストとともにリクライニングする．筒型のアームレストは軽量フレームで用いられる．

　フットレストには，固定型，取り外し可能なスイング型，フレーム連動型（solid cradle），昇降型（elevating）がある．固定型フットレストは，車いすのフレームに固定されていて取り外せない．このフットレストはカウンターに近づく時に邪魔になり，ある種の移乗をより困難にする．取り外し可能なスイング型はフットレストを車いすの横に動かしたり，完全に取り外すことができる．これは，ベッド，浴槽，カウンターのすぐ近くまで近づくことを可能にするし，フットレストを取り外せば車いす全体の長さや重量が減り，車に乗せやすくなる．取り外し型のフットレストはロッキング装置で車いすにしっかり固定する[60]．フレーム連動型のフットレストは固定式で軽量な車いすに取りつけられており，取り外しはできない．昇降式レッグレストは，下肢の浮腫，血圧の変動，整形外科的問題などの状態にあるクライエントに利用できる．

　フットプレートに足部を確実に固定するために，爪先ひも（toe strap），踵ひも（heel strap）を取りつけるとよい[60]．下腿ひも（calf strap）は，固定台で，下腿後部に支持が必要な時に使用される．その他の付属品には，シートベルト，さまざまなタイプのブレーキ，延長ブレーキ，先端保護具（anti-tip devices），キャスターロック，アームサポート，ヘッドサポートなどがある．

■処方箋の作成

　測定が終了し，修正の必要性や付属品が決定したら，車いすの処方箋を完成させなければならない．DMEの供給業者がすべての要求を正確に理解できるよう，処方箋は具体的かつ簡便なものでなければならない．DMEの供給業者は支払認可用の売買契約書を提出する．使用前後の写真を撮っておくと医療上のニーズを説明するのに役立つ．特定の保険保証の支払認可を受けるためには，医療上の必要性を示す必要がある．作業療法士は必要なものすべての値段を知り，それらが必要な理由とその根拠を示さなければならない．もし，修正や品物が必要であるという理由が明確に立証されなければ，支払いは拒否されるかもしれない．

　クライエントに車いすを渡す前に作業療法士は車いすの処方箋をチェックし，記入もれがないか，付属品が適切であるかを確認すべきである．特別注文の車いすの場合には，処方した作業療法士が車いすの適合と処方どおりであることを確認しなければならない．

■車いすの安全性

　車いすの部品は時間とともに破損や消耗するので，定期的に点検，修理する必要がある．

　車いす利用者と介助者の安全に関する要素を次に挙げる．

1. 移乗中は常にブレーキをかける．
2. 移乗の時には，ほとんどの場合フットプレートを上げた状態にしておく．決して，フットレストの上には立たない．
3. ほとんどの移乗において，できればスイング式のフットレストが便利である．
4. 介助者が車いすを押す時には，クライエントの肘がアームレストからはみ出していないか，クライエントの手がハンドリムの上に乗っていないかを確認すべきである．もし，

第11章　移動

後から車いすを押す時は，クライエントに声をかけ，発進前にクライエントの手足の位置を点検すべきである．

5. 介助者が上り坂を押す際は，普通に前方向に動かすべきである．クライエントが自力で坂道を上るなら，少し体幹を前方に傾けた状態で車いすを駆動する[61]．

6. 介助者が下り坂で車いすを押す時は，足でティッピングレバーを踏み，車いすを後方に約30°傾けた位置でバランスをとりながら前方向にゆっくり動かす．この時介助者は，わずかに膝を曲げ，背中をまっすぐに保つべきである[61]．また，比較的急勾配の坂道では，介助者が車いすとともに後ろ向きになって坂道を下り，クライエントは後方への急な動きを防ぐために大車輪を保持してコントロールする方法が有効である．勾配が緩やかな坂道であれば，介助者がハンドグリップを握り，車いすを後方へ引き寄せながら前進することができる．クライエントは，急な前方への突進を防ぐために大車輪をコントロールするとよい．クライエントが坂道を自力で下るなら，前向きで，わずかに体幹を後方にそらせながらハンドリムを握り，スピードをコントロールしながら坂道を下る．クライエントはゆっくり左右に横断することで，急な斜面を下ることができる．摩擦を防ぐためには手袋が役に立つ[61]．

7. 段差を上がる際，介助者はティッピングレバーを足で踏み，車いすを後方に傾けた状態で車いすを前方に進め，キャスターを段上に上げる．大車輪が段差に接触したら，少しずつ段上に持ち上げ，ゆっくりと押し進める．

8. 段差は後ろ向きで下りる．介助者は段差に対して後ろ向きに車いすと自らを移動させ，段差の縁まで車いすを引き寄せる．介助者は段の下に立ち，車いすを後方にゆっくり引き，大車輪が落ち始めたら段から下ろす．大車輪が路面にしっかりついた後，キャスターが段にかからないように車いすを後方に傾けて，後に移動させる．路面にキャスターを下ろし，向きを変える[61]．

筋力と協調性が良好なクライエントの場合，その多くが自力で段差を越える訓練を受けることができる．クライエントには，段差を昇降するのに十分な両側の握力，上肢筋力，バランスが必要である．段差を上がるためにクライエントは，車いすを後輪の上で傾けて前輪を浮かし，この状態で前輪がかかるまで前に押し，ゆっくりと前輪を下ろす．それから，体幹を前屈し，後輪を段の上に持ち上げるためにハンドリムを強く前方に押す．段を下りるためにクライエントは，体幹を前屈したままゆっくりと後方へ下がり，まずは後輪，次に前輪の順でゆっくりと段の下へ下ろす[20]．

前方のキャスターを地面から持ち上げ，後輪でバランスをとる（pop a wheel）技能はとても役に立つ．この技能は，地域での段差への対処，草地，砂地，凹凸を移動しなければならないような田舎でのクライエントの自立を拡大させる．握力，上肢筋力，バランスが十分にあるクライエントは，一般的にこの技能を習得し，安全に行うことができる．この方法には，後輪の上でいすを傾け，後輪の上でバランスをとりながら回転したり，移動する技術が含まれる．クライエントは適切な訓練や教育を受けずにこれらの操作を行ってはならない．この技術の指導，教育については，この章の最後の参考資料を確認すること[20]．

■移乗方法

移乗とは，ある場所から別の場所へクライエントが移動する過程である．この過程には，乗り移る前のベッド上での移動や，乗り移った後のポジショニングなど，移動前後に起こり得る一連の内容も含まれる．クライエントに身体的，認知的な障害があるならば，作業療法士が移乗を援助したり，監視することが必要不可欠となるだろう．多くの作業療法士が，ある1つの方法で成功しなかった時，どのタイプの移乗方法がよいか，どの方法を用いるのがよいかを迷ったり，分からなくなる．クライエントや作業療法士の状況はそれぞれ異なる．本章ではすべての方法を紹介するのではなく，一般的な原理に基づく基本的な方法を示す．それぞれの移乗方法はクライエントの特性やニーズに合っていなければならない．本章では，臨床で最も一般的に用いられる移乗方法，つまり立位で回転する移乗（stand pivot），

体幹を前屈して回転する移乗（bent pivot），1人および2人の介助者による移乗（one and two person dependent transfer）を紹介する．

事前に考慮すること

作業療法士は，クライエントにとっても自分にとっても安全な移乗方法を選択し，実行するために次の点に留意しなければならない．

1. 作業療法士はクライエントの状態，特にクライエントの身体，認知，知覚，行動に関する能力と限界を知るべきである．
2. 作業療法士は自らの身体能力や限界を知り，クライエントに（そして，必要ならクライエントの介助者に）一連の手順を明確に伝えることができるかどうかを考えるべきである．
3. 作業療法士は，持ち上げたり，移動させたりするための正しい方法を知り，それを実行すべきである．

適切な技術を使うための指針

作業療法士は，次のような**ボディメカニクス**（body mechanics）の基本原理を知っておくべきである[3]．

1. クライエントにできるだけ近づく，またはクライエントを自分のほうに近づける．
2. クライエントの正面に立つ．
3. 膝を曲げる；腰背部ではなく下肢を使う．
4. 脊柱を中間位に保つ（腰背部をそらしたり，屈曲したりしない）．
5. 支持面を広く保つ．
6. 足底をしっかり着ける．
7. 能力以上の無理をしない；助けを求める．
8. いくつかの動きを組み合わせた動作を避ける．前後方向に身体を曲げながら回転しない．

作業療法士は，移乗を行う前に次のことを考えるべきである．

1. 移乗やクライエントの動きに影響する医学的禁忌は何か？
2. 1人で安全に移乗させることができるか？他の介助者が必要か？
3. 安全に移乗するための時間的余裕があるか？急いでいるか？
4. クライエントは何をするのか理解しているか？　もし理解していないなら，彼らは不安や混乱を示しているか？　この問題への対処方法はあるか？
5. クライエントが移動させようとしている道具，あるいは作業手順は良好で，姿勢はロックされているか？
6. 車いすに対してのベッド（または移乗面）の高さはどうか？　それらは同じ高さに調節できるか？
7. すべての器具が正しい位置にあるか？
8. 移乗の妨げにならないよう，不必要なベッドや器具は外に出したか？
9. 介助用のウエストバンドが必要なクライエントに，適切に装着されているか？　されていない場合，移乗用ベルトなど，他の補助具が必要か？
10. 下肢の管理，ベッド上での移動など，その他にどんな移乗の要素があるか？

それぞれの状況に応じて解決できるよう，作業療法士はできる限り多くの移乗方法をよく知っておくべきである．

現在，移乗は作業療法士の援助量をもとに分類されているものが多い．その中には，クライエントは移乗に参加せず作業療法士がクライエントを動かす介助から，作業療法士はただ指示したり，監視したり，クライエントの障害に対して適切な方法を提供するだけでクライエントが自ら移動する自立までの分類がある．

クライエントを動かそうとする前に，作業療法士は運動の生体力学やクライエントの**重心**の位置が移乗に与える影響について理解しなければならない．

ポジショニングの原理

骨盤の傾き

一般的に，障害を受けてから急性期を過ぎ，臥床期間が長くなると，クライエントの骨盤は**後傾**する（腰部を屈曲した前傾姿勢）．この姿勢では，身体の重心を殿部後方に置くことになる．作業療法士は，移乗の準備としてクライエントの重心を身体の前方かつ足の上に移させるために，骨盤を中間位またはやや前傾させるよう言語的指示を与えたり，援助する必要があるかもしれない[52]．

体幹のアライメント

クライエントの体幹アライメントが，右あるいは左のどちらか一方に傾いていないか観察する．もし，体重が一側に偏ったままでクライエントを動かすと，クライエントも作業療法士もバランスを崩してしまう．移乗する前に体幹を中間位に戻し，移乗中も維持するために，言語的な合図や身体的援助が必要かもしれない．

体重移動

移乗はクライエントの体重を殿部から前方に移動させることから始まる．この動作により，クライエントが完全にあるいは部分的に立ち上がることや，作業療法士がクライエントを回転させることができる．この段階は，移乗の種類にかかわらず行われなければならない．

下肢のポジショニング

クライエントの膝は90°屈曲位，足関節は安定した状態で，足がしっかりと床に着いていなければならない．この肢位は体重を足の上に移動させやすくする．踵は乗り移る面のほうを向いていなければならない．クライエントは滑って転ばないために，靴を履くか裸足になるべきである．この肢位ならば簡単に足を回転させることができ，膝や足関節を痛めたり，捻挫する危険が最小限になる．

上肢のポジショニング

クライエントの腕は，安全な肢位に置くか，または移乗を援助できる肢位に置いておく．もし一側あるいは両側上肢の機能がないなら，その腕は移乗のじゃまにならない安全な場所（クライエントの膝の上など）に置くべきである．もし，クライエントの上肢に完全または部分的でも動きがあり，運動コントロールが可能で筋力があるならば，離れる面を押すことや乗り移る面に手を伸ばすことで，移乗の助けとなる．作業療法士は，クライエントの運動機能に関する事前の評価に基づいて，移乗中に上肢を使うかどうかを決定する．

移乗のための器具とクライエントの準備

移乗には，環境設定，車いすの位置と姿勢，乗り移る前の肢位の援助が含まれる．次に，これらの段階における一般的な概要を示す．

車いすの位置

1. 乗り移る面に対して約30°の角度に車いすを置く．
2. ベッドと車いすにブレーキをかける．
3. 両足を腰幅に開き，足部の上に膝が来るようにして，床の上にしっかり足を着ける．
4. ベッド側のアームレストを外す．
5. 骨盤のシートベルトを外す．
6. チェストベルト（胸部のベルト）や体幹または体側のクッションを外す．

移乗の準備としてのベッド上での移動

片麻痺のクライエントの寝返り

1. クライエントが寝返る前に，クライエントの弱い側の肩甲骨の下に作業療法士の手を置き，それを徐々に前方に移動させる．これにより，クライエントが肩の上に寝返るといった痛みや損傷の潜在的な原因を防ぐ必要があるかもしれない．
2. クライエントは強い側の手で弱い側の手首を握って助けながら，上肢を天井のほうに持ち上げる．
3. クライエントの膝を曲げる．
4. クライエントの腕と脚を順に側方へ移動させた後，一方の手を肩甲骨に，もう一方の手を股関節に置いて身体の回転を誘導することで，クライエントの側方への寝返りを援助する．

ベッド端での臥位からの起き上がり

1. クライエントの足部をベッドの端から下げる．
2. クライエントの下肢を固定する．
3. クライエントの身体が直立の坐位姿勢になるように動かす．
4. バランスを保つためにクライエントは身体の両側に手を着く．

ベッド端への移動

脳卒中や頭部外傷のクライエントの場合には，ベッドの端までクライエントの殿部を少しずつ移動

させる．クライエントの非麻痺側に体重を乗せ，作業療法士の手を反対側の殿部（麻痺側）の後方に当てて，前方に誘導する．その後，クライエントの麻痺側に体重を乗せ，必要ならばこの手順を繰り返す．クライエントの足が床上にきちんと着くまで前方に移動させる．

脊髄損傷のクライエントでは，膝の後からクライエントの下腿を持ち，徐々に前方に引いて足をしっかり床に着ける．足関節が中間位になっていることを確かめる．

■立位で回転する移乗

立位で回転して移乗するためには，クライエントは立位をとり，片足または両足で身体を回転させることが必要である．この方法は，片麻痺，不全麻痺，全体的に筋力やバランスが低下しているクライエントに最もよく使われている．

ベッドまたはマットから車いすへの移乗

1. クライエントを座面の端に移動させ，足を床の上に平らになるよう置く．クライエントの踵を移乗する面に向けるようにする．足を移乗する面に直角にするのではなく，踵を移乗する面に対して斜めに向けるようにする．
2. クライエントの麻痺側に立ち，クライエントの肩甲骨，腰部，股関節のあたりのいずれかを手で支える．そして，作業療法士の膝や足を使ってクライエントの膝や足を安定させる．殿部を前方に持ち上げ，座っている面から乗り移る面に向かうようクライエントを援助する（図11-9A）．
3. クライエントは乗り移る面に手を伸ばすか，座っている面を押し上げる（図11-9B）．
4. 乗り移る面にクライエントを誘導し，ゆっくりと座らせる（図11-9C）．

応用：立位で回転あるいは立位や歩行での移乗

立位で回転あるいは立位や歩行での移乗は，到達面に向かって回転するだけでなく，少し歩くことができるクライエントに用いられる．作業療法士は，片麻痺や不全麻痺のクライエントの適切な姿勢保持，左右対称な体重負荷，より正常な運動を促通するために，クライエントの身体的な援助からバランスの治療まで，幅広く関わることになるかもしれない．認知障害や安全性の判断の欠如と衝動性など行為の障害があるクライエントには，作業療法士は言語で指示をしたり，身体的に誘導する必要があるか

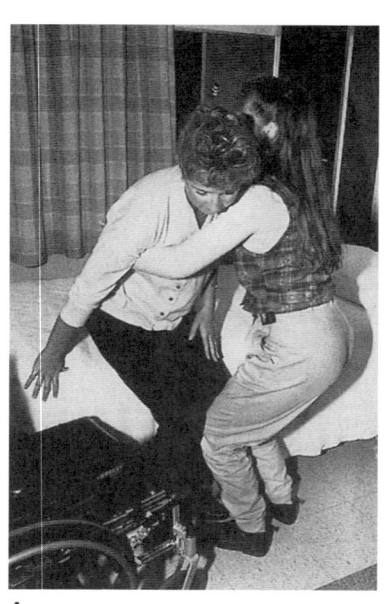

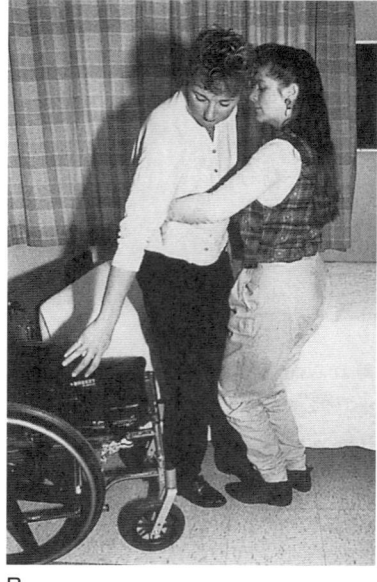

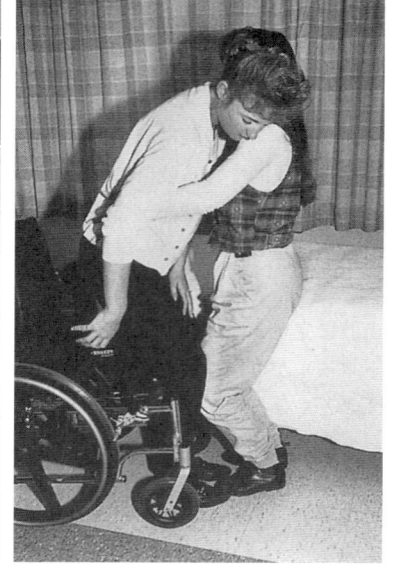

図11-9　立位で回転する移乗．ベッドから車いす，要介助　A：作業療法士はクライエントの麻痺側に立ち，クライエントの膝と足を固定する．クライエントを前方に誘導し，殿部を持ち上げるのを助ける．B：クライエントは乗り移る場所に手を伸ばす．C：作業療法士は移乗する面に向かってクライエントを誘導する（Luis Gonzalezから提供）

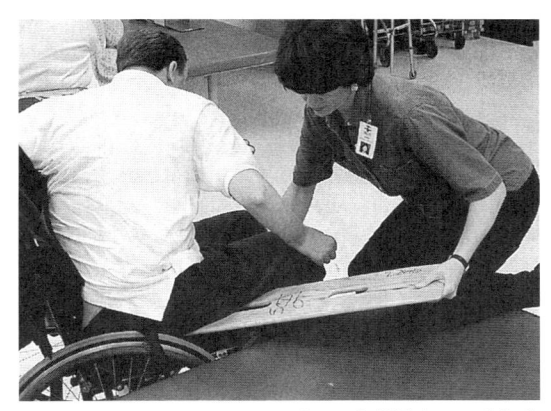

図11-10 スライディングボードを設置する．乗り移る面に近い側の足を持ち上げる．殿部と膝の間の大腿の中間にスライディングボードを敷き，反対側の腰に対して斜めに置く（Luis Gonzalez から提供）

もしれない．

■スライディングボードを使う移乗

スライディングボードを使う移乗は，下肢で体重支持ができないクライエントや上肢の麻痺，筋力，筋持久力低下があるクライエントに最もよく使われる．介助者の負担を軽減するためにこの方法を用いるならば，クライエントに十分な上肢の筋力が必要となる．この方法は下肢を切断した人や脊髄損傷者に最も多く用いられている．

方法

図11-10参照．
1. あらかじめ車いすを正しい位置に置く．
2. 乗り移る面に近い側の下肢を持ち上げて，殿部と膝の間で大腿の内側あたりにボードを置き，反対側の股関節に向かって角度をつける．移乗する面とクライエントの大腿の下にしっかりとボードを置かなければならない．
3. 自分の膝でクライエントの膝を固定する．
4. クライエントに，片方の手をボードの縁に置き，もう一方の手を車いすのシートの上に置くよう指示する．
5. 上体を前方に曲げながら移乗する面から少しずつ離れていくよう指示する．
6. クライエントは移乗するのと反対方向に上部体幹の体重を移動する．両手で殿部をボードの上に押し上げて，その上を滑らせる．
7. 体重を移動するのを援助し，移乗面に移動する間は体幹を支える．

■体幹を前屈して回転する移乗：ベッドから車いすへ

体幹を前屈して回転する移乗は，クライエントが立位姿勢をとれなかったり，立位を維持できない時に使う．作業療法士は，クライエントに膝屈曲位をとらせる．これは，等しく体重をかけ，体幹と下肢を上手に支えるためであり，移乗を介助する作業療法士にとってもより安全で楽になる．

方法

1. クライエントの両足が床に平らに着くまで，ベッドの端に移動するよう援助する．中等度または最大の援助を必要とする場合，クライエントの腰部や股関節，殿部の周囲を持つ．
2. クライエントの体幹を正中位にする．
3. 体重を殿部から前方の足の上へ移動させ，足に体重を乗せる（図11-11A）．
4. クライエントは乗り移る面に手を伸ばすか，乗り移っている面を押し上げる（図11-11B）．
5. クライエントを乗り移る面に向かって回転するよう誘導し，援助する（図11-11C）．

介助の必要量にもよるが，回転は2,3歩で行われ，ステップの間作業療法士はクライエントとクライエントの下肢の肢位を整える．体幹を前屈して回転する移乗の際に，作業療法士がクライエントのどこを持ち，保持するかはさまざまであり，移乗を助けるクライエントの能力と体重や身長などで決まる．両手で腰部，体幹を持ったり，片手や両手で殿部を支えるなどの方法がある．作業療法士は決してクライエントの弱い側の腕を下からつかんだり，引っ張ったりしてはならない．肩甲帯周囲の筋肉組織が弱く安定性が低下しているため，この行為が重篤な損傷の原因となるかもしれない．正しいボディメカニズムに基づいて選択する．試行錯誤により，クライエントの自立，安全，作業療法士の正しいボディメカニズムに最適な方法を見出すのがよい．

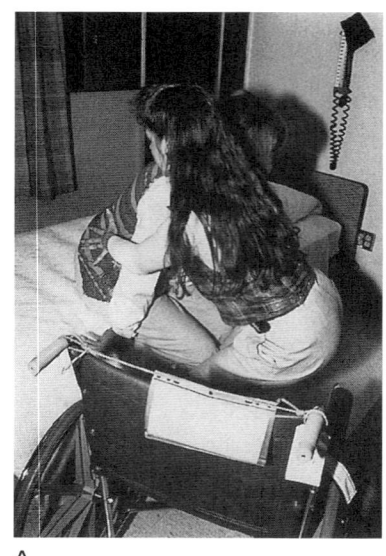

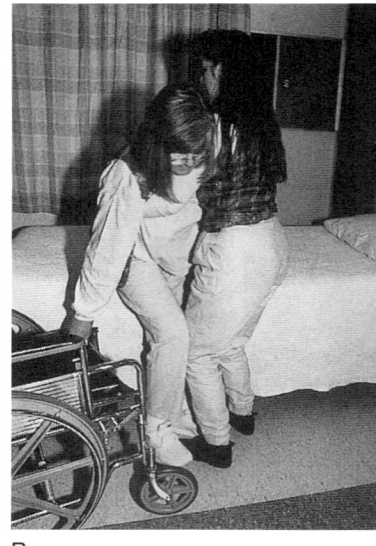

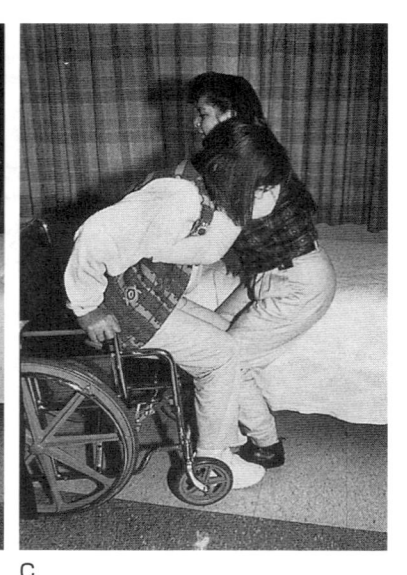

図11-11 体幹を前屈して回転する移乗，ベッドから車いす．A：作業療法士はクライエントの体幹周囲をつかみ，クライエントの体重が前方の足の上に移るよう援助する．B：クライエントは車いすに向かって手を伸ばす．C：作業療法士はクライエントが殿部を下ろし，坐位になるよう援助する（Luis Gonzalez から提供）

■全介助の移乗

　全介助の移乗は，機能的な能力が最小限あるいは全くないクライエントに用いられる．この移乗が不適切に行われると，クライエントと作業療法士の両者に危害が及ぶ可能性がある．この移乗は健常者で練習すべきであり，最初のうちはもう1人援助者がいる時のみに行うべきである[3]．

　全介助の移乗の目的は，クライエントを1つの面から別の面に移動させることであり，クライエントが快く指示に従い，協力的であることが必要条件である．作業療法士は正しいボディメカニクスと自分自身の身体的限界をよく知らなければならない．体重の重いクライエントには，常に介助者2人による移乗方法を用いるか，少なくとも部分的な援助者がもう1人いる方がよい．

介助者1人でスライディングボードを使う移乗

　図11-12参照．
　車いすからベッドへの移乗の手順は次のとおりである．

1. スライディングボードを使う移乗と同様に車いすとベッドをセットする．
2. クライエントの足部が膝の真下になるように揃えて床の上に置き，フットレストを外側に上げる．クライエントの膝の裏側を持ち，少し前方に引き出す．そうすることで，乗り移る際に殿部が大車輪にぶつからない（図11-12A）．
3. クライエントの殿部と膝の中間あたりで大腿の内側にスライディングボードを敷き，車いすからベッドの端に渡す．スライディングボードは反対側の腰に対して斜めに置く．
4. クライエントの足の両側に作業療法士の足を当て，クライエントの足を固定する．
5. クライエントの膝の前方外側面に作業療法士の膝をしっかりと当て，クライエントの膝を固定する（図11-12B）．
6. クライエントの両肩を前方に引き，膝の上にかがみ込むよう援助する．頭と体幹は乗り移る側と反対方向に傾ける．手は膝の上に乗せておく．
7. クライエントの脇から手を入れ，ズボンのベルトか殿部の下を持つ．反対側は，クライエントの背中越しに手を伸ばし，ベルトか殿部の下を持つ（図11-12C）．
8. 作業療法士の腕を正しく位置づけた後，クラ

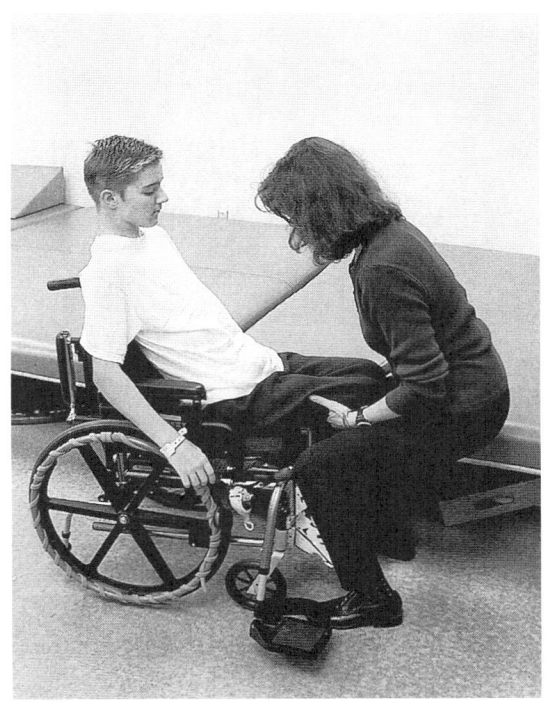

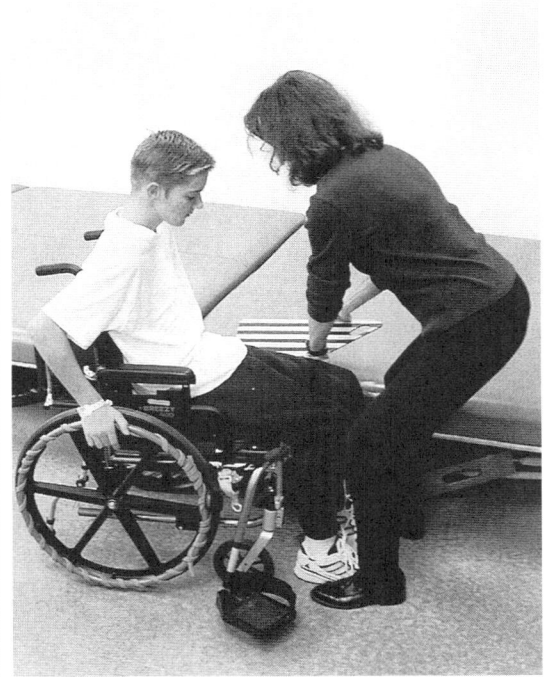

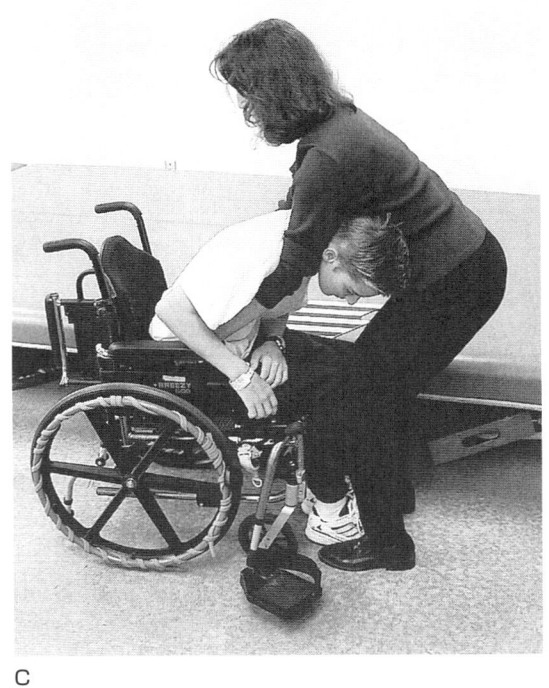

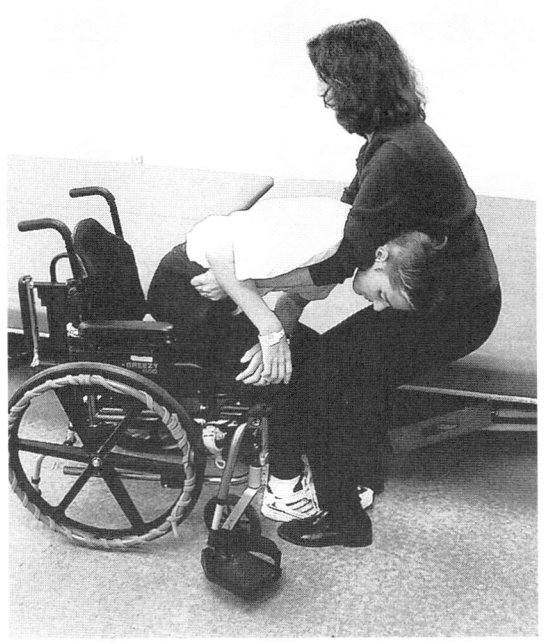

第 11 章　移動　　277

A

B

C

D

図 11-12　介助者 1 人でスライディングボードを使う移乗．A：作業療法士は車いすとクライエントの位置を定め，クライエントを前方に引く．B：作業療法士はスライディングボードを敷いた後，クライエントの膝と足を固定する．C：作業療法士は殿部の下の方でクライエントのズボンをつかむ．D：作業療法士はクライエントを固定し，クライエントの足の上に体重を移動させる．作業療法士の背中はまっすぐに保つ

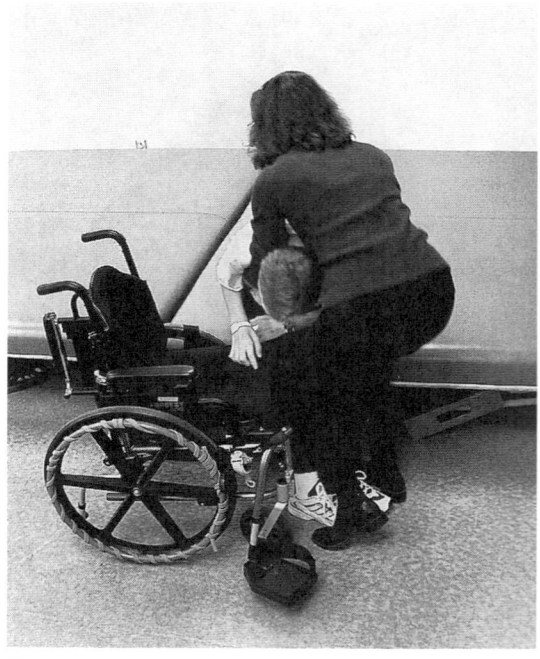

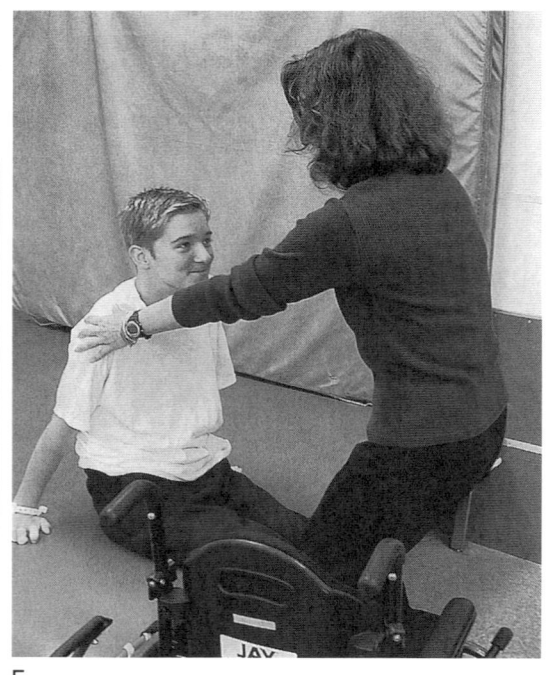

図 11-12（続き） E：作業療法士はクライエントとともに回転しながら，クライエントをスライディングボードの上に移動させる．F：クライエントをベッドの上で安定させる（Luis Gonzalez から提供）

　　イエントの体幹を固定し動かないようにロックする．膝を少し曲げて，クライエントの膝を固定するようにしてしっかりと踏ん張る．
9. クライエントを軽くロックし，勢いをつけて「いち，に，さん」の合図で動かす．クライエントと一緒に声を出して数え，「さん」の合図と同時に，作業療法士の膝でクライエントの膝をしっかりと保持しながら，クライエントの足の上に体重を移動させる．作業療法士は背部をまっすぐにして，膝を曲げた姿勢を保ち，良好なボディメカニクスを維持しなければならない（図 11-12D）．
10. クライエントとともに回転しながら，クライエントをスライディングボードの上へ移動させる（図 11-12E）．作業療法士自身とクライエントの足の位置を整えながら，クライエントがマットレスの端に垂直で，できるだけベッドの奥に，きちんと座るまで回転を繰り返す．この行程は，通常 2～3 回繰り返される（図 11-12F）．
11. 作業療法士は，クライエントを傾斜させたベッドの背もたれにくつろがせるか，マット

レスの上に側臥位にしてベッドの上に足を持ち上げることで，安全にベッドに位置づけることができる．

　介助者 1 人でスライディングボードを使う移乗は，クライエントを他の場所に移動させる場合にも応用できる．車いすからベッドへの移乗は，作業療法士とクライエントが安全だと感じた場合にのみ試みるべきである．

介助者 2 人による全介助の移乗
体幹を前屈して回転：スライディングボードを使用した場合と使用しない場合の，ベッドから車いすへの移乗

　体幹を前屈して回転する移乗では，作業療法士の支えやクライエントとの相互作用が増加する．作業療法士は移乗の間，クライエントの体幹や殿部をよりいっそうコントロールする．この方法は，介助者が 2 人の場合でも使われる．神経学的疾患をもつクライエントに対してこの方法がよく使われるのは，この疾患にとって体幹屈曲と左右対称の体重負荷が望ましいからである．2 人で行う移乗方法には次のような手順がある．

1. 前述したように，ベッドと車いすをセットする．
2. 1人の作業療法士はクライエントの前方に，もう1人はクライエントの背後に立つ．
3. 前方の作業療法士はクライエントの腰を前方にゆっくり動かし，足部を床にまっすぐ着ける．
4. 同じく前方の作業療法士はクライエントの膝と足の側方に自分の膝と足を置き，固定する．
5. 背後の作業療法士はクライエントの殿部の真後ろに立ち，クライエントのウエストバンドまたはパンツの側面を持つか，クライエントの殿部の下に手を置く．正しいボディメカニクスを保つ（図11-13A）．
6. 前方の作業療法士は，クライエントの体幹を正中位に動かす．そして，クライエントの肩の後面または腰部か股関節のあたりを持ち，クライエントが前傾姿勢になるよう誘導しながら，殿部にかかっていた体重を前方の足の上にかかるよう移動させる．クライエントの頭と体幹は乗り移る側と反対方向に傾け，クライエントの手は膝の上に置く（図11-13B）．

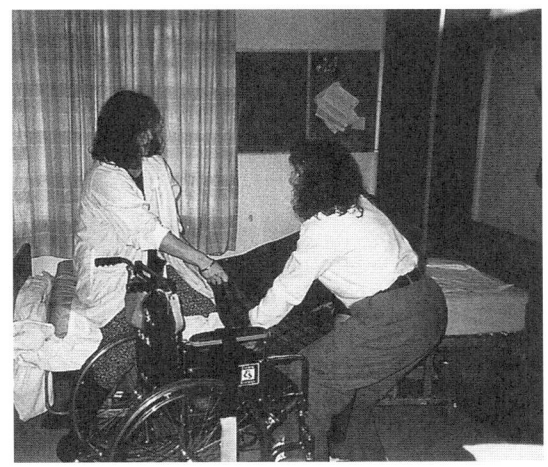

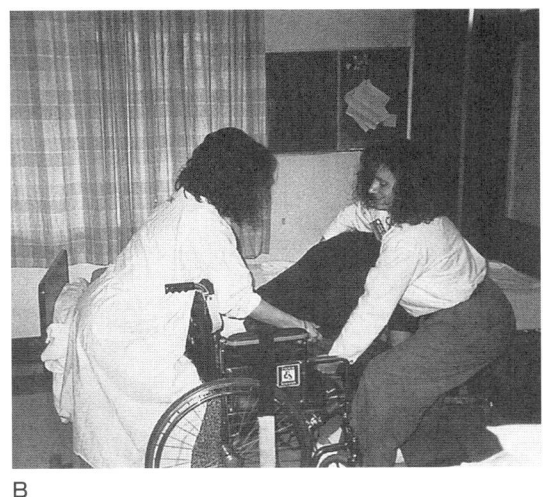

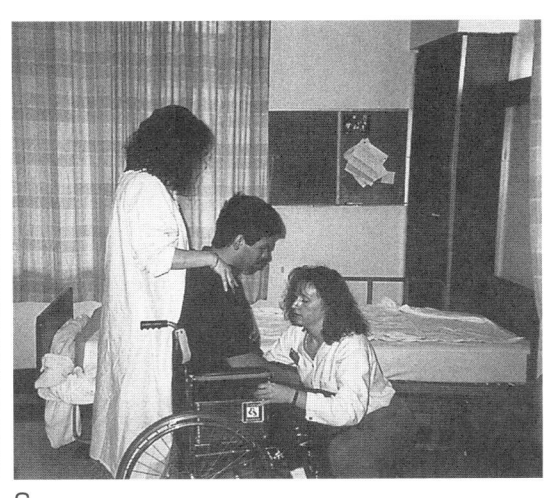

図11-13 2人の介助者による全介助の移乗，ベッドから車いす．A：1人の作業療法士はクライエントの前方に立ち，膝と足をロックする．もう1人の作業療法士はクライエントの後方に立ち，殿部を持ち上げ介助する．B：前方の作業療法士はクライエントを前方でロックし，後ろの作業療法士が車いすに向かって殿部を移動させる時に，殿部の体重を除く．C：両方の作業療法士は，車いす上のクライエントの姿勢を垂直で正中位にする．シートベルトを取りつけ，必要な用具を適切な位置に置く（Luis Gonzalezから提供）

7. 前方の作業療法士がクライエントの体重を前方に移動させると同時に，後方の作業療法士が乗り移る方向にクライエントの殿部を移動させる．クライエントの殿部が安全な面に乗り移るまで，これを2，3回繰り返す．安全で正しいボディメカニズムを保つために，作業療法士は自分自身とクライエントの姿勢を整える（図11-13C）．
8. 作業療法士はクライエントとタイミングをとり合い，互いに声を出して3つ数え，「さん」で移乗を始めるようにする．
9. クライエントの移乗を援助する間，つかむ場所を確保するために，移乗用ベルトまたは足ベルトが必要かもしれない．ベルトは腰部のあたりにしっかりと取りつけ，時にクライエントのウエストバンドの代わりとして利用する．ベルトはクライエントの体幹を滑らないようにし，同時に力不足を解決する．

昇降リフトでの移乗

クライエントの体格や障害の程度，あるいは介助者の健康状態によって昇降リフトが必要なクライエントがいる．どんなに体重が重いクライエントでも，さまざまな移乗用の昇降リフトがある（図11-14）．介助者がクライエントよりかなり小さな体格であっても，正しい訓練を受ければ1人で安全に昇降リフトを使うことができる[61]．適切な昇降リフトを注文するためには，クライエントの体格，リフトが使用される環境や設置場所を考慮すべきである．作業療法士はリフトを処方する前に，クライエントと介助者が安全にリフトを使えるか試してみるべきである．

■家屋内での移乗

図11-15参照．

ソファやいす

車いすからソファあるいはいすへの移乗は，車いすからベッドへの移乗に似ているが，特有の問題について評価すべきである．作業療法士は，いすは軽いので，ベッドや車いすのように安定していないと

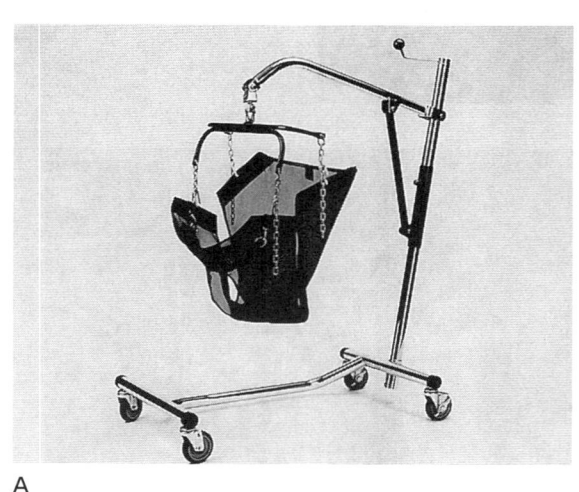

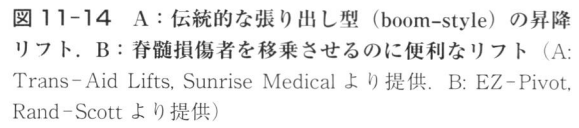

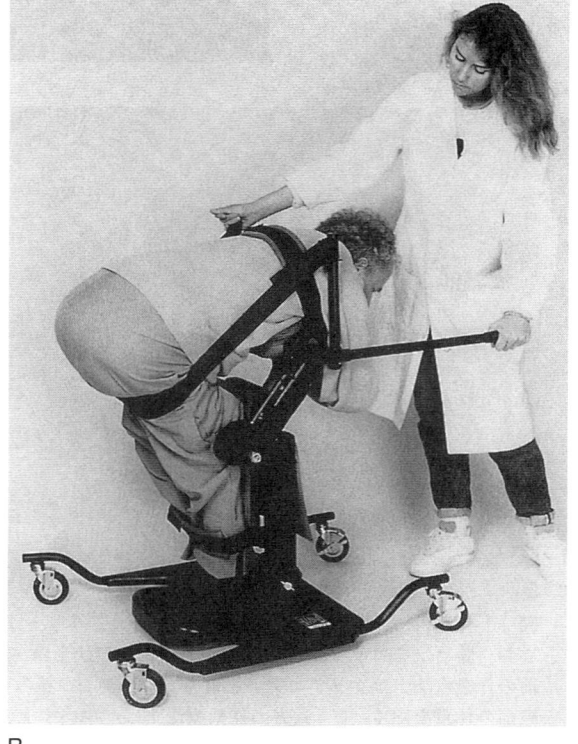

図11-14 A：伝統的な張り出し型（boom-style）の昇降リフト．B：脊髄損傷者を移乗させるのに便利なリフト（A: Trans-Aid Lifts, Sunrise Medicalより提供．B: EZ-Pivot, Rand-Scottより提供）

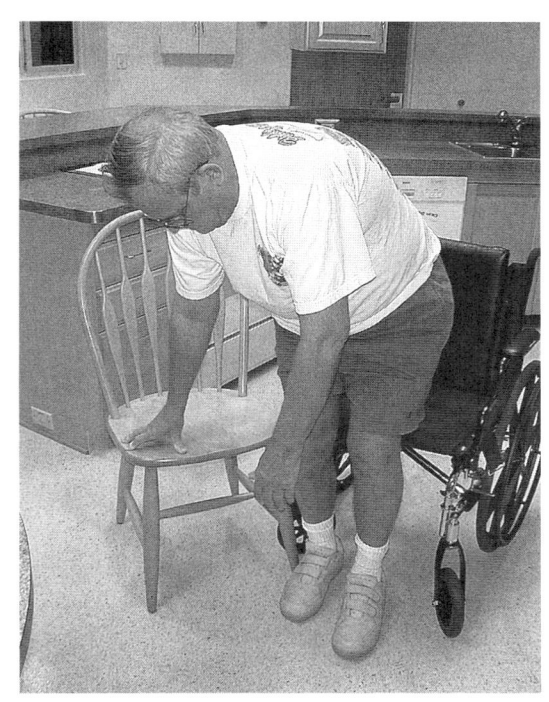

図11-15 移乗の途中でいすのシートに手を着き，身体を回転させ，座るために身体を下ろす脳卒中片麻痺のクライエント（Luis Gonzalez から提供）

いうことを意識しなければならない．いすに乗り移る時には，いすのシートに手を着くようクライエントを訓練する必要がある．いすが倒れる原因になるかもしれないので，クライエントはいすの肘かけや背もたれに手を着いてはならない．いすから車いすに移動する際は，クライエントはいすのシートを手で押しながら立ち始める．いすが低かったり，シートクッションが柔らかいと，いすからの立ち上がりが困難になる場合がある．移乗のためには固いシートクッションを置いて，座面を高くし，安定させる．

トイレ

一般的に，車いすからトイレへの移乗が難しいのは，トイレと浴室が一体となっていてスペースが狭いことや，トイレの便座に背もたれがなく不安定な場合が多いからである．作業療法士とクライエントは，車いすをトイレに横づけにするかトイレに対して適切な角度で置く．作業療法士はトイレや車いすの周りの空間を調べて，じゃまな物がないかを確認しなければならない．移乗におけるクライエントの自立を高めるために，手すりや補高便座といった補助具を取り入れることができる（補高便座は安全面が不十分であり，クライエントによっては危険かもしれない）．クライエントは移乗の間，自分自身を支持したり移乗面の高さを同じにするために，これらの器具を使うことができる．

浴槽

浴槽は家の中で最も危険な場所の1つと考えられるので，作業療法士は浴槽への移乗をより慎重に評価，指導すべきである．車いすから浴槽の底への移乗はきわめて難しく，上肢の運動コントロールや両上肢の筋力が良好なクライエント（対麻痺や下肢切断のクライエントなど）の場合は行うことができる．座って入浴するために，商品化された入浴用ベンチ，浴用いす，安全な背もたれつきのいすなどを使用するのが一般的である．そのため，立位で回転する移乗，体幹を前屈して回転する移乗，スライディングボードを利用する移乗のいずれであろうとも，方法は車いすとベッドの移乗と同様である．しかし，車いすと浴槽いすの間の移乗は，スペースの制限，浴槽の床の滑りやすさ，浴槽壁のためにいっそう困難になる．

立位で回転する移乗を行う際，できるだけ車いすを浴槽に対して45°の角度に置き，固定するとよい．クライエントは立ち上がり，回転し，浴用いすに座ってから浴槽に下肢を入れる．

体幹を前屈して回転する移乗やスライディングボードを使用する移乗の場合，アームレストを取り外して車いすを浴槽の真横に置く．スライディングボードを使わずに，移乗用に浴槽ベンチを使うこともある．この方法は車いすをベンチの隣にまっすぐにつけ，殿部を安全で楽にシートに移してから，下肢を浴槽に入れるよう援助する．

一般的にクライエントは，下肢を1足ずつ浴槽外の滑らない安全な床面に出した後，立位か坐位のいずれかで移乗して車いすに戻る．

■自動車への移乗

自動車への移乗は，作業療法士にとって最も難関である．それは，クライエントや介助者が安全で楽に実行する方法を試行錯誤によって発展させる必要

があるからである．作業療法士はしばしば，現在クライエントが使っている移乗方法を使う．クライエントの体格，障害の程度，自動車の型（2ドアか4ドアか）も考慮しなければならない．これらの要素は自立度に影響を及ぼし，安全で楽に移乗するために，通常の方法を変更する必要があるかもしれない．

一般的に車いすを自動車のシートに近づけることは困難であり，特に4ドアの自動車で難しい．車いすから自動車へ移乗する際の考慮点を次に示す：

1. 自動車のシートは標準型車いすの座面よりもかなり低く，平らでなくなるために，移乗をより困難にする．特に自動車のシートから車いすへの移乗はいっそう困難である．
2. 時に整形外科的損傷のため，体幹装具（halo body jacket）や下肢のキャストやスプリントなどを必要とするクライエントがいる．これらの装具に対応するために移乗方法を変更しなければならない場合がある．
3. 移乗面間の大きなすき間を補うために，特別長いスライディングボードの使用を提案するとよい．
4. 高いところへの移乗は困難で，介助量が増えるので，作業療法士は安全で円滑な方法で行うために，1人ではなく2人で介助する方法を選択する方がよいかもしれない．

■要約

車いすがうまく適合し，利用者や介助者がより安全で楽に管理できることが，クライエントの日常生活能力を最大限発揮させる重要な要素の1つである[59]．車いす利用者は，それぞれが車いすの性能と限界，あるいはセルフケアや車いす駆動を安全に行う方法を学ぶべきである．介助者がいるならば，介助者はクライエントやクライエントのポジショニング，車いすの安全で正しい操作方法に徹底的に慣れる必要がある．

移乗技術は車いす利用者が習得すべき最も重要な活動といえる．移乗の能力は移動と旅行の可能性を広げる．しかし，移乗には危険を伴うので，安全な方法を学んだうえで行わなければならない[61]．本章では，いくつかの基本的な移乗方法を紹介した．その他の方法やより詳細な訓練や指導については，参考文献を参照すること．

車いす利用者の多くは優れた能力を持っており，車いすの管理において独自の方法を開発している．これら発見的アプローチは，その方法を工夫し習得した人にとっては良い方法かもしれないが，すべての人が習得可能な基本的な方法にはなり得ない[61]．

第3節：移送および生活圏内移動，運転能力評価

移動はどの年代においても変わることのないニーズである．光り輝く物に引きつけられて這う幼児であれ，食事の準備のために台所を歩き回る大人であれ，移動は生涯にわたって希望とする作業や活動への参加を可能にする．どの年代であっても，また旅客であるか運転者であるかにかかわらず，生活圏内の移動と移送は基本的なニーズである．

生活圏内移動は臨床実践のすべての領域に影響を及ぼす作業分野である．**生活圏内移動**は生活圏内で人が移動する行為であり，運転および各種の公的・私的交通機関の使用をも含んでいる[18]．そして，作業療法実践の枠組み（OTPF）[8]においては，生活圏内移動は生活関連活動（IADL）であると考えられている．生活圏内移動は作業（仕事のために歩くまたは運転する）の手段であり，作業そのもの（のんびり散歩する，景色を見ながらドライブする）でもある．

アメリカ合衆国のほとんどの成人およびある種の運転者集団は，生活圏内移動をIADLであると考えている．事実，この遂行領域は自立と同じ意義があると見なされることが多い[1, 5, 7, 14, 24]．基本的なニーズ（雑貨店や薬局に買い物に行く，受診するなど）のために移動手段が利用できない時，社会的孤立や抑うつ状態に陥ったり，生活上の作業を減らしたり，あるいは全く行わないといった結果になることが多い[14, 16, 24]．障害を持った人が職を失う大きな要因として，移動手段がないことがその理由にされることがある[57]．生活圏内移動の能力は，人生全般にわたって生活の質を高める基礎となっている[18]．生活圏内移動に関する評価や介入が必要かを見極めるのに，作業療法士は理想的な職種である．

ケーススタディ：ジャクリーン（その1）

ジャクリーンは67歳．彼女は身長約168 cm，体重約62 kgであり，頸部や手，背部，股関節，膝，足関節の関節炎によりADLの困難さが増したために退職した．彼女は20年来のセダンをいたわりながら運転している．夫は糖尿病であり，両下肢に末梢神経炎があるために運転はしていなかった．夫の身長は約183 cm，体重は約100 kgである．彼女の役割は劇的に変化した．夫が医師の指示に従って運転を止めることになった1年前までは，同乗し，道案内するのが彼女の役割だった．今回，夫の車いす介助と自動車への移乗を含む移送と運転が主たる役割であると彼女は考えた．

彼女の担当医は自立度を高めるために作業療法への依頼を行った．彼女は外来で4回の受診を行った．作業療法士は彼女の台所での様子を観察し，食事の準備をしやすくするための太柄にした調理用具を提言した．ある日，作業療法士は自動車への移乗を評価するためにジャクリーンに同行し，いくつかの領域が困難であることがわかった．それは，夫の手動車いすを積み込むこと，ドアのキー操作，ドアを開けることであった．「（それらの活動は）痛い」が，彼女は運転のことは心配しておらず，調子の悪い日は全く運転しないと作業療法士に話していた．

彼女は関節炎による制限以外は調子が良かった．治療時間中に，運転がとても疲れると彼女は言った．彼女は自分と夫の医師と薬局のすべての予約を行い，教会に行き，家事を行い，障害を持つ夫の世話をしていた．時間がないことと疲れてしまうことから，趣味であるスクラップがほとんどできないとも言っていた．成人した2人の子どもは約800 km離れた州外に住んでいるため，彼女は将来について心配していた．

理解を深めるための質問

1. 作業療法介入が適切であるのはジャクリーンの生活圏内移動のどの領域か？
2. 彼女の診断に関連した運転課題の分析から，評価や介入が必要であると予測されるクライエント要因には何があるか？
3. 彼女と夫の移動を改善するためにジャクリーンと作業療法士が考慮すべき工夫や提言にはどのようなものがあるか？

■作業療法の役割

作業療法士は生活圏内移動に関して独自の教育を受けている．作業療法士は治療介入のために，自然な背景もしくは状況（この場合，生活圏そのもの）において，どのような技能が遂行されるかに注目する[39,58]．遂行のクライエント要因や活動に必要とされること，遂行技能，背景状況に基づいて活動を分析する能力は，生活圏内移動のすべての領域の問題を分析し，治療計画を発展させるための枠組みとなる（図11-16）[8]．この枠組みによって，作業療法士は治療介入の適切なレベルを選択し，クライエントのニーズに合った計画を開発できる[7,18]．すべての作業療法士は，移動システムや運転能力が満足できる状況にあるかといった生活圏内移動の基本的な問題に応えるために必要な技能を有しており，教育を受けている．個々の作業療法士が問題に応えられる程度は，それまでの作業療法士の経験と受けた教育によって異なる[18,23,50]．本節の最初のケーススタディを見ると，作業療法士はジャクリーンの状況に対して，自分の専門領域であり，介入が必要ないくつかの問題を認めている．しかし，運転能力評価は作業療法士の専門領域ではなかったため，生活圏内移動については運転プログラムに依頼した．

作業療法士は，生活圏内の安全な移動を妨げている問題が何であるかを認識する能力を有している[23,50]．運転は最初に思い浮かぶものであるが，歩行者の安全や公共交通機関の使用，旅客のニーズ，健康成人プログラムもまた生活圏内移動の一側面であり，作業療法士の臨床実践の一部である[23]．

より専門的な実践技能[23,50]やアメリカ作業療法協会（AOTA）による専門認定資格（検討中）は，各介入レベルで専門的な役割を担うことにつながるだろう．主たる移動方法が使えなくなってしまった場合，クライエントは治療的援助によって「次の段階」の移動計画を立てることができる．この「次の段階」はIADLの移動ニーズを代替する案として受け入れられることが多い．移動の代替手段についてクライエントや家族と早期に話し合うことによっ

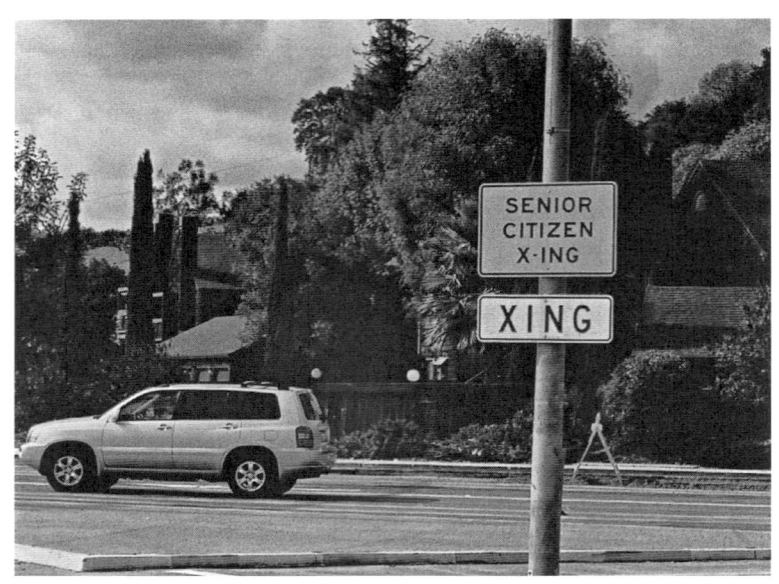

図11-16 この図の地域内移動には歩行者と運転者の問題が含まれている．Senior Citizen X-ingという標識は高齢者のニーズに注意する必要があることを示している

て，移動の危機が起こる前に，適切な資源や予期される計画を考え始めることができる[5]．また，将来生じるであろうニーズについて彼らが公的な評価を詳しく知り，それに抵抗なく参加できるような準備を行える[50]．

ジャクリーンの場合，関節炎の再燃のために運転できなくなることがあると述べていた．これは，個人的移動や代替移送サービスの介入を考える時の重要な要因である．作業療法士は，ニーズや資源に関する核心をついた事実を引き出すために面接を続けた．それによって明らかになったように，ジャクリーンは知らなかったが，彼女は代替移送システムのクライエントであった．作業療法士は彼女に適切な資源を提示し，包括的な移送計画について援助することができた．申し込みが終了して代替移送システムのメンバーとなった後で，ジャクリーンは自分の地域に彼女や夫のための安全網があることに安心した．

■歴史的背景

作業療法士はこの新しい実践領域に最初の時期から関わってきた．国際的組織であるAssociation for Driver Rehabilitation Specialist〔ADED：自動車運転リハビリテーション専門士協会，初期の頃はAs-sociation for Driver Educator for the Disabled（障害者のための運転教育者協会）として知られていた〕は，自動車運転リハビリテーションに関わる専門的な教育と支援を目的として1977年に公的な組織として設立された[11]．作業療法士はその設立運動の一員であった．

この領域が成熟するにつれて，安全に関する問題が認識され，注目されるようになった．交易組織であるNational Mobility Equipment Dealers Association（NMEDA：国立移動機器販売者協会）は，改修自動車の販売店を対象とした品質認定プログラムを策定した．National Highway Traffic Safety Administration（NHTSA：国立高速道路安全管理部）は1990年代初頭にこれに加盟し，以下の2つのニーズがあることを確認している：(1) 高齢運転者のための国家的な安全プラン，(2) 免除されているものを除いて，障害者用の自動車改修が連邦政府の自動車安全基準に合致しているかを保証すること．AOTAもこれらに参加している．現在，これらの組織や機関は協力して活動し，サービス提供者の質と利用しやすさを改善するよう働きかけている（ボックス11-2）．

アメリカ合衆国の大統領であったFranklin Delano Roosevelt（FDR）がアクセル／ブレーキの手動コントロールについての文書を最初に所有した人で

ボックス 11-2　関連機関の資源

アメリカ医師会（American Medical Association）
高齢運転者の評価と相談のための医師の指針
http://www.ama-assn.org（search for "older driver"）

アメリカ退職者協会（American Association of Retired Persons）
高齢運転者の問題に関する情報提供と出版
http://www.aarp.org（search for "older driver"）

アメリカ作業療法協会（American Occupational Therapy Association）
身体障害部門－自動車運転ネットワークリストのサービス（登録メンバーのための自動車運転ネットワークリストのサービス，専門的な開発ツール，高齢者の運転および高齢運転者のオンラインコースを提供）
http://www.aota.org（click on AOTA Listserv, then on Driving/Driver Rehabilitation）

自動車運転リハビリテーション専門士協会（Association for Driver Rehabilitation Specialist〔ADED〕）
ガイドライン，ガイドラインの基準，ガイドラインのモデル，障害チェックシート，メンバーへの情報誌
http://www.aded.net

国立移動機器販売者協会（National Mobility Equipment Dealers Association）
機器製造業者および自動車改修業者の交易組織，品質管理プログラム
http://www.nmeda.org

国立高速道路安全管理部（National Highway Traffic Safety Administration）
利用者および障害を持った運転者向けの安全情報
http://www.nhtsa.dot.gov
高齢運転者向けの情報

アメリカ作業療法協会（American Occupational Therapy Association）
高齢運転者および生活圏内移動に関する多くの情報
http://www.aota.org/olderdriver/

あるという話は興味深い．当時の文化的背景は，FDRがポリオであるということを大衆に対して隠す一因となった．彼は立て，歩けると考えられており，唯一の移動方法であった車いす姿を撮影されることはめったになかった[28]．彼はドライブを楽しみ，自動車を運転していたが，障害を持った人であるとは認識されていなかった[51]．FDRが感じ取ったように，障害を持つ人に対する1930年代の社会的・文化的規制や観点が，いまだに家族や文化的背景の中に存在し，他者と違うように見られるような工夫を受け入れることにためらいを示すクライエントもいる．多くの人は運転を心から楽しみにしている．運転している時は他者と同じように見られるので，障害を一時的に忘れることができると彼らは言っている．

■公共交通サービス

公共交通サービスによる生活圏内移動には公的・私的団体が提供する移送システムの使用と誘導が含まれる．公共交通サービスは「大衆に定期的かつ持続的に一般的なまたは特殊なサービスを提供する」[12]．公共交通サービスには**固定路線**移送と**パラトランジット**移送（paratransit：補助交通サービス）という2つの重要なシステムがある．

固定路線移送システムはあらかじめ決められた停車場と路線を使用する．そして，公表された時刻表に従って運行される．固定路線移送の例としては電車や市内バス，シャトルバスなどがある．パラトランジット移送システムは指定地域内で利用者の要望に応じたサービスを提供する．利用資格のある人の要望に応じてのみ自動車が派遣される．ジャクリーンと夫は，彼らの地域のパラトランジット移送シス

テムの利用資格を得ることができた.

利用の不便さや個人の安全性に対する恐れなどは，固定路線移送やパラトランジット移送の使用の妨げとなることが多い．しかし，障害者や高齢者の利用を増やすよう働きかけなければならない[1,16]．

アメリカ障害者法

1990年のアメリカ障害者法（The Americans with Disabilities Act；ADA）は障害のある人に対する差別を禁止する歴史的な法律であった．この法律には公共交通サービスに関する権利が含まれている．ADAの大きな目的の1つは，障害のある人も等しく公共交通サービスを利用できるようにすることであった．ADAでは固定路線移送システムおよびパラトランジット移送システムに使われるバスや電車，船，その他の移送手段についての規定を設けている．ADAの規定は航空機，義務教育期間の通学バス，個人所有の長距離バス（標準サイズの旅行バスと同じ仕様のバス）や営利的な旅行バスには適用されない[26]．

障害のある人は車いすリフトを使用してバスや電車，軽量軌道交通（light-rail）システムを利用する．ADAではリフトの寸法（リフトのプラットフォームの幅が約75 cm，奥行きが約120 cm），移動補助具の固定性，優先席，障害のある人の移送システム利用を促すよう考えられたその他の設備の特徴を具体的に提示している[26]．また，ADAでは固定路線移送システムを利用できない，または固定路線移送システムが利用できない障害のある人のためのパラトランジット移送についても規定している．

American Public Transportation Association（アメリカ公共交通協会）は，アメリカ合衆国において2004年の四半期のみで3000万枚近くの片道乗車切符が提供されたと推定している．パラトランジット移送は生活圏内移動を維持するための重要な手段となりつつある[9]．ADAはパラトランジット移送としてカーブ・ツー・カーブ（curb：縁石）サービスを規定しているが，ドア・ツー・ドアサービスもまだ頻回に提供されている．友人や随行者は，パラトランジット移送の自動車に障害を持つ人と同乗もしくは援助できる．

ADAが施行された最初の10年は，物理的な障壁を取り除き，利用可能な移動手段を提供することに力が注がれた．現在，連邦政府のトランジット管理部（Transit Administration）はパラトランジット移送のサービス基準や信頼性，費用効果の改善に焦点を当てている．パラトランジット移送は非常にうまくいき，実際の使用は予想した利用率や予算を超えていた．適切な利用者を取り込んで固定路線移送システムが継続できるよう，より厳格な基準によってパラトランジット移送の利用資格者が決定されるようになるだろう[25]．生活圏内移動のために必要とされる事項と個々人の遂行技能やクライエント要因を照合することや，希望する結果が得られるよう代替法や介入方法を提言することに作業療法士は主導的な役割を担っている．視覚や聴覚などの感覚遂行分野が障害された人の移動のニーズが高まっている．

固定路線移送への介入

固定路線移送サービスの活動に必要とされることには，利用者に要求される多くのステップが含まれる．また，クライエントが地域の物理的環境にふさわしい運動技能を保持していることや，経路を計画し，それに従って実行するための処理技能，活動中の問題解決のために十分な高次の認知機能を有していることも必要である．これらの活動に必要とされることは歩行者にも適用される．

作業療法士は障害の原因を決定する．障害された下位技能の回復もしくは代償法への介入計画に重点を置く必要があるだろう．バス停や目的地への行き来，バスの乗り降り，料金箱やお金の扱い，対人技能，緊急時の対応などは，介入が必要となる一般的な領域である．リフトの種類やバスのリフト設置部位もさまざまであるが，それらには考慮しなければならない独特の特徴がある．必要な乗車方法は地域や地区で提供している自動車によって異なる．

同様に，車いすやスクーターを勧める時，作業療法士は固定路線移送システム使用との関連も考慮すべきである．これらは固定路線の乗り場のリフトに適しているとは考えられない．事実，多くの場合は利用不可能である．ADAで規定しているのは，リフトのフラット端の機能的高さ（約7.5～20 cm）と車いすのフットレスト用の空間である．フットレストを低くすると車いすは機能的に長くなり，乗り場のリフトに合わなくなる可能性がある．

クリニックでは現実の環境を再現したり，予想できないことがあるので，提案しようとする移動用補助具を実際のリフトで試すようにしたほうがよい．たとえば，スクーターをリフトに乗せることができたとしても，スクーターを回転させるのに必要な面積はバスや軽量軌道交通の物理的環境よりも広いかもしれない．個人が作業に参加するのに必要な移動のニーズに合った移動用補助具が，地域の物理的環境において使用可能であるかを評価することが重要である．

パラトランジット移送への介入

パラトランジット移送では予約システムを使用する能力，サービスの制限内で機能する能力，緊急事態に対しての計画を立てる能力を必要とする．介入には次のようなものが含まれる：その地域のシステムに関するオリエンテーション，乗降地点までの経路を見極め，探し出す能力の評価，代替となる安全プランの準備，目的地への行き来を実際にクライエントに随行して行うこと．カーブ・ツー・カーブサービスの活動に必要とされることは，ドア・ツー・ドアサービスのそれよりも大きい．たとえば，カーブ・ツー・カーブサービスを使う場合，クライエントは降車場所から最終的な目的地まで到着できなければならないが，ドア・ツー・ドアサービスではこの必要はない．

パラトランジット移送では，自動車の乗車定員までの利用者を同乗させることがあり，私的交通サービスよりも長距離を移動することが多く，固定路線移送よりも長い時間を必要とする．頻尿や長時間の不動による痛み，耐久性の低下などの医学的問題や症状がある人にとっては，長時間の移動は苦痛となる．パラトランジット移送以外の交通手段が利用できない場合，痛みや疲労感を軽減する補助具を導入するなどの介入が必要である．

降車場所では食べ物や水，待合所，公衆電話などは利用できないだろう．連絡の行き違いや誤りで，乗車取り消しの連絡が遅れたり，徹底しない場合がある．固定路線移送と同じように，随行者がいない利用者は，パラトランジット移送システムを安全かつ効率的に利用するために何らかの機知や問題解決技能が必要である．ジャクリーンは自分自身の移動および夫の受診につき添うためにパラトランジット移送の利用者となった．ジャクリーンの担当医は1時間離れたところにおり，彼女の心配の1つは長距離移動であった．移動時間や待ち時間，診察時間を合計すると，3～5時間，自宅から離れることになる．作業療法士は，長時間の移動中に夫の血糖レベルを適切に維持し，低血糖の問題を避けるために，糖尿病用の軽食を持っていくようジャクリーンに勧めた．

■私的交通サービス

私的交通サービスは個人所有の自動車を使用する．これらの自動車は個々人が所有しているか，共同体で所有している．私的交通サービスの第一の利点は，要望に応じて24時間利用できることである．また，出発地から目的地までただちに移動でき，移動プランを修正できる柔軟性があり，自分の生活をコントロールしているという強い感覚を持つことができる．最大の欠点は費用である．個々人は自動車への乗り降りや燃料，改修した自動車の維持や機械的に正常に動いているかなどについて責任を持たなければならない．自動車を所有していない人は運転手を雇う費用がさらに必要になる．これは要望に応じた移動を制限することになる．

私的交通サービスの便利さを好む人は，自立を保つことと引き替えに自動車の費用を考慮しなければならない．加齢や長期間を経過した障害などの要因は，将来，多額の費用を必要とする大規模で代償的な改修を必要とする[14, 33]．移動機器の販売業者が始めているような，自動車改修開始前の運転者の評価という新しい傾向は，必要な費用をさらに引き上げることになる．多くの人が私的交通サービスを選択する妨げとなっているのは，費用や自動車に対する責任である．診断および機能に基づいて，私的交通サービスのためのプロセスや費用を確認するための相談を希望したクライエントもいる．

そのような例の1つとして，C5脊髄損傷のクライエントは自分のニーズに合うような技術レベルは高価であることがわかる．彼らが運転できるようになるためには，自動車とその改修のみでも10万ドル以上が必要だろう．この費用には運転の評価や訓練に要する費用は含まれていない．クライエントは，自分の障害に合った必要な補助機器を学習する

ことが有効であると考えるだろう．これらの学習から，彼らの移動プランに重要な情報が得られるからである．運転することが非常に価値あることであると考え，福祉団体やその他の基金の援助で費用を支払うクライエントもいるだろう．しかし，「この費用で何回もタクシーに乗れる」と考え，運転しないことを選択するクライエントもいる．「簡単な」評価や相談によって，クライエントは将来的な最良のプランについて重要な情報を得ることができる．クライエントは運転できる能力があることは知ったが，別の移動プランに自分の資源を使うことを選択した．

共同交通サービス

アメリカ合衆国では，高齢化の進展に伴って運転しない人に適する代替移送システムの開発に努力してきた．カリフォルニア州 Pasadena の Beverly 基金は1998年に交通安全のための AA 基金と協力し[15]，地域内で協働および協力がなされるよう支援し，促進してきた．協会や礼拝堂，地域センターは私的交通サービスのための新しい資源を提供していることが多い．高齢者に優しい移送には5つの A が含まれていなければならない（利用しやすさ：availability，アクセスのしやすさ：accessibility，受け入れられやすさ：acceptability，購入しやすさ：affordability，適合性の良さ：adaptability）[1]．慈善団体や非営利団体は生活圏内移動のための独自のサービスを提供し始めている．このようなシステムは，運転ボランティア団体との協力関係が必要とされる．さらに，そのようなプログラムにおいて社会的交流や意志疎通の能力が必要である[1,16]．地域における高齢者の移動の問題に関わることで，作業療法士はそのプロセスに独自の専門知識を適用できるばかりでなく，運転に替わる適切な方法の開発を学習し，援助することもできる．

関連の介入領域

運転は生活圏内移動における私的な移動手段の1つではある．生活圏内移動において作業療法士が提供するその他のサービスに同乗者の評価がある．同乗者の問題は治療介入が必要なものとは考えられないことが多いが，教育を受けた作業療法士は介護者や同乗者の安全性を顕著に高めることができる．自動車の動きに伴う力に対抗して運動や姿勢のコントロールができない人には，体幹や頭部の補助的な支持装置が必要になるだろう[9]．このような装置に加え，作業療法士は介護者の能力に合った適切な同乗者の固定システムの必要性を認め，提言できる．介護者は自分の身体的遂行能力の制限と補助機器が適合しているかのスクリーニングを受けるべきである．自動車やバンの車内は狭く，介助を行っている時の安全性と損傷予防の基本となるボディメカニクスおよび関節保護の教育と訓練は，介護者訓練の一部である[14]．

特殊なニーズ

安全指針には，救命装置が必要な時の自動車のバックアップエネルギー源（インバーターとして知られている）についての規定がある．インバーターは12ボルトの直流電流を家庭のコンセントと同じ110ボルトの交流電流に変換する．それによって，救命装置に付属している電源が使えない時の一時的な電源として使用できる．

医療的ニーズや障害のある幼児や子どもの安全な移送サービスは，見過ごしてはならないもう1つの領域である．自動車のシート調整をする資格のある人以外はシート調整をすべきではない．自動車のシートが適切に調整されていなければ生命を脅かすことにもなるので，十分注意して提言や調整を行うべきである[13]．

子どもや10代の若者の評価を行う時は，将来的な身体の成長を考慮しておかなければならない．たとえば，6歳の子どもに合わせた車いすのバンシートは，身長が伸びるので，12歳の子どもには適さないだろう．また，介助に伴う活動に必要とされることは，6歳の子どもより12歳の子どもに対するそれのほうが大きいだろう．子どもや成人の体格が大きくなり，介助が困難になってしまった時（つまりは危険となった時），機械的なまたは電動のリフトや工夫が必要となるだろう．ジャクリーンは高齢者向けに考案された特殊なシートを考慮する必要があった．これはモーターによってシートが車外に出て，回旋するようになっているものであり，機械的な動きと動力によって自動車への移乗を容易にする（図11-17）．

第11章　移動　289

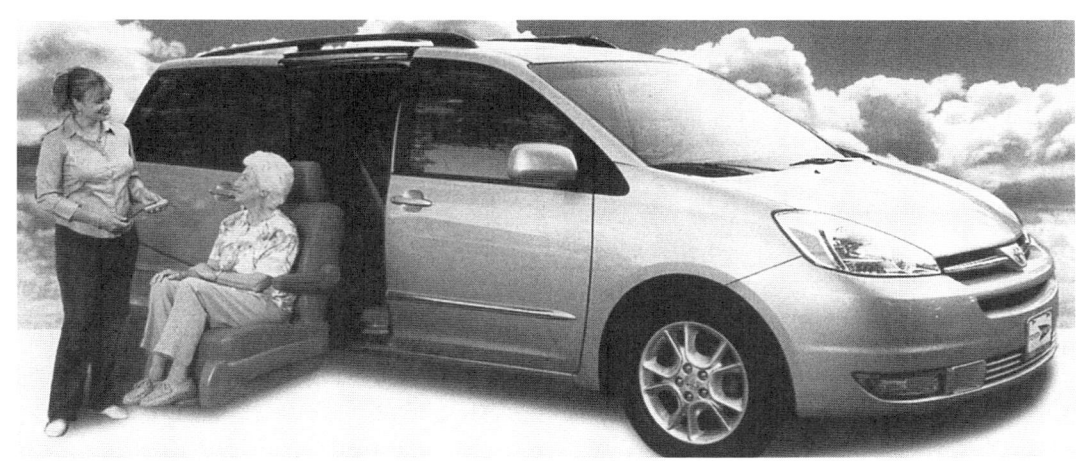

図11-17　ミニバンに設置したリフトは，介護者とクライエントの活動に必要とされることを変えることで，自動車への乗り込みを援助する（Bruno Independent Living Aids より）

■自動車運転

　自動車の運転は，個人の自立や雇用，加齢を補うものとして重要であると考えられ続けてきた[5,23,24,39]．運転免許は，計り知れない社会的・文化的背景を有している．たとえば，10代の若者にとっては大人への通過儀式であり，成人では余暇活動や雇用の機会，高齢者にとっては能力や健康を意味する．運転能力は，自立した生活様式を獲得，維持し，高齢者にとっては加齢を補うための手段と見なされている（図11-18）[1,16]．

作業療法士と自動車運転

　作業療法士は，身体障害のある人の運転リハビリテーションを提供する多くの専門職の1人である[30]．作業療法士は医学的状態や疾患過程について学び，ADLやIADL，補助機器，作業を基盤とした介入の教育や訓練を受けており，運転能力評価を行う資格があるといえる．政府レベルでも，作業療法士は独自の技能を有していると認めている．NHTSAは作業療法の領域として，高齢運転者に対するサービスの提供があると考えている．2010年には「ベビーブーマー」の2700万人が65歳になり，高齢運転者に対するサービスに関わる作業療法士の教育の必要性はますます高まることになる[11]．

専門的な臨床実践

　作業療法士は，作業療法の実践領域の上位10位

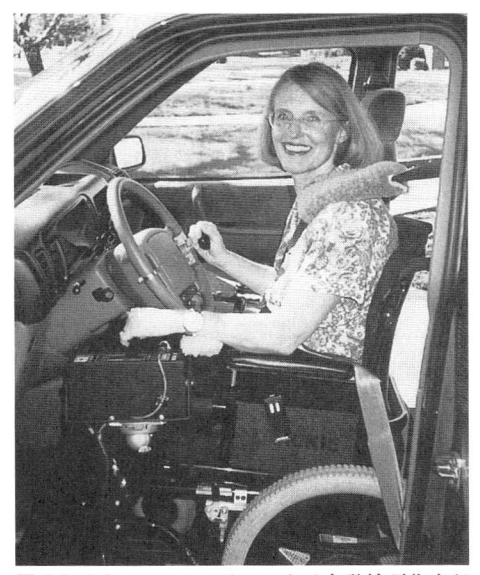

図11-18　このクライエントは多発性硬化症が進行し，手動車いすの操作に必要とされる能力が障害されたため，運転や仕事の困難さを経験している．電動車いすや電動のアクセル／ブレーキ装置を使って運転することで，上肢の活動に必要とされることを減らすことができる．彼女は安全に運転でき，常勤の教師として働くことができた

の1つとして，高度な専門的訓練を必要とする運転能力評価のサービスを挙げている[23,39,50]．自動車の運転はADLやIADL以上に個人および他者に対して危険が及ぶ可能性が高いため，特殊な技能を必要とする．逆にいえば，十分な教育を受けていない作

倫理的配慮

運転リハビリテーション専門士は，クライエントと同様に多くの地域住民に対しても責任を負う．一般の人々の安全も配慮すべき重要事項である．

倫理的配慮

作業療法士は，最初に業界基準または自分の州の運転指導に相当するものを経験しなければ路上運転評価に進んではならない．この基本的な運転指導者の訓練なしに路上運転評価に進むことは危険となるばかりでなく，学んでいないことで作業療法士の指導技能が不正確なものとなる可能性があるので奨励できない．

業療法士は適切な結果を得るための知識がないので，運転が可能になるための期間を必要以上に延長したり，自立を遅らせることがある．作業療法士は特別の教育を受ける必要があり[23,50]，この領域に関連する多くの指針や法規，倫理について自分自身で学習しなければならない[31,34]．

専門家の育成

作業療法士の基礎教育カリキュラムには運転能力評価のコースは含まれていない．包括的な運転能力評価には，特殊自動車を使ったクライエントの技能評価が含まれる．

運転の指導者や教育者の教育コースには以下のような内容が含まれる：行動や習慣の評価，適切な運転方法の指導，評価中の衝突の危険性回避，初心者や高齢者に見られる特殊な運転パターンの評価，評価結果を改善するためのプログラム立案と訓練実施．

倫理的配慮

ADEDの倫理規定の綱領C-46には次のように述べられている．「運転リハビリテーション専門士は，認定された適切な評価手技のみを使用する．評価結果や解釈を誤って使用してはならない」．

臨床実践モデル

実践モデルは確立された運転プログラムや新しい運転プログラムにさらなる指針を提供し，考慮しなければならない概念的領域や詳細な実践内容を決定する．NMEDAとADEDは2002年にModel Practice for Driver Rehabilitation for Individuals with Disabilities（障害を持つ人のための運転リハビリテーションの実践モデル）を発表した．これはリハビリテーション部門のような組織が提供する評価や自動車改修に焦点を当てている[41]．2004年にADEDは運転リハビリテーションサービスのガイドライン（Best Practice）を出版した[11]．いくつかの州では，リハビリテーション部門でモデルや参照となる指針や役割を有している[54,55]．運転リハビリテーションに関する高度の技能を得たいと考えている作業療法士は，この領域で利用できる資源や指針を知っておく必要がある．

資格認定のプログラム

現在，運転リハビリテーションの認定資格をしている唯一の協会はADEDである（ボックス11-3）．認定を受けた運転リハビリテーション専門士（Certified driver rehabilitation specialist；CDRS）は，基準を満たす教育を受けた保健医療専門職または**運転の訓練者**であり，運転者教育や障害，自動車改修の全般にわたって検討できる十分な経験年数があることを示している．リハビリテー

ボックス11-3　資格認定プログラム

自動車運転リハビリテーション専門士協会（ADED）
　認定条件，試験日程，模擬試験
　http://www.aded.net (click on certification link)

アメリカ作業療法協会
　生活圏内移動と運転訓練者認定
　専門家認定の最新情報，認定条件およびプロセス
　http://www.aota.org

ション部門のような組織でサービスを提供するためにCDRSの認定証を要求している州もある．

　生活圏内移動や運転についての作業療法士の専門性を高めるため，AOTAは認定プログラムを開発中である[6]．意図している役割の概要は，高齢者の移送ニーズに合ったより効果的で適切な訓練プログラムを作業療法士が提供できるよう援助することである[39]．AOTAの認定には生活圏内移動や運転に関する広範囲のサービスが含まれている．AOTAとNHTSAは協力して，各作業療法士の技能レベルと各クライエントが求めているレベルを一致させることで，高齢運転者が持つより基本的で一般的なニーズに対応できるようになることを望んでいる．

　たとえば，関節炎は高齢運転者が持つ一般的な疾患である．運動技能や移動に関連する問題が死角のチェックおよび自動車のドアやエンジン始動スイッチのキーを回すことの障害である場合，死角のためのミラーや工夫したキーホルダーなどの簡単な補助具で高齢運転者の能力を回復したり，維持することができる．

■運転プログラムの構造

　作業療法士は何らかの組織や個人クリニック，病院に所属し，それぞれ異なったサービスを提供している．それは，依頼から相談業務，包括的な**運転能力**評価のための臨床的スクリーニングまで，幅広いものがある．ほとんどのプログラムには，**路上運転評価**中に1人のスタッフが自動車に同乗する運転プログラムがある．これは，1人の作業療法士が評価者と運転指導者の両者の役割を果たすものである．高度先端技術を使った運転方法が導入された場合，作業療法士はさらに専門的な経験と技能が必要となる．

　路上教習で他のスタッフや契約した運転指導者を使い，作業療法士は後部座席で観察を行うプログラムもある．この変法として，指導者が1人で路上運転評価を行い，作業療法士にその結果を報告することもある．この方法は，クライエントが移動や遂行技能に著しい障害がある時は特に勧められない．その理由は，作業療法士は独自の教育を受けており，他者が見過ごしてしまうような問題を発見できるからである．1人の専門職が自動車に同乗するプログラムでは，路上運転評価中に2人のスタッフに求められる基準を考慮しなければならない．たとえば，2人の専門職が同乗する場合，安全確保と保護を確実に行うことができる．

作業療法助手

　作業療法助手（OTA）は運転リハビリテーションの価値ある資源である．標準化された検査の実施，乗車／下車およびリフトの安全な取り扱いの訓練，移乗訓練，運転の指導者としての役割をとることなどが運転プログラムでOTAが果たすことができる役割である．作業療法サービスの請求を行う時は，OTAは作業療法士の監督下で仕事をし，OTA指針の制限範囲内で仕事をすべきである[27]．

　治療プログラムを文書にまとめ，作業療法士の監督下でそれを実施する時，OTAはさらに広い役割を果たすことができる．たとえば，運転者訓練の観察技能と治療進行の基準が明確に確立され，教育がなされれば，OTAに対して明確な指導的コミュニケーションがとれ，さらにOTAを活用できる．運転プログラムに関わる費用抑制が問題となっており，OTAの適切な活用はプログラムを運用するうえで非常に有益である．

■運転プログラムの目標

　運転能力は単一の障害によって，また複数の医学的状態や加齢の要因によって障害される可能性がある[14]．運転プログラムは，各人の安全で自立した移動を提供しようとしている．移動には同乗者としてのものと，運転者としてのものがある．運転プログラムサービスでは，現実的な状況かつ自然な環境下での評価を行う．一般に，医療施設内では見過ごされる結果があるので，これは重要な側面である[10]．安全な移動や運転のために，回復や代償，予防的介入が必要かを決定するために，クライエントの遂行技能，活動に必要とされること，個人的要因を評価する．

　目標には各クライエントが参加したいと望んでいる運転活動を含めるべきである．自立した運転が一般的な目標であるが，運転には下位的な作業もある．店や病院，教会に行く時にのみ運転したいと希望する人もいるだろうし，運転できることが雇用継

続の基本的な条件となっており，仕事に戻るために運転を希望する人もいるだろう．重度の慢性痛がある離婚したあるいは未婚の母親は，親の役割として子どもの送り迎えができるようになりたいと希望するかもしれない．運転のニーズや運転に付随して必要となることは個別的で特異的である．各クライエントの作業ニーズを見極めることは，意義のある評価や良い結果を得るために必須である．初めに述べたように，運転の作業や必要とされる下位技能は治療計画の中に組み入れることができる．

■運転能力評価

ガイドラインの確認

運転能力評価は動的で流動的なプロセスである（図11-19）．各クライエントの準備状態や遂行技能，学習速度などが運転能力評価のプロセスの進行の容易さや速度に影響する．推奨されるガイドラインはクライエントの遂行技能がどのレベルにあっても適合する枠組みとなる．

ADEDによるガイドラインには以下のような臨床評価が含まれる：(1) 現実の環境下での路上運転評価，(2) その後の自動車改修の提言および車いす計測，(3) 運転者の訓練と教育についての提言，(4) 最終的な適合，(5) 運転免許取得の補助[11, 22, 27]．路上運転評価はプログラム基準に合致した時に適応がある．プログラム全体には，それまでに受けた特殊な訓練，プログラムの範囲，快適さの

倫理的配慮

この実践領域で働く作業療法士は，決断を下す際の強い精神的重圧に耐えることができなければならない．たとえば，著明な認知および知覚障害のある運転初心者は，時間や費用のことを考えて，評価プロセスを早く切り上げようと圧力をかけてくるだろう．偏見を持った第三の支払者が，評価が終わる前に作業療法士の意見を動揺させるような重圧をかけてくるかもしれない．家族でさえも，運転状況の観察結果とは異なる方向に評価結果を導くために強い影響を及ぼそうとするかもしれない．このような行動は，家族内の精神的圧力もしくはダイナミクスの障害によるものであろう．

レベル，安全問題によって各種の基準がある．運転者が運転能力評価で補助機器もしくは同様の機器を使用できるということがわかるまでは，それらの機器を提案することは望ましくない．

運転プログラムの基準

運転プログラムにおいては，一貫したそして正確な意思決定を行うために，評価プロセスに必要な要素と客観的遂行基準を確立しなければならない．これはまた，進捗（もしくは進捗していない）状況を測定できる客観的な手段ともなる．ガイドラインの使用はまた，責務保護の手段となる．近年，アメリカ医師会はPhysician's Guide to Assessing and Counseling Older Drivers（高齢運転者の評価と相談のための医師の指針）を出版した．それには，面接から公的な評価までの各レベルの評価が載っている[5]．掲示してある要素は医師が関心を持つべき以下のようなクライエントの運転技能を示している：急性期や慢性期の医学的状態，クライエントやその家族からの安全性に関する質問，予測できない病状もしくは発作的状態，特殊な薬物の使用．これらの要素はまた，運転プログラムの基準を作成する際の基礎となる．

運転プログラムの依頼プロセス

医師や保健医療専門職，家族，クライエント自身は生活圏内移動や運転能力評価の適切な依頼者となり得る．依頼プロセスは単純であったり，複雑であったりする．また，常に連続した方法で依頼されるとは限らない．各クライエントが加入している保険の保証範囲を確認しておかなければ，時間の浪費となる可能性がある．ほとんどの私的な保険は運転能力評価に対しては支払いを行っていない．MedicaidやMedicareなどの政府による保険も一般には私的な保険会社に準じている．Medicareの診療報酬を得ることができる作業療法士もいるが，その中で運転能力評価プロセスの費用全額を負担されることはめったにない．

各プログラムには運転能力評価の依頼を受け入れるための基準がなければならない．必要とされることが多いものには医師の依頼，直近の診療録，確認された診療報酬源，有効な運転免許証もしくは許可証（路上運転のための）などがある．また，ほとん

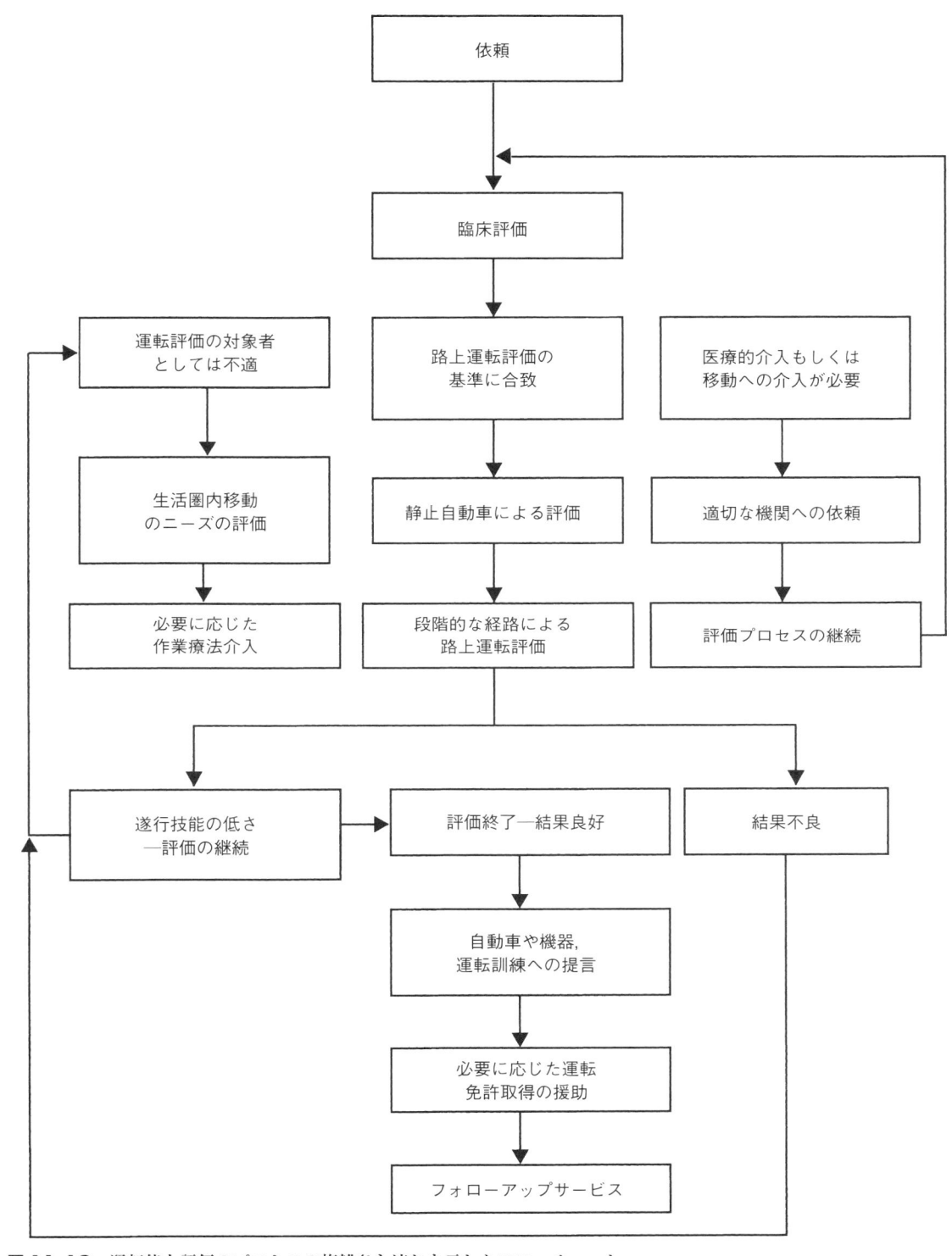

図 11-19　運転能力評価のプロセスの複雑さと流れを示したフローチャート

どのプログラムではクライエントがこのプログラムに適しているかについての背景状況を得るために受け入れ表を作成している．依頼プロセスの時にプログラムの意図，つまり運転を可能にし，クライエントの運転技能を援助したいと考えていると話すことが重要である．ジャクリーンは，運転プログラムの作業療法士から電話があるまでは心配していた．彼女は，自分のニーズに合う選択肢があることを聞いて安心した．彼女は運転免許証を失うことによる影響を考え，運転能力評価の取り消しも考慮したが，作業療法士と一緒に目標を見直した後に，取り消しは行わなかった．結果として，彼女は楽な気持ちで評価を受けることができ，運転に関して肯定的な変化をもたらす準備ができた．

■運転能力評価と各種障害

脊髄損傷

　脊髄損傷に関する調査では医学的結果が改善しており，不全脊髄損傷が続く四肢麻痺者が31.2％，対麻痺者が28.2％いることが示されている[42]．不全脊髄損傷者は運転リハビリテーションを試みることができる．クライエントが過度に疲労することなく運転に必要な遂行技能を示せるかを決定するために，作業療法士の介入には慎重な検討と理学療法士との協力が必要である．回復が長期間続いている時は，運転のために一時的に補助具が必要となるかもしれない．脊髄損傷者には損傷レベルに基づいた一定の介入計画がある．しかし，すべての脊髄損傷者には，軽度のあるいは診断されていない頭部外傷を含む他の診断がなされていることが多い[42]．作業療法士は頭部外傷の可能性のある徴候に注意しておく必要があり，それによって介入サービスを変更しなければならない．

　脊髄損傷者の運転能力評価では，すべての評価の基礎となる作業遂行の下位技能に焦点を当てる．遂行領域には以下のような内容を含む．車いす移動または地域や選択した自動車に関連した車輪つき補助具による移動：車いすと自動車間の移乗，さらに自動車への乗り降り全般；車いすの積み込みや降ろし，または長下肢装具のロック／アンロックの能力を含む機器の管理；自然な状況での運転能力；活動に必要とされることに対するクライエントの能力．

急な曲がり角や急回旋の時に生じる遠心力に対して坐位を保持するために，上部体幹もしくは胸部用のシートベルトが勧められることが多い[12]．側方への動きを止めるには斜めのシートベルトだけでは十分ではない．対麻痺が残存しているほとんどの脊髄損傷者およびC7-8レベルの一部のクライエントは，以下のような改修によって自動車を運転することができる（図11-20）：

1. オートマティックトランスミッションで標準的なパワーステアリングとパワーブレーキ
2. 手動アクセル／ブレーキ
3. ハンドル用補助具，一般には回転ノブまたはV-グリップ
4. 上部体幹用のシートベルト（これは姿勢保持用のベルトであり，安全用ベルトと考えてはならない）
5. クラクションやヘッドライト，ワイパーを操作する直接的装置もしくは遠隔操作装置
6. 駐車ブレーキの延長

　移乗に非常な努力が必要であったり，介助が必要な時は大規模な改修をしたバンが必要になるかもしれない[12]．車いすや運転者に合うようにバンの構造的な改修（例：高くしたドアや天井，低床化）が必要となるだろう．現在の技術と長期間の運転能力評

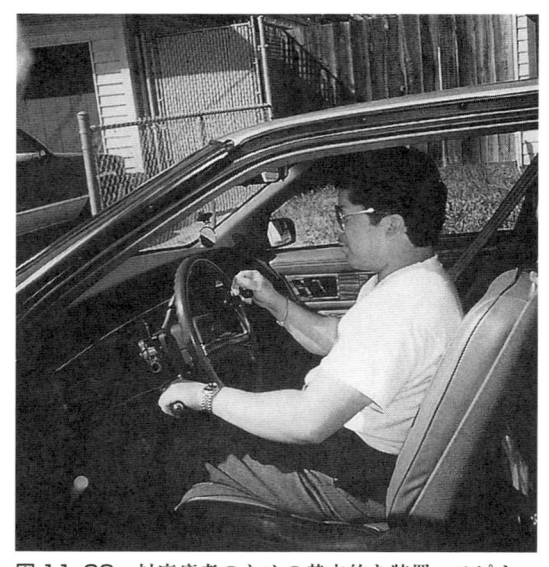

図11-20　対麻痺者のための基本的な装置：スピナーノブ（spinner knob）とアクセル／ブレーキの手動操作装置．この装置は普通車やバン，トラック，スポーツカーなど多くの車で使うことができる

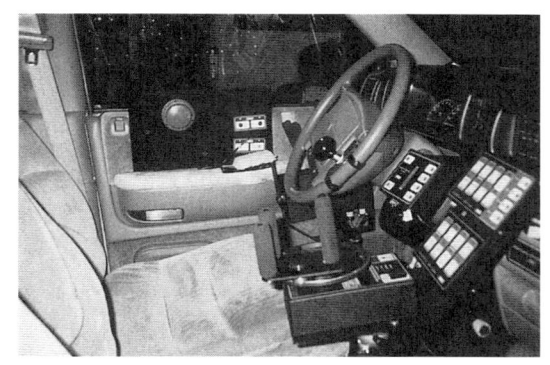

図11-21 高度先端機器は運動技能の障害を補う．電動移動コントロールつきの評価用バンには次のようなものが装備されている：左側に電動のアクセル／ブレーキ装置，左肘で遠隔操作する2次コントロールボタン，3本のピン（tripin）がついた約18 cmの遠隔ハンドル（右側），ギア変換や窓，ヘッドライトなどの操作用制御装置

価と訓練によって，C4-5の脊髄損傷者でも高度先端技術を使用した改修車を安全に運転できる（図11-21）．著しい痙縮，特に上肢に痙縮のあるすべての脊髄損傷者は運転することができない．

車いすに乗車したままでの運転

車いすに乗ったまま運転する必要がある時，安全性を高めるためにクライエントの教育と選択肢の提示が必要である．これは運転時の安全な坐位保持法を段階的に提示することで受け入れられることが多い．つまり，自動車製造業者（OEM）がもともと設置しているシート，次に部品製造業者が提供している電動のシート（上下，前後に動き，さらには移乗を容易にするために回転する），電動車いす，最後に手動車いすの順で提示する．手動車いすを使った運転は次の3つの理由から非常に注意して行う必要がある：運転者保護がないこと；バンの床の車いす固定装置は車いすに約4.5〜7 kgの力を加えるので，車いすや車床の補強が必要なこと；安全装置を設置した後は手動車いすを折りたたむことができないこと．

車いすに乗ったまま運転する場合，適切な肢位と安定性，運転との総合的な両立性を確認するために車いすの評価が必要である[12]．たとえば，シートに1本の支柱を使っている車いすは，支柱に加わる剪断変形力の衝撃に耐えられないであろうという理由から勧められない．独立懸架装置を有する車いすがあるが，その動きは運転者の安定性にかなりの衝撃を与える．動的な力を検査するよう計画された路上運転評価によってのみ，この問題が明らかになることが多い．最後に，車いすは自動ロック機構によってバンの床にしっかりと固定しなければならない．電動装置はすべての電動車いすには使用できない．

神経学的疾患

後天性もしくは外傷性の脳損傷を受けた人，脳性麻痺者，その他の神経学的疾患のある人は，運転に必要とされる遂行技能や処理技能に明らかなもしくは潜在的な障害を呈することがある．作業療法士は遂行パターンを評価し，分析すべきである．理論的な技能，身体機能の知識，診断などを用いることによって，作業療法士は運転中に必要とされる特定のクライエント要因（視覚，注意，判断，運動企画）の結果を改善することができる[11]．種々の神経学的疾患，そして加齢によっても視覚情報への集中範囲が狭くなり，意思決定に必要な情報が不足する（図11-22）[14,46]．

相談指導や運転前評価，路上運転プログラムへの依頼をいつ行うかは重要である．回復過程の早期に依頼してしまうと，保険会社からの制限された診療回数，クライエントや家族の資金などの価値ある資源を使い切ってしまうことになる．運転指導の専門家との相談によって，入院や外来，デイケア，地域の介入プログラムの中に遂行技能のニーズを組み入れられるかを確認できる．新規学習や注意の分散，高次の認知機能，洞察などのクライエント要因によって機能的遂行が障害されているという確証がある時，運転の可能性を模索し続けることは適切である．運転は非常に価値ある作業であり，治療計画に運転を組み入れることはクライエントの治療継続への動機づけを高め，参加を強化できる．

治療的介入：プログラムの進行を促すもの

神経学的障害のあるクライエントは，他の診断のクライエント以上に，治療経過もしくは家庭プログラムにおける運転という目標への到達は緩徐である．基礎となるデータは作業療法士もしくは家族が確立できる．そして，クライエントは希望とする作業，つまり運転を再開するよう努力することが可能

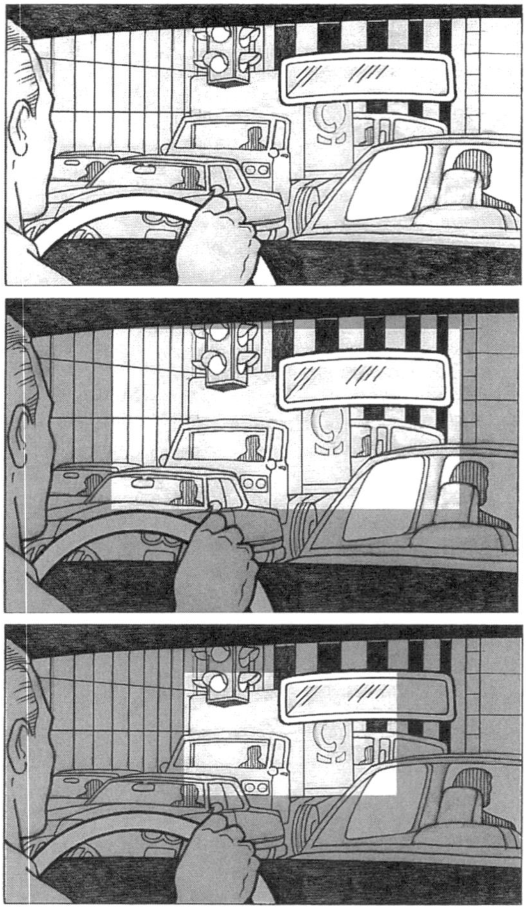

296　第3部　作業遂行と遂行領域：評価と介入

図11-22　上の図の集中範囲または白い部分は正常と考えられる範囲を，そしてその下の図は視覚処理速度や注意の分散が障害されるにつれてその範囲が狭くなることを示している

となる．プログラムは段階づけ，作業療法士にフィードバックを行ってくれる家族や友人とともに実施する必要がある．継続的なフィードバックとプログラムの修正が進行を促すために重要である．

漸進的移動プログラム

　漸進的移動プログラムは，改善のために必要な機会を段階づけてクライエントに提供する優れた方法である．運転に先立ってあるいは家庭プログラムとして漸進的移動プログラムを使用すれば，進行状況を決定し，適切に運転能力評価の依頼を行うことができる．クライエントはより複雑な運転方法を習得する前に，単純で低速度の運転方法を遂行できるようにならなければならない．

　漸進的移動プログラムの基本的な考え方は，環境に合わせた適切な身体的反応ができるよう運動の速度を増していくことである．次の治療的段階に進む前に，理学療法士との協力もしくは協働治療によって個別の運動課題が遂行できるかを確認する必要がある．漸進的移動プログラムの階層的プランには以下のようなものが考えられる：

- 混み合った屋内環境（病院やショッピングモール）を想定した，段階づけた低速度の歩行もしくは車いす移動．これがうまくできることを示す結果としては，適切な方向転換，コミュニケーションの認識と使用，滑らかで統合されたパターンでの安全な運動技能などがある．
- 上記と同じような状況設定で，屋内や自然な地域内の環境を中等度から速い速度で歩行するか車いすで移動する．状況が刻々と変化するのに合わせた動的で柔軟な反応に重点を置く．
- 混雑した屋外の場所（静かな公園，住宅街の通り，表通り）を想定した，段階づけた自転車もしくは車いすでの移動．遂行の技能とパターンを伴う視知覚系の統合に重点を置く．

能動的同乗者と言語誘導による運転

　この治療プログラムは走行している自動車の中で実施し，クライエントは安全性の理由から同乗者としてのみ参加する．このプログラムでの視覚走査と協調性の課題は，理想的にはクライエントが自動車の前部助手席に座って行う．しかし，これは車いすを固定したパラトランジット移送を使っても評価できる．運転初心者には新しい行動や習慣を確立するような活動を，運転経験者にはパターンや行動を改善したり，速度を上げる，強化するような活動を計画する．「能動的同乗者（active passenger）」の目標は，注意を必要とする路上の標識やマーク，交通信号，危険信号などの環境の中の重要な背景的変化を視覚的に探し，言語化することである．耐久性が高まるまでは，これは10〜15分程度の短時間のみ実施すべきである．たとえば，頭部外傷のクライエントは，最初は親と一緒に移動し，次に道路に出て，「右側に歩いている人がいて，信号は赤，55キロの速度制限標識，自動車が左に曲がっている」な

どと言う．活動にはいくつかの方法がある：

- 運転者と「能動的同乗者」が一緒に行動し，状況や方向信号をどちらが最初に発見するかを見る．
- 「能動的同乗者」が口頭で経路を言うことに加え，すべての運転の動きをする（頭を回す，ハンドルやアクセル／ブレーキ，方向指示器の操作など）．
- 「能動的同乗者」は紙に書かれた目的地までの指示に基づいて誘導者としての役割をとる．運転者は事前に経路を知っておかなければならない．

このプログラムを使う作業療法士は，家庭プログラムに必要とされることとクライエントの遂行技能や他のクライエント要因が合致するよう注意する必要がある．プログラムは住宅街での低速度から開始し，視覚的走査力が改善するにつれて速度を速くするよう変えていくべきである．

神経筋疾患

神経筋疾患（ポリオ，筋ジストロフィー，多発性硬化症）は運動技能や耐久性，関節の安定性を障害する．多発性硬化症やある種の筋ジストロフィーは認知や知覚，視覚に影響を及ぼす．それぞれの疾患は症状のパターンや進行が著しく異なり，特定の身体部位のみが侵される．提案する機器は，可能な限り現在のニーズや予期される将来的なニーズに合うようにすべきである．運転者は補助具を使ってまたは補助具なしで，あるいは車いすを押して，スクーターや電動車いすに乗って移動するかもしれない．運転用機器はまさにさまざまである．

長期経過した障害と加速的加齢

長期にわたる障害は，クライエントの著しい徴候もしくは医学的状態の原因となる．これらの問題を認識することで，長期の障害に伴う加速的加齢プロセスの特別なニーズに焦点を当てた，より適切な評価を行うことができる．加速的加齢は加齢に伴って起こる早発性の生理学的変化である．これらの変化は呼吸器系や心血管系，筋骨格系，結合組織に影響を及ぼす．たとえば，長年にわたり手動車いすの操作を続けていると，手根管症候群や回旋筋腱板の断裂，上肢の全般的な過剰使用をもたらし，生活全般に影響を及ぼす[14]．活動に必要とされることに比してクライエントが発揮できる努力や能力にあまりゆとりがなく，それが長年にわたって続く時に過用症候群が起こり，結果的に移動に影響を及ぼす．クライエントによっては，移動方法が装具を装着した歩

ケーススタディ：ジャクリーン（その2）

ジャクリーンは関節炎性変化によって頚部と手部のROMが制限されていた．ジャクリーンは車のドアを開けるための工夫したキーホルダーを問題としており，ハンドルの握りを太くするためのラップを購入するよう勧めた．ノブのラップはハンドルの径を大きくして握ることができる．死角に関して頚部の回旋について話し合った時は，路線を変えようとして近くにいた車を見ることができず，「ニアミス」をしてしまったと言っていた．多くの高齢運転者は公式の運転訓練を受けておらず，死角のチェックが必要であることを知らないということに注意しておくことが重要である．ジャクリーンの場合，彼女が有していなかった移動のために必要な技能は，後方を見るために十分に頭部を回旋するような技能であった．車内の広角バックミラーや車外の死角用サイドミラーの導入は安全性をかなり高め，見る必要があるものを見るという彼女の自信を高めることができた．適切な運転シートの肢位の調整も有効であった．現在の車の古いシートは，彼女が深く沈み込んでしまう原因となっていた．適切な坐位姿勢よりも低くなってしまうことで，視野が適切に確保できないことに加え，ハンドルを回すための機械的利得が不十分となる．坐位姿勢を高くするためにクッションが必要で，それによって目の高さがハンドルの上部より約5～7.5 cm高くなった．

これらの工夫によって彼女の運転能力は著しく改善した．現在，ジャクリーンの運転はより安全で，満足できるレベルになっている．しかし，高齢運転者の運転能力が工夫や介入によっても制限されている時は，条件つき運転免許（ある条件下での運転を許可する——例：日の出から夕暮れまで，高速道路禁止など）を作業療法士は考慮しなければならない．条件つき運転免許を勧めることは高齢者の機能的自立の能力を伸ばすことになる[4,24]．

行から手動車いすへ，次にスクーターや電動車いすへと徐々に変化していく．一般に，長期にわたる障害に伴う結果として抑うつと肥満が起こることが多い[14]．慢性的な障害を持つ人にとっては，小さなもしくは些細な身体的変化が機能に強い影響をもたらすといえる．慢性的な障害のあるクライエントにとっては，機能的自立を最大にし，拡大していくには，関節保護やエネルギー節約，機能的なゆとりのすべてが必要である．

高齢運転者：増大する年齢層

高齢者の運転能力は加齢によって変化するが，ほとんどの高齢者は安全に運転できる．**高齢運転者**は，ラッシュアワーや夕暮れ時の運転の機会を徐々に減らすことで適応する[24, 43]．脳卒中などの病気の発症によって，運転状況の突然の変化を経験する人もいる．AMA は医師が地域内移動のニーズに対応するよう奨励，支援しており，適切な介入のための多くの資源を提供している[5]．

高齢運転者もしくは同様の問題を持つ運転者の技能や質，能力を確認する大規模な疫学的スクリーニングは困難であり，現在のところ，それらを確認した研究はない[24, 29, 43, 44, 56]．多くの疾患を持っている高齢者は危険性が高く，運転能力評価と介入が必要だろう[5, 24]．多くの高齢運転者では，加齢に伴う身体的変化を補う簡単な補助具や介入が役立つ．

健康増進プログラム

運転能力の評価や治療プログラムとは対照的に，健康増進プログラム（Wellness Program）は，高齢運転者の習慣や日課に焦点を当てることで運転能力を高める機会を提供する．遂行パターンや遂行技能を年齢にふさわしく強化し，改善することによって，安全に運転できる期間を延ばせると考えられている[24]．運転免許を所有しており，運転能力のある者は，習慣や日課について適切に知り，それを継続的かつ意識的に変化させることで運転能力を微調整しようとする．プログラムは作業療法士が開発して教えるか，55 歳の集団プログラムのような場合，同じ 55 歳かそれより高齢の人が教えるだろう．組織や作業療法士は，健康増進プログラムの開発を通して高齢運転者のための安全性や移動の問題に貢献できる．

健康増進プログラムによる早期の介入は，自立や運転能力を延長するための価値ある方法であると考えられている．この領域の介入には路上運転評価を含むことも，含まないこともあるだろう．アメリカ合衆国の高齢化に伴って著しい成長が期待される領域である．これは本人の意思による改善プログラムであるため，依頼のプロセスは非常に簡単である．

理論的構成

OTPF を使った活動分析は，運転能力評価の全般を通して強力な基礎となる．クリニックにおいて，作業療法士は最初にクライエントの遂行技能とクライエント要因を評価する．次に，路上運転評価を行い，実際の運転に遂行技能やクライエント要因を組み入れる能力を評価する．

作業役割の理論も運転能力評価に役立つ．これによって，作業療法士は活動に必要とされることとクライエントの望む役割とを合致させることができる．作業役割からは移動機器や駐車環境に関連したニーズがわかる．建設現場の調査官は 1 日に 10 回以上も自動車に乗り降りするだろう．そして，移乗シートや車いすに乗ったままでの運転を考慮する必要があるだろう．公認会計士は駐車ビルや屋根のある駐車場に自動車を止めることがあり，自動車は駐車場の高さ制限を越えないものにする必要があるだろう．高齢運転者は，教会や病院，雑貨店に自由に行けることで満足することが多い．このように，自動車の選択と改修は，各々のクライエントが選択する作業役割に大きく影響される．

■運転能力評価

臨床評価

臨床評価は事前のスクリーニング評価または運転前評価とも呼ばれる．臨床評価は作業療法士が単独で，またはリハビリテーションチームの多くのメンバーによって行う[19, 30, 50]．信頼関係を確立し，運転に関連した潜在的な遂行技能やクライエント要因の強みや弱点を確認するために，臨床評価は医学的情報や服用している薬とその副作用，てんかん発作もしくは意識消失の既往，移動能力の状態，社会歴，職業歴，運転歴，評価の目的を調べることから始める．自由質問（open-ended question）を使った面

接プロセスによって，重大な結果や予期できない将来追求すべきことについての適切で重要な情報を容易に引き出せることが多い．ジャクリーンの場合，自由質問によって移動の支援プランがないことが明らかになった．この面接によって，作業療法士はパラトランジット移送サービスを依頼するという適切な介入を行うことができた．

評価に進む前に，クライエントの病状が安定しているか，改善しているか，徐々に進行しているかを明確にしておくべきである．進行性の病状を呈している場合，その進行速度を確認し，記録するために，移動能力の変化についての情報を得ておくべきである．この情報がなければ，適切で安全な評価範囲を確立することは難しい．臨床評価は，安全な運転に必要とされるクライエントの遂行技能や個人的要因を個別に評価できるだろう．

視覚機能

視覚は運転に関連した意思決定に必要な情報を収集する主要な感覚であるので，包括的な視覚のスクリーニングは重要である．視覚障害の因子を除外するために，他の検査を行う前に視覚機能を最初に検査すべきである．これには，遠近視力，視軸またはアライメント，断続性眼球運動，視覚運動追視，眼球運動域，輻輳，視野などが含まれる[11,17]．高齢者の評価として眩輝（まぶしさ）からの回復も有効であり，実施すべきである[11]．

運動技能

基本的な測定すべき能力と見なされることが多いものに，筋力や自動関節可動域（ROM），握力，反応時間がある[11,17,30,33]．姿勢を固定したり微調整する能力，自身の肢位（動的そして静的肢位）を整える能力もまた重要である．協調性や操作能力，運動の流れなどの遂行技能の要素の質も評価に含めるべきである[12]．トルクレンチやChatillon scaleによるハンドル操作力の測定値から，複雑な改修を必要とするハンドルやブレーキ操作のための筋力や遂行量などについてのデータが得られる．

認知および視知覚技能

運転者は，認知と視知覚技能を組み合わせて，素早く変化する環境にふさわしい十分な精神機能を有している必要がある．評価の必要性がある精神機能には注意の維持と選択，運動の開始，意思決定，安全性の判断，問題解決と企画，洞察力，意思に従って集中すべき事柄を移していくための精神的な柔軟性がある．複数の課題を同時遂行する能力や注意の分散能力もまた重要な運転技能である[46]．複数の課題とは，車線を維持しながら交通信号を見るために頭を回すという，2つあるいはそれ以上の同等に重要な活動を同時に遂行することである．

運転に必要な視知覚技能には，視覚的構成，視覚探索と走査，空間関係，方向性，視覚情報の処理速度などがある[11,33,56]．運転には視覚記銘も重要である．高齢運転者や運転する時の集中力が欠如している人は，視覚的な集中範囲が狭くなっていることが多い．

臨床検査の結果のみに基づいて運転免許に対する提言を行うべきではない．現在のところ，危険性のある運転者を確認できる検査，もしくは運転能力を正確に予測できる検査について，それを立証する明確な確証はない[24,29,37,45,56]．しかし，認知および視知覚の検査を適切に選択し使用すれば，評価者が問題領域を確認したり，運転時のリスクを改善したり，適切な運転リハビリテーションを計画する一助となる．

■自動車の選択

自動車の考慮点

運転プログラムの最初のサービスは自動車の評価である．一般に，自立して自動車に乗り降りでき，移動補助具が積み込めれば，その自動車は適切である．標準的な推薦できる自動車は2ドアで，パワーステアリング，パワーブレーキ，オートマティックトランスミッションのものである．2ドアの自動車は，運転者が車いすを積み込むのに便利であるが，車のドアが大きく，重すぎて人によっては操作するのが難しい場合もある．2ドアの自動車は生産されなくなってきており，4ドアの自動車を使わなければならない機会が増えている．

手動車いすを積み込めない時は，これを機械的に行うことによって自立できることが多い．歩行能力が制限されており，長距離の移動に車輪つきの移動補助具を使用しているクライエントは，標準的なミ

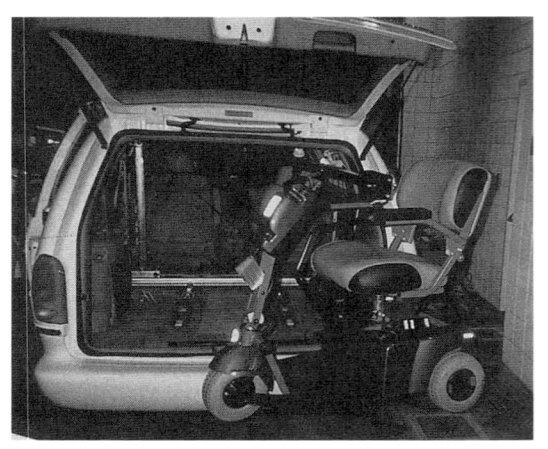

図11-23 カブスライダー〔Cubslider（Bruno製）〕は，約110kgまでのスクーターや電動車いすを持ち上げ，歩道から標準的なミニバンの中に積み込むことができる

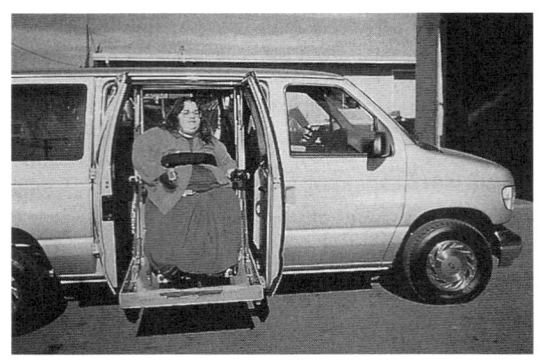

図11-24 プラットフォーム型のリフトはバンの側面または後部に設置する．車床を低くすることで頭上にスペースをつくることができれば，電動車いすに乗車して運転するための適切な視野を確保できる

ニバンやスポーツカー，電動昇降機のついたトラックを使い続けることができるだろう（図11-23）．

バンの考慮点

車いすを日常的に使用している運転者は通常のバンかミニバンを選択することが多い．ミニバンと通常のバンについて，乗り降りのしやすさ，車床の高さ，掲載可能重量，耐久性，価格などを比較した情報があれば，クライエントがニーズや予算，生活様式に適した選択を行うための教育ができる．車いすを常用している運転者はバンとの間に介在機器を必要とするため自動車はより複雑なものとなり，運転や機器選択に影響する要因が増え，より詳細な評価が必要となる．

車いすまたはスクーターを利用する人が自立してバンに乗り込むには全自動のリフトを必要とする．リフトは通常のバンでは後部または側部に，ミニバンでは側部に装備されている．リフトは2つの基本的な型，つまりプラットフォーム型と回転型に分類できる（図11-24）．それぞれのリフトには考慮すべき特徴がある[48]．

ミニバンには自立して乗り降りできるよう全自動のスロープがついたものがある（図11-25）．ミニバンの車内空間は限られているが，普通自動車のように運転でき，駐車が容易で，燃費も良いので魅力あるものである．

その他の自動車

運転するために限定的な補助具を必要とする人には，スポーツタイプの自動車やトラック（中型または普通型）も選択肢の1つである．四輪駆動車は価格は高いが，改修自動車に含めることができるもう1つの選択肢である．これらの自動車は典型的な改修自動車とは別のものであり，クライエントが望む機器の互換性や積み込み，機能および作業への影響など，考慮すべきすべての要因に注意しなければならない．

■静止自動車による評価

静止自動車による評価には，駐車した自動車での補助機器の調整に加え，運転前の習慣や日課の評価や，必要に応じてエンジンをかけた自動車でのハンドルやアクセル，ブレーキ操作技能の評価が含まれる．静止自動車による評価のみでは，路上での運転能力や最終的な機器のニーズを予測できない．静止自動車による評価のプロセスによって，確認や改修，破棄すべき機器について提言することができる．このプロセスは適切な結果が得られるまで継続する．その後の路上運転で活動に必要とされることがクライエントの遂行技能を超えていることがわかった場合，静止自動車による評価のプロセスを繰り返し，次の機器の検討を行う．この試行錯誤のアプローチは，補助機器の評価においても期待され，かつ必要なステップである[14,22]．

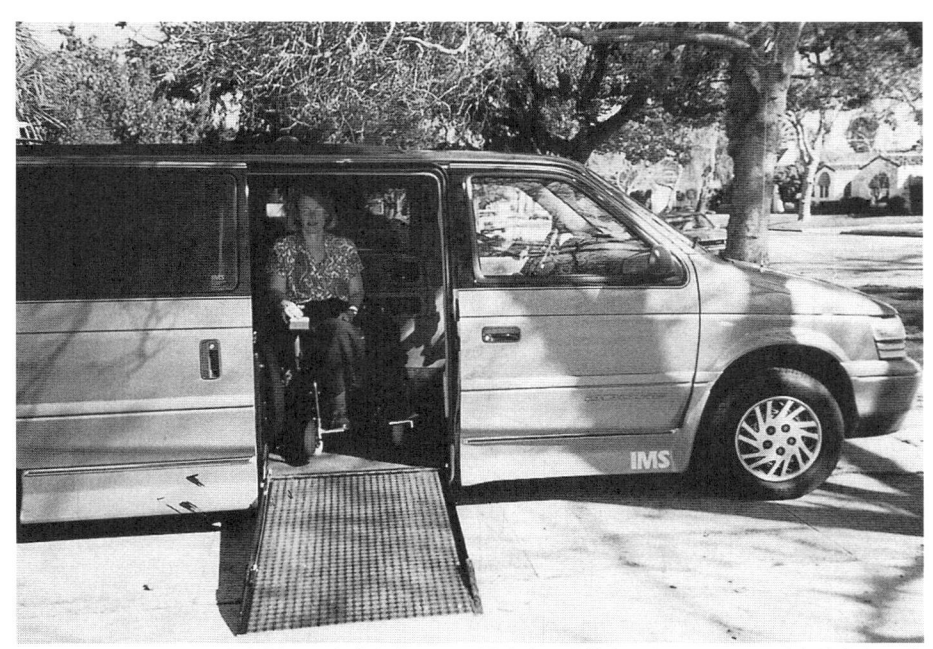

図11-25 スロープを設置し，車床を約25 cm低くする改修をしたミニバン．乗り降りしやすいようにスロープの角度を減らすことができる

運転前の習慣と日課

運転前の課題には自動車までの移動，鍵を入れて回すこと（またはキーレスコントロールの操作），ドアの開閉，自動車への乗り降り，移動用補助具（例：杖や歩行器，車いす）の積み降ろし，シートやミラーの調整，シートベルト（必要なら胸部ストラップも）の着脱が含まれる．また，計器類を見えやすくするためのダッシュボードの照明の調整もこれに含まれる．運転前課題の自立を促す自助具には，特殊なキーホルダー，下肢を操作するためのループ，車いすを積み込むためのストラップ，シートベルトを自立して装着するための工夫が含まれる．

一次コントロール
ハンドル操作の評価

一次コントロールの評価の第1段階は，適切な視界を得られ，適切な運動技能が遂行できるよう運転者の坐位姿勢を決めることである．体幹の安定性が悪い時は，姿勢を保つための特殊な装置を使う必要がある．坐位姿勢保持装置として上部体幹の支持具もしくは胸部ストラップが使われている[5,6]．姿勢の問題が解決したら，**一次コントロール**による機器の調整を始める．これらの機器にはハンドル，アクセル，ブレーキが含まれる．

ハンドルシステムには抵抗の要素が含まれるが，自動車製造業者はハンドル抵抗について共通した基準を有していない．結果として，ある会社のパワーステアリングが他社のマニュアルハンドルに比べて，回しにくかったり，回しやすかったりする．ハンドル操作の第1段階は，クライエントが乗ることになっている自動車でハンドルを適切に回す運動技能を有しているかを評価することである．正確な結果を得るために，そして適切な提言を行うために，作業療法士は一般的な自動車のハンドル抵抗の傾向やパターンについて正確な知識を持っておく必要がある．一般に，静止自動車のハンドル操作のプロセスが終了してから，アクセル／ブレーキコントロールの評価に移る．

クライエントは過剰な努力をすることなく，また痛みを起こすことなく，両方向にハンドルをゆっくり回すことでハンドル操作能力を示す必要がある．ハンドルを素早く回すと，代償パターンや筋力低下を補うことができ，遂行技能を適切に示せなかったり，分析すべき運動遂行を行えなかったりする．ハンドルを自動車の床に設置した特殊な自動車もある．

両手でハンドルを操作できない運転者の場合，機

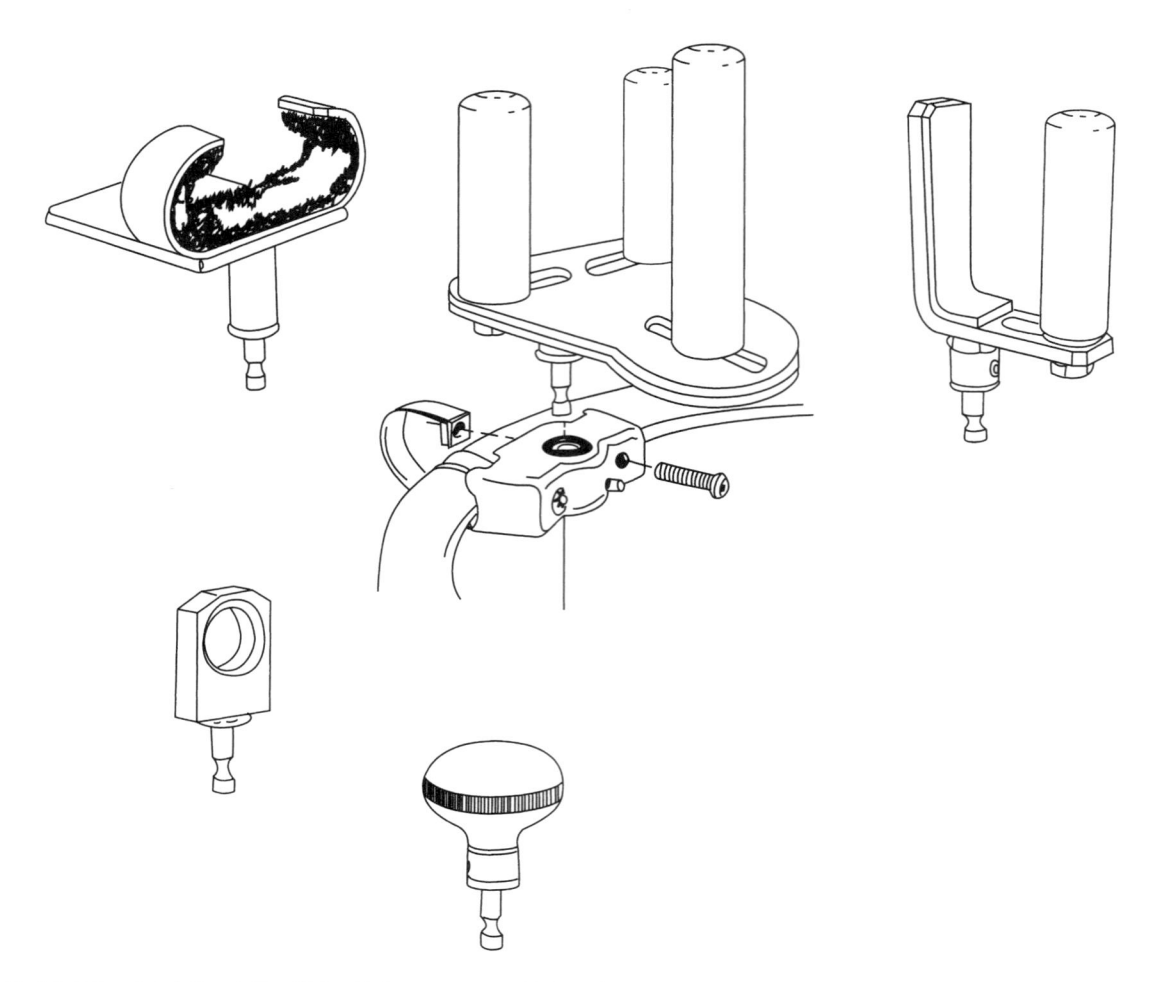

図11-26 手や上肢の各種の障害に適するハンドル用補助具（Mobility Products and Design より）

械的な不利を改善する最初の段階としてハンドル用補助具を勧めることが多い．鋭角に曲がったり，素早くハンドルを回す時には，特に片手の手掌でのハンドル操作では適切なコントロールができない．ハンドル用補助具（回転ノブ，Vグリップ，手掌カフ，切断者用リング）を使えば，ハンドル操作をよりなめらかに行うことができる（図11-26）[22]．静止自動車でのハンドル操作の活動に必要とされることと遂行技能が十分一致したら，路上運転評価による能力の確認を始めることができる．

[ハンドルのシステム]

ハンドルのシステムは標準的なハンドルもしくはOEMコラムと，高度先端技術を使用したハンドル（OEMハンドルコラムを改修したもの，しないものを含む）に分けることができる．ハンドルのコラムを長くしたり，直径を小さくしたり，抵抗を少な

くした改修ハンドルは，OEMコラムと互換性がある．高度先端技術の選択肢には，どの場所にも設置できる約17 cmの遠隔操作のハンドルが含まれる．また，1本のユニレバーやジョイスティックなどを使い，一肢でハンドルやアクセル／ブレーキの操作が可能になることもある．これらを改修したバンの場合，特に長期の評価と広範な運転者訓練を必要とする．

[エアバッグの問題]

ハンドル操作の評価の重要な最終段階はエアバッグである[40]．エアバッグはハンドルシステムに含まれる．サイドエアバッグと膝用のエアバッグは安全性をさらに高めるために導入されている．エアバッグの衝撃が認識されるようになり，機関や補助具の製造業者が解決法を模索している．NHTSAはエアバッグの距離についての指針を確立している．これ

はすべての作業療法士が注目し，評価において記録しておかなければならない．NHTSA が推奨しているように，運転者の胸骨からハンドルの中心までの距離は，エアバッグの膨張による重度の損傷もしくは死亡を防止するために，少なくとも 25 cm 以上なければならない[18]．安全性のためにエアバッグのスイッチを切っておく必要がある場合もあるが，他の代替手段を考慮できる経験のある作業療法士のみがその対応をすべきである[38,40]．

アクセルおよびブレーキのコントロール

改修したアクセル／ブレーキコントロールは，ほとんどの自動車に取りつけることができる．到達距離の制限を代償するために，アクセルおよびブレーキペダルの両方にペダルを延長するなどの簡単な工夫を行うことができる．エアバッグから適切な距離をとると，アクセルおよびブレーキペダルに十分到達することができないので，多くの運転者はエアバッグを装備した場合，ペダルを延長する必要がある．

重度な右片麻痺者では，右足で標準的なペダルを操作することはできない．左足を交差させてアクセルペダルを踏もうとするクライエントもいるが，これは危険であるし，時間経過に伴って関節に不必要な身体的緊張を与えることになる．これを代償するために，標準的なアクセルペダルの左側にアクセルペダルをつける．

下肢の適切な遂行技能が欠如している運転者の場合，「手動コントロール」と呼ばれる上肢でコントロールするアクセル／ブレーキ装置を使うことができる．アクセル／ブレーキを操作するには，回転，押し／引き，押し／引き下げ，側方への手の動きを使う．呼気もしくは油圧，電気的な方法で作動する高度先端技術を使ったアクセル／ブレーキコントロールはサーボモーターを使用しており，その操作には運動技能を必要とする．そのようなコントロール方法を使う場合でも，姿勢コントロールは重要である（図 11-27）．

二次コントロール

その他のコントロールは**二次コントロール**と呼ばれる．運転者は車を運転しながら意思によって 4 つの二次コントロール（方向指示機，クラクション，ヘッドライト，ワイパー）を操作できなければならない[27]．これらは工夫した各種のスイッチ（片手用手動コントロールの中に組み込むか，肘の動きによってコントロールする）によって操作できる．

■路上運転評価

運転能力の基準

静止自動車で一次コントロールの調整（可能ならば二次コントロールも）が終わったら，実際の運転のプロセスでこれらのコントロールを利用する能力を確認しなければならない．一般に，この評価は自動車運転評価または路上運転評価と呼ばれる．現在

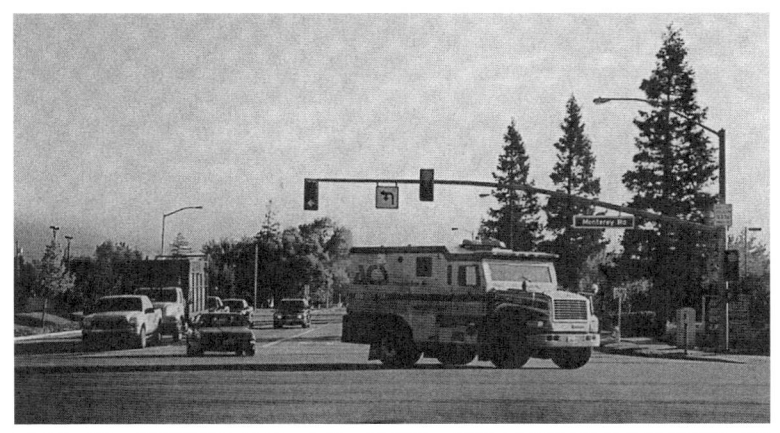

図 11-27　視覚処理や注意の分散，協調性，判断の評価は自然な運転環境で行うべきである．スピードや視覚的刺激が増えれば活動に必要とされることが増えるので，複雑で速度のある状況での遂行が重要である

の産業界の基準としては，運転能力の適切な測定方法として路上運転検査が受け入れられている[17,29,37,44]．路上運転評価では，実際の運転時間は最低45分以上，かつ2時間を超えてはいけない．評価時間が短ければ，運動および処理技能に関するエネルギーの構成要素が課題遂行中に適切に維持できるかを評価するために必要な情報が得られない．

運転指導者は，運転用の補助機器の使用を指導し，必要な時は安全面に介入することで自動車のコントロールを維持し，経路を指示する．評価にはスコアシートを使用することを勧める．運転遂行の採点には自動車の物理的操作，補助機器の使用能力[1]，周囲の交通状況との関わり，交通規則の遵守，安全性の判断[29,56]が含まれていなければならない．

運転経路

路上運転評価に使用する運転経路には，標準的な道路状況や交通パターンとその地域ではあまり一般的ではないと考えられる状況を組み合わせるべきである．運転経路には，最初に刺激が少ない環境で運転者が自動車や補助機器に慣れる時間をとるようにすべきである．未熟なあるいは不安が強い運転者では，学習および調整の期間は長くなるだろう．評価の経路は，いろいろな場面での運転者の情報が引き出せるよう，速度の速い，そして混雑した交通やその他の状況へと進めていく必要がある（図11-28）．運転能力があると判断するには，問題のある環境や交通状況でもクライエントが遂行技能を一貫して繰り返せる必要がある．したがって，運転能力があると判断する前に，いろいろな状況で操作方法や状況判断を繰り返しうまく示す必要がある．運転者の技能は千差万別であるので，作業療法士が路上運転評価を終了するという選択ができる「救済措置」地点が経路中に必要である．作業療法士は常に快適な状況で，そしてクライエントの運転をコントロールできる状況でのみ仕事するようにすべきである．

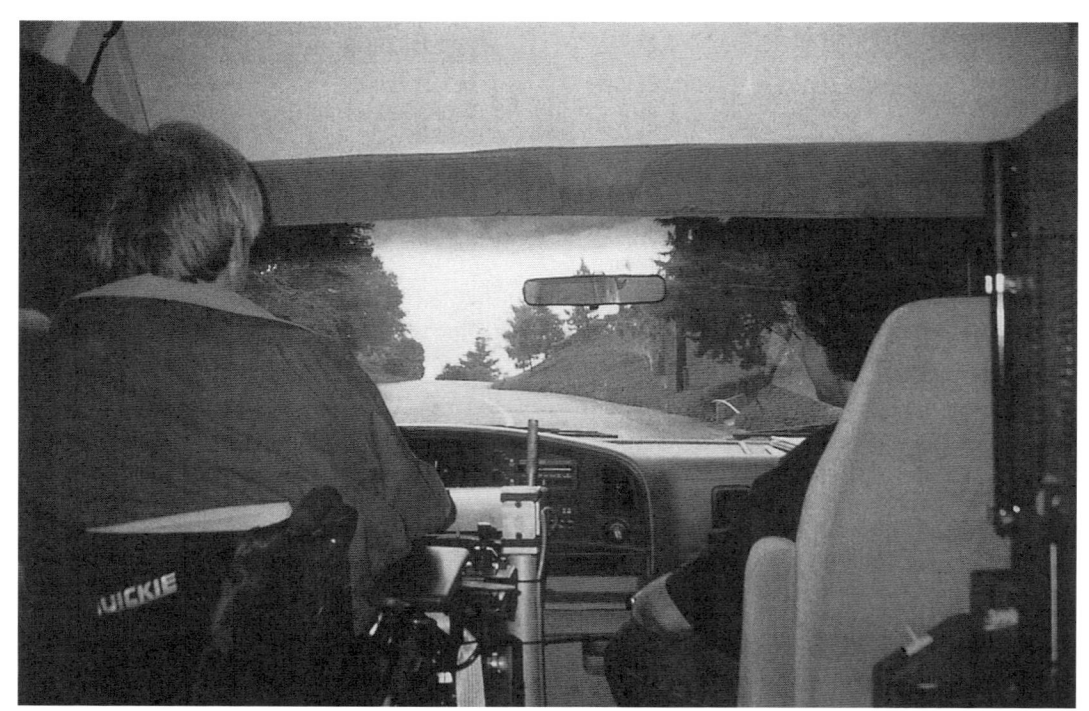

図11-28 このクライエントは自宅近くの急な峠を運転している．バンのフォローアップ評価中に，近くの小さな丘で，新しいユニレバー〔unilever（Driving Systems, Inc. 製）〕が急な傾斜に合うように調整されているかを確認する試験走行を行う．この重要なステップによって，クライエントに自動車を引き渡す前にさらに調整が必要であることがわかった

■運転のための提言および介入

可能性のある結果

運転能力評価では最終的に以下のような事項を決定する必要がある：運転者の適性，補助機器や自動車改修の必要性，適切な時は安全性や自立のために遂行技能を向上させるのに必要とする運転訓練の時間の決定．新しく評価者となった者は，運転初心者もしくは運転経験者のパターンを運転に関係ない矯正不能な誤りと誤解しないよう注意する必要がある．さらに，経験の少ない作業療法士が評価する時は，遂行の一貫性が特に問題となる神経学的な障害を持ったクライエントの誤りを熟考する必要がある．運転能力評価の結果としては以下のようなものが考えられる：

1. クライエントは運転能力がある：補助機器や運転教習を必要としない．
2. クライエントは運転能力を獲得するために変更を必要とする：補助機器や運転教習が必要である．
3. クライエントの遂行技能は境界線上にある：詳細な評価や運転教習がさらに必要である．
4. クライエントは現時点では安全に運転することはできない：継続的な治療とさらなる機能回復のための時間をとることで結果は変わるかもしれない．6〜12週後の再評価を勧める．
5. クライエントは運転が危険であり，改善の余地はない．

運転能力評価が終了したら，評価チームは運転者とともに結果を見直す．その前に，フィードバックのためにクライエントに質問することは，運転者が自分自身をどう見ているかを知る価値ある手段となる．評価結果はクライエントの許可なしに家族に知らせることはできない．情報を提供するにはクライエントの合意を言語化し，記録しておくべきである．

ジャクリーンは高速道路の状況に非常に神経質だった．そして，重大ではないがいくつかの誤りを犯した．全般的に，彼女はうまく運転でき，特に車のシートのポジショニングで肩の痛みが減少した時には，うまく運転できたと考えた．作業療法士はその意見に合意した．作業療法士は，防御的な運転技能，高齢運転者のための代償的方法，延長したミラーの使用，高速道路での運転方法に絞った4時間の運転教習を提言した．専門的な組織と関係を持つことで，作業療法士はその提言をするために必要な知識を得ることができた．

報告書

包括的な運転能力評価の報告書には臨床評価の要約と，クライエントが安全で自立した運転者となれる可能性についての意見を含めるべきである．また，報告書には必要な自動車のタイプ，必要とされる改修，移動機器についての情報，改修を行ってくれる業者，その他の関連情報について具体的に記入しておくべきである．さらに，必要とされるフォローアップサービスの種類と何が必要であり，誰が最も適切なサービスを提供してくれるかについての提言も含めておく．必要な運転訓練のおおよその見込み（期間，頻度，合計時間），どの領域の訓練を重点的に行うべきか，その訓練のために利用できる資源を提供しているところについても触れておく[11, 54, 55]．

運転者の訓練

クライエントに合わせた運転用補助機器を含む何らかの機器を提供し，訓練することは包括的な介入プロセスの重要な一部である[22]．認知や知覚に障害のある人は，補助機器が必要でないとしても，一貫した運転が行えるようになるために，運転行動や代償技能の再学習が必要であることが多い．高度先端技能の機器を使う場合も，訓練を延長する必要がある．この場合，予期しない状況や高速で走っている時の自動車のコントロールや回復に特に重点を置いて行う．運転者の訓練を自動車改修の前もしくは後に行うかは，その州の規則に従う．

フォローアップサービス

フォローアップサービスもまた機器提供の重要な側面である．補助機器を提案した場合，機器がクライエントの機能的ニーズに合うように設置され，調整されているかをフォローアップ評価によって確認できる[11, 54]．フォローアップサービスには質を保証し，安全性を測定するための中間および最終的な調

整の時間が含まれる．改修自動車を提案した場合，フォローアップサービスではすべてが正しく改修されているかを確認する．最初は，クライエントと補助機器，選択した自動車を適合させる．ほとんどの場合は，機能的目標に合うよう何らかの調整が必要になる[10]．運転中の動的な力に対して調整が適切に機能しているかを確認するために路上運転評価を行ったほうがよい．

運転免許取得の援助

　障害や医学的問題を持っているクライエントは自動車運転免許を取得する場合に，くじけたり，脅えたりするかもしれない．作業療法士は自分の州の自動車運転免許取得の方法やステップを熟知しておかなければならない．この知識があれば，作業療法士は教育を行うことができ，クライエントは運転免許取得のステップに従うことができる．同時に，自動車運転免許の問題に関して学習者の許可を得たり，延長する際に，作業療法士は地方の機関を援助する必要があろう．そのような機関と連絡をとるには，クライエントの文書による許可が必要である．そして，これらの問題に関係する最小限の情報のみを開示するようにする．最も良い方法は，機関の一般的な書式や運転者用ハンドブックをクリニックに置いておき，クライエントに配布することである[11]．

運転からの引退

　運転評価者が直面する最も困難な課題の1つは，安全な運転や自立した運転に必要とされる遂行技能を達成できない，もしくは再獲得できないとクライエントに伝えることである．このような決定は十分に考慮したうえで，思いやりと理解を持った運転者とのコミュニケーションを通して行う必要がある．AMAは運転者が運転免許をあきらめることを「**運転からの引退**」と呼んでいる[5]．運転免許証を写真つきの身分証明カード（これは免許証のように見える）に変更するようクライエントを運輸局（Motor vehicle department）に依頼することが重要である．身分証明カードには法的な確認や心理的意義がある．作業療法士は自立や幸福を最大限に高めることが適切である時は，生活圏内移動の目標に対して働きかけることができる．

　代わりの交通手段やすぐに提供される各地域の資源を教育することは，困難さを解消する一助となる．さらに，運転からの引退が考慮される時，多くの機関が提唱しているようなプランに移行することが容易になる．しかし，早期に運転からの引退を検討することは新しいモデルであり，AMAやその他の機関で開始されたばかりである．クライエントの生活圏内移動の介入全般を通した長期計画を立てるうえで，作業療法士は重要な役割を果たすだろう[50]．

　ジャクリーンは運転をあきらめる準備ができていなかった．彼女は運転の適性があるとの確認を受け，高速道路での訓練を受けた．彼女は自信を感じ，家族が運転に関して心配していることに対処できた．彼女はすべてを納得させることはできなかったが，彼女の運転技能に関する新しい良い知らせを分かち合えたと作業療法士に話した．作業療法士は彼女の遂行技能の結果を信頼するように励まし，彼女が運転をやめた時に生じるだろう将来的な移動のニーズについて話し合いを始めることができる．

ケーススタディ：ジャクリーン（その3）

　ジャクリーンは私的交通サービスおよび公共交通サービスの領域での介入を受けた．彼女の担当作業療法士は運転能力評価の依頼を行った．そして現在，代替移送および補助移送プランのためのパラトランジット移送プログラムに参加している．頸部や肩，手，下肢に関節炎があるため，工夫が必要ではないかと彼女は予想していた．工夫したキーホルダーやドアオープナー，死角用ミラー，ハンドルカバーは作業の物理的背景を変えることになり，機能が改善した．ジャクリーンは車の乗り降り，車への移乗，車いすの積み込み，運転の仕方について工夫した方法の訓練を受けた．彼女は車いす運搬装置を使用することができたが，費用の面からその使用を控えることを選択した．生活圏内移動の多くの側面に対する治療的介入によってジャクリーンの生活の質は大きく改善した．彼女は作業療法士とともに達成した運転の結果に非常に満足した．

■法律および世論

　作業療法士や医師は，医学的状態と運転に関する自分の州の法律を知っておく必要がある．ほとんどの州は，医学的状態や発作，意識消失について運輸局に報告するよう求めてはいない[27]．代わりに，ほとんどの州は医学的状態についてクライエントからの自発的な報告を求めているだけである[5, 44, 56]．家族や医師，法律執行者からの報告を求めている州もあり，すべての州でそのような報告が不要であるとしているわけではない．運輸局で確認された場合，州により異なるが，クライエントは免許の見直しを受ける．作業療法士は段階的な免許制度について各州の政策を知っておかなければならない[1, 4, 6]．

[要約]

　生活圏内移動は，それが公共交通手段によるか，あるいは自分の自動車を運転することによるかにかかわらず，重要なIADLである．価値ある作業役割や地域の移送システムを考慮した個々人の評価は，介入が必要なレベルを決定する基礎となる．ADAが提示しているサービスの適用や支援技術の進展は，移動能力が制限された人の生活圏内の自由な移動を援助する重要な手段となる．

[復習のための質問]

1. 実用歩行を定義せよ．実用歩行によるADLまたはIADLの例を3つ挙げよ．
2. 歩行練習は誰が行うのか？
3. 実用歩行における作業療法士の役割は何か？
4. 実用歩行において作業療法士と理学療法士はどのように協働するか？
5. 実用歩行における安全上の問題を列挙して，それを説明せよ．
6. 基本的歩行補助具の介助量が大きいものから小さいものまでを5つ挙げよ．
7. 浴室内の機能的歩行では，なぜ十分に注意する必要があるのか？
8. 作業療法を行う中で実用歩行訓練が適切な診断名を少なくとも3つ挙げよ．
9. 実用歩行の準備として課題分析を行う目的には何があるか？
10. 歩行補助具を使った実用歩行のときに，物を運ぶ方法についてどのような助言ができるか？
11. シート幅を計測する目的は何か？
12. 車いすのシートが深く沈み込んでしまうとどのような危険性があるか？
13. 車いすのフットプレートと床との間の安全な最小間隔はいくらか？
14. 車いすのフレーム型を3つ挙げ，それぞれの一般的な使用を説明せよ．
15. 車いすの駆動方法を3つ挙げ，そのやり方を説明せよ．
16. 取りはずし式アームレストとスイング型フットプレートの利点と欠点は何か？
17. 車いすを選択する前の考慮点を述べよ．
18. 車いすの安全原理を少なくとも3つ挙げ，説明せよ．
19. 車いすで縁石を下るときの1人介助の方法を説明するか，実演せよ．
20. 車いすで傾斜を下るときの1人介助の方法を説明するか，実演せよ．
21. 車いすの移乗中の正しい動かし方または持ち上げ方について，安全原則を4つ挙げよ．
22. ベッドから車いすへ立位で回転する移乗を説明するか，実演せよ．
23. スライディングボードを使った車いす—ベッド間の移乗を説明するか，実演せよ．
24. 移乗前のスライディングボードの正しい置き方を説明せよ．
25. スライディングボードを使った移乗はどのような環境で行うべきか？
26. 介助による移乗を安全に正しく行うために，クライエントと作業療法士に求められるものを列挙せよ．
27. 車いすと自動車間の移乗の際に生じるであろう2つの問題とその解決法を挙げよ．
28. リフト機器による移乗が最も適切であるのはどのような時か？
29. 生活圏内移動をどのように定義するか？
30. 公共交通サービスと私的交通サービスの主な利点・欠点には何があるか？
31. 作業療法士が生活圏内移動の問題に対処できるようになるために，作業療法士が持つべき

資格には何があるか？
32. 作業療法士が対処できる生活圏内移動の基本的要素には何があるか？
33. なぜ運転能力評価に特殊な技能が必要であるのか？
34. 運転能力評価のプロセスと流れを述べよ．
35. 運転能力評価プログラムにOTAを活用できる4つの方法を挙げよ．
36. 運転能力評価と健康増進プログラムは何が違うか？
37. 運転能力評価プロセスにおけるガイドラインの5つの要素には何があるか？
38. 運転能力を決定する最も良い方法には何があるか？
39. 路上運転評価はどの程度の期間であるべきか？
40. 高齢運転者の問題に特に注目しなければならない理由は何か？
41. 運転能力評価の領域で作業療法士がさらに取得すべき資格は何か？
42. 運転訓練の機能は何か？
43. 補助機器を使用する際に，フォローアップ評価が必要な理由は何か？
44. 運転リハビリテーションの作業療法士が考慮すべき法的な問題には何があるか？
45. この実践領域に興味がある作業療法士はどこでさらなる情報を得ることができるか？

引用文献

1. AA Foundation for Traffic Safety, Beverly Foundation: Transportation alternatives for seniors: high cost problems low cost solutions. Retrieved September 11, 2004, from http://www.seniordrivers.org/STPs/whitepaper6.cfm
2. Adler C: Wheelchairs and seat cushions: a comprehensive guide for evaluation and ordering, San Jose, Calif, 1987, Santa Clara Valley Medical Center, Occupational Therapy Department.
3. Adler C, Musik D, Tipton-Burton M: Body mechanics and transfers: multidisciplinary cross training manual, San Jose, Calif, 1994, Santa Clara Valley Medical Center.
4. American Association of Retired Persons: Graduated driver licensing creating mobility choices, Pub No D15109, Washington, DC, 1993, AARP.
5. American Medical Association: Physician's guide to assessing and counseling older drivers, Chicago, 2003, The Association.
6. American Occupational Therapy Association: Commission on Continuing Competence and Professional Development (CCCPD): 2004. Retrieved Oct. 1, 2004 from *http://www.aota.org/members/area16/index.asp*
7. American Occupational Therapy Association: *Driving and transportation alternative for older adults (fact sheet)*, 2003, The Association.
8. American Occupational Therapy Association: Occupational therapy practice framework: domain and process, *Am J Occup Ther* 56(6):609, 2002.
9. American Public Transportation Association: *Transit ridership report first quarter 2004.* Retrieved Oct. 1, 2004 from *http://www.apta.com/research/stats/ridership/riderep/documents/04q1cvr.pdf*
10. Arilotta C: Performance in areas of occupation: the impact of the environment, *Physical Disabilities Special Interest Quarterly* 26(1):1, 2003.
11. Association of Driver Rehabilitation Specialists (ADED): *ADED documents & resources*, 2004, CD-ROM, Ruston, LA, ADED.
12. Blanc C: *Seating and positioning behind the wheel: special considerations when driving a vehicle from a wheelchair,* Presentation to the ADED annual conference, Dearborn, Mich, 1995.
13. Berres S: Keeping kids safe passenger restraint systems, *OT Practice* Oct 20, 2003, p 13.
14. Berlly M, Lillie SM: *Long term disability: the physical and functional impact on driving.* Presented at annual ADED conference, San Jose, 2000.
15. Beverly Foundation: About us. Retrieved October 11, 2004 from *http://www.seniordrivers.org/STPs/about_us.cfm*
16. Beverly Foundation: Community effectiveness in safeguarding at-risk senior drivers, Interim Report, Pasadena, Calif, February 1998, Beverly Foundation.
17. Bouska MJ, Gallaway M: Primary visual deficits in adults with brain damage: management in occupational therapy, *Occup Ther Pract* 3(1):1, 1991.
18. Brachtesende A: Ready to go? *OT Practice,* Oct 6, 2003, p 14.
19. Breske S: The drive for independence, *Adv Rehabil* 8(3):10, 1994.
20. Bromley I: *Tetraplegia and paraplegia: a guide for physiotherapists,* ed 3, London, 1985, Churchill Livingstone.
21. Cesari M: Prevalence and risk factors for falling in an older community-dwelling population, *Journal of Gerontology,* 57:722, 2002.
22. Cook AM, Hussey SM: *Assistive technologies: principles and practice,* St Louis, 1995, Mosby.
23. Davis ES: Defining OT roles in driving, *OT Practice,* Jan 13, 2004, p 15.
24. Eberhard J: A national perspective on older adult transportation: safe mobility for life. Presentation at Older Adults and Transportation: The New Millennium Regional Forum, Los Angeles, July 22, 1999.
25. Federal Transit Administration: Access for persons with disabilities. Retrieved Oct 5, 2004, from *http://www.fta.dot.gov/transit_data_info/transit_info_for/riders_with_disabilities/1631_4918_ENG_HTML.htm*
26. Golden M, et al: Explanation of the contents of the Americans With Disabilities Act of 1990, Washington, DC, 1990, Disability Rights Education and Defense Fund.
27. Green L: Keys to starting a driver rehabilitation program, *OT Practice,* Oct 6, 2003, p 18.
28. Howard Hughes Medical Institute: FDR and polio: public life, private pain. Retrieved September 13, 2004, from *http://www.hhmi.org/biointeractive/disease/polio/polio2.html*
29. Janke MK: Age related disabilities that may impair drivers and their assessment, Sacramento, 1994, State of California, Department of Motor Vehicles.
30. Kalina T: Starting a driver rehabilitation program, *Work* 8:229, 1997.
31. Kaplan W: The occupation of driving: legal and ethical issues, *Physical Disabilities Special Interest Quarterly* 22:1, 1999.
32. Lamb SE, et al: Risk factors for falling in home-dwelling older women with stroke. The women's health and aging study, *Stroke* 34:494, 2003.
33. Latson LF: Overview of disabled drivers' evaluation process, *Physical Disabilities Special Interest Quarterly* 10(4), 1987.
34. Lohman H, et al: The bridge from ethics to public policy: implications for occupational therapy practitioners, *Am J Occup Ther* 58(1):109, 2004.
35. Lysack CL, et al: After rehabilitation: an 18-month follow-up of elderly inner-city women, *Am J Occup Ther* 57:298, 2003.
36. Mahoney JE: Use of an ambulation assistive device predicts functional decline associated with hospitalization, *J Gerontol* 54:83, 1999.
37. Mallon K, Wood JM: Occupational therapy assessment of open-road driving performance: validity of directed and self-directed navigational instructional components, *Am J Occup Ther* 58(3):279, 2004.
38. National Highway Traffic Safety Administration: Air bags and on-off switches: information for an informed decision, Pub No DOT HS 808 629, Washington, DC, 1999, US Department of Transportation.
39. National Highway Traffic Safety Administration: Driver rehabilitation: a growing niche, *OT Practice,* May 10, 2004, p 13.
40. National Highway Traffic Safety Administration: Supplemental questions and answers regarding air bags, Retrieved October 11, 2004, from *http://www.nhtsa.dot.gov/people/injury/airbags/supplbag.qa.html.*
41. National Mobility Equipment Dealers Association, Association for Driver Rehabilitation Specialists (ADED): Model practices for driver rehabilitation for individuals with disabilities, Tampa, 2002, The Association.
42. National Spinal Cord Injury Association: More about spinal cord injury, Retrieved October 8, 2004, from *http://www.spinalcord.org/html/factsheets/spinstat.php*
43. Odenheimer GL: Cognitive dysfunction and driving abilities, Presentation to the annual meeting of the American Geriatric Society, Atlanta, May 18, 1990.
44. Odenheimer GL, et al: Performance based driving evaluation of the elderly driver: safety, reliability, and validity, *Gerontol Med Sci* 49(4):153, 1994.

45. Owen MM, Stressel DI: Motor-free visual perception test as a screening tool for driver evaluation and rehabilitation readiness, *Physical Disab Special Interest* Q 22:3, 1999.
46. Owsley C, et al: Visual processing impairment and risk of motor vehicle crash among older adults, *J Am Med Assoc* 279(14): 1083, 1998.
47. Pardessus V: Benefits of home visits for falls and autonomy in the elderly, *Am J Phys Med Rehabil* 81:247, 2002.
48. Perr A, Barnicle K: Van lifts: the ups and downs and ins and outs, *Team Rehabil Rep* 49, 1993.
49. Pezenik D, Itoh M, Lee M: Wheelchair prescription. In Ruskin AP, editor: *Current therapy in physiatry*, Philadelphia, 1984, WB Saunders.
50. Pierce S: The occupational therapist's roadmap to safety for seniors, *Gerontol Special Interest* Q 26(3):1, 2003.
51. Public Broadcasting System: Freedom: a history of us. Retrieved September 13, 2004, from *http://www.pbs.org/wnet/historyofus/web12/segment3b.html*
52. Santa Clara Valley Medical Center, Physical Therapy Department: Lifting and moving techniques, San Jose, Calif, 1985, Santa Clara Valley Medical Center.
53. Schaafsma JD, et al: Gait dynamics in Parkinson's disease: relationship to Parkinsonian features, falls and response to levodopa, *J Neuro Sci* 212:47, 2003.
54. State of California Department of Rehabilitation, Mobility Evaluation Program: Interpretive guidelines for vehicle modification participants, Downey, 1998.
55. State of California Department of Rehabilitation, Mobility Evaluation Program: Statement of assurances for providers of driver evaluation services, Downey, 1990.
56. Summary of proceedings of the Conference on Driver Competency Assessment, CAL-DMV-RSS-91-132, Sacramento, 1993, State of California Department of Motor Vehicles, Program and Policy Administration, Research and Development Section.
57. Taylor H, Harris L: N.O.D. survey of Americans with disabilities: the new competitive advantage: expanding the participation of people with disabilities in the American work force. Reprinted from *Business Week*, May 20, 1994, Washington, DC, National Organization on Disability.
58. Wheatley C, et al: Report on community mobility/driver safety intervention as an area for specialty certification. Retrieved June 17, 2004, from *http://www.aota.org/members/area16/docs/dri.pdf*
59. Wheelchair prescription: measuring the client (Booklet no. 1), Camarillo, Calif, 1979, Everest & Jennings.
60. Wheelchair prescription: wheelchair selection, (Booklet no. 2), Camarillo, Calif, 1979, Everest & Jennings.
61. Wheelchair prescription: safety and handling (Booklet no. 3), Camarillo, Calif, 1983, Everest & Jennings.
62. Whittle MW: Gait analysis: an introduction, Oxford, 2002, Mosby.

推薦文献

Adler C: Equipment considerations. In Whiteneck, et al, editor: *Treatment of high quadriplegia*, New York, 1988, Demos Publications.

Bergen A, Presperin J, Tallman T: *Positioning for function*, Valhalla, NY, 1990, Valhalla Rehabilitation Publications.

Davies PM: *Steps to follow: a guide to the treatment of adult hemiplegia*, New York, 1985, Springer-Verlag.

Ford JR, Duckworth B: *Physical management for the quadriplegic client*, Philadelphia, 1974, FA Davis.

Gee ZL, Passarella PM: *Nursing care of the stroke client: a therapeutic approach*, Pittsburgh, 1985, A.R.E.N. Publications.

Hill JP, editor: *Spinal cord injury: a guide to functional outcomes in occupational therapy*, Rockville, Md, 1986, Aspen.

Outcomes following traumatic spinal cord injury: clinical practice guidelines for health-care professionals, consortium for spinal cord medicine, 1999, Paralyzed Veterans of America.

第12章
性的関心と身体的機能不全

Sexuality and Physical Dysfunction

Gordon Umphred Burton

（近藤知子　訳）

キーワード

性的欲求
性的関心
自己知覚
去勢
性的ハラスメント

性的価値観
性歴
新しい身体
性的虐待
性欲の喚起

膣の萎縮
反射性勃起
性交渉感染症
自律神経反射障害
PLISSIT

学習目標

本章を学習することで，学生および臨床家は以下のことが可能になるだろう．

1. 性的関心を作業療法士の関連領域として正当化できる．
2. 身体障害をもつ人の性的関心の反応を少なくとも5つ述べることができる．
3. 健常者が，障害をもつ人の性的関心に対して見せる姿勢や思い込みの例を，いくつか挙げることができる．
4. 性的関心と性的欲求が，自己の尊厳や魅力という感覚に，どのように関連しているかを論じることができる．
5. 性的ハラスメントについて定義し，クライエントがスタッフにハラスメントを受けている時に，どのように対応すべきかを述べることができる．
6. 移動補助具やスプリントのようなものが，性的関心に与える影響を述べることができる．
7. 大人が性的虐待を受けている可能性がある場合の徴候を挙げることができる．
8. 性的機能を改善するために考えられる治療目標を，少なくとも2つ挙げることができる．
9. 作業療法士は，性的問題について論じるための安全な環境を，どのように提供することができるかを論じることができる．
10. 性的価値観をどのように交換し合えるかを述べることができる．
11. 身体障害が性的機能に及ぼす影響を少なくとも5つ挙げ，その解決法の可能性を述べることができる．
12. 妊娠コントロールの潜在的な危険について論じることができる．
13. 障害をもつ女性の妊娠と出産に伴う合併症の可能性について述べることができる．
14. 性教育の方法について論じることができる．
15. PLISSITを定義することができる．

この章の概要

性的関心と障害への反応
　治療的交流
価値観の明確化
性歴
性的虐待
身体的機能不全の影響
　筋緊張亢進
　筋緊張低下
　耐久性低下

運動制限と関節拘縮
関節変性
痛み
感覚消失
加齢と性的関心
孤立
薬物
性的行為の不安
皮膚のケア

潤滑液
勃起
妊娠コントロール
補助用具
安全な性的活動
衛生
妊娠，出産，育児
教育方法
　情報の繰り返し

「新しい」身体の発見　　　　作業分析　　　　　　　　　要約
PLISSIT　　　　　　　　　　基本的性教育

ケーススタディ：シヴァニ（その1）

シヴァニは脳性麻痺がある．2年前に29歳で結婚した．子どもが欲しいと思っているが，子どもをつくるという作業を乗り越えるためには，いくつかの障壁がある．まず初めに，彼女は成長の過程で作業療法士からも，誰からも，自分の身体を楽しむことを教えられたことはなく，彼女が子どもを産んで育てられると思えるようなお手本になる人に会うことはなかった．今，彼女はリラックスして夫とともに性的活動を楽しもうとしている．しかし，彼女は成長の過程で，ある人たち（医師や世話をする人）から性的乱暴を受けてきたという事実があるため，かなり複雑な問題を抱えている．シヴァニはまた，彼女が仰向けになり夫が彼女の上になるという正常位での性的活動を不快に感じている．彼女はパートナーとしても，そして女性としても，落伍者であると感じている．彼女は，彼女の文化では，このような話題は誰とも相談するべきではないと考えている．

理解を深めるための質問
シヴァニがあなたの施設に依頼された．
1. 彼女は性的活動を楽しんだり，妊娠したり，子どもを育てたりできるだろうか？
2. 性的活動の際の姿勢，身体の快楽，虐待などは，作業療法に関わる問題であるか？
3. このような状況に対し，あなたは，シヴァニと彼女の夫にどのように関わるか？

ボックス 12-1　性的関心と性的欲求に関わる因子

- 生活の質
- 役割の表現
- 文化の側面
- 衝動のコントロール
- エネルギーの節約
- 筋力低下
- 緊張低下と緊張亢進
- 身体への感謝
- 心理社会的問題
- 関節可動域
- 関節保護
- 運動のコントロール
- 認知
- 感覚の亢進または低下

性的欲求と**性的関心**（sexuality）は，各々の人の重要な日常生活活動（ADL）の一面であり，その人の生活の質に直接的に影響を及ぼす．性的活動はADLとして作業療法が関わる範疇にある．作業療法士は，性的欲求と性的関心に関するすべての領域でクライエントのために働く（ボックス12-1）．

身体的な制限は，クライエントが性的喜びを経験する能力に疑問をもつ原因となるかもしれない．身体障害の発症とともに，クライエントは，健常者がもつ役割や実践からの大きな変化を経験することになる[8,46,55]．障害を持つ人は，健常者から，性的ではない，同情の対象，魅力がないと見られるかもしれない[3,31,35]．魅力的でないとか，たぶん愛せないと見られることは，クライエントが自分は決して他の人とは親密になることはできないと信じる原因となる．このような思い込みにより，クライエントと，クライエントの周りにいる人は絶望感を持つことがある．McCabeとTaleporos[37]は，「より重度に身体を損なわれた（physically impairments）人は，軽度に損なわれた人や，身体に損傷がない人に比べて，性的尊厳，性的満足のレベルが著しく低く，性的うつが著しく重いという経験をしている」ことを発見した．

LowとZubir[35]，そしてKettle, Zarefoss, Jacobyら[29]は，脊髄損傷をもつ女性は，脊髄損傷自体はほとんど外観を変えることはないにもかかわらず，障害をもった後の魅力が，障害をもつ前の半分以下になったと感じていたという報告をしている．これらの研究は，魅力に関する**自己知覚**（Self-perception）が大きく減少していることを示している[35]．別の研究では，障害が起こるとともに，男性は，自分の男らしさが失われたと感じ，男性としての役割が脅かされたと感じていることを発見している[45]．

これらは，身体障害をもつ人の性的欲求や性的関

心に影響を及ぼす感情や感覚のいくつかの例にすぎない．クライエントの包括的リハビリテーションを達成するために，作業療法士と他の保健医療関連領域の専門職は，性的関心に関連する自己知覚，信念，ニーズに取り組む必要がある．この章では，身体障害の性的関心，性的欲求に関連したトピックを検証する．

■性的関心と障害への反応

　障害をもつ人は，物事を行ううえでさまざまな難しさを経験するが，そのような難しさが快感の表現や性的ニーズを妨げるようなことがあってはならない．すべての作業療法士は知識ある専門家として，成人のクライエントが不要な障害物を取り除き，不安を乗り越え，自分らしさを認識することを援助することができる．性的関心と性的欲求の表現は，自分への自信，自己の妥当性の確認，愛されるべき存在としての感覚を表している．人が障害をもった時，あるいは障害とともに生まれた時には，自分について肯定的で愛されるという感覚を十分にもてないこともあり得る[17,44,55]．

　性的関心は人がどのように世界に対応するかを象徴し得る．もし，人が性的関心，性的欲求，そして愛される存在という感覚において不適当だと感じていたならば，それは別の場面で何かを追求する際に，その意欲に影響を及ぼすに違いない．否定的な自己イメージをもつ人は，人生の問題に対処することが困難である．性的関心はしばしば，人が自分をどのように感じているかを図るバロメーターとして使われるので，クライエントが自分の身体や自らの質にできるだけ肯定的に感じるよう作業療法士が援助することは，実りの多いものとなる．性的関心に対する健康的な姿勢は，治療のすべての側面における意欲を高める．作業療法士は，クライエントが人生において積極的に役割を担うに値するという自己感覚をもてるよう働きかけなければならない．

　性的関心は結婚の満足，身体障害の調整，就労トレーニングの成功の予測因子になることが発見されている．社会において人々は，しばしば身体的魅力で判断される[46]．西洋文化では肉体の親密さは，愛と近接している．つまり，もし自分が性的欲求や性的関心を表現できないと認識していたならば，その人は愛したり愛されたりすることも不可能だと感じている可能性があるということである．脳卒中を経験した大多数の人が，「評価されたすべての性的機能が明らかに低下していた」と述べている[20,30]．愛したり，愛されたりする能力がないと，孤立感や価値がないという感覚が確実になってしまうかもしれない[6,35,41,44]．装具，車いす，コミュニケーションエイドなどの適応装具は，魅力的，性的関心などという感覚を決定する場合がある．たとえば，カテテルを挿入している時や装具をつけている時に，その人が性的に魅力的だと感じることは難しいかもしれない．これらの装具については，他者とその影響を話し合うことで，クライエントは，難しい状況に陥った時に対処する方法を考えられるようになるかもしれない[1,34,41,58]．

　作業療法士の関わりとしては，自己尊厳を促したり，クライエントが愛され得ると感じられるような目標を含むべきである．作業療法士の役割は，自己価値の感覚を養い，クライエントが作業に従事することや，価値がない・望みがないという感覚を最小限に抑える援助をすることにある[6,18,35,44,46]．愛され得るという感覚は，自分の価値，魅力，性的欲求，性的関心や親密になれるという感覚を生じさせる．この目的を達成することは，クライエントが作業に従事するに際して，健康的で現実的な生活のバランスの発達を強化するということである（図12-1）．

　身体障害の発症の後，性的活動はまだできるのかという心配が生じる．この心配は，病院での生活や活動に適応するという直接的な必要性のために，しばしば後回しにされる．しかし，性の問題は忘れられるべきではない．障害をもつ人が共通にもつ医療

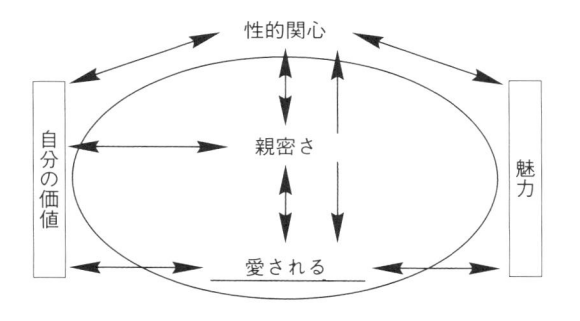

図 12-1　性的関心と障害

スタッフへの苦情は，スタッフが彼らの性的関心に関する話題を全く持ち出さなかったり，それに取り組むことを許さないことである[5,35,57]．障害をもつ人は，もし自分の性的欲求や性的関心が否定されていると感じたならば，自分の人間性の重要な面が無視されたと感じるかもしれない．受容を欠くこのような姿勢は，障害をもつ人に，自分が完全な人として扱われているという感覚を失わせる原因となる．

障害をもつ人は，しばしば男性，女性ともに，健常者であるパートナーに大きく頼るようになり，それが性生活の減少の原因となる[15]．たとえば健常者は，自分のパートナーを風呂に入れたりトイレの介助をしたすぐ後には，性的衝動が減少するかもしれない．作業療法士はこのような感覚が生じる可能性に高い感受性を持ち，クライエントがこのようにして起こってくる感情に適切に対応するように援助しなければならない．

クライエントの男性性や女性性の感覚は障害によって脅かされるかもしれない[36,45,48]．障害をもったばかりの男性は自分が去勢されたと感じると報告している[45,48]．**去勢**の感覚は，身体制限により強められる．たとえば重い物を持ち上げることができなくなる．スポーツへの参加も環境が整っていない限り制限されてしまう．車いすから他者を見上げる，援助を頼んだりするという必要性は，依存感を生じさせるかもしれない．

障害をもつ男性は，依存と去勢の感覚に抵抗して[45]，他者に性的に誘いかけるような態度をとることで自分の男性性を示そうとして，作業療法士に誘いかけたり言い寄ったりするかもしれない．人口の10%以上がホモセクシュアルだと計測される今日において[27]，作業療法士は同性のクライエントからも性的な接近を受け得ることを予期すべきであろう．

女性は多くの場合，男性と同様の感情をもつが，感情の解釈や反応は異なっているかもしれない．障害をもつ女性は，自分は魅力がなく望まれる存在ではないという感情をもつことを報告している．もし女性が，自分は自分の人生における大きな目標のいくつかを達成できないと感じたならば，絶望感が導かれるかもしれない．そのため，女性は自分がまだ他者にとって魅力があるかをどうかを確かめるために，性的に誘いかけるような態度をとるかもしれない．

倫理的配慮

> 作業療法士はクライエントに対応する際，クライエントが自己の感覚をより深く損なうことを防ぐために，クライエントの現在の性的関心について注意深くあるべきである．もし，作業療法士がクライエントを拒否したり，馬鹿にしたりしたら，クライエントは，将来，性的関心がより適切な社会的状況において，自分の魅力を確認する試みをためらうかもしれない．もし作業療法士がクライエントを拒否したならば，クライエントは，障害をもつ人に親しく接している人でさえ拒否するのだから，障害をもつ人に関わったことがない人はたぶん自分を受け入れることはないと考えるかもしれない．

作業療法士は，クライエントが自分が性的魅力あることを確認しようと試みていることを認識すべきである．性的な誘いかけや接触に対し，驚くべきではなく，肯定的で，しかも専門職としてのあり方で対応する必要がある．しかし同時に，性的な嫌がらせを受けるべきではない．作業療法士がクライエントと行うすべての交流は，クライエントの自尊心，肯定的で適切な性的関心，そして障害への適応を促進するような環境をつくり出すことに向けられるべきである．

不適切な性的接触や，**性的ハラスメント**，性的利用は，作業療法士にとってもクライエントにとっても許されるべきものではない[38,51]．ハラスメントと見なされる行動は，作業療法士が恐怖感や，脅え，性的なものとして扱われたと感じるようなものを指す．性的ハラスメントが許されるならば，クライエントとスタッフの士気は損なわれてしまうだろう[23]．作業療法士は，自分が嫌な感じをもっており，その行動が不適当で中止すべきものであるというフィードバックをはっきりと与えなければならない．クライエントがその行動を続ける時には，スタッフ全員でクライエントの行動を調整するための計画を立案し実行に移すべきであろう．

治療的交流

性的関心に関わる会話は，自分の感情や認識を論じるための良い機会になる．クライエントが女性の場合には，個人的な事柄について話し合う方法の1つとして，その人がどのように乳房の自己検診をす

るかについて聞くことができる．男性のクライエントには，どのように睾丸の自己検診をしているかを聞いても良いかもしれない．もし，施設がこれらの検診についての情報を所有していない場合には，クライエントはアメリカ癌協会や，地域の家族計画協会などから情報を得ることができる．これらの活動は健康維持の範疇にあるが，他の保健医療関連のチームメンバーとは話したことのない話題かもしれない．この相互交流は，これ以外の個人的なことがらを論じるための舞台をつくることになり，クライエントが自分自身の健康に気をつける必要があるという印象を与えるとともに，クライエントの性同一性（Sexual identity）を再確認することにもなる．

作業療法士は，入浴，更衣，排泄というようなプライベートな活動に関わるので，クライエントは，しばしば障害と関連づけて自分の性的な問題について作業療法士に聞いてもいいのだという感じを抱く．性的な衛生はADLの1つだということを話し合うのも重要なことである．作業療法士は，情報や資源を整えておくべきであろう．すべてのことを知らなければならないわけではないが，クライエントが必要な情報を見たり，必要な人に会ったりできるよう援助すべきである．

作業療法士は，性的活動に必要な運動能力等の問題を解決するのに，最も適切な専門職である[9]．たとえば，痛みや筋緊張の亢進を軽減し，クライエントが気持ち良く性的関係に携われるような体位などを話し合うことで，問題が起こる前にクライエントがそれに対処することを援助する[12,32,41]．

シヴァニは筋緊張，特に股関節内転筋の緊張が高く，夫との性交中に足を開かなければいけない姿勢で不快感を経験していた．彼女と夫は他の姿勢を試したことはなく，次第に性交の回数が減ってきており，彼女のもつ落伍者という感覚と妻としての価値がないという感情が結婚の親密な関係に影響を与え始めていた．

リハビリテーションの過程では，すべての面において，クライエントは，作業療法士，スタッフ，自分の性のパートナーに気持ちを伝える努力をする必要がある．作業療法士は，クライエントが感情や潜在的な問題，特に性に関わる問題を話し合うことを認めるだけで，このプロセスを促進できる．クライエントは，パートナーと相互に満足のいく性的関係

第12章　性的関心と身体的機能不全　315

作業療法実践ノート

> 性的関心についての話し合いは，依存，自分らしさ，魅力，魅力のなさを探る1つの方法となる[35,39]．コミュニケーションは，性的役割の変化に関する感情を考慮しながら構築されなければならない．クライエントが自分の役割が脅かされていると感じているならば，それは治療においてできるだけ早期に取り上げられるべきであろう．もしそれが行われなければ，その問題は，クライエントの人生を通じて存在し続けるかもしれないし，クライエントの重要な作業を侵害するかもしれない．

をもつために，言葉を使うにしろ使わないにしろ，性的ニーズ，欲求，姿勢の選択肢などについて，的確にパートナーと伝え合う方法を学ぶ必要がある[16,29]．クライエントは，障害の特性に関わる独自の問題や出来事を抱えている．たとえば，パーキンソン病のクライエントは表情の欠如のために，非言語的な意思疎通をすることが妨げられる．このクライエントは，以前は表情で伝えていた感情を，言語に替えて伝えることを教えられなければならない．

■価値観の明確化

作業療法士とクライエントが最も効果的で肯定的な方法で交流するために，クライエント，パートナー，そして作業療法士の**性的価値観**が明らかにされる必要がある[3,14,36,41,46]．専門職を養成する多くの学校では保健医療関連領域で働く人々に性的関心と障害について教育するような科目がない[3,22,48,52]．施設内での障害をもつ人の性的ニーズに関する教育は，スタッフの気づきを促す良い方法である[19,29]．これに関しては，専門職への教育を目的とした本，文献，ビデオ，トレーニングパックなどを手に入れることができる[7,13,14,48]．

性的関心の重要性やそれに関連する問題の教育が行われなければ，スタッフはこのトピックに関わる事柄に否定的な感情を抱いてしまうかもしれない[3,7,52,56]．もし作業療法士が，このような思いや感情がすべての人にとって共通のものであることに気づかなければ，否定的な結果を含む誤った思い込みをしてしまうかもしれない[12]．情報を得るた

ケーススタディ：シヴァニ（その2）

次の質問は，シヴァニから重要な反応を引き出せるだろう．
1. あなたの人生で今，性的関心はどのように重要なものですか？
   シヴァニの答えから，我々は，彼女自身は，性的関心をそれほど重要だと思っていないが，夫にとって，そして子どもをもつために重要なことだと感じていることがわかった．
2. 今の時点での性的活動を，あなたはどのように表現しますか？
   我々は，彼女が性的活動を不快に感じ，むしろひどく嫌なものと感じていることがわかった．
3. もし，あなたが今の性的状況を変えられるとしたら，何をどのように変えたいですか？
   シヴァニは，以前，性的乱暴を受けたことがあり，また，現在は身体障害による身体の不快感のために，性的活動の際に不快感を感じていること，そのために自分は落伍者だと感じていると話すかもしれない．作業療法士は，性的乱暴や心理的カウンセリングの側面について追求することはないかもしれないが，精神科領域の専門家を紹介するかもしれない．さらに，身体的な不快感に関して触れ，性交の際に快適で，シヴァニがパートナーとして落伍者だと感じなくてすむ姿勢を探すことができるかもしれない．

めの最も直接的な方法としては，**性歴**の聴取がある[12, 48, 49]．性歴の聴取の目的は，その人が性的活動や身体能力についてどのように考え，感じているかを学ぶことであり，それに関するニーズを発見することにある[12, 33, 48]．ある研究者たちは，障害をもつ人の多くは障害をもつ前から性的に不全であったとしている．性歴は，そのような問題を明らかにするために役に立つ[34]．

■性歴

性歴を聴取する時に，作業療法士は，守秘が約束され，心地良く，そして自己表現が可能になる環境をつくり出さなければならない．早期介入では，作業療法士は，クライエントに，避妊，安全な性的活動，ホモセクシュアル，マスターベーション，性的な健康，加齢，更年期，身体変化などに関するクライエントの関心事を聞き出す必要がある．

質問項目の例をボックス12-2に挙げた．すべての質問を一度に尋ねる必要はなく，すべての質問をクライエントにする必要もない．

性歴を聴取することで，作業療法士はしばしば，性的行為，体の特定の部分，性的な選択肢（マスターベーション，オーラルセックス，姿勢，性的補助用具など）が，罪の意識とつながるかどうかを確かめることができる．たとえば，クライエントの中には，性的活動が心疾患，脳卒中の原因となるかもしれないという恐怖や，脳卒中が起きたのは性的活動のせいだったかもしれないという罪悪感などから，心臓発作や脳卒中発作の後に性的活動をすることに罪悪感や恐怖感を感じているという報告がある．別の恐怖感としては，パートナーが，カテーテル，自助具，身体の傷痕を受け入れてくれないかもしれないというものがある．遂行能力もしばしば心配の対象になる．障害のないパートナーや，障害をもつ人は，障害をもっても性的能力があるか否かを疑問に思う．

作業療法士は，(1) クライエントを他の専門家に紹介する，(2) それについて論じている雑誌や本を提供する，(3) 映画を見せる，(4) 手本となる人を示唆することなどで必要な情報を提供する．作業療法士は常に，クライエントが，性に関する自分の価値観や，以前の性的関心に対する考えに疑問を抱いているかもしれないと考え，配慮しなければならない．排泄，個人的衛生管理，生理，入浴，妊娠コントロールなど，個人的な事柄に関する話題は，性的活動や身体イメージの価値感をふり返るような機会を与える．

身辺処理の問題，特に個人的衛生管理や性的活動などは，通常，病気が急性期にある時や，リハビリテーション期にある時には，十分に強調されない．しかし，この問題の話し合いは，一度や二度では十分とはいえない．話し合いの際の状況や環境もまた，考慮されなければならない．作業療法士は，この話題について話せる環境をつくり出す必要がある．個人的な事柄に関する会話は，個人が無視されるような混み合った治療室で行われるべきではないし，作業療法士との間に十分な信頼関係が築かれて

ボックス12-2　性歴に関する質問事項

- 初めて性的行為について知った時，それをどのように知りましたか？
- いつ，どのように異性愛性行為と同性愛性行為について知りましたか？
- あなたが若い時，誰が性的行為についての情報を提供しましたか？
- 性的行為について初めて聞いた時に，あなたはその情報について準備ができていましたか？
- あなたの人生で今この時期に性的行為はどのように重要なものですか？
- 今の時期での性的活動を，あなたはどのように表現しますか？
- あなたは，性的行為があなたの感情を表現したり，あなたのニーズや他者のニーズと一致したりすることについて，どのように感じますか？
- もし，あなたが今の性的状況を変えられるとしたら，何をどのように変えたいですか？
- 妊娠コントロールや，性疾患コントロール，安全な性的活動について，何か気がかりなことはありますか？
- あなたの性的行為に関して，身体的，医学的，薬物的に気がかりなことはありますか？
- 性的状況において，これまでに抑圧されたり，脅かされたり，無理強いをされたりしたことはありますか？
- 過去にどのような性的行為を行ったことがありますか（口唇，肛門，生殖器）？
- ある種の性的活動を「倒錯的」だと考えますか？　そのような活動に参加することについて，どう思いますか？
- 性的行為は，あなたにとって，将来どのように重要になると考えますか？
- 自分の性的行為について何か気がかりなことはありますか？
- このインタビューに関して何か質問，気がかりなことはありますか？

いない場合にも行われるべきではない．作業療法士が頻繁に入れ替わったり，非常勤者が中心に働いている施設では，信頼関係の構築が問題になる．

感じ方についての話し合いは，クライエントが**新しい自分の身体**を探ったり，進行的な障害をもつ人の場合には変化していく自分の身体に適応したりすることを促す．診療報酬を考慮すると，他の治療活動と同時進行で，このような会話がもたれるべきかもしれない．

■性的虐待

障害をもつ成人への**性的虐待**は，無視できない問題である[1,50,52,56]．障害をもつ人の中には，障害者を顧客に提供することを専門にする売春組織の売春斡旋者から接触を受けたと報告している．クライエントは，このような種類の搾取があることに気づいている必要がある．他にも，医療スタッフが彼らに不適切になれなれしくしたり，介護者が性的行為を行うよう要求したという報告がある．クライエントは，そのような虐待行為を，成人保護サービス（Adult Protective Service）に報告することがで

き，また報告すべきである．作業療法士は，性的虐待の疑われるケースに関しては，報告の義務がある．クライエントは，他に介護者がいなかったり，新しい介護者を得るまで必要な介助を受けられないという心配のために，虐待の報告に消極的な態度を示すかもしれない．これは，介助に頼る人にとっては，重大な問題となる．

作業療法士は通常，介護者や，医療者，交通移動介助者，ボランティアによる性的虐待を疑おうとはしないが，このような人々によってでさえ虐待の可能性があることを認識し，その徴候に敏感でなければならない[47]．ある種の人々は，障害をもつ成人や子どもを食い物にし，その目的で保健医療関連領域に近づいてくる[1]．作業療法士は，クライエントが特定の人との交流の後にいつも不機嫌になる，明確な理由がないのに介護者が1人でクライエントの服を脱がそうとする，介護者が性的な方法で過度に触れる，特定の人がいるだけでクライエントが決まって興奮する，特定の人に過剰なほど苦情を言うなどのような場合は，潜在的な虐待の徴候として注意を払うべきである．

倫理的配慮

> 作業療法士は，性的虐待をつくり出すものについて認識を高めておくべきである．障害をもつ子どもたちは，長い間，医療の一環として，服を脱がされ，検査され，治療されることを，当たり前だと思わされている．このような治療は，ある場合には必要であるが，どのような時であっても，クライエントの尊厳には敬意を払われるべきである．年齢の如何にかかわらず，侮辱に耐えることを強いられるべきではない．

治療は，クライエントが自分の身体の保有者は自分であるという感覚を発達させることを援助するものでなければならない．この目標は，成人を対象として働く場合においても見すごされがちではあるが，子どもが対象となる場合には，顕著に見すごされる傾向にある．たとえば，自分に触れられる時に，拒否する権利はないと信じていたり，望まない接近に身体的に抵抗することができなかったり，虐待されている時にそれを伝えることができなかったりする子どもは，犠牲者となる危険にさらされている[1]．

作業療法士は，クライエントに触れる前に許可を得るべきであり，クライエントの尊厳の感覚を維持し，尊重しながらクライエントに触れるべきである．もし，作業療法士がクライエントに触れる際に許可を得なければ，クライエントは自分が他者に触れられることをコントロールできるという感覚を失ってしまうかもしれない．作業療法士は，このような考えをクライエントがもたないよう用心すべきである．

身体の部位や身体の変化に名称をつけることは，クライエントが自分の身体に責任をもつことを援助するための良い方法である．いったん，身体部位や変化が，俗語ではなく正しい用語で呼ばれるようになったならば，クライエントがそれらのことを適切な方法で伝え，適切に関わる可能性が生じてくる[1,11,40,49]．俗語は多くの場合，否定的なイメージを帯びているのに対し，適切な言葉はクライエントが自分の身体を肯定的にとらえることを助ける効果がある[49]．

■身体的機能不全の影響

障害をもつ人とそのパートナーの性的活動は，特定の身体的問題のために困難になるかもしれないが，それらの問題に対処する方法の概要を以下の章で述べる．また，そのまとめを表12-1に記す．

筋緊張亢進

筋が伸張されると，筋緊張は亢進はするかもしれない．動きのパターンにかかる筋の急激な伸張を避けるために，動きはゆっくりと行われる必要がある．緊張を緩めるためには，動きの中に回旋を入れることが勧められる．亢進した筋の緊張を抑制するために，ゆっくりとした揺するような動き（slow rocking）を用いることができるかもしれない．軽く振動したり，ゆっくりと叩いたり（stroking）（マッサージ）することにも，抑制的な働きがある．温熱や寒冷なども，緊張の抑制に用いることができる．筋緊張の高いクライエントは，性交に際する姿勢の選択肢を知っておくべきである．筋緊張亢進に関しては，個人的衛生管理（排泄，タンポンの挿入，婦人科検診，妊娠コントロールなど）に対処する方法においても，選択肢を探り出す必要があるかもしれない．

シヴァニの作業療法士は，下肢の筋緊張をリラックスさせるために，坐位で足を横に開きゆっくりと揺らす方法が有用かもしれないと，彼女と話し合った．シヴァニは当初はこの方法を，排泄や生理の時の個人的衛生管理の際，坐位バランスに影響を及ぼす筋緊張亢進を減弱させるための手段として用いていた．また，このテクニックは，性交の前に下肢をリラックスさせる手段として使えるかもしれないと提案された．

筋緊張低下

筋緊張が低い（緊張低下）クライエントは，性的活動に際し，身体支持が必要になる．耐久性や，過度の伸張，疲労などから身体を保護するために，枕，タオル，長枕（Bolster）が使えるかもしれない．性的活動の際に関節を支える姿勢も検討されるべきである．クライエントとそのパートナーは，そのような体位に関わる自分たちの気持ちについても

表12-1 疾患と性的機能への影響の可能性

診断	不安/恐れ	拘縮	文化的障壁	性的衝動の低下	抑うつ	性交不能	失禁	ROM制限	移動制限	感覚障害	耐久性低下	薬剤	麻痺/痙縮	身体イメージの低下	振戦	カテーテル/人工肛門
切断	×		×		×									×		
関節炎	×	×	×	×	×			×	×		×	×		×		
熱傷	×	×	×		×	×		×	×	×				×		
心疾患	×		×		×	×			×		×	×		×		
脳性麻痺	×	×	×	×	×	×	×	×	×	×			×	×	×	
脳血管障害	×	×	×	×	×	×*	×	×	×	×		×	×	×	×	
糖尿病	×		×	×	×	×				×				×		
手の外傷	×	×	×		×			×	×	×				×		
頭部外傷	×	×	×	×	×*	×	×	×	×		×	×	×	×	×	×
筋骨格	×	×	×	×	×			×	×		×			×	×	
脊髄損傷	×		×		×	×	×	×	×	×		×	×	×		×

×：出現する可能性あり．ROM：関節可動域
*可能性のある原因として投薬への恐れがある．

探る必要がある．

耐久性低下

身体耐久性が低い場合には，長時間，性的活動を行うことはできないかもしれない．耐久性の低い状態に対処するための方法としては，仕事を単純にするという原則を性的活動に適応し，クライエントが最もエネルギーがある時に性的活動を行い，エネルギーをあまり使わなくてすむような姿勢をとるという考えがある．

運動制限と関節拘縮

運動制限と関節拘縮は，動きのパターンや，性交時の姿勢を大きく制限してしまうかもしれない．性活動を可能にする姿勢を見つけるために，活動分析が行われなければならない．このシステムには，しばしば，クライエント，パートナー，そしてそれに関わる専門的なカウンセラーを交えた創造的問題解決が必要になる．

関節変性

関節炎のような状態は，痛みの原因となり，関節を痛め，関節拘縮を引き起こすことがある．関節へのストレスや反復的な荷重を避けることで，関節の損傷を減じることができる．関節へのストレスや過度な荷重を減らすために，活動分析が必要になる．膝関節と股関節への荷重とストレスを除くためには，図12-2で示されるような姿勢を見つけることが必要になる．この姿勢はしばしば，宣教師の姿勢（missionary position）と呼ばれている．クライエントによって，股関節の過度な外転を要する姿勢は困難であることがあるので，その場合には，側臥位の姿勢が受け入れられやすいかもしれない．股関節外転が制限されている女性は，図12-2，図12-5，図12-9に示されるような姿勢は避ける必要がある．作業療法士がシヴァニにゆっくりとした振動のテクニックを紹介した後，シヴァニは，性交の際のより快適な姿勢について，作業療法士に聞いている．作業療法士は，シヴァニが性交の際に感じる股関節へのストレスと不快感を減じるような方法として，側臥位の姿勢が使えるかもしれないと伝えている．

痛み

痛みは，性的活動の喜びを制限してしまう[26]．通常，1日のうちに，痛みが減じ，エネルギーが高まる時間がある．性的活動は，そのような時間に割り当てられると良いかもしれない．多くの人々は，痛み止めが効いている時に性的活動ができることを発見している．痛みが生じている時には，パートナーとのコミュニケーションが特に重要になる．痛みが障害されていないパートナーは，痛みのマイナスな側面が理解できず，痛みのある人が自分の個人的なニーズを考慮してくれないと信じ込んでしまうかもしれない．痛みの影響に理解のあるカウンセラーや痛みの専門家に紹介することが，この問題に関する感情的，身体的側面に取り組むための援助になるかもしれない．作業療法士の援助としては，痛みを起こさずしかもパートナーの性的ニーズに沿うような方法を考えることがある．性的空想を伴うマスターベーションや相互のマスターベーションは，これらの状況において性的ニーズに沿うための方法の1つとなる．この方法では，パートナーは互いに交流し合うため，どちらも孤立していると感じることはない．

感覚消失

感覚の消失は性的関係にさまざまな形で影響を及ぼす．影響のある領域で**性欲を喚起する**感覚が欠如しているということは，その領域がすりむけたり（十分に潤滑化されていない膣など），痛んだり（パートナーが上にいて強く膀胱や骨を圧迫した場合）した際に生じる適切な危険信号が妨害されていることを意味する．感覚の消失は，男性の場合では感覚と勃起，女性の場合では感覚と潤滑液の分泌の役割を担う反射弓の損傷を示すものかもしれない．

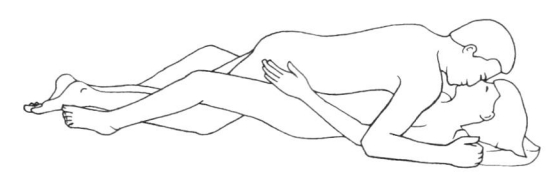

図12-2 この姿勢は，女性の膀胱に圧迫がかかり，股関節の外転が要求されるが，女性のエネルギー消費は少なくてすむ

加齢と性的関心

加齢に伴い性的関心に影響を及ぼす変化が生じる。女性の場合には更年期やホルモンの変化により**膣の萎縮**が起こり，性的刺激に対する反応が遅れることがある．男性においては勃起やその維持により強い刺激が必要になるかもしれず，次の勃起が起こるまでの反応時間は長くなるかもしれない．パートナーは刺激を増加するような方法を伝えられたり，重要なのは性的活動の質であり量ではないという理解を促すような援助を受けたりする．クライエントは，成熟過程と性的関心への一般的な影響について知らされ，問題のすべてが障害のせいではないことを知らされなければならない．

孤立

環境は，物，人，そして出来事からつくり出されている．人と環境との交流は，すべての活動においておこる．障害をもつ人が必要とする物には，車いす，装具，松葉杖，杖，スプリントなどがある．これらの物はすべて，硬く冷たく角張っている．それらは，硬質な外面ともろい内面を意味するかもしれない．これらの物は，柔らかさがなく，抱きしめても安全ではないという考えや，もし車いすや装具の中にいる人や，杖をついている人に触れたら，傷つけたり，倒したりしてしまうかもしれないというイメージを伝えるかもしれない．このような考え方のために，障害をもつ人は身につけているものにより，孤立感を感じるかもしれない．

ある人々は，クライエントの周りにあるものを避ける傾向にある．これは，理解を得られないというクライエントの思いや孤立感を増加させることになる．クライエントは，孤立感や「普通」の人たちとは異なるという感覚をしばしば抱く[14]．この現象は，病院や健康関連の施設から離れてしばらくたったクライエントにより共通のものである．そのような問題を減じるために，作業療法士とクライエントは障害をもった早期から，新しいパートナーとの対応方法やカテーテルのような用具を説明する方法などについてロールプレイを行うことができる．このアプローチは，クライエントの恐怖感の緩和や，そのような問題に関するクライエントのためらいの減少に役立つ．このロールプレイで作業療法士は同時に，将来性的活動が可能であることを伝えている．

クライエントには，人類の歴史において障害を持つ人が社会に存在しなかったことはなく，彼らは社会の一部であり，障害をもつことが「異常」ではないことを知らせる必要がある．多かれ少なかれ，人には人生のある時期には障害をもつのである．

薬物

勃起障害や性的反応の遅延，その他の問題は，薬物の副作用の可能性がある．利尿剤や血圧降下剤は，勃起不全や性欲低下，オーガズムの喪失などを引き起こし得る．鎮静剤や抗うつ剤では人によっては性欲低下だけでなく勃起不全が起こる[48]．薬物の副作用に関しては，別の薬物への変更の可能性について医師や薬剤師と話し合うべきであろう．もしそれができない場合は，問題は器質的なものにあるというクライエントの認識が役に立つことがある．

性的活動の不安

感情的なストレスが大きい時には，男性のクライエントの勃起は抑制されてしまうかもしれない．これは性的活動を考えると不安が高まり，勃起を抑制するという機能不全の悪循環をつくるという問題である．クライエントとそのパートナーが性的活動に対する考え方を，勃起や膣を通じたものから性的感覚や互いを良い気持ちにすることにあると変えることが役に立つことがある．正常な身体的反応を導く方法の1つにマッサージがある．もしこの方法がうまくいかず，問題の原因が器質的なものでもないことが明らかな場合には，訓練を受けたカウンセラーの援助が必要になるかもしれない．

皮膚のケア

障害をもつ人は，皮膚を保護し，損傷を避け，喜びを増すために，姿勢の調整が必要な場合があることを教えられるべきである．ある特定の性的姿勢で皮膚のある部位が繰り返しこすられ続けた時，この摩擦が擦過傷や皮膚損傷を引き起こすことがあるからである．作業療法士とクライエントはそれに替わる姿勢の可能性など，摩擦を避けるような方法について話し合う必要がある．骨突出が顕著な部位や陰部がパートナーにより圧迫されることも，皮膚の炎症を起こすことがあるので避けられるべきであろう．

潤滑液

　女性のクライエントにとって自然な潤滑液の分泌を促すような刺激は大事なものである．しかし，麻痺をもつ女性クライエントは，刺激を感じることができなかったり，自然な潤滑液の分泌が阻害されていたりするために，この問題を見すごすことがある．たとえ女性が刺激を感じなくても潤滑液分泌の反射を起こすために，刺激は与えられるべきである．適度な潤滑液がなければ，気づかないうちに損傷が起きているかもしれない．必要に応じて，人工的な水溶性の潤滑液（K-Yゼリーのようなもの）を紹介する．この際，油性の潤滑液は，炎症の原因になったり，ラテックスコンドームに浸み込んでコンドームの破損の原因となったりするので，水溶性の潤滑液を使わなければならない．女性はすべての種類の性交において，男性に比べて免疫不全ウイルス（HIV）にかかりやすいので，コンドームの破損は，女性のパートナーにとって大きな問題になる．

勃起

　多くの男性は，勃起する能力を最も大きな男性性のシンボルの1つと考えている[33]．麻痺に伴う感覚消失によってペニスへの感覚刺激が遮断されていたり，反射性勃起を起こす刺激を試みたことがない場合，その人は，自分は勃起不能だと考えてしまうかもしれない．このような思い込みは真実ではないこともあり，クライエントは必要のない苦悩を経験することになる．クライエントは自分の身体をよく調べる必要がある．なぜならば，ペニス，脛，肛門をこすることで，**反射性勃起**が効果的に生じることがあるからである．四肢麻痺をもつ人々に関する報告では，数例の人が足の親指をこすることで勃起したことが記されている．反射が正常に保たれていない場合には，通常は，勃起は不可能である．その場合には，それに替わる方法が探されなければならない．

　ペニスの勃起を必要としない性的活動（バイブレーターあるいは口や手を使った）は，そのような代替方法の1つである．クライエントがペニスを使った性交を唯一受容できる方法だと考えている場合に，その他の方法がないわけではない[*1]．勃起を刺激するためのホルモン注射は1つの方法だが，こ

れは逆の反応が生じる可能性があり，また，もしクライエントの的確な判断能力や，手の巧緻性が損なわれている場合には，問題が生じかねない．バキューム管を使う方法は効果的なことが多く，またより侵襲が少ない方法の1つであろう[49]．インプラント移植手術も1つの方法だが，短所として，炎症や皮膚の損傷などの可能性が挙げられる．Viagra, Levitra, Cialisなどのような医師による処方薬も開発されてきているが，人によっては副作用が大きい場合がある．

妊娠コントロール

　クライエントはさまざまな妊娠コントロールの方法の利点と欠点について医師と話し合う必要がある．障害をもつ人は，妊娠を計画する場合にはいくつかの点を考慮しなければならない[9, 10, 24, 32, 40]．ほとんどの障害は，女性の場合には特に，受精能力を損なうものではない．そのためクライエントは，妊娠のコントロールの方法とそれに伴う問題の可能性についての知識がなければならない．

　コンドームの使用に際しては，手がうまく使えなければならない．人によっては装着機が使える場合もあるが，いずれにしても手を器用に使える人があらかじめ機器を整えなければならない．ペッサリーなどの女性用避妊器具は，手の機能が良くない場合には，手の機能が良いパートナーがいて，両者が前戯の一環として避妊具を挿入することにためらいを感じないような場合を除いては，ほとんど使うことができない．避妊用スポンジも，手をうまく使えなければならない．

　避妊ピルは，クライエントに麻痺がある場合や，運動能力が障害されている場合には特に，血栓のリスクを高めることがある．もし，クライエントに感覚障害がある場合には，子宮内避妊具（Intrauterine device：IUD）は，出血，筋の痙攣，子宮の損傷，そして炎症などを起こす可能性がある．Supermicide[*2]の使用には，手の機能が良いか，正常な手の機能を持つパートナーの援助が必要になる．ノノオキシノル9（nonoxynol 9：非イオン性界面活

[*1] 注：Sexuality and Disability 12：1, 1994には，このような別の手段についてとても良い記事が載っている．
[*2] 訳者注：膣内に挿入して，精子を弱らせたり殺したりする薬物．泡，ゼリー状，カプセル，座薬などがある．

性剤）は，HIVへの感染の危険を増やすと疑われるようになったので，避けられるべきであろう[42]．注射するタイプの避妊方法は簡単だが，ピルと同様に多くの副作用がある．どの妊娠コントロールの方法を使うにしても，クライエントはいつも炎症が起きないようにすることや安全な性的活動の実践を行うことに気をつけなければならない．

補助用具

クライエントは，手の機能が十分ではない場合は特に，補助用具を使わなければならないことがある．そのような用具の1つに，前戯やマスターベーションのためのバイブレーターがある[21]．男性，女性向けのさまざまな用具が補助用具として使われている[12,32,40]．姿勢をつくるために枕が使われるように，他の道具もそれぞれのニーズに合わせて使えるかもしれない．作業療法士はクライエントに選択肢を勧める前に，性的補助用具を使うという考えについてクライエントの準備を促す必要がある．たとえば作業療法士は，クライエントが自分1人でいる時に下肢にバイブレーターを使い，どのように感じるかを探るよう勧めることができる．クライエントは性的刺激にバイブレーターが使えることに気づくかもしれないし，その使い方を知れば性的補助用具としてバイブレーターの使用を考えるようになるかもしれない．

安全な性的活動

免疫不全症候群（AIDS）の出現以来，安全な性的活動への関心は著しく増加している．AIDSだけでなく，すべての**性交渉感染症**（sexually transmitted diseases；STD）への罹患を防ぐために，安全な性的活動を実施しなければならない[24]．クライエントは，これを重要な問題だと助言される必要がある．もし膣内や膣周辺に感覚障害がある場合には，擦過傷や炎症に気づかない可能性がある．膣の炎症は，たとえそれがどのようなものでも，STDの罹患を容易にしてしまう．障害をもつ人はHIVやSTDにかかるリスクが大きく，安全なセックスについて普通以上に気をつける必要があることを伝えられる必要がある．

衛生

カテーテルの管理は，手の機能に障害がある人にとっては悩みの種となる．カテーテルを装着している人が性交ができるのか，もしできるのならどうするのかという疑問が生じるかもしれない．カテーテルを装着した状況での性交は，男性にとっても女性にとっても可能であるが，ある種の注意が必要になる．もし，カテーテルがよじれたり，曲がったりした場合には（カテーテルを装着している男性が膣を用いた性交を行った場合には，必ず生じる），膀胱に圧迫が加えられてはならない．膀胱は性的活動の前に完全に空にされるべきである．尿の流れの停滞はできるだけ短期間に制限されるべきで，30分を超えてはならない．このような注意事項が守られなければ膀胱や腎臓の損傷が起こることもある．性的活動前の少なくとも2時間は，この間に膀胱が充満することを避けるために，水分摂取を避けるべきである．膀胱に圧迫がかかるような性的な姿勢は避けられなければならない（図12-3～図12-10）．

女性に関しては，障害の種類や程度にかかわらず，生理が不順になったり，神経学的状況が悪化したりすることが報告されている[57]．このため，衛生管理にいくつかの問題が生じてくる．適切な教育がなされていない，手に機能障害がある，感覚障害があるなどの場合は，生理に関連した合併症が生じかねない．感染を感じなかったり，その重要性に気づ

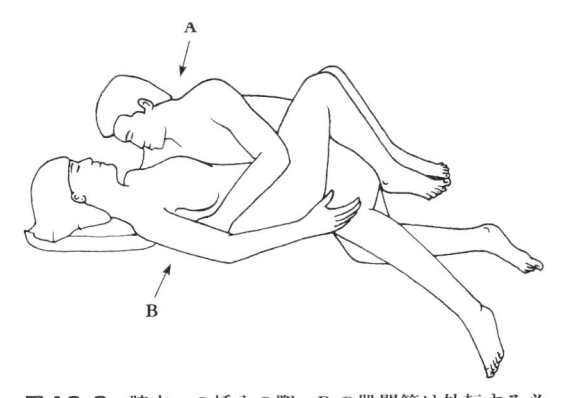

図12-3 膣内への挿入の際，Bの股関節は外転する必要はないが，股関節屈曲に硬さがある時には，とられるべき姿勢ではない．男性，女性の両者のエネルギー消費は，最小限ですむ．Bの膀胱への圧迫，カテーテルの安全，人工肛門の用具の安全も，この肢位では問題にならない．もし，Bに腰痛や麻痺がある場合，特に腰椎支持のために枕が必要な場合には，この姿勢が勧められるかもしれない

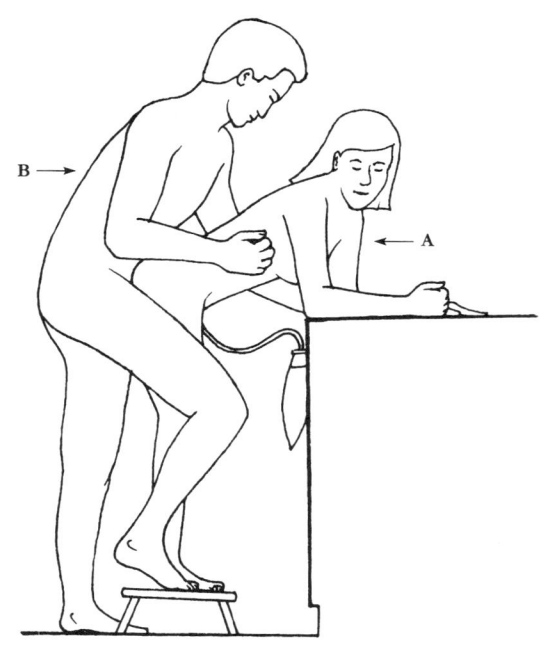

図12-4 パートナーAは股関節を外転する必要はほとんどないが、十分な筋力が必要になる。パートナーBは、腰への負担が少ないと感じるかもしれない。どちらかのパートナーに、股、膝、足関節に変性がある場合には、この姿勢は勧められない

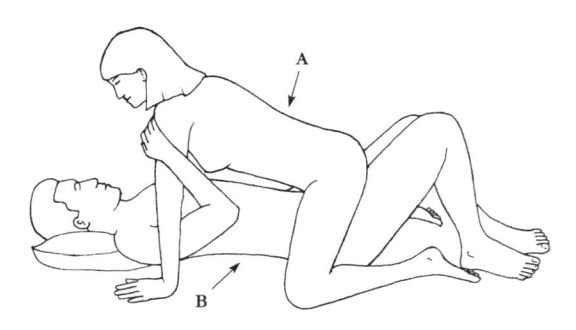

図12-5 Aは、股関節外転が可能で、バランスがよく、耐久性がなければならないが、膀胱や人工肛門への圧迫はない。もしカテーテルが使われている場合には、カテーテルはふさがれてはならない。体幹を垂直に保つことで、腰痛を避けることができるかもしれない。Bの股関節屈曲には、硬さがあってもいい。もし、腰痛が問題である場合には、下肢を曲げ、腰部の下に枕を置く必要があるかもしれない。人工肛門を使っている場合には、この姿勢では、装置がぶつかることを防ぐことができる。Bの耐久性がない場合にも効果的に使われる

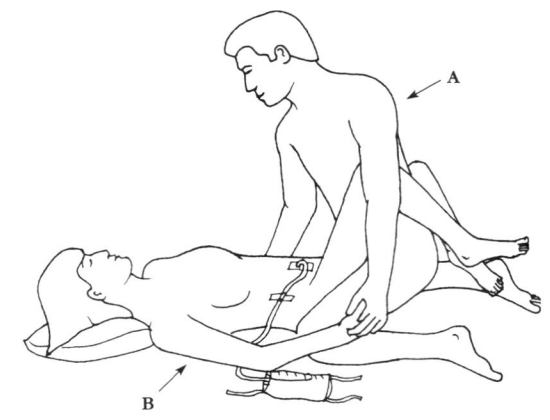

図12-6 この姿勢は、膀胱が圧迫されず、挿入されている管が曲がる機会が少なく、腰部の圧迫をが少ないもの（特に小ぶりの枕を腰部の下に入れた場合）で、Bにとってのエネルギー消費も少ない。下肢は図に示されているほど高く上げる必要はないが、もし、股関節の屈曲が制限されている場合には、この姿勢は心地よいものではない

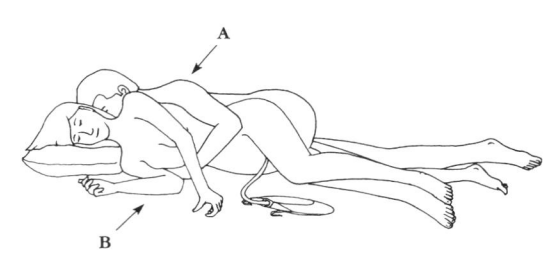

図12-7 パートナーBは、この姿勢ではそれほどエネルギーを使うことはない。2人とも、脊柱前弯を避けることができる。どちらかに片麻痺があっても問題ない。Bは、股関節の外転が要求されず、人工肛門バッグへの圧迫も避けることができる

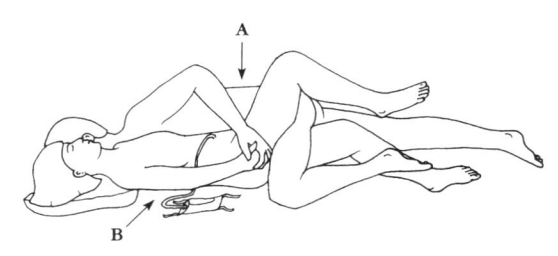

図12-8 この姿勢は、どちらかのパートナーに片麻痺がある時に用いることができる。耐久力に問題がある場合にもこの姿勢が使えるかもしれない。Aの脊椎前弯も避けることができる

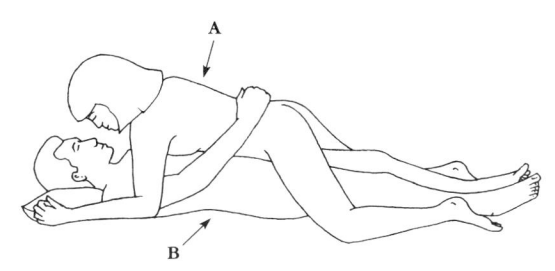

第12章　性的関心と身体的機能不全　325

図12-9　パートナーBに麻痺があったり，関節可動域に制限があっても可能な姿勢である．Bの腰部には支えるものが必要になるかもしれない．この姿勢では膀胱への圧迫を配慮しなければならない

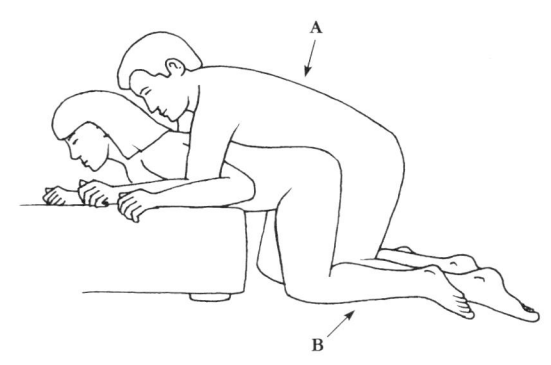

図12-10　後方からのBへの膣への挿入では，支えがあるため，Bはそれほどエネルギーを必要とせず，股関節の外転をする必要もない．股関節屈曲位に硬さがある人にも，行為には影響がない．Bの膝，股関節，そして背部には体重がかかり，また，股関節では運動の繰り返しが避けられないために，この姿勢は，脊柱，股関節，膝関節に変性がある人には良いものではない

かなかったりするクライエントには，毒素性ショック症に関する情報が提供されるべきである．タンポンに比べると，生理用ナプキンやパッドは，手の巧緻性能力がそれほど必要にならず，精密な感覚に頼ることもない．クライエントの好みは考慮すべきだが，作業療法士は，生理期間中，生理用パッドとタンポンのどちらを使うか，その長所と短所について女性を教育する責任がある．更年期障害に関する合併症は増加するかもしれないが，この領域においてはいっそうの研究が待たれる．

　排便排尿障害がある人は，性的活動の間に失禁の経験をする場合がある．もしクライエントと作業療法士が，この可能性とその際の対処方法をあらかじめ話し合っていたら，そのような事態が生じた際にきまりの悪い状況をうまく説明できるかもしれな

い．クライエントと作業療法士は，「あなたは，新しいパートナーと親密な関係になろうとしています．その時，カテーテルやその他の用具について，その人にどのように説明しますか？」などというさまざまなシナリオをロールプレイを通して試しても良いかもしれない．このようなことは，作業療法士とクライエントの両者にとってぎこちないものであるが，それでもこのような問題が実際にもち上がった時に対応しなければならない状況に比べれば，容易なものであろう．このような話題は，注意深さと柔軟さを持ってアプローチすべきである．

妊娠，出産，育児

　妊娠する前の段階で，女性は，妊娠，出産，そして育児に関するリスクと利点についてよく考えなければならない．クライエントの機能や運動能力は，妊娠に伴う合併症に影響するかもしれない．妊娠は，呼吸や腎臓に問題が生じる可能性を含む．体重の増加が移動に影響を及ぼすかもしれず，**自律神経反射障害**の可能性が増加し，また，膀胱や腸に関してもいっそうの注意を払わなければならない[54]．分娩や出産にも，陣痛の開始に気づかないなどいくつかの特殊な問題が生じてくる．薬剤による分娩誘導は，T6あるいはそれ以上のレベルで脊髄損傷があり，医療スタッフがその結果生じる呼吸障害や自律性反射障害に関する訓練を受けていない場合には，行われるべきではないかもしれない．出産後，障害をもつ親は，車いすの調整が必要になるであろう．クライエントは，親としての役割を最大限果たせるように，相談や指導が必要になるかもしれない[24]．

　シヴァニを例にしてみると，作業療法士は，彼女が適切な情報を見つけるための援助ができるかもしれない．コンピュータを通して適切なサイトを検索するように促したり，家族計画サービスや脳性麻痺の会（United Cerebral Palsy）にコンタクトを取って，説明を受けたうえでの意思決定（informed decision）をすることを奨励することで，彼女が必要な情報を取得するための援助をすることができる．彼女はこれらの団体に，脳性麻痺があり妊娠した女性の経験をもつ医師のリストを聞くこともできる．

　作業療法士はその後，出産後の最初の1年の状況を模擬的に行ってみるかもしれない．それには，赤ちゃんを移動する方法，おむつの替え方，成長に合

わせた服の着せ替え方，遊び方，お風呂の入れ方，そして，運動に障害がある時の親のあり方などが挙げられる．

■教育方法

次に挙げる方法は，障害をもつ人の性教育において，感情的側面に効果的に対応するものとして用いられてきた．

情報の繰り返し

性的な問題は，一度取り扱っただけでは十分ではない．障害の有無に関係なく，ほとんどの人は一度以上情報を聞く必要がある．クライシスにいる人や，障害の状態への適応過程にある人にとって，特にそれは必要となる．過度の情報や，尋ねられる以上の情報は提供されるべきではない．作業療法士は可能な限り，すべての会話の中に肯定的な事柄を含むように試みるべきである．機能の回復や機能に替わる方法の希望を抱くのは重要なことである．作業療法士は，クライエントがすべての情報を理解したと思い込むべきではない．情報が理解されているかどうかを確かめるために作業療法士は，クライエントが質問したり，話した内容を言い直すことを奨励すべきである．

「新しい」身体の発見

たとえどのような障害であっても，クライエントの身体イメージや身体の知覚は変化する．実際，クライエントは新しい身体をもち，これまでとは違う方法で動き，感覚を解釈し，日常生活を行わなければならない．治療的経験の大部分はクライエントが新しい身体を効果的に使う方法を発見するための援助に向けて進む．作業療法士は，身体に関する気づきを増すような感覚や能力の入力を通して，この発見を促進することができる[34]．クライエントが自分自身で，あるいは自分の性のパートナーとともに，自分の身体を調べるよう奨励されることが，新しい身体の気づきにつながることもある．ある特定の場所を柔らかく叩いたり，さすったりするなどの訓練は，感覚の存在や，その刺激が筋緊張の変化を引き起こすかなどを見極めることにつながる．麻痺のような障害をもつ多くの人々は，新しい性感領域（そ れは感覚が現れ始めた部位の真上にあることが多いが）を刺激することで，生殖器を用いずにオーガズムを経験した[9]と報告している．作業療法士は，下肢の伸展反射を生じさせて，ズボンを履きやすくするなどさまざまな ADL の遂行に，この感覚や筋緊張の変化を使うよう提案したり，自分でそのような方法を考えるようにクライエントに依頼することもできる．このような話し合いは，クライエントがクライエント自身で問題解決することを促進する．

PLISSIT

PLISSIT は，許可（permission），制限された情報（limited information），的確な提案（specific suggestions），そして集中的な治療（intensive therapy）を表す言葉の頭文字から作られた造語である．PLISSIT とは，性的情報に取り組むクライエントを援助する作業療法士を導く斬新なアプローチである[2]．許可は，性的能力に関し，クライエントが，新しい感覚，新しい考え，そして見解を持つことを認めることを意味する．制限された情報とは，性的能力に与える障害の影響についての説明のことである．カウンセリングの初期の過程では，詳細にわたった説明は通常は必要ではない．次のレベルは，的確な提案である．それぞれの障害に応じた姿勢などの的確な情報の提供は，作業療法の範疇にあるといえるかもしれない．このレベルが，性に関わるカウンセリングの上級教育やトレーニングを受けていない平均的な作業療法が行うことができる最も高いレベルのものである．集中的な治療は，性的活動において普通ではない対応パターンをもつ少数のクライエントのためにある．広範なカウンセリングの経験がこの集中的治療の適用には必要とされる．

作業分析

クライエントの姿勢のニーズを評価するために，作業療法士はそれぞれに応じた活動に要求されるものを分析できなければならない．この分析では，クライエントの能力に関する身体的，心理的，社会的，文化的，そして認知的な側面を見つめることが必要になる．作業分析は客観的でしかも専門的な視点を用いながら行われるべきである．作業療法士は，性的活動そのもの（もしそのようなものが存在

するのならば）は，愛し合うという行動のほんの一部であるという認識を持ち，分析されるべきADLの1つとして，専門的な態度をもってクライエントのニーズに対応しなければならない．作業療法士は，すべてのカップルが，障害をもつ以前に，毎日，毎週，または，毎年という単位で性的活動をしていたわけではないことを頭に入れておく必要がある．作業療法士の価値観や偏見は，クライエントに押しつけられるべきではない．偏見を喚起しがちなものとしては，クライエントが同性，あるいは，多数のパートナーと性的関わりをもつ，マスターベーション，性的活動をしないことを好むというようなものがある．

基本的性教育

　障害をもつ前に性的教育を受けていなかったクライエントには，基本的な性教育が必要になる．クライエントの中には障害のために情報を提供されなかったり，性の実践について間違った情報を与えられている人もいるかもしれない[1, 9, 35]．ある研究では，聴覚障害のある人は聴覚障害がない人に比べて，性に関する情報量が著しく少なかったということを明らかにしている[53]．別の研究では，先天的な障害をもつ青少年は，性的な事柄について間違った情報を与えられているか，情報が全く与えられていない状態にあり，情報源は保健医療関連の専門家か，彼らのパートナーだけだったと報告している．女性に関していえば，もし彼女たちが性に関する情報を与えられておらず，18歳まで性的活動をしたことがなければ，その後は性的活動をしたいとは思わないという傾向がある[16, 21, 35]．

　たとえ，クライエントやクライエントのパートナーの教育をするのが作業療法士ではないとしても，作業療法士は，情報が必要であることを予測し，クライエントが情報を得られるように資源を備えているべきである．性的活動と障害をもつ人についてのみ書かれた本を薦めるだけでは十分ではない．そのような本は役に立つものだが，障害を中心に置いているので，落胆してしまう人もいる．「男性の性的行為のハイトリポート」(The Hite Report on Mail Sexuality)[28]，「ハイトリポート」(The Hite Report)[27]，「いつも女性を満足させる方法」(How to Satisfy a Women Every Time)[25] には役に立つ情報が載っている．これらの本は，障害に最小限の焦点が当てられているので，クライエントが性的活動について理解するだけでなく，クライエントが正常であることを示すものにもなる．障害をもつ人のために書かれた優れた著書もまた，薦められるべきであろう．それらの本には，「身体障害の性的カウンセリングガイド」[40]，「身体障害をもつ人の生殖の問題」[24]，「気持ちの良い車いす」[43]，「頭部外傷をもつ人と性的関心」[23]，「セックスと腰痛」[26]，「性的関心と障害」[36]，「障害や慢性疾患をもつ人の性能力」[48]，「ロマンスを可能にする」[32] などがある．

[要約]

　この章は，シヴァニのケースで始まり，性的関心という日常生活活動に障害をもつ人が，どのようなニーズをもつかを検証した．このトピックは，非常に大きな影響力を持つものとして取り扱われるべきであり，作業療法士が専門的で，かつ責任をもって関わるべき領域である．シヴァニは，性的活動に従事し，妊娠し，そして良い母親になるだろう．彼女は，性的活動に際し，適切な姿勢を見つけるための援助が必要であり，虐待の経験があったにもかかわらず，自分の身体や性的活動を楽しむということを学ぶかもしれない．このようなトピックはすべて，作業療法士の役割の範疇にあり，クライエントの生活の質を改善することに取り組むものである．

　性的関心は，自己の尊厳に関わるものであるとともに，障害への適応に影響を与えるものでもある．さらに，性的活動は日常生活の1つでもある．それゆえ作業療法士は，クライエントの性的関心に関与する．身体的機能不全は，他のADLと同様，性的活動に関わる行為に必然的に何らかの変化をもたらす．身体障害をもつ人が共通に経験する多くの性的問題を解決するために，教育，カウンセリング，作業分析を行うことができる．

　作業療法士は，性的な問題を心配するクライエントに情報を提供したり，必要な専門家に紹介したりすることができる．カウンセリングの教育を受けた作業療法士は，カウンセリングを行うこともできるかもしれない．性的能力，性的虐待，価値観などの問題に関しては，性教育やカウンセリングが考慮されるべきである．性的な機能に影響を及ぼす身体的

機能不全に関する問題は，通常，作業分析や問題解決過程を通じて，うまく乗り越えられるようになり，多岐にわたる性的実践，性的表現の方法，性的欲求の表現が可能になる．クライエントは，自分のニーズ，そして，そのニーズに合う選択肢を探求する機会を持つ必要がある．作業療法士は，性的関心や性的欲求の領域において，クライエントに提供することのできるものをもつリハビリテーションメンバーの一員である．

[復習のための質問]

1. 作業療法士が通常関わると考える性的欲求と性的関心に関連する領域について，少なくとも5つ挙げよ．
2. 健常人が，身体障害をもつ人の性的関心について，共通に見せる態度にはどのようなものがあるか？
3. このような態度は，障害をもつ人の自己知覚や，性的関心に対する姿勢にどのような影響を与えるか？
4. 性的関心は自己の尊厳や，魅力的だという感覚にどのように関連しているか？
5. 性歴を聴取する際の典型的な質問をいくつか挙げよ．これらの質問は，性的関心に関する価値観を明確にするうえでどのように役立つか？
6. 移動補助具や自助具は，どのように性的能力に影響を及ぼすか？ これに関する心配事はどのように解決できるか？
7. 成人が性的虐待を受けている可能性を表すような徴候には，どのようなものがあるか？
8. 性的活動の際，筋緊張，耐久性の低さ，関節変性，感覚消失という身体的症状に対応するために，どのような提案をするか？
9. 性的機能不全を引き起こすような薬物をいくつか挙げよ．
10. 身体障害を持つ女性の妊娠コントロールに関する問題や注意事項を論じよ．
11. 性的活動の間にカテーテルをどのように管理するか？
12. 妊娠，出産，育児において生じる可能性のある問題にはどのようなものがあるか？
13. 性的な問題について人を教育する際の方法をいくつか論じよ．
14. クライエントによるスタッフへの性的ハラスメントはどのように対処されるべきか？

引用文献

1. Andrews AB, Veronen LJ: Sexual assault and people with disabilities, *J Soc Work Human Sexuality* 8(2):137, 1993.
2. Annon JS: *The behavioral treatment of sexual problems*, vol 1-2, Honolulu, 1974, Enabling Systems.
3. Becker H, Stuifbergen A, Tinkile M: Reproductive health care experiences of women with physical disabilities: a qualitative study, *Arch Phys Med Rehabil* 78(12 Suppl 5):S26, 1997.
4. Berman H, Harris D, Enright R, et al: Sexuality and the adolescent with a physical disability: understandings and misunderstandings, *Issues Compr Pediatr Nurs* 22(4):183, 1999.
5. Black K, Sipski ML, Strauss SS: Sexual satisfaction and sexual drive in spinal cord injured women, *J Spinal Cord Med* 21(3):240, 1998.
6. Blum RW: Sexual health contraceptive needs of adolescents with chronic conditions, *Arch Pediatr Adolesc Med* 151(3):330-337, 1997.
7. Boyle PS: Training in sexuality and disability: preparing social workers to provide services to individuals with disabilities, *J Soc Work Human Sexuality* 8(2):45, 1993.
8. Braithwaite DO: From majority to minority: an analysis of cultural change from able-bodied to disabled, *Int J Intercultural Relations* 14:465, 1990.
9. Choquet M, Du Pasquier Fediaevsky L, Manfredi R: National Institute of Health and Medical Research (INSERM), Unit 169, Villejuif, France: Sexual behavior among adolescents reporting chronic conditions: a French national survey, *J Adolesc Health* 20(1):62, 1997.
10. Cole SS, Cole TM: Sexuality, disability, and reproductive issues for persons with disabilities. In Haseltine FP, Cole SS, Gray DB, editors: *Reproductive issues for persons with physical disabilities*, Baltimore, 1993, Paul H Brooks.
11. Cole SS, Cole TM: Sexuality, disability, and reproductive issues through the life span, *Sexuality and Disability* 11(3):189, 1993.
12. Cole TM: Gathering a sex history from a physically disabled adult, *Sexuality and Disability* 9(1):29, 1991.
13. Cornelius DA, Chipouras S, Makas E, et al: *Who cares? A handbook on sex education and counseling services for disabled people*, Baltimore, 1982, University Park Press.
14. Ducharme S, Gill KM: Sexual values, training, and professional roles, *J Head Trauma Rehabil* 5(2):38, 1991.
15. Edwards DF, Baum CM: Caregivers' burden across stages of dementia, *Occup Ther Practice* 2(1):13, 1990.
16. Ferreiro-Velasco ME, Barca-Buyo A, Salvador De La Barrera S, et al: Sexual issues in a sample of women with spinal cord injury, *Spinal Cord* Aug. 10, 2004.
17. Fisher TL, Laud PW, Byfield MG, et al: Sexual health after spinal cord injury: a longitudinal study, *Arch Phys Med Rehabil* 83(8):1043, 2002.
18. Froehlich J: Occupational therapy interventions with survivors of sexual abuse, *Occup Ther in Health Care* 8(2-3):1, 1992.
19. Gender AR: An overview of the nurse's role in dealing with sexuality, *Sexuality Disability* 10(2):71, 1992.
20. Giaquinto S, Buzzelli S, Di Francessco L, et al: Evaluation of sexual changes after stroke, *J Clin Psychiatry* 64(3):302, 2003.
21. Goldstein H, Runyon C: An occupational therapy education module to increase sensitivity about geriatric sexuality, *Phys Occup Ther Geriatrics* 11(2):57, 1993.
22. Greydanus DE, Rimsza ME, Newhouse PA: Adolescent sexuality and disability, *Adolescent Med* 13(2):223, 2002.
23. Griffith ER, Lemberg S: *Sexuality and the person with traumatic brain injury: a guide for families*, Philadelphia, 1993, FA Davis.
24. Haseltine FP, Cole SS, Gray DB: *Reproductive issues for persons with physical disabilities*, Baltimore, 1993, Paul H Brooks.
25. Hayden N: *How to satisfy a woman every time*, New York, 1982, Bibli O'Phile.
26. Hebert L: *Sex and back pain*, Bloomington, Minn, 1987, Educational Opportunities.
27. Hite S: *The Hite report*, New York, 1976, Macmillan.
28. Hite S: *The Hite report on male sexuality*, New York, 1981, Knopf.
29. Kettl P, Zarefoss S, Jacoby K, et al: Female sexuality after spinal cord injury, *Sexuality Disability* 9(4):287, 1991.
30. Korpelainen JT, Nieminen P, Myllyla VV: Sexual functioning among stroke patients and their spouses, *Stroke* 30(4):715, 1999.
31. Krause JS, Crewe NM: Chronological age, time since injury, and time of measurement: effect on adjustment after spinal cord injury, *Arch Phys Med Rehabil* 72:91, 1991.
32. Kroll K, Klein EL: *Enabling romance*, New York, 1992, Harmony Books.
33. Lefebvre KA: Sexual assessment planning, *J Head Trauma Rehabil* 5(2):25, 1990.
34. Lemon MA: Sexual counseling and spinal cord injury, *Sexuality Disability* 11(1):73, 1993.
35. Low WY, Zubir TN: Sexual issues of the disabled: implications for public health education, *Asia Pac J Public Health* 12 Suppl:S78, 2000.
36. Mackelprang R, Valentine D: *Sexuality and disabilities: a guide for human service practitioners*, Binghamton, NY, 1993, Haworth Press.
37. McCabe MP, Taleporos G: Sexual esteem, sexual satisfaction, and sexual behavior among people with physical disability, *Arch Sexual Behavior* 32(4):359, 2003.
38. McComas J, Hebert C, Giacomin C, et al: Experiences of students and practicing physical therapists with inappropriate patient sexual behavior, *Phys Ther* 73(11):762-769, 1993.
39. Neufeld JA, Klingbeil F, Bryen DN, et al: Adolescent sexuality and disability, *Phys Med Rehabil Clin N Am* 13(4):857, 2002.
40. Neistadt ME, Freda M: *Choices: a guide to sexual counseling with physically disabled adults*, Malabar, Fla, 1987, Krieger.
41. Nosek M, Rintala D, Young M, et al: Psychological and psychosocial disorders: sexuality issues for women with physical disabilities, *Rehabil Res Development Progress Reports* 34:244, 1997.
42. Phillips DM, Sudol KM, Taylor CL, et al: Lubricants containing N-9 may enhance rectal transmission of HIV and other STI's, *Contraception* 70(2):1007, 2004.
43. Rabin BJ: *The sensuous wheeler*, Long Beach, Calif, 1980, Barry J Rabin.
44. Rintala D, Howland C, Nosek M, et al: Dating issues for women with physical disabilities, *Sexuality Disability* 15(4):219, 1997.
45. Romeo AJ, Wanlass R, Arenas S: A profile of psychosexual functioning in males following spinal cord injury, *Sexuality Disability* 11(4):269, 1993.
46. Sandowski C: Responding to the sexual concerns of persons with disabilities, *J Soc Work Human Sexuality* 8(2):29, 1993.
47. Scott R: Sexual misconduct, *PT Magazine Phys Ther* 1(10):78, 1993.
48. Sipski M, Alexander C: *Sexual function in people with disability and chronic illness*, Gaithersburg, Md, 1997, Aspen Publishing.
49. Smith M: Pediatric sexuality: promoting normal sexual development in children, *Nurse Pract* 18(8):37, 1993.
50. Sobsey D, Randall W, Parrila RK: Gender differences in abused children with and without disabilities, *Child Abuse Negl* 21(8):707, 1997.

51. Stockard S: Caring for the sexually aggressive patient: you don't have to blush and bear it, *Nursing* 21(11):72, 1991.
52. Suris JC, Resnick MD, Cassuto N, et al: Sexual behavior of adolescents with chronic disease and disability, *Adolesc Health* 19(2):124, 1996.
53. Swartz DB: A comparative study of sex knowledge among hearing and deaf college freshmen, *Sexuality Disability* 11(2):129, 1993.
54. Verduyn WH: Spinal cord injured women, pregnancy, and delivery, *Sexuality Disability* 11(3):29, 1993.
55. Yim SY, Lee IY, Yoon SH, et al: Quality of marital life in Korean spinal cord injured patients, *Spinal Cord* 36(12):826, 1998.
56. Young ME, Nosek MA, Howland C, et al: Prevalence of abuse of women with physical disabilities, *Arch Phys Med Rehabil* 78(12 suppl 5):S34, 1997.
57. Weppner DM, Brownscheidle CM: The evaluation of the health care needs of women with disabilities, *Prim Care Update Ob Gyns* 5(4):210, 1998.
58. Zani B: Male and female patterns in the discovery of sexuality during adolescence, *J Adolesc* 14:163, 1991.

推薦文献

Gregory MF: *Sexual adjustment: a guide for the spinal cord injured,* Bloomington, Ill, 1993, Accent On Living.

Greydanus DE: *Caring for your adolescent: the complete and authoritative guide,* New York, 2003, Bantam Books.

Kempton W, Caparulo F: *Sex education for persons with disabilities that hinder learning: a teacher's guide,* Santa Barbara, Calif, 1989, James Stanfield.

Leyson JF: *Sexual rehabilitation of the spinal-cord-injured patient,* Totowa, NJ, 1991, Humana Press.

Mackelprang R, Valentine D: *Sexuality and disabilities: a guide for human service practitioners,* Binghamton, NY, 1993, Haworth Press.

Sandowski C: Sexual concern when illness or disability strikes, Springfield, Ill, 1989, Charles C Thomas. In *Resources for people with disabilities and chronic conditions,* ed 2, Lexington, Ky, 1993, Resources for Rehabilitation.

Shortridge J, Steele-Clapp L, Lamin J: Sexuality and disability: a SIECUS annotated bibliography of available print materials, *Sexuality Disability* 11(2):159, 1993.

Sipski M, Alexander C: *Sexual function in people with disability and chronic illness,* Gaithersburg, Md, 1997, Aspen.

Sobsey D, Gray S, editors: *Disability, sexuality, and abuse,* Baltimore, 1991, Paul H Brooks.

情報源

American Association of Sex Education Counselors and Therapists
435 N. Michigan Avenue, Suite 1717, Chicago, IL 60611
(312) 644-0828

Association for Sexual Adjustment in Disability
PO Box 3579, Downey, CA 90292

Coalition on Sexuality and Disability
122 East Twenty-third Street, New York, NY 10010
(212) 242-3900

Sex Information and Education Council of the United States (SIECUS)
130 West Forty-second Street, Suite 2500, New York, NY 10036
(212) 819-9770

Sexuality and Disability Training Center
University of Michigan Medical Center
Department of Physical Medicine and Rehabilitation
1500 E. Medical Center Drive, Ann Arbor, MI 48109
(313) 936-7067

The Task Force on Sexuality and Disability of the American Congress of Rehabilitation Medicine
5700 Old Orchard Road, Skokie, IL 60077
(708) 966-0095

http://www.lookingglass.org

http://www.sexualhealth.org

第13章
仕事の評価とプログラム
Work Evaluation and Work Programs

Denise Haruko Ha
Jill J. Page
Christine M. Wietlisbach

（吉川ひろみ　訳）

キーワード

職業評価
産業リハビリテーション
機能的能力評価
一般職業評価
特定職業評価
職務に必要とされる事項の分析

必須課題
ワークハードニング
ワークコンディショニング
職場評価
人間工学
システム理論

人間工学的評価
仕事関連筋骨格系障害
第一次予防
第二次予防
第三次予防
仕事準備プログラム

学習目標

本章を学習することで、学生および臨床家は以下のことが可能になるだろう。

1. 仕事プログラム発展における作業療法の役割を理解することができる。
2. 現在実践されている仕事評価の種類と仕事プログラムを説明することができる。
3. 産業リハビリテーションプログラムの要素を述べることができる。
4. ワークハードニングとワークコンディショニングの違いを理解することができる。
5. よく計画された機能的能力評価に含まれるべき要素を述べることができる。
6. 評価に関連して信頼性と妥当性の重要さを説明することができる。
7. 職務に必要とされる事項の分析、人間工学的評価や危険性の指摘、職場評価の違いを理解することができる。
8. 職務に必要とされる事項の分析の適用を考察することができる。
9. 基本的な人間工学的介入について考察することができる。
10. 傷害予防プログラムの要素を考察することができる。
11. 学校から就労への移行サービスを説明することができる。
12. 仕事準備プログラムの目的を説明することができる。
13. いろいろな地域に根ざした仕事プログラムを挙げることができる。

この章の概要

仕事プログラムにおける作業療法関与の歴史
仕事プログラムにおける作業療法士の役割
産業リハビリテーション
機能的能力評価
職業評価
職務に必要とされる事項の分析
ワークハードニングとワークコンディショニング

職場評価
人間工学
　仕事場
　坐位
　職務課題の視覚化
　道具
　材料の取り扱い
　人間工学的評価
傷害予防プログラム
　法人クライアントの能力向上：傷

害予防チーム
経営管理者の責務
リスク要因の特定／人間工学的評価および問題解決のためのトレーニング
リスク要因管理の展開
医学的管理方法
成果評価および将来の問題の予防
就労前検査
学校から就労への移行サービス

第3部　作業遂行と遂行領域：評価と介入

移行関連評価　　　　　　　　地域に根ざしたサービス　　　　　福祉から就労へのプログラム
サービス計画　　　　　　　　地域リハビリテーションプログラ　受給チケットから仕事へ
サービスの実行　　　　　　　ム　　　　　　　　　　　　　　　要約
仕事準備プログラム　　　　　ホームレスシェルタープログラム

ケーススタディ：ジョー，ローナ，ヘンリー（その1）

ジョーは26歳の男性で，2カ所の仕事を掛け持ちしながら，自分と離婚した妻と娘のために働いている．昼はホテルと温泉施設で用務員として働き，夜は清掃業をしている．自動車事故のために，T11レベルの脊髄損傷を負い，下肢が完全麻痺となった．運動，筋力，耐久性が障害されたため，用務員の仕事に戻ることはできなかった．車いすでは物を効率良く持ち運ぶという用務員としての必須機能ができないからである．幸運にもホテルと温泉施設のジョーの雇用主が，ジョーがよく働いていたことから彼を気に入っていて，洗濯をするという別の仕事を，もしその仕事がジョーの身体能力と合っているなら提供したいと言った．こうして主治医を通してジョーは作業療法に依頼された．

ローナは39歳のシングルマザーで，過去20年にわたってセントルイスにある家具の布張り工場で働いている．ローナの仕事は木枠に重い布を引っ張りながらぴったりと貼りつけ留めていくものである．布を留め終えた後，仕上がりを確認する同僚のところまで家具を運び，厚手のビニールで家具を包む．これは大変な仕事で，布を強く引っ張り，留めるための重い器具を使い，扱い難い家具を扱うことから，1日の終わりには彼女の手と背中が痛くなってしまう．長期休暇近くになり，ローナと同僚は子どもたちのプレゼントを購入するためのお金を稼ぐために残業をすることに決めた．ローナは，両手が痛み，しびれ，ぴりぴりした感じがあるようになった．もはや彼女は手を握ることもできず，この症状はなくなることがなかった．布を持つことも困難になり，留めるための器具を落としてしまうこともあった．背中と両手の痛みのために仕事を休まなければならなかった．

ヘンリーは42歳で父親であり夫である．過去15年間，屋根職人として働き家族を支えてきた．彼は仕事中に，屋根から落ち頭部外傷を負い，下肢を数カ所骨折した．その結果，運動技能，処理技能，コミュニケーション技能が障害された．ヘンリーは2年にわたり労働災害補償を受けてきた．現在は何らかの仕事に戻る準備をしようと考えているが，自分に何ができるかがわからない．屋根職人の仕事に戻ることはできないと十分わかってはいるが，何か自分の生活の中でできることをしたいと思っている．

理解を深めるための質問

作業療法の仕事の評価と介入について本章にある情報を読みながら，ジョー，ローナ，ヘンリーの状況を心に留めておき，どのサービスが最も彼らの利益になるかを考えよ．
1. 作業療法がジョーと主治医と雇用主に提供するのは，どの種類の評価とサービスか？
2. ローナと彼女の職場環境を援助することのできる作業療法介入はどのようなものか？
3. ヘンリーが今の時点でできる仕事を発見する助けになるような仕事関連作業療法サービスには何があるか？

成人が行う最も重要な作業の1つは仕事である．安定した職業は，最も基本的なものと安全を獲得する手段となり，それは人間が生き延び飢えずに暮らすために必要である．食べ物と水，眠るための安全な場所，こういった資源を知ることの保証が，常にあるということであろう．多くの人が，所属や自尊心をもつというニーズを職場で充足している．仕事という作業に参加することから成人が引き離される何かが起これば，個人の健康や安寧（well being）に影響が及ぶだろう．作業療法実践者は，仕事を始める，あるいは復帰することを促進し，個人がもつ症状に関わりなく，労働者が自分の仕事を維持することを援助する重要な役割を担っている．

■仕事プログラムにおける作業療法関与の歴史

仕事の治療的使用は，作業療法が始まった時から常にこの専門職の中核領域であった[31]．仕事プログラムは，18世紀末から19世紀初頭にヨーロッパで始まった道徳療法運動の時代に，精神疾患の人々のために行われたことにルーツがある[74]．1801年に，道徳療法の創始者の1人であるPhilippe Pinelが，精神障害者のための救護院で仕事治療（work treatment）を初めて紹介した．彼は次のように提案した．「処方された身体運動や手先の作業は，すべての精神病院で行われるべきである……厳密に計画された手仕事は，良い士気を確実にもたらす最良の方法である……回復期の患者が以前の興味，勤勉さ，忍耐強さを取り戻すことは，私にとっては常に最終的な回復の前兆のように感じられる」[77]．1800年代末には，数カ所の精神科で生産的活動プログラムがあった．

1914年に，作業療法専門職の創立者の1人であるGeorge Bartonは，自らが結核と下肢の切断という障害を持っていた．彼はニューヨークに回復の家（Consolation House）を建てた[85]．このプログラムは生産的生活に戻るために作業を使って回復を可能にするものだった[85]．Bartonによれば，「仕事の目的は，心を慰めることであり，体を鍛えることであり，病気による単調さや退屈からの解放である」[80]．

1915年には，作業療法専門職の創立者の別の1人であるEleanor Clarke Slagleが，精神障害または身体障害の人が仕事をしたり，自立したりするためのプログラムを作成するために雇用された[85]．このプログラムはフルハウス（Hull House）というシカゴの施設で行われた．参加者は，かご，編み物，玩具，敷物，棚などの小物を作るプログラムに参加して，その間に手の技能を発達させ，仕事の報酬を受け取った．

作業療法の初期の指導者たちは，この専門職の焦点と目的を定義する際に，仕事の重要性を指摘した．ドイツ移民の精神科医で道徳療法の初期の提唱者でもあるAdolph Meyerは，「仕事と楽しみが混ざっている」健康的な生活というものを見ていた[59]．Herbert Hall博士はボストンのマサチューセッツ総合病院で医学的作業所を作ることを手伝い，そこでクライエントは「仕事治療（work cure）」を行った[30]．この作業所では，クライエントは市場に通用するものを生産し，利益の分配を受け取った．この治療作業所での関わりの焦点は，可能な限り正常な機能となるまで障害のある身体を回復させることと，クライエントが仕事に戻ることを目標とした．

この治療作業所の活動は東海岸で広まり，類似のプログラムがアメリカ合衆国のあちこちで行われるようになった．たとえば，カリフォルニア州ダウニィにある，現在はRancho Los Amigos国立リハビリテーションセンターとなった，ロサンゼルス郡救貧施設で，「すべての入居者は体力と精神力に見合った一定量の仕事をすることが課せられた．これは配置された医師により決定された仕事であった」[28]．入所者は，施設で使う多くの家具を木工機械を使って作った．整理たんす，ベッドサイドテーブル，車いす用テーブル，公園ベンチ，棚などが作業所で作られた．後に本格的な作業療法室ができた時，患者はナヴァホ族風敷物，編み込みのある敷物，ふさ飾り，ショール，陶芸，絵画，かご，革細工を作るようになった（図13-1A）．患者は，「肢体不自由や盲など障害のある人が役立つことができるように計画された」特別な作業療法プログラムに参加した．これは記事になり，生産品は郡の施設で利用されたり，職員やカリフォルニアクラフトやロサンゼルスの産業協会で販売された（図13-1B）[28]．

1900年代初めには，医療専門職は職業準備プログラムを重要だと思ってはいないようだった．身体障害の人へのケアの焦点は，まず緩和（palliative）であり，安静とベッド上で休息をすることだった．第一次世界大戦の後，大勢の傷病兵のリハビリテーションが必要となり，彼らが生活できる機能をもち仕事を得るよう援助する必要から，この態度は変化した．

1917年に職業教育法（Vocational Education Act）が可決され，その後アメリカ連邦職業委員会（U.S. Federal Board of Vocational Education；FBVE）が作られた[40]．1918年に陸軍衛生部整形外科が傷病軍人のための再建プログラムをまとめた[74]．作業療法の創立者の1人であるThomas Kidnerがアドバイザーとして参画した．このプログラムは，作業療法再建助手（reconstruction aide）を育て，彼らは，作業・理学療法の先駆者となった．治療は手工芸および職業教育の両方を含むものであった．作業療法再建助手は仕事活動を使って受傷した兵士を可能な限り最高の状態で軍務あるいは一般市民生活に復帰させることを目指した．

1920年に議会は，市民リハビリテーション法（Civilian Rehabilitation Act of 1920：Smith-Fess Act, Public law 66-236）を可決した．この法律は，職業指導および教育，職場適応，義肢装着，および就

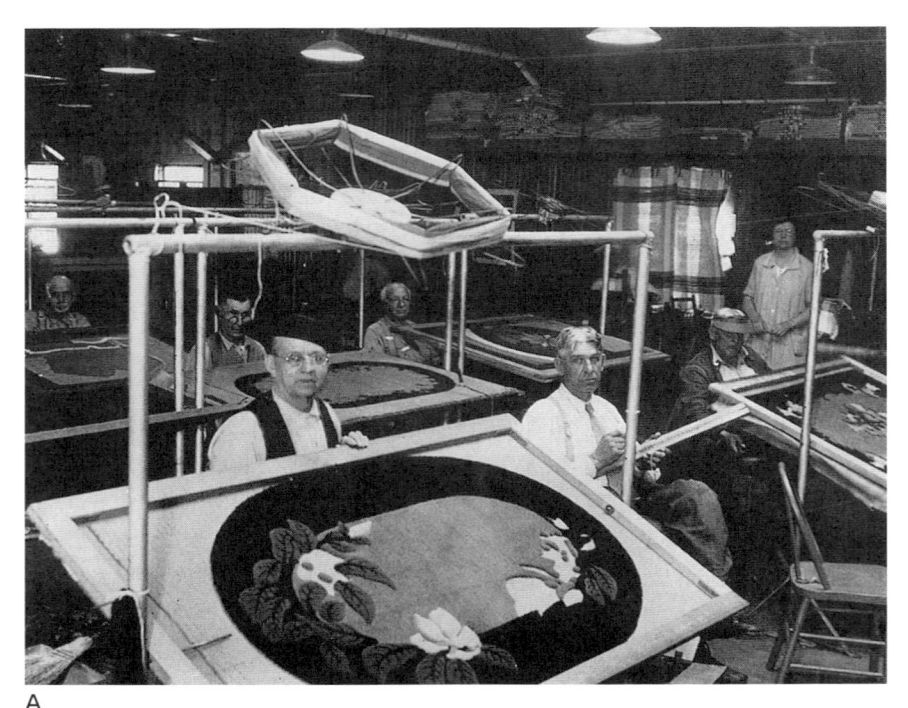

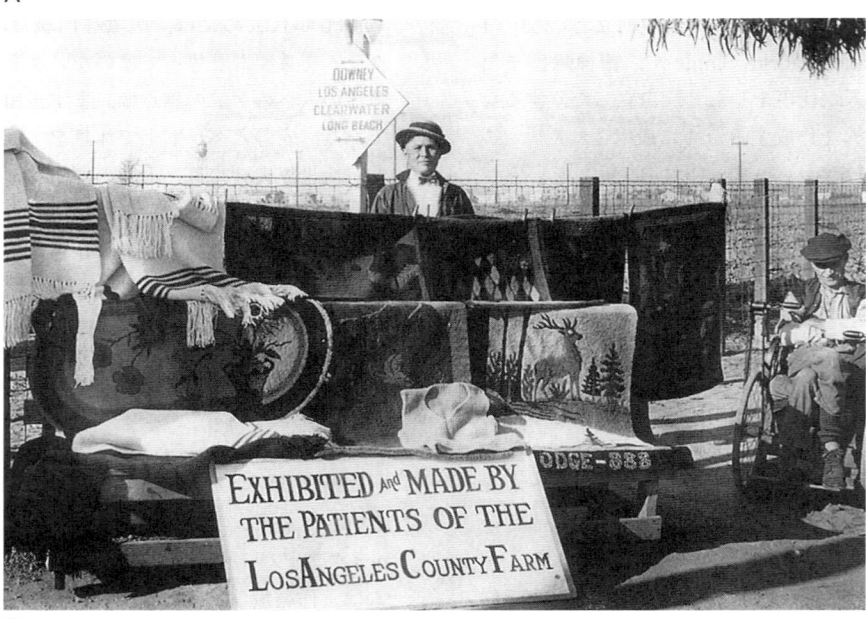

図13-1　A：ロサンゼルスの郡救貧施設の作業療法ショップでカーペットを織る仕事している患者たち　B：ロサンゼルスの郡救貧施設で作った製品を展示する患者たち（Fliedner CA：Occupational therapy：for the body and the mind. In Rogers GM, editor：Centennial Rancho Los Amigos Medical Center 1888-1988, Downey, CA 1990, Rancho Los Amigos Medical Center）

職斡旋の各サービスに関する資金を規定するものであった[40]．治療が診療プログラムの一環である場合，この法律では作業療法費の支払を規定しているが医師による診療費の支払は除外されていた．医師は無料あるいは有料で診療を提供していた．有料の場合，診療費は州または慈善献金から賄われた．こ

第13章 仕事の評価とプログラム

れにより，治療的作業所などのサービスの支援に連邦プログラム資金を充てた州では，職業リハビリテーションの1つであった作業療法サービスが制限されることとなった．

1935年の社会保障法（Social Security Act of 1935）は，リハビリテーションを「報酬のある職業に就くよう障害者を適応させること」と定義した[52]．これは地域における身体障害を持つ人に職業リハビリテーションを提供する初めての試みとなった．

1937年に産業療法（industrial therapy）が生まれ，雇用療法（employment therapy）と呼ばれた[56]．作業療法士は治療手段として活動を使用した．病院で患者が経験，適応性および興味に合った仕事課題を与えられているのは一般的であった．病院内での保護された仕事環境を利用した．病院の洗濯場，理容室，大工工房などである．

1930年代後半までに職業前（prevocational）という言葉が文献に現れ始めた．それは，仕事への転換可能な技能を育成するために手工芸を利用することをいう[97]．職業前療法は患者に仕事上の役割を準備させるものであった．作業療法士は仕事プログラムの監督者であり，仕事評価者であり，職業前療法士でもあった．1940年代に，職業前プログラムおよび仕事評価が作業療法実践の一環として受け入れられた．救急施設に収容されていた身体的障害をもつ患者は，外来あるいは職業前リハビリテーションプログラムや職業リハビリテーションプログラムに移された．

第二次世界大戦は，作業療法士がさらに仕事プログラムに関わる機会となった．医学と薬理学の進歩により，多くの負傷した兵士は怪我から回復した．退役傷病軍人のリハビリテーションのために使われる連邦資金は，政府が傷病軍人を解雇するにつれ増加した．これは，退役傷病軍人を評価し機能を回復するための仕事プログラムの開発を進める結果となった[17]．

1943年にBarden-Lafollette Act（Public Law 78-113）により1920年の市民リハビリテーション法の原規定が修正された[40]．この新しい法律は職業リハビリテーション法（Vocational Rehabilitation Act）と呼ばれ，作業療法および職業指導を含む多数の医療サービスが対象になっていた．サービスの適用は身体的および精神的障害をもつ人々にも広がった．また，この法律により職業リハビリテーション事務局（Office of Vocational Rehabilitation）が開設された．この機関は州および連邦により運営されており，現在も存在し障害をもつ人に職業訓練および就職斡旋サービスを提供している．産業療法は職業リハビリテーションの形としてさまざまな設定において継続されている．

1950年代，多くの作業療法士は，仕事評価は作業療法士が行うというより，むしろ新しく設立された専門職である職業リハビリテーションの領域であると思っていた[56]．作業療法の関わりは減少し，職業カウンセラー，職業評価者，仕事調整官がこの分野の主導者となっていた．しかしながら，仕事プログラムに熱心な作業療法士は少数ではあるがいた．

作業療法分野において職業前評価および訓練技術の発達が最も著しかったのは1960年であった[40]．RosenbergとWellersonがニューヨークでタワー法（TOWER System：Testing, Orientation, and Work Evaluation in Rehabilitation，リハビリテーションにおけるテスト，オリエンテーション，仕事評価システム）の整備に関する記事を発表した[81]．タワー法は初期のワークサンプルプログラムの1つで，模擬的仕事環境で本物の仕事実例を活用するものである[81]．1959年にLilian S Weggが，サンフランシスコにあるMay T. Morrisonリハビリテーションセンターで彼女の経験を基に，「仕事評価の必須項目」に関してEleanor Clarke Slagle講演を行った．Weggは健全なテスト手順および教育プログラムの両方の必要性を推進した[96]．アメリカ作業療法協会（American Occupational Therapy Association；AOTA）の会長であったFlorence S. Cromwellは，連合脳性麻痺協会（United Cerebral Palsy Organization）で脳性麻痺の成人の遂行を評価しながら，障害をもつ人のために特定の職業前テストに関する基準を設立した[40]．Cromwellはその後数十年にわたり仕事に関連した治療の重要性を提唱し続けた．

作業行動理論は1960年代半ばから1970年代初頭に出現したもので，専門家に再び作業に関わることを提案した．Mary Reillyは初期の作業行動理論の提唱者であり，またEleanor Clarke Slagle講演も行っていたが，治療としての生産的活動は作業療法独特の効果であると信じていた[40]．作業行動理論が提唱していたのは，人は仕事，休養そして楽しみの

バランスがとれてこそ健康的な生活を得ることができる、というものであった．

　1970年代後半から1980年代初頭の産業数の増加により，それまでにはない全く新しい活動の場が作業療法士に開かれた．それらは，産業リハビリテーションおよびワークハードニングであった[40]．**ワークハードニング**は，実際の仕事課題を模擬的につくられた仕事環境で使用するというもので，一般的に地域に密着した設定となっていた[4]．作業療法士は評価，計画，およびワークハードニングプログラム実施における仕事の精神的・社会的・側面の課題分析技能および知識に加えて，**関節可動域**（ROM）および耐久性を含む神経筋の特性に関する知識を使用した．

　1989年に，リハビリテーション施設認定委員会（Commission on Accreditation of Rehabilitation Facilities；CARF）は，学際的アプローチを必要とするワークハードニング基準を作成した[15]．学際的（多職種連携）チームは作業療法士，理学療法士，心理士，職業教育専門家で構成されていた．

　1990年のアメリカ障害者法（Americans with Disabilities Act of 1990：ADA；Public Law 101-336）は，作業療法士に大きな市場を開いた重要な法律であった[40]．作業療法士は障害をもつ人に職業教育を提供し，またADAの要求事項を満たす雇用者を支援することに関わっていた．この法律は業務の実施に関して重要な意味をもち続けている[23]（詳細に関しては第14章を参照のこと）．

　1992年に，AOTAは仕事を，「すべての生産的な活動および生活の中にある役割，たとえば主婦，従業員，ボランティア，学生，愛好家」と規定した[3]．この文書は2000年に，「仕事の遂行を促進する作業療法サービス（声明）」として置き換えられた．この声明は，「作業療法士および作業療法助手は仕事に関連した障害の予防および治療に加えて，生産的作業の促進と管理に関するサービスの提供に貢献する」ということを主張している[2]．

　2002年に労働安全衛生庁（Occupational Safety and Health Administration；OSHA）は，職場における筋骨格系障害（Musculoskeletal disorders；MSD）の低減を目的とする人間工学の総合的アプローチを発表した．その総合的なアプローチは，ガイドライン，実施，フォローアップと援助，人間工学に関する国家諮問委員会の4つの側面を持つ．

　作業療法士は，昔から外傷を予防するための機器，姿勢，身体力学への提案をする際に，従業員および雇用者に助言をしてきており，現在もそれは続いている．人間工学的介入は，人間工学の分野で追加トレーニングおよび教育を受けた作業療法士が活躍する機会がある分野として続いている．

■仕事プログラムにおける作業療法士の役割

　作業療法士および作業療法助手は，仕事のすべての側面に参加する個人を助けるという重要な役割を果たしている．作業療法実践の枠組み（OTPF）によると，仕事は次のことを意味する．雇用興味と探求，求職と就職，業務の遂行，退職準備と適応，ボランティアの探求および参加である[1]．「仕事の遂行を促進する作業療法サービス（声明）」には，作業療法士が「あらゆる年代の集団の個々の機能的仕事状態を向上させるためにデザインされた助言的，予防的，評価的，回復的そして代償的サービスを提供する」ものと記されている[2]．さらにその声明が主張するのは次のことである．作業療法士は生物学および行動科学の教育を受けている．それには，発達の知識と人間のすべての遂行の側面を評価する知識も含まれる．これにより，作業療法士は仕事に関連した障害の予防および管理に関して社会に独特の貢献ができる，というものである．作業療法実践者は，さまざまな場面で仕事に関連したサービスを提供する．必ずしも以下に限定されないが，その場面とサービスとは，「急性期治療とリハビリテーション施設，工場と事務所環境，仕事評価，仕事耐久性，ワークハードニングプログラム，授産所などでの仕事プログラム，学校から就労への移行プログラム，精神科治療センター，高齢者のためのプログラム，教育的システム，地域プログラム，そして家庭環境」である[2]．

　作業療法実践者は，労働者，仕事および仕事場に関しての評価，直接的介入，相談そして提案に関わっている[25]．

　機能的能力評価を通して労働者の基本的な情報を集める．これは人がどのような仕事あるいは特定の仕事に復帰できるかどうかを決定するために，その

時点での身体的能力を判断する客観的な1日から2日の評価である．**職業評価**（vocational evaluation）はより総合的に労働者を評価するものである．人が特定の仕事に復帰できるかどうか，あるいは他の職種を探す段階に戻ることができるかどうかが疑わしい場合に，作業療法士もまたこれを実施することができる．職業評価はクライエントが続けることができる妥当な職業を決定するために，クライエントの興味，動機，年齢そして教育レベルに関連して仕事習慣，勤務態度，身体および認知能力，心理社会的技能，仕事技能を評価する．この種の評価はあまり実施されない．というのも，機能能力評価のほうが経済的だからである．職業評価は主に3日から10日間にわたり実施されるが，機能能力評価は一般的に1日から2日間の評価ですむ．

評価を実施した後，労働者の機能障害を回復させ，あるいは勤務態度または仕事耐久性を向上させるといった治療が行われるかもしれない．作業療法士はこれらの障害を解決するため，また職場復帰準備をするための重要な技能および耐久性を構築するために，ワークハードニングあるいはワークコンディショニングプログラムを展開するかもしれない．人が効率的に仕事をできるように適切な配慮を提供するといったような他の介入も労働者に示されるかもしれない．

作業療法士が評価を行う第2の要素は，労働者が遂行する仕事である．作業療法士は仕事に必要な技能および能力を見るために職務分析を実施することができる（必要に応じて職場評価も実施することができる）．この仕事に関する情報は，遂行障害にかかわらず，労働者がその仕事を実践できるかどうかを決定するために，労働者と仕事との関係を見るために使用される[45]．仕事の実践方法を変更するため，あるいは道具や機器を変更するために治療的介入が行われるかもしれない．これには，特定の障害を補って仕事を実践できるようにする個々に適化した方略を教えることを含むかもしれない．

作業療法士が評価を行う第3の要素は職場についてである．作業療法士は，労働者が使用している機器の変更の必要性を分析し，あるいは人がより高い効率性，効果性，安全性のある仕事を実践することの手助けとして職場内を分析する[4]．作業療法士は，職場環境で遂行の障害を助長する可能性のあるような要因を特定するために，職場環境を評価する．仕事による障害および疲労を予防するための人間工学的変更に関する提案がなされるかもしれない．また，労働者が仕事を実行できるような適切な配慮が雇用者に示されるかもしれない．

このように，作業療法実践者は労働者，仕事，職場，そしてそれらの関係を評価する．遂行において障害が発見された時，治療的介入を用いる．作業療法士は，労働者が最適に仕事を実践できるように，仕事を実践する方法または職場環境を変更することができる．

■産業リハビリテーション

受傷した労働者および労働者が関わる産業に対して提供される広範囲のサービスは「産業リハビリテーション」あるいは「職業的リハビリテーション」という用語が使われることが多い．この章の中ではこれらの用語を同じ意味で使用する．**産業リハビリテーション**（Industrial rehabilitation）は機能的能力評価，職業評価，職務に必要とされる事項の分析，職場評価，就労前スクリーニング検査，ワークハードニングやワークコンディショニング，職場でのリハビリテーション，職務変更や移行的就労，教育，人間工学，健康そして予防サービスを含む．作業療法士はこれらのサービスを提供することにおいて不可欠であり，またこの領域の実践は，作業療法士の努力によって人生が変化していくのを目の当たりにするという，素晴らしいやり甲斐を経験する具体的な方法を作業療法士に提供する．AOTAは，この専門領域に携わっている作業療法士あるいはさらに情報を得たいと思っている作業療法士のために，仕事をテーマとした特別研究部門（Special Interest Section；SIS）を展開している．

■機能的能力評価

機能的能力評価（Functional capacity evaluation；FCE）は，仕事関連活動を遂行するための個人の能力を客観的に評価するものである[51]．この機能をベースとするテストは職場復帰の決定を支援するために1970年代初頭より使用されており，主に作業療法士および理学療法士が実施した[36]．しかし

ながら，現在はこの評価結果は多様な異なった方法で使用されており，多数の専門分野で実施されている．FCE は，リハビリテーションおよび職場復帰準備に関する目標を設定するため，残存する労働能力の評価のため，障害程度の判断のため，新規従業員の雇用およびプログラム終了に先立ち身体的適合性の適性審査を実施するために使用することができる[72]．

FCE は，一般的に医療記録のレビュー，面接，筋骨格スクリーニング検査，身体能力評価，推薦状の作成および報告書作成で構成されている[43]．身体能力の評価は，体力，静的および動的課題を通しての心臓血管および筋耐久性の両面からのクライエントの生理機能を評価するという形をとる．一般的に報告書には，仕事の全体的水準，1 日を通しての仕事耐久性，課題参加のレベル（共同参加あるいは個人参加），仕事適合情報，考慮すべき介入に関する情報を記載する[43,48]．

現在実際に使用されている FCE は多岐にわたっており，市販されているシステムや作業療法士個人あるいはクリニックが開発した評価がある（ボックス 13-1，図 13-2）．

FCE は，(1) 事例が終了した時あるいは問題が解決した時の包括評価，(2) 個人の能力と仕事の内容を適合させる仕事特化的評価，たとえば「XYZ 店のレジ係」または「レジ係」などの一般的な職種名，(3) 傷害特化的評価，たとえば両側手根管開放術後の上肢評価になり得る．T11 レベルの脊髄損傷を負っている 26 歳のジョーが，洗濯係という代わりの仕事の身体的に必要とされる事項を満たすことができるかどうかを決定するためには，仕事に特化した FCE が有効であろう．

良い FCE は，包括的であり，標準的であり，実践的であり，客観的であり，信頼性があり，そして有効な評価である[43,48,83]．

包括的 FCE は，アメリカ労働省発行の「職名辞典（Dictionary of Occupational Titles）」（1991 年改訂）に定義されている仕事の身体的に必要とされる事項すべてを含む（ボックス 13-2）[93]．ジョーの FCE の主な焦点は，彼が車いすを使用してもなお無理なく実行できる身体的に必要とされる事項にある．それらは，持ち上げる，座る，運ぶ，押す，引く，バランスをとる，届く，手で扱う，指で操作する，感じる，話す，聞く，そして見ることである．

もう 1 つ重要なことは，テスト対象者がテスト事項とその仕事の機能との関係を理解しているかとい

作業療法実践ノート

> 機能的能力評価（FCE）の依頼元は非常に広範囲にわたる．医師，弁護士，ケースマネージャー，保険会社，そして他のセラピストが主な FCE 依頼元である．いくつかの州，機関そして保険会社は，FCE に関して医師の処方を要求している．よって，依頼の受け入れに関しては，各州の慣行，雇用者，保険会社ガイドラインを把握していることが大切である．また地域により支払い報酬が異なる．

ボックス 13-1　FCE システムの種類

Blankenship
Key
Isernhagen
Arcon
Ergos
BTE Technology
ErgoScience
Saunders
West/Epic
Valpar Joule
Smith
Assessworks
Assessability
Worksteps
Intertek
ISO-Machines
Company Developed Rehabilities
HealthSouth

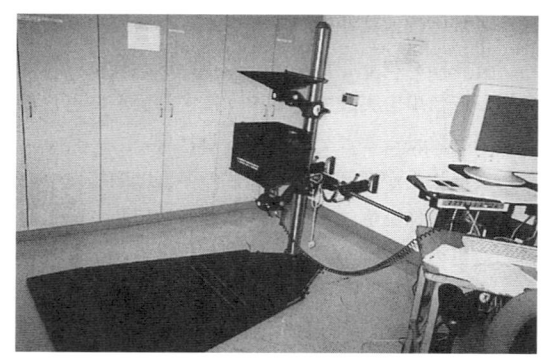

図 13-2　機能的能力評価（FCE）システムの例

ボックス 13-2　仕事に必要とされる 20 の身体的能力

持ち上げる	膝立ちになる
立つ	しゃがむ
歩く	這う
座る	リーチする
運ぶ	手で扱う
押す	指で操作する
引っ張る	感じる
昇る	話す
バランスをとる	聞く
前かがみになる	見る

(US Department of Labor, Employment and Training Administration : Revised dictionary of occupational titles, Vols I & II, ed 4, Washington, DC, 1991, US Government Printing Office)

倫理的配慮

課題では、クライエントの安全性を考慮しなければならない。危険なやり方で仕事を遂行したりクライエントの最大遂行能力を超えて仕事を強いることで、クライエントの健康を脅かしたり傷害の危険にさらさないようにしなければならない。

うことである。意味のある活動を適用することでテスト中の対象者の協力を高め、そして最大限の努力を促すことができる。たとえば、秘書業務を遂行する女性がいた場合、もし彼女が梯子を上るという機能を実際の仕事の中で実行しないならば、その能力をテストする必要性を理解しないかもしれない[72]。

FCE は、テストの期間、コスト、場所および報告書に関して実践的でなければならない[48,72]。

FCE を標準化するということは、手順、課題の定義、指示の仕方、採点方法および必要な機器と設定があることを意味する[48,51,73]。この構造によって、評価者は正当かつ一貫した方法による評価を徹底することができ、また評価者の偏見を最小限にとどめることができる。口頭指示は、評価者とテスト対象者との関係を構築するために重要である。初期の面接の間に、評価期間中の声のトーンを調節する。そして、評価期間中の協力と努力を最大限に引き出すことができるかどうかは、評価者個人に対する信頼にかかっているということは言うまでもない[48]。客観性は重さ、距離、高さあるいは他の数量に限ったものではない。操作的定義を使用して主観的なものを客観的なものにすることができる。FCE での客観性は、臨床的判断や臨床的意思決定を除外するものではない。しかし、評価者の偏見を可能な限り排除するための方策は不可欠である[83]。これには、テスト中のクライエントの協力のみならず身体的能力が含まれる。これは、テスト手順の標準化および構造化された採点手法を通して実現される。

FCE の最も重要な側面はテスト手順の信頼性と妥当性である。2 種類の信頼性があり、それらは FCE において重要と見なされている。すなわち、検査者間信頼性と再テスト信頼性である[51]。FCE における検査者間信頼性は一貫性を意味する。たとえば、2 人の作業療法士が同じテストを同一のクライエントに実施したとする。同じ結果が得られるだろうか？[43]。King らは、「再テスト信頼性および検査者内信頼性は、同一の評定者が複数回の FCE を実施した時、それぞれから得られるスコアが安定していることを言う」と述べている[43]。信頼性を構築できるということが、結果の妥当性あるいは正確さを決定する第一段階である[83]。評価者間で合意が得られていない場合、どの評価者の結果が正しいかを決定することは難しい[43]。いったん信頼性が証明されれば、妥当性を評価することができる。妥当性という言葉はさまざまな意味で使われるが、真摯な努力の周辺にある問題から判別された重要性、という意味でよく使われる。科学的に言うと、妥当性は精度を意味する。言い換えると、FCE はクライエントがどれくらい職場で仕事を遂行できるのかを真に説明する結果を提供するということである[48,83]。

妥当性には、いくつかの種類がある。内容妥当性と基準妥当性をもつ（両者とも同時性および予測性がある）ということは、FCE の結果に最大の影響を与える妥当性を構築する[43,48]。内容妥当性は、FCE の中で最も構築しやすいものである。というのも、専門家委員会、職務分析あるいは「職名辞典」など広く認知されている文献に定義されているように、評価が仕事の身体的に必要とされる事項をテストするものかどうかを見ることが、内容妥当性だからである[48,51,72,93]。

基準妥当性は、実施した評価から結論を導くことができるかどうかというものである。また、FCE

において，その人がテスト中に示したレベルで実際に仕事を遂行できるかどうかを問うのが基準妥当性である[43, 48, 51]．多くの場合，「基準となる評価法（gold standard）」—信頼性および妥当性が証明されている別の評価法—と新たに開発された評価法を比較することにより基準妥当性を判断する[43, 48, 51]．FCEでこれを行うことは難しい．というのも，テストされた能力と実際の仕事レベルを比較することは大きな間違いであるように，比較対照になる信頼性および妥当性が証明された評価法の数が実際には限られているからである[54, 48, 51]．基準妥当性は同時妥当性および予測妥当性を含む．

同時妥当性は，そのテストがクライエントの現行の能力を測定することができるかどうかを指す．FCEにおいては，同時妥当性は，どのクライエントが定められたレベルで仕事を遂行できるか，またどのクライエントは定められたレベルで仕事を遂行できないかを明らかにできるかどうかという点で判断されるであろう[43, 48, 51]．

予測妥当性は，そのテストから得られた結果から将来の能力を予測することができるかどうかによって示される．そして，誰が安全に復職し損傷を受けることなく仕事を続けることができるかを明らかにすることにFCEの重要な価値がある[43, 48, 57]．妥当性を詳細に検討して学術専門誌に発表された最初のFCEは，作業療法士のSusan Smithが作成したもので，この分野の知識基盤に重要な貢献を果たしてきた[88]．信頼性・妥当性があるからこそ，別の作業療法士がテストを実施したとしても評価の結果は変わらないであろうということ，あるいは結果が正確であるかどうかがわかるのである[43, 48, 51]．

■職業評価

仕事評価または職業評価は，「実際の仕事あるいは擬似的な仕事を系統的に使用する包括的なプロセス」であり，「人の職業発達を支援するための職業評価および探索の中心部分」である[25]．リハビリテーション施設認定委員会（CARF）によると，伝統的な職業評価モデルの中では次の要素に取り組んでいる；身体および精神運動能力，知的能力，情緒的安定性，興味，態度，職業情報知識，適性および達成（職業的および教育的），仕事技術および耐久

倫理的配慮

> 機能的能力評価（FCE）は，リハビリテーションにおける素晴らしいツールである．治療の開始，継続，中断あるいは別のサービスにクライエントを依頼する際に，作業療法士は配慮のある適切な推薦を行うための客観的な所見を得ることができる．この結果が人の人生に重大な影響を及ぼす可能性があるため，軽々な結果を導かないよう，最大の注意を払わなければならない[43, 48]．

性，仕事習慣，仕事関連能力，求職技術[34]．これらの評価は，評価の目的にもよるが，連続して3日から10日間かかる．職業評価者は一般的に私的職業機関でこの種の評価を実施する．しかしながら，公的あるいは私的医療または非医療環境においてもこれらの評価が実施されており，関わっている作業療法士もいる．職業リハビリテーション（Vocational Rehabilitation；VR），労働災害補償そして長期にわたり障害を持つ者にはこれらのサービスに支払いがなされるが，ほとんどの医療プランには支払いはなされない．

Valpar Component Work Sample SystemやJewish Employment Vocational Services（JEVS）などの標準化されたワークサンプルは，データあるいは物の分野における特定の技能の評価に使用される（図13-3）．Bennett Hand Tool, Crawford Small Parts, Purdue Pegboardなどの巧緻性のテストは，運動技能の評価に使用される（図13-4）[34]．ある特別な職業に必要な特定の技能を評価するために利用できる標準化されたワークサンプルがない場合，特別な仕事で実践するであろう仕事課題に関連した仕事場を実生活の中につくるために，特別に考案された状況評価（situational assessment）も使用する．たとえば，花屋の仕事に興味がある人は，運動技能に関して評価を受けることになるであろう．それは協調性，活力（エネルギー），筋力があるかどうか，また，花や植物の茎を切るために道具を握り操作して花器に生けることができるかどうかを調べるためである．また，個人は実際の仕事場（例．花屋）でも評価され，職場で遂行するであろう実際の職務課題を遂行する．

一般的に職業評価には2種類ある．一般職業評価

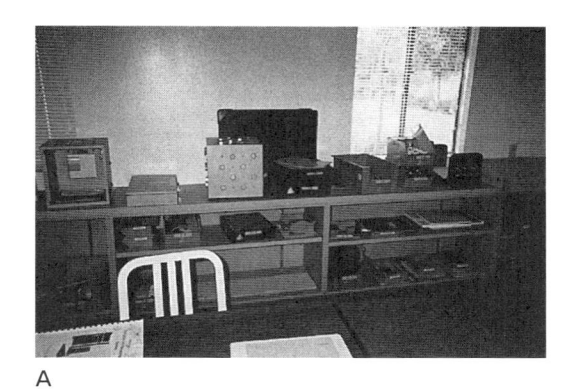

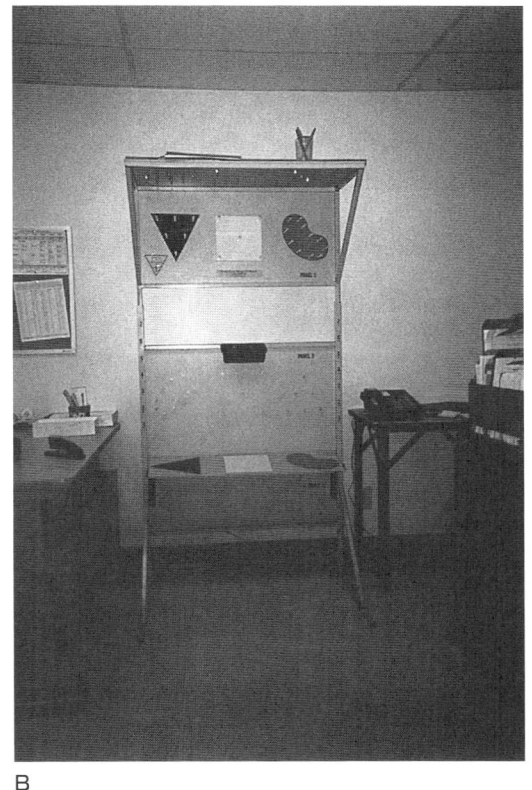

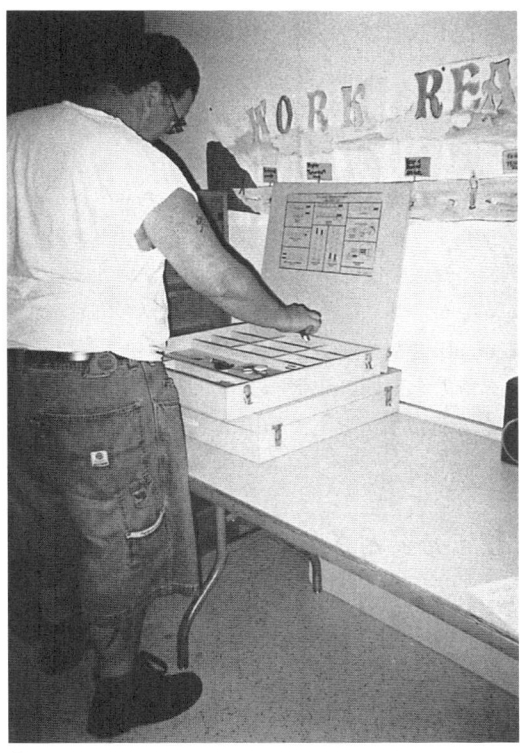

図13-3　A：ValparとJEVSのワークサンプル．B：Valpar 9全身可動域ワークサンプル．これは立つ，かがむ，しゃがむ，手を伸ばす，粗大な物の扱いや操作などの機能的能力を評価するために使用する．C：Valpar 10 3段階測定．さまざまな治具や道具を使って金属部品の検査を複数の工程に沿って行う能力を評価するために使用する

と特定職業評価である．**一般職業評価**（general vocational evaluation）は，人のすべての職種の遂行可能性を評価するという包括的評価である．仕事の経験が全くない人，復職先がない人，障害のために前職に復帰できない人にとって，この種の評価は，適切な仕事のすべての選択肢を探索するためのその人の適性や能力，興味を決定するのに有益である．たとえば，仕事中に屋根から落ち外傷性頭部外傷を負った屋根職人のヘンリーは，他の就労選択肢を探索するに当たり，一般職業評価から多くの良い材料が得られるであろう．一般職業評価は，いろいろな職業に適用できる可能性があるその人の認識能力，運動神経，身体的および精神的耐久性を探索することで，他の職業への興味および能力の特定に役立つであろう．**特定職業評価**（specific vocational evaluation）は，特別な職業に復職する人の準備度を評

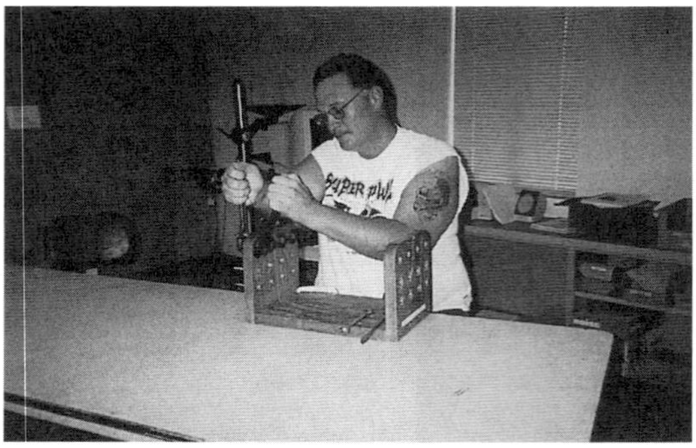

図13-4 Bennett Hand Tool は手動の道具を使う能力を評価するための巧緻性検査である

価する。脳梗塞に罹患したが一般事務員として復職したいと思っている人には，その特別な種類の仕事に復帰するためのその人の能力を評価するという，特別に調整した職業評価が実施されるだろう。事務的ワークサンプルおよび特別に考案された状況評価——同時に複数の仕事がこなせるか，細かいことに注意が向くか，ファイルができるか，電話の応対ができるか，伝言を受けることができるか，といったその人の能力を正しく判断するもの——を職業評価の不可欠な構成要素として取り入れることができる。

■職務に必要とされる事項の分析

職務の身体的に必要とされる事項を評価することは，リハビリテーションプロセスにおいて非常に有益である。というのも，初めての仕事あるいは復職の推薦には，クライエントの能力と職務自体に関する客観的な情報が必要だからである。職務の主な課題，身体的に必要とされる事項，認識適性，教育的必要条件，機器操作および環境適応を含む良くできた職務内容説明書は，就労に適切な候補者を選別する時，給与体系の設定時，そして傷害後の復職に関して適切な意思決定を下すのに役立つ[8]。

職務に必要とされる事項の分析（job demands analysis；JDA）は，人間工学的評価あるいは危険性の特定と削減とは別のものである。JDA は仕事に実際に必要とされる事項を定義することを考えており，一方，人間工学的評価および危険性評価は，仕事の実践および過剰あるいは過度な姿勢や手作業での部材の取り扱いによる二次的な傷害の危険性に重点を置いている[8]。確かにこれらの分野は重複しているが，その違いと情報が必要とされる背景理由を明確にすること，また，それぞれに適した方法を使用することが大切である[8]。

JDA へのアプローチには，アンケート，面接，観察，そして正式な測定がある[8]。職務に必要とされる事項に関して現職者あるいは監督者と面接することは一般的である[72]。このような非公式なアプローチは，結果として機能的情報の少ない対話的な説明内容となったり，また必要とされる事項の推定の正確さに疑問をもたらす原因となる[72]。他の種類の評価と同様，職務に必要とされる事項の分析に関して客観的なプロセスをとることが重要である。FCE の結果と職務内容説明書を適合させることを基本に，復職の意思決定を試みる状況の中で，多くの FCE は JDA の要素を含む[48]。しかしながら，これらはクライエントとの主観的な面接であることが多く，身体的に必要とされる事項に関して正確さを欠く可能性がある。

ジョーのリハビリテーションに携わっていた作業療法士は，雇用者と連絡をとり，職務に必要とされる事項および洗濯係の必要条件の全体状況をつかむために JDA を実施した。作業療法士は監督者だけではなく職場で実際に仕事をしている他の従業員とも話をした。実際の仕事環境で行われている職務を直接観察できることで，作業療法士は，ジョーがこの職務を遂行するための能力を適切に評価するのに必要な情報を収集できる。

専門用語と専門職間には一貫した共通の標準分類システムの存在が重要である。アメリカの「職名辞典」は，アメリカ合衆国内の仕事と職務の身体的に必要とされる事項を定義している（表13-1〜13-3）[93]。この辞典には，仕事の全般的レベル，要求される体力，身体的に必要とされる事項に関する頻度が定義されている[93,94]。また，世界の多くの国が包括的な職業説明の主要参考文献として「職名辞典」を参照している。

「職名辞典」が最後に改訂されたのは1991年であった。1990年代にアメリカ政府は，職名辞典を改訂しないという決定を下した。しかし，代わりに職業を分類するための新しいフォーマットを作成することになった[27]。その意図は，仕事の定義に関するより包括的な分類システムあるいは枠組みを作成

第13章　仕事の評価とプログラム　343

表 13-1　仕事の全般的レベルの定義

仕事のレベル	定義
座業	持ち上げる，運ぶ，押す，引っ張る，または人体を含む他の物を移動するために約5kgまでの力を時々使用する，あるいはごくわずかな力を頻繁に使用する．座業はほとんどの時間座っていることをいう．しかし，歩行あるいは短時間の立位を含むかもしれない．歩行および立位を時々しか要求されない場合には座業とするが，他のすべての座業基準に適合すること．
軽作業	物を移動するために約10kgの力を時々使用する，あるいは約5kgまでの力の量を継続的に使用する．必要な身体的能力が座業のそれを超えている．持ち上げる重量がごくわずかな場合でも，以下の仕事は軽作業と見なされる：(1) かなりな距離の歩行あるいは立位が要求される時，あるいは (2) ほとんどの時間は坐位を要求しているが，押す・引っ張るという腕または脚のコントロールを必要とする時，あるいは (3) 材料の重量がごくわずかな場合でも材料を継続的に押す・引っ張ることが必要な生産ペースが必要な仕事である時．注意：生産ペースを持続するための継続的なストレスおよび緊張は，使用する力の量がごくわずかな場合でも，肉体的にきついものに違いなく，実際そうである．
中等度作業	物を移動するために約10〜25kgの力を時々使用する，あるいは約5〜12.5kgの力を頻繁に使用する，あるいは約5kgをわずかに超える力を継続的に使用する．必要な身体的能力が軽作業のそれを超えている．
重労働作業	物を移動するために約25〜50kgの力を時々使用する，あるいは約12.5〜25kgの力を頻繁に使用する，あるいは約5〜10kgの力を継続的に使用する．必要な身体的能力が中等度作業のそれを超えている．
最重労働作業	物を移動するために約50kgを超える力を時々使用する，あるいは約25kgを超える力を頻繁に使用する，あるいは約10kgを超える力を継続的に使用する．必要な身体的能力が重労働作業のそれを超えている．

(US Department of Labor, Employment and Training Administration : Revised Dictionary of Occupational Titles, Vol. I & II, ed 4, Washington, DC, 1991, US Government Printing Office ; US Department of Labor, Employment and Training Administration : The Revised Handbook for Analyzing Jobs, Indianapolis, IN, 1991, JIST Works)

することである．アメリカ研究協会（American Institutes of Research：AIR）はアメリカ合衆国労働省（US Department of Labor）の意向を受けてユタ州職業安定省（Utah Department of Employment Security）から契約を授与された．そして，O*NET98データベースを開発した．新規のフォーマットには膨大なデータが包含されているが，その構造的理由からリハビリテーションの専門職が使用するのは非常に難しくなっている．専門家の組織およびリハビリテーションの団体からのフィードバックに基づき，最終的な導入前にデザインの改訂が進められている．職業的情報を得る時には，「職名辞典」およびO*NET両者を参照することを勧める[27]．

労働法に影響を及ぼす最近の法律に関して，アメリカ障害者法（ADA）および雇用機会均等委員会（Equal Employment Opportunity Commission：EEOC）の両者は，仕事が存在する理由として**必須課題**（essential tasks）を定義している[5,8]．ADAはさらに必須課題を非常に専門的なものと定義して

表 13-2　身体的に必要とされる事項の頻度の定義

身体的に必要とされる事項の頻度	定義
全くない	活動や状況がない
たまにある	日に1/3以下
時々ある	日に1/3から2/3
常にある	2/3から1日中

(US Depertment of Labor, Employment and Training Administration : Revised Dictionary of Occupational Titles, Vol.I & II, ed 4, Washington, DC, 1991, US Government Printing Office ; US Department of Labor, Employment and Training Administration : The Revised Handbook for Analyzing Jobs, Indianapolis, IN, 1991, JIST Works)

いる．すなわち，それは現職者が雇われた理由はその仕事を遂行するためであり，職場でその課題を遂行することができる人の数は限られているからである[5]．JDAの期間中に，必須課題とそうでない課題を区別することが重要である．これは能力が試される．というのも，仕事を従業員と雇用者両面から見るということは，伝統的な方法ではないからであ

表13-3 仕事の強度

強度	力仕事や重い物を運ぶ頻度		
	たまに（日に1/3以下）	時々（日に1/3から2/3）	常に（2/3から1日中）
座業	約5 kg	ごくわずか	ごくわずか
軽作業	約10 kg	約5 kg	ごくわずか
中等度作業	約10～25 kg	約10 kg	約5 kg
重労働作業	約25～50 kg	約10～25 kg	約10 kg
最重労働作業	約50 kg以上	約25～50 kg	約10～25 kg

(US Department of Labor, Employment and Training Administration : Revised Dictionary of Occupational Titles, Vol.I & II, ed 4, Washington, DC, 1991, US Government Printing Office)

作業療法実践ノート

観察による仕事に必要とされる事項の分析（JDA）の準備において，職名および機器に関して適切に調査ができるように，電話で面接を行い職務に関する最初の情報を集めてもよい．また事前準備は，分析実施中に着用しなければならない保護機器の選考に役立つ．

倫理的配慮

どの方法を選んだとしても，臨床家は職務とそれに必要とされる事項の正確な全容を示すよう努力すべきである．その時には，一連のリハビリテーションにおいてより容易に適用できる機能的な必要事項を強調する．

る．ADAとEEOC両者の専門用語に一致した必須課題を定義した職務説明書に基づいて，雇用および復職（Return-to-work；RTW）の決定を下すことが大切である．

職務は，実践される課題，課題を形成する身体的に必要とされる事項，身体的に必要とされる事項が実践される頻度で構成されている．これらには，重い物の取り扱い，力の強さ，移動する距離および手が届く距離が含まれる[8]．それぞれの身体的に必要とされる事項の頻度は，各課題に与えられた期間により適切に負担を調整しなければならない．というのも，1日の労働時間の間に各課題に費やす時間にはっきりとした違いがあるからである．たとえば，ABC倉庫での「荷役係」の仕事が次の2つの課題で構成されているとする．つまり（1）箱が入った枠箱を積み込む，そして（2）積んだ枠箱を梱包テープで梱包する，である．荷役係は，8時間の就労時間の間に48回の積み込みと梱包を完了した．枠箱の積み込みに費やした時間は就労時間の80％であった．1つの箱の重さは4.5 kgであった．仕事の全体的なレベルを正確に評価するために，持ち上げる重さの全体量および手作業で物品を扱う頻度を決定しなければならない．

1つ目の課題は，持ち上げる，運ぶ，かがむ，手を届かせる，手で取り扱う，立つという身体的に必要とされる事項で構成されている．2つ目の課題は，歩く，手を届かせる，手で取り扱う，指で操作する，立つである．荷役係という仕事の身体的に必要とされる事項の量を正確に合計するために，各課題内で各身体的に必要とされる事項にどれくらいの時間が費やされるかを決定し，そして1日の労働時間の間に実践される課題時間の割合を計算しなければならない．この種の評価は手入力で実施しても良いし，ErgoScience Quantitative Job Demands Analysisなどの市販されているさまざまなソフトウエアを利用しても良い[49]．

■ワークハードニングとワークコンディショニング

仕事をリハビリテーションに使用するという考えはまさに作業療法の中核となるものである．産業リハビリテーションは1970年代に，仕事に関連した傷害を管理するための方法を改良する必要性から発達した[19,42,50,71]．ワークハードニングは，Lancho Los Amigos病院の心理士であるLeonard Mathesonが初めて概念的な説明を行った．彼は作業療法士であるLinda Dempsterと一緒に取り組み，自分なりの道具や材料を開発した[42,50,71]．今も昔も産業リハビリテーションの目的は，受傷した労働者を回復させ，機能を最大限にし，またできる限り早く安全に復職させることである．この種のリハビリテーションの運用システムは経時的に進化してきた．それは，長期にわたる入院を基本としたプログラムから外来での構造的な多種職によるプログラムへ，外

来での介入と移行的仕事の間のより進んだ連携へ，そして企業負担によるクリニックでの職場におけるリハビリテーションへと進化してきた．1980年代には，リハビリテーション施設認定委員会（CARF）が，ワークハードニングプログラムに関するガイドラインを作成し，そして委員会のガイドラインの遵守および定期的な調査を行うことで手数料を徴収して認定を与えた[19,42,50,71]．1991年には，アメリカ理学療法協会（American Physical Therapy Association：APTA）の委員会が，広く認められている基準に従いたいクリニックのために別の規則を作成したが，CARFの認定プロセスの下に組み込まれることを望まなかった[19,42,50]．

ワークハードニング（work hardening）は，受傷した労働者を回復させるための正式かつ多職種によるプログラムをいう[19,42,50,71]．チームに含まれる代表的な専門家にはほとんどの場合，作業療法士，理学療法士，心理学者，職業評価者，職業カウンセラー，免許を持った専門のカウンセラー，依存症専門カウンセラー，運動生理学者そして栄養士が含まれる[19,42,50]．一般的にプログラムは4週間から8週間にわたり，職務への完全復帰あるいは職務変更のいずれかを目的とした．プログラムには，プログラム開始と終了時の評価（一般的にFCEあるいはそれから派生したもの），職場評価，段階的活動，模擬的な仕事，体力や心臓血管のコンディショニング，教育，個別の目標設定とプログラムの変更がある[19,42,50]．模擬的な仕事の中では実際の仕事で使う機器を使用するのが良い．それにより，労働者の協力を最大化し，仕事に実際に必要とされる事項をより本物に近い形で反復することができる[42]．**ワークコンディショニング**（work conditioning）は，体力，エアロビクス，柔軟性，協調性，耐久性などの身体的コンディショニングのみに規定されることが多く，通常，単一の専門家が関与する[19,42,40]．治療を計画したり進歩を測定するためのベースラインを設定するために，両方のアプローチは労働者の評価を行う．

動機づけの問題は常に課題であり，ほとんどの場合，復職に失敗する最大の理由であると考えられている[87]．受傷した労働者は復職に当たって，うつ，経済的問題，家族からの圧力，「システム」に操られているという感情に影響を受け，不適応行動を来す可能性がある[87]．これは，結果的に雇用者への不信，訴訟への興味，症状の誇張を引き起こす．受傷した労働者側の詐欺行為もまた懸念事項である[87]．雇用者の無関心も関係しており，復職に向かう労働者の態度に大きな影響を与える[87]．雇用者の態度に関する調査によると，雇用者側の活動はコストに影響を与えると指摘している．回答者の約90％が，従業員が受傷時にいかに十分な治療を受けたと知覚しているかが，傷害のためにかかったコストを減らすことと関連していたとしていた[87]．

ローナのことを考えてみよう．彼女は手に問題を抱えている室内家具装飾業従事者で，職場で困難を経験している．作業療法士は，彼女の症状と職務内容を評価し，そして治療中も仕事を続けられるように彼女の職務に必要とされる事項の変更に関して雇用者に提案をすることができるだろう．これにより，ローナの健康が重要であること，また治療を通して肯定的な結果を得られるように彼女を援助できることをローナに明確に示すことになる．

受傷した労働者に対して肯定的な成果を確実にするためには，身体的，社会心理的側面を含む傷害により影響を受けたさまざまな領域の問題に対処するための早期の介入および当事者個人に合わせた治療計画が必要である[87]．多職種からなるチームで行うことで，クライエントは共通の目標に向かって努力しているさまざまな分野の専門知識の恩恵を受けることができる．受傷後できるだけ早くリハビリテーションプログラムを開始することは，復職成功の可能性を劇的に高める．5620人の労働者の休業補償調査によると，受傷から起算して3カ月以内にリハビリテーションに依頼された労働者の復職率は47％であり，71％のコスト削減となった．3カ月から6カ月の間に依頼された場合，復職率は33％に，コスト削減率は61％に下がった．受傷から起算し

作業療法実践ノート

> 復職の成功を促進するために，調査に値する傷害クレームを調査し，従業員がどのように思っているかを調べるために声をかけ，そして職務の変更や移行的職務の選択肢を考慮して，作業療法士が雇用者に傷害を受けた後の従業員に関心をもつよう働きかけることは必要不可欠である．

て12カ月を超えて依頼された場合，復職率はたった18%に，コスト削減率は51%となった[87]．

移行的職務および職務変更プログラムは，急性期リハビリテーションと個人の現行の能力と一致したレベルでの復職の組み合わせ，あるいは進行を含み，職務への完全復帰または個人の仕事能力を最大化するという目標をもつ．移行的職務の例としては，午前8時から10時まで外来クリニックで作業療法士の監督の下，労働者に仕事コンディショニング活動を実施してもらい，その後実際の職場に行き午前11時から午後1時まで身体的に必要とされる事項が低い仕事の一部を実施してもらう．そして，昼食を摂り，その後の就労時間中は仕事の中の「軽め」の職務に戻る，というものであろう．労働者の技能や体力が向上するにつれ，作業療法士の監督の下，さらに通常の職務活動を追加する．最終的に，職務に完全に復帰する．この種の構造は，労働者が仕事文化に関わるのにより良い環境を提供し，そして同僚および上司が職務変更や受傷した労働者の完全な回復に向けて援助することを可能にする[87]．職務内容を変更していくプロセスも類似した経路をたどるが，一般的にはクリニックでの活動は含まない．職務を完全に遂行しない状態で復職する場合には課題が残る．というのも，労働者が「100%」の状態でなければ職場に戻ってもらいたくないと思う雇用者がいるからである．早期の移行的復帰が長期的に見れば従業員の労働力を回復させることにつながり，経済的および精神的両面にわたって利益があるということを企業と従業員に示さなければならない．

経済の流れ，産業のニーズ，そして法律の整備によって，産業リハビリテーションプログラムは変化し続けるであろう．作業療法士は将来の変化を管理指導する要である．

■職場評価

職場評価（worksite evaluation）は，傷害の発現後，個人が復職できるかどうか，あるいは人が就労を持続するための適切な配慮によって益を受けるかどうかを決定するための勤務中の評価である[39, 91]．たとえば，機械操作の作業員として製造会社で働いていた男性が脳梗塞に罹患した．雇用者は，職務の身体的および認知的に必要とされる事項が適合するならば，喜んで彼を職場に戻したいと考えている．作業療法士は職場に出向き，その人が安全かつ適切に機械を操作し，仕事の基本的機能を実施するための能力を評価することができる．別の例を見てみよう．何の問題もなく以前事務員として働いていた人が，ポリオ後症候群のために反復的課題に対して，現在極度の疲労，痛み，筋力低下を経験している．この人の症状を最小化しながらこの仕事を継続できるような適切な配慮を特定するには，職場評価が有効であろう．労働者同席の下，いくつかの要因を職場で評価する．すなわち，仕事の基本的機能，労働者の機能的利点や限界，職場の物理的環境である[53]．

職場評価は，一般的に職務分析を実施した後に行う．大企業は，特定の仕事に実施された職務分析に関する情報をすでに得ているかもしれない．職務分析が実施されていない場合，雇用者が受け入れるのであれば作業療法士が職務分析を実施しても良いし，あるいは職場に出向く前に雇用者から職務内容説明書を得ても良い．職務内容説明書がない場合，労働者の管理・監督者に電話をして，仕事の基本的機能および仕事の身体的および認知的に必要とされる事項に関する情報を口頭で得るのが良い．その情報が得られたら，職場で会えるように作業療法士は雇用者と労働者と一緒に時間のスケジュールを立てる．これは，まさにホテルと温泉で用務員から洗濯係に仕事を変える準備をしたジョーのケースである．作業療法士が職務分析を実施した後，ジョーは職場評価のために，作業療法士と雇用者両者と職場で面接した．

作業療法士が雇用者および労働者と職場で面接する時，作業療法士は，職務，労働者そして仕事場を評価する．評価は，調整が必要となるかもしれない仕事の基本的機能から始める[91]．作業療法士は，基本的機能が職場に出向く前に得た情報に基づいたものであるということを考えなければならない．基本的機能の遂行プロセスだけではなく，望ましい仕事課題の結果を重視すべきである[91]．作業療法士は，ある特定の課題を誤って実行したり，間違った順序で実行したり，あるいはやり忘れた場合に，結果にどれくらいの影響を及ぼすか，分担や基準あるいは厳守しなければならない時間の制約があるかどう

表13-4　配慮の例

職務	機能的問題	配慮	概算費用
フォークリフト運転手	関節炎のためにハンドルを握ることが困難	ボールステアリング	100ドル
CADやCAMの作図専門家	四肢麻痺のために上肢使用制限	言語入力装置	500ドル
工場従業員	腰痛のために1日10時間の立位作業困難	腰かけいすと疲労軽減マット	250ドル
小売店店員	糖尿病による疲労と服薬のための休息時間が必要	食事時間延長と服薬のためのスケジュール変更	0ドル
小学校教諭	いすが床を滑る際のキーキーいう音のために生徒の声を聞くことが困難	寄付されたテニスボールに穴を開けていすの脚に取りつける	0ドル

(Job Accommodation Network website, www.jan.wvu.edu.)

か，そして課題を実施する頻度が結果に影響を及ぼすかどうか，などの詳細を調べておくべきである[76]．

活動分析は，職場で人を評価する時に役に立つツールである[10]．以下を含むすべての分野に対処するために使用することができる．それらは，運動，感覚，認知，知覚，感情，行動，文化および社会に関する分野である．仕事の基本的機能を実行するための能力を評価する時，作業療法士には，課題を分析し，課題のどの部分に労働者が困難を感じるか，あるいは就業時間中に困難を感じる可能性があるかどうかを決定する専門知識がある．作業療法士は，労働者が仕事の基本的機能を実行できるような配慮を提案することができる．

職場評価の最終段階は，職場環境を評価することである．仕事場それ自体に加えて，仕事場以外の周辺環境を評価すべきである（車を使用する場合は駐車場，公共交通手段へのアクセス，建物へのアクセス，休憩室およびトイレ）．労働者が使用する可能性のあるすべての場所によりアクセスしやすくするために，障壁と解決策を特定する調査を行わなければならない．労働者がアクセスしなければならない機械や消耗品，機器の位置と設置，また照明や温度，騒音レベルなどの他の環境要素も評価すべきである．

職場を写真に撮ったりビデオに収めたりすることは非常に便利であるが，その場合は労働者および雇用者から許可を得なければならない．作業療法士は巻き尺を持って行き，労働者の必要に応じて，作業台の高さ，ドアの間口の幅なども測るべきである．また特に，労働者が車いすを使っている時，グラフ用紙を使用して仕事場の見取り図を引くことは大変役に立つ．重要な測定値を図式化して記録することができる．

職場評価の結果は，人が安全かつ適切に，配慮ありまたは配慮なしでも仕事の基本的機能を実行できるかどうかを決定するものである．適切な配慮を提案する時，人間工学的原則（次のセクションで述べる）を考慮し適用すべきである．適切な配慮を特定するプロセスには，障害を持つ人と雇用者，そして作業療法士の協力が必要である[76]．それぞれの人は，最良の配慮を特定するプロセスに貢献する価値のある洞察力および情報を持っている．障害者雇用に関する大統領委員会（President's Committee for the Employment of People with Disabilities）の産物である職業調整ネットワーク（Job Accommodation Network；JAN）は，雇用者および受傷した労働者に適切な配慮を支援する最良の情報源である（http://janweb.icdi.wvu.edu/）[84]．JANのウェブサイトでは，ほとんどの仕事上の配慮は一般的に高価ではないことを指摘している．JANによると，すべての配慮の半分以上は500ドル以下である．配慮には次の項目がすべて含まれる．それらは，職務内容あるいは仕事スケジュールの変更，施設の修正，工夫した機器あるいは支援的技術の購入，新製品の修正あるいは設計である（表13-4）．

職場評価が完結した後，報告書を準備し当事者である労働者，依頼元，雇用主に送る．基本的な仕事

機能に関連した問題のある領域，およびそれらを解決するために必要な配慮を明確に列挙すべきである．提案された配慮を行うために教育が必要な場合は，その教育手段を特定する．市販の機器を提案する場合，正確な機種番号，その地域での購入先，費用の概算を提供する[91]．特注の機器が必要な場合，注文先，概算費用，機器の製造にかかる時間も提供する．報告書は，評価による所見および提案した配慮を総括したものとする．

ジョーの職場評価の後，彼は車いすで安全かつ自立して仕事の基本的機能を実行できると判断された．提案され実施された配慮はたった1つであった．洗濯室は非常に暑くなり，またジョーは熱に敏感なので，雇用者は洗濯室へのドアを開け放しにしても良いことと，部屋の換気を良くするために扇風機を追加購入することに同意した．暑い盛りに働かなければならないのを避けるために，雇用者は，ジョーの就労スケジュールを涼しい夕方あるいは早朝に組むことに合意した．

■人間工学

人々が仕事という作業に十分に取り組むために，作業療法の領域のすべての側面が調和していなければならない．職務の活動に必要とされる事項および仕事が実践される背景は，労働者の能力および身体的・社会心理的構造と適合しなければならない．職務の活動に必要とされる事項と背景，個々のクライエント要因と遂行パターンがかみ合っていないと，職務を実行するために必要な適切な遂行技能の成功を妨げる．

作業療法士は，人間工学という学問をクライエントが仕事という作業に完全に従事することを支援するために使用する．**人間工学**（ergonomics）は，人間の遂行能力および仕事，機器，道具，環境に対する快適さを扱う分野である．人間工学の目標は，健康，安全性，労働者と職場の両方の効率性を向上させることである[65]．ergonomicsという言葉は，ギリシャ語で「仕事」の意味を持つergosと「法律」の意味を持つnomosに由来する．すなわち仕事の法律である[20]．ポーランド人の教育者であり科学者である，Wojciech Jastrzebowski（1799-1882）が，150年前にergonomicという言葉を文献で紹介した[18]．しかしながら，身体的健康と実践する仕事の種類の間に関係があるという人間工学の概念は，人類と同じくらい古いものである．すなわち，「石器時代に使用された最初の道具から，人間は，労働のための，人間の才能を有効に使用するための，そして人間の欠点を埋め合わせるためのより良い方法を探し続けてきた」[54]．

人間工学の背景にある考えは，すべての労働者は彼ら独自の一連の遂行技能，遂行パターン，そしてクライエント要因を職場に持ち込むというものである．多くの場合，仕事場の設定および仕事のプロセスは，空間的および予算的制限，生産性および美学的な要求に適合するように設計されている．その仕事場の設定およびプロセスを使用するであろう人々のことが，これらの設計において考慮されていない場合，傷害および非効率性を招く結果となる．仕事の背景および活動に必要とされる事項に対して個々の労働者の長所と限界を適合させる方法を見つけることは，労働者の安全性と職場の生産性の両者の向上を可能にする．

人間工学の原則は，さまざまな仕事に関連した問題に対処する手助けとなる．よく問題とされるのは，仕事場および仕事プロセスの設計，仕事に関連したストレス，障害を持つあるいは高齢化した労働力，道具および機器の設計，建築設計およびアクセスのしやすさである．人間工学の介入は，問題が起こる前に防止する，あるいは問題が実際に発生した時にすぐに労働者の仕事の背景を「適合する状態」に調整するといった積極的な適用が可能である．多くの作業療法士は，包括的リハビリテーションあるいはクライエント中心の健康および予防プログラムの一環として人間工学の原則を使用している．少数ではあるが，作業療法士の中には人間工学を専門として，人間工学専門士になっている人がいる．

人間工学のサービスに関する作業療法士のクライエントには，個々の労働者，従業員グループという背景の中の労働者，あるいは雇用者自身を含むかもしれない．人間工学サービスを提供している作業療法士が働く環境は，一般的にクライエントの職場である．これらの作業療法士は，人間工学の独特の用語，社会規範および伝統的ではない新規の仕事にうまく対応できるようにならなければいけない．しかしながら，人間工学サービスを提供している作業療

法士は，あらゆる実践分野における作業療法士と同様の関心を共有している．すなわち，製品（人間工学的に満足できるような）のマーケティングおよび販売，費用対効果，定義できるような成果およびクライエントの満足に関することである．

作業療法士だけが，人間工学の分野を専門とするにふさわしい専門職なのではない．人間工学専門士には，さまざまな経歴を持っている人がいる．産業衛生，工学，安全学，経営学，人事，医学，理学・作業リハビリテーション，心理学，建築学，疫学あるいはコンピュータ科学において学問的教育を受けたという人間工学専門士に会うことは珍しくない[18]．作業療法士が，人間工学専門士になる道のりには多くの経路がある．ボックス13-3は，人間工学の分野で高度な知識および認定を受けるためのさまざまな方法を説明している．

人間工学の分野に興味のある作業療法士にとって，作業療法士教育の全人的な特質は1つの財産である．作業療法士は，個々の労働者とその仕事の背景の完璧な適合を達成するという人間工学の介入の目標が決して単純なものではないことをすぐに理解する．作業療法の領域では，労働者の要素は，遂行技能，遂行パターンおよびクライエント要因から構成されている．職務の要素は，職務課題および道具・機器の両方の活動に必要とされる事項により構成されている．仕事という作業の取り組みは，さまざまな背景の中で発生する．それらには，環境およ

び組織，労働者の個人的・文化的・社会的・精神的背景などがある．

作業療法のある領域の個々の側面を観察することは，観察者に限定的な洞察をさせることになる．むしろ，作業療法の領域のさまざまな側面の相互作用の観察が全体像を浮き彫りにする．作業療法の領域のすべての側面の相互作用を通して労働者の遂行を見るという方法は，**システム理論**（system theory）として知られている．作業療法士資格を持ち修士の学位を持つ Rannel Dahl は，「仕事システムの要素は，労働者，職務課題，道具および機器，仕事環境および組織的構造，そしてこれらの要素の相互作用である」と説明している[18]．Dahl は，人間工学的仕事システムのこの概念を見事に図式化している（図13-5）．

David Meister は，彼の革新的なテキストである "Conceptual Aspects of Human Factors" の中で，人間の要素（人間工学）におけるシステム的概念の信念を次のように説明している．それは，仕事における人間の遂行は組織化された全体に関してのみ意味をなして説明できるというものである．彼は，基本的なゲシュタルトの考えは，「全体は単に部分の合計にとどまらない．部分は全体から分離した場合には理解することができない．そして部分は動的に相互に関係しており依存しあっている」と強調している[57]．作業療法士は，遂行技能，遂行パターン，背景状況，活動に必要とされる事項およびクライエ

ボックス13-3　人間工学における教育とトレーニングの機会

人間工学における熟練した実践のためには作業療法の新人が行う実践のレベルを超えた教育とトレーニングが必要となる．
- 人間工学の資格が得られる大学院プログラムは，テキサス女子大学，クリーブランド州立大学，セントラルフロリダ大学，マサチューセッツ大学で開講されている．大学院レベルの課程は通常4〜5コースで12〜16単位を取得する必要がある．
- 生涯教育でも数日間のコースがあり，作業療法士が，ロイ・マテソン社（www.roymatheson.com）による人間工学的評価専門士や，アトランタのバックスクール（www.backschoolofatlanta.com）を通して人間工学専門士などの資格を得ることができる．
- オックスフォードリサーチ研究所（www.oxfordresearch.org）が提供する，産業人間工学士，準人間工学士，ヒューマンファクター工学専門家などといった上級レベル資格がある．
- 専門的人間工学士資格審査委員会（BCPE）（www.bcpe.org）は，人間工学の分野における最高レベルの資格として専門的人間工学士を輩出している．他の上級レベルの資格もBCPEを通して取得することができ，これには準人間工学専門士，ヒューマンファクター専門士などがある．

（情報提供：Snodgrass J：Getteing comfortable：developing a clinical specialty in ergonomics has its own challenges and rewards, Rehab Management p24, July, 2004）

ント要因間を相互作用に関連づけたときのみ労働者の遂行を想像することができるということを理解している．作業療法実践の枠組み（OTPF）はこの概念を支持している．

　作業に従事するということは，遂行の主観的な（感情あるいは心理的）側面および客観的（物理的に観察可能）な側面の両者を含む．作業療法士および作業療法助手は，この二元的かつ全体論的見方からの関与を理解しており，遂行のすべての側面（身体的，認知的，心理的，背景状況的）に対処する[1]．

　作業療法士（OTR）であり，作業療法学博士（OTD）であり，アメリカ作業療法協会ファカルティ（FAOTA）でもある Jeffrey Crabtree は，こう付け加えている．「人間－仕事－機械－環境モデルにおける相互作用の主観的意味が，作業療法および人間工学の中心となっている」[16]．

　システム理論は，作業療法の領域の個々の側面の適合性が重要であるということを軽視するものではない．遂行技能，遂行パターン，背景状況，活動に必要とされる事項あるいは個々のクライエント要因に矛盾あるいは逸脱がある場合，仕事システムの質が低下する可能性がある．Dahl は，人間工学的仕事システムの各構成要素（図 13-5）には，概して「仕事システムの遂行に影響を与える独自の一連の特性がある」[18]，と説明している．ここで示しているのは，人間工学的評価および介入が，クライエントの仕事という作業への従事の質に与える影響を個々に模索するということである．人間工学の実践家は，仕事システムの相互作用の全体的質を強化する目的で，そのシステムのある側面を修正し強化する（すなわち，労働者とその仕事の適合性を向上させること）．

　労働者とその仕事の適合性を向上させるには，作業遂行分析および環境変更の専門知識だけでなく，解剖学および運動学をよく理解していなければならない．人間工学の実践家は，建築および工業技術用語，また地方や州，連邦の法規にも精通していなければならない[18]．雇用者はしばしば，社内の安全性および工業技術について人間工学の実践家に助言を求める．人間工学専門士は，傷害の低減を，そして効率性を向上するための職場の設計または再設計に関連知識を提供する．人間工学的設計の原則は，次に関する現行の知識に基づいている．それらは，解剖学，運動学，生体力学，人体測定学（人間の身体の比較計測，ボックス 13-4），認知－知覚的処理と統合，管理理論，機構的仕事処理能力モデル，心理学および社会的・合法的考慮点である[12,18]．

　一連の人間工学的設計の考慮点のすべてを包括的に検証することはこの章の範疇ではないが，以下に選択した人間工学的設計の原則を述べる．しかしながら，人間工学をさらに学びたいと思っている作業療法士にとっては多くの手段がある．読者はこの章の最後の参考文献を参照すること．また，職場の安全および健康に関する管理組織（OSHA：www.osha.gov）および職場の安全および健康に関する研究所（National Institute for Occupational Safety and Health：www.cdc.gov/niosh/homepage.html）から得られる人間工学の情報にも興味をもつかもしれない．

　人間工学的設計を協議する時，問題なのは労働者と仕事機器，道具あるいはプロセスとの関係であり，いずれかの特定の特性ではないことを理解することが重要である．これは，労働者のために高価な人間工学的道具を注文したり，またその労働者が仕事関連の傷害および病気に引き続き悩まされていることに落胆している雇用者には，わかりにくいはずである．人間工学の専門家は，クライエントに道具あるいは機器自体が人間工学的ではないことを説明しなければならない．むしろ，適切な人間工学的状況をつくり出すのは，特定の1つの機器・道具あ

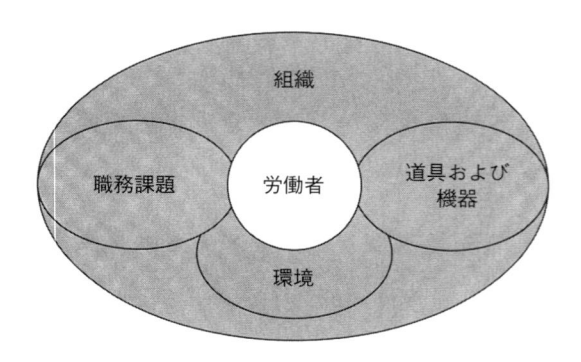

図 13-5　Dahl の人間工学的仕事システム（Dahl R：Ergonomics. In Kornblau B, Jacobs K, editors：Work：Principles and practice, Bethesda, MD, 2000, AOTA）

ボックス 13-4　人体測定学

人体測定学とは，身体的寸法に関して人間を研究することをいう．それには，人間の身体の特徴，たとえば大きさ，幅，胴回り，解剖学的指標間の距離などを含む．また，仕事および姿勢の生体力学解析に使用される身体各部の容積，身体各部の重心および可動域も含む．標準人体測定表は，仕事場，作業台，いす，および装置の設計者の役に立つ．表は，母数の5パーセンタイル，50パーセンタイル，95パーセンタイルの中の成人男子および女子の平均寸法を表している．理想としては，設計は5パーセンタイル（最も小さい人々）と95パーセンタイル（最も大きい人々）の間に属する人々に幅広く「適合」すべきである．「人間工学的」と記された小売商品は，これらの人体測定寸法に基づいている．しかしながら，実際は，このような幅広い人々に適した設計は少ししかない．これは，「人間工学的」と記された高価な装置がいつも望ましい結果を生むわけではないことを示している．専門的な人間工学的介入は，個々の使用者にとってよりよい「適合」になることを目指している．

右図は，人体測定データに基づいた推奨人間工学的設計例である．

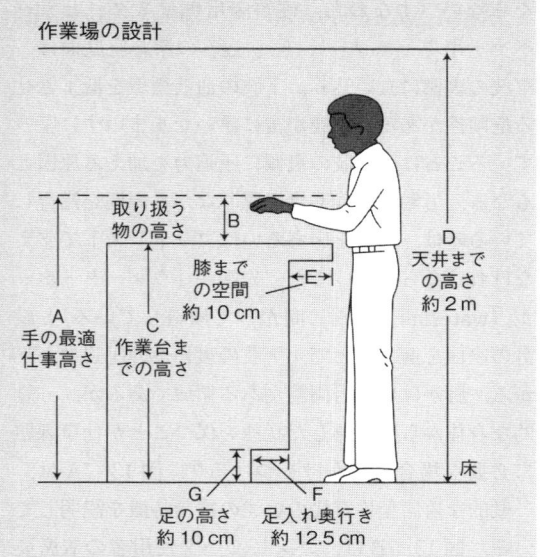

作業場の設計

A　手の最適仕事高さ
B　取り扱う物の高さ
C　作業台までの高さ
D　天井までの高さ　約2 m
E　膝までの空間　約10 cm
F　足入れ奥行き　約12.5 cm
G　足の高さ　約10 cm
床

人体測定データに基づいた人間工学的いすの設計例は図13-7Aを参照のこと．

(Eggleton E, editor: Ergonomic design for people at work, Vol 1, New York, 1983, Van Nostrand Reinhold)

いはプロセスと，その機器・道具あるいはプロセスを使用する者との適合性である．

仕事場

仕事場における作業形態には大きく3種類ある．それらは，着席型，起立型，そして着席・起立混合型である．実践されている課題の種類により最適なものを選択し決定する．着席型作業場は，細かい組み立て作業，筆記課題および着席した仕事空間ですべての要求課題物品を無理なく手が届く範囲で補充でき，処理できる場合に最適である．着席型作業場で処理される物品は，仕事空間から15 cm以上の高さで手を動かすことを要求してはいけない．また，4.5 kg以上の重さがあってもいけない．この理由から，精密な仕事に関しては，作業台は肘の高さ以上でなければならない．起立型作業場は，すべての種類の仕事課題に適切であるが，下向きの力の働きが必要とされる時（すなわち，梱包，包装課題），頻度の高い動き，仕事領域周辺で異なった高さに手を伸ばすことを要求される時が望ましい．4.5 kg以上の重さの物品は，起立型作業場で取り扱うべきである．力仕事のための作業台の高さは肘下10〜15 cmが良い．着席・起立混合型作業場は，ある課題は着席型が最適でありまたある課題は起立型が最適であるような，複数の課題で構成されている仕事に最適である[22]．図13-6は，着席型作業場および起立型作業場の両方の推奨寸法を表している．

坐位

着席が必要な場合，いすの設計が労働者の快適さおよび支持に関して最も重要である．着席具合が悪いと仕事姿勢が悪くなる．結果として，疲労，筋骨格系傷害，仕事遂行性の低下を招く．人によりいすの好みに大きな差があるが，考慮すべきいくつかの基本的な特徴がある．いすは，高さ，背面の位置および座底面の傾斜が簡単に調整できるものが良い．適切に腰部を支持することが重要である．温度の高い仕事環境では，布張りの座面がより涼しく快適で

ある[22]. いすのキャスターは床に合っていなければならない(すなわち,硬質床用キャスターとカーペット用キャスター). 座り込みの深い座底面は,下肢の裏側に食い込み,下肢の血液循環を低下させる危険性がある. 下肢が宙に浮いたままいすに座っていることは,下肢の裏側に圧迫力を加える原因ともなる. 労働者が作業場で座りながら課題を遂行している時,両足を床あるいはフットレストで支えなければならない. また,先端が「ウォーターホール(waterfall:先端に向かって傾斜している)」設計の座面を選ぶことで,下肢の裏側への圧迫力が下がる. 肘かけは賛否両論がある領域であるが,一般的な身体から腕を離した状態を保つことが仕事課題に必要な場合,肘かけをつける[35]. 図13-7Aは,一般的な着席型作業場のいすの推奨特徴を説明している. 図13-7Bは,コンピュータ使用者の着席姿勢を説明している.

職務課題の視覚化

考慮すべき視覚的要素は,課題物品および照明の位置である. 繰り返すが,提案は遂行される課題の種類によって異なる. 目標は,目や首に負担を与えない,明るくかつ直接的な視覚である. 課題はできるだけ労働者の正面の位置に置く. 至近距離での目視が必要な課題は,作業台面から15〜25 cm以上の位置に置く. 最短および最長目視距離は見る物の大きさによる. 遠近両用のメガネをかけている人にとって,目線以上あるいは床の近くにある物を,身体の正面から18 cm以内で見るのは困難である. また,身体の正面から61〜91 cmの位置にある表示あるいはダイヤルに焦点を合わせるのにも苦労する[20].

仕事の遂行において,考慮すべき3つの基本的な照明要素がある. すなわち,光量,コントラスト,輝度(まぶしさ)である. 照明は,労働者が職務課題を遂行するために適切であるべきであるが,不快感を招かないように明るすぎてはいけない. 一般に仕事環境の照明は,太陽光および50〜100 ft-c(フートカンデル:照度の単位)の照明設備により供給される. コンピュータ使用者にとってこの光量の照明は表示スクリーンを白っぽくし,眼精疲労の原因となると感じるかもしれない. コンピュータ使用者の作業場の推奨照明レベルは,28〜50 ft-cで

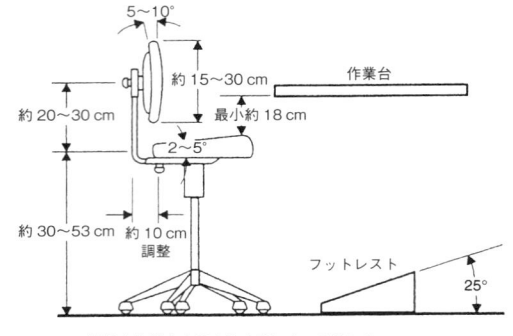

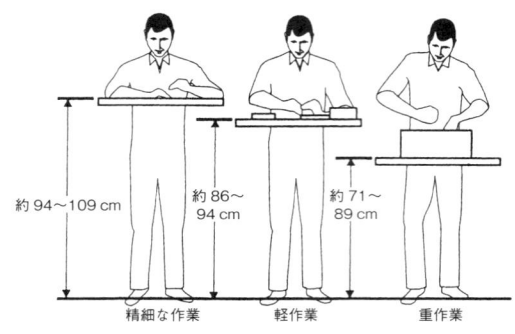

図13-6 推奨される作業場の寸法 A:着席型作業,B:起立型作業 (Cohen AL, et al : Elements of ergonomics programs : a primer based on workplace evaluations of musculoskeletal disorders, Washington DC, 1997, US Government Printing Office)

ある. また,課題物品と周辺のコントラストが大きすぎることも目にストレスを与える. よって,課題物品・機器・作業台面と周辺の照度が最小になるようにする. 最後に,照明源の調整だけでなく,仕事場の壁や機器の色と仕上げが職務課題に反射してギラギラ光らないよう設計するのが良い(図13-8)[70].

道具

道具は,振動や極端な温度,そして軟部組織圧迫から労働者の手を保護するように設計する. よって,道具の取っ手が必要不可欠である.「適切に設

第13章 仕事の評価とプログラム 353

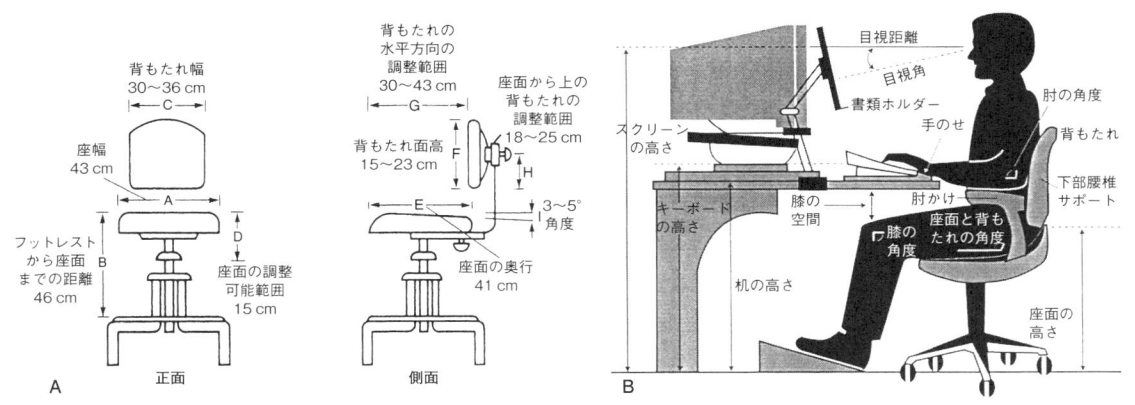

図 13-7 A：推奨されるいすの特徴．正面および側面からの寸法を示している．(A) 座幅，(E) 奥行き，(D) 垂直方向の調節機能，(I) 角度，(C) 背もたれ幅，(F) 背もたれ面高，(H) 座面に対する背もたれの垂直方向の調整機能，(G) 座面に対する背もたれの水平方向の調整機能．背もたれの角度は，スライド式調整あるいはバネにより，水平方向に約 30〜43 cm また垂直方向に約 18〜25 cm 調節可能でなければならない．いろいろな坐位での仕事を行う時に背中を支持するために調整機能が必要である．座面は，最低約 15 cm の範囲で調整可能でなければならない．このいす座面の床からの高さは，フットレストの有無にかかわらず，仕事場により決定される（Eggleton E, editor : Ergonomic design for people at work, Vol 1, New York, 1983, Van Nostrand Reinhold）B：コンピュータ使用者のための正しい着席姿勢（Occupational Safety and Health Administration : Working safely with video display terminals, Washington DC, 1997, US Government Printing Office, www.osha.gov/Publications/osha3092.pdf）

計された道具の取っ手は，道具表面に手が接触しないようになっており，道具の制御性および安定性を強化し，そして必要な労働量を削減しつつ機械的利益を高める」[78]．平均的な労働者の手の幅は 10 cm であるので，道具の取っ手の長さは，手掌に不必要な圧力が加わらないように少なくとも 10 cm でなければならない．はさみおよびペンチは，手の背面と両側への外傷を防ぐためにバネ仕掛けの物を使用する[78]．

道具の設計は，筋運動および上肢の不自然な姿勢を最小限に抑えるものでなければならない．可能な時はいつでも，要求される人的努力を最小化するような電動道具を選ぶ．手関節がまっすぐになり，肘が曲がった状態になり，身体の近くで使用できるような形の道具を選ぶ．道具の形は職務課題および作業台面で異なるであろう（図 13-9）．重さが 4.5〜6.5 kg ある道具は，2〜3 分以上水平位で握っていることができない．労働者は痛みや疲労を感じることになる．重い手動道具の使用に関しては，懸架装置および釣り合い錘（counter weight）を配置する[78]．

長距離トラックの運転手や仕事場で高出力電動ドリルあるいはノコギリを使用している製造業の場合

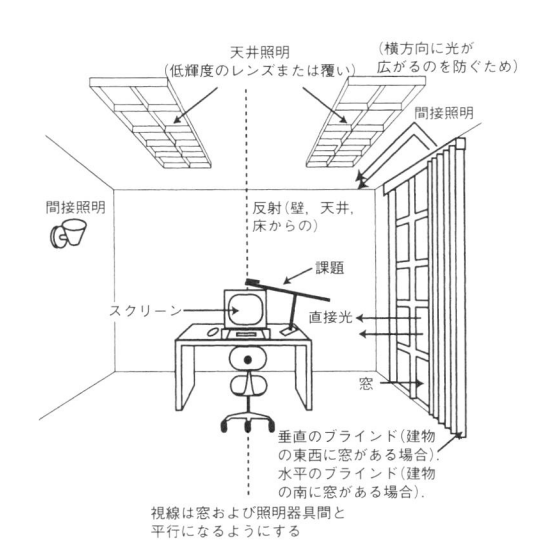

図 13-8 コンピュータ使用者の作業場での照明位置の考慮．これらの照明位置の原則のほとんどは一般的な作業場に適用することができる（Occupational Safety and Health Administration : Working safely with video display terminals, Washington DC, 1997, US Government Printing Office, www.osha.gov/Publications/osha3092.pdf）

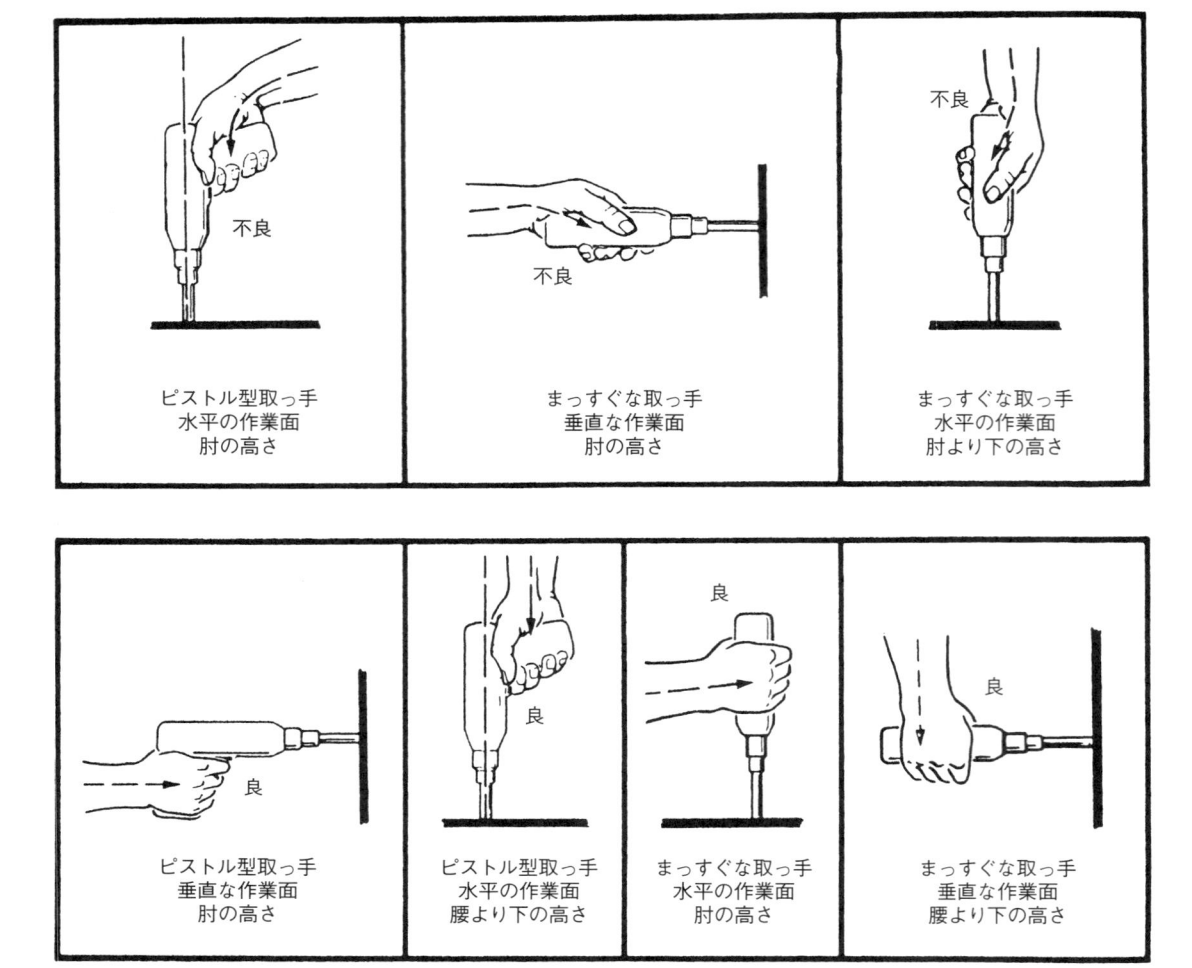

図13-9 手持ち道具のデザイン及び手関節の肢位 (Armstrong T: An ergonomic guide to carpal tunnel syndrome, Akron, Ohio, 1983, American Industrial Hygiene Association)

のように作業場が振動する時，全身振動は腰痛や遂行問題の原因となる[14]．手・腕の振動は血管弱化，末梢神経損傷，筋疲労，骨嚢胞および中枢神経系障害に関連している[29]．手動道具の振動の影響は可能な限り最小限に留めるべきである．手に入れば，低速度の抗振動道具を使用する．道具の取っ手および手袋が労働者の手に合っていることを確認する．できるだけ軽く道具の取っ手を握るようにトレーニングを行い，そして労働者が道具に余分な力を加えなくとも道具がすべての仕事を行えるようにする．頻繁に休憩をとるように勧め，そして労働者に喫煙は振動に関連した手の疾患の危険性を高めるということを教える[18,29]．

材料の取り扱い

材料の取り扱いに関する懸念の中心は，腰背部の障害であり，持ち上げる，押す，引く，かがむ，そしてひねる動作を含む．材料が重くなるほど，障害の危険性が高まる．腰の障害は1回の外傷によるということは滅多になく，むしろ最終的に障害を引き起こす原因となる度重なる微細外傷の結果である[32]．よって，仕事場および仕事プロセス設計は材料を取り扱う労働者の安全性に関して不可欠なものとなる．

重い物を持ち上げる仕事への設計考慮は，適切であれば機械的補助装置の使用を含む（例：身体障害により動けない患者用の病院での移動用リフト—Hoyer lift—の使用）．機械的補助装置が利用できない場合，正しい持ち上げ方および正しい身体力学

のトレーニングを行うことが労働者の安全性を促進するために重要である．腰背部用コルセットを労働者に提供することには賛否両論があるが，弾性のある腰背部用コルセットを使用することは「予防的機能があり，組織を保護し…といった意味で傷害の頻度を減らすことになる」[44]．しかしながら，労働者をトレーニングすることそして腰背部用コルセットを労働者に提供することは，「監督者および管理者が安全手順の使用を勧め，また安全手順を実行する方針を文書化している時」のみに有効である[82]．

次の提案は，材料の安全な取り扱いの対処に役立つ．持ち上げなければならないような大きな物は床に置かないように仕事場を設計する．労働者がほとんど立ったままの状態で持ち上げられるように，太腿の半分の高さに材料を置いておける台を作る．足元に空間を取る．そうすることにより，持ち上げる時，労働者は物に最大限に近づくことができ，また負荷に正面から面することができる．調節可能なリフト台はこの目的に効果的である．持ち上げている間，物は体幹に接触していなければならない．脊柱への負担を最小限に抑えるためである．物を持ち上げる時，労働者は体幹を無理やりひねることがあってはならない．重い物を運ぶ時は抱えずに，カートやコンベアを使用する．荷物を持ち上げやすいような正しい位置に置き，梱包箱に適切な取っ手あるいは提げ用穴を設ける[18]．

先に述べたように，これらの人間工学的設計の原則は，問題が起こる前に仕事状況に積極的に適用することができる．しかしながら，多くの作業療法士にとって，人間工学的考慮の導入は受傷した労働者の包括的リハビリテーションプログラムの一環として補助的なものになっている．仕事に関連した傷害後に，人間工学的介入は，クライエントが仕事の活動にうまく再従事するために必要不可欠である．人間工学的介入の側面なくして，リハビリテーションプロセスは完璧とはいえない．

受傷した労働者のリハビリテーションにはかなりの努力が払われている．身体的傷害には，医師による安静の指示，薬の処方，リハビリテーションの依頼が必要である．作業療法士は，傷害を負った者の急性期の治療として機能的治療活動のためにスプリント作製，ストレッチや筋力強化の指導，また軟部組織の鎮痛のための温熱や氷による物理療法を行うだろう．作業療法治療計画の他の側面には，傷害の性質に関して受傷した労働者に教育すること，そして復職後の傷害の再発を予防するための身体力学および個人の傷害管理方法のトレーニングがある．場合によっては，受傷した労働者に，復職に先立ち特別なコンディショニングが必要であり，ワークハードニングプログラムに依頼されるだろう．クライエントに復職の準備ができた時，人間工学の介入なしに安全に同じ仕事に復職することは不可能であることを覚えておくのが重要である．

労働者の復職に先立ち，傷害の原因を排除せずに受傷した労働者を傷害を引き起こした同じ条件の職場に戻せば，確実に傷害の再発を招くということは明白であろう．しかしながら，人間工学的介入は，リハビリテーションプログラムの不可欠な部分として見落とされている時がある．受傷した労働者の仕事環境に関する人間工学的評価および介入の目標は，最初の傷害の一因となった要素を排除することである．最初の傷害の主要原因を排除しなければ，労働者はすぐに再び傷害を被るであろう．傷害が再発すれば，作業療法士として，リハビリテーションプロセスの提供に失敗したことになる．

人間工学的評価

包括的リハビリテーションあるいは傷害予防プログラムの一部として使用される時，**人間工学的評価**は重要な評価および介入ツールである．このツールは，連続的予防サービスの全般にわたって使用することができる．人間工学的評価は，労働者の傷害予防を支援するために仕事場および仕事方法を計画する時に実施することができる．また，傷害の再発予防を目的として，**仕事関連筋骨格系障害**（work-related musculoskeletal disorder；WMSD）の症状を発症している労働者およびリハビリテーションの治療を受け復職の準備が整っている労働者にも実施することができる．そして最後に，人間工学的評価は，障害を持つ労働者の復職準備に当たり，その障害に関連したさらなる傷害予防を目標として仕事を修正する時に有益である．

人間工学的評価は，作業療法士が評価対象の労働者およびその仕事の直属の監督者の両者との面接日を調整することから始まる．評価は，労働者の通常の就労時間中に調整する．目標は，通常の就労時間

中に実際に起こることを最大限に把握することである．そうすることによって，状況をより詳細に把握できる．当事者の労働者が立ち会っていることが非常に重要である．評価の目的は，特定の労働者と特定の仕事方法，機器および設定が適応しているかを見ることである．何か要素が欠けている場合，評価は価値の低いあるいは価値のないものにさえなる．

理想としては，作業療法士である評価者が仕事場に到着したらまずその仕事の直属の監督者と面接し評価を実施する．監督者には，人間工学的評価の要請に至った事情の概要を説明するよう求める．作業療法士は，その仕事でどのような種類の傷害が発生しているのか，いつ問題が始まったのか，そして何人の従業員が受傷したのかを知りたい．監督者は，組織が今までその問題にどのように対処してきたかを検証することができる．多くの場合，監督者は，どのような心理社会的および環境的影響がその事態に影響している可能性があるかを説明する．場合によっては，問題が発生する前に人間工学的評価を要請することもある．監督者は，雇用主が積極的に心がけているということを説明するかもしれない．いずれにしても，監督者とのこの簡単な接触により，観察力の鋭い作業療法士である評価者は，組織の管理文化および組織的な優先事項を十分に察知できるだろう．

監督者との面接後，作業療法士である評価者は仕事場所の見学そして従業員との面接に移るだろう．監督者は，そこで発生する職務課題および方法を説明しながら，評価者に仕事場所を手短に案内するかもしれない．監督者が問題のある場所を特定していた場合（傷害が起因すると監督者が考える場所），監督者にそれらを進んで指摘するようにさせる．この評価の部分によって評価者は，経営管理者が事態をどのように考えているかを理解する．次に，評価者は労働者との面接を依頼する．

労働者と関わることになったら，あるレベルの信頼を構築することが重要である．評価者は，組織が人間工学的評価を要請した理由を労働者に説明する．評価の目的は，仕事を労働者にとってより安全にそしてより快適にするためであることを説明する．労働者には進んで評価者を仕事場所に案内し，仕事課題を説明するようにさせる．仕事状況に関して経営管理者の理解と労働者の理解に食い違いがあ

る場合，評価者は最も確実な状況を知るようにしなければならない．

最後に，労働者にはできるだけ普段どおりに仕事を遂行するよう要請する．評価者は，様子を観察し，またビデオに録画したり，メモを取るであろうことを説明する．評価者は，記録した情報を職務課題をより安全かつ快適に遂行するための方法を作成するために使用することを労働者に約束する．評価者は，労働者に普段どおりに仕事をして欲しいと考えていることを強調しなければならない．評価者は，最低10分間経過しなければ仕事方法の分析を始めてはならない．これにより，労働者に対してより普段どおりの仕事パターンに入るための時間を提供することになる．

人間工学的仕事場評価および仕事方法評価は，筋骨格系障害（MSD）に関してすでに明らかとなっているリスク要因を特定することに重点を置く．仕事場所および実施されている仕事方法をビデオに録画することは，多くの場合役に立つ．労働者が仕事課題を遂行している様子をビデオに録画することで，評価者は自分の職場に戻ってからそのデータをさらに分析することができる．評価者が，仕事場所あるいは仕事方法を録画しようと計画している場合は，録画する前に会社の許可を得なければならない．個人の秘密保持および企業秘密の関係から，社内での録画の許可を得ることはますます難しくなってきている．しかしながら，会社の中にはなお，人間工学的評価の目的のビデオ録画を進んで受け入れてくれるところもある．必ず事前に文書で許可を得れば，社内で録画をすることができる．ボックス13-5は人間工学的評価の目的で仕事を録画するための推奨手順である．

人間工学的評価を行うに当たり，現場での評価を実施する際の支援として，人間工学的チェックリストを作成することが役に立つかもしれない．チェックリストは，最も一般的な人間工学的リスク要因の他に，作業療法士が評価する予定の仕事場の特定の必要事項および状況に合わせたものでなければならない．図13-10は，典型的な人間工学的リスク要因特定チェックリストの例である．図13-11は，コンピュータを使う仕事場でのチェックリストの例である．図13-12は，典型的な手動道具リスク要因チェックリストである．

ボックス 13-5　人間工学的評価のために仕事を録画するための手順

以下は，仕事関連筋骨格系障害（WMSD）のリスク要因の評価および仕事分析を促進することを目的とした録画および関連した課題情報を準備するための案内である．

必要な物
- ビデオカメラと何も録画されていないテープ
- 予備の電池（少なくとも2個）と充電器
- クリップボード，ペン，紙，何も記入していないチェックリスト
- ストップウォッチ，重さを量るためのひずみゲージ（任意）

ビデオ撮影手順
1. リアルタイムで録画できるようビデオカメラの精度を確認する．少なくとも1分間，ストップウォッチで測りながら視野内の労働者あるいは仕事を撮影してみる．テープの再生はストップウォッチで測った時間と一致しているはずである．
2. 仕事を撮影する前に，ビデオカメラの音声マイクに仕事の名前を告げる．撮影時間に対するコメントは控える．意見を述べない．
3. 課題のすべての側面が観察できるように，各仕事を十分な時間録画する．少なくとも10サイクル（仕事の一連の流れを10回）を含み，すべての仕事を5分から10分録画する．3～4回で仕事のすべての側面を録画できれば，数サイクルで良いかもしれない．
4. 三脚があればそれを使用してカメラがぶれないように構える．必要な時以外は絶対に歩き回らない．
5. 労働者の全身を構図として各課題を撮影し始める．座面・いすおよび労働者が立っている場所の表面も録画する．これを2～3サイクル録画し，それから仕事課題のためにストレスを受けている可能性のある手・腕あるいは他の身体部分を拡大撮影する．
6. 体格が異なる労働者が異なった姿勢を取り入れているかどうか，あるいは他の面に影響を及ぼしているかどうかを決定するために何人かの労働者を撮影するのが良い．可能であれば，労働者の仕事に最も適合している事例と最も適合していない事例を録画するように努める．
   以下の上半身の疑わしい問題がある時は，その部分に重点を置くことを勧める．
   手関節の問題／訴え
   　手／手関節／前腕
   肘の問題／訴え
   　腕／肘
   肩の問題／訴え
   　腕／肩
   背部および下肢の問題に関しては，課題量あるいは他の必要事項のためにストレス下にある体幹，脚，膝および足の部分の動きに重点を置くのが良い．
7. ストレス下にある身体部分をとらえるために，あらゆる角度から撮影することが必要である．
8. 対象の仕事が全領域のプロセスに適合しているかどうかを調べるための実際の調査の前後に実施された仕事を手短に録画する．
9. 録画された各課題に関して，以下の情報を可能な限り入手する．
   - 課題は継続的であるか，散発的であるか．
   - 労働者が，作業時間中ずっとその仕事を実施しているかどうか，あるいは他の労働者と交代しているかどうか．
   - 作業表面の高さおよびいすの高さの測定値及び調節可能性について．
   - 使用している道具の取っ手の重さ，大きさ，形状および質感．電動道具使用における振動の指標
   - 手用装具の使用．
   - 持ち上げる，押す，引っ張るあるいは運ぶ物の重さ．
   - 仕事が実施されている環境特性（暑すぎるあるいは寒すぎる）．

（Cohen AL, et al : Elements of ergonomics programs : a primer based on workplace evaluations of musculoskeletal disorders, Washington DC, 1997, US Government Printing Office）

一般的な人間工学的リスク分析チェックリスト

質問に対する答えが「はい」の場合ボックスにチェックする．「はい」の回答は，さらなる分析が必要な人間工学的リスク要因が存在する可能性を示している．

徒手的な物品の取り扱い
- ☐ 荷物，道具あるいは部品を持ち上げることがあるか．
- ☐ 荷物，道具あるいは部品を下に降ろすことがあるか．
- ☐ 頭上にある荷物，道具あるいは部品に手を伸ばすことがあるか．
- ☐ 荷物，道具あるいは部品を取り扱うために，腰を曲げることがあるか．
- ☐ 荷物，道具あるいは部品を取り扱うために，腰をねじることがあるか．

身体的エネルギーが求められる事項
- ☐ 道具および部品の重さは 4.5 kg 以上あるか．
- ☐ 手を伸ばす距離は 50 cm 以上あるか．
- ☐ 曲げる，かがむ，しゃがむが主要課題活動となっているか．
- ☐ 歩く，荷物を運ぶが主要課題活動となっているか．
- ☐ 階段あるいは梯子を荷物を持って上ることが主要課題活動となっているか．
- ☐ 荷物を押すあるいは引っ張るが主要課題活動となっているか．
- ☐ 頭上に手を伸ばすことが主要課題活動となっているか．
- ☐ 上記の課題の中で，1分以内に実施し完了する仕事サイクルを5回以上要求するものがあるか．
- ☐ 労働者は休憩および疲れを取るための休みが十分でないと不平を言っているか．

その他筋骨格系が求められる事項
- ☐ 手作業には，頻繁な繰り返し動作が必要か．
- ☐ 仕事姿勢は，首，肩，肘，手首あるいは指の関節を頻繁に曲げることを要求しているか．
- ☐ 坐位での仕事で，道具および部材に手を伸ばす距離は労働者の位置から 50 cm を超えているか．
- ☐ 労働者は，頻繁にその位置を変更することができないか．
- ☐ 仕事は，力のいる，敏捷なあるいは突発的な動作を含んでいるか．
- ☐ 仕事は，衝撃あるいは素早く力を入れることを含んでいるか．
- ☐ 指でつまむか．
- ☐ 仕事姿勢は，手足の継続的な筋収縮を含んでいるか．

コンピュータワークステーション
- ☐ 作業員は，1日に4時間以上コンピュータを使用しているか．
- ☐ これらの作業場で働いている人々は不快感を訴えているか．
- ☐ いすあるいは机は調節不可能な物であるか．
- ☐ モニター，キーボードあるいは書類ホルダーは調節不可能な物であるか．
- ☐ 照明により，モニターの表示画面がギラギラ光ったり読みにくくなっていないか．
- ☐ 室温が高すぎたり低すぎないか．
- ☐ 不愉快な振動や騒音がないか．

環境
- ☐ 温度が高すぎたり低すぎないか．
- ☐ 労働者の手が約 21℃ 以下の温度にさらされていないか．
- ☐ 作業場の照明は薄暗いか．
- ☐ まぶしいか．
- ☐ イライラさせる，集中できない，聴力の低下を招くような過度の騒音があるか．
- ☐ 上肢あるいは全身への振動があるか．
- ☐ 空気循環が高すぎたり低すぎないか．

仕事場全体
- ☐ 通路が平坦ではない，滑りやすいまたは障害物がある．
- ☐ 掃除が行き届いてない．
- ☐ 課題の遂行に関して，間隙やアクセスビリティが不適切ではないか．
- ☐ 階段に物が散乱している，あるいは手すりがない．
- ☐ 適切な履き物を履いているか．

図 13-10 一般的な人間工学的リスク分析チェックリスト（Cohen AL, et al : Elements of ergonomics programs : a primer based on workplace evaluations of musculoskeletal disorders, Washington DC, 1997, US Government Printing Office）

道具
- ☐ 取っ手が小さすぎたり大きすぎないか．
- ☐ 道具使用時，取っ手の形状のために作業員が手首を曲げていないか．
- ☐ 道具へのアクセスが困難か．
- ☐ 道具の重さは4kg以上か．
- ☐ 道具は過度に振動するか．
- ☐ 道具は作業員に過度の反動をもたらしていないか．
- ☐ 道具は熱すぎたり冷たすぎたりしないか．

手袋
- ☐ 仕事課題を遂行する時，手袋を着用することで労働者はさらに力が必要になるか．
- ☐ 手袋での保護が不適切である．
- ☐ 手袋装着により，道具使用時あるいは仕事場での災害を起こすことになっていないか．

管理
- ☐ 仕事プロセスに関する労働者管理が希薄であるか．
- ☐ 課題が極度に反復的かつ単調であるか．
- ☐ 仕事は責任が重く，失敗を少しも許さないような重要な課題を含んでいるか．
- ☐ 勤務時間および休憩時間が適切に設けられていないか．

図 13-10（続き）

調査対象のリスク要因には次を含む．

1. 力のいる肉体労働：重い物を持ち上げる，押す，引く，ねじる，つかむ，挟む，重い道具，機器あるいは製品を取り扱うこと．機器あるいは道具の制御を持続することが困難，あるいは左右非対称の大きさの物を持ち上げる，移動するのが困難なこと．また，不適切な道具を使用すること．

2. 反復：同じ動きあるいは一連の動きを長時間にわたり継続的にあるいは頻繁に遂行すること（表13-5）．

3. 反復的あるいは長時間にわたる，ぎこちない，固定的な姿勢：身体にストレスを及ぼす姿勢のこと．たとえば，肩より高い位置に手を伸ばす，ひざまずく，かがむ，作業台に覆いかぶさる，手首を曲げた状態で刃物あるいはキーボードを操作する，物を持ち上げる時上体をねじる，あるいは一方向に向かってコンピュータのモニターを見るために首を1日中ねじっている状態になる，などである．

4. 接触的ストレス：身体あるいは身体の一部（手や前腕）を硬い表面あるいは尖った角に押しつけること（例：手を金槌として使用すること，タイプ中に前腕を尖った机の角の上に置くこと，ペンチの柄を手掌に押しつけながら使用すること）．

5. 過度の振動：たとえば，電動工具あるいは1日中運転しているトラックの運転席に座っているなど．

6. 低温：低温の環境で仕事をする，あるいは冷たい道具や製品を取り扱う（例：冬場に屋外で金属工具および機器を取り扱っている工事現場労働者，あるいは冷凍肉を取り扱う精肉業者，肉屋）．

仕事場および仕事方法のリスク要因が特定され，そして労働者が作業療法士をよく理解する機会がもてたならば，焦点は仕事の心理社会的側面に移る．多くの場合，これらの要因は評価プロセスで自然に顕在化する．仕事量および生産性に関するストレス，労働者と同僚や監督者との関係の質，仕事課題への純粋な喜び，そして全般的な健康および健康維持などの要因を見逃してはいけない．仕事に関連したMSDは，いずれかの1つの要因の結果というより，むしろ最終的に傷害を引き起こす原因となるさまざまなリスク要因および状況の蓄積である．作業療法士は，何が起こっているかを見極めるために作業プロフィール（分析結果）全体を見る．

最後に，仕事場所の中で，労働者が気づいている問題の領域あるいはリスク要因について尋ねることが重要である．労働者が気づいたことと仕事場所および仕事方法の人間工学的評価で特定されたものが一致した場合，労働者は問題を修正するために進んで考えを共有する．作業療法士は，仕事場所および仕事方法の分析の専門家であるが，仕事場内にいる

コンピュータ使用者用仕事場リスク分析チェックリスト

「いいえ」の回答は，さらなる調査を受ける必要があるかもしれない問題領域を示している．

1. 仕事場は，以下の労働者の正しい姿勢を確保しているか．
   * 大腿が水平になっている． □はい □いいえ
   * 下腿が垂直になっている． □はい □いいえ
   * 床あるいはフットレストに対して足部が平らになっている． □はい □いいえ
   * 手首が中間位になっている． □はい □いいえ
2. いすは
   * 簡単に調節できる． □はい □いいえ
   * 前面が曲線になったパッド入り座面である． □はい □いいえ
   * 背もたれが調節可能である． □はい □いいえ
   * 腰部支持がある． □はい □いいえ
   * キャスターがついている． □はい □いいえ
3. キーボードが置かれている作業台面の高さと傾斜は調節可能であるか． □はい □いいえ
4. キーボードは取り外し可能であるか． □はい □いいえ
5. 最小限の力でタイピング活動ができるか． □はい □いいえ
6. 調節可能な書類ホルダーがあるか． □はい □いいえ
7. 必要な場所にアームレストがあるか． □はい □いいえ
8. ぎらつきや反射を防止しているか． □はい □いいえ
9. モニターに輝度およびコントラスト調節機能があるか． □はい □いいえ
10. 作業員は，よく見えるように目と仕事の距離を判断しているか． □はい □いいえ
11. 膝と足に十分な空間があるか． □はい □いいえ
12. 仕事場は，右利きあるいは左利きいずれも使用できるようになっているか． □はい □いいえ
13. 要求課題に対して，適切な休憩が与えられているか． □はい □いいえ
14. 過度の反復が以下により避けられているか．
    * 仕事ローテーション □はい □いいえ
    * 自己ペース調整 □はい □いいえ
    * 労働者の技能に対して仕事を調整する □はい □いいえ
15. 従業員は以下の研修を受けているか．
    * 正しい姿勢 □はい □いいえ
    * 正しい仕事方法 □はい □いいえ
    * いつ，どのように仕事場を調整するか． □はい □いいえ
    * 心配事項に関してどのように援助を求めるか． □はい □いいえ

図13-11　コンピュータ使用者仕事場用リスク分析チェックリスト（Cohen AL, et al : Elements of ergonomics programs : a primer based on workplace evaluations of musculoskeletal disorders, Washington DC, 1997, US Government Printing Office）

労働者のほうが誰よりもよく自らの仕事を分かっている．もし機会があれば，労働者は自分たちだったら物事をどのように変えていくかを時間をかけて考案し協議するであろう．労働者に尋ねるのが良い．多くの場合，仕事を遂行する人々のリスク要因を削減したり排除するための豊かな知識およびたくさんの役に立つアイディアが見つかる．各提案を使用する前に注意することが重要である．実施された変更が傷害の削減および予防につながるように徹底するのは，専門職としての作業療法士の責任である．労働者主導の提案は，人間工学専門士により適切に評価されなければ，新しい問題を引き起こすことがある．

職場評価の後，作業療法士は自分の職場に戻り，データを分析し，そして報告書を準備する．報告書は，人間工学的評価を要請した人全員と共有する．報告書は，人間工学的評価の背景および目的の説明，実際の仕事場所および仕事方法評価の詳細，そして機器あるいはサービスを確保し購入するための提案および資料の実施方法に関する明確かつ包括的な情報を伴った評価者の所見と提案事項を含む．仕事関連筋骨格系障害（WMSD）の発症に関するリ

手動道具リスク要因チェックリスト

「いいえ」の回答は，さらなる調査を受ける必要があるかもしれない問題領域を示している．

1. 以下を制限するあるいは最小限化するよう道具を選択しているか． □はい □いいえ
   * 過度の振動にさらされる □はい □いいえ
   * 過度の力を使用する □はい □いいえ
   * 手首を曲げるあるいはねじる □はい □いいえ
   * 指でつまむ □はい □いいえ
   * 示指に関連した問題 □はい □いいえ
2. 必要で実行可能なところでは道具は電動であるか． □はい □いいえ
3. 道具は均等にバランスがとれているか． □はい □いいえ
4. 楽に使用できるように，重い道具は吊るされているか，あるいは錘でバランスを取っているか． □はい □いいえ
5. 道具は，仕事の視界を妨げていないか． □はい □いいえ
6. 使用中に，道具のつかみ部・取っ手が滑らないよう防止してあるか． □はい □いいえ
7. 道具は，ざらついた，非電動素材の取っ手が備えつけられているか． □はい □いいえ
8. いろいろな大きさの手の幅に合うように異なったサイズの取っ手を揃えているか． □はい □いいえ
9. 道具の取っ手は，手掌に食い込まないように設計されているか． □はい □いいえ
10. 道具は，手袋を着用して安全に使用できるか． □はい □いいえ
11. 道具は，右手，左手のいずれでも使用できるか． □はい □いいえ
12. 道具が設計されたとおりの動作を保持するための防止的メンテナンスプログラムがあるか． □はい □いいえ
13. 従業員は以下の研修を受けているか．
    * 道具の正しい使用方法 □はい □いいえ
    * いつ，どのように道具の問題を報告するか □はい □いいえ
    * 正しい道具メンテナンス □はい □いいえ

図13-12 手動道具リスク要因チェックリスト（Cohen AL, et al : Elements of ergonomics programs : a primer based on workplace evaluations of musculoskeletal disorders, Washington DC, 1997, US Government Printing Office）

表13-5 上肢のハイリスク反復率

身体部分	1分間の反復
肩	2½ 以上
上腕／肘	10 以上
前腕／手首	10 以上
指	200 以上

（Kilbom A : Repetitive work of the upper extremity ; Part II : The scientific basis for the guide, Int J Ind Erg 14 : 59, 1994）

スク要因を含むことが確認された仕事課題は，傷害に関する最も高いリスクを含んでおり，会社がまず対処しなければならない．提案は，リスク要因を排除あるいは低減する方法に重点を置いたものにする（表13-6）．

ローナは仕事場評価の恩恵を受けた．作業療法士は彼女の仕事場に出向き，彼女と他の労働者が実際の仕事環境において仕事の基本的機能のいくつかを遂行するのを観察した．木枠に重い布を引っ張りながらぴったりと貼りつけ留めること，そして重いタッカタイプホッチキスからの過度の力といったリスク要因が特定された．次の仕事場に重い家具を押すのにかなりの量の力が必要である．彼女の仕事課題は反復的である．たとえば，ホッチキスの引金を引く，1日中布地と家具を押したり引っ張ったりすることである．ローナと他の労働者が，布をホッチキスで張り留めるために大きな家具の周りを移動し，頻繁に腰を曲げる，身体をねじる，かがむ，といったぎこちない姿勢をとっているのが確認された．

ローナの雇用者は，作業療法士の提案に耳を傾け，積極的に適切な配慮を実施した．ほとんどの人の手に合うような，クッションつきのカーブした取っ手のある特別な道具を購入した．労働者は，指を使ってかなりの力で布を引っ張り留める代わりに，握り―離しの動作を利用してクランプを操作することが可能になった．腰を曲げる，身体をねじる，かがむの量を減らすために，木製家具木枠を簡

表 13-6　人間工学的リスク要因対策

リスク要因	改善への提案事項
過度の力の使用	**活動を遂行するための力を低減する**
作業療法士が体重の重いクライエントを 1 日に 6〜7 回持ち上げたり，移動させる	ホイヤーリフトを使用する，あるいは同僚の協力を得る
生産工場で，従業員は重いドリルを使用する	伸縮ワイヤーで道具を天井から吊り下げる
レストランの厨房で，シェフが鶏を切るのに苦労している	仕事が終わった後に使うよう包丁研ぎを提供する
反復	**反復活動に長時間さらされることを避ける**
レジを通すために何回もスキャンさせている	レジ係に予防的な休憩時間を定期的に与える
8 時間の就業中に，秘書は 5 時間のタイピングをする必要がある	電話をかける，ファイルをするなどの，他の事務課題とタイプを 30 分ごとに交互に行う
ぎこちない・固定的な姿勢	**左記の姿勢を低減あるいは排除する**
医療事務員がコンピュータ画面を見るために，顔を右に向けながらタイプしている	コンピュータのモニターを机の上に移動する．そうすることで，モニターとキーボードが一直線上になり，顔をまっすぐに向けたまま見ることができる
医療事務員がタイピングのために 1 日中同じ姿勢で座っている	30 分タイプをしたら，立ち上がってゆっくりと 60 秒歩くようにさせる．また，忘れないようにタイマーを提供する
レジ係が，1 日に何回か腰を曲げて，右手でカートの底からソーダの箱をつかんでいる	正しい持ち上げ技術に関する身体力学を教える．また，両手でつかむよう教える
接触ストレス	**左記を低減あるいは排除する**
タイピストがタイピングの時に鋭い机の縁に前腕を乗せている	丸い縁の机を買う予算が下りるまでは，柔らかいリストレスト（手乗せ）を提供する
宝飾製造者が針金を曲げるために短い取っ手のペンチを使用している．また，取っ手の端が手掌に当たっている	丸みのついた手に優しくフィットする長い取っ手のペンチを提供する
教師は 1 日に何回か拳の小指側でホッチキスを押している	電動のホッチキスを提供する
過度の振動	**振動を低減する**
組み立て工場の労働者が振動するドリルを手で持っている	電動ドリルの取っ手を振動緩和テープで覆う．また，労働者の手に合った抗振動手袋を着用してもらう（道具を操作するために必要以上に強くつかむことを避けるため）
低温	**低温にさらされることを低減する**
冬に屋外で働く建設労働者が金属の冷たい機器や道具を使用している	道具や機器の取っ手をネオプレンで覆う．また，労働者に保温手袋を提供する．必要以上に強くつかまないように，手袋が手に合っていることを確認する
食料品店の精肉および総菜チームが頻繁に冷凍食品を取り扱っている	冷凍食品を取り扱うために，手に良く合った保温手袋を提供する．また，小さな冷凍食品の箱を取り扱うための道具を提供する

単に移動できる市販のキャスターつきの台の購入を会社に勧めた．さらに，台には容易にホッチキス留めができる高さに木枠を持ち上げる簡単な油圧リフトがついている．作業療法士は，この有益な機器の購入先を調べ見つけた．そうすることによって，雇用者が仕事場の提案を早く実施しやすくなる．職場評価および人間工学的介入は，次のセクションで論じる包括的傷害予防プログラムの重要な側面も構成することができる．

■傷害予防プログラム

　何十年もの間，作業療法の実践の大部分はリハビリテーションの領域の中でなされてきた．作業療法士は，クライエントが傷害あるいは病気に罹患している間またはその後のクライエントの自立を促すことにまぎれもなく熟練している．全く新しい考え方ではないが，我々は今，これらの事象が発生する前に，あるいは事象を回避し自立を促進し持続させるという作業療法士の可能性を認識しつつある．21世紀に入り，作業療法士の数が増加することによって，健康増進および予防を含んだ実践の幅を広げている．

　この動きに対する支持は至るところに存在する．1994～1996年に実施された南カリフォルニア大学での画期的な健康高齢者研究（Well Elderly Study）は，身体的および精神的健康の強化，作業機能の強化および生活の満足度の向上における作業療法士の予防的介入の役割を支持している[38]．2002年の作業療法実践の枠組み（OTPF）の導入は，「生活への参加を支援する作業への従事を促進する」という作業療法的介入アプローチとして，さらなる支援，健康増進と予防に関する内容のリストを提供している[1]．最後に，作業療法士であり，アメリカ作業療法協会ファカルティ（FAOTA）であり，2004年度アメリカ作業療法協会（AOTA）会長のCarolyn Baum博士は，「ホットな」作業療法の新規実践領域として，いくつかの予防に関連した業務を特定した[55]．

　作業療法および仕事に関して，予防には3つの形がある．それらは，第一次予防，第二次予防そして第三次予防である．**第一次予防**（Primary prevention）における努力は，問題が発生する前にその問題から健康な労働者を守るためのものである．特定の仕事に関連した医学的問題を予防するために，介入は労働者全体に向けられる．**第二次予防**（Secondary prevention）は，仕事に関連した医学的問題を発症するリスク要因を保有している無症候性労働者の初期の特定と介入，また傷害発生早期の改善可能な段階にいる軽度な医学的症状のある労働者の特定と治療に重点を置いている．**第三次予防**（Tertiary prevention）は，労働者が改善不可能な傷害，病気に罹患した後に生じる．介入は，医学的問題の治療，仕事場での最大限の機能を回復する試み，そして傷害や病気，および病気関連の合併症予防を含む．目標は，傷害を受けた労働者を医学的問題の制限内で有給雇用に戻すこと，そしてさらなる傷害を予防することである．仕事に関連した永久的な傷害が発生した時点で，第一次および第二次予防方策は失敗といえる．しかしながら，第二次予防を通した早期のリスク要因の検出および介入は，永久的な傷害の重症度を最小化する可能性がある[82, 95]．

　ほとんどの作業療法士は，仕事に関連した医学的問題の第三次予防プロセスに精通している．一般的に，作業療法士は労働者が傷害を受けた後に関与することになる．クライエントが仕事場において最大限の機能を回復することを助け，また，さらなる傷害を予防することが作業療法の仕事となる．作業療法士は，二次的予防の努力にも関与する．軽度の仕事に関連した医学的状態がある労働者が依頼され，症状を改善するための介入を計画する．これらのクライエントが復職する準備が整った時，作業療法士はクライエントのリスク要因の特定および傷害再発に関するリスクを低減するための修正を援助するかもしれない．一般的に職場評価および人間工学的介入は，これらの労働者が仕事にうまく再参加するプロセスの一部である．

　職場評価および人間工学的介入も，仕事に関連した傷害や病気を予防するために作られた包括的第一次予防プログラムの一部にすることができる．

　労働者の健康，仕事の快適さ，そして仕事場の安全性を向上するために雇用者を支援することは，仕事に関連した医学的問題を減らす．また，労働者の士気および生産性の向上に繋がる[37]．コンサルタントとして活動する作業療法士は，法人クライエントの傷害予防プログラムの構築を支援することができる．これは，作業療法士が健康の増進という概念を日常の実践に組み込む1つの方法である．

　Melnickは，「予防プログラムが成功するか失敗するかは，実施した特定の活動とはあまり関係がなく，実施の方法により関係がある」と述べている[58]．Melnickは，成功した傷害予防プログラムの一般的な4つの特性の概要を説明している．それらは，継続した管理的支援，監督者の「賛同」，従業員の参加，そして継続した支援および強化である[58]．Melnickは，成功する予防プログラムは，法人クライエントに安全性および健康の文化を植えつけるコンサルタントの能力によると説明している．重要なのは，安全かつ健康な活動を実施するプロセスであり，活動自体ではない．

作業療法士は，産業クライエントに助言するよう要請されるかもしれない．その1つの理由は，仕事関連筋骨格系障害（WMSD）の重症度および発生を管理するためである．WMSDは筋，腱および神経に影響している軽い傷害の分類である．WMSDの他の名称は，蓄積性外傷障害，過剰使用症候群，反復性緊張障害である．WMSDは，ゆっくりと発生しそして長い時間をかけて進行する．それらは，身体への反復的な微小外傷の結果であると考えられており，また身体が身体自体を適切に休息させ治す機会を拒絶する時に発生すると考えられている．WMSDに分類される一般的な診断には，手根管症候群，ドケルバン病（狭窄性腱鞘炎），上腕骨外側上顆炎およびある種の腰背部損傷がある[78]．

WMSDは，アメリカ合衆国労働省労働統計局（United States Bureau of Labor Statistics）に報告されたすべての仕事関連傷害および病気の約1/3を占めている．雇用者は，労働者の補償およびこれらの障害に関連した他の費用に，年間4500万ドル以上を支払っている[3]．1992年に，手根管症候群の労働者は平均で27日仕事を休んでおり，他の仕事に関連した傷害および病気による欠勤は平均6日であった[26]．これらの統計は，WMSDが職場で危機的な水準にあることを示している．しかしながら，今日の傷害を負った労働者が耐えている身体的および精神的痛みや苦痛に比べれば，産業および経済への財政的損失は重要ではない．

ローナと彼女の同僚の何人かはWMSDを経験していた．彼らの雇用者は，作業療法士や傷害予防コンサルタントの提案により社内で人間工学的プログラムおよび傷害予防プログラムを実施することに同意した．会社の最高財務責任者，ホッチキス留め作業場監督者，企業内看護師，安全管理者，作業療法士や傷害予防コンサルタント，そしてホッチキス留め作業場で働いていたローナを含む3人の従業員から構成される人間工学チームが作られた．

法人クライエントが職場での筋骨格系障害（MSD）の懸案事項を評価し対処するための効果的なプログラムを作成することの支援に興味をもっている傷害予防コンサルタントが利用できる資料が多くある．労働安全衛生庁（OSHA）および国立労働安全衛生研究所（National Institute for Occupational Safety and Health；NIOSH）は，初歩の資料として優れている．ボックス13-6は，これら2つの政府機関に関する情報とその人間工学的および傷害予防の資料源を示している．

各法人クライエントはそれぞれ異なっており，傷害予防コンサルタントの提案は企業文化，目標，予算の制約に即したものでなければならないことを覚えておくのが重要である．Melnickは，法人クライエントが次のことを認識する力添えをしなければならないということを我々に気づかせている．それは，「傷害予防コンサルタントは，傷害を低減しない．これは傷害予防コンサルタントが代理で各労働者の仕事を遂行した場合に限り起こるだろう．むしろ，傷害予防コンサルタントは，さまざまな活動を通して会社を導くことにより，会社の損失を減少させる手助けをする」というものである[58]．

しかしながら，傷害予防コンサルタントは，指導の枠組みとして次の要素を法人計画に組み込みたいと考えるだろう．

・組織が，職場における筋骨格系問題に関する潜在的リスクあるいは他のリスク要因を初期に特定するためのプロセス．
・問題の対処に関する，および問題解決活動への労働者の開かれた関わりの奨励に関する経営管理者の責任を模範として示すための方略．
・経営管理者および労働者が，筋骨格系問題の原因となるリスク要因に関して仕事場および仕事方法を評価することが可能になることを保証するための技術トレーニング．
・人間工学的評価などの方法を使用し，最も問題のあるまたは危険性の高い仕事あるいは仕事状況を特定するためのデータ収集の手順．
・対処されていない，筋骨格系問題の原因となる特定されたリスク要因を効果的に管理していくための方略．
・MSDリスク要因の管理が問題を実際に減らしたか，あるいは排除したかどうかを確認するための成果評価の手順．

第 13 章　仕事の評価とプログラム　365

ボックス 13-6　労働安全衛生庁（OSHA）と国立労働安全衛生研究所（NIOSH）

1970 年の職場の安全および健康に関する法律により，国立労働安全衛生研究所（NIOSH）と労働安全衛生庁（OSHA）の両者ができた．NIOSH および OSHA は議会の同一の法令によりできたものだが，これらは別個の責任を持つ独立した 2 つの機関である．

OSHA は，アメリカ合衆国労働省に属しており，仕事場の安全および健康に関する規則の作成および施行の責任を担う．1971 年の開始以来，OSHA は，仕事場の災害を 60％以上また職業上の受傷および病気率を 40％削減してきた．同時にアメリカ合衆国での雇用数は，350 万の拠点で 560 万人から，2 倍の 710 万拠点で 1150 万人以上に伸びた．2004 年度には，OSHA は 1123 人の検査官を含む 2220 人の公認職員を有していた．OSHA はワシントン DC に本部を置き，26 州に事務局がある．

OSHA は，社内人間工学プログラムを開発する企業を支援するために，以下のガイドラインを作成した．

- Ergonomic Program Management Guidelines for Meatpacking Plants（OSHA Publication 3123）
  （精肉工場のための人間工学プログラム管理ガイドライン）
- Guidelines for Nursing Homes：Ergonomics for the Prevention of Musculoskeletal Disorders（OSHA Publication 3182）
  （老人養護施設のためのガイドライン：筋骨格系障害予防に関する人間工学）
- Guidelines for Retail Grocery Stores：Ergonomics for the Prevention of Musculoskeletal Disorders（OSHA Publication 3192）
  （小売食料品店のためのガイドライン：筋骨格系障害予防に関する人間工学）
- Guidelines for Poultry Processing：Ergonomics for the Prevention of Musculoskeletal Disorders（OSHA Publication 3213-09N）
  （鶏肉加工のためのガイドライン：筋骨格系障害予防に関する人間工学）

これらの出版物は www.osha.gov あるいは 1-800-321-OSHA で注文することができる．

NIOSH は，アメリカ合衆国保険社会福祉省に属しており，作業の安全および健康の分野の調査，情報，教育およびトレーニングを提供することにより，働く男女の安全および健康を徹底する支援をするために設立された機関である．NIOSH および OSHA は，労働者の安全及び健康を保護するという共通の目標に向かって協働することが多い．NIOSH はワシントン DC に本部を置き，以下に研究所と事務局がある．Cincinnati, Ohio；Morgantown, West Virginia；Pittsburg, Pennsylvania；Spokane, Washington；Atlanta, Georgia　NIOSH は，多様な専門を持つ組織であり，疫学，医学，産業衛生，安全性，心理学，技術，化学および統計学を含む幅広い分野を代表する 1400 人以上の職員を有している．

NIOSH は，社内人間工学プログラムを開発する企業を支援するために以下の出版物を作成した．

- Elements of Ergonomic Program：A Primer Based on Workplace Evaluations of Musculoskeletal Disorders（NIOSH Publication 97-117）
  （人間工学プログラムの要素：筋骨格系障害の仕事場評価に基づいた読本）

この出版物は National Technical Service（NTIS）703-487-4650 で注文することができる．その際は，PB97144901 と告げること．また，NIOSH のウェブサイト http://www.cdc.gov/niosh/homepage.html または，1-800-356-4674 まで．

- MSD を初期に特定し治療することが，ほとんどの場合，傷害および障害の重症度，そしてそれらに関連した費用を低下させるということを認識したうえでの，初期の MSD の検出および治療に重点を置いた健康プログラムを構築するための計画．
- 後に再設計あるいは改造するよりも仕事場に良い設計を構築するほうが費用が安くなるということを認識したうえでの，新しい仕事プロセスおよび仕事場が開発された時に，将来的な MSD のリスク要因を最小化するための計画．

上記の MSD 予防プログラムの基的特性は，OSHA および NIOSH 両者の提案に基づくものである[14, 66-69]．1990 年代および 2000 年代初頭に，これら 2 つの政府機関はガイドラインおよび提案を作成した．それらは，社内の MSD 予防プログラムの構築を模索している公営企業および私企業向けのもの

である．これらの情報文書は，OSHA および NIOSH を通して入手可能であり，仕事に関連した筋骨格系障害（WMSD）に対処するために予防コンサルティングサービスを提供したいと考えている作業療法士にとっては貴重な資料である．

法人クライエントの能力向上：傷害予防チーム

法人クライエントは，さまざまな状態で WMSD の問題の可能性を最初に認識する．潜在的問題の徴候には，従業員の健康管理者あるいは組織的症状調査による労働者の頻回な鈍痛や痛みの報告，同一仕事課題を遂行している労働者の中での傷害および病気の傾向，そして予防的人間工学的仕事分析の結果による障害リスク要因の特定がある[14]．図 13-13 は，潜在的な WMSD をスクリーニングするために会社が使用する典型的な症状調査の例である．組織が，WMSD に関する問題があることを認識したら，問題に対処するために組織は対策を練らなければならない．この時点では，多くの場合，法人クライエントは「問題を排除する」ために傷害予防コンサルタントを探す．

法人クライエントは，多くの場合，迅速かつ確実な処置を期待して傷害予防専門家を探す．しかしながら，WMSD を管理するには，指揮および管理が継続されていることが必要である．傷害予防コンサルタントは，経時的に一貫して予防プログラムが継続されるよう，法人クライエントの能力向上に向けて取り組まなければならない．傷害予防コンサルタントは，クライエント会社がプログラムを完遂するための知識および技術を保有していることを保証しなければならない．傷害予防コンサルタントの役割は，組織が MSD リスク要因の特定および管理の継続的実施に関するチームを編成し，対策を練る手助けをすることである．

作業療法士が個人に日常生活の活動の遂行における自立を教えるように，法人クライエントにも仕事環境での MSD リスク要因の管理における自立を教える．クライエント中心のアプローチには，法人クライエントの仕事に関連した傷害およびそれらに関連した費用管理の優先順位に重点を置いた作業療法介入がある．作業療法介入計画は，社内傷害予防チームの開発である．このチームの別名は，人間工学チームである．

通常，傷害予防コンサルタントは，誰が人間工学チームの一員となるかを企業経営管理者と一緒に決定する．理想的には，チームは，経営管理者，最前線の監督者，生産労働者，労働組合，従業員の健康管理者，安全および産業衛生管理者，工業技術者そして傷害予防／人間工学的コンサルタントで構成される．チームの実際の構成は，組織の特性および企業構造により異なるであろう．チームはミーティングを開き，傷害予防プログラムの作成および実施に対する対策を練る．

一般的に最初のミーティングは，報告された傷害の性質と領域，およびこれらの傷害が生産や労働者の補償，関連する費用，従業員の在籍，従業員の士気に与える影響に重点を置くであろう．現行の医療，安全性および保険の記録の分析を，筋骨格系障害（MSD）に関連した傷害を特定する目的で実施することができる．保健医療チームメンバーは，個々の労働者の個人情報を保護する方法をとりながら，医療記録および傷害情報を進んで提供するべきである．そして，チームは，MSD の発生率を決定し，問題のある仕事場あるいは仕事課題を示す傾向を見る．

問題の領域が分析されたら，チームは傷害予防に取り組むための計画を決定するであろう．一般的に，存在する問題の規模の大きさと場所が，チームの最初の努力の規模の大きさと方向性を示唆する．傷害予防コンサルタントは，最初に最も悲惨な人材流出問題への対処を法人クライエントに指導したいだろう．データの分析から，問題の規模が大きく労働力の大半に関係しているような場合，取り組み計画はおそらく積極的な全社的なプログラムとなるであろう．一方，問題が数カ所の仕事場あるいは数人の従業員に特定されているような場合，最初の計画は限定的で直接的なものになるだろう[14]．

経営管理者の責務

産業の安全性および健康に関する文献は，傷害予防努力に対する経営管理者の支援が実践および結果を成功に導くためにきわめて重要であることを強調している[14]．傷害予防コンサルタントは，傷害予防プロセスに対する経営管理者の責務が誠実であることを確実にしたいだろう．傷害予防プログラムに対する最高責任者の誠実な支援が欠落している場合，

症状調査：人間工学プログラム

日付：＿＿＿年＿＿＿月＿＿＿日

仕事名＿＿＿＿＿＿＿＿＿＿＿＿＿＿＿＿＿＿＿＿

＿＿＿＿＿＿　＿＿＿＿＿＿
工場　　　　部署＃

＿＿＿＿＿＿　　　　　　　　＿＿＿＿＿＿＿＿＿＿＿＿＿＿　　＿＿＿＿年＿＿＿＿カ月
シフト　　　　　　　　　　　労働時間／週　　　　　　　　　　この仕事の就業年数

昨年従事した他の仕事（2週間以上）
＿＿＿＿＿　＿＿＿＿＿　　　　　　＿＿＿＿＿＿＿＿＿＿　　＿＿＿年＿＿＿カ月 工場　　　　部署＃　　　　　　　　　仕事名　　　　　　　　この仕事の就業年数
＿＿＿＿＿　＿＿＿＿＿　　　　　　＿＿＿＿＿＿＿＿＿＿　　＿＿＿年＿＿＿カ月 工場　　　　部署＃　　　　　　　　　仕事名　　　　　　　　この仕事の就業年数
（2つ以上の仕事がある場合，最も従事したものを書くこと）

昨年中に痛みや不快症状を感じたことがありますか．
　　□はい　　　　□いいえ（「いいえ」の場合，ここで終了）

「はい」の場合，最もあなたを悩ませる部分を図中に塗りつぶして下さい．

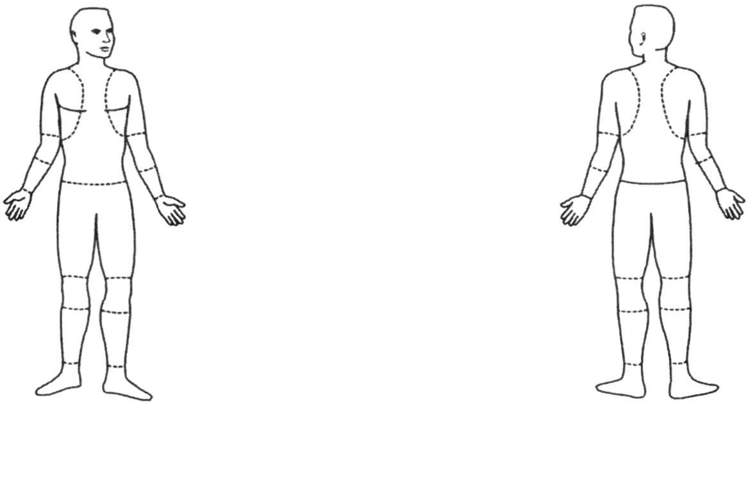

　　　　　　　　　正面　　　　　　　　　　　　　　　　　背面

図 13-13　仕事関連筋骨格系障害を伴った問題を疑う場合，会社では症状調査をスクリーニングツールとして使用することがある．労働者は自発的に調査票に記入するよう求められる．調査票を使って，特定の仕事グループ内の類似した筋骨格系障害を示す傾向がないかを分析する．ある特定の仕事グループの労働者が類似した不満を持っている傾向が見られた場合，仕事課題および仕事場をさらに分析する（Cohen AL, et al : Elements of ergonomics programs : a primer based on workplace evaluations of musculoskeletal disorders, Washington DC, 1997, US Government Printing Office）

368　第3部　作業遂行と遂行領域：評価と介入

（あなたを悩ませる各部位を別紙に記入して下さい）
確認エリア：□首　　□肩　　□肘／前腕　　□手／手首　　□指
　　　　　　□背中上部　□腰　□腿／膝　□膝下　□足首／足

1. あなたの問題を最も表しているものにチェックをつけて下さい．
　　　□疼く痛み　　□痺れ（無感覚）　□チクチク・ヒリヒリする痛み
　　　□ヒリヒリする　□痛み　□筋力低下
　　　□痙攣　□腫れ　□その他
　　　□退色　□硬化
2. 問題に初めて気づいたのはいつですか．_____年_____月
3. 各症状の発現はどのくらい継続しますか．（下線部に×を記入）
　　　_____／_____／_____／_____／_____
　　　　1時間　　1日　　1週間　　1カ月　　6カ月
4. 昨年中にいくつの症状の発現がありましたか．_____
5. 問題の原因は何であると考えますか．_____
6. 過去7日間にこの問題が発現しましたか．　□はい　□いいえ

　7. この問題を評価して下さい．（線上に×を記入）
　　　現在
　　　―――――――――――――――――――――――――――――――――
　　　なし　　　　　　　　　　　　　　　　　　　　　　　　　　　耐え難い
　　　最悪の状態の時
　　　―――――――――――――――――――――――――――――――――
　　　なし　　　　　　　　　　　　　　　　　　　　　　　　　　　耐え難い

8. この問題に関して医学的治療を受けたことがありますか．　□はい　□いいえ
　8a.「いいえ」の場合，理由を書いて下さい．_____
　8b.「はい」の場合，どこで治療を受けましたか．
　　　□1. 会社の診療所　　　　　　　　　　過去の回数_____
　　　□2. 主治医　　　　　　　　　　　　　過去の回数_____
　　　□3. その他　　　　　　　　　　　　　過去の回数_____
　　　　　　　　治療は役に立ちましたか．　□はい　□いいえ
9. この問題のために昨年休んだ日数は何日ですか．_____日
10. この問題のために昨年何日間仕事ができなかったり，軽作業に従事しましたか．
　　　_____日
11. あなたの症状を改善すると思うことについて意見を書いて下さい．
　_____
　_____
　_____

図 13-13（続き）

コンサルタントは関わらないようにするのが賢明であろう．コンサルタントは，彼らの成功の記録で判断される．経営管理者の支援が得られない予防努力は，失敗に終わる運命にある．

優秀な傷害予防コンサルタントは，従業員がすべての新規プログラムに対して経営管理者の支援がなされているかに関心を持っていることを知っている．法人クライエントの労働者に対する支援を実際に形にするための援助方法の1つは，傷害予防努力が生産性基準および費用管理と同等の優先順位にあるとする施策方針の発行を経営管理者に勧めることである．また経営管理者は，従業員あるいは労働組合の代表（理想的には人間工学チームの一員であるべき）と面接し，新規方針および傷害予防プログラム計画に関して協議し，そして傷害予防プログラムを実施するための委員会資料の確証を提示するべきである．目標は，プログラムのさまざまな側面を監視する責任を担う特定の人々を決め，目標を満たす

ように構築されたプログラムを時宜を得たものに設定することである．最後に，プログラムに関する情報は，計画から実施そして評価までをすべての労働者に広めるべきである．従業員は，彼らが安全性に対して組織的責務の一員であると実感したいと思っており，またそう感じなければならない[9,14]．

リスク要因の特定／人間工学的評価および問題解決のためのトレーニング

ある調査研究では，人をWMSDを発症する危険性にさらす具体的な身体的な活動に必要とされる事項を特定している．それらは，反復，応力，ぎこちないあるいは固定した姿勢，軟組織への長期に渡る圧力，振動，寒さにさらされること，不適切な手動道具である[14,66-69,78]．さらに，職場での心理社会的ストレス要因もWMSDの発症の原因となる[14]．これはさらなる研究が必要な分野ではあるが，これらの種類のストレス要因には，過度の期待量あるいは生産性期待が含まれる．つまり，「難しすぎる」仕事，あるいは従業員の知的，感情的能力を超えた仕事，仕事が上手くできたことへ感謝の気持ちを表さない上司のことである．人間工学チームが，WMSDのための傷害予防プログラムの一環として対処しなければならないのは，身体的および心理社会的リスク要因の組み合わせである．

人間工学チームは，おそらく傷害予防コンサルタントに最初の職場の人間工学評価を実施してもらうであろう．そして，改善に向けた最初の提案を提示するであろう．しかしながら，傷害予防チームの主要メンバーは，これらの評価を彼ら自身で実施するトレーニングおよび解決策の考案に関するトレーニングを受けるべきである．そうすることにより，障害予防プロセスにおける評価の部分は，外部の人材に依存しないものとなる．最終的な目標は，傷害予防コンサルタントにその事態から外れてもらい，そして社内専門家で構成される自立したチームがWMSD管理のためにリスク因子を特定する評価を実施できるようにすることである．

図13-10は，一般的な人間工学的傷害リスク分析チェックリストの例である．傷害予防プログラムのメンバーは，WMSDリスク要因に関してさまざまな仕事をスクリーニングするために，このツールを使用するトレーニングを受けている可能性があ

る．同様に図13-11は，特定の仕事に特化したスクリーニングツールの例である．このチェックリストは，評価者がコンピュータ使用者のWMSDリスク要因を特定するのに役に立つ．図13-12は，手動道具分析リストである．傷害予防コンサルタントあるいは人間工学チームメンバーは，組織に特有の仕事に適合させるために，これらのスクリーニングツールのいずれかを修正するという選択ができる．

国立労働安全衛生研究所（NIOSH）発行の「人間工学プログラムの要素12（Elements for Ergonomics Programs 12）」は，チームメンバーのトレーニングのためのいくつかの目的をあげている．トレーニングが成功したチームメンバーは次のことができるようになる．

・WMSDリスク要因を認識し，それらの基本的な管理方法を理解している．
・労働者のWMSDの徴候および症状を特定する．
・会社の傷害予防プログラムを完全に理解している．最高経営管理者から最前線の労働者までの全員の役割と責任を理解している．
・特定されたWMSDのリスク要因，兆候そして症状に関する会社の報告手順を把握している．
・WMSDリスク要因を特定するために，基本的な人間工学的評価を実施する能力を発揮できる．
・従業員，経営管理者，そして他の人間工学チームのメンバーとの協力の下，傷害リスク要因を管理する方法を提案する．
・管理方法の実施および評価の方法を選択する．
・チームの編成，合意形成，そして問題解決において能力を発揮する．

会社によっては，労働者の他のメンバーにまでトレーニングを広げる決断を下すであろう．一般的な従業員トレーニングは，潜在的にMSDの危険にさらされている可能性がある従業員に行う．トレーニングは，WMSDの初期の徴候および症状の認識および報告方法，仕事場および仕事場以外での筋骨格系傷害リスク要因の特定に関する情報，そして労働者自身がWMSD発症から自分を守るための対策を含むであろう．監督者は，労働者と同じトレーニングに加

えて,正しい身体力学および傷害予防プログラムの他の重要な側面を強化するための技法についてトレーニングを受けるべきである[69].

傷害予防プログラムを持続するために必要な技能を人間工学チームにトレーニングすることは,傷害予防コンサルタントの役割の重要な側面である.コンサルタントは,参加者の教育レベルおよび識字能力を考慮しながら,一般人が理解しやすいトレーニングおよびトレーニング資料を選択あるいは設計する.また,言語能力を考慮することも重要であり,従業員の母国語で書かれた資料を配布する努力を払うべきである[14].また,外部のトレーニングプログラムも,組織の状態に対する客観的な見方を与える点で価値がある.他の会社のトレーニング参加者との交流により,会社間のネットワークを構築する機会が生まれる.NIOSH,OSHAなど,適切なトレーニングプログラムを見つけるための多くの情報源がある.

リスク要因管理の展開

人間工学的評価は,WMSDを発症する既知のリスク要因を特定する.リスク要因には,力のいる仕事,ぎこちないあるいは固定した姿勢,反復,接触ストレス要因,振動,寒さにさらされること,心理社会的ストレス要因などが含まれる.これらの特定されたリスク要因を人間工学チームに戻し,協議する.高度な危険領域あるいは課題が特定されれば,チームの課題は,WMSDリスク要因を低減あるいは排除する方法を考案することに絞られる.

この時点では,問題解決プロセスに可能な限り多くの最前線の生産労働者を参加させることが重要である.労働者は彼らの仕事を誰よりもよく知っており,仕事場あるいは仕事方法の改善についてすでに何か考案しているかもしれない.この時点で労働者の関わりを促進することには,いくつかの利点がある.それらは,労働者の動機づけおよび仕事満足度を強化する,チームの問題解決能力を高める,仕事場変更のいっそうの受容,仕事および組織の知識の増強である[11, 14, 46, 47, 64].

労働者がリスク要因修正に関するアイディアを提示する時に最も重要なことは,傷害予防コンサルタントおよび社内の人間工学チームは,これらの可能な解決策が適切であり,また労働者に新たな問題を生む可能性を負担させないと約束することである.労働組合の代表者は,提案された解決策が従業員と経営管理者間の理解および契約を侵害しないように徹底すべきである.工学技術者の役割は,提案された解決策の実際的および身体的な実現可能性に関して評価することである.経営管理者の役割は,提案された解決策に対する組織的および財政的な適切さに関してアドバイスすることである.

WMSDリスク要因を低下あるいは排除するためのさまざまな方法がある.1991年のOSHA発行の「食肉工場のための人間工学プログラム管理(Ergonomics Program Management Guidelines for Meatpacking Plants)」は,ほとんどの職場状況に適用可能なさまざまなリスク要因管理方法の概略を説明している.これらの方法は,工学技術管理あるいは仕事実行管理,経営的管理,あるいは個人的な保護機器の使用に分類することができる[69].

工学技術管理には,仕事場,仕事方法,道具などの設計あるいは変更方法を含む.目標は,力のいる仕事,ぎこちない姿勢,および反復を排除あるいは減らすことである.仕事場は,その仕事場で実際に働く労働者に適合するように設計あるいは変更すべきである.1人以上の人が仕事場を使用する時,仕事場の要素は各労働者に適合するよう調整可能であるべきであり,また労働者が使用するに当たり快適であるべきである.仕事方法は,固定したぎこちない姿勢,反復的動作,および力のいる仕事を最小限にするために設計あるいは変更すべきである.道具や取っ手を特定の仕事のために設計し,また,接触ストレス,振動および力のいる動作や労働者の手によるつかみを最小限にするのが良い[69].

仕事実行管理には,すべての人が理解しそして監督者が実行するような,安全かつ正しい課題実践のための方針および手順を含む.労働者は,正しい身体力学,道具のメンテナンス,そして仕事場の調整可能な機器の使用に関するトレーニングを受けるべきである.新規労働者およびしばらく離職していた労働者は,仕事の身体的に必要とされる事項に彼らの身体を調整あるいは再調整するための適当な慣らし期間を与えられるべきである.監督者および経営管理者は,常に仕事実行管理が有効になっているか,そして効果があるかを監視し,安全かつ健康な仕事環境を維持するために,必要に応じて技術,ラ

インの速さ，人材スタッフ配置の調整をする[69].

個人的な保護機器の選考および使用は，包括的傷害予防プログラムと一致しているべきである．機器は，労働者の体格の違いに適応するようにさまざまな大きさのものを取り揃える．手袋はぴったりと合っていることが重要である．手袋が手に合っていないと，血流および感覚フィードバックが低下し，滑ったり，また握る時や挟む時に過度の力を使用する原因となる．関節および軟部組織を守るために，過度の寒さ（約5℃未満）からの保護が必要である．腰背部用コルセットや上肢のスプリントは個人的な保護機器と見なされない．これらの装具は，医学的管理側面の一部であり，医療チームの助言および指示の下のみ使用すべきである[69].

最後に，経営的管理は，工学技術管理，仕事実行管理，個人的な保護機器の使用を通してもWMSDリスク要因を適切に低下あるいは排除できないという状況で選択されなければならない．経営的管理には，リスク要因にさらされる期間，頻度，深刻度を縮小する．その方法には，生産率の低下，残業の制限，1日のうちでの定期的な休憩，人員配置の増強，異なった筋腱群を使用する他の仕事および課題へローテーション・仕事拡張を含む[69].

チームがWMSDリスク要因を低減あるいは排除するためにどの方法を採用するかに関して意見が一致した時が，計画を策定し，提案された解決策を実施する時である．しかしながら，変更する前に，もう一度従業員から，特に人間工学チームに加わっていない従業員から，これらの計画に関してのフィードバックを募ることが重要である．ほとんどの人は変更に抵抗する．それは人間の本性である．フィードバックを募りそれに真摯に耳を傾けることは，提案された変更に対する従業員の賛同を高める．さらに，このフィードバックにより，人間工学チームが見過ごした実施上の問題を特定できる可能性がある．仕事の快適さおよび安全性を向上するための最良のアイディアでさえ，従業員の支援なくしては成功を収めることはできない．この段階は時間と努力を払っても実施する価値がある．

医学的管理方法

WMSDリスク要因を特定し，これらのリスク要因を減少あるいは排除するための計画を実施することに加えて，人間工学チームは医学的管理計画を作成することが重要である．早期に伝統的な治療を開始することは，重篤な疾患および機能障害を最小にするために重要である[60]．労働者にWMSDの初期症状を特定するトレーニングをするべきである．そうすることにより，医療ケアを求めることができる．雇用されている医療スタッフは，WMSDの初期症状に関する従業員管理のためのガイドラインを策定すべきである．この計画には，経口抗炎症薬，スプリント固定，軽作業へのローテーションあるいは休業，そして作業療法が含まれるだろう．一般に医師・雇用されている看護師が組織の医療管理ガイドラインの作成活動を率先する．

作業療法士として，仕事に関連した傷害に対する上肢スプリント固定の役割および影響を理解することが重要である．医療チームは，仕事を続ける予定にしている労働者に上肢スプリントを処方する時に起こり得る悪影響について考えるべきである．スプリント固定が受傷した身体部分を安静にするのに役に立つというのは本当である．そして，WMSDからの回復を手助けすることができる．しかしながら，労働者の動きが制限されている場合，たとえば仕事中に手関節が固定されている場合，課題をこなすために肘あるいは肩がぎこちない位置になるという結果が多い．仕事中のスプリント固定は手関節を保護するかもしれないが，結果的に肘や肩，頚部あるいは腰背部へ傷害を与えかねない．よって，医療チームが労働者の仕事課題を理解しなければ，またスプリントの使用が身体の他の部分にストレスがかからないことを保証できないならば，スプリントは仕事中に使用すべきではない．

成果評価および将来の問題の予防

最後に，人間工学チームがWMSDリスク要因の管理努力および医学的管理プロセスの両者を実施したら，傷害予防プログラム全体の効果を評価しなければならない．成果測定は，プログラムが機能しているかどうか，またどの程度まで機能しているかどうかを判定する時に役に立つ．プログラムが十分な程度まで機能していないような場合，WMSDの発生率が許容レベルに下がるまでチームは継続的に努力を修正するであろう．傷害予防プログラムは，特定された事例や問題のある仕事場に対する短期的解

決策というよりむしろ継続的プロセスと見なされるべきである．ほとんどの人間工学チームは，問題のある仕事場が管理下に置かれた時点でチームの集中的努力が必要な別の問題が特定されるということを理解している．

作業療法士は，組織がWMSDの発症に関連したリスク要因を管理する社内傷害予防プログラムの展開を手助けする貴重な人材である．作業遂行分析，問題の特定，介入の計画および実施そして成果評価に関する作業療法士への基本的なトレーニングは，人間工学および傷害予防の分野でも理想的な形で我々の専門の実践者に適合させることになる．NIOSHやOSHAは，人間工学および傷害予防の分野で働くことに興味がある作業療法士にとって，貴重な資源である．

■就労前検査

よく使用される機能検査には，雇用される前に一定の身体的に必要とされる事項を満たすための個人の能力を評価するものがある[75]．ある就労前検査は等尺性筋力検査，ROM（関節可動域）測定，あるいは職務説明書から選択された課題を遂行する個人の能力の測定から構成されている．就労前スクリーニングは会社の包括的傷害予防および経営管理方略の不可欠な部分である[75]．

会社が，従業員の傷害が会社の損益に与える総合的な影響を考える場合，単に傷害にかかる費用そのものよりさらに大きなものになる．それは医療費を超えて，従業員の補償，福利厚生費の支払い，交代要員のトレーニングと給与，そして現存の人材が仕事の穴を埋める必要がある場合の残業代を含んだものに発展する．これには，仕事の穴埋めの調整を行っている期間の生産性の低下という間接費用は含まれていない．総合的な影響はかなり驚くべきものに違いない．従業員のスクリーニングプロセスを展開する費用は膨大であるが，会社にとっては，劇的な経費削減となるはずである[75]．

雇用機会均等委員会（EEOC）の「雇用者選考手順に関する統一ガイドライン（Uniform Guidelines on Employee Selection Procedures）」は，会社および業界内の人事部の構造と機能のガイドラインを示している．また，そのガイドラインは，組織の従業員の選考および管理方法についても述べており，また仕事に関連した方針および手順の必要性を重視している[24, 75]．また，EEOCは，1964年の市民権法タイトルVII（Title VII of Civil Rights Act of 1964）により規定されているように，雇用者の選考プロセスがいかなる人々の集団にも悪影響がないこと，そして人種，肌の色，宗教，性別あるいは国籍による差別の禁止を命じている[24, 75]．これらの基準に適合するには，選考手順が妥当性を実証している，業務上の必要性がある，真正な職業上の資格要件があることが必要である[24, 75]．アメリカ障害者法（ADA）を遵守するために，就労前スクリーニングが正確な仕事説明書に基づいていること，基本的機能のみに関してテストを行うこと（すべての機能を評価する必要はない），高い表面的妥当性があること（多くの場合，内容妥当性といわれる—真に知りたいことに関するテスト），あるいはテストされている仕事の側面を詳しく正確に映し出すことが必要である[5, 75]．機能テスト（実際の仕事と同じ身体的課題を使うこと）が推奨され，会社の現場あるいは現場外で実行することができる．また，可能であれば，仕事場の機器を入手し使用する[75]．会社は，スクリーニングがなぜ必要であるかを明確にし，良いテストの設計段階で注意および警戒を喚起し，問題となっている仕事にスクリーニングが使えることを説明し実証するために，スクリーニング過程の開発に時間をかけることが重要である[75]．

また，就労前検査は，雇用プロセスのいくつかの部分でも実施することができる．しかしながら，多くの保健医療サービス提供者および法律の専門家は，雇用の内定がなされた後にこのような検査の実施を提案している．内定後のスクリーニング（post-offer screening；POS）を最もうまく運ぶには，応募者と面接し，その人が雇用するに適任であるかどうかを判断することである[75]．条件つき内定は，薬物スクリーニング，許容範囲内の経歴確認および身

> **作業療法実践ノート**
>
> 課題分析トレーニングおよび全人的アプローチにより，作業療法士は，会社のより効果的な従業員の傷害管理計画の展開を支援する優れた適任者である．

体的検査などのさまざまな条件に応募者の能力が適合するまで延長される．内定前検査の問題は，連邦規制基準タイトル29（Title 29 of the Code of Federal Regulations）が，「求職者に雇用内定を提示した後」医学的検査を許容すると明確に述べていることである[13]．血圧，心拍の測定あるいは過去の病歴に関する質問はすべて医学的検査の一部と見なされ，内定前検査からは排除される[75]．

応募者の評価に関して療法士が行うことすべてが医学的であると見なされる可能性がある．それは単に作業療法士が医療専門家であるからである．また，傷害の可能性を十分に示唆しないことがわかっているので，一般的筋力検査は批判的に見ることが重要である[21, 63, 75]．雇用の決断をする際に，標準的なデータベースは余り利用されない．というのも，ADAおよびEEOC両者によると，応募者が第5パーセンタイルあるいは第95パーセンタイルに当てはまるかどうかは問題ではなく，唯一重要なのは，応募者が仕事の課題を遂行できるかどうかということだからである[5, 24]．

応募者がスクリーニングに合格すれば，応募者は雇用され働き始める．応募者が不合格になった場合，雇用者は，ADAの下，応募者が障害を有しているかどうかを評価しなければならない（第14章参照）[5]．応募者が障害を有している場合，個人が仕事を遂行できる可能性を目的として，雇用者は応募者に妥当な配慮ができるかどうかを判断しなければならない．妥当な配慮とは，配慮を実行するために雇用者に過度の経済的負担を課さないような方法で配慮を図ることを意味する．会社が応募者に対して妥当な配慮を図ることができれば，雇用プロセスは完結し雇用が始まることになる．会社が妥当な配慮を図ることができない場合，あるいは応募者が障害を有していないがスクリーニングに不合格になった場合，雇用者は，雇用の内定を撤回する，会社の他の部署での配置の機会を検証する，あるいはある種の修正を提案するかを選択する．そして，雇用者は，ある基準に適合しているかどうかの再検査を応募者に許可する[75]．たとえば，障害のない応募者が内定後スクリーニングの持ち上げ課題に合格していないが他の雇用基準を満たしている場合，会社は，応募者が持ち上げ課題に合格するためにスクリーニング再検査に戻ることを目標に，体力を向上させる

よう2週間の猶予を与えることを選択するかもしれない．

ヘンリーが幼児期の事故のせいで片足でバランスをとることが難しく，しかし，このバランス問題は簡単に分からないものだったとしよう．屋根葺き会社に雇用される前にヘンリーに内定後スクリーニングが実施され，屋根職人として働くに当たりバランスが検査の構成要素であった場合，ヘンリーの問題は検出され，仕事を断られたかあるいは別の配置を提案されていたであろう．いずれにせよ，ヘンリーは劇的に彼の人生を変えてしまった落下から守られただろう．

会社は，すべての仕事に関して応募者を検査する必要はない．一般的に，会社は会社の傷害のすべてを調査し，傷害の多くが発生している場所を特定し，そして傷害が雇用から起算して最初の6カ月以内に発生しているかどうかを特定することを勧められる．そうすれば，この会社は将来雇用プロセスの一環として身体スクリーニングを実施する良い対象となる．検査にどの仕事を選択するかを決定した時点で，仕事の身体的に必要とされる事項を評価しなければならない．これは，調査，アンケートあるいは観察（直接あるいは録画）により可能である[8]．仕事説明書は，身体的に必要とされる事項に関して役に立つ情報を含み，仕事の基本的課題を詳述し，基本的課題を遂行する個人の能力を検査できる言葉で表記されていなければならない[8]．会社が，現存の仕事説明書をスクリーニングの開発に使用することを要求する場合，会社が仕事説明書を提出したことおよび作業療法士は仕事説明書の精度における誤りに関して責任を負わないことを文書化しておくことが非常に重要である．

そして，スクリーニング中の検査のための身体的に必要とされる事項を，その難易度あるいは頻度に基づき選択することができる．各仕事のすべての身体的に必要とされる事項を検査する必要はない．たとえば，仕事は4.5 kgの重さの物を1日に2回3 mの距離を運ぶものであるかもしれない．また，18 kgの重さの物をパレット（荷置き台）の高さから腰の高さに1日200回持ち上げるものかもしれない．18 kgの重さの物を持ち上げる能力検査は，良い選択であろう．というのも，応募者が18 kgの重さの物をパレットの高さから腰の高さに持ち上げら

れれば，おそらく4.5kgの重さの物を3mの距離を運ぶことができるであろう．一連の標準的な身体的に必要とされる事項の検査から選択するにせよ，応募者の課題適合度の理解および雇用決断の防御可能性を向上させるために仕事に特化した課題を作成するにせよ，重要なのは信頼性があり，有効であり，そして仕事への適用性を実証するような課題検査方法を選択することである[24,75]．

　課題を選択したら実施する．必要とされる事項が正しく選択され，それが最小限に適切に設定されているかを確認するために，統計学的に有意な数のサンプルを検査することが勧められる．試験的検査を実施した後，所定の仕事へのすべての応募者に一貫してスクリーニングを実施することができる．また，応募者の公平かつ差別のない選考がなされていること，そして必要に応じて発生するスクリーニングプロセスの修正を徹底するために，スクリーニングプロセスを監視することも勧められる[75]．

■学校から就労への移行サービス

　作業療法士は，障害を持ち学校から地域での生活に移行する学生に貴重な貢献をすることができる．1990年の障害者教育法（Individuals with Disabilities Education Act；IDEA）が1997年に改正され，移行計画は個別指導プログラム（Individualized Education Program；IEP）の一部であると規定している．州が後援する職業リハビリテーションなどの義務教育後サービスを提供している地域機関の代表者は，教育チームに加わらなければならない．作業療法などの関連したサービスは，この種のサービスが必要な学生の移行計画の正式な貢献者である[30]．IDEAにより移行サービスは，「学生を学校から義務教育後活動へと促進するような結果志向型の過程内で考案された一連の活動であり，それには高等教育，職業訓練，統合雇用（支援つき雇用を含む），生涯学習，生涯サービス，自立生活，あるいは地域への参加を含む」と規定されている[89]．作業療法が作業遂行に重点を置いている独自性は，移行チームにとって非常に貴重な財産となるに違いない．

　作業療法士が参加するであろう主な3つの役割は，移行関連評価，サービス計画そしてサービスの

倫理的配慮

> 臨床家は，スクリーニングが失敗した時の対処法を含んだスクリーニングプロセスに関する文書化した方針を有するよう会社に勧めるべきである[75]．また，作業療法士を雇用プロセスから外すことが重要である．それは，すべてのコミュニケーションの発信源は雇用主であるということを示すためである．それにより，作業療法士は一連の手順に対して客観性と第三者的距離を持続することができる[75]．継続的に文書化しフォローアップを行うことは，就労前スクリーニングプロセス実施の業務上の必要性，テストする仕事および課題の選択と分析に取られた措置，実施段階，仕事における変更を監視する継続中品質保証，スクリーニングに反映されたその後の変更，スクリーニングの失敗に対処するために取られた対策，妥当な配慮，そして悪影響の回避を明確に説明する確固たるペーパートレイル（出来事の記録）の構築に役立つ[75]．

実施である．作業療法士は，移行領域すべてにおける学生の遂行能力およびニーズに関する不可欠な情報を提供する．それらは，家庭，職業，学校，余暇活動そして地域に関する情報である．

移行関連評価

　効果的な移行関連評価には，主として標準化されていない面接，状況観察そして活動分析アプローチを使用する．これらのアプローチはトップダウンである．その意味は，まず学生が何をしたいか，何をすることが必要かを考え，次に困難を引き起こしている作業遂行上の問題を特定するというものである[6]．移行チームは，学生が将来に対して建設的で共通した見通しを持つように支援する．これには，地域で1人住まいあるいは他の人と同居しながら高等学校またはトレーニングプログラムに通う，収入を得てあるいはボランティアで働く地域サービスを活用する，そして興味のある活動に参加するなどが含まれる．チーム内の作業療法士および他のメンバーは，学生がどの遂行を望むかあるいは必要とするかという枠の中で，学生の現在の興味および能力を特定するために協力する．また，評価プロセスは，チームが学生が将来の見通しや目標を達成する

ために必要とするであろう継続的な支援および資源を特定することも可能にする.

サービス計画

　協働移行チームにおいて，チームメンバーは情報を共有し，学生の目標を書く[90]．チームメンバーは，学生の根底にある弱点の修正に重点を置いた訓練中心の目標を書かない．たとえば作業療法士は，認知能力，運動能力，心理社会的能力に対処する特定の目標を書く必要はない．代わりに，数人のグループメンバーが一緒に集まり目標を書き，そして学生が目標を達成するように協働で取り組む．腕と手の動作が制限されている学生は，書く課題を完結できることを目標にしているかもしれない．作業療法士は，率先して支援技術などを使った書字方法の効果を評価するかもしれない．そして，学生およびチームに提案をする．チームが提案を支持した場合，チームは学生および他のチームメンバーに機器を取得する責任を与え，またトレーニングをするであろう．RainforthとYork-Barrは，協働を「独自の学習ニーズをもった学生のために，さまざまな人生の展望および経験をもった人々が資源や責任を分かち合うという意思の下に集い，包含的かつ効果的な教育プログラムと環境をつくる相互作用的プロセス」と定義している[79]．

サービスの実行

　作業療法士は，家庭や職業，学校，余暇そして地域の領域における学生の目標に対処する必要に応じて，学生やその教師，両親，雇用者，同僚，そして他の人と連携してサービスを提供する．作業療法の人材（作業療法士および作業療法助手を含む）は，学生の自然な環境において移行サービスを実現させる．したがって，作業療法は，学校，仕事場，家庭，あるいは地域の中のその他の関連する場面に介入するかもしれない．学生の環境に関係している他の人と協力して問題を解決することは，学生が必要な活動を完結するために別の方法を使用する手助けとして重要である．たとえば，作業療法士は，学生が文書課題をこなすために学校のコンピュータへのアクセスを可能にする手助けとなる支援技術を導入し，そしてその使用に関して教師を指導するかもしれない．作業療法実践者は，学生の能力と環境から

第13章　仕事の評価とプログラム　375

求められる事項との相違を最小化する手助けとして，直接的あるいはコンサルタント的サービスを提供するかもしれない．学生がその目標に到達しているかどうかを評価することは，作業療法サービスの効果を評価するための成果測定となる．

■仕事準備プログラム

　何度も，大きな事故あるいは病気を何とか切り抜けてきた人々は，前職に復職できず，他の雇用選択肢を探さなければならない．たとえば，ヘンリーは，もはや屋根職人の職務に必要とされる事項を遂行することはできない．ヘンリーは，何か生きがいのある仕事に戻りたいと心から思っているかもしれないが，現在の彼の能力および仕事技能を調査するための手ほどきや指導が必要である．そうすることによって，彼は現実的な職業目標を設定することができる．

　仕事準備プログラム（work readiness program）は，興味，技能そして能力に合った職業選択肢を特定し働きたいと望む個人を手助けするように設計されている．カリフォルニア州ダウニィにあるRancho Los Amigos国立リハビリテーションセンターでは，作業療法士が，職業評価者と一緒に仕事準備プログラムを率いている．これは，週3回2時間集まる6週間のプログラムである．それは主に2〜3人からなるグループセッションで構成されている．取り組むテーマには次を含む．仕事習慣，価値，目標，興味，仕事技能，職業探索，求職方法，そして地域資源である．指導，集団討議，そして標準化された仕事サンプルおよび状況評価を使用した実践的な仕事技能の探索は，人が仕事に対する準備度を探索し，そして異なる職業のためのトレーニングが達成できるかを見極めるための手助けとして使用される．各人のプログラムは，特有の目標および興味に対処するように個別化されている．たとえば，ヘンリーはコンピュータの仕事に興味があるかもしれない．彼は，コンピュータを使用して別の仕事に関連した課題を行う機会が与えられるかもしれない．それによって，ヘンリーはこの種の仕事への適性があるかどうかがわかる．ヘンリーがコンピュータを使用して行う仕事に馴染みがなかったら，彼は図書館にあるさまざまな参考文献あるいは

インターネットを利用して職業検索を行う方法を学ぶだろう．

仕事準備プログラムは，個人に特有の達成目標を特定することに役に立ち，そしてその目標に向かって取り組むための計画を作成することができる．このプログラムは，個人が復職するための準備を手助けするものであり，仕事を提供するものではない．プログラムの終了に当たり，個人が仕事に対する準備ができている場合，州のリハビリテーション部門に仕事トレーニングおよび仕事配置に関して依頼することができる．仕事準備プログラムを終了した後，作業療法士は，個人の技能や適性および興味に関して，リハビリテーションカウンセラーがその労働者への実行可能な計画を作成する際の支援となる貴重な情報を提供することができる．ヘンリーは仕事準備プログラムに参加している間，コンピュータサポート技術者になるという目標を決めた．職業検査およびプログラム参加中に行った調査に基づき，これは彼が追求するに妥当な目標であると断定された．彼は新しい仕事のための仕事トレーニングおよび仕事配置のために州のリハビリテーション部門に依頼された．

■地域に根ざしたサービス

歴史的に，仕事に関連したプログラムは，労働者が実際に役割を遂行していた職場とは対照的な，リハビリテーションプログラムあるいは仕事介入のために設計された場面などのような医学的モデルのクリニック内で実施されてきた[86]．今日，仕事プログラムは，参加者が居住している地域，あるいは仕事場そのものの中で行われるようになってきている[86]．地域内での実践が増えてきているこの傾向は，おそらく作業療法内での変化，および臨床実践に影響を及ぼす外圧によるものである．作業療法の現在の考えは，「作業機能障害は，生物学的，心理学的および生態学的要因の相互作用に起因する多次元的なものである」ということを認めている[86]．医学的モデルの臨床場面における診療報酬の減少は，作業療法士が診療報酬のために地域において他の選択肢を探索する結果となっている．

ほとんどの地域に根ざしたプログラムの資金源は，地方，州，連邦政府または財団を通しての助成金あるいは契約である．助成金は，特有の目的および特定の期間のプログラムに授与される資金である．それらは，一般的に，「独創的で未発表の企画に基づいた」調査研究あるいはサービスプロジェクトである[86]．契約も調査研究およびサービスプロジェクトに資金を提供するが，財政支援機関はプロジェクトの適用範囲を規定しており，また地域の競合組織からの入札を要求している．地域に根ざしたプログラムの資金の大部分は財団に由来するものである．「財団とは，慈善一族，企業，あるいは特定の地域的ニーズに対処するための慈善組織およびプログラムを支援する目的で潤沢な資金を保有している地域機関により運営されているものである」[86]．ユナイテッド・ウェイ（United Way），アメリカ頭部外傷財団（American Head Injury Foundation），キワニス・クラブ（Kiwanis Club）など多くの団体および市民団体が，特定の興味分野に関連した地域プロジェクトに資金を提供している．地域に根ざしたプログラムは，プログラムを長期にわたって「存続させ成功させる」ために，複数の資金源を有する幅広い経済的基盤を開拓するようにすべきである．

地域リハビリテーションプログラム

NISH〔以前の重度障害者のための全米産業会（National Industries for the Severely Handicapped）〕によると，Javits-Wargner-O'Day（JWOD）プログラムの下，連邦政府と契約を結んでいる地域リハビリテーションプログラム（Community Rehabilitation program；CRP）は約600ある．これらの地域に根ざした非営利団体は，重度の障害をもつ個人（主に発達障害者および視覚障害者）を訓練して雇用し，そして連邦政府に質の良い製品およびサービスを提供する．CRPがさまざまな企業と契約している下請けの仕事は，重度の障害をもつ個人に生産的になる機会，競合して賃金を稼ぐ機会，そして社会に貢献する機会を与えることができる．詳細に関しては，NISHウェブサイト（www.NISH.org）を参照のこと．これらのプログラムは，その資金のほとんどを地方のセンターもしくは職業リハビリテーション事務所（OVR）から得ている．これらのプログラムのほとんどは作業療法士でない人材により運営されているが，作業療法士によってはこの領域への将来的な関わりを探索したいと思って

いるかもしれない．他の重度の慢性的障害（脳損傷および脊椎損傷など）を持つ人のためにこの種のプログラムが大いに必要とされている．しかし，それらを支援するために独創的な資金調達が必要である．

ホームレスシェルタープログラム

作業療法士にとって新しい実践領域は，ホームレスの人と関わることである．ホームレス経験者の増加により，議会はStewart Mckinney Homeless Assistance Act of 1987（Public Law 100-77）を制定した[33]．この法律は，ホームレスの人々のニーズに適合するように，緊急収容施設，食事，医療，住居，教育，仕事トレーニングおよびその他の地域サービスのための資金を提供している．この法律では，ホームレスの人々を雇用し継続させるための計画，実施および雇用，トレーニングそして他の支援サービスといった包括的領域の効果を評価するために，労働省（Department of Labor；DOL）プロジェクトを資金源とした．1988年9月から1995年11月の間にホームレスであった人に包括的サービスを提供した全米にわたる63の組織で構成されているホームレスデモンストレーションプログラムのための仕事トレーニング（Job Training for the Homeless Demonstration Program；JTHDP）に基づいてDOLは，ガイドラインを作成した[86]．ボックス13-7は，核となるサービスを提供する後援機関や，職を得て働き続けるようにホームレスの人々を支援する地方人材斡旋組織との連携を構築する機関を推薦したJTHDPの発見事項を記載している．

作業療法士は，最良の実践のためにJTHDPの推奨事項を組み込んだプログラムを計画し実施する技能を有している．ホームレスの人々の懸念に対処する地域サービス機関のために，クライエント中心の仕事準備および仕事トレーニングプログラムを開発することができる．ホームレスの人々は，「繊細で，尊敬の念を持った，そして自己のニーズに応える」介入サービスを望んでいる[9]．

作業療法実践者は，ホームレスの人々のみならず，ホームレスの人々にサービスを提供する機関とも関わる．その目的は，それらの機関の資源の活用技能，長所の特定による問題解決技能，そして雇用者およびホームレスの人々両者に有益となるような状況を批判的に分析する学習技能を構築するためである．

福祉から就労へのプログラム

1996年に，議会は個人責任と就労機会調停法（Personal Responsibility and Work Opportunity Reconciliation Act：Public Law 104-193）を通過させた．これは人々を福祉から仕事に移行させるためのものである[9]．生活保護受給者に，2年の公的

ボックス13-7　JTHDPによる必要な主要サービス

- 事例管理およびカウンセリング
- 評価および雇用可能性促進計画
- 仕事トレーニングサービス（例：補習教育，基本的技能トレーニング，読み書き指導，仕事検索支援，仕事カウンセリング，職業および作業技能トレーニング，および実地訓練）
- 仕事開発および配置サービス
- 配置後フォローアップおよびサポートサービス（例：追加的仕事配置サービス，配置後トレーニング，自立支援グループ，社内指導）
- 住宅サービス（例：緊急時住宅支援，住宅のニーズの評価，適切な住宅代替案の照会）
- その他サポートサービス（例：保育，交通手段，薬物依存評価，カウンセリング，必要に応じて外来および入院患者の治療の依頼）
- メンタルヘルス評価，カウンセリング，治療の依頼
- その他のメンタルヘルスケアサービス
- 衣類
- 生活技能トレーニング

(Herzberg GL, et al : Work and the underserved : homelessness and work. In Kornblau BL, Jacobs K, editiors : Work : principles and practice, Bethesda, 2000, AOTA)

支援を受けた後，仕事を見つけることを要求している．1997年の財政均衡法（Balanced Budget Act of 1997BBA：Public Law 105-33）は，福祉から仕事の移行助成金に資金を提供した．これらの助成金は，長期間生活保護を受給している者のトレーニング，あるいは助成金を受けていない仕事が求人市場に参入するための公的支援である．これらの助成金の対象者は，低学力，仕事履歴が乏しい，あるいは薬物中毒治療が必要な人々など，複数の障壁のために配置が最も難しい人々である．生活保護受給者の大部分の人は，学習障害，精神障害および薬物使用による障害，そして持続した雇用の可能性を妨害する家庭内暴力問題を有している[86]．

福祉から就労へのプログラムは，作業療法士にとって革新的実践領域である．この領域の実践に興味がある療法士は，地方あるいは州のどちらの機関が福祉から就労への移行資金を管理しているかを把握しなければならない．作業療法士は，これらの機関と委託契約を結び協働することができる．この情報は，全米知事会センター（National Governors Association Center）のベストプラクティス福祉リフォームのウェブサイトから入手できる[61]．福祉から就労への移行プログラムに関係している私的財団もまた，作業療法士が参入するうえでの資源となる．

生活保護を受給している人が競争の激しい雇用に入り込んでいくには，多くの障壁に直面しなければならない．通勤手段の欠如，保育の欠如，家庭内暴力問題，識字能力，住居の欠如，薬物中毒そして医療ニーズが，生活保護受給者が仕事を得てそれを続ける能力を妨害する[9]．成功した福祉から就労への移行プログラムは，これらの障壁を打破しようとしている．たとえば，プログラムは基本教育および職業能力開発を組み合わせ，仕事への通勤手段として改造車を提供し，そして自給自足率を向上させるためのマンツーマン指導を提供している[62]．生活保護受給者の就労への移行は，作業療法士にとって創造力を活用するやりがいのある実践領域である．つまり，クライエントが目標を設定し，職業を探索するための手助けをし，また成功かつ継続的な雇用を達成するために他の地域サービスに生活保護受給者を依頼するという効果的なサービスを設計し実現することである[41]．

受給チケットから仕事へ

勤労奨励促進法（Ticket to Work and Work Incentives Improvement Act）が，1999年に制定された．この法律は，補足的保障給付（Supplemental Security Income；SSI）および社会保障障害保険（Social Security Disability Insurance；SSDI）の受給者が仕事に関連した支援サービスを受けるための，また受給者に復職を促すための，そして雇用目標を追求するための無償のプログラムを作成した[92]．受給チケットを持っている人は，サービスを受けるために職業リハビリテーション地方事務局（OVR）など，どのような雇用ネットワークにでも出向くことができる．興味のある人はMAXIMUSフリーダイヤル1-866-968-7842に連絡するか，ウェブサイト www.yourticket-towork.com または www.ssa.gov/work にアクセスする．受給チケットから仕事へのプログラムは，作業療法士が諮問機関の委員を務めたり，プログラム責任者として勤めたり，あるいは雇用支援サービスを提供する機会となっている[41]．

[要約]

本章は，作業療法士が現在実践しているさまざまな仕事プログラムの概要を述べたものである．一般的に仕事という領域において，作業療法士および作業療法助手が，病院，学校，産業界そして地域においての自らの役割と関わりを展開していくための機会は数え切れないほどある．仕事プログラムに関わっている作業療法士は，多くの人々の人生において労働者としての役割を取り戻すために，すべての地域でこれらのプログラムの必要性および有益性を主張していくよう積極的に取り組んでいかなければならない．

[復習のための質問]

1. 長年にわたって，作業療法士の仕事プログラムへの関わりはどのように発展してきたか．
2. 仕事プログラムにおける作業療法士の役割は何か．
3. 機能的能力評価（FCE）と職業評価の違いを述べよ．
4. FCEの報告書に含まれる一般的要素は何か．
5. ワークハードニングとワークコンディショニ

ケーススタディ：ジョー，ローナ，ヘンリー（その2）

この章の最初のケーススタディのシナリオを振り返ると，読者はこれらの包括的な仕事に関連した作業療法介入を適用する機会があることが分かるだろう．たとえば，ジョーの作業療法士は洗濯係職の職務に必要とされる事項の分析を実施することができる．また，彼が脊髄損傷以前に働いていたホテルと温泉施設の仕事場評価も実施することができる．そして，作業療法士は，ジョーが代わりの仕事の基本的機能をうまく遂行できるかどうかを決定できる．作業療法士は，仕事場を車いすでアクセス可能にするために必要な変更を提案できる．機能能力評価は，ジョーが身体的に必要とされる特定の事項を時折あるいは頻繁に遂行できるかどうかを決定するのに役に立つかもしれない．そして，結果に基づき，作業療法士は，ジョーの復職が成功するために必要な適切な配慮を主治医と雇用者に提案できるだろう．また，仕事の身体的に必要とされる事項に安全に適合するようにジョーの能力に関する考慮事項を彼らに報告できるだろう．

反復的なストレスにより手を受傷している室内装飾業者のローナが，彼女の急性的傷害に関してクリニックで全般的な作業療法評価および介入を受けた後，彼女は職場の人間工学評価および介入からも同様の恩恵を得られるだろう．

人間工学評価および介入の目的は，彼女の傷害の基になったリスク要因を排除すること，そして将来的に問題が再発することを避けることである．作業療法士は，職場で発生しているたくさんの仕事関連筋骨格系傷害を低減するために，社内の人間工学および傷害予防プログラムの開発に関してローナの雇用者と話をするだろう．

最後に，3番目のヘンリーのシナリオをよく考えてみよう．ヘンリーは，作業療法実践者の支援を必要としている．それは，彼の現在の身体能力，認識能力および限界を考慮しながら彼に最も適した仕事を見つけるための支援である．また，彼が他のどのような仕事に就職できるかを決定するために，彼の認識能力，身体能力，仕事習慣，仕事技能，仕事耐久性および興味や姿勢を評価する包括的職業評価から恩恵を受けることができるだろう．別の案として，ヘンリーの仕事準備プログラムへの参加が考えられる．職業評価中に評価された同じ領域が仕事準備プログラムでも扱われる．しかしながら，ヘンリーは仕事に関連した話題の話し合いから恩恵を受けることができるだけでなく，仲間との交流や彼の仕事遂行，仕事習慣および態度に関するフィードバックからも恩恵を受けることができるだろう．

ングの違いを述べよ．
6. 職務に必要とされる事項分析結果の一般的な適用を挙げよ．
7. 受傷後に特定の職業に復職可能であるかどうかを決定する際，どのような介入を使用するか．
8. 仕事場，坐位，職務課題の視覚化，道具，および材料の取り扱いに関する間工学的設計配慮について述べよ．
9. 法人の傷害予防プログラムの重要要素を8つ挙げ，それぞれについて説明せよ．
10. 作業療法士が企業の傷害管理プログラム開発を支援するにふさわしい人材である理由を述べよ．
11. 作業療法士が地域で関わることのできる革新的な仕事プログラムの種類を挙げ説明せよ．

引用文献

1. American Occupational Therapy Association: Occupational therapy practice framework: domain and process, Am J Occup Ther 56(6):609, 2002.
2. American Occupational Therapy Association: Statement: Occupational therapy services in facilitating work performance, Am J Occup Ther 54(6):626, 2000.
3. American Occupational Therapy Association: Occupational therapy services in work practice, Am J Occup Ther 46(12):1086, 1992.
4. American Occupational Therapy Association: Work hardening guidelines, Am J Occup Ther 40(12):841, 1986.
5. Americans with Disabilities Act: Technical Assistance Manual, Washington, DC, 1992, Equal Employment Opportunity Commission.
6. Baum CM, Law M: Occupational therapy practice: focusing on occupational performance, Am J Occup Ther 51(4):277, 1997.
7. Biddle J, Roberts K: More evidence of the need for an ergonomic standard, Am J Ind Med 45(4):329, 2004.
8. Bohr PC: Work analysis. In King PM, editor: Sourcebook of occupational rehabilitation, New York, 1998, Plenum Press.
9. Callahan SR: Understanding health-status barriers that hinder the transition from welfare to work, Washington, DC, 1999, National Governors Association Center for Best Practices, Health Policy Status Division.
10. Canelon MF: An on-site job evaluation performed via activity analysis, Am J Occup Ther 51(2):144, 1997.
11. Cascio WF: Applied psychology in personnel management, Englewood Cliffs, NJ, 1991, Prentice-Hall.
12. Chaffin DB, Andersson GB: Occupational biomechanics, ed 2, New York, 1991, John Wiley & Sons.
13. Code of Federal Regulations, Title 29, Vol 4. Revised as of July 1, 2003. Part 1630: Regulations to implement the equal employment provisions of the Americans with Disabilities Act. Section 1630.14, Washington DC.
14. Cohen AL, et al: Elements of ergonomics programs: a primer based on workplace evaluations of musculoskeletal disorders, Washington DC, 1997, US Government Printing Office.
15. Commission on Accreditation of Rehabilitation Facilities: Standards manual for organizations serving people with disabilities, Tucson, AZ, 1989, CARF.
16. Crabtree J: The end of occupational therapy, Am J Occup Ther 52(3):205, 1998.
17. Cromwell FS: Work-related programming in occupational therapy: its roots course and prognosis, Occup Ther in Healthcare 2(4):9, 1985.
18. Dahl R: Ergonomics. In Kornblau B, Jacobs K, editors: Work: principles and practice, Bethesda, MD, 2000, AOTA.
19. Darphin LE: Work-hardening and work-conditioning perspectives. In Isernhagen SJ, ed: The comprehensive guide to work injury management, Gaithersburg, FL, 1995, Aspen Publishers.
20. Davis H, Rodgers S: Using this book for ergonomics in industry: introduction. In Eggleton E, editor, Rodgers S, technical editor: Ergonomic design for people at work, Vol 1, New York, 1983, Van Nostrand Reinhold.
21. Deuker JA, et al: Isokinetic trunk testing and employment, J Occup Med 36(1):42, 1994.
22. Eggleton E, ed; Rodgers S, technical ed: Ergonomic design for people at work, Vol 1, New York, 1983, Van Nostrand Reinhold.
23. Ellexon M: What every rehab professional in the U.S.A. should know about the ADA, Miami, 1992, ADA Consultants.
24. Equal Employment Opportunity Commission: Uniform guidelines on employee selection procedures, Washington, DC, 1978, EEOC.
25. Eser G: Overview of vocational evaluation, Las Vegas, 1983, Stout Univ. Training Workshop.
26. Falkiner S, Myers S: When exactly can carpal tunnel syndrome be considered work-related? ANZ J Surg 72(3):204, 2002.
27. Field JE, Field TF: COJ 2000 with an O*NET™ 98 Crosswalk, Athens, GA, 1999, Elliot & Fitzpatrick, Inc.
28. Fliedner CA: Occupational therapy: for the body and the mind. In Rodgers GM, ed: Centennial Rancho Los Amigos Medical Center 1888-1988, Downey, CA, 1990, Rancho Los Amigos Medical Center.
29. Grubbs R, Hamilton A, eds: Criteria for a recommended standard: occupational exposure to hand-arm vibration, Washington DC, 1989, US Government Printing Office.
30. Hall H, Buck M: The work of our hands, New York, 1919, Moffat Yard & Co.
31. Harvey-Krefting L: The concept of work in occupational therapy: a historical review, Am J Occup Ther 39(5):301, 1985.
32. Hepper E, et al: Back school. In Kirkaldy-Willis WH, Burton CV, eds: Managing low back pain, ed 3, New York, 1992, Churchill Livingstone.
33. Herzberg GL, et al: Work and the underserved: homelessness and work. In Kornblau, BK, Jacobs K, eds: Work: principles and practice, Bethesda, MD, 2000, AOTA.
34. Holmes D: The role of the occupational therapist-work evaluator, Am J Occup Ther 39(5), 308, 1985.
35. IBM ergonomics handbook, New York, 2000, IBM Corp.
36. Isernhagen SJ: Advancements in functional capacity evaluation. In D'Orazio BP, ed: Back pain rehabilitation, Boston, 1993, Butterworth.
37. Isernhagen SJ: Corporate fitness and prevention of industrial injuries. In Rothman J, Levine R, eds: Prevention practice: strategies for physical therapy and occupational therapy, Philadelphia, 1992, WB Saunders.
38. Jackson J, et al: Occupation in lifestyle redesign: the well elderly study occupational therapy program, Am J Occup Ther 52(5):326, 1998.
39. Jacobs K: Preparing for return to work. In Trombly K, editor: Occupational therapy for physical dysfunction, ed 4, Baltimore, MD, 1995, Williams & Wilkins.
40. Jacobs K, Baker NA: The history of work-related therapy in occupational therapy. In Kornblau BL, Jacobs K, eds: Work: principles and practice, Bethesda, MD, 2000, AOTA.
41. Johannson C: Top 10 emerging practice areas to watch in the new millennium, OT Pract, Jan. 31, 2000.
42. King PM: Work hardening and work conditioning. In King PM, ed: Sourcebook of Occupational Rehabilitation, New York, 1998, Plenum Press.
43. King PM, Barrett T: A critical review of functional capacity evaluations, Phys Ther 78(8), 852, 1998.
44. Kirkaldy-Willis WH: Energy stored for action: the elastic support and bodysuit. In Kirkaldy-Willis WH, Burton CV, eds: Managing low back pain, ed 3, New York, 1992, Churchill Livingstone.
45. Kornblau B: The occupational therapist and vocational evaluation, Work Programs Special Interest Section Newsletter, 10:1, 1996.
46. LaBar G: Safety at Saturn: a team effort, Occup Hazards 56(3):41, 1994.
47. Lawler EE: High involvement management, San Francisco, 1991, Jossey-Bass.
48. Lechner DE: Functional capacity evaluation. In King PM, editor, Sourcebook of occupational rehabilitation, New York, 1998, Plenum Press.
49. Lechner DE: Quantitative job demands analysis (procedure manual), Birmingham, AL, 1999, ErgoScience, Inc.

50. Lechner DE: Work hardening and work conditioning interventions: do they affect disability? *Phys Ther*, 74(5):102, 1994.
51. Lechner D, et al: Functional capacity evaluation in work disability, *Work* 1:37, 1991.
52. Legislative Committee, National Rehabilitation Association: Meeting the nation's needs by the expansion of the program of vocational rehabilitation of physically handicapped persons, *Occup Ther Rehab* 16(3):186, 1937.
53. MacFarlane B: Job modification, *Work Special Interest Section Newsletter* 2(1):1, 1988.
54. MacLeod D, et al: *The ergonomics manual: guidebook for managers, supervisors, and ergonomic team members*, Minneapolis, MN, 1990, Comprehensive Loss Management, Inc.
55. Malugani M: Emerging areas in OT, Monster Worldwide (http://content.monster.com) on the AOTA website 12/24/04 (http://www.otjoblink.org/links/link09.asp), 2004.
56. Marshall EM: Looking back, *Am J Occup Ther* 39(5):297, 1985.
57. Meister D: *Conceptual aspects of human factors*, Baltimore, MD, 1989, John Hopkins Press.
58. Melnick M: Injury prevention. In Kornblau B, Jacobs K, eds: *Work: principles and practice*, Bethesda, MD, 2000, AOTA.
59. Meyer A: The philosophy of occupational therapy, *Am J Occup Ther*, 31(10):639, 1977.
60. Mosely LH, et al: Cumulative trauma disorders and compression neuropathies of the upper extremities. In Kasdan ML, editor: *Occupational hand and upper extremity injuries and diseases*, Philadelphia, 1991, Hanley & Belfus.
61. National Governors Association Center for Best Practices. *Welfare reform* (online) Available at http://www.nga.org/cbp/activities/welfarereform.asp,1999.
62. Network WI; *Promising practices* (online) Available at http://www.welfareinform.org/promising.htm, 2000.
63. Newton M, Waddell G: Trunk strength testing with isomachines: Part I. Review of a decade of scientific evidence, *Spine* 18(7):801, 1993.
64. Noro K, Imada AS: *Participatory ergonomics*, Bristol, PA, 1991, Taylor and Francis.
65. O'Callaghan J: Primary prevention and ergonomics: the role of rehabilitation specialists in preventing occupational injury. In Rothman J, Levine R, eds: *Prevention practice: strategies for physical therapy and occupational therapy*, Philadelphia, 1992, WB Saunders.
66. Occupational Safety and Health Administration: *Ergonomics for the prevention of musculoskeletal disorders: guidelines for nursing homes*, Washington, DC, 2003, US Government Printing Office.
67. Occupational Safety and Health Administration: *Ergonomics for the prevention of musculoskeletal disorders: guidelines for poultry processing*, Washington, DC, 2004, US Government Printing Office.
68. Occupational Safety and Health Administration: *Ergonomics for the prevention of musculoskeletal disorders: guidelines for retail grocery stores*, Washington, DC, 2004, US Government Printing Office.
69. Occupational Safety and Health Administration: *Ergonomics program management guidelines for meatpacking plants*, Washington, DC, 1990, US Government Printing Office.
70. Occupational Safety and Health Administration: *Working safely with video display terminals*, Washington, DC, 1997, US Government Printing Office.
71. Ogden-Niemeyer L, Jacobs K: Definition and history of work hardening. In Ogden-Niemeyer L, Jacobs K, editors: *Work hardening state of the art*, Thorofare, NJ, 1989, Slack Publ.
72. Owens LA, Buchholz RL: Functional capacity assessment, worker evaluation strategies, and the disability management process. In Shrey DE, Lacerte M, eds, *Principals and practices of disability management in industry*, Winter Park, FL, 1995, GR Press, Inc.
73. Page J: Functional capacity evaluation—making the right decision, *RehabPro* 9(4), 2001.
74. Patterson C: A historical perspective of work practice services. In Pratt J, Jacobs K, eds, *Work practice: international perspectives*, Boston, 1997, Butterworth.
75. Perry L: Preemployment and preplacement testing. In King PM, ed: *Sourcebook of Occupational Rehabilitation*, New York, 1998, Plenum Press.
76. Peterson W, Perr A: Home and worksite accommodations. In Galvin JC, Scherer J, eds, *Evaluating, selecting and using appropriate assistive technology*, Gaithersburg, 1996, Aspen Publ.
77. Pinel P: *A treatise on insanity*, New York, 1962, Hafner Publ.
78. Putz-Anderson V, editor: *Cumulative trauma disorders: a manual for musculoskeletal diseases of the upper limbs*, Bristol, PA, 1988, Taylor & Francis.
79. Rainforth B, York-Barr J: *Collaborative teams for students with severe disabilities: integrating therapy and educational services*, ed 2, Baltimore, MD, 1997, Brookes.
80. Reed K: The beginnings of occupational therapy. In Hopkins HL, Smith, HD: *Willard and Spackman's occupational therapy*, Philadelphia, 1993, Lippincott.
81. Rosenberg B, Wellerson T: A structured pre-vocational program, *Am J Occup Ther* 14:57, 1960.
82. Rothman J, Levine R: *Prevention practice: strategies for physical therapy and occupational therapy*, Philadelphia, 1992, W.B. Saunders.
83. Rothstein J, Echternach J: *Primer on measurement: an introductory guide to measurement issues featuring the APTA's standards for tests and measurements in physical therapy practice*, Alexandria, VA, 1993, APTA.
84. Ryan DJ: *Job search handbook for people with disabilities*, Indianapolis, IN, 2000, JIST Publ.
85. Sabonis-Chafee B: *Occupational therapy: introductory concepts*, St. Louis, 1989, Mosby.
86. Scaffa ME, et al: Future directions in community-based practice. In Scaffa ME: *Occupational therapy in community-based practice settings*, Philadelphia, 2001, F.A. Davis.
87. Shrey DE: Worksite disability management and industrial rehabilitation: an overview. In Shrey DE, Lacerte M, eds: *Principals and practices of disability management in industry*, Winter Park, FL, 1995, GR Press.
88. Smith SL, et al: The predictive validity of the functional capacities evaluation, *Am J Occup Ther* 40:564, 1986.
89. Snodgrass JE: Getting comfortable: developing a clinical specialty in ergonomics has its own challenges and rewards, *Rehab Management* p.24, July 2004.
90. Spencer K: Transition from school to adult life. In Kornblau B, Jacobs K, eds: *Work: principles and practice*, Bethesda, MD, 2000, AOTA.
91. Symons J, Veran A: Conducting worksite evaluations to identify reasonable accommodations. In Hamil J, editor: *Integrating assistive technology into your practice*, AOTA on-line course, Bethesda, MD, 2000, AOTA.
92. The Work Site. Ticket to work fact sheet (online). Available at *www.ssa.gov.*
93. US Department of Labor, Employment and Training Administration: *Revised dictionary of occupational titles*. Vol I & II, ed 4, 1991, Washington, DC, US Government Printing Office.
94. US Department of Labor, Employment and Training Administration: *The revised handbook for analyzing jobs*, Indianapolis, IN, 1991, JIST Works.

95. US preventive services task force: *Guide to clinical preventive services*, ed 2, Washington DC, 1996, US Government Printing Office.
96. Wegg LS: The essentials of work evaluation, *Am J Occup Ther*, 14:65, 1960.
97. Young ES: Setting up an industrial program for the tuberculosis, *Occup Ther Rehab* 18(3):163, 1939.

第14章
仕事，余暇活動，日常生活活動への参加を促進するアメリカ障害者法と関連法

Americans with Disabilities Act and Related Laws That Promote Participation in Work, Leisure, and Activities of Daily Living

Barbara L. Kornblau

（吉川ひろみ　訳）

キーワード

障害をもつ個人
主たる生活活動
法律で規定された障害をもつ個人
必須職務機能

適切な配慮
過度の困難
差別
直接的脅威

公共施設の場所
補助的支援
アクセシビリティ監査

学習目標

本章を学習することで，学生および臨床家は以下のことが可能になるだろう．

1. アメリカ障害者法（ADA）が障害をどのように定義しているか，この定義が作業療法士のクライエントにどのように適用されるかについて説明できる．
2. 差別の定義のいくつかを比較し，作業療法のクライエントにどのように適用されるか考察することができる．
3. ADA，住居平等法，航空運送法で使われている用語を知り，定義できる．
4. ADA，住居平等法，航空運送法の下でクライエントのために代弁するという作業療法士の役割を考察することができる．
5. 雇用主，公共施設の場所，航空会社，家主への助言という作業療法士の役割を考察することができる．
6. 必須職務機能を決めるためのプロセスを説明できる．
7. 作業療法における介入方法として適切な配慮について分析し，適切な配慮をする時の意思決定プロセスを説明できる．
8. 公共施設の場所へ行く時や，アクセシビリティ監査を遂行する時に必要な段階における物理的障壁などを除去するプロセスを説明できる．
9. 雇用主，同僚，指導者，航空会社職員など公共の場で働く人々が，障害をもつ人に対して尊厳と尊重をもって接するための準備をしたり，指導を行うことができる．

この章の概要

アメリカ障害者法
　タイトルⅠ：雇用
　タイトルⅡ：州と地方の行政サービス
　タイトルⅢ：公共施設

航空運輸アクセス法（ACAA）
　ACAAの下で禁止されている差別
　航空会社の義務
　作業療法士の役割

住居平等法
介入としての代弁
要約

■アメリカ障害者法

アメリカ障害者法（ADA）がケーススタディのカルロッタに与える影響と，ADAにおける作業療法士の役割を理解するために，ADAの基本や定義，司法がADAをどのように解釈しているのかを理解しなければならない．議会は1990年にADA

384　第3部　作業遂行と遂行領域：評価と介入

ケーススタディ：カルロッタ

> カルロッタは50歳の女性で重度の関節リウマチがある．最近の病状悪化から，移動には車いすを使わなければならなくなった．彼女は自分が自立していることを常に誇りとしていて，子どもたちや夫の援助を受けたくないと思っている．彼女は映画，買い物，旅行に行くことが大好きである．カルロッタは地元の高校でスペイン語教師として働いている．
>
> 彼女はいくつかの理由から作業療法に来た．車いすの状態でどうすれば仕事や余暇活動といった作業に参加できるか，地域のいろいろな場所で人と会う時や教室などで車いすでは不便だからである．車いすで飛行機に乗って旅行をするにはどうすればよいか．12年間住んでいる家の家主はアパートを改修することを許可しないだろうから，車いすで日常生活活動をするにはどうしたらよいか，という理由からである．
>
> 本章では，作業療法介入の概念を拡大して介入の中に代弁（アドボカシー）を含めることによって，カルロッタの問題を考えていく．カルロッタにとって重要な作業に注目しながら，作業遂行を推進するうえで，筋道をつけサポートする3つの法律を見ていく．また，我々の介入を計画を支援する目的でも，これらの法律を見ていく．これらの法律とは，アメリカ障害者法（Americans with Disabilities Act）[60]，航空運輸アクセス法（Air Carrier Access Act）[59]，住居平等法（Fair Housing Act）[69]である．各法律は，多くの障害者にとっての多大な利益となる作業療法介入の道を開く．さらに，職場や家，地域社会での参加を増やし改善していきたいと望むクライエントを励ます私たちの努力に対して特に支援を与えてくれる．
>
> カルロッタの評価からわかるのは，慢性的な障害をもつ人というのは，非常に重要な洗練された役割を担うということである．約25年以上も関節リウマチとともに生きてきたということは，彼女がリーチャー，缶オープナー，浴槽用ベンチなどたくさんの自助具を使いこなし，楽に行えるように，自立した参加を続けられるように，さらなる手の関節の障害を予防するようにしてきたということである．
>
> 彼女の作業プロフィールからわかるのは，18年間働き続けている大規模な高校のスペイン語教師であるという彼女の仕事が，彼女にとって重要だということである．彼女は自分は仕事をすることはできるが，教室を移動する際に階段があるので車いすでは困難だと思っている．毎週映画を観に行くことも難しいかもしれないと思っている．町の古い映画館に行って，階段のあるバルコニーから，さらに高い鑑賞場へどうやったら行けるのだろう．車いすを自分が使う前に，地元のショッピングセンターで車いすに乗った人が，ドアから入るのを戸惑っているのを見て，自分も買い物をする時に障壁があり，「小売療法」を利用するようなことになるだろうと思った．空港や国際線の飛行機で，完璧なベッドや朝食を見つけ出すにはどうしたらいいだろう（これも彼女の趣味の1つ）．そして，彼女の障害者としての経験から，日常生活ではトイレや浴室の改修が必要だろうと感じた．家主はすでに浴室ドアを広くすることも手すりをつけることもできないと言っていたので，これは大きな問題である．彼女は別の方法を見出さなくてはならないが，引っ越さずに自分のことは自分でできるようにと考えていた．彼女は以前担当だった作業療法士から聞いた水中でのプログラムを行うことについて関心をもっていた．アパートのプールに入る時には援助者が必要だが，アパートの規則では週末に部外者が入ることを禁止している．
>
> 障害についての法律は，仕事，余暇活動，地域での参加を促進することに多大な影響を与える．障害者法を無視すると，非効果的な介入計画となる．作業療法介入計画を前進させるためには，まず障害者法の中で，カルロッタに関係する部分を知り，この法律が介入の基本として何を提供するのかを理解しなければならない．

を通過させた．障害者に対する差別を減らし，社会の主流に障害者を包含していこうという努力の結果であった．法律に定める差別禁止という規定は，雇用，州と地方の行政サービス，公共施設，通信，公共交通輸送を含んでいる．本章では，タイトルⅠ（雇用），タイトルⅡ（州や地方の行政サービス），タイトルⅢ（公共施設）について言及し，これらが作業療法実践にどのように影響を与えるかについて述べる．

タイトルⅠ：雇用

ADAが制定される前，1973年に制定されたリハビリテーション法は障害者に対する雇用上の差別を禁じた．雇用者は次の3つが対象であった．(1) 連

邦政府，(2) 連邦政府に物資やサービス提供する雇用主，(3) 連邦政府財源から資金を得る雇用主[74]．1990年に通過したADAでは，連邦政府の財源に依存しない民間事業主にまで保護の範囲が拡大された．カルロッタの心配の1つは仕事のことであり，車いすで仕事が続けられるのかどうかが不安なので，ADAのタイトルIの知識が作業療法介入の基本となる．

ADAのタイトルIは民間企業，つまり政府組織でなくても15人以上を雇用している事業所における障害者差別を禁止している．つまり，タイトルIの差別禁止では次のように述べている：

法律で規定された障害者（qualified individual with a disability）に対して個人の障害を理由に差別してはいけない．求職の手続き，採用，昇進や退職，労働補償，職務研修，雇用主が主催する社会的プログラムおよびレクリエーションプログラム，その他の雇用に関する用語，状況，権利において差別してはいけない[48]．

この条文を理解するために，次の質問に答えることによって，用語を理解すべきである．
・ADAでの「障害者」とは誰か．
・ADAでの「法律で規定された障害者」とは誰か．
・ADAでの「差別」とは何か．

障害をもつ個人の定義

ADAは，障害ではなくまず個人を重視する政策的な立場を表現するために，従来の障害者（disabled individuals）に代わって障害をもつ個人（individuals with a disabilities）と呼んでいる（訳者注：英語では障害を持つ個人は，個人に相当するindividualという単語が先に来るので用語を変更する意味があるが，日本語訳では，どちらも障害が先に来てしまう）．ADAは，**障害をもつ個人**という表現を以下の3つの包括的分類で広く定義している．

第1の定義は，障害をもつ個人とは「1つ以上の主たる生活活動を実質的に制限するような身体的あるいは精神的機能障害を有する人」であると述べている[28]．身体的あるいは精神的障害には，「以下の身体システムの1つ以上に影響を与えるすべての生理的障害あるいは状態，外観的な損傷あるいは解剖学的欠損をいう．身体システムには神経系，筋骨格系，特殊感覚器系，呼吸器系（音声器官を含む），心臓血管系，生殖器系，消化器系，泌尿性器系，血液およびリンパ系，皮膚および内分泌系を含む」[31]．定義されている身体的あるいは精神的障害は，作業療法士が治療する従来の医学的診断のほとんどを含む．たとえば，多発性硬化症，脊髄損傷，脳血管障害，脳性麻痺そして筋骨格系に影響を与えるカルロッタの関節リウマチなどである．精神的あるいは心理的障害には，「知的障害，器質性脳症候群，情緒あるいは精神障害そして特定の学習障害を含む」[32]．

ADAの下，実質的制限（substantially limits）という表現は，「世間一般の人が遂行可能な主たる生活活動を遂行できない」ということ，あるいは，「世間一般の人が同じ主たる生活活動の遂行が可能である条件，方法あるいは時間と比べて，個人が主たる生活活動の遂行が可能である条件，方法あるいは時間が顕著に制限されていることを意味する」[34]．人が実質的に制限されているかどうかの決定は，「障害の性質および重症度，障害の継続期間あるいは予想される継続期間，障害に起因する恒久的・長期的影響，あるいは予想される恒久的・長期的影響」を検討し熟考する[35]．

主たる生活活動には，多くの作業遂行の領域および関連した日常生活活動（ADL）を含む．たとえば，自分自身の世話をすること，手仕事を行うこと，会話をすること，見ること，聞くこと，話すこと，学ぶことそして働くことである[33]．仕事に関して，仕事の主たる生活活動において実質的に制限されているということは，同等のトレーニング技能および能力を有する平均的な人と比較して，仕事の一分野あるいはさまざまな分野で幅広い仕事を遂行するための能力が著しく制限されていることを意味する[34]．

ADAが制定されてから，アメリカ最高裁判所は，WilliamsとToyota Motor Mfgの訴訟において，主たる生活活動で実質的に制限されているとは何を意味するかを検証する機会を得た[78]．Williamsは，腱鞘炎および蓄積性外傷症候群に罹患していた．彼女は，仕事をする能力が制限され，仕事に関連した手仕事という主たる生活活動が制限されていると訴えた．証拠から，彼女はADLを遂行できる

アメリカ最高裁判所は，仕事に関連した手仕事のみを見るだけでは不十分だと述べた．裁判所は，「手仕事の遂行という主たる生活活動を問題にする時，審議の中心はほとんどの人の生活の中心になっているさまざまな課題を原告が遂行できないかどうかであって，原告がその特定の仕事に関連した課題を遂行できないかどうかではない．ある仕事に特化した手仕事は，必ずしもほとんどの人の生活の重要な部分であるとは限らない．結果として，特定の課題に特化した作業（仕事の意味）は，審理している手仕事には限定的な関連性しかない可能性がある」[78]と述べた．

行間を読むと，アメリカ最高裁判所はあたかも作業療法士を支持しているかのように思える．あるいは，少なくとも作業療法士の潜在的役割を認識しているかのように思える．作業療法評価は，個人が主たる生活活動において実質的に制限されているかどうかを決定する際に，最高裁判所が求めるまたは信じるに足る情報を提供する．作業療法士は要請があれば，この情報を提供することで雇用者，弁護士などを支援できることに気づくだろう．

カルロッタの作業療法評価は，彼女が関節リウマチに罹患しており，それが歩行という主たる生活活動を実質的に制限していることを示している．また，彼女は日常生活の中心となるさまざまな課題をこなすのが難しい，あるいはこなせない．これらの制限を考慮すると，彼女はおそらく障害の第1の定義に当てはまる．

ADAの下，障害をもつ個人の第2の定義は，第1の定義に規定されているような障害を有していた記録のある人を含む[29]．この分類は，現在は寛解期にあるが多発性硬化症に罹患していた個人，あるいはC型肝炎が治癒した人など，障害状態にあった経歴を持つ人を含む．

障害をもつ個人の第3の定義は，実質的に制限される障害をもつであろうと見なされる人の状況を含む．これは，神話，誤解，恐れ，固定観念に基づいた障害の認識である[30]．たとえば，とても太っているスーが出張の多い職への昇進を狙っているとする．スーが昇進できるかどうかを決定する権限を与えられた人は，その体格のため旅行するのが難しいと頭から決めてかかる．経営者は，スーが空港を歩いたり，呼吸をしたり，また座業以外の仕事の時に苦しむであろうことを懸念している．スーの出勤記録は完璧で，優秀との実績評価を常に受けている．経営者は，スーの雇用が誤りであったという根拠を，彼女の歩行困難，呼吸困難および座業以外の仕事を完全に遂行することが困難であるという彼の想定に置いているが，これらの想定は単に真実ではない．にもかかわらず，経営者はスーを実質的に制限される障害をもつ個人であると見なしている．

ADAの範疇に入らない個人

ADAは，上記に説明されている基準に適合する個人のみに対して，障害者差別に対する保護の対象としている．これは，おそらく正常に治癒するであろう下肢の骨折あるいは膝関節置換など，一時的な障害をもつ個人はADAによって保護されないことを意味している．眼鏡で矯正可能な視覚障害など，実質的制限のない障害をもつ個人はADAの下では恩恵がない．

さらに，ADAは，その障害の定義に対する特定の除外事項を列挙している．ADAは，次の分類に当てはまる個人は保護の対象としない．身体的障害に起因しない服装倒錯者，同性愛者，幼児性愛者，露出症者，窃視者，および性同一性障害者，そして他の性的行動障害である[46]．加えてADAは，不法薬物使用者，病的賭博者，盗癖者，放火魔およびアルコール摂取が仕事の遂行を妨げるようなアルコール依存者に対する保護を除外している[47]．ADAは，不法薬物使用者がリハビリテーションプログラムに参加している限り，その回復に関した障害に基づく差別に対しては保護の対象とする．

法律で規定された障害をもつ個人

ADAのタイトルIは，障害をもつすべての個人を保護しているわけではない．ADAは，法律で規定された障害をもつ個人のみを保護の対象としている．ADAは**法律で規定された障害をもつ個人**（qualified person with a disability）を，「現在就いているあるいは希望する職に要求される技能，経験，教育およびその他の仕事に関連した要求事項を満たしている障害をもつ個人」，そして，「適切な配慮の有無にかかわらず，個人が就いているあるいは希望する職の必須職務機能を遂行することができる

第14章　仕事，余暇活動，日常生活活動への参加を促進するアメリカ障害者法と関連法　387

個人」と定義している[36]．障害をもつ個人が仕事に要求される必須の事項に適合するかどうかを決定する際の最初の調査では，仕事を遂行するために必要な個人の経験量，教育レベル，および技能を見る．カルロッタは，18年以上前に資格のある教師として学校に雇われて以来，これらの要求事項を満たしている．したがって，彼女は基本的な教育，技能および経験に関する要求事項に適合している．次に，問題になっている個人が仕事の必須機能を遂行できるかどうかを調べる．

必須職務機能

ADAは**必須職務機能**を，周辺的機能とは対照的な，個人が就いている職あるいは就きたいと希望する職に必須である職務上の義務と定義している[37]．必須機能は，職に就いている個人が適切な配慮の有無にかかわらず遂行することができる機能をいう．特定の機能を遂行するためにその職が存在するという理由で，その機能を必須と考えるかもしれない．通常，これらの必須機能は明白である．たとえば，タイピストはタイプしなければならないし，校正者は校正しなければならない．

特定の機能を共有する従業員の数が限られているために，その機能は必須である．たとえば，カルロッタの学校にはスペイン語教師が3人しかいないので，カルロッタは，毎年恒例のスペイン語劇の脚本を作り監督するために，他の2人のスペイン語教師と協働しなければならない．もし学校が20人のスペイン語教師を雇っていたら，責任が分割されカルロッタは毎年恒例のスペイン語劇に参加しなくてもよくなる．

また，機能が非常に特殊であるため，雇用者はその機能を遂行するための特別な専門知識あるいは能力があるという理由で人をその職に雇うという場合，その機能は必須である．たとえば，脳外科医は非常に専門的な職で，この職に就いている人は高度な専門的な外科手術を遂行するために雇われる．

機能が必須機能かどうかは，個別に決定される．ある機能が必須機能であるかどうかを判断するエビデンスがある場合もある．州立機関である雇用機会均等委員会（Equal Employment Opportunity Commission：EEOC）はタイトルⅠの条項の施行を規定しており，最高裁判所は機能が必須であるか

ボックス14-1　必須機能の7つの決定要因

機能が必須であることの雇用者の判断
雇用プロセスを開始する前の仕事内容説明書の準備
仕事機能の遂行に費やす時間
特定の機能の遂行を要求しない場合の影響
団体交渉合意条件
その仕事に就いていた過去の従業員の仕事経験
類似した職における現職者の現在の仕事経験

どうかのエビデンスとして7つの要因を考察している[38]（ボックス14-1）．

ある状況において，必須機能は明白である．たとえば，受付係の必須機能は，電話の応対，伝言を受ける，そして客の出迎えおよび来客の旨を告げることを含むであろう．ある受付係は，忙しいオフィスに所属しているが，過去6カ月の間ずっと何もタイプする必要がなかった．この場合，この受付係にとって，タイピングは周辺的機能かもしれない．必須職務機能は各状況の事実を考慮しながら，個別に決定される．作業療法士は，仕事説明書を読み，従業員とのフォーカスグループ（特定の目的で話し合いをするために集められたグループ）を実施し，そして第13章で述べた職務分析を遂行することにより，必須職務機能を決定する手助けをする．

必須職務機能の決定においては，雇用者が従業員に遂行を期待する成果や仕事課題に焦点を当てなければならない．必須職務機能の定義は，職務概念に焦点を当てているのであって，職務を遂行するための身体的に必要とされる事項に焦点を当てているのではない．言い換えれば，必須機能は，人が仕事を行うために遂行しなければならない課題であって，身体的機能ではない．必須機能は，身体を曲げる，持ち上げる，歩く，上る，あるいはその他の身体的に必要とされる事項ではない．たとえば，大企業の配達職員は，彼の必須機能の1つとして郵便物の配達がある．必須機能は歩くことおよび郵便物を運ぶことではなく，むしろ郵便物の配達という成果をいう．配達職員が郵便物を持ち運べない場合，彼はカートに郵便物を載せ押して同じ成果を出すことができるであろう．必須機能とは，何をするかであり，どのようにするかではない．

仕事説明書，職務分析，およびカルロッタとの仕

事に関する話し合いは，教師としてカルロッタが，レポートおよびテストの評価，その結果の記録，生徒の進歩に関する親との話し合い，授業計画の準備，生徒の動機づけそしてクラスの秩序を維持することを含むいくつかの必須機能を遂行しなければならないことを示している（これらの必須機能はすべて特異的仕事課題であり，「書くための手の操作機能」や「教室を歩き回る」といった身体的機能ではないことに注意）．作業療法評価は，カルロッタがスペイン語教師として必要なこれらの機能を遂行できることを示している．しかしながら，現在彼女がスペイン語を教えている教室は，以前音楽室であり階段や複数の段差があるので，個々の学生の机の間を巧みに巡回することが困難かもしれない．また，車いすに乗ったままで板書することも難しいかもしれない．カルロッタが継続して職場に参加することを促進する鍵は，適切な配慮にある．

適切な配慮

ADAは**適切な配慮**（reasonable accommodation）を，仕事環境の何らかの変更あるいは障害をもつ個人に雇用機会均等の享受を可能にする習慣的に遂行されている仕事方法の変更と定義している[39]．すべての従業員が適切な配慮への資格があるわけではない．雇用者は，法律で規定された障害をもつ個人である従業員のみに適切な配慮をする必要がある（ボックス14-2）．

適切な配慮には3つの下位分類がある．最初の適切な配慮には，法律で規定された障害をもつ個人の雇用に関して考慮可能な仕事応募プロセスの変更あるいは調整がある[40]．これには，失読症をもつ個人に仕事応募書類を読んであげること，あるいは片手しかない個人に配慮するために配置前スクリーニング方法の変更があるだろう．カルロッタが別の職に応募するとする．彼女の雇用者になる可能性のある人は，彼女が人事部の玄関にアクセスしやすいようにする必要がある．そうすることにより，彼女は仕事応募書類を手に入れることができる．また，彼女の雇用者になる可能性のある人は，応募書類に記入するために通常より太いペンを使用することを許可しなければならない．というのも，彼女は手の関節の変形を防止するために太いペンを使用しているからである．別の案としては，将来彼女の雇用者にな

ボックス14-2　適切な配慮の決定手順

ステップ1：労働者は障害をもつ個人であるか．
個人は以下の規定の1つ以上に当てはまるか．
・主たる生活活動を1つ以上制限する実質的な身体的あるいは精神的機能障害がある．
・該当機能障害を有していた経歴がある．
・該当機能障害を有していると見なされる．
労働者が障害をもつ個人でない場合，雇用者は配慮しなくてもよい．

ステップ2：労働者は法律で規定された障害をもつ個人であるか．
個人は以下の両方の規定に当てはまるか．
・個人は仕事の技能，経験，教育，および他の仕事に関連した要求事項を満たしている．
・個人は適切な配慮の有無にかかわらず，該当職の必須機能を遂行することができる．
労働者が法律で規定された障害をもつ個人でない場合，雇用者は配慮しなくても良い．

ステップ3：配慮は適切であるか．
・企業の規模および予算と関連して，配慮はどれくらいの費用がかかるのか．
・配慮の支払いに関して，税額控除，減税，あるいは外部資金源があるか．
・配慮は営業活動あるいは他の従業員の仕事遂行を妨害するか．
配慮が適切でない場合，雇用者は配慮しなくてもよい．

（Barbara L. Kornblau, ADA Consultants）

作業療法実践ノート

作業療法士は，人事担当者が遂行技能における障害状況および制限そして付随するクライエント要因がどのように雇用プロセスに影響するかを理解するための支援をするかもしれない．さらに作業療法士は，応募および面接プロセスに適用可能な，無意識的差別を防止する適切な配慮を提案することができる．

る可能性のある人は，彼女が応募書類に記入するための介助人を提供することもできる．

作業療法士が最も一般的に提供する変更および調整は，適切な配慮の第2の分類に当てはまる．第2の分類は，その仕事が通常遂行されている下での仕事環境，方法あるいは状況に対する変更あるいは調整を含み，これは法律で規定された障害をもつ個人

第14章　仕事，余暇活動，日常生活活動への参加を促進するアメリカ障害者法と関連法　389

がその職の必須機能の遂行することを可能にする[41]．作業療法士は，作業台の高さを高くしたり低くしたり，治具を作ったり，あるいは物の移動の際に手で持つのではなくカートなどの機器を使用するなど，仕事場を変更することにより伝統的にこの領域に関わってきた．カルロッタが継続的に彼女の仕事環境に参加するには，仕事の遂行方法の変更という形の介入計画において適切な配慮が必要となるであろう．たとえば，カルロッタの雇用者は，カルロッタを別の教室に移動することにより適切に彼女に配慮することができる．たとえば，生徒の机の間を移動できる物理的なアクセスを可能にする段差がなく，階段や凹凸のない教室を授業に使用する．またカルロッタは，液晶ディスプレイプロジェクターつきのノート型コンピュータからも恩恵を受けることができるであろう．これで，車いすに座ったままでは不可能な課題である板書をする必要性がなくなる（仕事変更のさらなる詳細に関しては第13章を参照のこと）．

　適切な配慮の開発に従事している作業療法士および作業療法助手は，雇用者が効果的な適切な配慮を提供しなければならないことに留意すべきである．それは役立つ配慮を意味し，高額の負担による配慮や従業員が望む特定の配慮ではない．従業員は特定の配慮を提案するが，最終的には，雇用者が使用する配慮の選択を行う．ゴムバンドで周りを留める靴箱と従業員が希望する先端技術でコンピュータ化された装置が同様に機能するならば，雇用者は靴箱だけを提供すればよい．

　適切な配慮の第3の分類は，障害のない人を雇用する場合と同じように，障害をもつ従業員が平等な恩恵および特権を受けられるようにする変更と調整を含む[42]．たとえば，カルロッタの学校の言語部門が，すべての学生およびその家族を対象に，年一度インターナショナルフェアを学校で催すとしよう．教師たちは，クラス単位で最も美味しい食べ物，最も素敵なコスチューム，そして最も良い催し物を競う．優勝したクラスの教師はPTAから賞を授与される．ADAの下，学校はアクセスの良い場所でフェアを催すように要求される．そうすることにより，カルロッタは参加できる．また，これを年一度の学校の休日のパーティおよびその他すべての従業員が関与する学校行事に適用するかもしれない．作業療法士は，雇用者の意識を高め，雇用者が適切な配慮を支援し，そしてこれらの状況で障害のある個人の必要な事柄に対して雇用者が思いやりをもつように手助けをすることができる．

　ADAによると，適切な配慮は，他の非環境的変更に加えて，施設をアクセスしやすくするための物理的変更を含むかもしれない．個人の状況によるが，適切な配慮には，仕事の再構築，パートタイムあるいは仕事スケジュールの変更，空いている職への再割り当て，機器あるいは装置の購入・変更（カルロッタのノート型パソコンや液晶ディスプレイつきプロジェクターなど），訓練，トレーニング材料あるいは方針の適切な調整あるいは変更，資格のある朗読者あるいは通訳，そして障害をもつ個人への他の類似した配慮を含む[40,41]．

　たとえば，腎透析を始める必要のある個人は，週に3日早退することが彼／彼女のニーズに適切に配慮されていると思うかもしれない．多発性硬化症により疲労しているレジ係に，仕事中立っている代わりに座ることを許可することは，彼／彼女のニーズに適切に配慮していることになるかもしれない．作業療法士は障害状態による制限および仕事環境を個人に適応させる知識があるので，クライエントと一緒に，これらの配慮の多くを提案したり設計することができる．カルロッタは，彼女の仕事のニーズに適切に配慮するために必要な事柄の多くをよく理解しているので，彼女の介入計画に彼女の洞察および提案を盛り込むべきである．

　雇用者が，個々の従業員が必要とする適切な配慮を特定するための最も効果的な方法は，配慮が必要な法律で規定された障害をもつ個人に対して，非公式ではあるが相互作用的なプロセスに着手することである[61]．ほとんどの場合，障害をもつ個人が仕事の遂行を可能にするためにどの配慮が必要であるかを決定するための最も適切な位置にいるのは障害をもつ個人であるということを，雇用者は理解するであろう．当事者たちがそれらの配慮を展開するためにさらなる専門知識が必要な時，作業療法士はこの取り組みに参加するかもしれない．ADAの施行を所轄するEEOCは，適切な配慮の展開を支援する作業療法士の専門的知識を認めている[67]．

　ADAは，法律で規定された障害をもつ個人に適切な配慮を提供する雇用者への要求事項に対して例

外を認めている．雇用者は，配慮の提供が**過度の困難**（undue hardship）となるような適切な配慮を提供する必要はない．過度の困難とは，過度の費用がかかる，大規模である，大量である，破壊的である，根本的に事業の性質あるいは業務を変えてしまうような配慮をいう[43]．たとえば，学校がカルロッタの教室の段差を取り除き床を平らにするために古い音楽室の床を剥がして修理することは，おそらく過度の困難になるであろう．というのも，長い目で見れば，非常に必要性のある教室を使用できなくなってしまい，またかなりの費用がかかる可能性があるからである．代案として，別の教師と教室を交換すれば，経費節減になり破壊的でなくなる．

配慮が過度の困難であるかどうかを決定するには，雇用者は次の要因を考慮しながら提案された対策がかなりの困難あるいは費用がかかるかどうかを考慮することである[44]．

- 税金控除および減税，外部財源の観点から見た時の必要とされる配慮の性質および費用
- 設備の総合的財源，施設に雇用される人員数，そして費用および資源への影響
- 総合的財源，事業の総合的規模，そして施設の数や種類，立地
- 労働力の構成，構造，そして機能
- 配慮がもたらす施設の稼動への影響．これには他の従業員が職務を遂行する能力への影響および事業を行う施設の能力への影響を含む．

12年以上にわたり配慮展開の技術支援を提供してきた州援助プログラムである仕事配慮ネットワーク（Job Accommodations Network）によると，データは，すべての配慮の50%以上は500ドル以下であることを示している．さらに，その統計では新規従業員のトレーニングコストの減少，保険費用の減少および労働者の生産性向上によって雇用者が財政的に利益を得ていることを示している[70]．

ADAの下の差別

ADAは差別に関して特定の定義を示しているのではない．その代わりに，差別的と見なされる行為を少なくとも9つの区分に分類し明記している．

[制限，分類，あるいは分離]

1番目の禁止行為は，障害を理由に従業員を制限する，分類するあるいは分離することである[49]．たとえば，カルロッタの学校が，移動に車いすを使用するすべての教職員に1階のある棟で仕事をするよう要求するとすれば，それは障害をもつ教職員を分離することになるであろう．また，この項は雇用者が面接あるいは応募書類で応募者の労働者補償履歴に関して質問することを禁じている．というのも，雇用者はこの情報を使用して，障害があるという理由で個人を制限したり分類することが可能だからである．

障害に対する礼節（エチケット）の程度が低いと，仕事場で障害をもつ個人を制限したり，分類したり分離する結果となり得る．また，障害をもつ人々への同僚の接し方および同僚が障害をもつ個人を表現する時に使用する言葉も，人々の気分を害したり仕事場の文化からの疎外感を与えたりする．障害を理由に雇用者が従業員を制限する，分類する，分離することを回避するために使用する1つの方法は，監督者および他の従業員が障害をもつ個人と働くことに対して思いやりを持つことである．障害をもつ個人とのつき合いになじみがない健常な人は，右手のない人とどのように握手をしてよいかわからないかもしれない．聴覚機能障害を持つ人には正面からはっきりと話せばよいのに，その人に向かって叫ぶかもしれない．

作業療法士は，上述したような障害よりも個人を優先する偏見のない用語の使用など，基本的な障害エチケットについての助言に関して監督者および同

作業療法実践ノート

作業療法士は，障害経験の理解を深めるために作業療法専門科目の授業で使用されている感受性トレーニングに類似した経験を雇用者に提供するという支援ができる．計画された活動中に，同僚を車いすに乗せたり目隠しをする時間を与えることで，彼らが機能的制限を経験する手助けができる．たとえ短い時間であっても，それにより遂行および参加に制限があることに対する思いやりの気持ちを深めることを促進するかもしれない．この種のトレーニング中は一般用語を使用すること，つまり紛らわしい専門用語を使用しない．そうすることで，作業療法専門用語になじみのない同僚にメッセージが伝わりやすくなる．

僚と協働できる．たとえば，脳梗塞を経験した人（a parson who had a stroke）という表現を使用することは脳梗塞患者（stroke patient）あるいは脳梗塞犠牲者（stroke victim）より良い．というのも，犠牲者という言葉は否定的な含蓄があるからである．車いす使用者という表現は，車いすに束縛されている人（wheelchair-bound）というより適切である．なぜならば，本が製本されているように人は物理的に車いすに縛りつけられているわけではない．ボックス14-3に，障害エチケットに関する他の助言がある．面接過程における助言に関しては，ボックス14-4を参照のこと．

[差別をもたらす契約上の関係]

2番目の禁止行為は，障害を理由に法律で規定された応募者あるいは従業員に対して差別をもたらす契約あるいは他の関連事項に関することである[50]．この規定は，団体協約，派遣会社との契約そしてその他の契約に適用される．たとえば，カルロッタの雇用者が彼女の学校で生涯教育コースを提供するために外部の会社と契約したとする．その生涯教育会社は，カルロッタに授業を録音することを許可する，あるいは授業中に彼女がノートをとれなければ代筆者を用意するなど，必要であれば適切な配慮を提供しADAを順守しなければならないであろう．作業療法士は，カルロッタおよび他の障害をもつ個人へのその他の適切な配慮を整備する手助けをするために，生涯教育担当者と協働することができる．

[差別につながる管理基準，規定および方法の使用]

3番目の禁止行為は，仕事に関連がなく企業の必要性に一致していない，また障害に基づく差別の影

ボックス14-3　障害エチケット注意事項

- 障害のない人に接するように障害をもつ個人に接する．
- 車いすを使用している，視覚あるいは聴覚機能障害があるという理由で，大声で話しかけない．
- 車いす，通訳あるいはガイドにではなく，その人に注意を向ける．
- 「もし私が障害をもっていたらどのように思うであろうか」という考えに自分自身を置かない．
- 障害をもつ個人を「障害をもつ個人」と呼ぶ（訳者注：英語では，individuals with a disabilitiesと障害よりも個人を指す言葉を先頭にすることに意味がある）．
- 障害をもつ個人を「四肢麻痺の人」または「糖尿病のあるいはてんかんの○○さん」と呼ばない．
- 車いすになった，脳梗塞の「被害者（victim）」「〜に苦しめられた（afflicted with）」あるいは「〜に苦しんでいる（suffering from）」などの侮辱的な，時代遅れの表現を一掃する．
- 身体的に健全な人を「普通（normal）」と呼ばない．
- 「てんかんをもつ人はいつ発作を起こすかわからない」あるいは「学習障害をもつ人はあまり頭が良くない」などの一般化を避ける．
- 車いすを使用している個人に「一緒に歩きましょう」あるいは視覚障害を持つ人に「見てみないとわからない」などと言ってしまったことに対して謝罪しない（訳者注：原文では，Let's take a walk, Do you see my point? と記載されている）．
- 「あなたの勇気に感心します」あるいは「車いすを使用している人にしてはよく頑張った」などの発言を避ける．
- 「不具」「かたわ」「知恵遅れ」「びっこ」「ちんば」「障害」などの時代遅れの用語を使用しない（訳者注：原文では，handicapped, crippled, retarded, lame, the disabled, the handicappedを使用しないと記載されている）．
- 要請がある時に限り手を差し伸べる．
- 頼まれない限りは，車いすを止めたり，押したり引いたりしない．
- 会話や面接中は，なるべく早く車いすを使用している人と同じ目線の高さまでしゃがむ．
- 聴覚機能障害をもつ個人と会話している時，顔をそむけない．
- 通訳ではなく，その人に向かって話しかける．
- コミュニケーション機能障害をもつ個人が発言している時に途中から割り込まない．
- 障害に関する固定概念を捨てる．
- 他の人の障害をもつ個人に対する無神経さを永続させない．

(Barbara L. Kornblau, ADA Consultants)

ボックス14-4　面接注意事項

・個人の身体的および精神的状態を書き留めない．
・可能な適切な配慮について話し合う．面接を受ける人は，自身の障害に配慮できる専門家である（障害をもつ人が障害のことを一番良く知っている）．
・面接中は，ボディランゲージ（身振り）に基づいて評価しない．目を合わせたり軽く握手することがないのは，自信がないのではなく応募者の障害が理由である可能性がある．
・多くの「伝統的な」面接基準で判断すると，障害をもつ個人は面接がうまくないかもしれないことを覚えておく．
・応募者の立場に自分を置いて，「もし自分が障害をもっていたらこの仕事ができるであろうか」と自問しない．
・応募者の障害ではなく能力に基づいて仕事を提供する．
・固定概念を働かせない．
・会話あるいは聴覚問題をもつ個人の知能，能力または自信を評価する時，多くの場合コミュニケーション技能は不確かな評価手段であることを覚えておく．
・障害をもつ応募者に対して，自分のボディランゲージに気をつけ，威張った態度をとらない．

（Barbara L. Kornblau, ADA Consultants）

響がある管理基準，規定あるいは方法の使用についてである[45]．たとえば雇用者は，車の運転がその職務の必須職務機能でない限り，カルロッタがスペイン語部の部長に昇進するために彼女が運転免許を所有すべきだと要求することはできない．

　雇用者は，仕事場で障害をもつ個人あるいは他の人が健康および安全性への**直接的脅威**（direct threat）にさらされないようにするために，直接的脅威基準を使用するかもしれない[45]．しかしながら，直接的脅威は，個人あるいは他の人の健康や安全性に実質的な被害をもたらす重大危険因子に違いなく，それは雇用者あるいは他の人が排除できない，あるいは適切な配慮によって低減できないものである．雇用者は，危険が存続する期間，潜在的被害の性質および深刻度，潜在的被害の発生の可能性そして潜在的被害の切迫性を考慮しなければならない[45]．

　たとえば，カルロッタが学校の2階にある教室を使用している教師と教室を交換したいとする．学校は3階建てで，エレベーターがある．校長は火事が発生した場合，車いす使用者であるカルロッタが非難し難いために直接的脅威にさらされることを恐れるという理由で，カルロッタへの2階の教室の使用許可を拒絶することはできない．火事が発生する可能性は低い．したがって，被害が発生する可能性は低い．加えて，学校はさらに危険を低減する危機管理計画をあらかじめ開発することができる．

雇用者は，必須職務機能を安全に遂行するための個人の現行能力に関する個人評価に基づいて，個人が直接的脅威を引き起こすかどうかの判断を下さなければならない．雇用者は，最新の医学知識および入手可能な最も客観的なエビデンスに準拠した適切な医学的判断に基づいて評価を行わなければならない[45]．

　規制は，雇用者が障害関連の専門知識をもっている専門家，あるいは障害をもつ個人からの直接的な知識に基づいてオプションを模索することを提案している．EEOCは，直接的脅威の文書の出所が作業療法士の「障害関連の専門知識をもっている専門家，あるいは障害をもつ個人からの直接的な知識」であることを認めている[67]．多くの場合，適切な配慮によって危険を低減することができる．たとえば，てんかんをもつ十代の若者が地元のファストフードレストランで働いている．ポテトフライヤーのブザーが突然鳴り出すたびに発作が起きるとする．作業療法士は，ブザーをベルに変えることで雇用者は適切に彼を援助できることを提案する．

［障害をもつ個人との関係性に基づく差別］

　4番目の禁止行為は，家族，企業，友人，その他の知り合いや団体の中に障害をもつ個人がいることを理由に，法律で規定された個人に対する平等な仕事または恩恵を除外あるいは拒否することである[52]．たとえば，カルロッタが関節リウマチに罹患していて車いすを使用しており，カルロッタの状態

から夫が頻繁に欠勤をするのではないかという懸念を理由に，雇用者はカルロッタの夫の雇用を拒否できない．実際に，この原則は，雇用者が彼の妻の障害に関する情報が知られてしまう可能性のある質問をすることを禁止している．

[適切な配慮の実施の怠慢]

5番目の禁止事項は，配慮が企業活動に過度の困難となる可能性を雇用者が示すことができない限り，法律で規定された個人の既知の障害に対する特定の配慮が要求された後に適切な配慮の実施を怠ること，あるいは適切な配慮の提供を避けるために雇用を拒否することである[53]．先に述べたように，作業療法士は，適切な配慮の決定において雇用者を支援する重要な役割を果たす．繰り返すと，カルロッタの介入計画には，彼女のニーズに対する次の適切な配慮を含んでいる．それらは，ノート型コンピュータ，液晶ディスプレイプロジェクターおよび段差のない教室である．カルロッタは彼女が望む特定の配慮を要求しなければならない．介入計画の一環として，作業療法士は学校に対する提出書類として，カルロッタの配慮要求事項とともにカルロッタに必要な特定の配慮の提案を説明する書類を準備するかもしれない．作業療法士は学校に出向き，スタッフに対して必要な配慮に関する理解を求めるかもしれない．カルロッタの学校が彼女の要求している適切な配慮の実施を怠った場合，ADAのこの規定を侵すことになる．

雇用者は，配慮を実施する義務が生じる前に，将来のあるいは現在の従業員が障害をもつ個人であることを知っておかなければならない．法廷は，雇用者が障害のことを知らなければ，雇用者は障害に基づき差別できないという表決を下した（Morisky v. Broward County）[72]．個人の制限あるいは過去に関する曖昧な発言は，雇用者が障害に気づくに十分なものではない[72]．多発性硬化症や関節炎，学習障害および精神障害などの障害は，雇用者にとって車いすを使用している人を見るほど明確なものではないかもしれない．これらの内的障害に対して適切な配慮を得るために，従業員あるいは将来従業員になる人は，彼らの障害を雇用者に開示しなければならない．作業療法士は，障害を開示すべきかどうか，いつそしてどのように彼らの障害を開示するのかに関して，従業員あるいは将来従業員になる人であるクライエントと一緒に取り組んでいくことができる．

[障害をもつ個人を排除する採用試験]

6番目の禁止事項は，採用試験がその職務に関連したものであり，企業の必要性に一貫していることを示せない限り，障害をもつ個人をその障害により排除する傾向のある採用試験の使用についてである[54]．EEOCは，採用試験がその特定の仕事に対する正当な資格を評価する場合，その採用試験は仕事に関連していると考える[67]．採用試験が障害を理由に障害をもつ個人を排除し，必須職務機能に関連していない場合，採用試験は企業の必要性と一貫していない[67]．たとえば，タイトルIのこの項の下，カルロッタが働いている私立学校は，清掃職に応募する学習障害をもつ個人に6年生レベルの書面による読解テストを実施できないだろう．清掃職はラベルを読む必要があるが，これは4年生の読解レベルである．6年生レベルのテストは応募者をその障害によって排除する．またそのテストは仕事に関連しておらず，企業の必要性にも一貫していない．

[技能あるいは適性ではなく身体的特性を測定するテストの実施]

7番目の禁止事項は，感覚技能，手指技能あるいは会話技能が障害されている応募者あるいは従業員にテストを実施する時，テスト結果が，それらの技能ではなく，テストの測定意図である応募者あるいは従業員の技術，適性，あるいは他の要因を正確に反映するような方法でテストを実施しないことである．しかしながら，テストの測定意図が応募者あるいは従業員の感覚技能，手指技能あるいは会話技能をテストするものである場合は除く[55]．たとえば，Stutts v. Freeman[76]の中で，失読症を持つ個人がトレーニングプログラムに参加するために必要な筆記試験に合格できなかったという理由で，重機操作職を拒絶された．そのテストは，応募者の読み書き能力を評価するものではなく，むしろ彼の重機操作に関する知識を評価するべきものでなければならなかった．彼が筆記試験に合格する基準は，彼の障害を理由に原告に対して差別をもたらすものであった．雇用者が口頭でテストを実施していたなら，将来の雇用者は評価の焦点を応募者の資料を読む能力ではなく，仕事に関する資格に絞っただろう．

[差別損害賠償請求を起こした個人に対する報復]

8番目の禁止事項は，雇用者がタイトルIの下，

差別に対する損害賠償請求を起こした個人への報復の防止である[56]．タイトルⅠの下，応募者は裁判所に訴訟を起こす前に，EEOCに苦情の申し立てをしなければならない．この項は，EEOCに差別告発をした，またはこの法律の下，別の方法で権利を追及する従業員に対して雇用者が解雇，降格，あるいは報復をすることを禁止している．

［就労前健康診断あるいは調査の実施］

最後の禁止事項は，雇用者が応募者に雇用の申し出をする前に，応募者や従業員の就労前健康診断を実施する，応募者が障害をもつ個人であるかどうか，また個人の障害の性質および程度に関して調査してはならないということである[57]．ADAの下，健康診断は，「個人の身体的あるいは精神的障害や健康に関する情報を調査する手順あるいはテスト」を意味する[68]．EEOCは，テストが健康診断であるかどうかの判断に当たり，さまざまな要因を考慮している．数ある中でも特に，医療専門家あるいは医療専門家から訓練を受けた人がそのテストを実施しその結果を解釈しているかどうか，そのテストが機能障害を浮き彫りにするように設計されているかどうか，そしてそのテストが応募者の課題遂行あるいは課題遂行に対する生理学的反応を測定するかどうかが挙げられる[68]．

職場配置前スクリーニングおよび機能能力評価

タイトルⅠのこの規定は，作業療法士の仕事の仕方に影響を及ぼす．作業療法士はしばしば職場配置前スクリーニングおよび機能能力評価に関係する．これらは職務試験に関する適性の範疇であると見なされることがある．多くの場合，雇用者はこれらのテストを実施するために作業療法士を雇う．これらのテストに関しては第13章でさらに詳しく述べている．ADAの規定は，雇用者が（あるいは代理でその役割を果たす人が）実施可能なテストの種類およびテストを実施しても良い段階の概要を説明している．

雇用プロセスには2つの関連した段階がある．最初の雇用申し出前段階は，雇用者が応募者あるいは候補者に雇用の申し出をする前の面接プロセス中に発生する．第2の段階は，雇用申し出後である．これは雇用者が雇用の決断を下し，応募者あるいは候補者に雇用の申し出をした後に発生する．多くの場合，この雇用の申し出は条件つき雇用申し出といわれており，それはこの章で次に述べるが，ある状況下において雇用の申し出が撤回されるからである．

雇用申し出前の段階では，雇用者は簡単な敏捷性テストのみを実施するかもしれない．雇用者および雇用者の代わりに役割を果たす作業療法士は，この段階の間に，健康診断あるいは調査，就労前身体的評価，職場配置前スクリーニング評価あるいは機能能力評価を実施しないかもしれない．敏捷性テストは，人の身体的敏捷性を見る簡単なテストである．それは医学的検査ではない．敏捷性テストには健康診断，医師あるいは医学的診断は含まれない．雇用者は，敏捷性テストを実施する前に，応募者の担当医師に許可を要請するかもしれない[67]．警察官募集の典型的な敏捷性テストは，タイヤの間を走り抜ける，壁をよじ登る，そしてロープを登るというものである．また許容される敏捷性テストの別の例として，雇用者が応募者に建築現場の片端からもう一方まで壁板を運ぶことを要求しても良いというものがある．

雇用者はこれらの敏捷性テストを実施するかもしれないが，ADA規定はその使用を規制している．雇用者がある敏捷性テストの使用を選択した場合，同様の状況にあるすべての応募者あるいは従業員にそのテストを実施しなければならない．その敏捷性テストが障害をもつ個人を排除する場合，雇用者はテストが仕事に関連している，企業の必要性に一貫している，そして適切な配慮を提供しても応募者が仕事を遂行できないということを明らかにしなければならない．

雇用申し出後の段階では，雇用者あるいは雇用者の代わりの役割を果たす人は敏捷性テスト，健康診断および調査，就労前身体的評価，職場配置前スクリーニング評価あるいは機能能力評価を実施するかもしれない．雇用者が条件つき雇用の申し出をした時点で健康診断を実施する選択をした場合，同じ仕事分野に携わるすべての従業員にテストを実施しなければならない．ADAは，健康診断が仕事に関連した，企業の必要性に一貫した基準を満たすべきであるとは言っていない．しかしながら，雇用者が健康診断の結果を理由に条件付雇用の申し出を撤回した場合，雇用者は次のことを明らかにしなければならない．（1）排除の理由が仕事に関連した一貫性の

ボックス14-5 ADAの下，許容されていない質問事項

- あなたはなぜ障害をもつ身になったのか．
- あなたは健康か．
- あなたは以前にもっていた障害を克服したか．
- あなたはどれくらいの重さを持ち上げられるか．
- あなたはどれくらいの距離を歩けるか．
- あなたは一生車いすを使用するのか．
- あなたは運転免許を持っているか（仕事に運転免許が必要ない場合，あるいは適切な配慮で運転を排除できない場合）．
- あなたの妻，夫，子どもあるいはルームメイトが障害をもっているか．
- 誰が障害をもつあなたの夫（妻あるいは子ども）の世話をするのか．
- あなたは事故で受傷したことがあるか．
- あなたは労働者補償の申し立てをしたことがあるか．
- あなたはどのように熱傷を負ったのか．
- あなたは仕事の障害になる身体的条件があるか．
- あなたには，よい後ろ盾があるか．
- あなたはこれまでに入院したことがあるか．

ある必要性に基づくものである，また健康あるいは安全性に対する直接的脅威を避けるためにその個人を排除する，(2)その個人が，健康あるいは安全性に対して重大な危険がなく必須機能を遂行することを可能にするような適切な配慮が存在しない，また配慮が過度の困難をもたらすというものである．

上述したように，雇用申し出後の段階では，雇用者および雇用者の代わりの役割を果たす作業療法士は，職場配置前スクリーニング評価および機能的能力評価を実施するかもしれない．両者は健康診断と同じ要求事項が必要である．つまり，テストが仕事に関連する企業の必要性要求事項に適合している必要がない場合であっても，テストが障害をもつ個人を排除するかどうかを決めるものである場合，仕事に関連した企業の必要性は適合すべき要求基準となる．そして実際に，ADAを順守するために，職場配置前スクリーニングは仕事に関連していなければならず，そして仕事の必須機能のみを評価するものでなければならないと指示している．たとえば，スペイン語教師として雇用する面接プロセスの一環として，カルロッタの手の力を評価することはADAのこの規定を侵すことになるであろう．というのも，彼女の手の力は仕事に関連しておらず，また必須職務機能に関連していないからである．

雇用者および雇用者の代わりの役割を果たす人は，例外はあるが，すべての健康診断および調査結果を秘密として扱わなければならない．これらの例外には，仕事制限情報，保険目的，ADA告発に関する政府調査，そして州の労働者補償および二次的傷害基金がある．この基金はいくつかの州で設立されており，過去に仕事やその他で傷害を受け，補償を受けた労働者の雇用を雇用主に促そうとするものである．

また，この医療および障害に関連した情報に対する禁止は，仕事応募書類および面接にも及んでいる．雇用者はその人の障害に関する質問をすることはできない．あるいは採用面接の中で，結果として応募者の障害に関する情報を導くことになる質問をすることはできない．ボックス14-5は，面接で雇用者がしてはいけない質問の例である．

作業療法士は，禁止されている質問を尋ねずに個人の職に関する必須機能の遂行能力を調査する正しい方法に関して，人事の専門家を支援することができる．雇用者は，第13章に詳述されている作業療法士が職務分析から収集した情報である特定の職務機能に基づく質問にしなければならない．理想としては，面接官は作業療法士の職務分析を基に準備した仕事内容説明書を手元に置き，面接を受ける人に彼らの技能および能力と仕事の必須機能の適合に関した質問をすべきである．

作業療法士の役割

　作業療法士は，仕事場への参加を可能にする必要とされる配慮を判別するための，また雇用者からそれらの配慮を獲得する方略を練るための介入計画の一環として，障害をもつ個人と協働することができる．ADA のタイトル I の下，作業療法士は，クライエントが適切な配慮に対する権利を理解する手助けをすることができる．これには，特定の配慮を要請する必要性およびそれを文書で表す必要がある．この文書は，クライエントが雇用者に提出するに当たって作業療法士が準備することができる．作業療法士は，クライエントである雇用者に配慮を彼ら自身が主張できるということに気づくかもしれない．

　たとえば，上述したように，カルロッタの作業療法士は，彼女が必要とする配慮を雇用者に提示するに当たり重要な役割を果たすことができる．カルロッタと彼女の作業療法士は，作業プロフィールおよび介入計画の一環として，彼女が必要な配慮を特定した．カルロッタが作業療法士の文書を提出した後，雇用者がその配慮の提供を拒否した場合，そして結果としてカルロッタが訴訟を起こした場合，作業療法士はカルロッタの配慮の必要性について法廷で証言することになるかもしれない．

　また，作業療法士は，訴訟を避けそして障害をもつ従業員のために適切な配慮を展開するに当たり助言を求める雇用者に，コンサルティングサービスを提供することができる．カルロッタの雇用者が積極的であれば，カルロッタにどのような配慮をするかに関して助言を求めるために作業療法士と接触するであろう．

　クライエントが障害をもつ個人ではなく雇用者である場合，この種の助言は仕事で何が要求されているかを理解するために職務分析から始める（詳細は第 13 章）．作業療法士はこの情報を得て，それを個人の制限に照らし合わせ，そして遂行を可能にする配慮の展開に努める．この配慮の展開段階は障害をもつ個人の情報なしに進めることはできない．

　たとえば，ポリオ後の筋力低下および関節炎を経験している看護師が，就業中の歩行を軽減するために彼女が要求したスクーター（車いす代用タイプのスクーター）を使用できるかどうかを見極めるために，著者は病院に雇われた．看護師は EEOC に差別告発を起こしていた．そして病院の弁護士は，要求された配慮が適切かどうかを確かめるために作業療法士を雇うことを提案した．そうすることで，本格的な訴訟を避けることができるからである．看護師長はスクーターを使用する看護師を想像できないでいた．著者は，職務分析を実施し，そしてスクーターは適切な配慮であると結論を出した．またこれも作業療法の範疇であるが，感受性トレーニングの形をとって，看護師長にスクーターが適切な配慮であることを納得させるのに時間をかけた．

タイトル II：州と地方の行政サービス

　ADA のタイトル II は，州および地方政府機関そしてそれらと接触する人々に，法律で規定された障害をもつ個人の社会参加の拒否，あるいは障害をもたない個人に提供しているサービス，プログラム，活動の恩恵を拒否することを禁止している[13]．州政府による障害をもつ個人の雇用におけるタイトル II の差別禁止保護は，アメリカ最高裁判所が決定した事例により制限されている．各々の州職員は，障害に基づく雇用慣行において差別がある州の連邦裁判所にもはや金銭損害の訴訟を起こすことができない[65]．

　タイトル II の他の要求事項は，以下の非政府機関に関して詳細を記述しているタイトル III のものと類似しているようである．しかしながら，タイトル II は，特定の経営理念で運営されている私的機関より，州および地方政府サービスに対する要求事項をさらに掘り下げている．

　タイトル II は，政府機関は法律で規定された障害をもつ個人に，州および地方政府の助成，給付，あるいはサービスへの参加あるいはそれらからの恩恵を受ける均等な機会を与えることを要求している[14]．これは，後に本章で述べるが，容易に達成できるものを提供するタイトル III の要求事項よりも，さらなるアクセスを提供することを要求している．州および地方政府サービスへの均等な機会を提供するためには，対策を講じることが必要である．たとえば，物理的にアクセス可能な施設を造る，方針の変更を行う，補助的助成およびサービスという形で適切な配慮を提供する，公共交通手段および聴覚障害者に対する警察への緊急連絡などのコミュニケーションにおけるアクセスのしやすさ，そしてタイトル III で詳述しているその他の事項である．作業療法

第14章　仕事，余暇活動，日常生活活動への参加を促進するアメリカ障害者法と関連法

士は，州および地方政府が変更が必要なものを展開する際に手助けができる．これに関しては，後に本章でさらに詳しく述べる．

タイトルⅢ：公共施設

ADAのタイトルⅢは，**公共施設の場所**（places of public accommodation；PPA）における障害をもつ個人への差別を禁止している．この表現は誤解を招く恐れがあると思う人がいるかもしれない．というのも，ADAのこの項は，その名称に反して，人的交流が行われる個人的な事業体（所有あるいは賃貸にかかわらず）をも対象としているからである．言い換えると，**公共施設の場所**とは，何らかの事業が行われている私有の事業体である．ADAは12の広義な公共施設の場所の分類を示している（表14-1）[15]．タイトルⅢの監視および実施を所轄している連邦政府機関のアメリカ司法省は，アメリカに500万以上の公共施設の場所が存在すると報告している[77]．

タイトルⅢの基礎となる大原則は以下のような差別を禁止している．

> いかなる個人も傷害があることによって，公共施設の場所を所有する，借りている（あるいは貸している），あるいは運営している私的事業所による物資，サービス，施設，特権，利益，あるいは公共施設の場所の配慮の完全かつ均等な享受に対して差別されてはならない[16]．

タイトルⅢの下，公共施設の場所はアクセスのために障壁を除去しなければならない．そして，障壁を除去できない場合，公共施設の場所は，それが提供する物資およびサービスにアクセスできるように，別のあるいは適切な配慮を提供しなければならない．多くの人が，タイトルⅢが扱っている障壁は，建築上の障壁あるいは物理的環境において障壁になるものだと考えている．たとえば，階段やカーブなど，人が行きたいと思う場所へのアクセスを物理的に制限するものである．多くの人がタイトルⅢの要求事項を建築基準法に類似したものと見ているが，ADAに記述されているアクセスのための障壁の除去とは，単に物理的障壁の除去という意味以上のものがある．それは，公共施設の場所へのアクセスの障壁となっている態度的障壁および規則，そして障害をもつ個人に関する神話や誤解，恐れに基づいた考え方が引き起こしているアクセスの障壁にも言及している．たとえば，ADAが制定される前，ある銀行では，目の不自由な個人に貸金庫を所有することを許可しないのは一般的な方針であった．その背後にある論理的根拠は，目の不自由な個人は貸金庫の中に何が入っているのか見えない，よってどのようにして箱の中から必要なものを取り出すことができるのか，という主張であった．貸金庫の所有者のみが閲覧室に入ることができる．銀行は，貸金庫からの盗難の告発を受ける危険性があると誤解していた．そして，結果として銀行は，目が不自由でない個人に提供していたそのサービスの恩恵を受けることを目の不自由な個人に許可しなかった．この慣行は視覚障害をもつ個人への差別であった．ADAは，このような慣行を禁止し，またこの種の障壁を打ち破ろうとしている．

物理的および態度的障壁を打ち破る使命を推進するために，タイトルⅢは，障害をもつ個人を社会に含めるという哲学的基礎を規定する3つの広義な原則を明確に述べている．第1に，公共施設の場所は，提供されている物資およびサービスに参加するあるいはそれらから恩恵を受けるために，障害をもつ個人に均等な機会を提供しなければならない[17]．さらに，公共施設の場所は障害をもつ個人に，公共

表14-1　タイトルⅢの下の公共施設の場所

公共施設の分類	例
宿泊施設	ホテル，格安ホテル（モーテル）
食事あるいは飲料を提供する施設	レストラン，バー
展覧あるいは娯楽の場	映画館，競技場・球場
公共集会の場	会議場
販売あるいは賃借施設	パン屋，ショッピングモール
サービス施設	コインランドリー，葬祭場，医院
公共交通機関ターミナル	駅
公共展示あるいは所蔵の場	美術館，図書館
レクリエーションの場	公園，動物園，遊園地
教育の場	幼稚園，私立学校，大学
社会サービス施設	託児所，高齢者施設
運動あるいはレクリエーションの場	スポーツクラブ，ボウリング場，ゴルフコース

施設の場所が提供する物資およびサービスから恩恵を受けるための均等な機会を与えなければならない[17]．最後に公共施設の場所は，可能な限りの差別のない設定で恩恵を提供しなければならない[17,18]．

公共施設の場所においては，数ある中でも特に次のような差別がタイトルⅢの命令に反することになる．

- 単に障害をもっているという理由で，障害をもつ個人が入ることを拒否すること[17]．たとえば，レストランは，よだれを垂らすという理由で脳性麻痺をもつ個人の入店を，あるいはもてなすことを拒否できない．
- 障害をもつ個人のニーズに適切で可能な限り差別のない設定で物資およびサービスを提供することを怠ること[18]．たとえば，プロあるいは大学のフットボールチームは車いす使用者すべてを最後列の「障害者ゾーン」に分離することはできない．車いす使用者がその家族と一緒に座れるようにしなければならない．また，車いす座席をスタジアム全域に分散しなければならない．
- 物資およびサービスを享受する完全かつ均等な機会から障害をもつ個人を排除する，あるいは排除する傾向のある適格基準を使用すること[20]．たとえば，賑やかな観光エリアに位置する小売店は，盗難カードの使用を減らす1つの方法として，クレジットカードを使用する個人に身分証明として運転免許証の提示を要求する．しかしながら，この慣行は，視覚障害あるいは運転免許の資格がない他の障害をもつ個人を排除している．小売店は，運転免許の資格がない障害をもつ個人から，運転免許証の代わりとして州の身分証明書を受け入れなければならないだろう．
- 障害をもつ個人に物資，サービス，あるいは施設の利用を可能にするために変更が必要な時に，方針，慣行，あるいは手順において適切な変更の実施を怠ること[21]．上述した貸金庫および目の不自由な個人に対する銀行の方針の例は，障害に基づいて差別をする方針の実例そのものである．別の例として，あるスーパーマーケットでは，レジ係はレジの引き出しの特定の列にすべての小切手を入れなければいけないという方針がある．カルロッタの作業療法士は，彼女に大きい活字の小切手を使用するように提案していた．活字が大きいことでより読みやすく書くことができるからである．彼女は大きい活字の小切手をそのレジ係に渡そうとする．レジ係は，レジの引き出しの小切手用の列に入らないことを理由に，その小切手の受理を拒否する．またレジ係は，大きい活字の小切手は目の不自由な人からのみ受理することになっているという方針をカルロッタに伝える．そのスーパーマーケットは，方針を変更しカルロッタの小切手を受理しなければならない．
- 補助的支援およびサービスがないという理由で，障害をもつ個人がサービスを排除されないあるいは拒否されない，分離されない，また障害をもたない個人と違った扱いを受けないことを徹底する対策を講じることを怠ること[22]．ADAで使用されている**補助的支援**（auxiliary aids）とは，一般に作業療法士が補装具あるいは支援技術と呼んでいる装置を含む．規定によると，補助的支援およびサービスには，資格のある通訳，補聴器，テレビの字幕デコーダー，点字資料，音声テキスト，そして「機器あるいは装置の購入または変更」などがある[22]．

たとえば，カルロッタが完璧な宿泊と朝食を求めて，修復された由緒のあるホテルに滞在するとしよう．彼女は浴室にタブベンチ（浴槽の上に置く腰掛け用の折りたたみ式の板）があれば入浴できると考える．ホテルは，補助的支援としてタブベンチを彼女に提供しなければならないであろう．そうすることで，彼女への入浴サービスを排除あるいは拒否することにはならないからである．

補助的支援を提供する時の要求事項には2つの例外がある．公共施設の場所は，提供している物資およびサービスの性質を抜本的に変更する，あるいは過度の負担の原因になるような補助的支援は提供しなくても良い[22]．過度の負担とは，補助的支援の提供が著しく困難あるいは費用を要することである．企業の規模および予算においてこのような要素を考

慮すると，公共施設の場所の影響は多様である．大企業は，「家族経営」企業よりも補助的支援およびサービスにより多くの資金を投入することを当然求められる．たとえば，視覚障害をもつ個人が，独特の雰囲気を醸し出すように普段は照明を落としているバーの照明照度を上げるように経営側に要求した場合，提供している物資およびサービスの性質の抜本的変更が発生するであろう．

公共施設の場所は，個別に処方された装置（例：メガネ）あるいは個人的特性をもつサービス（例：食事，排泄，あるいは着衣）などを提供する必要はない[25]．しかしながら，カルロッタが手の力が弱いため肉を切り分けるという課題を遂行できない場合，彼女がレストランにステーキを出す前に厨房で肉を切り分けてくれるように要求したら，それはおそらく適切な補助的サービスであろう．

・過度の負担あるいは抜本的変更という結果にならない限り，効果的なコミュニケーションを徹底する必要がある時，補助的支援およびサービスの提供を怠ること[22]．たとえば，ボブは耳が不自由である．彼は，他の人と話をするために手話通訳者が必要である．彼は，メンタルヘルスクリニックでのカウンセリングサービスを求めている．彼は，メンタルヘルスセラピストとの会話を可能にするために手話通訳者を要求している．メンタルヘルスクリニックは，それが過度の負担でない限り，手話通訳者を提供しなければならない．

・容易に実現可能な現行の施設の建築上および構造上のコミュニケーション障壁の除去を拒否すること[23]．容易に実現可能とは，容易に達成できる，そしてさほどの困難および費用を伴わずに実行できる障壁除去のことである[23]．ADA規定に，公共施設の場所が障壁を除去するために講じることができる21の例を挙げている（ボックス14-6）．

ADA規定は，すべての変更がただちに容易に実現可能なものでないことを認めている．障害者団体の会員からの情報に関して，司法省は，ADA規定において公共施設の場所が障壁除去の要求事項を遵守するために講じるべき4つの優先事項を公表している（ボック

ボックス14-6　障壁除去の措置例

傾斜路を設置する．
歩道および入り口の段差を解消する．
棚の位置を再配置する．
テーブル，いす，自動販売機，ディスプレイ用ラックおよび他の家具を再配置する．
電話機を再配置する．
エレベーター動作ボタンに隆起した印を追加する．
点滅警告灯を設置する．
扉の幅を広げる．
幅を広げた扉の床の敷居を埋め込み式にする．
回転扉を排除する，あるいは別のアクセス可能な通路を提供する．
アクセス可能な扉の取っ手を設置する．
トイレに手すりを設置する．
操作空間を増大するためにトイレの仕切りを再配置する．
熱傷を防止するために洗面台の下のパイプを除去する．
補高便座を設置する．
トイレに姿見鏡を設置する．
トイレの紙タオル取り出し容器の位置を再配置する．
アクセス可能な割当駐車スペースをつくる．
現在アクセス不可能な冷水器にアクセス可能な紙コップ取り出し容器を設置する．
毛足が長く，低密度のカーペットを除去する．
車に手動操作装置を設置する．

ボックス 14-7　障壁除去要求事項を順守するための4つの優先事項

優先事項1：公共施設の場所へのアクセス
まず，公共施設の場所は，公共の歩道，公共駐車場あるいは公共交通手段から公共施設の場所へのアクセスの提供に努めるべきである．言い換えれば，障害をもつ個人に建物の中に入る手段を提供することである．たとえば，これには，個人の状況において必要であるとされている数あるものの中でも特に，入り口への傾斜路の設置，入り口の幅の拡大，そしてアクセス可能な駐車スペースの提供がある[23]．この規定の下公共施設の場所は，カルロッタが駐車場から映画館のロビーに確実に入れるようにする責任がある．

優先事項2：物資およびサービスが提供されている場所へのアクセス
公共施設の場所が強調する第2の優先事項は，大衆向けに物資およびサービスの提供を可能にしている公共施設エリアへのアクセスを提供することである．この措置は次の質問への答えとなる．障害をもつ個人が扉から入ることができるようになった．では，公共施設の場所の実質的な部分，つまり物資およびサービスを提供している場所にどのようにして彼らを運んでいくのか．これには，陳列棚を再配置する，点字および隆起した文字の表記の提供，戸口の拡大，視覚的警告の提供，そして傾斜路の設置などの変更がある[22]．この項の下，映画館は，カルロッタが売店に入りポップコーンを買うこと，劇場に入って映画を観ることを確実にできるようにしたいと思うであろう．

優先事項3：トイレへのアクセス
アクセスに関する第3の優先事項は，トイレ施設へのアクセスである．たとえばこれには，妨げとなっている家具や自動販売機の移動，戸口の拡大，傾斜路の設置，アクセス可能な標示の提供，トイレの個室の拡大，紙タオルディスペンサーおよび鏡の位置を低くする，そして手すり，利用できる便利な蛇口ハンドル，ソープディスペンサーの設置などの変更がある．映画館は，この規定の下ではカルロッタにトイレへのアクセスを提供するであろう[22]．

優先事項4：物資およびサービスへのアクセス
アクセスに関する第4の最終優先事項は，公共施設の場所に提供されている物資，サービス，施設，特権，利点，あるいは配慮へのアクセスである．これには，公共施設の場所が提供する実際の物資あるいはサービスへのアクセスをいう[23]．カルロッタにとって，公共施設の場所はカルロッタが映画館で着席する場所があるかどうかを考慮しなければならない．そうすることによって，彼女は観たいと思う映画を観ることができる．公共施設の場所は，彼女に家族と一緒に座れる場所を提供するために座席を除去できるであろうか．公共施設の場所は，車いす使用者を劇場の前部や後部に分離しなくても良いように，劇場の座席を分散できるであろうか．

ス 14-7)[22]．

- 障壁の除去が容易に実現可能ではない時，容易に実現可能な代案による対策を通した物資およびサービスへのアクセスの提供を拒否すること[24]．ADA 規定は障壁除去に対する3つの代案例を示している．たとえば，アクセス不可能なレストランの出前サービス，食料品店の手が届かない棚やラックから商品を取ること，そしてアクセス可能な場所に活動を移転することである[24]．たとえば，カルロッタは映画鑑賞が趣味であり，最新の人気のある芸術映画が観たい．複数の劇場をもつ映画館でその映画が上映されている．しかし，その中のある劇場では，急勾配の階段を上らなければならない．映画館は，カルロッタが観たい映画にアクセスできるように，映画の上映劇場を変更しなければならない[24]．

- 特定の状況において，同等の交通手段サービスの提供およびアクセス可能な車両の購入を怠ること[26]．たとえば，ある大きなアミューズメントパークは，その広大な駐車場に停めた車まで人々を連れていく路面電車を提供している．カルロッタの旅行の目的の1つに，孫をそのパークに連れていくというのがある．そのパークはカルロッタに駐車場から入り口までアクセス可能な交通手段を提供しなければならない．

- 施設および機器のアクセスを可能にする特徴の維持を怠ること[19]．たとえば，あるデパートは，店の入り口へのアクセスを可能にする

傾斜路を維持しなければならない．これは，冬に除雪そして秋に枯葉拾いをすることを意味する．そうすることにより，カルロッタがこの町に旅行した際，店へのアクセスが可能になる．

・新規施設の設計および建築の際に，そして既存の施設の変更に着手する時，建築物と交通機関に関する改善命令委員会（Archtectural and Transportation Barriers Compliance Board）が発行し，また司法省タイトルⅢ最終規制に組み込まれたADA アクセシビリティガイドラインに基づく設計や変更を怠ること[27]．これは，ADA の「建築基準法」の特徴が出ている部分である．アクセスを提供するために，建築者がどのように建物を設計し装飾するかを指示している特定の要求事項がある．読者は，これらの建築物および施設に関するADA アクセシビィリティガイドライン（ADAAG）要求事項の詳細をhttp://www.access-board.gov/adaag/html/adaag.htm で閲覧することができる．政府機関は，定期的にアクセシビリティガイドラインを更新している．たとえば，ADAAG の最新版には，子どもの遊び場および娯楽施設に関する基準が含まれている．それらは，現時点では強制はできないが，公共施設の場所へのアクセスを改善し社会参加を可能にするガイドラインを規定している[62, 63]．読者は，州によってADAAG 要求事項と異なる規制があることを覚えておくべきである．たとえばフロリダ州はアクセス可能な駐車場の広さを，幅360 cm と通路150 cm であるように要求している．一方ADAAG 規定では，幅240 cm と通路150 cm を要求している[58]．ADA 規定は，障害をもつ個人が公共施設の場所に最大のアクセスができるよう規定に従うよう助言している．

作業療法士の役割

議会は15 年前にADA を通過させたが，調査によると，障害をもつ個人はアクセスの問題によって彼らの社会参加が制限されていると感じ続けており，そして多くの人はADA の下での彼らの権利が何であるかさえ知らない[71]．作業療法士は，タイトルⅢのアクセスおよび統合を促進する使命をもつという独特の立場にある．作業遂行の領域，遂行技能，遂行パターン，背景状況における活動に必要とされること，およびクライアント要因の知識によって，我々は，物理的環境がいかに遂行に影響するかを考察する技能を有している．我々は，個人が有する遂行技能の制限にかかわらず，遂行を可能にするための環境，課題あるいは人に順応する方法を知っている．この知識は，作業療法士がコンサルタントとして，アクセス可能性の制限を考察し，そして公共施設の場所に物理的および非物理的（態度，方針および手順を含む）アクセスの改善を提言することにより，タイトルⅢのアクセス要求事項を遵守した公共施設の場所となるための手助けをする力の礎となっている．

作業療法士は，アクセス介入の提供において，2 つの方向から働きかけていることに気づくかもしれない．カルロッタがそうであるように，クライエントには，アクセスおよび統合を推進することにより地域社会への参加を深めることを求めている障害をもつ個人がいるかもしれない．あるいは，訴訟を避けるためにあるいは正しいことをするために，障害をもつ個人への物資およびサービスのアクセス可能性を追求している積極的な公共施設の場所がクライエントであるかもしれない．

障害をもつ個人がクライエントとなる場合，作業療法士は，カルロッタに実施したように，クライエントの地域社会への興味を調べる作業プロフィールを実施したいと思うであろう．作業療法士は，クライエントが選択する地域社会の活動の障壁となっているものが何であるかを決定するためにクライエントと一緒に取り組んでいく．カルロッタの場合，映画とショッピングモールに行くことが彼女にとって重要なことであるとわかっている．介入計画の一環として，タイトルⅢの下，配慮に対する彼女の権利を説明し，必要な変更を公共施設の場所に主張していく方法を提案しながら，カルロッタがこれらの作業に参加することを可能にするための必要な変更をしていくという問題解決がある．公共施設の場所がカルロッタにアクセスを提供するための変更の実施を怠った場合，彼女はワシントンの司法省に行政告発をすることができる（http://www.usdoj.gov/

crt/ada/enforce.htm#anchor218282 を参照のこと）．あるいは，ただちに訴訟を起こすことができる．その場合には，タイトルⅢ訴訟において，作業療法士は証人になるかもしれない．

　公共施設の場所がクライエントである場合，作業療法士は公共施設の場所が提供している物資およびサービス，使用している方針および手順（特に顧客サービスに関連した方針），そしてADAの優先順位概要説明に提示されている物理的アクセスを調査するであろう．雇用者との雇用に関連したADAコンサルティングを職務分析から始めるのと同様に，公共施設の場所とのアクセスコンサルティングはアクセシビリティ監査から始める．**アクセシビリティ監査**（accessibility audit）は，物理的および政策的見地から，公共施設の場所のアクセスおよび統合を検証することである．アクセシビリティ監査はADAAGの要求事項，アクセスを推進するために実施できる変更の種類，そしてタイトルⅢに設定されている優先事項に従って容易に実現可能な変更を調査する．図14-1は，ADAAGに従った物理的および非物理的障壁の調査を含む，またタイトルⅢに規定されている優先順位に従うアクセシビリティ監査を示している．

　また作業療法士は，雇用者にコンサルティングサービスを提供することができる．

■航空運輸アクセス法

　カルロッタの作業プロフィールによると，旅行は彼女にとって重要な作業である．今や彼女は移動に車いすを使用しているので，その作業を追求するためには，旅行中に何を望むか，そしてどのように自ら主張していくことができるかを知っておく必要がある．航空運輸アクセス法（Air Carrier Access Act of 1986；ACAA）が鍵である．ACAA[59]は，

作業療法実践ノート

障害をもつ従業員のための代弁
- 従業員が，適切な配慮の有無により，与えられた仕事の必須機能を遂行できるかどうかを決定するための身体機能を分析する．
- 将来の従業員あるいは復職者に仕事の必須機能の遂行を可能にする補装具，補助的支援あるいは仕事場の変更などの，特定の適切な配慮を提言する．
- 仕事場面および地域社会における遂行を促進する適応機器あるいは補助的支援の取得
- 面接および雇用プロセスで，人事担当者に対して適切な配慮を提案するために，将来の従業員の準備を整える方略を作成する．
- 初めて仕事に就く障害をもつ若者に，応募プロセス，雇用プロセスおよび面接での対処方法を教える．
- 地域社会での移動に焦点を置くことによる劇場，会議場，ホテル，レストランへのアクセス，機器，支援およびサービスの識別標示，およびそれらの取得に関する代弁など，自立生活の主流である公共施設へのアクセスを拡張する．
- クライエントへ情報を提供する．そうすることにより，クライエントは，ADAの下，彼らの権利が何であるかについて基本的な理解を深めることができる．

作業療法実践ノート

公共施設の場所とのコンサルティング
- レストラン，映画館，病院，医療クリニックおよびホテルなどの公共施設を提供している企業に，どのようにして施設を障害をもつ個人にアクセス可能なものにするか，アドバイスをする．
- 公共施設の場所が，障害をもつ個人に対してアクセス可能であることを徹底し，また建設上および他の障壁を除去する提言をすることを徹底する．
- 障害をもつ個人が，提供されているプログラムに参加するあるいはそれらから恩恵を受ける均等な機会を有することができるような補助的支援の獲得を援助する．
- 積極的な姿勢でアクセスを推進し障壁を除去するために，アクセシビリティ監査を実施し，また提言をすることにより訴訟を防止する．
- 公共施設の場所に補助的支援およびサービスを配置あるいは獲得する．
- どのように障害をもつ人々に施設に受け入れられているという気持ちを感じさせるか，どのように補助的支援を使用するか，そしてどのように障害をもつ個人に補助的サービスを提供するかについて，従業員をトレーニングする．

第 14 章　仕事，余暇活動，日常生活活動への参加を促進するアメリカ障害者法と関連法　　403

ADA におけるアクセシビリティ監査実施方法

A. タイトルⅢの公共施設の場所は建物の物理的アクセス可能性に限られたものでないことを覚えておかなければならない．タイトルⅢには，公共施設の場所で提供されているすべてのプログラムおよびサービスへの意味のあるアクセスおよび平等な参加が含まれる．
  1. その場所を特定しないで，何かをアクセス可能にするのは無意味である．たとえば，公共施設の場所には，アクセス可能なトイレおよび建物の入り口の場所を探す時に個人を支援するためのアクセス可能な標記を含まなければならない．
B. タイトルⅢはアクセシビリティに関して次の優先事項を設定している．
  1. 公共の歩道，駐車場，あるいは公共交通手段から公共の場所へのおよび公共の場所の中のアクセス．これには，入り口に傾斜路を設置する，入り口の幅の拡大，そしてアクセス可能な駐車スペースの提供が含まれる．
  2. 物資およびサービスが大衆向けに提供されている公共施設エリアへのアクセス．これには，陳列棚の再配置，点字および隆起文字表記，戸口の拡大，視覚的警告の提供，そして傾斜路の設置が含まれる．
  3. トイレ施設へのアクセス．これには，妨げとなっている家具や自動販売機の移動，戸口の拡大，傾斜路の設置，アクセス可能な標示の提供，トイレの個室の拡大，紙タオルディスペンサーおよび鏡の位置を低くする，そして手すりの設置が含まれる．
  4. 公共施設の場所に提供されている物資，サービス，施設，特権，利点，あるいは配慮へのアクセス．これには，実際の物資あるいはサービス自体へのアクセスが含まれる．
C. アクセシビリティ監査は，タイトルⅢに設定されている優先事項に従う．

ステップ１：第１の優先事項に基づき，公共の歩道，駐車場，あるいは公共交通手段から公共の場所へのおよび公共の場所の中のアクセスを調べる．　　　　　　　　　　　　　　　　　　　　　はい　　　いいえ
1. 駐車スペースは 240 cm 幅で，150 cm の隣接した通路があるか．
2. 駐車スペース 8 つごとに「ワンボックスカーアクセス可能」と表記された 150 cm の通路があるか．
3. 障害をもつ個人に割り当てられた駐車スペースの数はいくつあるか．（スペースの_____％）（ADAAG § 4.1.2（5）（a）の図と比較する．外来患者用棟あるいは施設に提供された総数の 10% は，アクセス可能であるべき）
4. 屋根つき駐車スペースが提供されている場合，ワンボックスカーが駐車できるように，天井は最低 285 cm の高さがあるか．
5. 駐車スペースからの切り下げ傾斜路はすべてざらついた滑り防止表面加工で 1：20 の勾配になっているか．
6. 駐車場と建物は道で分離されているか．
7. アクセス可能な駐車スペースは，駐車場からアクセス可能な建物の入り口までの最短到達距離に配置されているか．
8. アクセス可能な通路の表面はスムースか（砂，砂利，マンホールの蓋などがない）．
9. アクセス可能な通路のすべての傾斜路は最低 1：12 の勾配になっているか（1：16〜1：20 が好ましいか）．
10. 傾斜路幅と同じくらいの広さの 150 cm の水平な踊り場が傾斜路の上下にあるか．
11. すべての傾斜路に，傾斜路表面から 85〜95 cm のところに設置された握り表面滑り防止加工の上部手すりがあるか．
12. アクセス可能な通路幅は最低でも 120 cm あるか．
13. アクセス可能な通路に適切な標示があるか．
14. 乗客の乗降地帯があるか．
15. アクセス可能な入り口は_____に位置している．
16. アクセス可能なドアに適切な標示があるか．
17. 入り口は，最低でも 80 cm の幅があるか．
18. 自動ドアであるか．
19. 開扉構造は_____キロ圧以下に設定されているか（現在は外部のドアに関して特定の要求事項はないが，引きよりも押しに基づき測定した時）．
20. 入り口にドアが直列に 2 カ所ある場合，ドアは同じ方向に開くか，それとも観音開きか．また，その空間は最低 120 cm に加えてドア幅分の空間があるか．
21. 回転ドアの他にドアがあるか．

図 14-1　ADA におけるアクセシビリティ監査実施方法（Barbara L. Kornblau, ADA Consultants, Inc, 1992, 2002）

22. ドアの取っ手は片手で開けられる形になっているか．開けるのに，硬く握ったり，強くつまんだり，あるいは手首をねじったりしなくてよいか．
23. 敷居は 1.3 cm 以下であるか．
24. 主要入り口に段差がある場合，客をアクセス可能な入り口に誘導する適切な標示があるか．

ステップ 2：物資およびサービスが大衆向けに提供されている公共施設エリアへのアクセス．これには，陳列棚の再配置，点字および隆起文字表記，戸口を広げる，視覚的警告の提供，そして傾斜路の設置が含まれる．

A. 物資，サービスおよびプログラムが大衆向けに提供されている施設内のすべての場所を挙げよ（これには通常公共施設の場所とは見なされない施設のエリアを含むことに注意．それは公共のメンバーが行く施設の一部をいう．たとえば，工場のショールームは一般の大衆向けには開かれていないが外部のバイヤーおよび営業担当者が行く可能性がある）．

B. 物資，サービス，およびプログラムが配置されているすべての場所はアクセス可能であるか（この項目を，その場所に提供されているすべての物資，サービス，プログラムに関して繰り返すこと）．
物資／サービス／プログラム／場所

	はい	いいえ
1. その場所への通路幅は，廊下および側廊を含み最低 80 cm の使用可能なスペースになっているか．		
2. 通路に飛び出した電話，冷水器あるいは他の物がないか．		
3. 通路の床は，高密度で毛足の短い（1.3 cm）カーペット，スリップ防止タイルあるいはビニール製品で覆われているか．		
4. 戸口は，最低 80 cm の幅があるか．		
5. 通路に沿って階段がある場合，そのエリアにエレベーターも設置されているか．		
6. 階段はスリップ防止表面加工がされているか，適切な照明があるか，そして丸みを帯びた蹴込み（ノーザー）と傾斜のある蹴込み（ライザー）で設計されているか．		
7. すべての階段の両側上部に，段の突出部から 85〜95 cm の高さに設置された握り表面滑り防止加工の手すりがあるか．		

図 14-1（続き）

第14章　仕事，余暇活動，日常生活活動への参加を促進するアメリカ障害者法と関連法　　405

8. 手すりは進行方向最後の蹴上げ板から30 cm延長されているか．また，昇降始め部分は最初の蹴上げ板から手前に30 cmに加えて段板1枚分の幅延長されているか．
9. 室内ドアの敷居は，1.3 cm以下の高さになっているか．
10. 開扉構造は約2.3キロ圧以下に設定されているか．
11. ドアの取っ手は片手で開けられる形になっているか．開けるのに，硬く握ったり，強くつまんだり，あるいは手首をねじったりしなくてよいか．
12. 戸口に2つの独立したドアの可動部がある場合，1つの可動部幅は最低80 cmあるか．
13. 入り口にドアが直列に2カ所ある場合，ドアは同じ方向に開くか，それとも観音開きか．また，その空間は，最低120 cmに加えてドア幅分の空間があるか．
14. エレベーター呼び出しボタンは床から105 cmの高さに集中し，また直径は最低約1.8 cmあるか．
15. エレベーター呼び出しボタンの下に取りつけられている物はエレベーターロビーに10 cm以上飛び出しているか．
16. 呼び出しに応えてどのエレベーターが動いているか，またエレベーターの昇降の方向を示す視覚および音声による合図が各エレベーターの入り口に提供されているか（1度なら上方向，2度なら下方向）．
17. 隆起文字および点字は，最低5 cmの高さでエレベーター扉両脇の壁面に備えつけられているか．また，床から150 cm上に集中しているか．
18. エレベーターに自動再作動装置が設置されているか．
19. エレベーターが呼び出しに反応して開いたままの状態になる最低限の時間は，少なくとも3秒であるか．
20. エレベーター内のコントロールボタンは点字および隆起文字で示されているか．
21. フロアーボタンは，横からの車いす進入に対して床から135 cm以下になっているか．また，正面からの進入に対して120 cm以下になっているか．
22. 公衆電話がある場合，アクセス可能な場所のアクセス可能な床に設置されているか．
23. 横からの車いす進入に対する稼働可能部が135 cmあるいはそれ以下になるように，あるいは，正面からの車いす進入に対して床から120 cmかそれ以下になるように，最低1台の電話が設置されているか．
24. 電話機以外の部分の底面，囲い，固定されたいすそして10 cm以上の突出した物の下に，最低75 cm×120 cmの障害物のない床あるいは地面があるか．
25. 聴覚機能障害をもつ個人のために増幅器が備えられた電話が少なくとも1台あるか．また，ポータブルTTD（送信待機）のコンセントの近くに設置されているか．
26. 電話線は最低73 cmの長さがあるか．
27. 最低限1台の文字電話が提供されているか．
28. アクセス可能な電話機はどこに設置されているか．
29. アクセス可能な電話機は適切に標示されているか．
30. 飲み口が床から90 cmほどの高さになるように冷水器が設置されているか．
31. 視覚および聴覚両方の方法で，火災報知機および他の警告信号が設置されているか．
32. 部屋番号，方向指示標示，緊急避難方向および他の標示は視覚機能障害をもつ個人が読めるように，対比色を使用して大きな活字体および数字で表示されているか．
33. 標示は，点字および隆起した数字で設置されているか．
上記質問に対する答えがすべて「いいえ」の場合，物資，サービスおよびプログラムが提供されている場所へのアクセスを可能にするために，どのような適切な配慮を実施する可能性があるか．

_____
_____

ステップ3：トイレ施設へのアクセス

　　　　　　　　　　　　　　　　　　　　　　　　　　　　　　　　　　　　　　はい　　　　いいえ

1. アクセス可能なトイレはどこに設置されているか．　_____

図14-1（続き）

2. アクセス可能なトイレは適切に標示されているか. _____ _____
3. トイレはアクセス可能な通路上にあるか. _____ _____
4. 階段の昇降なしでトイレを使用することができるか. _____ _____
5. 廊下, 側廊を含むトイレへの通路幅は, 使用可能なスペースが最低 80 cm となっているか. _____ _____
6. トイレへの通路に飛び出した電話, 冷水器あるいは他の物がないか. _____ _____
7. トイレへの通路の床は, 高密度で毛足の短い (1.3 cm) カーペット, スリップ防止タイルあるいはビニール製品で覆われているか. _____ _____
8. トイレの戸口は, 最低 80 cm の幅があるか. _____ _____
9. トイレへの戸口を開けるのに, 約 2.3 キロ圧が必要か. それともそれ以下であるか. _____ _____
10. トイレの個室への入り口幅は, 最低 80 cm あるか. _____ _____
11. アクセス可能なトイレ座面上部は床から 43〜48 cm の高さになっているか. _____ _____
12. トイレットペーパーディスペンサーは, 操作をしなくても新しいトイレットペーパーが次々と出てくるようになっているか. _____ _____
13. トイレの個室は, 壁面取りつけのトイレの場合, 奥行きが最低 140 cm あるか. 床取りつけのトイレの場合, 148 cm あるか. _____ _____
14. 個室は, 最低 90 cm の幅があるか. 外開きで, 自然に閉まるドアが設置されているか. _____ _____
15. アクセス可能なトイレの個室に, 90 cm の長さの手すりが最低 2 本とトイレの後ろに 1 本設置されているか. _____ _____
16. 手すりは, 床から 83〜90 cm の高さに設置されているか. _____ _____
17. 男性用小便器縁は, 床から 43 cm の間の高さに設置されているか. _____ _____
18. 正面から進入できるように, 男性用小便器正面に 75 cm × 120 cm の空間があるか. _____ _____
19. ソープディスペンサー, 紙タオルディスペンサー, ハンドドライヤーおよび女性用製品ディスペンサーは, 床から 120 cm 以内の高さに設置されているか. _____ _____
20. 鏡の下部縁が床から 100 cm 以内になるように設置されているか. _____ _____
21. シンクは, 縁あるいはカウンター表面が床から 85 cm 以内の高さに設置されているか. また, 床からシンクの底部の間に 73 cm の開放空間があるか. _____ _____
22. 正面からの進入ができるように, シンク正面に 75 cm × 120 cm の開放空間があるか. _____ _____
23. 熱湯用パイプは断熱されているか, あるいは接触を避けるように設定されているか. _____ _____
24. シンクの蛇口はレバー型, プッシュ型, 電子制御になっているか. あるいは硬く握ったり, 強くつまんだり, あるいは手首をねじったりせずに片手で動作できるようになっているか. _____ _____
25. 自動的に閉まる蛇口は最低 10 秒間開いたままになっているか. _____ _____

ステップ 4:公共施設の場所に提供されている物資, サービス, 施設, 特権, 利点, あるいは配慮へのアクセス
このステップは,「人々は公共施設の場所に提供されている物資, サービス, 施設, あるいは配慮を使用したり利用できるか」という質問に答える.

ステップ 2 で特定した物資, サービス, 施設あるいはプログラムをふり返り, それらが使用可能かどうかを決定する. たとえば,

　　　　　　　　　　　　　　　　　　　　　　　　　　　　　　はい　　いいえ
1. 必要に応じて, 印刷物が別の様式で提供されているか. _____ _____
2. 棚や壁にある物に手が届くか. _____ _____
3. 劇場, 会議場, およびコンサート会場で, 聴覚機能障害をもつ個人に特別な補聴機器が提供されているか. _____ _____
4. 車いすを使用している個人は, 図書館でマイクロフィルム機に手が届くか. _____ _____
5. 車いすを使用している個人が, フットボールスタジアムでいすを移動せずに着席するための統合された場所があるか. _____ _____
6. 障害をもつ個人は, 食料品店の棚に置いてある物に手が届くか. _____ _____

図 14-1 (続き)

ステップ5：ステップ1からステップ4によって障害をもつ個人が使用できない物資，サービス，施設，あるいはプログラムを特定した場合，配慮によりその個人の物資，サービス，施設あるいはプログラムの利用を可能にすることができるか．

障害をもつ個人の参加を可能にするために変更しなければならない方針があるか．

図 14-1（続き）

外国および国内航空会社による航空交通における，身体的および精神的障害をもつ法律で規定された個人に対する差別を禁止している．ACAAは，一般に定期的なサービスを提供している航空会社のみに適用される．ADAおよび改正住居平等法（FHA）と同様に，ACAAは差別と見なされる具体的な活動を挙げている．

ACAAの下で禁止されている差別

航空会社は，障害を理由に法律で規定された障害をもつ個人の輸送を拒否してはならない[3]．障害の定義はADAの定義と類似している．航空機旅行における法律で規定された障害をもつ個人とは，飛行機で行くためのチケットを購入したい，あるいはチケットをもっている人のことである．ACAAは，カルロッタを保護するであろう．なぜならば，彼女は関節リウマチに罹患しており，そしてチケットを持っているからである．連邦法令によると，航空会社は，その人を輸送することが「そのフライトの安全性に有害」である場合，フライトからその人を除外しても良い[3]．これはADAの下の直接的脅威の規定と同等のものである．航空会社が安全性の立場から障害をもつ個人を除外する場合，その航空会社は拒否から10日以内に決定理由を書面で提出しなければならない[3]．

航空会社は，「その人の障害が，外見あるいは不随的行動に影響をもたらしており，それが，乗務員あるいは他の乗客の気分を害する，困惑させるあるいは迷惑をかける可能性があるという理由で」，法律で規定された障害をもつ個人の輸送を拒否してはならない[3]．航空会社は，障害を理由に輸送を拒否する手段として1回のフライトに収容可能な障害をもつ人の人数を制限することはできない[3]．ACAAは，障害をもつ個人が特別なサービスを要求しない

作業療法実践ノート

> 雇用者とのコンサルティング
>
> 必須職務機能および特定の仕事に対して容易に実施できる可能性のある配慮を決定するために仕事を分析する.
>
> 必須職務機能の具体的記述を含んだ職務分析に基づいて，仕事説明書を作成あるいは書き直す.
>
> 障害をもつ個々の従業員のために適切な配慮を実施するために仕事場を変更する.
>
> 雇用者が，装置の支援をもって与えられた仕事の必須職務機能を遂行できる障害をもつ個人の雇用を可能にする，具体的な装置および補助的機器を提案する.
>
> 障害をもつ個人との効果的な交流，監督および労働に関する同僚および監督者の思いやりを養う.
>
> 補償請求者を含む傷害を受けた労働者が復職するための，適切な配慮を展開するために監督者をトレーニングする.
>
> 障害をもつ個人にとって仕事場がアクセス可能であることを徹底し，またアクセスを不可能にする機能が発見された場所の建築上の障壁の除去を提言することを徹底する.
>
> 高傷害リスク職に関する雇用申し出後，仕事関連従業員スクリーニングおよび評価を提示する.
>
> 障害をもつ労働者が，自身あるいは他の人々に直接的脅威を与えるかどうかを判断するために，仕事の必須機能を安全に遂行するための労働者の現行の能力に関する個人評価を実施する.
>
> 費用のかかる訴訟を避けるために，申し立てあるいは調停プロセスにおいて，費用効率性が高い適切な配慮を促進することにより企業の金銭的出費を低減する.

限り，航空会社が優先搭乗などの特別なサービスを受け入れるように要求することを禁止している[1]. 同様に，分離あるいは異なったサービス提供が可能な場合でも，航空会社は障害をもつ乗客を分離することはできない[1].

ACAA の下，航空会社は法律で規定された障害をもつ個人に，その旅行の意向を，あるいは輸送を受ける条件としてその障害を，あるいはサービスまたは要求された配慮を受けることを事前に通知するよう要求することができない[4]. カルロッタは，彼女が飛行機を利用する計画を事前に航空会社に通知する必要はない. しかしながら，限られているがこの規則に対する例外がある. 航空会社は，医療酸素の使用，収容人数 60 人以下の旅客機での電動車いすの輸送，および使用可能なトイレがない旅客機への車いすでの搭乗に対する準備など，事前の準備が必要な特定の配慮に関して 48 時間以内の通知を要求しても良い[4].

航空会社は，特定の座席から障害をもつ乗客を除外することはできない. あるいは，乗客に緊急事態時に非常扉を開けることを要求する非常口座席への着席などの連邦航空局安全規則への順守を除いて，特定の座席に着席するように要求することはできない[6]. 航空会社は，24 時間前までに事前に障害に基づく要求をされた場合，乗客座席配置を配慮しなければならない. たとえば，カルロッタが彼女の車いすを引くまたは床に落ちたものを拾うなどの課題を支援する介助動物と一緒に旅行する場合，航空会社は，仕切られた座席あるいは介助動物を収容できる別の座席を彼らに割り当てるだろう[7].

航空会社は，ある限られた状況を除いては，障害をもつ人に付き添い人を伴って旅行するよう要求してはいけない[5]. 限られた状況とは，運動障害をもつ個人が自分で避難することができない状況にある，そして精神障害を持つ人が乗務員の安全指導を理解できないあるいは安全指導には反応できない状況にあることをいう[5]. 障害をもつ個人および航空会社が，個人の状況が ACAA 規定に適合しているかどうかに関して合意が得られない場合，航空会社は付き添い人を要求しても良いが，その場合，航空会社は付き添い人の運賃を請求してはならない[5].

航空会社の義務

航空会社は，担当者，地上用車いす，搭乗用車いすおよび傾斜路あるいは機械リフトを提供することにより，搭乗および降機に関する支援を提供しなければならない[8]. ジェット機橋がない場合，航空会社は通常は積荷に使用しないリフトおよび他の装置を使用することができる. 小型旅客機および発着数の少ない空港などは例外となる. 作業療法士は，最も安全にカルロッタを輸送する方法をどのように航空会社担当者に説明するかを，彼女と一緒に検証すべきである. また，カルロッタが自力で車いすを操

第14章　仕事，余暇活動，日常生活活動への参加を促進するアメリカ障害者法と関連法　　409

ボックス14-8　要求に応じて航空会社が提供するサービス

搭乗および降機の際に座席へおよび座席からの移動を支援する．
容器を開けるなどの，食事の準備を支援する（食べること自体の支援ではない）．
航空機が機内用車いすを有している場合，トイレへおよびトイレからの移動を支援する（用を足すことの支援ではない）．
部分的に歩行可能な人のトイレへおよびトイレからの移動を支援する．持ち上げたり，運ぶことは含まない．
機内持ち込み荷物の積み込みおよび回収を支援する．機内に積み込み保管された移動用補助具を含む．

作できない場合，航空会社は彼女を地上用車いすあるいは搭乗用車いすに付き添い人のない状態で30分以上放置することはできないことを彼女も知っておくべきである[8]．さらに航空会社は彼女が望む場合，機内に保管する場所があれば彼女の車いすを機内持ち込み荷物あるいはゲートチェック荷物として受け入れなければならない．ゲートチェック荷物の場合，航空会社はできるだけ迅速に，またできる限り扉の近くで彼女に車いすを返却する．また，彼女は，車いすを手荷物受取所に運んでもらうという選択もできる[9]．

ACAAは，航空会社にボックス14-8に概説されている障害をもつ個人に対する他の支援を提供するよう要求している[8]．航空会社はこれらのサービスの提供に関して費用を請求することはできない[10]．

大型旅客機には，アクセス可能なトイレがなければならず，また，100席以上ある大型旅客機は客室内に車いすを収容する優先スペースがなければならない[2]．この情報はカルロッタが飛行機が提供するサービスに基づきフライトを選択する手助けとなる．飛行機自体のサービスおよびアクセスに加えて，航空会社はターミナルを確実にアクセス可能にしなければならない．

ACAAは，航空会社がその従業員に「障害をもつ個人の異なった能力を見分ける方法を含め，身体障害，感覚障害，精神障害および情緒障害をもつ人を含む」障害をもつ個人に対する認識および適切な対応に関するトレーニングを行うことを要求している[11]．これにより，カルロッタのような特定のクライエントについて主張する，あるいは感受性トレーニングを提供し障害への認識を養うために航空会社と協議する機会が生まれる．

各航空会社は，その会社が乗り入れている各空港に苦情を聞き，解決に努める苦情処理担当者を任命

倫理的配慮

作業療法士として我々は，障害の理解を促進し，また障害が日々の活動や機能に与える影響を緩和するという独特の立場にいる．作業療法士は，感受性と意識文化を促進するための，法律によって義務づけられているトレーニングを実施するコンサルタントとして，この知識を使用し航空会社と直接協働することができる．

しなければならない．担当者が苦情を処理できない場合，書面に表した苦情の要約および航空会社が問題を解決するために講じる対策の概要を乗客に渡す．また，乗客がアメリカ運輸省（U.S. Department of Transportation）に苦情の申し立てをする権利を有していることを告知しなければならない[12]．乗客はアメリカ運輸省に苦情の申し立てに関する情報をhttp://airconsumer.ost.dot.gov/ACAAcomplaint.htmで閲覧できる．

作業療法士の役割

作業療法士は，航空機旅行におけるクライエントのニーズが何であるかを理解するためにクライエントと一緒に取り組むことができる．そして，クライエントのニーズを満たすための方略を作成する手助けができる．また，航空機旅行でクライエントに与えられている権利およびその権利を自身で主張する方法をクライエントへ告げる重要な役割を果たすことができる．

■住居平等法

議会は，住居に関して差別から保護される人々のリストに「障害者」（以下，法律的に同じ意味をもつが，より差別的要素を含まない用語である障害を

もつ個人と呼ぶ[66]）を追加するために1988年に改正住居平等法（Fair Housing Amendments Act of 1988；FHA）を通過させた．改正住居平等法の通過前は，住居平等法（Fair Housing Act）で，民族，肌の色，宗教，性別，障害，家系，あるいは国籍に基づく差別のみを禁止していた[69]．

　一般的に，FHAは，仲買業務サービスの提供あるいは抵当貸付の提供のなどの他の住宅に関連した取引において，住居施設の販売，賃貸，広告における差別を禁止している．FHAは，個人住宅，州政府の支援を受ける住宅，そして州および地方政府住宅に適用される．いくつかの例外がある．たとえば，FHAは，持ち主自身が住んでいる4戸以下のアパート，あるいは3戸未満の一戸建て住宅を所有しておりかつ住居の販売あるいは賃貸業務を行っていない私有住宅には適用されない．

　FHAは，ADAと同じ定義を使用して障害をもつ個人を定義している．差別とは，購入者あるいは賃借人の障害，居住を希望する人の障害，あるいは障害をもつ個人に関係している人の障害を理由に，販売や賃貸を拒否するあるいは不可能にすることをいう．家主は，販売あるいは賃貸への応募者が障害をもつ個人であるかどうかに関する質問をしてはいけない．また，居住施設の賃借人あるいは購入者が障害をもつ個人であるという理由で，高い値段を請求したり異なったサービスを提供することはできない．

　FHAの通過は，障害をもつ個人に居住施設を使用し享受するための特定の追加権利を与えた．これらの追加権利は，障害をもつ個人の自立した生活および社会参加を促進することに重要な役割を果たしている．FHAの下，障害をもつ個人が居住施設を不自由なく使用し享受することを可能にするために提案された変更が必要なものである場合，障害をもつ個人が占有しているあるいは占有する予定の現存する家屋の適切な変更の許可を拒否することは違法である．アクセスを提供するために企業が変更費用を負担しなければならないADAとは異なり，FHAは変更に関する費用負担を家主に要求していない．FHAは，変更の必要な障害をもつ個人の費用負担で変更を実施し，それを家主が許可することのみを要求している．

　適切であれば，家主は変更前の状態に現状復帰することに合意する賃借人に変更を条件つきで許可しても良い．賃借人が居住施設に変更を計画している場合，家主は敷金を値上げしてはいけない．しかしながら，提案された変更の適切な説明書および資格のある専門家が適切に作業を実施するという保証を提出することで，家主は変更を条件つきで許可しても良い．

　また，FHAは，障害をもつ人が公共および共用エリアを含む居住施設を使用し享受するための均等な機会を提供するために適切な配慮が必要である時に，規則，方針，慣行，サービスにおいて適切な配慮の実施を拒否することを違法としている．たとえば，アパート管理会社は，「ペット禁止」に対して特例を設けなければならない．そうすることにより，脊髄損傷の個人は介助犬を飼うことができる．たびたび争点となる別の例は，駐車場である．駐車場に割り当てを設けていない場合，障害をもつ個人は，アパートに近い優先駐車場が必要かもしれない．障害をもつ個人に駐車スペースを割り当てるために駐車方針を変更することは，適切な配慮であろう．

　家屋評価に基づくバスベンチの提供および手すりの提案などの介入は，家での転倒の防止を助け，また日常生活への安全かつ自立した参加を促進する[64,75]．カルロッタの介入計画の一環に家屋評価があるであろう．FHAの規定をカルロッタに適用することで自立した参加の追求を支援することができる．まず，専門的な方法で設置されるなら，家主はカルロッタに彼女の作業療法士が風呂場用に提案した手すりの設置を許可しなければならないだろう．また，家主は作業療法士が提案したように，カルロッタに風呂場の扉の幅を広げることを許可しなければならないだろう．そうすることにより，カルロッタは風呂場に車いすで入ることができる．作業療法士がカルロッタと協働して作成したこれらの変更および他の変更により，カルロッタは彼女のADLに自立的に参加することができる．

　カルロッタに関する第2の問題は，彼女が自宅で水中プログラムを実行するために必要な支援である．これにより，彼女はアパートのすべての住人と同様，利用する資格特典があるプールを使用できるに違いない．彼女の友だちが毎日プールに入ったり出たりを手助けしなければ，カルロッタはプールに

アクセスできない．家主は，カルロッタの週末のプールへのアクセスおよび使用を可能にするために「週末はプールに部外者を呼ばないで下さい」という方針を変更しなければならないであろう．

家主がカルロッタに対してこれらの変更の実施を許可しない場合どうなるであろうか．作業療法士や作業療法助手が提言する最も素晴らしい配慮でさえ，クライエントが使用できないならば，無意味になってしまう．作業療法介入計画の成功はこれらの配慮の提案にかかっているので，作業療法士および作業療法助手はカルロッタにアメリカ住宅・都市開発省（United States Department of Housing and Urban Development；HUD）のウェブサイト（http://www.hud.gov/complaints/housediscrim.cfm）を紹介するであろう．このウェブサイトでは，カルロッタは，必要な配慮を実施する許可を与えるよう家主に働きかけるための行政告発を起こすことができる．FHAの下，家主は配慮をする責任はないが，住人が必要な適切な配慮を実施する事を許可しなければならないと覚えておく必要がある．HUDスタッフは，家主あるいは不動産管理会社に連絡を取り，法律に従うように提言することで事態を仲裁し，そして訴訟を起こさずに問題を解決する努力をする．

また，作業療法士および作業療法助手は，他の非常に一般的に直面する問題にFHAが役に立つことが分かるだろう．たとえば，退院する前に患者およびクライエントを家庭訪問する作業療法士は，FHAの支援に感謝するだろう．この家庭訪問中に，作業療法士は通常，できるだけ自立した状態で家で機能するための個人の能力を評価する．この評価には，自立的参加を促進するための補助具および家の他の変更に関する提言が含まれる．家主が居住施設の変更許可を拒否した場合，FHAは作業療法士の提言に強い影響力を与える．家主が必要な配慮に対して「ノー」という場合，家に手すりや他の配慮が必要なクライエントには別の方法がある．

■介入としての代弁

作業療法士は，仕事，余暇活動およびADLへの参加を促進する．上述されているように，作業療法士のクライエントとの努力にかかわらず，参加への障壁が存在する時がある．たとえば，クリニックでクライエントはうまく車いすからトイレおよびバスベンチに移動できる．しかし，家主がアパートの変更を許可しない場合，クライエントは家でトイレや風呂に入ることができない．カルロッタは車いすを使いながら彼女の仕事をこなすことができる．しかし，校長は彼女をアクセス可能な教室へ移さない．

これらの例において参加を促進するために，作業療法士は介入方法の中に代弁することを含まなければならない可能性がある．作業療法士は代弁者として行動しなければならないかもしれない．あるいは，自己主張をしていくプロセスを通してクライエントを導かなければならないかもしれない．

[要約]

ADA，ACAAおよびFHAは，障害をもつ個人に特定の権利を提供する．これらの法律は，作業療法士の介入と協調して，障害をもつ個人の参加に対して多くの道を開く可能性がある．これらの法律を良く知りまたクライエントと情報を共有することにより，作業療法士がサービスを提供する人々が仕事，余暇活動およびADLへのより多くの参加機会を得る際に，作業療法士は重要な役割を果たすことができる．

ADA，ACAAおよびFHAの支援によって，カルロッタはADAのタイトルIの下，彼女の雇用者が提供する適切な配慮で教師としての仕事を続けることができるはずである．また，ACAAの下，カ

倫理的配慮

代弁の8原則
法律を知ること．
規定を読むこと．
あなたあるいはクライエントが求める事柄に対する権利を有していると信じること．
きちんと行動する，努力を書き留める，すべてを文書にする，すべての通信文書のコピーを保持すること．
問題の原因から着手すること．
具体的に何をしてほしいか正確に伝えること．
事態を見過ごしている管理機関に告発すること．
最後までやり通すこと．

ルロッタは飛行機での旅行を続けることができ，彼女に対する配慮がなされた完璧な宿泊と朝食が提供されるということに気づくであろう．ADAのタイトルⅢの下の保護により，彼女は買い物や映画鑑賞を続けることができる．FHAは，カルロッタに必要な配慮に対する家主の協力をもって，現在のアパートに住み続け，自立して自分の身のまわりの世話するために必要な手段を提供する．

[復習のための質問]

1. ADAの下，保護の対象となる個人の資格は何か？
2. 「実質的に人を制限する」とは何を意味するのか？
3. ある学習障害をもつ人の仕事の必須機能を遂行する能力をどのようにテストするのか？
4. 雇用プロセスの2つの段階で雇用者がしても良いこと，してはいけないことは何か？
5. 作業療法士は，雇用者がADAを遵守した仕事応募書類および面接質問事項の作成をどのようにして手助けするのか？
6. 仕事の必須機能を遂行できない場合，法律で規定された障害をもつ個人に配慮する事ができるいくつかの方法とは何か？
7. 新しい仕事を始める前に，すべての仕事応募者が身体的能力スクリーニングに合格することを要求されなければならないのか？ あるいは障害をもつ応募者だけなのか？
8. 建物への公共アクセスは政府施設のみに適用するのか？ あるいは，私的事業体が所有する建物にも適用するのか？
9. 作業療法士は，建物のアクセシビリティ評価をどのように計画すべきか？

第 14 章　仕事，余暇活動，日常生活活動への参加を促進するアメリカ障害者法と関連法　　413

引用文献

1. 14 C.F.R. §§ 382.7(a)(2)-(3) (2003)
2. 14 C.F.R. § 382.21 (2003)
3. 14 C.F.R. § 382.31(a)–(e) (2003)
4. 14 C.F.R. §§ 382.33(a)-(b) (2003)
5. 14 C.F.R. §§ 382.35(a)-(c) (2003)
6. 14 C.F.R. § 382.37(a) (2003)
7. 14 C.F.R. § 382.38 (2003)
8. 14 C.F.R. § 382.39 (2003)
9. 14 C.F.R. § 382.41 (2003)
10. 14 C.F.R. § 382.57 (2003)
11. 14 C.F.R. § 382.61 (a)(2) (2003)
12. 14 C.F.R. § 382.65 (2003)
13. 28 C.F.R. § 35.130 (1991)
14. 28 C.F.R. § 35.130(b)(1)(ii) (1991)
15. 28 C.F.R. § 36.104 (1991)
16. 28 C.F.R. § 36.201(a) (1991)
17. 28 C.F.R. §§ 36.202(a)-(c) (1991)
18. 28 C.F.R. § 36.203(a)(b) (1991)
19. 28 C.F.R. § 36.211(a) (1991)
20. 28 C.F.R. § 36.301(a) (1991)
21. 28 C.F.R. § 36.302(a) (1991)
22. 28 C.F.R. §§ 36.303(a)(b)(c) (1991)
23. 28 C.F.R. § 36.304 (a)-(c) (1991)
24. 28 C.F.R. §§ 36.305 (a)-(c) (1991)
25. 28 C.F.R. § 36. 307 (1991)
26. 28 C.F.R. § 36.310 (1991)
27. 28 C.F.R. § 36.401 (1991)
28. 29 C.F.R. § 1630.2(g)(1) (1991)
29. 29 C.F.R. § 1630.2(g)(2) (1991)
30. 29 C.F.R. § 1630.2(g)(3) (1991)
31. 29 C.F.R. § 1630.2(h)(1) (1991)
32. 29 C.F.R. § 1630.2(h)(2) (1991)
33. 29 C.F.R. § 1630.2(i) (1991)
34. 29 C.F.R. § 1630.2(j) (1991)
35. 29 C.F.R. §§1630.2(j)(2)(i)—(iii) (1991)
36. 29 C.F.R. §1630.2(m) (1991)
37. 29 C.F.R. §1630.2(n)(1) (1991)
38. 29 C.F.R. §1630.2(n)(3) (1991)
39. 29 C.F.R. §1630.2(o) (1991)
40. 29 C.F.R. § 1630.2(o)(1)(i) (1991)
41. 29 C.F.R. § 1630.2(o)(1)(ii) (1991)
42. 29 C.F.R. § 1630.2(o)(1)(iii) (1991)
43. 29 C.F.R. § 1630.2(p) (1991)
44. 29 C.F.R. § 1630.2(p)(2)(i)-(v) (1991)
45. 29 C.F.R. § 1630.2(r) (1991)
46. 29 C.F.R. § 1630.3(d)(1) (1991)
47. 29 C.F.R. § 1630.3(d)(2)(3) (1991)
48. 29 C.F.R. § 1630.4 (1991)
49. 29 C.F.R. § 1630.5 (1991)
50. 29 C.F.R. § 1630.6 (1991)
51. 29 C.F.R. § 1630.7 (1991)
52. 29 C.F.R. § 1630.8 (1991)
53. 29 C.F.R. § 1630.9 (1991)
54. 29 C.F.R.§ 1630.10 (1991)
55. 29 C.F.R. § 1630.11 (1991)
56. 29 C.F.R. § 1630.12 (1991)
57. 29 C.F.R. § 1630.14 (1991)
58. ADAAG § 4.6.3
59. Air Carrier Access Act, codified at 14 C.F.R. § 382.1 *et. seq.* (2003)
60. Americans With Disabilities Act, codified at 29 § 1630 *et. seq.* & 28 § 36.101 *et. seq.* (1991)
61. Appendix to Part 1630-Interpretive Guidance on Title I of the Americans With Disabilities Act 29 C.F.R. § 1630 (1992)
62. Architectural and Transportation Barriers Compliance Board: *About this edition of ADAAG*, amended September 2002. From *http://www.access-board.gov/adaag/html/intro.htm.*
63. Architectural and Transportation Barriers Compliance Board: *ADA Accessibility Guidelines for Buildings and Facilities (ADAAG) Appendix A to 36 C.F.R. 28 § 101 et. seq.* as amended September 2002. From *http://www.access-board.gov/adaag/html/adaag.htm.*
64. Baker R: Elder design: home modifications for enhanced safety and self-care, *Care Management J* 1(1):47, 1999.
65. *Board of Trustees of the University of Alabama v. Garrett* 531 U.S. 356, (2001)
66. *Bragdon v. Abbott,* 524 U.S. 624, 631 (1998)
67. EEOC: *A technical assistance manual on the employment provisions (Title I) of the Americans with Disabilities Act*, Washington, DC, 1992, U.S. Government Printing Office.
68. EEOC: *EEOC: enforcement guidance on disability-related inquiries and medical examinations of employees under the Americans with Disabilities Act (ADA)*, 2000. From *http://www.eeoc.gov/policy/docs/guidance-inquiries.html.*
69. Fair Housing Act 42 U.S.C. § 3601 *et. seq.* (1989)
70. Job Accommodation Network: *Frequently asked questions*, March 24, 2004. Retrieved January 18, 2005, from *http://www.jan.wvu.edu/portals/faqs.html#fund.*
71. McClain L, Medrano D, Marcum M, et al: A qualitative assessment of wheelchair users experience with ADA compliance, physical barriers and secondary health conditions, *Topics Spinal Cord Injury Rehabil* 6(1):99, 2000.
72. *Morisky v. Broward County,* 80 F.3d 445, 447 (11th Cir.1996)
73. Parking spaces for persons who have disabilities. Fl. Stat. § 553.5041
74. Rehabilitation Act of 1973, 29 USC 791 §§ 501, 503, 504.
75. Rogers J: The occupational therapy home assessment: the home as a therapeutic environment, *J Home Health Care Pract* 2(1):73, 1989.
76. *Stutts v. Freeman,* 694 F.2d 666, (11th Cir, 1983)
77. U.S. Department of Justice: *Title III highlights*, 1996. Retrieved January 18, 2005, from *http://www.usdoj.gov/crt/ada/t3hilght.htm.*
78. *Williams v. Toyota Motor Mfg.*, 534 U.S. 184 (2002)

第15章
余暇作業

Leisure Occupations

Marti Southam

(山根伸吾　訳)

キーワード

余暇
Play

ユーモア
モデリング

余暇の探索
余暇への参加

学習目標

本章を学習することで，学生および臨床家は以下のことが可能になるだろう．
1. 成人における余暇の利点を述べることができる．
2. ユーモアが用いられ得る重要な領域を述べることができる．
3. ライフステージが異なることにより，人々が異なったニーズを有することを理解することができる．
4. 障害をもつ個人に対し余暇活動を促進する具体的な戦略を見出すことができる．

この章の概要

身体障害をもつ個人にとっての余暇と人生への満足感
余暇作業における遊びと笑いの利点
有意義な余暇作業：年齢，文化，ジェンダー
年齢と余暇
文化と余暇
余暇作業：評価と介入
介入：そこには意思が存在し，方法が存在する
機能レベル
要約

　意味ある余暇作業への参加は，健康で調和のとれたライフスタイルに不可欠なものである．作業遂行の領域としては，**余暇**は，「内的に動機づけられ，自由に裁量できる時間，すなわち仕事やセルフケア，睡眠といった必須な作業に費やしていない時間に従事する，必須ではない活動」[46]と，作業療法実践の枠組み（OTPF）[44]により定義されている（p.621）．この定義の重要な点は，これらの活動は内的に動機づけられるということと，必須ではないということである．言い換えれば，人々は，自らが選び，楽しみとする余暇作業に参加するということである．たとえば，ある人たちは料理をいつもの仕事と見なすかもしれないが，ある人たちはそれを喜び溢れるものと見なすかもしれないのである．

　余暇時間の過ごし方は，個人の特有な関心に沿っているため，多様である．余暇作業の例としては，読書，ゲーム，スポーツ，芸術や工芸，アウトドア（バイクに乗る，ハイキング，釣り），料理，ヨガを習う，ジムで運動をする，コンサートへ行く，映画鑑賞などがある．個人に特有なものであるので，余暇作業に参加する人の分だけこのリストは挙がる．

■身体障害をもつ個人にとっての余暇と人生への満足感

　成人が普段の習慣や日課が崩壊するような外傷を負ったり（例．頭部外傷，脳血管障害，脊髄損傷，手根管症候群），健康状態が憎悪した時（例．多発性硬化症，パーキンソン病，関節炎），彼らは圧倒的な喪失感に直面する．仕事や社会活動，意味ある余暇活動の損失はうつを引き起こし，自己は再定義されなくてはならない[56]．

ケーススタディ：ジェリ（その1）

交通事故にあう前，29歳の新婚の女性ジェリは満ち足りた幸せな生活を送っていた．彼女はインテリアデザイナーとして働き，夫や友人，家族と過ごし，余暇作業を楽しんでいた．彼女は特に，スクラップブックを作ること，近くの湖に行ってボートに乗ったり釣りをすること，彼女の犬と遊び世話をすること，買い物をすることを楽しみにしていた．ある夕方，彼女が用事を済ませ自宅へ車を走らせている時，酔っ払いのドライバーが運転する車に追突された．車は横転し，彼女は車内に閉じ込められた．彼女は救急隊員に車から運び出されて近くの病院に運ばれ，頭部外傷，手関節と下腿の骨折と診断された．ジェリはリハビリテーションのために地域にある頭部外傷センターに送られた．彼女は1カ月以上，回復に専念し，自宅に帰った．

彼女は，手関節の骨折による利き手の使用の問題と，頭部外傷により残された問題のために外来患者としてリハビリテーションを続けている．彼女は週に2回作業療法を受け，ADLにおいて最大介助から最小介助へと向上し，大きな改善を見せた．ジェリは著明な認知的な問題を有しておらず，歩行器を使って歩いていたが，すぐ近くを移動するときにはバランスが悪く，安全のために家族やヘルパーを必要としている．作業療法士は，ジェリがADLの目標に達しつつあるので，作業療法の終了の準備をしている．終了前の介入のふり返りで，ジェリは，毎日，家でテレビを見て過ごしていて友だちからも離れてしまっている．作業療法が家の外での唯一の活動だったから，それがなくなるのが寂しくなると思うと話した．

理解を深めるための質問
1. ジェリは作業療法を終了する準備ができているか？
2. なぜジェリは現在のライフスタイルに満足していないのか？
3. ジェリのQOLに改善をもたらすために作業療法士はどのような介入ができるか？

作業療法士は身体障害を持つ人々と協働し，彼らの満ち足りた生活を取り戻す援助をするために，その技術を磨いてきた．個人が充実した人生を生きているかどうかを測る1つの方法は，余暇活動への参加を見ることだといわれてきている[47]．このことは特に重要である．なぜなら，身体障害のある成人の余暇への満足感は人生の満足感を最も予測すると研究が示しているからである[26,32]．多くのまた多様な喜びに溢れる活動が増えると，うつ症状も軽減することが示されてきている[20]．余暇活動に従事することで，受容的な環境が生まれ，そこで社会性や友情が育まれる機会ができる．身体障害を有する人々が，障害を有する人としてではなく，有能な人または友人になりそうな人として見てくれる相手に，自らの作業技能を実行する機会を得ることができる[48]．

しかし残念なことに，多くの研究が，関節リウマチや脳血管疾患といった身体障害を有する疾患を発症した者は，ほとんどの余暇活動を断念していると示している[47,58]．身体障害を有する成人は単に喜びのための，特に地域に根づいた社会活動のような活動を断念し，ADLや仕事にその努力や時間を注ぐようである[18,26,47]．回復に関する身体モデルが強調されることにより，（1）保健医療従事者はADLの自立と移動性に焦点化した治療を実施し，（2）リハビリテーションの効果判定はそれらの要素に基づくものとなっていることが多い[47]．身体的，神経的な疾患をもつ人々が，自分自身で，関心や活動を適応させることは困難であることを，作業療法士は理解する必要がある．

脳血管障害者に関するあるランダム化比較研究[20]では，治療が終了した後に，クライエントが余暇への関心や活動に従事できるように，作業療法士が作業遂行の余暇領域に取り組む必要性があるとしている．65人のクライエントがランダムに3群に分けられた：余暇リハビリテーション群，従来の作業療法治療群と対照群である．入院時において，余暇活動の回数と頻度に関して3群のベースラインには有意な差はなかった．

退院後，余暇リハビリテーション群と従来の作業療法治療群は，同じ作業療法士に最初の3カ月間は週に一度，30分間の治療を受け，その後3カ月間は2週間に一度，30分間の治療を受けた．余暇リハビリテーション群の各個人は，個別的なプログラムを受けた．それは，アドバイスと援助であるが，以下の膨大なカテゴリーからなる．治療（たとえば

第15章　余暇作業　417

作業療法実践ノート

余暇活動の利点
余暇活動に参加することは，以下のような多くの心理社会的，身体的利点を提供できる．

心理社会的利点
・自己価値感の増強
・敵意や攻撃性からの解放
・自己と環境の制御共有
・選択の経験
・社会性の増加
・リーダーシップの成長
・適応行動と対処技能の実践
・注意時間の増加
・生活計画の調整
・グループや他者への寛大さの増加
・知的刺激の経験

身体的利点
・循環の改善
・粗大，巧緻，両側性，そして目と手の協調性の改善
・前庭刺激の提供
・感覚刺激の提供
・運動企図の促進
・知覚能力の改善または維持
・適応的な対処技能の改善または維持
・体力，ROM，身体的耐性の向上
・バランスの改善
・活動を段階づける機会の提供

作業療法実践ノート

余暇活動を促す上での作業療法士の役割
もし作業療法士が機能的リハビリテーション（耐久性やROMの訓練）や，ADLやIADLの遂行の改善のみに対して介入をしたら，回復段階にある個人は今までの余暇への関心を取り戻したり，あるいは新たな余暇への関心を育む機会を逃してしまうかもしれない．

方法に気づいていないために，余暇活動をあきらめているかもしれない．あるいは彼らは楽しめるかもしれない新たな趣味や手工芸を知らないかもしれない．作業療法士は，人々が余暇作業への従事を探索し計画することを助け，人生に喜びをもたらす活動に参加させるという重要な役割を担っている[56]．

■余暇作業における遊びと笑いの利点

余暇作業への参加が話題に上ると，しばしばPlayという単語が出てくる．ゴルフをする，ピアノを弾く，スポーツをする，トランプをする，ボードゲームで遊ぶなどでPlayは使われる．Playは楽しみを連想させ，楽しみは笑いを伴うことが多い．

多くの笑いの身体的な健康利点がいくつもの研究によって示されてきている．たとえば，免疫細胞の増加やストレスホルモンの減少により積極的な疾病予防や回復の援助となる[3, 11-13, 49, 55]．心から笑った後，痛みの軽減や健康感を味わったことがある人もいるだろう[14, 17]．笑いはまた，心理学的にも心理社会学的にも人々に恩恵を与える[21, 36, 39, 52, 54, 59]．笑い合うことは結びつきを強め，不安を軽減し，対処技能を改善する．これらはすべて作業療法士とクライエントの間の治療的関係において重要な要因である（ボックス15-1）．

心理社会的，身体的適応を促すことは作業療法にとって不可欠であり，高い生産性と，病院・リハビリテーション施設の滞在期間の短縮という，最近の保健医療の風潮からすると，作業療法士はクライエントと迅速に治療関係を築くことが求められる．ユーモアや笑いは作業療法士とクライエントが結びつくための自然な方法である．最近の研究では，インタビューまたは調査された多くの作業療法士が，ユーモアを作業療法の中に盛り込んでいることを認

余暇遂行に必要な移動の練習），ポジショニング，用具の提供，用具の適合，経済的援助や交通手段を得るためのアドバイス，専門組織との連携や身体援助の提供（たとえば，ボランティア団体への依頼[20]）である．

作業療法群は同じ作業療法士に同じ量の時間で，個別的プログラムを受けた．介入は「移乗，整容や更衣の練習，知覚訓練などであり，以前からの関心を続けたり，余暇遂行への参加を促すような援助やアドバイスは行わなかった」[20] (p.285)．退院後，3カ月と6カ月に第三者の評価者が余暇の質問紙を実施した．結果は余暇リハビリテーション群が従来の作業療法治療群や対照群より有意に高い余暇の得点を示すものであった[20]．

このように，身体障害を有する成人は，再び彼ら自身で参加できるような，価値ある活動に適応する

ボックス15-1　笑いの健康的利点

笑いの身体的な健康利点[17, 21, 52]
- ストレスホルモン（例：コルチゾール，ノルアルドレナリン）が減少する[11, 39, 59].
- 免疫機能が増進する（例：免疫グロブリンA，ナチュラルキラー細胞）[11-13, 55].
- 筋緊張が低下する．
- 血圧が下がり，心臓血管系の機能が改善する：治癒を援助するための血流が増加する．
- 呼吸気道が清涼となる（笑いや咳により）．
- 笑いにより痛みからの解放がもたらされ，それはオピオイドやエンドルフィンの放出によって数時間続くかもしれない[49].
- 「フィールグッド」ホルモン（例：ベータエンドルフィン，セロトニン）が放出される．

笑いの心理的，心理社会的な健康利点[3, 36, 52, 54]
- 結びつきを促す—笑いは1人の時より他者と一緒の時にしばしば起こる[14].
- 問題に対処することを促す．
- 健康感を増進し，希望や楽観を促す．
- 否定的な考えから気をそらす—笑っている時は否定的な考えは保ちにくい．
- 厄介な状況でも表情をつくること．
- ユーモアの間，2つの大脳半球はよりよく連絡されており，辺縁系が覚醒しているので，精神面の冴え，生産性，ひらめきを促進する．
- 顔色の良さや目の輝きを添える．

めていると報告されている[38, 54, 57].

283人の作業療法士を対象とした最近のランダム化された横断調査で，成人の身体障害者に用いている態度とユーモアについて調べたところ，ユーモアは4つの重要な領域に分かれた．それは（1）関係を築くこと，（2）クライエントが不運に対処することを援助すること，（3）クライエントの身体的健康を促すこと，（4）治療への協力を促すことであった[54].作業療法士たちはこれらの4領域のユーモアについて肯定的態度を示したものの，多くの作業療法士は実際には関係を築くことと，クライエントの対処を援助することにのみユーモアを使用していた．作業療法士の大半は，治療介入として計画されたユーモアを使用するより，自己の治療的使用の一部として，自然に生じたユーモアをクライエントに用いることを心地良いと感じていた．

障害を受けた人々は彼らの新たな環境に適応する術を学ぶ必要があるかもしれない．**ユーモア**は，クライエントに自身の健康や生活環境に関する事柄を管理する能力を提供する学習し得る技能である．もっと大きな文脈の中では，ユーモアは，対処技能を教えるために作業療法士によりモデリングされるかもしれない．Bandura[7]は**モデリング**に関して，効果的な介入にするための4つの重要な要素について

倫理的配慮

治療関係の結びつきを通して信頼を確立することにより，クライエントにユーモアや笑いといった新たな行動に取り組む必要があるということを促すことができるかもしれない[28].

述べている．まず，クライエントはモデリングする行動に焦点を当てるために適切な注意時間を有している必要がある．2つ目に，クライエントは行動の心的イメージを認知的に形づくり保持できる必要がある．3つ目に，クライエントはそのイメージを思い出し，行動を生み出すことができなければならない．最後に，もしかすると最も重要かもしれないが，クライエントはその行動をすることに動機づけをもっていなければならない．

ユーモアの前提である親密さは，クライエントに作業療法士とのつながりを感じさせるだろう．この繋がり，それは意識的でも無意識的なレベルでも生じるが，クライエントにとって，多くの肯定的利点を有している．作業療法士が専門的技術を提供し，ちょっとしたユーモアに共感を示したら，クライエントは孤独感を感じず，個人として扱われていると感じられるだろう[25, 29, 54].保健医療従事者との平等

倫理的配慮

> 作業療法士はユーモアが否定的な要素を有していること，意図的または意図的でないにしろ他者を傷つけるために用いられ得ることをも認識するべきである．「AT & T」の原理[53]の使用はユーモア使用の適切性について考える時に役に立つ．Klein はこの原理について，適切に (Appropriate)，タイムリーに (Timely)，味わい深く (Tasteful) と述べ，作業療法士はユーモアをもち出したり，笑いを促す前に，患者のユーモアのスタイルや文化，現在の状態（身体的，感情的，認知的）をよく知る必要があるとした．

な感覚が増すと，クライエントは自身の治療に積極的に参加するだろう[1, 21]．

笑いの利点を示してきたが，ユーモアが良い選択とならず，笑いが注意して用いられるべき，または全く避けられるべき時もある．わずかな人にではあるが，痙攣やカタレプシーまたはナルコレプシー発作が，笑いの後に起こるかもしれない[24]．また，笑いは腹部や胸部に圧を加えるので，腹部の手術を受けたばかりの人や，上半身の骨折や急性のぜんそくの人，「動脈の過緊張や脳血管の脆弱さがすでに存在している人」[24] (p.1857) には，笑いは奨励されるべきではない．

余暇の探索は，OTPF[44] により「関心，技能，機会，適切な余暇活動を認識すること」と定義されており，**余暇への参加**は「適切な余暇活動を計画し参加すること；他の作業遂行の領域と余暇活動とのバランスをとること，器具や必要なものを適切に手に入れ，使用し，整備することを含む (p.621)」と定義されている．クライエントの余暇を探索する際，作業療法士はその特定の個人にとって，その作業が年齢，ジェンダー（性別），文化的に適切であるかどうかに関心をもつだろう．これらについては次に述べる．

■有意義な余暇作業：年齢，文化，ジェンダー

クライエントは自身が行いたい余暇作業を選択する[44]．選択は過去の経験や新たに何かをやってみたいという気持ちに基づくかもしれない．人々が成人の発達的段階を追っていくにつれて，余暇作業に費やす熱意や時間は異なってくるかもしれない．加齢の連続理論によるとパーソナリティが加齢への順応に大きな役割を果たしている．パーソナリティは一生を通じて本質的には変わらないので，個人の好みやライフスタイル，活動は年を経るにつれても，比較的同じままである[5, 10]．

年齢と余暇

作業療法士が知っておくべきこととして，典型的な成人への発達過程，一般的なライフステージごとの余暇活動の選択，身体障害がいかに余暇活動への参加を難しくするかがある．この情報により，作業療法士は発達段階におけるギャップに気づき，価値があり，有意義な作業に関する専門的知識をもってクライエントを援助できる[40]．

青年期（20～40歳）

青年は一般的に健康で，活動的で，働いており，他者とのつながりも多い．心理社会的発達のErikson の 6 番目のステージである「親密性対孤立」では，青年期は，自分が誰であるかを知っており，自分と他者とが親密な関係を形づくる準備ができている時期であると述べられている[45]．親密性の段階における遂行の失敗は，孤立を導く可能性がある．Levinson は，この年齢の時期を両親からの自立を果たし，職業の選択と開始をなし，将来の夢を抱く時期と見なしている[45]．青年は一般的に家族や仕事，余暇活動に関することに本気で取り組み，選択する．

青年が行う余暇活動の例としては，社会的または家族でのグループ活動，スポーツ（バスケットボール，オフロードバイク），体操，旅行，コンピューターゲーム，ネットサーフィン，趣味や手芸（スクラップブック）アウトドア活動，ダンス，デート，性的活動などがある．

個人の作業遂行の領域，遂行技能，身体機能に影響するような事故や身体的障害は，通常，青年期の正常な活動を通して試される発達を著しく妨害し，配偶者，親，雇用主／従業員，社会的参加者，余暇作業への参加者，性的な存在といった，年齢に見合った役割の発達を遅らせるかもしれない．大人の始まりの段階において，取り消すことのできない損

傷を受けた人々は，加齢過程をうまく進めるために自己を再定義する必要があるかもしれない．余暇の問題には，社会的孤立，他者との関係の変化，好きなスポーツのための遂行能力の欠如，旅行の難しさ，自己の創造的な表出方法についての知識の乏しさが含まれる[56]．無能感が起こり，うつにつながるかもしれない．

中年期（40〜65歳）

この世代の人々は一般的に仕事や家族生活に没頭している．彼らはたいてい，選んだ仕事の領域で専門性を発展させ，他者を監督する立場にあるかもしれない．経済的自立が成り立ち，人々は家や車を買い，貯金もしているだろう．この世代の幾人かは自己や仕事について，折り返し地点としてのふり返りをして，仕事を変えたり退職するかもしれない．これは生殖性対沈滞の段階（心理社会的発達のErikson の7番目のステージ）であり，そこで彼らはもっと若い人々の技術や才能を育てることを楽しむ（スポーツコーチや仕事の助言者として働くこと）[45]．生殖性の欠如は人生における沈滞や失意，倦怠感をもたらす[40]．

この世代の一般的な余暇活動の例としては，友人や家族の活動，スポーツ（ゴルフ，ボウリング，コーチング），カードゲーム，ネットサーフィンやネットショッピング，旅行，ペットの世話，ガーデニング，映画，演劇やコンサートの鑑賞，ボート，釣り，読書，テレビ，バイク，配偶者やパートナーとの性的活動である．

身体障害による混乱は，愛情を注いできた余暇作業への参加を妨げる．配偶者や縁の深い人々はケアのために呼び出され，関係性は変化していくだろう．旅行や釣りといった余暇作業は，セルフケアやリハビリテーション訓練，治療的器具の扱いを学ぶという，より当面の関心事のために，脇へ追いやられるだろう[58]．友人との関係もしばしば変化する．たとえば，もし2人の男性が毎週日曜日にゴルフに行くことで友人関係が存在しており，一方が脳血管障害となり車いすが必要となったとしたら，彼らは積極的に取り組んで新たな方法（たとえば，適応する器具を使ってゴルフを楽しむ，または彼ら両者が楽しめる新たな活動を見つけ出す）で互いが一緒にいて楽しめるやり方を見つけ出すか，友人関係を解消するしかないだろう．

老年期（65歳以上）

作業的役割は一般的にこの年代を通して変化する．老年期に見られる変化には，親から祖父母へ，労働者から退職者，ボランティアへという変化もある．仕事に費やされる時間が少なくなるので自由な時間が増え，余暇作業の最盛期を迎える．仕事の達成のために脇に置いていた関心や活動が，今や思うようにできる[40]．Eriksonの心理社会的発達の最後の段階（8番目のステージ，総合性対絶望）は，人々が自分の人生をふり返り，完全で満足できるものであったと，希望をもってライフサイクルを受け入れる時とされている[45]．「使うか失うか」の原則は特にこの世代の人にとって重要である．もし活動レベルが保たれなければ，体力，協調性，技能は急速に低下する[45]．きわめて一般的な加齢の側面と考えられるものには，全般的なうずきや痛みに加え，難聴，老眼，関節炎，感覚能力の低下がある．

この世代の人々が行う余暇活動の例としては，ディナーを楽しむこと，友人や家族のための料理，社会的活動，カードゲーム，ビンゴ，旅行，スポーツ（ゴルフ，試合鑑賞，テレビで鑑賞すること），ウォーキング，ジムでの体操，水泳，ボート，配偶者やパートナーとの性的活動，読書，テレビ，ペットの世話，ガーデニング，趣味（手工芸，収集，スクラップブック）である．

もし，身体的に障害を負うような出来事や病気の進行が起これば，配偶者や縁の深い人々は彼らの余暇を含む日常生活の援助のために呼び出されるだろう．ケアをする側も年をとっており，必要なケアを提供するにはふさわしくないため，これは大きな問題である．結果として，テレビを見るといった座ってできる活動を除いて，余暇活動は忘れ去られるだろう[58]．

孤立や抑うつにより個人のQOLが低下することもある．援助計画が必要な状態にある60歳以上の66人を縦断的に研究したものによると，彼らが失って悔やんでいる余暇活動は手工芸，ウォーキング，ガーデニング，スポーツへの参加であった[41]．地域に住む324人の老年のスウェーデン人を対象とした別の研究では，余暇活動への参加が増えた人々は人生に，より満足感を感じていると述べたとして

いる.「この結果は, 活動への最大限の参加は, 老年期における社会的, 身体的欠損を代償するために, 老年者がとった適応的戦略であることを示している」[53] (p.528). 精神の鋭敏さは新たな活動への従事により強められ, 保たれるかもしれない. 生活への従事はうまく年をとることに重要である.

文化と余暇

アメリカ合衆国国民の人口構成の多様性が増加しているために, 作業療法士はクライエントの余暇活動の選択や遂行に文化がどのように影響するか知らなければならない. 国勢調査局によると, 白人の人口は依然多い (70%) が, 2050年までに, 白人とその他のグループはおおむね同数になるとしている (www.census.gov). 近年, 民族集団は国のさまざまなところに集中してきている (表15-1). そのため, 作業療法が提供されるところによって, 作業療法士はクライエントの文化に沿った余暇活動に親しんでおく必要がある (表15-2).

文化に関連した余暇作業

ゲームや余暇作業は, 母なる文化の価値観や信念を説明し, 喚起し, 反映している. 新たな国に移住してきた人 (アメリカ合衆国へ移住したラテンアメリカ系の人) にとって, 余暇活動は彼らの文化的伝統とのつながりを保つために用いられ得る. その他, 地域社会の融和を促進する余暇の使われ方としては, (1) 新たな環境や人々から喜びを得ることと (2) 言語や習慣を学ぶことである. テレビを見ることと読書は, 新たにやって来た者が会話の技術を改善し, 文化的特色を理解するための余暇の使われ方の2つである[4]. クライエントが示している関心に沿って, 作業療法士は (1) 新たな国での安心を育むことになるようなクライエントの伝統的背景を反映する余暇作業を提供したり, (2) 学習, 安楽, 融和を促進するために, 新たな国の余暇を経験させる

表15-1 アメリカ合衆国の民族集団 (2000年の国勢調査より)

民族集団	人口割合	人口の集中している所
白人	70%	中西部と北東部
ラテンアメリカ系またはラテン系	13% (このうち67%はメキシコ系)	南西部とカリフォルニア
黒人またはアフリカ系アメリカ人	12%	南東部と大西洋岸の中部
アジア系アメリカ人	4%	西部と北東部
アメリカ先住民とアラスカ原住民	0.9%	北西部と西部と南西部と中西部
ハワイ原住民とその他の太平洋の島民	0.1%	ハワイと西部

(US Bureau of the Census, Census 2000, www.census.gov)

表15-2 民族ごとによる余暇関心と作業の例

民族集団	考えられる余暇関心と作業
ラテンアメリカ系/ラテン系	音楽, ダンス, ビデオゲーム, スポーツ (サッカー, レース, 競技場でのフットボール), 針仕事, コンサート, 映画, テレビ, 社会活動, 料理, メキシコや中部/南部アメリカへの旅行 (近場のアメリカ国内旅行)
黒人/アフリカ系アメリカ人	社会活動, スポーツ (ボウリング, 野球, バスケットボール) 料理, ゲーム (トランプ, ギャンブル, ボード), テレビ, コンピュータ/インターネット, ランニング, ウェイトリフティング, 木工, 仕立て直し, 縫い物, キルト, ガーデニング, 音楽, ダンス
アジア系アメリカ人	ボードゲーム (碁), タイルゲーム (麻雀), 伝統料理と芸術, アジアの言語教室, ガーデニング, 縫い物, 太極拳, ヨガ, ウォーキング, コンピュータ, ネットサーフィン/ショッピング, アジア各地への旅行
アメリカ先住民	スポーツ (ランニング, ラクロス, ロングボール), 伝統的なアウトドア (カヌー, カヤック, アーチェリー), 気晴らしの娯楽 (けん玉, ダイスや鹿のボタンゲーム, スノースネーク), 祈祷会 (ダンス, 芸術)

(www.artsedge.kennedy_center.org; www.diversitylab.uiuc.edu/shinew; www.combose.com/Society/Ethnicity/The_American/Indigenous/Native_Americans/Sports; www.goldsea.com/Features2/Essays/get; Allison & Geiger (1993))

表15-3　余暇作業の資源

メディア	タイトル
本の例	Adams/McCubbin[2]：Games, Sports and Exercise for the Physically Disabled, 4th edition Kenny[30]：Have Crutch, Will Travel Klinger[34]：Meal Preparation and Training: The Health Care Professional's Guide. Willan：The Good Cook（料理工程の写真つき）
ジャーナルの例	Adapted Physical Activity Quarterly（www.humankinetics.com）：the International Federation of Adapted Physical Activityの公式ジャーナル．この学際的なジャーナルは特定の人々のための身体活動に関する最近の学識的研究を提供する．ケーススタディを含むいつもの見出しとしては：適応器具や設備，手段，方法，状況設定のための技術；編集者の論評；記事の要約；図書である． Leisure Science（リサーチジャーナル） Journal of Leisure Science
雑誌の例	New Mobility Magazine（www.newmobility.com）：障害のある人々に情報とユーモアとインスピレーションを提供し，障害者とコミュニティと結びつける． Sports'n Spokes（www.sportsnspokes.com）車いすを使い活動的なライフスタイルを求めている人や車いすアスリートのためのParalyzed Veterans Association発行の月刊誌．オンライン記事のライブラリーにある軽量車いすについての毎年の調査を確認すること．
ウェブサイトの例	Animal Assisted Therapy（AAT）（www.deltasociety.com）：ある基準に合った動物が治療過程の不可欠な部分となっている目標指向的な介入．AATは専門的知識を得た，健康あるいは人間へのサービス専門家が，専門家としての治療のねらいで監督し，実施する． Canine Companions for Independence（www.caninecompanions.com）：国の非営利組織は高度にトレーニングされた介助犬の提供によって障害のある人々の生活を高め，質の高いパートナーシップの補償をサポートしようとしている． Gardening（www.gonegardening.com）（http://gardening.tamu.edu）：道具のヒント，花壇の作り方，庭のデザイン，植えつけ，水やりなど． Video Games Accessibility（http://igda.org/articles/twestin_access.php）：ブライユ点字法のゲーム，オーディオだけのゲーム，特別なハードウェアを用いたゲームのやり方，たとえば頭部の動きや呼気でコントロールするなど

ような余暇作業を提供する（表15-2）．余暇介入をクライエント中心に行うことは，良い結果へつなげるための重要な要素である．表15-3が余暇の資源として，アイデアを与える．

ジェンダー，年齢，人種または民族集団による余暇時間での身体活動

身体の非活動性は，肥満や脳卒中を含む心臓血管疾患，糖尿病，悪性腫瘍，早産といった多くの健康リスク要素と関連づけられてきた[42]．作業療法士は，少なくとも週に数回は，身体活動を伴ういくつかのタイプの余暇作業にクライエントを参加させることで，彼らが健康的なライフスタイルを営めるように援助することができる．身体活動を提供し，人によっては魅力的で目新しい余暇作業の例としては，ダンス，水泳，ボート，ボウリング，ゴルフ，ガーデニング，ヨガがある．

身体活動レベルの傾向を見るために，米国疾患予防管理センター（CDC）の研究者が35の州とコロンビア地区で170,423人にランダムに電話調査を行い，「この1カ月で，普段の仕事とは別に，ランニング，柔軟体操，ゴルフ，ガーデニング，ウォーキングなどの身体活動や運動を行いましたか」と調査した．データの分析から女性，年配者，大部分の少数民族は余暇時間での身体活動にわずかしか参加していなかった[27]．黒人やラテンアメリカ系，アメリカ先住民やアラスカ原住民は，白人やアジア系，太平洋の島民と比べて，健康状態が思わしくなく，肥満や糖尿病が多く，余暇時間の身体的活動が少ないと述べることが多かった．調査されたすべての文化圏の女性は，身体活動にわずかしか参加してなかった[22]．

余暇時間における身体活動に対し障害となるものが見出されてきている．文化や年齢が異なっていて

第 15 章　余暇作業　423

も，多くの人が，運動（体操やガーデニングやウォーキング）は健康や美容の改善といった，明確な利点があると確信している一方で，「自己意識や，規律，関心，仲間，楽しさ，知識の不足のために」，彼らは身体活動に参加していない[19]．その他に活動に対して障害となっているのは，移動手段がないことや，コストの高さ，安全性を感じられないこととされている．また少数民族（白人以外の）の女性たちからは，活動に対するジェンダーの役割や，家族からの支援不足といった社会的問題も見出された．活動への障害として，この女性たちは（1）言語，（2）地域社会からの孤立，（3）周辺に身内がおらず子どもの世話をしないといけない，といった問題を述べた．介入を計画するうえで，作業療法士は，クライエントにこれらの問題に取り組むよう協働し，地域社会の資源を見つけ，余暇時間の身体活動への参加状況を改善するように戦略を展開することができる．

■余暇作業：評価と介入

OTPFはクライエント中心のアプローチに焦点を当てており，それによると，作業療法士が行う治療過程の最初の段階は，クライエントや家族や介助者と協働し作業プロフィールをつくり上げていくことである[44]．プロフィールにはクライエントの作業歴や過去や現在の関心，遂行能力，価値が含まれる．クライエントや家族や介助者が重要と考えている問題や目標を知ることで，作業療法士は有意義な介入計画の基盤を固めることができる．評価には公式なものと非公式なものがあるが，それらは治療の開始時と，治療過程を通して実施され，それによって作業療法士はクライエントのニーズや要望に見合った個別的な治療計画を提供できる．作業遂行の余暇領域について的を絞るために有用な評価の例と，それぞれの詳細を表15-4に示した．

介入：そこには意思が存在し，方法が存在する

評価の過程で集められた情報を用いて，クライエントや家族や介助者がQOLの改善に重要と見なすような余暇作業を組み込んだ介入計画が展開される．クライエント（必要であれば，家族や介助者も含む）と作業療法士は一緒に目標を挙げ，介入を計画することで，クライエントが動機づけを持ち，最高の状態で治療に臨めるようにする[44]．作業療法において，余暇作業は方法であり目的でもあり得る．介入の方法という意味では，その余暇作業が好みで楽しみであるという理由で動機づけが上がるために，余暇の治療的な使用として提供される．目的という意味では，介入終了後にクライエントが自発的に余暇作業に取り組んでいる時に，余暇作業が目的であったとされる[44]．余暇を含む介入の終了を計画する時，作業療法士は「目新しい経験や挑戦した課題の特質，意義ある時間の過ごし方，自己同一性の構築」について考える必要がある．それらはクライエントの今後の成長や，適応，QOLに必須なものであるからである[56]．作業療法士は個人やグループに，彼らの関心や能力，活動に必要とされることにかなったさまざまな余暇活動を提供するだろう．クリスのケース（ケーススタディ参照）では，グループ活動を考える前に，個人の活動が習得される必要がある．

風船バレーは楽しく，社会的な活動である．たとえば長期療養型施設では，適切な認知と運動能力をもった利用者を2チームに分け，向き合うように座る．本物のネットか，実際には張らずに形式上だけのネットを2チームの間に張り，風船を前後に打つ．音楽が楽しい雰囲気を盛り上げる．このゲーム

作業療法実践ノート

余暇活動のための評価と介入

余暇活動をうまく遂行させるために，作業療法士は包括的な評価方法が必要である．重要な要素を以下に示す．
- 人口統計学的情報
- 社会的情報
- 教育歴
- 作業歴
- 軍経験
- 地域社会や教会との関係
- 典型的な日常生活
- 興味と趣味
- 食事での関心事
- 能力
- 感覚運動要素
- 認知要素
- 心理社会要素

表15-4　作業療法士によって使用される余暇評価とその詳細

評価	詳細
作業プロフィール[44]	クライエント（または適切であれば家族，介助者）にインタビューを行い，人口統計学的情報，言語，健康状態，社会的経歴や既往歴などの情報を収集する．クライエントが作業療法サービスを必要としている理由，関心事，作業歴（価値，人生の経験に関連した有意義なこと），クライエントの優先順位に向けた質問となっている．
カナダ作業遂行測定[37]	介入の前後でインタビューを行い，セルフケア，生産，余暇の領域における問題点，遂行している活動の満足度，自身が感じている遂行能力のレベルを述べてもらうものとなっている．
役割チェックリスト[43]	過去，現在，そして将来の作業役割（余暇役割も含む）とそれらの価値を見出すためのインタビューである．
活動カード分類[8]	成人が道具を使用したり，文化 - 社会的活動や余暇的活動を行っている絵カードを用いる．クライエントはそのカードを関心のあるレベルに沿って束に分類する．「保たれた活動レベル」得点が得られ，それは過去や現在の活動に対する活動遂行の従事レベルを示す．
改訂版興味チェックリスト	68の活動項目のチェックリストがあり，クライエントの関心レベル（普通，強い，関心がないの3択）を評価する．多くの余暇時間の活動を含む．
余暇態度評価スケール[50]	3領域（認知的，感情的，行動的）での余暇に対する態度に的を絞った36項目からなるスケールである．「全くない」から「全くそのとおり」の5段階評価で得点をつける．
余暇意欲スケール[9]	4領域（知的活動，社会活動，熟達した活動，休息活動）での余暇への参加に対する意欲に的を絞った48項目からなるスケールである．「全くない」から「全くそのとおり」の5段階評価で得点をつける．
QOLスケール[15,23,58]	16項目（物質的快適さ，自己の創造的表現，社会化，レクリエーションへの積極的参加）などのスケールを用い，感じ取られているQOLを「とても満足している」から「全く満足していない」のリカートスケールで評価する．
遊びと笑いスケール[35]	クライエントが楽しんできたユーモアの種類やユーモアのセンス，ユーモアの使用に対する態度を評価する非公式なインタビューである．
遂行技能	運動技能，プロセス技能，コミュニケーションと相互作用技能を含む，余暇作業の遂行能力を評価する．これらは適切な背景状況で活動に従事しているクライエントの遂行を観察し分析することや公式なテストを用いることで評価される（カードゲーム中にはクライエントのカードの保持や操作能力を分析できる．湖の傍では，釣り針に餌をつけたり，竿とリールを扱うことや，魚を捕らえ，針から外す能力を分析できる）．
背景状況	余暇作業への参加に影響し得る文化的，身体的，社会的，個人的，精神的，時間的，仮想的背景状況を評価する．
個人的要因	余暇作業への参加に必要な身体的システムを評価する（精神面，感覚，神経筋骨格系，心臓血管系，呼吸器系，言語機能，痛み，皮膚など）．

ケーススタディ：クリス

クリスは，22歳の脊髄損傷の男性（対麻痺）で，車いすバスケットボールにかなり関心をもっている．彼にこのスポーツの準備をさせるために，作業療法士は，彼に個別的に関わり，適切な車いすを準備し，上肢の筋力強化を行い，ボールのドリブル，パス，キャッチ，そして車いすでバスケットをする技術を向上させた．それから，クリスを実際のチームプレーヤーになるために援助してくれるレクリエーションセラピストに紹介を行った．グループでの活動に参加する前に，彼の技術を向上させておくことで，彼の選択した余暇活動への参加が成功に満ちたものとなる．

は追視や上肢の関節可動域，社会性，認知（得点の経過を追う）の改善といったいくつかの作業療法目標に見合ったものである．また，ジョークや笑いもしばしば起こり，身体的，社会的，そして心理的利点も得られる（ボックス15-1）．作業療法士は車いすのブレーキをロックし，必要であればシートベルトをして，各個人の安全を保障しなければならない．上肢の運動により，呼吸数，心拍，血圧の上昇を招き得るので，心臓病の患者には適切ではないかもしれない．

表 15-5 余暇作業の適応例

余暇作業	適応例
ガーデニング	いすや車いすからも近づきやすいように花や野菜の花壇を作る．苗を植えている時に鉢が滑らないように滑りにくい物を選ぶ．
ゴルフ	工夫したゴルフクラブ（座ったままで上または車いすから使えるようなものや，片手で使えるもの），ゴルフ用に特別に作られた下肢の装具．
カードゲーム	カード配り器，カードホルダー（図15-1），大きな表示，ブライユ点字法のカード．
コンピュータ活動またはインターネットサーフィン	大きなモニター，大きなフォント，声で指示できるコントローラーやソフト（例：ドラゴンスピーク）．
料理	エネルギー節約の方法，重いポットを持ち上げずに滑らせること，滑り止め，ロッカーナイフ，長い道具．
ペット	介助犬に愛情と鞭を与えて，日々のことをやりくりする（例：引出しやドアを開けさせる，電話のベルを知らせる，物を取って来させる）．セラピー犬は，病院やナーシングホーム，家庭を訪れて，喜びや触れる機会を与える（図15-2）．魚や猫や犬などのペットは仲間としての感覚をもたらし，世話をすることの動機づけを高めるかもしれない．
バイクに乗ること	下肢の筋力低下や麻痺を有する人にとって，ハンドサイクルは1つの手段かもしれない．これらのバイクは腕の力と協調性によって駆動し制御される（図15-3）．

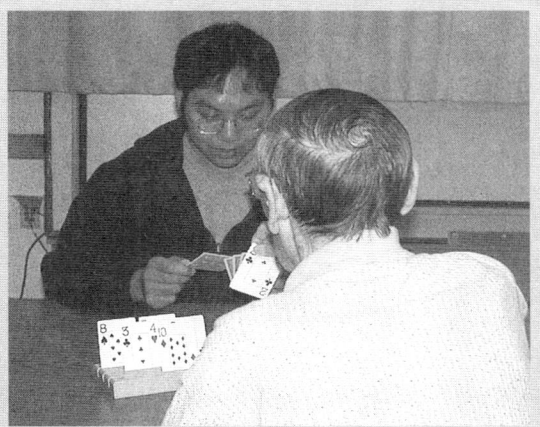

図 15-1 友人とカードゲームを楽しむ時，レイは左側にカードホルダーを置いて，カードを見る

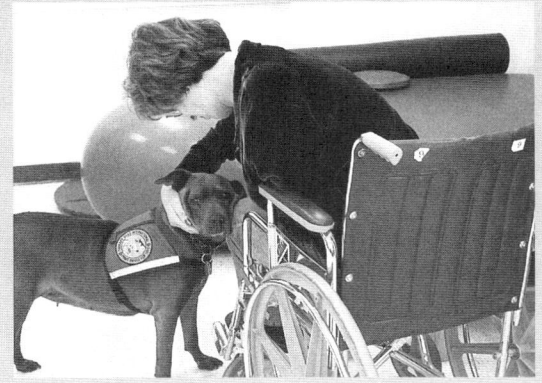

図 15-2 認定されたセラピー犬が作業療法のクライエントを訪ねている

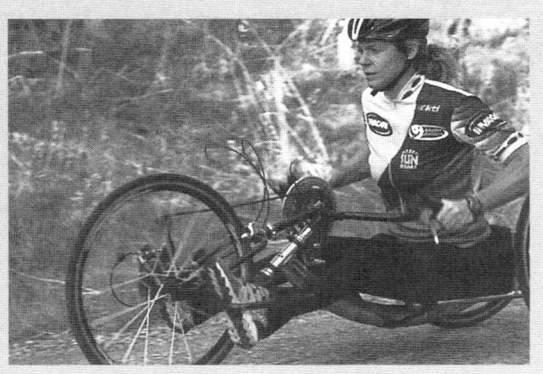

図 15-3 モニカは対麻痺の快活な女性であり，手で駆動するレーシングバイクに乗っている

ケーススタディ：ティナ，ジョン，ミゲル

機能レベル：クライエントと余暇作業

ティナ

機能レベル：最大の援助を必要とする．

ティナは41歳の2児の母で，重度の脳血管障害により，滑らかな左半身の協調運動が行えない．彼女は息子のギター演奏のテープを聴くのが楽しみである．

余暇作業

作業療法評価によりティナは所定の位置に手が置かれていれば，大きなボタンスイッチを押すために左手を伸ばせることが分かった．作業療法士のステファニーはティナの息子の最近の演奏テープを入れたテーププレイヤーにボタンスイッチをつなげた．彼女の家族はティナの援助方法を教えられ，彼らは全員が価値ある余暇活動に一緒に参加できている．

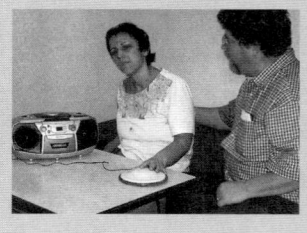

図15-4 ティナと彼女の夫スコットが大きなボタン機器を使って，テーププレイヤーのスイッチ操作をして，息子のギター演奏を聴いている

ジョン

機能レベル：中等度の援助を必要とする．

ジョンは3年前に頭部外傷を負った50歳の男性である．彼は動的なバランスが苦手で，短期記憶の問題，右半身の脆弱さもある．彼は歩行に3輪の歩行器を使用している．ジョンは彼の妻と暮らし，ADLの大部分を1人で行っている．彼の熱中していることはボウリングである．

余暇作業

彼の関心と遂行能力を評価した後，彼の作業療法士であるデショーンはジョンと，彼の妻と成人した息子を連れてボウリング場に行った．デショーンは，そのボウリング場がアクセスしやすく，障害のある人のための設備があることを確認した．レーンにはガーターよけと，ボウリングボールの傾斜路が設置されていた．歩行ベルトと中等度の援助で，ジョンは傾斜路に軽量のボールを置いて，狙いをつけてボールを放ち，いくつかのピンを倒すことができた．ジョンと，彼の妻と彼の息子が，ボウリングが可能と再び思った時，彼らは楽しみの活動を取り戻すために，週に一度の家族団欒の夜を過ごし始めた．

ミゲル

機能レベル：自立

ミゲルは25歳の独身男性で，5年前のスキー事故により脊髄損傷を負い，対麻痺となっている．彼はリハビリテーションを継続して受け，ADL，IADLとも自立している．彼は電動車いすを用い，運転もし，警察の配車係としての仕事も得ている．ミゲルは作業療法に，車いすのグレードアップと，余暇作業について相談に来ている．ミゲルは，彼の自由時間が退屈でスポーツを再びしたいと述べている．

余暇作業

車いすスポーツは多彩である．ミゲルの作業療法士であるエリックは，バスケットボール，登山，ハンティング，ラグビー（最近急速に伸びてきた車いすスポーツ），ウェイトリフティング，レース（手で駆動するレースを含む），テニス，槍投げ，スノースキーなど，多くの選択肢をミゲルが探索するのを援助することから開始した．ミゲルが以前好きだったキャンプの余暇作業を再びすることに関心を示したため，エリックは彼に，雑誌，ジャーナル，ウェブサイト，カタログ，その他の出版物など有用な情報源の入手方法を教えた．たとえば，Butler[16]にはスポーツ車いすのレビュー記事があり，キャンプ場での道を通るために適切な車いすの情報を提供するかもしれない．

ミゲルは，身体障害者による身体障害者のための雑誌 "New Mobility" に載っていた，旅行にも最適で，キャンプにも良いという記事に惹かれていた．エリックは "Adapted Physical Activity Quarterly" や "Sports'n Spokes" といった他の雑誌も勧め，ミゲルは他者の経験や話を読み，車いす利用者のための器具や小道具についての知識を広げた．1カ月後，キャンプに行き，本当に素晴らしかったというミゲルからの返事を聞いて，エリックは感激で身震いさせられた．

ケーススタディ：ジェリ（その2）

この章の初めのケーススタディ，29歳の新婚女性ジェリに関して以下の質問について再考せよ

質問1：ジェリは作業療法を終了する準備ができているか？
おそらくできていなかった．作業療法士はADLにおいて十分な能力を発揮させる方法をジェリに教えることをしていたが，個人的なケア技術をクライエントに教える以上に，作業療法士には考えるべきことが生活上には存在することを我々は学んだはずだ．余暇への態度，関心，技術，能力の作業療法評価が試され，QOLに方向づけられた介入計画が展開される必要がある．

質問2：なぜジェリは現在のライフスタイルに満足していないのか？
ジェリは事故の前の生活に比べ，制限された生活を送っている．彼女は生活に喜びをもたらす活動の多くを失っていた．彼女はいまだ利き手の運動協調性が良好でないために，はさみや小さな飾り用の紙切れを扱うことが難しく，スクラップブックを作ることができない．彼女は再び運転したいと望み，インテリアデザイナーとしての仕事や，買い物，昼に友人と会食することや，用事のために奔走したりできないことを悲しんでいる．彼女の夫は彼女をこわれ物のように扱い，ボートに乗ったり，釣りをすることは彼女にはできないと思っている．ジェリは彼女の年齢に見合った有能さを再び主張するような余暇活動に従事できていない．

質問3：ジェリのQOLに改善をもたらすために作業療法士はどのような介入ができるか？
楽しみであるスクラップブック作りの趣味を取り戻すためのジェリの能力を改善するために，作業療法士はスクラップブックの材料を組み入れた巧緻運動の活動を提供するかもしれない．材料を扱う能力は，持ちやすくするために硬めのカードの上に小さな紙切れを糊づけすることや，工夫したはさみを使用することで改善され得る．運転前の評価や，もしかすると運転の訓練が，ジェリが屋外での活動を再獲得する助けになるかもしれない．あるいは評価により現時点では運転することは賢明でないということになるかもしれない．もしジェリが運転できないのならば，作業療法士は地域での自立を促す最初の段階である公共交通機関の使用やアクセスに的を絞った介入を予定するかもしれない．

ジェリの夫との共同の治療時間は，彼の関心についてよく話をしたり，釣りなどの彼女の以前の生活役割を取り戻す援助をしてもらうために，工夫した器具の使用や移乗方法などを彼に教えることの準備となるだろう．ジェリと彼女の夫と作業療法士はジェリが社会的役割がないことを悲しんでおり，感情を表出する必要があることを話し合うだろう．彼らは，社会化の目的で，ジェリと夫が，友人と家族を数時間以上，招待するという共通の目標を立てるかもしれない．作業療法部門が運営している，彼女に必要な，同じ経験をした人との相互作用を提供する頭部外傷の支援グループに参加することにも，彼女は興味をもっているかしれない．彼女の夫も，家族のための支援グループに参加することを望むかもしれない．この会合で性的な表出があるかもしれないが，作業療法士は，知覚している変化についてコミュニケーションすることや，接触の利用，親密さを高めるための姿勢について提言できるかもしれない．作業療法士は必要であれば，依頼するかもしれない．余暇に関連したこれらすべての達成は29歳のジェリの人間としての自己知覚の再構築を助けるだろう．

成功に向けての活動の応用

作業療法士は，用具や環境を含む活動の適用について，また余暇作業をクライエントに提供することに関して適任な職種である．意義ある余暇作業に参加することによって，クライエントは，より大きな人生の満足感につながり，肯定的な適応を継続させることができる．表15-5にいくつかの余暇作業と適応例について述べる．

機能レベル

作業療法士は個人を多くの側面（たとえば身体面，認知面，精神面，心理面）から全人的に見る．余暇作業は人生に楽しみと喜びを与えて自己を高めるものである．効果的な実行のためには，活動は個人の機能レベル（遂行技能，遂行パターン，クライエント要因，活動に必要とされること，背景状況）に沿って分析される必要がある．各個人に意義のある余暇作業という視点で，機能の違いのあるクライエントの例を，ティナ，ジョン，ミゲルのケーススタディで示す．

[要約]

　作業療法士はクライエントにとって意義ある多様な作業を通して人生の満足感を得ることを援助する．社会的相互作用，運動，陽気さ，喜びを含む余暇作業への従事，または再び従事することは，バランスのとれたライフスタイルにとって重要な側面である．作業療法士は，余暇作業の欠如は孤立や抑うつを招き，個人の回復や人生の喜びに影響を与えることを理解し，身体障害を有する個人に対し，余暇の評価，介入の計画，実行を取り入れる必要がある．クライエントの年齢，ジェンダー，文化，関心，環境を考慮することは，余暇の評価や介入をする際に重要であり，それにより介入がクライエント中心のものとなる．熟達した作業療法士は心理学的そして身体的な健康，社会的な関係性，QOLを高めるような，意義ある余暇作業への参加を促進することができる．

[復習のための質問]

1. 余暇活動の5つの心理社会的利点と5つの身体的利点を挙げよ．
2. 効果的な介入であるためにモデリングに重要な4つの要素は何か？
3. ユーモアと笑いが注意を持って用いられるべき時はいつか？
4. 意義ある余暇作業の欠如は，どのようなことを招き得るか？
5. なぜクライエントの文化背景が重要であるか？
6. なぜクライエントを目標設定に巻き込むことが重要なのか？

引用文献

1. Adams P (with Mylander M): *Gesundheit!* Rochester, VT, 1998, Healing Arts Press.
2. Adams RC, McCubbin JA: *Games, sports and exercises for the physically disabled,* ed 4, Philadelphia, 1990, Lea & Febiger.
3. Ader R: Historical perspectives on psychoneuroimmunology. In Friedman H, Klein TW, Friedman AL, editors: *Psychoneuroimmunology, stress, and infection,* Boca Raton, FL, 1995, CRC Press.
4. Allison MT, Geiger CW: Nature of leisure activities among Chinese-American elderly, *Leisure Sci* 15(4):309, 1993.
5. Atchley RC: *Social forces and aging: an introduction to social gerontology,* ed 10, Belmont, CA, 2004, Wadsworth.
6. Bachner S: *Picture this: an illustrated guide to complete dinners,* 1984, Special Additions.
7. Bandura A: *Social foundations of thought and action: a social cognitive theory,* Englewood Cliffs, NJ, 1986, Prentice-Hall.
8. Baum CM, Edwards D: *Activity card sort,* St. Louis, 2001, Washington University at St. Louis.
9. Beard JB, Ragheb MG: Measuring leisure motivation, *J Leisure Res* 15:219, 1983.
10. Bearon LB: Successful aging: what does the good life look like? Concepts in gerontology, *Forum Family Consumer Issues* 1(3), 1996.
11. Bennett MP, et al: The effect of mirthful laughter on stress and natural killer cell activity, *Altern Ther Health Med* 9(2):38, 45, Mar-Apr 2003.
12. Berk L: The laughter-immune connection: new discoveries, *Humor Health J* 5:1, 1996.
13. Berk L, Tan S, Fry W: Eustress of humor associated laughter modulates specific immune system components, *Annals of Behav Med* 15:111, 1993.
14. Black DW: Laughter, *JAMA* 252(21):2995, 1984.
15. Burckhardt C, et al: Measuring the quality of life of women with rheumatoid arthritis or systemic lupus erythematosus. A Swedish version of the Quality of Life Scale (QoLS), *Scandinavian J Rheum* 21(4):190, 1992.
16. Butler B: Overview of sports wheelchairs, *Brit J Occup Ther* 4(2):66, 1997.
17. Cousins N: *Head first: the biology of hope and the healing power of the human spirit,* New York, 1989, Penguin Books.
18. Dekker R, et al: Functional status and dependency of stroke patients five years after clinical rehabilitation, *J Rehab Sciences* 8(4):99, 1995.
19. Dergance JM, et al: Barriers to and benefits of leisure-time physical activity in the elderly: differences across cultures, *J Am Geriatr Soc* 51(6):863, 2003.
20. Drummond AER, Walker MF: A randomized controlled trial of leisure rehabilitation after stroke, *Clin Rehab* 9:283, 1995.
21. Du Pre, A: *Humor and the healing arts: a multimethod analysis of humor use in health care.* Mahwah, NJ, 1998, Lawrence Erlbaum Associates.
22. Eyler AE, et al: Correlates of physical activity among women from diverse/racial groups, *J Womens Health Gender Based Med* 11(3):239, 2002.
23. Flanagan J: A research approach to improving our quality of life, *Amer Psychologist/J Amer Psychol Assoc* 33(2):138, 1978.
24. Fry W: The physiologic effects of humor, mirth, and laughter, *JAMA* 267(13):1857, 1992.
25. Gilfoyle EM: Caring: a philosophy for practice, *Am J Occup Ther* 34(8):517, 1980.
26. Giogino K, et al: Appraisal of and coping with arthritis-related problems in household activities, leisure activities, and pain management, *Arthritis Care Res* 7(1):20, 1994.
27. Ham SA, et al: *Centers for Disease Control Weekly: prevalence of no leisure-time physical activity—35 states and the District of Columbia,* 1988-2002, 2/6/04. Available online at *http://wwwcdc.gov/mmwr/preview/mmwrhtml/mm5304g4.htm.*
28. Hampes WP: The relationship between humor and trust, *Humor* 12(3):253, 1999.
29. Jordan JV: The meaning of mutuality. In Jordan JV, Kaplan AG, Miller JB, et al: *Women's growth in connection: writings from the Stone Center,* New York, 1991, The Guilford Press.
30. Kenney C: *Have crutch, will travel,* Denver, CO, 2002, Tell Tale Publ.
31. Kim E, et al: Leisure activity, ethnic preservation, and cultural integration of older Korean Americans, *J Gerontol Soc Work* 36(1/2):107, 2001.
32. Kinney WB, Coyle CP: Predicting life satisfaction among adults with physical disabilities, *Arch Phys Med Rehabil* 73(9):863, 1992.
33. Klein A: *The healing power of humor,* Los Angeles, CA, 1989, Jeremy P. Tarcher.
34. Klinger JL: *Meal preparation and training: the health care professional's guide,* Thorofare, NJ, 1997, Slack Publ.
35. Kolkmeier LG: Play and laughter: moving toward harmony. In Dossey BM, Keegan L, Kolkmeier LG, et al: *Holistic health promotion: a guide for practice,* Rockville, MD, 1989, Aspen Press.
36. Kuhlman TL: *Humor and psychotherapy,* Homewood, IL 1984, Dow Jones-Irwin.
37. Law M, et al: *Canadian occupational performance measure,* ed 3, Canadian Association of Occupational Therapy, 1999, Toronto.
38. Leber DA, Vanoli EG: Brief report: therapeutic use of humor: occupational therapy clinicians' perceptions and practices, *Am J Occup Ther* 50:221, 2000.
39. Lefcourt HM, Martin RA: *Humor and life stress: antidote to adversity,* New York, 1986, Springer-Verlag.
40. Llorens L: Performance tasks and roles throughout the life span. In Christiansen C, Baum C, editors: *Occupational therapy: overcoming human performance deficits,* Thorofare, NJ, 1991, Slack Publ.
41. Mann WC, et al: Assistive devices used by home-based elderly persons with arthritis, *Amer J Occup Ther* 49(8):810, 1995.
42. *Morbidity & Mortality Weekly Report,* Mar 24 49(SS-2):1, 2000.
43. Oakley F, et al: The Role Checklist: development and empirical assessment of reliability, *Occup Ther J Res* 6(3):157, 1986.
44. Occupational therapy practice framework: domain and process, *Amer J Occup Ther* 56(6):609, 2002.
45. Papalia DE, et al: *Human development,* ed 9, New York, 2004, McGraw-Hill.
46. Parham LD, Fazio LS: *Play in occupational therapy for children,* St. Louis, 1997, Mosby.
47. Parker CJ, et al: The role of leisure in stroke rehabilitation, *Disabil Rehabil* 19(1):1, 1997.
48. Pendleton HM: *Establishment and sustainment of friendship of women with physical disability: the role of participation in occupation,* Doctoral dissertation, 1998, University of Southern California, Los Angeles. Available through UMI.
49. Pert C: *Molecules of emotion: why you feel the way you feel,* New York, 1997, Scribner.
50. Ragheb MG, Beard JG: Measuring leisure attitude, *J Leisure Res* 14:155, 1982.
51. Rickards P: *Popular activities and games: for blind, visually impaired and disabled people* (large print), Association for the Blind, 1986.
52. Robinson VM: *Humor and the health professions: the*

therapeutic use of humor in health care, ed 2, Thorofare, NJ, 1991, Slack Publ.
53. Silverstein M, Parker MG: Leisure activities and quality of life among the oldest old in Sweden, *Res Aging* 24(5):528, 2002.
54. Southam M: Therapeutic humor: attitudes and actions by occupational therapists in adult physical disabilities settings, *Occup Ther Health Care* 17(1):23, 2003.
55. Takahashi K, et al: The elevation of natural killer cell activity induced by laughter in a crossover designed study, *Int J Mol Med* 8(6):645, 2001.
56. Taylor LPS, McGruder JE: The meaning of sea kayaking for persons with spinal cord injuries, *Am J Occup Ther* 50(1):39, 1996.
57. Vergeer G, MacRae A: Therapeutic use of humor in occupational therapy, *Am J Occup Ther* 47:678, 1993.
58. Wikstrom I, et al: Leisure activities in rheumatoid arthritis: change after disease onset and associated factors, *Brit J Occup Ther* 64(2):87, 2001.
59. Wooten P: Humor: an antidote for stress, *Hol Nrs Prac* 10(2):49, 1996.

第16章
アシスティブテクノロジー

Assistive Technology

Denis Anson

（上村智子　訳）

キーワード

リハビリテーション技術
アシスティブテクノロジー
ユニバーサルデザイン技術
ヒューマンインターフェース評価モデル

日常生活のための電子機器
電力スイッチング
拡大・代替コミュニケーション
ユーザ制御システム
メッセージ構成システム

メッセージ伝達システム
グラフィックコミュニケーション
ポインティングシステム

学習目標

本章を学習することで，学生および臨床家は以下のことが可能になるだろう．
1. 身体障害のある人に適用するアシスティブテクノロジーのオプションの種類を答えられる．
2. ヒューマンインターフェース評価モデルについて説明できる．
3. 工学的技術を活用して，日常生活用具の制御ができるようにするための一般的な解決法を特定できる．
4. 拡大・代替コミュニケーションのオプションについて説明できる．
5. アシスティブテクノロジーの入力と出力のオプションを示して，どのような利用者のニーズに合うかを説明できる．

この章の概要

アシスティブテクノロジーとは何か
リハビリテーション技術とアシスティブテクノロジーとユニバーサルデザイン技術
　リハビリテーション技術
　アシスティブテクノロジー
　ユニバーサルデザイン技術
作業参加におけるアシスティブテクノロジーの役割
ヒューマンインターフェース評価
イネイブリング電子技術の種類
　日常生活用の電子機器
　拡大・代替コミュニケーション
　一般的なコンピュータへのアクセス
制御技術
　アシスティブテクノロジーへの入力
　速度向上オプション
　出力オプション
要約

■アシスティブテクノロジーとは何か

アシスティブテクノロジー（Assistive Technology；AT）について考察を始めるにあたり，最初にATという表題の限界を話さなければならない．法律上のATの定義が統一されていないので，問題が生じている．ATは，リハビリテーション技術（Rehabilitation Technology；RT）の中に含まれる場合がある[12]．RTの方が，ATの様相の1つと見なされる場合もある[8]．第3のカテゴリーであるユニバーサルデザイン技術は，どちらのカテゴリーにも合致しないようである[11]．ATの考察にあたって，通用している定義の中から一連のものを紹介する．しかし，他の法律とは一致していないこともある．

ケーススタディ：ギアンナ（その1）

26歳のギアンナは大学の学部課程を修了して、弁護士になるために法科大学院に出願した．彼女の法律専門家への道は、脊髄のC4レベルの完全損傷によって閉ざされた．12年前の自動車事故で受傷し、事故によって両親も失った．ギアンナは明るく、はっきりと物を言う、田舎町では群を抜いて評判の良い人である．呼気と吸気で操作する（sip-and-puff control）新しい車いすが給付されて、彼女は自宅や地域を移動できるようになり、法科大学院に行きたいと思うようになった．ギアンナは最終的には障害者の権利を専門として、重度な障害をもつ自分以外の人の市民権を擁護したいと思った．障害のある労働者が合理的な和解を求めている場合に、自らの部内者としての視点が論拠を説得力のあるものにすると考えた．

近隣の法科大学院の課程を持つ大学の入試課は、ギアンナが課程を修了するのは難しいと婉曲に伝えてきた．法科大学院の学生になれば、ギアンナは判例法の法的優先順位を研究して、概要を書く必要がある．アメリカ障害者法の多くの規定に沿った図書館に行くことができる．しかし同時に、法律記録の検索や、調べた内容をノートにメモしたり、法的異議申し立てへの正式な返答を書く必要もある．カウンセラーは、頸部以外に動かせないギアンナが法律専門家への挑戦は自らの能力を超えていることに気づいても良いと思った．

ギアンナはフルタイムの付添いケアを受けていたので、付添い人がギアンナと一緒に教室にいて、ノートをとることも可能であった（学校もまた、必要があれば、障害のある学生に講義ノートを3日以内に提供することになっている）．しかし、付添い人はギアンナの身体的ニーズを常に監視する必要があるので、講義に集中するのは難しいかもしれない．付添い人には法律を学ぶ興味や経歴がなくて、講義のポイントをつかむ能力が低いかもしれない．必要な時間と時間給の都合で、ギアンナは通常は約6カ月で付添い人を替えるという問題もある．新しい付添い人は、ギアンナの使用する学習教材の解釈に役立つ十分な経歴がないだろう．自宅での生活においては、ギアンナは付添い人を煩わせないで、部屋の照明や温度やラジオの局（彼女は勉強中にBGMを流すのが好きである）を調節したいかもしれない．ギアンナは入浴や着替えや食事の準備などのADLに今後も常に介助が必要なことを知っている．しかし、もし付添い人への差し迫った必要が少なくなれば、長期雇用を続けられるようになると感じている．

ギアンナは人生の目標を達成する工学的支援を探索するために、アシスティブテクノロジー（AT）のコンサルテーションを求めている．

理解を深めるための質問
1. AT適用によって、ギアンナのどの作業遂行の領域の改善が見込めるか？
2. どのような種類のATが、ギアンナの活動や作業の達成を支援するか？
3. ギアンナにとって適切な制御手段は何か？
4. ギアンナは出力の速度向上技術の利益を享受できるか？

■リハビリテーション技術とアシスティブテクノロジーとユニバーサルデザイン技術

イネイブリング技術（Enabling Technology：実現技術）が、どのカテゴリーに分類されるかは、用具そのものだけでなく適用によって変わる．ある人々にとって便利なものが、他の人にとってはATになることもある．

リハビリテーション技術

リハビリテーションする（rehabilitate）とは、以前の機能に回復させることである．したがって一般的用法と同じように、「リハビリテーション技術：RT」という用語は、障害が発生した後の個人の機能を以前のレベルに回復させる目的をもった技術に対して用いるべきである．作業療法士がクライエントの機能の構築や回復や変更を意図して用具を使うのであれば、それをRTと呼ぶ．RTの例として、超音波や高周波やパラフィンや機能的電気刺激などの物理療法の様式がある．RTは、それが効果を発揮してクライエント固有の機能が回復すれば、不要になるものである．

倫理的配慮

> リハビリテーション技術は，通常は，教育を受けた専門職が治療するという設定で，短期間の適用を対象にしている．技術は教育を受けた専門職が用いることを前提とするので，専門家であれば，複雑で不可解な制御を適正に行うことができる．専門職は，技術適用の前に自らの教育を十分に行うことが期待されている．このような技術の使用法を指導する専門職には，技術の正しい使用を保証して，機器を使用する人の安全を守ることも求められている．

アシスティブテクノロジー

作業療法の中核には，意味のある作業に主体的に関わることが個人の健康や安寧を支えるという信条がある．何らかの病態によって機能障害を発症した人は，意味のある作業を行うための認知面や運動面や心理面の技能が不足しているために，目的とする課題に参加するにはアシスト（支援）が必要になるかもしれない．

支援とは援助や補助や支持のことである．支援という言葉には，回復の意味合いはない．したがって，「アシスティブテクノロジー：AT」は障害のある人の課題遂行を支援するための工学的技術である．より具体的に言うと，ATは障害者用に設計した技術であっても，大量市場向けに設計した技術を障害者が使う場合であっても，健常者なら工学的技術の支援なしで行える課題を障害者が遂行できるようにするものである．健常者でも，たとえばテレビのリモコンを使うように工学的技術を使って遂行したいと思う場合がある．しかし，その技術を使わなくても遂行できる場合には，ATの段階には達していない．

ATは人の固有の機能の変化を期待するのではなく，ユーザの障害された機能の代替および支持をするものである．たとえば，車いすは歩行機能を代償するものであるが，歩行をユーザに教えることは必要とされない．同様に，前腕で支持する杖は自立した立位を支持するものであるが，杖そのものが筋力や骨を強化するのではない．また，杖なしで立てるようにするものでもない．

ATはユーザ固有の能力を変えるものではないので，設計への特別な配慮が必要になる．わずかな練習しかできない人でも，またたとえ認知技能に問題のある人でも，長期にわたって使えるようにしなければならない．誤使用があっても，ユーザが危害を受けない設計が必要になる．わかりやすい制御方法にして，たとえ練習が必要であっても，再教育は不要とする設計が求められる．用具使用の原理や機能について深く理解しなくても使えるものにする必要がある．

RTとATの大きな違いの1つは，リハビリテーション終了時に生じる．終了時には，クライエントはRTの使用を止めるが，ATについては使用練習を終えるだけである．ATは自宅に持ち込まれ，RTは通常はクリニックに残る．しかし工学的技術の使い方はクライエントによって異なるので，このカテゴリー分類には適合しないものもある．補助装置によるコミュニケーションを装置なしの言語行動獲得の練習手段として用いる臨床家もいる．しかし，補助装置によるコミュニケーションは言語の代替や支持としても利用される．前者がRTであり，同じ工学的技術でも後者はATである．

ユニバーサルデザイン技術

ユニバーサルデザイン技術は，工学的技術の新しいカテゴリーである．ユニバーサルデザイン技術の原理についてはノースカロライナ州立大学のユニバーサルデザインセンターが公表しているが[11]，提示された条件はわずかである．ユニバーサルデザイン技術の概念は以下のように非常に単純化されている．能力がさまざまな範囲にある人々のニーズに合わせて用具を設計すれば，障害の有無にかかわらず，すべてのユーザにとって使いやすい用具になる．

この設計理念に従えば，時として，ATの必要性がなくなってしまう．忙しい主婦が片手で扱えるように設計された缶切りは，脳血管障害によって片手しか使えなくなった料理人にも有用かもしれない．両者が同じ製品を同じ目的で使っているのであれば，この缶切りは単なる工学的技術であってATではない．電子書籍には「トーキングブック」として使うという側面がある．目指すのは，車を運転中の通勤・通学者が使えるように，「手や目を使わない」インターフェースの提供である．しかし同じインターフェースは，視力障害があって画面が見えな

い人や，運動障害があって手でページめくりができない人のニーズにも合う．障害者の特別なニーズを設計段階で製品に反映しているので，特別な適合は必要ないものである．

■作業参加におけるアシスティブテクノロジーの役割

作業療法実践の枠組み（OTPF）[7]は作業療法の専門領域を定義しているが，この中には，人の遂行技能や遂行パターンの分析や，遂行しようとする作業に必要とされるものが含まれている．

■ヒューマンインターフェース評価

Ansonのヒューマンインターフェース評価モデル（HIAモデル）は，人の運動や処理（process）やコミュニケーション／交流の領域における技能や能力，および活動に必要とされるものに関する分析の視点を提供する（図16-1A）．HIAモデルは，課題に必要とされるものが個人の技能や能力を超えなければ，たとえ機能障害を有していてもATが不要であることを示している（図16-1B）．一方で，個人の固有の能力を超えれば，通常の方法では遂行できなくなる（図16-1C）．後者の場合に，課題に必要とされるものと個人の能力のギャップを埋めるためにATを活用する（図16-1D）．

ATはクライエントの希望する課題遂行を支援しなければならないが，インターフェースを個別に提供することによって，クライエントのニーズにも合わせる必要がある．ATが効果を発揮するためには，人の知覚，認知的処理過程，運動出力の能力に，ATの入力と出力の性能を注意深く適合させる必要がある．

■イネイブリング電子技術の種類

最新の工学的技術の中には，以下に示す区別を曖昧にするものもあるが，ATの用途別カテゴリーに分けてATを考えると便利である．本章では，電

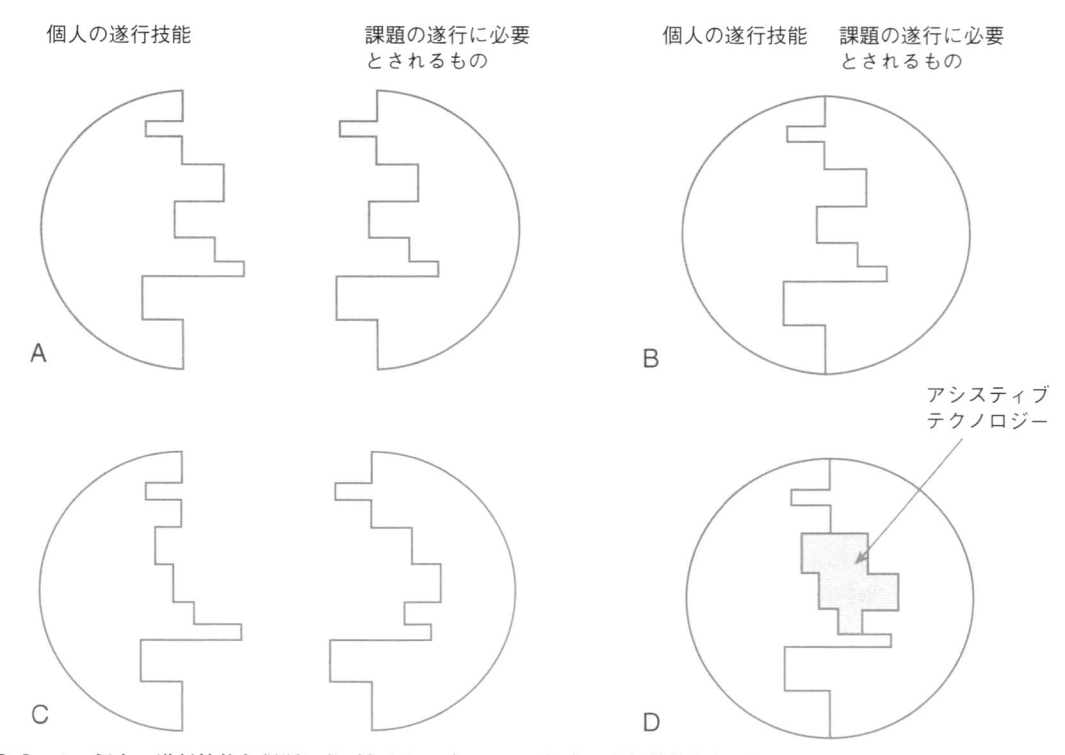

図16-1 A：個人の遂行技能と課題に必要とされるもの，B：個人の遂行技能と課題に必要とされるものが合っている，C：個人の遂行技能と課題に必要とされるものが合っていない，D：個人の遂行技能と課題に必要とされるもののギャップを埋めるアシスティブテクノロジー（AT）

子工学のAT（electronic assistive technology）だけを取り扱う．電子工学のATの主な用途別に3つのカテゴリーに分類する．日常生活用の電子機器（Electronic Aid to Daily Living；EADL）と拡大・代替コミュニケーション（Augmentative and Alternative Communication；AAC）と一般的なコンピュータの活用である．

日常生活のための電子機器

日常生活のための電子機器（EADL）とは，クライエントの周囲にある電気器具の制御に用いる機器である．1998年より前は[31]，このカテゴリーの機器は，環境制御装置（Environmental Control Unit；ECU）として一般には知られていた．しかしECUは工学的には，加熱炉の温度自動調節器などの制御に対して使う用語であった．一般的なEADLが照明や冷暖房の制御に適用されるようになれば，ラジオやテレビや電話や，クライエントの周囲にある他の電気器具や電子機器の制御にも適用されやすくなる（図16-2）[9,13]．

EADLシステムをユーザに提供する制御の程度や種類の視点から考えることもできる．制御のレベルには，単純な**電力スイッチング**（power switching）をはじめとして，機能制御（feature control）や，内蔵型の機器（subsumed device）がある（図16-3）．

電力スイッチング

最も単純なEADLは，部屋にある電気器具の電源のオンオフを行うものである．典型的なEADLとは考えにくいが，重度障害のある子どものおもちゃのスイッチ改造は，正規にこのカテゴリーに含まれる．初期のEADLシステムは，電気スイッチとコンセント一式がボックスの中にあり，延長コードで居室内の機器に接続するだけのものであり，実用性や安全性に課題があった．たとえば，延長コードに起因する同居人の安全性の問題，すなわち転倒（延長コードに引っかかる）や火災（コードの加熱や破損）のリスクがあった．延長コードによる制限を避けるために，EADL技術は遠隔制御を利用する方向に発展した．

第2世代のEADLシステムは，さまざまな遠隔制御の技術を使って，電気器具の電源を遠隔操作で切り替えるようにした．遠隔制御の手法としては，超音波パルスの使用（例：TASH Ultra4），赤外線の使用（例：Infrared Remote Control），屋内の電気回路を用いて伝播する電気信号の使用（例：X-10）などがある．このようなスイッチング技術は，すべて現在も使用されており，いくつかは，より精巧な制御システムとして発展している．しかし本章では，電力スイッチングについてのみ紹介する．

電力スイッチングによるEADL制御システムで最も普及しているものがX-10 Corporationによって製造されたものである．X-10システムでは，屋内配線の電気信号を使って電源モジュールを制御する．電気器具と直列に接続して壁のコンセントに差し込む（接続の順序は，電源モジュールを壁に差し込み，遠隔制御する電気器具を電源モジュールに接続する）．X-10は最大で16チャネルの制御が可能であり，各チャネルで最大16モジュールを扱うことができるので，1つのシステムで最大256の制御に対応する．一戸建て住宅においては，X-10モジュールの制御に用いる電気信号は，その家の電力変圧器を経由しないので，隣の家の電気器具に干渉するリスクがない．

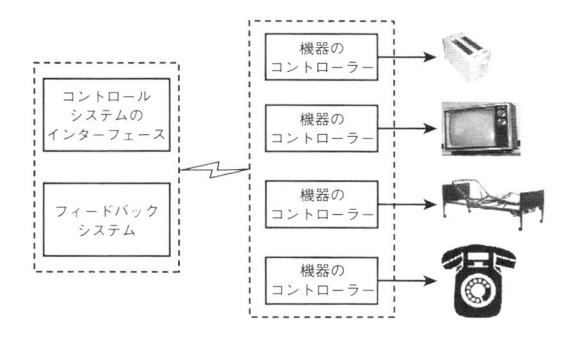

図16-2 日常生活用の電子機器（EADL）システムの構成

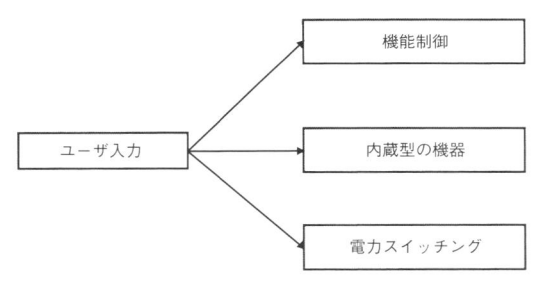

図16-3 日常生活用の電子機器（EADL）制御の構成

しかしアパートのような集合住宅では，2人のX-10ユーザが意図せずに，もう1人の所有する機器を制御する可能性はあるので，干渉しないとは言いきれない．初期のX-10の標準設定では，利用可能な1つのチャネルを使って最大で16の電気器具を制御するだけであったので，このような干渉は生じなかった．アパートでは，1ユニットに配電する電力が建物に供給される電力と別の位相になっている場合がある（このような位相は，いくつかの電気製品に220ボルトの電圧を提供するのに必要である）．このような場合には，ある位相にプラグで接続した制御装置からのX-10信号は，取りつけた装置の第2の位相には伝わらない．この問題を修正するための特殊な「位相クロスオーバー」をX-10は提供している．X-10モジュールは電源のオンオフの切り替えに加えて，特殊な照明モジュール経由で利用すれば，部屋の照明の明るさ調整にも使える．このモジュールは白熱灯の照明だけにしか使えないが，単純なスイッチの切り替えというレベル以上の制御を付加するものである．常設用として壁面のスイッチやコンセントをX-10の制御ユニットに交換しても差し支えない．X-10モジュールは局所管理を妨げないので，コンセントやスイッチの機能は標準設備のように働き，さらに遠隔制御の便利さも加えられる．

X-10モジュールは1970年代後半に紹介されると，EADLの領域に革命的な変化をもたらした．X-10より前は，遠隔制御の切り替えは困難で高価な試みであったために，障害者への貢献や工業への応用はわずかであった．しかしX-10システムは，部屋の中で照明をつけにいくのが煩わしいと思う健常者の利便性を追求して開発されたものである．対象とした顧客は遠隔制御のスイッチなしでも課題が遂行できる人々であったので，いすから立つより費用を払う方が楽という程度に，十分に安価である必要があった．X-10は100ドル以下の費用で健常者が電気器具を遠隔制御できるようにした．一方で，障害者用のほとんどの機器は数千ドルもした．興味深いことに，能力障害に関連したADLにはX-10プロトコルがほぼ全世界的に採用されたが，能力障害の領域では急激な価格低下は生じなかった．したがって多くの臨床家が，障害のある人に，大量市場の用具を選定することが今も続いている．

機能制御

電子工学を用いた装置が一般家庭に普及している時代に，照明やコーヒーポットの電源を入れるといった単純なことでは，身の回りの環境を制御したいという障害者のニーズに応じられない．壁電流の制御を活用して，障害者はラジオやテレビの電源のオンオフはできるかもしれないが，それ以上のことはできない．障害のある人は，健常者がテレビのリモコンを使うように，ケーブルテレビのチャンネルを変えたいと思う．スピーカーから広告が大音響で流れれば，音を小さくしたり，他のラジオ局に替えたいと思うかもしれない．現在，家庭用電子機器のほとんどが赤外線信号を使って遠隔制御を実現している．しかし，赤外線による遠隔操作の多くは巧緻性や微細な感覚識別を必要とするので，障害者には向かない．

障害者の家庭環境へのアクセスに用いるEADLシステムには，家庭用電子機器の電源のオンオフ以上の制御が求められる．また，電子機器の各機能に応じた制御も必要である．このようなニーズから，ハイブリッドな機能を持つEADLシステムが多い．これらは遠隔操作する複数の機器の電源をEADLシステムで直接切り替える手段を有している．このシステムには，しばしばX-10の技術が応用されている．このハイブリッドなシステムによって，照明や送風機やコーヒーポットなどの器具だけでなく，自動ドアや他の特殊な機器の制御も可能になる[37]．赤外線様式の遠隔制御装置を装備したシステムも普及しており，この装置を使えば標準的リモコンの信号を再現することができる．この制御は，標準的シーケンス（順序）によるプログラミングで市販のビデオやテレビや衛星放送デコーダのすべてに対応したものか，学習システム，すなわち本体のリモコンからEADLに向けてビーム（信号）を発して，EADLがコードを学習するシステムのどちらかで行う．後者の利点は，どのようなコードでも学習できる点であり，販売当時には開発されていないコードにも対応できる．欠点は制御についての学習を必要とする点であり，ユーザや介護者には設定のための時間が必要になる．

赤外線による遠隔制御は，娯楽機器のコントローラとして最も普及しているが，受信機に照準を合わせられる場所での使用に限定される．コントローラ

を制御機器の方向に向けなければ（ほとんどが広範な散布パターンを有する），信号は受信されない．したがって赤外線様式では，EADL は別の部屋にある機器を直接制御することができない．この課題を克服するために，X-10 Powermid のような赤外線中継機を活用する．X-10 Powermid は，ある部屋で受信した制御信号を無線信号で，制御する機器を置いた部屋の送信機に送る．複数の中継機を使えば，自宅内の赤外線機器を別の部屋から制御することも可能である．

EADL ユーザも健常な消費者も，遠隔制御装置の拡散の問題を抱えている．多くの家庭では，テレビ，ケーブルテレビと衛星放送の受信機，DVD プレイヤー，VHS レコーダ（それぞれ 1 つか 2 つの機器），家庭用のステレオやマルチメディアセンターなどを全部同じ部屋に設置しているので問題が生じる．ユニバーサルな遠隔制御装置は複数の機器を制御することができるが，しばしば扱いにくい．しかし家庭用視聴覚機器においては，操作性を改善する兆しが見えている．1999 年 11 月，家庭用電子機器産業の 8 社の共同体が家庭用電子機器に関するガイドラインとして HAVi を発表した．HAVi 規格は，基準に準拠した電子機器の交信を可能にするものである．これによって，標準規格を共有する全 HAVi 機器の操作を 1 つの HAVi 機器で制御することが可能になる．リモコン 1 つで，自宅にある視聴覚機器すべてを単一のインターフェースによって制御することができるようになる（2004 年の夏の段階で，HAVi のサイトは，HAVi 基準を使用した製品として 2 社の 6 製品を掲載している）．

Infrared Data Association（IrDA）は，類似の規格を作成しているが，赤外線制御のみを扱っている．IrDA 規格は，赤外線リモコンを用いて，コンピュータや家庭用視聴覚機器や電気器具における単一の標準プロトコルによる機能制御を目指している．IrDA 規格は，1 つのリモコンでさまざまな機器を制御することに加えて，他の IrDA 機器，たとえば PDA（携帯情報端末），パソコン，拡大・代替コミュニケーションシステムを使って複数の家庭用電子機器を制御することも可能にする．家庭用電子機器が単一の標準規格に従うようになれば，障害者用の EADL システムの設計は容易になる．

新しい規格の V2[23] は，制御に関して，より広範囲の水準を扱っている．完全施行になれば，周辺のすべての電子機器の全機能を 1 つの EADL で制御することが可能になる．たとえば，ラジオの音量，大広間の温度設定，横断歩道の歩行者用ボタンの操作が，1 つの EADL を使ってできるようになるかもしれない．

EADL による機能制御において興味深い点は，EADL とコンピュータの関係である．Quartet Simplicity のようなシステムは，EADL 経由のパソコン制御機能を有している．一般的に，これはあるコンピュータアクセスのための EADL 制御系の通過場所にすぎない．一方で，PROXi のような EADL では，パソコンからの制御入力を EADL が受信する設計である．2 種類の機器はパソコン制御と同じ入力方法を EADL 制御に用いることを目指している．EADL 制御に必要な条件は，通常はコンピュータ制御の条件ほど厳しくない．EADL に適合する入力方法は，コンピュータ制御には冗長であるかもしれない．一方で，コンピュータの持つ可変性の高い制御を可能にするシステムは，EADL 制御のニーズによって新たな負担を生じないであろう．制御の「適切な」発信源をどちらにするかは，ケースごとに決めるべきである．しかし，この問題については拡大コミュニケーションの項で再度述べる．

内蔵型の機器

最新の EADL は，遠隔制御よりも再生容易な一般的な機器を内蔵しているものが多い．電話などの機器は普及しているので，EADL システムは電話の使用を前提にしている．したがって，EADL に電話の電子技術を組み込むことは，電話用に特別な制御システムを構築する従来型に比べて安価である．前者は，電話の電子技術の標準規格に従っているからである．障害者用に設計された他のシステムでは遠隔制御が難しいので，EADL を使って，制御システムを作る必要がある．たとえば，病院用ベッドは遠隔制御を備えていないが，障害者の使用に適したものにする必要がある．

多くの EADL システムがスピーカーつき電話を内蔵しているので，EADL を使って電話の送受信ができる．標準規格があるので，このシステムは通常はアナログの単線電話であり，一般家庭のものと

似ている．会社では，家庭用電話とは互換性のない複線式の電話を使うところが多い．デジタル変換を使用する会社もあるが，これも従来の電話との互換性はない．したがって，標準型EADL内蔵の電話は，障害のあるクライエントの職場におけるニーズに合わないかもしれない．職場でのアクセス向上のためにEADLを勧める場合には，事前に職場の電話通信システムとの互換性を調べる必要がある．

EADLの主な顧客は重度の運動障害をもっている人が多いので，このシステムを扱う製造業者は顧客が1日の多くの時間をベッド上で過ごすことになると想定する．そして標準的な病院用ベッド制御のための何らかのシステムを内蔵させる．このシステムを使えば，通常はユーザの頭や足の位置を個別に調整できるので，ユーザのポジショニングに要する介助時間を短縮することができる．電話のシステムと同様に，病院用ベッドの仕様が違えば，制御方式も異なっている．EADLが提供する制御と対象のベッドに必要な入力を適合させることが，臨床家には重要である．

EADLの制御

EADLシステムは，運動能力に障害のある人が身の回りにある機器を制御するためのものである．EADLの制御方式は，クライエントの能力の及ぶ範囲で選択しなければならない．EADLの制御機構は，イネイブリング電子機器の他の形式と共通する部分が多いので，後でまとめて説明する．

拡大・代替コミュニケーション

拡大・代替コミュニケーション（augmentative and alternative communication；AAC）とは，音声やジェスチャーによる人間同士のコミュニケーションを補ったり（拡大），置き換えたり（代替）するシステムを説明する言葉である[30]．正式には，補助装置を用いるコミュニケーションすべてを内包する．すなわち時間（自分がその場を離れた後に到着する誰かにメッセージを残す）や距離（メイおばさんに手紙を送る）を超えてコミュニケーションするために使う鉛筆やタイプライターといった道具も含まれる．しかしATとしてのACCは，健常者であれば支援なしで使うコミュニケーション方法を工学的技術によって可能にすることだと考えられている．したがって，鉛筆を使ってメイおばさんに手紙を書くことは，話すことができない人のAACのケースではない．健常者も，同じ技術（鉛筆と紙）を同じ目的（社会的交流）で使用するからである．しかし，声を失った人が右足の痛みを医者に訴えるために鉛筆を使う場合には，同じ鉛筆がAAC機器となる．健常者の場合には，鉛筆でなく，声を使うからである．

人のコミュニケーション障害には，2つの大きく異なる原因がある．1つが脳のウェルニッケ野に障害を受けた後に言語障害を発症した人である．この障害では，手段にかかわらずメッセージの理解や生成が難しくなる．このような言語障害者は，ほとんどの場合，AACの利益を享受できない．一方で，運動制御や筋緊張に障害のある人の場合には，メッセージの理解や生成には全く問題ないが，口腔の筋の制御に障害があって明瞭に話せないかもしれない．言語の構成には障害がなく，言語の伝達のみに障害がある（失行症の場合には，言語障害がなくても，書くという運動制御が，話す制御と同じように障害される）．このような人にAAC機器が有用である．

AAC機器は，きわめてローテクなものからハイテクなものまで範囲が広い．病院のICUにあるローテクの文字盤は人工呼吸器を装着した人が基本的で簡単なニーズを伝えるために利用するものである（図16-4）．文字盤を使えば，クライエントは簡単なメッセージを伝えたり，より複雑なメッセージを簡単ですぐに覚えられる方法で，文字で伝えることができる．はい／いいえの反応しかできない人に

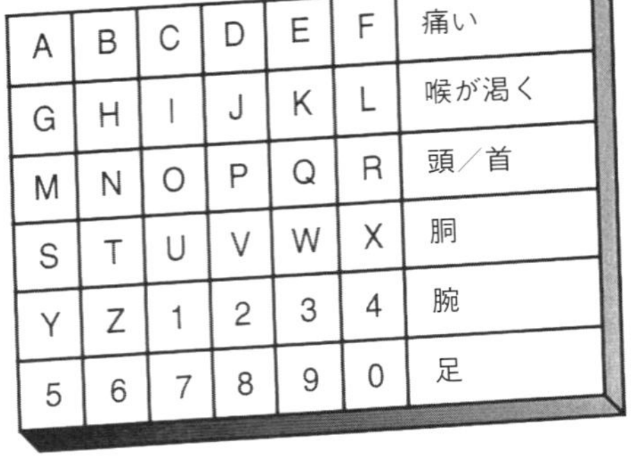

図16-4　ローテクの拡大・代替コミュニケーション（AAC）システム

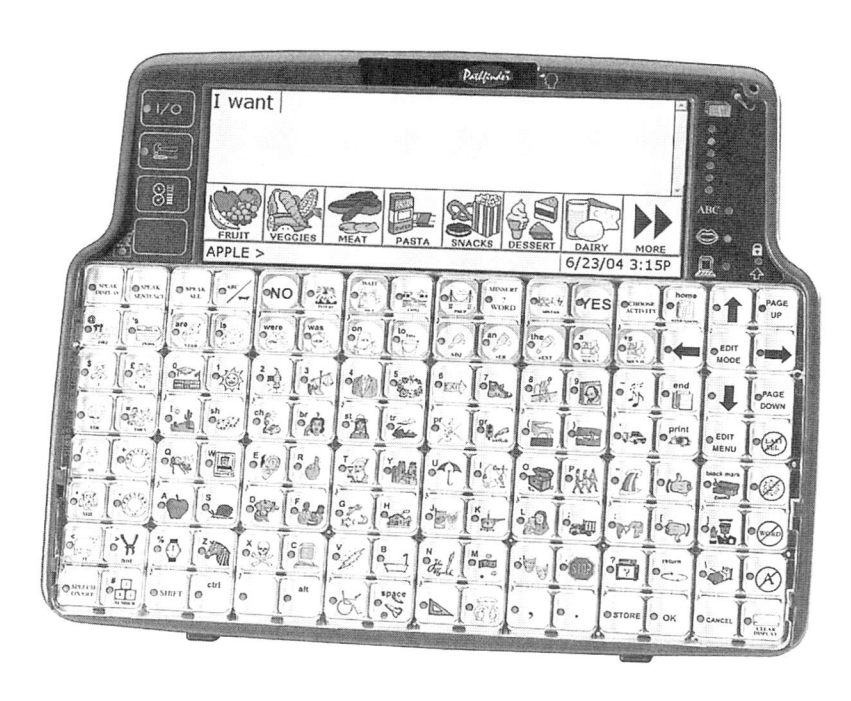

図 16-5　ハイテクの AAC システム（Pathfinder Plus）（Prentke Romich Company, Wooster, Ohio）

は，コミュニケーションの相手が文字盤の列を指差して，目的の文字がその列にあるかどうかを尋ねるとよい．正しい列の選択に続いて，伝達者が正しい文字だと合図するまで，相手は1列の文字を順に指差していく．この種のコミュニケーションは安価であり，すぐに覚えられるが，伝達には時間がかかる．コミュニケーションのニーズが少ない状況では適切な方法であるが，長期使用や流暢なコミュニケーションというニーズには合わない．

長期間，声が出せない人のコミュニケーションのニーズに応じて，臨床家はしばしば電子 AAC 機器を勧める（図16-5）．

Light[29]によれば，人のコミュニケーションは4種類に区分される．（1）ニーズや欲しいものを表現すること，（2）情報の伝達，（3）社会的に親密になること，（4）社会生活を営むうえでの礼儀である．先に述べた ICU の状況は，最初の2つの水準に該当する．伝達者は「おなかがすいた」「喉が渇いた」「痛みを取って」といった基本的ニーズを表現したいのであろう．伝達者は治療について医者と話したり，どこが痛いのかを伝えたり，治療がうまくいっているかどうかを確認したいのである．職場や学校では，コミュニケーションの目的は，しばしば情報の伝達になる．

学生はクラス討議に参加して，たとえばゲティスバーグの戦いにおける軍隊の隊列を表現したいと思うかもしれない．数学の授業では，斜めの角度や平行線を含む図形の証明問題を解かなければならない．このような情報の交換は，教室で発言を求められた時に自然発生的に起こる場合もあれば，公式な報告として準備して行う場合もある．

社会や個人との関係においては，コミュニケーションは明らかに違った趣をもつ．十代の人々は，わずかな情報交換のために何時間も電話で話すが，これは感情や関心事を共有するコミュニケーションである．教職員のお茶の時間では，コミュニケーションの多くは「お元気？」のような型どおりのも

作業療法実践ノート

コミュニケーション機器の選択において臨床家が考慮すべきことは，その人が行うコミュニケーションの種類と，コミュニケーションを行う状況である．

のである．このような質問は，体調を尋ねるのが目的ではなく，単に相手の存在を認めたり，幸福を祈っていることを示すものである．コミュニケーションの計画性や流暢さは領域によってかなり違うので，コミュニケーションの種類によってAACシステムへの要求も異なる．

　ニーズや欲しいものを表現するだけのAACシステムは，かなり単純化できる．この種のコミュニケーションで使う語彙は限られていて，表現も短い場合が多いので，コミュニケーション速度は最優先すべき課題ではない．場合によっては，コミュニケーションシステムが警報ブザーとして介護者を呼ぶのに使用されることもある．先に述べたローテクのシステムでも，運動技能が瞬きや視線の動きに限られている人の基本的なコミュニケーションのニーズに合わせられる．

　ローテク機器によって，少し複雑な考えを表現することも可能である．たとえば作業療法士が，担当の失語症患者が何か話したがっていると気づいた場合を考えてみよう．このようなクライエントが使えるAACはないので，作業療法士は患者の伝えたいことを推理する．基本的ニーズ（「何か飲みたいですか？」「お風呂に入りたいのですか？」）を調べ尽くした後，作業療法士は困惑した．さらに20分経過した後で，クライエントは自分とケリー・グラントの耳が同じ形だ！と伝えることができた．先に述べたICUで使用する文字盤でさえ，このような情報伝達は即座にできてしまう．

　AAC開発の焦点は，基本的ニーズ伝達の段階や情報伝達の周辺にあるようだ．伝える情報の中身は予知できないので，情報伝達は最も難解な技術的問題を提起する．AAC機器の設計者は，語彙選択においてケリー・グラントの耳の形を議論するニーズをあらかじめ考えることはできないであろう．このようなニーズがあるので，AAC機器には，使用している言語を用いて受け入れられる概念をつくり出す機能が必要になる．このような概念形成は流暢なコミュニケーションに使用可能であり，AAC開発における課題として残っている．

　社会的交流や社会生活の礼儀もまた，AAC機器ユーザに対して難問を提起する．コミュニケーションは慣習に則っているのでメッセージとしての情報量は少ないが，会話は多様であり，自然発生的でも

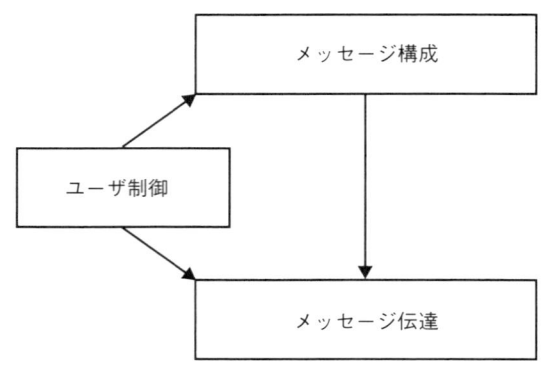

図16-6　AAC機器の構成

ある．DynavoxのようなAACシステムは，既設のメッセージを備えている．用途は社交的会話であるが，多様性に富んだ会話を流暢に行うには，まだAACには困難さがある．最新の機器は，欲しいものを伝えるという点で効果を上げているが，夢を語るほどに効果的ではない．

AACシステムの構成

　一般的には，電子AACシステムは3つの構成要素をもつ（図16-6）．**ユーザ制御システム**（ユーザがメッセージ生成と機器制御をするためのもの），**メッセージ構成システム**（他者に伝えるメッセージをユーザが構成するためのもの），**メッセージ伝達システム**（コミュニケーションの相手がユーザからのメッセージを受け取るためのもの）である．AAC機器のユーザ制御の問題は，他の電子ATと基本的には同じなので，一般的なアクセスシステムの項で扱う．

[メッセージ構成]

　健常者でも障害者でも，ほとんどの場合，話す前にメッセージを考える（私たちはこの過程を無視しているが，私たちの多くは，それまでの形跡を思い出せるのである）．AAC機器には，相手に発信する前に，ユーザが伝達する言葉を構成して，点検して，編集する性能が必要である．これは，話す前に考える能力をAAC機器ユーザに与えることになる．これによって，AAC経由のメッセージ構成の速度と健常者間のコミュニケーション速度の違いも補償される．

　健常者は，平均では1分間に150～175単語を話す[35]．拡大コミュニケーションの速度は，平均的に

は1分間に約10～15単語であり，コミュニケーション構成速度とユーザが期待する受信速度の間に大きな不均衡が生じる．入力方法（これについては以下に述べる）はメッセージ構成速度をいくぶん上昇させるが，AAC経由でメッセージを組み立てる速度が遅いために，話を伝える前に，聞き手の多くは興味を失ってしまうかもしれない．単語と単語の間の休止が長すぎれば，健常者の聞き手は1つのメッセージとして組み立てることさえできないかもしれない！

　AAC機器のメッセージ構成においては，考えを組み立てた後，1つにまとめて伝えることも可能である．AAC機器は通常，伝達前にメッセージを見るためのディスプレイを備えているので，伝達者は相手に伝える前に構成したメッセージを点検・編集することができる．これには2つの利点がある．伝達者にとって伝達前に注意深く単語を選択できる点と，相手にとって会話中に注意を持続することから解放される点である．人の記憶に関するAtkinson-Shiffrinモデルは，人の感覚記憶では口頭で伝えられた情報の保持はたった4～5秒で薄れることを示唆している[1]．健常者間の通常のコミュニケーションは速くて，1つの完結した文章が1回の感覚記憶に納まってしまう．健常者がAAC機器ユーザとコミュニケーションする場合には，言葉として出力されるまでの時間が長すぎて，感覚記憶として保持できない．健常者は焦点を失い，会話への注意を持続できないかもしれない．もしメッセージをまとめて1回で伝達すれば，相手は質問に答えたり，伝達者が次のメッセージを構成している間は別の作業に専念できる．これは電子メールの会話と似ている．

［メッセージ伝達］

　伝達者がメッセージの構成を完了すると，それを相手に伝達する．伝達方法は，使用する機器や状況によって異なる．AAC機器の中には，メッセージを文字にして伝達する専用機もある．最初に実現した機器の1つがCanon Communicatorである．英字と数字を組み合わせたキーボードを備えた小さな箱型の機器である．これをユーザの手関節にベルトで固定しておくと，ユーザは紙テープに印字されたメッセージを打ち出すことができる（メッセージの構成）．メッセージを仕上げたら，Communicatorから切り離して，相手に手渡す（メッセージの伝達）[20]．Zygo Light WRITERのような機器では，電子ディスプレイに表示したメッセージを相手に見てもらう．この他に音声を使う機器もあり，合成言語を用いてメッセージを明瞭な音声として出力する．健常者は通常は声でコミュニケーションするので，音声出力は文字出力より適当である[20]．クラス討議のような作業では，音声コミュニケーションが最も適した方法である．他の状況，たとえば交通量の多い歩道や騒がしい店内であれば，音声出力では周囲の音に紛れてしまって理解できないので，印刷出力が効果的な手法になる．音声化すると他者のじゃまになってしまう場合には，印刷出力が好ましい伝達方法といえる．

　音声がコミュニケーション方法として好まれるような状況では，音声の質を考慮する必要がある．初期のAAC機器は，はじめての聞き手にとっては，機器を使わないで伝達者が発する声よりわかりやすいという程度のものであった．音声合成技術の進歩により，AACの音声はわかりやすくなった．現状は，最新の高品質の音声技術を使えば，わかりやすさは格段に向上したが，多様性や声の表現の幅は狭いというところである．AACユーザが，どのような印象を与えたいかを選ぶには，選択肢がまだ少なすぎる．

コミュニケーションの構造

　拡大されるコミュニケーションは，目的によっても，Light[29]が提案したような内容によっても分類される．最高水準でいえば，コミュニケーションは，先に述べた状況を伴って，音声主体と書字主体に分けられる．これらの分類は，健常者が常用するコミュニケーションの様態に基づいたものであり，拡大コミュニケーションの伝達者の使用形式に基づいたものではない．

［音声コミュニケーション］

　会話は音声コミュニケーションの1カテゴリーである．会話には双方向の交換という意味が含まれている．友人と向かい合って行うコミュニケーションや，質疑応答の時の口頭報告や，小グループでの議論や，電話での会話などである．いずれも，テンポの速いコミュニケーションが必要であり，生成や反応の速さをユーザは期待する．もし遅すぎれば，コ

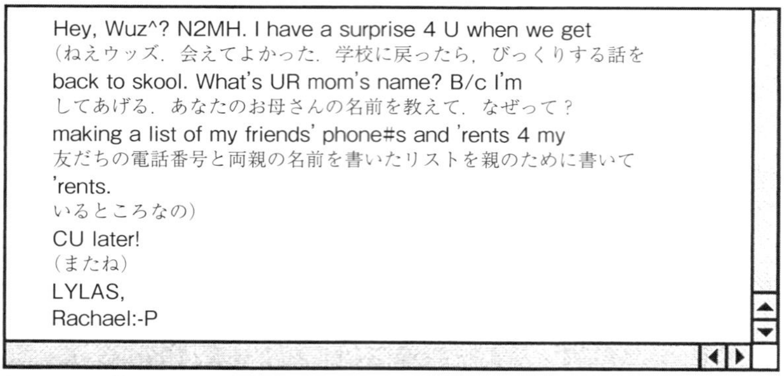

```
Hey, Wuz^? N2MH. I have a surprise 4 U when we get
（ねえウッズ．会えてよかった．学校に戻ったら，びっくりする話を
back to skool. What's UR mom's name? B/c I'm
してあげる．あなたのお母さんの名前を教えて．なぜって？
making a list of my friends' phone#s and 'rents 4 my
友だちの電話番号と両親の名前を書いたリストを親のために書いて
'rents.
いるところなの）
CU later!
（またね）
LYLAS,
Rachael:-P
```

図16-7　若者の電子メールの暗号メッセージの例

ミュニケーションに失敗して会話は中断してしまう．拡大コミュニケーションの伝達者が電報のような文体を使うと，これは発達段階の低い言語（食べ物，欲しい）になるので，認知面の障害があるという印象を与える心配がある．

　音声コミュニケーションのもう1つの形態が口頭報告であり，質疑応答用の構造をもたないものや，質疑応答用の構造と分けて考案したものがある．口頭報告では，拡大コミュニケーションの伝達者はコミュニケーション生成に十分な準備時間があり，全内容を発信するまで保存しておくことができる．準備時間が十分であれば，機器に全報告を保存する容量さえあれば，メッセージの発信は抑制されないコミュニケーション形態である．Stephen HawkingはAAC機器を使って公式の学術論文を同僚と同じように学会で口頭報告することができる．一方で，彼の質問への応答能力は非常に制限されている．

[グラフィックコミュニケーション]

　グラフィックコミュニケーションには，図形や書記記号といったグラフィックシンボルを仲介とするコミュニケーション形式すべてが含まれる．すなわち，紙と鉛筆で書くこと，タイプライター，コンピュータ，ワープロ，計算機，描画プログラムなどである．メッセージの生成と受け取りに時間差があることを前提としたコミュニケーションである．コミュニケーションの状況と目的が広範であり，これらがユーザの機器選択に影響する．

　グラフィックコミュニケーションの種類の1つが，メモをとることである．メモをとることは話し手が伝えた情報を正確に記録する方法であり，メモによって聞き手は，後で情報を思い出すことができる．このコミュニケーション形式における所定の受信者は，メモの記録者である．メモをとる人の便宜を図って，話し手にゆっくり話すように頼むことは社会生活上の会話では許されない．したがって，メモをとるシステムには情報記録の速さが必要になる．しかし聞き手は，話し手の話の受信者でもあるので，メモは不可解で，書いた人にしか意味がわからないかもしれない．

　電子メールやファックスなどの電子通信はグラフィックコミュニケーションの形式の1つであり，メモをとることと共通する多くの特徴を有している．情報の受信者は別の人であるが，共用の省略形や非文法の言語が電子通信にはよく見られる．若者の電子メールで日常的に使う言語はとても不可解で，英語として何とか認識できる程度のものであるが（図16-7），相手との交信用のグラフィックコミュニケーションの形式の1つである．発信のためのコード化と受信の段階は時間的には独立であるので，通常はメモをとる時ほどの入力速度は求められない．しかしインスタントメッセージは十代の人にとってはユビキタス（ありふれた）なものであり，電子通信と会話の境界は曖昧である．この場合には，会話同様に即時応答が，通常は期待される．

　グラフィックコミュニケーションの中で言語を最も集約的に用いる形式は，公式な文書である．学校での論文作成，出版物の執筆，仕事上の手紙や契約書の作成などが含まれる．公式文書では，先に述べたグラフィックコミュニケーションと違って，文法に従う必要がある．公式文書の準備においては，伝達者が十分な時間と精力を注ぐのは当然と思われている．メモや電子通信の時に使う省略形は許容され

ない.

　公式文書として扱ううえで最も困難な形式は，数学の表記である．初期のAAC機器は，電子通信や散文を書く時に使う文章が対象であった．通常は，直線上に配列して，読む順序と同じ順序で構成する．しかし数学の表記には2次元のものや，非線形のものが含まれる．2＋2＝4のような簡単な数学であれば両者に違いはない．

　しかし

$$x = \frac{-b \pm \sqrt{b^2 - 4ac}}{2a}$$

のような代数表記をAAC機器で行うのは困難である．

$$\sum_{n=1}^{+\infty} \frac{(-1)^{n+1} \cdot 1 \cdot 3 \cdot 5 \cdots (2n-1)}{2 \cdot 4 \cdot 6 \cdots 2n} x^n$$

のような微積分方程式については標準的なものでさえ難しくて，AAC機器ユーザには解決不能である．最新の工学的技術によって散文の構成は容易になった．しかし高等数学においてはAACユーザには明らかな障壁がある．同様の問題はインターネットのウェブでも生じており，Math ML[17]のような新しいコミュニケーションプロトコルが開発されている．拡大コミュニケーション機器がこの技術を搭載するようになれば，AACユーザの高等数学へのアクセスが向上するであろう．

一般的なコンピュータへのアクセス

　イネイブリング電子技術の第3のカテゴリーは一般的なコンピュータへのアクセスである．コンピュータ使用は健常者にはユビキタスなものであり，コンピュータは他に代替法のない課題遂行を可能にするので，さまざまな障害をもつ人のATでもある．コンピュータはメッセージを書くことや，学校での課題研究用のATとして用いられるかもしれない．印字認識障害（print impairment）のある人にとってコンピュータは，活字情報へのアクセスを可能にするものである．この場合には，電子文書を用いるか，または印刷文書の光学式文字認識（OCR：印字されたページを電子文書に変換する）を用いる．文書を電子化して保存すれば，視力障害者用に拡大文字にしたり，全盲の人や重度な学習障害者のために文書を読み上げることも可能になる．「仮想物体」を操作して，通常は実体のある物体の操作を通して学習する数学の概念および形の恒常性の教育や，空間関係技能の発達にも貢献できる[22]．PDA（携帯情報端末）は忙しい管理職にとって有用であるが，ADHD（注意欠陥多動性障害）の人が定刻に会議に出席する用途としても使うことができる[39]．管理職には便利なものであるが，ADHDの人にとってはATといえる．

　コンピュータを使えば，電子機器なしでは不可能と思われる複雑な情報検索を実行し，体系化し，提示することができる．新興領域である認知の補装具において，コンピュータは認知障害者の注意や考える技能を拡大する可能性がある．コンピュータを使ったバイオフィードバックは，監視および課題への注意の強化に利用可能である．時間的処理の障害に関する研究に基づいて開発されたコンピュータの言語修正プログラムは，言語学習や時間的処理技能の向上にも使用可能である[33,38]．

　以上のようなリハビリテーションの適用を超えて，従来型コンピュータの効果を高めた特性によって，運動障害や遂行障害のある人がコンピュータなしでは不可能な作業に参加できるようになる可能性がある．健常者は，編集を受け入れて，文書を再入力しなければならないことがイライラする不快なことだと感じる．障害者はコンピュータのカット＆ペースト機能がなければ，体力が持続せず，作業を完了できないかもしれない．コンピュータは，健常者には便利な機器である．障害者においては，コンピュータがなければ不可能な課題になるので，ATとなる．障害者のコンピュータのアプリケーションは，健常者のアプリケーションのすべてを含んでいる．

■制御技術

　先に述べたイネイブリング電子技術はすべて，個人に各技術を制御する能力があるかどうかにかかっている．機器の性能には違いがあっても，それぞれの機能制御の方法には共通の特徴がある．電子機器のほとんどは健常者用の設計であるので，ATの制御についても標準的制御の適合という形式で分類する．電子制御は大きく3つに区分される．（1）入力

の適合，(2) パフォーマンス強化，(3) 出力の適合である．

アシスティブテクノロジーへの入力

イネイブリング電子技術の制御に用いる入力方法はさまざまであるが，下位分類を用いた方がわかりやすい．著者によって分類法はさまざまであるが，いくつかの技法については，どの分類法においても別に区分される．本章では便宜上，物理キーボードの使用，仮想キーボードの使用，走査技術の使用に分けたが，唯一正しい分類法というわけではない．

物理キーボード

物理キーボードは，通常はスイッチを配列したもので，各スイッチが独自の機能を有している．少し複雑なキーボードでは，変更キーによってキーの基本機能を通常は関連機能に変更できる[2]．物理キーボードは，タイプライター，コンピュータ，計算機，電話，電子レンジなどさまざまな電子機器に搭載されている．キーは，単語や小切手帳の精算，電話番号やベイクドポテトの調理時間といった意味のある単位を作るように配列されている．キーを押すとすぐに作動するキーボードもある．たとえば，テレビのリモコンには，押すと電源を切り替えるキーや，音量を上げるキーがある．

物理キーボードは，さまざまな方法を使って障害者に適合させることができる（図16-8）．たとえば，英数字のほとんどのキーボードは従来のタイプライターを原型とした配列である．これは機械上の制限を理由にした設計であり，ユーザの使用速度を下げる．障害者のほとんどは，減速といった人為的制限を必要としないので，この配列がATの選択肢になることはほとんどない．代替のキー配列としては，Dvorak Two Handed や Dvorak One Handed や Chubon がある（図16-9）[2]．このような配列によってタイピング効率を上げれば，障害者が実用的な時間内に遂行できるようになる可能性がある[4]．

標準型キーボードは，キーを押すとすぐに反応する．コンピュータのキーボードの場合には押し続けると繰り返すように設計されている．俊敏な巧緻動作が可能な人には便利であるが，運動の反応速度の遅い人には不利な設計である．幸運にも，キーボー

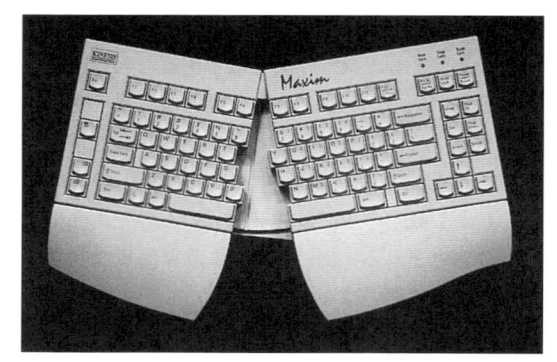

図16-8 物理キーボードの改造

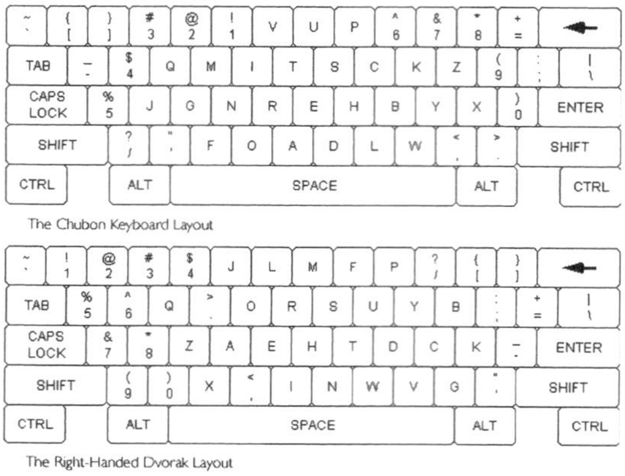

図16-9 代替キーボードの形態（上：Chubonキーボード配列，下：右利き用のDvorak配列）

ドの反応時間を調整できる機器が多い．キーを押す時間と作用する時間の間の休止期間に指を離せばキーは作用しない．注意深く調整すれば，この適合によってキー操作の誤りを減らして，正確さの向上や，場合によっては生産性の向上に結びつくかもしれない．

標準型キーボードは，健常者を対象に，巧緻性と関節可動域の均衡をとった大きさになっている．関節可動域か巧緻性のどちらかに障害のあるクライエントは，従来型のキーボードが使いにくいと感じるかもしれない．巧緻性に問題のあるクライエントには，大型キーやキー間隔の広いキーボードによって機器制御が自立する可能性がある．これは視覚障害者にも適応する方法である．しかし大型キーで同じ数のオプションを搭載すれば，キーボード自体が大型になり，関節可動域制限のある人には利用しにくくなってしまう．

関節可動域制限のある人への適合として，大きさ

を変えてキーボード制御を容易にする方法がある．狭い範囲での制御，すなわち接近したキー配列にすることで，小さい関節運動でも全範囲のオプションの選択ができるようになる．しかし狭い範囲の制御を目指すのは，巧緻性に問題のある人には難しい．小型キーボードは良好な巧緻性を持つ人にのみ有用であるが，関節可動域制限のある人にとっては適合可能な唯一のキーボードになる．

関節可動域制限と巧緻性障害の両方に対応するキーボードの設計には，ほとんど選択肢がない．拡大コミュニケーション機器の多くが，4個，8個，32個，64個のキーをシングルサイズのキーボード上に配置できる．変換キーすなわち呼び出しキーを使えばキーボードの全範囲のオプションにアクセスすることも可能であるが，効率性の低下をもたらす．キーボードの1つかそれ以上のキーを使って，他のキーすべての意味を切り替える方法があるが，動的表示と組み合わせなければ，ユーザはキーの持つ複数の意味を覚えなければ使えない．

仮想入力の工学的技術

運動制御に障害のある人で，物理キーボードの配列が使用不能であれば，仮想キーボードが使用できる．物理キーボードのシステムの機能性を備え，独特な操作でオプション配列からの直接選択を可能にするので，操作する物理スイッチを持たない．オプション選択のための代替操作は，選択行為を空間的にコード化してポインティングを用いて行うか，時間的にコード化して順序づけられた行為を用いて行うかである．

ポインティングシステム

ポインティングシステムは，物理キーボードのヘッドスティックやマウススティックのようなポインターと似ている[15]．仮想入力の場合には，表示されたキーボードの一部を指し示すことでユーザは選択を行う．オプション選択の代表的な方法は，シングルスイッチの操作（例：マウスのクリック）か，ポインターを一定時間固定することである．

仮想入力用のポインターは，ユーザが発射する光線（ユーザからの光源の反射を利用）や，ユーザが携帯するマイクで受信する音波などさまざまである[6]．ポインターのセンサーの方向や位置を変えることでキーボードのグラフィックイメージ上の矢印キーを動かす．これによって，その時の選択行為の意味をユーザに伝える．

拡大コミュニケーションのシステムには動的表示を用いるものがあり，ユーザが選択している最中にグラフィックキーボードを変化させることができる．これによって，あるメッセージを構成している時にキーボードに配置した各位置の意味が変えられる．動的表示によって，各キーのその時の意味を覚えることや，さまざまに象徴化したキーの意味を解読することから解放される．

ポインティングシステムの機能性は物理キーボードとほとんど同じなので，物理キーボードで検討したことの多くが当てはまる．キーの大きさは，クライエントの巧緻性と関節可動域のバランスを考えて決める．キーボードの型の選択は，機能を妨げるものでなく，むしろそれを高めることを考えて行う．選択方法は，意図的な選択を促し，偶発的な作動を最小限にするものでなければならない．

究極のポインティングシステムは，目の動きによる入力である．視標追跡システムは，眼の表面で反射する赤外線を利用するものが多い．一般的には，眼の物理的位置を固定して，カメラで反射光を観察するシステムである[28]．このシステムを使うには，従来はユーザの頭部を固定する必要があった．費用を考えると，この入力方法は頭部を動かせる人には適当とはいえなかったが，頭部固定の必要性は重要な問題ではなくなっている．目や注視に関わる工学的技術が企業の主力製品に用いられるようになったので，この必要性そのものが変化する可能性がある．

視標追跡を最初に組み込んだ主力製品は手持ち式ビデオカメラであり，ファインダーに装備されている．焦点を合わせたモニター画面の一部を追跡することによって，撮影者にとって興味のある表示部分にカメラの焦点を合わせるシステムである．

手持ち式ビデオカメラで実証された実用性は，主力製品における視標追跡の技術において異なる2つの取り組みを導くことになった．1つがパソコン開発者の探求しているものであり，ユーザが遂行したい行為を検知する方法としての可能性である[34]．コンピュータによるユーザのニーズ予測を目指している．主力製品化のために，コンピュータのモニター

画面上の全範囲を動くユーザの注視を追跡するシステムが求められている．自由な動きを許容する適切な技術の発展には困難があり，この視標追跡機能の製品への導入は遅れている．

第2の取り組みは，視標追跡機能を内蔵したビデオカメラに類似したものである．カメラは目に拘束された状態でともに動くという意味で類似したシステムである．視標追跡システムが小型で頭部に搭載できれば，機器と眼の関係性は固定になるので操作が容易になる．頭部に取りつけるディスプレイと視標追跡機能を組み合わせたシステムが，未来の製品に使用可能な段階になってきた．この組み合わせは多くの可能性を開くものである．たとえば，頭部装着型ディスプレイはユーザが制御機器を見ながら他の作業にも目を通せるような制御システムを映し出すことができる．両眼の追跡と頭部の追跡を組み合わせれば，ユーザが見るだけで機器を制御できるEADLシステムが実現する可能性がある．現在は高価すぎて，使いにくくて，非効率な入力システムである．しかし他にオプションがなく，注視しか利用できないユーザにとっては，コンピュータ制御の入力方法としての優位性がある．しかし主力製品の技術者たちによって発展している工学的技術なので，おそらく安価で効率のよい技術になるであろう．

スイッチ符号化入力

関節可動域や巧緻性の障害のために物理キーボードや仮想キーボードを必要とする人には，スイッチ符号化入力（switch encoding input）もオプションになる．機器の機能性に直接アクセスするために少数のスイッチ（1～9）を用いる方法である．スイッチの意味は，クロージャ（電鍵）の保持時間の長さ（モールス符号の場合）や，スイッチセットの即時履歴（immediate history）（Tongue Touch Keypadの場合）によって決めても良い．

モールス符号によるタイピングでは，小さいスイッチセットを用いる．スイッチ1個のモールスでは，短いスイッチクロージャが「トン」の要素を作り，通常は「*」と書く．長いスイッチクロージャが「ツー」の要素を作り，通常は「-」と書く．公式には，「長いスイッチクロージャ」は短いものの3倍以上長く，個人のニーズに合わせて調整する．スイッチクロージャのパターンによって，アルファベットの文字や数字や句読点を作る．短いスイッチクロージャの5倍以上長い休止は符号1個の終了を示す．スイッチ2個のモールスは，2個のスイッチを用いること以外は同様であり，1つは「トン」を，もう1つが「ツー」を作る．この2つのスイッチの違いは明瞭であり，「トン」「ツー」の長さも同じなのでタイピング速度を2倍にする可能性がある．3個スイッチのモールスには，「トン」「ツー」の生成セットで1文字を構成することを指示する第3のスイッチがあり，モールスの時間依存性を打破した．

モールス符号は重度の運動障害をもつ人には非常に効果的なタイピング手法であり，最終的には完全自動化を目指す他の仮想キーボード技術においても利益がある[5,32]．モールス符号のユーザの多くは，モールス符号を覚えているわけではないと指摘する．単語で考えると，タッチタイピングで起こるように，画面上にその単語が現れるという．モールス符号のユーザのタイピング速度は，機能的な書字スピードの平均値である1分間あたり25単語に近づいている．モールスの弱点は，ATとしてモールスのインターフェースを製造している会社が，少し異なる定義で符号を用いている点である．この問題に取り組み，モールス符号の適用を推進するために，Morse2000機構がモールス振興のための標準規格を作成した[36]．

選択の即時履歴を監視するスイッチが，スイッチ符号化入力の別の種類の例として挙げられる．Tongue Touch Keypad（TTK）はnewAbilities Systems社の製品で，マウスピースと歯の矯正器に似た物体にキーパッドを組み込んだものであり，9個のスイッチを使用する．

TTKの初期のものは，MiracleTyper（図16-10）というオンスクリーンキーボードを使用していた．最初のスイッチ操作で9種類の文字で構成されたグループを1つ選択して，次のスイッチ操作で目的の1文字を選択する手法である．モールスより物理的にはいくらか効率的であるが，ユーザは画面を観察して，その時点のスイッチの意味を理解する必要がある．最新のTTKでは，このキーパッドをマウスのエミュレータ（emulator：模倣装置）としてだけ使用しているので，文字入力に適したオンスク

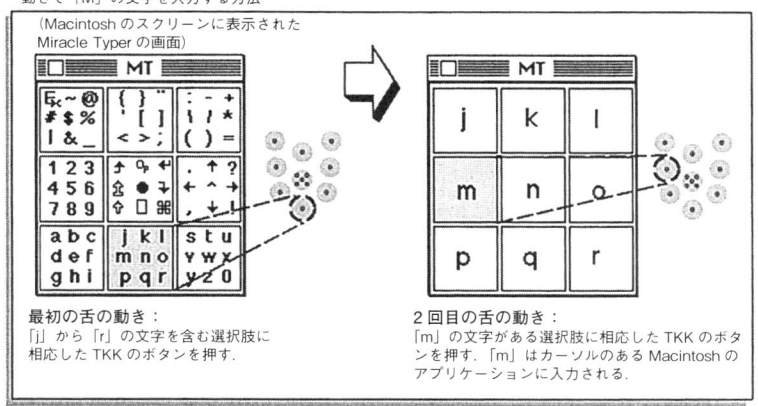

図 16-10　選択履歴を用いた MiracleTyper による符号選択

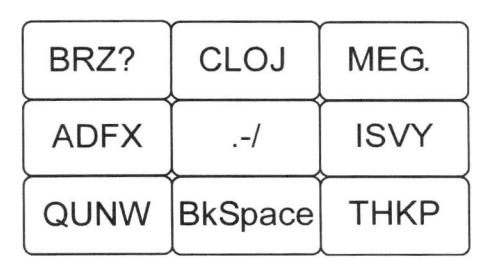

図 16-11　T9 キーボード

リーンキーボードを選択できるようになった.

T9 キーボード（図 16-11）は，スイッチ符号化入力に新たな手法をもたらした．これは奇抜なインターフェースである．キーボード上の 1 つのキーに複数の文字を配置しているが，ユーザは目的の文字だけがあるかのようにタイピングできる．キーボードのソフトウェアが，ユーザの入力から，どの単語を意図しているかを決定する．曖昧さを排除した処理によって，ユーザの意図する文字を確定する精度を高めているので，キーボードが学習する速さも備えている．この技術はポインティングシステムと互換性を持つ可能性があり，先に述べた，標的の大きさと使用可能なオプション数の均衡を卓越したものにする.

音声認識

多くの人が音声認識に魅力を感じている．EADL やコンピュータに向かって話すことほど理にかない，望まれていることがあるだろうか．1990 年に Dragon System が開発した言葉による最初の音声認識は大型で非常に高価で，ほとんどの人にとっては実用性の低いものであった．1990 年には声によるタイピングを用いるのは非常に熱心な人に限られていた．キーボードのオプションがあれば，日常的な仕事で音声認識を選ぶ人はほとんどいなかった．初期のシステムでは，入力システムが言語の単位を認識するために，ユーザは単語ごとに休止を置く必要があった．今日では[24]，工学的技術が進歩して，連続して話すことができるようになり，認識精度も 90％以上になった[26]（音声製品の製造企業は 95％以上の精度を主張している）．音声技術の進歩は目覚ましいが，音声認識が障害者の制御方法として優れているわけではない．これには多くの理由がある．

音声認識には，声の一貫性が必要である．声に完璧な明瞭度は必要ないが，入力システムが認識する時には常に同じように発音する必要がある．したがって，言語障害のある人はこのシステムを使うことができない．ろれつが回らない場合や発音が不安定であると，認識率が低くなってしまう.

音声認識入力には，訓練や使用のために高水準の注意力が必要である．現在の音声技術が使用される前は，対象とするユーザの声を理解するためにシステムを訓練する必要があったので，ユーザにテキストを準備して，認識システムのマイクに向かって読むという手続きが必要であった．合図に反応するという認知技能に障害があれば，訓練は困難を極めた．学習障害や他の認知障害のある学習者が音声認識入力を使う訓練に成功したという報告もあるが，一般的には成功率は低い．訓練後も，ユーザは誤認

識された単語を注意深くチェックして，誤りがあれば修正する必要がある．最近の音声認識システムは文脈依存型の認識を行う．したがって話した言葉を認識することができなくなるまで，個々の未訂正の誤りが文脈を少し変化させる．画面上の各単語の綴りは正しいので，文書のスペルチェック機能では，単語の誤認識のチェックはできない．これではユーザが意図した言語にはならない！

音声認識入力は周囲の人のじゃまになる．事務所スペースを共有している人がコンピュータに向かって話すと，他の人の生産性の低下を引き起こす．事務所の全員がコンピュータに向かって話すことになれば，騒音の収拾はつかない．音声認識入力は1人で働く人や1人暮らしの人には有効であるが，事務所や学校など多くの場所では良い入力方法ではない[25]．

音声認識入力の言語体系は，制御する機器に依存する．EADLシステムの制御においては離散型音声（「照明をつける」といった短くて具体的な成句）が適合する．オプションは短いものが多く，瞬時の制御はほとんど必要ない．誤認識の単語もほとんど問題を起こさない．しかし物語形式の文章生成では，高度の入力スピードおよび，ユーザが処理に気づく間もなく実行されるような条件が必要であり，連続型の音声入力が求められる．他のコンピュータ利用では，連続型より離散型の音声が機能的である．データベースや表計算は入力範囲の狭い領域が数多くある代表的なものであり，各領域の情報量は制限される．このような場合には，連続型音声より離散型音声が適合する．

最適の言語認識プログラムは話し手を選ばないで，99％以上の精度で認識するシステムである．言語システムの開発者は，処理速度と言語技術の進歩を基盤とすれば，この程度の有用性を5年以内に達成できるという．しかし彼らは，過去10年の間も同じ予言（5年以内）を続けてきた！　近年の言語認識システムは10年前と比べて格段に改良され，初期のシステムの1％を少し超えた費用で入手できるようになった．しかしこのような進歩があってもなお，音声認識入力は，従来のキーボードより，ユーザに好まれるシステムになっていない．

走査による入力方法

認知障害や運動障害が重度の人に対しては，行列変動型の走査が入力方法のオプションになる[2, 14, 20]．制御システムが選択肢を順に提示して，正しい選択肢が示された時にユーザが確定して選択する方法である．代表的なシステムでは最初に，組になった選択肢を示して次に，組に含まれる項目を提示する．初期のシステムでは，項目は1回当たり1行を示しているマス目として表示された．このシステムも通常は行列の走査というが，当時は行や列の構成はなかった．

走査による入力は，わずかな身体活動によるオプション選択を可能にする．通常は，ユーザは目的の選択肢の提示を待つことに時間をとられるので，エネルギー消費量は比較的小さい．残念ながら，時間の総消費量は大きい．システムの提示する選択肢が少ない時，たとえばEADLシステムであれば，走査は現実的な入力方法になる．システムが走査する間の待ち時間は少し不快であるが，照明の点灯が今か，少し後かの違いはわずかである．EADLシステムは1日を通して間欠的に用いるので，連続使用のものより，1日の流れの中での遅れは容認されやすい．しかしAACやコンピュータシステムにおいては状況が違ってくる．考えを構成する過程には何千何百の選択が順次必要になる．行列走査の間の休止が蓄積すれば，機能的なコミュニケーションは困難を極めるか不可能というまでに，生産性を遅滞させる．生産性を要求される場合には，走査入力によるコミュニケーション速度は不十分である．

集中制御

現在発展している領域の1つが，長い間推奨されてきた集中制御である[16]．重度の障害をもつ人は，1種類以上の制御機器が必要になることが多い．たとえば，脳性麻痺によって重度運動障害のある人は，対人コミュニケーションのために拡大コミュニケーションシステムが必要である．さらに，周囲の環境を制御するEADLや職業上の課題をこなすコンピュータアクセスシステムや地域を行き来する電動車いすが必要である．従来，各システムは若干異なる手続きによる独自の制御システムを有していた．多様な制御システムを使うユーザには，システムの間を移動する必要性や，各システムについて学習する必要性があった．

集中制御システムは1つのインターフェースを

使って，すべての AT 制御を行うものである．AAC もコンピュータアクセスも通常は言語を有しているので，AAC 機器を使ったコンピュータ制御は初期の目標の 1 つであった．1994 年の General Input Device Emulating Interface（GIDEI）の標準規格[18]は，AAC 機器から制御用の支援コンピュータに送る符号を規定した．この符号がキーボードやマウスに相当する．GIDEI を利用すれば，AACユーザは同じ部屋にいる友人とのコミュニケーションと，仕事の企画書の作成に同じ制御インターフェースを使うことができる．

AAC 機器には，動くポインターを用いるものが多いので，電動車いす制御用のジョイスティックは集中制御を達成する第 2 の手段となり得る．同じジョイスティックが，EADL や AAC 機器の画面上のアイコンの選択，またはコンピュータ画面上のマウスポインターの動きに利用できる．機器の接続は理想的には無線であり，短距離の Bluetooth 標準規格の無線接続は，このような制御の可能性を開いた（Bluetooth は電子関連企業の共同体であり，順応性のある安価な短距離通信用の無線プラットフォームの開発を目指している）．

臨床家に考えてほしいのは，すべての機器に最適ではないが 1 種類の一般的制御を可能にするという利益が，各機器について最適な制御を個人が学ぶという代価に勝るかどうかである．電動車いすの制御で要求されるものは，正式な企画書を書いたり，テレビのチャンネルを変えたり，教室で質問に答える時に要求されるものとは明らかに違うので，異なる制御方法が機器別に必要になるであろう．すべての機器に最適な制御を単一の制御インターフェースで提供するには，まだ課題が残っている．

速度向上オプション

EADL システムでは，制御のための入力速度は，あまり重要ではない．先に述べたように，制御オプションが少なく，選択においても厳しい時間拘束はほとんどないからである．しかし AAC やコンピュータ制御システムにおいては，次々に求められる選択の数が多く，速度がしばしば重要である．障害者においては，通常は健常者と同じ速度では選択できないので，速度向上技術を使って 1 回の選択で送信する情報量を増やすことになる．通常，言語の速度向上には 3 種類のオプションを用いる．文字単位で綴ること（letter-by-letter spelling），予測，圧縮と展開のいずれかである．後半 2 つのオプションは，言語生成の速度向上にも役立つ．

文字単位で綴ること

典型的なタイピングは文字単位の表記法であり，能率性が高くはない．すべての言語や文字体系において，1 個の言語表記に必要な符号数とメッセージの要素数は均衡がとれている．従来のアルファベットを用いる英語は，1 単語当たり平均 6 文字である（単語の間のスペースを含む）．モールス符号の表記では，同じ文章であっても 1 単語当たり約 18 文字の選択が必要になる．対照的に中国語の基本的語彙では，単一の表意文字で 1 つの単語を作ることができるが，数千の表意文字がある．通常は，ある文字体系が多数の符号を持つことによって，各符号がより多くの意味を伝えることになるが，それぞれの符号の選択の困難度が増す．

AAC システムの多くは，言葉を表す絵文字やアイコン形式の符号の膨大なセットをもっているので，これを使ってユーザが選択を行う．このような意味の圧縮により，1 台の機器の中に膨大な語彙が保存されているが，機器操作には複雑な選択システムが必要になる[13]．たとえば，ユーザは最初に単語群（例：食べ物）を選択した後に，目的の単語（例：ハンバーガー）を単語群の中から選択する．下位分類を活用すれば，200 万以上の語彙を 128 のキーのキーパッドを用いて 3 回の選択で表現することが理論的には可能である．

予測

ある言語のもつメッセージは類似パターンをたどる場合が多いので，予測技術を活用して労力を大幅に省くことができる．言語においては 2 種類の予測技法，(1) 単語の完成と，(2) 単語と熟語の予測がある．

単語の完成では，キーを 1 個打つたびに，コミュニケーションシステム（AAC またはコンピュータ）が，後に続く可能性のある単語のオプションをユーザに提示する．予測システムが適切な単語を表示すれば，ユーザは単語を最後まで打ち込まなくても，すぐにその単語を選択することができる．結果

的に，メッセージを完了するまでの選択数を減らすことになる[21]．しかし，タイピング速度は向上しないかもしれない[27]．Anson[3]によれば，キーボードで原稿の入力を行う場合，単語予測の使用頻度に正比例してタイピング速度が低下する．予測リストを常にチェックするという負担が，単語完成による速度向上の可能性を打ち消してしまう．しかしオンスクリーンキーボードや走査システムを使うタイピングでは，いずれにせよユーザは入力配列に目を通さなければならない．したがって，このような場合には単語完成システムはタイピング速度を向上させて，選択数も減らせるようである．

ほとんどの言語は構造が似ているので，ある単語の後に続きそうな単語の予測も，場合によっては可能である．たとえば，ある人の名前に続いて，その人の名字を打ち込むことがしばしばある．この予測を使って，1回の選択だけで次の単語を生成することもできる．単語の完成と次の単語を予測する機能を組み合わせれば，タイピングの負担が激減するかもしれない．しかし，この可能性はあまり現実的ではない．次の単語の予測が示されても，単語の綴りに忙しくて，正しい予測であっても無視してしまうユーザが少なくない．タイピングと予測リストのチェックという2つの作業を切り替える認知作業の負担が，単語をすべて綴らなくてもよいという利益を上回ってしまうからである[19]．

圧縮と展開

圧縮と展開の手法によって，使用頻度の高い単語セットだけを明解な省略形を使って保存することができる．文字単位でこの省略形を選択するか，単語完成においてこの省略形を選択すれば，省略形は単語や熟語を拡大した形式に動的に置き換えられる[2,14]．

展開では時間のかかる多くの選択が起こるので，この工学的技術は活動量や時間の節約に大きな可能性をもたらす．しかし可能性があるのは，単語の展開後の様態よりも省略形のほうをユーザが覚えている場合だけである．したがって，省略形は注意深く選択しなければならない．普及した多くの省略形が使い勝手よく保存されている．多くの人がテレビ（television）を省略形のTVで表すので，表記は従来の20％の選択ですむ．展開システムによって，TVという符号を自動的にtelevisionに置き換えるので，ユーザには新たな負担は生じない．同様に，TTFNは「Ta-ta for now（バイバイ，当分の間は）」という社会的意味への展開に用いられるかもしれない．

効果的な省略形は，一般的なものより，おそらくユーザが個別に作成したものである．たとえば，メモをとる時には，言語の省略をよく行う．このような速記用の省略形は，通常は個別的であり，講演中に複雑な考えを即座に紙面上に表現することを可能にする．臨床家はクライエントとともに注意深く，有用で覚えやすい省略形をつくらなくてはならない．

クライエントが自らつくり出す創造性の要求の低い省略形の別の形式として，よく起こる綴りの誤りの修正が挙げられる．学生も成人の書き手も，認知障害によって文字を綴る技能に障害があれば，展開によって，単語の綴りの誤りを自動的に修正する方法が利用できる．認知障害があると，省略形はクライエントが文字の綴りを誤りやすい方法であるが，展開は単語を正しく綴るのに役立つ．いったん，誤った綴りの単語ライブラリーを作れば，綴りの誤りを心配しなくてすむ．この方法は，文字を正しく綴るという既習得の学習を妨害すると主張する人たちがいる．クライエントが文字綴り技能の発達段階にあれば，これは妥当な主張であり，この方法を使用すべきではない．しかし，回復不能の認知障害のある人にとっては，圧縮と展開の技術を活用した適合方法は望ましい選択である．

どのような工学的技術であれ，障害者が健常者と同じ速さでメッセージを生成することを可能にする技術はない．しかし個別に選択すれば，技術がない場合より効率的にメッセージが生成できるようになる．技術は互いに排他的ではない．「次の単語」技術を活用してアイコンについても予測が可能である．また，省略形は単語完成の技術や単語予測の技術と一緒に用いることができる．

出力オプション

AT制御には，人間の出力と入力の循環が必要であり，人間の出力と入力は，機器の入力と出力と合っていなければならない．感覚障害のある人は，機器の伝達メッセージの受信ができないためにAT（または一般の機器）制御が困難になる場合がある．

したがって，機器出力の適合が必要となる．このような適合は，通常は3つの感覚モダリティに依存している．(1) 視覚，(2) 聴覚，(3) 触覚である．

視覚出力

電子機器の出力方法は，初期設定においては，ほとんどが視覚である．コンピュータ画面は，印字ページに似た設計である．AACシステムの入力は，キーボードや，通常はグラフィックメッセージの組成現場のような概観を持つ．EADLには，ディスプレイと制御する機器の現在の状態を示すアイコンの点灯が利用される．このような制御状況を認知するには，ほぼ正常に近い視力がユーザに求められる．クライエントの視力に障害があれば，何らかの適合が必要になる．

[色とコントラスト]

視力障害の多くが，前景と背景の色を識別する能力に影響を与える．背景色が明るいと眩しく感じて，前景にあるものが知覚しにくくなる．視覚障害に対応する場合には，臨床家は対象者の知覚しやすい色と知覚しにくい色を調べる必要がある．背景色は，多くの場合，抑えた穏やかな色彩にして，強い視覚反応を起こさないようにしなければならない．対照的にアイコンや文字は，背景に対してコントラストのある色にする．明るすぎたり，どぎつい色は，前景，背景ともに避けるべきであり，ユーザにとって適切な色と，コントラストの強さを個別に選択しなければならない．

[画像寸法]

視力とディスプレイのサイズは，出力ディスプレイにおける問題を提起する．これは，関節可動域と巧緻性がキーボード設計上の問題を提起するのと似ている．視力20/20（訳者注：分数視力20/20は，小数視力1.0と同義）の人は，通常は約4.2 mmで印字（12ポイントのフォントの印字と同等）された文章であれば容易に読むことができる．ある標準的なディスプレイでは，これによって，一度に100～150単語の文章か，ほぼ同数の選択用アイコンを表示することができる．ユーザの視力が低い場合には，文字やアイコンのサイズを大きくして，視力障害に対応する．しかしアイコンを大型にすれば，一度に表示できる文字数が少なくなるか，ディスプレイを大型にする必要がある．重度な視力障害のある人に対しては，重度な巧緻性障害のある人と同様に，一度に全オプションを表示することは非実用的である．

画面拡大プログラム[2]は，一度に画面の一部を表示して，拡大する場所をユーザの最も興味のありそうな領域に動かすことで，先に述べた限界を克服する代表的なものである．視覚的効果は拡大鏡を通して見る画面に似ているが，拡大鏡ではユーザがディスプレイ上を動かす．画面拡大プログラムには，文章挿入位置か，マウスポインターか，ディスプレイ上の他の変化を追跡して動かすものが多い．このようなシステムでは，ナビゲーションが大きな問題になる．ユーザが画面の小さな部分だけを一度に見る場合には，該当文章の配置を示す目印は視野の外にあって見えない．したがって画面拡大プログラムには，クライエントが使用可能な画面上の場所に合わせて位置を調整する手段が必要になる．

AACシステムでは弱視ユーザへの対応として，巧緻性障害のある人と同じ工学的手法が使える．AAC機器のキーボードは，意味を表す大型のシンボルを書いた大型のキーを，数を少なくして設計される．しかし身体障害のある人のキーボードと同じように，コミュニケーションのオプション数を減らすか，複雑なインターフェースの使用をユーザに強いるという結果になる．この弱視ユーザへの対応ではメッセージ構成用のディスプレイの大きさを変えないので，視力障害のユーザにはアクセス不能になってしまう．

音声出力

音声入力と音声出力の違いを念頭に置くことが重要である．音声入力では，ユーザが話して，その言葉がATの指令に変換される．音声出力では，印字された単語や指令を音声に変換する手段を使って，機器がユーザとコミュニケーションする．音声出力は音声入力より長い歴史をもつ技術であり，完璧ではないが，より成熟したものである．

音声出力においては，アプリケーションや対象の聞き手によって求めるものが異なる．通常は，聞き手が第三者のシステムか，ユーザ自身のシステムかによって分類する．

[第三者が聞き手]

AACで用いる場合には，音声出力は人工音声に

不慣れな人が理解できることを目指すことがほとんどである．たとえば，AACユーザが道の角にある食料品店で，夕食用に牛肉のひき肉を1kg買う場合を考えてみよう．肉屋の主人が人工音声を聞いた経験のない人であった場合，道の曲がり角の店で注文するので，聞き手が未経験であることに加えて，AACの音声はトラックやバスの騒音にも対抗することになる．

実社会で，はじめての聞き手でも理解できるように，人工音声は明瞭でかつ，できる限り人の声に似たものにする必要がある．聞き手が聞くつもりになるくらいに，理解しやすい声である．話題に合った抑揚や，感情を伝えるのが理想的である．最近のAACシステムでは感情移入はうまくできないが，高品質な音声を使用すれば，人間の声のように聞こえる．逆に，依然として人間の声より理解しにくい．人工音声は表情や唇の動きを伴わないし，音声の生成に関して余分な合図が入るからである．

[ユーザが聞き手]

コンピュータアクセスやEADLに用いる場合には，音質を人間の声に似せる必要はない．機器の訓練期間中に，ユーザには音声の学習機会が与えられるからである．EADLでは必要な音声の種類が少ないので，混乱しないように，できるだけ違った音声にする．しかし多くの単語は似たように聞こえるので，言語全体の一般的な音声出力という点では困難さがいくらか増し，混乱しやすくなる可能性がある．

一般的な文章を読む場合には，発声速度が問題になる．先に述べたように，人間は通常，1分間に150〜175の単語を話す．しかし，読む場合には1分間に300〜400単語になる．印刷物を読む時に音声に頼る人は，健常者が読む時の半分以下の速度に制限される．文章へのアクセスを良くするには，人工音声の場合には1分間に400単語以上の速度で理解できることが条件になるので，ユーザには訓練が必要である．障害がなくても訓練していない人は，この速度では言葉を理解できない．しかし訓練をすれば，音声出力は視力障害者が印刷物にアクセスするのに有用な方法である．

音声出力が有用であるのは，(1) 障害者の声の代替にする場合と，(2) 視覚を使って機器にアクセスできない場合である．音声使用のAAC機器は，向かい合った普通のコミュニケーションを可能にする．健常者は，ほとんどの状況では，声でコミュニケーションする．障害のある人は，通常，同じよう

ケーススタディ：ギアンナ（その2）

ギアンナの作業遂行の領域における現在の問題はIADLと教育と社会参加であり，これらがアシスティブテクノロジー（AT）で対応する領域である．ATでは解決できないADL障害も依然としてあるだろう．日常生活用の電子機器（EADL）を使用して，ギアンナは身の回りの環境制御ができるようになる可能性がある．自宅の部屋の温度調整やラジオやテレビの操作，照明の調整，ドアを開けるといったことを思いどおりにするようになるだろう．彼女の言語コミュニケーション技能は優れている．しかし友人に手紙を書く（グラフィックコミュニケーション）においては，将来の教育の追求を可能にする同じ工学的技術〔すなわち移動が主体で（これについては本章では扱わなかった），次にコンピュータアクセス〕の恩恵を受けるだろう．ギアンナは書いて紙に印刷することができるが，もし教授がインターネットによる提出を認めなければ，付添い人なしには印刷物の提出ができない．
ギアンナの運動制御のレベルを考えると，ATの制御方法の候補としてはヘッドポインターとモールス符号と音声認識が挙げられる．この入力方法は，コンピュータ制御とEADLに使用できる．作業療法士は慎重に評価して，ニーズに合う最も適切な制御方法を決定する．さらに，同じ制御方法をすべてのATで共有することについても検討する．
選択した入力方法にもよるが，ギアンナは文章入力において単語予測と省略形の展開が利用できる．視力や聴力の障害はないので，コンピュータの出力システムの変更は必要ない．
適切なATを使えば，ギアンナは身の回りの環境や将来の職業において，自分の人生をもっと統制できるようになる可能性がある．ギアンナはインターネット上の資源へのアクセスや，大学に提出する書類の作成ができるようになるだろう．最終的には，認知技能が十分であれば，弁護士としての成功を収めることも可能である．ATはギアンナの成功を保証するものではない．ATは，機能的制限のない同輩が成功や失敗を楽しむように，同輩と同じ機会を彼女にもたらすのである．

にコミュニケーションしたいと思う．音声の他の応用として，視覚のいらない制御が挙げられる．健常者を顧客とする大量市場向けに，この制御を応用したものがある．電話や運転中といった，画像表示の使用が難しい状況における情報提示である．これらはすべて障害者においても意味がある．音声出力を用いたATは，印字認識障害の人にも使用できる．強度の弱視または全盲だけでなく，視覚提示されたものを言語に翻訳できないために印刷物を扱うのが困難な人が印字認識障害には含まれる．

音声出力技術の課題の1つは，言語技能の発達段階にある人への使用である．英語は変則的な言語，すなわち文字の組み合わせが違っていても類似した音声をつくり出す場合があるので，単語の音声だけを聞いて綴りを学習するのはほとんど不可能である．したがって先天性の視力障害のある子どもたちに対しては，音声出力は言語への主要なアクセス方法の候補ではない．音声に変換してしまうと，単語の構造を見失ってしまうからである．このような子どもたちには触覚によるアクセス方法が適しているので，実際に障害者教育法（IDEA）でも触覚アクセスを義務づけている[40]．

触覚出力

視力障害者が印刷物にアクセスする方法で，最も古くからあるものがブライユ点字である．1829年，Louis Brailleは，暗闇の中で砲弾の狙いを定めたり，秘密のメッセージを書いたりする軍用システムを用いて，パリにあるNational Institute for the Young Blindの学生のために印刷物を読む方法を考案した[9]．長い時間をかけて，この最初のシステムが発展して，視力障害のある読み手が，音楽や数学やコンピュータのコードまで受信できるようになっている．基本的なブライユ点字では，6個の点の配列パターンによって文字や数字を表記する．しかし伝統的なブライユ点字が有用なのは，印刷された本のような固定的な文章だけである．動的情報は，紙面を隆起させた点では表記できない．

工学的技術にアクセスするには，Refreshable Braille点字を使う必要がある．Refreshable Braille点字のディスプレイでは，圧電式のピンを使ってブライユ点字を表す．ディスプレイに送信された電気信号の変化によってピンが上下動して，1台のディスプレイで長い文章の別の箇所を提示することができる．

ブライユ点字は視力障害者に普及しているものではない[9]．ある推定値では，視力障害者の人口の10%がブライユ点字を知っていて，使用している．触覚障害のためだけでなく，視力障害者にも使えるものになっていない．このような現状にもかかわらず，おそらくブライユ点字は視力障害者に教えるべき技術である．ブライユ点字が読める人の多くが就業している．読めない視力障害者の多くは就業していない．ブライユ点字は雇用に必須の技能ではないが，ブライユ点字の学習と就職の能力には確かな相関関係が示されている[9]．

[要約]

作業療法士は，障害によって何かが不可能になることはまれであることを常に心に留めておくべきである．障害は多くのことを困難にしたり，「価値を失ってしまう」ほど非常に難しくする．ATによって障害者は多くのことが簡単にできるようになる．容易にすることで，以前は努力する価値のなかった多くのことが，障害者にも無理のない活動になる．障害モデルの専門用語の枠組みでは，ATは機能的制限を取り除くものではない．しかし，機能的制限が能力障害になることを防ぐのである．

[復習のための質問]

1. リハビリテーション技術とアシスティブテクノロジー（AT）を比較して，対比せよ．
2. ユニバーサルデザイン技術を用いた機器が障害者を支援する方法について答えよ．ユニバーサルデザイン技術を用いた機器をATと考えないのはなぜか？
3. ヒューマンインターフェース評価モデル（HIAモデル）によれば，障害者が，ある課題を完了するためにATが不要な場合があるのはなぜか？
4. 小児への適用では，複雑な日常生活用の電子機器（EADL）用具は不適当であるが，年少の子どもたちにはどのような種類のEADLが使えるか？
5. EADLには環境にある機器の機能制御を行うものがある．このような制御の利点を述べ

よ．これはユーザにどのような負担をかけるか？

6. 拡大・代替コミュニケーション（AAC）機器はコミュニケーションの拡大や代替に使用するものである．この2種類の手法の違いを説明せよ．AAC機器は，用途によってはリハビリテーション技術になるか？

7. AAC機器のメッセージ伝達機能からメッセージ構成領域が独立している意味は何か？コミュニケーションの伝達者と相手の利益に分けて答えよ．

8. 会話と正式な報告の違いを説明せよ．教育現場では，それぞれがどのように重要であるか？それぞれのコミュニケーションにおける主要な要求は何か？

9. 言語障害はコミュニケーション障害とどのように違うか？どのような種類のAAC機器が言語障害者を支援するか？

10. 物理キーボードが使えても，片手操作しかできない場合には，文章作成にはどのようなキーボードが良いか？

11. 電子レンジ制御に用いるキーパッドについて考えよ．視力障害のある人にはどのような困難があるか？視力障害のある人の使いやすさを向上させるために，作業療法士にはどのような変更ができるか？

12. 単語予測と単語完成は，タイピング速度向上の方法といわれているが，研究では，そうでないことが示唆さている．このような工学的技術が障害者の生産性向上にもたらす利益について説明せよ．

13. 省略形の展開は，ユーザが省略形を覚える必要はあっても，長い単語や熟語を2〜3回のタイピングによって可能にする方法と一般には考えられている．この工学的技術は，学習障害のある人にとって他にどのような活用法があるか？キーを打つ順序を記憶しないでできる方法を答えよ．

14. Refreshable Braille点字は高価であるが，文章から音声への変換は安価である．それにもかかわらず，障害者教育法ではブライユ点字の訓練を義務づけている．古いこの技術の学習のどのような要素が視力障害のある人たちの支援になるか？

15. 集中制御システムは，1つの制御機器が一連のATに接続するインターフェースとして働くのを可能にするであろう．集中制御システムの利益は何か？なぜ集中制御システムは個別のユーザにとって魅力がないのか？

引用文献

1. Abbott B: *Human memory: Atkinson-Shiffrin model*, 2000. Retrieved July 29, 2004 from *http://users.ipfw.edu/abbott/120/AtkinsonShifrin.html*.

情報源

Tash Inc.
3512 Mayland Ct.
Richmond, VA 23233
http://www.tashinc.com

DU-IT Control Systems Group, Inc.
8765 Township Road #513
Shreve, OH 44676
216-567-2906
800-463-5685 or 905-686-4129

SmartHome, Inc.
16542 Millikan Avenue
Irvine, CA 92606-5027
221-9200 x109

asiHome
36 Gumbletown Rd. CS1
Paupack, PA 18451
800-263-8608
http://www.asihome.com/cgi-bin/ASIstore.pl?user_action=detail&catalogno=X10PEX01

HAVi, Inc.
40994 Encyclopedia Circle Fremont, CA 94538
510-979-1394
Fax: 510-979-1390
www.havi.org

Infrared Data Association
http://www.irda.org/index.cfm

Quartet Technology, Inc.
87 Progress Avenue
Tyngsboro, MA 01879
978-649-4328

Madentec, Ltd.
4664 99 St.
Edmonton, Alberta
Canada T6E 5H5
877-623-3682
http://madentec.com

DynaVox Systems LLC
2100 Wharton Street, Suite 400
Pittsburgh, PA 15203
800-344-1778
http://www.dynavoxsys.com

ZYGO Industries, Inc.
P.O. Box 1008
Portland, OR 97207-1008
800-234-6006
http://www.zygo-usa.com/lighwrts.htm

newAbilities System Inc.
2938 Scott Blvd.
Santa Clara, CA 95054
http://www.newabilities.com/

Tegic Communications
2001 Western Avenue, Suite 250
Seattle, WA 98121
http://www.tegic.com

Dragon Systems, Inc.
320 Nevada Street
Newton, MA 02460
617-965-5200
FAX: 617-965-2374

第4部
遂行技能とクライエント要因：評価と介入
Performance Skills and Client Factors : Evaluation and Intervention

第17章
遂行技能とクライエント要因の概観

Overview of Performance Skills and Client Factors

Anne Fisher
（齋藤さわ子　訳）

キーワード

作業
課題
作業の領域
遂行技能
運動技能

プロセス技能
コミュニケーション／交流技能
心身機能
活動
参加

遂行分析
クライエント中心の評価
代償的作業
回復的作業

学習目標

本章を学習することで，学生および臨床家は以下のことが可能になるだろう．

1. 作業とクライエント因子（特に心身機能）における作業療法実践の枠組み（OTPF）と遂行技能との関係を述べることができる．
2. 国際生活機能分類（ICF）の活動と参加，身体機能と遂行技能との関係を述べることができる．
3. ICFのサブカテゴリーである活動と参加の多くの概念と遂行技能が同様な概念であるかを説明できる．
4. 遂行技能と身体機能の違いが説明できる．
5. 非公式な方法あるいは標準化された評価法の両方を用いて，どのように遂行技能が観察され評価されるかを理解できる．
6. 課題，活動，作業の違いが理解できる．
7. 遂行分析と課題分析の違いを説明できる．
8. トップダウン方式とボトムアップ方式の推論と評価の違いを議論できる．

この章の概要

作業と遂行技能（および課題）
　作業遂行の領域
　遂行技能
国際生活機能分類（ICF）
　心身機能
　活動と参加

心身機能と行為および課題間の違い
ICFとOTPFを比較する
　OTPFの遂行技能とICFの心身機能の混同を避ける
遂行技能の評価

標準化されていない遂行分析
標準化された遂行分析
運動とプロセス技能の評価
遂行分析と課題分析
要約

　この章の焦点は，遂行技能（performance skill）を理解し評価するために作業療法士にとって必要とされる予備的知識となる情報を提供することである．遂行技能は作業（occupation）の最小の観察可能な単位であり，この章では作業と遂行技能がどのように実質的には同義であるかを明らかにする．これを行うために，遂行技能をまず紹介し，定義し，そしてアメリカ作業療法協会の作業療法実践の枠組み（OTPF：Occupational Therapy Practice Framework）[1]と世界保健機関（WHO）の国際生活機能分類（ICF）[65]の両方における位置づけを示す．まず作業遂行の領域（areas of occupation）を議論し，作業遂行の領域と遂行技能を関係づけることにより，遂行技能をOTPFの中で位置づける．このプロセスにおいて，遂行技能をさらに詳細に定義する．そのうえで，遂行技能をICFで分類され

ケーススタディ：ジョン（その1）

キムとマリア（キムの指導者）は，キムのクライアントであるジョンを観察した．ジョンは，両側の脳血管障害（CVA）発症後3カ月経過した72歳の男性であった．キムは作業療法評価の結果を報告する際，以下の情報をチームに提供した：ジョンは自分のアパートに帰りたいと思っている．それができるようになるために，ジョンにはいくつか特に重要だと思っている日常生活課題がある．重要だと思っている課題の1つは，コーヒーを自立して淹れられるようになることである．

ジョンがコーヒーを淹れるところをキムが観察した時，ジョンは著しい努力量の増加と中程度の非効率性を示した．コーヒーを用意する時に，何度も口頭援助とスタンバイ援助（常に傍についている状況）を必要とし，また食器棚の上方から物を取り出すために立ち上がり手を伸ばす時に転倒の危険性があった．

特に台所で車いすを動かすのに著しい努力量の増大と中程度の非効率性があった．そのため，カウンターや冷蔵庫に車いすを位置づける時や，冷蔵庫からカウンターに物を持ち運ぶ際にも，またその逆の時にも，著しい努力量の増大と中程度の非効率性があった．食器棚の上方に置かれているコーヒーカップを取ろうとして立ち上がる時には，とても不安定で転倒の危険性があった．物をつかんだり，持ち上げることはできるし，コーヒー缶の蓋を開け閉め直すことは，膝で挟んで安定させ右手で開け閉めできた．コーヒーを淹れるのに必要な道具や材料を選ぶことはできたが，それら（コーヒー，コーヒーカップ，ミルク，砂糖）をばらばらな作業場に置いた．コーヒーを淹れている最中に何度も少し休み，また全体の遂行ペースも遅かった．つまり，ジョンは自分の遂行を自分だけでうまく適応させ，これらの問題に打ち勝つことができず，課題遂行中に問題が継続することとなった．

キムはジョンを評価した時，真のトップダウン推論と評価プロセスを用いた．それはつまり，興味や目標および治療の優先順位を含むジョンについての予備知識となる情報を収集した後，作業全体を評価し，遂行技能－観察可能な作業の最小単位を評価するということである．キムはチームにこの評価プロセスの結果を報告した．遂行技能の評価を含むキムのトップダウン推論と評価プロセスの実施は，自分のアパートに帰るというジョンの目標に到達するための，真にトップダウンで，作業に焦点を当てた，クライアント中心の作業療法サービスをキムに実施させることとなった．

理解を深めるための質問
1. 遂行技能とは何か，また，どのように作業療法士はそれらを評価するのか？
2. 遂行技能と心身機能はどのように違うか？
3. 遂行分析とは何か，また，なぜそれは，真のトップダウン推論と評価に重要であるのか？

ている心身機能，活動と参加の領域と比較し，対比を行う．そして，遂行技能と，活動と参加の領域と，作業の間の相互関係を議論した後で，非公式な方法および標準化された方法での遂行分析を使って，日常実践において遂行技能をどのように評価できるかを述べる．その議論の一部として，作業遂行に焦点を当てる評価（トップダウンアプローチの評価としても知られている）の重要性も含める．さらに，(1)遂行評価および分析と，(2)心身機能の評価，環境および課題分析とを対比させる．最後に，標準化された遂行分析，つまり**運動とプロセス技能の評価**（AMPS；Assessment of Motor and Process Skills）[16,18]の結果が，治療計画や治療結果の文書化をどのように促進するかを示す．

■作業と遂行技能（および課題）

作業とは，空間や時間をとらえ，つかみ，占める行為（action）である．それは，我々が従事している行為の連続ともいえる[56]．作業は，それゆえ，明らかに行為を進めていくことと関係しており－何かをしていることであり－行われた何かではない．行われた何かとは課題（task）であり，**課題**は人が遂行していることを終えた時に，行われた行為の単位である[50]．端的に述べると，それをしていることとは，課題を遂行していることであり，それは作業である．

作業の定義の分析を続ける際には，作業とは行為または行為の連続であるという考えから始めることができる．OTPF[1]においては，これらの行為は遂

ボックス 17-1　なぜ，作業のうまさについて話をしないの？

我々作業療法士は，作業のうまさについて話をあまりしないが，その理由は明らかでない．しかし，考えられる理由を推測してみる．まず，作業のうまさについて話をすることに慣れていないために，まるで文法が間違っているようなおかしな感じがするのではないか．その結果，作業療法の著者（自分も含めて）は，うまい方法で課題を遂行するという作業のうまさの代わりに，作業遂行のうまさや課題遂行のうまさという言い回しを使う傾向にあるのかもしれない．次に，多くの作業療法の著者は，課題と作業という用語を間違って取り替え可能なものとして使っていたり，課題という用語の代わりに作業という用語を使用している．そういう著者は，たとえば，「服を着替えている」という作業を課題と呼んだりする．課題とは，自分自身に服の着替えをさせる，あるいは服を着替えることである．人が「服を着替えている」，あるいは「着替えさせられている」ということが作業である．そのため，もし作業のうまさについて話をしたくない場合には，作業遂行のうまさとするのではなく，課題遂行のうまさとするべきである．

行技能と呼ばれている．人の観察可能な行為について考えてみると，各行為は多かれ少なかれ技能を必要とする．そうであるとするならば，作業は，多かれ少なかれ技能が必要とされることになる．つまり，我々が課題を遂行している人を観察する時には，課題遂行の技量を観察しており，人が遂行する個々の行為により，その行為をするのにどの程度技能があるかを見ることができる．同様に，もし，人が遂行する行為のすべて，あるいはいくらかの技能が低ければ，我々は技能が低い課題遂行を観察することになる．ゆえに，遂行技能と，課題遂行のうまさと，作業のうまさとは，ほぼ同義であると考えることができる（ボックス 17-1）．

この作業の定義をさらに考えてみると，この定義は，作業は単なる行為や行為の連続ではなく，人が従事している行為の連続であることを示していることに気がつく．我々が行為に従事することとは，日常生活課題の遂行と遂行に従事することの重要な関係を強調する．OTPFは，「作業療法の特有の焦点は，作業と日常生活活動と作業従事を促進する治療プロセスの応用である」（p.609）であると述べている[1]．我々が従事している課題遂行は，生活への意味や目的，関係性として我々が経験することである．ゆえに，OTPFは，人の生活において特有の意味や目的をもつ活動が作業であることを強調し続けている（p.610）[1]．より注意深く，行為（action），活動（activity），していること（doing），作業，という用語を見てみるならば，何かが起こっているあるいは何かが動いているという考えに，これらのすべての用語が関係していることに気づく．

これらの用語を課題という用語と照らし合わせてみる．課題は，何かが起こるとか動きがあるというような感じはない．むしろ，課題は，特定されたあるいは定義された仕事の一部として考えられており[50]，いわば，課題とは，遂行あるいは行為の連続の終わりが来た時に，なされること（あるいはなされたこと）である．たとえば，本を読んだり，服を着ていたり，散歩に出かけるあるいは昼寝をするとする．作業あるいは課題遂行があるのは，本を読んでいる時，服を着ている時，散歩に出かけている時，あるいは昼寝をしている時だけである．遂行がなされて初めて，行為や行為の連続が観察可能となる．

我々が専門職として「作業」という用語を使う時の独自性は，何か起こっていること，または「していること」に人が従事するという考えを強調するところにある．OTPFによれば，この起こっていること，または「していること」への従事は，作業療法の究極の目標である．

作業遂行の領域

作業についてより深く考えるためにOTPFを使うので，作業遂行の領域に焦点を当てることから始める．**作業遂行の領域**とは，日常生活活動（作業であり，課題ではない）をグループ分けした分類法であると言える（ボックス 17-2）．たとえば，風呂に入ること，服を着ること，食事を摂ることは日常生活活動（ADL）に分類される．

OTPFでは，各作業遂行の領域に挙げられている活動の定義のほとんどは，明らかに行為，あるい

は「していること」，あるいは作業の用語で定義されている．残念なことに，すべての活動がこのように定義されていない．その代わりに，いくつかは，課題のように定義されているか，あるいは課題のリストとして定義されている．ボックス17-3に，OTPFからの2組の活動の定義を示している．まず1つ目の組では，作業と明示されており，行為，「していること」，あるいは作業の用語で定義されている．2つ目の組では，課題と明示されていて，課題の用語で定義されている．ボックス17-3にあるこれら2つの定義を比較してみると，1つ目の組には，何かが起こっている明確な意味があり，通常，進行形を用いて動詞で継続あるいは連続性を表現している（例：何かを準備している，何かを選んでいる，何かに参加している）ことがわかる．2つ目の組では，何が行われるか，何が起こるのかの命名あるいは定義していることがわかる．

睡眠や休憩は行為や何かが起こっていることと関係していないと考えているかもしれない．しかし，何もしていないと我々が考えているような時でさえも（例：寝る，ラジオを聴く，木の下で座る，頭の上の雲が過ぎるのを見る），時間経過に従って，行為や行為の連続を観察することができる（例：ベッドへ歩いていく，ベッドで横になっている，目をつぶっている，寝ている，いびきをかいている，起き上がっている，寝返りを打っている，立ち上がっている，目をこすっている）[21]．

遂行技能

遂行技能は，作業の1つひとつの目標指向的行為に関係している．さらに言えば，遂行技能とは，日常生活課題遂行を組み立てるあるいは実行するプロセスの中でつなぎ合わされる，観察可能な行為の小さな単位のことである[16, 21, 23]．これらの行為の小さな単位は，常に目標指向的である．なぜなら，それらは，日常生活課題を実行し，完了させるという流

ボックス17-2　OTPFで分類された作業遂行の領域

日常生活活動（ADL）
生活関連活動（IADL）
教育
仕事
遊び
余暇
社会参加

ボックス17-3　OTPFの中で作業として正しく定義された活動例と間違って定義され遂行された課題

作業（何かが起こっている，人が何かをしている）
・買い物をしている：買い物をするリスト（食品など）を準備している，物を選び買っている，支払い方法を決めている，お金の引き落としを終わらせている
・非正式の私的教育に参加している：興味がもてそうな領域において指導やトレーニングを提供するクラス，プログラム，活動に出席している

課題（人が今からすることや，その人によって行われること）
・睡眠／休息：意識が遠のいているかもしれないし，いないかもしれない状態での活動をしていない一定の時間
・正式な教育への参加：学業に属しないものも含む（例：休み時間，食堂や廊下），課外活動（例：スポーツ，バンド，チアリーディング，ダンス，仕事関係の）への参加

ボックス17-4　日常生活課題遂行という状況の中で考慮した時の目標指向性の定義

目標指向的とは，行為にある特定の目標あるいは結果があり，またその行為は日常生活課題遂行の自然な状況下で行われるという意味である．課題遂行全体が内在的あるいは外在的目的をもっているかどうかにかかわらず，行為の目的は常に課題の実行に内在化しているものである．
（1）90°腕を挙げてくださいと指示され挙げる，あるいは（2）廊下に出る目的でドアを開けるという状況なしにドアノブを回すことは目標指向的であるという議論もできるが，日常生活課題遂行という状況の中で遂行される目標指向的行為という基準に合わない．

れの中で行われるからである（ボックス 17-4）．課題遂行をチェーンとしてたとえてみると（課題遂行の複雑さや長さがさまざまなように，チェーンの長さもさまざまとして），遂行技能は個々のリングであるといえる．リングは，他のリングとつながり，より包括的で，より大きい全体を，つまりチェーンをつくり上げる[21]．たとえば，

　サラは 7 歳の小学生で，学校で行う課題遂行について問題があり，作業療法士であるマークに作業療法評価が処方された．サラが猫の塗り絵をしている時，マークは次に示す行為を観察した：

　サラは，クレヨンに手を伸ばし，赤いクレヨンを選び，つかんで，持ち上げた．そして持ち替えるためクレヨンを手の中で操作し，色を塗り始める時に，クレヨンを持ち直した．ためらった後，猫の体を塗り始めた．色を塗り続ける際に，クレヨンを前後に動かし，クレヨンが折れるほど強い力で押しつけていた．

　どんな課題遂行を観察したかは問題ではなく，我々は観察し，そして何を観察したかを，行為ごとに説明できる．我々が観察した最小の作業（行為）が遂行技能である．課題は猫に色を塗る，である．より大きな作業は猫の絵を塗っている，である．最小の作業は，クレヨンに手を伸ばしていること，クレヨンをつかんでいること，などである．サラが課題遂行に従事していることを示しているので，これらは作業であるといえる．

　サラの場合，いくつかの行為は他の行為よりも熟達していることに気がつく．もちろん，上記の記述には遂行の質について，何の修飾語をも含んでいないので，はっきりそうであるとはいえない．修飾語を加えることは，この章の後半にある評価過程の一部となっている．それにしても，サラはクレヨンを強く押しつけすぎていて，この行動は「押しつける」技能の低さを反映しているということができる．

　社会的文脈で，他の人との社会交流に関係する行為を観察もできる．たとえば：

　近くのレストランへグループで外出する企画を立てているクライエントとともに，ステファンはテーブルに座っていた．その際，ステファンは，他のクライエントとホセの交流に焦点を当てて観察した．これはその時の観察（および耳にしたこと）の一片である：

　他のクライエントがホセに話しかけている時，ホセはしばしば自分の手を見て，誰が話しかけているか振り返ったり見たりすることはなかった．マイク（他のクライエント）がホセにどんな食べ物が食べたいかを尋ねた時，ステファンはかすかにホセが「わからない」とつぶやいているのを聞いた．

遂行技能の由来

　OTPFでは，遂行技能は以下の 3 つに分類されている：運動技能，プロセス技能，およびコミュニケーション／交流技能[1]．運動とプロセス技能はAMPSから分けられた[16-18]．1987 年と 1988 年のプロセス技能の定義に取りかかっていた初期の頃は，著者と Gary Kielhofner は協業しながら行っていた．最初の使用可能な運動とプロセス技能の項目は，AMPSの研究用初版の中で 1989 年に発表された[15]．それ以来，これらの技能項目は，人間作業モデル[38,39]，作業療法プロセスモデル[21,23]，そして近年，OTPF[1]の中に組み入れられた．OTPFに示されている定義は，AMPSの初期の版のものである[17]．OTPFに示されている運動とプロセス技能の定義は，最近になって改訂されている[16,18,25]．それらの項目は，非公式ではあるが，遂行技能の評価として使用できる[21]．これらの改訂された定義をボックス 17-5 およびボックス 17-6 に示す．

　コミュニケーション／交流技能の項目は，コミュニケーションと交流技能の評価[27]で初めて使用可能な状態で発表された．それらの項目は人間作業モデル[38,39]とOTPF[1]に組み入れられている．1995年に，FisherとKielhofner[26]は 2 つの社会技能の分類，つまりコミュニケーション／交流技能と社会交流技能を発表した．社会交流技能は，社会交流技能の評価[14]に基づいているが，よりわかりやすい分類にして更新されている[21]．これらの改訂されより発展した社会交流技能項目をボックス 17-7 に示す．

ボックス 17-5　運動技能と関連 ICF コード

運動技能：人が課題遂行中に物と関わったり動かしたり，そして課題を遂行する環境の中で自分自身を動かしている時の遂行の質を示す観察される行為．

身体の位置
- 安定させる（Stabilizes）：環境内での移動や課題の中で物と関わる時に，垂直姿勢の坐位や立位を維持する．つまり，課題遂行に影響を及ぼす一瞬の寄りかかりやバランスを崩すことがない（d4153, d4154）．
- アライメントを保つ（Aligns）：課題遂行中に必要とされる垂直坐位あるいは立位姿勢を保つ．つまり，課題遂行に影響をおよぼすような，バランスの崩れ，持続的な寄りかかりや傾きがない（d4153, d4154）．
- 位置づける（Positions）：物と関わる時，あるいは課題進行中に効率的な腕の動きの使用を促進することが必要とされるような時に，身体や腕や車いすを位置づけることができる（つまり，遠すぎず，近すぎない）（ICF コードで同等のものがなし）．

物を取りにいくことと保持すること
- リーチする（Reaches）：手の届く範囲外にある物を効率的につかむあるいは置くために腕を伸ばし，必要ならば体幹を曲げる．物を得るために上手にリーチャーを使うことを含む（d4452）．
- かがむ（Bends）：課題に適切な方法で適切な方向に，また，いすに座ったり，床から物を取り上げるためにかがむ時に，体幹を屈曲したり，回旋したり，ねじる（d4105, d4104）．
- 把持する（Grips）：物をつまむあるいは握る．そして物が滑ることがない（例：クライエントの指や手，歯の間から滑ることがない）（d4400, d4401）．
- 操作する（Manipulates）：小さな物を扱う際に（例：ボタンを留める時にボタンを操作する），器用なつまみ離しのパターン，手指の分離運動，協調的な手の中の操作パターンを使う（d4402）．
- 協調させる（Coordinates）：スライスされた食パン1枚を片手で安定させながら，もう一方の手でナイフを用いバターを塗る，あるいは膝に挟んでジャムの蓋を開けるというような両側の運動課題で，物を固定し操作するのに身体の2カ所以上を一緒に使う（ICF コードで同等のものがない．「心身機能」コードの b7602 と混同しないこと）．

物や自分自身を動かすこと
- 動かす（Moves）：表面に沿って物を押したり引いたり，ドアや引き出しを引き開けたり押し閉めたり，車いすをこぐために車輪を押す（d4450, d4451）．
- 持ち上げる（Lifts）：物を上げたり持ち上げたりする．ある場所から別の場所へ物を持ち上げることを含むが，ある場所から別の場所へ移動したり動かしたりすることは含まない（d4300）．
- 歩く（Walks）：課題遂行中の歩行において，足のひきずり，よろめき，不安定さ，寄りかかりあるいは補助具（例：杖，歩行器，車いすなど）の使用がなく，床面を移動し，向きを変える（d450, 特に d4500）．
- 持ち運ぶ（Transports）：歩行，車いす駆動，歩行器を使用しながら，物をある場所から別の場所に持ち運ぶ（d4301, d4302, d4303, d4304）．
- 加減する（Calibrates）：物と関わる時に，力の強弱，動きの速度や範囲を調節する（例：強すぎない，弱すぎない—物をつぶさない，テーブルに物を置く時に大きな音を立てない，ドアが閉まるのに十分な力で閉める）（ICF コードで同等のものがない．「心身機能」コードの b760 や b765 と混同しないこと）．
- 流れる（Flows）：物を扱う時のなめらかで，流れるような腕や手の動きの使用（ICF コードで同等のものがない．「心身機能」コードの b7650 や b7651 と混同しないこと）．

遂行を維持すること
- 耐える（Endures）：明らかな身体的疲労，休憩のための一時停止，あるいは一息つくための中断なしに課題を完了する（ICF コードで同等のものがない．「心身機能」コードの b445 と混同しないこと．Endures の焦点は呼吸あるいは心肺能力ではない）．
- ペース配分する（Paces）：課題全体の工程と行為の遂行中，一定の効果的な遂行の進度やテンポを保つ（d2100, d2101, d2200, d2201, d2302）（注：Paces は運動技能とプロセス技能の両方にあるが，遂行の全体の進度やテンポに基づき，一度しか採点しない）．

(Fisher AG : Occupational therapy intervention process model : a model for planning and implementing top-down, client-centered, and occupation-based occupational therapy interventions, manuscript in preparation, 2005)

ボックス 17-6　プロセス技能と関連 ICF コード

プロセス技能：人が（1）課題に必要な道具や材料を選んだり，関わったり，使用したり，（2）個々の行為や工程を進め，（3）もし問題が起こった時には遂行を修正する時の作業遂行の質を示す観察される行為．

遂行を維持すること

- **ペース配分する（Paces）**：課題全体の工程と行為の遂行中，一定の効果的な遂行の進度やテンポを保つ（d2100, d2101, d2200, d2201, d2302）（注：Paces は運動技能とプロセス技能の両方にあるが，遂行の全体の進度やテンポに基づき，一度しか採点しない）．
- **集中する（Attends）**：自分のしていることから気がそれることなく（例：課題とは無関係の聴覚的あるいは視覚刺激によって気がそれることなく）課題遂行に焦点を当て続ける（d160）．
- **留意する（Heeds）**：決めた課題を進め，完了すること（つまり，同意した，あるいは他から指示された仕上がり）と，あらかじめ決めていた材料を使用することに焦点を当てた目標指向的行為を使用する（例：もし，クライエントがあらかじめコーヒーを淹れると決めたら，インスタントコーヒーではなく，コーヒーを淹れる；もし先生が鉛筆で文を書くと指示したなら，ペンではなくて鉛筆で書く）（おそらく d210 であるが，d210 はより曖昧で，課題を進めるあるいは完了するとしか含んでいない）．

知識を応用すること

- **選ぶ（Chooses）**：課題に適切で必要な道具や材料のタイプと数を選ぶことができる．それは課題を開始する前にあらかじめ特定した道具や材料を選ぶことも含む（ICF コードで同等のものがないが，課題に必要な物を選ぶことは d210 に定義されていない要素としてみることができる）．
- **使う（Uses）**：（1）用途に従い（例：食べ物を切ったり広げたりするのにナイフを使うが，混ぜるのには使わない），そして（2）他の物の使用可能状況や他の物の本来の特徴から考えて道理にかなった方法（衛生面も含む）で，道具や材料を使用する（ICF コードで同等のものがないが，課題に必要な物を選ぶことは d210 に定義されていない要素としてみることができる）．
- **取り扱う（Handles）**：適切な方法で道具や材料を支え，安定させ，保持し，壊したり，滑ったり，動いたり，落としたりしないようにする（ICF コードで同等のものがないが，課題に必要な物を選ぶことは d210 に定義されていない要素としてみることができる）．
- **尋ねる（Inquires）**：（1）必要な質問をしたり，ラベルや使用方法を読むことで，必要とされる口頭での，あるいは書かれた情報を調べる，（2）クライエントが課題や環境について十分にオリエンテーションされており，直前に答えがわかっていた状況下で，情報を尋ねない（例：自分が置きたいといった場所に材料や道具を置いた後に，どこにそれが置かれているかを尋ねることがない）（d166 [説明書やラベルを読む]；質問をするは ICF コードには同等なものがないが，d350 に定義されていない要素としてみることができる）．

時間を管理すること

- **始める（Initiates）**：ためらいなく次の行為や工程を始める；行為や工程を完了することは含まない（d210，しかし，d210 は課題全体の開始を強調しており，課題を構成している行為や工程の開始ではない）．
- **続ける（Continues）**：不必要な中断や休止なしに，ある行為や工程の連続する行為（例：にんじんをスライスする際の切る行為，間違いを消している時の消す行為，単語を書いている時の文字を書く行為）を遂行する．つまり，いったん行為や課題の工程が始まったら，クライエントはその行為や工程が完了するまで続ける（ICF コードには同等のものがないが，中断なしに行為を続けることは，課題を継続する要素としてみることができるので d210，あるいは統合されたあるいは複雑な課題の単純な，あるいは複雑なそして協調された行為を進めることの一部とみることができる，d220）．
- **順序立てる（Sequences）**：効率的な時間とエネルギーの使用のため，効果的あるいは論理的な順序で工程を遂行する；そして（1）順序がでたらめあるいは非論理的でないこと，また／あるいは（2）不適切な工程の繰り返しがないこと（ICF コードには同等なものがないが，適切に課題工程を順序立てることは，課題を継続する要素としてみることができるので d210，あるいは統合された，あるいは複雑な課題の単純な，あるいは複雑なそして協調された行為を進めることの一部とみることができる，d220）．

ボックス 17-6　（続き）

- 終わらせる（Terminates）：不適切な持続や（つまり，必要とされる以上に行為や工程を続ける），早すぎる中止（つまり，行為や工程が完了する前に遂行するのをやめる）なしに，1つひとつの行為や工程を完了する（ICFコードには同等なものがないが，ある行為や工程の1つを終わらせることは，課題を継続する要素としてみることができるので d210，あるいは統合された，あるいは複雑な課題の単純な，あるいは複雑なそして強調された行為を進めることの一部 d220 とみることができる）．

空間と対象物を管理すること

- 探し／突き止める（Searches/Locates）：手が届く範囲内および範囲外の両方の環境において，論理的な方法で道具や材料を探し突き止める．どこに置かれているかを知っているはずの道具や材料を探す前に，それがどこにあるかを尋ねることがない（ICFコードには同等なものがないが，課題に必要な物を探したり見つけたりするのは，材料を準備したり，整えたりする要素としてみることができる，d210）．
- 集める（Gathers）：必要なあるいは間違って置かれている道具や材料を集める．それは（a）関連のある道具や材料を同じ作業場に集める，（b）こぼれたり，散らかった，置き違えたあるいは落とした材料を集めるまたは置き直すことを含む（ICFコードには同等なものがないが，課題に必要な物を集めていることは，材料を準備したり，整えたりする要素としてみることができる，d210）．
- 整える（Organizes）：(1) 1つの作業場内で，(2) いくつかの適切な作業場間で，課題遂行が促進されるように（例：作業場が広がりすぎていない，あるいは混雑しすぎていない），秩序のある状態で道具や材料を置く，あるいは空間的に整える（ICFコードには同等なものがないが，作業場内や作業場間の課題に必要な物を整えていることは，空間や道具を整えたりする要素としてみることができる，d210）．
- 片づける（Restores）：(1) 材料や道具を適切な場所に片づける，(2) 元の状態に作業場を戻す（例：台をきれいに拭き，食器棚や引き出しに材料や道具を片づける），(3) 必要な時には容器を閉めたり，封をしたり，覆いをかぶせる，(4) コンピュータのプログラムを終了させる前に保存する（ICFコードには同等なものがないが，課題で使用した物を片づけていることは，d210 に定義されていない要素としてみることができる）．
- 方向づける（Navigates）：腕や体，車いすを動かす方向にある障害物の周りをうまく動くために，腕，体や車いすの動きのパターンを修正する．たとえば障害物への好ましくない接触（例：倒す，ぶつかる）を避けるために，障害物の周りの物をつかむあるいは操作することも含む（ICFコードには同等なものがないが，身体や身体の一部を障害物にぶつからないように動かすことは，d210 に定義されていない要素としてみることができる）（注：navigates は自分自身を空間の中でどう準備するかに関係した技能であり，移動性に関する技能ではない）．

遂行に適応すること

- 気づき／反応する（Notices/Responds）：(1) 課題進行に関わるフィードバックを提供する非言語的な課題に関連した手がかり（例：物が転がる，機器が熱くなる，液体がしたり落ちる動き），(2) 物どうしの空間的な配置（例：積み重ねている時の物の配列，折りたたんだ物の端の配列），(3) 開いたドアや引き出しに適切に反応する．示された時に，気がつき，効率的で効果的な反応をする（ICFコードには同等なものがないが，課題に関係する手がかりに気づき，反応していることは，誤りを防いだり直したりするその人の課題遂行の修正に関しているので，おそらく d2 に定義されていない適応要素としてみることができる）．
- 調整する（Adjusts）：問題を予想し，あるいは問題に反応して作業をしている環境を変える．クライエントは以下のように，問題を効果的に予想あるいは問題に反応する．(1) 新しい作業場に動いたり，現在の作業場から道具や材料を運びこんだり，動かし直したりするによって，作業をしている環境間を変える，(2) 環境状況を変える（例：蛇口の開閉，温度の上げ下げ）（ICFコードには同等なものがないが，作業している環境を変えていくことにより調整していくことは，誤りを防いだり直したりするその人の課題遂行の修正に関係しているので，おそらく d2 に定義されていない適応要素としてみることができる）．

ボックス 17-6 （続き）

- 順応する（Accommodates）：問題が起こらないように予想しあるいは反応して，作業場内での物の配置や自分の行動を修正する．以下によりクライエントは問題を効果的に予想しあるいは反応する：(1) 行為を遂行する順序を変える，(2) すでに作業場内にある道具や材料の取り扱い方や関わり方を変える，そして (3) 適切な時や必要な時に援助を求める（ICF コードには同等なものがないが，自分自身が物と関わる方法を変えていくことで順応していくことは，誤りを防いだり直したりするその人の課題遂行の修正に関係しているので，おそらく d2 に定義されていない適応要素としてみることができる）．
- 利益を得る（Benefits）：問題や望ましくない状況が継続しないし再度起こらないように予想し防ぐ．間違いを正すために出された口頭手がかりに適切に反応することも含む（ICF コードには同等なものがないが，遂行上の問題が二度と起こらないようにあるいは継続しないように利益を受けることは，誤りを防いだり直したりするその人の課題遂行の修正に関係しているので，おそらく d2 に定義されていない適応要素としてみることができる）．

（Fisher AG：Occupational therapy intervention process model：a model for planning and implementing top-down, client-centered, and occupation-based occupational therapy interventions, manuscript in preparation, 2005）

［運動技能］

運動技能は，その人にとって自然な状況で自分の生活に関係している課題の遂行中に，物と関わったり動かしたり，そして課題を遂行するその環境の中で自分自身が動いている時の，1つひとつ行われる観察可能な目的指向的行為である（ボックス 17-8）．

サラがクレヨンに手を伸ばし（reaches），つかみ（grips），持ち上げた（lifts）のを，マークが見たその時，マークはサラにとって自然な状況でサラの日常生活に関係のある課題遂行中に運動技能を観察したのである．マークはまた，サラがクレヨンを手の中で持ち直そうとした時にクレヨンの操作（manipulates）を見た時にもまた運動技能を観察した．最後に，紙の上をクレヨンで前後に動かし，クレヨンが折れるほど強く紙に押しつけている（calibrates）のを見た時にも，マークはサラの運動技能を観察した（ボックス 17-5 参照）．

［プロセス技能］

プロセス技能は，その人にとって自然な状況で自分の生活に関係している課題の遂行中に，(1) 課題に必要な道具や材料を選んだり，関わったり，使用したり，(2) 個々の行為や工程を進め，(3) もし問題が起こった時には遂行を修正する時の，1つひとつ行われる観察可能な目的指向的行為である．

サラが赤いクレヨンを選び，少し時間をおいてから猫の体の色塗りを始めた（initiates）のを，マークが見たその時，マークはサラにとって自然な状況でサラの日常生活に関係のある課題遂行中にプロセス技能を観察したのである．マークはまた，サラが色塗りを続けている（continues）のを見た時にも，プロセス技能を観察した（ボックス 17-6 参照）．

［コミュニケーション／交流技能］

運動とプロセス技能と同様に，**コミュニケーション／交流技能**（そして社会交流技能）は，その人にとって自然な状況で自分自身の生活に関係している課題の遂行中に，1つひとつ行われる観察可能な目標指向的行為である．鍵となる違いは，運動技能とプロセス技能はどんな日常生活課題遂行においても観察可能である一方で，コミュニケーション／交流技能は，たとえば，ステファンがホセに焦点を当てて観察をした時のような社交課題の状況下でのみ観察されることである．

ホセが自分の手を見て（gazes），誰が話しかけているか振り返ったり見たり（orients, gazes）することはなかったことを，ステファンが見たその時に，ステファンはコミュニケーション／交流技能を観察したのである．ステファンはまた，かすかにホセが「わからない」とつぶやいている（articulates, modulates）時に，

ボックス 17-7　社会交流技能と関連 ICF コード

社会交流技能：社交課題環境の中で，人が他の人とコミュニケーションをとり関わる際の，作業遂行の質を示す観察される行為．

社会交流を開始し終了すること

- **アプローチする／始める（Approaches/Starts）**：社交相手に近づき，交流を始めるのに適切な方法・手段を使用する：(a) 質問をする，あるいは (b) 社会交流を始めるために挨拶をすることにより，社交相手の注意を引くことも含む（d3500）．
- **挨拶する（Greets）**：与えられた社交状況と社交相手との親しみの程度に合わせて，社交相手に挨拶をするために，適切な言葉，フレーズ，ジェスチャーおよび儀礼を使用する：(1) 社交相手に振り向き，目を合わせる，あるいは／そして (2) 社交相手にお返しの挨拶を言葉にしたり（たとえば「こんにちは」と言う），手振り身振りをしたり（例：手を振る，うなずく），あるいは触ったり（例：握手したり，抱きしめたり）することにより，社交相手の到着や社交相手からの挨拶に対応することも含む（ICF に同等のコードなし）．
- **まとめる／終わらせる（Concludes/Disengages）**：与えられた社交状況と社交相手との親しみの程度に合わせ，適切なフレーズや儀礼を用いて，議論しているトピックを終わりにしたり，話をするのをやめたり，さようならと言うなど，慣習的に使われている終わりにする表現を用いて会話や社会交流を終わらせる：終わらせたいという言語的あるいは非言語的メッセージを伝え，適切な終了となるように会話や社会交流を終わらせる適切な方法を用いる能力も含む（d3502）．

社会交流を生み出すこと

- **話を生み出す（Produces Speech）**：正確な意味を伴う口頭のあるいは手振りのメッセージを生み出す：与えられた社交状況で，聞き取れ，かつ意味が伝わる，きちんとしていてはっきりとした話ができることを含む（d330, d335）．
- **身振りで伝える（Gesticulates）**：合図を社交相手に送るのに社会的に適切なジェスチャーを使用する（例：頭を振る，まゆをひそめる，ほほえむ，手を振る）（d3350）．
- **流暢に話す（Speaks Fluently）**：ちょうどいい流れ（速すぎない，遅すぎない）と適切なイントネーションで流暢かつ途切れることなく話す；メッセージの途中に，ぎこちないあるいは明らかに遅れがあったり，やたらたくさん止まったりすることなく話すことを含む（ICF に同等のコードなし．話す機能障害に焦点を当てた心身機能コードの b3300, b3301, b3302 と混同しないこと）．

社会交流を身体的に支持すること

- **振り向く（Turns Toward）**：社交相手や話しかけている人へ，自ら体や顔を向けたり，位置づける（ICF に同等のコードなし）．
- **見る（Looks）**：緊張やこわばりなく社交相手と目を合わせることができる：社交相手に合わせて，アイコンタクトの頻度や長さを調整することも含む（ICF コードには同等なものなし）．
- **身の置き場を決める（Places Self）**：親しさの程度や状況に合わせて，社交相手から適切な距離に身の置き場を決める；社交相手のパーソナルスペースについての合図に従って動いたり，社交相手との親しさの程度や社会交流のタイプに合わせて距離を調整することも含む（d7204）．
- **触れる（Touches）**：社会的に適切な方法で，触れたり身体接触に反応したり，使用できる（d7105）．
- **統制する（Regulates）**：社交状況に合わない刺激や行動をコントロールする；社交相手との親しさの程度や社会交流のタイプに適切な身体の位置づけを想定することも含む（d7202 とおそらく d3350）．

社会交流の内容をつくること

- **質問する（Questions）**：社交相手との親しみの程度や社交状況に関係した，事実や情報を求めたり質問をする（例：相手の意見，興味やニーズに関わる情報を探すために質問をする；課題をこなすのに必要となる質問をする）；尋ね，答えを待つことも含む（会話を成り立たせることの一部として，おそらく d3503）．
- **答える（Answers）**：質問に関して答える；事実に基づく情報を提供したり答える努力をする（つまり，個人的意見を言ったり，感情を表現したりする）；社交相手からのフィードバックや謝罪に適切に応えることも含む（ICF に同等のコードなし）．
- **打ち明ける（Discloses）**：社交相手との親しさの程度や社交状況にふさわしい適切な方法で，個人情報，経験，感情，意見および考えを人に話す；社交相手の寛容さや提供されている程度に合わせたレ

ボックス 17-7 （続き）

ベルで話をすることも含む；社交相手との打ち明け具合に合わせ，徐々に，段階を追って個人情報を打ち明けていくことを含む（d710）．
- 感情を表現する（Expresses Emotions）：社交相手との親しさの程度や状況に合わせ社会的に受け入れられる適切な方法で感情を共有する；社交相手のメッセージ（例：共感や心配）と同様の感情を表情や声の調子を通して感情を表すことを含む；非言語的な合図（例：表情やハグ）に合わせてあるいは適切な感情を言葉で表現することもまた含む（d3350, d7202）．
- 批判する（Critiques）：社交相手との親しさの程度や社交状況に合わせ，社会的に適切な方法で意見の違いを表現する（d7103）．
- 感謝する（Thanks）：賛辞，贈り物やサービスなどをしっかりと受け取るために，適切な言葉やフレーズ，ジェスチャーや儀礼を使用する；社交相手によって示された優しさや思いやりに対し感謝を表現したり，物やサービスを含む経済的やりとりの状況で一般的な礼儀正しさを見せる（ICFに同等のコードなし）．

社会交流の流れを維持すること
- 広げる／続ける（Extends/Sustains）：考えを加えたり，議論しているトピックに傾倒することにより会話が進むように維持する．新しい考えを紹介したり，前に話していたトピックに戻る；適切な時に，遠まわしではない数語以上のメッセージを送ったり，議論されているトピックに焦点を当てたメッセージを伝えることを含む（d3501）．
- 移行する（Transitions）：関係のあるトピックにうまく会話を移行したり，会話が妨げられることなしにトピックを変える（d3505）．
- 完了する（Completes）：明らかに終わってもいい時に終了のメッセージを伝える（会話を成り立たせることの一部として，おそらくd3503）．

社会交流のタイミングをとること
- 返答の時間を決める（Times Response）：遅れやためらうことなしに社交メッセージに返答する（ICFコードには同等なものなし）．
- 持続時間を決める（Times Duration）：社交相手の状況において，適切でちょうどいい時間話をする；メッセージの複雑さや状況により自分の話す長さを調整することも含む（会話を成り立たせることの一部として，おそらくd3503）．
- 話す番を得る（Takes Turns）：自分が話すのを控え，社交相手に話す機会を与える；誰が話す番であるかのメッセージや合図を送ることや，適切な時に自分の番を得て話すことも含む；また，他の人から支配されることがないようにすることも含む（d3501）．

社会交流を口頭で支持すること
- 言語を一致させる（Matches Languages）：状況や社交相手の能力や理解力に適切なレベルと言語を使用する；自分の言語レベルを以下に基づきコントロールしたり変えたりする（1）社会交流のタイプ（例：公式の演説とカジュアルな会話），（2）社交相手によって使用される言語のレベル（例：子どもと大人），（3）社交相手との親しさの程度（ICFコードには同等なものなし）．
- 明確にする（Clarifies）：社交相手が社会交流や会話に「ついてきているか」を，社交相手との親しさの程度や社交状況に合わせ確かめる；社交相手がメッセージを理解していない時それに気がつき，そしてそれを明らかにするよう適切に反応するか，説明をしたりすること含む（会話を成り立たせることの一部として，おそらくd3503）．
- 確認する（Confirms）：うなずきや表情が変わる（例：ほほえむ）あるいは発せられた言葉から社交メッセージが受けとられているがわかる（会話を成り立たせることの一部として，おそらくd3503）．
- 励ます（Encourages）：社交相手に支持的で励ましの言葉をかける；励ましのジェスチャーを使用することも含む（d710）．
- 正当に評価する（Appreciates）：社交相手に同意をしたり，同感したり，満足を表したりすることによって，肯定的で，好意的な態度を社交相手に表現する；社交相手との親しさの程度や社交状況を踏まえ，適切な時に，満足や考えをジェスチャーを使って示すことも含む（例：ハグをする，背中を軽く叩く，握手をする（d7101, d7104）．

(Fisher AG : Occupational therapy intervention process model : a model for planning and implementing top-down, client-centered, and occupation-based occupational therapy interventions, manuscript in preparation, 2005)

ボックス17-8 「自然な状況で自分の生活に関係している課題遂行」の定義

私は、「自然な」という言葉を使用する場合、課題遂行は生態的に適切な環境で行われることを意味する。つまり、その環境とはその人のいつもの環境のことであり、もしそうでないとしても、なるべくその人のいつもの環境に近い環境を指す。環境には、物理的空間、物、いつもそこにいるかもしれない人が含まれる。これが意味するのは、自然な課題遂行とは、いつも遂行する場所で、いつも使っている道具や材料をいつも使っている方法で使い、遂行する際いつもいる人がいる際に、その人が課題を遂行することである。

私は、「関係している」という言葉を使用する場合、その課題は、その人が自分自身の生活に活用できるだけでなく、重要でもある課題の事を意味する。たとえば、ある人は草を刈らなければならない庭をもっているかもしれない。しかし、もしその人がその草を刈るのに人を通常雇っていたとしたなら、草刈りをすることはその人の生活に活用できるかもしれないが、草刈りができるかできないかはその人にとって重要ではない。つまり、草刈りをすることはその人にとって関係のない作業であるといえる。

表17-1 ICFの構造

部		機能と障害			背景因子	
より広い ↕ より詳細	構成要素	活動と参加	心身機能	身体構造	環境因子	個人因子
	領域	9つにコード化された活動と参加領域	8つのコード化された心身機能領域	8つのコード化された身体構造領域	5つのコード化された環境因子領域	人の中から生じる内的影響リスト（コード化されていない）
	分類と小分類	コード化された領域はさらに2次分類、3次分類、4次分類へとレベル分けされる				コード化なし

(World Health Organization : International classification of functioning, disability, and health : ICF, p.7, Geneva, 2001, WHO)

コミュニケーション／交流技能を観察した。

もし、ステファンが社会交流の分類を使用したとしたら、ホセの振り返る（turn toward）、話を生み出す（produce speech）、広げる／続ける（extend/sustain）を観察したことになる（ボックス17-7参照）。

提示した例のそれぞれの中で、作業療法士は行為を観察し、観察された行為を説明することができた。この2人の作業療法士（マークとステファン）は、行為の1つひとつについて、クライエントが課題を遂行しているのを観察したので、観察した技能の程度に関して、行為（遂行技能）を評価することもできていた。遂行技能の評価について議論する前に、遂行技能が国際生活機能分類ではどこに位置づけられるべきかを見てみる[65]。

■国際生活機能分類

国際生活機能分類（ICF）は、生活機能をサポートする、あるいは制限する背景因子と人の生活機能を分類する国際的に使用できる言語を提供するため、世界保健機関（WHO）によって作られた[65]。表17-1に示すように、ICFは機能と障害、および背景因子の2部が含まれている。これらは、それぞれにさらに構成要素に分かれている。構成要素の3つ（活動と参加、心身機能・身体構造、環境因子）はいくつかのコード化された領域で成り立っている。そして、それらの領域はさらに詳細な分類と小分類に分けられている。表17-2に領域を構成する要素を示した。この章には身体構造領域は直接関係ないので、表17-2に含めていない。

表17-2を見てみると、ICFのコード化システムは、文字コード（例：d1）で領域を示し、それぞれをさらに説明している。dという文字は活動と参加の領域を示し、bは心身機能の領域を示し、eは環境の領域を示している。文字の後の数字は、コードのレベルを示し、桁が少ない（例：d1）ほど大きな分類で、桁が多い（例：d4401）ほどより詳細な分類である[65]。

表17-2 ICFの領域（とそれぞれのコード）の概要

部分	機能と障害		背景因子	
構成要素	活動と参加	心身機能	環境因子	個人因子
領域	d1：学習と知識の応用 d2：一般的な課題と要求 d3：コミュニケーション d4：運動・移動 d5：セルフケア d6：家庭生活 d7：対人関係 d8：主要な生活領域 d9：地域生活・社会生活・市民生活	b1：精神機能 b2：感覚機能と痛み b3：音声と発話の機能 b4：心血管系・血液系・免疫系・呼吸器系の機能 b5：消化器系・代謝系・内分泌系の機能 b6：尿路・性・生殖の機能 b7：神経筋骨格と運動に関連する機能 b8：皮膚および関連する構造の機能	e1：生産品と用具 e2：自然環境と人間がもたらした環境変化 e3：支援と関係 e4：態度 e5：サービス・制度・政策	性別 年齢 人種 体力 ライフスタイル 習慣 生育歴 困難への対処方法 社会的背景 教育歴 職業 信仰 過去および現在の経験 全体的な行動様式 性格 個人の心理的資質その他の特質など

(World Health Organization：International classification of functioning, disability, and health：ICF, p.7, Geneva, 2001, WHO)

表17-3 心身機能：ICF領域の分類と小分類（とそれぞれのコード）の3つのグループ例

グループ	心身機能領域	分類と小分類
A	b7：神経筋骨格と運動に関連する機能	b730：筋力の機能：筋群の収縮によって生み出される力に関する機能． b7300：個々の筋や筋群の筋力：特定の個々の筋や筋群（例：手の筋群）の収縮によって生じる力に関する機能． b7301：一肢の筋力：一上肢ないし一下肢の筋や筋群の収縮によって生じる力に関する機能．
B	b1：精神機能	b140：注意機能：所定の時間，外的刺激や内的経験に集中する精神機能． b1400：注意の持続：特定の時間，集中する精神機能． b1402：注意の分散：2つ以上の同時刺激に焦点を向ける精神機能． b164：高次認知機能：前頭葉に特に依存する個別的精神機能であり，しばしば実行機能と呼ばれる． b1641：組織化と計画：部分を全体へと構成し，行為を行う方法を開発する精神機能．
C	b3：発声と発話の機能	b310：音声の機能． b3100：発声：喉頭と周辺の筋肉が呼吸器系と協調して発声する機能． b330：音声言語（発話）の流暢性とリズムの機能． b3300：音声言語（発話）の流暢性：なめらかに，とぎれなく音声言語を生む機能．

(World Health Organization：International classification of functioning, disability, and health：ICF, p.47, Geneva, 2001, WHO)

WHOは9つの領域を活動と参加に示した（表17-2参照）[65]．活動と参加は，(1) すべて9つの領域を含む，(2) 明らかに異なる領域を含む，(3) いくつかは重なっているが，いくつかは明らかに異なる領域を含む，(4) 各領域から異なる分類を含むというように，この分類を使用する人は，さまざまに9つの領域を分けるかもしれない．

心身機能

心身機能とは，「身体系の生理的機能（心理的機能を含む）」である（p.47）[65]．ここでは身体構造ではなく，さまざまな身体システムの機能に焦点を当

て る. 脳の機能には，たとえば精神機能も含む（例：知覚，認知，感情）[65]. ICFの心身機能のコードのいくつかの例を表17-3に示す．ここでの焦点は，人の身体システムは何をするかということであり，人が何をするかではない．たとえば，表17-3のグループAは，筋肉は何をするか，つまり力の生成に関係している．同様にグループBは，脳は何をするかを示し，それは注意，集中，実行に関係する精神機能を遂行する．グループCは，喉頭とその周囲筋および呼吸システムの機能を示しており，それは声と発話を生み出すことに関係している．

活動と参加

活動とは，「個人による課題や行為の遂行」のことであり，その見通しは個人レベルによる(p.123)[65]. ここでのポイントは，この定義には「していること」を含んでいることであり，そして「していること」が2つのレベル（個々の小さな行為とより大きな課題）で示されていることである．WHOが行為と同じ意味で課題という用語を使用することを選択したという点には注意が必要である．つまり，(1)活動あるいは何かをしていることを示す言葉と，(2)なされる何かの名前あるいはそれを示す言葉，との間に混乱がある．活動と参加の領域において行為と課題を定義する時に，WHOは（OTPFのように）動詞の進行形をしばしば使用している．動詞の進行形を使用している場合，活動あるいは作業を意味することを示すのであって，課題を意味するのではない．

最後に，ICFでは参加を日常生活における自然な状況の中での「生活・人生場面（life situation）への関わり」(p.123)[65]と定義している．この視点は，より社会的見通しから来ているものである．ICFにおける「関わり」という言葉の使用には，従事という考えがあることが知られている一方で，WHOは関わりと従事を，所属感覚をもっていることとは，明らかに分けている[65].

繰り返すが，ICFの活動と参加の領域には，1つの分類と小分類リストしかないということは，重要な視点である[65]. ICFを使用する者は，観察された問題や使用した評価方法がその人やその人は何ができるか（活動）に焦点を当てているのか，あるいはその問題や評価方法は自然な状況で実際にその人が何をしているか，関わりの程度（参加）に焦点を当てているのかを，決めなければならない．

移動性の評価を1つの例として挙げる．移動性は，ICFの中では，以下のことに関係している．(1)身体の位置を変える，(2)身体の位置を別の位置や場所に変える動き（例：立っている，歩いている，移乗している），そして(3)課題に必要な物を運んだり，動かしたり，操作したりする[65]. リストに示された行為は，より大きな日常生活課題遂行の中で観察される必要はない．つまり，d4500は，短距離を歩く，たとえば，廊下を行ったり来たりしてください，部屋の向こうまで行ってくださいという，作業療法士の指示で歩いている人を観察することによって評価する．この課題はA点からB点を歩くことである．歩いていることをこのように評価する時には，より広くそして本人の生活に関連した日常生活課題の中という自然な状況における従事の範疇には一般に入らない．つまり，作業を評価していることにはならない．作業は，本人にとって意味や目的があり日常生活に関係している課題遂行への従事に関わる．

この違いをもっと明らかにするため，廊下を行ったり来たりするように言った時の歩いているところの評価（単に人の歩く能力を評価する目的）と，本人が選び本人にとって価値のある課題を遂行する（例：居間に掃除機をかけている，ガーデニングをしている，近くの林へ散歩に行っている）ところの観察評価を比較してみる．後者の場合，人がより広くそして本人の生活に関連した日常生活課題の遂行に従事しているという自然な状況で歩いているところを評価できるし，その質や課題進行全体への影響も評価できる．前者の場合，評価者は「安定してこの人は歩けるのか，あるいは外的支持を必要とするのか」を問う．後者では，より自然な状況で，評価者は，「この人が従事し自分で選んだ生活に関係ある課題遂行の全体的な効率性に影響を与えるような，歩いている時の不安定さや外的支持の必要性があるか」を問う．前者はICFの活動の定義により近く，後者は参加の定義により近い[65].

心身機能と行為および課題間の違い

心身機能は人の身体システム（例：筋肉，脳）が

表 17-4　行為：ICF の活動と参加領域の分類と小分類（とそれぞれのコード）の 3 つのグループ例

グループ	活動と参加領域	分類と小分類
A	d4：運動・移動	d440：細かな手の使用：テーブルの上の硬貨を取り上げたり，ダイヤルや把手を回すのに必要な動きのように，手と手指を用いて，物を扱ったり，つまみ上げたり，操作したり，離したりといった協調性のある行為を遂行すること（p.142）[65]．
		d4401：握ること：道具やドアの把手を握ることのように，片手または両手を用いて，物をつかんだり，持つこと．
		d430：持ち上げることと運ぶこと：カップを持ち上げたり，子どもをある部屋から別の部屋へ運ぶ時のように，物を持ち上げること，ある場所から別の場所へと物を持っていくこと．
		d4300：持ち上げること：テーブルからグラスを持ち上げることのように，低い位置から高い位置へと動かすために，物を持ち上げること（p.141）[65]．
B	d1：学習と知識の応用	d160：注意を集中すること：特定の刺激に意図的に集中すること．たとえば，気を散らすような音に気を向けないこと．
	d2：一般的な課題と要求	d210：単一の課題を行うこと：単一の課題を構成しているさまざまな精神的および身体的な要素に関連した，単純な行為または複雑で調整された行為を遂行すること．たとえば，1 つの課題への着手や，1 つの課題のために必要な時間，空間，材料の調整．課題遂行のペースの決定．1 つの課題の遂行，完成，維持（p.129）[65]．
C	d3：コミュニケーション	d330：話すこと：話し言葉として事実を表現したり，物語を話すこと．
		d350：会話：他の人と会話を開始し，持続し，終結すること．
		d3500：会話の開始．
		d3501：会話の持続．
		d3502：会話の終結．

(World Health Organization：International classification of functioning, disability, and health：ICF, p.123, Geneva, 2001, WHO)

何をするかに関係していて，人が何をするかには関係しない（表 17-3 参照）．表 17-4 は，ICF の心身機能領域の分類と混乱することが多い ICF の活動と参加領域の分類と小分類のいくつかを示したものである．表 17-3 のグループ A の例と表 17-4 のグループ A の例を比較してみる．再度注意したいのは，心身機能は人の身体システムが何をするか（例：筋収縮）に関係していて，行為は人が課題に必要な物とどう関わるか（例：お金をつかむ，皿を持ち上げる）に関係していることである．運動／移動に関しては，我々が，ある人にある行為を遂行するように話すと，その人の，たとえば，テーブルからのグラスの持ち上げや道具の握りを観察できる（活動）．それは，より広い課題遂行への従事という状況の中でではない．その人が単に道具をつかんだりグラスを持ち上げるということではなく，より意味があり目的のある日常生活課題の遂行に従事している時に，道具をつかんだりグラスを持ち上げるという同じ行為を観察できる（参加）．

似たような観点で，グループ B とグループ C の例を表 17-3 と表 17-4 で比較することができる．グループ B にある注意に関することは違いをはっきりさせるのが最も難しい．表 17-3 にあるのは，人の脳が何をしているかである．表 17-4 にあるのは，人が何をしているかである．たとえば，食事を調理している時に，調理課題の遂行から目を離し，隣の部屋で流れているラジオの方へ目を移している女性を観察するかもしれない．彼女が目を課題から離したのを見た場合，我々は，彼女が不適切に調理課題と関係のない何かに焦点を当てていたのかどうかを判断しなければならない（表 17-4 参照）．表 17-3 にある例を考えてみると，推論過程において 1 段階先に進み，人の行動を解釈する（つまり，なぜ彼女が目を離し，ラジオに目を向けたか）．もし，彼女が課題から目を離しラジオに目を向けたかの理由を，気が散りやすく集中できないからであると結論づけたら，我々は人の脳の中にある精神機能について言及していることになる（表 17-3 参照）．

表17-5 課題：ICFの活動と参加領域の分類と小分類（とそれぞれのコード）の例

グループ	活動と参加領域	分類と小分類
A	d5：セルフケア	d510：自分の身体を洗うこと：全身や身体の一部を洗って拭き乾かすこと． d540：衣服を着ること：順序立てて衣服や履き物の着脱課題と行為を手際よく行うこと（p.151）[65]． d5402：履物を履くこと：手際よく，靴下，ストッキング，履物を履くこと．
B	d6：家庭生活	d630：食事の用意をすること：材料を集め，簡単なあるいは手の込んだ食事を調理し，配膳すること． d6300：簡単な食事の調理：少数の材料を用いて，簡単に準備や配膳ができるような食事を準備し，調理し，配膳すること（p.154）[65]． d640：調理以外の家事：家庭を管理するのに必要な課題を遂行していること（例：家の掃除，衣服の洗濯，ほうきで掃く，アイロンをかける，洗濯物をたたむ）．
C	d8：主要な生活領域	d820：学校教育：学校に関係した活動に従事することを含む（例：他の生徒とともに何かをすること，先生から指導を受けること，割り当てられた課題や学習課題を完了させること）．

(World Health Organization : International classification of functioning, disability, and health : ICF, p.123, Geneva, 2001, WHO)

他の例を考えてみよう．若い男性が車を運転している時に，道路から少し目をそらし，右側から自転車に乗って近づいてくる人に目を向けた．この人（車を運転している人）がしていることは，先ほどと同じ行為，つまり「目をそらし何か別のものに目を向ける」である（表17-4参照）．前と同じようにまた，我々は彼がそれをすることは適切であったかどうかを判断しなければならない．この状況において，まず，我々が観察した行動を考え，次に心身機能グループBのレベルでそれを解釈する（表17-3参照）．ほとんどの人は，この男性は気が散りやすいのではなく，道路での危険性を回避するために注意を分散することができると結論づけるであろう（表17-3参照）．

まとめてみると，活動と参加の領域の行為の時は，我々が見ているのはその人のしていること—特定の刺激に目を向ける（例：騒音，動き）を言及していることになる．心身機能の時には，その人が何かをする原因（あるいは支え）となる脳の中で起こっていることを推論しなければならない．遂行できるためには身体システムが適度にうまく機能する必要はあるが，我々が「している」ことは，我々の脳や筋がしていることと同じであるということではない．

表17-5は，活動や参加領域の課題の例を示している．ここでは，違いがはっきりするであろう．自分自身を洗っていることと，脳や筋の機能と混乱する人は少ないであろう．行為と課題の主な違いは，前に示したチェーンとリングの共通性に関係している．行為がリングで，リングがつながって構成されたチェーンは課題である．チェーンを構成しているのが課題遂行である．ICFの活動と参加領域における課題のコードは，動詞の現在進行形を使っているので，活動のように記述もしくは定義されている．

■ ICFとOTPFを比較する

ICFとOTPFの内容と言語に類似点が多いことは驚くことではない．OTPFはかなりICFに基づいている．これは特に，ICFに示されている分類システムとOTPFの中の心身機能の分類を比較してみると明らかとなる．OTPFにおける作業遂行の領域とICFの活動と参加領域の関係は異なるが，かなりの部分で重なり合っている．さらに，ICFは活動と参加領域の行為を含んでいて，それはOTPFにリストされている遂行技能に結びつけることができる．

たとえば，表17-4のグループAに並べられている行為は，運動技能と一致している例である（ボックス17-5参照）．表17-4のグループBに並べられている行為は，プロセス技能と一致している例である（ボックス17-6参照）．最後に，表17-4

表 17-6　OTPF と ICF 分類の並列比較

OTPF	ICF の活動と参加領域
作業遂行の領域	
日常生活活動	d5：セルフケア
生活関連活動	d6：家庭生活
教育	d8：主要な生活場面
仕事	d8：主要な生活場面
遊び	d9：地域生活・社会生活・市民生活
余暇活動	d9：地域生活・社会生活・市民生活
社会参加	d7：対人関係
遂行技能	
運動技能	d4：運動・移動
プロセス技能	d2：一般な課題と要求
社会交流とコミュニケーション／交流技能	d3：コミュニケーション d7：対人関係

(American Occupational Therapy Association : Occupational therapy practice framework : domain and process, Am J Occup Ther 56 (6) : 609, 2002 ; World Health Organization : International classification of functioning, disability, and health : ICF, p.123, Geneva, 2001, WHO)

のグループ C に並べられている行為は、社会交流技能と一致している例である（ボックス 17-7 参照）．逆にいえば、OTPF のほとんどの遂行技能はICF のコードと一致する（ボックス 17-5 からボックス 17-7 参照）．

運動技能と一致する活動と参加の ICF コードのほとんどは、運動・移動領域（d4）にある．一般に、プロセス技能は、活動と参加領域の一般課題と要求に含まれる ICF コードを細かく分け、そして使用可能な定義を提供している（d2）．そして、コミュニケーションと交流技能、および社会交流技能と一致する活動と参加の ICF コードは、コミュニケーション領域（d3）と対人交流と関係領域（d7）にある．例外はあるが、(1) OTPF の作業遂行の領域と遂行技能は分類と、(2) ICF の活動と参加領域との間の一般的な一致については、表 17-6 に見ることができる．

ボックス 17-5 からボックス 17-7 に並べられている遂行技能のいくつかは、ICF コードの活動と参加と一致しない．一致する ICF コードがないとすると、それらの技能は ICF 分類システムの欠けている要素ではないかという疑問が出てくる．同様に、ICF の参加と活動領域に並べられているOTPF に含まれていないいくつかの運動行為がある．ボックス 17-5 と 17-6 に並べられた運動とプロセス技能は、どんな日常生活課題遂行でも観察される共通の行為である．いくつかの日常生活課題遂行は、その特定の課題に特有な行為の遂行を含む．つまり、これらを OTPF に加えることに対し制限をつけるべきではない．以下の例を考えてみる：

　　作業療法士であるブレンダが、キールがサッカーをしているところを観察した時、彼女は、キールがしゃがみ、ボールを拾い上げ、投げ入れ、フィールドに走っていくのを観察した．さらに、キールが敵を押しボールを蹴ったのを見た．

ブレンダが観察した各行為は、ICF の活動と参加の運動・移動領域（d4）に含まれているが、OTPFには含まれていない．キールがもしブレンダのクライエントならば、しゃがんでいる、拾い上げている、投げている、などの行為を行っている時のキールが示した技能の程度を評価できない理由はない．それらの行為もまた遂行技能であるのだから．

OTPF の遂行技能と ICF の心身機能の混同を避ける

不幸にも、作業療法の文献の中には、数え切れないほど、心身機能と遂行技能を混乱している例がある．ここで考慮すべきことは、OTPF が遂行技能の出所を正確に示している一方で、間違って理解されやすいような方法で示していることである[17]．著者が Gary Kielhofner と一緒に分類を行っていた初期の頃、プロセス技能を、エネルギー、知識、時間構成、空間と物の構成、適応という名前で分類をしていた．これが、この問題の発端になっていると考えられる．これらの名前は、初期の版の人間作業モデル[40]に根源をもつ．運動技能を発展させる必要があると決断した際に、それらを次のようにグループ分けした―姿勢、移動性、協調性、力の強さと努力、そしてエネルギー．AMPS[15-18]に十分になじみのない人であれば誰でも（学生、臨床家、研究者や学者など）、「力の強さとは、筋力のことに違いな

ボックス 17-9　運動技能，プロセス技能および社会交流技能の分類

運動技能
- 身体の位置
- 物を取りに行くことと保持すること
- 自分自身や物を動かすこと
- 遂行を維持すること

プロセス技能
- 遂行を維持すること
- 知識を応用すること
- 時間を管理すること
- 空間と対象物を管理すること
- 遂行に適応すること

社会交流技能
- 社会交流を開始し終結すること
- 社会交流を生み出すこと
- 社会交流を身体的に支持すること
- 社会交流の内容をつくること
- 社会交流の流れを維持すること
- 社会交流のタイミングをとること
- 社会交流を口頭で支持すること

い」あるいは「空間と物の構成とは，企画のことのようだ」と簡単に思ってしまうであろう．実際，いくつかの遂行技能の名前（例：安定させる，協調させる，集中する）は，心身機能を暗示している傾向にある．

これらの初期の頃に使用していた用語が，人に運動技能とプロセス技能の間違った理解，つまり心身機能としてみてしまうようにさせているようである．これ以上の混乱を避けるために，著者は，近年，運動，プロセス，および社会交流技能を新しい分類にグループ分けをした[16, 18, 21, 25]（ボックス17-9）．これらの新しい分類名が心身機能と遂行技能との混乱を避けるのに役立つことを期待している．では，どうやって遂行技能を評価するかに移ることにする．

■遂行技能の評価

作業療法士が遂行技能を評価する時，**遂行分析**を行う．遂行分析とは，人が日常生活課題に従事している時に，作業療法士が直接観察できる作業の最小単位の質の評価のことである．つまり，遂行技能を評価するということは，我々は作業を評価していることになる．言い換えると，日常生活課題遂行の観察可能な最小単位が効果的にあるいは非効果的に行われたどうかをより豊かにより細かく理解するために，我々は作業を構成している学習された目標指向的行為の質を評価する．ここでいう目標指向的行為とは，運動技能とプロセス技能，そしてコミュニケーション／交流あるいは社会交流技能のことを指す．作業療法士は，遂行する本人が選び，その人に関係があり，その作業をするのに自然な状況の中で，1つひとつ進められていく目標指向的行為（遂行技能）の質（観察された技能の程度）を評定する[21, 23]．

遂行分析の概念は，我々の専門領域においては比較的新しい．Hagedorn[32, 33]もまた「遂行分析」を，人が遂行する必要があり，遂行したいと望む日常生活課題を遂行する人の能力の評価を指す用語として使用している．しかし，Hagedornの用語の使い方と著者の使い方との重要な違い[21, 23]は，Hagedornは機能障害が原因となっている遂行技能障害を明らかにするために遂行分析を使っていることである．つまり，Hagedornは「遂行技能」を感覚運動，認知，心理社会，そして他の心身機能を参照する用語として使用している．それとは対照的に，OTPFの中で使われる用語として，遂行技能の分析とは，我々が作業の観察可能な最小単位の質を評価する時に，我々がすることを指し，遂行の下位要素である心身機能の評価のことを指すのではない．

標準化されていない遂行分析

作業療法士は，どんな日常生活課題の遂行でも観察に基づき遂行技能の非公式な評価を行うことができる．これをするために，作業療法士は，クライエントが何をしようとしているのか，あるいは何をするために方向づけられているのかが明確にわかっていなければならない．たとえば，

　マークがサラを観察した時，マークは教師がクレヨンを使って猫の絵に色を塗るように指示をしているのを聞いた．さらに，教師は生徒に，教師が今読んだ本の中に書かれていた猫と同じに見えるように（オレンジ色に）猫を塗るように言った．

人の遂行を観察した後（この場合，サラの色塗り），作業療法士は，系統立てて運動技能とプロセス技能，そしてコミュニケーション／交流技能あるいは社会交流技能を考えなければならない．たとえば，作業療法士は観察された行為が熟達したものであったか，そうでなければ，その技能は軽度に，中等度にあるいは重度に非効果的であったかどうかについて，主観的に判断する．

マークは観察されたサラの色塗り技能のレベルについて，クレヨンに手を伸ばしている，クレヨンを握っている，持ち上げている，操作している技能は効果的とした．マークはサラの選択している技能は，軽度に非効果的であると判断した．なぜなら，教師は生徒に猫をオレンジ色に塗るように言ったのに，サラは赤色のクレヨンを選んだからである．猫の色塗りをする前に少しためらったので，マークはまたサラが開始している技能が少し非効率であると判断した．最も考慮しなければならないとマークが判断したのは，加減する（calibrates）技能に関してであった．サラは赤いクレヨンが折れるほど強く押しつけただけではなく，3回以上折ってしまった．加えて，クレヨンを前後に動かす時に過度な押しつけによって紙を破いてしまった．そのため，マークはサラの加減する技能は著しく非効率であると判断した．

標準化された遂行分析

作業療法士が，人の作業の質を文書化するために，より客観的で標準的な方法を使いたいとするならば，標準化された遂行分析を使用しなければならない．標準化された遂行分析には利点があるものの，いくつかの欠点もある．利点の中には次のようなことがある．つまり，標準化によって，それぞれのテストの開発者は，そのテストを使用する者がクライエントのサマリースコアまたは測定値を算出する機会を提供することができ，それによって成果を文書化したり，根拠に基づいた実践を提供できるようになる．次に，実施方法や採点手続きが標準化されるので，より一貫した評価を実施することができ，それによって評価者やクライエント間で結果を比較できる．最後に，クライエントのサマリースコアまたは測定値を期待される基準もしくは正常値と比較することができ，それによってより意義のある状況でクライエントの遂行状況を解釈できる．

標準化された評価を使用する時の欠点としては，公的な訓練（そして仕事を離れて無給になる時間）が必要な場合が多いことがある．そのような実践訓練は他の領域では一般的であるものの，作業療法では必ずしも受け入れられているとはいえない．

標準化された評価は時間を要し，日常の生活課題の観察に必要とされる柔軟性を欠くことが多い．最後に，必ずしも欠点とはみなされないが，現代テスト理論[3,6]では，各スケールは1つの領域（例：仕事，余暇，ADL）のみを評価するためにデザインするよう要求している．

現在，3つの標準化された遂行評価が公表されている．最も開発が進み，広く研究がなされているものにAMPSがあり，これはADLおよびIADLを評価するものである[16,18]．AMPSの国際的標準化サンプルは，30カ国以上で3歳から103歳までの103,000人以上から集められている．AMPSに密接に関連するものとして，AMPSの学校版（School AMPS）[25]がある．作業療法士は，自然な教室の状況で学生の学校課題の遂行の質を評価するためにSchool AMPSを使用する．最後に，コミュニケーションと社会交流技能の評価（ACIS；Assessment of Communication and Interaction Skill）は，社会的課題の状況でコミュニケーションと社会交流技能を評価するために使える[27]．

これら3つの評価法は，日常の生活課題の遂行という状況の中でクライエントを観察するという基本的な原理を含んだいくつかの共通した特徴を有している．これらはまた，同じ採点尺度の形式を使っており，評定はテストマニュアルにある評定例に基づいて行う．最後に，3つの方法とも現代測定理論，特にラッシュ測定法[3,47,66]を用いて開発されている．次の項で，標準化された遂行分析と，それを用いた作業療法の計画と効果の評価についてより深く説明するために，AMPSについて詳しく説明する．

運動とプロセス技能の評価

AMPS[16,18]は，標準化された遂行分析である．AMPSは個人的日常生活活動（PADL）そして生活関連活動（IADL）の課題遂行の質を評価するた

め，妥当性があり，信頼性があり，そして敏感で臨床的に有用な評価を求める声に応えて開発された．これ以後は，PADLとIADLを合わせてADLと呼ぶことにする．決まった数の，単一のADL課題を表す項目によって構成されたより包括的ADL評価法（例：機能的自立度評価法：Functional Independence Measure[37]）とは違い，AMPSを構成する項目は，ADL遂行の観察可能な最小単位である．AMPSの項目は，遂行技能であり，それはともにつながる時，行為のチェーンとなってADL課題遂行になる．ゆえに，作業療法士が人のADL課題遂行の質を評価するためAMPSを使用する時，個々の行為（遂行技能）の質と課題遂行全体の質を同時に評価することになる．それゆえAMPSは，人のADL課題遂行の質を評価しながら，人とADL課題と環境間の自然な執行を調べる標準化された方法を提供する．

AMPS課題と項目バンク

さまざまなニーズや興味のある，さまざまな文化的背景の人々が，適切に課題選択ができるよう，AMPSマニュアルには85の標準化されたADL課題があることは，他の類似の評価にはないAMPSの特徴である．各課題はボックス17-5とボックス17-6に示す16の運動と20のプロセス技能項目と結びついている．85の課題と各課題で評定される運動技能を考えてみると，それは実際にはAMPSが1360の運動技能項目のバンクであることを意味する．同様に，85の課題と各課題で評定される20のプロセス技能項目を考えてみると，AMPSの項目バンクには全部で1,700のプロセス技能項目が含まれる．

もちろん，評価される人は全85課題を遂行するわけではない．とても簡単な項目から難しい項目まである項目バンクの利点は，ある程度難しいが難しすぎない選ばれた一組の項目で，人は評定されればよいということである．これをなし遂げるため，作業療法士はAMPSを施行する時，評価される人は，（作業上問題のある）少し難しい2つの課題を遂行するだけでよい．作業療法士は全項目バンクにある1,360の運動項目の中の32項目と，1,700の技能項目の40項目のみを採点する[16,18,20]．それゆえ，ボックス17-5とボックス17-6に並ぶ各技能は各AMPS施行の際に一度に2課題の遂行がなされ，2回採点される．

85あるAMPS課題は，簡単な課題から難しい課題まであり，それらの課題は多側面型ラッシュ分析[46,47]を用いて，課題難易度をつくるため換算されている．また項目難易度も同じく換算されている．AMPSの施行手順は，評価される人がどの2つのADL課題を遂行するかが選べるようにつくられている．AMPSのすべての課題と項目は同じ一次元尺度上（運動とプロセスは別々に）で換算されるので，適切な課題が提供されている限り，どの課題が観察され，どの2組の16の運動技能と20のプロセス技能項目が評定されたかは問題にならない．クライエントの運動およびプロセス能力測定値は，AMPSのコンピュータ採点プログラムによって，クライエントの遂行する課題の難易度は統計的に調整される[19,20,22]．

柔軟なクライエント中心の評価

作業療法士がAMPSを施行する時，クライエントが遂行する課題になじみがあり，現在あるいは将来その人の日常生活習慣に関係があり，少なくとも遂行経験がいくらかあることを確認することは重要である．先にも述べたが，その課題がその人にとって作業上やや難しいことも重要である．作業療法士はクライエントが選んだ課題の遂行という状況で運動とプロセス技能の質を採点するので，結果的に**クライエント中心の評価**となる．

さらに柔軟でクライエント中心の評価をするために，AMPSの85ある標準化されたPADLとIADL課題は，本来の課題の目的と課題で使われるクライエントが特定した物や道具に関して定義され説明されている．クライエントが特定した物や材料の概念を取り入れることは，AMPS課題の説明が，いつも使っている道具や材料を使って，自分のいつもしているやり方でその人が課題を遂行するのに十分な柔軟性があることを意味する．そのような柔軟性は，異文化間で人々が使用しているさまざまなやり方を容認する．たとえば，あるクライエントがポットでお茶かコーヒーを淹れるというAMPS課題を遂行することを選択したとしたら，コーヒーを淹れるかお茶を淹れるかを（つまり，クライエント特定の課題材料を）特定する自由がそのクライエントに

はある．そして，もしクライエントがポットでコーヒーを淹れることを選んだら，その人はコーヒーを沸騰させるどうか（北スウェーデンやアラスカで通常行われる），フレンチプレスを使うか，あるいは電気パーコレータあるいはコーヒーメーカーでコーヒーを淹れるかを（つまり，クライエント特定の課題道具を）自由に定めることができる．

不可欠なことは，自分が普段使用している道具や材料を使って，いつもの方法で課題を遂行するということを，クライエントが認識することである．つまり，AMPSの柔軟さは，クライエントに対してあらかじめ確立した外的なあるいは人工的な遂行基準に合わせるという通常の標準化されたテストにある要求をしないことである．代わりに，人の遂行の効率性は，その人の文化や遂行される各課題の制約で何が論理的であるか，あるいは適切であるかに基づいて判断する．

AMPSの開発では，さまざまな世界の地域に住み，さまざまな文化的背景をもつ人にアプローチする作業療法士から示されたニーズに基づき，新しい課題が継続的に加えられている．新しい課題をAMPSに加える時はいつでも，なるべくその課題が多くの文化で使用できるようにつくることを試みている．こうした配慮によるAMPSの1つの特徴は，自分がいつもしているような方法で課題を遂行するように誰もが勧められることであり，厳格な決められた基準に従って遂行することを勧められることはないことである．先ほど話に出たコーヒーを淹れる課題でそのような例を以下に示した：

　　普段，私は電気コーヒーメーカーでコーヒーを淹れる．私が初めて北スウェーデンに住む男性が沸騰させたコーヒーを作っているのを観察した時，彼が金属のコーヒーケトル（銅製の紅茶用のケトルに似た形の）の中に水を入れ，暖炉の上の熱いコンロの上に置いたのを見てとても驚いた．水が沸騰し始めた時，彼はコーヒーの粉を数さじそのケトルにすくい入れ，再び沸騰するまで待った．そしてケトルをコンロから外した．しばらくして，彼はコーヒーをあるカップに注ぎ，そしてそのカップに注がれているコーヒーをケトルに戻した．最終的にテーブルに出すためのコーヒーカップにコーヒーを注ぐまでに，これを2度繰り返した．

　　もし私がアメリカにいて，いつも電気コーヒーメーカーでコーヒーを淹れますと言ったアメリカ人を評価したならば，この遂行に対してかなり問題を感じるであろう．おそらく，私は彼にたくさんの，たとえば，「選択する（Chooses）」と「使用する（Uses）」（コーヒーを淹れるのに不適切な道具を選び使用している），そして「順序立てる（Sequences）」（コーヒーをカップに注ぎ，戻し，またカップに注ぐという不適切な繰り返し）に対し，低い点数をつけているであろう．しかし，スウェーデンではこれは典型的なコーヒーの作り方なので，他のスウェーデン人からはコーヒーを作る論理的な過程であると認識されている．

AMPS能力測定値が異文化間でも同値であるかを確かめるため，道具や方法が変わっても，遂行技能（技能項目）の難易度と課題難易度が国によって変化しないことを確かめる研究を実施してきた[2, 9, 29, 30, 48, 62]．

AMPS課題の異文化的応用を示す別の方法として，AMPSのすべての課題はある特定の世界の地域（例：アメリカ，スカンジナビア，アジア）のために開発されたが，他の世界の地域でもしばしばテストに使用されている．同様に，AMPSの技能項目と課題は性差がないように開発されている[12, 51]．AMPSのいくつかの課題は「女性の仕事」と多くの人に思われているが，ほとんどのAMPS課題が女性と男性の両方から同じように選ばれ，遂行されていることがわかっている．また，男性用の課題としてもともと開発した課題[4]でも，選択し遂行した人の少なくとも40％が女性である[51]．

施行手順

AMPSの施行は，どんなタイプのADL課題でクライエントが問題に感じているかを明らかにするため，クライエントとの作業療法面接から始まる．この面接は作業療法士とクライエントとの協働プロセスの一部であり，それは，効果的なクライエント中心の作業療法評価とクライエントの優先事項に焦点を当てた治療の基盤を提供する[21]．

クライエントと作業療法士のこの正式な面接を通

して，クライエントの能力，ニーズ，興味，文化的背景と合致した AMPS 課題選択肢から，作業療法士によってクライエントの生活に関係がありやや難しいレベルのいくつかの課題へと狭められる．そのいくつかの課題がクライエントに提示され，クライエント自身が遂行する 2 課題を選択する．

遂行する課題が作業療法士とクライエント間で同意されたら，次の段階では，課題契約を確立する．課題契約とは，作業療法士とクライエントがこれからクライエントが遂行する課題の詳細について話し合うことによって進展する．

クライエントが遂行する課題を選択し，テスト環境に十分になじんだら（クライエントだけでなく作業療法士も），作業療法士はクライエントの AMPS 課題遂行を観察する．クライエントを観察したら，クライエントが各 ADL 課題を遂行した時に観察された，共通の，目標指向的である運動とプロセス技能の質（容易さ，効率性，安全性，自立度）に関して，クライエントの ADL 課題遂行を評定する．つまり，AMPS 講習会を受けた作業療法士は，各 ADL 課題遂行で観察されたクライエントの各行為の質に従い，16 の運動技能と 20 のプロセス技能項目のそれぞれを評定する．

各課題の各運動とプロセス技能におけるクライエントの遂行は，以下に示す 4 段階尺度を使用して AMPS 講習会を受けた作業療法士によって採点される：

4 = 身体的努力量の増加，効率性の低下，あるいは安全性の低下を示すことのない有能な遂行．

3 = 評価者が観察された遂行の効果に疑問を持つような疑問のある遂行．

2 = 課題進行を遅れさせる，あるいは効果的な課題の終了を妨げる非効果的な遂行（例：身体的努力量の増大，効率性の低下，安全性の低下）．

1 =（a）検査者が介入や介助を提供する必要がある，（b）課題の中断，受け入れがたい遅れ，あるいは，物が壊れたりクライエントが傷つくような差し迫った危険，で示される重篤な障害のある遂行．

AMPS のユーザーマニュアル[18]にある採点基準は，作業療法士が，クライエントの努力量，非効率性の程度，安全度，介助の必要性が考えられるように作られている．

採点の後，AMPS 講習会を受けた作業療法士は，クライエントの生データを自分の AMPS コンピュータ採点ソフト[63]に入力する（多側面型ラッシュ分析の特別な応用）[46, 47]．AMPS コンピュータソフトは，順序を示す AMPS 技能項目点数を，一次元 AMPS 運動とプロセス尺度[20, 22]に位置づけることのできる ADL 能力の一次元尺度へと変えるために使われる．ADL 能力測定値は，(1) 技能項目難易度，(2) 課題難易度，(3) 評価者寛厳度[19, 20, 22]を考慮に入れるための AMPS コンピュータ採点ソフトによって調整される．高い ADL 運動あるいはプロセス能力測定値は，その人がより能力が高い，あるいは AMPS の ADL 運動およびプロセス尺度上，高いことを示す．

コンピュータで作成できる AMPS 報告書

AMPS 認定評価者はいくつかの報告書を作成するため，AMPS コンピュータ採点ソフトを使用することができる．その報告書は，作業療法士が AMPS 評価の結果を解釈し文書化したり，適切な作業療法の計画を立てるのに使用できる．

キムは，ジョンの採点結果を AMPS コンピュータ採点ソフトに入力し，以下の報告書を作成した．

・採点レポート：ジョンの点数表を提供する．データ入力が正しいかどうかを確認することと，課題間での点数を比較するのに使用する（図 17-1）．

・遂行技能サマリー：ジョンの技能項目における強みと問題点の全体のサマリーを提供する（図 17-2）．

・グラフィックレポート：ジョンの運動とプロセス能力測定値が，AMPS 尺度のカットオフ値を目安に，直線状のどこに位置するのかを視覚的に提示する．カットオフ値より下の ADL 能力測定値は，ADL および／あるいは IADL の遂行の効率性あるいは質に問題があることを示している（図 17-3）．ジョンの ADL 測定値は遂行のベースラインを文書化するのに使用できるし，後にキムの作業療法の効果を文書化するのにも使用できる．

・ADL 能力の作業療法評価：叙述レポートを提

供する．グラフィックレポートと合わせて使用すれば，ジョンの AMPS 評価の結果と解釈の文書として適している．この報告書は，目標準拠（criterion-referenced）および集団準拠（norm-referenced）の両方の解釈を提供する（図 17-4）．

AMPS の解釈

AMPS の結果は，4 つの不可欠な質問に答えるために使用される：

1. どの遂行技能（課題遂行全体における行為）が，クライエントに難しい経験をさせているのか？

   この質問に答えるには，その人の運動とプロセス技能の得点のプロフィールを吟味する（図 17-1 と図 17-2 参照）．

2. 努力量の増大，効率性の低下，危険性，あるいは介助の必要性なしに，クライエントは通常の ADL 課題を遂行することができるか？

   この質問に答えるには，AMPS 尺度カットオフ値を基準にその人の ADL 運動およびプロセス能力測定値がどこに位置するのかを吟味する（図 17-3 参照）．

3. クライエントの ADL 運動とプロセス能力は年齢相応であるか？

   これに答えるには，その人の ADL 運動とプロセス能力測定値と健康な同年齢の人と比較を行う（図 17-4 参照）．

4. このクライエントには，作業を治療的に用いる回復的治療，あるいは適応的作業を用いる

運動とプロセス技能の評価（AMPS）
入力順の採点レポート

注意：項目の点や項目の総合点で，クライエントの遂行状況を表すことは妥当ではないので，カルテの記録や統計的分析に用いることはできない．点は必ず，ADL 能力測定値を出すため，AMPS コンピュータソフトを用いて分析されなければならない．ADL 能力測定値のみがクライエントの測定上の変化を示すのに妥当性がある．

クライエント： ジョン　　　評価日：　 2005 年 1 月 10 日
ID：　　　　　1111JS　　　作業療法士：　キム
課題 1：A-3：ポットでコーヒーまたは紅茶を淹れる
課題 2：F-2：ランチョンミートあるいはチーズのサンドイッチ

運動技能	課題 A-3	課題 F-2
安定させる（Stabilizes）：	1	1
アライメントを保つ（Aligns）：	4	4
位置づける（Positions）：	1	1
リーチする（Reaches）：	1	1
かがむ（Bends）：	2	2
把持する（Grips）：	4	2
操作する（Manipulates）：	2	2
協調させる（Coordinates）：	4	2
動かす（Moves）：	1	1
持ち上げる（Lifts）：	4	4
歩く（Walks）：	1	1
持ち運ぶ（Transports）：	1	1
加減する（Calibrates）：	4	2
流れる（Flows）：	4	4
耐える（Endures）：	2	2
ペース配分する（Paces）：	2	2
課題難易度*	平均的	平均的

*課題難易度は ADL 運動技能と ADL プロセス技能ではしばしば異なる．

図 17-1　ジョンの AMPS 採点レポート

運動とプロセス技能の評価（AMPS）
入力順の採点レポート

注意：項目の点や項目の総合点で，クライエントの遂行状況を表すことは妥当ではないので，カルテの記録や統計的分析に用いることはできない．点は必ず，ADL能力測定値を出すため，AMPSコンピュータソフトを用いて分析されなければならない．ADL能力測定値のみがクライエントの測定上の変化を示すのに妥当性がある．

クライエント： ジョン　　　評価日： 2005年1月10日
ID：　　　　　1111JS　　作業療法士： キム
　課題1：A-3：ポットでコーヒーまたは紅茶を淹れる
　課題2：F-2：ランチョンミートあるいはチーズのサンドイッチ

運動技能	課題A-3	課題F-2
ペース配分する（Paces）：	2	2
集中する（Attends）：	4	2
留意する（Heeds）：	4	4
選ぶ（Chooses）：	4	2
使う（Uses）：	4	4
取り扱う（Handles）：	2	2
尋ねる（Inquires）：	4	2
始める（Initiates）：	2	2
続ける（Continues）：	2	1
順序立てる（Sequences）：	4	4
終わらせる（Terminates）：	4	2
探し／突き止める（Searches/Locates）：	4	2
集める（Gathers）：	2	2
整える（Organizes）：	2	2
片づける（Restores）：	2	2
方向づける（Navigates）：	4	2
気づき／反応する（Notices/Responds）：	4	4
調整する（Adjusts）：	4	2
順応する（Accommodates）：	1	1
利益を得る（Benefits）：	1	1
課題難易度*	平均的	平均的

*課題難易度はADL運動技能とADLプロセス技能ではしばしば異なる．

図17-1（続き）

代償的治療が向いているか？

　この質問の答えは，その人のADL運動およびプロセス能力測定値がAMPS尺度のどこに位置しているか（図17-3参照）に基づいて決められる．これをどうすればよいかは，次の項で詳しく説明する．

AMPS評価結果に基づき治療計画を立てる

　AMPSの重要な特徴は，AMPSの評価結果が作業療法を計画したり実施したりするプロセスを促進することである[16, 21, 24, 45]．作業を基盤にした治療には2種類ある．それは，代償的作業（adaptive oc-cupation）と回復的作業（restorative occupation）である[21, 23]．**代償的作業**とは，(1) テクニカルエイドと支援機器の供給，(2) クライエントに「していること」の代替法を教える（例：片手で靴ひもを結ぶ），(3) 課題や物理的あるいは社交的環境の変更を組み合わせて教育や相談を行うことである[21, 23]．

　回復的作業とは，遂行技能の回復や発達のため，徐々に段階づけや変更ができる作業にクライエントが従事しながら，教育や相談を行うことである[21, 23]．回復的作業は，必要とされている遂行技能をクライエントが回復するあるいは発達する可能性があることを，エビデンスが示唆している時に使用

される．多くの場合，代償的作業と回復的作業は同時にクライエントに提供される．

　経済効果の高い作業療法計画を立てることを促すために，作業療法士がAMPS評価の結果を使用する時，クライエントのAMPS評価結果の2つの側面を考慮しなければならない．その2つの側面とは，中核となる遂行技能の群を明らかにすることと，特別な作業療法が示されているかどうかを決定することである．

　言い換えると，まず，クライエントの作業遂行に最も影響を与えている遂行技能群を作業療法士は明らかにする．作業療法士が治療で扱うことを考慮する遂行技能群を明らかにし，優先順位をつけた後，代償的作業および／あるいは回復的作業の適用があるかどうかを決めるグラフィックレポート（図17-3参照）を使用できる（これはAMPS評価結果の解釈に関係している4つ目の質問であることを思い出すこと）．とても低いADL運動能力測定値の場合，運動技能を発達させるあるいは回復させる回復的作業を用いた治療の経済効果は低いことがしば

運動とプロセス技能の評価（AMPS）：遂行技能サマリー

注意：項目の点や項目の総合点で，クライエントの遂行状況を表すことは妥当ではないので，カルテの記録や統計的分析に用いることはできない．点は必ず，ADL能力測定値を出すため，AMPSコンピュータソフトを用いて分析されなければならない．ADL能力測定値のみがクライエントの測定上の変化を示すのに妥当性がある．

| 対象者氏名： | ジョン | 評価日： | 2005年1月10日 |
| ID： | 1111JS | 作業療法士名：キム | |

課題1：A-3：ポットでコーヒーまたは紅茶を淹れる（平均）
課題2：F-2：ランチョンミートあるいはチーズのサンドイッチ（平均）
各技能領域における全般的な遂行状況を下記の尺度で示す．
　A＝適切な技能．課題遂行中に明らかな問題は観察されなかった．
　I＝非効率な技能．課題遂行中に中程度の問題が観察された．
　MD＝著しく問題のある技能．観察された問題は安全でないほど重篤であるか，作業療法士の治療が必要である．

運動技能：クライエントが課題遂行中に自分自身や物を動かす際に観察される技能	A	I	MD
身体の位置（Body Position）			
安定させる（Stabilizes）：物と関わる時にバランスを崩さない			X
アライメントを保つ（Aligns）：課題遂行中，持続的に支えを必要としない	X		
位置づける（Positions）：課題遂行中，物に対して身体や腕を適切に位置づける			X
物を取りに行くことと保持すること（Obtaining and Holding Objects）			
リーチする（Reaches）：効果的に物へ手を伸ばす			X
かがむ（Bends）：課題遂行中，適切に体を回旋させる，かがむ		X	
把持する（Grips）：課題目的物を安全に把持する		X	
操作する（Manipulates）：課題遂行の必要に応じて物を操作する		X	
協調させる（Coordinates）：物を安定させるため身体の2カ所を協調させる		X	
自分自身や物を動かすこと（Moving Self and Objects）			
動かす（Moves）：物を効果的に押す／引く，引き出しやドアを開ける／閉める			X
持ち上げる（Lifts）：効果的に物を持ち上げる	X		
歩く（Walks）：課題遂行環境内を効果的に歩く			X
持ち運ぶ（Transports）：物を違う場所から違う場所に効果的に持ち運ぶ			X
加減する（Calibrates）：課題に関係する行為の動きの力やスピードを加減する		X	
流れる（Flows）：スムーズな腕や手の動きを使用する	X		
遂行を維持すること（Sustaining Performance）			
耐える（Endures）：課題遂行完了まで持ちこたえる		X	
ペース配分する（Paces）：効果的な課題遂行速度を維持する		X	

図17-2　ジョンのAMPS遂行技能サマリー

運動とプロセス技能の評価（AMPS）：遂行技能サマリー

注意：項目の点や項目の総合点で，クライエントの遂行状況を表すことは妥当ではないので，カルテの記録や統計的分析に用いることはできない．点は必ず，ADL 能力測定値を出すため，AMPS コンピュータソフトを用いて分析されなければならない．ADL 能力測定値のみがクライエントの測定上の変化を示すのに妥当性がある．

対象者氏名：　　ジョン　　　　評価日：　　2005 年 1 月 10 日
ID：　　　　　　1111JS　　　　作業療法士名：キム

課題 1：A-3：ポットでコーヒーまたは紅茶を淹れる（平均）
課題 2：F-2：ランチョンミートあるいはチーズのサンドイッチ（平均）
各技能領域における全般的な遂行状況を下記の尺度で示す．
　A ＝適切な技能．課題遂行中に明らかな問題は観察されなかった．
　I ＝非効率な技能．課題遂行中に中程度の問題が観察された．
　MD ＝著しく問題のある技能．観察された問題は安全でないほど重篤であるか，作業療法士の治療が必要である．

プロセス技能：クライエントが（a）課題遂行中に道具や材料を選んだり，関わったり，使用した時に，（b）課題遂行を完了するために，必要な時に課題遂行中の行為を改める際に観察される技能	A	I	MD
遂行を維持すること（Sustaining Performance）			
ペース配分をする（Paces）：効果的な課題遂行速度を維持する		X	
集中する（Attends）：外界刺激によって，課題遂行から気がそれない		X	
留意する（Heeds）：あらかじめ決めた課題の最終目的に留意する	X		
知識を応用すること（Applying Knowledge）			
選ぶ（Chooses）：課題遂行に必要な適切な材料や道具を選ぶ		X	
使う（Uses）：道具や材料をその本来の用途に合わせて使用する	X		
取扱う（Handles）：気をつけて取り扱う・支える		X	
尋ねる（Inquires）：課題に関する情報を尋ねる		X	
時間的管理（Temporal Organization）			
始める（Initiates）：ためらうことなく課題の行為や工程を始める		X	
続ける（Continues）：課題行為を完了するまで続ける			X
順序立てる（Sequences）：論理的な方法で課題の工程を進める	X		
終わらせる（Terminates）：適当な時に課題の行為や工程を終了する		X	
空間と対象物を管理すること（Organizing Space and Objects）			
探し／突き止める（Searches/Locates）：道具や材料を探し突き止める		X	
集める（Gathers）：道具や材料を効果的に作業場に集める		X	
整える（Organizes）：空間的に適切に，適切な並びに，道具や材料を整える		X	
片づける（Restores）：道具や材料を片づけ，作業場をきれいにする		X	
方向づける（Navigates）：課題環境内の障害物に，手や体が物にぶつからないように操る		X	
遂行に適応すること（Adapting Performance）			
気づき／反応する（Notices/Responds）：課題に関わる環境からの手がかりに気づき反応する	X		
調整する（Adjusts）：問題に打ち勝つために作業場を変えたり，スイッチやひねりで調整をする		X	
順応する（Accommodates）：問題に打ち勝つために自分自身の行為を変容させる			X
利益を得る（Benefits）：課題に関係する問題が継続しないように防ぐ			X

図 17-2（続き）

運動とプロセス技能の評価（AMPS）
グラフィックレポート

クライエント：	ジョン		日付	運動	プロセス
作業療法士名：	キム	評価1	2005年1月10日	−0.38	0.27

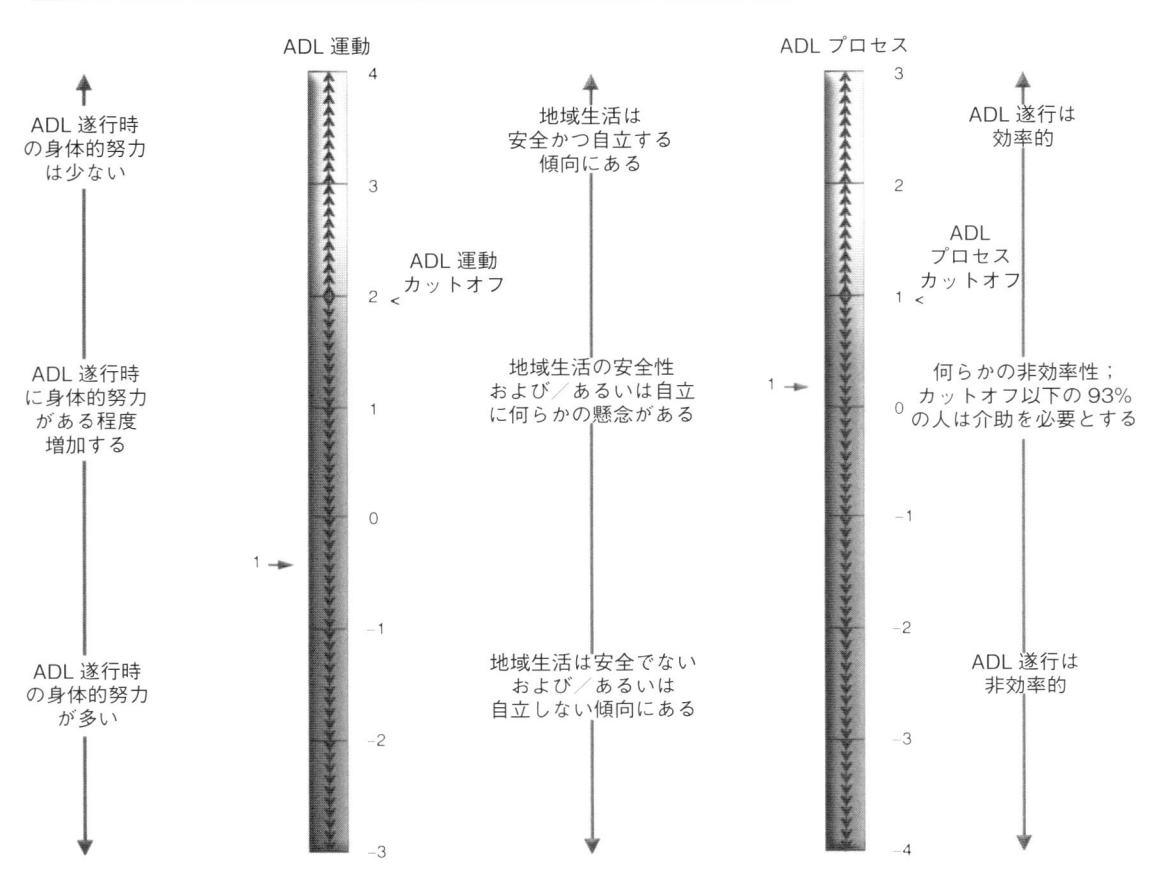

ADL運動
- ADL遂行時の身体的努力は少ない
- ADL運動カットオフ
- ADL遂行時に身体的努力がある程度増加する
- ADL遂行時の身体的努力が多い

地域生活は安全かつ自立する傾向にある
地域生活の安全性および／あるいは自立に何らかの懸念がある
地域生活は安全でないおよび／あるいは自立しない傾向にある

ADLプロセス
- ADL遂行は効率的
- ADLプロセスカットオフ
- 何らかの非効率性；カットオフ以下の93％の人は介助を必要とする
- ADL遂行は非効率的

ADL運動およびプロセス尺度の数字はADL能力の単位（ロジット）である．結果は，AMPS尺度のカットオフ値を目安に，ADL運動およびADLプロセス測定値をプロットすることで示される．測定値がカットオフ値より低い場合，IADLおよびADL遂行の質または効率性が低いことを示している．単一のAMPS評価の解釈についての詳細は，AMPS叙述レポートを参照のこと．

図17-3 ジョンのAMPSグラフィックレポート

しば示されている．

おそらく最も重要なのは，どのタイプの代償的作業が最も適切であるかについての決定を容易にするために，作業療法士がグラフィックレポート（図17-3参照）のクライエントのADLプロセス能力の位置を使うことができることである．具体的には，クライエントの能力測定値がADLプロセス尺度の0ロジット（logits）以上であったら，クライエントは新しい方法やテクニカルエイドを使うことを学ぶことはうまくできるということを示唆する．クライエントのADLプロセス能力が0ロジットよ

り低かった場合，介助者トレーニングや環境変更がより適切で，費用効果も高いかもしれない[16]．

治療の効果を評価するのにAMPSを使用する

AMPS評価の結果は，重要な5つ目の質問に答えるのにもまた使用できる．それは，我々の治療の結果，この人のADL遂行は向上したか？という質問である．この質問は，2組の運動とプロセス技能の測定値（治療前と治療後）を比較することで答えられる．この2組のADL能力測定値の違いが，変化を測定する客観的基礎を提供する．それらは

ADL能力の作業療法評価
運動とプロセス技能の評価（AMPS）の結果と解釈

作業療法士名：キム　OTR
クライエント名：ジョン
年齢：72歳
評価日：2005年10月1日

AMPS評価
ジョンのADL課題の遂行能力を評価する手段として，AMPSを施行した．AMPS評価の一部として，作業療法士は，ジョンが遂行する日常課題（作業）をより理解するために，彼にとって遂行上問題となっている課題と，あまり問題のない課題の両方のインタビューを行った．彼が日常生活の中で問題となっていると述べた，彼にとってなじみがあり日常に関係する課題を課題選択肢として提示した．その課題の中から，ジョンは遂行する2課題（ポットのコーヒーあるいは紅茶を淹れる，ランチョンミートあるいはチーズサンドイッチ）を選んだ．AMPSの施行中，作業療法士は，これらの課題の遂行中に彼が示した努力量，自立度，効率性と安全性について評価した．

全体の遂行の質
ジョンのADL課題遂行は，中等度に危険性があり，著しい努力が必要で，中等度に非効率であり，この2つのADL課題を完了するには頻回の援助を必要とした．

遂行に最も影響を及ぼしている技能
ジョンの上記に示したADL課題遂行は，以下によって制限を受けていた：
・環境を移動している時，あるいは物と関わっている時に，一瞬バランスを崩すおよび／あるいは外的支持が必要（安定させる：Stabilizes）
・作業場にうまく身体を位置づけることが困難（位置づける：Positions）
・物に手を伸ばしている時，物を置いている時に努力量が増大（リーチする：Reaches）
・車いすをこいでいる時に努力量が増大（動かす：Moves）
・非効果的な歩行あるいは移動技能；歩いている時の不安定さ（歩く：Walks）
・ある場所からある場所に物を持ち運んでいる時の努力量の増加あるいは不安定さ（持ち運ぶ：Transports）
・明らかな身体的疲労を見せることなしに課題を進めていくことが困難（耐える：Endures）
・継続して効果的な遂行のペースを維持できない（ペース配分する：Paces）
・行為や課題工程の途中で止まり，課題の進行が遅れる（続ける：Continues）
・問題が起こらないように順応していくことや防いでいく技能が低下し，課題遂行中に問題が継続したり再び起こる（順応する：Accommodatesと利益を得る：Benefits）

ADL運動能力全般
ADL運動能力はADL課題遂行に必要な，人が物や自分自身を動かす時の観察された技能全体の測定値のことである．ジョンのADL運動能力測定値−0.38ロジットは，AMPSグラフィックレポートにあるAMPS運動カットオフ測定値を目安に解釈される．彼のADL運動技能はAMPS運動カットオフよりも低い．これは，ジョンが通常のADL課題を遂行する時に努力量が増加することを示す．別の見方をしてみると，ジョンの年齢の健康な人の約95％が，運動技能能力測定値1.07〜3.27ロジットの範囲内である．つまり，彼のADL運動遂行は年齢から期待される能力よりも低いといえる．

ADLプロセス能力全般
ADLプロセス能力とは，人が効率的に（a）道具や材料を選んだり，関わったり，使用していくこと，（b）個々の課題行為や工程を進めていくこと，および（c）問題が起こった時に遂行を修正していくこと，において，観察された技能の包括的測定値のことである．AMPSグラフィックレポートにおいて，ジョンのADLプロセス能力測定値0.27ロジットは，AMPSプロセスカットオフ値よりも低い．これは，彼がなじみのあるADL課題を遂行する時に，安全性，自立度，および／あるいは効率性の低下を経験していることを示す．ジョンの年齢の健康な人の約95％の人は，プロセス技能能力測定値0.59〜2.55ロジットの範囲内であり，彼のADLプロセス能力測定値は年齢から期待される能力よりも低い．

主な知見のまとめ
・ジョンのADL運動およびプロセス能力測定値は，両方ともAMPSカットオフおよび年齢から期待される能力よりも低く，これは，自分で選択し，なじみがあり，生活に関係したADL課題を遂行している時に，努力量の増加，効率性の低下，安全性の低下，および／あるいは介助の必要性をジョンが経験していることを示す．
・作業療法士サービスは，ジョンのADL課題遂行の向上および／あるいは今後の低下予防を提案できるかもしれない．

評価について，もし何か疑問があれば，どうぞ遠慮なくご連絡ください．
　キム　OTR

図17-4 ジョンのADL能力の作業療法評価報告書

第17章　遂行技能とクライエント要因の概観　487

ケーススタディ：ジョン（その2）

キムがジョンに初めて会った時，深い作業療法面接を実施し，そこでジョンは興味や関心事，目標，優先項目を明らかにした[1, 21, 23]．ジョンは自分のアパートで1人暮らしをしたいと思っていたので，なるべく介助なしに食事を準備できるようになることが主要な関心事の1つであった．さらに話を進めてみると，毎日，ポットにコーヒーを準備していること，サンドイッチを作っていること，電子レンジで冷凍食品を温めていることが明らかになり，朝食の準備をすることはジョンにとってとても重要であった．

これらの課題は，ジョンにとってすべてちょうどいい難しさであるとキムは考えた．もしジョンとともに効果的な治療プログラムを作るのであれば，各課題遂行でどの行為が最もジョンにとって難しいか，またどの行為はうまくできるかを明らかにする必要があるということにも，キムは気づいていた．そのため，作業療法評価の一部として，ジョンにとって優先順位の高いいくつかの課題を実際にジョンが遂行しているところを観察し，評価したいことをジョンに説明した．彼の元来の優先事項に基づき，キムはまず初めにできるようになりたい課題から選択するように提案した．ジョンは2つの課題を遂行することを選んだ：ポットのコーヒーを準備することとサンドイッチを作る．キムは，ジョンを観察する時は，作業（ポットでコーヒーを「準備している」，サンドイッチを「作っている」）を観察するのであるということをわかっていた．

キムはジョンとの話をしていた時に，すでにジョンが紅茶ではなく，ポットのコーヒーを作りたいと言っていたことがわかっていた．コーヒーの使用は彼自身が決めたその課題のための契約の一部である．

キムはまた，ジョンが電気コーヒーメーカーを使用してコーヒーを淹れること，そして砂糖とミルクをコーヒーに入れることを知った．ジョンとキムが同意した電気コーヒーメーカーを使用し，砂糖とミルクを入れることもまた，彼自身が決めたその課題のための契約の一部である．

キムがジョンとサンドイッチについて話をしている時，キムはハムサンドイッチを作る時にはライ麦パンにマスタードを塗るのが好みであることを知った．ゆえに，ハム，マスタード，ライ麦パンがジョンの2つ目の課題の課題契約の一部となった．キムは自然な状態の台所で観察したいと思っていたので，冷蔵庫の中にはジャムやバターなども入れた．また，チーズも冷蔵庫の中にあることをキムは知っていた．ゆえに，もし，ジョンがハムとマスタードに加えてあるいは代わりに他の物を選んだら，2人で決めた課題契約に従って遂行をしていないことに気がつくだろう．同様に，コーヒーに砂糖やミルクを加えなければ，2人で決めた課題契約に従って最初の課題の遂行をしていないことに気がつくだろう．

キムはジョンの遂行の観察に基づき，自分の観察したこととAMPSマニュアルの採点例を注意深く比較した後，AMPSマニュアルの4段階尺度を使用して運動とプロセス技能の質を客観的に採点することができた．キムは「安定させる（Stabilizes）」「位置づける（Positions）」「手を伸ばす（Reaches）」「動かす（Moves）」と「持ち運ぶ（Transports）」に1点をつけた．「ペース配分する（Paces）」「続ける（Continues）」と「集める（Gathers）」には2点をつけた．「把持する（Grips）」「協調させる（Coordinates）」「持ち上げる（Lifts）」「選択する（Chooses）」には4点をつけた．キムは，遂行された各課題の，他のすべての運動とプロセス技能を同様な方法で採点をした（技能項目の定義はボックス17-5とボックス17-6参照：キムが使用した特定の採点基準はAMPS採点マニュアルを参照のこと）．

AMPSプログレスレポートで報告される（図17-5）．作業療法サービスが，費用効果が高くクライエントの生活機能状況を向上させるということを，クライエント，同業者，保健医療の管理者および保険会社などの医療費支払者に示すための客観的な方法を我々に提供するため，クライエントのADL能力測定値の変化は，研究と質の保証プログラムで使用される．

妥当性と信頼性

20年以上の歴史から，AMPSは妥当性と信頼性の数多くの評価がなされてきた．短く述べると，AMPSは個人的および家庭のADL能力の2つの一次元尺度で構成されていることが示されている[19, 20, 22]．ラッシュ測定法の使用は，AMPSの測定システムに，引き続き新しいADL課題を加えることを可能にしている[4, 20]．発表された多くの研究で，AMPS能力測定値が，異文化間で[2, 9, 29, 30, 48, 62]，

運動とプロセス技能の評価（AMPS）
プログレスレポート

クライエント：	ジョン		日付	運動	プロセス
作業療法士名：	キム	評価1	2005年1月10日	−0.38	0.27
	キム	評価2	2005年1月20日	0.70	0.95

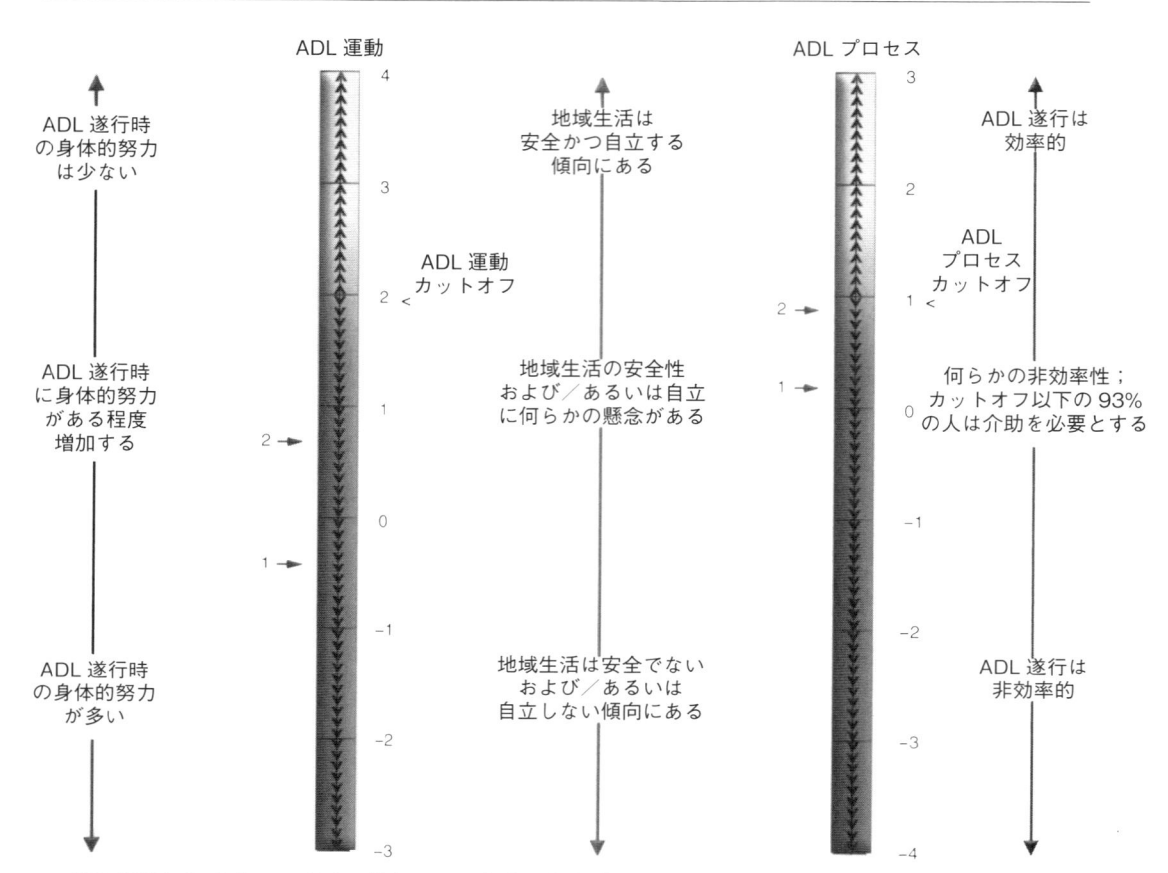

ADL運動およびプロセス尺度の数字はADL能力の単位（ロジット）である．結果は，AMPS尺度のカットオフ値を目安に，ADL運動およびADLプロセス測定値をプロットすることで示される．測定値がカットオフ値より低い場合，IADLおよびADL遂行の質または効率性が低いことを示している．

ジョンは2005年1月10日と2005年1月20日の2回，評価を受けた．彼のADL能力の変化は，ADL運動において1.08ロジット，ADLプロセスにおいて0.68ロジットであった．彼のADL運動およびADLプロセスの測定値は初回評価時よりも改善していた．2回の評価でADL能力に変化があったとするには，2つのADL測定値が少なくとも0.50ロジット違っている必要がある．2つのADL測定値の差が0.30ロジット以上0.50ロジット以内である場合，ADL能力は臨床的に有意義な方法によって変化する可能性がある．

図17-5 ジョンのAMPSプログレスレポート

年齢を問わず[8,36]，性別を問わず[12,51]使用できることを支持している．クライエントが異なる2組のAMPS課題を使用しテストされた時（交代型信頼性）[13,42]，AMPSの運動およびプロセスADL能力測定値は安定していることが示されている[16]．また，評価者が異なっても，時間が経過しても，安定していることも示されている．研究はまた，さまざまな診断名をもつ人々に対してAMPSが有用であることを示している[5,10,11,28,35,43,44,49,53,57,59,60]．最後にAMPSは，病院・施設環境でのADL遂行[7,52,58]と，自宅環境でのADL遂行の違いを感知でき，敏感な効果判定尺度であることも示している[24,31,34,41,45,54,55,63]．

ケーススタディ：ジョン（その3）

遂行技能群

キムはジョンの点数と遂行技能サマリーレポート（図17-1および図17-2）を吟味し，ジョンの遂行に最も悪影響を及ぼしている運動技能は，安定させる（Stabilizes），位置づける（Positions），リーチする（Reaches），動かす（Moves），歩く（Walks），持ち運ぶ（Transports），であると気づいた．彼女は，この6つの技能は2つの群を表していると考えた．まず，ジョンは，食器棚の頭より高い位置にある棚から物を取り出すため，立ち上がり物に手を伸ばした時，不安定となり転倒しそうになった〔安定させる（Stabilizes），リーチする（Reaches），歩く（Walks）〕．次に，彼は車いすを動かそうとした時に非常に努力が増大していた．その結果，物を持ち運んでいる時やカウンターに自分自身を位置づけている時に努力が増大していた〔動かす（Moves），持ち運ぶ（Transports），位置づける（Positions）〕．キムは，ジョンとどんな介入計画を立てるにしても，この2群に焦点を当てることが不可欠であると感じた．

キムはまた，3つ目の群〔ペース配分をする（Paces），続ける（Continues），集める（Gathers）〕にも気づいた．車いすを動かし，物を持ち運んでいる時の努力の増大が，全体的なペースの遅さとなり，また遂行の進行を妨げ，遂行上関係のある物を同じ場所に集めることを妨げていた．もし，最初の2つの群に改善が得られたら，この3つ目の群にも良い影響を及ぼすであろうとキムは考えた．

キムがジョンのプロセス技能を吟味した時に，最も考慮したのは，順応する（Accommodates）と利益を得る（Benefits）であった．これらは，やはり最初の2つの群に関係していると感じた．ジョンは運動技能不足が起こらないように，そして二度と起こらないように防ぐために，遂行を適応させていくことに問題があった．キムは，成功を収めるには最初の2群に狙いを定める必要があると結論づけた．

グラフィックレポート

キムはグラフィックレポートを眺め，ジョンのADL運動能力が0ロジットよりも低いことを見た．彼が両側CVA発症後3カ月であることを合わせて考え，作業を基盤とした回復的治療（例：神経発達的，生体力学的）は効果的でないかもしれないと判断した．このため，キムはジョンには回復的作業の使用は避けたほうがいいという考えに傾いていた．

ジョンのADLプロセス能力測定値は0.27ロジットで，重要な基準となる0ロジットよりも高いことにもキムは気づいていた．AMPSの評価結果についてジョンと振り返り，治療の選択肢について話し合いをする時，ジョンには家に戻ることができるように代替法と適応についてキムと一緒に考え，習得していくことを勧めるのがいいのではないかと判断した．おそらく，車いすから立ち上がる必要をなくし転倒の危険性をなくすため，ジョンは必要なもの（例：コーヒーマグや皿）をカウンターや棚の低い位置に置くのがよいであろうとキムは考えた．

車いすを動かすことに関しては，キムは別のタイプの移動機器が必要であると感じた．金銭的に問題があるかもしれないが，電動スクーターが良いのではないかと思った．もし，ジョンが同意すれば，電動スクーターの代理店に連絡をして，値段やどのような選択肢であればジョンの医療保険会社から支給されるかを，さらに調べる計画を立てた．

遂行分析と課題分析

作業遂行を制限している要素機能（心身機能）や背景因子を明らかにすることを目的としている課題分析と，遂行分析とを混同してはいけない[21]．

この章の初めに示したキムによるジョンの課題遂行の質の記述と，キムの指導者であるマリアの記述とを比較してみる．マリアもまたジョンがポットにコーヒーを淹れるのを観察していた．

ジョンは左腕の自動運動が制限されていた．左腕を使用しようとした時，彼の肘はわずかに屈曲し，肩は約10°外転した．右腕については自動で全可動域に制限がなかった．

作業療法の評価の一部として，ジョンがポットにコーヒーを準備するのを観察した．体幹の回旋は低下し，左腕のコントロールは大変制限されていた．彼は台所を車いすで自立して動くことができず，立位バランスも大変低下していた．判断も拙く，自分の障害に対する洞察も限られていた．かたわらに介助者を必要とし，コーヒーを準備するのに口頭の手がかりを必要としていた．

キムはまず，彼が気になっていること，優先されること，興味，および目標について尋ねることから作業療法評価を始めたが，マリアはボトムアップ推論とボトムアップ評価プロセスを使用した．キムは，どの作業遂行の領域についてジョンがとても気にしているのかを明らかにしたが，彼女の指導者であるマリアは，まだボトムアップ方式の推論と評価を使用していた．つまり，キムからジョンの優先事項を知り，マリアはジョンがポットのコーヒーを用意するところを観察したが，初めに遂行分析を実施するのではなく，ただちに課題分析を実施したのである．マリアはキムが観察したのと全く同じ課題遂行を観察した．マリアは実際に何を見たか（遂行分析）の報告ではなく，自分の見た何かの解釈（課題分析）を報告したのである．

対照的に，キムは真のトップダウンプロセスを使用した[1, 21, 23]．キムはジョンの優先事項を決定するため，まず面接を行った．次に，彼の課題遂行を観察した．彼女はまず遂行分析を実施し，何を実際に観察したのかを記録した．つまり，まず最初に全体の遂行の質，次に遂行技能の質を記録した．次の段階として，要素機能へと進むため，課題分析を実施した．これにより，彼女が観察した彼がしたことについてなぜそうしたのかを解釈し理解することができる．このプロセスでは，ジョンの心身機能障害だけでなく，遂行状況や活動の要求についても考えることになるので[1, 21, 23]，キムの課題分析の結果は，マリアの結果とは随分異なるものとなった．

ジョンが立ち上がって手を伸ばす時になぜ不安定であるのか，車いすを動かしたり物を持ち運ぶのに著しい努力量がなぜ増大するのか，マリアが課題分析を実施した時，その理由はバランスの低下と車いすが大きすぎることによる扱いにくさであると判断した．ジョンは転倒の危険があるにもかかわらず立ち上がり続けたことからすると，ジョンは判断力が低下しているかもしれないとも考えられた．しかし，キムはまた，ジョンが自分ができることを最大限にしようとしていたことも知っていた．ジョンは「あんなふうに立とうとするのは馬鹿なことであることは知っているけど，自分自身でできるかどうかやってみたかったんです．もし，自分が倒れそうになっても，あなたがそこにいて助けてくれることがわかっていたしね．いすに座っていたほうが良いね」と述べていた．

クライエントの全体的に気になっていること，目標，優先事項を決めるため，面接を行い（どの作業は強みであり，どの作業に問題があるのかを明らかにしていく），遂行を観察し，遂行分析を行い，その後に課題分析を行うという体系的な進め方は，真のトップダウン推論とトップダウン評価を反映している．このプロセスは，OTPFに記述されているプロセスと矛盾はない．

[要約]

この章の主要な目的は，心身機能と遂行技能との違いをはっきりさせることである．また，我々が観察した問題の原因解釈へと直接進むのではなく，まず我々が観察したこと（たとえば，人の作業遂行の質）に注意を向けることの重要性を明らかにすることであった（つまり，我々が課題分析を実施する前に，遂行分析を実施することの重要性を認識すること）．補足的な課題分析は，我々が観察した問題の原因を我々が理解するのに役立つ．これらの原因は，心身機能，背景因子，活動に必要とされることあるいはこれらの組み合わせに関係している[1, 65]．対照的に，遂行分析を実施し，遂行技能を評価する時には，我々が観察したことの質を意識に上らせる．

真のトップダウン推論と評価プロセスでは，遂行分析の実施は常に，その人特有の作業プロフィール[1]，あるいはクライエント中心の遂行状況[21, 23]に関係する情報を収集した後に行われる．遂行分析をまず行い，次に課題分析へと進んだ時に，我々が観察した問題の原因を考え，解釈し始めることができる．我々は，背景因子（例：環境的，社会的）が課題遂行を妨げていると結論づけるかもしれない．個人因子（例：年齢，人生経験）が課題遂行を妨げていると結論づけるかもしれない．そして，心身機能障害が課題遂行を妨げていると結論づけるかもしれない（例：表17-2）．

もし，我々が公式なあるいは非公式な遂行分析を実施するという重要な工程を抜かしたならば，マリアが使用した推論および評価プロセスと大変似た，ボトムアップ推論および評価に戻ってしまう危険性がある．マリアは，作業プロフィールから始めたが，真のトップダウン推論および評価の流れを見失

い，作業プロフィールから（遂行分析を飛ばして）課題分析へと進んでしまった．

引用文献

1. American Occupational Therapy Association: Occupational therapy practice framework: domain and process, *Am J Occup Ther* 56(6):609, 2002.
2. Bernspång B, Fisher AG: Validation of the Assessment of Motor and Process Skills for use in Sweden, *Scand J Occup Ther* 2:3, 1995.
3. Bond TG, Fox CM: *Applying the Rasch model: fundamental measurement in the human sciences*, Mahwah NJ, 2001, Lawrence Erlbaum.
4. Bray K, et al: The validity of adding new tasks to the Assessment of Motor and Process Skills, *Am J Occup Ther* 55:409, 2001.
5. Cooke KZ, et al: Differences in activities of daily living process skills of persons with and without Alzheimer's disease, *Occup Ther J Res* 20:87, 2000.
6. Crocker L, Algina J: *Introduction to classical and modern test theory*, Fort Worth TX, 1986, Harcourt Brace Jovanovich.
7. Darragh AR, et al: Environment effect on functional task performance in adults with acquired brain injuries: use of the Assessment of Motor and Process Skills, *Arch Phys Med Rehabil* 79:418, 1998.
8. Dickerson AE, Fisher AG: Age differences in functional performance, *Am J Occup Ther* 47:686, 1993.
9. Dickerson AE, Fisher AG: Culture-relevant functional performance assessment of the Hispanic elderly, *Occup Ther J Res* 15:50, 1995.
10. Doble SE, et al: Functional competence of community dwelling persons with multiple sclerosis using the Assessment of Motor and Process Skills (AMPS), *Arch Phys Med Rehabil* 75:843, 1994.
11. Doble SE, et al: Measuring functional competence in older persons with Alzheimer's disease, *Int Psychogeriatr* 9:25, 1997.
12. Duran L, Fisher AG: A comparison of male and female performance on the Assessment of Motor and Process Skills, *Arch Phys Med Rehabil* 77:1019, 1996.
13. Ellison S, Fisher AG, Duran L: The alternate forms reliability of the new tasks added to the Assessment of Motor and Process Skills, *J Applied Meas* 2:120, 2001.
14. Englund B: *BSI: Bedömning av social interaktion, Version 2 [ASI: Assessment of Social Interaction]*, unpublished test manual, 1997, Umeå University, Sweden.
15. Fisher AG: *Assessment of motor and process skills*, research ed., 1989, unpublished manuscript.
16. Fisher AG: *Assessment of motor and process skills*, vol 1, ed 6, Ft. Collins CO, 2005, Three Star Press.
17. Fisher AG: *Assessment of motor and process skills*, vol 2, ed 5, Ft. Collins, CO, 2003, Three Star Press.
18. Fisher AG: *Assessment of motor and process skills*, vol 2, ed 6, Ft. Collins, CO, 2005, Three Star Press.
19. Fisher AG: Development of a functional assessment that adjusts ability measures for task simplicity and rater leniency. In Wilson, M, editor: *Objective measurement: theory into practice*, vol 2, p. 145, Norwood NJ, 1994, Ablex.
20. Fisher AG: Multifaceted measurement of daily life task performance: conceptualizing a test of instrumental ADL and validating the addition of personal ADL tasks, *Phys Med Rehab: State Art Rev* 11:289, 1997.
21. Fisher AG: *Occupational Therapy Intervention Process Model: a model for planning and implementing top-down, client-centered, and occupation-based occupational therapy interventions*, manuscript in preparation, 2005.
22. Fisher AG: The assessment of IADL motor skills: an application of many-faceted Rasch analysis, *Am J Occup Ther* 47:319, 1993.
23. Fisher AG: Uniting practice and theory in an occupational framework, 1998 Eleanor Clarke Slagle Lecture, *Am J Occup Ther* 52:509, 1998.
24. Fisher AG, et al: *The effectiveness of occupational therapy with community living older adults*, manuscript in preparation, 2005.
25. Fisher AG, et al: *School AMPS: School version of the Assessment of Motor and Process Skills*, ed 2, Ft. Collins CO, 2005, Three Star Press.
26. Fisher AG, Kielhofner G: Skill in occupational performance. In Kielhofner G, editor: *A model of human occupation: theory and application*, ed 2, p. 113, Baltimore, MD, 1995, Williams & Wilkins.
27. Forsyth K, et al: *The Assessment of Communication and Interaction Skill (ACIS)*, version 4.0, Chicago, 1998, University of Illinois at Chicago Model of Human Occupation Clearinghouse.
28. Girard C, et al: Occupational performance differences between psychiatric groups, *Scand J Occup Ther* 6:119, 1999.
29. Goldman SL, Fisher AG: Validation of the cross-cultural universality of the Assessment of Motor and Process Skills, *Br J Occup Ther* 60:77, 1997.
30. Goto S, et al: AMPS applied cross-culturally to the Japanese, *Am J Occup Ther* 50:798, 1996.
31. Graff MJL, et al: Occupational therapy at home for older individuals with mild to moderate cognitive impairments and their primary caregivers: a pilot study, *OTJR: Occup Participation Health* 23:155, 2003.
32. Hagedorn R: *Foundations for practice in occupational therapy*, ed 2, New York, 1997, Churchill Livingstone.
33. Hagedorn R: *Occupational therapy: perspectives and processes*, Edinburgh, Scotland, 1995, Churchill Livingstone.
34. Hariz GM, et al: Assessment of ability/disability in patients treated with chronic thalamic stimulation for tremor, *Movement Dis* 13:78, 1998.
35. Hartman ML, et al: Assessment of functional ability of people with Alzheimer's disease, *Scand J Occup Ther* 6:111, 1999.
36. Hayase D, et al: Age-related changes in activities of daily living (ADL) ability, *Austral Occup Ther J*, in press, 2005.
37. Keith RA, et al: The Functional Independence Measure: a new tool for rehabilitation. In Eisenberg MG, Grzesiak RC, editors: *Advances in clinical rehabilitation*, vol 1, p. 6, New York, 1987, Springer Publishers.
38. Kielhofner G: *A model of human occupation: theory and application*, ed 2, Baltimore, MD, 1995, Williams & Wilkins.
39. Kielhofner G: *A model of human occupation: theory and application*, ed 3, Philadelphia, 2002, Lippincott, Williams & Wilkins.
40. Kielhofner G: *Model of human occupation: theory and application*, Baltimore, MD, 1985, Williams & Wilkins.
41. Kinnman J, et al: Cooling suit for multiple sclerosis: functional improvement in daily living? *Scand J Rehabil Med* 32:20, 2000.
42. Kirkley KN, Fisher AG: Alternate forms reliability of the Assessment of Motor and Process Skills, *J Outcome Meas* 3:53, 1999.
43. Kottorp A, et al: Validity of a performance assessment of activities of daily living for persons with developmental disabilities, *J Intellectual Dis Res* 47:597, 2003.
44. Kottorp A, et al: IADL ability measured with the AMPS: relation to two classification systems of mental retardation, *Scand J Occup Ther* 2:121, 1995.
45. Kottorp A, et al: Client-centered occupational therapy for persons with mental retardation: implementation of an intervention programme in activities of daily living tasks, *Scand J Occup Ther* 10:51, 2003.
46. Linacre JM: *Facets: many-faceted Rasch measurement computer program*, Chicago, 1987-2004, MESA.

47. Linacre JM: *Many-faceted Rasch measurement*, ed 2, Chicago, 1993, MESA.
48. Magalhães LC, et al: Cross-cultural assessment of functional ability, *Occup Ther J Res* 16:45, 1996.
49. McNulty MC, Fisher AG: Validity of using the Assessment of Motor and Process Skills to estimate overall home safety in persons with psychiatric conditions, *Am J Occup Ther* 55:649, 2001.
50. *Merriam Webster's collegiate dictionary*, ed 10, Springfield, MA, 1993, Merriam Webster.
51. Merritt BK, Fisher AG: Gender differences in performance of activities of daily living, *Arch Phys Med Rehab* 84:1872, 2003.
52. Nygård L, et al: Comparing motor and process ability of persons with suspected dementia in home and clinic settings, *Am J Occup Ther* 48:689, 1994.
53. Oakley F, et al: Differences in activities of daily living motor skills of persons with and without Alzheimer's disease, *Austral Occup Ther J* 50:72, 2003.
54. Oakley F, et al: Improvement in activities of daily living in elderly following treatment for post-bereavement depression, *Acta Psychiatrica Scand* 105:231, 2002.
55. Oakley F, Sunderland T: The Assessment of Motor and Process Skills as a measure of IADL functioning in pharmacologic studies of people with Alzheimer's disease: a pilot study, *Int Psychogeriatr* 9:197, 1997.
56. *Oxford English dictionary*, ed 2, Oxford, 1989, Clarendon Press.
57. Pan AW, Fisher AG: The Assessment of Motor and Process Skills of persons with psychiatric disorders, *Am J Occup Ther* 48:775, 1994.
58. Park S, et al: Using the Assessment of Motor and Process Skills to compare occupational performance between clinic and home settings, *Am J Occup Ther* 48:697, 1994.
59. Robinson SE, Fisher AG: A study to examine the relationship of the Assessment of Motor and Process Skills (AMPS) to other tests of cognition and function, *Br J Occup Ther* 59:260, 1996.
60. Robinson SE, Fisher AG: Functional and cognitive differences between cognitively-well people and people with dementia, *Br J Occup Ther* 62:466, 1999.
61. Sellers SW, et al: Validity of the Assessment of Motor and Process Skills with students who are visually impaired, *J Vis Impair Blind* 95:164, 2001.
62. Stauffer LM, et al: ADL performance of black and white Americans on the Assessment of Motor and Process Skills, *Am J Occup Ther* 54:607, 2000.
63. Tham K, et al: Training to improve awareness of disabilities in clients with unilateral neglect, *Am J Occup Ther* 55:46, 2001.
64. Three Star Press: *AMPS 2005: Assessment of Motor and Process Skills computer-scoring program*, Ft. Collins CO, 2005, Three Star Press.
65. World Health Organization: *International classification of functioning, disability, and health: ICF*, Geneva, 2001, WHO.
66. Wright BD, Stone MH: *Best test design*, Chicago, 1979, MESA Press.

第18章
運動コントロールの評価

Application of the Occupational Therapy
Practice Framework to Physical Dysfunction

Linda Anderson Preston*

（清水　一　訳）

キーワード

運動コントロール
可塑性
不全麻痺
弛緩
筋緊張低下
筋緊張亢進

脊髄性筋緊張亢進
痙縮
クローヌス
固縮
除脳固縮
除皮質固縮

筋緊張亢進性伸張反射
髄腔内バクロフェンポンプ
姿勢メカニズム
協調性
シリアルキャスト
神経ブロック

学習目標

本章を学習することで，学生および臨床家は以下のことが可能になるだろう．

1. 上位および下位の運動神経の病的状態を区別できる．
2. 運動コントロールの構成要素を列挙できる．
3. 痙縮と筋緊張亢進状態を対比させて違いを示せる．
4. 固縮の4型を認識できる．
5. 脊髄性と脳性筋緊張亢進状態を区別できる．
6. Ashworth尺度の全尺度を判断できる．
7. 脳血管障害後の機能評価をする標準化された評価法を列挙できる．
8. 正常筋緊張を説明できる．
9. 筋緊張異常を少なくとも4種類列挙し説明できる．
10. 筋緊張評価の仕方を説明できる．
11. 姿勢メカニズムの構成要素を列挙できる．
12. 小脳障害のタイプを少なくとも4種類列挙し説明できる．
13. 錐体外路障害を少なくとも4種類列挙し説明できる．
14. 協調性評価の仕方を説明できる．
15. 筋緊張亢進状態への対応について，現在の内科的治療法と外科的治療法の選択肢を挙げることができる．
16. 筋緊張亢進状態に対する保存的な作業療法を少なくとも3種類列挙できる．

この章の概要

遂行評価
正常な筋緊張
異常な筋緊張
　弛緩
　筋緊張低下
　筋緊張亢進
　痙縮
　クローヌス
　固縮
筋緊張評価
　筋緊張評価の指針
　痙縮と筋緊張亢進状態の徒手的評価尺度
　痙縮と筋緊張亢進状態の機器あるいはコンピュータによる評価システム
　筋緊張評価における関節可動域の評価
　筋緊張評価で考慮すべきその他のこと
運動とそのコントロールの評価
感覚
筋緊張の医学的評価
正常な姿勢メカニズム

立ち直り反応
平衡反応
保護反応
立ち直り反応，平衡反応，保護反応，バランスの評価
原始反射
体幹コントロールの評価
協調性

---

* 著者はCrystal Edwards, OTR/LとJessica Dye, OTR/Lに謝意を表します．

協調運動障害
　小脳障害
　錐体外路障害
協調性の評価
　協調性の医学的評価

協調性の作業療法評価
作業療法介入
　筋緊張亢進状態と痙縮に対する介入
　固縮に対する治療

弛緩筋に対する治療
協調運動障害に対する治療
運動障害に対する外科的治療
要約

ケーススタディ：ジュアン（その1）

ジュアンは44歳，男性，右中大脳動脈の脳血管障害による左上肢不全麻痺に対して発症後2週で外来作業療法を依頼された．彼は高血圧症の既往歴があり，利き手は右である．作業プロフィールからジュアンについて次のような背景情報が得られた．既婚で17, 16, 11歳の子どもを養子として引き取っている．朝にその子どもたちを学校へ自動車で送ることが彼の役割である．妻は家を切り盛りしている．収入源となるのは彼1人の稼ぎである．彼の仕事は非常に要求の多い，歩合制の仕事である．発病前，1日12～16時間働き，平均睡眠時間は4～6時間であった．主治医は仕事への復帰許可をまだ出していない．

クライエントが実行できない作業遂行の領域に優先順位をつけ，クライエント中心の目標設定をするためにカナダ作業遂行測定（COPM）を実施した．左手で，キーボードのタイプ入力，中身をこぼすことなく皿やグラスを運ぶ，ドライブスルーで車から釣り銭を受け取る，自動車のドアを開けることなどができなかった．仕事の要となる機能であるキーボード操作能力について最も気にしていた．通常，彼は右手に飲み物，左手には皿を持ってテーブルに着いていた．ラップトップコンピュータを右手に持っていることが多かったので，自動車のドアは左手で開けていた．朝食用のサンドイッチを買うためにドライブスルーのファストフード店に立ち寄ることが仕事日の日課には含まれていた．病前のように左手を使う方が便利なので，食べ物を受け取ったり，レジでお釣りを受け取る時に体幹の前で右手を交差させねばならないことはストレスなことであった．

作業療法士は近位部の運動コントロールを初めに評価した．クライエントの体幹，肩甲骨，肩，肘の筋緊張，ROM，運動コントロール，それに筋力などは正常範囲であると考えられた．回外の自動ROMは20°で制限されていた（正常は80～90°）．回外筋群の筋力は5段階の4-であった．回内筋と手指の屈筋の筋緊張はPrestonの筋緊張亢進尺度（ボックス18-3）で中等度であった．手指の外来伸筋筋力は3-で，虫様筋の筋力（近位指節間関節伸展）は2-/5であった．静的2点識別覚と運動覚検査は正常であった．改訂Brunnstrom運動回復段階は4であった（表18-1）．Graded Wolf Motor Function Testの総合時間スコアは左上肢で470秒，右上肢は40秒であった．この検査の総合時間の最大値は1560秒なので，どの検査項目も完了できなかったということを意味している．機能的能力スコアの平均値は左上肢で5.5（正常は7）であった．彼の右上肢の検査スコアは7段階の7であった．

理解を深めるための質問
この章を読み，ジュアンについての以下の質問に答えよ．
1. 彼が左手でキーボードを操作できない主要な理由を3つ示せ．
2. 自動車のドアを開けられない，ドライブスルーのレジからお釣りを受け取れない，あるいは患側上肢でグラスの中身をこぼさずに運べないことの主要な3つの理由を説明せよ．
3. ホームプログラムの一部として左手指の伸筋群と前腕の回外筋群の運動コントロールを改善するためにあなたが彼に処方する活動名を3つ挙げよ．このクライエントにあなたが推奨するであろう生活様式の変化は何か？

運動コントロールとは，目的活動をしている時，動的な姿勢調節および体幹と手足の動きを導く能力のことである[101]．運動コントロールに必要な構成要素には，正常な筋緊張，正常な姿勢緊張と姿勢メカニズム，選択的運動，それに協調性などが含まれる．複雑な神経学的システム（たとえば，大脳皮質，基底核，小脳）は運動コントロールを実現するために協働する．脳血管障害（脳卒中）や脳損傷，多発性硬化症，パーキンソン病などの神経学的な損傷は運動コントロールに影響を及ぼす．もともとの神経学的損傷の大きさ，神経学的な損傷の拡大を防ぐための迅速な医学的処置[90]，進行性であるか否か

といった神経学的な疾病の特性，運動回復を促進する治療的介入などによって機能的回復は左右される．

可塑性は脳損傷後や病変後の回復の可能性の理由を説明するために役立つので，神経学的なリハビリテーションの重要な概念の1つである．可塑性は「中枢神経系での解剖学的，電気生理学的変化」[101]と定義される．たとえば，中枢神経系（CNS）は損傷後の機能的要求に応じて再構成されることがある[18]．すでに存在していた神経系が働き出すこと（神経解放：unmasking）や新たな神経結合（神経発芽：sprouting）の発達によって運動再学習が起こることがある[79]．神経解放の場合，主要な神経系が損傷を受けた後，それまでほとんど使われていなかった経路が活性化されると信じられている．損傷された神経の機能を隣接する神経が代行するようになる．神経発芽の場合，1つの神経からの樹状突起が他の神経と新たな接合，あるいはシナプスを形成する（図18-1）[24]．この図では新たな軸索過程による神経発芽の発達を示している[79]．

作業を遂行している間の運動を観察することは，運動コントロールを評価する方法の1つである．作業遂行の評価に続いて，運動コントロールの基となる特定の構成要素を評価する必要がある．これらの構成要素は，筋緊張，姿勢緊張と姿勢メカニズム，反射，選択的運動，協調性などである．

作業療法実践ノート

> 包括的な評価はクライエントと，作業療法士が適切な治療介入を計画するのに役立つ．

この章は上位運動神経系（UMNS）損傷による機能への影響に焦点を当てる．上位運動神経系には脊髄（前角細胞以外）とそれより上位のすべての神経細胞体と神経線維が含まれる．これらには，運動機能を支える下行神経路と脳細胞の灰白質と白質を含んでいる．

下位運動神経系には脊髄の前角細胞，脊髄神経，脳神経のⅢからⅩの脳神経核とその軸索，そして末梢神経が含まれる．下位運動神経障害によって深部腱反射の減弱や消失，筋弛緩が起こる．図18-2は上位運動神経系の下位運動神経系への影響を説明している[70]．

■遂行評価

クライエントの物理的，文化的，社会的環境においてクライエントにとって目的性があり意味がある作業に戻る能力を最大化させるために作業療法士は挑戦する[97]．そのため，機能的な遂行を評価することは，クライエントの現実的な目標設定を支援するために最も重要なことである．カナダ作業遂行測

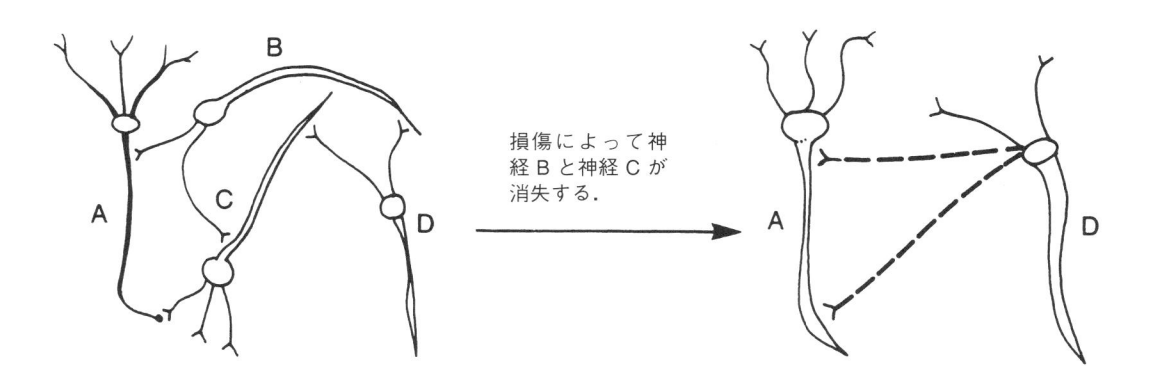

損傷によって神経Bと神経Cが消失する．

神経Dからの新たな樹状突起の「神経発芽」によって神経Aとの接合が再形成される．

図18-1 神経細胞の置換の発芽理論．損傷によって神経Bと神経Cが消失する．神経Aとの接合を再形成するために神経Dから新たな樹状突起の「神経発芽」が接合する（DeBoskey DS et al.: Educating families of the head injured, Rockville, MD, 1991, Aspen Publishers）

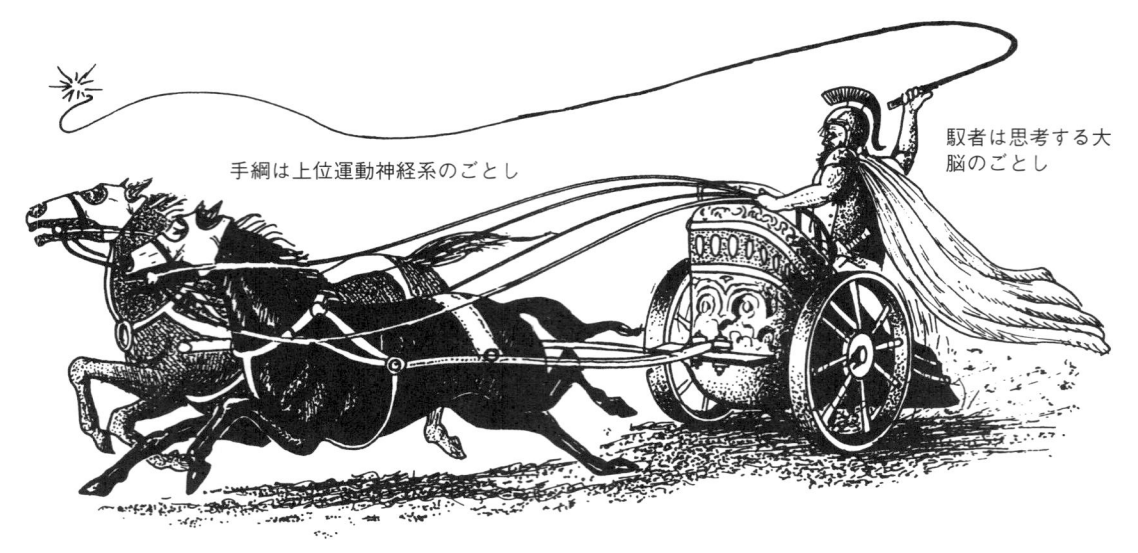

手綱は上位運動神経系のごとし

馭者は思考する大脳のごとし

馬は下位運動神経系と筋群のごとし

図 18-2 運動のコントロールは複数の馬と二輪戦車の馭者に比較される．上位運動神経系は下位運動神経系を促通したり，抑制したりする．馭者は大脳，手綱は下行神経路，馬たちは下位運動神経系や筋群に相当する（DeBoskey DS et al.: Educating families of the head injured, Rockville, MD, 1991, Aspen Publishers）

作業療法実践ノート

次の問いは運動コントロール障害の観察指針として役立つだろう．
1. 立ったり座ったりする時のバランスにクライエントは困難があるか？
2. 活動をするため必要な最適な姿勢と運動を獲得するために，体幹と四肢の適切な姿勢調節をすることにクライエントは困難があるか？
3. 活動をするための適切な体幹のコントロールがあるか？
4. 身体と頭部の位置が変化すると筋緊張に影響があるか？
5. 活動遂行をしている時に原始反射が誘発されるか？
6. 筋緊張亢進が拮抗筋の運動を制約しているか？
7. 空間あるいは時間的な順序の問題が協調運動を障害しているか？
8. 筋力低下が抗重力活動を妨げているか？
9. 振戦，アテトーゼ，舞踏病様運動が見られるか？
10. 協調運動障害（例：目標を行き過ぎたり，目標に届かなかったり）が見られるか？関係のない運動が見られるか？
11. 罹患肢の自発的で機能的な使用を記載せよ．

定[62]はクライエント中心の治療を保証する評価法の1つである．この評価法はセルフケア，余暇，生産活動の領域での機能的活動目標にクライエントが優先順位をつけることに役立つ[62]．

作業療法士は生産活動と余暇活動に加えて，基本的日常生活活動（BADL）と生活関連活動（IADL）の評価をしながらクライエントの運動コントロール障害を観察できる．作業療法士は運動コントロールが作業遂行にどのように影響を及ぼしているのかを観察する必要がある．クライエントの感覚，知覚，認知，それに医学的状態についても作業療法士は考慮する必要性がある．

多くのADL検査が作業遂行の評価に利用できるが，それらは運動コントロールを観察するうえでも役立つ．Test d'Evaluation des Membres Superieurs de Personnes Agees（TEMPA）はクライエントの上肢による機能的な活動遂行検査の1つである．この検査は作業療法士が「上肢の遂行能力の健常加齢と病的加齢」を区別するために開発された[26]．瓶をつまみ上げて移動させる，封筒に宛名を書く，スカーフを結ぶ，硬貨を操作するなどの項目がその検査に含まれている[26]．

脳血管障害（CVA）後の機能を評価するために

いくつかの評価がつくられてきた．これらは運動コントロールの問題を観察するために利用できる．

1. Graded Wolf Motor Function Test（GWMFT）はCVAあるいは外傷性脳損傷による片麻痺の機能回復を測定するために開発された新しい評価法である[76]．この検査はWolf motor function testに基づいている[9]．各課題には2つのレベルの困難度が設定されているので「段階づけ（graded）」の名称がついている．つまり，レベルAはより進んだレベルで，レベルBはより易しいレベルである（図18-3）．Gorman[40]は理学療法士8人の検者とクライエント3人のサンプルに基づいてGWMFTの検者間信頼性と検者内信頼性を調べた．時間調整スコアで検者内信頼性と検者間信頼性は.935であった．機能的能力スコアで検者内信頼性は.897で，検者間信頼性は.879であった．運動回復の多様な段階にいる片麻痺のクライエントに使えるのでこの検査は大変便利である．この検査法の妥当性と信頼性を確かめるためにさらなる研究が必要である．

   前述のケーススタディでジュアンの機能的能力の平均スコアは5.5であった（図18-3）．彼は検査項目に対して努力していたが，正確さで劣り，そしてゆっくりした動作で実行した．

2. Wolf Motor Function Test（WMFT）は，慢性期のCVAあるいは外傷性脳損傷で上肢機能が高いクライエントを対象として，その運動能力を定量化するために用いられてきた．検者間信頼性は.95から.97である[9]．

3. Functional Test for the Hemiplegic/Paretic Upper Extremity[107]はクライエントが麻痺側上肢を目的的な課題に使う能力を評価する．この検査は機能改善について客観的に文書化できる．この検査には基本的な固定性から，巧緻な操作と近位の固定性が必要なさらに難しい課題群までが含まれている．課題の例には，財布を保持する，瓶を保持する，布切れを絞る，ホックをかけたりファスナーを閉める，シーツをたたむ，頭上の電球を取り換えるなどが含まれる[107]．

4. Fugl-Myer[57]評価はCVA後の神経学的な自然回復の進歩に基づいている．Fugl-Myerの低いスコアは重度の痙縮があることと密接な関連がある．Fugl-Myerと共同研究者たちは関節可動域（ROM），疼痛，感覚，バランスなどをパラメータとして測定する脳卒中の定量的な運動機能評価法を開発した．Fugl-Myer評価スコアはADLの遂行状況と相関している[57]．

5. Arm Motor Ability Test（AMAT）[60]は上肢機能の機能的な検査法である．この検査には肉を切る，サンドイッチを作る，蓋を開ける，Tシャツを着るなどの課題がある．この検査は高い検者間信頼性と検査—再検査間信頼性がある[60]．

6. Motricity Index（MI）[21]は短時間で実施できる妥当性と信頼性がある運動障害の検査である．この検査は肘関節屈曲，肩関節外転，足関節背屈，膝関節伸展，股関節屈曲，示指と母指で積み木をつまむことを評価する[21]．

7. 運動とプロセス技能の評価（AMPS）はIADL項目の運動とプロセス技能を評価する標準化された検査法である．この検査法は作業療法士によって作成された．この検査は特定の診断群を対象としていないが，CVAのクライエントに広く用いられてきた．この検査を使う認定を得るには5日間の訓練過程を経る必要がある[7]．

機能的遂行状況を観察した後，作業療法士は運動コントロールの基礎になっている遂行構成要素を評価する必要性を見出すだろう．つまり，筋緊張，姿勢メカニズム，反射，感覚，それに協調性などである．

■正常な筋緊張

正常な姿勢メカニズムの構成要素の1つである正常な筋緊張は，穏やかな筋収縮が継続した状態，あるいは筋の待機状態である[91]．クライエントの四肢を他動的に動かした時に検査者が感じる抵抗感が筋緊張である．この筋緊張は末梢神経とCNSの機構と筋の特性の健全性によって決まる．正常な筋緊張であれば，作業療法士が徒手的に四肢を動かすと筋

```
Graded Wolf Motor Function Test
データ記録用紙
クライエント氏名：＿＿＿＿＿＿＿＿＿＿＿＿＿＿　日付：＿＿＿＿＿＿＿＿＿＿
検査（右の1つを選ぶ）：　　　治療前＿＿＿＿　治療後＿＿＿＿　フォローアップ＿＿＿＿
検査した上肢（右の1つを選ぶ）：　麻痺が強い側＿＿＿＿　あまり麻痺がない側＿＿＿＿
課題群（該当するレベルに○をつける）　時間（○をつけたレベルから）　機能的能力
コメント
―――――――――――――――――――――――――――――――――

 1. 前腕を机へ（体側から）                              0 1 2 3 4 5 6 7
     a. いすのみ
     b. 台とクッションがついたいす
 2. 前腕を箱へ（体側から）                              0 1 2 3 4 5 6 7
     a. 箱（全高）
     b. 箱（半高）
 3. 肘関節伸展（側方へ）                                0 1 2 3 4 5 6 7
     a. 40 cm 線
     b. 28 cm 線
 4. 重りをつけて肘関節を伸展（側方へ）                  0 1 2 3 4 5 6 7
     a. 40 cm 線
     b. 28 cm 線
 5. 手を机へ（前方へ）                                  0 1 2 3 4 5 6 7
     a. 椅子のみ
     b. 台とクッションがついたいす
 6. 手を箱へ（前方へ）                                  0 1 2 3 4 5 6 7
     a. 箱（全高）
     b. 箱（半高）
 7. 手を伸ばしそして元の位置に戻る                      0 1 2 3 4 5 6 7
     a. 40 cm 線
     b. 28 cm 線
 8. ゴム製棒を動かす                                    0 1 2 3 4 5 6 7
     a. 回外そして回内
     b. 回内のみ
 9. タオルをつかみ上げる                                0 1 2 3 4 5 6 7
     a. 適切な把握
     b. 不適切な把握
10. 電灯のスイッチを引く                                0 1 2 3 4 5 6 7
     a. 適切な把握
     b. 不適切な把握
11. 筆記用具をつまみ上げる                              0 1 2 3 4 5 6 7
     a. 適切な把握
     b. 不適切な把握
12. 綿球をつまみ上げる                                  0 1 2 3 4 5 6 7
     a. 適切な把握
     b. 不適切な把握
13. かごを持ち上げる                                    0 1 2 3 4 5 6 7
     a. 全高
     b. 机の高さ
```

図 18-3　Graded Wolf Motor Function Test（Morris DM et al.: Graded Wolf Motor Function Test. Dr. Edward Taub, Department of Psychology, University of Alabama at Birmingham, 415 CH, 1530 8th Avenue South, Birmingham, AL 35294-1770. Revision date 5/6/02）

> **レベルB**
> 0. 患側上肢で試みることがない．
> 1. 患側上肢は機能的に参加しない；しかし，上肢を使おうと試みる．一側課題では，健側上肢で患側上肢を動かそうとすることがある．
> 2. 健側上肢によるちょっとした手助けや位置を変えたりする介助が必要，あるいは，やり終えるために2回以上のやり直しや大変時間をかけてやり終える．
> 3. ゆっくりとした動きや努力を伴ったり，過度の代償運動により実施する．
>
> **レベルA**
> 4. 健側上肢によるちょっとした手助けや位置を変えたりする介助が必要，あるいは，やり終えるために2回以上のやり直しや大変時間をかける．
> 5. ゆっくりした動きや努力を伴ったり，過度の代償運動により実施する．
> 6. 運動は正常な運動に近いがわずかに運動速度が遅く，正確さや細かな協調性や流暢性に欠けるところがある．
> 7. 運動は正常のように見える．

図 18-3（続き）

の起始部と付着部の間で緊張が感じられる．この緊張は重力に抗するには十分な強さであるが，運動を起こすには十分ではない．この緊張の一部は結合組織や筋の粘弾性などの機械学的な要素であり，そして一部は運動単位の活動状態の程度によって決まる．正常な筋が他動的に伸張された場合，不随意のわずかな抵抗が発生する．

　正常な筋緊張は，小脳，運動皮質，大脳基底核，中脳，前庭系，脊髄機能，神経筋系（筋と結合組織の機械的-弾性特性を含む）[56]などの正常な機能と，正常に働いている伸張反射に支えられている．伸張反射は，精巧な感覚受容器である筋紡錘によって筋からCNSへと継続して伝えられる感覚情報に仲介されている．

　正常な筋緊張は個人によって違いがある．年齢，性別，職業などの要因によって正常と見なせる範囲に差異がある．正常な筋緊張には次のような特徴が見られる．
1. 体幹と近位関節の有効な共同活動（固定性）
2. 重力や抵抗に抗して動く能力
3. 検者が他動的に四肢をある位置に持って行き，そこで手を離した時，その位置に四肢を保持する能力
4. 動筋群と拮抗筋群との間の均衡した筋緊張
5. 必要に応じて，固定性から運動性へ，あるいはその逆へ容易に変わり得る能力
6. 正常なタイミングと協調性で筋群として，あるいは選択的に筋群を使う能力
7. 他動的な運動に対して弾性あるいは若干の抵抗として反応する

　筋緊張亢進状態（筋緊張の増加）は動筋群と拮抗筋群のタイミングと動きの円滑さに悪影響を及ぼすので，正常な選択的運動の実行を妨害する．選択的運動コントロールを獲得しようとする際は，筋緊張の正常化と**不全麻痺**（わずかな，あるいは不完全な麻痺／筋力低下）を改善することが望ましい．筋緊張が正常でなくてもある種の機能が発揮できる[87]．

■異常な筋緊張

　一般に，異常な筋緊張について次の用語が使われる：弛緩，筋緊張低下，筋緊張亢進，痙縮，固縮．適切な治療介入の計画をするために，作業療法士はこれらの筋緊張状態の違いを認識でき，臨床で評価を実施している間にこの異常を確定する必要がある．

弛緩

弛緩とは筋緊張が消失していることである．その状態のクライエントは深部腱反射が消失しているだろう．能動的な運動も消失している．脊髄や大脳の損傷の直後に，脊髄ショックあるいは大脳ショックの結果として弛緩が起こる．一般に，大脳あるいは脊髄由来の外傷性上位運動神経損傷では，初めに弛緩し，数週間以内に筋緊張亢進へと変化する[66]．

　末梢神経損傷やα運動神経レベルの反射弓の障害

など，下位運動神経の機能障害の結果としても弛緩が起こり得る．この状態の筋群は柔らかで，他動的な運動に対して抵抗感が感じられない．弛緩肢を他動的に動かすと，その肢は重く感じる．四肢をある位置に持っていきそこで離すと，筋群は重力に抗することができないので四肢は落下する[100]．

筋緊張低下

筋緊張低下とは正常な筋緊張が低下した状態（つまり低緊張）であると多くの人が考えている．深部腱反射は減弱あるいは消失している．筋緊張低下は間違った臨床概念であるかもしれないとVan der MecheとVan der Gijn[104]は指摘した．彼らはいわゆる「筋緊張が低下」したクライエントたち（例：末梢神経障害，脳梗塞，その他の診断）と健常者群でリラックスした状態で下肢の自由落下試験について筋電図（EMG）解析を実施した．彼らは，クライエントの四肢が筋緊張低下あるいは弛緩していると感じる場合，それは筋力低下の結果であり，伸張反射の長い潜時のためではないと結論を下した[104]．

筋緊張亢進

筋緊張亢進とは筋緊張が高まった状態である．前運動野，大脳基底核，あるいは下行路の損傷がある場合に筋緊張亢進状態が起こり得る．上位運動神経系の損傷は，結果的にα運動活動の増強を伴った下位運動神経への刺激が増加する．直接的あるいは間接的にα運動神経活動を促通する上位運動神経路のいかなる神経学的な状況でも筋緊張亢進状態がもたらされる．他の脊髄反射や脳幹反射は，屈筋逃避反射や緊張性頚反射の再出現などの筋緊張亢進運動パターンを引き起こす活動性亢進をきたす[66]．

CVA後や外傷性脳損傷で特に見かけるが，筋緊張亢進状態は共同反応的な神経筋運動パターンとしてしばしば起こる．共同運動とは，屈筋群あるいは伸筋群の同時収縮に特徴づけられたパターン化された運動として説明される．CVA後あるいは外傷性脳損傷後に見られる上肢の典型的な共同運動は屈曲共同運動である[65]．対照的に，下肢では伸展共同運動が見られる．

筋緊張亢進状態に抗して動くにはかなりのエネルギーが必要である．中等度から高度な筋緊張亢進状態のクライエントが，動きを引き戻そうとするこの力に抗して動くためには大変な努力がいる．痙縮がある動筋群に打ち勝つだけの筋力が拮抗筋にはないかもしれない．軽度の筋緊張亢進状態のクライエントでさえ機能的な活動を行う際のフラストレーションを報告している．痙縮がある動筋と拮抗筋との間の相反抑制は消失している．クライエントは素早く筋群の動きを切り替えることができない．上位運動神経損傷があるクライエントは，空間的にそして時間的に運動のタイミングをとることに障害がある．このことでクライエントの運動は協調性が大変悪くなる[108]．疲労と巧緻性低下と上位運動神経系損傷に伴う不全麻痺が一緒になった，このフラストレーションが治療参加に影響する[84]．さらに，緊張亢進筋群の構造は時間経過の間で変化する．筋緊張亢進による粘弾性の変化のため，伸張と収縮する筋の能力が失われる[18, 56]．

ジュアンの上肢遠位筋群，特に手指の屈筋群と伸筋群のタイミングの異常では協調運動が損なわれており，左手でキーボード入力ができなくなっている．

疼痛あるいは侵害刺激によって，筋緊張亢進状態は増強する．適切な医学的ケアをすることでこれらの刺激を少なくすることが可能である．筋緊張を亢進させる刺激には，褥瘡，陥入爪，集尿袋のきつい弾性包帯，窮屈な着衣，カテーテルの閉塞，尿路感染，便秘，糞便充塞などがある[29, 53]．その他，恐怖心，不安，極端な環境温度，異所性骨化，過剰な感覚負荷などが筋緊張亢進状態を引き起こす要因になる．これらの要因は脳性ならびに脊髄性の筋緊張亢進状態を引き起こすが，脊髄性筋緊張亢進のほうが影響を受けやすい．治療的介入でこれらの外的要因を減弱，除去，あるいはうまく処理するよう計画をする必要がある．

素早い運動で特に起こるが，動き始めることの困難が筋緊張亢進状態のクライエントによく見られる[56]．筋緊張が亢進している筋群は抵抗に強く耐えられるように見えるが，正常な筋や筋力がある筋群に見られるような機能を発揮することはない．相反抑制機構を介して，筋緊張が亢進した筋群は拮抗筋の活動を抑制し，その結果，拮抗筋の良好なあるいは正常な筋機能を覆い隠す可能性がある[87, 101]．次に，4種類の筋緊張亢進について説明する．

脳性筋緊張亢進

外傷性脳損傷，脳卒中，無酸素症，腫瘍（脳腫瘍），代謝異常，脳性麻痺，脳疾患などが脳性筋緊張亢進の原因になる．多発性硬化症では，脊髄と大脳の両方の病変によって筋緊張が亢進する．外的要因と内的要因に反応して筋緊張は連続して変動する．通常，脳性筋緊張亢進によって明らかな屈曲パターンあるいは伸展パターンを生じ，四肢は一方向に引っ張られる（図18-4）．典型的には，上肢と下肢の抗重力筋群にこのパターンが起こる（例：上肢の屈筋群，下肢の伸筋群）．

原始反射と連合反応の再出現で姿勢緊張が変化する．背臥位の時，筋緊張は坐位や立位の時よりも低い状態である．歩行をしている間が筋緊張が最も高い状態である．したがって，クライエントがスプリントやギプス固定をしている時は，姿勢緊張の状態に注意することが重要である．背臥位で作製したスプリントは，クライエントが坐位になった時には重力や筋緊張の上昇する姿勢の影響のために，適合していないかもしれない[87]．

脊髄性筋緊張亢進

脊髄性筋緊張亢進は，脊髄の損傷や病変に起因する．ゆっくりと発症する脊髄病変（たとえば，脊柱管狭窄や腫瘍）では，脊髄ショック期がない．外傷性脊髄損傷では，脊髄ショックが起こり，弛緩状態を呈する．時間の経過に伴い（数週間から数カ月）この弛緩状態が減衰し，筋緊張が亢進する．罹患肢では，最初に伸筋の緊張が亢進し，屈筋と内転筋の緊張が亢進する[110]．長い時間がかかって，下肢の筋では伸筋の緊張が亢進し，優勢になる．脊髄性筋緊張亢進は車いすやストレッチャーやベッドから転落するくらいに強い筋のスパスムを起こし得る．不全脊髄損傷の場合は，脊髄の損傷の程度によってこの筋緊張亢進の程度は異なる．脊髄の完全損傷よりも不全損傷の方がこの筋緊張はよりひどい状態になる傾向がある[87]．

痙縮

近年，**痙縮**と筋緊張亢進との違いについての多くの論争が続いている．Lance[61]の痙縮の定義は今も多くの医師や作業療法士から受け入れられている．彼は痙縮を「上位運動神経症状の構成要素の1つで

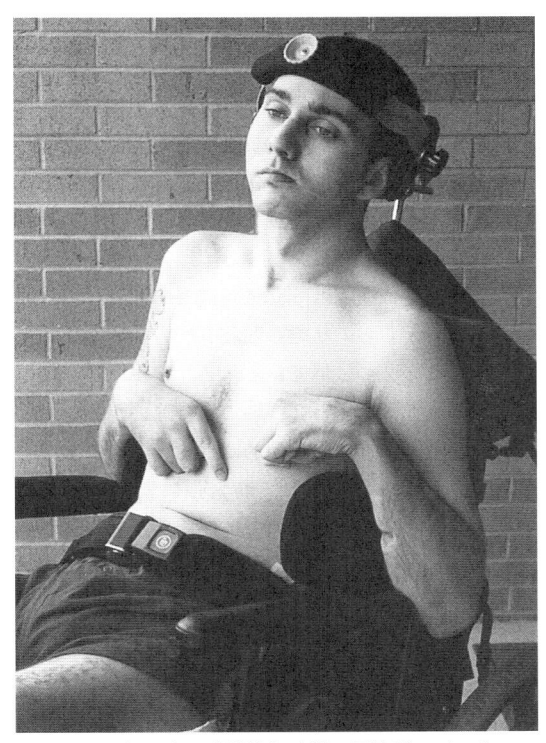

図18-4 右上肢に手関節と手指の屈筋群のジストニー様姿勢を示すクライエント．左手関節は強い筋緊張亢進状態を示している．筋緊張の異常は外傷性脳損傷の結果による．

あり，伸張反射の興奮亢進の結果として腱反射が亢進し，速度依存性の相動性伸張反射の亢進を特徴とする運動障害」と定義した[61]．

LittleとMassagli[65,66]は純粋な痙縮は筋緊張亢進の一部分であると信じている．Lanceの定義は，臨床的に異なった様相を呈している相動性伸張反射と緊張性伸張反射の違いを適切に区別していない可能性がある．この章では近年のリハビリテーション医学の文献を使って違いを明らかにしようと試みる．

痙縮には3つの特徴がある．

1. IA求心性神経の活動亢進による発火を伴う筋紡錘の相動性伸張反射の活動性亢進．
2. 伸張反射は検者による素早い他動的な伸張によってのみ起こされるとする意味で，速度依存性[65,66]．
3. 「折りたたみナイフ」現象．この現象は，検者が四肢に素早い他動的な伸張を加えたとき，急に引っかかったり，抵抗を感じ，その後に抵抗が消失することを意味している．実

際に起こっていることは，初めにあった痙縮の強い抵抗が急に抑制されることである[56]．

痙縮を呈する場合，影響されている主要なシステムの1つは皮質脊髄路と皮質延髄路からなる錐体路系である．皮質脊髄路は下位運動神経に影響することで目標指向性の随意運動を制御する．皮質延髄路は脳神経の随意行動に影響する[18]．

作業療法士は痙縮と筋緊張亢進とをしばしば混同している．どちらの状態も四肢を一方向に引き寄せるので，この2つは似ている．

筋緊張亢進は痙縮と2つのことで違いがある．

1. 筋緊張亢進は，典型的には速度によって左右されない；つまり，筋緊張は素早い運動によって誘発されるのではなく，むしろ，ゆっくりとした運動で誘発される．筋紡錘のグループⅡ神経の発火であるので，筋伸張が維持される限りこの筋緊張亢進は存在し続ける（緊張性伸張反射）[65,66]．
2. 他動的に運動している間，痙縮の折りたたみナイフ現象のような筋緊張による引っかかり感はない．このことはEMG（筋電図）で客観的に測定できる[57]．

クローヌス

クローヌスは痙縮の特別な1つの形である．中等度から重度な痙縮があるクライエントにしばしばこの状態が見られる．素早い伸張に反応した拮抗筋の反復収縮がクローヌスの特徴である．相動性伸張反射の周期性振動を起こすIA求心性活動の反回性発火である[55,66]．クローヌスは手指の屈筋群と足関節の底屈筋群に最もよく出現する[66]．クローヌスの出現で目的活動，移乗，移動などへの参加が妨げられることがある．通常，能動的に荷重を加えることでクローヌスが止まるので，この方法を作業療法士はクライエントとその家族に教育する必要がある．作業療法士と医師はクローヌスの反復回数を数えて記録しておく[56]．反復10回以上のクローヌスに比べ，反復3回のクローヌスは軽度と判定でき，ADLを妨害することは少ない．クローヌスは素早い伸張で筋緊張を調べている時に誘発されたり，作業の評価（たとえば，つかんだり歩行したり）をしている時に顕在化することがある．クローヌスによってADLがひどく妨げられるならば，そのようなクラ

作業療法実践ノート

> 初回評価をしている間に，固縮のタイプとその固縮がクライエントの遂行にどのように影響を及ぼしているのかを記載することは作業療法士にとってきわめて重要なことである．

イエントは経口薬，Botox注射[12]，Myobloc注射[77]，あるいはアルコールやフェノールによる運動点のブロックなどの処置をリハビリテーション医や神経内科医へ依頼する適応者である[84]．

固縮

固縮は動筋群と拮抗筋群（つまり，関節の両側の筋群）の筋緊張が同時に亢進した状態である．両方の筋群は持続的に収縮し，どの方向への他動的運動でも，ROMの全域でも増加した抵抗を生じさせる．固縮に関わる信号は，基底核，間脳，そして脳幹の錐体外路が関わっている．固縮はパーキンソン病，外傷性脳損傷，ある種の変性疾患，脳炎，腫瘍[25]，ある種の毒物や一酸化炭素による中毒の後にそれぞれ別々な形態で起こる．固縮は脳卒中や外傷性脳損傷による痙縮とともに見られることもある．固縮は伸張される速度によって左右されない[100]．

固縮は筋緊張の評価を通じて判定する（図18-4）．通常見られる4種類の固縮は以下のとおりである．

1. 鉛管様固縮
2. 歯車様固縮
3. 除皮質固縮
4. 除脳固縮

鉛管様固縮と歯車様固縮はともにパーキンソン病で起こり得る．鉛管様固縮では，どの方向であっても四肢をゆっくりと他動的に動かした時，ROMの全域で一定の抵抗を感じる．その固縮はハンダや鉛のパイプを曲げている時の感触に似ていることからこの名になっている．歯車様固縮では，ROMの全域で歯車を回している時の感じに似た，リズムをもった抵抗が感じられる．歯車様固縮は鉛管様固縮と振戦とが一緒に出現した結果，ガタガタしたパターンになると考えられている[74]．パーキンソン病での固縮は，深部腱反射は正常あるいは少し亢進している．

除脳固縮と**除皮質固縮**は，びまん性脳損傷や無酸素症を伴う重度な外傷性脳損傷の後に生じ得る．受傷直後から異常姿勢が起こり，回復が起こるまでの数日間から数週間続き，回復がほとんどあるいは全くない時には出現し続ける．

除脳固縮は両側半球の間脳と中脳の損傷によって出現する．すべての四肢と頚に固縮伸展姿勢が出現する．両側性の皮質損傷では，筋緊張亢進による上肢の屈曲と下肢の伸展が現れる除皮質固縮が起こり得る．背臥位姿勢で異常筋緊張は亢進し，どちらの固縮の型でもクライエントが坐位姿勢をとることを極度に困難にするかもしれない[66]．

■筋緊張評価

外的要因や内的要因に反応して筋緊張は連続性に変動するので，脳性の痙縮があるクライエントの客観的な筋緊張評価は困難である．姿勢反射メカニズム，空間における身体と頭部の位置，体幹に対する頭部の位置，そして定型化した反射群と連合反応群，これらすべてが異常な筋緊張の分布と程度に影響する[91]．

筋緊張評価の指針

以下の段階は筋緊張を評価するための正しい手順の説明である．

体幹と頭部の位置が脳性の筋緊張亢進に影響するので，信頼性を高めるために，クライエントを同じ姿勢で，できれば同じ時間帯で痙縮や筋緊張亢進を評価するとよい．一般に，クライエントの上肢の筋緊張は，可能ならば治療台に座らせて評価する．クライエントの体幹姿勢（つまり，坐位姿勢のクライエントが体重を左右対称にかけているか，それとも崩れたり一方向に傾いているか）は筋緊張の評価の結果に影響を及ぼすということを覚えておくこと．内的要因や外的要因が筋緊張に影響するので，時間や日の違いで筋緊張は変動する．特に脳性の筋緊張亢進の場合，この変動によって正確な測定が難しくなる．それでも筋緊張の評価は行う価値がある．特にマネジドケア（効率管理型医療）の環境下では改善の客観的な測定は，治療継続の妥当性を決めるために必要である．

検査するために四肢の関節の近位部ならびに遠位部をつかみ，ROM一杯にゆっくりと動かして自由に軽く動くROMの範囲を判定する．痛みの出現とその部位に注意する．四肢に自動運動がなく，重く感じる場合，その四肢を弛緩あるいは，筋力"0"として記録する．いくらかでも自動運動があり，筋緊張が亢進する証拠がなければ，その罹患筋あるいは筋群は「筋緊張低下」ではなく「不全麻痺」と命名できる．そして，次に麻痺性の拮抗筋の筋力を段階づける（通常，筋力は1と4-の間になる）．麻痺性拮抗筋群の筋力を段階づけることは，単に筋緊張低下と筋群を命名するよりもはるかに客観的な臨床的情報を提供する．拮抗筋群の筋力の段階づけは，作業療法士がフェノールブロックやボツリヌス毒素A型あるいはB型で機能が改善する可能性がある適応者を選別することに役立つ．たとえば，（肘屈筋の緊張がある状態で）肘伸展筋力の段階が2-であるクライエントは，上腕三頭筋の筋力段階が0のクライエントより神経ブロックの適応がある．

ジュアンには，手指の屈筋と回内筋の中等度の筋緊張亢進による牽引に打ち勝つに十分な筋力が回外筋群［4-/5］と手指の伸筋群［外来筋3-/5，内在筋2-/5］になかった．

検査している筋腹への触刺激を避けるために四肢の外側面を保持する．

痙縮の臨床的評価方法には，クライエントの四肢を上述したように保持して，クライエントをリラックスさせた状態で全可動域一杯に素早く動かす方法がある．筋緊張を「軽度」「中等度」「重度」と命名する（次の節で説明する段階づけ尺度を参照のこと）．

固縮と筋緊張亢進の臨床的評価方法には，四肢をゆっくりと動かし，動きに対してはじめて緊張を感知した角度とその抵抗の程度に注目し，「軽度」「中等度」「重度」と命名する方法がある．最初に現れた緊張の角度を角度計で計測すると，神経ブロックの前後の長期間作用の記録に役立つことを発見した医師たちがいる．また，安静時の四肢の肢位の記載は，注射前後に役立つことを見出した人もいる[69]．

各筋群あるいは各運動の知見を記録する．

痙縮と筋緊張亢進状態の徒手的評価尺度
Ashworth 尺度

Ashworth 尺度[4]（ボックス 18-1）と改訂 Ashworth 尺度[10]（Modified Ashworth Scale；MAS）の2つは痙縮の徒手的な段階づけ尺度として最も広く使われている[79,93]。これらの尺度は純粋な痙縮と**筋緊張亢進性伸張反射**の判別を意図したものではない。これらは筋緊張亢進の程度を定量的に示す尺度として使われている。これらの尺度の妥当性と信頼性について文献で議論されている。Brashear らは訓練された医療専門職種がこの Ashworth 尺度を上肢の痙縮に使った時、良好な検者内信頼性と検者間信頼性があったと結論した[14]。しかし、Seghal と McGuire[92] は Ashworth 尺度には信頼性が欠けていると信じている。Pandyan ら[80,82]は、痙縮を評価しているとする確かな根拠はないが、Ashworth 尺度と改訂 Ashworth 尺度は他動運動への抵抗の順序尺度の1つとして使うべきであると述べている。各尺度の最終段階は痙縮ではなく固縮の説明になっているので、この両方の尺度は名義尺度として考えるべきであると Preston は信じている。固縮は錐体外路性の1つの現象であり、痙縮は錐体路性の現象であるので、両者は同じ尺度を使って測定すべきでない[85]。

3つの研究では、MAS は痙縮を評価する信頼性のある尺度であることを示している[10,42,43]。4つの研究では信頼性がないことを示している[3,8,32,65]。

作業療法実践ノート

筋緊張の評価を実施している時に、クライエントがとる全体的な姿勢に注目することは重要である。クライエントの姿勢は左右対称で、両側の殿部（座っている場合）あるいは両足（立っている場合）に等しく体重をかけているか？ クライエントの全身的な動きに注目する。頭部は正しいアライメントになっているか、あるいは一側に傾いているか？ 一側の肩が挙上してはいないか？ 体幹がねじれているか、あるいは一側が引き伸ばされ、他側が短縮しているか？ このような異常は、クライエントが四肢を正常に動かす能力に影響を及ぼすことになる。最近の介入は、作業をしている時、可能な限り正常な運動コントロールを実現すること、つまり、運動の質に重点を置いている。

医師が神経外科的治療法の適応者であるかを評価する時、Ashworth 尺度に馴染みがある作業療法士の評価が役立つ。たとえば、同期的髄腔内バクロフェンポンプ[73]（Synchromed Intrathecal Baclofen Pump；ITB）の埋め込みの選択基準の1つとして、薬物投与試験後に Ashworth 尺度が2点低減するかがある[87]。他動的に筋を牽引している時に出現する抵抗を示す尺度をボックス 18-1 に記載する。

Tardieu 尺度

改訂 Tardieu 尺度（MTS）[13] と Tardieu 尺度[45] は両方とも痙縮を評価する[35]。フランス語の Tardieu 尺度については検証されていない。MTS の検者間信頼性係数は .7 であり、先に説明した MAS よりも高い信頼性を示した[41]。

軽度－中等度－重度痙縮尺度

先に説明した各種の尺度よりも、軽度－中等度－重度痙縮尺度を使う方が容易であるとする作業療法士や医師たちもいる。ボックス 18-2 のその尺度は痙縮の程度を評価するための指針を示している[31]。

Preston 筋緊張亢進尺度

ボックス 18-3 の尺度は筋緊張亢進状態の程度を評価するための指針を示している。

ジュアンが左手でキーボード入力ができなかった理由の1つは、手指の屈筋群に中等度の筋緊張亢進があったことである。前腕回内筋群に中等度の筋緊張亢進があり、全可動域の能動的な回外運動が制約されていたので、彼はドライブスルーの会計窓口でお釣りを左手で受け取ることができなかった。ドラ

ボックス 18-1　Ashworth 尺度

0 ＝正常筋緊張
1 ＝筋緊張が少し上昇し、四肢を動かすと「引っかかり」がある
2 ＝筋緊張が明確に上昇しているが、四肢はたやすく曲がる
3 ＝筋緊張がかなり上昇している
4 ＝四肢は屈曲位あるいは伸展位で固まっている[2]

(Ashworth B：Preliminary trial of carisoprodol in multiple sclerosis, Practitioner 192：540, 1964)

ボックス 18-2　軽度－中等度－重度痙縮尺度

軽度：その筋の最終域（すなわち，筋が伸ばされた位置にある時）で伸張反射（触知できる引き）が見られる．
中等度：可動域の中間位で伸張反射（触知できる引き）が見られる．
重度：筋が短縮した位置にある時に伸張反射（触知できる引き）が見られる．

(Farber S：Neurorehabilitation：a multisensory approach, Philadelphia, 1982, Saunders)

ボックス 18-3　Preston 筋緊張亢進尺度

0：ゆっくりと他動運動をしている間に異常な筋緊張を感知することがない．
1 または軽度：ゆっくりと他動運動をしている時，その筋が引き伸ばされた状態になって初めて筋緊張あるいは抵抗が感じられる．
2 または中等度：ゆっくりと他動運動をしている時，その筋の中間域で初めて筋緊張あるいは抵抗が感じられる．
3 または重度：ゆっくりと他動運動をしている時，その筋が短縮した位置で最初の筋緊張あるいは抵抗が感じられる．

イブスルーの会計窓口からお釣りを取るためには，正常に近い回外ができ，実用的な握り／離しが必要である．

痙縮と筋緊張亢進状態の機器あるいはコンピュータによる評価システム

前述した徒手的手法よりも機械的なパラメータで筋緊張亢進を決定する評価のほうがより信頼性がある可能性がある．McCreaらは，筋緊張が高い肘を評価するために線形バネ緩衝モデルを使用すると信頼性と妥当性があったと結論した[71]．このモデルは臨床現場や研究場面でもあまり使われていない．その理由は，時間的な制約やある種の筋群を評価することの困難性があるからである．たとえば，この機器に筋緊張の亢進した股関節をセットするよりも，肘関節をセットする方が容易である．

Leonardらは筋腹上の皮膚にプローブ（超音波変換器に似た外見をもつ）をつけて調べる新しく開発されたコンピュータ化された電子装置であるMyotonometer™の構成概念妥当性を調べた．安静時と最大随意収縮時の上腕二頭筋について測定された．上位運動神経性痙縮があるクライエントの患側肢と非患側肢との間に有意差があることが明らかになった．彼らはMyotonometer™は各種の筋緊張軽減法による効果の客観的データを示すことができるだろうと結論した[63]．

筋緊張亢進状態を評価する徒手的手法，機器やコンピュータによる評価システムなどのさらなる研究が明らかに必要である．SehgalとMcGuireは筋緊張亢進／痙縮の評価尺度に関する論争を非常に上手に総括して，「統一的で受容可能な，信頼性がある実践的な痙縮の測定は，臨床家は引き続き得ることができない」と要約した[92]．

筋緊張評価における関節可動域の評価

他動的 ROM（PROM）評価は筋緊張評価を補填し，筋緊張評価と関係があることが多い．たとえば，急性期 CVA（発症後１カ月）のクライエントの手関節 ROM 測定で伸展が 20°（正常は 70°）で，整形外科的な病態（たとえば，関節炎や拘縮性不動）が除外されているなら，作業療法士は手関節の屈筋群と手指の外来屈筋群の筋緊張を評価する必要がある．これらの筋のどれかに筋緊張亢進状態があれば，手関節を最大限に伸展させることを阻止していることがある．PROM の評価によって関節変化の徴候（たとえば，亜脱臼や転位，拘縮）を明らかにできる可能性がある．この関節変化は慢性的筋緊張状態によって起こり，たとえば PIP 関節の測定値が 0～100° ではなく，-45～125° となることがある．ボツリヌス毒素 A 型（Botox）[12] やボツリヌス毒素 B 型（Myobloc）[77] の注射の前後の筋緊張の発現部位あるいは安静時肢位の記録に PROM 測定が有用であることを見出している医師もいる．

ジュアンは 20°の自動回外運動しかできなかった．PROM には制限はなかった．回外筋の不全麻痺と回内筋群の筋緊張亢進状態によって，軟部組織による自動回外運動への制限があり，手掌に釣り銭をのせるには 20°の回外では十分ではない．

筋緊張評価で考慮すべきその他のこと

骨や他の末梢構造の変化によって ROM の制限が

生じ得る．たとえば，異所性骨化があると関節のROM制限が生じる．異所性骨化とは軟部組織あるいは関節内への新たな骨形成のことで，これによって関節強直に至る．異所性骨化は外傷性脳損傷者や脊髄損傷者に重度な痙縮あるいは他の重度な外傷と一緒に生じる[11, 55, 106]．逆に，固定した拘縮があると筋緊張亢進と間違って判断されるかもしれない．リハビリテーション医あるいは他の専門医による診断のための短期間の神経ブロックやEMG，そして，X線などが診断に役立つ[87]．

偶然にもジュアンには他動的な関節運動の制限が全くなく，拘縮がなかった．

運動とそのコントロールの評価

先に説明した筋緊張の評価と一緒に，作業療法士は上肢運動とコントロールの評価を行う．作業療法士はクライエントの運動コントロールは共同運動にどの部位でどの程度の影響を受け，どの部位が選択的な分離した運動ができるのかを確認する．異常な筋緊張によって選択的な運動コントロールが影響されている程度を確認する．また，どの運動方向で筋緊張亢進状態が起こり，それが機能にどのように影響を及ぼしているのかを決めることは，介入の必要性の決定に役立つ．

一般に，徒手筋力検査は中等度から重度の筋緊張亢進状態あるいは固縮を呈しているクライエントには，適切な検査ではない．なぜならば，その筋群の相対的な筋緊張と筋力は正常でなく，運動は随意的あるいは選択的でないためである．筋緊張と筋力は空間における頭部と身体の位置，異常な筋収縮，触覚や固有覚の障害，相反抑制の障害などの影響を受ける[108]．しかし，筋緊張亢進が軽度で選択的な運動が可能な場合，拮抗筋の筋力を段階づけることは経過を客観的に測定することに役立つ[87]．

肢位の変化，脊髄反射，網様体，それに上脊髄反射などは筋緊張と運動コントロールに影響する．空間における頭部の位置および身体と頭部の位置関係の変化に伴い筋緊張のレベルと分布が変化するので，筋緊張は姿勢メカニズム，運動機能，共同運動の存在，課題の特異性，その他の運動コントロールに関係した要因から分離して評価できない[50]．

感覚

中枢神経系が損傷されたクライエントには次の感覚状態の検査が推奨される：静的2点識別，運動覚，固有感覚，疼痛，それにセメス-ワインスタイン・モノフィラメント[5]による軽い触覚などの検査である．綿球よりも圧のコントロールが優れているのでセメス-ワインスタイン・モノフィラメントで作業療法士はさらに正確な軽い触覚を評価できる（第22章にこれらの感覚検査の実施方法を載せている）．

筋緊張の医学的評価

リハビリテーション医，整形外科医そして神経内科医は筋緊張に関する評価の専門家である．彼らは静的あるいは動的な表面EMGまたは経皮（針）EMGを用いることができる．多くの筋が関係している筋緊張亢進状態を評価するため，多重チャンネルを使った動的EMGが行われる[65]．EMGは医師が筋の異常で過剰な電気活動を判断するのを助ける．EMGはリハビリテーション医や神経内科医が筋緊張亢進を治療するため短期間あるいは長期間の筋ブロックを計画して実行するのに役立つ．局所的な筋の消耗症，弛緩状態，しびれ感，あるいは説明できない不全麻痺を示すクライエントは，末梢神経障害を除外するためにEMG評価を受けるべきである[106]．

■正常な姿勢メカニズム

正常な姿勢メカニズムは，適切なレベルの安定性と運動性を与えることになる自動的な運動から構成されている．これらの自動的な反応群は人生の早期に発達し，体幹のコントロールと運動性，頭部のコントロール，自己の正中定位，体重負荷と全方向への体重移動，動的バランス，コントロールされた随意的な四肢の運動などができるようにしている．正常な姿勢メカニズムの構成要素には正常な姿勢筋緊張と姿勢コントロール，原始反射と集団運動パターンの統合，立ち直り反応，平衡反応と保護反応，選択的運動などが含まれる．

上位運動神経系損傷があるクライエントでは正常な姿勢メカニズムが妨害される．クライエントの運動で異常筋緊張と集団運動パターンが優勢となり，

このようなクライエントはバランスや安定性が障害される．運動は緩慢で協調性がなくなる．CNS損傷や疾病があるクライエントの姿勢メカニズムの障害が及ぼす広がりについて作業療法士は評価しなければならない．

正常な姿勢筋緊張は運動への自律的で連続的な姿勢調整を可能にしている．姿勢コントロールは特定の姿勢になることをコントロールしたり統制したりする能力のことである．CNS損傷や疾病があるクライエントに対して，姿勢メカニズムの一部である次の自動反応を評価することは大切である．

立ち直り反応

立ち直り反応が頭部を垂直位にさせている．立ち直り反応は人がある姿勢をとることを助ける．自律反応は，体幹と四肢の正常なアライメントと同様に，空間における頭部の正常姿勢や頭部と体幹の正常な関係性を維持したり立ち直らせている．有効な立ち直り反応なしには，クライエントは床から立ち上がる，ベッドから出る，座る，膝をつくなどが困難になる[96]．

平衡反応

平衡反応はある姿勢を維持したり保つことに役立つ．これら平衡反応は，「転倒防御の最前線」である[91]．平衡反応は内耳にある迷路で誘発され，すべての活動をしている時のバランスの維持と崩れたバランスを取り戻している．身体の重心が支持面上で変位した時，これらの反応で姿勢アライメントを確保する[54]．平衡反応なしでは，クライエントはすべての姿勢と活動でバランスを維持したり，バランスの崩れを回復させることが困難になる．

保護反応

保護反応は，平衡反応でバランス動揺を修正できない場合の転倒防御の二次前線である．それは両腕と両手の保護伸展から構成されており，人が転倒する時に頭部や顔面を保護するために使われる．踏み直し（stepping）や跳び直り（hopping）などは，下肢の保護反応の例である．この保護反応がないと，クライエントは転倒したり，正常な両側活動を行っている時に麻痺側に体重をかけたがらないことが見られる[91]．

立ち直り反応，平衡反応，保護反応，バランスの評価

クライエントの認知的制約や身体的制約と作業療法士の時間的制約のために，これらの反応群への定型的な検査は難しいかもしれない．しかし，移乗やADLの最中に作業療法士は立ち直り反応を評価することができる．下衣の更衣動作などの機能的な活動に必要な程度を超えて正中線からさらに変移した時に，平衡反応や保護反応が観察できる．

バランスは正常な平衡反応と保護反応に依存している．バランスは「通常，直立位にある時の重心を支持面上に維持する能力」のことである[58]．バランスは，前庭，固有受容器，視覚，小脳による運動調節（motor modulation），基底核，大脳皮質などを含む多様なシステムの複雑な相互作用を含んでいる．作業療法士や理学療法士はクライエントの足関節，股関節そして足の運び方なども観察し，運動連鎖が破綻した領域にも注目しなければならない[28,100]．

CNS障害があるクライエントの評価をする時，クライエントを支えなしにマット台や車いすで一人にする前に，あるいは歩行が必要なADLを行う前に，作業療法士はクライエントの静的バランスと動的バランスを評価すべきである．動的バランスは動いている間にバランスを維持し，静的バランスは静止した状態での平衡状態を維持する．

Physical Performance Testでは，活動を行っている間の身体的な機能を評価する．9つの検査項目のうち7項目には，静的バランスと動的バランスが含まれる[105]．その検査を完了するために要する時間は10分である[89]．図18-5は検査用紙と検査手順を示している．他の2つの注目すべきバランス評価法には，Tinetti Balance Test of Performance-Oriented Assessment of Mobility Problems[98]とBerg Balance Scale[6]がある．

原始反射

原始反射運動パターンが優位な状態ではクライエントの作業遂行が妨害される．そのために生じる困難を次に説明する．これらの運動行動の観察は原始反射の有無を評価する1つの方法である．

Phisical Performance Test 評価用紙

	時間*	評点
評点		
1. 文章を書く （鯨は青い海に住む）	＿＿＿＿秒	≦10 秒＝4 ＿＿＿＿ 10.5-15 秒＝3 15.5-20 秒＝2 ＞20 秒＝1 不可＝0
2. 食事のまねをする	＿＿＿＿秒	≦10 秒＝4 ＿＿＿＿ 10.5-15 秒＝3 15.5-20 秒＝2 ＞20 秒＝1 不可＝0
3. 本を取り，それを本棚に置く	＿＿＿＿秒	≦2 秒＝4 ＿＿＿＿ 2.5-4 秒＝3 4.5-6 秒＝2 ＞6 秒＝1 不可＝0
4. ジャケットを着てそして脱ぐ	＿＿＿＿秒	≦10 秒＝4 ＿＿＿＿ 10.5-15 秒＝3 15.5-20 秒＝2 ＞20 秒＝1 不可＝0
5. 床から硬貨を拾う	＿＿＿＿秒	≦2 秒＝4 ＿＿＿＿ 2.5-4 秒＝3 4.5-6 秒＝2 ＞6 秒＝1 不可＝0
6. 360°回る	断続的な歩みで 継続的な歩みで ふらつき（物につかまる，動揺して） 着実に	0 2 0 2
7. 50 フィート歩行検査	＿＿＿＿秒	≦15 秒＝4 ＿＿＿＿ 15.5-20 秒＝3 20.5-25 秒＝2 ＞25 秒＝1 不可＝0
8. 階段を1段上る	＿＿＿＿秒	≦5 秒＝4 ＿＿＿＿ 5.5-10 秒＝3 10.5-15 秒＝2 ＞15 秒＝1 不可＝0
9. 階段を上る†		上りそして下りられた 段数の数（最大4）＿＿＿＿

総得点（9項目で最大36点，7項目で28点）

＿＿＿＿ 9項目
＿＿＿＿ 7項目

* 時間計測は0.5秒に丸める
† 7項目評点では省略

図 18-5 Physical Performance test：評価用紙 (From Reuben DB, Siu AL：An objective measure of physical function of elderly outpatients-the physical performance test, J Am Geriatr Soc 38（10）：1111, 1990)

脳幹レベルの反射群

[非対称性緊張性頸反射（asymmetrical tonic neck reflex；ATNR）]

ATNRはクライエントを背臥位あるいは坐位にして検査する．刺激：クライエントの頭部を能動的あるいは他動的に一側方向に90°回旋する．反応：顔面側の四肢の伸筋の緊張が上昇し，後頭側の四肢の屈筋の緊張が上昇する[39]．ATNRを呈しているクライエントは両眼球を正中線方向あるいは正中線を越えて動かす時に頭部を正中位に保つことに困難を呈するだろう．そのようなクライエントは（1）頭部を回旋しなければ上肢を伸展できなかったり，（2）反対側に頭部を回旋しなければ上肢を屈曲できないかもしれない．両上肢の動きは頭部の姿勢に左右されるので，特に背臥位の姿勢をとっている場合，このようなクライエントは一側上肢あるいは両上肢を正中位へ持ってこられないかもしれない．この姿勢をとらせることで両上肢の非対称姿勢を生じさせる．このように，この反射によって対象物を口に運んだり，両手で対象物を保持したり，身体の正面で対象物を見ながらそれをつかむことが困難になったり，不可能になったりする．

[対称性緊張性頸反射（symmetrical tonic neck reflex；STNR）]

STNRはクライエントを坐位あるいは四つ這い位にして検査する．刺激1：クライエントの頸部を屈曲させ，顎を胸郭の方向に持ってこさせる．反応：両上肢の屈曲と両下肢の伸展．刺激2：クライエントの頸部を伸展させる．反応：両上肢の伸展と両下肢の屈曲[59]．STNRを呈するクライエントは両手と両膝で体重を支持して四つ這い位を保ったり，頭部を固定した正常な四つ這い移動ができない．このようなクライエントは動作を始めるために頭を持ち上げようとすると股関節が伸展し，動きに逆らうので，臥位から坐位への移行が困難である．坐位になろうと努力すると，下肢の伸展も強くなり，この動作を妨害してしまう．移乗動作を始めようとして両上肢と頸部を伸展させると，一側あるいは両側の下肢の屈曲が強くなり，このためにクライエントがベッドや車いすから滑り落ちる原因となる場合もあるので，クライエントはベッドから車いすあるいは車いすからベッドへの移乗が困難になることになる．これに加えて，患側の下肢は実際に床から浮き上がってしまう場合もあり，体重を下肢で支えられなくなる原因になる[23]．

[緊張性迷路反射（tonic labrinthine refle；TLR）]

TLRはクライエントを背臥位で頭部を正中位にして検査をする．刺激は検査姿勢である．反応は伸筋の緊張の上昇，あるいは四肢の伸展である．TLRはクライエントを腹臥位で頭部を正中位にして検査をすることも可能で，この場合も刺激は検査姿勢である．反応は屈筋の緊張の上昇，あるいは四肢の屈曲である．TLRの統合が上手にできないクライエントは運動能力に重度な制約が起こる．機能的な制約の例には，背臥位で頭を持ち上げられない，背臥位から独力で座るために屈曲動作を開始できない，寝返りができない，長時間車いすに座り続けられないなどがある．背臥位から座ろうとすると，動作の途中の屈筋の緊張が伸筋にとって代わるまで，クライエントの伸筋の緊張が優勢である．屈筋の緊張は十分な坐位姿勢になるまで続き，そのため頭部は前方へ倒れ込み，脊柱が屈曲位になり，クライエントは前方へ倒れ込む．車いすに長い間座っていることで伸筋の緊張が亢進し，クライエントは周りを見渡すために頸部を過伸展させているかのような姿勢になる．膝関節は伸展し，足は車いすのフットレストより先に出て，クライエントは次第に滑り落ちたり，半臥位の非対称姿勢に留まることもある[59]．

[陽性支持反応]

陽性支持反応は足の母指球への圧迫によって引き起こされる．この刺激によって次の反応が誘発される：つまり，膝関節と股関節の屈筋群と伸筋群の同時収縮によって両下肢の硬直した伸展が誘発される[59]．この反応には股関節の内旋，足関節の底屈と足部の内がえしも見られる．陽性支持反応を起こすクライエントは立つために踵を地面に着けること，踵から接地する歩行，歩行で正常な体重移動を行うことに困難を体験する．このようなクライエントはいすから立ち上がったり，いすへ座ったり，階段を下りたりする時に，下肢が伸展位で硬直したままになり，体重をかけた状態で関節を動かすことができないので困難に直面する．この硬直した下肢で体重を支えることができてもバランス反応には何ら役立たない．そのためバランス反応は他の身体部位です

べて代償される[59].

脊髄レベルの反射群

脊髄反射は上位運動神経損傷後に生じる場合がある．これらの反射は上位中枢の統合が欠如した結果として生じる．脊髄反射が亢進した例としては，深部腱反射亢進，Babinski徴候，屈筋逃避反射，交差伸展反射，把握反射などがある[52]．ここでは，3種類の脊髄反射について概説する[59]．

［交差伸展反射］

交差伸展反射によって，一側下肢を屈曲した時反対側の下肢の伸筋の緊張が亢進する．そのためこの反射の影響を示す片麻痺があるクライエントは，歩くために健側下肢を屈曲させると，患側下肢に筋緊張亢進状態が起こり，その結果として，正常歩行パターンが妨げられる．同じことの別の現れ方であるが，ベッド上で両側下肢を使ってブリッジ（両側殿部を持ち上げる）をする時に，クライエントが健側下肢を持ち上げる（屈曲する）と，患側下肢に集団伸展パターンが起こり，このブリッジが維持できなくなる[59]．

［屈筋逃避反射］

屈筋逃避反射があるクライエントは足底を触られると（踵から足指球方向へ素早く擦る），足関節，膝関節，股関節で屈曲が出現する．この反射は歩行パターンと移乗を明らかに妨げる[59]．

［把握反射］

把握反射が見られるクライエントは手指の伸展ができても，手に持った物体を離すことがどうしてもできない．ここで簡単に述べた反射群は単独で見られることはほとんどない[53]．

体幹コントロールの評価

CollinとWade[21]はCVAと診断されたクライエントの体幹のコントロールを素早くそして簡単に実施できる妥当性と信頼性がある検査をつくった．この検査には4つの時間測定をする検査が含まれる．力の弱い側へ寝返る，健側へ寝返る，背臥位から坐位へ起き上がる，床面から両足を離してベッド上端坐位を30秒間とるなどである[21]．

体幹コントロールの評価を正確に実施するために，作業療法士は体幹の屈筋，伸筋，側屈筋，回旋筋などの筋群の筋力とコントロールを評価しなければならない．すべての検査で，クライエントは両側の足を床に着けた直立位でマット台に座らせる．再びここでも，作業療法士が体幹のコントロールと坐位バランスが適切であると決定するまでは，クライエントをマット台に付添いなしに一人にするべきでない．次に続く節ではGillenとBurkhardtの「Stroke Rehabilitation：A Function-Based Approach」を要約して方法を説明する[37,38]．

体幹屈筋群

検者はクライエントに直立位で座り，両肩を股関節の後方へゆっくりと動かし（遠心性収縮），その動きの最終姿勢で保持する（等尺性収縮）ように指示する（図18-6A）．次に，クライエントに前方に動く（求心性収縮）よう指示し，最初の直立位に戻るようにさせる（図18-6B）．

検者は一側の筋力低下，転倒の可能性，対称的な体重負荷などを観察しなければならない．体幹の屈筋コントロールの機能検査としては，クライエントが背臥位から坐位へ姿勢を変える動きを観察する．

体幹伸筋群

［検査1］

クライエントは骨盤を後傾させた脊柱屈曲姿勢で坐位になる．次に体幹を伸展位させ，同時に骨盤は

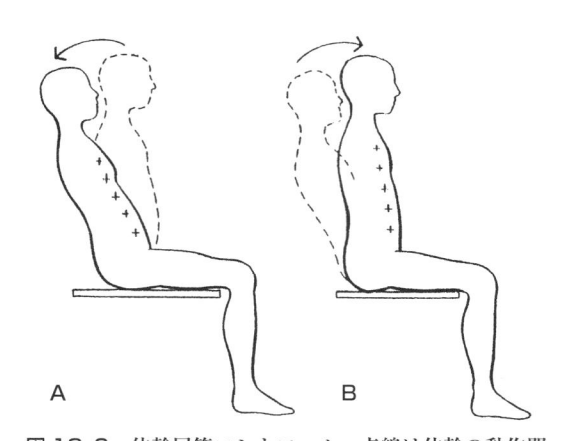

図18-6 体幹屈筋コントロール．点線は体幹の動作開始肢位を表し，実線は体幹の最終肢位を表し，矢印は運動の方向を示し，＋記号はパターンをコントロールするために主に働いている筋群を示している（骨格筋の活動が両側の体幹で起こっている［相反神経支配］）（Gillen G, Burkhardt A：Stroke rehabilitation：a function-based approach, ed 2, St. Louis, 2004, Elsevier Mosby）

中間位か，あるいはわずかに前傾させる．この検査は下衣の更衣動作や前方へ手を伸ばすための必須条件である体幹の求心性伸筋コントロールを評価している（図18-7A）．

[検査2]

クライエントは直立姿勢で座る．検者はクライエントに脊柱を真っすぐにしたまま前方に傾けるように指示する．この検査は体幹の遠心性伸筋コントロールを評価している（図18-7B）．この両方の体幹の伸筋検査のために，検者は一側の筋力低下を示す徴候を観察し，運動最終域のコントロールに注目しなければならない．

[検査3]

クライエントに前傾した両肩を真っすぐな直立坐位と感じる姿勢に戻すように指示する．体幹の伸筋群は求心性に収縮している（図18-7C）．

側屈筋群

クライエントは直立姿勢で座る．骨盤を動かさないでマット台の方向に上体を外側に屈曲させる．図18-8Aは左側の遠心性収縮と右側の筋の短縮を図示している．次に，クライエントに最初の検査姿勢に戻るよう指示する（左側の求心性収縮）（図18-8B）．

図18-8Cに下部体幹と骨盤から動き始める運動で行う，体幹と骨盤の側屈の評価法を図示している．最終姿勢では，体重をかけている側の体幹が引き伸ばされ（elongation），体重をかけていない側の体幹が短縮し，右側の求心性収縮が起こっている．

側屈はクライエントが側方に手を伸ばした時に，転倒を防ぐために必要である（たとえば，車のドアを閉めること）[38]．

体幹の回旋

体幹の回旋で最も重要な働きをする筋群は斜腹筋である．人が左へ体幹を回旋させる時，右の外斜腹筋と左の内斜腹筋が使われる．回旋のコントロールは上衣の更衣や正中線を越えて手を伸ばすための必須事項である．次の3つの運動パターンが評価される．

1. クライエントは直立位で骨盤を中間位にして安定した姿勢で座る．クライエントは右腕で体幹の正中線を越えて床の方向へ手を伸ばす．この運動は屈曲と回旋の同時性（concurrent）の評価に役立つ．この運動は腹斜筋群と背側伸展筋群（特に胸郭部位）の求心性運動コントロールを検査するものである．両側を検査する必要がある．

2. 第2の運動パターンには回旋を伴った伸展が含まれる．上部体幹を安定させたまま，下部体幹と骨盤を一側前方へ動かす（たとえば，前方に）．両側の検査がこの場合も必要である．

3. 第3の運動パターンのために，クライエントに背臥位をとらせる．クライエントに「支持

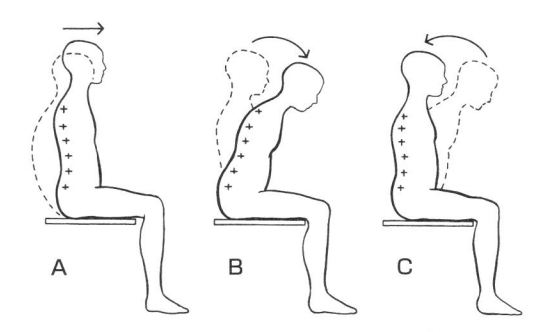

図18-7 体幹の伸筋のコントロール．点線は動作の開始肢位を示し，実線は体幹の最終肢位を示し，矢印は運動の方向を示し，＋記号はパターンをコントロールするために主に働いている筋群を示している（骨格筋の活動は両側の体幹で起こっている［相反神経支配］）（Gillen G, Burkhardt A：Stroke rehabilitation：a function-based approach, ed 2, St. Louis, 2004, Elsevier Mosby）

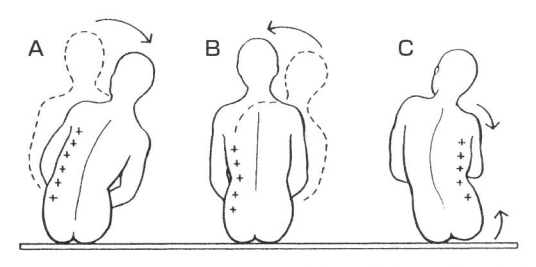

図18-8 側屈コントロール．点線は動作の開始肢位を示し，実線は体幹の最終肢位を示し，矢印は運動の方向を示し，＋記号はパターンをコントロールするために主に働いている筋群を示している（骨格筋の活動は両側の体幹で起こっている［相反神経支配］）（Gillen G, Burkhardt A：Stroke rehabilitation：a function-based approach, ed 2, St. Louis, 2004, Elsevier Mosby）

面から両肩を持ち上げて分節性に身体の反対体側方向へ寝返る」ようにさせる．このパターンは腹筋群（斜腹筋群）の求心性収縮によってコントロールされる[37]．

■協調性

協調性（coordination）とは正確にコントロールされた運動を行う能力のことである．協調性のある運動には，運動の滑らかさ，リズム，適切な速さ，必要最少限の筋群のみを働かせる精緻さ，適切な筋緊張と適切な姿勢筋緊張，および平衡機能などの特徴が見られる．筋活動の協調性は小脳で調節され，錐体外路系から影響を受けている．

協調性のある運動をするには，神経筋機構に関わるすべての構成要素が正常でなければならない．協調性のある運動は，関節固定筋群と共同筋群の収縮を伴いながら動筋群の正しい収縮とそれに同期して拮抗筋が正しく弛緩するかによって決まる．それに加えて，固有感覚，身体図式，空間を正確に判断する能力，目標とする物に向かって正しいタイミングで身体部位の方向を決定して空間の中で動く能力が正常でなければならない．

■協調運動障害

種々の病変で協調運動障害（incoordination）が起こり得る．協調運動障害は小脳と錐体外路の異常に起因していることが多い．小脳病変に起因しないものには，筋や末梢神経の疾病や外傷，脊髄後柱の損傷，そして大脳皮質の前頭葉と中心後回の損傷などが含まれる．CNS機構が正常であっても，末梢神経系の損傷による四肢の運動麻痺があれば，協調運動の検査を行うことが困難になる．

小脳障害

小脳の機能障害があれば，身体のどのような部分にでも協調運動障害や多様な臨床症状が起こり得る．たとえば，前屈み，寄りかかった姿勢（両側性損傷），脊椎の弯曲姿勢（一側性損傷），それに支持基底面を広くとった立位姿勢を含む姿勢障害を呈する．眼球の静止位置と同様に随意性および反射性の眼球運動が影響を受ける．次のものは作業療法士がよく見かける小脳の機能障害の症状である[102]．

運動失調

運動失調（ataxia）は，運動反応の始動の遅れ，運動の大きさや力の入れ方の誤り，運動の頻度の誤りや運動の不規則性として現れる．動筋群と拮抗筋群間の運動協調が下手である．この結果，運動は協調性を失い不規則になる．運動失調があるクライエントが，ある対象物に手を伸ばす時，クライエントと対象物の最短距離が直線を示さないのは明らかである．歩行の運動失調があるクライエントは，腕の振りが減少あるいは消失し，動揺性で支持基底面が広い歩行になる．不均等な歩幅で倒れやすい．小脳半球の一側にのみ障害をもつクライエントは損傷のあるほうへ倒れる傾向があるか，損傷された小脳の同側の下位運動神経に影響して機能障害を呈するようになる．運動失調により姿勢の不安定性を起こすことになる[28,74]．

変換運動障害

変換運動障害（adiadochokinesis）は回内と回外や肘関節の屈曲と伸展などの交替運動が素早く行えなくなる障害である．Prestonはこの障害を10秒間でクライエントが何回反復できるかによって検査している．1反復は1回の完全な回外と回内で構成されている．最初に非障害側（あるいは障害が軽い方）から検査を実施することがよい．その後で患側を非障害側と比較する[84]．

測定障害

測定障害（dysmetria）は運動標的へ手を伸ばすために必要なROMの推定ができなくなる障害である．2種類の測定障害がある．測定過大症（hypermetria）では四肢は標的を越えてしまう．反対に測定過小症（hypometria）では四肢は目標に届かない[74]．

共同運動障害

共同運動障害（dyssynergia）は文字どおり，随意運動がその構成要素にまで分割され，バラバラなぎくしゃくとした動きとなる「運動の乖離」である．共同運動障害は発音と発声の問題の原因にもなり得る[25,74]．

Holmesの跳ね返り現象

Holmesの跳ね返り現象（rebound phenomenon of Holmes）は検出反射（check reflex）が欠如している状態で，何かを打たないように素早く動きを止める能力の障害である．たとえば，検者が加える抵抗に抗してクライエントが腕を屈曲させている時，その抵抗が急に取り除かれると，クライエントの手は自分の顔面や身体を思わず打ってしまう[25]．

眼振

眼振（nystagmus）は上下，左右，あるいは回旋方向への眼球の不随意運動の状態のことである．眼振は姿勢バランスに必要な頭部の動きや細かな調節運動を難しくする．眼振は，前庭系，脳幹，小脳の損傷の結果として起こり得る[25]．

構音障害

構音障害（dysarthria）は発語器官の協調運動障害が原因の爆発性言語または不明瞭言語である．このクライエントの発声の調子も一様でなく，鼻声や振戦様あるいはその両方である場合がある[25]．

錐体外路障害

錐体外路障害（extra-pyramidal disorders）は運動減少状態あるいは運動亢進状態を特徴としている．パーキンソン病は，運動減少症〔運動緩徐（bradykinesia）〕，歯車様固縮と鉛管様固縮，姿勢メカニズムの低下あるいは消失，そして静止時振戦，丸薬まるめ様振戦などの特徴を示す[27]．

「パーキンソンプラス（Parkinson's Plus）」とは神経学的な障害を付随しているパーキンソン病の症状がある運動障害の一群につけられた名称である．進行性核上性麻痺（progressive supranuclear palsy；PSP））はこの病変の1つである[52]．PSPに罹患しているクライエントは「垂直動眼注視の消失，頚部と体幹筋群の固縮，認知症，そしてパーキンソン症候[51]」を呈し，通常，振戦は認めない．余命はパーキンソン病の場合より短い．6年から10年以内に死亡することが多い[51]．

舞踏病

舞踏病（chorea）は不規則，無目的，不随意，粗大，素早い，ぎくしゃくした，非リズム的といった症状の発現する場所が変動する運動である．これらの運動は睡眠中にも起こることがある[25]．舞踏病としばしば一緒に現れる2つの診断名に，晩発性ジスキネジー（tradive dyskinesia）とハンチントン病（Huntington's disease）がある．晩発性ジスキネジーは薬物誘発性の障害で，神経抑制剤の使用に関連して起こることが多い．作業療法士は精神科の施設で晩発性ジスキネジーのクライエントに会うことが最も多い．ハンチントン病は遺伝性の染色体性優性疾患である．ハンチントン病があるクライエントは舞踏病様運動の失調性歩行を呈する．病気が進行するにつれ，固縮が進む．舞踏病の運動はアテトーゼ運動よりも素早い動きである[52]．

アテトーゼ運動

アテトーゼ運動（athetoid movements）は主に四肢の遠位部で見られる連続的でゆっくりとした，くねるような非リズム的な運動である．同一の対象者には同一のパターンが出現し，睡眠中は出現しない[25]．成人のアテトーゼは無酸素脳症の後やウィルソン病で起こり得る．運動パターンには「腕の伸展と屈曲，前腕の回外と回内，そして手指の屈曲と伸展」が含まれている[51]．舞踏病と一緒に起こるアテトーゼは「舞踏アテトーゼ」と名づけられている[52]．

ジストニー

ジストニー（dystonia）によって，しばしば脊柱のねじれとそれに伴った体幹のよじれが一緒になった四肢の固執した姿勢（たとえば，手関節と手指の過伸展と過屈曲の）をとる結果となる[1]．ジストニー様運動はしばしば連続することが多く，痙縮を伴った運動として現れることが多い．図18-9は右手関節と手指にジストニーを呈している外傷性脳損傷のクライエントを示している．ジストニーを初発とするものと続発性とするものがあり，後者は他のCNS障害（たとえば，低酸素性脳損傷や脳腫瘍など）で生じるものである．分節性ジストニーは隣接する2つあるいはそれ以上の身体部位が関わっている．全身性ジストニーや多発性ジストニーもある．局所性ジストニーでは，書痙，音楽家痙攣，痙性斜頚などに見られるような，一肢のみが関係する[51]．

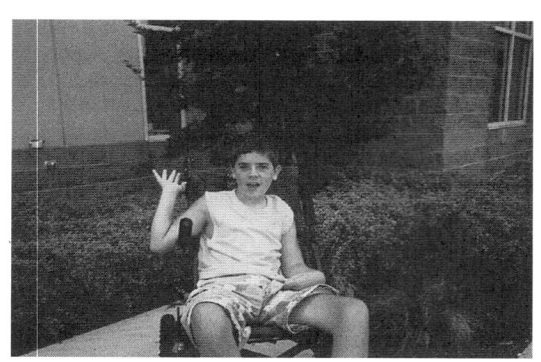

図18-9 右の手関節と手指の伸筋群のジストニー様姿勢を示すクライエント．左の手関節は重度の筋緊張亢進状態を呈している．筋緊張の異常は外傷性脳損傷による．

バリズム

バリズム（ballism）はまれな症状で体幹と四肢の近位筋の連続する急激な粗大な動きを起こす．バリズムは四肢を急に振り払うような動きを起こす．バリズムは反対側の視床下核の病変により起こり，身体の一側に起こる（片側バリズム）[25, 74]．

振戦

普通に見られる3つの振戦（tremor）は次のものである．

1. 企図振戦（intention tremor）は，小脳疾患に伴うもので，随意運動を行っている時に起こる．多発性硬化症でよく見かけることであるが，運動を終える時にその振戦は激しくなる．企図振戦があるクライエントは細かく正確に四肢を位置させる必要がある課題を行うことに困難が起こるだろう（たとえば，コップで飲む，鍵穴に鍵を挿入するなど）．
2. 静止時振戦（resting tremor）は静止している時に出現し，随意運動を始めると止まる．パーキンソン病で見られるように，大脳基底核の損傷や病変で出現し得る．
3. 本態性家族性振戦（essential familial tremor）は常染色体優性素質を示す遺伝性の疾患である．この振戦は，正確で細かな課題を行っている時に最も明瞭に現れる[51]．

■協調性の評価

協調性の医学的評価

協調運動障害は，運動の頻度の誤り，運動リズムの誤り，運動範囲の誤り，運動方向の誤り，運動出力の誤りの要素からなっている[36]．したがって，観察は臨床的評価の重要な要素の1つである．協調運動障害の神経学的検査には，鼻-指-鼻テスト，指鼻テスト，踵-膝テスト，膝叩き（回内-回外）テスト，手叩きと足叩きテスト，ピアノ弾き様テスト（finger wiggling test），渦巻き描きなどがある．これらの検査で測定異常，共同運動障害，変換運動障害，振戦，運動失調を検出することができる．通常，これらの検査は神経内科医あるいはリハビリテーション医が実施する．磁気共鳴画像やコンピュータ断層撮影スキャンが指示されることもある．EMGによる振戦の周波数評価は，医師が振戦のタイプを正確に診断するために役立つ[51]．

協調性の作業療法評価

選択された活動や特定の遂行検査は協調運動障害の影響を明らかにすることができる．作業療法士はADL評価を行っている間に協調運動の困難を観察することができる．作業療法士は，書字，容器の蓋を開ける，お手玉やボールを投げたり受けたりする，盤ゲームで遊ぶなど，協調性のある筋機能が必要な模擬課題を用意することができる[94]．作業療法士は運動の不規則な動きの出現頻度や協調運動の障害を代償するために起こす唐突な運動の出現頻度を観察すべきである．このようにさまざまな活動を行っている間，不規則でぎくしゃくした動き，唐突な動き，そして目標点を通り過ぎるなどの運動障害が顕在化する．協調運動障害を評価する時，次の一般的な指針と問いが利用できる．

1. 初めに坐位姿勢で筋緊張と関節可動性を評価する．
2. 上肢が機能的な運動をしている間に近位から遠位に向かって運動失調がないかを観察する．身体から遠ざかる運動と身体に向かう運動のどちらがクライエントにとってより困難なのか？　運動可動域のどの角度で運動失調が最も強いのか？

3. 機能的な課題を行っている間，近位から順に遠位にかけて関節群を固定し，固定した場合と固定しなかった場合のクライエントの遂行の違いについて注目する（スプリントや罹患身体部位を壁に押し当てたりして固定をすることができる）．課題を行っている時に重りや抵抗が振戦を軽減するのかを決めるために，重錘バンドを（注意して）使うことができる．与えた抵抗の総量を記載しておく．重りが協調性を悪化させるかを観察する．時に，重りの使用が振戦を増強する場合もある．
4. 振戦を観察する．眼球運動や発話は影響されているのか？
5. クライエントの情緒状態は協調性に影響を及ぼしているのか？
6. クライエントの運動失調あるいは協調性の問題は作業に従事することにどのように影響を及ぼしているのか？
7. クライエントにとってどの機能が重要であるのかを決めるために，クライエントの役割，日課，目標，環境について尋ねる遂行パターンのインタビューと同様に作業プロフィールについても尋ねる．

運動機能と手の巧緻性についての多くの標準化された検査法があり，協調性を評価するために利用することができる．それらの検査法の一部には，Purdue Pegboard[88]，Minnesota Rate of Manipulation Test[75]，Lincoln-Oseretsky Motor Development Scale[64]，Pennsylvania Bimanual Work Sample[83]，Crawford Small Parts Dexterity Test[22]，Jebsen-Taylor Hand Function Test[53]，9-Hole Peg Test[67]などがある．この章の冒頭ですでに説明したように，GWMFTなどのCVAの標準化機能評価法は，協調運動障害への作業療法介入の有効性を測定するためにも役立てることができるだろう[76]．

■作業療法介入

筋緊張亢進状態と痙縮に対する介入

筋緊張亢進状態は上位運動神経系障害の一部にすぎない．不全麻痺，疲労，巧緻性の低下などの他の上位運動神経系の遂行障害を治療することは大変重要なことである．これらの障害は筋緊張亢進状態以上に機能を妨げる[14]．

筋緊張亢進の治療の前に，作業療法士と医師は筋緊張の実用的な機能を詳しく調べる必要性がある．筋緊張亢進状態は立位をとり移乗を助ける，筋容量を維持する，深部静脈の血栓症や骨粗鬆症や浮腫を予防するなど，役立つ効果をもたらすことがある．痙縮によって，ADLや歩行，睡眠，車いすでの姿勢維持を妨げている場合，また強い疼痛を起こしたり，衛生動作を制限（手や腋窩を洗うことができなくなるなど）したり，拘縮あるいは褥瘡を引き起こす時などには介入が必要である．筋緊張亢進状態，あるいは痙縮は保存療法，薬物療法，外科手術などで治療されるだろう[87]．

保存療法アプローチ
[体重負荷]

筋緊張亢進状態の軽減と上肢不全麻痺の改善のため，上位運動神経損傷があるクライエントを治療する時に，作業療法士は体重負荷の技法／活動を長年使ってきた．CINAHLとMedlineによる英語文献検索で体重負荷の神経心理学的効果を調べると，最近の研究（過去10年間）で3つしか発見できなかった．

上肢への体重負荷を行っている間，運動単位への皮質脊髄性促通が起こっていたとBrouwerとAmburyは結論した．彼らは，体重負荷による求心性の入力が運動の皮質性興奮を増加させたと考えた[15]．ChakerainとLarsonは痙直型脳性麻痺児の手の開きと把握への体重負荷の効果について研究した．クライエントの手掌面積をコンピュータで測定した．体重を負荷した後に面積の増加があり，把握に必要な運動構成要素の成熟度が増加した[19]．McIllroyとMakiは体重を負荷している時に罹患している腕を使うと，体重を負荷している四肢を通して姿勢反応が起こり，姿勢攪乱で起こる姿勢反応を示した[72]．

体重負荷は機能遂行を改善するために確実に要求されているにもかかわらず，体重負荷がどのようにしてなぜ作用を示すのかを生理学的に報告したうまく統制された研究は少ない．クライエントは，座っていて床の上にある対象物をつまみ上げようとして

手を伸ばす時，倒れないようにするために上肢で姿勢を支える必要がある．立っている時，戸棚の高所へ手を伸ばす時にバランスを保つために上肢への体重負荷が必要となる[38]．

伝統的感覚運動アプローチ

神経筋促通手技（PNF；第30章参照）はいろいろな疾患の運動のコントロール獲得に有効であることが示されている[95]．神経発達学的治療（Neuro-Development Treatment；NDT）協会[78]によると，NDTアプローチを使う作業療法士は，

・「さまざまな要素が複雑に絡み合った運動への深い分析と，多様性がある広範な環境下で機能的に運動を引き出し使えるようにするために，個々の細かな部分と全体との関係の仕方の分析を利用する．

・運動のコントロールは多くの身体機構の複雑な相互作用に基づいていて，その身体機構には行う課題そのものとその課題が実行される環境との相互作用と同様に可塑性や適応性があるとする信念をもっている．このことから，これらの要素の1つあるいはそれ以上を変化させることで機能を変えることができると考えている．

・CNS病理による影響を最小にし，機能的な問題となる拘縮や変形の予防に役立つ代償法とともに，異常な運動発現についての解釈を利用する」[78]．

BADLやIADLを営み，やり遂げるためにクライエントに筋緊張を制御させることは作業療法のもう1つの目的である．筋緊張亢進性あるいは共同運動パターンと反対の姿勢をとることや運動することは，運動のレパートリーを広げたり，正常な運動を可能な限り発達させるために重要である．時に，慢性疾患のクライエント（あるいは改訂Brunnstromの回復段階3を超えて回復が進まないクライエントの場合）に共同運動を促通することは適切なことがある（表18-1）．側面つまみや肘屈曲機能の改善を促すために共同運動パターンを促通することができる．クライエントは異常な筋緊張を調整する方法や，他者にそれを依頼する方法を教えられるべきである．クライエントは可能な限りADLに患側上肢を参加させる方法も教えられるべきである．ADL，手工芸，ゲームそして仕事活動などは総合的治療アプローチとして四肢を参加させる方法を教えるために使うことができる[99]．伝統的な感覚運動アプローチの詳細については第30章を参照のこと．

ジュアンはCVAの急性期からの回復期にあった．彼の改訂Brunnstromの回復段階は4であった（表18-1を参照）．彼には，ADL課題に必要なクライエント要因を回復させるためのリハビリテーション潜在能力があった．作業療法士は，手指の完全伸展とキーボードを使うために巧緻性を獲得させ，ドアを開けたり釣り銭を受け取るために，回外活動に対して治療を行うだろう．

作業に携わるための運動コントロールが適切な場合であっても，感覚，知覚，認知などの能力は，クライエントの機能的な目標の達成に影響を及ぼす場合がある．知覚障害はクライエントの能力を変化させる場合があり，作業療法士は知覚訓練にも重点を置く必要がある[7]．

［矯正キャスト固定］

クライエントによっては，抑制シリアルキャストあるいはスプリント固定が必要な程に一側性の筋緊張亢進状態が強い場合がある（第29章参照）．抑制肢位でキャスト固定をすると筋緊張を減弱させることに有効であることが示されてきた[46,110]．筋緊張亢進や上肢の拘縮にキャスト固定が有効であることは文献で報告されてきた[8,31,33]．

抑制肢位でのキャスト固定は中間温，持続圧迫，そして静的筋伸張位での定常関節姿勢などがもたらされるので有効である[49]．6カ月以内に起こった拘縮に，**シリアルキャスト**（serial casting）は最も有効である．キャストは二枚貝のように（2つに割って）スプリントのように装着することができる．この方法で皮膚を防御することができ，作業療法士はキャストを外して四肢に働きかけることが可能になる．しかし，多くの臨床家は2つ割りにしていないキャストの方が有効であり，実際に皮膚の損傷も少ないと信じている．シリアルキャストの過程の中で廃棄したキャストを使い，切り開いた部分を作り，治療している関節の望ましい方向への運動ができるようにすることができる．屈筋の筋緊張亢進状態にある肘を例にすると，腕に巻いた長いキャストの上腕背側部に開口部を作り，腕を伸展させるために上腕三頭筋に促通することが可能になる．

望ましい姿勢に達し，最後のキャストあるいはス

表 18-1　脳血管障害または外傷性脳損傷による片麻痺があるクライエントの多職種による痙縮管理のための改訂 Brunnstrom 運動回復段階

Brunnstrom 回復段階	腕と手の Brunnstrom 運動回復	多職種による痙縮管理の選択肢
第1段階（Stage 1）	弛緩状態，随意運動なし．	PROM とスプリントで拘縮を予防する．中手指節関節の伸展拘縮の危険性がある．
第2段階（Stage 2）	痙縮が出現し始め，肩甲骨の後退筋群・挙上筋群，肘屈筋群，前腕回内筋群に弱い共同運動が出現し始める．	PROM とスプリントで拘縮を予防する．肩，肘，前腕，手指屈曲の拘縮の危険性がある．重力軽減面での自動運動を促す．この段階では，神経ブロック*や外科的治療は一般に適応はない．
第3段階（Stage 3）	痙縮が増強する．共同運動パターンは物を運ぶ時に役立つことがある．共同運動パターンもしくはその要素の一部を随意的に行うことができる．粗大な握りが発現するが，手指の開きはできない．母指の内転および長母指屈筋の筋緊張を介して側面つまみが可能になる．	急性期：拘縮予防のために神経もしくは運動点ブロックの適応となる．ブロックによって動筋の痙縮が軽減すれば，それによって覆い隠されていた拮抗筋群の運動によって回復を促通できる可能性がある．作業療法への提言については成書を参照のこと．慢性期：全ての保存療法がうまくいかなかった時は，手の衛生や上衣の更衣を行いやすくするために拘縮除去の整形外科的手術を行う．
第4段階（Stage 4）	痙縮が軽減し始め，共同運動を組み合わせた運動が可能になる．肘の伸展，手関節と手指の伸展が出現してくるが，全可動域の動きではない．	急性期：神経ブロックの適応として最適あるいはよい段階にある．痙縮のある動筋のブロックによって拮抗筋の運動コントロールを獲得するよりよい機会が得られる．作業療法への提言については成書を参照のこと．慢性期：整形外科的手術による危険性がある場合，またはその効果を受容できないクライエントの場合，年間3回から4回のブロックを継続する．整形外科的手術には拘縮改善ばかりでなく機能獲得の処置も含まれる．
第5段階（Stage 5）	この段階では痙縮は優性ではない．手指の伸展は全可動域にわたり可能である．分離した手指の伸展が可能である．3指つまみが可能であるが，運動コントロールは不良である．手内筋の機能が出現し始める．	ブロックによって細かな運動コントロールを獲得するには最適な段階にある．たとえば，母指対立筋，短母指外転筋，短母指屈筋などの母指の手内筋の運動コントロールを促通することを目的とした長母指屈筋のブロック．
第6段階（Stage 6）	分離した関節運動が容易になる．手内筋の機能が正常になる．すべての種類の把握ができる．	ブロックや手術の適応はない．目標が達成されれば，作業療法は終了となる．

*ブロックとは，ボツリヌス毒素 A 型または B 型による科学的脱神経，もしくはフェノールもしくはアルコールによる運動点ブロックを意味する．
注：上肢の回復は麻痺の程度によってさまざまである．全ての段階を経て回復するクライエントはほとんどいない．
Brunnstrom S : Movement therapy in heniplegia, Philadelphia, 1970, Lippincott Williams & Wilkins.

プリントで筋緊張の制御が可能になった時，シリアルキャストは終了すべきである．2回から3回目のキャスト固定を外した時に PROM の増加が認められなかった場合には，シリアルキャストを中止すべきである．しかしながら，最後のキャストを捨てずに2つ割りにして，拘縮が増悪することを予防するために歯科矯正の保定装置のように「維持的」スプリントとして使う．手関節や手指を抑制姿勢に保持するための新しく技術開発された市販されている多種の痙縮軽減スプリントを利用できる．作業に四肢

を参加させ続け，キャスト固定によって獲得されたROMを維持するために，可能な限り四肢に体重を負荷し続けるよう，クライエントと家族に教育する必要がある[87]．

物理療法手段

寒冷，表層温熱，超音波，神経筋電気刺激などの物理療法手段は，これを使うための適切な教育を受け，それらを使える作業療法士が，目的活動を行うための準備として，目的活動と併用して，あるいは筋再教育の手段として利用することができる．超音波は一時的に筋緊張亢進状態を抑制したり，あるいは減弱させ，腱と筋の伸張性を増加することに役立つ．超音波を伸張と一緒に使うとよい[87]．神経筋電気刺激は麻痺がある筋の筋力増強が示されている[17,47]．

ジュアンは手指の外来伸筋群である総指伸筋への神経筋電気刺激によって手指の伸筋群の筋力と可動域を実際に獲得した．彼の外来筋の筋力は1カ月以内に3−/5から4/5へと改善した．

遠位部から近位部へのアプローチ

現在，Saebo社によって開発された機能的筋緊張制御（Functional Tone Management；FTM）による上肢訓練プログラムが，治療介入の弱点を補うものとして神経学的障害がある上肢と手指に応用されている．Saeboに基礎を置く作業療法士は，握りや離しの能力が上肢を日常活動に再統合させるために重要なので，上肢への神経学的リハビリテーションにはパラダイムシフトが必要であるとする理論を示した．Bobathに基づくプログラムなどの伝統的な治療介入では近位から遠位へ向かう回復パターンを基礎にしているが，Saeboは握りと離しを結合させた上肢運動を初期から開始させることに重点を置く遠位活性化モデルに基づくFTM上肢訓練プログラムを開発した．手指にFTM上肢訓練を行うために，SaeboはSaeboFlexと名づけた手の動的な装具を開発した（図18-10）．

SaeboFlex装具は筋緊張亢進を呈している人の手指に対して，手指を開かせた機能的肢位をとらせる．手関節の支持部と手指と母指への強さを変化させられるスプリングシステムによってこの肢位をとらせることができる．一度，手が開くと，クライエ

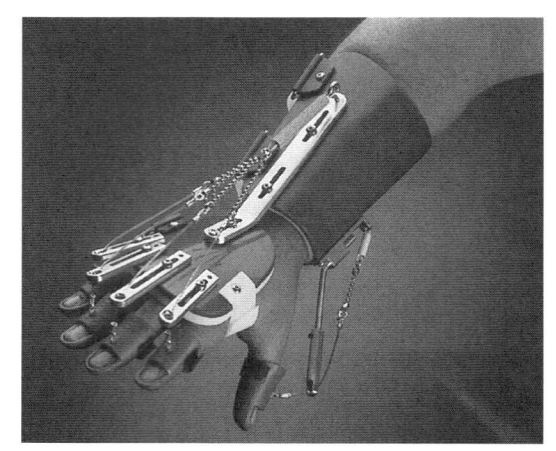

図18-10 SaeboFlex dynamic orthosis（Saebo社，Charlotte, NC.の好意による）

ントは運動のコントロールを改善させるために手指の屈筋への再訓練を始めることができる．SaeboFlexを装着している間に，クライエントは対象物をつかむために段階づけた手指の屈筋群の収縮を再学習する．手指と母指のスプリングシステムとクライエント自身の筋活性をゆるめる努力が一緒になって，手に持った対象物を離すために十分な手の開きが実現する．

一度，クライエントがSaeboFlexを楽に使用できるようになると，FTM上肢訓練プログラムを開始することができる．このFTMプログラムは，クライエントが機能的な目標に向かって進む上肢の訓練に特化した高頻度の握り離しを組み合わせた練習課題である．相当数の研究によってFTM上肢訓練プログラムが支持されているが[16,34,103]，このプログラムは特に抑制—誘導プログラムを使う時に必要とされる手関節と手指の伸展を必要としない．臨床で観察されたFTM上肢訓練プログラムによる改善には，肩と肘と手関節のAROMの増加，上肢Fugl-Meyer得点の改善，改訂Ashworth得点の低下などがある[32]．受傷後20年までのクライエントで改善が示されている．SaeboFlexとFTM上肢訓練プログラムを使った独立した研究が現在実施されている．

薬物療法

医師による経口薬，短期神経ブロック，長期神経ブロックを含む薬物療法が実施されている．

重度な疼痛を伴った重度筋緊張亢進状態のクライエントには，その疼痛原因の評価が必要である．薬物療法やその他の疼痛管理技術は治療方法の一部になる．上位運動神経性の痙縮に対して通常使われている4つの経口薬は，ジアゼパム（diazepam），バクロフェン（baclofen），ダントロレンナトリウム（dantrolene sodium），チザニジン（tizanidine）である．ダントロレンナトリウムは骨格筋に作用する．ダントロレンナトリウムは鎮静効果が少ないので脳性痙縮に適している．しかし，筋力低下や肝障害を起こす可能性がある．ジアゼパムの副作用には嗜眠傾向，疲労感，嗜癖傾向などがある．バクロフェンは脳損傷よりも脊髄損傷に対してより効果を発揮する．この薬物は錯乱，嗜眠傾向，幻覚などの副作用を起こす可能性がある．きわめて頻繁に痙攣を起こす原因となるので，ジアゼパムもバクロフェンも急に使用を中止できない．塩酸チザニジンは多発性硬化症と脊髄損傷の痙縮を低下させるとされている．この薬物の副作用には低血圧症，鎮静作用，幻視などがある．どの薬物を使用していても，クライエントの全体的な機能の障害になっている副作用に気づけば，医療スタッフと連絡をとることは作業療法士にとってきわめて重要なことである[87]．

　神経ブロックと運動点ブロックは筋緊張を軽減させたり消失させるために化学薬物を注射する方法である．短期と長期のブロック法がある．短期ブロックは一時的に疼痛や筋緊張を軽減させるために麻酔薬（ブピバカインなど）を注射する．このような短期ブロックは医師が筋緊張亢進と拘縮とを鑑別することに役立つ[86]．短期ブロックは使用する麻酔薬によって1時間から7時間続く．

　長期ブロックは通常，フェノールやボツリヌス毒素A型（Botox）またはボツリヌス毒素B型（Myobloc®）を注射し，数カ月間効果が続く．Botox®は痙縮性筋緊張亢進に2カ月から5カ月間にわたり効き続ける．ボツリヌス毒素B型は痙性斜頚を12～16週間にわたり和らげることが報告されている[2]．フェノールブロックはその注射を運動点にするのか（2～3カ月），運動枝にするか（8カ月）によって違うが，2カ月から8カ月にわたって効果が続く．フェノールとボツリヌス毒素A型とB型は作用機序が異なっている．ボツリヌス毒素A型とB型は化学的脱神経によって効果を得るが，フェノールは運動点あるいは運動枝の神経組織の破壊によって効果が得られる．どちらのブロックでも動筋の筋緊張亢進状態の軽減あるいは消失に利用できる．これらのブロックによって拘縮を予防したり，筋緊張が亢進した筋を弱化させたり，弛緩させることに役立つ[20, 44, 81]．長期ブロックの効果とその持続時間は作業療法士に拮抗筋の筋力増強とその機能を増強するための機会を提供する．長期ブロックと連続ギプスやスプリント装着の組み合わせがよく使われている．上肢への長期ブロックは肩甲下筋，上腕橈骨筋，浅指屈筋に対して一般に使われる[87]．

外科的治療

　筋緊張亢進状態をコントロールするための手術は選択肢の1つである．動的EMGは整形外科医が手術計画を立てる助けになる．整形外科的治療で機能改善や拘縮除去ができる．上肢の機能的外科治療の例には，肘屈曲拘縮を軽減し肘伸展を獲得するための上腕二頭筋腱延長術，掌内母指（thumb-in-palm）解除術，手関節屈曲変形力の除去と同時に手関節の伸展を増進させるための尺側手根屈筋腱を長橈側手根伸筋腱あるいは短橈側手根伸筋腱に移行する手術などがある[84]．手指外来屈筋群の筋長を長くするために浅指屈筋を深指屈筋に移行する手術は拘縮除去術の1例である[48]．

　髄腔内バクロフェンポンプ（intrathecal baclofen pump；ITB）埋め込み術と称される神経外科的治療を受けた重篤な痙縮症状を呈するクライエントを見かけることがある．この方法はバクロフェン経口投与による中枢神経系への副作用を防ぎつつ，脊髄レベルでバクロフェンが注入できる．このITBは腹腔皮下に埋め込んだポンプからカテーテルで髄腔（クモ膜下）内に痙縮減退薬であるバクロフェンを直接に注入する．クライエントにはポンプ埋め込みを受ける前に，髄腔内バクロフェンの適応を決めるために腰椎穿刺検査を実施する必要がある[73]．

　ITBは重篤な脊髄性痙縮と多発性硬化症に伴う痙縮を軽減させるばかりではなく，大脳性の痙縮をも軽減させる優れた効果があることが示されてきた．さらに詳しい薬物療法や外科的治療や，それらと作業療法の関連については，Hechtの「Spasticity Management：Rehabilitation Strategies」を参

照されたい[87].

固縮に対する治療

除脳固縮や除皮質固縮は軽減したり，増悪する．固縮が軽減している時は，坐位姿勢で固縮が軽減するのでクライエントを車いすや背もたれいすへ移乗させることが奨励される．精神興奮性が高まっている時には固縮が増悪する[59]．パーキンソン症状による拘縮は温熱，マッサージ，牽引，ROM 運動などに反応する時もある．立ち上がる前の前後方向の揺れるような運動は姿勢変換に役に立つことがある[65]．固縮に対する他の治療方法については，パーキンソン病について説明している第 35 章を参照のこと．

弛緩筋に対する治療

上位運動神経障害による筋弛緩状態（たとえば，急性 CNS 損傷による脊髄あるいは脳ショック状態からの回復期）には，体重負荷，高周期振動，タッピング（tapping），クイックストレッチ（quick stretch），時間の多くを弛緩側に体重をかけたベッド姿勢，機能的神経筋電気刺激などの促通手技を用いて治療する．支持のために手と手関節へのスプリントが処方される．スプリントの過度な装着によって拘縮が起こる場合があるので，作業療法士はスプリントの装着をしっかり管理する必要がある．PROM 訓練もまた必要である．感覚と固有受容性のフィードバックを与えるために，ADL 課題を実施している時，上肢はできるだけ正常な肢位になるように他動的に姿勢をとらせる．クライエントが食事をする時は，Dycem（滑り止めシート）が敷かれた食卓の上に腕を置くようにさせる[29]．正しい姿勢と関節保護法についてのクライエントと家族への教育は，膝から腕を落としたり，車いすの車輪に腕をぶつけてしまうような，軟部組織の過剰伸展を予防し，怪我を予防するために重要である[87]．

協調運動障害に対する治療

確かに協調運動障害の治療は困難である．運動学習と運動コントロールに基づいた活動の段階づけは近位関節の安定性を獲得し，ひいては運動性を獲得するうえで活用できる．反射と異常な共同運動パターンを変化させ，立ち直り反応や平衡反応などの姿勢コントロール機構の働きを強化することは，協調性の改善に役に立つ．体重負荷，関節接合（joint approximation），滞空と保持（placing and holding）手技，定点固定（fixed points of stability）（机上でクライエントの肘や手関節を固定する）などの手技が活用できる．

クライエントに視覚を活用させて上肢の動きをコントロールさせることは大切である．作業療法士は小さな運動範囲から始め，クライエントの進歩に合わせて徐々にその運動範囲を拡大させていく必要がある．初期には，平面上でクライエントにとって最も簡単な運動方向で作業をさせ，より難しい運動方向に向かうようにさせる．小脳性あるいは錐体外路性の原因による不随意運動，特に原発性運動障害によるものは制御したり変化させることが難しい．外傷性脳損傷や脳卒中による運動障害については，作業療法士はより影響を及ぼすことができる．

協調運動障害を代償するための方法や用具は，各種 BADL や IADL をより安全にそしてより実用的に満足して行わせるために必要とされる．作業プロフィールから得られる情報は適切な活動や装置を選択したり，クライエントが家庭環境でも実施できる適応方法を決めたりするために必要である．医師は振戦や他の不随意運動パターンを軽減させる 1 つの方法として薬物療法や外科的治療を採用することもある[74]．

運動障害に対する外科的治療

運動障害に対する神経外科的治療にはバリズム，ハンチントン舞踏病，パーキンソン病，本態性振戦，アテトーゼに対する定位視床切断術などがある．ジストニーの外科治療には脊髄神経根切断術，神経切除，凍結視床切除，ITB 埋め込み術などがある[51]．本態性振戦やパーキンソン病の振戦を軽減させるために深部脳刺激法が有効であることが示されている[74, 97]．

最近のマネジドケアシステムによって，作業療法士は初期医療医から以前よりも多くの依頼を受け取ることになってきた．運動コントロールの問題を内科学的ならびに外科学的に改善させる方法について基本的な知識を備えた作業療法士は，専門医への依頼を提案するという振り分けの役割を果たすことができる．

ケーススタディ：ジュアン（その2）

ジュアンはCVAによる運動コントロールの障害を経験している．その結果として，作業遂行の領域，遂行パターン，遂行運動技能が障害され，多くのクライエント要因に影響を及ぼしていた．幸いなことに，CVAによっても近位部の運動コントロールは影響を受けていなかった．遠位部の運動コントロールは影響を受け，大黒柱としての以前の役割を遂行することを妨げていた．

ジュアンは次の3つの理由によって左手でキーボードを操作することができなかった：(1) キーボードで入力しようとすると，手指屈筋の中等度の筋緊張亢進によって手指が屈曲位になってしまう，(2) 拮抗筋群（手指伸展の手内筋が外来筋よりも弱い）は，筋緊張が亢進している動筋による手指屈曲に打ち勝って働くには弱すぎる，(3) 動筋と拮抗筋群の収縮のタイミングが異常であり，キーボード入力に必要な協調性を妨げている．Graded Wolf Motor Function Testの左手の時間スコアの高さは協調性障害の客観的測定値を示していた．

ジュアンは回内筋の中等度の筋緊張亢進のために，自動車のドアを開ける，ドライブスルーの会計窓口でお釣りを受け取る，中身をこぼさずにグラスを運ぶことができなかった．また，回内筋の筋緊張亢進によって可動可能な回外を制限されていた．さらに，回外筋の筋力は弱く（4−/5），回内筋の筋緊張亢進に対抗する十分な筋力がなかった．CVAによる巧緻性の障害と相まって，この障害がこれらの活動遂行を妨げていた．

手指伸筋群の運動コントロールを改善するために，キャッチボールで約13 cmのスポンジボールを離すというホームプログラムを加えた．タオルで顔を拭く時に左手を参加させることも手指の完全伸展を獲得することに役立つだろう．手内筋の運動コントロールのための良い活動として，PIP（近位指関節）とDIP（遠位指節間）関節の伸展を組み合わせて手指で紙のボールをはじくフットボールがある．回外筋のためには，膝上で軽いハンマーを持ち，回内と回外を繰り返し行うことを始めることができる．彼は左手で室内の軽いドアを開けることから始め，自動車のドアなど重いドアへと進めていった．また，左手で空のグラスを運ぶことから始め，徐々に1/4，1/2，3/4に満たしたグラスを運ぶことに進めていった．作業療法士は，彼が手関節と手指の伸展を組み合わせた活動を行っている時に，可動域と筋力の回復を促進するために，左の手関節の伸筋群と総指伸筋に電極を貼付した神経筋電気刺激の治療を行った．その他に，推奨される電極の貼付部位は上腕二頭筋と回外筋である．この場合，陰極の電極を回外筋に貼り，陽極の電極を上腕二頭筋に貼る（非対称性波形を使用する）．さらに，能動的な回外の運動を行わせる．

明らかに，ジュアンの病前の労働時間は長かった．十分な睡眠時間を確保できなかったし，高血圧をコントロールできていなかった．作業療法には労働と安静，余暇活動のバランスについての教育を含める必要がある．回復過程では，妻が子どもたちを自動車で学校に連れて行く役割を代行した．ところで，現在ジュアンは復職しており，1日に8〜9時間働き，病前の75%のスピードでキーボードを操作できている．COPMの面接で彼が挙げた目標の全ての目標は達成されている．全ての手指の伸展は完全に可能であり，手指の外来筋群の筋力は4/5である．残存している2つの運動障害は，示指のPIP関節の伸展筋力の低下（3+から4−）と他の手指と比べてかなり遅いPIP関節伸展である．現在，血圧はよくコントロールされている．睡眠時間は1日に8〜10時間である．

[要約]

前述したケーススタディで述べたように，運動コントロールの構成要素に異常があれば，運動の質と作業遂行領域での行為に影響が及ぶ．標準化された検査や作業遂行時の運動の観察を使って，作業療法士は筋緊張，上肢の回復，協調性などを評価する．運動コントロールの評価結果はクライエントと作業療法士が適切な介入方法で協働するために役立つ．運動コントロールの改善によって価値ある経験をクライエントと作業療法士にもたらす．

[復習のための質問]

1. 可塑性を説明せよ．
2. 医師はどのような時に長期間神経ブロックあるいは運動点ブロックを推奨するのか述べよ．
3. 固縮の特徴について述べよ．
4. 痙縮と筋緊張亢進の類似点と相違点を比較せよ．
5. 筋緊張の評価はクライエントの全体的な運動機能と一緒に実施しなければならない．その

理由を述べよ．

6. 上肢の筋緊張評価はどのようにするのかを実際の動作で示せ．
7. 平衡反応と運動コントロールにおけるその機能的働きについて述べよ．
8. 非対称性緊張性頸反射が出現している時に生じる機能的な問題について述べよ．
9. 舞踏病とアテトーゼの類似点と相違点を比較せよ．
10. 運動失調症について述べよ．
11. 次の振戦について類似点と相違点を比較せよ：本態性家族性振戦，静止時振戦，企図振戦．

引用文献

1. Adams RD, Victor M, editors: *Principles of neurology,* ed 5, New York, 1993, McGraw-Hill.
2. Albany K: Physical and occupational therapy considerations in adult patients receiving botulinum toxin injections for spasticity. In Mayer NH, Simpson DM, editors: *Spasticity: etiology, evaluation, management and the role of botulinum toxin,* New York, 2002, We Move™
3. Allison SC, et al: Reliability of the Modified Ashworth Scale in the assessment of plantar-flexor muscle spasticity in patients with traumatic brain injury, *Int J Rehabil Res* 19(1):67, 1996.
4. Ashworth B: Preliminary trial of carisoprodol in multiple sclerosis, *Practitioner* 192:540, 1964.
5. Bell-Krotoski JA, et al: Threshold detection and Semmes-Weinstein monofilaments, *J Hand Ther* 8(2):155, 1995.
6. Berg KO, et al: Measuring balance in the elderly: preliminary development of an instrument, *Physiother Can* 41:304, 1989.
7. Bernspang B, Fischer AG: Differences between persons with right or left CVA on the Assessment of Motor and Process Skills, *Arch Phys Med Rehabil* 76:1114, 1995.
8. Blackburn M, et al: Reliability of measurements obtained with the modified Ashworth scale in the lower extremity of people with stroke, *Phys Ther* 82(1):25, 2002.
9. Blanton S, Wolf S: An application of upper extremity constraint-induced movement therapy in a patient with sub-acute stroke, *Phys Ther* 79(9):847, 1999.
10. Bohannon RW, Smith MB: Interrater reliability of a modified Ashworth scale of muscle spasticity, *Phys Ther* 67(2):206, 1987.
11. Bontke CF, Boake C: Principles of brain injury rehabilitation. In Braddom R, editor: *Physical medicine and rehabilitation,* Philadelphia, 1996, WB Saunders.
12. Botox®, Allergan pharmaceuticals, Inc. 2525 Dupont Drive, P.O. Box 19534, Irvine, CA 92713-9534.
13. Boyd R, Graham H: Objective measurement of clinical findings in the use of botulinum toxin for the management of children with cerebral palsy, *Eur Journal of Neurol* 6:523, 1999.
14. Brashear A, et al: Inter- and intrarater reliability of the Ashworth Scale and the Disability Assessment Scale in patients with upper limb poststroke spasticity, *Arch Phys Med Rehabil* 83(10):1349, 2002.
15. Brouwer BJ, Ambury P: Upper extremity weight bearing effect on corticospinal excitability following stroke, *Arch Phys Med Rehabil* 75:861, 1994.
16. Butefisch C, et al: Repetitive training of isolated movements improves the outcome of motor rehabilitation of centrally paretic hand, *J Neur Sci* 130:59, 1995.
17. Carmick J: Clinical use of neuromuscular electrical stimulation for children with cerebral palsy *Phys Ther* 73(8):514, 1993.
18. Carr JH, Shepherd RB: *Neurological rehabilitation: optimizing motor performance,* Oxford, 1998, Butterworth-Heinemann.
19. Chakerian DL, Larson MA: Effects of upper-extremity weight bearing on hand-opening and prehension patterns in children with cerebral palsy, *Dev Med Child Neurol* 35:216, 1993.
20. Chironna RL, Hecht JS: Subscapularis motor point block for the painful hemiplegic shoulder, *Arch Phys Med Rehabil* 71(6):428, 1990.
21. Collin C, Wade D: Assessing motor impairment after a stroke: a pilot reliability study, *J Neurol Neurosurg Psychiatry* 53(7):576, 1990.
22. *Crawford Small Parts Dexterity Test*, New York, Psychological Corporation.
23. Cruickshank DA, O'Neill DL: Upper-extremity inhibitive casting in a boy with spastic quadriplegia, *Am J Occup Ther* 44(6):552, 1990.
24. DeBoskey DS, et al: *Educating families of the head injured,* Gaithersburg, MD, 1991, Aspen Publishers.
25. deGroot J: *Correlative neuroanatomy,* ed 21, Norwalk, CT, 1991, Appleton & Lange.
26. Desrosiers J, et al: Upper extremity performance test for the elderly (TEMPA): normative data and correlates with sensorimotor parameters, *Arch Phys Med Rehabil* 76(12):1125, 1995.
27. Dombovy ML: Rehabilitation concerns in degenerative movement disorders of the central nervous system. In Braddom RL, editor: *Physical medicine and rehabilitation,* Philadelphia, 1996, WB Saunders.
28. Donato S, Pulaski KH: Overview of balance impairments: functional implications. In Gillen G, Burkhardt A, editors: *Stroke rehabilitation: a function-based approach,* St. Louis, 1998, Mosby.
29. Dycem®, Sammons Preston Roylan. An Ability One Company. P.O. Box 5071, Bolingbrook, IL 60440-5071.
30. Eltorai I, Montroy R: Muscle release in the management of spasticity in spinal cord injury, *Paraplegia* 28(7):433, 1990.
31. Farber S: *Neurorehabilitation: a multisensory approach,* Philadelphia, 1982, WB Saunders.
32. Farrell J, et al: *Orthotic aided training of the paretic limb in chronic stroke: results of a phase 1 trial,* unpublished manuscript, 2003.
33. Feldman PA: Upper extremity casting and splinting. In Glenn MB, White J, editors: *The practical management of spasticity in children and adults,* Philadelphia, 1990, Lea & Febiger.
34. Feys H, et al: Early and repetitive stimulation of the arm can substantially improve the long-term outcome after stroke: a 5-year follow-up study of a randomized trial, *Stroke* 35:924, 2004.
35. Fosang AL, et al: Measures of muscle and joint performance in lower limbs of children with cerebral palsy, *Dev Med Child Neurol* 45(10): 664, 2003.
36. Ghez C: The cerebellum. In Kandel ER, Schwartz JH, Jessel TM, editors: *Principles of neural science,* ed 3, New York, 1991, Elsevier.
37. Gillen G: Trunk control: a prerequisite for functional independence. In Gillen G, Burkhardt A, editors: *Stroke rehabilitation: a function-based approach,* St Louis, 1998, Mosby.
38. Gillen G: Trunk control: a prerequisite for functional independence. In Gillen G, Burkhardt A, editors: *Stroke rehabilitation: a function-based approach,* ed 2, St Louis, 2004, Elsiever Mosby.
39. Goldberg C, VanSant A: Normal motor development. In Tecklin JS, ed: *Pediatric physical therapy,* ed 3, Philadelphia, 1999, Lippincott, Williams & Wilkins.
40. Gorman IG: personal communication, June 2004.
41. Gracies JM, Marosszeky JE, Renton R, et al: Short-term effects of dynamic lycra splints on upper limb in hemiplegic patients, *Arch Phys Med Rehabil* 81:1547, 2000.
42. Gregson JM, et al: Reliability of measurements of muscle tone and muscle powering in stroke patients, *Age Ageing* 29(3):223, 2000.
43. Gregson JM, et al: Reliability of the tone assessment scale and the Modified Ashworth Scale as clinical tools for assessing poststroke spasticity, *Arch Phys Med Rehabil* 80(9):1013, 1999.
44. Hecht JS: Subscapular nerve block in the painful hemiplegic shoulder, *Arch Phys Med Rehabil* 73(11):1036, 1992.
45. Held JP, Pierrot-Deseilligny E: *Reeducation motrice des affections neurologiques,* Paris, 1969, Bailliere.
46. Hill J: The effects of casting on upper extremity motor disorders after brain injury, *Am J Occup Ther* 48(3):219, 1994.
47. Hines AE, et al: Functional electrical stimulation for the reduction of spasticity in the hemiplegic hand, *Biomed Sci Instrum* 29:259, 1993.

48. Hisey MS, Keenan MAE: Orthopedic management of upper extremity dysfunction following stroke or brain injury. In Green DP, Hotchkiss RN, Pederson WC, editors, *Operative hand surgery*, ed 4, New York, 1999, Churchill Livingstone.
49. Hylton N: Dynamic casting and orthotics. In Glenn MB, Whyte J, editors: *The practical management of spasticity in children and adults*, Philadelphia, 1990, Lea & Febiger.
50. Iyer MB et al: Motor 1: lower centers. In Cohen H: *Neuroscience for rehabilitation*, ed 2, Philadelphia, 1999, Lippincott Williams & Wilkins.
51. Jain SS, Francisco GE: Parkinson's disease and other movement disorders. In DeLisa JA, Gans BM, editors: *Rehabilitation medicine: principles and practice*, ed 3, Philadelphia, 1998, Lippincott-Raven.
52. Jain SS, Kirshblum SC: Movement disorders, including tremors. In Delisa JA, editor: *Rehabilitation medicine: principles and practice*, ed 2, Philadelphia, 1993, JB Lippincott.
53. Jebsen RH, et al: An objective and standardized test of hand function, *Arch Phys Med Rehabil* 50(6):311, 1969.
54. Jewell MJ: Overview of the structure and function of the central nervous system. In Umphred DA, editor: *Neurological rehabilitation*, ed 2, St Louis, 1990, Mosby.
55. Jordan CL, Alley RR: Burns and burn rehabilitation. In Pedretti LW, editor: *Occupational therapy: practice skills for physical dysfunction*, ed 4, St Louis, 1996, Mosby.
56. Katz RT: Management of spasticity. In Braddom RL, editor: *Physical medicine and rehabilitation*, Philadelphia, 1996, WB Saunders.
57. Katz RT, et al: Objective quantification of spastic hypertonia: correlation with clinical findings, *Arch Phys Med Rehabil* 73(4):339, 1992.
58. Kisner C, Colby LA: *Therapeutic exercise foundations and techniques*, ed 3, Philadelphia, 1996, FA Davis.
59. Kohlmeyer K: Evaluation of performance skills and client factors. In Crepeau EB, Cohn ES, Boyt-Shell BA, editors: *Willard and Spackman's occupational therapy*, ed 10, Philadelphia, 2003, Lippincott Williams & Wilkins.
60. Kopp B, et al: The Arm Motor Ability Test: validity, and sensitivity to change of an instrument for assessing disabilities in activities of daily living, *Arch Phys Med Rehabil* 78(6):615, 1997.
61. Lance JW: Symposium synopsis. In Feldman, Young, Koella, editors: *Spasticity: disordered motor control*, Chicago, 1980, Year Book.
62. Law M et al: *Canadian Occupational Performance Measure*, ed 3, Ottawa, 1998, Canadian Association of Occupational Therapists.
63. Leonard CT, et al: Assessing the spastic condition of individuals with the upper motoneuron involvement: validity of the myotonometer, *Arch Phys Med Rehabil* 82:1416, 2001.
64. *Lincoln-Oseretsky Motor Development Scale*, Chicago, CH Stoelting Company.
65. Little JW, Massagli TL: Spasticity and associated abnormalities of muscle tone. In Delisa JB, editor: *Rehabilitation medicine: principles and practice*, ed 2, Philadelphia, 1993, JB Lippincott.
66. Little JW, Massagli TL: Spasticity and associated abnormalities of muscle tone. In Delisa JA, Gans BM, editors: *Rehabilitation medicine: principles and practice*, ed 3, Philadelphia, 1998, Lippincott Raven.
67. Mathiowetz V et al: Adult norms for the nine hole peg test of finger dexterity, *Occup Ther J Res* 5(1):25, 1985.
68. Mayer NH: Clinicophysiologic concepts of spasticity and motor dysfunction in adults with an upper motoneuron lesion. In Mayer NH, Simpson DM, editors: *Spasticity: etiology, evaluation, management and the role of botulinum toxin*, 2002, We Move™.
69. Mayer NH, Simpson DM, editors: *Spasticity: etiology, evaluation, management and the role of botulinum toxin*, New York, 2002, We Move™.
70. McCormack G, Pedretti LW: Motor unit dysfunction. In Pedretti LW, editor: *Occupational therapy practice skills for physical dysfunction*, ed 4, St Louis, 1996, Mosby.
71. McCrea PH, et al: Linear spring-damper model of the hypertonic elbow: reliability and validity, *J Neurosci Methods* 128(1-2):121, 2003.
72. McIllroy WE, Maki BE: Early activation of arm muscles follows external perturbation of upright stance, *Neurosci Centers* 148:177, 1995.
73. Medtronic ITB™ Therapy, Medtronic Neurological, 710 Medtronic Parkway, Minneapolis, MN 55432.
74. Melnick ME, Oremland B: Movement dysfunction associated with cerebellar problems. In Umphred DA, editor: *Neurological rehabilitation*, ed 4, St Louis, 2001, Mosby.
75. *Minnesota Rate of Manipulation Test*, Circle Pines, Minn, American Guidance Service.
76. Morris DM et al: *Graded Wolf Motor Function Test*. Dr. Edward Taub, Department of Psychology, University of Alabama at Birmingham, 415 CH, 1530 8th Avenue South, Birmingham, AL 35294-1770. Revision date 5/6/02.
77. Myobloc®, Elan pharmaceuticals, 7475 Lusk Boulevard, San Diego, CA 92121.
78. Neurodeveopmental Treatment Association, Inc. (NDTA): Process in motion (Brochure).
79. Nudo RJ et al: Neural substrates for the effects of rehabilitative training on motor recovery after ischemic infarct, *Science* 272(5269):1791, 1996.
80. Pandyan AD, et al: A review of the properties and limitations of the Ashworth and Modified Ashworth scales as a measure of spasticity, *Clin Rehabil* 13(5):373, 1999.
81. Pandyan AD, et al: A biomechanical investigation into the validity of the modified Ashworth Scale as a measure of elbow spasticity, *Clin Rehabil* 17(3):290, 2003.
82. Pandyan AD, et al: Biomechanical examination of a commonly used measure of spasticity, *Clin Biomech* 16(10):859, 2001.
83. Pennsylvania Bi-Manual Work Sample: Educational Test Bureau, Circle Pines, MN, American Guidance Service.
84. Preston LA: *Effects of botulinum toxin type B on shoulder pain*, Master's thesis, Nashville TN, 2003, Belmont University.
85. Preston LA: Interdisciplinary upper-extremity spasticity management, *Physical Disabilities Special Interest Section Quarterly* 27(1):1, 2004.
86. Preston LA: OT's role in enhancing nerve blocks for spasticity, *OT Practice* 3(10):28, 1998.
87. Preston LA, Hecht JS: *Spasticity management: rehabilitation strategies*, Bethesda, MD, 1999, American Occupational Therapy Association.
88. Purdue Pegboard: Science Research Associates, Inc, 259 East Erie Street, Chicago, Ill, 60611.
89. Reuben DB, Siu AL: An objective measure of physical function of elderly outpatients, *J Am Geriatr Soc* 38:1105, 1990.
90. Roth EJ, Harvey RL: Rehabilitation of stroke syndromes. In Braddom RL, editor: *Physical medicine and rehabilitation*, Philadelphia, 1996, WB Saunders.
91. Ryerson SD: Hemiplegia. In Umphred DA, editor: *Neurological rehabilitation*, ed 4, St Louis, 2001, Mosby.
92. Sehgal N, McGuire JR: Beyond Ashworth electrophysiologic quantification of spasticity, *Phys Med Rehabil Clin N Am* 9(4):949, 1998.
93. Skold C, et al: Simultaneous Ashworth measurements and electromyographic recordings in tetraplegic patients, *Arch Phys Med Rehabil* 79(8):959, 1998.

94. Smith HD: Occupational therapy assessment and treatment. In Hopkins HL, Smith HD, editors: *Willard & Spackman's occupational therapy,* ed 8, Philadelphia, 1997, JB Lippincott.
95. St. John K, Stephenson J: *PNF I: the functional approach to proprioceptive neuromuscular facilitation,* Steamboat Springs, Colorado, 2002, The Institute of Physical Art, Inc.
96. Szklut SE, Breath DM: Learning disabilities. In Umphred DA, editors. *Neurological rehabilitation,* ed 4, St Louis, 2001, Mosby.
97. Tasker RR: Deep brain stimulation is preferable to thalamotomy for tremor suppression, *Surg Neurol* 49:145, 1998.
98. Tinetti ME: Performance oriented assessment of mobility problems in elderly patients, *J Am Geriatr Soc* 34:119, 1986.
99. Tomas ES, et al: Nonsurgical management of upper extremity deformities after traumatic brain injury, *Phys Med Rehabil* (state of the art reviews), 7(3), October 1993.
100. Umphred DA: Classification of treatment techniques based on primary input systems. In Umphred DA, editor: *Neurological rehabilitation,* ed 3, St Louis, 1995, Mosby.
101. Umphred DA, editor: *Neurological rehabilitation,* ed 3, St Louis, 1995, Mosby.
102. Urbscheit NL: Cerebellar dysfunction. In Umphred DA, editor: *Neurological rehabilitation,* St Louis, 1990, Mosby.
103. Van der Lee JH, et al: Exercise therapy for arm function in stroke patients: a systemic review of randomized controlled trials, *Clin Rehabil* 15:20, 2001.
104. Van der Meche F, Van der Gijn J: Hypotonia: an erroneous clinical concept? *Brain* 109(pt 6):1169, 1986.
105. Whitney SL, et al: A review of balance instruments for older adults, *Am J Occup Ther* 52(8):666, 1998.
106. Whyte J, Rosenthal M: Rehabilitation of the patient with traumatic brain injury. In DeLisa JA, editor: *Rehabilitation medicine: principles and practice,* ed 2, Philadelphia, 1993, JB Lippincott.
107. Wilson DJ, Baker LL, Craddock JA: *Functional test for the hemiplegic/paretic upper extremity,* Downey, CA, 1984, Los Amigos Research and Education Institute.
108. Winkler PA: Traumatic brain injury. In Umphred DA, editor: *Neurological rehabilitation,* ed 4, St Louis, 2001, Mosby.
109. Yasukawa A: Upper extremity casting: adjunct treatment for a child with cerebral palsy hemiplegia, *Am J Occup Ther* 44(9):840, 1990.
110. Young RR: Spasticity: a review, *Neurology* 44(suppl 9):S12, 1994.

第19章
作業を基盤とした機能的運動評価
Occupation-Based Functional Motion Assessment

Amy Phillips Killingsworth

（井上順一　訳）

キーワード

作業を基盤とした機能的運動評価　　　個別的活動分析　　　　　　　　臨床観察
機能的運動評価　　　　　　　　　　　客観的活動分析

学習目標

本章を学習することで，学生および臨床家は以下のことが可能になるだろう．

1. 作業を基盤とした機能的運動評価を定義できる．
2. 作業への従事や活動遂行の観察を通した運動機能評価がなぜ求められるのか説明できる．
3. 遂行技能の評価がなされる2つの状況を示すことができる．
4. 個別的活動分析，もしくは「動的遂行分析」を定義できる．
5. 正確な客観的活動分析がなぜ可能でないのかを説明できる．
6. 作業を基盤とした機能的運動評価を実施する際に，臨床的観察と作業療法士の臨床実践根拠の指針となる質問を，少なくとも3つ挙げることができる．
7. 関節可動域（ROM），筋力，運動コントロール以外で運動遂行に影響する要因を挙げることができる．
8. 作業を基盤とした機能的運動評価から得られる情報と特定のクライエント要因の評価中に得られる情報がどのように異なるかを述べることができる．
9. 通常の歩行や姿勢のために必要とされる下肢全体の最低レベルの筋力を示すことができる．
10. 上肢における筋力レベルと関連した持久性を比較できる．
11. 上肢と下肢の機能的運動評価に使用できる作業遂行の領域を挙げることができる．

この章の概要

臨床観察　　　　　　　　　　　　　下肢　　　　　　　　　　　　　　要約
作業を基盤とした機能的運動評価　　　上肢

多くの身体的な障害は遂行技能や関節可動域（ROM），筋力，もしくは運動コントロールを含むクライエント要因における制限の原因となる．身体機能や運動技能におけるそれらの身体的な機能障害は動きの制限をもたらし，それが作業領域の遂行を軽度から重度に障害し，セルフケア，仕事，余暇そして教育や社会的な活動へ従事することを妨げる．**作業を基盤とした機能的運動評価**は多様化した背景状況における機能的な作業（日常生活活動［ADL］，生活関連活動［IADL］，仕事，もしくは余暇活動）の遂行中にクライエントを観察することにより，課題遂行に利用可能なROM，筋力そして運動コントロールを評価する方法である．

作業療法士の主要な責任が作業遂行を評価し，遂行上の問題を見極め，そして作業への十分な従事のためにクライエントの能力を改善する治療方法を計画することにあることから，機能的活動の観察を通して感覚運動制限を最初に評価すべきである．遂行

ケーススタディ：レイモンド（その1）

レイモンドは60歳で，電話会社の架線作業チームの現場監督である．彼はこの会社に40年以上も勤めている．数年前に，彼はより管理的なポジションに就くことができたかもしれないが，いつも現場に出て仕事をすることを楽しみ，若い職員の師となり，非常時に対処している．彼は大工仕事，配管工事，電気工事といった家屋の補修において，手伝いが必要な時に声をかける人物として近所中の人々から知られている．彼はシニアソフトボール選手権のメンバーで，シーズン中のほとんどの週末は試合に参加し，トーナメントに参加するために時折は町の外へと旅行している．彼は所属する教会の福祉計画を通じて非常に多くのボランティアを行っており，在宅高齢者のために食品を集め，準備し，配達する活動や，さまざまな予約を受けて移民を移送する活動に参加している．彼は妻と家事責務を分かち，彼女のための料理を楽しんでいる．

レイモンドが10年以上も前に関節リウマチと診断された時から，彼は肩，股や膝に痛みとこわばりを経験し始めていた．彼の症状は薬で管理され，時折症状が増悪した時を除いて，彼は自分にとって有意味な上述の作業へ十分に携わることができた．過去6カ月の間，彼は自分の症状の増悪を経験した．肩，股，膝の痛みは増加し，そして手首や手にも痛みを経験し始めていた．彼の妻は，レイモンドがいつも率先して行っていた家屋の補修において隣人を手伝うこと，教会の福祉サービス計画において食べ物を準備すること，ソフトボールの試合に参加することといった作業への従事に，だんだん気が進まなくなっているという気分の変化に気づき始めた．

彼が行っていた方法で物事ができなくなってから，彼はそれらのことを全く行おうとしなくなった．彼は，握力が非常に弱っているために道具や調理器具を把持しようとしてつかみ損ねるところを他人に見られたくない，またバットスイングの力やベースランニングのスピードの低下により仲間を失望させたくないと言った．仕事では，彼のチームに対して以前行っていたように技術を実演するよりも口頭での教示をより多く与えていることに彼自身気づいた．ひげ剃りやシャツのボタン掛けといったADLを遂行するための所要時間が増加することにより，彼はフラストレーションがたまり，仕事で履かなければならない靴を履くのに彼は非常に短気になっていた．一日の終わりに経験する「ただ身体を動かそうとするだけ」の疲労感も落ち込みを与えていた．

彼の処方を受けた作業療法士は，彼女が開発したプロフィールをもとに彼のニーズを予測し始めた．彼を特別な背景状況において作業に従事する人として評価することで，自助具や関節保護法といった最も効果的な治療方法のための最適な情報を得ることができるだろう．彼の機能低下に影響しているクライエント要因（筋力，ROM）の基礎となっている情報を得ることは重要であった．作業を基盤とした課題の遂行や職場や家庭での動作の観察によって，彼のROMや筋力，持久力，そして運動コントロールに関する重要な情報を評価することができる．

理解を深めるための質問

1. ROM測定や徒手筋力検査といった，より専門特化した評価を行うことに対し，作業を基盤とした機能的運動評価を行うことの利点は何か？
2. 作業を基盤とした機能的運動評価を通して，クライエントの筋力やROMについてどのような情報を確定することができるか？ 確定できないことは何か？
3. さまざまな環境的背景状況において作業を基盤とした機能的運動評価を実施する価値は何か？

技能の改善が治療計画の目標である時，身体的制限と利点を客観的に評価するために，家庭や職場，もしくは学校といった多様な環境的背景状況における遂行技能の評価，作業に必要とされるもの，そしてクライエント要因の評価が指示されるかもしれない（追加情報については第18章，第20章，そして第21章を参照）．

動機づけや複雑な運動パターンの序列を決定する能力，入力刺激を解釈する能力といった認知や知覚能力を含む精神機能もまた，運動機能に影響する．それらのクライエント要因はいずれの遂行環境においても考慮すべきである（第24章と第25章）．しかしながら，この章は作業を基盤とした運動機能評価における運動機能（たとえば，ROM，筋力，そして運動コントロール）についてのみ述べてある．

作業療法実践ノート

少数の診断を除いて、ROM、筋力[4]、そして運動コントロールの特別な評価が必要となることはほとんどない．たとえば，時間のかかるROM測定もしくは徒手筋力検査をすべて実施することはクライエントを疲労させ，他のサービスと重複してしまうかもしれない．そのため，クライエントの実際の能力と制限を最も包括的に描き出す作業にクライエントが従事している間に，これらの要素を評価する．

■臨床観察

作業療法士は，クライエントに機能的課題を行わせること，つまり**機能的運動評価**によって，関節の可動性や筋力を大まかに評価することができる．作業療法士は，クライエントが頭上のカップボードに皿を収納する時に頭上へのリーチを，バスタブを跨ぐ時に横方向へのステップを観察することができる[7]．このことは，機能に影響を与える要因について，詳細ではないにしろ基本的な情報を作業療法士に与える．

作業を基盤とした実践では，通常のADL[2]，IADL，仕事そして余暇課題の遂行中に筋力，ROM，そして運動コントロールが観察されるだろう．たとえば，ADLの評価中，作業療法士はROMの制限，筋力の弱さ，筋の不均衡，耐久性の低下，運動コントロールの制限，そして機能を代償するために使う運動を示唆する運動パターンを観察できる．作業を基盤とした機能的運動評価は，機能的運動評価を超える利点を有する．なぜなら，クライエントが上述した動きを遂行する時，横開きのドアなどの機器を使用したり，カードなどを操作したり，ボールをドリブルするような繰り返し活動で疲労に耐えて持久力を発揮する結果として，身体構造には抵抗が加わるからである．また，クライエントは有意味な背影状況下でこれらの活動を遂行するので，クライエントは課題に対して対して最大限に参加し，従事するからである．

基本的に，選択された課題でのクライエントの遂行を観察する場合，作業療法士はそのクライエントの作業遂行問題を診断するために**個別的活動分析**もしくは「動的遂行分析」[7]を行っている．人は同じ課題であってもいろいろな方法でそれを遂行し，課題遂行には実に多くの変法があるので，**客観的活動分析**（無数のADLに普遍的に適用でき，必要とされる感覚運動要素を記述するような）は不可能である．観察の目的は，人と課題，そして環境の間における相互作用という背景状況でのクライエントの作業遂行問題を理解することである．レイモンドは現時点で疾患が増悪する状態にあり，より専門的な筋力検査（第21章）の対象者ではないので，作業療法士はこの種のスクリーニングから彼の介入方針を十分に決定できる．レイモンドの家での機能的な課題遂行の観察はこの章の後半に述べてあり，作業療法士は利用可能なROMを評価するだけでなく，クライエントの筋力もある程度確定できるだろう．

特定の機能障害や一般に遂行される活動の方法（活動に必要なこと）の分析に関する作業療法士の科学的な知識は，遂行上の問題の評価に影響し，それらの問題の治療計画を開発する一助となる[2]．

以下の文章は**臨床観察**と臨床実践根拠の過程の指針となる質問である．
1. クライエントは課題を遂行するのに不十分なROMを有しているか？
    a. ROM制限はどこにあるか？
    b. 考えられる制限の原因は何か？
    c. それは真のROM制限か，もしくは実際には筋力低下が原因の外見的な制限か？
2. クライエントは課題を遂行するのに十分な筋力を有しているか？
    a. どの筋群に明らかな筋力低下があるか？
    b. クライエントが完全なROMを動かせないために課題を遂行するための筋力が不十分に見えるならば，それは真の筋力低下によるものなのか，もしくはROMの制限が本当にあるためか？
3. クライエントは課題を遂行するのに十分な運動コントロールを有しているか？
    a. 運動はスムースでリズミカルか？
    b. 運動は遅くそして難しくないか（たとえば，痙縮もしくは固縮のように見えないか）？
    c. クライエントが課題を遂行した時，異質な動きはないか（たとえば，振戦，アテトーゼ，舞踏病様の運動）？

観察を行う作業療法士は感覚，知覚，そして認知の障害の可能性と同様に，クライエントが指示を理解しているかや課題の重要さを認識しているかについても考慮すべきである．作業を基盤とした機能的運動評価結果の分析によって，遂行技能もしくは身体機能の正式な評価の必要性が示唆されるかもしれない．たとえば，そのような評価はROM制限と筋力低下を区別するため，もしくは特定の筋群における筋力低下を定量化する（筋力段階による）ために必要かもしれない．

クライエントの機能的活動の遂行の観察によるROM，筋力，そして運動コントロールの評価は，作業遂行の改善に関連する有意味な治療目標を選択するための補助となる．作業療法士はクライエントの日々の活動遂行における能力について質問をするが，正確に評価するためには着替えること，歩くこと，立つこと，および座ることといった活動もまた評価すべきである[1]．多様な環境的背景状況において相互作用しながら，クライエントの習慣や日課に関連した他の課題に加えてADLを遂行させることもまた，クライエントのROMや筋力について深い情報を加えることができる．レイモンドに作業療法サービスを提供している作業療法士は，彼の要求に対する理解を確実にするために，家庭と職場の両方を訪問することを決めた．それらの環境において素材や備品，道具，そして製品を取り扱うレイモンドの観察によって，彼にとって最も意味のある作業に十分に携わるために必要とされる，重要な運動や複雑な運動パターンについての情報が得られるだろう．各背景状況において要求される適切な方法でレイモンドが課題を完遂することで，クライエントの耐久性，つまり彼の筋力についてのさらなる情報が得られるだろう．

ROM，徒手筋力検査，そして運動コントロール評価（第18章，第20章，第21章）によって，筋骨格系，神経生理学系，そして感覚運動系の機能に関する情報が得られるだろう．しかし，これらの検査ではクライエントによる最小から最大限の自発的な出力が求められるため，作業療法士は，それらの評価結果をもとにして特定の目標志向的課題を遂行するためのクライエントの各系を統合する能力を確定することはできないだろう．むしろ，作業療法士は特定の四肢の動きもしくは四肢の協働に関する情

作業療法実践ノート

> 機能的活動におけるクライエントの遂行を観察している際，作業療法士がクライエントのROMや筋力，運動コントロールもまた推測できるならば，それは最も役立つものとなるだろう．

報を得るだろう．注意深く統制された状況下で，作業療法士は関節の構成要素の柔軟性や屈曲，外転，そして外旋といった動きを起こすための筋力について知ることができるだろう．しかしながら，クライエントの運動遂行の潜在能力はそれらの評価によって測定されない．たとえば，徒手筋力検査では，筋持久力（一定時間に筋が最大レベルで疲労に抵抗しながら収縮できる回数），運動コントロール（筋機能のスムーズでリズミックな相互作用），もしくは機能的活動のための筋の使用能力は測定できない[1]．

■作業を基盤とした機能的運動評価

以下に掲げた作業を基盤とした機能的運動評価のための活動は，学生もしくは作業療法士になりつつある者への一般的な出発点として提案した．上肢と下肢の活動のみが含まれている．顔面，口，頸部，脊柱の動きは，本章では扱っていない．それぞれの領域で，もっと多くの動きと課題が示唆されるだろう．筋骨格評価とその機能的適応についての包括的かつ詳細な情報については，Clarkson[1]による『筋骨格評価』（第2版）を参照されたい．

下肢

下肢運動はある程度定型的であり，またその大筋群の配置や体重負荷と歩行という総合的機能の特性のために，機能的活動の間に筋力について推測することができる．たとえば，正常な立位パターンをとったり，どのような代償的な歩行パターンなしに移動したり，もしくは着替えている間に下肢を位置づける（上肢の介助なしに）には股関節，膝関節，距腿関節，および足関節において最低限良＋（F＋）の筋力が必要となる．仮に下肢の筋力がすべて良（F）であったら，歩行補助具なしに移動す

ることはできないだろう[5]．立位保持のために細かく姿勢調節をしたり，歩行で固有の運動パターンを繰り返したり，更衣の際に一般に起こる下肢の持ち上げや，操作，バランスの継続には優（G）から正常（N）の筋力が必要である．

股関節複合体

　股関節は体重を支えている．人が片足で立っている時，各関節は支点としての役割を果たしている．股関節の運動は身体を地面に近づけたり遠ざけたり，足部を体幹の近くに運んだり，空間に下肢を位置づけることを可能にしている[1]．

　機能的活動の間，腰椎－骨盤の運動は股関節の運動を伴い，それは股関節の機能的潜在能力を拡大している．股関節には屈曲，伸展，内転，外転，そして内旋と外旋の能力がある[1]．

[屈曲と伸展]

　多くのADLやIADLのために最大屈曲と最大伸展が必要とされる．立つことでは股関節の最大伸展が必要である．しゃがんだり，足部が地面に接地している際に靴ひもを結ぶために腰をかがめたりすることや，いすの角に足を乗せてケアするには，最大もしくは最大可動域近くの股関節屈曲が必要である．中等度から最大の屈曲と伸展が必要な他の活動には，パンティストッキングや靴下を履くこと，バスタブに足を入れること，階段や足台を昇降すること，普通のいすに座ったりいすから立ち上がったりすること，および止まっている自転車に跨ることがある[1]．

[外転と内転]

　通常のADLとIADLのほとんどには外転と内転の最大可動域は必要ない．外転筋の主な機能は一側下肢が地面から離れた時に骨盤の水平を維持することである．股関節外転は，シャワーやバスタブに横向きに入る時，座ったままズボンを穿く時，物を拾うためにしゃがむ時，反対側の大腿部の上に足を乗せて座る時，自転車に乗る時などのADLのために，もしくは，レイモンドの例のように，バットを振る際に体重を一側の下肢から踏み込む側の下肢へと移す時に使用されるかもしれない[1,6]．

　股関節の内転は下肢を身体の前面で交差させる．人はこの動作をボールを蹴る時や，床の上の物を足で動かす時，もしくは靴や靴下を履いたり脱ぐ際に

第19章　作業を基盤とした機能的運動評価　　533

一方の下肢を他方の下肢に乗せる時に使用する[1]．

[内旋と外旋]

　内旋は一側の足部上で正中矢状面寄りに回旋する時に起きる．人が座っている時に，洗体や靴下を履くため足部の外側に手を伸ばす時に起こるのが内旋である．内旋筋群は歩行時に活動する[1]．

　靴や靴下を履くため，あるいは足底を調べるために，足部を対側の大腿部に乗せる時に，股関節の屈曲と外転を伴った外旋が起こる[1,6]．

膝関節

　膝関節は体重を支持している．足部を地面に接地した状態では，膝関節屈曲は身体を地面に向かって降ろし，膝関節の伸展は身体を持ち上げる．座って足部を地面から離した状態では，膝関節と股関節は足部を空間に位置づけるのに使用される[1]．

　中等度から最大限の膝関節屈曲と伸展が求められる日常生活の活動は立つことと歩くこと，床から物を持ち上げるためにしゃがむこと，対側の大腿部に踵もしくは足部を乗せること，いすに立ち座りすること，足の更衣がある．

足関節と足部

　足部は人が起伏に富む地面の上にいる時，柔軟性をもつ支持基底となる．これらは歩行パターンの立脚後期（terminal stance）の際に，堅いレバーとして機能する．また，地面と下肢の間に力が伝わる時に衝撃を吸収する．足部が固定されている時，足部と足関節は地面から身体を上げるために機能する．足部背屈と底屈は足関節に起こる．足部内反と足部外反は距腿下関節で起こる[1]．

[足部底屈]

　人が上方の高い棚に届くようにつま先で立つ時，足部の最大底屈が使用される．ある程度の足部底屈は，靴下や靴を履く時，ミシンのコントロールペダルや自動車のアクセルを踏む際に使用される．

[足部背屈]

　背屈の最大可動域は階段を下りるために必要とされる．背屈は足指の爪を切ったり靴ひもを結ぶといった活動に足部を保持する際に使用される[1]．

[内がえしと外がえし]

　内がえしと外がえしは，人が起伏のある地面の上を歩いている時，柔軟性を備えるよう機能する．一

ケーススタディ：レイモンド（その2）

レイモンドの家で作業を基盤とした機能的運動評価を実施することで，作業療法士は靴や靴下を履く試みを観察することができ，レイモンドは一側の足部を対側の大腿部に乗せるために，最大限の膝関節の屈曲とともに股関節を十分に外転および外旋させることができなかった．

レイモンドの職場では，彼はトラックに乗り込むことが難しく（座席がタイヤの上にあり少し高くなっていたので），十分な股関節屈曲や膝関節屈曲のROMを有していなかった．また作業療法士は，トラックを縁石の近くに駐車するか，もしくは，まず箱の上に乗り，それからトラックの中に入るようにするならば屈曲の関節可動域が少なくてすみ，困難が少なくなることもまた観察した．しかしながら，どちらの方法でも，彼はトラックに乗り込むための十分な股関節と膝関節の伸展筋力が不足しており，上肢による代償なしにこれを行うことはできなかった．

側の足部を対側の大腿部上に乗せ，足底を点検する際に内がえしが使用される[1]．

上肢

クライエントが機能的活動に従事しているのを単に観察するだけでは，作業療法士は下肢のように簡単に上肢の筋力の強さに関して一般的な仮定をすることはできない．なぜそうなのか，それには3つの理由がある．すなわち（1）どのような課題でも完遂できるように上肢を位置づける方法の多様さ，（2）要求された粗大運動と巧緻運動技能を可能にするための運動様式の複雑さ，そして（3）上肢の位置づけにおける遠位関節と筋組織の近位関節に対する依存性である．

もし何人かの人が服を着るところを観察した場合，各人が異なった方法を使用するのは明らかだろう．ある人はシャツの袖を引き上げる時に，肩の外転を増加させながら外側に上腕を持ち上げるかもしれない．別の人は，より正面で服を着ることを好むかもしれず，その結果上腕を屈曲位に保持する．3番目の人は，シャツの袖に腕を通すために上腕を過伸展するかもしれない．当然ながら，ある1つの課題を遂行するために非常に多くの選択肢がある時，関与するすべての関節がどれほどのROMや筋力が最低限必要とするかを正確に決定するのは困難である．

シャツを着る最初の2つの例では，肩関節複合体の筋組織は上腕が内転位にある時よりも，確実により多くの緊張を生じさせなければならない．作業療法士の目標が，クライエントの更衣の自立度に関する何らかの情報を得ることであり，二次的にROMや筋力を推定することである場合，作業療法士がク

ライエントにシャツの着方を教えるのは適切ではない．

クライエントが上肢で作業を基盤とした課題や運動を遂行するところを観察する際，それが明白でないか，またはきわめて明らかであっても，肩関節複合体の筋は多様な程度の筋緊張で収縮することを覚えておくことは重要である．肩関節複合体の筋は，人が髪をとかしている時のように，空中で手を構え，それを維持することができるくらいの力を出すように収縮しなくてはならないかもしれない．また，キーボードのキーを叩く時や，刃物で食べ物を切る時，書く時などに，上腕は前腕や手関節が操作できるように，安定した基盤を提供するため身体近くに保持されなければならない時もある．その場合，四肢が体側にただ単に受け身的に垂れ下がっているとするのは不正確な推測であり，事実，近位関節周囲の静的収縮は四肢末端の筋が効果的に作用することを可能にする．逆に，調理台からキッチンキャビネットの棚に食料雑貨類を動かすような時は，肩関節複合体は静的肢位を保持するのではなく，動く単位とならなければならないだろう．

上肢機能における筋力を評価するための一般的なガイドラインがある．優から正常の耐久性と，上肢全体を通して優（G）から正常（N）の筋力を有するクライエントは，過度に疲れることなくすべての通常のADLとIADL，仕事，遊び，そして余暇と社会参加作業を遂行することができる[5]．良＋（F＋）の筋力を有するクライエントは，一般には耐久性が低く，優（G）から正常（N）の筋力を有するクライエントに比べて簡単に疲れてしまうだろう．クライエントは多くの基本的なADLとIADLを自立して遂行できるが，頻繁な休息を必要とする

かもしれない．力でボールを打とうと試みるレイモンドの例のように，仕事，遊び，そしていくつかの社会参加作業は多大な努力が必要であることが明らかになるかもしれない．

良（F）の筋力段階を有するクライエントは，重力に抗して上肢を動かすことができ，抵抗が少ない，もしくは抵抗がない軽い課題を遂行できる[3,5]．耐久性の低さは重大な問題であり，可能な活動の量を制限するだろう．耐久性が低いクライエントは，恐らく食べる物をつまんで食べることや，目標を達成するために必要な時間と休息があれば，軽い衛生行為も可能であろう[5]．可（P）の筋力では機能的には低い範囲にあると考えられるが，可の筋力を有するクライエントは機器による支援によりいくつかのADLを遂行し，自分自身でROMを維持することができるだろう[5]（第29章，第2節，モービルアームサポート（可動式腕支持器）を参照）．筋力の段階が不可（T）とゼロ（0）のクライエントは完全に依存し，外力による機器なしにADLを遂行することはできない．いくつかの活動は機器による特別なコントロールにより可能になるだろう．例として電動車いすや，音声認識コンピュータもしくは環境制御装置といった電子コミュニケーション機器がある[5]．

人々は機能的課題を遂行する際，多様な運動パターンを使用するので，課題を遂行するための正しい方法は1つとは限らない．これらの事実は，与えられた課題を遂行するために必要な上肢の筋力のレベルや，ROMの量，運動コントロールの程度を作業療法士があらかじめ決めることを不可能にする．個々人の運動の様式および代償運動の多くの可能性（関節柔軟性の欠如や耐久性の低さ，運動コントロールの欠如，感覚障害，痛みに直面した時の），これらすべてが筋や筋群に緊張を生じさせ，筋活動を維持するクライエントの能力に影響を与えるであろう要因である．レイモンドが経験した手の痛みは，シャツのボタン掛けのような操作ができないことの主要な原因かもしれない．

肩関節複合体

肩関節複合体は身体の中で最も可動性がある．その機能は腕を空間へ移動させ，機能のために手を構えることである．肩関節複合体は肩鎖，胸鎖，肩甲胸郭，肩甲上腕関節と筋，靱帯，そしてそれらの関節を動かし支持する他の構造体で構成されている．機能的な活動の遂行では，通常，肩甲上腕関節の動きに肩甲骨，鎖骨，体幹の動きが伴う．それらの関連した動きは，機能のために肩甲上腕関節の可動域を増加させる．肩関節複合体の協調運動は肩甲胸郭関節と肩甲上腕関節の動きを通して達成される．この協調された機能は肩甲上腕リズムと呼ばれる．したがって，肩関節の運動は実際にはいくつかの運動の組み合わせであり，いかなる活動の遂行においても肩甲上腕リズムに依存している[1]．

［肩甲骨上方回旋を伴う肩関節屈曲と外転（頭上を越える運動）］

頭上の棚に物を置く（たとえば，本や箱，コップ），もしくは蛍光灯のひもを引くために頭上に手を伸ばすといった活動には，これらの運動が必要となる[1]．

［肩甲骨下方回旋を伴う肩関節伸展と内転］

排泄時の衛生のために背部に手を伸ばすこと，レイモンドの例のようにソフトボールを投げる準備として腕を後方に振ること，コートの袖に腕を通すために後方へ手を伸ばすこと，冷蔵庫のドアを開けるといった活動でこれらの運動が必要となる[1]．

［水平内転と水平外転］

これらの運動は身体周囲で腕を動かすことを可能にする．衛生動作のために反対側の腋窩部や反対側の耳に手を伸ばすこと，スライド式ドアの開け閉め，反対側の髪の毛をとかすこと，入浴中に背上部に手を伸ばすといったいくつかの活動は水平内転や水平外転を使用する[1]．

［内旋と外旋］

内旋と外旋ともに，すべて肩甲上腕関節のある程度の動きを伴う．ROMは上肢の肢位によりさまざまな値をとる．外旋の最大可動域は，髪をとかす，もしくは洗髪するため後頭部に手を伸ばす際に必要となる．外旋はドアノブを時計回りに回す時のように，肘関節を伸展して回外する動きに伴うことが多い[1]．

内旋は，シャツのボタンを留める，食べる，コップを用いて飲む際に使用される．肩甲胸郭関節の運動を伴う最大可動域の内旋は，後ポケットに手を伸ばす，ブラジャーを留める，ズボンのベルト通しにベルトを通す，もしくは排泄後の衛生の際に使用さ

れる．内旋は背中に枕を当てる，ネジを緩めるためにドライバーを回す，反時計回りにドアノブを回す，水差し容器から水を注ぐ時のように前腕を内旋する動きに伴うことが多い[1]．

[伸展と内転]

伸展と内転は，頭上に手を伸ばすために，肩関節屈曲・外転した後に腕を体側に戻す際に使用される．これらの動きはまた，縦方向にスライドする窓を閉める，松葉杖を使用して歩く，肘掛けいすから立ち上がるために腕を押す場合や，洗濯かごを持ち運ぶ際に上腕骨を体側に固定する時のように，素早い運動もしくは力が必要とされる運動の時に使用される[1]．

[屈曲と内転]

屈曲と内転は同側の頬や耳を洗う，髪をとかすといった身体の同じ側に手を伸ばす活動で使用される．内転を伴う軽度の肩関節屈曲は手を口へと上肢を動かす活動やイヤリングを置く場合に使用される．

肘関節と前腕

肘関節と前腕の運動は機能のために手を位置づける場合に役立つ．肘関節の屈曲運動は手を身体へと近づけ，肘関節の伸展運動は手を身体から離す．一般に，前腕の回内と回外は，肘関節の屈曲と伸展に伴う．回内と回外位は与えられた活動に必要な手の位置を正確に定める．肘関節と前腕はADLや仕事活動を遂行する時の手の熟練した，もしくは力強い運動を支えている[1]．

最大もしくは最大可動域に近い肘関節屈曲は，一般に上腕の屈曲と前腕回外を伴い，食物を口へ運ぶ，顔面や腋窩の毛を剃る，電話の受話器を握る，イヤリングを耳につける，頸部の所まであるファスナーに手を伸ばすために使用される．

肘関節伸展の最大可動域は，一般に回内を伴い，靴ひもを結ぶために足部に手を伸ばす，頭上からボールを投げる，いすから立ち上がる際に腕で押す場合に使用される．他の多くのADLとIADLでは最大可動域よりも少ない範囲の運動が要求される[1]．

手関節と手部

手関節は手の外来筋の長さ─張力関係をコントロールする．これは対象に触れる，握る，もしくは操作するために，前腕に対して手を位置づける．手関節の伸展と尺屈はADLの遂行において最も重要である[1]．これにより手関節にROM制限がある場合でも，近位関節の代償運動によりいくつかのADLの遂行が可能になる．

手の主要な機能は対象を握ったり操作したり，環境における対象の感覚情報を識別することである．手のアーチは対象を操作しようとした時に手の形を適合させることを可能にする．

握力把握（power grip）と精密把握（precision grip）は，手が関与する活動すべての基本である．握力把握は，金槌の柄を保持する，満杯のグラスを持つ，バッグやスーツケースをつかむといった活動などで，把持するために力が要求される場合に使用される．精密把握は，対象をつまむ場合や，対象を母指と他の1本もしくは複数の指の間で操作する場合に使用される．精密把握は，鉛筆を握る，チェッカーやチェスのコマを移動させる，鍵を回す，針に糸を通す，薬のボトルキャップを開ける場合に使用される[1]．

作業療法士はレイモンドの自宅で，彼が自家製のスープを調理するところを観察した．そこで作業療法士は，レイモンドが流し台上のキャビネットの下から2段目の棚にあった食材には容易に手を伸ばせたが，頭上にある最上部の棚に手を伸ばす時に，ほんのわずかに表情をこわばらせて，2度手を伸ばしたことに気づいた．彼が手指を最大限に広げるところは観察されたが，力強く拳をつくることはできなかった．野菜を切る時，トマトやセロリといった抵抗の少ないものは操作できたが，人参を切るには十分な力を出すことができなかった．彼は空のポットをシンクへと運ぶことは困難なく行えたが，水が一杯に入ったポットをコンロの上に運ぶ時は手関節を固定させることができなかった．彼の職場で，作業療法士は，レイモンドがいくつかの重たい道具を特定の位置に保つことや，大きなワイヤーカッターを使用する場合に，適切な力を出すことに困難があることに再び気がついた．

[要約]

多くの身体的障害はROMや筋力，運動コントロールを制限する原因となり，それが作業遂行を妨

第 19 章　作業を基盤とした機能的運動評価

ケーススタディ：レイモンド（その 3）

レイモンドが靴下や靴を履く時，トラックに乗り降りする時，頭上に手を伸ばす時，調理道具や仕事用の道具を操作し適切な力を出す時に経験した難しさから，作業療法士はいくつかの関節や筋に実施すべき ROM や筋力の評価を決定した．

作業を基盤とした運動機能の評価の後の，作業療法過程における次のステップは治療計画を立案することである．読者は，レイモンドが彼の習慣的作業に再び参加するために実施できる治療方法のために第 38 章の関節炎を参照すること．読者はまた，この章の初めを参照し，レイモンドのケーススタディの終わりに出されている 3 つの理解を深めるための質問を熟考することで，作業を基盤とした機能的評価の利点や，この評価から収集されるレイモンドに関する情報の種類と量，家庭や職場といった背景状況でこの評価を実施する作業療法の価値について述べることができる．

げる．作業療法士は作業遂行を評価し，遂行上の問題を見極め，クライエントの作業遂行を改善する治療計画の立案に対し主要な責任がある．

人は多様な方法で同様の活動を遂行するので，課題を行うために必要な ROM，筋力，運動コントロールのレベルは変化する可能性がある．身体的制限の評価は，多様な作業に従事するクライエントの遂行を観察することにより可能となる．したがって，レイモンドの例のように，作業療法士は人－環境－課題の相互作用（the person-task-environment interaction）[2] 下での選択された課題におけるクライエントの遂行を観察すべきである．

ADL，IADL，仕事，もしくは余暇作業を遂行するためのクライエントの能力を評価する場合，作業療法士は感覚運動上の問題を観察すべきである．この観察の分析結果によって，特定の身体的要因や遂行技能の評価が必要なことが示されるかもしれない．

この章では臨床観察と臨床実践根拠を導く質問，および上下肢の機能を評価するための活動の提案について概略を述べた．

[復習のための質問]

1. 機能的運動評価と作業を基盤とした機能的運動評価を比較し対比せよ．
2. 作業を基盤とした実践では，どのようにして感覚運動機能を初めに評価するか？
3. 個別的活動分析とは何を意味するか？
4. 客観的活動分析の実施はなぜ可能でないのか？
5. 作業を基盤とした機能的運動評価を実施する際に，作業療法士の臨床観察，臨床実践根拠の指針となる 3 つの主要な質問を列挙せよ．
6. 筋力，ROM，運動コントロールの他に，どの要因が機能的な課題－運動評価に影響するか？
7. 特別な身体要因の評価から得られた情報と，作業を基盤とした機能的運動評価から得られた情報とはどのように異なるか？
8. 通常の歩行や姿勢のために必要となる下肢全体を通した最小レベルの筋力は何か？
9. 下肢全体，すなわち股関節，膝関節，距腿関節，そして足部の機能評価に使用できる活動や作業を列挙せよ．
10. 上肢における筋力段階と耐久性を比較せよ．
11. 上肢全体，すなわち肩関節複合体，肘関節と前腕，そして手関節と手部の機能評価に使用できる活動や作業を列挙せよ．

引用文献

1. Clarkson HM: *Musculoskeletal assessment*, ed 2, Philadelphia, 2000, Lippincott Williams & Wilkins.
2. Crepeau EB: Activity analysis: a way of thinking about occupational performance. In Crepeau EB, Cohn ES, Schell BA: *Willard and Spackman's occupational therapy*, ed 10, Philadelphia, 2003, Lippincott Williams & Wilkins.
3. Crepeau EB, et al: *Willard & Spackman's occupational therapy*, ed 10, Philadelphia, 2003, Lippincott Williams & Wilkins.
4. Hislop HJ, Montgomery J: *Daniels' and Worthingham's muscle testing*, ed 7, Philadelphia, 2002, WB Saunders.
5. Killingsworth A: *Basic physical disability procedures*, San Jose, CA, 1987, Maple Press.
6. Latella D, Meriano C: *Occupational therapy manual for evaluation of range of motion and muscle strength*, Clifton, New York, 2003, Delmar Thomson Learning.
7. Polatajko HJ, et al: Dynamic performance analysis: a framework for understanding occupational performance, *Am J Occup Ther* 54(2):65, 2000.

第20章
関節可動域の評価

Joint Range of Motion

Amy Phillips Killingsworth
Lorraine Williams Pedretti

（山口　昇　訳）

キーワード

関節可動域
自動関節可動域
他動関節可動域

関節可動域測定
触診
最終域感

角度計
機能的関節可動域

学習目標

本章を学習することで，学生および臨床家は以下のことが可能になるだろう．

1. 自動可動域，他動可動域，機能的関節可動域（ROM）を定義できる．
2. ROM測定の目的を列挙できる．
3. ROM制限があるかを見分けるスクリーニング方法を2つ挙げることができる．
4. ROM測定が評価手段となることが多い障害を挙げることができる．
5. 治療目標や治療方法の選択のために，ROM測定をどのように使用するかを説明できる．
6. 一側が障害されているクライエントのROMの基準値を得る方法を説明できる．
7. 角度計を使って実際にROM測定を行う前に，作業療法士がしなければならないことを説明できる．
8. 検者の適切な姿勢や測定対象となる身体部位の支持の方法を説明できる．
9. ROM測定の注意および禁忌を列挙できる．
10. ROM測定の手順を正しく列挙し，説明できる．
11. ROM測定の結果の記録方法を説明できる．
12. 典型的なクライエントのすべての関節のROMを180°法を用い，正しい方法で測定できる．
13. ROM拡大のために使える治療方法を少なくとも3つ説明できる．

この章の概要

関節可動域測定
関節可動域測定の原理と手順
　観察
　触診
　検者の姿勢と四肢の支持
　注意および禁忌
　最終域感
　二関節筋

関節可動域測定の方法
　180°法
　360°法
　角度計
　測定結果の記録
　治療計画立案の基礎としての評価結果
他動関節可動域の測定方法―180°法

　一般的な手順（180°法による測定）
関節可動域測定の方法―180°法
　脊柱
　上肢
　下肢
要約

関節可動域（range of motion；ROM）とは，関節が動いたことによって描く弧のことである[3]．関節が特定の運動面を動く時に通過する運動弧である．その関節に作用する筋によって関節が動く時，

自動関節可動域（active range of motion；AROM）という．また，たとえば作業療法士が加えた外力によって関節を動かす時は**他動関節可動域**（passive range of motion；PROM）という[3]．軟部組織に軽

540   第4部　遂行技能とクライエント要因：評価と介入

ケーススタディ：イヴリン（その1）

イヴリンは83歳の女性．彼女はビルの外に出ようとした時にドア止めにつまずき，とっさに伸ばした左手（非利き手）にColles骨折を負った．骨折は整復され，6週間にわたって手から肘下までギプス固定された．ギプスを外した時，イヴリンの手関節と手は腫脹しているように見えた．彼女は母指の手根中手関節と中手指節関節，手指の中手指節関節と近位指節間関節に痛みとこわばりを訴えていた．彼女は握り拳をつくることや母指と他指を対立させることができなかった．

イヴリンは夫を亡くしており，成人した子どもが近所に住んでいる．受傷前，彼女はすべての日常生活活動（ADL）とほとんどの生活関連活動（IADL）に自立していた．生活圏域内は公共交通機関を利用して移動していたが，子どもや友人は求めに応じて車を運転していた．イヴリンは近隣の病院で在宅老人に電話をかけるというケアプログラムのボランティアをしていた．彼女は縫製業を営んでいたため，自分の着るものは自分で作っていた．また，「いつも何かしら勉強しなきゃいけないことがあるのよ」と言いつつも，週1回の裁縫教室に，他の生徒と友達になるのを主な目的にして参加していた．彼女は家族のためにパンを焼いたり，庭の手入れも楽しんでおり，家の管理に役立つ全般的な仕事をしていた．また，定期的に教会に通い，友人や家族との食事を楽しんでいた．

骨折をしたことで，彼女にとって意義のあるこれらの作業に参加する能力は抑えられてしまった．食事で右手でナイフを使う時に左手でフォークを持つ，髪を整える，装飾品を身につける，右半身を洗う，浴槽から出る，家事動作を行う（例：シーツを換える）などに中等度から最大の介助を必要としている．ボランティアの場面では，右手で字を書きながら，左手で受話器を持つことができない．調理の時も，右手で調理用具を使いながら，左手でボウルやポット，フライパンを固定することができない．イヴリンは自立できないことや地域に出かけて活動に完全参加ができないこと，他の人と交流をもてないことなどに，かなりのフラストレーションを感じている．

イヴリンの作業プロフィールを検討する時，作業療法士は機能を妨げているクライエント要因に注目しなければならない．左上肢の関節可動域（ROM）の喪失，特に指を屈曲して握り拳をつくることや母指を他指と対立できないことは，彼女の生活に意義をもたらす物理的，社会的，個人的，文化的，精神的状況に彼女が完全参加することを妨げている．治療目標や治療方法を決定する前に，作業療法士は治療開始基準（ベースライン）となるROM制限を評価しなければならない．本章を読み，学習しながら，イヴリンのROM制限とそれが彼女の作業への参加に及ぼす影響にも気をつけておくこと．

理解を深めるための質問
1. このクライエントのROM制限を評価する時に，作業療法士はなぜ注意を払い続けなければならないのか？
2. このクライエントにとってROMを評価する適切な流れはどのようなものか？　どの方法をまず行うべきか？
3. 根拠に基づく実践において，ROM測定を行う利点とは何か？

度の弾性があるので，正常者では他動ROMは自動ROMよりわずかに大きい[3, 10]．正常な自動ROMの最後で得られる付加的な他動ROMは，外力を吸収し，それによって関節を保護することに役立っている．同じ関節運動において，自動ROMと他動ROMを比べて著しく差がある時は，筋力低下があると考えられる[13]．

ROM制限は機能を制限する原因となり，作業遂行の領域を妨げる．関節そのものあるいは関節周囲の組織構造への損傷や疾患，関節腫瘍，関節固定の結果としてROM制限が起こる．ROM制限は，クライエントが毎日の作業を遂行する能力を妨げてしまう．関節に柔軟性がないと，運動の速度と力の両面に悪い影響をもたらす．関節の柔軟性のなさに常にあらがうようにしているクライエントは，活動遂行中に持久力低下や易疲労性などの徴候を示すだろう．機能的運動評価（第19章参照），スクリーニングテスト，角度計を用いたROM測定，これらすべてはROMを評価するために用いることができる．

ROM制限のスクリーニング検査は自動ROMと他動ROMの観察によって行う．自動ROMのスクリーニング検査では，クライエントにすべての自動運動を行うよう指示する[3]．他動ROMのスクリーニング検査では作業療法士が関節を他動的に動か

作業療法実践ノート
> 作業療法士の主たる関心事は，クライエントが意義ある作業を行うに適切な ROM を有しているかである．

す．他動 ROM のスクリーニング検査を行う目的は，ROM を推測すること，ROM 制限の有無を見分けること，運動の質を観察すること，最終域感（end-feel）や痛みの有無を知ることである[3]．そうすることで，作業療法士はどの関節の ROM を詳しく測定しなければならないかを判断できる．

■関節可動域測定

　身体機能はクライエント要因であり，作業療法士がクライエントの基礎的能力を分類する時に考慮しなければならない要因である．作業療法士は，食器棚から皿を取り出したり，髪を洗うために，肩よりも上に手を伸ばしたり，自動車のアクセルやブレーキを踏むといったクライエントの能力に注目する．**関節可動域測定**は関節運動を制限する身体障害を評価するために用いられることの多い方法である．ROM を制限する障害には次のようなものがある．癒着または瘢痕組織による皮膚の拘縮；関節炎，骨折，熱傷，手の外傷；関節内の線維性軟骨の転位（displacement）またはその他の遊離体の存在；骨性の制限または破壊；腱や筋，靭帯の短縮などの軟部組織の拘縮．また，ROM は，痙縮や筋力低下，痛み，浮腫などによって 2 次的に制限されることもある[8,13]．

　ROM 測定は，作業療法士が適切な治療目標を立て，適切な治療手段や良肢位をとる手技，ROM 制限を軽減するその他の手段を選択する一助となる．ROM 測定の目的は以下のとおりである．(1) 機能を妨げている制限や，変形を生じる可能性のある制限を知る，(2) 機能の改善や変形を軽減するために必要な関節角度を決定する，(3) スプリントや補助具の必要性を決定する，(4) 進捗状況を客観的に測定する，(5) 改善または悪化を記録する．公式のROM 測定方法を使用することは，治療手段の有効性を決定し，クライエントが治療結果を量的データによって客観的に確認するための証拠を提供することにつながる．

　ROM の正常値は人によって異なる．可能ならば，各人の制限のない同じ関節を測定して基準値を得る[3,4]．または，文献に掲載してある平均値を使用する[3]．また，固まってしまった関節があったり，関節に古い損傷による制限がある場合，作業療法士は記録を調べたり，面接を行うべきである．他動 ROM で抵抗がある場合，強い力を加えないようにすべきである．痛みは ROM を制限し，軋轢音が聞かれることもあるからである．したがって，ROM を測定する前に，作業療法士はどのようなことをするのかを説明し，クライエントが今までに痛みを経験したことがあるか，もしある場合，それはどこで，どのくらいの強さかを伝えてもらうようにしなければならない．そのような痛みがなかったとしても，ROM を測定している時の痛みは指標として重要であることをクライエントに説明しなければならない．

■関節可動域測定の原理と手順

　ROM を測定する前に，検者は ROM の正常な平均値，関節の構造や機能，正常な最終域感，測定に適した検者やクライエントの姿勢，各関節や関節軸に関連する骨指標について知っておく必要がある[3,4,10]．検者は，測定のための正しい姿勢や固定，**触診**，角度計の当て方や目盛りの読み取り，測定結果の正確な記録方法について熟知しておかなければならない[10]．信頼性のある測定結果を得るためには，同じ検者が同じ時間帯に，同じ測定器具を用いて，同じ方法で評価 – 再評価を行うようにすべきである[3]．

観察

　測定部位は見えるようにし，検者は関節や隣接部位を観察すべきである[3]．筋力が適切な場合，測定する前に，検者は動かし得る ROM の範囲を動かすようクライエントに指示し，運動を観察する[4]．また，代償運動や姿勢，筋の形状，皮膚の色や状態，皮膚のしわに注目し，可能ならば損傷されていない部位の関節と比較する[3]．次に，検者は関節の動きを感じ取るために，そして ROM を予測するためにその関節を他動的に ROM の可動可能な範囲すべて

にわたって動かさなければならない．

触診

関節周囲の骨指標や軟部組織の感じを感じ取ることは，実践や経験によって得られる基本的な技能である．触診には示指や中指の指腹を使う．母指を使うこともある．検者の爪がクライエントの皮膚に触れないようにすること．皮下にある筋や腱，骨構造を検知できるようやさしく，かつしっかりと圧を加える．ROM測定では，角度計を当てるために骨指標を触診できなければならない[3]．

検者の姿勢と四肢の支持

検者がとる姿勢は測定する関節によって異なる．手指や手関節を測定する場合，検者はクライエントの横に，またはクライエントと対面して座る．クライエントの横に座る場合，検者は一側の手関節や手指関節を測定し，対側の関節を測定するために移動する．この方法はクライエントにとってより快適であり（正中線を横切って伸ばす必要がない），角度計をより正確に当てることができる．上肢または下肢の大関節を測定する場合，検者は測定する側でクライエントの横に立つ．クライエントは坐位または臥位をとる．検者は自身の身体の構えを維持したり，重い四肢を持ち上げるために，正しいボディメカニクスを使う必要がある．検者は支持面を広くとり，頭や背部を真っすぐにして立つようにしなければならない．足は肩幅に開き，膝を軽く屈曲する．また，足部の向きは運動方向の線に沿って向ける．四肢はその体節のおおよそ近位1/3の重心のある部位で支える．検者の手は支える部位に合わせた形になるように，リラックスして支持しなければならない．四肢の遠位部を検者の前腕で支えることで，さらに安定して支持することができる[3]．

注意および禁忌

ROM測定が禁忌である，または非常に注意して測定しなければならない状態がある．次のような状態では禁忌である．(1) 関節の脱臼がある場合，または骨折が治癒していない場合，(2) 関節周囲の軟部組織の手術直後，(3) 骨化性筋炎，異所性骨化の可能性がある場合[3]．

ROM測定は常に注意して行わなければならない．非常に注意する必要があるのは次のような場合である．

1. 関節の炎症もしくは感染がある場合．
2. クライエントが鎮痛剤または筋弛緩剤を服用している場合．
3. 骨粗鬆症や可動性亢進，関節の亜脱臼がある場合．
4. 血友病のクライエント．
5. 血腫がある場合．
6. 軟部組織の外傷を受けた直後．
7. 骨折が癒合したばかりの時．
8. 長期間にわたって固定を受けていた場合．
9. 骨性強直が疑われる場合．
10. 骨腫瘍がある場合もしくは骨が脆弱化している場合[3, 9]．

最終域感

一般に，他動ROMは関節および関節周囲の軟部組織構造によって制限される．つまり，靭帯や関節包，筋・腱の緊張，関節面の接触，軟部組織の近接によってROMの最終域は制限される．作業療法士が関節を他動的に動かすと，これらの各構造は異なった最終域感を呈する．**最終域感**はそれ以上の動きに対する正常な抵抗である．それは，軟部組織や靭帯，関節包の伸張，軟部組織の近接，骨と骨の接触などによって起こる．全ROMが得られ，正常な解剖学的構造によって運動が制限される場合，最終域感は正常なものである．ROMが増大または減少している場合，またはROMが正常であっても，正常な解剖学的構造以外のものがROMを制限する場合，異常な最終域感が感じられる[3]．作業療法士が最終域感の差異を検知し，その正常および異常を鑑別できるようになるには練習と感受性が必要である[3, 10]．

正常な最終域感には堅い (hard)，柔らかい (soft)，張った (firm) の3者がある．堅い最終域感の例としては，肘関節を他動的に伸展した時に肘頭が肘頭窩に接触するような，骨と骨の接触がある．柔らかい最終域感は，膝関節の屈曲によって大腿および下腿後面の軟部組織が接触した時に感じられる．張った最終域感とは，膝関節を伸展して足関節を背屈した時の腓腹筋の緊張によってROMが制限される時のような，張ったようなまたは弾性的な

感じである[3].

病的な状態では，他動 ROM が増大または減少している時，あるいは他動 ROM は正常であっても正常な解剖学的構造以外のものによって動きが制限されている時，最終域感は異常なものとなる[3]．最終域感を正しく検知するには練習と経験が必要である．各関節の正常な最終域感については，以下の ROM 測定法の中に述べてある．

二関節筋

二関節筋がまたぐ関節の ROM を測定する場合，測定する関節の ROM は，他動的不全（insufficiency）のために他の関節の肢位による影響を受ける[3]．つまり，関節の動きは筋の長さによって制限される．二関節筋は，両者の関節で完全に伸ばされると，両者の関節の正常な ROM の限界に至る前に，張った（taut）感じがする[7]．たとえば，手関節が完全伸展位にあると他動的な手指伸展は制限されるが，それは手関節および手指関節を通過する手指屈筋群の他動的不全のためである．二関節筋がまたぐ関節を測定する場合，測定しない関節は二関節筋が緩むように中間位またはリラックスした肢位にする必要がある．たとえば，手指伸展を測定する場合，手関節は中間位にし，手指屈筋群が通過するすべての関節で完全に伸張（ストレッチ）されないようにすべきである．同様に，股関節屈曲を測定する時は，ハムストリングスが弛んだ肢位になるように膝関節を屈曲すべきである[3]．

■関節可動域測定の方法

180°法

180°法を使う場合，すべての関節運動の開始肢位は 0°である．ほとんどの運動では解剖学的肢位が開始肢位である．測定器具である角度計の本体は半円形の分度器と支点，2 本のアームからなっている．それを運動面に合わせて身体の上に重ねる．関節の軸が運動弧の軸である．すべての関節運動は 0°から始まり，180°に向かって増えていく[3,5,10]．180°法は最もよく使われており，本章の後半の ROM 測定法で使用している．

360°法

360°法は 180°法ほどには頻繁に使われることはない．角度計は全円形をしており，2 本のアームが出ている．360°法を使う場合，前額面および矢状面で行う運動は全円を描くことになる．身体が解剖学的肢位にある場合，運動が起こるであろう面と同じ面に，関節の軸を軸心とした円が描かれる．「0°（360°）の位置は頭上であり，180°の位置は足部の方である」[5]．例を挙げると，肩関節の屈曲と外転は 0°に向かう運動であり，肩関節の伸展と内転は 360°に向かう運動である[5]．肩関節屈曲の正常な平均的 ROM は 170°である．したがって，360°法を使う場合，運動は 180°から始まり，0°に向かって 10°まで進むことになる．この場合の ROM は 10°と記録する．一方，正常 ROM が 60°である肩関節の伸展は，180°から始まり 360°に向かって 240°まで進むことになり，ROM は 240°と記録する[5]．伸展から屈曲の全 ROM は，240°から 10°を引いた 230°になる[5,6]．

全円を描かない運動もある．このような場合，0°の開始肢位を想定し，運動は 0°から増加するものとして測定する．このような運動は，水平面で垂直軸を軸として起こる運動である．つまり，(1) 前腕の回内と回外，(2) 股関節の内旋と外旋，(3) 手関節の橈屈と尺屈，(4) 母指の掌側外転と橈側外転（手根中手関節の伸展）である[5]．

■角度計

角度計は，金属製またはプラスチック製であり，何種類かの大きさのものがあり，医療機器およびリハビリテーション機器を扱う会社から入手できる[5,10,12]．「**角度計（goniometer）**」という言葉は，ギリシャ語の角度を意味する「gonia」と，測定を意味する「metron」に由来するものである[9,14]．つまり，角度計とは文字どおり「角度を測定するもの」を指す．

万能角度計（universal goniometer）は固定（近位）バーと可動（遠位）バーからなっている[3,10]．固定バーには小さな半円もしくは全円の分度器がついており，半円型の角度計には 0°から 180°の，全円型の角度計には 0°から 360°の目盛りがついている[3,4]．可動バーは分度器の中心または支点に取り

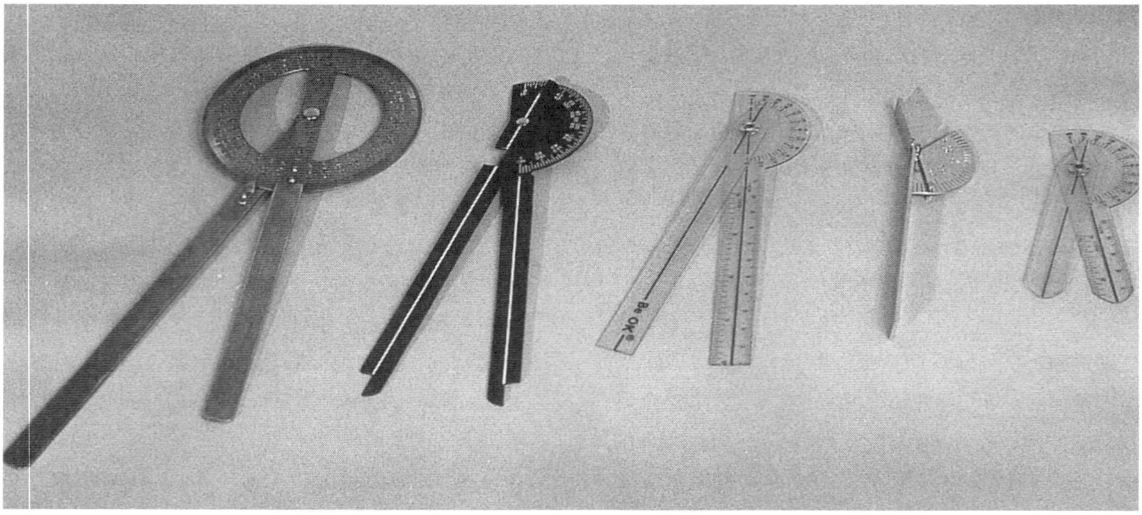

図20-1　各種の角度計

つけられており，角度を示す指針として使われる．可動バーは分度器への取りつけ部を中心に回るようになっており，指針が目盛りの角度の数字を指すことになる．

半円型の角度計には2種類の数字がついている．両者とも0°から始まり，180°まで増えているが，相対する方向になっている．180°法の開始肢位は常に0°であり，180°に向かって増加するので，外側の目盛りは，肘関節屈曲のように測定する身体部分が近接するような場合に使う．同じように，内側の目盛りは，肩関節の屈曲のように測定する身体部分が相互に並列になるような場合に使う．

図20-1に5種類の角度計を示した．左端（図20-1A）は全円型角度計であり，360°法用と180°法用の目盛りがついており，両者の測定法で使うことができる．この角度計のアームは長く，大関節の測定に適している．図20-1Bは180°法に使う半円型角度計である．この角度計は放射線不透過の特殊な角度計であり，必要ならばX線検査中に使うことができる．また，2カ所に切り込みがあり，関節運動が半円部へ向かう方向であっても反対方向に向かう時にでも，運動の角度を正確に読み取ることができる．つまり，目盛りの数字が隠れて見えなくなるということがなく，検者が角度計を裏返す必要がない．図20-1Dは手指用の特殊な角度計である．アームは短く，平らになっている．この角度計は，ほとんどの大関節の運動を測定する時のように関節の側面に当てるのではなく，手指関節の上面（背面）に当てるよう作られている．小さなプラスチック角度計を図20-1CとEに示した．これらは安価であり，持ち運びも容易である．そして，図20-1Cの角度計は大関節と小関節の両者に使うことができる．図20-1Eの角度計は，手指用角度計として使えるよう図20-1Cの角度計を切ったものである．透明な角度計の目盛りには，2カ所に印または刻みがついている．

角度計の重要な特徴の1つとして支点がある．支点となるナットまたは鋲は可動バーが自由に動くようでなければならないが，ROM測定後に角度計を外しても，その位置に止まっているような固定力がなければならない[4]．角度計を外す前にナットがロックできるようになっている角度計があり，角度の読み取りが正確かつ容易にできる[5]．

他の種類の角度計もある．その1つには，液体の中に空気の泡が入っているものがあり，その泡で動きを行った後の目盛りを読むようになっている[5]．頸椎や脊椎の測定，前腕の回旋を測定するための特殊な角時計もある[12]．メジャーを使って2つの身体部位間の距離を計測することで，ROMを測定できる関節もある．たとえば，頸椎の屈曲・伸展は顎と胸の間の距離で，手指外転は2指の指尖中央間の距離で測定できるし，対立は母指と小指の指尖間の距離で評価できる[3]．

■測定結果の記録

180°法を使う場合，検者は開始肢位の角度と，動かし得る範囲まで動かした最終肢位の角度とを記録する[10]．正常ROMは0°から始まり180°まで角度が増加していく．運動制限によって0°の開始肢位をとることができない場合，その開始肢位のROMの角度を記録し，次に最終肢位の角度を記録する[3]．肘のROM制限をもとに以下に例を挙げる．

正常：0～140°
伸展制限：15～140°
屈曲制限：0～110°
屈曲および伸展制限：15～110°

肘の異常過伸展は0°の開始肢位以前の過伸展の角度を－（マイナス）記号をつけて記録し，その後0°の開始肢位，次に最終肢位の角度を記録する[10]．例を挙げる．

正常：0～140°
異常過伸展：－20～0～140°

その他にもROMを記録する方法がある．検者には施設によって必要とされる適切な方法を学び，採用することを勧める．

ROM測定記録用紙の例を図20-2に示す．正常な平均的ROMはこの記録用紙と表20-1に掲載してある．測定結果を記録する時，すべての空欄を埋めるようにする．測定していない関節の場合，空欄に「NT（not tested：測定せず）」と記録する[3]．

肩関節（肩甲上腕関節）の動きは，以下に述べるように肩甲骨の動きを伴うことに注意する必要がある．肩関節の動きには肩甲骨の動きもかなり含まれており，それによって肩関節の柔軟性と広範な可動域が得られる．肩甲骨の動きは角度計で測定することはできないが，肩関節の動きを測定する前に，自動運動または他動運動を観察することによって肩甲骨の可動性を評価すべきである．肩甲骨のROMが完全であるか，制限されているかに注目する[3]．肩甲帯の筋に痙縮や拘縮があり，肩甲骨の動きに制限がある場合，肩関節を極端な可動範囲にまで動かすと（たとえば屈曲や外転90°以上）関節が損傷される．

1つ以上の姿勢でROM測定が行える動きの場合（たとえば肩関節の内旋や外旋など），検者は測定した姿勢を記しておく必要がある．また，検者は次のようなことにも注意すべきである．クライエントに疼痛や不快感はなかったか，防御的筋スパズムが出現しなかったか，自動または他動ROMのどちらで測定したか，標準的な測定方法または測定姿勢とは違う方法で測定してはいなかったか[10]．

■治療計画立案の基礎としての評価結果

ROM測定に続いて，作業療法士はその結果をクライエントの生活上の役割に必要な条件と関連させて分析しなければならない．作業療法士の第1の関心は，機能を制限しているROMを拡大することに向けられるべきである．多くの通常の日常生活活動（ADL）はROM全域を必要とはしない．**機能的関節可動域**とは，基本的なADLおよび生活関連活動（instrumental activities of daily living：IADL）を特別な機器を使わないで遂行するために必要なROMのことをいう．したがって，治療においてまず行うべきことは，クライエント自身の生活や家庭維持のための活動を機能的レベルで制限しているROMを改善することである[8]．たとえば，肘関節屈曲が著しく制限されると，食事や歯を磨く能力に影響を与える．したがって，これらの機能のためには，完全ROMに近くなるまで肘関節屈曲を拡大する必要がある．同様に，回内が重度に制限されると，食べたり，身体を洗ったり，電話をかけたり，子どもの世話，更衣に影響する．楽に座るためには，少なくとも0°から100°の股関節のROMがなければならない．股関節の屈曲が制限されている場合，治療の第1の目標はそれを100°にまで拡大することである．もちろん，さらにROMを拡大できるとすれば，作業療法士は正常ROMまで拡大するための治療計画を立案すべきである．

ROM制限が恒久的な例もある．このような場合，作業療法士の役割はROM損失の代償方法を立案することである．これらには，長柄の櫛やブラシや靴べらなどの補助具，靴下を履くための道具，特定の巧緻動作を行うための工夫された方法などが含まれる（ROMが制限された場合のADLを遂行する方法の詳細については第10章を参照のこと）．

熱傷や関節炎など多くの疾患ではROMの損失が

関節可動域測定

クライエント氏名＿＿＿＿＿＿＿＿＿＿＿＿＿＿＿＿　カルテ No.＿＿＿＿＿＿＿＿＿＿＿＿＿＿＿
生年月日＿＿＿＿＿＿＿＿＿＿＿＿＿　年齢＿＿＿＿＿＿＿　性＿＿＿＿＿＿＿＿＿＿＿
診断名＿＿＿＿＿＿＿＿＿＿＿＿＿＿＿＿＿＿＿＿　発症日＿＿＿＿＿＿＿＿＿＿＿
障害名＿＿＿＿＿＿＿＿＿＿＿＿＿

左					右		
3	2	1	脊柱		1	2	3
			頚椎				
			屈曲	0～45°			
			伸展	0～45°			
			側屈	0～45°			
			回旋	0～60°			
			胸椎および腰椎				
			屈曲	0～80°			
			伸展	0～30°			
			側屈	0～40°			
			回旋	0～45°			
			肩関節				
			屈曲	0～170°			
			伸展	0～60°			
			外転	0～170°			
			水平外転	0～40°			
			水平内転	0～130°			
			内旋	0～70°			
			外旋	0～90°			
			肘関節および前腕				
			屈曲	0～135-150°			
			回外	0～80-90°			
			回内	0～80-90°			
			手関節				
			屈曲	0～80°			
			伸展	0～70°			
			尺屈	0～30°			
			橈屈	0～20°			
			母指				
			MP 屈曲	0～50°			
			IP 屈曲	0～80-90°			
			外転	0～50°			
			手指				
			MP 屈曲	0～90°			
			MP 過伸展	0～15-45°			
			PIP 屈曲	0～110°			
			DIP 屈曲	0～80°			
			外転	0～25°			
			股関節				
			屈曲	0～120°			
			伸展	0～30°			
			外転	0～40°			
			内転	0～35°			
			内旋	0～45°			
			外旋	0～45°			
			膝関節				
			屈曲	0～135°			
			足関節および足部				
			底屈	0～50°			
			背屈	0～15°			
			内がえし	0～35°			
			外がえし	0～20°			

図 20-2　関節可動域測定の記録用紙

第20章 関節可動域の評価

予測される．治療の目標は，ROMの制限が起こる前に，スプリントや良肢位，運動療法，活動によって，また関節保護法の原理を適用することによって，ROMの制限が起こらないようにすることである．

ROM制限の種類や程度，その原因，ROM拡大

表20-1 関節可動域の正常平均値（180°法）

関節	ROM	付随する肩甲帯の動き	関節	ROM
頚椎			**手関節**	
屈曲	0〜45°		屈曲	0〜80°
伸展	0〜45°		伸展	0〜70°
側屈	0〜45°		尺屈（外転）	0〜30°
回旋	0〜60°		橈屈（内転）	0〜20°
胸椎および腰椎			**母指***	
屈曲	0〜80°		DIP屈曲	0〜80-90°
伸展	0〜30°		MP屈曲	0〜50°
側屈	0〜40°		内転（橈側および掌側）	0°
回旋	0〜45°		掌側外転	0〜50°
			橈側外転	0〜50°
			対立	母指指腹が小指指腹に触れる．
肩			**手指***	
屈曲	0〜170°	外転，外方傾斜**，軽度挙上，軽度上方回旋	MP屈曲	0〜90°
伸展	0〜60°	下制，内転，上方傾斜	MP過伸展	0〜15-45°
外転	0〜170°	上方回旋，挙上	PIP屈曲	0〜110°
内転	0°	下制，内転，下方回旋	DIP屈曲	0〜80°
水平外転	0〜40°	内転，外方傾斜の減少	外転	0〜25°
水平内転	0〜180°	外転，外方傾斜	**股**	
内旋		外転，外方傾斜	屈曲	0〜120°（膝屈曲位で）
肩外転位	0〜70°			
肩内転位	0〜40°		伸展	0〜30°
外旋		内転，外方傾斜の減少	外転	0〜40°
肩外転位	0〜90°		内転	0〜35°
肩内転位	0〜60°		内旋	0〜45°
肘			外旋	0〜45°
屈曲	0〜135-140°		**膝**	
伸展	0°		屈曲	0〜135°
前腕				
回内	0〜80-90°		**足関節と足部**	
回外	0〜80-90°		底屈	0〜50°
			背屈	0〜15°
			内がえし	0〜35°
			外がえし	0〜20°

*：DIP：遠位指節間，MP：中手指節，PIP：近位指節間
**訳者注：外方傾斜（lateral tilt）：垂直軸を中心に肩甲骨が回旋し，肩甲骨外側面が外方を向く動きをいうものと思われる．

数値は以下の文献より採用した．
(American Academy of Orthopaedic Surgeons：Joint motion：method of measuring and recording, Chicago, 1965, The Academy；Esch D, and Lepley M：Evaluation of joint motion：methods of measurement and recording, Minneapolis, 1974, University of Minnesota Press)

に関する予後などによって治療アプローチが決まる．ROMを拡大するために使われるいくつかの方法は，本書の他の章に述べてある（第28章および第39章参照）．これらの方法には，他動または自動による伸張運動，抵抗運動，拮抗筋群の筋力強化，罹患関節の可動可能な全ROMの自動運動を必要とする活動，スプリント，良肢位をとらせることなどがある．ROMを拡大するために，医師は手術を行ったり，麻酔下でマニピュレーションを行ったりするだろう．理学療法士や認定を受けた手の外科専門の作業療法士（ハンドセラピスト）は温熱やマッサージとともに徒手的伸張を実施するだろう[8]．

■他動関節可動域の測定方法—180°法

各関節運動の平均的な正常ROMの値は表20-1および図20-2に示した．各々の測定を実施する前に，読者はこれが平均値であること，ROMは各人でかなり差異があることを心に留めておく必要がある．正常なROMは年齢や性，生活様式や職業などのその他の要因によって影響を受ける[10]．したがって，本章の図に示した被検者は，平均的な可動域を示していないこともある．

また，本章の図では角度計も示してあり，正しい当て方を知ることができる．しかし，検者は常に最良の位置にいるわけではない．図を見やすくするために，検者はやむを得ず脇によけていることがあり，片手で角度計を持っていることもある．多くの運動では，検者が被検者の真正面にいる必要があり，また，検者の両手で角度計が覆い隠されることもある．検者が角度計を保持する方法や測定部位を支持する方法は，クライエントの姿勢，筋力低下の程度，関節痛の有無，自動ROMで測定するか，他動ROMで測定するかなどの要因で決まる．常に検者は，自分や被検者を最もよい姿勢にし，角度計を正しく当て，正しい運動面で望ましい運動がなされるよう，測定する部位を適切に固定しなければならない．

一般的な手順（180°法による測定）[3,10]

1. 被検者にROM測定に適した楽な，くつろいだ姿勢（後述）をとらせる．
2. 測定する関節が見えるようにする．
3. これから行おうとすることや被検者に協力してほしいこと，およびその理由について説明し，実演を行う．
4. 一側に制限がみられる場合，その被検者の正常ROMを得るために対側の同じ関節を測定する．
5. 測定のための骨指標を確認し，触診する．
6. 測定する関節の近位部を固定する．
7. 動き得るROMの程度を知るために，また関節の可動性および最終域感をつかむために他動的に動かす．
8. 開始肢位に戻す．
9. 開始肢位を測定するために，その関節上かつ外側に角度計を当てる．角度計の軸は，指定された骨指標および解剖学的指標に従って関節の運動軸に当てる．近位または動かさない骨には角度計の固定バーを，遠位または動かす骨には可動バーをその長軸に添って，もしくは平行に当てる．可動バーの指標部が目盛りの反対側に来ないように，運動後に目盛りを読むことができる場合を除いては，常に目盛りの半円部を運動方向と逆になるように向ける．
10. 開始肢位の角度を記録し，角度計を外す．関節を動かしている時に，角度計を当てたままにしない．
11. 他動ROMを測定するために，検者は測定する関節の上下を確実に保持し，全ROMにわたって穏やかに動かす．強い力を加えないこと．痛みや不快な徴候に気をつける（注：他動ROMは，自動的に動かし，最終肢位を保持するよう被検者に指示し，検者が最終域の数度を他動的に動かして測定することもある）．
12. 再び角度計を当て，最終肢位の角度を測定し，記録する．
13. 角度計を外し，安静肢位までゆっくり戻す．
14. 最終肢位の角度およびその他の知見を記録用紙に記入する．

■関節可動域測定の方法―180°法

脊柱
頚椎

　頚部の動きの測定は最も不正確なものである．それは，骨指標がほとんどなく，骨分節の上を多くの軟部組織が覆っているからである[4]．頚椎の正確な測定を行うには，X線写真が最もよい方法である[11]．

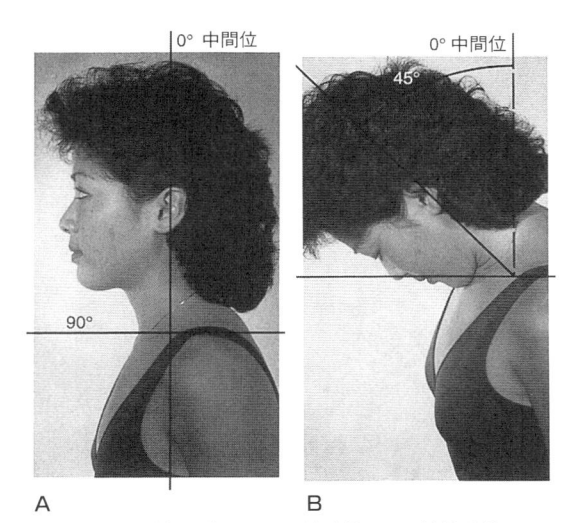

図20-3　頚椎屈曲　A：開始肢位，B：最終肢位

メジャーを使って測定する方法もある：屈曲・伸展では顎と胸の間の距離を，回旋では顎と肩の距離を，側屈では乳様突起と肩の距離をそれぞれ測定する[3]．

　頚椎屈曲および伸展，回旋，側屈のおおよその運動角度は角度計を使うことによって，また固定軸として点を定め，その点からの運動の弧を想定することによって推測できる（図20-3から図20-10）[1,4]．

[屈曲]

0～45°（図20-3）

被検者の姿勢：坐位または直立位．

測定方法：頚部を屈曲し，顎を胸に向かって動かすよう被検者に指示する．運動の角度を目測するか，顎から胸骨の頚切痕までの距離を測定する[1,3,10]．角度計を使う場合，軸心は下顎角に合わせる．検者は角度計の半円部が上になるよう目盛り部の上部を持ち，検者の腕を被検者の肩に載せて安定させる．角度計のバーは，被検者が歯の間に縦方向に保持した舌圧子に合わせる．被検者が頚椎を屈曲するに従って，角度計の可動バーを下方に動かし，舌圧子の位置に合わせる[4,10]．

[伸展]

0～45°（図20-4）

被検者の姿勢：坐位または直立位．

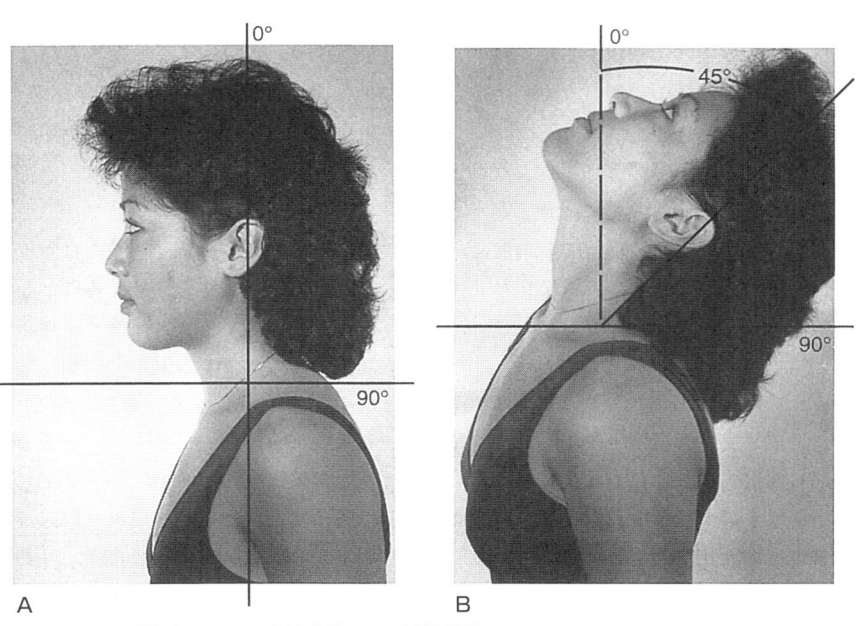

図20-4　頚椎伸展　A：開始肢位，B：最終肢位

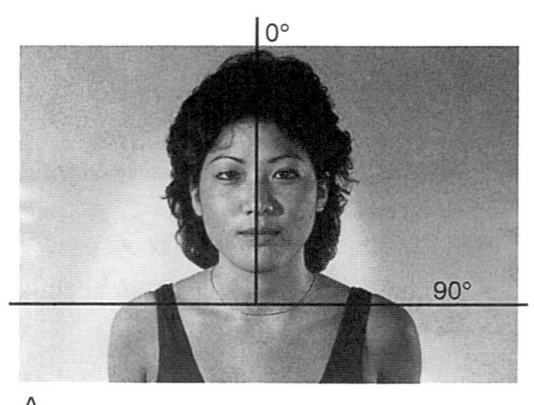

図20-5 頸椎側屈　A：開始肢位，B：最終肢位

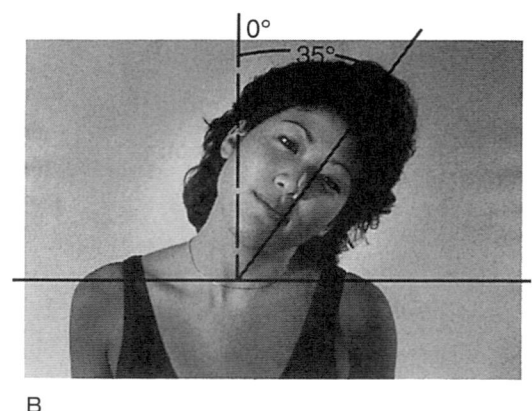

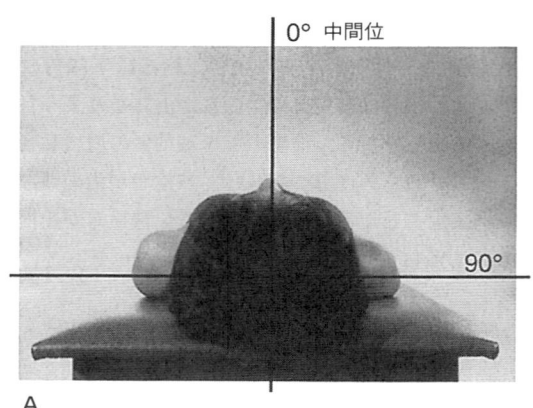

図20-6 頸椎回旋　A：開始肢位，B：最終肢位

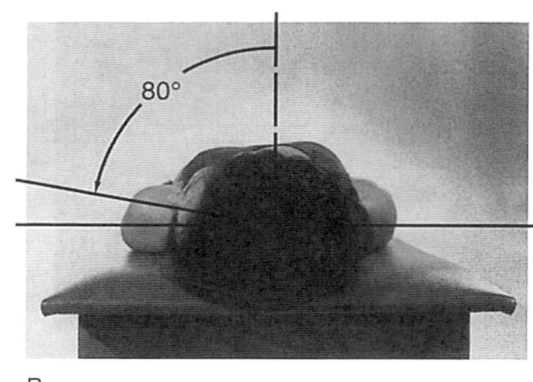

測定方法：天井を見るように頸部を伸展し，後頭部を胸椎に近づけるよう被検者に指示する．運動の角度を目測するか，顎から胸骨の頸切痕までの距離を測定する[3]．角度計を使う場合，軸心は下顎角に合わせる．検者は角度計の半円部が下になるよう目盛り部を持ち，検者の腕を被検者の肩に載せて安定させる．被検者が頸椎を伸展するに従って，角度計の可動バーを上方に動かし，舌圧子の位置に合わせる[4,10]．

[側屈]

0～45°（図20-5）

被検者の姿勢：坐位または直立位．

測定方法：頭部を回旋することなく耳を肩のほうに動かし，頸部を側屈するよう被検者に指示する．運動の角度を目測するか，乳様突起と肩峰間の距離を測定する[1,3]．角度計を使う場合，第7頸椎の棘突起に軸心を合わせる．固定バーは肩の線に合わせ，床と平行になるようにする．この場合，運動は90°から始まることになる．または，固定バーを胸椎に合わせる．この場合，開始肢位は0°になる．可動バーは外後頭隆起に合わせる[1,10]．

[回旋]

0～60°（図20-6）

被検者の姿勢：背臥位または坐位．

測定方法：体幹を回旋することなく，頭部を右または左へ回旋するよう被検者に指示する．回旋は中間位からの角度を目測する[1]か，顎先端から肩峰までの距離を測定する．最初に解剖学的肢位で測定し，頸部を回旋してからもう一度測定する[3]．背臥位で角度計を使う場合，あらかじめ90°にし，軸心は頭頂に合わせる．固定バーは床に平行に，または測定する側の肩峰に合わせる．可動バーは鼻の先端に合わせる[4,10]．

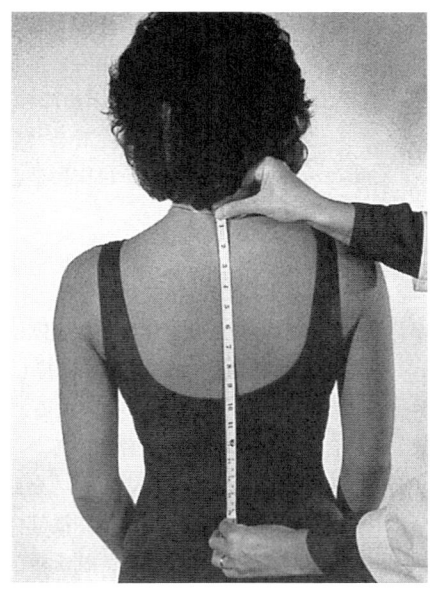

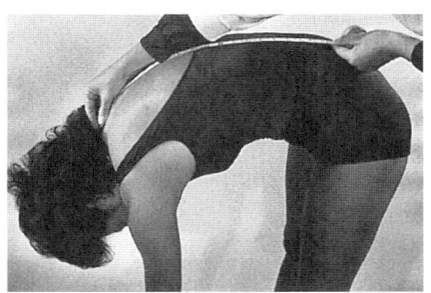

第20章　関節可動域の評価　551

図 20-7　脊柱屈曲　A：開始肢位，B：最終肢位

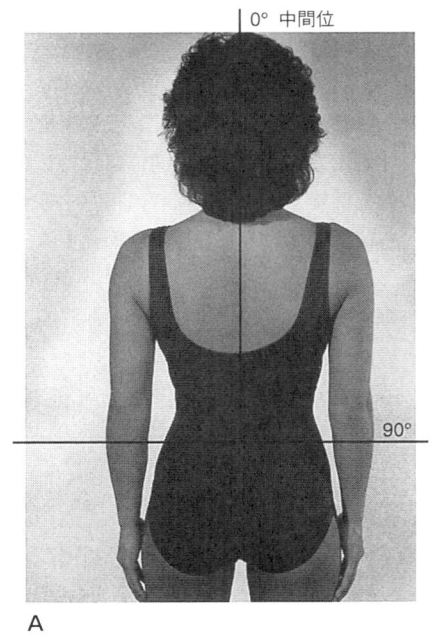

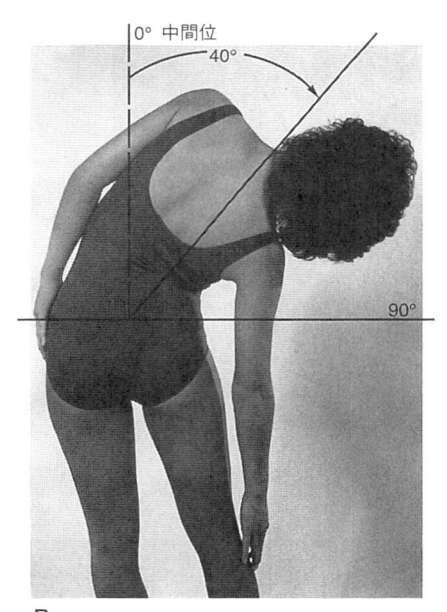

図 20-8　脊柱側屈　A：開始肢位，B：最終肢位

胸椎および腰椎

［屈曲］

0～80°および約10 cm（図 20-7）

被検者の姿勢：直立位．

測定方法：脊柱の屈曲を測定するには次のような4つの方法がある：(1) 身体の長軸に対して体幹の前屈の角度を測定する．検者は両手で骨盤をしっかり保持し，被検者の正常な前弯のいかなる変化も観察しなければならない．(2) 下腿前面に沿わせた指尖の床からの高さを測定する．(3) 指尖と床の距離を測定する．(4) 直立位と脊柱を屈曲した時の第7頚椎から第1仙椎までの脊柱の距離を測定する（図

20-7)³⁾·¹⁰⁾．4番目の方法は，これらの臨床的な方法の中ではおそらく最も正確である¹⁾．正常成人では，脊柱を前屈した時に平均10cm増加する³⁾．被検者が背部を真っすぐにしたまま股関節で前屈した場合，測定の前後で距離の差異は生じない．

[側屈]

0～40°（図20-8）

被検者の姿勢：直立位．

測定方法：体幹の側屈を測定するためのいくつかの方法がある．運動中に金属のメジャーを垂直に保持し，直立位と比較して体幹の側屈の角度を目測する．その他，次のような方法がある．(1) 骨盤に対する第7頚椎の位置を目測する（図20-8）．(2) 側屈した時の膝関節から第3指尖までの距離を測定する．(3) 第3指尖から第3床までの距離を測定する³⁾．(4) アームの長い角度計を使い，軸心を第1仙椎に合わせる．固定バーは床に垂直に，可動バーは第7頚椎に合わせる¹⁾·¹⁰⁾．

[伸展]

0～30°（図20-9）

被検者の姿勢：直立位または腹臥位．

測定方法：骨盤の安定性を維持しながら，後屈（伸展）するよう被検者に指示する．立位で測定する場合，必要ならば，検者は前方から骨盤を固定する．垂線からの伸展角度の可動域を目測するには，上腸骨稜を運動軸とし，第7頚椎棘突起を目安とする．腹臥位で測定する時は，枕を腹部の下に入れ，両手は肩の高さで治療台に載せる．骨盤はストラップで，または助手が固定し，被検者は治療台から体幹を挙上するために肘を伸展する．ROMの最終位で胸骨の頚切痕と支持面の垂直距離を測定する³⁾．

[回旋]

0～45°（図20-10）

被検者の姿勢：背臥位または坐位．

測定方法：骨盤を中間位に保持しながら，上部体幹を回旋するよう被検者に指示する．検者は骨盤を中間位に保つようしっかり固定する．これは，立位で測定する場合に特に重要である．回旋は角度で記録する．頭頂部を運動軸とし，肩の上方または前方の動きが運動の弧となる．

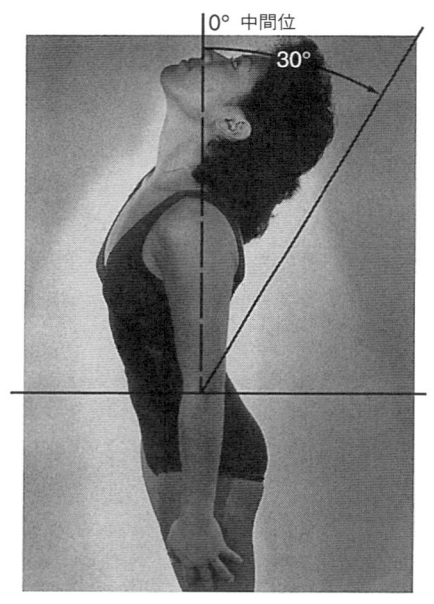

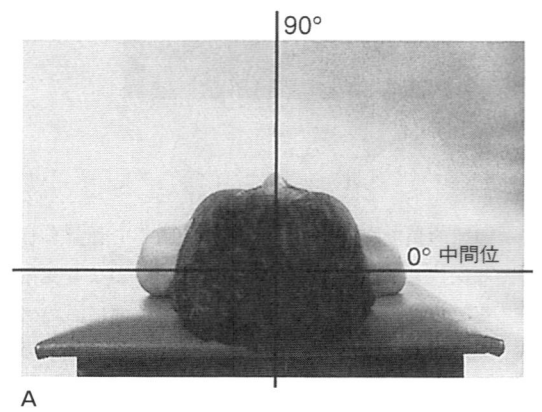

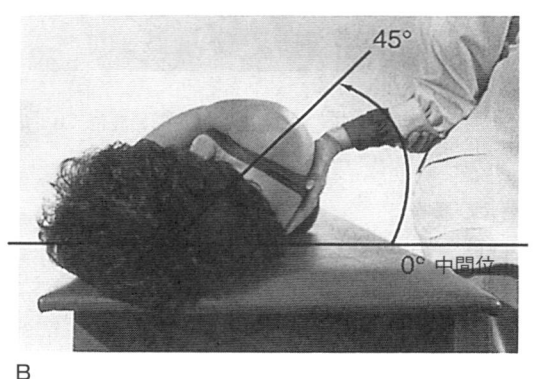

図20-9 脊柱伸展

図20-10 脊柱回旋　A：開始肢位，B：最終肢位

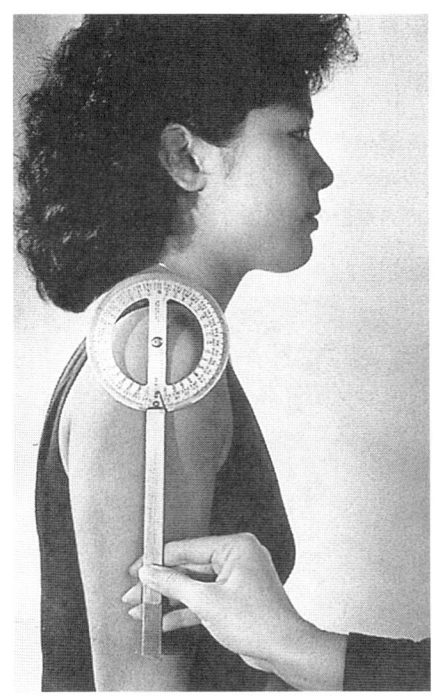

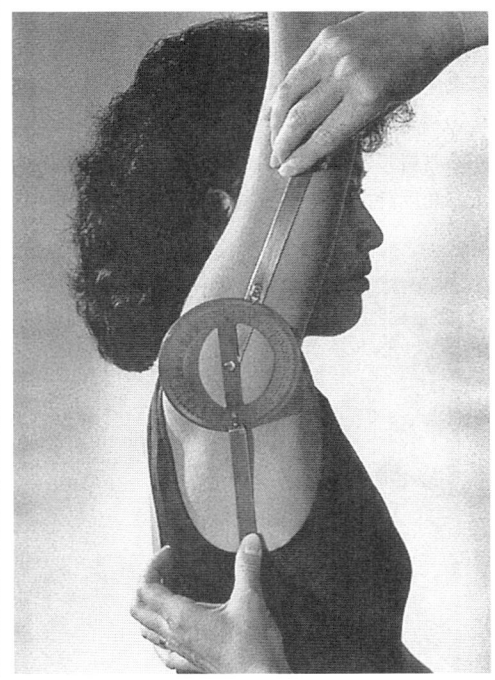

図 20-11　肩関節屈曲　A：開始肢位，B：最終肢位

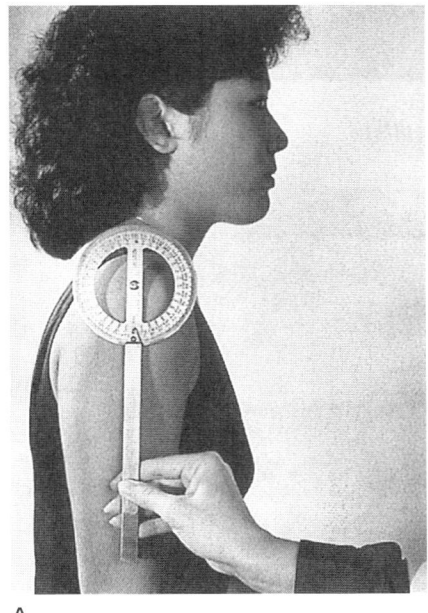

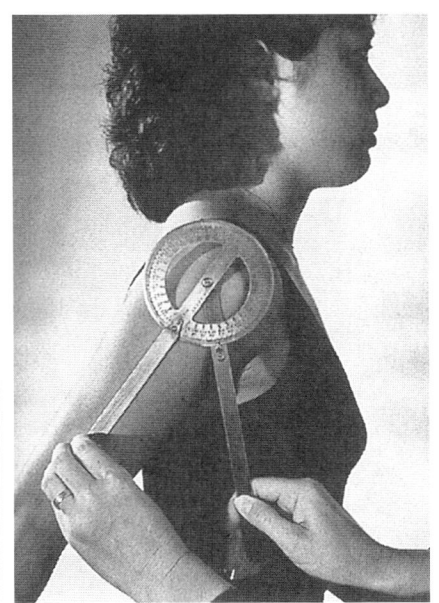

図 20-12　肩関節伸展　A：開始肢位，B：最終肢位

上肢[1-3, 5, 10, 11]

肩関節

[屈曲]

0～170°（図 20-11）

被検者の姿勢：坐位または背臥位．上腕は内・外旋中間位．

角度計の当て方：軸心は上腕骨頭の中心で肩峰のすぐ遠位の上腕骨外側に合わせる．固定バーは体幹

に平行に合わせ，可動バーは上腕骨に平行に合わせる．肩関節を屈曲すると，軸心は肩の後面に向かって上後方に移動することに注意すること．したがって，最終肢位の測定では，上腕骨頭の中心を通る想像上の軸心がある肩の外側面，つまり三角筋がつくるしわの直上に角度計を合わせなければならない．

最終域感：張った感じ[3]．

[伸展]

0〜60°（図20-12）

被検者の姿勢：坐位もしくは腹臥位．上腕の後部に障害物がないこと．上腕は内・外旋中間位．

角度計の当て方：屈曲と同様にするが，軸心は開

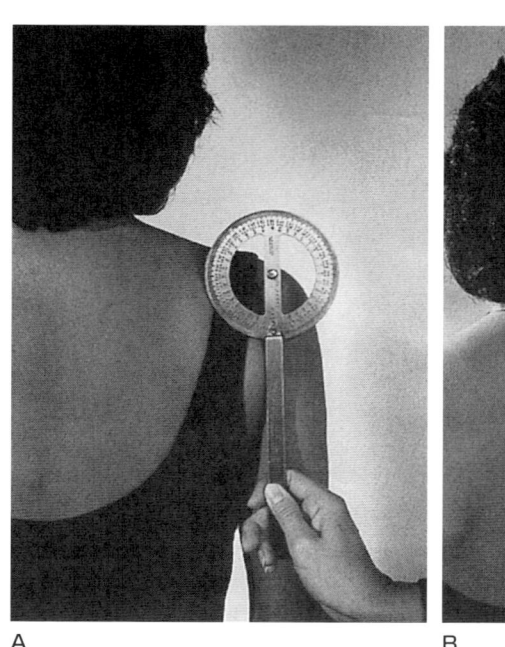

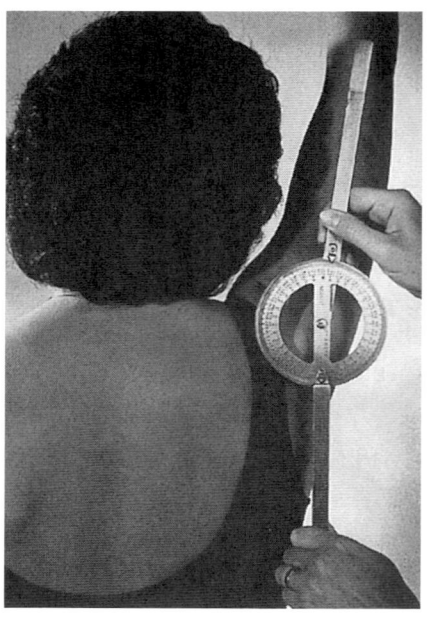

図20-13　肩関節外転　A：開始肢位，B：最終肢位

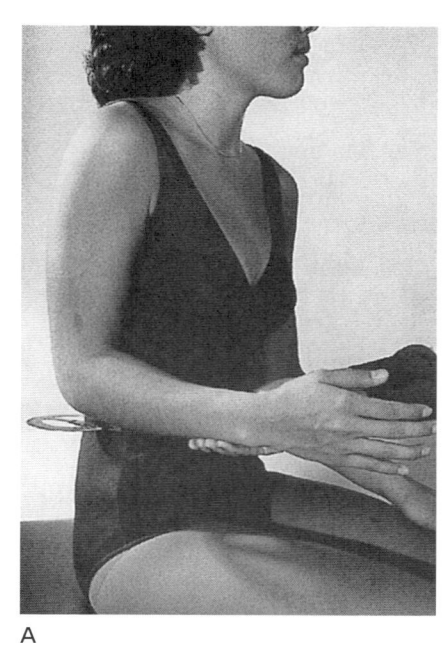

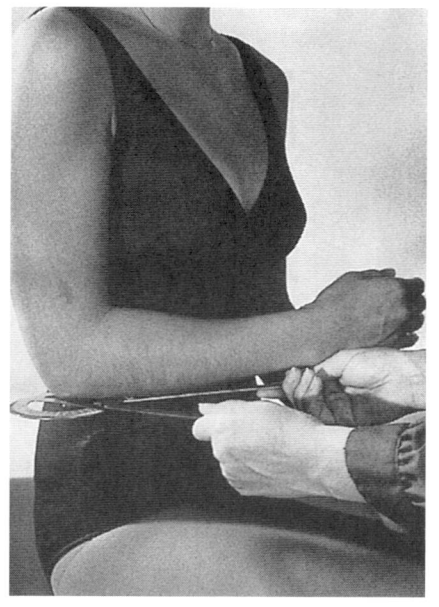

図20-14　肩関節内旋（肩内転位）　A：開始肢位，B：最終肢位

始肢位と最終肢位で同じである．肩関節の伸展には肩甲骨のわずかな上方傾斜を伴う．過剰な肩甲骨の動きは避けるべきである．

最終域感：張った感じ[3]．

[**外転**]

0～170°（図20-13）

被検者の姿勢：坐位もしくは腹臥位．上腕は内・外旋中間位．背面より測定する．

角度計の当て方：軸心は肩関節後面の肩峰部にある．固定バーは体幹と平行に合わせ，可動バーは上腕骨長軸に平行に合わせる．

最終域感：張った感じ[3]．

[**内旋**]

0～60°（図20-14）

被検者の姿勢：以下は被検者が外転できない場合に用いる．坐位．上腕は内転し，肘関節は90°屈曲する．前腕は中間位にし，体幹に対して直角になるようにする[3]．

角度計の当て方：軸心は肘頭に合わせ，固定バーと可動バーは前腕に平行に合わせる．

[**内旋（別法）**]

0～70°（図20-15）

被検者の姿勢：以下は後方脱臼の危険性がなく，外転が可能な場合に用いる．腹臥位または背臥位．上腕は90°外転し，肘関節は90°屈曲する．前腕は回内位にし，床に対して垂直になるようにする．

角度計の当て方：軸心は肘頭に合わせ，固定バーと可動バーは前腕に平行に合わせる．

最終域感：張った感じ[3]．

図20-15　肩関節内旋（肩外転位の別法）　A：開始肢位，B：最終肢位

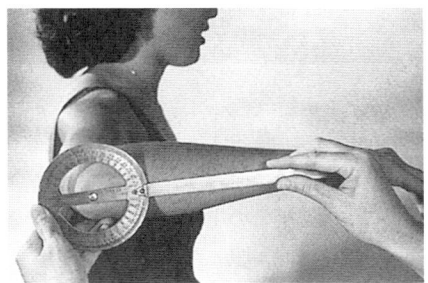

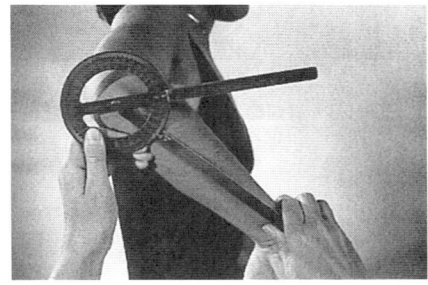

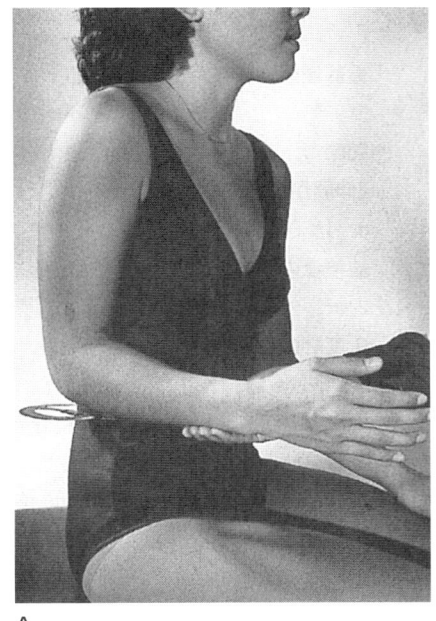

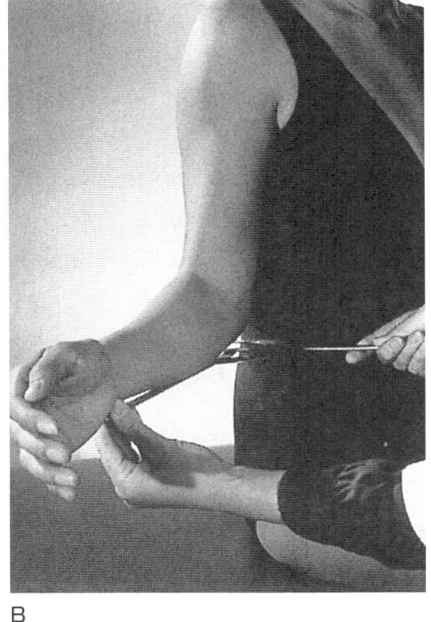

図20-16　肩関節外旋（肩内転位）　A：開始肢位，B：最終肢位

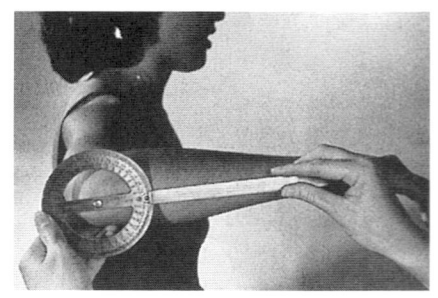

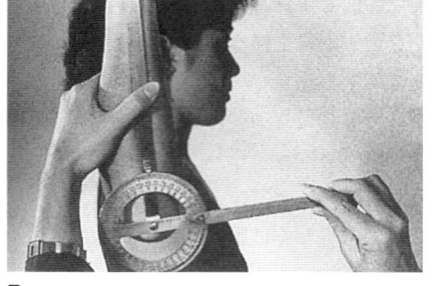

図20-17 肩関節外旋（肩外転位の別法）　A：開始肢位，B：最終肢位

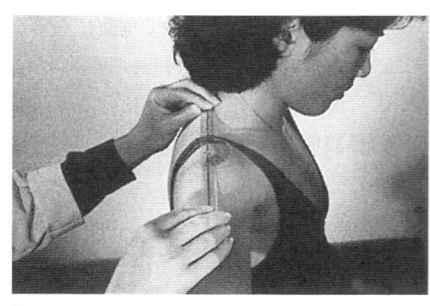

図20-18 肩関節水平外転　A：開始肢位，B：最終肢位

[外旋]
0〜80°（図20-16）
被検者の姿勢：以下は外転ができない場合に用いる．坐位．上腕は内転し，肘関節は90°屈曲する．前腕は中間位にし，体幹に対して直角になるようにする．
角度計の当て方：軸心は肘頭に合わせる．固定バーと可動バーは前腕に平行に合わせる[3]．

[外旋（別法）]
0〜90°（図20-17）
被検者の姿勢：以下は上腕骨の前方脱臼の危険性がない場合に用いる[3]．坐位または背臥位．上腕は90°外転し，肘関節は90°屈曲する．前腕は回内位にする．
角度計の当て方：軸心は肘頭に合わせる．固定バーと可動バーは前腕に平行に合わせる．
最終域感：張った感じ[3]．

[水平外転]
0〜40°（図20-18）
被検者の姿勢：坐位．体幹は真っすぐにする．測定する肩関節は90°外転，肘関節伸展，手掌は下を向くようにする．検者は上肢を外転位に保持する[3]．
角度計の当て方：軸心は肩峰上に合わせる．固定バーは肩と頚部を結ぶ線に平行に合わせる．可動バーは上腕骨の上面と平行に合わせる．
最終域感：張った感じ[3]．

[水平内転]
0〜130°（図20-19）
被検者の姿勢と角度計の当て方：水平外転と同じ．
最終域感：張った感じ[3]．

肘関節
[伸展から屈曲]
0〜135〜150°（図20-20）
被検者の姿勢：立位もしくは坐位，背臥位．上腕を内転，外旋し，前腕を回外する．
角度計の当て方：軸心は肘部のしわの底部に近接した上腕骨外側上顆に合わせる．固定バーは上腕骨の中心線と平行に，可動バーは橈骨と平行に合わせる．肘を屈曲すると，運動中に筋腹がふくらんでくるので，外側上顆と肘部のしわの位置関係が変わる．角度計の軸心は外側上顆に直接ではないが，外側上になるように合わせ直さなければならない．
最終域感：屈曲は柔らかいまたは堅い，張った感じ．伸展および過伸展は堅いまたは張った感じ[3]．

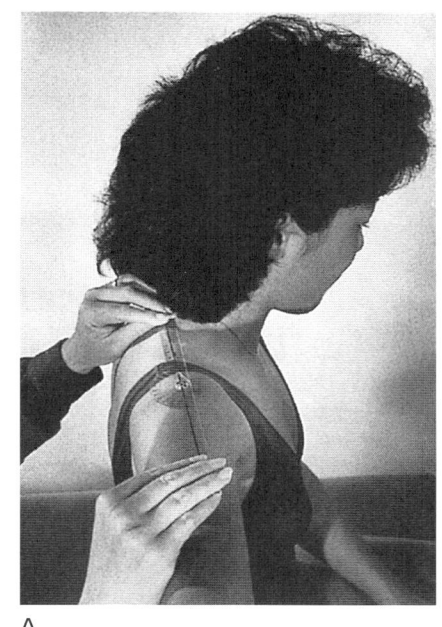

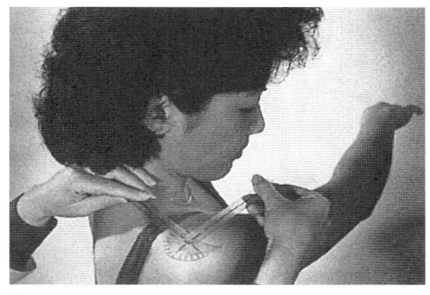

図 20-19　肩関節水平内転　A：開始肢位，B：最終肢位

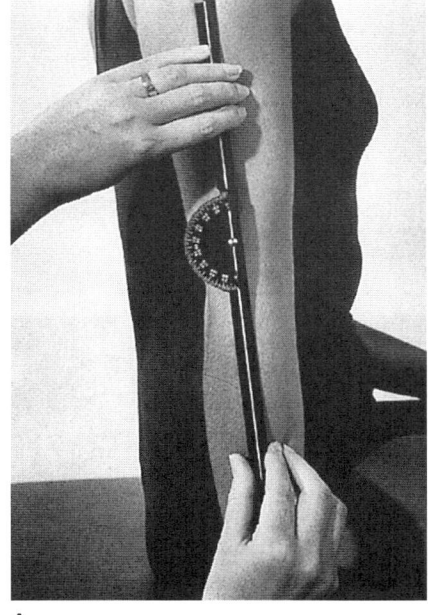

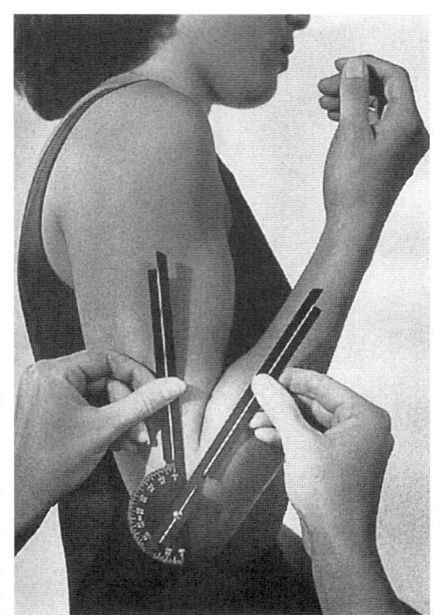

図 20-20　肘関節屈曲　A：開始肢位，B：最終肢位

前腕

[回外]

0〜80°または90°（図20-21）

　被検者の姿勢：坐位または立位．上腕を内転し，肘関節を90°屈曲する．前腕は中間位にする．

　角度計の当て方：軸心は尺骨茎状突起のすぐ近位で手関節掌面の尺側縁に合わせる．可動バーは手関節の掌側面に置き，固定バーは床と垂直に合わせる．前腕を回外すると，可動バーが前腕遠位部の中央を直角に横切るようになるので，角度計を当て直さなければならない．

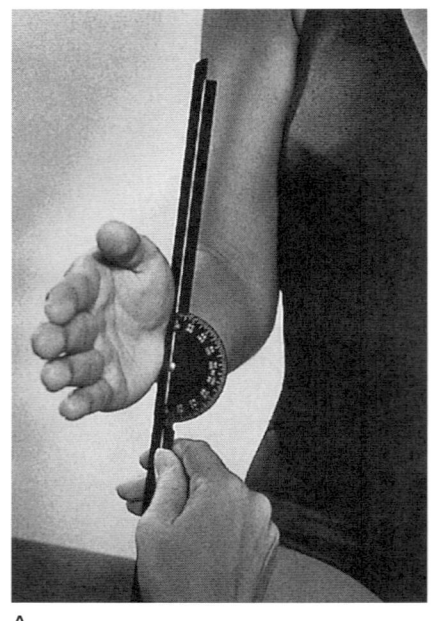

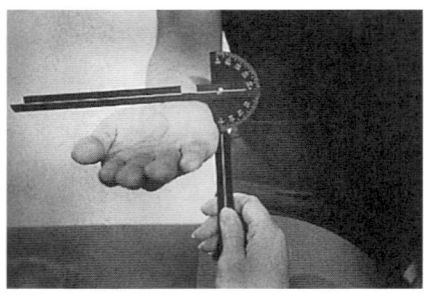

図 20-21　前腕回外　A：開始肢位，B：最終肢位

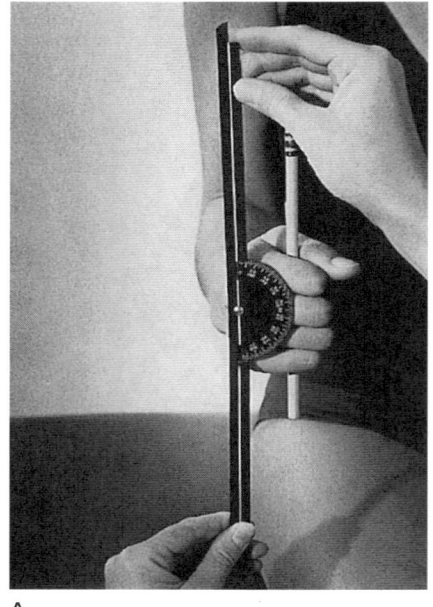

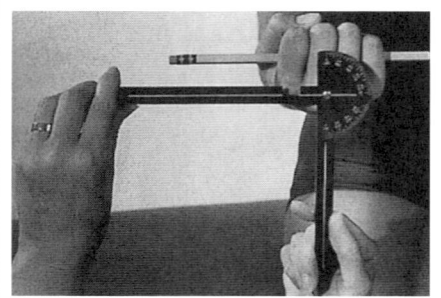

図 20-22　前腕回外（別法）　A：開始肢位，B：最終肢位

[回外（別法）]

0〜80°または 90°（図 20-22）

被検者の姿勢：坐位または立位．上腕を内転し，肘関節を 90°屈曲する．前腕は中間位にする．手に鉛筆を握らせ，床と垂直になるように保持させる．

角度計の当て方：軸心は中指の中手骨頭上に合わせる．固定バーは床と垂直に，可動バーは鉛筆と平行に合わせる．

最終域感：張った感じ[3]．

[回内]

0〜80°または 90°（図 20-23）

被検者の姿勢：坐位または立位．上腕を内転し，

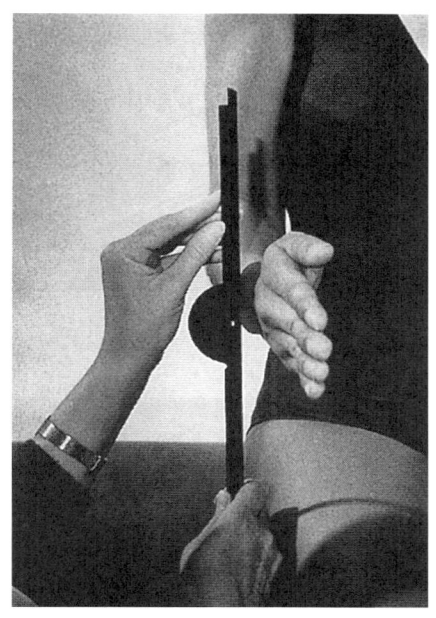

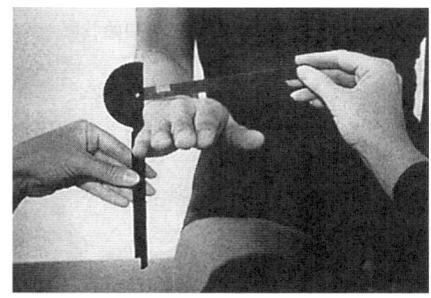

図 20-23　前腕回内　A：開始肢位，B：最終肢位

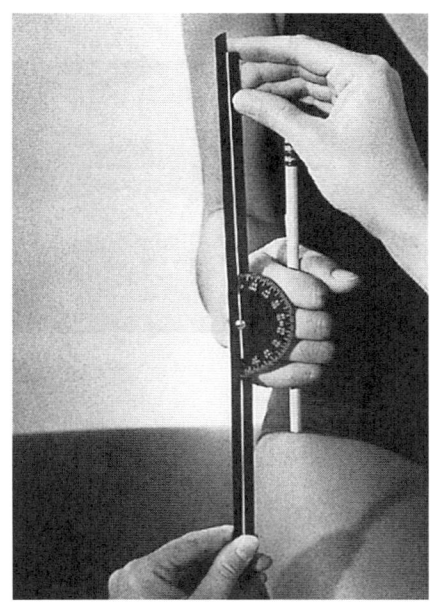

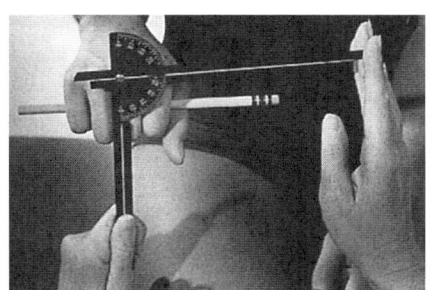

図 20-24　前腕回内（別法）　A：開始肢位，B：最終肢位

肘関節を 90°屈曲する．前腕は中間位にする．
　角度計の当て方：軸心は尺骨茎状突起のすぐ近位で手関節背面の尺側縁に合わせる．可動バーは手関節の背側面に置き，固定バーは床と垂直に合わせる．前腕を回内すると，可動バーが前腕遠位部の背面中央を直角に横切るようになるので，角度計を当て直さなければならない．
　[回内（別法）]
　0～80°または 90°（図 20-24）
　被検者の姿勢：坐位または立位．上腕を内転し，肘関節を 90°屈曲する．前腕は中間位にする．手に鉛筆を握らせ，床と垂直になるように保持させる．

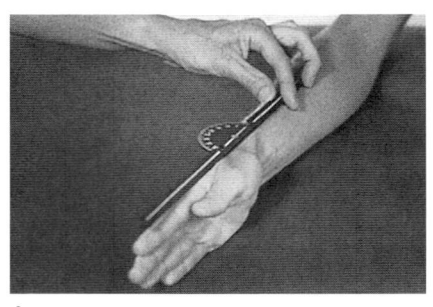

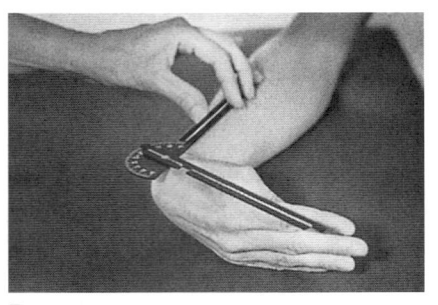

図 20-25　手関節屈曲　A：開始肢位，B：最終肢位

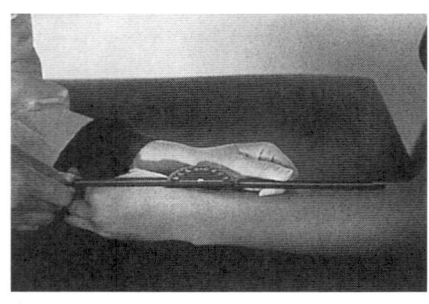

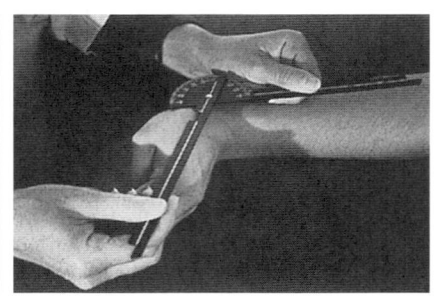

図 20-26　手関節伸展　A：開始肢位，B：最終肢位

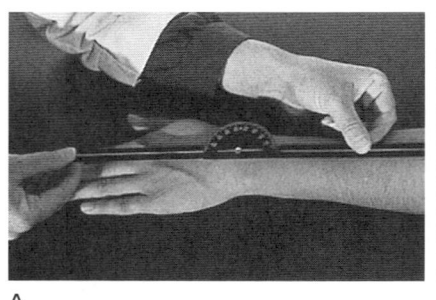

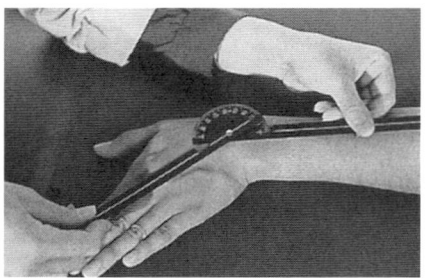

図 20-27　手関節尺屈　A：開始肢位，B：最終肢位

角度計の当て方：軸心は中指の中手骨頭上に合わせる．固定バーは床と垂直に，可動バーは鉛筆と平行に合わせる．

最終域感：張った感じ[3]．

手関節

[屈曲]

0〜80°（図 20-25）

被検者の姿勢：坐位．前腕を中間位にし，前腕と手は尺側縁を下にして机上に載せる．手指は力を抜いておくか，もしくは伸展させる．手関節屈曲は，前腕を回内して机上に載せ，手部を机の端から出して測定することもできる[3]．

角度計の当て方：前腕を中間位にして測定する場合，軸心は手関節の外側面，解剖学的スナッフボックス（snuff box）のすぐ近くにある橈骨茎状突起遠位端に合わせる．固定バーは橈骨と平行に，可動バーは示指の中手骨に平行に合わせる．

最終域感：張った感じ[3]．

[伸展]

0〜70°（図 20-26）

被検者の姿勢と角度計の当て方：手指を屈曲することを除いては，手関節の屈曲と同じ．

最終域感：張った感じ[3]．

[尺屈]

0〜30°（図 20-27）

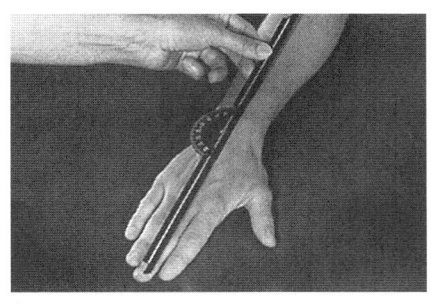

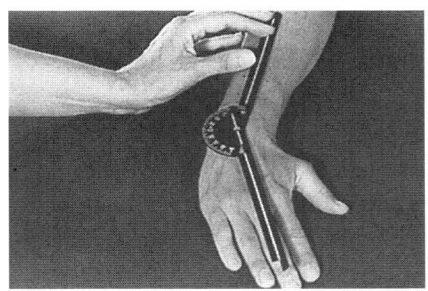

図20-28 手関節橈屈　A：開始肢位，B：最終肢位

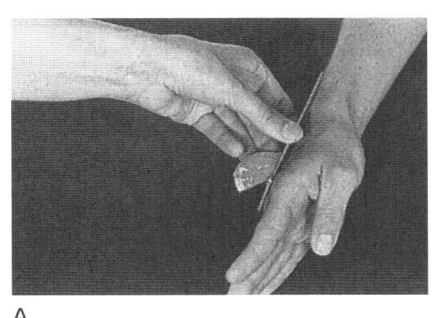

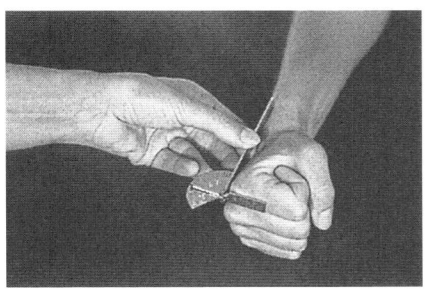

図20-29 MP関節屈曲　A：開始肢位，B：最終肢位

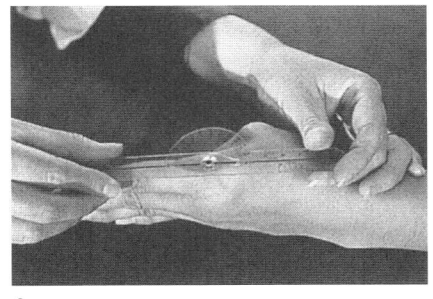

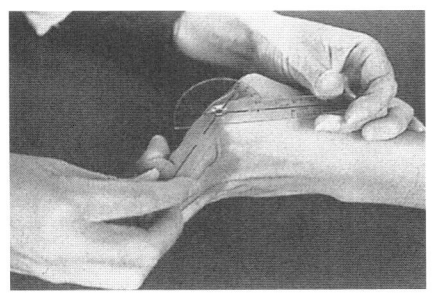

図20-30 MP関節過伸展　A：開始肢位，B：最終肢位

被検者の姿勢：坐位．前腕は回内，手関節は中間位，手指は力を抜いて伸展し，手掌を平らにして机上に載せる．

角度計の当て方：軸心は手関節の背側で第3中手骨の底部，手根骨上に合わせる．固定バーは回内した前腕の中心と平行に，可動バーは第3中手骨と平行に合わせる．

最終域感：張った感じ[3]．

[橈屈]

0～20°（図20-28）

被検者の姿勢と角度計の当て方：尺屈と同じ．

最終域感：張った感じ[3]．

手指

[中手指節関節屈曲]

0～90°（図20-29）

被検者の姿勢：坐位．肘を屈曲し，前腕は中間位，手関節は0°中間位，前腕と手は尺側縁を下にして机上に載せる．

角度計の当て方：軸心は中手指節（MP）関節背面の中央に合わせる．固定バーは中手骨の背面に，可動バーは基節骨の背面に合わせる．

最終域感：堅いまたは張った感じ[3]．

[中手指節関節過伸展]

0～45°（図20-30）

被検者の姿勢：坐位．前腕は中間位，手関節は0°

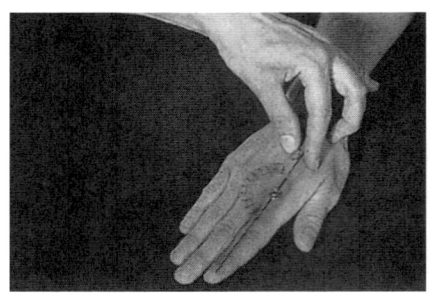

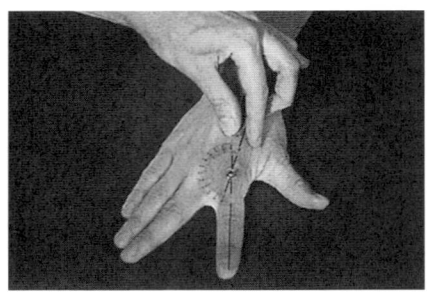

図20-31　MP関節外転　A：開始肢位，B：最終肢位

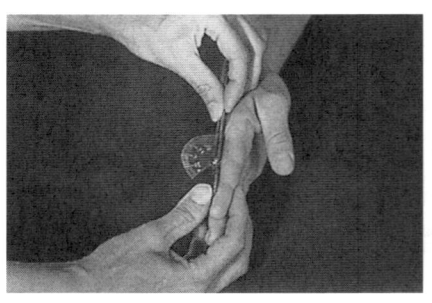

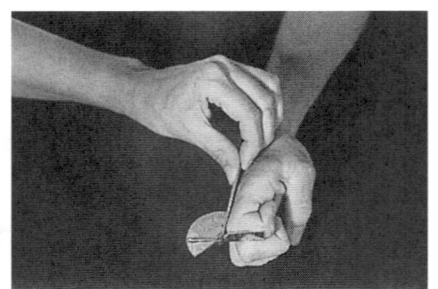

図20-32　PIP関節屈曲　A：開始肢位，B：最終肢位

中間位，前腕と手は尺側縁を下にして机上に載せる．指節間（IP）関節は力を抜いておくか屈曲させる．

角度計の当て方：軸心は示指のMP関節外側面上に合わせる．固定バーは中手骨と平行に，可動バーは基節骨に平行に合わせる．小指のMP関節は同じようにして測定する．中指および環指のMP関節は比較して推測する．

別法としては，角度計を手掌面に当てる．角度計の縁を用い，軸心は測定するMP関節上に合わせ，固定バーは中手骨に平行に，可動バーは基節骨に平行に合わせる．

最終域感：張った感じ[3]．

[中手指節関節外転]

0〜25°（図20-31）

被検者の姿勢：坐位．前腕は回内，手関節は0°中間位，手指を伸ばして机上に載せる．

角度計の当て方：軸心は測定するMP関節の中央に合わせる．固定バーは測定する関節の中手骨上に，可動バーは基節骨上に合わせる．

最終域感：張った感じ[3]．

[近位指節間関節屈曲]

0〜110°（図20-32）

被検者の姿勢：坐位．前腕は中間位，手関節は0°中間位，前腕と手は尺側縁を下にして机上に載せる．

角度計の当て方：軸心は測定する近位指節間（PIP）関節の背側面中央に合わせる．固定バーは基節骨上に，可動バーは中節骨上に合わせる．

〈別法〉

定規で測定することもできる．IP関節とMP関節を手掌に向かって屈曲させる．定規で中指と近位手掌皮膚線との距離を測定する[3]．

最終域感：通常は柔らかいまたは張った感じ[3]．

[遠位指節間関節屈曲]

0〜80°（図20-33）

被検者の姿勢：坐位．前腕は中間位，手関節は0°中間位，前腕と手は尺側縁を下にして机上に載せる．

角度計の当て方：軸心は遠位指節間（DIP）関節の背側面に合わせる．固定バーは中節骨上に，可動バーは末節骨上に合わせる．

最終域感：張った感じ．

〈別法〉

MP関節を0°伸展位にし，DIP関節とPIP関節を手掌に向かって屈曲させる．定規で中指と遠位手掌皮膚線との距離を測定する[3]．

最終域感：張った感じ[3]．

母指

[MP関節屈曲]

0〜50°（図20-34）

被検者の姿勢：坐位．肘関節を屈曲し，前腕は45°回外，手関節は0°中間位．MP関節とIP関節は伸展位にし，手と前腕は机上に載せる．

角度計の当て方：軸心はMP関節の背側面に合わせる．固定バーは母指中手骨上に，可動バーは基節骨上に合わせる．

最終域感：堅いまたは張った感じ[3]．

[IP関節屈曲]

0〜90°（図20-35）

被検者の姿勢：手指のPIPおよびDIP関節屈曲に述べた方法と同じ．

角度計の当て方：軸心はIP関節の背側面に合わせる．固定バーは基節骨上に，可動バーは末節骨上に合わせる．

[橈側外転（手根中手関節伸展）]

0〜50°（図20-36）

被検者の姿勢：坐位．前腕は回内，手掌を下に

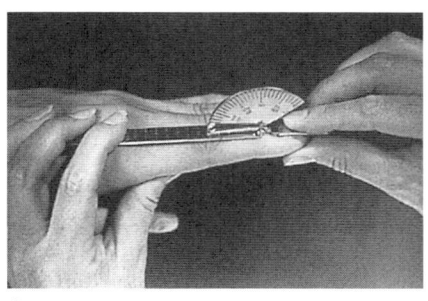

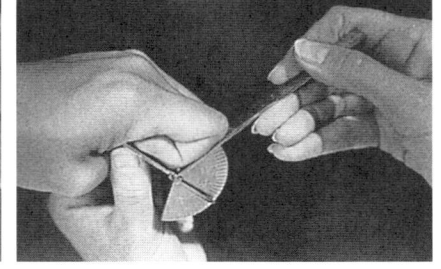

図20-33 DIP関節屈曲　A：開始肢位，B：最終肢位

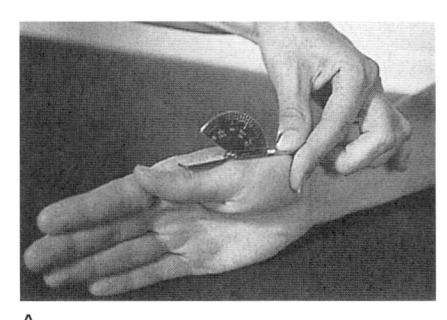

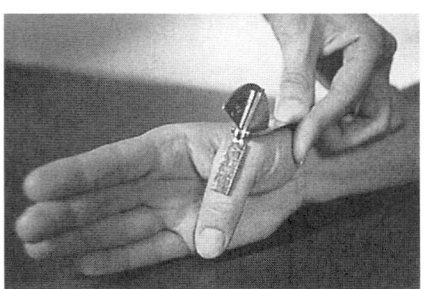

図20-34 母指MP関節屈曲　A：開始肢位，B：最終肢位

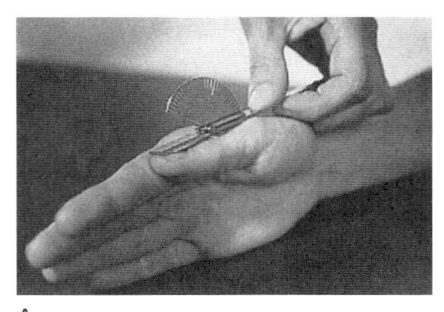

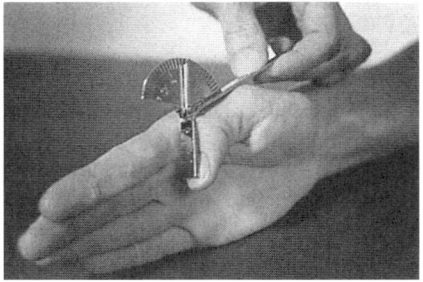

図20-35 母指IP関節屈曲　A：開始肢位，B：最終肢位

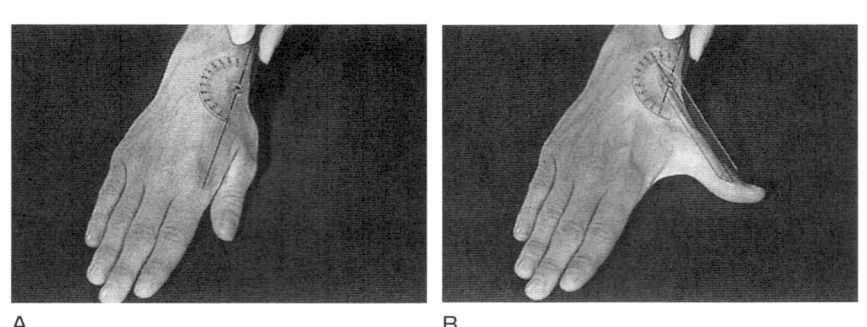

564　第4部　遂行技能とクライエント要因：評価と介入

A　　　　　　　　　　　　　B
図20-36　母指橈側外転　A：開始肢位，B：最終肢位

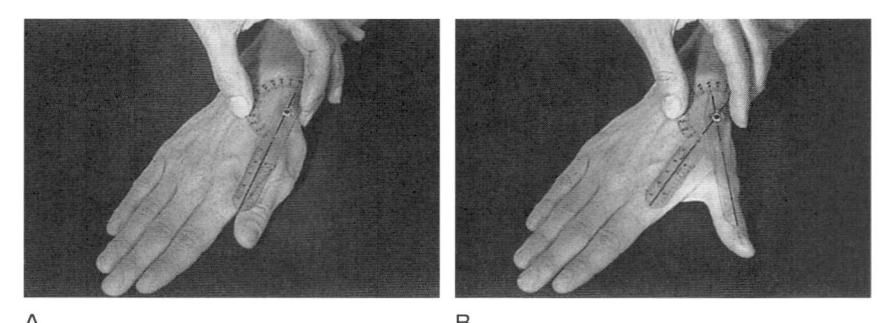

A　　　　　　　　　　　　　B
図20-37　母指橈側外転（別法）　A：開始肢位，B：最終肢位

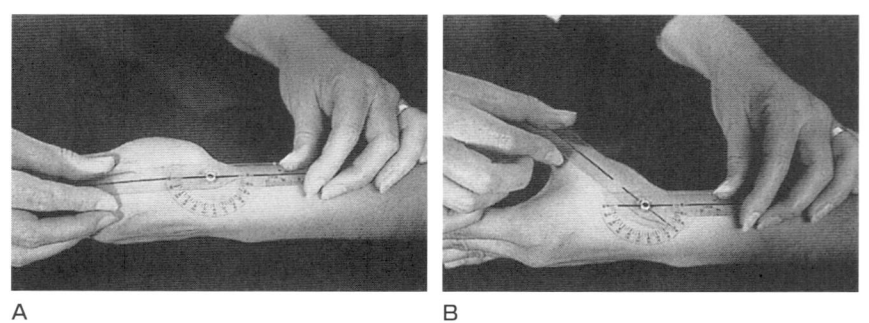

A　　　　　　　　　　　　　B
図20-38　母指掌側外転　A：開始肢位，B：最終肢位

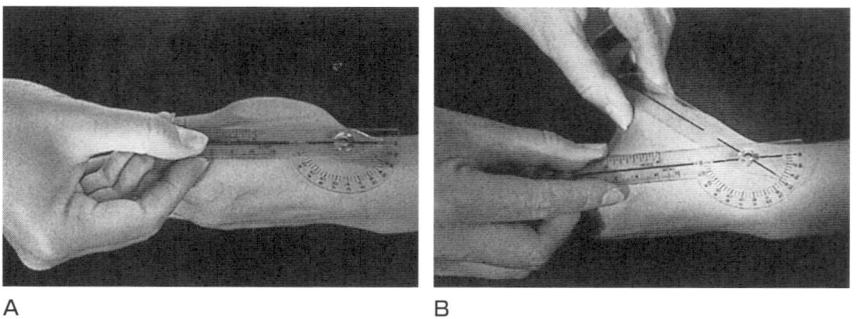

A　　　　　　　　　　　　　B
図20-39　母指掌側外転（別法）　A：開始肢位，B：最終肢位

し，手指を伸ばして机上に載せる．

角度計の当て方：軸心は母指中手骨底部の手根中手（CMC）関節上に合わせる．固定バーは橈骨と平行に，可動バーは母指中手骨に平行に合わせる．

[橈側外転（別法）]

0～50°（図20-37）

被検者の姿勢と角度計の当て方：被検者の姿勢は上述の方法と同じ．軸心は母指中手骨の底部のCMC関節上に合わせる．固定バーと可動バーは両方とも母指と第1中手骨に平行に合わせる．これらの骨の上に直接合わせるのではない．

最終域感：張った感じ[3]．

[掌側外転（手根中手関節屈曲）]

0～50°（図20-38）

被検者の姿勢：坐位．前腕は0°中間位，手関節は0°にし，前腕と手は尺側縁を下にして机上に載せる．母指は手掌と直角になるように回旋する．

角度計の当て方：軸心は母指と示指の中手骨が交わる部位に合わせる．固定バーは橈骨上に，可動バーは母指と示指の中手骨上に合わせる．

[掌側外転（別法）]

0～50°（図20-39）

被検者の姿勢と角度計の当て方：被検者の姿勢は上述の方法と同じ．軸心は母指と示指の中手骨が交わる部位に合わせる．固定バーと可動バーは両方とも母指と示指の中手骨に平行に合わせる．

最終域感：張った感じ[3]．

[対立]

対立は，定規で母指と小指の指腹間の距離を計測することによって測定する（図20-40）．

最終域感：柔らかいまたは張った感じ[3]．

下肢[3, 5, 6, 10)]

股関節

[屈曲]

0～120°（図20-41）

被検者の姿勢：背臥位．股および膝関節を伸展し，股関節は回旋0°の中間位にする．

角度計の当て方：軸心は股関節の外側面，大腿骨

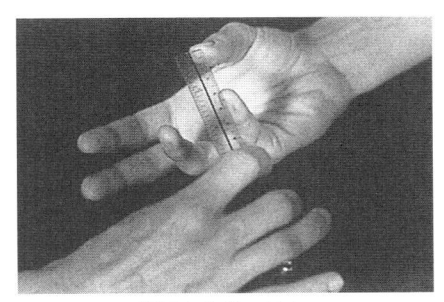

図20-40　母指と小指の対立

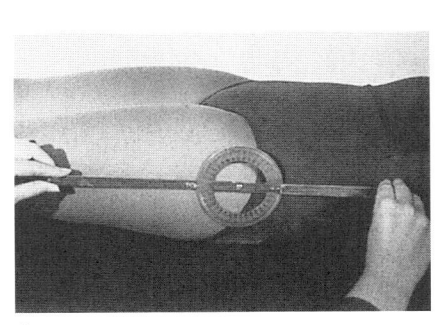

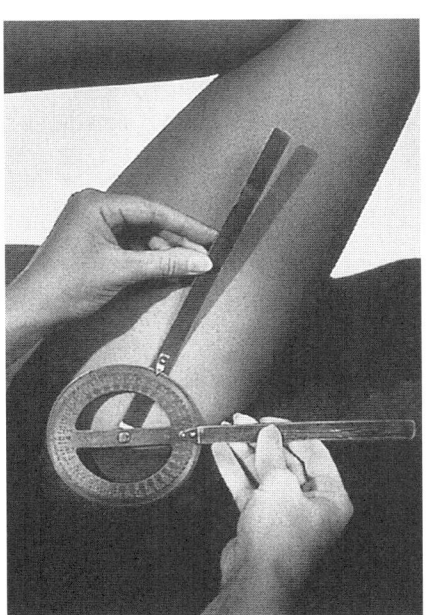

A　　　　　　　　　　　　　　B

図20-41　股関節屈曲　A：開始肢位，B：最終肢位

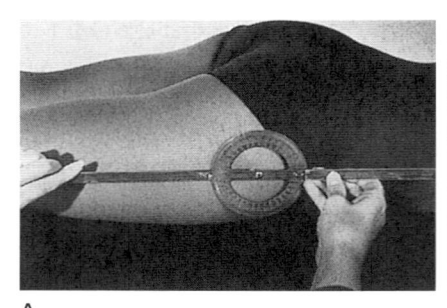

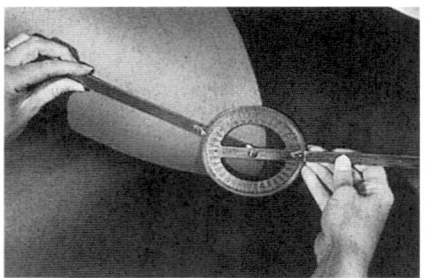

A 図 20-42　股関節伸展　A：開始肢位，B：最終肢位

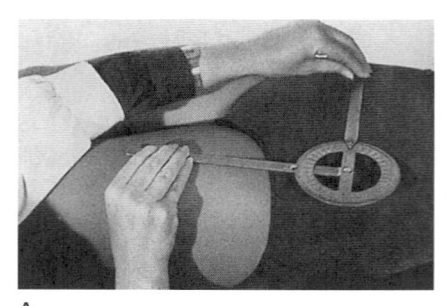

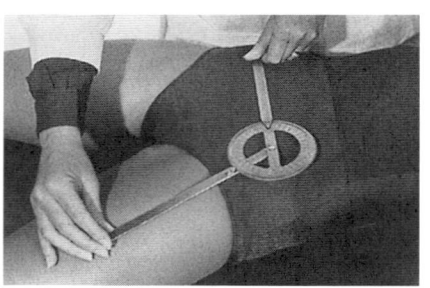

A 図 20-43　股関節外転　A：開始肢位，B：最終肢位

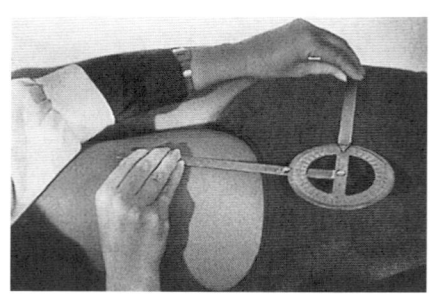

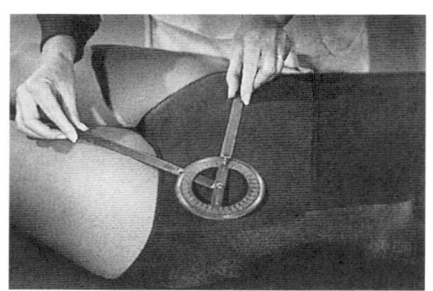

A 図 20-44　股関節内転　A：開始肢位，B：最終肢位

の大転子に合わせる．固定バーは骨盤外側面の中央に，可動バーは大腿の外側面で大腿骨長軸と平行に合わせる．股関節を屈曲する時は膝は曲げておく．

最終域感：柔らかい感じ[3]．

[伸展（過伸展）]

0～30°（図 20-42）

被検者の姿勢：腹臥位．股および膝関節を伸展し，股関節は回旋0°の中間位にする．足部はベッドの端から出しておく．

角度計の当て方：股関節屈曲と同じ．

最終域感：張った感じ[3]．

[外転]

0～40°（図 20-43）

被検者の姿勢：背臥位．下肢を伸展し，股関節は回旋0°の中間位に，骨盤は同じ高さになるようにする．

角度計の当て方：軸心は上前腸骨棘に合わせる．固定バーは両側の上前腸骨棘間を結んだ線に合わせる．可動バーは大腿の前面で大腿骨の長軸と平行に合わせる．この測定方法では開始肢位が90°を示すことに注意すること．測定結果の記録は，関節が動くことによって得られた角度計の目盛りから90°を差し引かなければならない．

最終域感：張った感じ[3]．

[内転]

0～35°（図 20-44）

被検者の姿勢と角度計の当て方：背臥位．測定する下肢の股および膝関節を伸展し，股関節は回旋0°の中間位にする．測定しない下肢は，股関節を外転しておく．角度計は股関節外転と同じように合わせる．

最終域感：張った感じ[3]．

[内旋]

0〜45°（図20-45）

被検者の姿勢：坐位．股関節は回旋0°の中間位にする．また，股および膝関節は90°屈曲し，下腿をベッドから垂らしておく．大腿を水平面に保つために，大腿遠位端の下に小さな枕かタオルを入れる．対側の股関節は外転し，足部は台に載せて支える．

角度計の当て方：軸心は膝蓋骨の中心に合わせる．固定バーと可動バーは下腿の前面で脛骨の長軸に合わせる．固定バーは床と垂直なこの位置に残し，可動バーは脛骨に合わせ，股関節の回旋に従って動かす．

最終域感：張った感じ[3]．

[外旋]

0〜45°（図20-46）

被検者の姿勢と角度計の当て方：坐位．測定する下肢の股関節は回旋0°の中間位にする．また，股および膝関節は90°屈曲する．他方の下肢は，（1）下腿がベッドの後下方になるよう膝関節を屈曲するか，（2）足部がベッド上に載るように股および膝関節を屈曲する．こうすることで，妨げられないで運動することができる．体幹は運動中も真っすぐになるようにする．角度計は内旋と同じように合わせる．

最終域感：張った感じ[3]．

膝関節

[伸展—屈曲]

0〜135°（図20-47）

被検者の姿勢：腹臥位．股および膝関節を伸展し，また股関節は回旋0°の中間位にする．

角度計の当て方：軸心は膝関節の外側面，脛骨顆に合わせる．固定バーは大腿の外側面で，大腿骨の長軸に平行に合わせる．可動バーは下腿の外側面で，脛骨の長軸と平行に合わせる．

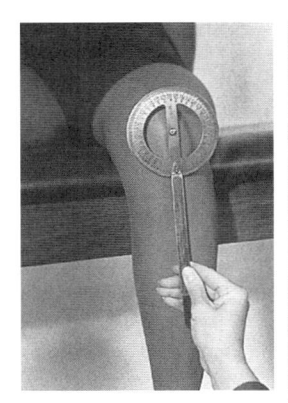

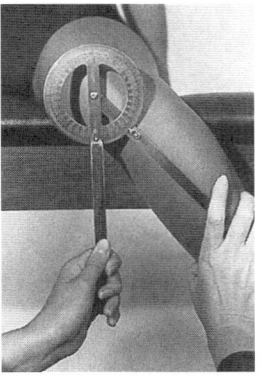

A　　　　　　　　B
図20-45　股関節内旋　A：開始肢位，B：最終肢位

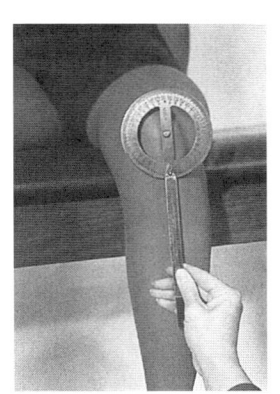

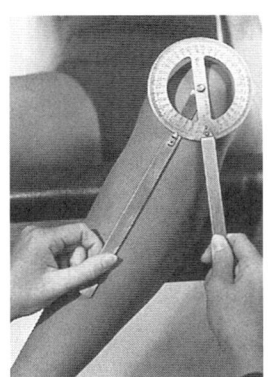

A　　　　　　　　B
図20-46　股関節外旋　A：開始肢位，B：最終肢位

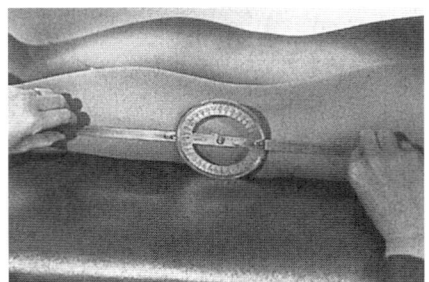

A　　　　　　　　B
図20-47　膝関節屈曲　A：開始肢位，B：最終肢位

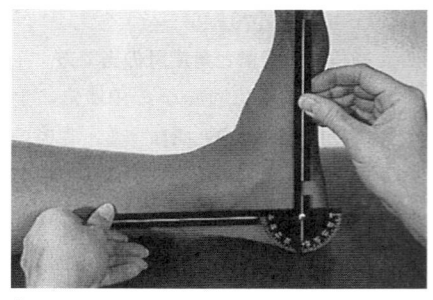

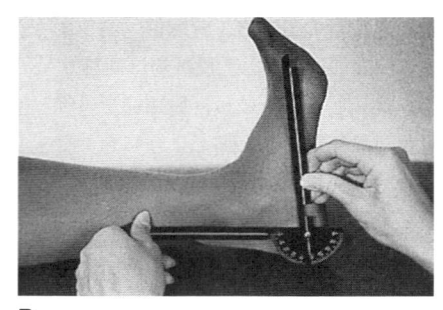

568   第4部   遂行技能とクライエント要因：評価と介入

図 20-48   足関節背屈   A：開始肢位，B：最終肢位

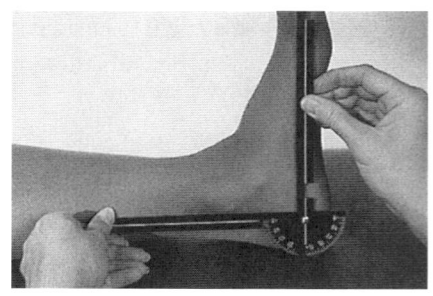

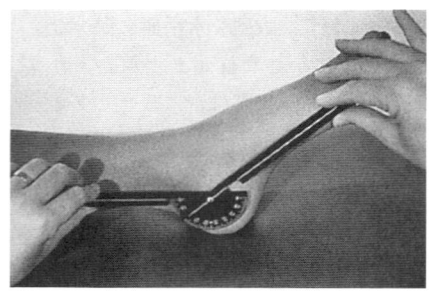

図 20-49   足関節底屈   A：開始肢位，B：最終肢位

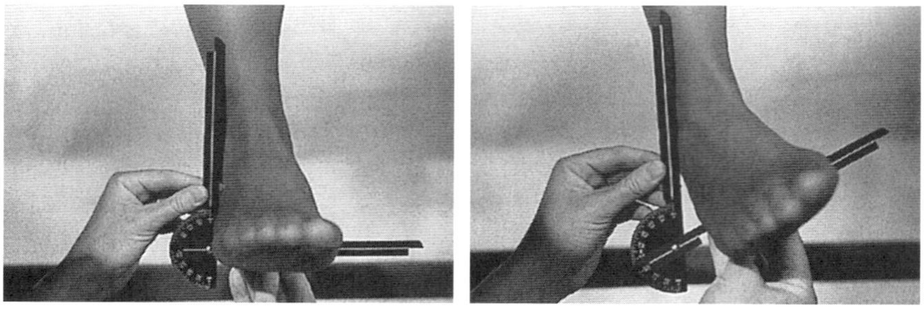

図 20-50   足部の内がえし   A：開始肢位，B：最終肢位

最終域感：柔らかい感じ[3)]．

足関節
［背屈］
10〜15°（図20-48）

被検者の姿勢：背臥位もしくは坐位．膝関節は少なくとも30°屈曲する．足関節は90°の中間位，足部は内がえし（inversion）および外がえし（eversion）0°にする．

角度計の当て方：軸心は内果の下に合わせる[3)]．固定バーは下腿の中心部と平行に，可動バーは第1中足骨と平行に合わせる（これは足部の外側面でも測定できる）．測定は90°から始まることに注意すること．したがって，測定結果を記録する時は90°を差し引かなければならない．

最終域感：張った感じ[3)]．

［底屈］
0〜50°（図20-49）

被検者の姿勢と角度計の当て方：背屈と同じ．
最終域感：張ったまたは堅い感じ[3)]．

［内がえし］
0〜35°（図20-50）

被検者の姿勢：背臥位．股および膝関節は伸展し，股関節は回旋0°の中間位にする．足関節は90°の中間位にする．足部はベッドの端から出し，膝の下に小さな枕を敷いて軽度屈曲位をとらせる．また

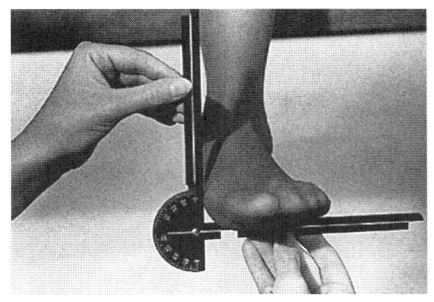

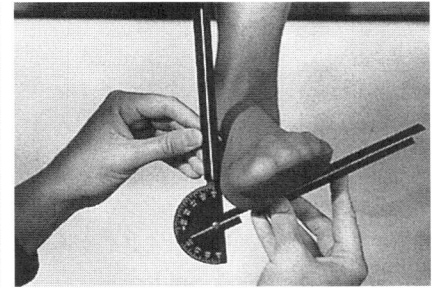

図20-51　足部の外がえし　A：開始肢位，B：最終肢位

ケーススタディ：イヴリン（その2）

本章の最初にイヴリンの例を紹介した．彼女は活動的な生活を送る活発な83歳の女性である．彼女は非利き手である左手にColles骨折を負い，最近ギプス固定が外されたが，問題が残ってしまった（ROM制限を含む）．本章を学習するに当たって3つの質問をした．その1つは，「このクライエントのROM制限を評価する時に，作業療法士はなぜ注意を払い続けなければならないのか？」であった．作業療法士はすべてのクライエントに注意を払い続ける．イヴリンの場合，ROM測定を行う時に特に注意する必要があった．それは，左手の損傷によって，彼女が浮腫および母指や手指の痛みやこわばりを経験していたからである．ROM測定中に注意を払い続けなければ，これらの徴候を悪化させるだろう．

2つ目の「このクライエントにとってROMを評価する適切な流れはどのようなものか？　どの方法をまず行うべきか？」については次のとおりである．作業療法士は，初めにイヴリンに自動的に関節を動かさせるようにすべきである．骨折をした左手を痛みのない（痛みに耐えられる）範囲で動かさせるだけでなく，右手も動かさせる（比較のために）．次に，作業療法士は罹患関節を痛みのない（痛みに耐えられる）範囲で動かし，最終域感を感じ取り，ROMを推測する．最後に，角度計を使い，各関節の測定方法に従って罹患関節のROMを測定する．

3つ目の質問は「根拠に基づく実践において，ROM測定を行う利点とは何か？」であった．根拠に基づく実践においてROM測定を行う利点は，クライエントのROMのベースラインを記録し，ROMの再評価の結果に基づいて治療の有効性を決定もしくは実証できることである．作業療法士がこれらのデータを（他のクライエントからの同様のデータとともに）収集すれば，治療効果に関する証拠を形づくることができる．これはまた，同様の問題をもつクライエントに対して，効果的な治療法を選択する際に使うことができる．

は，坐位で膝関節を90°屈曲し，下腿はベッドの端から垂らす．足関節は90°の中間位にする．

　角度計の当て方：軸心は踵近くの足部の外側縁に合わせる．固定バーは下腿の外側面で，脛骨の長軸と平行に合わせる．可動バーは踵部の足底面と平行に合わせる．

　最終域感：張った感じ[3]．

[外がえし]

0～20°（図20-51）

　被検者の姿勢：内がえしと同じ．

　角度計の当て方：軸心は中足指節関節のやや近位の足部内側縁に合わせる．固定バーは下腿の内側面で，脛骨の長軸に合わせる．可動バーは足底面と平行に合わせる．内がえしおよび外がえしとも測定は90°から始まることに注意すること．したがって，測定結果を記録する時は90°を差し引かなければならない．

　最終域感：張った感じ[3]．

[要約]

　ROM測定は，関節の可動性が障害されているクライエントのROMを評価するために用いる．また，治療目標を立て，治療方法を選択し，進捗状況を客観的に評価するために使用する．ROM測定に

よって，作業療法士は対象とする関節に最も適した治療方法を選択できる．

ROM 測定を行う前に，作業療法士はクライエントに関する注意や禁忌事項を知らなければならない．そうすることで，どの範囲にわたって測定を行えるかを決定することができる．また，ROM 測定の原理についても作業療法士は知っておく必要がある．ROM 測定の方法には，被検者と検者が正しい姿勢をとること，測定する関節が見えるようにすること，触診，測定する関節の適切な固定と操作，ROM の最初と最後で角度計を正しく当てることなどが含まれる．ROM 測定を治療方法の有効性を支持するものとするには，作業療法士は治療の有効性の確証として他動 ROM もしくは自動 ROM の測定が最も適しているかも考慮しておかなければならない．

本章では，頚部，体幹，上肢および下肢のすべての主要な関節運動の測定方法と図を示した．その内容は，ROM 測定の基本的手技を発展させるよう意図してある．治療やその他の関連事項については参考文献を参照すること[3,9,10]．

[復習のための質問]

1. ROM を測定する時の角度計の当て方について，一般的な原則を説明せよ．
2. ROM 測定が主たる評価方法となるのはどのような疾患か？
3. ROM 測定の目的を挙げ，それについて説明せよ．
4. すべてのクライエントに正式な ROM 測定が必要であるか？ もしそうでない場合，どのようにして ROM を測定するか？
5. 角度計を使って詳細に ROM 測定を行うことの利点は何か？
6. 触診とは何を意味するか？ どのようにして触診するか？
7. 関節および関節運動を観察する場合，作業療法士は何に注目しなければならないか？
8. ROM 測定の注意または禁忌を少なくとも 5 つ挙げよ．
9. 最終域感とは何を意味するか？
10. 二関節筋がまたぐ関節を測定する場合，測定しない関節はどのような肢位をとらせるべきか？
11. ROM 測定方法の手順を説明せよ．
12. どのようにして ROM の測定結果を記録用紙に記録するか？
13. 次の関節運動の正常な平均的 ROM の値を挙げよ：肘関節屈曲，肩関節屈曲，手指 MP 関節屈曲，股関節屈曲，膝関節屈曲，足関節背屈．
14. 180°法を使う場合，どのようにして角度計の値を読み取るかを説明せよ．
15. 機能的 ROM とは何を意味するか？
16. ROM を拡大するための治療方法を 3 つ挙げよ．

[演習問題]

1. 健常被検者 1 人について上肢のすべての関節可動域を測定せよ．結果を図 20-2 の記録用紙に記録せよ．
2. 1 の演習を反復せよ．ただし今回は，被検者役となる人はある程度の ROM 制限があるよう模倣せよ．
3. 日常に普通に行う ADL/IADL（例：身の回り動作，家事動作）で使われる関節運動を観察せよ．次に示す関節の機能的 ROM を目測せよ：肩関節屈曲，外旋，内旋，外転，肘関節屈曲，手関節伸展，股関節屈曲と伸展，膝関節屈曲，足関節底屈．

引用文献

1. American Academy of Orthopaedic Surgeons: *Joint motion: method of measuring and recording*, Chicago, 1965, The Academy.
2. Baruch Center of Physical Medicine: *The technique of goniometry* (unpublished manuscript), Richmond, VA, Medical College of Virginia.
3. Clarkson HM: *Musculoskeletal assessment, joint range of motion and manual muscle strength*, ed 2, Philadelphia, 2000, Lippincott, Williams & Wilkins.
4. Cole T: Measurement of musculoskeletal function: goniometry. In Kottke FJ, Stillwell GK, Lehmann JF, editors: *Krusen's handbook of physical medicine and rehabilitation*, ed 3, Philadelphia, 1982, WB Saunders.
5. Esch D, Lepley M: *Evaluation of joint motion: methods of measurement and recording*, Minneapolis, 1974, University of Minnesota Press.
6. Hurt SP: Considerations of muscle function and their application to disability evaluation and treatment: joint measurement, reprinted from *Am J Occup Ther* 1:69, 1947; 2:13, 1948.
7. Kendall FP, et al: *Muscles, testing and function*, ed 5, Baltimore, 2005, Williams & Wilkins.
8. Killingsworth A: *Basic physical disability procedures*, San Jose, Calif, 1987, Maple Press.
9. Latella D, Meriano C: Occupational therapy manual for evaluation of range of motion and muscle strength, Clifton, NY, 2003, Delmar Thomson Learning.
10. Norkin CC, White DJ: *Measurement of joint motion: a guide to goniometry*, ed 3, Philadelphia, 2003, FA Davis.
11. Rancho Los Amigos Hospital: *How to measure range of motion of the upper extremities* (unpublished manuscript), Rancho Los Amigos, CA, The Hospital.
12. Sammons Preston Ability One: Rehabilitation Catalog 2000, Bolingbrook, Ill.
13. Smith HD: Assessment and evaluation: an overview. In Hopkins HL, Smith HD, editors: *Willard and Spackman's occupational therapy*, ed 8, Philadelphia, 1993, JB Lippincott.
14. Venes D, Thomas CL, editors: *Taber's cyclopedic medical dictionary*, ed 19, Philadelphia, 2001, FA Davis.

第21章
筋力の評価

Evaluation of Muscle Strength

Amy Phillips Killingsworth
Lorraine Williams Pedretti

（山口　昇　訳）

キーワード

スクリーニングテスト　　　徒手筋力検査　　　筋の協調性
重力に抗した動き　　　　　筋力段階　　　　　重力最小位
抵抗　　　　　　　　　　　筋持久力　　　　　代償運動

学習目標

本章を学習することで，学生および臨床家は以下のことが可能になるだろう．

1. 筋力評価のスクリーニングテストについて説明できる．
2. 徒手筋力検査（MMT）によって測定しているものを説明できる．
3. MMTが適切な疾患および不適切な疾患をその理由と共に列挙できる．
4. MMTの正しい手順を列挙できる．
5. MMTの限界を説明できる．
6. 筋力の段階づけを数字，用語，文字で定義できる．
7. 本章で述べた方法に従って，正常な被検者に対しMMTを実施できる．
8. 筋力評価の結果をどのように治療計画に使用するかを説明できる．

この章の概要

筋力低下の原因
スクリーニングテスト
徒手筋力検査
　筋力検査の目的
　検査方法
　治療計画の基礎としての評価結果
　関節可動域と筋力低下の関係
　徒手筋力検査の限界
　禁忌および注意
　検者に必要とされる知識と技能
徒手筋力検査の一般原理
　検査の準備
　筋機能に影響する重力
　筋力段階
　代償運動
　徒手筋力検査の方法
上肢の徒手筋力検査
　肩甲骨の挙上，頚部の回旋と側屈
　肩甲骨の下制，内転，上方回旋
　肩甲骨の外転と上方回旋
　肩甲骨の内転

肩甲骨の内転と下方回旋
肩関節の屈曲
肩関節の伸展
90°までの肩関節の外転
肩関節の外旋
肩関節の内旋
肩関節の水平外転
肩関節の水平内転
肘関節の屈曲
肘関節の伸展
前腕の回外
前腕の回内
手関節の伸展と橈屈
手関節の伸展と尺屈
手関節の屈曲と橈屈
手関節の屈曲と尺屈
中手指節関節の屈曲と指節間関節の伸展
中手指節関節の伸展
近位指節間関節の屈曲（示指から小指）

遠位指節間関節の屈曲（示指から小指）
手指の外転
手指の内転
母指中手指節関節の伸展
母指指節間関節の伸展
母指中手指節関節の屈曲
母指指節間関節の屈曲
母指の掌側外転
母指の橈側外転
母指の内転
母指の小指への対立
下肢の徒手筋力検査
　股関節の屈曲
　股関節の伸展
　股関節の外転
　股関節の内転
　股関節の外旋
　股関節の内旋
　膝関節の屈曲
　膝関節の伸展

574　第4部　遂行技能とクライエント要因：評価と介入

足関節の底屈
足関節の背屈と内がえし

足部の内がえし
足部の外がえし

要約

ケーススタディ：シャロン

シャロンは32歳，女性である．四肢のしびれ感や筋力低下，息切れが数週間続いた後，急性の呼吸困難，全身的な筋力低下，感覚障害，嚥下困難が出現したため，地方の病院の集中治療室に入院した．シャロンは筋の痛みと圧痛を訴え，非常に興奮し，恐怖に陥っていた．彼女はギランバレー症候群の急性期であると診断され，人工呼吸器の管理下に置かれた[11]．作業療法士は，筋力低下した手を支持し，筋腹の圧痛を軽減するために安静スプリントを作製した．症状の進行が止まりはじめたとき，シャロンは集中治療室から移された．作業療法士はシャロンが環境をコントロールできるよう環境制御システムを調整した．彼女はナースコールや部屋の灯り，テレビなどを操作できるようになったため，恐怖心はかなり軽減した[19]．

シャロンは月刊の料理雑誌の副編集長をしている．8年前に結婚し，2歳と6歳の子どもがいる．夫はコンピュータ会社の販売代理店を営んでいる．彼らは都市にある2階建ての家に住んでいる．シャロンは主に自宅で仕事をしており，雑誌の事務所には週に1，2回通っていた．しかし，月に1回，雑誌が発行される週には，彼女の生活は「気が狂うほど」忙しくなり，事務所に5日行っていた．彼女は家政婦を雇うことができ，幸運だと感じている．さらに，家庭や家族の面倒をみており，熱心な写真家でもあり，週に3回はジムに通い，ハイキングやキャンプを楽しんでいた．彼女は，定期的に上の子どもの学校のボランティアをしている．彼女と夫は活発な社会生活を楽しんでいる．

発症後6週経って，シャロンは外来患者として作業療法を受診した．彼女の障害は回復期にあり，再髄鞘化と軸索の再生によって筋力が全般的に増強していた[11]．シャロンは，主として四肢遠位の筋力低下と中等度の耐久性制限が残存しているため，自分にとって意義のある活動に完全に参加できないままでいた．彼女は通常は車いすを使っているが，家では歩行器を使用している．彼女は朝の入浴や整容動作と，外来の予約をとるための運転に介護者の援助を受けている．彼女は次のように言っている．「自分のことをすることはできるけど，朝のことだけで時間がかかりすぎて，やり終える前に疲れ切ってしまうの．安全にむだ毛の処理をするのにも手助けが必要だし，髪を乾かしたり，カールすることで疲れ切っちゃうの」．また，シャロンは援助がなければ家事動作，たとえば食事の準備（食材を切ったり，鍋やフライパンを使ったり）や食材の買い出しができないとも言っている．また，特に2歳の子どもの世話や監督が十分にできず，普通のやり方で自宅の2階に行くこともできない．以前にかなりの満足をもたらしていた屋外の活動や地域活動への参加能力が制限されている．最近になって，音声操作できるコンピュータを使っていくらかの仕事を再開できるようになり，「社長が私のことをまだ必要としていて，便宜を図ろうとしてくれることに感謝している」と言っている．彼女と夫は現実的になろうとしながらも，全般的な改善がみられていることから，完全回復にかなりの希望をもっている．

上記の作業プロフィールを検討するとき，作業療法士は身体機能を妨げているクライエント要因一つまり筋力や耐久性の低下に焦点を当てなければならない[9]．腕を肩の高さかそれ以上に保ちながら休むことなしに使うことはできず，たとえば，歯の裏を強く磨くようなことに問題が残っている．また，ビンの蓋を開けるために力を入れたり，細かな運動活動（硬貨を扱うことなど）にも問題がある．これらの障害は，彼女の生活に意義をもたらす物理的，社会的，個人的，文化的，精神的状況に彼女が完全参加することを妨げている．

理解を深めるための質問

1. 作業療法士は，このクライエントのどの回復段階で最初の筋力評価をしなければならないか？
2. 筋力評価にはいくつかの方法があるが，それはどのようなものか？　各評価方法から，クライエントの状態に関してどのような情報を得ることができるか？
3. MMTとクライエントの段階づけた活動とにはどのような関係があるか？

多くの身体障害は筋力低下を起こす．筋力低下の程度やそれが永久的なものか，一時的なものかによるが，筋力低下は作業遂行の領域（たとえば口まで食べ物を運ぶ，子どもを持ち上げる，食料品店の棚から品物を取り出す，ベッドに出入りするなど）を軽度あるいは実質的に制限する．改善が期待される

場合，作業療法士は筋力低下を評価し，作業遂行を可能にし，筋力を増強するための治療計画を立てなければならない．

■筋力低下の原因

筋力低下が主たる症状であったり，筋力低下を直接的に引き起こす疾患や障害には次のようなものがある．

1. 末梢神経疾患，末梢神経損傷，脊髄損傷（損傷部位で支配されている筋は下位運動神経性麻痺を呈するので），ギランバレー症候群といった下位運動神経損傷および脳神経障害
2. 主要な筋疾患，たとえば筋ジストロフィー，重症筋無力症
3. 筋萎縮性側索硬化症あるいは多発性硬化症などの末梢神経が侵される神経疾患

熱傷，切断，手の外傷（神経損傷を伴わなくても），関節炎，骨折，そしてその他さまざまな整形疾患の経過による直接的な影響というよりは，筋の不使用や固定によっても筋力低下が起こる．

筋力低下は日常生活活動（ADL）や生活関連動作（IADL），教育，仕事，遊び，余暇，社会参加を含む作業遂行の領域を制限あるいは妨げる．これらの制限は，必要ならば遂行状況の観察（第19章参照），スクリーニングテスト，徒手筋力検査（manual muscle testing；MMT）によって評価する．

■スクリーニングテスト

スクリーニングテストは筋力の状態や筋力低下部位を観察し，どの部位に対して重点的にMMTを実施するかを決定するために有効な方法である[6, 10, 12, 18]．スクリーニングテストによって，作業療法士は不必要な検査を行ったり，重複したサービスの提供を防ぐことができる[12]．理学療法部門でMMTを実施することになっている施設では，作業療法士がスクリーニングテストを行うことがある．「第19章 作業を基盤とした機能的運動評価」に述べたように，スクリーニングテストは筋力評価としても使うことができる．このテストはMMTのように詳細なものではなく，その目的も筋力を全般的に評価することで，筋力低下の部位や遂行能力の制限を明らかにし，より詳細な検査が必要であるかを決定するためである．以下の方法によってスクリーニングを行うことができる．

1. 過去の筋力検査と関節可動域（ROM）測定の記録を調べる．
2. クライエントが治療室に入ってくるところや移動する様子を観察する．
3. クライエントが服を脱いだり，作業療法士と握手する場面など，機能的活動を行っているところを観察する[6, 12, 13]．
4. 両側の筋群を大まかにチェックする[13]．

最後の方法は，クライエントがしっかりしたいすや車いすに楽な姿勢で座っている間に実施できる．**クライエントに重力に抗した動き**（床から遠ざかる運動）を行うよう指示する．それが困難な場合は重力の影響を最小にした面（床と平行）での動きを行わせる．自動関節可動域（active range of motion；AROM）を観察し，大まかな筋力を知るためにその動きに**抵抗**をかける．

シャロンの場合，急性期にはかなり筋力が低下しており，作業療法士は彼女がベッド上で姿勢を変える様子をみることで変化を観察できた．最初，彼女はベッドで姿勢を直したり，食事をすることに最大限の介助を必要とした．作業療法士は次のようなシャロンの四肢の自動的な動きを通して徐々に筋力が回復していることを知ることができる．たとえば，後ろ髪を整えるために手を額まで上げようとする，ストローで水を飲む時に夫が持っているコップに両手を添える，楽な姿勢をとろうとして伸展していた下肢を屈曲する，ベッドから体をちょっと持ち上げる，などである．このような物理的背景状況におけるシャロンの自発的動きを観察することで，筋力を予備的に，かつ簡略にスクリーニングできる．

■徒手筋力検査

MMTは筋力を評価する方法である．MMTは筋もしくは筋群の最大収縮力を測定している[6, 7]．筋力を測定するために使われる基準は，筋が収縮しているか否か，筋が収縮している時のROM，筋が収縮している時に抗することができる抵抗量である．重力は抵抗の一種であると考えられる[6, 7, 13]．MMTは筋力を決定し，筋力の変化を記録するために使わ

れる.

筋力検査の目的

MMT，とりわけ個々の筋の検査は，末梢神経損傷や脊髄損傷などの神経筋の状態を診断するうえで重要である．末梢神経損傷や神経根損傷では，筋力低下のパターンを知ることによって，神経あるいは神経根が侵されているのか，それが不全損傷かあるいは完全損傷かといった判定に役立つ．詳細な検査は脊髄損傷の高位診断，および完全損傷もしくは不全損傷であるかを推察することに役立つ[14]．したがって，MMTは感覚検査とともに，神経筋の状態を知るための重要な診断補助手段になり得る．

MMTの目的には次のようなものがある．(1) 筋が発揮できる力を判定し，治療開始時の基準（ベースライン）とする；(2) 筋力低下がADLやIADLなどの意義ある作業の遂行をどのように制限しているかを判定する；(3) 筋力のアンバランスによる変形を予防する；(4) 代償手段としての自助具の必要性を判定する；(5) クライエントの能力で行える活動を選択する一助とする；(6) 治療方法の効果を判定する[15]．

検査方法

筋力を検査するにはいくつかの方法がある．最も厳密な方法は各筋を可能な限り個別に検査する方法である．この方法では，クライエントを適切な検査姿勢にし，固定し，正確な動きの誘導によって筋を注意深く分離し，筋力を段階づける．この種の筋力検査はKendallとMcCreary[14]やCole, Furness, Twomey[8]に記載されている．その他のおそらく一般的なMMTは，各関節の特定の動きを行う筋群を評価する方法である．この種の検査方法はDanielsとWorthingham[10]，HislopとMontgomery[12,13]，Rancho筋力検査ガイド[20]に記述されており，その大部分は本章の後半で紹介している．

治療計画の基礎としての評価結果

筋の増強や維持を目的に治療を計画する時，作業療法士は治療の優先順位，目的，方法を決定する前に，臨床推論の過程としていくつかの点を考慮しなくてはならない．筋力評価の結果は，筋力増強プログラムの進捗状況を示すだろう．筋力低下の程度はどの程度か？ それは全体に及んでいるのか，それとも特定の1つあるいはいくつかの筋群に限定されているのか？ 筋力段階は全体に同程度か，あるいは明らかな違いがあるのか？ 相違がある場合，動筋と拮抗筋間の筋力のアンバランスがあり，治療やADL，IADLを遂行する時に筋力が低下した筋の保護を必要とするのか？ 動筋と拮抗筋間の筋力のアンバランスが著明である時は，治療目標は強い筋の筋力を維持しながら，筋力が低下した筋の強化を図るということになる．また，筋力のアンバランスがある場合，回復過程で筋力が低下した筋の過度の伸張（ストレッチ）を予防するための装具が必要なことがある．足関節背屈筋群の過度の伸張を防ぐためにベッド上で使用する足底板や，手関節の背屈筋群の過伸張を防ぐカックアップスプリントなどがその例である．

筋力段階は，筋力の維持や改善に役立つ運動療法や活動の強度・種類を選択するうえで役立つ．筋力低下は軽度〔G（4）段階〕か，中等度〔F（3）からF+（3+）〕あるいは重度〔P（2）からゼロ（0）〕か？[15] たとえば筋力が良マイナス〔F−（3−）〕なら，自動介助運動や抗重力位での活動を用いて筋力を強化できる．筋力が可〔P（2）〕程度なら，筋力を強化するには重力を利用するか，わずかな抵抗あるいは抵抗を負荷しない状態での活動が必要である（筋力に応じた適切な訓練や活動については第28章に詳述してある）．

筋持久力（疲労が出現するまでに収縮を何回繰り返すことができるか）は治療を計画するうえでの重要な考慮点である．しばしば，治療活動の目標の1つに筋力増強とともに持久力の向上が挙げられる．MMTでは持久力は測定しないので，筋群が持続的な活動が行えるかを決定するために，作業療法士はクライエントに時間や回数を段階づけた持続した訓練や活動を行わせ，これを評価しなくてはならない．一般に筋力と持久力の間には相関関係がある．筋力が低下した筋は，強い筋より持久力が低い傾向がある．持久力を向上させるための治療手段を選択する時，作業療法士は，筋の持つ最大能力の負荷をかけるのではなく，持久力を向上させ，疲労を起こさないよう最大筋力以下での反復運動に重点を置く[15]．

筋力低下に伴うことが多い感覚障害は，クライエ

ントの活動プログラムの遂行を困難にする．運動による触覚あるいは固有受容器からのフィードバックがないか，あってもわずかであると，その感覚障害の程度に応じて，運動のインパルスは減少するかまたは消失する．そのため，その活動を行うのに十分な筋力があったとしても，動きは弱く，有効ではないように見える．ある疾患では，クライエントの感覚に対する認識と，身体からのフィードバックを向上させるために，感覚再教育プログラム（第22章参照）が指示されることがある．その他に，作業療法士は，クライエントが感覚障害を代償するために鏡やビデオ，バイオフィードバックといった視覚的な手段を選択することがある．これらは筋力強化プログラムを補助するものとしても利用できる．

その他，作業療法士が臨床推論において考慮すべきことは，診断および疾患の経過の予測である．筋力は増加，低下，あるいは同じ状態で維持されると予測できるか？ 増加すると予測される場合，回復に要する期間はどれくらいか？ どのような運動や活動が筋の機能に効果があるのか？ 活動量が多すぎると回復が遅れるのではないか？ 筋力の低下が予測される場合，その進行度合いはどうか？ 筋力低下を加速する因子，たとえば過度の訓練プログラムが避けられているか？ 筋力が低下している場合，特別な器具が有効であり，必要であるか？ その器具を操作するにはどの程度の筋力が必要か？ 筋力が低下して器具が操作できなくなる前に，クライエントがその器具を操作できる期間はどのくらいあるのか？[15] シャロンの場合，作業療法士は筋力の変化に気づかなければいけない．筋力は近位から遠位に向かって回復することが期待でき，完全回復の可能性を保証するために，手の手内筋が過剰な努力をしないよう保護する必要がある．選択した筋群に対する頻回のMMTの実施は，疾患の経過をモニターする手段として役立ち，適切な治療方法を導入する補助となる[11,19]．

作業療法士は，筋力低下がADLの遂行に与える影響を評価しなければならない．これはADL評価の中で観察できる．筋力低下によって最も遂行困難になっている活動は何か？ クライエントは筋力低下をどのようにして代償しているか？ クライエントが遂行可能になるべき最も重要な活動は何か？ ADL遂行のために，たとえば食事のための可動式

作業療法実践ノート

作業療法士は，以下の質問を考慮しなければならない：クライエントはそれぞれの治療で何をしているか？ 各治療時間はどのくらいか？ 互いの治療の目標は類似していて補うようになっているか，それとも異なっており，競合しているか？ すべてのプログラムを行うことで，クライエントは過剰に疲労してはいないか？ 各治療活動は続けて行われるような時間割になっているか，もしくはクライエントのニーズに合うように休息期間を入れた時間配分になっているか？

腕支持器（mobile arm support）といった特別な機器（第29章参照）が必要，あるいは望ましいか？

クライエントが総合的なリハビリテーションプログラムのもとで他の各種の専門職のサービスを受けている場合，専門家のニーズやスケジュール，競合のためではなく，クライエントのニーズに適合させるために筋力強化や活動プログラムのバランスをとるべきである．作業療法士は，クライエントが受けている理学療法やレクリエーショナルセラピー，その他のサービスのプログラム内容や進行状態を知っておく必要がある．理想的には，訓練や活動プログラムを互いに補完するようにチームが一緒に立案すべきである．

これらの考慮点およびそのクライエントに特有の問題をもとに，作業療法士は筋力が低下した筋の過度の伸張や疲労を防ぎながら，筋力の維持や増強，ADLの遂行能力の改善，器具の使用の可能性を引き出すように計画した準備活動や機能的活動を選択する．

関節可動域と筋力低下の関係

筋力を段階づける1つの基準として，筋の作用により関節が動く範囲を利用することがある．つまり，ROMの全域または一部にわたって動かせるのか，あるいは全く動かせないのかということである．もう1つの基準は，可動可能なROMを動かした後にかける抵抗量である．平均的な正常の全ROMは必要ではない．個々の対象者の可動可能なROMを使用する．対象者の可動可能なROMを測定する方法は他動ROMである（第20章）．しか

し，他動 ROM そのものは筋力の指標にはならない．

MMT を行う時，検者は筋力を正確に段階づけるために対象者の他動 ROM を知っていなくてはならない．他動 ROM が制限されていたり，平均より少なくても，筋力は正常ということがあり得る．したがって，筋力検査を実施する前に，検者は ROM を測定したり，関節を他動的に動かして可動可能な ROM を知っておく必要がある．たとえば，骨折の既往により肘関節屈曲の他動 ROM が 0°から 120°に制限されているが，クライエントは肘関節を 120°屈曲でき，筋力検査の間，中等度の抵抗に抗せたなら，筋力段階は優〔G（4）〕とすべきである．このような場合，検者は筋力段階とともに制限を 0〜120°/G のように記録しなければならない[10]．あるいはまた，肘関節屈曲の ROM が 0°から 160°であり，重力に抗して 120°までしか肘関節を屈曲できなかった場合，重力に抗して ROM の一部しか動かせなかったことになるので，筋力段階は良マイナス〔F−（3−）〕となるだろう．筋力検査に先立ってクライエントの ROM を知ることができれば，標準的な ROM に基づくのではなく，クライエントの ROM を基準として筋力を段階づけることができる．シャロンの場合，疾患の回復期に筋力を評価すると，他動 ROM と筋力に乖離があることがわかるだろう．筋力低下があると，シャロンは身体部位を ROM の全域にわたって，特に重力に抗して動かすことができない．この乖離は再び髄鞘化が起こり，軸索の再生が起これば減少していく．

徒手筋力検査の限界

MMT は，**筋持久力**（筋が疲労することなく最大レベルで収縮可能な回数）[6]や**筋の協調性**（筋機能の滑らかでリズミカルな相互作用），運動遂行能力（筋を機能的活動のために使うこと）については測定できない[8]．

MMT では，脳血管障害（脳卒中）や脳性麻痺などの上位運動神経疾患による痙縮のあるクライエントの筋力は正確に測定できない．それは以下の理由による．これらの疾患では筋緊張が高いことが多く，筋緊張や運動遂行能力は原始反射や空間における頭や体幹の位置によって影響を受ける．また，運動は粗大な共同運動パターンを呈する傾向があり，これは MMT で要求される分離した関節運動を不可能にする[2,3,6,7,16]．

しかし，痙縮や共同運動パターンが消え，その回復の最終段階に達し，クライエントが分離した随意運動が行えるようになった時，MMT によって筋力低下を明らかにできるかもしれない．このような場合，治療プログラムを立てるうえで，何らかの筋力の評価が役立つことがある（上位運動神経疾患のクライエントの運動機能を評価する方法については第 18 章，第 31 章，第 32 章を参照のこと）．

禁忌および注意

MMT による筋力評価は，次のような場合禁忌である．検査しようとする部位に痛みや炎症がある場合；脱臼または治癒していない骨折がある場合；手術，特に筋骨格構造の手術直後；骨化性筋炎がある場合；骨腫瘍もしくは骨の脆弱性がある場合[7,15]．

次のような場合，抵抗に抗した動きがクライエントの状態を悪化させる可能性があるので特に注意して検査を行う必要がある．骨粗鬆症がある場合；関節の亜脱臼がある場合，または可動性が亢進している場合；血友病または心臓血管疾患がある場合；腹部の手術を受けていたり，腹部ヘルニアがある場合；疲労によってクライエントの状態が悪化する場合[6,7]．

第 20 章に述べた他動 ROM 測定とは違い，MMT ではクライエント自身が検査運動を行う必要がある．したがって，検者はクライエントが本当に努力しようとしているか（特に抵抗をかけた時），ある程度の不快感に耐えようとしているか，検査の必要事項を理解しようとしているかなどに注意しておかなければならない．MMT の結果は，クライエントの認知および言語障害の結果や検査に必要とされる運動技能を遂行する能力に影響を受けないようにすべきである[13]．

検者に必要とされる知識と技能

MMT の妥当性は，検査を行う際の検者の知識や技術に左右される．運動の注意深い観察，詳細で正確な触診，正しい検査姿勢，方法の一貫性，検者の経験は正確な検査を行ううえで重要である[10,12-14]．

MMT を正確に実施するには，検者は筋機能のすべての側面について詳細な知識をもつ必要がある．

関節とその動き，筋の支配神経，筋の起始および停止，筋の作用，筋線維の走行，関節への作用角，固定および代償における筋の役割は重要な考慮点である．検者は筋群の位置を確認でき，触診できなければならない．また，筋の形状から筋が正常であるか，萎縮しているか，肥大しているかを認識でき，異常な運動や姿勢を検知できなければならない．代償運動を検知し，筋力を正しく段階づけるには知識と経験が必要である[12-14]．

検者は検査技術を習得し，正常な男女およびすべての年齢層の人に対して検査を行い，筋力を段階づける経験をもつ必要がある．多くの因子が筋力に影響する．年齢，性，生活様式，筋の大きさ，筋収縮の種類と速度，検査の事前練習の影響，筋を収縮させる時の関節の肢位，過去の筋力訓練の影響，検査の時間や気温，疲労など，これらすべてが筋力に影響する[6,7]．これらの因子を考慮しながら，筋力を判断し段階づけるには経験が必要である[18]．

■徒手筋力検査の一般原理

検査の準備

いくつかの筋の検査を実施する時，被検者が頻繁に姿勢を変えないでよいよう計画しなければならない[12,13]．検者はその部位の筋の形状や両側の相対的な対称性，明らかな肥大や萎縮がないかを観察しなければならない．他動ROMを行っている時に筋緊張を知ることができる．他動運動において抵抗は正常よりも強いか，あるいは弱いか？　自動ROMを行っている時は，運動の質（運動速度やなめらかさ，リズム，振戦などの異常運動など）を観察する[18]．

効果的かつ正確な評価を行うには，被検者や検査部位を正しい姿勢にすることが重要である．しっかりした支持面で被検者に楽な姿勢をとらせる．検者が検査する筋または筋群を視覚的に確認できるよう，検査に適した衣服を準備するか，脱衣させる．被検者が可能な限り快適であるために，被検者の姿勢を変える前に1つの姿勢（坐位，腹臥位，背臥位，側臥位）で可能な筋の検査を行うようにすべきである．被検者が検査のための正しい姿勢をとることができない場合，検者は検査方法を修正し，筋力を段階づけるために臨床的に判断しなければならな

い[18]．正しい姿勢に加えて，検査の妥当性は固定や筋の触診，運動の観察に左右される[10]．

筋機能に影響する重力

重力は筋の働きに抵抗をかける1つの方法である．頸部，体幹，四肢の検査で段階づけの基準として重力を用いる．つまり，重力に抗して筋がその部位を動かせるか否かが1つの基準となる[14]．重力に抗する運動は垂直面，つまり床から遠ざかる方向，あるいは天井方向への動きであり，良〔F（3）〕，優〔G（4）〕，そして正常〔N（5）〕の段階で使う．重力および抵抗に抗する垂直面での運動は，徒手的にもしくは機械的に抵抗を負荷して行い，これは，良プラス〔F+（3+）〕から正常〔N（5）〕の段階で使う．弱い筋，つまりゼロ（0），不可〔T（1）〕，可〔P（2）〕，可+〔P+（2+）〕の段階の検査は筋力への重力の影響を軽減するために床と平行な面（水平面）で行われることが多い．この肢位は重力除去位（gravity-eliminated）や重力最小位（gravity-minimized），重力減少位（gravity-lessened）といわれる[10,14,18]．一般に重力除去位が使われる[16]が，筋機能への重力の影響を完全に除去することはできないので，**重力最小位や重力減少位の方が正確**な表現かもしれない．本章では重力最小位を用いる[10,14]．

MMTの大部分では，段階づけの際に重力の影響を考慮しなければならない．しかし，前腕，手指，足趾の検査においては，重力に抗して動かしても，その部分の重さは筋力に比較してわずかなものであり，あまり重要ではない[10,14]．したがって，良〔F（3）〕から正常〔N（5）〕の検査を行う時は，重力最小位と同じ運動面で実施しても良い．また，重力最小位あるいは抗重力位での運動の肢位がとれない検査がある．たとえば，肩甲骨の下制の検査では，重力に抗した運動の肢位をとるには，被検者は逆立ちにならなければならない．個々のクライエントで，臥床，全身的な衰弱，体幹の不安定性，固定装具の着用，医学的管理（予防）のために正しい検査姿勢がとれない場合がある．このような場合には，検者はクライエントに合わせて姿勢を工夫し，臨床的に判断して筋の段階づけを修正しなければならない．重力最小位ではなく，抗重力位で前腕，手指，足趾を検査する場合，標準的な筋力の段階づけを修

正して記入する．重力に抗してROMの一部動けば可〔P（2）〕，全可動域動けば良〔F（3）〕とする[10]．検者は筋力検査の結果を記録する時に，このような姿勢や筋力段階の修正を併記しておかなければならない．

正しい検査姿勢がとれなかったり，やりにくかったり，クライエントが不快にならない限り，検査方法と段階づけの一貫性を保つために，後述する筋力検査法では重力最小位と抗重力位を用いる．検査姿勢や段階づけの修正は各々の検査の項に書いてある．

筋力段階

筋力段階の定義については基準があるが，MMTの筋力段階の判定は臨床上の判断，知識，検者の経験に左右される[10]．特に，抵抗を「軽度」「中等度」あるいは「最大」と判定する時にこのことがいえる．年齢，性別，体型，職業，あるいは趣味，これらのすべてが，クライエントが抗せる抵抗量に影響する[9,10,12-14]．たとえば，8歳の少女の正常な筋力は25歳の男性より少ない．同様に，筋力は加齢により減少する傾向があり，同じ筋群に対する最大抵抗は80歳の人と25歳の人ではかなり差がある[7,14]．したがって，正常〔N（5）〕あるいは優〔G（4）〕の筋群にかける抵抗量は被検者によって変える必要がある[9,10,12-14]．

抵抗量は検査する筋群によっても異なる．筋力は筋の断面積に比例する．断面積の大きい筋は筋力も強い[7,10]．たとえば，手関節の屈筋群は手指の外転筋よりも断面積が大きく，したがって強い抵抗に抗することができる．検者は筋の大きさや相対的な筋力，および抵抗をかける時のてこの作用を考慮すべきである[15]．かける抵抗量はそれに従って修正すべきである．身体の半側に筋力低下がある場合，検者は先に健側を検査することで筋力の基準を得ることができる．

弱い筋は疲労しやすく，被検者が疲れてしまった場合，MMTの結果は正確なものとはならない．持久力が低く，筋が疲労した場合，それによって段階づけは誤ったものとなるので，検査運動は3回以上繰り返してはならない[7,8]．検査部位の痛みや腫脹，筋スパズムがあると検査や正確な段階づけが行えない．このような問題は検査用紙に記録しておく必要がある[18]．また，心理的要因も筋力段階を判断する際に考慮しなければならない．検者は筋力を判断する際に，被検者の動機づけや協力度，力を出すよう努力しているかを評価しなければならない[10]．

MMTでの段階づけは，表21-1の基準により行う[6,10,12,13,20]．

プラスおよびマイナスを使う理由は，筋力をより「細かく」段階づけるためである．この方法は，経験のある検者が使っているようである．同じ被検者に対する2人の検者の検査結果が半段階異なることもあるかもしれないが，1段階以上の差異があってはならない[18]．

代償運動

脳は運動だけを「考えて」おり，個々の筋の収縮

表21-1 筋力検査での段階づけ

数字による段階	用語／文字による段階	定義
0	ゼロ（0）	筋の収縮が見られないか，触知できない．
1	不可（T）	収縮は触知できるが，関節運動は起こらない．
2-	可マイナス（P-）	重力最小位でROMの一部分の動きが可能．
2	可（P）	重力最小位でROMの全範囲にわたって動く．
2+	可プラス（P+）	抗重力位でROMの一部分（50％未満）の動きが可能．または重力最小位で軽い抵抗に抗しROMの全範囲にわたって動く[10]．
3-	良マイナス（F-）	抗重力位でROMの一部分（50％以上）の動きが可能[10]．
3	良（F）	抗重力位でROMの全範囲にわたって動く．
3+	良プラス（F+）	抗重力位で軽い抵抗に抗しROMの全範囲にわたって動く．
4	優（G）	抗重力位で中等度の抵抗に抗しROMの全範囲にわたって動く．
5	正常（N）	抗重力位で最大抵抗に抗しROMの全範囲にわたって動く．

ROM：関節可動域

を考えているのではない[10]．したがって，運動を行うために，筋または筋群は弱い筋の機能を代償しようとする．これをごまかし運動（trick movement），または**代償運動**（substitution）と呼ぶ[6,7,14]．代償運動はMMTの時にも起こる．筋力を正確に検査するには，検者は注意深く指示を与え，代償運動を防ぐために正しい姿勢をとらせ，固定し，検査している筋を触診し，余分な動きを起こさせないで検査運動を注意深く行わせる必要がある．代償運動を防ぐために，検査している時に体幹を傾けたり，回旋させることなく，正しい姿勢を維持することが大切である[6,7,14]．検者は，検査している筋群の緊張（tension）を検知するために，収縮組織（筋線維や腱）を触診できなければならない．正しい触診によってのみ，観察された運動が代償運動によって行われていないことを確認できる[6,10]．代償運動を検知することができなければ，対象者の問題が明らかにならず，間違った治療計画を立てることになってしまう[6]．

以下に述べる検査方法には起こり得る代償運動についても，個々の検査法の説明の終わりに述べてある．検者は，代償運動を検知し，検査法を修正するために，代償運動に精通しておくべきである．代償運動は，経験を積むことによって検知できるようになる．

徒手筋力検査の方法

MMTは正確性と一貫性を保つために，標準的方法で実施すべきである．以下に検査方法を次の段階に分けて述べる．(1) 姿勢，(2) 固定，(3) 触診，(4) 観察，(5) 抵抗，(6) 段階づけ．

初めに，被検者にその検査に適した姿勢をとらせる．検者は被検者に対する自分の位置を決める．次に，検査する部位の近位を固定して余分な動きを防止し，検査する筋群のみを分離させ，正しい検査運動を行わせ，代償運動を防ぐようにする．続いて，被検者にROMの全域にわたって動かすよう，やってみせるか指示し，被検者に運動を行わせた後に開始肢位に戻させる．運動している間，姿勢や固定の調整を必要とするであろう運動の困難さや代償運動に注意しながら，運動の形や質を全般的に観察する．次に，検者は触診のために検査する筋群の主働筋またはその腱の付着部に指（一般には示指と中指の指腹を使う―母指は自身の拍動があるので使わないようにする）を当て，運動を繰り返すよう被検者に指示する．この運動を行っている時，もう一度代償運動とROMを観察する．被検者が可動可能なROMの範囲で運動を完了したら，その最終肢位を保持するよう被検者に指示する．検者は触診していた指を離し，その手で検査の運動方向とは逆の方向に抵抗をかける．たとえば，肘関節の屈曲を検査する場合，検者は伸展方向に抵抗をかける．一般に，抵抗を加えている時にも固定は維持しなければならない．筋力検査では「ブレイクテスト（break-test）」を使用する．つまり，被検者が可動可能な最終域まで運動を行った後，検者が抵抗をかける[12,13]．

抵抗をかける前に，被検者に検査する筋の最大収縮（マッスルセッティング）をさせるようにする[10,15]．検者はその肢位を保持するよう指示し，準備ができたら検査する関節の遠位端部分に抵抗をかける．抵抗は，検査する筋や筋群の作用方向と逆の方向に徐々にかける[12]．ブレイクテストで痛みを引き起こしてはならず，痛みや不快感が生じた場合，すぐに抵抗をかけるのを中止すべきである[10]．最後に，上述した筋力段階の定義に従って筋力を段階づける．この方法は良プラス〔F＋（3＋）〕以上で使われる．良〔F（3）〕からゼロでは抵抗は使わない．しかし，重力最小位で全可動域にわたって運動できた時には，可プラス〔P＋（2＋）〕かどうかの判定を行うために，軽い抵抗をかけることがある．図21-1は徒手筋力検査の結果を記入する記録用紙の例である．

以下のMMTの実施方法には顔面，頸部，体幹については述べていない．これらの部位の検査や治療計画全般については文献を参照すること[6,8,10,12-14]．

■上肢の徒手筋力検査

肩甲骨の挙上，頸部の回旋と側屈

筋[10] **支配神経（末梢神経，脊髄髄節レベル）**[10,14]
僧帽筋上部線維　副神経（第XII脳神経），C2-4
肩甲挙筋　　　　肩甲背神経，C3-5

正常〔N（5）〕から良〔F（3）〕までの検査法[10,12,13]

1. 姿勢：被検者は体幹を伸ばしていすに座り，

筋力検査

クライエント氏名＿＿＿＿＿＿＿＿＿＿＿＿＿＿＿＿＿＿＿＿＿＿＿＿＿＿　カルテ No.＿＿＿＿＿＿＿＿＿＿＿

生年月日＿＿＿＿＿＿＿＿＿＿＿＿＿＿＿　病棟名＿＿＿＿＿＿＿＿＿＿＿＿＿＿＿＿＿＿＿＿＿＿＿＿＿＿

発症日＿＿＿＿＿＿＿＿＿＿＿＿＿＿＿＿＿担当医師＿＿＿＿＿＿＿＿＿＿＿＿＿＿＿＿＿＿＿＿＿＿＿MD

診断名

左					右		
			検者のイニシャル				
			検査日				
		頸	屈筋群	胸鎖乳突筋			
			伸筋群				
		体幹	屈筋群				
			右外腹斜筋 ｝ 回旋筋群 ｛ 左外腹斜筋				
			右内腹斜筋 ｝ 腹直筋 ｛ 左内腹斜筋				
			伸筋群	胸部筋群 / 腰部筋群			
			骨盤挙上筋	腰方形筋			
		股	屈筋群	腸腰筋			
			伸筋群	大殿筋			
			外転筋群	小殿筋			
			内転筋群				
			外旋筋群				
			内旋筋群				
			縫工筋				
			大腿筋膜張筋				
		膝	屈筋群	大腿二頭筋 / 内側ハムストリングス			
			伸筋群	大腿四頭筋			
		足底	屈筋群	腓腹筋 / ヒラメ筋			
		足部	内がえし	前脛骨筋 / 後脛骨筋			
			外がえし	短腓骨筋 / 長腓骨筋			
		足趾	MP 屈筋群	虫様筋			
			IP 屈筋（近位）群	短指屈筋			
			IP 屈筋（遠位）群	長指屈筋			
			MP 伸筋群	長指伸筋 / 短指伸筋			
		足の母指	MP 屈筋	短母指屈筋			
			IP 屈筋	長母指屈筋			
			MP 伸筋	短母指伸筋			
			IP 伸筋	長母指伸筋			

測定：
歩行不可　　　検査日　　　　　　　話す
立つ　　　　　検査日　　　　　　　嚥下
独歩　　　　　検査日　　　　　　　横隔膜
装具で歩く　　検査日　　　　　　　肋間筋
段階づけ
　　5　N　正常　　強い抵抗を与えても動力に抗して全可動域動く
　　4　G　優*　　いくらかの抵抗を与えても重力に抗して全可動域動く
　　3　F　良*　　重力に抗して全可動域動く
　　2　P　可*　　重力最小位で全可動域動く
　　1　T　不可　　わずかに収縮が見られる．関節の動きはない
　　0　O　ゼロ　　収縮が見られない
S または SS　痙縮または重度痙縮
C または CC　拘縮または重度拘縮
　*筋の痙縮や拘縮は関節可動域を制限する．この原因によって運動が完全に行えない場合は，段階づけの後に疑問符をつけておく．

図21-1　筋力検査用紙（March of Dimes Birth Defects Foundation）

左							右			
				検者のイニシャル						
				検査日						
			肩甲骨	外転筋	前鋸筋					
				挙上筋 下制筋	{ 僧帽筋上部 僧帽筋下部					
				内転筋群	{ 僧帽筋中部 菱形筋					
			肩	屈筋	三角筋前部					
				伸筋群	{ 広背筋 大円筋					
				外転筋	三角筋中部					
				水平外転筋	三角筋後部					
				水平内転筋	大胸筋					
				外旋筋群						
				内旋筋群						
			肘	屈筋群	{ 上腕二頭筋 腕橈骨筋					
				伸筋群	上腕三頭筋					
			前腕	回外筋群						
				回内筋群						
			手関節	屈筋群	{ 橈側手根屈筋 尺側手根屈筋					
				伸筋群	長・短橈側手根伸筋 尺側手根伸筋					
			手指	MP屈筋群	虫様筋					
				IP屈筋（近位）群	浅指屈筋					
				IP屈筋（遠位）群	深指屈筋					
				MP伸筋	指伸筋					
				内転筋群	掌側骨間筋					
				外転筋群	背側骨間筋 小指外転筋					
				対立	小指対立筋					
			母指	MP屈筋	短母指屈筋					
				IP屈筋	長母指屈筋					
				MP伸筋	短指伸筋					
				IP伸筋	長母指伸筋					
				外転筋群	短母指外転筋 長母指外転筋					
				内転	母指内転筋					
				対立	母指対立筋					
			顔面：							

付加データ

図21-1（続き）

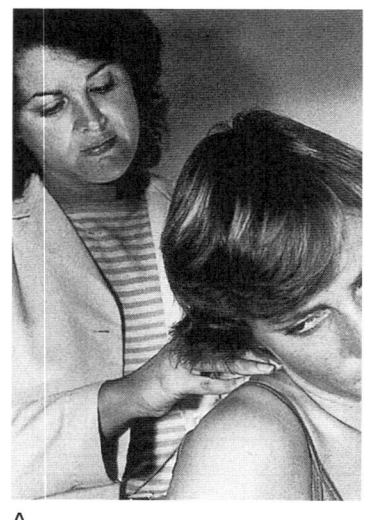

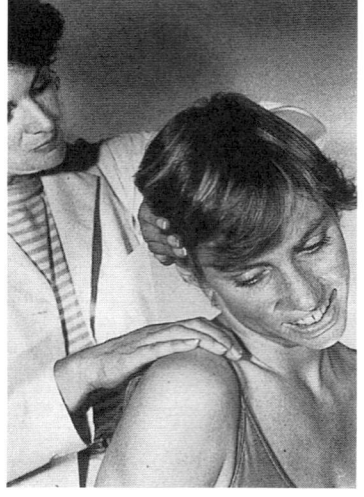

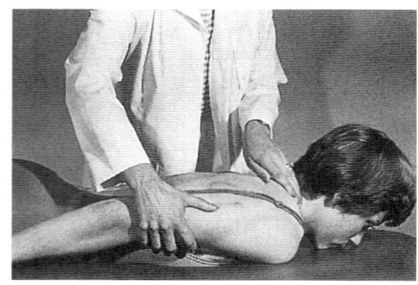

図21-2　肩甲骨挙上　A：触診と観察，B：抵抗，C：重力最小位

　　両上肢は力を抜いて体側に垂らす．検者は被検者の検査側の後ろに立つ．
2. 固定：必要なら，体幹の安定のためにいすの背もたれを用いる．
3. 触診：肩―頚カーブの近く，頚椎と平行な僧帽筋上部線維を触診する[10]．
4. 観察：耳の方向に肩をすくめて肩甲骨を挙上し，同時に検査側に頚部を回旋，側屈する動きを観察する（図21-2A）[14]．
5. 抵抗：片手で肩に肩甲骨が下制する方向に抵抗をかけ，もう一方の手で頭の一側から回旋と側屈に抗するように抵抗をかける（図21-2B）[14]．

可〔P（2）〕，不可〔T（1）〕，ゼロ〔0〕の検査法[10]

1. 姿勢：被検者は腹臥位になり，頭部を中間位にする．検者は被検者の検査側とは反対の側に立つ．
2. 固定：体幹の重さが固定となる．
3. 触診：被検者が検査側の肩を耳の方向にすくめているのを観察しながら，上述のように僧帽筋上部を触診する．この段階では姿勢により制限されるので，頚部の回旋と側屈の要素は省略する（図21-2C）．
4. 段階づけ：標準的な定義に基づいて，筋力を段階づける．

代償：僧帽筋上部線維が弱いか，働いていない時は，大・小菱形筋と肩甲挙筋が肩甲骨を挙上することがある．代償運動が起こっている時には，運動中に肩甲骨の下方回旋が観察される[4,15,20]．

肩甲骨の下制，内転，上方回旋

筋[1,4]	支配神経[6,7]
僧帽筋下部線維	副神経脊髄部，C3, 4
僧帽筋中部線維	
前鋸筋	長胸神経，C5-7

正常〔N（5）〕から良〔F（3）〕までの検査法

1. 姿勢：被検者は腹臥位になる．上肢は頭上に挙上し，約130°から165°外転してベッド上に載せる．前腕は中間位にし，母指を天井に向ける[12]．検者は被検者の検査側とは反対側に立つ[7,10]か，もしくは同側に立つ[12,13]．
2. 固定：体幹の重さが固定となる．この検査は抗重力位（頭部が下）で行うのは不可能であるので重力最小位で行う．三角筋後部線維が弱い時は，被検者が運動を試みている時，検者が肘を支えながら他動的に上肢を動かしてもよい[10]．
3. 触診：肩甲棘の内側端遠位で肩甲骨下角の高さの胸椎と平行な部位で僧帽筋下部線維を触診する[10]．
4. 観察：ベッドから耳の高さまで上肢を上げる動きを観察する[12]．この時，僧帽筋下部線維

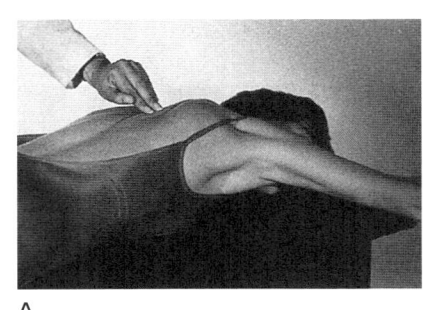

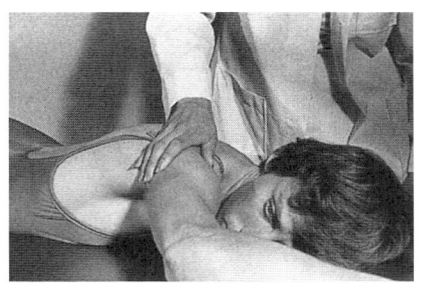

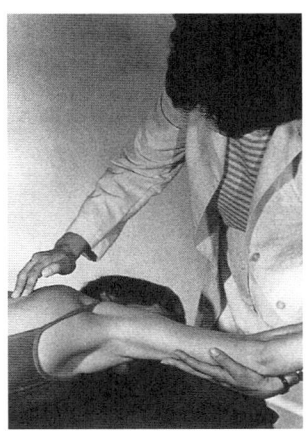

図21-3　肩甲骨下制　A：触診と観察，B：抵抗，C：筋力段階不可（P）とゼロの検査

によって肩甲骨は強く下方へ固定される（図21-3A）[10]．

5. 抵抗：肩甲骨の外角で挙上，外転方向に抵抗をかける（図21-3B）[10]．肩と肘の筋力が十分な場合，前腕の背側で下方に抵抗をかけてもよい[12-14]．

可〔P（2）〕，不可〔T（1）〕，ゼロ（0）の検査法

1. 姿勢と固定：上述のように姿勢をとらせる．固定は必要ない．三角筋後部線維と上腕三頭筋の筋力が弱い場合，被検者の上肢を検者が支える[12]．
2. 触診と観察：上述のように触診および観察を行う（図21-3C）．
3. 段階づけ：上肢の重さを除けば肩甲骨を全ROMにわたって動かせる場合，可〔P（2）〕とする[12]．

代償：僧帽筋中部線維もしくは菱形筋が代償することがある[6]．肩甲骨の下角が脊柱の方に回旋するのは代償している証拠である[20]．

肩甲骨の外転と上方回旋

筋[10, 14]	支配神経[10, 14]
前鋸筋	長胸神経，C5-7

正常〔N（5）〕から良〔F（3）〕までの検査法

1. 姿勢：被検者は背臥位になる．肩関節は90°屈曲し，軽度外転する．肘関節は伸展するか，完全に屈曲する．検者は被検者の検査側に立つ[6, 7, 10, 13, 14]．
2. 固定：体幹もしくは肩を固定する[6]．
3. 触診：肩甲骨の外側縁からわずかに遠位かつ前方の腋窩中央線に沿った，肋骨上の前鋸筋の鋸歯状の起始部を触診する[6, 10]．女性や肥満している被検者では収縮を触診することは難しいかもしれない．
4. 観察：天井に向かって上方に手を伸ばすようにし，肩甲骨を外転する動きを観察する（図21-4A）[6, 10]．
5. 抵抗：肩甲骨が内転するよう，上腕の遠位端を下方に押す（図21-4B）[6, 7, 10, 13]．肩の不安定性がある場合，検者は上肢を支持し，抵抗はかけない．このような場合，良〔F（3）〕が検査できるだけである[7]．

可〔P（2）〕，不可〔T（1）〕，ゼロ（0）の検査法

1. 姿勢：被検者は坐位になる．検者が肩関節を90°屈曲し，肘を伸展して支える[6, 10, 13]．
2. 固定：検査側の肩を固定する．
3. 触診：上述したのと同じ方法で触診する．
4. 観察：手を前方に動かしながら肩甲骨を外転する動きを観察する（図21-4C）[10]．筋が弱い場合，「翼状肩甲」が起こる[8]．
5. 段階づけ：標準的な定義に基づいて，筋力を段階づける．

代償：大・小胸筋は上腕骨の付着部を介して肩甲骨を前方に引き外転させることがある．僧帽筋の上部および下部線維と対側の体幹回旋もまた代償運動

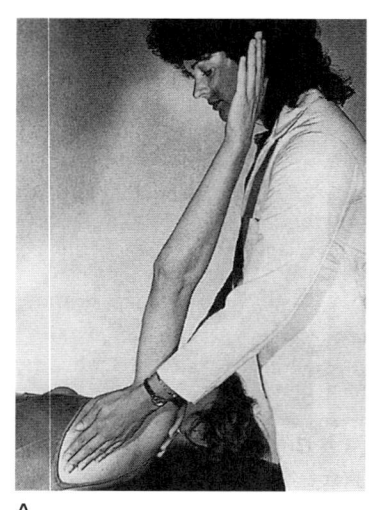

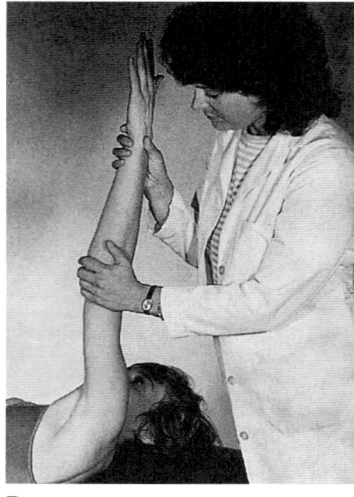

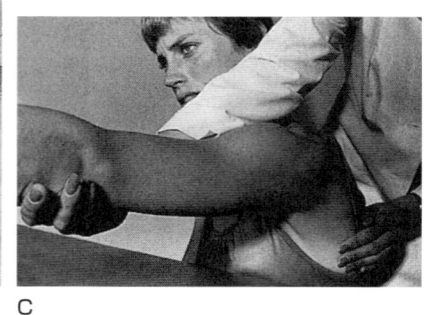

図21-4　肩甲骨外転　A：触診と観察，B：抵抗，C：重力最小位

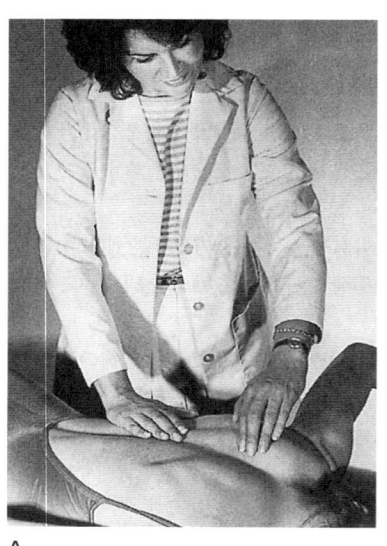

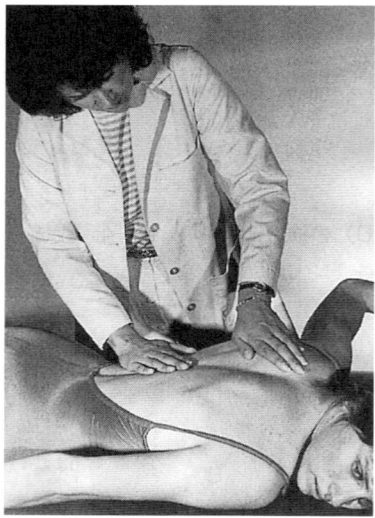

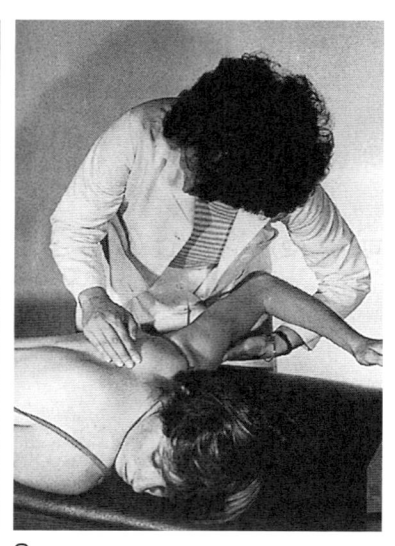

図21-5　肩甲骨内転　A：触診と観察，B：抵抗，C：筋力段階不可（P）とゼロの検査

となる[6]．検者は，肩甲骨の外転に伴う上腕骨の水平内転を観察すること[7, 14]．

肩甲骨の内転

筋[10, 14]	支配神経[6, 10]
僧帽筋中部線維	副神経脊髄部，C3, 4
菱形筋	肩甲背神経，C4, 5

正常〔N（5）〕から良〔F（3）〕までの検査法

1. 姿勢：被検者は腹臥位になり，肩関節は90°外転し，外旋する．肘関節は90°屈曲し，上肢はベッド上に載せる．検者は被検者の検査側に立つ[10, 12-14]．
2. 固定：通常，体幹の重さが固定となる．必要ならば，体幹の回旋を防ぐために中胸部を固定する．
3. 触診：外転した上腕の延長線上で脊柱の近くと肩甲骨の内側縁の間で僧帽筋中部線維を触診する．
4. 観察：上肢をベッドから持ち上げた時の肩甲骨内側縁の胸椎方向への動きを観察する（図21-5A）．

5. 抵抗：肩甲骨の内側縁で外転方向に抵抗をかける（図21-5B）[6,7,10,13]．

可〔P（2）〕，不可〔T（1）〕，ゼロ（0）の検査法

1. 姿勢と固定：上述のように姿勢をとり，固定する．しかし，検者は上腕と前腕の下から，上肢の重みを支える[14]．あるいは，被検者は坐位になり，上肢を高い机の上に載せ，肩関節を90°屈曲と外転の中間位にする[10]．この場合，検者は被検者の後ろに立つ．
2. 触診と観察：僧帽筋の中部線維を触診する．背すじを伸ばすような気持ちで両肩を引き寄せるよう被検者に指示する．肩甲骨が脊柱に近づく動きを観察する（図21-5C）．
3. 段階づけ：標準的な定義に基づいて，筋力を段階づける．

代償：三角筋の後部線維は上腕骨に作用し，肩甲骨を内転させることがある[6]．肩甲骨の内転を引き起こす上腕の伸展を観察する．菱形筋も代償することがあるが，この場合，肩甲骨は下方回旋する[7,15,20]．

肩甲骨の内転と下方回旋

筋[7,8]	支配神経[6-8]
大・小菱形筋	肩甲背神経，C4, 5
肩甲挙筋	
僧帽筋中部線維	副神経脊髄部，C3, 4

正常〔N（5）〕から良〔F（3）〕までの検査法

1. 姿勢：被検者は腹臥位になり，頭は検査側とは反対に回旋する．検査側の上肢は肩関節を内転，内旋し，肘関節をわずかに屈曲して手背を腰仙部に置く[6,12]．検者は被検者の検査側と反対側に立つ[7,8,10]．
2. 固定：体幹の重さが十分な固定となる[7,14]．
3. 触診：肩甲骨の内側縁と第2から第5胸椎の間にある大・小菱形筋を触診する[10,14]（2つの筋は僧帽筋の下にあるので，肩甲骨の内側縁の下半分の位置でより簡単に見分けることができる）．
4. 観察：上肢の肢位を維持しながら背中から手を上げる動きを観察する[7,12]．この運動中に，肩の前面をベッドから持ち上げるようにしなければならない．検者は肩関節が伸展したまま肩甲骨の内転と下方回旋が起こるかを観察する（図21-6A）[10]．
5. 抵抗：肩甲骨の内側縁で外転かつ上方回旋の方向に抵抗をかける[6]（図21-6B）．

可〔P（2）〕，不可〔T（1）〕，ゼロ（0）の検査法

1. 姿勢：被検者は坐位になり，脊柱を伸展する．上述のように，手は背中に回す．検者は被検者の後方，検査側のやや反対側に立つ[10]．

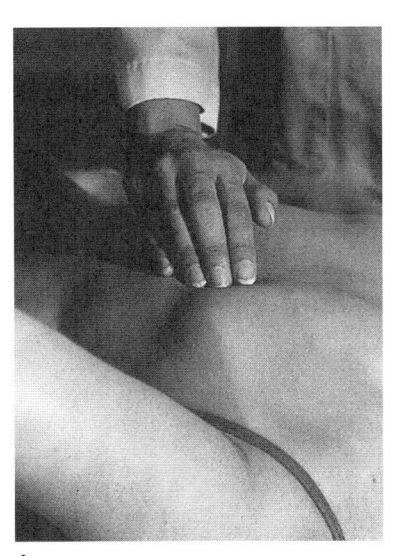

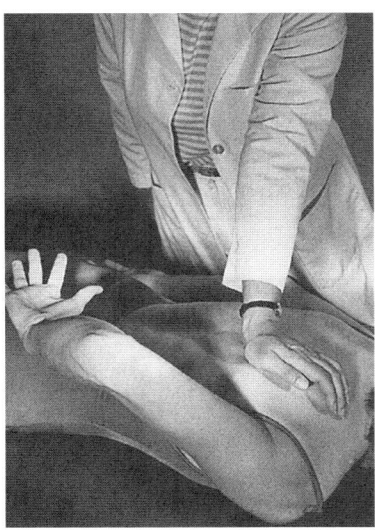

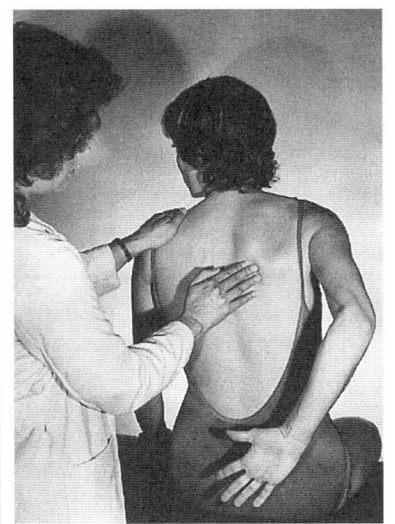

A B C

図21-6 肩甲骨内転と下方回旋　A：触診と観察，B：抵抗，C：重力最小位

2. 固定：体幹の屈曲と回旋を防ぐために，一側の手を検査側と反対側の肩に，対側の手を検査側の体幹に当て被検者の体幹を固定する．
3. 触診：上述したように菱形筋を触診する．
4. 観察：手を腰背部から浮かした時の肩甲骨の内転と下方回旋の動きを観察する（図21-6C）．
5. 段階づけ：標準的な定義に基づいて，筋力を段階づける．

代償：僧帽筋が代償することがある．この場合，下方回旋は伴わない[12]．三角筋後部線維は肩関節の水平外転あるいは伸展に作用し，収縮をすぐに緩めることによって肩甲骨が内転したように見えることがある．肩甲骨の内転に先立って，上腕の伸展や内転が起こるだろう[15,20]．小胸筋は肩甲骨を前方に傾斜させる[7]．

肩関節の屈曲

筋[10]	支配神経[6,10]
三角筋前部線維	腋窩神経，C5, 6
烏口腕筋	筋皮神経，C5-7

正常〔N（5）〕から良〔F（3）〕までの検査法

1. 姿勢：被検者は坐位になり，上肢は力を抜いて体側に垂らし，手掌を後方に向ける[12]．背もたれつきのいすが体幹の支持に役立つ．検者は被検者の検査側のやや後方に立つ[7,10,20]．
2. 固定：検査側の肩を固定するが，肩関節の屈曲に伴う正常な肩甲骨の外転と上方回旋は許すようにする[10,13]．
3. 触診：上腕骨骨頭の前面，鎖骨のすぐ下にある三角筋の前部線維を触診する[7]．
4. 観察：上肢を水平に挙上し，肩関節を90°屈曲（床に平行に）する動きを観察する（図21-7A）[6,10,12]．
5. 抵抗：上腕の遠位端で下方かつ肩関節伸展の方向に抵抗をかける（図21-7B）[6,7,8,12]．

可〔P（2）〕，不可〔T（1）〕，ゼロ（0）の検査法

1. 姿勢：被検者は検査側を上にした側臥位になる．被検者が重力に抗して上肢を保持できないようなら検者の手で支えてもよい[6,12]．側臥位をとることが不可能な場合，被検者は坐位のまま，上述の方法で検査し，段階づけを修正する[10]．
2. 触診と観察：上述のように触診および観察を行う．被検者が上肢を前方，顔の方向に動かし，肩関節を90°屈曲する動きを観察する（図21-7C）．
3. 段階づけ：標準的な定義に基づいて筋力を段階づける．可〔P（2）〕からゼロの検査を坐位で行った時，重力に抗してROMの一部を動かせれば可〔P（2）〕とする[10,13]．

代償：大胸筋の鎖骨部が水平内転の動きとともに，屈曲にも一部作用する．上腕二頭筋は肩関節の屈曲に働くが，力学的に有利になるよう上腕の外旋が先に起こる．僧帽筋上部線維は，肩甲骨を挙上することで肩関節の屈曲を補助する．屈曲に伴って水平内転や外旋，肩甲骨の挙上が起こらないかを観察する[10,15,20]．

注意：肩甲骨面での上肢挙上，つまり肩関節屈曲と外転間の上肢挙上は肩甲骨面挙上（scaption）と呼ばれる．この動きは，機能的観点からは純粋な屈曲や外転よりもよく使われる．肩甲骨面挙上は三角筋および棘上筋によってなされる．この検査は上述した肩関節の屈曲と同様に行うが，上肢は前額面に

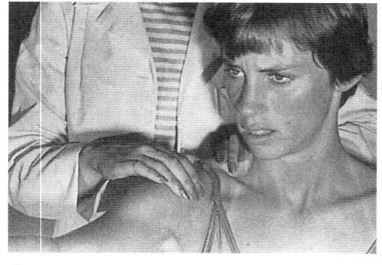

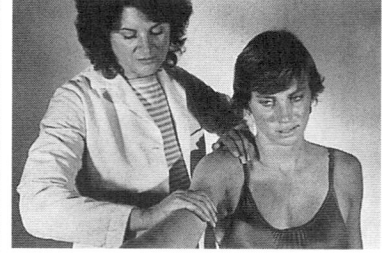

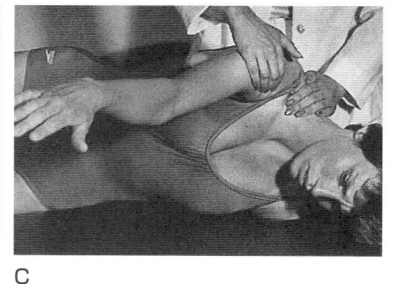

A B C

図21-7 肩関節屈曲　A：触診と観察，B：抵抗，C：重力最小位

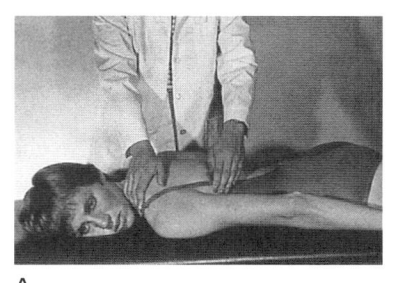

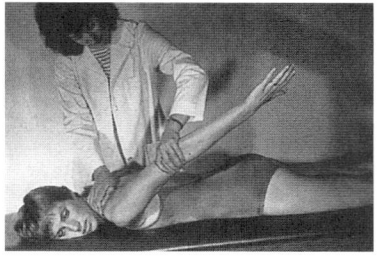

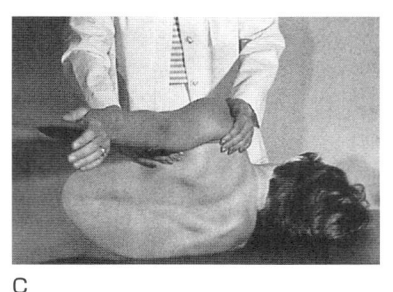

図21-8　肩関節伸展　A：触診と観察，B：抵抗，C：重力最小位

対して30°ないし45°前方に挙上する[6,12]．

肩関節の伸展

筋[4,10,14]	支配神経[6,10]
広背筋	胸背神経，C6-8
大円筋	肩甲下神経，C5-7
三角筋後部線維	腋窩神経，C5,6

正常〔N（5）〕から良〔F（3）〕までの検査法

1. 姿勢：被検者は腹臥位になり，肩関節は内転，内旋し，手掌を上に向ける[6,7,12]．検者は被検者の検査側とは反対に立つ．
2. 固定：検査側の肩甲骨を固定する．
3. 触診：肩甲骨の外側縁に沿った大円筋を触診する．広背筋はこの部位のやや下か，あるいは胸・腰椎に平行な起始部で触診する[7,10]．三角筋後部線維は上腕骨頭の後面で触診する（図21-8A）．
4. 観察：ベッドから上肢を持ち上げ，肩関節を伸展する動きを観察する
5. 抵抗：上腕骨の遠位端で下かつ外側方に向けて屈曲と軽度外転の方向に抵抗をかける（図21-8B）[6,7,10,12-14]．

可〔P（2）〕，不可〔T（1）〕，ゼロ（0）の検査法

1. 姿勢：被検者は側臥位になり，検者は被検者の後ろに立つ[6]．
2. 固定：肩甲骨を固定する．被検者が重力に抗して上肢を保持できない場合，検者が被検者の上肢を支える[6]．側臥位がとれない時は，被検者は腹臥位のまま，上述の方法で検査し，段階づけを修正する[10]．
3. 触診：上述のように大円筋と広背筋を触診する．
4. 観察：床と平行な面で，上肢の後方への動きを観察する（図21-8C）．
5. 段階づけ：標準的な定義に基づいて，筋力を段階づける．可〔P（2）〕からゼロの検査を腹臥位で行った時は，ROMの一部を動かせれば可〔P（2）〕とする[10]．

代償：肩甲骨の内転が肩関節の伸展に影響することがある．上腕の伸展に先立って，肩関節の屈曲あるいは肩甲骨の内転が起こらないかを観察する[15]．

90°までの肩関節の外転

筋[10,14]	支配神経[10]
三角筋中部線維	腋窩神経，C5,6
棘上筋	肩甲上神経，C5

正常〔N（5）〕から良〔F（3）〕までの検査法

1. 姿勢：被検者は坐位になり，上肢は体側に垂らす．検査側の肘関節は軽度屈曲し，手掌は体側に向ける．検者は被検者の検査側の後方に立つ[6,7,12]．
2. 固定：検査側の肩甲骨を固定する[6,10,14]．
3. 触診：肩関節中央の肩峰から三角筋粗面にかけて，三角筋中部線維を触診する[6,10,14,15]．棘上筋は深部にあり，触診は難しいだろう[6]．
4. 観察：肩関節を90°外転する動きを観察する．運動している時，被検者は手掌を下に向けていなければならない．検者は肩関節の外旋や肩甲骨の挙上が起こらないかを観察する[6,10,12-15]（図21-9A）．
5. 抵抗：上腕の遠位端で内転方向に上肢を下方に押す（図21-9B）[12]．

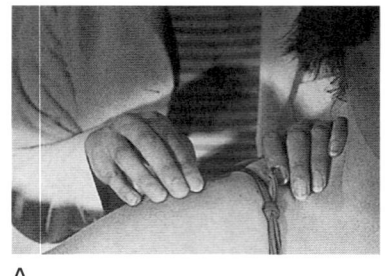

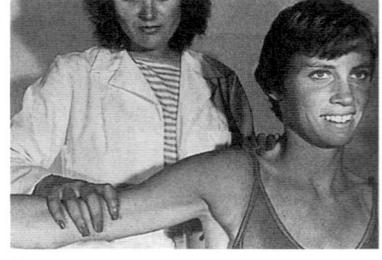

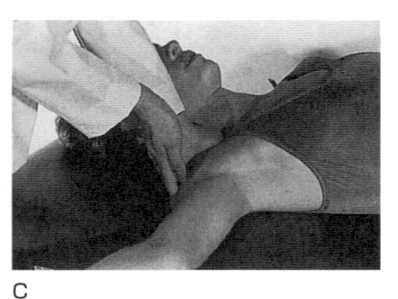

図21-9　肩関節外転　A：触診と観察，B：抵抗，C：重力最小位

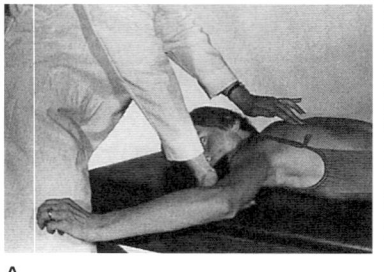

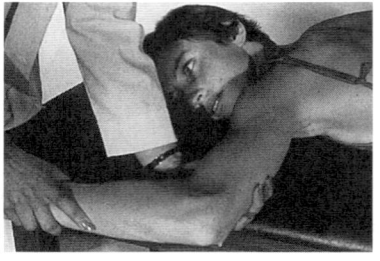

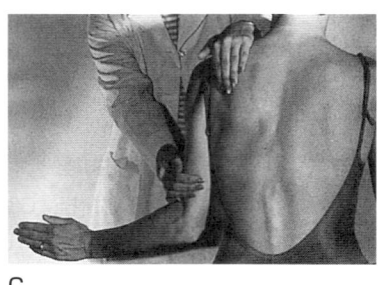

図21-10　肩関節外旋　A：触診と観察，B：抵抗，C：重力最小位

可〔P（2）〕，不可〔T（1）〕，ゼロ（0）の検査法

1. 姿勢：被検者は背臥位になる．検査側の上肢の肘関節は軽度屈曲し，手掌は体側に向ける．検査者は被検者の検査側のベッドの頭側に立つ[10, 12]．
2. 固定：検査側の肩を固定する．
3. 触診と観察：上述のように触診と観察を行う．検者は，被検者に肩関節を90°まで外転するため，上肢を体から離して遠ざけるよう指示する（図21-9C）．
4. 段階づけ：標準的な定義に基づいて，筋力を段階づける．

代償：上腕二頭筋の長頭が代償することがある．運動に肩関節の外旋および肘関節の屈曲が付随しないか観察する[12]．三角筋の前・後部が同時に働いて外転を起こすことがある．僧帽筋の上部線維が補助することもある．運動に先立って，肩甲骨の挙上が起こらないかを観察する[7, 15, 20]．

肩関節の外旋

筋[4, 10, 14]	支配神経[4, 10, 14]
棘下筋	肩甲上神経，C5, 6
小円筋	腋窩神経，C5, 6

正常〔N（5）〕から良〔F（3）〕までの検査法

1. 姿勢：被検者は腹臥位になり，肩関節を90°外転し，回旋中間位（0°）にする．肘関節は90°屈曲する．前腕はベッドの端から床に向けて垂直に垂らして中間位にする[6-8, 12]．検者は被検者の検査側のベッドの頭側に立つ[10, 14]．
2. 固定：肩関節の外転を防ぐために，ベッドと上腕の間に手を入れて上腕の遠位を支える[7, 14]．
3. 触診：肩甲棘のすぐ下の棘下筋[6]か，肩甲骨の外側縁に沿って小円筋を触診する[10]．
4. 観察：手背を天井に向け，肩関節を外旋する動きを観察する（図21-10A）[6, 7, 10, 12-14]．
5. 抵抗：前腕の遠位端で床に向かって内旋方向に抵抗をかける（図21-10B）[6, 10, 12-14]．肩甲上腕関節は不安定な関節であるので，傷害を防止するため抵抗はゆっくりと穏やかにかけるようにする[12]．

可〔P（2）〕，不可〔T（1）〕，ゼロ（0）の検査法

1. 姿勢：被検者は坐位になる．肩関節は内転し，回旋中間位にする．肘関節は90°屈曲し，前腕は中間位にする．検者は被検者の検査側の前に立つ[6, 7]．
2. 固定：肩関節の外転と伸展を防止するため，

検査側の上腕遠位端と肩を固定する[5,7,20]．この肩を固定している手で同時に棘下筋が触診できる．
3. 触診：上述のように棘下筋と小円筋を触診する．
4. 観察：前腕を中間位に保ちながら上腕を回旋し，前腕が体幹から離れる動きを観察する（図21-10C）[6,20]．
5. 段階づけ：標準的な定義に基づいて，筋力を段階づける．

代償：肘関節を伸展し，前腕を回外すると，上腕の外旋を補助することがある．肩甲骨の内転は上腕を後方に引き，軽く外旋することがある．検者は肩甲骨の内転や前腕の回外によって運動が起こらないか観察する[15,20]．

肩関節の内旋

筋[10,14,15]	支配神経[4,5,10]
肩甲下筋	肩甲下神経，C5,6
大胸筋	内側・外側胸筋神経，C5-T1
広背筋	胸背神経，C6-8
大円筋	肩甲下神経，C5-7

正常〔N（5）〕から良〔F（3）〕までの検査法

1. 姿勢：被検者は腹臥位になり，肩関節は90°外転し，回旋中間位にする．肘関節は90°屈曲する．上腕の下に丸めたタオルを敷く．前腕はベッドの端から床に向けて垂直に垂らす．検者は被検者の検査側の腕のやや頭側に立つ[6-8,12]．
2. 固定：検者は外旋の検査の時と同じように，ベッドと上腕の間に手を入れて，上腕の遠位を支える[6,7,10,14]．
3. 触診：肩甲骨の外側縁から下角に沿って大円筋と広背筋を触診する．
4. 観察：手掌を天井に向け，肩関節を内旋する動きを観察する（図21-11A）[6,10]．
5. 抵抗：前腕掌側面の遠位端で外旋方向に抵抗をかける（図21-11B）[7,10,12-14]．

可〔P（2）〕，不可〔T（1）〕，ゼロ（0）の検査法

1. 姿勢：被検者は坐位になる．肩関節は内転し，回旋中間位にする．肘関節は90°屈曲し，前腕は中間位にする．検者は被検者の検査側の横に立つ[6,20]．
2. 固定：肩関節の外転と伸展を防止するため，上腕の遠位端を固定する．
3. 触診：上述のように大円筋と広背筋を触診する．
4. 観察：手掌を胸の方に動かし，肩関節を内旋する動きを観察する（図21-11C）．
5. 段階づけ：標準的な定義に基づいて，筋力を段階づける．

代償：体幹が回旋すると，上腕に重力が働き内旋させる[6]．検者は，体幹の回旋が起こらないかを観察すること．肩関節を伸展し，前腕を回内すると，代償運動が起こることがある[10,15,20]．

肩関節の水平外転

筋[4,10,15]	支配神経[10,13]
三角筋後部線維	腋窩神経，C5,6
棘下筋	肩甲上神経，C5,6

正常〔N（5）〕から良〔F（3）〕までの検査法

1. 姿勢：被検者は腹臥位になり，肩関節は90°外転，軽度外旋する．肘関節は90°屈曲し，

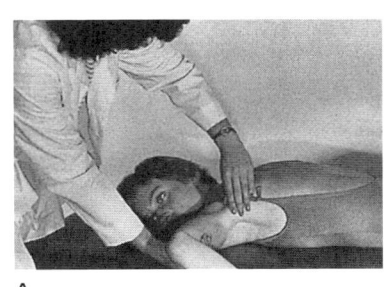

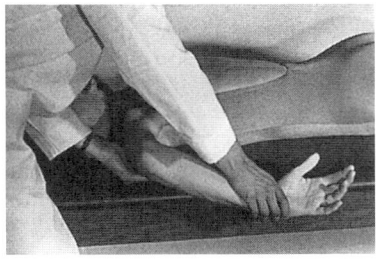

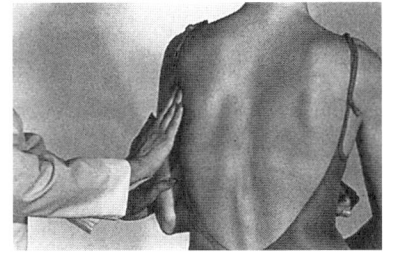

図21-11　肩関節内旋　A：触診と観察，B：抵抗，C：重力最小位

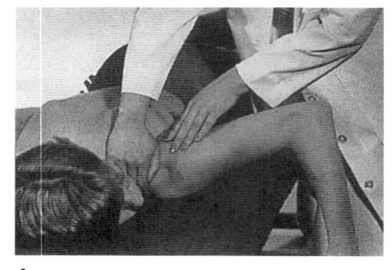

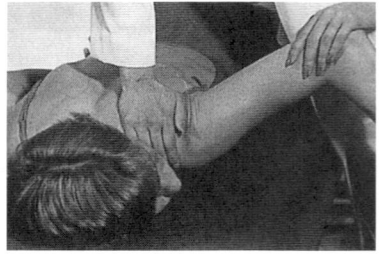

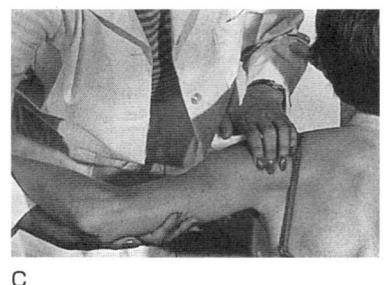

図21-12 肩関節水平外転　A：触診と観察，B：抵抗，C：重力最小位

前腕は床に対して垂直に垂らす．検者は被検者の検査側に立つ[14, 15]．
2. 固定：肩甲骨を固定する[6, 10]．
3. 触診：肩の後面で肩甲棘の下から遠位に，三角筋粗面にかけて三角筋後部線維を触診する[10]．
4. 観察：天井に向かって上腕を上げ，水平外転する動きを観察する（図21-12A）[12]．
5. 抵抗：肘のすぐ近位で内転かつ水平内転方向に斜めに抵抗をかける（図21-12B）[6, 12-14]．

可〔P（2）〕，不可〔T（1）〕，ゼロ（0）の検査法

1. 姿勢：被検者は坐位になり，肩関節は90°外転し，肘関節は90°屈曲，手掌は下を向け，高い机もしくは検者の手で支える[6, 12]．机を使用する時は，摩擦を軽減するためにパウダーをふる．
2. 固定：肩甲骨を固定する．
3. 触診：上述のように三角筋後部線維を触診する．
4. 観察：上腕を後方に引き，水平外転する動きを観察する（図21-12C）．
5. 段階づけ：標準的な定義に基づいて，筋力を段階づける．

代償：三角筋の後部線維が非常に弱い場合，広背筋，大円筋が補助筋として働く．水平位よりも，肩関節伸展位の時にこの運動は起こりやすい．肩甲骨の内転が上腕のわずかな水平外転を起こすが，体幹の回旋と肩の後退も起こるだろう[6, 15, 20]．三角筋の長頭も代償することがある．これを防ぐためには，肘のある程度の屈曲を維持させる[12]．

肩関節の水平内転

筋[4, 12-14]　　　　　支配神経[4, 10, 12, 13]

大胸筋　　　　　　内・外側胸筋神経，C5-T1
三角筋前部線維　　腋窩神経，C5, 6
烏口腕筋　　　　　筋皮神経，C6, 7

正常〔N（5）〕から良〔F（3）〕までの検査法

1. 姿勢：被検者は背臥位になり，肩関節は90°外転する．肘関節は屈曲，伸展どちらでもよい．検者は被検者の検査側の横，あるいは頭側に立つ[4, 6, 7, 9, 10, 12]．
2. 固定：体幹の回旋と肩甲骨の挙上を防ぐために，片手を検査側の肩に置いて固定する．
3. 触診：大胸筋の付着部である腋窩の前面を触診する[6]．
4. 観察：上肢を対側の肩の方向に動かし，肩関節屈曲90°の位置まで水平内転する動きを観察する[14]．被検者が肘関節を伸展位に保てない場合，手で顔を打たないように上肢を導いてもよい（図21-13A）．
5. 抵抗：上腕の遠位端で外方，水平外転の方向に抵抗をかける（図21-13B）[6, 7, 10]．

可〔P（2）〕，不可〔T（1）〕，ゼロ（0）の検査法

1. 姿勢：被検者は高い机の横に坐位になり，肩関節は90°外転し，肘関節を軽度屈曲して机に載せる[4, 12, 20]．運動で生じる摩擦を軽減するためにパウダーをふる．または，検者が上肢を支えてもよい[6]．
2. 固定：検査側の肩を固定しながら，同時に大胸筋を触知する[6]．
3. 触診：上述のように大胸筋を触診する．
4. 観察：床と平行に対側の肩の方向に上肢を動かし，水平内転する動きを観察する（図21-13C）．

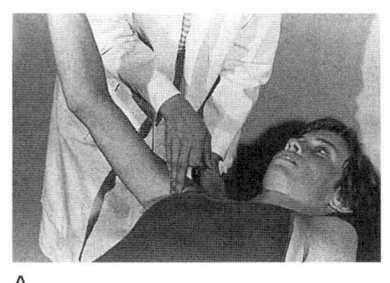

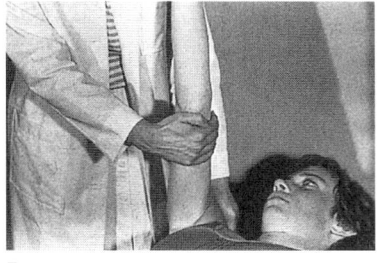

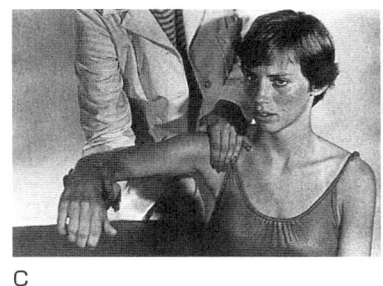

図 21-13 肩関節水平内転 A：触診と観察，B：抵抗，C：重力最小位

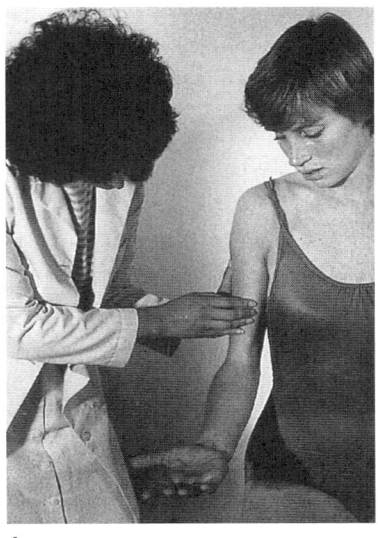

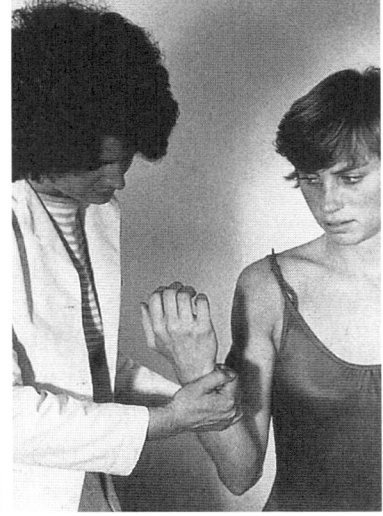

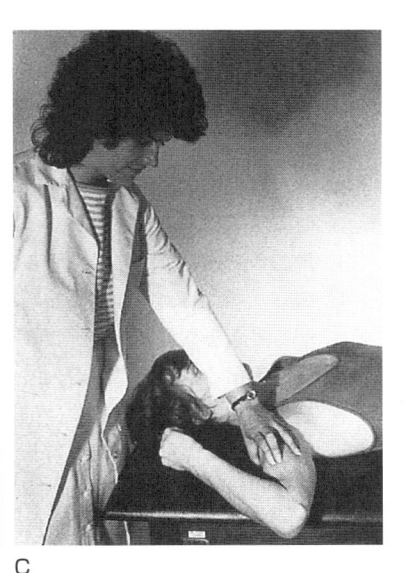

図 21-14 肘関節屈曲 A：触診と観察，B：抵抗，C：重力最小位

5. 段階づけ：標準的な定義に基づいて，筋力を段階づける．

代償：大胸筋と三角筋前部線維，烏口腕筋は互いに代償する．大胸筋が働いていない場合，他の筋が運動を起こすだろうが，ごく弱いものだろう[15]．検査側への体幹の動き，烏口腕筋もしくは上腕二頭筋も代償することがある[6]．

肘関節の屈曲

筋[10, 12-14]	支配神経[12-14]
上腕二頭筋	筋皮神経，C5, 6
上腕筋	
腕橈骨筋	橈骨神経，C5, 6

正常〔N（5）〕から良〔F（3）〕までの検査法

1. 姿勢：被検者は坐位になり，肩関節は内転し，肘関節は伸展して上肢を体側に保持する．主に上腕二頭筋を検査する場合は，前腕は回外位にする（上腕筋を主に検査する場合は回内位，腕橈骨筋では中間位にする）[10, 12, 13]．検者は被検者の検査側の横か，正面に立つ．

2. 固定：上腕を内転位で固定する．

3. 触診：上腕の前面中部の上腕二頭筋の筋腹を触診する．上腕二頭筋の腱は肘前部の中央で触診できる[6, 7, 10]（腕橈骨筋は肘のすぐ下，橈骨の上 1/3 のところで触診できる．上腕筋は肘関節屈曲，回内位で，上腕二頭筋の下方，外側で触診できる）[15]．

4. 観察：手を顔の方向に動かし，肘関節を屈曲する動きを観察する．検者は前腕が回外位（上腕二頭筋を検査する時）に維持されているか，手関節と手指は力を抜いているか，または伸展しているかを観察する（図 21-14

A)[6,15].
5. 抵抗：前腕掌側面の遠位端で肘関節伸展の方向，つまり下方に抵抗をかける（図21-14B）[7,10,14].

可〔P（2）〕，不可〔T（1）〕，ゼロ（0）の検査法

1. 姿勢：被検者は背臥位になり，肩関節は90°外転し，外旋する．肘関節は伸展し，前腕は回外する．検者は被検者の検査側のベッドの頭側に立つ（または，被検者が腋窩の高さの治療台の横に坐位になり，肩関節を90°外転し，肘関節を伸展し，前腕を中間位にして載せる）[7].
2. 固定：上腕を固定する．固定している手で同時に触診できる．
3. 触診：上述のように触診する．
4. 観察：手を肩の方向に動かし，肘関節を屈曲する動きを観察する[10]．この時，前腕は回外位，手指と手関節に力が入っていないことを観察する（図21-14C）[15].
5. 段階づけ：標準的な定義に基づいて，筋力を段階づける．

代償：腕橈骨筋は上腕二頭筋を代償する．しかし，肘関節の屈曲に伴い前腕は中間位になるだろう．手関節と手指の屈筋は肘関節の屈曲を補助する．この場合，手指と手関節が先に屈曲するだろう[10,12,13,15]．円回内筋も補助筋になる．前腕の回内は代償が起きている証拠である[15].

肘関節の伸展

筋[6,10,12]	支配神経[10,12-14]
上腕三頭筋	橈骨神経，C6-8
肘筋	橈骨神経，C7,8

正常〔N（5）〕から良〔F（3）〕までの検査法

1. 姿勢：被検者は腹臥位になり，肩関節は90°外転し，内旋する．肘関節は90°屈曲し，前腕は中間位で床に対して垂直に垂らす．検者は被検者の検査側の横，腕のすぐ後ろに立つ[7,14,20].
2. 固定：被検者の上腕とベッドの間に片手を入れ上腕を固定する[12,14].
3. 触診：上腕の後面中間部の上腕三頭筋か，上腕の後面で肘頭のすぐ近位の上腕三頭筋の腱を触診する[6,7,10,15].
4. 観察：最大可動域直前まで肘関節を伸展する動きを観察する．手関節と手指は力を抜いていること（図21-15A）．
5. 抵抗：前腕の動きと同じ面で，前腕の遠位端を床に向かって肘関節が屈曲する方向に押し，抵抗をかける．抵抗をかける前に，肘をロックしていないか確認すること．ロックした肘に抵抗をかけると，関節を損傷する可能性がある（図21-15B）[6,10].

可〔P（2）〕，不可〔T（1）〕，ゼロ（0）の検査法

1. 姿勢：被検者は背臥位になり，肩関節は90°外転し，外旋する．肘関節は完全屈曲し，前腕は回外する．検者は被検者の横，検査側の上肢のすぐ後ろに立つ[10]．または，被検者は坐位になり，肩関節を90°外転，内旋し，肘関節は屈曲し，前腕は中間位にして机またはパウダーボードに載せるか，検者が支える[7,10,12].
2. 固定：肩の動きを防止するために，上腕の中間あるいは遠位端をつかんで固定する．
3. 触診：上述のように触診する．

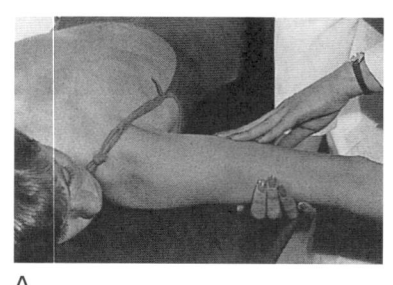

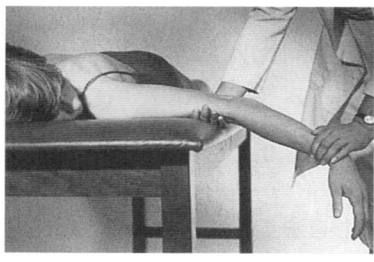

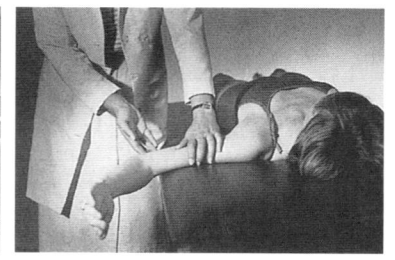

図21-15　肘関節伸展　A：触診と観察，B：抵抗，C：重力最小位

4. 観察：頭から手を離し，肘関節を伸展する動きを観察する（図21-15C）．
5. 段階づけ：標準的な定義に基づいて，筋力を段階づける．

代償：肘関節の伸筋が弱い場合，手指と手関節の伸筋群が代償する．手指や手関節の伸展が肘関節の伸展より先に起こらないかを観察する．坐位の時，重力と上腕二頭筋の遠心性収縮が屈曲位からの肘関節の伸展筋として作用する[15]．重力の補助があれば，肩甲骨の下制と肩の外旋は，肘を伸展するもう1つの効果的な代償パターンである[6]．

前腕の回外

筋[4, 10, 13]	支配神経[6, 10, 13]
上腕二頭筋	筋皮神経，C5, 6
回外筋	橈骨神経，C5-7

正常〔N（5）〕から良〔F（3）〕までの検査法

1. 姿勢：被検者は坐位になり，肩関節は内転し，肘関節は90°屈曲，前腕は回内する．検者は被検者の検査側に立つ[6, 7, 10, 12, 13]．
2. 固定：肘のすぐ近位で上腕を固定する[6, 10]．
3. 触診：橈骨頭の下，前腕の後外側面にある回外筋を触診する．橈骨の伸筋群（橈側手根伸筋と腕橈骨筋）を押しのけると，収縮を感じ取りやすい[4]．また，上腕の前面中部で上腕二頭筋を触診する[6, 7]．
4. 観察：手掌を上に向け，前腕を回外する動きを観察する．0°の中間位を過ぎると重力が運動を補助するので，検者は前腕の重みに相当する軽い抵抗をかける（図21-16A）[6, 7]．
5. 抵抗：検者は手指と手根部で前腕の遠位端の背側面をつかんで，回内の方向に前腕に抵抗をかける（図21-16B）[6]．

可〔P（2）〕，不可〔T（1）〕，ゼロ（O）の検査法

1. 姿勢：被検者は坐位になる．肩関節は90°屈曲し，上腕は机上に力を抜いて載せる．肘関節は90°屈曲し，前腕は床に垂直にして完全回内する[6, 7, 20]．検者は被検者の検査側の横に立つ．
2. 固定：肘のすぐ近位で上腕を固定する[6]．
3. 触診：上述のように回外筋および上腕二頭筋を触診する．
4. 観察：手掌を顔の方向に回し，前腕を回外する動きを観察する（図21-16C）．
5. 段階づけ：標準的な定義に基づいて，筋力を段階づける．

代償：肘関節が屈曲していると，肩関節の外旋および水平内転によって前腕が回外したように見える．肘関節が伸展していると，肩関節の外旋によって前腕が回外したように見える．腕橈骨筋は前腕を

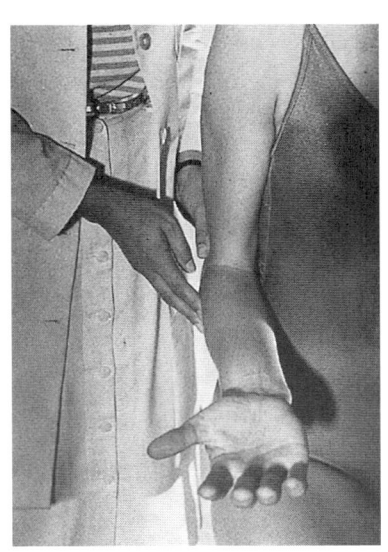

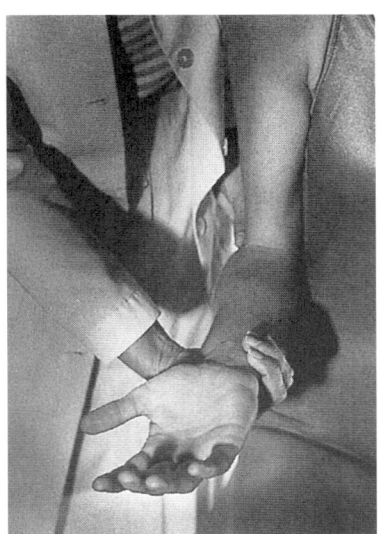

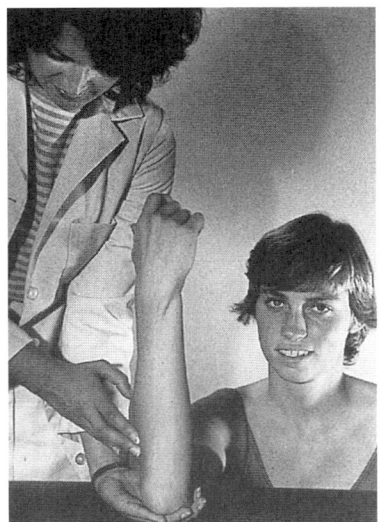

図21-16　前腕回外　A：触診と観察，B：抵抗，C：重力最小位

完全回内位から中間位まで動かす．手関節と母指の伸筋は重力とともに回外を起こす．検者は上腕の外旋，回外が中間位までしか起こらないこと，手関筋と母指の伸展によって回外が引き起こされていないかを観察する[10, 13, 15, 20]．

前腕の回内

筋[4, 12, 13, 15]	支配神経[12, 14]
円回内筋	正中神経，C6, 7
方形回内筋	正中神経，C6-8

正常〔N（5）〕から良〔F（3）〕までの検査法

1. 姿勢：被検者は坐位になり，肩関節は内転し，肘関節は90°屈曲，前腕は完全に回外する．検者は被検者の検査側に立つ[6, 7, 10, 13]．
2. 固定：肩関節の外転を防止するために，肘のすぐ近位で上腕を固定する[6, 7, 10, 14]．
3. 触診：前腕の前面上部で上腕二頭筋の腱の内側，上腕骨の内側顆から斜めに橈骨の外側縁に向かう円回内筋を触診する[7, 10, 14, 15]．
4. 観察：手掌を下に回し，前腕を回内する動きを観察する（図21-17A）[10]．中間位を通過したら，重力による補助に対抗するために軽い抵抗をかける[6]．
5. 抵抗：手指と手根部で前腕遠位端の背側面をつかんで，前腕が回外する方向に抵抗をかける（図21-17B）．

可〔P（2）〕，不可〔T（1）〕，ゼロ（0）の検査法

1. 姿勢：被検者は坐位になる．肩および肘関節は90°屈曲，前腕は完全に回外する．上腕は机上に載せ，前腕は床に垂直になるようにする[20]．検者は被検者の検査側に立つ．
2. 触診：上述のように円回内筋を触診する．
3. 観察：手掌を顔から離す方向に回し，前腕を回内する動きを観察する（図21-17C）．
4. 段階づけ：標準的な定義に基づいて，筋力を段階づける．

代償：肘関節が屈曲していると，肩関節の内旋および外転によって明らかな前腕の回内が起こる．肘関節が伸展していると，肩関節の内旋によって前腕の回内が起こる．腕橈骨筋は前腕を完全回外位から中間位まで動かす．手関節の屈筋群は重力とともに回内に作用する[6, 7, 10, 12, 13, 15, 20]．

手関節の伸展と橈屈

筋[10, 12, 14]	支配神経[6, 12]
長橈側手根伸筋（ECRL）	橈骨神経，C5-7
短橈側手根伸筋（ECRB）	橈骨神経，C6-8
尺側手根伸筋（ECU）	

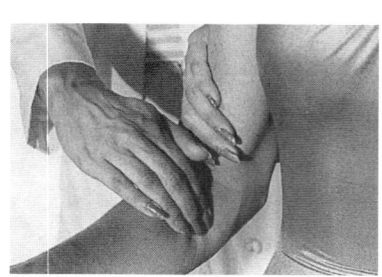

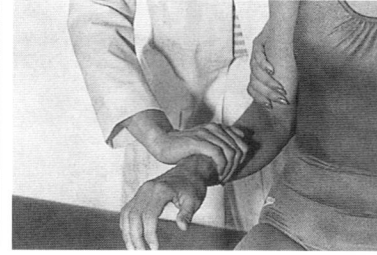

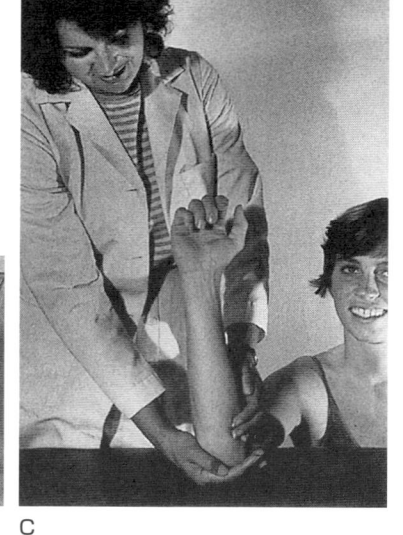

図21-17　前腕回内　A：触診と観察，B：抵抗，C：重力最小位

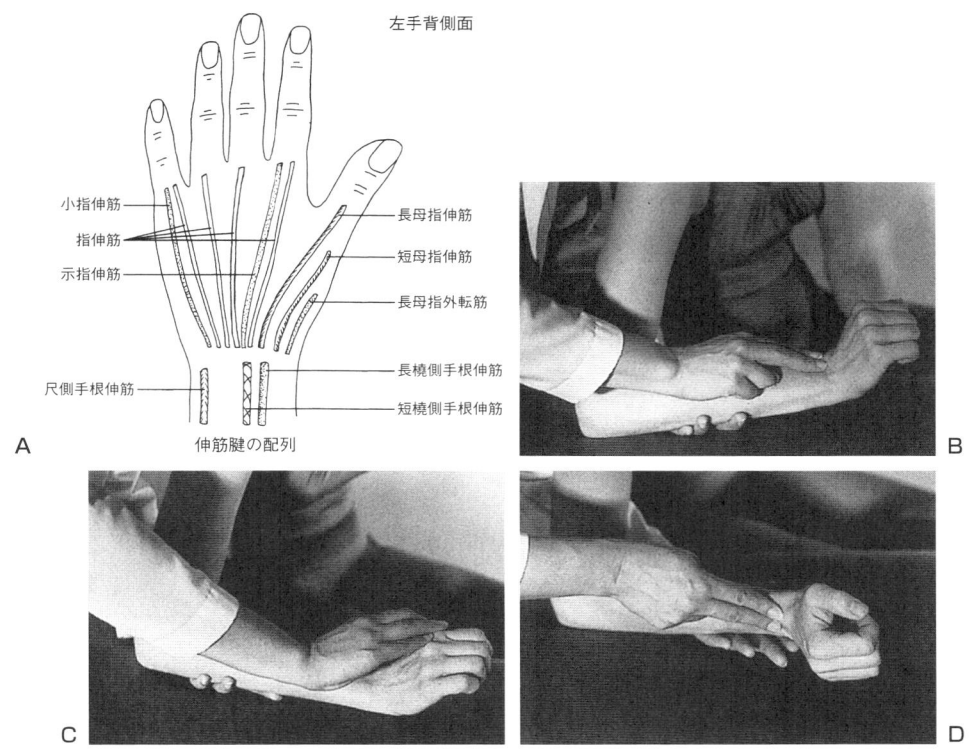

図21-18　A：手関節部の伸筋腱の配列，B：手関節伸展と橈屈，触診と観察，C：抵抗，D：重力最小位

正常〔N（5）〕から良〔F（3）〕までの検査法

1. 姿勢：被検者は坐位または背臥位になり，前腕は回内位で机またはベッドに載せ，手関節は中間位，手指と母指の力は抜く．検者は被検者の正面か，検査側の横に座る[10, 14]．
2. 固定：前腕遠位部を掌側面もしくは背側面から固定する[6, 10, 14]．
3. 触診：手関節の背側面，第2，3中手骨底部にあるECRLとECRBの腱をそれぞれ触診する[6, 7, 10]．ECUの腱は尺骨頭のすぐ遠位，第5中手骨底部で触診できる（図21-18A）[4, 6, 10, 15]．
4. 観察：手を机またはベッドから上げ，同時に内側（橈側）に動かす，つまり手関節を伸展，橈屈する動きを観察する．手指を伸展せずに手関節を伸展しなければならない．手指の伸展は手関節の動きを代償する（図21-18B）[6, 10, 15]．
5. 抵抗：第2，3中手骨の背側面で屈曲，尺屈の方向に抵抗をかける（図21-18C）[6, 10, 12-14]．

可〔P（2）〕，不可〔T（1）〕，ゼロ（0）の検査法

1. 姿勢：前腕の尺側縁を下にして中間位にする他は，上述の姿勢と同じ姿勢をとる[10, 20]．
2. 固定：前腕をベッドからわずかに浮かし，尺側縁を固定する[10]．
3. 触診：上述のように橈側の手関節伸筋群を触診する．
4. 観察：手を体から離すように手関節を伸展する動きを観察する（図21-18D）．
5. 段階づけ：標準的な定義に基づいて，筋力を段階づける．

代償：手関節の伸筋群は互いに代償する．橈側手根伸筋が働いていない時は，尺側手根伸筋が手関節を尺側方向に伸展するだろう．この場合，伸展と橈屈の組み合わせは不可能である．指伸筋と長母指伸筋も手関節の伸展に作用するが，手関節の伸展に先立って手指や母指の伸展が起こる[6, 7, 12, 13, 15, 20]．

手関節の伸展と尺屈

筋[10, 12-14]　　　　　　　　支配神経[10, 14]

尺側手根伸筋（ECU）　　　　橈骨神経，C6-8

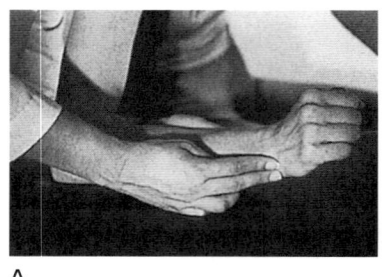

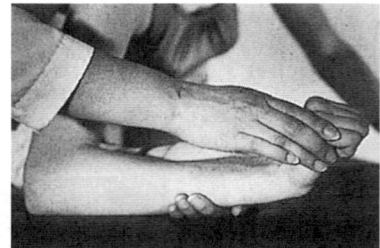

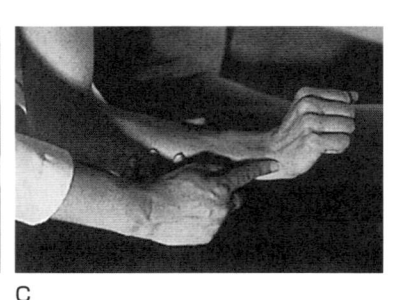

図21-19 手関節伸展と尺屈　A：触診と観察，B：抵抗，C：重力最小位

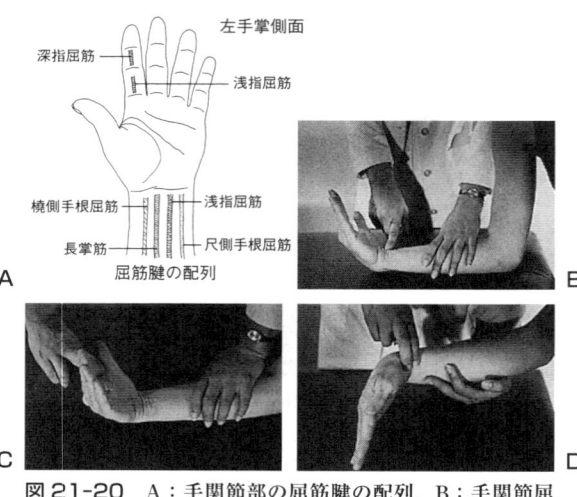

図21-20　A：手関節部の屈筋腱の配列，B：手関節屈曲と橈屈．触診と観察，C：抵抗，D：重力最小位

短橈側手根伸筋（ECRB）
長橈側手根伸筋（ECRL）　　橈骨神経，C5-7

正常〔N（5）〕から良〔F（3）〕までの検査法

1. 姿勢：被検者は坐位になり，前腕は回内し，手関節は中間位にして机またはベッドに載せ，手指と母指は力を抜く．検者は被検者の正面に，または検査側の横に座る．
2. 固定：前腕遠位部の掌側面を固定する[10,12-14]．
3. 触診：ECUの腱は尺骨茎状突起のすぐ遠位の第5中手骨底で触診する[6]．ECRLおよびECRBの腱は第2，3中手骨底で触診する．
4. 観察：手関節を伸展し，同時に外側（尺側）に動かす動きを観察する．手関節の伸展に先立って手指や母指の伸展が起こらないかを観察する（図21-19A）[6,10,12,13,15]．
5. 抵抗：第5中手骨の背側面で屈曲，橈屈の方向に抵抗をかける（図21-19B）[6,10,14]．

可〔P（2）〕，不可〔T（1）〕，ゼロ（0）の検査法

1. 姿勢：前腕を45°回内する他は，上述の姿勢と同じ姿勢をとる．手関節は屈曲，橈側外転させ，手指は力を抜いておく．
2. 固定：前腕を机またはベッドから少し持ち上げ，前腕遠位で掌側面を固定する[10,14]．
3. 触診：上述のように手関節の伸筋群を触診する．
4. 観察：手関節を伸展し，同時に尺屈する動きを観察する（図21-19C）．
5. 段階づけ：標準的な定義に基づいて，筋力を段階づける．

代償：ECUが働いていない時は，ECRLとECRBが手関節を伸展するが，橈側方向に伸展する．検査運動に含まれる尺屈の動きは起こらない．長指伸筋群と母指伸筋群も手関節の伸展に作用するが，手関節の伸展に先立って手指や母指の伸展が起こる[6,7,12,13,15,20]．

手関節の屈曲と橈屈

筋[12,14]	支配神経[5,6,10]
橈側手根屈筋（FCR）	正中神経，C6-8
尺側手根屈筋（FCU）	尺骨神経，C7-T1
長掌筋	正中神経，C7-T1

正常〔N（5）〕から良〔F（3）〕までの検査法

1. 姿勢：被検者は坐位もしくは背臥位になり，前腕はほぼ完全回外して机またはベッドに載せ，手指と母指の力は抜く[7,12,15]．検者は被検者の検査側の横に座る．
2. 固定：前腕中間部を掌側から固定する[6,10,14]．
3. 触診：FCR腱は，手関節の上，第2中手骨底部で触診できる．長掌筋腱は手関節の中

央，第3中手骨底部にあり，FCUの腱は手関節の尺側，第5中手骨底部で触診できる（図21-20A）[4]．
4. 観察：手関節を屈曲し，同時に橈屈する動きを観察する．検者は運動している時，手指の力を抜いていることを観察すること[6]（図21-20B）．
5. 抵抗：手掌の橈側，第2, 3中手骨上で手関節伸展，尺屈の方向に抵抗をかける（図21-20C）[6]．

可〔P（2）〕，不可〔T（1）〕，ゼロ（0）の検査法
1. 姿勢：被検者は坐位になり，前腕を中間位にし，尺側縁を下にして机またはベッドに載せる[10, 20]．検者は検査側の横に座る．
2. 固定：手を机またはベッドからわずかに浮かし，前腕の尺側縁を固定する．
3. 触診：上述のように手関節屈筋群の腱を触診する．
4. 観察：手関節を屈曲し，かつ橈屈する動きを観察する．手指屈曲の動きによって手関節の動きを起こしてはならない（図21-20D）．
5. 段階づけ：標準的な定義に基づいて，筋力を段階づける．

代償：これらの3つの筋は互いに代償する．FCRが弱いか，働いていない時は，FCUが手関節を屈曲するが，尺屈方向であり，橈屈は起こらない．手指屈筋群は手関節の屈曲を補助するが，手関節の屈曲に先立って手指の屈曲が起こる．長母指外転筋は重力とともに手関節を屈曲させることができる[6, 7, 15]．

手関節の屈曲と尺屈

筋[10, 13]	支配神経[5, 10, 13]
尺側手根屈筋（FCU）	尺骨神経，C7-T1
長掌筋	正中神経，C7-T1
橈側手根屈筋（FCR）	正中神経，C6-8

正常〔N（5）〕から良〔F（3）〕までの検査法
1. 姿勢：被検者は坐位もしくは背臥位になり，前腕はほぼ完全回外して机またはベッドに載せる．手指と母指の力は抜く．検者は被検者の正面か，検査側の横に座る[10, 14]．
2. 固定：前腕の中間部を掌側から固定する[10, 14]．
3. 触診：手関節の掌側面で屈筋群の腱を触診する．FCU腱は第5中手骨底部で，FCR腱は第2中手骨底部で，長掌筋腱は第3中手骨底部で触診できる[4]．
4. 観察：手関節を屈曲し，同時に尺屈する動きを観察する（図21-21A）．
5. 抵抗：手掌の小指球に伸展，橈屈の方向に抵抗をかける（図21-21B）[6, 7, 14]．

可〔P（2）〕，不可〔T（1）〕，ゼロ（0）の検査法
1. 姿勢：被検者は坐位になり，前腕を45°回外し，尺側縁を下にして机またはベッドに載せる[10]．検者は正面か，検査側の横に座る．
2. 固定：肘と前腕の動きを防止するために，被検者の腕を机またはベッドからわずかに浮かし，背・内側面を固定する．
3. 触診：上述のように手関節の屈筋群の腱を触診する．
4. 観察：手関節を屈曲し，同時に尺屈する動きを観察する（図21-21C）．
5. 段階づけ：標準的な定義に基づいて，筋力を

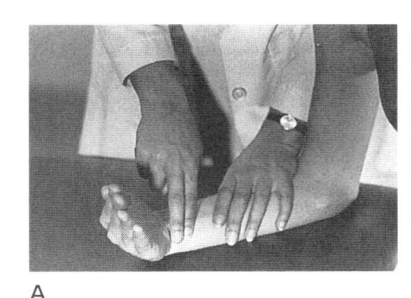

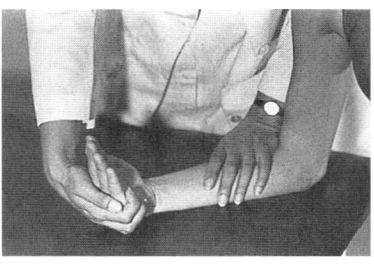

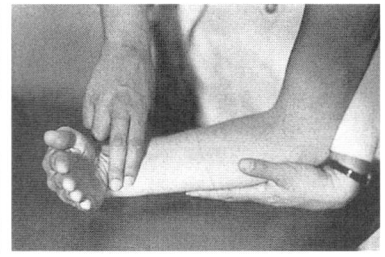

図21-21　手関節屈曲と尺屈　A：触診と観察，B：抵抗，C：重力最小位

段階づける．

代償：手関節の屈筋群は互いに代償する．FCUが弱いか，働いていない時は，FCRが手関節の橈屈を伴って手関節を屈曲する．この時，尺屈は起こらない．手指屈筋群は手関節の屈曲を補助するが，手関節の屈曲に先立って手指の屈曲が起こる[6,15,20]．

中手指節関節の屈曲と指節間関節の伸展

筋[1,4]	支配神経[10,12]
第1・2虫様筋	正中神経，C8, T1
第3・4虫様筋	尺骨神経，C8, T1
背側骨間筋	
掌側骨間筋	

正常〔N（5）〕から良〔F（3）〕までの検査法

1. 姿勢：被検者は坐位になり，前腕を回外し，手関節を中間位にして机またはベッドに載せる[8]．中手指節関節（MP）関節は伸展，指節間（IP）関節は屈曲する[12,20]．検者は被検者の検査側の横に座る．
2. 固定：手関節の動きを防止するために，掌側よりMP関節近位で中手骨を固定する．
3. 触診：第2中手骨の背側の尺側遠位にある第1背側骨間筋を触診する．他の骨間筋は小さく，かつ深層に位置するので，簡単に触診できない[15,20]．
4. 観察：MP関節を屈曲しながら同時にIP関節を伸展する動きを観察する（図21-22A）[12,14]．
5. 抵抗：各指別々に末節骨をつまんで下方，机に向かって押し，MP関節は伸展し，IP関節は屈曲するよう抵抗をかける．または，中節骨と末節骨の背側から屈曲方向に抵抗をかけた後，基節骨の掌側から伸展方向に抵抗をかける（図21-22B）[14]．

可〔P（2）〕，不可〔T（1）〕，ゼロ（0）の検査法

1. 姿勢：被検者は坐位もしくは背臥位になり，前腕と手関節を中間位にし，尺側縁を下にして机上またはベッドに載せる．MP関節は伸展，IP関節は屈曲する[10,13]．検者は被検者の検査側の横に座る．
2. 固定：手関節と手掌を固定する．
3. 触診：上述のように触診する．
4. 観察：IP関節を伸展しながら同時にMP関節を屈曲する動きを観察する（図21-22C）．
5. 段階づけ：標準的な定義に基づいて，筋力を段階づける．

代償：深指屈筋と浅指屈筋は虫様筋が弱かったり，働いていない時に代償する[12]．この時，MP関節の屈曲の動きに先立って，遠位および近位IP関節の屈曲が起こる[15,20]．

中手指節関節の伸展

筋[10,13]	支配神経[10,13]
指伸筋（EDC）	橈骨神経，C7, 8
示指伸筋	
小指伸筋（EDM）	

正常〔N（5）〕から良〔F（3）〕までの検査法

1. 姿勢：被検者は坐位になり，前腕を回内し，手関節は中間位にする．MPおよびIP関節は軽く屈曲する[7,10,12]．検者は被検者の正面か，検査側の横に座る．
2. 固定：被検者の手を机上から浮かして持ち，手関節と中手骨を固定する[10,12-14]．

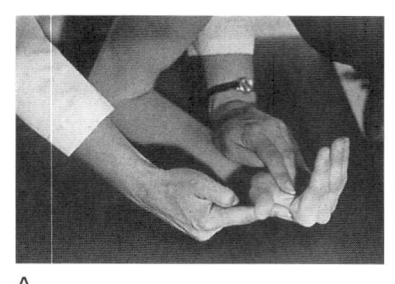

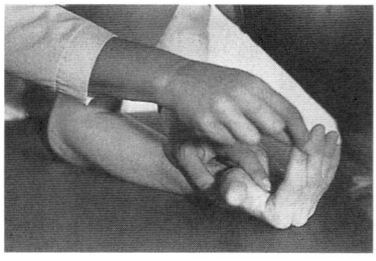

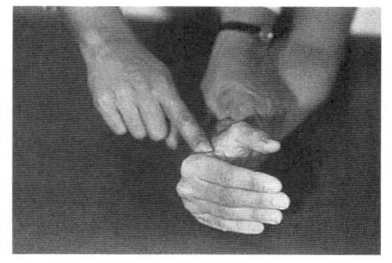

図21-22 MP関節屈曲とIP関節伸展　A：触診と観察，B：抵抗，C：重力最小位

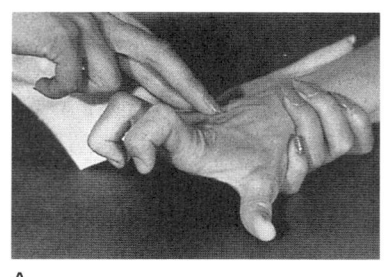

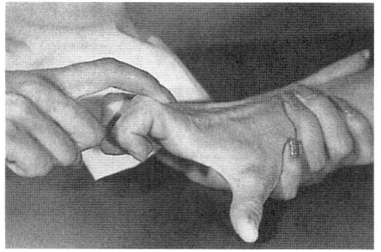

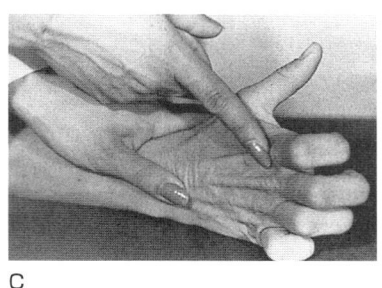

図21-23 MP関節伸展　A：触診と観察，B：抵抗，C：重力最小位

3. 触診：手背を走るEDCの腱を触診する[6,7,10]．個人によっては，EDC腱のすぐ外側で小指へのEDMの腱が触診，あるいは観察できる場合もある．示指伸筋の腱は示指へのEDC腱のすぐ内側で触診，あるいは観察できる[6]．
4. 観察：IP関節の屈曲をある程度保ちながらMP関節を伸展する動きを観察する（図21-23A）[6,12]．
5. 抵抗：MP関節が屈曲するよう，各指の基節骨の背側面に抵抗をかける（図21-23B）[6,10,14]．

可〔P（2）〕，不可〔T（1）〕，ゼロ（0）の検査法

1. 姿勢：前腕を中間位にし，手と前腕は尺側縁を下にして机またはベッドに載せる他は，上述の姿勢と同じ姿勢をとる[10,12]．
2. 固定：上述のように固定する．
3. 触診：上述のように触診する．
4. 観察：IP関節の屈曲をある程度保ったまま，MP関節を伸展する動きを観察する（図21-23C）．
5. 段階づけ：標準的な定義に基づいて，筋力を段階づける．

代償：手関節を固定していれば代償は起こらない．手関節を固定していない場合，手関節を屈曲すると手指伸筋腱の働きにより，MP関節の伸展が起こる[6,7,10,13,15,20]．

近位指節間関節の屈曲（示指から小指）

筋[10,14]	支配神経[6,10,12]
浅指屈筋（FDS）	正中神経，C7, 8, T1

正常〔N（5）〕から良〔F（3）〕までの検査法

1. 姿勢：被検者は坐位になり，前腕は回外し，手関節は中間位，手指は伸展する．手と前腕は手背を下にして机に載せる[6,10,12]．検者は被検者の検査側の横か，正面に座る．
2. 固定：検査する手指のMP関節と基節骨を固定する（図21-24A）[6,7,9,14]．近位指節間（PIP）関節の単独の屈曲が困難な場合，検査しない手指のMP関節を過伸展し，PIP関節を伸展して保持する．この方法は深指屈筋の働きを阻止するので，被検者は手指の遠位関節を屈曲できなくなる（図21-24B）[4,6,12,20]．ほとんどの人は，補助があっても小指のPIP関節の単独の動きは不可能である[15]．
3. 触診：基節骨掌面のFDSの腱を触診する[6]．この場合，検者は固定した指で触診できる[15]．必要なら，環指にいく腱は手関節の掌側面で，尺側手根屈筋と長掌筋の腱の間で触診できる[4,6]．
4. 観察：DIP関節の伸展を保ちながらPIP関節を屈曲する動きを観察する（図21-24A）．
5. 抵抗：中節骨の掌面に伸展方向に1本の指を使って抵抗をかける[6,10,14]．中指を使用して抵抗をかける場合，示指でDIP関節を動かし，FDPが代償していないか確認する（図21-24C）．

可〔P（2）〕，不可〔T（1）〕，ゼロ（0）の検査法

1. 姿勢：被検者は坐位になり，前腕と手関節は中間位にし，尺側縁を下にして机上に載せる[12,20]．検者は被検者の検査側の横か，正面に座る．

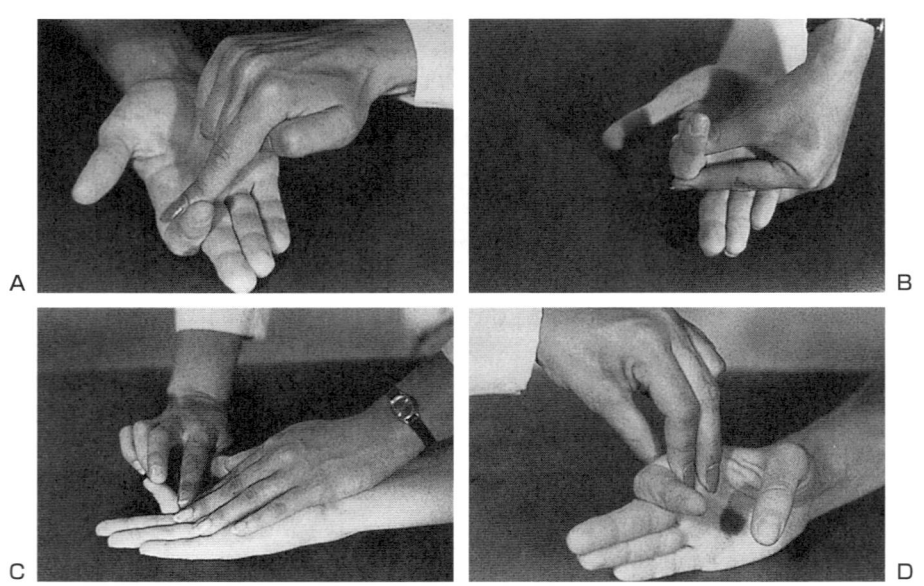

602　第4部　遂行技能とクライエント要因：評価と介入

図21-24 PIP関節屈曲　A：触診と観察，B：PIP関節の分離した屈曲を補助する姿勢，C：抵抗．検者は深指屈筋による代償をチェックする，D：重力最小位

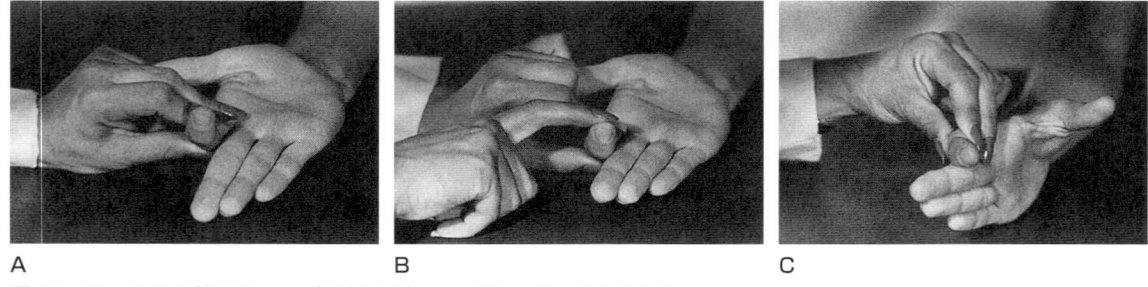

図21-25 DIP関節屈曲　A：触診と観察，B：抵抗，C：重力最小位

2. 固定：検査するMP関節と基節骨を固定する[10, 14]．運動中にこの固定が難しければ，手指に対する重力の影響は少ないので，前腕を完全回外してもよい．
3. 触診と観察：上述のように触診と観察を行う．ただし，運動は重力最小位，つまり床と平行な面で行う（図21-24D）．
4. 段階づけ：標準的な定義に基づいて，筋力を段階づける．可〔P（2）〕以下を前腕完全回外位で検査した場合，重力に抗してROMの一部を動かせれば可〔P（2）〕とする[10]．

代償：FDPはFDSを代償する．この時，PIP関節屈曲の動きに先立ってDIP関節の屈曲が起こる[7, 12, 13, 15, 17, 20]．手関節を伸展させると長指屈筋の腱作用によってROMの一部で手指の明らかな屈曲を起こす[10, 13, 20]．

遠位指節間関節の屈曲（示指から小指）

筋[10, 13]　　　　**支配神経**[10, 13]

深指屈筋（FDP）　　正中神経と尺骨神経，C8, T1

正常〔N（5）〕から良〔F（3）〕までの検査法

1. 姿勢：被検者は坐位になり，前腕は回外し，手関節は中間位，手指は伸展する[10]．検者は被検者の正面か，検査側の横に座る[12]．
2. 固定：手関節を中間位に固定し，検査する手指のPIP関節と中節骨を固定する[6, 12]．
3. 触診：中節骨を固定した指で同時に中節骨掌側面のFDPの腱を触診する[6, 10, 15]．
4. 観察：遠位指節間（DIP）関節を屈曲する動きを観察する（図21-25A）．
5. 抵抗：末節骨の掌側面に伸展方向に1本の指を使って抵抗をかける（図21-25B）[6, 7, 10, 14]．

可〔P（2）〕，不可〔T（1）〕，ゼロ（0）の検査法

1. 姿勢：被検者は坐位になり，前腕と手関節は中間位にし，尺側縁を下にして机上に載せる[12,20]．必要ならば，前腕を完全回外位にしてもよい．
2. 固定：上述のように固定する．
3. 触診：上述のように触診する．
4. 観察：DIP関節を屈曲する動きを観察する（図21-25C）．
5. 段階づけ：標準的な定義に基づいて，筋力を段階づける．可〔P（2）〕以下の検査を前腕完全回外位で行った場合，重力に抗してROMの一部を動かせれば可〔P（2）〕とする[10]．

代償：この検査では，手関節をしっかり固定すれば，DIP関節を屈曲する唯一の筋は分離されたFDPであるので，代償は起こらない．しかし，正常な手の機能的動きでは，手関節を伸展させると手指屈筋の腱作用によってDIP関節の部分的な屈曲が起こる[10,15,20]．

手指の外転

筋[10,12]	支配神経[10,12]
背側骨間筋	尺骨神経，C8，T1
小指外転筋	

正常〔N（5）〕から良〔F（3）〕までの検査法

1. 姿勢：被検者は坐位もしくは背臥位になり，前腕は回内し，手関節は中間位，手指は伸展，内転する．検者は被検者の正面か，検査側の横に座る[10,13]．
2. 固定：被検者の手を机またはベッドから少し浮かして持ち，手関節と中手骨を固定する．
3. 触診：第2中手骨外側面の第1背側骨間筋か，第5中手骨尺側縁の小指外転筋を触診する．他の骨間筋は触診できない[6,7,10]．
4. 観察：指を開いてMP関節を外転する動き，つまり小指の外転，環指の小指方向への，中指の示指と環指方向への，示指の拇指方向への動きを観察する（図21-26A）[12]．
5. 抵抗：第1背側骨間筋に対しては，示指の基節骨の橈側遠位端で尺側方向に抵抗をかける（図21-26B）．第2背側骨間筋は，中指の基節骨の橈側遠位端で尺側方向に抵抗をかける．第3背側骨間筋は，中指の基節骨の尺側遠位端で橈側方向に抵抗をかける．第4背側骨間筋は，環指の基節骨の尺側遠位端で橈側方向に抵抗をかける．小指外転筋は，小指の基節骨の尺側遠位端で橈側方向に抵抗をかける[6,14]．抵抗をかける別法としては，各指を内転方向にはじくようにする．指が跳ね返ってきた場合，正常〔N（5）〕と段階づける[12]．

可〔P（2）〕，不可〔T（1）〕，ゼロ（0）の検査法

この筋力段階の検査は上述したと同じ方法で行う．

1. 段階づけ：抗重力位での検査の動きは行えないので，段階づけは検者が判断しなければならない．たとえば，重力最小位でROMの一部を動かせれば可〔P（2）〕とし，全ROMにわたって動かせれば良〔F（3）〕とする[10,13]．

代償：EDCは，弱いあるいは働いていない背側骨間筋を代償するが，外転に伴ってMP関節の伸展が起こる[6,15,20]．

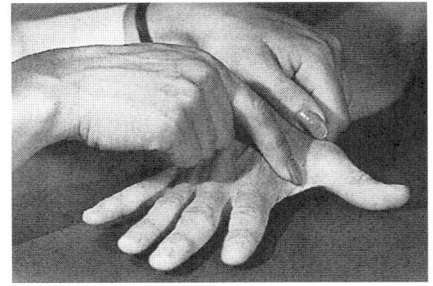

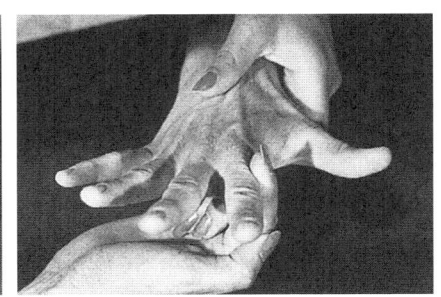

図21-26 手指の外転　A：触診と観察，B：抵抗

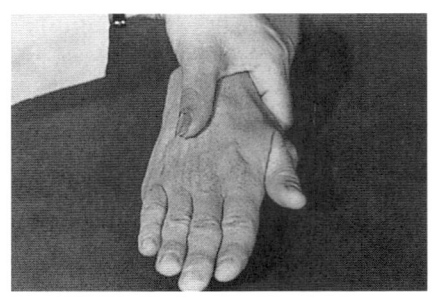

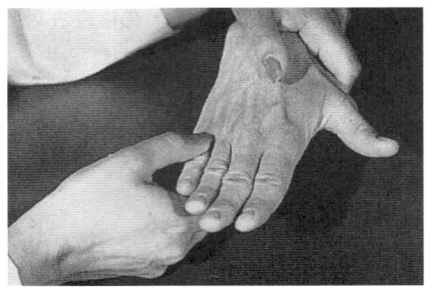

図21-27 手指の内転 A：検者は手指の内転の動きを観察する．これらの筋の触診は不可能である．B：抵抗

手指の内転

筋[10-14]　　　　　　　　**支配神経**[10,13]
第1，2，3掌側骨間筋　　尺骨神経，C8, T1

正常〔N (5)〕から良〔F (3)〕までの検査法

1. 姿勢：被検者は坐位になり，前腕は回内し，手関節は中間位，手指は伸展，外転する[10,13]．
2. 固定：手を机から少し浮かし，手関節を中手骨を固定する[6]．
3. 触診：この状態では触診不能である[6]．掌側骨間筋は触診できない．
4. 観察：示指，環指，小指を中指に向かって動かす動きを観察する（図21-27A）．
5. 抵抗：示指の基節骨の遠位端をつまんで橈側方向に引くことによって抵抗をかける．環指，小指はそれぞれ尺側方向に引く（図21-27B）[6,14]．これらの筋は小さいので，その筋力に応じた抵抗をかけるようにすべきである．指の末節骨を外転方向にはじいて検査することができる．指が跳ね返って内転位に戻ってきた場合，正常〔N (5)〕と段階づける[12]．

可〔P (2)〕，不可〔T (1)〕，ゼロ〔0〕の検査法

この筋力段階の検査は上述したのと同じ方法で行う．段階づけは検者が判断しなければならない．全ROMにわたって動かせれば良〔F (3)〕とし，ROMの一部を動かせれば可〔P (2)〕とする[10,12]．

代償：FDPとFDSは弱い掌側骨間筋を代償するが，手指の内転に伴ってIP関節の屈曲が起こる[13,15,20]．

母指中手指節関節の伸展

筋[10,12-14]　　　　　　　　**支配神経**[10,12-14]
短母指伸筋（EPB）　　橈骨神経，C6-8

正常〔N (5)〕から良〔F (3)〕までの検査法

1. 姿勢：被検者は坐位もしくは背臥位になり，前腕と手関節は中間位にし，前腕と手を尺側縁を下にして机またはベッドに載せる[6,10,13]．母指はMP関節で手掌方向に屈曲し，IP関節は伸展して力を抜く．検者は被検者の正面か，検査側の横に座る．
2. 固定：手関節と第1中手骨を固定する[6]．
3. 触診：第1中手骨底部背側にある短母指伸筋の腱を触診する．この腱は，「解剖学的スナッフボックス（snuff box）（母指を完全伸展，橈側外転した時，EPLとEPBでつくるくぼみ）」の橈側にある長母指外転筋のすぐ内側にある[4,6,7]．
4. 観察：MP関節を伸展する動きを観察する．IP関節は伸展して力を抜いた状態であること（図21-28A）．多くの人にとって，この動きだけを行うことは困難である．
5. 抵抗：母指基節骨の背側面にMP関節が屈曲する方向に抵抗をかける（図21-28B）[6,10,12-14]．

可〔P (2)〕，不可〔T (1)〕，ゼロ〔0〕の検査法

1. 姿勢と固定：前腕を完全回内し，手掌を下にして机またはベッドに載せる他は，上述のように姿勢をとり，固定する[20]．検者は手を机から浮かして持ち，第1中手骨を固定する．または，正常〔N (5)〕から良〔F (3)〕ま

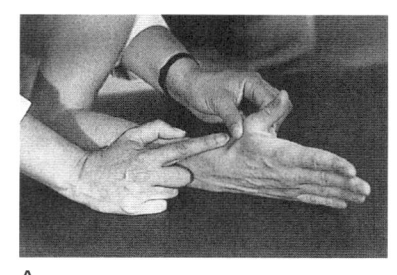

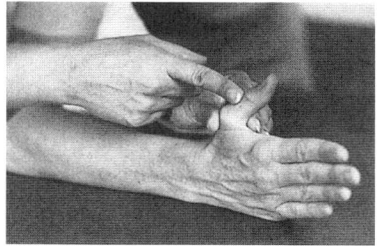

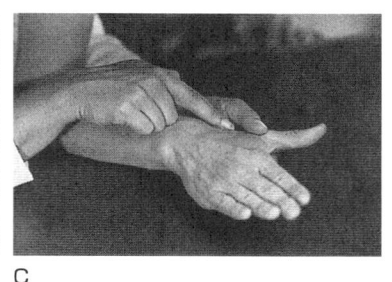

図 21-28 母指 MP 関節伸展　A：触診と観察，B：抵抗，C：重力最小位

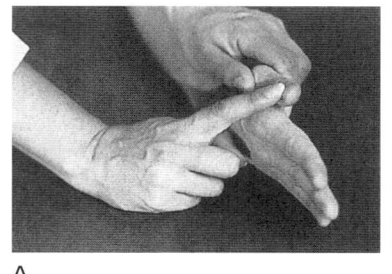

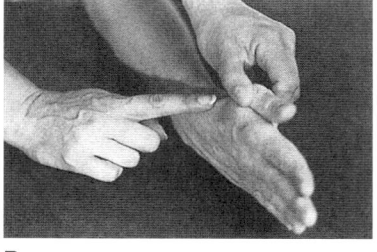

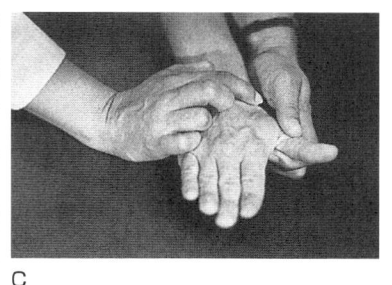

図 21-29 母指 IP 関節伸展　A：触診と観察，B：抵抗，C：重力最小位

での検査と同じ方法で行い，段階づけを修正する[10]．

2. 触診と観察：上述のように触診する．机と平行な面で MP 関節を伸展する動きを観察する（図 21-28C）．
3. 段階づけ：標準的な定義に基づいて，筋力を段階づける．前腕を中間位にして検査した場合，ROM の一部を動かせれば可〔P（2）〕とし，全 ROM にわたって動かせれば良〔F（3）〕とする[10,12]．

代償：EPL が EPB を代償する．この場合，MP 関節の伸展に先立って IP 関節の伸展が起こる[6,7,13,15,20]．

母指指節間関節の伸展

筋[10,12-14]	支配神経[10,12-14]
長母指伸筋（EPL）	橈骨神経，C6-8

正常〔N（5）〕から良〔F（3）〕までの検査法

1. 姿勢：被検者は坐位または背臥位になる．前腕と手関節は中間位にし，前腕と手を尺側縁を下にして机またはベッドに載せる[6,10,13]．母指は内転し，MP 関節は伸展または軽度屈曲，IP 関節は屈曲する[6]．検者は被検者の正面か，検査側の横に座る．
2. 固定：手関節を中間位に固定し，第 1 中手骨と母指の基節骨を固定する[6]．
3. 触診：手背で EPB の内側，つまり第 1 中手骨頭と解剖学的スナッフボックスの尺側の第 2 中手骨底の間にある EPL の腱を触診する[4,6,10]．
4. 観察：母指の IP 関節を伸展する動きを観察する（図 21-29A）．
5. 抵抗：母指基節骨の背面に IP 関節が屈曲する方向に抵抗をかける（図 21-29B）[6,10,14]．

可〔P（2）〕，不可〔T（1）〕，ゼロ（0）の検査法

1. 姿勢と固定：前腕を完全回内する他は，上述のように姿勢をとり，固定する[20]．検者は手を机またはベッドから少し浮かして持ち，被検者の手を固定する．または，正常〔N（5）〕から良〔F（3）〕までの検査と同じ方法で行い，段階づけを修正する．
2. 触診と観察：上述のように触診する．机またはベッドと平行な掌側面で IP 関節を伸展する動きを観察する（図 21-29C）．
3. 段階づけ：標準的な定義に基づいて，筋力を段階づける．前腕を中間位にして検査を行った場合，ROM の一部を動かせれば可〔P

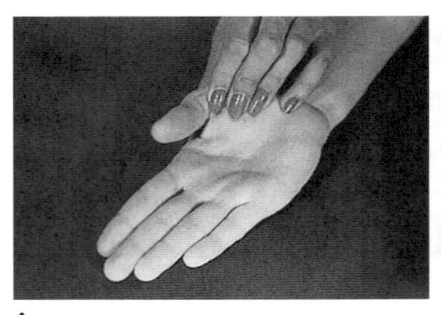

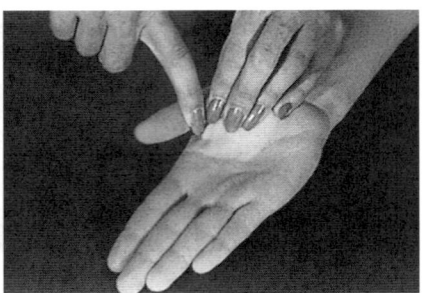

図21-30 母指MP関節屈曲　A：触診と観察，B：抵抗

(2)〕とする[10].

代償：FPLを急に収縮させ，すぐに力を抜くと，その跳ね返りとしてIP関節の伸展が起こる[6]．この場合，IP関節の伸展に先立ってIP関節の屈曲が起こる[7,15]．短母指外転筋，短母指屈筋，母指内転筋の斜頭，第1掌側骨間筋の付着部は母指の伸筋の指背腱膜につながっているために，IP関節を伸展する[14,20].

母指中手指節関節の屈曲

筋[10,12-14]	支配神経[10,12-14]
短母指屈筋（FPB）	正中，尺骨神経，C8-T1

正常〔N（5）〕から良〔F（3）〕までの検査法

1. 姿勢：被検者は坐位もしくは背臥位になり，前腕は完全に回外し，手関節は中間位，母指は伸展，内転する[6,12]．検者は被検者の正面か，検査側の横に座る[7,10,14].
2. 固定：第1中手骨と手関節を固定する[12].
3. 触診：短母指外転筋のすぐ内側，母指球の中央を触診する[6,10]．固定している手で同時に触診できる．
4. 観察：IP関節を伸展位に保ちながらMP関節を屈曲する動きを観察する（図21-30A）[6]．被検者によっては，MP関節の動きだけを単独で行うことは困難である．この場合，MP関節とIP関節の屈曲の検査を同時に行って，母指屈曲の筋力を大まかに検査し，段階づけは検者が判断する．
5. 抵抗：第1基節骨の掌面にMP関節が伸展する方向に抵抗をかける（図21-30B）[6,7,10,14].

可〔P（2）〕，不可〔T（1）〕，ゼロ（0）の検査法

上述のように姿勢をとり，固定および触診を行う．

1. 観察：手掌面上で母指を動かし，MP関節を屈曲する動きを観察する．
2. 段階づけ：全ROMにわたって動かせれば良〔F（3）〕とし，ROMの一部を動かせれば可〔P（2）〕とする[10,13].

代償：FPLがFPBを代償する．この時，MP関節単独の屈曲は不可能であり，MP関節の屈曲に先立ってIP関節の屈曲が起こる[7,12,13,15,20].

母指指節間関節の屈曲

筋[6,10,12]	支配神経[10,13]
長母指屈筋（FPL）	正中神経，C7-T1

正常〔N（5）〕から良〔F（3）〕までの検査法

1. 姿勢：被検者は坐位になり，前腕は完全回外し，手関節は中間位，母指は伸展，内転する[10,13]．検者は被検者の正面か，検査側の横に座る．
2. 固定：第1中手骨と母指の基節骨を固定する[6,7,10,14].
3. 触診：基節骨の掌側にあるFPLの腱を触診する[6]．この場合，基節骨を固定している手で触診を同時に行ってもよい．
4. 観察：手掌面でIP関節を屈曲する動きを観察する（図21-31A）[10,12].
5. 抵抗：末節骨の掌面にIP関節が伸展する方向に抵抗をかける（図21-31B）[6,10,12-14].

第21章　筋力の評価　607

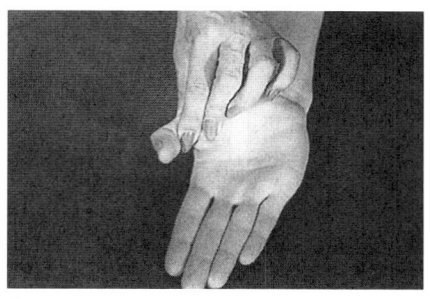

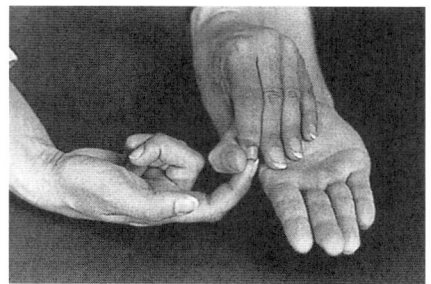

図21-31　母指IP関節屈曲　A：触診と観察，B：抵抗

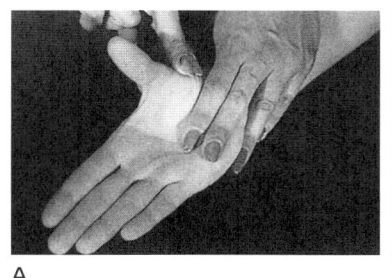

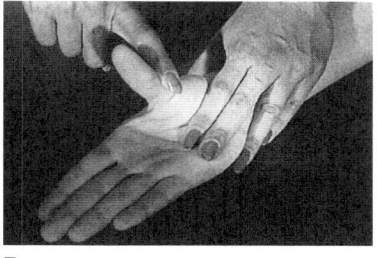

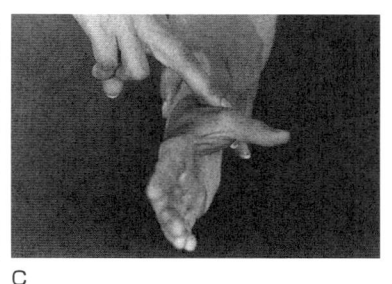

図21-32　母指掌側外転　A：触診と観察，B：抵抗，C：重力最小位

可〔P（2）〕，不可〔T（1）〕，ゼロ（0）〕の検査法

この筋力段階の検査は上述したとの同じ方法で行う．検者の判断によって段階づける．全ROMにわたって動かせれば良〔F（3）〕とし，ROMの一部を動かせれば可〔P（2）〕とする[10,13]．

代償：EPLを急に収縮させ，すぐに力を抜くと，その跳ね返りとして明らかなIP関節の屈曲が起こる．検者はIP関筋屈曲に先立ってIP関節の伸展が起こらないかを観察すること[6,7,12,13,15,20]．

母指の掌側外転

筋[13,14]	支配神経[13,14]
短母指外転筋（APB）	正中神経，C8，T1

正常〔N（5）〕から良〔F（3）〕までの検査法

1. 姿勢：被検者は坐位もしくは背臥位になり，前腕は回外し，手関節は中間位，母指は力を抜いて示指掌側部に内転しておく．検者は被検者の正面か，検査側の横に座る[6,7,10,12-14]．
2. 固定：中手骨と手関節を固定する．
3. 触診：母指球の外側かつFPBの外側でAPBを触診する[10]．
4. 観察：手掌に垂直な面で，手掌から母指を離す動きを観察する（図21-32A）[6,14]．
5. 抵抗：基節骨の外側面を下方に押し，内転方向に抵抗をかける（図21-32B）[6,14]．

可〔P（2）〕，不可〔T（1）〕，ゼロ（0）〕の検査法

1. 姿勢：被検者の前腕と手を尺側縁を下にして机上に載せる他は，上述したのと同じ姿勢をとる[12,20]．
2. 固定：手関節と中手骨を固定する．
3. 触診：母指球の外側でAPBを触診する．
4. 観察：母指を手掌に対して直角，机に対して平行な面で手掌から離す動きを観察する（図21-32C）．
5. 段階づけ：標準的な定義に基づいて，筋力を段階づける．

代償：ABLがAPBを代償する．この場合，手掌に垂直な面よりも手掌面に近い面で外転が起こる[13,15,20]．

母指の橈側外転

筋[12,14]	支配神経[12,14]
長母指外転筋（ABL）	橈骨神経，C6-8

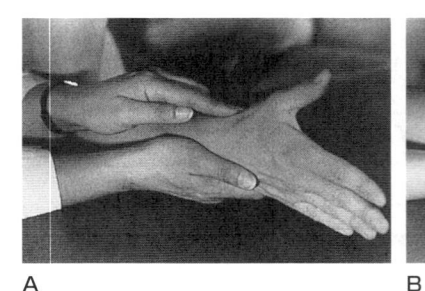

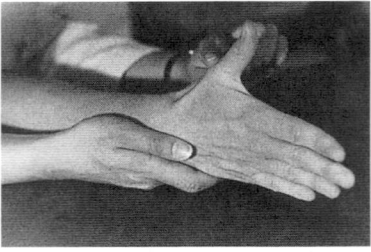

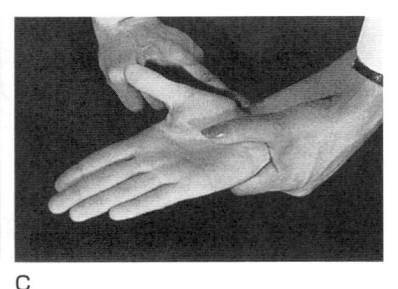

図21-33　母指橈側外転　A：触診と観察，B：抵抗，C：重力最小位

正常〔N（5）〕から良〔F（3）〕までの検査法

1. 姿勢：被検者は坐位または背臥位になり，前腕と手関節は中間位にし，母指は内転かつ少し屈曲し，手掌を横切るようにする．前腕と手は尺側縁を下にして机またはベッドに載せる[14]．検者は被検者の正面か，検査側の横に座る．
2. 固定：手関節と手指の中手骨を固定する[10,14]．
3. 触診：第1中手骨の外側面にあるAPLの腱を触診する．この腱はEPBのすぐ外側（橈側）にある[4,6,10]．
4. 観察：手掌から母指を離し，手掌面で示指に対し約45°外転する動きを観察する（図21-33A）[6]．
5. 抵抗：第1中手骨の外側遠位端で内転方向に抵抗をかける（図21-33B）[6,10,14]．

可〔P（2）〕，不可〔T（1）〕，ゼロ（0）の検査法

1. 姿勢：前腕を回外する他は，上述したのと同様の姿勢をとる[10]．
2. 固定：手関節と手掌を固定する．
3. 触診：上述のように触診する．
4. 観察：手掌面で母指を手掌から離す動きを観察する（図21-33C）．
5. 段階づけ：標準的な定義に基づいて，筋力を段階づける．

代償：APBがAPLを代償する．この場合，手掌面ではなく，尺側方向に外転する[15,20]．EPBがAPLを代償する．この場合，前腕背側面に向かう動きが起こる[12]．

母指の内転

筋[10,12-14]	支配神経[10,12-14]
母指内転筋（AP）	尺骨神経，C8, T1

正常〔N（5）〕から良〔F（3）〕までの検査法

1. 姿勢：被検者は坐位または背臥位になり，前腕は回内し，手関節は中間位，母指は掌側外転する[10,13,20]．検者は被検者の正面か，検査側の横に座る．
2. 固定：手を机またはベッドから少し浮かせて持ち，手関節と中手骨を固定する[10,13]．
3. 触診：母指の指間腔（web space）の掌側のAPを触診する[6,15]．
4. 観察：母指を内転し，手掌面に触れる動きを観察する（図21-34A）[10,12]（図では触診する部位が見えるよう，手掌を持ち上げている）．
5. 抵抗：中手骨頭の近くで母指の基節骨をつまみ，外転方向（下方）に引き抵抗をかける（図21-34B）[10]．

可〔P（2）〕，不可〔T（1）〕，ゼロ（0）の検査法

1. 姿勢：前腕を中間位にし，前腕と手の尺側面を下にして机またはベッドに載せる他は，上述したのと同様の姿勢をとる[20]．
2. 固定：手関節と手掌を固定する．
3. 触診：上述のように触診する．
4. 観察：母指を手掌の橈側面か第2中手骨に触れようとする動きを観察する（図21-34C）．
5. 段階づけ：標準的な定義に基づいて，筋力を段階づける．

代償：APが弱い，あるいは働いていない時に，FPLまたはEPLが代償する．この時，内転に先立って母指の屈曲または伸展が起こる[13,15,20]．

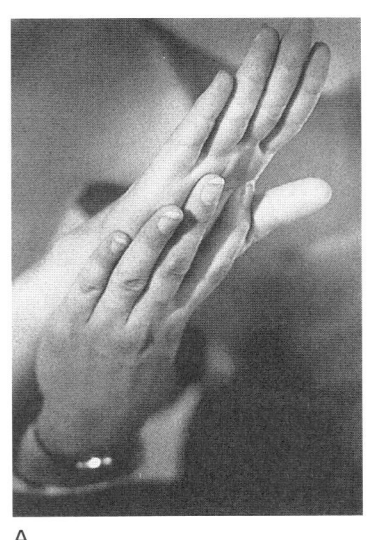

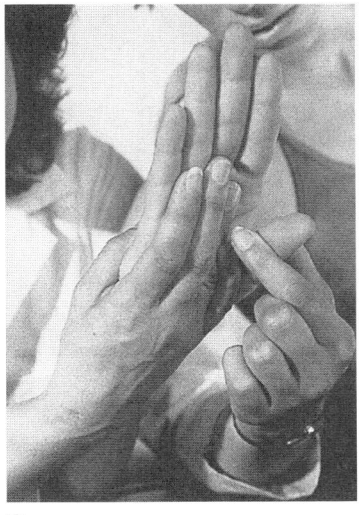

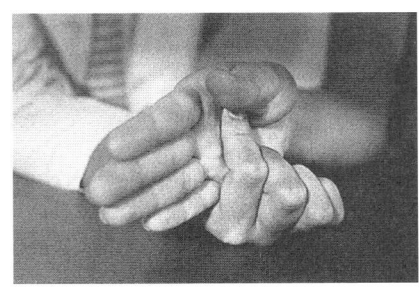

図21-34　母指内転　A：触診と観察，B：抵抗，C：重力最小位

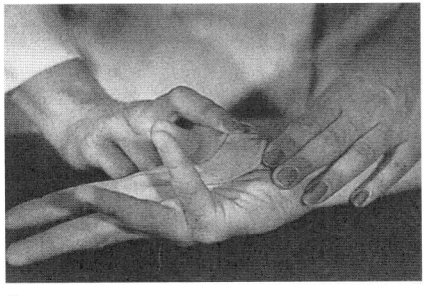

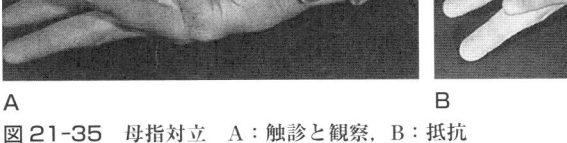

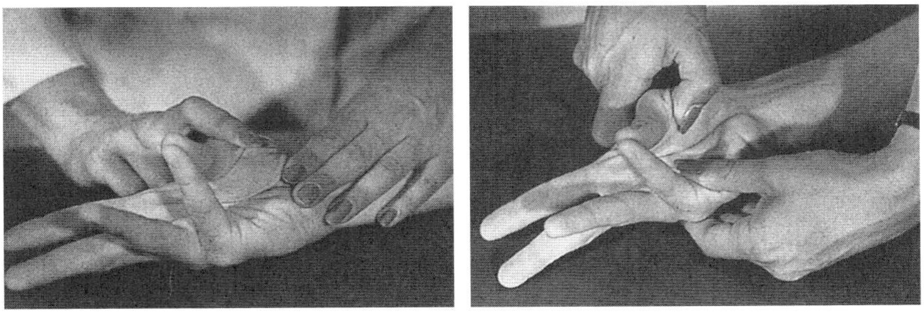

図21-35　母指対立　A：触診と観察，B：抵抗

母指の小指への対立

筋[10, 13]	支配神経[10, 13]
母指対立筋	正中神経，C8, T1
小指対立筋	尺骨神経，C8, T1

正常〔N（5）〕から良〔F（3）〕までの検査法

1. 姿勢：被検者は坐位または背臥位になり，前腕は回外し，手関節は中間位にする．母指は掌側外転，小指は伸展する[6, 7, 10, 14]．検者は被検者の正面か，検査側の横に座る．
2. 固定：前腕と手関節を固定する．
3. 触診：第1中手骨の長軸の橈側，APBの外側方にある母指対立筋を触診する．小指対立筋は第5中手骨長軸で触診する[6, 10, 15]．
4. 観察：母指を内旋し，小指を屈曲して母指の方に回旋し，手掌面を横切って母指の指腹と小指の指腹が互いに触れる動きを観察する（図21-35A）[6, 7]．
5. 抵抗：第1，5中手骨の遠位端でこの2つの骨を引き離し，手掌が平らになるように抵抗をかける（図21-35B）[10, 12]．

可〔P（2）〕，不可〔T（1）〕，ゼロ（0）の検査法

この筋力段階の検査は上述したのと同じ方法で行う．重力に抗して一部の動きができれば，段階づけを修正する．たとえば，全ROMにわたって動かせれば良〔F（3）〕とし，一部を動かせれば可〔P（2）〕とする[10, 12]．

代償：APBはCMC関節を屈曲，内旋しながら母指対立を補助するが，IP関節は伸展するだろう．FPBはCMC関節を屈曲，内旋するが，母指は手掌面から離れることはない．FPLはCMC関節を屈曲，軽度内旋するが，母指は手掌面から離れることはなく，IP関節の強い屈曲が起こる[15, 20]．母指

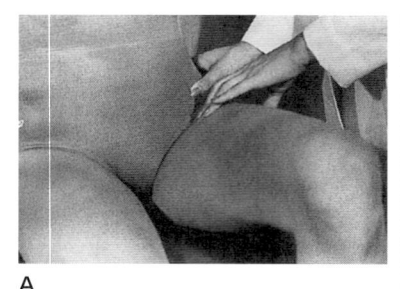

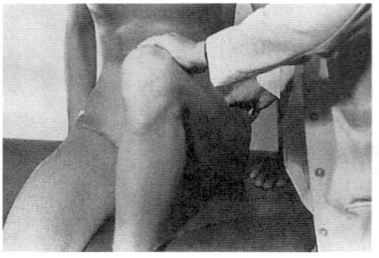

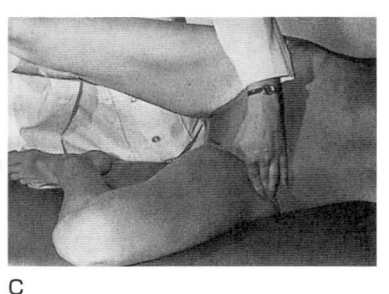

610　第4部　遂行技能とクライエント要因：評価と介入

A　　　　　　　　　　B　　　　　　　　　　C

図21-36　股関節屈曲　A：触診と観察，B：抵抗，C：重力最小位

と小指のDIP関節が屈曲して触れ，完全に対立したように見える[7,12]．

■下肢の徒手筋力検査

股関節の屈曲

筋[4,7,10]	支配神経[4,6,10]
大腰筋	腰神経叢，L1-3
腸骨筋	大腿神経，L2,3
大腿直筋	大腿神経，L2-4
大腿筋膜張筋	上殿神経，L4,5,S1
縫工筋	大腿神経，L2-S1
恥骨筋	大腿神経，L2,3

正常〔N(5)〕から良〔F(3)〕までの検査法

1. 姿勢：被検者は坐位になり，ベッドの端で膝関節を屈曲し，足は床から浮かす[12]．検者は被検者の検査側の横に立つ[7]．
2. 固定：検査側の骨盤の腸骨稜を固定する．被検者はベッドの端をつかむか，胸の前で腕を組む[6,7,10,12-14]．
3. 触診：大腰筋と腸骨筋の触診は困難である[6]．大腿直筋は縫工筋のすぐ外側，大腿の中部前面で触診できる[4,15]．
4. 観察：下肢をベッドから持ち上げ，股関節を屈曲する動きを観察する（図21-36A）．
5. 抵抗：膝関節のすぐ近位，大腿の前面で股関節を伸展方向にベッドの方向に押し抵抗をかける（図21-36B）[6,7,10,12-14]．

可〔P(2)〕，不可〔T(1)〕，ゼロ(0)の検査法

1. 姿勢：被検者は側臥位になる．検者は被検者の後ろに立ち，上になった大腿を内・外旋中間位，軽度外転，膝関節伸展位で支える[10,12,13]．下になった検査側の下肢は股関節，膝関節とも伸展位にする．
2. 固定：体幹の重さが十分な固定となる．あるいは，検者が骨盤を固定してもよい[10]．
3. 触診：上述のように触診する．
4. 観察：下肢を体幹の方向に前方に動かし，股関節と膝関節を屈曲する動きを観察する（図21-36C）[10]．
5. 段階づけ：標準的な定義に基づいて，筋力を段階づける．

代償：代償や検査筋群のアンバランスの徴候である，股関節屈曲に伴う内・外旋や外転が起こらないかを観察する[6,7,13,14]．股関節の屈筋群は互いに代償し合う．腸骨筋と大腰筋が弱いか，働いていないと，股関節の屈曲の動きに外転と外旋（縫工筋），外転と内旋（大腿筋膜張筋），内転（恥骨筋）を伴う[10,12,13]．体幹前面の腹筋で骨盤を固定できない場合，骨盤が大腿に対して屈曲する．股関節屈筋は抵抗に抗することはできるだろうが，全ROMの動きにはならないだろう[14]．

股関節の伸展

筋[6,12,14]	支配神経[10,13]
大殿筋	下殿神経，L5-S2
半腱様筋	坐骨神経，L5,S1-2
半膜様筋	
大腿二頭筋（長頭）	坐骨神経，L5-S3

正常〔N(5)〕から良〔F(3)〕までの検査法

1. 姿勢：被検者は腹臥位になり，股関節は中間位，膝関節は約90°屈曲する．検者は被検者の検査側の反対側に立つ[6,12]．または，膝を

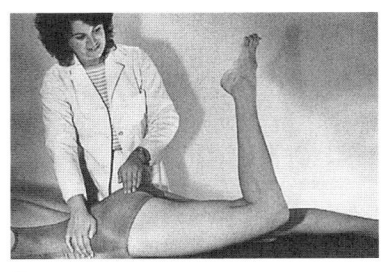

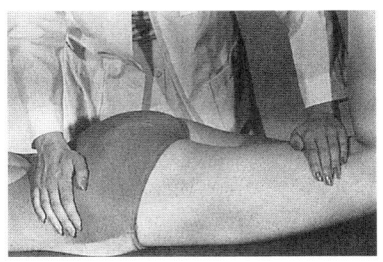

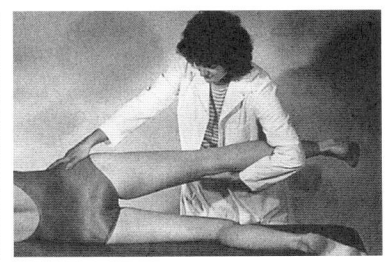

図 21-37　股関節伸展　A：触診と観察，B：抵抗，C：重力最小位

伸展した腹臥位をとる[12]．検者は被検者の検査側の反対側に立つ[14]．股関節を屈曲するために，骨盤の下に2つの枕を入れてもよい[6,7]．
2. 固定：検査側の骨盤の腸骨稜を固定する[10,12]．
3. 触診：殿部の中部後面の大殿筋を触診する[15]．
4. 観察：ハムストリングスの股関節への作用を最少にするために，膝関節の屈曲を維持しながら下肢をベッドから持ち上げ，股関節を伸展する動きを観察する（図21-37A）．
5. 抵抗：大腿の後面，遠位端で下方に股関節を屈曲するよう抵抗をかける（図21-37B）[10,12-14]．

可〔P（2）〕，不可〔T（1）〕，ゼロ（0）の検査法

1. 姿勢：被検者は側臥位になる．検者は被検者の正面に立ち，上になった大腿を伸展，軽度外転位で支える[10]．下になった下肢（検査側）は股関節，膝関節とも屈曲位にする．
2. 固定：検査側の骨盤の腸骨稜を固定する[10]．
3. 触診：上述のように触診する．
4. 観察：膝関節の屈曲を維持しながら下肢を後方に動かし，股関節を伸展する動きを観察する（図21-37C）．
5. 段階づけ：標準的な定義に基づいて，筋力を段階づける．

代償：骨盤を挙上し，腰椎を伸展すると股関節はわずかに伸展する．背臥位では，重力と股関節の屈筋群の遠位性収縮によって屈曲した股関節を伸展に戻す[15]．股関節の外旋や外転，内転で代償することもある[7]．

股関節の外転

筋[6,10,12]	支配神経[6,12-14]
中殿筋	上殿神経，L4-S1
小殿筋	

正常〔N（5）〕から良〔F（3）〕までの検査法

1. 姿勢：被検者は側臥位になる．上になった下肢（検査側）の膝関節は伸展，股関節は軽度伸展する[12]．下になった下肢は支持面積を広げるため，股関節，膝関節とも屈曲する[7]．検者は被検者の後ろまたは前に立つ[6,7,10,12-14]．
2. 固定：骨盤の腸骨稜を固定する[10,14]．
3. 触診：大腿骨の大転子の上，腸骨の外側面にある中殿筋を触診する[6,10]．
4. 観察：下肢を上に持ち上げ，股関節を外転する動きを観察する（図21-38A）．
5. 抵抗：膝関節のすぐ近位，大腿の外側面で下方へ，内転方向に抵抗をかける（図21-38B）[6,10,12]．

可〔P（2）〕，不可〔T（1）〕，ゼロ（0）の検査法

1. 姿勢：被検者は背臥位になり，両下肢は伸展，回旋中間位にする．検者は被検者の検査側の反対側に立つ[10]．検者は片手で検査側の下肢の足関節部を支え，軽く持ち上げてもよいが，運動に抵抗をかけたり，運動を介助したりすることのないよう注意すること[12]．
2. 固定：検査側の骨盤の腸骨稜および反対側の下腿の外側面を固定する[10]．
3. 触診：骨盤を固定している手で同時に中殿筋を触診するために手の位置を調整し，上述のように大腿骨の大転子の上，腸骨の外側面にある中殿筋に手を当てる．

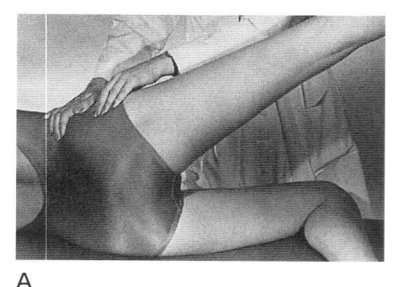

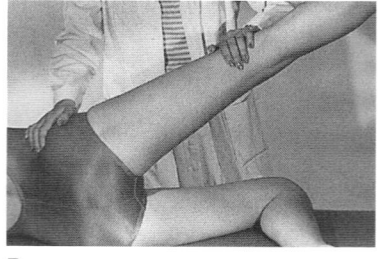

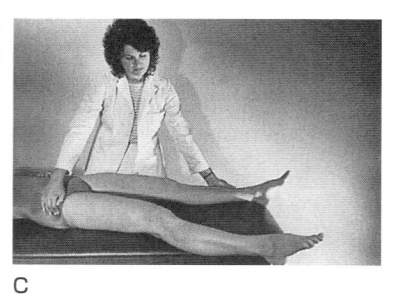

図21-38　股関節外転　A：触診と観察，B：抵抗，C：重力最小位

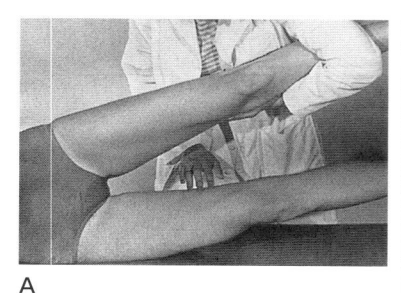

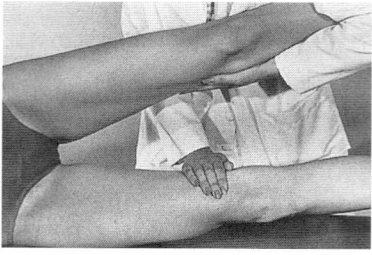

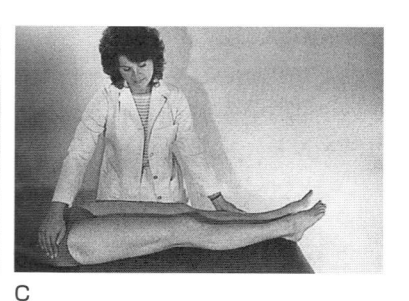

図21-39　股関節内転　A：触診と観察，B：抵抗，C：重力最小位

4. 観察：下肢の中間位を保持しながら，できるだけ外側方に動かし，股関節を外転する動きを観察する（図21-38C）[10]．
5. 段階づけ：標準的な定義に基づいて，筋力を段階づける．

代償：体幹の側部の筋が収縮すると骨盤を胸郭の方に引き，股関節の外転の一部として作用する[10]．股関節が外旋していると，股関節屈筋群は外転を助けることになる[6,7,10,15]．

股関節の内転

筋[4,10,12]	支配神経[4,10,12]
大内転筋	閉鎖神経，L2-4
短内転筋	
長内転筋	
薄筋	
恥骨筋	大腿神経，L2-4

正常〔N（5）〕から良〔F（3）〕までの検査法

1. 姿勢：被検者は検査側を下にして側臥位になる．検者は被検者の後ろに立ち，上になった下肢を25°外転して保持する[12]．この検査は背臥位で行うこともできる[6,8,10]．
2. 固定：被検者の上になった下肢を軽度外転位で支え，同時に被検者は固定のためにベッドの端をつかむ[5,6,10,14]．
3. 触診：以下のように各内転筋を触診する：大内転筋は大腿骨の内側面の中間部；長内転筋は鼠径部の内側面；薄筋は膝関節の後・内側面で半腱様筋のすぐ前で触診する[15]．
4. 観察：下になった下肢をベッドから持ち上げ，上側の下肢に着くまで内転する動きを観察する．検者は股関節の回旋，屈曲，伸展あるいは骨盤の傾斜が起こらないかを観察する（図21-39A）[12,14]．
3. 抵抗：膝関節のすぐ近位，大腿の内側面で下方へ，外転方向に抵抗をかけ，もし背臥位で検査する場合は外方へ抵抗をかける（図21-39B）[6,7,10,12-14]．

可〔P（2）〕，不可〔T（1）〕，ゼロ（0）の検査法

1. 姿勢：被検者は背臥位になる．検査側の下肢は45°外転位にする．検者は被検者の検査側の反対側に立つ．
2. 固定：検査側の骨盤の腸骨稜を固定する[10]．
3. 触診：上述のように触診する．
4. 観察：下肢を正中線まで内転する動きを観察する（図21-39C）．

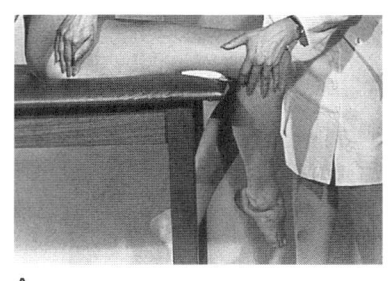

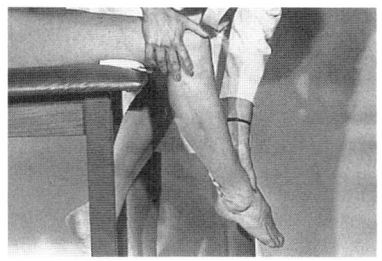

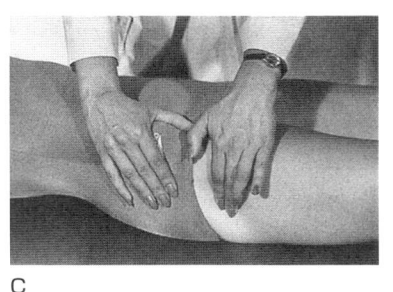

図 21-40　股関節外旋　A：触診と観察，B：抵抗，C：重力最小位

5. 段階づけ：標準的な定義に基づいて，筋力を段階づける．

代償：股関節屈筋が内転を代償する．この場合，被検者は股関節を内旋し，骨盤を後傾するだろう．内転を代償するためにハムストリングスを使うこともある．この場合，被検者は股関節を外旋し，骨盤を前傾するだろう[12-15]．

股関節の外旋

筋[10, 12]	支配神経[10, 12]
大腿方形筋	仙骨神経叢，L5-S1
梨状筋	仙骨神経叢，S1, S2
内閉鎖筋	仙骨神経叢，L5-S2
外閉鎖筋	閉鎖神経，L3, 4
上双子筋	仙骨神経叢，L5-S2
下双子筋	仙骨神経叢，L4-S1

正常〔N（5）〕から良〔F（3）〕までの検査法

1. 姿勢：被検者はベッドの端で坐位になり，膝関節は屈曲する．小さなパッドあるいは，たたんだタオルを検査側の膝の下に置く．検者は被検者の検査側の前に立つ[6, 10, 12-14]．
2. 固定：検査側の膝関節の外側面を固定する．被検者は体幹と骨盤を固定するために，ベッドの端をつかんでもよい[6, 10, 14]．
3. 触診：これらの深層の筋を触診することは困難である[6]．外旋筋の作用は，大腿骨の大転子の後面の深部を触診することによりわかるだろう[10]．
4. 観察：足を内方に動かして，大腿を外旋する動きを観察する（図 21-40A）．
5. 抵抗：下腿の内側面で足関節のすぐ近位を外方に押し，大腿が内旋する方向に抵抗をかける[6, 7, 10, 12-14]．抵抗は注意深く，かつ徐々にかける．というのは，長い「てこのうで」に急激で，強い抵抗をかけると，関節を損傷するおそれがあるからである．膝関節の不安定性がある被検者は背臥位で検査しなければならない（図 21-40B）[7, 10]．

可〔P（2）〕，不可〔T（1）〕，ゼロ（0）の検査法

1. 姿勢：被検者は背臥位になり，股関節と膝関節は伸展する．検査側の股関節は内旋しておく．検者は被検者の検査側の反対側に立つ[10, 12]．
2. 固定：検査側の骨盤を固定する．
3. 触診：外旋筋の作用は，大腿骨の大転子の後面の深部を触診することでわかるだろう[10]．
4. 観察：大腿を外方（外側）に回旋する動きを観察する．中間位を越えると重力が動きを助ける．検者は片手で触知し，もう一方の手で運動が半分を過ぎたら重力の助けに対抗するために軽い抵抗をかける．軽い抵抗に抗して全 ROM にわたって動かせれば筋力段階可〔P（2）〕とする（図 21-40C）[10]．
5. 段階づけ：良〔F（3）〕から正常〔N（5）〕までは標準的な定義に基づいて，筋力を段階づける．重力最小位で ROM の後半，わずかな抵抗に抗せる場合は可〔P（2）〕とする．重力最小位で上述したように触診し，外旋筋群の収縮が確認できた時は不可〔T（1）〕とする[10]．

代償：大殿筋は股関節が伸展している時，深層の外旋筋群を代償する．縫工筋も代償する可能性があるが，外旋に伴って股関節の外転と膝関節の屈曲が起こるだろう[7, 15]．

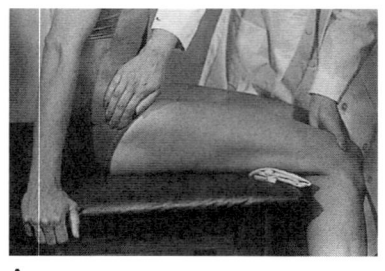

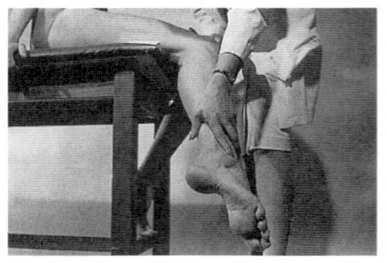

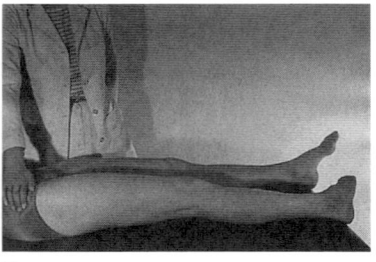

A　　　　　　　　　　B　　　　　　　　　　C
図21-41　股関節内旋　A：触診と観察，B：抵抗，C：重力最小位

股関節の内旋

筋[4, 10, 14]　　　　　　**支配神経**[10, 14]
小殿筋　　　　　　　　上殿神経，L4-S1
中殿筋
大腿筋膜張筋

正常〔N（5）〕から良〔F（3）〕までの検査法

1. 姿勢：被検者はベッドの端で坐位になり，膝関節は屈曲する．小さなパッドを検査側の膝の下に置く．検者は被検者の検査側の横に立つ[6, 10]（図では，触診および固定の方法を示すために，検者は反対側に立っている）．
2. 固定：検査側の膝関節の内側面を固定する．被検者は骨盤と体幹を固定するために，ベッドの端をつかんでもよい[6, 10, 14]．
3. 触診：大腿骨の大転子と腸骨稜の間にある中殿筋を触診する[4]．
4. 観察：足を外方に動かし，大腿を内旋する動きを観察する．検者は被検者が検査側の骨盤を挙上しないかをも観察すること（図21-41A）[6, 9, 10]．
5. 抵抗：下肢の外側面で足関節のすぐ近位を内方に押し，大腿が外旋する方向に抵抗をかける．抵抗は膝関節への負荷となる．膝関節の不安定性がある被検者は背臥位で検査しなければならない（図21-41B）[7, 10, 14]．

可〔P（2）〕，不可〔T（1）〕，ゼロ（0）の検査法

1. 姿勢：被検者は背臥位になり，股関節と膝関節は伸展する．検査側の股関節は外旋する．検者は被検者の検査側の反対側に立つ[10, 12]．
2. 固定：検査側の骨盤の腸骨稜を固定する[10]．
3. 触診：上述のように触診する．
4. 観察：大腿を内方に回旋する動きを観察する．外旋の時は中間位を越えると重力が動きを助けたが，内旋では外旋の時ほど重力の影響は明らかではない（図21-41C）．
5. 段階づけ：標準的な定義に基づいて，筋力を段階づける．

代償：股関節内転と膝関節屈曲が代償することがある．体幹の内旋も股関節の内旋にいくぶん作用する[7, 15]．

膝関節の屈曲

筋[4, 10, 14]　　　　　　**支配神経**[4, 10, 12, 13]
大腿二頭筋　　　　　　坐骨神経，L5-S2
半膜様筋
半腱様筋（ハムストリングス）

正常〔N（5）〕から良〔F（3）〕までの検査法

1. 姿勢：被検者は腹臥位になり，股関節と膝関節は伸展，内・外旋中間位にし，足部はベッドの端から出しておく[5, 7, 10, 12-14]．検者は被検者の検査側の反対側もしくは同側に，足元に向かって立つ[10]．
2. 固定：膝関節屈筋群の腱の付着部の上，大腿の後面をしっかり固定する[6, 10]．
3. 触診：膝窩の外側で腓骨小頭の近くの大腿二頭筋の腱の付着部を触診する．あるいは，膝窩の内側で半腱様筋の腱を触診する[4, 6, 15]．
4. 観察：90°よりわずかに少なく屈曲する動きを観察する（図21-42A）[13, 15]．
5. 抵抗：検者は被検者の足関節後面をつかみ，膝関節が伸展する方向，下方に押して抵抗をかける[6, 10, 13]．この姿勢では，坐位で股関節を屈曲して膝関節屈曲を検査する時のように

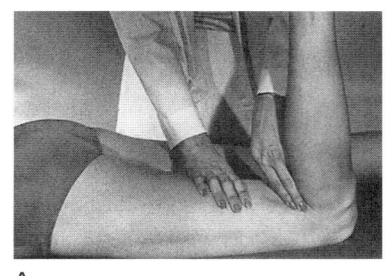

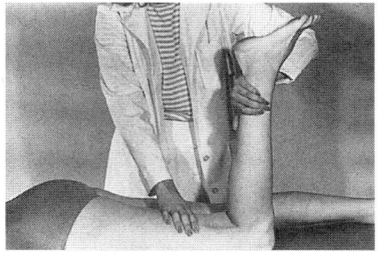

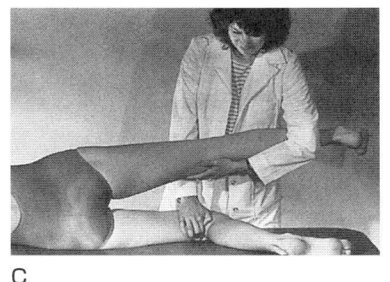

A B C

図 21-42 膝関節屈曲 A：触診と観察，B：抵抗，C：重力最小位

は抵抗をかけられないことに注意すること（図 21-42B）[14]．

可〔P（2）〕，不可〔T（1）〕，ゼロ（0）の検査法

1. 姿勢：被検者は側臥位になり，股関節と膝関節は伸展，内・外旋中間位にする．検者は被検者の横に立ち，下になった下肢の検査が行えるよう，上になった下肢を軽度外転位で支える[10]．
2. 固定：大腿内側を固定する．
3. 触診：上述のように半腱様筋の腱を触診する．
4. 観察：下になった下肢の膝関節を屈曲する動きを観察する（図 21-42C）．
5. 段階づけ：標準的な定義に基づいて，筋力を段階づける．

代償：縫工筋はハムストリングスを代償あるいは補助するが，股関節の屈曲と同時に外旋が起こる[10,12,13,15]．薄筋も代償し，膝関節の屈曲を伴いながら股関節を内転する[12]．腓腹筋は膝関節屈曲中に強く足関節を底屈した場合，補助あるいは代償する[10,12,13]．

膝関節の伸展

筋[10]	支配神経[10]
大腿四頭筋：	
大腿直筋	大腿神経，L2-4
中間広筋	
外側広筋	
内側広筋	

正常〔N（5）〕から良〔F（3）〕までの検査法

1. 姿勢：被検者はベッドの端で座位になり，膝関節は屈曲し，足は床から離す．被検者はハムストリングスの緊張を取るために，やや後方に傾き，固定するためにベッドの端をつかんでもよい[6,10,12]．検者は被検者の検査側の横に立つ[6,12]．
2. 固定：被検者の大腿の上をしっかりつかみ固定する．もしくは，片手を被検者の膝の下に置いてベッド間のクッションとして用いてもよい．被検者はベッドの端をつかんでもよい[7,10,12-14]．
3. 触診：大腿四頭筋は以下の部位で触診する：大腿直筋は大腿の前面，内側広筋は大腿の前内側面の下 1/3，外側広筋は大腿の前外側面の下 1/3．中間広筋は触知できない[6,15]．
4. 観察：膝関節を伸展する動き（全 ROM よりやや少なく）を観察する．代償の証拠である股関節の動きを観察する（図 21-43A）．
5. 抵抗：足関節のすぐ上で下腿の前面を下方に，膝関節が屈曲するよう抵抗をかける[6,10,14]．被検者は膝関節を完全伸展した時のように最終 ROM で「ロック」してはならない[7,10]．軽度屈曲位で維持し，ロックを防ぐようにする．関節をロックした状態で抵抗をかけると関節を損傷するおそれがある（図 21-43B）[10]．

可〔P（2）〕，不可〔T（1）〕，ゼロ（0）の検査法

1. 姿勢：被検者は検査側を下にして側臥位になる．下になった下肢は股関節を伸展し，膝関節は 90°屈曲する．検者は被検者の後ろに立つ．
2. 固定：片手で被検者の上になった下肢を軽度外転位で支え，もう一方の手で検査する下肢

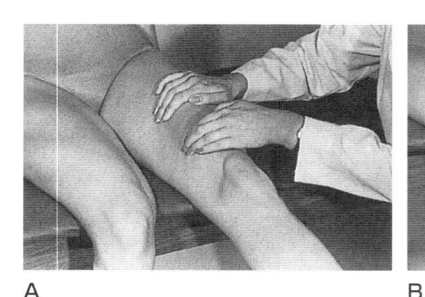

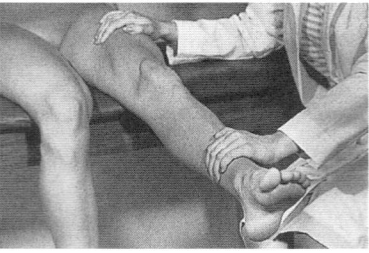

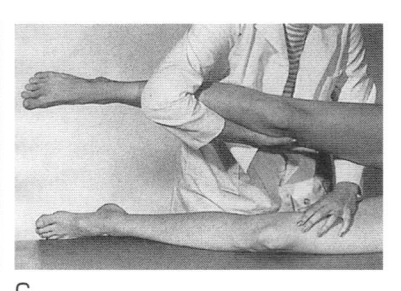

図21-43　膝関節伸展　A：触診と観察，B：抵抗，C：重力最小位

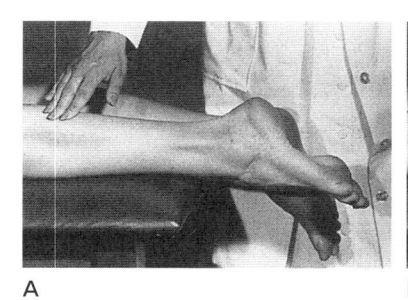

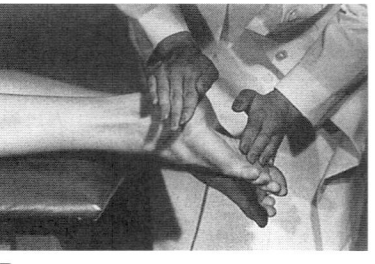

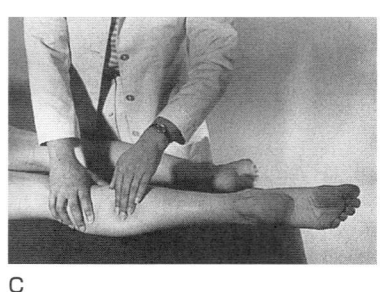

図21-44　足関節底屈　A：触診と観察，B：抵抗，C：重力最小位

の大腿の前面を固定する[10]．
3. 触診：検者は被検者の大腿を固定している手で，上述の筋群のどれかを触診する．次に，検者は膝関節を伸展するよう被検者に指示する．検者は代償の徴候である股関節の動きを観察する（図21-43C）．
4. 段階づけ：標準的な定義に基づいて，筋力を段階づける．

代償：大腿筋膜張筋は弱い大腿四頭筋を代償または補助する．この場合，膝関節伸展に股関節の内旋を伴う[6,10,14]．

足関節の底屈

筋[4,10,14]	支配神経[14]
腓腹筋	脛骨神経，S1, 2
ヒラメ筋	脛骨神経，L5-S2

正常〔N（5）〕から良〔F（3）〕までの検査法

1. 姿勢：被検者は腹臥位になり，股関節と膝関節は伸展し，足をベッドの端から出す．検者は被検者の足の方を向いてベッドの下方に立つ[6,7,13,14]．
2. 固定：下肢の重さが適切な固定力になる．被検者は下肢の近位から足部にかけて固定する

ことができるだろう[6]．
3. 触診：下腿の後面にある腓腹筋あるいは腓腹筋の外側頭の少し側方にあるヒラメ筋を触診する[15]．踵骨の上にある腓腹筋の腱も触診できる[10]．
4. 観察：踵を上方に引き，足関節を底屈する動きを観察する．検者は，代償の証拠である足趾と前足部の屈曲が踵の動きに先立って起こらないかを観察する（図21-44A）[6,14,15]．
5. 抵抗：踵骨の後面を下方に引き，かつ前足部を前方に押し出す方向に抵抗をかける[12]．明らかな筋力低下がある場合，踵骨への圧だけで十分だろう（図21-44B）[14]．

可〔P（2）〕，不可〔T（1）〕，ゼロ（0）の検査法

1. 姿勢：被検者は検査側を下にして側臥位になる．下になった下肢の股関節と膝関節は伸展し，足関節は中間位にする．上になった下肢は膝関節を屈曲して，よけておく．検者はベッドの下方に立つ[6,10]．
2. 固定：下腿の後面を固定する[10]．
3. 触診：上述のように触診する．
4. 観察：踵を上方に引き，足趾が下を指す動きを観察する．代償の証拠である足趾の屈曲あ

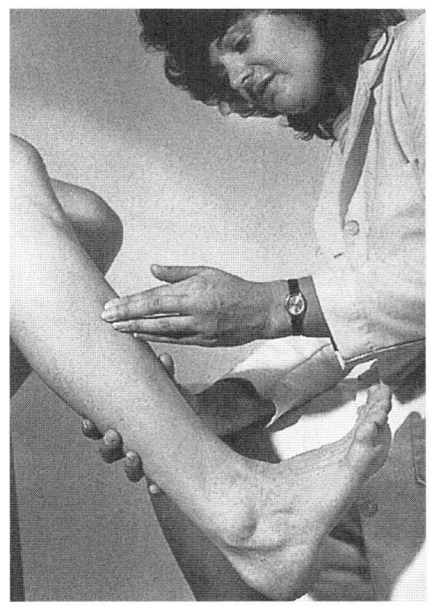

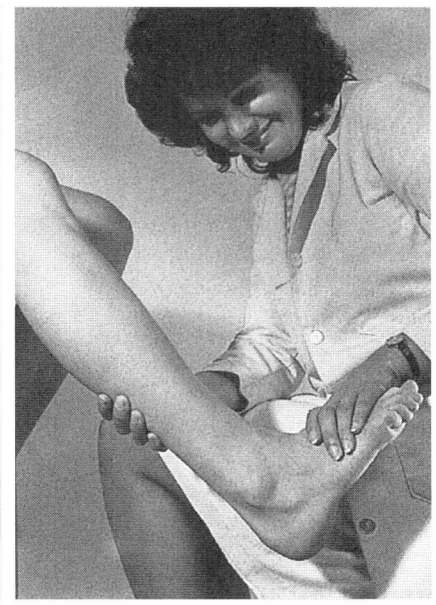

図21-45 足関節背屈と内がえし　A：触診と観察，B：抵抗

るいは足関節の内がえしや外がえしが起こらないかを観察する（図21-44C）．
5. 段階づけ：標準的な定義に基づいて，筋力を段階づける．

代償：長指屈筋と長母指屈筋が，踵骨のわずかな動きと足趾の屈曲，前足部の屈曲を伴って底屈筋の代償をする．長・短俳骨筋による代償は足関節の外がえしを起こし，後脛骨筋による代償は足関節の内がえしを起こす．これらの3つの筋が同時に代償として働くと前足部を底屈するが，踵骨の動きは制限される[10,12,13,15]．

足関節の背屈と内がえし

筋[6,10,12]	支配神経[6,10,14]
前脛骨筋	脛骨神経，L4-S1

正常〔N（5）〕から良〔F（3）〕までの検査法

1. 姿勢：被検者はベッドの端で坐位になり，膝関節は屈曲する．検者は被検者の正面やや検査側寄りに座る[6,10,12-14]．
2. 固定：足関節のやや近位の下腿部を固定する[6,12]．
3. 触診：足関節の前・内側面にある前脛骨筋腱を触診する[6,7,10]．筋線維は脛骨の外側，下腿の前面で触診できる[15]．
4. 観察：足趾の力は抜いたまま，前足部を上内方に引き，背屈，内がえしする動きを観察する[12]．検者は代償の徴候である第1指の伸展が，足関節の動きに先立って起こらないかを観察する（図21-45A）[9,12]．
5. 抵抗：足部の内・背側で底屈，外がえし方向に抵抗をかける（図21-45B）[6,10,14]．

可〔P（2）〕，不可〔T（1）〕，ゼロ（0）の検査法

上述したのと同様の姿勢，方法で検査し，段階づけを変更する．被検者が側臥位または背臥位でも検査することができる[7,10]．

1. 段階づけ：可〔P（2）〕からゼロの検査を抗重力位で行った場合，筋力の段階づけは検者が臨床的に判断しなければならない．重力に抗してROMの一部を動かせれば可〔P（2）〕とする[12]．また，これらの段階を背臥位で検査した場合，標準的な定義に基づいて筋力を段階づける[10]．

代償：長母指伸筋や長指伸筋は補助または代償する．この場合，動きに先立って母指や足趾全体の伸展が起こる[7,10,12-15]．

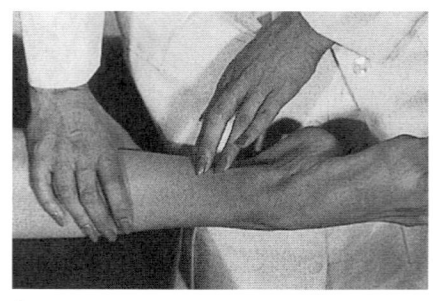

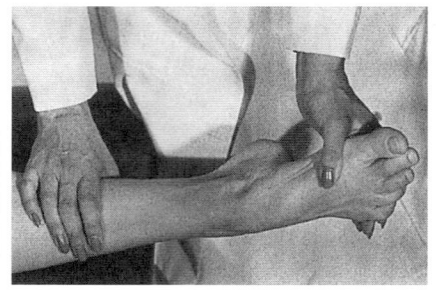

図21-46　足部の内がえし　A：触診と観察，B：抵抗，C：重力最小位

足部の内がえし

筋[10, 14]	支配神経[7, 8]
後脛骨筋	脛骨神経，L5，S1

正常〔N（5）〕から良〔F（3）〕までの検査法

1. 姿勢：被検者は検査側を下にして側臥位になる．検査側の下肢の股関節は内・外旋中間位，膝関節は軽度屈曲し，足関節と足部は中間位にする[6]．上になった下肢は膝関節を屈曲して，よけておく．検者はベッドの下方に立つ．
2. 固定：後脛骨筋に圧迫を加えないよう注意しながら，下腿の背側面で足関節の近位を固定する[6, 10]．
3. 触診：内果と舟状骨の間か，内果の近位すぐ後方で後脛骨筋の腱を触診する[6, 7, 10]．
4. 観察：足趾の力を抜いて内がえしする動きを観察する．正常では，わずかな底屈も起こる（図21-46A）[10, 14]．
5. 抵抗：前足部の内側縁で外がえし方向に抵抗をかける（図21-46B）[6, 7, 10, 14]．

可〔P（2）〕，不可〔T（1）〕，ゼロ（0）の検査法

1. 姿勢：被検者は背臥位になる．股関節は伸展し，内・外旋中間位，膝関節は伸展し，足関節は中間位にする．
2. 固定：上述のように固定する．
3. 触診：上述のように触診する．
4. 観察：足趾の力を抜いたまま，足部を内方（内方）に動かし，内がえしする動きを観察する．
5. 段階づけ：標準的な定義に基づいて，筋力を段階づける．

代償：長母指屈筋と長指屈筋は後脛骨筋を代償する．この動きには足趾の屈曲を伴うか，抵抗をかけられると足趾が屈曲する[10, 12, 13]．

足部の外がえし

筋[10, 14]	支配神経[10, 14]
長腓骨筋	腓骨神経，L4-S1
短腓骨筋	

正常〔N（5）〕から良〔F（3）〕までの検査法

1. 姿勢：被検者は検査側の下肢を上にして側臥位になる．検査側の下肢の股関節は伸展，内・外旋中間位，膝関節は伸展し，足関節は内がえしになるようにする．下になった下肢は膝関節を屈曲して，よけておく[6]．
2. 固定：足関節の近位で内側面もしくは外側面を固定する[6]．
3. 触診：腓骨小頭のすぐ遠位，下腿の外側上半分にある長腓骨筋を触診する．この腱は足関節の外側面，外果の上背面で触診できる．短腓骨筋の腱は，第5中足骨底の近位，足部の外側面で触診できる[6, 10, 15]．この筋の筋線維は腓骨上，下腿の外側下半分で触診できる[10]．
4. 観察：外がえしする動きを観察する（注：正常ではこの動きにわずかな底屈を伴う[14, 15]）．代償の証拠である背屈，あるいは足趾の伸展を観察する（図21-47A）．
5. 抵抗：足部の外側縁と足底で内がえしかつ背屈方向へ抵抗をかける（図21-47B）[6, 14]．

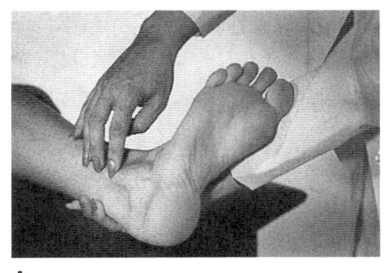

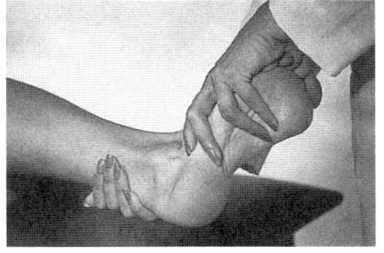

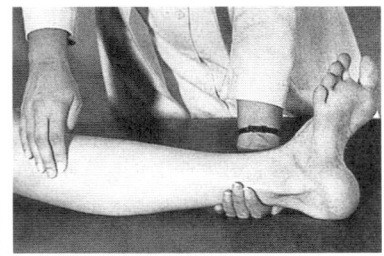

図 21-47 足部の外がえし　A：触診と観察，B：抵抗，C：重力最小位

可〔P（2）〕，不可〔T（1）〕，ゼロ（0）の検査法

1. 姿勢：被検者は背臥位になる．股関節は伸展し，内・外旋中間位にする[10]．膝関節は伸展し，足関節は中間位にする．
2. 固定：下腿の下を固定する．
3. 触診：上述のように触診する．
4. 観察：外がえしする動きを観察する（図21-47C）．
5. 段階づけ：標準的な定義に基づいて，筋力を段階づける．

代償：第3腓骨筋は足部を外がえししながら背屈する．この筋が長・短腓骨筋を代償する場合，外がえしに背屈を伴う．長指伸筋も腓骨筋群を代償する．この場合，外がえしに先立って，あるいは運動中に足趾の伸展が起こる[7,15]．

［要約］

多くの疾患や傷害は筋力低下を起こす．ADLやIADL，教育，仕事，余暇活動を行うのに必要な全般的筋力レベルを評価するためにスクリーニングテストを使うことができる．このテストはまた，どのクライエントまたは筋群にMMTが必要であるかを決定するのに役立つ．

MMTは筋または筋群の筋力レベルを評価するものである．これは，運動単位（下位運動神経）の障害のあるクライエントや整形外科的疾患の状態を評価する方法である．MMTは，筋持久力や協調性を測定するものでなく，また上位運動神経疾患で痙縮がある場合にも正確に評価することができない．

筋力の正確な評価は，検者の知識，技能，経験に左右される．筋力段階には標準的な定義があるものの，正確な評価には臨床判断が重要である．

筋力検査の結果は，作業遂行能力を改善したり，筋力低下を代償する，筋力を増強するための治療計画を立てるために使われる．シャロンの例のように症例によっては，MMTの結果は疾患もしくは障害の期待される経過や進捗状況を追跡するためにも使うことができ，臨床家が治療方法を選択したり，目標を立てる際の補助とすることができる．

［復習のための質問］

1. 筋力低下が主症状となる身体障害の一般的な3分類を挙げよ．
2. 筋力検査の目的を少なくとも3つ挙げよ．
3. MMTの結果から治療計画を立てる時，考慮しなければならない点を5つ挙げ，その意義について述べよ．
4. 「持久力」を定義せよ．
5. ROM制限と筋力低下はどのようにして鑑別できるか？
6. ROM制限がある時，筋力は正確に測定できるか．ROMが正常可動域より少ない時，筋力はどのように記録するか？
7. MMTによって測定できるものは何か？
8. MMTの限界とは何か？
9. MMTの禁忌にはどのようなものがあるか？
10. 筋力段階を判定する基準にはどのようなものがあるか？
11. 水平面である床との関連で，「重力の補助で」「重力を最小にして」「重力に抗して」「重力と抵抗に抗して」とはどういう意味であるかを説明するか，あるいは実際の動きで示せ．
12. 筋群が対抗できる抵抗の程度に影響する5つの要因を挙げよ．
13. 次の筋力段階を定義せよ：正常〔N（5）〕，優〔G（4）〕，良マイナス〔F－（3－）〕，良

〔F（3）〕，可マイナス〔P−（2−）〕，可〔P（2）〕，不可〔T（1）〕，ゼロ（0）．
14. 「代償」とはどのようなことか定義せよ．
15. MMTで，代償を防止する最も一般的な方法にはどのようなものがあるか？
16. MMTの手順を述べよ．
17. 筋力段階を決定するには，常にMMTを行う必要があるか？ もしそうでなければ，筋力を全般的に評価するために用いられる他の方法にはどのようなものがあるか？
18. スクリーニングテストの目的を挙げよ．

引用文献

1. Basmajian JF: *Muscles alive,* ed 4, Baltimore, 1978, Williams & Wilkins.
2. Bobath B: *Adult hemiplegia: evaluation and treatment,* ed 2, London, 1978, William Heinemann Medical Books.
3. Brunnstrom S: *Movement therapy in hemiplegia,* New York, 1970, Harper & Row.
4. Brunnstrom S: *Clinical kinesiology,* Philadelphia, 1972, FA Davis.
5. Chusid J: *Correlative neuroanatomy and functional neurology,* ed 19, Los Altos, CA, 1985, Lange Medical Publications.
6. Clarkson HM: *Musculoskeletal assessment,* ed 2, Philadelphia, 2000, Lippincott Williams & Wilkins.
7. Clarkson HM, Gilewich GB: *Musculoskeletal assessment,* Baltimore, 1989, Williams & Wilkins.
8. Cole JH, Furness AL, Twomey LT: *Muscles in action,* New York, 1988, Churchill Livingstone.
9. Crepeau EB, Cohn ES, Schell BA: *Willard and Spackman's occupational therapy,* ed 10, Philadelphia, 2003, Lippincott.
10. Daniels L, Worthingham C: *Muscle testing,* ed 5, Philadelphia, 1986, WB Saunders.
11. Hallum A: Neuromuscular diseases. In Umphred DA: *Neurological rehabilitation,* ed 4, St. Louis, 2001, Mosby.
12. Hislop HJ, Montgomery J: *Daniels and Worthingham's muscle testing,* ed 6, Philadelphia, 1995, WB Saunders.
13. Hislop HJ, Montgomery J: *Daniels and Worthingham's muscle testing,* ed 7, Philadelphia, 2002, WB Saunders.
14. Kendall FP, McCreary EK: *Muscles: testing and function,* ed 2, Baltimore, 1983, Williams & Wilkins.
15. Killingsworth A: *Basic physical disability procedures,* San Jose, CA, 1987, Maple Press.
16. Landen B, Amizich A: Functional muscle examination and gait analysis, *J Am Phys Ther Assoc* 43:39, 1963.
17. Latella D, Meriano C: *Occupational therapy manual for evaluation of range of motion and muscle strength,* Clifton, NY, 2003, Thomson Delmar Learning.
18. Pact V, Sirotkin-Roses M, Beatus J: *The muscle testing handbook,* Boston, 1984, Little, Brown.
19. Pulaski KH: Adult neurological dysfunction. In Creapeau EB, Cohen ES, Schell BA, editors: *Willard and Spackman's occupational therapy,* ed 10, Philadelphia, 2003, Lippincott Williams & Wilkins.
20. Rancho Los Amigos Hospital, Department of Occupational Therapy: *Guide for muscle testing of the upper extremity,* Downey, CA, 1978, Professional Staff Association of the Rancho Los Amigos Hospital.

第22章
感覚評価と感覚障害に対する治療
Evaluation of Sensation and Intervention for Sensory Dysfunction

Cynthia Cooper
Michelle Pressman Abrams
（澤田雄二　訳）

キーワード

機械受容器　　　　　　神経障害　　　　　　立体覚
化学受容器　　　　　　固有覚　　　　　　　順応
温度受容器　　　　　　感覚閾値　　　　　　脱感作
侵害受容器

学習目標

本章を学習することで，学生および臨床家は以下のことが可能になるだろう．
1. 感覚が作業療法実践の枠組み（OTPF）の中でどのような位置にあるのかを説明できる．
2. 脳血管障害後と末梢神経修復後の感覚損傷の違いを比較し，説明できる．
3. 手の感覚分布図を明らかにし，スクリーニング検査を実施できる．
4. クライエントの安全性という観点から感覚検査の結果を解釈でき，代償的な方法を決定できる．
5. クライエントに適切な脱感作プログラムを指示でき，プログラムを進める方法を説明できる．さらに，段階づけたプログラムを行うために必要なクライエントの準備状態を示す基準を挙げることができる．
6. 防衛感覚が脱失した人が重度の傷害を受ける危険性がある理由を説明できる．また，どのような傷害を受ける可能性があるかを説明できる．
7. 感覚評価の結果に基づいて，クライエントが防衛感覚再教育の適応になるか，識別覚再教育の適応になるかを判断できる．

この章の概要

神経の可塑性
体性感覚系
　表在覚
　固有覚
　体性感覚局在配列
感覚評価
感覚評価の要素
　病歴

交感神経症状
手の感覚分布
手の感覚のスクリーニング検査
特定の感覚検査
　固有覚
　立体覚
　局在覚
　セメス-ワインスタイン・モノ

フィラメント
閾値検査
機能的検査
感覚再教育
　脱感作
　防衛感覚再教育
　識別覚再教育
要約

　正常な感覚がある人は，毎日の作業遂行に感覚が役立っていることを当然のことと考えているだろう．これに対し，感覚障害を受けた人は，正常な感覚が提供している情報が失われたことによる影響を

すぐに認識することになる[15]．本章は作業遂行に関する体性感覚系障害の影響について述べる．触覚，温度覚，痛覚および固有覚の感覚について述べ，感覚検査，感覚の脱感作と感覚の再教育の技法を示

ケーススタディ：ミンソとレイラ（その1）

ミンソ

ミンソは2004年3月11日に左中大脳動脈（MCA）梗塞となった70歳，右利きの男性である．ミンソは地域活動に積極的に参加しているきわめて社交的な男性であった．中大脳動脈障害の典型例のように，彼は初期に右側の運動麻痺と感覚障害，半側無視，失行症および奥行き知覚能力の障害，肢節運動失行の臨床症状を呈していた．これらの問題から自立した食事動作ができないという作業遂行の障害が生じていた．ミンソの利き手の感覚障害はコップを落としたり，つぶしてしまう原因となった．食事を摂るという作業の遂行障害は，食べたり飲んだりする社会的な集まりに参加したいという彼の希望を制約している．もともと社交的な性格であったため，地域社会参加という機能の低下は社会的一員としてのミンソの役割を完全に喪失させた．

脳卒中が起きた時点で，ミンソは右片麻痺を呈した．触覚と固有覚は脱失しており，右上肢の立体識別覚も消失していた．脳卒中後の機能的な回復は数カ月または数年にわたって進んでいる[20]．脳卒中後の最初の数カ月の間に，ミンソの右上肢の運動および感覚機能は回復し始めたが，手の固有覚，立体識別覚および触覚はほとんど脱失したままであった．

理解を深めるための質問
1. 感覚はミンソの作業役割になぜ影響を及ぼすのか？
2. 作業療法士は，ミンソの治療介入に感覚の回復を促す合目的的活動をどのように組み入れることができるか？

レイラ

レイラは12歳の女児，右利き，6年生である．彼女はガラスのテーブルの上に倒れ，右前腕近位部で尺骨神経と尺骨動脈に裂傷を起こした．レイラは，高位尺骨神経損傷に相応した運動麻痺による筋の不均衡と，尺骨神経支配領域の手と前腕の感覚障害があった．さらに，彼女には異常感覚と感覚過敏もあり，前腕尺側面への接触に耐えられない状態であった．

レイラは神経原性の疼痛により上着の袖を引き上げることが困難であった．彼女は，痛みの感覚があることから，教科書を前腕で抱えるという作業を遂行できなかった．彼女は，学校で簡単なことにも腕を正常に使うことができず，学校生活に制限があると感じていた．彼女はバスケットボールをすることが大好きであるが，感覚および運動障害のためにこの作業を遂行できないでいた．このことは，彼女の活動的で社交的な思春期前の子どもとしての役割を崩壊させていた．彼女は手の外傷のために字を書くことができず，彼女と彼女の両親は生徒としての彼女の役割が維持できることに関心をもっている．

理解を深めるための質問
1. これ以上の損傷を受けないようレイラの腕を守り，レイラのニーズを活動に取り入れるよう具体化するのはどの感覚検査の結果か？
2. レイラのような診断の場合，どのような順序で感覚回復が起こるか？

す．本章では上位運動神経の障害（例：脳血管障害；CVA）と下位運動神経の障害（例：末梢神経損傷）による感覚障害を伴う症例を提示し，さまざまな診断に対する適切な評価，介入とその成果を導く臨床推論を促す．

感覚や感覚障害はクライエントの日常生活活動（ADL）や教育のような作業遂行の領域に影響を及ぼす．具体的に言えば，感覚機能は身体機能の1つであり，遂行技能の運動やその処理過程の両方に影響を及ぼすクライエント要因である．たとえば，ミンソには身体機能（固有覚）の障害があり，それが運動技能の低下（コップを保持する時に，不適切に力を入れてしまう）を起こしている．彼のこのような身体機能と運動技能の障害は，ADLの一部である「コップから飲む」という作業遂行能力の低下を導くことになる．どのような疾患であれ，感覚機能障害があるすべてのクライエントは，感覚障害による作業への影響（occupational impact）を決定するために評価されなければならない．感覚検査とその治療法は，診断や回復予後によりさまざまである．中枢神経系（CNS）あるいは末梢神経系（PNS）起源の疾患であるかによって，選択する検査法が決まる．たとえば，CNS損傷がある人では固有覚や立体覚が障害され，PNS損傷をもつ人の場合は圧覚

の閾値や2点識別覚が障害されると考えられる．CVAの既往があり，手関節を骨折した人に対しては，固有覚や立体覚の評価ばかりでなく圧覚閾値や2点識別覚などの評価も行うべきである．

■神経の可塑性

脳は組織的・機能的に神経回路の再構築を生じさせる可塑性をもっている[19]．神経の可塑性と呼ばれるこの現象の1つとして，損傷後の順応（habituation）や学習と記憶の過程，神経細胞回復がある[4]．シナプス接続の変化に伴って，神経の可塑性に関連する星状膠細胞のような非神経細胞の変化もまた存在している[4]．最近の研究では，学習や記憶，損傷の回復におけるグリア細胞の役割も明らかになっている[11]．神経の可塑性の概念は以下のとおりである[15]．

- 感覚や知覚は中枢神経系により経験されるダイナミックな過程である．
- 受容器の形態は手の使用により影響を受ける．固定や不使用は受容器の退行的な変化を起こす．逆に，正常な手の使用を推進することにより，新しい受容器の活動を生じさせることになる．
- 多くの神経線維の受容野の重なり合いが存在することから，1つの刺激が複数の受容器を興奮させることになる．

神経は脊髄損傷や脳卒中のようなCNS損傷によりその機能を失う．神経系は行動学的，生理学的そして形態学的に変化することにより適応していく．時間が経つに従って，CNSは神経やシナプスの構造的および機能的な変化を通して神経伝達の強さを修正しながら適応していく．作業療法士は機能的な活動や作業への参加を通し，体性感覚の再教育を行うことができる[21]．

■体性感覚系

体性感覚系は，皮膚のような体表面に存在する受容器や，筋骨格系のような身体内部に存在する受容器からの感覚入力の処理を行っている．感覚は身体の末梢にある感覚受容器による興奮により生じる．その興奮により生じた感覚情報は脊髄にある求心性の神経路を通って脳に伝わる．

体性感覚の受容器は特定の刺激に反応するよう特殊化している．これらの受容器は機械受容器，化学受容器および温度受容器に分類されている．**機械受容器**は触れる，圧する，伸ばす，震えるなどの物理的刺激に反応し，受容器の機械的な歪みによって刺激される．**化学受容器**は細胞の損傷や傷害に反応し，損傷した細胞が出す化学物質によって刺激される．**温度受容器**は熱いまたは冷たい温度刺激に反応する．これら3つの受容器は**侵害受容器**と呼ばれる特性ももっており，刺激された際に痛みの感覚も伝える[14]．

皮膚知覚帯（dermatome）とは，1つの脊髄後根とそれから出ている脊髄神経によって支配されている皮膚領域を示すものである．障害を受けた皮膚知覚帯は脊髄損傷のレベル（高位）に対応している．しかし，末梢神経は皮膚知覚帯とは異なった支配パターンをもつことがある．これは，腕神経叢や腰神経叢での感覚神経軸索の再グループ化によるものである[14]（図22-1）．この概念は重要である．それは，臨床的に皮膚知覚帯パターンに沿った感覚評価は，末梢神経系損傷より中枢神経系損傷のクライエントに適しているからである．

末梢神経の軸索である求心性線維は軸索の直径で分類される．太い直径の軸索は素早く情報を伝達する．その理由の1つは，髄鞘化されているからである[14]．

体性感覚の障害は，感覚異常（paresthesia），痛覚過敏（hyperalgesia），異常感覚（dysesthesia），または異痛（allodynia）として表される．感覚異常はチクチク（ヒリヒリ）する痛み，電撃的または刺すような痛み感覚と表現される．手根管症候群の人の手関節掌側を殴打すると，正中神経の支配領域に感覚異常を引き起こす．この症状はチネルサイン（Tinel's sign）と呼ばれる．痛覚過敏は痛みが増強された状態であり，神経再生の際に起こる[7]．異常感覚は自発的または刺激された際に起こる不快な感覚である[13]．異痛は通常には痛みを起こさない刺激によって痛みが生じることをいう[13]．異痛の例は，複合性局所疼痛症候群〔反射性交感神経性ジストロフィー（RSD）とも呼ばれる〕の人に見られる．彼らは，わずかな空気の動きによっても罹患した上肢に痛みを経験する．

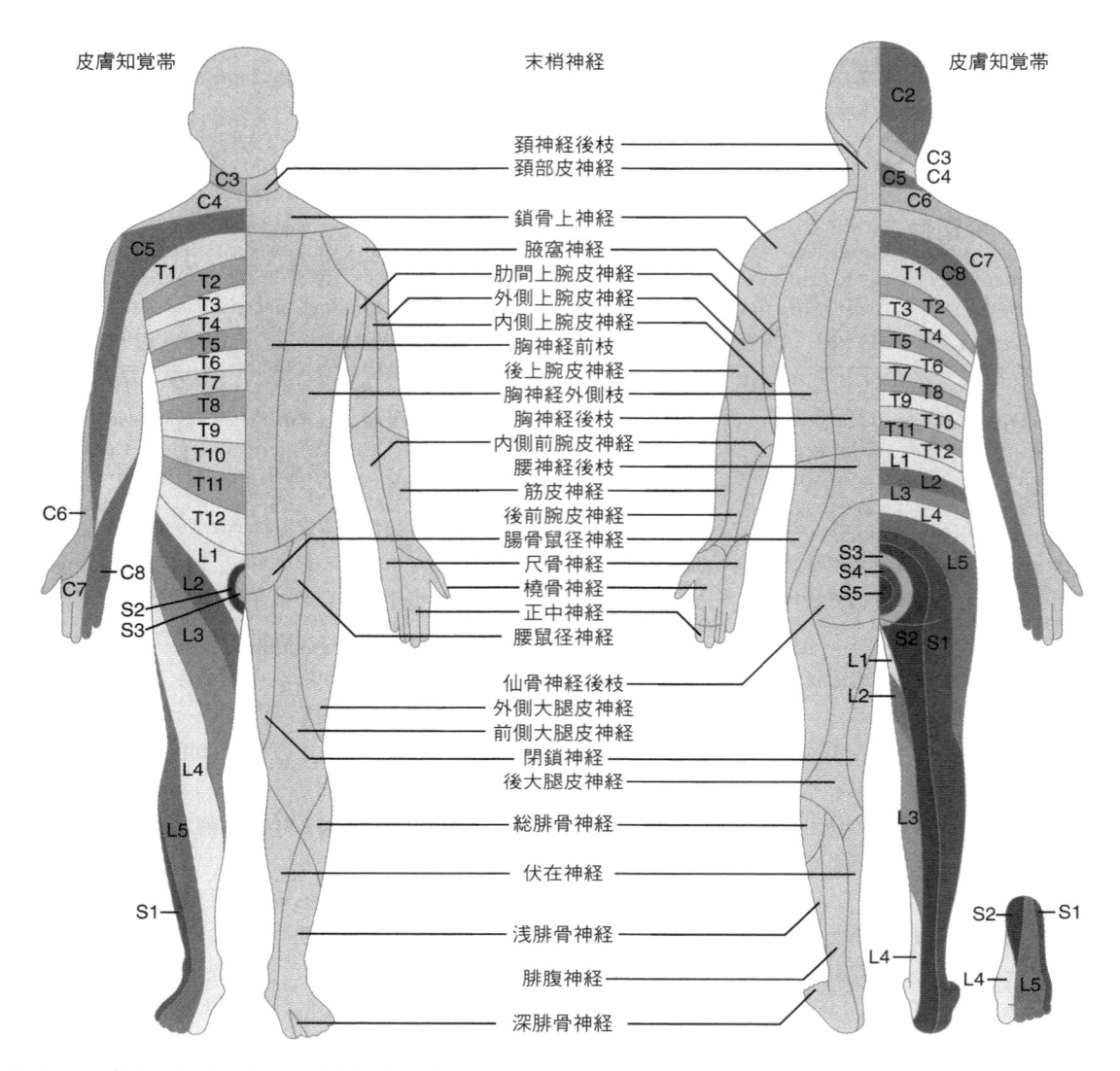

図22-1 末梢神経感覚分布と皮膚知覚帯（Lundy-Ekman L：Neuroscience：fundamentals for rehabilitation, ed 2, Philadelphia, 2002, WB Saunders）

神経障害（neuropathy）は末梢神経系の機能障害である．末梢神経障害と関連した感覚の典型的な障害は，触識別覚と固有覚，冷覚，温覚そして痛み感覚の順序で起こる．この順序は回復に際しては逆になる[13]．

表在覚

表在覚は皮膚感覚とも呼ばれる．身体の中枢部と比較すると，末梢部の受容器密度は高く，受容野は小さい．このような受容器の構成により，近接した1点または2点の刺激を識別する能力など，指先の感覚が鋭敏になっている[14]．日常的な例を挙げる

と，正常な2点識別覚があれば，閉眼の状態で1セント硬貨と10セント硬貨の縁の識別が可能となる．図22-2は身体の各部位での2点識別覚の値を示している．

触覚や痛覚，温度覚も表在覚である．触覚には圧と振動が含まれる．触覚は精密触覚（fine touch）と粗大触覚（coarse touch）に分類される[14]．

精密触覚

皮膚表在に存在する精密触覚の受容器には以下のものが含まれている[14]．

・マイスナー小体（軽い触覚と振動覚）

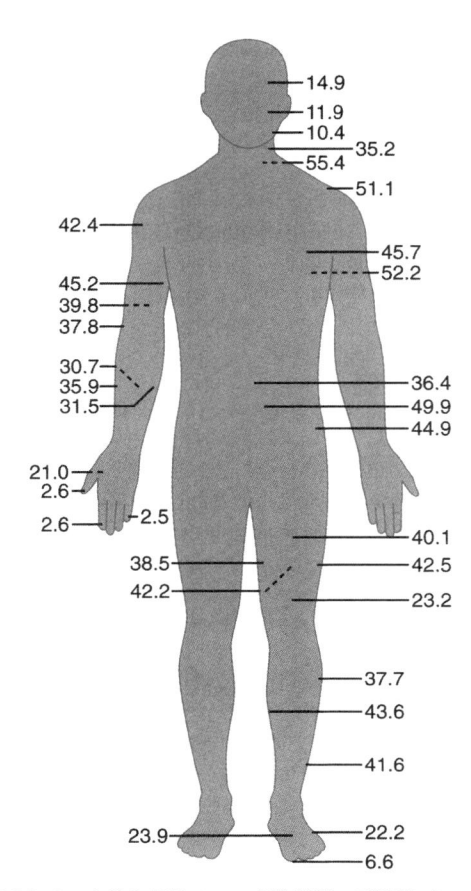

第22章 感覚評価と感覚障害に対する治療　627

図22-2 身体各部位での2点識別覚の正常値（Lundy-Ekman L：Neuroscience: fundamentals for rehabilitation, ed 2, Philadelphia, 2002, WB Saunders）

・メルケル盤（圧覚）
　皮下の精密触覚の受容器は受容野が広いため識別能は低くなっている．皮下の精密触覚の受容器には以下のものが含まれる[14]．
　・パチニ小体（触覚と振動覚）
　・ラフィーニ小体（皮膚の伸張覚）
　有毛皮膚は平滑な皮膚（無毛皮膚）と同じ刺激入力を伝達または変換している[8]．毛包受容器は毛の変位を感知している．これは，前腕に感覚過敏があるクライエントが「前腕の毛が痛い」と作業療法士に訴えることの説明になるかもしれない．これはまた，感覚過敏のクライエントに対し，スプリントのストラップの取りつけ方向や脱感作療法を毛の成長方向の逆ではなく順方向に行う理由にもなる．

粗大触覚
　皮膚全体にわたって，かゆみや「むずむず感」として知覚される感覚を感知している自由神経終末が存在している．その他の自由神経終末としては，痛みとして知覚される感覚を伝える侵害受容器が，また温冷として知覚される痛みを伴わない感覚を提供する温度受容器が含まれる[14]．

温度覚
　温度覚の受容器は温感と冷感を感知する．C線維は熱に関する情報と関連している．A-δ線維は冷温に関する情報を伝えている[14]．臨床の場面では，熱傷を避けるために，温または冷刺激による治療を行う前に，温度覚を検査することが重要である．温度覚受容器はまた，入浴する際の安全温度を決めるために重要である．温度覚が障害されたクライエントでは，健側の手で水温を確かめるような代償法を学ぶ必要がある．

痛覚
　痛みは不快な感覚であり，実際のまたは予測される細胞損傷と関連している知覚的な経験でもある．痛みの経験は主観的であり多様である[9]．
　自由神経終末は痛みを知覚し，細い有髄神経A-δによって伝達される．この痛みは速い痛みと表現され，鋭い痛みを伝えている．組織が損傷されると，速い痛みの後に遅い痛み，または鈍痛が起きてくる．遅い痛みは細く無髄のC線維を介して伝わる．したがって，その伝導速度はよりゆっくりとしている．遅い痛みはいろいろな経路を通ることから局在することは困難である．恐れや不安は痛みを悪化させることに関わっていると考えられる．浮腫もまた痛みの悪化要因であるということを覚えておく必要がある．その一因として，浮腫は自由神経終末に対し圧を増加させることが挙げられる[13]．したがって，浮腫の治療は痛みの軽減に有用である．

固有覚
　固有覚と痛みは筋骨格感覚の状態を示すものである．固有覚は関節肢位の認識である[8]．**固有覚**は関節肢位や筋の伸張，深部の振動を受容している．固有覚は筋紡錘を介して脊髄レベルに直接的な効果を及ぼしている．固有覚はまた大脳皮質や小脳への強

い連絡をもっている.その結果,運動学習や運動適応に強い影響を及ぼす[24].

CVA や他の神経疾患の後,一般に固有覚は障害される[12].身体は固有覚の感度に依存するので,足関節で固有覚が障害されれば,身体が前後に傾いた時の機能的なバランス能力は低下する.ミンソの場合,右手の固有覚に障害があったことから,カップを握る適切な力を調整できなかった.シャツを着る時,ミンソは腕が空間でどのような位置にあるかを認識できず,右手を服に通す前に袖口を見なければならなかった.正常な固有覚があれば,服を背部に置き視野の外にあってもシャツの袖口に腕を位置づけることができる.

体性感覚局在配列

大脳皮質は感覚刺激の種類(触覚,固有覚,痛覚および温度覚)と位置に関する情報を,それらを意識できる中継経路を通して受け取っている.一方,触識別覚,認識可能な固有覚および立体覚は次の3つの神経路を経由する:(1)受容器から脊髄,(2)脊髄から視床,(3)視床から大脳皮質[14].

情報は一次体性感覚野に入力され,局在配列されている.ホムンクルス(homunculus)(図 22-3)は身体の表面を描写した大脳皮質野の配列と割合を示した図である.体表面が大きく図示されている皮質領域は,受容器の密度が高いことを示している.図 22-3 で示したように,たとえば示指からの情報を提供している軸索の体性感覚局在配列は,足からの軸索よりも母指からの軸索に近接して配置されている[14].

■感覚評価

すべての感覚検査において,被検者の視覚を遮るようにすべきである.このためには,目を閉じたままでいるよう被検者に指示するか,または視野を遮る他の方法を用いる(図 22-4).結果の記録には格子状に区切った手の図を用いる(図 22-5).

検者の手で被検者の手を支持するか,またはゴム様素材に被検者の手を乗せることで,手が動かないよう十分に支えることが重要である.被検者の手が動くと,実施している検査を妨げる感覚情報を与えてしまう.図 22-6 はこれらの選択肢を示している.

臨床的検査場面を望ましいものにしたり,感覚検査の正確性を高めるために,以下の要因を制御する必要がある[7].

- 環境:背景騒音:感覚検査のために隔離された静かな部屋を用意するよう心がける.
- クライエント:集中力,不安,胼胝(たこ)のできた皮膚,二次的な問題の可能性(控訴のような場合,悪い結果を書いて欲しいという気持ち.反応に一貫性が見られなくなる).

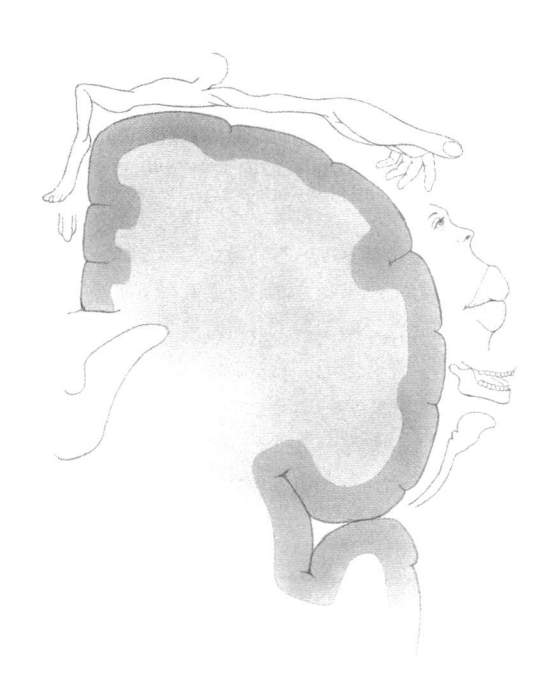

図 22-3 大脳皮質の体性感覚局在配列(ホムンクルス)(Lundy-Ekman L:Neuroscience:fundamentals for rehabilitation, ed 2, Philadelphia, 2002, WB Saunders)

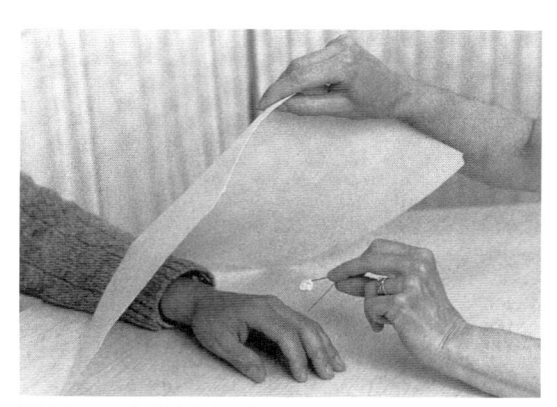

図 22-4 感覚検査中に視野を遮る1つの方法

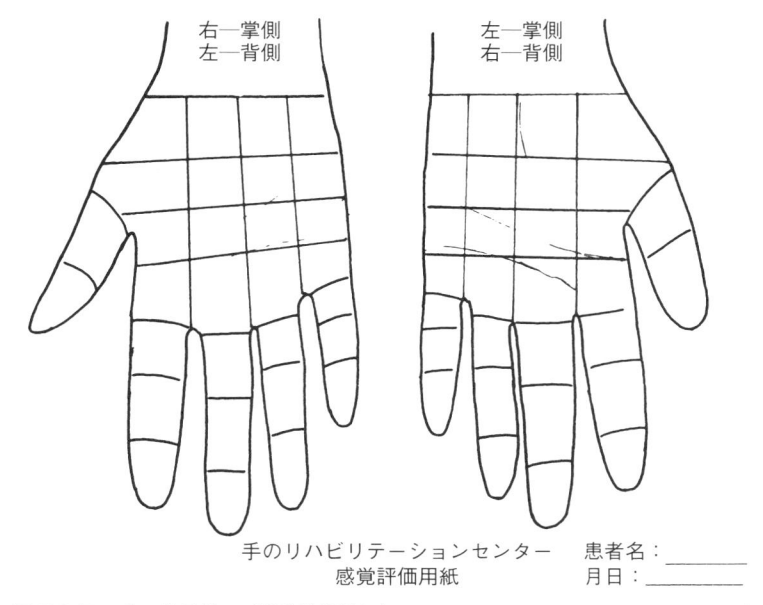

図22-5 手の格子状の感覚評価用紙（Callahan AD：Sensibility assessment for nerve lesions-in-continuity and nerve lacerations. In Mackin EJ, et al, editors：Rehabilitation of the hand and upper extremity, ed 5, St. Louis, 2002, Mosby）

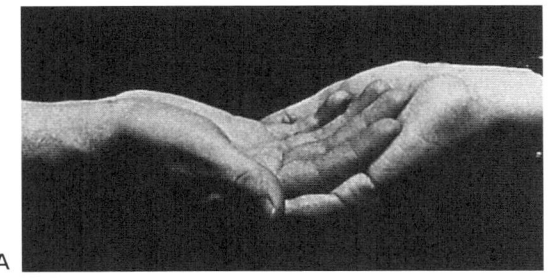

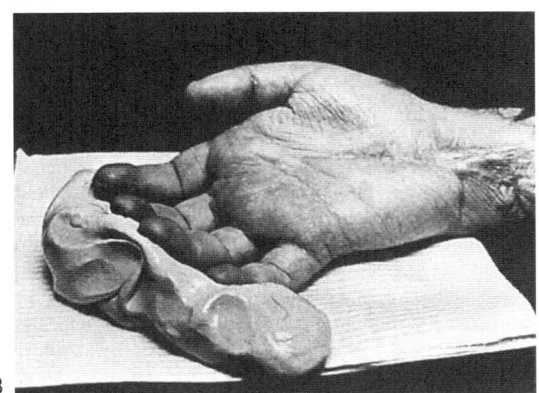

図22-6 感覚検査中に手を支持する方法．A．検者の手を用いる方法 B．セラプラストを用いる方法 (Callahan AD：Sensibility assessment for nerve lesions-in-continuity and nerve lacerations. In Mackin EJ, et al, editors：Rehabilitation of the hand and upper extremity, ed 5, St. Louis, 2002, Mosby）

・機器：較正の必要性，測定機器の質．
・方法：標準化した方法，手の支持と固定，刺激の一貫性，刺激を与える際の時間と空間の変容，十分な説明．
・検者：技術，経験，集中力．

■感覚評価の要素

感覚評価の要素には病歴，交感神経症状および手の感覚分布が含まれる[7]．

病歴

病歴はクライエントの面接と医学的記録から得られる．病歴には以下の情報が含まれる．

・名前
・年齢
・利き手
・性別
・職業
・発症日
・障害特性
・感覚障害に関する訴え
・運動機能のスクリーニング

・必要なら握力とつまみ力

交感神経症状

上肢の皮膚感覚神経線維と交感神経線維は同じ経路を通っていることから，交感神経症状は感覚機能と相関がある．上肢では，尺骨神経より正中神経に多くの交感神経線維がある．このことは，正中神経損傷があるクライエントにRSDが起こる危険性があることを示唆している．

以下のことを覚えておくことは重要である．

・血管運動機能：皮膚温，皮膚色，冷温不耐性．
・発汗運動機能：異常な発汗：発汗欠如は識別覚欠如と相関がある．
・毛運動変化：鳥肌が立たない．
・栄養変化：爪や指腹の萎縮，回復遅延，毛髪変化などを伴う栄養の低下．
・損傷の危険性の増加や回復遅延．

手の感覚分布

手の感覚分布や感覚のスクリーニング検査から始めることは有用である．検査の前に，クライエントに感覚障害の領域を健側の指を使って指摘させる．手または腕に直接この感覚分布を描く作業療法士もいる（図22-7）．クライエントに開眼させたまま，正常な領域にセメス–ワインスタイン・モノフィラメント（SWモノフィラメント）を当て，それによってどのような感じが起こるかをクライエントに示す．次に，クライエントに閉眼させ，正常な領域にモノフィラメントの刺激を繰り返す（図22-8）[2]．

最初に正常な領域を決定するために，掌側面を末梢から中枢側へと検査し，正常な領域を明らかにする（フィラメント番号2.83を使用）．同様に背側面でも繰り返し行う．次に，掌側面に戻り，次のレベルのフィラメントに進める[2]．検者がよければ，クライエント自身に障害領域の分布を描かせる．軽い接触圧を使って検査棒をゆっくり手の上で動かす[7]．レイラの場合，感覚障害領域として手の尺骨神経領域が描かれた．

■手の感覚のスクリーニング検査

感覚のスクリーニング検査は，感覚障害の要因をある程度決定する目的で，時間を節約する方法である．手のスクリーニング検査を行う際，手の感覚支配を代表する特定の部位を用いる．正中神経の機能をスクリーニング検査するには，母指の指尖，示指

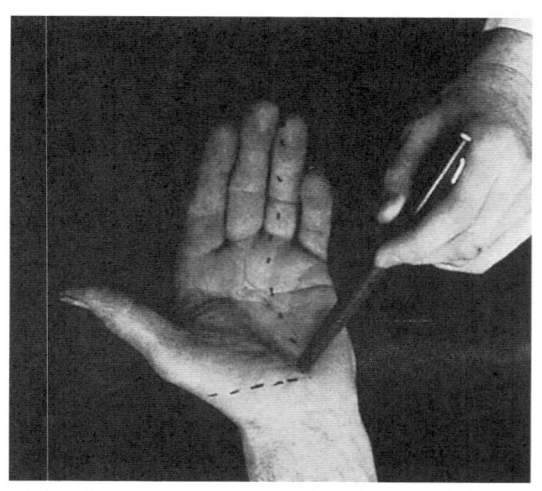

図22-7 クライエントの手における感覚地図
(Callahan AD : Sensibility assessment for nerve lesions-in-continuity and nerve lacerations. In Mackin EJ, et al, editors : Rehabilitation of the hand and upper extremity, ed 5, St. Louis, 2002, Mosby)

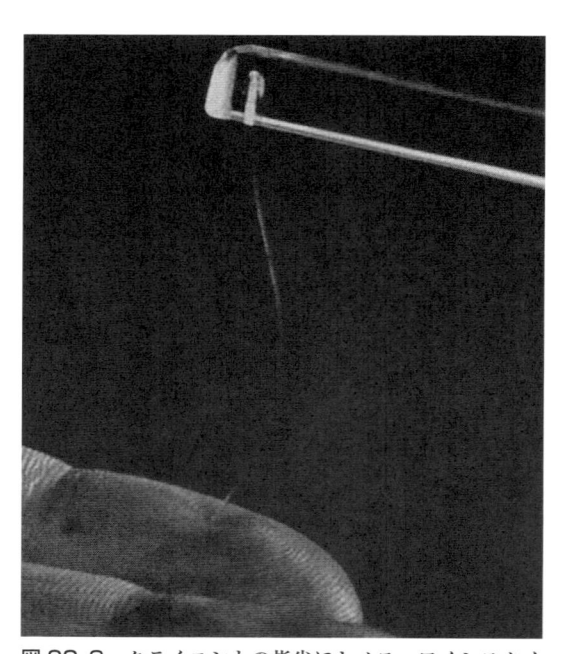

図22-8 クライエントの指尖にセメス–ワインスタイン・モノフィラメントを当てる方法 (Fess EE : Documentation : essential elements of an upper extremity assessment battery. In Mackin EJ, et al, editors : Rehabilitation of the hand and upper extremity, ed 5, St. Louis, 2002, Mosby)

の指尖および示指の基節部が検査の対象になる．尺骨神経の機能をスクリーニング検査するには，小指の遠位部や近位部および掌面の尺側近位部が検査の対象となる．橈骨神経の場合は，母指の指間腔（web space）を検査する[2]．

水疱，発汗パターンの変調，胼胝（たこ），光沢のある乾燥した皮膚や白色化，瘢痕または創傷の存在を記載しておくべきである[2]．これらの特徴は感覚検査の結果に影響を及ぼし，日常の作業を遂行している時に何を観察すればよいかを決定することに役立つ．回復は血管分布や栄養供給の低下により遅延する．胼胝（たこ）や油汚れの染みのような目印がないことは手を使用していないことを示唆している[7]．神経損傷がある時，結果としての軟部組織の萎縮は組織が容易に影響を受けやすいことを示している．したがって，針による検査は予測しない出血を引き起こすかもしれない．作業療法士は普遍的予防措置を絶対に守らなければならない．

■特定の感覚検査

何を検査し，何を検査していないかを知ること，またそれらの結果を正しく解釈することが重要である．感覚検査のいくつかは標準化されている．それらには触-圧覚，動的・静的2点識別覚，局在覚，振動閾値およびデロン変法モバーグ・ピックアップ検査（Dellon's modification of the Moberg pickup test）がある．標準化されていない感覚検査には自覚的触覚，痛覚（pain）または刺痛（pinprick），温度覚，振動覚，立体覚，モバーグ・ピックアップ検査，固有覚および運動覚がある[3]．

感覚閾値とは反応を引き起こすのに必要な最小刺激のことである．閾値検査の例としては表在触覚（light touch），振動覚そして皮膚圧覚が挙げられる．触識別は刺激された領域の受容器の質または数を指している．動的・静的2点識別覚ともに触識別能を評価している．

振動覚の閾値検査は音叉を用いて質的に評価できる．高域周波数の音叉によりパチニ小体のような，より高周波振動に応答する速順応受容器を評価できる．低域周波数の音叉ではマイスナー小体のような低い周波数に応答する遅順応受容器を評価できる[18]．これらの手持ち器具を使用した所見は，器具の使用方法による問題や他の方法論的な違いから価値がないとされることがある．手の外科（hand therapy）領域の文献では，振動覚検査についてのさらに詳しい情報を得ることができる[7]．

固有覚

意識的な固有覚は空間における関節位置の認識と定義されている．触覚の手がかりや圧覚による対象物の同定は，触覚や固有覚の情報が大脳皮質で統合されることによってなされる．

固有覚を評価するために，検者は掌側および背側表面にもたらす皮膚入力情報を最小限にしなければならない．検者は検査する身体の外側面を持ち，閉眼した状態で関節を屈曲または伸展に動かす．クライエントは検査関節の屈曲または伸展に合わせて

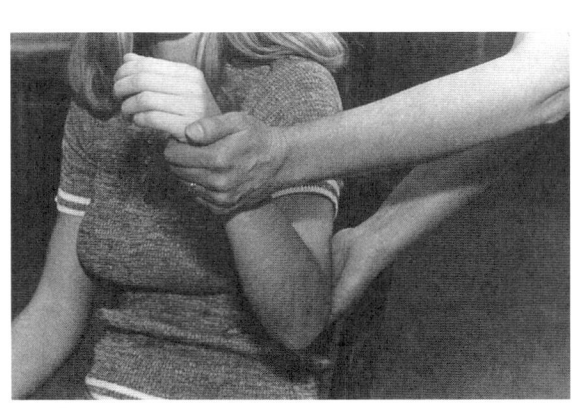

図22-9　固有覚検査　A：指の場合　B：肘関節の場合

「上」または「下」に動いているかを示す（図22-9）．ミンソの固有覚は手関節のレベルでは正常であったが，指では消失しており，回復が中枢から末梢へ向かうパターンと一致していた．

立体覚

閉眼した状態で対象物を同定するために固有覚情報と触覚の両方を使うことを**立体覚**と呼ぶ．立体覚が失われると，ポケットの中からコインや鍵のような特定の物を取り出せなかったり，背中のファスナーが閉められなかったり，泡立った水の流しから皿を取り出せなくなる．

立体覚を評価するために，クライエントは閉眼しておかなければならない．ペンやスプーン，鍵，大きな閉じた安全ピン，サングラスのような典型的によく使用する物を患側の手掌に置く．クライエントはその物とその特性を同定するために，手の中で対象物を動かす．手の運動機能が障害されている場合，検者は適切な触感覚を提供するためにクライエントの手の中にある物を動かすよう助けなければならない（立体覚に関するさらなる情報については第24章を参照のこと）．

局在覚

触覚のうち，振動覚や局在覚は触識別能を表している．局在覚の知覚は変異が大きい．この検査はクライエントの認識能力を反映すると多くの人が考えている．この理由から，この感覚は大脳での情報処理過程を必要とする触識別覚に分類されている．局在覚検査を行うには，クライエントはモノフィラメントで触れられた部位を小さな細い検査棒で指し示すことで同定する．検査棒が刺激した部位の1 cm以内にあれば，反応が正しいことになる[2]．

セメス－ワインスタイン・モノフィラメント

SWモノフィラメント検査は圧閾値を評価する検査である[2]．この検査は施行しやすく，また用途の多い信頼性のある検査である．身体全体に対して検査は可能であるが，手の検査として用いることが一般的である．検査手技は一定でなければならない．しかし，検者内（同一検者による複数回の検査）信頼性および検者間（多くの検者間）の信頼性については疑問が残る．SWモノフィラメント検査と物体認識検査の間には中程度の相関があることが報告されている[18]（閾値検査の項の検査方法を参照）．

モノフィラメントに対する圧閾値は以下のように分類されている．

- 触覚正常：表在触覚および深部圧覚は正常範囲内にある．
- 表在触覚低下：表在触覚の認識は低下している．しかし，クライエントの立体覚と筆跡覚（graphesthesia）はおそらく正常に近く，温度認識および防衛感覚は良好で，2点識別覚は正常から軽度障害されていると考えられる．
- 防衛感覚低下：クライエントは物を落とすことがあるだろう．物の操作のための手の使用は減少しているが，温度や痛みの認識はおそらく機能している．7～10 mmの範囲での2点識別は知覚できるだろう．この状態はこの章の後半に示した感覚再教育を始めるのにはよい時期と考えられる．
- 防衛感覚脱失：手の使用は困難になる．温度と痛みの認識は欠如していると考えられる．物を取り扱うためには視覚が必要になる．深部圧覚や痛み感覚が正常であったとしても，クライエントは損傷を受ける危険性がある．このレベルにあるクライエントには損傷を避けるための方法を指導しなければならない．
- 測定不能：痛みを感じるかもしれないということを除いては，感覚の判別はできない．このクライエントには防御法や手のケアを指導しなければならない．レイラは最初このレベルであったが，数カ月を過ぎて尺側指は防衛感覚低下レベルになった．

閾値検査

感覚閾値検査は[7]（表22-1）次のことを問うている：クライエントが知覚できる最小刺激はどの程度であるか？ 閾値検査では痛・温・冷・触－圧・振動の各感覚を評価する．

痛覚

刺痛は防衛感覚を検査している．クライエントは，安全ピンの鋭いまたは鈍い側による無作為な刺激に対し，それを識別する．同じ場所にそれぞれの刺激を少なくとも1回は行うこと．

表22-1 感覚閾値と機能検査

検査分類	評価内容	対象感覚	器具	結果
感覚閾値	クライエントが知覚できる最小刺激はどの程度であるか？	痛覚	安全ピン	防衛感覚正常
				防衛感覚脱失
				痛覚過敏
				圧の認識のみ
		温冷覚	試験管またはシリンダー	防衛感覚正常
				防衛感覚脱失
		触－圧覚	SWモノフィラメント	正常
			圧覚計	触覚鈍麻
				防衛感覚低下
				防衛感覚脱失
				深部圧覚を除いたすべての感覚脱失
				すべての感覚の脱失
機能検査	クライエントの感受性はどの程度機能的か？ 繊細な識別覚があるのか？ または粗大な感覚のみがあるのか？	振動覚	256Hzの音叉	異常または正常
		静的2点識別覚または	ディスク・クリミネーターまたは	正常
		動的2点識別覚	Boley Gauge	良好
				低下
				防衛的反応
				脱失
		触覚の局在または	クライエントが感じることができる最小径のSWモノフィラメント	標準値なし
		動的触覚の局在		
		モバーグのピックアップ検査または	日常品（コイン，鍵，クリップなど）	標準値はないが手の機能について観察できる
		デロンの変法		
		ナインホールペグ検査	ナインホールペグとストップウオッチ	時間（秒）

[器具]
滅菌した安全ピンを用いる．

[結果]
- 防衛感覚正常：鋭いおよび鈍い刺激に対して正確に反応する．
- 防衛感覚低下：鋭いおよび鈍い刺激に対して不正確に反応する．
- 防衛感覚脱失：触れられたことを知覚できない．
- 痛覚過敏：刺激に対して強い痛み反応を示す．

【備考】
痛覚過敏症があれば，クライエントにとって検査は不快なものになるだろう．また，この検査はクライエントにとって苦痛の原因になり，出血の可能性がある場合，それに関連した感染／創傷の心配がある．この検査は実際的な機能的感覚に関係しないことから，この検査を推奨しない作業療法士もいる．

しかし，この検査は神経が完全に断裂（つまり切れていること）していないかを確認する一助になる．

温度覚

温度覚は防衛感覚検査の1つである（図22-10）．温度覚が障害されている場合，熱刺激は禁忌事項になり得る．

[器具]
冷・温の水が入った金属製のシリンダーまたは試験管が必要である．

[結果]
- 防衛感覚正常：冷・温刺激に対して正確に反応する．
- 防衛感覚脱失：冷・温刺激に対して識別ができない．

[備考]
検査条件を制御することは困難である．機能的な

感覚としての温度認識に関連する研究がないことを危惧している作業療法士もいる．臨床レベルでは，温度認識の結果はコンロを使用する台所での安全性や水温を確認する浴室での安全性を考える際には有用である．

触－圧覚

表在触覚は皮膚表面にある受容器によって知覚される．圧覚（または深部触覚）は皮膚下および深部組織にある受容器によって知覚される．表在触覚は精密な識別を必要とする手の使用に重要であるが，深部圧覚は防衛感覚を形成する感覚として重要である．触－圧覚検査は軽い触覚から強い圧覚までを検査する．

[器具]

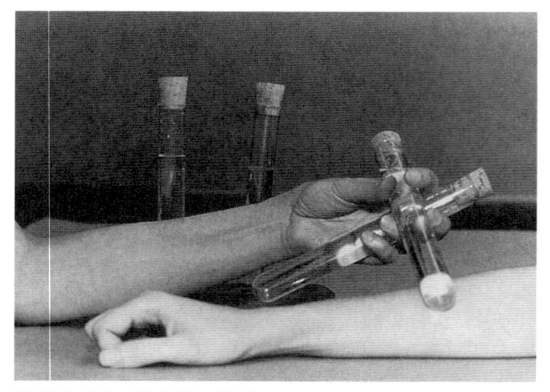

図22-10 温度覚の検査

SWモノフィラメント圧感覚測定器は20本のプローブからなっている（図22-11）．ナイロンの各モノフィラメントは「モノフィラメントを皮膚に垂直に当てた時，モノフィラメントが曲がるのに必要とされるミリグラム単位張力の10の乗数を表す数字（0.1 mgの力は$\log 10$）」[7]となるようになっている．

[検査法]

モノフィラメント検査は，最初に正常圧閾値のフィラメントから始め，クライエントが触れられたと同定できるフィラメントまで圧を増加させるようにする．フィラメントには1.65から6.65までのラベルがつけられている．

1.65から4.08のラベルがついた繊細なフィラメントは最も感知困難な繊細なフィラメントであることから，通常はこれらのフィラメントによってクライエントが触れられたと知覚したと考える前に，同じ部位を3回まで刺激する必要がある．上記の検査方法により，検者は同じ部位に対しモノフィラメントを3回当てる．4.08以上の数字がついているフィラメントは1回のみ当てる．常に，垂直に位置づけたフィラメントを1から1.5秒の間隔で当てる．1から1.5秒の間隔で圧を加え続け，1から1.5秒の間でフィラメントを外す．フィラメントが曲がったら，特定の（検査する）圧が加えられたと見なされる．クライエントには「触った」と言うことで反応

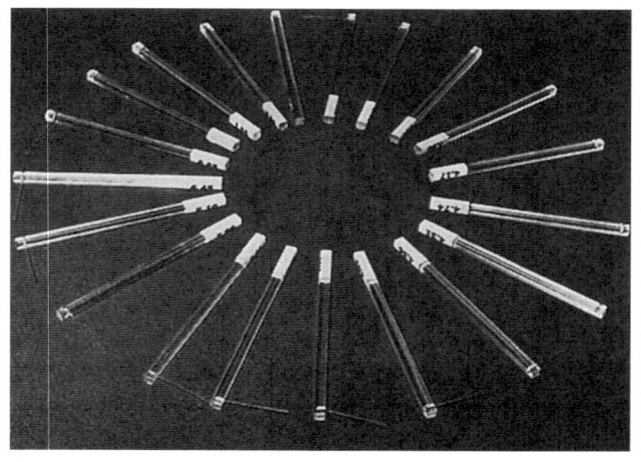

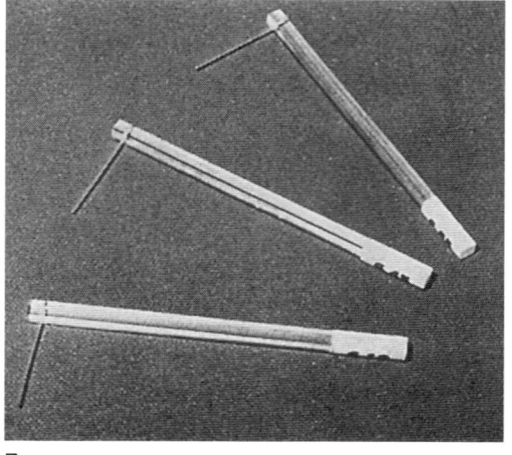

図22-11 SWモノフィラメント検査器具　A：モノフィラメントの全セット　B：3本のモノフィラメントの接近写真
(Bell-Krotoski JA：Sensibility testing with the Semmes-Weinstein monofilaments. In Mackin EJ, et al, editors：Rehabilitation of the hand and upper extremity, ed 5, St. Louis, 2002, Mosby)

表22-2 SWモノフィラメントの評価尺度

色	評価結果	使用フィラメント
緑	正常	1.65-2.83番
青	表在触覚低下	3.22-3.61番
紫	防衛感覚低下	3.84-4.31番
赤	防衛感覚脱失	4.56-6.65番
赤-線	測定不能	6.65番以上

するように指示する．クライエントが一度反応したら，これは確信ある反応である．手の掌側面の検査が終了したら，必要に応じて手の背側面の検査を行う[2]．

[結果]
結果については表22-2を参照のこと．

[備考]
触-圧覚検査は手根管症候群のような絞扼性神経障害（nerve entrapment）が考えられるクライエントにとっては最良の方法である．圧閾値が障害されると，イヤリングをつけるといったADLにおける精密な協調性運動が困難になる．

機能的検査
機能的感覚検査は以下の疑問に答えるものである：クライエントの感受性はどの程度機能的か？ 繊細な識別覚があるのか？ または粗大な感覚のみがあるのか？ 作業を遂行するクライエントの能力を制限する状態があるのか？[2]

静的2点識別覚
静的2点識別覚は機能的な感受性を調べる古典的な検査と考えられているが，この検査と手の精密な使用との関係については異なった考え方がある．1つの批判としては，検査中に適応される力の多様性がある．このような批判があるが，ディスク・クリミネーター（Disk-Criminator）を使用した検者間信頼性は良好であることが報告されている[18]．

[器具]
ディスク・クリミネーターまたはBoley Gauge（図22-12）が必要である．検査器具は軽量で先端は鋭利でないものにすべきである．

[検査方法]
各指と母指の指腹のみを検査する．5mmの距離から始め，軽い圧で指の長軸方向に検査する．軽い圧とは皮膚が白くならないように検査することを意味している．

[結果]
正確な反応であると判断するには，10回の反応の内7回が正しい反応である必要がある．正確な反応が得られるまで，必要に応じて2点間の距離を広げていく．2点間の距離が15mm，もしくは指腹の長さが15mm以下の場合はその距離になったら検査を中止する．標準値は表22-3に載せた．

動的2点識別覚
Dellonは静的2点識別覚より前に動的2点識別覚が回復することを報告している．このことは，静的2点識別覚検査よりも動的2点識別覚検査が識別

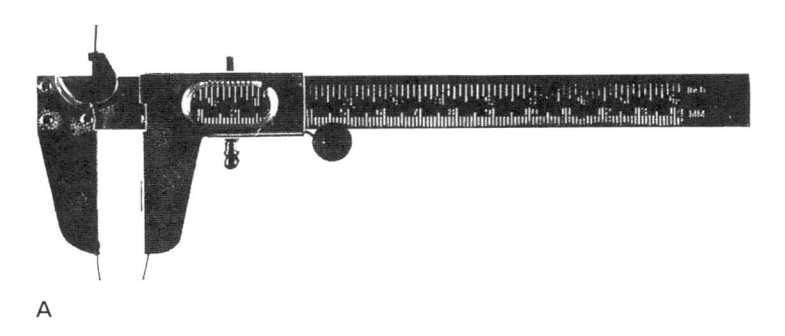

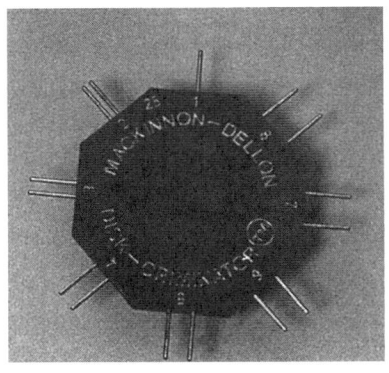

図22-12 静的・動的2点識別検査器具 A. Boley Gauge B. ディスク・クリミネーター（Callahan AD：Sensibility assessment for nerve lesions-in-continuity and nerve laceration. In Mackin EJ, et al, editors：Rehabilitation of the hand and upper extremity, ed 5, St. Louis, 2002, Mosby）

表22-3 静的2点識別覚の標準値

階級	距離
正常	＜6mm
良好	6-10mm
低下	11-15mm
防衛的反応	1点知覚
脱失	感覚なし

覚の回復における早期の評価に適していることを示している．

[検査方法]

2点間の距離8mmから始める．指尖の中枢から末梢に向かって軽い圧で検査器具を動かす．常に皮膚への接触を維持するようにする．2点を指の長軸方向と平行に維持するようにし，これにより隣接した指神経を刺激しないようにする．標準的な動的2点識別覚は2mmである．

触覚の局在

触覚の局在は，この検査と2点識別検査との間に高い相関関係があることから，機能的な感覚検査と考えられている．神経修復後に行う重要な検査であることから，この検査はクライエントのベースラインや機能的な予後を決定する一助になる．

[器具]

SWモノフィラメントのセットの中でクライエントが感じることのできる最も細い直径のものが必要である．

[検査法]

罹患部位すべてで同じフィラメントを使用する．記録用紙のように手を格子状に区切り，その四角形または部位の中心を検査する．クライエントが触れられたと感じたら，目を開けて触れられた部位を正確に指し示させる．正確な反応に対しては格子に点を記載する．各部位は一度だけ刺激すること．

動的触覚の局在

各部位の中心を長軸方向に動くよう刺激を与えることを除き，動的触覚の局在覚は触覚の局在覚と同じものである．

モバーグのピックアップ検査

モバーグのピックアップ検査は，正中神経と尺骨神経のどちらか，または両方が損傷を受けている時に使用される最適の検査である．この検査では運動能力が必要となる．

[器具]

コインや鍵，ペーパークリップなどの日常物品が必要である（図22-13）．どのような物品を使用するかについては標準化されていない．

[検査方法]

これらの日常物品をクライエントの前のテーブルに置く．クライエントには，患側の手を使用して一度に1つずつ，できるだけ早く物品をつまみ上げ，箱の中に入れるよう指示する．課題遂行に要した時間を記録し，検者は課題にどの指を用いたかを観察する．次に，健側の手で検査を繰り返す．その後，この検査を閉眼して患側の手で続ける．そして，どの指を使用しているかに注意し，課題遂行の時間を記録する．

[結果]

この検査に対する標準値はないが，手の機能に関する観察を行うことはできる．この検査は素早く簡単に行える．

モバーグのピックアップ検査のデロン変法

Dellonはこの検査に用いる物品を標準化し，クライエントがそれを同定する条件を加えた．

【検査方法】

尺骨神経が損傷されていない場合，可能であれば尺骨神経支配の指でクライエントの手掌面を殴打させる．クライエントが閉眼でこの検査を行えたら，検者はクライエントの橈骨指に1回に1つの物品を置き，その物品を同定させる．検者は各物品を同定するまでの時間を記録する．しかし，1つの物品を同定するための最大時間は30秒である．各物品は2回，クライエントの手に置く．

ナインホールペグ検査

ナインホールペグ検査（Nine Hole Peg Test）は手指の巧緻性を評価する．特に，正中神経の機能と手の使用を評価するのに役立つ[16]．この器具は市販されている．

[器具]

ナインホールペグ検査器具とストップウオッチが必要である．

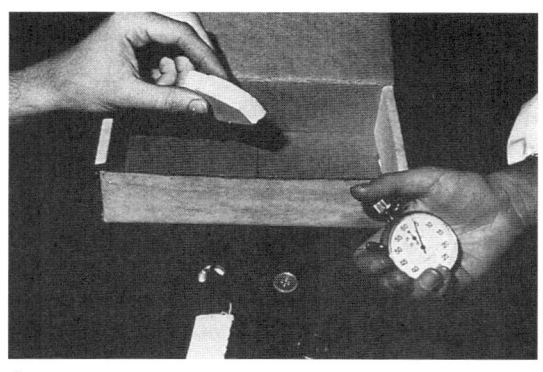

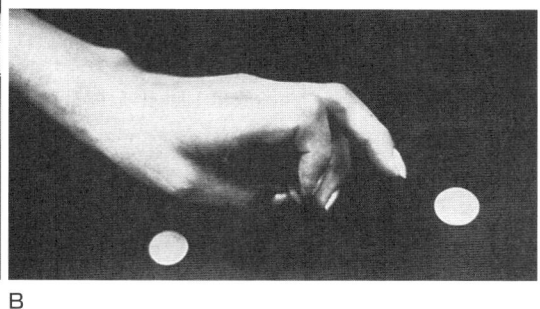

図22-13 モバーグ・ピックアップ検査で用いられる日常生活用品　A：検査を行っているところ　B：対象物を操作するために手の感覚のよい部位に依存しているクライエント（Callahan AD：Sensibility assessment for nerve lesions-in-continuity and nerve laceration. In Mackin EJ, et al, editors：Rehabilitation of the hand and upper extremity, ed 5, St. Louis, 2002, Mosby）

[検査方法]
使用説明書を参照のこと．

[備考]
検者間信頼性は高く，標準化された評価法としての標準値もある．

上記の感覚検査は作業療法の治療介入を必要とする障害を見極めるために使用する．これらの治療介入法には工夫や代償，または感覚再教育が含まれることが多い．

■感覚再教育

大脳皮質の体性感覚野には，神経回路を生成する可塑性という生得的な能力がある[5]．損傷後に大脳皮質の局所解剖学的再構成が起こる．それは感覚入力や学習および経験の影響を受ける．このことは，神経学者であり著者でもあるFrank R Wilsonが感覚運動と認知領域のダイナミックな相互作用として述べている[25]．切断者に見られる関連痛や幻肢痛（切断された部位より先に感じる痛み）は皮質での再構成の例である．

刺激と身体の部位の使用は皮質での身体地図に影響を及ぼす[17]．時間経過，患側の手の使用，訓練のすべては，機能的感受性を改善し，促進する一助となる[10]．子どもは大人よりも神経の再構成と可塑性に大きな潜在能力をもっている．動機づけと集中力は感覚再教育の結果を強化する．

感覚再教育の概念は長い時間をかけて進歩しており，いくつかの治療介入法がある．すべての方法には刺激部位，刺激を段階づけた課題や認識課題が含まれている[10]．家庭にある一般的な器具を感覚再教育に用いる．この訓練はクライエントにとって行いやすく，合目的な経験となる．治療時間は長すぎないようであればよい結果を生む．クライエントに高い集中を求めることから，10～15分の訓練時間が勧められる[6]．たとえば，生の豆が入ったボウルの中にクライエントの手を入れ，ナットやボルト，硬貨などの物を探し出すように指示することが挙げられる．手が感覚過敏であるクライエントの訓練では，耐久性を高め，感覚再教育の効果を最大にするために，脱感作を通して感覚過敏を正常化することが重要である．

脱感作

順応とは，良性（非侵害性）の刺激を繰り返した後に見られる反応の減少を意味している．これは，興奮性の神経伝達物質の放出の減少であり，刺激が長時間続くようであれば，多くのシナプス接続において恒久的な神経伝達物質放出の減少という変化が起こる[4]．感覚過敏に対する**脱感作**（desensitization）とは，慣れを誘発することを目的にした治療の1つである．したがって，クライエントの感覚過敏は軽減し，機能が改善する．

脱感作は段階づけた手順と方法を用い，その刺激は多少嫌悪感を伴うが耐えられる程度のものを用いる．クライエントの耐久性が増加したら，少しずつ

侵害性の刺激に近づけていく[23]. 作業療法士であり，手のスプリントと手の外科領域で先駆的仕事をしたLois Barberは，サンドペーパー，米のような粒子への接触，振動などを使った感覚過敏領域に対する脱感作療法を開発した．治療は1回10分間，1日に3〜4回行われた（図22-14）[1]. クライエントは日常生活に脱感作を創造的に組み入れることができる．たとえば，クライエントはTシャツやコールテンのズボンを手でこすることは脱感作を行っているということがわかり，1日を通して容易に訓練を行えるようになる．

第2の症例であるレイラは重度な感覚過敏であったので，脱感作療法開始時は，シルクのような素材のみに耐性があった．それに対して，ミンソには固有覚の改善と結びつけて感覚再教育を促進するために，重たい物や複雑な手触りのある素材（重い磁器のマグカップや複雑な手触りの食事用具など）をADLの中に組み入れるように指導した．

感覚過敏の存在もしくは持続は，罹患肢の使用を制限し，感覚再教育を妨げることが多い．したがって，なるべく早期にこの問題に対処することが重要である．作業療法士であり，手の外科の領域で多くの論文を書いているAnne Callahanは，感覚再教育のクライエントを，目的により2つのグループに分けるべきであるとした[6]. 2つのグループとは，防御感覚再教育のクライエントと識別覚再教育のクライエントであった．

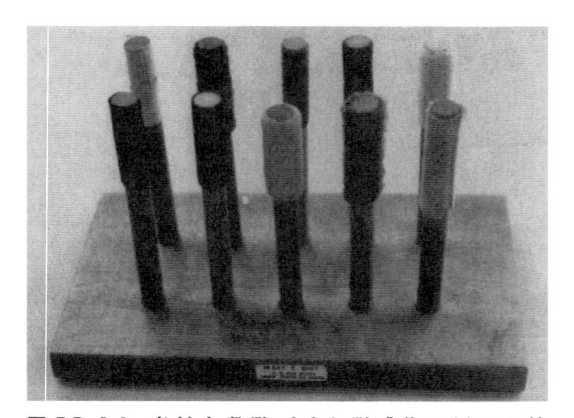

図22-14　素材を段階づけた脱感作に用いる棒
(Stanley BG, Tribuzi SM, editors : Concepts in hand rehabilitation, Philadelphia, 1992, FA Davis)

防衛感覚再教育

防衛感覚が欠如した人は痛みや熱さ，冷たさを感じることができないため，重篤な損傷を受ける危険性がある．彼らは何か物を持った後に水疱ができるかもしれない．そして，視覚的に手を確認するまでこのことについて認識できないかもしれない．CVA後に左麻痺と左側半側無視を呈したクライエントは，調理をしている時にコンロの火の上で左手を不注意に動かしてしまうかもしれない．防衛感覚が欠如している状況下では，クライエントは熱いストーブによる痛覚刺激を感じないまま熱傷を受けてしまうだろう．同様のことがC6四肢麻痺のクライエントでも頻繁に見られる．彼らの場合，環指と小指の感覚が欠如していても，母指および示指，中指の防衛感覚は正常であることもある．

Callahanは，これらのクライエントの感覚再教育のために，以下のような防衛的指導を示している[6].

- 鋭い物，熱いまたは冷たい物に曝されないよう防衛する．
- 物は加える力を少なく，そっと握るようにする．
- 物を握る圧をより広い面に分散できるよう，可能な時はいつでも太柄のハンドルを用いる．
- 活動を長時間やり続けないようにする．代わりに，使用する道具や仕事の課題を頻繁に変えるようにする．
- 浮腫や発赤，発熱，水疱，切創，その他の外傷がないか視覚的に皮膚を確認するようにする（神経損傷がある時，これらの組織の治癒は遅延する）．
- 組織損傷や外傷がある場合，十分注意して治療し，感染を避けるようにする．
- 保湿剤を使って，できるだけ皮膚の柔軟性を維持するようにする．

レイラの感覚状態は，これらの予防策を学習し毎日の生活の中で実施できることを示している．しかし，障害の重症度と受傷したばかりであるということから，まだ識別覚再教育のクライエントではない．

識別覚再教育

防御感覚が正常であり，セメス-ワインスタイ

ン・モノフィラメント検査で少なくとも4.31が認識できるなら，識別覚訓練の対象となる．刺激された部位の局在ができないクライエントも識別覚再教育の対象である．識別覚鈍麻の原因となる脳損傷や神経損傷があるクライエントでは，目で見ることなしに背中でブラジャーを留めることや，自分の髪を結ぶこと，バッグやポケットに財布を入れることができなくなる．識別覚の再教育は，最初はスプーンや硬貨のようなきわめて異なる物から，1セント硬貨と10セント硬貨などのより類似した物へと段階づけ，時間をかけて進める．

　識別覚再教育を計画する際には，達成可能であり，感覚障害があっても機能を強化できると考えられる短期目標を設定することが最良である．クライエントに運動障害があり，徒手的に刺激物を操作できないのであれば，刺激物を手の上で動かすようにする．識別覚再教育には刺激部位の局在と段階づけた識別課題が含まれる[6]．

局在覚

　動的触覚の局在は静的触覚局在の前に回復する傾向がある．再教育は両者の感覚に対して行われる．クライエントを閉眼させて，鉛筆の端についている消しゴムや作業療法士の指でクライエントの手の格子の1つの正中部に触れるようにする．このことで記録がより容易に行え，治療をより正確で整合性のあるものにし，そして皮膚の隣接した領域からの求心性活動を最小限にできる．動的または静的触覚刺激を与える．クライエントには眼を開け，触れられた部位を指し示すように指示する．興味深いことに，視覚刺激と同側に触刺激を加えた場合，手の触覚に視覚刺激が加えられた時の視覚皮質の活動が強化されることが示されている[22]．回答が不正解である場合，刺激された領域を見ながら同じプロセスを繰り返す．閉眼してこのステップを再び繰り返す．新しい部位ですべての過程を繰り返す．クライエントが改善するにつれて，刺激はより軽くそしてより小さく変化させる[6]．

識別の段階づけ

　刺激は粗大な識別を必要とするものから繊細な識別を必要とするものまでに段階づけられる．識別の困難さは3つのレベルに分類される：(1) 同じものか異なるものか，(2) どのように同じか異なるか，(3) 素材または対象物の同定．

　刺激は手の格子に相当する部位の皮膚に与える．刺激を与えるために，手または刺激のどちらかを動かす．上記のように，最初は眼を閉じて，次に眼を開けて，さらに再訓練のために眼を閉じるようにする．異なった粗さのサンドペーパー（図22-15A）や布，ナットやボルト，硬貨のような物（図22-15B）などさまざまな素材が使用される．

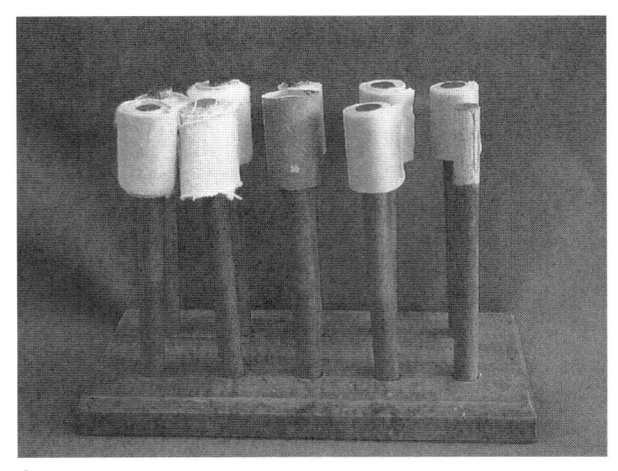

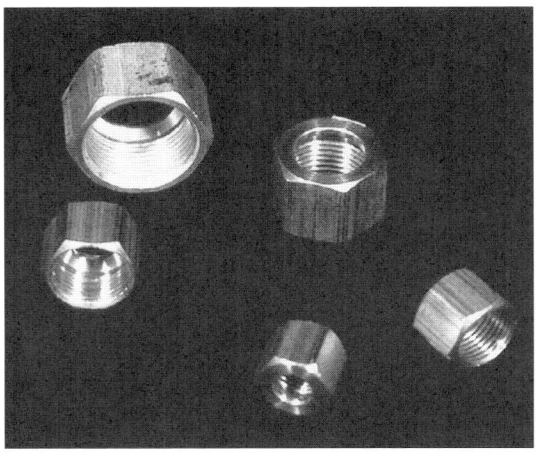

図22-15　識別覚再教育に用いる段階づけた器具　A：異なった粗さのサンドペーパー，B：ボルトとナット（A：Skirven TM, Callahan AD：Therapist's management of peripheral-nerve injuries. In Mackin EJ, et al, editors：Rehabilitation of the hand and upper extremity, ed 5, St. Louis, 2002, Mosby．B：Fess EE：Sensory reeducation. In Mackin EJ, et al, editors：Rehabilitation of the hand and upper extremity, ed 5, St. Louis, 2002, Mosby）

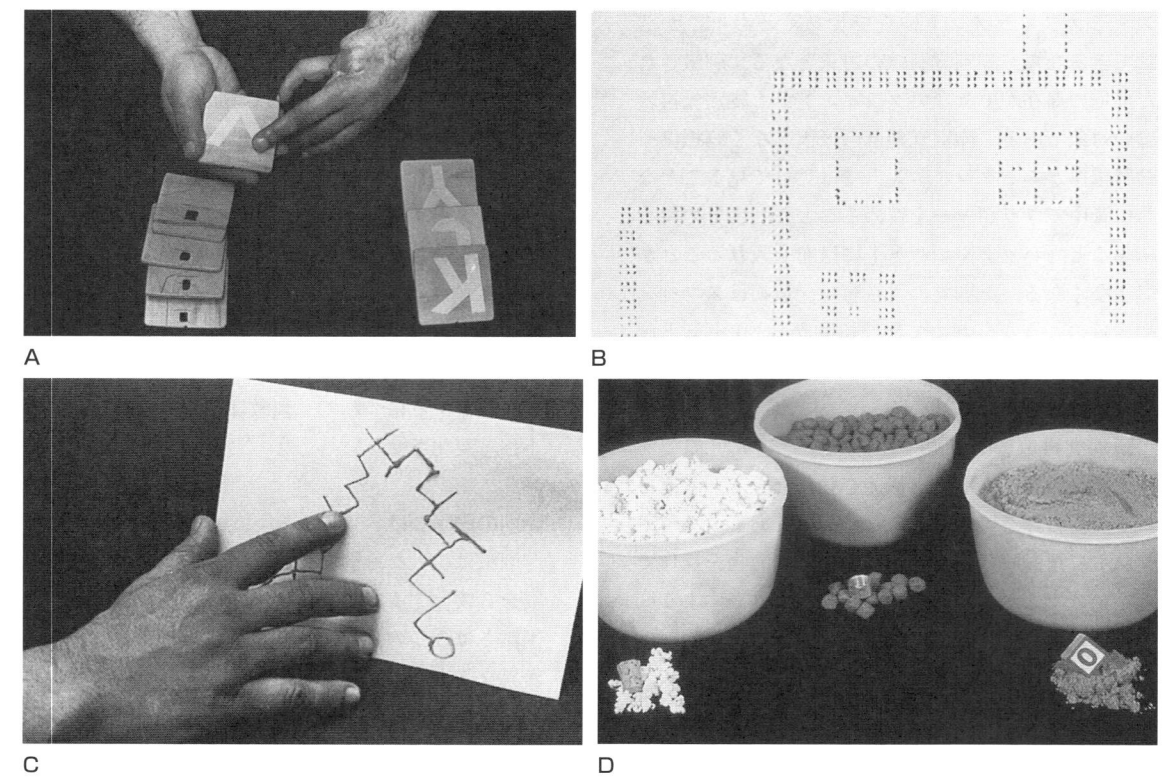

図 22-16 段階づけた感覚再教育　A：文字の同定，B：点字の図形，C：迷路上を指先でなぞる，D：米や豆で満たされた容器から対象物を探索する（A-C：Skirven TM, Callahan AD：Therapist's management of peripheral-nerve injuries. In Mackin EJ, et al, editors：Rehabilitation of the hand and upper extremity, ed 5, St. Louis, 2002, Mosby，D：Fess EE：Sensory reeducation. In Mackin EJ, et al, editors：Rehabilitation of the hand and upper extremity, ed 5, St. Louis, 2002, Mosby）

作業療法実践ノート

> ゲームやパズルは優れた識別活動であり，問題となっているレベルに合わせて調整できる．文字や三次元図形，点字図形（読むのではなく点のパターンを識別する）がしばしば用いられる．

識別訓練の他の方法として，指尖や手の小さな部位に幾何学図形，文字や数を描くことがある．これは指先や細い棒，鉛筆の消しゴムなどで行う．クライエントはこれらの図の同定を試みる．

課題の困難さは，必要に応じて運動刺激のための指使いを加えたり，視覚を遮断することによって高める．識別訓練には箱の中の物を同定したり，米や砂の中から物を取り出したり，眼を閉じた状態でADLを行ったりすることも含めることができる（図22-16）．改善の経過は，正答反応数の改善や局在覚領域の改善，運動課題遂行の速度，2点識別覚の改善状態，全般的ADLの機能改善レベルにより判定される[6]．

[要約]

感覚障害は作業遂行を妨げる．作業療法では感覚機能の回復，あるいは適応的な治療介入がなされる．脱感作は繰り返し刺激を加えることで回復的効果があり，侵害刺激に対して耐久性をもつようになる．これはまた順応ということもできる．防衛感覚再教育および識別覚再教育は，それによって皮質地図の再構成を導くことから，適応的効果をもっている．これは神経の可塑性の例である．

[復習のための質問]

1. 末梢神経が皮膚知覚帯と異なった神経支配パターンをもつのはなぜか説明せよ．
2. チネルサインとは何か説明せよ．

ケーススタディ：ミンソとレイラ（その2）

この章の最初に提示した2症例を考えると，人の作業的生活に対する感覚の影響や重要性には興味深いものがある．その人の生活に意義と質の高さを与える作業に従事する能力にとって，正確な評価と適切な治療の提供が重要である．

ミンソの場合，食事のような作業に障害があったことから，最初に固有覚と触覚の識別覚の適切な検査が行われた．取り組まなければならない遂行技能は協調性，筋力とその発揮（運動技能）と適応性（遂行技能）である．ミンソの作業療法の焦点は，感覚の回復とその定着，必要に応じて正常な感覚系を用いながら代償的に課題を達成するためにそのやり方を変更することである．たとえば，紙コップを持っている時に使う力の量を決めるために，視覚による手がかりをミンソに教えることができる．また，公の場で紙コップの使用を避けるよう教えることができる．これらの方法は，彼の社会的な役割を回復するうえで成功感を与えることができる．

12歳のレイラに対しては，最初の感覚検査として感覚分布，チネルサインと刺痛の評価を含めるべきであった．末梢神経損傷後の回復過程は次のようである：痛み（pain with pinch）—チネルサインの出現—圧刺激に対する過敏疼痛；刺痛—動的触覚，表在触覚および触覚の識別．SWモノフィラメントの検査結果が測定不能であったということは，防衛感覚の再教育の必要性を示しており，さらなる損傷を避けるために視覚的手がかりを使用する訓練の必要性を示している．感覚検査の結果に基づいて，治療は彼女が腕で教科書を持てるようになるための脱感作を強調した．字を書くという宿題は，手の尺側面で感じる能力を高める感覚再教育となる．このような治療は，彼女の生徒としての役割の回復を助ける．

3. 末梢神経損傷後の典型的な感覚回復の順序を説明せよ．
4. 指先が他の身体部位と比較して感覚が鋭敏であることの2つの理由を説明せよ．
5. 温度覚の認識が障害された人に，水温を確かめるためにどのような代償的方法を勧めるか説明せよ．
6. 交感神経系の4つの機能を挙げよ．
7. 手の感覚分布をどのように検査するか説明せよ．
8. 感覚再教育とは何か，またどのように行うか説明せよ．
9. 脱感作とは何か，またそれを用いる適切な時期はいつであるか説明せよ．
10. 立体覚障害がADL機能に及ぼす影響について，2つの例を挙げよ．
11. 入浴中，温冷覚の認識が欠如しているクライエントが注意しなければならないこととは何か説明せよ．

引用文献

1. Barber LM: Desensitization of the traumatized hand. In Hunter JM, Schneider LH, Mackin EJ, et al, editors: Rehabilitation of the hand, p. 721, ed 3, St. Louis, 1990, Mosby.
2. Bell-Krotoski JA: Sensibility testing with the Semmnes-Weinstein monofilaments. In Mackin EJ, Callahan AD, Skirven TM, et al, editors: Rehabilitation of the hand and upper extremity, ed 5 ed, p. 194, St. Louis, 2002, Mosby.
3. Bentzel K: Assessing abilities and capacities: sensation. In Trombly CA, Radomski MV, editors: Occupational therapy for physical dysfunction, ed 5, p. 159, Philadelphia, 2002, Lippincott Williams & WIlkins.
4. Burleigh-Jacobs A, Stehno-Bittel L: Neuroplasticity. Neuroscience: fundamentals for rehabilitation, ed 2, p. 67, Philadelphia, 2002, W.B. Saunders.
5. Calford MB: Mechanisms for acute changes in sensory maps, Adv Exp Med Biol 508:451, 2002.
6. Callahan AD: Methods of compensation and reeducation for sensory dysfunction. In Hunter JM, Mackin EJ, Callahan AD, editors: Rehabilitation of the hand: surgery and therapy, ed 4, p. 701, St. Louis, 1995, Mosby.
7. Callahan AD: Sensibility assessment for nerve lesions-in-continuity and nerve lacerations. In Mackin EJ, Callahan AD, Skirven TM, et al, editors: Rehabilitation of the hand and upper extremity, ed 5 ed, p. 214, St. Louis, 2002, Mosby.
8. Dellon AL: *Somatosensory testing and rehabilitation*, Bethesda, MD, 1997, American Occupational Therapy Association.
9. Engel JM: Pain management. In Pedretti LW, Early MB, editors: *Occupational therapy: practice skills for physical dysfunction*, ed 5, St. Louis, 2001, Mosby.
10. Fess EE: Sensory reeducation. In Mackin EJ, Callahan AD, Skirven TM, et al, editors: *Rehabilitation of the hand and upper extremity*, ed 5 ed, p. 635, St. Louis, 2002, Mosby.
11. Fields RD: The other half of the brain, *Scientific Am* April:54, 2004.
12. Kim JS, Choi-Kwon S: Discriminative sensory dysfunction after a unilateral stroke, *Stroke* 27:677, 1996.
13. Lundy-Ekman L: Somatosensation: clinical applications. In *Neuroscience: fundamentals for rehabilitation*, ed 2, p. 123, Philadelphia, 2002, WB Saunders.
14. Lundy-Ekman L: Somatosensory system. In *Neuroscience: fundamentals for rehabilitation*, ed 2, pp. 99-122, Philadelphia, 2002, WB Saunders.
15. Malaviya GN: Sensory perception in leprosy: neurophysiological correlates, *Internat J Leprosy* 71(2):119, 2003.
16. Mathiowetz V, et al: Adult norms for the Nine Hole Peg Test of finger dexterity, *Occup Ther J Res* 5(1):24, 1985.
17. Merzenich MM, Jenkins WM: Reorganization of cortical representations of the hand following alterations of skin inputs induced by nerve injury, skin island transfers, and experience, *J Hand Ther* 6(2):89, 1993.
18. Novak CB: Evaluation of hand sensibility: a review, *J Hand Ther* 14(4):266, 2001.
19. Rossini PM, et al: Post-stroke plastic reorganisation in the adult brain, *Lancet Neurology* 2(8):493, 2003.
20. Ryerson SD: Hemiplegia. In Umphred DA, editor: *Neurological rehabilitation*, ed 3, p. 681, ed 3, St. Louis, 1995, Mosby.
21. Selzer ME: Regeneration and plasticity in neurological dysfunction. In Lazar RB, editor: *Principles of neurologic rehabilitation*, p. 37, San Francisco, 1998, McGraw-Hill.
22. Shimojo S, Shams L: Sensory modalities are not separate modalities: plasticity and interactions, *Curr Opinion Neurobiology* 11:505, 2001.
23. Skirven TM, Callahan AD: Therapist's management of peripheral nerve injuries. In Mackin EJ, Callahan AD, Skirven TM, et al, editors: *Rehabilitation of the hand and upper extremity*, p. 599, ed 5, St. Louis, 2002, Mosby.
24. Umphred DA: Classification of treatment technique based on primary input systems. In Umphred DA, editor: *Neurological rehabilitation*, p. 118, ed 3 ed, St. Louis, 1995, Mosby.
25. Wilson FR: *The hand: how its use shapes the brain, language, and human culture*, New York, 1998, Pantheon Books.

第23章
脳損傷後の視覚障害の評価と治療

Evaluation and Treatment of Visual Deficits Following Brain Injury

Mary Warren

（福田恵美子　訳）

キーワード

視知覚
視知覚階層性
視覚認知
視覚記憶
パターン認知
視覚走査

視覚探索
視覚注意
眼球運動コントロール
視野
視力
視野欠損

半側不注意
半側無視
両眼視
感覚融像
複視

学習目標

本章を学習することで，学生および臨床家は以下のことが可能になるだろう．

1. 日常活動を遂行できるために視覚が果たす役割を説明できる．
2. 生の視覚情報を空間と形の認知概念に変換するために，視知覚過程を通して視覚入力がCNS内で処理される過程を説明できる．
3. 視知覚機能障害の評価および治療の枠組みとしての視知覚の階層性の概念と特徴を説明できる．
4. 視知覚の遂行と処理の障害と日常活動の障害を関係づけるために，どのように評価が使われるかを説明できる．
5. 視力や視野，眼球運動コントロール，視覚注視，視覚走査などの感覚機能が，脳損傷後にどのように変化するかを説明できる．
6. 視力や視野，眼球運動コントロール，視覚注視，視覚走査などの感覚機能が，日常活動の遂行にどのように役立っているかを説明できる．
7. 視力や視野，眼球運動コントロール，視覚注視，視覚走査などの障害を評価し，治療計画を立案する方法を説明できる．
8. クライエントの可視性を高め，日常活動の遂行を促すために，どのように環境調整を行うかを説明できる．

この章の概要

適応過程における視覚の役割
中枢神経系における視覚処理過程の概要
視知覚障害の評価と治療のための枠組み
　視知覚処理過程の階層性モデル

治療
　作業療法評価
　作業療法治療
特定の視覚障害に対する作業療法評価と治療
　視力

視野
視覚注視と視覚走査
眼球運動機能
複雑な視覚処理過程
要約

　脳血管障害（CVA）や外傷性脳損傷後の視知覚機能障害を理解するには，視知覚は，状況に適応したり，毎日の活動を行うために，中枢神経系（CNS）が使用している過程であるということを先に認識しなければならない．視知覚は一連の個別性のある知覚技能でもなく，単一の感覚様式の機能でもない．むしろ，環境に適応したり生命を維持するために，視覚と他の感覚入力を統合する過程であ

ケーススタディ：ペニー（その1）

ペニーは70歳，右の脳血管障害（CVA）である．右中大脳動脈の閉塞によって脳卒中が起こった．CVAによって左片麻痺となり，左視野欠損および半側不注意も生じた．ペニーは1週間入院し，その後リハビリテーション病院に転院した．その病院で3週間，1日2回の作業療法と理学療法を含む集中的な入院治療を受けた．

退院後，さらに6週間の作業療法と理学療法の治療を受け，終了した．現在，脳卒中の発症より4カ月が経過している．ペニーがまだ読字に困難があると訴え，車の運転を再開したいと希望を表明した後に，主治医から大学の低視力リハビリテーションクリニックに依頼された．彼女はセンターのオプトメトリストによる評価を受け，視力やコントラスト感受性機能は正常であり，完全な左同名半盲であることが分かった．オプトメトリストは，ペニーに5年来のインシュリン依存性糖尿病の病歴があったことにも注目した．オプトメトリストは，読字の障害やその他の日常生活活動の障害に対処し，運転再開の可能性を評価するためにクリニックの作業療法士にペニーを依頼した．

ペニーの作業遂行を分析する前に，作業療法士は彼女の作業プロファイルを完成させ，以下の情報を収集した．ペニーの結婚歴は45年．彼女には成人した未婚の息子がおり，少し離れた州に住んでいるが，彼女の居住地域には他の家族はいない．彼女の夫であるポットは5年前に重度の脳卒中となった．夫は右片麻痺であり，全失語がある．彼は3点支持杖を使って短距離を歩くことができるが，すべての基本的ADLとIADLを行うために介助を必要としている．彼らは郊外の平屋に，夫婦だけで住んでいる．ペニーは夫の主介護者である．脳卒中後，ペニーは夫の世話の補助として介護者を雇った．介護者は週に3日，1日に2時間訪問し，ポットの入浴や他の整容動作を介助している．ペニーには，それ以上のサービスを受ける余裕はなかった．ペニーは元美術の教員であり，地域の建築物の詳細なインク画を描く地元の芸術家として知られている．ペニーは自分のことをギリギリで自立していると言っている．彼女の友人は非常に親切であったが，彼らに援助を頼むのは非常に難しく，自分で課題を遂行する方法を見つけることを望んだ．医師はポットを介護施設に入所させるよう勧めたが，彼女は夫を世話できるとの自信を示している．夫は言葉が理解できず，話すこともできないが，彼らはジェスチャーや音楽，芸術を通して意思を通わせる方法を確立しており，2人とも精神的に満足している．彼女は，夫のニーズが第一であるとはっきり述べている．

ペニーは視野欠損のために読字が困難であると言っている．それは金銭管理を行う時（請求書の支払いや退職金の管理など）に特に問題となっている．今は，友人が月に1回訪問して，小切手や銀行預金のチェック，小切手帳の精算を行ってくれている．ポットは言葉を理解していないが，本を読む時のリズムを楽しんでいるので，彼女もまた彼に本を読んであげることが好きで，それが治療的であると思っている．また，用事をすませたり，ポットを受診させるために，彼女は車の運転を再開したいと強く希望している．彼女が住んでいる地域には公共交通機関がなく，友人にいつも依頼することに気乗りがしない．彼女はもはやインク画を描けないと考えており，とても残念だと思いながらも，家に戻ってからはそれに関しては何もしようとしていなかった．彼女は基本的ADLについては自立しており，食事の準備や家事活動が行えるが，困難であると報告している．買い物の時，ペニーは移動と商品を見つけるために友人の介助を必要としている．彼女は物を見つけることが困難で，環境の中を動く時に左側にぶつかるのではと恐れている．

理解を深めるための質問
1. 左同名半盲は，ペニーの読字やその他の日常活動を遂行する能力にどのように影響しているか？
2. ペニーは本当に半側不注意があるのか，それとも左同名半盲を代償しきれていないのか？
3. 毎日の活動でペニーの自立を促すには，どの治療アプローチが最もよいか？

る[55,81,120]．人が一日に行う活動には，視知覚処理過程が必要である．脳損傷後にクライエントが視知覚障害を有しているかどうかは，視覚情報を処理する能力が変化し，それによって必要な日常活動や作業の遂行が妨げられているか否かによって決まる．

■適応過程における視覚の役割

Ayers[6]によれば，脳の全般的機能は，人を取り巻く状況に対して適応的に反応するために，感覚情報を選別し，組織化し，統合することである．脳ま

たはCNSは視覚，固有覚，触覚，前庭覚，聴覚を含む各種の感覚情報を受け取る．これらの感覚システムからの情報とともに，視覚は状況に適応するために，すなわち状況に働きかけ，操作し，形づくり，改善するために使われる．適応する際に，CNSは受け取った個別の感覚情報を組み立て，像を形成するよう統合する．感覚入力によってつくられたこの像は状況の背景となり，種々の状況に反応するために，人はこの状況を意思決定や計画立案に用いる．

うまく適応できるかは，状況や背景を予期する能力によって決まる．生存のために重要なことは，クライエントを治療している時でも，あるいは混雑した場所を移動している時でも，一歩先の状況を予期することである．予期は，個人が状況に対して計画を立てたり，成功的な結果を導く機会を増やすことを可能にする．予期や計画は人の状況の感覚背景によって導かれる．たとえば，「雨が降りそうなので，傘を持っていった方がいいな」とか，「あそこは暗いところなので，懐中電灯を持っていった方がいいな」などである．視覚入力がある時，それは他の感覚よりも我々を環境の中に取り込むので，視覚情報は感覚背景として優先される．我々は雷鳴を聞く前に稲光を見ることができるし，タイヤの軋む音を聞く前や排気ガスの臭いをかぐ前に，車が自分に向かってくるのを見ることができる．視覚は環境の変化を警告し，状況の行く先を予期し，対処すべき計画を立てることを可能にする．したがって，自分に向かって不意に物が飛んできた時に，我々は身をかわす．また，床にバナナの皮があれば，避けて歩く．

視覚による意思決定の過程は，対象を回避することだけに限定されるものではない．我々は状況を「見積もる」ことも視覚に依存している．我々は「彼は無邪気そうに見える」とか，「これは美味しそうだ」と自分に言い聞かせる．我々の言葉には，意思決定の際の視覚の重要性を反映するような言葉が散在している．たとえば，「それを見たら信じる」とか，「見ないようにしておく」「あなたが意味するところが目に見えるようだ」などである．視覚は社会的コミュニケーションにおいて重要な役割を果たし，視覚によって会話の情緒的意味合いを伝える微妙なジェスチャーや表情を「読み取ったり」，反応

することが可能になる．視覚はまた運動や姿勢の調整（たとえば，縁石や縁石の切れ目があれば，姿勢コントロールをしなければならないと警告することで，あるいは「出口」の標識のような必要とされる情報に注目させることで）においても重要な役割を果たしている．

視覚は，1000分の1秒単位でたくさんの詳細な情報を伝える力がある．視覚を使えば対象をすぐに認識できるが，触覚や言語的説明で同じ対象を認識するにはより多くの時間を必要とする．これは，情報を伝える媒体としてのテレビの力を説明するものであり，2001年9月11日の世界貿易センターの崩壊のような重要な出来事を耳にした時に，テレビを見ようと走った理由を説明するものである．

視覚によって提供される情報処理の速度が速いので，我々は動的な環境にうまく適応することができる．自分1人が動く対象であるような静的な環境と比べて，活動的な地域環境では，いくつかの対象が自分に向かって，あるいは相互に動くことが多い．このような環境でうまく適応するために，我々は自分自身の動きをモニターするだけでなく，衝突を避け，怪我をしないように自分の動きを環境内の他の対象に合わせて適応させなければならない．

成功的適応のほとんどは迅速な情報処理がなされるかによって決まる．自分に車がぶつかってから，それを認識するのでは意味がない．そうなる前に準備ができていなければならない．周りの対象と自分自身の動きを合わせるために必要な情報を素早くかつ十分に提供するのは視覚だけである．視覚障害によって影響を受けるほとんどの毎日の活動は，地域社会や職場などの動的で予測不可能な環境下で起こる．視覚障害のある人を家庭のような安定した環境に復帰させるのは比較的容易であるが，地域社会への復帰はかなり難しい．

視覚障害は疾患や外傷，加齢の結果として起こることがある[8,36,71,106]．外傷と加齢の組み合わせは，特に高齢のクライエントで見られることが多い．視覚障害はCNSへの視覚入力の質と量を変え，またCNSが視覚入力を処理し，活用するための能力を変化させる．どちらであれ，結果として，毎日の活動を遂行するために視覚を使う能力を低下させる．視覚に依存する作業を行っている時に変化が観察される．視覚障害のあるクライエントは視覚情報を非

常にゆっくり処理し，そのため動的な環境を進むことができなかったり，友人とカードゲームを楽しめなかったりする．意思決定における変化も観察される．不十分な視覚情報を受け取ったために，または受け取った情報が誤っていたために，クライエントは誤りをおかすことになる．適応のために視覚を広く使っているために，視覚障害は環境や人，物との全ての面での相互作用を変化させる可能性がある．

たとえば，ペニーが家庭や地域社会の両方で毎日の活動の多くに困難さを訴えていたことを思い出してみよう．その重要性にもかかわらず，作業遂行に対する視覚障害の影響は，視覚障害が能力障害を覆い隠すので，他の原因によるものとされることが多い．容易に観察できる身体障害とは違って，外部に出ている視覚障害の徴候はほとんどない．結果として，視覚障害によってもたらされた制限は，特に脳損傷が起こっている時は，運動もしくは認知機能障害などの他の原因によるものとされることが多い．

■中枢神経系における視覚処理過程の概要

作業に使われる視覚において，視覚の生の素材（たとえば網膜に入る光のパターン）は，周囲の環境の像に変換されなければならない．それらの像は蓄えられた記憶と比較することができ，他の感覚入力や知識と結合され，意思決定として使われる．この過程は，視知覚として知られており，CNS の多くの主な構造を包含している．その過程は環状をなしており，脳の前方にある網膜から脳の後部にある後頭極に視覚情報を運び，脳の前方の前頭前野皮質に再び戻される．この経路に沿って，適応のために使えるものを産出するよう，視覚入力は他の感覚入力とともに弁別され，細かな調整がなされ，結合され，再構成される[17, 55, 81]．

この過程は光が目に入ることから始まり，角膜とレンズを通して網膜に焦点化される．網膜は視神経を通した情報を運び，視床の外側膝状体核（LGN）に伝達する[54]．網膜の鼻側線維（視神経の）が視神経交叉するために，LGN は両眼の網膜の半側からの情報を受け取る[54, 81]．LGN でシナプス結合した後，視覚情報は，視覚皮質領野の V−1（後頭葉に見られる）に視放線回路を通って伝達される[54]．図23-1は，これらの経路を示している．視覚皮質は，入ってくる視覚情報を分類し，線の方向性や色などの特徴を鮮明にして調整し，そして皮質処理のためにこの情報を分散している[54, 55, 128]．視覚皮質からの視覚情報は，側頭葉，頭頂葉回路により処理され，最後には意思決定に使うための前頭前野回路に送られる[55]．前頭前野で使われる前に，視覚情報は，身体と周囲の環境間における像や関連性を確立するために，他の感覚情報入力と結合（統合）されなければならない[55, 56, 81]．

他の感覚入力と統合するために，視覚情報は 2 つの経路，1 つは「北回り」または上方経路で後頭頂葉回路を通るか，もう 1 つは「南回り」の下方経路で後側頭葉回路を通り，皮質の視覚野から前頭前野に送られる[44, 55, 56, 81]．この過程は，平行に配置された感覚過程として知られている（図 23-2）．後側頭葉回路を通って南回り経路で運ばれる視覚情報は，言語と聴覚入力とつながり，視覚でとらえた物体の情報と認識のために処理される[55, 81]．この過程の目的は，物の独自性をとらえることとそれらを分類することである．後側頭葉の神経回路は，網膜の黄斑中心窩領野からの視覚入力を物の視覚的詳細を把握するために使う．後側頭葉回路による過程は，ダイエットコークと普通のコークの缶の形を見分けたり，特定の人の顔を見分けるための能力にとって重要である[55]．

北回り経路を通り前頭前野回路に同時に運ばれた視覚情報は，後頭頂葉を通過している．頭頂葉は感覚系のすべてから情報を受け取り，内在する感覚地図をつくるための入力を統合する合成装置であり，それは空間内で身体を適応させるために使われる[9, 44, 55, 56, 81, 98, 100]．頭頂葉回路を通る視覚情報は，身体の周囲にある物の存在に CNS を調整するために，身体と物や身体間の空間関係を決めるために使われる．視覚情報は，この方向づけを提供するために他の感覚情報とともに統合されなければならない．触覚，固有覚，運動覚，前庭覚および聴覚情報は自分自身と周囲の物との関連性を正確に判定するために，視覚入力と同じく必要である．頭頂回路により同調された情報による地図は，身体が中心にあり，ダイナミックであり身体の空間での動きに伴ってその形と内容が変化する[9, 44, 79, 81, 98, 100]．

それぞれの半球の後頭頂回路には，身体の半対側

視覚系における平行配置された処理過程—1
脳の水平断面を下から眺めた概要図

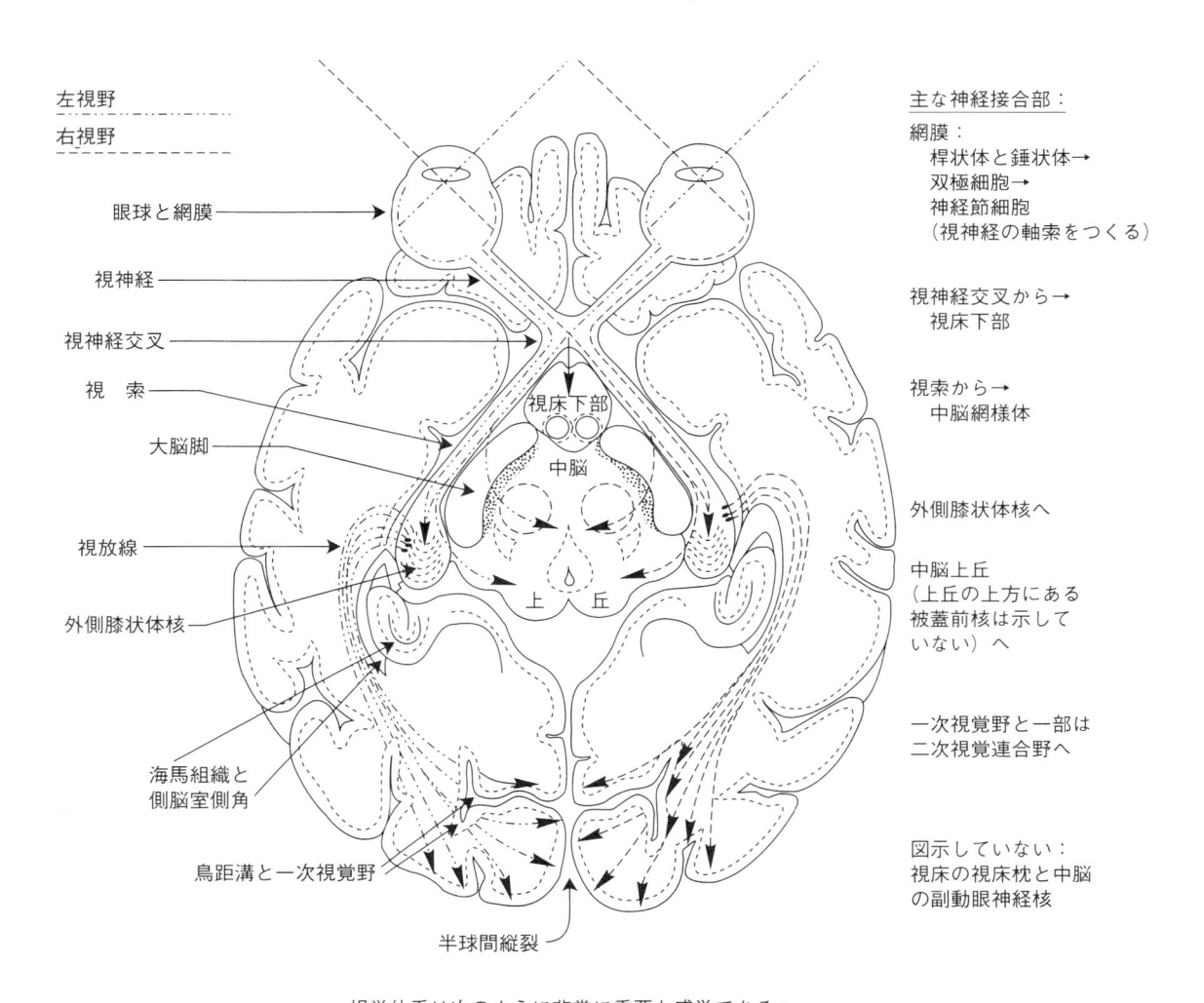

左視野
右視野

眼球と網膜
視神経
視神経交叉
視索
大脳脚
視放線
外側膝状体核
海馬組織と側脳室側角
鳥距溝と一次視覚野
半球間縦裂

視床下部
中脳
上丘

主な神経接合部：
網膜
 桿状体と錐状体→
 双極細胞→
 神経節細胞
 (視神経の軸索をつくる)

視神経交叉から→
 視床下部

視索から→
 中脳網様体

外側膝状体核へ

中脳上丘
(上丘の上方にある
被蓋前核は示して
いない) へ

一次視覚野と一部は
二次視覚連合野へ

図示していない：
視床の視床枕と中脳
の副動眼神経核

視覚体系は次のように非常に重要な感覚である：

A．視覚的な状況や大まかな関係を見る能力と色彩や微細な物を見る能力を含む学習，記憶そして想起に関係．
B．コミュニケーション：記号言語，話しことば，身体言語を使うことに関係．
C．前庭固有受容体系と一緒に働いて時間的空間的見当識に関係．
D．喜びや危険の早期警戒体系，つまり視覚は最速の遠隔受容体で卓越した動きの検出機関．
E．視覚-操作と視覚-運動活動に関係．

図 23-1 網膜から外側膝状体核を経て視覚野にいく経路（Josephine C. Moore, PhD, OTR の厚意による）

空間の地図がある．つまり，右半球には，身体の左側とその周辺の空間の地図を含み，左半球は身体の右側とその周辺の空間の地図がある[9,44,100]．この地図は空間表示が詳細ではないが，それぞれの身体側における対象の一般的な印象を提供している．CNSは，これらの地図をつくったり保持したりするために，網膜領野の末梢領域からの視覚情報に依存している．脳のこの領野は，全般的注意や空間認識に関与している[79]．

後側頭と頭頂回路を通った視覚情報伝達の最終先は脳の前頭前野である．そこでは自己決定や計画する認知過程のために情報が使われている．前運動領

視覚系における平行配置された処理過程

2つの平行する経路は後頭葉から前頭前野と前頭眼野（FEF）に視覚情報を運ぶ．これら2つの経路の線維は，図示しているように前頭前野と前頭眼野に到達する前に，（図示していないが）それぞれの経路に沿って多くの領野と連絡をしている．
N＝頭頂葉と前頭葉を経由する「北回り」または上方経路．
S＝側頭葉と前頭葉を経由する「南回り」または下方経路．

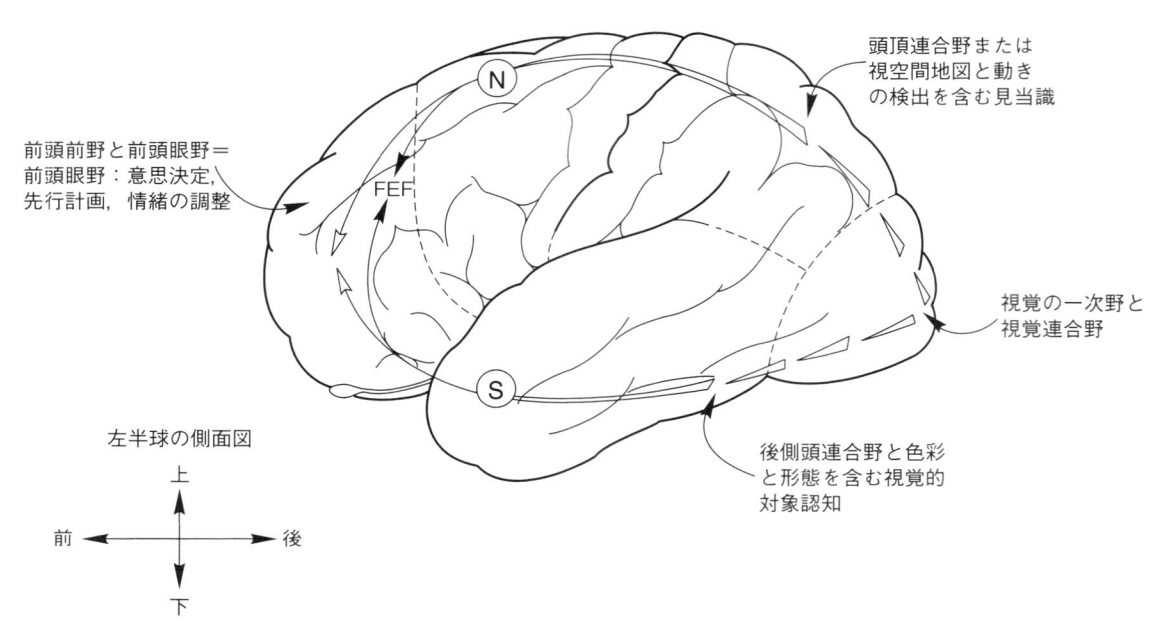

図 23-2 皮質における視覚処理過程を完結するため視覚野からの頭頂葉，後側頭葉を経て前頭葉に至るそれぞれの回路群（Josephine C. Moore, PhD, OTR の厚意による）

野や他の領野とともに，この領野は，眼球運動を含む巧みな身体運動の企画のための責任を負っている[43,44,55,81]．前頭前野に位置している重要な視覚構成は前頭眼野であり，それは身体の反対側における空間の随意的な視覚探索のための責任を担っている[11,44,92,101,103]．右半球の前頭眼野は左空間の視覚探索を支配し，左半球ではその逆である．前頭眼野は，視覚情報が環境において見出されるであろうとの予測を基にして視覚探索を指揮している[42]．たとえば，もしあなたが部屋の中で電気のスイッチを見つけようとすると，あなたは壁面を視覚探索するだろう．なぜならば，電気のスイッチがあると予測している場所だからである．床や天井を探すような無駄はしないだろう．決定的な視覚情報が予測される場所を基準に視覚探索することにより，CNS は視覚情報を速やかに処理することができるのである．この調整は，車の運転のように，迅速な視覚処理が必要な活動をうまく行えるようにしている．

すべての視覚情報が，皮質処理のために視放線回路を伝達されるわけではない．多くの神経路は視神経を通り，視床下部と脳幹を含む皮質下領野に伝達される[54,71,81]．脳幹は，視覚処理に関わる重要な神経構造を含んでいる．脳幹の中脳に位置する上丘は，視覚入力の主要な脳幹部の処理中枢である．上丘は，周辺視野における動く視覚刺激を検出する役割を担っている[44,54,71,77]．動きを感知した時，上丘は自動的に動きの方向に眼球運動を起こす．この機能を遂行することで，上丘は，環境において生じた現象に CNS がふいをつかれることがないよう早期警戒システムとして働いている[44,90]．外眼筋を調節している脳神経のⅢ，Ⅳ，Ⅵ神経核も脳幹に位置しており，光反射（瞳孔反射）や輻輳反射のような基本的な視覚機能を担っている[54]．

多くの CNS 領域は視覚情報処理の責任を負って

第23章 脳損傷後の視覚障害の評価と治療   649

表23-1 視覚情報処理過程と損傷部位に随伴する障害を理解するための皮質半球機能の要約

左半球優位機能		右半球優位機能	
人,場所,物との関係においてより詳細な見当識をもつ		より大まかで全体的	
微細な部分を把握し,それら微細な部分の比較と対比をする		環境の全般的な視野をとらえる	
対象ごとに系統的で一貫性のある探索方法を使って視覚情報を処理する		同時に複数の視覚入力を処理し,それらを意味あるまとまりへと分類する	
右視野のみに注意を向けている		左右の視覚野に対して粗大な注意を向ける	
頭頂葉の損傷	後頭側頭葉	頭頂葉の損傷	後頭側頭葉
注意を細部に偏らせる	注意を粗大入力の方へ偏らせる	注意を細部に偏らせる	注意を粗大入力の方へ偏らせる
右半球優位へ脳を偏らせる	右半球優位へ脳を偏らせる	左半球優位へ脳を偏らせる	左半球優位へ脳を偏らせる
右下1/4視野欠損を生じるかもしれない	右上1/4視野欠損を生じるかもしれない	左下1/4視野欠損を伴う無視か半側性不注意を生じるかもしれない	左上1/4視野欠損を伴う無視か半側不注意を生じるかもしれない

Josephine C. Mooreの許可を得て改変

いるが,人が見た物の感覚をつくり,適応のために視覚情報を使うよう一緒になって働かなければならない[44,55,79,81,99]．何百万もの長短の神経線維は,有効で効率のよい視覚処理を保証するために,いろいろな皮質や皮質下構造と結合している．車の点火プラグの働きに燃料噴射システムが重要であるように,視覚システムは,その構成要素がともに働かなければ効率よく稼働しないであろう．脳損傷や病気を発症した時,この伝達システムは破壊され,視覚処理の組織は破綻してしまうだろう．表23-1に,視覚システムのいろいろな側面における種々のCNS損傷の影響を列挙してある．表を参照すると,クライエントは,損傷により障害されている視覚処理を必要としている日常活動のみに制限を来しているということに注意してほしい．たとえば,左後側頭葉損傷により生じている視覚的な細部を処理する能力の欠損は,校正の仕事に復職する能力には重要な影響を及ぼすが,ピアノの調律師として復職するには影響が少ないであろう．

ペニーのCVAは左大脳半球の皮質を栄養している中大脳領域に起こっており,内包領域に影響を及ぼしていた．CVAの結果,視放線の側頭葉および頭頂葉経路は後頭頂葉領域で損傷されていた．また,左上下肢の運動をコントロールする運動神経線維も損傷されていた．

■視知覚障害の評価と治療のための枠組み

視知覚処理過程の階層性モデル

環境に適応するために視覚を使えるようになるには,網膜からの生の情報を操作可能で,意思決定に使える空間および対象の認知概念に変換するためにCNS内で視覚を統合する必要がある．この過程が**視知覚**として知られている．視知覚機能は,相互作用と相互補助をする組織化された過程の階層性として概念化することができる[120]．図23-3は,この階層性を図式化している．この階層性内で,それぞれの過程は,それに先行する階層により支えられていて,下位レベル過程の統合なしには正確に機能することはできない．図23-3に示すように,**視知覚階層性**は,視覚認知,視覚記憶,パターン認識,視覚走査,視覚注意の過程からなっている．これらの知覚過程は,階層性の基礎をなす3つの基本的視覚機能に支えられており,それは眼球運動,視野,視力である．

環境に適応するために視知覚を使う能力は,統一されたシステムにおいて階層性をなす全ての過程の相互作用の結果である．しかし,この節ではそれぞれの知覚過程は個々に説明してあり,視覚を通した適応能力はこの過程が共同した結果であることに読者は注意しておくこと．個々の知覚過程は明らかに

650　第4部　遂行技能とクライエント要因：評価と介入

```
        視覚を介
        した適応

         視覚認知

         視覚記憶

        パターン認知

         視覚走査

    視覚注意＝覚醒と注意すること

  眼球運動コントロール　視野　　視力
```

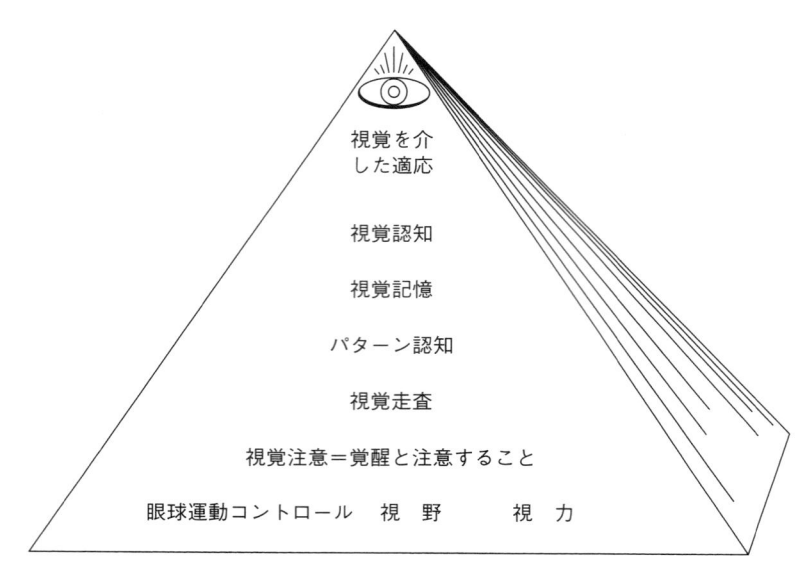

図23-3　中枢神経系の視知覚技能発達の階層性（Warren M：A hierarchical model for evaluation and treatment of visual perceptual dysfunction in adult acquired brain injury, part I, Am J Occp Ther 47（1）：55, 1993. Josephine C. Moore の厚意による）

することができるが，1つずつ分けられるのもではない．

　この階層性において最高位にある視知覚過程は，視覚認知である．**視覚認知**は視覚情報を操作し，統合する能力として定義することができ，他の感覚情報とともに知識を得たり，問題を解決したり，計画を企画したり，意思決定している．言い換えると，視覚認知は，認知過程を完了させるために視覚を使う能力であるといえる．視覚認知の発達は，我々が形の恒常性や一貫性などの認知概念を発達させるために体性感覚入力と視覚入力を結合していく時の幼児期に始まる．したがって我々はこれらの概念を意思決定のために適用しているのである．たとえば，もし我々が身長30cmの大人を見た時，その大人は数m向こうにいると考える．なぜならば我々は大きさの恒常性によって，大人の身長は30cmではないことを知っているからである．視覚認知が複雑な視覚分析を可能にしているので，読書をする，字を書く，計算する，あるいは芸術家，技術者，外科医，建築家，科学者など多くの仕事のすべての学問的な営みの基礎となっている．

　視覚認知は，次の階層性の段階になっている**視覚記憶**の存在なしには生じることはない．視覚刺激による精神的操作には，視覚分析が終了するまでの間，心の眼で対象の像をつくりだし保存する必要がある．短期記憶の中で一時的な視覚像を貯えることができることに加え，人は長期記憶に像を貯え想起できなければならない．たとえば，図23-4のイラストを解釈する場合，鷲鳥と鷹の両方の形の視覚記憶を呼び起こすことができる大人や年長の子どもは，この錯覚を簡単に解決できるが，多くの幼児は，これらの鳥の形の記憶をまだ貯えていないので，解決できないのである．

　視覚像を記憶に貯えることができるようになる前に，個々人は像をつくり上げているパターンを認識しなければならない．下位の階層として視覚記憶を支えている**パターン認知**には，対象の顕著な特徴を見出し，環境からその対象を識別することが含まれる[37]．顕著な特徴は，他の対象から特定の対象を区別するということである．たとえば，"F" と "E" を区別する顕著な特徴は，"E" においては下に水平な線があることである．パターン認知は，2つの能力を含んでいる．対象の形態と全体的側面を明確にする能力―その一般的な形，輪郭，特色を見る―そして色彩，陰影，生地を詳細に識別する能力のような，対象が示す特色を明確にするための能力である[18]．この認識の両側面は，正確な識別のためになくてはならない[8]．

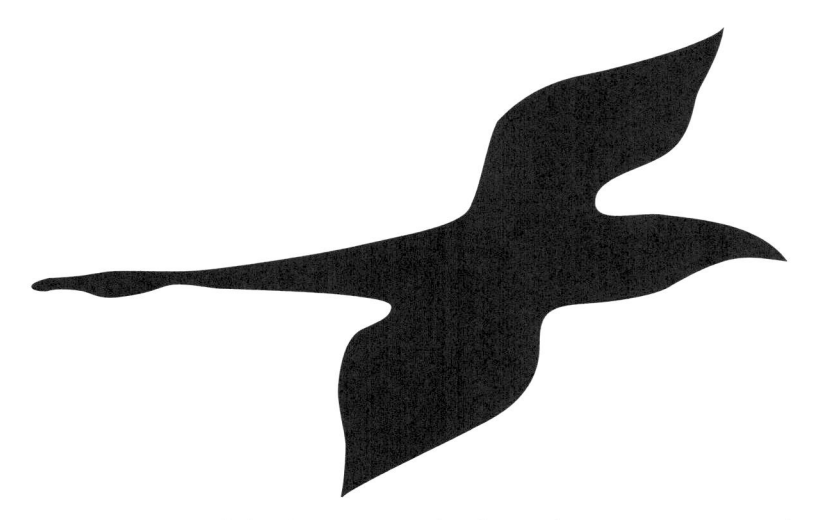

図 23-4 この図は鷲鳥ですか？ または鷹ですか？（Josephine C. Moore の厚意による．Warren M：A hierarchical model for evaluation and treatment of visual perceptual dysfunction in adult acquired brain injury, part I, Am J Occp Ther 47（1）：55, 1993）

　パターン認知は，その1つ下の階層—組織化された視覚配列の走査を行う—なしには成立しない．**視覚走査**または**視覚探索**は，衝動性眼球運動を使うことで成立する．衝動性眼球運動は，環境内で興味のある物に眼球が向かう時の動きである．衝動性眼球運動の目的は，細部を処理する能力が最も高い網膜の領域の窩に対象の焦点を合わせることである[42]．視覚配列を走査するとき眼球は配列を正確に判断するための要素に選択的に焦点を合わせている[35,48,83,95]．最も重要な細部は，正しく識別できたことを確認するために，周期的な衝動性眼球運動を通して，何回も確認される．この場面で本質的でない要素は，無視される[35,95,131]．

　視覚走査は，事実，**視覚注意**の産物である[35,48,45,90]．衝動性眼球運動は，対象から対象に視覚注意が転じていくことを示す視覚走査において観察された．視覚探索は2つのレベルで生じる．主に脳幹により調整される自動的または反射的レベルと，認知の皮質レベル処理により発動される随意的レベルである[79]．反射的レベルにおいて，視覚注意（つまりは視覚探索）は，末端の視野に新しい物が動いている，または光が突然現れる時に自動的に行われる[54,77]．この反応は，環境内における予測外の侵入物から個人を守っている．皮質により指示されている随意的な視覚探索は，情報収集という明らかな目的のために履行されている．視覚探索は，たとえば鍵を置き忘れた時のように，周囲にあるはずの物を探す時や，出口の場所など，ある情報を得る時のように，合目的的かつ意識的に行われる[35,79]．

　視覚注意は，視覚認知処理のために欠くことのできない重要なものである．人がどのように対象に注目するのか，また情報がどのように決まっていくのか，視覚入力がどのようにCNSで分析されるのかは，意思決定の基盤になっている．視覚情報に注目しない人は，視覚情報を探索し始めようとせず，パターン認識を完遂せず，視覚記憶を貯えておくことができず，意思決定のためにこの視覚入力を使うことができない．同様に，でたらめかつ不完全な方法でしか視覚情報に注目しない人は，意思決定の基礎となる，十分で完全な情報をもたないことが多い．

　CNSによる視覚注意のタイプは，必要としている視覚分析に依存する．たとえば，部屋の中にあるいすを認識するために必要とされる注意のタイプは，いすの種類を認識するために必要とされるものとは異なっている．最初の例では，環境とその中での物の配置について全体的な認識を必要とする．第2の例では，いすの特徴を明らかにするために，細部にわたる選択的視覚注意を必要する．また，同時に1つ以上の視覚注意のタイプを使うことができるようになる必要がある．友人と話しながら混雑した

部屋を横切る時，人は他の人の動きに注意しなければならないし，衝突を避けるために部屋の中の障害物の位置に注意しなければならないし，その間中，同時に友人（目的のもの）に焦点を当てている．CNSは同時にいくつもの視覚注意のタイプを働かせ，注意のタイプとレベルの間で常に変動している[79]．神経処理過程の大部分は，視覚注意に方向づけられており，脳損傷により視覚注意が容易に途絶える原因となり，同時に視知覚処理過程を高度に回復させる理由ともなっている[79]．

CNSが環境からの明確で簡潔な視覚情報を受け取らなければ，視覚注意や階層内のより高次の処理レベルが関与することはない[21, 120]．視覚入力は眼球運動調節，視野，視力などの視覚機能によってなされる．**眼球運動コントロール**は，速くそして正確な眼の動きを可能にし，知覚の安定を保証する．**視野**は視覚場面を登録し，CNSが視覚情報を完全に受け取ることを保証する．**視力**は，CNSに送られる視覚情報が正確であることを保証する．これらの欠くことのできない視覚機能がなければ，不十分な像がつくられ，高度な視覚処理過程が関与することを妨げる．

脳損傷や病気によって，いかなる階層レベルにある視覚処理も中断させられることがある．なぜならば，階層性をもって統一されているので，脳損傷によって下位レベルの処理過程もしくは機能が妨げられると，それより上位の処理過程も障害されるからである．この状態が生じた時，損傷が実際には階層の低いレベルで起こっているにもかかわらず，対象者は高次の処理過程が障害されているように見えることがある．たとえば，はめ絵検査を完成することができないクライエントは，図と地の知覚の視覚認知処理過程において障害があると考えられる．事実，このクライエントは視野欠損に視覚の不注意が複合したために，非対称の走査パターンとなり，そのため不正確なパターン認知を経験するだろう．高度なレベルの処理過程（図と地の無知覚）の治療は，最初に視覚注意や，視野などの基礎的な障害を治療しなければ成功しないだろう．この効果は，脳損傷による運動システムで観察されることに似ている．観察される高度なレベルの障害は，クライエントが物をつかむ時に手を使うことができないということもある．その根本的な障害は，筋緊張と感覚の

作業療法実践ノート

> 視知覚障害に対して効果的な評価および治療を行うには，脳損傷が各処理レベルでの視知覚の統合にどのように影響を及ぼすのか，また視知覚処理を可能にするために各レベルがどのように相互作用しているかを理解する必要がある．

低下と，筋力低下である．物の操作に手を使うことは，筋緊張，筋力，そして感覚の障害を治療しなければ，可能にはならないだろう．

ペニーは，左同名半盲と診断されていた．この障害により，彼女は左視野の物を見られない．この視野欠損は，彼女が左側の物に注目する能力を障害し，彼女は左側の物を探索することができなかった．左側の探索の失敗は，彼女の左側の物の視覚記憶の形成やパターン認識を完全に制限している．彼女は左側の物の視覚記憶がないので，環境を探索する時，見当識障害を経験し，左側の物にぶつかっている．

治療

脳損傷による視覚機能障害をもつクライエントを治療する場合，作業療法士は，眼科学と視覚検査学の2つの医学的専門家と接し，一緒に働くことが多い．この2者の眼治療の専門家は視覚障害の診断や管理，治療を行い，両者とも作業療法士への依頼を行うことがある．しかし，この2者の専門家には相違点があり，作業療法士は共同して実効を上げるために，また彼らの提言から益を得るために，その違いを認識しておかなければならない．眼科医は眼科学の専門教育を受けた医師（MDs）である．眼科医は，視覚機能障害を起こす医学的状態に対する診断と治療に主たる責任がある．神経眼科医は，眼科学から専門分化し，脳損傷による視覚機能障害の多くの人を治療していることが多い．したがって彼らは，しばしば作業療法士と一緒に仕事をし，依頼を行い，作業療法に関して相談を行う．

オプトメトリスト（optometrist：視能検査士）は，大学院で視覚検査の博士号を取得している独立した健康管理の提供者である．作業療法士同様，オプトメトリストには，神経リハビリテーション的，発達的，行動学的視能訓練を含む多くの専門領域が

ある．彼らは医師ではないが，視覚喪失の原因となる医学的状態について診断および治療を行う．アメリカ合衆国では，眼治療のプライマリケアの約3分の2を提供している．現時点では，どちらの専門家もリハビリテーションチームのメンバーとして日常的にサービスを提供し，主に相談業務を行っている．チームがどちらの専門家を使うかは，主として利用しやすさと，必要とする費用によって決まる．

作業療法評価

治療計画を展開するために，作業療法士は活動制限や参加制約と視覚機能障害の現状とを関連させなければならない．この関係を確立することが，作業療法士が視覚行為の評価を行う目的となる．この過程はまた，「医学的必要性」として知られており，それは医療費支払会社から作業療法サービスの費用を受け取るために欠かせない．この関係を確立するために，作業療法士は活動上の制限を明確にし，それと視覚機能障害の現状を結びつけなければならない．このために，作業療法士もまた視覚機能障害を明確にするために評価を行う必要があることが多い．眼科医やオプトメトリストは，視覚障害の診断を目的として視覚機能障害を評価しているのに対し，作業療法士は，活動制限や参加制約の存在を説明するために視覚機能障害を評価している．

理想的な治療場面であれば，作業療法士は，クライエントの視覚機能障害を明確にする眼科医やオプトメトリストと協力して働くだろう．これらの眼のケアの専門家は，リハビリテーションチームメンバーとしてサービスを提供し，回復時期に何回かクライエントの視覚を検査する．彼らは，予後や医学的・眼科学的治療情報に基づいて眼の健康状態や視力の状態，視野，眼球運動コントロールに関する情報を他のリハビリテーション専門職に提供するだろう．現実的には，この眼の専門家がリハビリテーションチームメンバーにいることは稀であり，彼らが依頼を受けるようにすることは時間の浪費であり，困難でもある．

治療を継続するために，作業療法士は，視覚障害が存在し，作業遂行が制限されているクライエントの回復状況について，担当医師やケースマネジャーをまず初めに納得させなければならないことが多い．このためには，作業療法士は視覚機能障害をス

作業療法実践ノート

> 作業療法評価には3つの目的がある．(1) 活動もしくは作業上の障害を明確にする，(2) その障害を視覚障害の存在と関連づけること，(3) 評価の結果に基づいた適切な治療計画を立てること．評価および治療を行う時，クライエントの視覚遂行は，確立された基準からどのように偏位しているかという観点からではなく，作業遂行をいかに妨げているかという点において意義がある．視覚障害が必要な日常の作業遂行を妨げているとすれば，クライエントは治療を必要とする視覚障害を有していると考えられる．

クリーニングするために視力やコントラスト感受性機能，視野といった基本的な視覚検査について熟知しておく必要がある．眼のケアの専門家がこれらの評価から得られた情報を視覚障害の診断のために使うのに対し，作業療法士はこれらの情報を彼ら専門家への依頼を正当化するため，また作業遂行制限の存在と視覚障害とを関連づけるために用いる．

作業療法士は，視覚行為を検査するためにいくつかの検査を利用できる．この章では検査方法を説明するために，筆者が開発した成人の脳損傷視覚検査バッテリー（biVABA）の下位検査を使っている[121]．biVABAは，脳損傷により視覚機能障害が生じている成人のために，作業療法士が効果的な治療計画を立てられるよう援助するツールとして特にデザインされた．biVABAは，視覚処理過程能力を測定する17の下位テストで構成されている．評価には，作業療法士のために開発された下位テストとともに，眼科医やオプトメトリストが使う検査機器も含まれる．

作業療法治療

作業療法治療の焦点は，視覚による能力障害と社会的不利の領域の結果を変化させることにある．主として2つのアプローチが治療手段として用いられる．治療的アプローチでは，視覚探索の効率を高める，もしくは視覚注視を改善するといった視覚遂行の側面を改善することによって，視覚処理の能力を確立もしくは回復するよう試みる．また，代償的アプローチでは，環境要因を変化させること，もしくはクライエントの現在の視覚処理レベルでうまく行

えるような課題を用いることに重点を置く．これらの2つのアプローチは，クライエントのニーズにより，単独でまたは一緒に用いられるだろう．クライエントおよび家族の教育はこの2つのアプローチと一緒に行われる．それは，クライエントの視覚処理がどのように変化したのか，またその変化がクライエントの作業遂行にどのように影響しているかについての洞察を深めるためである．教育は，治療過程の重要な構成要素である．なぜならば，洞察は，代償方法の学習能力に非常に重要だからである[1, 110]．

■特定の視覚障害に対する作業療法評価と治療

視知覚の階層性の概念は，評価と治療を考える枠組みを提供する．脳損傷後には多くの視知覚機能の変化が起こると考えられる．それは，視力，視野，眼球運動，視覚注意，視覚走査を含む視知覚階層の下位レベルの処理過程が変化するためである．これらの機能の欠損は，CNSが複雑な視覚処理過程を正確に遂行することや，適応のために視覚を用いることを妨げている．この処理過程の障害を明確にし，それらを治療することによって，CNSは視覚情報をより効率的に処理することができるようになり，適応が促進される．本節では，視知覚の階層内の処理過程の評価と治療に焦点を当て，脳損傷が各過程の機能をいかに妨げるかを検証し，それぞれの過程の評価方法と介入方法について述べる．

視力

視力は，小さな物を詳細に見る能力である．視力は，対象を認識するというCNSの能力に貢献する．辞書では先鋭さ（acuity）を「鋭さもしくは鋭利さ」と定義しているが，視覚に関しては，先鋭さ（視力）は，はっきりした，正確な視覚情報が処理過程においてCNSに提供されることを保証する[2, 109]．視覚入力の量が増えれば，CNS処理過程によりつくられる像はより詳細になる．像がより詳細になれば，CNSが対象を認識し，それを環境の他の特徴から弁別する能力はより速く，そしてより正確なものになる．したがって，視力が良好であれば，情報処理の速度と正確性を高め，意思決定を促す．

先鋭さは，網膜上に光を焦点化することで始まる多くの段階の処理過程を通して生じる．光線は瞳孔を通って眼に入り，眼の前方の構造である角膜，レンズ，眼球内部によって網膜上で焦点化される（図23-5）[109]．カメラのフィルムのような網膜は，光を処理し，視神経と神経路を介してCNSに中継される「像」を記録する[55]．考え方は単純であるが，処理過程は複雑で，多くの要素を含んでいる．これらの要素には，光を網膜上に正確に焦点化する能力，焦点距離が変わっても明確な焦点を維持する能力，像の質をとらえるために網膜に十分な明度を得る能力，知覚処理のためにCNSに像を伝達する視神経の能力などが含まれる[54, 55]．この過程に含まれるどの構造が障害されても，像の低下と先鋭さの減少が起こるだろう[106]．

視力を測定する最も一般的な方法は，視力検査表の徐々に小さくなっていく文字を読む方法である．視力検査表は文字，数字またはシンボルマークである．アメリカ合衆国で使われている最も一般的な視力測定単位は，スネレン指標（20/20，20/50，など）である[17]．指標は視力表の文字サイズに対する距離の割合である[26]．簡単にいえば，「20/20」の測定値は，一般的な視力の人が20フィート（約6m）離れて見える文字が，20フィート離れて立って見えるということを意味している．また，20/200とは，一般的な視力の人が200フィート離れても見える文字が，20フィート離れたところしか見えないということを示している．実質的には，20/20は20フィート離れたところから円弧の1°をなす視力表の文字が見えるのに対し，20/200は同じ距離から円弧の10°をなす文字しか読めないということを意味している（訳者注：20/20は日本でいう視力1.0に相当し，20/200は視力0.1に相当する）．

視力は，典型的にはコントラストの高い，白地に黒の文字を見る能力と関連している．しかし，実際には視力は高コントラストの対象を見る能力から，低コントラスト（白地上のベージュのものなど）の対象を見る能力という連続性をなすものである[50]．コントラスト感受性機能（contrast sensitivity function；CFS）として知られている低コントラスト視力は，黒い背景からコントラストを減少させた対象の輪郭（大きさというよりも）を確実に見分ける能力である[50]．CFSは対象のわずかな特徴

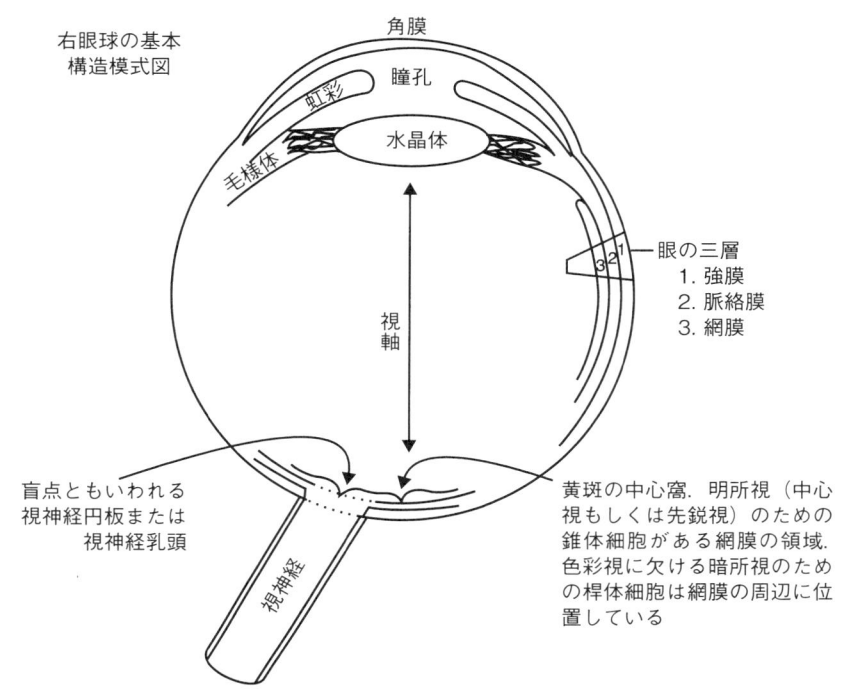

図 23-5　眼球の前方構造． 光は，網膜の受容細胞上に焦点を結ぶために透過構造を通過する（Josephine C. Moore, PhD, OTR の厚意による）

（例：コンクリートの縁石のカーブ，顔の鼻など）を弁別し，認識することを可能にする[50]．環境のほとんどは低コントラストの特徴をもつもの（明確なコントラストがあるというよりは，対象間に段階的色調変化がある）からなっているので，CFS は環境の安全性を判断する能力の基礎をなす重要な視覚機能である[50]．

たとえば，縁石や段は一般に全体が同じ色である．CSF がなければ，縁石や段の奥行きを見ることは不可能である．カーペット，壁，ドア，ドアの枠，そして家具もまた単色であることが多い．低コントラストの対象を識別する能力なしには，単色の環境でドアを探し当てること，また通路に飛び出ているいすを避けることは不可能である．低コントラストの最も一般的なものの1つは，人間の顔である．人間の顔は，顔の部品間にコントラストの差異はほとんどない．つまり，鼻は額，頬，顎と同じような色で，目や髪の毛の色は皮膚の色調と一体となっている．人間の顔の独特な特色を見るためには，良好な CSF が必要である．高コントラスト視力が正常範囲内にあっても，CFS が障害されているクライエントがいるとする研究もある[16, 19, 48]．し

たがって2つの視力（高および低コントラスト）は，正確な視力機能の検査値を得るために測定しなければならない．

2種類の視力が測定される．それは遠方視力と読字（近方）の視力である．遠方視力は，遠方にある対象を見る能力である．近方視力は，目に近づいた時対象をはっきりと見る能力である．近方視力は，最も厳密には「読字視力」といわれている．それは，近方視力により可能となる主たる活動であるからである．読字視力は，文字の大きさが順次小さくなる印刷物を，クライエントが1行ずつ読むことによって測定される．読字視力は，脳幹神経核における調節の処理過程によって決まる．調節機能は，近づいてくる対象に眼の明確な焦点を合わせ続けることを可能にする[42]．対象物が眼に近づいてくる時，網膜上の焦点は後方に移動し，ついに像が焦点外に結ばれることになる．CNS は，調節機能の3つの処理過程を通してこの状況に適応する．対象がより近づく時，(1) 光線が目に平行に入り，焦点を結び続けられるよう，眼球は，輻輳（内側に向く）する．(2) 目の水晶体は，より強く光線を屈曲するために厚くなり，焦点距離を短くする．(3) 瞳孔は光

線の分散を減少するために収縮する．これらの3つの段階によって，近方視力範囲（目から約7〜40cmの距離）で焦点を維持することが可能になる．

調節処理過程は，第Ⅲ脳神経（動眼神経）により制御されており，この核は脳幹の中脳部にある[42]．脳幹またはこれらの神経に影響を及ぼす脳損傷は，調節処理過程を障害することがある．このような障害を経験をしている人は，正常距離視力（調節を必要としないような）は正常であるものの，読字は障害されているかもしれない．調節は，老眼といわれる加齢の正常な副産物により，影響を受けることがある．40歳代までは調節処理過程は効果的に働き，対象が近・遠どちらにあっても等しい視力を示す．50歳に近くなると，眼球の水晶体は徐々に柔軟性を失い，近くの対象の焦点を結ぶ能力が減退し，老眼になっていく[102]．この状態の人々は，小さな活字を読むのが難しいと訴えることが多い．老眼は，活字を大きくする眼鏡を使うことで矯正する．または，もうすでに眼鏡をかけているのであれば，そのレンズに拡大レンズあるいは読書用レンズを加え，遠近両用のレンズとする．調節能力の影響があるので，視力機能を正確に評価するために，近方および遠方の両者の視力を測定しなければならないクライエントもいる．

視力の障害

正常な眼では，ほとんどの視力障害は，視覚システム（角膜または水晶体または眼球の径）の障害によって生じ，網膜上の像がぼやける原因となる[102]．3つの最も一般的な視力障害は，近視，遠視，乱視である．近視では対象の像は，網膜の前に焦点が結ばれ，それが網膜に到達した時ぼんやりした像となる．近視は凹レンズで矯正する．遠視では，網膜の背後に焦点が結ばれ，網膜上の焦点外に像が残る現象が生じる．遠視は凸レンズの眼鏡で矯正する．図23-6はこれらの障害の状態を示している．乱視では，光は，90°離れた2つの径線により異なった焦点を結ぶ．角膜は完全な球状ではなく滑らかでもない．一般に，角膜はスプーン形またはくぼみがあり，この障害を生じる原因となる．乱視はぼんやりとした像を結ぶ結果となる．なぜならば，両方の径線とも網膜に焦点を結べないからである．乱視は，円柱状のレンズで矯正する．

視力障害は，主として視覚処理過程の3つの領野の障害の結果として生じる．網膜状に焦点を結ぶ能力の混乱，像を正しく処理するための網膜の能力障害，処理過程のためにCNSの他の領域に情報を送るための視神経の障害である[106]．これらの機能障害は，脳損傷または疾患過程の直接的結果として，あるいは損傷に付随する眼の変化により生じるだろう．脳損傷により生じる視力低下のすべての状態を説明することは不可能であるが，以下の節で最も一般的なことを述べることとする．

［網膜上に像を結ぶ能力の障害］

網膜上に像を鮮明に結ぶということは，網膜より前にある構造の透過性とこれらの構造が眼に入ってくる光線の焦点を結ぶ能力に主として左右される．眼に入ってくる光は，4つの透過性のある媒体を通過する：角膜，眼房，水晶体，硝子体である．この構造の不透明さまたは不規則さは，光が網膜の受容器細胞に適切に到達することを妨げるだろう．頭部外傷と関連する状態には，角膜の傷痕，外傷による白内障，硝子体出血がある[106]．角膜の傷痕は，頭部に衝撃を受けた時，眼に直接に外傷を受けることから生じるかもしれない．角膜の内層が損傷を受けると，治癒するに従って傷痕が形成されて不規則な面となり，これが光を均等に屈折することを妨げる．これによって，乱視によるぼんやりとした視覚を経験する人もいる．水晶体の外傷は，その後，水晶体の曇りや視力が減弱するような白内障に発展していくかもしれない．眼の外傷はまた，硝子体液に出血をもたらす結果を生じてしまう．血液は不透明の媒質であるため，光はそこを通過することができなくなり，クライエントは硝子体の浮遊物，影，網膜の前を血液が通過する時に暗くなる経験をする．これらの状態に関しては，硝子体の出血のみが一時的なものであり，治療なしに解決する．

調節機能障害は，眼の焦点を結ぶ能力に影響するもう1つの状態である．この状態は，頭部外傷または脳卒中であれ，脳幹の損傷と関連している[53, 71, 72, 102, 106]．先に述べたように，脳幹損傷は，調節機能の1つまたはすべての構成要素に影響を及ぼす．輻輳，レンズの厚さや瞳孔の調節．調節機能障害になった時，クライエントは近方視課題を行うことや焦点を維持することが困難になる．最もしばしば起こる訴えは，クライエントが読書中に焦点を

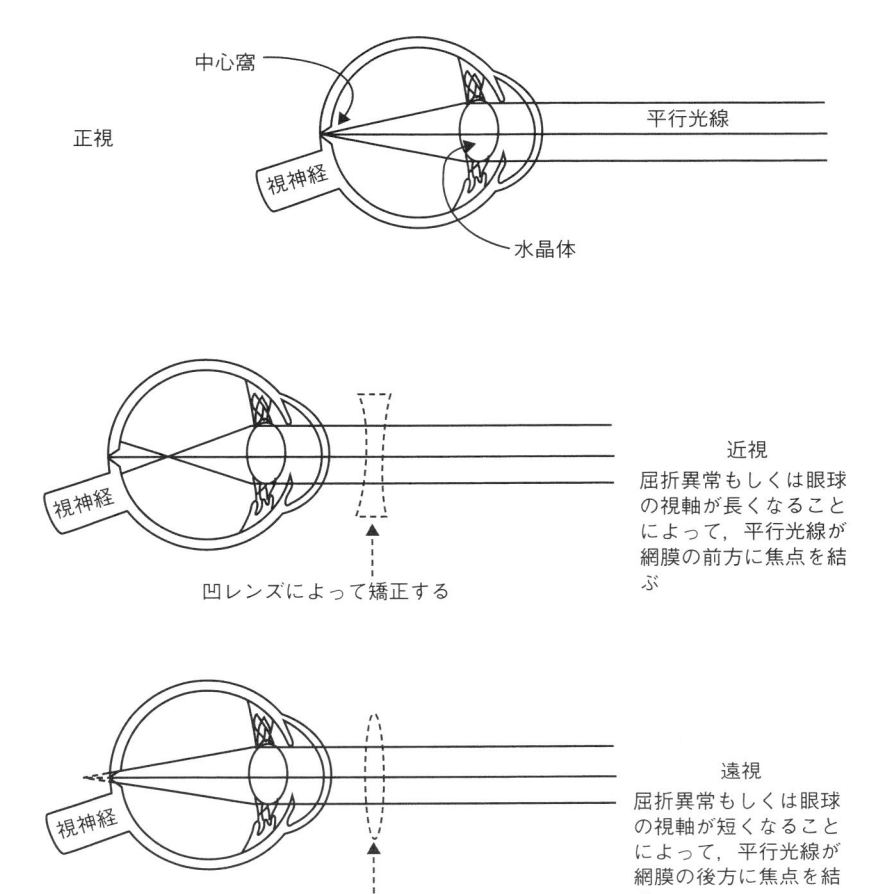

図 23-6　眼に入ってくる光の正視および近視，遠視の屈折と近視，遠視の屈折異常を矯正するためのレンズの種類（Josephine C. Moore, PhD, OTR の厚意による）

維持することの困難さであり，それは文字がかすんだり渦を巻いたりする原因となるかもしれない[25]．

[像を処理する網膜の障害]

網膜の健康と健全さもまた，CNS に送られる像の質に影響する．網膜の受容細胞は，損傷や疾病によって直接に傷害を受け，光に反応することを妨げる．黄斑の変性や糖尿病性網膜症のような網膜機能に影響する疾患は年齢と関連があり，70 歳代や 80 歳代においてその発生率は急激に増える[36]．網膜の損傷（特に黄斑領域）においては，高・低コントラスト視力の両方が低下し，特色や対象の正しい識別を困難にしている．80 歳以上の 4 人に 1 人は，普通の活字を読むことを妨げる網膜を侵す視覚機能障害をもっていると考えられている．脳血管障害（CVA：脳卒中のような）の治療を受けている高齢者もまた，眼の疾患による二次的な視力低下を示す

ことも珍しくはない．疾患による視覚障害は，CVA に関連する注意や認知の機能障害として見過ごされたり，誤診されたりすることが多い．

[網膜像を送る視神経の能力の障害]

脳損傷において最も一般的な視神経の損傷は外傷である[53]．損傷は，頭部を貫通する銃創傷のような神経の貫通性損傷によって起こる[53]．間接損傷は，顔面または前頭部の鈍器骨折に関連する視神経管骨折によって起こる．これらの骨折は，子どもや青年にとっては日常的であり，通常は一側の損傷である[53]．重度の閉鎖性頭部外傷は，視神経を伸張もしくは断裂させる原因となり，視神経の重度で，一般的には両側性の損傷を起こす．両側性の視神経損傷はまた，頭蓋内の腫脹または血腫による二次的な神経圧迫によっても起こる[53]．

視神経損傷のその他の一般的状態には，緑内障や

多発性硬化症がある．緑内障は典型的に周辺視野からの入力を伝達する視神経線維を損傷するが，中心視野も影響を受け，視力は低下する．多発性硬化症は，視神経に沿って斑点を生じさせ，視神経炎を起こし，視力低下や，視野欠損，光に対して敏感になる（まぶしがる）症状を随伴する[106]．

視力低下による作業遂行の障害

視力の低下は，多くの日常の作業に多くの制限を生じる．この制限の重症度は，視力の低下がみられるのが中心視力であろうと，周辺視力あるいはその両者であろうと，視力低下の程度によって決まる．中心視力が低下すると，小さな物の細部の認識やコントラストと色の弁別不能を起こす．読書，書字，巧緻運動の協調性を必要とする活動（たとえば，調理法や食材のラベルを読む，ダイヤルを回して電話をかける，小切手を書き上げる，お金を支払う，化粧をする，ひげを剃る，お金を識別する，買い物をする）は影響を受けるだろう．視野欠損とともに周辺視力が低下した時，移動能力が影響を受けるだろう．クライエントは，目印を見つけることができず，歩いている時に障害物を見ることができず，動きを正しく感知することができなくなるかもしれない．これは，クライエントが安全に移動する能力や環境内での方向性を維持することを防げるかもしれない．これは，車の運転，買い物，地域活動への自立的参加を減少させるかもしれない．

遂行技能の評価

遂行技能のすべての評価は，クライエントの日常活動の遂行を観察することから始まる．視力障害のあるクライエントは，活字を読むことができないと訴えることが多く，それは字が小さすぎるとか，薄いとかいった状態なのかもしれない．活字が歪んでいる，その部分の文字がない，文字が一緒になったりページ上で渦巻いていたりするというような訴えもまた一般的である．CSFが障害されているクライエントは，顔がはっきり見えないと訴えるかもしれない．これらのクライエントもまた，濃紺と黒の区別や，床に水がこぼれているような低コントラストの物を見つけるといった，類似色の色合いの区別ができないかもしれない．

視力低下が疑われる場合，どのように視力が変化しているのかを決定するためにスクリーニングを行う．クライエントの視力の完全な像を得るために，高・低コントラスト両方の視力を測定する．高コントラスト視力は遠距離（1 m以上の距離にある検査表を使う），読字（40 cmのところにある文字カードを使う）の両者を測定する．視力を測定する時，作業療法士は，検査表がより明るく，クライエントから適切な距離に保たれているかに気をつけなければならない．適切な明るさは重要である．なぜならば，明るさが低下すると視力も低下する（暗くては誰も文字を読めない）．視力は距離と文字の大きさの比として表される（例：20/20または20/200）ので，見る物の距離が正しくなければ測定値は正確であるとはいえない．すべての検査表には使うべき距離が明確に示されており，これは変更すべきではない．

クライエントの視力のレベルは，視力が良好であれば正確に読むことができる視力検査表中の視力文字の線の太さで決定される．クライエントには大きい視力文字から始め，小さすぎて見ることができなくなるまで大きな声で読むように指示する．脳損傷のクライエントは認知や言語，知覚に障害があることがあり，これが検査場面での正確でタイムリーな反応をする能力を妨げてしまう．クライエントは，視力文字の場所を特定することや，像を処理すること，反応することに余分な時間を必要とするかもしれない．したがって，反応が遅いからといって，必ずしもクライエントの視力文字を認識するための視力が障害されているということを示すものではない．クライエントがそれぞれの検査文字の認識に苦労しているものの正確である場合，大部分の検査文字を正確に認識できなくなるレベルまで検査を続けるべきである．

作業療法士にとって最も役に立つ検査表の1つに，20/1000以下の視力を測定できるものがあり，著明な視力低下があっても測定することができる．一般の視力検査表では，眼鏡で代償できる範囲の視力を主として測定しており，20/200スネレン視力以下の視力は測定していない．視力がこのレベル以下であれば，低視力（low vision）の専門家に評価を依頼する．視神経損傷や緑内障などの状態は深刻な視覚喪失（20/400以下の視力）を起こすことがあるので，作業療法士は適切な依頼や変更を行える

ように低視力者の測定ができることが重要である．LeaNumbers Low Vision Test Chart や biVABA の Warren Text card は，低視力者の視力を測定する検査表の例である．

　コントラスト感受性機能もまた，クライエントから適切な距離に置かれた検査表の視力文字を見ることで評価する．しかし，この種の検査では，検査文字（文字や数字，シンボル，正弦波格子）は同じ大きさのままで，検査表の下にいくに従って，または検査表を横切るようにコントラストを減じていく．クライエントにはできるだけ多くの検査文字を読むよう指示する．CFS 検査には多くの様式がある．高価でなく持ち運びが可能なテストには，Dr. Lea Hyvarinen により作られたものや LeaNumbers Low Contrast Screener（biVABA の一部），LeaSymbolsLow Contrast Screeneer, LeaNumbers, LeaSymbols Low Contrast Test がある．コントラストの感受性機能を測定する時，クライエントには，検査表の下の方に読んでいき，視覚検査表がぼやけて見えなくなるまで可能な限り読むよう指示する．高コントラスト視力検査では検査表を適切な距離に保たなければならないし，正確な測定のために十分明るくしなければならない．

　視力検査において，作業療法士は，障害の原因を診断する責任はなく，むしろ作業遂行の制限とその障害を結びつける責任がある．これは微妙であるが，検査方法に影響する重要な違いでもある．クライエントの視力が低下している時，眼科医またはオプトメトリストは，低下の原因を決めるために検査結果を活用する（たとえば網膜または角膜の損傷，または屈折異常の存在）．この情報により，眼のケアの専門家は，眼の自助具（眼鏡やコンタクトレンズ），外科的方法，薬物の処方を用い，最適の視力を回復するための方法を決定する．それに対し，作業療法士はクライエントが視力低下しているとわかった時，その情報を活動や環境を変更するために用い，クライエントが障害を補い，日常の活動がうまく行えるようにする．たとえば，クライエントが薬のラベルの文字が読めない場合，作業療法士は，読めるように文字の大きさを大きくできるか，またはクライエントが薬瓶を識別できる他の方法を検討する．

治療

　もし視力が著しく低下しているとわかった場合，その障害の本質や原因および視力が回復可能かを決定するために，クライエントを眼科医またはオプトメトリストに依頼すべきである．専門家に依頼したクライエントの検査が終了するまでに，数日あるいは数週間，数カ月かかることもある．依頼が進行している間は，治療プログラムを確定することができない．したがって，作業療法士は評価から得た情報を環境や活動を変更するために用い，クライエントの残存している視力を使えるようにする．これは，環境の視度を高めることと，身体的な操作を介した課題によって達成する．

[背景のコントラストを強化する]

　対象の背景のコントラストを変更することで，クライエントは対象をはっきりと見ることができる．この方法の適用は，黒いカップに注いだミルクや白いカップのコーヒーのように簡単である．カーペットの段差のように背景の色を変えることができない場合，目印となる色を追加する．たとえば，カーペットの階段の段差を区別するために明るい蛍光色のテープを追加する[33]．

[照明を明るくする]

　強いそして利用できる照明を増やすことは，対象や環境の特色をより容易に見ることができ，対象と対象のコントラストを強くする必要性がなくなる．たとえば，顔の特徴は，顔に照明を当てると，より簡単に識別できる．光を当てる時の問題は，まぶしくない照明を増やすことである．まぶしくなく明るい照明としてはハロゲン，蛍光灯，全可視波長光があり，これらは部屋や仕事の照明として標準の白熱灯よりも推奨される．影をつくらず，十分かつ均等な明かりとなるよう照明はよく考えて配置するべきである．たとえば，50 ワットのハロゲン灯を読書に使う場合，それはクライエントの肩の背後に置くべきである．それによって，クライエントの目に直接まぶしい光が入ることなく，本のページに十分な照明が当てられる．

[背景パターンを変える]

　パターン化された背景は，背景の中にある対象を覆い隠す効果がある．対象を認識する際のパターンの有害な影響は，背景となる表面（ベッドカバー，テーブルマット，皿，調理台の上部面，敷物，タオ

ル，家具カバーのような）に単一の色を使うことで最小限にすることができる．環境内の物もまた背景となるパターンをつくっている．物をでたらめに置いた散乱した環境は，視覚が良好な人にとっても危険である．可能ならば，環境内の物の数は少なくすべきであり，残った物も整頓しておくようにすべきである．クローゼット，タンス，棚，調理台は，整理して簡素化すべきであり，裁縫箱，机，冷蔵庫も同様にすべきである．

［見る必要性のある物や家具を大きくする］

可能ならば，物はより見えやすいように大きくすべきである．指示はより大きな文字で印刷できるし，薬や他の品はラベルを作り直せるし，カレンダーも大きくできる．視力検査の読字カードで容易に読めた最後の文字は，クライエントにとって大きくすべき最小の大きさであることを示している．コントラストもまた高めるべきである．なぜならば，もし文字がぼんやりしているならば，文字を大きくしてもあまり効果がないからである．白地の上の黒または黒地の上の白の文字は，一般に他の色の組み合わせよりも見やすい．現在，多くの製品は大きな文字で作られており，たとえば計算機，柱時計，腕時計，電話，小切手の登録機，血糖値測定装置，秤，トランプ，ゲーム，パズルなどがある．これらの製品は，専門のカタログで購入できる．

［整理する］

毎日使う物は一列の棚に届きやすいよう整理しておくべきである．稀にしか使わない物は，上または下の棚に収納しておくかまたは片づけておくべきである．市販の収納システムは同じような物品を一緒に収納するために使え，これによって作業の場をつくることができる．クローゼットや棚を整理し，簡素化したら，毎日その状態を保つようにすべきである．元のところに物品が置かれいつも整理されていることは欲求不満を減少させ，自立を促進する．爪のヤスリがけや請求書の支払いのような仕事を日課として決めておくことで疲労しきってしまうことを防げる．視覚を使って段階を踏まなければならない仕事は，あらかじめ切ったり計量してある食材，しわのよらない衣服，電子振り込み，音声作動式電話などを用いることでその必要がなくなる．

［地域社会のサービスのアクセス］

環境の改善に加え，クライエントは視覚障害者を援助する多様なサービスから利益を受けるかもしれない．これらのサービスは一般的に金銭の負担がなく，公共図書館の資料部門やアメリカ盲人協会（www.afb.org），または Lighthouse Information and Resource Center（www.lighthouse.org）などの支援組織に連絡をとることで知ることができる．以下は利用可能なサービスのいくつかの例である．

1. 視覚障害者や身体障害者向けの国立図書館サービスではトーキングブックプログラムによる本，雑誌，音楽のカセットテープを提供している．
2. ほとんどの州は，大学後援の公共ラジオ局と共同してラジオ朗読サービスを提供している．
3. 地方電話局は，障害者の援助として無料の番号案内を提供していることが多い．ほとんどの薬局は薬のラベルの文字を大きくしたり，多くの企業は文字の大きな書類を提供している．

視野

視野は，人が前方を真っすぐに見た時に見られる外部の世界である．それはカメラのフィルム（フィルムが網膜に相当）に写された範囲と類似している．正常の視野は，おおよそ上方が60°，下方が75°，鼻側方向に60°，外側方で100°まで広がっている[3, 106]．図23-7に示したように，ほとんどの視野は両眼視によるものであり，両眼で見ている．それぞれの眼の外側方の小さな一部分は単眼視であり，片方の眼のみで見ることができる．なぜならば，鼻柱が他の眼の視野を遮っているからである．網膜視野の真の中心は中心窩であり，その範囲はおおよそ直径8～10°で，対象の識別のために見た物の詳細を記録している．中心窩は，黄斑の領域にあり，中心視野ともいわれる（図23-7）．錐状体細胞が集まっているこの領域は，直径がおおよそ20～30°であり，対象の識別のために使われている[81, 109]．周辺視野部分は，環境の全般的な形や動きを受容する桿状体細胞からなる．中心視野と外側方の周辺視野間の境界は盲点であり，ここでは網膜を視円盤が貫いており，感覚細胞はないためにそう呼ばれる．

ケーススタディ：ペニー（その2）

> ペニーの中大脳領域の病巣は視力変化の原因ではないと考えられる．しかし，ペニーのインシュリン依存性糖尿病という医学的状態は，糖尿病性網膜症やその他の眼の疾患の原因となっており，それが著明な視力低下を起こしていると考えられる．彼女が糖尿病であるということが分かってから，オプトメトリストはペニーの眼の健康状態を注意深く評価し，視力を検査した．オプトメトリストは網膜上の変化を発見し，これはペニーが糖尿病性網膜症による初期の段階であることを示唆していた．糖尿病はまだ視力低下の原因とはなっていなかった．オプトメトリストは，医師から指示されたレベルに血糖値を維持し，食事療法を守り，1日に数回血糖値を検査するようペニーに強く勧めた．オプトメトリストはこの情報を作業療法士に伝え，インシュリンの吸引と血糖値測定器の使用を含む糖尿病自己管理を行う時，および処方された計画に沿って食事の準備を行う時に，ペニーが視野欠損を代償する能力を評価するよう作業療法士に指示した．

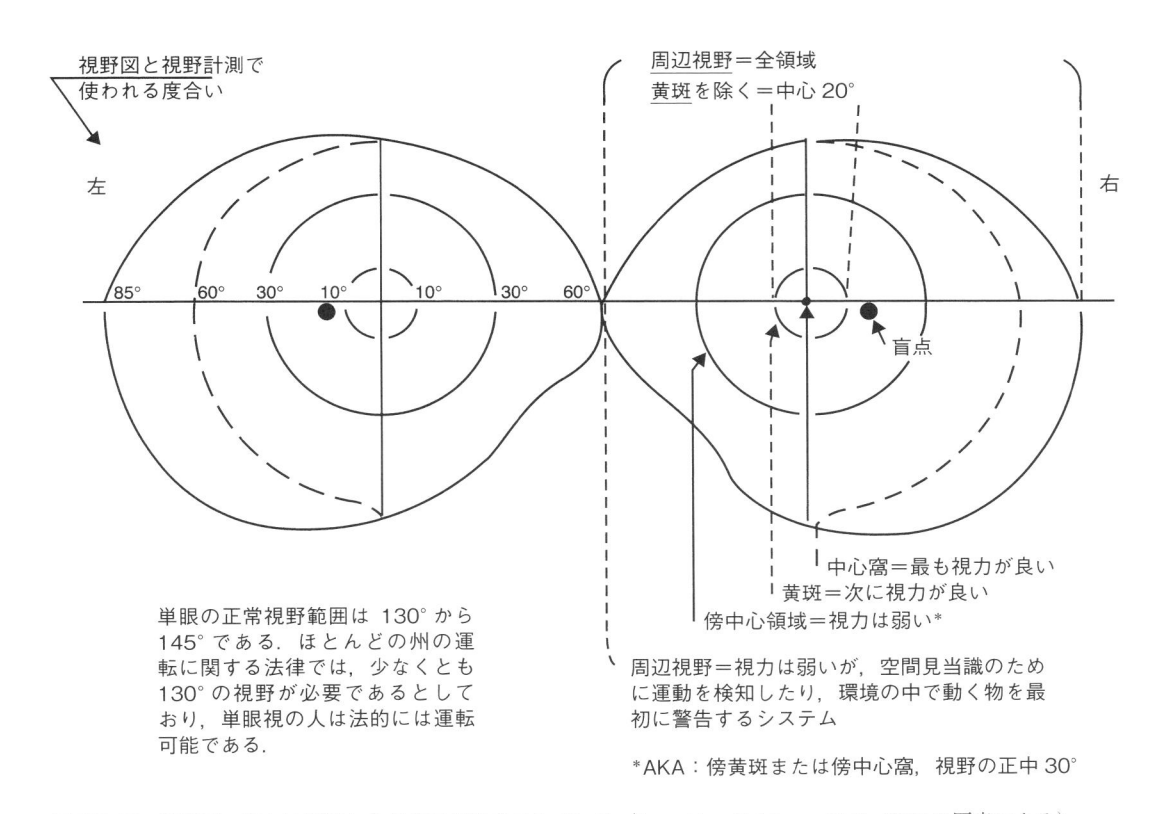

図23-7 視野図．視力に関連した左右の視野を示している（Josephine C. Moore, PhD, OTRの厚意による）

視野欠損

網膜の受容器細胞やCNSに情報を伝達する視覚路の損傷は，**視野欠損**（VFD）を生じさせる[3, 54, 80, 106, 129]．図23-1は，視神経から視放線（GCT）へと変わる視覚路を図示している．視野欠損の部位と広がりは，この経路のどこに損傷が生じているかによって決まる．脳損傷後にはどのような視野欠損でも生じる可能性があり，GCT上の損傷によって起こる同名半盲が最も一般的な障害である[134]．半盲とは，眼の視野の半分を損なうことを意味している．同名とは，両眼の同側の欠損を意味する．右半球のGCTに沿った損傷では，左同名半盲が生じ，左半球のGCTに沿った損傷では，右同名半盲が生じる．脳卒中のほとんどの半盲は後大脳動脈の閉塞により生じ[40, 134]，ペニーの例のように中大脳動脈による脳卒中でもまたこのような欠損を生じることがある．

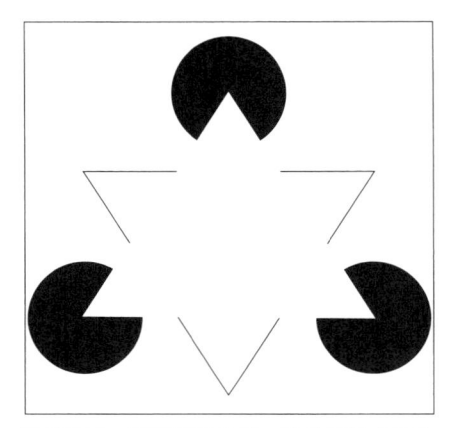

図23-8　知覚補完の例. 知覚補完を使える人は，三角形を識別するための境界線と背景の対比がなくても，図の中央の白い三角形の境界線を知覚できる．これは，白い三角形の存在を「暗示する」円と黒い直線の並置によっている（Schuchard RA：Adaptation to macular scotomas in persons with low vision, Am J Occup Ther 49：873, 1995）

視野欠損による作業遂行の障害

　視野欠損は，四肢を全く使えなくなるものと比較すると，中程度の機能損傷と考えられがちだが，視覚処理過程を変化させ，日常活動の遂行を著しく制限する[40]．最も重要な変化は，視野が欠損した見えない部分を代償する人が使う探索パターンに起こる．広く探索する方法（見えない部分に対してさらに頭を動かして代償）を自発的に行わないばかりか，走査の範囲が狭くなる傾向にある[89, 132]．視野欠損のある人は典型的にほとんど頭を動かさず，視覚探索は見える身体側のすぐ近くの領域に限られる．この奇妙な方法をとる理由は，知覚補完（perceptual completion）として知られる視覚過程の影響である[48, 73, 91, 99, 105]．知覚補完とは，図23-8に示した配列に見られるように，CNSが視覚配列の一部によって判断し，視覚情報の予測を基に見た場面を内的に補完する過程である．この過程によって，見た場面の視覚情報の一部は記録されていないにもかかわらず，あたかもその場面を見たように補完して知覚できる[55, 105]．

　知覚補完は，部分的な視覚入力に基づいて補完された視覚場面の構成を可能にし，情報処理の速度を向上する．これは，速度の速い，動的な環境に人が適応するうえで重要な役割を果たす．しかし，著明な視野欠損がある場合，知覚補完の存在は，視野がどのように変化しているかを決定するのを困難にする[73, 99]．知覚補完があるために，視野欠損のあるクライエントは，障害が生じた後すぐには視野欠損に気づかない[71, 73, 105]．クライエントは，情報を欠落もしくは失うことなしに，完全な視野の存在を知覚する．しかし，CNSは，実際には見えていない視覚場面では，物を定位することができない．したがって，クライエントは見えていない側の予期しない物に気づいていないかもしれない．結果として，クライエントは，見えていない側にある置かれたばかりのいすに走って行ったり，他の邪魔な物のところに行くかもしれないし，見えていない視野内に置いてある物に気づかないかもしれない．クライエントが視野欠損を認識するようになるまでは，常に予告なしに患側に物が現れては消え，また現れるという奇妙な補完された視覚場面を知覚する．患側の視覚入力の正しさに不確実性があると，クライエントは防御的方法をとり，完全な視野からの視覚入力に注目することになる[89, 132]．このため，身体の正中線から見える側に限られた狭い走査を行うことになる．この制限は，車の運転や混雑した環境で横断するといった全視野に注意する必要がある活動を妨げることになる．

　人が視野欠損を認識するようになっても，見えない部分の視覚探索は，ゆっくりであり，遅れる[51, 78, 89, 132]．ここでもまた，問題の原因は知覚補完であり，それは可視野と非可視野間の境界を示す目印の存在を消去してしまう．可視野における実際の境界を決められないことや，対象が非可視野内のどこにあるのかわからない場合，クライエントは見えない部分の走査が自然に遅くなる．患側へのゆっくりとした視覚探索は，クライエントが環境内を進んだり，物を見出す困難さを助長し，したがって，読む速度が遅くなってしまう．

　半盲が視野の黄斑，特に中心窩に影響している場合，クライエントは，視野の見えない部分に対象の一部がくるので，見ている対象の視覚的詳細を誤ったり，誤認識したりするかもしれない．これは，読書において重要な問題となる[13, 18, 29, 30, 32, 68, 69, 114, 133-135]．視野が正常な人は，「窓」または知覚幅を通して文字を見ており，一度の固視中に約18文字を見ることができる[133]．本を読んで

いる人は，一般に行から行に連続した急速眼球運動で文字を見ている．半盲があると18文字から3ないし4文字以下に知覚幅が狭まってしまう．これには，クライエントが固視中に言葉の一部分しか見ない原因となり，実際に短い言葉を読み飛ばし，言葉を誤解したり，省略してしまうことが多い．

たとえば，左半盲のあるクライエントは，"She should not shake the juice" という文章を "He should make juice" と，"she" を "he" に置き換えたり，"shake" を "make" に，"not" や "the" を忘れたりして文章を読むかもしれない．このような誤りは，クライエントが文章を読むのを止めたり再読することや，読書速度や理解の低下が起こる原因となる．数字の読み取りの正確さは，クライエントにとって単語の読み取りよりも問題となっていく．文章を読んでいる時は，文脈によってクライエントは誤りに気づく（文章が意味をなさないので），数字は，明確な背景がなければ気がつかないような誤りが生じてしまう．たとえば，28ドルの請求書を23ドルと読み間違いをするかもしれない．この誤りは，不足した支払額の通知書を受け取るまで気づかれないかもしれない．クライエントのこのような誤りは，金銭を支払う能力，小切手帳の管理に関する信用を失わせることになり，この重要な毎日の作業を誰かに委ねることになる．

視野欠損が利き手側と同側に生じた場合，クライエントは巧緻性を必要とする活動を視覚で誘導することが困難になるかもしれない．最も一般的な機能の変化は，読みやすい文字を書けなくなることである．クライエントは，見えない領域に筆記用具が入っていくと，それを置く場所がわからず，また固定し続けることができないことが多い．このため，行の間で文字が上下にずれることになる．また，書いた文字の上に重ね書きしたり，形式の決まった用紙に適切に書き込めないのも一般的な誤りである．刺し子や，手縫い，液体を注ぐ，その他の巧緻活動も障害されることが多い．

このような変化（狭い範囲での走査，見えない側へのゆっくりとした走査，細部の見落としや誤認識，手の視覚的モニターの低下）は，多くの活動を制限する原因となる．影響を受ける主な活動は，移動，読むこと，書くこと，およびこれらの技能によっている日常の活動である．これらの活動には，

整容動作，薬の管理，金銭管理，食事の準備，衣服の選択や管理，家事の管理，電話の使用，庭仕事などがある．一般に，活動を行う環境が動的なものになれば，課題を終了するために見なければならない視野も広くなり，制限も大きくなる．したがって，買い物や運転では著しい制限が見られるのに対し，基本的な日常生活活動（ADL）では小さな制限のみがみられるのが一般的である．

通常，視野欠損のある人は，この重要な視覚障害に適応する際に，かなりの情緒的な問題に直面する．たとえば，視野欠損のあるクライエントは，不慣れな環境で行動する時に不安を感じると報告してくる．時々その不安は強くなり，自律神経反応を起こし，混雑した環境で吐き気を催し，呼吸困難となり，多汗になる．視野欠損のある人は，この現象を「混み合い現象」と述べ，デパートに行った時または他の混雑している環境にいる時，身体的に病気になったと報告している人もいる．この不安は疲労をもたらし，地域社会活動から引きこもることになり，社会的に孤立することになってしまう．また，大いなる自信喪失であると報告しているクライエントもいる．なぜならば，一日の流れの中でたくさん失敗するからであり，特に車の運転や正しく読む能力に制限があるため，多くの人がうつ状態を経験する．

評価

視野測定の手順は，周辺測定（perimetry）として知られている[3]．いくつかのタイプの視野計がある．これには視野欠損の大まかな徴候がわかる簡単なベッドサイド検査（対面テストのような）から，非常に精細な共焦点レーザー検眼鏡（SLO）までがある[3,46,102,105,116]．視野測定は，検査のやりやすさと費用および検査に参加するクライエントの能力により選択される．たとえば，対面テストは費用がかからずどこでもできるが，SLOは，120,000ドルの器機を購入しているセンターで特別な教育を受けた専門技術者が行わなければならない．これら2つが両極端であり，Damato視野計，手動半球体視野計（Goldman），自動半球体視野計（Humphrey）などは，100ドルから20,000ドルである．一般に，高価な装置であるほど，より正確な検査が行える．

すべての周辺視野計には3つのパラメーターがあ

ケーススタディ：ペニー（その3）

ペニーは基本的ADLはうまく行えるが，IADLを行うにはいくつかの困難さがあると作業療法士に報告した．彼女は読字が困難で，速度が非常にゆっくりとなり，特に数字を読む時にたくさんの間違いをした．読字に障害があるので，彼女は請求書や財務諸表を読む時に困難さがあり，毎月のクレジットカードの支払いを正確に行えず，支払いが滞っていたことが明らかになった．また，小切手帳の記載事項が正確に読めず，自分の誤りを見つけられないので，小切手帳の照合が困難であった．請求書の支払いにかかる時間は，視覚障害を被る前の約3倍かかり，支払いが終わる頃にはいつも頭痛がしていた．

数字を読むことの困難さは，彼女やポットの処方が新しくなった時に新たな問題を生じさせていた．彼女は薬剤師に間違った数字を伝えることが多く，同じ理由から自動更新回線を使えず，誰かと連絡がとれるまで待たなければならなかった．これは非常に不自由なことであった．また，血糖値を読み間違えることが一度あり，インシュリンが必要でない時に注射してしまった．このため，数時間にわたって反応が残存した．彼女は熱心な新聞の読者である．彼女は，夫が地方のいくつかのチームや選手の名前を認識していたので，地方の話題やスポーツのページをポットに毎日読んであげていた．これは，2人が楽しみとしている活動であった．彼女が非常に治療的と感じていたこの活動ができず，小説を読んであげることもできなくなった．

彼女は食事の準備はできるが，物を棚に置くために棚を見渡すのにかなりの時間を必要としていると報告している．また，注いだり測ったりする物を十分に見ることが難しく，調理法を読み間違えたり，電子レンジの時間設定を間違えることも時々あった．ケーキに入れるチョコレートを溶かす時間を思い出し，電子レンジを3分にセットしたつもりが8分になっていて，チョコレートを焦がしたことがあった．

彼女は移動にまつわる大きな制限を報告している．彼女は運転できず，送迎を誰かに頼らなければならない．友人が買い物に連れて行ってくれた時，彼女は必要な物を見つけることやラベルを読むことが難しかった．彼女は友人に迷惑をかけたくなかったし，処理が遅くなったので，間違った物を買ってきたり，見つけることができずに帰ってくることもあった．彼女はまた混雑した環境，特に人が彼女の左側を通る環境を非常に不安に感じ，心臓がどきどきし，その場を離れたいと強く感じると言っている．彼女は，このように誰かとぶつかってしまうのではないかとか，方向を見失ってしまうのではないかと恐れている．彼女が脳卒中になる前，彼女とポットは教会の活動に定期的に参加しており，教会関係者が送迎を申し出てくれているが，彼女は教会に行くことを非常に不安に感じている．

彼女は芸術の話をもちださなかった．しかし，それについて聞いた時，彼女は非常に冷静で，それは過去のものであると思っていると言った．もう一度，絵を描こうとしたがよく見ることができなかったし，必要な物を見つけることができなくて，とてもいら立ったと彼女は言った．彼女は，思うようにできなければ，絵を描こうとは思っていない．

治療のために優先順位を聞いた時，彼女は運転が第1の目標であり，読書が2番目の目標であると答えた．また，金銭管理や，食事の準備，糖尿病の自己管理が正確にできるようになりたいとも希望していた．

る．検査が行われている間，クライエントが中央の標的を固視すること，視野の選定された範囲に特定の大きさと明るさの標的を提示すること，中央の標的への固視を外すことなしに第2の標的を認識することの3つである[3]．検査は，標的を静的にまたは動的に提示する方法のどちらでも行われる．静的提示法では，標的は視野の特定の場所に動くことなく提示される．動的提示法では，標的はそれが認識されるまで周辺から動いてくる[3,102]．

臨床家が利用できる最も正確な視野計は，コンピュータによる自動視野計であり，眼科医またはオプトメトリストのどちらかが実施する[3]．視野を自動測定している間，クライエントは顎を台に載せ，球形型の機器の内部の中央標的を固視する．中央標的を固視している時，いろいろな場所や強さの光が球形の内側に表示される．クライエントは，小さなボタンを押すことでそれぞれの光が見えたと反応する．この検査は，大変徹底して行われ，視野内に100以上の光が提示される．もし標的が1回目で認識されない場合，段階的に光の強さを強くしてい

く．この結果は，視野内における絶対的欠損領域（無反応）と相対的欠損領域（網膜感度が低下している）を正確に測定している．眼科医またはオプトメトリストは，中央視野の完全さを検査するために簡単なスクリーニングテスト（平面視野計を使った）を行う．平面視野計は，黒のフェルト内に黒い色の格子線（グリッド）が縫い込んであるスクリーンである．そのため，格子線（グリッド）は検査者のみが見ることができる[3]．クライエントは1m離れたスクリーンの前に真っすぐに座る．検査者がスクリーンのある場所に黒い棒についた白い標的を動かしたり置いたりする時，クライエントにはスクリーンの真ん中を固視するように指示する．スクリーン中央の固視を外すことなしに，クライエントは標的が見えた時に知らせる．標的が提示された時にクライエントが見えない時，視野内のその点は欠損と記録される．検査者は，視野欠損の場所を決めるために格子を使う．

　作業療法士は，クライエントの日常活動の遂行の注意深い観察と合わせて，簡単な視野計を使って視野欠損を調べることができる．対面テストは，視野欠損を大まかにとらえるベッドサイドの検査である[102,116]．静的な対面テストを行うために，検査者はクライエントの前に1mの距離をおいて座り，中央の場所の標的（検査者の眼）を固視させる．そして検査者は，視野の4区分（右上，右下，左上，左下）のそれぞれに2つの標的を提示する．クライエントは，どこで標的が見えたかを知らせる[57,102,106]．動的テストでは，検査者はクライエントの後ろに立ち，クライエントに中央標的を固視させながら，周辺から標的（一般的にはペンライト）を動かす．クライエントは，標的に気がついたらすぐに知らせる．これらのテストの標準化版は，biVABAに含まれている．対面テストは全てを検出するには信頼性がなく，検出できるのは粗大な障害のみであるといわれているので，このテスト方法を使う作業療法士はその結果とクライエントの遂行状況の観察を注意深く関連づけるようにしなければならない[116]．対面テストで障害が認められないにもかかわらず，臨床観察では障害があることが示唆される場合，障害があるかを決定することに重きを置いたさらなる臨床観察を行わなければならない．

Damato 30-poit Multifixsation Campimeter（biV-

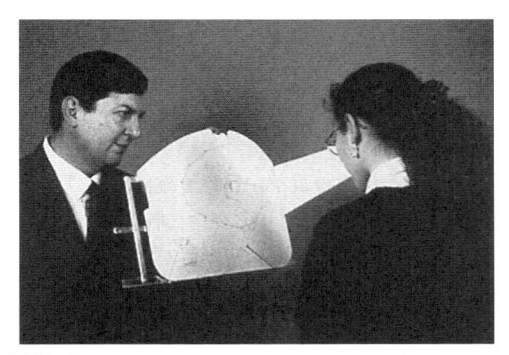

図23-9 biVABAのDamato 30-point Campimeterを使った視野検査の検者とクライエントの位置（Precision Vision, LaSalle, ILの厚意による）

ABA）のような視野測定機器を使えば，作業療法士は中央視野機能のより正しい測定を行うことができる．図23-9に示したDamato Campimeterは，携帯用のテストカードであり，中央30°の視野の正確な測定ができる．テストグリッドは，数字が付された30個の標的からなり，標的よりも眼を動かすことで既知の視野にテスト刺激を置く．テスト刺激は，6mmの黒の円で，それはカードの中央部分に提示される．クライエントには，数字のついた標的のうちの1個を固視するよう指示する．次に，テスト刺激を中央の窓に示し，クライエントは円が見えたら知らせる．もしクライエントが黒い円を見られない場合，視野のその点は欠損として記載する．このテストは，クライエントが数字のついた標的を見るためにうまく眼を動かし，全視野を描き出すまで続ける．

　クライエントの行動の臨床観察は，特に視野欠損の存在を確認するために重要である．なぜならば，視野計測テストに限界があるためである[102]．注意や言語，認知に変動や制限があるクライエントでは，視野測定結果に信頼性がないかもしれない．また，視野欠損と視覚注意の障害の区別が困難であるかもしれない．しかし，クライエントの日常活動の遂行は視野欠損の存在を強烈に示すだろう．たとえば，視野欠損の存在は，次のことが観察されることで示唆されるかもしれない．クライエントはある方向にある物を見るように言われた時，頭の位置を変化させる．クライエントは，常に一側の間違ったところに物を置く．またはクライエントは，読書では一貫して間違える．

視野計測テストは，視野欠損が存在するかどうか，その大きさや場所がどうかということのみを確定する．治療が必要であるかを決定するには，作業療法士はクライエントが視野欠損を代償できるかどうかや，また代償の質や一貫性を確認しなければならない．視野欠損の存在は，日常活動に重大な制限をもたらす．障害のレベルは視野欠損が単独であるのか，視覚不注意とともに起こっているのかによって決まる．基本的な ADL や IADL の制限があるのかを確認するために，作業遂行の分析を行わなければならない．クライエントが何らかの活動遂行に困難を示している場合，視野欠損が遂行を妨げているかを決定するために，活動の視覚要因を分析すべきである．たとえば，整容動作の時にクライエントが歯ブラシを置いてある場所がわからないとすれば，歯ブラシが視野欠損の側に置いてあったのではないか？

読むことは，しばしば視野欠損に影響を受けるもう1つの日常活動である．読字のための視覚技能テスト（VSRT）は，視野欠損が読字遂行を妨げていることを測定するための効果的な方法である．VSRT は，視覚的に文字を理解することや眼球運動のコントロールを含む読字の視覚成分について黄斑内の暗点（視野欠損）の影響を検査するために作られている[124]．クライエントには印刷されたカードの文字や単語を読むように指示する．テストカードには3種があり，それぞれは4種類の文字の大きさのものがあるので，低視力者の検査が行え，また再テストが行えるようになっている．単語は文脈はなく，読み誤りをしてもなお意味をなす（"shot" を "hot" と誤読する）ようにできている．このテストは，読字の正確性や読字修正率を測定し，クライエントの読字の誤りの一般的なタイプについての情報を提供する．視力を測定するための文字や検査表もまた読字における視野欠損の影響を示すことがある．視野欠損のあるクライエントは，検査表の大きな記号や単語を読むことが困難であり（視野がより広くなるので），視力検査表（そして視野）が小さくなれば，より速く，正確に読むことができるだろう．biVABA の一部である電話番号の転写は，クライエントが数字を正しく読めるかについての情報を提供する．このテストでは，視野欠損の人が間違えやすい数字（6，8，9，3 など）を含む電話番号を書き写すようにさせる．

効果的に視野欠損を代償するには，クライエントは視野の見える部分を使って，見えない領域を綿密かつ全体的に探すようにすべきである．これは，左側視野欠損のクライエントでは，左右の両視野の探索に右視野を使わなければならないことを意味する．視野欠損のクライエントは，自分の身体の近接空間（自分の身体のすぐ周辺）と，外部空間（身体から環境内に広がる空間）の両方の探索が難しい．身体の近接空間の探索障害は，整容動作や更衣動作，読字や書字のような基本的な IADL の遂行に影響を及ぼすし，広い視野をモニターしなければならない IADL，たとえば食事の準備や余暇活動にも影響する．身体の外部空間の探索障害は，移動と屋外や地域環境の活動，たとえば車の運転や買い物，庭の草刈りなどに明らかな影響を及ぼす．

往来の多い地域を通り抜けるために，クライエントは広く走査する方法を使わなければならない．それは，視野欠損側から始め，素早く効率よく実行しなければならない．クライエントはまた，中央視野と周辺視野の間で注意を移し，速やかに探索できなければならない．いろいろな観察検査が，移動の間の視野欠損の代償能力の測定に用いられている．クライエントの代償的な探索方法の実行能力の客観的検査は，Dynavision 2000 を使って行うことができる．この装置は視覚運動遂行の評価と訓練のリハビリテーションで徐々に使われ始めている（図23-10）[63-66]．Dynavision がない作業療法士は，クライエントの探索の可能性を観察するためにレーザーポインターを使うとよい．ポインターの光線を白い壁の種々の部分に投影し，クライエントには，赤い点の場所を指し示し，触れるよう指示する．クライエントが点の場所を確認するために使っている方法とその効率を知ることができる．歩行時の視覚走査の統合は，移動評価の最終的な要素であり，クライエントが身体を動かしている間に障害を代償できるかを決めるために行わなければならない．これは，biVABA の ScanCourse のようなテストを使って検査できる．ScanCourse を行うには，クライエントにコースを歩き，そのコースの左右のいろいろな所に置かれた標的を見つけるよう指示する．歩行中にそれぞれの側にある標的を見つけるクライエントの能力に注目する．

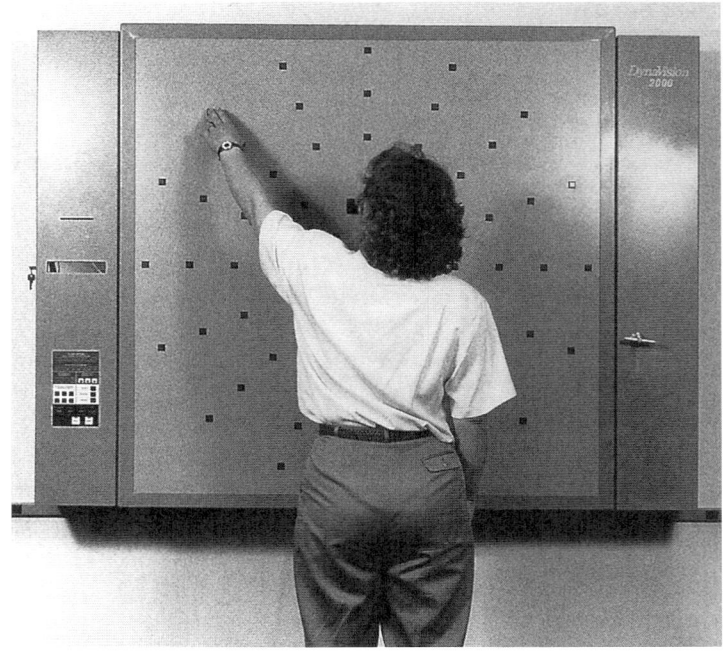

図 23-10　Dynavision 2000 を使った視覚探索の課題の例. パネルのライトは無作為パターンで 1 回に 1 つ点灯する. クライエントはライトを見つけ, それを押して消灯させる. ライトが押されて消灯すると, 他のライトが点灯する. クライエントは特定の時間内に可能な限り多くのライト位置を見つける. この活動は, 視野欠損や視覚不注意を代償する効果的な探索パターンを指導したり, 強化するために使える（Dynavision 2000, manufactured by Performance Enterprises, Ontario, Canada の厚意による）

治療

視野欠損のある人が経験する遂行障害は, 一般に 2 つに分けられる. 移動の困難と読字の困難である. 移動能力が制限されているので, クライエントは, 混み合う環境で行わなければならない日常活動, たとえば買い物や地域の行事への参加の制限を経験するだろう. 車の運転を再開することは, クライエントが居住する州の運転法規によるので, 目標になることもあるし, ならないこともある. いくつかの州は, 車の運転再開の許可のための視野の最小限度数を明示していない. これらの州のクライエントは, 適切な訓練を行えば安全な運転の再開が可能になるだろう. 読字の問題は, 金銭管理や食事の準備のような活動の困難さの原因となるだろう.

限られた集団の調査では, 集中的なリハビリテーションによって, ある程度の視野の回復が起こるとされているものの[7, 58, 59, 86]視野機能の回復はみられそうにない[106]. したがって, 治療の最大の焦点は, 視野欠損の代償を改善することにある. 視野欠損の代償のためには, 頭の動きを使って探索し, 視野を広げるという意識的かつ認知的方法をとる必要がある. CNS が知覚補完を経験しているので, クライエントは視野欠損の広がりや境界の自己洞察に欠けることが多い. 代償法がうまくいくには, クライエントは欠損の存在と見えない側の視覚入力が信頼できないということを, 確信する必要がある. この洞察力のレベルを発展させることができるクライエントは, 一般に, 障害を効果的に代償する方法を学ぶことができるだろう. クライエントが視野欠損の部位と広がりを認識できるよう, 活動や教材を使い, あらゆる努力をすべきである.

[移動の制限に対する取り組み]

移動において経験する制限が起こる主たる理由は, 頭を十分かつ早く回せず, 見えない領域に向けられないことが多いために, 指定時間内に安全に移動するために必要な情報が得られないことである. 半盲により下方視野が見えない場合, クライエントはまた, 障害側の支持面をモニターする困難さも経

ケーススタディ：ペニー（その4）

オプトメトリストは，Humphrey Visual Field Analyzerを使ってペニーの左半盲を確認した．この視野検査で，ペニーは両眼とも完全な左半盲であり，中心および周辺視野ともに影響されていることが明らかになった．この検査結果で特に重要なことは，半盲の境界が中心窩上にあり，視野を分割していることである．このことは，ペニーの読字のための知覚幅は左側で著しく狭くなっており，左側の単語や文字を見落とす原因になっているということを作業療法士に示唆する．作業療法士がVSRTを使ってこのことを確認したところ，ペニーは左側の文字や単語を見落とし，読字の正確さは83％に低下していた．彼女が正確に読める速度は，1分間で32語と著しく低下しており，文字は1分間で51文字であった（成人では約1.6倍の速度である）．ペニーが数字を正確に書くことが難しいと言っていたので，彼女にbiVABAの電話番号のコピーを渡した．彼女はこのテストで3つの数字を読み間違えた（3を8に，4を1や9に，5を8に）．彼女は自分の間違いを見つけることができ，修正できた．

ペニーが視野の中の標的を探索する能力を観察するためにDynavision2000を使用した．Dynavisionの分析によれば，ボードの左半側にある標的の反応時間は2.35秒であったが，ボードの右半側にある標的の反応時間は1.1秒であった．彼女が標的を見つけるところの観察から，ペニーがボードの左半側にある標的に対して非常にゆっくりと頭を動かし，光の外側の輪の明るい標的を見るには十分頭を回旋させていなかったことに作業療法士は気づいた．ペニーに視覚走査検査も実施した．初回の検査で，彼女は左側の10の標的のうち4つを見落とした（60％）が，右側の標的のすべてを簡単に認識できた（100％）．この結果のフィードバックを受けた後，2回目の検査（逆方向の）では，左側の10標的を9つ認識し（90％），右側はすべて認識できた（100％）．

験しているかもしれない．これは歩く時のためらいの原因となり，クライエントは頭を下に向けて保ち，前の床を固視する傾向となる．この方法によって，クライエントは物に衝突しないかもしれないが，周辺環境をモニターすることも妨げ，歩行中の失見当の原因となるかもしれない．

移動の障害に取り組むために，治療的方法と代償的方法を組み合わせて用いる．治療的方法は速度や幅を拡大し，探索パターンを形成することに焦点を当てる[49, 61, 63, 66, 104, 115]．クライエントは頭を素早く回すことや見えない視野を完全に探索することを学ばなければならない．望まれる行動結果には以下のようなものがある．

1. 見えない視野の方向に大きく頭を回すことができる．
2. 見えない視野の方向に頭や目を動かす回数が増える．
3. 見えない視野の方向の頭や目の動きを素早く行える．
4. 見えない側から系統的で効果的な探索パターンを実行する．
5. 見えない側に注目し，その視覚的細部を検知できる．
6. 中央視野と見えない側の周辺視野間で，素早く注意を移し，探索できる．

これらの結果を達成するために，クライエントは作業を遂行する時に，これらの遂行技能を必要とする活動を完全に行えなければならない．これは，クリニックという限定的な環境の中では困難である．Dynavision2000は効果的な探索パターンを教えるために有効であることが示されており，治療機器として強く推薦される[43]．

基本的な探索方法を学習したら，それを探索と歩行の組み合わせを必要とする活動に組み入れるべきである．室内活動の例としては，廊下の壁のいろいろな場所に文字カードを貼り，探索コースをつくることがある．その他に，2つの活動の例がある．1つは「赤を見つける」活動であり，クライエントがリハビリテーションセンター内で目的地に歩いていく時に，すべての赤い物を指摘する方法である．もう1つは「語り歩き」であり，目的地に移動するときに，周辺環境の指標や乗り換え地点を指摘する方法である．これらの活動は歩行中に頭部を上げておくことを強化し，方向の見当識を改善する．技能が改善するに従って，動的で不慣れな環境での実践を組み入れるようにすべきである．クライエントは店やショッピングモールで次のような活動を行う．歩きながら見えない側にある店の中や通路に立ってい

る多くの人を確認する．目印や系統的な探索方法を使ってモール内の店を見つけたり，店の中で目的とする品物を見つけたりする．

　治療計画に統合するには，代償的な方法についての指示を行う．クライエントには，危険をはらむ環境内の特徴（階段や縁石の段差，支持面のその他の変化）を確認するよう教える．また，方向性を見失わないために，壁の絵や壁紙の色の変化などの目印をさらによく観察するよう教える．

[読字の障害に対する取り組み]

　読字におけるクライエントの主たる問題は，クライエントが損傷によって制限された知覚幅に合わな

ケーススタディ：ペニー（その5）

　ペニーは1時間の外来作業療法を10週にわたって受けた．読字の障害に対処するために，ペニーは，低下した知覚幅に合うように眼球運動の方法を修正するように，文字や数字，単語からなる読字前訓練を受けた．彼女は1日45分の訓練を家庭で行った．治療時間中に，読字ドリルの時間測定を行った．これは，読字前訓練で速度や正確性がどの程度改善したかを示すために作業療法士が提示したものである．VSRTを5週ごとに実施した．その結果，読字の正確さは92%に改善し，読字率も1分間72語に増加した．電話番号の書き写しも繰り返し100%の正確さを示した．ペニーは，内容を知っている大活字本に進んだ．ペニーとポットはSue Graftonの殺人推理小説の愛読者であった．そこで，ペニーの友人は彼女を図書館に連れて行き，彼女が以前に読んだことのある本の大活字本を借り出した．彼女は毎日1時間，この本をポットに読んであげた．治療終了時，VSRTを再度行い，読字率は1分間に124語で100%の正確さを示した．

　移動および運転の問題に対処するために，作業療法士はペニーに各治療時間の最初の20分にDynavisionによる連続した訓練を実施した．訓練では，彼女が左側に向かって行う視覚探索パターンの速度と効率，およびボードの中央と周辺間に注意を移し，錯綜図を走査する能力に焦点を当てた．リハビリテーションセンターの廊下に沿って標的を使った走査コースで，「赤い物を見つける」ことと走査コースについて説明した．ペニーが室内活動に改善を見せたので，作業療法士は屋外に移動し，ペニーにクリニックの近くの歩道や場所を歩かせた．不慣れな環境を移動する前に，意識的に頭を大きく回旋させ，環境を探索し，ぶつかりそうな物や目印となる物を見つけるよう彼女に指導した．これらの環境内での快適さが増したので，彼女が学習した技能を練習し，必要な物を見つけるために素早く，効率的に棚を走査する方法についての指導を行うために，彼女を地域の食料品店に連れて行った．さらに，ショッピングモールや教会への外出も追加した．

　治療終了の2週間前，ペニーとポットは特に問題なく教会に行き，友人と昼食をとったと彼女は興奮気味に話した．治療を開始してから3週後，ペニーの家庭環境を評価し，ポットと会うために家庭訪問を行った．ペニーの友人と芸術家の仲間もこれに参加した．家庭訪問によって，ペニーの家は全般的に十分な照明とコントラストがあり，整理されていることが明らかになった．しかし，台所は狭く，小さな丸い天井灯が1つあるのみで，流し台や作業場所は暗いままだった．さらに，食材や食器は奥行きの深い食器棚に収納されており，流し台は散らかったままであった．寝室にあるペニーのアトリエは散らかっており，天井灯と小さな卓上スタンドがあるだけだった．評価の後，作業療法士は，台所の天井灯を大きな蛍光灯に取り替え，流し台の上にも蛍光灯を追加すること，たまにしか使わない物は取り除いて棚や流し台の上を整理することを提案した．

　ペニーはまだ芸術活動の再開に抵抗していたが，作業机の明かりとして50ワットのハロゲンランプを追加してアトリエの照明を明るくし，机の上も整理するようよう提案した．細部をもっとはっきり見られるよう，倍率の低い拡大灯も推奨した．最初，ペニーは自分がこの提言を実現できると思っていなかったので，抵抗を示していた．しかし，友人は2週間以内にすべての提案を実施するよう援助すると表明した．

　友人はペニーが芸術活動を再開することにも非常に興味を示し，それが可能になる方法について提言を求めた．作業療法士は，ペニーが以前行っていた詳細な絵画はアトリエの改修を行ってもまだ困難だろうこと，視覚を必要としない形の芸術表現なら彼女は探すことはできるだろうことを示唆した．治療の翌週に彼女と友人は週末の芸術祭に参加し，ずっと前にやったことがある水彩の風景画をやってみようかと考えたとペニーは報告した．友人は彼女を援助するために，その週に彼女の家を訪問した．

　運転は治療期間全般を通して取り組んだ．ペニーが行ったDynavisionの訓練は，運転に必要な技能，

特に速度や適応力，左側の探索幅を改善するよう計画されていた．視野欠損のある運転者が経験する障害は，それを代償する方法と自動車改修との組み合わせで論じられる．ペニーが十分な改善を見せた時，Dynavisionの4分テストを行った．このテストは自動車運転の能力を予測することが示されている[65]．このテストで195点以上の人は，路上運転評価をうまく行えるとされている．ペニーのこのテストの点数は230点であった．そこで，作業療法士は認定自動車運転リハビリテーション専門士（CDRS）の資格をもつ作業療法士に運転者評価プログラムを依頼した．ペニーは運転評価に合格し，日中の慣れた道路での運転再開を許可された．

ペニーの食事の準備，金銭管理，糖尿病の自己管理の能力については，読字や視覚探索技能の改善，課題や環境の改修，福祉用具等を通して取り組んだ．数字を確認するための読み上げ計算機は，小切手帳の確認に役立った．インシュリンの吸引と血糖値の確認の正確さは重要なニーズであるので，彼女は視覚的に確認しなくてよいインシュリン吸引機や読み上げ式血糖測定器の使用訓練を受けた．家庭訪問後に行った環境の改修は，コントラストを高める方法の指導とともに，食事の準備の能力を著しく改善した．

い衝動性眼球運動を呈するために起こる．つまり，クライエントは制限のない知覚幅に適した衝動性眼球運動を使って読もうとする．読字速度と正確性を改善するために，クライエントは，新しい知覚幅に衝動性眼球運動を適合させる方法を学ばなければならない．このためには，かなりの練習を必要とし，クライエントにとって極度のフラストレーションとなる．これに取り組むために，治療的アプローチが使われる．言葉を再び正しく見るために必要とされる正確な眼球運動をクライエントが学習するために，Warren[123]またはWrightとWatson[130]が考案した読字前練習や市販の語・数字探索練習帳が使われる．これらの練習はワークシートの中の特定の文字や数字，単語を探すよう計画されている（図23-11）．クライエントの遂行技能が改善すれば，練習として，また連続した文章を読む準備として，馴染み深い物語の大活字本を使う．

読字や書字の問題に取り組むために，代償的アプローチも使われる．左半盲があるクライエントは，文章の次の行の左端を正確に見つけるのが困難であることが多く，その場所を見失ってしまう．左端に太く赤い線を引くことは，クライエントにとって左端を見つける「アンカー（錨）」となる視覚的手がかりとなる[125]．右視野欠損のあるクライエントでは，右端に同じような方法を使うことができる．このようなクライエントは，文の右端であることに確信がもてない．1行を見続けることが困難なクライエントや，次の行に移ることが難しいクライエントでは，定規やカードを行の下に当てることで，その

作業療法実践ノート

これらの遂行技能の開発を促すその他の治療活動には以下のようなものがある．
1. 参加者の間でボールを素早くパスし合うボールゲーム．
2. 風船打ち．
3. 白い壁のいろいろな場所をレーザーポインターで指し示し，それをクライエントが探索し，探す．
4. 数字や文字を書いた付箋紙を壁に広く貼りつけておき，それをクライエントが探索し，探す．
5. クローゼットの中の服を見つける，食事の準備に必要な物を探し出すなどといった，日常活動を行う方法を使う．

行を特定し続けることができる．

書くべき行に字を書くことが難しいクライエントでは，ペン先を見ることと，ページを横切るように手を動かして見えない側に進むようにして固視を続けるよう教える．視野欠損の側に線を引かなければならない活動は，手－目の協調性を再確立するために効果的である．白紙の小切手を完成させること，封筒に入れること，記載事項を確認することも有効である．

作業遂行は，課題や環境の可視性を高めることによって強化できる．方向づけが必要とされる環境の重要な構造に（例：ドア枠や家具）色やコントラストを加えることで，クライエントがこれらの構造を特定する一助となる．黒のフェルトペンを使うこと

で紙とのコントラストを高めることができ，太い線の引かれた用紙はクライエントが手書きする際のモニターとして使うことができる．照明を明るくするだけでも，読字速度を速め，誤りを減らせる場合が多い．散らかった物を片づけたり，単一色の物を使って環境のパターンを減らすことで，クライエントが品物を置く能力を高める．

視覚注視と視覚走査

視覚注視は対象を綿密に観察し，その特徴や環境におけるその対象とその他の対象との関係性についての情報を注意深く認識する能力である．このためには，関係のない感覚入力や無秩序な思考過程を無視し，数秒から数分にわたって焦点を維持する能力が必要となる．視覚注視にはまた，系統的で効率的な方法で対象から対象に視覚焦点を移す能力が必要である．視覚注視は，視覚走査または視覚探索（この２つの用語は互換的に用いられる）によって強化できる．これらの２つの過程は，視知覚階層の中では理解を助けるために分けられているが，クライエントの評価および治療では分けることができない．視覚探索に使う走査パターンが変化しているクライエントでは，視覚注視にも何らかの変化が観察される．

視覚注視は２つのカテゴリーに分けられる．局所的または選択的視覚注視と，周囲もしくは周辺の視覚注視である[37, 55, 85, 94]．局所的視覚注視は対象の認識と識別のために使われる．網膜の黄斑部位からの視覚入力はこの過程を遂行するために使われる．局所的もしくは選択的視覚注視によって，文字や数字，顔のような視覚的細部を正確に弁別できる．周囲もしくは周辺の視覚注視は環境内の出来事と空間におけるその位置，その人との距離を感知することに関係する．これは，周辺視覚からの入力によって決まる．周辺視覚注視は，人が空間の中で安全に動く能力や，空間の見当識を維持する能力を保証する．周辺視覚注視がなければ，物にぶつかったり，動く時に方向を見失ったりするだろう．視覚システムが十分に使用可能で，効率的であるためには，これら２つの視覚注視が一緒に働く必要がある．これらは知覚処理過程に等しく重要な貢献をしている．

脳損傷のない成人では，視覚探索は組織的かつ系統的で，効率的なパターンで行われている[34, 38, 48, 90, 122, 126]．使用する視覚探索のパターンは，課題からの要求によって決まる．たとえば，英語は左から右へ，上から下の行に進むように読んでいく．開放的な配列（部屋のような）を走査する時は，一般に円を描くような，左から右への走査が使われ，時計回りまたは反時計回りのパターンがそれに続く．

同じ数字が２つ続いているすべてに下線を引きなさい

8126723122456887568845326785677745 66
588345288345882199452388567659976 54
8986345882345277998789568834576855 4
8865342378869034884523456788466546 9
3288934288457235578900383923343221 5
4857366743255347899234224564367885 4
1123456654445677889006567745345332 5
4566544433225647234559876788845622 1
3456554665465678424522449988778664 3
6646378853336775544116695533714234 4
5533257311144668435566773685765432 2
2344566758779890011123444335635432 2
3344546375578901187654411453968547 3
4453755799709645668080122344578901 1
5564555432212498990076556758484438 3
2342213257685445734321356778006323 2
3344225778990765544377543322123345 6
3344455667422580768653333780642456 6
6646378853336775544116695533714234 4
5533257311144668435566773685765432 2
2344566758779890011123444335635432 2
8865342378869034884523456788466546 9
3288934288457235578900383923343228 5

© 1996 visABILITIES Rehab Services Inc.

図23-11　読字前練習の例．同じ数字が２つ続いているすべてに下線を引くようクライエントに指示する（Warren M：Prereading and writing exercises for persons with macular scotomas, Birmingham AL, 1996, visAbilities Rehab Services）

視覚注視および視覚走査の障害

研究によれば，脳損傷後に正常な視覚探索の障害が起こることが明らかにされている．障害の特徴は，損傷される脳半球によってさまざまである．右脳半球の損傷に関連する視覚探索の障害には，視空間の左半分の探索を避けるという特徴がある[10, 22, 24, 37, 38, 45, 47, 90]．この状態は**半側不注意**として知られている．右脳半球の損傷があるクライエントは，正常な左から右への視覚探索パターンを行うの

無視症候群
身体外空間
と
身体内空間
または身体図式

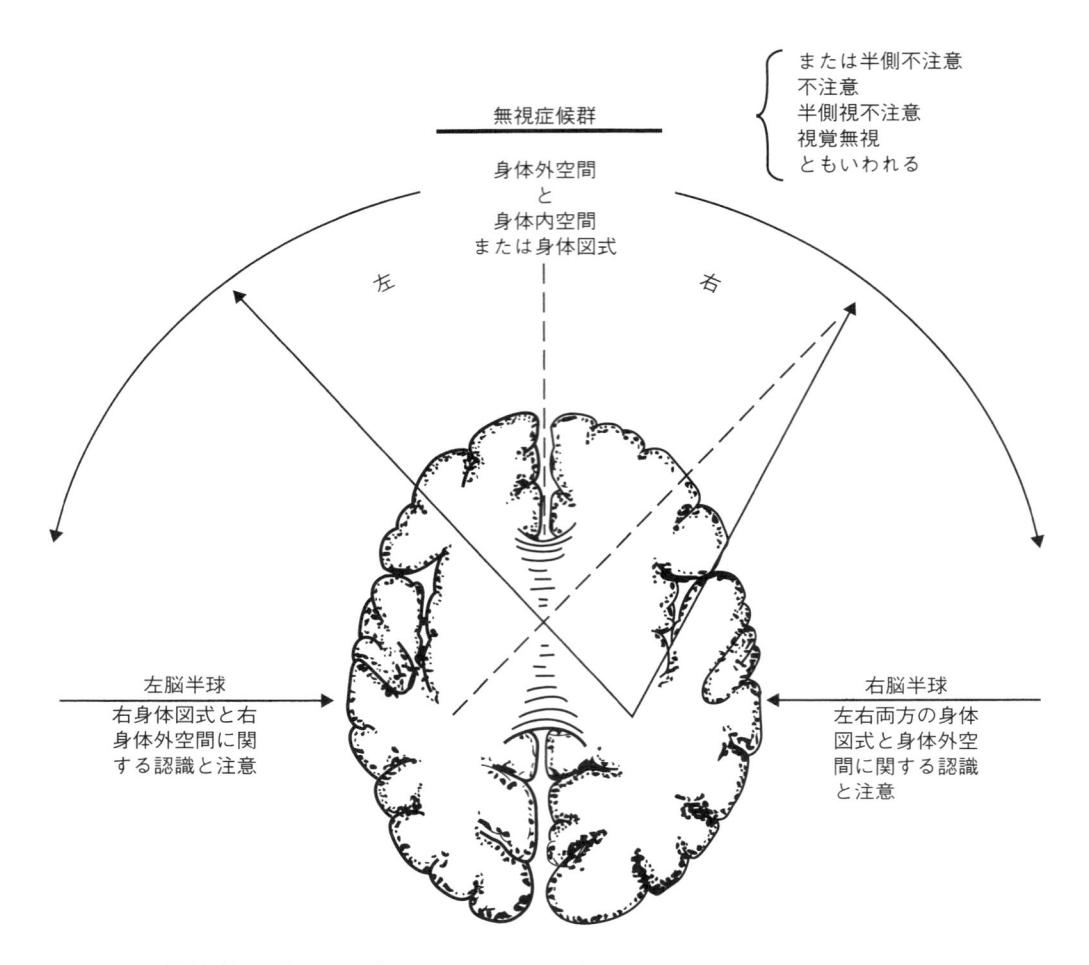

または半側不注意
不注意
半側視不注意
視覚無視
ともいわれる

左　右

左脳半球
右身体図式と右身体外空間に関する認識と注意

右脳半球
左右両方の身体図式と身体外空間に関する認識と注意

視覚（視 - 空間および視 - 物体認識と認知），聴覚および体性知覚（身体像または身体図式を含む）の認識と認知のような運動および感覚知覚に関して，左脳半球は主として右の身体外空間そして／または身体像のパラメーターに関与し，右脳半球は左右両方の身体外空間と身体像に関与すると考えられる．したがって，右脳半球は左脳半球損傷に関与もしくは代償できるので，左脳半球の視覚または聴覚，体性知覚，運動機能に関連する大脳皮質の 1°または 2°，3°領域もしくは皮質下連合線維の損傷では無視症候群が起こることは稀である．しかし，右脳半球におけるこれらの機能の領域の 1 つまたはそれ以上の損傷は，大脳が左身体外空間や身体図式への関与または認識することを不可能にする．視野欠損（特に左同名半盲）は常に無視症候群と混在する．

図 23-12　視覚注意の方向に関する右脳半球と左脳半球の差異，および半側不注意と無視症候群に対する脳半球損傷の関連（Josephine C. Moore, PhD, OTR の厚意による）

ではなく，視覚配列の右側の探索を開始し，それに限定されることが多い．これによって，視覚探索は正常な対称的なパターンではなく，非対称的なパターンになってしまう．クライエントは左側の視覚情報を見落とし，結果的に正しい判断や意思決定に必要な情報が奪われることになる．

半側不注意は右脳半球の損傷と関連しており，視覚注視を行うプログラムが脳半球間で異なることに起因するものと考えられる[47, 107]．図 23-12 に示したように，左脳半球は身体を取り巻く視空間の右半分に注意を向ける．それに対し，右脳半球は身体を取り巻く左右空間の両方に視覚注視を行う．左脳半球に損傷が起これば，右側への視覚注視および視覚探索は減少する．しかし，右脳半球は，ある程度の注意能力をもっている．同様の損傷が右脳半球に起これば，左側に注意を向ける領域がないので，左側

第23章　脳損傷後の視覚障害の評価と治療　673

への注意能力は完全になくなるだろう．

　半側不注意は，視野欠損と混同されることが多い．両者ともクライエントが左側の視覚情報を見逃す原因となるが，半側不注意と視野欠損は全く異なった状態であり，作業遂行に異なる影響を及ぼす．視野欠損のあるクライエントは，視覚注視によってそれを代償しようとする[10, 11, 51, 75]．クライエントは見えない左側の視覚情報を集めようと眼球を左側に向かって動かす．しかし，損傷があるため，クライエントは必要とされる左側の視覚情報を集めるに十分な眼球運動をしようとしないので，結果として不注意があるように見える．対して，半側不注意のあるクライエントは，左側の視覚情報を探索するCNSの注意メカニズムが失われている．そのようなクライエントは，視空間の左側の情報を探索しようとしないし，左側への眼球の動きや頭部の回旋も観察されない[22, 51]．視野欠損と半側不注意が同時に起こった時に，視覚探索の最も重大な変化が起こる[10, 20]．この場合，視野欠損のためにクライエントは左側の視覚入力を受容しないし，左側に注意を向けることで視覚入力の欠損を代償しない．この両者の組み合わせは，**半側無視**と呼ばれる重度な不注意を起こす．半側無視のあるクライエントは，身体を取り巻く左側視空間に対して重度の不注意を呈し，正中線を越えて左側に眼球を動かそうとしないし，また頭を左側に向けようとしない．視覚無視は左側身体の四肢無視や左側からの聴覚入力の無視と組み合わさっているかもしれない[45, 61]．無視の存在は，リハビリテーションの結果の不良と密接に関連している[51]．

　右脳半球損傷に関連したその他の変化としては，最初に右視野に出現した最も周辺の視覚刺激に焦点が固定されてしまう傾向があることである[45]．右視野に2つの視覚刺激が同時に出現した場合，クライエントは最も周辺の刺激に注目してしまう[31]．この傾向があるクライエントは，右周辺視野に起こった出来事に注目するよう頭を回旋することが多く，気が散っているという印象を与える．また，視覚探索のその他の変化としては，一度見た領域のさらなる情報を得るために再探索を行うことを嫌がることがある．特に，それが左側であればこの傾向は著しい[90]．これは，クライエントが複雑な視覚配列を見た時に，その視覚細部を見過ごす原因になるだろ

う．

　右脳半球損傷に伴ういくつかの明確な視覚探索の変化が観察されているが，左脳半球損傷後に観察される変化が1つある．左脳半球損傷があるクライエントは，視覚配列を見る時に，詳細な探索が対称的に低下する[15, 45, 117]．このようなクライエントは情報収集のために視覚配列を対称性に走査するが，さらなる情報を得るために，見た特定の場面を検証しようとしない．このため，クライエントは視覚細部を見過ごし，対象の正確な解釈や判別ができないことが多い．左脳半球損傷は半側不注意や無視を起こさない．

　一般に，どちらかの大脳半球に損傷のあるクライエントは，脳損傷のない人に比べて，視覚走査が遅くなり，一定しない固視パターンを呈する[74, 126]．また，選択的注意や，組織的で効果的な視覚探索の方法をとることに大きな困難がある．研究によれば，脳損傷のある人が特定の標的の複雑な視覚配列を探索するよう指示された時，標的の顕著な特徴に注目し続けることが困難であり，同じような特徴のある標的を誤って選択してしまうとされている[93, 126]．また，でたらめに提示された対象の配列を探索するよう指示された時，視覚走査のために組織的で効果的な構造を重ね合わせることが困難であることも示されている．たとえば，ベンチに座った人（構造化された視覚配列）の中から特定の人を見つけるよう指示された時，脳損傷のある人はその課題を達成することができる．しかし，人混み（でたらめな視覚配列）の中に立っている特定の人を探すよう指示された時，脳損傷のある人は人混みをでたらめに探索する方法をとり，探している人を見過ごしてしまうことがある．

視覚注視の障害による作業遂行の障害

　視覚注視の障害は，視覚探索によって収集した視覚情報の非対称性や相違の原因となる．CNSは組織化された様式で完全な視覚情報を受け取っておらず，この情報を適切な意思決定を行うために効果的に使うことができないので，個々人が環境に適応する質は低下してしまう．視覚注意の低下は，日常活動遂行のあらゆる側面に影響を及ぼす．しかし，最も影響が強いのは膨大な視覚細部を精査し，統合することが必要な活動，また動的な環境で行わなけれ

ばならない活動である．運転と読字は，不注意によって著しい影響を受けることが多い両極端に位置する課題の例である．

　視覚注視はCNS全体を含む広大なネットワークを介して調整されているので，重度な外傷性脳損傷があるクライエントであっても，ある程度の視覚注視の能力が保たれているのが一般的である[81]．むしろ，視覚注視には非常に多くの神経構造が関与しているので，中等度の損傷があってもその変化が起こることがある[99]．視覚注視の変化が作業遂行に影響するかどうかは，遂行すべき課題によって決まる．専門の技術的な教科書を読む場合，読字にはかなりの選択的注視を必要とするが，広告を見るような場合には選択的注意はそれほど必要としない．運転する場合，速度および他の車や対象の位置をモニターするには持続的で全般的な注視を，目印や道路標識，交通信号のためには散発的な選択的注視を必要とする．脳損傷後に視覚注視の障害が顕在化するかどうかは，クライエントが行わなければならない課題が遂行される環境および課題を行うために必要とされる事項によって決まる．

評価

　視覚注視は視知覚階層の中間レベルであるので，低次のレベルの視覚機能（視力，眼球運動機能，視野）の障害によって影響を受ける可能性がある．したがって，視覚注視を測定する前に，これらの機能を評価すべきである．失語や運動機能障害もまた，視覚注視の評価の遂行に影響を及ぼすかもしれない．人がどのようにして効率的かつ完全に視覚情報に注目し，取り入れているかが，適応のために情報を使用する能力を決定する．したがって，評価では，視覚探索を必要とする課題を行うために，クライエントが視覚走査をどのように開始し，実行しているかという観察に重点を置くようにする．評価を行っている時に，作業療法士は以下の質問に答えられなければならない．クライエントは組織的な探索方法を開始しているか？　クライエントは組織的かつ効率的方法で探索を行えているか？　クライエントは視覚探索によって完全な視覚情報を得ているか？　クライエントは視覚的細部を正確に判別できるか？　課題の視覚的複雑さが増すにつれて，情報を探索するためのクライエントの能力は低下するか？

　研究では，視覚注視が良好な人は，視覚情報を得る際に探索パターンを効果的に行うよう特有の特徴を有していることが明らかになっている[48, 122, 131]．これらの方法を使った探索パターンには組織的，対称的，綿密，柔軟，一貫性という特徴がある．一般に，これらの方法を使うと，視覚探索課題を遂行する時の正確さや速度が良好になる．逆に，重度の視野欠損や不注意がある人は，非効率的探索パターンを呈することが多い．これらの人は視覚配列の一部分のみを探索するという不完全または省略パターン——それは通常はでたらめで，予測不能な方法である——を呈する[15, 23, 37, 48, 51, 74, 78, 93, 126]．組織的パターンや正確性は，より複雑な視覚配列を探索しようとする時に崩壊することが多い．図23-13は，脳損傷のある人がbiVABAの視覚探索下位テストを行っている時に使った非効率的な探索方法の例を示している．非効率的な探索方法をとるクライエントは，知覚処理過程を正確に遂行するための十分な視覚情報を得ることができないだろう．クライエントは，知覚処理が行えないような方法で情報を獲得するだろう．あるいは，十分な速度で情報を獲得しないので適応できないだろう．知覚処理過程の引き続いて起こる障害が意思決定の誤りの原因となり，各種の日常生活活動の遂行に悪影響を与える．

　視覚注視を測定する時，視覚探索は視野欠損と半側不注意の両者によって，かなりの影響を受ける可能性があるということに作業療法士は注意しておかなければならない．視野欠損と半側不注意は同じ状態ではないので，効果的な治療計画を立案するには，この2つの状態を区別する必要があるが，これは困難である．それは，課題の探索において，両者とも同じような誤りが観察され，1人のクライエントに同時に起こる可能性があるからである．しかし，biVABAの中の視覚探索課題を行っている時にクライエントがとる方法を観察することで，この2者を区別することができる（図23-13）．視野欠損および半側不注意とも，視覚探索課題の標的を確認する際の正確さが低下するが，探索する時に欠如している特性は異なっている[10, 22, 27, 28, 41, 51]．

　たとえば，左半盲のあるクライエントは左から右への直線的な探索パターンを示し，それは見えない側を省略することになるだろう．探索パターンは順

氏名： _B.D._　　　　日付：＿＿＿＿

　　　　　　　P　　　F

GJH**Ⓟ**GOEITKGHX̶QOWX̶TUIEX̶X̶ITOOIX̶WQ
UIF̶GE̶NKJELSGHNX̶RX̶MVNGX̶WZX̶X̶RNOIM
TUEIOP̶THVNCJEX̶ZMENX̶UIX̶VNOLX̶QTRNB
CVDF̶MGJBX̶QWIDKRX̶GJX̶WKSX̶BNVRX̶LKI
QWIF̶KBNGX̶CJX̶NVHX̶KWIEJDTIHX̶VNCJX̶
UTRHF̶OBKVNPSLDKEIXKRX̶GHBNX̶LGJX̶N
OP̶LNRIOWEX̶CNDX̶OMGNX̶RODX̶ZXCX̶BMT

単一文字探索 ©1997, visABILITIES Rehab Services Inc.

A

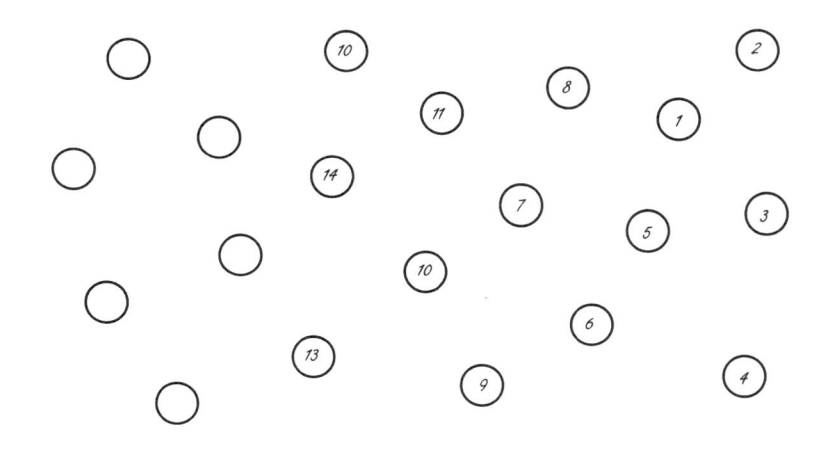

氏名： _C.T._　　　　日付：＿＿＿＿

○　　　　　　⑩　　　　　　　　　②
　　　　　　　　　⑧
○　　　　　⑪　　　　　　　①
　　　　　　　　　　　　　　　③
○　　⑭　　　　⑦
　　　　　　　　　⑤
　　　　　　　　　　　　　　　⑥
○　　　　　　　⑩
　　　　　　　　　　　　　　　④
○　　　⑬　　　⑨

ランダムに並んだ○印の見本　©1997, visABILITIES Rehab Services Inc.

B

図23-13　biVABAの視覚探索下位テストでクライエントが使用した非効率的な視覚探索パターンの例．A：PとFの文字を抹消する時に，左半盲のクライエントが使用した省略パターン．クライエントは秩序立った左から右への直線的探索パターンを実行しているが，左側の開始線を特定できなかったので，左側の文字を抹消できなかった（○で囲んだ文字）．B：左半側不注意および左半盲のあるクライエントが行った非対称的で，省略を示す探索パターン．クライエントは自分の好きなパターンで○を選択し，その中に連続した数字を記入するよう指示されていた．クライエントは左よりも右側の○から数字を記入し始め，左側の○に数字を記入しなかった．

表 23-2　視覚探索パターンの比較：視野欠損と半側無視の人

視野欠損	半側無視
視覚探索パターンは，見えない領域の方は省略される	視覚探索パターンは，非対称：右側から始められて，右側に限定される
見えない側に視覚探索を向ける試みがある	左側に視覚探索を向ける試みはない
視覚探索パターンは，組織化されて，一般に効率的である	視覚探索パターンはランダムで一般に能率が悪い
クライエントは，実行の精度をチェックする再探索を行う	クライエントは，実行の精度をチェックする再探索を実施しない
課題に費やされる時間は，困難のレベルに適合する	クライエントは，早く課題を完了する；努力のレベルと課題の困難が一致していない

(Warren M : Brain Injury Visual Assessment Battery for Adults Tests Manual ; Lenexa, KS, 1998, VisAbilities Rehab Services)

序性があるが，クライエントは左側の配列を見ないので，多くの誤りをすることになる．これに対して，半側不注意のクライエントは，右側から視覚探索を開始し，右側に限定されるという非対称的なパターンを示し，その探索パターンは順序性がなく，不規則である．このパターンもまた，左側の誤りの数が多い結果となる．探索課題の正確さはこの2人のクライエントで類似しているが，誤りの原因は異なっている．クライエントが探索課題を行っている時の様子を観察することで，この2者を区別することができる．表23-2は，半盲と半側不注意のある人が使用した探索パターンの特徴を比較したものである．この状態が同時に起こった時は，不注意の重症度を見極めることが重要である．それは，不注意の重症度によって，クライエントが視野欠損を代償する方法を学習できるかが決まるからである．

これまで使われてきた視覚探索テストは，制限された個室で行われる紙面課題であった．身体外部の広い空間に対して，クライエントがどのような探索パターンを使っているかを決定するには，Warren[122]が述べているScanBoardなどのテストを行う必要がある．biVABAの1つであるテストは，大きなボード（約50×75 cm）に10個の数字が任意のパターンで提示されるようになっている．ボードはクライエントの正中線上，目の高さに設置する．クライエントには，ボードを走査し，見えた数字を全て言うよう指示する．検者は，クライエントが数字を見つけた順序パターンを記録する．このテストを使った研究では以下のようなことが確認されている．視覚探索が正常な成人は，順序立てた，連続的な視覚探索を使い，それはボードの左側から始まり，全ての数字を見つけるまで時計回り，もしくは反時計回りに継続される．これに対して，視覚不注意のある成人は，順序性がなく，不規則で，時には省略するような探索方法を用い，ボードの一側の数字を見落とすことが多い．半側不注意のあるクライエントは，視覚探索をボードの右側から開始し，右側に限定される非対称的なパターンを示す．視野欠損のあるクライエントは，見えない側の数字を見落とすが，探索は順序立てられた方法をとる．

治療

クライエントが視覚探索テストを行っている時の観察から得られた情報から，クライエントが毎日の活動を行っている時に視覚情報を得るために使う走査パターンの障害を明らかにすべきである．たとえば，クライエントが左側の視覚配列を探索しない様子が観察されるだろう．この障害が強い時には，クライエントが毎日の活動を行っている時にも同様のことが観察される．そのため，整容動作を行っている時に，流し台の左側に物を置くことができなかったり，調理法の書かれた紙を左側からではなく，中央から読み始めるという傾向を示すことになる．

障害の重症度によっては，不注意のあるクライエントでも基本的で習慣的な日常活動を行うことができ，不慣れな活動や複雑な視覚配列の探索を必要とする課題のみで困難さを経験することがある[76]．その反面，特に無視のあるクライエントでは，皿の中の食べ物をすべて見つけるといった簡単な課題が困難である．視覚探索テストとADL遂行の観察から得られた情報とを組み合わせることで，視覚探索の障害によってクライエントの日常活動の遂行が影響を受けているかどうか，どのように影響を受けているかということを決定できる．治療計画の目標は，

ケーススタディ：ペニー（その6）

ペニーを低視力者センターへ依頼した医師は，彼女に左半盲に加えて左半側不注意があることに言及していた．左半側不注意はADLの遂行，特に運転の遂行を著しく妨げるので，もし不注意があるとすれば，ペニーの走査困難がどの程度それに起因するものであるかを決定することが重要である．

左半側不注意を評価するため，biVABAの視覚探索下位テストをペニーに実施した．下位テストのうち3つには文字や単語を探索するテストがあり，彼女は左側にある標的をいくつか見落としていた．これは，左側への視覚探索を省略するパターンがあることを示唆していた．しかし，7つの下位テストすべてで，彼女は左から右への，そして上から下への系統的な視覚探索パターンを一貫して使っていた．また，それぞれの標的を注意深く見て，自分のやったことが正しかったか確認していた．これらの観察から，彼女には正常な注意能力があることが示唆され，これは他の評価での遂行状況からも確認された．たとえば，電話番号の書き写しテストで彼女は番号を写し間違えたが，援助を受けることなく自分で間違いを探し，修正できた．また，最初に走査コースを通る時，彼女は左側の標的を見落としたが，フィードバックを受けた後，2回目の施行では見落としをしなかった．Dynavision評価では，彼女はボードの左と右側に容易に注意を切り替えることができ，ボードの左側を探索する能力は練習によって急速に改善した．

作業療法士は，これらの評価でペニーの遂行状況を分析した後，次のように結論した．ペニーの視野欠損が非常に重度だったので，彼女が視野欠損であることを認識していなかった脳卒中発症直後の数週間は左側の不注意であるように見えた．しかし，彼女が自分の障害を認識するようになって，左側の視野欠損を代償するように注意を払うことができるようになった．ペニーの遂行状況が半側不注意によるものであると考えられた場合，運転の再開を目標とするのは適切ではなかっただろうし，他の移動手段を探す必要があっただろう．

不注意によって障害されている特定の日常活動を反映するような用語を入れるべきである．たとえば，治療計画には次のような目標を入れるようにする．「クライエントは整容動作を自立して行えるようになる」または「クライエントは簡単な食事を自立して準備できる」．

自立したADLを遂行するという目標は，クライエントが視覚情報を一貫性のある，系統的で，順序立った方法で入手するという学習を保証することで達成できる．クライエントは，視覚探索の順序性を再学習する前に，視覚探索や視覚注意がどのように変化しているかを理解しなければならない．自己の洞察を深めるために，作業療法士は視覚探索テストの遂行状況の結果を慎重に見直し，クライエントの探索パターンが障害のない人とどのように違っているのか，それが誤りの原因となっているかを提示する．このフィードバックを受けた後で，クライエントが再テストを希望するならば，それを許可すべきである．再テストでクライエントの遂行状況が改善したとすれば，それは治療によって改善する可能性があることを示しており，治療の正当性の根拠となる．同様に，クライエントの遂行状況が改善しなければ，これは障害の重症度を確認する一助となり，

リハビリテーションの可能性が低いことを示すかもしれない．

治療計画は代償的方法と環境アプローチを組み合わせるべきである．半側不注意のあるクライエントに指導する主たる代償方法は，視覚配列の左側から視覚探索を開始し，左から右に進めるという走査パターンを再確立することである[5, 28, 88, 125, 127]．このパターンは，視覚探索が右側に限定されるというクライエントの傾向に拮抗し，探索パターンの対称性を増加させる．左脳半球損傷のあるクライエントは視覚探索の非対称性を示さないが，視覚配列を探索した時に，その詳細に気づかないことが多い．このようなクライエントには，視覚配列の対象を1つずつ注意深く探索するよう指導しなければならない．すべてのクライエントに対して2つの走査方法を指導する．読字や小さい対象の視覚細部の精査には左から右への直線的パターン．構造化されていない，外部の視覚配列を見るためには左から右への時計回り（または反時計回り）のパターン[4]．これらのパターンの使用を促し，強化するような活動を選択すべきである．

治療活動に以下のガイドラインを使うよう計画すれば，より効果的に代償的方法を指導できる．

1. 治療に使う活動は，できるだけ広い視空間を走査する必要があるものにする．ほとんどの日常活動は広い視空間への方向づけを必要とする．クライエントが広範な視覚探索を行うことを援助するため，課題を行う時にクライエントが頭を回旋したり，身体の肢位を変えなければならないよう，活動の作業領域を十分に広くとるようにすべきである[127]．多くの活動やゲームは，走査のために頭を回旋しなければならないように大きくすることができる．たとえば，トランプカードの表を上にし，60～90 cm 離して 2 列から 3 列に並べる．クライエントにもう 1 組のトランプを持たせ，手持ちのカードと机の上のカードを合わせるよう指示する．作業療法士は，クライエントが同じカードを探す時に，左から右，上から下の走査パターンで開始し，順序立ったパターンを使っているかを確認する．

2. 一度見つけた標的にクライエントが身体的に接触しなければならないような治療活動は，さらに効果的である．研究によれば，見た物を触覚探索によって確認した時に，視覚イメージの心的表象がより強く形成されることが明らかになっている[4,67]．可能ならば，治療活動は対人交流があるように計画すべきである．ソリテリアやドミノなどのゲーム，ボールを使ったゲーム，大きなパズルを一緒に完成させる活動などは，対人的な特性が必要な活動の例である．

3. 治療活動は，視覚細部に対して意識的に注意し，標的を慎重に精査，比較しなければならないものにする．複雑な視覚処理過程は，選択的視覚注視により 1 つずつ探索する方法を開始できるかによって決まるので，微妙な細部を区別したり，符合させたりする走査活動を含めるようにすることが重要である．クライエントには，障害側の細部に関心を向けることに重きを置きながら，対象に関連する特徴を意識的に調べるよう指導すべきである．ソリテリアやダブルソリテリア，コンセントレーション（神経衰弱），コネクトフォー（四目並べ），チェッカー（西洋将棋），スクラブル（ボードクロスワード），ドミノなどの多くのゲームはこの特徴をもっている．300 から 500 ピースの大きなパズル，文字または数字探しゲーム，クロスワード，ラッチホック（段通）などの刺繍もまた，これらの遂行技能を必要とする．これらの課題遂行全体を通して，重要な細部を見逃していないかを確認するために，クライエントに自らの課題を再確認するようにさせる．

4. 右半側の視空間を遮ることで，左半側視空間への注意を促す．右半側の視空間を遮ることは，左半側への注意を高めるために効果的であることが示されている[14]．治療活動を行っている時に注意を高めるために，遮眼器（occluder）（1 対の安全レンズの右側に不透明なテープを貼って作る）を装着する．活動が終了したらレンズを取り外す．

5. ADL への汎化を確実にするために，関連する状況で探索方法を練習する．クリニックでの活動は，視知覚処理活動をうまく行うために必要な方法を指導する手始めになる．しかし，脳損傷のあるクライエントは，学習した状況から次の状況へ技能を自発的に移転しないことが研究によって示されている．Toglia[113] は，学習した方法を日常生活の異なった状況に適用させることが，学習転移を促すと提唱している．たとえば，クローゼットから服を選ぶ時や冷蔵庫の中の物を探す時，食料品店で買い物をする時に，左から右への探索方法を使う必要がある．いろいろな状況で繰り返しこの方法を使えば，技能は汎化され，新しい状況に転移できるようになる．クライエントが能力の洞察や障害の代償法を高めることを援助するには，現実生活状況に勝るものはない．カフェテリアや病院内の事務部門，ファストフードのレストラン，病院周辺の店は，より現実的で厳しい視覚環境にクライエントを置くために使える．

代償方法の学習にとって，視覚障害の特性やそれが機能的遂行にどのように影響しているかについて，クライエントが洞察できることは重要である[110-112]．Toglia[113] によれば，脳損傷のあるクライエントが自らの障害や代償法の必要性を自発的に認識しようとしない理由の 1 つは，自分の能力につい

ての理解が病前の経験に基づいているためであるという．これが，脳損傷後にクライエントが自分の能力を過大評価する原因となっている．障害についての現実的認識がなければ，クライエントは代償法を使おうとしないだろう．AbreuとToglia[1]は，洞察を深めるために，遂行状況の誤りを認識し，修正する学習によって，遂行状況をモニターし，コントロールすることを学習するよう提唱している．クライエントにただちに遂行状況のフィードバックをすること，また失敗を指摘することは，誤りを検知するという過程を促進する．この過程は，クライエントに活動予測（クライエントが，どのようにすれば遂行する活動をうまく行えるかを予測し，誤りが起こりそうな活動の側面を認識する）のような自己モニタリングの方法を教えることでも促進できる．そして，実際の遂行状況と予測したことを比較させる．この方法は，クライエントが予測技能を向上させ，誤りが機能的能力にどのように影響するかについての認識を高めるのに役立つ．ビデオによるフィードバックも，無視行動が作業遂行にどのように影響しているかをクライエントが認識できるようになるために有効であることが示されている[112]．

障害が重症であるために，代償方法の訓練による利点を認識できないクライエントもいる．このようなクライエントには，治療介入は制限されるが，障害のある注意能力を使えるようにする環境調整が有効な場合がある．視覚処理過程にかかるストレスを軽減することで，より見やすく，「利用者に優しい」環境にすることができる．推奨される環境調整には次のようなものがある．

1. 背景のパターンを少なくし，前景の対象をより見やすくする．背景パターンが密集すれば，目的とする対象を特定するために選択的注視の量が増える．重度の脳損傷のあるクライエントは，このレベルの処理過程を遂行するために必要な努力をし続けることが困難だろうし，環境を意義のある対象があるというよりも「目障りなもの」が多いと見るだろう．装飾品や古い雑誌などの余分な物を排除し，よく使う物を棚や容器に整理しておくことも，背景を単純なものにすることにつながる．一般に，環境は簡素化し，日常活動を遂行するために必要な物のみを置いておくようにすべきである．読む物をその内容ごとに収納しておくことも，パターンの密度を軽減することになる．

2. 部屋や課題の照明が適切であるかを確認すること．照明が暗かったり，明るすぎても視覚処理過程を障害する可能性がある．しかし，一般には照明の数は少ない場合が多い．使用する照明は，まぶしくなく，均一に照らせる明るいものにすべきである．

3. 注目する必要がある環境内の対象の可視性を強化するために，背景と前景の対象とのコントラストを強くする．たとえば，白いテーブルマットに置かれた白い皿よりも，黒いテーブルマットの上に置かれた白い皿の縁は見やすい．また，牛乳も白いカップに入れるよりも，黒いカップに入れたほうが見やすい．ガラスや透明なプラスチックの容器は，周りのパターンや色がどうであれ，それを透過してコントラストを弱めてしまうので，使用すべきではない．

眼球運動機能

眼球運動機能の目的は，視覚対象を網膜の中心窩にもってきて，それを維持することである[42]．つまり，眼球運動機能は，人が見たいと思う対象の焦点を両網膜の中心窩に結び（明確な像を保証する），希望する目標を達成するまで焦点を維持することを保証する．人は動的で活動的な環境と相互作用するので，これは難しい作業である．中心窩に結ばれた像は，頭や対象が動くにつれて消え去る危険に常にさらされている．中心窩に像を結ぶことは，固視している時や凝視を移す時，頭を動かす時に，標的を網膜に固定する眼球運動によってなされ，維持される[42,70,77,97]．

眼球運動コントロールのもう1つの機能は，**両眼視**をすることである．両眼視は，CNSが2つの異なる像（両方の眼からの）を受け取ったとしても，1つの対象であると知覚することを可能にする．2つの視覚像を1つにする過程は，**感覚融像**（sensory fusion）と呼ばれる．感覚性融像が起こるためには，両眼の網膜の相応する部位（または受容器細胞）が同じ像で刺激されなければならない．網膜がこのように刺激され，像の大きさや明度が一致すれ

ば，CNSは2つの像を知覚的に1つのものとして融像することができる．両眼球が同じ方向を向いていなければ，また両眼の視力に著しい違いがあれば，二重像（**複視**）が起こることがある[42, 71, 119]．

眼球運動機能の障害

脳損傷後の眼球運動コントロールの障害は，一般に次の2つのタイプのどちらかになる．眼球運動をコントロールする外眼筋の1つもしくはそれ以上の麻痺または不全麻痺の原因となる脳神経の損傷，または眼球運動の協調性に影響を及ぼす外眼筋の中枢神経性コントロールの障害[5, 60, 72, 74, 96, 97]．最初の場合，脳神経を経由する外眼筋への神経伝達が妨げられる．第2の例では，神経伝達はなされるが，それが混乱している．両方とも，眼球運動の速度やコントロール，協調性が低下するという機能的結果になる．3対の脳神経（CN）が外眼筋をコントロールしている：動眼神経（CN Ⅲ），滑車神経（CN Ⅳ），外転神経（CN Ⅵ）．これらのCNは，眼球周辺および眼球に付着する7対の横紋筋をコントロールしている．

脳神経の損傷が起こった場合，脳神経によってコントロールされている筋は筋力が低下したり，麻痺したりし，この状態は麻痺性斜視と呼ばれる[82, 119]．結果として，麻痺した筋の方向に眼球を動かすことができず，眼窩の中央に眼球を維持することもできなくなる（つまり，眼球が内方または外方に変位する）．1つの視覚像を維持するために，眼は共同して，等しく揃って動かなければならないので，一方の眼球の動きが障害されたり，眼の位置が変わって相互に揃わなくなったりすると，2つの像を見ることになる．複視または二重視の状態は，脳神経損傷で観察される主な機能障害である[82, 119]．

眼球運動障害による作業遂行の障害

複視は知覚的歪みを起こし，目-手の協調性や姿勢コントロール，両眼の使用に影響を及ぼす．クライエントが経験する遂行機能障害は，複視が焦点範囲（対象に焦点を合わせておける範囲）内で起こっているかどうかに左右される．複視が顔面の50cm以内で起これば，読字や水を注ぐ，字を書く，身づくろいをするなどの目-手の協調性が障害される．複視が遠距離（約3m以上）で起これば，歩行や運転，テレビを見る，ゴルフやテニスなどのスポーツをすることに影響するだろう．

二重像を排除するために，クライエントは麻痺筋が作用する領域を避けるような頭部の位置をとることが多い[8, 72, 119]．たとえば，左外側直筋（CN Ⅵ）麻痺では，クライエントは眼を外転しないでも良いように，頭を左方向に向ける．右上斜筋（CN Ⅳ）麻痺では，その筋の働きを避けるように，頭を右かつ下方に傾けるだろう[8]．眼球運動機能を注意深く評価しなければ，このような頭部の肢位は，視覚を安定させるために故意にとった機能的適応というよりも，頸部の筋緊張の変化によるものと解釈されてしまうだろう．

脳損傷では傷害されるのは脳神経ではなく，それらの機能を調整するCNSであることが多い．これらの構造は脳幹全体に散在しており，皮質や小脳，CNSの皮質下領域，脊髄と広範に交通している[52, 77]．外傷性脳損傷の場合，脳幹全体に広範な損傷が起こり，コントロール中枢に影響を及ぼす．中枢が損傷された場合，脳神経が健全であっても，眼球運動が困難になるだろう[72, 96, 97, 107]．非協調的な眼球運動が起こり，クライエントが協調的に眼球を使うことが困難になる原因になる．眼が標的に届かなかったり，行きすぎたりする眼球運動の測定異常も観察されるかもしれない[106]．

脳幹の視蓋前核の損傷は輻輳不全（眼球の輻輳ができない，または維持できない）の原因となる[25, 72]．輻輳は，眼球を内転方向に動かす筋活動である．これは，3つの調節機能のうちの1つであり，対象が目の前に近づいてくる時に焦点を保つ過程である．輻輳不全が起こった時は，近方視力課題（顔から50cm以内の課題）を行う時に，クライエントは適切に焦点を合わせることができなかったり，焦点を維持することが困難になる．輻輳不全のあるクライエントは，読字などの近方視力課題を長い時間行った後，疲労感や眼の痛み，頭痛を訴えることが多い．読字の間に輻輳を維持することで眼筋が疲労するにつれて，クライエントは活字が紙の上で渦巻いていたり，動いていると訴え始めるだろう．この状態は評価において見逃されやすい．その理由は，一般に脳神経機能は正常であり，クライエントの訴えは不注意や努力の欠如，失読症によるものとされるからである[25, 72]．

眼球運動の障害は，クライエントのさまざまな機能的障害を起こす[72,84]．眼球運動の速度や範囲は低下するだろう．これは，クライエントが環境を走査し，視覚情報を取り込む速度が低下し，環境への反応が遅滞する原因となる．クライエントは明確な像を維持することが困難であろうし，視覚像の重複やかすみを経験するだろう[53,72]．身体からの異なる距離に焦点を合わせることが困難である．奥行き知覚は低下するだろう．このような状態は強い視覚的ストレスをもたらし，活動に対する集中力や耐久性が低下する．クライエントは，このストレスの高まりに対して興奮状態や治療への非協力という形で反応したり，また頭痛や眼の痛み，頸部痛を訴えるかもしれない．

多くの要因が眼球運動コントロールを障害する可能性があるので，眼球運動障害を正確に診断し，適切な治療計画を立てるには，多くの技能や経験が必要である．この種の障害を治療する作業療法士は，神経学的傷害による視覚機能障害の専門家である眼科医またはオプトメトリストの指導の下に経験を積むべきである[39,84]．

評価

作業療法士が行う評価の目的は，眼球運動システム内の障害によって，クライエントが毎日の作業に制限を経験しているかを決定することである．眼球運動障害が脳神経損傷や脳幹損傷，その他の傷害によるものであるかを決定することではない．眼球運動障害の病因を決定するのは，眼科医またはオプトメトリストの責任である．しかし，作業療法士は，クライエントの作業遂行に影響する眼球運動障害をリハビリテーションチームメンバーの中で最初に観察することが多い．このため，作業療法士は頻繁に眼のケアの専門家に評価を依頼する立場にある．適切な依頼を行うために，クライエントに観察された機能的制限を説明する眼球運動機能障害のパターンを確認するためのスクリーニングを行う必要がある．

クライエントを評価する時に「聴いて，見る」アプローチを使う．このアプローチでは，クライエントやクライエントに働きかけているリハビリテーションスタッフの訴えに耳を傾け，これらの訴えの裏づけとなる眼球運動の偏位を見る．このアプローチは biVABA に述べられており，以下の評価手順はこの評価からのものである．

評価の最初の段階は，クライエントの視覚についての履歴を得ることである．子どもの時に眼球運動障害の履歴のある成人や，視力の低下した成人は，機能的遂行に影響を及ぼさない眼球運動の異常を呈することが多いので，この履歴は必要である．このような人は障害を矯正するために眼鏡を使用していることが多い．この場合，正確な結果を得るために，評価中に眼鏡を使用すべきである．履歴の聴取には次のようなものが含まれる．クライエントは眼鏡を使用していたか？　先天性斜視や弱視などの眼球運動に影響するような病歴があったか？

次に，複視を経験したかをクライエントに質問する．肯定する回答であれば，複視の特徴について質問する．片目を閉じれば複視は消えるか？　これは，外眼筋の障害を意味する．物が左右または上下に重なっているか？　複視は近方視または遠方視のどちらで出現するか？　像が１つになる焦点範囲があるか？　これらの質問に対する答えは，どの脳神経が損傷されているかを示唆し（表23-3），クライエントが経験するだろう日常活動の制限について貴重な情報を提供する．眼球運動機能障害に起因するクライエントが行うことが困難な活動を確認して，作業療法士は面接を終了する．作業療法士は，近距離に焦点を維持しなければならない活動（読字，書字，刺繍）で困難さがあるかといった，クライエントの反応パターンに注目すべきである．作業療法士は，課題の焦点距離を変えることで視覚の困難さが変わるかどうか，焦点を維持することが必要な活動

表23-3 脳神経障害と関連する眼球運動障害の概要

動眼神経（Ⅲ）	滑車神経（Ⅳ）	外転神経（Ⅵ）
垂直眼球運動の障害	下方または水平眼球運動障害	水平眼球運動障害
近方視覚課題での水平複視	近方視覚課題での垂直複視	遠方視覚課題での垂直複視
散瞳と調整障害	下方への頭部傾斜を呈する左右両側の障害	
眼瞼下垂症		

に関連して疲労感や集中力の低下がみられるかに注意を払わなければならない．

評価の次の段階として，クライエントの眼と眼球運動に障害がないかを観察する．最初に，瞳孔の大きさや眼瞼機能の対称性，遠くの対象に焦点を合わせた時の眼の位置を観察する．一方の眼の瞳孔散大や眼瞼下垂などの非対称性は脳神経の損傷を示唆し，光（光感受性）や読字に対する調節が困難であるかもしれない．次に，凝視と輻輳の基本的な9方向にペンライトなどを動かし，クライエントにそれを追視させて眼球運動を観察する[87]．基本的な9方向は眼が動く全体的な方向であるので，このテストは眼の自動可動域（ROM）であると考えられる．このテストは，外眼筋の筋力や機能に異常があるかどうかを確認するために使われ，両眼テストで眼の動きを観察することで実施する．

作業療法士は，テスト中に以下の点を観察する．(1) 眼球運動の対称性，(2) 眼球が各方向に同じ距離だけ動くかどうか，(3) 急激な眼球運動を起こすことなく，眼球を標的に止めておけるかどうか，(4) 可動域の最終位で2ないし3秒間，眼球を保持していられるかどうか．特定の方向への眼球運動の制限または困難は，眼球運動機能の障害を示唆する[82]．鼻梁に向かってくる対象を追視する輻輳テストでの眼の動きを観察する．ほとんどの成人は，鼻梁の約7.5 cm前までの対象に焦点を合わせ，追視できる．その点を過ぎると，焦点が合わなくなり，眼球は外方に動く．輻輳ができなくなる点は**輻輳近点**として知られている[82]．

輻輳近点は鼻梁から5ないし7.5 cmであるが，少数ではあるものの，もっと近くで対象を見ることができる成人もいる．したがって，輻輳の障害は，クライエントが輻輳できなかったり，鼻梁から30～40 cmの距離で輻輳を維持できない限りは，一般に機能的制限とはならない．この距離で輻輳ができなかったり，輻輳を数秒間維持できないと，焦点を維持する必要がある近方視の課題遂行を困難にする．観察された輻輳不全は，読字や書字，刺繍，裁縫などの課題に関するクライエントの訴えを説明するものであるかもしれない．

最後の評価内容は，クライエントが複視を訴える時のみに行う複視テストである[106]．複視テストは，その重症度を決定するため，また複視が斜視（tropia）または眼球斜位（phoria）に起因するものであるかを決定するために使われる．Tropiaとは，対象を見る時に，他方の眼球に比べて一方の眼球に著しい偏位がある時に使われる接尾語である[106, 119]．Phoriaは，対象に焦点を合わせている時には眼球の偏位はないが，融像が妨げられた時に眼球の偏位が現れることを示すために使われる接尾語である．これらの用語は，偏位の方向を示す接頭語とともに使われる．接頭語には4つがある．eso-は眼球が内方に，exo-は外方に回転することを意味し，hypo-は眼球の下方回転を，hyper-は上方回転を意味する．したがって，内斜視（esotropia）は，一般に「寄り眼」といわれる眼球の内方への偏位が観察された時に用いる．それに対して，内斜位（esophoria）は，対象に焦点を合わせている時には眼球の位置が保たれているが，対象に焦点を合わせていない時に眼球が内方に偏位していることを示す[72]．

複視テストは，対象に焦点を合わせる必要がある時，それは中心窩で行われるという原理に基づいている．標的に焦点を合わせていない眼が突然に中心窩に焦点を合わせなければならない場合，標的に向かって衝動性眼球運動でこれを行うことになる．クライエントに両眼で標的を固視させ，その時に一方の眼を覆うことで，検者は両眼が揃って標的に焦点を合わせているかを確認でき，焦点が合っていない場合，その眼は偏位している眼（斜視）であるとされる[87, 118]．2つのテストが使われている．遮蔽／非遮蔽テストは，斜視が疑われる時に使われ，交差または交互遮蔽テストは斜位が疑われる時に使われる[87, 118]．両眼が揃っており，標的に焦点を合わせていれば，一方の眼を覆ったとしても，どちらの眼にも動きは観察されない．両眼が揃っていない場合，障害されていない眼を覆った時に，偏位している眼は焦点を合わせるために動くだろう．一般に，斜視のあるクライエントは，対象を見る時に常時複視があり，それを除くために一方の眼を閉じなければならないと訴える．斜位のあるクライエントは，間欠的な複視を訴えることが多く，標的を見続けることによる疲労やストレスを訴えるのが普通である．斜位のあるクライエントは，複視なしにほとんどの活動を行えるだろうが，頭痛や疲れ眼，集中力の低下として現れる強い視覚ストレスを経験する．

評価によって収集した情報は，眼球運動の機能障害がクライエントの機能的制限の原因になっているかを決定するために，クライエントの視覚的な訴えやクライエントの作業遂行での観察事項と比較しなければならない．たとえば，輻輳不全は読字の際に集中を維持するのが難しいというクライエントの訴えを説明するのに役立つ．また，遮蔽／非遮蔽テストで左眼の下方への動きが観察された場合，クライエントが階段を下りる時に，バランスを崩す感じがしたり，自信がないという訴えの理由になる．作業遂行を制限すると考えられる眼球運動の機能障害が観察された場合，障害の原因や改善の見込み，治療の選択肢を決定するさらなる評価のために，眼科医またはオプトメトリストに依頼すべきである．

治療

一般に，眼球運動障害の存在は日常活動の妨げとならない．しかし，毎日の活動を行うことは嫌で，疲れ切ってしまう．常に視覚的ストレスがあるので，クライエントは，ある種の活動を行うことに気が進まないと言ったり，止めてしまうことすらある．運動および姿勢コントロールもまた障害され，環境の中で動き回る時の安全性も低下する．これらの理由のために，治療計画の目標に特に明確にされていなくとも，眼球運動機能障害の治療を行わなければならない．つまり，目標が食事の準備や買い物，支払いの安全で正確な遂行という機能的目標であっても，眼球運動機能障害の管理は目標を達成するために使う方法の1つとなりうる．

治療は，次の4つに分類される．遮蔽，プリズムレンズの使用，眼の訓練，手術[12, 19, 108, 119]．後者3つは，融像や両眼視を再確立するために使われ，眼科医やオプトメトリストのみが行う．作業療法士は，医師の指示の下で，遮蔽を行うだろう．ほとんどの眼球運動機能障害は，治療しなくても，脳損傷の6〜12カ月後には消退する[97,119]．このため，眼科医は，回復期にクライエントの快適さのために複視を取り除く以外の治療が必要であるということを信じないのが普通である．複視があって，それが慢性化した場合，手術によって融像を回復できる．オプトメトリストは，遮蔽やプリズムレンズの使用とともに，両眼視を回復させるために治療アプローチを選択し，眼の訓練を処方することが多い[12, 102]．こ

れらの治療法について，以下に簡単に述べる．クライエントに選択する治療方法は，回復の予後予測，治療に参加するクライエントの能力，家族および経済的資源，相談に応じる眼の専門家によって決まる．

［遮蔽］

複視の存在は知覚的歪みの原因となる．この歪みはクライエントに混乱をもたらし，毎日の活動への参加を妨げる．したがって，クライエントがリハビリテーションの利益を十分に得られるように，複視を取り除くようにしなければならない．複視は，一方の眼の像を遮ることで取り除く．これは，ある方向に頭を向けることや，一方の眼を覆うことで達成できる．頭を傾けることは運動や姿勢コントロールに影響することが多いので，望ましい方法は一方の眼を覆うことである．これは完全遮蔽または部分遮蔽によって行える[12, 19, 102, 108, 119]．

完全遮蔽では，「海賊パッチ」やクリップ式の眼帯，不透明テープなどで視覚を遮るようにする．完全遮蔽に伴う問題は，周辺視野情報も省かれ，バランスコントロールのための正常なCNS機構や空間に対する見当識を妨げることになる．これは，クライエントがバランスを崩したり，方向性を見失う感じ，奥行き知覚の低下の原因となることが多い．もう1つの問題は，一般にクライエントは長時間の眼の遮蔽（特にそれが利き目の場合）に耐えられないことである．したがって，クライエントの快適さのために，遮蔽する眼は1時間ごとに替えるようにする．交互に遮蔽をすることは，麻痺した筋の拮抗筋の二次的な拘縮が進む可能性を軽減できる．

部分遮蔽では，周辺視野を遮らないようにしながら中央視野の視覚刺激が入らないように不透明材のテープ（外科テープなどの）を眼鏡のレンズの一部に貼る（図23-14）．クライエントには複視の領域で標的を見るように指示する．クライエントが標的を見ている時に複視が消えたと報告するまで，レンズの鼻側から中央に向かってテープを貼っていく．クライエントがより快適になるように，テープは非利き目に貼るようにする．筋の麻痺が回復するにつれて，テープの幅を徐々に狭くしていく．部分遮蔽の利点は，クライエントにとって快適であり，コンプライアンス（クライエントの治療法への協力）が高まることである．もう1つの利点は，周辺視野が

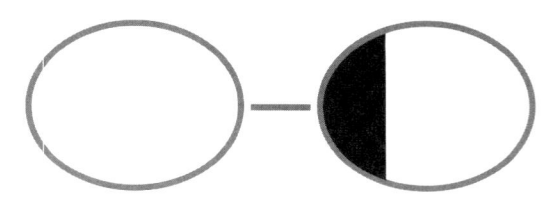

図 23-14 複視を除去する部分的な遮蔽の例
非利き目側の眼鏡レンズの鼻側に半透明のテープを貼る
(Warren M：Brain Injury Visual Assessment Battery for Adults Test Manual；Birmingham AL, 1998, visAbilities Rehab Services)

そのまま残されており，それを空間の見当識やバランスをとるために使えることである．部分遮蔽の主な欠点は，クライエントは処方されたレンズまたはテープを貼った非屈折レンズがついた眼鏡を使用しなければならないことである．

［プリズムレンズ］

眼科医やオプトメトリストは，凝視の主要な方向（真っすぐに前方を見る，下方を見る）の単一視を回復するためにプリズムレンズを使うことがある．プリズムは，複視によって生じた異質の像を単一像に融像するために像の位置を変える[12, 19, 102]．プリズムレンズは使用している眼鏡のレンズにクライエント自身がはめ込むか，プラスチックの圧着式プリズムレンズを一時的に眼鏡につけるようにする．プリズムレンズは，融像を維持するために必要な時間のみに使用する．麻痺が回復してくれば，回復の程度に相応する期間，複視矯正の度合いを逓減させたプリズムレンズを使い，その使用を徐々に止めるようにする．

［眼球運動の訓練］

麻痺性斜視後に眼の訓練が両眼視機能を回復するということを明確に示している客観的調査はない．しかし，眼の訓練が筋機能に悪い影響を与えるとは考えられないし，回復過程へのクライエントの参加を促すことで，クライエントを力づけることができる．このリハビリテーションプログラムでは，オプトメトリストが眼の訓練を行う[102]．

［手術］

斜視の程度が強く，融像しようとする努力によっても一貫かつ容易に克服できない時に，また強い斜視の状態が12カ月から18カ月の間に回復しない時に，手術が勧められる[119]．一般的な手術方法は，眼球に付着している強い筋または弱い筋の位置を変え，外眼筋の1つの筋の働きをつくることである．この方法によって，眼窩内での眼球の位置が変わり，正しい像が結ばれるようになる．手術は，斜視の手術の訓練を受けた眼科医が行う．

ペニーは後大脳動脈が閉塞しており，損傷は右大脳半球に限定されていた．したがって，彼女はその後に眼球運動障害を経験することはなかった．

複雑な視覚処理過程

パターン認識や視覚記憶，視覚認知の過程は，複雑な過程処理を含み，視覚と他の感覚情報や過去の経験，認知機能とを統合する．この洗練された処理レベルを遂行するには，組織化された，質の高い感覚入力だけでなく，情報を分類し，抽象的推論を行う能力といった良好な認知機能を必要とする．他の認知機能と同じように，複雑な視覚処理過程は特定の事象の要求によって引き起こされる．それは，学習された技能であり，環境との交わりの中で習得される経験によって確立される．一部の例外を除いては，複雑な視覚処理過程は，特定の状況に対する問題を解決し，計画を立て，決定を行うために，常に実際の状況の中で適用される．この複雑な視覚処理過程という特性があるために，クライエントに抽象的で，二次元の課題を行わせるのではなく，この処理レベルを必要とする毎日の課題を行わせ，観察するのが最もよい方法である．たとえば，クライエントが建築家の仕事に復帰する予定がある場合，ビルを設計する能力やその他の仕事に関連した能力を評価すべきであり，それは望ましくはクライエントの職場で行うべきである．クライエントが自動車運転への復帰を希望している場合，複雑な交通状況において実際に運転させ，その能力を評価すべきである．

質の悪い，または不完全，不正確な視覚入力は，複雑な視覚処理過程を遂行する能力に影響する．したがって，複雑な処理過程を妨げるだろう障害がないかを確認するために，視力や視野，眼球運動コントロール，視覚注視と走査を最初に評価すべきである．障害が確認されたら，複雑な視覚処理過程が必要な毎日の課題をクライエントが行っているところを観察すべきである．たとえば，左視野欠損と半側不注意を示唆する不完全な探索パターンを示したクライエントでは，作業療法士はクライエントの参加

や計画，意思決定を必要とする毎日の活動を行っているところを観察する．それらには，食事の準備をする，洗濯物を分類して洗濯する，食料品店に買い物に行く，車のオイルのレベルを測る，仕事に関連した課題を行うなどがある．クライエントを観察する時，作業療法士は，視覚障害が複雑な課題に必要とされる視覚情報を処理する能力にどのように影響しているかに特に注意しなければならない．クライエントが課題をうまく遂行することが困難であり，視覚障害がその原因になっていると考えられる場合，作業療法士は，視覚障害に対する治療によってクライエントの遂行状況が改善できる可能性があるかを決定しなければならない．

[要約]

　CNSは，環境への適応を予測・計画し，毎日の活動を遂行するために視覚情報に依存している．脳損傷もしくは脳疾患は視覚情報処理を妨げ，CNSに送られる視覚入力に欠落を生じる．CNSが意思決定を行うための十分で，正確な情報を有しないので，作業遂行の質は低下する．たとえば，ペニーは左半盲が残存し，左側の文字や単語を見なかったので，単語や文を読み間違える原因となった．また，左側の情報を見落とすために，人や物にぶつかり，方向を見失う経験をした．視覚処理過程に治療的介入が必要かどうかはその人の生活様式や，視覚障害が日常生活活動の遂行の妨げになっているかによって決まる．ペニーの場合，病気の夫の主たる介護者として，彼女は家計や運転，買い物ができる必要があった．彼女の夫が健康であれば，彼女はこれらの活動を行う必要はなかっただろう．

　評価および治療の枠組みは，相互に作用し補助し合う，視知覚処理過程のレベルの階層性の概念に基づく．階層の統一性という理由から，1つのレベルの過程が障害されれば，全ての階層に影響を及ぼす．評価は，特に視覚機能の基礎および視覚注視と走査に重点を置き，過程の全てのレベルの機能を測定するようにしなければならない．左側の視覚入力の欠如は，ペニーが左側の視覚刺激を無視しているように見える原因となった．評価では，注視能力は正常であることが分かったが，半盲の代償法をまだ学習してはいなかった．

　治療は，環境調整および日常活動への影響を代償もしくは最小限にする方法を提供することによって，中枢神経系への視覚入力の正確性および組織性を高めることに重点を置く．ペニーは，左視野欠損を代償するために残存している右視野を使用する能力を高めることを目的とした，また毎日の活動を行うために残存している視覚を使えるようにした環境に適応することを目的としたいろいろな代償法および治療法が有効であった．

[復習のための質問]

1. 視覚障害のあるクライエントの治療の必要性を決定するものには何があるか？
2. 視覚障害のあるクライエントの可視性を高めるために，変更できる環境／課題の3つの側面とは何か？
3. 視野欠損の見えない領域を見るために，クライエントが自動的に頭を回して代償することを妨げるものには何があるか？
4. 視野障害の発生後に使える防御的行動にはどのような種類があるか？　なぜそのような方法を使うのか？
5. 構造化されていない視覚配列を見る時に，ほとんどの成人が行う正常な探索パターンには何があるか？　構造化されている視覚配列ではどうか？
6. 半側不注意のあるクライエントに指導する主たる代償法はどのようなものか？
7. 視覚認知処理過程を遂行する能力に貢献している最も重要で，下位のレベルに位置する視覚処理過程は何か？
8. 半側不注意のあるクライエントに起こる視覚探索パターンの変化にはどのようなものがあるか？
9. どのような時に部分遮蔽の方法が使われるか？　部分遮蔽を行う方法について述べよ．
10. 輻輳不全は読字にどのように影響するか？

引用文献

1. Abreu BC, Toglia JP: Cognitive rehabilitation: a model for occupational therapy, *Am J Occup Ther* 41:439, 1987.
2. *American Heritage dictionary of the English language*, New York, 1969, Houghton Mifflin.
3. Anderson BR: *Perimetry with and without automation*, ed 2, St Louis, 1987, Mosby
4. Andrews TJ, Copolla, DM: Idiosyncratic characteristics of saccadic eye movements when viewing different visual environments, *Vision Research* 39:2947, 1999.
5. Antonucci G, et at: Effectiveness of neglect rehabilitation in a randomized group study, *J Clin Exp Neuropsychol* 17:383, 1995.
6. Ayres AJ: *Sensory integration and learning disorders*, Los Angeles, 1972, Western Psychological Services.
7. Azzopardi P, Cowey A: Is blindsight like normal, near-threshold vision? *Proc Natl Acad Sci* 94:14190, 1997.
8. Baker RS, Epstein AD: Ocular motor abnormalities from head trauma, *Surv Ophthalmol* 36:245, 1991.
9. Baringa M: The mapmaking mind, *Science* 285:189, 1999.
10. Barton JJ, et al: Ocular search during line bisection. The effects of hemi-neglect and hemianopsia, *Brain* 121:1117, 1998.
11. Barton JJ, Black SE: Line bisection in hemianopsia, *J Neurol Neurosurg Psychiatry* 66:122, 1998.
12. Bedrossian EH: Non surgical management: acquired ocular muscle paralysis. In *The surgical and non surgical management of strabismus*, Springfield, IL, 1969, Charles C Thomas.
13. Behrmann M, et al: The eye movements of pure alexic patients during reading and nonreading tasks, *Neuropsychologia* 39: 983, 2001.
14. Beis JM, et al: Eye patching in unilateral spatial neglect: efficacy of two methods, *Arch Phys Med Rehabil* 80:71, 1999.
15. Belleza T, et al: Visual scanning and matching dysfunction in brain damaged patients with drawing impairment, *Cortex* 15:19, 1979.
16. Bodis-Wollner I, Diamond SP: The measurement of spatial contrast sensitivity in cases of blurred vision associated with cerebral lesions, *Brain* 99:695, 1976.
17. Bower B: Joined at the senses: perception may feast on a sensory stew, not a five-sense buffet, *Science News* 160:204, 2001.
18. Brendler K, Trauzettel-Klosinski S, Sadowski B: Reading disability in hemianopic field defects: the significance of clinical parameters, *Invest Ophthalmol Vis Sci* 37:S1079, 1996.
19. Bulens C et al: Spatial contrast sensitivity in unilateral cerebral ischaemic lesion involving the posterior visual pathway, *Brain* 112:507, 1989.
20. Cassidy TP, et al: The association of visual field deficits and visuo-spatial neglect in acute right hemisphere stroke patients, *Age Ageing* 28:257, 1999.
21. Cate Y, Richards L: Relationship between performance on tests of basic visual functions and visual perceptual processing in persons after brain injury, *Am J Occup Ther* 54:326, 2000.
22. Chedru F, et al: Visual searching in normal and brain damaged subjects, *Cortex* 9:94, 1973.
23. Chen Sea MJ, et al: Patterns of visual spatial inattention and their functional significance in stroke patients, *Arch Phys Med Rehabil* 74:355, 1993.
24. Chokron S, et al: The role of vision in spatial representation, *Cortex* 40:281, 2004.
25. Cohen M, et al: Convergence insufficiency in brain-injured patients, *Brain Injury* 2:187, 1989.
26. Colenbrander A: The functional vision score, a coordinated scoring system for visual impairments, disabilities and handicaps. In Kooijan AC, et al, editors: *Low vision: research and new development in rehabilitation*, Amsterdam, 1994, IOS Press.
27. Daini R, et al: Exploring the syndrome of spatial unilateral neglect through an illusion of length, *Exp Brain Res* 144: 224, 2002.
28. Delis DC, Robertson LC, Balliet R: The breakdown and rehabilitation of visuospatial dysfunction in brain injured patients, *Int Rehabil Med* 5:132, 1983.
29. DeLuca M, et al: Eye movement patterns in reading as function of visual field defects and contrast sensitivity loss, *Cortex* 32:491, 1996.
30. Demb JB, et al: Brain activity in visual cortex predicts individual differences in reading performance, *Proc Natl Acad Sci* 94:13363, 1997.
31. DeRenzi E, et al: Attentional shift towards the rightmost stimuli in patients with left visual neglect, *Cortex* 25:231, 1989.
32. Di Pace E, et al: Selective reading slowness in a traumatic patient with impairment in basic visual processes, *J Clin Exp Neuropsychol* 17:878, 1995.
33. Duffy M: *Making life more livable: simple adaptations for living at home after vision loss*, New York, 2002, American Foundation for the Blind Press.
34. Festinger L: Eye movements and perception. In Bach Y, Rita P, Collins CC, editors: *The control of eye movements*, New York, 1971, Academic Press.
35. Findlay JM, Kapoula Z: Scrutinization, spatial attention, and the spatial programming of saccadic eye movements, *Q J Experimental Psychol* 45:633, 1992.
36. Fletcher D, et al: Low vision rehabilitation: finding capable people behind damaged eyeballs, *West J Med* 154:554, 1991.
37. Gainotti G, et al: Contralateral and ipsilateral disorders of visual attention in patients with unilateral brain damage, *J Neurol Neurosurg Psychiatry* 53:422, 1990.
38. Gianutsos R, Matheson P: The rehabilitation of visual perceptual disorders attributable to brain injury. In Meier MJ, Benton AL, Diller L, editors: *Neuropsychological rehabilitation*, New York, 1987, Guilford Press.
39. Gianutsos R, et al: Rehabilitative optometric services for survivors of acquired brain injury, *Arch Phys Med Rehabil* 69:573, 1988.
40. Gilhotra JS, et al: Homonymous visual field defects and stroke in an older population, *Stroke* 33:2417, 2002.
41. Glass I, et al: Impersistent execution of saccadic eye movements after traumatic brain injury, *Brain Injury* 9:769, 1995.
42. Goldberg, ME: The control of gaze. In Kandel ER, Schwartz JH, Jessell TM, editors: *Principles of neural science*, ed 4, New York, 2000, McGraw-Hill.
43. Graziano MSA, et al: Coding of visual space by premotor neurons, *Science* 266:1054, 1994.
44. Gross CG, Graziano MSA: Multiple representations of space in the brain, *Neuroscientist* 1:40, 1995.
45. Halligan PW, et al: Visuo-spatial neglect: qualitative difference and laterality of cerebral lesion, *J Neurol Neurosurg Psychiatry* 55:1060, 1992.
46. Harrington DO: *The visual fields: a textbook and atlas of clinical perimetry*, ed 2, St Louis, 1964, Mosby.
47. Heilman K, Van Den Abel T: Right hemisphere dominance for attention: the mechanism underlying hemispheric asymmetries of inattention (neglect), *Neurology* 30:3, 1980.
48. Hess RF, Pointer JS: Spatial and temporal contrast sensitivity in hemianopsia: a comparative study of the sighted and blind hemifields, *Brain* 112:871, 1989.
49. Holt LJ, Anderson SF: Bilateral occipital lobe stroke with inferior altitudinal defects, *Optometry* 71:690, 2000.
50. Hyvarinen L: *Vision testing manual*, Villa Park, IL, 1996, Precision Vision.

51. Ishial S, et al: Eye fixation patterns in homonymous hemianopsia and unilateral spatial neglect, *Neuropsychologia* 25:675, 1987.
52. Jung DS, Park KP: Post traumatic bilateral internuclear ophthalmoplegia with exotropia, *Arch Neurol* 60:429, 2004.
53. Kahn J: Blunt trauma to orbital soft tissues. In Shingleton BJ, editor: *Eye trauma*, St Louis, 1991, Mosby.
54. Kandel E, Wurtz R: Central visual pathways, In Kandel ER, Schwartz JH, Jessell TM, editors: *Principles of neural science*, ed 4, New York, 2000, McGraw-Hill.
55. Kandel E, Wurtz R: Constructing the visual image. In Kandel ER, Schwartz JH, Jessell TM, editors: *Principles of neural science*, ed 4, New York, 2000, McGraw-Hill.
56. Kandel E, Wurtz R: Perception of motion, depth and form, In Kandel ER, Schwartz JH, Jessell TM, editors: *Principles of neural science*, ed 4, New York, 2000, McGraw-Hill.
57. Kanski JJ: *Clinical ophthalmology*, Toronto, 1984, Mosby.
58. Kasten E, et al: Computer-based training of stimulus detection improves color and simple pattern recognition in the defective field of hemianopic subjects, *J Cogn Neurosci* 12:1001, 2000.
59. Kasten E, et al: Computer-based training for the treatment of partial blindness, *Nature Med* 4:1083, 1998.
60. Keane JR: Fourth nerve palsy: historical review and study of 215 patients, *Neurology* 43:2439, 1993.
61. Kerkhoff G, et al: Contrasting spatial hearing deficits in hemianopsia and spatial neglect, *Neuroreport* 10:3555, 1999.
62. Kerkhoff G, et al: Neurovisual rehabilitation in cerebral blindness, *Arch Neurol* 51:474, 1994.
63. Klavora P, et al: Rehabilitation of visual skills using the Dynavision: a single case experimental design, *Can J Occup Ther* 62:37, 1995.
64. Klavora P, et al: The effects of Dynavision rehabilitation on behind-the-wheel driving ability and selected psychomotor abilities of persons post-stroke, *Am J Occup Ther* 49:534, 1995.
65. Klavora P, et al: Driving skills in elderly persons with stroke: comparison of two new assessment options, *Arch Phys Med Rehabil* 81:701, 2000.
66. Klavora P, Warren M: Rehabilitation of visuomotor skills in poststroke patients using the Dynavision apparatus, *Percept Motor Skills* 86:23, 1998.
67. Ladavas E, et al: Neglect as a deficit determined by an imbalance between multiple spatial representations, *Exp Brain Res* 116: 493, 1997.
68. Leff AP, et al: The functional anatomy of single-word reading in patients with hemianopic and pure alexia, *Brain* 124: 510, 2001.
69. Leff AP, et al: Impaired reading in patients with right hemianopia, *Ann Neurol* 47:171, 2000.
70. Leigh RJ, Brandt T: A reevaluation of the vestibulo-ocular reflex: new ideas of its purpose, properties, neural substrate and disorders, *Neurology* 43:1288, 1993.
71. Leigh RJ, Zee DS: *Neurology of eye movements*, ed 2, Philadelphia, 1991, FA Davis.
72. Lepore FE: Disorders of ocular motility following head trauma, *Arch Neurol* 52:924, 1995.
73. Levine DH: Unawareness of visual and sensorimotor deficits: a hypothesis, *Brain Cognition* 13:233, 1990.
74. Locher PJ, Bigelow DL: Visual exploratory activity of hemiplegic patients viewing the motor-free visual perception test, *Percept Mot Skills* 57:91, 1983.
75. Marshall JC, Halligan PW: Imagine only half of it, *Nature* 364:193, 1993.
76. Marshall SC, et al: Attentional deficits in stroke patients: a visual dual task experiment, *Arch Phys Med Rehabil* 78:7, 1997.
77. Marx P: Supratentorial structures controlling oculomotor functions and their involvement in cases of stroke, *Eur Arch Psychiatry Clin Neurosci* 239:3, 1989.
78. Meinenberg V, et al: Saccadic eye movement strategies in patients with homonymous hemianopia, *Ann Neurol* 9:537, 1981.
79. Mesulam MM: Spatial attention and neglect: parietal, frontal and cingulate contributions to the mental representation and attentional targeting of salient extrapersonal events, *Phil Trans Royal Soc London* 354:1325, 1998.
80. Miki A, et al: Functional magnetic resonance imaging in homonymous hemianopsia, A*m J Ophthalmol* 121:258, 1996.
81. Moore JC: *The visual system*, Course syllabus for OT Australia national CPE program, Melbourne, 1997, Australian Occupational Therapy Association.
82. Neger RE: The evaluation of diplopia in head trauma, *J Head Trauma Rehabil* 4:31, 1989.
83. Noton D, Stark L: Scanpaths in eye movements during pattern perception, *Science* 171:308, 1971.
84. Padula WV: *A behavioral vision approach for persons with physical disabilities*, Santa Anna, CA, 1988, Optometric Extension Program Foundation.
85. Palmer T, Tzeng OJL: Cerebral asymmetry in visual attention, *Brain Cogn* 13:46, 1990.
86. Pambakian ALM, Kennard C: Can visual function be restored in patients with homonymous hemianopia? *British J Ophthalmol* 81:324, 1997.
87. Park M: Eye movements and positions. In Duane TD, editor: *Clinical ophthalmology: strabismus, refraction, the lens*, Philadelphia, 1981, Harper & Row.
88. Paul S: Effects of computer assisted visual scanning training in the treatment of visual neglect: three case studies, *Phys Occup Ther Geriatrics* 14:33, 1996.
89. Pommerenke K, Markowitsch HJ: Rehabilitation training of homonymous visual field defects in patients with postgeniculate damage of the visual system, *Restorative Neurol Neurosci* 1:47, 1989.
90. Posner MI, Rafal RD: Cognitive theories of attention and the rehabilitation of attentional deficits. In Meier MJ, Benton AL, Diller L, editors: *Neuropsychological rehabilitation*, New York, 1987, Guilford Press.
91. Ramachandran VS, Blakeslee S: *Phantoms in the brain: probing the mysteries of the human mind*, New York, 1998, William Morrow.
92. Rao SC, et al: Integration of what and where in the primate prefrontal cortex, *Science* 6:821, 1997.
93. Rapesak SZ, et al: Selective attention in hemispatial neglect, *Arch Neurol* 46:178, 1989.
94. Reuter-Lorenz PA, Kinsbourne M: Hemispheric control of spatial attention, *Brain Cognition* 12:240, 1990.
95. Robinson DL, Petersen SE: The pulvinar and visual salience, *Trends Neurosci* 15:1, 1992.
96. Ron S, Gur S: Gaze and eye movement disorders, *Curr Opin Neurol Neurosurg* 5:711, 1992.
97. Ron S, et al: Eye movements in brain damaged patients, *Scand J Rehabil Med* 10:39, 1978.
98. Rubin N, et al: Enhanced perception of illusory contours in the lower versus upper visual hemifields, *Science* 1:651, 1996.
99. Safran AB, Landis T: Plasticity in the adult visual cortex: implications for the diagnosis of visual field defects and visual rehabilitation, *Curr Opin Ophthalmol* 7:53, 1996.
100. Sasaki Y, et al: Local and global attention are mapped retinoptically in human cortex, *PNAS* 98:2077, 2001.
101. Schall JD, Hanes DP: Neural basis of saccade target selection in frontal eye field during visual search, *Nature* 2:467, 1993.

102. Scheiman M: *Understanding and managing vision deficits: a guide for occupational practitioners*, Thorofare NJ, 1997, Slack Publishers.
103. Schiller PH, Chou IH: The effects of frontal eye field and dorsomedial frontal cortex lesions on visually guided eye movements, *Nat Neurosci* 1:248, 1998.
104. Schoepf D, Zangemeister WH: Target predictability influences the distribution of coordinated eye-head gaze saccades in patients with homonymous hemianopia, *Neurol Res* 18:425, 1996.
105. Schuchard RA: Adaptation to macular scotomas in persons with low vision, *Am J Occup Ther* 49:870, 1995.
106. Simon RP, et al: Disturbances of vision. In *Clinical neurology*, Norwalk, CT, 1989, Appleton & Lange.
107. Spier PA, et al: Visual neglect during intracarotid amobarbital testing, *Neurology* 40:1600, 1990.
108. Sterk CC: The conservative management of diplopia. In Sanders EACM, DeKeizer RJW, Zee DS, editors: *Eye movement disorders*, Boston, 1987, Martinus Nijhoff/Dr W Junk Publ.
109. Tessier-Lavigne M: Visual processing by the retina. In Kandel ER, Schwartz JH, Jessell TM, editors: *Principles of neural science*, ed 4, New York, 2000, McGraw-Hill.
110. Tham K, et al: The discovery of disability: a phenomenological study of unilateral neglect, *Am J Occup Ther* 54:398, 2000.
111. Tham K, et al: Training to improve awareness of disabilities in clients with unilateral neglect, *Am J Occup Ther* 55:46, 2001.
112. Tham K, Tegner R: Video feedback in the rehabilitation of patients with unilateral neglect, *Arch Phys Med Rehabil* 78:410, 1997.
113. Toglia J: Generalization of treatment: a multicontext approach to cognitive perceptual impairment in adults with brain injury, *Am J Occup Ther* 45:505, 1991.
114. Trauzettel-Klosinski S, Brendler K: Eye movements in reading with hemianopic field defects; the significance of clinical parameters, *Arch Clin Exp Ophthalmol* 236:91, 1998.
115. Trexler LE: Volitional control of homonymous hemianopsia, *Neuropsychologia* 36:573, 1998.
116. Trobe JD, et al: Confrontation visual field techniques in the detection of anterior visual pathway lesions, *Ann Neurol* 10:28, 1981.
117. Tyler HR: Defective stimulus exploration in aphasic patients, *Neurology* 19:105, 1969.
118. Van Vliet AGM: Beside examination. In Sanders EACM, De Keizer RJW, Zee DS, editors: *Eye movement disorders*, Boston, 1987, Martinus Nijhoff/Dr W Junk Publishers.
119. Von Noorden GK: Paralytic strabismus. In *Binocular vision and ocular motility: theory and management of strabismus*, ed 3, St Louis, 1985, Mosby.
120. Warren M: A hierarchical model for evaluation and treatment of visual perceptual dysfunction in adult acquired brain injury. I, II, *Am J Occup Ther* 47:42, 1993.
121. Warren M: *Brain injury visual assessment battery for adults test manual*, Birmingham, AL, 1998, visAbilities Rehab Services.
122. Warren M: Identification of visual scanning deficits in adults after cerebrovascular accident, *Am J Occup Ther* 44:391, 1990.
123. Warren M: *Prereading and writing exercises for persons with macular scotomas*, Birmingham AL, 1996, visAbilities Rehab Services.
124. Watson G, et al: The validity and clinical uses of the Pepper Visual Skills for Reading Test, *J Visual Impair Blind* 84:119, 1990.
125. Weinberg J, et al: Visual scanning training effect on reading—related tasks in acquired right brain damage, *Arch Phys Med Rehabil* 60(11):491, 1979.
126. Weintraub S, Mesulam MM: Visual hemispatial inattention: stimulus parameters and exploratory strategies, *J Neurol Neurosurg Psychiatry* 51:1481, 1988.
127. Wiart L, et al: Unilateral neglect syndrome rehabilitation by trunk rotation and scanning training, *Arch Phys Med Rehabil* 78:424, 1997
128. Winckelgren I: How the brain "sees" borders where there are none, *Science* 256:1520, 1992.
129. Wong AM, Sharpe JA: Representation of the visual field in the human occipital cortex: a magnetic resonance imaging and perimetric correlation, *Arch Ophthalmol* 117:208, 1999.
130. Wright V, Watson G: *Learn to use your vision for reading workbook*. LUV reading series, Trooper, PA, 1995, Homer Printing.
131. Yarbus AL: Eye movements during perception of complex objects. In Yarbus AL: *Eye movements and vision*, New York, 1967, Plenum Press.
132. Zangemeister WH, et al: Eye head coordination in homonymous hemianopsia, *J Neurol* 226:243, 1982.
133. Zihl J: Eye movement patterns in hemianopic dyslexia, *Brain* 118:891, 1987.
134. Zihl J: Rehabilitation of visual impairments in patients with brain damage. In Kooijan AC, et al, editors: *Low vision: research and new development in rehabilitation*, Amsterdam, 1994, IOS Press.
135. Zihl J: Visual scanning behavior in patients with homonymous hemianopia, *Neuropyschologia* 33:287, 1995.

情報源

Brain Injury Visual Assessment Battery for Adults, visAbilities Rehab Services, Inc., 210 Lorna Square, #208, Birmingham, AL 35216; (888)752-4364; www.visabilities.com.

LeaNumbers and LeaSymbols Low Contrast Tests, Precision Vision, 944 First St., LaSalle, IL 60301; (815)223-2022.

Visual Skills for Reading Test, Lighthouse International, Professional Low Vision Products, 938-K Andreasen Drive, Escondido, CA 92029; (800)826-4200; www.lowvision.com.

Dynavision 2000, Performance Enterprises, 76 Major Buttons Drive, Markham, ONT L3P3G7, Canada; (905) 472-9074; www.dynavision2000.com.

Warren Pre-reading and Writing Exercises for Persons with Macular Scotomas, visAbilities Rehab Services, Inc., 210 Lorna Square, #208, Birmingham, AL, 35216; (888)752-4364; www.visabilities.com.

Learn to Use Your Vision for Reading Workbook, Lighthouse International Professional Low Vision Products, Escondido, CA 92029; www.lowvision.com.

第24章
知覚障害の評価と治療

Assessment and Intervention of Perceptual Dysfunction

Shawn C. Phipps

（澤田雄二　訳）

キーワード

知覚
適応的アプローチ
治療的アプローチ
失認
色彩失認
色彩失名詞
変形視
相貌失認
同時失認

視空間知覚
図‐地識別
形の恒常性
空間関係
左右識別
立体視の障害
立体感覚
立体感覚失認
筆跡感覚

筆跡感覚失認
身体図式
手指失認
行為
失行
観念失行
観念運動失行
着衣失行
構成障害

学習目標

本章を学習することで，学生および臨床家は以下のことが可能になるだろう．
1. 知覚障害が作業遂行にどのような影響を及ぼすか説明できる．
2. 視知覚，視空間視覚，触知覚，身体図式知覚および知覚運動技能のための標準化された評価および機能的評価を理解できる．
3. 知覚障害の治療に対する治療的アプローチと適応的アプローチの違いを説明し，それらがどのように作業への参加を促すのか説明できる．
4. 知覚運動障害に焦点を絞り，改善した遂行技能，クライエント要因，作業遂行の領域への参加を促進する作業療法介入法を説明できる．

この章の概要

作業療法評価の基本原則
作業療法介入の基本原則
　治療的アプローチ
　適応的アプローチ

各知覚障害に対する評価と治療
　視知覚障害
　視空間知覚障害
　触知覚障害

運動知覚障害
知覚障害の行動的側面

「知覚は認識への入り口である」[14]

知覚とは，脳が環境からもたらされる感覚情報の解釈を可能にする入力機構である．感知された情報はさまざまな認知機能によってさらに処理される（第25章参照）．そして，人は言語表現や運動の実行という反応をするか，または与えられた刺激について単に知覚し，考えるという選択を行う．たとえば，食料品店でレジを待っていて，通路の壁にきれいに包装されたキャンディが陳列されているのを見た時，チョコレートの甘い味を思い出すことがあり，また同時に減量に対する解決方法を思い出すかもしれない．そして，買い物かごの中にキャンディを追加しないことを選択するかもしれない．また，レジの隣の列に近所の住人を認め，会話を始めるかもしれない．数分のうちに，他のレジでは待つ人が

ケーススタディ：ウォルト（その1）

ウォルトは38歳の男性，交通事故による外傷性脳損傷の結果として右の前頭葉，頭頂葉，側頭葉および後頭葉に損傷を受けた．彼の職業プロフィールは市場調査会社の正職員のグラフィックデザイナーであり，華々しい職歴がある．ウォルトは夫であり2人の子どもの父，そして熟練した画家でもある．

脳損傷後，職業人，夫，父親そして画家としてのウォルトの役割は，知覚および認知障害といった運動および処理の遂行技能の障害とクライエント要因の障害により影響を受けた．ウォルトは，コンピュータを使ったり，スケッチをする，子どもとキャッチボールをするといった最も価値ある作業遂行の領域に参加できなくなった．評価中に，視力や眼球運動制御，視野機能を含む視覚の基本技能は正常であることがわかった．しかし，彼は子どもと遊ぶ時に運動の開始が困難であり，絵を描いたりスケッチしたり，コンピュータを使う時に重要な視空間関係のための視覚情報を解釈することが困難であった．加えて，彼は身体の左半分に対する半側無視の徴候を示し，触覚のみを通して材質の種類を識別することが困難であった．

初回評価の間，作業療法士は，ウォルトの作業遂行目標の達成を援助するためにカナダ作業遂行測定（COPM）[57]を選択し，クライエント中心の目標を設定した．ウォルトは地域の展示場に絵の作品を展示すること，子どもたちと遊ぶこと，車の運転，臨時職員のグラフィックデザイナーとして再び働く準備のためにコンピュータ技能の再獲得を作業療法での中心的な目標とした．

理解を深めるための質問
1. ウォルトの作業遂行に対する最適な評価をどのように行うか？
2. ウォルトの知覚機能に対する最適な評価をどのように行うか？
3. ウォルトの作業遂行の目標を達成するために，知覚障害に対して治療的アプローチおよび適応的アプローチをどのように用いるか？

少ないことに気がつき，短い時間に買い物をすませるために人の少ないその列に移ることを選択することもあるだろう．このように，環境に対する知覚は反応の選択肢に対する情報を提供している．

発達段階の初期では，触覚，固有覚，前庭覚および視覚は身体図式の内在的感覚を提供しており，これらはすべての運動の基本となる[6, 62, 100]．高度に発達した空間知覚技能は建築家，配管工，デザイナーやウォルトのような芸術家には必要不可欠なものである[35]．視覚障害があった人は成長してから視力が回復しても，見たものを意味づけることが難しいことから，視覚入力を解釈する過程は学習された技能であるといえる[82]．

後天性の知覚障害は脳血管障害（CVA）や外傷性脳損傷（TBI），変性疾患（多発性硬化症やパーキンソン病）の末期の人に認められる[58, 73]．また，アルツハイマー病では進行性の空間知覚障害や失行が見られる[5, 13]．

重度の知覚障害は，認知障害と組み合わさって現れることが多く，すべての作業遂行の領域（たとえば，日常生活活動，生活関連活動，教育，仕事，遊び，余暇活動，社会参加活動）に影響を及ぼし，安全性に関する重度の問題を呈することもある．たとえば，距離の判断や足と階段との空間的位置関係を判断できない人は転落する危険性が高い．また，食事の準備の際にコンロのつまみの場所を判断できない人は，火事を起こすかもしれない．そのような場合，作業遂行時の安全性や機能的自立性を評価することが作業療法士の役割になることが多い．また，作業遂行の流れの中で観察しながら，標準化された評価方法を用いて視覚や知覚，認知技能を評価することも作業療法士の役割になる．

この章では視知覚や視空間知覚，触知覚，身体図式知覚，運動知覚のクライエント要因を解説し，これらの要因の障害から生じる作業遂行障害の可能性について説明する．標準化された機能的検査のための基本的な考え方も説明する．治療介入に対する一般的なアプローチについても検討し，治療に対する提言についても説明する．

■作業療法評価の基本原則

知覚能力を評価する際，さまざまな検査技法が必要とされる．標準化された検査の最適な実施方法には，言語反応（たとえば，絵の名前を言う）あるいは動作反応（たとえば，絵を描くまたは組み立て

る），またはそのどちらかによる柔軟な反応（たとえば，口頭または書かれた数字の中から選択する，または選択項目を指し示す）が必要とされる．このことにより，作業療法士は重度な身体障害やコミュニケーションに制限があるクライエントの視知覚機能の評価が可能になる．このような多様な評価により，作業療法士はクライエントの障害が情報を知覚することであるのか，または言語あるいは運動出力によるものなのかを識別する情報を収集することができる．この結果は，次に行われる作業療法の治療内容に影響を及ぼすことになる．作業遂行の観察と機能的活動の知覚‐運動の必要性に関する分析によって標準化された評価法の精度を上げ，作業遂行の障害となっている原因を明らかにすることができる．評価は，作業がなされる本来的な状況の下で行うべきである．

Warren[90, 91]は，視力，眼球運動機能，視野機能，注視そして視覚探索のような視知覚を基盤とした技能の障害を評価するにはボトムアップアプローチで行うことが重要であり，これらはこの章に述べているような高次の知覚技能の評価より先に行うべきであると強調している．たとえば，視力障害は視覚処理過程の検査をうまく行えない原因になる．正常な老化の過程においてもまた視知覚効率の低下を起こし，また黄斑変性，緑内障，糖尿病性網膜症や白内障のような加齢に関係する多くの疾病は視力や視野機能に影響を及ぼす[55]．一般に，注意や記憶のような認知障害，また遂行機能障害によって知覚検査の結果は影響を受ける（第25章参照）．たとえば，注意や集中に重度な障害をもつ人は，課題の種類や性質にかかわらず，多くの標準化された検査をうまく遂行できないと考えられる．TsurumiとToddは，一般的に用いられている視知覚機能検査に含まれる認知技能を分析し，2次元の視覚刺激を用いた検査結果からは3次元世界の遂行成果を予測できないことを警告している[89]．

Arnadottir[4]は，知覚障害を含む神経行動学的障害の評価に日常生活活動（ADL）を用いることを推奨している．その結果は機能的な自立のために重要な課題の遂行に効果をもたらす．彼女は，作業療法士がADL評価から直接的に神経行動学的障害を評価することは好ましいことであると主張している．彼女はArnadottir OT‐ADL Neurobehavioral Evaluation（A‐ONE）を開発した．この評価法は移動動作やADLの状況の中から，知覚と知覚運動障害を評価するものであり，観念失行，観念運動失行，半側無視，身体図式障害，組織化／順序性障害（organization/sequencing dysfunction），失認および空間障害の評価が含まれている[2, 3, 4]．

ToglianのMulticontext Treatment Approachは，知覚および認知障害に対し，多くの文脈（multicontext）の中で機能的な技能の汎化を促進させることで再教育や機能代償の獲得を狙うものである[88]．Toglianのアプローチの重要な要因としては，視覚処理過程の方法，課題分析，クライエントの個別の学習ニーズを取り入れること，学習成果の転移に関する基準を確立すること，多種多様な環境での練習がある．このアプローチは，またTBIのクライエントが多様な文脈の中で技能の再学習や機能代償を獲得する方法の使用を促すために，自己の知覚的および認知的利点や障害について認識する援助にもなる[89]．ToglianのDynamic Object Search Testは視覚処理過程や視覚探索，注視を評価するために利用できる1つの評価法である[88]．

機能的な課題に対する遂行技能障害の影響を評価するために用いられる作業を基盤とした他の評価法に運動とプロセス技能の評価（AMPS）がある[33]．この標準化された評価は，16の運動技能と20の遂行技能（たとえば一時的な組織化，空間と対象物の組織化）の評価によって，作業遂行の領域に従事するために必要とされる遂行技能を評価するものである．各遂行技能は，困難度別に標準化された活動のリストの中から，クライエントが同定した，また文化的に関連のある生活関連活動（IADL）の文脈の中で評価する．AMPSは高い信頼性と妥当性をもっており，評価者は専門の教育を受け，AMPSの管理者から認定を受けた作業療法士でなければならない．

Loewenstein Occupational Therapy Cognitive Assessment（LOTCA）[50]とRivermead Perceptual Assessment Battery[27, 94]は，視知覚技能と運動技能を広範に評価するものであり，運動によらない機能と構造的な機能の両者が含まれている．その他の多くの評価法では，言語もしくは簡単な指し示す動作による反応が必要である．Motor‐free Visual Perceptual Test‐Revised（MVPT‐R）[20]は基本的

な視知覚能力を評価する．半盲または視覚不注意の影響を減らすために，このテストの代替法として，垂直に多項選択肢を示したもの（MVPT-V）がある[64]．MVPT-Vは路上運転の予測が可能であり，また安全な運転ができないと考えられる人を同定するスクリーニング評価法としても使用可能である[63]．Test of Visual Perceptual Skills-Upper Level（TVPS-UL）[37]もまた多項選択形式を採用しており，成人に対する標準値を作成している．テスト項目はMVPTと比較して視覚分析のより高い能力が必要であるが，時間は計測しないで検査する．Hooper Visual Organization Test[47]では，分割された一般的な物の絵を頭の中で組み合わせることを評価している．Minnesota Paper Form Board Test[59]は，難易度の高い視覚的組織化の評価であり，分割された幾何学図形の心的回転（mental rotation）を必要とするものである．

■作業療法介入の基本原則

知覚-運動機能を考えるうえでの前提となる基本的な仮説は，知覚障害が作業遂行に悪い影響を及ぼすということである．さらに，知覚障害に対する再教育または知覚障害に対する代償行動は作業遂行を改善するということである[65]．知覚障害に対する治療的アプローチの重要な構造的分析の中で，Neistadt[65]は，知覚障害に対する基本的な治療アプローチを2つに分類している．それは適応的（adaptive）アプローチと治療的（remedial）アプローチである．**適応的アプローチ**は，クライエントが自分自身の環境状況に適応することを推進するために，日常生活の行動を訓練することをいう．一方，**治療的アプローチ**は中枢神経系（CNS）の機能に何らかの変化を起こすことを追求している[65]．知覚障害の治療に対するさまざまなアプローチの効果については，まだ十分に明らかにされているわけではなく，さらなる科学的な研究が必要である[28, 65, 81]．

知覚障害に対する効果的な介入計画を立てる際に，作業療法士は1つのアプローチまたはアプローチの組み合わせを用いるだろう．治療的アプローチと適応的アプローチは連続して用いられる．基本的な技能の改善から始め，障害が存続するようであれば代償的技能を少しずつ組み入れていく[51]．作業療法のこれまでの研究では，知覚障害の介入のために特定の活動を示唆しているが，そのような活動使用のための方法手順についてはさらに研究が必要である[100]．治療効果を測定するために，達成された成果，課題難易度の程度，成果を評価する客観的な方法，そして課題の変更のための指針といった基準が必要となる[66]．そのような客観的な基準がない状況では，作業療法士は機能的改善の測定や記録を経験的に行うことになる．知覚障害と機能的遂行との間の関係はいくつかの研究で証明されている[7, 27, 79, 81]．

治療的アプローチ

治療的アプローチまたは学習転移アプローチは，特定の知覚課題に対する練習が同じ知覚技能を必要とする類似した活動または課題の遂行に継続されると仮定している[65]．たとえば，空間関係知覚の訓練のためにペグボードデザインを再構成する練習は，空間的な判断を必要とする更衣技能（ブラウスを身体に合わせたり，左右の靴を判別するような）に引き継がれるだろう．知覚訓練の後に行われる知覚検査の成績が改善するということが証明されている[41]．しかしながら，知覚技能を最適化するための治療的方法は，知覚的認識や能力の変化を促進するための作業の使用と同じようには効果ではないという他の報告もある[28, 61, 67, 68, 100]．

適応的アプローチ

適応的または機能的アプローチは，作業遂行の領域での自立を助ける特定課題の繰り返し練習と特徴づけられる[65]．現在の治療サービスに対する支払いが機能的な改善の結果に基づいていることから，これらのアプローチは頻繁に用いられる[80]．作業療法士は特定の知覚技能に対する治療を行わず，むしろ，作業遂行中の障害に対して問題を認識させ，適応的または代償的な行為の方法を教える．たとえば，身体図式知覚障害により更衣動作が困難である場合，作業療法士は通常行っている更衣動作の場面を設定し，繰り返しの練習では達成のためのヒントを与えるようにするだろう．このような適応的アプローチを行うことで，更衣を学ぶと考えられる．物理的環境や特別な活動に必要とされるもの（たとえば，用いられる対象物やその特性）の工夫は，知覚

障害を代償するその他の方法である．たとえば，ベッドの白いシーツ上で白いシャツを識別することが困難な場合，背景とのコントラストを強めるために，作業療法士は図柄の入ったシャツを選ぶよう勧めるか，色付きのタオルやベッドカバーの上にシャツを置くようにさせる．

■各知覚障害に対する評価と治療

視知覚障害

ウォルトは2人の子どもの顔を認識できず，彼が使用している絵筆の違いも同定できなかった．彼は2人の子どもの顔を区別する際に特徴を確認するための言語的なヒントが必要であり，また美術に関係する仕事をする時に使用する適切な絵画用具を確認するためにも言語的ヒント必要としていた．彼はまた交通標識の意味を確認し，認識することが困難であり，安全な運転ができなかった．

ウォルトは視知覚障害を示しており，慣れ親しんだ物や人を認識し，同定する能力が障害されていた[99]．このような人は視覚系の解剖学的構造が正常であるにもかかわらず，対象物や人を歪んで，あるいは実際の大きさより大きく，または小さく認識している．彼はまた，標識や地図のような周囲にある物の意味を解釈することに困難があった．加えて，周囲にある色の名前を認識し，同定し，記憶することが困難だった．これらの視知覚障害は変化する環境の中での安全性の問題を起こし，家族や友人，同僚を認識することが困難なため，社会生活技能にも影響を及ぼすことになる．

失認

視覚物体認知は視覚入力を介して物を同定する能力といわれている．視知覚領域の障害の1つの障害は**失認**（agnosia）と呼ばれており，右後頭葉または後頭連合野（posterior multimodal association）の損傷で起こると考えられている[48, 58]．失認がある人の基本的な視覚機能は正常である．このことは，部屋の中の家具を避けながら移動する能力で示される．さらに，対象物の名前を言えないことは失語症のような言語障害が原因ではない．むしろ，個人は視覚的な手段のみで対象物を認識し，同定することができない．物を持てば，触覚刺激によって同定が可能であり，花のように識別可能な匂いがあれば嗅覚的な方法で同定が可能になる[83]．

評価は，鉛筆や櫛，鍵，時計，眼鏡のような一般的な5つの物を見て同定するようクライエントに指示することで行う．クライエントが言葉で表現することが困難なら，3つの答えから1つを選択するようにさせる．うなずく（「はい」または「いいえ」）ことで正しい選択を示すようにさせる．クライエントが5つの物から4つの名前を言うことができなければ，視覚失認があると考えられる．

視覚失認に対する作業療法は，適応的または代償的な方法に重点が置かれる．たとえば，ヘアブラシのような頻繁に使用する物は決められた場所に置き，欲しい物を探し見つけるには立体認知のような正常な感覚様式により頼るようクライエントを教育する[48]．治療的アプローチには，作業遂行に必要とされる物（たとえば，ウォルトにとっては絵筆）を同定させる．また作業中に非言語的で触・運動感覚による手がかりを用いる練習が含まれる[99]．活動に続き，使用した物の名前を言う練習を行わせる．最近の研究では，物体認識の治療的アプローチの効果は限定的であることが報告されている[49]．

色彩失認と色彩失名詞

色彩失認（color agnosia）は周囲にある一般的な物の色を記憶し，認識する能力の障害であると定義される[44]．たとえば，ウォルトは風景画を描いている時に自分が使用している絵の具の色を認識できなかった．彼は空に用いようと考えている青色と芝生を描くために使う緑色とを混同していた．これに対し，**色彩失名詞**（color anomia）は対象物の色の名前を言うことができない障害と定義される．クライエントは対象物の色の違いを理解しているにもかかわらず，正確に色の名称を言うことができない．たとえば，ウォルトは赤色を認識していたが，「赤」という名前を言うことができなかった．

色彩失認を評価するために，正しく色づけられた一般的な2つの対象物と正しく色づけられていない2つの対象物をクライエントに示す．そして，正しく色づけられていない対象物を見つけるように指示する．もしクライエントが正しく塗られていない対象物を選択できないようであれば，色彩失認があると考えられる．

色彩失名詞を評価するには，周囲にあるいろいろな物の色の名前を言うようクライエントに指示する．クライエントに失語症があるなら，色の選択肢を提示した後，うなずく（「はい」または「いいえ」）よう指示する．クライエントがいろいろな物の色を正確に言うことができなければ，色彩失名詞があると考えられる．

色彩失認と色彩失名詞に対する作業療法は，周囲にある対象物を認識し，同定し，色の名前を言う機会をクライエントに提供することに重点が置かれる．治療は慣れ親しんだ状況下で提供することが最もよく，作業遂行中に機能的に組み入れることができる．たとえば，ウォルトが風景画を描いている時，彼が使用するさまざまな色を認識し，同定し，名前を言うよう，作業療法士は言語的なヒントを与えることができる．

変形視

変形視（metamorphopsia）は，対象物の形や重さのような物理的特性の視覚的な歪みと定義される[99]．たとえば，ウォルトが2人の子どもと遊ぶ時，彼はバスケットボールとサッカーボール，野球ボール，バレーボールとの区別がつかなかった．彼にとってそれぞれのボールは実際の物より重く，軽くまたは小さく見えていた．そのために，見ただけではボール間の差異を区別することは困難であった．

変形視の評価では，重さや大きさの異なるさまざまな物（たとえば，ボール，水を満たしたコップ，パズル片など）をクライエントに提示する．対象者に観察だけで大きさまたは重さによる順序で各対象を並べるよう指示する．さまざまな物の重さと大きさを決められない場合に変形視があると考えられる．

変形視に対する作業療法には，他の正常な感覚（たとえば，触覚 - 運動感覚）を使って自然な環境の中で対象物を識別する練習の機会を提供することが含まれる．作業遂行中の対象物の機能的な使用によって対象の形や大きさについてクライエントにフィードバックする．このようなアプローチを行う場合，作業療法士はまた，対象物の特徴を言語的に説明すべきである．他の治療形態には，異なった対象の大きさや形を識別する経験をクライエントが得られるよう援助するパズルやボードゲーム，コンピュータゲームがある．

相貌失認

相貌失認（prosopagnosia）は，右後頭葉の損傷により慣れ親しんだ顔の認識や同定ができないことと定義される[15, 48, 83]．相貌失認があるクライエントは個々の顔の違いを明らかにする特異的な顔の表情を認識することができないために，たとえば自身の顔，家族や友人の顔，そして有名人の顔を認識することが困難になる．家族や知り合いを同定しようとする時，クライエントは家族の声や長いブロンドの髪のような特異的な特徴をヒントとして頼りにし，代償する傾向にある．

脳の損傷は表情を解釈する能力にも障害を与える．表情の解釈は社会的な生活に重要性をもつ[17, 97]．たとえば，あるクライエントは他人に対して非常に懐疑的になる傾向があった．彼は写真で提示された多くの人の表情の説明が困難であるように見受けられた．彼は他の国からアメリカ合衆国に移住してきたという理由から，彼の表情解釈の困難さは文化的差異によるものと考えられていた．自分の出身地から定期的に送られてくる新聞を持ってくるよう彼に依頼した．写真の説明文を隠し，その写真に写っている人の感情的表情を説明するよう指示した．それから，写真の説明文を翻訳するよう彼に指示し，彼が表情に表れている感情を識別できないことがわかった．

顔認識の標準化された評価[11]は，顔の前面および側面を写した写真と，さまざまな明かりの下で写した顔とをマッチングさせる多項選択方式がある．標準化されてはいないが機能的評価としては，夕食の食卓に向かっている家族の写真（例：並んでいるウォルトの2人の娘）の人の名前を同定させる方法，また鏡の中の自身の顔を同定させる方法もある．有名な人の写真もまた使用できる．もしクライエントが失語症であるなら，選択の反応としてクライエントにうなずく（「はい」または「いいえ」）などのジェスチャーを用いて回答させることができる．クライエントが自分自身または家族を同定することができなければ，相貌失認の存在が示唆される．顔の表情を識別する標準化された検査は文献には見られない[58]が，標準化されていない検査とし

て知り合いの写真や絵を用いることができる．

相貌失認に対する作業療法の介入としては，顔をマッチングさせる練習のような治療的アプローチがある[99]．適応的アプローチでは，名前のついた家族や有名人の絵を提示し，家族の顔と体重や身長，癖，アクセントや髪型など他のユニークな特性や特徴と結びつけるよう援助する．

同時失認

同時失認（simultanognosia）は視覚的配列を全体として認識や解釈ができない障害と定義され，脳の右半球の損傷により起こる[30]．同時失認のあるクライエントは，情景の中にある個々の要素については同定できるが，情景の状況的意味を認識し，解釈することができない．たとえば，ウォルトは自分の絵の中の花や木は同定できるが，それを自分が育った家庭の周りの風景の絵であると認識することや，解釈することができない．

評価は，詳細な視覚的配列（情景）のある写真（たとえば，海岸でのウォルトの家族写真）を提示し，クライエントに情景の詳細を述べるよう指示し，全体的な情景を説明できるかどうかを見る．多くのクライエントは視覚的な配置（情景）の特徴的な部分（たとえば，砂の城）を説明できるが，情景全体の状況とその意味（たとえば，海岸への家族旅行）を説明できない．クライエントが視覚的配列（情景）の全体を認識できず，解釈できない時は同時失認があると考えられる．

作業療法では，抽象的な推論を促すような治療的質問や言語的なヒントを通して視覚的な配列（情景）の意味を構成していく援助に重点を置く．治療を提供する場は，クライエントの家や職場，ショッピングモールのような地域社会への外出など，慣れ親しんだ状況が最もよい．

視空間知覚障害

ウォルトは身体の左右の識別が困難であり，方向が指示された際，左右の混乱を示していた．不慣れな地域環境下にある時，彼は迷子になることが多く，家族はいつも一緒にいる必要があった．絵を描いている時，ウォルトは絵の中の前景と背景の区別ができていないように見受けられた．また，ウォルトは傍らにある絵の具入れの絵の具の量を決めることができなかった．さらに，絵を描こうとした時，彼の前にあるキャンバスを見失っていることが観察されていた．

ウォルトは視空間知覚障害を呈している．**視空間知覚**は身体の空間的な配置（情景），自身と対象との関係，空間での物体間の関係を正確に理解する能力と定義される．視空間知覚技能を下位要素に分類するための多くの研究がなされているが，最近の研究者は空間知覚技能は容易には要素に分離できないと認識している[18]．一般には，空間的知覚能力を制御している右半球は形態（ゲシュタルト：全体）に機能する傾向があり，一方，言語的な操作を行っている左半球は個別的な詳細に焦点を当てる傾向があるとされている[58]．

視空間はしばしば瞬間的に知覚され，この短時間の情報処理によって，自動車を運転する際に他の車と衝突しないよう素早い反応が可能となる．軽度の視空間知覚障害のある人は課題を遂行するために余分な時間を必要とする．しかし，知覚要素を言語的に分析する代償法により正しい情報処理が可能だろう．重度の障害がある場合，問題を解決するためにさらに時間をかけたにもかかわらず，誤った反応をするだろう．

視空間知覚技能は視覚領域にのみ限定されているのではない[56]．音によって空間での位置決めを行うことができ，視覚障害者の移動や毎日の作業は対象物の空間的配置（情景）の触覚を介した正確な理解に強く依存している[74]．たとえば，視覚障害者が慣れた部屋を進むためには，物理的な環境の中でそれぞれの家具の配置を認識すること，そして部屋の中での位置の変化に伴い自分の「認識地図」の中で連続的に移動する能力が必要である．

鉛筆がテーブル上を転がる時，鉛筆がテーブルの端に近づくにつれてテーブル面と鉛筆の相対的な方向を認識すること，鉛筆が床に落ちる場所などを正確に認識できることが視空間知覚の技能である．図24-1は多くの視空間機能を示している．

図－地識別の障害

図－地識別（figure-ground discrimination）により，視覚配置（情景）の中で背景から前景を知覚できる[99]．たとえば，ウォルトはペン立ての中にある絵筆の中から特定の絵筆を見つけることができな

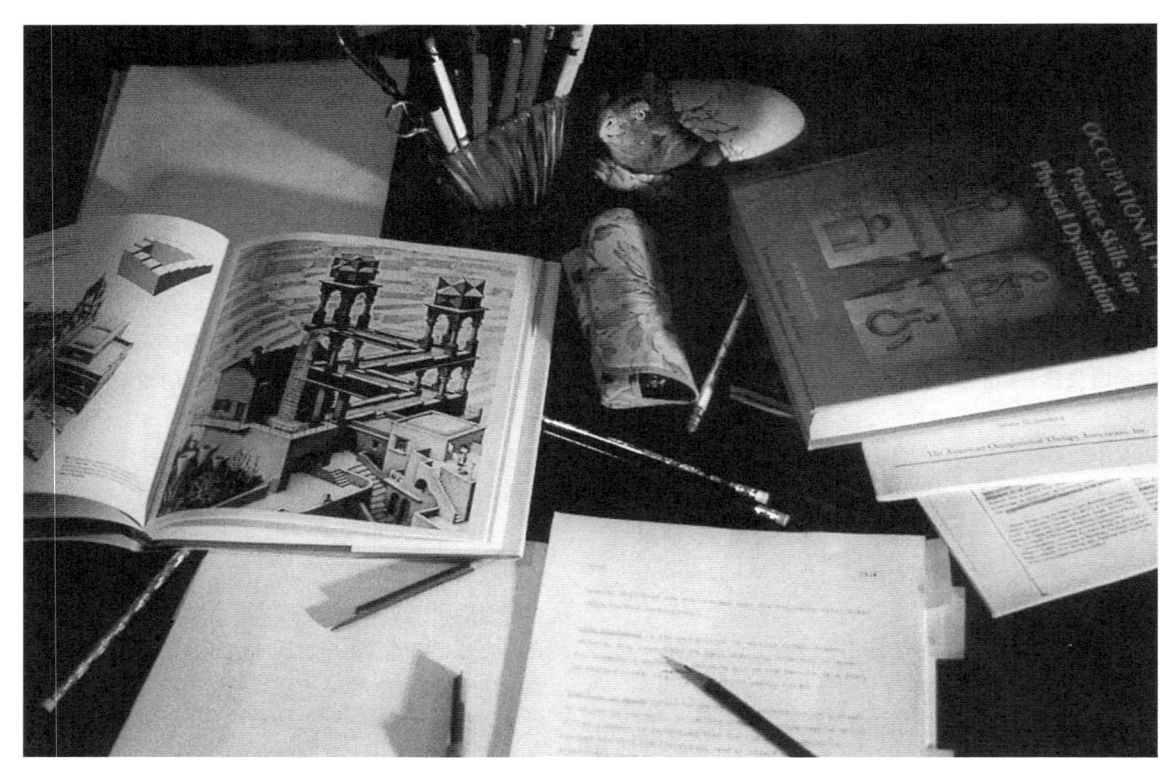

696　第4部　遂行技能とクライエント要因：評価と介入

図24-1　現実生活での視空間機能．空間機能のすべての要素がこの写真の中に見られることに注意せよ．

かった．そのため，背景から目標となるものを識別できなかった．

　図－地識別はさまざまな状況の中で機能的に評価できる．更衣活動中，白いシーツの上にある白い下着がわかるかクライエントに質問してみる．台所では，整理されていない引き出しの中からすべてのスプーンを探し出すよう指示する．複雑な視覚的配置（情景）の背景から前景を識別できない場合，図－地識別障害があると考えられる．

　治療的アプローチを使う場合，図－地識別障害に対する介入は，組織的に配列されていない視覚配置（情景）の中から類似した色の対象物を見つけることに重点を置くようにすべきである[99]．課題はクライエントにとって意味のある状況的な作業の中に組み入れるようにすべきである．たとえば，ウォルトを治療している作業療法士は，彼がスケッチのために使用したいと考えているペンを正しく見つけるようにさせる．課題は視覚的配置（情景）をより簡単なものにしたり，複雑なものにすることで段階づける．

　適応的アプローチでは，普段使用している対象物の認識を向上させるために環境を変更し（たとえば，セルフケアに最も必要とされる物のみを置く），クライエントが識別しなければならない複雑な視覚的配置を軽減する（たとえば，ウォルトの前に置く絵筆は一度に1本のみにする）．また，特に対象物が類似した色である場合には，よく使用するものに色つきのテープで印をつけ，他の物から必要な物を簡単に区別できるようにする[98]．

　ToglIaのMulticontextual Approachは，クライエントが図－地識別障害を自己認識できるようにし，環境の中で前景と背景を識別するための効果的な組織化と視覚的探索方法を改善させるために用いる[88]．このアプローチはまた，クライエントが環境の中にある物を効果的に見つける際に物を同定する方法を用いることで，多様な機能的状況に対する技能の汎化に焦点を当てている．

形の恒常性の障害

　形の恒常性（form-constancy）とは対象物の場所や位置および大きさにかかわらず，さまざまな形状や形，物を認識することである[99]．たとえば，人

は机上の鉛筆であっても，ペンケースの中のさまざまな大きさの鉛筆であっても，すべての鉛筆を正確に認識できる．

形の恒常性を評価するには，慣れ親しんだ対象物が逆さまになっていたり横になっている時，観察のみにより環境の中でそれらを同定するようクライエントに指示する．たとえば，台所では，逆さに置かれているカップまたは横に置かれているオーブントースターがどれかをウォルトに尋ねることができる．通常の状態とは違う位置で置かれている物を同定できない場合，形の恒常性の障害があると考えられる．

形の恒常性の障害に対する介入には，さまざまな位置に置かれている物を触覚刺激によるヒントを用いて感じることが含まれている．これによりクライエントは位置や大きさ，場所にかかわらず形の恒常性を学ぶことができる．活動はすべての対象物を通常の位置に置くことから，通常とは違う位置に置くことで段階づけることができる．介入では，クライエントが毎日の作業遂行で利用している通常の物を提供することが有効である．

空間での位置の障害

空間での位置または**空間関係**（spatial relation）は，形状または対象物と自身に対する相対的な位置づけと定義される．これは，鉛筆の先端が自分自身とは反対方向に向けられていることの認識を可能にする知覚の一要因であり，このことにより鉛筆を効果的につまむために手を向けることができる．

空間での位置を評価するには，方向を示す用語（上端／下端，上／下，内／外，背／腹，前／後）を使って，自分自身あるいは対象物との関係で一般的な物を置くように指示する．たとえば，ウォルトにコンピュータの上に絵筆を置くように指示したり，またはバスケットボールを彼の後ろに置くように指示する．方向を示す用語に従って自身と対象物との関係，または他の対象物間の関係を認識できない時，空間での位置の障害があると考えられる．

空間での位置の障害に対する介入には，自分自身に対する周囲の物の組織化を経験する機会を提供することが含まれる．たとえば，ウォルトはコンピュータによる図形デザインプログラムの中で，多様な物を相互に配置する練習が行える．このことにより，上／下，内／外，背／腹そして前／後の方向性の概念が強化されることになる．

左右識別の障害

左右識別（right-left discrimination）は左右の概念を正確に使用する能力である[99]．左右識別の障害があるクライエントは自分の身体の右左を混乱し，環境の中で方向を決める際，方向を示す左右の言葉にとまどう．

左右識別を評価するには，身体のさまざまな部位（たとえば，左の耳）を示すようクライエントに指示する．または，左右を用いた言語指示によって環境の中で方向（たとえば，通路の端で右に曲がる）を正確に決める能力を評価する．身体または環境に関連させて右と左を区別できない場合，左右識別の障害があると考えられる．

左右識別の障害に対する介入には，環境の中でまたは自身の身体を操作している時，右と左を復唱する（たとえば，私は今止まれの標識で左に曲がる，私は今シャツの袖の中に右腕を通している）援助に重点が置かれている．左右識別の治療的アプローチでは，クライエントが変化する家庭や地域環境の中で方向を定めることを学習するにつれて，地誌的な方向づけを十分に改善させることができる．

立体視の障害

立体視（stereopsis）の**障害**は，環境の中で自分自身やさまざまな対象物との関係において奥行きを知覚できないことをいう[99]．奥行き知覚（depth perception）は3次元の世界を知覚することや車の運転，地域内移動の安全性などに重要な機能である．奥行きを知覚するには両眼からの視覚入力情報が必要とされることから，片側の眼の視覚障害があるクライエント，または複視を代償するために眼帯をつけているクライエントは立体視の障害を示すと考えられる．

奥行き知覚を評価するためには，いろいろな日常品をテーブル上に置き，クライエントにどの対象物が近くにあるか，また遠くにあるかを同定するよう指示する．地域社会においては，近くまたは遠く離れている建物や目印を同定するようクライエントに指示することで機能的に評価する．環境の中にある対象物間の距離を判断できない場合，立体視の障害

があると考えられる．

コンピュータのディスプレイ上で対象物間の相対的な距離を判断することにより，クライエントの奥行き知覚の向上を援助するコンピュータソフトウエアが開発されている[99]．触覚-運動覚アプローチもまた，触覚情報を利用することによりクライエントが距離を判断する一助となる[1]．

触知覚障害

ウォルトは触覚だけで絵に用いる道具を同定することができなかった．彼は触覚を介して材料の違いや形態，材質を識別できず，作業遂行中に用いる対象物を決めるために視覚的な代償を用いなければならなかった．

ウォルトは触知覚の障害を示しており，これには頭頂葉にある第2体性感覚野の技能である触覚識別能を含んでいる．これらの技能は第22章で述べた触圧覚の基本的な触覚機能よりも高次の統合を必要とする．

立体感覚失認

立体感覚は触覚認知としても知られているが[22]，視覚情報なしに触覚を通して日常品や幾何学的な形を同定できる知覚技能のことである．立体感覚は触覚や圧覚，位置覚，運動覚，生地判別覚（tactile perception），重量覚，温度覚の統合の結果により可能になり，頭頂葉の正常な皮質機能の働きによっている[39]．「手で物を見る」という能力は多くの日常活動にとってなくてはならないことから，立体感覚は作業遂行にとってきわめて重要な感覚である．それは，ハンドバッグの中に手を入れてペンを探したり，暗い部屋で明かりのスイッチを見つけることを可能にする技能である．立体感覚は深部感覚とともに，視覚的情報に注意を払わずに使用する道具の使い方とそれを遂行する手の活動を可能にしている．テレビを見ながらの編み物，家の鍵を取るためにポケットに手を入れる，そして会話をしながらフォークを使用して口に食物を運ぶなどがその例である．立体感覚の障害を**立体感覚失認**（asterognosis）と呼ぶ．多くの運動機能が維持されているものの立体感覚が障害されているクライエントは，視覚により手の活動をモニターしなければならない．したがって，彼らの運動は非常にゆっくりとしたものとなり，一般的に活動は少なくなる．

立体感覚失認検査の目的は，日常で使用する物を同定し，触覚による物の特性を知覚するクライエントの能力を評価することである[9, 21, 43, 53]．第22章で説明したカーテンやホルダーなどの方法を用いて視覚を遮断する必要がある．同定のために用いることができる代表的な物には鉛筆や万年筆，サングラス，鍵，釘，安全ピン，ペーパークリップ，金属製のティースプーン，25セント硬貨，10セント硬貨，ボタン，革製の小銭入れなどがある．どのようなものでも使用可能であるが，検査に用いる物をこれまでにクライエントが使用した経験があるかを確認するには，社会的または民族的背景を考慮することが重要である．3次元の立体図形（たとえば，直方体，立方体，球や錐形）もまた形や形態の知覚を検査するために用いる．

検査は，注意散漫を最小限にし，プライバシーが確保できる環境で行うべきである．クライエントはテーブルに向かって座り，テーブルは患側の手と前腕が楽に置けるよう調節する．作業療法士はクライエントと対面して座る．クライエントが運動機能の低下により検査物品を扱うことができない場合，作業療法士はできる限り通常に近い方法でクライエントが検査物品を操作できるよう援助しなければならない．クライエントの視覚を遮断し，クライエントの手背側を下にしてテーブルの上に置く．検査物品は無作為な順序でクライエントに提示する．検査物品の操作を積極的に行うようにさせる．もしクライエントの手の機能が障害されているならば，作業療法士は検査物品の操作を援助する．クライエントに検査物品の名前を言わせる．クライエントが検査物品の名前を言うことができなければ，その検査物品の特性を説明させる．失語症があるクライエントでは，各検査の後に検査物品と同じセットを見せ，その中から選択し，指し示させる．クライエントに提示した各検査物品の反応を点数化する．検査物品を早く同定しそれが正しければ作業療法士はそれを記録し，もし検査物品の同定に時間を要したり，クライエントが検査物品の特性（たとえば，大きさ，表面の素材，材質，形）のみ説明した場合，作業療法士はそれを記録する．また，クライエントが検査物品を同定できず，その特性を説明できなければ，作業療法士はそのことを記録する．

Eggers[29]は立体感覚失認に対する段階的な治療プログラムを説明している．最初，クライエントは見ながら対象物品を扱い，テーブルにそれを軽く叩きつけるなどして物品から出る音を聞く．このアプローチでは，感覚間の相乗効果を高めるために，物品を感じている間に物品を見たり，聞いたりすることを許可している．次に，視覚を遮断して触覚探索を行う．最終的にテーブルの上にパッドを置き，聴覚と視覚によるヒント情報を取り除き，クライエントは触覚－運動覚入力のみを用いる．触覚－運動覚再教育のプログラムは，明らかに異なる物品（例：なめらかな素材と粗い素材を巻きつけた丸棒）の大まかな識別から始める．次に，触ることにより量的な推測（例：箱の中のおはじきの数）を行わせる．次に，砂の中に隠された大きい物や小さい物を識別させる．そして，それは平面や立体的な物の識別に進める．最終的に，クライエントに多くの物の中から特定の小さな物をつまみ上げさせるようにする．

FarberはまたCNS損傷をもつ成人と子どもの立体感覚の再教育のための治療的アプローチを説明している[32]．最初に，クライエントに作業療法士が物品の向きを変える様子を視覚的に確認させる．次に，クライエントは機能的によいほうの手で物品を扱いながら，その物品を観察する．次の段階では，対象物を両手で扱いながら観察させる．次に，患側の手に物品を置き，クライエントはそれを見ながら物品を扱う．これらの物品を扱っている間，視覚入力を増加させるために三面鏡になっている箱の中に手を入れることができる．この過程は視覚を遮断して繰り返す．多くの物品を一貫して正しく同定できるようになったら，2つの物品を砂か米の入っている容器の中に隠す．クライエントには容器の中に手を入れ，指定した物を取り出すよう指示する．砂または米の感覚が強すぎたり，または妨げになるようであれば，物品は鞄の中に入れることができる[32]．

筆跡感覚失認

頭頂葉機能を測定する触知覚の別の検査に，筆跡覚の検査がある．**筆跡感覚**とは，皮膚に書かれた数字や文字，形を認識する能力である[19,39,71]．この能力の損失は**筆跡感覚失認**（agraphesthesia）と呼ばれる．筆跡感覚を検査するために，検者は患者の視覚を遮断し，先端の丸くなった鉛筆などを用い，指先か手掌の上に数字や文字，幾何学図形を書く．クライエントは作業療法士が書いた形を答えることになる[71]．クライエントに失語症がある場合，各試行の後，答えを示すために書かれた刺激と同じ絵をクライエントに提示する．手掌に書かれた記号を言うか同定できない場合，筆跡感覚失認があると考えられる．

筆跡感覚失認に対する作業療法は，手の使用を通して触覚識別の機会をクライエントに与えることに焦点が置かれる．作業療法士は，手掌に文字や数字を書くことから文章や幾何学図形を書くことまで段階づけできる．視覚を遮断した状態でクライエント自身が一方の手掌に自分の名前を書く練習もできる．

身体図式の障害

ウォルトは彼の身体および環境の左側に対する半側不注意を呈していた．彼は環境の左側に対する視覚走査が非対称性であり，絵の左側の詳細点を見逃し，機能的課題中に常に左上肢を機能的に使用しようとしなかった．彼はしばしば左の腕が誰かのもののようであり，各指の空間的関係が障害されているので絵筆を持つことが困難であると述べていた．

CVAやTBIの後，身体の形状や姿勢，大きさについての間隔が歪められることが多い．この状態は**身体図式**の障害または自己身体部位失認（atopognosia）として知られている[10]．この障害は人の絵を描く時（図24-2）や，遂行能力に非現実的な期待をすることで現れる[58]．たとえば，TBI後に左片麻痺があるクライエントが，ガレージのドアを設置

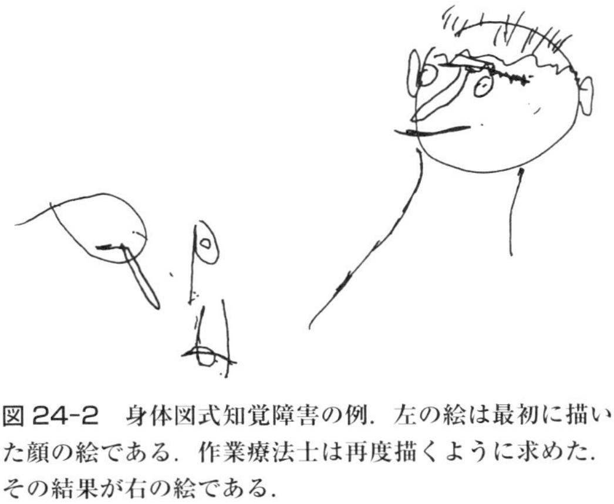

図24-2 身体図式知覚障害の例．左の絵は最初に描いた顔の絵である．作業療法士は再度描くように求めた．その結果が右の絵である．

するというような以前の身体労働に復帰したいと言うことがある．この障害は自己を基準とした自分自身の身体についての感覚や，他人の体の身体像を基準にした感覚に影響を及ぼす[70,73]．クライエントは身体の一側を無視する，または一般的に歪んだ身体の形状を表現する．クライエントは自身の身体と他人の身体を混同する．クライエントは見ている自分の手が自分のものであると認めることができないため，自分の結婚指輪を作業療法士に盗まれたと考えるようになる．**手指失認**（finger agnosia）または手指の識別不能もまた，身体図式障害の1つの症状である[10]．障害された身体図式は作業や遂行技能に影響を及ぼす[81]．

身体図式知覚の障害は，クライエントに身体の絵を描かせたり（図24-2），指示に従い身体の一部を指し示させる（たとえば，左手を触りなさい，または右の膝を触りなさい）ことで評価できる．手指失認は視覚を遮断し，作業療法士が触れた各指の名前をクライエントに言わせることで評価する．半側身体無視はクライエントが患側を無視したり，自分の身体が自分のものではないと言うなど，作業遂行中に機能的に観察できる．クライエントが自身の身体の一部を正しく同定できない場合，身体図式知覚の障害があると考えられる．

身体図式知覚の障害に対する治療的アプローチでは，触覚や固有覚の刺激を通して身体に関する知識を強化する機会を提供することに重点を置くべきである[99]．たとえば，ウォルトが絵を描いたり更衣を行っている時に，彼の左上肢を活動に組み入れ，実際的に用いているのは彼の左腕と手であることを言葉により認識するようにさせる．クライエントが患側上肢の使用を開始できない場合は，触覚運動による誘導や抑制療法（constraint-induced movement therapy）を用いることもできる．クライエントが作業遂行のために患側肢を使用するようになれば，クライエントは身体の知覚的認識と各身体の部位の関係に関する認識を得ることができるようになる．

運動知覚障害

ウォルトはシャツを着ようとして袖に足を通そうとした．絵を描いている時に，彼はためらっているように見え，身体的な手がかりがなければ運動を始めることができなかった．彼は絵を描くということや，何を描くかということは知っているが，それを運動活動に変換することができない．ウォルトはまた運動企画の立案が困難なことから，グラフィックデザイン活動のためにコンピュータのマウスを扱うことができなかった．さらに，立体的な作品課題を与えられた時，デザインを構成するために効果的な問題解決方法を用いることができなかった．

行為（praxis）とは合目的的な運動を計画し，実行する能力である．ウォルトは運動企画に影響を及ぼす運動知覚障害（motor perception disorder）を呈していた．**失行**（apraxia）の古典的定義は次のようである．「筋力低下や協調性の低下，感覚障害，または指示に対する理解低下や無視によっては説明できない学習された運動の実行障害」[38]．この障害は大脳のどちらかの半球損傷か脳梁の損傷の結果である[45,96]が，左半球でより頻繁に起こるとされている[46]．失行は失語症を伴うクライエントに見られることが多いが，すべての失語症のクライエントが失行症状を呈するとは限らず，すべての失行症のクライエントが失語症を呈することもない[42,45]．この種の障害はCVAやTBIの後に起こる．進行性の失行症はアルツハイマー病のような変性障害でもしばしば記載されている[45,72]．本書の第33章から第35章を参照のこと．

失行症は作業遂行の領域に対する依存度と強く関連する[85,92]．たとえば，失行症の重症例であるSさんは初期に基本的日常生活活動（BADL）に全介助を必要としていた．クライエントであるSは何がなされているかは十分に理解していたが，更衣の間に介護スタッフが介助しているように自分の上下肢の動きを導くことさえできなかった．鉛筆を拾うよう指示した時，Sは鉛筆を拾うために正確に手の位置を決めようとして，テーブルの周りを歩き回った．彼女は望んでいる活動を言葉で表現できた（「私は自分の指先に近い鉛筆の先端を，親指と人差し指で拾いたかった」）．しかし，椅子に戻った後，彼女は手が鉛筆をしっかり持つために「正しい肢位をとっている」とは決して見えなかったと言った．

失行症を明確に分類することは困難であるし，人によって用語の使い方に違いがある[86]．基本的な分類は観念失行，観念運動失行，着衣失行と構成失行である．観念失行と観念運動失行の違いが明確にされないことが多いことから，単に失行という用語を

推奨している研究者もいる[54,58].

観念失行

観念失行（ideational apraxia）は物品を実際に適切に使用することができないといった，概念的な障害である[23,26,42]．最近，概念失行（conceptual apraxia）という用語を提案している者もいる[46,72]．クライエントは，1枚の紙を折り，それを封筒に入れるというような適切な順序で一連の活動を行うことも困難である[45]．クライエントは課題に使うべきでない道具を使用するかもしれないし，なすべき目的と関連はあるが適切ではない道具を使うかもしれない（例：スプーンで字を書こうとする）[45]．この障害は各種の作業遂行の領域に重要な機能的影響を及ぼす．

観念運動失行

観念運動失行（ideomotor apraxia）は言語的指示や模倣による運動活動が実行できない障害である．しかし，観念運動失行があるクライエントは実際に物品を使用させると正しく活動を行うことができる[25,45]．たとえば，クライエントは指示により歯を磨くまねはできないが，生活の流れの中で整容活動を遂行する時には正しく歯ブラシを使用していることが観察される．観念運動失行の判別には，作業遂行の領域の観察が重要である．障害は検査環境の中でのみ明らかにされ，観念失行と比べると機能的影響はほとんどない[86]．

着衣失行

文献に見られる運動知覚障害の他の分類は**着衣失行**（dressing apraxia）である．近年では更衣障害を失行症に分類することについては疑問視されている．それは，ADL上の困難さは知覚障害または認知障害が原因と考えられているからである[18,92,100]（他の活動で失行症が認められない場合）．または，観念失行あるいは観念運動失行の延長にあるものとして考えられている．

失行症に対する評価と治療の基本原則

行為の検査を行う前に，感覚機能や筋力，巧緻性の評価を終わらせておくことが重要である．その理由は，これらの機能障害は失行症の評価や解釈を複雑にすると考えられるからである．クライエントが片麻痺である場合，検査には腱側を使用する．言語聴覚士からの情報は，クライエントの言葉または手振りを介した基本的理解力についての能力像をつくり上げるのに重要である．失語症と脳の左半球損傷が合併して起こることが多いため，失行症のスクリーニング検査には言語聴覚療法士が使用している多くの失語症検査の一部が含まれている[86]．

文献[16]の中には研究で用いられているいくつかの失行症評価が記載されている．それらには，Florida Apraxia Screening Test（FAST）[78,79]，Movement Imitation Test[24,25]，Use of Objects Test[24]がある．Loewenstein Occupational Therapy Cognitive Assessment（LOTCA）[50]はRivermead Perceptual Assessment Battery[94]の中にあるような行為の下位項目検査を含んでおり，両方のテストはともにこの障害のスクリーニング検査に役立つ．Santa Clara Valley Medical Center Praxis TestとSolet Test for Apraxiaは作業療法士により開発された評価法である[99]．

全体として評価には表24-1で示したような項目が含まれている[45]．これらには他動詞的運動（ペンを持ったつもりで書くといった，道具とその使用を含む活動）や自動詞的運動（別れの時に手を振るといった，伝達手段としての運動）がある．評価に用いるジェスチャーのリストは多くの研究で記載されている[16,45,76,78,95]．

重度の失行症があるSの症例に戻ると，最初，彼女には基本的な動作練習を行った．次に発達的な過程に従った活動，そしてより高度な機能的活動の練習を行った．たとえば，失行症のあるクライエントに対して基本的な運動パターンに続き，メッセージカードの幾何学的図形の色塗りに進み（最初，フェルトペンマーカは簡単に持てるように垂直に立てて置いた），そして徐々に文字を書く練習に進めた．Sにとっては1人で電話を使用することが重要であった．そこで，大きな電卓を使用してキーを打つ練習を行った．次に，接続されていない電話機の使用に進み，そして実際の電話機の使用へと徐々に進めていった．治療プログラムの終了までに，さらなる時間が各活動に必要であったが，Sは作業遂行の領域のほとんどで自立することができた．

他の失行症があるクライエントに対しては，治療

表 24-1 包括的な失行評価の要素

検査内容	例
指示の身振り	「帽子を脱ぐまねをしなさい」（他動詞） 「投げキッスの仕方を示しなさい」（自動詞）
模倣の身振り	「私のすることをまねしなさい」 　　作業療法士は肩をすくめる（自動詞） 　　作業療法士はコインをはじくまねをする（他動詞）
見た道具に相当する身振り	「この道具の使い方を示しなさい」 　　作業療法士はドライバーを見せる.
見た道具と対象物に相当する身振り	「この道具の使い方を示しなさい」 　　作業療法士はドライバーとねじを一部埋め込んだ木片を見せる.
実際の道具の使用	「この道具をどのように使うかを示しなさい」 　　作業療法士はドライバーを渡す.
道具を使っている検者の模倣	「私のまねをしなさい」 　　作業療法士はスプーンを使って，かき回す運動を行う.
正しいまたは誤ったパントマイム 　運動の識別	「これはマッチの火を吹き消す正しいやり方ですか」 　　作業療法士は安全でない方法でマッチを持つパントマイムを行う（たとえば，マッチを逆に持ち，手掌近くに先端がくるように持つ）.
身振りの理解	「私が使っているのは何ですか」 　　作業療法士はカミソリで顔を剃っているまねを行う.
連続した活動	「炭酸水の缶のふたを開け，それをグラスに入れ，飲むまねをしなさい」

(Heilman KM, Rothi LJG：Apraxia. In Heilman KM, Valenstein E, editors：Clinical neuropsychology, New York, 1993, Oxford University Press)

計画を立てる際に臨床推論（clinical reasoning）の過程を用いる．最初は課題の各過程で口答指示を与えることから始め，書字による指示または図示された指示へ，そして課題の各側面において四肢を視覚的にモニターするように進めた[16]．失行症の他の症例では，誘導教育（conductive education）—すなわち，課題を小さな単位に分割し，その過程を言語的に指導する方法を用いた[67]．クライエントは目標とした課題では改善するが，日常生活の作業における汎化はほとんど見られなかった．

更衣障害に対する治療には，更衣の一連の手順パターンを教え，左右または前後の識別を助けるヒントを与えるということが含まれる．最も効果的な方法は，毎回同じように衣類を置かせることである（たとえば，シャツはボタンがあるほうを，またズボンはチャックのあるほうを上に向けておく）．ラベルや小さいボタン，リボンなどは衣類の前後の識別に用いることができる[99,100]．

構成障害

構成障害（constructional disorder）という用語は，今まで用いられてきた2次または3次元構成失行という用語よりも好んで用いられているが，その理由はこの障害が失行症という定義にあまり明確に当てはまらないからである[12,16,58]．多くの作業は視覚構成技能，または視覚的情報を意味のある空間的な状況に組織化する能力に依存している．構成障害は，ブロックデザインを組み立てる（3次元），または絵を描く（2次元）といった，全体を組織化または組み立てることができないことと定義されている．構成障害は，更衣やおもちゃを組み立てるという指示に従う，または皿洗い機に皿を入れるといった，構成能力を必要とする作業に著しい機能障害を生じさせる[69,87]．左無視を示している図24-3はまた，構成障害を明らかに示している．個人は自分が知覚する情報に基づいて置かれている環境状況に働きかける．したがって，人が不適切な方法で環境との間で相互に作用し合う時に知覚障害が著明に出現する．

2次元の構成能力に対するこれまでの検査法には，Test of Visual-Motor Skills for Adults[36]，ベントン視覚記銘検査（Benton Visual Retention Test）[84]の模写法，Rey Complex Figure[58]がある．後者の2つは視覚記憶技能の評価にも用いられてい

第 24 章　知覚障害の評価と治療　703

くなどの多くの作業遂行の領域は，構成障害の治療に適している．

■知覚障害の行動的側面

　クライエントが治療過程にエネルギーを費やさなければならないならば，機能に影響を及ぼす障害について，ある程度の正確な自覚と認識が必要になる[34]．知覚障害に対する自覚のないクライエントは，深刻な安全性の問題に直面することになり，また身体能力以上の作業を試みようとする．CVAやTBIの回復過程の初期段階においては否認が認められることが多く，これは防衛機制として働き，損傷が機能に及ぼす影響を緩和させると考えられている．人は自分の知覚は正確であると生まれながらに確信しており，これは非現実的な自信の基礎となる．これは，個人の知覚は歪んでおり，信頼性を失っているが，個人の感覚に強く影響を及ぼすということを意味している．作業療法士はクライエントの自己感覚を尊重し，敏感である必要がある．また，クライエントが知覚能力の変化を理解し，正確な自己知覚を確立できるよう援助する準備を行う必要がある[52]．障害のあるクライエント，および家族や近親者に用いられる代表的な質問票がある．2つの質問票の違いは，クライエントの洞察力の正確性を測定するために用いられることと，治療の基礎として使用することである．クライエントの行動はまた，実行機能の障害の結果であるとも考えられる[52]．これについての詳細は第 25 章を参照のこと．

　ある程度の障害の認識があるクライエントは抑うつに陥ることが多い．それは，この状況の重大性に対する当然の反応と考えられる．作業療法士はこの情緒的な反応を認識し，受け入れる必要がある．そして，障害の影響を認識しながらも，治療における改善を賞賛することを通して，クライエントが質の高い生活を再確立するために情緒的なバランスが得られるよう援助する必要がある[34,77]（社会的および心理的側面に関する第 6 章も参照のこと）．

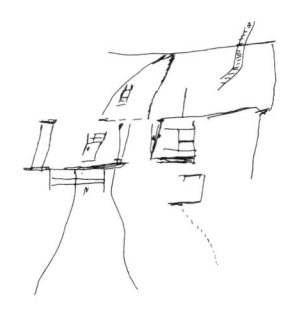

図 24-3　右 CVA の元建築家により描かれた家で，2次元の構成障害と左無視が示された例．

る．Rey Complex Figure は視知覚機能をスクリーニングする検査としても使えることが示唆されている[60]．Three-Dimensional Block Construction[8]は，3次元のデザインを模倣するためにいろいろなブロックを使用する．標準化されていない検査には描画，マッチ棒やブロックデザインの組み立て，またはモデルに合わせて構造を組み立てる方法がある[99]．日常生活においては，更衣やテーブルの準備のような作業は構成技能を必要としている．そのような作業をうまく行うには，人は視知覚および運動プログラム，運動実施を統合させなければならない[8,40,66,93,100]．

　CVA や TBI のあるクライエントの標準値として用いるために，いくつかの研究で障害のない人の構成技能に関するデータを集めている[31,66]．健康な高齢者を対象にした構成能力の研究において，Fall[31]は実施する検査方法によって成績が影響を受けることを明らかにした．被験者は，構成の指針として写真や絵を用いた検査よりも3次元のモデルを用いるほうが高い得点を示す傾向があった．作業療法士にとって，これらの知見との関連性は以下のとおりである．(1) 実施する検査の種類によって検査の得点は影響を受ける．(2) 構成障害のあるクライエントの教育に際しては，目標となる成果のモデルやデモンストレーションは，写真や絵の提示による方法よりもよい結果を生じる可能性がある[31]．

　治療的アプローチでは，構成技能を改善するために紙と鉛筆を使う活動やパズル，立体的な手工芸のような知覚課題を用いている．適応的アプローチでは，作業遂行への参加や機能的な遂行技能障害に対する代償アプローチの改善も含んでいる．タオルをたたむ，夕食のテーブルを準備する，庭の雑草を抜

[復習のための質問]

1. 作業遂行に対する視知覚および視空間知覚，触知覚，身体図式知覚，運動知覚の影響を説明せよ．

ケーススタディ：ウォルト（その2）

1. ウォルトの作業遂行に対する最適な評価をどのように行うか？
   ウォルトの最も価値ある作業の遂行は知覚障害により影響を受けている．多くの機能的な状況の中でウォルトの作業遂行度を評価するために，熟練した観察やA-ONE[2, 3, 4]やAMPS[33]などの公式な評価の組み合わせを用いることができる．作業遂行の評価に加え，これらの評価はまたウォルトの知覚機能も評価できる．COPM[57]は作業療法でのクライエントの第一の目標を評価し，作業を基盤とした治療アプローチの段階を設定するために用いられる．
2. ウォルトの知覚機能に対する最適な評価をどのように行うか？
   本章では，視空間知覚，触知覚，身体図式知覚と運動知覚を評価するための各種の評価法を示した．さらに，視覚処理と知覚機能の広範な領域を評価するために，MVPT-R[20]，Dynamic Object Search Test[88]，TVRS-UL[37]，Lowenstein Occupational Therapy Cognitive Assessment[50]，Rivermead Perceptual Assessment Battery[27, 94]，Minnesota Paper Form Board Test[59]，Hooper Visual Organization Test[47]などの包括的な検査を用いることができる．
3. ウォルトの作業遂行の目標を達成するために，知覚障害に対して治療的アプローチおよび適応的アプローチをどのように用いるか？
   ウォルトの絵を地域の美術画廊に展示したり，子どもたちと遊んだり，運転やグラフィックアーティストとして非常勤職を再獲得するためのコンピュータ技能の再獲得をするという作業遂行の目標達成を援助し，ウォルトの知覚障害を治療するために作業療法士は治療的アプローチと適応的アプローチを組み合わせることが必要になる．本章ではウォルトに対する可能性のある多様な治療の概略を示した．知覚障害を治療する時に，作業を基盤とした活動（それは，意味があり，技能を多様な状況に一般化するための機会をクライエントに与える活動である）を通して最も効果的な成果が得られるという根拠が示されている[28, 61, 67, 68, 100]．

2. 作業遂行の状況下で公式の知覚検査および機能的評価の利点と欠点を比較せよ．
3. 以下の分野での知覚障害を検査するために用いる1つの評価を説明せよ：視知覚，視空間知覚，触知覚，身体図式知覚，運動知覚．
4. 知覚障害を治療するための2つのアプローチを説明し，それぞれのアプローチの作業療法的介入の例を挙げよ．
5. 以下に示す各知覚機能障害に対する介入法を説明せよ：視知覚，視空間知覚，触知覚，身体図式知覚，運動知覚．

引用文献

1. Affolter FD: *Perception, interaction, and language: interaction of daily living: the root of development*, Berlin, 1987, Springer-Verlag.
2. Arnadottir G: Evaluation and intervention with complex perceptual impairment. In Unsworth C: *Cognitive and perceptual dysfunction: a clinical reasoning approach to evaluation and intervention*, Philadelphia, 1999, FA Davis.
3. Arnadottir G: Impact of neurobehavioral deficits on activities of daily living. In Gillen G, Burkhardt A, editors: *Stroke rehabilitation: a function-based approach*, ed 2, St Louis, 2004, Mosby.
4. Arnadottir G: *The brain and behavior: assessing cortical dysfunction through activities of daily living*, St Louis, 1990, Mosby.
5. Ashford JW, et al: Diagnosis of Alzheimer's disease. In Kumar V, Eisdorfer C, editors: *Advances in the diagnosis and treatment of Alzheimer's disease*, New York, 1998, Springer-Verlag.
6. Ayres AJ: *Sensory integration and learning disorders*, Los Angeles, 1972, Western Psychological Services.
7. Baum B, Hall K: Relationship between constructional praxis and dressing in the head injured adult, *Am J Occup Ther* 35:438, 1981.
8. Benton AL, Fogel ML: Three-dimensional constructional praxis: a clinical test, *Arch Neurol* 7:347, 1962.
9. Benton AL, Schultz LM: Observations of tactile form perception (stereognosis) in pre-school children, *J Clin Psychol* 5:359, 1949.
10. Benton AL, Sivan AB: Disturbances of the body schema. In Heilman KM, Valenstein E: *Clinical neuropsychology*, New York, 1993, Oxford University Press.
11. Benton AL, et al: *Contributions to neuropsychological assessment: a clinical manual*, Oxford, 1983, Oxford University Press.
12. Benton AL, Tranel D: Visuoperceptual, visuospatial, and visuoconstructive disorders. In Heilman KM, Valenstein E, editors: *Clinical neuropsychology*, New York, 1993, Oxford University Press.
13. Binetti G, et al: Visual and spatial perceptions in the early phase of Alzheimer's disease, *Neuropsychology* 12(1):29-33, 1998.
14. Blakemore C, Movshon JA: Sensory system: introduction. In

Gazzaniga MS, editor: *The cognitive neurosciences*, London, 1996, MIT Press.
15. Bruce V, Young A: *In the eye of the beholder: the science of face perception*, Oxford, 1998, Oxford University Press.
16. Butler JA: Evaluation and intervention with apraxia. In Unsworth C: *Cognitive and perceptual dysfunction: a clinical reasoning approach to evaluation and intervention*, Philadelphia, 1999, FA Davis.
17. Calder AJ, et al: Facial emotion recognition after bilateral amygdala damage: differentially severe impairment of fear, *Cogn Neuropsychol* 13:699, 1996.
18. Caplan BM, Romans S: Assessment of spatial abilities. In Goldstein G, Nussbaum PD, Beers SR, editors: *Neuropsychology*, New York, 1998, Plenum Press.
19. Chusid JG: Correlative neuroanatomy and functional neurology, ed 19, Los Altos, CA, 1985, Lange Medical Publications.
20. Colarusso RP, Hammill DD: *Motor-Free Visual Perception Test—Revised (MVPT-R)*, Novato, CA, 1996, Academic Therapy Publications.
21. DeJong R: *The neurologic examination*, New York, 1958, Paul B. Hoeber.
22. Dellon AL: Evaluation of sensibility and re-education of sensation in the hand, Baltimore, MD, 1981, Williams & Wilkins.
23. De Renzi E: Methods of limb apraxia examination and their bearing on the interpretation of the disorder. In Roy EA, editor: *Neuropsychological studies of apraxia and related disorders*, Amsterdam, 1985, North-Holland.
24. De Renzi E, et al: Modality-specific and supramodal mechanisms of apraxia, *Brain* 105:301, 1982.
25. De Renzi E, et al: Imitating gestures: a quantitative approach to ideomotor apraxia, *Arch Neurol* 37:6, 1980.
26. De Renzi E, et al: Ideational apraxia: a quantitative study, *Neuropsychologia* 6:41, 1968.
27. Donnelly SM, et al: The Rivermead Perceptual Assessment Battery: its relationship to selected functional activities, *Br J Occup Ther* 61:27, 1998.
28. Edmans JA, Lincoln NB: Treatment of visual perceptual deficits after stroke: single case studies on four patients with right hemiplegia, *Br J Occup Ther* 54:139, 1991.
29. Eggers O: *Occupational therapy in the treatment of adult hemiplegia*, Rockville, MD, 1984, Aspen Systems.
30. Ellis AW, Young AW: *Human cognitive neuropsychology*, Hillsdale, NJ, 1988, Lawrence Erlbaum Assoc.
31. Fall CC: Comparing ways of measuring constructional praxis in the well elderly, *Am J Occup Ther* 41:500, 1987.
32. Farber SD: *Neurorehabiliation, a multisensory approach*, Philadelphia, 1982, WB Saunders.
33. Fisher AG: *Assessment of motor and process skills*, Fort Collins, CO, 1995, Three Star Press.
34. Fleming J, Strong J: Self-awareness of deficits following acquired brain injury: considerations for rehabilitation, *Br J Occup Ther* 58:55, 1995.
35. Gardner H: *Frames of mind: the theory of multiple intelligences*, New York, 1983, Basic Books.
36. Gardner MF: *The Test of Visual-Motor Skills (TVMS)*, Burlingame, CA, 1992, Psychological and Educational Publications.
37. Gardner MF: *The Test of Visual Perceptual Skills—Revised (TVPS-R)*, Hydesville, CA, 1997, Psychological and Educational Publications.
38. Geschwind N: *The apraxias: neural mechanisms of disorders of learned movement*, *Am Sci* 63:188, 1975.
39. Gilroy J, Meyer JS: *Medical neurology*, London, 1969, Macmillan.
40. Goodglass H, Kaplan E: *Assessment of aphasia and related disorders*, ed 2, Philadelphia, 1972, Thomas Publishers.
41. Gordon WA, et al: Perceptual remediation in patients with right brain damage: a comprehensive program, *Arch Phys Med Rehabil* 66:353, 1985.
42. Haaland KY, Harrington DL: Neuropsychological assessment of motor skills. In Goldstein G, Nussbaum PD, Beers SR, editors: *Neuropsychology*, New York, 1998, Plenum Press.
43. Head H, et al: *Studies in neurology*, London, 1920, Oxford University Press.
44. Hecaen H, et al: The syndrome of apractognosis due to lesions of the minor cerebral hemisphere, *Arch Neurol Psychiat* 75:400, 1956.
45. Heilman KM, Rothi LJG: Apraxia. In Heilman KM, Valenstein E, editors: *Clinical neuropsychology*, New York, 1993, Oxford University Press.
46. Heilman KM, et al: Conceptual apraxia from lateralized lesions, *Neurology* 49:457, 1997.
47. Hooper HE: *Hooper Visual Organization Test*, Los Angeles, 1983, Western Psychological Assoc.
48. Humphreys GW, Riddoch MJ: *To see but not to see: a case study of visual agnosia*, Hove, UK, 1987, Lawrence Erlbaum Assoc.
49. Humphreys GW, Riddoch MJ: Visual object processing in normality and pathology: implications for rehabilitation. In Riddoch MJ, Humphreys GW, editors: *Cognitive neuropsychology and cognitive rehabilitation*, Hove, UK, 1994, Lawrence Erlbaum Assoc.
50. Itzkovich M, et al: *The Loewenstein Occupational Therapy Cognitive Assessment (LOTCA) manual*, Pequannock, NJ, 1990, Maddock.
51. Katz N, editor: *Cognition and occupation in rehabilitation*, ed 2, Bethesda, MD, 2005, AOTA Press.
52. Katz N, Hartman-Maeir A: Metacognition: the relationships of awareness and executive functions to occupational performance. In Katz N, editor: *Cognition and occupation in rehabilitation: cognitive models for intervention in occupational therapy*, Bethesda, MD, 1998, American Occupational Therapy Association.
53. Kent BE: Sensory-motor testing: the upper limb of adult patients with hemiplegia, *Phys Ther* 45:550, 1965.
54. Kimura D, Archibald Y: Motor functions of the left hemisphere, *Brain* 97:337, 1974.
55. Kline DW, Scialfa CT: Visual and auditory aging. In Birren JE, Schaie KW, editors: *Handbook of the psychology of aging*, ed 4, San Diego, CA, 1996, Academic Press.
56. Kritchevsky M: The elementary spatial functions of the brain. In Stiles-Davis J, Kritchevsky M, Bellugi U, editors: *Spatial cognition: brain bases and development*, Hillsdale, NJ, 1988, Lawrence Erlbaum Assoc.
57. Law M, et al: *The Canadian Occupational Performance Measure*, ed 3, Ottawa, ONT, 1998, CAOT Publications.
58. Lezak MD: *Neuropsychological assessment*, New York, 1995, Oxford University Press.
59. Likert R, Quasha WH: *The revised Minnesota Paper Form Board Test*, New York, 1970, Psychological Corporation.
60. Lincoln NB, et al: The Rey figure copy as a screening instrument for perceptual deficits after stroke, *Br J Occup Ther* 61:33, 1998.
61. Lincoln NB, et al: An evaluation of perceptual retraining, *Internat Rehabil Med* 7:99, 1985.
62. MacDonald J: An investigation of body scheme in adults with cerebral vascular accident, *Am J Occup Ther* 14:72, 1960.
63. Mazer BL, et al: Predicting ability to drive after stroke, *Arch Phys Med Rehabil* 79:743, 1998.
64. Mercier L, et al: *Motor-free visual perception test—vertical (MVPT-V)*, Novato, CA, 1997, Academic Therapy Publications.
65. Neistadt ME: A critical analysis of occupational therapy

approaches for perceptual deficits in adults with brain injury, *Am J Occup Ther* 44:299, 1990.
66. Neistadt ME: Normal adult performance on constructional praxis training tasks, *Am J Occup Ther* 43:448, 1989.
67. Neistadt ME: Occupational therapy treatments for constructional deficits, *Am J Occup Ther* 46:141, 1992.
68. Neistadt ME: Perceptual retraining for adults with diffuse brain injury, *Am J Occup Ther* 48:225, 1994.
69. Neistadt ME: The relationship between constructional and meal preparation skills, *Arch Phys Med Rehabil* 74:144, 1993.
70. Newcombe F, Ratcliff G: Disorders of visuospatial analysis. In Boller F, Grafman J, editors: *Handbook of neuropsychology*, vol 2, Amsterdam, 1989, Elsevier Science Publishers.
71. Occupational Therapy Department, Rancho Los Amigos Hospital: *Upper extremity sensory evaluation: a manual for occupational therapists*, Downey, CA, 1985.
72. Ochipa C, et al: Conceptual apraxia in Alzheimer's disease, *Brain* 115:1061, 1992.
73. Ogden JA: Spatial abilities and deficits in aging and age-related disorders. In Boller F, Grafman J, editors: *Handbook of neuropsychology*, vol 4, Amsterdam, 1990, Elsevier Science Publishers.
74. Pick HL: Perception, locomotion, and orientation. In Welsh RL, Blasch BB, editors: *Foundations of orientation and mobility*, New York, 1980, American Foundation for the Blind.
75. Pilgrim E, Humphreys GW: Rehabilitation of a case of ideomotor apraxia. In Riddoch MJ, Humphreys GW: *Cognitive neuropsychology and cognitive rehabilitation*, Hove, UK, 1994, Lawrence Erlbaum Assoc.
76. Poole JL, et al: The mechanisms for adult-onset apraxia and developmental dyspraxia: an examination and comparison of error patterns, *Am J Occup Ther* 51:339, 1997.
77. Radomski MV: There is more to life than putting on your pants, *Am J Occup Ther* 49:487, 1995.
78. Rothi LJG, Heilman KM: Acquisition and retention of gestures by apraxic patients, *Brain Cogn* 3:426, 1984.
79. Rothi LJG, Heilman KM: Ideomotor apraxia: gestural discrimination, comprehension, and memory. In Roy EA, editor: *Neuropsychological studies of apraxia and related disorders*, Amsterdam, 1985, North-Holland.
80. Rubio KB, Gillen G: Treatment of neurobehavioral deficits: a function-based approach. In Gillen G, Burkhardt A, editors: *Stroke rehabilitation: a function-based approach*, ed 2, St Louis, 2004, Mosby.
81. Rubio KB, Van Deusen J: Relation of perceptual and body image dysfunction to activities of daily living after stroke, *Am J Occup Ther* 49:551, 1995.
82. Sacks O: *An anthropologist on Mars*, New York, 1995, Knopf.
83. Sacks O: *The man who mistook his wife for a hat and other clinical tales*, New York, 1985, Summit Books.
84. Sivan AB: *The Benton Visual Retention Test*, San Antonio, TX, 1992, Psychological Corporation.
85. Sundet K, et al: Neuropsychological predictors in stroke rehabilitation, *J Clin Exp Neuropsychol* 10:363, 1988.
86. Tate RL, McDonald S: What is apraxia? The clinician's dilemma, *Neuropsychol Rehabil* 5:273, 1995.
87. Titus MN, et al: Correlation of perceptual performance and activities of daily living in stroke patients, *Am J Occup Ther* 45:410, 1991.
88. Toglia J: A dynamic interactional approach to cognitive rehabilitation. In Katz N, editor: *Cognition and occupation across the lifespan: models for intervention in occupational therapy*, ed 2, Bethesda, MD, 2005, AOTA Press.
89. Toglia J: Generalization of treatment: a multi-contextual approach to cognitive-perceptual impairment in the brain-injured adult, *Am J Occup Ther* 45:505, 1991.
89a. Tsurumi K, Todd V: Theory and guidelines for visual task analysis and synthesis. In Scheiman M, editor: *Understanding and managing vision deficits: a guide for occupational therapists*, Thorofare, NJ, 1997, Slack Publ.
90. Warren M: A hierarchical model for evaluation and treatment of visual perceptual dysfunction in adult acquired brain injury: Part I, *Am J Occup Ther* 47:42, 1993.
91. Warren M: A hierarchical model for evaluation and treatment of visual perceptual dysfunction in adult acquired brain injury: Part II, *Am J Occup Ther* 47:55, 1993.
92. Warren M: Relationship of constructional apraxia and body scheme disorders to dressing performance in adult CVA, *Am J Occup Ther* 35:431, 1981.
93. Warrington E, et al: Drawing ability in relation to laterality of lesion, *Brain* 89:53, 1966.
94. Whiting S, et al: *RPAB—Rivermead Perceptual Assessment Battery*, Windsor, UK, 1985, NFER-Nelson Publishers.
95. Willis L, et al: Ideomotor apraxia in early Alzheimer's disease: time and accuracy measures, *Brain Cogn* 38:220, 1998.
96. York CD, Cermack SA: Visual perception and praxis in adults after stroke, *Am J Occup Ther* 49:543, 1995.
97. Young AW, et al: Face perception after brain injury: selective impairments affecting identity and expression, *Brain* 116(Pt 4):941, 1993.
98. Zoltan B: Remediation of visual-perceptual and perceptual-motor deficits. In Rosenthal M, Griffith ER, Bond MR, et al, editors: *Rehabilitation of the adult and child with traumatic brain injury*, Philadelphia, 1990, FA Davis.
99. Zoltan B: *Vision, perception, and cognition*, ed 3 (rev), Thorofare, NJ, 1996, Slack Publishers.
100. Zoltan B, et al: *Perceptual and cognitive dysfunction in the adult stroke patient*, ed 2, Thorofare, NJ, 1986, Slack Publishers.

推薦文献

Gentile M: *Functional visual behavior in adults: an occupational therapy guide to evaluation and treatment options*, ed 2, Bethesda, MD, 2005, AOTA Press.

Scheiman M: *Understanding and managing vision deficits: a guide for occupational therapists*, Thorofare, NJ, 1977, Slack Publishers.

Zoltan B: Vision, perception, and cognition: a manual for the evaluation and treatment of the neurologically impaired adult, Thorofare, NJ, 1996, Slack Publishers.

第25章
認知障害の評価と治療
Evaluation and Treatment of Cognitive Dysfunction

Carolyn Glogoski
Nancy V. Milligan
Calrol J. Wheatley

（澤田雄二　訳）

キーワード

メタ認知
認知
自己認識
実行機能
感覚−知覚要因
高次レベルの認知
病態失認
中枢性実行
短期記憶

一次記憶
作業記憶
長期記憶
顕在記憶
エピソード記憶
意味記憶
潜在記憶
手続き記憶

見当識
抽象的思考
具体的思考
収束的思考
拡散的思考
演繹的リーズニング
帰納的リーズニング
失算症

学習目標

本章を学習することで，学生および臨床家は以下のことが可能になるだろう．
1. 認知を定義できる．
2. 認知するために，情報が処理される過程を説明できる．
3. 作業遂行および機能的遂行に関する高次レベルの認知の影響を説明できる．
4. 人が得た情報を忘れる過程を説明できる．
5. 作業療法での認知に対する主な治療アプローチについて簡潔に確認し，説明できる．
6. 高次レベルの認知に対する標準化された評価法を述べることができる．
7. 治療対象となる認知障害に対する特定の治療行為について説明できる．
8. 認知技能に関する加齢過程の影響について説明できる．

この章の概要

認知機能の概要
　認知の定義と概念
　高次レベルの認知
認知の情報処理モデル
　情報処理の働き
　記憶の段階
　要約

認知技能
　基本的認知能力
　記憶
　推論と問題解決
遂行に対する認知障害の関係
　受傷前の知的能力
　薬物乱用の影響

　認知と加齢
認知機能と遂行
作業遂行と認知リハビリテーション
　評価
運動および処理技能の評価
　治療目標と治療方法
　要約

　毎日の課題（つまり，仕事または学校に行く，余暇を楽しむ，人間関係および社会との関係をとる，貴重な作業活動に参加すること）を満足できるように，そして確実に遂行するには認知能力がきわめて重要である．ケーススタディの中では，サブリナの認知機能障害は，復学および友人との交流という彼

ケーススタディ：サブリナ（その1）

サブリナは17歳のアフリカ系アメリカ人で，8週間前，高速で走っていた自動車で衝突事故に遭い，外傷性脳損傷（TBI）により両側前頭葉を損傷した．彼女は事故直後に意識消失を起こしていた．彼女は気管挿管され，救急車で約65km離れた外傷センター病院に移送され，頭蓋内圧減圧のために両側前頭開頭術が行われた．その後，彼女は集中治療室（ICU）に入院した．作業療法士はサブリナの母親へのインタビューにより，サブリナの作業プロファイルを完成させ，以下の情報をまとめた．サブリナは母親が英語を教えている郊外のカソリック学校の11年生だった．彼女は水泳チームの競泳大会で上位に入賞する学生で，女子のサッカーチームでも競技をしていた．母親はサブリナはとても社交的で，多くの校内活動に参加していると言っていた．彼女は4人きょうだいの末っ子で，現在両親と暮らしているただ1人の子であった．

サブリナが入院して最初の3週間の間，母親は娘の傍らにいるために休職し，毎晩病院に泊まった．両親はしばしば娘のリハビリテーションに関するさまざまな希望を積極的に訴えた．彼らの希望する主な目標は，できるだけ早くサブリナが家に帰り，少なくとも次の年の秋までに学校に復学することであった．

上記はTBIのクライエントを説明するケーススタディの導入部分である．学生が作業療法実践の枠組み（OTPF）に組み込まれた認知および認知リハビリテーションを理解できるよう，本章全体を通してこの事例で説明する．サブリナのような認知機能の障害があるクライエントは，作業遂行を推進する認知の役割と，認知リハビリテーションでの作業療法士の役割をよりよく理解させてくれる．

理解を深めるための質問
1. 作業遂行の作業療法評価と分析の情報を集め，サブリナの希望する作業遂行を支援し，またはそれを抑制するために，作業療法士はどのようなクライエント要因や背景状況，活動に必要とされるものを考慮すべきか？
2. 作業療法士がサブリナの作業遂行を分析する時に，どの評価が彼女の作業遂行能力の利点や問題点をより明確にするために役立つか？
3. どの領域の評価と治療が優先されるかを理解するのに，認知の情報処理モデルはどのように役立つか？ また，問題となる領域に対して3つの作業療法治療のどれが適切なのか？

女が希望する作業に戻ることを重度に妨げている．

多くの症例で，作業遂行が困難になるまで認知障害はきわめてとらえにくく，認識されにくい．このような場合でも，認知障害のある人は，損傷が機能にどの程度の影響をもたらすかを自覚できていないと考えられる．認知がとても効率的に行われていることから，我々はそれを当然のことと見なすことが多い．外傷性脳損傷（traumatic brain injury：TBI）や脳卒中（CVA），認知症，神経学的疾患，統合失調症，発達障害，学習障害，その他の多くの疾患の人でも認知障害が認められる．クライエントによっては，認知障害が隠れた障害になっていることがある．家族や近親者は，愛する人の受傷後の身体的な症状に注目し，認知障害のあるクライエントができると言っている多くの課題が，実際は遂行できないということを認めないことが多い．

リハビリテーションで用いられている伝統的なボトムアップアプローチは，障害された基本的な認知能力（見当識，注意，記憶，集中力，視知覚，視空間処理，言語，簡単な問題解決能力）に焦点を当てることが多い．しかし，実際の作業遂行はもっと複雑な現象であり，多くの技能の統合と組み立てを必要とし，個別的な基本的認知技能の評価だけでは明らかにできないより高次レベルの情報処理が必要である．したがって，これらの基本的な能力は高次レベルの認知機能の基本として役立ってはいるが，治療は基本的技能の回復や代償だけでなく，高次レベルの認知技能に焦点を当てるべきである．

近年，自己認識や実行機能（executive function）を含むより複雑で高次レベルの認知に関する技能は，合目的的で予見的な相互作用や，複雑な意思決定を行うための基本的な要因であると見なされている[44,54,85]．これらの高次レベルの技能の障害は標準化された評価法によって常に確認できるものではない[91]が，作業遂行には必須である．

認知領域の知識はここ数年でかなり発展してきて

いる．認知はますます多階層的で多側面のある統合的過程であると考えられている．このことは高次レベルの認知機能においては確かに真実である[44]．高次レベルの認知の側面を説明するために用いられる他の用語として，メタ認知的知識（metacognitive knowledge）やメタ認知的処理（metacognitive process）[18]，メタ認知的監視（metacognitive monitoring），メタ認知的制御（metacognitive control）[41]がある．これらの用語には，知識の蓄積について知ることと，どのように知るかを知るということが含まれている[15, 29]．**メタ認知**という用語は，知るための能力および基本的な認知技能を監視する能力とも定義される．メタ認知によって，人が認知課題を達成するために，多様な記憶の方法や問題解決，推論技能を柔軟に選択し，使用することを可能にしている[65]．

本章の焦点は**認知**の概念である．認知は多くの精神的要因を含んだ知識の獲得とその使用と定義される．これらの精神的要因がともに働いた時，相互依存的な精神的処理過程の複雑なシステムが形成される[50]．大きく分けて，基本的な認知技能（注意，記憶と知覚）と高次レベルの認知技能（認識と実行機能）の分類がある[44]．基本的な認知技能と高次レベルの認知技能は，作業療法実践の枠組み（Occupational Therapy Practice Framework；OTPF）の中では，身体機能の領域で全般的および個別的精神機能として「クライエント要因」という項目に分類される[2]．本章では情報処理のモデル説明を通して認知の実際的な働きも解説している[50]．このモデルは，環境からの入力がどのように効果的に，あるいは非効果的に取り入れられて処理・記憶され，そして後に満足するまたは不満足な出力としての行動を生み出すために再生されるかを理解することに役立つ．

■認知機能の概要

認知の定義と概念

Toglia[91]が概観しているように，認知は人と活動およびその環境の間でのダイナミックな相互作用の結果として現れる．リハビリテーションサービスの専門職の中でも，作業療法士はその教育内容からも，また活動分析を用いて作業遂行と遂行技能に焦点を当てていることからも，独自の資質を有している[44]．認知は個人が情報を獲得し，それを使用する過程である．これは，複雑で相互依存的な精神的処理過程を通して起こり，環境からの要求と期待に適応することに役立っている[50, 56, 91]．

以下に述べる内容は，作業療法と認知リハビリテーションで広く用いられている2つの認知モデルを簡潔にまとめたものである．これらのモデルは認知に関する情報処理の概念を中心に置いている．各モデルは，感覚・知覚入力の受容の重要性，実際の遂行の基礎となっている基本的精神能力，そして作業を遂行するために選択された目標に向かって意識的に行動を規制する高次レベルの認知機能を強調している．

ダイナミックな相互作用に基づくアプローチ[89-91]では，高次レベルの認知過程は階層的，固定的あるいは安定的なものではなく，環境と人との相互作用や状況に相応しながらダイナミックに変化していくものであるとしている．認知には情報処理技能，学習，概念を一般化する能力を含んでいる．認知障害を評価し治療する際には，情報処理とその方法，学習の潜在能力が分析される．課題を行う前に獲得される知識，作業を遂行する間およびその後に得られるフィードバック情報は，他の人々や環境を含む多くの要因とともに統合される．これらは，人が作業に従事する時，個人の自己知覚，信念，処理方法の使用，活動に必要とされるもの，選択された遂行環境に影響を及ぼす．Togliaのモデルは認知心理学と教育心理学から引用されており，発達，心理および神経学的損傷の治療の領域で多くの人に用いられている．

高次レベルの認知過程で説明されている階層的フィードバック・フィードフォワードモデルは，神経リハビリテーションの知覚の考え方が起源となっており[85]，KatsとHartman-Maeirの著書の中で説明されている[44]．このモデルは3つの階層に分かれており，最上位に自己認識，中間位に実行機能，下位に感覚 – 知覚要因が位置している．

- **自己認識**は，個人の思考や感情を通して自己の主観的な感覚を維持しながら相対的・客観的に自己を知覚する能力である[71]．
- **実行機能**は，行動を開始する意志を含んだ目標指向的・効果的活動である．手順を明確にし，

組織化することで目標を達成するための計画を立てること，目的に沿った的確な行動を開始し，計画を実行すること，遂行の状況を評価し，自己修正および調整することにより効果的な達成を最終的に確実にする[54]．

・**感覚−知覚要因**は，環境からの感覚情報（味覚，嗅覚，触覚，聴覚および視覚を通して）と感覚受容器に作用する内的刺激を記憶することを含んでいる．この機能は本章の後半で，情報処理モデルとの関係で詳細に述べる．

KatsとHartman-Maeirは，階層的フィードバック・フィードフォワードモデルの3つの過程の間には強い関係があるが，それらは常に作用しているとは限らないと述べている[44]．実行機能は脳の多くの領域からのさまざまな認知過程に依存し，制御されていると考えられる．このことは，実行機能障害が前頭葉損傷に限局して起きるとは限らず，アルツハイマー病やパーキンソン病，統合失調症で見られる皮質線条体回路（皮質と線条体間の結合）の障害のような広範な神経網の障害でも起こることを説明するのに有効である[27,44,86]．階層的フィードバック・フィードフォワードモデルの様相は，以下に述べる高次レベルの認知および本章の後半で述べる情報処理モデルの基礎となっている．

高次レベルの認知

KatsとHartman-Maeirは，**高次レベルの認知**の主要機能を説明するために認識（awareness）と実行機能という用語を使用している[44]．ほとんどの症例において，認識と実行機能は相互関係があり，相互依存している．認識の欠如は，それが神経原性（脳損傷または病変の結果としての神経学的監視システムの機能停止）または心理的原因（苦痛の現実から個人を防御するための心理学的対処機構に関係する）であっても，多くのレベルに影響を及ぼす．認識の欠如の2つの原因は同時に，または回復過程のいろいろな段階で現れてくると考えられるが，それぞれに合わせたさまざまな評価と治療のアプローチが提案されている[43,44,47]．認知リハビリテーションでは，認識と実行機能の障害に対して主に2つのアプローチが用いられている．1つは治療的アプローチまたは過程指向アプローチ（認知機能障害を回復させる）である．第2のアプローチは，認知障害があっても，遂行目標を達成し，最大限の参加を実現するために，代償的方法や環境の改善を行うものである[59,83]．

認識（自己認識といわれることもある）は，個人の考えや感情を調和する主観的な自己の感覚を保持しながらも，客観的に自分を見る能力を含んでいる．認識のためには，個人の能力と行動が典型的なものからいつどのように乖離しているかという情報が必要である．また，認識には自身を監視する継続的能力が必要である．認識能力が障害されていない人は，遂行している特定の課題や状況にかかわらず，自分の認識の強さや弱さを現実的に理解できる．たとえば，本を読み理解する速度は，楽しみのために小説を読んでいるか，料理のためか，または学校の勉強のためかにより変化することを学生は知っている．

認識の欠如または**病態失認**（知識の欠損，または障害や疾病の進行および障害の影響の否認）は，神経学的疾患のある人に見られる失語症や認知障害，視覚障害，他の感覚−運動障害または知覚障害に関連してなされる説明とは異なる[44]．精神医学では病識の低下または病識の欠如という用語は，精神障害や精神症状の結果または治療の必要性についての認識を失っていると定義されている．TBIや認知症のクライエントの病態失認の重症度は，疾病の重症度と経過および脳の損傷部位と関係していることが多い[25,63]．重度の認識の障害はリハビリテーション過程に重大な妨げとなる．クライエントは問題の存在を頑固に否定し，障害を解決するために計画された治療を拒否するだろう．

CVAの後，病態失認や視野障害の認識欠如，四肢の機能低下，言語障害が起こるだろう．クライエントは記憶障害や知覚困難，機能障害でさえも否認するだろう．移動能力の障害や安全性に関する問題（たとえば，運転能力は正常であるとクライエントが強く主張する）は，家族や関係者の関心事であることが多い．この種の障害は認知症のクライエントにもまた見られる．

TBI後の認識障害は，認知の欠如または障害の否認，作業遂行の障害という結果を起こす．この障害は，記憶や時間に対する見当識障害のあるクライエントに見られる．クライエントは，記憶障害およびそれが時間管理能力（例：時間どおりに食事に来

ケーススタディ：サブリナ（その2）

> 回復過程の多くの時点において，サブリナは ADL や IADL に対し非現実的な期待をもった．受傷からほぼ6週間後まで，サブリナは潜在的な問題点を認識できないでいた．彼女はシャワーなど基本的な身辺動作が自立していると感じていた．彼女の自己認識が評価されたことにより，彼女が客観的に自分の遂行能力を認識できず，認知訓練が必要であることが明らかになった．
>
> サブリナは損傷による症状について教育を受け，個人的な経験を分かち合う機会が与えられた．髪を洗うという標的課題に必要とされる技能を分析し，その行動の達成度を推定するよう彼女に指示した．新しい ADL 活動を始める時，「この目標を達成するために私が行わなければならないことは何か」という問いかけを行うようサブリナに指示した．また，目標を特定の課題または下位目標に分解し，それぞれの課題を同定させるようにした．たとえば，シャワーを行うという課題の時，サブリナは髪を洗い，髪からシャンプーを流し，コンディショナーをつけ，それを流し，石鹸で体のすべての部分を洗い，それを流すという課題に分解した．次に，彼女はシャワーを行う前に必要な物品を決め，準備しなければならない．彼女は自分の認識を改善するために，ADL を行う前（予測），ADL を行っている途中，その後の遂行について自分自身に問いかけることを学習した．

ること）や社会との交わり（例：友人に会い，話をすること），日常生活活動（ADL）や生活関連活動（IADL）での作業遂行に及ぼす影響を認識できない．

認識の欠如がどのようにして出現するかということや，その重症度については，脳の特定の障害部位により説明できると考えられている[44,71]．両半球の損傷は認識の完全な欠如と関連しており，後頭葉損傷は盲と，側頭葉損傷は聴覚と記憶に関連した障害と，前頭葉損傷は企画と人間関係の障害と，頭頂葉損傷は片側の無認識または半側無視と関連している．部分的な認識欠如は対処技能を含む心理的な要因に関連していると考えられている．

認識の評価

認識は多くの方法で評価できる．それらの評価は直接的で客観的な測定を行おうとしているものが多い[44]．1つの方法は ADL を行う際に，クライエントに状態や障害，遂行状況に関して，どのように知覚しているかについての一連の質問を行うことである（例：Prigatano Competency Rating Scale）[72,73]．この自己評価の採点は，機能的測定を行う作業療法士の評価採点と比較される．他の方法は，作業遂行の前に予測される結果についてクライエントに尋ね，活動終了後に実際の遂行状況を評価するよう求める方法である（例：Assessment of Awareness of Disability）[88]．その他，特定のクライエントを対象とした多くの認識の評価法が提唱されている[44]．

認識障害に対する治療介入

認識障害の神経原機構は変化しないという理論により，重度の認識障害がある人に対しては代償的アプローチが用いられる．自然な環境の中で遂行を改善するために，非対立的アプローチ（nonconfrontational approach）を用いて物理的および人的環境を改善する[28]．軽度から中等度の認識障害があるクライエント（情報と経験を統合することができる）では，治療的方法が提案されている[82]．治療介入は課題遂行のフィードバックを促し，情報の統合を行うことを目標にしており，このことによりクライエントは欠損や障害を理解できるようになる．教育的で経験的なアプローチが効果的であることがわかってきている．

実行機能は，新しく複雑な課題を遂行するために中心的な役割を果たしている．実行機能は選択された目標に向かって行動を意識的に制御しながら導く機能と定義される．さらに，「…新しい問題を解決し，新しい情報を踏まえて行動を変更する，戦略を立てるまたは複雑な活動の順序を決めるといった複雑な認知」と定義される[27]．他の定義は Ylvisaker，Szerkeres，と Feeney らによって提言されており，困難に直面した時の自己認識や目標の選択，目標達成のための計画，実施行動の開始，妨害行動の抑制，遂行の監視と評価，問題解決方法の使用などが含まれている[104]．広範でより包括的な実行機能の定義（Lezak[54] が提唱し，使用しているような）では，自己認識が実行機能と相互に連結していることが強調されている．

実行機能の機序はさまざまな方法で説明されているが，実行機能を治療介入に応用できる方法を理解するための実践的な方法として，作業記憶モデル（working memory model）[9]が有望である．このモデルでは，作業記憶の機構は現在の情報と比較対照して過去に保存された記憶に働きかけることを可能にすると提言している．作業記憶は，選択的で分割的な注意機構を用いて新しい情報をさらに処理することを可能にしている．この機構は**中枢性実行**（central executive；CE）機構または意図的制御システム（attentional control system）と呼ばれる．CEは「すべての処理過程の選択，開始，計画，監視，終了までを統合する，…．そしてこれらの処理過程が正当なものではないと思えたら…思考の自動的なパターンを取りやめる（抑制する）」という管理システムである[50]．CEは作業記憶において2つの下位システム〔音韻ループ（phonological loop）—言語に基づいた情報—の保存と視空間的形状—非言語的で空間での位置情報—の保存〕を調整し，2つの下位システムの同時進行的な課題の協調を可能にしている．CEは推論し，決定する能力と長期および短期の記憶を把握する能力を含んでいる[11]．しかし，Baddeleyら[11]や他の研究者[3, 16, 27, 85, 87]は，CEを遂行機能の基礎をなす単なるシステムではなく，複合的実行機能であると主張している．これらの実行機能はドーパミンのような神経伝達物質により伝達される広範な大脳皮質神経回路網（前頭葉前部と前頭葉－線条体連携回路や皮質間回路にある）の複合要素を含んでいる．これらの広範な大脳皮質神経回路網は，実行機能が大脳の異なった領域で別々に行われている認知過程をどのように制御するかということを理解する一助となる．これはまた，実行機能障害が大脳の前頭葉障害があるクライエントだけでなく，前頭葉障害がないアルツハイマー病や統合失調症のクライエントでも見られることを説明するものである．

実行機能障害はTBIおよびCVAのクライエントで見られることが多い．CVAのクライエントに対する大規模研究の報告によると[94]，生存しているCVAクライエントの40%が実行機能障害を経験していた．実行機能障害は認知症や統合失調症のクライエントでも一貫して確認されている[44]．これらの両者の実行機能障害は，ADLやIADLの状況が低いことと有意な関係があり，リハビリテーション結果に対して否定的な成果をもたらすことが示されている．

脳損傷（例：TBI）のクライエントにおいて，脳機能構造間の脆弱なバランスは，脳の局所的損傷と単純に関連しているわけではない[44]．1つの局所的損傷があれば，脳内の広範な神経接続を通して特定の領域に影響を及ぼし，脳全体としての機能的なシステムを混乱させる．また，脳の局所的損傷により特定の機能が混乱する[58]．脳の一部の領域の損傷によって損傷を受けていないまたは正常な領域の脱抑制（抑制効果の損失）が起こり，さまざまな症状が出現する．これは，なぜ認知の治療が脳構造間のバランスを再獲得することを目的とするのか，また脳内の残存している正常な回路が脳損傷によって直接的・間接的に影響を受けた領域を再構築できるという期待のもとに代償的方法をつくり出せるかを説明するものである[46]．

実行機能の評価

実行機能は，スクリーニング法（例：Executive Clock Drawing Test[77]），机上テスト（例：Behavioral Assessment of Dysexecutive Syndrome；BADS[66, 98]），機能的課題（例：Kitchen Task Assessment[12]，Executive Function Performance Test；EFPT[43]），そして質問紙と尺度法（例：Profile of Executive Control System；PRO-EX[14]）を用いることで評価できる[44]．評価は構造化された課題から成り立っている．このような課題は実行機能を評価するための機会を制限している．新しく開発された検査には実行機能のすべての要素を評価するものもあり，特定の機能を標的にしている評価法もある．実行機能は多くの特異的特性からなっており，いくつかの評価法を組み合わせて評価することが望ましい．実行機能の複雑なレベルを評価するために前頭葉実行バッテリー（frontal-executive battery）を開発する必要があるだろう．

実行機能障害に対する治療介入

実行機能の治療において，作業療法士はクライエント自身が望み，選択し，立案し，自己修正を経験できるようにする．そのことによりクライエントは可能な限り問題解決が行えるようになる．自己訓練

法で用いられる治療法では，クライエントに内言語（inner speech）の方法を用いるよう指導する．まず口頭で計画を言うようにさせ，次に計画を小さな声で言うよう指導する．そして，行動が自己調整できるようになれば最終的にクライエントの内言語を用いるよう指導する[22]．他の治療法では，特定の実行機能の要因を対象にしている．たとえば，時間管理能力に対しては，クライエントにさまざまな日常生活課題の達成に必要な時間を推定させる訓練を用いる．実行機能の治療法には次のような方法も含まれている．クライエントが行うことについて予想される質問を明確にすること，実行の手順をリストアップすること，行わなければならない課題の特性を自分自身に問いかけてみること，大きな声で話すことにより自身に対する指示を言語化すること，計画したことを実行したかをチェックすること．

実行機能障害に対する代償法[44]は，ある環境下での適応的行動の訓練を含むので，行動は自動的に行われ，クライエント自身が調節や計画を行う必要はない[35]．この行動学的な方法は，ある環境下で必要とされる特定の技能の獲得に焦点を当てており，それらの技能が習慣化されるまでの繰り返し練習が推奨される．作業療法士は課題を開始するための予定表，記憶再生のヒントや冊子などを用いて，物理的な空間の調整をするという環境管理の方法を用いることができる．その他の方法としては，栄養や刺激，投薬を通した覚醒や注意状態の調整を補助するために，身体要因を操作することが考えられる．

サブリナの場合，作業療法士はサブリナが特定の課題に参加するために言語的なヒントと徒手的誘導の両方を提供した．サブリナが課題に慣れ，習慣化された時，両方のヒントを与える回数と頻度は通常の間隔まで減少した．最終的に，サブリナは安全で効果的に遂行するために，大きな声で指示を読めるプラスチック板を用いた．

他の作業遂行領域と同じようにADLやIADLへの完全な参加を求める人にとって，実行機能障害と認識障害は大きな問題である．現在の研究は，高次レベルの認識障害は遂行機能に重大な影響を及ぼしているという考えを支持しており，この領域の研究は近年目覚ましく進歩している[44]．認知リハビリテーションプログラムは，これらの高次レベルの認知要因に対する評価や治療介入なしには達成することができない．

■認知の情報処理モデル

情報は変換され，無駄を削除され，再構成され，記憶に保存され，記憶から想起され，認知の際に何らかの方法で用いられる[50,64,75]．認知は，環境からの感覚が個人的な経験の枠組みを通して人に取り入れられる1つの過程である．取り入れられた情報のあるものは忘れられ（減少し），他のものはすでに確立された神経回路を通してこれまでの経験と統合されることにより再構成される．この情報は記憶の中に保存され，後に必要に応じて取り出される．情報は意思決定や問題解決，推論，目標設定の際に用いられ，作業遂行を支持するための心理的ニーズに合致するよう用いられる．Levy[50]によると，神経科学の概念に基づく情報処理モデルは記憶の初期モデル[5]から起こり，現在はさらに洗練されたものになっている[34,61,70]．

情報処理の働き

情報は環境から取り込まれ，保存そして変換，転送される．このような情報処理は明確に定義された記憶の3つの段階で行われる．最初に環境からの情報が感覚-知覚記憶に取り込まれ，それは短期作業記憶として変換され，さらに記号化されて後に再生できる長期記憶の中に保存される．このモデルの記憶システムは以下の枠組みのようにまとめられている．

記憶の処理段階：記号化，保存，再生
- 感覚-知覚記憶段階
- 短期／作業記憶段階
  - 一次記憶
  - 作業記憶
    - 音韻ループ
    - 視空間テンプレート
- 長期記憶段階

Levyは「心はコンピュータのように情報を取り入れ，記憶の形式と内容を変更するために情報を操作し，その情報を保存し，必要ならばそれを再生し，情報に対する反応を一般化する．同様に，各3段階には，情報を取り込む（記号化する）ために記憶痕跡へ情報を変換すること，早急にまたは後で使

用するために保持または維持（保存）すること，必要な時に情報を活用（再生）することが含まれる」と述べている[50]．

　環境からの安定した情報入力の結果，2つの情報の流れによるダイナミックな処理過程が構成されている．Levyは多くの認知理論の成果に基づいてこのモデルを図示した（図25-1）．このモデルで示されているように，情報の流れは感覚-知覚記憶から短期作業記憶へ，さらに長期記憶へと流れている．また，長期記憶から短期記憶へ，または長期記憶から感覚-知覚記憶へと流れている．感覚入力が記憶痕跡へ変換（記号化）されなかったり，注意障害により初期の段階で保存されなかった場合，情報は忘れられたり記憶障害になると考えられる．また，変換過程で情報が失われることによっても記憶障害は起こり得る．最後に，記憶障害は必要な時に情報（長期記憶からの）が再生されない場合にも明らかになる．

記憶の段階

初期段階：感覚-知覚記憶

　環境からの身体への刺激（触，味，音，嗅，視）は，相応した感覚受容器により感知される．感覚に対応した記憶痕跡（視覚映像記憶，聴覚音響記憶）を形成するために，大量の刺激情報が記号化され濾過される．これらの記憶痕跡は保存されるために十分に長い時間（つまり，100ミリ秒から5秒）存在する．入力信号を監視し濾過する注意プロセス，および信号を意味あるパターンに組織化する知覚プロセスを通して，刺激情報は関連するものであるかないかが決定される．関連しないと決定された情報は時間経過とともに衰退していき，長期記憶として保存されない．知覚し注意することにより刺激信号は自動的に記憶過程に向かう．これらの過程には，記憶痕跡によるさらなる濾過と情報の変換を補助するために，保存された記憶からの再生が含まれる．変換の過程は複雑な個人的要因（例：知識，動機，過去の経験）に基づいており，これは保存された事前情報による関連した神経回路網の使用を可能にする．感覚-知覚記憶に構成された一時的パターンまたは感覚記号は以下の項で述べる短期作業記憶に変換される．

第2段階：短期作業記憶

　情報の活性化という用語は，**短期記憶**（short-term memory；STM）について述べる際に用いられる重要な用語である[50]．STMでの情報は単純な記銘（一次記憶）として保持され，作業空間（作業

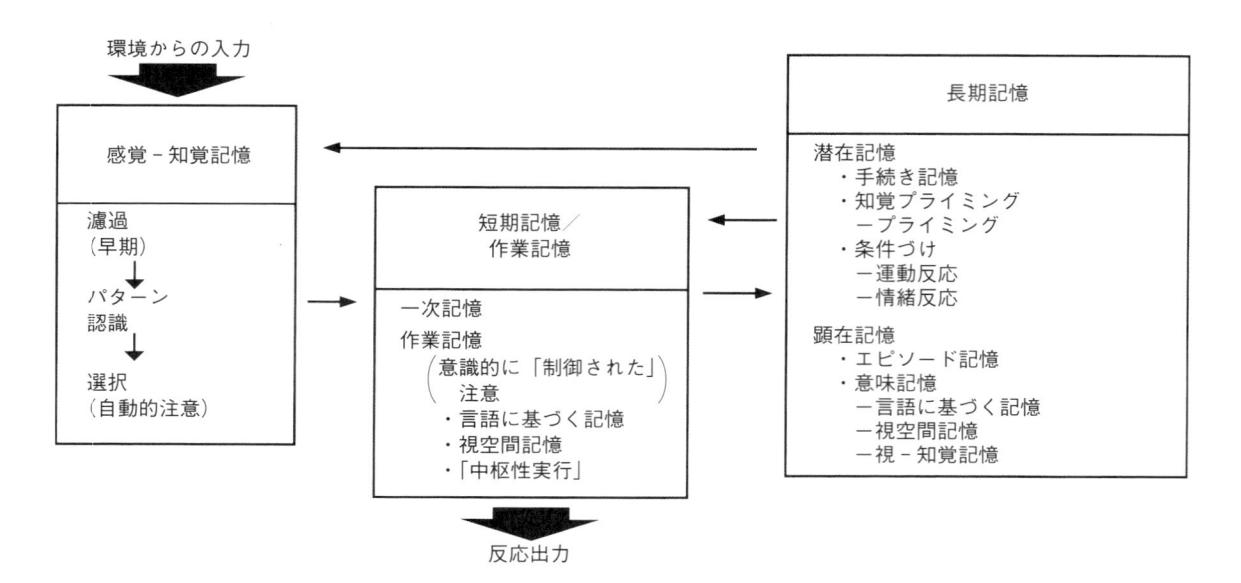

図25-1　認知情報処理モデル（Levy LL：Cognitive aging in perspective：information processing, cognition and memory. In Katz N：Cognition and occupation across the life span：Models for intervention in occupational therapy, ed 2, p.307, Bethesda, MD, 2005, American Occupational Therapy Associationより）

第 25 章　認知障害の評価と治療　715

記憶）において情報について考えることによって処理される[10]．情報の活性化は，STMの作業記憶領域で情報を思い起こしたり，考えた時に起きる．活性化は情報の保存にとって重要である．STMにおいてこの情報が活性化（つまり，何かについて考えたり進めたりすること）されなければ，情報は減衰し，消滅していくことになる．STMでの情報は感覚-知覚記憶から転送され，そして変換される．この情報は注意を向けられ，心に保持（作業記憶）されている基本的な印象として構成される．

STMの作業記憶空間に転送される第2の情報源は貯蔵された長期記憶（long-term memory；LTM）からのものであり，より複雑な過程をとる．この過程には，受け取ったばかりの情報の理解と統合を助けるため，過去の情報を再生する過程も含まれる．LTMの情報が再生され，STMの作業記憶空間で再作業化された時，新しい概念を構成することもできる．

[一次記憶]

STMにおいて注意を向け保持することができる情報量は**一次記憶**ともいわれる．注意能力を低下させる関連性のない情報を濾過したり，無視したりするということを除き，この一次記憶では情報の処理はほとんど行われない．我々は注意を向けるべき情報源と認知的効果（活性化している情報の量，集中力または現実的な注意）の関わりを伴わないで，思考処理という1つの流れにのみ注意を向けることができる．我々が一度に再生できる最も長い数字の列は，記憶の時間または注意時間をよく反映したものといえる．複数の数列に同時に注意を向けることができると考えるなら，我々はそれらを連続的にまたは注意の交代を行う課題交換をしながら処理していることになる．

[作業記憶]

作業記憶はSTMを考察する際，最も頻繁に考えられる記憶のタイプである．作業記憶における情報は活性化の過程で働くものとして説明されている[50]．記憶のこの時期は，心の保持領域の中に情報を保ち，情報をさらに処理するための機会を提供する能力を含む．与えられた時間に保持できる情報は，高次レベルでの実行機能の質と量の決定に重要となる．作業記憶は高次レベルでの認知遂行を調整するために重要な機能をもっている．これらの機能には次のようなものを含む．意識的に注意を向け，集中する．具体的にではなく，抽象的に考える．言葉を理解する．目標を決め，計画を立案する．新しい環境に柔軟に対応する．問題解決に際して推論を行い，意思決定を行う．判断を行い，創造的思考を行う．

広大で豊富かつ複雑な神経回路を通して，STMの作業記憶空間では問題に対する自動反応を有効にし，膨大な保存情報源から必要な情報を探索し，それを引き出すように情報は処理される[50]．この過程は中枢性実行機構により導かれ監視される．中枢性実行機構は作業記憶空間の情報の流れを選択し調整することによって管理している．中枢性実行機構は記号化，保存，再生のすべての過程において，選択や発動，計画，監視，終了の優先決定や調整に関わっている．

作業記憶の障害は，曖昧な状況での意思決定や複雑な問題の解決，IADLの遂行が困難な人に見られる[50]．この障害には，情報の散乱や自動的な反応を同時的に抑制しながら，調整しなければならない関連情報に焦点を置き，それを追跡することができないという特性がある．

作業記憶での記号化は，意味的記号（LTMからの一塊に合成された記憶），言葉の音声，視空間的イメージから成り立っている．STMの作業空間において記号化された情報のほとんどは，以前に得られた基本知識の一部である用語を含んでおり，問題解決の過程を達成した時に用いられる．

作業記憶の保持は，時間制限（1秒から2秒の間に構成される情報の量）[10]と容量〔7桁（±1桁）の数列情報〕として考えることができる．したがって，我々は回想や熟考，思索のために一度に活性化できるのは7単位の情報であり，その情報のみを保持できる．人が情報を単位あるいは一塊ごとに組織する能力，情報を処理する時の速度は，情報を処理する能力の機能的効果に影響を及ぼす．神経学的な障害により記憶容量の制限や処理速度が低下している人は，記憶を必要とする課題を遂行する時，明らかに不利となる[31,50,79]．Levyは，情報の単位を組織化するたくさんの方法（視覚的に，聴覚的に，または類似の情報をグループ化する類似化を用いることにより）があり，そのような方法はSTMでの情報単位の数を減らすが，長期記憶に段階的に転送で

ケーススタディ：サブリナ（その3）

> サブリナが安全で一貫したADLが遂行できるようになるために，作業療法士は指示を繰り返す外的ヒントとしてプラスチックの指示板を用い，作業療法士の援助と指示を段階的に減らしていった．サブリナは，遂行する前に自問自答することで自身の出来栄えを評価するように訓練された．たとえば，課題を遂行する前には「私はこの課題をうまくできると考えているか？」，遂行中には「この課題をうまくやっているか？」，課題遂行後には「私はいくつ間違えたか？」または「私はうまくできたか？」などである．この方法は短期作業記憶において一連の質問の活性化を維持する努力の一部であり，それによって実行認知機能を促進する．

きる情報の数を増やしていると述べている．その例として，銀行コードのような10桁または11桁の数を記憶することが挙げられる．これらの数字は，情報単位の数を減らすためにまとまった単位として記憶されるが，保持される情報の量は増加させている．

作業記憶の保持には意識的注意を活用している．STMには選択した情報のみが含まれている．我々はSTMにおいて7単位の情報のみを保持できることから，後の再生のために情報が処理される前に，集中や注意がずれてしまったら情報は失われたり，欠損することになる．きわめて短い時間にSTMに情報が入ることがあるが，その情報は処理されることはない．我々が十分に意識的に注意を払う時にのみ，情報の最終的な保持が起こる．1秒から30秒以上の長い持続的な活性化や十分な注意を払うことにはリハーサル（練習）[23]，または自分や他の人に対して情報を繰り返すことが必要である．これは丸暗記（rote memory）と呼ばれることもある．丸暗記により，短時間ではあるが，人はその後の処理のために十分な情報を保持できる．詳細なリハーサルは，情報の意味とすでに保存されている情報との関係に焦点を当てる1つの処理形式である

第3段階：長期記憶

長期記憶（LTM）は，情報処理の中で制限のない恒久的な保存要素である．STMの作業記憶または意識的な認識の中にない情報は，後に再生するためにLTM領域内に保存される．LTMの情報には数分前，数時間前または数年前に伝達された情報が含まれる．新しく伝達された情報は脆弱であり，それが脳の海馬領域にある時には消滅しやすい[50]．海馬領域に伝達された情報は，多くの生化学的な過程を経て，さらに精緻化されることにより海馬領域から離れ，安定したものになる．情報は容易にLTMとSTMの間を移動し，新しい情報によって過去の情報を精巧化したり，理解を深めたり，問題解決するために，過去の情報を作業記憶へスムースに移動させる．

LTMは，聴覚（つまり，音を通して），視覚（つまり，イメージの形成により）そして空間的な構成や言葉を通して記号化される．このような情報はエピソード記憶として構成される．または，情緒的な状態，時間や場所に対する関係に基づいて構成される．あるいは，重要な関係性を示す用語として意味的に構成される．視覚的なイメージは，言葉とイメージの両方の特性を備えたものとして保存されることから，保存や再生が容易である．意味的記号化は，LTMでの記号化にとってより重要なものである．LTMでの保存システムは以下のように組織されている[50, 81, 84, 93]．

- 顕在記憶
  - エピソード記憶：最近の出来事，昔の出来事，予想される出来事
  - 意味記憶：言語に基づく記憶，視空間記憶，視−知覚記憶
- 潜在記憶
  - 手続き記憶
  - 知覚プライミング
  - 条件づけ

顕在記憶（explicit memory）は情報が再生される意識的な過程である．顕在記憶は「人，場所および物についての事実的知識とこれらの事実が何を意味するか」ということが含まれる[42]．宣言的記憶（declarative memory）ともいわれる記憶のこの様式は柔軟性があり，「多くの断片的情報や情報の塊を含んでいる」．顕在記憶は意識的な熟考を通して再現される．**エピソード記憶**と意味記憶の機能は顕

第 25 章 認知障害の評価と治療

在記憶に属すると考えられている．エピソード記憶に含まれるものは，個人的に経験した出来事，特定の場所や時間（例：休日の出来事，お祝い，昼食会，はさみがしまってある場所），関連した実際的情報（例．姪や甥の名前，上院議員の名前または最近会話した人の名前）に関連したものがある[50, 81, 84, 93]．近時エピソード記憶は，毎日学習される事実や出来事，または時間や場所の見当識を含む事実や出来事を網羅している．この情報は5分から10分の間に覚えることのできる能力を反映しており，その情報が感情的に十分訴えるものでなかったり，過去に獲得された知識と関係なかった場合，すぐに消失したり忘れてしまったりする情報である．この種の記憶の評価には言葉の列挙が用いられることが多く，近時エピソード記憶の質は学習能力を決定しようとする時に重要である．遠隔エピソード記憶は，過去に起きた出来事の記憶についての情報である．展望エピソード記憶は，将来起こるだろうと考えられる出来事に関するものである（例：オーブンのスイッチを切ることを覚えておく，医師との予約日を覚えておく）．エピソード記憶の情報の記号化は情動的な状態ととても関係している．同じような情動的な状態や背景因子のヒントを用いることで，情報の再生は強化される．

言葉の記憶や事実情報のための記憶である**意味記憶**（semantic memory）は，過去の知識を用いながら新しい情報の上に形成される[42]．記憶ネットワークは，新しい事実や概念と過去の知識との協調を基につくられる．この統合的連合的記憶ネットワークは概念的に組織化されており，知識や洞察，判断の基礎となっている．意味記憶は，視－知覚情報，視空間知覚と言語に基づいた知識を使用することによって構成される．この種の記憶はエピソード記憶よりも恒久的である．この種の記憶を評価する方法には，語彙テスト，知能テストの中の一般的情報の下位テスト，ある特定の分類に関する言葉を自由に再生する言語的流暢さのテストがある．

Levyによると，**潜在記憶**（implicit memory）は情報の自動再生を含んでいる[50]．潜在記憶は，自動車を運転したり，自転車に乗ったりするような，多くの機械的な運動遂行や知覚課題の繰り返し練習の間に用いられる[42]．この記憶の様式は非宣言的記憶とも呼ばれ，意識的努力なしに使われるとされている．**手続き記憶**（procedural memory）は，我々が獲得している最も広範な記憶のタイプで，恒久的に保存されるものであり，認知障害がある人でさえ身につけている記憶である．手続き記憶は技術的な遂行のための記憶である．これらの記憶は意味記憶やエピソード記憶を基礎としているが，長時間練習することで意識的努力がなくても自動的になる．手続き記憶は「どのように行うか」ということ，または遂行に基づいた情報を含んでおり，認知や運動，知覚技能が混合した記憶である．自動的に働くようになることで，手続き記憶は努力を必要とせず，意識的な注意も必要としないことから，STMをほとんど必要としない[81, 84, 93]．**知覚プライミング**（perceptual priming）は，潜在記憶に含まれるもう1つの過程である．連合神経回路網は効果的なプライムにおける先行刺激によって活性化させられる．または，過去の経験を認識しないでも，後で知覚刺激を処理するために記憶を利用しやすくする．意識下での学習の間に起きている精神的処理は，この現象のよい例である．潜在記憶を必要とする過程には条件づけの使用が含まれている．運動と情緒に調整された記憶は，オペラント条件づけおよび古典的条件づけを通して自動的に形成される．

作業療法士は，サブリナが昏睡から目覚めた時から，彼女に対し条件づけと知覚プライミングを用いた．これらの方法は，サブリナの意識状態が低い時に，開眼や聴覚，視覚および運動反応，言語的コミュニケーションで覚醒を喚起するために用いた．サブリナの両親ときょうだいたちはサブリナに馴染みのあるものを用いて刺激を与えた．その後，サブリナの認知訓練の間，作業療法士は自己認識技能を繰り返し，ADLの安全な遂行を促すために手続き記憶を段階的に形成した．

LTMの保存は，保存すべき情報量によって系統的な方法で行われる．LTMの情報の再生は，STMの作業記憶空間で情報が処理される方法に強く左右される．STMでの新しい情報に対する独自の意味づけは，新しい情報とLTMにすでに保存されている記憶とを連合させなければならない．意味づけを行う過程と，それとLTM情報との連合は，4つの方法（精緻化，組織化，背景情報の使用および反復）の使い方に影響を受ける[50]．情報の精緻化（elaboration）によって，新しい情報とそれまでに

保存されていた情報とを連合させ，新しい情報を強化または変化させることで，我々は最新の情報について新しい理解を形成する．特別な連合は，我々がすでにもっている知識によって形成される．精緻化は後の記憶の再生と記憶力を促通する過程である．組織化の方法を用いたSTMにおける情報の効果的かつ意味的グループ化，図式化および収束化は，多くの複雑な材料を保存することができ，再生できる量を著しく高める．個人によって組織化された枠組みの中に概念的情報を取り入れることは再生の過程を改善する．第3の方法は，背景情報の手がかりとエピソード記憶の連合である．最初の記号化（学習のための）の間に，同じ主観的（情動的）および客観的（状況，時間，臭い）背景情報の手がかりを用いることは，再生にとって強力な手助けになる．反復はもう1つの保存の方法である．情報が頻繁に活性化されたり用いられると，神経回路の接続がより強化される[38, 50, 57]．反復は再生時間を早め，覚えたいことを練習することによって，新しい連合を形成し，精緻化できることが多い[50]．

サブリナの治療において，作業療法士は治療中に獲得した意味記憶およびエピソード記憶情報の伝達を強化し，LTMに恒久的に組み入れられ再生できるよう，これら4つすべての方法を繰り返し使用した．このアプローチは，サブリナの多くのADLとIADL動作の機能的遂行能力を強化した．

LTMの再生は，必要な時または望む時に利用できる情報をLTMに有していることを意味している．LTMに保存されている情報の連合神経回路網の活性化は，再生のために使用される手がかりに左右される．これらの連合は，再生のための神経回路網を活性化させる手がかりやつながりのことである[50]．作業記憶における思考の一般化は，連合神経回路網に拡大する可能性のある神経接続の活動を起こす．そして，LTMに存在する連合神経回路網は，情報をさらに精緻化し，強化するために，関連する情報を一時的に作業記憶に移動させる．特定の情報の再生は自由な記憶の想起によって起こる．LTMから作業記憶に移動させる情報量は，LTMの手がかりを効果的に検索し，再生する作業記憶の能力に左右される．自由な想起をするために，外部からの関連した手がかり情報は提供されない．第2の再生過程は認知再生を通して起こる．外的に提供される関連した手がかり情報は直接的にLTMの関連記憶を活性化させ，それにより作業記憶は探索－再生過程を行う必要がなくなり，したがってより単純な過程になる．認知障害のある人にとって，認知記憶の使用は情報の再生を援助するものとして非常に効果的な方法である[21-53]．サブリナの作業療法では，外的な手がかり情報を通して認知記憶を広範に使用した（例：作業療法士による誘導，プラスチックの指示板，行為の手順を示す図）．

要約

本章の概括的モデルとして情報処理モデルを提示した[50]．このモデルに興味をもつ作業療法士にとってLevyの業績は最新の資料となっている．認知の複雑な構成システムを概念化する手段として情報処理モデルは貴重なものである．人が情報を獲得したり学んだりする能力や，クライエントが新しい情報を忘れたり，学習するのが非常に困難である理由やその方法を理解するには情報処理モデルによる説明が最適であり，高次レベルの認知の理解につながる．認知は当然のことであり，最も意味があるという観点から作業遂行の中心的な機能である．以下の項では基本的な認知技能について概観する．これらの技能は認知リハビリテーションにおいて問題となることが多い．しかし，基本的な認知技能を用いた評価や治療介入は十分なものではなく，作業遂行を理解し，取り組むにはあまりにも簡便化されていることを読者は心に留めておかなければならない．

■認知技能

基本的な認知能力には見当識，注意，記憶，集中，視覚，視空間[79]処理，言語および簡単な問題解決などがある．高次レベルの認知技能は認識や実行機能により構成されている．実行機能には意志，計画，目的的行動，効果的遂行および監視や効果的な変更能力が含まれる[54]．これらの高次レベルの認知技能はOTPFの身体機能とクライエント要因に分類されており[2]，また国際生活機能分類（ICF）でも同様に分類されている[102]．

基本的認知能力

見当識は状況や環境，時間経過など，現在自分が

置かれている現実の認識と定義される．障害のない人は，人の認識（つまり，自分や他者の名前を言うことができる），場所の認識（つまり，市，県，国，住所を用いて今いる場所を示すことができる），時間の認識（つまり，出来事が起こった年月日や経過時間，出来事の経過や時間の流れを言うことができる）が可能である．過去の出来事から現在起きていることまでを適切に記憶しなければならないので，見当識には顕在エピソード記憶能力が含まれる．

長期の昏睡を起こす重篤なTBIの後，意識回復の初期には，クライエントは自分自身の同定や他者の同定に混乱しているだろう．彼らは作業療法士や看護師を家族の一員と考えているかもしれない．彼らはまた，日にちや季節，入院してからの期間，どこにいるのかを知らないだろう．地誌的見当識によって，環境（例：部屋，建物または町）との関係で個人の位置づけの認識を述べることができる．地誌的見当識が障害された例としては，部屋を離れようとする時に混乱し始めることがある．このような障害に対しては，馴染みのある環境が代償となる．

内的に重要なことおよび外的環境に対して，流動的で絶えず変化する注意を向けている．注意には覚醒，選択性，持続的な努力，柔軟性そして精神的な追跡を同時的に行うことが含まれる[92]．まず，人は覚醒し目覚めていなければならない．そうすることで，関心のあることへの選択が可能になる．人は必要な時間，集中を維持しなければならないが，他の関心や重要事が起きた時には集中を移さなければならない．さらに，関連のない情報であればそれを無視しなければならないし，多くの情報を同時的に追跡しなければならない．これらの技能がすべての認知機能の基礎となっていることから，これらはTBIやCVAによって影響を受けることが多い．注意の障害はすべての高次レベルの技能を覆い隠してしまう．たとえば，数秒でさえも課題に注意を向けていることができない人は，作業記憶の中にすべての必要な情報を取り込むことができず，したがって高次レベルでの推論課題を遂行するために情報を利用できない．

情報処理は，よく確立された神経回路を用いて習慣的になされる．これは自動処理と呼ばれる．また，より意識的になされる時は制御処理と呼ばれる[101]．リハビリテーション中のクライエントは，受傷前に自動的に行っていた基本的な課題を遂行するために制御処理を用いなければならないことが多い．注意を分散させることができないクライエント，または同時に多方面に注意を向けることができないクライエントは，短期作業記憶の容量や活動性に障害がある．そして，一度に1つ以上の課題に集中し，遂行することができない．このようなクライエントは特定の事柄に対してのみ注意を向ける．たとえば，認知症のクライエントに対して机上作業を行うような作業療法を行っている時，クライエントに質問すると会話のためにその作業を止め，再び作業を始めることができない場合が多い．

集中には持続的な注意を必要とし，これは持続的注意能力（vigilance）ともいわれる．クライエントは目の前の出来事に対して注意散漫になっていたり，神経質になっているだろうから，作業中の課題から注意の焦点がそれてしまうだろう．どのようなタイプの刺激（例：視覚，聴覚，触覚または味覚など）が簡単に人を散漫にさせ，そして作業記憶能力に影響を及ぼしている重要な情報に置き換わるのかを知ることは重要である．刺激強度が低い環境や「静かな部屋」は有効と考えられる．そのような部屋は，視覚刺激を最低限にし，近くの雑音や活動から隔離できるように設計されている．

クライエントによっては反対の問題もある．すなわち，クライエントは与えられた刺激や活動に関してかなり深く集中し，周囲で起きている出来事に対して全般的認識を維持できなくなることがある．あるクライエントのきょうだいはクライエントのことを「コンピュータに吸い込まれているようだ」と言っていたことがある．彼の活動について詳細な検査を行うと，彼は有益な仕事を遂行できず，毎日コンピュータファイルを再整理しているだけであることが明らかになった．どちらの極端な状態も望ましいことではない．正常に機能するには，注意を集中することができ，些細な出来事に対しては低いながらも認識レベルを維持し，注意集中を外し，必要に応じて再び集中を高めることができる必要がある．

記憶

記憶の処理過程（図25-2）の多くについては本章のはじめに説明した．そこで説明していない記憶を構成している他の要素を以下の項で説明する．記

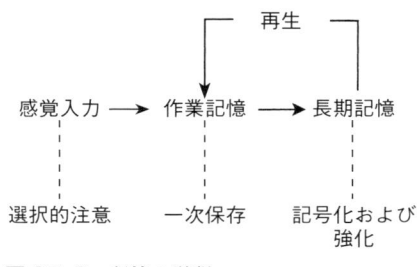

```
        ┌─── 再生 ───┐
        │            ↓
感覚入力 → 作業記憶 → 長期記憶
   │        │          │
   ↓        ↓          ↓
選択的注意  一次保存   記号化および
                       強化
```

図25-2　記憶の過程

憶の処理過程はレベルごとに分割できる．人が注意を維持できない場合，情報は決してシステムの中に入ることができない．ある人はSTMか作業記憶で情報を処理できるが，記憶情報を長期記憶へ入れるための記号化ができない．また，他の人は情報を保存できるが，再生過程に障害がある．方法論的検査（strategic testing）―認識（多選択的反応）を伴う自由な想起（開かれた質問）を必要とする検査に対するものとしての―は，作業療法士が記憶過程を細分化して考える一助となり，また治療介入の指針になる．

情報を復唱する能力は一般に再生を示す能力として考えられており，顕在記憶といわれている．検査では，一連の単語を繰り返すことや幾何学模様を描くことを求めることが多い．また，作業療法士がその日の早朝の出来事についてクライエントに尋ねたりする．顕在記憶は2つに分類されている．エピソード記憶は，個人歴や人生経験を再生する個人の能力と定義される．集団によって共有されている蓄積された知識は意味記憶といわれ，言語や社会的行為の規則のような情報が含まれる．一般に，受傷後の意味記憶はエピソード記憶の再生よりも影響を受けることが少ない[39]．

顕在記憶には著しい障害があるが，手続き記憶または技能や一連の行為に対する記憶は障害が少ないというクライエントもいる[39]．たとえば，クライエントは作業療法士にサンドイッチを作る過程やコーヒーのいれ方については話せないが，正しくこれらの過程を遂行できるだろう．運転免許を取得する過程では，筆記テスト（意味記憶）と運転テスト（手続き再生）の両方が必要である．標準化された記憶検査で重度な記憶障害があるとわかっているにもかかわらず，新しい身辺処理技能の確実な獲得を可能にするのは手続き学習である．この現象は，検査の結果と機能的な活動を行っている時の観察とを統合する必要性があることを強調している．

記憶障害のあるクライエントは，架空の出来事で記憶のギャップを埋め，情報をつくるかもしれない[17]．彼らは実際のデータに誤った情報を加えているという認識はない．したがって，過去の出来事について混乱するか，または周りの人たちの混乱に対して自分の記憶の正確性を主張するだろう．記憶障害のある人は，自分の記憶喪失による当惑を隠そうとして記憶しているように振る舞うが，これは作話しようと考えて行っているのではない．

家族は，クライエントは事故の起きる前の出来事は正確かつ詳細に再生できるが，最近起きた出来事に対する記憶は非常に乏しいと訴えることが多い．この現象はリボットの法則（Ribot's law）と呼ばれている[76]．

新しい技能の獲得には一般化と転移の概念がまた重要である．学習の転移は，ある状況で学習した情報を他の状況や類似した状況に応用することと定義される．このような転移には実行機能の使用が必要である．たとえば，洗濯技能を教えるために作業療法室での洗濯機と乾燥機の使用がこれに当たる．この練習法では，クライエントが病院の洗濯場で学習した技能を家庭での洗濯活動に転移する必要がある．一般化は，近似した状況ではあるが新しい状況の中で知識と技能を応用する能力であり，実行技能の使用が必要であると定義される[68]．一般化できる人は，新しい洗濯場であっても衣類を洗濯できる．認知障害があるクライエントは学習の転移に苦労することが多く，新しい状況に対する技能の一般化もできないでいる．クライエントは自立した技能の転移ができないことから，治療計画に新しい技能の転移を計画しなければならない．

特異的領域の学習の原則は，重度な記憶障害のある人では一般化は達成されないという仮説に基づいている．しかし，人は特定の状況に関連した特別の技能を学習でき，その環境下で繰り返し応用することが可能である[80]．作業療法室の台所で片手による調理技能を教えることは，クライエントが家庭の台所でその調理技能を一般化できないのであれば，効果的ではないだろう．作業療法士が家庭の台所で指示を与え，背景状況の手がかりを使うことができれば，クライエントにはよりよい支援となる．就労を

支援するジョブ・コーチングはこの前提に基づいている．仕事に必要とされる技能は，現場以外で高い技能を教えられるよりも職場のその場所で教えられる方がよい[96]．

推論と問題解決

本章の基本的認知技能の項で述べる推論（リーズニング）と問題解決技能は実行機能の1つであり，基本的な精神状態を対象とする評価法では簡単に評価できないものである．**抽象的思考**により人は対象物や出来事，考えなどの間の関係を理解できる．また，関係ないと考えられる事柄から関係性を識別したり，矛盾点を認識したりすることができる[54]．抽象的思考に関わる認知障害とその結果生じる行動は，新しい状況に対する知識の転移と問題解決を困難にする[105]．前頭葉と前頭前野に損傷がある人は，一般に抽象的思考能力を失い，きわめて具体的で現実的な方法でのみ考えることになる．このような逐語的な思考は心理的な柔軟性の欠如を伴う．

以下は**具体的思考**の例である．面接で「あなたは何でこの病院に来たのか」とクライエントに質問すると，その答えは「両親の車で」であった．このクライエントの場合，脳損傷を起こした交通事故に関連した質問として理解したというよりは，言葉どおりに質問を理解していると解釈される．

問題解決は多くの認知技能を含む複雑な過程である．問題解決は中心的な考えに到達するような**収束的思考**（convergent thinking）と，他の選択肢を作成することを目的にする**拡散的思考**（divergent thinking）という形式をとることができる[103]．食料品店で買い物をする過程はこの2つの思考の例を示すものである．人はミルクや卵，バターが必需品であると知っており，収束的思考により毎日の食料品としてこれらを同定している．拡散的思考を使って，これらの食料品を手に入れるための店のリストを頭に浮かべている．

問題解決過程の中で各種の推論が用いられる．**演繹的リーズニング**（deductive reasoning）は結論に到達するための能力と定義される．患側の右手で物を把握すると床に落としやすいと気がついた人は，右手で物を握ったり持ったりすることは現実的でないと結論づける場合がこの例に当たる．**帰納的リーズニング**（inductive reasoning）により特定の経験

作業療法実践ノート

問題解決過程に含まれる段階は簡単に思い出せる頭字語SOLVEで構成されている．
問題の特定（Specify the problem）：クライエントはしばしば問題の特定に困るため，誤った問題解決の方向に進むことがある．
選択（Option）：1つの解決法に問題点を絞る人にとって，いくつかの解決法を考えるようにすることは成功の可能性を高める．
助言の聴取（Listen to advice）：視点の異なる他者の意見を求めることは，問題をさらに探索し，重要な要因を見失うリスクを減らす．
解決法の多様性（Vary the solution）：多様性は精神的な柔軟性を強化する．
評価（Evaluation）：クライエントは何ができて何ができなかったかを評価するようにし，将来のために新しい情報を用いる．
治療中または機能的な課題に対し問題に直面した時，この過程の段階をクライエントに教える[13,103]．作業療法士はさまざまな機能的状況の中で，クライエントがこの技能を転移させているかを評価する．

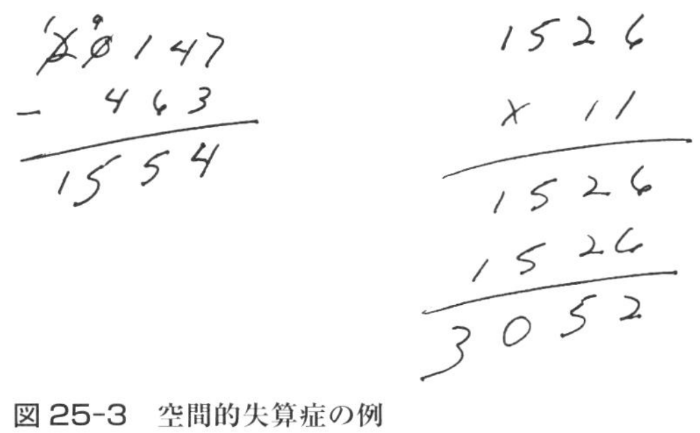

に基づいて一般化を行うことができる．たとえば，右手の協調運動障害が持続している場合，両手の操作技能（例：組み立て流れ作業）を含む前職に復帰する能力には疑問があると認識する場合である[13,103]．

推論の障害は，行動の長期的な帰結を認識できないことや，即時の結果に注意を向ける傾向として現れる．推論の障害がある人は，達成しなければならない多くの課題に直面した時に優先順位を決めることが困難である．

失算症（dyscalculia）は，簡単な計算を行うために使われる推論能力の障害である（図25-3）．この障害は地域社会で自立していくための能力と重要

図25-3　空間的失算症の例

な関連がある．各種の計算障害があることがわかっている[60]．数字を読むことの困難さ〔失読症（alexia）〕や書けない〔失書症（agraphia）〕ことを伴っている場合もあり，医療チームの言語療法士や心理士による相談指導も考慮すべきである．

■遂行に対する認知障害の関係

認知過程は相互に関係していることから，作業療法士は基本的な感覚機能から複雑な処理過程までの広範な技能領域を評価しなければならず，その結果を他のチームメンバーの結果と比較しなければならない．複雑な認知機能検査の結果が悪ければ，多くの基本技能の働きが非効率的になる原因となる．たとえば，左側の視野障害がある人は，クローゼットのすべての空間を探すことができず，左側にかかっているセーターを見つけられないという単純な理由のために，寒い日に軽装の衣服を選択するかもしれない．さらに，リハビリテーション施設に衣類を選んで持って来ていたということを思い出せない人は，自分の持ち物の中からセーターを探そうとはしないだろう．

受傷前の知的能力

受傷前またはCVA前のクライエントの機能レベルを決定するために，クライエントの家族に面接したり，存在する記録を確認しなければならない．たとえば，受傷前の知的機能レベルが平均より低いクライエントでは，受傷後に行われる検査で高いレベルの結果は期待できない．同様に，クライエントの以前からの学習障害が読み書きの能力に影響を及ぼしていた場合，作業療法士は検査で書かれた答えの質がCVAに起因するというよりは，他の要因の結果である可能性があることを認識すべきである．他にも，脳損傷の前は高い機能レベルであったクライエントが，現在は平均レベルの得点となる例もある．この場合，クライエントの機能が日常活動に十分であるにもかかわらず，以前の能力からすれば確実に低下していると見られる．クライエントはこの変化した機能レベルで対処するために新しい方法を学ぶ必要がある．

薬物乱用の影響

TBIやCVA，その他の疾病により認知障害がある人の中には，薬物依存の病歴をもっている可能性がある人もいる[8]．違法な薬物の使用や乱用による長期間の影響は広く認識されている．しかし，その研究は依存症が続いていたり，医学的な合併症，そして貧しい教育などの要因により妨げられている[62]．クライエントに長期飲酒によるアルコール依存の履歴がある場合，新しいことの学習能力を著しく低下させるコルサコフ症候群に進む可能性がある[21]．

認知と加齢

正常の加齢過程において，多くの高齢者は感覚および知覚障害を経験する．感覚情報の大脳皮質感覚野への正しい入力が妨げられたり，その情報に十分注意するための個人の能力に影響を及ぼすのであれば，これらの障害は認知過程に影響を及ぼす[50]．薬物の副作用，睡眠障害，ストレス，抑うつ，医学的状態（例：高血圧や糖尿病，高コレステロールなど）に対する適切な管理は認知障害と関連することがある[6, 37, 95]．作業記憶の減少は，注意の抑制機構の困難さや情報処理速度の低下，学習の緩徐化に関係している．これらの要因は道順を記憶したり，服薬スケジュールを守ったり，新しい友人の顔を思い出す能力といった日常の機能に影響を及ぼしている．高齢者の遂行は，不慣れな状況での慣れない課題に対するものよりも，慣れた状況の中で馴染みのある課題に対するものの方が相対的に高い結果となる[40]．高齢者の情報処理速度は低下しているので，作業療法士はクライエントに対して活動の速度を合わせるようにし，繰り返しや反応のための十分な時間をとるようにしなければならない[51, 97]．

ベントン視覚記銘検査（Benton Visual Retention Test）のような評価法は，年齢による得点補正を行っている．MMSE（Mini-Mental State Examination）は高齢者集団の認知技能を評価するためのスクリーニング法として用いられているが，年齢や教育レベルに対する得点補正を行って使用すべきである[30, 49, 51]．

老年期障害領域で働いている作業療法士に対する関心が高まっており，この領域ではアルツハイマー型認知症のクライエントに対する適切なサービスが

ケーススタディ：サブリナ（その4）

> サブリナの家族は彼女の作業プロフィールに関わる初期情報を提供した．サブリナの作業遂行に関する分析が JFK Coma Recovery Scale-Revised（CRS-R）[32] を用いて開始された．CRS-R は昏睡や植物状態，低覚醒状態を含む意識障害のあるクライエントに用いるために開発された特別な評価法である．この評価法はクライエントの意識状態の特徴を測定し，神経行動学的機能の回復をモニターする適切な手段であることがわかっている[33]．
>
> サブリナの回復における最初の4週間の間，作業療法の治療介入では，CRS-R の実施と採点指針に掲載されている標準化された治療方法である促通法に焦点が当てられた．この方法は，サブリナの意識状態が低かったことから，開眼や聴覚，視覚，運動，発声または言語的コミュニケーションの領域を刺激して覚醒を促すものである．リハビリテーション過程の中で家族の関わりを確実にするために，作業療法士はサブリナの両親ときょうだいにサブリナが馴染んでいるものを使った適切な刺激法を指導した．家族は治療チームの一員として自分たちが参加していると感じていた．

提供されている[52]．この疾患は行動，注意，記憶，視知覚，行為，言語そして実行機能の段階的な低下を引き起こす[54,62]．治療介入の目標は，クライエントの機能レベルを最大限にすること，安全性の向上，混乱を最小限にすること，行動管理の方法を展開していくこと，家族に対する情報の提供などである[4,24,36]．ドリルや記憶術などでクライエントの再生能力の改善を試みるというよりも，記憶や見当識を刺激するための環境的な変更を行う方がよい．介護施設のアルツハイマー病棟は入居者の混乱を最小限にするよう設計されている．たとえば，ドアの入り口の横に個人にとって強い意味をもつ品物を入れておく小さなケースを置くことで，クライエントがその部屋を自分の部屋であると認識しやすくしている[19,20]．

■認知機能と遂行

正常な認知機能は脳全体のダイナミックな均衡から生じる．機能的な活動は脳の限定的部位に限局されるのではなく，活動している脳部位の組織化されたシステムもしくは神経網の双方向性接続によって決まる[7,58]．ある特定の課題が達成される方法は，遂行する周囲の環境の影響を受ける．高次の精神的処理を行う脳の神経線維網は，環境または発達的な要因に依存する変化を起こしている．脳損傷が起きると，脳の構造間のかなり脆弱なバランスが障害される．

認知リハビリテーションは，脳構造間のバランスの回復と機能改善のための代償的な方法の考案を行う．認知機能を遂行するための多くの方法があるので，認知能力―特に，障害を受けており，クライエントが希望する作業を遂行するための中心となる高次レベルの能力―の再構成を援助する多くの方法がある．機能によっては，脳の可塑性または皮質内の神経網の改変能力により回復可能であると考えられている．損傷によって直接的または間接的に影響を受けている残りの神経網は，機能的変化を支援するために再構成することができる[7,46]．

■作業遂行と認知リハビリテーション

評価

評価過程の最初の段階は，クライエントの作業歴とその経験，日常生活の行動様式，興味，価値観とニーズの理解から始まる．この情報収集の段階では，共同的アプローチを用いたクライエントの将来的計画（これには家族の参加を必要とすることが多い）に関する情報を得るために作業プロフィールも重要である．この過程はクライエントの回復に合わせて繰り返し行われる．

認知障害のあるクライエントは，自分の作業遂行や日常活動に関する問題点や関心について正確に同定できないだろう．このような状況では，配偶者や両親，家族，近親者から，作業プロフィールに必要な情報，クライエントや家族が希望する成果目標の情報を得ることができる．

クライエントが昏睡状態から回復したら，その時点での認知技能のベースラインを決定するために，最初にクライエントの認知能力の評価を行う．この評価により作業療法士はクライエントの作業遂行レベルを判断し，有効な学習パターンを見極め，治療

目標と治療方法を決定する．評価結果はまた回復の状況を評価し，将来の治療計画を立案することにも用いる[7]．初期評価はクライエントの見当識の評価から始めることになるだろう．

サブリナの意識が明確になったと考えられる受傷後4週の段階で，認知的見当識を評価するために考案された評価法である Test of Orientation for Rehabilitation Patients（TORP）を実施した．TORPには46の評価項目があり，人や状況，場所，時間，スケジュール，一時的な処置についての見当識を評価するものである．

評価項目の回答は言語的に行うが，言葉を話せないクライエントまたは失語症のクライエントに対しては変更することができる．各検査項目は自由回答方式の質問と聴覚的認識課題の両方で構成されている．聴覚的認識課題は，クライエントが言語的に答えることができなかったり，自由回答形式での質問で誤回答したりした場合にのみ用いることができる．

見当識技能に加えて，他の認知機能もまた評価する必要がある．クライエントの初期の認知遂行能力を評価し，特定の認知技能をより詳細に評価するために，いくつかの認知機能評価が用いられている．以下にその認知機能評価法の例を挙げる．

・Cognitive Assessment of Minnesota（CAM）[78] は17の下位テストで構成されており，注意時間，記銘，見当識，計算，視覚無視，指示に従う能力，物体認知，判断，推論，安全性に対する能力の評価を含んでいる．CAM は17歳から70歳の成人を対象として考案されており，その標準値も出されている．

・Lowenstein Occupational Therapy Cognitive Assessment（LOTCA）[45] は25の下位テストと見当識，視知覚，空間知覚，行為，視覚運動統合と思考操作の6領域から構成されている．LOTCA-Geriatric（LOTCA-G）[26] は認知症のある高齢者を対象としている[7]．

・Neurobehavioral Cognitive Status Examination（Cognistat）[67] は，クライエントの意識，見当識と注意のレベルを評価し，次に5つの認知領域（言語，構成，記銘，計算，推論）を評価する初期評価法である[7]．

・Rivermead Behavioral Memory Test 第2版（RBMT-II）[99] は，日常生活での課題遂行上の記憶能力を評価し，正常な生活機能を遂行するクライエントの能力を評価するものである．この評価の成績から，作業療法士は治療が必要なADL の領域を確定することができる[7]．

・Behavioral Inattention Test（BIT）[100] は，多様な視覚無視行動を同定するよう考案されたテストである．この評価は6つの下位テストで構成されている．それには十字線，線分2等分，文字抹消，星抹消，図形模写と再生がある．9つの下位行動検査は，電話をかける，メニューを読む，記事を読む，時間を言う，小銭を分ける，住所や文章を模写する，地図で示す，トランプを分けるなど日常生活の側面を評価する．この評価の得点は無視の機能的な全体像と，治療のための有意義な指針を提供する[7]．

どの評価が最も適切であるかの判断は，評価対象となる人に適応できる正常値，治療チームの治療に対する考え，作業療法士の訓練内容，診療費に関わる医療費システム，そして施設環境によって決まる．

作業遂行の領域は，特定の行動に注意を払いながら行う ADL および IADL の観察により最も適切に評価できる．構成的な観察では次のような状況で行う：手がかりを与えない状況での行動の出現や頻度；手がかりを与えた状況での特定の機能（例：更衣や洗濯および移動）の観察；必要に応じて手がかりや代償を与えての観察．機能的技能の障害がはっきりしない時，遂行技能に対する標準化された評価法が必要となるだろう（第17章，運動および遂行技能の評価を参照）．

■運動および処理技能の評価

治療目標と治療方法

認知に対する評価結果からは，クライエントの認知能力や機能的技能，障害に関する重要な情報が得られる．その情報は各クライエントの治療計画を立案する際に必要である．たとえば，受傷後6週のCAM に関するサブリナの遂行成績は以下のような認知障害を示していた：注意時間の制限（3～4分），中等度の記憶障害，潜在的な問題の認識と洞察の欠如，問題解決能力の制限．サブリナの作業療

ケーススタディ：サブリナ（その5）

サブリナの作業療法のための認知リハビリテーションで用いられた治療方法は4つのすべての方法が組み合わされたものであった．その方法は，認知訓練，指示法，学習方法の応用，代償的器具の組み合わせにより彼女の残存能力の強化に焦点を当てたものであった．たとえば，サブリナと作業療法士は毎日行う身辺処理の予定表を作成し，サブリナが毎日それに従って行うことを日課にした．作業療法士はサブリナが課題に注意を向けるように，最初は言語的ヒントと徒手的誘導の両者を提供した．サブリナが課題に慣れ，日課として行えるようになった時，このような手がかりの回数と頻度は通常レベルにまで減少した．時々，サブリナはプラスチックの指示板に書かれた大きな文字の指示を使用した．サブリナは，安全で効果的な遂行ができるように大声で読み，後には声を出さずに繰り返した．

学習方法を用いるサブリナの再訓練ではADL練習が取り入れられた．用いられた方法は行為-目標法（action-goal strategy）[69]であった．認識を高めるために使用されたメタ認知法は，複雑な問題を多くの段階または下位目標に分解する2つの段階から構成されている．行為-目標法はまた，サブリナが他のADL課題を遂行する際に直面する毎日の共通問題を解決するためにも用いることができる．プラスチック板に書かれた指示は，彼女が安全で効果的に遂行できるまで有効な手段であった．認識を強化する第3の方法は，サブリナが自問自答することにより自分の出来栄えを評価できるようにすることであった[1]．つまり，課題を遂行する前には「私はこの課題をうまくできると考えているか？」，遂行中には「この課題をうまくやっているか？」，課題遂行後には「私はいくつ間違えたか？」または「私はうまくできたか？」などである．

サブリナは受傷後8週で病院から自宅に退院した．サブリナがTBIのクライエントのための外来治療プログラムで最初に評価を受けた時，作業療法士はカナダ作業遂行測定（COPM）[48]を用いた．COPMはクライエントが知覚した作業遂行と作業遂行の満足度レベルを測定するように考案された半構造的面接法である．サブリナはCOPMにおいて4つの問題点を認識し，優先させた．それが外来での作業療法の治療プログラムの目標と焦点になった．サブリナの目標を達成するために，認知訓練の治療方法が決められた．たとえば，サブリナの最初の目標は地域社会での移動と安全性，買い物などのIADLの遂行，簡単な食事の準備などで自立することであった．サブリナの希望する目標を達成するために，外来リハビリテーションコースの中で以下の認知訓練法と学習法が実行された．

サブリナと作業療法士は，彼女の生活で彼女が変化を希望する4つのリストを作成した．サブリナは自分が改善を望んでいる技能または行動として注意，記憶，思考，体力であると認識した．各行動のために10点段階の尺度を考案し，それによりサブリナは各領域での出来栄えを毎日評価することができた．4行動に関するグラフが作成された．それによりサブリナは自分の進行を追うことができ，またこれらの異なった行動がお互いにどのように作用し合っているかを見たり，比較したりすることができた．サブリナはこのグラフにより彼女が行ったことのすべてが他のすべてに効果を及ぼしていることを理解できた．たとえば，彼女は課題を遂行している時，課題の指示を聞くことに注意を向けないことが，記憶と問題解決の遂行に影響を及ぼしていることを認識できた．最初の治療期間のビデオテープによりサブリナは自分の成果を見て評価できた[69]．サブリナは4つのリストを家族と共有した．それにより，家族は彼女の成果に関するフィードバックを与えることができ，必要な時に適切な手がかりを与えることができた．

サブリナが食事の準備と安全な手段をとることができるよう，自宅の台所は目印やラベル，絵，きれいな容器を用いて整理した．この方法は，サブリナが家庭の中で必要とされる材料をより簡単に認識し，安全な遂行を可能にした．サブリナは活動中に注意力を維持するために自問自答を継続することを推奨された．彼女は記憶帳を使い始めた．それは彼女がその日に遭遇した前向きな感情や後ろ向きの感情，一日を通して経験した疲労と活力の程度を記録し，彼女の日記としても役立つものだった．サブリナは一日の終わりに日記を読み返し，また週の終わりに彼女の目標を認識し，行動を分析するために作業療法士とともに日記を読み返した．

法目標の1つは，退院日までに身辺処理のスケジュールに従い，完全にそして正確にすべての身辺処理を自立して遂行するようになることである．これは，できるだけ早く家に帰りたいという彼女と家族の作業遂行目標を達成し，それが実行可能になったら高校に復学するという長期目標を達成するため

の援助の第一歩である．CAMの情報は，サブリナが課題に集中できるような治療計画と治療方法を立案するために用いる．

この段階での治療アプローチは，遂行技能や遂行パターン，身体機能の回復と維持，背景状況や遂行パターン，活動に必要とされるものに対する代償に焦点が当てられる．クライエントの状況によってさまざまな方法が用いられる．それには以下のような方法が含まれている．

- 残存能力の強化．これは，習慣や手続き記憶によって行うことができている活動の遂行を可能にすることで行う．一般に，これらの課題は基本的日常生活活動（BADL）である．認知機能の改善が見られるまで，クライエントの遂行能力は人的支援や環境的支援などによる背景状況の代償によって強化される．
- 認知訓練法．これは，クライエントの訓練レベルと遂行のニーズに合わせて具体的に計画される．注意時間の障害などがある場合，活動に要求されることを少なくして課題の複雑性を単純化したり，思考操作の方法を改善したりする治療方法などを用いることができる．
- 自己学習のための学習法．この方法は，クライエントが重要な情報を理解し，認知することを助けるものであり，また問題を分析し，分類し，解決できるように援助するものである．
- 手続き的方法．クライエントがすべての段階を正しい順序で自立して遂行できるようになるまで，作業療法士は特定の課題のすべての要素を，一度に1段階ずつ遂行するようクライエントを訓練する[7]．

クライエントの回復状況に合わせて，認知訓練の過程では治療計画に対する評価と見直しが重要である．さらに，クライエント中心の評価法を取り入れることで，クライエントは目標の優先順位を決定でき，作業療法士はクライエントからの治療計画に対するフィードバックを得ることができる．治療は変更するようにすべきであり，クライエントの回復を支持し，促進させる方法を含めるようにしなければならない．

[要約]

読者はこの教科書を読み，理解するために高次レベルの認知技能と情報処理モデルを用いたことだろう．本章では，情報処理モデルや高次レベルの認知技能，基本的認知処理，認知評価の種類について解説を行い，サブリナの事例を通して治療と代償法について提言を行っている．脳の複雑さを解明するために新しい機器や手法が進歩しているので，認知神経科学の分野は常に変化している．クライエントに最適な治療を提供するために，学生や作業療法士は新しい科学的進歩を絶えず取り入れるようにすることが推奨される．

[復習のための質問]

1. 認知を定義し，それと作業遂行技能との関係を説明せよ．
2. 高次レベルの認知機能と，そのクライエント要因を評価する方法を説明せよ．
3. クライエントの遂行技能の評価に用いる評価法を選択する際，どの要因が影響を及ぼすのか説明せよ．
4. 遂行技能，遂行パターン，身体機能の回復および維持，背景状況や遂行パターン，活動に必要とされることに対する代償を行うために用いる4つの方法を挙げ，それを説明せよ．
5. 認知訓練過程において同時進行で評価および治療介入を行う必要があるのはなぜか説明せよ．
6. 作業療法士が評価すべき他の認知領域を列挙せよ．作業療法士が認知機能を評価する際に考慮すべき遂行の関連要因は何か説明せよ．
7. 毎日の活動中に，注意と集中の障害は個人の機能的能力にどのように影響すると考えられるか説明せよ．
8. 記憶の種類を説明せよ．

引用文献

1. Abreu BC: *The quadrophonic approach: evaluation and treatment of the brain injured patient,* New York, 1990, Therapeutic Services System.
2. American Occupational Therapy Association: Occupational therapy practice framework: domain and process, *Am J Occup Ther* 56(6):609, 2002.
3. Andres P: Frontal cortex as the central executive of working memory: time to revise our view, *Cortex* 39(4-5):871, 2003.
4. Aronson MK: Caring for the dementia patient. In Aronson MK, editor: *Understanding Alzheimer's disease,* New York, 1988, Charles Scribner's Sons.
5. Atkinson R, Schiffrin R: Human memory: a proposed system and its control processes. In Spence K, Spence J: *The psychology of learning and motivation,* vol. 2, pp. 89-195, New York, 1968, Academic Press.
6. Auperin A, et al: Ultrasonic assessment of carotid wall characteristics and cognitive functions in a community sample of 59- to 71-year-olds, *Stroke* 27(8):1290, 1996.
7. Averbuch S, Katz N: A cognitive retraining model for clients with neurological disabilities. In Katz N: *Cognition and occupation across the life span: models for intervention in occupational therapy,* pp. 113-138, Bethesda, MD, 2005, AOTA Press.
8. Babor TF: Substance use disorders and persons with physical disabilities: nature, diagnosis and clinical subtypes. In Heinemann AW, editor: *Substance abuse and physical disability,* New York, 1993, Hayworth Press.
9. Baddeley A: The concept of working memory. In Gathercole S: *Models of short-term memory,* pp. 1-28, Hove, UK, 1996, Psychology Press.
10. Baddeley A: Working memory: the interface between memory and cognition, *J Cognitive Neurosci* 4(3):281, 1992.
11. Baddeley A et al: Dual-task performance in dysexecutive and nondysexecutive patients with a frontal lesion, *Neuropsychology* 11(2):187, 1997.
12. Baum C, Edwards DF: Cognitive performance in senile dementia of the Alzheimer's type: the Kitchen Task Assessment, *Am J Occup Ther* 47(5):431, 1993.
13. Beyer BK: *Practical strategies for the teaching of thinking,* Boston, 1987, Allyn & Bacon.
14. Braswell, M et al: *Profile of executive control system: instructional manual and assessment,* Wake Forest, NC, 1993, Lash and Associates Publishing/Training.
15. Brown A: Metacognition, executive control, self-regulation and other more mysterious mechanisms. In Weinert F, Kluwe R: *Metacognition, motivation, and understanding,* Hillsdale, NJ, 1987, Erlbaum.
16. Burgess P: Strategy application disorder: the role of frontal lobe in human multi-tasking, *Psychological Res* 63:279, 2000.
17. Burgess PW, Shallice T: Confabulation and the control of recollection, *Memory* 4:359, 1996.
18. Butler D: Metacognition and learning disabilities. In Wong BYL: *Learning about learning disabilities,* ed 2, pp. 277-310, New York, 1998, Academic Press.
19. Calkins MP: Designing special care units: a systematic approach, *Am J Alzheimer's Care Res* March/April:16, 1987.
20. Calkins MP: Designing special care units: a systematic approach. Part II, *Am J Alzheimer's Care Res* May/June:16, 1987.
21. Cermack LS: Models of memory loss in Korsakoff and alcoholic patients. In Parsons OA, Butters N, Nathan PE, editors: *Neuropsychology of alcoholism,* London, 1987, Guilford Press.
22. Cicerone KD, Giacino JT: Remediation of executive function deficits after traumatic brain injury, *NeuroRehabil* 2:12, 1992.
23. Craik F, Lockhart R: Levels of processing: a framework for memory research, *J Verbal Learning Behavioral Brain Sciences* 11:671, 1972.
24. Davis CM: The role of the physical and occupational therapist in caring for the victim of Alzheimer's disease. In Taira ED: *Therapeutic interventions for the person with dementia,* New York, 1986, Hayworth Press.
25. Derouesne C, et al: Decreased awareness of cognitive deficits in patients with mild dementia of the Alzheimer type, *Int J Geriatr Psychiatry* 14(12):1019, 1999.
26. Elazar B, Itzkovich M, Katz N: Lowenstein occupational therapy cognitive assessment—geriatric (LOTCA-G), Pequannock, NJ, 1996, Maddak, Inc.
27. Elliott R: Executive functions and their disorders, *Br Med Bull* 65:49, 2003.
28. Flaherty, Wallat 1997
29. Flavell JH: *Cognitive development,* Englewood Cliffs, NJ, 1985, Prentice-Hall.
30. Folstein MF, Folstein SE, McHugh PR: Mini-mental state: a practical method for grading the cognitive state of patients for the clinician, *J Psychiatr Res* 12:189, 1975.
31. Fry AF, Hale S: Processing speed, working memory, and fluid intelligence: evidence for a developmental cascade, *Psychological Science* 7:237, 1996.
32. Giacino JT, Kalmar K: *Coma recovery scale-revised (CRS-R),* Edison NJ, 2004, Johnson Rehabilitation Institute.
33. Giacino JT, Kalmar K, Whyte J: The JFK coma recovery scale—revised, measurement characteristics and diagnostic utility, *Arch Phys Med Rehabil* 85(12):2020, 2004.
34. Giles CL, Horne BG, Lin T: Learning a class of large finite state machines with a recurrent neural network, *Neural Networks* 8(9):1359, 1995.
35. Giles GM: A neurofunctional approach to rehabilitation following severe brain injury. In Katz N, editor: *Cognition and occupation in rehabilitation: cognitive models for intervention in occupational therapy,* ed 2, Bethesda, MD, 2005, American Occupational Therapy Association.
36. Glickstein JK: *Therapeutic interventions in Alzheimer's disease,* Rockville, MD, 1988, Aspen.
37. Gregg EW, et al: Is diabetes associated with cognitive impairment and cognitive decline among older women? *Arch Internal Med* 160(2):174, 2000.
38. Haist F, Bowden Gore J, Mao H: Consolidation of memory over decades revealed by functional magnetic resonance imaging, *Nat Neurosci* 4(11):1139, 2001.
39. Harrell M, et al: *Cognitive rehabilitation of memory: a practical guide,* Gaithersburg, MD, 1992, Aspen.
40. Hess TM, Pullen SM: Memory in context. In Blanchard-Fields F, Hess TM: *Perspectives on cognitive change in adulthood and aging,* New York, 1996, McGraw-Hill.
41. Jarman RF, Vavrik J, Walton PD: Metacognitive and frontal lobe processes: at the interface of cognitive psychology and neuropsychology, *Genet Soc Gen Psychol Monogr* 121(2):153, 1995.
42. Kandel ER, Kupfermann I, Iversen S: Learning and memory. In Kandel ER, Schwartz JH, Jessell TM, editors: *Principles of neural science,* ed 4, p.1227, New York, 2000, McGraw-Hill.
43. Katz N, et al: Unawareness and/or denial of disability: implications for occupational therapy intervention, *Can J Occup Ther* 69(5):281, 2002.
44. Katz N, Hartman-Maeir A: Higher-level cognitive functions: awareness and executive functions enabling engagement in occupation. In Katz N, editor: *Cognition and occupation across the life span: models for intervention in occupational therapy,* ed 2, pp. 3-25, Bethesda, MD, 2005, American Occupational Therapy Association.

45. Katz N, et al: Loewenstein "occupational cognitive assessment (LOTCA) battery for brain injured patients: reliability and validity," *Am J Occup Ther* 43:184, 1989.
46. Kolb B, Gibb R: Neuroplasticity and recovery of function after brain injury. In Stuss D, Winocur G, Robertson I, editors: *Cognitive rehabilitation*, Cambridge, 1999, Cambridge University Press.
47. Kortte MT, Wegener ST, Chwalisz K. Anosognosia and denial: their relationship to coping and depression in traumatic brain injury, *Rehabil Psychol* 48(3):131, 2003.
48. Law M, et al: *Canadian occupational performance measure*, ed 4, Ottawa, 2005, Canadian Association of Occupational Therapists.
49. Levy LL: Cognitive aging in perspective: implications for occupational therapy practitioners. In Katz N: *Cognition and occupation across the life span: models for intervention in occupational therapy*, ed 2, pp. 327-344, Bethesda, MD, 2005, American Occupational Therapy Association.
50. Levy LL: Cognitive aging in perspective: information processing, cognition and memory. In Katz N: *Cognition and occupation across the life span: models for intervention in occupational therapy*, ed 2, pp. 305-325, Bethesda, MD, 2005, American Occupational Therapy Association.
51. Levy LL: Cognitive changes in later life: rehabilitation implications. In Katz N, editor: *Cognition and occupation in rehabilitation: cognitive models for intervention in occupational therapy*, Bethesda, MD, 1998, American Occupational Therapy Association.
52. Levy LL: The cognitive disabilities model in rehabilitation of older adults with dementia. In Katz N, editor: *Cognition and occupation in rehabilitation: cognitive models for intervention in occupational therapy*, Bethesda, MD, 1998, American Occupational Therapy Association.
53. Levy LL: Cognitive integration and cognitive components. In Larson K, et al: *The role of occupational therapy with the elderly*, Rockville, MD, 1996, American Occupational Therapy Association.
54. Lezak MD: *Neuropsychological assessment*, New York, 1995, Oxford University Press.
55. Lezak MD: Newer contributions to the neuropsychological assessment of executive functions, *J Head Trauma* 8:24, 1993.
56. Lidz C: Cognitive deficiencies revisited. In Lidz C, editor: *Dynamic assessment: evaluating learning potential*, New York, 1987, Guilford.
57. Lopez J: Shaky memories in indelible ink, *Nat Reviews Neurosci* 1:6, 2000.
58. Luria A: *The working brain*, London, 1973, Penguin Books.
59. Mateer C: The rehabilitation of executive disorders. In Stuss D, Winocur G, Robertson J, editors: *Cognitive neurorehabilitation*, Cambridge, 1999, Cambridge University Press.
60. McCarthy RA, Warrington EK: *Cognitive neuropsychology: a clinical introduction*, San Diego, 1990, Academic Press.
61. McClelland JL, McNaughton BL, O'Reilly RC: Why there are complementary learning systems in the hippocampus and neocortex: insights from the successes and failures of connectionist models of learning and memory, *Psychological Review* 102:419, 1995.
62. McGowin DF: *Living in the labyrinth: a personal journey through the maze of Alzheimer's*, New York, 1993, Delacorte Press.
63. Migliorelli R, et al: Anosognosia in Alzheimer's disease: a study of associated factors, *J Neuropsychiatry Clin Neurosci* 7(3):338, 1995.
64. Neisser U: *Cognitive psychology*, New York, 1967, Appleton-Century-Crofts.
65. Nelson TO, Narens LN: Why investigate metacognition? In Metcalfe J, Shimamura P, editors: *Metacognition: knowing about knowing*, pp. 1-26, Cambridge, 1994, MIT Press.
66. Norris G, Tate RL: Behavioural assessment of the dysexecutive syndrome (BADS): ecological, concurrent and construct validity, *Neuropsychol Rehabil* 10(1):33, 2000.
67. Northern California Neurobehavioral Group, Inc: *Manual for the neurobehavioral cognitive satus examination*, Fairfax, CA, 1995, Northern California Neurobehavioral Group, Inc.
68. Parente R, Anderson-Parente J: *Retraining memory: techniques and applications*, Houston, 1991, CSY Publishing.
69. Parente R, Herrmann DJ: *Retraining cognition: techniques and applications*, ed 2, Austin, 1996, Pro-Ed.
70. Parks RW, Levine DS, Long DL: *Fundamentals of neural network modeling: neuropsychology and cognitive neuroscience*, Cambridge, MA, 1998, MIT Press.
71. Prigatano G: Disturbance in self-awareness of deficit after traumatic brain injury. In Prigatano G, Schacter D, editors: *Awareness of deficit after brain injury*, pp. 111-126, New York, 1991, Oxford Press University.
72. Prigatano GP: *Neuropsychological rehabilitation after brain injury*, Baltimore, 1986, Johns Hopkins University Press.
73. Prigatano G, Ogano M, Amakusa B: A cross-cultural study on impaired self-awareness in Japanese patients with brain dysfunction, *Neuropsychiatry Neuropsychol Behav Neurol* 10(2):135, 1997.
74. Prigatano G, Wong JL: Cognitive and affective improvement in brain dysfunctional patients who achieve inpatient rehabilitation goals, *Arch Phys Med Rehabil* 80(1):77, 1999.
75. Reed S: *Cognition*, Belmont, CA, 2000, Wadsworth.
76. Ribot T: *Diseases of memory*, New York, 1882, Appleton-Century-Crofts. Cited in Schacter DL: *Searching for memory: the brain, the mind, and the past*, New York, 1996, Basic Books.
77. Royall DR, Mahurin RK, Gray KF: Bedside assessment of executive cognitive impairment: the executive interview, *J Am Geriatr Soc* 40(12):1221, 1992.
78. Rustad RA, et al: *The cognitive assessment of Minnesota*, Tucson, AZ, 1993, Therapy Skill Builders.
79. Salthouse T: The processing speed theory of adult age differences in cognition, *Psychol Rev* 103:403, 1996.
80. Schacter DL, Glisky EL: Memory remediation: restoration, alleviation, and the acquisition of domain-specific knowledge. In Uzzell BP, Gross Y, editors: *Clinical neuropsychology of intervention*, Boston, 1986, Martinus Nijihoff.
81. Schacter DL, Tulving E: What are the memory systems of 1994? In Schacter DL, Tulving E, editors: *Memory systems 1994*, Cambridge, 1999, MIT Press.
82. Sohlberg M: Assessing and managing unawareness of self, *Semin Speech Lang* 21(2):135, 2000.
83. Sohlberg M, Mateer C: Introduction to cognitive rehabilitation. In Sohlberg M, Mateer C, editors: *Cognitive rehabilitation: an integrative neuropsychological approach*, New York, 2001, Guilford Press.
84. Squire L: Declarative and nondeclarative memory: multiple brain systems supporting learning and memory. In Schacter DL, Tulving E, editors: *Memory systems 1994*, Cambridge, 1999, MIT Press.
85. Stuss D: Biological and psychological development of executive functions, *Brain Cognition* 20:8, 1992.
86. Stuss D, Alexander M: Executive functions and the frontal lobes: a conceptual view, *Psychol Res* 63:289, 2000.
87. Stuss D, Levine B: Adult clinical neuropsychology: lessons from studies in frontal lobes, *Ann Rev Psychol* 53:401, 2002.
88. Tham K, Bernspång B, Fisher AG: Development of the assessment of awareness of disabilities, *Scand J Occup Ther* 6:184, 1999.
89. Toglia J: *A dynamic interactional approach to cognitive rehabilitation*, Boston, 1992, Andover Medical.

90. Toglia JP: A dynamic interactional model to cognitive rehabilitation. In Katz N: *Cognition and occupation in rehabilitation,* pp. 5-50, Rockville, MD, 1998, American Occupational Therapy Association.
91. Toglia JP: A dynamic interactional model to cognitive rehabilitation. In Katz N: *Cognition and occupation across the life span models for intervention in occupational therapy,* p. 29, Bethesda, MD, 2005, American Occupational Therapy Association.
92. Toglia J: Attention and memory. In Royeen CB, editor: *AOTA self study series: cognitive rehabilitation,* Rockville, MD, 1993, American Occupational Therapy Association.
93. Tulving E: Introduction to memory. In Gazzaniga M, editor: *The new cognitive neurosciences,* p. 727, Cambridge, MA, 2000, MIT Press.
94. Vataja R, et al: MRI correlates of executive dysfunction in patients with ischaemic stroke, *Eur J Neurol* 10(6):625, 2003.
95. Waldstein SR: Health effects on cognitive aging. In National Research Council: *The aging mind: opportunities for cognitive research,* pp. 189-217, Washington DC, 2000, National Academy Press.
96. Wehman PH: Cognitive rehabilitation in the workplace. In Kreutzer JS, Wehman PH, editors: *Cognitive rehabilitation for persons with traumatic brain injury: a functional approach,* Baltimore, 1991, Paul H Brookes Publishing.
97. West RL: Compensatory strategies for age-associated memory impairment. In Baddeley AD, Wilson BA, Watts FN, editors: *Handbook of memory disorders,* Chichester, UK, 1995, John Wiley & Sons.
98. Wilson BA, et al: *Behavioral assessment of dysexecutive syndrome,* Bury St Edmonds, England, 1996, Thames Valley Test Company.
99. Wilson BA, Cockburn J, Baddeley A: *Rivermead behavioral memory test,* ed 2, Bury St Edmonds, England, 2003, Thames Valley Test Company.
100. Wilson BA, Cockburn J, Halligan PW: *Behavioural inattention test,* Titchfield, Hants, England, 1987, Thames Valley Test Company.
101. Wood RL: Management of attention disorders following brain injury. In Wilson BA, Moffat N, editors: *Clinical management of memory problems,* Rockville, MD, 1984, Aspen Publishers.
102. World Health Organization: *International classification of functioning, disability and health,* Geneva, 2001, The Organization.
103. Ylvisaker M: Topics in cognitive rehabilitation therapy. In Ylvisaker M, Gobble EM: *Community re-entry for head injured adults,* Boston, 1987, Little, Brown.
104. Ylvisaker M, Szekeres SF, Feeney TJ: Cognitive rehabilitation: executive functions. In Ylvisaker M, editor: *Towards brain injury rehabilitation: children and adolescents,* pp. 221-269, Boston, 1998, Butterworth-Heinemann.
105. Zoltan B: *Vision, perception and cognition,* ed 3, Thorofare, NJ, 1996, Charles B Slack.

第26章
摂食と嚥下

Eating and Swallowing

Karen Nelson Jenks
Gigi Smith

(山口　昇　訳)

キーワード

食物の摂り込み
摂食
嚥下障害
嚥下
口腔前庭
食塊

軟口蓋
鼻咽腔
梨状窩
誤嚥
経鼻胃チューブ
胃瘻チューブ

気管カニューレ
機器による評価
ビデオ透視検査
嚥下内視鏡

学習目標

本章を学習することで，学生および臨床家は以下のことが可能になるだろう．

1. 摂食と嚥下に関係している口腔の構造の名称を挙げ，部位を特定できる．
2. 正常な摂食と嚥下の相の名称を挙げ，説明できる．
3. 嚥下の評価の構成要素を挙げられる．
4. 正常と異常の口腔反射の名称を挙げ，説明できる．
5. 摂食と嚥下の臨床評価における作業療法士の役割を述べられる．
6. 嚥下の評価における4つの相を述べられる．
7. 嚥下と嚥下障害の評価と介入における，固形物と液体の適切な進行について述べられる．
8. 気管カニューレの2つのタイプを挙げ，それぞれの利点，欠点を説明できる．
9. 嚥下障害の症状を挙げられる．
10. 摂食と嚥下障害のあるクライエントの基本的な治療目標を決定できる．
11. 嚥下障害チームメンバーの役割を説明できる．
12. 安全な摂食と嚥下のための適切なポジショニングを説明できる．
13. 非経口摂取の2つの方法を説明できる．
14. 経口摂取の原則をあげられる．
15. 摂食と嚥下障害の管理のための治療技術を挙げ，説明できる．

この章の概要

正常な嚥下の解剖学と生理学
　前口腔相
　口腔相
　咽頭相
　食道相
摂食と嚥下の評価
　医学的記録の閲読
　作業プロフィール
　認知・知覚の状態
　身体機能の状態
　口腔評価
　嚥下運動の臨床評価
機器による評価
　ビデオ透視検査による評価
　嚥下内視鏡による評価
治療
　目標
　チームによる管理
ポジショニング
口腔衛生
非経口摂取
経口摂取
治療食の選択
食事の進行
経口摂取の原則
嚥下障害の管理のための治療手技
要約

ケーススタディ：マティアス

マティアスは65歳の男性，3日前に右脳血管障害（RCVA）を発症し，左片麻痺が残った．日常生活活動（ADL）の作業療法評価により，食事において自力摂取，咀嚼，嚥下に困難を有することが分かった．彼は頻繁に食物を含んだまま咳をし，しばしば左側の頬に食物を溜めており，左顔面に食物がついていることが多かった．この時，彼の経口摂取量は正常なカロリー値を下回っていた．彼は，水も含めて，多くの食物でむせると訴えていた．

マティアスの作業プロフィールから次のようなことがわかった．彼は結婚しており，娘が2人いる．発症まで彼は，コンピュータ販売会社で副社長として常勤で働いていた．彼と妻は，ゴルフクラブやテニスクラブに所属しており，活動的で社交的である．彼らは頻繁に夕食会を開き，ともにすぐれた料理人でもある．彼らの上の娘は婚約しており，4カ月後に結婚する予定である．

作業療法評価中に，マティアスの作業遂行に関して，彼の関心事の優先順位を決めるよう指示した．マティアスは，4カ月後に行われる娘の結婚式に出席できることを望んでいる．彼の目標は，彼女のエスコートができることである．彼と妻は結婚前夜祭のための食事会を開催するつもりなので，特に咳やむせの心配なしに，食べたり飲んだりできることを望んでいる．彼は，むせることなく，娘や新郎と乾杯できることを望んでいる．彼はその年の終わりまで働き，それから退職すると計画していた．退職後，彼と妻は，1週間の料理教室に参加するため，イタリアに旅行する計画だった．

理解を深めるための質問

1. 上記に述べた情報に基づいて，彼の摂食と嚥下に必要な治療計画を展開するために，どのような評価を実施したらよいか？
2. 彼の娘の結婚式への出席という目標に対応するため，どのような治療を検討したらよいか？
3. どのような理由が，安全にいろいろな食物を食べるというマティアスのニーズに影響を及ぼすのか？この知識をあなたの治療計画にどのように組み込むか？
4. マティアスへの治療プログラムにおいて，課題をどのように体系的に段階づけたらよいのか？

摂食（eating）は，出生から生涯を通じて生存に必要な最も基本的な日常生活活動である．摂食は，さまざまな状況やあらゆる文化の中で，一生を通じて存在する．摂食と食物の摂り込み（feeding）は綿密に関係しているが，これらの語は同義語ではない．**食物の摂り込み**は，食物や液体を口に運ぶクライエントの能力を指す[42]．**摂食**または**嚥下**は，食物や液体を操作し，飲み込む能力を指す．食物の摂り込みと摂食は，クライエントの背景により影響される[6]．**嚥下障害**は，飲み込むことが困難であり，または飲み込む能力がないことをいう．

作業療法士は，摂食の遂行課題に関する評価と治療について教育を受けている．遂行技能には，体幹，頸部，四肢の姿勢コントロール，食事している間の耐久性などのような運動要素が含まれる．クライエント要因には筋力と運動コントロール，筋緊張，正常と異常の反射，感覚，知覚，認知能力などがある．そして，遂行パターンには食事の過程で妨害されるかもしれない習慣や日課も含まれる．摂食の成功に影響を与えると思われる背景要因についても評価する[6]．

倫理的配慮

嚥下障害の評価と治療における能力のために教育の継続と特別な訓練が必須である．

本章では，摂食と嚥下に障害のある成人クライエントの評価と治療過程のための基礎を作業療法士に提供する．摂食と嚥下に問題が生じる可能性のある疾患には，脳血管障害（CVA），頭部外傷，脳腫瘍，酸素欠乏症，ギランバレー症候群，多発性硬化症，筋萎縮性側索硬化症，パーキンソン病，重症筋無力症，ポリオ，四肢麻痺などがある．本章では解剖学的および発達的な嚥下障害については取り扱わない．

■正常な嚥下の解剖学と生理学

固形物や液体の正常な摂食である**嚥下**は，脳幹，皮質，6つの脳神経，第1～3頸神経，48対の筋を含む複雑な感覚運動過程である[10,30,40]．正常な嚥下では，これらすべての構造が完全に機能する必要がある（図26-1）．したがって，嚥下障害のクライエ

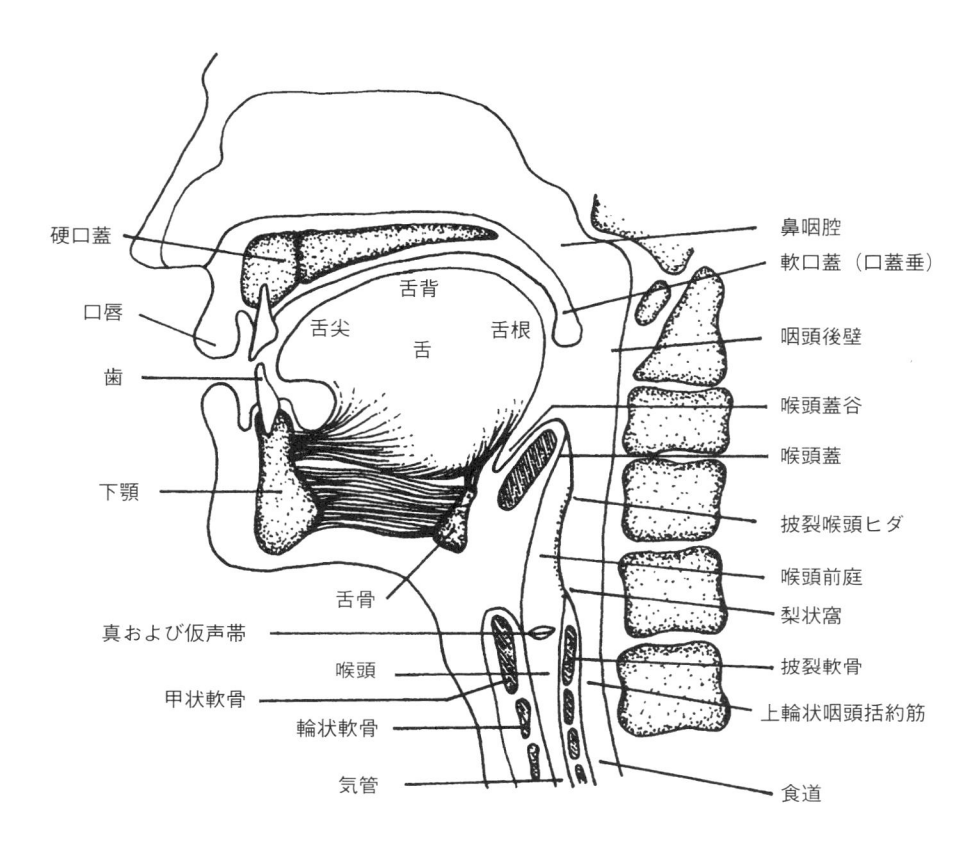

図26-1 口腔の構造，安静時の嚥下運動機構（Rene Padilla, Occupational Therapy Department, Creighton University, 1994）

ントを扱う作業療法士は，嚥下の解剖学と生理学を十分に理解していなければならない（表26-1）．嚥下過程は4つの相に分けることができる：前口腔相（pre-oral phase），口腔相（oral phase），咽頭相（pharyngeal phase），食道相（esophageal phase）（図26-2）[6,37]．

前口腔相

　嚥下の前口腔相は，食物を見て，それに手を伸ばす行為で始まる[6,37]．食物を探し，手を伸ばし，口に持っていくという能力は，摂食動作と考えられ，この相の開始を成功させるための重要な鍵としての役目をする．認知と知覚は，この相を通じて重要な役割を果たす．視覚および臭覚の情報は，唾液の分泌を刺激する．唾液の分泌は，嚥下の全過程が作動するための引き金という重要な役割を果たしている[10,47]．食物に触れると，顎は開きながら前方に動く．口唇は，食物を摂り込もうとしてコップやスプーン，フォークなどに近づく．唇の筋組織はどんな食物も口腔から漏れることがないように密着する．この相は食物の摂り込みと摂食の関係が密接であることを示す．マティアスが食物を口に持っていった時，彼はコップやスプーン，フォークなどを口に入れた状態で，対称的に唇を閉じることができず，しばしば口の左側から食物や液体を濡らしていた．

　咀嚼が始まると，顎は回旋と側方の動きが強く組み合わさって動く．上下の歯は食物を切り，そして砕く．舌は側方に動き，食物を歯と歯の間に押しつける．頬筋は，顎と頬の間の溝（口腔前庭）に食物片が落下するのを防ぐために，側面の保持作用として収縮する[37]．舌は口の中で素早く動き，砕いた食物を集め，唾液と混ぜ合わせて食塊を形成する[10]．マティアスが嚥下の後，頻繁に頬に食物残渣を溜めていたことを想起してほしい．これは，食塊を操作する舌の運動コントロールの減退から生じるのかも

表 26-1 嚥下運動過程

構成	筋	運動	脳神経	感覚
前口腔相				
顎	内側翼突筋	下顎を下げて，口を開ける	←三叉神経（V）→	顔面，こめかみ，口，歯，粘膜
	内側および外側翼突筋	下顎を前へ出す；下顎を左右へ動かす		
	咬筋	下顎を引き上げて，口を閉じる		
	顎二腹筋，顎舌骨筋，オトガイ舌骨筋	舌骨固定時，下顎を下げる		
口	口輪筋	口をすぼめ，口唇を強く合わせる	←顔面神経（Ⅶ）	
	小頬骨筋	上唇を前に突き出し，持ち上げる		
	大頬骨筋	口角を上外方へ引く（ほほえむ）		
	口角挙筋	口角を真っすぐ上方へ引き上げる		
	笑筋	口角を後方へ引く（しかめっ面）		
	下唇下制筋	下唇を外下方へ引く		
	オトガイ筋	下唇を突き出し，小さなくぼみをつくる（口をとがらす）		
	口角下制筋	口角を引き下げる		
舌	上縦舌筋	舌を縮める；舌先と舌の側面を上げる	顔面神経（Ⅶ）→	味覚（舌前2/3）
	横舌筋	舌を長くし狭める	←舌咽神経（Ⅸ）→	味覚（舌後1/3）
	垂直舌筋	舌を平らにし広げる	←舌下神経（Ⅻ）	
	下縦舌筋	舌を縮める．舌尖を下方へ向ける		
口腔相				
舌	茎突舌筋	舌を後上方へ引く	←副神経（Ⅺ）	
	口蓋舌筋	舌を後上方へ引く；口峡部を狭める		
	オトガイ舌骨筋	舌を下げる，突き出す，後退させる；舌骨を挙上する	←舌下神経（Ⅻ）	
	舌骨舌筋	舌を後方へ引き下げる		
軟口蓋	口蓋帆張筋	軟口蓋を緊張させる	←三叉神経（V）→	口
	口蓋帆挙筋	軟口蓋を挙上する	←副神経（Ⅺ）	
	口蓋垂筋	口蓋垂を挙上する（軟口蓋を短くする）		
咽頭相				
口峡部	口蓋舌筋	舌背部を挙上する（口峡部を狭める）	→迷走神経（Ⅹ）→	咽頭の膜組織
	口蓋咽頭筋	喉頭と咽頭を挙上する		
舌骨	舌骨上筋郡（訳者注：顎二腹筋，茎突舌筋，顎舌骨筋，オトガイ舌骨筋），茎突舌骨筋	舌骨を後方に引き下げる（訳者注：オトガイ舌筋のみ舌骨を前方に引く）	三叉神経（V）	
	胸骨甲状筋	甲状軟骨を引き下げる	←脊髄頚部1, 2, 3（C1, C2, C3）	

表26-1（続き）

構成	筋	運動	脳神経	感覚
舌骨	肩甲舌骨筋	舌骨を引き下げる		
咽頭	耳管咽頭筋	咽頭の挙上		
	口蓋咽頭筋	咽頭の挙上		
	茎突咽頭筋	咽頭と喉頭の挙上		
	上咽頭収縮筋，中咽頭収縮筋，下咽頭収縮筋	鼻咽頭部，口咽頭部，喉頭咽頭部を連続的に収縮する	←迷走神経（X）→	咽頭の膜組織
	輪状咽頭筋	嚥下の間は弛緩している．空気が食道に入ることを防ぐ		
喉頭	披裂喉頭蓋筋	喉頭の入り口を閉じる		
	甲状咽頭蓋筋			
	甲状披裂筋	声門を閉じる．声帯を短くする		
	披裂筋―斜披裂筋，横披裂筋	披裂軟骨を内転する		
	外側輪状披裂筋	披裂軟骨を内転および回旋		
	声帯	声帯の緊張を調整する		
	後輪状披裂筋	声門を開く．輪状軟骨弓の挙上		
	輪状甲状筋―縦，横			
食道相				
食道	平滑筋	蠕動運動	←迷走神経（X）	

(Bass N : The neurology of swallowing. In Groher M, editor : Dysphagia : dagnosis and management, ed 3, Newton, Mass, 1997, Butterworth-Heinemann Publishers ; Davies P : Step to follow, New York, 1985, Springer-Verlag ; Hislop H, Montgomery J, Connelly B : Daniels & Worthington's muscle testing : techniques of manual examination, ed 6, Philadelphia, 1955. WB Saunders ; Liebman M : Neuroanatomy made easy and understandable, Rockville, Md, 1986, Aspen Publishers ; Netter F, Dalley A : Atlas of human anatomy, ed 2, 1998, Ciba-Geigy)
矢印：←運動機能，→感覚機能

しれない．また，**口腔前庭**における食物残渣の識別覚が減退していることを表すのかもしれない．舌は食塊あるいは液体の味，舌触り，温度の感覚情報をⅦおよびⅨ脳神経を通して脳幹に伝える．粘性のある**食塊**が形成されるまで，顎と舌の咀嚼作用はリズミカルに繰り返される．さまざまな粘性の食物を安全に嚥下することができる食塊にするまで，時間を要する．軟らかい食物では短時間でよいが，さらにきめ細かで濃密な食塊にするには，さらに時間を要する[29]．粘度の高い多量の水分や，粘度があり濃厚な食物は，一度に嚥下するためさらに小さなかけらに分割するために，舌を必要とする[37]．舌の後方部分は，軟口蓋と密着し，食塊あるいは液体が咽頭へ滑り落ちるのを防ぐ[13, 18, 37]．食塊形成の間，開いた気管に食物が落ちるのを防ぐため，呼吸は抑制される[43]．

次の相への準備として，固形または液体の塊は，粘性のある嚥下可能な塊に形を変え，舌の先が前方に動き口の底のほうに向けて落ちることで，舌の前方部分（舌尖）と口蓋の間に保持される[37]．舌は食塊に合わせてへこみ，硬口蓋を押しつけるようにして密封する．喉頭と咽頭は，嚥下運動過程のこの相の間は静止し，気道は開いている．

前口腔相の障害は，正常な嚥下の中断を引き起こすことになる．マティアスは，摂食過程のこの相において問題を有しており，食べ物や液体が口の左側から漏れる機能障害があった．彼の減退した感覚認識は食物／流動体を知覚する能力を低下させており，顔に残った食物を拭き取るためにナプキンを使用していた．

口腔相

嚥下の口腔相は，舌が食塊を口の後方へ動かす時に始まる[4]．舌は食塊を硬口蓋に押しつけるために挙上する．舌の中央に漏斗状の溝が形成され，食物はその中を後方に向かって進む．嚥下される食物の

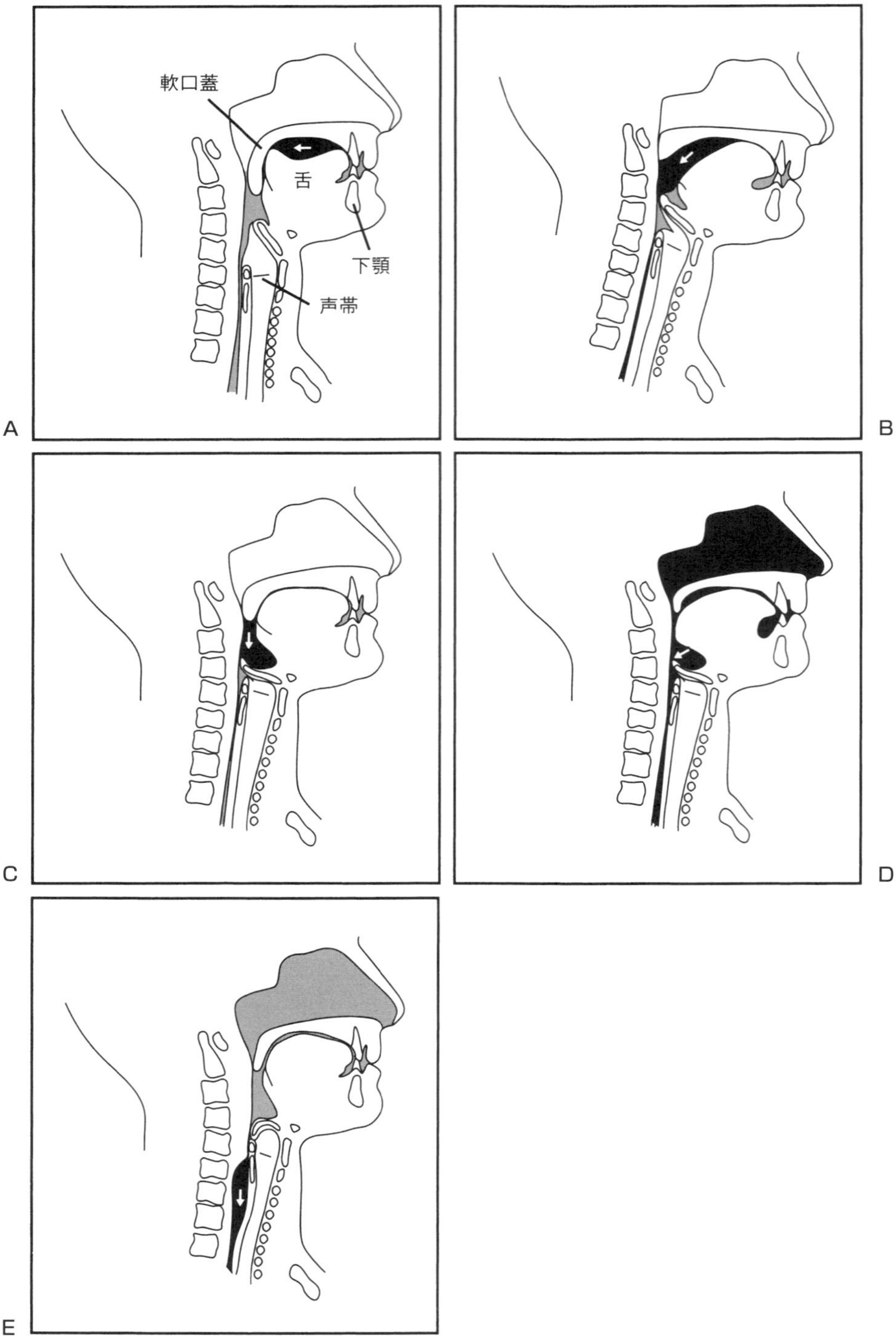

図 26-2　正常な嚥下．A：側面より．口舌による食塊の送り込み（舌による随意的な嚥下運動の開始），B：咽頭相の嚥下が誘発されたところ，C：食塊が咽頭蓋谷に着いたところ，D：舌根が後方へひかれ，咽頭後壁は前方に突出し，互いに接したところ，E：食塊が頚部食道と輪状咽頭部に達したところ（Logemann J : Evaluation and treatment of swallowing disorders, Austin, Texas, 1998, ProEd Publications）

量は，粘性と逆の関係がある．水っぽい液体のような粘性の少ない食物は，多くの量が嚥下される．対照的に，さらに粘性のある食物や粘性の高い液体は，少量しか嚥下されない．これは咽頭をより容易に通過するために必要なことである[37]．

嚥下の口腔相は随意的であり，覚醒していなければならない[13,37,40]．正常の随意的嚥下は，後に続く咽頭相に強い嚥下反射を引き起こすのに必要である．全体的に口腔相は，粘性の低い液体の場合はおよそ1秒を要し，粘性が高い液体の場合はやや長い．

マティアスは覚醒しているが，口腔相の間，口の中での食物の巧みな扱いに困難を有していた．食物を噛み砕く能力に障害があり，食物を噛むためにさらに時間を必要とした．これが経口摂取を減少させている原因となっていた．

咽頭相

随意的または不随意的な構成要素は，正常な嚥下のために必要である．どちらか1つのメカニズムだけでは，正常な摂食のために必要な迅速で一貫した嚥下を引き出すことができない[37]．咽頭相は，不随意的な嚥下過程の始まりを示している．

この嚥下の相は，食塊が前口蓋弓を通過して，咽頭に入る時に始まる．これはまた，不随意的な嚥下運動の開始でもある．嚥下反射が誘発されると，完了するまでその反応は食塊が移動している間休みなく続く．嚥下反射は，脳幹の延髄によって調節されている[40]．延髄網様体は，すべての外部からの感覚パターンを選別し，飲み込む必要ありというパターンにのみに反応する働きをしている．網様体はまた，嚥下を完了するのに必要なすべての運動神経と関連する筋群を調節している．発語や呼吸といったより高次な脳機能は，先行して阻止される[40,43]．

嚥下反射が誘発されると，いくつかの生理的な機能が同時に生じる．鼻腔への食物の逆流を防ぐために，**軟口蓋**は挙上，後退し（後上方へ動き）**鼻咽腔**を閉鎖する．舌根部が咽頭内に食塊を導くため挙上する．咽頭管全体が上昇し，蠕動が起こると，食塊は咽頭の中を通って，食道の最上位に位置した輪状咽頭括約筋のところまで運ばれる[13]．呼吸の中断が短時間ですむように，この運動は急速かつ効果的でなければならない．咽頭相は，粘性の低い液体の場合，約1秒を要する．マティアスは，頻繁に咳をし，咽頭相のタイミングと調整が困難となっていた．彼の水を飲み込む時の問題は，嚥下の際の喉頭挙上の減少と気道保護の低下を示唆していた．

同時に喉頭は舌根の真下まで上昇し，気道を保護する．3つの活動が喉頭の閉鎖を容易にするために行われる．これらは，軟口蓋挙上と後退，鼻咽腔の閉鎖；喉頭前庭の消滅を伴う喉頭の前上方への変位（移動）；食塊が上食道括約筋のところに到着する前に，声門と上部声門構造（上咽頭と真声帯における）は閉鎖し，食塊が気道に入るのを防ぐ．そして，上食道括約筋の弛緩と開大が起こる[13,28,32,37]．上食道括約筋が弛緩し開くと，食物は口腔前庭で半分に分割され，**梨状窩**を通ってそれぞれの側に滑り，咽頭を通過する．食塊は，食道にスムーズに送りこまれるようにつくり変えられ，それから食道を通過する．もし不随意的な嚥下反射が起こらないと，これらの生理的な機能が働かず，安全で正常な嚥下は妨げられる[31,37]．

食道相

食塊が咽頭食道接合部（輪状咽頭筋）を通過して食道に入った時，嚥下の食道相が始まる．食道は，咽頭から胃に及ぶ長さ25cmの真っすぐな管である．咽頭は，上食道括約筋（輪状咽頭筋）によって食道と分けられる．下食道括約筋（LES）は，胃と食道を分ける[15,37]．食道の上部1/3は横紋筋で構成され，中枢神経系によって支配されている．中央部分は横紋筋と平滑筋で構成されていて，内臓神経系によって支配されている．食道の下1/3は平滑筋で構成されている[15,28,40]．食塊は，蠕動収縮によって食道を輸送され，胃まで到達するのに必要な通過時間は，8秒から20秒と幅がある．食塊が食道に達すると，喉頭蓋は弛緩状態になり気道が開く．

マティアスは，しばしば食物と液体によって咳とむせを訴えた．これは，摂食の前口腔相，口腔相，咽頭相，食道相における問題が原因であるかもしれなかった．読者は次の節を読む時，呈示されたマティアスのケースを用い，どの相が咳とむせの症状を起こしているのかを決定するために有効な評価は何か判断してほしい．

■摂食と嚥下の評価

医師からの依頼を受けたら，摂食と嚥下について全体的な機能障害評価を行われなければならない．作業療法士は，クライエントの病歴を詳細に調べ，クライエントの視力，知覚，認知，頸部，体幹や四肢の身体コントロール，口部の構造，嚥下能力を評価する必要がある．

医学的記録の閲読

評価前にクライエントの医学的記録を調べることで，しばしば重要な情報が得られる．作業療法士は，クライエントの診断名，関係する病歴（以前の呼吸の状態も含む），処方された薬物，現在の栄養状態に注意すべきである．

医学的診断名を知ることによって，クライエントが経験している嚥下の問題の原因，あるいはタイプがある程度わかる．たとえば，クライエントにCVAのような神経学的な障害があったならば，作業療法士は，嚥下障害の問題が生じるかもしれないことに気づくべきである．嚥下障害が突然起きたものなのか，徐々に生じたものなのかについて知ることは重要である．作業療法士は，クライエントの嚥下障害がいつ始まり，どのくらい続いているのか，そして嚥下障害に関与する胃腸や呼吸器の問題，頭頸部の手術などの診断についても注目し，情報を得るようにしなければならない．脱水や栄養不良の診断は慢性的な嚥下障害を示唆するかもしれない．

肺炎あるいは**誤嚥**（食物または物が真声帯の位置より下方で気道に入ること）の既往には特に注意を払うべきである[35, 37, 41]．誤嚥性肺炎は，食物または物が肺に入った時に起こり，重大な合併症となりうる．それはX線で確認され，抗生剤で治療される．肺炎を示唆するものとして，頻繁な吸引の必要性，慢性閉塞性肺疾患（COPD），心不全（CHF），経口栄養管の使用，体重減少，嚥下障害，種々の投薬，摂食依存（eating dependence）などがある[34]．体温の上昇で，クライエントが誤嚥していることがわかるかもしれない．

クライエントの現在の水分補給状態と栄養状態は，クライエントの経口摂取能力についての有益な情報を提供する．この情報は，カルテの栄養部門，あるいは摂取・排泄看護経過記録（I&O）でわかるかもしれない．食物の形態の変更（裏ごしした食物またはとろみをつけた水分）は，クライエントが通常の食物を安全に摂取する能力の問題について，作業療法士に注意を喚起する．Ⅳ（経静脈輸液）を使用しているということは，脱水を示すものかもしれない．体重減少は，嚥下の問題の結果であることが多い．薬物は，クライエントの覚醒状態，見当識，筋コントロールを変化させるかもしれないので，これらの処方された薬物に注意を払うべきである[46]．看護記録は，クライエントが薬物を飲む時，咳をしたりむせたりするのかどうか示している．クライエントがどのように栄養を摂取しているのかは重要である．たとえば，**経鼻胃チューブ**（NGチューブ）または**胃瘻チューブ**（Gチューブ）のような非経口補助具の存在は，しばしば重篤な嚥下障害の問題を示唆する．

作業プロフィール

評価過程の開始において，作業療法士は，作業プロフィールを構築するためにクライエントから情報を得なければならない．プロフィールのために集められた情報は，クライエントにとって何が有意義で重要なのかを理解するのを助ける[5]．以前の食事の習慣や日課，クライエント（または家族や近親者）の食事の重要性について知ることは必須であり，それによって，クライエントのニーズに合った治療が設定できる．クライエントは，ある特定の食物や食物形態について強い感情をもっているかもしれない．食物の呈示は，食事に参加したいという個々の希望において，有効であるかもしれない．成人の多くは，食事活動に関連した日課がしっかりと定着している．たとえば高齢者は，朝食を遅く摂り，昼間多くの食事を摂り，夕食には軽い食事を摂る．そして，食事の間テレビを見るかもしれない．こうした習慣は，施設に入所時には困難になる可能性がある．

治療プログラムは，作業療法士が作業療法プロ

作業療法実践ノート

各人の以前の趣味と習慣を知り，それらを治療プログラムに組み込むことは重要である．
作業療法士は，食事や食物を取り巻く文化的な問題点にも敏感であるべきである．

フィールで得た情報を基礎として構築される．マティアスは，明確に治療の優先順位を確認した．そして，娘の結婚式参加についての心配事について話し合った．食べること，飲むことに関連する問題点は，花嫁の父としての文化的および社会的に期待されるものと密接に結びついていた．

認知・知覚の状態

クライエントが，摂食および嚥下の評価と治療プログラムに積極的に参加できるかどうか判断するため，クライエントの認知と知覚能力を評価する．作業療法士は，クライエントが覚醒しているかどうか確認すべきである；名前，曜日，年月日を思い出せるかどうか，そして実演を伴った言葉による，または誘導による単純な指示に従う能力があるかどうか．作業療法士は，クライエントの視覚機能，視知覚機能，運動企画機能も評価すべきである．錯乱状態，認知症，食事動作への認識の低下，注意低下，知覚障害を示すクライエントは，安全面から食事の間，十分な監視を必要とするだろう[8,9,13,41]．

身体機能の状態

頭部と体幹のコントロールは，安全な嚥下のために重要な要素である．作業療法士は，クライエントに頭の向きを上下左右に変えるよう指示し，その間，動きの滑らかさに加えて，有効な可動域とコントロールを観察する．頭部のコントロールを評価するため，評価は，最初に身体的な援助または補助が必要なのかどうかといった頭部の動きの質を含むべきである．作業療法士は，筋の硬直または異常な筋緊張を調べるために，頭部を他動的に上下左右に動かさなければならない．頭部のコントロールが低下している場合，筋力低下，筋緊張の低下または亢進，意識の低下が考えられる．適切な頭部のコントロールは，最適な嚥下反応に対する十分な顎と舌の運動のための安定した基礎を準備するために必須である．誤嚥の危険を軽減するために，頭部のコントロールは，クライエントを最も安全な解剖学的姿勢にするために必須である．

クライエントの体幹コントロールを評価する際，作業療法士は，クライエントが両側の臀部に等しい体重負荷で正中線を向いて座っているかどうか観察する．作業療法士は，食事をしている時，正中姿勢を維持できるかどうか，姿勢保持具（車いすの体幹ベルト，あるいはラップボードのような）を必要とするのかどうか，バランスを失った時，正中位に戻ることができるのかどうか評価する．摂食と嚥下の治療プログラムに参加する時，クライエントは，嚥下に関与する構造を正しいアライメントにするため，頭部と体幹が正中位になる垂直姿勢を保持しなければならない[8,12]．もしクライエントに頭部または体幹のコントロール低下がある時は，評価と治療の時に，作業療法士の介助が必要となるかもしれない．

マティアスは，独力でいすやベッドサイドに座ることができた．彼の頭部のコントロールは十分であるように見えた．しかし彼は右側に傾く傾向があり，頭部はほとんどの場合正中位に位置しないで右側に傾いた．この症状は，体幹と頭部のアライメントが不良であることを示し，摂食に影響を与えた．

口腔評価

口腔外の状態

顔面と口は評価の際に慎重さを要する領域である．ほとんどの成人は，他人に顔を触れられることを気にするか，または脅威すら感じる．そのため，作業療法士は，評価過程のそれぞれの段階において，クライエントが理解できる言葉を使って慎重に説明するべきである．作業療法士は，どれくらい長く顔に触っているかを，たとえば「3つ数える間」などクライエントに伝えるべきである．作業療法士は，顔面の筋組織および頬，顎，口唇の可動性など口腔外の構造を評価する．作業療法士は，クライエントの見える範囲で動いて，クライエントの顔に向けてゆっくりと自分の手を動かす．こうすることにより，クライエントに処理するための時間を与え（心の余裕を与える），アプローチさせてもらうことができる．もしクライエントが敏感であるか，作業療法士の接触に対して抵抗するならば，作業療法士は，まずクライエントの手を評価の必要な領域に導いてもよい．

評価の間，クライエントが作業療法士の接触で心地よさを感じることが重要である．クライエントが顔や口唇を触られていることに不快感をもったならば，クライエントは間違いなく作業療法士の手が口の中に入るのを許す気にならないだろう．

表 26-2　口腔外の運動評価

機能	クライエントへの指示	テストの方法*
顔の表情	眉をできるだけ高く上げてください	各々の眉の上に指を1本置き，下方へ抵抗を加える
	しかめ面をして眉を鼻のほうへ寄せてください	各々の眉の上に指を1本置き，外方へ抵抗を加える
	鼻を上げてしわを寄せてください	鼻の先端に指を1本置き，下方へ抵抗を加える
	頬を吸い込んでください	各々の頬の内側から外方へ抵抗を加える
口唇のコントロール	ほほえんでください	対称的な運動が起きているか観察する．各々の頬を触診する
	上下の唇をしっかり合わせて，頬を膨らませてください	1本の指を口唇の上に，もう1本の指を口唇の下に置く．各々の指を引き離すように動かして抵抗を加え，空気を保持する能力をチェックする
	キスする時のように唇をすぼめてください	口唇に対して内側に抵抗を加える（歯のほうへ）
顎のコントロール	できるだけ大きく口を開けてください	クライエントの頭部が真っすぐになるように支え（訳者注：後頭部を），顎の下から上前方に抵抗を加える
	口をしっかり閉じてください，私が力を加えても開かないように	クライエントの頭部が真っすぐになるように支え（訳者注：前頭部を），顎先に対して下方へ抵抗を加える
	下の歯を前に突き出してください	顎先に2本の指を置き，後方に抵抗を加える
	顎を左右に動かしてください	1本の指を左頬に置き，右側に抵抗を加える（訳者注：その逆も行う）

*異常な筋緊張のない時のみ抵抗を加える．

(Alta Bates Hospital Rehabilitation Services : Beside dysphagia evaluation protocol, Berkley, Calif, 1999 ; Community Hospital of Los Gatos, Rehabilitation Services : Dysphagia protocol, Los Gatos, 1999 ; Lonemann J : Evaluation and treatment of swallowing disorders, Austin, Tex, 1998, ProEd Publishers ; Miller R : Clinical examination for dysphagia. In Groher M : Dysphagia diagnosis and management, ed 3, Newton, Mass, 1997, Butterworth-Heinemenn Publishers)

[感覚]

　口腔感覚低下の徴候には，流涎，口の周りの食物，クライエントの自覚なしに食物が口から落ちることがある．クライエントの触覚を評価するために，作業療法士は，クライエントの視覚を遮り，顔のさまざまな領域に素早い刺激でやさしく触れるため，綿棒を使う．クライエントは，自分が触れられた場所を指し示さなければならない．もし指すことが，クライエントにとって難しいならば，触れられている時クライエントは，「はい」「いいえ」を頭の動きで答えなければならない．正常な感覚をもったクライエントならば，正確に速く反応する．

　クライエントの温冷覚能力も評価すべきである．作業療法士は，温水と冷水で満たした2本の試験管を使う．温水と冷水を使用して，まず温めた，それから冷やした喉頭鏡を使用してもよい．クライエントの顔や口唇を，それぞれの場所で触れ，クライエントにはその接触が熱かったか，冷たかったかどうかを質問する．失語症者は，正確に答えるのが難しいかもしれない．この場合作業療法士は，臨床観察から評価をしなければならない．

　感覚の低下は，顔面の筋組織を適切に動かすクライエントの能力に影響を及ぼす．感覚低下のために，クライエントが顔や口唇に残っている食物や液体に気づかないことがあれば，特に社会的な状況において，クライエントの自尊心も影響を受けるかもしれない．マティアスが，彼の娘の結婚前夜祭で食事するという個人目標を考えてみよう．マティアスの顔面周囲の低下した感覚は，この大切なイベントの間の困難を避けるため取り組む必要があるだろう．マティアスに頻繁に顔を拭くか，顔に食物が残らないように3口で食べるなどのような修正した習慣形態を勧めるべきである．この方法により，口内に食物が残る可能性を減らすことに加えて，補足的な感覚入力を与えるようになる．

表26-3 口腔反射

反射	評価	機能的な意味合い
探索反射（0-1カ月）	刺激：右または左の口角部を触れる 反応：刺激を受けた方向に口唇を動かす	口唇の筋の分離した運動コントロールを制限する 正中線からはずれた方向に頭部を動かし，嚥下運動機構に必要なアライメントを変化させる
咬反射（4-7カ月）	刺激：こわれないもので歯冠を触れる 反応：不随意に歯を噛み締める	咀嚼に必要な顎の正常な前方，側方，回転運動を妨げる
吸啜反射（0-4カ月）	刺激：食物または液体の挿入 反応：吸う	正常な随意的嚥下の発達を妨げる
舌突出反射（異常）	刺激：食物または液体の挿入 反応：舌は歯を越えて前方まで突出する	口唇および口を閉じておく能力を阻害する 嚥下に備えて，舌が食物を口の後方に進めるのを妨げる．食塊の形成を妨げ，舌の横方向への動きがなくなる
咽頭反射（0歳-成人）	刺激：舌の後方に圧を加える 反応：舌の盛り上がり，咽頭の収縮	気道を保護する（健常人に必ず存在するわけではない）咽頭反射が過敏な場合，嚥下運動，咀嚼が阻害される
口蓋反射（0歳-成人）	刺激：口蓋弓に沿って軽くこする 反応：口蓋弓の収縮，口蓋垂の挙上	気道の保護，鼻腔閉鎖，嚥下反射の誘発

(Avery-Smith W : Management of neurologic disorders : the first session. In Groher M, editor : Dysphagia : diagnosis and management, ed 3, Newton, Mass, 1997, Butterworth-Heinemann ; Farber S : Neurorehabilitation, a multisensory approach, Philadelphia, 1982, WB Saunders ; Logemann J : Evaluation and treatment of swallowing disorders, Austin, Tex, 1998, ProEd Publishers ; Schulze-Delrieu K, Miller R : Clinical assessment of dysphagia. In Periman A, Schulze-Delrieu K, editors : Deglutition and its disorders : anatomy, physiology, clinical diagnosis and management, San Diego, Calif, 1997, Singular Publishing ; Silverman EH, Elfant IL : Am J Occup Ther, 1979)

[筋組織]

顔面筋の評価によって，作業療法士は咀嚼，嚥下運動のためにクライエントが利用できる運動，筋力，筋緊張に関する情報を得ることができる．最初に安静時のクライエントの顔を観察する．そして明らかな非対称に気をつける．顔面筋の下垂が明らかであるならば，作業療法士は筋が弛緩しているか，こわばっているように感じるかを観察すべきである．顔の表情がほとんど変化しない仮面様顔貌が観察されるかもしれない．作業療法士は，クライエントが歯をくいしばり下顎を後退させて難しい顔，またはしかめ面をしているように見えるかどうか観察すべきである．これらの徴候は，筋緊張の亢進または低下を意味するかもしれない．

顔面の筋組織をテストするために，表26-2に示した運動をクライエントに行わせる．作業療法士は，クライエントがこれらの運動を行うために，どの程度の介助を必要とするか見なければならない．クライエントが各々の課題を通して運動を行う時，左右の対称性を評価できる．非対称性が見られる場合，筋緊張の低下または亢進が考えられる．筋組織は運動に対する異常な抵抗で触診できる．まるでクライエントが運動と闘っているように感じられる抵抗は，過緊張によって起こる．

クライエントが運動の最終姿勢を保つことができるならば，筋力を測定するために，筋に対して抵抗を加える．正常な筋力のあるクライエントは，抵抗を加えられている間ずっと同じ姿勢を保つことができる．抵抗に対して短時間であるが姿勢を保つことができるクライエントは，介助によって咀嚼と嚥下運動ができる十分な力をもっている．独力で検査姿勢まで動かせないか，あるいは介助が必要なクライエントは，食事や顔の表情に困難を示すかもしれない．

[口腔反射]

明らかな神経学的症候のあるクライエントでは，嚥下障害の再教育プログラムの障害となる原始的な口腔反射が出現するだろう．脳幹や皮質構造に損傷を受けた成人には，0カ月から5カ月では正常な口唇探索反射，咬反射，吸啜反射が成人で再び現れ

る．成人には存在し気道を保護している嘔吐反射，口蓋反射，咳そう反射は欠如するかもしれない．特別な評価手技を表26-3にあげる．これらの原始口腔反射が続くと，クライエントの咀嚼，嚥下運動に必要な分離した運動コントロールの発達が阻害される．

口腔内の状態

クライエントの口腔内の状態の評価には，口腔の構造，舌の筋組織，口蓋の機能，嚥下運動の検査が含まれる．最初に口腔外の状態の評価を行う中で，作業療法士は，クライエントとラポートと信頼を確立している．まず，各々の手順をクライエントに説明する．作業療法士はクライエントの見える範囲内で行動し，表26-4で示すように，クライエントに指示を理解して受け入れる時間（心の余裕）を与える．

評価を始める前に，適切な手洗いや検査用手袋の使用などのような普遍的予防策を使う．作業療法士は，クライエントの口を検査する前に，ゴム製品に対するアレルギーをチェックし，口腔内検査のために特殊な材質の手袋を使用すべきである．口腔内は通常湿った状態である．クライエントの口の中に入れる手袋をはめた指や舌圧子は，湿らせておかなければならない．乾いた指や舌圧子は不快にさせるかもしれない[16]．3つ数えた後で，作業療法士は指を出し，クライエントに唾液を飲み込ませる．

[歯]

成人は食塊形成の間に食物を噛み砕くために歯を使うので，クライエントの歯と歯茎の状態および質を評価する必要がある．歯の状態が不良であると嚥下障害の原因となり，肺炎を引き起こすかもしれない．

評価目的のために口を4つの四分円に分割する：右上，右下，左上，左下．各々の四分円は，別々に評価する．すなわち，右上を行ったら，右下を行う．最初に作業療法士はクライエントの口唇をひっくり返し，湿った第5指（小指）を滑らせる．そして，頬の方へ3回歯茎をこする[16]．作業療法士は，歯茎が出血しやすいか，圧痛があるか，炎症しているか，また，歯茎が柔らかく感じるか，硬く感じるかに気をつける．ぐらぐらした歯や過敏な歯，欠けている歯がないかにも気をつける．

作業療法実践ノート

> 作業療法士は，クライエントに咬反射がないことが確認されるまではクライエントの歯と歯の間に指を置かないように注意すべきである．

歯茎の評価を終えたら，頬の筋組織の筋緊張を調べるために，作業療法士はクライエントの頬の内側に指腹を当てて指を動かし，外側に向けて頬を穏やかに押す．頬に弾性があるか，容易に伸張されるか，伸張されずに硬いかを見る．口の中の状態を観察し，舌，頬，口唇に噛んだ痕があるかをチェックする．作業療法士は，クライエントの口から指を出し，クライエントに唾液を飲み込ませる．できない場合は援助する．口唇と頬の筋組織が正常の安静時の姿勢になるように援助する．この手順は，各々の四分円で繰り返す．作業療法士は，クライエントの歯茎を右から左へ正中線を越えるような指の動きは嫌がられる可能性があるので避けるべきである．

クライエントが義歯を使っている場合，作業療法士は，咀嚼に十分な適合性をもっているか見分けなければならない．義歯は正常な筋組織と感覚によって適切な場所に保持され，調節されるので，これらに変化があったり，体重の著しい減少があるとクライエントが効果的に義歯を使う能力に悪影響を来す[19]．義歯は，食事や会話の間に滑り落ちることのないように歯茎に適合していなければならない．クライエントは嚥下障害の訓練期間を通して義歯をつける必要があるので，必要な修正または修理は，迅速に完了していなければならない[41,47]．義歯が市販の粘着性のクリームかパウダーで固く保持されない場合は，適合を確実にするのに歯科受診が必要かもしれない．歯茎か歯に問題があるクライエントは，摂食プログラムを受けるために適切なフォローアップと適切な口腔衛生が必要である．口腔衛生の低下は，細菌の増大とプラークの生成を引き起こし，これらを吸引した場合，肺炎の危険を増大させる原因となる．緩い義歯または歯があるクライエントは，別な方法で対処できるかもしれないが，食物粘度の変更を必要とするかもしれない．

[舌の運動]

舌には，正常な咀嚼と嚥下過程において，重要な役割がある．調節された舌の運動は，口の中で食物を動かし形成するのに必要である．舌は，嚥下の準

表 26-4　口腔内の運動評価

機能	クライエントへの指示	テストの方法*
舌		
舌突出	舌を出してください	クライエントに舌を完全に出させた後,舌圧子で喉の後方に向けてわずかな抵抗を加える
左右運動	舌を左右に動かしてください	舌圧子で運動と反対の方向にわずかな抵抗を加える
	舌で頬の内側を触ってください.右,左を；舌を上下に動かしてください	頬の外側から指で舌を内側に押す
舌尖の挙上	舌で上の唇を触ってください	舌尖と口唇の間に舌圧子を置き,下方へ抵抗を加える
	口を開けてください.舌で前歯の内側を触ってください	舌と上の歯の間に舌圧子を置き,下方へ抵抗を加える
	舌で奥歯の内側を触ってください	舌と奥歯の間に舌圧子を置き,上方へ抵抗を加える
舌背の挙上	ug ga と言ってください	硬口蓋に対する舌背の挙上を観察する
	上顎に沿って,舌を前から後ろに動かしてください	対称性および容易に運動が行えるかを観察する
嚥下		
硬口蓋	口を開け,開けたままにしてください	ペンライトを使用し,前から後ろへ指を動かしながら感じやすさを穏やかに調べる
軟口蓋	できるだけ長く「ああ」と言ってください（5秒）1オクターブ音程を上げてください	口峡アーチの収縮,口蓋垂の挙上を観察する.喉頭鏡を使用し,口蓋反射を引き起こすために,硬口蓋と軟口蓋の境界を軽くこする.軟口蓋の上後方への運動を観察する
舌骨挙上（舌根部）	飲み込んでください	顎の下からクライエントの舌根部に指を当て,喉頭が動く直前の舌骨の挙上を感じる
喉頭		
可動域	喉仏を左右に動かします	母指と他指で,喉頭の横をつかむ.喉頭を穏やかに左右に動かし,容易に動かせるか,対称的かを評価する
挙上	飲み込んでください	喉頭に沿って指を置く；中指は舌骨,示指は喉頭の最上部に,など.クライエントが嚥下する時の,喉頭の素早くなめらかな挙上を感じる
咳		
随意的	咳をしてください	運動の容易さおよび強さ,咳の大きさ,咳の後の嚥下を観察する
反射的	深呼吸をしてください	クライエントに大きく息を吸って止めさせ,手のひらを使用して胸骨を下方（胃に向けて）へ押す.反応の強さを評価する

*異常な筋緊張がない時に抵抗を加える.

(Community Hospital of Los Gatos, Rehabilitation Services : Dysphagia protocol, Los Gatos, Calif, 1999 ; Coombes K : Swallowing dysfunction in hemiplegia and head injury, course presented by International Clinical Educators, Aug 24-27, 1986, and Aug 24-28, 1987, Los Gatos, Calif ; Hislop H, Montgomery J, Connelly B : Daniels & Worthington's muscle testing : techniques of manual examination, ed 6, Phiradelphia, 1995, WB Saunders ; Miller R : Clinical examination for dysphagia. In Groher M : Dysphagia diagnosis and management, ed 3, Newton, Mass, 1997, Butterworth-Heinemann Publishers ; Schulze-Delrieu K, Miller R : Clinical assessment of dysphagia. In Perlman A, Schulze-Delrieu K, editors : Deglutition and its disorders : anatomy, physiology, clinical diagnosis and management, San Diego, Calif, 1997, Singular Publishing)

備として後方に食物を送る．したがって，舌の筋力，可動域，コントロール，筋緊張の十分な評価が必要である[13,46,51]．

クライエントに口を開けさせ，作業療法士はペンライトで舌の外観（様子）を評価する．さらに舌がピンクで湿っているか，炎症を起こして赤くなっているか，厚く膜で覆われて白くなっているかを注意して見る．厚く覆われた舌は，味と温度と舌触りの感覚を低下させ，舌の運動を低下させるかもしれない．また，感染の徴候を示すものであるかもしれない．

舌の形を調べる際に，作業療法士は舌が平らなのか，隆起しているのか，丸まっているのかを見なければならない．正常では，舌は中央に溝が走っていて，わずかに凹状である．作業療法士は，安静時の舌の位置を観察する．そして，舌が正常な位置で前歯のすぐ後ろにあり，中央になっているか，前歯から後退しているかまたは後ろへ引かれているか，右側または左側に偏位しているかを確認する．後退した舌は，異常な筋緊張の亢進によるものか，または軟部組織の短縮の結果としての可動域の低下を示す．舌突出に伴い偏位を示すクライエントは，患側の筋力低下があるかもしれない．より強い筋が優位に働き，舌は健側へ偏位するからである．異常な筋緊張のために，患側方向に舌の偏位が生じる場合もある．

作業療法士は示指と母指で舌をやさしくつまんで，ゆっくり前方に引っ張る．舌の先端を濡れたガーゼで包むと舌をつかみやすいかもしれない[16]．次に，舌が硬いか，しっかりしているか，柔らかいかを確認するために作業療法士は舌に沿って前から後ろへ濡れた指を動かす．舌は，硬く感じるはずである．異常に硬い舌は，筋緊張の亢進が原因であるかもしれない．そして「柔らかな」舌は，低緊張と関連づけられる．舌の左右が対称的であるか比較する．

作業療法士は示指と母指で舌をつかみ続けながら，舌を前方，左右，上下へ動かすことによって，舌の可動域を評価することができる．正常な可動域のある舌は，抵抗なくあらゆる方向に自由に動く[46]．舌を全可動域動かすことによって，作業療法士は，同時に筋緊張も評価することができる．作業療法士が舌を前方に引っ張る時，それが容易にできるのか，それとも舌が運動に対して後方に引かれているかのような抵抗を感じるのかを確認する．後者の場合，筋緊張亢進を意味している．前歯をはるかに越えて伸びるような舌は，筋緊張低下を意味している．舌を左右に動かす時，どちらに動かしやすいかを見る．筋緊張亢進があると，作業療法士が運動に際して抵抗なく舌を動かすのは困難である．錯乱状態，または失行のあるクライエントは，他動運動に対して抵抗を示すかもしれないが，その場合，実際に筋緊張が亢進しているわけではない．

舌の運動コントロール（筋力と協調性）を評価するためには，クライエントに舌を挙上，突出，左右に動かさせる（表26-4）．クライエントが口頭指示に従うのが難しい場合，作業療法士は湿った舌圧子を使って検査する運動の方向に導く．クライエントに舌で舌圧子を押すようにさせ，そこで保持させる．次に作業療法士はゆっくり舌圧子を動かし，クライエントの舌を検査する方向に導く[16]．運動の容易さ，力，協調性を各々の方向で評価する．

筋力または筋緊張の低下があると，粘性のある食塊形成のために口の中をさっと動き，食物片を集める舌の動きが低下する．舌が部分的にでも食塊のコントロールを失えば，食物は喉頭蓋谷，梨状窩または気道に落ちて，実際の嚥下の前に誤嚥（aspiraton）を起こす可能性がある[37]．奥舌は食塊を口蓋弓を通過して咽頭に進ませ，嚥下反射を誘発するために，素早くかつ強く上昇しなければならない[16,46]．作業療法士は，慎重に舌の機能を評価しなければならない．舌のコントロールが低下しているクライエントは，摂食訓練の適応とならないだろう．クライエントに摂食を試みる前に，作業療法士は筋緊張を正常化し，舌の運動を改善しなければならない．クライエントに摂食の準備が整っている時は，適切な食物を正しく選択するだけでも，運動のコントロールを促せる．このタイプのクライエントが摂食する時は，経験のある作業療法士による十分な監視を必要とする．

マティアスには，舌の動きとコントロールの障害があった．彼が舌を突き出すと，左側へ偏位した．それは，彼の舌の左側の運動コントロールが低下していることを示している．舌コントロールが低下している徴候をさらに示すものとして，嚥下直後の口腔内における食物の残留があった．

嚥下運動の臨床評価

　嚥下において最大の関心は誤嚥であり，作業療法士は，クライエントの安全な嚥下の能力を慎重に評価しなければならない．クライエントに飲み込む食物を与える前に，クライエントの気道を保護する能力を評価する．クライエントは，正常な口蓋反射，喉頭の挙上，咳ができることが必要である．咳ができることの意味は，気道から食物や液体を取り除くことにある[48]．嚥下のすべての構成要素を評価するための指示を表26-4にあげる．作業療法士は，各々の構成要素の速度と力に注意すべきである．正常な認知能力があるクライエントは，いつどこに嚥下の困難があるかを正確に作業療法士に報告するかもしれない[37]．

　作業療法士は，評価過程からすべての情報を収集しなければならない．臨床観察による判断は，嚥下障害の正確な評価において重要な役割を果たす[4,8,16]．

　質問しておかなければならない事項は，以下にあげるものである．

1. クライエントは，食物を口に含んだ時，食塊形成と素早い嚥下を最後まで行うのに十分覚醒しているか？
2. 介助があれば，クライエントは，十分に体幹と頭部のコントロールを維持できるか？
3. クライエントは，ある程度粘性がある食塊を形成し，さらに食塊が咽頭に入る速度を調節するのに必要な，十分な舌のコントロールが発揮できるか？
4. 喉頭には，速くかつ強く挙上するのに十分な可動性があるか？
5. クライエントは，できる限り流涎をしないで唾液を操作することができるか？
6. クライエントは，気道に入ったどんな食物をも出すのに十分な強い咳ができるか？

　上記のすべての質問の答えが「はい」であるならば，作業療法士は，さまざまな濃度の食物でクライエントの口腔と嚥下のコントロールを評価することができる．

　作業療法士は，栄養部門から評価食トレーを取り寄せるべきである．次の食物は参考として提示しただけであり，作業療法士は，食物の選択に影響を与える文化的因子や医学的状態を考慮しなければならない．たとえば，ベジタリアンの人や乳製品が受け入れられない人には，適切な食物の選択が必要となるだろう．評価食トレーには，プリンやアップルソースのようなピューレ状の食物，バナナやマカロニ，チーズのような軟らかい食物，細かくしたツナのマヨネーズ和え，グレービーソースがかかった挽き肉などを含むいろいろな舌触りの食物サンプルを含むべきである．このトレーには，半分のバナナを使っておよそ200 ccにしたネクターのような粘性の高い飲み物，果物ネクターやヨーグルトドリンクのような中等度粘性をもった飲み物，水のような粘性の低い液体もあるとよい[1,11]．

　口腔運動コントロールの減弱と咀嚼困難，または失行のあるクライエントのためには，誤嚥の危険を最小限にするために，ピューレ状の食物を選択する．耐久性が低下したり食事活動への参加が困難なクライエントにとっても，ピューレ状の食物が必要となる．軟らかい食物は，容易に食塊になり，口腔の運動コントロールが低下したクライエントには，普通食や細かくした食物よりも咀嚼を必要としない．軟らかい食物はまた凝集し，粘性のある食塊を形成する．すりつぶした食物を使って，クライエントが噛んで，粘性のある食塊を形成し，それを口の中で動かす能力を評価できる．粘性の高い液体は，前から後ろへゆっくり動く．そして，嚥下反射が遅延したクライエントに反射が誘発されるまで，コントロールするのに必要な飲み込み時間の猶予を与える．粘性の低い液体は，コントロールするのが最も難しい．なぜならば，誤嚥を回避するために，それらは良好な口腔運動や協調性，嚥下を必要としているためである．

　咀嚼能力がいくらかあるクライエントには，ピューレ状と軟らかい食物で開始する．クライエントが，ピューレ状と軟らかい食物を安全で効果的に嚥下できたら次に固形物を導入する[14,15,45,47]．食物または液体の1回ずつの嚥下を完全に終わらせた後，以下の手順を行う．

1. フォークを使って，舌の中央に少量（茶さじ1/3）を置く．フォークによって作業療法士は，口の中に食物を自由に置くことができる[14,16,37]．それぞれの食物に対して，2，3回噛むという動作を，その食物を操作する中での疲労をチェックするため繰り返す．

2. 作業療法士は示指を舌骨部，中指を喉頭の最上位，環指を喉頭の中央部に置き，嚥下を触診する．作業療法士は，嚥下の強さと滑らかさを感じることができる．そして，クライエントが食塊をきれいにするため，それに続く，または追加の嚥下を必要とするのかを知ることができる[16,37]．作業療法士は食物が口に入った時，舌の運動が始まった時，嚥下の開始を意味する舌骨部の上昇が始まった時に注目することによって，口腔輸送時間を評価することができる．作業療法士は，舌骨運動開始時から嚥下反射の誘発を意味する喉頭の挙上が起こるまでの嚥下時間を測定できる[37]．正常な嚥下では，粘性の低い液体の場合わずか1秒である．

3. 作業療法士はクライエントに口を開かせ，食物が残っていないかチェックする．食物が残りやすい部分は，口腔前庭，舌の下，舌根部，硬口蓋部などである[13,37]．口腔内の食物残渣は，口腔輸送能力の減弱または低下を示す．口腔運動障害を示すクライエントは，より難しい濃度の食物を与えた時，咀嚼，食塊形成，食物を後方へ運ぶことが非常に困難となる[16]．

4. 作業療法士は，クライエントに「あー」と言わせる．作業療法士は，注意深く聞くことによって，クライエントの声質を評価し，出された音を強い，清明，湿性嗄声などと分類することができる[16,37]．

湿性嗄声は，遅延した嚥下反射—それがあると食物が喉頭に溜まりやすい—が原因で生じる．作業療法士は，溜まった食物をきれいにするために2度目は空嚥下させる．クライエントに再び「あー」と言わせることによって，作業療法士は，空嚥下させた後でも，声質が湿性嗄声のままであるかどうか評価できる．加えて，作業療法士は，空咳を数回行うようクライエントに指示する．これは，梨状窩または喉頭蓋谷に残っている食塊を振り落とすだろう[14]．もし声がまだ湿性嗄声であるならば，作業療法士は，食塊が声帯と接触しているか，停滞している可能性があることを考慮するべきである[37]．

どんな濃度の時でも，作業療法士が嚥下の開始（舌骨部の挙上）を感じる前に，クライエントが明らかに咳き込む場合，この手順を続けてはならない．ピューレ状の濃度の食物でクライエントが咳をするような場合，クライエントの舌の前後運動が良好ならば，作業療法士は，バナナのような軟らかい食物を試みる[16]．もし問題が続くようなら，ビデオ透視検査（VSS）が必要となるかもしれない．

マティアスは，ベッドサイドでの評価の間，頻繁に咳をしたが，会話の間に湿性嗄声または耳障りな声質はなかった．彼は，強い保護的な咳で，声帯壁から食塊を取り除くことができる．彼は，唾液を嚥下することはできるが，感覚低下によって左口角からの流涎は顕著であった．

中枢神経系（CNS）損傷あるいは感覚低下のあるクライエントでは，食塊としてまとまらないので，ピューレ状の濃度では難しいかもしれない．ピューレ状よりも濃厚な軟らかい食物の重さが嚥下反射を誘発するかもしれない．軟らかい食物でも咳が続くならば，嚥下の評価を中止する．この場合は，VSSが必要である．このレベルで困難を示すクライエントは，前摂食介入プログラムだけが適切であると考えられる．マティアスは，ポジショニングの方法を使って，安全にいろいろな評価食を嚥下することができ，誤嚥の徴候や症状がなかったので，VSSは必要ないと判断された．

いろいろな濃度の固形物の操作が困難なクライエントは，液体でも困難を示すかもしれないし，示さないかもしれない．クライエントが咀嚼に困難を示す場合，作業療法士は氷の破片で評価を開始し，以下に述べるとおり進める．クライエントの液体に対する嚥下を評価するため，作業療法士は，濃縮された（粘性の高い）ネクターで開始し，次に純粋のネクター（中等度の粘性），最後に水やジュースのような粘性の低い液体を使用する（表26-8参照）．少量の液体をクライエントの舌の中央にスプーンで置く．作業療法士は，以下に述べる固形物の4段階の順序に従って評価を続ける．クライエントの食物を前後に動かす技能，口腔内輸送および嚥下の時間，毎回の嚥下後の声質を評価する．各々の濃度の液体に対する評価は，2，3回嚥下を行わせては易疲労性をチェックしながら行う．もしクライエントが，水分を困難なくスプーンで受け入れ嚥下できるなら，カップからまたはストローでの水分を受け入れる能力を評価する[14]．再び嚥下に続いてクライエ

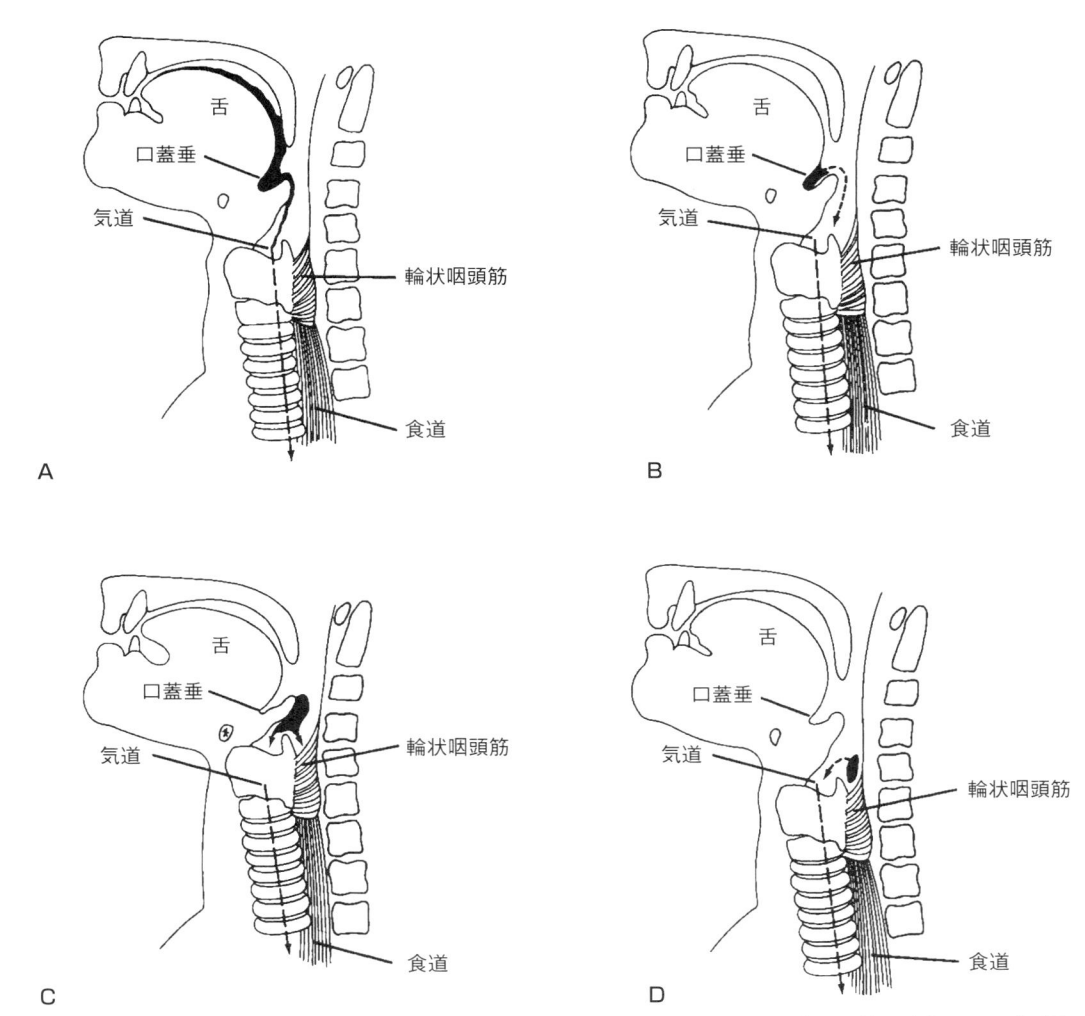

図26-3 誤嚥のタイプ．A：舌のコントロール低下による嚥下前の誤嚥．B：嚥下反射の消失による嚥下前の誤嚥．C：咽頭閉鎖不全による嚥下中の誤嚥．D：梨状窩に溜まった食物が気道にあふれ出ることによる嚥下後の誤嚥（Logemann J : Evaluation and treatment of swallowing disorders, San Diego, 1983, College-Hill Press）

ントの声質をチェックする．

　嚥下機能が低下したクライエントでは，直接誤嚥を起こすか，または梨状窩，喉頭蓋谷に液体が溜まりやすく，そこが一杯になると喉頭前庭にあふれ出し，気管に流れ落ちる．クライエントが2回目の空嚥下でも湿性嗄声が続いたり，どんな濃度の液体でも相当な咳をする場合，評価は中止する（図26-3）．

　食事の間に自然に起こる液体と固形物との間の切り替え能力を評価することも重要である．作業療法士は，扱いが容易な食塊をクライエントに提示し，次にクライエントの可能な範囲で最も安全な液体を提示する．濃度が変化した時，咳が出るかを評価する．

　気管カニューレをつけているクライエントでも前述と同様に評価できる．食物や液体を使用する前に行う評価でも同様の基準が適応できる．作業療法士は，気管カニューレのタイプとそれぞれの機能に対する十分な理解が必要である．作業療法士は，特に人工呼吸器の気管カニューレをつけているクライエントは，筋萎縮，感覚低下や喉頭障害のような嚥下メカニズムに関して，短時間でも変化するかもしれないことに注意しておかなければならない[20]．

　気管カニューレには，2つの主要なタイプがあ

る．つまり，側孔つきと側孔なしである（図26-4，図26-5)[23,37,52]．側孔つきカニューレは，中央に穴が開いていて，呼気の時に空気が喉頭部にたくさん流れるようになっている．側孔つきカニューレは，しばしばカニューレから離脱させようとするクライエントに使用する．なぜならば，それを使用することによって，正常な呼吸を再学習するにつれて鼻を通して呼吸できるようになるからである．気管カニューレの中に内筒を挿入することによって，側孔部を塞ぐことができる．内筒の挿入とともに，気管

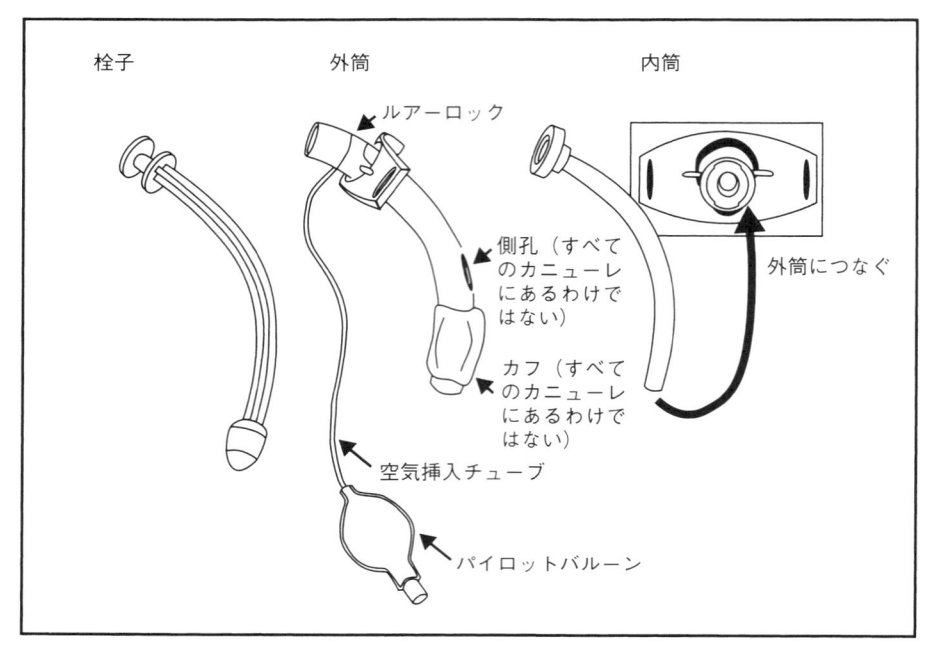

図26-4 気管カニューレの構造（Logemann J : Evaluation and treatment of swallowing disorders, Austin, Texas, 1998, ProEd Publications）

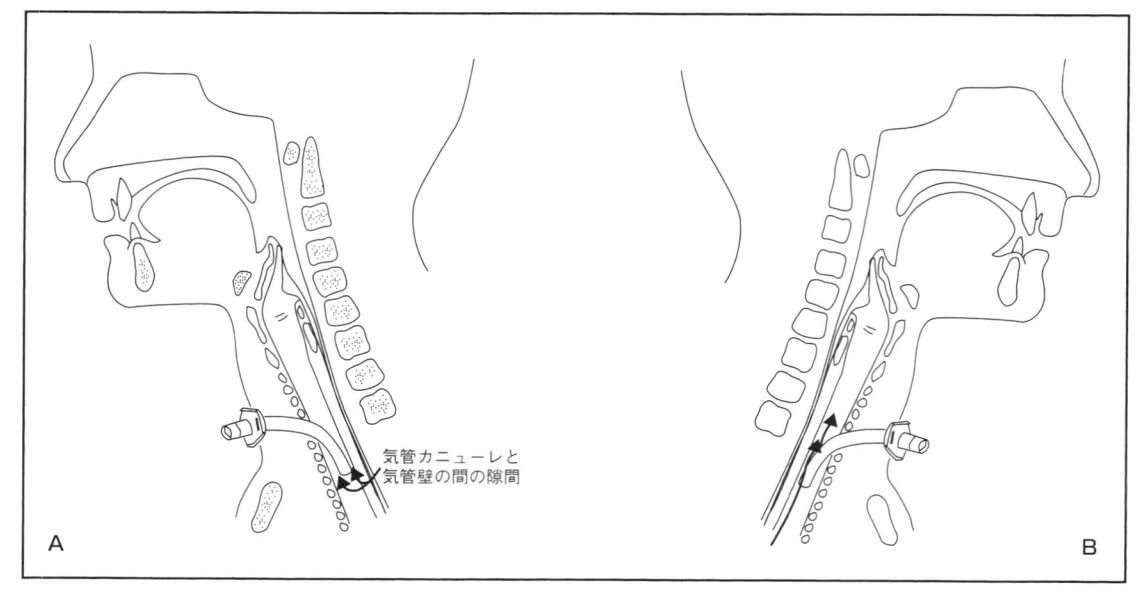

図26-5 A：カフなし気管カニューレの位置（頭頸部矢状面），B：気管カニューレと気管壁に隙間があって，その間を空気が流れる（頭頸部矢状面）（Logemann J : Evaluation and treatment of swallowing disorders, Austin, Texas, 1998, ProEd Publications）

ボタンも，クライエントが話せるようになるために使用する．側孔なしカニューレには中央部に穴がない．嚥下障害のあるクライエントを治療する時は，側孔つきカニューレの方がよい．

気管カニューレには，カフつき，カフなしがある．カフつきカニューレには，基底部の周りにバルーン状のカフがついている[23, 37]．カフを膨らませると，カフは気管壁と接触し，分泌物が気道に入って誤嚥を起こすのを防ぐ．誤嚥を起こすクライエントでは，カフつきカニューレを使う．クライエントに誤嚥の危険があるかどうか，また摂食と嚥下評価のためにカフを収縮することが安全かどうか確かめるために，作業療法士はクライエントの担当医と相談する．

側孔つきカニューレをつけている「気管切開」のクライエントに食物を提示する場合は，まず内筒を挿入する．カフつきカニューレをつけているクライエントの場合，食物を提示し，ゆっくりとカフの空気を抜く．同時に食物が気道に入るのを防ぐために吸引する．すべての分泌物を取り除くために，口腔および気管切開部を通して吸引しなければならない[13, 24, 37]．吸引は，訓練を受けて吸引を行う能力がある看護師か作業療法士が行うようにしなければならない．

上述したように，食物あるいは液体を提示した後で，作業療法士は口腔内を移動させる能力と嚥下をチェックする．もしクライエントに色素に対するアレルギーがないなら，経口的に提供される食物と液体に青い食物添加剤を加えてもよい．そうすれば作業療法士が気管内の物質を確認する助けとなる．青い食物添加剤の使用は，重症のクライエントには禁忌である[22]．嚥下の際，正常な気管圧を得るために，クライエントは気管の開放部を手袋をはめた手で覆う[37]．

気管カニューレがカフつきの場合，カフはゆっくりと空気を抜いておく．食物が気道に入ったかどうかを確認するために，気管カニューレを通して吸引する．食物が気管で見つかったならば，嚥下評価は中止する[13, 24, 37]．気管カニューレがあると分泌物が増加し，喉頭の可動性が低下するので，嚥下に悪影響を与えるかもしれない．評価を終えたならば，十分に吸引を行う．内筒を取り除くか，カフを医師が処方したレベルまで膨らませておく[23, 24]．

嚥下評価におけるクライエントの遂行状態で，クライエントが摂食プログラムに参加できるかどうか，効率よく行える食物および液体濃度はどの程度かがわかる．作業療法士はクライエントにとって最も安全な濃度を決めなければならない．最も安全な濃度とは，クライエントが咀嚼し，口腔の中を動かし，誤嚥の危険性が最も少なく飲み込むことができるものである．

摂食と嚥下障害の指標

嚥下障害の指標には以下のものを含む[13, 16, 37, 46, 48]．
1. 食物の口への運搬困難
2. 食塊の形成困難
3. 嚥下前，嚥下中，嚥下後の咳，咳払い
4. 湿性嗄声
5. 呼吸パターンの変化
6. 嚥下反射の遅延または消失
7. 弱い咳
8. 食事後の食物の逆流

いかなる嚥下運動障害も，誤嚥性肺炎につながる．以下は嚥下の直後に起こる誤嚥の急性症状である[16, 23, 24, 48]．

1. 顔色の変化（特に気道が塞がった場合）
2. 長引く咳
3. 湿性嗄声，声量の極端な低下，あるいは失声

嚥下の直後24時間以内に，作業療法士と医療従事者は，誤嚥のさらなる徴候がないか観察しなければならない．これらは鼻汁の滴下，澄んだ液体のおびただしい流涎，38℃以上の体温などであり，臨床検査中には明らかにならないかもしれない[16, 26, 37]．誤嚥性肺炎に至ったクライエントは，食事レベルの変化を再評価する必要がある．もし必要ならば摂食プログラムを中止する．水分補給と栄養補給を十分確保するための別の摂食方法が必要となる．

■機器による評価

機器による評価は，クライエントの嚥下評価にとって重要な技術である．それらは，臨床的なベッドサイドでの評価とともに，無症候性の誤嚥がないかを確認するために行われる．無症候性の誤嚥は，臨床的なベッドサイドでの評価だけで正確には確認されるわけではない．嚥下障害のある神経障害のク

倫理的配慮

> 機器による評価手段は，その手技や目的，適応についての専門的な知識と訓練を必要とする．これらの専門の技術をもつ作業療法士のみが，機器による評価手段を使用してもよい[6]．

ライエントの40～60％は，機器による評価を通して，無症候性の誤嚥が見つかる[37,44,48]．嚥下前の誤嚥の原因には，舌のコントロール低下，喉頭蓋谷に溜まった食物，嚥下反射の遅延または消失がある．喉頭の閉鎖不全があると，嚥下の間に誤嚥が起こる．嚥下後の誤嚥は，梨状窩に溜まった食物が気管にあふれ出したことに起因する．クライエントの誤嚥の原因を知ることは，作業療法士が適切な治療を計画するうえで助けとなる[37,38]．機器による評価は，有益な情報を提供する．この情報は，治療や食事場面の中で，ベッドサイド評価やクライエントの遂行能力も含んだ全体評価の一部として，検討されなければならない[49,50]．

最も一般的に使用される2つの機器評価は，ビデオ透視検査（VSS）と嚥下内視鏡検査（FEES）であり，以下に述べる．

ビデオ透視検査による評価

ビデオ透視検査（VSS）は，調整したバリウムを使って，嚥下をビデオテープに記録する放射線手技である．この手技によって，クライエントの嚥下段階と，さまざまな粘度の食品に対する嚥下能力を評価することができる．VSSは，クライエントの顎と舌の運動を見ることができ，口腔相と咽頭相の通過時間を測定できる．さらに，嚥下や咽頭蓋谷および梨状窩での残留物，誤嚥なども見ることができる．VSSの使用によって，作業療法士は誤嚥の解剖学的，あるいは生理学的原因を明らかにすることができる．気道を保護できるかどうか決定するためにさまざまな代償手技が評価されるかもしれないし，作業療法士に摂食プログラムの開始を可能にするかもしれない．臨床評価とともに用いるVSSは，クライエントに安全な嚥下を援助する際に，適切な治療手技，そして最も安全な食事レベルの選択に用いることができる．

X線透視装置は，3つの構成要素からなる．X線透視管，画像を見るためのモニター，調整できるテーブルまたはプラットホーム．テレビビデオカセットで映像を記録する．放射線科で通常用いられる他の必要品に，鉛の裏地がついたエプロン，鉛の裏地がついた手袋，フォームラバー製の姿勢調整用三角枕などがある[37,38]．X線透視装置は，車いすに座っているクライエントを見るほどには低くならないので，特別な合板製の座位装置または傾斜がつけられる車いす用プラットホームが必要となるかもしれない．また，こうした坐位装置が市販されている．

VSSを行うためには，放射線技師，作業療法士，それとビデオ技術者の3人が必要となる．クライエントは，X線透視管からのX線が側方から当たるように位置する．焦点は，口唇，硬口蓋，咽頭後壁に合わせる．側方からの撮影は，嚥下のすべての4段階を評価できるのでよく使用される．側方からの画像は，誤嚥の所在を明らかにしてくれる．前後方向からの画像は，声帯の非対称性と，咽頭蓋谷および梨状窩での貯留を評価するために必要かもしれない．

VSSによる評価の間，作業療法士はペースト状または粉のバリウムを加えた食物または液体をクライエントに与える[14,37,38]．作業療法士は，少量のペースト状または粉のバリウムを必要な濃度になるように食物か液体に加え，混ぜるか撹拌する．ペースト状または粉のバリウムであらかじめ必要な濃度に混ぜておくと，実際に評価を行う時に時間が節約でき，検査の中断を防ぐことができる．

食物および液体は，臨床評価に用いられた順序で与える．ピューレ状食物から開始し，クライエントに各々の濃度ごとに茶さじ1/2ずつを与え，指示に従って嚥下させる．液体は別々に検査し，濃縮された物から開始する．誤嚥が生じそうな場合，その危険性を減少させるために，少量を与える．経験豊かな作業療法士は，すべての濃度のものを順番に続けて与えるよりも，クライエントが臨床評価の間に困難を示した食物あるいは液体のみを選択して使用するかもしれない．作業療法士は，クライエントが誤嚥することなく安全かつ効果的に嚥下できる濃度を確認するために評価を続ける．もし誤嚥が生じたなら，作業療法士は代償方法を試み，同じ食物形態で再評価を行うべきである．もしこの方法を用いても

第26章 摂食と嚥下 751

誤嚥が生じるようであれば，その評価は中止する．

VSSの手順は，口蓋・咽頭筋あるいは嚥下反射の機能的な低下を観察するためにも使用できる．クライエントは，固形物と液体の繰り返し，または連続的な嚥下が求められる．作業療法士は，ブイヨンやごくわずかな野菜の入ったスープのような液体と固形物とが混じり合った濃度をコントロールし，固形物と液体を切り替えるクライエントの能力を評価するべきである．クライエントが誤嚥なしに行えた固形物および液体の濃度が，摂食と嚥下治療のための開始濃度として選択される．

VSSは，臨床検査と合わせて使用すると有効な方法である．それは，クライエントの困難に関する付加的な情報を作業療法士に提供してくれる．無症候性の誤嚥を見分けることで，作業療法士は治療プログラムを決定しやすくなる．VSSは，クライエントをX線にさらすので，VSSが必要かどうかを決めるために，作業療法士は確かな臨床判断ができるように訓練を積まなければならない．VSSは，条件設定された場合のクライエントの能力の記録であって，クライエントの潜在的な能力の最終的な指標ではないことを心に留めておく必要がある．もしクライエントが困難なく進歩を続けたならば，2回目のVSSは必要ない．しかしながら，摂食プログラムに参加する準備の整ったクライエントの再評価や，クライエントが粘性の低い液体に進むことができるかを決めるために，2回目のVSSが必要かもしれない[16,37]．VSS実施の禁忌には，クライエントの急速な状態の変化，意識や認知状態の不良，口唇期のみの問題，クライエントが検査を受けることができない身体的状態にある場合が含まれる．

VSSの検査結果は，提示された食物，各々の段階で生じた問題，食物または液体をすべて飲み込むのに要した嚥下の回数を記載する．効果的に働いた促通手技も記録すべきである[14,37,38]．

嚥下内視鏡による評価

嚥下内視鏡検査（FEES）は，嚥下運動を評価するための代替方法である．この方法は，クライエントにVSSが使えない時，または急速な状態変化を示すクライエントのフォローアップ評価として使用される時に価値を発揮する．この評価は，検査が必要となるたびごとに，放射線の照射なく繰り返し行うことができる[33,36,45]．

FEESに必要な装置は，フレキシブル光ファイバー鼻腔咽頭鏡，携帯光源，ビデオカメラ，ビデオレコーダー，テレビモニターである．このシステムを回転カートに置いて，クライエントのところに持っていくことができる．作業療法士は，まず原則として，どちらかの鼻の穴に麻酔をかける．麻酔をした後に，鼻の穴から自由に曲がる光ファイバーの管を通し，口蓋の真上に先端を置く[33]．作業療法士は，最初，口腔および嚥下運動に必要な構造を調べる．次に，食物および液体を前述したように与える．そして，食塊形成，舌の運動，嚥下，さらに誤嚥についても注意する．FEESは，誤嚥の可能性を評価するうえで，嚥下前後の咽頭と喉頭を見ることを可能にしている[36]．

十分な評価結果によって，クライエントの食事能力を改善する治療プログラムが決まる．すべての嚥下障害評価を終えたうえで，作業療法士は，クライエントの主要な問題，目標と目的，そして治療計画を明確に記載する．その目的は，簡潔で測定可能であるべきである．治療計画には，必要な食物形態，クライエントにとって必要な訓練および促通手技，摂食時のポジショニング，必要な監視方法が含まれる．方針は，適切な看護スタッフおよび医療従事者に伝達しなければならない．

■治療

クライエントは，嚥下の各々の相において1つ以上の問題を生じる可能性があり，摂食の治療プログラムと嚥下の問題は多面的である．嚥下障害のあるクライエントの治療には，体幹と頭部のポジショニングとコントロール，摂食技能，口腔運動技能，嚥下運動再訓練が含まれる．食事を妨げる知覚および認知の障害にもアプローチする．効果的治療とするため，作業療法士は，口腔運動および嚥下運動の再訓練に毎日の治療時間の35％から45％をかける必要があるかもしれない[26]．重度の問題のあるクライエントは，最善の回復に達するまでに6カ月間の集中的な治療を必要とする．後天的な嚥下障害をもつクライエントに対する治療計画を立てる際，作業療法士はまず症状や障害の原因を確認しなければならない[7,9,16,19,37,39]．

目標

摂食と嚥下障害の改善における作業療法の包括的な目標は次に述べるとおりである*.
1. 食事中の適切なポジショニングの促通
2. 筋緊張の正常化および質の高い運動の促通を通して, 嚥下の各相における運動コントロールの改善
3. 十分な栄養摂取の維持
4. 誤嚥の防止
5. 最適なレベルでの最も安全な経口摂取の再建

チームによる管理

嚥下障害の治療は複雑な面をもっているので, チームアプローチの展開によってクライエントの最善の進展が促される. 嚥下障害治療チームは, クライエントの担当医, 作業療法士, 栄養士, 看護師, 理学療法士, 言語療法士, 放射線技師, クライエントの家族からなる. 各専門家はクライエントの改善に向けて専門性を発揮する. 嚥下障害治療チームのすべてのメンバーが, 嚥下障害のあるクライエントを治療するための十分な役立つ知識をもつ必要がある. 部門間の教育は, 各チームメンバーが同様の参照枠組みをもつためにも, 頻繁に必要となる.

作業療法士の役割は, クライエントを評価して, 適切な治療プログラムを実施することである. また, 必要な時に医師の指示を得ること, 他のすべてのチームメンバーやスタッフとの話し合い, 適切な嚥下を確実にするための家族教育の提供, 適切な食事選択も含まれ, チーム活動を調整する責任がある. 作業療法士は, 必要な時にはいつでも, クライエントのプログラム変更を行う[7,9,16,47].

担当医の役割は, クライエントの健康と安全に対する医学的管理を含む. 医師は, 食事レベルの選択, 経口/非経口栄養の方法, チームで決定した治療の進行程度などに関するすべての判断を監督する. 医師は, クライエントと家族の治療プログラムを強化すべきである[24,26,37,47].

栄養士は, クライエントのカロリー摂取量をチェックすることに責任がある. 栄養士は, クライエントが健康状態に応じて栄養バランスのとれた食事が摂れるようにする. また, 非経口摂取のクライエントに対する摂取栄養の種類 (types of feeding) について助言する. 経口摂取量を増すために, 栄養補助食品が勧められるかもしれない. 作業療法士とともに栄養士は, クライエントに適切な濃度の食物や液体が供給されるようにする役割がある. さらに, 嚥下障害の食事は, 慣例的な病院食と異なるため, 調理スタッフに対して訓練が必要かもしれない.

クライエントの理学療法士は, 体幹, 頸部, 顔面の筋の再教育と筋緊張の正常化を行う. クライエントは, バランス, 筋力, コントロールの治療を受ける. 理学療法士は, 呼吸が楽にできるような肺の状態, 胸郭拡張, 咳の増強に関わる[1].

言語療法士の役割は, 話す時や発声の時に用いられる口腔と咽頭筋の再教育が含まれる. これらの筋は嚥下運動に用いられるもので, 嚥下障害の治療経験のある作業療法士は, 摂食前と摂食の期間に, 口腔運動と嚥下運動の訓練に関わるかもしれない[26].

看護師は, 嚥下障害チームのもう1つの重要なメンバーである. 看護スタッフは, クライエントの健康および栄養状態をチェックすることに責任がある. 看護師は通常, 嚥下機能不全を示す分泌物や肺うっ血の増加, 体温の上昇といったクライエントの状態変化に最初に気づく. そして, 看護師は, 医師と作業療法士にこれらの変化を知らせる. クライエントの経口および水分の摂取量は, 看護記録に記載され, クライエントの栄養状態が十分または不十分となった時, 看護師は嚥下障害治療チームに報告する. 医師によって処方された補助的な経管栄養は, 看護スタッフによって管理されており, また口腔衛生, 気管切開のケア, 食事中の特定なクライエントの管理も行っている[1,14,24,37].

クライエントの家族は, プログラムの援助者としてチームメンバーに含まれる. 家族は, しばしば誤嚥の危険性を軽視する. そのため, 家族とクライエントの教育は, 評価の初日から行わなければならない. 家族とクライエントは, どの食物濃度が食べるのに安全で, どの食物を避けなければならないかを理解すべきである.

チームメンバーの役割は, 施設によって変化するかもしれない. 協調されたチームアプローチを確実にするために, 指定された役割を明確にしなければならない. 治療に責任をもって関わる作業療法士

---

*文献 3, 4, 7, 8, 16, 21, 37

第26章　摂食と嚥下　753

は，治療手段の訓練や知識を高めなければならない．

ポジショニング

　嚥下障害のあるクライエントに対して，適切なポジショニングは不可欠である．クライエントは，頭部，頚部，体幹，骨盤が正常なアライメントになるように対称的な姿勢をとらなければならない．望ましい姿勢は，次のとおりである[4,8,9,11,19]．

1. クライエントは，たとえばいすなど安定したものに座る．
2. 足は床に平らに置く．
3. 膝は90°屈曲させる．
4. 臀部の両坐骨結節には，等しく体重負荷がかかるようにする．
5. 体幹は背部を真っすぐにして若干前方に屈曲する（股間関節100°屈曲）．
6. 両上肢はテーブルの前方に置く．
7. 頭部は，顎を若干引いて，正中位になるようにする．

　ベッドに臥床しているクライエントでも，ベッドを半ば起こした姿勢で座ることは可能であり，上記と同様のポジショニングの原理が当てはまる．つまり，臀部の両坐骨結節には等しく体重を負荷し，体幹は背部を真っすぐにして若干前方へ屈曲して（股間関節100°屈曲），膝を軽度屈曲し，両上肢はベッドサイドテーブルの前方に置く．頭部と頚部は，誤嚥のリスクを軽減するため，適切な位置に調整されなければならない．

　ベッドに背臥位の姿勢でいなければならないクライエントに対しては，経口摂取は一般的に禁忌とされている．もし，クライエントがベッド上にて側臥位になれるのであれば，摂食技能評価の前に，頭部と頚部を適切なアライメントにしなければならない．側臥位姿勢の間，クライエントの膝や股関節は若干屈曲し，体幹は真っすぐでならなければならない．さらにクッション，ロールやサポートの使用が，適切な姿勢維持に必要かもしれない．

　マティアスは，いすに座ることができ，テーブルの上に両上肢を置き，両下肢を揃えて座るという，身体的な刺激への反応はよかった．しかし，彼は，テーブルの上に両上肢を置くことは無作法であると考えていたため，担当の作業療法士はいすのアームレストの使用を助言した．彼はいつも食物を摂食し

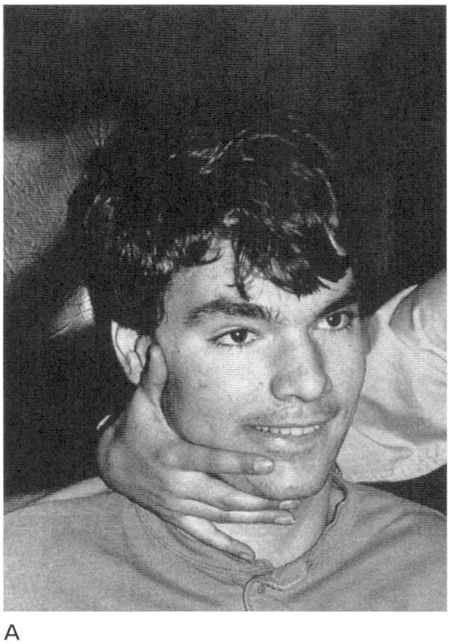

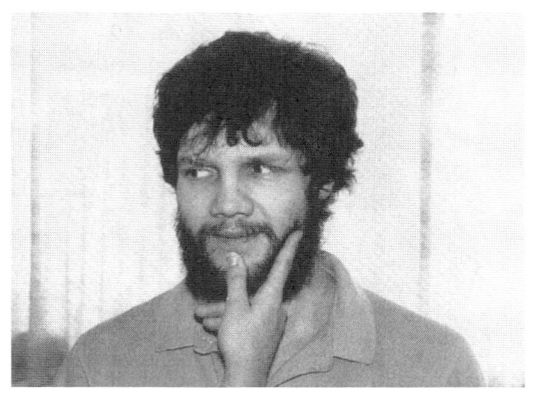

図26-6　頭部のコントロール．A：最大から中等度の介助が必要なクライエントのための側方保持肢位，B：最小の介助が必要なクライエントのための前方保持肢位（Meadowbook Neurological Care Center, San Jose, Calif, 1988）

ようとする時に若干頸部を伸展した．ざらつきのある食物を摂食する際には，わずかに顎を引く手法を用いることで，咳やむせが減少した．

図26-6は，2つの異なった援助姿勢が示してある．この手技により，作業療法士はクライエントの頭部のコントロール維持を支援することができる．適切なポジショニングは，より適切な筋活動を可能にする．結果として，顔面の筋組織，顎と舌の運動および嚥下過程の質の高い運動コントロールや機能を促通し，これらのすべてによって，誤嚥の可能性が最小となる．

クライエントが，適切な姿勢をとることが難しかったり，姿勢保持が困難であった場合，作業療法士は新しい努力が必要となる．適切なポジショニングを妨げている主要な問題を判断するために，クライエントをより慎重に分析することが必要である．不適切なポジショニングは，過緊張または低緊張からくるコントロールまたはバランスの低下，あるいは知覚障害による空間での身体知覚の低下の結果かもしれない（図26-7）[4, 11, 16, 19]．原因を明らかにした後に，作業療法士はそれに従って治療することができる．特別な治療に関する提案は，本章の後で述べる．体幹姿勢の保持を援助するために，作業療法士は側方体幹支持具の使用が必要となるかもしれない．テーブルを前にしてクライエントを座らせることで，前方から体幹を支持できる．

口腔衛生

看護および治療チームメンバーによる口腔ケアによって，歯茎の疾病，分泌物の蓄積，歯垢の発生，食後の食物残渣による誤嚥を防ぐことができる．しかるべきチームメンバーは，クライエントを真っすぐで対称的な姿勢にして，口腔衛生の作業を始める．不安や口腔の過敏を示すクライエントに対しては，最初は作業療法士による準備を必要とするかもしれない．準備段階には，クライエントまたは作業療法士の指で，クライエントの口または口唇の外側をしっかりこすること（ストローキング）が含まれる．敏感な歯茎をしっかりこすることは，歯ブラシに敏感なクライエントの準備となる．

清潔にするために，口は4つの四分円に分ける．各四分円を清潔にするために小さいヘッドで柔らかい毛でできた歯ブラシを使用する．まず上の歯から始め，前方から後方へ動かす．下の歯を磨く時は，後方から前方に磨き，次に歯ブラシを垂直に持って，歯の内側下方を歯茎から歯へと磨く．最後に，

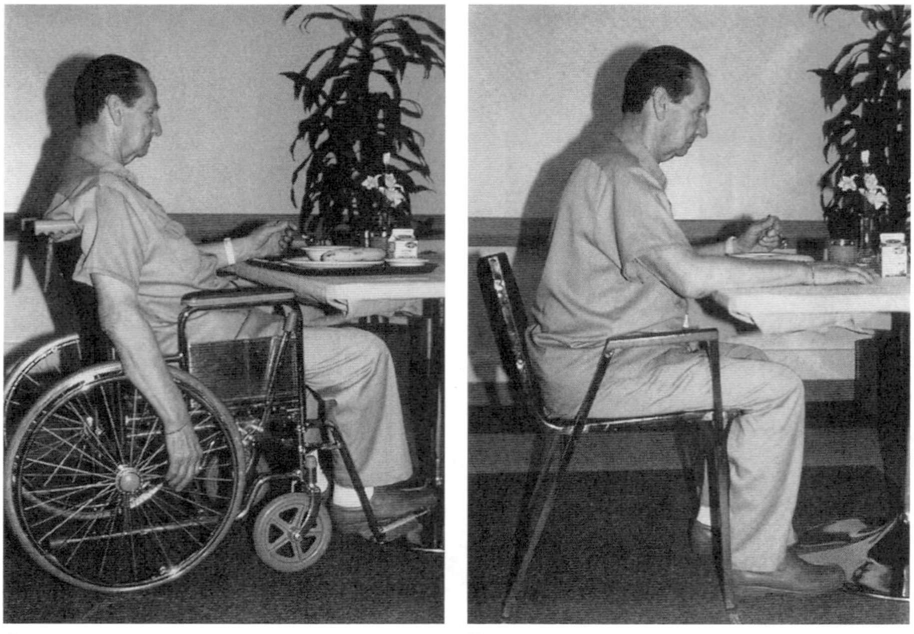

図26-7 嚥下障害のあるクライエントのポジショニング．A：誤ったポジショニング，B：正しいポジショニング（Meadowbook Neurological Care Center, San Jose, Calif, 1988）

歯の上側を磨く．クライエントが耐えられれば，電動歯ブラシはより効果的である．

各四分円の歯磨き後に，クライエントに分泌物を吐き出させる．磨き終えたら，クライエントが口をすすぐのを注意深く援助する．クライエントが粘性の低い液体に耐えられるなら，少量の水を与える．クライエントの顎をわずかに胸郭の方向に屈曲させることで，水を飲み込むのを防ぐことができる．作業療法士は，両頬に手を置き，顎をわずかに引いたまま維持して，頬を内側に押しつけることで，クライエントの水の吐き出しを助けることができる．クライエントが液体を扱えない時は，湿ったスポンジを使用する．作業療法士および看護スタッフは，ねり歯磨きの代わりに，すすぎの簡単な少量の重曹の使用を考えてもよい[16, 19]．

非経口的または経口的に摂食しているクライエントの口腔衛生は，触覚，舌触り，温度，味覚の効果的な感覚刺激として利用できる．それは，顎と舌の運動の開始を容易にし，自動的な嚥下を促通する[17]．長期にわたる口腔刺激の欠如は，口腔の過敏につながる．舌の運動が低下し食事回数が多いクライエントは，食物が歯や義歯，あるいは顎と歯茎の間に残りやすい．感覚低下のあるクライエントは，食物残渣に気づかない．クライエントが食事をするたびに，十分な口腔ケアを行うべきである．

非経口摂取

食物またはいろいろな濃度の液体の10％以上を誤嚥するクライエント，あるいは口腔と咽頭の合計輸送時間が10秒以上かかるクライエントは，ポジショニングや促通手技にかかわらず，経口摂取を行う対象者としてはふさわしくない[17, 37]．こうしたクライエントは，飲食行動能力が回復するまで，非経口栄養摂取方法が必要となる．十分なカロリーを摂るだけの耐久性のないクライエントも，非経口摂取あるいは栄養補給が必要かもしれない．

非経口摂取のための2つの最も一般的な方法は，経鼻胃チューブ（NGチューブ）と胃瘻チューブ（Gチューブ）の使用である[23, 24]．NGチューブは，鼻孔から通し，鼻咽腔を通過し，咽頭および食道を下って胃に至る[24]．NGチューブは一時的な処置であって，1カ月以上使用するべきではない[37]．NGチューブの使用にはいくつかの利点がある．

1. 必要な時に，手術なしに挿入および抜去できる．
2. 医師は，持続的注入（continuous feeding）にするのか，断続的注入（bolus feeding）（40分以上の注入）にするのかが選択できる．
3. 作業療法士は，チューブがあっても，前摂食および摂食訓練を開始することができる．
4. 必要な場合に十分な栄養や水分を与えることができ，そして経口摂取への移行に重要となる消化器系の活動性維持に役立つ．

NGチューブの使用にはまたいくつかの欠点がある[24, 27, 37, 50]．

1. 咳反射や嚥下反射を抑制する．
2. ポジショニングプログラムを阻害する（注入の間にクライエントは，上体を30°起こす必要がある）．
3. 誤嚥の危険性，咽頭の分泌物や鼻への逆流が増大する．
4. クライエントの自尊心を低下させる．

Gチューブの設置は，簡単な外科的処置である．クライエントに局所麻酔を行い，経皮的内視鏡下胃瘻造設術によって，腹壁の外部への開放部をつくるためにわずかな皮膚の切開を行う．開放部を通してチューブを胃に通す．Gチューブの使用には，いくつかの利点がある．

1. 医師は，持続的注入にするのか断続的注入にするのかの選択ができる．
2. 必要な場合に十分な栄養や水分を与えることができ，そして経口摂取への移行に重要となる消化器系の活動性維持に役立つ．
3. 作業療法士は，チューブがあっても，前摂食および摂食訓練を開始することができる．
4. 逆流と誤嚥の危険性がない．
5. 嚥下運動機構を刺激もしないし，抑制もしない．
6. ポジショニングプログラムを阻害しない．
7. 補助的栄養や液体の必要がなくなれば，抜去することができる．

Gチューブの使用にはまたいくつかの欠点がある[24, 27, 52]．

1. 瘻孔部（穴の開いた場所）が，刺激されやすくなるか，炎症を起こしやすくなる．

2. 家族は，チューブを永久的なものと受け取る．

Gチューブは，経管栄養と補助栄養を1カ月以上必要とするクライエントには，理想的な選択である[17, 37]．

一般に，完全な栄養を与える市販された液体栄養が経管栄養に使用される．多くの型と銘柄が利用できる．医師と栄養士は，どの栄養がクライエントに最適かを決める．摂食は，持続的注入か断続的注入のどちらかの方法によって行われる．断続的注入は，NGチューブまたはGチューブのどちらで行っても，20分から40分かかる．それは，重力によって行うか，栄養用ポンプで行う．断続的注入は，24時間を通して頻回に予定される．

クライエントに受け入れられやすいと思われる持続的注入は，栄養用ポンプによって連続的に少量ずつ与える方法である．栄養用ポンプは，液体栄養がチューブに落下する速度を調整するよう設定する．持続的注入の欠点は，クライエントがいつもポンプをつけているため，あまり動けないことである．

非経口摂取プログラムの間，作業療法士は，クライエントの口腔運動コントロールと嚥下運動の再訓練に努力を集中する．クライエントが断続的注入または持続的注入中であっても，前摂食再訓練は行うことができる．栄養摂取量の調整を必要とするほど食事が可能となると，むしろ断続的注入のほうが好ましい方法となる．断続的注入になれば，作業療法士は医師とともにクライエントを経管栄養から離脱させることができる．断続的注入は，摂食に入る前に控えるようにし，クライエントが改善するに従って，一日当たりの断続的注入の回数を少なくする．経管栄養に満足していると，クライエントは食欲をなくし，食べることに対する動機づけが低下する．

クライエントが改善するに従って，経口摂取量は増加し，経管栄養はクライエントのカロリー摂取量を補うものとして使用される．正確なカロリー計算は，経口摂取量のパーセントを記録することによって決まり，クライエントが経口によって栄養上の必要量を満たすにつれて，経管栄養を通して得るカロリーを医師が減少させる際の助けとなる．もしクライエントが固形物を摂食できるほど十分に改善すれば，NGまたはGチューブは必要な水分量の全部あるいは一部を補給するために使用する．クライエントが必要なカロリーと水分量を安全に飲食できるようになった時，どちらのチューブも抜去できる[1, 14, 37]．

経口摂取

経口摂取の適応となるクライエントは，いくつかの基準を満たさなければならない．作業療法士は，食物または液体によるクライエントの嚥下を評価するための判断基準を使用する．経口摂取プログラムに参加するためには，クライエントは（1）意識障害がないこと，（2）介助があれば十分な体幹と頭部の姿勢を維持することができること，（3）舌のコントロールが生じていること，（4）流涎が最小となるように，分泌物を処理できること，さらに（5）反射的な咳ができることが必要である．作業療法士は，クライエントにとって最適な食物または液体の濃度を決める必要がある．経口摂取プログラムを始める際の最も安全な濃度とは，クライエントが口腔期と咽頭期を合わせて10秒以内で完了し，最小の誤嚥（10%あるいはそれ以下）で飲み込めるものである[37]．経口摂取プログラムの最終的な目標は，いかなる誤嚥もなしにクライエントが嚥下を行うことである．

治療食の選択

嚥下障害の食事は，クライエントのニーズを反映して慎重に選ばなければならない．一般に，嚥下障害の食事として選ばれた食物は（1）濃度と舌触りが一定していること，（2）十分な濃度と量があること，（3）粘性があること，（4）好ましい味と温度があること，さらに（5）必要な時に容易に取り除いたり，吸引できることが必要である[16, 17, 24]．以下の食物は，嚥下障害の食事として禁忌である．野菜スープやサラダのような複合的な舌触りのある食物，繊維が多く，筋（すじ）の多い野菜や肉，果物，そして砕けやすいフレーク状の食物，皮や種のある食物[14]．

作業療法士は，栄養士と連携して，クライエントにとって適切な嚥下障害の食事を見つけなければならない．決まった嚥下障害の食事を用いることは，どのような舌触りで，どのような食物がそれぞれのレベルで受け入れられるかについて，一貫した基準を発展させることになる．この一貫性は，クライエ

ントの安全に非常に重要である．なぜなら，多くの異なった専門職が嚥下障害へのケアに参加しており，診断上あるいは栄養上においてクライエントの管理を促すために，食物や液体の舌触りについて説明する時に共通した言語が必要とされるからである[2]．National Dysphagia Diet Task Force (NDDTF) は，嚥下障害のクライエントのために，多くのレベルからなる科学的で標準的な治療食を開発した．適切な食事レベルを決めれば，家族やクライエントを含むすべてのメンバーに，各レベルでどのような食物が条件を満たしているか，クライエントの安全性を保証するためにどのような食物を避けなければならないかについて，教育しなければならない．液体の治療食レベルも確立すべきである．嚥下障害の治療食を依頼する時，作業療法士は望む液体と固形物の両方を指定すべきである．なぜならば，クライエントは液体と固形物で処理できる能力が異なるからである．

食事の進行

表26-5から表26-7は，嚥下障害の治療食を3段階に分けた時の食物の一覧表である．これらの段階は，NDDTFによって推奨される食物の舌触りの度合いを反映している[1,2,14,17,45]．レベル3を終了したクライエントは，一般食に進む．レベル1の食物は，ピューレ状である．この食物グループは，顎または舌のコントロールが弱いかまたは消失していて，嚥下が中等度に遅延し，さらに咽頭輸送が低下しているために，喉頭蓋谷と梨状窩に食物が溜まるクライエントに最適である．この食物は中等度から重度の嚥下障害があり，気道を保護する能力の低下が見られるクライエントのためのものである[2,16,37]．ピューレ状の食物は，口蓋弓をゆっくり通過し，咽頭に入るので，嚥下反射を誘発する時間が得られる．ピューレ状の食物は，プリンの濃度のような等質的なものにすべきである．ザラザラした舌触りの食物，生の果物あるいは野菜，木の実は，許容されない．咀嚼が必要な食物は許容されない[2]．ピューレ状の食物は，十分な食塊形成がされないので，口腔運動コントロールの拡大の機会はほとんどない[16]．レベル1の食物は，クライエントの経口摂取量を増大するという目的だけであるなら最良である．クライエントはできるだけ早く次の段階に進むべきである．マティアスは，カロリー摂取量を増やすためにピューレ状の食物を食べることに同意した．そして，作業療法士がアイスクリームを食べる許可を与えたと妻とふざけた．彼は，舌触りのある食物（レベル2）へと進んだが，舌触りのある食物ではかなりの努力を必要とするため，栄養補助食品としてピューレ状食物の使用を続けた．

レベル2の食物は，粘性のある食塊として凝集する軟らかい食物である．したがって，食片が気道にこぼれる可能性は減少する．レベル2の食物は，咀嚼時の回転運動が始まり，咽頭の方に食物を送るのを助ける十分な舌のコントロールがあり，さらに遅延した嚥下が最小になり始めたクライエントに最良である[16,17]．機械的に軟らかくされた食物は，嚥下反射の開始に影響を及ぼす運動と感覚の消失のあるクライエントの誤嚥の危険性を減少させる[8,25,48]．濃度のある機械的に軟らかくされた食物は，口腔全体に固有受容性刺激を増加させる．また，これらの食物は，崩れてコントロールできずに気道に落下するというより，粘性のある食塊のまま留まる．この食事レベルのクライエントは，舌のコントロールが改善しているので，舌の後方部が硬口蓋の方へ挙上すると，嚥下反射がより早く誘発されるかもしれない．咀嚼ができ始めたクライエントでは，食物をフォークですりつぶすことは，食物を食塊として保つ能力を高める[16]．

レベル3では，嚥下障害が改善している．すなわち，粗く刻んだ食物を咀嚼して食塊を調整し，比較的良好な，または軽度遅延した嚥下をする．この食物グループには，広くいろいろな濃度のものがある．調整された嚥下を促進するために，肉は細かく切らなければならない．最小の誤嚥が生じたとしても，小さい食片はより大きな食片に比べて気道を塞ぐことが少なく，健康状態への危険性も少ない．これらの食物は，一般食の食物より安全であるが，クライエントの方でも努力を必要とする．レベル3の食物は，顎や舌のコントロールにあまり問題がなく，嚥下反射が損なわれていないものの軽度遅延しているクライエントに適している．レベル3に達したクライエントは，疲れている時だけ嚥下の遅延について注意が必要である．治療の3週間後，マティアスは，レベル3の食事に進み，食べることができる食物の種類が増え，食事の選択に伴い全般的な満

表 26-5　嚥下障害　レベル1：ピューレ状

食物グループ	推薦する食物	避ける食物
シリアルとパン	ピューレ状に混ぜ合わせたパン，ゼリー状に混ぜ合わせたパン，パンケーキまたはフレンチトースト なめらかな均質的に調理されたシリアル，クリーム状の小麦や米，麦芽食品．シリアルはプリンのような濃度であるべきである	他のすべてのパン，ロールパン，クラッカー，マフィンなど すべての乾燥シリアル，塊のあるいくつかのシリアル オートミール
卵	カスタード，ピューレ状の卵	その他すべて
果物	ピューレ状の果物やよくつぶしたバナナ，アップルソース	その他すべて—どのような果物であれ（生，冷凍，缶詰）
ポテトとでんぷん	肉汁の入ったマッシュポテト，肉汁やバター，マーガリン，クリームソースの入ったピューレ状のポテト よくゆでたピューレ状にした麺類やパスタ，米．なめらかで均質的な濃度のピューレ状にすべきである	その他すべて
スープ	ミキサーでピューレ状にした，または漉したスープ．濃くする必要がある場合，漉して濃くしたクリームスープ（ピューレ状の時と同様の濃度）	小さな，または大きな塊のあるスープ
野菜	ピューレ状の野菜；小さな，または大きな塊，果物・種を含まない	ピューレ状になっていないすべての野菜
肉と肉の代用食品	ピューレ状の肉 ピューレ状の鶏肉 水分を加えて軟らかくした豆腐 ピューレ状のハムなどのスプレッド	そのままの，あるいは挽いた肉，魚，鶏肉 カッテージチーズ，チーズ ピーナッツバター，食物の中でピューレ状になっていないもの
デザート	なめらかなプディング，カスタード・ヨーグルト，ピューレ状のデザート，スフレ	氷，ゼラチン，アイスバー，パンやライスプディング，フルーツヨーグルト その他すべてのデザート **これらの食物は薄い液体と考えられ，もし薄い液体が制限されているなら避けるべきである．** 冷凍麦芽，ミルクシェイク，フローズンヨーグルト，シャーベット，ゼラチン
脂肪	バター，マーガリン，漉した肉汁，サワークリーム，マヨネーズ，クリームチーズ，ホイップ	粒のある添加物が入ったすべての脂肪

(American Dietetic Association : National dysphagia diet : standardization for optimal care, Chicago, 2002, American Dietetic Association ; American Occupational Therapy Association : AOTA resource guide : feeding and dysphagia, Rockville, Md, 1997 ; Avery-Smith W : An occupational therapist coordinated dysphagia program, Occp Ther Pract 3 : 10, 1998 ; Community Hospital of Los Gatos, Rehabilitation Services : Dysphagia protocol, Los Gatos, Calif, 2003 ; Curran J : Nutritional considerations. In Groher M, editor : Dysphagia : diagnosis and management, ed 3, Newton, Mass, 1997, Butterworth-Heinemann Publishers ; Rader T, Rende B : Swallowing disorders : what families should know, Tucson, Ariz, 1993, Communication Skill Builders Publishers)

足度が向上した．彼は，運動の協調性や疲労の問題があったため，カロリー摂取をサポートするためにレベル1や2から使用している食物を継続した．彼の娘は，ウエディングケーキに加えて，焼いた舌びらめとクリームブリュレなどのわずかな咀嚼を必要とする結婚式の食事を選んだ．

クライエントが次の食事レベルに進む準備ができている時は，作業療法士は段階の高いグループから

表26-6 嚥下障害 レベル2：機械的に軟らかくしたもの

食物グループ	推奨する食物	避ける食物
シリアルとパン	少しざらざらした調理精製されたシリアル（たとえば，オートミール） 少し湿った少々ざらざらしたドライシリアル（たとえば，コーンフレーク，ライスクリスピー） シロップのかかった軟らかいパンケーキ パンの耳がないフレンチトースト グラハムクラッカー	種やナッツを含む非常に粗く調理されたシリアル 無精製の乾燥または粗いシリアル その他すべて
卵	ポーチドエッグ，スクランブルエッグまたは軟らかい卵（卵の黄身は水っぽくなくしっとりしており，バターと混ざっているべき） 小さな塊のあるスフレ	硬く調理されたもの，またはフライドエッグ
果物	軟らかな缶詰，種や皮が含まれないよう調理された果物 軟らかく熟したバナナ 焼きりんご（皮なし）	種，ざらざらした皮，繊維のある果物，くぼみのある果物，干しぶどう，ぶどう，それら以外のすべての生の果物
ポテトとでんぷん	しっとりとよく調理され，ゆでたり，焼いたり，つぶしたりしたポテト ソースでよく調理された麺	皮つきポテトやポテトチップス，フライドポテト，米
スープ	軟らかな肉や野菜（約1cm以下の極小サイズ）の入った噛みやすく嚥下しやすいスープ クリームスープ	大きな肉や野菜の粒が入ったスープ 米やコーン，エンドウマメの入ったスープ
野菜	軟らかくよく調理された野菜；フォークで簡単につぶすことができるべき	すべての生の野菜 コーンやエンドウマメを調理したもの ブロッコリー，キャベツ，芽キャベツ，アスパラガス，他の繊維質の野菜，軟らかくなく調理された野菜
肉と肉の代用食品	挽いたり，調理されてしっとりした肉，鶏肉，魚 肉汁をつけてもよい 米なしの焼き鍋料理 軟らかくしっとりしたラザニア，しっとりとしたマカロニやチーズ しっとりとしたミートボール，ミートローフ，フィッシュローフ 大きな粒やセロリ，たまねぎの入っていないツナや卵のサラダ カッテージチーズ，なめらかなキッシュ 豆腐 すべての肉やたんぱく質代用品は，口腔内で非凝集性を維持するため，ソースをつけたり，しっとりとした状態で出されるべきである	乾燥した硬い肉（ベーコン，ソーセージ，ホットドッグのような） ピーナッツバター 乾いた焼き鍋料理 ピザ サンドイッチ その他すべてのチーズ
デザート	プリンやカスタード 皮が底だけにある軟らかいフルーツパイ 種やナッツが入っていないチップスやコブラー（パイ） 缶詰の果物（パイナップルを除く） 軟らかなしっとりしたケーキ ややゼリー状のクッキーまたはミルクやコーヒー，他の飲み物に浸した軟らかくしっとりとしたクッキー	乾燥した目の粗いケーキやクッキー ナッツや種，ココナッツ，パイナップル，ドライフルーツが入ったもの ライスプディング，パンプディング
脂肪	バター，マーガリン，漉した肉汁，サワークリーム，マヨネーズ，クリームチーズ，ホイップクリーム	粒のある添加物が入っているすべての脂肪

(American Dietetic Association : National dysphagia diet : standardization for optimal care, Chicago, 2002, American Dietetic Association ; American Occupational Therapy Association : AOTA resource guide : feeding and dysphagia, Rockville, Md, 1997 ; Avery-Smith W : An occupational therapist coordinated dysphagia program, Occp Ther Pract 3 : 10, 1998 ; Community Hospital of Los Gatos, Rehabilitation Services : Dysphagia protocol, Los Gatos, Calif, 2003 ; Curran J : Nutritional considerations. In Groher M, editor : Dysphagia : diagnosis and management, ed 3, Newton, Mass, 1997, Butterworth-Heinemann Publishers ; Rader T, Rende B : Swallowing disorders : what families should know, Tucson, Ariz, 1993, Communication Skill Builders Publishers)

表 26-7　嚥下障害　レベル3：嚥下障害がさらに改善した場合

食物グループ	推奨食物	避ける食物
シリアルとパン	すべての十分しっとりとしたシリアル いくつかの十分しっとりとしたパン，マフィン，パンケーキ，ワッフルなど しっとりさせるためバター，マーガリン，シロップなどを加える	粉々にした小麦のような硬く乾燥したシリアル 乾いたトースト，クラッカー フランスパンやハードロールのような堅い皮で覆われたパン ポップコーン
卵	どの方法ででも調理された卵	
果物	すべての缶詰と調理された果物 種のない軟らかく皮をむいた生の果物 柔らかなイチゴ	りんごや梨のような噛むのが困難な生の果物 パパイヤやパイナップルのような繊維が多く果肉がとても軟らかい果物 調理されていないドライフルーツ 種や硬い皮のある果物
ポテトとでんぷん	米やフライドポテトを含むすべて	ポテトの皮 硬いポテトチップス
スープ	避けるべき食物欄に記載しているものを除くすべてのスープ	硬い肉の入ったスープ コーンまたはクラムチャウダー 大きな粒の入ったスープ（約2.5 cm以上）
野菜	すべての調理された軟らかい野菜 刻んだレタス	刻んだレタスを除くすべての生の野菜 調理したコーン 軟らかくなく繊維の多い調理された野菜
肉と肉の代用品	薄くスライスしたり挽いたりした肉や鶏肉 十分しっとりとした魚 小さな肉の粒や挽き肉，または軟らかい肉が入った焼き鍋料理	硬く乾燥した肉や鶏肉
デザート	避けるべき食物欄に記載しているものを除くすべてのデザート	乾燥した硬いケーキやクッキー ナッツや種，ココナッツ，パイナップル，ドライフルーツが入っているいくつかのもの
脂肪	避けるべき食物欄に記載しているものを除くすべての脂肪	粒のある添加物が入ったすべての脂肪

(American Dietetic Association : National dysphagia diet : standardization for optimal care, Chicago, 2002, American Dietetic Association ; American Occupational Therapy Association : AOTA resource guide : feeding and dysphagia, Rockville, Md, 1997 ; Avery-Smith W : An occupational therapist coordinated dysphagia program, Occp Ther Pract 3 : 10, 1998 ; Community Hospital of Los Gatos, Rehabilitation Services : Dysphagia protocol, Los Gatos, Calif, 2003 ; Curran J : Nutritional considerations. In Groher M, editor : Dysphagia : diagnosis and management, ed 3, Newton, Mass, 1997, Butterworth-Heinemann Publishers ; Rader T, Rende B : Swallowing disorders : what families should know, Tucson, Ariz, 1993, Communication Skill Builders Publishers)

1つまたは2つの食物を取り入れ，食事を調整する．それは，新しいレベルの評価にもつながる．この技術は，疲労しやすいクライエントにも適している．つまり，クライエントは最初難しい食物を作業療法士と一緒に努力し，そして容易な食物で食事を続けることができる．作業療法士は，疲労を示すクライエントに対しては，慣例的な3食よりも一日を通して少量で数回に分ける食事の調整を考えてもよい．

クライエントの口腔運動コンロトールが機能的レベルに達し，咀嚼やどんな濃度の食物も食塊を形成し，口蓋弓の方に送られるようになった時，一般食に進む．このレベルのクライエントは，時折の咳だけで，どんな濃度の食物や液体でも嚥下できるはずである．嚥下障害の病歴のあるクライエントの摂食で継続して注意することは，生野菜，筋（すじ）が多い食物，木の実や種を含んだ食物を避けることである[1, 14, 17]．

種々の液体を処理する能力には違いがあるかもしれないので，液体のレベルの進行については，固形

物のレベルと別に考えなければならない．液体の進行は，4グループに分けられる：すなわち，「薄い」「果汁のような」「蜂蜜のような」「スプーンですくえるほどの高密度な」の4つである[2]．

これらのレベルの液体の例を表26-8に挙げる．

粘性の高い液体は，バナナ，ピューレ状の果物，ヨーグルト，溶かしたゼラチン，ベビーシリアル，コンスターチのようなものを加えることによって作る．あるいは適切な粘性とするために業務用の増粘剤のようなものを加えることによって作る．栄養士は，作業療法士に特別な調理方法を提案することができる．一般に，これらの材料は液体に加え，滑らかさを増すためにミキサーで混ぜ合わせる．粘性の高い飲み物やスープは，混ぜ合わせたままで，分離または溶解してはいけない．粘性の高い液体は，口蓋弓を非常にゆっくり動き，嚥下反射が誘発されるための時間を与えてくれる．自然な中等度の粘性をもつフルーツネクター，バターミルク，トマトジュース，ヨーグルトドリンクといった果汁のような液体は，嚥下の遅延が3〜5秒であり，中等度のクライエントに使用する[16, 29, 37]．薄いあるいは粘性の低い液体は，最も高い液体のレベルであり，正常な嚥下能力を必要とする．

経口摂取の原則

作業療法士は，経口摂取プログラムにいくつかの原則を取り入れるべきである．最初に嚥下準備段階（前口腔相）で重要なことは，食物を見ること，食物を認知すること，食物に手を伸ばすことである．クライエントは，能動的に食事過程に参加しなければならない．食物は，クライエントの見える範囲に提示しなければならない．もし，クライエントが重度の視野欠損あるいは半側無視を有していたら，作業療法士は，クライエントが皿あるいはトレーを視覚的に走査できるかを評価しなければならない．

身体的に可能ならば，たとえ援助が必要であっても，クライエントは自分自身で摂食を行うべきである．クライエントが正常な手と口の運動パターンができない場合，作業療法士は，正しいパターンでクライエントの手を誘導し，運動が可能になるようにしなければならない．上肢の異常な運動は，体幹，頭部，顔面，舌，咽頭の異常な運動に影響し，クライエントの安全に嚥下する能力を低下させる．

表26-8 液体

液体のレベル	例
粘性の低い液体	水，氷片，コーヒー，紅茶，ミルク，ホットチョコレート，フルーツジュース，薄いスープまたはコンソメ，ゼラチンデザート，アイスクリーム，シャーベット
ネクター状	ネクター，粘性を特に高くしたミルクシェーク，粘性を特に高くした卵酒，濃くしたクリームスープ，ヨーグルトとミルクの混ぜ合わせ，V-8ジュース
ハチミツ状	バナナで濃くしたネクター，ピューレ状の果物で濃くしたネクター，ジュースを加えたアップルソース，ベビーシリアルの入った卵酒，マッシュポテトの入ったクリームスープ，業務用増粘剤
スプーンですくえる濃度	業務用増粘剤

(American Dietetic Association : National dysphagia diet : standardization for optimal care, Chicago, 2002, American Dietetic Association ; American Occupational Therapy Association : AOTA resource guide : feeding and dysphagia, Rockville, Md, 1997 ; Avery-Smith W : An occupational therapist coordinated dysphagia program, Occp Ther Pract 3 : 10, 1998 ; Community Hospital of Los Gatos, Rehabilitation Services : Dysphagia protocol, Los Gatos, Calif, 2003 ; Curran J : Nutritional considerations. In Groher M, editor : Dysphagia : diagnosis and management, ed 3, Newton, Mass, 1997, Butterworth-Heinemann Publishers ; Rader T, Rende B : Swallowing disorders : what families should know, Tucson, Ariz, 1993, Communication Skill Builders Publishers)

クライエントが自己摂食できない場合，作業療法士はひと噛みごとに，クライエントの好きな食物または液体を選択させることによって，クライエントを能動的に参加させることができる．クライエントが食物を見ることができるよう，道具（スプーン）を前方から口にゆっくり運んで入れる．クライエントが準備する時間がなくなるので，道具を横から持っていってはならない．クライエントには，できるだけその状況をコントロールする機会を与えるべきである．

成人にとって，食事は友人や家族とともに行う社会活動である．正常な食事環境は，正常な食事を促進する．クライエントが他の人と一緒にダイニングルームで食事をしている時，注意がそれることがあった場合には，注意を向け直し，環境の調整を行う．たとえば，ダイニングルームにおいて離れたテーブルで食事をするというような調整を行うことによりクライエントの集中力を促進できる．作業療法士は，クライエントが他人にどのように見られるかを意識する必要があり，クライエントが正常な方法で食事ができるように援助するべきである．文化的嗜好は，食物や食事場面の設定を選択する際に考慮し，クライエントの通常の食習慣や日課は，食事プログラムの展開の中で考慮しなければならない．こうした特有の注意点については，初期評価の間に情報収集しておく必要がある．

作業療法士は，クライエントの姿勢，上肢の運動，筋緊張，口腔のコントロール，嚥下を絶えず評価しなければならない．作業療法士は，クライエントが正確に課題を行えるように援助し，クライエントが異常なパターンを示す時は食事を行わせないようにする．もしクライエントに口腔運動技能の低下がある場合，作業療法士は2，3回噛むごとに食物が溜まっていないかどうかを確認する．クライエントの摂取率もチェックする．作業療法士は，いつ食物が口の中で一杯になるのか，そして，前に噛んだものがなくなる前に，クライエントがいつ食物を口に入れるかを見分けなければならない．もしクライエントが異常な喉頭の緊張または遅延した嚥下を見せた場合，作業療法士は舌骨部に指を当て嚥下を感じる[16,37]．また嚥下の終了後にクライエントの声質も評価する．

作業療法士が各々の構成要素をチェックしなければならない頻度は，クライエントの技能レベルと遂行能力によって決まる．クライエントが困難を示せば示すほど，評価は頻回になる．作業療法士は，一口（食べ物）または一口（飲み物）後，あるいは数口（食べ物）または数口（飲み物）後，またはそれぞれの食物後に，評価が必要であることに気づくかもしれない．確かな観察技能によって，作業療法士は適切な臨床判断が行える．摂食を試みる際の評価に関する特別な手技は，本章の嚥下運動の評価の項で触れている．摂食過程終了後，クライエントは，食物の逆流や咽喉に残った小さな食物片による誤嚥のリスクを減少させるため，15〜30分直立した姿勢のままでいるべきである[1,8,14]．

作業療法士は，食事の際の誤嚥の徴候についてクライエントを観察し，そして，その後も誤嚥性肺炎の可能性をチェックし続けなければならない．誤嚥は控えめに見積もっても，飲み込んだ食物の10%であるが，クライエントが食事をしている間の測定は難しい．誤嚥性肺炎に至るまでのクライエントが許容できる誤嚥の量は，年齢，健康状態，肺の状態によって変化する．急性および慢性の誤嚥の徴候については，概要を前述した．

クライエントが経口摂取を行っている時は，栄養状態の慎重なチェックが必要である．クライエントの必要なカロリーは，栄養士と医師により決定され，クライエントの身長，体重，活動レベルおよび健康状態による[17,37]．水分摂取は，医師にカロリー量や，液体での摂取と出力による水分補給量を処方してもらいチェックする[14]．嚥下障害のクライエントを管理またはともに関わる各専門家は，クライエントが飲食する各食物のカロリー量をパーセントで記録する．栄養士は，パーセントを毎日の総カロリーに変える．クライエントは，栄養不足および脱水症状という身体徴候もチェックされる．これらの徴候には，筋力低下，過敏性，覚醒状態の低下，食習慣の変化，空腹感，口渇，満腹感の減少，尿の量と色の変化がある[17,27,47]．もしクライエントが必要なカロリー（決定した合計の50%）を摂ることができなければ，不足分を補うために補助的な摂取が必要となる[14]．補助的な摂取の回数は，医師および栄養士によって決定される．

嚥下障害の管理のための治療手技

表26-9から表26-12に，嚥下障害の管理のための治療手技を挙げる．これらの手技は，すべてのクライエントに使用されるわけではない．各クライエントは，異なる臨床像を示し，単一の障害または重複障害を示すかもしれない．慎重な評価後に，作業療法士はクライエントの障害の主な原因を判断し，それに従って治療しなければならない．作業プロフィールは，作業療法サービスの焦点を決定し，クライエントの優先順位に基づいて嚥下障害介入の重要性を確定する．

嚥下障害のクライエントへの治療は，理論的で，一貫したアプローチが必要となる[4,16]．たとえば，作業療法士は良好な運動コントロールを要求する前に，異常な筋緊張を正常化する．クライエントが，食物を粘性のある食塊に形成し，効果的な嚥下ができるようになる前に，運動コントロールが改善されなければならない．個別の前摂食手技は，クライエントの食事の準備となる．作業療法士は，各クライエントの正常な食事の習慣や手順の回復促進に向けて努力する．

作業療法士は，継続的な治療に対するクライエントの反応を評価し，そして摂食と嚥下障害プログラ

表 26-9 嚥下障害治療：摂食準備期

構成	症状	問題	前摂食手技	摂食手技
体幹	体幹が一方に傾く	体幹の筋緊張低下 失調 体幹の筋緊張亢進 空間での身体知覚の低下	体幹筋の促通 正中線での運動 クライエントは手を組み前屈し，片方の足や中央，もう片方の足に触れる．筋緊張を抑制または正常化するために，手を組み肩関節を屈曲させ，体幹を回旋する	正しい肢位を保持できるように，クライエントを介助する；頭部のコントロールを介助する 正しい摂食肢位を保持できるように，クライエントを介助する；傾きを知覚するために手がかりを与える；体幹の側方支持に配慮する
	殿部がいすから前方に滑る	股関節伸筋群の筋緊張亢進 空間での身体知覚の低下	上述の事項を参照 座面のしっかりしたいすを与える	体幹がわずかに前方に傾くよう股関節を屈曲するようにし，両上肢はテーブル上に置くようなポジションにする
頭部	頭部を正中位に保持できない	筋緊張低下 筋力低下	屈曲，伸展，側屈などの運動により，頸部および頭部の筋を促通する	頭部のコントロールを介助する
	頭を動かすことができない	筋緊張亢進 可動域減少	頭部，肩，体幹の筋緊張の抑制 正常な運動の促通 筋膜リリース手技 軟部組織モビライゼーション	同上
上肢	食事用具（スプーン・フォーク）から食物を落とす	筋緊張低下 失行 協調性低下	体重負荷や目標とする筋の筋腹に対するタッピングを通して低下した筋緊張を促通する	正しい運動パターンを使用してクライエントを誘導する 必要ならば，改良した食事用具を与える
	自己摂食ができない	筋緊張亢進 異常な運動パターン 運動コントロールの減弱または減少	肩甲骨のモビライゼーションおよび上肢への体重負荷により近位の筋緊張を抑制する ストレッチングエクササイズ 正常な運動の促通	同上
顔	流涎，食物を口からこぼすこと	口唇コントロールの低下 筋緊張低下や感覚低下による口唇閉鎖不全	クライエントの口唇の間に湿った舌圧子を置く；クライエントは作業療法士に引き出されないように，舌圧子を保持する	頭部のコントロールのために側方支持具を使用して，作業療法士は顎閉鎖を伴った誘導と介助によって口唇を閉鎖する

表 26-9 （続き）

構成	症状	問題	前摂食手技	摂食手技
顔		失行	電動歯ブラシの背で頬に対して下方，口唇に対しては反対の口唇に向けて振動を与える 口唇の運動：口腔外の運動の評価で述べた運動；クライエントは一日に 2, 3 回繰り返し行う ストローで息を吹き込みコップに入った液体を泡立てる	クライエントのコントロールが改善するまで，液体を飲む時はストローを使用させる 正常な側に食物を置く 冷たい食物か液体を使用する
		感覚低下	口唇や顎先のよだれや濡れていることが感じられるようにクライエントの口唇に風を吹きつけ，知覚を増強する	クライエントに 2, 3 回噛む，または飲むごとに口と顎を軽く叩く（口を拭くというより）ことを教える
舌	頬または口腔前庭の中に食物が溜まる 食塊形成低下	左右運動または舌尖挙上に対する舌のコントロール低下筋緊張低下 感覚低下	舌の運動：口腔内の運動評価で述べた運動を使用	砕けやすい食物を避ける 食物の貯留が生じた部分の頬の外側を，クライエントの耳のほうに向けて示指で後上方に軽くこする．貯留があるかどうか，クライエントに頬をチェックするよう指示する
	舌の後退	筋緊張亢進 顎の後退	舌の可動性訓練，湿ったガーゼで舌の先端を包む：舌を穏やかに前方，左右，上下に引く；ゆっくり動かす 示指と中指を使って，湿ったガーゼで包んだ舌を前歯を越えるまで前方に引き，舌側面から前後方向に振動を与え，筋緊張を抑制し突出を促通する	砕けやすい食物を避ける 食事の間に必要ならば，筋緊張を抑制する 複数回の嚥下 顎の閉鎖を促通するため，頭部の屈曲に抵抗する 顎の開口を促通するため，頭部の伸展に抵抗する

(American Occupational Therapy Association : Am J Occup Ther, 1996 ; Avery-Smith W : Management of neurologic disorders : the first session. In Groher M, editor : Dyspahgia diagnosis and management, ed 3, Newton, Mass, 1997, Butterworth-Heinemann Publishers ; Bobath B : Adult hemiplegia : evaluation and treatment, ed 2, London, 1978, William Heinemann Medical Books ; Community Hospital of Los Gatos, Rehabilitation Services : Dysphagia protocol, Los Gatos, Calif, 2003 ; Coombes K : Swallowing dysfunction in hemiplegia and head injury. Course presented by International Clinical Educators, Aug 24-27, 1986, and Aug 24-28, 1987, Los Gatos, Calif ; Davies P : Steps to follow, New York, 1985, Springer-Verlag ; Farber S : Neurorehabilitation : a multisensory approach, Philadelphia, 1982, WB Saunders ; Logemann J : Manual for the videofluorographic study of swallowing, ed 2, Austin, Tex, 1993, ProEd Publishers)

表26-10　嚥下障害治療：口腔期

構成	症状	問題	前摂食手技	摂食手技
舌	口腔輸送の遅延 舌の後退	前後運動の低下；筋緊張低下，感覚低下 筋緊張亢進	"ng-ga"音を練習 舌をガーゼで包んで，前歯より前方に引っ張る；指または舌圧子を使用し，舌根部に側面から前後方向に，振動を与える 舌の可動性を改善する	顎先を胸郭のほうへ引く 砕けやすい食物は避ける 温かいというよりも，冷たいか熱い食物を使用する 正しいポジショニング 顎先の下から舌根部に示指を当てる．上前方に軽くこする
	口腔輸送時間の遅延 咽頭の方に食物を運ぶことができない	舌の中央で溝を形成できない 失行	舌をガーゼで包んで，前歯より前方に引っ張る；舌圧子の縁で舌の中央をしっかりと軽くこする	同上
	舌の反復運動；食物は口の前に押し出される	舌突出	舌の後退を促通して舌を正常な安静時の位置に戻す；口の内側で舌の下に見られる舌小帯のどちらかの側に指で振動を与える 顎のコントロールを増大する；分離した舌の運動	正しいポジショニング 口の後方で舌正中溝から離れて食物を置く 食物を置いた後，舌根部へ圧をかける
	クライエントの自覚なしに食物が裂溝に落ちたり，舌の上に残ったりする	感覚低下	舌を冷やす；氷の破片が咽頭に落ちるのを防ぐためにガーゼを使用して冷やす 受容器を刺激するために，歯ブラシで舌にブラシをかける	高濃度の食物を使用する 食事の間に冷たい食物と熱い食物を交互に与える
	口腔輸送時間の遅延；硬口蓋上の食物残渣；嚥下の前の咳	舌挙上低下；筋緊張低下	クライエントにk, g, n, d, tの音を練習させる 舌圧子または柔らかい歯ブラシで歯舌部に対応する口蓋に軽く触れ，触れた場所に舌を押しつけるようクライエントに指示する；筋力増強のために舌圧子またはブラシで抵抗をかける 顎先の下から舌根部に振動を与える；舌根部で押し下げることにより，速いストレッチを与える	正しいポジショニング 顎先の下から舌根部に指を当て，指を上前方に動かし挙上を促通する 砕けやすい食物を避ける 複数回の嚥下
	口腔輸送時間の遅延；クライエントは舌を挙上し食物を硬口蓋に押しつけることができないので，食物が奥舌部に残る 嚥下の前の咳 舌の後退	感覚張低下 筋緊張亢進 可動性の低下 軟部組織の短縮	筋緊張の抑制；舌先をガーゼで包み，指または舌圧子で前方に舌を引っ張る 舌根部に左右に振動を与える 2本の指で顎先の下から，舌根部をつかみ，前後に動かして筋緊張を抑制する 筋緊張の抑制 可動域訓練 舌なめずりを促通するため口唇に種々の味を置く	体幹が前傾するよう股関節を屈曲し，両上肢を前方に出すような正しいポジショニングをとり，筋緊張を抑制する必要ならば筋緊張を抑制する；過剰努力により筋緊張が増加するのでクライエントに休憩を与える 顎先の下から舌根部に指

表 26-10 （続き）

構成	症状	問題	前摂食手技	摂食手技
舌				を当て，指を上前方に動かし挙上を促通する

(Communitiy Hospital of Los Gatos, Rehabilitation Services : Dysphagia protocol, Los Gatos, Calif, 2003 ; Coombes K : Swallowing dysfunction in hemiplegia and head injury. Course presented by International Clinical Educators, Aug 24-27, 1986, and Aug 24-28, 1987, Los Gatos, Calif, Davies P : Steps to follow, New York, 1985, Springer-Verlag ; Farber S : Neurorehabilitation : a multisensory approach, Philadelphia, 1982, WB Saunders ; Logemann J : Evaluation and treatment of swallowing disorders, ed 2, Austin, Tex, 1998, ProEd Publishers ; Martin BW : Treatment of dysphagia in adults. In Cherney L, editor : Clinical management of dysphagia in adults and children, Gaithersbug, Md, 1994, Aspen Publishers, Silverman EH, Elfant IL : Am J Occup Ther, 1979)

ムについての必要な変更を行わなければならない．そのため，作業療法士は優れた臨床的な観察技能を磨かなければならない[7, 16, 37]．難しい状態のクライエントに対して，臨床家は嚥下障害の治療に経験豊かな作業療法士と相談すべきである．嚥下障害に関わる専門家としての知識を発展させるためにも，作業療法士がこの領域において，継続的に教育を受けることが推奨される．

[要約]

食事は，最も基本的なADLの1つである．いくつかの遂行要素が，クライエントの効果的な摂食や嚥下に必要とされる．嚥下障害とは飲み込むことが困難なこと，または飲み込めないことをいう．作業療法士は，正常な摂食を阻害する多くの問題に対して，治療を行うことについて教育されている．嚥下の正常な解剖・生理の理解と，摂食および嚥下障害に対する専門的な教育が，効果的な嚥下障害治療には必要とされる．

嚥下障害のあるクライエントの評価には，頭部および体幹のコントロール，感覚，理解力，認知，内部および外部の口腔内構造，口腔反射，そして嚥下の検査を含んでいる．また評価には，ビデオ透視検査または嚥下内視鏡も含まれる．

リハビリテーションチームのメンバーは，嚥下障害のあるクライエントに関わっている．姿勢，適切な摂食手順の選択，食物の種類の選択，食事の進行，そして正常な嚥下のパターンを促すための手技は，治療計画の1つである．摂食の社会的，文化的，心理学側面もまた治療プログラムの中で考慮すべき重要なものである．

[復習のための質問]

1. 嚥下障害の構成要素を挙げよ．
2. 嚥下運動の4相をあげ，各々の特徴を述べよ．
3. 嚥下反射が誘発される時に生じる生理学的機能を挙げ，これらの機能がなぜ必要なのか説明せよ．
4. 嚥下障害の評価中，クライエントの精神状態の評価が必要なのはなぜか？
5. 嚥下障害の評価中，体幹および頭部を評価する時には，何を見たらよいのか述べよ．
6. クライエントの顔面運動のコントロールを評価することで，どのような情報が得られるのか？
7. 舌のコントロールが低下していると，どのように誤嚥につながるのか？
8. 気道を保護することに必要な構成要素を挙げよ．
9. 嚥下運動の評価のための最も安全な食物順序とは何か？
10. 作業療法士が，嚥下の強さと滑らかさを調べるために用いる指の配置を述べよ．
11. なぜ作業療法士は，嚥下の後に声質を評価するのか？
12. 固形物を扱うのが困難なクライエントでは，液体でも困難があるのか？
13. クライエントが咳をする時，作業療法士はどのようなことを行うか？
14. 嚥下運動障害の指標を挙げよ．
15. 誤嚥の急性徴候を挙げよ．
16. ビデオ透視検査が必要なのはいつか？
17. 嚥下障害のクライエントの治療における要素

表 26-11 嚥下障害治療：咽頭期

構成	症状	問題	前摂食手技	摂食手技
軟口蓋	絞り出すような声；鼻への逆流 クライエントに「あー」を言わせた時，鼻漏出があり，鼻息鏡に曇りが見られたりする 筋緊張低下 鼻に抜ける話し方（開鼻声）	筋緊張の亢進 筋緊張の低下 固縮	正常な頭部／頚部のポジショニングを促通する 作業療法士はクライエントの顎先の下に顎の形を合わせて手を置き，クライエントにその手を押すように顎を引かせる．作業療法士は，それとは反対方向に抵抗を加える．その後，クライエントに「あー」と言わせる．軟口蓋挙上のスピードと高さが増すアイスマッサージを続ける	正常な頭部／頚部のポジショニングを促通する 頭部／頚部を正中位にし，食物が咽頭に入る割合を減少するために，クライエントにわずかに顎先を引かせる
	遅延した嚥下	嚥下反射の誘発の困難	アイスマッサージ；氷水または氷の破片に10秒間漬けた喉頭鏡#00を使用して前口蓋弓部に触れる．最大10回まで繰り返す．これを一日数回行う	食物を交互に提示する；非常に冷たい食物から始め，そして温かいものにする．冷たい食物は，口蓋弓の感受性を高める．食塊が気道に入るのを防ぐために，顎先をわずかに前方に引く
舌骨	舌骨の遅延した挙上 舌の挙上低下	遅延した嚥下 不完全な嚥下	舌および舌骨の挙上が嚥下反射を誘発するので舌の隆起を促通する	示指を顎先の下から舌根部に置き，舌の挙上を促通するために，前方に押し上げる
	舌の後退	舌の異常筋緊張；可動性の減少	筋緊張の抑制	
咽頭	嚥下の後の咳	咽頭運動の低下 咽頭前庭への流入	なし	可能ならばレベル2の液体とレベル3の固形物を交互に提示する．液体は固形物を咽頭に送り込む
	ビデオ透視検査で観察される咽頭筋の低下 食品の咽頭への付着 湿性嗄声	咽頭筋の低下	頭頚部筋の等張性もしくは抵抗運動	クライエントに咽頭頭蓋谷をきれいにするために2回の空嚥下をさせる 強い側へ頭を傾ける 声門上嚥下（訳者注：息をこらえて嚥下する方法）
	ビデオ透視検査による，前後画像で診断．食物残留物が一側に見られる．弱いまたは嗄声	一側の咽頭運動	なし	筋緊張が低下しているクライエントのための代償方法：障害側の梨状窩に食物が溜まるのを防ぐために，嚥下の間，クライエントに障害側へ頭を回旋させる．クライエントのポジショニングおよび体幹と上肢の筋緊張に与える影響を評価する
喉頭	咳，嚥下後の窒息	喉頭挙上の低下 筋緊張低下 筋力低下	喉頭の両側面を素早く氷で冷やす；クライエントに嚥下をさせる．喉頭を上方に誘導することにより	残っている食物を動かすために，嚥下の後すぐに喉をきれいにすることをクライエントに教える

表26-11 （続き）

構成	症状	問題	前摂食手技	摂食手技
喉頭			運動を介助する 顎先の下から胸骨部にかけて，下方に喉頭の左右の筋肉組織に振動を与える	声門上嚥下，メンデルスゾーン手技（訳者注：輪状咽頭筋弛緩法とも呼ばれ咽頭を挙上した位置で保つと輪状咽頭筋が弛緩した状態になる［手で喉仏を触ってゴクンとして，喉仏が一番上に上がった時止めておいてください］と指導する），努力性嚥下を使用する
	嚥下音の可聴	筋緊張亢進 固縮 嚥下の協調性	可動性—母指と他指を喉頭の両側に当て，運動がなめらかで容易になり，筋緊張が抑制されるまで，前方および後方へ穏やかに動かす 氷の破片を用い，タオルで包み，喉頭の周りに5分間当てる	指と母指を喉頭の両側に当て，嚥下の前に上方挙上を介助する 複数回の嚥下
気管	嚥下前，嚥下中，嚥下後の絶え間ない咳	誤嚥—嚥下の前；舌のコントロール低下；嚥下の間；遅延した嚥下反射；嚥下の後：咽頭運動の低下	随意的な咳を引き起こす方法をクライエントに教える．クライエントに深呼吸させ，息を吐き出させながら咳をさせる．作業療法士は手掌を使い胸骨を下方（胃の方）へ押す	咳を続けるようクライエントを励ます；反射性の咳を促通する；クライエントが息を吐き出している時に胸骨を下方に押す；問題が増えるようであれば吸引する クライエントの胸骨部を押し，咳を出させる
	クライントが喉をつかんだり，手を当てる 顔が紅潮する 声や咳が出ない	気道閉塞	なし	ハインリッヒ手技（訳者注：クライエントの後ろにまわり上体を抱え込み，一方の手で拳をつくり，臍の上方の正中線上から剣上突起の下みぞおちに置き，もう一方の手で拳をつくった手をつかむ，腕に力を込め，クライエントの横隔膜を持ち上げるつもりで一気に上方に引き上げる）を行う 医療スタッフの援助を求める

（Communitiy Hospital of Los Gatos, Rehabilitation Services : Dysphagia protocol, Los Gatos, Calif, 2003 ; Coombes K : Swallowing dysfunction in hemiplegia and head injury. Course presented by International Clinical Educators, Aug 24-27, 1986, and Aug 24-28, 1987, Los Gatos, Calif, Davies P : Steps to follow, New York, 1985, Springer-Verlag ; Farber S : Neurorehabilitation : a multisensory approach, Philadelphia, 1982, WB Saunders ; Logemann J : Evaluation and treatment of swallowing disorders, ed 2, Austin, Tex, 1998, ProEd Publishers ; Martin BW : Treatment of dysphagia in adults. In Cherney L, editor : Clinical management of dysphagia in adults and children, Gaithersbug, Md, 1994, Aspen Publishers, Silverman EH, Elfant IL : Am J Occup Ther, 1979）

表26-12　嚥下障害治療：食道期

構成	症状	問題	前摂食手技	摂食手技
食道	嚥下後に食物または液体の逆流，咳あるいは食物によるむせが頻繁に起こる；食道のサイドポケットに食物が溜まる	食道憩室	医学的診察の必要性あり；通常のバリウムX線検査を通して問題部位が発見できる　手術的治療が必要	症状を医師に報告する（作業療法士は治療できない）
	嚥下後の食物の逆流，咳，あるいは食物によるむせ：咽頭または食道での食物の通過不能	咽頭または食道の部分的あるいは全体的な閉塞　食道の障害残存	同上	同上

(Coombes K : Swallowing dysfunction in hemiplegia and head injury. Course presented by International Clinical Educators, Aug 24-27, 1986, and Aug 24-28, 1987, Los Gatos, Calif, Davies P : Steps to follow, New York, 1985, Springer-Verlag ; Logemann J : Evaluation and treatment of swallowing disorders, Austin, Tex, 1998, ProEd Publishers ; Smith C, Logemann J, Colangelo L, et al : Dysphagia, 1999 ; Martin B : Treatment of dysphagia in adults. In Cherney L, editor : Clinical management of dysphagia in adults and children, Gaithersburg Md, 1994, Aspen Workman J, Pillsbury H, Hulka G : Surgical interventions in dysphagia. In Groher M : Dysphagia : diagnosis and management ed 3, Newton, Mass, 1977, Butterworth-Heinemenn)

ケーススタディ：ニック

ニックは65歳で，2週間前に右の脳血管障害により左片麻痺を呈している．彼は，栄養を胃瘻チューブにより得ている．彼は，地元のマーケティング会社の部長を最近辞め，妻と一緒に暮らしている．彼らには，この地域に住む2人の子どもがいる．脳血管障害になる前，すべてのADLおよびIADLは自立していた．彼は，この地域の活発な住民であった．

作業療法評価の結果，ニックは，更衣，排泄，入浴，摂食と嚥下，移動について中等度から最大レベルの介助を必要としていた．摂食の臨床評価によって，回転の咀嚼運動の低下や分離した舌コントロールの低下を伴った軽度から中等度の顎と顔面の緊張増加，そして嚥下遅延を伴った喉頭の緊張増加があることが明らかになった．

ビデオ透視検査では，喉頭蓋谷や梨状窩に少量の貯留を伴い，軽度の嚥下遅延が確認できた．誤嚥は，ピューレ状食物では10％に満たなかった．クライエントに，週3回の作業療法を6週にわたって実施した．評価結果と治療プランのまとめを図26-8に示した．

クライエントは治療によく反応し，胃瘻チューブは5週間後に除去された．クライエントは，退院時にはすべての治療目標に達していた．食事中の適切な食物や姿勢，そして嚥下技術に関して，家族指導が行われた．クライエントが家庭で自立できるように，家屋改造やADLについて2週から3週の間，訪問作業療法士によって指導が行われた．クライエントは，フォローアップのために外来通院した．

を挙げよ．
18. クライエントが治療を受ける時の肢位を述べ，この肢位の理論的根拠を示せ．
19. クライエントに非経口治療プログラムを実施する時の指標は何か．
20. クライエントが，経口摂取プログラムに参加するために満たさなければならない5つの重要な基準を挙げよ．
21. 嚥下障害のあるクライエントに対する食事と

して，好ましい食物の特性を挙げよ．
22. 手と口の協調性の低下が，クライエントの嚥下に与える影響を述べよ．
23. クライエントを摂食過程に関わらせるのは，なぜ重要なのか？
24. 栄養不足の徴候は何か？
25. 仮面様顔貌を示すクライエントに使用される2つの考えられる治療手技を述べよ．
26. 顎の回旋運動の低下，筋緊張亢進に対して，

嚥下障害評価と治療計画

クライエント：65歳，男性
診断名：右脳血管障害
発症日：2週間前
現病歴：5年前より高血圧で血中脂質の上昇以外には特に認めない．発症前のADLとIADLは自立していた．

現在の栄養状態：胃瘻チューブ，絶食（NPO）

	正常範囲	介助の必要性	不可	コメント
精神状態：				
覚醒／見当識		要介助		名前に対する見当識はある 日付は重度介助
指示に従う		要介助		指導があれば適切
身体状態 （対称性，コントロール，筋緊張）：				
頭部のコントロール		要介助		頭部を回旋するとわずかに筋緊張亢進
体幹のコントロール		要介助		失調症状，TLR存在
耐久性		要介助		30分で疲労
呼吸				
吸引の必要性	適応外			
気管切開	適応外			
口腔外の状態：				
顔の表情		要介助		筋緊張の中等度亢進による表情の平板化
顎の運動			✓	顎の回転，前後運動低下 クライエントは上下の運動を使用
口唇の運動		要介助		突出および引き不良 上下の口唇の合わせ低下（弱い）
感覚		要介助		注意力低下による遅延
異常反射		要介助		吸啜反射存在，他の反射なし
口腔内の状態 （対称性，コントロール，筋緊張）：	✓			良，歯茎にわずかな炎症
歯				
舌				
外観		要介助		薄い白い膜で覆われている 舌の中心右に変位
筋緊張		要介助		後退時亢進
運動：突出		要介助		右に変位
左右運動		要介助		軽度低下
"ng"→"ga"（舌背挙上）			✓	前方から後方への運動が低下
軟口蓋／咽頭反射	✓			口蓋垂対称的に挙上
咳（反射的な／随意的な）	✓			
嚥下	✓			正常
自然な				
随意的な		要介助		筋緊張による遅延
咽頭の運動		要介助		筋緊張を低下させる必要
舌				
挙上		要介助		シリアル嚥下の後，疲労の要素あり
食物の管理		要介助		全体としてクライエントは口の中の食物に対する認知力が低下していて，指摘を必要とする．クライエントは吸啜反射を利用
ピューレ状				
機械的に軟らかくしたもの		要介助		貯留に要介助
きざみ／砕いたもの		要介助		顎の回転に要介助
一般食			適応外	
液体：粘性の高い		要介助		ストロー使用，5秒の遅延，咳なし
中等度の粘性		要介助		ストロー使用，5秒の遅延，咳あり
粘性の低い			適応外	

図26-8 ケーススタディ：嚥下障害評価と治療計画

嚥下障害評価と治療計画

主な問題点
①指摘がない場合，口の中の食物に対する注意と意識といった認知力の低下．
②顎および顔面筋の筋緊張亢進，結果として咀嚼時の回転運動の低下．
③左右運動および挙上といった舌の分離した運動の低下．
④咽頭の筋の筋緊張亢進，結果として遅延した嚥下．
⑤坐位バランスの不良．

方針／治療計画（ポジショニング，食事レベル，環境，治療）
①ポジショニング—わずかに状態を前方に屈曲し，固い座面の上に真っすぐ座る．
②食事前および食事中の顎，舌，咽頭に対する筋緊張減少手技．
③食事レベル—1日2回，作業療法士のみがピューレ状および機械的に軟らかくした食物，濃縮した液体を与える．
④静かな状況での治療的摂食．
⑤クライエントの病室に食物や液体を置かない．
⑥誤嚥の徴候をチェックする．
⑦確認のためビデオ透視検査を使用する．

長期目標
①自己摂取のための体幹および頭部コントロールの自立．
②口の中の食物に対する注意と意識を機能範囲まで改善．
③顔の表情の分離した運動コントロールを正常範囲まで改善．
④顎，舌，咽頭の分離した運動コントロールを機能範囲まで改善．
⑤家族の管理を伴いながら，すべての食物について固形物の経口摂取をピューレ状から一般食まで改善．
⑥液体の経口摂取を粘性の高い物から粘性の低い物にまで改善．
⑦胃瘻から離脱し，カロリーと水分補給を確保する．
⑧家族に対して，嚥下や摂食についてフォローする．

図26-8（続き）

作業療法士が使用する3つの治療手技を挙げよ．
27. 舌の異常な筋緊張亢進を抑制するための2つの方法を述べよ．
28. 治療手技として，温熱の利用について述べよ．どのような問題に，それは使用されるか？
29. 「空嚥下」手技の使用は，どのような時が最適か？
30. 作業療法士は，どのように咳を促通することができるか？

引用文献

1. Alta Bates Hospital Rehabilitation Services: *Bedside dysphagia evaluation protocol*, Berkeley, Calif, 1999, the Hospital.
2. American Dietetic Association: *National dysphagia diet: standardization for optimal care*, Chicago, IL, 2002, American Dietetic Association.
3. American Occupational Therapy Association: *AOTA resource guide: feeding and dysphagia*, Rockville, Md, 1997, The Association.
4. American Occupational Therapy Association: Eating dysfunction: position paper, *Am J Occup Ther* 50(10):846, 1996.
5. American Occupational Therapy Association: Occupational therapy practice framework: domain and process, *Am J Occup Ther* 56(6):609, 2002.
6. American Occupational Therapy Association: Specialized knowledge and skills in eating and feeding for occupational therapy practice, *Am J Occup Ther* 57:660, 2003.
7. Avery-Smith W: An occupational therapist coordinated dysphagia program, *Occup Ther Pract* 3(10):20, 1998.
8. Avery-Smith W: Management of neurologic disorders: the first feeding session. In Groher M, editor: *Dysphagia: diagnosis and management*, ed 3, Newton, Mass, 1997, Butterworth-Heinemann.
9. Avery-Smith W, Dellarosa D: Approaches to treating dysphagia in patients with brain injury, *Am J Occup Ther* 48(3):235, 1994.
10. Bass N: The neurology of swallowing. In Groher M, editor: *Dysphagia: diagnosis and management*, ed 3, Newton, Mass, 1997, Butterworth-Heinemann.
11. Bobath B: *Adult hemiplegia: evaluation and treatment*, ed 2, London, 1978, William Heinemann Medical Books.
12. Buchholz D, Bosma J, Donner M: Adaption, compensation, and decompensation of the pharyngeal swallow, *Gastrointest Radiol* 10(3):235, 1985.
13. Cherney L, Pannell J, Cantieri C: Clinical evaluation of dysphagia. In Cherney L, editor: *Clinical management of dysphagia in adults and children*, Gaithersburg, Md, 1994, Aspen Publishers.
14. Community Hospital of Los Gatos, Rehabilitation Services: *Dysphagia protocol*, Los Gatos, Calif, 2003.
15. Conklin JL: Control of esophageal motor function, *Dysphagia* 8(4):311, 1993.
16. Coombes K: *Swallowing dysfunction in hemiplegia and head injury*. Course presented by International Clinical Educators, Aug 24-27, 1986, and Aug 24-28, 1987, Los Gatos, Calif.
17. Curran J: Nutritional considerations. In Groher M, editor: *Dysphagia: diagnosis and management*, ed 3, Newton, Mass, 1997, Butterworth-Heinemann.
18. Curtis D, Cruess D, Wilgress E: Normal solid bolus swallowing: erect position, *Dysphagia* 1:63, 1986.
19. Davies P: *Steps to follow*, New York, 1985, Springer-Verlag.
20. Davis L, Stanton ST: Characteristics of dysphagia in elderly patients requiring mechanical ventilation, *Dysphagia* 19:7, 2004.
21. Farber S: *Neurorehabilitation: a multisensory approach*, Philadelphia, 1982, WB Saunders.
22. FDA Public Health Advisory: Reports of blue discoloration and death in patients receiving enteral feedings tinted with the dye, FD&C Blue No. 1, September 29, 2003.
23. Fleming S: Treatment of mechanical swallowing disorders. In Groher M, editor: *Dysphagia: diagnosis and management*, ed 3, Newton, Mass, 1997, Butterworth-Heinemann Publishers.
24. Griggs B: Nursing management of swallowing disorders. In Groher M, editor: *Dysphagia: diagnosis and management*, ed 3, Newton, Mass, 1997, Butterworth-Heinemann Publishers.
25. Groher M: Bolus management and aspiration pneumonia with pseudobulbar dysphagia, *Dysphagia* 1:215, 1987.
26. Groher M: Establishing a swallowing program. In Groher M, editor: *Dysphagia: diagnosis and management*, ed 3, Newton, Mass, 1997, Butterworth-Heinemann Publishers.
27. Groher M: Ethical dilemmas in providing nutrition, *Dysphagia* 5(2):102, 1990.
28. Hendrix TR: Coordination of peristalsis in pharynx and esophagus, *Dysphagia* 8(2):74, 1993.
29. Hiiemae K, Palmer JB: Food transport and bolus formation during complete feeding sequences on foods of different initial consistency, *Dysphagia* 14(1):31, 1999.
30. Hislop H, Montgomery J, Connelly B: *Daniels & Worthington's muscle testing: techniques of manual examination*, ed 6, Philadelphia, 1995, WB Saunders.
31. Kahrilas PJ: Pharyngeal structure and function, *Dysphagia* 8(4): 303, 1993.
32. Kendall K, Leonard R, McKenzie S: Airway protection: evaluation with videofluoroscopy, *Dysphagia* 19:65, 2004.
33. Langmore S, McCulloch T: Examination of the pharynx and larynx and endoscopic examination of pharyngeal swallowing. In Perlman A, Schulze-Delrieu K, editors: *Deglutition and its disorders: anatomy, physiology, clinical diagnosis, and management*, San Diego, Calif, 1997, Singular Publishing.
34. Langmore S, Skarupski K, Park P, et al: Predictors of aspiration pneumonia in nursing home residents, *Dysphagia* 17:298, 2002.
35. Leder S, Epinosa J: Aspiration risk after acute stroke: comparison of clinical examination and fiberoptic endoscopic evaluation of swallowing, *Dysphagia* 17:214, 2002.
36. Leder S, Sasaki C, Burrell M: Fiberoptic endoscopic evaluation of dysphagia to identify silent aspiration, *Dysphagia* 13(1):19, 1998.
37. Logemann J: *Evaluation and treatment of swallowing disorders*, Austin, Tex, 1998, Pro-Ed Publishers.
38. Logemann J: *Manual for the videofluorographic study of swallowing*, ed 2, Austin, Tex, 1993, Pro-Ed Publishers.
39. Martin BJW: Treatment of dysphagia in adults. In Cherney L, editor: *Clinical management of dysphagia in adults and children*, Gaithersburg, Md, 1994, Aspen Publishers.
40. Miller A, Bieger D, Conklin JL: Functional controls of deglutition. In Perlman A, Schulze-Delrieu K, editors: *Deglutition and its disorders: anatomy, physiology, clinical diagnosis, and management*, San Diego, Calif, 1997, Singular Publishing.
41. Miller R: Clinical examination for dysphagia. In Groher M: *Dysphagia diagnosis and management*, ed 3, Newton, Mass, 1997, Butterworth-Heinemann Publishers.
42. O'Sullivan N: *Dysphagia care: team approach with acute and long-term patients*, ed 2, Bolingbrook, IL, 1995, Sammons Preston.
43. Palmer J, Hiiemae K: Eating and breathing: interactions between respiration and feeding on solid food, *Dysphagia* 18:169, 2003.
44. Perry L, Love C: Screening for dysphagia and aspiration in acute stroke: a systematic review, *Dysphagia* 16:7, 2001.
45. Rader T, Rende B: *Swallowing disorders: what families should know*, Tucson, Ariz, 1993, Communication Skill Builders Publishers.
46. Schulze-Delrieu K, Miller R: Clinical assessment of dysphagia. In Perlman A, Schulze-Delrieu K, editors: *Deglutition and its disorders: anatomy, physiology, clinical diagnosis and management*, San Diego, Calif, 1997, Singular Publishing.
47. Silverman EH, Elfant IL: Dysphagia: an evaluation and treatment program for the adult, *Am J Occup Ther* 33(6):382, 1979.
48. Smith C, Logemann J, Colangelo L, et al: Incidence and patient characteristics associated with silent aspiration in the acute care setting, *Dysphagia* 14(1):1, 1999.

49. Stanford Hospital and Clinics Department of Rehabilitation Services: *Dysphagia/swallowing evaluation procedure*, Stanford, Calif, 2003.
50. Stanford Hospital and Clinics Department of Rehabilitation Services: *Swallowing disorders in adults: assessment and management*, Course presented by Stanford Hospital and Clinics, February 7-8, 2004, Stanford, Calif.
51. Stone M, Shawker T: An ultrasound examination of tongue movement during swallowing, *Dysphagia* 1(2):78, 1986.
52. Workman J, Pillsbury H, Hulka G: Surgical interventions in dysphagia. In Groher M: *Dysphagia: diagnosis and management*, ed 3, Newton, Mass, 1977, Butterworth-Heinemann Publishers.

第27章
疼痛の評価と管理
Pain Evaluation and Management

Joyce M. Engel

（三木恵美　訳）

キーワード

疼痛
急性疼痛
慢性疼痛
生物心理社会モデル
疼痛評価
疼痛の治療

学習目標

本章を学習することで，学生および臨床家は以下のことが可能になるだろう．
1. 急性疼痛と慢性疼痛の違いについて述べることができる．
2. 痛みの生物心理社会モデルについて説明できる．
3. 2つの一般的な疼痛症候群について述べることができる．
4. 疼痛評価の2つのアプローチを要約できる．
5. 疼痛の治療の3つのアプローチを述べることができる．

この章の概要

疼痛の定義
疼痛の生物心理社会モデル
疼痛症候群
　頭痛
　腰痛
　関節炎
　複合性局所疼痛症候群
　筋筋膜性疼痛症候群
　線維筋痛症
癌性疼痛
中枢性疼痛症候群
評価
治療
　薬物療法
　活動耐性
　身体力学と姿勢訓練
　エネルギー節約，ペーシング，関節保護
スプリント
福祉用具
リラクセーション
バイオフィードバック
気晴らし
物理療法
経皮的電気神経刺激
要約

　Albert Schweitzer博士[41]は，「痛みは死そのものよりもさらに恐ろしい人間の統治者である」と記した．少なくとも7500万人のアメリカ人が慢性疼痛を抱えて生活し，その大半の人はそれが著しい支障となっている．高齢者の55％以上が，日常の中で痛みを経験していると報告している．慢性疼痛は，医療受診するすべての人のうちの少なくとも80％の原因となる．疼痛はまた，5000万日以上の勤務日数損失の原因となり，これは30億ドル以上の賃金の損失であり，加えて1000億ドル以上の生産の損失となる[36]．Schweitzerが認めるように，人間の苦痛を推定できないということは，疑う余地がない．現在，疼痛を管理しクライエントの苦痛を軽減するという責務は健康管理の基礎であると，行政組織者は認識している[18]．疼痛は，医学的な状態（たとえば，関節炎）あるいはリハビリテーション的な手法（たとえば，ストレッチ）に伴っているかもしれないし，あるいは主訴（たとえば，腰痛）であるかもしれない．作業療法士は，痛みがクライエントの進歩を妨害しているかもしれないと考えるが，どのように評価し，治療を行うかについて確信がもてないと感じるかもしれない．本章では，疼痛を定義し，疼痛の生物心理社会モデルについて議論し，一般的な疼痛症候群や評価手法の概要について

ケーススタディ：カトリナ

カトリナは34歳の独身女性であり，5カ月前に電気技師として雇われていた時に，重い物を取ろうとしていて受傷した．彼女は腰部の痛みが持続していた．カトリナはまず初めに救急救命室で処置を受け，麻酔薬，筋弛緩薬，温熱治療，ベッド上安静が処方された．持続的な痛みを訴えた後，彼女は骨盤牽引と TENS（経皮的通電神経刺激療法）を受けた．カトリナは受傷以後，仕事に復帰しておらず，現在は坐位での生活スタイルであると話した．彼女は痛みがとても耐え難く（0が「痛みなし」で10が「起こり得る最悪の痛み」を示す10段階評価の9あるいは10で，ほとんどずっと継続していると話した．彼女は持続的な坐位や，立位，歩行は痛みを悪化させる要因であると考えた．カトリナは，イブプロフェンの使用とベッド上での安静が少し痛みを軽減することがあると語った．彼女の簡易疼痛強度記録尺度の自己報告によると，中等度からひどい痛みは，IADLやレクリエーション，社会的活動や仕事活動を阻害することが明らかになった．カトリナは痛みが起こった時には安静にしており，また痛みへの対処方法としての支援を求めていると述べた．

評価を通して，カトリナの右肩の自動関節可動域と筋力が低下していること，左下肢の筋力も低下しており，左の腰部傍脊椎筋群全体と左臀部に筋痙攣が出現していることが分かった．彼女の身体力学や姿勢は不良であり，軽い息切れもみられた．カトリナは痛みに対する言葉を数多く訴え，痛みが決して消えることはないのではないかという恐怖を表した．

身体的な再訓練と認知行動療法は治療の中でも重要視された．カトリナは作業遂行を向上させ，倦怠感を最小限にし，そして健康感を向上させるための方法として，全身の可動性，筋力強化，そして心臓血管系の耐久性向上訓練に参加した．機能的な課題も治療に組み込まれた．カトリナは，どのようにして日々の日課（たとえば，休息とリラクセーションと活動のバランス）をチェックすればよいか，誤った考え（たとえば，何も痛みを止めることはできないと考えるなど，悲劇的なこと）を修正すればよいかを教わった．カトリナの日課には，漸進的筋リラクセーション練習も含まれた．

カトリナは4週間の治療プログラムで非常によい進歩を遂げた．彼女の可動性，筋，耐久性は正常になった．日中にベッドで休息することはなくなった．カトリナは，適切な姿勢と身体力学を学び，それらを日課の活動の中でも使えているかを観察された．彼女の痛みについての言語的な訴えは相変わらず続いていたが，彼女はもはや痛みが自分を支配しているとは感じていないとはっきりと述べた．カトリナは今や，ワークハードニングプログラムに進む準備をしている．

理解を深めるための質問
1. カトリナの損傷と疼痛の結果として，どのような作業的な制限が考えられるか？
2. カトリナの作業遂行のニーズを満たすためには，どのように作業を基盤とした治療を提供するか？
3. カトリナが普段の生活の中で感じていた程度の痛みによって，社会参加にはどのような問題が予想されるか？

述べ，治療方法を提案する．

■疼痛の定義

疼痛とは，実際のあるいは潜在的な組織損傷に関連した不快な感覚および情動的な経験として定義され，あるいはそのような損傷の観点から記述されるものである[33]．この定義は，痛みが主観的な経験であり多次元的なものであることを伝えている．気分，注意，過去の痛みの経験，文化などのような個々の要因がその人の疼痛経験に影響を与えることが知られている（ボックス27-1参照）[1,30]．

急性疼痛と慢性疼痛を区別すること，それが適切

ボックス 27-1　用語解説

侵害受容：熱性あるいは力学的エネルギーによる組織損傷の可能性が固有の神経終末によって検出されること

疼痛：実際のあるいは潜在的な組織損傷による不快な感覚と感情的な経験

疼痛行動：疼痛の経験をクライエントが他者に伝えるために用いる，観察できて測定できる行動

苦痛：望まない状態であり，否定的な感情と一致する

な評価と治療を選択するのに重要であるということを，多くの研究者は認めている．急性疼痛にははっきりした疼痛の出現がある．これは交感神経系の興奮（たとえば，筋緊張の亢進）と関連している．**急性疼痛**は生物学的な目的を与える．すなわち，損傷や炎症，あるいは疾患に注意を向けさせ，そして身体の一部を固定し保護する必要性があるという信号を送る[31]．幸いなことに，急性疼痛は一般的に痛みの原因に対する薬物や治療によく反応する[19]．

一方，**慢性疼痛**は急性疼痛として発症したり，あるいはより潜行的で，隠れた病的な状態が明らかになる時点まで我慢されていることもある．交感神経系の活動の亢進は持続しない．慢性疼痛は生物学的目的を与えるようには出現しない．それは疼痛コントロールの定型的な方法に従わない．我々のクライエントであるカトリナは，現在，慢性疼痛を経験しており，彼女の作業遂行に否定的な影響を与えている．慢性疼痛はしばしば，性格や生活スタイル，機能的能力に著明な変化をもたらす[19]．

■疼痛の生物心理社会モデル

作業療法は，個人の身体，精神，そして環境の相互作用を強調しているために，生物心理社会モデルを古くから採用している[34]．疼痛の多層性の特質を概念化している生物心理社会モデルは，的確な評価と効果的な治療のために重要なものとなり得る．LoeserとFordyce[27]は，疼痛という現象は必然的に4つの明確な分野（侵害受容，疼痛，苦痛，そして疼痛行動）に区分できると提案している．侵害受容とは，皮膚や深部組織の変換器によって組織の損傷を発見し，末梢神経のAデルタやC線維によってこの情報を中枢に伝達することである．疼痛とは，神経系で知覚された有害な入力のことである．苦痛とは，疼痛に対する否定的な感情反応である．それは，恐れや，不安，孤独，そして抑うつからくる苦痛と区別するのは困難である．最後に，疼痛行動とは，個人が言ったりあるいはやったりすること（たとえば，疼痛に対する薬物を使用する），あるいは言わなかったりやらなかったりすること（たとえば，長期欠勤）で，これにより他者は，その人が有害な刺激を経験していると考えるようになる．疼痛行動は観察することができ，文化や環境的影響に

よって影響を受ける．このモデルは，他の人にはないそのモデルのいくつかの分野を人が経験したり説明することができるということを意味している．ここでクライエントのカトリナの話に戻る．彼女の疼痛は続いており，また疼痛が決してなくならないのではないかという恐怖を表出した．このように，彼女は疼痛経験に呪縛されている．慢性の非悪性疼痛では，侵害受容がなくても疼痛行動と苦痛は存在することが多い[13, 27, 52]．

■疼痛症候群

疼痛は，医療を受診する主要な理由である．外傷や疾患，原因不明の病因によって起こる疼痛の評価と治療は，医療従事者の重要な関心事である．次節では，一般的な疼痛症候群を説明する．

頭痛

再発性頭痛は最も一般的な疼痛による問題の1つである．おおよそ2800万人のアメリカ人が再発性片頭痛を経験している[15]．頭痛がある人の半分以上が治療を受けていない．なぜなら彼らは，頭痛はあまりにも些細な問題だと認識しており，薬物療法の副作用が心配で，適切な治療はないと思っているからである[28]．

片頭痛は再発性の疼痛の発症という特徴があり，その頻度や持続時間，強度はさまざまである．その疼痛は典型的に一側性で拍動性（脈動）であり，食欲不振，嘔気，嘔吐，神経学的症状（たとえば，光線過敏性や羞明），心的状態の変化（たとえば，感受性の高まり）を伴う場合がある[28]．片頭痛には強い遺伝的素因が存在する．実験的な証拠が片頭痛におけるセロトニンの役割を支持している．ストレス，注意，気分（たとえば，不安）がこれらの頭痛に影響を与える．

緊張性頭痛は最も一般的な頭痛障害である．おおよそ73%の成人アメリカ人が一年間に1回あるいはそれ以上の緊張性頭痛を経験している[7]．緊張性頭痛の原因は一般的に筋原性だと考えられている．十分な根拠は存在しないが，特定の病態生理学によると考えられている[3]．これらの頭痛は典型的に軽度から中等度の強さである．その疼痛は両側性で，緊急性を要する特徴があり，関連する症状はない．

頭痛を引き起こす要因には，ある状況により生じたストレス，食事し損なう，睡眠不足，有害な刺激（たとえば，熱被爆）が含まれる[28]．

腰痛

腰痛（LBP）は，成人が訴える2つ目に一般的な疼痛である．欧米の工業化した国々の人口のおおよそ3%から7%は，慢性的なLBPを経験している．長期欠勤，生産的活動の欠如，参加の減少は，LBPの影響の一般的なものである[50]．LBPの最も一般的な原因は，外傷（たとえば，持ち上げる）やストレス，筋骨格障害や神経障害（たとえば，筋痙攣や坐骨神経痛）に起因したものである．背部痛もまた，感染や変性性疾患（たとえば，変性性関節症），リウマチ性動脈炎，脊柱管狭窄症，腫瘍，先天性異常に起因する[40]．LBPは時間の経過により自然に改善する傾向がある[51]．しかし，著明な背部痛が6カ月間続くと，仕事に復帰できる可能性は50%である[9]．

カトリナのLBPは彼女が作業に従事する能力を著しく損なった．彼女は仕事に復帰せず，また彼女が好んでいたレクリエーション活動であるダンスやボウリングに参加することはできない．彼女の個人的ADLを行う能力は損なわれ，浴槽の出入りが困難となり，水温調節のために水道の蛇口を回すためにかがみ込むことさえも困難となった．彼女は，かがみ込んだり物に手を伸ばすと疼痛が悪化するので，日用品の買い物の時は援助を求めなければならない．カトリナは，背部の疼痛がひどくなることへの不安があるため，車の乗り降りは難しく，計画立案やケアが必要だと言っている．

関節炎

アメリカ合衆国の成人のおよそ1/3が，関節炎による関節痛，腫脹，あるいは関節可動域制限を経験している[25]．関節炎の最も一般的な形態である変形性関節症（OA）は進行性で，鈍痛と腫脹によって特徴づけられる関節の変性疾患であり，指，肘，股関節，膝，そして足首が特徴的に冒される．OAは運動によって悪化する．関節軟骨の変性と腫脹が発生し，特徴的に45歳以上の人の荷重関節が冒される[45]．

関節リウマチ（RA）はしばしば，ゆっくりと潜行性に発症し，痛み，疼痛，腫脹，こわばりによって特徴づけられる．どの関節でも冒される可能性があるが，一般的には対称性のパターンで指，手首，膝，足首，頚椎が冒される．この全身性の疾患は，結合組織，特に滑膜関節の破壊性の炎症の増悪と寛解を引き起こす[45]．関節炎についてのさらなる情報については第38章を参照のこと．

複合性局所疼痛症候群

複合性局所疼痛症候群（CRPS）疼痛は，四肢の外傷，術後の炎症，感染，あるいは裂傷によって起こる遷延性で，重度の灼熱痛であり，周期的な血管攣縮と血管拡張を引き起こす．疼痛，浮腫，シャイニースキン（皮膚の光沢），手の冷感，接触への極度の過敏な反応が起こる．CRPSを経験している人はまた，過度の発汗や乾燥があるであろう．CRPSの主要な特徴は，持続的で，（外傷がある場合は）外傷の重症度を超える激痛であり，それは時間の経過とともに悪化する．疼痛を悪化させる要因には運動，皮膚刺激，ストレスが含まれる[23, 54]．

筋筋膜性疼痛症候群

筋筋膜性疼痛は，「トリガーポイント（誘発点）」（すなわち，限局した筋深部の圧痛）が存在することによって定義される大きな筋障害のグループのことである．トリガーポイントへの圧迫が，明確な末梢部位の疼痛を誘発する．筋筋膜性疼痛は，頭，首，肩，腰部に位置する持続的な鈍痛として認識されることが多い．僧帽筋は最もよく冒される筋の1つである．その痛みは持続的な筋の収縮，または頭や首，肩あるいは腰部領域の筋の突然の過負荷あるいは過伸張によって生じる急な緊張（strain）によって起こる[17, 44]．

線維筋痛症

線維筋痛症の有病率は，成人の0.7%から3.2%に及ぶ．線維筋痛症は筋，靭帯，腱の広範囲に及ぶ筋骨格の疼痛である．骨格筋は線維筋痛症の原因だと指摘されるが，明らかな異常は確認されていない．神経内分泌系の異常，自己免疫機能障害，免疫性調節，脳血流障害，睡眠障害が原因として考えられている[20]．

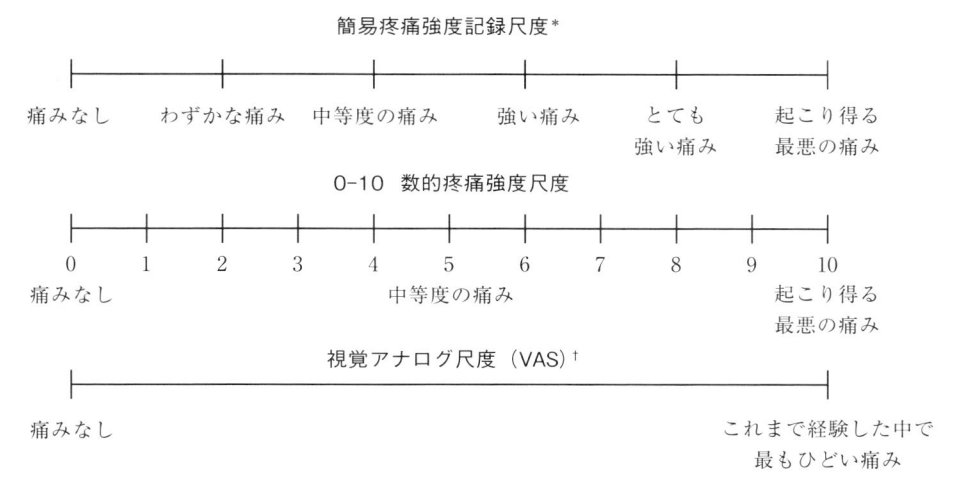

```
               簡易疼痛強度記録尺度*
├──────┼──────┼──────┼──────┼──────┤
痛みなし  わずかな痛み  中等度の痛み  強い痛み   とても    起こり得る
                                    強い痛み    最悪の痛み

          0-10 数的疼痛強度尺度
├──┼──┼──┼──┼──┼──┼──┼──┼──┼──┤
0  1  2  3  4  5  6  7  8  9  10
痛みなし           中等度の痛み         起こり得る
                                      最悪の痛み

           視覚アナログ尺度（VAS）†
├────────────────────────────────┤
痛みなし                      これまで経験した中で
                              最もひどい痛み
```

図27-1 疼痛強度尺度の例 *直線を評価尺度として利用する場合は、10 cm の基準線が推奨されている．†VAS 尺度では 10 cm の基準線が推奨されている．(US Department of Health and Human Services, Acute Pain Management Guideline Panel : Acute pain management in adults : operative procedures. Quick reference guide for clinicians, AHCPR Pub No.92-0019, Rockville, Md, 1995, US Government Printing Office)

癌性疼痛

癌のクライエントはしばしば多発性疼痛の問題を抱えているが，それらは十分に治療されていない．癌性疼痛は，頻度や持続時間，強さによって大きく分けられる．初期から中期のステージでは，クライエントの 40% から 50% が中等度から重度の疼痛を経験している．癌が進行したクライエントの約 60% から 90% が疼痛を抱えている．癌性疼痛は腫瘍の進行，治療（たとえば，外科的手術，化学療法，放射線照射），感染あるいは活動性が低下した時の筋痛によって起こる[47]．

中枢性疼痛症候群

中枢性疼痛症候群は，中枢神経系の損傷あるいは機能障害（たとえば，脳卒中，パーキンソン病，多発性硬化症）に起因する神経障害である．中枢性疼痛症候群の症状は，その原因となる疾患の結果によってさまざまである．その疼痛は，典型的には一定で，強さは中等度から重度で，燃えるようまたは「ピンや針で刺されるよう」な感覚と知覚される．疼痛を悪化させる要因には，接触，運動，温度変化，心理的な悩みが含まれる．疼痛部位に随伴して痺れが起こることがある[35]．

■評価

疼痛によってクライエントの作業遂行が妨げられる時，作業療法評価の依頼がなされる．多専門職のチームの一員として，作業療法士はクライエントの疼痛知覚と疼痛による妨害の原因となる要因の評価に焦点を当てる．作業療法プログラムを実行する前や実施している時[18]，クライエントの作業プロフィールとそれらの作業の価値を評価するために，作業遂行の客観的測定尺度を収集すべきである．疼痛の認識や作業役割の中断，作業遂行の減少，QOL 低下を引き起こす要因を確認すべきである．

作業療法士は**疼痛評価**を実施する．つまり，疼痛を心理学的覚醒，有害刺激の感覚，組織の損傷あるいは易感受性，回避行動，主観的苦痛の訴え，社会的環境に関係する複雑な現象としてとらえ，評価する．自己申告測定は最も一般的な疼痛評価の形態である．なぜなら，疼痛は本来，主観的な現象と見なされるからである．臨床的な面接では，疼痛の部位や頻度，持続時間，強さ，発現，疼痛を悪化あるいは減少させる要因，過去そして現在の疼痛治療，影響，そして作業遂行についてクライエントに確認することに焦点が当てられる．疼痛の存在と強さとその結果として生じる感情的な苦痛を測定する最も信頼できる唯一の尺度は，クライエントの自己申告で

A．過去1週間で，あなたの日常生活活動は痛みによってどのくらい妨げられましたか？

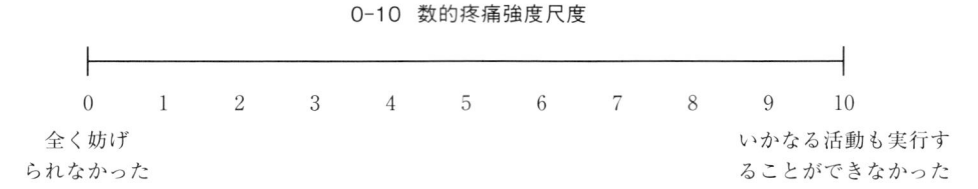

0-10 数的疼痛強度尺度

```
├──┼──┼──┼──┼──┼──┼──┼──┼──┼──┤
0   1   2   3   4   5   6   7   8   9   10
全く妨げ                              いかなる活動も実行す
られなかった                          ることができなかった
```

B．過去1週間で，あなたの余暇活動や社会的活動，家族としての活動に参加する能力が痛みによってどのくらい妨げられましたか？

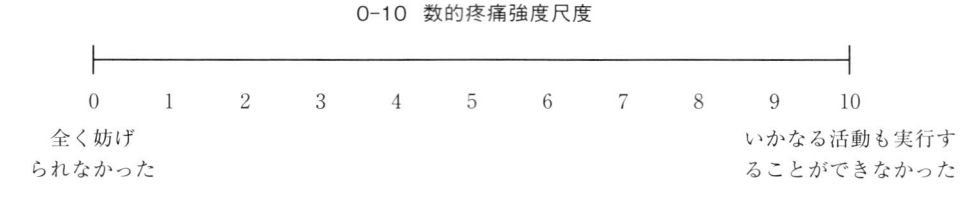

0-10 数的疼痛強度尺度

```
├──┼──┼──┼──┼──┼──┼──┼──┼──┼──┤
0   1   2   3   4   5   6   7   8   9   10
全く妨げ                              いかなる活動も実行す
られなかった                          ることができなかった
```

C．過去1週間で，あなたの働く（家事を含む）能力が痛みによってどのくらい妨げられましたか？

0-10 数的疼痛強度尺度

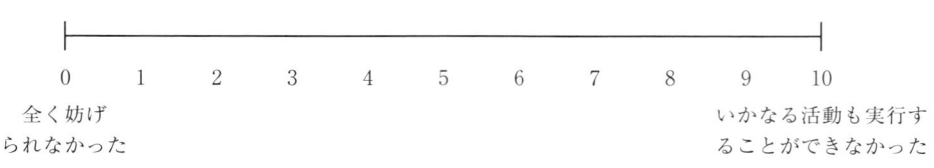

```
├──┼──┼──┼──┼──┼──┼──┼──┼──┼──┤
0   1   2   3   4   5   6   7   8   9   10
全く妨げ                              いかなる活動も実行す
られなかった                          ることができなかった
```

図27-2 疼痛妨害尺度（National Institute of Health, National Institute of Child Health and Human Development, National Institute of Neurologic Disorders and Stroke : Ongoing research [Grant No.1 PO1HD/NS33988]）

ある[49]．言語的評定尺度（Verbal Rating Scale；VRS），0-10数的疼痛強度尺度，視覚的アナログ尺度（Visual Analog Scale；VAS）（図27-1）は疼痛強度の自己申告評価に利用できるであろう[37,49]．これらの方法は，強い精神心理測定学的特性をもち，高い実用性がある．カトリナに対する作業療法サービスを始めた時，作業療法士は彼女が日常生活で経験している疼痛の存在と強さを測定するために自己申告尺度を利用した．

疼痛行動は一般に評価と治療の対象となる[12]．疼痛行動には用心深い動作，身を引き締めるような姿勢，跛行，こすること，しかめ面が含まれる[24]．アラバマ大学疼痛行動尺度[39]は，標準化された評価尺度の例で，信頼性，妥当性があり顕在的な行動を記録する簡便な方法である．治療前，治療中，治療後のクライエントの疼痛行動の分析は，治療に対する反応に加えて，個人が疼痛を知覚する中で状況により生じ，また習得した要素の役割について価値ある情報を提供する．Merskey[32]は，臨床家は疼痛

軽減を試みる代わりとして疼痛行動を減少させるための治療を提供してはならないと警告している．単に疼痛行動に焦点を当てた評価は，疼痛行動が詐病や動機づけの欠如，あるいは心気症であるという誤った結論を導く可能性がある．

作業遂行は，作業療法の主要な焦点である．クライエントは日常活動日誌を，評価技法や成果の評価として記入するかもしれない．この技法を用いて，クライエントは座って，立って，横たわって，または生産的な活動をした時間を1時間ごとに記録し，治療中に訓練されたスタッフが補足するだろう[11]．活動日誌は高い信頼性と妥当性を有する[11]．簡易疼痛質問表（Brief Pain Inventory：BPI）[8]は，信頼性と妥当性ある手段で，疼痛妨害の測定に使用することができるだろう．クライエントは，疼痛がどのくらい一般的活動や気分，移動性，仕事，対人関係，睡眠，生活における楽しみ，セルフケア，余暇活動を妨害しているかを，順序尺度で評価する（図27-2）．この情報は，治療の中で取り扱うであろう

特定の作業に対する耐久性レベルの基準を決定するために役立つだろう．カトリナは，疼痛や疼痛に関係する重度の恐怖感によって，いくつかの作業に従事する能力が制限されていることを示していた．彼女は仕事に復帰せず，社会的活動がかなり制限された．友人との交流はたまの電話での会話に限られ，友人が時々訪れるだけだった．受傷前は，彼女は定期的に友人と映画や，ダンス，ボウリングに出かけていたが，これらすべての活動が疼痛によって行われなくなった．

■治療

疼痛管理とクライエントの苦痛を軽減するという責務は基本である．慢性疼痛に対する多専門職によるチームアプローチは一般的であり，積極的で教育された参加者としてクライエントも含まれる．認定リハビリテーションセンター共同委員会（Joint Commission on Accreditation of Rehabilitation Centers）[22]は，疼痛管理の基準を定めている．共同チームで働く作業療法士は，受け持ちクライエント，内科医，心理士とともに仕事を行う．理学療法士，看護師，職業専門員，あるいは栄養士もまた評価と治療を行うだろう．作業療法は，身体的能力の向上，生産的で満足できる生活課題と役割の遂行，活動を通した自己や環境の統制，そして教育に焦点を当てている[21]．疼痛の原因は多因子によるものであるため，治療のアプローチも多様である．代表的な**疼痛の治療**を以下に述べる．

疼痛への治療の効果は，さまざまな方法によって評価され記録される．臨床的改善は，作業遂行（たとえば，BPI），参加の向上（たとえば日記），疼痛強度の低下（たとえば，VRS），疼痛行動の減少（たとえば，アラバマ大学疼痛行動尺度），気分の改善（たとえば，疾病影響プロフィール），薬物や保健医療サービスの利用の減少などにより評価することができる．

薬物療法

薬物療法は一般的に，急性疼痛を経験している人に選択する治療である．作業療法士はクライエントに起こり得る薬物反応を観察する必要がある．リハビリテーション的な処置によって起こり得る不快感を減らすために，臨床家はあらかじめクライエントが適切な薬物療法を受けているかを確認しなければならない．世界保健機関（WHO）[53]方式鎮痛剤ラダーは，成人の疼痛管理について鎮痛薬選択を段階的に行うよう明確に確立されている．アスピリンとアセトアミノフェンは，その効果の高さと毒性の低さ，そして乱用の可能性が低いことから，軽度の疼痛（たとえば，背部痛）の治療に頻繁に使用される．非ステロイド系抗炎症薬は，関節炎や筋骨格由来の炎症の治療に使われている．コデインは，アスピリンやアセトアミノフェンに十分に反応しない中等度の強さの疼痛にしばしば使用される．モルヒネは重度の疼痛の軽減に使用される標準的な薬物である．慢性で悪性でない疼痛に対するオピオイド鎮痛薬（比較的新しい種類の麻薬）の使用は，常用の影響があることから，いまだ議論の余地がある[19]．

活動耐性

急性疼痛には数日間の安静が必要となるが，治療的活動はその基礎となっている機能障害にとっても重要である．活動レベルはクライエントの「疼痛」に対立するものとしての活動の「耐性」（すなわち，持続時間，可動性，強度，耐久性のような課題要求の漸進的増加）を基に，計画された休息期間よりも前に漸進的に高める．疼痛の発現または増悪は疼痛行動を強化するかもしれないので，疼痛が発現または増悪したらクライエントは休息をとるべきである[13]．活動の段階的な向上はまた，疼痛増悪の可能性を減らす．Fordyce[13]は，慢性疼痛のあるクライエントに対するプログラム割り当ての使用についてのガイドラインを提示した．定期的な緩やかな訓練（たとえば，散歩，水泳，水中エアロビクス）は奨励される．物理療法（たとえば，温熱や寒冷）は機能的遂行を向上させる手段として活動の前に利用されるかもしれない．人が興味ある目的活動に従事する時，人はよりリラックスし，疼痛への注意が減少し，動きがより滑らかになるかもしれない．

作業療法実践ノート

作業役割，興味，能力に基づいた課題選択は，疼痛管理において作業療法独特の貢献である[46]．

カトリナに対する作業療法プログラムは，彼女の受傷前の活動的な生活スタイルを考慮し，友人と一緒に近くのショッピングモールまで行き，人混みの中を歩くというような簡単な活動から始めた．作業療法士は，混雑する週末ではなく平日の夕方に外出するよう提案し，また初めての外出ではモールに設置されたベンチに座って頻回に休憩するよう提案し，カトリナの外出計画を援助した．

身体力学と姿勢訓練

腰部の損傷や挫傷の危険性を増加させない正しい身体力学や姿勢の指示や演習は，急性と慢性いずれのLBPを経験しているクライエントにとっても必要である[29]．普段の（すなわち，自宅，仕事，あるいは余暇）環境の中で習慣的課題を行う中で，安全に身体を使い，最大限の遂行を行うよう練習することは特に重要である[43, 46]．クライエントはバランスのとれた姿勢をとれないような課題や体位を避けるよう指導されるべきである．正しい姿勢と身体力学の原則に関する詳細なガイドラインは，第41章を参照のこと．車いすに乗ったクライエントには，第11章のポジショニングについての情報も重要である．

エネルギー節約，ペーシング，関節保護

エネルギー節約，ペーシング，関節保護についての指導は，課題を完了する間の休息の所要量や，身体的活動の所要時間，休息と身体的活動のバランスを習得するためには有益であろう．クライエント，中でもリウマチ性関節炎のあるクライエントは，可能な限り長い間，疼痛や倦怠感なく作業遂行を続けられるようにするため，疼痛や倦怠感を経験する前にこれらの方法を利用することを教えられる[14]．

カトリナは，上扉の洗濯機に衣類を入れる時，洗濯かごを置くための簡易テーブルを使うといったように，さまざまな以前の作業を再び行うためにエネルギー節約とペーシングの方法を利用することができた．そのテーブルは，洗濯物を横開きの乾燥機に移す前に洗濯機から衣類を取り出す時にも使用された．これは，カトリナの日常生活の至るところでエネルギー節約とペーシングが利用されていることを例示している．

スプリント

上肢のスプリントは，拘縮や筋力不均衡が発生した時に必要となるであろう．複合性局所疼痛症候群においては，疼痛軽減のために安静（静的固定）スプリントが提供されることがある．スプリントの使用は，可動域全域での関節運動を必要とする課題と交互になされる．なぜなら，完全な固定は疼痛と機能障害の進行を起こす可能性があるからである．安静スプリントは関節アライメントを保持し，リウマチ性関節炎の再燃中の炎症や疼痛を軽減する．手関節を機能的肢位に支持する一日中装着しておくスプリントは，4週から6週間必要となる[4]．利用には注意を要する．なぜならば，手関節を固定する時，装具は近位関節にストレスを加える可能性があるからである[6]．

福祉用具

急性LBPに罹患しているクライエントは，姿勢アライメントを改善する目的で，腰椎部位の固定や腹圧を高めるために背部サポート（支持装具）を利用するかもしれない．これは筋痙攣の減少，疼痛の軽減，作業参加能力の改善という結果をもたらす[4, 48]．福祉用具はしばしば，関節炎のある人々の機能向上や快適性のために利用される[45]．

リラクセーション

リラクセーション訓練は，疼痛を引き起こしたり悪化させると考えられている筋緊張を低下させる目的で利用することができる．漸進的筋リラクセーションでは次のような方法をとる．主要な筋骨格群を数秒間，全身的に緊張させて，緊張した筋がどのように感じるかということに注意を受動的に集中させ，そして筋の緊張を緩めてリラクセーションの感覚に受動的に集中する．クライエントが筋緊張の認識を習得したら，リラクセーションを誘導することに直接的に注意を向けることができる[38]．

自律訓練法は，リラクセーションを誘発するもう1つの方法である．このアプローチでは，リラクセーションの精神生理学的側面を表す自己暗示の言葉を静かに反復する（たとえば，「私の腕と足は温かい」）．クライエントは，静かな場所で目を閉じて，リラックスした体の姿勢をとりながら，受動的にこれらの言葉に集中する．リラクセーション訓練

は，頭痛やLBP，筋膜性疼痛，関節炎，癌性疼痛を含むさまざまな慢性疼痛の訴えを効果的に和らげるために利用されている[16,38]．

リラクセーションの方法は，カトリナにとってとても有益で，彼女は「以前の自分の一部」を取り戻すことができた．友人と買い物に出かけた時，彼女は度々一時的に休止し，作業療法の時に訓練したリラクセーション方法を利用しながら，衣料品を調べているように見えた．これにより彼女は外出を継続することができた．

バイオフィードバック

バイオフィードバックは，皮膚温のような生理学的過程における変化が起こったことを示す視覚的あるいは聴覚的信号を与える機器を利用するものである．これらの変化へのクライエントの気づきが向上するようにその信号を使用し，それによって随意的に変化を起こせるようにする．バイオフィードバックは，精神心理学的な不適応反応が慢性疼痛を引き起こすという前提に基づいている．この前提の妥当性には疑問があるにもかかわらず，バイオフィードバックを頭痛疾患やLBP，関節炎，筋膜疼痛，CRPSの治療に利用することを支持するデータが確かに存在する．疼痛コントロールに対するバイオフィードバックは一般的にリラクセーション訓練と組み合わせて行われる．

気晴らし

気晴らしは，個人の注意や集中を急性の軽度から中等度の痛みからそらし，苦痛を軽減するために，特に医学的処置やリハビリテーションの手技の間に，しばしば用いられる．気晴らしには，内的方法（たとえば，空想や誘導された想像）あるいは外的方法（たとえば，音楽を聴く，テレビを見る）があるだろう．

物理療法

作業療法士は物理療法を補助的手段あるいは目的活動の準備として利用するだろう．臨床家がこれらの物理療法を利用できるようになるためには，適切な卒後専門教育が必要である[5]．温熱と寒冷の両方が，疼痛および筋骨格的や神経学的な病状である筋痙攣を軽減するために有益である．表在性の温熱には，ホットパック，かいろ，パラフィン，Fluidotherapy，水治療法，過流浴，温熱灯が含まれる．温熱の適用は局所的な代謝と循環の亢進をもたらす．まずはじめに血管収縮が起こり，次に血管拡張が続き，結果として筋の弛緩がもたらされる．温熱は，筋痙攣，手や足の小関節の関節炎，腱炎，滑液包炎のような亜急性期や慢性期の外傷性および炎症性の状態の治療に適応がある[5,11,26]．

温熱の利用は，いくつかの症例においては禁忌とされる．温熱は，急性の炎症性の状態，心不全，悪性腫瘍，あるいは末梢血管疾患をもつクライエントには利用できない．浮腫がある場合は悪化する可能性がある．温熱は悪性腫瘍を拡散する原因となり得る．

寒冷は，疼痛閾値（すなわち，クライエントが初めて痛みを感じる有害刺激の最小レベル）を高めることで疼痛コントロールを改善する．寒冷療法の直接的な反応として，局所的な血管収縮が起こる．その後にその部分を空気に触れさせた時，血管拡張が起こる．寒冷の適用はまた，代謝を低下させ，神経伝達速度を遅くし，関節あるいは骨格の病的状態や痙縮を軽減し，浮腫を軽減し，組織損傷を減少させる．寒冷は，市販の湿布，スプレー，氷嚢あるいはマッサージスティックによって適用できる[5,26]．

寒冷療法の使用にはいくつかの禁忌がある．極度に過敏なクライエントは寒冷に耐えることができないであろう．クライエントが治療を行う部位に凍傷の病歴がある場合，その他の物理療法を用いるべきである．クライエントがレイノー症候群に罹患している場合，治療した部位に激しい疼痛が起こるかもしれない．寒冷療法は，とても小さな子どもや高齢者には禁忌である．なぜなら，彼らの体温調節反応が十分に機能しないかもしれないからである[11]．

経皮的電気神経刺激

経皮的電気神経刺激（TENS）は，皮膚刺激を用いた非侵襲的な疼痛緩和手技である．TENS装置は，疼痛部分やその近くに取りつけた電極を通して微弱電流を送る発電装置からなり，それがA線維を刺激する．いくつかの成功例によって，TENSが，神経系構造あるいは骨格の疾患や損傷，四肢の虚血に起因する筋痛，狭心症によって起こった急性や慢性の疼痛状態の軽減に利用できることが証明さ

れている．

[要約]

　疼痛は複雑な現象である．作業療法士はその解剖学，生理学，運動学，心理学，機能に関する知識によって，疼痛のあるクライエントの包括的な評価と治療を行う．治療では，疼痛の緩和，作業遂行の改善，対処技能の開発に焦点を当てる．本章で述べられた作業療法の使用を支持するデータが必要とされる．

[復習のための質問]

1. 急性疼痛と慢性疼痛を比較せよ．
2. 作業療法士に依頼されたクライエントが抱えているであろう疼痛症候群を2つ挙げて説明せよ．
3. 疼痛評価に必要不可欠な要素を挙げよ．
4. 疼痛治療で用いられる治療方法を少なくとも6つ説明せよ．
5. 疼痛評価と治療における作業療法士の役割を述べ，その範囲を定義せよ．

引用文献

1. Baptiste S: Chronic pain, activity and culture, *Can J Occup Ther* 55:179, 1988.
2. Bergner M, Bobbitt RA, Carter WE, et al: The Sickness Impact Profile: development and final version of a health status measure, *Med Care* 19:787, 1981.
3. Biber MP: Headache. In Warfield CA, Fausett HJ, editors: *Manual of pain management*, ed 2, Philadelphia, 2002, Lippincott Williams & Wilkins.
4. Borrelli EF, Warfield CA: Occupational therapy for pain, *Hosp Pract*, August 15, 1986.
5. Breines EB: Therapeutic occupations and modalities. In Pedretti LW, Early MB, editors: *Occupational therapy: practice skills for physical dysfunction*, ed 5, St. Louis, 2001, Mosby.
6. Bulthaup S, Cipriani D, Thomas JJ: An electromyography study of wrist extension orthoses and upper-extremity function, *Am J Occup Ther* 53(5):434, 1999.
7. Cailliet R: *Headache and face pain syndromes*, Philadelphia, 1992, FA Davis.
8. Cleeland CS: Research in cancer pain: what we know and what we need to know, *Cancer* 67:823, 1991.
9. Ellis RM: Back pain, *BMJ* 310(6989):1220, 1995.
10. Follick MJ, Ahern DK, Laser-Wolston N: Evaluation of a daily activity diary for chronic pain patients, *Pain* 19(4):373, 1984.
11. Fond D, Hecox B: Superficial heat modalities. In Hecox B, Mehreteab TA, Weisberg J, editors: *Physical agents: a comprehensive text for physical therapists*, Norwalk, Conn, 1994, Appleton & Lange.
12. Fordyce WE: *Behavioral methods for chronic pain and illness*, St Louis, 1976, Mosby.
13. Fordyce WE: Contingency management. In Bonica JJ, editor: *The management of pain*, ed 2, Philadelphia, 1990, Lea & Febiger.
14. Furst GP, Gerber LH, Smith CC, et al: A program for improving energy conservation behaviors in adults with rheumatoid arthritis, *Am J Occup Ther* 41(2):102, 1987.
15. Gallagher RM: Primary headache disorders. In Weiner RS, editor: *Pain management: a practical guide for clinicians*, ed 6, Boca Raton, Fl, 2001, CRC Press.
16. Gaupp LA, Flinn DE, Weddige RL: Adjunctive treatment techniques. In Tollison CD, Satterthwaite JR, Tollison JW, editors: *Handbook of pain management*, ed 2, Baltimore, 1994, Williams & Wilkins.
17. Goldberg DL: Controversies in fibromyalgia and myofascial pain syndromes. In Arnoff GM, editor: *Evaluation and management of chronic pain*, ed 3, Baltimore, 1998, Williams & Wilkins.
18. Hamdy RC: The decade of pain control and research (Editorial), *Southern Med J* 94(8):753, 2001.
19. Hawthorn J, Redmond K: *Pain: causes and management*, Malden, Mass, 1998, Blackwell Science.
20. Hernandez-Garcia JM: Fibromyalgia. In Warfield CA, Fausett HJ, editors: *Manual of pain management*, ed 2, Philadelphia, 2002, Lippincott Williams & Wilkins.
21. International Association for the Study of Pain, ad hoc Subcommittee for Occupational Therapy/Physical Therapy Curriculum: Pain curriculum for students in occupational therapy or physical therapy, *IASP Newsletter* November/December, 1994, The Association.
22. Joint Commission on Accreditation of Healthcare Organization: *Comprehensive accreditation manual for hospitals: the official handbook*, Oak Brook Ill, 2003, Commission.
23. Kasch MC: Hand injuries. In Pedretti LW, editor: *Occupational therapy: practice skills for physical dysfunction*, ed 4, St Louis, 1996, Mosby.
24. Keefe FJ, Block AR: Development of an observation method for assessing pain behavior in chronic low back pain patients, *Behav Ther* 13:363, 1982.
25. Lawrence RC, et al: Estimates of the prevalence of arthritis and selected musculoskeletal disorders in the United States, *Arthritis Rheumatism* 41(5):778, 1998.
26. Lee MHM, et al: Physical therapy and rehabilitation medicine, In Bonica JJ, editor: *The management of pain*, ed 2, Philadelphia, 1990, Lea & Febiger.
27. Loeser JD, Fordyce WE: Chronic pain. In Carr JE, Dengerink HA, editors: *Behavioral science in the practice of medicine*, New York, 1983, Elsevier.
28. Mauskop A: Head pain. In Ashburn MA, Rice LJ, editors: *The management of pain*, New York, 1998, Churchill Livingstone.
29. McCauley M: The effects of body mechanics instruction on work performance among young workers, *Am J Occup Ther* 44(5):402, 1990.
30. Melzack R: *The puzzle of pain*, New York, 1973, BasicBooks.
31. Melzack R, Wall PD: *The challenge of pain*, London, 1988, Penguin Books.
32. Merskey H: Limitations of pain behavior, *APS* 1:101, 1992.
33. Merskey H, Bogduk N, editors: *Classification of chronic pain. Definitions of chronic pain syndromes and definition of pain terms*, ed 2, Seattle, 1994, International Association for the Study of Pain.
34. Mosey AC: An alternative: the biopsychosocial model, *Am J Occup Ther* 28:137, 1974.
35. National Institute of Neurological Disorders and Stroke, 2004.
36. National Pain Awareness: *Key messages about chronic pain* [on-line]. Available: http://www.painconnection.org/NationalPainAwareness/KeyMessagesAboutChronicPain.DOC, 2004.
37. Patterson DR, Jensen M, Engel-Knowles J: Pain and its influence on assistive technology use. In Scherer MJ, editor: *Assistive technology: matching device and consumer for successful rehabilitation*, Washington, DC, 2002, American Psychological Association.
38. Payne RA: *Relaxation techniques: a practical handbook for the health care professional*, New York, 2000, Churchill Livingstone.
39. Richards JS, et al: Assessing pain behavior: the UAB Pain Behavior Scale, *Pain* 14:393, 1982.
40. Rowlingson JC, Keifer RB: Low back pain. In Ashburn MA, Rice LJ, editors: *The management of pain*, New York, 1998, Churchill Livingstone.
41. Schweitzer A: *On the edge of the primeval forest*, p 62, New York, 1931, Macmillan.
42. Sjolund BH, Eriksson M, Loeser JD: Transcutaneous and implanted electrical stimulation of peripheral nerves. In Bonica JJ, editor: *The management of pain*, ed 2, Philadelphia, 1990, Lea & Febiger.
43. Smithline J, Dunlop LE: Low back pain. In Pedretti LW, Early MB, editors: *Occupational therapy: practice skills for physical dysfunction*, ed 5, St Louis, 2001, Mosby.
44. Sola AE, Bonica JJ: Myofascial pain syndromes. In Bonica JJ, editor: *The management of pain*, ed 2, Philadelphia, 1990, Lea & Febiger.
45. Spencer EA: Upper extremity musculoskeletal impairments. In Crepeau EB, Cohn ES, Schell BAB, editors: *Willard & Spackman's occupational therapy*, ed 10, Philadelphia, 2003, Lippincott.
46. Strong J: *Chronic pain: the occupational therapist's perspective*, New York, 1996, Churchill Livingstone.
47. Strong J, Bennett S: Cancer pain. In Strong J, Unruh AM, Wright A, et al, editors: *Pain: a textbook for therapists*, New York, 2002, Churchill Livingstone.

48. Tyson R, Strong J: Adaptive equipment: its effectiveness for people with chronic lower back pain, *Occup Ther J Res* 10:111, 1990.
49. U.S. Department of Health and Human Services: *Management of cancer pain*, Rockville, Md, 1994, AHCPR.
50. Van Tulder MW, Jellema P, van Poppel MNM, et al: Lumbar supports for prevention and treatment of low back pain (Cochrane Review). In *The Cochrane Library*, Issue 4. Oxford, 2000. Update Software.
51. Waddell G: A new clinical model for the treatment of low back pain, *Spine* 12:632, 1987.
52. Wolff M, Wittink H, Michel TH: Chronic pain concepts and definitions. In Wittink H, Michel TH, editors: *Chronic pain management for physical therapists*, Boston, 1997, Butterworth-Heinemann.
53. World Health Organization: *Cancer pain relief and palliative care*. Report of a WHO expert committee. World Health Organization Technical Report Series, 804, p 1, Geneva, Switzerland, 1990, World Health Organization.
54. Wright A: Neuropathic pain. In Strong J, Unruh AM, Wright A, et al, editors: *Pain: a textbook for therapists*, New York, 2002, Churchill Livingstone.

第5部
作業療法の過程
The Occupational Therapy Process : Implementation of Intervention

第28章
治療的作業と治療様式
Therapeutic Occupations and Modalities

Estelle B. Breines

（山口　昇　訳）

キーワード

能動的作業
内心的領域
外心的領域
社会的領域
作業の起源

物理療法
段階づけ
類似活動もしくは準備活動
補助的治療法
等張性収縮運動

等尺性収縮運動
自動運動
抵抗運動
他動運動

学習目標

本章を学習することで，学生および臨床家は以下のことが可能になるだろう．

1. 能動的作業との関連で作業の起源の概念を理解し，体系づけることができる．
2. 治療的活動を選択する際の作業分析の役割を述べることができる．
3. 治療的活動と運動療法の類似点および相違点を理解できる．
4. 作業療法実践における物理療法の役割を理解できる．
5. 段階づけた活動がどのように機能的遂行を高めるかについて述べることができる．
6. 各種の運動療法の区別することができる．
7. 作業療法実践になぜ類似活動や準備活動を実践に用いるか，またどのように用いるかを述べることができる．
8. 作業療法実践になぜ補助的治療法を用いるか，またどのように用いるかを述べることができる．
9. アメリカ作業療法協会が決めた，作業療法実践に補助的治療法を用いるための条件を理解できる．
10. 身体障害に適した作業分析を実施できる．

この章の概要

能動的作業
哲学的基礎
　内心的領域
　外心的領域
　社会的領域
　各領域の関連
臨床実践の発展
目的のある作業と活動
作業と健康

作業役割遂行の評価
活動分析
　活動分析の原理
治療アプローチ
　生体力学的アプローチ
　感覚運動アプローチ
活動の適合と段階づけ
　活動の適合
　活動の段階づけ

活動の選択
類似活動または準備活動
補助的治療法
　運動療法と活動
　物理療法
一連の治療における適切な治療方法の選択
要約
活動分析

■能動的作業

　能動的作業（active occupation）は作業療法実践の基礎となるものである．能動的作業は，生活役割の一部として人が携わる活動である．これらには次のようなものが含まれる：身辺処理活動：手や機械を使って行う物作りの課題：計算機やコンピュータ，その他の電気製品を使って行う科学技術的課題：各種のゲーム：職業技能．これらは複雑な過程

ケーススタディ：ファリード

ファリードは82歳，経理の仕事を退職している．彼の主診断は右CVAの疑いであり，左上肢の肩と手に痛みが残存している．脳卒中を発症したことで病院に搬入され，亜急性期病棟に入院した．既往歴としては高血圧と前立腺がんがあり，入院したことで反応性の抑うつ状態を呈している．

入院前，彼は妻と郊外の家に住んでいた．子どもの1人は近隣の町に住んでおり，毎週訪ねてきていた．他の2人の子どもは，車で一日かかる町に家族と一緒に住んでおり，年に数回訪ねてきていた．

彼は退職を前向きにとらえ，木工や庭いじり，料理，旅行など，いくつかの趣味を開発し，広げていた．退職後，彼と妻は毎年休暇をとり，アメリカ国内の各地を3週間ほど旅行していた．ファリードは家計の管理をしていた．入院前，ファリードはすべての面において積極的であった．

初期評価の結果，ファリードは更衣を依存し，食事は自立，左視野の軽度な欠損があることがわかった．

左肩の自動および他動ROMは制限されており，左肩の他動屈曲では最終域で痛みがあった．左上肢の自動ROMは制限されていたが，ファリードは握り，前腕の回内，肘の屈曲，肩の内旋は可能であった．バランスと移動は制限されていた．予後は良好であると考えられていたが，ファリードは，自立や役割，活動を再び遂行できるようになるための能力を再獲得することに落胆の気持ちを表していた．

作業療法治療の重点は，以下のとおりである：
- 抑うつ状態を軽減するために意義のある作業に携わる．
- 生活役割に参加できるようになるために，段階づけた活動（ADL：介助，自動，抵抗性の回復活動）を片手および両手で行う．また，バランス活動を行う．
- 左上肢を作業に使えるようにするために，運動に伴う痛みを軽減する；積極的な作業治療を行う前に，20分間の温熱を与え，鎮痛を図る．
- 左上肢のROMを拡大し，筋力を増強する．
- 活動に参加することによって，バランスと移動能力を改善する．
- 家庭に帰った時に必要な技能をファリードと家族に準備させる．

更衣訓練の導入として，ベッドサイドで坐位バランス活動から治療を開始した．視野欠損の影響を軽減するために，視覚走査の方法を指導した．ファリードは上衣の更衣のために片手動作の方法を学習し，筋力とROMが改善するにつれて両手での更衣動作に変えていった．

彼が意義を見出すことができる治療活動を決めるために，さらに評価を行った．彼は木工を行い，孫のために小さないすを作りたいとした．作業療法開始時には，彼は左上肢を能動的に使うことができなかったので，作業療法士はサンディングボードを使った活動を準備した．これによって，彼は最初は他動的に，次に自動介助的に，そして自動運動が可能になり，遂行能力を高めることができた．活動を始める前に，左上肢の痛みを軽減し，運動の耐久性を高めるために，ホットパックを使って肩に温熱を加えた．バランスや立位耐久性を改善するために，サンディングボードは立位テーブルに設置した．遂行能力が改善したので，ファリードは家に退院し，クリニックに週3回通院することになった．家族や作業療法士の励ましによって，ファリードはいすを完成させ，これは満足の感覚をもたらした．

作業療法士からの提言に従って，家族は補高したプランターの台を準備した．これによって，彼は特に好んで行っていた活動に参加できるようになった．これらの努力によって，たとえ工夫した形であっても，自分が好きな何らかの活動に携われることを彼は徐々に認識していった．腕の運動遂行能力が回復し，バランスが安全になるにつれて，また薬の効果もあって，抑うつした気分も改善してきた．彼と妻は一緒に調理できる新しい調理法を探すためにインターネットを使い始めた．また，ファリードは再び伝票を書けるようになり，旅行の可能性を探っている．

理解を深めるための質問

1. ファリードが脳卒中になる前に行っていた作業や治療中に行っていた作業，彼が再び行いたいと思っている作業を挙げよ．彼の作業遂行の評価に基づいて経過を記録する方法を述べよ．
2. 中断されたファリードが好きな活動を再開することに影響した背景要因を探りなさい．これらの影響の結果として，彼が再開した役割を述べよ．
3. 活動に必要とされることとクライエント要因との間を埋めるために，ファリードに対してどのように活動が使われたかを説明せよ．

をとってともに機能し，生涯を通して成長や健康への刺激となる．

　身体障害を受けたことで作業役割や活動の遂行が障害された時，作業療法士は，その遂行を促すための治療的手段として能動的作業を用い，クライエントが技能を再獲得するよう援助し，生活上の作業に携わる能力を獲得もしくは再獲得できるような治療を準備する．

　能動的作業は，機能を刺激し，機能改善を導くよう考案された作業療法の主たる治療様式であり，生涯を通して関連があるものである．

　活動に携わることは，その与えられた活動を超えた遂行技能を強化する．学習によって1つの活動がうまく行えるようになると，他の活動でも遂行技能は高まる．その意味からは，能動的作業は臨床実践の目的でもあり，手段でもある．活動は遂行技能を高める手段であり，目的でもある．身辺処理活動や仕事，余暇活動に関連することであっても，能動的作業は効果的で，実質的な作業療法プログラムの一部をなすものであり，専門職としての作業療法を特色づけるものである．

　クライエントのニーズと興味は治療に使う作業を選択する際の指針となる．これらのニーズは，クライエントが自分の世界で果たす役割に左右される．社会の構成員として，クライエントは共同体で活動を遂行することで共同体の代表となり，そこで行う活動は彼らの世界を反映する．クライエントのニーズや興味は，彼らが生活している共同体と結びついている．したがって，能動的作業は社会の価値を反映する．自立や余暇活動，仕事などすべてが価値あるものとする社会においてクライエントの興味は変化し得るものであり，それは身の回り動作や趣味，仕事関連課題に及ぶ．

　クライエントは，社会のより効果的なメンバーとなるべく，個人的かつ社会的責任を担っていると考えられる．これらの責任を引き受けるために，クライエントは自らの作業役割を遂行するために必要な技能を獲得しなければならない．人が役割を果たすということは，作業への参加を反映していると考えられる．障害がある人は，参加するために技能を再学習し，新しい技能を学習し，新しい方法で活動を遂行することを学習する必要があるだろう．したがって，作業療法士は活動に関する広範な知識と技法を習得しなければならない．そうすることで，これらをクライエント中心のアプローチにおいて治療手段として使えるだろう．作業療法士は，クライエントが生活課題を遂行する時の役割と活動を理解しなければならない．そして，人や社会の成員として発達し，変化するにつれて，日常的に発生する問題に合わせられるような準備をしなければならない．

　新しい物や方法がつくり出されるのに伴って社会が変化し，適応していくように，クライエントが生活において使用する活動も同じように変化，適応していく．このことは，作業療法の治療環境を検証すれば容易に観察できる．社会の発展と適応に合わせて活動の特性が変化してきたように，作業療法の治療方法や治療様式もここ数年の間にかなり変化し，幅広いものとなっている．

　1900年代初頭に作業療法の領域が形づくられた時，人の作業の種類はその時までに開発された活動の範囲に限定されていた．そのため，作業療法の初期には手工芸や初期の産業的課題が活動とされた．一般には手工芸といわれているが，これらは人類学的観点からは，個人的および社会的ニーズを満たすように開発されたその時代を象徴する活動と見なすことができる．たとえば，バスケットや粘土のつぼを作ることは，それが最初に考案された時は，とるに足りない活動ではなかった．むしろ，これらは食べ物やその他の物を入れておく大切な容器であり，その作り方に関する知識は重要な技能であった．しかし，時が変化し，その変化に従って社会が新しく異なった作業を開発した時，作業療法においても近代的な活動や手技を取り入れるためにその技能を拡大する必要があった．

　今日では作業療法士は有資格者であり，伝統的かつ近代的な各種の治療様式を使う能力がある[1]．この能力は，学生時代から卒業後の教育，専門的な認定教育，継続的な教育，職業経験から得られたものである．治療範囲は幅広く，急性期からリハビリテーション期までの一連の治療を行っている．そして，作業療法士は包括的サービスを提供し，作業療法実践者として社会や臨床実践の新しい発展に後れをとらないよう努力している．

■哲学的基礎

作業療法は，クライエントの心身（**内心的領域**：egocentric realm）に関する包括的知識と現実の世界（**外心的領域**：exocentric realm）の知識，機能に影響を与える社会的影響（**社会的領域**：consensual realm）とを統合することで治療方法を系統化してきた．相互作用をもつこの3つの要因の関係は，生涯続く発達過程（これは能動的作業によって刺激を受ける）において一定の方向性をもつ．この方向性は，実践から導き出された各種の作業療法の理論やモデルにおいて明らかにされている．これは，「作業療法実践の枠組み」[2] の各種の概念の中でも言及されている．

これらの哲学的概念はJohn Dewey[19] や，その他のアメリカ合衆国の精神衛生運動に影響を与えた実存主義的な哲学者の業績から導かれたものであり，作業療法の基盤に影響を与えた[13]．Deweyが使っている目的活動と能動的作業という用語は，行動することによって学習するという彼の有名な概念とともに，1916年にシカゴで出版された彼の著書であるDemocracy and Education[19] に書かれている．この本の刊行は，National Society for the Promotion of Occupational Therapyが設立される一年前であった．

内心的領域

作業療法士は，心身のすべての側面にわたってクライエントの遂行に何が役立つかという正確な知識によって，運動や神経，知覚-認知，情緒的技能などの各種のクライエント要因の集中的な訓練を準備する．心と体は相互作用的であり，一緒になって遂行に影響すると考えられる．ファリードの例では神経学的損傷によって運動機能の障害を経験し，作業を遂行することができなかった．この能力の変化によって反応性のうつ状態を経験し，これはいろいろな外心的領域との間の相互作用に現れていた．

外心的領域

作業療法士は物質世界および人が生活したり，行為したり，反応する背景についての共通した，詳細な知識を有している．手触り，重さ，方向，位置，時間，その他の実際に存在する物，背景状況，物質的な手段は世界における遂行を制御する．人は，1つもしくはそれ以上の方法で操作しなければならない物質や環境に満ちた現実世界の中で機能する．作業療法士は，機能を強化するために，外界の有形で永続性のある要素を適用する専門家である．ファリードの例で考えると，作業療法は外心的領域を見つめ直す必要があった．調理や庭いじり，木工，旅行の課題を行うには，クライエントが物質世界を制御し，操作する必要がある．ファリードは，神経学的損傷によって，自分が好きな活動を行うために必要な環境や物体を制御し，操作する能力の障害を経験した．

社会的領域

作業療法士は個人および集団の遂行に影響を及ぼす，社会および社会的相互作用についての知識ももちあわせている．この知識は，社会においてクライエントが演じる役割を効果的に遂行させることを通してクライエントの機能を強化するために使われる．作業の社会文化的背景状況を認識し，価値づけること，およびそれをクライエントの遂行に適用することは，作業療法士の知識基盤や臨床実践環境の形成のための基礎的基盤を形づくることに役立つ．

各領域の関係

内心的（心と体），外心的（時間と空間），社会的領域という3つの作業療法の知識基盤は，興味や目的，環境，時代にかかわらず，能動的な遂行に完全に統合される[12,13]．作業療法士は，クライエントが作業に携わることの可能性に影響を及ぼす，もしくは高めるために，これらの領域の相互作用を考慮する（図28-1）．たとえば，スプリント（外心的）は痛みを軽減する（内心的）ために手関節を固定するよう使うことができ，家族のための食事を準備する（社会的）ことを可能にする．歩行器を使えば，クライエントは編み物を持ち歩くことができ（外心的），孫への贈り物を作ることができ（内心的），効力感を高める（内心的）．

発展と台頭

上記の3つの領域の相互作用は発達的連続性を表している．**作業の起源**[11] として定義したように，

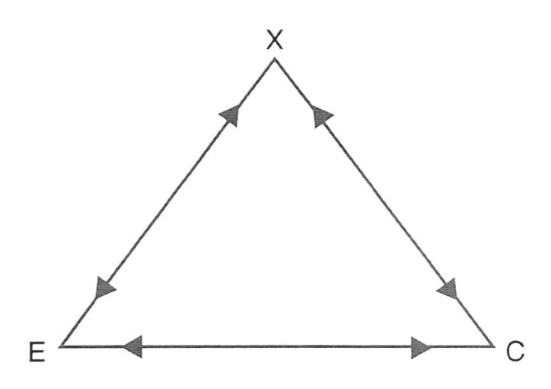

図28-1 作業療法士の知識基盤と関係する内心的領域（E），外心的領域（X），社会的領域（C）（Breines EB：Occupational therapy from clay to computers：theory & practice, Philadelphia, 1995, FA Davis）

人生全体を通して相互の領域に影響を及ぼす．身体的および精神的能力，物質的な世界，クライエントの世界においてクライエントが果たす役割の間の相互作用は，生活全般を通して人が従事する活動によって影響を受け，支配される．

これら3つの領域を綿密に準備すること，およびその相互作用は，作業療法士の教育と準備の基礎となり，作業療法士が治療計画を開発する際の指針となる．この包括的基礎によって，作業療法士はこれらの3つの領域を統合するために各種の治療様式を使い，クライエントの遂行能力を強化し，クライエントが生活のニーズを満たすことを可能にする．

■臨床実践の発展

社会や社会における作業が発展し，発展し続けているのと同じように，作業療法実践も発展している．クライエントの機能的遂行の技能を高めるために，新しい治療手段や治療様式（ボックス28-1）が考えられてきている．作業療法士は，運動療法や治療的活動，各種の感覚運動アプローチを使った促通および抑制手技に加えて，補助的治療法を自分の治療技法の1つとしている．これらはすべて，目的のある作業を遂行するクライエントの能力を強化するよう考えられている．

物理療法のような補助的治療法の使用は初心者レベルの技能とは考えられないが[3,5]，これらの治療法に熟練した作業療法士も増えてきている．これらはいずれも伝統的に理学療法の領域に属するものであるが，以前から作業療法臨床実践の領域にも取り入れられるようになっている．これらは，作業療法の主要な目的である目的活動の遂行能力を高めるので，教育を受けた作業療法士が使用している．作業療法士がこれらの方法を使用する時は，目的のある能動的な作業を行うための補助または準備に限定すべきである．

■目的のある作業と活動

Duntonが1918年に述べた作業療法の第1の原理の1つは，精神障害および身体障害の治療に有効な作業には，何らかの有益な目的がなければならないということである[49]．この原理は，作業には目的があり，目的活動は課題を遂行するために必要な運動機能のみならず，自律的なまたは本来の目標を有しているということを意味している[9]．目的活動を行う人は，目標達成に必要な過程ではなく，目標そのものに注意を向ける[4,6]．

ボックス28-1　作業療法の治療様式

治療様式：治療手段の採用，もしくは治療のために採用される方法（Webster's New World College Dictionary, edition 2）[1]．伝統的には，作業療法の治療様式は手工芸であった．この用語はもっと広い意味で理解されるようになり，作業療法の主たる治療様式として能動的作業と定義されるようになった．治療様式という用語には手段と方法という意味も含まれている[43]．手段とは治療効果が伝達されるものを指す．たとえば，衣服や前庭ボール（vestibular ball），工夫された道具は手段である．方法とは手段の治療効果を活性化するために使われる手順や流れ，アプローチである．肩の屈曲を強化したり，浮腫を軽減するためにマクラメで鉢植えを吊るすためのハンガーを作ったり，望ましい運動反応に影響を及ぼすために前庭ボールを使って行う運動がそれに当たる．治療実施において作業療法の治療様式や手段，方法は変わる可能性がある．治療的効果をもたらすよう選択し，変更や工夫を行い，適用するにはかなりの専門性を必要とする．

言い換えれば，目的のない活動は，運動を遂行するために運動機能を使用するという以外には，本来の目標がない活動であると定義できる[49]．目的のない活動を行う人は，機能的な目標や意義のある目標ではなく，活動の過程または運動に注意を向ける．運動療法やコーン（円錐）を動かしたり，積み木を重ねるなどの準備活動は，クライエントにとって目的がないので，目的活動とは考えられない．しかし，これがただちに，そのような手段が一連の治療において適切ではないということを意味するものではないが，治療においては，クライエントの本来的な作業目標を考慮しなければならない．そうすることによって，獲得した両者の治療法や技能が目的や意味，治療的価値と結びつきやすくなり，治療の作業特性を構成することになる．

目的活動は作業療法の中核をなすものであり，主要な治療様式である[49,51]．目的活動についてAOTA（アメリカ作業療法協会）は次のように定義している．「作業を構成する目標指向型の行動または課題．活動は，個人が積極的かつ意図的に参加し，個人が有意義であると考える目標を指向したものであれば意義があると考えられる」[6]．目的と意義を区別しようとする理論家もいるが，遂行者が目的もしくは意義を付与することで治療の有効性が決定されるということを示すために，この用語を相互補完的に使っている者もいる．目的活動を広く使うよう強調するところに作業療法の独自性がある．このことが，健康維持のために活動を用いるだけでなく，心理社会的障害および身体障害，発達障害に活動を広く用いるための理論的基礎を作業療法に与えている[4]．

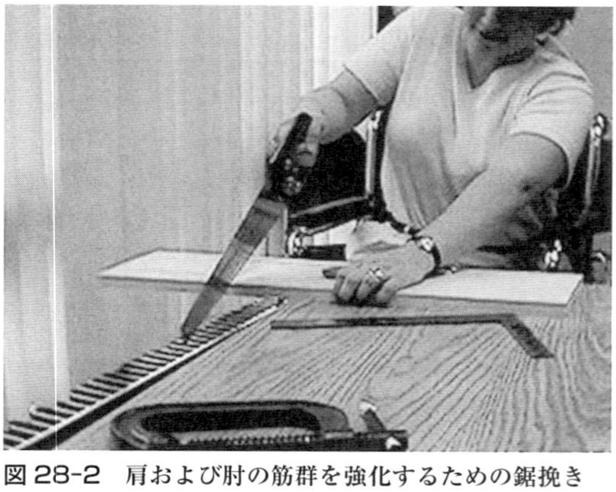

図28-2　肩および肘の筋群を強化するための鋸挽き

目的活動にはそれ本来の目標と治療目標とがある．たとえば，鋸挽き（図28-2）には本棚の部品を作るという本来の目標があり，肩や肘の筋群の筋力を増強するという治療目標がある．クライエントの意図的努力は最終目標に向けられ，運動そのものに注目することはない[9]．クライエントは運動を指揮し，制御しているが，クライエントが活動の目標に焦点を当てるようになると，一般に意識的注意は運動のコントロールには向けられなくなる．事実，意識的注意が向けられていない遂行は作業療法の治療効果とは区別される．技能を上達させるには，遂行が無意識的なものになり，認知的モニタリングへの依存が少なくならなければならない[13]．無意識的な遂行能力は，より上位の遂行能力の基礎となる．たとえば，Huss[24]は，座ること自体に注意を向けなければならない子どもは，無意識的坐位が可能でなければならない課題を遂行することは難しいと述べている．したがって，子どもは成長や社会的役割を開発するための基礎となる能動的作業に参加できない．Ayresは，これと同じ原理を支持する熟練した遂行に必要な条件として，大脳の皮質下との相互作用を強調している[8,9]．

目的活動の重要性は，目標指向型の遂行において容易に観察される．クライエントが活動を熱中して遂行するようになると，患部をより自然にかつ疲労しないで使うようになる[48]．運動に集中すると好ましくない影響をその運動自体に与え，意識的注意や努力によってコントロールされた筋は急速に疲労する．目的のある課題において目標指向型の努力をすることの価値は明らかである．クライエントが活動を成し遂げるために使う筋や動きよりも，クライエントにとって興味のある活動やその本来的目標に注意を向けることの方が治療的価値は大きく[9]，それこそが目標指向型作業療法の効果である．

目的活動の有効性を示すいくつかの研究がある[39]．Steinbeck[49]は，目的活動を行うクライエントは，目的のない活動を行う時よりも長い間，活動を行うとしている．ThibodeauxとLudwig[51]による生産活動と非生産活動との動機づけに関する研究によれば，作業の過程や生産物に関するクライエントの興味のレベルを確認し，治療計画に活動に対するイメージを組み入れる必要があることを示唆している．RockerとNelson[45]は，健常被検者におい

て，活動による生産物が確保されなければ敵意の感情が引き起こされるとし，興味を維持するには明白な生産物が重要であることを示唆している．Yoder と Nelson, Smith[55] は，療護施設の女性を対象として，目的を提示した訓練と機械的訓練の効果を研究した．それによると，目的を提示した訓練のほうが，機械的訓練よりも運動の反復が有意に多かった[55]．これらの研究結果は，一連の活動において，目標指向型の目的活動は参加への動機づけを高めることを示しており，治療活動に対するクライエントの意思を高めるようにすべきであると考えられる．

治療計画を開発する時に，治療のために選択した手段や方法の最終的な効果を考えるにあたって，活動本来の目標，クライエントの活動に対する興味のレベル，活動の意義，活動生産物を考慮することが重要である．

以下の目標の1つあるいはそれ以上を達成するために目的活動，またはそれらを応用した活動を使う：（1）筋力，持久力，作業耐久性，ROM，協調性を向上または維持する，（2）目標指向型の課題を使って随意的な自動運動を練習，活用する，（3）罹患部位を目的をもって活用したり，罹患部位の全般的な訓練を行う機会を与える，（4）職業的な可能性を探り，また職業技能を訓練する，（5）感覚，知覚，認知を改善する，（6）社会適応技能を改善し，情緒的な成熟や発達を強化する，（7）作業役割遂行における自立度を高める．機能と関連させなければ，これらの目標のみでは目的があるとは考えられない時がある．美術や手工芸，ゲーム，スポーツ，余暇活動，身の回り動作，家庭管理，移動動作，仕事関連活動は目的活動であり，クライエントにとって作業の意義を有していると考えられる．

■作業と健康

作業療法では，人は「作業的天性（occupational nature）」をもっているという概念を基礎としている．つまり，人間にとって活動を行うことは自然なことであり，これに熱中する過程は生体の健康や幸福に役立つ[9, 12, 17, 25]．活動は健常者が健康を維持したり，疾患や障害を受けた後に健康を回復するうえで価値あるものである．適切で意義のある目的活動を行うことで，変化が可能となり，障害から回復することができる[17]．作業療法士は変化過程を促す者としての役割を果たす[16]．したがって，クライエントが目標指向型の（目的のある）活動に参加する時に，身体障害を改善できる[9]．

目的活動の価値は，クライエントが心身両面同時に参加するところにある．活動は障害部位の使用を促すのに必要な訓練となり，また情緒的，社会的，個人的満足のニーズを満たす機会も与える[9, 48]．Cynkin と Robinson[17] は，次のように指摘している．適切な機能と健康を獲得するには，人は問題解決や創造的活動，手を使用することに関連した過程に意識的に参加する必要がある[17]．

ほとんどの作業遂行課題には手の使用が含まれるか，もしくは手の使用を真似た代償的方法を必要とする．呼気操作式コンピュータ環境制御装置は，通常は手で行う活動を呼気操作で代償している例である．

慣習的かつ自動的に行われる人の生活パターンを形づくっている活動は，その活動パターンを破壊する障害が生じるまでは当然のことと考えられている．活動を適用することで，クライエントが生活上の課題を遂行する能力を回復させるのが作業療法士の役割である．作業療法は，現実の生活活動を行うことで，障害を修正，変更し，また機能的な状態へ転換できるという概念を基礎としている．Cynkin と Robinson[17] は，活動に関するいくつかの仮説を立てている．それを以下に要約する．

- 各種の活動は個人にとって重要である．活動は個人のニーズや希望の多くを満たす．また，活動は身体や精神を成長，発達させ，熟練した技能や能力を身につけるための基本である．
- 活動は文化の価値観や信念によって社会文化的に規定される．文化の価値観や信念は，その文化の中にいる人々が受け入れることができる行動を定義する．1つの社会が，さまざまなグループの行動を厳格に，または柔軟に解釈して受け入れているとしても，ある点を超えた偏った行動もしくは活動パターンは受け入れられないようである．
- 活動に関連した行動は，障害状態からより機能的な状態へと変化させることができる．個人は変化することができ，また変化を望んでいる．
- 運動，認知，社会的学習を通して，活動に関連

した行動の変化が起こる[17].

作業役割遂行の評価

　作業療法士は，クライエントの作業目標とニーズを決定しなければならない．トップダウンアプローチおよびクライエント中心のアプローチが勧められる．適切で意義のある治療活動を決定するには，クライエントの作業歴と興味についての情報を入手し，分析することから始める[51].

　カナダ作業遂行測定[30]や活動形態（activity configuration）[16]は，作業遂行評価の2つの例である．作業遂行の評価の詳細については第3章を参照のこと．

■活動分析

　適切な治療活動を選択するには，詳細な活動分析が重要である．身体障害や健康維持のための治療方法として使う種々の活動について情報を得なければならない．活動は3つの観点から分析できる．それは，作業者の関与，活動遂行に影響を及ぼす物理的環境，社会的環境の解釈である．作業療法士は，この3つの要素が相互に絡み合っており，治療の背景状況を形づくっているということを認識しなければならない．治療における背景状況の重要性は，作業療法士の間で広く認識されている[2,7].

　多くの理論家が活動分析の包括的指針を開発しており[12,30,52]，有用な情報を提供している．身体障害に対する臨床実践に特に関連した活動分析の指針を本章の最後に述べた．

活動分析の原理

　治療を目的として選択した活動は目標指向型でなければならない；クライエントの社会的役割に関連した個人のニーズに合うように，クライエントにとってある程度の意義や意味をもち；クライエントにとって「ちょうどよい」レベルの挑戦となるよう，クライエントの精神的，身体的参加を必要とするものであり；障害を予防もしくは回復するように計画されており；生活上の役割遂行を強化するための技能を開発し；クライエントの興味と関連しており；適合でき，段階づけが可能であり，年齢相応であり；クライエントと一致協力して，作業療法士の知識や専門的判断に基づいて選択するようにすべきである[22].　包括的な活動分析とは，その活動を行うことによって引き起こされる可能性のあるものすべての側面を含み，治療的適用の可能性を明らかにするものである．ファリードは木工を再び行うことに興味を示し，孫のために作品をつくることができる計画を選択した．これは，クライエント中心の活動選択を示すものである．そこでは，活動に目的がないとか，目的が制限されているということではなく，その活動がクライエントにとって意義があるという理由で，クライエント自身が活動を選択している．

■治療アプローチ

　作業療法には各種の治療アプローチが使える．これらのアプローチはその強調するところは異なるが，すべてが治療に用いる作業アプローチと一致している．各種の治療アプローチと関連する活動分析の側面を以下に述べる．

生体力学的アプローチ

　下位運動神経障害や整形外科的障害の治療に対しては，生体力学的アプローチによる治療を行うことが多い．筋力やROM，筋持久力の改善はそのような障害に対する作業療法の目標となる．したがって，活動分析の重点は活動を行うために必要な筋や関節，運動パターンに置く．作業療法サービスの成果は，特定の活動に携われるようになることに焦点が当てられているが，このアプローチでは課題を遂行するために必要とされる生体力学的なクライエント要因に重点を置いている．活動は，それが行われる環境下で分析すべきである．活動を段階に分け，各々の段階を行うために必要な運動に細分化する．各々の段階を行うためのROM，筋力，筋収縮の種類を確認する．本章の終わりに載せた活動分析モデルは生体力学的アプローチに基づいている．

感覚運動アプローチ

　感覚運動アプローチは，脳性麻痺や脳卒中，頭部外傷などの上位運動神経障害の治療に使うことが多い．このような障害に対する活動分析は，クライエントの感覚認知と特定の治療アプローチに必要な運

動パターンに焦点を当てるべきである．作業療法士は，活動がバランスや姿勢，筋緊張，異常な反射や運動の促通および抑制に及ぼす影響も考慮すべきである．たとえば，神経筋促通手技（PNF）を使う場合，PNFパターンを活動に組み入れるか，そのパターンを自然に使うような活動を選択する必要がある．神経発達学的アプローチ（Bobath）では，異常な反射や筋緊張を抑制する姿勢や運動が重要である．上記およびその他の感覚運動アプローチと活動への適用については，第30章と第31章に述べてある．

上位運動神経障害のクライエントでは知覚や認知が障害されることが多いので，活動に要する知覚や認知の分析は特に重要である．作業療法士は，必要な運動遂行に合致する活動だけでなく，ある程度うまく行える活動を選択することが重要である．

診断名や治療アプローチにかかわらず，活動分析には遂行の背景状況の側面も含むようにすべきである．有形の環境や社会的環境は，身体的および精神的能力と同様に作業遂行を決定する．そして，これらを治療計画を立てる際に考慮しなければならない．

■活動の適合と段階づけ

活動の適合

活動は各クライエントおよび環境に特有のニーズに適合するようにすべきである．クライエントの残存能力に合うような特別な方法〔たとえば，食事用具のホルダーがついた特殊なスプリントを手に合わせて食事をするように（図28-3）〕で活動を遂行する必要がある．活動をクライエントの肢位や環境に適合させる必要があるかもしれない．たとえば，特殊な書見台やプリズムメガネを使うことで，クライエントは背臥位でも読書が可能になる．活動を適合する際の問題解決能力や創造性，発明の才能は，作業療法士独自の技能の1つである．

作業療法士は，工夫が効果的に使われ，クライエントはこれらを楽な姿勢で使えなければならないということを覚えておくべきである．クライエントは活動や工夫の必要性および目的を理解し，簡単な改変をした活動を進んで行うようにしなければならない．頻繁な調整や修正を必要とする特殊な，複雑な

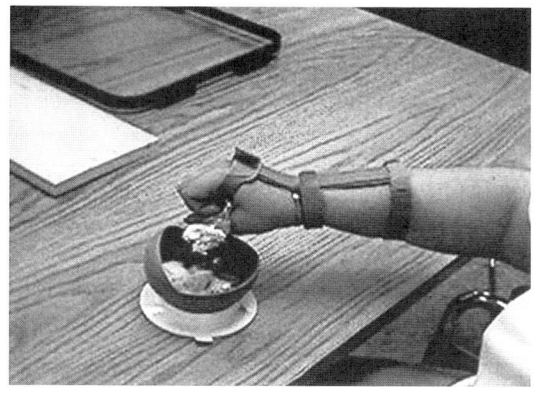

図28-3 食事用具ホルダーのついた特殊なスプリントを手につけての食事

工夫は避けるべきである[42,48]．

活動の段階づけ

活動の**段階づけ**とは，クライエントが最大能力を発揮できるように，活動を適切な速度にしたり，変更を行うことである．通常の方法で活動を行っても，必要とする運動パターンや抵抗が得られない場合，簡単な変更を行う．これらの変更が複雑でなく，無理なあるいは不自然な運動を必要としない場合，クライエントはその変更を受け入れるだろう．不自然な動きや過剰な抵抗で活動を遂行するよう計画した場合，その活動の価値は減少するであろうことに初心者は注意しておくこと．そのような方法は参加への意欲を失わせ，協力関係の発展を妨げる[27,48]．またこの場合，クライエントは活動の目標ではなく運動に注意を向ける．これは前述したように，満足度を減少させ，目的活動の本来の目標を無効なものにする．熟練した作業療法士は活動を適合させ，段階づけて，クライエントが受け入れやすいようにし，「ちょうどよい」要求となるようにする．

クライエントのニーズや治療目標に合うよう活動を段階づける多くの方法がある．筋力やROM，耐久性や持久力，協調性，知覚および認知，社会技能を改善するよう活動を段階づけることができる．活動は，パーキンソン病や多発性硬化症，筋萎縮性側索硬化症などの進行性疾患で見られるように，クライエントの低下していく能力に合わせて段階づけることもある．

筋力

　筋力は抵抗を増減することで段階づけることができる．それには以下のような方法がある．運動面を重力最少位（gravity minimized position）から抗重力位へと変える．また，器具やクライエントにおもりを加える．重くした道具を使う．素材の生地をなめらかなまたは細かいものから粗いものへと段階づける．抵抗の多いまたは少ない他の**抵抗活動**に変える．

　たとえば，針仕事や革細工の時に手関節部に重錘ベルトをつけると，上肢の動きに抵抗を負荷できる（図28-4）．サンディングボードに滑車とおもりを取りつければ，サンディングブロックを下方に引く時の上腕二頭筋への抵抗を増強できる．版画（block printing press）の抵抗を強くするにはバネを使うことができる．握力が十分でない時は，握力を補助し，上肢の動きを可能にする把持手袋（grasp mitts）で手を道具や機器の把手に結びつける．

関節可動域

　ROMを維持，拡大するための活動は次のような方法で段階づけることができる．到達距離を伸ばすよう，または関節の動きを必要とするように材料や道具を配置する．あるいは，能動的な伸張（ストレッチ）を促すよう長い取っ手をつけた機器を工夫する．

　簡単な工夫の例としては，作業を行っている間に望ましい肩の屈曲角を得るために，編み物の枠を垂直位に置くことがある．作品が出来上がるにつれて，能動的な可動域が必要となる．タイルモザイク用タイルのテーブル上の位置とクライエント間の距離を調節することで，タイルに手を伸ばすために必

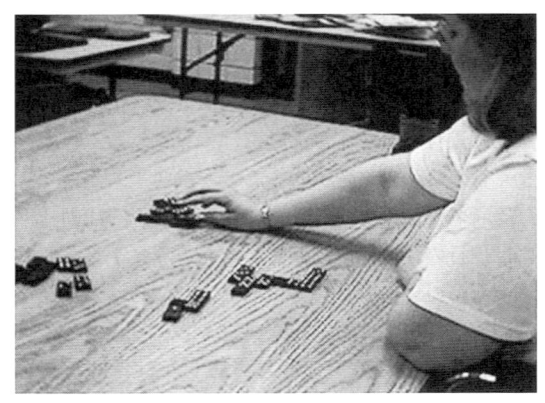

図28-5　手を伸ばす範囲を変えるために，場所を変えて物を置く

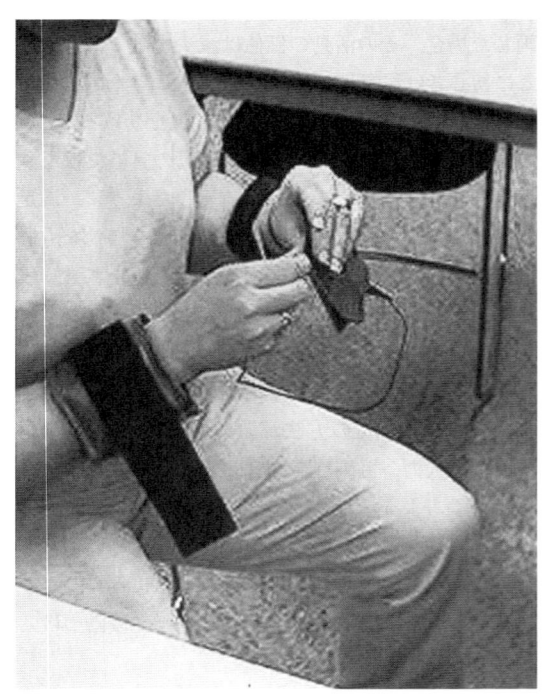

図28-4　針仕事や革のレーシングの時に抵抗を負荷するために手関節に重りをつけている

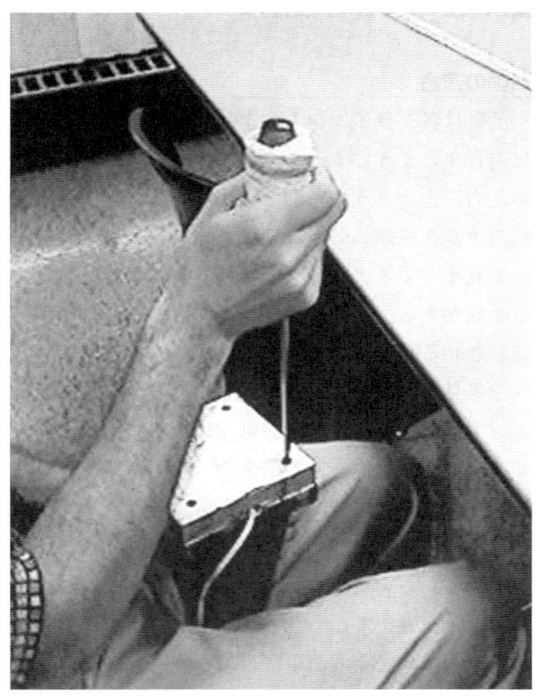

図28-6　握りにフォームラバーを当てることで握りを太くできる

要な可動域に影響を及ぼすことができる（図28-5）．握りやすくしたり，ROM制限に適するように，太い丸棒もしくはフォームラバーを使って道具の柄を太くすることができる（図28-6）．可動域や握力が改善するにつれて，太さを細く調節することで段階づけを行うことができる．

持久力および耐久性

　持久力（endurance）は軽作業から重作業へ変えることで，また作業時間を長くすることで段階づけることができる．たとえば，紙ナプキンを畳むといった軽い家事作業は，坐位で台所用具を並べたり，立位で家事用具を穴開きボードに並べたり，棚に収納したりするといったように，より負担の大きい作業へと段階づけることができる．立位および歩行の耐久性（tolerance）は立位作業に費やす時間を延ばすことで段階づけることができるが，最初は立位テーブルで行うことになろう（図28-7）．そして，家事管理や作業所での活動を含んだ歩行を必要とする活動の時間や距離を伸ばして段階づける．

　筋ジストロフィーや多発性硬化症，パーキンソン病などの進行性変性疾患では，衰退していく身体状況に合わせて消極的な方向に耐久性を段階づける必要がある．この場合，課題に要求されるものを軽減するよりも，努力量を軽減するような方向で活動を変えていった方がよい．前者の場合，クライエントがすでに遂行能力の減退を認識しているとすると，否定的な心理的影響をもたらしかねない．

協調性

　協調性（coordination）および筋のコントロールは，粗大な動きの抵抗運動を減らし，微細なコントロールを必要とする運動を増やすことで段階づける．たとえば，板を切るのに横挽き鋸を使うことから，糸鋸，宝石細工用鋸へと変えていく．巧緻性や運動の速度は，協調性訓練や神経筋再教育で習得した運動パターンの速度を速くすることで段階づける．

知覚および認知，社会技能

　認知技能の段階づけは，判断や意思決定，問題解決をほとんど必要としない簡単な1段階ないし2段階の活動から治療プログラムを開始し，何らかの判断や問題解決の過程を必要とする数段階からなる活動へと進める．たとえば，昼食の準備グループに所属するクライエントに，テーブルの上に並べたパンにバターを塗る作業を行わせる．この作業は，パンを準備してバターを塗ること，スライスした肉をその上に載せ，最終的にサンドイッチにすることへと段階づける．

　同様に，社会的相互作用の段階づけは，作業療法士との相互作用のみを必要とする活動から治療プログラムを開始する．そして，他のクライエントとの限定的な相互作用を必要とする活動へ，最終的には小集団活動へと進めていく．作業療法士はクライエントの役割を観察者から参加者へ，さらにリーダーへと進めるよう促す．同時に，クライエントの自立を促すために，作業療法士は監督や指導，介助を減らしていく．

■活動の選択

　一般に，身体障害の治療では，活動に携わるクライエントの動機づけの基となる感覚運動および心理社会的要素を改善するために活動を選択する．身体

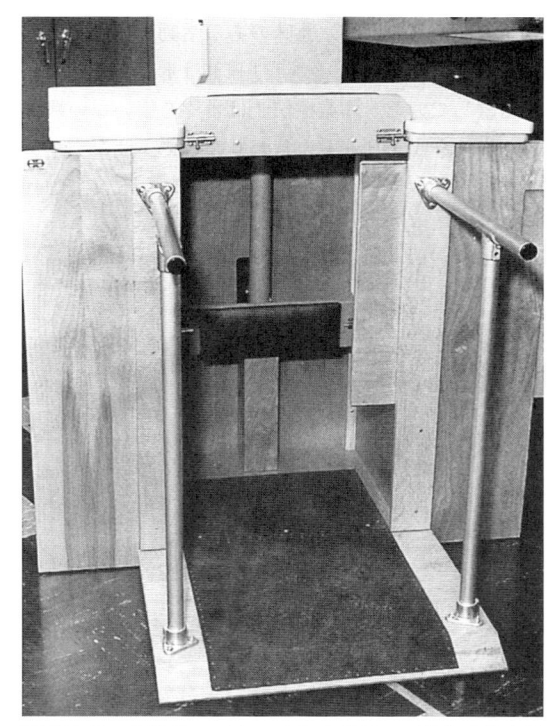

図28-7　立位テーブル．スライドドア，膝を支持するパッド，バックレストがついている

機能の改善のために選択した活動では，必要とする訓練もしくは患部の目的ある使用がなされるようにすべきである．クライエントが補助的治療法や準備活動で獲得した運動や筋力，協調性を正常の日常活動へ組み入れるようにすべきである．身体機能の改善のために活動を使う場合，その活動は次の特徴を有していなければならない．

・活動は罹患関節や筋の静的位置づけよりも，動きをもたらすものであること．つまり，訓練すべき筋の収縮と弛緩や可能な可動域での関節の動きがなされるようにすべきである．
・活動は繰り返しの運動をもたらすようにすべきである．つまり，十分な効果が得られるよう，調整可能な運動パターンの繰り返しがあるような活動にする．
・活動は抵抗や ROM，協調性，耐久性，複雑さなどの要素の1つもしくはそれ以上について段階づけ可能でなければならない[22,48]．

活動を選択する時には，必要とする運動の種類を考慮すべきである．目的活動を遂行するには，自動運動および抵抗運動が最もよく使われる[48]．他動運動および介助運動は簡単には目的活動に適用できないが，不可能なことでもない．たとえば，両手でのサンディングや両手でスポンジを持ち，拭くような活動である．活動を選択する際のその他の重要な考慮点には次のようなものがある．活動を行うために必要な物と環境；安全要因；準備および完成に要する時間；複雑さ；必要な指導および監督の種類；活動の構造およびコントロール；必要とされる学習；必要とされる自立性，意思決定，問題解決；必要とされる社会的相互作用の可能性やコミュニケーション方法；個人の満足の可能性．

クライエントが興味をもつ活動を選択した場合，クライエントは活動を遂行することで十分な満足を経験するだろう．作業療法士の仕事は，クライエントに適した最適なレベルの治療的活動を導入し，クライエントが活動を行うことで満足を得られるようにすることである．この満足は内的な動機づけの重要な特徴である．つまり，目的活動が運動遂行に必要とされるものに合致し，成功裏に遂行できることで，肯定的な個人的，社会的フィードバックをもたらすことができる．作業療法士がファリードを評価した時，好みとする活動や趣味活動が明らかになった．これによって，作業療法士はファリードが挙げた活動の中から治療に使う活動を選択でき，治療計画の中に取り入れることができた．

■類似活動または準備活動

臨床現場には，すべてのクライエントの作業ニーズに合うように十分な準備がなされているとは限らない．このような場合，クライエントのニーズに合わせ，興味を保持するために，環境や活動を工夫することで適切な能動的活動を模倣する必要がある．これらの活動を**類似活動**（simulated activity）もしくは**準備活動**（enabling activity）と呼ぶ．

作業療法士は能動的作業に類似した各種の活動を開発してきた．これらの活動の多くは，最初は機器が開発され，他の活動で使われている素材の中に見出すことができる．開発された活動の例としては，傾斜をつけたサンディングボードがある（図28-8）．サンディングボードは傾斜面で木を磨くのを真似たものである．作業療法士は，肘や肩の筋の訓練のために木片を用いないでサンディングボードを使うことから始める．木片を用いないので最終作品はなく，活動本来の目的はない．しかし，木片を用いるようにすることで，意味のある活動を模倣する形にすることができる．ファリードは木工をやりたいと希望していた．作業療法士は木片を用いない機械的な訓練をファリードに行わせないで，サンディングボードに木片を置いた．後にファリードは，これを孫のいすを作るために使用した．

パズルやその他の知覚，認知訓練手段は，視知覚

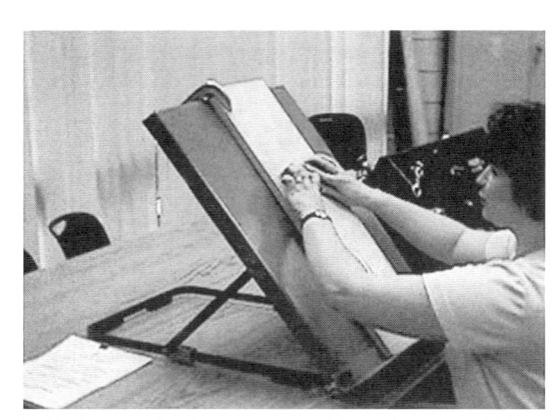

図 28-8 木片にヤスリをかけるための傾斜をつけたサンディングボード

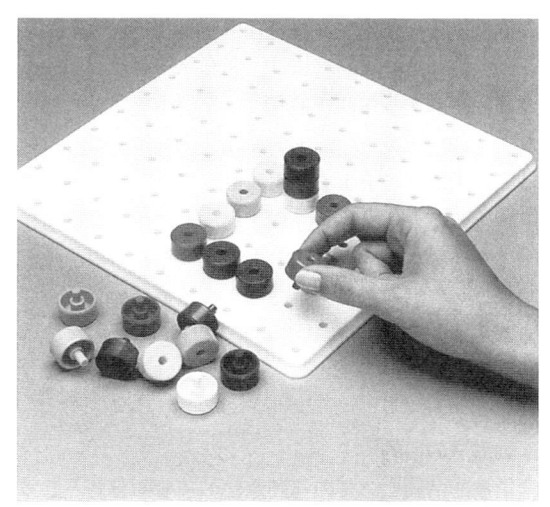

図 28-9 パズルや知覚・認知を訓練するための用具は机上で使用する（North Coast Medical, Morgan Hill, Calif）

機能や運動企画技能，記銘力，問題解決技能などの訓練に用いる（図 28-9）．服の各種のファスナーをつけたボードや家庭内の器具を取りつけたボードでは，クライエントが現実の課題に直面する前に操作練習ができる（図 28-10）．高度の科学技術を使った精巧なワークシミュレータ（第 13 章を参照）やコンピュータプログラムもクライエントの身体的，認知的技能を改善するために用いられる．

これらの多くの物品はクリニックに準備されており活用できるが，作業療法の特性や目的が最もよく発揮されるのは，クライエントが目的や意義を見出すことができる活動である．活動の選択に当たって，作業療法士は身体的ニーズのみに合致する手軽な物品に頼るのではなく，クライエントのニーズや興味を考慮すべきである．

準備活動は，目的のない，本来の目標を有していない活動と一般には考えられているが，クライエントは準備活動に精神的かつ身体的に参加する．準備活動を行う目的は，特定の運動パターンの練習，知覚および認知技能の訓練，家庭や地域社会で生活するために必要な感覚運動技能の練習である．作業療法で使う多くの準備活動が知覚や認知，運動学習を促進しているのは事実である．このような活動は，クライエントが運動観念を獲得したり，問題解決を練習する時の学習獲得段階に適している．練習は毎日あるいは頻繁に行い，その都度フィードバックを与える．そうすることで，誤りを減少させ，現実生

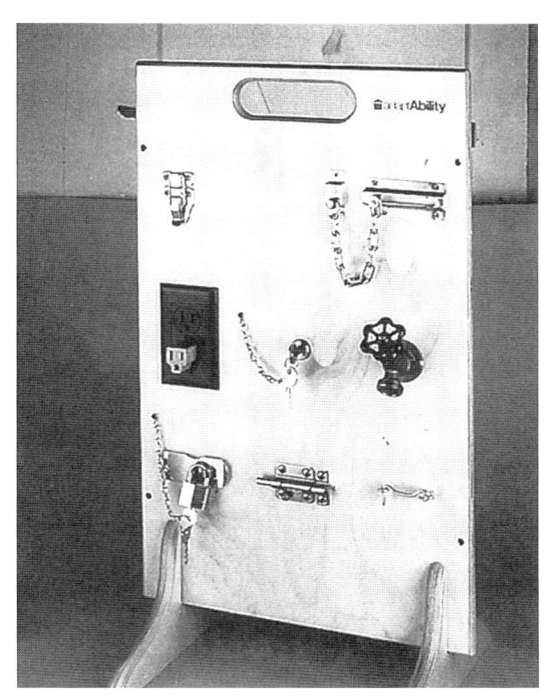

図 28-10 家庭内の器具を取りつけたボード．これは，一般的な器具を操作し，管理する練習のために模擬的に使用する（Reprinted with permission. S&S Worldwide, adaptAbility, 1995）

活の目的活動を遂行する技能を準備できる．これらの活動はよく考えて用いるべきであり，一連の治療や運動学習におけるこれらの活動の位置づけは十分計画すべきである．これらの活動は，包括的な治療プログラムの一部として，補助的治療法や目的活動と一緒に使われることが多い．

■補助的治療法

補助的治療法（adjunctive modality）は目的活動に先立って使うものである．作業療法士がこれらを使う場合，これはクライエントの作業遂行のための準備をしていることを意味している．補助的治療法の例としては，運動療法，装具，感覚刺激，物理療法がある[40]．運動療法と物理療法については以下に述べる．運動療法の原理の多くは治療的活動の中に積極的かつ習慣的に取り入れられており，その結果作業療法臨床の固有の一側面をなしている．

運動療法と活動

作業療法の領域では，作業遂行において心身は分

けることができない一体のものであると常に認識されてきた．精神障害のある人の治療において目的活動を行うことによる心理的，身体的影響が認識され，さらに身体障害のある人の治療においてもこれらが認識されるようになった[10, 13, 20, 25]．活動遂行による身体的効果が認められているので，適切な治療活動を選択する際には運動学的な観点を適用する．目的活動に運動学的な観点を適用するには運動療法の原理を理解する必要がある．

　治療方法が開発されるにつれて，作業療法士は目的活動の準備として，また予算や時間に縛られた医療システムの中で速やかに治療を行うために，運動療法のみを使いはじめた．急性期の疾患や障害に対する治療は，作業療法士に新しい要求や役割をもたらしている．急性期治療における治療期間の短さやクライエントの身体的能力の低さ，病院やリハビリテーション施設の在院期間の短縮化は，作業療法士が使う治療方法を広げる一因となっている．

　治療方法として運動療法のみを使用することは，かなりの論議の的になっている[21]．作業療法士が運動療法や他の準備的な治療方法を使うと，本来の目的が忘れ去られてしまうのではないかと懸念されていた．運動療法と活動は相容れないものとみなされていたが，運動療法の原理は作業療法の初期から目的活動に適用されていた．運動療法と活動は一連の治療において相補的なものであり，1つの治療計画の中で両者を使うことができる．しかし，運動療法のみを使った場合，クライエントは作業療法を受けていないことになる[21]．

　作業療法士が運動療法を使う場合，その目的は感覚運動障害の回復や目的活動の拡大，クライエントが希望する作業を行うための準備とすべきである．

　運動療法の原理を全般的に理解することは，それらを治療活動に適用する際の基礎となる．運動療法とは，機能障害の予防や回復，筋骨格機能の改善，健康状態の維持のために，身体運動や筋収縮を行わせることである[15, 28]．種々の訓練方法があるが，それぞれは治療目標や特定の能力に結びつけるようにし，クライエントの身体状況に関連した注意を守るべきである．

　運動療法はROMや柔軟性，筋力，協調性，耐久性の改善や心血管の順応能力（fitness）を高めるために用いることができる[28]．特定の治療方法は特定

の治療目標を達成するために用いられる．しかし，活動を伴わない運動療法は，無意識的な遂行よりも運動を意識する傾向があり，したがって，上に述べたように作業療法の基本的原理を逸脱することになる．運動療法の慎重な適用は治療プログラムの範囲を狭めることになるが，作業療法士は治療を構造化し，クライエントが目的のある目標指向型の治療活動によって引き起こされる無意識的運動の利点を得るために重要な活動に携われるようにすべきである．

運動療法の目的

　治療的活動としての運動療法の一般的目的としては次のようなものがある．

・正常な運動パターンの認識を高め，随意運動や自動運動反応を改善する．
・受け入れられかつ必要な，そして変形を起こさない運動パターンのための筋力と持久力を改善する．
・筋力に関係なく協調性を改善する．
・目的とする筋もしくは筋群の筋力を増強する．
・ROM制限の克服を助ける．
・手のスプリントや可動式腕支持器（MAS），その他の機器を使う筋の筋力を増強する．
・筋力増強により作業耐久性や身体耐久性を改善する．
・拮抗筋の筋力強化により，筋力のアンバランスによる拘縮の発生を防止もしくは排除する[42]．

運動療法の適応

　運動療法は整形外科疾患（骨折や関節炎など），下位運動神経疾患など，筋力低下や弛緩をもたらす疾患に対して最も効果的である．これらの疾患の例としては，末梢神経損傷や末梢神経疾患，多発性筋炎，ギランバレー症候群，感染性神経炎，脊髄損傷や脊髄疾患などがある．

　運動療法のクライエントは，医学的に訓練に参加可能であり，訓練の指示や目的が理解でき，訓練の実施に興味があり，動機づけがなされている必要がある．クライエントは利用可能な運動神経路を有していること，筋力やROM，協調性，運動パターンの回復または改善の可能性がなければならない．また，ある程度の感覚フィードバックがあることが重

要である.つまり,少なくとも感覚が部分的に健全であり,それによってクライエントが訓練部位の動きや位置を知覚でき,表在および深部の痛覚がなければならない.筋や腱は健全で,安定しており,自由に動かなければならない.関節運動を行うタイプの訓練では,関節には必要なROMがなければならない.クライエントは運動中に,比較的痛みがないことと,分離した協調性のある運動ができる必要がある.運動異常(dyskinetic movement)がある場合,クライエントはそれをコントロールできなければならない.そうすることで,上述したように訓練を実施することができる[41].運動療法の種類は筋力段階,筋の耐久性,関節の可動性,診断および身体的状況,治療目標,クライエントの肢位,望ましい運動面によって選択する.これらの必要条件は運動療法を主体とした治療的活動にも適用可能であり,治療手段として選択する際の基礎とすべきである.

運動療法の禁忌

運動療法や運動療法を主体とした治療的活動は全身状態が不良であったり,関節の炎症があるクライエント,手術直後のクライエントには禁忌である[41].完全な恒久的拘縮による重度のROM制限がある場合,運動療法は有効ではないだろう.上述の定義や上記のように,運動療法は痙縮のあるクライエントや分離運動の随意的コントロールができないクライエント,または運動異常のコントロールができないクライエントにも効果的ではない.これらは上位運動神経の障害によって起こると考えられる状態である.

運動療法プログラム

[筋力増強のための訓練]

筋力増強のために使う運動は,自動介助運動,自動運動,抵抗に抗した**等張性収縮運動**および**等尺性収縮運動**である.筋の支配神経の一部もしくは完全な脱神経および不動や廃用によって筋力は低下する.筋力が十分でないと代償運動パターンや「ごまかし運動」が強くなる[54].代償運動とは正常な運動に使われる筋の筋力低下や喪失によって,正常には使われない筋群や運動パターンを使い,機能的目標を達成しようとするものである.運動を正常に行うための筋群やROMが構造的障害によって失われた

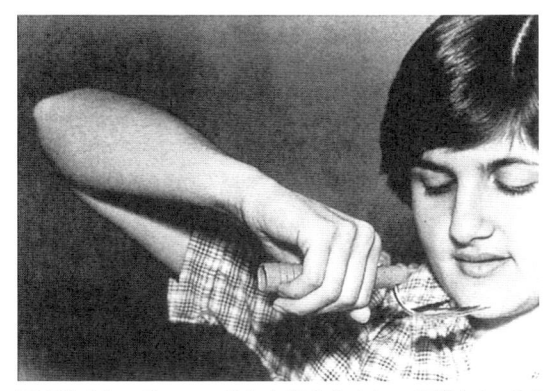

図28-11 手-口の動きを行うために,代償として肩の外転を使っている

時に代償運動が使われる.例としては,肘の屈曲が重力に抗して行えない場合,手を口に持っていくために肩の外転を使うことなどがある(図28-11).筋力の喪失が永続的なものである場合,機能的活動の遂行を改善する方法として,ある程度の代償運動が好ましいことがある.たとえば,腱作用(tenodesis)を使って把握ができれば,食事動作が可能になる.しかし,代償運動の多くは好ましいものでなく,代償運動パターンの防止もしくは修正が運動療法の目的となることが多い[54].

筋力を増強するには,筋の最大能力またはそれに近い能力で収縮させる必要がある.また,十分な反復と時間が必要である.一般に,筋力増強プログラムは,強い抵抗に抗して数回収縮させることを基本としている.したがって,筋収縮が不十分であると筋力増強訓練としては効果的ではない[15,29].一方,過剰な筋力増強訓練は筋の疲労や痛みをもたらし,一時的に筋力を低下させることがある.筋を過度に使うと疲労が生じ,収縮できなくなる.選択する訓練の種類は,筋力の段階やクライエントの疲労耐久性のレベルに適合するようにしなければならない.疲労レベルはクライエントによって異なり,病理的状況によって筋疲労の閾値は低下する[29].多くのクライエントは疲労に関して敏感でないか,または耐久性以上に訓練することが回復を促進すると信じて自分の耐久性以上に訓練を行う.したがって,作業療法士はクライエントの筋力と訓練に対する許容能力を注意深く評価すべきである.また,作業療法士は疲労の徴候を綿密に観察しなければならない.この徴候としては,動作緩慢,注意散漫,発汗,呼吸

数の増加，訓練パターンの遂行時 ROM が減少したり指示された回数繰り返すことができないといったことがある．

［筋持久力のための訓練］

持久力とは，長時間にわたって筋を働かせ，疲労に耐える能力である．高負荷で反復回数の少ない訓練は筋力増強に効果的であるが，低負荷で反復回数の多い訓練は持久力を高めるのに有効である[15, 18]．筋力増強プログラムのための最大能力を決定したら，特定の筋もしくは筋群の持久力を高めるために，最大負荷を減らし，反復回数を増やすことができる．筋力訓練と持久力訓練は延長線上にある訓練であると考えられている．筋力と持久力の両者が得られるよう抵抗と反復回数を調整できる[15]．

［全身的耐久性と心血管の順応能力のための訓練］

全身的な耐久性と心血管の順応能力のための訓練では，持続的かつリズミカルな有酸素運動または活動で多くの筋群を使う．その例としては，水泳，歩行，自転車こぎ，ジョギング，ある種のゲームやスポーツがある．この種の訓練は心臓リハビリテーションプログラムで使われることが多い．この場合，訓練に対するクライエントの身体能力や耐久性のパラメータを明確にし，医学的にモニターする必要がある．心血管の順応能力を高めるには，週に3日ないし5日，最大心拍の60％から90％，または最大酸素摂取量の50％から85％で訓練を行う必要がある．多くの筋群を使うリズミカルな活動で15分から60分間の訓練が望ましい[15]．

［関節可動域および柔軟性のための訓練］

ROM および柔軟性の維持には，自動および他動 ROM 訓練を使う．**自動運動**訓練はクライエント自身が行う．他動運動訓練は作業療法士や機器による外力で行う．機器の例としては，持続的他動運動訓練機（CPM，可動域全般にわたって持続的に他動運動を行うようセットした機器）がある．機械を使用する場合は注意が必要であり，事故や有害な影響を及ぼさないよう注意深く監視しなければならない[15]．

可動域を拡大するには，伸張訓練や強い力による訓練が必要である．最大伸張位またはその近くで軟部組織（筋，腱，靭帯）に何らかの力を加える．強い力で何回も素早い動きを加えるよりも，少ない力で持続的に伸張を加える方がよい．後者の方法は軟部組織の断裂や外傷を起こす可能性が少なく，筋緊張が亢進した筋の伸張反射を活性化することもない．物理療法や神経筋促通手技を使えば，静的な伸張を強化できる[15]．

［協調性および神経筋のコントロール改善のための訓練］

協調性とは，多くの筋群の活動の組み合わせであり，なめらかなパターンや運動の流れである．協調性は，主として固有受容性の感覚フィードバックによってモニターされている自動反応である．Kottke[27] は，神経筋のコントロールを「個々の筋の意識的活性化，またはあらかじめプログラムされたエングラム（engram：記憶痕跡）の意識的な開始」と定義している．神経筋のコントロールには活動への意識的注意または活動の誘導が含まれる．

エングラムとは，中枢神経系（CNS）の中に再現されるあらかじめプログラムされた筋活動のパターンである．特定の運動または活動を何回も反復した時にのみエングラムは形成される．反復することによってクライエントの意識的努力は減少し，運動はより自動的になる．最終的に，意識的注意をほとんど必要としないで運動が行えるようになる．エングラムが刺激されると，同じ運動パターンが自動的に再現されると考えられている．神経筋の教育またはコントロール訓練には，意識的注意によって各々の筋または運動のコントロールを教えることが含まれる．協調性訓練はあらかじめプログラムされた多くの筋のパターンまたはエングラムを開発するために使う[27]．

筋収縮の種類

［等尺性収縮または静的収縮］

等尺性収縮を行っている時は，関節運動は見られず，筋の長さは一定に保たれる．ROM のある1点で関節を固定するために，筋をセット（収縮）させるか，筋とその拮抗筋を収縮させる．これは抵抗なしでも，また作業療法士の手や固定されたものなど外からの抵抗に抗しても行える．抵抗に抗する上腕三頭筋の等尺性訓練の例としては，肘を90°に屈曲したまま前腕の尺側縁を机の上面に押しつけるようにすることがある．等尺性収縮を必要とする活動の例としては，前腕にかけた買い物バッグを運ぶ時に，上肢をロックした肢位にすることがある[23, 29]．

[等張性収縮または求心性収縮]

等張性収縮では,関節の動きがあり,筋の長さは短縮する.これは抵抗に抗して,もしくは抵抗なしでも行える.等張性収縮は,クライエントの筋力段階や訓練の目標に合わせて,重力最少位,抗重力位いずれでも行える.上腕二頭筋の等張性収縮の例としては,食事中にフォークを口に運ぶことがある[23,29].

[遠心性収縮]

遠心性収縮では,筋の長さは長くなるが,筋の緊張(tension)は増強するか一定のままである.これは抵抗なしでも,抵抗に抗してでもどちらでも行える.抵抗のない遠心性収縮の例としては,皿の横にナプキンを置くために机に向かって上肢をゆっくりと下ろしていくことがある.この例では,上腕二頭筋は遠心性に収縮する.抵抗に抗した遠心性収縮の例としては,持ち上げた砂の入った容器をコントロールしながら地面に下ろすことがある.この場合,上腕二頭筋は容器を地面に置くために,肘の伸展の割合と協調性をコントロールしながら遠心性に収縮する[23,29].

運動療法および治療活動の分類

[等張性抵抗運動]

抵抗運動では,ある一定の可動域を動かす時に,ある特定量の負荷をかけ,それに対して等張性収縮を使う[15,23,29].また抵抗に抗した遠心性収縮も使うことができる.抵抗運動は主としてF+(3+)からN(5)段階の筋の筋力増強として使うが,収縮筋の拮抗筋を弛緩させるにも有効である.後者は,筋緊張の亢進した拮抗筋の伸張または弛緩によって可動域の拡大を得ようとする時に有用である.

クライエントに抵抗に抗して筋を収縮させ,全可動域にわたって動かすようにさせる.抵抗量は,抵抗に抗して筋が収縮可能な最大量とする.抵抗には徒手によるもの,重錘,バネ,弾性包帯,砂袋,特殊機器などがある.何を抵抗として使うかは活動によって決まり,抵抗量を徐々に増すことによって段階づけを行う[15,23,29].可能な反復回数はクライエントの全身耐久性および特定の筋の持久力によって決まる.

いろいろな筋力訓練プログラムがあるが,そのほとんどは上述した原理,つまり筋力増強のためには,筋は最大抵抗に抗して収縮しなければならないという原理に基づいている.反復回数や休息時間,訓練の頻度,運動速度はそれぞれのアプローチおよび訓練に対するクライエントの順応能力によってさまざまである[10].抵抗運動の特殊な方法の1つとして,DeLormeによる漸増抵抗運動(progressive resistive exercise:PRE)がある[18,47].PREは過負荷の原理に基づいている.つまり,筋は「準備運動」の期間が与えられた時,より効果的に働き,機能や筋力を改善するには通常の日常活動を超えた負荷を加えなければならないという原理に基づいている[18].この方法では,最初は少ない負荷量を使い,それを10回反復した後に徐々に負荷量を増やしていく.このようにして最後の10回には筋が最大力を発揮できるよう準備がなされていく.この訓練方法は10回の繰り返しの3セットからなっている.抵抗は以下のように負荷する.第1セット,最大抵抗の50%での10回の繰り返し;第2セット,最大抵抗の75%での10回の繰り返し;第3セット,最大抵抗による10回の繰り返し[15,18,47].負荷量は,クライエントが10回の繰り返しができるような十分な量でなければならない.筋力が改善したら,10回の繰り返しができるような抵抗量に調整する[10].クライエントには,求心性収縮をしている時は吸気し,弛緩もしくは遠心性収縮時には呼気するように指示する[18,47].

最大5kgに抗して肘伸展できる上腕三頭筋のPREの例を挙げると,最初は2.5kgの抵抗に抗して10回繰り返し,次に3.75kgに抗して10回,最後に5kgに抗して10回繰り返すことになる.筋が可動域一杯を10回持ち上げられる最大抵抗量を決めるには,10回繰り返して行える最大負荷に達するまで,徐々に負荷を増しながら全可動域を10回にわたって筋を収縮させて行う.

治療プログラムの初期には,作業療法士はクライエントの最大抵抗量の決定が困難なことが多い.これは,クライエントはどのようにして最大努力を行ってよいかわからないこと,クライエントは痛みや再受傷を恐れて訓練を懸命に行いたがらないこと,クライエントは不快感に耐えることを好まないか,もしくは耐えられないこと,クライエントは訓練のタイミングに困難を示すこと,がその理由として考えられる.

最大抵抗量の決定が困難な時は,作業療法士の経

験と試行錯誤法がこれを決定する一助となるだろう．作業療法士は筋力テストの結果を基にクライエントの抵抗量を推定し，クライエントが適切な反復回数を行えるようになるまで抵抗（例：重錘や張力）を増減させる．

訓練は1日1回を週4ないし5回行い，各10回の繰り返しのセット間に2分から4分の休息をとるようにする．訓練方法は各人のニーズに合うように変更する．可能性のある方法として次のようなものがある．最初の10回を最大抵抗の25%で，次の10回を最大抵抗の50%で，次に最大抵抗の75%で10回，最後に最大抵抗で10回行う．また，最大抵抗の50%で5回，最大抵抗で10回行う方法もある．その他，第2セットを省略する方法もある．最初の2回のセットにおける運動の調整が個人の能力に適しているもしれない[18]．

その他の方法として「Oxford法」があり，これは基本的には DeLorme の方法と逆の方法である．訓練は最初の10回を最大抵抗の100%から開始し，次に抵抗を減らし，75%で10回，50%で10回行う[18, 47]．訓練プログラムの初期には著明な筋力増加が見られるが，その後はゆっくりとした速度で少しずつ筋力が増強する．訓練を行っている時，作業療法士は次のようなことに注意しなければならない．治療機器の継手と関節のアライメント；機器の適切な適合と調整；代償運動の除外；速度や ROM についての明確な指示，適切な休息[18, 42]．

［等張性自動運動］

等張性収縮は自動運動に使われる．遠心性収縮が使われることもある．自動運動では，クライエントは外部抵抗に抗すことなく可能な ROM を動かす．

作業療法実践ノート

活動への適用
多くの目的活動そのものが抵抗運動訓練となり得る．たとえば，革のレーシングは，レースを上方に引くようにすれば，三角筋前部線維に軽い抵抗を与えることができる．傾斜面でおもりをつけたサンディングブロックを使って木片のサンディングを行えば，三角筋前部線維と上腕三頭筋にかなりの抵抗を与えることができる．鋸挽きや金槌を使うことは，上肢筋への抵抗となる．粘土をこね，作品をつくることは手や腕の筋への抵抗となる．

作業療法実践ノート

活動への適用
抵抗がほとんど，あるいは全くない活動は自動運動訓練として使うことができる．重力軽減位で行う針仕事は，手関節伸筋群の自動運動訓練となる．筋力段階がF（3）になれば，抗重力方向になるように活動を配置し直すか，Latch hooking のような他の活動を選択する（図28-12）．

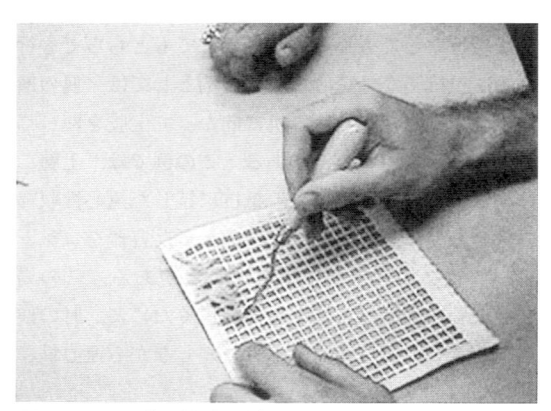

図28-12 手関節伸展筋の自動抵抗運動訓練として Latch hooking を使っている

重力最少位または抗重力位での全可動域にわたる自動運動は，筋力段階がP（2）からF（3）の筋に使い，ROM を維持するという利点に加えて筋力を増強するという目的もある．これより上の筋力段階の筋でも，抵抗が禁忌である時は，筋力と ROM の維持のために自動運動を行う時がある．自動運動は ROM 拡大のためには使わない．ROM を拡大するには強い力が必要であり，これは自動運動では得られないからである．

自動運動では，クライエントは可能な ROM 範囲を自分で動かす．重力最少位で訓練を行う時は，摩擦による抵抗を軽減するためにパウダーを振るか，スケーターボードやデルトイドエイド，サスペンションスリングを使う．筋力が増強したら抵抗運動訓練に変えることで段階づける[23, 29]．

［自動介助運動］

自動介助運動では等張性の筋収縮を使う．クライエントは ROM の一部を自分で動かし，残りの可動範囲は作業療法士か，または機械的に動かす．機械的介助としては，スリング，滑車，重錘，バネ，弾

作業療法実践ノート

活動への適用

運動を完全に行うために介助が必要な場合，作業療法士やクライエントの他側の上下肢，機械的介助で補助するように活動を構成しなければならない．種々の両側活動が自動介助運動に使える．両手でのサンディングやテーブル拭き，ほうきの使用，鋸挽きがその例である．両側活動では，健側の上下肢が活動の大部分を行い，患側の上下肢は可能な範囲でそれを補助するようにする．

性包帯などがある[47]．自動介助運動の目標は，ROMを維持しながら，T（1），P−（2−），F−（3−）の筋群の筋力を増強することである．T（1）の筋の場合，クライエントが筋を収縮させるのに合わせて作業療法士が全可動域を動かす．自動介助運動は，クライエントが自動運動を行えるようになるまで徐々に介助量を減らすことで段階づける[23, 29]．

[他動運動]

他動運動では筋の収縮は必要としない．関節に力を加えないので，筋力増強のためには用いない．他動運動の目的はROMを維持することであり，それによって拘縮や癒着，変形を防止することである．この目標を達成するには，運動は少なくとも1日に2回，1つの関節を3回動かす必要がある[28]．筋力がないか非常に弱く〔T（0〜1）〕自動運動が行えない時，または身体状況のために自動運動が禁忌となっている時に他動運動を用いる．運動は，対象となる関節を作業療法士やクライエント，または滑車やスリングなどの機器によって正常可動域にわたっ

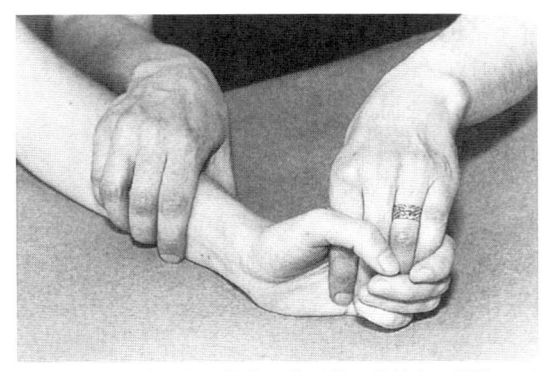

図28-13 手関節の他動運動訓練．訓練する関節の近位部を固定して行う

作業療法実践ノート

活動への適用

対側の上肢が侵されていない時は，両側活動で他動的に動かせる時がある．自動介助運動の項で述べた活動のいくつかは他動運動でも使える．

て動かす．運動する関節の近位部は固定するようにする（図28-13）[23]．

[他動的伸張]

他動的に伸張するには，作業療法士が可能なROM範囲を動かして一時的に保持し，穏やかにかつしっかりと力を加えるか，最終可動域で伸張を加える．伸張を止めた時，痛みが残るようであってはならない．他動的伸張または強い力による運動はROMを拡大するために用いる．これは，ROM制限があり，伸張が禁忌でない時に用いる．筋力が適切である場合，クライエントが可能なROM範囲を自動的に動かし，作業療法士は関節周囲の軟部組織にさらに少し伸張または力を加えるようにする．

他動的伸張を行うには，関節の構造や筋の機能についてよく理解していなければならない．医学的管理および許可のもとに，十分注意して行わなければならない．伸張する筋はリラックスした状態にあるべきである[29]．痛みを超えて運動を行ってよいという医師の指示がある場合以外は，作業療法士は痛みが出現したらそれ以上の力を加えるべきではない．数秒間，穏やかにしっかりと伸張を加えることは，素早い短時間の伸張よりも効果的であり，危険も少ない．伸張を加える部位の周囲は固定し，代償的動きを防止するようにする．誤った伸張法は筋の断裂や関節損傷，炎症性の浮腫を生じる[28]．

[自動的伸張]

自動的伸張の目的は他動的伸張と同じ，つまり

作業療法実践ノート

活動への適用

正常な部位で罹患部位の動きを誘導し，ROMをわずかに超える力を加えれば，他動的伸張を活動に組み入れることができるだろう．1つの例としては，版画による手関節屈筋の他動的伸張がある．この場合，クライエントは立位になり，手を開いて版画を下方に押すようにする．

> 作業療法実践ノート
>
> **活動への適用**
> 自動的伸張を組み入れるために多くの活動を使うことができる．たとえば，上腕三頭筋の強い収縮を必要とするゆっくりとした鋸挽きは，付随的に上腕二頭筋を伸張する．

ROMの拡大である．自動的伸張では，拮抗筋を伸ばすために動筋の筋力を使う．動筋はG（4）からN（5）の筋力があり，協調性がよく，クライエントの動機づけがなされている必要がある．たとえば，上腕二頭筋を伸張するために上腕三頭筋を強く収縮させる．この訓練では不快感が生じるので，クライエントは自然に伸張の動きを避ける傾向がある．したがって，監督および効果を頻回に評価する必要がある．

［抵抗を負荷しない等尺性運動］

等尺性運動では特定の筋または筋群の等尺性収縮を用いる．そして，一般に関節を固定し，関節を動かすことなく筋または筋群を随意的に収縮，弛緩させる．抵抗を負荷しない等尺性運動の目的は，自動運動が不可能または禁忌の時に，筋力を維持することである．この運動はT（1）の段階以上の筋に使うことができ，ギプス固定や手術後，また関節炎や熱傷などのクライエントに特に有効である[15]．

筋を随意的に収縮させ（またはセットし），その収縮を5ないし6秒間保持するようクライエントに教える．作業療法士は抵抗を加えることはしないが，指で抵抗の運動感覚を与え，クライエントの筋収縮の学習を援助する．必要ならば，作業療法士は筋が作用している関節の遠位部に手を当てる．他動運動が許されている場合，作業療法士は望ましい可動域まで関節を動かし，その肢位を保持するようクライエントに指示する．

等尺性運動は心血管系に影響を及ぼすので，クライエントによっては禁忌となることがある．クライエントの年齢や収縮の強さ，収縮する筋の数によっては，速やかなそして急激な血圧上昇が起こる．したがって，この運動は注意して用いるべきである[15]．

［抵抗を負荷した等尺性運動］

抵抗を負荷した等尺性運動では外力に抗した等尺性筋収縮を用いる．その目的は，F（3）からN（5）段階の筋の筋力を増強することである．クライ

> 作業療法実践ノート
>
> **活動への適用**
> 保持または静止肢位を必要とする活動は等尺性運動に用いることができる．道具の柄を保持したり，ペンキ塗りの時に上肢を挙上位に保持することがその例である．収縮を持続させる場合，この種の運動は強い疲労をもたらす．

エントは抵抗に抗して筋または筋群を収縮させ，その収縮を5ないし6秒間保持する．等尺性運動は一日に1セッションを週5回行うべきである．訓練する筋群によって，徒手的な抵抗だけでなく，おもりを利用したり，固い面を押して収縮を保持するようにする．手関節を中間位に固定して手で小さなおもりを保持することは，手関節の屈筋群または伸筋群の等尺性収縮を必要とする．

クライエントが保持する力の強さを増すことによって訓練を段階づける．負荷する抵抗量を正確にモニターするには張力計を使うべきである．等尺性運動は筋力を増強し，また持久力を高めるのに有効であるが，一般にこれらの目的には等張性運動が選択される．等尺性運動にはいくつかの特有の適応がある．たとえば，関節炎のように関節運動が禁忌である時に，筋力を増強または維持するなどである[23,42]．上述したように，心血管系に関する注意は等尺性抵抗運動では特に重要である．

［神経筋コントロールおよび協調性のための訓練］

以下に神経筋のコントロールおよび協調性を改善するための方法を簡単に述べる．これらの訓練の基礎となっている神経生理学的機構については原著を参照すること．神経筋の教育や協調性訓練には，意識的に個々の筋や運動をコントロールするようクライエントに教えることが含まれる．協調性訓練はあらかじめプログラムした多くの筋パターンもしくはエングラムを開発するために用いる[27]．

●神経筋コントロール

筋力が弱く正常な運動が行えない時は，各々の筋のコントロールを教える必要がある．訓練の目的は，新しいパターンのために筋力を増強し，筋の協調性を改善することである．この目的を達成するために，筋の正確なコントロールを学習しなければならない．これは神経筋疾患のクライエントが最善の協調性を発達させるための基本的段階である．

この種の訓練が成功するには，クライエントは学習が可能であり，指示に従い，協力することができ，筋の再教育に集中できなければならない．訓練を開始する前には，クライエントを快適にし，確実に支持しなければならない．訓練は集中できる環境で行わなければならない．クライエントは清明で，落ち着いており，疲れていないことが重要である．また，良好な固有覚があり，筋の作用する範囲内で痛みのない適切な可動域を有している必要がある．固有覚の障害を補うまたは代償するために視覚および触覚の感覚フィードバックを使うが，固有覚が健全である時のような協調性は得られない[27]．

　最初は固有受容性の伸張反射を刺激する他動的運動によって，望ましい運動や筋についてクライエントの認識を高める．この他動運動は数回繰り返す．作業療法士が望ましい運動を実演したり，健側で類似の運動を行うことでもクライエントの認識を高めることができる．筋腹の上の皮膚や腱の停止部への刺激も伸張反射の効果を強化するために使う．筋活動を促通するために，筋腹への軽擦（stroking）やタッピングも使う[27]．

　作業療法士は筋の位置と機能，起始と停止，走行，関節の動きなどを説明しなければならない．次に，作業療法士は運動を行ってみせ，クライエントに起始から停止に向かって筋の走行を考えるよう指示する．作業療法士が他動運動を行っている間，クライエントが運動の感覚に集中している筋の走行に沿って筋の停止部の皮膚を軽擦する．

　訓練の順序は，作業療法士が他動的に動かし，運動の方向に筋の停止部の皮膚を軽擦しながらクライエントに運動について考えるよう指示することから始める．次に，作業療法士が他動的に動かし，上述のように皮膚を刺激しながら筋を収縮させるよう指示する．次に，作業療法士は主動筋のみの収縮を強調し，介助と皮膚刺激を与えながらクライエントに可動域の一部を動かさせる．最後に，主動筋を使いながら自分で運動するようにさせる．

　協調運動は，活動が主動筋のために分離されていれば，最少の抵抗から開始すべきである．筋力が非常に弱い〔T（1）からP（2）〕場合は，完全な自動介助運動から開始する．こうすることで，筋は抵抗に抗さずに収縮し，共同筋を活性化しないで機能することができる．次の段階への移行は，その段階が代償運動なしに行えるかによって決まる．各々の段階はクライエントの耐久性によって，訓練すべき筋ごとに1回の訓練時間で3回から5回行う．

● **協調性のための訓練**

　協調性訓練の目標は，多くの筋による運動パターンの遂行能力，すなわち筋の個別的コントロールを使った時よりも速く正確で，強い遂行能力を開発することである．協調性の発達は反復練習に左右される．最初は，クライエントが活動やその要素を意識的に認識できるよう，簡単でゆっくりとした速度の運動を行わせる．高度な協調性は，反復練習によって運動パターンが十分発達し，意識的な努力や注意を必要としなくなるまで発達しない．

　訓練は集中できる環境で行うべきである．訓練は，クライエントが正確に行える要素に細分化する．Kottke[27]はこの方法を「解体（deysnthesis）」と呼んでいる．目的とする運動パターンに含まれる筋以外に興奮が拡散しないよう，速度を遅くし，抵抗を少なくして，あまり努力しないですむようにすることが重要である．相反する理論を提唱しているものもあり，それによると活動中に習慣的に起こる運動の統合を強調している．どのような方法を採用するかについては，作業療法士の経験と判断が重要である．

　運動パターンをクライエントがうまく行える単位に細分化したら，上述したコントロール訓練のように，随意的コントロール下で各単位を練習する．作業療法士はクライエントに望ましい運動を指示し，感覚刺激や他動運動を使う．クライエントは運動を観察し，随意的に修正すべきである．このモニタリングを可能にするために，ゆっくりとした練習が重要である．正確な運動を確実にし，運動によって生じる感覚にクライエントが集中できるよう，作業療法士は十分な介助を行うべきである．運動に集中すると疲労しやすいので，頻回に短い休憩をとるようにする．クライエントが運動パターンの要素を習得したら，いくつかの要素を組み合わせ，繰り返し練習することで訓練を段階づける．これが完全に行えるようになったら，全運動パターンが行えるようになるまで，徐々に結びつけていく．

　訓練は速度や力，複雑さで段階づけることができるが，クライエントが努力しすぎると協調性のない運動が起こることを認識しておくべきである．し

作業療法実践ノート

> **活動への適用**
> 協調性や筋力,耐久性を改善するために作業療法を用いることができる.能動的作業は,クライエントが集中し,興味をもつという利点がある.活動は,クライエントが正確な運動パターンを使い,その正確性を一貫して維持できる速度に構成すべきである.
> 作業療法士は,神経筋教育から協調性訓練を開始し,望ましい協調性のある運動パターンを必要とする繰り返しの活動へと進める.抵抗のない繰り返しの運動パターンが必要な準備活動の例としては,小さなブロックやおはじき,コーン,紙コップ,ペグなどを置くことがある.革のレーシング,タイルモザイク,刺繍,家事動作(テーブル拭き,掃除)などの目的活動にも,繰り返し運動が含まれている.

がって,運動パターンを正確に行えるクライエントの能力の範囲内で段階づけるべきである.誤った運動パターンが発達しないよう,運動パターンを正確に行わせる必要がある.

CNSからの刺激が運動パターンに含まれない筋にまで拡散されると,非協調的運動が起こる.非協調的運動パターンの持続的繰り返しは,これを強化し,持続させてしまう.非協調的運動を増強する要因としては,恐れ,バランスの低下,過剰な抵抗,痛み,疲労,強い感情,長期の不活動[27],過剰な長時間の活動などがある.

物理療法

作業療法に物理療法を導入することについては,かなりの議論と意見があった[50,53].作業療法士がこのような治療方法を使いはじめたのは手の外科のリハビリテーション分野である.この分野では包括的治療プログラムに物理療法を取り入れる必要があり,治療方法の1つとなっていった[44,46].多くの研究や議論の後に,AOTAは作業療法士が物理療法を使うことについての公式の声明を出した[3,5].その中で,作業療法士は目的活動の遂行に関連するものとして,その準備のために物理療法を使うと述べている.「治療において,機能的結果を考慮することなく物理療法のみを用いることは作業療法とは考えられない」[5].さらに,初心者は臨床で物理療法を使えるレベルになく,適切な卒後教育が必要である[5].AOTAは,作業療法士が実施する物理療法について,その理論的背景に関する確証や手技を明記し,作業療法の治療計画の中に統合しなければならないと規定している[3,5].これらの見解に基づいて,作業療法士が治療に物理療法を使うには教育を受けるよう資格法で要求している州もある.

作業療法治療プログラムの治療効果を強化するために,機能的活動の前またはそれを行っている時に物理療法を用いる.本節の目的は,物理療法の基本的手技と,いつ,なぜそれを用いるかを紹介することである.また,作業療法では手の外傷や疾病に一般に物理療法を用いるので,例として上肢機能改善のための治療を中心に載せてある.しかし,ここに述べた手技は手の治療に限定されるものではない.

温熱療法

臨床場面では温熱は次のために用いる:運動の改善,関節のこわばり(stiffness)の軽減,筋スパズムの緩和,血流の増加,疼痛の緩和,慢性状態の滲出液および浮腫の再吸収[32].コラーゲン線維は弾性要素を有しており,伸張されると元の長さに戻る.動的スプリントなどで長時間伸張する前に温熱を加えると,これらの線維を持続的に引き伸ばしておくことができる.血流は身体中心部の体温を約37℃に維持している.温熱による最大の効果を得るには,組織温を約40℃から45℃に上昇させる必要がある.組織損傷を防ぐために,これ以上の温度には注意すべきである.

温熱適用の禁忌には次のようなものがある:関節や皮膚の急性炎症の状態,感覚障害,血管組織の障害,悪性腫瘍,乳幼児または後期高齢者への適用.温熱の適用は,ROMや機能的活動を改善するためのスプリント装着や治療活動の効果を強化する.

[伝導]

伝導とは,物と物の直接的な接触によって熱が伝わることである.パラフィンやホットパックは伝導によって熱を伝える.パラフィンは,その温度を約50℃から55℃に保っておくために専用の槽に入れておく.パラフィンの厚い層ができるまで,繰り返し手を槽の中に浸ける.そして,10分から20分間,ビニールの袋で手を覆い,さらにタオルで包む[32].パラフィンはどのような形態のものも覆うこ

とができ，手や手指に対する理想的な方法である．パラフィンで部分的に手を覆うこともできる．パラフィンは手に熱を伝え，ビニールの袋やタオルは熱が空中に放出されるのを防ぐ保温材の役割をする．

　感覚のない部位が熱傷を受けないよう注意しなければならない．中等度から重度の浮腫がある時は，過剰な血管拡張を防ぐためにパラフィンを用いるべきではない．開放創がある時にも使えない．パラフィンは治療施設で，あるいはホームプログラムに組み入れて用いることができる．専用槽は小さく，使用法は簡単で，家庭でも安全に使える．これは，動的スプリント装着や訓練，ADL 全般のホームプログラムの補助的治療法としてすぐれている．治療施設では，運動療法や機能的活動の前に用いている．

　ホットパックはシリカゲルまたはベントナイト粘土を綿の袋で包んだものであり，これを約 70℃ から 80℃ の温度に保った温水槽に浸しておく[32]．この温度では組織損傷が起こるので，皮膚とホットパックの間にタオルを数枚入れる．パラフィンと同様，感覚のない皮膚または持続的な血管損傷のある組織に用いる場合は注意が必要である．一般に，ホットパックは筋膜痛に対して，また軟部組織のモビリゼーションの前や拘縮のある組織を引き伸ばす目的の活動の前に使用する[14]．手の外科のクライエントでは，筋性防御によって生じた外来筋の筋緊張を低下させるためにホットパックを用いることがあるが，手部は加温しないようにする．禁忌でなければ，開放創がある時にも（注意して）使うことができる．

[対流]

　対流とは組織周囲の液体の動きによって熱を与えるものである．対流の例は，渦流浴および Fluidotherapy である．渦流浴は加温のためよりも，創の管理に使われるのがより一般的である．Fluidotherapy は，トウモロコシ皮の丸い細粒に温風を通すことで噴流を起こす機器を使う．この機器は渦流浴に似ているが，水の代わりにトウモロコシ皮の細粒を使う．温度はサーモスタットで調整し，治療温度範囲は上限約 50℃ である．この方法は，手部や足部の組織温を上昇させるのにすぐれていることが研究から明らかになっている[14]．その他の利点としては脱感作がある．噴流装置によってトウモロコシ皮の細粒の流れを増強または減少させ，皮膚への刺激量をコントロールできる．四肢を徐々に加温できるので，この方法は運動療法や巧緻的な課題，機能的活動，模擬的職務課題の前の準備として効果的である．

[変換]

　変換は，摩擦によって熱が内的に生じる時に起こる．たとえば，超音波がそうである．音波は組織を通りながら分子を振動させ，その結果，摩擦によって熱が生じる．このようにして，音波のエネルギーは熱エネルギーに変換される．音波はトランスデューサーで与える．トランスデューサーは，ゆっくりとした連続的な動きで皮膚の上を滑らせるようにする．音波の皮膚への伝達を高めるためにゲルを使う．超音波は深部温熱作用があると考えられている．1 MHz では 5 cm までの深部組織を加温できる．以前は 1 cm までの組織を加温できるだけであった[36]．多くの超音波治療器は，より表層の組織の治療のために 3 MHz が選択できるようになっており，それに相応して加温される組織の深さは 3 cm までに減少する．推薦される標準的な周波数より高い超音波は組織を破壊する．さらに，子どもの骨の成長板や保護されていない脊髄，修復されたばかりの腱や神経などの組織には使わないよう注意すべきである．深部組織を加温する能力があるので，超音波は関節拘縮に関連する問題や癒着を伴う瘢痕，筋スパズムの治療にすぐれている．超音波を用いる時は，加温する組織を伸張しておいた方がよい．その後，伸張を維持するために活動や訓練，スプリント装着を行う．

　非熱的方法で超音波を用いることがある．抗炎症薬を組織に浸透させるために超音波を用いる．この方法は音波イオン浸透法（phonophoresis）と呼ばれる．超音波は症状緩和のために膜透過性を高めると考えられており，副腎皮質ホルモン注射後に用いる．

寒冷療法

　寒冷療法は，浮腫や疼痛，炎症の治療に用いることが多い．寒冷は血管収縮を起こし，損傷組織への血流量を減少させる．また，筋紡錘の求心性線維からの発射を減少させることによって筋スパズムを減少させる．寒冷療法は，寒冷に耐えられないクライ

エントや血管修復をしたクライエントには禁忌である．寒冷療法は治療施設での治療に組み入れることができるが，ホームプログラムとして特に有効である．

コールドパック（アイスパック）はいくつかの方法で用いることができる．多くの市販のコールドパックがあり，形や価格もさまざまある．コールドパックを購入する代わりに，冷凍野菜のパックや，砕いた氷とアルコールを混ぜてビニールの袋に入れたものが使える．組織損傷を防ぐために，コールドパックは湿らせたタオルで包まなければならない．市販のコールドパックの利点は使いやすいことであり，特にクライエントが日中に頻繁に使う場合はそうである．クライエントが働いている時は，家や職場にコールドパックを備えておくことを勧める．コールドパックを保管する適切な温度は約5℃である．

その他の寒冷療法としては，アイスマッサージと持続冷却装置がある．アイスマッサージは冷却する部位が小さく，限局されている時に使う．たとえば，腱の起始または停止に限局した炎症である．その方法は，紙コップに水を入れて凍らせた大きい氷を使い，皮膚が無感覚になるまで（通常4分ないし5分）円を描くようにマッサージする．パックの中のチューブを冷水が循環するような持続冷却装置も業者から入手できる．これは，長時間にわたって温度を一定に保てるが，レンタルまたは購入するには高価である．これは，手術直後の浮腫の軽減や，創治癒の炎症期にある損傷に対して非常に有効である．

交代浴

交代浴は温熱と寒冷を組み合わせたものである．身体的反応は，交互の血管収縮と拡張である．たとえば，2つの水槽に交互に腕を浸すようクライエントに指示する．1つの水槽には冷水（約15℃から20℃）を入れ，もう1つには温水（約35℃から40℃）を入れておく．この目的は，疼痛や浮腫を効果的に緩和する側副循環を高めることである．コールドパックと同様，交代浴はホームプログラムとして有効である．交代浴は血管疾患や血管損傷のクライエントには禁忌である．

電気療法

電気療法は疼痛や浮腫の軽減，動きの改善，機能的能力を高めるための筋の再教育に使われる．他の物理療法と同じく，作業療法士はクライエントの機能的能力を改善するために電気療法を用いる．多くの方法があるが，ここでは最も一般的なものについて述べる．電気療法は心臓ペースメーカーを植え込んだクライエントや心疾患のクライエントには使用してはならない．

［経皮的電気刺激］

経皮的電気刺激（transcutaneous electrical nerve stimulation；TENS）では，疼痛軽減のために電流を使用する．疼痛は身体的なもの，心理的なもの，精神的なものの3つに分類できる．外傷を受けた時，人は痛みのある身体部位を防御することで最初の痛みに反応する．この防御は結果として筋スパズムとなり，長時間の防御が続くと，特に筋線維の疲労をもたらす．患部への血流および酸素供給は減少し，それによって軟部組織や関節の機能障害が起こる[35]．この反応は誇張され，初期の疼痛反応に関連した問題を複雑にする．急性損傷後の治療目標は，このサイクルを防止することである．慢性痛の場合，目標は確立されたサイクルを中断することである．TENSは薬物のような副作用がなく，疼痛をコントロールできる効果的な方法である．TENSとともに鎮痛薬を用いることもあるが，その服用期間を短縮できることが多い．TENSの使用は安全で，クライエントに家庭での使用法を教えることができる．

TENSは電流を調整し，電極を介して末梢神経に持続的な電気刺激を与えるものである．作業療法士は，周波数や振幅，波長などの波形に関するいくつかの要因を調整することができる．低周波数でTENSを行った場合，内因性オピエイトが放出される．エンドルフィンは自然に生成される物質であり，痛みの感覚を減少させる．高周波数のTENSの効果は，1965年にMelzackとWallが最初に解説したゲイトコントロール理論（gate control theory）に基づいている．この理論では，TENSによって末梢神経に与えた電流が，どのようにして脳における痛みの知覚を止めるかを説明している．侵害受容器（痛みの受容器）はAδ線維とC線維を介して中枢神経系に情報を伝える．Aδ線維は圧お

および触覚についての情報を伝達する．TENSは疼痛知覚のゲイトを効果的に閉鎖するA線維を刺激し，Aδ線維とC線維を介する疼痛信号の伝達を脊髄レベルで遮断すると考えられている[34]．TENSは急性痛および慢性痛に用いることができる．TENSは，術後72時間以内に運動を開始しなければならない時に用いることが多い．例としては，腱癒着剝離術や関節包切離術，または受傷後に腱の滑走を維持することが重要な骨折後が挙げられる．TENSは疼痛閾値の低いクライエントに特に有効であり，訓練を容易にする．反射性交感神経性ジストロフィーでは持続的な自動運動が重要であるので，このクライエントの訓練にもTENSは有効である．

TENSは腱炎や神経の絞扼（impingement）などの炎症による疼痛を軽減するために使うことができるが，適切な症状管理のホームプログラム，腱や神経の保護と安静，良肢位，ADLや職務内容の変更もクライエントに教育しなければならない．痛みの感覚がなければ，炎症組織を過剰に使ったり，ストレスを加えるクライエントがいる．これらのクライエントには，まず初めに疼痛を軽減する他の方法を試みることを勧める．TENSはトリガーポイントの治療にも用いる．疼痛易感受性（irritability）を軽減するために電極をトリガーポイントに貼付する[37]．

[神経筋電気刺激]

神経筋電気刺激（neuromuscular electrical stimulation；NMES）は持続的に間欠的電流を与えるものである．筋を支配している神経の運動点（motor point）に電極を貼り，筋の収縮を起こさせる．筋が収縮および弛緩できるよう電流は間欠的なものにし，その入/切の時間は作業療法士が調整する．電流の増加率（傾斜）や収縮の強さをコントロールすることもできる．

NMESはROMを拡大し，筋収縮を促通し，筋力を増強するために用いる[38]．たとえば，腱癒着剝離術の術後で腱の滑走を促すために強く筋収縮させるために用いる．また，腱修復術の訓練後期，通常は早くとも6週後に腱がストレスに十分耐えられるまで治癒したら，NMESを用いることができる．NMESは，廃用によって筋力が低下した筋の筋力増強にも用いる．神経損傷後の再支配期に，新しく支配した筋を刺激し，筋力を増強するためにこの方法を用いる．筋が過剰に疲労しないよう注意すべきである．巧緻的な活動や機能的活動を行う時にNMESを用いる．これは，筋収縮を目的に，筋を再教育することができる．TENSと同様，適切なクライエント教育とフォローアップによってNMESをホームプログラムに組み入れることができる．

電流を使用するその他の方法には，高電圧直流刺激（high-voltage galvanic stimulation；HVGS）や干渉電気刺激がある．これらの方法は痛みや浮腫の治療のために用いる[38]．電気刺激は超音波と一緒に用いることがあり，1個のトランスデューサーで温熱刺激と電流を与える．これは，トリガーポイントや筋膜性疼痛の治療に有効である．イオン浸透法は，イオン化した薬剤を電流によって炎症組織や瘢痕組織に浸透させるために用いる．この方法では，選択した薬剤で満たした電極を使う．イオンを組織の中に浸透させる電場を与えることで薬物の伝達がなされる．

■一連の治療における適切な治療方法の選択

数年前に治療上の役割と責任について詳しく述べられたことがあった．作業療法士は，クライエントが少なくともある程度の目的活動を遂行できるようになってから治療を開始するとされた[19]．しかし，治療方法の開発や医療の傾向，医療技術が作業療法士の役割を大きく変え，作業療法士が実践可能な治療方法の種類を拡大した．

現在，クライエントは目的活動が遂行できるようになるかなり以前から作業療法に依頼されている．作業療法士は非常に急性期の疾病や損傷のクライエントを治療している．クライエントが目的活動を行えるようになるための準備としての治療が行われる．これには，後に治療や現実の生活でどのように手を使うかということを考慮しながら，作業療法士が手の手術直後のクライエントに良肢位スプリントを適用することも含まれる．また，覚醒し，環境内の人や物との相互作用ができることが，将来的に目的活動の遂行を可能にするであろうという理由から，作業療法士が昏睡のクライエントに感覚刺激を与えることもある．さらに，マクラメを行う前に，関節のこわばりを緩和し，手指関節の可動性を高め

るためにパラフィン浴を行うこともある．たとえば関節炎があるために性的な肢位を変更するといったように，新しい方法で生活技能を行う必要がある時に，将来計画を立てるようクライエントや家族に準備させることもある．作業療法の独自の観点とは，目的活動遂行の可能性を探し，クライエントが実現したいと望んでいる生活に関連する遂行能力を高めるよう導く治療方法を用いることである．

[要約]

作業に携わることは作業療法実践の主たる手段であり，目標である．作業療法士は一連の治療において目的活動や活動分析，各種の工夫，作業の段階づけ，運動療法，類似活動や準備活動，補助的治療法を使う．そして，作業療法士は目標に向かってこれらの方法を同時並行的に使う．クライエントの個人的なニーズや社会的ニーズに基づき，これらの幅広い治療技法を用いて，作業療法士はクライエントが生活役割を引き受ける，もしくは再び引き受ける準備となる目的活動の遂行中に，新しく獲得した筋力やROM，協調性を適用するよう援助する．適切な治療活動は個別化し，治療目的を満たしながらもクライエントにとって意義があり，興味のあるものになるよう計画すべきである．

治療活動はクライエントや環境のニーズに合致するよう適用すべきである．そして，治療プログラムのどの時点においても，クライエントが最大限の能力で機能できるよう身体的に，あるいは知覚，認知，社会的に段階づける．作業療法の独自性は，実際に存在する物や社会的背景状況の範囲内で心身を一体として使いながら，治療方法として目標指向型の目的活動を専門的に使用することにある．目的活動は作業療法の核となるものである．

臨床実践においては，作業療法士の役割は明確に定義できないだろう．その理由は，地域的な差異，医療技術の発展，法律，組織における考え方，治療施設の役割や責任などから導かれる各種の期待によって左右されるからである．すべての場面で，作業療法士は臨床実践のすべての側面の責任を果たすために，十分な教育を受け，資格を有するようにならなければならない．適切な時は，治療のためにクライエントを専門家に依頼することをためらってはならない．

■活動分析

活動分析は，活動を治療的可能性のあるものとして見る系統的方法を提示している．このモデルには活動の選択にあたって考慮しなければならない重要な要因が含まれている．つまり，作業者，環境的背景状況，治療活動として選択する目的活動である．以下には，紙面の都合上また簡潔に例を示すために，活動の多くの段階のうち，2つの段階についてのみ分析してある．読者は，分析したつまみおよび離しのパターンに付随する肩および前腕，手関節の動きを考慮して運動分析を完成すること．

I．予備情報

A．活動名：陶芸の手びねりの工程

B．活動の要素

1. 直径約 7.5～10 cm の粘土の塊をつくる．
2. それを作業者の前の机に置く．
3. 粘土の塊に右または左の母指で穴を開ける（図28-14）．
4. 母指と示指，中指で周囲をつまみ，穴の周囲の粘土を底から上部に向かってつまんでいく．
   a. 示指と中指に母指を押しつけるようにしてつまむ．
   b. 母指と示指，中指を伸展して離す．
5. この方法を続ける．希望する大きさのつぼができるまで粘土の壁を徐々に薄くする．

C．分析する活動の段階

1. つまみ

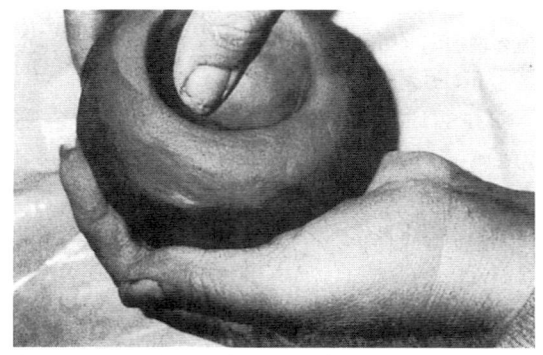

図28-14 母指で穴を開ける（Breines EB：Occupational therapy from clay to computers：theory & practice, Philadelphia, 1995, FA Davis）

2. 離し
D．必要な道具および材料
 1. 柔らかい粘土の塊
 2. 高さ約75～80 cmの木の机，またはテーブルに木の作業台をCクランプで止めたもの
 3. いす
 4. スポンジと水を入れたボウル
 5. 粘土の表面をなめらかにする道具
E．環境的背景状況[16, 17]：作業療法室または手工芸室．流しと湿気のある保管庫が利用できること．作業者同士がぶつからないよう，また机と流しや保管庫の間を自由に行き来できるよう，作業台の周りに十分な広さがあること．粘土や作業部位をはっきりと見られるよう，適切な明かりがあること．
F．作業者の肢位と作業面や器具との関係：作業者は机に向かって，いすに座る．粘土や道具に手を伸ばしたり，扱いやすいよう適切な距離をとること．粘土は作業者の正面に，道具やスポンジ，水を入れたボウルは右側に置く．
G．作業者の開始肢位：足を床に着けて真っすぐ座る；肩関節は軽く内転，内旋し，両手を作業面の中央に持ってくる．肘関節は約90°屈曲する；前腕は約45°回内；手関節は軽く伸展し，尺屈する；母指は示指，中指と対立させ，穴を開けた粘土の後面をつまむ準備をする．

H．分析する段階に使う運動パターン：示指と中指のMP（中手指節）およびIP（指節間）関節の屈曲；母指の対立と屈曲（つまみ），そして示指と中指のMPおよびIP関節の伸展，母指の伸展および掌側外転（離し）．希望する大きさおよび厚さのつぼになるまで，このパターンを繰り返す．

Ⅱ．運動分析[26]
A．関節および筋活動：活動を遂行する時に使うすべての動きについて関節の動きを挙げよ．すべてについて，ROMの量（最小，中等度，最大，完全），運動を行うために使う筋群，必要な筋力〔最小（2+から3），中等度（3+から4），最大（4+から5）〕，筋収縮の種類（等張性，等尺性，遠心性）を記載する（表28-1）．
B．段階づけ：以下の要因の1つまたはそれ以上についてこの活動を段階づけよ．
 1. ROM：ROMの段階づけはできない．
 2. 筋力：粘土の硬さを増すことで段階づける．
 3. 耐久性：活動時間を長くすることで坐位の耐久性を段階づける．
 4. 坐位の支持を減らすことで坐位バランスを段階づける．
 5. 協調性：細かな協調性を必要とする；表面に刻みをつけたり，絵を描くことで協調性を段

表28-1 つまみの動き

関節運動	ROM	筋群	筋力	収縮の種類
示指と中指				
MP屈曲	最小	FDP, FDS, 虫様筋	中等度	等張性
PIP屈曲	最小	FDP, FDS	中等度	等張性
DIP屈曲	最小	FDP	中等度	等張性
手指内転	最大	掌側骨間筋	中等度	等尺性
母指				
対立	完全	母指対立筋, FPL, FPB	中等度	等張性
示指と中指の離しの動き				
MP伸展	最小	EDC, EIP	最小	等張性
PIPとDIP伸展	最小	EDC, EIP	最小	等張性
手指内転	最大	掌側骨間筋	中等度	等尺性
母指				
橈側外転	中等度	APL, APB	最小	等張性
MP, IP伸展	完全	EPL, EPB	最小	等張性

(Killingsworth A：OT 120 Activity Module, San Jose, Calif. 1989, San Jose State University)
FDP：深指屈筋，FDS：浅指屈筋，EDC：指伸筋，EIP：示指伸筋，APL：長母指外転筋，APB：短母指外転筋，EPL：長母指伸筋，EPB：短母指伸筋，FPB：短母指屈筋，FPL：長母指屈筋，MP：中手指節，PIP：近位指節間，DIP：遠位指節間，IP：指節間

階づける：小さな粘土の人形を彫刻することで段階づける．

C．訓練としての活動の基準
1. 関節の動き：運動は示指と中指のMPおよびIP関節および母指のCMC（手根中手）およびMP，IP関節の屈曲，伸展に限局される．
2. 運動の繰り返し：つぼが希望する高さと厚さになるまで，つまみと離しを繰り返す．
3. 段階づけ：この活動は筋力および持久力のための段階づけができる．

Ⅲ．感覚分析[33, 34]
活動を行う人が受ける感覚刺激をチェックする．肢位や動き，材料，道具から得られるすべての感覚を含めること．どのようにして感覚を受け取るかを記載すること（表28-2）．

Ⅳ．認知分析[34]
必要な要素とそれの根拠となるものすべてをチェックすること（表28-3）．

Ⅴ．安全性の要因
この活動にはどのような危険性があるか？この活動を行う際の安全上の注意について記載せよ．

この活動にはいくつかの危険性がある．粘土を食べたり，粘土の表面をなめらかにする道具を不適切に使う可能性がある．また，活動を行うために真っすぐな坐位を保持する適切な坐位バランスが必要である．次のような点に注意すること：粘土や道具を取り扱う際に適切な監視を行うこと，坐位バランスが障害されている時は，支持のある車いすで活動を行うこと．

Ⅵ．活動の対人的相互作用の側面
A．活動の人数：活動は1人で行えるだろう．
B．ダイナミックな相互作用の可能性：他者と並行して活動を行うことができるが，対人関係は必要としない．
C．グループでの相互作用の可能性：グループで活動を行うことができるが，相互作用は必要としない．

Ⅶ．心理的／社会文化的要因
A．作業者の文化における象徴[16]：アメリカ文化の主流としては，男性的というよりも女性的なものとして受け取られるだろう：アメリカの社会では，

表28-2 感覚分析

感覚様式		受容方法
触覚	×	粘土や道具に触れる
固有受容覚（運動覚，位置覚）	×	つまみ／離しの時に関節覚と位置覚を認識する
前庭覚（バランス，身体感覚，頭の動き）	×	活動を行いながら坐位姿勢を維持する
視覚	×	粘土や環境を見る
嗅覚	×	粘土の塊のわずかなにおいをかぐ
痛覚	○	
温度覚	×	手で粘土の冷たさを感じる
圧覚	×	手指と母指の指腹で粘土のつぼの壁を押す
聴覚	○	
その他		

○：感覚刺激は受容されない，×：感覚刺激が受容される

表28-3 認知分析

認知技能		確認
記銘	×	指示を思い出す
序列（段階）	×	順番に段階を実施する
問題解決技能	×	粘土が固まり過ぎたり，柔らか過ぎたり，また壁が厚くなったり，薄くなり過ぎた時にどうするかを知る
指示に従う		
口頭	×	口頭による指示を理解し，それに従う
実演	×	実演による指示を理解し，それに従う
書面	○	
集中／注意	×	中等度：つぼに注目し，その壁の厚さや高さが適切になる時を知る

○：認知技能を使わない，×：認知技能が必要

芸術家，または自由主義者の集団もしくは自然主義者の集団の成員と見なされる．

　B．作業者にとっての活動の象徴的意味：活動は仕事よりも余暇活動と見られ，人によっては子どもの遊びと見なされるだろう．

　C．活動を遂行している時に引き起こされる感情や反応[33]：粘土のもつ湿った，柔軟で可塑性のある特性は，多くの人に穏やかな，楽しい気持ちを起こさせるだろう．また，汚いまたは汚れたものとして見る人もいる．魅力的な作品をつくりやすいので，満足が得られやすいだろう．活動は創造的で，個人作業であり，役立つものである．

Ⅷ．活動の治療的使用
　A．活動の本来の目的を挙げよ：粘土の小さいつぼを作ること．
　B．活動の治療目的となる可能性のあるものを挙げよ：
　　1．つまみ力を増強する．
　　2．対立の協調性を改善する．
　　3．坐位耐久性を高める．

[復習のための質問]
1. 作業の起源の3つの領域を挙げ，それと発達の概念との関係を説明せよ．
2. 治療様式を定義せよ．
3. 活動が目的を有していると考えられるために必要なものには何があるか？
4. なぜ活動に価値があるか，その理由を2つ挙げよ．
5. クライエントの目標，目的，生活様式を明らかにするために使われるクライエント中心の方法を挙げよ．
6. 活動分析の3つの観点を挙げよ．
7. クライエントの個々のニーズに合致するよう活動や環境を修正する方法を表現するに最も適した用語は何か？
8. 「ちょうどよい」遂行状況をつくり出すために使われるものには何があるか？
9. 運動を誘発するように考案されてはいるが，目的を有しないと考えられる活動をどのように呼ぶか？
10. どのような時に作業療法士は補助的治療法を適切に使えるか？
11. 運動療法（本章で定義したような）が適切ではない障害にはどのようなものがあるか？
12. 筋収縮の種類を3つ挙げ，それぞれの定義を述べよ．
13. 抵抗運動訓練に使える活動をあげ，どのように行うかを説明せよ．
14. 物理療法の一般的な4分類を挙げよ．
15. 寒冷療法で治療できる症状にはどのようなものがあるか？

引用文献

1. American Occupational Therapy Association: Association policy: occupational therapists and modalities (Representative Assembly, April, 1983), *Am J Occup Ther* 37(12):816, 1983.
2. American Occupational Therapy Association: Occupational therapy practice framework: domain and process, *Am J Occup Ther* 56(6):609, 2002.
3. American Occupational Therapy Association: Official AOTA statement on physical agent modalites, *Am J Occup Ther* 45(12):1075, 1991.
4. American Occupational Therapy Association: Position paper on purposeful activities, *Am J Occup Ther* 37(12):805, 1983.
5. American Occupational Therapy Association: Position paper: physical agent modalities, *Am J Occup Ther* 46(12):1090, 1992.
6. American Occupational Therapy Association: Position paper: physical agent modalities, *Am J Occup Ther* 47(12):1081, 1993.
7. American Occupational Therapy Association: Uniform terminology for occupational therapy, ed 3, *Am J Occup Ther* 48(12):499, 1994.
8. Ayres AJ: Basic concepts of clinical practice in physical disabilities, *Am J Occup Ther* 12(8):300, 1958.
9. Ayres AJ: Occupational therapy for motor disorders resulting from impairment of the central nervous system, *Rehabil Lit* 21:302, 1960.
10. Barton G: *Teaching the sick: a manual of occupational therapy and reeducation*, Philadelphia, 1919, WB Saunders.
11. Breines EB: Genesis of occupation: a philosophical model for therapy and theory, *Aust Occup Ther J* 37:45, 1990.
12. Breines EB: *Occupational therapy from clay to computers: theory & practice*, Philadelphia, 1995, FA Davis.
13. Breines EB: *Origins and adaptations: a philosophy of practice*, Lebanon, NJ, 1986, Geri-Rehab.
14. Cannon NM, Mullins PT: *Manual on management of specific hand problems*, Pittsburgh, 1984, American Rehabilitation Educational Network.
15. Ciccone CD, Alexander J: Physiology and therapeutics of exercise. In Goodgold J, editor: *Rehabilitation medicine*, St Louis, 1988, Mosby.
16. Cynkin S: *Occupational therapy: toward health through activities*, Boston, 1979, Little, Brown.
17. Cynkin C, Robinson AM: *Occupational therapy: toward health through activities*, Boston, 1990, Little, Brown.
18. DeLateur BJ, Lehmann J: Therapeutic exercise to develop strength and endurance. In Kottke FJ, Stillwell GK, Lehmann JF, editors: *Krusen's handbook of physical medicine and rehabilitation*, ed 4, Philadelphia, 1990, WB Saunders.
19. Dewey J: *Democracy and education: an introduction to the philosophy of education*, Toronto, 1916, Collier-Macmillan.
20. Dunton WR: *Prescribing occupational therapy*, Springfield, Ill, 1928, Charles C Thomas.
21. Dutton R: Guidelines for using both activity and exercise, *Am J Occup Ther* 43(9):573, 1989.
22. Hopkins HL, Smith HD, Tiffany EG: The activity process. In Hopkins HL, Smith HD, editors: *Willard & Spackman's occupational therapy*, ed 7, Philadelphia, 1988, JB Lippincott.
23. Huddleston OL: *Therapeutic exercises*, Philadelphia, 1961, FA Davis.
24. Huss AJ: From kinesiology to adaptation, *Am J Occup Ther* 35(9):574, 1981.
25. Kielhofner G: A heritage of activity: development of theory, *Am J Occup Ther* 36(11):723, 1982.
26. Killingsworth A: *Activity module for OCTH 120, functional kinesiology*, 1989, San Jose State University, San Jose, California (unpublished).
27. Kottke FJ: Therapeutic exercises to develop neuromuscular coordination. In Kottke FJ, Stillwell GK, Lehmann JF, editors: *Krusen's handbook of physical medicine and rehabilitation*, ed 4, Philadelphia, 1990, WB Saunders.
28. Kottke FJ: Therapeutic exercise to maintain mobility. In Kottke FJ, Stillwell GK, Lehmann JF, editors: *Krusen's handbook of physical medicine and rehabilitation*, ed 4, Philadelphia, 1990, WB Saunders.
29. Kraus H: *Therapeutic exercise*, Springfield, Ill, 1963, Charles C Thomas.
30. Law M, Baptiste S, Carswell A, et al: *Canadian occupational performance measure*, ed 3, Ottowa, Canada, 1998, Canadian Association of Occupational Therapists.
31. Lamport NK, Coffey MS, Hersch GI: *Activity analysis & application: building blocks of treatment*, Thorofare, NJ, 1996, Slack.
32. Lehmann JF: *Therapeutic heat and cold*, ed 3, Baltimore, 1982, Williams & Wilkins.
33. Llorens LA: Activity analysis: agreement among factors in a sensory processing model, *Am J Occup Ther* 40(2):103, 1986.
34. Llorens L: *Activity analysis for sensory integration (CPM) dysfunction*, 1978 (unpublished).
35. Mannheimer JS, Lampe GN: *Clinical transcutaneous electrical nerve stimulation*, Philadelphia, 1990, FA Davis.
36. Michlovitz SL: *Thermal agents in rehabilitation*, ed 2, Philadelphia, 1990, FA Davis.
37. Moran CA, Saunders SR, Tribuzi SM: Myofascial pain in the upper extremity. In Hunter JM, et al, editors: *Rehabilitation of the hand*, ed 3, St Louis, 1990, Mosby.
38. Mullins PT: Use of therapeutic modalities in upper extremity rehabilitation. In Hunter JM, et al, editors: *Rehabilitation of the hand*, ed 3, St Louis, 1990, Mosby.
39. Nelson D, et al: The effects of occupationally embedded exercise on bilaterally assisted supination in persons with hemiplegia, *Am J Occup Ther* 50(8):639, 1996.
40. Pedretti LW, Smith RO, Hammel J, et al: Use of adjunctive modalities in occupational therapy, *Am J Occup Ther* 46(12):1075, 1992.
41. Rancho Los Amigos Hospital: *Muscle reeducation* (unpublished), Downey, Calif, 1963, the Hospital.
42. Rancho Los Amigos Hospital: *Progressive resistive and static exercise: principles and techniques* (unpublished), Downey, Calif, the Hospital.
43. Reed KL: Tools of practice: heritage or baggage? *Am J Occup Ther* 40(9):597, 1986.
44. Reynolds C: OTs and PAMs: a physical therapist's perspective, *OT Week* 8(37):17, Bethesda, Md, 1994, American Occupational Therapy Association.
45. Rocker JD, Nelson DL: Affective responses to keeping and not keeping an activity product, *Am J Occup Ther* 41(3):152, 1987.
46. Rose H: Physical agent modalities: OT's contribution, *OT Week* 8(37):16, Bethesda, Md, 1994, American Occupational Therapy Association.
47. Schram DA: Resistance exercise. In Basmajian JV, editor: *Therapeutic exercise*, ed 4, Baltimore, 1984, Williams & Wilkins.
48. Spackman CS: Occupational therapy for the restoration of physical function. In Willard HS, Spackman CS, editors: *Occupational therapy*, ed 4, Philadelphia, 1974, JB Lippincott.
49. Steinbeck TM: Purposeful activity and performance, *Am J Occup Ther* 40(8):529, 1986.
50. Taylor E, Humphrey R: Survey of physical agent modality use, *Am J Occup Ther* 45(10):924, 1991.
51. Thibodeaux CS, Ludwig FM: Intrinsic motivation in product-oriented and non-product-oriented activities, *Am J Occup Ther* 42(3):169, 1988.

52. Watson DE, Llorens LA: *Task analysis: an occupational performance approach*, Bethesda, Md, 1997, American Occupational Therapy Association.
53. West WL, Weimer RB: This issue is: should the representative assembly have voted as it did, on occupational therapist's use of physical agent modalities? *Am J Occup Ther* 45(12):1143, 1991.
54. Wynn-Parry CB: Vicarious motions. In Basmajian JV, editor: *Therapeutic exercise*, ed 3, Baltimore, 1982, Williams & Wilkins.
55. Yoder RM, Nelson DL, Smith DA: Added-purpose versus rote exercise in female nursing home residents, *Am J Occup Ther* 43(9):581, 1989.

第29章
装具
Orthotics

第1節：手のスプリンティング：原理，実践，臨床家の決定
Donna Lashgari

第2節：上肢懸架装置とモービルアームサポート
Lynn Yasuda

（上村智子　訳）

キーワード

装具
テノデーシス作用
運動軸
力
摩擦
トルク

並進力
動的スプリント
静的スプリント
シリアル静的スプリント
静的漸増スプリント
保護用拘束スプリント

固定化スプリント
可動化スプリント
上肢懸架装置
モービルアームサポート（MAS）

学習目標

本章を学習することで，学生および臨床家は以下のことが可能になるだろう．

1. 手の基礎解剖学を説明できる．
2. 単軸関節と多軸関節の違いを述べて，スプリンティングへの影響を説明できる．
3. トルクの定義を述べて，スプリントがどのようにトルクを発生させるのか説明できる．
4. アプローチ角度が動的スプリントに与える影響を説明できる．
5. スプリントを適用する3つの主要な目的を説明できる．
6. スプリントの型紙作製の原理について理解していることを実演できる．
7. 低温の熱可塑性材料における3つの特徴を説明できる．
8. スプリントによって力を作用させる2つの方法を説明できる．
9. 前腕にベースのあるスプリントの正しい長さの決め方を実演できる．
10. 上肢懸架装置の目的をリストアップできる．
11. サスペンションアームサポートの限界を述べることができる．
12. 上肢懸架装置の調整原則をリストアップすることができる．
13. 伝統的なMASの評価，および各部の名称を簡単に説明できる．
14. 上肢に重篤な筋力低下のある人におけるMASの利点をリストアップできる．
15. MASの使用基準をリストアップして，MASの機能についても説明できる．
16. MASの特殊部品を2つ答えることができる．
17. JAECO-Rancho Multilink MASの利点を説明できる．

この章の概要

【第1節：手のスプリンティング：原理，実践，臨床家の決定】
作業療法士の役割
手の解剖学的構造
　手関節
　中手関節
　中手指節関節

母指
指節間関節
前腕の回旋
手関節と手の靭帯
前腕・手関節・手の筋と腱
神経支配
血液供給

皮膚
表面解剖とランドマーク
つまみと握りのパターン
　側面つまみ
　掌側面つまみ
　指尖つまみ
　筒握り

球握り
鉤握り
内在筋優位の握り
手の力学とスプリンティングの原理
運動軸
力
スプリント分類
スプリントの型式による分類
スプリントの目的による分類
スプリントの設計による分類
スプリント適応の有無
治療のコンプライアンスの問題
スプリント着脱の能力
皮膚の耐性と知覚過敏

装着スケジュール
スプリント作製過程
第1段階：型紙の作製
第2段階：適切な材料選択
第3段階：牽引の種類の選択
第4段階：目的に合わせたスプリント設計の選択
第5段階：作製
要約

【第2節：上肢懸架装置とモービルアームサポート】
上肢懸架装置
目的

上肢懸架装置の種類
上肢懸架装置の調整
上肢懸架装置の使用訓練
モービルアームサポート
モービルアームサポートの機能
使用基準
モービルアームサポートの調整
訓練
モービルアームサポートの特殊部品
最新の開発状況と今後の研究
要約

Medical, Nursing & Allied Health Dictionary (Mosby) によれば，装具（orthosis）とは外づけの器具の設計と使用によって，麻痺筋の支えや，ある動きの活性化や，筋骨格系の変形を矯正するものである．骨の変形や変形させる力や身体から失われた力を制御，矯正，または代償するために設計する力の機構であり…（そして）しばしば特徴的な装具の使用を伴う．スプリント（splint）は，身体の一部の固定や拘束や支持に用いる整形外科の器具である[2]．スプリントと上肢懸架装置（suspension arm devices）は装具と見なされる．作業療法士は，しばしばスプリントの設計や作製を行う．上肢懸架装置の設計と作製は，通常は装具士が行い，作業療法士は調整とユーザの使用訓練を担当する．**装具**という言葉は，臨床的にはスプリントより上肢懸架装置を指して使われる場合が多い．手のスプリンティング（splinting）が第1節の表題であり，上肢懸架装置については第2節で説明する．

第1節：手のスプリンティング：原理，実践，臨床家の決定

どのような治療においても，クライエント中心の視点が不可欠である．アレクセイの事例は，困難な事例において良い成果を得るために，どのようにスプリントを用いたかを示している．

人間の手は脳の最も重要な道具である．手によって世界を探索し，熟知するからである．手は他の感覚を代償する唯一の身体部位である．視力障害があっても，手を使って読むことができる．話したり聞いたりしなくても，手でコミュニケーションすることができる．手によって人間は表現し，慰められ，元気づけられる．乳児の時に，最初に自分の手を探索し，次にその手で探索を行う．人間の手の機能的精密さと酷使への耐性には，驚嘆するものがある．手は楽々と機能しているように見えるので，我々はある程度の機能障害や機能不全を経験するまでは，着替えや料理やキーボードのタイピングといった多数の機能的課題が行えることを当然だと思っている．

手は人間としての有機体から独立して機能することはない．手は複雑で錯綜する神経を経由して脳につながり，精密なシナプス結合に依存している．手は上肢全体から独立して機能することはない．すなわち，手を空間に定位するには，肩，肘，手関節の安定性と制御が必要である．脳から指先に至るいずれかに機能不全があれば，手の機能障害を引き起こす可能性がある．

人間は脳の優越性と手の巧緻性ゆえに，環境からの独立と支配に成功した．結び目をつくる，ネックレスの留め金を外す，金槌を振るう，ボールを投げるといったことは，人間の手だけがもつ能力である．視覚を遮断してもネックレスを留められるのは，手の敏感さの証拠である．金槌で釘を打つことができれば，皮膚および手の力を発揮する筋力が完全である証しである．手の流れるような動きや愛撫する感じについて多く語られてきたのは，手に美的価値があることの証しである．手は本当に驚くべき道具である．Mary Reilly は作業療法では最も存在を認められたリーダーの1人であるが，1961年の

ケーススタディ：アレクセイ（その1）

アレクセイは愉快でウイットに富んだ78歳の紳士であり，5年前に妻を亡くしてからは，退職者のための総合施設に入居している．この総合施設では，自立者用アパート，介護付住宅，療養施設の3段階のケアを提供している．アレクセイはケガをした時，自立者用アパートの居室に自分の家具を置いて生活していた．週1回の食料品店での買い物には施設の車を利用した．施設の近くのコンピュータ教室には，毎週，公共交通機関を使って通った．アレクセイは施設の提供する有料サービスの中から，毎月の家事サービスを利用していた．洗濯や料理や簡単な掃除は自分でできた．糖尿病があったが，血糖値検査やインスリン注射は自己管理していた．ペットのインコが死んだばかりで，代わりを探しているところであった．インコに芸を仕込むのが，彼の自慢と楽しみであった．

アレクセイはペットショップの外で転倒して，利き手側の右手関節の橈骨・尺骨遠位端を粉砕骨折した．観血的整復内固定を受けて退院した後，総合施設の療養施設の居室で2日間を送り，介護付住宅の居室に移った．彼は，ADLの自立と糖尿病に必要な血糖値検査や注射の自己管理がすぐにできないということであれば，自立者用アパートを引き払って，介護付住宅の居室に転居しなければならなかった．介護付住宅では，ペットを飼うことは禁止されていた．

術後5週後に，自動ROM訓練と浮腫の軽減を開始するためにハンドセラピーが処方された．この時彼は，保護用の取り外しできるスプリントを装着していた．手の浮腫が重度であったので，母指や指の総自動運動域の20％しか動かせず，ほとんどのセルフケアやADLに介助が必要であった．非利き手の左手で食事をして，糖尿病の管理には介助を要した．アレクセイの治療目標は，利き手である右手のROMと巧緻性を改善して，自立者用アパートへの復帰に必要なADLすべての自立と糖尿病の自己管理を達成することであった．この目的を達成すれば，彼は自分の家具を手放さずに，次のインコを飼って，自らの日課をこなせるのであった．

アレクセイの保険では必要な治療すべてが支払い対象であったが，交通手段の事情により週1回の治療になった．治療時間が限られていたので，作業療法士は，動的スプリントを使って機能的な握りやつまみに必要なROMを改善するという目標に焦点を当てた．もう1つの焦点は，介護付住宅の看護職員と協働してアレクセイが糖尿病の管理をするための支援であった．5週の間に6回の外来治療を行った．作業療法士は，浮腫軽減のために導入した交代浴と圧迫手袋の夜間装着に責任をもつ看護師と電話で密に連絡した．作業療法士が作製したスプリントは，MP関節とPIP関節屈曲用の動的スプリントで掌側にベースのあるものと，背側にベースのある指伸展用スプリントであった．日中，約2～3時間おきに交代して装着する計画であった．作業療法士は外来でスプリントを調節して，ROM改善に合わせて各指を牽引するアプローチ角度が90°になるように設定した．アレクセイはすぐに訓練方法を学習して，よく順守した．3回目の外来日までに，すべてのセルフケアと整容動作が自立した．自助具としては，太柄の食事用具とジッパープルを用いた．この時点で，伸展用スプリントの装着を中止して，指の屈曲と巧緻性の治療に専念することになった．

この段階でアレクセイは自立者用アパートに戻る意思を固め，保険会社も戻ることを許可して，間もなく，すべてのADLが自立した．糖尿病の管理についても，インスリン用の針は細くて滑りやすいので困難な課題であったが，看護師と協力して自立化を目指した．動的スプリントを使ってROMと巧緻性が改善したので，血糖値の測定ができるようになり，介護付住宅に行ってインスリンを受け取ることができるようになった．術後14週で，注射針の保持に弾性包帯のコーバン（Coban）かゴムの指サックを使って自己注射もできるようになった．そして，彼はインコを買いに出かけた．

理解を深めるための質問

1. 作業療法士が週1回の治療でROM訓練と浮腫の軽減だけを45分間行い，自宅での動的スプリント療法を導入しなければ，アレクセイはどうなっていたであろうか？
2. クライエントと作業療法士と看護師のチームアプローチがクライエントの最終目標を達成するうえでどれくらい重要であったか？
3. 初回インタビューで確認したクライエントの主目標は，限られた時間と資源で目標を達成するために，どのような役割を果たしたと思うか？
4. 焦点を当てるべき主目標を設定しないで作業療法士が毎週の治療を行っていれば，どうなっていたであろうか？

Slagle 講演で次のように語っている.「人は手を使うことによって,自らの考えと,感じ方と,自らが世の中に精通して世界を居心地良くするという目的を創造的に展開できるのである」.

作業療法士は人間全体を対象にするのであって,手や足指や肩といった部分を扱うのではない.人間の手においては,些細な障害でさえ機能に影響する.手の定位の障害は手を口に運べないということであり,これによって食事の自立が妨げられる.損傷には痛みと恐れが伴う場合があり,手の障害によって主体性や生計が脅かされると,その結末は当事者やその人を頼りにする家族に重大な影響を与える.手は機能を失って注意を向けざるを得なくなった時に最も高く評価されるのであろう.

スプリントは,機能障害の最小化や治療および機能の回復や拡大のために作業療法士が用いる最も重要な器具の1つである.スプリントほど,ただちに手に注意を向けるものはない.新しい指輪や今どきのマニキュアに対して誰かが何かを言うことはないかもしれない.しかしスプリントを手に装着すると,誰もが注目する.スプリントの処方や作製の決定には,悪い影響を与える病的条件およびスプリンティングにおいて利用可能な数多くの選択肢をよく理解する必要がある.

第1節はスプリンティングの基本概念と型式の理解に必要な解剖学や生体力学の原理を学ぶ入門編である.手の解剖および解剖とスプリンティングの原理との関係性を概説し,スプリントの設計と作製に関わる生体力学の原理についても取り上げる.さらにスプリント作製過程として,型紙作製や材料選択や牽引力の種類や作製方法についても説明する.

■作業療法士の役割

作業療法士が活動分析や人間の作業と機能の評価で受ける教育は,スプリントを治療器具として用いることに無理なくつながる.通常は,作業療法士は手や上肢のスプリントを作製するが,下肢や脊柱のスプリントの設計や作製について意見を求められる可能性もある.スプリンティングの基本原理は,適用部位に関係なく当てはまるものである.

スプリント作製の全工程に作業療法士が関わるべきである.すなわち,ニーズの初期評価,設計,作製,正しい使用とスプリントの適合を確実にするための訓練とフォローアップのすべての工程に関与するのが望ましい.そのためには,正常で障害のない手の解剖学と生体力学および障害手の病理学の知識が必要である.解剖学や生体力学を詳細に広範に扱った優れた教科書が多数あり,手の治療を行う作業療法士は図書として備えるべきである.本章では,解剖学と生体力学の中でスプリンティングに最も関係の深い部分だけを簡潔に概説する.本章の末尾に掲載した参考文献と推奨文献のリストは,学習を深めるための選択肢として使ってほしい.

紹介した文献の中でも Paul W. Brand と Anne Hollister の著書 Clinical Mechanics of the Hand (第3版)[7] は全員が備えるべき図書である.この本は,筋,関節,骨格の構造をわかりやすく説明して,筋・関節・骨格が手の巧緻性や力源にどのように貢献するかを示している.Brand と Hollister は臨床的アプローチについても話題に取り上げて,アプローチがいかに手の自然な生体力学に影響するかを論じている.

■手の解剖学的構造

手関節

手と手関節は27の骨の複合体であり,この構造が上肢の可動性と適応性を支えている.両手で54個の骨は全身の骨の約1/4を占める.手関節もまた1つの複合体であり,尺骨と橈骨の遠位端および2列に並ぶ8個の手根骨で構成される.手根骨が手の凹面の横アーチを形成し,橈骨遠位端の配列を伴って,手の順応性を実質的に支えている[22].尺骨遠位端は手根骨と関節を形成しない.しかし,尺骨は橈側偏位を抑制する尺側側副靱帯を介して手関節に安定性をもたらす(図29-1).

手関節複合体は,足関節を除けば,すべての関節複合体の中で最も広い運動域を有している.この可動性は,靱帯系を含む特有の骨格形態に依存している.手関節の動きはすべて2つ以上の解剖学的平面で起こる複合運動である.すなわち,単一な運度や分離運動ではない.これは手関節の治療において重要な概念である.手関節背屈には,ある程度の橈屈と回外が伴い,手関節掌屈には尺屈と回内が伴う.手関節は手との連続体である.遠位手根骨列(大菱

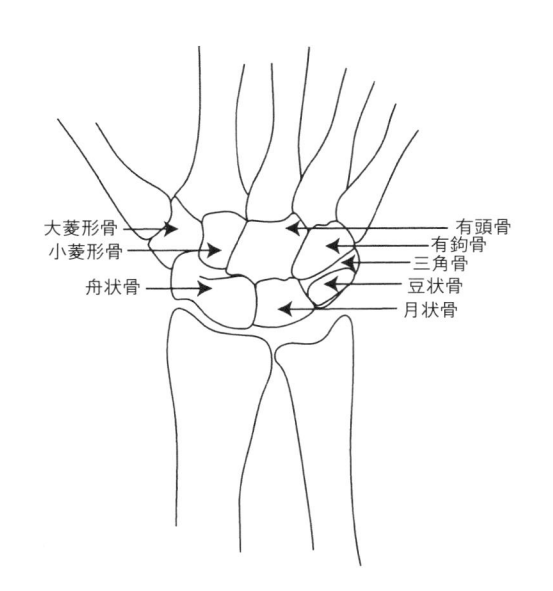

図 29-1　手関節の骨格構造（背側より）

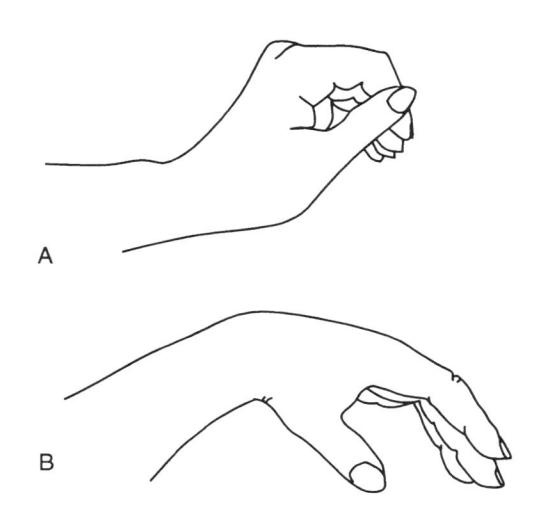

図 29-2　テノデーシス作用．A：手関節の自動背屈によって指が屈曲する．B：手関節の自動掌屈によって指が伸展する

形骨，小菱形骨，有頭骨，有鉤骨）は中手骨と強固に関節接合している．手根骨を越えて中手骨に付着する筋によって，手関節の複合的な動きが起こる．近位手根骨列（舟状骨，月状骨，三角骨）と関節を形成するのは，遠位では遠位手根骨列，近位では橈骨と三角形の関節円板である．掌屈，背屈，橈屈，尺屈の運動においては手根列間で滑り運動が生じるが，手根靭帯によって過剰な動きは阻止される．

　手をどのように位置づけて機能的課題を行うかは，手関節複合体が許容する安定性，可動性，位置の精度に左右される．この複合体の構造を変えてしまう損傷やリウマチなどの疾患が，結果として，何らかの機能不全を引き起こす．手関節に装着する簡易なスプリントでさえ，機能的能力を変えてしまうことがある．

手関節のテノデーシス作用

　テノデーシス（tenodesis）作用とは，手関節の掌屈と背屈を自動や他動で行った時に出現する手関節と指の反対方向の動きである．すなわち，手関節背屈によって指の屈曲が，手関節掌屈によって指の伸展が起こる．手関節のテノデーシス作用は，手関節を掌屈や背屈した時に手の外来筋の長さの不足によって生じる（図 29-2）．手の外来筋の筋・腱ユニットの静止長は一定であり，指骨への停止の前に複数の関節を経由するので，収縮すなわち筋長が変化しなくても，いくつかの関節の肢位に影響を与える．この概念は，手関節を外的な力でポジショニングした時の指の安静肢位への影響を理解するうえで非常に重要である．神経損傷の手の機能再建のためのスプリントでは，しばしばテノデーシス作用が利用される．手関節背屈機能が残存した脊髄損傷（C6-7 レベル）のクライエントは，把持スプリント（tenodesis splint）や手関節駆動式把持スプリント（wrist-driven flexor hinge hand splint）によって重要な機能を獲得する．把持スプリントのような動的スプリント（dynamic splint）では，テノデーシス作用の効力によって部分的ではあるが手関節の肢位が決まり，これによって指に作用する力を最適化する．

中手関節

　中手骨は，近位では手根骨と，遠位では指骨と関節を形成する．第 1 中手骨すなわち母指は大菱形骨と鞍関節をなすので個別に考える．第 2 中手骨は小

作業療法実践ノート

手関節の運動の拡大や代償のためのスプリント設計においては，要素的運動を一部犠牲にするか，作製や装着方法が非常に複雑になる可能性が高い．

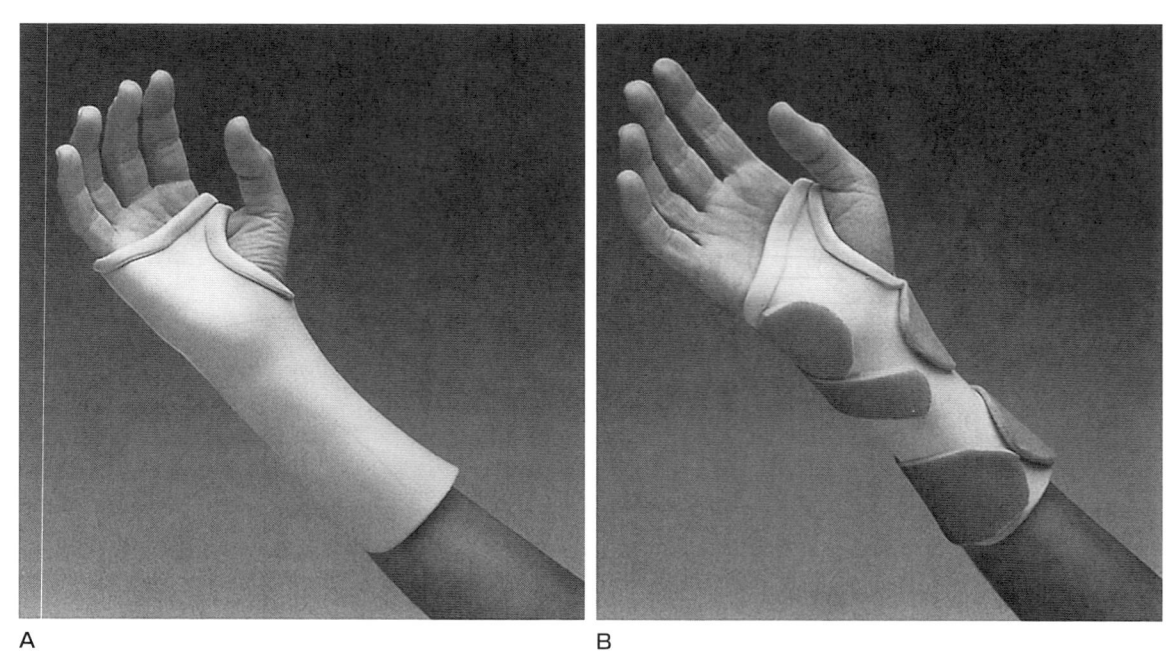

図 29-3　A：スプリントのトリムラインが MP 皮線より遠位にあり，指の屈曲が制限されている．B：スプリントの遠位トリムラインが MP 皮線より近位にあり（中手骨頭が斜めの配列になっている），指の完全屈曲ができる

菱形骨の中心隆線に適合する．第 3 中手骨は有頭骨の小関節面に強固に関節接合する．この 2 つの関節が強固な基幹部となり，その周囲を他の中手骨が回旋する構造である．第 4 中手骨と第 5 中手骨はともに有鉤骨の遠位凹面と関節を形成する．尺側の 2 本の短い中手骨の良好な可動性によって手のアーチの柔軟な適合性が生まれ，手はさまざまな形状の物品に合わせて，その物品を包み込むことができるのである．

手の遠位の横アーチは中手骨頭を斜めに通過する．斜めに通過しているので，手を物品の形状に合わせることが可能になる．手を閉じた時，手は円柱の形をつくらないで円錐状になる．最初に尺側の 2 本の指が手掌に触れて，続いて橈側の 2 本の指が触れる．流れるような指の動きは，4 つの中手骨頭で形成する斜めの角度（手関節と平行ではない，斜めの角度）に起因するものである．スプリンティングにおいて手関節を支える遠位トリムライン（trim line）を決める時にこの概念が最も重要である．トリムラインは中手指節関節（MP 関節）の全可動域の屈曲を許容する位置にする．図 29-3A に示したスプリントは，MP 皮線より遠位でトリミングしているので不適切である．遠位トリムラインは，図29-3B に示したように MP 皮線より近位に設定しなければならない．

中手指節関節

中手骨頭は基節骨と関節接合し，MP 関節を形成する．自動運動として，屈曲・伸展方向と，外転・内転方向に動く．さらに，MP 関節には若干の回旋運動もある．MP 関節に複数の運動軸があるので，我々は手を大きく開いて，多様な形状や大きさの物品に手を適合させることができる．指を外転しないでソフトボールを握ろうとすれば，外転運動の重要性がすぐにわかる．手の尺側縁のトリムラインが末梢方向に長すぎるスプリントでは，環指と小指の屈曲と外転が制限される．その結果，大型の物品を握ることが難しくなり，機能障害が生じる（図 29-4A）．遠位トリムラインが MP 皮線より近位にあれば，MP 関節を全可動域にわたって屈曲することができる（図 29-4B）．

母指

第 1 中手骨底と大菱形骨の関節は可動性の高い関節であり，鞍の形状によく似ている．第 1 中手骨底は掌背方向に凹面，左右方向に凸面をなす．この面

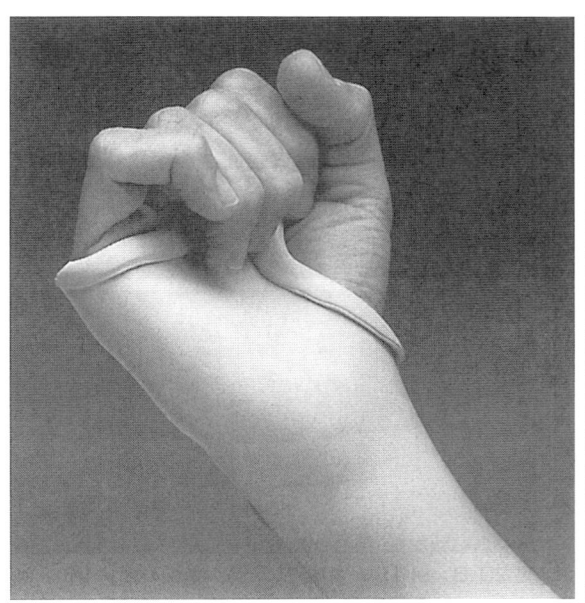

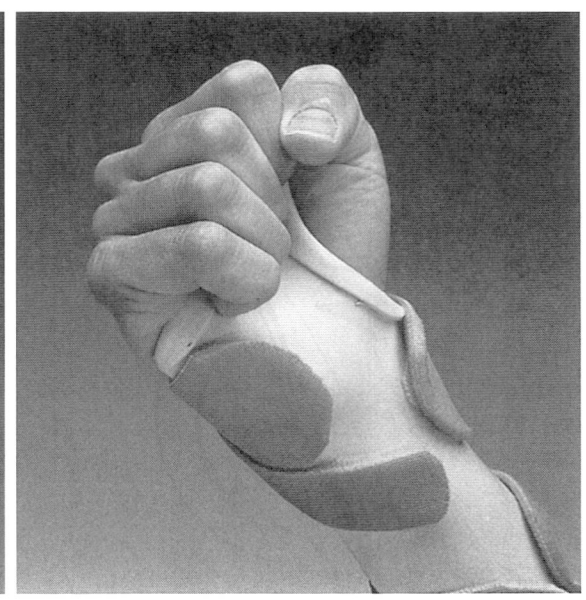

A　　　　　　　　　　　　　　　　　　　B
図29-4　A：環指と小指の完全屈曲が妨げられている．B：正しいトリムラインなので，指の完全屈曲ができる

が，凹凸が逆になった大菱形骨の関節面と接合する．このような形状によって母指は広い運動域を有し，指の対立方向の回旋に加えて完全伸展して外転する橈側外転の回旋が可能になる[22]．この2種類の動きが重要な機能を担っている．母指を対立位に固定すると，物品を握ることはできても，離すことができない．これは手のテノデーシス作用による機能を強化するために母指を示指や中指と対立位にするスプリントを理解するうえで，重要な概念である．このようなスプリントでは，作業療法士は握ることと離すことの両機能を最大化するように母指の外転と対立の角度を慎重に検討しなければならない．

指節間関節

近位指節間関節（PIP関節）と遠位指節間関節（DIP関節）は，一平面で動く真の蝶番関節である．この限られた運動が関節の安定性を確実にして，手の掌側面と外側面から作用する応力に耐えて，機能的課題における力と精密さを支えている．

前腕の回旋

前腕の回旋（回外と回内）は手の機能やスプリントの適合性において重要な要素になるので，詳細に検討する必要がある．前腕の回旋は肘関節と前腕遠位端で起こり，回旋軸は橈骨頭と上腕骨小頭の中心を通り，尺骨茎状突起の基部に向かって伸びる線上にある（図29-5）．回内すると，尺骨茎状突起が外側方向に，橈骨茎状突起が内側方向に動く．回外ではこれと逆に尺骨茎状突起が内側方向に動く．回外運動によって茎状突起が移動して，前腕の構造は回旋とともに次々と変化する．このような変化がスプリントのトリムラインにどのように影響するかを図29-6に示す．回外した前腕に沿って長軸方向に線を引いた後に，回内すると線の位置が大幅に変わる．通常，スプリントを機能的に用いる時は前腕を回内位にするが，スプリントの作製は前腕回外位で行うほうが容易である．スプリント材料をセットする前に前腕を回内しなければ，トリムラインは橈側縁が高くなるか，尺側縁が低くなってしまう．

手の機能における前腕の肢位の重要性を実感する実験がある．どんな大きさでもよいので硬貨を机上に置き，前腕を中間位に保ったまま（母指を手掌に垂直に立てる）硬貨を拾い上げてみなさい．機能するために手を位置づける能力が，前腕より近位にある関節に大きく依存していることがすぐにわかる．

手関節と手の靱帯

手の靱帯構造は手と手関節の止め手綱となって，

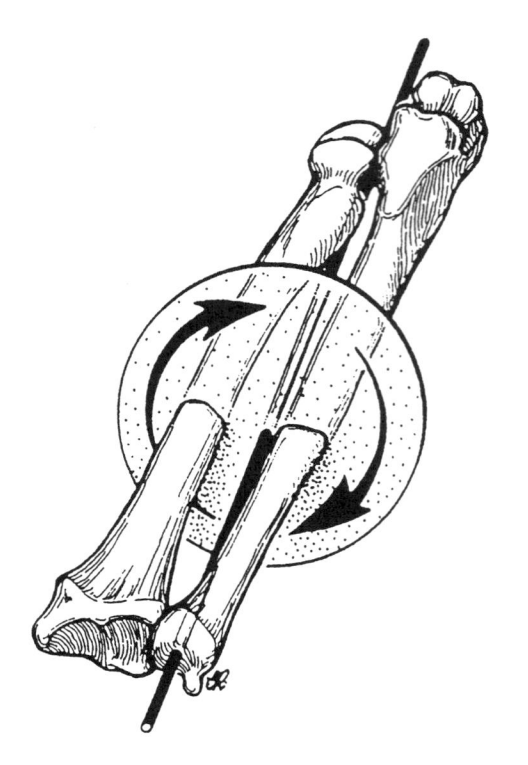

図29-5 回外と回内の運動軸は前腕の長軸方向に伸びて、橈骨頭と上腕骨小頭と尺骨茎状突起を通る（Colello-Abraham K : Rehabilitation of the hand, ed 3, St Louis, 1990, Mosby）

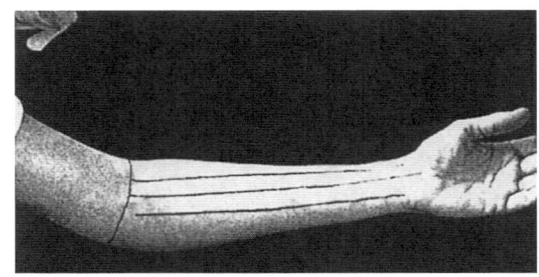

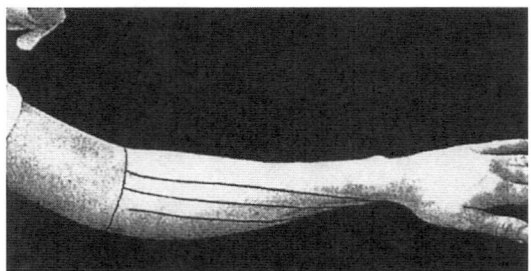

図29-6 回外位から回内した時の前腕の形状変化．前腕にベースのあるスプリントの場合，作製過程で前腕を回旋していれば，適合の時再度，肢位を変える必要がある（Wilton JC : Hand splinting, principles of design and fabrication, Philadelphia, 1997, WB Saunders）

異常な動きを抑制して安定性をもたらす．手関節の複雑な動きをつくり出すのは，手根骨と中手骨の関節面というより，手関節に抑制的に作用する靱帯である．靱帯の3つのグループを示し，手関節の安定性と可動性に果たす役割を述べる．

掌側靱帯は，舟状骨の支持に関わる橈骨・舟状骨・有頭骨靱帯と，月状骨支持に関わる橈骨・月状骨靱帯と，舟状骨・月状骨の関節と橈骨遠位端の掌側面を連結する橈骨・舟状骨・月状骨靱帯からなる．母指や橈側の手根部の安定性と可動性は，この靱帯に大きく依存している．掌側靱帯の断裂によって，手関節の不安定性と痛みや，母指の重大な機能不全が生じる．スプリンティングは安定性をもたらして痛みを軽減するので，治療でよく利用される．

橈側と尺側にある側副靱帯は背側の安定性をもたらす．この関節包靱帯は橈骨手根靱帯と背側手根間靱帯とともに手根部の安定性に作用し，さらに関節に可動域を与える．これらの靱帯の断裂は，痛みや筋力低下や機能障害をもたらす．

三角線維軟骨複合体（TFCC）には，橈骨遠位部を尺骨遠位部と近位手根骨から吊るした状態にする靱帯と軟骨組織が含まれる．TFCCの断裂や挫傷は痛みや筋力低下を引き起こし，抵抗運動を含む課題を困難にする．新しい画像技術によってTFCC損傷の診断法が以前より普及して，支持と痛み軽減のためのスプリンティング処方が増えている．

中手指節関節

MP関節の周囲の軟部組織には，関節包，側副靱帯，前方の線維軟骨すなわち掌側板が含まれる．関節包が中手骨頭を覆い，これを側副靱帯が補強する．側副靱帯はMP関節伸展位では内転・外転運動を許容するが，屈曲位では許容しない構造である．基節骨底に付着する掌側板は，中手骨とは関節包を経由して緩く付着している．MP関節屈曲位では，掌側板が基節側に動く構造である．MP関節伸展位では，掌側板の位置が戻って伸展時のMP関節の掌側偏位を抑制する．

MP関節を伸展位で固定すると，側副靱帯が弛緩状態で二次的に短縮する傾向が強まり，掌側板の緊張や密着も生じて，MP関節の屈曲制限や機能的把

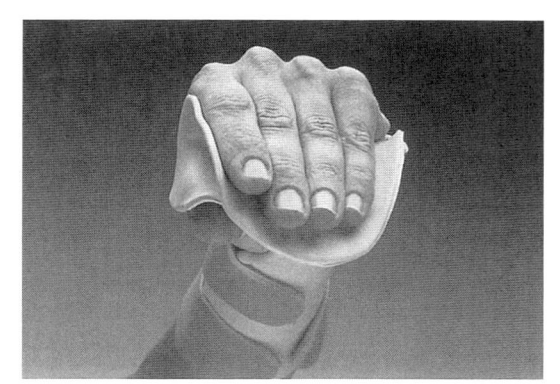

図29-7　MP関節の横アーチの傾斜角度を調整して，環指と小指の良好な可動性を確保する必要がある

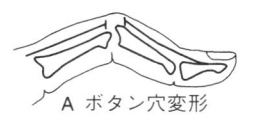

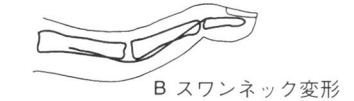

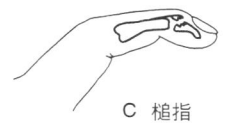

図29-8　A：ボタン穴変形．または PIP 関節屈曲と DIP 関節過伸展が特徴的な関節変化．B：スワンネック変形．または PIP 関節過伸展と DIP 関節屈曲を伴う関節変化．C：DIP 関節が屈曲して自動伸展できない槌指

握パターンの障害を引き起こす．普及型の安静肢位スプリント（resting position splint）の場合，手関節は 25～35°背屈位，MP 関節は 60～70°屈曲位，PIP 関節と DIP 関節は 10～35°屈曲位の設定であり，短縮を予防して機能を最大限引き出す中間域に関節を保つ設計である．重要なことは，スプリンティングにおいて環指と小指の肢位を決める時に，環指と小指の MP 関節屈曲角度を少し大きくして，可動性に合わせることである（図 29-7）．

近位指節間関節

　PIP 関節の関節包と靱帯は関節を安定させて，一平面の運動を許容する．PIP 関節の左右の側副靱帯は背側から掌側方向に走行し，PIP の線維軟骨板に付着する．靱帯と線維軟骨板は，PIP 関節屈曲時に弛緩し，伸展時に緊張する．PIP 関節は外見的には単純であるが，伸展機構を有しているので，より複雑である．関節包の背側を通るこの機構によって，PIP 関節に関わる靱帯システムに滑り運動がもたらされる．伸展機構は崩壊の危険性が高いものである．指のスプリント作製で最も多いのは PIP のボタン穴変形（図 29-8A）やスワンネック変形（図 29-8B）の矯正目的のものである．この変形という用語については，より柔らかい表現として関節変化（joint change）という言い方も普及している．

遠位指節間関節

　DIP 関節の関節包と靱帯は PIP 関節と似ているが，掌側板と側副靱帯の停止部の構造的強度が弱い．すなわち小型で，完成度に欠けて，弱いという特徴がある．最も発生頻度の高い指損傷の1つが伸筋腱停止部の断裂であり，これによって槌指（mallet finger, baseball finger）が生じる（図 29-8C）．

前腕・手関節・手の筋と腱

　手のスプリントのための評価では，手の全体のバランスを見る必要がある．手と手関節には2種類の筋群が作用している．すなわち，(1) 肘または前腕の近位 1/2 以上に起始をもつ外来筋と，(2) 起始と停止が手の中にある内在筋（手内筋）である．外来筋には手関節と指に作用する屈筋群と伸筋群が含まれる．内在筋には虫様筋，背側骨間筋，掌側骨間筋，母指球筋，小指球筋が含まれる．

　機能的課題における滑らかで協調性のある手の動きは，内在筋群や外来筋群の統制のとれたバランスによるものである．作業療法士がスプリントを用いて矯正に取り組む拘縮の原因の多くは神経学的障害（中枢性または末梢性）であり，この場合には筋緊張や神経支配の不均衡が生じる．

神経支配

　手の神経支配の考察では，脊髄の起始部から手の神経終末に至る腕神経叢の連続性について考えてほしい．どこかに損傷や圧迫があれば，運動機能や感覚機能の障害が生じる．上肢のスプリンティングにおいては，上肢を支配する神経の伝導路と絞扼の好

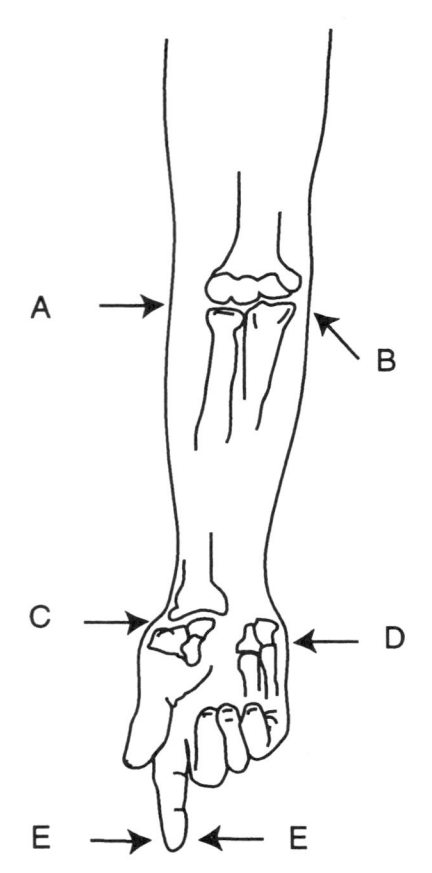

図 29-9　スプリント不適合による神経圧迫の好発部位．A：橈骨神経，B：尺骨神経，C：橈骨指神経のスナッフボックス，D：尺骨神経のギヨン管，E：指神経

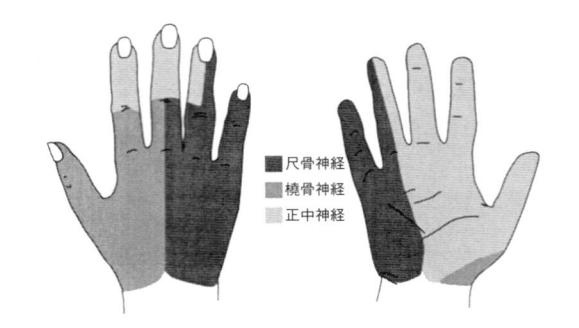

図 29-10　手の感覚支配領域．把握に用いる手掌面のほとんどが正中神経領域にある

発部位に留意しなければならない．スプリント作製では，神経が表層を走行する部位や圧迫を受ける部位に加わる圧力を避ける対策が必要になる．絞扼の好発部位として，肘関節と手関節尺側縁のギヨン管 (Guyon's canal) における尺骨神経，肘関節と母指のスナッフボックス (snuffbox) における橈骨神経，指の内外側縁における指神経 (digital nerve) が挙げられる (図 29-9)．

3 つの末梢神経が手の運動機能と感覚機能を支配する (図 29-10)．橈骨神経は伸筋群と回外筋群の運動を支配する要である．橈骨神経の感覚枝は，手の背側と橈側縁を支配する．正中神経は屈筋・回内筋群，すなわち前腕屈筋群と母指球筋のほとんどの運動を支配する．正中神経は母指と示指と中指および環指の橈側半分の掌側面を支配するので，機能的には最も重要である．尺骨神経は，ほとんどの内在筋や小指球筋，深指屈筋の尺側の一部，母指内転筋を支配する．尺骨神経の感覚支配領域は，環指の尺側半分の掌側面，小指，手掌の尺側半分である．

神経原性の機能不全は，スプリント作製者にとって難題である．筋のアンバランスは，手の非機能的な肢位と，天然の緩衝材を失うという筋萎縮を導く．神経損傷があれば，剪断力で発生する痛みやスプリントによる圧を感じないので，装着したスプリントを外さない可能性がある．これによって表皮剥離や潰瘍形成を発症する．重篤な感覚障害のある皮膚では皮脂や汗も不足して乾燥肌になるので，擦り傷が起こりやすくなる．感覚障害のある人へのスプリント適合においては，このような要素を慎重に評価して対応しなければならない．

血液供給

手の血液供給を担うのは橈骨動脈と尺骨動脈である．尺骨動脈は尺側手根屈筋の側方を走行して，浅掌動脈弓の太い枝と深掌動脈弓の一部の細い枝に分岐する．尺骨動脈では，豆状骨と有鉤骨の間 (ギヨン管) で外傷を受けやすい．橈骨動脈は手関節近位皮線の位置で細い浅掌枝と太い橈側深掌枝に分岐する．浅掌動脈弓は各指の指動脈に分岐し，これがさらに固有指動脈に分岐する．

手の静脈排出路には表在系と深部系の 2 つの静脈群がある．作業療法士は，手背の表層を走行する表在静脈系について心配することが多い．表在静脈系が断裂すると，手背部に広範な浮腫が生じ，作業療法士による治療が必要になるからである．スプリントをストラップできつく手背部に留めると体液排出を妨げてしまうので，この点にも留意してほしい．

皮膚

　手の可動性は，皮膚の種類や状態に直接的な影響を受ける．指輪のサイズが若干小さくて外せなくなった人は，手背の皮膚のゆとりを実感するだろう．手背の皮膚は基底構造に緩く支えられる構造であり，容易に動くので指の屈曲と伸展を許容する．指輪の問題は，指輪をはめる時に比べて，外す時に遠位方向に引っ張った場合の皮膚の伸縮性が大きいために生じる．指スプリントの利用を検討する時には，この点に注意する必要がある．

　対照的に手掌の皮膚は厚くて伸縮性が低い．手掌の皮膚は基底層の手掌腱膜に強固に付着しているので，把握動作における安定性と保護に適している．さらに手掌の皮膚を支える筋膜は手背より厚く，作業中に皮膚表面に適切な湿度と油分を供給して，神経終末の保護に役立っている．

表面解剖とランドマーク

　スプリント作製において作業療法士は，さらなる外傷が加わらない部位について考える必要がある．手には器用さと力があるが保護用筋膜がないので，外部からの圧力に弱く，剪断応力には耐えられない．尺骨茎状突起の隆起や，橈骨遠位の茎状突起，母指のCM関節は圧力を受けやすい場所である．スプリンティングに常に当てはまる公理は，パディング（padding）は圧力を加えるということである．密着したスプリントに，ごく柔らかいパッドをつけることでさえ圧を加えてしまう．スプリントに圧を逃がす部分をつくるか，パッドをつけるかして圧を緩和する．この時，スプリント材にパッドを当てた状態で成形して，スプリントの一部として組み込むとよい（図29-11）．スプリントを成形した後の，圧を逃がすパッドの取りつけは避けるべきである．

■つまみと握りのパターン

　数えきれないほどの多様な肢位をとり，物品の把持に必要な精密な圧力を供給する人間の手の能力は，骨格による可動性と安定性，筋による力，神経による膨大な感覚のフィードバックによって支えられている．手の感覚フィードバックによって，物品の大きさ，形状，手触り，重さを評価する．続いて

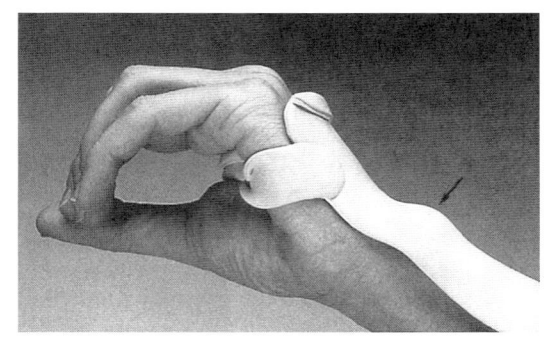

図29-11 尺骨茎状突起の圧力を緩和する「膨らみ（bubbled）」．茎状突起の上にパッドを置いてプラスチックを成型したもの

脳が，この物品を使う機能的課題において，どんな種類の把握にするかを決定する．物体の把握や持ち上げに必要なフィードバックは，見たものを正しく解釈する脳と，適切に反応する手に依存している．物品を手に取れば，視覚による最初の評価が誤っていたとしても，把握の再調節が起こる．

　スプリントは機能的な把握を最大にすることができる．目標達成のために，作業療法士はスプリントにできることと，できないことを知る必要がある．すなわちスプリントにできることは不安定な身体部位の固定，母指を対立位にする，失った動きの補助と代償である．動的要素を備えたスプリントは，ゆっくり穏やかな伸張を加えて，徐々に牽引方向に組織を変化させて，機能的ROMを改善することもできる．スプリント作製者は，スプリントの悪影響，すなわち無関係な関節の可動性の制限，感覚フィードバックの減少，手の体積の増加，スプリントを適用した部位の近位や遠位の関節への応力の移動についても知っておくべきである．

　手の把握パターンは，握ったりつまんだりする物品の数と同じくらい無数にある．正常な把握の分類を紹介した文献はいくつかあるが，本章で扱う課題の学習であればFlatt[10]の分類を勧めたい．多くのパターンを2つの基本的分類，すなわち，つまみ（prehension）と握り（grasp）にまとめて，他はこの2つの派生と考えている．つまみの定義は，指と母指の接触を可能にして物品操作を容易にする手の肢位である．握りの定義は，手掌と軽度屈曲した指の手掌面と物品との接触を容易にする手の肢位である．

　母指は鉤握り以外のすべての把握に関与してい

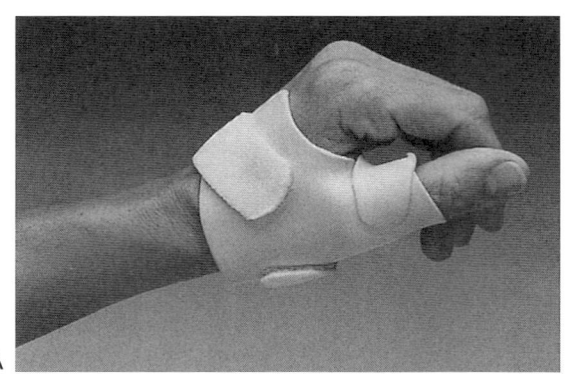

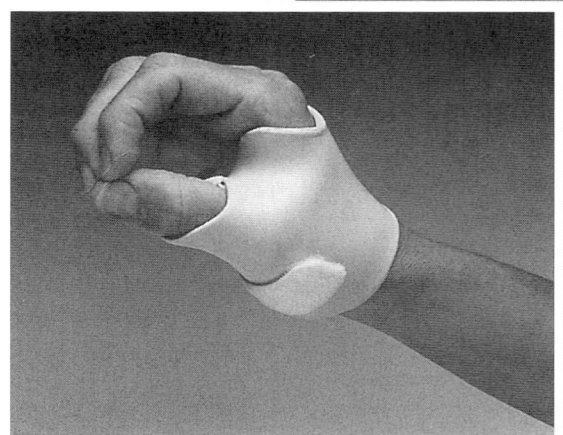

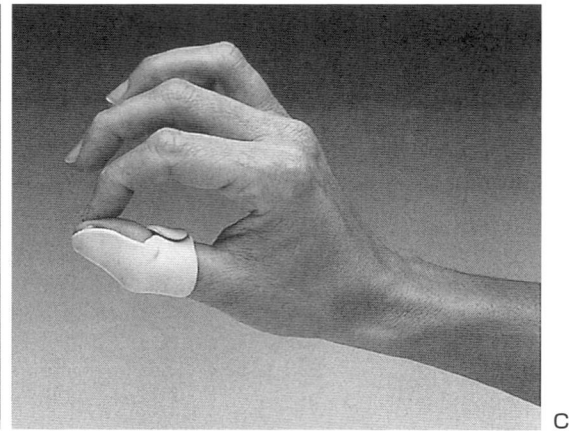

図29-12 A：側面つまみ，または鍵つまみ．短対立スプリントを用いて，母指が示指の側面に向かう肢位にする．B：掌側面つまみ，または3指つまみ．短対立スプリントを用いて，母指を示指や中指と対立位にする．C：母指と示指の指尖つまみ．IP関節用のブロッカーによって，IP関節単独の屈曲を確保して，指尖つまみを補助する

る．母指の手根中手（CM）関節上の中手骨の回旋が把握動作では重要であり，スプリンティングによる手の機能の獲得においても，この重要性は変わらない．指腹と指腹を使うつまみにおいて，母指を十分に接触させる効果があるからである．指腹つまみは，健常で活動的な人が日に何百回もさまざまな作業遂行，すなわちADLやIADL，仕事やレジャー，社会参加で用いるものである．

側面つまみ

側面つまみ（lateral prehension）では，母指の指腹が示指の中節骨か末節骨の橈側面に接する（図29-12A）．ペンや食事用具の把持，鍵をさして回す時によく見られる把握パターンである．短対立スプリント（short opponens splint）や長対立スプリント（long opponens splint）は，母指を固定して，この把握パターンを獲得するために用いられる．

掌側面つまみ

掌側面つまみ（palmar prehension）は3指つまみ（three-jaw chuck pinch）と呼ぶこともある．母指は，示指や中指と対立した位置にある（図29-12B）．母指の回旋の動きが重要な要素であり，回旋によって指腹と指腹の対立が可能になる．平面に置かれた物品の持ち上げや，小型物品の把持や，靴ひもを結んだり蝶結びをする時に用いるパターンである．短対立スプリントや長対立スプリントを掌側面つまみの母指の肢位を保つ目的で作製する場合もある．

指尖つまみ

指尖つまみ（tip prehension）では，母指のIP関節および指のDIP関節とPIP関節を屈曲して，指尖と指尖のつまみを行う（図29-12C）．ピンや硬貨を拾う時に必要な動作である．指尖つまみは静的に持続する肢位ではないので，代償が難しい．ピン

を拾って手の中に収めた後は，指尖つまみは皮膚と広範な接触面をもつ掌側面つまみに移行して，ピンなどの小型物品を保持する．母指IP関節過伸展ブロックは，過伸展の抑制に加えて，指尖つまみに必要なIP関節屈曲に効果がある．アレクセイの事例では，重度な浮腫とこわばりが指尖つまみや掌側面つまみの障害を引き起こした．糖尿病の自己管理のために小型物品を操作するには，この把握パターンが必要であった．

筒握り

　筒握り（cylindrical grasp）は，静的な握りの中で最もよく見られるパターンである．手掌と指を使って，母指の拮抗する力によって物品を固定する時に用いる（図29-13A）．金槌，ポットの握り，コップ，歩行器や杖を握る時に現れる．静的なスプリンティングにおいて，筒握りを直接再建することは稀である．この把握パターンが出現するように，手関節を背屈位に保持して手の安定性を確保する程度である．掌側スプリントにアウトリガーをつけて動的要素を組み込めば，アレクセイの成功例のように，MP関節とPIP関節の屈曲域を拡大し，筒握りの能力向上に役立つ可能性がある．手関節の固定だけの目的で掌側から支える場合には，手掌面の覆いを最小限にする．

球握り

　球握り（spherical grasp）は別の名称としてボール握り（ball grasp）ともいう．ボールやりんごのような球体の把持に用いる．筒握りとの主な違いは環指と小指の肢位である．筒握りの場合，尺側にある2本の中手骨の屈曲角度が大きい．球握りでは，尺側2本の指がより伸展位にあり，手が開いた状態になる（図29-13B）．球握りの促進や補助のためのスプリンティングでは，手関節固定スプリント（wrist stabilizing splint）の長さは遠位手掌皮線の近位までとし，第4・第5中手骨頭の配列の傾きを許容する成形が必要になる．

鉤握り

　鉤握り（hook grasp）は，母指対立が必要ない唯一の把握パターンである．指のMP関節を伸展位に，DIP関節とPIP関節を屈曲位に保つ（図29-13C）．買物袋やバケツや書類カバンの持ち手を持つ時に出現する．スプリンティングでは，通常はこの肢位の促進を目的としない．神経損傷の手に対して，MP関節を屈曲位にすることで，この肢位の矯正のためにスプリンティングを行う．

内在筋優位の握り

　内在筋優位の握り（intrinsic plus grasp）の特徴は，指と母指の肢位にある．示指から小指ではMP関節が屈曲位，DIP関節とPIP関節が完全伸展位をとり，母指は中指や環指と対立位にある（図29-13D）．本や皿のような大型で扁平な物品の把握と保持に用いる．正中神経や尺骨神経の障害があると，しばしば内在筋優位の握りができなくなる．代償するには，8の字型スプリント（figure-of-eight splint）やMP関節屈曲のための動的スプリントを用いる．

■手の力学とスプリンティングの原理

　McColloughとSarrafianによれば，上肢の基本的な運動機能は「把握および離すこと（prehension & release），空間にある物品の移動（transfer），手の中での物品操作（manipulation）」の3つである[16]．これらの機能は，骨格の統合性や，力を供給する筋や，脳が反応して上肢を機能的要求に合わせるフィードバックに支えられている．スプリントを適用して，基本的上肢機能の回復を図るという課題は複雑であり，取り組むには手の生体力学とスプリンティングに関わりのある力学を理解する必要がある．深く追求するには限界があるので，本章では初級レベルのスプリント作製者に必要な臨床力学の原理だけを紹介する．

　力の作用を取り扱うことが力学であり，生体力学は力に対する身体の反応と考えられている．手を動かす力は筋が供給する．腱を介して骨や関節に力が伝えられ，指と手掌の皮膚や指腹で調整される[9]．動きをつくる力の伝達系にスプリント適用がどのような影響を与えるかは，関節の回転の軸と解剖学的平面との関係性，および手に加えられる力によって左右される．

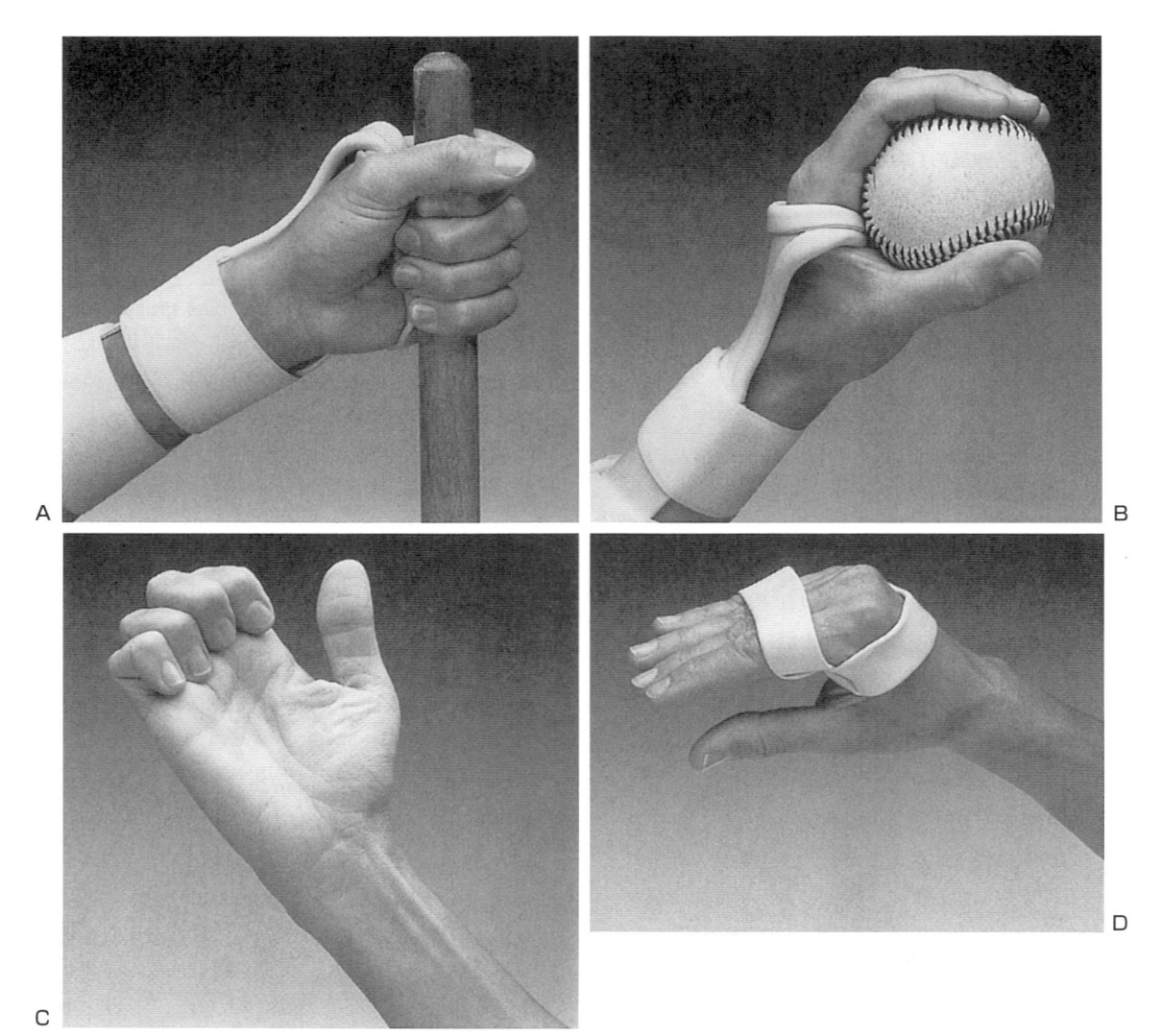

図29-13 A：筒握り．背側スプリントによって手関節を安定させて握力を増強し，さらに手掌部の覆いを最小限にする．B：球握り：背側スプリントによって手関節を安定させて握力を増強し，さらに球握りに必要な中手骨の可動性を許容する．C：鉤握りには母指を使わない．正中神経や尺骨神経の障害で出現する握りのパターンである．スプリンティングの目的は，この握りを拡大するというよりも矯正になる．D：8の字型スプリントを用いて，正中神経や尺骨神経の障害で出現する内在筋の機能喪失を代償する

運動軸

HollisterとGiurintano[12]によれば，**運動軸**（axis of motion）の定義は関節を構成する骨が互いに関連して動く時に，動かない安定した線である（図29-14）．この安定した線を図29-14Bに示す．Bでは，タイヤは運動軸の周囲で完全に釣り合っている．タイヤが完全に釣り合っていれば動揺がなく，1点を中心にした純粋な運動が起こる．

単軸関節では，動きは一平面だけで生じる．PIP関節は解剖学的平面と一致した単軸関節の例であり，屈曲・伸展の面だけで動く．

複数の運動軸をもつ関節では，一度に複数の平面上を動く．例を挙げると，手関節複合体には2つの運動軸がある．掌屈・背屈と橈屈・尺屈である．多軸関節には，関節運動として表記する主要な動きに付随する複合運動が生じる．手関節掌屈には尺屈と若干の回内が伴う．手関節背屈には橈屈と若干の回外が伴う．この複合運動によって手関節の分回し運動が可能になる．しかし，単軸ヒンジ継手（hinge joint）を取りつけた手関節のスプリンティングにお

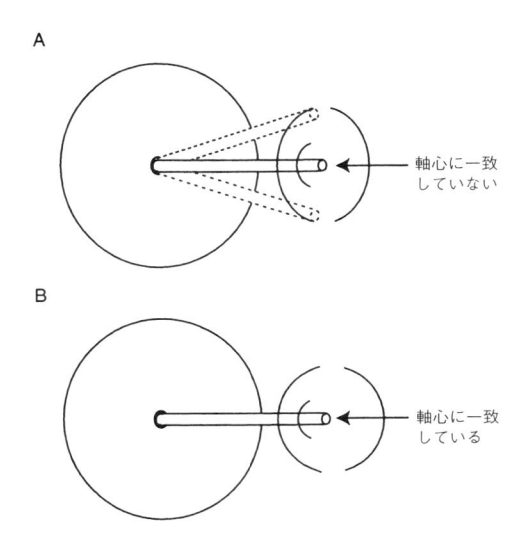

図29-14　A：タイヤは，軸心を中心に均衡がとれていない場合には動揺が生じる．スプリントのヒンジ（蝶番）が関節の軸と一致していない場合には関節の動きが妨げられ，動揺が生じる．B：タイヤや身体の関節のアライメントが正しければ，滑らかな回転になる

いては難題となる．

　動的要素であるヒンジ（蝶番）やコイルを使ったスプリントは単軸になる．PIP関節のような単軸関節に適用するスプリントに取りつければ，運動制限につながる拘束を避けて正しい位置に調整することができる．しかし単軸のヒンジやコイルを多軸関節の運動の再建に用いると，どのような位置に調節しても常に拘束や摩擦が生じる．ヒンジやコイルはスプリント未装着の関節で生じる複合運動を許容しないし，再現しないからである．

力

　力の基本的原理を理解して，スプリンティングに正しく適用することが重要である．てこによって作用する力と，向かい合う面で生じる応力の知識があれば，筋や外部のスプリントによって身体内部に力を加えると何が起こるのかを理解しやすくなるだろう．

定義

　力（force）という用語は，スプリンティングに関しては，効力のある素材や動的要素を骨や組織の上に置くことを表す．力は応力（stress），摩擦（friction），トルク（torque）のいずれかで測定す

る．応力は組織を歪ませる力や変形させる力に抗する力である．剪断応力は，ある方向と逆方向の力を同時に組織に加えた時に生じる．スプリント面と深層にある骨組織の間に皮膚を挟むと，剪断応力が生じる．

　摩擦は，ある面が別の物質の面の滑走を妨げる時に生じる．硬い関節や拘縮のある関節では，軟部組織による拘束で骨の滑走が妨げられると摩擦が生じる．関節軸との関係性においてスプリントの位置の調整を誤れば，スプリントが摩擦の原因になる．例を挙げると，単軸ヒンジスプリント（hinge splint）の場合，回転軸の位置調整が不良であれば，関節を動かそうとした時に発生する摩擦によって可動性が制限される．

　トルクは回転軸を中心に，てこを回転させる力の測定法である．てこの回転で発生するトルクは，適用する力とてこの長さによって決まる．身体では筋がてこの仕組みでトルクを発生させて関節を動かす．外部からはスプリントがてこの仕組みで作用して，回転軸周囲の骨の動きに必要な力を加える．トルクの測定には，以下の公式を用いる．

　　トルク＝力（の量）×てこの腕（の長さ）

　身体内部の場合，てこの腕の長さは，関節の回転軸から腱までの距離を測定する．身体外部の場合，てこの腕の長さは，関節の回転軸から力を加える点までの距離を概算して計測する．スプリンティングでは，力を加える場所は通常はカフか柔らかいものである．指用カフとアウトリガーをつけたスプリントの場合，図29-15に示したように，てこの腕は関節の回転軸から指のカフまでの距離，すなわち図のMになる．

　図29-15に示したように，指に力を加えるアプローチ角度もまた，てこの腕の長さに影響して最終的にはトルクに影響を与える．アプローチ角度とは牽引する線がつくる角度であり，スプリントの適用部位に合わせて決める．アプローチ角度が指骨長軸に対して正しい角度（90°）の時の，てこの腕が図のMになる．カフの取りつけが指骨長軸に対して90°未満になると，てこの腕は短くなってM1になる．てこの腕が短縮するとトルクが小さくなって，強い力を加えても回転が小さくなってしまう．

　同じ負荷量にするには，長さ2フィート（約61 cm）のてこに加える力は1フィートのてこの半

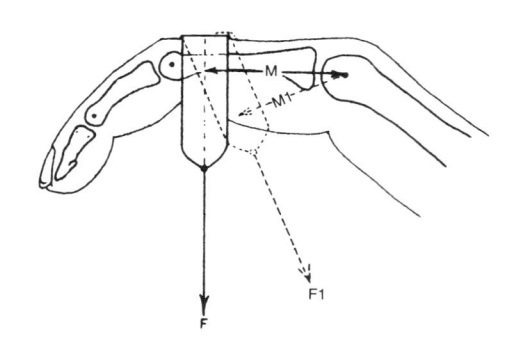

図29-15 指骨上の張力Fは，関節に作用するモーメントアームMをもっている．アプローチ角度が90°以外の時には，張力F1のモーメントアームは小さくなってM1になる（発生するトルクも小さくなる）(Brand PW, Hollister A : Clinical mechanics of the hand, ed 2. St Louis, 1993, Mosby)

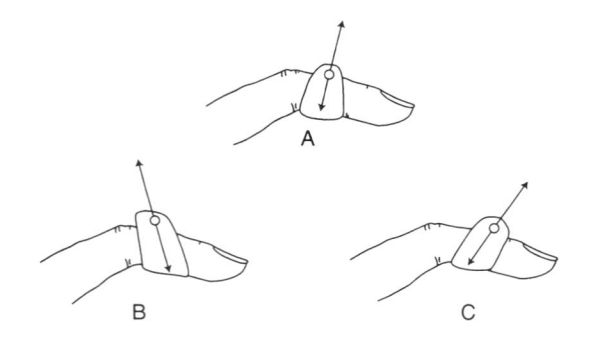

図29-16 A：中節骨へのアプローチ角度が90°であり，PIP関節の伸展方向への牽引力を確保している．圧迫や伸延は生じない．B：中節骨へのアプローチ角度が90°未満であり，関節の圧迫が生じている．C：中節骨へのアプローチ角度が90°より大であり，関節の伸延が生じている

分でよい．スプリント作製者にとって重要な原理は，カフやストラップの取りつけ位置から関節の回転軸までの距離が長ければ長いほど，動かすのに必要な力は小さくなるということである．

並進力

アプローチ角度はてこの腕の長さに影響するだけでなく，90°未満か90°より大きくなると**並進力**（translational force）を発生させる．図29-16Aに示したアウトリガーつきスプリントでは，ナイロン糸と指骨のアプローチ角度が90°であり，正しい牽引角度になっている．

力を90°以外の角度で加えると並進力が生じる．アプローチ角度を誤ると，関節伸展のために加えた力の一部が回転力に向けられず，関節の圧迫や伸延の力として作用する（図29-16BとC）．アプローチ角度が90°から離れれば離れるほど並進力は増大する．スプリントの種類や関節の状態にもよるが，関節の圧迫と伸延の作用は不快感を生じる場合もあるが，関節損傷を引き起こす危険性もある．並進力は，てこの腕の短縮によってスプリントの効果を損なう点でも好ましくない[7]．

アウトリガーつきスプリントの難しい課題は90°のアプローチ角度を設定することである．図29-17に示したアウトリガーの場合，指が動かなければ90°の角度に保つことができる．しかし指が動けば90°から変化してしまう．自動的に90°の位置に再

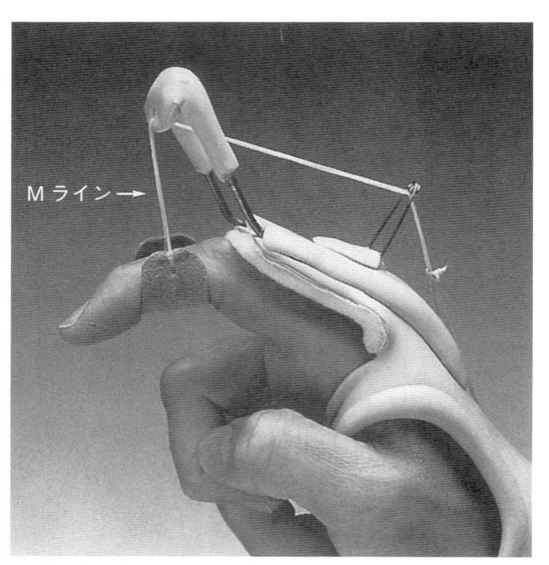

図29-17 PIP関節のROM改善のために動的な牽引を適用する場合には，90°のアプローチ角度を維持する調整が欠かせない

調整するアウトリガーはないので，拘縮の軽減に合わせてアウトリガーを調節して90°のアプローチ角度を維持する必要がある．

アレクセイの事例では，アウトリガーの調整，すなわちMP関節とPIP関節の屈曲角度の改善に合わせて90°のアプローチ角度を維持するための調整が週1回必要であった．指の柔軟性と手の機能的な動きの改善につれて，スプリントの装着時間は短縮していった．

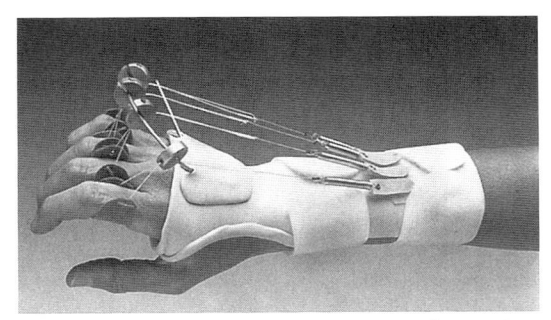

図29-18 前腕にベースがあり，4本の指にバネによって伸展を補助するアウトリガーを取りつけたもの

■スプリント分類

スプリントの表記法にはさまざまな方法がある．用語は多様であるが，いくつかのスプリント表記を理解することは役に立つであろう．本章ではわかりやすくするために，型式と目的と設計に分けて説明する．

スプリント分類を考える時にAmerican Society of Hand Therapists（ASHT）によるSplint Classification System（SCS）[1]が参考になる．SCSでは，スプリントの機能的要件と組織への影響に基づいた表記を行っている．SCSは作業療法士が作製する上肢スプリントを広く包括し，研究用としても推奨される．

スプリントの型式による分類

動的スプリントには動きをつくる弾性要素（伸縮材料，ゴムバンド，バネ）が1つかそれ以上組み込まれている．弾性要素で加える力は組織が最終域を達成する時まで一定である．動的スプリントは，他動的ROMの拡大，すなわち関節を最終域まで動くように補助して自動運動を拡大する目的や，失った動きを代償する目的で適用される．一般的に，動的スプリントは静的なベースとその上に取りつける動きのある弾性要素で構成される（図29-18）．代表的例としてMP関節の伸展や屈曲を行う動的要素のある指のROM改善用のスプリントが挙げられる．図29-18はアレクセイの事例で指伸展用に作製した動的スプリントの型式であり，図29-19は指屈曲用に作製した型式である．

静的スプリント（static splint）は動的要素はな

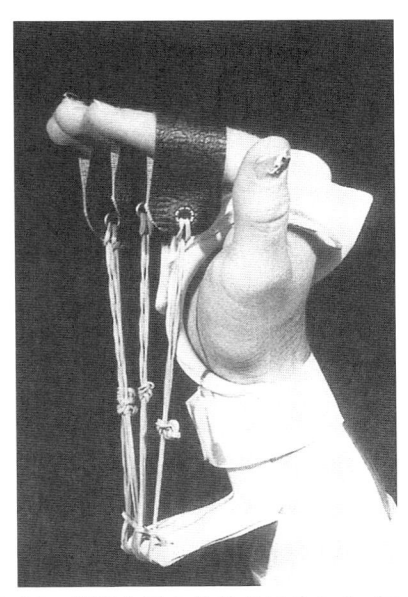

図29-19 指屈曲用の動的スプリント（Fess EE, Gettle KS, Philips CA, et al : Hand and upper extremity splinting : principles and methods, ed 3, St Louis, 2005, Mosby）

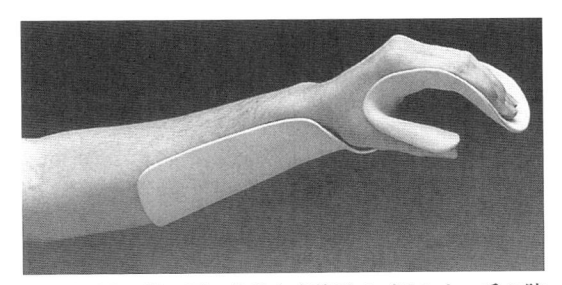

図29-20 単一面の静的な安静用スプリント．手の肢位は，手関節背屈20～30°，MP関節屈曲45～60°，PIP関節とDIP関節の屈曲15～30°である

いが，関節や身体部位の固定を行う．静的スプリントの目的は安静と保護，痛みの軽減，筋の短縮や拘縮の予防である．静的スプリントの例として，手を機能的肢位または安静肢位に保持するパンケーキ型安静用スプリント（resting pan splint）が挙げられる（図29-20）．

シリアル静的スプリント（serial static splint）は，スプリントやギプスの再成形を繰り返してROMを徐々に改善するスプリントである．動的要素や弾性要素はないので静的スプリントであるが，再成形に適した設計や素材が用いるという特徴がある．再成形のたびに該当関節の肢位を最終可動域に調整して，他動的ROMの漸増を図る．PIP関節の

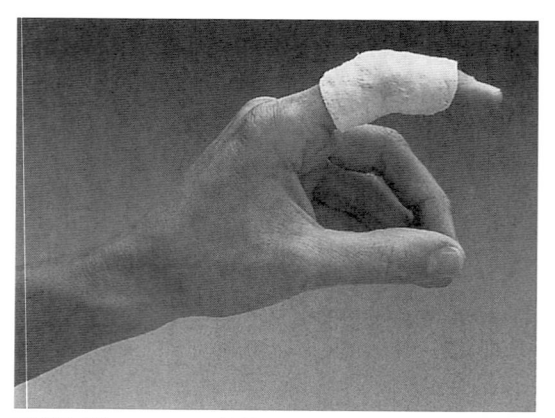

図 29-21　シリアル筒状ギプス包帯．PIP 関節の屈曲拘縮軽減のために作製したもの

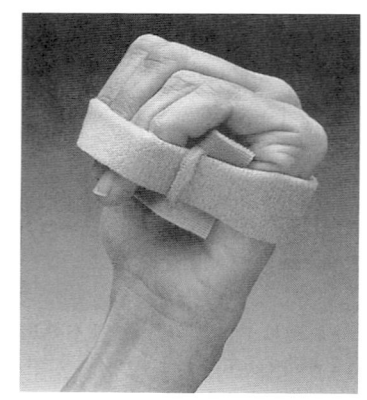

図 29-22　フックで閉めて調節する静的漸増型の指ストラップ．クライエントには耐えられる範囲でストラップを調節するように指示する

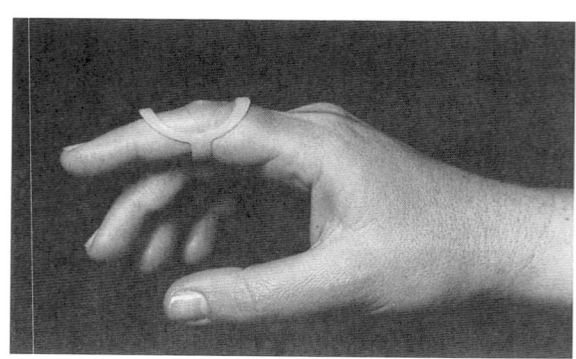

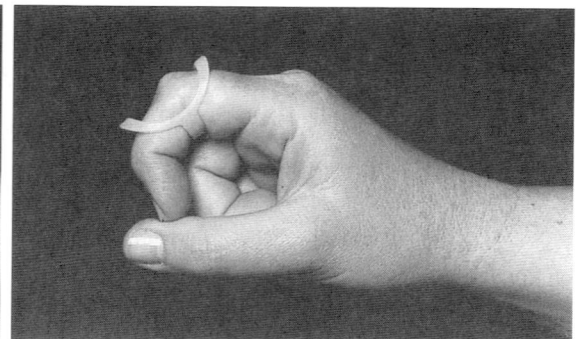

図 29-23　8 の字型リングスプリント．A：リングスプリントは PIP 関節の過伸展を制限する．B：リングスプリントは屈曲を許容する

屈曲拘縮の軽減に用いる筒状ギプス包帯は伝統的なシリアル静的スプリントであり，除去と採型を繰り返して用いる（図 29-21）．

静的漸増スプリント（static progressive splint）は，該当部位に加える牽引の力や角度を調節するための静的装置を備えている．ターンバックル，布製ストラップ，ナイロン糸，バックルなどである．静的漸増スプリントには弾性要素がないので，動的スプリントとは区別される．調整用の装置が組み込まれているのでスプリントを再成形しなくても最終域の肢位に調整できるので，静的シリアルスプリントとも区別される．クライエント自身が，処方や耐性に応じて静的漸増装置の調整を行う場合が多い（図 29-22）．

スプリントの目的による分類

スプリントの命名法にはさまざまなものがあるが，スプリント分類（SCS）では設計よりも機能に基づいた名称を採用している[1]．SCS では，最も重要なスプリントの目的を 3 つ挙げている．すなわち，保護のための拘束（restrictive），固定化（immobilization），可動化（mobilization）である．多くのスプリントの機能を取り上げているが，3 つのカテゴリーのいずれかに分類される．スプリントに複数の機能や目的を付与してもよいが，その妥当性は作製方法や取り組む問題次第である．

保護用拘束スプリント

保護用拘束スプリント（restriction splint）は関節の可動域を制限するが，関節の動きを完全に止めるわけではない．一例を図 29-23 に示す．このスプリントは PIP 関節の過伸展を阻止するが，屈曲は制限しない．他にもセミフレキシブルスプリント（semiflexible splint）がこのカテゴリーに入るが，

これは過剰な動きを制限して中間域の動きを許容する．スプリントの名称はrestrictive（制限）であるが，目的すなわちスプリントの機能は多様である．

固定化スプリント

固定化スプリント（immobilization splint）の適応は，損傷予防のための保護，炎症や痛みを軽減するための安静，術後の治癒を促すためのポジショニングである．伝統的な例であるパンケーキ型安静用スプリント（図29-20参照）は，3つの機能のうちの2つを提供する．脳血管障害発症後の患者が用いる安静用スプリントは，拘縮予防のために手関節と指のポジショニングを行い，感覚が脱失した手の損傷を予防する．

可動化スプリント

可動化スプリント（mobilization splint）はROMの改善，または機能の回復や拡大の目的で適用する．筋力が低下した筋の補助，または神経損傷や筋の機能不全によって失った運動の代償を行う（図29-24）．スプリントによって痙縮筋の牽引力とのバランスを保ち，変形や関節変性を予防して，機能を補助する．また筋力低下のある筋に抵抗を与えて，筋力増強訓練や腱の術後の滑走を促す訓練にも用いる．可動化スプリントは拘縮関節のROMを改善するためによく利用される．前腕骨折の後で，手に体液が貯留して生じた浮腫のために指に重度なこわばりを生じたアレクセイがその例である．

スプリントの設計による分類

スプリントの目的を決めた後に，設計に関する決定を行う．本章で取り上げた型式の（静的，動的，シリアル静的，静的漸増）スプリントは単一面設計（single-surface design）か，環状設計（circumferential design）か，3点設計（three-point design）によって作製する．最後の分類として挙げるループ設計（loop design）は，通常は指のIP関節に限って屈曲の最終域の回復のために用いるが，関節の近位と遠位にループをかける設計である．

スプリントはすべて，ある程度の力を加えるために設計される．この力の供給に一連のループを用いる方法があり，2つかそれ以上の関節に1本のループを巻くことで拮抗する方向から同量の力を加える

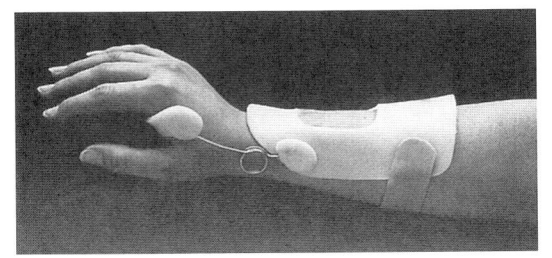

図29-24 コイルバネスプリントによって橈骨神経障害による手関節伸展の喪失を代償する

（図29-25A）．この方法より一般的なのは，3点の圧によって力を加える方法である（図29-25B）．ループ設計は，通常は指のIP関節だけに用いる．3点設計のバリエーションは，他のすべてのスプリントに用いる．

3点設計の指スプリントでバネや弾性針金や伸縮材料を使ったものが，DIP関節やPIP関節の屈曲拘縮の矯正によく利用される．屈曲拘縮とは拘縮位から関節を他動的に伸展できない状態である．適用する関節の近位部と遠位部の2カ所に圧力を加え，中央部に第3の拮抗方向の力を図29-25Bのように関節の上に直接か，そのすぐ近くに加える．この中央部に作用する力は，矯正のために他の2カ所に加える力の合力に等しい．中央部の組織耐性が不十分な場合，痛み反応や炎症反応を起こす可能性もあるので，臨床上覚えておくべき原則である．PIP関節では圧を加える場所が限定されるので，このような問題が起こりやすい．指の形状に合わせた立体成型の面をできるだけ広くして力を分散させ，さらにバネや伸縮材料の力や装着時間をクライエントの耐性に合わせて調整する必要がある．パッドを適正に取りつけることもまた，圧の分散に効果的である．

指だけに装着する3点設計の動的スプリントは90°の法則に従う必要のない稀なものである．屈曲拘縮のある関節に装着する場合には，牽引線のアプローチ角度は90°にはならない．したがって拘縮が重度であるほど，より強い並進力が生じるので，結果的には90°の法則に従って正しく立体成形したアウトリガーつきスプリントに比べて効力が低くなる．指だけに装着する設計が推奨されるのは，PIP関節の35°以下の屈曲拘縮の時だけである．指の35°を超える屈曲拘縮に対しては，手や前腕に装着するアウトリガーつきスプリントによって90°のア

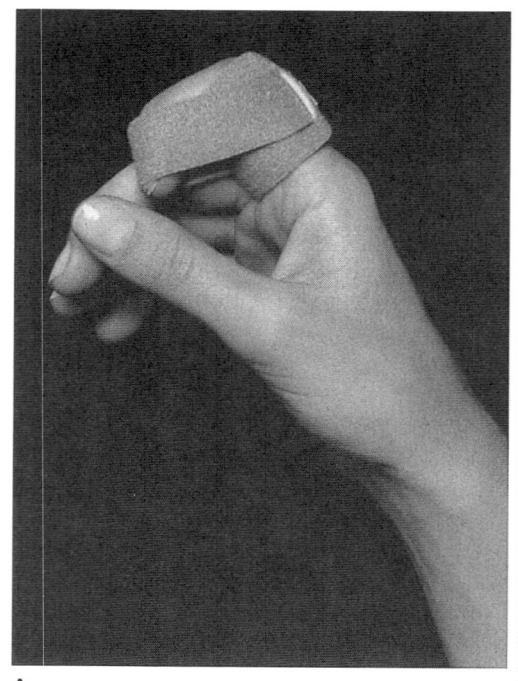

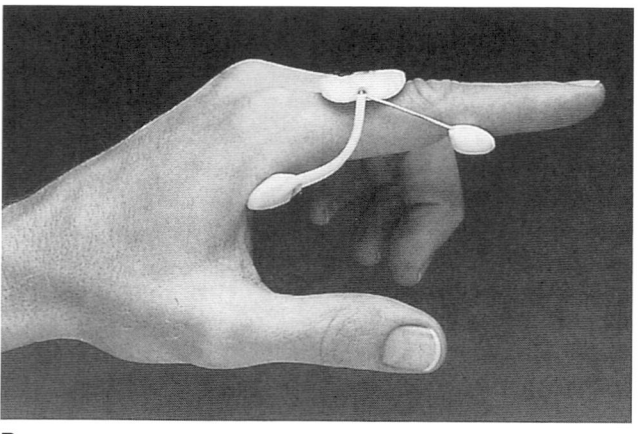

図29-25 A：IP関節屈曲の回復用に設計された完全屈曲用ストラップは指全面に均一な力を加える．B：弾性針金を用いた3点支持スプリントはPIP関節の35°以下の屈曲拘縮の軽減に用いる

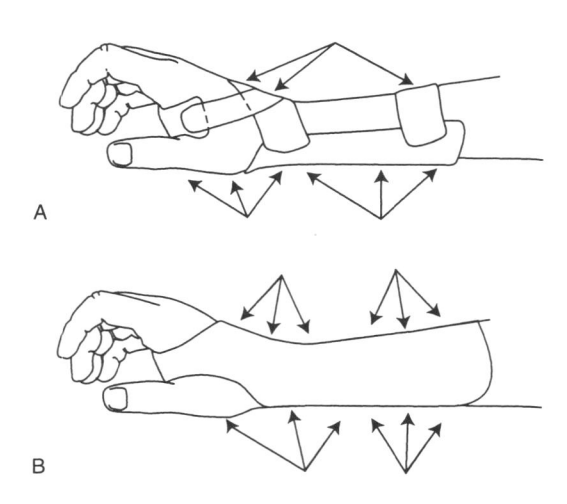

図29-26 A：単一面スプリントは，3点圧構造をつくるようにストラップを正しく取りつけてスプリントの固定と分圧を確実にする必要がある．B：環状スプリントは，多重の3点圧構造をつくってスプリントの固定を確保する

プローチ角度で力を加えるほうがよい．他の選択肢として，後の牽引の項でも述べるように，適合の良いシリアル静的スプリントが挙げられる．

単一面設計か環状設計

　材料を成型してスプリントを作製する場合には，臨床家の次の決定事項は環状設計か単一面設計かの選択である．単一面設計は，上肢の掌側面あるいは背側面，手や前腕の尺側半分あるいは橈側半分のいずれか1つの面をスプリントが覆う構造である．ストラップを用いて，スプリント固定に必要な3点の圧力をつくり出す（図29-26A）．

　環状スプリントは，ある身体部位を取り巻くように1周する構造により，全体を覆って同量の圧力を加える（図29-26B）．ストラップは，スプリントを閉じるかスプリントに重複する部分をつくるためにだけ用いる．

　環状スプリントの成型には薄い材料を用いる．材料の曲面が増加して，スプリントの剛性を高めるからである．曲面を活用した強度補強としては，ダンボール紙の例が挙げられる．したがって環状スプリントは軽量化によっても，空気循環用に穴の開いた材料を用いても力の制御が損なわれない．

[単一面スプリントの適応]

　単一面スプリントは，脳血管障害や末梢神経障害などによって筋力低下や麻痺を生じた筋周囲の関節

を支持する場合に有効である．有効な自動運動がないか，ほとんど消失しているので，環状スプリントによる特別な制御を必要としない．さらに着脱も容易である．アウトリガーつきの動的スプリントとしても有効である．術後に環状スプリントを適用すると，修復組織を損傷する危険性がある．

[環状スプリントの適応]

環状スプリントは，痛みのある関節の固定や軟部組織の保護に有効である（図29-26B）．快適性と全面的制御を与えるので，クライエントが作業中に装着するのに便利である．作業中には剪断力が問題になるからである．また，拘縮軽減のためのシリアル静的スプリントとしても有用である．さらに，遠位の関節に作用するアウトリガーを取りつける場合には，近位関節の安定化を図るうえでも良い設計である．

■スプリント適応の有無

スプリントの型式や設計を選択する前に，クライエントがスプリント装着の適切な対象かどうかを決定する．検討すべき項目を以下に挙げる．

治療のコンプライアンスの問題

作業療法士は最初に，クライエントがスプリント治療計画を順守する可能性を検討する．スプリントには，クライエントのセルフケアにおける自立の能力や仕事で働く能力に悪影響を与える可能性もある．クライエントの美的感覚に合わない場合や，ボディイメージに否定的な影響を与える場合には，外見を気にして装着を断るクライエントもいるだろう．回復意欲が全般的に低いクライエントであれば，治療計画の順守は難しい．回復意欲が高すぎて過剰にスプリントを適用して，損傷を起こすクライエントもいるであろう．スプリント治療計画に従う認知能力がクライエントにあるかどうかを検討しなければならない．装着の安全上の注意を監督する介護者がいない場合には，特にこの評価が重要である．

スプリント着脱の能力

治療のコンプライアンスに問題がなくても，スプリントの着脱に問題のあるクライエントがいる．たとえば，複雑なスプリントの着脱を介助する人が家にいない場合である．また施設に入所しているクライエントでは，装着スケジュールに従ってスプリントを正しく装着していることを監督するスタッフがいない場合もある．

皮膚の耐性と知覚過敏

作業療法士はスプリントの適用を決める前に，クライエントの皮膚の状態を評価しなければならない．発汗療法中や，過剰発汗のあるクライエントは皮膚の浸軟化を起こしやすいので，スプリント適応の有無や種類の選択を慎重に評価する必要がある．通気性のあるプラスチックや吸水性のパッドが選択肢となる場合がある．損傷を受けやすい皮膚や感覚障害のために，わずかな圧力にも耐えられないクライエントがいる．このような状態で改善の見込みがなければ，スプリントの代わりに他の安全な治療を実施する．

装着スケジュール

スプリント適応に関する上記の問題がなければ，作業療法士は最良のスプリント装着スケジュールを決定する．夜間は，ROM改善のための静的スプリントの装着に最適な時間である．クライエントが就寝時に手の損傷を起こさないように安静用スプリントが必要になるのも夜間である．昼間は，動的スプリントや機能を補助するスプリントを適用する．昼間のスプリント適用は，通常は最小限にするのが最も良い．クライエントはできる限り正常に手が使えるからである．夜間にポジショニング用スプリントを2個以上装着する場合には，毎回片手だけに装着して左右交互に装着するのが望ましい．手からの感覚入力やスプリントから自由な手の機能を妨害しないためである．治療目的だけを考えると理想的なスケジュールではないが，治療のコンプライアンスを良好にするための妥協である．

■スプリント作製過程

第1段階：型紙の作製

作製するスプリントを決定すれば，型紙の決定と作製が作製過程で最も重要な段階であることは間違いない．初級レベルのスプリント作製者への基本の

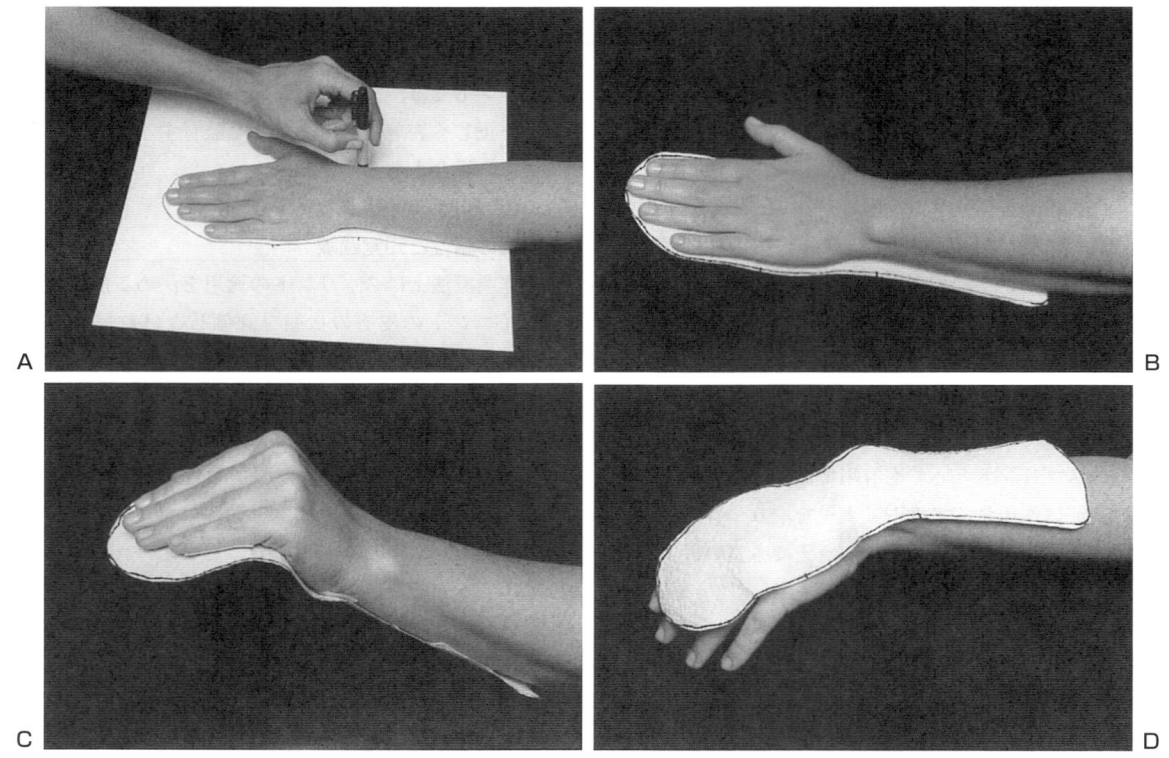

図 29-27 A：腕に対して鉛筆を垂直にして写すと，正確な大きさの型紙になる．B：型紙は手を平らに置いた時の全長になっている．C：型紙を掌側面に当てて手の安静肢位にすると，型紙は長すぎる．D：型紙を背側面に当てて手関節や手指を屈曲すると，型紙は短すぎる

ようにも見えるが，この段階がスプリントの適合においても機能においても成功の鍵を握っている．よく考え抜いて正しく適合する型紙を作る間に，スプリント作製者には次のような課題を考える機会が与えられる．すなわち，自分はスプリントで何を達成しようとしているのか，なぜスプリントを作るのか，どの部位にどのようにスプリントを用いるかといったことである．結局は，適正な型紙によって全過程が容易に，時間をかけずに行えるようになり，成功の可能性が高まる．

作業療法実践ノート

> 型紙作製において理解すべきことは，手の解剖学および生体力学と使用材料，さらに洋服の若干古風な作り方である．肢位のどのような変化がスプリントの長さに影響するか，スプリントの深さと広さが型紙とどのような関係にあるかを理解することが成功の鍵を握る．

型紙作製の一般的技法としては，最初に手の輪郭を写し取る．対象となる手をできるだけ平らに置いて写し取るが，必要があれば，もう一方の手で型取りする．輪郭に全体の大きさを加味して，スプリントの幅と長さを見積もる．この時に生じやすい誤りが，完成時の手（や他の身体部位）の肢位を考慮しないことである．

図 29-27 の A と B は手を平らに置いて写した型紙であり，長さを調整していない．図 29-27C では，この型紙を掌側面に当てて手の機能的肢位（手関節 30° 背屈，MP 関節 70° 屈曲，IP 関節 10〜20° 屈曲）にすると，指先から型紙が出た状態になるので型紙が長すぎる．同じ型紙を背側面に当てて（図 29-27D）手関節を掌屈すると型紙は短すぎる．掌側面から背側面に移すことは，カーブの内側を通ることから外側を通ることへの変更に似ている．カーレーサーはカーブの内側が最短距離であることを知っている．手の肢位を変え，完成時にスプリントを適合する面に当てて型紙の長さを調整する．スプ

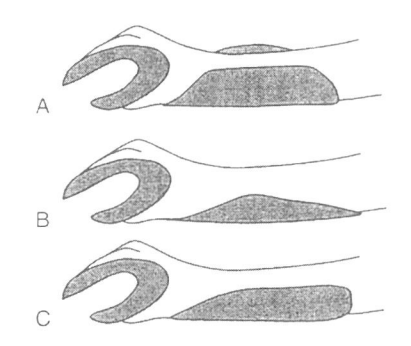

図 29-28 前腕のトリムライン．A：トリムラインが高すぎて，前腕を越えている．ストラップは腕に架橋した状態になって効果がない．B：トリムラインが低すぎる．ストラップを用いても，過剰に圧を加えない限り，低すぎるトリムラインは補えない．C：中線上のトリムラインはストラップによる腕や手へのスプリントの適正な固定を確実にする

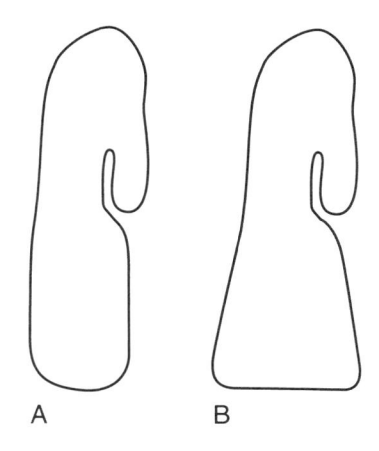

図 29-29 A：近位部が狭くなった型紙を使うと，トリムラインが中線より低くなってしまう．B：スプリントの近位端を幅広にすることで，トリムラインは中線上に保たれる

リント作製者は，スプリントで最終的に作る肢位に手を置いて型紙をチェックして調整を行わなければならない．

型紙作製の次の検討事項はスプリントの深さである．単一面スプリントの理想的なトリムラインは，腕や手や脚や足の中線に沿うようにすることである．中線上に設定すれば，最適な支持を与え，適切なストラップ固定を可能にして，スプリントのずれを防ぐことができる（図 29-28）．

型紙の輪郭線からどの程度幅出しして中線上のトリムラインを作るかを考えるために，作製者は腕や手の幅と厚みを観察する．前腕の形は円柱状ではなく円錐状であり，前腕の筋の影響で厚みが徐々に変化している．近位ほど幅や厚みが太い．筋肉量の多い人では，手関節から前腕近位にかけての傾斜角度が急になる．スプリントの前腕部分の大きさを決める時には，スプリントが中線に届くために，前腕の外側や周囲や上部にどの程度広げるかを考える．手の部分の正しいトリムラインを作るには，手の厚み，特に小指球の厚みに留意しなければならない．

前腕にベースのあるスプリントの適合では，橈骨や尺骨を保護する筋の柔らかい膨らみが利用できるように近位トリムラインを設定する．スプリントの近位端を幅広にすることでトリムラインを中線上に保ち，スプリントの固定を確保する（図 29-29）．

前腕にベースのあるスプリントは，手関節の近位から計測した前腕長の約 2/3 の長さに設定しなければならない．クライエントの肘関節を完全屈曲して，前腕が上腕二頭筋と接する部位に印をつける法則を覚えておくとよい．肘関節の屈曲制限の回避や，肘関節屈曲時のスプリントの遠位方向へのずれの予防には，印より約 1/4 インチ（6.4 mm）遠位にトリムラインを設定する必要がある（図 29-30）．

スプリントに用いるほとんどの低温の熱可塑性材料は，伸張によって角度や輪郭に適合する．肘関節や手関節の 90°の角度といった急な角度の型紙を作る場合には，ダーツをとり，余分な膨らみをつくらないように重なりを作る（図 29-31）．急な角度に対応する場所では，型紙にも角度をつくる．適合の良い，よく考えた型紙は材料の無駄を省き，安価にすることや作製時間の短縮につながる．

第 2 段階：適切な材料選択

オーダーメイドのスプリントには，通常はプラスチックポリマーの一種で軟化温度が低く，皮膚に直接当てて成形しても良い材料を用いる．現在市販されている低温の熱可塑性材料は，熱を加えた時の材料の反応様式や扱い方および成形後の反応様式において一定の特徴を有している．

与えられたスプリントの用途に最適な材料の選択は，速くて容易な作製過程か，高度な適合や再加熱が必要なものかによって違いがある．作製者は初級

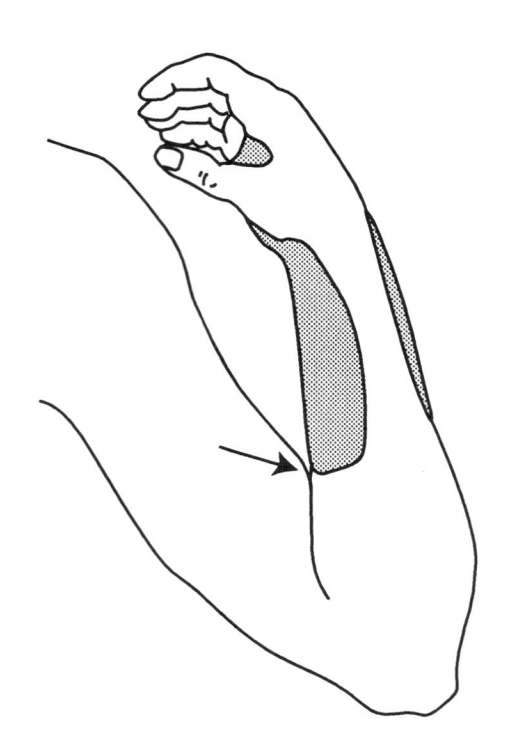

図29-30 前腕にベースのあるスプリントの長さのチェック方法.肘関節を屈曲しても,上腕二頭筋が前腕に触れる部分には何もない.スプリントは接触点の1/4インチ(6.4mm)〜1/2インチ(12.7mm)遠位でトリミングする

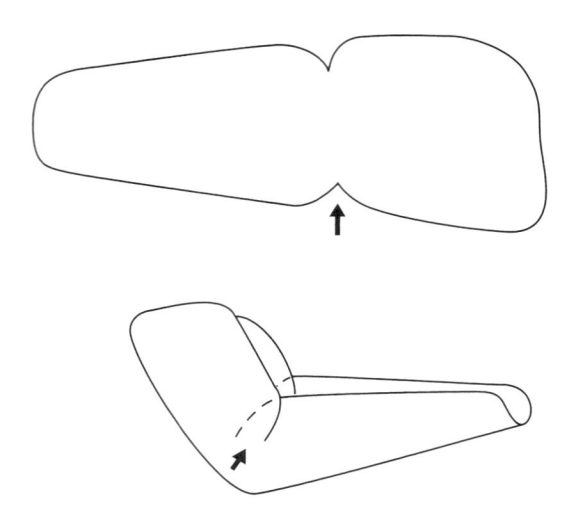

図29-31 肘の型紙にダーツをとることで,材料の余剰をなくして,重なりと良好な適合をつくる

レベルであれ上級レベルであれ,さまざまな材料の見本を取り寄せ,素材の扱いやすさを試さなくてはならない.材料に熱を加えて,切ってクライエントに適合する準備をして驚くことがないように.

スプリント材料の特徴

低温の熱可塑性材料は,熱を加えて軟化した時の取扱い適性と,冷却して成形する時の取扱い適性をそれぞれ有している.以下に最も代表的な特徴をリストアップして,個別の適用で材料を選ぶ際に,それぞれの特徴がどのように役立つかを説明する.

[伸張への耐性]

伸張への耐性とは,物質が牽引や伸張に耐えられる程度を表す言葉である.伸張への耐性が高いほど,スプリント作製者が材料を制御する程度が大きくなる.伸張に高い耐性のある材料は熱を加えた時の形状と厚さを保ちやすく,強力な操作を加えても薄くならないので,大型のスプリントや作製中に協力が得られない人のスプリント材として推奨される.対照的に,耐性の低い材料は作製過程で薄くなる傾向があり,慎重な操作を要する.伸張性の利点は,スプリント作製者側の少ない労力で,高い適合性が得られることである.

[適合性またはドレープ性]

伸張への耐性と適合性やドレープ性は,ほぼ同様の特徴を表している.すなわち伸張されやすい材料は,ドレープ性が高く,適合性が良好といえる.ドレープ性や適合性の高い材料には,軽い控えめな力や単に重力だけで作製できるという利点があり,身体部位に密着させた適合が可能になる.また,作製者側の労力は最小となる.高いドレープ性(通常は,伸張への耐性が低い)の欠点は,わずかな操作にのみ耐性があるので,過伸張や指跡をつけないように注意しなければならない点である.ドレープ性の高い材料は,大型のスプリントや非協力的なクライエントには適さない.しかし術後のスプリンティングで微弱な圧を加えたい場合や,動的スプリントのベースとしてアタッチメントを取りつけた時に(遠位方向への)移動を防ぎ適合性を確保したい場合には理想的な材料である.対照的に,ドレープ性の低い材料では,冷却して完成するまで加えた操作を保持する必要があり,しばしば指のような小さい部位では適合が不良となる.

[記憶性]

記憶性とは,材料の伸張や成型を行った後で加熱

した時の元の平坦な形状に戻ろうとする物質の特性のことである．記憶性の高い材料の利点は，スプリントの再成形を繰り返しても材料が薄くならず，強度が低下しない点である．記憶性のある材料は，冷却して完成するまでは平坦に戻りやすいので，作製過程の途中で加えた操作を保つ必要がある．記憶性の高い材料におけるこの特性と若干長い冷却時間は，目的の肢位にするのに強力な操作を要するクライエントに対しては利点として活用できる．欠点は，調整の時に局所的に加熱すると平面に戻りやすく，完全に冷却するまでの間，成形した形状を保つために操作を加え続ける必要があることである．

[剛性か軟性か]

冷却したスプリント材料の剛性と軟性は，力を加えた時に物質が発揮する抵抗の量で表される．剛性の高い材料は加えた力に抵抗するか，一定以上の力を加えると壊れる可能性がある．軟性の高い材料は弱い力で容易に曲がり，強い応力が作用しても壊れにくい．すべてのスプリント材料が，剛性と軟性の線上のどこかに位置づけられる．

厚い熱可塑性材料は，一般的にはプラスチック含有比率が高いので，高い剛性をもつ．熱可塑性材料の厚さは，厚いものでは1/8インチ（3.2 mm）から，薄いものでは1/16インチ（1.6 mm）のものがある．薄い材料や組成にゴム状ポリマーを含むものは，成形の時に非常に軟化しやすい．このような材料は，環状スプリントの着脱を容易にし，硬い材料に耐えられないクライエントにも利用可能である．剛性の要因としては，材料特性に加えて設計における輪郭線の数や深さが挙げられる．したがって，同じ材料を使ってセミフレキシブルスプリントと硬いスプリントの作製が可能になる．前者の設計が輪郭線の浅い単一面スプリントで，後者の設計が密着した環状スプリントである．

[接着性]

接着性とは，材料を加熱して合わせて圧を加えた時に，その材料同士が接着する特性である．偶然の接着を避けるためにコーティングされた材料が多く，コーティングを除去して接着するには，溶剤を使うか表面を剥離する必要がある．非コーティング材料の場合には溶剤や剥離は不要であるが，加熱して合わせると強固に接着する．自己接着性はアウトリガーやスプリントの重なり部分を急な角度に調整する時には便利であるが，偶然に起こる接着が問題になる．

[セルフシールのエッジ]

セルフシールのエッジ（self-sealing edge）とは，加熱した材料を切った時に，切断面が自動的に曲面になって封じる特性を説明する言葉である．この特徴によって，作製時に時間のかかる仕上げをしなくても，切断面を滑らかにすることができる．記憶性がないか，ほとんどなくて高度な適合性をもつ物質を加熱して切ると，一般的にはシールドした滑らかなエッジが形成される．記憶性の高い物質や伸張への高い耐性をもつ物質はシールドされにくいので，仕上げの作業が必要になる．

[柔らかいスプリント材料]

セミフレキシブルスプリントの作製において，柔軟性のある材料，たとえば綿帆布，ネオプレン（neoprene），伸縮ニット（knit elastics），プラスチック含浸加工（plastic-impregnated）材料を単独，または金属やプラスチックの支柱と組み合わせて用いてもよい．柔らかい材料を使うと，関節周囲の動きを一部許容して，かつスプリント適用部位には制限や保護を与えることができる．このような機構をもつセミフレキシブルスプリントは，スポーツや慢性疼痛患者の機能的活動への復帰の支援に利用される．また，高齢のクライエントや硬いスプリントに耐えられない関節炎のクライエントにも適応がある．

ネオプレン製のスプリントは，シーリング接着剤やアイロン接着用のテープを使って作製される．柔らかいスプリントの型紙作製には注意が必要である．スプリントで与える支持性は，隙間や材料のだぶつきのない確実な適合に依存するからである．他の材料のほとんどは縫製するので，作業療法部門で完成するにはミシンが必要である．組み立て式の柔らかいスプリントの適合や調整にもミシンが有用である．組み立て式を利用すれば，クリニックに依頼されたスプリントをオーダーメイドしなくても，個別の設定ができる．

最適なスプリント材料の選択

熟練したスプリント作製者は，多様なスプリントを同一の材料で作ることができる．しかし，作るスプリントの種類によって取扱い特性の最適な材料を

選んだ方がよい．以下のリストは，用途別の材料選択の指針として利用してほしい．材料が入手できるかどうかと，作業療法士の熟練レベルによって，最適な材料が決まる．

［前腕や手にベースのあるスプリント］

動的スプリントのベースや，身体部位の固定や，拘縮の軽減や，瘢痕組織のリモデリングや，急性症状の治癒を促す固定として用いるスプリントには，適用部位への良好な適合性が必要である．このような場合には，密着させるために適合性の高い材料を用いる．適合性があまり重要でない場合には，伸張への高い耐性のある，ドレープ性が低いか中程度の材料で作製する．急性期の外傷や熱傷のクライエントに適用するスプリントには身体との密着性が必要ないので，ドレープ性の低い材料を用いる．伸張に抵抗して，強力な操作を許容する材料は作製中に伸張や薄化が起こりにくいので，痙縮のある身体部位のポジショニング用として勧められる．熟練して正規の型紙を必要としない作業療法士は，ドレープ性や適合性の高度な材料を選び，スプリンティング過程で重力を利用する場合がある．

［大型の上肢・下肢のスプリント］

肘，肩，膝，足関節に適用する縦長のスプリントは，一般的には，大型材料の取扱いに適した制御しやすい伸張性への高い耐性をもつ材料で作るべきである．このようなスプリントは軟部組織で広く覆われた上に成形するので，高度な適合性は必要ない．骨の隆起部の除圧をしたり，パッドを使って圧力を分散するように注意する必要がある．

［環状スプリント］

ある身体部位の周囲を覆う設計のスプリントは記憶性が高く，薄い部分を作らないで伸張を許容する材料で作製するとよい．多くの穴の開いた薄い材料か，均一に伸張できる材料である．これらは伸張した後，身体部位をしっかり固定するが，容易に着脱できる程度の柔軟性がある．このような材料は，骨折治療用の装具や，拘縮の軽減や関節の支持・固定のための環状スプリントに利用される．拘束力の弱い環状スプリント材の他の選択肢としては，セミフレキシブル材料が挙げられる．着脱を容易化して，許容範囲内での運動制限を可能にするものである．

［シリアルスプリント］

ROM改善に合わせた頻回の再成形を必要とするシリアルスプリントは，再成形の繰り返しによる薄化を防ぐために，記憶性の高い材料か，伸張への高い耐性をもつ材料を用いるとよい．成形の時に拘縮関節や痙縮筋が発生する力に抗するために，中程度から高度の剛性をもつ材料である．

第3段階：牽引の種類の選択

スプリントはすべて，単関節もしくは複数の関節を動かしたり，安定させるための牽引メカニズムをもっている．牽引の動的メカニズムとして，バネ，ヒンジ（蝶番），伸縮材料が用いられる．静的メカニズム，すなわちストラップやターンバックルや再成形するスプリントそのものによっても牽引力をつくり出すことができる．牽引メカニズムが動く場合や弾性を有する場合を動的スプリントと呼び，動かない場合を静的スプリントと呼ぶ．ここでは，牽引力を適用するためのさまざまな選択肢を示し，それぞれの選択肢の適切な利用法について検討する．

動的牽引

動的スプリントの目的は，アウトリガーに取りつけた弾性材料やコイルバネを使って関節を動かすことである．どちらのメカニズムにも利点と欠点があり，適切か不適切かは状況に依存する．コイルバネを使うかアウトリガーを使うかによって構造が異なるので，スプリントの型式ごとの適応はさまざまである．

コイルバネの利用は，低下した筋力の補助や麻痺筋の代償に最適である（図29-24参照）．筋力低下や麻痺のあるクライエントには長期にわたってスプリントが必要な場合が多く，また仕事やADLの遂行中に装着する可能性もある．したがって，目立ちにくく軽量なコイル状のバネは手の機能を妨害しにくいのでよい．コイルバネは強度とアライメントを長期間維持するため調節がほとんど必要ないので，長期間の利用には理想的である．

アウトリガーつきスプリントは，術後のスプリントとして最適である（図29-32）．正確なポジショニングの維持，治癒過程やリハビリテーション過程における包帯の厚さの変化や浮腫の状態に合わせた頻回な調節ができるからである．術後のクライエントは短期間，通常は4～6週間，スプリントを装着する場合が多い．その間，クライエントは障害手を

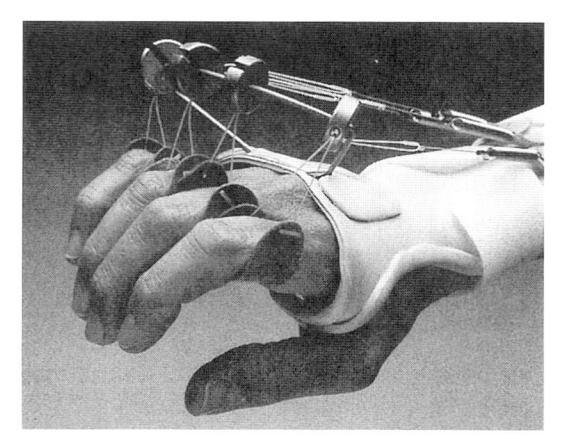

図29-32 簡単に調節できるPhoenixアウトリガー．滑車に溝が切ってあり，アプローチ角度の調節が頻回にできる

使う正常な機能的活動に復帰しない可能性が高い．したがってアウトリガーつきスプリントがかさばることや，機能を制限することは比較的問題にならない．一方で，通常はクライエントが時間になったら外したり，他のスプリントにつけ替えるので，着脱が自立することが重要である．このような例がAlexeiの伸展方向に作用するアウトリガー型のスプリント（図29-18参照）である．彼はこのスプリントと屈曲に作用するアウトリガー型のものを交換しながら用いた．3週間後に，伸展については目的を達したので伸展スプリントの使用を止めた．

アウトリガーつきスプリントは，拘縮の軽減にも適用する．通常，この目的の達成には治癒段階の早期，すなわち拘縮が柔らかく感じられて改善が容易な時期に適用するのが最も効果的である[8]．この時期には痛みや炎症のあるクライエントが多いので，硬い静的スプリントには耐えられなくても，アウトリガーを使って作用する軽い力には耐えられる可能性がある．

静的牽引

静的に牽引するスプリントの主要な目的は，牽引力を用いた固定と動きからの保護的拘束である．静的スプリントによる固定の目的は保護か安静かポジショニングであり，保護的拘束の目的は動きの制止，関節のアライメント調節，可動域の制限である．静的スプリントの目的が可動化の場合には，シリアルな静的構造か，静的だが漸増する構造のどちらかを併用して，拘縮の軽減や瘢痕のリモデリングを図る．

シリアルな静的牽引

シリアル静的スプリントは，毎回，ROMの最終域の肢位に調整するために繰り返し作製して，ROMの緩徐な改善を図るものである．例として，PIP関節伸展用の筒状ギプス包帯（図29-21参照）が挙げられる．伸展の最終域で成形し，一定期間後に（通常は1〜3日），再度作製するものである．

静的で漸増する牽引

静的漸増スプリントは，牽引力の適切な調節のために，作りつけの装置を備えている．ターンバックル，ベルクロ・ストラップ，バックルがあり（図29-22と図29-25A参照），それぞれが入手可能か，作業療法士の経験があるか，クライエントに装置の管理能力があるかによってこの中から選択する．最も単純な構成要素によって目的を達成する選択を行うという法則に従うとよい．

シリアル静的スプリントと静的漸増スプリントには，それぞれに利点と欠点がある．シリアル静的スプリントは，筋緊張の亢進や認知障害といった困難な問題があって調整が難しいクライエントに適用できる．また協力の得られないクライエントや，熱心すぎて力を加えすぎるクライエントに対して，適切な制御を確実にするための選択肢になる．欠点は，頻回な再成形が必要であり作業療法士の手間がかかることと，もしクライエントが数日間外さなければ，スプリントが力を加えた反対方向のROM制限を引き起こす危険性があることである．

静的漸増スプリントの利点は，作業療法士の作製するスプリントは1つでよく，筋緊張が正常であり信頼できるクライエントであれば自分のペースと耐久性に合わせて調節するので，急速な改善が期待できる点である．欠点は，筋緊張に異常のあるクライエントや安心できないクライエントには使えないことである．

［力を加えるということ］

静的であれ動的であれ，スプリントにはすべて力の作用があり，接触した組織に，ある程度の応力を発生させる．障害のない手であれば，適応や回避によって，低い応力から高い応力まで耐えることがで

きる．しかし感覚障害や認知障害のあるクライエントでは，スプリントの装着で生じる応力を避けて手の位置を変えるのに必要な保護反応が欠如しているかもしれない．

圧力は虚血（組織への血液供給が阻害されて生じた局所貧血）の原因となり，スプリントが小さすぎて密着する，不均一な適合，十分に軟部組織を覆っていないなどの条件が加わると，圧力が増す．不十分な成形や不適切なストラップ固定のために手の上でずれるスプリントは，除圧するように設計した部位に圧力を加えてしまう．

[加える力の量]

どれくらいの力であれば，安全に加えることができるのだろう？ 固定のため加える力や，動きが制限された関節に加える力の量に関する絶対的な法則はない．スプリント作製者は動かすのに必要な十分な力を加え，同時に虚血状態も避けなければならない．加える力の量は，拘縮の重症度，発症からの期間，クライエントの年齢，制限の場所などによって大きく異なる．したがって，どんな種類の力をどの程度加えるかという選択は，いくつかの選択肢とともに作業療法士に委ねられている．

例を挙げると，動的スプリントでは外力として，通常はゴムバンドや伸縮材料やバネを使う．どの選択肢も理想的とはいえないので，注意深い選択と頻回な調整が必要になる．ゴムバンドやバネで加える力の量は材料の線径や長さで決まる．ゴムバンドやバネの線径は潜在する力を，長さ（バネの場合にはコイルの数）は力が作用した時の可動域を決定する．ゴムバンドやバネを使う場合，虚血が起きない程度の最適な力（最も長い時間の装着に耐えられる最大の力）を加えるのがよい．そのためには，ゴムバンドやバネは緩み過ぎや過負荷が起きない中間域が使えるものを選ぶ．作用する力を測定する機器があれば，通常は100〜300 gに設定するのがよい．

動的スプリントで特に指の関節を牽引して動かす時には，圧力領域と剪断力を避ける技術がある．第1に，スプリントを適用する指関節の近位関節の安定が重要である．たとえば，アウトリガーとカフを使ってPIP関節を動かすには，MP関節を確実に固定する必要がある．そうすることで，スプリントが手や指に圧点をつくる動きを起こさないようにする．基節骨周囲のスプリント成形では，圧を分散して，指の背側部で剪断を起こす動きを避けるように注意しなければならない．この場合，小型の薄いパッドを当てて，指骨の上に圧力を分散させる必要があるかもしれない（図29-33）．

[牽引の期間]

「牽引期間はどれくらいにするのがよいか？」に答える基本は，組織の伸張と組織の成長に関する理論を理解することである．2つの組織反応を理解するうえで，3つの重要な概念が役に立つ．1つ目は，人間の組織を含むすべての物質は与えられた応力に反応するということである．応力を長時間加えた後に取り除いても，組織は元に戻らないで新しい形状に適応する可能性がある．皮膚におけるこの伸張現象は皮膚の塑性の結果であり，これをクリープ（creep）という．クリープに伴って起こる組織伸張は，「組織内の短い膠原線維が互いにずれた結果だということがわかっている．他の線維が互いにずれる間に，断裂する線維があると推定される」[7]．

2つ目は，組織の弾性限界に関するものである．ゴムバンドを引っ張ったとしよう．ゴムバンドは，伸ばすと弾性限界に達するまで張力を増大させる．弾性限界を超えて伸ばすと断裂する．臨床における弾性限界の境界は，痛みを感じて組織損傷の可能性のある伸張のポイントになる．弾性限界を超えた組織の伸張は，永続する伸張ではなく，望まない断裂や，組織の拘縮の起こりやすさを生じさせる[7]．生体組織にクリープが発生するということは，皮膚の弾性限界を超えた力で牽引していることになる．このような牽引は，短線維の断裂を引き起こし，線維沈着に起因する炎症や瘢痕化に結びつく．

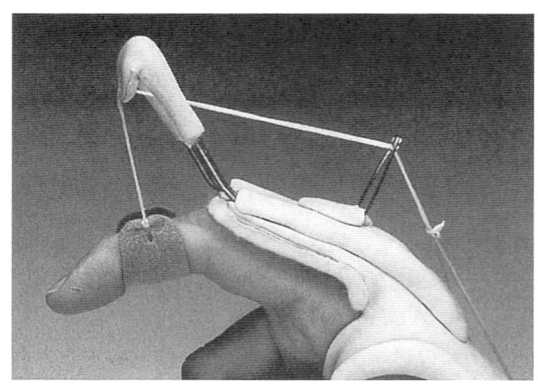

図29-33 フェルトのパッドによって，骨の隆起部上の圧を緩和する

3つ目が組織の成長である．真の成長が起こるのは，「生体細胞が部分的挫傷を感知し，膠原線維が活性化されて吸収が進み，クリープや炎症のない修復された結合様式で再度覆われる」[7]時である．これが，拘縮の軽減や短縮した軟部組織の伸張を目指すスプリンティングの目的となる．

軟部組織の伸張や拘縮の軽減を目的としたスプリントには，2つのアプローチ方法がある．第1のアプローチは組織を伸張して弾性限界の境界の位置に置き，その状態を短時間保持した後に緩め，再度伸張して位置を変えるという作業を頻回に実施する方法である．これを stress relaxation という[6]．第2のアプローチは組織の弾性限界の範囲内の力を加えて長時間保持して，肢位を変える方法である．2つのアプローチの違いは，時間と，組織の弾性限界の判断の存在である．第1のアプローチは緊張と弛緩の原理に基づいており，この理論によれば，組織は弾性限界に短時間達することと弛緩の繰り返しによって，新しく設定された弾性限界が永続するようになる[6]．第2のアプローチのほうが一般的であるが，これは低い負荷を長時間加えると組織の成長が起こるという理論に基づいている．両方にメリットがあるので，長年の経験と技術のある作業療法士と治療を処方する医師には，事例ごとに適切なアプローチを選ぶ責任がある．

第4段階：目的に合わせたスプリント設計の選択
瘢痕組織のリモデリングや拘縮の軽減のための可動化スプリント

瘢痕組織があると，変形や関節変化の大きな誘因になる．組織が損傷を受けると，損傷が開放創の受傷後のものでも術後のものでも，生体反応として創が治癒するために瘢痕組織が形成される．瘢痕は皮下，表在，またはその両方にあるかもしれない．皮下に瘢痕があれば，瘢痕は組織面が滑走しないようにする接着剤として作用するので，しばしば動きが制限される．また瘢痕は収縮するので，ある関節の上に瘢痕による収縮が起こると関節運動が制限される．動きの回復には，瘢痕組織のリモデリング，すなわち瘢痕組織の軟化と伸張が必要である．瘢痕ではなく軟部組織の短縮による拘縮であれば，その軟部組織の伸張が必要になる．伸張過程は瘢痕組織でも軟部組織でも同じである．

瘢痕のリモデリングや拘縮軽減のためのスプリンティングでは，スプリント装着前にパラフィンや湿熱式の深部温熱療法を行うと，その効果が格段に増大する．温めなければ組織の弾性は低下して，高い張力のために組織の伸張が難しくなる．温熱を加えると組織の弾性が一時的に増大して張力が低下するので，組織は伸張されやすくなる．

この種のスプリンティングには，多くの手法がある．3点支持スプリントは屈曲拘縮（伸展のROM低下）に，ループスプリントはIP関節伸展拘縮（屈曲のROM低下）に，アウトリガーつきスプリントはMP関節伸展拘縮（MP関節の完全屈曲ができないこと）に適用される．拘縮のあるクライエントが静的スプリントに耐えられない時には，動的なアウトリガーを用いて，早期の柔らかい段階の拘縮の軽減を目指すことができる．静的漸増スプリントや静的スプリントを順次取り替えて利用してもよい．

痛みの軽減のための固定化スプリントと保護用拘束スプリント

多くのスプリントが使用されているが，痛みの抑制と軽減のために安静と支持を与えるスプリントの適用頻度が最も高いであろう．炎症期の腱炎や捻挫後や反復過多損傷（strain injury）に起因する痛みの軽減のための処方である．

クライエントのニーズに最も合うスプリントは何かを決める時に役立つ論点がある．第1は，急性期の捻挫による損傷であれば，痛みと浮腫が消失するまでは固定化スプリントを選ぶとよい．一方で，慢性期の痛みがあり，ある特定の活動中に生じるのであれば，セミフレキシブルスプリントが最適であろう．セミフレキシブルスプリントは，障害のない関節や組織内の応力の上昇を避けて機能を許容する程度にROMを制限するので，痛みの軽減に有効であろう（図29-34）．

第2は，常時装着するか，間欠的に装着するかである．急性期の損傷で整形外科に関わる問題や組織損傷を伴う問題があれば，固定や，さらなる損傷からの身体部位の保護が必要になるかもしれない．この場合には，クライエントの耐性や治療へのコンプライアンスを一部考慮して，スプリントの材料や設計を選択する．作業療法士には適合部位の組織の統

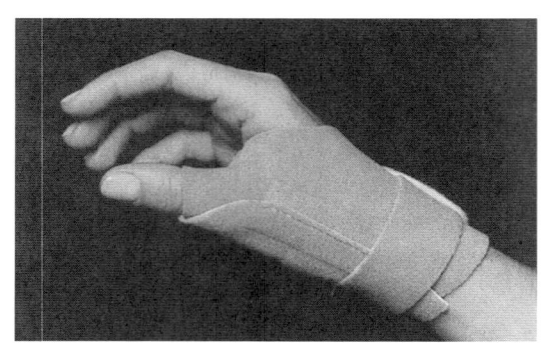

図29-34 フレキシブル母指スプリントは支持を与えて，かつ中間域の動きを許容する

合性や完全性を考慮した対応や，包帯の厚さの変化や包帯交換への対応も求められる．間欠的に装着するスプリントでは，クライエントの着脱のしやすさに比重を置いて設計を選択する．材料の選択はクライエントの機能的ニーズに基づいて行う．就業中に間欠的に装着するスプリントには，軽量で通気性の良い材料がよい．ポジショニング目的で間欠的に装着するスプリント，たとえば，訓練と訓練の間に機能的肢位を保つ安静用スプリントには強度のある材料がよく，多くの穴の開いたものは必要ないだろう．

スプリント設計を決める第3の重要な論点は「どの組織に固定や支持が必要で，どこを自由にすべきか」である．保護用スプリントや痛み軽減用のスプリントの場合，必要な組織だけにスプリントを適用し，他の動きを妨げないように注意しなければならない．スプリントの目的が炎症軽減のために手関節で腱を安静にすることであれば，CMC関節やMP関節に症状がなければ，この関節の動きを制限しないようにする．ADL遂行中に装着すれば，関節を完全に固定するスプリントの場合，固定した関節の近位や遠位の関節に応力が移動する可能性がある．したがって活動中は最終可動域だけに制限を加えるセミフレキシブルスプリントを装着し，夜間は完全に安静を与える固定化スプリントを装着するとよい．

ポジショニングのための固定化スプリント

作業療法士の作製頻度の高いスプリントの1つがパンケーキ型安静用スプリント（手の安静用スプリント，機能的肢位スプリントともいう）であり，手の機能的肢位を保つために適用される（図29-20参照）．このポジショニングスプリントの目的は，手の軟部組織を中間域に保ち，最適な可動性を保存し，かつ関節周囲の軟部組織の短縮を防ぐことである．組織損傷が重篤な事例の拘縮予防のために，関節を最終可動域で支えるポジショニングスプリントを処方する場合がある．熱傷の人に合わせる安静用スプリントは，MP関節をできる限り屈曲した位置にするので，このスプリントの代表例といえる．この場合には，機能的成果を最大にする最適肢位の判定が重要な決定事項となる．

術後の一時的使用のためにポジショニングスプリントを作製する場合には，浮腫や包帯の状態が変化すれば頻回な調節が必要になる．材料としては，再成形しても厚さや強度を維持する記憶性のあるものがよい．スプリントの設計を背側面にするか掌側面にするか，また単一面か環状かの選択は，手術や傷の部位，着脱のしやすさの必要性，クライエントの感覚機能，作業療法士や医師の優先順位や経験を総合的に判断して行う．

第5段階：作製

単一面スプリントと環状スプリントの作製過程には大きな違いがある．共通する出発点は，スプリントを作るための型紙である．特に初級レベルのスプリント作製者の場合には，紙の型紙で始めるように勧めたい．スプリンティングの基本的原則の1つが，プラスチックで作業する前に，型紙を正しく作ることである．低温の熱可塑性材料を少し使うより，紙を無駄にする方が格段に安価である．クライエントのカルテに紙の型紙を貼れば，スプリントの紛失や，小児のクライエントが成長してスプリントを大型にする時に，次の作製が容易になる．型紙作製，設計の原理，適合原則は，スプリント作製において重要な知識である．このような知識を初級レベルのスプリント作製者が学習するために，本書に関連したウェブサイトや，本，たとえば Hand and Upper Extremity Sprinting：Principles and Methods[9] が利用できる．

単一面スプリントの作製方法

単一面スプリントは，腕や手の掌側面，背側面，尺側面，橈側面のいずれかを覆う．一般的には，緩

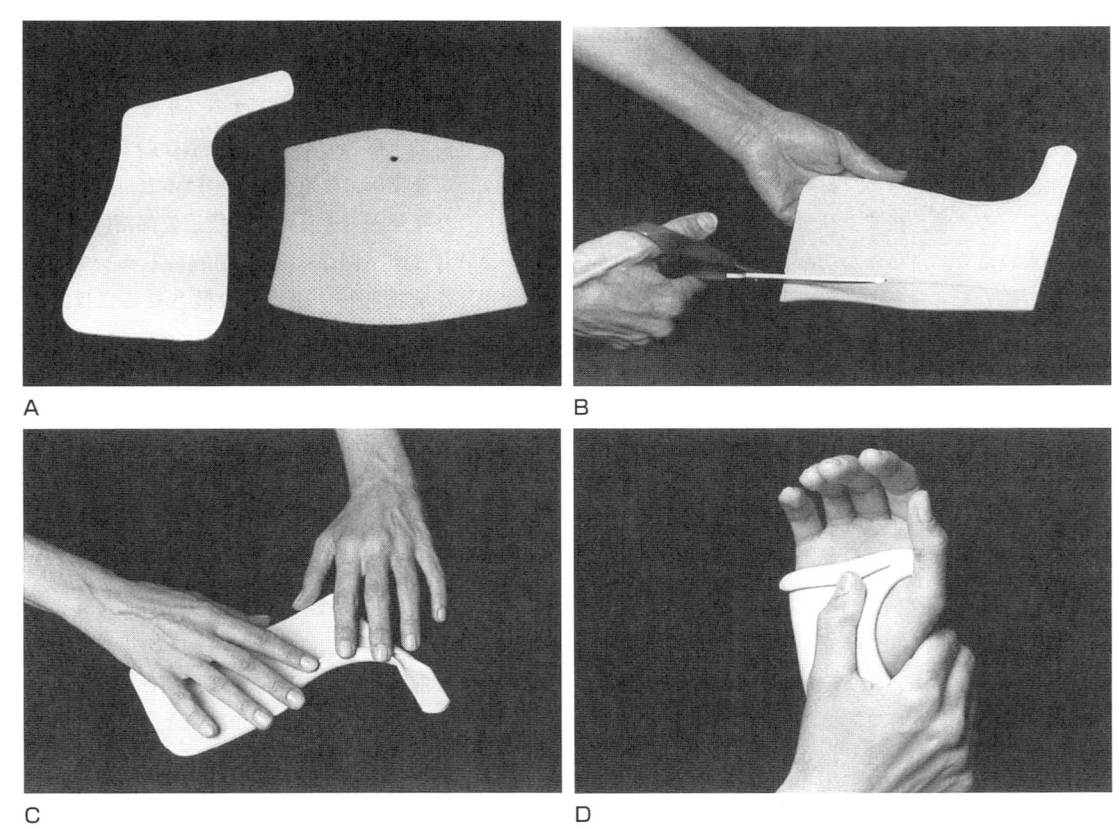

図 29-35 A：左に示した単一面のコックアップスプリントの型紙には，適合のために精密さが必要である．右の環状スプリントには精密さは必要ない．環状型の場合には大きさを合わせるために，材料の伸張や重なりをつくるからである．B：材料を机上で支えて伸張を避け，はさみの長いストロークを使って切る．C：材料の端を折って平らに軽く押して，薄い滑らかな断端をつくり，圧の分散を図る．D：正しい適合状態になるまでしばらくの間，手関節を静かに支える

やかな勾配で，組織をできるだけ広く覆って，圧を分散する設計である．以下に示す段階を作製過程の指針として使ってほしい．わかりやすいように，単一面スプリントについても後述する環状スプリントについても，手関節背屈スプリント（コックアップスプリント）（図29-35A）の作製過程を取り上げた．

1. 関節を支えるのに十分な強度を確保するために，指以外の部位には，厚さ1/8インチ（3.2 mm）の材料を用いるとよい．広い輪郭線をもつ単一面スプリントには，十分な支持を与えるためにもっと厚いものが必要である．

2. 熱可塑性材料を温浴槽に入れる前に，千枚通しのような先のとがったものか色鉛筆で，常温の材料に原型を書き入れる．熱可塑性材料のほとんどが約160°F（約70℃）で適正に軟化する．温度と時間は材質や厚さによって異なるので，製造業者の取扱説明書に従って決める．通常は，2～3分で成形しやすい温度に達する．

3. 材料を温浴槽から注意深く取り出した後に，机の上に置いて切る．材料が伸張しないように，支えのない所で切ることは避けるべきである（図29-35B）．

4. はさみを大きく開いて切り始め，長いストロークにして，切断面がギザギザにならないようにする．

5. 材料が冷えて成形が難しくなったら，再度暖める．前腕を回外して材料を前腕や手の上に置くと，初期成形の段階に重力を利用することができる．クライエントができるのであれ

ば机に肘をつかせて，手を空中に置いて成形する作業療法士もいる．スプリントのトリムラインが前腕や手の中線に沿っているかをチェックする．中線上になければ中線を越えた部分に印をつけて，材料が冷める前に切り取る．この時，後でクリアランスのために折り重ねたり，滑らかな切断面をつくる必要のある部分を考慮して切ることが重要である．その場所で確実に折って，滑らかな断面を確保するとよい（図29-35C）．

6. 前腕にスプリントを置いたまま肢位を変える．手関節と前腕の部分は作業療法士が制御したまま，注意深く前腕を回内する．前腕を回内すると手関節は掌屈しやすいので，手関節を支えたまま目的の肢位にしばらくの間，保持する（図29-35D）．必要があれば前腕回旋後に，トリムラインが中線上にあることを再度確認する．図29-6を参照して，回外位から回内した時に起こる前腕の形状変化の影響を思い出してほしい．

7. スプリントの形状が固まる段階まで冷却させる．材料が常温になるまで保持する必要はない．そして，スプリントを外す．必要があれば，温めて切断面を滑らかにして，ストラップを取りつける．

8. ストラップによって，目的の部位にスプリントを固定し，剪断力を低下させ，圧力領域を拡大する可能性があるので，ストラップの使い方は重要である．複数のストラップが必要な場合もある．十分な制御を行うには，幅広のストラップや交差するストラップが適している．前腕の形状は円錐形なので，ストラップを前腕に垂直に取りつけると，皮膚と十分な接触ができるのは前腕近位部だけになってしまう（図29-36）．前腕ストラップが効力を発揮して，圧力を分散させるには，ストラップの取りつけ角度に注意しなければならない．

9. 単一面スプリントでは，ストラップによってスプリントの位置を固定したり，1カ所または複数カ所の3点圧構造をつくり出している．3点圧構造は当該関節やスプリントを当てる他の関節を確実に保持する機構である（図29-25B参照）．ストラップのこのような働きを促すには，スプリントのトリムラインを前腕や手の中線に沿った高さにする必要がある．トリムラインが高いと，その部分のトラフ（trough）が深くなりすぎて，ストラップは腕に架橋した状態になる．ストラップはスプリントの上に置いただけになるので，効力を発揮しない．前腕でスプリントを固定して，ずれを防ぐ最も効果的な方法は，前腕筋腹の軟部組織の上にスプリントを当てて圧力を加えることである．もし前腕のトリムラインが低くて筋腹の下を斜めに走るようであれば，スプリントは筋腹の上に固定されずに動いてしまう．

10. 装着スケジュールやスプリントの正しい扱い方を対象者に教示する．虚血や剪断力を避けるために，スプリントの適合を定期的にチェックする．

環状スプリントの作製方法

1. 材料は，薄いか，多くの穴の開いた伸縮材料，または記憶性のある柔軟なゴム材料とする．手のスプリントや前腕にベースのあるスプリントには，その曲面がもたらす剛性によって十分な強度が与えられるので，薄い伸縮材料〔1/16，1/12，3/32インチ（順に1.6 mm，2.1 mm，2.4 mm）〕でよい．広範囲を覆うスプリントには，穴開きタイプの

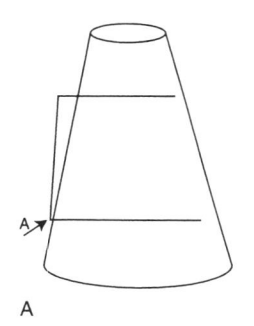

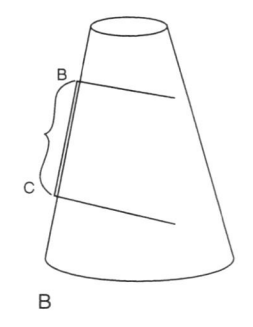

図29-36 前腕は円錐形であり，手関節から肘関節に向かって太くなっている．A：太くなっている前腕近位部で前腕に垂直に取りつけたストラップはA点の皮膚だけに接するので，スプリントは固定されない．B：スプリントを固定するには，ストラップを斜めにつけて，BCの線に沿って均一な圧を加える必要がある

1/8インチ（3.2 mm）の材料が勧められる．環状スプリントには，加熱時の完全接着を避けるためにコーティングされた材料で冷却後に引き剥がせるものを用いる．

2. 材料の上に型紙の原型を書き入れる．環状スプリントでは，通常は腕の周りに引き伸ばしながら適合を行うので，単一面スプリントほどの精密な型紙は必要ない．材料をどの程度牽引するかを考えて，さらに重なりのあるスプリントにするか切断面を仕上げ処理したスプリント（図29-37）にするかを決めて，適切な大きさに切る．
3. 適用する身体部位を1周するようにスプリント材を巻く．環状スプリントを環状に閉じるには2つの方法がある．1つ目が，1周した材料の両端を引っ張るようにして，余った部分を合わせてつまんで継ぎ目をつくる方法である．適合を良くするために，継ぎ目を弱い力で牽引する．材料が冷めたら，継ぎ目を開き，切り取って仕上げる．2つ目が，1周した材料の両端で重複部分をつくる方法である（図29-38）．この場合には，重ねた部分が完全接着しないように（材料を伸張した時に，コーティング材が薄くなって起こる），重ね合わせる前に，冷めるまで待つ必要がある．
4. 切断面を滑らかにする．環状スプリントは，設計上のメリットとして3点圧構造を複数もつので，ストラップは単に環を閉じる目的で用いる．

セミフレキシブルスプリントと組み立て式スプリントの作製と適合

　セミフレキシブルスプリントの材料として，ネオプレン，綿製帆布，伸縮ニット，熱可塑性物質含浸材が用いられる．ネオプレン製スプリントは，通常は切断面同士を接着する特殊な接着剤を用いて作製する．また，型紙には精密さが求められる．綿製帆布製や他のニット製のスプリント作製には，縫製や型紙作り，適合のためのダーツ挿入といった技術が必要である．ごく薄い熱可塑性材料でセミフレキシブルスプリントを作って，スプリント内でROMの一部を許容する構造にしてもよい．

　市販の組み立て式スプリントの多くが繊維製品である．広範なサイズ調整が可能であり，個別注文を要する部分はほとんどない．組み立て式であっても，作業療法士が個別に適合を行い，適合状況や装着スケジュール順守の状況を確認するように強く勧めたい．頻繁にスプリントを処方している部門には，すべてのスプリントを適合させるために必要なミシンを所有しているはずである．クライエントがスプリント処方をもって作業療法士のところに来た

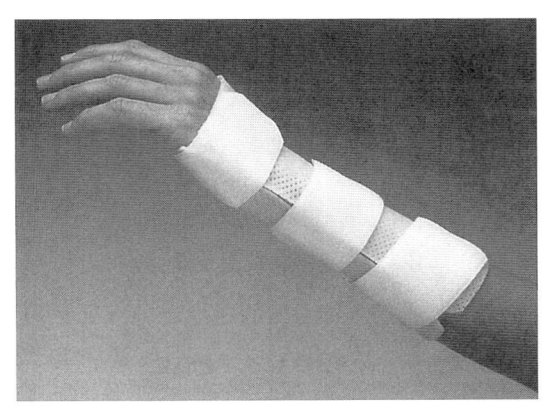

図29-37 端と端を合わせて切り取った環状スプリント

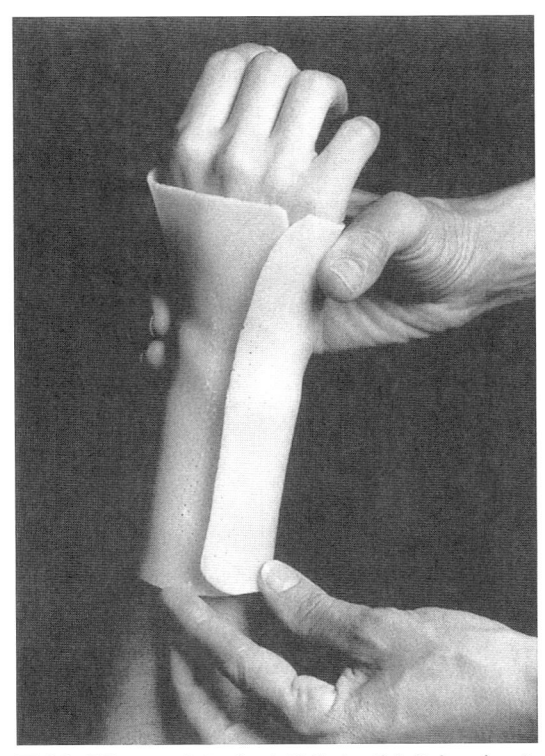

図29-38 フレキシブルな材料で，重なりをつくった環状スプリント．着脱が容易である

時に，組み立て式スプリントを適合するのであれば，思い出して欲しいのは，組み立て式スプリントであっても，個別成形したスプリントのようにするために，時間をかけて技能を育成するのは，作業療法士の責任であるということである．

[要約]

本章第1節では，スプリント設計の基本的概念と，スプリント作製に先立って行う問題解決について提起した．手の解剖学や生体力学や握りとつまみの種類を概観した後，以下の説明を行った．スプリントの分類と目的，スプリント材料の種類および材質ごとのスプリントへの適応，安全で効果的なスプリンティングの原理，基本的な作製方法である．作業療法士には，スプリンティングの過程において，解剖学と生体力学の知識，機能評価の技能，個別のクライエントに最適な治療を決定する能力を生かすことが求められる．

第2節：上肢懸架装置とモービルアームサポート

上肢懸架装置（suspension arm device）とモービルアームサポート（mobile arm supports；可動式腕支持器，以下MASとする）は利用頻度が高く，重篤な運動障害のある人のいくつかの治療目的の達成に役立つ器具である．2種類の器具は，肩と前腕を支持し，筋力低下のある近位筋の動きを促し，廃用性萎縮とROM低下を予防し，痛みを軽減し，近位の支持を与えて遠位の機能を引き出し，作業遂行を可能にする．

ケーススタディ：アレクセイ（その2）

作業療法実践の枠組みに従って，アレクセイの評価を作業プロフィールから始めて，彼のニーズと優先順位と目標を明らかにした．この中には，医療の自己管理の能力と自立者用アパートに復帰するためのADL自立能力の評価が含まれていた．作業遂行においては，小物品の把持，すなわちインスリン注射器や血糖値検査器の把持ができなかった．さらにADL障害として，市販のスプーン・フォークや歯ブラシの握り，ズボンのファスナー操作，財布からお金を取り出すことができなかった．遂行技能レベルの問題としては，運動の協調性低下や物品操作の困難さがあった．クライエント因子としては，利き手である右手の問題として，課題遂行の達成に必要なROMと運動の欠如という問題があった．アレクセイを支援する個人的背景として，彼の柔軟性と知性，人を引きつける自信にあふれたコミュニケーションスタイル，訓練計画やスプリントの複雑な使用法を学習する能力，糖尿病という健康問題を自己管理してきた経験，自立者用アパートでの自立生活を継続したいという高い動機づけ，ペットと一緒に住める場所で暮らしたいという心理的ニーズが挙げられた．物理的背景や社会的背景といった外的背景の中には，アレクセイの目標達成を支援するものと妨害するものがあった．支援的側面は，高齢者用の全水準のサービスを提供している複合施設に住居があること，複合施設内に彼の自立生活復帰に協力的な看護職員がいること，施設管理者は自立者用アパートに戻るというアレクセイの目標達成のために施設の規則を若干変更してもよいと考えていることであった．支援を阻害する側面として，外来通院用の便利な交通手段がないこと，わずかな障害のある人の居住区の住人には施設として厳しい制度があることであった．

もし作業療法士が動的スプリントを用いないで外来治療だけを行っていたら，アレクセイはどうなっていただろう？　治療で回復したROMを維持することは難しかったであろう．動的スプリントの治療計画は，アレクセイの通院に関わる能力障害と同時に，彼のリハビリテーションの多くの部分を独力で遂行する能力，さらには総合施設の介護付住宅の看護職員の支援を踏まえて設定したものである．

チームアプローチがいかに重要であったか？　さらに，クライエント自身が初回評価で明らかにした主目標がいかに決定的であったか？　最終的に目標達成に至った理由は，アレクセイが医療を自己管理するという目標に焦点を当てて，動機づけの高いクライエント，作業療法士，看護職員の協働関係および，施設管理者が規則を曲げて，アレクセイが完全に自立するまで1カ月間の猶予を与えることに同意したためである．焦点化した目標がなければ，多くの治療時間がクライエントに重要でないことに失われて，彼の自立心はすり減っていったかもしれない．

■上肢懸架装置

上肢懸架装置は頭上から吊り下げて使うものであり，通常は車いすに取りつけたサスペンションロッド（suspension rod）から吊り下げて用いる．一般的ないす，子ども用の高い座面のいす，ボディジャケット，歩行中のクライエント用に吊りレールに取りつけてもよい[5]．サスペンションロッドがなくても，ベッド上のクライエント用に，ベッドの上に組んだフレームに取りつけることもできる．上肢懸架装置を作業療法のクリニックで使うようになったのは1940年代である．管理のしやすさ，低価格，上肢近位筋の筋力低下の補助ができるといった特徴によって初期に流行した後[15]，選ばれた一定の目的のためには現在も使用され続けている．

目的

上肢懸架装置は，以下の目的のいくつかを果たすために使用する．

- 上肢帯の筋群を適切な肢位に置くことによって，作業遂行に遠位筋が関われるようにする
- 筋力がF（良または3）以下の上肢帯筋群を補助および支持する
- 上肢帯の筋群の重力除去位での筋力増強訓練
- 活動の繰り返しによって，増加したROMの使用を促す[15]
- 筋力の低下した近位筋の運動を促して，クライエントのMAS使用に備える
- 痛みのある肩関節を支持する
- 浮腫のある手を垂れ下がった状態ではなく，適切な肢位に置く
- 肩関節のROM低下を予防する

上肢懸架装置は，その機械的原理をみれば，一般的には作業遂行よりポジショニングや訓練に有用な器具である．上肢がサスペンションロッドに取りつけたストラップやバネによって振り子のように揺れるので，動きの微細な調整は難しいからである[15]．

上肢懸架装置の種類

上肢懸架装置にはいくつかの種類がある．頭上のサスペンションロッドは通常同じであるが，ロッド

ケーススタディ：マニー（その1）

マニーは31歳の男性である．5年前に結婚して，現在3歳の娘がいる．弁護士20人の所属する法律事務所に5年間の勤務実績がある．1カ月前の自動車事故で，C5レベルの完全脊髄損傷となった．彼は自宅と職場のある市のリハビリテーションセンターに入所中である．センターに来てすぐの頃，彼は脊髄損傷の回復を期待していた．しかし医療スタッフが頸椎の完全な脱臼骨折の事実を話すと，マニーは受傷前に住んでいた地域社会生活を再開するには，選んだいくつかの作業を適応したやり方で遂行する能力が必要だと考え始めた．

カナダ作業遂行測定（Canadian Occupational Performance Measure）を用いた作業療法評価の中で，マニーに自宅に戻って最も参加したい重要な作業を尋ねた．彼の答えは弁護士の仕事であった．これは家族を経済的に支えるためにも，地域社会への所属感を取り戻すためにも非常に重要な作業であった．

弁護士の仕事をするには，彼が以下の作業ができるようになる必要があった．事務所での文書によるコミュニケーション，電話の使用，コンピュータの使用，生活で必要な活動と基本的ADL（例：食事の自立，除圧，移動）であった．マニーは子どもと遊んで，父親の役割にも復帰する必要があると感じていた．レストランに食事に行くなどの妻との社会的活動もしたいと思っていた．しかし入所時には，いずれの作業にも参加できなかった．彼の遂行技能の中の上肢筋力は，近位筋が2，肘屈筋が2，肘伸筋と前腕遠位の筋が0であった．感覚障害が上腕の一部と前腕全体に認められた．急性期病院の入院中の適切な処置で，他動的ROMは機能的範囲内にあった．

理解を深めるための質問

1. マニーの遂行技能を考えると，弁護士の仕事という最も重要な作業への復帰にはどんな機器が必要か？　その機器は何か？
2. マニーが仕事に復帰するために必要な機器に関する話し合いで，どのような提案ができるか？
3. マニーが法律事務所に復帰するために，どのような一連の治療を行うか？　事務所の同僚たちが，弁護士として多くの職務を遂行するためのマニーの能力を心配していることを考慮して答えよ．

サスペンションスリング

サスペンションスリング（suspension sling）（図29-39）は，1本のストラップ（A）をサスペンションロッド（B）から吊り下げたものである．てこの視点を調節するために穴の開いた水平バー（C）（調整用平衡バー，JAECO社製）[13] が革製の2本の吊り具（D）を支え，この2本の吊り具が肘関節と手関節を個別に支える．調整できるサスペンションマウント（suspension mount）（E）を車いすに取りつけてサスペンションロッドを固定する．

サスペンションアームサポート

サスペンションアームサポート（suspension arm support）（JAECO社製）[13]（図29-40）には，MASと同じような前腕サポートが使われている．これをサスペンションロッドの1点から吊るす．この器具はMASを使うクライエントの導入として用いてもよい．また，車いすへの取りつけも簡単である．ベッドに組んだフレームへの取りつけも容易であり，ベッド上のクライエントが机上の活動や手を顔に運ぶ活動を行うことを支援する（図29-41）．しかし重度な筋力低下のあるクライエントへの適合に必要とされる微細な調節能力はなく，この点がMASと異なる．特殊なマウント（図29-42）を使えば，リクライニング車いすにも取りつけられる．これは90°の坐位をとれないクライエントに適用する．

上肢懸架装置の調整
ストラップ

ストラップはサスペンションロッドと腕を直接つなぐか，または水平バー（調整用平衡バー）や前腕サポート経由で接続して，長さを調節する．この機構によって上肢全体の挙上を制御するか，手関節と肘関節を個別に支える場合には各々の挙上を制御する．作業する面や顔との相対的な位置関係を見て高さを調節するが，これについては後述するMASと似ている．

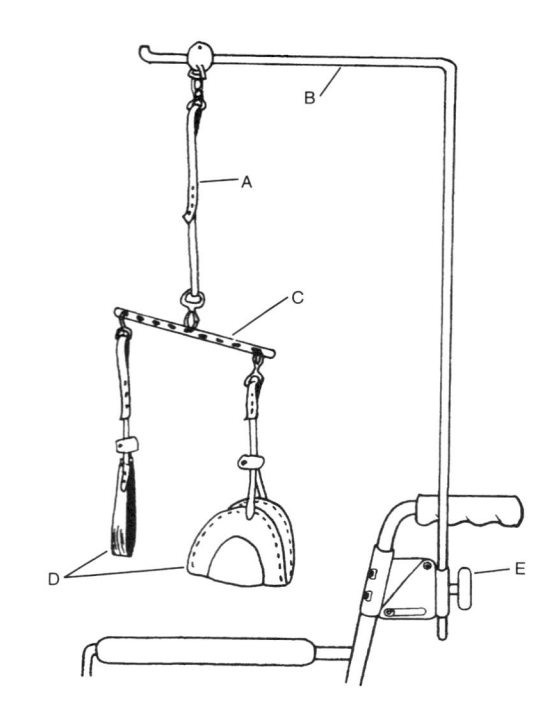

図29-39 サスペンションスリング．A：ストラップ，B：サスペンションロッド，C：水平バー（調整用平衡バー），D：手関節と肘関節の吊り具，E：調整できるサスペンションマウント（Rancho Los Amigo Hospital, Downey, Calif. 作業療法部門の許可を得て一部改変）

高さ

サスペンションロッドの高さは，車いすに取りつけたサスペンションマウントの部分で調節する．ロッドが高ければ高いほど，腕を動かした時の振り子運動の弧が平坦になる．一般的には，車いすがドアを通過できる範囲内で，できるだけ高く設定する．ロッドが低いと振り子運動の弧が短くなり，弧の両端では腕を上方に引き上げてしまう．さらに作業遂行中には，筋群への好ましくない抵抗を加えることになる．

回旋

サスペンションロッドを外側に回旋すると肩関節は水平外転や外旋の肢位になる．また，内側に回旋すると水平内転や内旋の肢位になる．この機械的利益を使って，ある筋群の運動域を短縮して，拮抗する筋群には抵抗を与えることができる[3,15]．

第29章 装具 857

ションロッドを備えていて，これをロッカーアーム（rocker arm）（オフセットスイベル：offset swivel ともいう）に取りつける．肩関節回旋や肘関節の筋力が特異的に低下したクライエントに対しては，前腕サポートのロッカーアームの位置を動かして，垂直方向の上下のどちらかの動きを補助することができる．

リクライニング用サスペンションマウント

車いすでリクライニング姿勢のクライエントに対しては，リクライニング用サスペンションマウントを使ってサスペンションロッドを固定する．これによって，サスペンションを床に対して垂直に取りつけることができる（図29-42）．このマウントは，他の上肢懸架装置にも対応する．

上肢懸架装置の使用訓練

サスペンションアームサポートは，訓練器具やMAS使用前の暫定的な器具として導入する．肩や肘の訓練，すなわち肩甲骨の前方への引き出しと外転，肩関節や肘関節の屈曲・伸展，肩関節の内旋・外旋（特に，前腕サポートとロッカーアームを使用する場合）の訓練に使用する．この装置の前腕サポートはベッド上に組んだフレームへの取りつけが容易なので，クライエントが車いす上で90°の坐位がとれる前であっても，机と遠位に着ける装具と必要な自助具を用いて[7]，作業遂行の練習を始めることができる．

■モービルアームサポート

MASは腕の重さを支え，ボールベアリング継ぎ手をリンクさせて，肩や肘の動きを補助する機構をもつ器具である．肩や肘の筋力低下があって，手のポジショニング能力に障害のある人に適用する．MASは他の名称，すなわちボールベアリング・フィーダー（ball-bearing feeder），ベアリング・アームサポート（bearing arm support），BFO（balanced forearm orthosis），アームポジショナー（arm positioner）ともいう．

現在使用されているMASは1952年から設計の変更がほとんどない（図29-43）[4]．初期の原型は1936年の報告に見られる．この原型がGeorgia

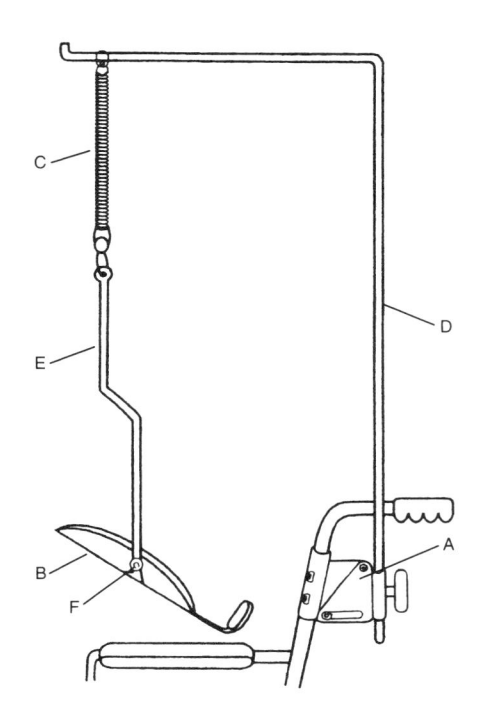

図29-40 サスペンションアームサポート．A：調整できるサスペンションマウント，B：前腕サポート，C：バネ，D：サスペンションロッド，E：サスペンションバー，F：ロッカーアーム（オフセットスイベル）

バネ

さまざまな張力のバネから選んだものを，上肢を支えるストラップに取りつけてもよい．筋再教育の初期においては，バネを取りつけることで，重度な筋力低下のあるクライエントが残存筋の収縮によって上肢を挙上する間，わずかな弾む動きをつくり出して，その動きを視覚化することができる．これはストラップだけでは困難である．

水平バー

水平バー（JAECO社製のものは調整用平衡バーと呼ぶ）[13]の穴の位置を調整して，肘関節屈曲の容易性を変えることができる．バーの位置はクライエントに合わせて決めるが，浮腫がある場合には，肘より手関節が高くなるように設定する．

前腕サポート

前腕サポート（JAECO社製）は，MASで使うものと同じである．しかし金属製の垂直のサスペン

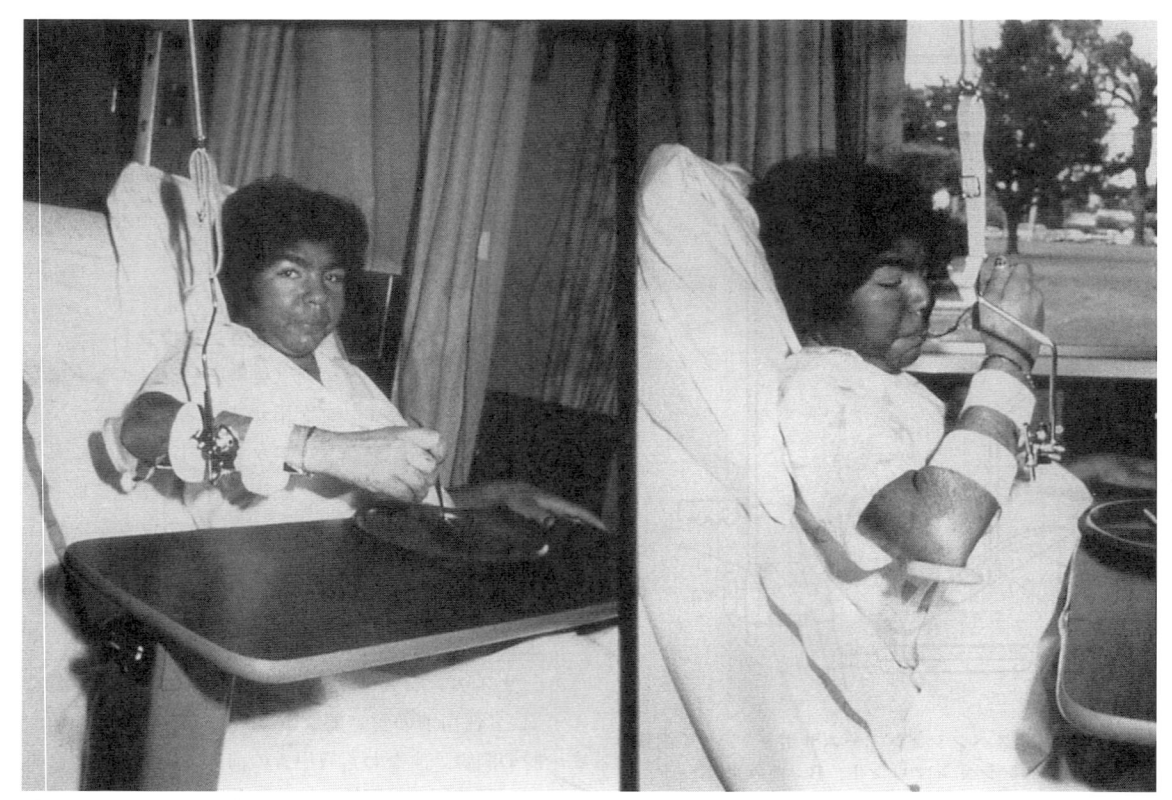

図 29-41　ベッドに取りつけたサスペンションアームサポート（ARHP Arthritis Teaching Slide Collection, American College Rheumatology）

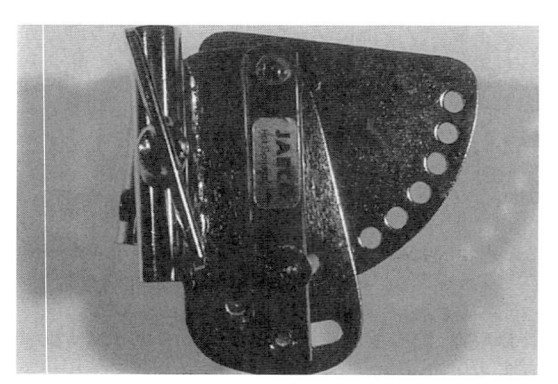

図 29-42　リクライニング用サスペンションアームサポートのマウント-JAECO 社製［Paul Weinreich（Rancho Los Amigos National Rehabilitation Center）の厚意によって掲載］

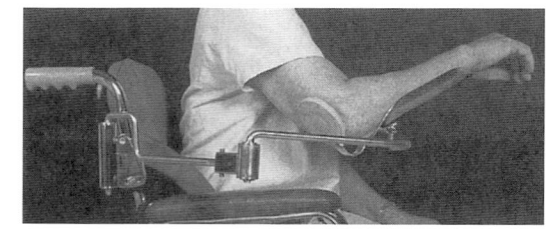

図 29-43　従来の MAS の車いすへの取りつけ［Paul Weinreich（Rancho Los Amigos National Rehabilitation Center）の厚意によって掲載］

Warm Springs Foundation のクライエントに適用した Barker フィーダーである．これは車いすのラップボードにボルトで取りつけて使用する器具であり，手を頭の方に運ぶために肩の下制を力源として用いた．現在の MAS とほとんど同じ 1952 年の分割されたアーム・フィーダーの設計に至るまでに，いくつかの他の型式も文献で報告されている[4, 21]．

　MAS は重篤な上肢麻痺，たとえば頚髄損傷，筋ジストロフィー症，ギランバレー症候群，筋萎縮性側索硬化症，ポリオ，多発性筋炎などの疾患をもつクライエントの上肢機能を向上させる[11, 24]．また，関節炎などの痛みのあるクライエントに対して作業遂行中の痛みの軽減に適用する場合もある．

モービルアームサポートの機能

　MAS は上肢近位の筋力低下を 3 種類の方法で補

ケーススタディ：マニー（その2）

マニーはリハビリテーション開始時には，脊髄損傷から回復して身体障害は残らないと思っていた．この時点では，アームサポートを提案することは，彼の回復の希望を奪うことになるので難しかった．マニーは，作業療法士の教示により，この器具の使用が可能な限りの回復を促すことを理解した．マニーはセンターに入所して最初の数日間は，ベッド上の生活に限定された．しかし上肢の使用やベッド上でリクライニング坐位をとることは医学的見地から許可された．サスペンションアームサポートをベッド上で使用すれば，マニーがしてみたくて，困難すぎない作業に参加できる可能性があった．彼は最初に行う作業として本のページめくりを選択した．彼は読書好きで，この作業は弁護士業務に必要な第1段階にもなるからであった．ベッドにオーバーヘッドバーを設置して，サスペンションアームサポートを取りつけた．本はベッド用の書見台に固定した．万能カフ（universal cuff）に消しゴムつき鉛筆のゴム側を先にして取りつけたものと手関節支持用具を使い，さらにサスペンションアームサポートとリクライニング坐位のために背上げしたベッドを活用して，マニーは本のページをめくることができた．このことによって，彼はリハビリテーションの早い時期にアームサポートを使ってできる作業について考え始めることになった．遂行技能の面においても，上肢筋力の増強効果があった．マニーがベッド上にいる間は，他のものでは，このような効果は十分得られなかったであろう．

作業療法実践ノート

リハビリテーションの早期に，クライエントは自分が好きな作業に関われること，そのことによって無力感や絶望感に押しつぶされないことを理解する必要がある．

う．腕の可動性すなわち肩と肘に自動的ROMを与える，筋力が低下して十分動かない筋が作業遂行することを可能にする，作業遂行のために手を多様な肢位に位置づけることを可能にする，である．

MASの使用目的は，作業遂行（例：机上の作業や手を顔に運ぶ作業ができるようにする．筋力低下がある場合には，これは他の方法では不可能か，または困難である）と訓練（例：ROMや筋力や耐久性の改善）である．使用期間については，一時的な場合と永続的な場合がある[19]．

MASの機械的原理としては以下の3つを利用している．弱い筋力を重力で補助する，腕を支えて筋力の低下した筋への負荷を軽減する，ボールベアリング継ぎ手を使って摩擦を小さくする，である[19]．

●使用基準[19]

作業遂行のニーズ

肩や肘の筋力低下が原因で，別の方法では達成できないような特定の作業を遂行したいというニーズのある人に適用する．

必要な力源

頚部や体幹や肩や肩甲骨や肘の筋力を力源とする．

必要な運動制御

機能的な筋の収縮と弛緩が必要である．脳性麻痺のような症状，すなわち肘屈筋の筋緊張が亢進した人は，MASの良い適応ではない．

必要なROM

MAS使用に好ましいROMは，肩関節の屈曲と外転（90°），肩関節外旋（30°），肩関節内旋（正常域），肘関節屈曲（正常域），前腕回内（80°），股関節屈曲（100°）である．

体幹の安定性

90°の坐位が理想的である．頭部と頚部の良好なポジショニングが重要である．

クライエントの動機づけ

クライエントがMASを使いたいと思っていることと，使用法に熟達するまでの練習にも十分な動機づけがあることが必要である．

支援的な環境

MASを使う人は，通常は独力では器具を設置できないので，使用を手伝う人が必要になる．

マニーの事例は上記の基準すべてに該当する．

MASの使用によって達成可能な職業的興味があり，MASの使用を可能にする適切な遂行技能（筋力，ROM，安定した坐位，運動制御）を有している．さらに弁護士に復帰したいという高い動機づけがあり，非常に支援的な妻がいる．弁護士事務所側は，マニーが弁護士業務をどの程度管理できるのだろうと思っているので，事務所側の支援はいくらか疑問であったとしても．

モービルアームサポートの調整

　MASの調節を行うには，一般的には卒業後に実践訓練が必要である．しかし読者が調節に関する知識をもっていれば，うまく調整するための卒業後訓練の必要性を認識する助けになるだろう．MASを正しく調整しなくても，クライエントに十分な筋力があれば調整の悪さを克服できるという研究もある[25]．しかしこれは，作業療法士が最良の調整をして，MASを使うクライエントに可能な限りの機械的利益を保障する訓練の必要性を否定するものではない．

　実践訓練を行ったとしても，基本部品以外にも，器具の効果を高める特殊な部品があるので，特殊部品の使用には習熟した作業療法士とともに練習や経験を積み，助言を得る必要がある．

基本部品の調整

　図29-44参照．
［前腕サポート］
　最初に，右肘か左肘かに合わせてダイヤル部分に傾斜をつける（図29-44D）．
［ロッカーアーム］
　ロッカーアームを前腕サポートにつける．標準的なロッカーアームは，最も肘に近い所から1番目と3番目の穴に取りつける．
［セミリクライニング用マウント・近位アーム・遠位アーム・前腕サポート］
　マウント（図29-44C）を車いすの右側か左側に垂直に取りつける．近位アーム（図29-44B）をマウントに，遠位アーム（図29-44A）を近位アームに，前腕サポートを遠位アームに取りつける．
［MASのバランスを水平に保つ］
　マウントは，ボールベアリングが床と平行になるように取りつける．

［マウントの高さをチェックする］
　クライエントがMASに手を置いた状態で，作業療法士が他動的にクライエントの手を口にもっていく．この時，肩の挙上や下制が起こるようであれば，マウントの高さを調節する．
［前腕サポートの適合状況を評価する］
　前腕サポートを観察して，前腕が快適であるか，手関節掌屈ができるか（クライエントに自動運動がある場合）を見る．快適でない場合や前腕の形状やサイズに不適合のある場合には，必要に応じて前腕サポートを切るかどうかを評価する．
［水平方向の動きの調節］
　マウントを回転して向きを変えて，水平外転や水平内転の動きを補助するようにする．マウントの遠位ベアリングの傾きを調節して，クライエントの前方での水平方向の動きを最大化する．
［垂直方向の動きの調節］
　上下方向の動きが難しければ，ロッカーアームの位置を移動させる．
［良好なバランスのための再調整］
　作業療法士は，すべての調整を点検して，動きの最大化を確保する．
［作業遂行中の適合のチェック］
　手に重い物を持った時には，追加の調節が必要になる場合がある[19]．

訓練

　訓練には，クライエントの興味があり，遂行する必要のあるすべての作業の練習が含まれる．いくつかの作業遂行においては，最終調整に至るまでにさ

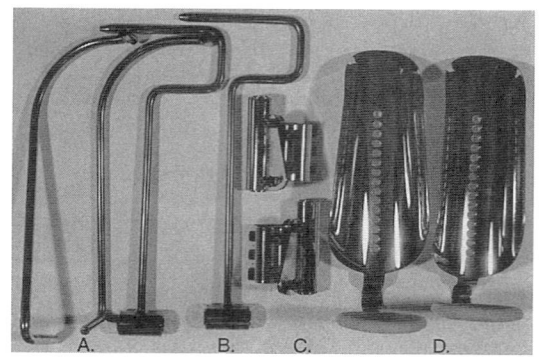

図29-44 従来のMASの部品．A：遠位アーム（右側用と左側用），B：近位アーム，C：セミリクライニング用マウント（右側用と左側用），D：前腕サポート

まざまな調整を要するかもしれない．訓練中に筋力やROMが改善すれば，再調整を行う．MASと組み合わせて他の自助具を使用することもできる．手・手関節装具が必要になり，MASと一緒に使うための調整を要するかもしれない[19]．

　クライエントとのフォローアップが必要である．特に子どもの成長に合わせたフォローアップは重要である．MASは繰り返しの調整が可能な器具である．ボックス29-1にRancho Los Amigos National Rehabilitation Centerでポリオが流行した時代に作成したMAS評価の修正版を示す[18]．これは，クライエントがフォローアップで来院した時のMAS適合チェックとして有用であろう．

モービルアームサポートの特殊部品

　使用頻度の高い特殊部品として，外づけのロッカーアーム（オフセットスイベルともいう）（図29-45A）と挙上型近位アーム（図29-45B）が挙げられる[13]．外づけのロッカーアームはボールベアリング継ぎ手を有しており，垂直方向の動きの自由度拡大に用いる．挙上型近位アームは，三角筋の筋力がF（良または3）からP（可または2）の人に有用である．クライエントが挙上運動を開始すると，上腕骨の挙上と外転をゴムバンドが補助する機構をもつ．

　この他にも，特別な問題をもつクライエントには有用であるが一般には使用しない特殊部品がある．特殊部品の使用や調節を理解するには，通常は訓練が必要である[19]．新しい設計の車いすが出現すれば，取りつけるMASブラケットの適合が必要になる．このような問題の解決に協力的な車いす製造業者もある．また，センターは共通する問題の解決に取り組んできた[10]．

■最新の開発状況と今後の研究

　従来のMASは50年以上の間，臨床で効果を上げてきたが，MASが進歩して上肢の筋力低下のある人のMAS使用を拡大したことを示す文献上のエビデンスはほとんどない．

ケーススタディ：マニー（その3）

リハビリテーションセンター入所2週間後，マニーは日に2～3時間，車いすに座れるようになった．この車いすは電動であり，彼は顎で操作するスイッチを使って駆動とリクライニング機能を制御した．リクライニング機能は，起きている間，1時間ごとに行う除圧に必要であった．この時点では，最も重要な弁護士への復帰に必要な作業には，何も参加することはできなかった．
伝統的なMASと車いすのラップボードが処方された．本のページめくりには，MASと手・手関節装具を使うようになった．2種類の機器とコンピュータを使って，文書によるコミュニケーションの1つである電子メールを妻や子どもや同僚や友人に送るようになった．作業遂行において手を口に運ぶ動作で必要な活動は机上の活動より複雑なので，垂直方向への動きとして，徐々に高い位置への到達に取り組むという時間をかけた手順にした．手が口に届くようになるまで，ブロックでピラミッドを作るゲームを行った後に，食事動作の訓練を開始した．摂食動作には，改造したスプーンやフォークを手・手関節装具に取りつけたものを用いた．
マニーの上肢の残存筋力ではMASを使って電動車いすを操作できるか疑問であったが，マニーはMASによる車いす操作を希望した．顎用スイッチによる車いす駆動は彼の好みに合わなかった．MASによる車いす駆動の練習をして，ついにこの課題を達成した．練習によって，コンピュータ操作，本のページめくり，スピーカーつき電話の使用，自立した食事についても効率よくできるようになった．しかし坐骨部の除圧のために車いすをリクライニングする時には，MASを取り外す介助が必要であった．
センターを退所する時，マニーは作業療法クリニックの外来に来て，法律事務所を作業療法士と訪問してマニーが事務所で必要な作業をいかに遂行できるかを見てもらう計画を立てた．入所中に使用した機器に加えて，電動ターンテーブルとして機能する広い丸テーブルの導入を作業療法士は提案した．これはマニー用の特別な電話やコンピュータや本や書類を扱ううえで便利な道具であった．マニーはその雄弁さによって，事務所に訪れる人々に肯定的な印象を与えるようであった．この訪問とテーブルの導入によって，退所の2カ月後にマニーの弁護士の仕事への復帰は達成された．

この間の進歩の例を挙げると，約40年前の技術者が電動アームを上肢の筋力低下のある人に提供する試みを行った．この Rancho Electric Arm は，従来の MAS を使用するには筋力が不足する人のニーズに合わせて開発したものである[23]．この装置では腕と手の関節の動きをつくるために，クライエントが舌で7つの小型のトルグスイッチ（toggle switch）を複雑なパターンで操作する必要があった[14]．

1995年，Rancho Los Amigos National Medical Center のリハビリテーション工学課程では，National Institute on Disability and Rehabilitation（NI-

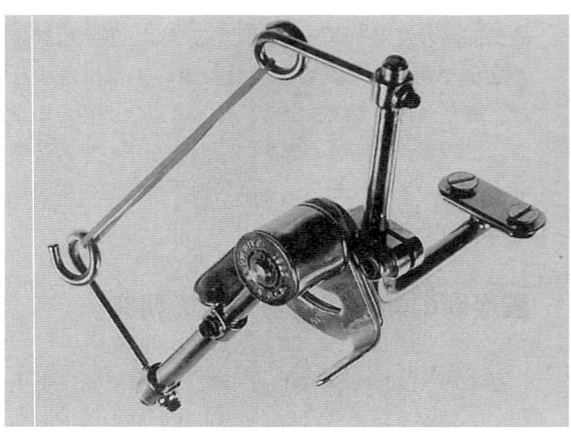

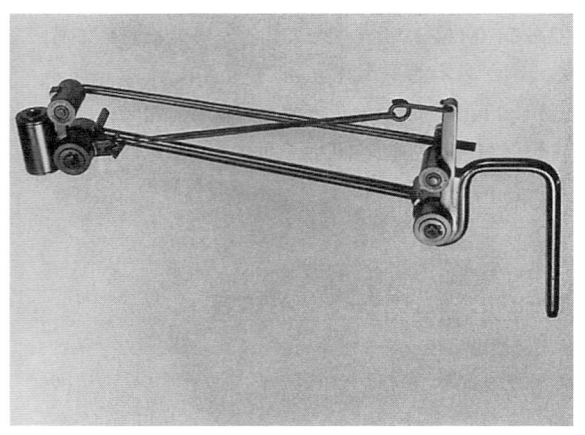

図29-45　A：上下方向のストッパーつきのオフセットスイベルと上腕回旋アシスト（外づけのロッカーアームにゴムバンドの補助を取りつけたもの）．B：挙上型近位アーム（JAECO社，Hot Springs, Ark. の厚意によって掲載）

ボックス29-1　モービルアームサポートの評価

1. クライエントの臀部は，いすの背もたれに接しているか？
2. 脊柱の垂直方向のアライメントは良好か？
3. 体幹の側方の安定性は良好か？
4. いすのシートと背もたれは快適性と安定性を備えているか？
5. クライエントは直立坐位がとれるか？
6. 手・手関節装具を装着するクライエントであれば，装着しているか？
7. クライエントの他動的 ROM は十分か？
8. マウントは車いすに密着して，床に対して垂直な位置になっているか？
9. マウントの高さは妥当で，肩が挙上するようなことはないか？
10. 近位アームはマウントの中にしっかり納まっているか？
11. 前腕を置くトラフを垂直に立てた時，肘のダイヤル部分がラップボードに触れないか？
12. 前腕サポートを垂直方向に動かした時，クライエントの手は，可能な限り口に近づくか？
13. クライエントの自動運動による到達機能は最大化されているか？
14. 前腕サポートの長さは適切か？　前腕サポートの遠位端は手関節の位置になっているか？
15. 前腕サポートの縁は外側にカールしていて，前腕に当たらない設計か？
16. 肘が肘サポートの中に固定されて，快適な状態か？
17. 前腕サポートのバランスは適正か？
18. 垂直方向の動きの時，肘のダイヤル部分が遠位アームに当たらないか？
19. クライエントは近位アームの両極からの動きを制御できるか？
20. クライエントは遠位アームの両極からの動きを制御できるか？
21. クライエントはトラフの垂直方向の両極からの動きを制御できるか？
22. 必要であれば，可動域を制限するためにストッパーを使うか？
23. クライエントは希望する作業遂行に必要な重量を持ち上げることができるか？

DRR）の研究費を使って，新しい MAS の設計と開発と評価に取り組んだ[17]．5年間の研究により，このプロジェクトは全く新しい MAS システムを開発した．目立たないハイテクの外観をもつマルチリンクアームを有する装置である（図 29-46 と図 29-47A）．新しいマウントは，最新の車いすのほとんどに適合して，調整は単純でわかりやすく道具が不要であり，調整した位置にロックする機構を有している（図 29-47B）．前腕サポートには，回旋軸の位置を調節するサイドロック機構がある（図 29-47C）[17]．新型の JAECO/Rancho Multilink Arm（MAS）は製造業者の JAECO 社に譲渡され，

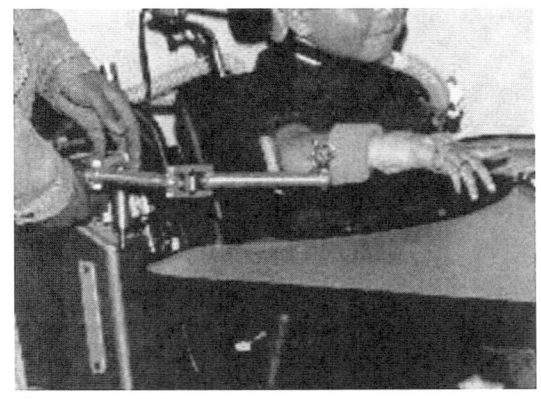

図 29-46 新しいマルチリンク型 MAS（Rancho Los Amigos National Rehabilitation Center, Rehabilitation Engineering Center, Downey, Calif）

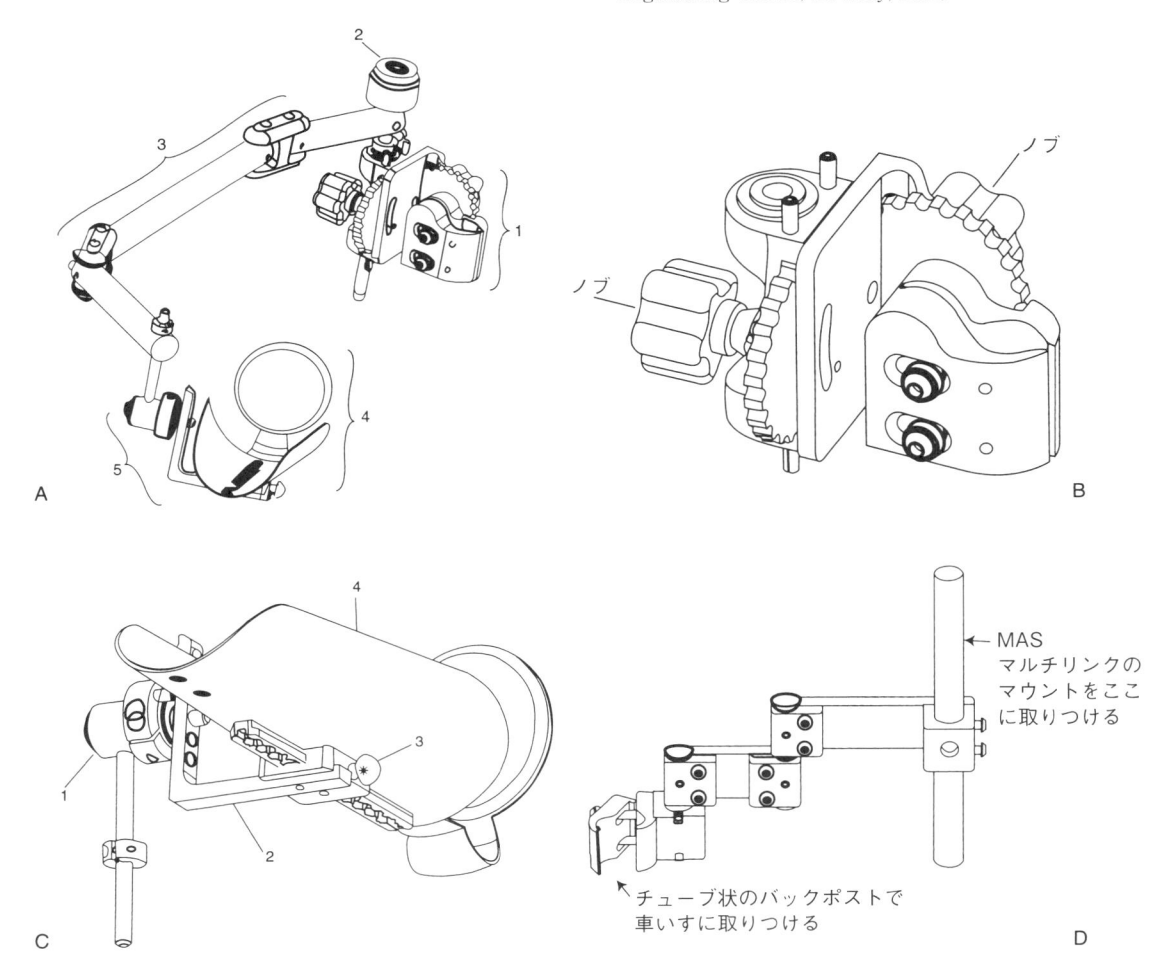

図 29-47 A：JAECO/Rancho Multilink MAS．(1) MAS のマウント．(2) バブル水準器つきの近位シャフト．(3) マルチリンク．(4) 前腕サポートと肘のダイヤル部分．(5) 調整用スライドつきオフセットスイベル．B：JAECO/Rancho Multilink MAS のマウント．2つのノブで調整するので，工具は不要である．C：JAECO/Rancho Multilink MAS 調整用スライドつきオフセットスイベル．(1) オフセットスイベル．(2) 調整用スライド．(3) バネつき引き抜き型ノブ（前腕サポート (4) の位置調整用）．D：JAECO マウントアダプター MR-10．JAECO/Rancho マウントをチューブ状のバックポストを使って車いすに取りつける（JAECO 社，Hot Springs, Ark. の厚意によって掲載）

2003年に市場に出回ることになった[17]．さらに，マウントのアダプター（図29-47D）はこの会社の新製品であるが，市場に多数出回っているさまざまな車いすに，新型のJAECO/Rancho Multilink MASのマウントでも，従来のMASブラケットでも取りつけが可能なものである．

現在もNIDRR研究費（NIDRR#2022-02とNIDRR#1835-03）による2つのプロジェクトが継続中であり，従来のMASや新しいマルチリンク型MASの問題解決に向けて研究している．

1つのプロジェクトの中で，脊髄損傷者との臨床経験が平均15年の作業療法士17人による研究を行った[25]．参加したのはアメリカ合衆国やカナダのさまざまな部門で働く作業療法士であった．質問紙調査によって，従来のMASの問題が明らかになった．標準的なMASの限界として，作業療法士が取り上げた頻度の高い問題の一部を以下に示す．

・MASは，アームを動かす時に時々，机や車いすのアームレストや制御用ジョイスティックにぶつかる．
・MASは車いすを定期的にリクライニングしなければならないクライエントに適合するのが難しい．
・MASを取りつけられない車いすがある．また，取りつけが難しいものもある．
・車いすの脇にMASの部品がはみ出して，ドアの通過が難しくなる．
・重篤な筋力低下のあるクライエントへのMAS適用は難しい．
・車の運転から食事へといった活動を変える時に調整を要する．

現在市販されているJAECO/Rancho Multilink MASでは，上記のいくつかの問題解決に向けて取り組んできた．たとえば，さまざまな種類の車いすへの取りつけを容易化するなどである．現在の研究では他の問題にも対応している．たとえば，2種類の器具のプロトタイプ設計である．(1) MASのアームの高さ調整用の簡易器具．これは重度の筋力低下のある人のために，MASを電動車いす駆動の設定から自立した食事の設定に素早く変える器具である．(2) 短縮型アーム．これはMASのアームの長さを短縮して，標準的なドアを通過しやすくする器具である[20]．

[要約]

クライエントは少なくとも10年間，あるいはそれ以上の間，同じMASを使うといわれる．正しい適合を行えば，MASは作業遂行を拡大して，遂行技能を改善する．一生にわたって，器具が有用なクライエントもいる．別のクライエントでは一時的使用であり，筋力が回復して器具なしで作業できるようになるまでの間，機能をもたらし，訓練を可能にする．

MASは進歩し続けているので，適合や調節の作

ケーススタディ：マニー（その4）

マニーの遂行技能に合わせて，最初はベッド上でサスペンションアームサポートを適用した．この時は，手・手関節装具とページめくりに必要な自助具を併用した．電動車いすに乗れるようになってからMASを導入し，手・手関節装具と自助具も使って，法律事務所への職場復帰に必要な作業遂行の獲得を目指した．開始時のマニーには脊髄損傷が回復するという期待があったので，職場復帰に向けて何ができるかを話し合ったり，彼が復帰に必要な器具を使用する間は，彼の希望を作業療法士が受け止めることが重要であった．

作業療法士が用いた一連の治療を以下に示す．(1) ベッド上で遂行できる作業に取り組む．(2) マニーの電動車いすにMASを取りつけ，手・手関節装具につける自助具を探す．(3) ゲームなどの作業を導入して，MASを使って手を垂直方向に動かすための筋力を増強し，最終的には食事の自立を達成する．(4) 仕事に必要なすべての作業の練習．練習では，MASと手・手関節装具を着けたまま使える電話や，装具を着けたまま使いやすい車いすのジョイスティックや，仕事で確実に使用できる自助具を探す支援も同時に行った．(5) 地域社会で暮らすための地域資源の活用．たとえば，自助具や電動車いすを載せる車の改造などの手続き．(6) 職場復帰の準備が完了した後の職場訪問に同行した．訪問の目的は，器具が事務所でうまく機能することを確認して，マニーが必要な時にスタッフの支援を得てともに働くためであった．

業は能率化され，概観は目立たなくなってクライエントにとっても魅力的になり，作業療法士の調整は容易になるだろう．したがって，作業に関わるという点でメリットのあるすべてのクライエントにMASを合わせて，自宅や所属する地域社会におけるクライエントの参加を支援するようになるという希望がもてる．

[復習のための質問]

1. スプリント作製過程における作業療法士の役割を述べよ．
2. 手関節のテノデーシス作用とは何か？　この作用は機能的にどのように活用できるか？
3. 前腕回旋の運動軸について説明せよ．また，この運動軸の特徴がスプリントの適合に与える影響についても説明せよ．
4. 手の神経支配に関わる3つの主要な神経の名称を答えて，それぞれの感覚障害の特徴を説明せよ．
5. 指尖つまみは静的な把握形態というより，動的な把握形態と考えられるのはなぜか？
6. 母指が関わらない把握パターンの名称を答えよ．
7. 摩擦，トルク，応力について説明せよ．
8. 剪断力はどのように発生するか？　これを防ぐ最も良い方法は何か？
9. 並進力がスプリントの効果を減らすのはなぜか？
10. 動的スプリントと静的スプリントの違いを述べよ．
11. スプリントの型紙を手の背側面に当てた時と掌側面に当てた時の違いを説明せよ．
12. 低温の熱可塑性材料におけるドレープ性の程度がスプリント作製過程に与える影響について述べよ．
13. 小型の指スプリントにはどんな材質が向いているか？　それはなぜか？
14. 大型の肘スプリントや下肢用スプリントの材質は何が良いか？　それはなぜか？
15. 単一面スプリントのストラップの重要性について説明せよ．
16. 上肢懸架装置やMASの目的は何か？
17. 上肢懸架装置はどこに取りつけるか？
18. 上肢懸架装置の限界は何か？
19. サスペンションアームスリングとサスペンションアームサポートの違いを説明せよ．
20. 上肢懸架装置の良い適応になるのはどんなクライエントか？
21. 上肢懸架装置の調整はどのように行うか？
22. 伝統的なMASはどれくらいの期間，臨床で使用されてきたか？
23. MASの部品の名称を答えよ．
24. MASによってどのような便利さを提供することができるか？
25. MASはどのように機能するか？
26. MAS適用の基準は何か？
27. MASでは個別のクライエントに対してどのように適合を行うか？
28. JAECO/Rancho Multilink MASの利点は何か？

引用文献

1. American Society of Hand Therapists: *Splint classification system*, Chicago, 1992, The Society.
2. Anderson KN, Anderson LE, Glanze WD, editors: *Mosby's medical, nursing, and allied health dictionary*, ed 4, St Louis, 1994, Mosby.
3. Bennett RL: Orthotics for function. I. Prescription, *Phys Ther Rev* 36(11):1, 1956.
4. Bennett RL: The evolution of the Georgia Warm Springs Foundation Feeder, *Artif Limb* 10(1):5, 1966.
5. Bennett RL, Stephens HR: Care of severely paralyzed upper extremities, *JAMA* 149(2):105, 1952.
6. Bonutti PM, Windau JE, Ables BA, et al: Static progressive stretch to reestablish elbow range of motion, *Clin Orthop* June(303):128, 1994.
7. Brand PW, Hollister A: *Clinical mechanics of the hand*, ed 3, St Louis, 1999, Mosby.
8. Colditz J: Dynamic splinting of the stiff hand. In Hunter J, Schneider L, Mackin E, et al: *Rehabilitation of the hand: surgery and therapy*, ed 3, St Louis, 1990, Mosby.
9. Fess EE, Gettle KS, Philips CA, et al: *Hand and upper extremity splinting: principles and methods*, ed 3, St Louis, 2005, Mosby.
10. Flatt AE: *Care of the arthritic hand*, St Louis, 1983, Mosby.
11. Haworth R, Dunscombe S, Nichols PJR: Mobile arm supports: an evaluation, *Rheumatol Rehabil* 17(4):240, 1978.
12. Hollister A, Giurintano D: How joints move. In Brand PW, Hollister A: *Clinical mechanics of the hand*, ed 3, St Louis, 1999, Mosby.
13. *JAECO Orthopedic Inc. Catalog*, Hot Springs, Ark (undated).
14. Landsberger SE: *Keep moving: RERC on technologies to enhance mobility and function for individuals with spinal cord injury NIDRR application*, Los Amigos Research and Education Institute, Rancho Los Amigos National Rehabilitation Center, Downey, Calif, 2002.
15. Long C: Upper limb bracing. In Licht S, editor: *Orthotics etcetera*, Baltimore, 1966, Waverly Press.
16. McCollough N, Sarrafian S: Biomechanical analysis system. In *Atlas of orthotics, biomechanical principles and application*, St Louis, 1975, Mosby.
17. McNeal D, et al: *Rehabilitation engineering program: annual report, RERC on technology for children*, Los Amigos Research and Education Institute, Rancho Los Amigos National Rehabilitation Center, Downey, Calif, 2000.
18. Rancho Los Amigos Medical Center, Occupational Therapy Department: *Mobile arm support appraisal*, Downey, Calif, 1969, the Center (unpublished).
19. Rancho Los Amigos National Rehabilitation Center, Occupational Therapy Department: *Mobile arm support workshop manual*, Downey, Calif, 1998.
20. Rehabilitation Engineering Program: *Quarterly report. Keep moving: RERC on technologies to enhance mobility and function for individuals with spinal cord injury*, Los Amigos Research and Education Institute, Rancho Los Amigos National Rehabilitation Center, Downey, Calif, 2004.
21. Snelson R, Conry J: Recent advancements in functional arm bracing correlated with orthopedic surgery for the severely paralyzed upper extremity, *Orthop Prosthet Appliance J*, 41, 1958.
22. Strickland JW: Anatomy and kinesiology of the hand. In Fess EE, Gettle KS, Philips CA, et al: *Hand and upper extremity splinting: principles and methods*, ed 3, St Louis, 2005, Mosby.
23. Trombly CA, Radomski MV: *Occupational therapy for physical dysfunction*, ed 5, Baltimore, 2002, Lippincott Williams & Wilkins.
24. Wilson DJ, McKenzie MW, Barber LM: *Spinal cord injury: a treatment guide for occupational therapists*, rev ed, Thorofare, NJ, 1984, Slack.
25. Yasuda YL: Unpublished document for NIDRR Grant: *Keep moving: RERC on technologies to enhance mobility and function for individuals with spinal cord injury*, Downey, Calif, 2004, Los Amigos Research and Education Institute, Rancho Los Amigos National Rehabilitation Center.
26. Yasuda YL, Bowman K, Hsu JD: Mobile arm supports: criteria for successful use in muscle disease clients, *Arch Phys Med Rehabil* 67(4):253, 1986.

第30章
伝統的な感覚運動アプローチによる治療
Traditional Sensorymotor Approaches to Intervention

概　観
Winifred Schultz-Krohn
（清水　一　訳）

第1節：ルードアプローチ：再構成
Charlotte Brasic Royeen
Guy McCormack
（菊池恵美子　訳）

第2節：神経筋促通手技
Sara A. Pope-Davis
Jusy M. Jordan
（菊池恵美子　訳）

キーワード

- 下位運動ニューロン
- 上位運動ニューロン
- 情報の流れ
- 動機による衝動
- 能動
- 概念形成
- 運動方略
- 運動プログラム
- 感覚運動系
- 反射モデルと階層モデル
- 感覚刺激
- 逆進化
- 集団運動パターン
- 相互効果
- 般化
- ソマティック・マーカー
- メタ感情
- 相反抑制
- 同時収縮
- 重労作
- スキル
- 背臥位逃避
- 寝返り
- 腹臥位反りかえり
- 頸筋の同時収縮
- 個体発生学的発達パターン
- 固有受容性刺激
- 前庭刺激
- 倒立位
- 抑制手技
- 神経筋促通手技
- 対角線パターン
- ストレッチ
- 言語指示
- 言語媒介
- 用手接触
- 部分課題練習
- 全体課題練習
- 段階的手段
- 一側性パターン
- 両側性パターン
- 対称性パターン
- 非対称性パターン
- 相反性パターン
- 組み合わせ運動
- 牽引
- 圧縮
- 最大抵抗
- 反復収縮
- リズミック・イニシエーション
- スロー・リバーサル
- スタビライジング・リバーサル
- リズミック・スタビリゼーション
- コントラクト-リラックス
- ホールド-リラックス
- スロー・リバーサル-ホールド-リラックス
- リズミック・ローテーション

学習目標

本章を学習することで，学生および臨床家は以下のことが可能になるだろう．
1. 運動コントロールに関係した4つの一般的な情報の流れを述べることができる．
2. 動機による衝動を定義し，この機能を司る脳の部分の名称を述べることができる．
3. 目的動作を導く中枢神経系と末梢神経系の情報の流れを順を追って示すことがで

4. 感覚運動系を説明し，その大脳の中枢部位，運動をしている時の働きを述べることができる．
5. 運動のための中枢神経系の高位，中位，低位の各レベルを構成する構造を列挙できる．
6. 4つの伝統的な感覚運動アプローチの名称とそれぞれに対応する理論家の名前を述べることができる．
7. 感覚運動アプローチの基礎を形成している2つの運動コントロールモデルの名前を挙げられる．
8. 4つの伝統的な感覚運動アプローチについて，それぞれの相違点と類似点を簡潔に説明できる．
9. 技能遂行に関するMargaret Roodの業績の重要性を確認できる．
10. 機能的な目的性に関係する領域への姿勢や運動性，協調性に関して，Margaret Roodによって初めて提案された主要概念を説明できる．
11. 神経科学の最近の進歩に伴い，Roodの概念がどのように説明し直されたかを述べることができる．
12. Roodが強調した運動コントロールの4要素を確認できる．
13. Roodによって確認された主要な運動パターン発達を説明できる．
14. Roodの主要運動パターンの作業での用いられかたを例を挙げて叙述できる．
15. Roodの治療技法を使う時の注意事項の理由を述べることができる．
16. 今日でも使われているRood技法の例を2つ挙げられる．
17. 伝統的なRoodアプローチと作業療法実践枠組み：領域と過程[3]のために再構成されたRoodアプローチを比較できる．
18. クライエントが望んでいる作業に参加することを促すための準備方法としてPNFを理解し，用いることができる．
19. PNFを定義し，この方法が日常の作業を実施する適応反応を促す方法を説明できる．
20. PNF原理を理解し，クライエントの遂行を高めるための応用の方法が理解できる．
21. 運動学習への感覚入力の影響を説明できる．
22. クライエントが自分の作業への参加を制約されている要因を見出すためにPNF評価が使える．
23. 日々行われている技能の中で上肢と下肢で見られる対角線パターンを確認できる．
24. PNFを開発した理論家の名前を言える．

この章の概要

【概観】
伝統的な感覚運動アプローチによる治療で神経学的に考慮すべきこと
　運動の中枢神経系によるコントロール
　感覚運動アプローチとの関連
　運動コントロールの反射モデルと階層モデル
概説：伝統的な感覚運動アプローチ
　ルード法
　ブルンストローム法（運動療法）
　神経筋促通手技
　神経発達学的治療法
　要約
【第1節：ルードアプローチ：再構成】
作業を基盤とした実践に対するルード理論の再構成
　運動コントロールに関するルードの4要素
　相反抑制（相反神経支配）
　同時収縮（同時神経支配）
　重労作
　スキル
運動パターン
　背臥位逃避（背臥位屈曲）
　寝返り（側臥位へ）
　腹臥位反りかえり（腹臥位伸展）
　頚筋の同時収縮（同時神経支配）
個体発生学的発達パターン
　肘つき腹這い（肘つき腹臥位）
　四つ這い（四足獣的姿勢）
　静止立位
　歩行
作業を基盤とした実践のための伝統的なルードの治療手技
　固有受容性促通手技
　抑制手技
作業を基盤とした実践のためのルード法の再構成
ルード概念の枠組み：再構成
要約
【第2節：神経筋促通手技】
歴史
治療の原理
運動学習
　聴覚
　視覚
　触覚
評価
治療の実施
　対角線パターン
　全体的パターン
　手順
　手技
要約

ケーススタディ：カルロス

59歳の建設現場監督で右脳血管障害（CVA）の3病日目のカルロスは現在，ほとんどのセルフケアに最大限の介助が必要である．喋ることと，妻と2人の成人した子どもの認識はできるが，彼が行えると思われるセルフケア活動をするとすぐに混乱することが見られる．左手と左腕の機能的な運動コントロールがなく，左上肢の感覚は著明に障害されている．上肢では屈筋の筋緊張，下肢では伸筋の筋緊張が優位な左側の上肢と下肢の除皮質肢位を呈している．彼は病院のベッドで右への寝返りと右腕で体を押し上げて坐位姿勢になることの一部ができるが，家のベッドでは反対側の体を下にして寝ている．彼は4点杖を右手で使って立ち上がることができるが，病室にあるトイレへ安全に歩いて行くことはできない．

あなたはカルロスを担当する作業療法士として，利用可能で最も適切な根拠に基づいた治療計画を立て，その実施をすることが期待されている．中枢神経系（CNS）の損傷があるクライエントと協働する作業療法士は，作業遂行の自立を促す方法として機能的な運動の強化に関わることがしばしばある[32]．この目的を達成するために，作業療法士は利用できるさまざまな治療の選択肢を有している．この章では，伝統的な感覚運動アプローチを概説し，それぞれについて簡単な説明を示す．

理解を深めるための質問

伝統的な感覚運動アプローチについてのこの概説を読むことで，以下に示したような問題を考えてみよう．
1. 伝統的な治療法がカルロスの作業遂行をどのように改善するのか？
2. 伝統的な治療法を用いた時に予測される潜在的な困難とは何か？
3. 伝統的な感覚運動アプローチを選択し，その実施を支持するために使える最近の中枢神経系機能についての知見は何か？

概観

■伝統的な感覚運動アプローチによる治療で神経学的に考慮すべきこと

作業遂行では，神経系によってコントロールされモニターされた細かな随意運動がしばしば必要とされる．望まれる課題あるいは活動を開始し，実行し，完了するために，特定の筋群を選択的に活性化させるよう多様な神経系の構造が協調するように調整される．運動発現がうまくできなかったために課題の実行が危うくなると，遂行の結果がフィードバックされ，筋への神経系からの命令が正確な運動になるように修正され，正確な運動が実施される．神経学的な問題を抱えるクライエントの運動行動の精緻化や改善に関わる作業療法士にとって，神経系の複雑に絡み合った働きについての知識は特に大切なことである．運動コントロールに伴っている情報の流れについて，全容を簡単に以下で説明する．

運動の中枢神経系によるコントロール

すべての運動は，脊髄前角にある運動ニューロンの発火によって起こる[84]．これらのニューロンは，骨格筋と直接の接続をして支配している．脊髄あるいは**下位運動ニューロン**（lower motor neurons）の活動は，脊髄分節にある神経回路や大脳運動皮質や脳幹の運動ニューロンからの下行性の影響によって調節されている．これらのニューロンは**上位運動ニューロン**（upper motor neurons）と称される．その他に，大脳基底核と小脳という2つの構造とそれと関連性をもつ神経回路もまた，運動コントロールに密接な関係をもっている．これらの構造の損傷は特徴的な運動障害に関連性がある．

運動発現は，上位運動ニューロンや下位運動ニューロンで開始したり終了したりしない．多くの中枢神経系の構造体が，筋を活性化させる信号の発生に関与している．運動コントロールについてはまだわからないことが多いが，動物や人の研究から運動をコントロールするために必要な情報の流れに関連した4つの一般的な過程が指摘されている．**情報の流れ**（information flow）に関する4つの一般的な過程とは，動機（motivation），概念形成（ideation），企画（programming），実行（execution）

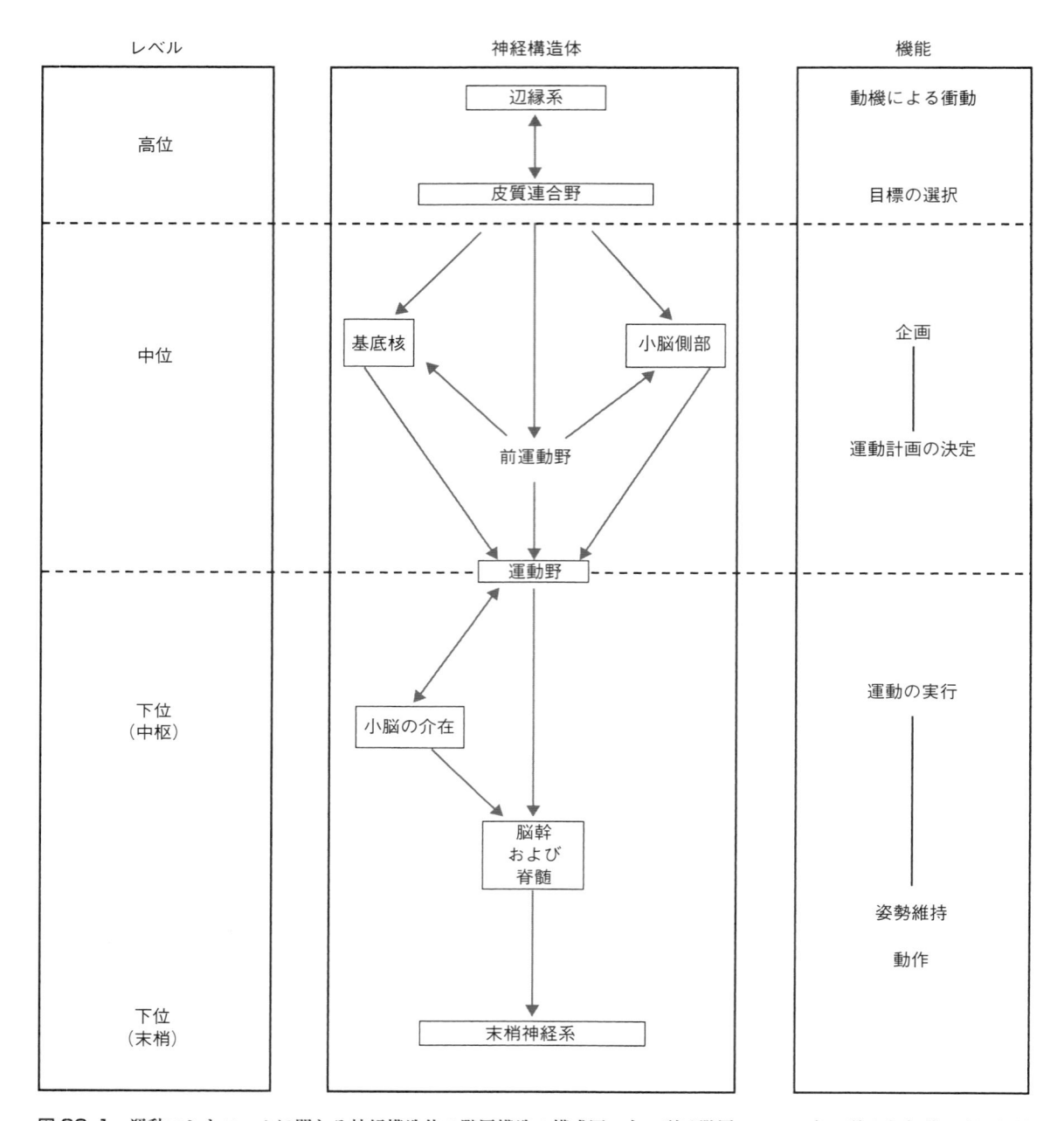

レベル	神経構造体	機能
高位	辺縁系 ↕ 皮質連合野	動機による衝動 / 目標の選択
中位	基底核, 小脳側部, 前運動野	企画 / 運動計画の決定
下位（中枢）	運動野 ↕ 小脳の介在 → 脳幹および脊髄	運動の実行 / 姿勢維持 / 動作
下位（末梢）	末梢神経系	

図 30-1 運動コントロールに関わる神経構造体の階層構造の模式図．左の列は階層レベル，右の列は中央列に示した運動実行中の神経構造体の主な機能を示している（Cheney PD : Role of cerebral cortex in voluntary movements : a review, Phys Ther 65（5）: 624, 1985）

である[12, 21]．情報の流れの主な方向と多様な運動中枢との連絡を表す模式図を図 30-1 に示す．

運動の動機や情緒的構成要素は辺縁系の機能の一部分である[12, 81]．**動機による衝動**（motivational urge）あるいは辺縁系と連動した行動へのインパルス（impulse）は，皮質の連合野で観念として変換される．この知識と情緒的行動の連結は**能動**（conation）とも称されている[47]．この能動は行動の企画，熟考，目標指向的側面を表し，運動遂行の個人的な行動根拠と関係をもっているものである．前頭葉，頭頂葉，側頭葉，後頭葉の連合野は**概念形成**，あるいは運動の目標，そして目標達成への最良のプログラム化あるいは**運動方略**（計画）（movement strategy）に関わっている．運動方略のプロ

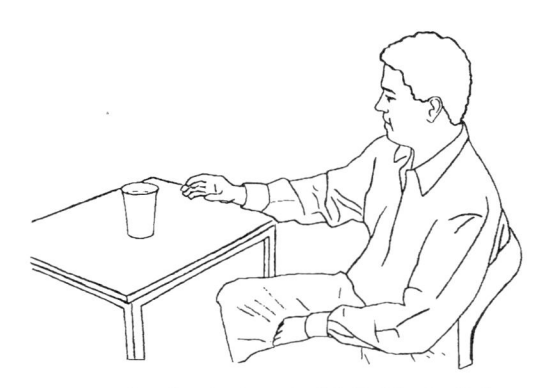

図30-2 水が入ったグラスに手を伸ばしている人

グラム化には前運動野，基底核，小脳も関与している．**運動プログラム**（motor program）とは，滑らかで正確な運動遂行にとって必要な筋活動の手順書，あるいは空間的時間的筋活動の順序のことである．運動皮質，小脳，脊髄でなされる代表される実行のレベルでは，目標指向的な運動と必要な姿勢調整をつくり出す脊髄運動ニューロンと介在ニューロンの活性化に関わっている．

目的のある運動を統率する情報の流れを正しく理解するために，机の近くに坐位を保ちながら水が入ったグラスへ手を伸ばしている喉が渇いたあなたのクライエントであるカルロスの行為を考えてみなさい（図30-2）．餓えや渇きなど生命維持機能を制御している中脳領域や脳幹と連絡している辺縁系は，水の必要を登録した[45]．この水を飲む必要性は皮質連合野へ伝えられ，さらに空間での身体の正確な位置と水が入ったグラスと身体との位置関係を視覚，聴覚，体性感覚，固有受容覚などの情報からも受け取った．この感覚情報は運動を開始する前に必要とされる．水の入ったグラスをつかみ上げて口へ持って来るために，現在の位置している空間での腕と手の位置を動かすよう運動方略あるいは運動計画が形成される．運動計画は基底核，小脳側部，前運動野と連携して連合野で生み出される．ひとたび運動方略が選択されると，運動野が活性化される．次に運動野が運動計画を脳幹と脊髄へ送り出す．頚髄ニューロンの活性化は協調された正確な肩，肘，手関節，指の運動を生起させる．脳幹と小脳からの入力によって，体幹筋による姿勢調整の必要性を確認する．運動の間にもたらされている感覚情報は，今実行している動作の滑らかな遂行の状態を確認し，引き続き行う類似した運動を改善するために必要である．運動野は運動の正確さに関する外受容器や固有受容器からの感覚フィードバックに強く頼っているので，運動をコントロールしている大脳の構造は**感覚運動系**（sensorimotor system）としばしば称される．カルロスは，自分の右手を使って水が入ったグラスを持ち上げることができるが，姿勢のコントロールを危うくした．机の縁で彼の姿勢が支持されている時には，この課題をやり遂げることができるが，立位で右手に杖を持っている時は左腕と左手を使って手を伸ばし，水が入ったグラスをつかみ上げることができない．右脳血管障害の結果として起こっている運動に関する問題群は，動機づけられた衝動あるいは運動の意思がある時でさえも，グラスに液体を注ぐなどの両手で行う課題を遂行することができなくなる．

情報がどのように神経系を通して組織化されるかの図式として，動機－概念形成－企画－実行をここに示したが，随意運動のコントロールのほとんどすべてに新皮質が関与していることは明白である．随意運動は，身体が空間のどこに位置しているか，この外空間のどこへ身体をもっていこうとしているのか，克服しなければならない内的負荷と外的負荷，運動を実行するための運動方略あるいは計画の形成などの知識に依存している．ひとたび運動方略や計画が構築されると，それは脊髄の運動ニューロンへ適切な命令が送られ，実行されるまで記憶として蓄えられねばならない．運動コントロールに関わる感覚運動領域の主要な機能について，以下で確認することにする[12,54,81]．

感覚運動野

感覚運動野は，感覚入力と運動出力の主要な統合中枢である．中心溝の直前部と直後部の皮質領域に位置している（図30-3）．前頭葉に位置している3つの主要な運動領域は，一次運動野，補足運動野，前運動野である．頭頂葉に位置している2つの主要な感覚領域は，一次体性感覚野と頭頂連合野である．感覚運動野の各領域（一次運動野，一次体性感覚野，頭頂連合野，補足運動野，前運動野）は反対側の身体部位の身体像を提示しているような並び方で配列されている[54,74]．これら領域のそれぞれは運動生起に何らかの役割を担っている．先に示した水

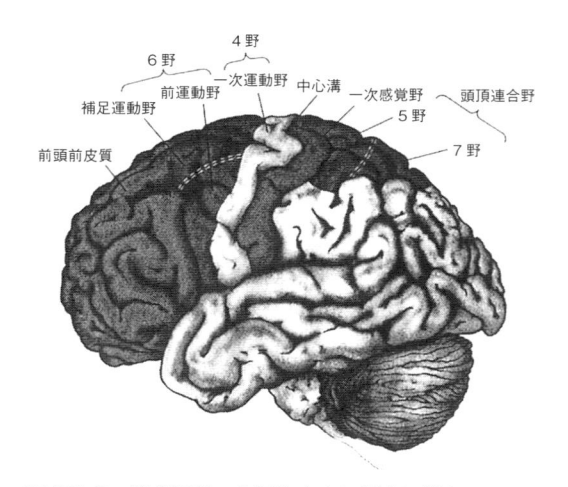

図30-3 随意運動の企図と命令に親密に関わっている新皮質の領域．4野と6野は運動皮質を構成している
(Bear MF, Connors BW, Paradiso MA : Neuroscience : exploring the brain, Baltimore, 1996, Williams & Wilkins)

が入ったグラスに手を伸ばす例では，カルロスは体性感覚，固有受容覚，頭頂連合野への視覚入力を通して提供された情報の統合によって，自己の身体と身体を取り巻く空間との関係の心像（mental image）をもっていた．この領域に損傷があるクライエントは，身体像とそれに関係した外的空間との位置関係に欠陥を呈し，その重度の状態が反対側の身体部位の無視である．

頭頂連合野は感覚情報の統合と解釈を行い，外空間で運動が適切な方向で進んでいるのかを確認する．腕が前方に動いている，指をグラスに巻きつけるように曲げている，グラスを口のほうへ持ち上げているなどの運動の流れの決定に関わると考えられている前頭葉の連合野とこの頭頂連合野には密接な相互連絡がある．グラスと何らかの接触が起こる前に指が適切に曲がり始める．そのため握る前にグラスの大きさや形状を認識する必要がある．前頭連合野と頭頂連合野は，運動を開始する前に身体分節の定位に関与していると考えられている前運動野へ情報を投射している．頭頂連合野から前運動野への入力は，運動の体性感覚誘導で重要なものであろう[21]．この前運動野や頭頂連合野に損傷があると，不適切な運動が生起することが示されている[51]．

運動企画は，補足運動野の機能であろうと考えられている．動物研究によると，この領域にある細胞からの電気生理学的記録から，左右どちらかの手が動き出す約1秒前に典型的な発火頻度の増加が示されている[87]．イメージ化技術を使ったヒトを対象とした皮質活性パターンの研究でも同様の知見が裏づけられている．局所脳血流の増加と神経細胞活動の増加に関連性があるので，ポジトロン断層撮影法（PET）を使った画像研究で局所血流が変化することがモニターされている．このような状況下で，クライエントに実際の動きをしないで指の運動をイメージするようにさせると，補足運動野の皮質への血流量の増加が起こり，一次運動野には対応した同様の血流量の増加は起こらなかった[77]．クライエントに記憶によって一連の指運動を実施するようにさせた時，運動が進むにつれて補足運動野の皮質への血流増加が起こったが，その運動を遂行している間には増加は認められなかった．一側性の補足運動野の損傷で失行症（運動や感覚の障害がない状況で，運動を実行をする能力を喪失している）になる．その部位の損傷の他の問題としては，話す，書く，ボタンを留める，タイプを打つ，縫い物をする，ピアノを弾くなどの複雑な運動活動のための筋活性の正しい順序をつくり出す能力の欠如である．

一次体性感覚野は一次運動野へ投射し，連合野は運動企画，運動開始，実行中の運動の調整に必要な感覚入力を提供している[37]．一次運動野は大脳の他の領域からの情報を統括し，運動を実行するための下行性の指示を生起している．この下行性の指示を脳幹や脊髄に送っているだけでなく，そのコピーを基底核や小脳にも送っている．この下行性の指示は活性化すべき筋群とその方向性，速度，求められている力に特化して出される[21]．この一次体性感覚野の損傷は，一般的に反対側の身体の感覚喪失を起こす．運動の途中や運動の完了した後の感覚フィードバックの登録が損なわれるので，動作は協調性がないものになる．一次運動野の損傷で運動実行が障害される．反対側の筋力低下，痙縮，分離運動の乏しさなど，クライエントはそれぞれの損傷部位の機能対応する古典的な障害像を示す．

感覚運動アプローチとの関連

運動と関わる中枢神経系の構造は機能的に高位，中位，下位に区分することができる．高位レベルは，行動を起こすための動機づけをする辺縁系と連

合野から構成されている．中位レベルは，感覚運動領域に加えて大脳基底核と小脳から構成され，下位レベルは脳幹の核と脊髄から構成されている．正常な状況下では，人が示す運動活動の種類は多様である．運動に関わる中枢神経系領域が損傷した後に，運動コントロールの多様なレベル間の協調が混乱を来し，運動反応は制限されたり定型化したものになる．治療に使われる伝統的感覚運動アプローチは，運動コントロールの完全な階層性を可能な限り再統合することを目的に，中位レベルの感覚運動，運動企画－運動方略形成過程，そして下位レベルの運動実行過程に照準を合わせていると総括することができる．運動再学習プログラムもまた，目標あるいは「作業」課題の達成を認知的に指向されたり標的化されるべきであるとたやすく理解できる．これは，伝統的な感覚運動アプローチ自体がもっている制約を象徴している．これらのアプローチは，クライエントの運動行動を実施するための自発的な意思や動機に積極的に関わっていないのである．

クライエントには，損傷によって生じた障害に適応するための運動方法あるいは代償機能を教える必要性がある．代償機能と運動プログラム形成は感覚入力の使用によって徐々に引き起こされるものである．感覚運動アプローチでは，特定の運動パターンを引き出すために感覚刺激が使われる．治療の初期段階では，外的感覚刺激の使用が強調される．運動反応がひとたび獲得されると，その反応を強化するために内在的な固有感覚情報を使うように強調点を移し，次第に随意運動コントロールを促進させる．

歴史的に作業療法の実践者たちによって使われた4種の伝統的な感覚運動アプローチは，ルード法，ブルンストローム法（運動療法：movement therapy），神経筋促通手技，それに神経発達学的治療法である．これらのアプローチは1950年代と1960年代に発展し，これらすべては，運動コントロールの**反射モデル**と**階層モデル**をその理論的根拠としている．現在では，中枢神経系の障害をもったクライエントの治療指針として，より現代的なモデルが使用されている．しかし，伝統的アプローチを理解することで，これらのアプローチの臨床実践への貢献を認識し，それを選択されたクライエントに適切に適用できるようになる．

運動コントロールの反射モデルと階層モデル

運動コントロールの反射モデルと階層モデルは，発達の連続に沿ったものとして運動を考える．運動コントロールの反射モデルと階層モデルには，2つの主要な基本的仮定がある．

運動コントロールの基本単位は反射である．反射は，特定の感覚刺激への反応として起こる運動反応である．反射は自動的な予測できる定型的なものである．それらは幼児期早期から見られる正常反応である．中枢神経系の成熟に伴い，反射は統合されて意図的（volitional）な運動コントロールの基礎を形成すると信じられている．意図的（目的がある：purposeful）運動は反射的な運動の集合体であり，統合体である．中枢神経系に損傷が生じた時に，これら反射的な運動が調整不能になることに加えて，反射的な運動活動の再現が起こる．

運動コントロールは階層的に配置されている．運動コントロールの階層モデルでは，中枢神経系は特定の組織的な構造をもち，運動発達と機能はその構造に依存していると信じられている．階層的な組織があるということは，脳は高位中枢であるほど調節を行い，中枢神経系の低位中枢に制御を及ぼすということを意味している．高位中枢，特に皮質と皮質下領域は意図的な運動，意識的な運動に対する調整と制御を担っている．低位レベルは反射的，自動的，そして反応的な運動の調整と制御を担っている．この考え方に基づくと，中枢神経系に損傷が起こった場合には，その損傷された部位は下位部分の調整や制御はもはやできないと信じられる．この信念によると，運動コントロールはその中枢神経系の次に機能しているレベルの機能となる．典型的な場合，運動パターンはより反射的で原始的なものに戻るということを意味している．

4つの伝統的な感覚運動アプローチは運動発達と運動コントロールに関するこれらの基本的仮定に強く依存している．結果的にこれらのアプローチで使われる治療方法には，特定の運動反応を誘導するために筋群や関節群への感覚刺激の使用，筋緊張を効果的に変化させるためのハンドリングやポジショニング，運動を開始させたり続けたりする能力を強化するための発達的な姿勢の使用が多く含まれることになる．表30-1は，この4つの伝統的な感覚運動アプローチで使われる治療方法の要点の比較と要約

表30-1 伝統的な感覚運動アプローチで使われている治療方法の要点比較

治療方法の要点	ルード法	ブルンストローム法（運動療法）	神経筋促通手技	神経発達学的治療法
運動反応を誘発させるために感覚刺激を用いる	使用する（筋と関節へ感覚刺激を直接に適応する）	使用する（感覚刺激への反応として運動が起こる）	使用する（触覚，聴覚，視覚からの感覚刺激が運動反応を促進させる）	使用する（一部分で，異常な感覚経験なので，異常な筋緊張が起こる）
反射的運動を意図的な運動の先駆的な運動として用いる	使用する（初期に反射的な運動を感覚刺激の適応で獲得する）	使用する（反射的運動様式から意図的な運動様式の連続性に沿ってクライエントを動かす）	使用する（反射的に支持された姿勢によって意図的な運動を行う）	使用しない
筋緊張の状態に影響を及ぼすような治療	ある（筋緊張を促通させたり抑制させるために感覚刺激を用いる）	ある（筋緊張を抑制したり促通させるために姿勢や感覚刺激を用いる）	ある（筋緊張を正常化させるために運動パターンを用いる）	ある（ハンドリングと姿勢で筋緊張を抑制させたり促通させることができる）
発達的な運動パターンや運動発達順序を運動技能の発達のために用いる	使用する（個体発生的な運動パターンを運動技能の発達に用いる）	使用する（屈筋と伸筋共同運動；近位筋から遠位筋パターン）	使用する（近位から遠位運動コントロールを促通させるパターンを用いる）	使用する
意識的注意を運動に向けさせる	向けない	向ける	向ける	向ける
課題実行のために巧緻運動の発達を強調した直接的な治療をする	しない	しない	しない	する

を示している．

■概説：伝統的な感覚運動アプローチ

ルード法

　Margaret Roodは，彼女の治療アプローチの原案の作成時に，反射モデルと階層両モデルを強力に引き込んだ．ルード法の重要な構成要素は，運動反応を誘導するために**感覚刺激**を使うことと，筋緊張の変化を促すために発達的な姿勢を用いることである[66]．特定の運動反応を引き出すために，感覚刺激を特定の筋群や関節群に適用する．刺激は，筋緊張に対して抑制か促通のいずれかの効果を有している．Roodが語った感覚刺激の種類には，スロー・ローリング（slow rolling），中立温度（neutral warmth），強い圧迫（deep pressure），タッピング（tapping），持続的ストレッチ（prolonged stretch）などの使用が含まれる．この刺激の適用の仕方の例として，筋緊張を促通（増加）させるために筋腹の上にタッピングする，筋緊張の抑制（減少）を誘導するために筋腱の付着部へ強い圧迫を適用するなどがある．Roodは，運動反応を促進させると信じている特定の発達順序の利用についても述べた．これらの順序は，近位から遠位であり，頭尾の方向である．治療はこれらの発達的順序を追ってクライエントを動かすものである．

　最近の実践で実践家たちは，たとえば，カップやグラスに手を伸ばすようにと指示する前に，肘関節の伸展を改善させるために上腕三頭筋に素早い伸張を適用するなど，目的活動に関わる個別化した補助的治療（adjunctive）あるいは準備的治療（preliminary interventions）としてRoodの業績か

ら選択した原理原則を用いるかもしれない．日常生活活動（ADL）の実施を強化するために，自己の感覚刺激を適用する方法をクライエントは教えられるかもしれない．上衣の更衣を行っている時に，作業療法士はカルロスに左上腕二頭筋の持続的伸張を行うよう指示するかもしれない．これは結果として筋緊張を低減させ，シャツの袖に腕を通しやすくするだろう．

ルード法の使用には多くの制限があり，それには感覚刺激の受動的特性（個々人に適用される）や，ある種の感覚刺激の短期かつ予測不能な効果がある．この章の後半部分で治療のためのルード法について詳細を検討するので参照のこと．

ブルンストローム法

理学療法士 Signe Brunnstrom は，脳血管障害（CVA）のクライエントに特化した治療アプローチを開発した[14,15]．彼女がつくり出したこのアプローチには，運動コントロールの反射モデルと階層モデルの両方が多く取り入れられた．CVAのクライエントが「逆進化」の過程をたどるものと概念化した．CVAになった後に明らかになる痙縮や弛緩の筋緊張と反射的な運動の出現は，回復の正常過程の一部分であると考えられ，意図的な運動を再獲得する途中経過として必要なものとしてとらえられる[83]．Brunnstromは，CVA後の運動回復の段階を詳細に説明した（表30-2）．これらの段階には，上肢と下肢の屈筋共同運動パターンと伸筋共同運動パターンの説明が含まれている．最近のカルロスには，左上肢の屈筋緊張の優勢と左下肢の伸筋緊張の優勢が現れている．この筋緊張の亢進が彼の左側の上下肢の分離した運動のコントロールを邪魔している．

ブルンストローム法は，運動を反射的なものから意図的なものへと進めることで，各段階を促進させることに力点が置かれる．回復初期の段階で，このアプローチは筋緊張を変化させて反射と連合反応を協調的に駆使させて運動を起こさせようとする．たとえば，上肢に反射的な運動を起こすために，一方の身体に抵抗をかけて反対側の筋緊張を亢進させる．この手技はクライエントが運動パターンに打ち勝って意図的なコントロールができるようになるまで適用される．

最近の臨床では，作業療法士の多くが異常な運動パターンの増強とその発達が増長されて習慣化されることを恐れてブルンストローム法を使わない．しかし，運動回復を説明するためにこの回復段階がかなりのリハビリテーション関連施設で使われている．神経リハビリテーションへのBrunnstromの最大の功績は，彼女が提示したCVAからの回復段階の明晰な説明であることが確認されている．

神経筋促通手技

神経筋促通手技（Proprioceptive neuromuscular facilitation approach；PNF）は，反射モデルと運動コントロールの階層モデルを基礎にしている．1950年代に医師のHerman Kabat博士と理学療法士のMargaret KnottとDorothy Vossの協働的奮闘によって開発されたこの治療アプローチは，原典から改訂されることなく継続して使われ続けている．このアプローチの主要な点は，運動の発達的な順序と意図的な動作を生起させている動筋と拮抗筋間の相互作用の協調である[94]．四肢と体幹の対角線的な**集団運動パターン**（mass movement patterns）をPNFは説明している．治療では，運動を増進させるこれらの運動パターンを使う．触覚入力，聴覚入力，視覚入力の感覚刺激の使用も，運動反応を増進させるために積極的に組み込まれる．

作業療法の臨床において，機能的活動を計画する時，特に目的活動を行う時の対象物の位置を決める時にPNFパターンがよく取り込まれる．たとえば，左側に置かれた買い物かごに手を伸ばし物を取り出して，右側にある戸棚の上に置くようにとクライエントに求める．PNFの適用に関する特別な情報について，この章の後半で述べる．

神経発達学的治療法

ボバース治療アプローチとしても知られている神経発達学的治療法（Neurodevelopmental treatment approach：NDT）は，正常発達と正常運動に基づいている．理学療法士のBerta Bobathと彼女の夫である医師のKarel Bobathが1950年代に初期NDTの理論的基礎を提供した[46]．その当時，彼らは運動コントロールの階層モデルから理論を取り込んだ．神経発達学的治療の主要な目的は，筋緊張の正常化，原始反射の抑制，正常姿勢反応の促通であ

表 30-2 脳血管障害後の運動回復*

段階(Stage)	下肢	上肢	手
1	弛緩	弛緩；いかなる運動も実行する能力がない	手の機能はない
2	痙縮の出現；わずかな随意運動	痙縮の発達が始まる；連合反応として上肢の共同運動あるいはその要素の一部分が発現する	集団握りが始まる；わずかに指の屈曲ができる
3	痙縮が最強になる；屈筋と伸筋共同運動が見られる；坐位で股関節－膝関節－足関節の屈曲そして立つ	痙縮の亢進；痙縮パターンやその構成要素の一部分を随意的に行うことができる	集団握り，鈎握りが可能；離せない
4	坐位で床の上で足底を滑らせて90°を超えて膝を曲げる；膝を90°屈曲させたまま踵を床につけて足関節を背屈する	痙縮の低減；共同運動から逸脱した運動の組み合わせが始まる	集団握りがある；側腹つまみが発達し始める；わずかであるが指の伸展といくらか母指の動きが可能になる
5	立位で股関節を伸展したまま膝を屈曲させる；股関節と膝関節を伸展させたまま足関節の背屈ができる	痙性はもはや優勢ではない；さらなる共同運動から逸脱した運動の組み合わせがより簡単になる	指の腹を使ったつまみ，球握りと筒握りと離すことが可能になる
6	坐位や立位での股関節外転；坐位で足関節の内返しと外返しを組み合わせて股関節の内旋と外旋を交互に行う	素早く動作を行う時以外は痙縮は出現しない；分離した関節運動がたやすくできる	すべての把握，個別の指運動，そして全可動域で随意伸展が可能になる

* 手の機能回復には変動があり，上肢の6段階回復に沿っていないことがある．
(Brunnstrom S : Movement therapy in hemiplegia, New York, 1970, Harper & Row)

る[9]．運動の質を改善し，クライエントが正常動作パターンを再学習することを助けることがこのアプローチの主要目的である．これらの目的を達成するために，作業療法士はハンドリング，患肢への体重負荷，身体両側を使うことを促す姿勢の使用，筋緊張に悪影響を及ぼすいかなる感覚入力をも避けるなどの数多くの治療技術を利用する．今日の臨床実践では，これら多くの治療手技や方法が目的活動の中で使われている．

中枢神経系の機能に関する新たな知見に応じて，NDTの理論的枠組みの改訂が続けられてきた[46]．NDTの理論の検討で，最近の運動システムと運動学習についての解釈を論じる．第31章でより詳しい説明をしている．

[要約]

運動は作業的な状況内で行われる．情緒的なニーズは運動方法に影響する．脊髄あるいは脳幹は反射的な反応を調整することができるが，正確に行われる意図的な動作にとって感覚運動システムの全領域からの感覚信号の解釈と伝達は，根本的に重要なものである．一次体性感覚野と頭頂連合野は，感覚情報処理の主要な責任部位である．前運動野は運動企画に感覚情報を使い，補足運動野は両手の運動協調性にとって重要な部分であり，運動野は運動の実行にとって重要な部分である．

伝統的な感覚運動治療アプローチは，運動コントロールの反射モデルと階層モデルを理論根拠としている．これらのアプローチは，神経生理学的原理と中枢神経系障害のあるクライエントのリハビリテーション治療との間の価値ある関連づけを提供するものである．今日の実践において，これらのアプローチの中で説明されたほとんどの治療技術は補助的手段あるいは準備的手技と呼ばれていたり，より課題指向的な治療活動に組み入れて用いられている．

第1節：ルードアプローチ：再構成

　ドミニクの例は複雑であったが，神経学的，整形外科的分野を含む多種多様な問題に対してルード法がいかに有効であるかを示している．Margaret Roodが独自の学説を打ち出してから，神経科学と神経学的リハビリテーションは大きく変化した．しかし，作業療法や理学療法の分野に対するRoodの貢献は実質的なものであった．この節では，Roodの貢献に敬意を表し細心の注意を払って改訂した．また同時に，近年の科学的証拠と研究を検証し，それを基にRoodの業績を肯定または誤りを指摘した．この節では，Roodの業績を新たな見解から検証する．

　Margaret S. Roodは，作業療法と理学療法の正式な教育を受けた．彼女は，自身の理論を1940年代に確立し，何度も改訂を重ねた．Roodの著作は少なく，むしろ，臨床教育の場において自説を広めることに努めた．ルード法に関する文献のほとんどは，Ayres[5, 6]，Farber[33, 34]，Heininger[42]，Randolph[48]，Huss[54]，Stockmeyer[96]といった作業療法士と理学療法士の解釈に基づいて完成された．

　1960年代後半から70年代，80年代には，神経生理学に基づく動物モデルの研究による治療法の応用についての関心が高まった[16, 33, 65]．感覚生理学的研究において，感覚受容器は刺激に対して実験モデルとは異なった閾値をもつことが明らかにされた．神経刺激は特定の神経線維から脊髄中の特定の層に沿って伝わることが示され，刺激はシナプスを通って脊髄中の別の伝導路を通じて末端に伝達されることが実証されている[39]．たとえばRoodは，特定の皮膚分節上をラクダの毛でブラッシングすると皮膚の毛包を傾けるか刺激を与えることになり，それは筋紡錘のγ環を介して特定の筋群（筋分節）を促通できると信じていた[80]．Roodは毛包へのブラッシングは筋緊張に持続的な効果を及ぼすと考えていた．この効果は，ある筋群において有効であると考えられていた．しかし，近年の研究によると，毛包はただちに順応するとされる．したがって，その効果は短時間しか持続しない．対照的に，同じ皮膚の場所に圧迫を加えることでラフィーニ小体が活性化する．これは，確かにゆっくり順応する[39]．繰り返すが，皮膚受容器の刺激と反応の間に直接的な因果関係があると仮定すべきではない．

　Roodが自身の学説をつくり上げていた当時の神経系の理論は階層モデルに基づいており，それは動物を用いた系統的な研究によって生み出されたものであった．1983年にSherringtonは，カエルやネコ，サルを用いて脊髄分節と中枢神経に損傷を加え，その運動障害を観察した[11, 39]．Headは，感覚分布は皮膚分節と呼ばれる脊髄分節に相応した分布をしていることを発見した[11, 39, 57]．Roodの理論によれば，感覚入力は3つの異なった応答または反応を生ずる：(1) 軟部組織網における局所的反応，(2) 反射弓を介した2, 3の皮膚分節にわたる局所的反応，(3) 全身的反応[78-80]．つまり，初期の研究では，神経系は「張り巡らされたもの」と考えられ，その機能は階層性があると考えられていた[30, 42]．

　近年の研究では今なお，皮膚における特定の受容器が無髄C線維に沿ってインパルスを膠様質（第Ⅱ層）まで伝えるというRoodの仮説を支持している．しかし今では，C線維が脊髄の他の部位まで到達しているのは周知の通りである．さらに，内臓求心性C線維は膠様質において全く異なった塊を形成しており，その生理学的重要性はまだよくわかっていない．脊髄の膠様質には特定の分布があるが，Roodの学説とは異なり，それぞれの層が単一の機能に関わっているわけではない．後角細胞とシナプスする求心性線維のほとんどが多シナプスであり，それは多岐にわたる伝導路につながっていることを意味する．皮膚や筋，腱，内臓からのインパルスを伝える主要な求心性線維は，単シナプスまたは多シナプス性の経路を介してCNSの細胞に影響を与える[13, 16, 30, 39, 40]．同時に，求心性入力によって伝わるインパルスは，脊髄内のシナプス結合や下行性抑制ニューロンによって，多少なりとも修正や統合がなされる[39, 64]．さらに，筋に起始する神経線維は純粋な運動神経ではなく，一部は感覚性（Ⅰa求心性）であり，皮膚からの神経線維も純粋な感覚性神経ではない．それは，シナプス性遠心性（無髄の仮性運動）神経を含んでいるからである[64]．Roodは臨床観察を通して，皮膚刺激は信頼性が低いことを発見し，神経学的損傷があるクライエントに対してはブラッシングやアイシングはさらに慎重に使われるよ

ケーススタディ：ドミニク

ドミニクは離婚歴のある57歳の弁護士で，都市郊外の丘陵地に1人で住んでいた．家は険しい坂の上にあり，道路から家の玄関まで何段か階段を上らなければならなった．ある日，庭先の植え込みの手入れをしている際にバランスを失い，道路脇の歩道に転落して頭部と右肩を強打した．意識はあったが，肩鎖関節を脱臼し，軟部組織を重度に挫傷した．額に裂傷を負い，利き腕である右肩に強烈な痛みが走った．ドミニクはある医院を紹介され，そこで初めて理学療法士に会い，痛みに対する処置，可動域の回復，肩筋群の強化をすることになった．また日常生活活動（ADL）や生活関連活動（IADL），仕事，余暇といった日々の行動の手助けとなる作業療法を受けることを医師から勧められた．作業療法サービスはまた，習慣や日常行動といった遂行パターンについても提供された．

作業療法実践の枠組みとして[3]，作業プロフィールを得るための評価が行われた．それによると，ドミニクは読書好きで，友人たちに夕食を用意したり，テレビで学生バスケットボールの試合観戦をしたりすることが好きであることがわかった．右肩の痛みのために好きなことが思うようにできず，自宅で着替えたり食事の用意をしたり，シャワーを浴びることが安全に行えるかどうか懸念された．また，日常生活を送るうえでの身体的不可欠な要素として，ドミニクは，特に階段を下りて車にたどり着くまでのバランスが不安定であった．

このバランスの不安定により，彼は，さらに詳しい検査を受けるため神経内科医を訪ねた．神経内科医は，頭を強打することにより滑車神経（CN Ⅳ）の圧迫が起きたと推測した．滑車神経は脳神経で，脳幹の裏側から発生し，海綿様洞から軌道へ，さらに上斜筋へとつながる唯一の長い神経である．頭蓋内に存在する長い神経であるため，神経根は頭部外傷時には常に危険にさらされる．滑車神経根外傷は上斜筋を弱め，それにより影響を受ける眼は外転し，さらに複視や下方注視欠損を引き起こす[30, 97]．最も一般的に，滑車神経損傷のあるクライエントは，目を下方または内側に向ける時に偏位があり，それによって階段を下りることが困難になる．

ドミニクにおける治療計画は，肩の機能を確立し回復させることで洋服の着脱ができ，食事を用意する能力を回復し，弁護士として職務を減らしてでも復職すること，とした．理学療法士は局部的な鎮痛剤使用や徒手訓練を行ったが，肩の強度な痛みが消えることはなく，ドミニクが作業を行う妨げとなった．ドミニクは10分間の氷によるマッサージ法を教わった．近年における痛みへの対処法は，痛みを感じる軟部組織に対して冷却とマッサージを繰り返すことで組織温度を下げ，代謝活動を遅らせ，炎症や浮腫を減少させ，神経伝達速度を変えることで痛覚受容体の感度を減退させ，それにより痛覚を変容し，筋痙攣を減少させることができるとしている[67]．氷を用いたマッサージは痛みを減らすだけでなく，その鎮痛効果が熱や氷のみを使用する場合より持続することが示唆されている[4]．作業療法を始める10分前に，クライエントは教わった氷マッサージ法を行うよう指導された．痛みが減少することでクライエントはシャツを着，リーチャーを用いてズボンや靴下を履くことができるようになった．クライエントはまた，肩の損傷組織上においてマッサージ用バイブレータを使用することで，固有受容性刺激を増加させ，軟部組織の循環が促進されることを習得した．身体機能回復のための氷マッサージとバイブレータを併用することで，クライエントは作業をこなせるようになった．

滑車神経根圧迫には末梢神経としての回復能力があり，回復度合いと眼の機能の予後は比較的良好であった．ドミニクは最初に，複視と下方注視は発達パターンの動きを行うことによって代償することを教えられた．たとえば，いすに座った状態でテーブルに肘と前腕をついて体重を支えられるようになった後，四足の姿勢をとる．この姿勢のまま，体をゆすり体重移動させることで肩の可動を促し，同時に大きな文字で書かれた文章を読んだ．ドミニクは健側に頭を傾けることで，影響を受けていない正常な眼を複視の原因となっている眼と一列に並ばせることを学び，両眼視を得ることができた．複視補正のために頭の位置を変えたことで，ドミニクはまた自分の体重を安定した位置に移動させ，前庭器官と三半規管における毛細胞を通じて前庭刺激を感受することができた．そして彼は，キッチンのカウンターや流しの前に立って野菜や肉を切り，徐々に食事の用意ができるようになった．感覚刺激の知識や神経生理学，痛みに対する基本的な対処法を活用して，彼は自宅における遂行技能や遂行パターンを取り戻すことができた．また，視界が向上され痛みも落ち着いてきたので，彼はADLやIADLを単独でこなせるようになった．彼は仕事や余暇のバランスをうまくとりながら仕事を再開できるようになった．

第30章 伝統的な感覚運動アプローチによる治療　879

> **理解を深めるための問題**
> 1. このケーススタディにおける治療の妥当性は何か？
> 2. これらの方法を行うことで，どのような成果が得られると思うか？
> 3. 機能を向上させるために，さらにルード手技をどう活用すべきか？

うになった．

　文献のシステマティックレビューによると，神経リハビリテーションに関する近年の考え方として，脳性麻痺児に対する神経生理学的手技の長期的な成果は，適切な発達年齢の時に治療がなされ，技能が日常の機能的な活動と結びついている時に最も良い結果が得られることを示唆している[11, 17, 20, 26, 40]．近年の感覚生理学は，それぞれの感覚受容器は特定の感覚様式（冷，温，軽い圧）に対して感受性があるということを今なお支持しているが，これらの研究の多くは機械的感覚受容器と固有受容器とを分けて研究されている．感覚受容器は総合的に働くというのが一般的結論である[13, 17, 57, 64, 69]．したがって，刺激によって単一の感覚受容器群のみが活性化されるというのはあり得ないだろう．刺激に対する反応は多様式（multimodal）であり，広範に及ぶ．単一の刺激はインパルスの一連の増幅的な段階的反応を起こし，自律神経系や内分泌系，免疫系，神経系に影響を及ぼす．

　1980年代後半から，第一次感覚神経およびその終末において数多くのニューロペプチドが確認されている[39, 64]．そして現在，これらのニューロペプチドは，脊髄後角において体性感覚情報の処理をかなり変容しうることが分かっている．これらの物質は，神経伝達物質によって起こる活動電位に対して単一効果というよりも，長期間の変容効果もしくは調節効果をもつ．ニューロペプチドは骨盤臓器内の無髄神経軸索の細胞内に存在する．ニューロペプチドは脊髄の中で異なった分布をしており，これらの線維は自律神経線維と結合している．ニューロペプチドはまた，感情と関連している[65, 73]．

　これらの新たに発見された物質により，"wet brain theory" が生み出された．この理論は，神経伝達物質およびニューロペプチドは神経活動の伝達と変容に重要な役割を担っていることを示唆している．研究者らはまた，脳にある膠細胞の一種である星状神経膠細胞の役割についての研究を続けている．星状神経膠細胞は，神経活動に影響を及ぼす重要な役割を担うと考えられている．カルシウムやアミノ酸グルタミンの量に関する研究では，星状神経膠細胞と神経は細胞間の伝達手段をもつと考えられている．星状神経膠細胞は，神経を栄養し，記憶のために情報を処理する特定の分子である栄養因子を産生していると考えられる[8, 95]．1980年代以降，研究者たちは神経系と免疫系，内分泌系の間に強いつながりがあることを発見している．サイトカインと呼ばれる特定の免疫分子は，血管の漏性結合を通過することによって，または硝酸やプロスタグランジンという第2の伝達物質の誘因となることによって，ある種の神経を活性化する可能性がある[68]．これらの活性分子は，Roodの時代には未知であった身体－精神の関係が発展することを示唆している．

　Roodは筋を促通する固有受容性刺激として振動を用いた．彼女は，四肢の腱もしくは筋腹に振動刺激を与えるとその筋は促通され，拮抗筋は抑制される（相反神経支配）ことを発見した．しかし近年では，皮膚への振動刺激はその他多くの生理学的効果を生じるとする確証がある．振動は軟部組織への血流を増加させ，組織における疼痛介在物質を拡散させることが分かっている[35, 49, 56]．斜頚に振動を与える研究では，振動が短縮した頚筋を伸張させる効果があり，経皮的電気刺激よりも効果的であることが分かった[55]．また別の研究では，振動はサブスタンスPを分泌させ，脊髄の後角内で侵害神経の抑制が起こることが示されている[27]．また，振動刺激は皮膚の太径有髄線維や皮下組織，筋を刺激するが，血流におけるガストリンやコレサイトキニンといったポリペプチド・ホルモンを増加させる原因となっていることも分かっている[90]．ガストリンは胃酸の分泌に関連しており，またコレサイトキニンは小腸内の消化を促進する役割を担っている．しかし近年では，振動は治療法としてはあまり使用されなくなってきている．今日の神経学的リハビリテーションの治療法として最も一般的な方法の1つは電気刺

激である[16, 17, 20, 28, 31, 40, 67, 75]．近年ではまた，使用される治療法は大きく変化してきている．臨床家は機能的成果に関心をもっており，これらの治療法を治療を推し進めるものというより，主に補助的手段として使用している[97]．

先に述べたように，理論や関連する枠組みはそれらが生み出された時代と知識レベルの範囲内のものである．多くの者が，Margaret Roodの業績は時代遅れであり，研究に値しないという．Roodが提唱したいくつかの手技や仮説は，いまだかつて正しく検証あるいは研究されてはいない．にもかかわらず，Roodの業績を時代遅れとして過小評価することは，作業療法の重要な歴史的観点を軽視することになり，治療に関する近年の中枢神経系の処理過程に関する見解と彼女の業績の要素を結びつける可能性を失うことになる．したがって，この項の目的は近年の神経系の処理過程および作業を基盤とした治療に基づいて，Roodの業績を再構成することである．

学者がその分野に貢献したかを計り知る方法は，その説が最終的に正しいか誤っているかを決定することではなく，その業績に対してどれだけの研究と検証がなされたかということである．Roodの業績は，神経系と行動，機能，そして最も重要であるとされる作業との関係性を方向づけるという点で，今なお作業療法にとって価値をもち続けている．これらの理由により，Margaret Roodの業績は作業療法士にとって研究する価値がある．

Margaret Roodの業績は，1930年代から1970年代の発達学および神経生理学の文献を基に構成されている．その背景として，現在見直されているものの，その当時の神経科学の文献は神経系の階層性の仮説を基礎としていた．現代の見解によるRoodの業績の再構成は，その一部がカオス理論とダイナミック・システム論に基づいてなされている．Roodの主たる貢献は，神経系と作業の間に起こる相互作用の重要性（つまり，神経系と作業はダイナミックに，非直線的方法で相互に効果を及ぼす）を強調したことである．**相互効果**とはその他の力に対して1つ以上の力が相互作用することであり，能動的な相互依存の状態もしくは状況にあることを示唆している．

Roodは，特に以下の事項を同定している．（1）運動と感覚信号のフィードバック環は相互効果の関係にある，（2）感覚－運動の行動パターンは時が経つにつれて出現し，（3）精神機能や体性機能，自律神経機能は相互効果もしくは相互関係のシステム内で操作される．

■作業を基盤とした実践に対するルード理論の再構成

Roodの学説は，表30-3に示すように基本的概念としてまとめられており，それは現在でも適用できる概念に再解釈する際の歴史的観点を提供している．

表30-3に記述されているように，Roodの主要な概念は伝統的な見解（左側）から，その分野に関する近年の知識と理解を基に再構成（右側）されている．以下の項に，再構成されたそれぞれの概念を簡

表30-3　ルード学説の主要な概念

伝統的なルード学説	ルード学説の再編成
筋緊張の正常化は運動の前提条件である	筋緊張と運動コントロールの間には相互効果がある
治療は機能の発達レベルから開始する	屈曲と伸展パターンには相互効果がある
反復することで筋反応は再学習される	筋反応の反復が運動パターンを生じさせる
運動は機能的目標に向けて設定する	意図もしくは目標指向は運動との相互効果がある
実生活に近い状況の活動は治療効果と汎化を促す*	実生活に近い状況の活動は治療効果と汎化を促す
クライエントのニーズに合わせて作業療法士は自己を治療的に用いるべきである*	作業療法士はクライエントとの相互交流の方法を選択するために，ソマティック・マーカーを利用する+

*これは，1970年代にCincinnatiで行われたMargaret Roodの2週間の訓練コースで筆頭著者が学んだ基本的なRoodの原則である．

+ Damasio AR：Decartes' error：emotion, reason and the human brain, 第8章「ソマティック・マーカー仮説」参照, New York, 1994, Avon Books.

単に述べる.

筋緊張と運動コントロールの間の相互効果とは，筋緊張と運動行動発現との間に存在する関係性を指す．しかし，これらは運動に影響を及ぼす無数の変数における2つのパラメータに過ぎない．しかし，Roodが作業療法士に対して，運動の貢献要素として筋緊張に注目するように求めたので，特にこの2つが強調されている．現在では，運動コントロールに不可欠なものは筋緊張だけではなく，筋緊張が乏しいもしくは不十分であっても，それなりの運動コントロールができることが知られている．脳卒中のクライエントに対する電気刺激研究において，機能的な運動コントロールにとって，筋緊張の低下は筋力の低下よりも重要でないことが分かった．しかし，握力は手の機能回復を示す良い指標であることが分かった[10, 20, 22]．さらに，現代の見解では，神経の可塑性は脳卒中後数年にわたって持続し，運動コントロールの改善が必ずしも機能的改善の必要条件ではないことが示唆されている．運動方略の向上と運動効率の強化は，随意運動が改善する鍵となるだろう[17, 22, 28, 61, 63, 86, 88, 89]．

屈曲と伸展の間の相互効果とは，日々の作業で経験される屈曲パターンと伸展パターン間のダイナミックな関係性を指す（たとえば，この本を読む時の屈曲パターンでの坐位）．屈曲および伸展パターンのバランスまたはアンバランスは，姿勢パターンの動的なシステムに相互に影響を及ぼすと仮定されている．すべての人がそうではないが，人が創造された太古の時よりも我々は多くの時間を屈曲パターンで過ごす（座って仕事をする，テレビを見る，食事をする）ようになった．手の伸筋群に電気刺激を用いた研究では，屈筋と伸筋に交互刺激を与える方法と比べて，心理的測定法には有意差がなかった．しかし，この研究に参加した者は，小さい物を握ったり離したりする能力において機能的改善が得られ，患側の上肢をADLで使うことができるようになったと報告している[28, 35]．

筋反応の反復が運動パターンを生じさせるとは，神経筋活動の繰り返しによって生じる学習をいい，それは個々人が運動行動のレパートリーを利用可能になるためのエングラム（記憶痕跡）の基となる．脳卒中後の運動回復を機能的神経イメージングによって研究した結果によると，脳卒中後の回復期に脳の両半球で皮質の再組織化が起こることが示されている[17, 22, 24]．近年の研究では，筋反応の反復は効果的であるという仮説を支持している．リズミカルに行う訓練は，そうでない訓練に比べて，時間・空間における上肢のコントロールを改善することが示されている[89]．別の無作為化比較研究では，脳卒中後の慢性的な運動障害のあるクライエントに両上肢の反復訓練を行わせると，両側および非損傷側の皮質の回路および小脳の神経における再組織化が起こることが機能的磁気共鳴画像（MRI）によって分かっている[61]．抑制療法に関するこれまでの知見では，機能的MRIを使用した研究で良好な機能的回復と変化が示されている[58, 61, 63, 88]．さらに，有望な研究として，脊髄損傷後に体重支持の繰り返しおよび機能的電気刺激法を行うと，運動のコントロールが改善できるという確証がある[36]．

意図もしくは目標指向は運動との相互効果があるとは，運動行為についての意思は運動行為の特性や質に影響を及ぼすという発展中の研究に基づいている．動物モデル（アカゲザル）による近年の研究では，薄いプローブを脳のいくつかの部位に埋め込むと，ジョイスティックやコンピュータ画面上のカーソル操作に変換される神経信号を検知できることが示されている．系統的なオペラント条件づけによって，サルはスクリーン上でカーソルや物を動かすことを独自に学んだ．また，自分で考えてロボットアームを動かすことができた．この研究は，精神と機械の融合を一歩前進させ，重度の運動障害のあるクライエントに対する治療の突破口になる可能性がある[18, 62]．

実生活に近い状況の活動は治療効果を高め，**汎化**を促すとは，実生活もしくは類似した環境での遂行は「実践」の効果を高め，まさにそれ自身が治療になるという仮説をいう．仮想現実システムは，運動皮質の神経活動を促進するために，運転やスポーツ，環境との関わり（交通量の多い道路を渡るといった）などの模擬的な作業を提供し始めた[62]．

より対人的な方法として，クライエントとの相互交流の方法を選択するために作業療法士はソマティック・マーカー（somatic marker）を使うとは，熟練した臨床家は直感的に，あるいは自動的に自分の振る舞いや心理状態を自分のクライエントに「適合」させるという作業仮説をいう．Demasio[25]

が作った用語である**ソマティック・マーカー**とは，ここでは，人のある時の感情もしくは情緒の調子の集合体であり，ある状況に対する学習された反応を指すために用いる．ソマティック・マーカーとは，メタ感情の大きな概念に関する考え方である．ここでは，**メタ感情**という用語は情緒と身体，作業（つまり，「何かをしている時の感情」）の間の相互作用もしくは相互効果に関する概念または研究を指すために用いている．さらに詳しく述べると，作業のメタ感情とは，意味をもって何かをしている時の感情／思考についての感情／思考をいう．作業におけるメタ感情は，認知と感情間に存在する変数を統合かつ共有していると考えられる．

■運動コントロールに関するルードの4要素

表30-3が示すように，Roodの運動機能に関する概念はかなり広範囲に及んでいる．彼女の業績の重要な点は，運動コントロールに関する要素を強調した点である．彼女は，治療における運動コントロール要素の重要性を初めて指摘し文章化した現代の運動コントロール理論の先駆者であった．作業療法士は，今日でもRoodと同じ概念を作業を基盤とした実践に適用することができる．そこで，Roodが強調した運動コントロールに関する4つの要素を下記に要約する．

相反抑制（相反神経支配）

相反抑制は初期の動的パターンであり，防御的機能をもつ．これは，拮抗筋が弛緩するにつれ主動筋の収縮を必要とする相動的な（速い）パターン運動である．この基本的運動パターンは，主に脊髄と脊髄より上位の中枢によって反射性に支配されている．実際に作業を行うには，運動の基礎となるものが必要である．たとえば，クライエントが物を握ったり離したりするために腕を伸ばしている間に，作業療法士が振動などの刺激を主動筋に加える場合がある．近年の見解では，運動中に感覚刺激を受けると，行為の質が変換され向上するとされる[26, 28]．

同時収縮（同時神経支配）

同時収縮あるいは同時神経支配は，安定性に寄与する緊張性（静的）の筋パターンである．この筋パターンによって，姿勢や物体を一定の時間保持することができる．同時収縮とは，主動筋と拮抗筋を同時に収縮させることである．これは姿勢コントロールの基本であり，作業時に必要となる安定性に寄与する．例を挙げると，作業を行うにあたって必要となる同時収縮が最初に起こる場所は，頭部コントロールと体幹の姿勢コントロールである．立位テーブルを使った初期の活動は安全な直立姿勢を可能にし，パズルなどの単純な作業を行う間，筋の同時収縮が必要となる．

重労作

重労作をStockmeyerは「安定性の上に付加された運動性である」と述べている[85]．この姿勢パターンでは，近位筋群が収縮して動き，一方で遠位の部分は固定される．重労作の好例が四つ這いである．四つ這い位は，手首や足部といった遠位部分を固定する．頚部や胸郭といった近位関節が安定するかたわら，肩甲帯や骨盤帯を自由に動かすことができる．重労作パターンは数多くの職種に関連があるとされ，特に物を持ち上げたり，移動させたり，引っ張るといった動作を行う農業や工業がこれに含まれる．近代社会（西洋文化社会）では重労作する機会が少ないため，この社会に住む者は神経生理学的観点から機能欠如が起きていると推測される．

スキル

スキルは，最もレベルの高い運動コントロールであり，運動性と安定性が結合したものである[78]．巧緻運動パターンを行うにあたって，遠位部が自由に動いている間，近位部は安定していなければならない．油絵を描くことでこのパターンを実演することができる．画家はキャンバスの前に立ち，腕をいっぱいに伸ばしたまま手に持った絵筆を自由に操る．このスキルは，タイピングやコンピュータ操作を行うための目と手の協調性といった，情報社会に必要とされる多くの機能と関連がある．そして現代社会は，過度なスキル需要優位社会で重労作を排除し，その結果，不均衡を生み出しているといわれる．

■運動パターン

この項では，Roodが強調した主な運動パターンの発達について再考する．人間が行う行動あるいは作業姿勢として，それぞれの運動パターンの写真を掲載する．

背臥位逃避（背臥位屈曲）

背臥位逃避は，第10胸椎方向への全体的な屈曲反応である．この姿勢は，頸部の屈曲と上下肢の交差によって身体の前面を守ることから，防御的な姿勢とされている．これは，相反神経支配を必要とする運動姿勢であるが，近位筋群と体幹の重労作も必要とする[78]．治療的に見て，背臥位逃避は緊張性迷路反射の統合を助ける．Roodは，相反的な屈曲が見られなかったり，伸筋緊張の優位なクライエントに対してこのパターンをとることを勧めている（図30-4）．

寝返り（側臥位へ）

人間が寝返りをする際，身体の同側の上下肢が屈曲する．この**寝返り**という動作は四肢運動パターンの1つで，体幹側部の筋活動を促す[88]．背臥位になると緊張性反射パターンが優位になるクライエントに寝返りさせてみるとよい．また，寝返り動作は前庭系の三半規管を刺激し，その結果，頸部筋や外眼筋を活性化する（図30-5）．

腹臥位反りかえり（腹臥位伸展）

腹臥位反りかえり姿勢をとるためには，頸部，肩，体幹，両下肢の完全な伸展が必要となる．これは，運動性パターンや安定性パターンと呼ばれてきた．重力に反してこの姿勢をとる，または保持することは困難である．それゆえ，直立姿勢における伸筋群の安定を得るための準備段階として，腹臥位反りかえりは重要な役割を果たしている．腹臥位反りかえりは，頭部の迷路性立ち直り反応との関連が深い．この姿勢を保持する能力は，対称性緊張性頸反射と緊張性迷路反射が統合されていることを示している（図30-6）．

頸筋の同時収縮（同時神経支配）

頸筋の同時収縮は，真の最初の安定性パターンで

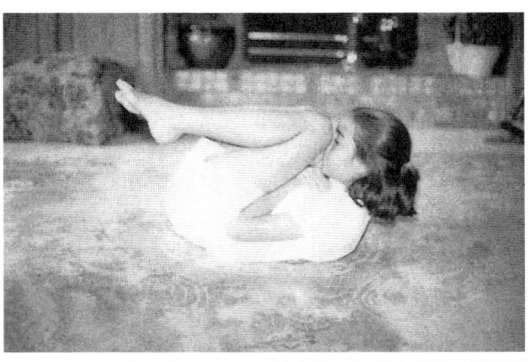

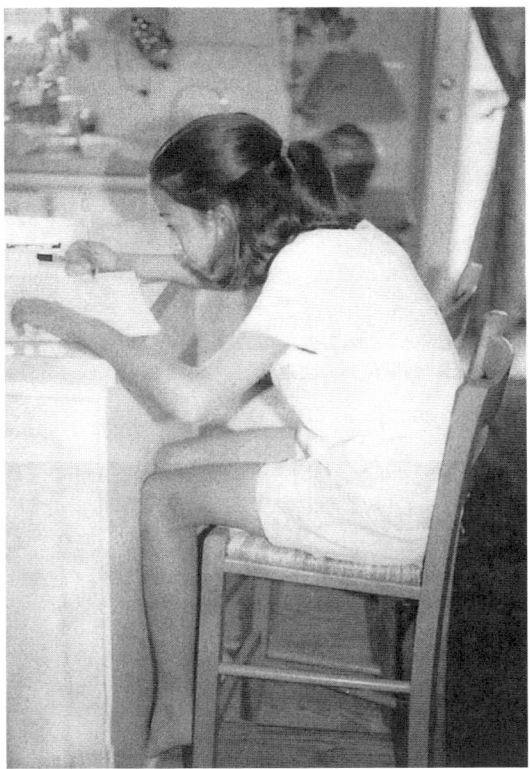

図30-4 背臥位逃避または背臥位屈曲

ある．頭—尾の原則と頭—吻の原則に従って，頸筋の同時収縮は体幹と四肢の同時収縮に先立って起こる．頭部を上下に動かすと，伸筋群と回旋筋群が伸張される．この動作により頸部の屈筋群と深部の緊張性伸筋群の両者の活動を高めると考えられている[78-80, 85]．腹臥位をとる前に頸部の屈筋群が十分に確立されているか確認することが重要である．重力に抗して頭部を持ち上げるために，クライエントは頸部屈筋群と伸筋群における良好な同時収縮機能をもつ必要がある[35]．神経学的観点からこの姿勢は，床に向かって顔面が垂直になる際に緊張性迷路性立

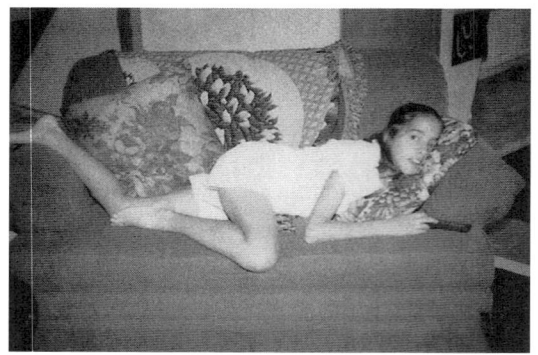

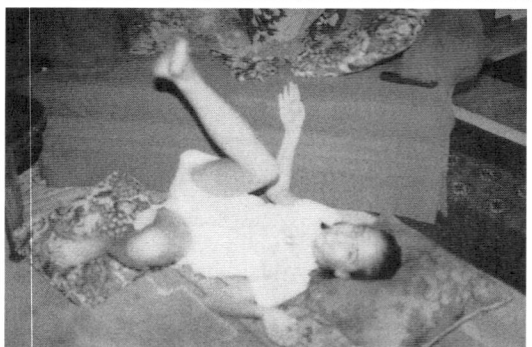

図 30-5　側臥位への寝返り

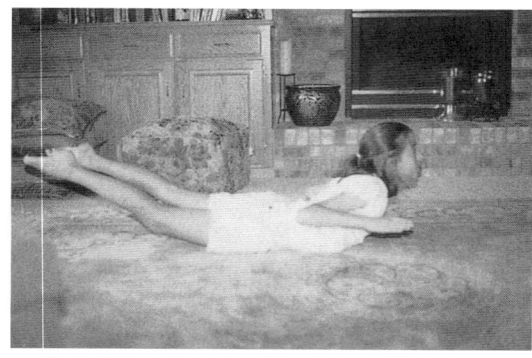

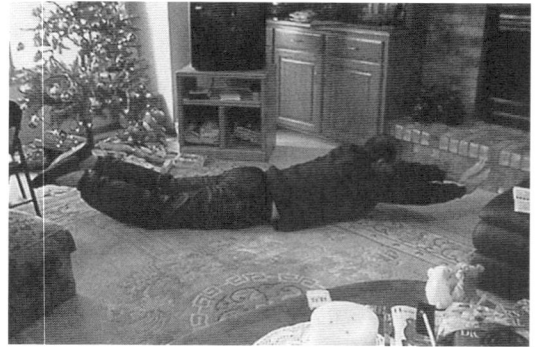

図 30-6　腹臥位反りかえりまたは腹臥位伸展

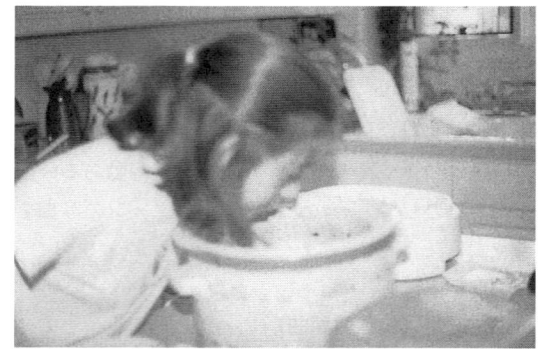

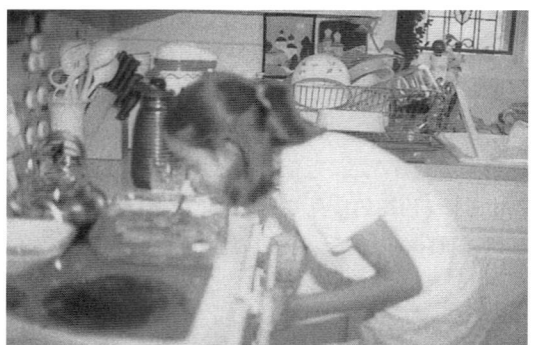

図 30-7　頚の同時収縮または同時神経支配

ち直り反応を誘発する．頭部の屈曲によって，頚部と僧帽筋上部に分布する固有受容器が伸張され，その結果，重力に抗してそれらの筋群が収縮する[42,49,80]．また，この姿勢は頚部安定性と外眼筋コントロールを促進する（図 30-7）．

■個体発生学的発達パターン

正常な発達過程で見られる**個体発生学的発達パターン**を以下の項に示す．過去において，これらのパターンは治療の基本として用いられた．運動コントロールはそれぞれのパターンにおける姿勢によって抑制あるいは促通されていると考えられていたからである．作業に従事することと併用した場合，このようなパターンにおける効果が見られる場合もあるが，その効果は運動コントロールにおいて絶対に必要というわけでもない．今後の研究では，これらの仮説がより究明されるであろう[69]．

肘つき腹這い（肘つき腹臥位）

頚部の同時収縮と腹臥位伸展の後に必要となるパターンは，肘に体重を乗せることである．肘に体重

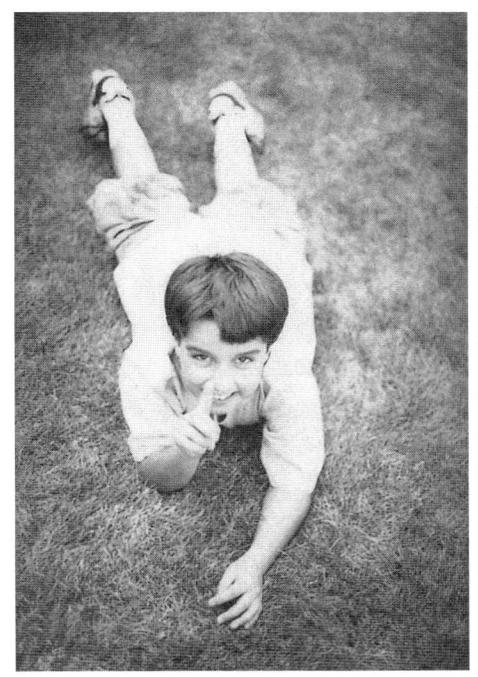

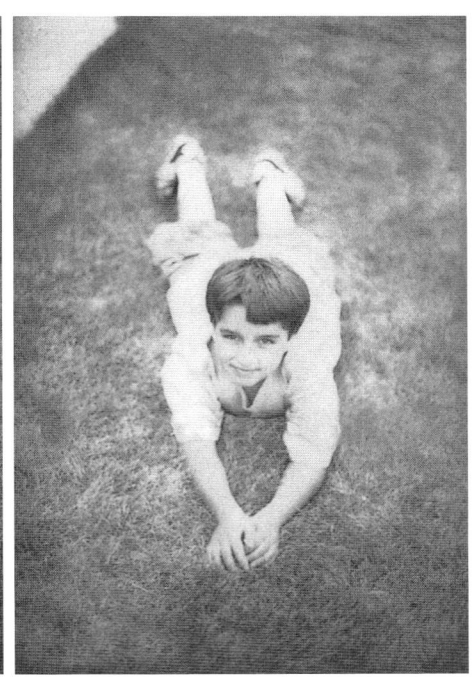

図 30-8　肘つき腹這い

をかけることで上部体幹筋は伸張され，肩甲部と肩甲上腕部における安定性に影響を及ぼす．この姿勢においてクライエントは視界が広くなり，体重を左右へ移動させる機会を得る．また同時に，対称性緊張性頸反射を抑制する（図 30-8）．

これはドミニクの例において，肩甲上腕部の安定性を高め，コントロールされた状況で肩を動かす方法として用いられた．ドミニクはキッチンテーブルの前に座って前腕と肘をテーブルにつき，その姿勢で身体を左右に揺らした．

四つ這い（四足獣的姿勢）

頸部と肩において安定性が得られると，四足獣的姿勢がとれるようになる．下部体幹と両下肢に同時収縮パターンが生じる．最初この姿勢は静的で腹部は第 10 胸椎レベルまで下がり，その結果，体幹と肢帯が伸張される．この伸張作用によって，体幹の屈筋群と伸筋群の同時収縮が促進される．徐々に体重を前後，左右，斜めに移動させることにより，安定した静的姿勢に動的要素が組み込まれる．この体重移動が平衡反応の準備となるのである（図 30-9）．

この方法はドミニクの例において，肩甲帯の動きをコントロールし，痛みを和らげるために用いられ

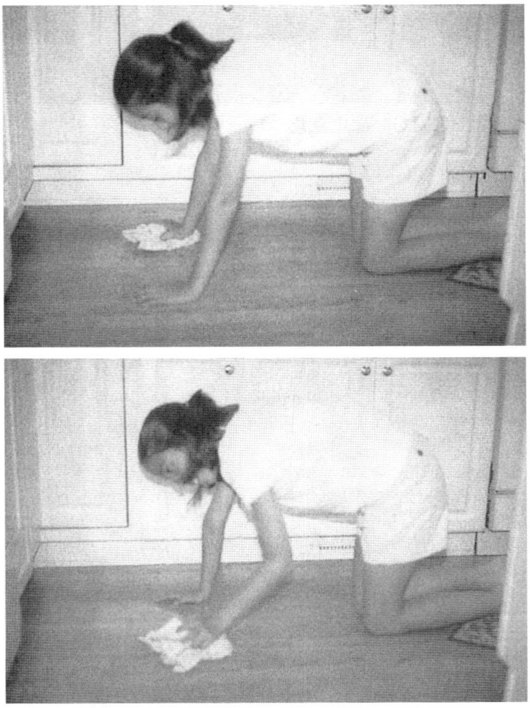

図 30-9　四つ這い（四足獣的姿勢）

た．この動作は，視覚的運動コントロール改善において，前庭入力を促すのにとても有効であった．

静止立位

両足で直立位がとれるようになると,静止立位は上部体幹における1つのスキルとして考えられる.なぜなら,そのスキルによって上肢が自由になり,把握や操作が可能になるからである[78, 85].まず両下肢に均等に体重を乗せ,次に体重移動を開始する.この姿勢は,立ち直り反応や平衡反応といったより高次レベルの神経学的統合をもたらす(図30-10).

歩行

歩行はスキル,運動性,安定性から成り立っている.正常歩行は,体重の支持,バランスの保持,ステップ運動を必要とする[4, 31, 61].歩行には立脚期,踏離地,遊脚期,踏接地,および重複歩の距離が含まれる[31].歩行は洗練された一連の動作であり,体重移動を含む身体各部の調和のとれた運動パターンが必要となる(図30-11).

先に述べたRoodが強調した運動パターン理論に加え,彼女が生み出した斬新な治療方法と手技について,以下の項に述べる.

■作業を基盤とした実践のための伝統的なルードの治療手技

読者の中には,Roodの手技を実践しているところを見た者もいよう.進歩した神経科学知識は,これらの手技が実践的価値があることを示している.表30-4に,Roodによって採用された伝統的な治療

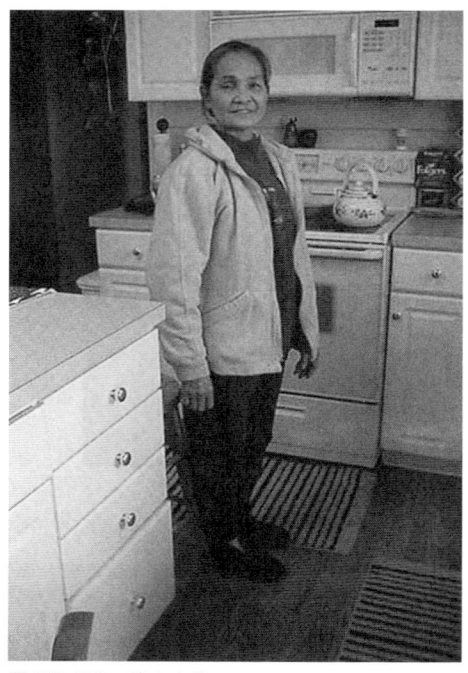

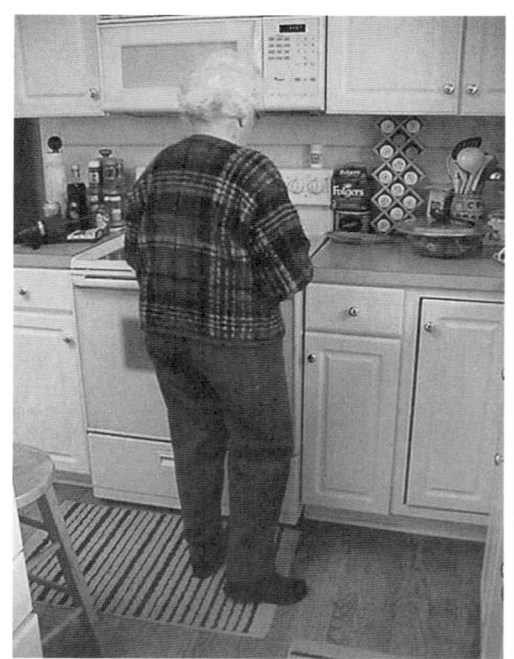

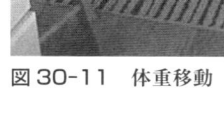

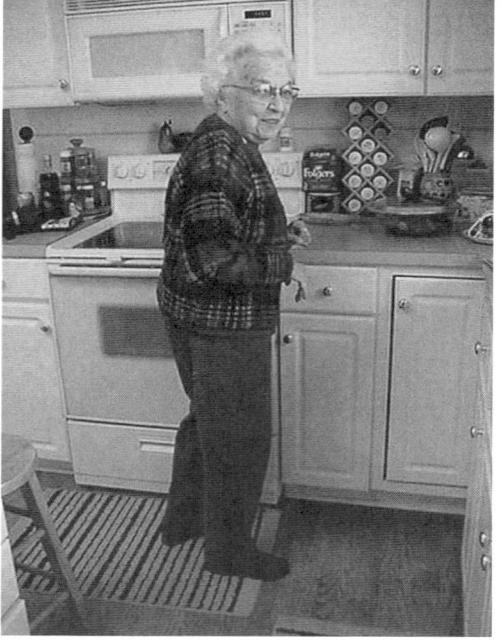

図30-10 静止立位

図30-11 体重移動

表30-4 ルード法における促通と抑制手技

経皮的促通手技	固有受容性促通手技	抑制手技
軽い動きのある接触*	強い関節圧縮	中立温度
早いブラッシング*	抵抗	関節圧縮
アイシング*	前庭刺激	スロー・ストローキング
	倒立位	ロッキング
	伸張性圧迫*	ジェントル・シェーキングまたは
	伸張*	ロッキング*
	固有筋伸張*	腱圧迫*
	二次終末性伸張*	持続的伸張*
	タッピング	スロー・ローリング*
	治療的振動刺激*	
	骨圧迫*	

*これらの手技は，入門レベルを超えるため，本章では詳細には触れない．

方法が要約されている．

先に定義されたRoodの治療法の中で，今日の実践に最も適し，現代の神経科学的理解に適う方法のみを抜粋してこの項に要約する．さらに，入門レベルのトレーニングに適している治療法のみ記載する．

固有受容性促通手技

固有受容性刺激は感覚入力を利用して，筋紡錘，ゴルジ腱器官，関節受容器，前庭器官を促通することをいう[59,65]．一般的に，固有受容性刺激を行う目的は，運動反応に対するクライエントのコントロール力を高めることである．外受容器に比べて固有受容器の順応は緩やかであり，姿勢パターンを維持することができる[64]．固有受容器系においては，神経的漸増（recruitment）がほとんど，あるいは全く起こらない．したがって，刺激を受け続ける限り，運動反応は持続すると考えられている[64,98]．4種類の固有受容性促通手技を以下の項にて述べる：強い関節圧縮，抵抗，前庭刺激，倒立位[33,35,40,75,76,78,79]．

強い関節圧縮

強い関節圧縮（heavy joint compression）は，骨の長軸方向から体重よりも重い関節圧迫を加えることである[6,7]．支持関節に対して加えられる強い関節圧縮は，普段加えられている体重による力よりも大きい[42,49]．強い関節圧縮は，圧迫を加えている関節の同時収縮を促通するために用いられる．これは，肘つき腹這い，四つ這い，坐位，立位といった発達パターンと組み合わせることができる．関節圧縮は，作業療法士が手を使って，または手首用の重錘バンドや砂袋を用いる場合がある．臨床的には，関節圧縮は上腕骨（肩甲上腕関節）や大腿骨（寛骨臼）など長管骨の長軸方向から加えるのが最も効果的である．

抵抗

Roodは，筋紡錘の一次および二次神経終末を刺激するために強い抵抗を用いた．抵抗は，固定筋群に影響を与えるために，発達パターンに沿った姿勢をとらせ，等張性収縮が起こるようにする．Stockmeyer[85]によると，短縮状態の筋群収縮に対して抵抗を加えた場合，深部の緊張性姿勢筋群に分布する筋紡錘の求心性線維を促通するという．Farber[35]は，筋紡錘反応を高めるための抵抗を加える直前に素早い伸張を実施した．さらに，抵抗に

作業療法実践ノート

これらの手法のいくつかまたはすべてを，現代における作業を基盤とした実践に適応する際には注意を要する．なぜなら，これらの治療は作業自体より筋緊張といったクライエント要因に特に影響するように構成されているからである．つまり，作業を基盤とした実践には，作業を伴わない治療方法が含まれることはない．また，これらの治療は，運動機能を作業に従事する際のダイナミックなシステムから独立したものとして強調している．

抗して筋が収縮すると，短縮した状態で筋紡錘の収縮を引き起こし，筋紡錘は短い長さに再適応する．これは筋紡錘のバイアス過程であり，結果として伸張に対してさらに敏感になるのである．こわばった筋を緩めるために徒手的に伸張を加えるより，望ましい動作に対して間欠的な抵抗を段階的に加える方がよい[35, 42, 80]．

前庭刺激

前庭刺激は，強力な感覚入力の1つである[7, 29]．静止状態の迷路系は，頸部，体幹，四肢の伸筋パターンを促通するために用いることができる[38]．動的状態の迷路系は，保護伸展のような相動的な皮質下反応を誘発するために用いることができる[38]．JonesとWatt[52]は，人の予期せぬ転倒に対する筋反応を研究した．彼らの発見により，筋紡錘の伸張反射が起こる前に，前庭系は抗重力筋群やその拮抗筋群を活性化することが明らかになった．前庭系は，筋緊張，バランス，方向性，保護反応，脳神経機能，両側性統合，聴覚・言語発達，追視に影響を及ぼす発散的系統である[29, 97, 98]．前庭系は，水平面や垂直面における直線的な加減速，あるいはその場でくるくる回ったり，転がったり，振り子運動をするといった角速度の増減によって刺激を受ける．前庭刺激は刺激の速度によって，促通にも抑制にもなり得る．素早く揺らすと刺激的に作用し，一方，ゆっくりとリズミカルに揺らすと全身的なリラックス反応を引き起こす傾向がある[6, 7, 35]．

倒立位

Roodは，特定の筋群における筋緊張を変化させるために，倒立姿勢（**倒立位**：inversion）の利用を推奨した．倒立位における静的前庭系作用により，頸部筋や正中部の体幹伸筋，四肢の特定伸筋の緊張が増大する[42, 79]．人を対象とした研究において，頭の位置が特定の骨格筋にどのような影響を与えるのか研究された．その結果，頭を下げた状態において特定の伸筋緊張が最大となり，一方，直立位ではそれらの筋の伸筋緊張が最小になることがわかった．最も良い結果を得るためには，頭部は頸部に対して正常なアライメントを保たなければならない．もし頸部が屈曲または伸展していると，緊張性頸反射は反応を妨害する[26, 38, 65]．循環器疾患のある者に対して倒立位を用いる際は細心の注意を払う必要がある．頭部が肩の高さよりも下に近づくにつれ，頸動脈洞の圧受容器が血圧の変化により刺激を受ける．この姿勢は，副交感神経系を介して生理的反応を引き起こし，血圧の低下や筋緊張の低下，全身的な弛緩をもたらす．倒立位の手技は，振動や，特定筋の緊張を変化させる目的で行われる頸部圧迫と組み合わせて使用することができる[6, 7, 35, 42, 85]．

抑制手技

4つの**抑制手技**とは，中立温度，スロー・ストローキング，軽い関節圧縮，発達パターンでのロッキングである．

中立温度

中立温度（neutral warmth）は，視床下部の温感受容器に最も大きな影響を与え，副交感神経系を刺激する[30, 40, 42]．中立温度は，痙縮や固縮といった筋緊張が亢進したクライアントに用いられる．また注意力障害のある小児に対しても有効である[7, 35]．その手順は，まずクライアントに楽な姿勢をとらせて綿製の毛布や掛け布団で体を包み，5〜10分間そのままにしておく．中立温度は視床下部の受容体に対して均衡のとれた無理のない熱量発生を促す．たいていの場合，人は穏やかな気分になり，筋緊張が低下する[49, 73]．

スロー・ストローキング

スロー・ストローキング（slow stroking）は，抑制手技の1つに位置づけられている．腹臥位のクライアントに対して，作業療法士は背側にある脊髄神経後枝部位をリズミカルに，深部に圧力が加わるようにして手を動かす．作業療法士は指先で棘突起の両側に圧を加え，神経終末と自律神経系の交感神経の興奮を促す．ストロークの動作は後頭から尾骨までゆっくりと連続的に行う．両手を交互に使い，一方の手が脊柱の末尾にたどり着いたら，もう一方の手を上から下に向かって動かす[35, 42, 49, 73, 76]．抑制手技は，穏やかな音楽をかけながら行うと臨床的効果が高い．音楽は，前庭や固有受容器を促通する感覚統合療法終了時に，子どもたちを落ち着かせる手法として用いられてきた．スロー・ストロークの手技は3分以内に留めておくべきである．その理由

軽い関節圧縮

体重と同じまたは体重よりやや少ない力で行う関節圧縮は、関節周囲筋の痙縮を抑制する方法として使用することができる[78,80]。この手技は、片麻痺のクライエントに対して肩周囲筋群の筋バランスの不全を一時的に解消し、痛みを緩和する方法として用いられる場合がある[35]。まずクライエントに坐位か背臥位をとらせる。作業療法士は片手をクライエントの肩に当て、もう一方の手を屈曲させた肘の下に置く。腕を35°から45°外転させ、上腕骨の長軸方向から体重と同じかやや少ない力を加える[7]。この方法によって、肩甲上腕関節と腕尺関節の双方に圧迫を加えることができる。さらに、正しい方法でこの手技を行った場合、2つの関節を圧迫するだけでなく肩関節に対して劇的な効果を与える。筋弛緩が始まったら、肩関節の痛みやこわばりを軽減するために、作業療法士は上腕骨をゆっくりと優しく小さな円を描くように動かすとよい[35]。クライエントに肘つき腹這い姿勢をとらせることで、肩と肘に関節圧迫を加えることもできる。手関節と肘関節の長軸方向から、軽い関節圧迫を加えるのも効果的である[35,73]。作業療法士は、片手をクライエントの肘の後ろに当てて前腕を中間位に保ち、手関節を背屈させながら手掌の基部から圧縮を加える。関節圧は刺激を加えられている間、最大の効果を発揮する[11,20,35,42,49]。

発達パターンでのロッキング

発達の順序、そして安定性の上に運動性が加わるという概念を尊重する立場から、Roodはクライエントが静的姿勢をとれるようになってから動くことを薦めている[80,85]。発達的な観点からみると、クライエントはまず静的な姿勢がとれるようになった後に、その姿勢を保持しながらそれぞれの協調運動を統合する。Roodはこれを「スキル」の発達と呼んだ。たとえば、四つ這い位姿勢において3点に体重を乗せることで、残りの1つの手は物を握ったり探したり自由に使えるようになる。まずは体重を前後に動かすことから始める。クライエントがリズミカルな動きを楽にこなせるようになるに従って、体重移動を左右方向から対角線的な動きへと進める[35]。片麻痺のクライエントは、作業療法士が上腕三頭筋や肘筋に圧や伸張を加えることで患側の肘の安定性を得、四つ這い位をとることができる。作業療法士が体重よりもはるかに重い力で圧を加えることで同時収縮が促通され、圧は手関節の背屈と手掌の基部から作用して手関節の屈筋群を抑制する。手の背側に軽い動きのある接触を与えると、手指の伸展が助長される[35,42,78]。四つ這い位で揺らす（ロッキング）手技を使う場合、体幹に対して首を直線上の正常位置に保つことで、頸部の固有受容器が四肢の緊張に影響を与えないようにする[78,80]。クライエントが前後面で動くと、肩甲帯と骨盤帯に運動性がもたらされる。治療が進んだ段階で、作業療法士は反射抑制の方法として頸部の屈曲、伸展、回旋を組み合わせた運動を実施する場合もある[79]。

■作業を基盤とした実践のためのルード法の再構成

伝統的に、作業療法士は人が目的活動を行う準備として先に述べたような技法を活用していた。活動は目的的であるべきとするルード法の基本原則は、すなわち作業を基盤としているといえる。意図的な活動をはじめに行うことは、作業へ移行するために意義や努力を生み出す。ルード法は、作業に従事するための準備として最も有効である。現代の研究や知識のもとに彼女の業績を再概念化することは、作業遂行を理解し考慮する点でとても役立つ。次の項において、特にRoodの概念の枠組みを再編成する。

■ルード概念の枠組み：再構成

作業を基盤とした実践のためには5つの前提がある（図30-12）。これらの要素は、Roodの初期の業績を紹介したStockmeyer[85]の論文から引用したものである。

前提1：作業に関連する神経筋機能は、初期状態に対する相互効果や感受性に基づいて相互作用や変換を行う多岐にわたるネットワークのカオス・システム（chaotic system）である。

前提2：カオス・システムとして、神経筋機能は

動的過程を展開する.

前提3：神経筋システムに影響を及ぼす主な制御パラメータは，体性的，自律的，情緒的，認知的変数または動機づけの変数である.

前提4：運動および感覚システムは相互効果をもつ.

前提5：作業は機能を形づくる.

将来，Roodの業績を基にしたこれらの主な前提を詳述する者が出てくるだろう.

最後に，作業の基礎となる運動機能に役立つネットワークを考える手段として，表30-5に発見的手法（heuristic）を示した.この発見的手法は，機能ネットワークや制御パラメータ，関連する成果につながり，現在の神経科学的知識や理解を基に改訂されたRood概念の本質を反映していることに注意すること.読者は，作業に関する複雑さの統合とカオス理論の詳細についてはRoyeen[82]を参照のこと.

[要約]

本節では，中枢神経系の処理過程や治療についての現代の見解に基づいて，Margaret Roodの業績を再構成した.彼女の理論を作業を基盤とした実践に再構成するために，カオス理論やダイナミック・システム理論を利用した.治療において運動をコントロールするためのRoodの原法の要素は，作業に従事するための基礎を提供する.Roodによって開発された発達の主要な運動パターンと作業におけるその目的について詳述した.現代の神経科学の知見に基づいて，初心者向けの伝統的なRoodの治療手技と，それらの手技の作業を基盤とした実践への応用について要約した.活動は目的的であるべきであるとするRoodの信条とともに，作業遂行の背景について強調した.作業を基盤とした実践における5つの重要な前提につながるRoodの概念に基づく概念枠組みを提唱した.最後に，作業の基礎としての運動機能を促進するネットワークを同定するために発見的手法を提示した.

第2節：神経筋促通手技

神経筋促通手技（PNF）は，単なる手技ではなく，正常運動と運動発達に基づいた治療哲学である.レティシアの症例を通して，作業療法における

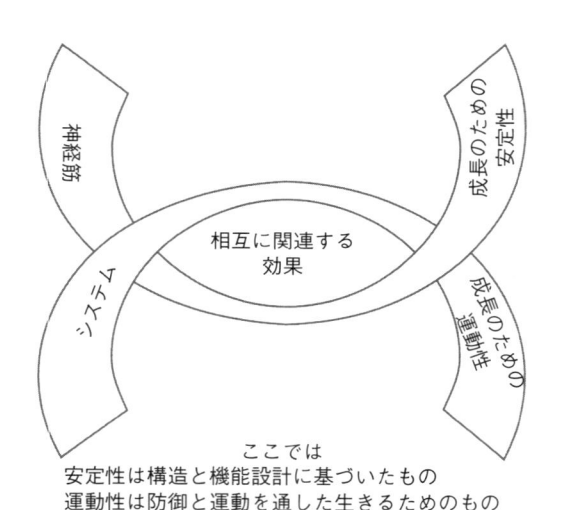

図30-12 ルードの概念的枠組みの再構成（図はRene Padilla, OTRによる）

表30-5　ルード概念の再構成のための発見手法

神経筋ネットワーク	機能	主なコントロール変数	関連事項
ネットワークI	吸気	第V脳神経	背臥位屈曲：身体機能
	吸啜	内側縦束	
	嚥下		
	屈曲		
ネットワークII	伸展	前庭脊髄路	肘つき腹臥位：抗重力
ネットワークIII	同時収縮	筋紡錘	関節の安定性：姿勢
ネットワークIV	運動性	皮質脊髄路	空間での運動：スキル
ネットワークV	動機づけ	大脳辺縁系	作業への従事
		前頭葉	
		認知	
		感情	

ケーススタディ：レティシア（その1）

レティシアは34歳，既婚者で2児の母親だが，自動車の事故に巻き込まれて脳を損傷し，左手関節と肋骨を何本か骨折した．事故の後遺症として，運動失調による左の複視と体幹の硬直，運動コントロール障害が残った．母親として，レティシアはいつも子どもと関わり，小学校で教師の補佐をしていた．彼女にとって，家事を含めた母親としての役割を果たし，車の運転や教室での仕事を全うできることは重要であった．残念なことにレティシアは疲れやすく，以前は家族と楽しんで過ごしていた日常の生活活動に悪戦苦闘している．とりわけ彼女は子どもたちと一緒にゲームをすること，家族の食事を用意すること，事故の前に補佐していた3年生のクラスのチューターの仕事ができるようになることを望んだ．

理解を深めるための問題
1. レティシアが家庭と職場での作業や課題を行うための能力を取り戻すために有効な運動パターンを選択するにはどうするか？
2. レティシアの機能障害にはどのPNF手技が効果的であるか？ また，彼女が望んでいる課題を遂行するためにどのようにPNF手技を選ぶか？
3. PNF的見解から，治療の効果をどのように判断するか？

評価や治療へのPNFの適応について論議しよう．基本原理や対角線パターン，および一般的に使われる促通手技を紹介し，日々の生活におけるそれら手技の適応性や現状を述べる．PNFは姿勢や可動性，筋力，努力および協調性といったクライエント要因に目を向けている．PNFを有効に利用するためには，正常発達を理解し，手技に利用する運動技能を学び，また作業療法活動に対する概念や手技を適用する必要がある．本章は，PNFを経験した作業療法士の指導下で行われるさらなる知識と訓練のための基本となるものである．

PNFは，正常運動と運動発達に基づいている．正常な運動活動において，脳は個別の筋活動としてではなく，全体の動きを記憶する[50]．PNFに含まれるものとして集団運動パターンがあるが，これは自然な動きにおけるらせん状や対角線状の動きで，機能的な活動とされる動きに似ている．この複合感覚的なアプローチにおいて，作業療法士は用手接触，言語指示，視覚的合図を通した促通手技で運動パターンと姿勢を関連づけていく．これらの促通手技と運動パターンは準備段階における方法であり，クライエントがより効果的に日々の作業をこなし，課題の遂行の中で適用する準備を行う．PNFは，パーキンソン病，脊髄損傷，関節炎，脳卒中，頭部外傷や手の外傷を含むさまざまな状態への治療法として使われる．

■歴史

PNFは，1940年代に医師であり神経生理学者でもあるHerman Kabatにより考案された．彼は，Sherringtonの研究を基に，ポリオと多発性硬化症の二次的な麻痺への治療として神経生理学の原理を応用した．KabatとHenry Kaiserは，1948年にカリフォルニア州VallejoにKabat-Kaiser研究所を設立した．ここでKabatは，理学療法士のMargaret Knottとともに働き，治療としてのPNF法を発展させた．1951年までに，**対角線パターン**といくつかの核となる促通手技が確立された．現在，PNFは多数の神経疾患，整形外科疾患治療および一般的な運動疾患の治療に用いられている．

1952年に，Kabat-Kaiser研究所に理学療法士のDorothy Vossが職員として加わった．彼女とKnottは，セラピストの教育と指導にあたった．1954年に，KnottとVossはVallejoで初めて2週間のコースを開催した．2年後に，Margaret KnottとDorothy VossによるProprioceptive Neuromuscular Facilitation（神経筋促通手技，第1版）がHarper & Row社から出版された．

これと同じ時期に，American Journal of Occupational TherapyにPNFとその作業療法への応用についていくつかの報告が掲載された[5, 19, 23, 53, 91, 96]．Dorothy Vossによる作業療法士のための最初のPNFコースがノースウェスタン大学

で開催されたのは，1974年のことであった．それ以降，作業療法士のBeverly Myersや他の作業療法士たちがアメリカ合衆国全土で作業療法士のためのコースを開催した．1984年には，シカゴのリハビリテーション施設において，初めて理学療法士と作業療法士同時にPNFが教えられた[72, 92]．今日，同コースはアメリカ合衆国中だけでなく，ヨーロッパやアジア，南米でも開催されている．

■治療の原理

Vossは1966年に，Northwestern University Special Therapeutic Exercise Projectにおいて11の治療の原理を紹介した．これらの原理は，神経生理学や運動学習，運動行動の分野の概念を発展させたもので，今日のPNF実践にも必須のものである[92]．

すべての人間には十分に発達していない潜在能力がある．この哲学がPNFの基礎として存在している．それゆえ評価と治療計画において，クライエントの能力と潜在能力が強調される．たとえば，体幹の片側に障害のあるクライエントは，より弱い部分を助けるために障害のない側を使うことができる．同じく，腕が弛緩している片麻痺のクライエントは，抗重力活動における患側上肢を強化するために，障害を受けていない頭部や頚部そして体幹筋を使うことができる．

正常運動発達は，頭−尾方向および近位−遠位方向へ進む．評価と治療においても，頭−尾方向および近位−遠位方向になされる．著しい障害がある時，視覚や聴覚，前庭器官とともにまず頭部と頚部に注意が向けられ，そして上部体幹と四肢にも向けられる．健常部位の損傷がない場合，障害部分を強化するための効果的な情報源を得ることができる[94]．近位−遠位方向は四肢機能が発達する前に，頭部や頚部，体幹の適切な機能が発達した後に起こる．このアプローチは上肢の正常な運動協調性を促通する治療で，特に重要である．頭部，頚部および体幹における適切なコントロールなくして，正常運動技能を効果的に発達させることはできない．レティシアの場合，はさみを使って物を切るなど，仕事上必要となる巧緻な運動課題を的確にこなせるようになる前に，適切な姿勢コントロールを獲得する

ための頭や首，体幹部分の筋を強化する必要がある．このことは，個々のクライエントの姿勢コントロールが，作業遂行にいかに影響を与えるかを示している．

初期の運動行動は反射活動が優位である．成熟した運動行動は姿勢反射によって強化または支持されている．原始反射は，人が成熟するにつれて統合され，寝返り，這い，そして座るといった発達を強化するために利用される．また，反射は四肢の筋緊張の変化に影響を与えることがわかっている．HellebrandtやSchade, Carns[44]は，正常成人の四肢の筋緊張と動きの変化における緊張性頚反射（TNR）と非対称性緊張性頚反射（ATNR）の影響について研究した．彼らは頭部と頚部の動きが上下肢の動きに対して重要な影響を与えることに気づいた．この研究結果を治療に応用し，筋力低下のある肘関節伸筋は，ATNRを用いてクライエントに患側方向を見させることで強化することができる．同様に，クライエントは反射の助けによって姿勢をとることができる．例として，レティシアは朝起きる時，立ち直り反射を利用して側臥位からベッドに端坐位になることができる．

初期の運動行動は，伸展と屈曲の間で揺れ動く自発的な運動として特徴づけられる．これらの動きはリズミカルで，逆転作用がある．治療では，両方向の運動に注目することが重要である．作業療法実践でクライエントがいすから立ち上がるのを介助する場合，作業療法士は座ることにも同じように注意を払わなければならない．損傷によってしばしば遠心性収縮（座ること）が損なわれ，その機能をクライエントが取り戻すのは非常に難しい．もし正しく治療されなかったなら，クライエントは不適切な運動コントロールが残ったままスムースにいすに座れず，あたかも「落ちる」ような状態になることがある．この遠心性収縮は，学校で低いいすに座ることを求められるレティシアにとっては，特に重要になる．同様に，日常生活活動（ADL）訓練において，クライエントは服の着脱を習得する必要がある．

発達する運動行動は，運動と姿勢の全体的パターンの規則的な順序によって表される．正常な乳児において，全体的パターンの連続性は移動動作の発達を通して証明される．乳児は寝返りし，四つ這い，這い，そして最終的に立ち，そして歩くことを学

ぶ．これらの移動の過程を経て，乳児はさまざまな姿勢の中で四肢をさまざまなパターンで使うことも学ぶ．最初，手は背臥位や腹臥位といった最も支持的な姿勢で手を届かせたり物を握ったりすることに使われる．姿勢コントロールが発達するにつれて，乳児は側臥位，坐位，そして立位で手を使い始める．治療では運動遂行能力を最大にするために，クライエントにさまざまな発達的姿勢の中で作業する機会を与える必要がある．全体的パターンでの四肢の使用は，頭部，頸部および体幹の構成要素パターンの相互作用を必要とする．たとえば，テニスラケットをフォアハンドで振る場合，腕と頭部，頸部と体幹はスイングの方向に動く．遠位構成要素と近位構成要素の相互作用がないと，運動強度と協調性は低下する．

　運動行動の成長には，屈曲と伸展間の優位性が入れ替わることが示しているように，周期的傾向がある．拮抗筋間で優位性が入れ替わることで，筋のバランスとコントロールは発達する．PNF治療アプローチの主な目標の1つは，拮抗筋間にバランスを生じさせることである．発達的に，乳児は四つ這いを始める前にこのバランスを確立する〔例：腕と膝の前方でロッキング（伸筋優位）と後方でのロッキング（屈筋優位）〕．この姿勢において運動が始まる前に，姿勢コントロールとバランスが保たれていなければならない．治療を行うにあたっては，最初にどこに不均衡が存在するかを観察し，弱い要素を促通することで拮抗筋間のバランスを保つことが重要である．たとえば，脳卒中のクライエントが屈筋共同運動（屈筋優位）を示しているようであれば，伸展が促通されるべきである．

　正常運動発達には一定の順序があるが，段階性という意味での質を欠いている．部分的な重なり合いがある．子どもは，ある活動に対する遂行能力が完成してから次の活動を始めるわけではない．クライエントをどの全体的パターンに置くべきか確かめる場合，正常な運動発達に注意を払うべきである．1つの促通手技あるいは発達上の姿勢において望ましい結果が得られない場合，他の発達上の姿勢で活動を試みることが必要になる場合もある．たとえば，クライエントがレティシアのように運動失調症で坐位で課せられた仕事をうまくできないのであれば，腹臥位で肘をつく，または机の上で肘をつくといった，より支持的な姿勢で技能を習得する必要がある．ちょうど乳児が複雑な行動を試みる際，より確実な姿勢に逆戻りするように，クライエントもそうすべきである．一方，クライエントが平地を歩くといった運動活動を達成できなかったら，階段昇降などのより高いレベルの活動を試みることで効果を得ることもあり，それが平地歩行を向上させることにつながるのである．発達順序が早まったり遅くなったりすることは自然であり，それにより運動活動を練習するためのさまざまな機会が与えられる．発達上の姿勢に関連した課題に認知的な要求がなされることも考慮しなければならない．支点部位の変化や，体重を他の四肢に移動することによってクライエントの位置が変わる時，視覚や認知過程の質は影響を受ける[1]．

　歩行は屈筋群と伸筋群の相反性収縮に依存し，姿勢の維持は，微妙な不均衡に対する持続的な調整を必要とする．拮抗的運動，反射，筋，関節運動は，運動や姿勢とともに必要不可欠なものとして相互作用する．この原則はPNFにおける主な目的の1つを言い換えている——つまりそれは拮抗筋間のバランスを保つことである．不均衡の一例として，体幹伸筋優位のため，机上での認知作業をするために適切な坐位バランスが維持できない頭部外傷のクライエントが挙げられる．また別の例として，腕の屈筋緊張優位のために指の屈筋群が固い片麻痺のクライエントがいる．治療では不均衡を修正することが強調される．痙縮がある場合，はじめに痙縮を抑制し，次に拮抗筋と反射および姿勢を促通する．

　運動能力の向上は運動学習による．作業療法士から入力される複合感覚は，クライエントの運動学習を促し，PNFアプローチには不可欠な要素である．たとえば，作業療法士は棚にあるカップを取るために手を伸ばすような肩の屈曲動作をクライエントとともに行う．作業療法士は言語入力として「カップに向かって手を伸ばしなさい」と指示する．これは視覚における運動反応を強めるために，クライエントに動く方角を見るよう促す．それゆえ，触覚，聴覚，視覚の入力が使われる．このような外部刺激が，適切な行動をとるにあたってもはや必要とされなくなった時，運動が習得されたことになるのである．

　刺激頻度と反復活動が，運動学習の向上と維持そ

して筋力と耐久性の発達をもたらす．PNF習得中の作業療法士が技術を実践する機会を必要とするのと同様に，クライエントは新しい運動技能を実践する機会を必要としている．実践によって作業における運動遂行を支持する習慣が形成される．子どもが歩行を習得する姿を目撃したことのある誰にでも明白なように，乳児は発達段階で運動技能を獲得するまで，多くの環境と発達上の姿勢で絶え間なくその運動技能を繰り返す．何度失敗しても技能を習得するまで努力を続ける．その動作を習得してはじめてそれが子どものものとなる．そして子どもは必要な時に，自動的または意図的にその活動ができるようになるのである[94]．ピアノを弾くことやテニスを練習する者についても同じことがいえる．実践する機会なしに運動学習は達成されない．レティシアの生徒たちが学校で学んだことを身につけるために宿題を与えられるのと同様に，レティシアにも治療において練習した姿勢や動きを強化するための実践練習を行う家庭での課題が必要となる．

促通手技とともに目標づけられた活動は，歩行の全体的パターンや身辺処理活動の学習を促すために利用される．身辺処理活動に対して促通手技を適用する場合，目的は機能的能力の改善だが，指示や訓練以上の改善が得られる．障害の矯正は望ましい反応を促すために，用手接触と促通手技を直接適用することで達成される[48]．治療の間この方法は，対象物を離すことによって指の伸展を促す**ストレッチ**を行う，あるいは運動失調症のクライエントが立位で皿を洗っている間の安定性を得るために肩や骨盤の関節圧縮をすることを意味する場合もある．適切な促通手技を繰り返すことで，レティシアはより正常な行動を行っていると感じる機会が増え，作業療法士の外的入力に頼らないようになる．

■運動学習

前述したように，運動学習は複合感覚アプローチを必要とする．聴覚や視覚，触覚器官のすべてが，望ましい反応を得るために使われる．それぞれのクライエントにおける感覚入力の正しい組み合わせは，クライエントの状況に応じて確認，実行，そして変更されるべきである．クライエントの発達段階と協力能力も考慮されるべきである[94]．失語症のクライエントに使われるアプローチは，手の損傷のクライエントに使われるアプローチとは異なる．たとえば，口頭による指示は失語症のクライエントより手の損傷のクライエントのほうがよく理解する．口頭による指示より触覚やジェスチャーを使った指示のほうが失語症のクライエントは理解しやすい．同様に，子どもと成人に対するアプローチも大きく異なる．レティシアに対する治療は，彼女が頭部損傷の後遺症として認知障害をもっていることに加えて，視覚障害があることも考慮しなくてはならない．

聴覚

言語指示は短く明確でなくてはならない．指示のタイミングが重要で，その指示は運動行為に対して早すぎても遅すぎてもいけない．声の調子が患者の反応の質に影響を与えることもある．Buchwald[16]は，中程度の音声はγ運動ニューロン活動を呼び起こし，より大きな声はα運動ニューロンの活動を変えることができると述べている．強く鋭い指示はストレス状態を刺激し，運動反応に対して大きな刺激が必要となる場合に用いられる．柔らかい声の調子は，痛みがある時に安心させ，なめらかな運動を促すために用いられる（例：レティシアの左手関節の可動域を向上させるために用いられる手技）．クライエントが最大限努力している時は，適度な声の調子が用いられる[94]．

運動遂行における聴覚フィードバックの別の効果について，LoomisとBoersma[60]が研究を行った．彼らは右脳血管障害（CVA）のクライエントに対して，いすから移動する前の車いすの安全性を教えるために「**言語媒介**の方法」を利用した．LoomisとBoersmaは，安全に1人で車いすから降りる手順を大きな声で言うよう指導した．また，言語媒介の方法を使ったクライエントだけが，安全に1人で移乗を行うための車いす訓練を熱心に行っていることがわかった．クライエントたちは手順をしっかりと覚えており，この事実から言語媒介の方法は正しい順序でより失敗が少なく自立するためにはとても有益であることを示している．

レティシアがはじめて治療を受けに来た時，骨折した手首の激しい痛みに悩まされていた．初期のPNF治療において，手関節を含む動きを行う際は

優しい口調で指示を出す必要がある．対照的に，レティシアが姿勢を変える（側臥位から膝立ちに移行するなど）能力を高める訓練をする際は，力強くはっきりした指示が必要となるであろう．

視覚

　視覚刺激は運動の導入と協調を助長する．視覚入力は，クライエントが運動方向を見失っていないかどうかを確認するためにモニターされる必要がある．たとえば，クライエントはしばしば作業療法士の動きや位置を視覚的合図として利用しているため，作業療法士の位置は重要である．もしレティシアを前方に動かしたいのであれば，作業療法士は斜め前に位置する．作業療法士の位置とともに，作業療法活動の配置も同様に考慮される必要がある．子どもたちの好きなゲーム盤を利用して，作業療法士は治療目標となっている頭部や頸部，体幹の回旋を向上させるために，ゲーム盤をレティシアに対して前方や左方向に置くとよい．作業療法は活動が主体であるため，クライエントに対して数多くの視覚刺激を与える．

　レティシアの治療に対して視覚を利用する場合，特別な配慮が必要となる．眼球運動コントロールを強化するために彼女の強い頭部と頸部の筋を用いることができる．全身と四肢における対角線パターンは両眼の動きを強化することができる．

触覚

　発達上，触覚系は聴覚や視覚系より早く成熟する[34]．さらに，触覚系は他の系と比べて効果が大きい．なぜなら，触覚系は時と空間を識別する能力を保持しており，空間の識別のみ可能な視覚系と，時間の識別のみが可能な聴覚系とは異なるからである[41]．Affolter[2]は，発達段階において触覚―運動感覚情報の処理を行うことは，認識し，情緒的な経験を得るための基本になると考えられるとしている．世界を見たり聞いたりすることだけでは何の変化ももたらさない．しかし，何の変化も起こることなく世界に触れることはできないのである．PNFコースにおいてしばしば引き合いに出される中国の格言はこの考え方を強調している：「私は聞きそして忘れる，私は見てそして思い出す，私は実行しそして理解する」．

　調和しバランスがとれた運動パターンを感じることは，クライエントにとって重要である．これは，レティシアのように運動失調のクライエントにおいて特に重要である．PNFアプローチにおいて，作業療法士の**用手接触**を通じて望ましい反応を引き出し強化するために触覚入力が使用される．このアプローチには，動きを指導するためにクライエントに軽く触れたり，運動を始める前にストレッチを行ったり，運動力強化のために抵抗を加えたりすることが含まれている．用手接触の種類と程度はクライエントの臨床状態に左右され，評価や再評価を行い決定される．たとえば，レティシアの骨折治癒初期段階のように，筋骨格系が不安定な場合にストレッチや抵抗を用いることは禁忌な症例もある．同じく，ストレッチや抵抗によって痛みや筋緊張の不均衡が増加する場合は，利用すべきでない．

　運動する際のスピードや正確性を向上させるためには，練習する機会がクライエントには必要である．繰り返すことによって，随意的な努力なしに自動的に行える習慣パターンが確立される．PNFアプローチにおいて，**部分課題練習**と**全体課題練習**という概念がある．言い換えれば，課題全体を習得するために，クライエントが1人でできない部分を重視する．**段階的手段**という言葉は，全体の動きの中における部分的な課題を強調することを示している[94]．課題全体におけるそれぞれの部分的課題は，適切な感覚合図と促通手技を組み合わせた訓練によって改善される．たとえば，車いすから浴槽内のベンチに移る訓練をしているクライエントにとって，脚を持ち上げて浴槽の縁を越えることは難しいかもしれない．繰り返し，そして股関節屈筋に対する促通手技を用いながら，移動動作における部分的な練習を行う．移動動作がスムースに連動できるようになれば，その後はそれぞれの部分練習をする必要はない．作業療法士が促進手技を実施する必要もなくなる．

　レティシアは，床の上に座って子どもたちとゲームで遊ぶことが困難であった．そこで治療では促通法を用いて，まずいすに座った状態から膝立ちへ，そして膝立ちから床に横座りする訓練を行う必要がある．初めは作業療法士による徒手促通を頼りにさまざまな動きを覚える．動きを習得するにつれ，作業療法士は触覚入力の程度を調整し減らしていく．

つまり，動きを習得するにはいくつかの要素が必要となる．PNFの治療アプローチにおいて，これらの要素には作業療法士の言語による指示や視覚合図からの複合感覚入力，用手接触が含まれている．接触は刺激として最も効果的で，クライエントが正常な動きを感じる機会を与える．近年の運動学習に関する理論では，動きを習得する場合，クライエントは治療においてただ受動的な受け手ではないとしている．それゆえクライエントは，機能的な日常生活における運動技能を訓練する機会が必要となる．最初の段階では，作業療法士の用手接触や感覚入力が必要となる．しかし，クライエントが動きを習得するにつれ，作業療法士の手助けを減らす必要がある．クライエントが間違いを減らし正すためのクライエント自身の内にあるフィードバックシステムをうまく活用できるようになるにつれ，作業療法士からクライエントに対するフィードバック量を減らさなくてはならない．

■評価

クライエントの評価には，注意深い観察能力と正常運動の知識を必要とする．初回評価は，クライエントの能力，障害と潜在能力を見極めるために行われる．治療計画が決定した後，継続的に行われる中間評価は，治療方法の有効性を確認し，クライエントの変化に応じて治療計画を修正するために必要である．

PNF評価は，近位から遠位に進められる．最初に呼吸，嚥下，構音，顔面／口部筋系，視覚／眼球運動コントロールといった，生命機能とそれに関連する機能が考慮される．これらの機能におけるいかなる損傷や弱点にも留意する．レティシアは疲れやすいため，彼女の日常生活における呼吸パターンと呼吸効率を綿密に評価される必要がある．

生命機能の次に頭部と頚部付近の観察を行う．この部位での欠陥が，上部体幹と四肢に直接影響を与える．頭部と頚部の位置に関しては，実際に活動を行っている間に，さまざまな姿勢や全体的な流れの中で観察を行う．以下の項目に留意することが大切である．(1) 筋緊張の優位性（屈筋か伸筋か），(2) 軸（正中か一方向への偏位か），(3) 安定性／運動性（多少なりとも必要とされる）[72]．

頭部と頚部の観察を行った後に，以下の身体部分に関する評価を行う：上部体幹，上肢，下部体幹，下肢．それぞれの部位は，部位間で相互作用が起こる回復中の動作に加え，特定の運動パターンにおいて個々に評価される．たとえば，肩屈曲は寝返りのような全体的発達パターンの中で観察するのと同時に，個別の上肢運動パターンの中でも観察される．

回復中の動作と姿勢の評価の中で，以下の問題点に留意すべきである：

・安定性や運動性をより必要としているか？
・屈筋と伸筋のバランスはとれているか，あるいはどちらか一方が優位か？
・クライエントはどの方向にも動けるか？
・主な障害（筋力低下，協調性不足，痙縮，拘縮）となっているものは何か？
・クライエントは1つの姿勢をとり，その姿勢を持続することができるか？　もしできなければ，どの点において，全体的な動きまたは姿勢が不適切なのか？
・障害は近位または遠位か？
・クライエントはどの感覚入力（聴覚，視覚，触覚）に最も効率的に反応を示すか？
・クライエントはどの促通手技に最もよく反応を示すか？

このような質問をレティシアの評価に用いると，以下のような観察ができる．まず，レティシアは運動失調による影響を減らすために，安定性を向上させることが必要である．彼女は，屈筋にも伸筋にも優位性はないが，疲れている場合，上体を起こした姿勢を維持することがより難しくなる．したがって，レティシアは疲れている場合の頭部，頚部そして体幹の伸展を促通することが必要となる．彼女はすべての方向に動くことができるが，後ろ向きで歩く場合の安定性に欠ける．彼女の最大の障害は運動コントロールの欠如と姿勢の硬直であるが，手関節の拘縮を防ぐことも考慮しなくてはならない．レティシアは身体の不安定さにより膝まずいたり座ったり立ったりする姿勢をとることが難しい．一度上体を起こした姿勢をとると何分間かはその姿勢を保つことができるが，疲労感が出てくる．そこでレティシアは，より下位の発達上の姿勢で耐久性を高める必要がある．さらに上体を起こした姿勢へ移行するのであれば，耐久性を高め強化するための

PNF手技が必要となる．近位コントロールが不適切なことと姿勢の硬直は四肢を有効に使う能力，特に高度な発達姿勢をとる際に影響を与える．彼女には複視のために視覚入力を最初に行うことは最善ではないが，PNF手技を利用した眼球運動コントロール促通によって効果が得られることもある．レティシアがよく反応を示した促通手技は，リズミック・スタビリゼーションとスタビライズ・リバース，そして関節圧縮である．

　個別および全体的パターンにおける遂行能力が生活を営む中で適切であるかどうかを見極めるために，最終的にクライエントの身辺動作とその他のADLが観察される．クライエントの遂行能力は，環境によって異なる．クライエントが作業療法あるいは理学療法のクリニックといった機能が充実している場所から，十分に整備されていない家庭や地域に戻ると運動遂行が悪化するのは当然である．したがって，治療は特定の活動が行われるさまざまな環境の中で，運動遂行能力の訓練が行えるように計画される必要がある．

■治療の実施

　評価の後，クライエントが達成したい目標を含んだ治療計画が立てられる．運動と姿勢に最も適切な影響を与える促通手技が用いられる．同様にして，遂行能力を高めるための適切な全体パターン（発達的パターン）と促通パターンが選択される．

対角線パターン

　PNFアプローチで使用される対角線パターンは，生活における動きのほとんどに見られる集団運動パターンである．作業療法評価と治療において挑むべきこととして，ADLにおける対角線パターンの認識がある．対角線の知識は，損傷部位を識別するために必要である．2つの対角線的な動きがそれぞれの主要身体部分，つまり頭部と頸部，上部と下部体幹，そして四肢に存在する．それぞれの対角線的パターンは，正中線から離れてあるいはそれに向かって，回旋と運動が同時に起こる屈曲と伸展の要素をもっている．

　頭部や頸部，体幹におけるパターンは，(1) 右回旋あるいは左回旋を伴った屈曲と (2) 右回旋あるいは左回旋を伴った伸展である．これらの近位パターンは四肢の対角線と結びついている．上下肢の対角線は肩と股関節において3つの運動構成要素によって，(1) 屈曲/伸展，(2) 外転/内転，(3) 外旋/内旋に分けられる．Voss[92]は，1967年に四肢パターンのための短い記述を紹介し，それらを対角線1（D_1）屈曲/伸展，および対角線2（D_2）屈曲/伸展と記述した．文献で屈曲と伸展の部位として指摘された箇所はそれぞれ上下肢の肩関節と股関節である．

　各対角線に伴う運動や，これらのパターンが見られる身辺動作，そしてその他のADL例を以下の項で記載する．生活を営むために必要な動きにおいて，パターンのすべての構成要素あるいは最大可動域（ROM）が必ずしも見られるわけではないことに留意する．さらに，対角線が身体の水平面と矢状面を横切ったり，あるパターンや組み合わせから別のものへと変化したりするように，機能的運動を行う際に相互作用する[71]．

一側性パターン

　1. UE（上肢）D_1屈曲（肩伸展-内転-外旋）：肩甲骨挙上，外転と回旋；肩屈曲，内転と外旋；肘関節の屈曲か伸展；前腕の回外；手関節の橈側への屈曲；指関節屈曲と内転；母指内転（図30-13A）．機能動作例：摂食時の手-口動作，テニスのフォアハンド，右手で頭の左側の髪をとかす動作（図30-14A），背臥位から腹臥位への寝返り．

　2. UE D_1伸展（肩伸展-外転-内転）：肩甲骨下制，外転と回旋；肩伸展，外転と内転，肘関節の屈曲か伸展；前腕の回内；手関節の尺側への伸展；指伸展と外転；母指の掌側外転（図30-13B）．機能動作例：内側から車のドアを開ける動作（図30-14B），テニスのバックハンド打ち，腹臥位から背臥位への寝返り．

　3. UE D_2屈曲（肩伸展-外転-外旋）：肩甲骨挙上，内転と回旋；肩屈曲，外転と外旋；肘関節の屈曲か伸展；前腕の回外；手関節の橈側への伸展；指伸展と外転；母指伸展（図30-15A）．機能動作例：右手で頭の右側の髪をとかす動作（図30-16A），テニスのサーブでラケットを持ち上げること，背泳．レティシアには，手関節を骨折したために弱くなっている回外と手関節伸展を促すため

図30-13　A：上肢D₁屈曲パターン．B：上肢D₁伸展パターン（Myers BJ：Unit I：PNF diagonal patterns and their application to functional activities, videotape study guide, Rehabilitation Institute of Chicago, 1982）

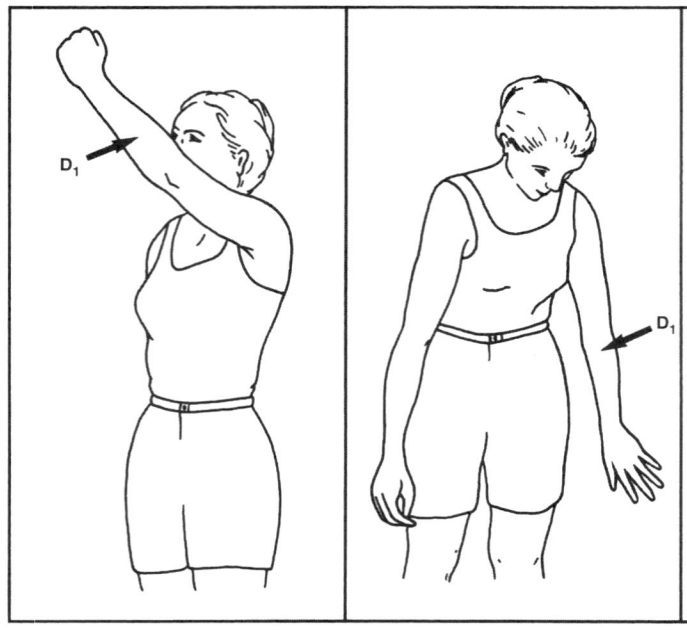

対角線1（Diagonal One：D₁）
・対角線1（D₁）伸展は，手を橈側方向に握った状態のD₁屈曲の最終肢位から開始される．
・D₁伸展は，尺側方向へ手を開くように導かれる．
・導かれている腕の手を目で追い，頭と手が正中線を越えるようにする．
・肘は真っすぐのままでもよく，屈曲または伸展してもよい．

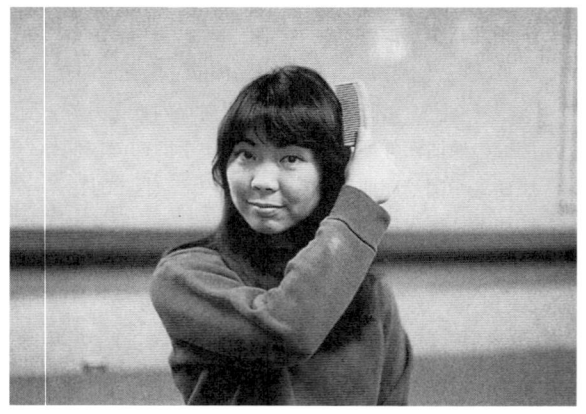

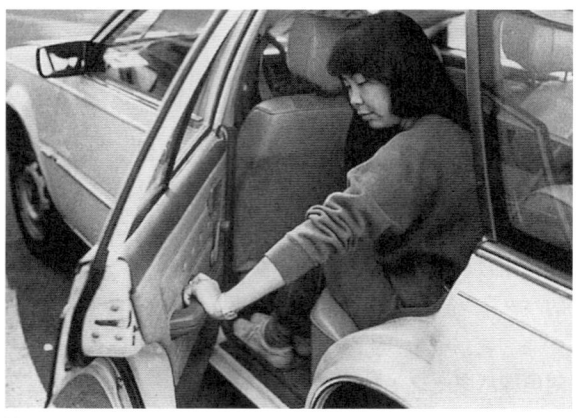

図30-14　A：上肢D₁屈曲パターンは反対側の髪をとかすのに用いられる．B：上肢D₁伸展パターンは内側から車のドアを開ける際に用いられる

に，左上肢におけるD₂屈曲パターンは特に重要になる．

4．UE D₂伸展（肩伸展-内転-内旋）：肩甲骨下制，外転と回旋；肩伸展，内転と内旋；肘関節の屈曲か伸展；前腕の回内；手関節の尺側への屈曲；指屈曲と内転；母指対立（図30-15B）．機能動作例：野球ボールを投げること，テニスでサーブを打つこと，右手でズボンの左側のボタンを掛けること（図30-16B）．下肢D₁屈曲と伸展における回旋の構成要素は上肢パターンと相合する．

5．LE（下肢）D₁屈曲（股関節屈曲-内転-外旋）：股関節屈曲，内転と外旋；膝関節の屈曲か伸展；内がえしと足趾伸展を伴った足関節と足部の背屈．機能動作例：サッカーボールを蹴ること，背臥位から腹臥位への寝返り，脚を組んで靴を履くこと（図30-17A）．

6．LE D₁伸展（股関節伸展-外転-内旋）：股関節伸展，外転と内旋；膝関節の屈曲か伸展；外が

対角線2(Diagonal Two：D₂)
・対角線 2(D₂)屈曲は，手を尺側方向へ握った状態のD₂伸展最終肢位から開始される．
・D₂屈曲は，手を橈側へ向けて開くように導かれる．
・すべての対角線パターンは頭部から足部へ，全範囲を通して行われる際に正中線を越える．
・肘は真っすぐのままでもよいし，屈曲または伸展してもよい．

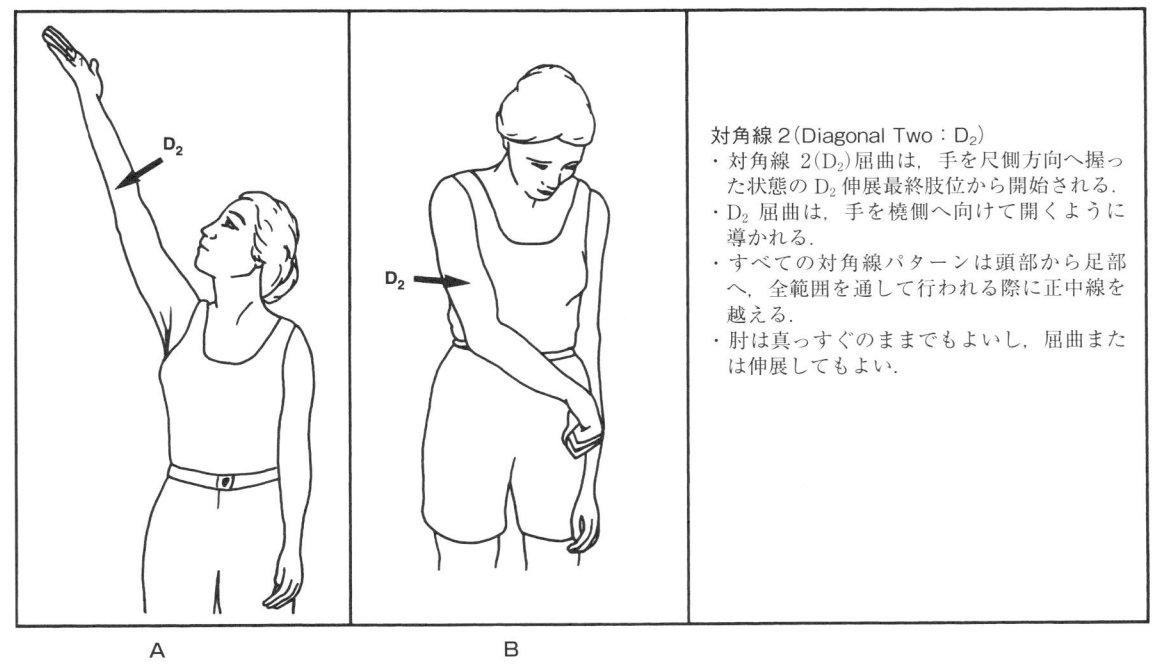

図30-15 A：上肢D₂屈曲パターン．B：上肢D₂伸展パターン（Myers BJ：Unit I：PNF diagonal patterns and their application to functional activities, videotape study guide, Rehabilitation Institute of Chicago, 1982）

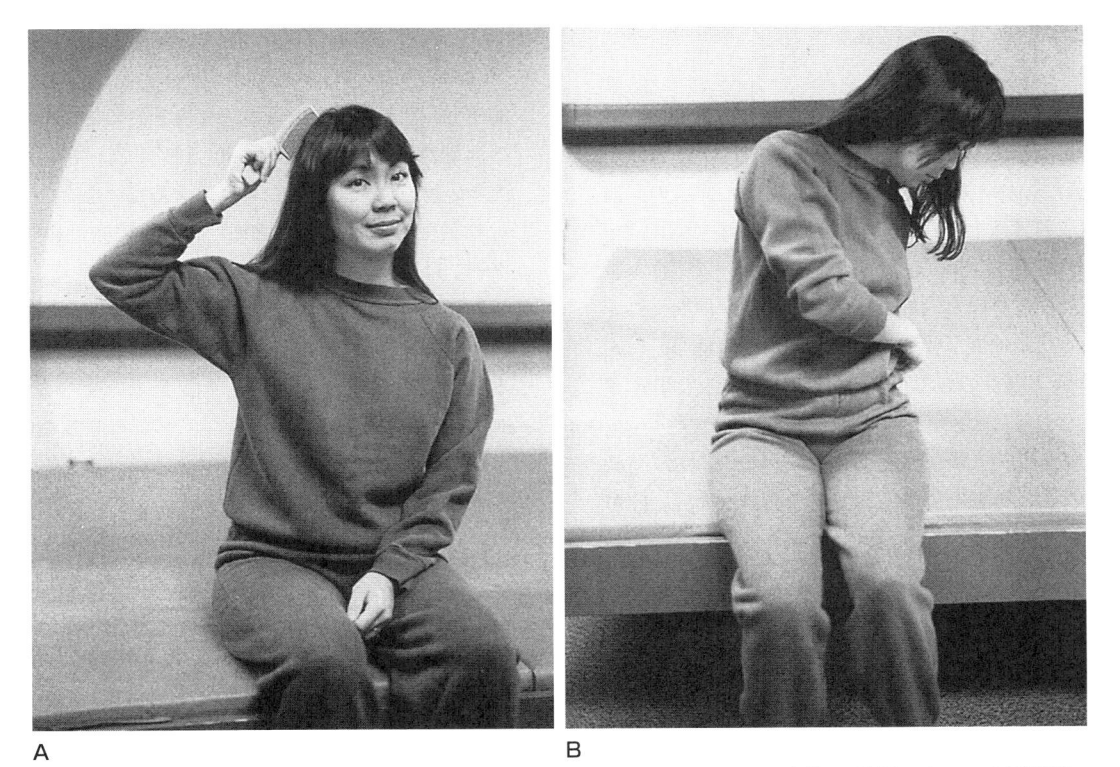

図30-16 A：上肢D₂屈曲パターンは同側の髪をとかすのに用いられる．B：上肢D₂伸展パターンは反対側にあるズボンのボタンを留める際に用いられる

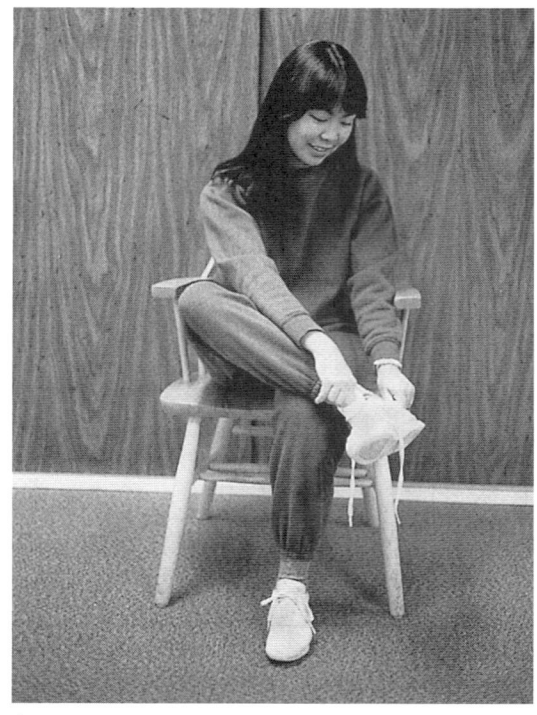

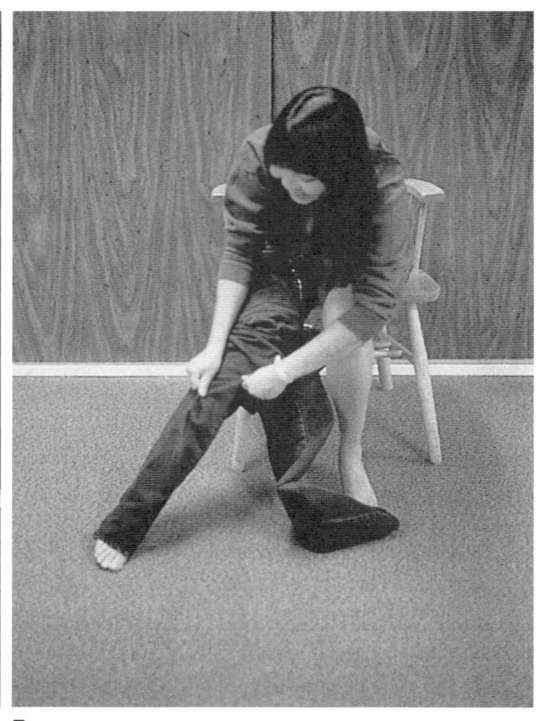

図 30-17　A：下肢 D_1 屈曲パターンは足を交差させて靴を履く際に用いられる．B：下肢 D_1 伸展パターンはズボンを履く時に用いられる

えしと足指屈曲を伴った足関節と足部の底屈．機能動作例：ズボンへ足を入れる（図 30-17B），腹臥位から背臥位への寝返り．下肢 D_2 屈曲と伸展の回旋の構成要素は上肢パターンの逆になる．

　7．LE D_2 屈曲（股関節伸展 - 外転 - 内旋）：股関節屈曲，外転と内旋；膝関節の屈曲か伸展；外がえしと足趾伸展を伴った足関節と足部の背屈．機能動作例：空手の蹴り（図 30-18A），水泳の平泳ぎで踵を引くこと．

　8．LE D_2 伸展（股関節伸展 - 外転 - 外旋）：股関節伸展，外転と外旋；膝関節の屈曲か伸展；内がえしと足趾屈曲を伴った足関節と足の底屈．機能動作例：歩行時の蹴り出し，平泳ぎでのキック，脚を交差させた長坐位（図 30-18B）．

両側性パターン

　四肢の運動は，次のように**両側性パターン**において対角線を結ぶことによって強化される：

　1．対称性パターン：両側の上肢または下肢が同時に同じ運動を行う（図 30-19A）．例：立ち上がるためにいすを押すなどの両側対称性 D_1 伸展（図 30-20A）；かぶりのセーターを脱ぎ始める姿勢などの両側対称性 D_2 伸展（図 30-20B）；高い棚にある大きい物を持ち上げるために手を伸ばすなどの両側対称性 D_2 屈曲（図 30-20C）．両側対称性上肢パターンは，体幹の屈曲と伸展を促通する．

　2．非対称性パターン：両側の上肢または下肢が同時に，体幹の一側に向かって体幹の回旋を促通する運動を行う．体幹の回旋を促通する（図 30-19B）．非対称性パターンは，体幹の大きな回旋が見られるチョッピングやリフティングパターンのように，両腕を接触させて遂行することができる（図 30-21 と図 30-22）．さらに，両腕を接触させることで，自分で片方の手に触れるができる．これは，痛みがある場合や大きなコントロール力や力が必要とされる運動を強化する場合によく見られる[94]．この現象は，野球選手のバッティングやコントロール力と威力を増すために両手でバックハンド打ちをするテニスプレーヤーに見受けられる．両腕を接触させる非対称性パターンは，レティシアにとって運動失調をコントロールする点で有益であろう．非対称性パターンの例として，左耳にイヤリン

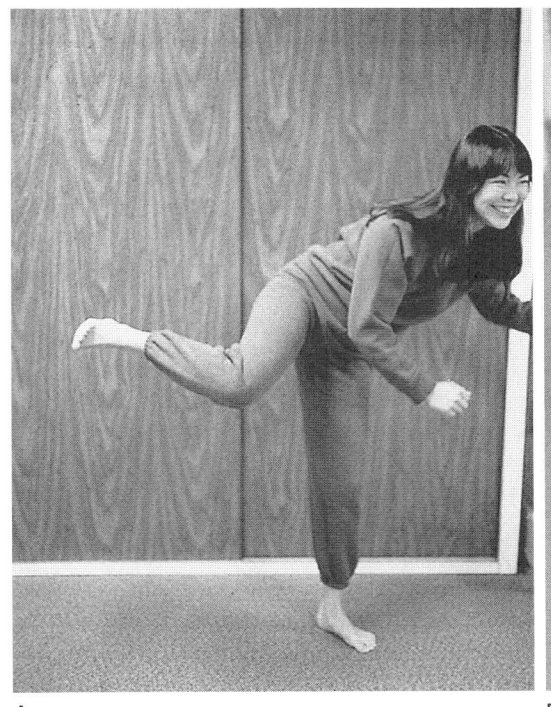

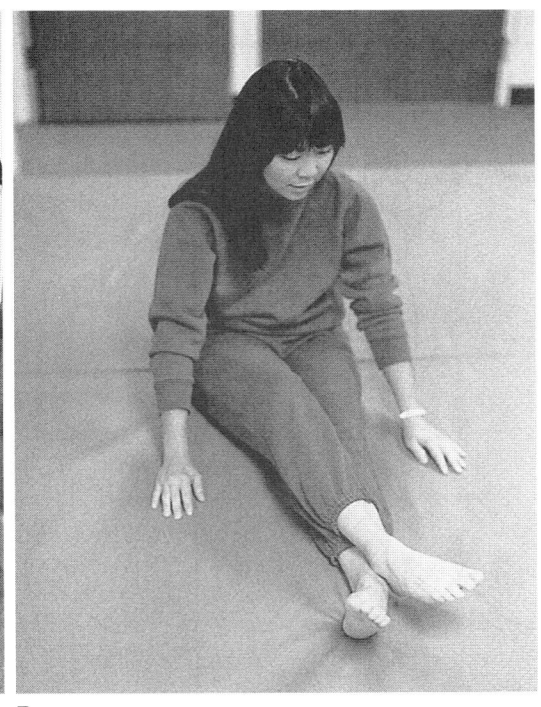

第30章　伝統的な感覚運動アプローチによる治療　901

図30-18　A：下肢 D_2 屈曲パターンは空手のキックを行う際にみられる．B：下肢 D_2 伸展パターンは足を交差させた長坐位でみられる

グをつけるなどといった，D_2 屈曲の左上肢と D_1 屈曲の右上肢での左への両側非対称性屈曲（図30-23）や，左側のファスナーを締めるなどといった，D_2 伸展の右上肢と D_1 伸展の左上肢での左への両側非対称性伸展などが挙げられる．

　3．**相反性パターン**：同じ対角線上や結ばれた対角線上で，両側の上肢または下肢が同時に反対の方向に運動を行う．相反性パターンは四肢の運動が互いに反対方角にある場合（図30-19C），四肢の動きは反対方向だが頭部と頚部が正中線に残るため，頭部，頚部と体幹を安定させる効果をもつ．高いレベルのバランスが必要な運動において結ばれた対角線上における相反性パターンは，一側肢の D_1 伸展と他肢の D_2 屈曲が起こる．この例としては野球のピッチング，横泳ぎ，対角線上において一肢が屈曲しもう一肢が伸展して平均台を歩くことが挙げられる（図30-24）．対照的に，同じ対角線上における相反性パターンの例として腕を振って歩く場合，D_1 は体幹旋回を促す．レティシアは，歩行中に腕を振るリズムや体幹回旋を向上するために，D_1 における相反性回復に取り組む必要がある．

上下肢の組み合わせ運動

　上下肢の相互作用は次のようになる．(1) 同側上・下肢が同時に同方向に動く同側性パターン，(2) 対側の上肢と下肢が同方向に動く対側性パターン，(3) 一方の対角線上の上肢と下肢が同時に同方向に動き，それに対してもう一方の対角線上にある上肢と下肢が一方と反対方向に動く対角相反性パターン（図30-19D, E, F）．

　上下肢の**組み合わせ運動**は，四つ這いや歩行などの運動において見られる．これらのパターンを認識することは，クライエントの運動技能評価において重要である．同側性パターンは発達的にはより原始的であり，両側性統合の欠如を示す．また，同側性パターンにおいて回旋が見受けられることは少ない．それゆえ治療において，同側パターンから対側あるいは対角相反性パターンへと進化させることが最終目標となる．

　治療では，対側性パターンを用いることでいくつか利点を得られる．第1に，正中線を交差させることが挙げられる．この運動は，片側を無視するといった知覚運動障害において特に重要で，体幹の両

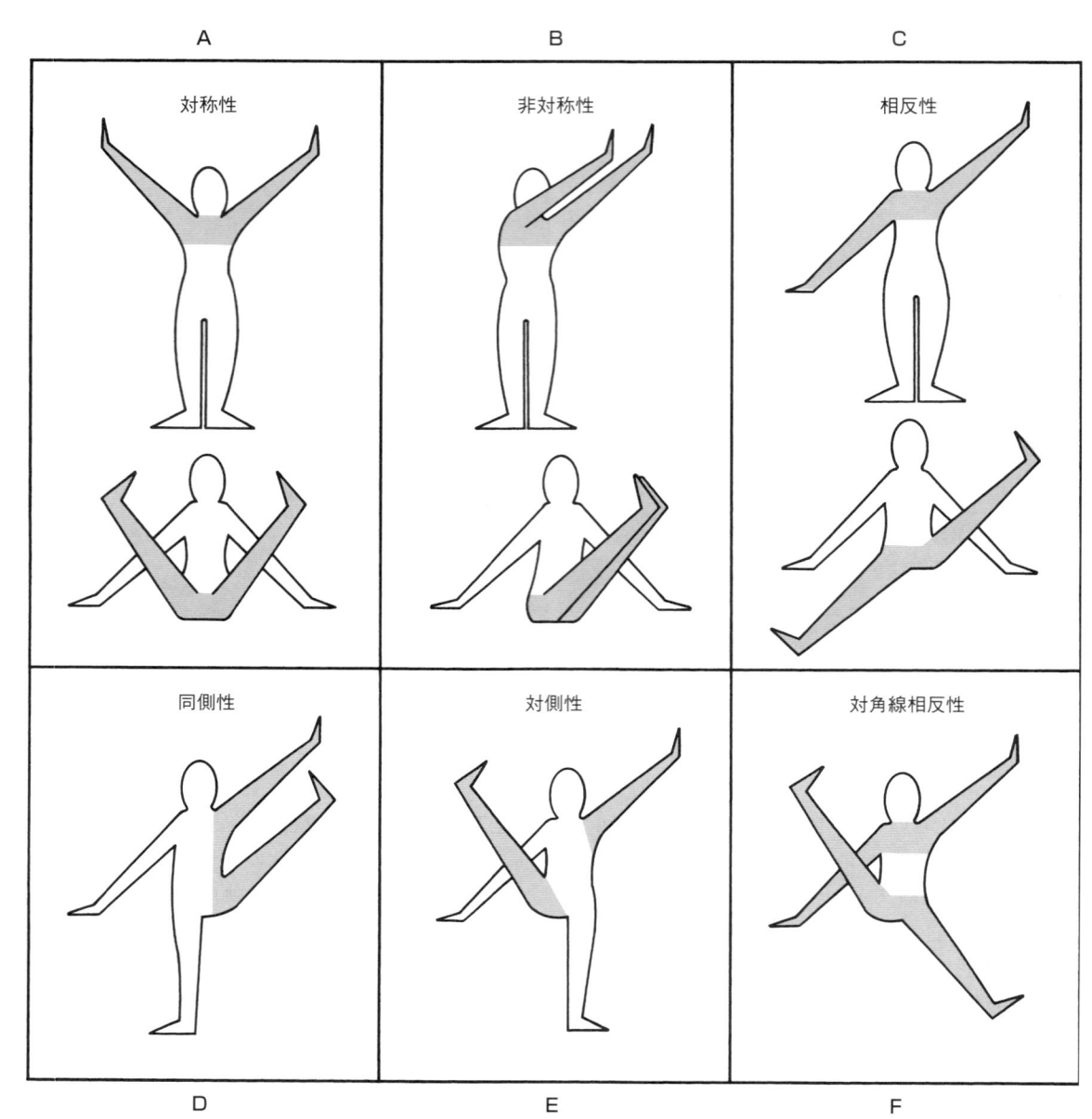

図30-19 A：対称性パターン．B：非対称性パターン．C：相反性パターン．D：同側性パターン．E：対側性パターン．F：対角線相反性パターン (Myers BJ : Unit I : PNF diagonal patterns and their application to functional activities, videotape study guide, Rehabilitation Institute of Chicago, 1982)

側性の統合と無視された側を認知できるようになることが治療の最終目標となる．第2に，それぞれの筋がうまく機能するための最適なパターンをもつことである．その例として，母指対立筋が弱いクライエントに対してD_2伸展の自動運動が有効である．同様に，D_1伸展は，手関節の尺側伸展に対する最適なパターンである．レティシアは手関節のコーレス骨折が安定した後，D_2屈曲回復に取り組む必要がある．このパターンにより回外と手関節の橈側への伸展の可動域と筋力が強化される．第3として，対角線パターンはさまざまな筋を使用し，それは機能動作において見られる運動の典型である．たとえば，食事をする際に手を口に持っていく動きは，いくつかの筋を同時に使う集団運動パターン（D_1屈曲）によって成り立っている．それゆえ対角線の運動は，それぞれの関節を個別に使った運動と比べて一層効率的である．最後に，回旋は常に対角線の構成要素である（左側や右側への体幹回旋や前腕回内

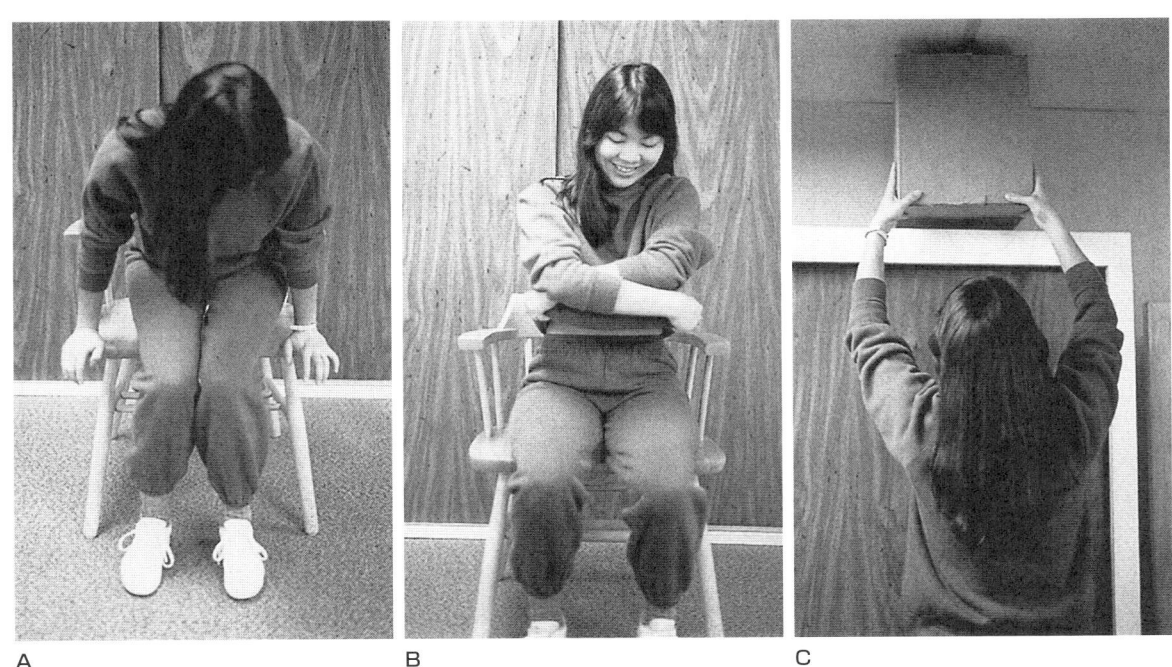

図 30-20　A：上肢両側対称性 D_1 伸展パターンはいすを押しやって立ち上がる際にみられる．B：上肢両側対称性 D_2 伸展パターンはかぶり型のシャツを脱ぎ始める時に用いられる．C：上肢両側対称性 D_2 屈曲パターンは高い棚から箱を下ろす時に用いられる

両側非対称性「チョッピング」

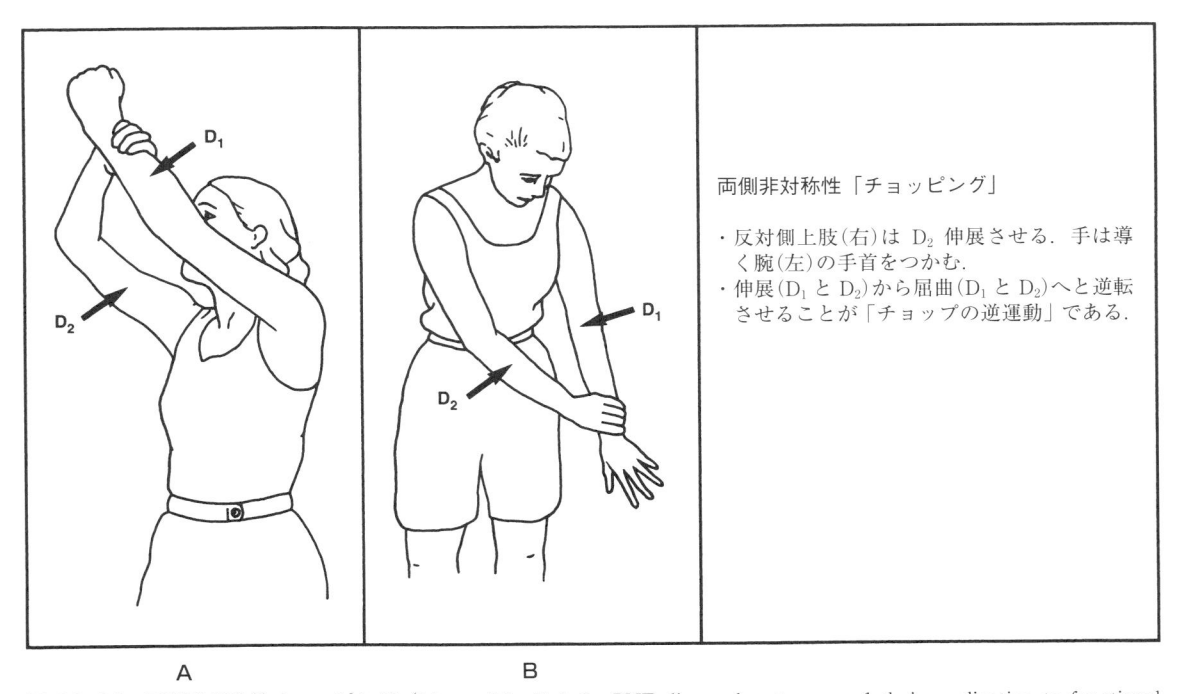

・反対側上肢（右）は D_2 伸展させる．手は導く腕（左）の手首をつかむ．
・伸展（D_1 と D_2）から屈曲（D_1 と D_2）へと逆転させることが「チョップの逆運動」である．

図 30-21　両側非対称性チョッピング（Myers BJ : Unit I : PNF diagonal patterns and their application to functional activities, videotape study guide, Rehabilitation Institute of Chicago, 1982）

904　第5部　作業療法の過程

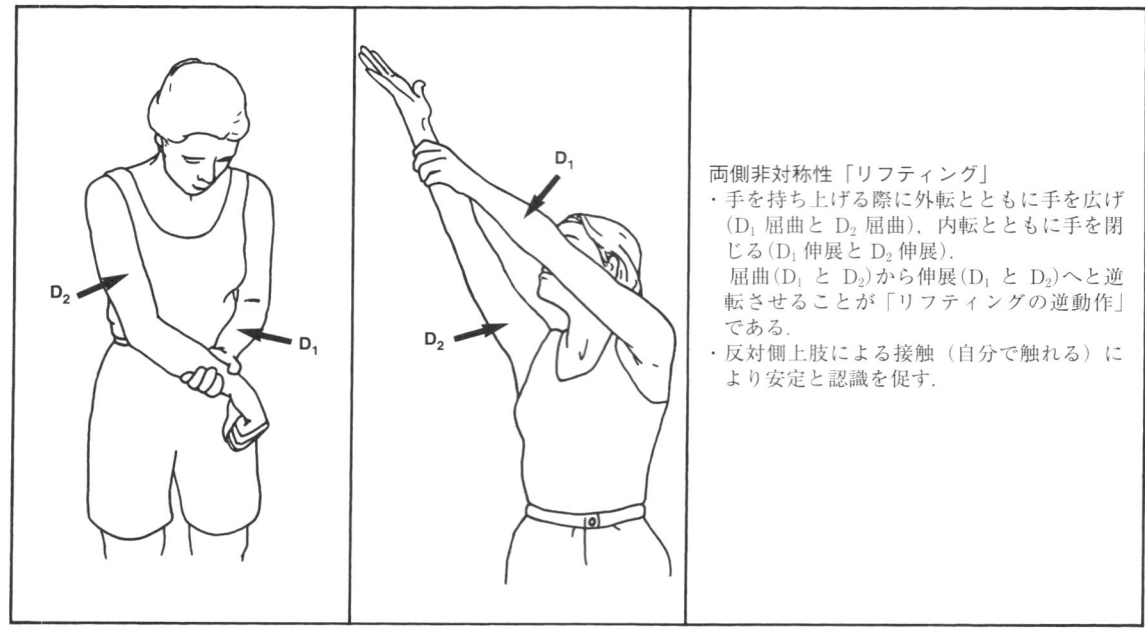

両側非対称性「リフティング」
・手を持ち上げる際に外転とともに手を広げ(D_1 屈曲と D_2 屈曲)，内転とともに手を閉じる(D_1 伸展と D_2 伸展)．
　屈曲(D_1 と D_2)から伸展(D_1 と D_2)へと逆転させることが「リフティングの逆動作」である．
・反対側上肢による接触(自分で触れる)により安定と認識を促す．

図30-22　両側非対称性リフティング（Myers BJ : Unit Ⅰ : PNF diagonal patterns and their application to functional activities, videotape study guide, Rehabilitation Institute of Chicago, 1982）

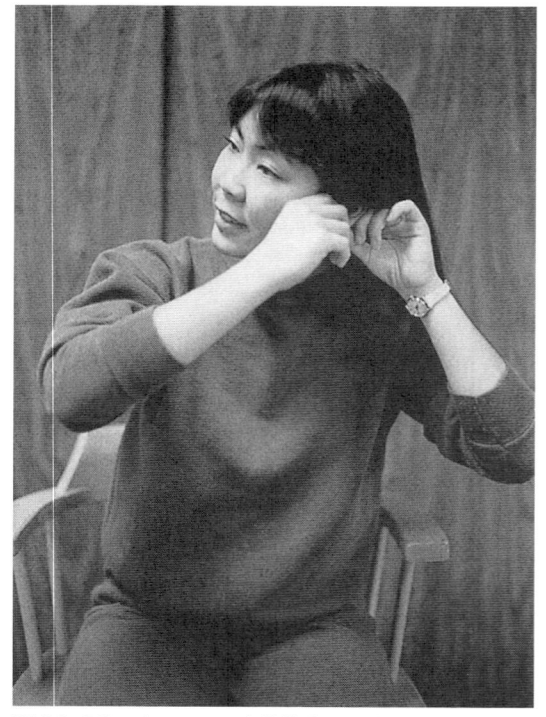

図30-23　イヤリングを装着する場合，上肢両側非対称性屈曲パターンが必要となる

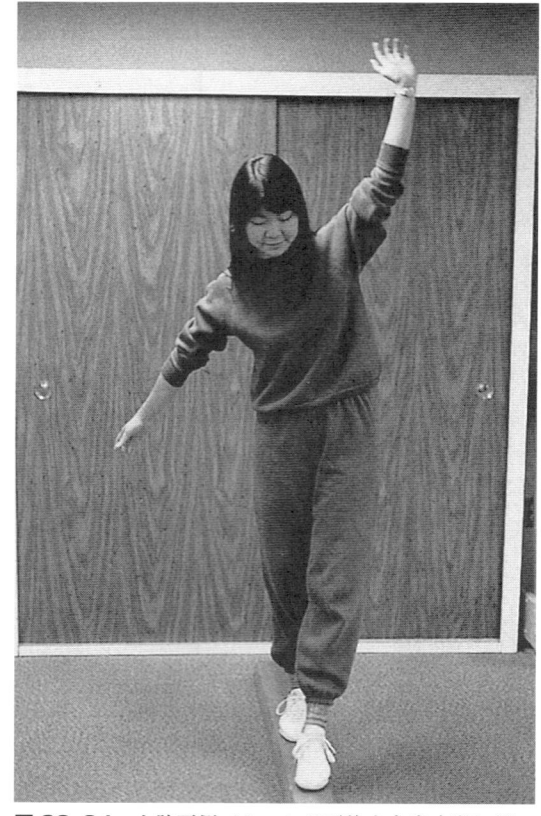

図30-24　上肢両側パターンは平均台を歩く際に用いられる

／回外).外傷あるいは老化が進むにつれ,回旋はしばしば支障を来すが,対角線運動によって促通することができる.治療では,注意を動作位置に払い,運動を対角線で行わせる.その例として,クライエントがやすりかけ作業に取り組んでいる場合,伸展を伴う体幹の回旋は斜面の対角線上に板を置くことによって促通することができる.レティシアは食器洗浄機から食器を取り出すなどといった家事において回旋を伴う動きを取り入れることができる.

全体的パターン

PNFにおいて,発達的姿勢を運動と姿勢の全体的パターンと呼ぶこともある[70].全体的パターンは,近位(頭部,頸部と体幹)構成要素と遠位(四肢)構成要素間の相互作用を必要とする.姿勢をとるための前提は,姿勢維持と同様に重要である.姿勢が維持できない時,姿勢をとるための前提が重視される必要がある[93].たとえば,クライエントが坐位姿勢を維持することができるようになる前に,クライエントは寝返りから側臥位や横座りに移動するといった,下位の全体的パターンの運動能力を発達させなくてはならない.

姿勢をとるための積極的な前提を作業療法活動に含めることができる.たとえば,手を伸ばして物を置く動作は,クライエントが背臥位姿勢で物に手を伸ばし,側臥位で物を置かなくてはならないように設定することができる.全体的パターンを利用することで,四肢それぞれの動きを強化することもできる.例として,テーブルを拭くといった動作において,クライエントが手をついて体を前方に傾けるのを支えることで,手関節の伸展が強化される.これはレティシアの手関節の回復期の後半で,家庭での訓練プログラムにおいて家事を行う方法の1つである.

いくつかの事実が,PNF治療アプローチにおける全体的パターンの活用を支持している[70].まず第1に,運動と姿勢の全体的パターンは,すべての人間が正常発達過程の一部として経験するものである.それゆえ,これらの姿勢の再現はクライエントにとって有意義であり,無理なく習得できる.第2に,全体的パターンを開始または中止する動きや姿勢を持続する能力は,反射統合と支持,拮抗筋間のバランス,頭-尾・近位-遠位方向における運動コントロールの発達といった正常発達を構成する要素を高める.第3として,全体的パターンを利用することで姿勢をとり維持する能力を改善する.それはすべての分野における作業に対して重要なのである.

クライエントの発達上の姿勢を手助けする一連の流れと手順は,Vossによって開発された.1981年にMyersは,作業療法における一連の流れと手順を収めたビデオテープを作成した[70].このビデオは,全体的パターンと姿勢を作業療法へ応用するための多くの情報を示している.

手順

PNF手技は,運動と姿勢を重ね合わせたものである.これらの手技には基本的な手順があり,それはPNFアプローチに欠くことができないものと考えられている.言語指示と視覚的合図という2つの手順については前述した.その他の手順を以下の項で説明する.

用手接触は,作業療法士の手がクライエントに触れることをいう.これは,クライエントの肌に直接に触れる時,最も効果的となる.作業療法士が触れる力の強さが促通メカニズムの1つとなり,クライエントが運動を行う際の方向性を理解する場合に役立つ感覚的合図となる[94].使用される圧の強さは,行われる手技とそれによって求められている反応によって決定する.用手接触の部位は,求められる運動パターンに関わる筋群や腱,関節によって選択される.肩甲骨周囲筋が低下し,後ろ髪をとかすために手を伸ばすのが難しいクライエントに対して求められる運動パターンはD_2屈曲である.肩甲骨を挙上,内転そして回旋する筋を強化するために,用手接触は肩甲骨の後面で行う.

ストレッチは随意的な運動を起こすために用いられ,弱い筋における反応速度と筋力を高める.この手順は,Sherringtonの相反神経支配の神経生理学の原則に基づいている[84].筋がストレッチされると,筋紡錘におけるIaとII線維は,興奮情報をストレッチされた筋を刺激するα運動ニューロンに送る.同時に抑制情報が拮抗筋に送られる[34].

PNFアプローチにおいてストレッチを使用することで,促通される部分は望まれるパターンの極限

位置まで伸張される（あるいは，与えられたパターンのすべての筋構成要素において緊張が感じられる位置）．これは，拮抗するパターンからみれば完全に短縮した位置である．このパターン中の回旋要素に対して特別な注意を払う必要があり，その理由は，回旋がそのパターンにおける筋線維の伸張に対して重要な役割を果たしているからである．ストレッチ刺激のために正しい位置がとれるようになることで，そのパターンに対してストレッチが付加されたことになるのである．クライエントは伸張反射が引き出されると同時に運動を行う必要がある．言語指示の使用もまた，運動を強化するためにストレッチとともに用いられる必要がある．痛みの増加や筋の不均衡を防ぐために，ストレッチを用いて弁別する練習をする必要がある．

牽引は，関節面を分離することで関節の受容器を促通する．牽引は運動を促し，物を引く動きのために用いられる[94]．重いスーツケースを運ぶ，または開かないドアをこじ開けるといった動作において，牽引を関節上で感じることができる．手術あるいは骨折後の急性症状患者に対して禁忌となる場合もあるが，牽引は時として痛みを軽減させ，痛みのある関節においてより広い関節可動域をもたらす可能性がある．

圧縮（approximation）は，関節表面を圧縮することによって関節受容器を促通する．これは安定性と姿勢コントロールを促し，物を押す動きとして用いられる[94]．一般的に，圧縮は体重負荷の姿勢に重ね合わされる．たとえば，肘立て腹臥位で姿勢をコントロールするために，両肩から下方へ圧縮が加えられる場合がある．近位安定性を高める家庭における訓練プログラムの1つとして，レティシアは肘立て腹臥位といった体重負荷の姿勢で，子どもたちと床の上でゲーム盤を使って遊ぶことができる．作業療法士による用手接触の代わりに，圧縮を加える重りつきベストを使用することも可能である．

最大抵抗は，Sherringtonの放散といわれる原則を含む手技である．すなわち，より強い筋とパターンが弱い要素を強化するというものである[84]．この手技はしばしば誤解され，また間違って適用されてきた．この手技は，最大関節可動域の随意的収縮，あるいは，クライエントの肢位保持力を損なうことも崩すこともなく等尺性収縮に加えられる最大限の抵抗であると定義されている[94]．最大抵抗とは，作業療法士が最大限加えることができる大きな抵抗ではない．目的はクライエントの最大限の努力を引き出すことであり，最大限の努力を要する運動に対する抵抗が筋力を増加するのである[43]．

もし，作業療法士が与えた抵抗が非協調的な動きや痙攣的な動きをもたらす，あるいは，クライエントの保持力を崩すようであれば，抵抗が大きすぎるのである．最大抵抗に対する動きは，ゆっくりしたなめらかなものである必要がある．この手技を効果的に使うためには，作業療法士は適度な抵抗を感じとる必要がある．神経障害や痛みを伴うクライエントにはとても軽いは抵抗を与えることになるかもしれないが，その軽い抵抗が恐らくクライエントが必要としている最大限のものなのである．作業療法士による用手接触は軽い抵抗を与えることになり，この抵抗がクライエントに対して望ましい動きを行うための方法を提供する手助けとなる．痙縮がある場合，抵抗によって筋の不均衡が増すこともあるので，注意が必要である．たとえば，四つ這い位で抵抗を受けながら揺れ動く際に指の屈筋痙縮の増加が見られた場合，抵抗を少なくする，抵抗を排除する，あるいは別の姿勢にする必要がある．

手技

これらの基本的な手法とともに，特定の手技が用いられる．そのうちのいくつかに対しては，いまだ議論が続けられている．これらの手技は3項目に分類されており，主動筋に対する手技，拮抗筋の逆運動手技，そしてリラクセーションテクニックである[94]．

主動筋に対する手技

反復収縮（repeated contraction）は，運動を習得するに当たって動作の反復が必要であるという前提に基づいた手技であり，筋力や関節可動域，耐久性の発達に役立つ．クライエントの随意的な運動は，ストレッチと等尺性収縮および等張性収縮を用いた抵抗によって促される．坐位から靴を履くために手を伸ばすことが困難なクライエントに対して，反復収縮は回旋を伴った体幹屈曲を増加させるために用いられる．クライエントは，可能な限り遠くに前かがみになる．動きが弱まったところで，クライ

エントには等尺性収縮をするよう「そのまま保って」と指示する．次いで，「あなたの手を足のほうに伸ばして」と指示しストレッチすることで等張性収縮を引き出す．この一連の動作をクライエントの疲労が明白になるまで，あるいはクライエントの手が足に届くまで繰り返す．一連の動作の最後に，クライエントにもう一度等尺性収縮を保たせることにより，さらに強化することができる．

リズミック・イニシエーション（rhythmic initiation）は，パーキンソン病や失行症において問題となっている運動を開始する能力を改善するために用いられる．この手技は，随意的なリラクセーションや他動運動，主動筋パターンにおける反復性等張収縮を含む．言語指示として使用される言葉は「さあリラックスして．私があなたを動かすから」である．クライエントがリラックスしている姿が見受けられるようになったら「今から私と一緒に動きましょう」と言語指示する．何回か自動的な動きを繰り返した後，動きを強化するために抵抗を与える場合もある．リズミック・イニシエーションは，クライエントが自動的に動く前に，その動きを感じさせることを促す．それゆえ固有受容性および運動感覚が強化されるのである．

拮抗筋の逆運動手技

拮抗筋の逆運動手技は，正常発達時における特徴，すなわち運動を逆転し方向を変えるという方法を用いる．これらの手技は，Sherringtonの強い拮抗筋が弱い主動筋を促通するという連続的誘発の原則に基づいている[84]．主動筋は，拮抗筋に対する抵抗を通して促通される．拮抗筋の収縮は等張性，等尺性，あるいは両者を伴う場合もある．拮抗筋への抵抗により，痛みや痙縮といった症状を増すクライエントには，これらの手技は禁忌とされる．たとえば，指の伸展（主動作筋）の促通は，痙縮のある指屈筋（拮抗筋）に抵抗を加える方法では効果がみられないであろう．このような場合，指の伸展は伸筋表面だけに重点を置いた反復収縮を用いることでより促通される．

スロー・リバーサル（slow reversal）は，拮抗筋の等張性収縮（抵抗に抗した）に続いて主動筋の等張性収縮を行わせるものである．スロー・リバーサル・ホールドも同様な一連の動きで，最終可動域で等尺性収縮を行わせる．D_1屈曲パターンが弱いために，歯磨きで手を口に持っていくことが困難なクライエントに対して行うスロー・リバーサルの手順は次の通りである．D_1伸展の位置で「下へ押して，そして外へ」と口頭指示しながら，抵抗に抗して等張性収縮を行わせる．次に，「引き上げて，そして交差させて」と口頭指示しながら，抵抗に抗しながらD_1屈曲の等張性収縮を行わせる．それぞれの等張性収縮において，主動筋の筋力の増加や増強が感じ取れなければならない．レティシアの体幹の硬直を解消し，拮抗筋のバランスを改善するために，体幹運動パターンに反復収縮とスロー・リバーサルの組み合わせを使うことができる．この一連の手技は，レティシアの手関節の骨折が安定した後，手関節の可動域や筋力を改善するためにも利用できる．

スタビライジング・リバーサル（stabilizing reversal）は，動きを阻止するような十分な抵抗に抗しながら等張性収縮の切り替えを行うという特徴がある．訓練では，作業療法士はクライエントに抵抗に抗するように指示しながら，動きを許さないような一方向への抵抗を与える．クライエントが十分に抵抗に抗することができるようになったら，作業療法士は徐々に他の方向の抵抗を与える．クライエントが新しい抵抗に反応でき，安定性を獲得するために必要とする新しい方向や逆方向に抵抗が加わるよう作業療法士は手を動かす．この手技は安定性やバランス，筋力を向上させるために使用される．

リズミック・スタビリゼーション（rhythmic stabilization）は，拮抗筋群の同時的等尺性収縮を引き起こすことで，安定性を増加するために用いられる．クライエントにリラックスさせない場合，同時収縮が生じる．この手技は反復性等尺収縮を必要とするため，血行増加や息こらえ，またはその双方が生じる傾向が見られる．したがって，リズミック・スタビリゼーションは心臓に障害のあるクライエントには禁忌であり，3，4回以上の反復を一度に行ってはいけない．

リズミック・スタビリゼーションにおいて，用手接触は主動筋と拮抗筋の双方に対して同時に抵抗を加える．クライエントは，段階づけられた抵抗に抗して収縮を維持するよう指示される．そして，クライエントをリラックスさせることなく，用手接触を反対側に切り替える．リズミック・スタビリゼー

ションは，運動失調症や近位筋力低下により姿勢コントロールに欠けるクライエントに対して有効である．立ったまま食事の準備をするといった，姿勢の安定性を必要とする動作中に断続的に使うことで，この手技は筋バランス，持久力および運動コントロールを増強する．

これら2つの安定性を増すための手技は，動作に基づいた動きに付加することができるため，これらの手技のうち多くが日常活動をこなすレティシアの能力促進のために用いることができる．

リラクセーションテクニック

リラクセーションテクニックは，関節可動域拡大に対して有効な手段であり，特に他動的なストレッチによって痛みや痙縮が増す場合に有効である．

コントラクト-リラックス（contract-relax）には，運動パターンにおける限界点にまで至る他動的動きが含まれる．これに続き，最大抵抗に抗する拮抗パターンに等張性収縮を行わせるが，対角線運動の回旋要素のみを許すようにする．この活動にリラクセーションが続き，次いで主動筋パターンの他動運動へ移行する（たとえば，収縮－弛緩にはD₂屈曲の限界点にまで至る他動的動きが含まれるが，D₂伸展の等張性収縮がこれに続き，さらにD₂屈曲の他動運動を行わせる）．この手順は，それぞれの方向の可動域の限界が感じられる点まで繰り返される[94]．コントラクト-リラックスは主動筋パターンに自動的な動きが見られない時に用いられる．しかし，最終目標は可動域すべてにおける自動運動である．したがって，リラクセーションと可動域拡大が起これば，自動運動は促通される．

ホールド-リラックス（hold-relax）は，コントラクト-リラックスと同じ一連の手順で行われるが，これには拮抗筋の等尺性収縮（動くことが許されない）が含まれ，それに続いて弛緩が起こり，次に主動筋パターンの自動運動へと移行する．この手技は抵抗に対する等尺性収縮を含むので，痛みや急性の整形外科的症状がある場合，特に効果的である．肩屈曲，外転と外旋で痛みのある反射性交感神経性ジストロフィー（RSD）患者に対して，作業療法士はD₂伸展パターンにおいて抵抗に抗するように指示し，それからD₂屈曲パターンの自動運動へと変換させる．このテクニックはRSD患者が髪を洗うまたはシャツの後ろのファスナーを締めるといった身辺処理活動を行う場合に有効である．

スロー・リバーサル-ホールド-リラックス（slow reversal-hold-relax）は，等張性収縮から始まって等尺性収縮へと移行し，次に拮抗パターンのリラクセーション，そして自動運動による主動作筋パターンへと変わる．クライエントが，活発に主動筋を動かす能力をもっている場合，この手技は好んで用いられる．たとえば，肘関節屈筋が硬い（tight）場合，肘関節の自動的な伸展を増加させるために，作業療法士はクライエントに対して抵抗が

ケーススタディ：レティシア（その2）

この章の冒頭の3つの質問に答えるべく，レティシアの評価を再考する必要がある．最も効果的な運動パターンを決定するために，対角線パターンと全体的パターンの動きに加え，日常生活における動きを観察する必要がある．レティシアにとって鍵となる運動コントロール欠如と，体幹の硬直を改善するのに最も適した手技と過程を選ぶ必要がある．これらの鍵となる点に留意するとともに，さらに運動性や安定性が必要かどうか注意を払う必要がある．体幹運動失調は安定性手技におけるリズミック・スタビリゼーションやスタビライズ・リバーサル，圧縮に対して良い反応が得られる．体幹の硬直に対してはモビリゼーション手技が必要で，スロー・リバーサルやスロー・リバーサル・ホールド，反復収縮が必要であろう．これらの手技はクライエントが作業を基盤とした活動を行っている間に応用することができる．

治療過程は評価時に始まり，障害と同様にクライエントの能力も考慮する．レティシアの場合は，治療はPNF原則に従う必要があろう．治療はまず近位コントロールに着目し，レティシアが調和した運動を行うための能力基盤となる下位レベルの発達姿勢から始めるべきである．ひとたび近位の安定が得られたら，立位などといった高いレベルの発達姿勢に働きかける治療へと段階を進めることができる．動作パターンと手技の進行を一体化しているのは，望ましい運動反応や活動を促進するために選ばれた手順である．

加わったら肘関節屈曲を伴った D_1 屈曲を行わせる．可動域の限界に達した時，クライエントに等尺性収縮をそのまま保持させ，続いてすぐにリラックスさせる．リラックス感を感じるようになると，クライエントは自動的に肘伸展位で D_1 伸展へと動かす．この手技は，車いすのブレーキをかけるために手を伸ばす，あるいは床から物を拾い上げるといった活動を行うための肘関節伸展を助長する．

リズミック・ローテーション（rhythmic rotation）は，痙縮の軽減と可動域拡大に効果がある．作業療法士は望ましいパターンでクライエントの身体を他動的に動かす．動きに対して硬さや限界を感じたら，作業療法士はゆっくりリズミカルに身体を両方向に回旋させる．リラックスしている様子が見受けられたら，作業療法士は新たに動かせるようになった範囲に向かって身体部分を動かし続ける．この手技は下肢痙縮やクローヌスのあるクライエントがズボンを履く，あるいは痙縮のある上肢にスプリントを作製する準備段階において効果的である．

[要約]

PNF アプローチにおいては，クライエントの能力と可能性が強調されるため，強い要素が弱い要素を補助することになる．強い要素と障害が評価され，治療において運動の全体パターンと姿勢に注意が向けられる．注意深く選ばれた手技は，運動反応を増強し，運動学習を促通するために，これらの全体的パターンに対して付加される．

PNF は，複合感覚入力を使う．協調と感覚入力のタイミングは，クライエントから望ましい反応を引き出すために重要である．クライエントの遂行能力を観察し，それに応じた感覚入力が適用される．

効果的に PNF を行うために，作業療法士は発達の順序と正常運動の構成要素を理解することが必要である．作業療法士は対角線パターンを学び，それらが ADL においてどのように使用されるのかを学

ケーススタディ：ソフィア

ソフィアは 50 歳の女性で，右脳血管障害（CVA）による左片麻痺で作業療法サービスを受けることになった．CVA 発症前は，高血圧の病歴があっただけで健康状態は良かった．発症 10 日後に，ADL と視知覚技能および左上肢機能の評価と治療のために作業療法が処方された．

評価
初回評価において，口部／顔面筋群および嚥下機能といった生命維持とその関連機能には問題ないことがわかった．発声は良好であった．ソフィアは活動中に息を止める傾向があり，その後に耐久性低下がみられた．追視は正中線を越えると不能になり，明らかな左半側無視が見られた．
頭部と頸部はしばしば右側に回旋し，伸筋低下のためわずかに屈曲していた．体重のほとんどを右側で支えているために，体幹は坐位姿勢において非対称であった．ソフィアの姿勢は伸筋低下のため屈曲位をとっていた．静的坐位バランスは普通であったが，動的坐位バランスでは，ソフィアは前方や左方に傾きバランスが悪かった．
右上肢は運動企画に障害がみられたが，感覚と筋力は正常であった．左上肢は基本的に弛緩状態で，触覚と痛覚と固有受容覚を損傷していた．ソフィアは，肩の外転と屈曲の他動運動時の最終域で肩甲上腕部に軽い痛みを訴えた．肩甲骨に不安定性がみられた．左上肢の自動運動は全く引き出すことができなかった．
知覚評価では，失行（特に正中線の交差を必要とする活動時）と左半側無視が見られた．ソフィアの意識は清明で，良好な注意持続時間と記憶力を保持していた．課題継続は適切であった．ソフィアは日常生活活動（ADL）において中等度の援助を，移乗動作においては中等度から最大の介助を必要とした．バランス障害と失行症が ADL 遂行における最大の制限要因であった彼女は，朝の身支度を時間と労力をかけずに行うという身近な目標を立てた．

治療実施
頭－尾発達方向に従い，頭部と頸部のアライメントを整えることが治療を開始する部位として適切であった．左側の意識，坐位姿勢，および体幹バランスは，頭部と頸部の位置によって直接影響を受けていた．身の回り動作を始める前に，ソフィアは回旋を伴う頭部と頸部の屈曲伸展パターンを行った．左への回旋を強化するために，作業療法士はソフィアの左側に位置した．衣類や洗面用具もソフィアの左側に置いた．

体幹コントロールの障害は別の問題であった．座った姿勢で前かがみになる場合，ソフィアはいすから落ちるのではといった恐怖感があり，元の姿勢に戻れる自信がないと訴えた．そのため，彼女は車いすから移乗するために体を前方に傾けるのが困難であった．ADLにおける体幹パターンを強化するために，スロー・リバーサル-ホールド手技を使った．たとえば，クライエントがズボンに足を入れる際に必要となる体幹コントロールを促す準備手段として，作業療法士はソフィアの左前に位置した．用手接触はどちらかの肩甲帯前面に対して行った．作業療法士はソフィアと一緒に動き，前かがみになるにつれ抵抗を加えた．可動域ぎりぎりのところで，ソフィアにはそのまま等尺性収縮を保つよう指示した．用手接触をいずれかの肩甲帯後面に移動させた．ソフィアが真っすぐな姿勢に戻るにつれて抵抗を加えた．言語指示として「上を向いて右肩まで見て」を使用した．ソフィアが真っすぐな姿勢になった時，彼女には再びそのままの等尺性収縮を保つよう指示した．体幹コントロールの強化に加え，この手技は作業療法士の用手接触によって，クライエントが前方へ体を傾ける際の恐怖心を軽減した．

頭部，頚部，体幹における屈曲および伸展パターンにおける間接的な効果として呼吸法の強化がある．ソフィアには伸展している際に息を吸い，屈曲している間は息を吐くことを努めて行うよう指示した．これにより，ソフィアの息を止めがちな傾向を解消した．

治療は，全体パターンと，左上肢における近位安定性を促通し固有受容器の入力を供給する手技から成り立っていた．左上肢による自動的な運動が不可能であったため，体重負荷活動を選択した．ソフィアはモザイクタイルのデザインや，紙や鉛筆を用いた活動，ボード盤といった右上肢を使用する対角線パターンにおける知覚的課題を行った．これらの活動は左肘をついた側臥位，両肘腹臥位，左上肢で体重を負荷した横座りや四つ這いが含まれていた．肩甲帯の安定性を強化するために，両肩または肩と骨盤に対する用手接触とともに圧縮とリズミック・スタビリゼーションを行った．対角線上における知覚課題の遂行は，ソフィアの運動計画や左半側無視と体幹の回旋を改善した．

ソフィアは，寝返りと他の活動を行う際に，肩甲帯と左上肢を支える両側性非対称性のチョッピングとリフティングパターンを指導された．これらの手技は，左半側無視と体幹の回旋も改善した．チョッピングとリフティングの最中の肩甲骨運動を促通するために，作業療法士はスロー・リバーサル手技によって運動を開始させるためのストレッチを与えた．リフトパターンを行う準備として，用手接触を肩甲帯後面に行った．ストレッチは可動域を増やすために用いた．ソフィアがリフティングパターンを行っている間，全可動域に対して持続的な抵抗を加えた．肩甲帯前面に用手接触位置を変えながら，拮抗または逆行するリフトパターン中，この手順を繰り返し行った．

発症からおよそ3～4週間後に，ソフィアは屈筋の筋緊張優位の共同運動によって左上肢を動かすことができるようになった．体重負荷活動とリズミック・ローテーションは筋緊張の正常化に役立ち，これら2つの手技は脱衣や入浴といったADLにおいて用いた．手関節と指関節の伸展は，収縮を繰り返すD_1伸展・D_2屈曲パターンで促通した．

成果

5週間後の作業療法再評価において，耐久性向上と活動中の呼吸能力，および追視中における正中線交差の一貫性向上が認められた．ソフィアは作業療法士の指示なしに，左側に頭部と頚部を向けられるようになった．前かがみになることで転落するかもしれないという恐怖心はすでに減退し，真っすぐな姿勢になるために自発的に頭を肩より上に持ち上げるようになった．体幹の耐久性が向上するにつれ，頭部と頚部の回旋による強化はもはや必要なくなった．追視自体に関しては，運動の方向性において，真っすぐな姿勢をとるための前提条件を強化することで十分であった．最終的に，ソフィアは明らかな視覚強化や頭部，頚部の強化なしに真っすぐな姿勢をとれるようになった．坐位バランスは両側臀部で体重を支えるよう改善された．肩の痛みは減少し，体重負荷活動によって肩甲帯の安定性も改善された．ソフィアは，屈筋共同運動パターンから逸脱した左上肢の運動を始めた．右上肢の運動企画はADL機能制限内とした．移乗動作と身辺処理動作については最小限の援助だけを必要とし，左上肢を意識させるための合図はもはや必要でなくなった．

第30章 伝統的な感覚運動アプローチによる治療

ぶことが必要で，そしていつ，どのようにして促通手技やリラクセーション手技を使うのかを習得し，促通パターンと手技を作業療法評価と治療に適用しなくてはならない．

このような技術を習得するには，経験豊かなPNFセラピストの指導下で，観察と実践を行うことが必要となる．

[復習のための質問]

1. 運動コントロールに関する情報の流れの4つの主なプロセスは何か？
2. 「動機による衝動」を定義し，脳においてこの機能を司る場所の名称を挙げよ．
3. 目的ある行動へと導く中枢または末梢神経系における情報伝達路を述べよ．
4. 感覚運動系とは何か？
5. 感覚運動野の領域を述べよ．
6. 運動のための中枢神経系の高位，中位または低位の要素の構造を挙げよ．
7. 治療の4つの伝統的な感覚運動アプローチとそれぞれの理論家を列挙せよ．
8. 2つの運動コントロールモデルのうち，どちらが感覚運動アプローチの基礎となっているか．
9. 伝統的な感覚運動アプローチの4つをそれぞれ簡単に説明せよ．それぞれの類似点と相違点を論ぜよ．
10. 伝統的な感覚運動アプローチのそれぞれにおいて，運動反応に影響を及ぼすかあるいは変容するために作業療法士が用いている手技を挙げよ．
11. 今日の臨床実践において，感覚運動アプローチはどのように使われているか？
12. Margaret Roodの業績を学ぶことはなぜ重要か？
13. Roodによって明らかにされた主要概念は，今日ではどのように再定義されているか？
14. Roodにより強調された運動コントロールにおける4つの要素とは何か？
15. Roodが示した発達における主な運動パターンとは何か？
16. Roodの主な運動パターンを作業に用いるか例を挙げよ．
17. 伝統的なルード法を今日の作業を基盤とした実践に用いる場合に注意が必要と述べられている．その理由を述べよ．
18. 今日においても使われているルード法はどれか，またなぜか列挙せよ．2つの手技を例示せよ．
19. 伝統的なルード法と作業を基盤とした実践におけるルード法の類似点と違いは何か？
20. ルード法の再構成基礎となっている5つの主要な前提を挙げよ．
21. TNRやATNRがどのように運動遂行を強化するのか，例を挙げよ．
22. 腹臥位から背臥位への寝返りは，屈筋優位か伸筋優位か？
23. 痛みがある場合に与える言語指示で用いる声の調子はどうか？
24. 運動学習における聴覚，視覚および触覚入力の意義を述べよ．
25. 摂食の「口―手」段階のために使われる上肢対角線パターンはどれか？　前開きズボンのファスナーを閉じるために使われるパターンはどれか？
26. チョッピングとリフティングパターンを使用する利点を述べよ．
27. 左の靴下を履く時に用いる体幹パターンはどれか？
28. 対角線パターンを利用する3つの利点を挙げよ．
29. 全体パターンの発達的段階とは何か？
30. もしクライエントがより多くの安定性を必要とするなら，どの全体パターンが選ばれるべきか：側臥位か肘立腹臥位か？
31. 姿勢コントロールと同時収縮を促通するPNF手技はどれか？
32. PNF促通手技が基本となっているSherringtonの神経生理学の原理を論ぜよ．
33. 上肢屈筋痙縮のあるクライエントがシャツを着るための準備として，効果的な手技は何か？
34. 「最大抵抗」を定義せよ．
35. 運動の開始を促通するPNF手技を2つ挙げよ．

引用文献

1. Abreu BF, Toglia JP: Cognitive rehabilitation: a model for occupational therapy, *Am J Occup Ther* 41(7):439, 1987.
2. Affolter F: Perceptual processes as prerequisites for complex human behavior, *Int Rehabil Med* 3(1):3, 1981.
3. American Occupational Therapy Association: Occupational therapy practice framework: domain and process, *Am J Occup Ther* 56(6):609, 2002.
4. Andrews JR, Harrelson GL, Wilk K: *Physical rehabilitation of the injured athlete*, ed 3, p 51, 451, Philadelphia, 2004, Saunders.
5. Ayres JA: Proprioceptive neuromuscular facilitation elicited through the upper extremities. I. Background, II. Application, III. Specific application to occupational therapy, *Am J Occup Ther* 9(1):1, 1955.
6. Ayres JA: *Sensory integration and learning disorders*, Los Angeles, 1972, Western Psychological Services.
7. Ayres JA: *The development of sensory integrative theory and practice*, Dubuque, Iowa, 1974, Kendall/Hunt.
8. Blondel O, Collin C, McCarran WJ, et al: A glia-derived signal regulating neuronal differentiation, *J Neurosci* 20(21):8012, 2000.
9. Bobath B: *Adult hemiplegia: evaluation and treatment*, ed 3, London, 1991, Heinemann Medical Books.
10. Boissy P, Bourbonnais D, Carlotti MM, et al: Maximal grip force in chronic stroke subjects and its relationship to global upper extremity function, *Clin Rehabil* 13:334, 1999.
11. Bower E: Physiotherapy for cerebral palsy: a historical review. In Ward, CD editor: *Rehabilitation of motor disorders, Ballieris Clinical Neurology* vol 3, p 29, 1993.
12. Brooks VB: *The neural basis of motor control*, New York, 1986, Oxford University Press.
13. Brown PB, Koerber HR, Ritz LA: Somatotopic organization of primary afferent projections to the spinal cord. In Scott SD, editor: *Sensory neurons*, p 116, New York, 1992, Oxford Press.
14. Brunnstrom S: Motor behavior in adult hemiplegic patients, *Am J Occup Ther* 15(1):6, 1961.
15. Brunnstrom S: *Movement therapy in hemiplegia*, New York, 1970, Harper & Row.
16. Buchwald J: Exteroceptive reflexes and movement, *Am J Phys Med* 46(1):141, 1967.
17. Byl N, Roderick J, Mohamed O, et al: Effectiveness of sensory and motor rehabilitation of the upper limb following the principles of neuroplasticity: patients stable post stroke, *Neurorehabil Neural Repair* 17(3):196, 2003.
18. Carmena JM, Lebedev MA, Crist RE, et al: Learning to control a brain-machine interface for reaching and grasping in primates, *Public Library Sci Bio* 1(2):193, 2003.
19. Carroll J: The utilization of reinforcement techniques in the program for the hemiplegic, *Am J Occup Ther* 4(5):211, 1950.
20. Chae J, Bethoux F, Bohine T, et al: Neuromuscular stimulation for functional recovery in acute hemiplegia, *Stroke* 29:975, 1998.
21. Cheney PD: Role of cerebral cortex in voluntary movements: a review, *Phys Ther* 65(5):624, 1985.
22. Clautti C, Baron JC: Functional neuroimaging studies of motor recovery after stroke in adults: a review, *Stroke* 34:1553, 2003.
23. Cooke DM: The effects of resistance on multiple sclerosis patients with intention tremor, *Am J Occup Ther* 12(2):89, 1958.
24. Cramer SC, Bastings EP: Mapping clinically relevant plasticity after stroke, *Neuropharmacology* 39:842, 2000.
25. Damasio AR: *Descartes' error: emotion, reason and the human brain*, New York, 1994, Avon Books.
26. Dean CM, Shepherd RB: Task-related training improves performance of seated reaching tasks after stroke: a randomized controlled trail, *Stroke* 28:722, 1997.
27. DeKoninck Y, Salter MW, Henry JL: Substance P released endogenously by high intensity sensory stimulation, *Neuroscience Ltr* 176:128, 1994.
28. De Kroon JR, Iyzerman MJ, Lankhorst GJ: Electrical stimulation of the upper limb in stroke: stimulation of the extensors of the hand vs. alternate stimulation of flexors and extensors, *Am J Phys Med Rehabil* 83:592, 2004.
29. DeQuiros JB: Diagnosis of vestibular disorders in the learning disabled, *Learning Disabilities* 9:50, 1974.
30. Duus P: *Topical diagnosis in neurology*, ed 2, p 89, New York, 1989, Thieme Med Publishers.
31. Duysens J, Tax A, Narvijn S, et al: Gating of sensation and evoked potentials following foot stimulation during human gait, *Exp Brain Res* 105:423, 1995.
32. Eggers O: *Occupational therapy in the treatment of adult hemiplegia*, Rockville, MD, 1987, Aspen Publications.
33. Eldred E: Peripheral receptors: their excitation and relation to reflex patterns, *Am J Phys Med* 46(1):69, 1967.
34. Farber SD: *Neurorehabilitation: a multisensory approach*, Philadelphia, 1982, WB Saunders.
35. Farber S: *Sensorimotor evaluation and treatment procedures for allied health personnel*, Indianapolis, 1974, Indiana University and Purdue University Medical Center.
36. Field-Fote EC: Spinal cord control of movement: implications for locomotor rehabilitation following spinal cord injury, *Phys Ther* 80:477, 2000.
37. Fromm C, Wise SP, Evarts EV: Sensory response properties of pyramidal tract neurons in the precentral motor cortex and postcentral gyrus of the rhesus monkey, *Exp Brain Res* 54(1):177, 1984.
38. Fukuda T: Studies on human dynamic postures from the viewpoint of postural reflexes, *Acta Otolaryngol* 161(suppl):8, 1961.
39. Fyffe RE: Laminar organization of primary afferent terminals in the mammalian spinal cord. In Scott S: *Sensory neurons diversity, development and plasticity*, p 131, New York, 1992, Oxford University Press.
40. Greenwood RJ, Barnes MP, McMillan TM, et al: *Handbook of neurological rehabilitation*, ed 2, p 577, New York, 2003, Psychology Press.
41. Hagbarth KE: Excitatory and inhibitory skin areas for flexor and extensor mononeurons, *Acta Physiol Scand* 26(suppl 94):1, 1952.
42. Heininger M, Randolph S: *Neurophysiological concepts in human behavior*, St Louis, 1981, Mosby.
43. Hellebrandt FA: Physiology. In Delorme TL, Watkins AL: *Progressive resistance exercise*, New York, 1951, Appleton, Century, & Crofts.
44. Hellebrandt FA, Schade M, Carns ML: Methods of evoking the tonic neck reflexes in normal human subjects, *Am J Phys Med* 4(90):139, 1962.
45. Holstege G: The emotional motor system, *Eur J Morphol* 30(1):67, 1992.
46. Howle JM: *Neuro-developmental treatment approach: theoretical foundations and principles of clinical practice*, Laguna Beach, Calif, 2002, NDTA Association.
47. Huitt W: *Conation as an important factor of mind*. Educational Psychology Interactive, Valdosta, GA, 1999, Valdosta State University. Retrieved July 2005, from http://chiron.valdosta.edu/whuitt/col/regsys/conation.html.
48. Humphrey TL, Huddleston OL: Applying facilitation techniques to self care training, *Phys Ther Rev* 38(9):605, 1958.

49. Huss AJ: Sensorimotor approaches. In Hopkins H, Smith H, editors: *Willard and Spackman's occupational therapy*, Philadelphia, 1978, JB Lippincott.
50. Jackson JH: *Selected writings,* vol 1, London, 1931, Hodder & Staughton (edited by J Taylor).
51. Jeannerod M: *The neural and behavioral organization of goal-directed movements,* Oxford, 1988, Clarendon Press.
52. Jones GM, Watt D: Muscular control of landing from unexpected falls in man, *J Physiol* 219(3):729, 1971.
53. Kabat H, Rosenberg D: Concepts and techniques of occupational therapy for neuromuscular disorders, *Am J Occup Ther* 4(1):6, 1950.
54. Kandel ER, Schwartz JH, Jesell TM, editors: *Principles of neural science,* ed 3, New York, 1991, Elsevier.
55. Karnath H, Konczak J, Dichgans J: Effect of prolonged neck muscle vibration on lateral heald tilt in severe spasmodic torticollis, *J Neurological Neurosurgery Psychiatry* 69:658, 2000.
56. Kostopoulos D, Rizopoulos K: *The manual of triggerpoint and myofascial therapy*, p 51, Thorofare, 2001, Slack.
57. Lederman E: *Fundamentals of manual therapy,* p 69, New York, 1997, Churchill Livingstone.
58. Levy CE, Nichols DS, Schmalbrock PM: Functional MRI evidence of cortical reorganization in upper-limb stroke hemiplegia treated with constraint-induced movement therapy, *Am J Phys Med Rehabil* 80:4, 2000.
59. Loeb GE, Brown IE, Lan N, et al: The importance of biomechanics, *Adv Exp Med Biol* 508:481, 2002.
60. Loomis JE, Boersma FJ: Training right brain damaged patients in a wheelchair task: case studies using verbal mediation, *Physiother Can* 34(4):204, 1982.
61. Luft AR, McCombe-Waller S, Whitall J, et al: Repetitive bilateral arm training and motor cortex activation in chronic stroke: a randomized controlled trial, *J Am Med Assoc* 292(15):1853, 2004.
62. Maffat M: Braving new worlds: to conquer, to endure, *Phys Ther* 84:1056, 2004.
63. Majsak MJ: Application of motor learning principles to the stroke population, *Topics Stroke Rehabil* 3(2):27, 1996.
64. Mathews PB: Proprioceptors and their contribution to somatosensory mapping: complex messages require complex processing, *Canadian J Physiol Pharm* 66:430, 1988.
65. McCloskey DI: Kinesthetic sensibility, *Physiol Rev* 58:763, 1978.
66. McCormack G: The Rood approach to treatment of neuromuscular dysfunction. In Pedretti LW, editor: *Occupational therapy: practice skills for physical dysfunction,* ed 4, St Louis, 1996, Mosby.
67. Merrick M: Therapeutic modalities as an adjunct to rehabilitation. In Andrews J, Harrelson GL, Wilk KE: *Physical rehabilitation of the injured athlete,* ed 3, p 51, Philadelphia, 2003, Saunders.
68. Middekauff HR, Chin J: Cycloxygenases produces products that sensitize muscle mechano-receptors in health humans, *Am J Physiol Heart Circ Physiol* 287:1944, 2004.
69. Muir GD, Steeves JD: Sensory motor stimulation to improve locomotor recovery after spinal cord injury, *Trends Neurosci* 20:72, 1997.
70. Myers BJ: *Assisting to postures and application in occupational therapy activities,* Chicago, Rehabilitation Institute of Chicago, 1981 (videotape).
71. Myers BJ: *PNF: patterns and application in occupational therapy,* Chicago, Rehabilitation Institute of Chicago, 1981 (videotape).
72. Myers BJ: *Proprioceptive neuromuscular facilitation: concepts and application in occupational therapy as taught by Voss*. Notes from course at Rehabilitation Institute of Chicago, September 8-12, 1980.
73. Oken B: *Complementary therapies in neurology: an evidence based approach,* p 95, Boca Raton, 2004, The Parthenon Pub Co.
74. Penfield W: *The excitable cortex in conscious man,* Liverpool, 1958, Liverpool University Press.
75. Powell J, Pandyan AD, Granat M, et al: Electrical stimulation of wrist extensors in poststroke hemiplegia, *Stroke* 30:1384, 1999.
76. Randolph G: Therapeutic and physical touch: physiological response to stressful stimuli, *Nurs Res* 33(1):33, 1984.
77. Roland P, Larsen B, Lassen NA, et al: Supplementary motor area and other cortical areas in organization of voluntary movements in man, *J Neurophysiol* 43(1):118, 1980.
78. Rood M: Neurophysiological mechanisms utilized in the treatment of neuromuscular dysfunction, *Am J Occup Ther* 10:4, 1956.
79. Rood M: Occupational therapy in the treatment of the cerebral palsied, *Phys Ther Rev* 32:220, 1952.
80. Rood M: The use of sensory receptors to activate, facilitate and inhibit motor responses, automatic and somatic, in developmental sequence. In Sattely C, editor: *Approaches to the treatment of patients with neuromuscular dysfunction,* Dubuque, Iowa, 1962, William C Brown.
81. Rothwell JC: *Control of human voluntary movement,* ed 2, London, 1994, Chapman & Hall.
82. Royeen CB: The 2003 Eleanor Clark Slagle lecture—Chaotic occupational therapy: collective wisdom for a complex profession, *Am J Occup Ther* 57:609, 2003.
83. Sawner K, LaVigne J: *Brunnstrom's movement therapy in hemiplegia: a neurophysiological approach,* ed 2, Philadelphia, 1992, JB Lippincott.
84. Sherrington C: *The integrative action of the nervous system,* ed 2, New Haven, Conn, 1961, Yale University Press.
85. Stockmeyer S: An interpretation of the approach of Rood to the treatment of neuromuscular dysfunction, NUSTEP proceedings, *Am J Phys Med* 46(1):900, 1967.
86. Sullivan JE, Hedman LD: A home program of sensory and neuromuscular electrical stimulation with upper-limb task practice in a patient five years after a stroke, *Phys Ther* 84:1045, 2004.
87. Tanji J, Taniguchi K, Saga T: Supplementary motor area: neuronal response to motor instructions, *J Neurophysiol* 43(1):60, 1980.
88. Taub E, Wolf S: Constraint induced movement techniques to facilitate upper extremity use in stroke patients, *Topics Stroke Rehabil* 3(4):38, 1997.
89. Thaut MH, Kenyon GP, Hurt CP, et al: Kinematic optimization of spatiotemporal patterns in paretic arm training with stroke patients, *Neuropsychologia* 40:1073, 2002.
90. Uunas-Maberg K, Lundeberg T, Bruzelius P: Vagusly mediated release of gastrin and cholecystokinin following sensory stimulation, *Acta Physiol Scand* 146:349, 1992.
91. Voss DE: Application of patterns and techniques in occupational therapy, *Am J Occup Ther* 8(4):191, 1959.
92. Voss DE: Proprioceptive neuromuscular facilitation, *Am J Phys Med* 46(1):838, 1967.
93. Voss DE: Proprioceptive neuromuscular facilitation: the PNF method. In Pearson PH, Williams CE, editors: *Physical therapy services in the developmental disabilities,* Springfield, Ill, 1972, Charles C Thomas.
94. Voss DE, Ionta MK, Myers BJ: *Proprioceptive neuromuscular facilitation,* ed 3, Philadelphia, 1985, Harper & Row.
95. Watts RJ, Schuldiner O, Perrino J, et al: Glia engulf degenerating axons during developmental axon pruning, *Current Biol* 14:675, 2004.

96. Whitaker EW: A suggested treatment in occupational therapy for patients with multiple sclerosis, *Am J Occup Ther* 4(6):247, 1950.
97. Wilson-Panwells A, Akesson EJ, Stewart PA: *Cranial nerves: anatomy and clinical comments*, p 42, Toronto, 1988, BC Decker Inc.
98. Winward CE, Halligan PW, Wade DT: Current practice and clinical relevance of somatosensory assessment after stroke, *Clin Rehabil* 13:48, 1999.

推薦文献

Adler SS, Beckers D, Buck M: *PNF in practice: an illustrated guide*, Berlin, 1993, Springer-Verlag.

Goloszewski S, Kremser C, Wagner M, et al: Functional magnetic resonance imaging of the human motor cortex before and after whole-hand electrical stimulation, *Scand J Rehabil Med* 31:165, 1999.

Kunkel A, Kopp B, Muller G, et al: Constraint-induced movement therapy for motor recovery in chronic stroke patients, *Arch Phys Med Rehabil* 80:624, 1999.

Kwalkel GW, Wagenaar RC, Twisk JW, et al: Intensity of leg and arm training after primary middle-cerebral artery stroke: a randomized trial, *Lancet* 354:191, 1999.

Thornborough JR: *Pretest key concepts neuron function*, p 103, New York, 1994, McGraw-Hill Inc.

Weiss, PL, Naveh Y, Katz N: Design and testing of a virtual environment for patients with unilateral spatial neglect to cross a street safely, *Occup Ther Intl* 10:39, 2003.

第31章
成人片麻痺に対する神経発達学的治療
Neuro-Developmental Treatment of Adult Hemiplegia

Cathy Runyan

（亀ヶ谷忠彦　訳）

キーワード

治療の原理
神経発達学的治療
徒手的な手がかり
神経の可塑性

機能的活動
機能的活動の制約
非効果的な運動の方法
運動の失われた構成要素

機能障害
個別化された機能的成果
問題解決

学習目標

本章を学習することで，学生および臨床家は以下のことが可能になるだろう．

1. 神経発達学的治療（NDT）アプローチの目的と発展について述べることができる．
2. 体幹と体節のアライメントが筋の活動に及ぼす影響を説明できる．
3. 成人片麻痺者に対する24時間の治療の重要性を説明できる．
4. 成人片麻痺者に対して適切な徒手的手がかりを用いることの必要性を説明できる．
5. 運動を獲得することについての最新の仮説を説明できる．
6. 中枢神経系のモデル化について説明できる．
7. 神経の可塑性および成人片麻痺者が麻痺側をより積極的に使用することの重要性を説明できる．
8. NDTアプローチの治療における原理を説明できる．
9. 成人片麻痺者にとっての個別化された機能的成果と，これらの成果を選択する際に影響を及ぼす要因について説明できる．
10. 成人片麻痺者の機能的成果を個別化する際の機能的活動の制約や非効果的な運動の方法，運動の失われた構成要素，根底をなす機能障害を明らかにする段階的な方法について説明できる．
11. 問題解決と徒手的な手がかり，ならびにそれらとNDTアプローチの治療の中核をなす原理との関係の重要性について理解できる．

この章の概要

神経発達学的治療の発展
　Bobath 夫妻
　神経疾患治療の歴史における仮説
　神経の可塑性
治療の原理

個別化された機能的成果
　人生の役割と支援システム
　医学的状況
　機能的活動
　機能的活動の制約

非効果的な運動の方法
運動の失われた構成要素
機能障害
個別化された機能的成果
要約

　アメリカ合衆国では平均して45秒ごとに脳卒中の発症が見られている．アメリカ合衆国では脳卒中に罹患したクライエントの数は毎年増加しつつあり，障害者数を増加させる一因となっている．これは脳卒中の急性期治療が進歩したことに一部起因しており，また若年者に脳卒中の発症が多くなっていることも原因の1つである．結果として，脳卒中に対する効果的なリハビリテーションの重要性はかつてないほど高まっている[2]．

　本章では神経発達学的治療（Neuro-Developmental Treatment；NDT）アプローチの発展について簡潔に説明することから始める．NDTが生み出さ

ケーススタディ：ジョー（その1）

本章では，5カ月前に右の脳血管障害（CVA）を発症した46歳の男性であるジョー（図31-1）に対して，作業遂行を促進し，協力して成果を選択していくために神経発達学的治療（NDT）アプローチを用いることについて説明する．ジョーは夫であり，10代の双子の男の子の父親である．ジョーは不動産業の仕事をしていたが，家計のほとんどを支えていたこの仕事を続けることはできないかもしれないと言っている．彼は今自宅に住んでおり，在宅介護の援助を受けている．

理解を深めるための質問

ジョーの担当作業療法士であるキャシーは，治療計画を立て，実施するために以下の質問をした．
1. ジョーの成果を選択することに影響を及ぼす因子は何か？
2. ジョーが不動産業の職業に就くことを妨げている，CVAに起因する身体機能の制約とは何か？
3. ジョーにとってのふさわしい成果の例とは何か？

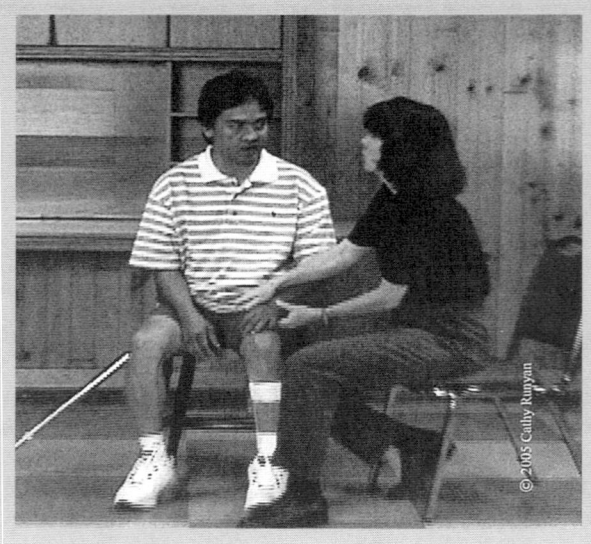

図31-1 ジョーは46歳の夫，10代の双子の男の子の父親で，不動産業者である（Copyright © 2005 by Cathy Runyan OTR/L [www.RecoveringFunction.com]）

れた背景について知ることは，現在のアプローチをより理解することにつながる．本章の後半では，NDTの中心となる原理に焦点を当てる．その原理の1つである「個別化された機能的成果」について，ジョーの事例に関連づけて詳細に述べる．

本章ではNDTの専門的知識を発展させるために必要な基礎を提供する．本章の記述は専門的知識を発展させるための単なる導入にすぎないことを自覚しておかなければならない．成人片麻痺者にNDTアプローチを適用するためには，さらに多くの学習が必要である．NDTを十分な形で習得するには，実践的なNDTのコースに参加することを勧める．NDTアプローチに特有な側面は実践場面を通じて伝えられるのがふさわしいからである．

■神経発達学的治療の発展

以下ではNDTアプローチの起源と，その発展に直接的に影響を与えた要因について述べる．さらに，この発展に大きな影響を与えた神経学的治療と神経科学の知見についても述べる．

Bobath夫妻

NDTアプローチはBerta BobathとKarel Bobathによって1940年代初頭の英国で生み出された．彼らが確立した成人片麻痺者および脳性麻痺の子どもに対する**治療の原理**によって，作業療法士は多くのクライエントの作業遂行を改善することが可能になった．Bobath夫妻は，NDTアプローチを使用する作業療法士は，これらのクライエントの機能回復の可能性から多くのことを学ぶことができるの

で，この原理の開発に参加するよう主張した．彼らは，NDT アプローチが進化を続ける限り，このアプローチを使い続けることができると確信していた．

チームワーク

Berta Bobath は理学療法士で，Karel Bobath は医師であった．彼らそれぞれがもつ背景は，成人片麻痺者と脳性麻痺の子どもの機能的能力を改善するための非常に効果的なチームを組むことを可能にした．Berta はチームの中で，これらのクライエントに対して最も効果的な治療方法を提供する役割を果たし，Karel は Berta がなぜそのような顕著な結果を達成できるのかを理解するために神経科学を研究する役割を担った．Bobath 夫妻は，クライエントの機能回復の可能性を完全に引き出すための援助に彼らの生涯を捧げた[19]．

画期的な考え

NDT アプローチの開発の初期段階においては，脳血管障害（CVA）に由来する麻痺は永続する状態であるとの考えが優勢であった．それに対して，Bobath 夫妻は片麻痺者は機能回復の可能性を有していると主張した．医療の専門家のほとんどは，残存している運動機能を用いて（例：より麻痺の軽い側を使う）失われた機能を代償するよう教えていたのに対し，Bobath 夫妻は麻痺側を積極的に使用させるべきであると主張した[4]．

今日，脳機能については，Bobath 夫妻が最初に彼らのアプローチの開発を始めた頃と比べて，はるかに多くのことが知られている．我々は脳機能をより理解するための種々の科学技術の恩恵に浴している．たとえば，脳のマッピングは正確に脳機能を理解する方法として進歩を続けている．他にも機能的磁気共鳴画像法（functional magnetic resonance imaging），経頭蓋磁気刺激（transcranial magnetic stimulation），ポジトロン断層撮影法（positron emission tomography），誘発電位（evoked potential）といった技術は，脳機能をより理解する方法として加えられる．しかし，今日我々が有している科学技術がなかったとしても，Bobath 夫妻は中枢神経系（CNS）が損傷された人は回復の可能性を有することを知っていた．彼らは NDT アプローチの結果として生み出された機能面の成果を直接目にしていたからである．Bobath 博士は次のように書いている．「より高次の CNS 活動の傑出した性質とは，その可塑性や学習する能力であり，おそらくそれに周囲の環境からもたらされる多くのさまざまな要求に応えるために一時的で絶え間なく変化し続けるシナプス結合を形成する能力，すなわち『忘れる才能（gift of forgetting）』が加えられるべきだろう」[4]．

アプローチの命名

このアプローチを学んだアメリカ合衆国以外の作業療法士は，それを Bobath アプローチと呼ぶ．アメリカ合衆国においては，Bobath 夫妻はこのアプローチを**神経発達学的治療**と呼ぶことに決めた．それは彼らがこのアプローチを指すために彼ら自身の名前を用いることを奨励しなかったためであり，neuro とは脳機能を，developmental は発達するために必要な運動の構成要素を，treatment は治療を意味している．

彼らが neuro という用語を選んだのは片麻痺と脳性麻痺の病因学に直接関係している．developmental という用語は運動コントロールに必要とされる運動の構成要素の発達を意味している．この用語は歴史的には子どもの治療と関連づけられていたが，Bobath 夫妻は，作業療法士は年齢に関係なくすべての人に対して効果的な運動に必要な機会を与えることができると主張した．NDT に熟達した作業療法士は，機能を回復させるために徒手的な手がかり（manual cue）を用いる．これを運動の失われた構成要素の引き出しと呼ぶ．Bobath 夫妻は，運動の失われた構成要素に対する熟達した治療は，クライエントに新しい運動の方法を学ぶ機会を与えると信じていた．さらに Bobath 夫妻は，運動の質に重点を置くことはクライエントにとってより機能的な成果を達成する機会になるとも信じていた．Bobath 夫妻は treatment という用語は継続した治療を含むものと考えていた．継続した治療によってのみ，継続的な練習の機会を提供することができ，そのことが治療効果を保持，継続し，バランスのとれた個人の生活のための機能を向上させることになる．

初期に Berta Bobath に影響を与えたもの

Berta は理学療法士になる前は体操の指導者であったが，そのことは NDT の開発初期において彼女の考え方に影響を及ぼしたようである．以下では，Berta が片麻痺のクライエントを治療する際も同様に重要であると気がついた，体操の指導において重要な3つの領域について説明する．

[体節のアライメント]

Berta は片麻痺のクライエントの姿勢コントロールと麻痺側の活動的な使用のためには体節の適切なアライメントが重要であることを知っていた[3]．アライメントは運動の中核をなす要素であり，支持基底面（base of support；BOS），健常な軟部組織のシステム，関節の構造的な健全さ，適切な関節可動域（ROM）を必要とする．理想的なアライメントは筋線維にとって最適な長さと緊張の関係をもたらし，筋が活性化する可能性を高める[12]．筋骨格の構造が理想的に整っていれば，筋が活性化する可能性が高まる．麻痺側の体幹と四肢の筋がより素早く活性化されれば，片麻痺のクライエントは実際に大きな効果を実感するだろう

[24時間の治療]

Berta は，片麻痺のクライエントは治療時間と治療時間の間に治療効果を保持，継続するための練習が必要であることを知っていた．彼女はさらに，片麻痺のクライエントは身の回り動作を行ったり，他者の援助を受ける時に，麻痺した手足を管理する必要があることも知っていた．そのため，彼女は片麻痺のクライエントの24時間の治療の有用性を提唱した[3]．今日においても，NDT アプローチを用いる作業療法士は治療時間と治療時間の間の重要性を強調している．加えて，クライエントや介護者，そして専門家のチームに対して24時間の治療を教えている．24時間の治療を指示する時，作業療法士は，治療効果が保持，継続されることの予測をクライエントの認知面，身体面，感情面の能力と結びつけて考えることが重要である．治療プログラムに沿った援助ができるように，クライエントの介護者と専門家のチームに特異的な治療の方法を用いるよう教えることもまた重要である．

[身体的ハンドリングの使用]

Berta は治療の時に，片麻痺のクライエントの麻痺側の使用を促すために，適切な量の身体的ハンドリング（handling）を用いることにしていた．彼女は，視覚的もしくは言語的な手がかりだけを用いた場合は運動を行うことができない片麻痺のクライエントに対して，身体的ハンドリングを用いる必要があると気がついた[3]．片麻痺のクライエントが CVA によって生じた障害によって運動できない様子を見せた場合，作業療法士は運動の失われた構成要素を引き出すために，特有の身体的ハンドリングを用いるべきである．運動を引き出すために言語的な指示や環境の要素も同じく用いるべきであるが，必要な時には身体的ハンドリングも用いる必要がある．

Berta が，運動の失われた構成要素の積極的な使用を促通するために身体的ハンドリングを用いた時，彼女はキーポイント・オブ・コントロール（key point of control）（例：特定の方向に徒手的な操作を加えるための体幹や四肢の特定の部位）があることを知った．それらは効果的な運動を導く運動性の反応を促進するものであった．今日の作業療法士は，運動の失われた構成要素を引き出すためにキーポイント・オブ・コントロールによる身体的ハンドリングを用いることを，**徒手的な手がかりを用いる**ということが多い．運動の失われた構成要素を引き出す徒手的な手がかりが，これらの失われた構成要素のための筋の反応性を活性化するということは重要である．徒手的な手がかりは，一貫した方法で効果的な運動に相乗効果をもたらし，これらの筋の積極的な使用を増大させるものであるべきである．このためには，作業療法士は効果的な運動を促通し，同時に非効果的な運動を抑制するよう徒手的な手がかりを用いる必要がある．

Berta は，片麻痺のクライエントが彼らの麻痺側を積極的に用いれば，より機能的な成果を上げることができると認めていた．しかしこれだけで，NDT に熟達した作業療法士が運動の失われた構成要素を引き出すために徒手的な手がかりを用いていることを十分に説明し切れているとはいえない．彼らはまた，麻痺側の積極的な使用を促すために，適切に徒手的な手がかりを段階づけて片麻痺のクライエントに提供している．徒手的な手がかりの使用を段階づけることにより，彼らは片麻痺のクライエントが新たな運動を行う間に誘導するのではなく，新たな運動を学習することを促通するのである．言葉

を換えれば，徒手的な手がかりを過剰に用いることは，それは問題であるとともにクライエントの進歩を実際に阻害する．その理由は，片麻痺のクライエントは，新たな運動の選択肢を学習するために作業療法士とともに治療に積極的に参加しなければならないからである[3]．

神経疾患治療の歴史における仮説

以下では，Bobath夫妻が彼らのアプローチを開発していた時代に，神経疾患治療において一般的に考えられていた運動の獲得とCNSの機能に関するいくつかの仮説，およびそれらと今日の考え方との違いについて概観する．

運動の獲得

クライエントがある姿勢で練習した運動は，自動的に他の姿勢においても可能になるであろうとの仮説が考え出されていた．たとえば，背臥位でのブリッジ動作によって練習した運動は自動的に歩行の立脚中期で活用されると当然のように考えられていた[25]．

今日我々は，所定の活動のための熟練した運動を獲得するためには，その活動に特有の運動を練習する必要があることを知っている[18]．たとえば何かのスポーツを身につける場合，あなたはその特定のスポーツに求められる運動を練習しなければならないだろう．もしあなたがオリンピックの飛び込み競技の選手になりたいとすれば，ただ単に飛び板の上に立ち，飛び上がって落ちるだけでは十分な練習とはならないだろう．あなたの飛び込みの能力を向上させるには，飛び込みという課題の技能のすべての要素を練習する必要があるだろう．同様に，クライエントが麻痺側の肩の屈曲を練習しても，その技能をカップへ向けて手を伸ばしたり，コートの袖に上肢を通すことに応用しないのであれば，その練習は機能的な実用性に欠けている[7]．肩を屈曲させるために必要な筋力を強めることは可能であり，また我々は，ある種の交差訓練というものがあることも知っている（例：所定の活動のために練習された運動は，他の活動にも役立つかもしれない）[6]．しかしながら我々は，クライエントが手を伸ばす動作をしながら肩を屈曲させる練習をするまでは，クライエントがその運動をカップへ手を伸ばしたり，麻痺した上肢をコートの袖に通すような機能的な活動のために一般化すると思うことができない．NDTアプローチを用いる作業療法士は，運動の構成要素を必要とする機能的な活動の流れの中で，特定の運動の構成要素を練習させる．

成人片麻痺のクライエントの治療において，発達上の順序性を適用することもまた重要である．これら発達上の順序性は，健常児の発達段階の運動において一般的に観察される運動に由来している．このことは成人片麻痺を対象とした現在のNDTのコースではもはや推奨されていない．成人のクライエントは，坐位をとる前にベッドで寝返りしたり，立位をとる前に片膝立ちになったり，歩行する前に坐位をとったりすることなどを求められていない．また，成人のクライエントは，単に発達上の里程標（milestone）に到達するために，四つ這い位になるといった特定の姿勢をとることを求められていない．しかし，クライエントが片麻痺となる前にカーペットの取りつけ作業員をしており，現在は復職して人生の役割を取り戻す可能性があり，成人のクライエントにとって四つ這い位になる練習がより機能的であるならば，カーペットの取りつけに求められる運動の構成要素を上達させるために四つ這い位になる練習を治療計画に含めるべきである．

中枢神経系のモデル化

CNSの働きは階層的であるとの仮説も立てられた．この考え方は神経の機能に関する研究でノーベル賞を受賞したSir Charles Sherringtonの業績によるところが大きい．SherringtonはCNSの機能を解明する手段としての階層モデルの主たる提唱者であった[21]．

今日，NDTアプローチを使用する作業療法士は，階層モデルはCNSの複雑さを説明するには不十分であると認めている．CNSには階層的な側面があるものの，CNSの機能を説明するうえではシステムモデルの方がより適切である[9]．CNSの機能を説明するためにシステムモデルを用いることで，我々はCNSにおける異なった部分が互いに影響し合っていることを認識できる．知覚と神経筋システムの間の関係を説明する際に，その1つの例を挙げることができる．健常者の場合，効果的な運動を生み出すために，神経筋システムは知覚システムに依

存している．逆に，知覚システムは運動の経験に関する情報を提供するものとして神経筋システムに依存している[1]．この情報はただちに利用されるか，その後の運動の反応に統合される場合がある（例：環境の中で変化したり，意図的に変化する反応）．健全な神経筋システムは探索する能力を提供し，そのことによって知覚システムが形づくられる．それに対して，健全な知覚システムは直面したものに順応するための情報を神経筋システムに提供する．各々のシステムは，相互に影響を与えている．

CNSの機能についてより多くを知るほど，モデルは確実に見直して改められるだろう．しかし，現在のところ，システムモデルはCNSの機能を解明し，人間の運動に影響を及ぼすシステムの障害を研究するうえで最も役に立つモデルを提供している．

神経の可塑性

アメリカ合衆国政府は1990年代を「脳の10年」と宣言し，脳の研究に対する財政的支援を大幅に増加させた[11]．この財政的支援は脳卒中後の治療に影響を及ぼす非常に多くの発見をもたらした．最も重要な研究は**神経の可塑性**，つまり種々の活動を練習することに反応して形づくられる，またはそれ自身を再生させるCNSの能力に関係したものである．

研究は，練習に応じて神経機構の変化が起こることを十分な根拠をもって証明している．健康な動物を用いた研究では，研究者は知覚野と運動野において神経の可塑性が発現することを立証した．知覚野の損傷後に起こる神経の可塑性の存在はMichael Merzenick, PhD[10]によって立証された．運動野の損傷後に起こる神経の可塑性の存在はRandolph Nudo, PhD[14,15]によって立証された．皮質を損傷した人間の被検者における神経の可塑性についての臨床上の証明もある．Beth Fisher, PhD, PTとKatherine Sullivan, PhD, PTは，成人の片麻痺のクライエントがCVA発症1年後に麻痺側を適切に使用する練習を行ったことにより，損傷した側の大脳皮質に神経の可塑性が発現し得ることを立証した．彼らは次のように述べている．「構造化した行動経験を提供し，代償よりも回復を進めるリハビリテーションの方法には以下のような内容を含むべきである．(a)運動技能の学習における能動的な参加，(b)麻痺した体節に対する特有な技能の練習と強化，(c)課題の練習における知覚運動の経験を適正化する集中的で課題特異的な練習．最新の治療方法を概観すれば……一貫して行動回復を促進する各種の類似した治療方法，および動物や人間の脳のマッピングやイメージングによる神経の可塑性に関する研究文献の台頭は，脳卒中のクライエントの回復を最大限高めるためにこれらの治療が必要な要素であることを実際に明らかにしている」[8]．

これらの結果や類似の知見を示している研究の結果によって，医学界の態度は変化しつつある．リハビリテーション医は，CVAのクライエントの回復により多く影響を及ぼすことができる，あるいは及ぼさねばならないということを認識している．とりわけ，彼らはNDTアプローチが大脳皮質の損傷を受けた側の神経の可塑性を生み出すために患側を積極的に使用する立場にあることを強調している．

■治療の原理

NDTアプローチの中核をなす原理の概略を表31-1に示す．これらの中核となる原理は，問題解決法と治療方法を発展させる根拠となる．なぜならNDTは問題解決的アプローチであり，NDTの技術を高めていくことに興味をもつ作業療法士にとってはこれらの中核となる原理を理解することが，まず第一になされるべき必要なステップだからである．次節では「個別化された機能的成果」について詳しく述べるが，それは作業療法士は他のことについて考える前に，この原理について十分に理解すべきだからである．

■個別化された機能的成果

成人の片麻痺者は彼ら自身の人生の役割，支援システム，医学的状況，生活環境，CVAに由来する身体的な限界に特化した治療から恩恵を受ける．これは，作業療法士が個別化された機能的成果に働きかけながら，クライエントの機能的活動の制約や非効果的な運動方法，失われた運動の構成要素，およびそれらの基礎となっている機能障害に特化した治療を行わなければならないことを意味している．これらの考察については以下の節でより詳しく論じる．

表 31-1 神経発達学的治療アプローチの治療技術の中核をなす原理

原理	概要	実施すること
機能的成果を個別化する	成人片麻痺者は，人生の役割や支援システム，根底をなす機能障害に特化した治療から利益を得るだろう．	個別化された機能的成果へ向けた取り組みの間，クライエントの機能的活動の制約，非効果的な運動の方法，運動の失われた構成要素に特化した治療を提供する．
運動の制御を強調する	運動の制御が失われることは成人片麻痺者が非効果的な運動の方法を用いることの第一の理由である．	問題解決と筋活動のバランスを取り戻させるために，クライエントの積極的な参加を必要とする活動に焦点を合わせること．問題解決と筋活動のバランスを取り戻させることは，いずれも効果的な運動の方法を用いるうえで必要なことである．
麻痺側の積極的な使用を促す	成人片麻痺者は麻痺側の使用を促されなければならない．このことは損傷部位がある大脳皮質の神経の可塑性を促し，不使用を学習した態様に陥ることを防ぐ．	麻痺側の積極的な使用を促すきっかけを提供するために，運動の失われた構成要素を利用する時に，徒手的な手がかりと段階的な刺激を用いる．
運動学習を導くために運動遂行を向上させる練習を提供する	成人片麻痺者の運動学習には，適切なスケジュールで適切な量の練習を行うことと，論理的に課題を発展させることが必要である．	クライエントの治療時間の間，運動遂行を向上させる練習を提供し，さらに治療時間と治療時間の間も運動学習を導けるようにする．
治療効果の保持，継続を高めるために24時間の治療を指導する．	成人片麻痺者の治療効果の保持，継続を高めることは，治療時間と治療時間の間の機能的な活動に麻痺側を組み入れることを促す．	クライエントの24時間を基礎とした治療と同様に，運動の構成要素を練習するための特定の指導を提供する．
治療のために多職種からなるアプローチを用いる	治療チームのいずれのメンバーも，成人片麻痺患に治療を行うときは，全ての運動の失われた構成要素のための継続した練習を提供すべきである．	その専門分野が特に強調する訓練を提供する時，すべての運動の失われた構成要素を引き出す．

人生の役割と支援システム

　CVAとは，誰にとってもそれに備える機会などない出来事である．片麻痺の急激な発症を体験した時，誰でも機能の著明かつ急速な喪失が生じ得る．その人は機能の喪失を経験するだけでなく，その人に頼る人もまた喪失を経験する．言い換えれば，その人がもはや，育児や他の家族を助けること，ある委員会のメンバーとして指導したり働いたり，経済的な支援を提供するといった人生の役割に関与できなくなった時，社会的背景状況全般にわたる影響が生じるのである．加えて，その人は日常生活活動（ADL）や家事動作への支援を他者に頼る必要があるかもしれない．

　作業療法士は機能的成果を適切に個別化するために，クライエントならびに社会におけるCVAの影響を考慮しなければならない．個別化された機能的成果は，治療中のクライエントの積極的な参加を推し進め，また治療後にクライエントが重要な人生の役割に復帰することを可能にする．

医学的状況

　成人の片麻痺者に治療を実施する前に医学的状況について調べることは，機能的成果を適切に個別化するうえで不可欠である．以下の節では調べるべき特定の領域について論じる．

　作業療法士は医学的な注意事項を厳守しなければならない．たとえばクライエントが患側下肢の股関節手術を受け，「股関節の屈曲を控え，体重を負荷しないこと」という注意事項とともに戻ってきた場合，作業療法士は患側の下肢へのいかなる体重負荷

922　第5部　作業療法の過程

ケーススタディ：ジョー（その2）

成人片麻痺者のジョーについて考えてみる．キャシーが明らかにした作業プロフィールによれば，ジョーの人生の役割とは，46歳の夫，14歳の双子の男の子の父親で，不動産業者というものである．脳卒中を発症して以来，ジョーの人生の役割は変化した．彼はもはや不動産業者として働いて彼の家族の家計を支えることはできず，彼の息子たちを助けることもできない．結果として，彼の妻の人生の役割も変化した．彼女は今や子どもたちを放課後の活動へ連れて行くといった，かつてジョーが管理していた多くの活動を含む家庭管理活動のほとんどすべてを行っている．彼女はジョーの要求に応えるためにしばしば仕事を早く終えなくてはならないため，仕事上の責任について大変心配している．ジョーは食堂のいすから立ち上がることや教会で聖歌集を持つこと，着替えやトイレの後にズボンを引き上げることなどを含む日常生活活動（ADL）に妻の介助を必要としている．ジョーは最近，トイレで壁と便器の間に滑り落ちるように転び，立ち上がるために妻に介助を求めたことを明かした．

ケーススタディ：ジョー（その3）

ジョーの既往歴と医学的状況から，彼が脳卒中を発症する5年前に心臓の発作を起こしていたことがわかった．しかし，彼は治療の時点では心血管疾患に対する予防を行っていなかった．彼の在宅での作業療法の担当はキャシーであり，初回の治療は脳卒中発症後5カ月目であった（図31-2）．脳卒中発症後，彼は10日間意識障害を来した．その時点で医師は妻に彼が生存し得る可能性は5%であると告げた．彼は4週間近く療養施設に入り，そこで著しい嚥下障害があったため胃瘻チューブを挿入された．チューブは約1カ月後に取り除かれた．ジョーは2週間の追加治療のためにリハビリテーションセンターに移され，その後自宅へ退院した．ジョーは在宅での治療前，3カ月にわたって追加治療を受けていなかった．初回の訪問の時，ジョーは依然として液体の物を飲み込むことにいくらかの困難を覚えていた．

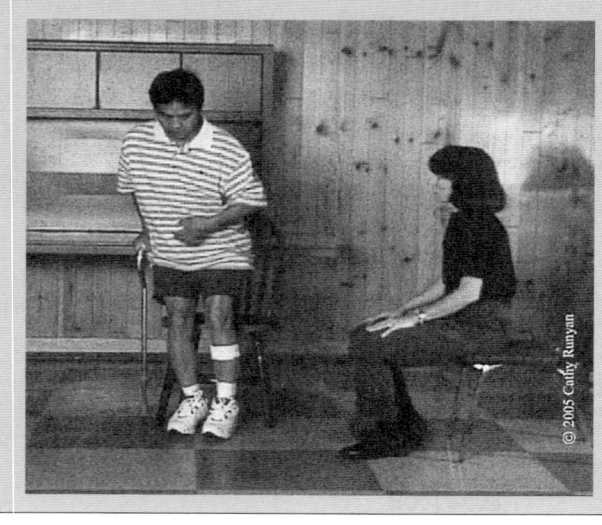

図31-2　ジョーは片麻痺の急性発症後，5カ月経ってキャシーの治療を受けた（Copyright © 2005 by Cathy Runyan OTR/L [www.RecoveringFunction.com]）

も避けるべきである．

　片麻痺の発症日の情報は回復の可能性を推定するうえで重要であるため，作業療法士は必ずそれを確認しなくてはならない．時間の経過につれて回復の可能性が減少するとしても，作業療法士が治療活動や機能的な成果を適切に個別化していれば，慢性期の状況でも効果的な治療を提供できる[23]．

機能的活動

　機能的活動とは，個人の生活上の役割ならびに環

作業療法実践ノート

医学的な注意事項は成人の片麻痺者の機能的成果を個別化する際に常に最も重要な事項である．

境と一致する活動である．作業療法士は，クライエントの生活上の役割ならびに環境と関係のある要因を使用することで，治療中にクライエントの興味と参加を促すことができる．このような要因を使用することは，さらなる機能的な成果を達成するよう促し，これらの成果を保持し，継続させる[22]．NDTの治療が病院や診療所，仕事先もしくは家庭といった環境で提供されようと，作業療法士は環境の要因について注意深く考えなくてはならない．多くの場合，病院の環境はクライエントの生活上の役割ならびに環境と関係しない．ほとんどのクライエントがコーンを積み重ねたり，ワイヤーにビーズを通したり，穴にペグを差したりする活動になぜ活気づかないのかは容易に理解できる．これらの活動はCVAを発症する前のクライエントの一般的な活動との関係性を全く欠いている．同様に，広い空間かつ低いマットという環境は，ほとんどのクライエントが関係していた一般的な環境ではない．NDTを効果的に用いるためには，機能的な活動という背景状況の中で動作を練習することが必要である．

クライエントに生活上の役割ならびに環境について尋ねることで，作業療法士は治療のために機能的で個別的な環境をつくり出すことができる．たとえば，クライエントがCVA発症前に図書館員として働いており，その職業に戻ることを希望しているのであれば，作業療法士は病院の環境においても本を棚に並べるという活動を提供できる．クライエントの家屋環境における家具の配置が独特な動作を必要とするのであれば，作業療法士はこれらの動作の練習を促すために，その環境と同じ状況をクリニックの中につくり出すことを試みるべきである．可能ならば，作業療法士は治療時間中にクライエントが所

ケーススタディ：ジョー（その4）

以下はジョーが機能的活動に参加する機会を提供するための物品の例である．
- **重たい本**．この物品はジョーが教会で聖歌集をもつ動作に関心をもっているということに対応する機能的成果を達成するために使用される（図31-3A）．
- **肘かけと車輪のついたオフィスチェア**．この物品はジョーが不動産会社にあるオフィスチェアの使用に関心をもっているということに対応する機能的成果を達成するために使用される．
- **一般的な約45 cmの高さの，肘かけのない食堂いす**．この物品はジョーが食堂のいすからの立ち上がり動作に関心をもっているということに対応する機能的成果を達成するために使用される（図31-3B）．
- **3段の棚のある高い本棚**．この物品はジョーが不動産会社の高い棚にある手引書に手を伸ばす動作に関心をもっているということに対応する機能的成果を達成するために使用される．

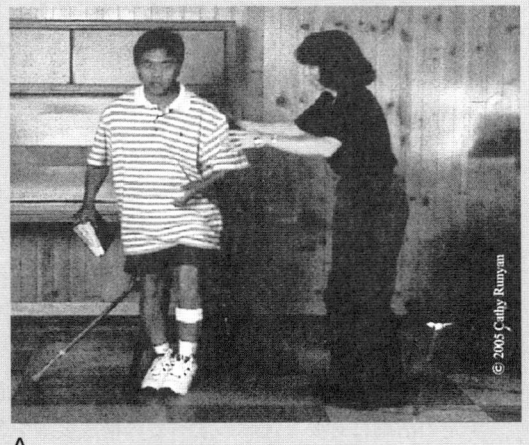

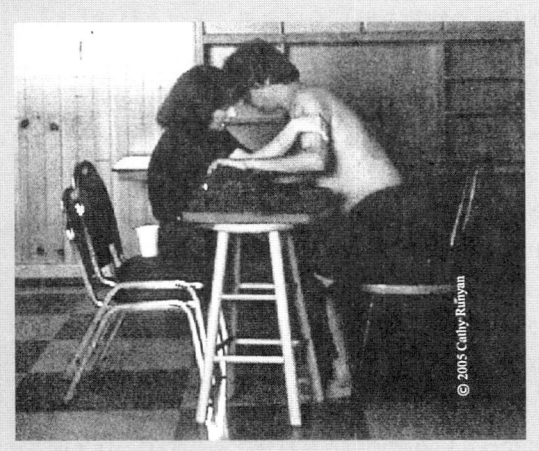

図31-3　A：キャシーによるジョーの治療には，たとえば教会で歌うために立つ時に，彼が持つ聖歌集と大きさや重さが似た本といった，ジョーにとって機能的である物品が含まれていた．B：ジョーは座る時にいすをテーブルの方に引き，立つ時に後ろに押せるようになることを望んでいた．彼は家族と夕食をとる時に，妻の助けを求めることを望んでいなかった（Copyright © 2005 by Cathy Runyan OTR/L [www.RecoveringFunction.com]）

有する物品を用いるよう検討すべきである．治療中に使用する物品が，クライエントが常に接していた物品と似ている場合に限り，クライエントの興味と積極的な参加が促進されるだろう．このことにより，クライエントに長時間にわたる繰り返し練習の機会を与え，それによって機能面において獲得されたものを保持し，さまざまな状況に継続することができる[20]．

機能的活動の制約

機能的活動の制約とは，個人の生活上の役割ならびに環境に一致した活動に，個人が十分に関与することを妨げるものである．たとえば，歩く時に子どもを抱えることができないことは，片麻痺者で幼児期の子どもの親である者にとって，機能的活動の制約となる．それに対して，アイススケートに興味も必要性も有していない者にとって，アイススケートができないことは機能的活動の制約とはならない．機能的活動の制約の例は，服を着ることやベッドに1人で移乗すること，整容のために洗面台で立つことができないことなど，事実上すべてのクライエントにとって重要な基本的ADLと関係がある．

機能的活動の制約を明らかにすることは比較的容易であり，またその影響力を理解することも容易である．しかなから，機能的活動に影響を与える要因を明らかにし理解することは複雑な問題である．機能的活動の制約を明らかにすることは，熟達したNDTセラピストがクライエントの大きな問題をより容易に理解でき，効果的に働きかけられるような小さな問題へと分解していく時にとる最初のステップである．とりわけ，観察した機能的活動の制約を非効果的な運動の方法へと分解し，さらに運動の失われた構成要素へと分解し，そしてそれらの基礎となっている機能障害へと分解する．熟達したNDTセラピストは，クライエントのために運動の失われた構成要素に働きかける治療活動を創造することで，効果的な運動の方法を用いるようにさせる．基礎となっている機能障害を理解することで，作業療法士は，特定の機能的な成果を獲得するためのクライエントの可能性を評価できる．本章の次の節でジョーの事例を用いてこのプロセスを詳しく説明する．

また，機能的活動の制約を明らかにすることで，作業療法士は回復可能な機能的成果を個別化することができる．回復可能かを判断するには，作業療法士は機能的成果を生じさせるために熟達した治療を実際に行う必要がある[5]．治療前のクライエントの機能的活動の制約を記録し，それを治療後の機能的活動と比較することによって，作業療法士はクライエントが回復可能な機能的遂行の向上を記録することができる．

非効果的な運動の方法

機能的活動の制約は**非効果的な運動の方法**を用いることに起因している．クライエントの機能的な活動における非効果的な運動の方法を理解するには，作業療法士はその活動に必要とされる効果的な運動の方法を最初に完全に理解しなければならない．効果的な運動の方法とは，特定の活動に必要とされる運動のすべての構成要素が使える時に人が用いる運動である．これらは健常人がごく普通に用いている方法である．これらの方法と運動は自動的なものであり，長い年月の繰り返しの結果としてCNSの中に染み込んでいるが，意識的に呼び覚ますことも可能である[13]．効果的な運動の方法から生み出される運動は効率的であり，耐久性を向上させ，バランスや安全性の向上を可能とする．健康な人であれば，カップに入ったコーヒーを持って同僚と話をしながら，一歩一歩について考えることなく適切に歩くことができる[17]．実際，その人は誰かをやりすごすために脇にそれたり，床から硬貨を拾うためにかがむ時に，容易にバランスを維持できる．さらに，すべての運動の構成要素を使うことができるということは，効果的な運動の方法の使い方をダイナミックに変化させる．たとえば，硬貨を拾う時に誰かが予期せず脇を通り過ぎたために，一方の足で硬貨を左脇へ動かすことなどを可能にする．運動の方法をダイナミックに変化させるというこの能力はまた，その人にとっての安全性を向上させる[24]．

それとは反対に，非効果的な運動の方法は，行う予定の活動に必要な運動のすべての構成要素を使えない人が用いる．非効果的な運動の方法は自動的なものではなく，そのため人は動作に集中する必要がある．非効果的な運動の方法によって生み出される運動は効率的でなく，過度の時間と努力を必要とし，結果として疲労をもたらす．たとえば，適当に

ケーススタディ：ジョー（その5）

以下はジョーにとっての機能的活動の制約の例である．
- 彼は立ち座りする間，非麻痺側である右上肢でバランスを保ち，また身体を支持することなしに，いろいろな面へ座ったり立ち上がったりすることができない．機能的に活動する能力をもつ人は，立ち座りする間，バランスを保ち，また身体を支持するために上肢を用いることなく，いろいろな面へ座ったり立ち上がったりすることができる．
- 彼はオフィスチェアに座ったり立ち上がる時に，麻痺側である左上肢を能動的に支持に用いることができない．機能的に活動する能力をもつ人は，いろいろな面から立ち上がったり座ったりする時に，どちらの上肢も能動的に支持のために用いることができる．
- 立位から座る場面において，彼は不安定な面（車輪つきのオフィスチェア）に腰を下ろす間に，下肢の対称的で能動的な使用を維持できず，そのことは彼が転倒する危険性を高めている（図31-4A）．機能的に活動する能力をもつ人は，オフィスチェアを含むさまざまな不安定な面に座るために下肢を用いることができる（図31-4B）．

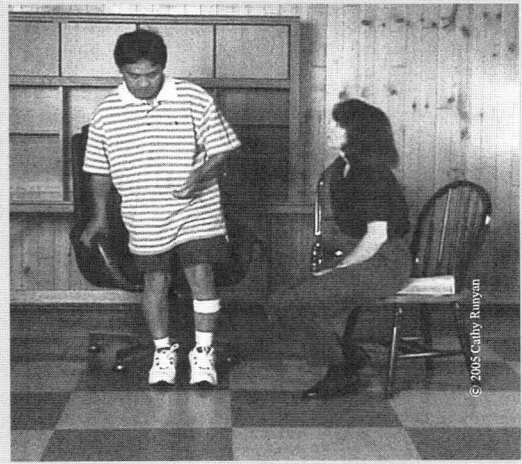

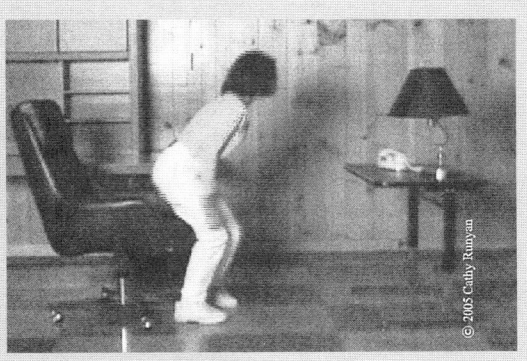

図31-4 A：ジョーは転倒の危険性があるために，非麻痺側である右上肢を用いることなしに不安定な面に座ることができない．B：ニーナは上肢を用いることなしにオフィスチェアへ座ることができる（Copyright © 2005 by Cathy Runyan OTR/L [www.RecoveringFunction.com]）

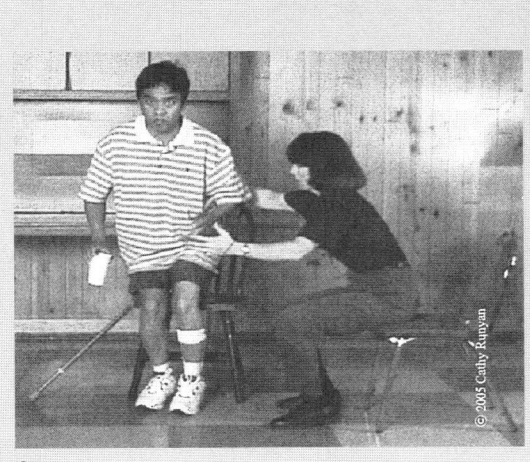

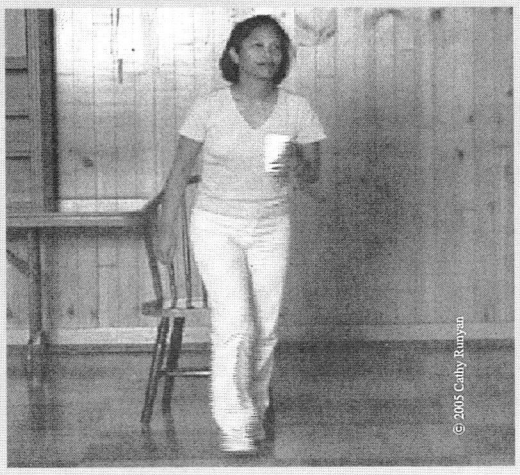

図31-5 A：ジョーは物を運びながら食堂のいすから立ち上がる時にバランスを保つことができない．B：エリーサはどちらの手で物を運びながらでも食堂のいすから立ち上がることができる（Copyright © 2005 by Cathy Runyan OTR/L [www. Recovering Function. com]）

・彼は非麻痺側である右上肢で身体を引き上げることなしに，一般的な高さのいすから適切な時間で立ち上がったり座ることができない．機能的に活動する能力をもつ人は，標準的な高さのいすから，およそ2秒以内に立ち上がったり座ったりすることができ，また活動の必要性に応じて動作のスピードを変えることもできる．
・食堂のいすから立ち上がる場面，もしくは立位から食堂のいすに座る場面において，彼は物を運びながらバランスを保つことができない（図31-5A）．機能的に活動する能力をもつ人は，いろいろな物を運びながら立ったり座ったり，バランスを保つことができる（図31-5B）．
・立位において，調理台上で麻痺側である左上肢の手関節と手を伸展して体重を支えながら，非麻痺側である右上肢を高い棚の上の所にある物（少し左寄りに置かれている）に伸ばす時，両下肢に均等に荷重できない．機能的に活動する能力をもつ人は，台所の調理台に立ち，高い棚から物を取るために手を伸ばす間，調理台上でもう一方の手関節と手を伸展して体重を支えることができる．
・立位において，少し左寄りに置かれている高い棚の上の所にある物に非麻痺側である右上肢を伸ばす時，両下肢に均等に荷重できない．機能的に活動する能力をもつ人は，台所の調理台に立ち，少し左寄りに置かれている高い棚の上の所にある物を取るために手を伸ばすことができる．
・立位において，非麻痺側である右上肢を用いてズボンを安全に引き上げることができない．機能的に活動する能力をもつ人は，立位で安全にズボンを引き上げることができる．
・立位において，いすを自分のほうに，あるいは遠ざけるために非麻痺側である右上肢を用いる時，麻痺側である左上下肢に能動的に荷重することができない（図31-6A）．機能的に活動する能力をもつ人は，いすを自分の方に，あるいは遠ざけるために右手を用いている間，左下肢で立ち，左上肢で体重を支えることができる（図31-6BとC）．

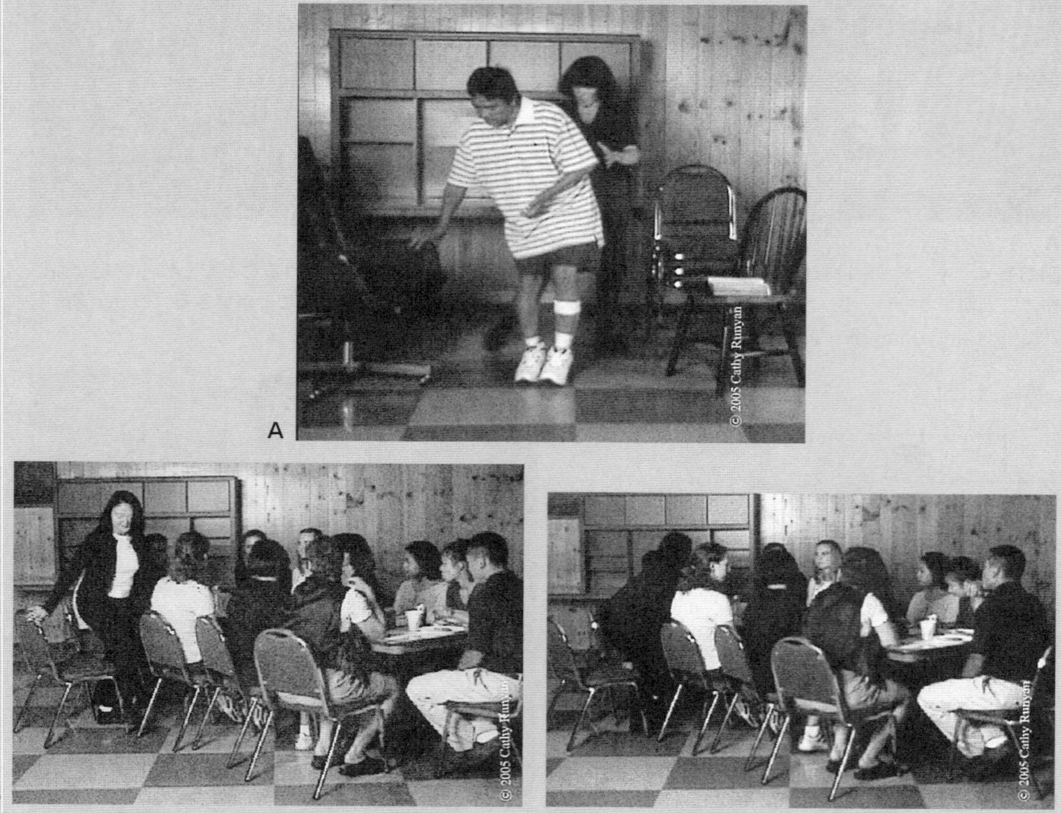

図31-6 A：ジョーはいすを自分の方に容易に引くことができない．B：イリアナは立位から坐位になる時に，いすを自分の方に引くことができる．C：イリアナは立ち上がっていすを遠くに押すことができる（Copyright © 2005 by Cathy Runyan OTR/L [www.RecoveringFunction.com]）

ケーススタディ：ジョー（その6）

以下は，ジョーの機能的活動の制約と関連する非効果的な運動の方法，すなわち「立位において，調理台上で麻痺側である左上肢の手関節と手を伸展して体重を支えながら，非麻痺側である右上肢を高い棚の上の所にある物（少し左寄りに置かれている）に伸ばす時，両下肢に均等に荷重できない」の例である．

- 彼の麻痺側である左下肢は支持基底面の一部となっていない．彼の足部は過剰に内がえししており，また足関節は底屈している（図31-7A）．効果的な運動の方法を用いる人は，足部を支持基底面の一部として用いることができる．彼らの足部は可動性があり，硬くなってはおらず，立っている面に適応することができる．下肢による安定した支持基底面は，足部より上方（膝，股関節，骨盤，肩，頭部，そして上肢）のアライメントと可動性を含めた運動連鎖に影響を及ぼす．効果的な運動の方法を用いる人は，さまざまな活動を行っている時に，下肢に荷重し，足部を支持基底面として用いることができる．荷重する時に積極的に支持し，支持基底面を増やすために足部を用いることで，他の体節をより安全に，また機能的に用いることができる（図31-7B）．
- 彼は荷重のために麻痺側である左下肢を能動的に用いることができない．効果的な運動の方法を用いる人は，立っている時に，支持基底面の上方にある体節のアライメントを整えることができ，また荷重に際しての筋活動を自動的に調整できる．彼らは活動に必要な下肢の求心性，遠心性，さらに等尺性の筋収縮を用いることができる．効果的な運動の方法を用いる人は，以下のことが可能である；(1)重力方向に（下方に）向かうための伸筋群の遠心性の活動，(2)重力に抗して上方に向かうための伸筋群の求心性の活動，(3)意図する活動を成し遂げる間，姿勢を制御するための等尺性の筋活動（適切な筋活動における同時収縮）（図31-8）．

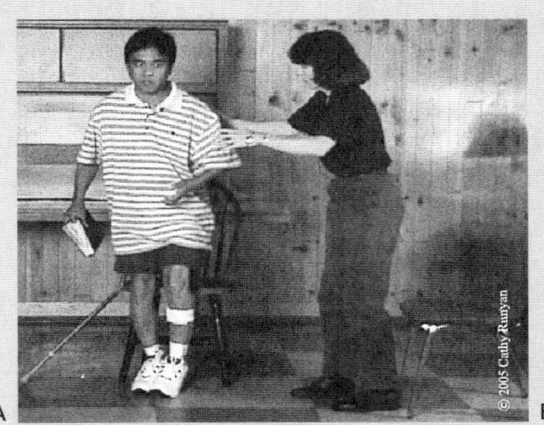

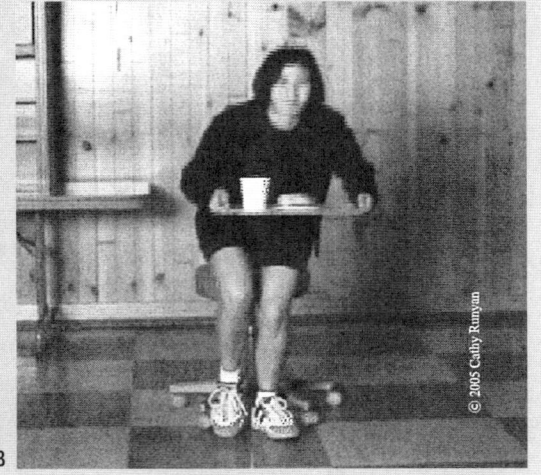

図31-7 A：ジョーの麻痺側の左足は，立位の時に支持基底面を成していない．B：メリッサは立つ時に，両足を支持基底面をなすものとして用いることができる（Copyright © 2005 by Cathy Runyan OTR/L [www.RecoveringFunction.com]）

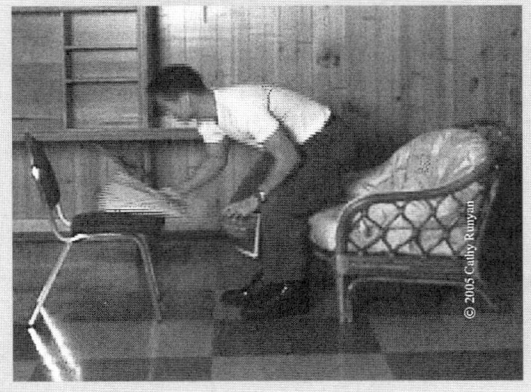

図31-8 ヴィンは意図した活動を成し遂げる間，下肢の伸筋群を制御したり，姿勢を制御することが可能である（Copyright © 2005 by Cathy Runyan OTR/L[www.RecoveringFunction.com]）

- 彼の股関節は両側とも屈曲したままである．効果的な運動の方法を用いる人は，活動のために下肢に荷重し，股関節を適切に伸展させた適切なアライメントによる安定した支持基底面を利用できる．
- 彼の麻痺側である左の骨盤は後方へ回旋しており，少し上方に傾いている（図31-9A）．効果的な運動の方法を用いる人は，荷重した適切な下肢のアライメントによる安定した支持基底面を利用できる．彼らは座った姿勢から立つ，あるいは立った姿勢から座る間，また立っている時に，すべての運動の面でさまざまな方向に骨盤を回旋させたり傾けることができる．骨盤のアライメントは支持基底面を作り出す足部を含む下肢のアライメントに影響を及ぼす．骨盤を含む下部体幹のアライメントはまた，肩を含む上部体幹のアライメントに影響を及ぼす（図31-9B）．
- 彼の体幹は腰部ならびに胸部で屈曲したままである．効果的な運動の方法を用いる人は，体幹をすべての運動面でさまざまな位置へ動かすことができる．彼らは重力への反応として，また活動の必要性に応じて体幹伸筋群の求心性，遠心性，さらに等尺性の筋収縮を用いることができる．体幹のアライメントは，頭部を含む肢節のアライメントに影響を及ぼす．
- 彼の肋骨は，麻痺側である左側において，後方で開いており，側方で閉じている．効果的な運動の方法を用いる人は，すべての運動面においてさまざまな姿勢をとるために彼らの肋骨を動かすことができる．肋骨のアライメントは胸椎，骨盤，肩甲骨，また上腕骨のアライメントに影響を及ぼす．
- 彼の麻痺側である左の肩甲骨は下方回旋している．効果的な運動の方法を用いる人は，肩甲骨をすべての運動面において動かすことができる．彼らはまた，必要に応じて上肢を強力に固定するために，胸郭に対して肩甲骨を固定できる．肩甲骨のアライメントは肋骨と上腕骨のアライメントに影響を及ぼす．肩甲骨のアライメントはまた，肋骨と骨盤のアライメントにも影響を及ぼす．
- 彼の麻痺側である左の上腕は内旋したままである．効果的な運動の方法を用いる人は，体重を支持しているか否かに関わりなく，すべての運動面でさまざまな方向（外旋も含めて）に上腕を動かすことができる．
- 彼の左肘は屈曲したままである．効果的な運動の方法を用いる人は，手に荷重し，能動的に支持するために上肢を用いることができる．これらの人は，意図する活動を成し遂げる間，求心性，遠心性，さらには等尺性の筋収縮を用いることができ，それによって手で体重を押しやったり，受け止めたり，あるいは姿勢を制御するために，肘の屈曲や伸展が行える．
- 彼の左前腕は回外したままである．効果的な運動の方法を用いる人は，体重を支持しているか否かに関わりなく前腕を能動的に回内できる．上肢に全体重を荷重するうえで，前腕の回内と手関節の伸展は欠かすことができない．
- 彼は支持基底面の一部として麻痺側である左の手を使おうとしない．手関節と手指は屈曲したままで

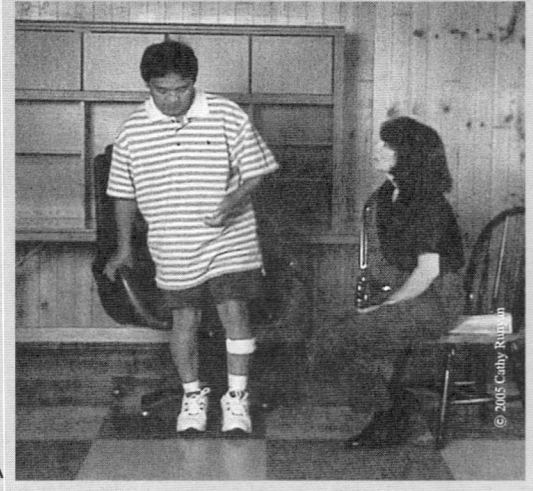

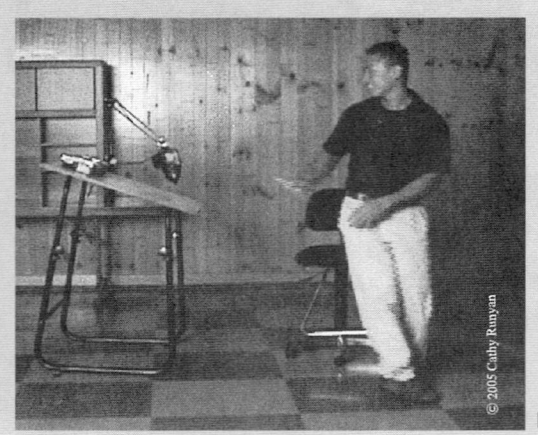

図31-9 A：ジョーの麻痺側である左の骨盤は後方へ回旋しており，わずかに挙上している．B：ヴィクターは坐位から立位，あるいは立位から坐位へ移行する間，また立位を保っている間に，すべての運動の面において骨盤をさまざまな方向に動かすことができる（Copyright © 2005 by Cathy Runyan OTR/L [www.RecoveringFunction.com]）

ある．効果的な運動の方法を用いる人は，手を支持基底面としても利用できる．彼らは手と手関節を伸展させて荷重できる．手と手関節には可動性があり，こわばってはおらず，痛みを発することもない．手による安定した基底面は，前腕，肘，上腕，肩甲骨，鎖骨，胸郭のアライメントと可動性に影響を及ぼす．効果的な運動の方法を用いる人は，さまざまな活動の間に，どちらの手にも荷重し，支持基底面として用いることができる．荷重のために手で能動的に支持し，支持基底面を増やした結果として，これらの人はより安全かつ機能的に他方の上肢を伸ばすことができる．

- 彼は非麻痺側である右上肢が彼の支持基底面の一部をなしていない時，非麻痺側である右足のみを支持基底面として用い，バランスの喪失を経験した．効果的な運動の方法を用いる人はバランスを保つことができる．彼らは重力の影響に関係する重心の周りに体幹や肢節を配置できる．彼らは支持基底面の一部として体幹と肢節（頭部も含む）を用いることができる．また，肢節を支持や到達，引く動作，物品の操作にも用いることができる．
- 彼の体重は右側方へ過度に偏っており，麻痺側の左肩は過度に前方へ回旋している．効果的な運動の方法を用いる人は，前後方向（矢状面），左右方向（前額面）を含むさまざまな方向に体重移動ができ，また体節を前後のどちらの方向へも回旋させることができる（水平面）．効果的な運動の方法を用いる人はまた，安定した，あるいは移動しつつある支持基底面の上方で，これらすべての方向を組み合わせた移動を行うことができる．
- 彼は左右対称だと思う姿勢をつくり出すために，非麻痺側の右下肢にすべての体重を乗せた状態から両側の下肢に体重を乗せようと，不適切な左側方への体重移動を用いる．効果的な運動の方法を用いる人は，左右対称の姿勢をつくり出すために，立ったり動いている場面で，両側下肢に体重を乗せるよう右下肢に全体重を乗せた状態から左側方に体重を移動させることができる．
- 彼は左右対称の姿勢から麻痺側の左の下肢に全体重を乗せる時に，左側方への不適切な体重移動を用いる．効果的な運動の方法を用いる人は，立ったり動いている場面で，左右対称の姿勢から左の下肢に全体重を乗せる時に，左側方に体重を移動させることができる．

歩くような時であっても，片麻痺者はしばしば一歩一歩を意図的に集中したり，会話に参加するために歩くことを止めなければならない．その人は誰かをやりすごすために簡単に脇によけることができず，また実際に，もし誰かがごく近くを通過するような場合はバランスの喪失を経験するかもしれない．さらに，すべての運動の構成要素を使う能力が欠如しているということは，思いがけない環境の変化に対応するために，その人がダイナミックに運動の方法を変化させることを不可能にし，その人の安全性を低下させる．熟達した作業療法士による治療なしには，非効果的な運動の方法は転倒をもたらす可能性がある．加えて，非効果的な運動の方法は繰り返しの緊張（strain）や神経の絞扼（entrapment），関節のアライメント不良によって痛みを引き起こす．

運動の失われた構成要素

非効果的な運動の方法は**運動の失われた構成要素**の結果として生じる．クライアントの運動の失われた構成要素を理解するには，作業療法士は最初に運動の構成要素について完全に理解する必要がある．

運動の構成要素は運動をつくり出す単位であり，それらによって効果的な運動の方法がつくり出される．たとえば，単純で効果的な運動の方法は1つの運動の構成要素しか必要としないかもしれないが，複雑で効果的な運動の方法は多くの運動の構成要素を必要とするかもしれない．効果的な運動の方法は，運動全般を効果的なものとするために，それぞれの運動の構成要素を必要とする．具体的には，運動の構成要素とは特定の効果的な運動の方法に必要とされる身体の体節の可動域である．「全体重をかけながらの左上肢の積極的な使用」という効果的な運動の方法に必要とされる運動の構成要素の例は，左手関節の背屈，左肘関節の伸展そして左肩甲骨の下制である．

運動の失われた構成要素とは効果的な運動の方法に必要とされるものであるが，それは能力が減少した状態では存在しないか，利用できるかのどちらかである．運動の方法は運動の失われた構成要素の数が増えるに従って徐々に効果的ではなくなっていく．たとえば，上の段落の「全体重をかけながらの左上肢の積極的な使用」という効果的な運動の方法

の場合，手関節の背屈がなくなれば麻痺側の手の上に体重を乗せることができないことにつながる．同様に，手関節の背屈の可動域が，効果的な運動の方法に必要な十分な可動域よりも制限されれば，麻痺側の手の上に体重を乗せる能力が制限されることにつながる．

　次の節で述べるように，運動の失われた構成要素を評価することによって，これら運動の構成要素の欠損の原因となる根底をなす機能障害を評価できる．加えて，多くの非効果的な運動の方法が同じ運動の構成要素の欠如により生じているため，作業療法士はクライエントの非効果的な運動の方法を直接調整するよりもむしろ，クライエントの運動の失われた構成要素を調節する効果的な一連の活動を創造することができる．同時に，治療中の徒手的な手がかりを通じてこれらの失われた構成要素を評価し，治療することによって，作業療法士は非効果的な運動の方法をより効果的なものに変容させる．

　NDT に熟達した作業療法士は，運動の失われた構成要素を評価する時に運動を観察するだけではなく，特定の運動の方法という観点からも運動を判断する．特に，彼らは必要とされる可動範囲とクライエントの実際の可動範囲との両方を評価する．このことによって，医療費支払いのためだけでなく，他の治療チームに対しても治療中のクライエントの進歩を記録できる．たとえば，特定の運動の方法のために必要とされる運動の失われた構成要素が「麻痺側の左手関節の背屈」であるという表現は，「麻痺側の左手関節を中間位から最大範囲まで背屈する」というように記録されるかもしれない．同様に，クライエントの実際の可動域は「麻痺側の左手関節の可動域は中間位から背屈 3/4 まで」というように記録されるかもしれない．これらの可動域の適切な評価は，実践的な NDT のコースを通じて学ばれる熟達した徒手的手がかりの使用を必要とする．

機能障害

　運動の失われた構成要素は特定のシステムの根底をなす**機能障害**の結果として生じる．根底をなす機能障害について理解するには，作業療法士は健康な人のシステムの作用について完全に理解しなくてはならない．これらのシステムの適切な機能は効果的な運動の方法を用いる時に必要とされる運動の構成要素の利用を可能にする．単一の機能障害は多くの運動の構成要素に影響を及ぼすが，逆にいえば単一の運動の構成要素は多数の機能障害から影響を受けている．機能的な活動の制約を非効果的な運動方法に，それを運動の失われた構成要素に，最後には根底をなす機能障害へと段階的に分解することで，作業療法士は最終的に機能的な活動の制約（言い換えれば，特定のシステムにおける機能障害）の根源へと到達する．機能障害の例として「肘関節伸筋群の筋緊張低下」を挙げる．「左肘関節の伸展」という運動の構成要素を損ない得るこの例の機能障害は，「左肘関節伸筋群の筋緊張低下，左肘関節屈筋群の筋緊張亢進，左肘関節伸筋群の筋力低下，左肘関節の関節可動域の減少，左上肢の感覚の低下，左上肢の固有受容覚の低下」である．根底をなす機能障害を評価することは個別化された機能的成果にとって重要であり，それによって作業療法士は，機能的成果を達成する可能性を決定できる．

個別化された機能的成果

　個別化された機能的成果とは，達成し得る，回復可能な機能的な活動であり，クライエントの人生の役割，支援システム，医学的な状況と一致する．NDT アプローチに熟達した作業療法士は，クライエントの根底をなす機能障害を評価することによって，クライエントが機能的成果を達成する可能性を確認する．彼らはクライエントに対して，運動の失われた構成要素を治療することによって機能的成果を達成する機会を与え，それによってこれらの成果に必要な効果的な運動の方法を用いるよう促す．NDT アプローチを用いる時，作業療法士は常に個別化された機能的成果を目指して働きかける必要がある．

　先に述べたように，作業療法士はクライエントが機能的成果を達成する可能性を評価することが重要である．たとえば，「整容のために洗面台の前で下肢に左右対称に体重を負荷しながら立っている間，クライエントは安全性を増すために支持基底面を増加させる目的で，左の麻痺した上肢を通じて手に体重を負荷できる」という機能的成果は，"麻痺側である左肘関節を伸展する" という運動の構成要素が必要である．クライエントが肘の屈筋に真性の拘縮を来しており，なおかつ肘を中間位まで伸展させる

ケーススタディ：ジョー（その7）

以下は「立位において，左右対称の姿勢から麻痺側の左の下肢に全体重を乗せる時に，左側方への不適切な体重移動を用いる」という，ジョーの非効果的な運動の方法に関連する運動の失われた構成要素の例である．

- 麻痺側である左足関節の背屈と左足部の外がえし．ジョーは足関節の底屈と足部の内がえしに関与する筋群の活動を制止できない．麻痺側の左足はいったん荷重されると床面とかみ合わなくなる．
- 麻痺側である左股関節の伸展（図31-10）．ジョーは股関節伸筋群を能動的に利用し始めることができるが，持続することができない．
- 左側骨盤を前方へ回旋させること（図31-11）．ジョーは骨盤の左側を中間位に保つために，左股関節伸展を制御する筋と共同して腹筋群を能動的に利用し始めることができるが，持続させることができない．
- 腰椎の伸展．ジョーは腰部の伸筋群を能動的に利用し始めることができるが，持続させることができない．
- 胸椎の伸展．ジョーは胸部の伸筋群を能動的に利用し始めることができるが，持続させることができない．
- 胸郭の左側を後方へ回旋させること．ジョーは胸郭の左側を中間位に保つために，胸部の伸筋群を能動的に利用し始めることができるが，持続させることができない．
- 肋骨の左側における側方への拡大．ジョーは彼の肋骨を側方へ拡大することができない．
- 麻痺側である左肩甲骨の内転．肩甲骨を中間位にすれば，ジョーは内転を開始できるが，それを持続させることができない．
- 麻痺側である左肩甲骨の下制．肩甲骨を中間位にすれば，ジョーは下制を開始できるが，それを持続させることができない．
- 麻痺側の上腕の外旋．ジョーは内旋筋群の筋活動を制止することができない．ひとたび肩甲骨を中間位にし，麻痺側である左上肢に荷重がなされれば，ジョーは上腕外旋筋群を能動的に利用し始めることができるが，それを持続させることができない．
- 麻痺側である左肘関節の伸展．ジョーは肘関節屈筋群の筋活動を制止することができない．ひとたび肘関節屈筋群が最大に伸張され，麻痺側である左上肢に荷重がなされれば，ジョーは肘関節屈筋群を能動的に利用し始めることができる．

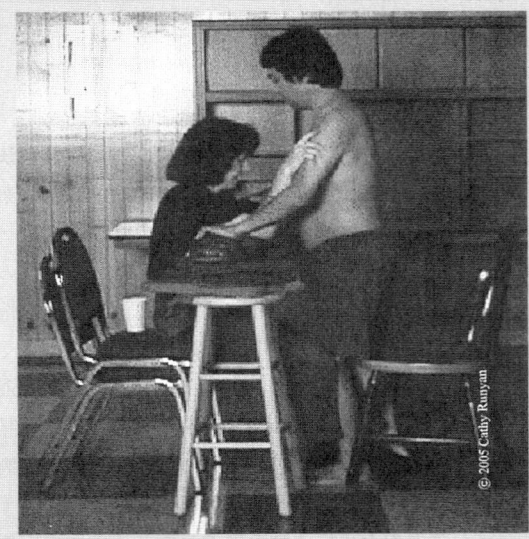

図31-10　ジョーは立位時に荷重している時に，麻痺側である左股関節の伸筋群を能動的に利用し始めることはできるが，持続させることはできない（Copyright © 2005 by Cathy Runyan OTR/L [www.RecoveringFunction.com]）

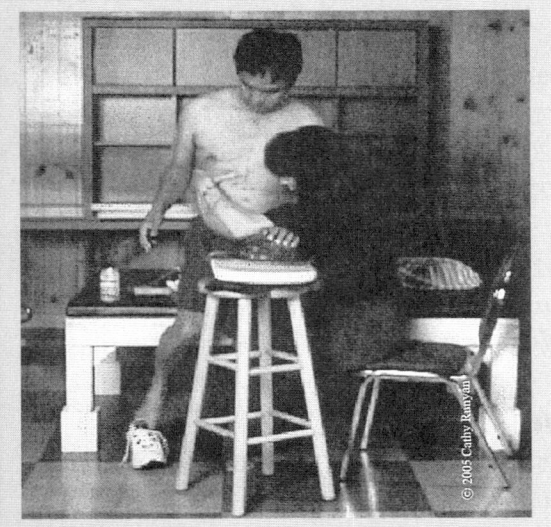

図31-11　ジョーは麻痺側である骨盤の左側を中間位にもってくるために，左股関節の伸展を制御しながら，腹筋を能動的に利用し始めることはできるが，持続させることはできない（Copyright © 2005 by Cathy Runyan OTR/L [www.RecoveringFunction.com]）

- 麻痺側である左前腕の回内．ジョーは前腕回内筋群を能動的に利用し始めることも，持続させることもできない．ひとたび上肢に荷重がなされれば，前腕を回内位に保つことができる．
- 麻痺側である左手関節の伸展．ジョーは手関節伸筋群を能動的に利用し始めることも，持続させることもできない．手の形状に適合された面の上で，ひとたび上肢に荷重がなされれば，手関節を伸展位に保つことができる（図31-12）．
- 麻痺側である左手指の伸展．ジョーは手指伸筋群を能動的に利用し始めることも，持続させることもできない．いくらかの屈曲ができるよう手の形状に適合された面の上で，ひとたび上肢に荷重がなされれば，手指を伸展位に保つことができる．

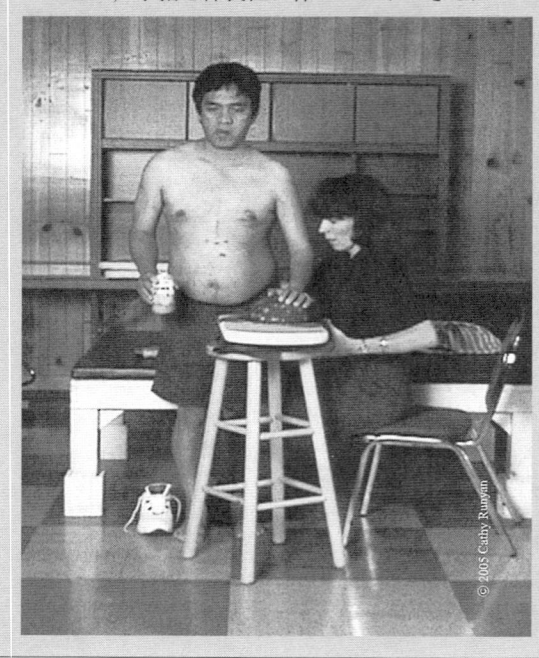

図31-12 ひとたびジョーの麻痺側である左上肢に荷重がなされれば，左手関節は接する面の上で伸展位を保つ（Copyright © 2005 by Cathy Runyan OTR/L [www.RecoveringFunction.com]）

潜在能力がなく，この運動の構成要素を失っているのであれば，クライエントはこの機能的成果を達成することはできない．しかし，失われた運動の構成要素が肘の伸筋群の自動的な使用を開始したり維持したりする能力は低下しているが，肘を伸展する可能性を有しているような場合，作業療法士はこの失われた運動の構成要素を利用することでクライエントがその成果を達成できるよう助ける責任がある．

[要約]

本章ではNDTアプローチを紹介した．「個別化された機能的成果」の原理を完全に理解することが，熟達したNDTセラピストになることへ向けた第一歩であるため，この原理の適用を詳しく説明した．

本章の情報は，問題解決の方法，適切な徒手的な手がかりといったNDTの技術を発展させる次のステップの根底をなす．

作業療法士は成人の片麻痺者を治療する時に，厳密な治療手順に固執するよりはむしろ，**問題解決**の方法を用いる必要がある．NDTに熟達した作業療法士は，このアプローチの中核をなす原理に立った問題解決の方法を用いるが，そのことが柔軟性のある決断を可能にしている．この点に関する追加情報としては，NDTの中核となる原理に従ってつくられ問題解決の方法をまとめたRunyan Problem Solving Framework™（RPSF™）を読者は参照のこと[16]．この方法で取り上げられている問題の例としては，以下のものが含まれている．

- 練習のために運動を促通したり，学習のために運動に挑んだり，非効果的な運動の方法を調べるために，静的・動的な環境の要素を利用すること．
- 事前・事後に環境を適切に調べるよう計画する

ケーススタディ：ジョー（その8）

以下は「麻痺側の左肩甲骨の内転」という，ジョーの運動の失われた構成要素に関連する根底をなす機能障害の例である（図31-13）．

- 神経筋システム：左肩甲骨内転筋群の筋緊張低下．左肩甲骨を中間位にすれば，ジョーは内転を開始できるが，それを持続することができない．
- 神経筋システム：左肩甲骨外転筋群の筋緊張亢進．ジョーは左肩甲骨外転筋群の筋活動を制止することができない．
- 神経筋システム：左肩甲骨内転筋群の弱化．左肩甲骨を中間位にすれば，ジョーは内転を開始できるが，それを持続することができない．
- 筋骨格システム：左肩甲骨内転の関節可動域の減少．ジョーは左肩甲骨外転筋群の軟部組織に伸張を必要としている．
- 感覚システム：麻痺側である左上肢の感覚の低下．ジョーの感覚の低下は，皮質ならびに皮質下の検査を行った時に明らかにされている．
- 固有感覚システム：麻痺側である左上肢の位置覚と運動覚の低下．ジョーの位置覚と運動覚の低下は，皮質ならびに皮質下の検査を行った時に明らかにされている．

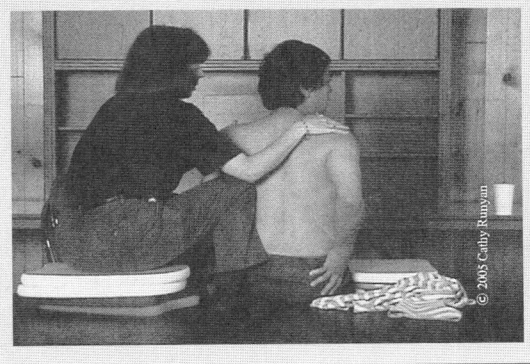

図31-13 キャシーは「麻痺側である左肩甲骨の内転」という，ジョーの運動の失われた構成要素と関連する根底をなす機能障害を評価した（Copyright © 2005 by Cathy Runyan OTR/L [www. RecoveringFunction. com]）

こと．
- 非効果的な運動の方法，運動の失われた構成要素，根底をなす機能障害を評価すること．
- 個別化された機能的成果を明らかにするために動作分析を適用すること．
- 洗練された治療目標をつくり出すこと，ならびにその目標へと導く段階的な治療活動を立案すること．

NDTアプローチに熟達することを望む作業療法士は，徒手的手がかりの適切な使い方を学ぶ必要もある．NDTアプローチは検査や評価，治療の際に，適切な徒手的手がかりを使用している．徒手的手がかりを適切に使用する技術を向上させるには，自分の動きを指導者からフィードバックを受けながら経験できる実践的なNDTコースに参加する必要がある．徒手的手がかりの使用の例としては，以下のものが含まれている．
- 非効果的な運動の方法や運動の失われた構成要素，根底をなす機能障害（と回復の可能性）の評価．
- 促通と抑制による運動の失われた構成要素の治療．
- 準備状態をつくり，刺激することによる運動の失われた構成要素の治療．

NDTの中核をなす原理を理解し，これらの原理に付随する問題解決の方法を適用し，検査や評価，治療に適切な徒手的手がかりを用いることによって，成人片麻痺のクライエントが回復の可能性に気づき，個別化された機能的成果の達成を援助できるだろう．

[復習のための質問]

1. NDTアプローチの目的とは何か？
2. NDTアプローチの開発を始めたのは誰か？
3. 体幹と体節のアライメントは筋の活動にどのように影響するか？

ケーススタディ：ジョー（その9）

以下はジョーによって達成された個別化された機能的成果の例である．

- 非麻痺側である右上肢で持ち上げたり引き上げることなく，両下肢を左右対称に用いて，さまざまな面から坐位から立位，あるいは立位から坐位になること（図31-14）．

  〈人生の役割と環境〉
  　ジョーは食堂のいすから立ち上がったり座ったりする時に，妻に介助を求めることが気がかりであると述べていた．彼はまた，オフィスチェアからの立ち上がりや座る動作が心配であるとも述べていた．

  〈回復可能なこと〉
  　食堂のいすやオフィスチェアを含むさまざまな面をさらに利用できるようになること．
  　他者の介助なしに立ち，座るための機能的な能力を高めていくこと．
  　彼の両下肢を能動的に用いることにより，さまざまな面から立ち上がったり座る時の安全性を高めること．

- 非麻痺側である右上肢を用いていすを遠ざけたり引き寄せる間，両下肢を左右対称に用いて坐位から立位，もしくは立位から坐位になること．

  〈人生の役割と環境〉
  　ジョーは食堂のいすから立ち上がる時に，妻に介助を求めることが気がかりであると述べていた．

  〈回復可能なこと〉
  　食堂のいすを含むさまざまな生活環境をより利用できるようになること．
  　他者の介助なしにいすを後ろへ押すのと同様，いすをテーブルに向けて引き寄せるための機能的な能力を高めること．
  　姿勢を制御しながら，非麻痺側である右手を用いて椅子を自分の方向に動かしたり，もしくは遠ざけることを，より自立して行えるようになること．

- 非麻痺側である右上肢を用いて物を運ぶ間，両下肢を左右対称に用いて坐位から立位，もしくは立位から坐位になること．

  〈人生の役割と環境〉
  　ジョーは教会で聖歌集を持つことができないことが気がかりであると述べていた．

  〈回復可能なこと〉
  　彼が立っている間，他者に物を持つよう頼むことを減らすこと．

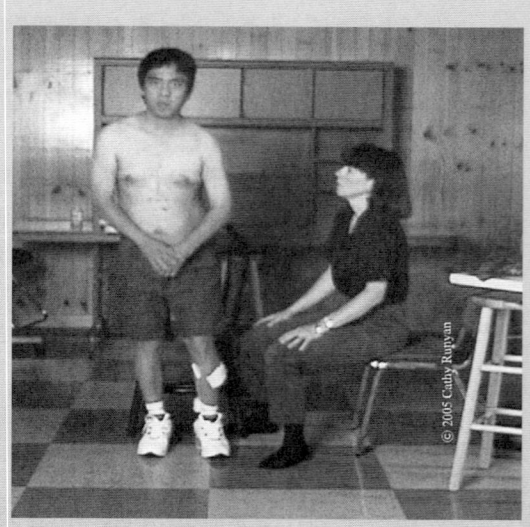

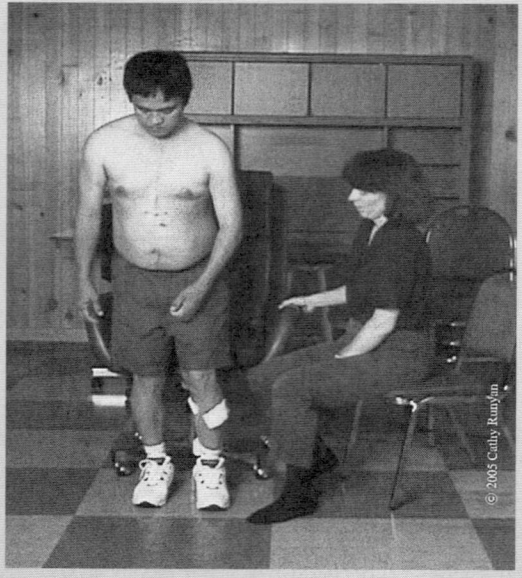

図31-14　A：ジョーにとっての適切な個別化された機能的成果とは，食堂のいすから立ち上がる，あるいは座ることである．B：ジョーにとっての適切な個別化された機能的成果とは，オフィスチェアから立ち上がる，あるいは座ることである（Copyright © 2005 by Cathy Runyan OTR/L [www.RecoveringFunction.com]）

坐位から立位，もしくは立位から坐位へ移行する間，（生活環境を利用し）さまざまな物を運ぶ機能的な能力を高めること．
・非麻痺側である右上肢を身体を持ち上げるために利用することなく，より短い時間で標準的な高さのいすから，両下肢を左右対称に用いて立ち上がること．
〈人生の役割と環境〉
　ジョーは，彼が立ち上がる時，妻が彼のために待たねばならない時間の長さが気がかりであると述べていた．

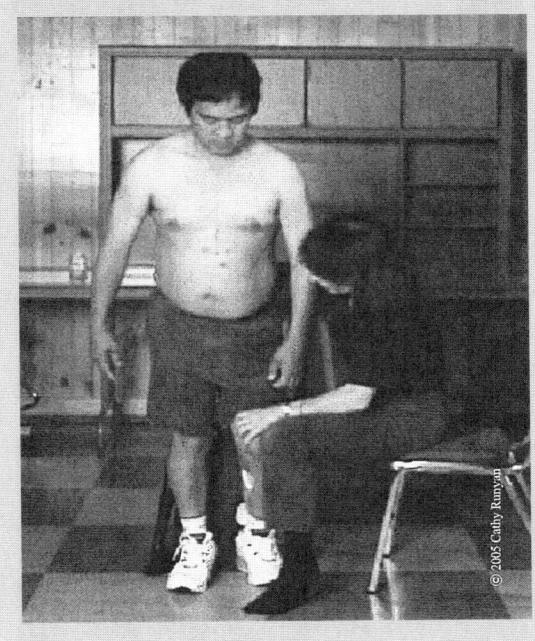

図31-15 ジョーにとっての適切な個別化された機能的成果とは，立位で非麻痺側である右上肢を用いて安全にズボンを引き上げることである（Copyright © 2005 by Cathy Runyan OTR/L [www.RecoveringFunction.com]）

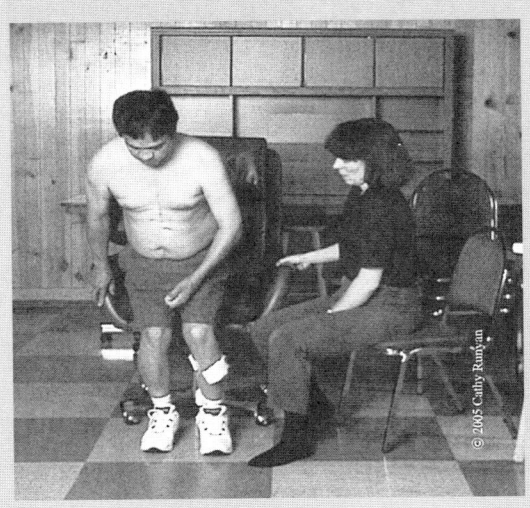

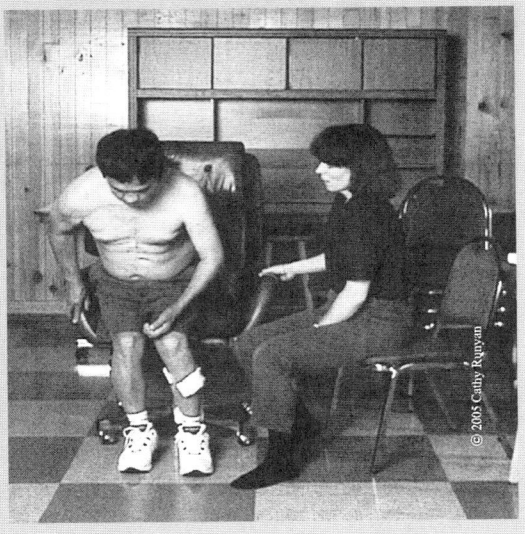

A　　　　　　　　　　　　　　B
図31-16 A：ジョーにとっての適切な個別化された機能的成果とは，不安定な面に座る時に殿部を後方へ，肩を前方へ動かすことで適切な体重移動を行うことである．B：ジョーはこの成果のために，腰かける動作の間，姿勢を制御する目的で下肢を能動的に利用する必要がある（Copyright © 2005 by Cathy Runyan OTR/L [www. RecoveringFunction.com]）

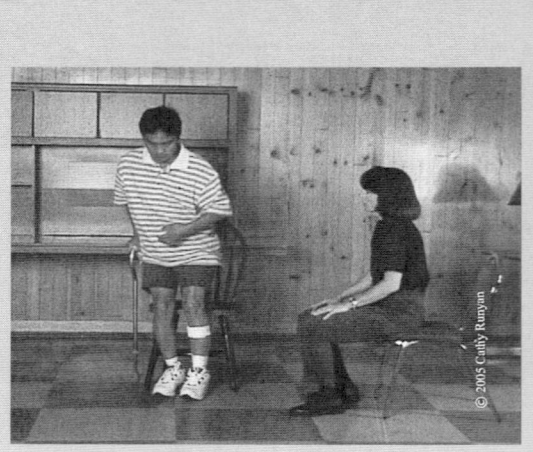

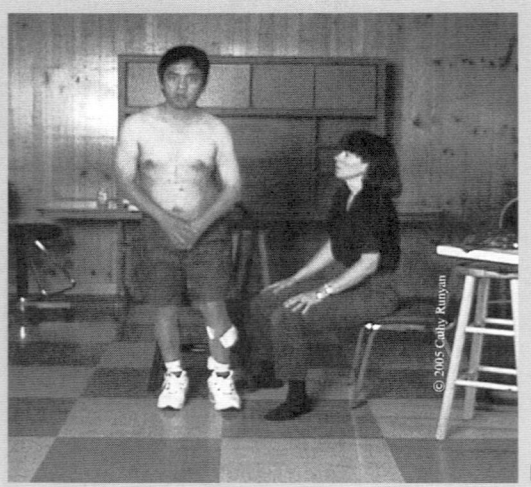

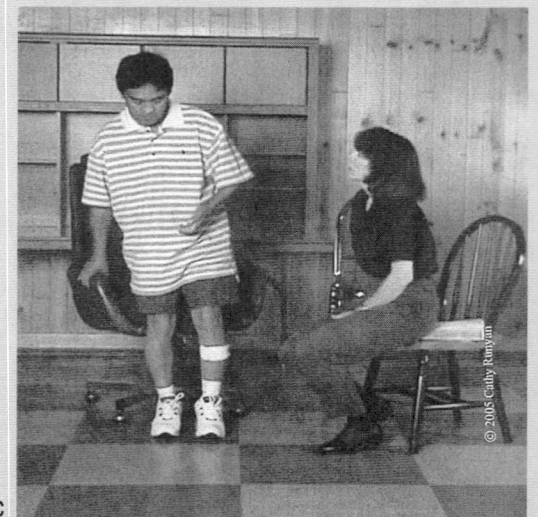

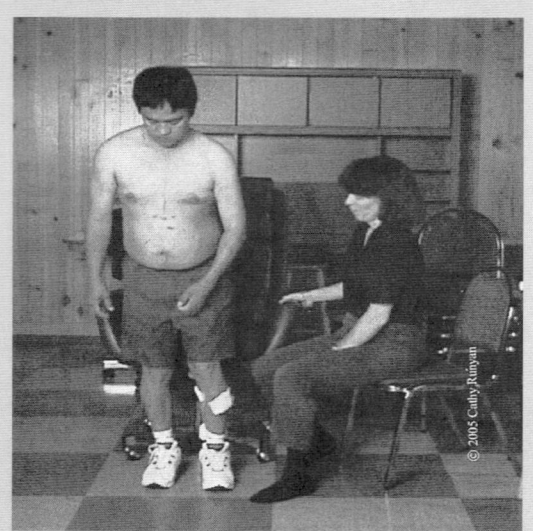

図31-17　A：治療前のジョーの食堂のいすからの立ち上がり動作．B：キャシーによる1時間の治療後のジョーの食堂のいすからの立ち上がり動作．C：治療前のジョーのオフィスチェアからの立ち上がり動作．D：キャシーによる1時間の治療後のジョーのオフィスチェアからの立ち上がり動作（Copyright © 2005 by Cathy Runyan OTR/L [www. RecoveringFunction. com]）

〈回復可能なこと〉
　　他者へ介助を頼むことを減らすこと．
　　生産性を高めること．
・立位で両下肢を左右対称に用い，非麻痺側である右上肢を用いて安全にズボンを引き上げること（図31-15）．
　〈人生の役割と環境〉
　　ジョーは浴室でズボンを引き上げるために妻に介助を頼むことが気がかりであると述べていた．
　〈回復可能なこと〉
　　立位で両下肢を能動的に用いることで安全性を高めること．
　　非麻痺側である右手を，杖を握るのではなく，ズボンをしっかりと持つために使用し，ズボンを自立して引き上げる機能的な能力を高めること．
・立位で下肢を左右対称に用いて，少し左寄りに置かれた棚の高い所にある物に非麻痺側である右上肢を伸ばすこと．

〈人生の役割と環境〉
　ジョーは不動産会社の本棚にある手引書に手が届くか気がかりであると述べている．
〈回復可能なこと〉
　（さまざまな生活環境を利用することも含めて）少し左寄りに置かれた棚の高い所にある物に手を伸ばす機能的な能力を高めること．

・腰かける時，不安定な面に座るために殿部を後方へ，肩を前方へ動かすことで適切な体重移動を行うこと（図 31-16）．
〈人生の役割と環境〉
　ジョーは会社のいすは車輪がついているため，仕事でオフィスチェアを利用できるか気がかりだと述べていた．
〈回復可能なこと〉
　下肢の適切な体重移動を伴う遠心性の活動を制御する能力によって，不安定な面（車輪つきのオフィスチェア）に座るための安全性を向上すること．
　転倒を防止するために他者の介助を求めることを減らすこと．
　自発的に体重移動の方向を変化させる機能的な能力を高めること．

図 31-17A と C は治療前のジョーの運動の方法を示している．図 31-17B と D はキャシーによる 1 時間の治療後のジョーの運動の方法の変化を示している．これらの彼の運動の方法の変化は，彼の機能的成果を達成するために必要なものである．

以下は，機能障害のために達成の可能性が制限されているが，ジョーにとって適切な個別化された機能的成果の例である．

・立位で，カウンター上で麻痺側である左上肢の手関節と手を伸展して体重を支えながら，非麻痺側である右上肢を（少し左寄りに置かれている）高い棚の上の所にある物に伸ばす時，両下肢に均等に荷重すること．
・テーブルに沿って立ちながらいすを自分に向けて，あるいは遠ざけるように動かすために，非麻痺側である右上肢を用いている間，テーブルの上に置いた麻痺側である左上肢に体重を乗せること．
・オフィスチェアから身体を立ち上がる，あるいは腰を下ろす時に，麻痺側である左上肢を能動的な支持のために利用すること．

4. 成人片麻痺者に 24 時間の治療を提供することによる重要な結果を 2 つ挙げよ．
5. 成人片麻痺者を治療する時，なぜ徒手的な手がかりを用いることが重要なのか？
6. 徒手的な手がかりを用いる際の「段階づけ」とは何を意味するか？
7. 特定の活動のための運動を獲得させる最も良い方法とは何か？
8. CNS の機能を説明する最新のモデルについて説明せよ．
9. 神経の可塑性を定義し，成人片麻痺者におけるその重要性を説明せよ．
10. 損傷を受けた側の大脳皮質において，いかに神経の可塑性が促されるかを説明せよ．
11. NDT アプローチの治療アプローチにおける 6 つの中核的な原理を挙げよ．
12. 個別化された機能的成果とは何か？
13. 成人片麻痺者に対して個別化された機能的成果を選択するうえで影響を及ぼす要因を挙げよ．
14. 本章で取り上げたクライエントのジョーにとっての個別化された機能的成果の例を記せ．
15. 機能的活動の制約とは何か？
16. 機能を回復していく過程における機能的活動の制限の役割は何か？
17. 本章で取り上げたクライエントのジョーにとっての機能的活動の制限の例を記せ．
18. 成人片麻痺者の個別化された機能的成果を決める際に用いられる段階的な評価の過程について説明せよ．
19. 非効果的な運動の方法とは何か？
20. 本章で取り上げたクライエントのジョーにとっての非効果的な運動の方法の例を記せ．

ケーススタディ：ジョー（その10）

理解を深めるための質問に答える形式でジョーの事例を紹介しながら「個別化された機能的成果」の原理を示した．

ジョーの成果を選択することに影響を及ぼす因子は何か？

ジョー（およびすべての成人片麻痺者）にとって成果の選択に影響する因子とは，脳卒中に起因する達成の可能性や回復の可能性，人生の役割，支援システム，医学的状況，生活環境，そして身体機能の制約である．

ジョーが不動産業の職業に就くことを妨げている，CVAに起因する身体機能の制約とは何か？

ジョーが仕事に就くことを妨げている特有の身体機能の制約とは，根底をなす機能障害である．ジョーの根底をなす機能障害は，非効果的な運動の方法と運動の失われた構成要素という彼の機能的活動の制約によって段階的に決められる．ジョーにとっての根底をなす機能障害の例には以下のものが含まれる．

- 神経筋システム：左肩甲骨内転筋群の筋緊張低下．
- 神経筋システム：左肩甲骨外転筋群の筋緊張亢進．
- 神経筋システム：左肩甲骨内転筋群の弱化．
- 筋骨格システム：左肩甲骨内転の関節可動域の減少．
- 感覚システム：麻痺側である左上肢の感覚の低下．
- 固有感覚システム：麻痺側である左上肢の位置覚と運動覚の低下．

ジョーにとってのふさわしい成果の例とは何か？

ジョーにとってのふさわしい成果の例には以下のものが含まれる．

- 非麻痺側である右上肢で持ち上げたり引き上げることなく，さまざまな面から彼の両下肢を左右対称に用いて，坐位から立位，あるいは立位から坐位になること．
- 非麻痺側である右上肢を用いていすを遠ざけたり引き寄せる間，彼の両下肢を左右対称に用いて坐位から立位，もしくは立位から坐位になること．
- 非麻痺側である右上肢を用いて物を運ぶ間，彼の両下肢を左右対称に用いて坐位から立位，もしくは立位から坐位になること．
- 非麻痺側である右上肢を身体を持ち上げるために利用することなく，より短い時間で標準的な高さの椅子から，両下肢を左右対称に用いて立ち上がること．
- 立位で両下肢を左右対称に用い，非麻痺側である右上肢を用いて安全にズボンを引き上げること．
- 立位で両下肢を左右対称に用い，非麻痺側である右上肢を少し左寄りに置かれた棚の高い所にある物へ伸ばすこと．
- 腰かける時，不安定な面に座るために殿部を後方へ，肩を前方へ動かすことで適切な体重移動を行うこと．

ジョーにとっての根底をなす機能障害の回復の可能性と相反する成果については，たとえそれらの成果が別の意味でふさわしいものであったとしても含めていない．

---

21. 運動の失われた構成要素とは何か？
22. 治療活動を決める際，運動の失われた構成要素の1つの役割とは何か？
23. 本章で取り上げたクライエントのジョーにとっての運動の失われた構成要素の例を記せ．
24. 根底をなす機能障害とは何か？
25. 機能的成果を個別化する際，根底をなす機能障害の1つの役割とは何か？
26. 本章で取り上げたクライエントのジョーにとっての根底をなす機能障害の例を記せ．
27. NDTアプローチに熟達した作業療法士が常日頃用いている中核的な原理の上に築かれているNDTアプローチの2つの特有な側面を挙げよ．

引用文献

1. Amaral DG: The anatomical organization of the central nervous system. In Kandel ER, Schwartz JH, Jessell TM, editors: *Principles of neural science*, ed 4, pp. 317, New York, 2000, McGraw Hill.
2. American Heart Association: *Heart disease and stroke statistics—2005 update*, Dallas, 2004, American Heart Association.
3. Bobath B: *Adult hemiplegia: evaluation and treatment*, ed 3, London, 1990, William Heinemann Medical Books, Ltd.
4. Bobath K: *A neurophysiological basis for the treatment of cerebral palsy*, Philadelphia, 1980, JB Lippincott.
5. Centers for Medicare and Medicaid Services: *Medicare coverage database*, Washington DC, 2005, Centers for Medicare and Medicaid Services. http://www.cms.hhs.gov/mcd/viewarticle.asp?article_id=27136&article_version=2&show=all
6. Engardt M et al: Dynamic muscle strength training in stoke patients: effects on knee extension torque, electromyographic activity and motor function, *Arch Phys Med Rehabil* 76(5):419, 1995.
7. Ferguson JM, Trombly CA: The effect on added-purpose and meaningful occupation on motor learning, *Am J Occup Ther* 51(7):508, 1998.
8. Fisher BE, Sullivan KJ: Activity-dependent factor affecting poststroke functional outcomes, *Stroke Rehabil* 8(3):42, 2001.
9. Howle JM: *Neuro-Developmental Treatment Approach: theoretical foundations and principles of practice*, Laguna Beach, CA, 2002, Neuro-Developmental Treatment Association.
10. Jenkins WM, Merzenich MM: Reorganization of neocortical representations after brain injury: a neurophysiological model of the bases of recovery after stroke, *Progress Brain Res* 71:249, 1987.
11. Library of Congress: *Project on the decade of the brain*, 2000. http://www.loc.gov/loc/brain
12. Loeb GE, Ghez C: The motor unit and muscle action. In Kandel ER, Schwartz JH, Jessell TM, editors: *Principles of neural science*, ed 4, pp. 674-693, New York, 2000, McGraw Hill.
13. Maquire EA et al: Navigation-related structural change in the hippocampi of cab drivers, *Proc Natl Acad Sci* 97:4398, 2000.
14. Nudo RJ: Role of cortical plasticity in motor recovery after stroke, neurology report, neurology section, *APTA* 22(2), 1998.
15. Nudo RJ et al: Neurophysiological correlates of hand preference in primary motor cortex of adult squirrel monkeys, *J Neuroscience* 12:1918, 1992.
16. Recovering Function: Recovering function for adults with hemiplegia using the principles of NDT, 2000, Recovering Function. http://www.recoveringfunction.com.
17. Rose DJ: *A multilevel approach to the study of motor control and learning*, Boston, 1997, Allyn & Bacon.
18. Sale D, MacDougall D: Specificity in strength training: a review for the coach and athlete, *Canad J Appl Sports Sci* 6:87, 1981.
19. Schleichkorn J: *The Bobaths: a biography of Berta and Karel Bobath*, Tucson, 1992, Therapy Skill Builders.
20. Schmidt RA: Motor learning principles for physical therapy. Contemporary management of motor control problems, Proceedings of the II Step Conference, Alexandria, VA, 1991, American Physical Therapy Association.
21. Sherrington CS: *The integrative action of the nervous system*, ed 2, New Haven, CN, 1947, Yale University Press.
22. Stein DG, Brailowsky S, Will B: *Brain repair*, New York, 1995, Oxford University Press.
23. Tangeman P, Banaitis D, Williams A: Rehabilitation of chronic stroke patients: changes in functional performance, *Arch Phys Med Rehabil* 71:876, 1990.
24. Vereijken B et al: Freezing degrees of freedom in skill acquisition, *J Motor Behav* 24:133, 1992.
25. Winstein CJ: Designing practice for motor learning: clinical implications. Contemporary management of motor control problems, Proceedings of the II Step Conference, Alexandria, VA, 1991, American Physical Therapy Association.

情報源

Recovering Function
1582 Pam Lane
San Jose, CA 95120
www.RecoveringFunction.com

第32章
運動学習

Motor Learning

Shawn C. Phipps
Pamela S. Roberts

（宮前珠子 訳）

キーワード

運動学習
運動コントロール
脳の可塑性
ダイナミックシステム理論

heterarchial モデル
階層モデル
課題指向型アプローチ
非麻痺側上肢抑制療法

学習された不使用
シェイピング

学習目標

本章を学習することで、学生および臨床家は以下のことが可能になるだろう．

1. 運動コントロールが作業遂行にどのように影響するかを説明できる．
2. ダイナミックシステム理論とそれが運動コントロールをどのように説明するかを述べられる．
3. 運動学習における課題指向型アプローチについて説明できる．
4. 脳への神経学的傷害に伴う上肢の片麻痺の機能的使用を増す方法として、非麻痺側上肢抑制療法について説明できる．
5. 運動学習を促進するために、クライエント中心の、作業を基盤とした治療プログラムを発展させる．

この章の概要

運動学習のための理論的基礎
　ダイナミックシステム理論

課題指向型アプローチ
非麻痺側上肢抑制療法

要約

■運動学習のための理論的基礎

運動学習とは、学習した運動パターンが時間とともに習得され、修正されることをいう[39]．それは認知および知覚プロセスが多様な運動プログラムにコード化されることを含む．運動学習は練習と経験に関係があり、それらは作業遂行の要求に十分応える運動を生成する個人の能力に永久的変化をもたらす．**運動コントロール**は、運動学習の成果であり、活動と環境の要求に反応して、四肢の目的的動作と姿勢適応を生み出すための能力を含んでいる[3]．

脳血管障害（CVA），頭部外傷，脳性麻痺，その他の脳への神経学的傷害後の運動学習のプロセスは，研究や作業療法実践において非常に注目されてきた．研究者は，脳卒中発症後5年を経たクライエントのほぼ56％に重度の片麻痺が残存していることを見出した[6]．**脳の可塑性**に関する新しい研究，すなわち，脳が新しい経路を認識し発達させる能力についての研究が，個人が運動を再獲得することに標的を当てた進化したアプローチのための道筋をつくり，それが作業遂行，参加，生活の質を向上させる[39]．最近の研究は，皮質地図再構成として知られる脳の可塑性が，CVA後の片麻痺上肢の機能的使

ケーススタディ：リチャード（その1）

リチャードは66歳のアフリカ系アメリカ人で，2005年7月11日にリハビリテーション病院に入院した．左側の脳血管障害（CVA；cerebral vascular accident）の結果として右片麻痺がある．

入院前，リチャードは入り口の前に4段の階段があるアパートに妻とともに暮らしていた．彼らには成人した4人の子どもがいるが，近くには住んでいない．孫も3人いる．リチャードは電気技師だったがもう退職している．彼は入院前は全ての日常生活活動で自立していた．彼は，料理と家の管理と財政に責任をもっていた．彼は庭仕事，カード遊び，料理を楽しんでいた．彼の社会参加としては，毎週食料雑貨の買い物，毎日曜日に教会へ出かけ，妻や家族と劇場へ出かけたりしていた．

リチャードが示していた症状には右片麻痺が含まれている．彼は肩，肘，手関節，指の分離運動ができる．彼は麻痺側の腕を頭より上まで持ち上げることができ，さまざまな大きさの物体のつかみ離しができるが，小さな物は難しい．

リチャードの日常的習慣は，毎日6時に起床し，犬を連れて1マイル（約1.6 km）ほど散歩する．次に自分と妻のために朝食を作る．朝食後，台所を片づけそして基本的な家庭管理をする．カナダ作業遂行測定（COPM；Canadian Occupational Performance Measure）を実施したところ，リチャードは次の作業遂行上の問題を確認した：

・両側上肢を使って料理ができない．
・ファスナーを使うのが困難，素材感の異なる物体の操作と1インチ（約2.5 cm）以上の物体の操作が困難．
・教会で祈禱書の頁をめくることができない．
・教会で坐位から立位，立位から膝立ち位，膝立ち位から立位へと姿勢を変えるのが困難．
・園芸作業の時に物を移動させるのが困難．
・麻痺側上肢でカードを操作することができない．

理解を深めるための質問
1. リチャードの運動コントロールは，意味ある作業に従事する彼の能力にどのように影響していたか？
2. どの運動コントロールの治療方法によって，リチャードはより効果的に日常作業に携わることができるようになるか？

用の回復に主要な役割を果たしているという理論を支持するものとなっている[4, 18]．

ダイナミックシステム理論

現代の運動コントロールアプローチは，**ダイナミックシステム理論**に基づいている．この理論は，運動行動をクライエント要因（たとえば，感覚運動，認知，知覚，社会心理），背景（たとえば，身体的，文化的，精神的，社会的，時間的，個人的，仮想的），およびクライエントの役割を定めるために遂行されなければならない作業の間のダイナミックな相互作用であると見る[21, 22]．ダイナミックシステム理論は **heterarchial*モデル**に基づき，それぞれの要素（たとえば，クライエント，環境，作業遂行）は，クライエントが作業に従事する能力を支えるダイナミックな相互作用にとって決定的であるととらえる[3, 39]．このように動作と運動コントロールは，サブシステムそれぞれの間のダイナミックな相互作用の結果なのである．それに加えて，このシステムにおけるどのような変化も全てのサブシステムに影響する．たとえば，CVAはクライエントの感覚運動，認知，知覚技能の変化を導き，それが運動コントロール，作業への従事，また，個人が環境を支配する能力に影響を与える．

heterarchialモデルは**階層モデル**に対比するものだが，階層性モデルでは，中枢神経系の上位中枢が下位中枢に対してコントロールを及ぼすという見方である[22]．伝統的な感覚運動アプローチ，たとえば神経発達学的療法（NDT），神経筋促通手技（PNF），RoodやBrunnstromによってつくられた理論はすべて階層モデルに基づいている．最近の研究はダイナミックシステムアプローチを支持してい

---
*非階層的あるいは並列的という意味のある用語である．

るが，それによれば運動学習と運動コントロールの発達はダイナミックなプロセスであり，人，環境，作業（クライエントがする必要がある，あるいはしたいと考えている作業）の相互作用を含んでいる．

課題指向型アプローチ

運動回復に対する**課題指向型アプローチ**は，ダイナミックシステム原理に基づいており，そこで作業遂行と運動回復は，人，環境，行っている作業の三者のダイナミックな相互作用によって引き起こされる[21, 22]．作業療法においてこのアプローチは，作業に基づくクライエント中心のアプローチで，クライエントが実際の物，環境，意味ある作業を通して運動回復を獲得するのを可能にすることに焦点を当てている[35, 37]．研究によれば，環境からの実際の物と疑似物の利用を比べると，実際の物は，より良い機能的運動を引き出している[55]．クライエントも，多様な方法を使いながら複合的な環境において運動問題の解決を試みる機会をもたなければならない．たとえば，リチャードは，礼拝の場所というスピリチュアルな環境の中で，膝立ち位，坐位，立位においてさまざまな操作技能を遂行するといった複合的方法を用いて，祈禱書のページをめくる機会をもつ必要がある．研究結果は，運動技能の習得が行われる時，環境的背景が鍵となる役割を果たすことを示している[7, 20]．

カナダ作業遂行測定を通して重要であるとクライエントが確認した作業は，さまざまな運動方法を使って問題解決をするためのクライエントの動機づけとして使うことができる．クライエントと作業療法士が協業して考えた治療計画は，成果達成に向けてクライエントがより先を見越した役割をとるのを助けることができ，より効果的な遂行を促すことができる．研究結果によれば，クライエント中心の，作業を基盤としたアプローチは，クライエントがその個人的目標を達成するのを助けることができる[47, 48]．新しい研究は，運動コントロール障害の治療において，作業を基盤としたアプローチは，機械的反復運動よりも効果があったことを示している[5, 8, 28, 29, 38, 46, 49, 56]．さらに，作業または活動に最初から最後まで携わることは，活動の一部分を行うことに比べ，より効率的で力強く，協調的な運動反応を引き出すことが示されている[19]．

作業療法実践ノート

> 特定の運動方法において，成功または失敗を促した要因の分析とフィードバックは，作業療法士とクライエントの間で交わされる問題解決の中心的会話でなければならない[10, 11, 23]．

課題をうまく完結させるためにクライエントが遂行するのに必要な運動の分析のために，活動分析を使うべきである．クライエントが自分の目標に向かって良い方向に向かっていると感じるために，活動の難易度を効果的に上下させることを組み入れるべきである．さらに運動学習は，複合的な実際の環境下で，クライエントが複合的な練習の機会をもつときのみに複合的背景を超えて学習の転移が行われるのである[7, 17]．

質的（たとえば，言語的勇気づけ）および量的（たとえば，運動課題における成功，失敗の具体的数値）分析は，結果の知識を生成するために示され，クライエントに特定の運動方法と手段の長所と短所を認知的に省察させることができ，活動遂行のためのより効果的な方法を与える[12, 51, 52]．この会話を通して，クライエントはさまざまな運動技能を複合的背景へと転移させることを学習する．

■非麻痺側上肢抑制療法

非麻痺側上肢抑制療法＊（constraint induced therapy : CIT），または麻痺側の強制使用は，弱化した，あるいは麻痺した腕の使用を促進するために考えられたテクニックで，人間以外の霊長類[43]および人間[15]の皮質地図再構築プロセスを促進するものとして評価されてきた．CIT は，ダイナミックシステム理論の原理と運動コントロール習得のための課題指向型アプローチもその基礎としている．その他の脳卒中リハビリテーションの方法においては，クライエントは日常活動のために，強いほうまたは障害の少ないほうの腕を使うように学習する．このタイプの治療では，強いほうの腕の学習された不使用（learned nonuse）を促進する．**学習された不使用**は，脳卒中発症後の協調動作の極度の困難のため，個人が麻痺肢の使用を効果的に忘却してしま

＊拘束療法と訳されていることもある．

う現象であるとされている[15].

　生物は環境と物体の操作を通して動くため，多くの情報源から同時に感覚フィードバックを受け取る．視覚，聴覚，固有感覚，運動覚が，巧みな動作のために重要な感覚情報を与える．運動行動における感覚情報の重要性は，MottとSherringtonによって行われた古典的実験によって示された[27]．求心性（感覚）入力は脊髄神経の後根を通って脊髄に入る．後根を選択的に切断すると，感覚入力は確実に消失する一方で，運動の神経支配は基本的に保たれる．1955年以前に行われた実験では，アカゲザルの片側前肢の求心性神経遮断は，他肢の運動を制限しない場合，神経遮断された肢を基本的に使わないという結果を引き起こした．

　動物実験によって，神経系に対する傷害の後，皮質再構築が起こるということが発見された[18]．サルの体性感覚求心性神経遮断の研究では，もし片側前肢が遮断された場合，そのサルは自由な場面ではその肢を使わない[13,14]．言い換えれば，この実験ではサルの侵された腕の運動神経は問題なかったが，感覚が消失していたのである．神経系に対する最初のショックは腕の運動を妨げた．神経系が回復した後でさえ，これらのサルは腕を使うことができなかった．Taub[40]は，無傷な肢を抑制し，求心神経遮断を受けた肢を強制的に使わせた場合には回復するという理論を立てた．抑制が一定の期間（1〜2週間）用いられると，機能回復は永久的になり得る．これらの研究は，サルが求心性神経遮断を受けた肢の使用を回復することを可能にするために，ある一定の訓練手順が利用できることを示した[13,14,41,42]．実験的証拠は，求心性神経遮断による運動機能の持続的消失は学習された不使用と呼ばれる現象で，学習された行動抑制によって起こることを示している[40]．条件づけ反応の方法は，日常生活での肢の使用を回復させる可能性を示さなかった．

　もう1つの技法であるシェイピング（shaping）は，日常生活場面における運動機能にかなりの改善を示している．シェイピングの手順は行動科学の技法であり，望ましい運動結果を少しずつ連続的に増大させるアプローチである[25,32,44]．シェイピングの技法では，比較的わずかな運動回復で対象者が遂行上の成功体験ができるようにする．これらの研究からの解釈は，求心性神経遮断の後，抑制とトレーニ

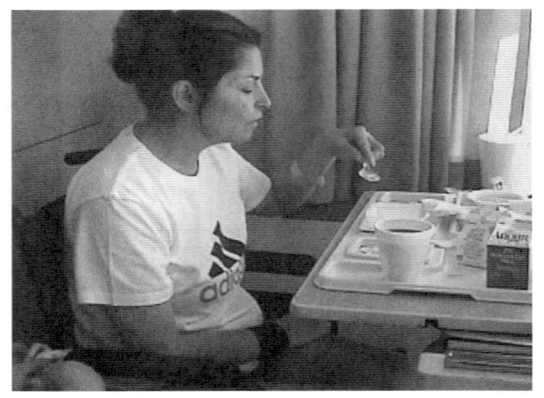

図32-1　左脳血管障害で右片麻痺のクライエントの非麻痺側上肢抑制療法（CIT）プログラム開始前．クライエントは，強い方の，非麻痺側上肢によって食事をし，学習された不使用を実際に示している（Remy Chu, OTR/Lの厚意による）

ング法がなぜ運動機能を改善するかを説明する仮説の生成を導く．

　学習された不使用の理論は，Taubによって初めて記載されたが，これは中枢神経系に傷害を受けたヒトにも適用できると考えられた（図32-1）[40,41,42,53]．動物実験では，前肢が機能的でない場合，その動物がその肢を日常課題に使うことはなかった．この傾向は，麻痺肢の不使用を継続させ，強化することになった．サルの非麻痺肢を抑制することによって，初めて学習された不使用を逆戻りできることが示された．

　そして現在，脳卒中のクライエントへのリハビリテーション法には，バイオフィードバック，神経筋促通法，オペラント条件づけなどが含まれるが，これらに限られているわけではない．これらのさまざまなリハビリテーションの形態は，クライエントに非麻痺側上肢を使って日々の機能的活動を行うという代償的な方法を併用して使うように教える．このような形態のリハビリテーションは非麻痺側上肢の効率を高めるかもしれないが，同時に麻痺側上肢の学習された不使用を促進することになるのである．現在，これらの治療形態の積極的利益は実験的にほとんどエビデンスがないことが示されている．

　他の選択肢であるCITは，個人のリハビリテーションのために用いられてきた．他の伝統的治療法とは違い，CITでは非麻痺側上肢をスリングかミットまたはその両方で固定し，クライエントに強

第32章　運動学習

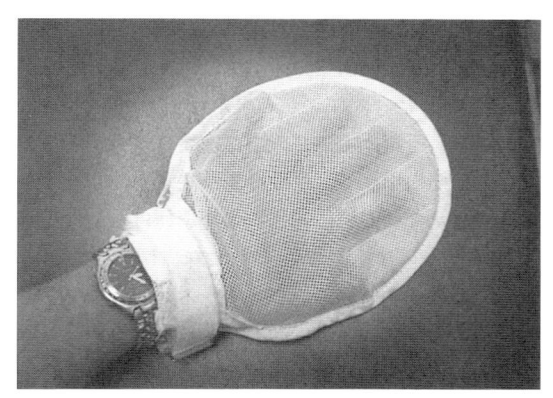

図32-2　CITでは非麻痺側上肢をミットで固定することによって，麻痺側上肢を強制的に使わせる

制的に麻痺側上肢を使わせる（図32-2）．クライエントは連続するしばらくの日数，麻痺側の腕でシェイピング運動を行い，麻痺側上肢を使う練習を集中的に行う．Taub[40]は，この現象を学習された不使用と記述した：このようにCITの理論枠組みの一部は，動物実験で見られた麻痺肢の学習された不使用の神経生理学的および行動学的研究からきている．これらのサルの非麻痺側前肢の抑制が，学習された不使用現象を変化させる最初の証拠を提供したのである．この成功が，脳卒中後に生じた片麻痺のヒトにこの方法を用いるようになった基になった．

Wolf[40]とMiltnerら[24]は，脳卒中のクライエントにCITを用い，明確な効果を示した．Liepertら[18]は，CITを用いたヒトに皮質の再組織化を生じさせた．1993年，Taubら[45]は，脳卒中後遺症の9人のクライエントにCITを用いた無作為化臨床試験を行い，有意の結果を示した．これらの被検者は脳卒中発症後1年から18年を経過したクライエントで，Wolfら[53]によって用いられた基準に合う者とされた（たとえば，重度の障害がある一方で手関節と指の伸展がある程度できるなど）．さらに，被検者はバランスの良い者とされたが，それはスリングをつけるために転倒しそうになった時，非麻痺側上肢を保護的に使えないからであった．被検者は無作為に実験群または対照群に割りつけられた．実験群に割りつけられた被検者は，非麻痺側肢に12日間スリングを装着した．12日間は目覚めている間は基本的にずっとスリングを装着した．ただし，麻痺側肢だけでは非常に危険な活動を行う時のみスリングを外した．また，研究では，12日間の介入期間においては，覚醒時間の少なくとも90%は抑制用具を装着するという同意を含む行動学的な契約も用いた．この行動学的契約は，活動を行う際，麻痺側のみを最も多く使い，次に両側，そして非麻痺側を（安全のためという理由で）少ししか使わないということを特に確認するものであった．対照群は，自宅でできるだけたくさんの新しい活動を麻痺側の腕を使い，注意を集中して行うように励まされた．活動は2週間を通して記録された．対照群のクライエントにも2回の治療が行われ，麻痺側上肢の関節可動域運動を含む自動運動または柔軟運動を受けた．治療の効果はWolfの運動機能テストと，日常場面での機能的使用を調べるための構成的インタビューによる運動活動記録によって測定した．麻痺側上肢の速度，運動の質，機能的使用は，対照群に比べ実験群で有意に改善し，2年以上にわたって持続した．1999年，Kunkelら[15]は，実際場面で麻痺側上肢の使用が100%以上増したことを示した．CITのすべてのフォームにおける効果の要因は，クライエントが繰り返し麻痺側の腕を1日何時間も連続した期間使う練習をすることにより引き起こされているように思われた[54]．

これまで30年以上にわたる多くの研究で，脳卒中後のクライエントの機能改善に，伝統的な治療に比べてCITが効果的であることが確かめられている[50]．しかし，ごく最近になって，さまざまな対象者にCITを用いた研究で，原法の治療時間や治療の強度，対象者の選択基準を変更したものが使われている．たとえば，Pierceら[34]は，CITの強制使用の要素をホームプログラムと結合させるやり方を伝統的な外来場面で利用できる可能性を発見した．さらにPage[31]は，機能の改善のためには，特定の課題を反復練習することが強度よりも効果があることを発見した．これらの発見などが，多様な対象者へのCITの適用可能性の展望を広げている．

最近のCITの研究が，さまざまな診断基準，さまざまな治療法，さまざまな選択基準を含むように展望を広げているにもかかわらず，現在のCIT研究は，CITプログラム終了後，参加者の生活役割についての自己報告満足度にはほとんど取り組んでいない．脳卒中になると人はその生活役割の崩壊を経験する．この崩壊は，非効力感，無能感をもたらし，最後には無力感へとつながり得る．人は健康を

取り戻すために自分のライフスタイルを確認し変更する必要があり，自分と環境との適合性を改善しなければならない．CITはすでに，脳卒中のクライエントの運動動作を改善するのに効果的であることが証明されている．CITの治療場面から通常の環境への機能的移行は示されている．研究結果は，CIT参加後に，麻痺側上肢の日常的使用と活動を行う際の速度が有意に増加することを示した．麻痺側上肢の使用能力が増したことによる満足感は，意味ある日常活動と生活役割の遂行についての満足を報告した人に認められた．

対象者が選択基準に合うかどうか決めるためには，電話によるスクリーニングがしばしば用いられた[26]．CITを用いた多くの研究で，このテクニックを用いるための典型的なある選択基準が用いられている．これらの基準には次のものが含まれている．(1) 1年以上前に起こった初発の脳卒中であること．(2) 現在は治療的介入を受けていないこと．(3) Bergバランステスト1で点数が44以上，またはバランスの介助のために常時の介護者がおり，バランスの問題のためにほとんど福祉用具を必要としないこと．(4) 麻痺側上肢を自動的に次の角度動かせること．肩屈曲および外転45°，肘屈曲伸展90°，手関節伸展20°，中手指節間関節および指節間関節10°（図32-3）．(5) Mini Mental State検査で少なくとも22点[9]あるか，または他の認知テストで重い認知障害がないこと．(6) 運動性または機能を障害するような合併症が以前からないこと．(7) Modified Ashworth Scale[2]による測定で，痙縮が強くないこと（スコアが0または1）．(8) ホームプログラムを援助できる人を確認する能力があること[26,36]．要約すれば，運動機能が高すぎたり低すぎる人を含めないこと，適切な参加を妨げるような認知障害がないこと，またすでに麻痺側上肢をよく使っている人を含めないことである．

検査バッテリー[26]は通常，すべてのCIT対象者に行われた．この検査の結果は特定の研究仮説を検定するために用いられ，また，別のテストは診断的目的や新しい仮説を生成するために用いられた．これらの典型的テストとしては，Wolf運動機能テスト（Wolf Motor Function Test：WMFT）と運動活動記録（Motor Activity Log：MAL）が含まれる．

WMFTは，15の運動項目があり，腕の遠位から近位の筋の寄与について検査する．このテストの課題は，近位から遠位へ，粗大から微細運動へと順序づけられている．ほとんどの課題は対象者がいすに座った状態で行うことができる．標準的な課題，たとえば前腕をテーブルから持ち上げる，物体に手を届かせる，鉛筆を持ち上げるといった課題が0（麻痺側で行おうとしない）から5（動作が正常に見え，課題にかかった時間を計る：図32-4）で評価される．WMFTは治療の前，治療直後，さらに治療後のあらかじめ決めた時点で実施された．

MALは，治療場面以外で行われた活動を探索する目的で開発された．MALは自己申告の30項目からなるもので，インタビュー形式で行われる．対象者は各活動の遂行度について点数をつけるように言われるが，強調点は家での遂行である．MALは治療期間中に約10回行われる．項目は，電気のスイッチを回す，引き出しを開けるなどの特定の活動から構成されている．麻痺側上肢の使用度は，対象者自身によって0（全く使用せず）から5（脳卒中以前と同様に麻痺側を使った）に評価される．動作の質（どれだけうまくできたか）も本人によって0（使わず）から5（正常な動作）に自己評価される．

CITを用いる治療場面での手順は，作業療法士の監督下で行われる（図32-5）．この手順は，麻痺側上肢の使用が家庭環境へと移行した時のみ有効である．クライエントは自宅の日記帳に毎日記入する

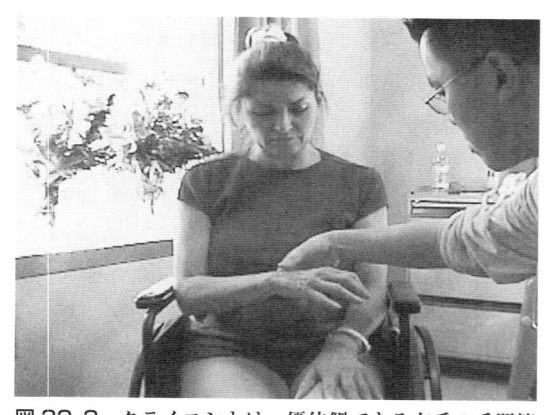

図32-3 クライエントは，優位側である右手の手関節と指を自動的に伸展するよう言われている．クライエントは屈曲位から手関節を20°伸展でき，指を（中手指節間関節で）10°伸展できた（Remy Chu, OTR/Lの厚意による）

第32章　運動学習　947

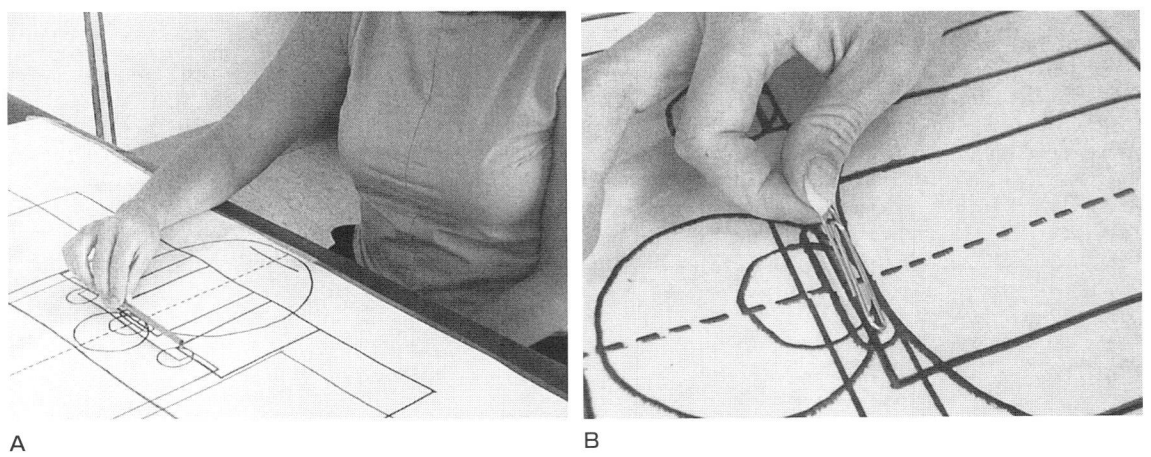

A　　　　　　　　　　　　　　　　B
図 32-4　Wolf 運動機能テストは，前腕をテーブルから持ち上げ，物体に届かせるというような標準的課題を含んでいる

A

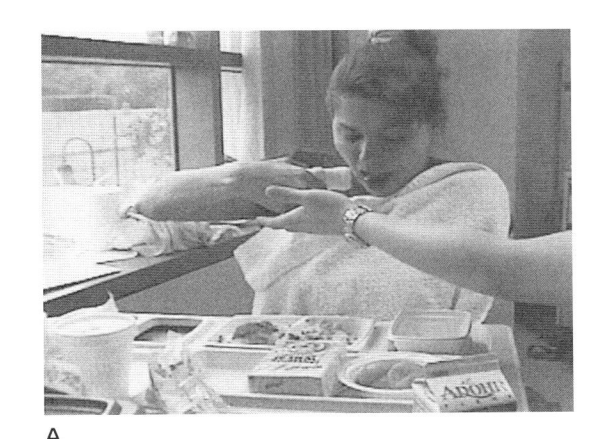

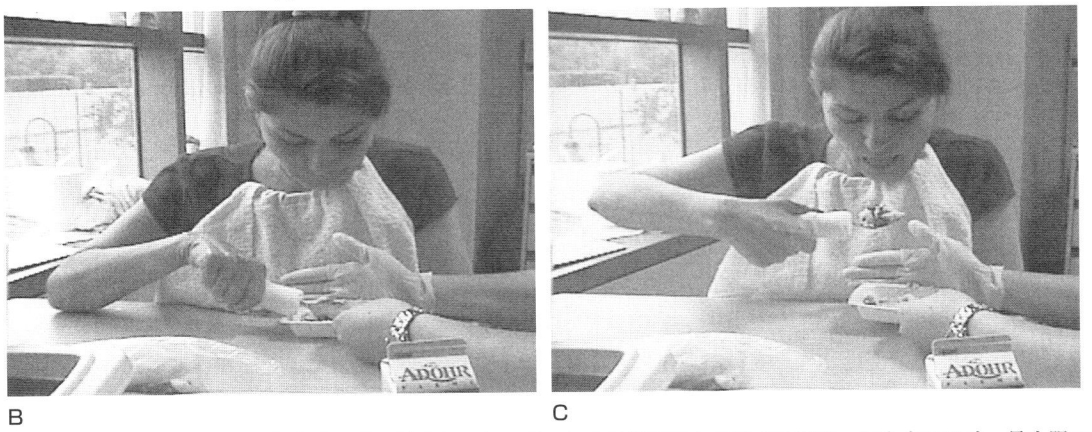

B　　　　　　　　　　　　　　　　C
図 32-5　A：CIT プログラムを食事の時に始めた．クライエントは麻痺側の右手で最初の一口を食べる時，最小限の手を添えた身体的介助を必要とした．手を添えた身体的介助は，クライエントがスプーンを口に運ぶ時に重力を除去することに焦点を当てている．B と C：10 回の CIT 実施後，クライエントは作業療法士の身体的介助なしに自分で食べようとしている（Remy Chu, OTR/L の厚意による）

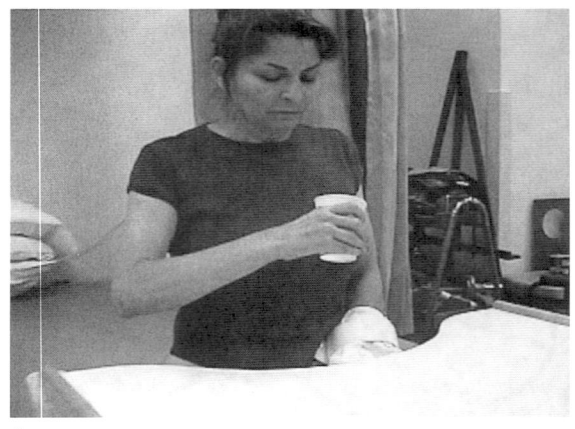

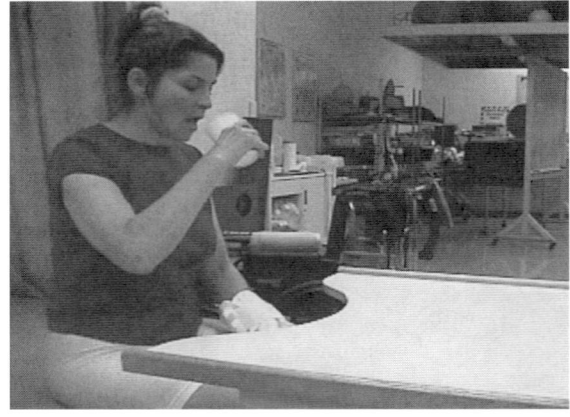

図 32-6 クライエントはブロック練習（カップを口への練習）をしている．クライエントはカップを口へ運ぶ時，頸と肩の緊張が少ないことを示している（Remy Chu, OTR/L の厚意による）

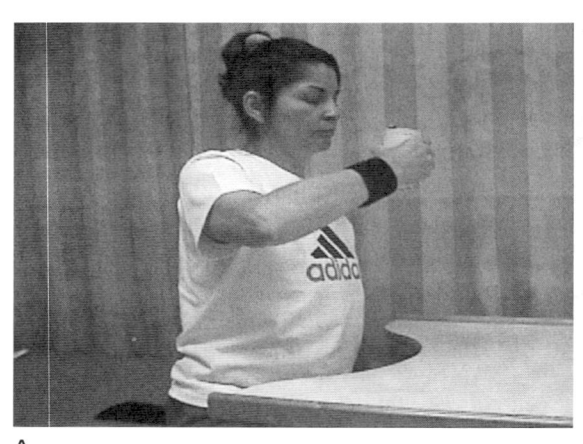

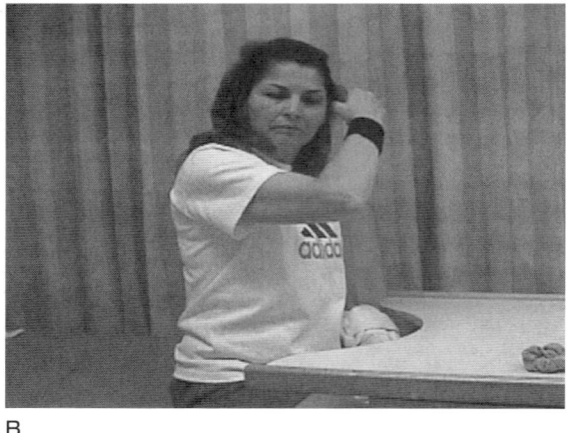

図 32-7 A：CIT 開始 1.5 週間後，クライエントは麻痺側の右上肢を用いて，自立してカップを口へ運べるようになった．B：また，髪をブラシするために右手を頭に持っていくことができるようになった（Remy Chu, OTR/L の厚意による）

よう求められる．自宅の日記帳は，治療の終了日から日々のセッションへと戻るまでのクライエントの活動の概要を示すために用いられる．典型的な日常的スケジュールが用いられることが多い．そのスケジュールには時間と休息時間の長さが含まれる．さらに，特別のシェイピング課題の練習が毎日のスケジュールにリストされている．シェイピングは行動学的トレーニングテクニックで特に麻痺側上肢と組み合わせた時，CIT の効果的型の 1 つとなる．望ましい運動あるいは行動目的は個人的なシェイピング計画として細かく段階づけて行われる．シェイピングの間，遂行の小さな改善を明らかにするために明瞭なフィードバックを与える．シェイピング課題の選択は，特に障害を示している関節運動，最も改善しそうな関節運動，同様の改善の可能性がある場合にはクライエントの希望によって決定する．CIT とシェイピングの実施は，反復すること，監督を受けること，たゆまない練習が必要である．CIT 研究の実施計画では，1 日につき 6 時間の連続的課題練習を施行する（図 32-6，図 32-7）．

[要約]

ダイナミックシステム理論は，運動コントロールにおける heterarchical モデルを支持する．そこでは，運動の習得はクライエント，環境，およびクライエントが遂行する必要のあるまたは遂行したいと

ケーススタディ：リチャード（その2）

スクリーニングでリチャードは，脳卒中後1年経っており，非麻痺側上肢抑制療法（CIT）の選択基準に合致し適応があるとされた．彼は右片麻痺ですべての関節で分離運動ができた．彼は，麻痺側の手で頭頂部を触ることができ，手関節を曲げ，握り離しをゆっくりできた．彼は，入院および外来リハビリテーションプログラムを終了していた．彼は，特に医学的合併症はなく，過去6カ月間転倒しておらず，福祉用具なしに歩くことができた．スクリーニングの後，上肢の関節可動域検査と，修正Ashworth Scaleによる筋緊張，Bergのバランステスト，FolsteinのMini-Menntal State Examinationを実施した．リチャードはすべての選択基準に合致し，CITに良く適した候補者であった．

リチャードは全過程を通して運動活動記録（MAL）をつけた．各課題は参加者が行う前に2度モデルが示され，また課題は採点目的のためにビデオ録画された．握力のための特定の課題と肩屈曲のため箱の持ち上げに付加された重りの量も別に記録された．彼はWolf運動機能テスト（WMFT）も行った．トレーニング前の検査終了後，リチャードと妻は，ミットの着脱の方法と家での日記の使い方を教えられ，また，2人とも行動学的契約にサインした．次にリチャードに連続14日間のCITのスケジュールがつくられ，彼はその間，非麻痺側である左腕をミットで抑制し，日常活動を麻痺側の右腕を使ってしなければならないことになった．行動学的契約で，リチャードは覚醒時間の90％，ミットを着けていなければならないことが明記されていた．また同時に家庭プログラムの契約もあり，たとえば入浴，睡眠などミットを着けていなくても良い時が決められていた．リチャードはまた，それぞれの日常活動にどちらの腕を使ったかと，ミットをは着けていた時間を記録するために日記をつけた．リチャードはクリニックを離れてから戻るまでに行った活動を記録した．

活動を基盤としたホームプログラムに加えて，リチャードの治療はグループ場面と個人治療で行われた．それぞれの治療は6時間行われた．6時間の治療で行った課題には，遂行における成功を確実にするためにシェイピング活動を含めた．運動遂行における小さな進歩は1回ごとに肯定的フィードバックを与えて強化された．リチャードの運動遂行が改善するのに合わせて，課題の難度を増した．活動は作業を基盤としクライエント中心であること，活動はCOPMによって得られ確認された情報に基づいて展開することが確認された．

リチャードがクリニックに到着後，作業療法士は彼の日記をチェックし，MALを確認した．CITの活動はCOPMから得られた情報によって確認された．たとえば，リチャードはトランプ遊びのようなグループ活動に参加したが，この活動では，彼は非麻痺側の腕をミットで抑制し，麻痺側の腕をトランプを操作するために使わなければならなかった．彼はさらに調理のような活動にも参加した．彼は計画，準備，後片づけに責任をもったが，これらを右上肢で行った．彼の左手はミットで抑制し，右手で野菜を切らなければならないようにした．リチャードはしばしばミットの中の左手を使おうとし，作業療法士の注意を受けた．リチャードにとって意味のある活動に焦点を当てるため，6時間の治療時間で行った活動はすべて彼のCOPMからの目標に基づいていた．CIT活動は次第により難しくなり，関節可動域，筋力，耐久力および協調性を必要とする反復的課題練習を伴うものとなった．日々のできたことに対する言語的承認が与えられた．

2週間の治療プログラムの後，リチャードは麻痺側の上肢を意味ある日常作業に組み込むことを学習した．リチャードは，治療前は主として左上肢を使っていたが，右上肢で活動を行うのが習慣になった．リチャードの参加レベルは園芸，教会への出席，祈祷書の頁を右手でめくることにまで進歩した．彼はまた，調理と家庭管理の役割を再開した．

リチャードの運動コントロールは，意味ある作業に従事する彼の能力にどのように影響していたか？

右上肢の運動コントロール障害のために，リチャードは両側上肢を使って料理をすることができなかった．また，ファスナーと1インチ（約2.5 cm）以上の種々の大きさの物体や素材を操作することができなかった．リチャードは，教会で立ったり座ったり，座ったり立ったりという動作ができず，祈祷書をめくることもできなかった．また，園芸活動をしているときに物を移動する動作ができず，トランプの時には麻痺側上肢でカードを操作することができなかった．

どの運動コントロールの治療方法によって，リチャードはより効果的に日常作業に携わることができるようになるか？

リチャードのCIT運動療法は，非麻痺側上肢をスプリント，スリング，またはミットで覚醒時間の

> 90％以上の時間抑制するというものであった．彼はこの計画案に14日間にわたって従い，この期間の平日である10日間，1日あたり約7時間シェイピングといわれる麻痺側のトレーニングに参加した．このアプローチは，リチャードに優位側である右上肢の機能的使用を回復させ，食事の準備，更衣，祈祷書の頁めくりなどの作業を可能にした．

考える作業の影響を受ける．課題指向型アプローチは，クライエントの問題解決を援助するもので，作業を基盤にしたクライエント中心の介入を用いることを支持する（たとえば，クライエントが自分が望む作業をどのように遂行するかを学習する時，運動学習の転移を助けるために多様な背景を用いる）．CITは課題指向型のアプローチで，作業遂行の間，非麻痺側上肢の使用を抑制し，麻痺側上肢の運動回復を促通することに焦点を当てる．課題指向型アプローチとCITアプローチの利用が運動回復と作業への参加のためになることを裏づけるためにはさらに研究が必要である．

[復習のための質問]

1. 運動コントロールはどのように作業遂行に影響するか？
2. 運動学習に対する課題指向型アプローチとは何か？
3. ダイナミックシステム理論とは何か，またそれはどのように運動コントロールを説明するか？
4. 非麻痺側上肢抑制療法とは何か？　また，どのようにこのアプローチが脳の神経学的傷害後の片麻痺上肢の機能的使用を増加させるのか？
5. 運動学習を促通するためにクライエント中心および作業を基盤とした治療プログラムをあなたはどのように発展させるか？

引用文献

1. Berg K et al: Measuring balance in the elderly: validation of an instrument, *Can J Public Health* 83(Suppl 2):S7, 1992.
2. Bohannon RW, Smith MB: Interrater of a Modified Ashworth Scale of muscle spasticity, *Physician Ther* 67:206, 1986.
3. Carr JH, Shepherd RB: *Neurological rehabilitation: optimizing motor performance*, Oxford, 1998, Butterworth-Heinemann.
4. Cramer SC et al: A pilot study of somatotopic mapping after cortical infarct, *Stroke* 31:668, 2000.
5. Dearn CM, Shepherd RB: Task-related training improves performance of seated reaching tasks after stroke: a randomized controlled trial, *Stroke* 28:722, 1997.
6. Duncan PW et al: Measurement of motor recovery after stroke. Outcome assessment and sample size requirements, *Stroke* 23:1084, 1992.
7. Ferguson MC, Rice MS: The effect of contextual relevance on motor skills transfer, *Am J Occup Ther* 55:558, 2001.
8. Flinn NA: Clinical interpretation of effect of rehabilitation tasks on organization of movement after stroke, *Am J Occup Ther* 53(4):345, 1999.
9. Folstein MF, Folstein SE, McHugh PR: "Mini-mental state." A practical method for grading the cognitive state of patients for the clinician, *J Psychiatr Res* 12(3):189, 1975.
10. Jarus T: Is more always better? Optimal amounts of feedback in learning to calibrate sensory awareness, *Occup Ther J Res* 15:181, 1995.
11. Jarus T: Motor learning and occupational therapy: the organization of practice, *Am J Occup Ther* 48:810, 1994.
12. Kilduski NC, Rice MS: Qualitative and quantitative knowledge of results: effects on motor learning, *Am J Occup Ther* 57:329, 2003.
13. Knapp HD, Taub E, Berman AJ: Effect of deafferentation on a conditioned avoidance response, *Science* 128:842, 1958.
14. Knapp HD, Taub E, Berman AJ: Movement in monkeys with deafferented forelimbs, *Exp Neurology* 7:305, 1963.
15. Kunkel A et al: Constraint-induced movement therapy for motor recovery in chronic stroke patients, *Arch Phys Med Rehabil* 80:624, 1999.
16. Law M et al: *The Canadian Occupational Performance Measure*, ed 4, Ottawa, 2005, CAOT Publications.
17. Lee TD, Swanson LR, Hall AL: What is repeated in a repetition? Effects of practice conditions on motor skills acquisition, *Phys Ther* 71:150, 1991.
18. Liepert J et al: Treatment-induced cortical reorganization after stroke in humans, *Stroke* 31(6):1210, 2000.
19. Ma HI, Trombly CA: The comparison of motor performance between part and whole tasks in elderly persons, *Am J Occup Ther* 55(1):62, 2001.
20. Ma HI, Trombly CA, Robinson-Podolski C: The effect of context on skill acquisition and transfer, *Am J Occup Ther* 53:138, 1999.
21. Mathiowetz V: OT task-oriented approach to person post-stroke. In Gillen G, Burkhardt A, editors: *Stroke rehabilitation: a function-based approach*, ed 2, St Louis, 2004, Mosby.
22. Mathiowetz V, Bass Haugen J: Motor behavior research: Implications for therapeutic approaches to CNS dysfunction, *Am J Occup Ther* 47:733, 1994.
23. Merians A et al: Effects of feedback for motor skills learning in older healthy subjects and individuals post-stroke, *Neurology Report* 19:23, 1995.
24. Miltner W et al: Effects of constraint-induced movement therapy on patients with chronic motor deficits after stroke: a replication, *Stroke* 30(3):586, 1999.
25. Morgan GW: The shaping game: a technique, *Behav Ther* 5:481, 1974.
26. Morris DM et al: Constraint-induced movement therapy for motor recovery after stroke, *Neurorehabil* 9:29, 1997.
27. Mott FW, Sherrington CS: Experiments upon the influence of sensory nerves upon movement and nutrition of the limbs, *Proc R Soc Lond* 57:481, 1895.
28. Nagel MJ, Rice MS: Cross-transfer effects in the upper extremity during an occupationally embedded exercise, *Am J Occup Ther* 55:317, 2001.
29. Neistadt M: The effects of different treatment activities on functional fine motor coordination in adults with brain injury, *Am J Occup Ther* 48:877, 1994.
30. Ostendorf CG, Wolf SL: Effect of forced use of the upper extremity of a hemiplegic patient on changes in function: a single-case design, *Phys Ther* 61:1022, 1981.
31. Page SJ et al: Efficacy of modified constraint-induced movement therapy in chronic stroke: a single-blinded randomized controlled trial, *Arch Phys Med Rehabil* 85(1):14, 2004.
32. Panyan MV: *How to use shaping*, Lawrence, KS, 1980, H and H Enterprises.
33. Phipps SC: *Outpatient occupational therapy outcomes for clients with brain injury and stroke using the Canadian Occupational Performance Measure*, unpublished master's thesis, San Jose State University, San Jose, California, 2002.
34. Pierce SR et al: Home forced use in an outpatient rehabilitation program for adults with hemiplegia: a pilot study, *Neurorehabil Neural Repair* 17(4):214, 2003.
35. Poole JL: Application of motor learning principles in occupational therapy, *Am J Occup Ther* 45:531, 1991.
36. Roberts P et al: Client-centered occupational therapy using constraint-induced therapy, *J Stroke Cerebrovascular Dis* 14(3):115, 2005.
37. Sabari JS: Motor learning concepts applied to activity-based intervention with adults with hemiplegia, *Am J Occup Ther* 45:523, 1991.
38. Shepherd RB: Exercise and training to optimize functional motor performance in stroke: driving neural reorganization? *Neural Plasticity* 2:121, 2001.
39. Shumway-Cook A, Woollacott M: *Motor control: theory and practical applications*, ed 2, Philadelphia, 2001, Lippincott Williams & Wilkins.
40. Taub E: Movement in nonhuman primates deprived of somatosensory feedback, *Exer Sport Sci Rev* 4:335, 1977.
41. Taub E, Bacon R, Berman AJ: The acquisition of a trace-conditioned avoidance response after deafferentation of the responding limb, *J Comp Physiol Psychol* 58:275, 1965.
42. Taub E, Berman AJ: Avoidance conditioning in the absence of relevant proprioceptive and exteroceptive feedback, *J Comp Physiol Psychol* 56:1012, 1963.
43. Taub E et al: An operant approach to rehabilitation medicine: overcoming learned nonuse by shaping, *J Exp Anal Behav* 61:281, 1994.
44. Taub E, Goldberg IA, Taub PB: Deafferentation in monkeys: pointing at a target without visual feedback, *Exper Neurol* 46:178, 1975.
45. Taub E et al: Technique to improve chronic motor deficit after stroke, *Arch Phys Med Rehabil* 74:347, 1993.
46. Thielman GT, Dean CM, Gentile AM: Rehabilitation of reaching after stroke: task-related training versus progressive resistive exercise, *Arch Phys Med Rehabil* 85:1613, 2004.
47. Trombly CA, Radomski MV, Davis ES: Achievement of self-identified goals by adults with traumatic brain injury: Phase I, *Am J Occup Ther* 52:810, 1998.

48. Trombly CA et al: Occupational therapy and achievement of self-identified goals by adults with acquired brain injury: Phase II, *Am J Occup Ther* 56:489, 2002.
49. Trombly C, Wu CY: Effect of rehabilitation tasks on organization of movement after stroke, *Am J Occup Ther* 53:333, 1998.
50. Van der Lee JH et al: Forced use of the upper extremity in chronic stroke patients: results from a single-blind randomized clinical trial, *Stroke* 30:2369, 1999.
51. Winstein CJ: Knowledge of results and motor learning: implications for physical therapy, *Phys Ther* 71:140, 1991.
52. Winstein CJ, Schmidt RA: Reduced frequency of knowledge of results enhances motor skills learning, *J Experiment Psychol Learning Memory Cognition* 16:677, 1990.
53. Wolf SL et al: Forced use in hemiplegic upper extremities to reverse the effect of learned non-use among chronic stroke and head injured patients, *Experiment Neurol* 104:125, 1989.
54. Wolfgang HR et al: Effects of constraint-induced movement therapy on patients with chronic motor deficits after stroke: a replication, *Stroke* 30(3):586, 1999.
55. Wu CY et al: A kinematic study of contextual effects on reaching performance in persons with and without stroke: influences of object availability, *Arch Phys Med Rehabil* 81:95, 2000.
56. Wu CY et al: Effects of task goal and personal preference on seated reaching kinematics after stroke, *Stroke* 32:70, 2001.

推薦文献

Donnelly M, Power M, Russell M, et al: Randomized control trial of an early discharge rehabilitation service: the Belfast stroke trial, *Stroke* 35:127, 2004.

Hanlon RF: Motor learning following unilateral stroke, *Arch Phys Med Rehabil* 77:811, 1996.

第6部
障害別治療への応用
Intervention Applications

第33章
脳血管障害／脳卒中
Celebrovascular Accident/Stroke

Glen Gillen

（山口　昇　訳）

キーワード

虚血
一過性虚血性発作
構音障害
クライエント中心の実践

トップダウンアプローチによる評価
姿勢コントロール
バランス機能
失語

神経行動学的障害
運動コントロール
体重負荷
亜脱臼

学習目標

本章を学習することで，学生および臨床家は以下のことが可能になるだろう．
1. 脳卒中者に対する評価方法を挙げ，説明できる．
2. 脳卒中の神経病理学を説明できる．
3. 脳卒中に伴うリスク因子を列挙できる．
4. 脳卒中後の活動遂行を障害する多くの因子を列挙できる．
5. 神経行動学的障害の評価手順を説明できる．
6. 機能的活動遂行の基礎となっているバランス技能を説明できる．
7. 脳卒中に伴う運動コントロールの障害を説明できる．
8. 多領域の障害を評価でいる標準化された脳卒中評価を列挙できる
9. 脳卒中者のリハビリテーションにクライエント中心のアプローチを適用できる．
10. 基礎となっている障害を回復もしくは代償するための包括的な作業を基盤とした治療計画を立案できる．

この章の概要

脳血管障害もしくは脳卒中の定義
脳血管障害の原因
　虚血
　出血
　関連疾患
　一過性虚血性発作
脳血管障害の結果
　内頚動脈
　中大脳動脈
　前大脳動脈
　後大脳動脈
　小脳動脈

椎骨脳底動脈
医学的治療
脳血管障害者の評価と治療の手順
　クライエント中心の評価
　トップダウンアプローチによる評価
　神経学的障害が作業遂行の領域に及ぼす影響
　標準化された評価
治療原理の選択
脳血管障害後に見られる一般的な機能障害

坐位で遂行困難な作業
立位で遂行困難な作業
言語機能の障害によるコミュニケーション困難
神経行動学的障害／認知－知覚障害により遂行困難な作業
上肢機能障害により遂行困難な作業
視覚障害により遂行困難な作業
心理的適応
要約

近年の医学技術の進展にもかかわらず，脳血管障害（cerebrovascular accident；CVA）または脳卒中（stroke）は国家的な健康問題となっている．アメリカ心臓協会（American Heart Association）[4]

が出している脳卒中の統計はこの問題の重要性を示している．関連する統計には次のようなものがある[4]：

・脳卒中は心疾患や癌に続いて死亡原因の第3位

956　第6部　障害別治療への応用

ケーススタディ：ジャスミン（その1）

ジャスミンは2歳の男の子をもつシングルマザーであり，寝室が2部屋ある賃貸アパートに住んでいる．彼女は居間を事務所に改修し，家で出版の仕事をしている．ジャスミンは毎朝，車を運転して子どもを幼稚園に送っていき，帰り道に店に寄って仕事前に一休みするのが日課だった．コンピュータで仕事をしている時に，ジャスミンはめまい感と左手の「ぎこちなさ」を感じた．彼女はこれを長い時間仕事をしたためであると考えた．「調子が良くない」と感じながらも，立って浴室に行こうとして，彼女は床に崩れ落ちた．彼女は電話のところまで這うことができ，救急車を呼んだ．

救急室の中で次に目が醒めた時に，脳卒中になったと告げられたことをジャスミンは覚えていた．画像では右の前頭−頭頂葉に梗塞巣があることがわかった．ジャスミンは身体の左半身を動かすことができず，感覚もなく，また左の視野欠損や身体の左側への刺激に反応しない傾向があった．看護師と看護助手はジャスミンを持ち上げてベッドの外に出し，身の回り動作や移動に全面介助を行った．ジャスミンは，週末には地方のリハビリテーション病院に転院し，そこで「積極的な」作業療法と理学療法を行う必要があると告げられた．叔父や叔母が彼女の子どもの面倒を見ていた．彼女は仕事ができなくなるのではとか，子どもの面倒を見られなくなるのではないかと嘆き，心配していた．彼女はまた，アパートを出なくてはならないかもしれないと心配していた．彼女は，最近やっと「暮らしていけるようになったばかり」であると説明していた．

理解を深めるための質問

1. ジャスミンが以前の生活に戻るための能力を障害する身体機能や身体構造にはどのようなものがあるか（例：運動コントロールの障害，感覚障害，視覚障害，無視など）？
2. 最も重要な3つの評価とは何であり，それはなぜ重要なのか？
3. リハビリテーション期間中に，ジャスミンの身の回り動作（例：排泄，更衣）や生活関連活動（例：運転，子どもの養育）の自立のためにどのような介入を考慮すべきか？

になっている．
- アメリカ合衆国では脳卒中の発症は平均して45秒ごとであり，3分ごとに脳卒中で死亡している．
- 毎年70万人が脳卒中を発症している．そのうち約50万人が初回の発症であり，20万人が再発である．
- 約480万人が脳卒中の後遺症に苦しんでいる．
- 脳卒中者の発症後1年以内の死亡率は約29%であり，65歳以下の発症であればそれは低下する．
- 脳卒中者のうち，約28%が65歳以下である．55歳以上では，脳卒中の発症は過去20年で倍増している．
- 脳卒中の発症率は女性に比べて男性のほうが約1.25倍多い．

さらに，脳卒中の影響は公衆衛生および経済的な問題となっている：
- アメリカ合衆国では，脳卒中は重度で長期にわたる障害をもたらしている．
- 脳卒中は急性神経疾患で入院しているすべての者の2分の1以上に上る．
- 長期経過した脳卒中者のうち50%が片麻痺であり，30%が歩行不能であり，24〜53%が日常生活活動（ADL）に完全な，もしくは部分的な介助を要すると報告されている．また，12〜19%に失語症が見られ，35%が臨床的にうつ状態にあり，26%が長期療養施設でのケアを必要としている．

作業療法士の実践領域としての脳卒中のリハビリテーションは，集中治療室から地域リハビリテーションプログラムなどの多くの場面に及ぶ専門的領域である．

■脳血管障害もしくは脳卒中の定義

CVAは脳損傷に起因する複雑な障害である．世界保健機関（WHO）[91]は脳卒中を次のように定義している．「血管原性の急性の神経症状……罹患した脳の局所的部位に相応した症状や徴候が生じる」．CVAは上位運動神経障害として，損傷を受けた脳半球とは反対側の体幹や上下肢，時には顔面や構音器官の片麻痺や不全麻痺を起こす．つまり，左脳半

球損傷（左側のCVA）は身体の右側の片麻痺を起こし，右脳半球損傷（右側のCVA）の場合は左片麻痺を起こす．しかし，クライエントの機能障害を右片麻痺もしくは左片麻痺と呼ぶ場合は，これは麻痺した身体側を指しており，脳損傷の局在部位を指しているのではない．

運動麻痺の他に多様な障害を伴うことがある．たとえば，感覚障害，知覚障害，視覚障害，人格や知的な変化，そして複雑な分類がなされる発話や言語の障害などである．神経学的障害は24時間以上にわたって存在する．

■脳血管障害の原因

Bartelsは脳卒中について次のように述べている．「基本的には，脳細胞は虚血の影響を最も受けやすく，脳細胞への酸素供給不全を起こす脳血管疾患は細胞を壊死に陥らせる．脳卒中に至る症候群には大きく分けて虚血性脳卒中および出血性脳卒中の2つがある．虚血性脳卒中は全脳卒中のおよそ80％であり，残りの20％が出血性脳卒中である」[9]．

虚血

虚血性脳卒中は心臓もしくは血管由来の塞栓が脳に至って起こるものが多い．心臓由来のものとしては血管攣縮（機能不全に陥った血管に血液が貯留し，血栓を生じる），脊髄動脈疾患，急性心筋梗塞，心内膜炎，心筋腫瘍，心弁疾患（先天性および人工弁）が含まれる．脳**虚血**は頸動脈や脳底動脈の重度の狭窄，また細い深部血管の微少狭窄による血流不全によって起こる[4,9]．

年齢，性別，人種，民族，遺伝は虚血性脳卒中の変更不能なリスク因子であると考えられている．それに対し，以下に述べるような変更可能なリスク因子に対して脳卒中の予防および教育プログラムが実施されている[4,46]．

1. 高血圧は虚血性脳卒中の最も重要で変更可能なリスク因子であると考えられている．脳卒中者の40％は，収縮期血圧が140 mmHgよりも高かった[73]．
2. 心疾患の治療，特に心房細動（a-fib）や僧帽弁狭窄，構造的奇形（卵円孔開存，大動脈瘤）を治療すれば脳卒中のリスクを軽減できる．
3. 糖尿病やグルコース代謝疾患の治療によっても脳卒中のリスクを軽減できる．
4. 喫煙は虚血性脳卒中の相対的なリスクを約2倍に高める．
5. 過度の飲酒は他の多くの疾患のリスク因子であるが，適度の飲酒は脳卒中を含め，心血管疾患の発生を軽減する．
6. 違法薬物の服用，特にコカインは一般に脳卒中を起こす．脳卒中に関連するその他の薬物としてはヘロイン，アンフェタミン，LSD，PCP，マリファナなどがある．
7. 肥満や身体的な不活動，減量，情緒的なストレスなどの生活様式の因子も脳卒中のリスクとなる．

「複数のリスク因子が重なることによって脳卒中の可能性が高まるということを認識すること……重大なリスク因子の治療の必要性を十分に認識することは，クライエントにとって有益である」[4]．脳卒中予防教育（再発予防を含む）は，脳卒中リハビリテーションチームの責任である．

出血

くも膜下出血および脳内出血を含む出血性脳卒中は，脳卒中全体の15～25％にすぎない[4]．この種の脳卒中には多くの原因がある．最も一般的な4つの原因としては，高血圧性脳内出血，脳動脈瘤の破裂，脳動静脈奇形からの出血，突発性脳葉出血がある[53]．

関連疾患

脳の酸素欠乏や動脈瘤によっても片麻痺を起こす．本章に述べる治療アプローチのいくつかは，CVAや脳卒中に起因する片麻痺ばかりでなく，頭部外傷や悪性腫瘍，感染性脳疾患による片麻痺にも適用できる．

一過性虚血性発作

脳の血管疾患は完全なCVAや**一過性虚血性発作**（transient ischemic attacks；TIA）を起こす．TIAは軽い1回のまたは反復性の神経学的症状を突然に起こし，それは数分から数時間（24時間以内）続き，完全に消失する．TIAはCVAを起こす

前兆と考えられる．ほとんどのTIAはアテローム硬化疾患をもつ人に起こる．TIAを経験し，治療しなかった人のうち，1/3は完全な脳卒中を起こし，他の1/3は脳卒中を起こすことなくさらにTIAを経験し，残りの1/3はその後の発作を経験しないと見られている[71]．TIAが頭蓋外の血管疾患によるものである場合，血流を回復させる外科的治療（頸動脈内膜切除術）が，CVAとその結果としての障害を予防するうえで効果的である．

■脳血管障害の結果

CVAの結果は，脳を栄養しているどの動脈が侵されるかによって決まる（図33-1）．クライエントの作業遂行領域への参加能力は，CVAの結果としての種々の病的状態およびどの解剖学的構造が侵されたかに左右される．CVAの診断技術は損傷部位や脳卒中の原因の特定に役立つ．脳血管を描出する方法にはコンピュータ断層撮影（CTスキャン）や磁気共鳴画像法（MRI）などがあり，最近ではポジトロン断層法（PET）や単一光子放射断層撮影（SPECT）などもある[9]．これらの方法を使って得られた情報（例：損傷範囲や損傷部位）は，機能を障害する神経学的損傷を作業療法士が確認するのに役立つ．また，回復を予測したり，適切な治療を計画することにも役立つ．最初の情報は診療録を調べる時に得られるだろうが，入院時の主訴，治療や手術の既往歴，診断結果，現在の服薬状況などに注目すべきである．以下の節および表33-1と表33-2に，皮質および皮質下領域におけるCVAの結果としての機能障害パターンを説明する．

内頸動脈

適切な側副循環がない場合に内頸動脈が閉塞すると，反対側の片麻痺，片側感覚消失，同名半盲が起こる[7,9]．さらに，優位半球が侵されると，失語，失書，失算，左右の混乱，手指失認を伴う．劣位半球が侵されると，視知覚障害，一側無視，疾病失認，構成失行，着衣失行，注意障害，地誌的記銘障害などを伴う．

中大脳動脈

中大脳動脈（MCA）の罹患はCVAの原因の中

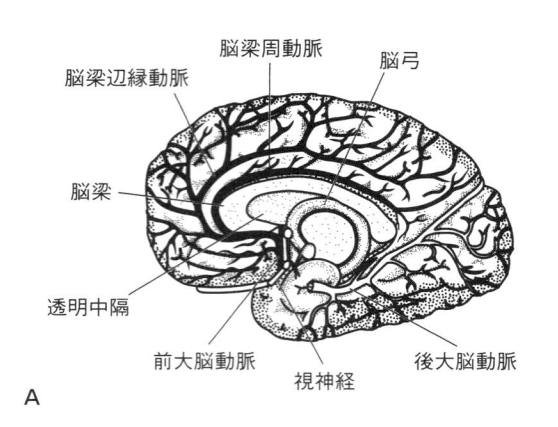

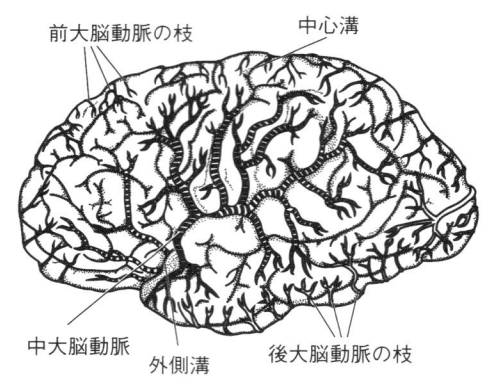

図33-1 脳への血液供給．中大脳動脈，前大脳動脈，後大脳動脈による大脳半球への血液供給を示す．A：内側面，B：外側面（Nolte J：The human brain, ed3, St Louis, 1993, Mosby）

では最も多いものである[8,9,20]．MCAによって供給されている領域の虚血は，反対側の上肢や顔面，舌などの広範な片麻痺，感覚障害，反対側の同名半盲，損傷が優位半球の場合には失語などを起こす．頭部や頸部は損傷側へ著しく偏位する[21,28]．損傷が劣位半球の場合は，疾病失認，一側無視，垂直知覚の障害，視空間知覚障害，保続などの知覚障害が見られる[7]．

前大脳動脈

前大脳動脈（ACA）の閉塞では，上肢よりも下肢に強い反対側の片麻痺が起こる．失行，知的変化，原始反射，尿便失禁も起こるだろう．ACAの完全閉塞では，反対側の片麻痺（顔面や舌，上肢の近位筋に強い）および下肢の顕著な痙性麻痺が起こ

表 33-1　大脳動脈の障害：皮質損傷部位と機能障害パターン

動脈	部位	可能性のある機能障害
中大脳動脈：上部幹	前頭葉と頭頂葉の外側面	**どちらかの大脳半球の障害** 反対側の片麻痺，特に顔面と上肢に強い 反対側の感覚喪失 視野の障害 反対側への協調的な注視困難 観念失行 判断の欠如 保続 行動の計画の障害 抑うつ 不安 無関心 **右大脳半球の障害** 左半側の身体無視 左半側の視空間無視 病態失認 視空間障害 左半側の運動失行 **左大脳半球の障害** 両側の運動失行 ブローカ失語 フラストレーション
中大脳動脈：下部幹	右側頭葉および後頭葉の外側面	**どちらかの大脳半球の障害** 反対側の視野の障害 行動異常 **右大脳半球の障害** 視空間の障害 **左大脳半球の障害** ウェルニッケ失語
中大脳動脈：両側の上部幹および下部幹	障害された大脳半球の外側面	障害部位に関連する上に掲げた障害
前大脳動脈	前頭葉および頭頂葉の内側面および上面	反対側の片麻痺，足部に強い 反対側の感覚喪失，足部に強い 左半側の失行 緘黙症 行動異常

(Arnadottir G : Impact of neurobehavioral deficits of daily living. Gillen G, Burkhardt A, editors : Stroke rehabilitation : a function-based approach, ed 2, St Louis, 2004, Elsevier Mosby)

表 33-1 （続き）

動脈	部位	可能性のある機能障害
内頚動脈	中大脳動脈および前大脳動脈領域との重複	左記の大脳動脈に関連する上に掲げた障害
前脈絡叢動脈，内頚動脈の枝	淡蒼球，外側膝状体内包後脚，頭頂葉内側	顔面，上肢，下肢の片麻痺 半側の感覚喪失 半盲
後大脳動脈	右側頭葉および後頭葉の内側面と下面，脳梁後脚，中脳や視床への栄養動脈	**どちらかの大脳半球の障害** 同名半盲 視覚失認（視覚性物体失認，相貌失認，色彩失認） 記憶障害 ときに反対側の無感覚 **右大脳半球の障害** 皮質盲 視空間障害 左右弁別障害 **左大脳半球の障害** 手指失認 失名詞 失書 失算 失読
脳底動脈近位	橋	四肢麻痺 両側の非対称性筋力低下 球麻痺または仮性球麻痺（顔面，軟口蓋，咽頭，頚部，舌の両側性麻痺） 眼外転筋の麻痺 眼振 眼瞼下垂 脳神経の異常 複視 めまい 後頭部の頭痛 昏睡
脳底動脈遠位	中脳，視床，尾状核	乳頭部の異常 眼球運動の異常 覚醒レベルの変化 昏睡 記憶喪失 興奮状態 幻覚
椎骨動脈	中脳外側および小脳	めまい 嘔吐 眼振 同側の目および顔面の痛み 顔面の無感覚 同側四肢の巧緻性不全 同側四肢の筋緊張低下 頻脈 歩行失調

表33-1 （続き）

動脈	部位	可能性のある機能障害
低灌流域	大脳半球外側部の分水界域，海馬，側頭葉内側部の周辺構造	昏睡 めまい 錯乱 集中力低下 興奮状態 記憶障害 連絡遮断による視覚異常 同時失認 眼球運動の障害 肩および上肢の筋力低下 歩行失調

表33-2 非皮質領域の脳血管障害：機能障害のパターン

部位	可能性のある機能障害	部位	可能性のある機能障害
左右どちらかの視床前外側部	反対側のわずかな運動異常 長時間潜時 緩慢 **右側** 視覚無視 **左側** 失語	尾状核	失名詞失語 構音障害 無関心 落ち着きのなさ 興奮状態 混迷 せん妄 開始の障害 記憶の乏しさ
視床外側部	反対側の半側感覚症候群 反対側の四肢失調		反対側の片麻痺 同側への眼球の共同偏位
両側視床	記憶障害 行動異常 過剰傾眠	被殻	反対側の片麻痺 反対側の感覚喪失 意識レベルの低下 同側への共同注視 運動維持困難 **右側** 空間関係の障害 **左側** 失語
内包または橋基底部	純粋運動卒中		
視床後部	顔面や上肢の無感覚または感覚の低下 舞踏病様運動 過剰傾眠 意識レベルの低下 覚醒レベルの低下 **右側** 視覚無視 病態失認 視空間関係の異常 **左側** 失語 ジャーゴン失語 会話の理解良好 対麻痺	橋	四肢麻痺 昏睡 眼球運動の障害
		小脳	同側肢の失調 歩行失調 嘔吐 眼球運動の障害

（Arnadottir G : Impact of neurobehavioral deficits of daily living. Gillen G, Burkhardt A, editors : Stroke rehabilitation : a function-based approach, ed 2, St Louis, 2004, Elsevier Mosby）

る．下肢には皮質性感覚障害が見られる．混乱や見当識障害，無為，嗄声，緩慢，注意力の障害，発語量の低下，保続，健忘などの知的変化が見られることもある[7,9]．

後大脳動脈

　後大脳動脈（PCA）は上部脳幹レベルおよび頭頂葉，後頭葉に供給しているので，この動脈が侵された場合の症状は多様である．PCAが侵された時の結果はどの枝が侵されるか，また脳のどの部位が損傷されるかによって決まる．可能性のあるものと

しては，感覚および運動障害，不随意運動（例：片側バリスム，姿勢性振戦，片側舞踏病，片側失調，企図振戦），記憶喪失，失読，立体感覚失認，感覚異常，無動，反対側の同名半盲または四半盲，失名詞，地誌的見当識障害，視覚失認がある[7,9,28]．

小脳動脈

小脳動脈の閉塞は，同側の失調，反対側の痛覚と温度覚の喪失，同側の顔面痛覚の欠如，同側の口蓋筋の麻痺による嚥下障害および**構音障害**，眼振，反対側の不全麻痺を起こす[7,9,21,28]．

椎骨脳底動脈

椎骨脳底動脈にCVAが起こると脳幹機能を障害する．その結果には，小脳機能障害のような両側性または交差性の感覚および運動の異常，固有受容覚の喪失，片麻痺，四肢麻痺，感覚障害があり，それに一側または両側のⅢからⅫ脳神経の障害を伴うことがある．

■医学的治療

CVAの治療は次のような要因によって決まる：血管損傷の種類と部位，臨床症状の重症度，医学的および神経学的合併症，特殊な治療を行うことができる技術と職員，クライエントの協力と信頼．

初期の医学的治療には気道の確保，経静脈補液，高血圧の治療がある．合併する心疾患または他の全身性疾患を適切な手順で評価し，治療しなければならない．深部静脈血栓（deep venous thrombosis；DVT）の発生を防止する適切な方法をとるべきである．DVTは下肢の深部静脈における塞栓（血餅）の形成であり，長期の臥床や不動を経験したすべてのクライエントの一般的なリスク因子である．脳卒中者のDVT発生率は22〜73％である．深部静脈から塞栓が飛び，肺に詰まると肺梗塞と呼ばれる．肺梗塞はCVA発症後30日までの最も一般的な死亡原因である[9,19]．

医師は，下肢の皮膚温や色，周径，圧痛，外観を毎日評価し，血栓症の診察を行う．DVTの予防法には服薬，弾性靴下の使用，間欠的空気加圧装置の使用，クライエントの早期の運動がある．

呼吸問題や肺炎は脳卒中後の早期の経過を複雑なものにする．National Survey of Strokeは，調査したすべての脳卒中者の1/3に呼吸器感染が見られたと報告している[70]．

症状は微熱，傾眠傾向の増加である．医学的治療には補液と抗生剤の投与，積極的な肺清浄化（pulmonary hygiene），クライエントの運動が含まれる．肺炎の頻度が高くなる主な要因は呼吸不全である．脳卒中の麻痺には呼吸筋の麻痺も含まれる．呼気および吸気に関する筋の筋力増強および持久力訓練を含む訓練プログラムは，呼吸や咳の能力を改善し，肺炎の発生頻度を低下させる一助となる[19]．

心疾患も脳卒中後の経過を複雑にするものとして頻繁に起こる．脳卒中そのものが心機能異常の原因となるか，または以前から心疾患があるクライエントもいる．前者は新規の心臓疾患として診断し，治療する．以前からの心疾患の場合は再評価し，治療方法を適切に変更する．活動に対する心臓の反応を決定するために，心拍数や血圧のモニタリング，身の回り動作時の心電図（EKG）が指示されることが多い．

膀胱および腸の機能障害は急性期には一般に見られる．定期的排便や適切な摂水，軟便剤や坐薬，緩下剤の服用，便秘を治療する薬剤または方法を含む排便プログラムの処方は医師の責任である．失禁の治療には，時間排尿または定期的トイレットトレーニングが重要である．脳卒中者のリハビリテーションではカテーテル導尿が必要かもしれない．

■脳血管障害者の評価と治療の手順

表33-1と表33-2に，脳の損傷領域により観察される典型的な機能障害のパターンとその変異につい

作業療法実践ノート

脳卒中者の評価は，CVAによって影響を受ける多くのクライエント要因や作業の遂行の領域[5]の評価を必要とする複雑なプロセスである．作業療法士は自分が担当した2〜3人の脳卒中者を思い浮かべれば，機能障害のパターンやその結果としての機能的障害は完全に異なっていることがわかるだろう．したがって，評価プロセスにおける最も論理的な開始点は，評価にクライエント中心のアプローチを使用することである．

て示した．CVAの部位はCTスキャンやMRIによって局在され，診療録の中に記載されているだろう．この情報を理解することが評価過程の最初のステップである．これはクライエントに会う前に行うべきであり，作業療法士がどの評価を重点的に行うかを決める手助けとなる．また，クライエント要因の何が障害され，作業遂行の領域にどのような影響を及ぼすかを理解できる．

たとえば，ジャスミンは右の前頭葉および頭頂葉に損傷がある（MCAの閉塞によって起こりやすいとされる）と記載されていた．この種の脳卒中に典型的に観察される機能障害のパターンには反対側の運動麻痺および感覚障害，空間関係（例：奥行き／距離，図と地）の解釈の困難，集中の低下もしくは左半側の情報（内的および外的な）の無視，左上下肢の運動企画の障害などがある．このような障害は彼女にとって意義のある作業遂行の領域に影響を及ぼすだろう．感覚障害は母親（例：子どもが風呂に入るのを手伝う，息子をベビーベッドに寝かせる，食事の支度をする）や労働者（例：タイプを打つ，書類を整理する）としての役割を十分に果たせなくしてしまうだろう．また，注意障害（半側無視）があれば運転が危険になるだろうし，身の回り動作や子どもの世話に影響し，コンピュータの使用（例：ディスプレイの左側の情報の発見）にも影響する．そして，家事管理の能力（例：請求書を確認して署名する，そして食事を準備する）を障害する．

典型的には，脳卒中直後（急性期）のクライエントは最も悪い臨床像を呈している．言い換えれば，脳卒中が完成し，クライエントが医学的に安定すれば損傷は固定するか，もしくは進行しないと考えられる．この時点では，脳卒中者は重度の麻痺によって反対側の運動機能はほとんどないか，または全くなく（片麻痺もしくは不全麻痺），反対側への感覚刺激に対する反応もなく，重度の注意障害がある．また，仕事をするのにも介助が必要だろう．幸いなことに，その他の神経学的侵襲がなければ，一般的にクライエントは神経学的にも機能的にも改善することが期待される．しかし，改善の程度やそれに必要とされる時間を予測することは困難である．発症後3カ月から6カ月が最も重要な時期であり，この期間に最大の改善が見られるということでは臨床家の意見は一般に一致している．この時間の幅はいまだに論争がなされており，指針としてのみ使用すべきである．たとえば，より最近の研究[80]では，脳卒中者の運動機能回復は長年にわたって見られると報告している．クライエントによってはわずかな回復しか見られず，それはゆっくりである．一方，完全回復するクライエントもいるということに注意する必要がある．

この情報は，神経学的回復と機能的回復は異なった側面として考えるべきであるということを示している．運動コントロールの例を用いてこれを説明する．クライエントAとBは脳卒中直後に同じような臨床像（身体の左側の運動機能の喪失）を呈した．最終的に，クライエントAは運動機能回復が見られ，脳卒中によるわずかな機能障害（足を引きずる，もしくはぎこちなさ）を残しながらも，買い物や更衣などの作業を行えるようになった．クライエントBは同じレベルの神経学的運動回復が得られず，補助的方法なしには以前の作業を行うことができなかった．着替えるためには片手動作を新しく学ぶ必要があるだろうし，ゆったりとした服やリーチャーなどの使用が必要だろう．買い物をするには動力つきの移動用機器（スクーターや車いす），下肢装具と杖が必要であるか，もしくはインターネットを使う必要があるだろう．このような差異はあるにせよ，クライエントAとBは作業遂行が可能である．

クライエント中心の評価

「**クライエント中心の実践**は，サービスの受け手である人を尊敬するという哲学を受け入れ，サービスの受け手と共同しながら作業療法を提供するアプローチである．クライエント中心の実践では以下が認められている：個々人の自律性，作業ニーズについての意思決定をする時のクライエントの選択の必要性，治療での出会いをもたらすクライエントの強さ，クライエントと作業療法士が共同する利点，サービスがクライエントの生活に受け入れられ，適しているということを保証する必要性」[57]．

Law, Baptiste, Mills[56]やPollack[67]は，このアプローチを評価に用いる作業療法士は以下の概念をもつべきであるとしている：

1. 作業療法の受け手は，自らの作業機能を決定する独自の資格を有するということを認識す

ること.
2. 目標や希望する結果を決定する際に,より積極的な役割を果たすような機会をクライエントに与えること.
3. クライエントが遂行障害を解決するために,クライエントと作業療法士の関係は相互依存の関係にすること.
4. クライエントが自身の目標を達成できるように,作業療法士とクライエントが共同するモデルに移行すること.
5. 評価(および治療)はクライエントの生活や役割,興味,そして文化の背景に焦点を当てること
6. クライエントが「問題を決定する人」になれるようにすること.そうすれば,クライエントは「問題を解決する人」になるだろう.
7. クライエントが自身の遂行状況を評価し,個人の目標を設定できるようにすること.

これらの方略を使うことで,評価プロセスはさらに焦点が絞られ,問題が確定され,クライエントはただちに能力を発揮し,治療目標について理解・合意し,個別の治療計画を確立できるだろう.カナダ作業遂行測定(COPM)[57]は,クライエント中心のアプローチに使われる標準的なツールである.治療の受け手自身が困難な領域を確定し,各領域の重要性を重みづけし,現在の遂行状況の満足度を点数づける.これは,脳卒中者に特に有効なツールである.なぜならば,彼らは作業遂行の領域に多くのそして広範な問題を経験しているからである.

COPMはジャスミンに使用するに適した評価である.作業療法士が優先順位をつけるべき作業を洞察し,目標を明記することを助け,治療計画を発展させる.さらに,COPMを使用することで,ジャスミンはリハビリテーションプロセスの積極的な参加者としての能力を発揮できる.ジャスミンがCOPMを完了した時,彼女が最初に行いたいと希望するものはトイレへの移乗,コンピュータの使用,整容,食事だと考えられる.言い換えれば,これらは作業療法の最初の段階で焦点を当てるべき作業である.

トップダウンアプローチによる評価

トップダウンアプローチによる**評価**プロセスは文献に述べられており[85],脳卒中者の評価にも用いることができる.このアプローチの原理には以下の事項が含まれる:
1. 評価の出発点は役割の遂行能力と意義を探ることである.
2. その探索は脳卒中者にとって重要な役割,特に脳卒中になる前に行っていた役割に焦点を当てる.
3. 過去,現在,未来における役割が相違していたとしても,治療計画を決定する補助として認められる.
4. クライエントが決定した活動を確認し,その活動が遂行可能かどうか,および活動が問題となっている理由についても同様に確認する.
5. 機能の構成要素と作業遂行の間の関連を決定する.

トップダウンアプローチによる評価は,クライエント要因の障害に第一に焦点を当てるボトムアップアプローチとは対照的である[85].

神経学的障害が作業遂行の領域に及ぼす影響

活動分析と詳細な観察によって,作業療法士は活動を遂行している時の誤りを確認でき,それを分析し,自立した機能を妨げている基礎的な障害を決定できる.「日常活動の系統的な評価は臨床推論を構成するものとして使うことができ,作業療法士が神経行動学的障害もしくは神経学的遂行構成要素の障害を検知し,身の回り動作の機能的自立度を評価することに役立つ.この方法によって,作業療法士は作業療法の介入を必要とする機能的問題の特性または原因を分析できる.そのために,分析は作業の観点から行うべきである」(図33-2)[7].

1つの機能的活動(例:シャツを着る)を行うには,多くの基礎的なクライエント要因や遂行技能の使用を必要とする.これらは脳卒中によって影響を受け,クライエントが選択した活動においてさまざまな形となって現れることが評価されるだろう(図33-3)[7,8].

標準化された評価

Clinical Practice Guidelines for Post-Stroke Rehabilitation[68]では,変化に対して信頼

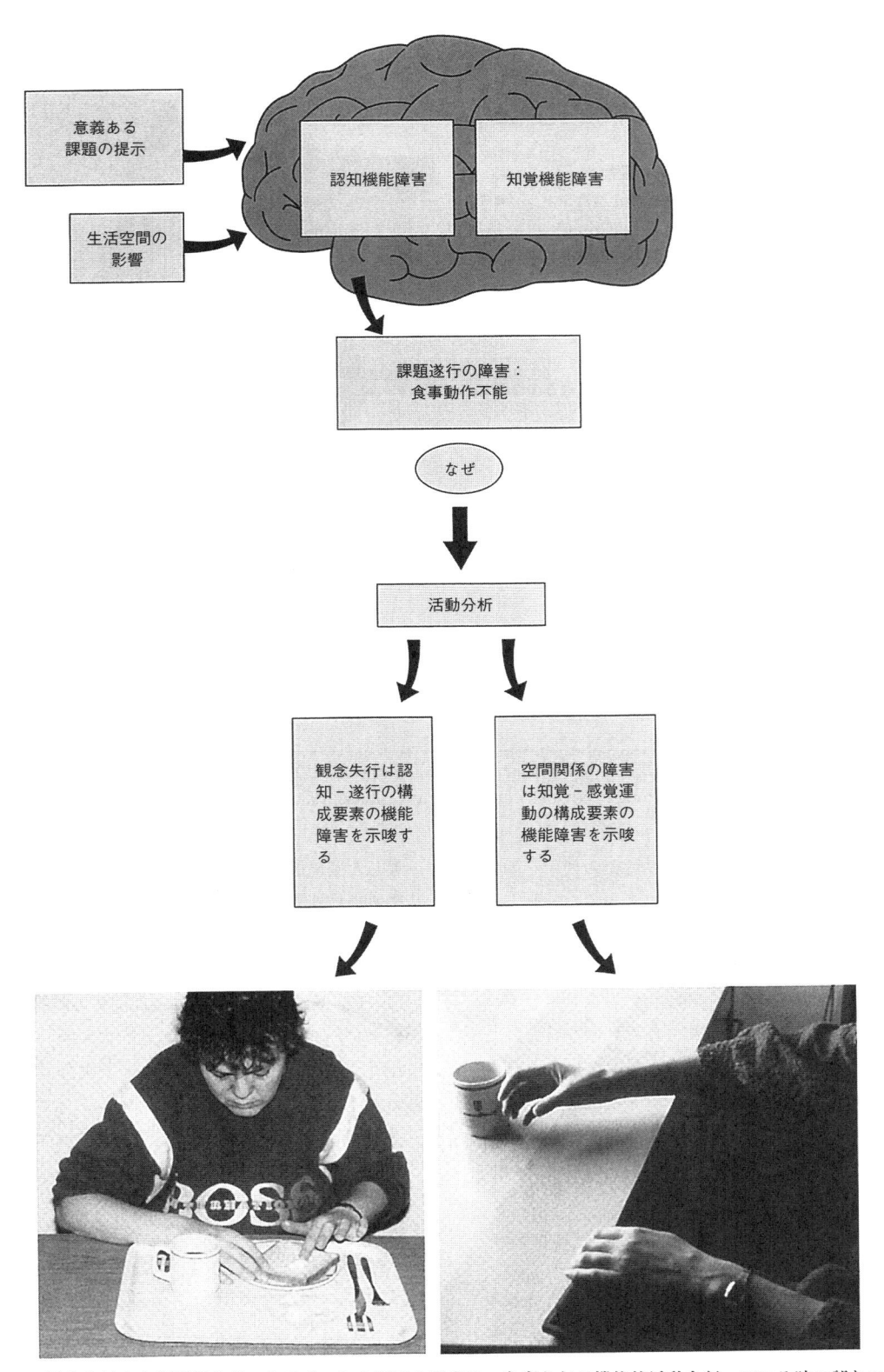

図 33-2　観念失行や空間関係などのクライエント要因の障害は，食事などの機能的活動を行っている時の誤りの分析で明らかになる（Arnadottir G : The brain and behavior : assessing dysfunction through activities of daily living, St Louis, 1990, Mosby より改変）

機能的活動を障害する可能性のある要因
運動保続：繰り返し袖を引き上げる
空間関係の障害：シャツの前後を見分けることが困難である
空間関係の障害：右の袖口に左腕を通す
半側空間無視：無視している側に置かれたシャツ（またはシャツの一部）を見ない
半側身体無視：無視している身体側に服を着せない，または着衣が完了しない
理解の問題：遂行に関する言語的情報を理解しない
観念失行：シャツの着方がわからない，またはシャツをどう扱ったらよいかわからない
観念運動失行：シャツを着るための手指の動きの企画に問題がある
触覚失認（立体覚失認）：目で見ないでボタンを留めることが困難である
計画と序列：健側上肢を先に袖に通してしまい，患側上肢の着衣が困難になる；思い出させられないと活動を続けることができない
動機づけの欠如
注意散漫：他の刺激によって中断してしまう
集中困難：活動に参加することやその質を保つことが困難である
活動遂行中に問題が生じたり，希望する介助が得られない時にいらいらしたり，挫折する
作業療法士が介助しようとしてクライエントに触れた時に攻撃的になる（触覚防衛）
図と地を認識することが難しい，または置かれている単色のシャツの袖を見分けることが難しい

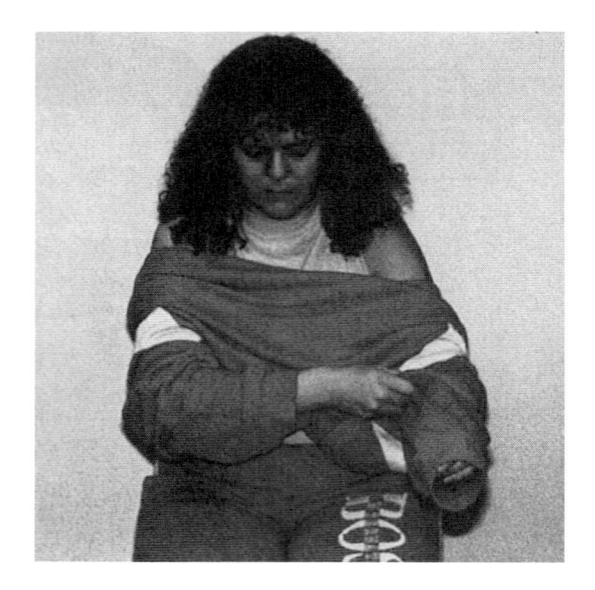

図33-3 シャツを着ている時に観察される機能的活動を障害する可能性のある要因（Arnadottir G : The brain and behavior : assessing dysfunction through activities of daily living, St Louis, 1990, Mosby）

性・妥当性があり，感受性のある評価の使用を勧めている．さらに，活動遂行に焦点を当てた評価方法を使用すべきである．クライエント要因の評価に焦点を当てた評価（作業遂行の領域と関連がなく，新しい非機能的課題を使い，環境の影響を考慮していないような）は注意して解釈しなければならない．作業療法士はADL（それは活動を自立して遂行するために必要な基礎的技能の影響を受ける）中に観察される遂行機能の障害に直接関係しており，評価はそのような作業療法士にとって役立つものでなければならない．

Arnadottir Occupational Therapy Neurobehavioral Evaluation[8]（A-ONE）は，クライエント要因の障害（例：左半側無視，失行，空間障害）が身の回り動作や移動にどのように影響しているかを客観的に記載する評価である．運動とプロセス技能の評価[36]（AMPS）は主として生活関連活動（IADL）を使用し，各種のIADLを行うことに関連した基礎的遂行技能（例：リーチ，把握，姿勢）や処理技能（例：物品の使用，探索，局在）の障害を評価している．表33-3は，脳卒中者に使用される標準化された評価の要約である．ジャスミンの各種の機能障害（例：無視，空間関係の障害，運動コントロールの障害，地誌的見当識障害）が基本的ADL（BADL）や移動（例：床上動作，移動，車いすでの移動，可能な場合の歩行）にどのように影響しているかを客観的に記載するためにA-ONEを用いた．

■治療原理の選択

クライエントが意義ある役割を遂行したり，選択した作業にうまく参加できない時に，その能力を回復させる治療方法を決めるために，作業療法士は関連するすべての論文を考慮しなければならない．根拠に基づく実践（evidence-based practice）を行う

ケーススタディ：ジャスミン（その2）

標準化された評価を行い、またジャスミンが食事や整容、トイレ移乗、コンピュータの使用をしているところをよく観察したところ、ジャスミンの自立を妨げているいくつかの障害があることがわかった：

- 食事：ジャスミンは左側の上肢麻痺によって容器を切ったり、開けたりできなかった。皿の右側の食べ物のみを食べる傾向があり、食事用具を皿の左側に運ぶことができなかった。さらに、食事後に食べ物が左の歯茎と頬の間（ポケット）に残り、口腔ケアの問題や肺炎の危険性につながることがわかった。
- 整容：ジャスミンは片手でペーストの容器を開け、歯ブラシにつけることができなかった。身体の右側のみ整容を行い、歯磨きや整髪では口や髪の左側はケアしないままだった。
- トイレ移乗：ジャスミンは左下肢への体重負荷や体幹コントロールができない（トイレに座っている時に側方に転倒しそうになった）ために、トイレ移乗には中等度の身体介助を必要とした。また、作業療法士はジャスミンがトイレへの移乗が「終わった」と言った時に、身体の右側のみがトイレに乗っていたことに気がついた。彼女は移乗の際に身体の左側を無視し、車いすに残ったままであった。
- コンピュータの使用：コンピュータを使おうとしてジャスミンはすぐに失望し、「間違いをしているみたい」「もう子どもに何もしてあげられない」といったような発言をした。ジャスミンはコンピュータ上で友人に手紙を書くことに同意した。ジャスミンはキーボードの左側を見ていないように見え、シフトキーの操作ができず、全般的に無秩序に行っているような印象があったため、多くの誤りを犯した。
- 模擬的な子どもの世話：ジャスミンが子どもの世話ができる能力があるかを観察するために、同程度の体重の人形を使った。子どもの世話はジャスミンの状態が改善するまで延期すべきであるとすぐに決定された。安全面の問題とジャスミンの感情状態の理由から、彼女と作業療法士は共同的にこの決定を行った。彼女は子どもの養育能力をとても深刻に考えていた。作業療法士は、ジャスミンが作業を習得でき、それによって自信をつけ、彼女の能力に適したように体系的に高めていくことを望んだ。

ことで、すべての作業療法治療の基礎が得られる。このためには、実践家は新しく出された作業療法の論文だけでなく、関連領域の文献にも注意を払う必要がある。過去の論文を検討した文献[59,77,88]や、Cochrane Libraryなどの根拠に基づいた書籍や検索エンジンから最新の情報が得られる。

Mathiowetz[61]は作業療法課題指向アプローチ（Occupational Therapy Task Oriented Approach）に基づいた一連の治療介入について概説している[62]。それには以下のような内容が含まれる：

- 新しい役割や活動を探すことによって、クライエントが役割や活動遂行の障害に適応するよう援助する。
- 毎日の生活が全般的な挑戦となるような環境をつくり出す。
- 活動遂行のための効果的かつ効率的方法を見出すために、クライエントが重要だとした機能的活動あるいはそれに近い模擬的な課題を練習する。
- 治療時間以外に実践する機会を提供する（例：宿題の指示）。
- 非効果的で非効率的な運動パターンは最少にするようにする。

■脳血管障害後に見られる一般的な機能障害

多くの要因がさまざまな活動の効果的かつ効率的な遂行を妨げ、クライエントは作業療法の治療を希望する。以下の節には、脳卒中のクライエントを治療する時に典型的に見られる問題について述べる。

坐位で遂行困難な作業

脳卒中後に一般に観察される障害は、体幹および**姿勢コントロール**の障害である。

体幹コントロールの障害は、以下のような問題を起こす[42]：

1. 四肢のコントロールの障害
2. 転倒リスクの増加
3. 環境を操作する能力の障害
4. 頭部および頸部のアライメント不良による二次的な視覚障害
5. 近位部のアライメント不良による二次的な嚥下障害

表 33-3　脳卒中者に使用する評価

名称	詳細および対象
NHI Stroke Scale[22]	15 項目からなる脳卒中障害スケール（例：意識，視覚，外眼筋運動，顔面運動，四肢筋力，失調，感覚，発話および言語）
Canadian Neurological Scale[27]	8 項目からなる脳卒中障害スケール（例：意識，見当識，発話，運動　機能，顔面筋の筋力低下）
Rankin Scale[18]	全般的な障害スケールであり，障害の程度を 6 段階スケールで示す
Canadian Occupational Performance Measure[57]（COPM）	クライエントが作業分野の遂行上の問題を同定するクライエント中心の評価法（クライエントが身の回り動作や生産活動，余暇活動の重要性，その遂行度，満足度を評価する）．クライエントの満足度の調査とともに結果を測定するためにも使用する
Barthel Index[60]	BADL の障害を 0〜20 点，もしくは 0〜100 点（各項目を 5 倍する）で測定する；10 項目からなる：排尿，排便，食事，整容，更衣，移乗，トイレ移動，階段昇降，入浴
Kohlman Evaluation of Living Skills（KELS）[82]	17 課題からなる生活技能の評価（例：安全性の認識，金銭管理，電話帳の使用，金銭および請求書の管理）
Functional Independence Measure[50]（FIM）	BADL の障害を 18 項目 7 段階で評価する；運動機能および認知機能の下位技能がある；遂行領域には身辺処理，括約筋のコントロール，移乗，移動，コミュニケーション，社会認識が含まれる
Frenchay Activities Index[47]	15 項目からなる IADL のスケールであり，家庭内，余暇，仕事，屋外の活動を評価する
PCG Instrumental Activities of Daily Living[58]	IADL の評価であり，電話の使用，歩行，買い物，食事の準備，掃除，洗濯，公共交通機関の使用，服薬管理を含む
Assessment of Motor and Process Skills[36]	16 項目の運動技能（例：リーチ，操作，計測，協調性，姿勢，移動）と 20 項目の処理技能（例：参加，計画力，探索と局在，開始，序列）をクライエントが選択した IADL の技能の中で評価する；クライエントは各種の 50 の標準的活動リストからなじみがあり，文化的に関連のある課題を選択する
Mini-Mental State Examination[37]	時間および地誌的見当識，用語の記銘，集中，計算，記憶再生，言語，視覚的構成課題によって精神状態をスクリーニングする
Glasgow Coma Scale[81]	意識レベルを示すスケール．言語指示または痛みに対する開眼反応，運動反応，言語反応の 3 領域を含む
Arnadottir Occupational Therapy Neurobehavioral Evaluation（A-ONE）[8]	BADL や移動課題を介して失行や無視症候群，身体図式の障害，計画力／序列の障害，無視，空間関係の障害を評価する；機能障害および能力障害のレベルと直接的に関連する
Neurobehavioral Cognitive Status Examination[52]	精神状態のスクリーニングテストで，見当識，集中，理解，呼名，構成，記憶，計算，類推，判断，反復などの領域を含む
Fugl-Meyer Test[40]	3 点スケールを使って運動機能を評価する；痛み，ROM，感覚，随意運動，バランスの領域を含む
Functional Test for the Hemiparetic Upper Extremity[90]	Brunnstrom の運動回復の観点に基づいた 17 の階層的な機能的課題によって腕と手の機能を評価する；課題の例として，紙を折る，電球を回す，瓶を固定する，ファスナーを締めるなどがある

表 33-3 （続き）

名称	詳細および対象
Arm Motor Ability Test（AMAT）[54]	機能的活動と運動の質によって上肢の機能を評価する；テストには28の機能的課題を含む（例：スプーンを使って食べる，瓶を開ける，靴ひもを結ぶ，電話をかける）
TEMPA[30,31]	9つの標準化された課題（両側性および一側性）によって構成される上肢遂行テストであり，3つの基準で測定する：遂行距離，機能的評価点，課題分析；課題の例としては，コインの取り扱い，水差しを持ち上げて水を注ぐ，封筒に宛先を書いて切手を貼る，鍵を外すなどがある
Jebsen Test of Hand Function[49]	手の機能の評価；7つのテスト課題がある：短文を書く，索引カードを裏返す，食べるまねをする，小物体をつまみ上げる，空の缶と重い缶を運ぶ，チェッカーの駒を時間内に積み上げる
Motor Assessment Scale*[24]	運動機能の評価；能力障害と機能障害の測定を含む；腕と手の動き，筋緊張，移動（ベッド上，立つ，歩く）を含む
Motricity Index*[29]	重みづけされた順序尺度を用いて四肢の強さの障害を測定する
Trunk Control Test[39]	0～100点で体幹コントロールを評価する；使用する課題：寝返り，背臥位から坐位へ，坐位バランス
Berg Balance Scale*[13]	バランスの14項目を0～4点の順序尺度で評価する
Tinetti Test[83]	高齢者のバランスと歩行を評価する
Rivermead Mobility Index[26]	床上動作，坐位，立位，移乗，歩行を合否尺度で評価する
Functional Reach Test[33]	バランス評価；立位での前方へのリーチ距離を客観的に測定する
Boston Diagnostic Aphasia Examination*[44]	例題の発話および言語行動を評価する；流暢性，呼名，語発見，復唱，逐次発話，聴理解，読解，書字を含む
Western Aphasia Battery*[51]	100点満点で表す「失語指数」と「皮質指数」を含む：自発語，復唱，理解，呼名，読解，書字を評価する
Beck Depression Inventory*[12]	21項目の態度，身体，行動の要素を自己採点する
Geriatric Depression Scale*[93]	はい／いいえの形式で30項目の抑うつ状態を自己採点する
Family Assessment Device*[34]	家族機能の評価：問題解決，コミュニケーション，役割，感情的反応，感情的参加，行動コントロール，全般的機能を含む
Medical Outcomes Study/Short Form Health Survey (SF-36)*[89]	生活の質の評価：身体機能，身体および情緒的問題，社会的機能，痛み，精神的健康，活力，健康に関する認識を含む
Sickness Impact Profile*[14]	12の下位尺度，136項目からなる様式で生活の質を評価する：歩行，身体的ケア，情緒，コミュニケーション，機敏さ，睡眠，食事，家事，レクリエーション，社会的交流，雇用の側面を測定する
Activity Card Sort[11]	Q-sort法を使って80の余暇活動への参加を評価する．クライエントは脳卒中になる前に行っていた活動，脳卒中後に行うことが少なくなった活動，または行わなくなった活動に分けてカードを分類する．ACSでは人が毎日行う活動を絵に描いたカードを使用する
Stroke Impact Scale[55]	1つの評価に機能と生活の質を組み入れた脳卒中特異の評価．8つの下位グループ，59項目からなる自己報告式の評価法：筋力，手の機能，BADLおよびIADL，移動，コミュニケーション，情緒，記憶および思考，参加を含む

＊ AHCRPのClinical Practice Guidelines #16, Post-Stroke Rehabilitation, 1995にて推奨されている

ボックス 33-1　活動遂行中の体幹コントロールの評価：活動を行う際の基礎となる姿勢調整の例

食事
スプーンから食べ物が落ちないようにしたり，手-口のパターンが行えるようにするために，上半身をテーブルの方にもっていく時に前方への体重移動が起こる．

更衣
ズボンや下着が殿部のところを通るように骨盤の一側方向への体重移動が起こる．

口腔ケア
唾液やペーストを吐き出す時に前方への体重移動が起こる．

移乗
坐位から立位になる時に，股関節の屈曲と同時に体幹の伸展が起こる．

食事の準備
冷蔵庫の下の物を取る時に，コントロールしながら体幹を重力方向へ屈曲する．

6. ADL 自立度の低下

脳卒中後の体幹コントロールの障害は以下のような現象で明らかになるだろう：適切なアライメントで座ることができない，立ち直り反応および平衡反応の欠如，姿勢調整の障害により腕の長さより遠くへのリーチができない，機能的活動をしようとして転倒してしまうなど．

体幹コントロールができない脳卒中者は，直立位保持および転倒防止のために，より機能的な上肢（健側上肢）を使って姿勢を維持する必要がある．このような場合，健側上肢を支持面から持ち上げると転倒につながるので，クライエントは ADL や移動を効果的に行うことができない．「体幹コントロールは，より複雑な四肢の活動，つまりは複雑な行動技能の必要条件をなしていると考えられる」[39]．研究では，体幹コントロールは脳卒中後の歩行能力や坐位バランスの回復[16]，機能的自立度測定スコア（Functional Independence Measure scores：FIM）[39] や Barthel Index のスコアの予測につながることがわかっている．

脳卒中が体幹に及ぼす影響には次のようなものがある：

1. 空間関係の障害の結果として正中線を知覚できない．その結果として，坐位姿勢は垂直線からずれたものになる．
2. 機能的活動を行う基礎とならない静的姿勢をとる（例：骨盤の後傾，円背，側屈）．
3. 多方向の体幹の筋力低下[17]．
4. 軟部組織の短縮による脊柱の拘縮．
5. 体幹を分節的に動かすことができない（つまり，体幹は一体となって動く．この現象の例としては，床上動作の時にクライエントは「丸太様」のパターンを使う，正中線を越えて物に手を伸ばす時に体幹を回旋できない，などがある）．
6. 骨盤の前後，左右の動きによって体重を移動できない．

体幹コントロールの障害は活動遂行時の観察によって評価する（ボックス 33-1）．活動の観察によって作業療法士は多方向の体幹コントロール（つまり，体幹筋群〔伸筋，腹筋，側屈筋〕の等尺性，遠心性，求心性コントロール）と安定性の障害を評価できる．安定性の障害とは「支持基底面を変えることなく身体の位置を維持できる空間領域の境界[78]」もしくは「平衡を崩すことなく，支持基底面上で重心が動くだろう領域[34]」をいう．作業療法士は，クライエントが安定性が障害されていると感じていること（知覚的安定性の障害）と，実際の安定性の障害（能力的安定性の障害）を区別しなければならない．身体図式の障害，転倒の恐怖，障害に対する洞察もしくは認識の欠如によって，脳卒中後にこの両者の乖離を経験することは一般的である．知覚的安定性の障害が実際の安定性の障害よりも大きければ（つまり，安定性が障害されていることをクライエントが知覚できなければ）転倒の危険性がある．知覚的安定性の障害が実際の安定性の障害より小さいこともある．そのような場合，クライエントは動きの大きい活動を行おうとしなかったり，補助的な機器に過剰に頼ろうとする．

治療は坐位姿勢で活動を遂行するクライエントの能力を高めることを目的とし，以下に挙げるような内容を含む[42]：

側弯　　　後弯　　体幹回旋

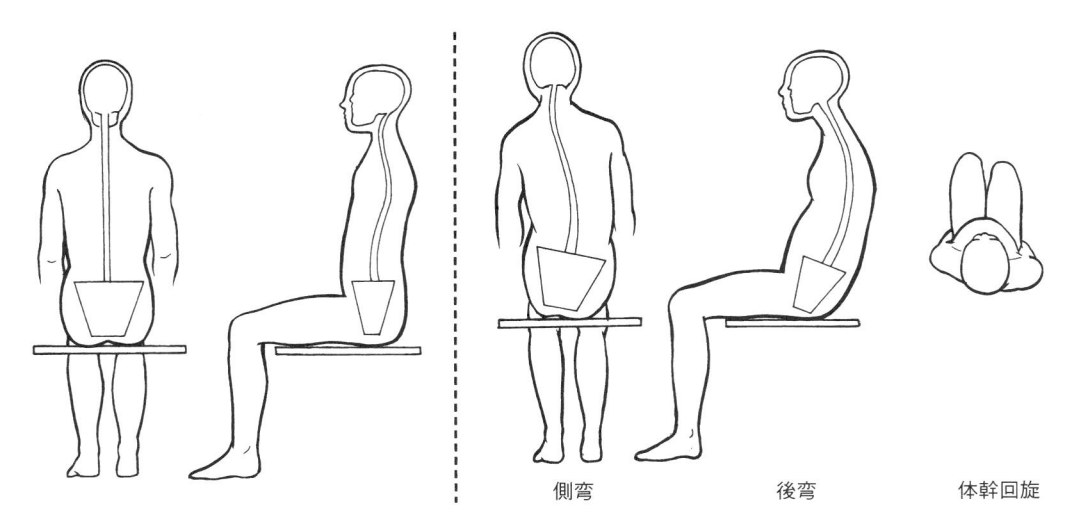

図33-4　正常な坐位のアライメントと脳卒中後の坐位のアライメント（Donato SM, Pulaski KH : Overview of balance impairments : functional implications. Gillen G, Burkhardt A, editors : Stroke rehabilitation : a function-based approach, ed 2, St Louis, 2004, Elsevier Mosby）

1. 中間的なしかし能動的な開始アライメントを確立する（つまり，機能的活動のための準備肢位）．この開始アライメント（タイピストの姿勢に類似した）は，四肢を活動に用いるために不可欠である．望ましい肢位は以下のようである：
   - 床に足部をつけ，体重を負荷する．
   - 両方の坐骨結節に均等に体重を負荷する．
   - 骨盤はやや前傾させた中間位をとる．
   - 脊柱は真っすぐにする．
   - 頭部は肩の上に，肩は股関節上になるようにする．
2. クライエントは上述の姿勢から手を伸ばすような活動を試みるべきである．また，同じ活動を骨盤後傾，脊柱屈曲の肢位（脳卒中後の典型的な体幹パターン）で行ってみる．それぞれの姿勢で運動の自由度と可動範囲を比較してみること（図33-4）．
3. 外的な手がかりを用いて体幹を正中位に維持する能力を確立する．多くのクライエントは正しい肢位をとり，保持することが困難である．作業療法士は言語的フィードバックを与える（例：「うまく座って，背中を伸ばして」）．視覚的フィードバック（例：鏡を使う，作業療法士がクライエントと同じアライメントの崩れた姿勢を真似する）も有効である．環境からの手がかりも姿勢を修正するために使う．たとえば，肩を外的な手がかり（例：壁や長枕）につけておくようクライエントに指示し，それによって体幹を正しい肢位にする．
4. 体幹が適切なアライメントとなるよう車いすおよび肘かけいすの肢位を調整し，体幹の関節可動域（ROM）を維持する．作業療法士は体幹のROMおよび柔軟性に焦点を当てた訓練プログラムを指示する．望ましい運動パターンを誘発する活動を選択するか，必要ならば徒手的に体幹のモビライゼーションを行う．体幹の可動性には屈曲，伸展，側屈，回旋を含めるようにすべきである．
5. 骨盤からの体重移動の練習ができるよう動的な体重移動活動を処方する．体重移動を練習する最も効果的な方法は，体幹と四肢を協調させることである．腕の長さより遠くに手を伸ばすことが必要な活動を行うには，姿勢を調整することが必要である．クライエントには坐位で腕の長さより遠くのすべての方向に手を伸ばすようにさせ（対象物に手を伸ばしながらの方が望ましい），それに一致した骨盤や体幹の姿勢調整を分析させる．活動を行う肢位および目標は必要とされる体重移動に影響する（表33-4）．

表33-4　リーチを行っている時に対象物の配置が体幹の動きや体重移動に及ぼす影響

対象物の配置	体幹の反応／体重移動
顔面の高さで前方に，腕の長さより遠くへ	体幹伸展，骨盤前傾 前方への体重移動
床上，両下肢間に	体幹屈曲 前方への体重移動
肩の高さで側方に，腕の長さより遠くへ	左体幹短縮，右体幹伸張，左骨盤挙上 右への体重移動

6. 体幹の筋力強化．これはクライエントが重力に抗して体幹をコントロールすることが必要な活動を使う方法が最も良い．この例としては以下のようなものがある：背筋群を強化するために背臥位で股関節を持ち上げる（ブリッジ），腹筋群を強化するために上肢や上部体幹からの寝返りを開始する．筋力は活動を通して強化される．

7. 体幹のコントロールが十分に回復せず，損傷の危険性がある時は，代償的方法の使用や環境の工夫を考える．治療の例としては以下のようなものがある：車いすの坐位システム

表33-4 （続き）

対象物の配置	体幹の反応／体重移動
床上，右股関節後方に 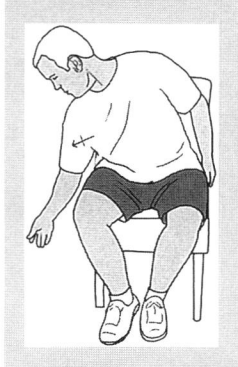	右体幹短縮，左体幹伸張 右への体重移動
右肩後方，腕の長さに 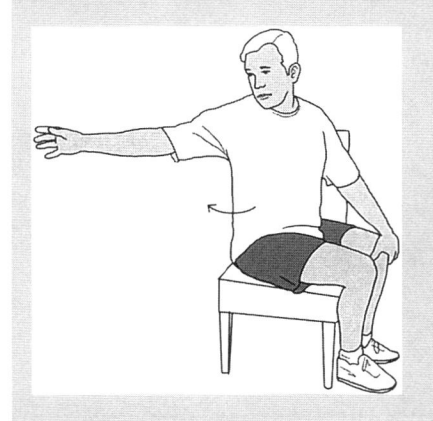	体幹の伸展および回旋（右側を後方にして） 右への体重移動
肩の高さで左の肩方向に 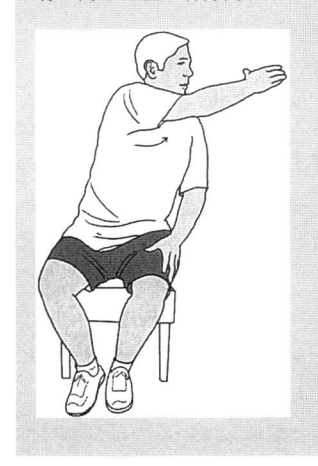	体幹の伸展および回旋（左側を後方にして） 左への体重移動

（例：側方サポート，腰椎ロール，胸部ストラップ，頭部支持つき傾斜フレーム），体幹の肢位をなるべく変えなくてすむように工夫したADL機器（例：リーチャー，長柄の自助具）（第10章参照）．

ジャスミンの場合，最初の治療では，上肢を作業に使いながら体幹を安定させておく（つまり，動かないようにする）能力に焦点を当てた．最初に選択

表 33-4 （続き）

対象物の配置	体幹の反応／体重移動
床上，左足部に	体幹の屈曲および回旋（左側を後方にして） 左への体重移動
頭上後方に	体幹の伸展，肩は股関節を越えて動く 後方への体重移動

＊本図では左片麻痺者を想定している．左側の欄はリーチを行う対象物の配置を示す（右上肢を使って）．右側の欄は結果として起こる体幹の肢位と重心移動を示す．

した作業（例：整髪，上半身の清拭，食事，カードゲーム）では，坐位における体重移動はほとんど必要としないものであり，次いで全ての方向に体重移動が必要な作業（排泄後の後処理，下衣の更衣，靴を拾い上げたり，足を拭いたりするために床に手を伸ばす）と徐々に進めていった．必要に応じて，これらの活動中に彼女の快適さを高め，転倒を防止し，筋力低下の代償に必要な支持を与えるために，作業療法士はジャスミンの肩を支えた．ジャスミンが改善するにしたがって，より動きの大きい活動を選択し，外的な支持を減らしていった．

立位で遂行困難な作業

立位をとり，維持することができなければ，クライエントが行える活動の種類に大きな影響を及ぼす．また，立位能力は入院中の脳卒中者の最終的な退院先にも大きく影響する．直立位コントロールの障害は転倒の危険性の増大と関連しており[92]，Barthel Index の機能的結果が本来の能力よりも低く見なされてしまう[60]．多くの BADL や IADL，仕事，余暇活動は立位姿勢のコントロールを必要とするので，直立位コントロールの早期訓練は脳卒中リハビリテーションプログラムの基本的要素である．

坐位に見られる障害と類似しているのは，非対称的な体重負荷で特徴づけられる立位姿勢である．類似していないのは，立位における体重負荷は，体幹に加え下肢を通してなされるということである[92]．脳卒中者は患側下肢に体重を負荷できないことが多い．この理由として以下のことが考えられる：転倒もしくは膝折れへの恐れ，体重を支持しきれない筋

力低下のパターン，適切なアライメントを妨げる痙縮（つまり，足底屈筋群の痙縮は効果的な足底への体重負荷を妨げてしまう）[41]，知覚障害．

非対称性および患側下肢に体重負荷もしくは体重移動できないことに加え，多くの脳卒中者は直立位のコントロールや**バランス機能**が障害される．直立位の効果的なコントロールは以下の自律的姿勢反応によっている[32,78]：

1. 動きが足部の周辺に集中している場合，足関節の機能は重心を支持基底面の中に維持するために用いられる．足関節の機能は，立って会話をしたり，コンロの上の鍋をかき混ぜるなどの小さな，ゆっくりした，揺れるような動きをコントロールする．これは，支持面（例：床）が硬く，足部よりも広い場合に最も効果的になされる．足関節の周囲筋の筋力低下やROM制限，固有感覚の障害などはすべて，足関節の機能やバランスを非効果的なものにする．
2. 股関節の機能は平衡を維持し，回復するために使われる．この機能は，支持面が不安定であったり，足部よりも狭い（例：梁の上を歩く）時など，大きく，速い動揺に反応して特異的に使われる[48]．
3. ステッピングの機能は足関節や股関節の機能がうまく働かない時，もしくはそのように知覚された時に働く．ステップは支持基底面を広くするようになされる．この機能は平坦でない歩道でつまずいたり，バスの中で立っている時にバスが突然止まってしまう時に誘発される．

姿勢反応の障害および患側下肢に体重を負荷したり，移動できないと次のような機能的障害が起こる：偏り歩行もしくは歩行障害；階段を上れない，移乗できない，直立位でBADLやIADLを行えない；転倒の危険性が高まる．作業療法士は評価によってこれらの機能障害の原因に関するさらに詳細な情報を得ることができる．「特に，作業療法士はクライエントが支持基底面上で重心を動かさなければならない時，頭部を動かす時，平坦ではない面で立っている時，低い位置の明かりをつける時，質の違う床面に移動する時，狭い支持基底面で作業する時，クライエントに何が起こっているかを観察しな

ければならない．また，姿勢の偏りがあるかどうか，どちらの方向に偏っているかなどの姿勢アライメントや，安定性の障害があるか，機能的活動を行っている時の両足間の幅はどうか，バランスが崩れた後にクライエントはどのようにしようとしていたかなどを観察しなければならない」[32]．

立位で選択した活動を行う能力を改善するための治療方法には以下のようなものがある[32,78,92]．

1. 活動を行う準備として，対称的な支持基底面と適切なアライメントを確立する．この開始時のアライメントは近位部に十分な安定性を与え，機能的活動を行うための基礎となる．作業療法士は適切なアライメントを確立するために徒手的な支持や視覚的・言語的フィードバックを与える．それには次のようなものがある：
 ・両足を骨盤の幅に開く．
 ・両足に均等に体重を負荷する．
 ・骨盤を中間位にする．
 ・両膝を少し屈曲する．
 ・体幹のアライメントを対称的に整える．
2. 患側下肢に体重を負荷し，体重を移動できる能力を確立する[27]．体重を負荷できる能力を最初に確立する．たとえば，姿勢の不安定性またはバランス不良によって立位をとれないと考えられる場合，高い面（例：スツールや高くした治療マット）に座ると患側下肢にも体重をかけることができるが，全体重を負荷しなくてもよい．改善するにつれて完全な立位をとらせるようにする．そして，患側下肢に体重を移動し，徐々に全体重をかけていくように段階づける．たとえば，サッカーのやり方を工夫して，ボールを蹴るために完全な体重移動が必要になるようにする．必要な体重移動を誘発するために，クライエントの肢位に合わせて環境（例：作業高や物品の配置）を操作する．
3. 活動に合わせて体重を移動する能力を改善するために，いろいろな環境設定の中で動的なリーチを必要とする活動を行うようにさせる．たとえば，流し台の下の清掃用具を取り出し，戸棚の中や上を拭くような台所の活動は，いろいろな姿勢調整やバランス能力を必

要とする.

4. 活動の困難度を段階づけ，外的な支持を与えるために環境を使用する．環境を適切に使用することで，クライエントの転倒の恐怖心を軽減でき，同時に基礎となっているバランス能力への自信と意欲を改善できる．その例としては，高い流し台で作業する，姿勢支持のために片手に体重をかける，支持のために歩行器を使うことなどがある．外的な支持に頼りすぎるとバランス能力が十分使われず，適切な回復段階に至らないことがあるので，クライエントはあまり外的な支持に頼らないようにしなければならない．

5. 段階づけた機能的活動に直立位コントロールの訓練を組み入れるようにする．必要なリーチの長さやスピードで課題を段階づけるようにし，徐々に支持基底面の困難さを増していくようにする．これらの課題の例としては以下のようなものがある：ベッドメイク，ペットの餌のボウルを替える，テーブルセッティング，段差を上る，壁の鏡を磨く，ホースシューズ（蹄鉄投げ）やシャッフルボードをする，立位でスリッパを脱ぐ．これらの活動はすべて体重移動やバランス能力，両下肢に体重を負荷する能力を必要とする．どの活動を選択するかはクライエントの希望，および望ましい姿勢機能を誘発するためにどのような姿勢で，どのように活動を組み立てるかという作業療法士の企画力による（図33-5）．

ジャスミンには坐位バランスに関連する問題が残存していたが，立位が必要な活動をすぐに行った．最初，バランスを補うためにしっかりした作業面（例：台所の流し台）の前で立位を試み，ジャスミンの安心感や安全感を高め，立位に関連した機能を強調するようにした．必要に応じて，作業療法士は麻痺した関節（例：股関節および膝関節）を徒手的に支持し，足関節を保護するために短下肢装具を装着させた．ジャスミンが改善するにつれて，立位をコントロールしながら上半身を機能的活動に使うようにさせた．例としては，流し台を拭く，棚を整理する，立って身繕いをするなどがあった．将来的には，さらに立位バランスが必要となる作業（例：バレーボールなどのゲームを工夫したもの，掃除機かけ，食器洗い機を空にする，立位－旋回移乗）を選択し，ジャスミンの改善に合わせて徒手的・環境的支持を減らしていく．すべての作業は，ジャスミンの左下肢に体重を移動し，負荷できる能力を改善するために選択した．

言語機能の障害によるコミュニケーション困難

CVAは各種の発話もしくは言語機能の障害を起こし，その程度も軽度から重度に及ぶ．これらの障害は脳の左半球損傷によるCVAにおいて頻繁に起こる．稀にではあるが，右半球損傷によって起こ

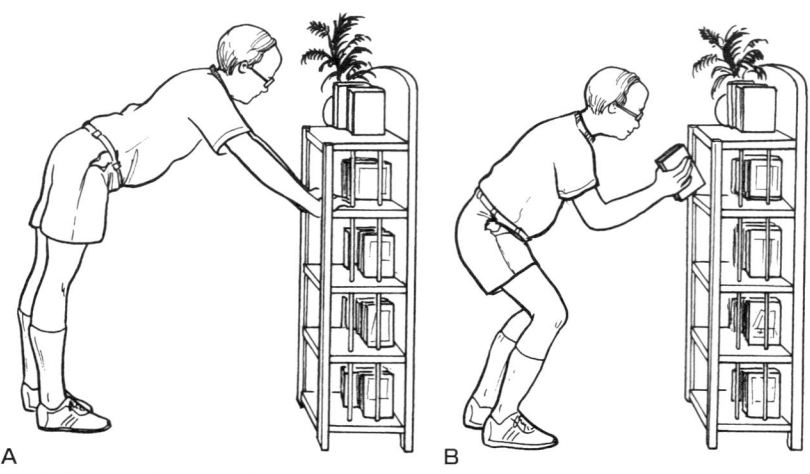

図 33-5 望ましい姿勢反応を誘発するような活動の配置（Donato SM, Pulaski KH : Overview of balance impairments : functional implications. Gillen G, Burkhardt A, editors : Stroke rehabilitation : a function-based approach, ed 2, St Louis, 2004, Elsevier Mosby）

こともある．言語聴覚士は，すべての脳卒中者の発話および言語障害の有無を評価すべきである．言語聴覚士はリハビリテーションチームの他のメンバーや家族に，クライエントとコミュニケーションを図る最も良い方法について価値ある情報を提供してくれる．作業療法士は，適切な時は常に言語聴覚士の訓練を治療時間中に続けるようにすべきである．クライエントが学習した意思疎通の方法を強化したり，クライエントが理解・統合できる方法で指示を提示する時に治療効果が維持されるだろう．

以下に発話および言語機能の障害について述べるが，これは軽度から重度まで，またいくつかの障害が組み合わさった形で存在する．

失語

失語とは，神経学的障害に起因する言語障害である．これは，聴理解や読解（失読），発話，書字（失書），ジェスチャーを解釈する能力に影響する．失語では数学的な障害（失算）を呈することもある．何種類かの失語がある．

［全失語］

全失語は，すべての言語機能が失われるという特徴がある．いくつかの残語や再帰性発話（recurrent utterance）を除いて発話は失われる．一般に，全失語は優位脳半球の中大脳動脈が侵されたことに起因する．全失語のクライエントは，ジェスチャーや声の抑揚，表情に敏感になることがある．その結果，クライエントは実際の能力よりも理解しているように見える[45]．

［ブローカ失語］

ブローカ失語は，発語失行と失文法という特徴がある．失行は，頻繁な構音の誤りとゆっくりとした不自然な話し方で明らかになる．失文法のために統語構造（syntactical structure）は単純なものになり，電文体の話し方（telegraphic speech）といわれることがある．早口であったり，複雑な文法を使っていたり，長い文である時以外は，聴理解は良好である．読解と書字は重度に障害され，金銭の概念や計算能力の障害も一般に存在する[45]．

［ウェルニッケ失語］

ウェルニッケ失語は，聴理解とフィードバックの障害，および流暢で構音には誤りがない錯語交じりの発話という特徴がある．錯語交じりの発話は語性錯語からなる．クライエントは実質語（substantive word：名詞，動詞など）をほとんど使わず，機能語（助詞，助動詞など）を多く使う．発話はよどみなく，意味のない順序でことばを並べる．クライエントによっては，本当のことばをちりばめた新造語（neologisms）（無意味なことば）をつくり出すこともある．読解および書字は障害されることが多く，計算能力の障害も起こる[45]．

［失名詞失語］

失名詞失語は，喚語困難の特徴がある．失名詞または喚語困難はすべての失語で起こり得る．しかし，喚語困難が主体のクライエント，または喚語困難の症状のみを呈するクライエントは，失名詞失語の障害があるといわれる．このクライエントの発話は流暢で文法的に正しく，正確な構音であるが，喚語に著しい困難がある．この問題のあるクライエントは，ためらうような，またはゆっくりとした話し方をし，物の名前をまわりくどく説明する．中等度から重度の読解および書字の障害が起こり，軽度の計算能力の障害を呈する[2, 45]．

構音障害

構音障害のクライエントは，失語はないが，中枢神経系（CNS）機構の障害によって発声器官の障害がある．この障害では，発声器官の麻痺や非協調性によって，濁った声や緩慢な不鮮明な声になる．

失語症者とのコミュニケーション

言語聴覚士は発話や言語機能の障害の治療に責任があるが，作業療法士は失語者とのコミュニケーションや有意義な対人関係を促すことができる．

コミュニケーションのためにジェスチャーを使うよう励ますこと．指示が理解されたかを確認する最も良い方法は，クライエントにそれを実際にやってもらうことである．

作業療法士は，会話を促す手段としてADLを使うことができる．言語障害は障害の一部であり，知的疾患の現れではないことを説明し，クライエントを安心させる必要がある．加えて，Rubio[72]は，作業療法士がクライエントや介護者に使用するコミュニケーションの方法について述べている：

・理解を促すには，一度に話しかける人数は1人の方がよい．余分な騒音は混乱を起こす．

作業療法実践ノート

> クライエントは，専門職員や家族からの理性的で，共感的なアプローチに最もよく反応する．クライエントと関わる職員や家族は忍耐強く，くつろいだ，受容的な態度をとるべきである．クライエントに話しかける時は，簡潔で，短い，具体的な文章を使うべきである．指示や説明は簡潔に行うこと．クライエントには圧力をかけることなく，どんな方法でもよいから反応するよう励ますべきである．

- クライエントに反応する時間を与えること．
- クライエントが反応しやすいような質問の仕方をすること：たとえば，「はい／いいえ」や二者択一を使うような質問．
- クライエントの理解を促すために，言語的なヒントやジェスチャーを使う．
- 反応するよう圧力をかけないこと．
- 簡潔な文を使うこと．

たたみかけるようなコミュニケーションをしてはならない．これはフラストレーションを高めるだけでなく，コミュニケーションの有効性を減少させてしまう[72]．

右半球の脳卒中となったジャスミンの場合，典型的には失語症は出現しないと考えられる．ジャスミンは左の口腔機能に関連した重度の感覚運動障害を呈していた．彼女には中等度の構音障害および流涎が時々見られ，口の中の左にある食物の処理が困難だった．ジャスミンにはゆっくり話し，かつはっきりと発音するよう促した．さらに，作業療法士は次のような安全な食べ方を指導した：ゆっくり食べること，代替となる固形物や流動食，口の右側に食物を移すこと，頭部を45°右に傾けること，指を使って口の中を探り，左側に溜まった食物を取り出すこと，食事後に見てもらいながら口腔ケアを行うこと．

神経行動学的障害／認知−知覚障害により遂行困難な作業

神経行動学的障害（neurobehavioral deficit）とは，「技能遂行の障害として表面化する機能的障害であり，それは感情や身体図式，認知，情緒，認識，言語，記憶，運動，知覚，人格，感覚認識，空間関係，視空間技能などの遂行構成要素を侵す神経学的処理技能の障害によって起こる」[7]．脳卒中者の治療を行う作業療法士の主たる責務は，どの神経行動学的障害が自立した作業遂行を妨げているのかを評価することである．

Arnadottir[7]は，日常活動の遂行能力と神経行動学的障害，CNS器官（つまり，本章の目的であるCVA）との関連を提唱している．彼女は，以下のような見解によってこの理論を支持している：

1. 活動遂行に必要とされる行動はCNSレベルでの神経処理と関連している．したがって，CNSが損傷された人では，ADL遂行中の行動反応の障害とCNS損傷による神経処理および遂行構成要素の障害との間にも関連性がある．
2. 日常活動の遂行には神経系の特定部位の適切な機能を必要とする．結果として，CNS損傷があれば特定のADLに障害が起こる．たとえば，左半球の頭頂葉後下部のCVAは，一般に両側の運動失調を起こす．「この神経行動学的障害は，髪をとかす，歯を磨く，食事の時にスプーンを保持するといった機能的活動中の物の操作を困難にする」[7]．
3. 神経学的障害は，クライエントが日常活動を行っている時に観察できる．したがって，ADLの分析を通してCNSの統合性を評価することができる（ボックス33-2）．

活動遂行上の神経行動学的障害の影響を適切に評価するには，作業療法士は，クライエントが満足できる結果を達成するためにはどの遂行構成が必要であるかということを目標とした活動分析の技能を開発しなければならない．簡単なBADLであっても，その基礎技能には多くのものがある（図33-3およびボックス33-3，ボックス33-4）[7,72]．

Arnadottir[7,8]は，クライエントが機能的活動を行っているところを観察するシステムを提唱している．その方法では，クライエントの誤りを許し（クライエントが安全である限り），誤りを分析し，最終的に活動遂行の障害となっているものを決定する．それに基づいて，適切な治療計画を立てることができるようになっている．彼女は，誤りや観察した行動を作業療法士が分析するには，神経行動学や皮質機能，活動分析についての知識が必要であり，

ボックス33-2　歯磨きでの神経行動学的障害の治療

空間関係および空間位置
歯ブラシとペースト容器の関係を適切にし，ペーストをつける
歯ブラシを口の中に入れる
ブラシを歯の側に当てる
洗面台の下に歯ブラシを置く

空間無視
障害された大脳半球側にある歯ブラシやペースト，コップを目で探し，使う
障害された大脳半球側にある水栓を目で探し，使う

身体無視
麻痺側の口に歯ブラシをかける

運動失行
歯磨きをしている時に歯ブラシを適切に使う
ペーストの容器からキャップを外す
歯ブラシにペーストを絞り出す

観念失行
歯磨きをする時に対象物（例：歯ブラシ，ペースト）を適切に使う

系統化および序列化
歯磨きの流れを順序立てる（例：キャップを取る，歯ブラシにペーストをつける，水をつける，歯ブラシを口に入れる）
歯磨きを終わらせるために続行する

注意
課題に集中する（難しくするには，話しかけたり，トイレの水を流したり，水を出すような気が散るような刺激を加える）
注意が散漫となった後に，再び課題に注目する

図と地
洗面台から白い歯ブラシとペーストを区別する

開始および保続
指示によって活動を開始する
一定時間，口の一部を磨き，次に歯ブラシを口の他の部分にもっていく
歯磨きが終わったら中断する

視覚無視
対象物を確認するために触覚を使用する

問題解決
ペーストや歯ブラシがない時に代わりの物を探す

(Gillen G, Burkhardt A : Stroke rehabilitation : a function-based approach, ed 2, St Louis, 2004, Elsevier)

評価結果の解釈を行うには臨床推論を考慮すべきであると述べている（表33-5）．

神経行動学的障害による問題の治療は適応的・代償的アプローチ，もしくは回復的・治療的アプローチに基づいている[64,66,72]．これらのアプローチの組み合わせも提言されてきている（表33-6）[1]．

適切な治療アプローチの選択は困難なことが多い．Neistadt[65,66]は，ADLの評価と訓練におけるクライエントの学習の潜在能力を評価するよう提言している．そこでは，クライエントが活動の新しい遂行方法の学習に必要とする繰り返し回数や，学習転移のタイプなどに焦点を絞って評価する．

Toglia[84]は，1つの状況から他の状況への学習転移（例：作業療法のクリニックでお茶を入れることを学んだら，家で食事の準備をしている時にもそれを行う）は，以下の方法で作業療法士が促すことができるとしている：

1. 治療環境を変える．
2. 活動の特性を変える．
3. クライエントがどのようにしてその活動を

4. 処理の方法を教える.
5. 新しく学習したことを過去に学習した技能と関連づける.

Toglia[84]は, 学習転移の段階性を提唱している. 転移の段階性は, もともとの課題に存在する特性と他の課題の特性の数がどの程度異なっているかによって定義される. これらの特性の例としては, 空間的見当識, 課題提示の方法（例：視覚的もしくは聴覚的), 必要な運動, 環境状況などがある.

「近い（near）学習転移」として, 1〜2の特性が異なる2つの学習課題間の転移がある.「中間的（intermediate）な学習転移」には, 3〜6の特性が異なる課題間の学習転移が含まれる.「遠い（far）学習転移」は, 概念的には類似しているが, 特性の共通性は1つもしくはないものである. 最後に,「非常に遠い学習転移」には「治療で学習した

ボックス33-3 食事の準備の要素的技能を治療するための環境および課題操作の例

空間無視
材料を両方の視野の中に置くようにする
左右のコンロを使う必要がある活動を選択する

図と地
雑然とした引き出しの中に必要な調理用具を置いておく
流し台の色に合わせた調理用具を使う

空間の障害
材料を1つの容器から他の容器に注ぎ入れなければならないように準備する（例：パスタをボウルに移す, ポットに水を入れる）

運動失行
食材を調理しなければならない献立を選ぶ
上肢遠位部の調整を必要とする献立を選ぶ（例：お玉や泡立て器, 攪拌器を使う）

ボックス33-4 更衣技能を困難にする神経行動学的障害のための代償法の例

空間無視
必要な衣服をクローゼットや引き出しの右側に置いておく
化粧台を部屋の右側に移動する

運動失行
留め具のない, ゆったりとした服を使う
ベルクロを使用する

空間の障害
適切な向きを見分けやすいよう前側にエンブレムのついたシャツを使う
適切な向きに衣服を並べておく

表33-5 神経行動学的障害が活動遂行に及ぼす影響の評価

活動	観察される行動	可能性のある機能障害
整容	ひげ剃りや歯ブラシに合わせた握りの調整が困難	運動失行
	歯を磨くのにヘアブラシを使う	観念失行
	一側の歯磨きを繰り返す	運動保続
食事	皿の左側の食べ物を食べない	空間無視
	コップまでの距離を過剰または過小推測し, コップに手が当たり, 倒してしまう	空間関係の障害
	オレンジジュースの入ったコップを持っていることを「忘れて」しまい, 他のことに気をとられてこぼしてしまう	身体無視
	シリアルの入った皿に手を入れてしまう	
更衣	スニーカーを履いた上から靴下を履こうとする	計画や序列の障害
	下着の袖口を適切に位置づけられない	空間関係の障害
	身体の右側のみに服を着せる	身体無視
	自分の腕ではなく, 作業療法士の腕に服を着せようとする	身体失認
移動	病室の中の浴室を定位できない	地誌的失見当識
	移乗する前に車いすのブレーキをかけたり, フットレストを上げるのを忘れてしまう	系統化や序列化の障害
	移乗した後に, 健側の殿部のみが椅子に乗っている	身体無視

(Arnadottir G : The brain and behavior : assessing cortical dysfunction through activities of daily living, St Louis, 1990, Mosby ; Arnadottir G : Impact of neurobehavioral deficit of activities of daily living. Gillen G, Burkhardt A, editors: Stroke rehabilitation : a function-based approach, ed 2, St Louis, 2004, Elsevier Mosby)

表33-6　脳卒中後の神経行動学的障害に対する治療アプローチ

代償的／適応的アプローチ	回復的／治療的アプローチ	組み合わせアプローチ
課題の繰り返し練習	要素的技能に対する治療	代償的アプローチと治療的アプローチの2分法の拒否
トップダウンアプローチ	ボトムアップアプローチ	要素に焦点を当てた治療的な作業や環境の適切な使用
残存技能訓練を強調	障害特異的	
改修の強調	症状の原因に目標を絞り，要素を強調する	
適切な遂行がなされるよう環境または課題を変更する	訓練の転移が起こると仮定する	クライエントのニーズに関連させて治療選択を行う；課題が基礎となっている障害の訓練となるよう課題を提示する
要素の障害ではなく，遂行の訓練となる活動を選択する	要素の遂行が改善すれば，技能が高まると仮定する	
原因ではなく，症状を治療する	要素の障害によって活動を選択する	意図的な活動の使用を拒否する
クライエントの提案による代償的方法	類似性の高い課題に対しては技能が短期的に汎化されるという研究がある	
介護者−作業療法士環境の工夫		
課題特異的であり，汎化ではない		

ものを毎日の生活に自発的に適用すること」が含まれる．

文献研究から，Neistadt[64]は以下の結論に到達した：

1. 治療的課題から類似の課題への「近い学習転移」は，すべての脳損傷のクライエントに起こる可能性がある．
2. 治療的課題から機能的課題への「中間的」「遠い」，そして「非常に遠い」学習転移は次のような場合にのみ起こるだろう：限局した脳損傷であり，認知技能が良好で，各種の治療的課題の訓練を行った後．
3. 治療的課題から機能的課題への「遠い」そして「非常に遠い」学習転移は，広範な脳損傷があったり，重度の認知障害があるクライエントでは困難だろう．

機能的かつ意味のある課題を治療手段として使用することで，クライエントが希望する技能の獲得が促される．作業療法士は，基礎的な多くの遂行構成要素の治療としてこれらの課題を使用するだろう[1,72]．作業療法士は，基礎的技能の訓練となるよう環境を操作することで課題の提示を計画する（ボックス33-3参照）．代償的アプローチを選択する場合，適応的技法は基本的な神経行動学的障害の影響に対抗するものとして用いる（ボックス33-4参照）．

ジャスミンは左半側無視があり，これが意味のある作業を自立して安全に行う能力に実質的な影響を及ぼした．左側に注意を向ける能力を改善するためにいろいろな治療法を用いた．食事や整容動作などの日常活動中に，系統的な視覚探索を行う方法を教えた．左右両側への探索が必要な作業（例：冷蔵庫の中の食材を探す，歯ブラシは洗面台の左側に置き，ペーストは右側に置く，本を読む，部屋の様子を描く）を選択した．ジャスミンが改善するにつれて，身体的・言語的手がかりは減らしていった．ジャスミンにとって有効だったその他の方法としては，左側の目印の使用があった．左側に赤いテープを貼り（例：コンピュータのモニター，テーブルマット，流し台，本），各々の作業をうまく行うために必要なすべての情報に注目したということを確認するために，ジャスミンには目印を探すようにさせた．ジャスミンの無視は残存したために，自動車の運転は選択肢とはならなかった．監督者つきの公共交通機関の利用，友人や隣人による移送介助，地域の移送会社の利用などを含む他の移送方法を検討した．

上肢機能障害により遂行困難な作業

上肢の**運動コントロール**の障害は脳卒中後では一般的であり，脳卒中者の88％は何らかの上肢機能障害を有している[68]．患側上肢をいろいろな活動に統合していく能力は多くの要因によって障害される．その要因には以下のようなものがある[43]：

1. 痛み
2. 拘縮および変形
3. 選択的運動コントロールの障害
4. 筋力低下[20]
5. 重複する整形外科的障害

6. 上肢コントロールの基礎となる姿勢コントロールの障害
7. 学習された不使用[80]
8. 生体力学的アライメントの障害[23]
9. 非効率的かつ非効果的な運動パターン

患側上肢の機能活動への統合

上肢の評価は，機能的活動の遂行に上肢を統合するクライエントの能力（言い換えれば，作業遂行の領域への患側上肢の使用）に重点を置くべきである．活動遂行中にクライエントが患側上肢を使用する能力を客観的に測定するためにTEMPA[30,31]やAMAT[54]，Jebsen[49]，AMPS[36]（表33-3参照）などの標準化された評価を使用できる．

上肢はいろいろな方法で機能的活動を行っている時に使用されるだろう（表33-7）．その例として以下のようなものがあるが，これに限定されるものでもない[39]：

1. 体重負荷．肘を伸展しての手や前腕への**体重負荷**は，ADLや移動中に使われるパターンである．体重負荷の確立は上肢リハビリテーションの目標である[15]．体重負荷の効果的なコントロールは，体重を部分的に支持するための体幹および肩甲帯の安定性，能動的な肘伸展のコントロール，手のアーチを失うことなく体重を負荷する手の能力があるかに左右される．体重負荷ができるようになれば，クライエントは姿勢支持（例：健側上肢でテーブルのパン屑を拭いている時に，患側上肢で上半身の重さを支える）のために，また基本動作中に（例：側臥位から坐位に起き上がる時に押す）補助として，転倒防止（さらなる姿勢支持が必要）のために上肢を効果的に使うことができる．

2. 作業面上の物を静的把握で動かす（支持的リーチ）．アイロンがけや引き出しの開閉，家具を磨く，テーブル上の書類を滑らせるなどの活動は，上肢が空間にある時とは異なった上肢運動のコントロールの例である．手は活動を行うために対象物と接触しているか，作業面に乗せている．したがって，この種の課題は，食器棚から皿を取り出す，冷蔵庫の中の食べ物に手を伸ばすといった空間で手を伸ばすような活動を行っている時と同じようなコントロールを必要とせず，また努力を必要としないだろう．この運動パターンは多くの活動で使うことができ，同時に空間でのリーチを支える各種の筋群を強化することになる．

3. リーチおよび対象物の操作．上肢の運動コントロールに関する文献研究[2,43]では，リーチ活動中に2つの機能的な要素があることがわかっている．1つ目の要素は手を対象物のところまで運ぶ要素（リーチ）であり，開始肢位と対象物との間の上肢の軌跡であると定義される．2つ目の要素は対象物の操作の要素であり，上肢を動かしている時の母指と示指の組み合わせ運動による握りの形成である．手指の形は実際の握りを予測し，対象物に向かって手を伸ばしている時に起こる[2]．手の

表33-7 上肢機能と課題の分類の例

分類	課題
上肢の機能的使用がない	肩の保護法を教える 自己他動運動 良肢位
姿勢支持／体重負荷（前腕または伸展した上肢）	床上動作での補助 直立位での機能的活動の支持（例：仕事，余暇，ADL） 反対側の手でのリーチ時の支持 対象物の固定
支持的リーチ（手を作業面に乗せて）	机を拭く アイロンがけ 磨く サンディング 洗濯物のしわを伸ばす ボディローションを塗る 身体を洗う 掃除機をかける 車いすのブレーキをかける
リーチ	ADLや余暇活動，移動に上肢を参加させる多くの機会がある；リーチする高さや距離，対象物の重さ，速度，正確さによって活動を段階づける

(Gillen G : Upper extremity function and management. Gillen G, Burkhardt A, editors : Stroke rehabilitation : a function-based approach, ed 2, St Louis, 2004, Elsevier Mosby)

形は対象物の操作そのものからは独立している．Trombly[87]の左片麻痺者のリーチの研究では，滑らかにかつ協調的に手を伸ばす能力は健側よりも患側で著しく劣っていることが明らかになっている．経時的な運動の流れは失われ，運動時間は長く，運動速度のピークは早く起こり，筋力低下の指標が出現した．

Trombly[86]は，研究中にはクライエントの筋活動は改善しなかったが，長期間にわたって不連続的な改善が見られたとしている．彼女は次のように述べている．「これらの被検者の筋活動のレベルとパターンは，筋群間の定型的な神経学的連携よりも，活動に要求される生体力学的な要素に左右される」．

一般に，上肢を定型的な運動パターンで使用するクライエントの様子が観察される．そのパターンは，肩甲帯の挙上と固定，上腕の外転，肘屈曲，手関節掌屈の特徴がある．MathiowetzとBass Haugen[62]は，これらの運動パターンの使用は活動をやり遂げるために，残存するシステムを使用しようとしている証拠であると述べている．彼らは，肩の屈曲が弱いクライエントが腕を持ち上げようとしている時の例を挙げている．クライエントは腕を持ち上げようとした時に肘を屈曲する．これは，この運動パターンが「てこの腕」を短くし，肩の屈曲を容易にするからである．

以下は，活動に上肢を統合する能力を改善するための治療的活動の例である[2, 23, 41, 43, 74, 79]：

1. 大きさや形の違う物を使い，リーチや物の操作を行う時の手のコントロールを強化する．
2. クライエントが使える運動コントロールに適したレベルの活動を選択する．
3. 抑制療法（constraint-induced movement technique）を使う（ボックス33-5）：この方法は，患側上肢の機能的使用を高めるために健側上肢を抑制し（例：スリングやスプリントで），段階づけた活動で患側上肢を強制的に使用させるよう集中的に練習するものである[77]．
4. ADLや移動の活動の中で，体重負荷やリーチ，物の操作に上肢を使うよう特異的に訓練する．
5. 活動の運動の自由度，抗重力コントロールが必要なレベル，抵抗などで段階づけた活動を提示する（図33-6）．

ジャスミンには，左上肢にはほとんど運動活動は見られなかった．治療は以下のような点に重点を置いて行った：一日中，上肢がぶら下がった状態にならないよう，活動中に上肢を正しい肢位（作業面の上で，視野の中にあるように）にしておくこと，また上肢を固定として使う（例：書字の時や本を開いておく時に，腕の重みを使って紙を固定する）．ジャスミンが改善するにしたがって，姿勢支持のために上肢に体重負荷をするようにさせた（例：背臥位から坐位になる時や立ち上がる時に押し上げる，坐位になる時に後方に手を伸ばす，洗面台や流し台に立つ時に支持として上肢を使う）．彼女の使用可能な運動コントロールに適した作業や，現在のレベルよりも少し上の能力を必要とする作業を選択した．

脳血管障害後の上肢の合併症

[亜脱臼]

肩甲上腕関節の不安定性による**亜脱臼**もしくはアライメント不良は，脳卒中後に一般に見られるものである．亜脱臼は下方（上腕骨頭が関節窩より下にある），前方（上腕骨頭が関節窩より前にある），上方（上腕骨頭が肩峰-烏口突起下に位置する）に起こり得る[74]．Calliet[23]やBasmajian[10]は，上腕骨頭が関節窩より下に転位する下方亜脱臼の起こるメカニズムについて述べている．この一般的な亜脱臼は，肩甲骨と体幹のアライメント不良によって起こる．肩甲骨の正常な位置は上方回旋した位置であり，関節窩が上腕骨頭を乗せるような向きで，安定したアライメントになるようになっている．上肢の重さおよび不安定性とアライメント不良が相まって亜脱臼を起こす．

亜脱臼に関する一般的な誤りは，痛みを伴うということである．文献ではこの関連を支持したものはない[94]．脳卒中後には肩は不安定になるので，傷つきやすい肩を支持するよう気をつけなければならない（例：ベッドではアライメントを保つために枕を使う，車いすではラップボードまたは枕を使う，直立位では手をポケットに入れておく，または肩にテーピングを行う）．亜脱臼を軽減させるための治療では，体幹のアライメントや上方回旋した位置で

ボックス 33-5　抑制療法の要約

- 学習された不使用（learned nonuse）に対抗するために用いる．学習された不使用の原因には，脳卒中後の神経学的回復が見られる急性期中になされる治療があるという仮説に基づいている：機能的目標を達成するために早期から適応的方法に重点を置く，患側肢を使おうとしてもクライエントはうまく使えないという経験の負の強化，健側肢や適応的方法を使うことによる成功という経験の正の強化．
- 必要とされる運動基準．この治療法を行うには手関節と手指がコントロールできる必要がある．現在および過去において使用されている基準は以下のとおりである：手関節背屈20°，各指伸展10°または手関節伸展10°，母指外転10°，他指のうちどれか2指の伸展10°；または，どのようなつまみの形でもよいので，布巾をテーブルから持ち上げ，それを離すことができること．
- 主たる治療因子．機能的活動を繰り返し行う時の患側上肢の集中的な練習や課題（shaping）が治療的変化をもたらすものと考えられる．「したがって，健側肢へのスリングやその他の拘束具の使用に不可思議な効果があるものではない」．
- 活動の選択と作業療法士の介入．クライエントの運動障害に合わせて課題を選択する．クライエントが自分自身で運動を完遂できない時は，最初は運動の流れの一部を介助する．課題遂行時には明瞭な言語的フィードバックを与え，わずかな改善にもことばで賞賛する．モデルを使用し，課題遂行を促進する．クライエントにとって興味があり，動機づけとなる課題を使う．機能の後退は無視し，改善を定量化できる課題を使用する．
- 結果の測定．Motor Activity Log（治療場面以外の実際の使用または「現実世界での使用」），Arm Motor Ability Test，Wolf Motor Function Test，Action Research Test などが治療結果を記述するために使用されている．
- 皮質の再構成化．抑制療法は，患側上肢の皮質領域が再構成されたことを示す誘発電位変化を証明した最初のリハビリテーション治療である．
- 抑制療法の効果または有効性を証明するための継続的で厳格な研究がなされ，続けられている．これらの研究成果を他のリハビリテーション治療（伝統的に使われているが，研究による証明がほとんど，あるいは全くない－例：神経発達学的治療）の黄金基準として用いるべきである．
- 入手可能なエビデンスに基づけば，抑制療法は不使用を学習してしまった，また必要とされる運動基準に合致している脳卒中者にとって効果的な治療法であることが明らかになっている．

(Gillen G : Upper extremity function and management. Gillen G, Burkhardt A, editors : Stroke rehabilitation : a function-based approach, ed 2, St Louis, 2004, Elsevier Mosby)

の肩甲骨の安定性に重点を置くべきである[74]．

[骨格筋の異常な活動]

一般に，脳卒中後に安静状態にある四肢や体幹の骨格筋に変化が見られるようになる[15]．脳卒中直後，急性期の最も一般的な状態は低緊張（低緊張の段階）の特徴がある．この低緊張の段階では，四肢および体幹は重力の影響を受け，引かれやすくなる．この段階で筋活動がほとんど，または全くない場合，骨格筋システムの正常な安静アライメントは偏位を起こすことになる．

一般に，筋活動を行い，それを維持できないことは，この段階での最大の制限因子である．全身的な筋活動の欠如と体幹や四肢の依存特性により，二次的な問題が起こる[41]．それには以下のようなものがある：

1. 手の背側面に浮腫が起こり，伸筋腱の下に貯留する．そして，手指の自動および他動屈曲を妨げる．
2. 肩甲上腕関節の関節包が過剰伸張される．
3. 弱化した四肢を支えるために他動的な肢位にポジショニングされた筋の短縮が起こることがある〔一般に，弛緩した上肢はクライエントの膝や枕，膝上のトレー，スリングに置かれやすい．クライエントは上肢を支えるが，この静的肢位は特定の筋群（内旋筋群，肘屈曲筋群，手関節屈筋群）を短縮した同一肢位に持続的に置くことになり，機械的に筋短縮を起こす危険性がある．興味深いことに，これらは時間経過とともに痙性性に移行する可能性のある筋群である〕．
4. 上述した筋群の拮抗筋が過剰伸張される．
5. ADLや移動を伴う活動を行っている時の関

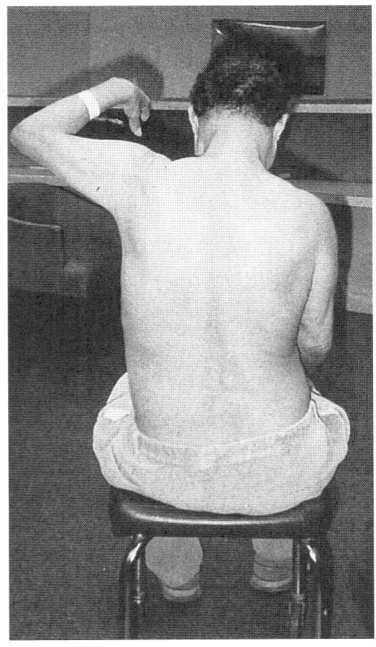

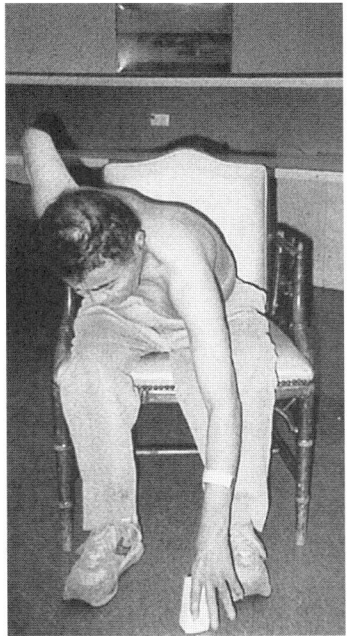

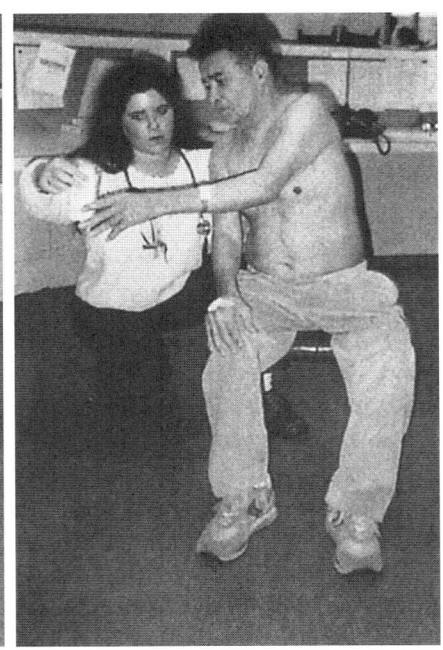

図 33-6 望ましい運動パターンを誘発するよう活動を計画する；活動の目的は運動反応を促すことである（Gillen G : Upper extremity function and management. Gillen G, Burkhardt A, editors : Stroke rehabilitation : a function-based approach, ed 2, St Louis, 2004, Elsevier Mosby）

節や軟部組織損傷の危険性が高まる（低緊張の段階に伴ってコントロールが欠如しているので，動的な活動中に上肢はぶら下がったようになり，適切な肢位に置かれない．一般的な例には次のようなものがある：車いす移動中に腕が車輪に挟み込まれる，床上移動や安静中に腕を敷き込んでしまう，移乗後に腕の上に座ってしまう，身の回り動作を行っている時に掌屈した手関節に体重を負荷してしまう）．

筋活動が亢進または過剰（筋緊張亢進）な状態に進行すると，クローヌスや体幹や四肢の定型的な肢位，伸張反射の亢進，素早い他動的な四肢の動きに対する抵抗の増加などが見られるようになる．これらは，脳卒中後の数日もしくは数カ月以内に出現することが多い[41]．

痙縮が高まると軟部組織の短縮の危険性も高くなる．この要因は，亢進した伸張反射が短縮した筋の過剰反応を起こし，それによって軟部組織が短縮するという痙縮の悪循環を起こす．痙縮に対して適切な治療を行わなかった場合の二次的な問題には以下のようなものがある[41]：

1. 四肢，特に上肢遠位部（肘から手指）の変形．
2. 手の掌側面の組織の軟化．
3. 選択的運動コントロールが阻止される可能性．
4. 正常な関節運動が欠如することによる疼痛症候群（一般に，この症候群は完全な関節運動を妨げる軟部組織の拘縮と関連しているといわれている．その典型的な例は，肩関節の他動的外旋が完全に行えないことである．このような症例で無理に外転をしようとすると，肩峰下腔で軟部組織が挟み込まれる疼痛性インピンジメント症候群が起こる）．
5. 上肢が屈曲肢位をとっている場合，特に上肢の更衣および患側の手や腋窩を洗うようなBADLの障害．
6. 歩行中の交互性の手の振りの欠如．

過去においては，骨格筋の異常な活動があるクライエントの治療には感覚運動アプローチが使われていた（第30章および第31章参照）．これらのアプローチはRoodやBobath, Knott, Voss（PNF），Brunnstromによって開発されたものであり，彼ら

が研究を行った時代（20世紀半ば）のCNSの機能障害についての見識に基づくものであった．これらの治療法は一般に使われているが，その有効性は根拠に基づく実践（evidence-based practice）のモデルに移行しようとしている作業療法士にとっては疑問であるかもしれない[69]．現在，神経学的促通手技を支持する研究は限られているが，治療方法として機能的活動に焦点を当てたアプローチ（例：課題指向型アプローチ：task-oriented approach）は，研究上も臨床的観点からも有望視されている．最後に，この主題についての1つの特記を述べる：機能的活動を使用するというアプローチは，伝統的な作業療法の原理および現在の作業療法の原理とも一致している．

［疼痛症候群および拘縮の予防］
不安定な関節の保護

低緊張の段階では，筋固定の欠如により関節はアライメント不良になりやすい．このような場合，関節が不安定であるために，その関節は損傷（例：牽引損傷，関節損傷）を受ける危険性がある．肩関節および手関節は特にその危険性が高い．肩関節（すでにこの段階では一般に下方に亜脱臼している）は，身の回り動作や移動中に患側上肢を他者が無意識に引っ張ったり，不慣れな人が他動関節可動域（PROM）訓練を行うと，整形外科的損傷が加わる危険性がある．不安定な肩関節はアライメント不良の状態にあり，正常な関節機構を考慮しないPROMでは，インピンジメント症候群を起こす危険性がある．注意すべき関節運動は肩甲骨の上方回旋と肩の外旋である．これらの動きがないままに関節運動を強いると，インピンジメントと疼痛症候群を引き起こすことになる[41]．

低緊張のクライエントの手関節もまた不安定である．ADLや移動中にクライエントが関節をコントロールできない場合，手関節を保護するよう注意しなければならない．クライエントは床上動作や下衣の更衣動作を練習することがあるが，アライメント不良の手関節に体重を負荷していることがある．このような場合，整形外科的損傷（外傷性滑膜炎）を受ける危険性があり，手関節保護のためのスプリントの対象であると考えられる[43]．

軟部組織の長さの維持

筋活動が増加または減少すると，固定による軟部組織拘縮の危険性がある．これは低緊張の段階でも，筋緊張亢進段階でも起こる可能性がある．軟部組織の長さを維持するには24時間の管理を必要とする．その方法には次のようなものがある：歩行時間中に安静肢位を頻繁に変える，クライエントと近親者に適切なROMの方法を教える，日中および夜間の良肢位プログラム，家庭において良肢位と訓練プログラムが実施できるようスタッフと家族を教育する[41]．

長時間の静的な同一肢位（例：スリングの長時間の使用）は避けるべきである．むしろ，軟部組織の拘縮を予防するうえでは，クライエントに日中の安静肢位を調整するよう教育した方が有効である．

良肢位プログラム

すべてのクライエントに同じ車いす肢位やベッド肢位のプログラムを適用すべきではない．各クライエントに合わせた肢位をとらせるようにし，次のような点に注意すべきである：(1) 関節の両側の軟部組織の長さが維持されるよう体幹と四肢の正常な安静アライメントを促す，(2) 拘縮の傾向がある筋群，もしくはすでに短縮してしまった筋群に対しては伸張を行うようにする．

軟部組織の伸張

軟部組織の短縮やその長さに関連した変化が起こった場合，治療の選択肢として低負荷持続伸張（low-load prolonged stretch：LLPS）がある．LLPSでは問題となっている軟部組織を持続的に最大下の伸張位におく．この方法は，CVAのクライエントに一般に行われている最終肢位でのPROMプログラム（高負荷短時伸張）とは全く異なるものである[63]．

LLPSプログラムは，スプリントやキャストの装着，良肢位プログラムなど，各種の方法で実施できる．たとえば，上肢の評価中に，肩の内旋筋群の筋緊張が高く，他動的に動かそうとした時に内旋筋に過剰活動があり，外旋筋群には弱化があったとする．効果的なLLPSとしては，クライエントを背臥位にし，両手を頭の後ろに持っていき，両肘をベッドに向かって降ろすようにさせる．これは横になっての余暇活動（例：テレビを見る）の時の正常な安静肢位であり，長期間が経過すると拘縮が起こる可能性があると判断された筋群を効果的に伸張する[41]．

LLPSはスプリント装着プログラムによっても行うことができる．一般的なスプリント装着の例としては，睡眠中に手の長指屈筋群を伸張することがある．

スプリント装着

脳卒中者の治療で論議となることが多いが，スプリントはそれぞれのクライエントに合わせて考慮すべきであり，多くのクライエントにとってかなり効果的である[63]．低緊張の段階での最も一般的なスプリントの使用目的には以下のようなものがある：関節のアライメントを維持する；短縮もしくは過剰伸張から軟部組織を保護する；上肢への損傷を予防する；浮腫のコントロールとしての補助的治療法とする[63]．特に，スプリントによって手のアーチを支持し，手関節の橈尺屈・掌背屈の中間位を維持する必要がある．ほとんどの場合，この回復段階では手指のスプリントは必要としない[63]．

痙縮が高まっている場合にもスプリントは有効である．この場合，スプリントは軟部組織の長さを維持し，LLPSのため，関節の両側の筋を安静肢位にし，近位部のアライメントを整えることで遠位部のリラクセーションを得ようとするものである[63]．

自己管理

上述してきた治療法に加え，クライエントに上肢を自己管理するよう教育することが有効である．低緊張の段階のクライエントに対しては，不安定な関節の保護と全可動域の維持についての情報をクライエントと近親者に伝えるべきである．痙縮段階では，治療の選択として，筋活動が過剰な筋を持続的な肢位にし，拘縮を予防することがある．余暇活動や身の回り動作の時に勧める肢位には以下のようなものがある[41]：

1. 伸展した上肢に体重を負荷する（短縮しやすい上肢の筋群を伸張する）．
2. 背臥位では，両手を頭の後ろに持っていき，両肘をベッドに向かって降ろすようにする（肩の内旋筋群を伸張する）．
3. 背臥位では，枕で肩甲骨と肘を前方に持ってくるようにし，肩関節のアライメントを整える．
4. 前方に持ってきた肩甲骨を下にした臥位をとり，肩甲骨を後退させる筋の伸張を維持し，肩甲骨－胸郭の可動性を維持する．
5. 健側の手で患側の手関節を支持し，両手で床方向に手を伸ばすようにする（このパターンは困難な活動を行っている時に収縮しやすい筋を伸張する．これは歩行や難しい身の回り動作を行った後に有効である）．
6. 健側の上肢で患側の上肢を支え，胸の高さまで持ち上げて（90°前後になるように）からゆっくり上げ下げする．また，上肢をゆっくり内外転する（図33-7）．注意：両手を組み合わせ頭上まで持ち上げるのは痛みを増す可能性があり，インピンジメント症候群の原因となり，手根靱帯にストレスとなるので行うべきではない（図33-8）．

適切な安静肢位を指示する時は，体幹や上肢のどの筋が短縮もしくは過活動であるか，あるいは短縮が進む危険性があるかを考え，筋群を持続的に伸張する快適な肢位を選択することが重要である．

ジャスミンと家族にベッド上およびいすでの適切な肢位や直立位活動中での肢位を指導した．さらに，ジャスミンにPROM訓練を安全に行う方法を指導し，夜間に使用する手の安静スプリントを処方した．

非機能的な上肢

クライエントによっては上肢コントロールの回復は現実的な目標であるが，多くのクライエントは患側上肢をADLや移動動作に統合できるまでのコントロールを回復することは困難である．十分なコントロールを獲得できないクライエントでは，片手動作の方法を使ったBADLおよびIADLの訓練[68]が必要であり（第13章参照），適切な自助具を処方する必要がある（ボックス33-6）．このようなクライエントは利き手交換訓練の対象者でもある．これらのクライエントにとって，身体図式の問題を予防するための変形コントロールは最優先課題である．

視覚障害による遂行困難な作業

視覚情報の処理は複雑な活動であり，機能的に自立するためには多くの末梢神経および中枢神経構造の健全な機能を必要とする．損傷部位によって視覚障害の有無および活動遂行への影響が決定される（図33-9）[8]．

視覚障害およびその治療については第23章に詳

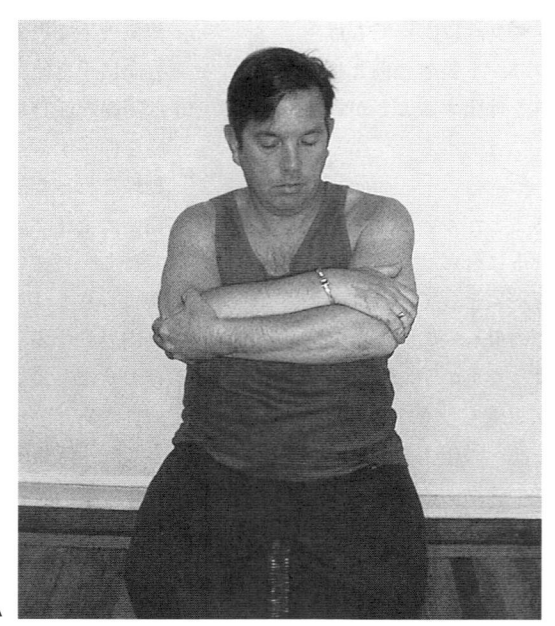

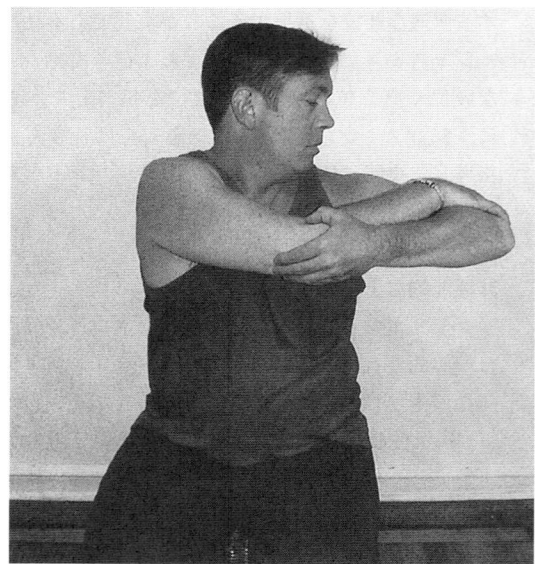

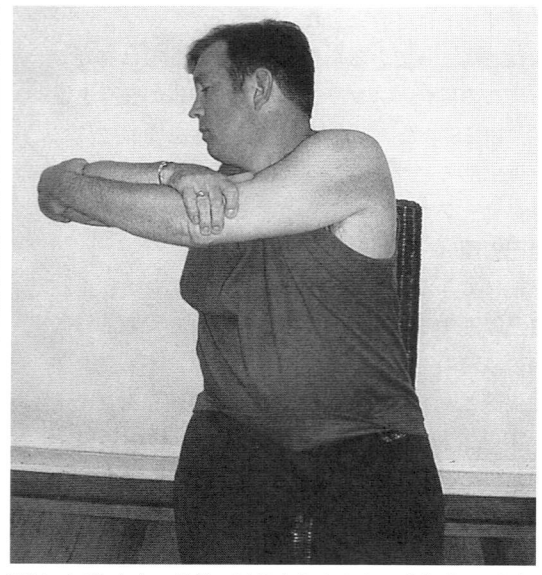

図33-7 「赤ちゃんを抱く」．クライエントは右上肢を胸の高さに上げ（A），体幹の回旋をしながら，内転する（B），水平外転する（C）（Gillen G : Upper extremity function and management. Gillen G, Burkhardt A, editors : Stroke rehabilitation : a function-based approach, ed 2, St Louis, 2004, Elsevier Mosby）

述してある．一般に，眼球の動きや固定，視覚探索，視覚運動技能，両側統合などの回復に重点を置いた治療アプローチを実施する．適応的方法をとることもあり，それには作業距離の変更，プリズムの使用，運転や読書のための工夫，明かりの変更，拡大文字の使用などがある[3, 76]．

心理的適応

　脳卒中は心理的にも重要な影響をもたらす．アメリカ心臓協会が行った調査によれば，脳卒中者の32％に抑うつ状態が出現する．他の研究によれば，脳卒中後の抑うつ状態の出現は61％にものぼるとされている．高い数値は急性期病院およびリハビリテーション病院からの報告であり，低い数字は地域で生活している脳卒中者を対象としたものであ

る[38]．脳卒中者に見られるその他の心理的影響とされているものには怒り，広場恐怖症，薬物の乱用，睡眠障害，躁状態，無表情（感情を表出したり，認識することの困難），行動問題（例：不適切な性的行動，暴言，攻撃性），不安定性（病的に笑いと叫びを繰り返す），性格の変化（例：無気力，易怒性，社会的引きこもり）などがある[38]．

作業療法士の重要な役割として，クライエントが入院治療に適応すること，さらに重要なこととして

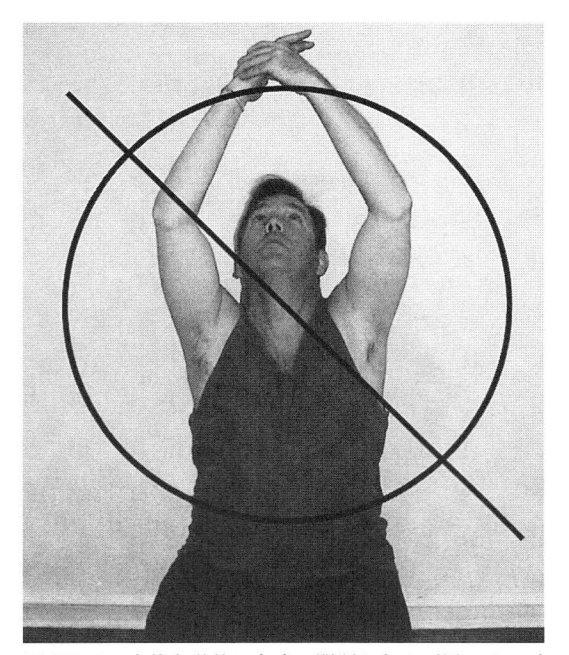

図33-8　生体力学的に多くの問題がある（例：インピンジメント）ので，頭上への自己他動運動は勧められない（Gillen G：Upper extremity function and management. Gillen G, Burkhardt A, editors：Stroke rehabilitation：a function-based approach, ed 2, St Louis, 2004, Elsevier Mosby）

ボックス33-6　脳卒中後に活動遂行を容易にするための自助具

ロッカーナイフ
弾性のある靴ひも
工夫したまな板
ダイセム
プレートガード
鍋固定器
トランプホルダー
ボウルやブラシを固定するための吸盤

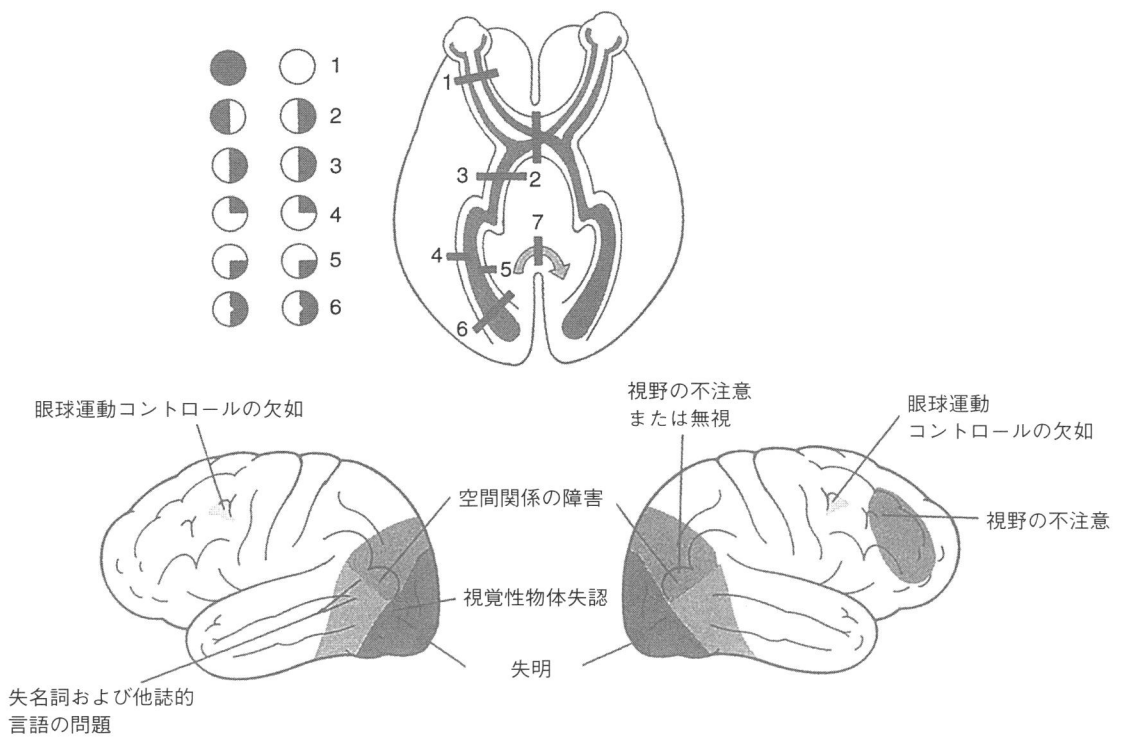

図33-9　視覚情報処理の障害（Arnadottir G：The brain and behavior：assessing cortical dysfunction through activities of daily living. St Louis, 1990, Mosby）

ケーススタディ：チェン

> チェンは64歳の男性で，エレベーターつきの建物に単身で住んでいる．彼は園芸用品店のマネージャーとして働いているが，来年には退職し，長年の趣味である家具の補修や仕上げを楽しもうと考えていた．
>
> チェンは心房細動の既往があった．ある朝，目が醒めた時，彼はことばが不明瞭で左半身が動かせないことに気がついた．医学的検索によって右中大脳動脈領域の広範なCVAであることがわかった．チェンは医学的に安定したために，地方のリハビリテーションセンターに入院した．
>
> チェンは作業療法士や理学療法士，言語聴覚士，呼吸療法士の評価を受けた．作業療法士の評価によって，彼は中等度の短期記憶（これは，彼が自分の現状に打ちのめされていることによると考えられた）を除いては認知的には障害されていないことが明らかになった．評価では次のようなことも明らかになった：抑うつ状態が出現している（アイコンタクトに乏しく，会話を交わそうとしない）こと，左上肢の筋力は0/5であり，亜脱臼を伴っていること，左に転倒しそうになる特徴がある体幹コントロールの障害，膝を固定できないことによる立位保持不能．彼はBADL（自立している坐位での口腔ケアや髭そりを除く）に中等度の介助を必要とし，両上肢を使わなければならないIADLでは最大限の介助を必要としていた．
>
> 最初の作業療法介入において，チェンはトイレ，入浴，少なくとも下着の更衣を自立することを望んだ．チェンの意見によって，園芸や工夫したスポーツ活動などの興味をもてるような活動を選択した．これらの活動は，体幹コントロールや立位バランスを回復させるような方法で提示した．また，坐位や立位姿勢での体重移動の量や耐久性を高めるよう段階づけた．
>
> チェンは更衣やトイレ動作を片手で行う方法を学習した．彼にはこれらを自立して行うよう促した．浴室での活動の安全性を高め，バランス障害を代償するために丈夫な医療機器（浴槽いすや簡易便座）を処方した．これらの活動を習得するにつれてチェンの気持ちは明るくなり，治療への参加を継続でき，将来への見通しは楽天的なままであった．
>
> チェンは上肢の使用を再獲得できなかったが，彼は工夫した方法や機器によって活動を行えるようになった．上肢の柔軟性を維持し，痛みを予防するための家庭訓練プログラムを彼に指示した．彼は作業療法士とともにリハビリテーション期間中および家庭においてもIADLや余暇活動への参加を続けた．

障害に適応することの援助がある．作業療法士の忍耐と支持的アプローチが重要である．作業療法士は，クライエントが破壊的で生活を脅かす疾患を経験しているという事実を共感しなくてはならない．生活上の役割や機能に突然の劇的な変化が起こったのである．作業療法士は正常な適応過程を熟知しておく必要がある．そして，クライエントの適応段階に応じたアプローチと期待行動をとらなければならない．クライエントは障害の発生から数カ月間は，リハビリテーションに集中する心構えができていないことが多い．

治療プログラム全体を通して，家族教育が非常に重要である．家族は障害やその意味について知識をもち，理解すれば，彼らの愛する人が障害に適応していく援助ができる．

多くのクライエントは機能が完全に回復するであろうという期待をもち続けるだろうが，クライエントはまた障害が残存するかもしれないということを徐々に知っていく必要がある．作業療法士は，客観的なことばでCVAの機能回復の予後について知っていることを話すだろうが，クライエントが情報を自分自身の回復に当てはめて考えようとする前に，クライエントと一緒に何度もこれを繰り返す必要があるだろう．これは率直な方法で行う必要があるが，クライエントからすべての希望を奪ってはならない．

Falk-Kessler[35]は，脳卒中後の心理的問題に対処する作業療法士に以下のような指針を提示している：

・回復に関連した内的統制の所在（locus of control）を強化すること．

・特定の活動を行う際の自己効力感または自己に対する信頼性を改善するために，治療的活動を用いること．

・適応的対処技能を促すこと．たとえば，社会的支援を探すことや，情報を探索し，前向きに再

構成し，受け入れること．
- 自己価値を改善するために選択した作業で成功経験がもてるようにすること．
- 家族や友人，支援グループなどの社会的支援ネットワークを強化すること．
- 社会参加を促すために作業を使うこと．

上述した対処に加え，このようなクライエントには薬物療法が有効であることも忘れてはならず，チームアプローチの1つとして見過ごしてはならない[35]．薬物療法には，うつ状態もしくは病的影響を受けている人に対する抗うつ剤，全般的な不安状態を呈している人に対するベンゾジアゼピン（Benzo-diazepines），脳卒中後の精神疾患に対する神経弛緩薬などがあるが，これらに限定されるものでもない[25]．

作業療法プログラムでは，クライエントの技能や能力に焦点を当てるべきである．活動の遂行を通して，残存技能や新しく学習した技能に注目するようにすべきである．作業療法プログラムには，社会化を促すために，そして共通の問題を分かち合い，解決するために治療的グループ活動への参加も含めることができる．残存能力や新しい能力をもっているということを見出すことや，最初は困難だと思っていた多くの日常生活技能や活動をうまく行えるということは，クライエントの精神衛生や表情によい影響をもたらすことができる．

[要約]

CVAは保健医療専門職の技能を問う複雑な障害である．障害された運動や感覚，知覚，認知，遂行障害を回復させるための数多くの効果的アプローチがあるが，その治療法には多くの限界があるのも事実である．作業療法士は，CNSの損傷や回復，神経心理学の残存機能，心理社会的適応，関わりをもつすべての専門職が提供する熟練した適切な治療によって，どの程度の治療目標が達成できるかに注意しておかなければならない．

リハビリテーション職員の崇高な努力にもかかわらず重度の障害を残すクライエントもいるが，最少の援助で短期間の間にきわめて自発的に回復するクライエントもいる．ほとんどのクライエントは，作業療法士や他のリハビリテーション専門職の専門的技能による益を受け，遂行技能が改善し，意義のある作業役割を回復できる．

[復習のための質問]

1. CVAを定義し，その原因となるものを3つ挙げよ．
2. 前大脳動脈，中大脳動脈，後大脳動脈，小脳動脈の閉塞によって起こる障害を挙げよ．
3. 脳卒中に伴う修正可能なリスク因子を3つ挙げよ．
4. 一過性虚血性発作を定義せよ．
5. 体幹コントロールの障害の結果として起こる3つの機能的障害を挙げよ．
6. CVAによる四肢や体幹の麻痺の他に，どのような重要な運動障害が起こるか？
7. 「クライエント中心のアプローチ」による評価の構成要素を2つ挙げよ．
8. 脳卒中後の神経行動学的障害を治療するために使用する2つの参照枠組みには何があるか？
9. 立位での活動を支える3つの姿勢反応を挙げよ．
10. 失語と構音障害の違いは何か？
11. 失語症クライエントと効果的コミュニケーションをとるための方法を4つ挙げよ．
12. 片麻痺者の包括的な作業療法評価で重要なものは何か？
13. ROMを維持するために使う方法を2つ挙げよ．
14. 片麻痺クライエントに対する作業療法プログラムの主要な4つの要素を挙げよ．それぞれの目的について説明せよ．
15. 作業療法は片麻痺者の心理社会的適応をどのように援助できるか？

引用文献

1. Abreu B et al: Occupational performance and the functional approach. In Royeen C: *AOTA self-study: cognitive rehabilitation*, Bethesda, MD, 1994, American Occupational Therapy Association.
2. Ada L et al: Task-specific training of reaching and manipulation. In Bennett KMB, Castiello U, editors: *Insights into the reach to grasp movements*, New York, 1994, Elsevier Science.
3. Aloisio L: Visual dysfunction. In Gillen G, Burkhardt A, editors: *Stroke rehabilitation: a function-based approach*, ed 2, St Louis, 2004, Elsevier Mosby.
4. American Heart Association: *Heart disease and stroke statistics 2004 Update*, Dallas, 2004, The Association.
5. American Occupational Therapy Association: Occupational therapy practice framework: domain and process, *Am J Occup Ther* 56(6):609, 2002.
7. Arnadottir G: Impact of neurobehavioral deficits of activities of daily living. In Gillen G, Burkhardt A, editors: *Stroke rehabilitation: a function-based approach*, ed 2, St Louis, 1998, Mosby.
8. Arnadottir G: *The brain and behavior: assessing cortical dysfunction through activities of daily living*, St Louis, 1990, Mosby.
9. Bartels MN: Pathophysiology and medical management of stroke. In Gillen G, Burkhardt A, editors: *Stroke rehabilitation: a function-based approach*, ed 2, St Louis, 2004, Elsevier Mosby.
10. Basmajian JV: The surgical anatomy and function of the arm-trunk mechanism, *Surg Clin North Am* 43:1471, 1963.
11. Baum C, Edwards D: *The Activity Card Sort: Form C*, Unpublished Version, 2001.
12. Beck AT, Steer RA: *Beck Depression Inventory Manual*, rev ed, New York, 1987, Psychological Corp.
13. Berg K et al: Measuring balance in the elderly: preliminary development of an instrument, *Physiother Can* 41:304, 1989.
14. Bergner M et al: The sickness impact profile: development and final revision of a health status measure, *Med Care* 19(8):787, 1981.
15. Bobath B: *Adult hemiplegia: evaluation and treatment*, ed 3, Oxford, 1990, Butterworth-Heinemann.
16. Bohannon RW: Recovery and correlates of trunk muscle strength after stroke, *Int J Rehabil Res* 18(4):162, 1995.
17. Bohannon RW, Cassidy D, Walsh S: Trunk muscle strength is impaired multidirectionally after stroke, *Clin Rehabil* 9(1):47, 1995.
18. Bonita R, Beaglehole R: Recovery of motor function after stroke, *Stroke* 19(12):1497, 1988.
19. Bounds JV, Wiebers DO, Whisnant JP: Mechanisms and timing of deaths from cerebral infarction, *Stroke* 12(4):414, 1981.
20. Bourbonnais D, Vanden Noven S: Weakness in patients with hemiparesis, *Am J Occup Ther* 43(5):313, 1989.
21. Branch EF: The neuropathology of stroke. In Duncan PW, Badke MB: *Stroke rehabilitation: the recovery of motor control*, Chicago, 1987, Year Book Medical.
22. Brott T et al: Measurements of acute cerebral infarction: a clinical examination scale, *Stroke* 20(7):864, 1989.
23. Cailliet R: *The shoulder in hemiplegia*, Philadelphia, 1980, FA Davis.
24. Carr JH et al: Investigation of a new motor assessment scale for stroke patients, *Phys Ther* 65(2):175, 1985.
25. Chemerinski E, Robinson RG: The neuropsychiatry of stroke, *Psychosomatics* 41(1):5, 2000.
26. Collen FM et al: The Rivermead mobility index: a further development of the Rivermead motor assessment, *Int Disabil Stud* 13(2): 50, 1991.
27. Cote R et al: The Canadian Neurological Scale: a preliminary study in acute stroke, *Stroke* 17(4):731, 1986.
28. Chusid J: *Correlative neuroanatomy and functional neurology*, ed 19, Los Altos, CA, 1985, Lange Medical Publications.
29. Demeurisse G, Demol O, Robaye E: Motor evaluation in vascular hemiplegia, *Eur Neurol* 19(6):382, 1980.
30. Desrosiers J et al: Development and reliability of an upper extremity function test for the elderly: the TEMPA, *Can J Occup Ther* 60(1):9, 1993.
31. Derosiers J et al: Upper extremity performance test for the elderly (TEMPA): normative data and correlates with sensorimotor parameters, *Arch Phys Med Rehabil* 76(12):1125, 1995.
32. Donato SM, Pulaski KH: Overview of balance impairments: functional implications. In Gillen G, Burkhardt A, editors: *Stroke rehabilitation: a function-based approach*, ed 2, St Louis, 2004, Elsevier.
33. Duncan P et al: Functional reach: a new clinical measure of balance, *J Gerontol* 45(6):M192, 1990.
34. Epstein NB et al: The McMaster family assessment device, *J Marital Fam Ther* 9(2):171, 1983.
35. Falk-Kessler J: Psychological aspects of stroke. In Gillen G, Burkhardt A, editors: *Stroke rehabilitation: a function-based approach*, ed 2, St Louis, 2004, Elsevier.
36. Fisher AG: *Assessment of motor and process skills*, ed 4, Fort Collins, CO, 2001, Three Star Press.
37. Folstein MF et al: Mini-mental state: a practical method for grading the cognitive state of patients for the clinician, *J Psychiatr Res* 12(3):189, 1975.
38. Fraley C: Psychosocial aspects of stroke rehabilitation. In Gillen G, Burkhardt A, editors: *Stroke rehabilitation: a function-based approach*, St Louis, 1998, Mosby.
39. Franchigoni FP et al: Trunk control test as an early predictor of stroke rehabilitation outcome, *Stroke* 28(7):1382, 1997.
40. Fugl-Meyer AR et al: The post-stroke hemiplegic patient: a method for evaluation of physical performance, *Scand J Rehabil Med* 7:13, 1975.
41. Gillen G: Managing abnormal tone after brain injury, *OT Practice* 3:8, 1998.
42. Gillen G: Trunk control: a prerequisite to functional independence. In Gillen G, Burkhardt A, editors: *Stroke rehabilitation: a function-based approach*, ed 2, St Louis, 2004, Elsevier.
43. Gillen G: Upper extremity function and management. In Gillen G, Burkhardt A, editors: *Stroke rehabilitation: a function-based approach*, ed 2, St Louis, 2004, Elsevier.
44. Goodglass H, Kaplan E: *Boston Diagnostic Aphasia Examination*, Philadelphia, 1983, Lea & Febiger.
45. Halper AS, Mogil SI: Communication disorders: diagnosis and treatment. In Kaplan PE, Cerullo LJ, editors: *Stroke rehabilitation*, Boston, 1986, Butterworth.
46. Helgason CM, Wolf PA: *American Heart Association prevention conference IV: prevention and rehabilitation of stroke*, Dallas, 1997, American Heart Association.
47. Holbrook M, Skilbeck CE: An activities index for use with stroke patients, *Age Ageing* 12(2):166, 1983.
48. Horak FB, Nashner L: Central programming of postural movements: adaptation to altered support surface configurations, *J Neurophysiol* 55(6):1369, 1986.
49. Jebsen RH et al: An objective and standardized test of hand function, *Arch Phys Med Rehabil* 50(6):311, 1969.
50. Keith RA et al: The functional independence measure: a new tool for rehabilitation. In Eisenberg MG, Grzesiak RC, editors: *Advances in clinical rehabilitation*, vol 1, New York, 1987, Springer-Verlag.
51. Kertesz A: *Western Aphasia Battery*, New York, 1982, Grune & Stratton.

52. Kiernan RJ: *The Neurobehavioral Cognitive Status Examination,* 1987, Northern California Neuro Group.
53. Kistler JP, Ropper AH, Martin JB: Cerebrovascular disease. In Isselbacher KJ et al, editors: *Harrison's principles of internal medicine,* New York, 1994, McGraw-Hill.
54. Kopp B et al: The arm motor ability test: reliability, validity, and sensitivity to change of an instrument for assessing disabilities in activities of daily living, *Arch Phys Med Rehabil* 78(6):615, 1997.
55. Lai S et al: Persisting consequences of stroke measured by the stroke impact scale, *Stroke* 33(7):1840, 2002.
56. Law M, Baptiste S, Mills J: Client-centered practice: what does it mean and does it make a difference? *Can J Occup Ther* 62(5):250, 1995.
57. Law M et al: *The Canadian Occupational Performance Measure,* ed 2, Ottawa, 1994, CAOT Publications ACE.
58. Lawton MP: Instrumental activities of daily living scale: self-rated version, *Psychopharmacol Bull* 24(4):785, 1988.
59. Ma HI, Trombly CA: A synthesis of the effects of occupational therapy for persons with stroke. Part II: Remediation of impairments, *Am J Occup Ther* 56(3):260, 2002.
60. Mahoney FI, Barthel DW: Functional evaluation: the Barthel index, *Maryland State Med J* 14:61, 1965.
61. Mathiowetz, V: Task-oriented approach to stroke rehabilitaion. In Gillen G, Burkhardt A, editors: *Stroke rehabilitation: a function-based approach,* ed 2, St Louis, 2004, Elsevier.
62. Mathiowetz V, Bass Haugen J: Motor behavior research: implications for therapeutic approaches to central nervous system dysfunction, *Am J Occup Ther* 48(8):733, 1994.
63. Milazzo S, Gillen G: Splinting applications. In Gillen G, Burkhardt A, editors: *Stroke rehabilitation: a function-based approach,* ed 2, St Louis, 2004, Elsevier.
64. Neistadt ME: A critical analysis of occupational therapy approaches for perceptual deficits in adults with brain injury, *Am J Occup Ther* 44(4):299, 1990.
65. Neistadt ME: Occupational therapy treatments for constructional deficits, *Am J Occup Ther* 46(2):141, 1992.
66. Neistadt ME: Perceptual retraining for adults with diffuse brain injury, *Am J Occup Ther* 48(3):225, 1994.
67. Pollock N: Client-centered assessment, *Am J Occup Ther* 47(4):298, 1993.
68. Post-Stroke Rehabilitation Guideline Panel: *Post-stroke rehabilitation: clinical practice guidelines # 16,* Rockville, MD, 1995, U.S. Department of Health and Human Services, Agency for Healthcare Policy and Research.
69. Rao A: Approaches to motor control dysfunction: an evidence-based review. In Gillen G, Burkhardt A, editors: *Stroke rehabilitation: a function-based approach,* ed 2, St Louis, 2004, Elsevier.
70. Roth EJ: Medical complications encountered in stroke rehabilitation, *Phys Med Rehabil Clin North Am* 2(3):563, 1991.
71. Rubenstein E, Federman D, editors: *Neurocerebrovascular diseases,* New York, 1994, Scientific American.
72. Rubio KB, Gillen G: Treatment of cognitive-perceptual deficits: a function-based approach. In Gillen G, Burkhardt A, editors: *Stroke rehabilitation: a function-based approach,* ed 2, St Louis, 2004, Elsevier Mosby.
73. Rutan GH et al: Mortality associated with diastolic hypertension and isolated systolic hypertension among men screened for the Multiple Risk Factor Intervention Trial, *Circulation* 77(3):504, 1988.
74. Ryerson S, Levit K: The shoulder in hemiplegia. In Donatelli RA, editor: *Physical therapy of the shoulder,* ed 2, Edinburgh, 1991, Churchill Livingstone.
75. Sandin KJ, Smith BS: The measure of balance in sitting in stroke rehabilitation prognosis, *Stroke* 21(1):82, 1990.
76. Scheiman M: *Understanding and managing vision deficits: a guide for occupational therapists,* Thorofare, NJ, 1997, Slack.
77. Steultjens EM, Dekker J, Bouter LM, et al: Occupational therapy for stroke patients: a systematic review, *Stroke* 34(3):676, 2003.
78. Shumway-Cook A, Horak FB: Balance rehabilitation in the neurological patient, *NERA,* 1992.
79. Shumway-Cook A, Woollacott M: *Motor control: theory and practical applications,* Baltimore, 1995, Williams & Wilkins.
80. Taub E et al: Technique to improve chronic motor deficit after stroke, *Arch Phys Med Rehabil* 74(4):347, 1993.
81. Teasdale G, Jennett B: Assessment of coma and impaired consciousness: a practical scale, *Lancet* 2(7872):81, 1974.
82. Thomson-Kohlman L: *The Kohlman Evaluation of Living Skills,* ed 3, Bethesda, MD, 1992, American Occupational Therapy Association.
83. Tinetti ME: Performance-oriented assessment of mobility problems in elderly patients, *J Am Geriatr Soc* 34(2):119, 1986.
84. Toglia J: Generalization of treatment: a multicontext approach to cognitive perceptual impairment in adults with brain injury, *Am J Occup Ther* 45(6):505, 1991.
85. Trombly CA: Anticipating the future: assessment of occupational function, *Am J Occup Ther* 47(3):253, 1993.
86. Trombly CA: Deficits in reaching in subjects with left hemiparesis: a pilot study, *Am J Occup Ther* 46(10):887, 1992.
87. Trombly CA: Observations of improvements in five subjects with left hemiparesis, *J Neurol Neurosurg Psychiatry* 56(1):40, 1993.
88. Trombly CA, Ma HI: A synthesis of the effects of occupational therapy for persons with stroke, Part I: Restoration of roles, tasks, and activities, *Am J Occup Ther* 56(3):250, 2002.
89. Ware JE, Sherbourne CD: The MOS 36-item short form health survey: conceptual framework and item selection, *Med Care* 30(6):473, 1992.
90. Wilson DJ, Baker LL, Craddock JA: Functional test for the hemiparetic upper extremity, *Am J Occup Ther* 38:159, 1984.
91. World Health Organization: *International classification of impairments, disabilities, and handicaps,* Geneva, 1980, The Organization.
92. Wu S et al: Effects of a program on symmetrical posture in patients with hemiplegia: a single-subject design, *Am J Occup Ther* 50(1): 17, 1996.
93. Yesavage JA et al: Development and validation of a geriatric depression screening scale: a preliminary report, *J Psychiatr Res* 17(1):37, 1982-1983.
94. Zorowitz RD et al: Shoulder pain and subluxation after stroke: correlation or coincidence? *Am J Occup Ther* 50(3):194, 1996.

第34章
外傷性脳損傷
Traumatic Brain Injury

Michelle Tipton-Burton
Rochelle McLaughlin
Jeffrey Englander
（山口　昇　訳）

キーワード

外傷性脳損傷
びまん性軸索損傷
外傷後健忘
除皮質固縮
除脳固縮
姿勢障害

開始の障害
一側無視症候群
感覚調整
神経筋再教育
リハビリテーション的モデル
神経可塑性

代償的モデル
環境的介入法
相互作用的介入法
筋緊張の正常化
骨盤のアライメント

学習目標

本章を学習することで，学生および臨床家は以下のことが可能になるだろう．

1. 外傷性脳損傷の基礎となる病態を述べることができる．
2. 外傷性脳損傷の急性期の治療に使われる医学的治療，外科的処置，薬物療法を述べることができる．
3. 標準的な尺度を用いて，外傷性脳損傷者の意識レベルを測定できる．
4. 外傷性脳損傷者の臨床像を，一般的な身体，認知，心理社会的結果を含めて説明できる．
5. 外傷性脳損傷者の回復初期，中期，後期の作業療法評価領域を列挙できる．
6. 外傷性脳損傷後の身体，認知，心理社会的障害に対する標準的な作業療法評価を説明できる．
7. 外傷性脳損傷者の回復初期，中期，後期の作業療法治療法を説明できる．
8. 外傷性脳損傷者の急性期，亜急性期，急性期後のリハビリテーションに活用可能な一連のケアサービスを説明できる．

この章の概要

序および疫学
病態生理学
　局所性脳損傷
　多巣性脳損傷およびびまん性脳損傷
　二次性脳損傷の予防
昏睡および意識レベル
臨床像
　身体的状態
　嚥下障害
　認知の状態
　視覚の状態
　知覚技能

　心理社会的要因
　行動の状態
回復初期のクライエントの評価
回復初期のクライエントの治療
　感覚刺激
　車いすポジショニング
　ベッドポジショニング
　スプリントおよびキャスト装着
　嚥下障害
　行動および認知
　家族および介護者教育
回復中期から後期レベルのクライエントの評価

　身体的状態
　嚥下障害
　認知
　視覚
　知覚機能
　日常生活活動
　自動車運転
　職業リハビリテーション
　心理社会的技能
回復中期から後期レベルのクライエントの治療
　神経筋障害
　失調症

認知	機能的移動	薬物の使用
視覚	移乗	終了計画
知覚	家庭管理	**要約**
行動管理	地域社会への再統合	
嚥下障害および自己摂食	心理社会的技能	

ケーススタディ：マリソル

> マリソルは18歳のスペイン系の女性である．彼女はシートベルトをしないでスポーツカーに乗っていた時に事故に遭い，重度の脳損傷を受けた．マリソルは高校を卒業後，ボーイフレンドと一緒に住みながらウェイトレスとして働いていた．CTスキャンによって頭蓋骨底骨折と広範な硬膜下血腫があることが明らかになった．受傷後約2週で，長期回復プログラム（journey-to-recovery program）に参加するために急性期リハビリテーション病棟に移った．これは，典型的な急性期ケアのクライエントよりも回復が遅いと予測される対象者向けのプログラムである．この決定は損傷の重症度によってなされ，典型的にはRancho Los Amigos ScaleレベルⅡないしⅢにあるクライエントに対してなされる．
>
> 作業療法評価の結果，マリソルは移動およびADLすべてで依存しており，これは運動および処理技能の障害によるものであることが示唆された．また，いろいろなクライエント要因に著しい障害を呈していた．右上肢の他動および自動ROMは完全であったが，すべての関節に軽度の失調が見られた．左上肢では，肩や肘，手関節のROMが制限されており，左上肢全体に重度の痙縮が見られた．意識は清明で，視覚的注視や追視は可能であった．彼女は言葉を発せず，経管栄養を受けていた．ベッドの端に座らせると，坐位を保つために頭部，体幹の支持を含む全面的な介助を必要とした．坐位バランスは見られなかった．
>
> 作業療法は，身の回り動作および生活関連活動のいくつかに参加できることを目指して開始し，以下のようなことを行った：(1) 左上肢のROMの改善，(2) 左上肢の痙縮の軽減，(3) 身の回り動作への参加を促すために，右上肢の機能の改善，(4) 車いすで真っすぐ座っていられるように，頭部と体幹のコントロールの改善，(5) 床上動作および移乗動作への参加，(6) 認知面の改善（身の回り動作や自己摂食プログラムに参加できる，また他者とコミュニケーションがとれるような）．
>
> **理解を深めるための質問**
> 1. マリソルの損傷はどのような特徴があるか？
> 2. 彼女の認知状態はどのようであるか？
> 3. マリソルの改善状況はどのようにして測定するか？
> 4. 各種の問題をどのようにして治療すると考えられるか？

■序および疫学

外傷性脳損傷（traumatic brain injury；TBI：頭部外傷）とは，外的な力による脳組織への損傷であり，その結果として意識喪失や外傷後健忘（post-traumatic amnesia；PTA），頭蓋骨骨折を起こしたり，X線検査や身体的・精神的状態の検査を基に外傷性であると考えられる客観的な神経学的所見が得られるものであると定義される[71]．外傷性脳損傷は若い人々の最も一般的な死亡および障害の原因である[24]．アメリカ合衆国では毎年，外傷性脳損傷によって50,000人以上が死亡し，80,000人が重度な神経学的障害を被っている[66]．アメリカ合衆国での外傷性脳損傷に関わる医療費は毎年483億ドルであると見込まれている．中等度から重度の外傷性脳損傷者は生涯にわたるリハビリテーション的援助を必要とするので，この数字のうち，約317億ドルが急性期後の入院費やその後の生活支援に費やされていると考えられる[8]．

外傷性脳損傷の病因は年齢および性に密接に関連している．5歳以下の子どもは，転倒や自動車の衝突，大人からの暴力によって受傷する傾向がある．5歳から15歳の子どもでは，自転車やスケートボード，乗馬，歩行，スポーツでも受傷する．15歳から40歳では，外傷性脳損傷の最も一般的な原因は高速走行する自動車およびオートバイの衝突である．40歳以降では暴力に関連した受傷率が交通事故のそれとほぼ同じとなり，特に都市部ではその傾向がある．青年および中年の男性は，同年代の女

性よりも4倍以上の受傷率である．しかし，65歳以降は性による差は縮まり，男性の受傷率は女性の1.4〜2倍となっている．80歳以上では，女性の受傷率が3：2で多くなる．高齢者は自動車事故で受傷するのと同程度に転倒や歩行中の事故で受傷することが多い[20, 44]．

非外傷性脳損傷には以下のようなものがある：薬物の過剰服用や慢性的な薬物乱用，一酸化炭素中毒，環境中の化学物質にさらされることによる中毒；心肺停止もしくは溺死による酸素欠乏；脳膿瘍，髄膜炎および細菌やウイルス，後天性免疫不全症候群（AIDS），真菌，寄生虫による脳炎；慢性てんかん；認知症などの変性性疾患[47]．

上述した状態は外傷性脳損傷による結果と類似した特徴を有していることが多い（特にリハビリテーションアプローチについては）が，本章では主として外傷性脳損傷の評価と治療について述べる．

薬物の乱用は外傷性脳損傷および多くの非外傷性脳損傷の病因と強く結びついている．成人の外傷性脳損傷者の半数以上は，受傷直前にアルコールを摂取していた[45]．かなりの人に，受傷前の数年にわたってアルコールの過剰摂取や薬物乱用の既往があった．American Psychiatric Association による Diagnostic and Statistical Manual（DSM-IV）では薬物乱用を次のように定義している：(1) 職場や学校，家庭での主たる役割の義務を果たすことができない，(2) 身体的に危険となる状況で使用する，(3) 薬物に関連する法的問題がある，(4) 使用に関連する社会的または対人的問題が存続もしくは再発するにもかかわらず，使用を続ける[2, 16]．したがって，薬物乱用の急性および慢性の障害を知ることは，脳損傷者の評価と治療において重要である．

脳損傷からの回復は，クライエントの年齢，受傷前の能力，損傷の重症度，回復期に利用できる治療と支援の質によって左右される．不幸なことに，再発性脳損傷は非常に一般的であり，これは過去に外傷を受けたことのある人や発達障害のある人，他の病因に関連する後天的な障害をもつ人に起こる．

回復過程のすべての段階—蘇生時（つまり，受傷現場），急性期医療現場，急性期後のリハビリテーションプログラム，家庭や地域に復帰しようと努力している時—において二次的合併症の予防が重要である．医学的治療や各種の療法の多くはこれらの二次的合併症の予防を目標としている．専門知識のある職員および家族，地域の支持的な介護者で構成される十分に協調性がとれたチームは，クライエントの帰結を適切なものにすることができる[11]．

■病態生理学

現在，神経病理学者と神経外科医は外傷性脳損傷の早期の段階を一次性脳損傷（受傷直後に起こる）と二次性脳損傷（受傷後，数日から数週後に起こる）に分類している．一次性脳損傷の予防には，安全ベルトや保護ヘルメット，エアバッグの使用，ガードレールが含まれる．これらはすべて，受傷原因となる衝撃を最小限にできる．二次性脳損傷の予防は，典型的には外傷の現場に救急隊が到着した時に始まる．これは，救急医療サービス，蘇生や移送，急性期医療や手術で続けられ，リハビリテーション場面でも継続される．特に医学的治療においては，二次性脳損傷の予防は後の節で述べる二次的治療と同義である．典型的な外傷性脳損傷者では，一次性脳損傷の病因とメカニズムによって，主要な局所性脳損傷とびまん性の脳損傷が何らかの形で混在している．最も幸運な場合，脳浮腫や低血圧，低酸素症，全身性損傷の結果として起こる二次性脳損傷と機能的障害は最小である．これらの合併症についての認識を促すことが，適切な治療がなされた時の生存率と機能的結果を改善することになる[24]．

局所性脳損傷

局所性脳損傷は，外的な物体に衝突した時，もしくは転落した時の頭部への直接的衝撃，武器による穿通損傷（penetrating injury），頭蓋骨の内板に脳が衝突したことによって起こる．顔面骨や頭蓋骨は骨折している場合もあるし，していないこともある．転落による局所性損傷の一般的所見には脳内および脳表面の挫傷が含まれる（特に前頭葉の下面および背外側，側頭葉の前面および内側面，一般的ではないが小脳下面）．暴力や武器による創傷は，その力の方向によって脳のどの部位にも起こる可能性がある．脳が頭蓋骨の内板に衝突した結果として，衝撃を受けた側と反対側の脳の領域を含む他の脳の表面領域もまた挫傷を受けることがある．直接的な損傷領域は直撃損傷（coup）と呼ばれ，間接

的損傷の領域は対側損傷（contre coup）として知られている[28,29]．

脳を覆う組織，特に硬膜や軟膜，くも膜に損傷がある場合，その他の局所的出血が起こる．成人の頭蓋骨骨折に伴う硬膜外血腫では髄膜の動脈の連絡が途絶える．子どもでは頭蓋骨の骨折を伴い，または伴わずに，動脈の連絡が途絶える．硬膜外血腫のある人は，頭蓋骨に衝撃を受けた直後は意識清明である．頭蓋骨と硬膜の間に血腫が広がるので，その下の脳組織は圧迫を受け（二次性脳損傷），急速に精神的状態および身体的状態は悪化する．素早く状況を認識し，脳神経外科的治療を行えば生命を救い，死亡率を下げることができる[34]．

硬膜下血腫は架橋静脈（bridging vein）の破裂によって硬膜と脳表面との間に起こる．静脈からの出血は動脈からの出血よりも緩徐であるので，血腫ができる速度は硬膜外血腫よりもゆっくりである．硬膜下血腫は，直接的に衝撃を受けた部位とは反対側に起こることが多い．つまり，硬膜外血腫は外傷を受けた脳の近隣部位に生じ，硬膜下血腫は反対側に生じる．硬膜下血腫は一側大脳半球の表面に広がる傾向があるが，一般に後頭蓋窩に拡大することは少ない．急性硬膜下血腫は受傷後48時間以内に，亜急性硬膜下血腫は2～14日後に，慢性硬膜下血腫は2週以降に診断されたものである．亜急性もしくは慢性硬膜下血腫は病院に到着する数日前に転落もしくは頭部への打撃を受けたものであり，典型的な徴候は精神状態の変化である．硬膜下血腫の治療の緊急度は，クライエントの臨床症状とレントゲン写真で確認される脳組織への圧迫度によって決まる[65]．

多巣性脳損傷およびびまん性脳損傷

多巣性脳損傷およびびまん性脳損傷では，身体や頭部の速度が急激に減速するが，脳の表面や深部には各種の力が伝達される．自動車や自転車，スケートボードでの衝突が典型的な病因であるが，高所や馬，牛からの転落も原因となることがある．

脳内出血は銃創による局所性損傷ではかなりの割合で起こるが，転落や暴力の後でも一般的である．外傷性脳損傷を受けた最初の数週後に，特に血栓異常のあるクライエントでは，フォローアップCT（コンピュータ断層撮影）で脳内出血が明らかになる．急激な減速によって，多発性の小さな深部脳内出血が軸索全体に起こる．高解像度CTまたはMRI（磁気共鳴画像）によって，灰白質と白質，基底核，脳梁，中脳，小脳間の連絡部位にそれを視覚的に確認できる．

くも膜下出血や脳室内出血は軟膜やくも膜が損傷された時に起こる．血管攣縮を伴う外傷性くも膜下出血は，動脈瘤破裂によるくも膜下出血よりも稀である．脳室内出血は脳脊髄液の流れを止め，急性水頭症を起こす原因となる．したがって，転落や交通事故後に脳の機能障害の原因となる動脈瘤破裂を検索する臨床評価は，これらのクライエントすべてにとって重要である．

びまん性軸索損傷（diffuse axonal injury；DAI）は急激な減速による典型的な損傷である．損傷の程度は，完全な神経断裂を伴う軸索断裂から軸索の機能障害（神経構造は保たれているが，神経路に添った正常な伝導能力が失われている）まで多様である．びまん性軸索損傷の臨床的重症度は昏睡の深さと時間（受傷直後から目的活動が行えるようになるまでの時間）および瞳孔の異常などの随伴徴候によって測定する．

二次性脳損傷の予防

その他の身体組織と同じように，脳も外傷に対して腫脹もしくは浮腫，神経化学的連続作用（cascade），血流変化，炎症反応を起こす．他の身体組織と異なるのは，脳が頭蓋骨という外力から保護する容器の中に収納されているものの，血液や体液もその中に閉じ込められるということである．脳はまた，血流または酸素の欠乏に最も耐えられない器官である．閉ざされた空間での脳浮腫，健全なあるいは損傷を受けた組織への血流や酸素供給の低下によって二次性脳損傷が起こる．回復は原疾患および二次性脳損傷の重症度と関連する[24]．

ここ10年の間に，American Association of Neurological Surgeons（AANS）とBrain Trauma Foundationによって，二次性脳損傷の影響を最小限にするために，重度の外傷性脳損傷の治療指針が開発された．これらには，血圧や酸素量の回復，上昇した脳内圧または高血圧の管理，急性外傷後の栄養補給，痙攣発作の予防などが含まれる．これらの推奨されるケアは外傷性脳損傷者の治療に関する文献の批判的検討に基づくものであり，以下のグルー

プに分類される：標準（standard）とは高度な臨床的確実性を表す；指針（guideline）とは中等度の臨床的確実性を表す；選択（option）とは臨床的確実性が低いものを表す[10]．標準，指針，選択という用語は外傷性脳損傷者の治療形態を分類するために用いられる．

標準と考えられる治療領域は比較的少なく，有効というよりも有害な治療に関連するものであり，次のようなものがある．

・脳内圧の上昇がない場合，長期にわたる過換気療法は避けるべきである．
・脳内圧を低下させるためにステロイドは勧められない．
・予防的抗痙攣剤は，遅発性（1週後）外傷後痙攣の防止のためには勧められない．

重度の外傷性脳損傷者に対する指針（効果に中等度の確実性があるとされる）には次のようなものが含まれる：(1) すべての部署が組織化された外傷ケアシステムを有していること；(2) 低血圧（収縮期血圧が 90 mmHg 以下）または低酸素血症（無呼吸，チアノーゼ，室内酸素下で酸素飽和度が 90% 以下 PaO_2 が 60 mmHg 以下）はモニターし，ただちに調整するようにすべきである；(3) 40歳以下であり，かつ収縮期血圧が 90 mmHg 以下または Glasgow Coma score が 3〜8 点，CT スキャンで血腫や挫傷，浮腫，脳底槽圧迫が見られる場合は脳内圧をモニターすることが適切である；(4) 脳内圧が 20〜25 mmHg を超えた時は，脳内圧を低下させる治療を開始すべきである；(5) 効果的な脳内圧の治療にはマニトール，多量のバルビツール療法，脳脊髄液を排出するための第3脳室開放術（外方への脳腫脹を可能にするために頭蓋骨の一部を除去する）がある；(6) 受傷後7日間に，麻痺のないクライエントには経口もしくは経管的に基礎代謝の 140% を，麻痺のあるクライエントには 100% を，うち 15% のカロリーをプロテインとして栄養補給する．

外傷後健忘（PTA）は，受傷直後の 24 時間以内，受傷後7日以内および7日以降に評価，分類する．受傷直後の1週間のフェニトインまたはカルバマゼピンによる予防的治療は，AANS および American Academy of Physical Medicine and Rehabilitation の両組織によって認められた選択肢である．両組織とも，受傷後1週を過ぎると予防的治療の有効性が減少するので，その後の標準的な治療として抗痙攣剤による治療は継続すべきでないとしている[9, 10]．遅発性外傷後健忘が出現した場合，再発率は 80% 以上であるので，治療の正当な根拠となる[32]．すべてのクライエントと介護者は痙攣発作の認識と救急処置，およびリスクの変更を学ぶべきである．アルコールや市販薬，てんかん発作の閾値を下げる処方薬の回避は，外傷性脳損傷から回復しつつあるクライエントでは重要である．リスクの高いグループとしては，脳実質への金属や骨の貫通，両頭頂葉の挫傷，複数の頭蓋内手術，CT スキャンで 5 mm 以上の偏倚が見られる何らかの損傷がある[19]．

上述した標準または指針は外傷センターなどで行われることが多い．このようなセンターには，外傷

ケーススタディ：ドゥワイン

ドゥワインは 18 歳，多発性脳挫傷であり，右上下肢には企図振戦および重度の固縮が見られた．また，左上下肢の筋緊張も亢進していた．彼は，すべての身の回り動作および移動を依存していた．

2日間の評価の後，作業療法士および理学療法士ともに，何らかの随意運動を行うと振戦が増強することが分かった．振戦を軽減するために投薬がなされ，身の回り動作や床上動作の遂行状況に関して，処方医にフィードバックがなされた．2週間後，ドゥワインは最少介助で顔を拭くことができ，それは 10 秒を要した．服薬量を減らしたが，振戦が悪化することはなかった．一方，左上肢の屈筋の筋緊張，特に肘の筋緊張は増強し，これは上衣の更衣を妨げた．ブピバカイン（bupivacain）による一次的な筋皮神経ブロックによって左上肢を伸展する能力が改善し，更衣は中等度の介助のみを必要とするまでになった．翌日，作業療法士の提言によって，肘屈筋の筋緊張を長期に緩和するために，フェノールブロックがなされた．

この治療は，左上肢を上半身の身の回り動作に使うというクライエントの中核的困難さを対象としたものであった．その他の治療法，たとえば全身的な筋緊張緩和薬は副作用があり，肘の抑制的ギプスは有効ではあるが，ギプスを装着している時は上肢を有効に使うことができない．

性脳損傷者の治療に熟練している多くの医師や看護師，保健医療専門職がいる．大学病院や市中病院を対象とした研究によれば，AANS指針に従うことで罹患率や死亡率が減少することが示されている[57]．

受傷直後の救命に成功すれば，その後の適切な医学的治療や健康管理によって回復とリハビリテーションに参加する能力を促進できる．外傷性脳損傷の一般的な結果（睡眠障害や気分障害，痛み，水頭症，異所性骨化，内分泌障害など）を早期に発見し，適切な治療を行うようにしなければならない．医学的治療は，リハビリテーションチームのメンバーが観察し，測定できる行動や認知，機能的遂行の要因に基づくべきである．

■昏睡および意識レベル

外傷性脳損傷は典型的に意識レベルの変化を起こす．意識の連続性の一端が昏睡であり，もう一端が意識清明である．脳損傷後，クライエントはこの意識の連続性に従って進行するが，それは年齢やそれまでの健康状態，損傷の重症度，医学的治療や各種の治療，環境状況によって左右される．

意識とは環境の認識および自己の認識である．昏睡とは最大の外的刺激にもかかわらず，自己や環境の認識が欠如している状態である．昏睡状態では覚醒している時間はない[58]．鎮静剤や睡眠剤の投与が中止されれば，昏睡状態が4週間以上続くことは稀である．昏睡状態から回復すると，人は自己や環境を部分的に認識するようになる（「最小意識状態；minimally conscious」）か，あたかも「植物状態」のように認識がない．

外傷性脳損傷後の意識レベルを評価するために保健医療専門職が伝統的に使用しているのはGlasgow Coma Scale（GCS）である（表34-1）．GCSは脳損傷の重症度を定量化し，回復を予測するために使われている．GCSでは運動反応，言語反応，開眼反応の3つの行動領域によって意識状態を評価する．これらのうちで最も信頼性があるのは運動反応の点数である．5点になれば，侵害刺激を押しのけるといった痛みに対する合目的な反応があることを示している．6点では，簡単な指示に従う能力があることを示しており，もはや昏睡状態や植物状態にはないとされる．これは外傷性脳損傷からの回復を示す重要な指標である[72]．

植物状態は最も簡潔にいえば意識のない覚醒状態である．植物状態にある人は次のような特徴がある：（1）自己および環境に対する認識がなく，他者と交わることができない，（2）感覚刺激に対する持

表34-1 Glasgow Coma Scale

検査		クライエントの反応	得点
開眼（E）	自発的に	自分自身で開眼する	4
	音声により	大声で命令した時に開眼する	3
	痛みにより	つまんだ時に開眼する	2
	痛みにより	開眼しない	1
最善の運動反応（M）	命令により	簡単な指示に従う	6
	痛みにより	つまんだ検者の手を払いのける	5
	痛みにより	検者がつまんだ時，その部位を引っ込めようとする	4
	痛みにより	痛みに対して不適切に身体を屈曲する（除皮質肢位）	3
	痛みにより	検者がつまんだ時，身体が硬直し，伸展した肢位をとる（除脳肢位）	2
	痛みにより	運動反応が見られない	1
言語反応（発話）（V）	音声により	正しく会話が行え，自分がどこにいるのか，自分が誰であるか，月や年を検者に言える	5
	音声により	混乱や見当識障害が見られる	4
	音声により	検者が理解できる発語を発するが，意味はない	3
	音声により	検者が理解できない音声は発する	2
	音声により	発語しない	1

（Rosenthal M：Rehabilitation of the head-injured adult, Philadelphia, 1984, FA Davisの許可を得て掲載）

続的な，再現性のある，随意的な行動反応がない，(3) 言語理解や表出がない，(4) 睡眠 − 覚醒のサイクルが一定でない，(5) 医師や看護師の定期的ケアによって，生存に必要な体温，呼吸，循環を調整できる，(6) 尿便失禁がある，(7) 脳神経反射および脊髄反射は変動性があるものの存在する．持続的植物状態とは，いつまで続くかわからないままに障害状態が持続していることをいう；外傷性または非外傷性脳損傷では1カ月以内，代謝性または変性性疾患では月単位の経過後に典型的な発症が見られる．この状態は改善し，クライエントは時間経過とともに最小意識状態に至る．クライエントが改善しない場合，恒久的な植物状態という用語のほうが適切であり，これは死に至る前に意識を回復する機会がかなり小さいことを示している[69]．外傷性脳損傷では12カ月後まで，非外傷性脳損傷では3カ月後まで植物状態が持続している人が意識を回復することは稀である[70]．

持続的植物状態にある人のケアに関する実践的なパラメーターは，この状態に対する適切な診断が重要であることを示している．この領域に精通した医師が診断に参加すべきである．診断がなされたら，家族や後見人，介護者に予後について詳細に説明すべきである．クライエントの快適さや衛生，尊厳を重んじた適切なケアを行う．どのような治療的介入を行うかを決定するために，最小意識状態の出現の徴候がないかを注意深く観察する必要がある．筋緊張を管理し，拘縮を予防するために，良肢位やその他の治療も行うべきである．通常のケア以外を実施するかは，クライエントの後見人が提示する指示書に示されることになろう[60]．

持続的植物状態から最小意識状態に回復する多くの人には，自己または環境，あるいは両者に対する一定の認識行動が見られる．次の1つもしくはそれ以上の明確に認識可能で，再現性のある行動が示される必要がある：(1) 指示に従う能力，(2) 動作もしくは言語による「はい／いいえ」の反応（正確性は問わない），(3) 理解可能な言語，(4) 環境からの刺激に対する適切な反応としての合目的的運動または情緒的反応．対象物に手を伸ばす時を例にとると，対象物の大きさや形に合わせて触れるか，持つ；刺激に直接反応して視線を動かすか固定する；関連した刺激に反応して笑ったり，叫んだり，言葉を発したり，ジェスチャーを行う．最小意識状態を評価する簡便な方法は，状況の見当識についての質問をすることと（例：「今，立っていますか？ いすに座っていますか？」），布巾や櫛などのよく使われる物を手渡し，どのように使おうとするかを観察することである．最小意識状態の検査は静かな環境で，クライエントが清明な時（例：鎮静剤を服用している時ではなく，不注意を増強するような身体肢位でもない）に行うべきである．クライエントの身体能力を超えた要求指示をしてはならず，また反射的な動きを含んでいてはならない[25]．最小意識状態にある人の認知状態の変化を測定するのに有効な経時的評価方法には次のようなものがある：JFK Coma Recovery Scale, Wessex Head Injury Matrix, Coma-Near Coma Scale, Sensory Stimulation Assessment Measure, Western Neuro Sensory Stimulation Profile[13,55]．

その他に，回復の重要な指標となるのは**外傷後健忘**である．おそらくこれは，研究論文で使われている機能的結果を予測する唯一の指標である（表34-2）．PTA は，受傷の時から毎日の出来事を記憶できるようになるまでの時間である．PTA の期間と予後にかなりの相関があるということを示唆したいくつかの確証がある．PTA が長引けば，認知や運動能力が不良となり，仕事や学業に復帰する能力が低下する．PTA が4週あるいはそれ以上続けば，重度の障害が長期に続く可能性がある[51]．PTA は Galveston Orientation and Amnesia Test（GOAT）または Orientation Log によって評価する．後者は中等度から重度の外傷性脳損傷者に実施しやすい．それは，検者は受傷直前に起こっていた環境状況について詳細を知らないだろうし，クライエントは出来事を思い出し始めたばかりであるからであ

表 34-2 外傷性健忘（PTA）の期間と重症度

PTA の期間	重症度
5分以下	非常に軽度
5分から60分	軽度
1時間から24時間	中等度
1日から7日	重度
1週から4週	かなり重度
4週以上	非常に重度

(Rosenthal M : Rehabilitation of the head-injured adult, Philadelphia, 1984, FA Davis の許可を得て掲載)

ボックス34-1　認知機能のレベル

Ⅰ 無反応：クライエントは深く眠っているように見え，いかなる刺激にも全く反応しない．

Ⅱ 全般的反応：クライエントは非特異的な方法による刺激に，時々無目的的に反応する．反応の特性は限定されており，与えた刺激にもかかわらず同じ反応をすることが多い．反応は，生理学的変化そして／または粗大な身体運動，発声などである．最初は深部疼痛に対する反応であることが多い．反応は遅延する傾向がある．

Ⅲ 限定的反応：クライエントは刺激に対して特異的に反応するが，一貫性がない．反応は与えた刺激に直接関連するものである（例：音のした方に頭を向ける，提示した物を見つめる）．疼痛刺激を与えた時，四肢を引っ込めたり，声を出すことがある．「目を閉じなさい」「手足を曲げ伸ばししなさい」といった簡単な命令に，一貫性がなく，遅れて従うこともある．外部からの刺激がなくなると，クライエントは静かに寝ている．経鼻胃チューブやカテーテルを引っ張ったり，拘束に抵抗するなどして不快感に対する反応を示し，自己や身体について漠然とした認識を示すことがある．また，特定の人（特に家族や友人）に偏って反応し，その他の人には反応しないこともある．

Ⅳ 混乱－興奮：クライエントは興奮した状態にあり，情報処理能力が極度に低下している．クライエントは現実から遊離しており，主として自分の内的な混乱に対して反応する．行動は奇異で，周囲の状況に対して意味をもたないことが多い．刺激が取り除かれた後も，泣き出したり叫び出したりする．また攻撃的行動を示し，拘束やチューブを取り除こうとしたり，目的にかなった方法でベッドから這い出そうとする．しかし人や物の弁別はできず，治療に直接的に協力することもできない．発話は一貫性がなく，そして／または周囲の状況に対して不適切であることが多い．打ち解けて話すこともあるが，多幸的または敵対的になる．何とか集中することもあるがその時間は非常に短く，選択的集中はできないことが多い．現在の出来事を認識できず，短期記憶の想起に欠け，過去の出来事に反応することがある．最大限の介助を受けることなしには身の回り動作（食事，更衣）を遂行できない．身体的な障害がなければ，座ったり，手を伸ばしたり，歩くなどの運動活動が行えるが，興奮した状態の一部としての活動であり，必ずしも目的的活動や指示によるものではない．

Ⅴ 混乱，不適切，非興奮：クライエントは清明であるように見え，簡単な命令にかなり一貫して反応できる．しかし，命令が複雑になったり，周囲の状況に何らかの欠如があると，望ましい目標に対する反応は無目的的で，でたらめになり，よくても断片的なものになる．興奮した行動を示すことがある．これは，内的な混乱（レベルⅣのように）によるものではなく，外部からの刺激の結果であり，一般に刺激の量には関係しない．周囲の状況に大雑把に注目するが，かなり散漫であり，注意を向けるよう頻回に指示しなければ，特定の課題に集中できない．構造化されていれば，自動的レベルで短い時間，対社会的な交わりをもつことができる．発話は不適切であることが多い．現在の出来事がきっかけで，打ち解けて話すこともある．記憶力は重度に障害されており，過去と現在を混乱して現在の活動に反応する．機能的な課題を開始できず，また指示されなければ物を適切に使用できない．構造化されていれば，過去に学習した課題を遂行できるだろうが，新しい情報は学習できない．自分自身や身体，快をもたらす事柄には反応し，家族に反応することも多い．一般に，介助によって身の回り動作を行え，最大限の監視によって食事ができるだろう．身体を動かすことができ，病棟内を徘徊したり，「家に帰りたい」と漠然と思った時に，行動管理が問題となることが多い．

Ⅵ 混乱－適切：クライエントは目的指向型の行動を示すが，外部からの指示入力に依存している．不快感に対する反応は適切であり，必要性が説明されれば，不快な刺激（経鼻胃チューブなど）にも耐えることができる．簡単な指示に一貫性をもって従え，学習した課題（身の回り動作など）を継続して行える．過去に学んだことは，少なくとも監視下で行えるが，最大限の介助がなければ新しく学習したことはほとんど，あるいは全く継続できない．記憶の問題のために反応は不正確であるが，その場の状況に対しては適切である．反応は遅滞し，出来事の予想や予測をほとんど，あるいは全くしないことで情報処理の能力の低下が明らかになる．最近の記憶よりも，過去の記憶のほうが詳細である．答えがわからないことを認識し，それによって自分の置かれた状況を認識し始める．徘徊することはなくなり，一貫性はないが，時間や場所の見当識があるようになる．特に困難

な課題や構造化されていない状況では，課題に対する選択的な注意は障害されるが，一般的な日常生活は遂行できる（構造化され，30分程度の）．特定の職員を漠然と認識し，レベルⅤに比べて適切な方法で自分や家族，基本的欲求（食事など）に対する認識が高まる．

Ⅶ　自動的 – 適切：クライエントは病院や家庭の中では適切で，見当識があるように見え，日常の課題を自動的に行うが，ロボットのように振る舞うことが多い．わずかに混乱しているか，あるいは混乱していないが，自分が行ったことを表面的にしか思い出せない．自己や身体，家族，食べ物，その他の人に対する認識がさらに高まり，周囲との交わりをもつ．自分の状況を表面的に認識するだけで，洞察力に欠ける．判断や問題解決能力が低下しており，自分の将来に対する現実的な計画をもてない．新しく学んだことを継続できるが，その量は少ない．学習や安全のために最少限の監視を必要とする．身の回り動作は自立しており，家や地域社会の技能では安全のために監視が必要である．構造化されていれば，自分が興味をもった社会的活動やレクリエーション活動を開始できる．職業前活動または余暇活動の評価やカウンセリングの適応があるだろう．

Ⅷ　目的的かつ適切：クライエントは清明で，見当識があり，過去や現在の出来事を想起し，統合できる．自分の文化を認識し，反応する．クライエントが自分と自分の役割を認識できれば，新しく学んだことを継続し，活動を学習した後には監視を必要としない．身体的能力の範囲内であれば，自動車の運転を含む家庭や地域社会の技能を自立して行える．社会への貢献者（おそらく，新しい能力で）としての復帰能力を決定するために，職業リハビリテーションの適応がある．病前の能力や推論，ストレス耐性，非常時の判断，通常とは異なった状況などに関連する能力は，まだ低下しているだろう．また，社会的，情緒的，知的能力は以前より低下しているだろうが，社会の中では生活することができる．

(Rancho Los Amigos Medical Center, Downey, Adult Brain Injury Service)

る[37, 46]．

　Rancho Los Amigos Scale（RLAS）of Cognitive Functioningは，意識と認知機能のレベルを記載する評価である[69]．ほとんどの典型的な頭部外傷ではいろいろなレベルで改善が起こる．しかし，非常に重度な損傷があるクライエントの場合，実際には回復曲線を飛び越し，典型的にはRLASレベルⅣ（混乱 – 興奮の段階）に至ってしまうことがある．また，RLASレベルⅠまたはⅡとなることなく，数週間，混乱 – 興奮（RLASレベルⅣ）にあるクライエントもいる．これらのクライエントはRLASレベルⅤまたはⅥの機能の期間も経験することもある．したがってこれは，治療スタッフや家族がそのクライエントに対する行動介入を計画する一助となる．ボックス34-1にその全容を掲げた．

　外傷性脳損傷の予後を予測するために，年齢，外傷の重症度や病因，薬物乱用，心理社会的状態などの要因から分析した多くの研究があるが，個々のクライエントの回復に関しては明確な限界がある[7, 11, 16, 21, 33, 76]．外傷性脳損傷者は，特に自分の変化した能力を認識できるようになれば，数カ月から数年にわたって改善することがある[59]．個別的に回復の程度を評価することが，その他の要因よりも将来の回復をより良く予測するものとなるだろう．

■臨床像

身体的状態

　外傷性脳損傷者は，その損傷の種類，重症度，損傷部位によって多くの異なった症状を呈する．クライエントは以下に示す領域のほとんどに重度の障害を有することもあり，また高度で複雑な活動においてのみ非常にわずかな障害を示すこともある．臨床場面で外傷性脳損傷者に最も一般的に診断がなされる症状や徴候を表34-3に示した．

除皮質固縮および除脳固縮，運動固縮

　固縮とは，他動運動時に可動域全般を通して存在する抵抗の増加であり，それは筋の伸張速度には関係しない[49]．昏睡状態にあるクライエントは，除皮質固縮や除脳固縮といった1つないし2つの典型的な姿勢をとることが多い．除皮質固縮では，上肢は内旋・内転を伴う痙性性の屈曲肢位をとる．下肢は痙性性の伸展位をとるが，同時に内旋・内転する．

表 34-3　運動徴候

運動徴候	損傷部位	臨床的特徴	治療法
除脳固縮	中脳, 橋, 間脳	肩伸展・内旋；肘伸展；手関節, 手指屈曲股伸展・内旋；膝伸展；足底屈・内反；覚醒時の固縮亢進	ポジショニング, ROM, 神経筋ブロック, 早期のギプス装着
除皮質固縮	白質, 内包, 視床, 大脳脚, 基底核	肩内旋；肘, 手関節, 手指屈曲；膝屈曲；足底屈, 内反；覚醒時の固縮亢進	ポジショニング, ROM, 神経筋ブロック, 早期のギプス装着
歯ぎしり		持続的な顎のくいしばり, 歯ぎしり +/- 顎関節転位または亜脱臼	神経筋ブロック, 口腔装具
痙縮	上位運動神経症候群；皮質脊髄路	速度依存性抵抗, 反射亢進／クローヌス, 筋短縮；顔面, 頚部, 体幹, 四肢に出現覚醒および努力時に悪化	ベッド／車いすポジショニング, 神経筋ブロック, 抑制的ギプス装着, 外用薬および内服薬, 腱切離術, リラクセーション手技
固縮および動作緩慢；「パーキンソニズム」	黒質緻密部；錐体外路；ドーパミン阻止薬	速度依存性抵抗,「鉛管様」「歯車様」, 覚醒時に悪化	ポジショニング, ROM, 機能的活動, 服薬
斜頚		頚部の筋緊張異常性肢位；胸鎖乳突筋や板状筋の痙縮や拘縮	ポジショニング, 物理療法, ROM, 服薬, 神経筋ブロック
ミオクローヌス	不定	睡眠時または覚醒時の大きい (四肢) 筋または小さい筋の突然の, ショック様	服薬, 神経筋ブロックの不随意的動き
振戦	不定	覚醒時の不随意的, リズミカルな震え	重くした機器, 体重負荷, 服薬, 神経筋ブロック, 適切な補助機器
ジストニア	不定	強い筋の収縮／弛緩, ゆっくりとした捻るような動きの反復；通常は四肢遠位	ポジショニング, ROM, 神経筋ブロック, 服薬, 適切な補助機器
アテトーゼ	基底核, ドーパミン	顔面, 舌, 四肢のゆっくりとした波状の動き	リラクセーション手技, 該当薬の漸減
舞踏病	対側の視床線条体	突然の踊るような／発作的な動き, リズム性はない, 四肢遠位	服薬
片側バリズム／バリズム	対側の視床下核, 視床, 小脳	突然の不規則な暴力的動き, 股または肩から始まる, 時に顔面や口腔に +/-, 回旋要素は覚醒, 興奮, 不眠によって悪化	服薬
チック	不定	覚醒時の突然の定型的な, 協調的自動運動または発声	服薬, 行動管理, リラクセーション手技
仮性球アテトーゼ症候群	両側錐体路	断片的なアテトーゼを伴う姿勢ジストニア, 動作緩慢 +/-, 知性や個性は保たれることが多い	ポジショニング, 適切な補助機器

(Mayer NH, Keenan MAE, Esquenzi A : Limbs with restricted or excessive motion after traumatic brain injury. Rosenthal M : Rehabilitation of the adult and child with traumatic brain injury, ed 3, Philadelphia, 1999, FA Davis ; Mayer NH : Choosing upper limb muscles for focal intervention after traumatic brain injury, J Head Trauma Rehabil 19 (2), 2004 ; Zafonte R, Elovic E, Lombard L : Acute care management of post-TBI spasticity, J Head Trauma Rehabil 19 (2) : 89, 2004 のデータより)

除皮質固縮は大脳半球（特に内包）の損傷の結果であり，皮質脊髄路（皮質から起こり，四肢に随意運動の運動指令を送る）が中断されることになる．

除脳固縮では上肢および下肢が痙性性に伸展・内転・内旋した肢位をとる．手関節と手指は屈曲し，足部は底屈・内反，体幹伸展，頭部は後退する．除脳固縮は脳幹および錐体外路（この経路は脳幹からの不随運動の指令を四肢に送る）の損傷の結果として起こる．除脳固縮が見られるクライエントは，除皮質固縮を呈しているクライエントよりも予後が不良である[14, 29]．

重度の外傷性脳損傷者にはパーキンソン病に類似した歯車様もしくは鉛管様固縮が典型的に見られる．これはL-ドーパ／カルビドパ（carbidopa）またはアマンタジン（amantadine）のようなドーパミン作用薬に反応する．頚部（斜頚）や顎，四肢遠位にジストニアが起こることもある．これらに対しては，運動点（motor point）をブロックする治療が必要であろう[49]．

異常な筋緊張と痙縮

除皮質固縮と除脳固縮は筋緊張異常の中でも最も重度な種類であり，昏睡状態にあるクライエントに起こりやすいが，軽度から重度の筋緊張亢進はどの筋群にも見られる．一般に，認知レベルの機能が高いクライエントは昏睡状態にあるクライエントよりも低筋緊張（つまり，筋緊張の低下もしくは弛緩）と高筋緊張（つまり，筋緊張の増加もしくは痙縮）の両者を組み合わせて呈する．弛緩もしくは低筋緊張は正常な筋緊張が低下している状態である．通常は末梢神経損傷によるものであり，筋は柔らかく感じられ，他動運動に対する抵抗はないように感じられる．痙縮は筋緊張亢進症としても知られ，素早い筋の伸張に対する不随意的な抵抗が亢進した状態である[45]．痙縮のあるクライエントは随意的に四肢をリラックスさせることができないので，患肢の随意

作業療法実践ノート

筋緊張は姿勢や随意的動き，薬，感染，疾病，痛み，環境要因（室温など），情緒的状態によって変動し得るということを，クライエントのケアに関わるすべてのメンバーに指導することが重要である[6]．

運動が困難なことがある．脳損傷後，数日で痙縮が出現し，3～6カ月の間に増強することがある．2週間経たないうちに，痙縮が筋を恒久的に短縮させる原因となり，関節の動きが制限される場合もある．恒久的な筋短縮の状態を筋性拘縮と呼ぶ．

原始反射

中脳が損傷されると，一般に立ち直り反応の障害が観察される．同様に，基底核の障害は平衡反応および保護伸展反応の欠如をもたらす．立ち直り反応や平衡反応，保護伸展反応が欠如すると，移乗やベッド外に出ること，排泄，入浴，更衣などの活動中に転倒によってさらに受傷する危険性が著しく高まる．

筋力低下

末梢神経もしくは神経叢の損傷や外傷性脳損傷に伴う二次的要因（例：呼吸，骨折，感染の合併）による身体的活動の欠如の結果として痙縮が存在しない筋力低下が起こる．クライエントが四肢の筋力低下を呈している場合，機能的筋力検査や感覚検査が指示されるだろう．さらに，粗大なおよび繊細な協調運動の障害も筋力低下を示唆するものであり，評価すべきである．

機能的耐久性の低下

一般に，耐久性や肺活量の低下は，感染や栄養不良，長期臥床などの医学的合併症の結果としての筋力低下を伴う．筋力および耐久性の向上は急性期やリハビリテーションの初期の段階の主たる目標である．

失調症

失調症は小脳そのものまたは小脳に出入りする運動経路の障害によって起こる．また，固有受容覚の障害によっても起こる．失調症は協調性不全によって特徴づけられる異常運動であり，坐位バランスや立位バランス，もしくは両者を障害する[6]．失調症は身体全体もしくは体幹，上肢や下肢に生じる可能性がある．失調症のあるクライエントは，滑らかで協調的な運動に必要とされる四肢の遠位や近位部の細かい調整を行う能力が欠如する．失調症の重症度には軽度から重度までがある．体幹失調のあるクラ

イエントは坐位や立位での姿勢の安定性が欠如している．つまり，上肢や下肢を活動に自由に使うために必要な安定した姿勢の維持が困難である．このようなクライエントは，テーブルなどの固定面をつかんで代償しようとする．上肢の失調は，水の入ったコップを口まで運ぶといった粗大な運動と繊細な運動が組み合わさった活動を遂行する際の障害となる．上肢は前後に震え，水がこぼれ落ちることになる．下肢の失調はバランスを維持しながら歩行する能力を障害する．この状態では転倒しやすくなる．

姿勢障害

全身の筋緊張の不均衡の結果として**姿勢障害**が発現する．クライエントは，障害された運動コントロールや立ち直り反応の遅延もしくは欠如，視覚・認知・知覚障害を代償するために非効率的な方法を使ってしまい，それが無意識的に姿勢障害を強調することになる．作業療法士は，適切なシーティングシステムを使って車いすの中で適切な肢位をとらせるために，姿勢障害に関する全般的な知識を有していなければならない．シーティングシステムは直立位をとり，良好な姿勢アライメントを維持し，それ以上の姿勢変形を防止するために必要である．よく観察される異常姿勢には以下のようなものがある．

1. 骨盤．長期間の背臥位での床上安静〔これは体幹下部の関節可動域（ROM）を失う原因となる〕による骨盤後傾を呈することが多い．骨盤後傾は仙骨座りの原因となり，脊柱後弯を強める．患側の腰部筋の筋緊張低下によって一側の骨盤が他側よりも低い状態で座っている時に骨盤傾斜が観察される．
2. 体幹．体幹筋（例：胸筋，腹筋，脊柱筋，傍脊柱筋）の弱化もしくは痙縮によって，脊柱の後弯，側弯，前弯のすべてが生じる可能性がある．また，対側の筋群の伸張を伴う患側への体幹の側屈（体幹の短縮）も一般に観察される．
3. 頭部および頸部．頸部の前屈もしくは過伸展．頭部の側屈は体幹の側屈に伴うことが多い．
4. 肩甲帯．肩甲帯は下制もしくは前方突出，後退，下方回旋するか，これらが一度に生じる．これは，肩甲骨周囲筋の筋緊張の不均衡（ある筋は亢進しており，他の筋は低緊張であるといった）によるものである．
5. 上肢．上肢は両側性もしくは一側性に障害される．一側性障害の場合，上腕，前腕，手関節，手指の筋群や関節にROMや筋緊張，筋力の変化が観察されるのが一般的である．
6. 下肢．両下肢に重度の伸展パターンが観察されることが多く，車いすのポジショニングに問題を呈することになる．これは，クライエントが前方に突っ張り，座面から滑り出してしまう時に明らかになる．股関節内転・内旋，膝屈曲，足底屈・内反のすべてが観察される．

関節可動域制限

ROM制限は一般的な問題である．ROM制限の原因を判別することは困難なことが多い．その原因には以下のようなものがある：筋緊張の亢進，意図的な抵抗，拘縮，異所性骨化（HO），骨折，亜脱臼，痛み．ROM制限への治療法はその原因によって変わるので，治療を開始する前に，作業療法士はROM制限の原因を決定するために医師に意見を聞くべきである．外傷の急性期で認知障害のためにコミュニケーションがとれない時は，四肢遠位の骨折は見過ごされることが多い．一般に，HOに特有的な軟部組織内に薄い骨が形成され，ROM制限を伴う固い最終域感（hard end-feel）を最初に発見するのは作業療法士である[31]．

感覚

外傷性脳損傷者は感覚の欠如もしくは低下の徴候を呈することがあり，それには軽い触覚，鋭・鈍感覚の弁別，固有受容覚，温度覚，痛覚，運動覚の問題が含まれる．さらに，脳神経損傷による味覚や嗅覚の障害も観察されることがある[6]．立体覚や二点識別覚，書字認識（つまり，手に書かれた文字を見ることなく解釈する能力）の消失もしくは低下を呈することもある．感覚過敏（これは姿勢アライメントを妨げることが多い）も起こることがある．

全身的な運動の統合

全身的な運動には，対象物に手を伸ばしたり，かがんだりしゃがんだり，歩行する時の動的な坐位お

および立位バランスを伴う頭部および頸部，体幹のコントロールが含まれる．全身的な運動を行うには，日常生活活動（ADL）を行う時の体幹や頭部，頸部の粗大な運動および繊細な運動を協調させ，調整しなければならない．身体障害が重度なクライエントは，坐位バランスや立位バランスが不良で，上肢を活動に自由に使うための直立位の維持ができないことが多い．より高い機能があるクライエントは全身的な運動にわずかな障害を呈することがあり，戸棚の中の物を取り出すためにかがんだり，頭上に手を伸ばすことや，床に倒れた物を取るためにしゃがむことが難しくなる．すべてのADLを行うには全身的な運動の統合が必要である．

嚥下障害

4段階からなる咀嚼と飲み込みの困難である嚥下障害は脳神経損傷に起因する（第26章参照）．食道期の嚥下障害よりも口腔準備期，口腔，咽頭期の嚥下障害の発生率が高い．一般には咀嚼および飲み込みの1つ以上の段階が障害される[4]．

クライエントは，口腔筋の筋緊張低下または亢進，顎関節の不安定性，流涎や咬反射，吸啜反射，嘔吐反射，咳などの異常な口腔反射（これは話したり食べたりする活動を困難にするか障害する）を呈する．認知障害の結果として，咀嚼，嚥下，呼吸の流れに困難さを経験するクライエントもいるだろう．

自己摂食

外傷性脳損傷者は，食事を終えるまでの時間，注意を維持できないことがあるだろう．衝動性が明らかであるクライエントの場合，口に運ぶ食物量や速さをモニターすることが困難で，これが咳や誤嚥を起こす原因となる．口腔運動失行（口腔や口唇の意図した行為または指示行為を行えない）が起こることもある．観念失行がある場合，クライエントは自己摂食活動に必要な指示の理解が困難で，食事用具を食べるために使う物と認識できないだろう．また，自己摂食のための運動企画も失われていることもある（観念運動失行）ので，食物を口まで運ぶための神経学的運動パターンを使うことができない．半盲（視野欠損）または半側無視があると，皿の中の食べ物の一側を見過ごすことがある．

認知の状態

上述したように，種々の程度の認知障害が明らかになることが多く，クライエントの生活の質の多くの側面に影響を及ぼす．頻繁に見られる認知障害には，注意力や集中力の低下，記憶力障害，活動の**開始**および終了の**障害**，安全性の認識および判断力の低下，衝動性，実行力と抽象的思考（例：問題解決，企画，新規学習の統合と汎化）の困難がある．

注意力と集中力

注意力や集中力が低下すると，気が散ることなく活動への集中を維持したり，中断した活動を再開する能力が障害される．外傷性脳損傷者は長時間集中する能力が失われ，周辺環境からの撹乱要因を排除する能力を損なうことが多い．注意力の低下と集中不能は，仕事や学業での機能的能力やADLを遂行する能力にかなりの影響を及ぼす．注意力や集中力の障害は神経学的回復が進むとともに軽減するが，クライエントの生活全般を通して何らかの形で障害が残存することがある．軽度の外傷性脳損傷者であっても，受傷後数年経ってもわずかな注意や集中の障害が残存し，毎日の生活機能に影響を及ぼすことがある．

記憶力

記憶力の障害は，おそらく頭部外傷患者が直面しなければならない，最も辛い問題の1つである．記憶力の障害には，聞いたばかりの2, 3の言葉を思い出せないもの（即時記憶）から，前の治療時間の出来事を忘れてしまうもの（短期記憶），受傷の24時間前または数年前に起こったことを思い出せないもの（長期記憶）まで，いくつかの種類がある．重症度は各々のクライエントで異なるが，大部分の外傷性脳損傷者はある程度の記憶力の障害を呈する．これは，新しい課題を学習し，継続していくことができないことや混乱の一因となること，環境と効果的に交流をもてないことなどによって明らかになる．

活動の開始と終了

活動の開始と終了の障害は活動を開始し，終了させる能力に影響を及ぼす．介助なしに活動を開始できないことは自立生活に影響する．一般に，開始の

障害を呈するクライエントは，介助と支持的環境が提供されるリハビリテーション場面で最大の改善を示す．家に帰った後，必要な環境が設定されなければ，クライエントは後退し，基本的ADL（BADL）を行うことが困難になる．同様に，クライエントは一度始めた活動を終了させることが困難であり，これは保続の一種である．たとえば，歯を磨き始めたクライエントは，それを続けるよう強いられていると感じるため，歯磨きを終えることができない．保続は思考過程にも及ぶことが多い．クライエントは，他の活動（例：洗濯）を完結しなければならないという考えにとらわれ続けるので，1つの活動に集中することができない．

安全性の認識と判断

前頭葉の損傷は，衝動性ばかりでなく自分の限界に関する洞察の障害，または行動する前に結果を考える能力を障害することが多い．これらの結果は安全性の認識や判断の不良の原因となる．たとえば，クライエントは車いすのブレーキをかけることなく，またはフットレストを上げることなく立ち上がろうとする．もっと活動的で地域に戻ったクライエントは信号を見ることなく道路を横切ろうとしたり，オーブンミトンや鍋つかみを使うことなくコンロから鍋を下ろそうとする．作業療法士は，事故を減らすためにクライエントの環境を構造化し，繰り返しの実践練習の機会や安全および適切な行動の再学習を通してクライエントが自分の限界について認識を高めるようにする必要がある．

情報処理

ほとんどの外傷性脳損傷者は，環境からの外的情報の処理に何らかの困難さを経験する．遅滞は数秒間のものから，数分間持続するものまでがある．作業療法士は，処理の遅滞の存在を認識し，遅滞と機能の欠如を区別する必要がある．たとえば，感覚検査の時に，クライエントは鈍い刺激に対する反応が遅滞することがある．作業療法士は，クライエントの処理時間の遅れを感覚認識の障害と誤って解釈するかもしれない．環境からの外的情報の処理の遅滞には視覚，聴覚，感覚，知覚処理が含まれる．

実行力と抽象的思考

実行力（executive function）には，計画を立て，目標を設定し，自分が行ったことの結果を理解し，環境からの反応に応じて行動を修正していく能力が含まれる．抽象的思考は臨床推論や分析的技能を使って心に浮かんだ概念を保持し，操作する能力である．多くの外傷性脳損傷者は，情報をまさに文字通りに解釈するという具体的思考を見せる．たとえば，実行力と抽象的思考が障害されたクライエントは，段階を追った指示が与えられた時にのみ食事の準備を正確かつ安全に行うことができる．調理の温度を調節するよう具体的な指示がなければ，クライエントは高温で調理し続けた時の結果を予測できないので，食材を焦がしてしまうだろう．

汎化

新規学習の汎化は特定の課題を学習し，同様の活動に必要とされる技能を転移させる能力である．実行力や抽象的思考，短期記憶の障害は新規学習の汎化を著しく障害する．たとえば，日中の治療場面で洗濯の仕方を学習したクライエントは，自宅やコインランドリーでの洗濯にその技能を転移できないだろう．このような障害は，具体的思考および抽象化できないことの結果として起こる．クリニックの洗濯機を使って洗濯を行う認知パターンは確立されたが，同じような洗濯機ではあるが異なった環境のなじみのない洗濯機には認知パターンを転移できない．新規学習の汎化の障害は，地域で生活するための自立機能の回復を妨げる最も重要な問題の1つとなる．

視覚の状態

視覚技能には外的環境からの刺激を正確に見る能力が含まれる（第23章参照）．視覚技能にはその物が何であるかといった物の同定は含まれない．それは知覚機能の一部である．外傷性脳損傷に見られることが多い視覚技能の障害には次のようなものがある：調節機能障害（かすみ目の原因），輻輳運動の不十分（対象物に視線を固定しながら単一像を結び続けることができない），内方もしくは外方斜視，眼振，半盲，視覚探索，追視．衝動性眼球運動（saccade）（本を読む時に必要とされるような，1点から他点へ眼球を素早く動かす）もまた外傷性脳

損傷によって障害されることがある．まばたき回数の減少や眼瞼下垂，兎眼（眼瞼の閉鎖不全によって眼球が露出する）なども，眼球運動神経損傷によって起こる一般的な視覚障害である[6]．

これらの視覚障害の要素は，それがどのようなものであっても毎日の生活機能に重大な影響を及ぼす．人は社会的交流や個人的交流をもつ時に，間接的に視覚に頼っている．視覚は運動技能（例：歩行や手-目の協調性を必要とする活動）の手がかりおよびフィードバックシステムとして使われる．視覚障害は，衛生および整容，食事の準備や食べること，車いす移動，読書および書字，運転など，すべての毎日の生活活動に影響を及ぼす．

知覚技能

知覚とは外的環境からの刺激を解釈する能力である（第24章参照）．知覚は右大脳半球の2次皮質領域の機能であり，2次視覚領域や2次体性感覚領域，2次聴覚領域，頭頂-後頭-側頭葉の多様な領域を含む．知覚障害は右大脳半球損傷の結果として起こることが多いが，左大脳半球損傷によっても起こることがある．知覚は以下の領域に分類できる：視知覚，身体図式知覚，運動知覚，発話および言語知覚．視知覚障害のあるクライエントは左右弁別や図地判別，形の一貫性，空間における位置，地誌的見当識などに困難さを示すだろう．また，視知覚障害には視覚失認も含まれ，この場合，なじみのある物や人の認識に困難さを示すだろう．たとえば，相貌失認では顔と名前を結びつけることが困難である．相貌失認は多様な連合領域の損傷によって起こる[6]．

身体図式の知覚とは，自分自身の身体についての空間的特性の認識である．この認識は身体や身体各部についての触覚や固有受容覚，圧覚が連合した神経的同調によって引き起こされる．外傷性脳損傷者の一般的問題として，障害または制限が認識できないという病態失認がある．これは，**一側無視症候群**の身体図式の障害によって引き起こされる．一側無視では，身体または環境の一側（一般には左）からの知覚情報を統合する能力が失われている．一般に，一側無視は右頭頂葉の損傷によって起こるが，前頭葉や後頭葉の損傷の結果としても生じる．左側無視のあるクライエントは自身の左側肢を自分のものと認めず，誰か他の人のもののように扱う．たとえば，クライエントは顔の右側だけのひげを剃ったり，身体の右側だけに服を着ようとする[6]．

失語は言語の理解もしくは表出（またはその両者）の障害であり，脳の特定領域（典型的には左大脳半球）の障害によって起こる[18]．わずかながら左利きの人には右大脳半球に言語優位性をもつ人がいる．失語症のあるクライエントの治療では，確実なコミュニケーションの確立が重要である．聴理解が障害されている場合，指示や活動をジェスチャーで提示することがより確実である．失語症の一般的な種類としては，ウェルニッケ失語や超皮質性感覚失語を含む理解の障害がある．障害のあるクライエントは，見当識に関する質問を理解できないものの，話し言葉は流暢かつ錯語または語の置換を含むので長期間のPTAとされるだろう．また，失語症のあるクライエントは会話を誤って解釈し，疑い深く，興奮しやすくなることがある．自身のコミュニケーション障害に対する洞察は制限されるだろう．

非流暢性失語やブローカ失語，超皮質性運動失語は，理解は比較的保たれているものの，音韻性錯語（例：borkをforkと発音する）を伴う努力性発話または爆発性発話の特徴がある．伝導失語（つまり，理解は良好で流暢な発話であるが，復唱が障害される）や失名詞失語は迂回操作や錯誤の特徴がある．一般に，この種の失語があるクライエントは自身の問題を認識しており，自分の障害にいら立つことが多い．このようなクライエントには，さしせまった希望やニーズを表現するためにジェスチャーを使うよう促すべきである．

失読（読字の障害），失書（書字の障害），失算（計算の障害）は失語症に随伴することが多い．しかし，外傷性失語症では，脳卒中に比べてこれらの能力は比較的保たれている．治療に当たる作業療法士は，常にコミュニケーションの代替法を試みるべきである．

プロソディー（抑揚）障害は，音調の変化または会話の情緒的語調をつくり出したり，理解することの障害である．運動性のプロソディー障害があると，感情を伝えるために声に抑揚をつけることができない．これは小脳や基底核，右前頭葉の損傷で起こる．感覚性のプロソディー障害では，他者が話した言葉に含まれる感情を知覚できない．これは右側

頭葉もしくは頭頂葉の損傷で起こり，左大脳半球損傷では稀である．この障害があるクライエントは，言外に含まれる内容を理解したり，声の質や抑揚に含まれる意味を解釈できないので，冗談や話の要点を把握できないだろう[73]．障害がもっと重度であれば，他者と話している時の怒りやユーモア，皮肉を解釈できない[17]．知覚－運動障害は運動企画の障害または失行症である．これは，筋力低下や感覚障害，不注意，要求された課題の理解力などで説明できない学習された運動の障害である[17]．失行症は前運動領野や脳梁の障害，または側頭／頭頂葉と前頭葉運動皮質間の連合の障害によって起こる[35]．これらの皮質領域には特定の活動のための確立された運動パターンが貯蔵され，一般的な運動パターンを実行するために呼び出される．観念失行は要求された課題を理解できないこと，または特定の課題のために誤った運動企画を使用することである．たとえば，観念失行のあるクライエントは，シャツが体幹や上肢に着用する衣服であるということを理解しない．課題に要求されていることを理解しないので，更衣のための上肢の運動企画を活性化できない，または誤った運動企画を活性化し，袖口に下肢を通そうとしたりする．この障害は着衣失行と呼ばれることもある．観念運動失行は，特定の活動に使う運動パターンの記憶の喪失である．この障害のあるクライエントは，シャツが体幹や上肢に着用する衣服であるということを理解しているが，適切な運動パターンを呼び出せないので実行することができない．構成失行は三次元の物体を形成するために部品を正確に組み立てられないことである．たとえば，大工をしていた構成失行のあるクライエントは，鳥小屋のキットの木の部品を組み立てられないだろう．

心理社会的要因

外傷性脳損傷後1年以上経ったクライエントの最大の関心事は，満足のいく生活の質の再建を妨げる心理社会的障害であることを研究者は明らかにしている．受傷してからの時間が長いので，クライエントや家族はそのような心理社会的要因を外傷性脳損傷の身体的・認知的結果よりも有害なものとして見ている．

たとえばマリソルの場合，最初は彼女が声を発しなかったので心理社会的状態に働きかけることは困難だった．治療チームは参加度合いを基にした彼女の気分と治療中の感情で評価することができた．マリソルは恋人が見舞いに来た時に適切に笑い，明るい表情で話すようになった．

マリソルは，入院および外来治療の4カ月間を通して積極的に関わりをもち続けた．彼女の終了計画には，彼女の母親と一緒にジョージア州に移ることが含まれていた．これをマリソルと話し合った時，彼女はもう恋人と会うことができないと考え，かなり悲しんでいる様子だった．治療チームは，この悲しみによって抑うつ症候群になるかどうか評価するために注意して観察した．

自己概念

外傷性脳損傷の最も困難な心理社会的結果の1つに自己概念の変化がある．自己概念は人がもっている内的なイメージであり，次のようなものを含む：個人的な人としての同一性；生物学的および社会的な性の同一性；身体像；個人的な強みと限界；家族や同僚，地域社会システムの中での地位．個人の自己概念は外傷性脳損傷後に劇的に変化する．外傷性脳損傷後の最も難しい特徴の1つは，短期記憶は障害されることが多いが，長期記憶は一般に正常なままであることである．外傷性脳損傷者は受傷前に自分が誰であったかの明確な記憶を有していることが多いが，今度は，受傷前の自己概念を意義があり，満足できるものとして受傷後の自己概念に置き換えるという情緒的な葛藤を解決しなければならない．障害をもった人は，この過程を望まない死であり，再生であると述べることがある．彼らは次のように言っている：受傷する前に住んでいた人が今はどこかに行ってしまい，自分が覚えている自分とは全く異なった誰かに入れ替わってしまった[56]．

社会的役割

自己概念は家族や仲間，より大きな地域社会システムの中で得られる社会的役割に主に由来する．外傷性脳損傷者は受傷前に担っていたほとんどの役割や，その役割を支持していた活動を失うことが多い．家族や仲間の役割は変化する．外傷性脳損傷のリハビリテーションの急性期や亜急性期には，家族や友人は快く見舞いに来ることが多い．しかし，受

傷後の時間が経つにつれて，家族や友人は徐々に来なくなり，これが孤立感や見捨てられたという感情を引き起こすことが多い．外傷性脳損傷者の多くが，孤立感および社会的関係をつくり，維持できないことが受傷後の最も大きな問題であると報告している．一般に，恋人や配偶者の役割を果たせず，他者との親密な関係や子育てなどを含む受傷後の生活を再建できなければ，外傷性脳損傷者は深い喪失感や不全感を味わう．職業人としての役割を失ったり，自分自身を扶養できないことは，依存の感情や自己コントロールの欠如に密接に結びつく[42]．

自立生活の状態

外傷性脳損傷の身体的，認知的，心理社会的障害の結果として，多くのクライエントは生活支援施設が必要であることや両親と一緒に住まわざるを得ないことがわかる．地域の中で自立して生活する能力を失うことで依存感を高め，個人のコントロール感をさらに減少させる．これらの役割を喪失した結果として，一般に外傷性脳損傷の成人は役割の緊張感を経験し，地域に復帰できないと感じる．特に，外傷性脳損傷が18歳から30歳の間に起こった場合，青年から成人への発達的移行が妨げられ，不全感を味わい，受傷後に成人へと成長することができない．抑うつや引きこもり，無気力感は，前述したように自己概念の変化による一般的な心理社会的結果であり，希望とする社会的役割を喪失した結果でもある[50]．

喪失したものへの対処

外傷性脳損傷者は，生命の危険を経験することで死および死にゆくことに似た過程を経験する[43]．これらは否認の段階から始まり，クライエントは身体的，認知的，心理社会的障害を否定する．このようなクライエントは治療が不必要だと信じているので，治療への参加を拒否することになる．日常生活で困難な場面に直面し続けることで否認は徐々に沈静化していく．否認に続いて怒りの段階が起こる．クライエントは自分の障害を認識するようになり，自分が望んでいたよりも回復がゆっくりであることからフラストレーションに陥り，怒りを覚えるようになる．取り引きが次の段階である．クライエントは，もし受傷前の生活が取り戻せるなら治療に熱心に参加すると神や運命と交渉する．取り引きの段階は動機づけや楽観主義の高まりによって明らかになることが多い．この段階に次いで抑うつの段階が起こる傾向がある．最終的に，クライエントは障害の重症度やその後の人生への影響を認識するようになる．次の段階は損傷とその結果としての障害の受容である．この段階は，意義があり個人的に価値がある受傷後の生活（受傷前の目標や期待とは劇的に異なるが）を再建しようとするクライエントの動機づけを高めるために必要である．この段階に移行するには数年を要するだろう．否認や怒り，取り引きは受傷後の数カ月から数年の間に起こることがある．クライエントに生じる抑うつは，ある程度否認を捨て去ることができ，損傷が将来に及ぼす影響を認識するようになる．真に障害を受容し，個性や技能，生活様式を変革し，新しい生活の再建に向かって動き出すまでには数年を要するだろう．

否認や怒り，抑うつ，受容の過程は一般に直線的には起こらない．リハビリテーションの期間中に，外傷性脳損傷者は否認や怒り，抑うつの時期を繰り返し経験するのが一般的である．新しい環境に対応しなければならない状況（両親の家からグループホームに移行するなどの生活状況の変化，視覚技能が低下したために歩行補助具に頼らなければならないなど，さらなる身体的，認知的，心理社会的後退の発生）が起こった時に，否認や怒り，抑うつが再び起こる．

感情の変化

抑うつや情緒的不安定の高まり，感情の低下は神経学的損傷そのものの結果でもある．左脳半球損傷があるクライエントは抑うつや情緒的不安定性の高まりを呈する傾向がある．眼窩前頭野は重度の抑うつや感情の高まり（激高，興奮，感情失禁などを含む）の責任病巣であることが多い．また，左前頭前野背外側部は感情の低下もしくは平坦化の原因となることがある．この損傷があるクライエントは，快適に感じていても抑うつの状態にあるように見える．右大脳半球の神経学的損傷は，多幸症の奇妙な感じまたは損傷の重症度に対する情緒的反応の欠如の原因となることがある[56]．

倫理的配慮

> 行動問題をもつクライエントの治療は失望することもあり，また時に怖いこともある．教育を受けていない職員は傷害を受けることもあり，職員自身の行動や反応によってクライエントの否定的な行動を強化することも多い．

行動の状態

行動障害は外傷性脳損傷からの回復過程の自然な一部である．RLASの認知レベルⅣとは，一般にリハビリテーションチームが「混乱，興奮」と認める興奮レベルである．この回復段階にあるクライエントは落ち着きがなく，闘争的である．クライエントは内的身体経験に，あるいは何らかの外的な環境刺激に反応し，これによって興奮状態を呈する．一般に観察される行動は大声で騒ぐ，罵る，つかむ，嚙みつくなどである．行動問題は，クライエントの家族および治療チームをともに不安にさせる．したがって，行動管理は外傷性脳損傷のリハビリテーションにおいて重要な要素である．

積極的な治療参加や目標の達成を妨げる行動を呈しているクライエントには包括的行動管理（comprehensive behavior management）プログラムを確立すべきである．包括的行動管理プログラムの目標および目的には次のようなものがある：常時，クライエントおよび職員にとって安全な環境を維持する；行動管理の方法を確立し，一貫して実施する；すべての拘束的手段の使用を最小限にする；入院中および退院後に参加や適切な行動を促す環境を提供する[63]．

行動管理プログラムの治療方法には，1対1のコーチング，向精神薬の投与，薬物やアルコール中毒に対する対策，クライエントに合わせて作成した行動管理指針と治療がある．クライエントが自分や他者を傷つける危険性がある時は，1対1のコーチングは特に重要である．一般に，これは訓練を受けた看護助手またはリハビリテーション技術者が行う．多くの場合，行動管理プログラムは1日24時間，週7日の実施が必要である．コーチはクライエントの行動計画の強化，および不適切なもしくは適応性のない行動の変容を援助する．クライエントが自分の行動をコントロールできるようになるまでは，睡眠を規則的にし，興奮あるいは攻撃的行動を最小にするために薬剤は必要である．薬剤は注意して選択し，意識混濁や精神運動の鈍化などの副作用を防ぐようにすべきである．クライエントは特定の行動の終点—夜間の適切な睡眠の確立，機能的活動を行っている時の集中の促進，言語的・身体的な爆発の頻度の減少など—をもつべきである．

環境の調整は，望ましくない行動を防止し，最小限にするための事前防止策である．これには，個室や警報システム，ヘルメット，トランシーバーの使用などがある．薬物やアルコール中毒に対する対策が必要であることも多い．多くの外傷性脳損傷者は受傷前にアルコールまたは薬物（あるいは両者）の問題を有しているとされている[64]．

問題行動のあるクライエントに働きかける時に，より快適になるための最初の段階は，なぜ問題行動が起こり，どのようにしてそれが顕在化するかを理解することである．

易興奮性，闘争性，脱抑制，活動への参加や協力の拒否などを呈しているクライエントは妨害となるものを遮断することが困難で，騒々しい環境にいると興奮してしまう．静かな部屋での治療や個室の使用は騒音を減少させ，行動の爆発を減少させるのに役立つ．

抑制がとれたクライエントは外部環境の認識に欠けることがあり，他者に対して無差別に性的な言葉を発したり，身振りをしたりすることがある．典型的な治療的介入には，発言を無視する，不適切な行動を変容させる，受け入れられる行動を模倣させるなどがある．

治療への協力や参加の拒否をするクライエントは

作業療法実践ノート

> 行動管理はすべての外傷性脳損傷者のリハビリテーションにおいて基本である．受動的（開始の障害），能動的（興奮），その他の行動に分けた行動管理プログラムを開発し，実施することが重要である．
> 効果的なプログラムには次のようなものを含む：包括的な職員教育，行動や手技を追跡し，モニターする方法，個別化した行動管理計画が効果的であり目標指向であるかを確認するための継続的な多職種によるコミュニケーション（行動管理ミーティング）[64]．

急性期リハビリテーションプログラムの継続に影響するので，最も難しいクライエントとなる．治療への不参加は器質的なものに基づいており，開始の障害や障害に対する認識の欠如などの認知障害によるものである．ケアの全般を通してこのような行動を記録しておくことは重要であるが，クライエントが参加を拒否する時は進捗を記録することは難しい．

治療には，クライエントが介助なしに課題を遂行できるようになるまで，毎日のスケジュールおよび目標を視覚的に示した目標シート，視覚的・身体的手引きなどによって一貫した構造を提供することが含まれる．

■回復初期のクライエントの評価

昏睡状態から回復してくる損傷の初期の段階にあるクライエント（RLAS IからIII）は意識レベルが低く，目的運動が障害されている．このようなクライエントでは短時間で，異なった時間帯に評価を行う必要がある．妨害するもののない静かな環境で，クライエントは指示に集中し，従う能力を高めることができる．評価には以下のような内容を含む．

1. 覚醒レベルと認知．クライエントは話し手を見ることができ，「口を開けて」や「目をぎゅっと閉じて」といった指示に従うことができるか？　言葉やジェスチャー，目の動きなどで意思疎通を図ることができるか？　点滴チューブを引っ張るなど目的運動をしているか？　覚醒させることは容易か，困難か？　どのくらいの時間覚醒していられるか？
2. 視覚．クライエントは人や物，活動を目で追ったり，注意を向けることができるか？　アイコンタクトを維持することができるか？
3. 感覚．クライエントは痛みや温度，関節運動などの外的刺激に反応するか？
4. 関節可動域．除皮質肢位または除脳肢位，筋緊張亢進または痙縮，拘縮，異所性骨化などによって関節可動域が制限されていないか？
5. 運動コントロール．クライエントは除皮質肢位または除脳肢位を呈してはいないか？　筋緊張の亢進または痙縮はないか？　筋緊張の低下または低緊張はないか？　腱反射は存在しているか，あるいは低下，欠如してはいないか？　原始反射を呈してはいないか？　顔をかくなどの自発的な運動を行っているか？
6. 嚥下障害．唾液やよだれをどうにかしようとしたり，自発的に嚥下をしようとしているか？　口腔運動の機能が不良ではないか？　これらの問いに対する答えは嚥下評価が必要かどうかの価値ある情報となる．
7. 情緒的および行動的要因．クライエントの感情は平坦であるか，もしくは豊かであるか？　リハビリテーションチームや家族との交流に反応して，泣いたり，笑ったりするような反応があるか？

一般に，外傷性脳損傷の回復初期のクライエントの評価は角度計，筋力検査や筋緊張検査，従来の神経学的スクリーニング検査，臨床観察などによって行われる．外傷性脳損傷を扱っている多くの急性期リハビリテーション施設では，自施設の初期評価様式を開発している．各種の尺度が用いられており，治療のベースラインを確立したり回復を予測することができる．Glasgow Coma Scale や Rancho Los Amigos Scale（RLAS）が一般に使われている．JFK Coma Recovery Scale（JFK）[60] や Wessex Head Injury Matrix（WHIM）などの新しい評価スケールも使われるようになっている[60]．素早く回復し，RLASレベルを迅速に移動するクライエントもいるが，酸素欠乏症のように回復が不良だったり，遅いクライエントもいる．回復が遅延しているクライエントに特化した亜急性期プログラムまたはリハビリテーションセンターが必要となろう．どちらの場合であっても，リハビリテーション過程によって拘縮を予防し，活動を強化し，クライエントの進捗を促すために，積極的な治療介入をするリハビリテーションプログラムが必要である．

マリソルの場合，チームは痙縮を軽減するための神経ブロックを含む適切な医学的治療によって，最初に痙縮と関節拘縮に対処することを決めた．これに続いて肘の拘縮を軽減するためのキャストを装着した．チームはまた，刺激の多い環境の中での包括的な活動スケジュールを実施した．このスケジュールは，ベッドから特注の車いすに移乗させ，日中は6～8時間の坐位をとらせ，毎日4時間の治療に積極的に参加させるというものであった．彼女の認知レベルはJFK Coma Recovery Scaleを使って毎週

評価した．また，基本動作および身の回り動作によって指示に従う能力を評価した．

■回復初期のクライエントの治療

Rancho レベル I から III のクライエントの一般的治療目標は，クライエントの反応レベルと自己および環境への全般的な認識を高めることである．すべての刺激は十分に構造化し，単純な段階および指示に細分化する．この回復段階では認知処理過程が著しく遅滞することが多いので，クライエントが反応するには十分な時間が必要である．この段階での治療は，家族および介護者教育に加え，次の6つの領域に分けることができる：感覚刺激，ベッドポジショニング，スプリントもしくはキャスト装着，車いすポジショニング，嚥下障害の管理，情緒および行動管理．進捗を適切なものとするために，同時進行的に治療を行うことがある．それぞれの治療は次の段階に影響を及ぼし，強化する．クライエントは，なじみのあることや日課によりよく反応することがあるので，家族や友人を治療に参加させることが重要である．

感覚刺激

昏睡状態から回復しつつあるクライエントの治療は，クライエントが医学的に安定したらなるべく早期に開始すべきである．一般に，集中治療室から治療を開始する．この段階では，痛みや触れられること，音，見えるものへの反応性が欠如していることが多い．クライエントは，反射性と考えられる痛みに対する全般的な反応（例：痛み刺激から逃げようとする）を呈するだろう．治療の目標は，制御された感覚入力によって覚醒レベルを高めることにより，意識レベルを高めることである．**感覚調整** (sensory regulation) は網様体賦活系—外部環境からの重要な感覚入力の警告を脳へ送る脳幹構造—への神経学的信号を増加させる．

いろいろな方法で感覚刺激を与えることができる．視覚や聴覚，触覚，嗅覚，味覚の分離された刺激は覚醒レベルを高めることができる．たとえば，懐中電灯は開眼および追視を誘発するために使用する．よく知った音楽を流すと，呼吸数や血圧の変化などの自律神経反応が促される．いろいろな匂い刺

作業療法実践ノート

感覚刺激の最も効果的な方法は，好きな歌や物語など，クライエントにとって意味のあるものを与えることである．家族は，クライエントからの反応を促進できるなじみのある物や絵を持ってきてくれることが多い．なじみのある物や日課を治療計画に組み入れるために，受傷前のクライエントの経歴を知ることは有効である．

激によって開眼や頭の動きを促進できる．クライエントの唇や舌への味覚刺激は綿棒を使って行う．味覚刺激には塩辛い，甘い，苦い，酸っぱい味がある．クライエントのどんな反応にも注意すること．

運動入力も治療の初期から導入できる．随意的運動を促通する最も効果的な方法の1つは，クライエントが機能的活動を行う一方で，作業療法士が正常な方法で積極的に誘導運動を行わせることである．作業療法士はクライエントが簡単な動き（例：寝返る，布で口をぬぐう，髪をとかす，ローションをつけるなどの簡単な機能的活動）を行うよう積極的に援助する．機能的感覚刺激の目的は，受傷前に確立されていた高度な神経処理経路を再び活性化することである．機能的感覚刺激に関連したその他の活動としては，ベッドの端で坐位をとらせること，傾斜板や立位テーブルで立位をとらせることがある．このような活動中に作業療法士はクライエントの次のような何らかの変化を観察する：追視，頭部の回旋，身体的反応，言語反応，言語指示に従う能力．

車いすポジショニング

坐位およびそのポジショニングは回復初期のクライエントの治療要素として重要である．適切な車いす坐位をとらせると，クライエントは直立した正中位の姿勢で目の前の環境と交流できる．適切なポジショニングの目的は頭部や体幹のコントロールを促すことであり，それによってクライエントは周囲の人や物を見ることができ，交流をもつことができる．適切な車いす坐位姿勢は皮膚損傷や関節拘縮を防ぎ，正常な筋緊張を促通し，原始反射を抑制し，坐位耐久性を高め，呼吸および嚥下機能を強化し，機能を促通することにも役立つ（図34-1）．

効果的な坐位姿勢には骨盤部での安定した支持面

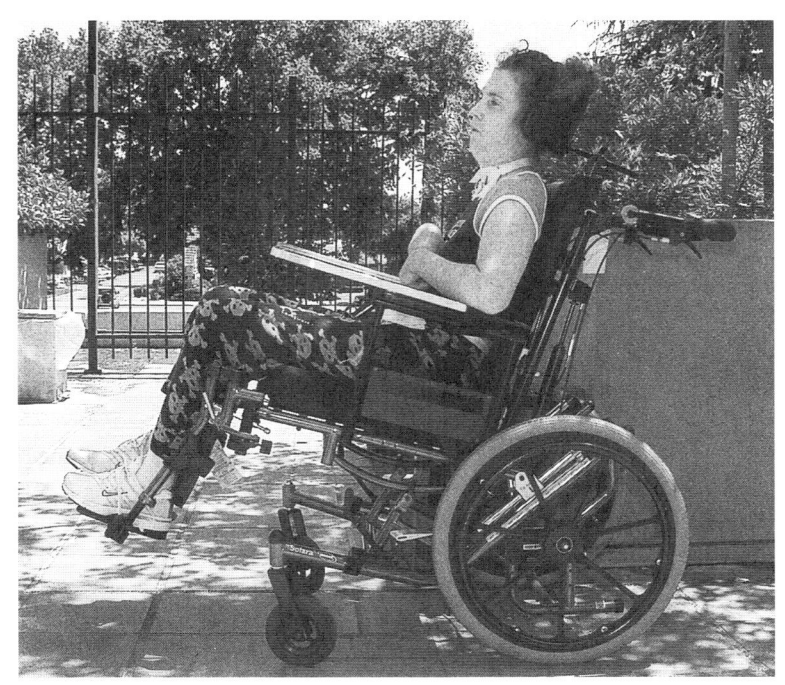

図34-1　適切な車いす坐位姿勢

と，体幹の正中位での維持，頭部の真っすぐな正中位の促通が必要である．このような肢位をとらせると，上肢を自由に使うことができ，周囲を見ることができる．機能を強化し，促進する坐位姿勢がとれるようになれば，より効果的かつ有効に治療を進めることができる．たとえば，この肢位ではよだれの処理が容易になり，嚥下の試行が安全かつ効果的に行えるようになる．

急性期リハビリテーションプログラムを開始する時，マリソルは車いすとポジショニング用機器が必要であった．彼女の運動能力および障害から，どのような車いすの調整が必要となるだろうか？

骨盤

車いすのポジショニングは骨盤から開始する．骨盤の位置が不良であれば体幹や頭部のアライメントが悪くなり，四肢の筋緊張に影響を及ぼす．スリングシートの車いすは股関節の内旋，内転を起こすので，しっかりした固いシート（フォームラバーをビニールで覆ったもの）を挿入し，骨盤が中間位から少し前傾位になるようにする．ランバーサポートもまた腰椎のカーブを維持するために有効である．楔形の座面インサート（車いすの後部が低くなるようにする）は股関節の屈曲を促し，股関節や下肢の伸筋の筋緊張を抑制することができる．坐骨結節がしっかり車いすのシートに乗るようにして，殿部で体重を均等に負荷するようにすべきである．骨盤を固定するようなシートベルトはこの肢位を維持するのに有効である．

体幹

体幹は身体近位部の次の構造であるので，骨盤の次に体幹のポジショニングをすべきである．脊柱を直立肢位に保つために，固い背部インサートまたは型取りしたバックシートをクライエントの背部に入れる．脊柱のカーブに合わせて型取った背部インサートは腰椎および胸椎のカーブを維持する．背部の筋緊張のアンバランスによる側弯や体幹の側屈を軽減するために，体幹側部のサポートを使うことができる．脊柱の後弯を軽減し，肩の後退と外転を促し，適切な横隔膜呼吸や上肢の使用のために上部胸郭を広げるために，胸部ストラップ（ベルクロで開きやすくした）を使うことができる．

下肢

股関節の内転と内旋を軽減するために，両下肢

間，膝の直近部に置く外転ウェッジを使用する．股関節が外転している場合，大腿外側面に沿って外転ウェッジを置く．理想的には，坐位では両膝を90°屈曲位にし，踵は膝のやや後方に来るようにする．固有受容感覚入力を与え，筋緊張を正常化し，両踵に体重を負荷するために，両足はフットプレートにしっかり着けるようにしたほうがよい．

上肢

　上肢の肢位は，肩甲骨が中間位（挙上でも下制でもなく），肩関節はやや外旋かつ外転，肘は軽度屈曲した中間位，前腕回内，手関節や手指は機能的肢位になるようにする．上肢の重度の痙縮や軟部組織の拘縮のために，この肢位は難しいことが多い．痙縮を軽減し，上肢の機能的肢位を促通するために，スプリントまたはキャストを適用することがある．上肢を支え，両上肢への体重負荷や使用を促すために，車いすテーブルを使うことが多い．

頭部

　機能レベルが低い外傷性脳損傷者は，ほとんどあるいは全く自動的な頭部のコントロールがないことが多い．環境を適切に視覚でとらえることができる頭部の中間位をとることが難しい．頭部の中間位を維持し，頭部コントロールを促すために，動的な頭部ポジショニング用具（図34-2）を使うことができる．頭部を正中位に支持するために，頭部を後方および側方から包む頭部を型取ったヘッドレストが使える．前頭部ストラップ（柔らかい布でパッドを入れる）は頭が前方に倒れるのを防ぐ．背もたれを後方に倒すことでも頭部が前方に倒れるのを防ぎ，環境を視覚的にとらえることを促す．背もたれを倒す角度は10〜15°にする．この角度より大きいと体幹や骨盤に適切に体重を負荷できず，伸筋の筋緊張や骨盤の後傾，仙骨座りを強めてしまう．

　クライエントのリハビリテーションが進展するにつれて，クライエントのニーズに合うように車いす肢位およびポジショニングを経時的に再評価すべき

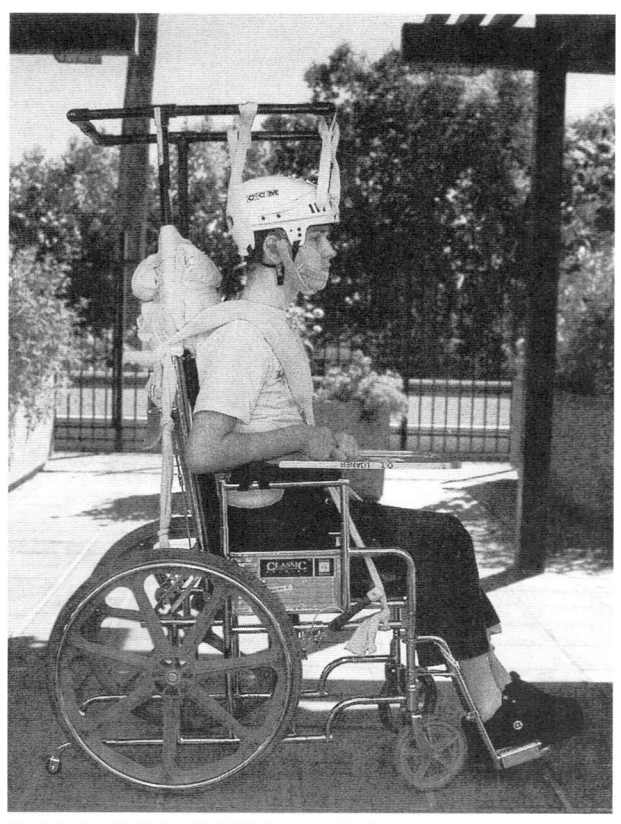

図 34-2　動的な頭部保持装置は頭部を中間位に保ち，頭部のコントロールを促す

である．クライエントが自分の身体を能動的にコントロールし，環境の対象物を操作できるようになるにつれて，補助機器は徐々に変更するか，取り外すようにする．クライエントが車いすに座っていられる時間を示すためにスケジュール調整が必要である．クライエントが耐えられるよりも長く車いす坐位をとらせると疲労を起こし，治療への能動的参加を妨げてしまうことになる．

ベッドポジショニング

ベッドポジショニングは外傷性脳損傷の回復初期では非常に重要である．クライエントは長い時間ベッドで過ごすことが多いので，適切なベッドポジショニングは褥瘡を防ぎ，正常な筋緊張を促通するために重要である．痙縮や異常肢位のために適切なポジショニングの維持が困難なことが多い．適切なポジショニングを妨げるその他の要因として，キャストやスプリント，点滴チューブ，経鼻胃チューブ，骨折，ベッドにいる時に守らなければならないその他の医学的注意などがある．

クライエントが異常な筋緊張や肢位を呈している場合，側臥位または半腹臥位が好ましい．この肢位は筋緊張を正常化し，感覚入力を助ける．背臥位は緊張性迷路反射を誘発したり，伸筋の筋緊張を高めるだろう．頭部を側屈した背臥位は非対称性緊張性頸反射を誘発することがある．外傷性脳損傷者は，両側への側臥位プログラムを必要とする両側性の障害を有している．脳血管障害（CVA）者に使う伝統的なベッドポジショニング手技は，両側性障害の程度に応じて変更する必要があるだろう．枕やフォームラバーのウェッジ，スプリントなどをベッドポジショニングプログラムに組み入れ，正常な肢位をとらせ，異常な肢位（極度の肘屈曲，頭部および頸部の伸展，下垂足変形など）を防ぐようにする．

作業療法実践ノート

> クライエントは個別のニーズをもっており，それらを評価し，理想的なポジショニングプログラムを立てるべきである．ポジショニングをする前後の写真を撮って掲示しておくと，職員や家族がそれを再現するのが容易になることが多い．

スプリントおよびキャスト装着

スプリントやキャスト装着は，次のような場合に適応がある：（1）痙縮が機能的運動や ADL 自立を妨げている，（2）ROM 制限が出現している，（3）軟部組織拘縮の可能性がある．スプリントは筋および軟部組織を伸張した静的肢位にし，伸張や抑制をすると考えられてきた．機能的安静肢位を維持し，筋緊張を低下させるために，肘や手関節，手のスプリントが使われる．シリアル（serial：連続的な）キャスト装着はスプリントよりも積極的な治療方法であり，拘縮が完成していたり，痙縮がある時（あるいは両者）に ROM を拡大するために使われる．スプリントやキャストはまた，皮膚の損傷を防止する．外傷性脳損傷者は自動 ROM が障害されていることが多いので，上肢は屈曲位をとることが多く（特に，重度の手指の屈筋痙縮がある時は，指や爪が手掌面にくい込む原因となる），これは手の湿気を高め，皮膚の発赤や損傷の原因となる．

安静スプリントまたは機能的肢位スプリント（図34-3）は，クライエントが自動運動や機能的課題を行えない時に装着するものの1つである．スプリントを適合したら，リハビリテーションチームおよび介護者のために装着スケジュールを立てなければならない．日中の典型的なスプリント装着スケジュールでは，2時間おきに装着を繰り返す（2時間装着して，2時間取り外す）ことから始める．皮膚の損傷や皮膚の色の変化がないかを頻繁にモニターし，これらが見られた時はスプリントの最初の適合を変更する．チームや介護者は，スプリントの適切な着け外しについて教育を受けるべきである．

この回復段階で装着するその他の一般的なスプリントには，コーンスプリント（円錐型スプリント）がある．これは，手指が手掌面にくい込まないよう

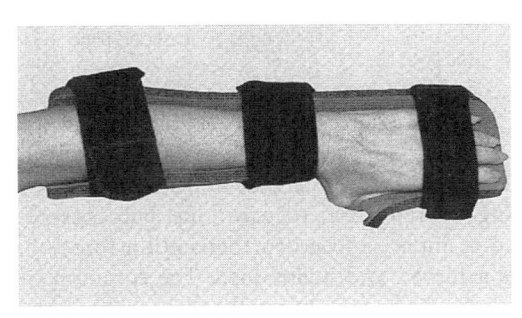

図 34-3 安静スプリント

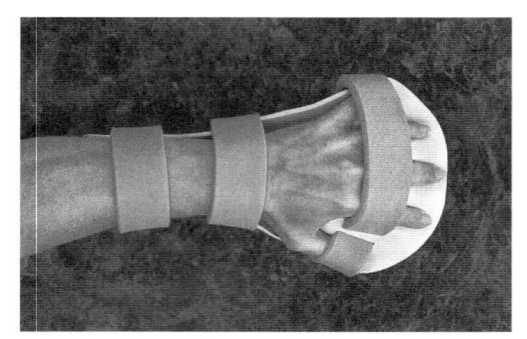

図34-4 痙縮抑制スプリント

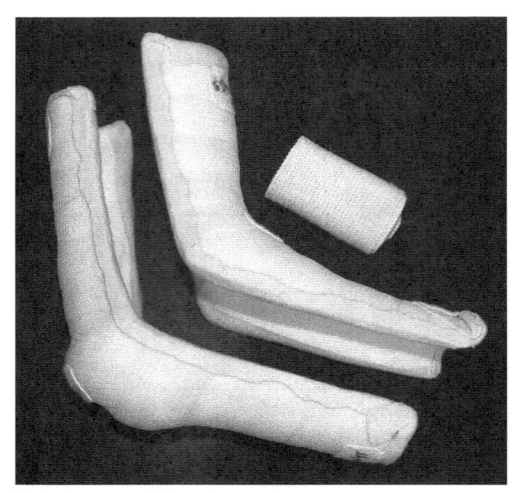

図34-5 二葉状のキャスト

手掌部に装着する．握り締めた手に丸めた布を入れることが多い．しかし，これは痙縮を高めることがあるので，固いコーンスプリントがより適切である．痙縮抑制スプリント（図34-4）は，手や手関節を機能的肢位にするばかりでなく，痙縮を低下させるために手指を外転させる．必要に応じてスプリントには修正を加え，運動コントロールや筋緊張に改善が見られたら装着を止める．

シリアルキャスト装着は，スプリントでは管理できない中等度から重度の痙縮がある時に適応がある．キャスト装着の目標は，二分割したキャストを週単位で連続的に装着することでROMを拡大し，筋緊張を徐々に低下させることである．キャストは筋や腱を持続的に伸張し，筋緊張を軽減するよう5日ないし7日間装着する．これは機能的可動域が得られ，維持されるようになるまで，さらにROMを拡大するようシリアルキャスト装着を計画する．シリアルキャスト装着を妨げる最も難しい問題は皮膚の損傷である．キャストを数日装着して皮膚損傷が起きた場合，創が治癒するまでキャストを取り外すようにする．創が治癒する間に，再び痙縮が高まり，それまでに得られたROMが失われることが多い．

最も一般的な上肢のキャストには肘のキャスト（肘屈筋群の他動ROMの喪失に対して），手関節-手キャスト（手関節および手指の屈筋群の他動ROMの喪失に対して）がある．その他には手関節や母指，手，各指のキャストがある．しかし，一度に複数の関節にキャストを装着させることは多くの圧迫点が生じ，その結果として皮膚損傷が起こることが多い．したがって，一度に1つの関節にキャストを装着するようにしたほうがよい[27]．

キャスト装着は，運動点（motor point）の神経ブロックまたはボツリヌス毒素注射と組み合わせて行うことが多い．ブロックとは，神経または運動点への化学物質（例：リドカイン，マルカイン，フェノール）を注入することであり，痙縮筋の神経支配を一時的に遮断する．ボツリヌス毒素は目標筋に直接注射し，シナプス前にアセチルコリンの放出を阻止するように作用する．

キャスト装着プログラムを終了する目安は，機能的ROMが得られたかプラトー（plateau）（つまり，2回の連続的なキャスト装着によってROMの著明な改善が得られない時）に達した時である．ROMが改善し，目標を達成したら，最後のキャストを2分し，端をなめらかにし，これを機能的肢位を維持するために二葉状（bivalve）のキャストとして使用する．ベルクロもしくは弾性包帯で固定するようにする（図34-5）．次に装着スケジュールを立てる．

キャスト装着は，ある程度のリスクを伴う高度な治療方法である．この方法を適切に使用するには知識と臨床訓練が必要である．マリソルは痙縮が亢進し，上肢の機能が低下していた．彼女のニーズに最も合った最初のスプリントまたはキャスト（あるいは両者）には何があるか？

嚥下障害

昏睡状態にあるクライエントは経鼻胃チューブまたは経腸チューブでの栄養補給を受ける．クライエ

ントの意識が清明になり，見当識が良くなれば，医師は嚥下障害の評価をいつ行うかを指示する．嚥下障害プログラムはリハビリテーションの中期から後期の段階で開始するのが一般的である（第26章参照）．

行動および認知

クライエントが昏睡状態から脱し，意識が清明になり，環境を認識するようになれば，クライエントの改善を追跡し，コミュニケーション方法の確立を試みることが重要である．急性期リハビリテーションでは，覚醒レベルや意識レベルは改善を示すので，これらを追跡することは重要である．次のようなスケールや評価がある：Wessex Head Injury Matrix (WHIM)，JFK Coma Recovery Scale (JFK)，Orientation-Log (O-Log)．これらの評価法は，視覚集中，追視，指示に従う能力の観点から改善を測定している．

クライエントの希望やニーズが治療の指針となるので，これを伝える方法を確立することが非常に重要である．これはまた，チームがクライエントの認知レベルを正確に評価することを可能にする．典型的には，信頼性のある「はい／いいえ」で答えられる方法を実施する．その例としては，まばたきや注視，うなずき，母指を上げ下げするような運動がある．ひとたび方法が確立されれば，コミュニケーションが可能になる．

家族および介護者教育

家族や介護者は治療チームの一員であるので，彼らに対する教育はただちに開始する．家族は，クライエントの反応を引き出し，感覚調整プログラムやベッドでのポジショニング，ROMプログラムなどを実施するうえで重要な役割を果たすことが多い．受傷直後には治療は限定されている．したがって，クライエントの回復を強化し，他動ROMを維持するために，家族が実施できる簡単な治療計画を立てることは重要である．家族は無力感を感じることが多く，家族が積極的に援助できるようにすることはその感覚を和らげ，彼らの気持ちを高めることができる．クライエントの覚醒レベルが上がり，移動できるようになったら，家族は移乗や車いすのポジショニング，摂食プログラム，ADL再訓練に参加できる．

■回復中期から後期レベルのクライエントの評価

回復中期から後期レベル（RLASレベルⅣからⅧ）では，クライエントは覚醒しているが，時に混乱したり，興奮したり，不適切な反応をすることがある．クライエントは，2ないし3段階の簡単な言語指示に従うことはできるだろうが，容易に注意がそれる．中期から後期レベルのクライエントがADLを遂行するには，最少限から中等度の援助が必要なことが多い．一般に，ほとんどの作業療法評価をクライエントに実施できる．しかし，集中困難または興奮のために，評価中に何回かの休憩が必要かもしれない．評価は初期レベルのクライエントのそれと同じく，身体的状態や嚥下障害，心理社会的・行動要因，視覚，感覚，知覚を評価する．さらに，このレベルのクライエントではより広範なADL（自動車運転を含む），就労準備状態，地域に復帰するための能力の評価を必要とする．

身体的状態

身体的状態の評価には次のようなものを含む：ROM，筋力，感覚，固有受容覚，運動覚，運動コントロール，全身的コントロール（つまり，坐位や立位での動的なバランス）．一般に，身体的障害は異常な筋緊張や痙縮，異常な筋緊張を伴わない筋力低下，異所性骨化，骨折，軟部組織の拘縮，末梢神経の圧迫などによるものである．身体的状態を評価するための道具や方法には，角度計，握力計，徒手筋力検査，臨床観察がある．標準化された評価法には，Jebsen Hand Function Test[38]，Minnesota Rate of Manipulation Test[52]，Minnesota Manual Dexterity Test[52]，Purdue Pegboard[68]がある．

嚥下障害

嚥下障害の評価には臨床評価（ベッドサイドでの）および嚥下透視検査の両者が含まれる．ベッドサイドでの評価では，作業療法士はいろいろな情報を得ることができる．たとえば，衝動性のあるクライエントは一度にたくさんの食べ物を飲み込もうとし，これは誤嚥につながる．口の中に食物が残って

いたり，流涎が見られることがある．これは口腔運動コントロールの障害によるものである．嚥下障害の評価によって，認知状態に関する情報を得ることもできる．クライエントは，食事用具や食器の使い方を理解しているように見えるか？　無視があって，一側の皿に手をつけない原因となっていないか？　クライエントは食事用具や食器の名前を知っているか？　または失語症が疑われるか？

言語聴覚士または訓練を受けた作業療法士が行う嚥下透視検査からは，嚥下の口腔相や咽頭相，食道相に関する解剖学的，生理学的情報が得られる．嚥下透視検査は，液体や固形物を取り込む能力に関する情報が得られる唯一の嚥下障害の評価法である．この情報は濃い液体やピューレ状の食物を使った摂食プログラムを立てるために使われる．クライエントの改善状態に合わせて嚥下状態の再評価を行い，薄い液体や固形物に進めることができる（嚥下障害の詳細については第26章参照のこと）．

不適切なポジショニングや行動障害，認知－知覚障害などはすべて，嚥下障害に関与する因子であると考えられてきた．嚥下障害の治療では，坐位姿勢やポジショニング，認知－知覚のゆがみについても考慮すべきである．公式な嚥下障害の評価にはDysphagia Evaluation Protocol 4 や Evaluation of Oral Function in Feeding がある[67]．

認知

認知技能は機能的課題（例：ADL や食事の準備，金銭管理，コミュニケーション技能）の中で評価する．紙と鉛筆を使った課題からも価値ある情報が得られるが，これは問題の一部にすぎない．冷たい食事を準備する時の認知技能の評価には次のような要素が含まれる：(1) 2 ないし 3 段階の文字で示された，あるいは口頭の指示に従う，(2) 正しい順序で実行する，(3) なるべく注意をそらさないで課題を行う，(4) 良好な安全性および判断力を示す．作業療法士は以下のような点を測定して認知の状態を評価する：(1) 誤反応および正反応を計測する，(2) 必要とされる介助や指示の量（最小，中等度，最大）を評価する，(3) 正しく遂行した課題のパーセンテージを算出する．活動の複雑さ（単純な活動あるいは多段階活動か，または基本的な活動あるいは複雑な活動か）および環境の状態（隔離されているかあるいは多くの刺激があるか，または静かか騒々しいか）の評価もまた重要である．

認知技能を評価している時，作業療法士は遂行に影響を及ぼすその他の要因を考慮し，記述しなければならない．これには，言語的障害（例：失語症の存在，主要言語として英語以外の使用），視－知覚障害，認知レベルへの薬物の影響，教育および文化的背景，課題に対する過去の経験がある．外傷性脳損傷者に使われる公式な認知の評価には次のようなものがある：Allen Cognitive Level Test[1]，Loewenstein Occupational Therapy Cognitive Assessment[48]，Rivermead Behavioral Memory Test[75]，Kohlman Evaluation of Living Skills[41]，Cognitive Assessment of Minnesota[62]．

視覚

外傷性脳損傷者には視覚のスクリーニング検査を実施すべきである．視覚障害を早期に理解することで，治療チームはクライエントの全般的な健康状態に関するより信頼性のある情報を得ることができるので，視覚のスクリーニングは可能な限りリハビリテーションプロセスの早期の段階で実施する．たとえば，複視もしくは調節機能障害（距離の変化に応じて焦点の調節ができないこと）は，神経生理学的評価や言語機能の評価に影響を及ぼすだろう．

視覚のスクリーニングは，可能性のある視覚障害を作業療法士が確認できる手段である．作業療法士は視覚障害の状態を診断することはできないが，標準的な基準に基づいて，視覚スクリーニング検査の中で合格であるか不合格であるかは判断できる．スクリーニング検査は，正式な評価と治療を視能訓練士や眼科医に依頼すべきかを決定する手段となる．視覚に関する包括的な治療プログラムは視能訓練士が立案し，作業療法士または視能訓練士がそれを実施する．視覚歴に関する質問紙も実施すべきである．これには，眼科病歴，眼鏡やコンタクトレンズの使用に関する質問，目のかすみやめまい，頭痛，疲れ目，複視，視野欠損がなかったかの質問を含めるべきである．

視覚スクリーニング検査で評価する一般的な領域には次のようなものがある：注視，遠近視，眼球運動（例：追視や衝動性眼球運動），輻輳運動，調節機能，眼球の位置，奥行き知覚（立体視），視野，

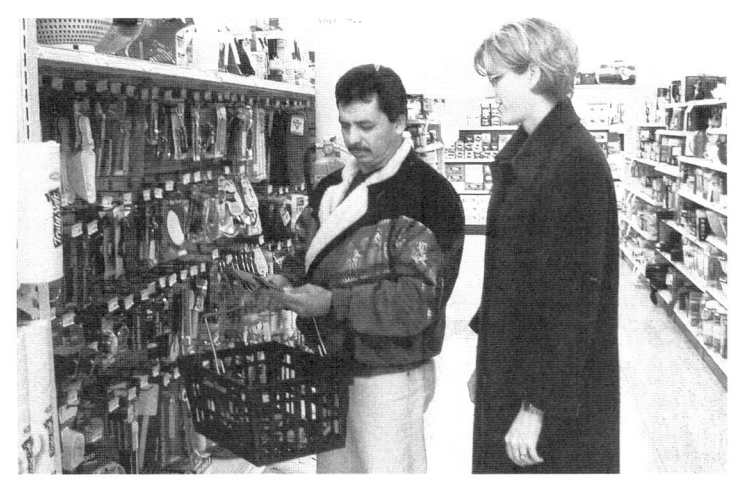

図34-6 地域内での買い物

視覚障害は，クライエントが機能的活動を行っている時の臨床観察でも確認できる．視野障害の結果として頭部を傾ける，複視を緩和するために片目をつぶるか覆う，視野欠損または一側無視のために壁や物にぶつかるなど，これらは視覚障害を示唆する行動として観察されることが多い．

知覚機能

認知，感覚，運動，言語の各機能の障害はクライエントの知覚評価の遂行をゆがめてしまうので，これらの状態を作業療法士が明確に感知できた時に知覚の評価を実施すべきである．視知覚の評価には，左右弁別，形の一貫性，空間位置，地誌的見当識，物品名などを含めるようにする．知覚-発話・言語機能では，失語症，失文法，失名詞失語を評価する．知覚運動機能では，観念失行，観念運動失行，（三次元）構成失行，身体図式知覚（一側無視の確認を含む）を評価するようにする．成人の外傷性脳損傷者に使える公式な知覚評価には次のようなものがある：Hooper Visual Organization Test[36]，Motor-Free Visual Perception Test-Revised[16]，Rivermead Perceptual Assessment Battery[74]，Loewenstein Occupational Therapy Cognitive Assessment[48]がある．

日常生活活動

回復中期レベルのクライエントでは，基本的ADL（例：整容，口腔衛生，入浴，排泄，更衣，機能的移動，緊急反応）を評価すべきである．回復後期レベルのクライエントでは，生活関連活動（IADL）—食事の準備，金銭管理，地域での買い物（図34-6），家の掃除，洗濯，安全管理，服薬管理，職業の準備状態など—も評価すべきである．認知技能や知覚技能，行動の適切さを評価する時の観察で，作業療法士はたくさんの機会をもつことができるだろう．成人の外傷性脳損傷者に使える公式なADL技能の評価には次のようなものがある：Arnadottir OT-ADL Neurobehavioral Evaluation[3]，Assessment of Motor and Process Skills[24]，Functional Independence Measure[33]，Klein-Bell Activities of Daily Living Scale[40]．

アルコール中毒の既往があるクライエントでは余暇活動パターンについての評価も必要である．興味歴および興味チェックリストによって，アルコールに代わる健全な余暇興味が明らかになるだろう．余暇技能の開発と薬物乱用に対するリハビリテーションの組み合わせは，クライエントが時間管理を有効に行い，退院後もアルコールの摂取を控える一助となるだろう．

自動車運転

多くの州では，意識消失や発作性疾患，外傷性脳損傷による認知・視覚・知覚障害の既往があった人をDepartment of Motor Vehiclesへ報告するよう医師に求めている．このような障害に関連する法律では，さらなる評価によって自己や他者の安全性を脅かさないで運転可能ということが確認できるまでは，運転免許を無効とするよう規定していることが

発作性疾患や重度の認知障害がない外傷性脳損傷の回復後期レベルのクライエントでは，運転に復帰する能力を評価するために包括的運転能力評価を行わなければならない．2種の運転能力評価を行うことができる．臨床評価（運転に関連する視覚，認知，知覚，身体の状態を評価する）と路上評価である．臨床評価で失敗したクライエントでも，代償法を使って路上評価に合格するクライエントもいるので，両者の評価ともに必要である．また，臨床評価でうまく行えたクライエントが路上評価で不合格となることもある（第11章参照）．

外傷性脳損傷者は安全に運転する能力に影響を及ぼす障害（例：視覚処理障害，図－地弁別障害，衝動性）を呈することが多い．視覚処理の遅れがある場合，運転中にためらい，視覚情報を処理する時間をとるために危険な方法で停車してしまう（例：道路の中央または曲がり角で）．図－地弁別障害がある場合，交差点で停止信号を認めることができなかったり，ダッシュボード近くのシフトギアの場所が分からなかったりする．衝動性のある人は，防御的な運転ではなく攻撃的に反応し，事故の危険性が高まってしまう．彼らは運転中の判断が不良で，適切な反応ができないだろう．脳損傷後に運転に復帰する能力を決定するために，路上運転評価に加え，路上運転評価以外の臨床的運転能力評価であるElemental Driving Simulator[26]やDriving Assessment System[26]を使うことができる．

職業リハビリテーション

回復後期レベルのクライエントでは，仕事に復帰する準備ができたかを確認する評価を行うことがある．一般に，中等度から重度の外傷性脳損傷を受けた後の仕事への復帰は成功しないといわれてきた．雇用率が低い理由は，外傷性脳損傷による情緒的，行動的，神経生理学的変化である．外傷性脳損傷者の薬物乱用もまた，仕事への復帰や雇用の維持を抑制する主要な要因である[25]．

回復後期レベルのクライエントの評価では，実際の仕事場面での評価を含むべきである．それは，心理テストや模擬的職業評価そのものは職業能力を正確に評価できないからである．心理テストで著しい障害があると考えられるようなクライエントは慣れ親しんだ仕事場面では代償できることが多いだろう．作業療法士は，職業評価について各クライエントの興味や強み，障害の領域を要約しなければならない．報告書には，必要とする変更や現実的な職業目標，その目標を達成するための計画（必要に応じて専門家の援助を受けながら）についての提言を述べるべきである．

心理社会的技能

自宅や地域の福祉的生活施設への退院が予定される回復後期レベルのクライエントには心理社会的技能の評価も行うべきである．評価には役割の喪失や社会的振る舞い，対人技能，自己表出，時間管理，自己コントロールなどが含まれる．また，社会的支援システムや友人関係を構築し維持する能力，孤立感を軽減する資源（外傷性脳損傷支援グループ）などについても評価すべきである．18歳から30歳の間に外傷性脳損傷を受けた単身者にとって，受傷後に親密なそして性的関係をつくり維持する能力は最大の関心事である．子どもや家族に対する責任を担っている人には，子どもの養育および家族の世話は問題となるだろう．

外傷性脳損傷者の心理社会的技能の評価は重要である．受傷後1年あるいはそれ以上経って，外傷性脳損傷者は心理社会的障害が生活の満足度を著しく減少させ，身体的障害や認知的障害よりも大きな問題であると言っている．リハビリテーション場面では身体的，認知的，知覚的障害の治療が優先され，心理社会的障害は無視されることが多い．心理社会的困難さは，クライエントがリハビリテーション病院の構造化された安全な環境から地域に復帰した時の退院後に明らかとなる．クライエントが退院する前に，心理社会的困難さに対処することが重要である．外傷性脳損傷者に使える心理社会的評価には，Assessment of Communication and Interaction Skills[63]，Occupational Role History[23]，Role Checklist[54]がある．

マリソルは熟練した作業療法士による3カ月の入院リハビリテーションとその後6週間のデイケアの治療を受けた．マリソルはROMおよび右上肢の機能的使用を改善するための痙縮軽減および**神経筋再教育**の多面的なプログラムに参加した．ROMや選択的運動が改善するにつれて，マリソルは食事や更

衣，最小限の介助を受けながらの入浴の方法を学習した．マリソルは頭部と体幹のコントロールが改善し，床上動作や移動動作のすべての面に参加できるようになった．監督下の毎日の身の回り動作は，彼女の朝のスケジュールの重要な一部であった．意味のある日課を遂行することで，マリソルは基本的な認知能力に働きかけることができた．神経学的な自然回復および認知再教育，記憶法によって，時に言語的な指示を受けながらもマリソルがADLを計画し，順序化する能力および毎日の治療スケジュールを思い出す能力は改善した．デイケアプログラムの終了後に，マリソルには外来作業療法の処方が出された．

■回復中期から後期レベルのクライエントの治療

　回復中期から後期レベルのクライエントの治療には，リハビリテーション的モデルと代償的モデルという2つの主要なアプローチがある．**リハビリテーション的モデル**は神経可塑性の理論に基づいている．これは，神経損傷によって失われた機能の再学習を可能にするために脳は自らを修復できる，または神経路を再組織できると仮定している．**代償的モデル**では，損傷を受けた脳組織の修復は起こらないことはないが十分ではないか，外的な援助なしには失われた機能を遂行できないとする．代償的モデルで使われる方法は，クライエントがADLを行えるようにするための支援機器や環境の改善，代償的方法である．リハビリテーション的アプローチおよび代償的アプローチともに，神経筋障害や認知障害，知覚障害，視覚障害，行動問題に対処するための価値ある方法である．一般に，回復がプラトーに達するか鈍化するまでの外傷性脳損傷の急性回復期にリハビリテーション的アプローチが使われ，その後に代償的アプローチが試みられる．

神経筋障害

　外傷性脳損傷の回復中期から後期レベルにおいても，初期レベルのクライエントと同じように多様な神経筋障害を呈する．痙縮や固縮，軟部組織の拘縮，原始反射の存在，姿勢反応の低下または消失，筋力低下，感覚障害などが，正常なコントロールで自立して活動を行うことを妨げる（表34-3）．正常な運動を行うために必要なものとして，正常な姿勢緊張，屈筋コントロールのバランスのとれた統合（相反神経支配），正常な近位部の安定性，選択的運動パターンを行う能力などがある．

　神経筋障害に対する治療の一般原理としては次のようなものがある：近位部から遠位部に向かって筋群のコントロールを促通する，対称的な姿勢を強化する，活動への身体の両側統合を促通する，両側性の体重負荷を強化する，正常な感覚経験を導入する．その効果的なリハビリテーション手技としては，神経発達学的治療（NDT），神経筋側通手技（PNF），筋膜リリース，Roodの手技，物理療法などがある（第28章および第30～32章参照）．これらの手技を使うには基礎的な作業療法教育以上の教育を受ける必要があり，その手技を同じような運動を必要とする機能的活動に組み入れるか，その後に機能的活動を行うようにすべきである．以下の記載は治療原理を紹介したものにすぎず，それぞれの手技の教育の代替とすることはできない．

　骨盤の肢位は全身の運動コントロールに影響するので，障害された神経筋コントロールの治療は骨盤から開始すべきである．骨盤の肢位を正常化するために使えるいろいろなアプローチがある．たとえば，外傷性脳損傷者は一般に骨盤の後傾を呈する．機能的で直立した骨盤の肢位にするために，NDTの教育を受けた作業療法士は骨盤前傾のモビライゼーションを使うだろう．違うアプローチを使う作業療法士は，ベッドシーツを骨盤の後ろに当て，骨盤を前方に持ち上げかつ回旋し，骨盤が大腿骨頭上にくるようにする．どちらの場合でも，頭部が持ち上がり，背部が伸びるようにする．

　骨盤の後に体幹のポジショニングを行う．適切な体幹の肢位は機能的活動を行うための自由な上肢の使用を可能にする．主たる治療原理は以下のようである：（1）体幹のアライメントを整える，（2）相反性の体幹筋の活動を刺激する，（3）安定した肢位からすべての方向に体重を移動するようにさせる（前屈する，後屈する，体幹を側屈しながらどちらかの側に手を伸ばす），（4）上部体幹を安定させながら下部体幹を動かす，またはその逆を行うのを援助する．体幹コントロールが改善したら，上肢の治療に進む．

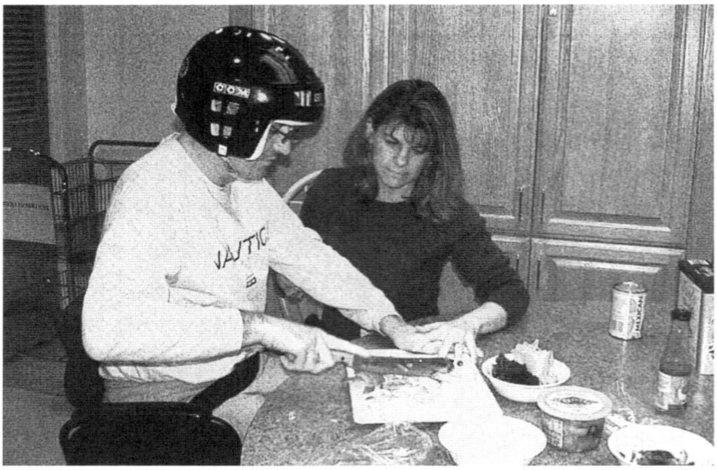

図 34-7　食事準備中に両手を使う

能力のある実践家は，いろいろな方法でリハビリテーション的手技を適用する．特定の筋群に軟部組織の拘縮または痙縮があるクライエントでは，拮抗筋群に対する NDT のモビライゼーションおよび抑制手技が有効だろう．筋緊張が低いまたは筋力が低下（痙縮が見られずに）しているクライエントでは，NDT や PNF，Rood，物理療法の手技が有効だろう．キネシオテープは弱化した筋群の安定性を補助できる．神経筋電気刺激は，上腕三頭筋，回内筋，回外筋，手関節や手指の伸筋を含む上肢の筋群を効果的に刺激でき，筋力を強化し，感覚認識を高め，運動再学習や協調性を補助できる[12]．

回復後期の多くのクライエントはほぼ完全な運動コントロールがあり，自立した歩行や両上肢の使用が可能である．しかし，よく観察すると，運動の協調性や速度に関連したわずかな体幹や四肢の障害が明らかになることがある．体幹コントロールに対する治療は，体幹や四肢分離運動を完全にし，すべての活動での動的立位バランス（高い場所や低い場所に手を伸ばしたり，かがみ込んだりする）を改善し，活動遂行中に一側下肢から他側の下肢に自然に体重を移動する能力に焦点を当てる．治療目標は，良好な協調性を維持し，代償的方法を最小限にしながら運動の速度を改善することである（図 34-7）．

失調症

失調症は小脳もしくは小脳に出入りする神経路の損傷の結果として起こる一般的な運動障害である．失調症は急性回復期の早期に出現し，半恒久的に残存する．失調症は，一般にはリハビリテーション手技が効果的ではない臨床的問題である．作業療法士は，失調症の影響をコントロールするために，クライエントに代償的方法の使用を教えることが多い．たとえば，身体各部に重りをつけたり，抵抗のある活動を行ったりすると活動を行っている時にコントロールを改善できることが多いが，抵抗が取り除かれた時の筋コントロールの効果には一貫性が見られない．重りをつける時は，作業療法士は振戦の起源がどの関節（群）にあるかを確認しなければならない．体幹や肩から振戦が起こっている時は，手関節に重りをつけても効果的ではない．上肢の失調症の影響を軽減する代償的補助具として重たくした食事用具やカップが使われることもある．しかし，これらの補助具の効果は限定的である．

認知

認知技能を強化する治療は，機能的 ADL や IADL の中で実施するよう計画すべきである．一般的な認知障害としては具体的思考がある．この障害のあるクライエントは抽象的観念の理解が困難である．外傷性脳損傷者にとっては，1 つの課題から他の課題へ技能を一般化しなければならない活動は困難なことがある．これらのクライエントに対して最も良いのは，参加する必要がある毎日の生活活動に従事させることである．たとえば，公共交通機関を利用しなければならない地域環境に復帰する予定のクライエントでは，バスの時刻表を解釈することは意味のある適切な活動であり，この中で問題解決や

計画，集中，フラストレーション耐性，序列，金銭管理，分類を含む多くの重要な認知技能に対処する必要がある．上述した認知技能に対処するその他の方法としては，手で持って使えるシャワーヘッドを取りつけるのに必要な物を購入するために，金物店への外出を計画することがある．

高次の認知技能を有している回復後期レベルのクライエントでは，組織化や計画，序列，短期記憶の領域にわずかな障害を呈することが多い．

一般に，神経心理学者や認知療法士は認知リハビリテーションにおいてコンピュータを使用した治療を行う．コンピュータプログラムの使用がIADLの遂行に必要な認知技能を汎化するとの確証はない[53]．クライエントの毎日の生活に意味がある場合，コンピュータを治療に使うことができる．作業療法士は，クライエントのコンピュータのニーズを探索すべきである．たとえば，スクリーン上に現れる単純なツールバーやメニュー，段階的に示されるプログラムによって，作業療法士はクライエントの家のコンピュータを複雑でなく使用できるようにプログラムを組むことができる．機能的活動を再現しないソフトウェアプログラムは避けるべきである．

視覚

外傷性脳損傷者や視覚障害のある人の代替法としては次のようなものがある：矯正レンズ，遮蔽（つまり，一方の目に眼帯をする），プリズムレンズ，視覚訓練，環境調整，矯正手術．視能訓練士または眼科医はクライエントの視覚を評価し，脳損傷に起因する視覚障害に適した眼鏡を処方できる．しかし，クライエントがリハビリテーションの亜急性期を過ぎるまでは眼鏡を処方すべきではない．その理由は，脳損傷の急性期に現れる障害は，回復過程の中で改善することがあるからである．

複視に対処する一般的な方法は眼帯または閉眼である．クライエントは一方の眼に眼帯をして眼に入ってくる像を遮断し，複視が起きないようにする．眼帯は一時的な代償法である．動眼運動神経の損傷によって恒久的に複視が続くようであれば，視能訓練士はプリズムレンズまたは両鼻遮蔽器（binasal occluders）を処方することがある．プリズムは眼球に像を結ぶ助けをする．著しい外斜視（眼球が外方に向く）がある場合，プリズムレンズは有効ではない．両鼻遮蔽器はアライメント不良な眼球が中央に像を結ぶのに役立つ．プリズムレンズや両鼻遮蔽器は視能訓練と組み合わせて用いられる．この治療法の目標は複視を軽減し，最終的にはこれらの補助具の必要性をなくすことである．

視能訓練は次のような一連の活動からなる：(1)残存視力を最大にする，(2)障害された視覚技能を強化する（リハビリテーション的アプローチ），(3)視覚障害についてのクライエントの認識を高める，(4)クライエントが代償法を学習するのを援助する．治療プログラムは単眼視から両眼視へと，また発達の流れ（背臥位から坐位，立位へ）に沿うように進める．訓練は，最初に視覚注視，追視，衝動性眼球運動などの基本的技能から始め，両眼融合や立体視などのより難しい技能へと進める．これらの視能訓練はリハビリテーションモデルに基づいており，障害された視覚技能は訓練によって改善できると考えている．

視覚障害に対する環境調整は代償モデルに基づいている．視覚障害に対する代償法には，読書を容易にするために本のページの一端に色のついた棒を目印として置くことが含まれる．自己摂食を促すために，皿やお盆の一端に色テープをつけておくことも1つの選択肢である．大きな物（太字の文字盤の時計，大きな押しボタンの電話機など）の使用も代償法の1つである．色の対比を強くしたリモコンやつ

作業療法実践ノート

自立して生活するために毎月の予算を立てる，公共料金を支払うために地域の公共交通機関を使う交渉をするなどの活動は，わずかな認知障害に対処するための認知再訓練の背景状況となる．活動は，挑戦しがいがあり，年齢相当で，現実の生活のニーズに関連したものでなければならない．代償的方法には，スケジュール帳やメモリーノート，電動の携帯機器，毎月の予算帳，クライエントの地域を単純化した地図の使用などが含まれる．これらの方法が成功するには，選択する方法がクライエントにとってなじみがあるかを検討し，その方法を使用する動機づけがあるかを考慮しなければならない．たとえば，受傷前に携帯電話で予定を管理しており，受傷後もこの方法を同じように使いたいと考えているかなどである．

まみ（例：蛍光色のインクでテレビやビデオのリモコンボタンを塗っておく）も有効である．視力が低下したクライエントには，環境の明かりを明るくしたり，手がかりとして手触りの違う物（例：階段が終わるということを示すために手すりの端に手触りの違うテープを貼っておくと転倒を防ぐことができる）も使うことがある．後者の代償法は，上下を見ることができない垂直眼球運動麻痺のあるクライエントにも有効である．瞳孔の収縮ができないクライエントは，明るい場所に出る時はサングラスをかけるべきである．

眼科医が行う矯正手術は眼球のアライメントを整え，複視をなくすために処方されるだろう．しかし，自然回復による改善を図るために，少なくとも受傷後1年間は待たなければならない．

知覚

知覚障害の治療にはリハビリテーション的アプローチと代償的アプローチの二者が含まれる．たとえば，図-地知覚の障害がある場合のリハビリテーション的アプローチでは，同じような地に対象物を繰り返し置く練習を通して治療する（例：白いシーツのベッドに置いた白いシャツを見つける，同じようなステンレスの食事用具がある引き出しからスプーンを見つける）．代償的アプローチを使う場合，作業療法士は，見つけやすいよう食事用具を分類し（色などで），区別して台所の引き出しに置いておくようクライエントを援助する．

失語症（知覚-発話障害）もまたリハビリテーション的アプローチと代償的アプローチで治療することができる．リハビリテーション的アプローチを使った表出性失語の治療では，正しくない発語にフィードバックを与え，クライエントが言いたいと思っている言葉を表出させるような繰り返しの話し言葉の練習を行う．リハビリテーション的アプローチで話し言葉に著しい改善が見られない場合，代償的アプローチを使ってクライエントが介護者に自分のニーズを伝えられるよう援助すべきである．たとえば，食事やトイレ，服薬などのクライエントのニーズの理解を助けるために，文字や言葉，クライエントにとって重要事項を絵にした（またはこの3つを組み合わせた）表を使うことができる．このような表はリハビリテーション的アプローチと組み合わせて使われることもある．

失行症は，リハビリテーション的アプローチでは，クライエントが特定の課題（例：髪をとかす）を行うのに手を添える（つまり，髪をとかしている時に，作業療法士の手でクライエントの手を導く）ような形で治療する．リハビリテーション的アプローチでは，手を添えた繰り返しの練習によって，クライエントの脳では特定の運動パターン（髪をとかす時に必要とされるような）を仲介する神経路の修復ができる，または脳の損傷を受けていない部位が特定の運動パターンのための新しい神経路をつくることで神経路を再構成できるという考えに立っている．代償的アプローチを使う場合，クライエントは一連の流れを描いた絵またはリスト（言葉）を視覚的に確認し，それに沿って髪をとかす．

無視症候群（身体図式の障害）にもリハビリテーション的アプローチおよび代償的アプローチを使うことができる．重度の無視症候群は自然回復の経過として軽減する傾向がある．しかし，急性期後のリハビリテーション段階でも何らかの無視症候群が持続することがある．リハビリテーション的アプローチでは，無視した四肢をすべてのADLで使うようにさせる．クライエントの部屋は無視している環境と関わりをもたなければならないように配置し直す（例：クライエントが左側を無視している場合，部屋の左側にテレビや床頭台を置くようにする）．クライエントが身体側や環境の無視に著しい改善を示さない時に代償的モデルを使う．食器はクライエントが最も見えやすい場所に置くようにする．本のページの左側に色のついた線を置き，本を読む時にクライエントが文字をすべて読むための目印とする．

行動管理

行動問題を軽減したり排除したりするために用いる介入方法は，環境的介入法と相互作用的介入法の2つに分類できる．**環境的介入法**では，適切な行動を促し，望ましくない行動を抑制し，各人の安全性を維持するために，物やその他の環境面を変える．興奮しやすいクライエントは，他者のいない静かで孤立した部屋に収容すべきである．すべての外的な刺激（例：テレビやラジオ）は取り除くようにする．また，治療は他者や外的刺激がない静かな部屋

で，個別的に行うようにする．

重度の行動問題を呈する興奮しやすいクライエントは1対1のケアが必要であろう．クライエントの行動をモニターし，制御するために，1日を通して（治療時間も含む）クライエントにリハビリテーション助手を割り当てる．リハビリテーション助手には，クライエントがいるべき場所や建物から出ようとした時に職員に信号を送るブレスレットを装着させる．どこかに行ってしまう可能性があるクライエントではトランシーバーやポケットベルを使う．1つのトランシーバーはナースステーションに置いておく．もう1つのトランシーバーは，その時クライエントを担当している作業療法士または職員が持つ．クライエントが興奮して行動したり，どこかに行ってしまおうとした時に，リハビリテーション助手は職員に援助が必要だと知らせることができる．

相互作用的介入法は職員や介護者がクライエントと対人関係をもつために使うアプローチである．チーム全体が一貫した方法でこれらのアプローチを実行すべきである．一貫した方法には，静かで穏やかに，簡潔な方法で話しかけ，詳細な説明は避けるようにすることがある．詳細な説明はクライエントを混乱させ，フラストレーションを高めるだけである．安全のために，ベッドサイドでクライエントに働きかける時はドアを開けておき，自分とクライエントとの位置関係を認識しておくようにする．

急性期後のリハビリテーション期で，行動問題を呈し続けているクライエントは，行動管理プログラム下に置くべきである．このプログラムで，より適切な反応を強化するようにしながら，不適切な行動の一般的な結果（例：地域でのレクリエーションの機会を失う）をクライエントに経験させるようにする．行動に著しい改善が見られないクライエントやクライエント自身または他者に安全性の問題があるような場合，薬物療法が行われることもある．

嚥下障害および自己摂食

嚥下障害の治療方法は他の神経学的障害に対するものと同じ指針に従う．両側の神経学的障害および認知や行動の問題，重度の神経筋障害があるクライエントでは治療方法はより複雑になる．摂食プログラムはクライエントの静かな部屋などで始めることが多い．食事は病院の食堂で食べるといった，より社会的な状況に向けて段階づける．筋力や協調性，知覚障害などの問題がある場合，一般にロッカーナイフやプレートガード，滑り止めのついたマグカップなどの自助具が使われる．注意障害がある場合，一度に1つずつ自助具を導入する方法が有効である．衝動性が亢進しているクライエントの場合，完全に咀嚼し，嚥下できるよう，一口食べたら次を口に入れる前にフォークを置く方法が有効かもしれない．嚥下障害のレベル（つまり，口腔準備期，口腔期，咽頭期）によっては，クライエントが改善するまでは，とろみをつけた液体やピューレ状の食物が指示される．

機能的移動

移動訓練は床上移動，移乗，車いす操作，ADLの中での機能的歩行，地域内移動に分けることができる．両側肢を使う，均等に体重を負荷する，**筋緊張を正常化する**といったNDTの原理は機能的移動の治療の際に使える．NDTやPNFの原理に基づいたリハビリテーションモデルは，リハビリテーションの急性期および亜急性期の回復中期レベルのクライエントに使用すべきである．機能がないクライエントに代償的方法（例：片手でベッドの手すりを握る，移乗のために一側下肢で寝返ったり，立ったりする）を使用させると，早期に自立できるように思われる．しかし，そのような方法を使用すると，後になって両側性の上肢パターン使う活動を遂行する能力が低下する．活動を一側で行うようにすると，将来的には片麻痺の姿勢や拘縮，異常歩行を起こすことになる．代償的方法は回復の後期にのみ使用すべきであり，また機能的移動の技能に著しい改善が見られず，地域での自立した生活の能力を高めるために代償的方法を学習しなければならない時にのみ使用すべきである．

床上移動

外傷性脳損傷の回復中期レベルのクライエントは床上技能の訓練が必要だろう．それには次のようなものが含まれる：(1) ベッドの上で上下に移動すること，(2) 寝返り，(3) ブリッジ，(4) 背臥位から坐位，立位になること，またはその逆．

車いす操作

車いす操作には次のようなものが含まれる：車いすの各部の操作（例：フットレストを取り外す，ブレーキをかける），室内や室外のさまざまな路面（例：毛足の短いカーペット，歩道，斜路）で車いすをこぐこと．クライエントに合わせた車いすの発注は，リハビリテーションの急性期後のクライエントで，長距離の移動には車いすを使わなければならない神経筋の障害を呈し続けている場合に行う．このような車いすはシーティングとポジショニングがなされたものでなければならない．それには次のような内容が含まれる：快適さと皮膚の保護のためにクライエントの身体に合った型取りがなされている，**骨盤**と体幹の**アライメント**を適切にするための補助的な支持がある，クライエントが環境を操作しやすいような坐位のポジショニングになっている．手動車いすをこげなかったり，操作できないクライエントでは，家や地域での移動が自立するために電動車いすが必要かもしれない．

機能的歩行

機能的歩行とは機能的活動を行っている時に歩行する能力である．理学療法士は歩行技能を訓練するが，作業療法士は歩行技能のADLへの応用を促す．ADL遂行中の歩行では，物を持ったり操作したりする（例：机に皿を運ぶ，バッグや財布を持つ，ほうきで掃く，掃除機をかける，子どもを運ぶ）ために，上肢および下肢の使用を統合する必要があることが多い．また，機能的歩行ではADLを遂行しながら片手または両手で歩行補助具（例：T字杖，4点杖，歩行器）を使いこなす能力も必要である．これは，目－手の協調性や全身的な運動の統合を必要とする高度な活動である．ADLを行っている時に歩行補助具を使いこなすための補助として，歩行器のバッグやかご，車輪つきのワゴン（皿などを机に運ぶ時に載せ，かつバランスを保つ），リーチャーを組み込んだ杖，ポーチつきベルト（鍵や札入れ，メモ帳を入れておくため），食事準備用のエプロンなどがある（第10章も参照のこと）．

地域内移動

自宅または地域の生活支援施設に退院するクライエントでは，その環境内でうまく移動する能力を考慮する必要がある．平坦でない歩道や縁石の切り込みをうまく移動すること，交通信号や向かってくる自動車の方向や速度を正しく認識することなどは，安全で自立した地域内移動を行うために重要な技能である．地域内での機能的歩行のためには，素早く反応し，動きを開始することが必要である（例：信号が青になった後，赤になる前に道路を渡り終える）．クライエントは奥行きと空間関係（向かってきたり，方向を変えた自動車との距離や速度を正しく判断するため）を知覚でき，転落の原因となる危険な状況（例：歩道の窪みや割れ目）を見つけ，避けることができなければならない．地域内で長距離を移動しなければならないが，自立した歩行をするにはとても疲れやすかったり，歩行できないクライエントでは，電動スクーターや電動車いすが勧められる．これらを使用するには坐位バランスが良好であり，環境の変化に応じて素早く操作できる上肢機能や認知的な判断が行える能力が必要である．車いすの評価中に，クライエントが地域内でこれらの電動機器を安全に操作できるかを決定することは重要である．

移乗

外傷性脳損傷者は記憶障害があり，情報が保持されないことがあるので，移乗訓練はクライエントの訓練に関わるすべてのスタッフが一貫した方法や手順で行うようにすべきである．回復中期および回復後期レベルのクライエントの移乗訓練は，左右両方向に行うようにした方がよい．この練習をしなければ，クライエントは病院の中で健側方向への移乗方法に熟達することが多く，家のトイレや公衆トイレに入り，逆方向への移乗が必要なことを知って愕然としてしまう．さらに，両方向への移乗を教えることで両下肢に体重を負荷し，両側の体幹筋を使い，両側に感覚を入力できる．

家族や介護者は適切な移乗技能（適切なボディメカニクスを含む）の訓練を受けるべきであるし，1人で移乗を行う前に作業療法士による確認を受けるべきである．介護者教育をいつ始めるかの決定は，クライエントの機能レベルや協力する能力，退院日，介護者の身体的・認知的能力によって決まる．

家庭管理

　身の回り動作や更衣，自己摂食，機能的移動の技能や自立度が高まるにつれて，地域に復帰する準備として家庭管理の技能にまで治療を広げる．家庭管理の技能には，食事の準備や洗濯，掃除，金銭管理（例：家計簿をつける，支払いをする，予算を立てる），家屋の修理（例：水漏れする水栓のワッシャーを交換する），買い物（これには，買い物のリストを作り，店の中に置いてある場所を見つけ，お金を正しく支払うことを含む）がある．高度な活動の例としては，月単位で予算を立てたり，書類棚を整理したり，カタログやインターネットで注文する，所得税の書類を綴じ込むことなどがある．これらは大人が地域で自立して生活するために必要な技能であり，ほとんどの外傷性脳損傷者に関連がある．

　どの程度の家庭管理活動に参加するかはクライエントによって異なる．たとえば，電子レンジを使う簡単な食事だけでよいかもしれない．地域で自立した生活を営むために食事の準備をしなければならないが，調理に興味のない人にとっては，家で簡単な温かいまたは冷たい食事を安全かつ自立して準備できることが目標になる．自分のベッドメーキングと洗濯以外の家事活動をしないクライエントもいる．最初に行う治療活動はクライエントが受傷前に行っていたものにするというのが一般的常識であろう．

　他の領域の治療と同じように，家庭管理技能はクライエントの機能レベルに合うように段階づける．食事準備の最初の課題には，冷たいサンドイッチの準備などが含まれる．同様に，金銭管理の最初の課題には基本的な現金のやりとりがある．クライエントの家庭管理技能が改善するにつれて，コンロやオーブン，電子レンジを使って2種の温かい食事を準備するよう段階づける．金銭管理は，小切手に署名したり，小切手帳を精算するように勧める．クライエントが技能を獲得し続けている間は，クライエントが望んだ目標に達するまで，より高いレベルを要求するような活動を行う．

　必要がある時は，子どもの世話も治療分野として見過ごしてはならない．配偶者や親として，父親または母親の役割に有効に復帰するには，家族の参加が重要である．一般に家族が報告するのは，外傷性脳損傷の親が感覚的過負荷を感じ，結果として興奮状態になるということである．作業療法において，子どもの世話をする親としての役割は徐々に導入すべきである．退院準備のために週末に家族がクライエントと一緒にADLや対人技能を実践できる家族用の部屋がある病院もある．これによって，家族は愛する人の障害や援助の必要性を深く認識できる．また，クライエント，家族ともに病院から自宅への移行がストレスなくできる．

　作業療法士はまた，外傷性脳損傷の親が簡単に扱える乳母車や小児用ベッド，子どもの世話のための機器についての援助もできる．安全に子どもを入浴させたり運ぶこと，子どもの世話をしながら同時に食事の準備をすること，片手でのおむつの当て方や服の着せ方などが，作業療法サービスで取り組むことのできる活動の例である．

地域社会への再統合

　亜急性期のリハビリテーション病院から自宅へ，または急性期後の生活支援施設に退院するクライエントは，病院から地域への移行を促進するための訓練を受けるべきである．リハビリテーション病院という保護的で構造化された環境で最大限の自立に至ったクライエントでも，地域への再統合は大きな問題であるとわかるだろう．毎日の生活技能を再建する機会を与えるために，地域への外出—回復後期レベルの外傷性脳損傷者が作業療法士と（おそらく家族とも）一緒に自然な環境の中でIADLを試みるため—を行うべきである．銀行またはATMでの預金や引き出し，公共交通機関の利用，買い物リストの計画，食料品店や電気用品店での買い物などは，地域に復帰する導入部分として使える活動である．また，地域の中でクライエントにADLを行わせることでも，作業療法士はクライエントがうまく他者と交流をしたり，環境に対応する能力を観察できる．クライエントには，地域内での自分の行動について他者からの価値あるフィードバックを受ける機会を与えるべきである．

　亜急性期リハビリテーションセンターから生活移行施設に移行するクライエントもいる．生活移行施設は，職員の24時間の監督および支援のもと，クライエントに地域のグループ場面で一時的に生活する機会を与えることによって毎日の生活技能を開発するよう計画されている．生活移行施設の目標は，

監督下の生活から地域内の自立した生活への移行を促すことである．一般に，クライエントは生活移行施設から近親者の家またはいろいろな生活環境を提供する生活支援施設（例：地域のアパートやグループホームなど）に移行する．保険会社にとっては外傷性脳損傷者の長期的生活支援施設は経費がかかりすぎるので，ほとんどは自宅に帰り，そこで外来リハビリテーションを継続するか，デイケアプログラムで地域や仕事，学校に復帰する訓練を受ける．

心理社会的技能

受傷後1年ないしそれ以上経って，外傷性脳損傷者は意義のある生活様式を再構築するうえで心理社会的障害が妨げになったと報告してくるのが一般的である．役割の喪失—恋人または配偶者，労働者または学生，自立した家庭の維持者，友人，地域社会の成員などの—は，自己の同一性を失ったという感情をもたらすことが多い．作業療法士，特に急性期後の外傷性脳損傷センター（例：デイケアプログラム，外来リハビリテーション，生活移行施設，地域の生活支援施設）に勤務する作業療法士の目標は，クライエントが希望する作業役割や社会的役割の再建を援助することである．これには3段階のプロセスが含まれる：(1) 外傷性脳損傷によって失った希望する役割を確認する；(2) 希望する役割に必要な活動を確認する；(3) 外傷性脳損傷の結果として失ってしまった，または見すごすことのできない通過儀礼を確認する．通過儀礼とは，1つの生活段階（ライフステージ）から次の段階に移行する時の社会的に認められた出来事である．アメリカ合衆国西部の一般的な通過儀礼には次のようなものがある：運転免許証を取得すること，中等学校を卒業または高等教育の学位を取得すること，常勤の仕事に就くこと，地域の中で自活すること，デートや結婚，子どもをつくること．

クライエントが希望する作業役割や社会的役割，活動，通過儀礼を確認したら，作業療法士は適応的方法や代償法，新規学習の統合を使ってクライエントを援助する．また，クライエントが対人関係技能や自己表出，社会的適切さ，時間管理，自己コントロールを強化もしくは再獲得するよう援助する．このような心理社会的技能は，クライエントが近隣住民と生活する，仕事をもつ，地域でボランティアの仕事をする，他の成人メンバーと一緒に余暇活動を行うことを希望すると思われるといったような地域社会に戻る時に特に重要である．

グループ治療は，クライエントが同じような人生経験をした人と会う機会がもてる（つまりは，孤立感を軽減できる）ので有効である．グループの成員は仲間としての反応をする．これは，クライエントが社会的に不適切な行動を示す時に特に有効である．グループでは，同じまたは同様の問題にうまく対処した経験を他者に話す機会を提供できるので，問題解決を促すこともできる．グループに長く参加している人は，仲間として新しい成員の良き相談役になれる．他者を援助する機会—脳損傷を負った経験を，その知識から益を受ける他者と分かち合うことで—をもつことは，各人の生活上の満足や有能感，有益感を高めることがわかっている．多くの州では脳損傷者のために州の組織が運営する外傷性脳損傷を負った人のための支援グループをもっている．

薬物の使用

クライエントの受傷前の経歴に薬物使用があれば，外傷性脳損傷者向けに特別に計画された薬物のリハビリテーションサービスを受けるべきである．薬物使用の経歴のあるクライエントでも，亜急性期リハビリテーション施設のような構造化された保護的環境では，再び薬物を使用したいという徴候を示さないだろう．薬物使用は，クライエントが長時間1人になり，監督者がいない家庭や地域の生活施設，何らかの居住施設にクライエントが戻った時にのみ問題となるだろう．脳損傷後に再び薬物を使用することと外傷性脳損傷の再発には密接な関係があるとされているので，薬物乱用歴のあるクライエントにとっては薬物のリハビリテーションサービスは重要である．

終了計画

作業療法サービスの終了計画は初回評価の日から始まり，治療の最後日まで続く．終了計画には，家庭での安全性の評価（クライエントが自宅に退院するとすれば），機器の評価と発注，家族や介護者の教育，運転訓練プログラム（適応がある場合），学業または職業再訓練に問題なく復帰するための提言

や職業技能に対する提言が含まれる．

家庭での安全性

　クライエントが自宅に退院する場合，安全性を高めるための改修を提言するために，作業療法士はクライエントの自宅（または生活移行施設）の訪問を行わなければならない．たとえば，バランスの問題があるクライエントではシャワーチェアに手すりがなければならない．視覚障害がある場合，明かりが暗いと転倒しやすくなるので，適切な明るさになるようにすべきである．鋭い物（例：ナイフや壊れやすいガラス食器など）やコンロを使う能力，水道などの他の器具の栓を閉めたかを覚えておく能力についても提言すべきである．給湯システムの温度設定は熱傷を避けるために48℃かそれ以下に設定すべきである．つまずく可能性のある物（例：小さい敷物，電気コード，家具の脚，階段に置いてある物）はすべて取り除く．可能ならば，滑りやすい所（例：浴室や台所のタイル）には滑り止めの床材を追加すべきである．車いすを使用する場合，ドア幅や浴室の広さについて，また車いすをこぎやすくするために毛足の長いカーペットをタイルや木材などに変えるよう提言しなければならない．さらに，家族や介護者はてんかん発作の時に適切な手順がとれること，緊急事態でのクライエントの対処法を理解できること，クライエントの安全な移乗方法を練習する必要がある．可能ならば，介護者は愛する人が行うべきではない危険な活動を認識できる必要があるし，どのくらいの時間 1 人にしておいてもよいかを知っておく必要がある．

機器の評価と発注

　亜急性期のリハビリテーション施設から退院する見通しがあるクライエントでは，次の場所における機器のニーズを評価する必要がある．クライエントが改善するにつれて，リハビリテーション開始直後には有効であった多くの支援機器が必要なくなるので，クライエントの機器のニーズを再評価する必要がある．たとえば，初期の頃に動的バランスが障害されていれば，浴槽いすまたはシャワーチェアが必要だっただろう．リハビリテーションが進むにつれて，クライエントは片手のみで手すりを握りながら，立ってシャワーを浴びることができるまでに十分回復するだろう．

家族や介護者の教育

　家族や介護者は治療の開始時からリハビリテーションに参加すべきであるし，家族や介護者は治療チームの一員であると考えるべきである．家族や介護者の教育はリハビリテーション病院で学んだ技能の継続を促すことになる．その教育内容には次のような活動が含まれる：移乗，車いす操作，ADL，ベッドでの良肢位，スプリント装着スケジュール，機器の使用，ROM 訓練，自己摂食の技能．クライエントの安全性は介護者教育の中でも特に重要である．介護者はホームプログラムの実施について教育を受けるべきである（書面やビデオテープによる）．ホームプログラムには上述した内容に加え，認知や視覚，知覚，運動コントロールを改善するための活動を含めるべきである．

運転訓練プログラムへの提言

　クライエントが臨床的な運転能力評価に合格したら，作業療法士は運転訓練に必要な時間数について提言する．外傷性脳損傷者の訓練経験がある作業療法士または運転指導者が運転訓練プログラムに参加すべきである（第 14 章参照）．

職業訓練および職業技能への提言

　クライエントがデイケアプログラムや外来リハビリテーションセンター，生活移行施設に退院する場合，作業療法士は適応があれば職業訓練への提言を行う．職業訓練は作業療法士そして可能ならば職業カウンセラーの参加を必要とする長期的な過程である．クライエントが最終的に仕事に戻るにはジョブコーチの援助が必要だろう．クライエントが仕事に戻れるかどうかは，復帰先の環境や周囲の支援が大きく影響する．クライエントの可能性を評価する時は，これらすべての側面を考慮しなければならない．

[要約]

　成人の外傷性脳損傷者の治療は困難で，柔軟性や根気，創造性を必要とする．行動障害および心理社会的障害は回復に大きな影響を及ぼす．薬物乱用や影響を及ぼす可能性のある要因を評価し，対応しな

ければならない．ほとんどのクライエントは介入を必要とする多くの問題を抱えている．多職種のチーム（クライエントや家族を含む）による共同的な評価および目標設定が必要である．治療は各クライエントに合わせて個別化し，クライエントにとって意味のある機能的結果を目指すようにしなければならない．急性期治療施設から中間治療施設へ，そして地域への移行を効果的に行うには，作業療法士はよく考慮して計画を立案し，明確に伝えるようにしなければならない．外傷性脳損傷者にとって，回復と適応は生涯を通して続く課題である．

[復習のための質問]

1. 外傷性脳損傷からの回復を測定する2つの重要な指標とは何か？
2. 外傷性脳損傷者に見られる4つの神経筋障害をあげよ．
3. 外傷性脳損傷者の急性期，亜急性期，急性期後のリハビリテーションで利用できるケアの状況を説明せよ．
4. 外傷性脳損傷者に見られる心理社会的障害を説明せよ．
5. 行動管理プログラムの2つの要素を挙げよ．
6. 外傷性脳損傷者に対する標準的な評価を3つ挙げ，どの遂行構成要素または遂行領域を評価するかを説明せよ．
7. 視覚スクリーニングで評価する視覚技能を4つ挙げよ．
8. 外傷性脳損傷者に対して路上運転評価を実施するのが重要であるのはなぜか？
9. 車いすポジショニングプログラムの目標とは何か？
10. スプリントやキャストの適応基準は何か？
11. 終了計画に含むべき3つの領域を説明せよ．
12. 外傷性脳損傷者の薬物使用に対処することが重要なのはなぜか？

引用文献

1. Allen CK: Occupational therapy for psychiatric diseases: measurement and management of cognition disabilities, Boston, 1985, Little, Brown.
2. American Psychiatric Association: *Diagnostic and statistical manual of mental disorders*, ed 4, Washington, DC, 1994, The Association.
3. Arnadottir G: *The brain and behavior*, Philadelphia, 1990, Mosby.
4. Avery-Smith W, Dellarosa DM: Approaches to treating dysphagia in individuals with brain injury, *Am J Occup Ther* 48(3):235, 1994.
5. Avery-Smith W, Dellarosa DM, Brod Rosen A: *Dysphagia evaluation protocol*, San Antonio, 1996, Therapy Skill Builders.
6. Bennett SE, Karnes JL: *Neurological disabilities*, Philadelphia, 1998, JB Lippincott.
7. Bombardier CH et al: The natural history of drinking and alcohol-related problems after traumatic brain injury, *Arch Phys Med Rehabil* 84(2):185, 2003.
8. Brain Injury Association: *Fact sheets*, Washington, DC, 1997, The Association.
9. Brain Injury Special Interest Group of the American Academy of Physical Medicine and Rehabilitation: Practice parameter: antiepileptic drug treatment of posttraumatic seizures, *Arch Phys Med Rehabil* 79(5):594, 1998.
10. Brain Trauma Foundation and American Association of Neurological Surgeons: *Management and prognosis of severe traumatic brain injury*, 2000, Brain Trauma Foundation, Inc.
11. Brain Trauma Foundation and American Association of Neurological Surgeons: *Management and prognosis of severe traumatic brain injury. Part II: Early indicators of prognosis in severe brain injury*, 2000, Brain Trauma Foundation, Inc.
12. Carmick J: Clinical use of neuromuscular electric stimulation for children with cerebral palsy. Part 2: Upper extremity, *Phys Ther* 73(8):514, 1993.
13. Center for Outcome Measures in Brain Injury, Santa Clara Valley Medical Center. www.tbi-sci.org.
14. Chestnut RM: The management of severe traumatic brain injury, *Emerg Med Clin North Am* 15(3):581, 1997.
15. Colarusso RP, Hammill DD, Mercier L: *Motor-Free Visual Perception Test—Revised*, Novato, CA, 1995, Academic Therapy Publications.
16. Corrigan JD et al: Systemic bias in outcome studies of persons with traumatic brain injury, *Arch Phys Med Rehabil* 78(2):132, 1997.
17. Cummings JL, Mega MS: *Neuropsychiatry and behavioral neuroscience*, 2003, Oxford University Press, Oxford, England.
18. Damasio AR: Aphasia, *N Engl J Med* 326(8):531, 1992.
19. Englander J et al: Analyzing risk factors for late posttraumatic seizures: a prospective, multicenter investigation, *Arch Phys Rehabil* 84(3):365, 2003.
20. Englander J, Cifu DX: The older adult with traumatic brain injury. In Rosenthal M et al: *Rehabilitation of the adult and child with traumatic brain injury*, ed 3, Philadelphia, 1999, FA Davis.
21. Englander J et al: The association of early computed tomography scan findings and ambulation, self-care and supervision needs at rehabilitation discharge and at 1 year after traumatic brain injury, *Arch Phys Med Rehabil* 84(2):214, 2003.
22. Fisher AG: *Assessment of motor and process skills*, Fort Collins, CO, 1994, Colorado State University.
23. Florey LL, Michelman SM: Occupational role history: a screening tool for psychiatric occupational therapy, *Am J Occup Ther* 36(5):301, 1982.
24. Ghajar J: Traumatic brain injury, *Lancet* 356:923, 2000.
25. Giacino JT et al: The minimally conscious state: definition and diagnostic criteria, *Neurology* 58(3):349, 2002.
26. Giatnutsos R: *Elemental driving simulator and driving assessment system*, Bayport, NY, 1994, Life Sciences Associates.
27. Goga-Eppenstein P et al: *Casting protocols for the upper and lower extremities*, Gaithersburg, MD, 1999, Aspen.
28. Graham DI et al: The nature, distribution and causes of traumatic brain injury, *Brain Pathol* 5(4):397, 1995.
29. Graham DI: Pathophysiological aspects of injury and mechanisms of recovery. In Rosenthal M et al: *Rehabilitation of the adult and child with traumatic brain injury*, ed 3, Philadelphia, 1999, FA Davis.
30. Granger CV et al: Functional assessment scales, *Arch Phys Med Rehabil* 74(2):133, 1993.
31. Hammond FM, McDeavitt JT: Medical and orthopedic complications. In Rosenthal M et al: *Rehabilitation of the adult and child with traumatic brain injury*, ed 3, Philadelphia, 1999, FA Davis.
32. Haltiner AM, Temkin NR, Dikmen SS: Risk of seizure recurrence after the first late posttraumatic seizure, *Arch Phys Med Rehabil* 78(8): 835, 1997.
33. Hart T et al: The relationship between neuropsychological function and level of caregiver supervision at 1 year after traumatic brain injury, *Arch Phys Med Rehabil* 84(2):221, 2003.
34. Haselberger K, Pucher R, Auer LM: Prognosis after acute subdural or epidural hemorrhage, *Acta Neurochir* 90(3-4):111, 1988.
35. Heilman KM, Gonzales Rothi LJ: Apraxia. In Heilman KM, Valenstein E: *Clinical neuropsychology*, ed 4, New York, 2003, Oxford University Press.
36. Hooper HE: *Hooper Visual Organization Test*, Los Angeles, 1983, Western Psychological Services.
37. Jackson WT, Novack TA, Dowler RN: Effective serial management of cognitive orientation in rehabilitation: The Orientation Log, *Arch Phys Med Rehabil* 79(6):718, 1998.
38. Jebsen RH et al: An objective and standardized test of hand function, *Arch Phys Med Rehabil* 50(6):311, 1969.
39. Kraus JF et al: Blood alcohol tests, prevalence of involvement, and outcomes following brain injury, *J Public Health*, 79(3):294, 1989.
40. Klein RM, Bell BJ: *Klein-Bell Activities of Daily Living Scale*, Seattle, 1982, Health Science Center for Educational Resources.
41. Kohlman Thomson L: *The Kohlman Evaluation of Living Skills*, ed 3, Bethesda, MD, 1992, AOTA.
42. Kreuter M et al: Partner relationships, functioning, mood and global quality of life in persons with spinal cord injury and traumatic brain injury, *Spinal Cord* 36(4):252, 1998.
43. Kubler-Ross E: *On death and dying*, New York, 1969, Macmillan.
44. Langlois JA et al: Traumatic brain injury–related hospital discharges: results from a 14-state surveillance system, 1997, *MMWR Surveill Summ* 52(4):1, 2003.
45. Levi L et al: Diffuse axonal injury: analysis of 100 individuals with radiological signs, *Neurosurgery* 27(3):429, 1990.
46. Levin HS, O'Donnell VM, Grossman RG: The Galveston Orientation and Amnesia Test: a practical scale to assess cognition after head injury, *J Nerv Ment Dis* 167(11):675, 1979.
47. Levy DE et al: Prognosis in nontraumatic coma, *Ann Intern Med* 94(3):293, 1981.
48. Loewenstein Rehabilitation Hospital, Israel: *Loewenstein Occupational Therapy Cognitive Assessment*, Pequannock, NJ, 1990, Maddak.
49. Mayer NH, Keenan ME, Esquenazi A: Limbs with restricted or excessive motion after traumatic brain injury. In Rosenthal M et al: *Rehabilitation of the adult and child with traumatic brain injury*, ed 3, Philadelphia, 1999, FA Davis.

50. Mazaux JM et al: Long-term neuropsychological outcome and loss of social autonomy after traumatic brain injury, *Arch Phys Med Rehabil* 78(12):1316, 1997.
51. McKinlay WM, Watkiss AJ: Cognitive and behavioral effects of brain injury. In Rosenthal M et al: *Rehabilitation of the adult and child with traumatic brain injury*, ed 3, Philadelphia, 1999, FA Davis.
52. *Minnesota rate of manipulation tests*, Circle Pines, MN, 1969, American Guidance Service.
53. Novak TA et al: Focused versus unstructured intervention for attentional deficits after traumatic brain injury, *J Head Trauma Rehabil* 11(3):52, 1996.
54. Oakley FM: The role checklist, *Occup Ther J Res* 6(3):157, 1986.
55. O'Dell MW et al: Standardized assessment instruments for minimally-responsive, brain-injured patients, *Neuro Rehab* 6(1):45, 1996.
56. Ownsworth TL, Oei TP: Depression after traumatic brain injury: conceptualization and treatment considerations, *Brain Inj* 12(9):735, 1998.
57. Palmer S et al: The impact on outcomes in a community hospital setting of using the AANS traumatic brain injury guidelines, *J Trauma* 50(4):657, 2001.
58. Plum F, Posner JB: *The diagnosis of stupor and coma*, ed 3, Philadelphia, 1980, FA Davis.
59. Prigitano GP, Schacter DL: *Awareness of deficit after brain injury: clinical and theoretical issues*, New York, 1991, Oxford University Press.
60. Quality Standards Subcommittee of the American Academy of Neurology: Practice parameters: Assessment and management of patients in the persistent vegetative state (Summary statement), *Neurology* 45:1015-1018, 1995.
61. Ranchos Los Amigos Medical Center: *Levels of cognitive functioning*, Downey, CA, 1980, The Center.
62. Rustad RA et al: *Cognitive assessment of Minnesota*, San Antonio, 1999, Therapy Skill Builders.
63. Salamy M et al: *Assessment of communication and interaction skills*, Chicago, 1993, Department of Occupational Therapy, University of Illinois at Chicago.
64. Santa Clara Valley Medical Center: *Behavior Management Program Policy and Procedure Manual*, San Jose, CA, 2003, Santa Clara Valley Medical Center.
65. Seelig JM, Becker DP, Miller JD et al: Traumatic acute subdural hematoma: Major mortality reduction in comatose patients treated within four hours, *N Engl J Med* 304(25):1511, 1981.
66. Sosin DM, Sniezek JE, Thurman DJ: Incidence of mild and moderate brain injury in the United States, 1991, *Brain Inj* 10(1):47, 1996.
67. Stratton M: Behavioral assessment scale of oral functions in feeding, *Am J Occup Ther* 35(11):719, 1981.
68. Tiffan J: *Purdue pegboard*, Lafayette, IN, 1960, Lafayette Instruments.
69. The Multi-Society Task Force Report on PVS: Medical aspects of the persistent vegetative state (first of two parts), *N Engl J Med* 330(21):1499, 1994.
70. The Multi-Society Task Force Report on PVS: Medical aspects of the persistent vegetative state (second of two parts), *N Engl J Med* 330(22):1572, 1994.
71. Thurman DJ, Jeppson L, Burnett CL, et al: *Guidelines for surveillance of central nervous system injury*, Atlanta, 1995, U.S. Department of Health and Human Services, Public Health Service, CDC, National Center for Injury Prevention and Control.
72. Traumatic Brain Injury Model Systems National Data Base Syllabus, 2003.
73. Tucker FM, Hanlon RE: Effects of mild traumatic brain injury on narrative discourse production, *Brain Inj* 12(9):783, 1998.
74. Whiting S et al: *Rivermead Perceptual Assessment Battery*, Los Angeles, 1985, NFER-Nelson.
75. Wilson B, Cockburn J, Baddeley A: *The Rivermead Behavioural Memory Test*, Gaylord, MI, 1991, National Rehabilitation Services.
76. Zasler ND: Prognostic indicators in medical rehabilitation of traumatic brain injury: a commentary and review, *Arch Phys Med Rehabil* 78(8 Suppl 4):12, 1997.

第35章
中枢神経系の変性疾患
Degenerative Diseases of the Central Nervous System

第1節：筋萎縮性側索硬化症
Diane Foti

第2節：アルツハイマー病
Carolyn Glogoski

第3節：ハンチントン病
Winifred Schultz-Krohn

第4節：多発性硬化症
Diane Foti

第5節：パーキンソン病
Winifred Schultz-Krohn

（李　範爽　訳）

キーワード

- 筋萎縮性側索硬化症
- 筋線維束収縮
- アルツハイマー病
- ハンチントン病
- 舞踏病
- 多発性硬化症
- 再発
- 寛解
- パーキンソン病
- 固縮
- 定位脳手術

学習目標

本章を学習することで，学生および臨床家は以下のことが可能になるだろう．

1. 筋萎縮性側索硬化症（ALS）の経過について説明できる．
2. 家族性ALS（FALS）と孤発性ALS（SALS）の違いについて説明できる．
3. ALSのクライエントに対する作業療法士の役割について説明できる．
4. ALSの3つの病型について説明できる．
5. アルツハイマー病（AD）の症状と有病率を確認できる．
6. ADの病態生理について説明できる．
7. ADに対して一次医療施設の職員や保健医療専門職が用いる医学的管理の全般的モデルについて説明できる．
8. ADのクライエントに対する作業療法士の評価アプローチを説明できる．
9. ADの進行段階および認知症の段階に合わせた治療の一般的な方法を確認できる．
10. ハンチントン病（HD）の経過と段階について説明できる．
11. HD病因に関する最近の研究が確認できる．
12. HDの医学的管理について説明できる．
13. HDのクライエントに対する作業療法の目的について説明できる．
14. 多発性硬化症（MS）の3つの典型的な分類について説明できる．
15. MSの病因に関する最近の研究が確認できる．
16. MSの症状について説明できる．
17. MSの結果として起こる合併症について説明できる．
18. MSのクライエントに対する作業療法士の役割について説明できる．
19. パーキンソン病（PD）の経過と段階について説明できる．
20. PDの病因に関する最近の研究が確認できる．
21. PDの医学的管理について説明できる．
22. PDのクライエントに対する作業療法の目的について説明できる．

1036　第6部　障害別治療への応用

この章の概要

【第1節：筋萎縮性側索硬化症】
病態生理
臨床像
医学的管理
作業療法士の役割
要約
【第2節：アルツハイマー病】
有病率
病態生理
臨床像
医学的管理
作業療法士の役割
評価

治療方法
要約
【第3節：ハンチントン病】
有病率
病態生理
臨床像
医学的管理
作業療法士の役割
要約
【第4節：多発性硬化症】
有病率
病因
臨床像

医学的管理
作業療法士の役割
目標設定
要約
【第5節：パーキンソン病】
有病率
病態生理
臨床像
医学的管理
作業療法士の役割
要約

ケーススタディ：マーガレット

マーガレットは35歳の女性で，26歳の時に多発性硬化症（MS）と診断された．発病当時は再発・寛解型MSとされたが，主治医は最近，二次進行型MSと診断し，作業療法に依頼した．現在，右下肢に短下肢装具を使用し，非利き手である左手に感覚鈍麻と巧緻性低下が残存している．

作業プロファイルを通して，彼女の背景状況がわかった．結婚し，8歳と6歳の子どもがいる．子どもたちはそれぞれ週1回サッカーと水泳に通う．保険会社の販売部長をしている夫は毎月出張に出かける．彼女は普段，小学校の特殊教育の教師として働いているが，再発期には休んでいる．69歳になる母親はアルツハイマー病と診断され，彼女が世話をしている．彼女の母親は，今は同じ市内で1人暮らしをしている．マーガレットには2人の姉妹がいるが，どちらも運転して来られる距離には住んでいない．母親と子ども2人の世話は彼女の役割だった．

困難を感じる作業遂行領域について尋ねられると「子どもの送り迎え，母親の世話，家事」とすぐ答えた．最近，子どもの水泳教室の日が変わり，日課に大きな変化があった．スケジュールが絶えず変わっているように感じるという．子どもにはクラブ活動を続けて欲しいと思っているが，子どもたち皆のおやつを準備する当番が毎月あり，負担を感じている．夫はよく家事を手伝ってくれるが，買い物に行くほどの時間はない．母親の受診予約をしたり，代わりに買い物に行ったり，毎日様子を見に行くのも彼女の仕事だった．1日の仕事と用事を済ませて家に帰ると，夕飯が作れないほど疲れる時があるという．

職場が最も心地よく，同僚が雑用や昼休み中の仕事を手伝ってくれるので，ちょっとした休憩がとれている．

理解を深めるための質問

1. 治療計画を作成するために，どのような評価を実施し追加データを収集するか？
2. 彼女の作業プロファイルを考えた場合，どの領域から作業療法を実施していくか？
3. 診断が再発・寛解型から二次進行型に変わることで，彼女の現在の作業役割にどのような影響があるか？
4. マーガレットのために選択した方法は，他の神経変性疾患のクライエントにどのように適用できるか？

本章は，神経変性疾患が作業遂行に及ぼす影響とこれらの疾患のクライエントに対する作業療法の役割について概説する．筋萎縮性側索硬化症（amyotrophic lateral sclerosis；ALS），アルツハイマー病（Alzheimer's disease；AD），ハンチントン病（Huntington's disease；HD），多発性硬化症（multiple sclerosis；MS），パーキンソン病（Parkinson's disease；PD）について論じる．

神経変性疾患では，疾患が進むとともに作業遂行能力も徐々に低下する．作業療法の目的は，疾患の進行に伴う二次的機能低下にクライエントが適応し，代償できるよう援助することである．環境調整

第35章　中枢神経系の変性疾患

は長期間の機能維持に必要である．

　神経変性疾患は中枢神経系（CNS）の構造的変化，または神経化学的変化で起こる[55]．本章で論ずる疾患におけるCNSは幼年期および青年期には正常に機能するが，これらの時期を過ぎてからクライエントはCNS機能悪化の徴候と症状を経験する．進行の状態はさまざまである．急速な機能低下を示すクライエントもいれば，何年間も機能的技能を維持できるクライエントもいる．

　機能低下はさまざまな活動を実行する際の自己効力感を損なう[143]．もはや以前と同じ自立度では日常生活活動（ADL）や生活関連活動（IADL）を行えなくなる．他者への依存はクライエントの自己価値や自己管理の概念を変えてしまう．作業療法士は，機能的自立が低下してもクライエントの自己感覚を維持していくのに重要な役割を担う．1人で服を着ることができないPDの男性は，これらを個人的介護者か在宅介護士に指示できる．家計管理を行っていたMSの女性は，これらを家族に指示する必要があるかもしれない．

　本章で論ずる障害は，習慣や自立行動のパターンが確立した後の成人期やそれ以降に診断されることが多い．クライエントは機能低下がもたらす社会的関係や対人関係における著しい変化に遭遇する．作業療法士は進行性の機能低下が夫や妻，親，青年，労働者，きょうだい，友達としての社会的，職業的役割に及ぼす影響を十分考慮しなければならない．また，クライエントのニーズをその社会的，身体的，文化的背景の中で位置づけなければならない．

　作業療法の目的は環境の中で機能できる能力を支援することである．症状の進行度合いは治療計画に影響を及ぼす．20年以上かけて徐々に巧緻機能が低下したクライエントは，2年以内にすべての上肢機能を失ったクライエントとは異なるプロフィールをもっている．補助機器の使用は機能低下に合わせて慎重に考慮すべきである．

　作業療法士は神経変性疾患のクライエントが利用できる支援サービスや一時入所施設に関する知識をもたなければならない．PDの支援団体はクライエントと家族に必要な社会的支援を提供できる．MSの支援団体は新しい治療方法の情報を提供し，互いの経験を共有することもできる．

　作業療法は疾患に関連した身体的制限だけではなく，認知的，社会的，感情的な側面も含んだ治療計画を立てるべきである．神経変性疾患をもつ多くの人は同時にうつ状態を併発する．うつ状態は何らかの疾患における機能の損失，または他の疾患の主要症状に対する反応である．作業療法士は，うつ状態を効果的に評価できるBeck Depression Inventory[18,19]などの手段を用い，定期的にうつ状態がないか評価すべきである．また，認知機能の評価も必要である．クライエントは神経学的構造の破壊による認知問題を併発することがあり，これらの障害は治療に大きな影響を与える．Mini Mental State Examination（MMSE）[51]やCognistat[110]などの簡便な評価は認知能力を評価し，遂行のベースラインを確立できる．

　多くの場合，作業療法士はチームの一員として神経変性疾患のクライエントにサービスを提供する[73]．チームの一員として作業療法士は，クライエントの人生における他の専門家や家族の役割を十分認識し，この知識を治療計画に取り入れるべきである．作業療法士は，神経変性疾患のクライエントに対して必要とされる独自のサービスを提供する．クライエントが技能の低下にもかかわらず意味のある作業に従事できるということは，作業療法の重要な貢献を反映するものである．

　2人のケーススタディを通して，神経変性疾患に直面したクライエントの類似点と相違点を示す．最初の事例はMSの女性であり，本章の冒頭に示した．2番目の事例はPDの男性であり，復習として読めるよう本章の最後に示した．両事例は，本章を読み終えた後に，臨床的推論と意思決定を促すのに役立つであろう．

第1節：筋萎縮性側索硬化症

　筋萎縮性側索硬化症（ALS）という用語は，進行性の神経変性疾患の一群を表すために用いられる．基礎となる神経学的過程は脊髄，脳幹，および運動皮質における運動ニューロンの破壊である[21,63]．疾患が進行するある過程では，上位運動神経（UMN）と下位運動神経（LMN）の障害が組み合わさっている．

　運動神経病（motor neuron disease）がALSと

呼ばれることもある．アメリカではルー・ゲーリック病（Lou Gehrig's disease）として知られ，フランスではシャルコー病（Charcot's disease）と呼ばれる[20]．上述したように ALS は疾患群を表している．この疾患群には，進行性球麻痺（progressive bulbar palsy；PBP），脊髄性進行性筋萎縮症（spinal progressive muscular atrophy；SPMA），原発性側索硬化症（primary lateral sclerosis；PLS）がある．表 35-1 に古典的分類を用いて詳細を示した．この節では ALS の古典的な分類を示す．

ALS の発生率は人口 10 万人当たり 2 人で，アメリカでは毎年 5,600 人が新しく診断されている．ALS は孤発性（sporadic）ALS（SALS）と家族性（familial）ALS（FALS）の 2 類型に分類され，SALS が全体の 90～95％，FALS は 5～10％を占める．FALS は常染色体優性遺伝を示すことが解明されている[21]．両型に症状の違いはないが，発症年齢と有病率は異なる．FALS の発症年齢は 45～52 歳，SALS は 55～65 歳であり，男女の有病率は FALS が 1：1，SALS は 1.5：1～2.0：1 と男性に多い[21]．

他の神経学診断と同じように，鑑別診断には複数の検査と神経検査を用いる．使われる検査には次のようなものがある：筋電図（EMG），神経伝導速度（NCV）；高分解能血清蛋白電気泳動（SPE）や甲状腺および副甲状腺ホルモンレベルを含む血液および尿分析，重金属を評価するための 24 時間集尿；腰椎穿刺；X 線，磁気共鳴映像（MRI），頸椎の脊髄造影；筋・神経の生検．

■病態生理

ALS の原因は明らかではない．運動ニューロン破壊の原因についてグルタミン酸塩不足の代謝異常，金属中毒，自己免疫因子，遺伝因子，ウイルス感染など種々の仮説がある[137]．

■臨床像

ALS の症状は初期に破壊される運動ニューロンの部位により異なる．通常は上肢筋，下肢筋，舌筋のいずれから筋力低下が始まる．クライエントはつまずく，物を落とす，不明瞭に話す，異常に疲れる，制御不可能な笑いや泣き（情動不安定）といった症状を示す．進行に従い筋萎縮，体重減少，痙縮，**筋線維束収縮**（休息中の筋線維束の攣縮）が著明になる．クライエントは歩行，更衣，巧緻動作，嚥下，呼吸に困難を伴うようになる．末期には経管栄養や人工呼吸器が必要になる．半分以上のクライエントは診断後 3 年以上生存し，約 20％は 5 年以上，約 10％は 10 年以上生存する．

ALS が進行しても，眼球，認知，腸と膀胱，感覚機能は保たれる．

予後予測は難しい．一般に，球症状が早期に出現した場合は予後が不良である．また，比較的予後が良好な因子としては次のようなものがある：発症年齢が若い；脊髄の下位運動神経からの発症；上位または下位運動ニューロンいずれかの障害であり，両者ともには障害されていない；呼吸機能が障害され

表 35-1　ALS の分類

名　称	破壊部位	症　状
進行性球麻痺（PBP）	皮質延髄路と脳幹運動核	構音障害，嚥下障害，顔面と舌の筋力低下，筋萎縮
脊髄性進行性筋萎縮症（SPMA）	脊髄の下位運動ニューロン（時には脳幹）	四肢と体幹の著明な筋萎縮（時には嚥下に関与する筋）
原発性側索硬化症（PLS）＊	皮質の運動ニューロン；皮質脊髄と皮質延髄の両領域を含む	進行性痙性対麻痺

(From Belsh JM, Schiffman PL, editors : ALS diagnosis and management for the clinician, Armonk, NY, 1996, Futura Publishing ; Guberman A : An introduction to clinical neurology, pathophysiology, diagnosis, and treatment, Boston, 1994, Little, Brown)

＊ World Federation of Neurology Classification は原発性側索硬化症を ALS として扱っていない[20]．しかし，他の多数文献が ALS として扱うことから ALS として分類した．

ていないか，ゆっくりとした変化である；線維束性収縮が少ない；症状の発症から診断までの時間が長かった．疾患がほとんど進行せず，状態が安定する場合もある[63]．

ALSのクライエントは，マーガレットのようなMSのクライエントと異なり，寛解することなく急速に機能が低下する．MSのクライエントは慢性的な能力低下に対処が必要であるが，ALSのクライエントは致命的な疾患に対処しなければならない．

■医学的管理

American Academy of Neurologyは，ALSのクライエントの主要な管理問題に対する実践的なパラメーターと基準を確立した．これらのクライエントを対象とする作業療法士は，治療の方法と根拠をよりよく理解するため，この基準を知っておくべきである．パラメーターには次のようなものが含まれる：診断告知の方法；侵襲的あるいは非侵襲的人工呼吸器の支援を考える時期；嚥下障害の評価と経管栄養による治療を考える時期；唾液と痛みの管理；ホスピスサービスの使用など[89]．

筋痙攣，唾液過多，うつ状態，痛みの症状は薬物療法で対処する．呼吸状態は侵襲的・非侵襲的な人工呼吸器の導入時期を決定するため頻繁に評価する必要がある．嚥下機能の評価は誤嚥防止，経管栄養の必要性と導入時期を決定するために必要である．

食品医薬品局（FDA）は1995年にリルゾールを承認した．抗グルタミン酸薬であるリルゾールは，生命を延長することで特異的に疾患の過程を変えるために用いた初めての薬剤である．神経終末のグルタミン酸遊離を抑制するとともに，細胞体のアミノ酸受容体を遮断する[137]．研究者によれば，リルゾールの有効性はグルタミン酸の過剰が運動神経死滅をもたらすということを証明しているとしている．また，研究ではリルゾールは少なくとも数カ月以上の延命効果があることを示している[106]．

他のALS治療薬は臨床試験段階にある．これらの薬剤には毛様体神経栄養因子（CNTF），インスリン様成長因子-1（IGH-1），脳由来神経栄養因子（BDNF），およびSanofi Recherche（SR57746A）があるが，どのように運動神経に作用するかは不明である[21,160]．研究によって，幹細胞もALSの治療法の選択肢としての可能性があることが示されている[151]．臨床試験の焦点は生存期間の延長と症状の悪化を遅らせることである．

疾患の進行に伴ってニーズは変化するので，常にクライエントとその家族を治療に参加させることが重要である．クライエントと家族は状況に合わせて定期的にケアの内容を見直し，決定する必要がある．その決定とは，車いすや食事補助装置を使用するかどうか，そしていつ使用するかというものから，気管切開や経管栄養，人工呼吸器の使用に関するものまでがある[32]．生命維持と医学的治療の決定に関する心理社会的支援は，主たる責任をもつクライエントと医師を含む医療チームによってなされるべきである．家族とクライエントの文化的，社会的，精神的価値観は，ケアや生命維持に関する決定に大きな影響を及ぼすので理解しておくべきである．

Cobbら[32]は，医師が頻繁に「もう何もできない」とクライエントに言い，家族にも作業療法や理学療法，言語聴覚療法のサービスについて知らせていないことがわかったとしている．ALSのクライエントの治療における作業療法士の役割を看護職員と医師に理解させる必要がある．継続した作業療法評価は，疾患の経過に伴い機能的活動をどのように選択するかについてクライエントを教育するのに不可欠である．

■作業療法士の役割

ALSは身体的状態の継続的な低下とともに急速に進行する．クライエントの機能的状態が頻繁に変化し，身体的遂行に関する治療は限定されることから，治療計画は作業遂行の参加に焦点を合わせるべきである．クライエントの身体的状態が低下したら，耐久性医療機器（durable medical equipment）や家屋改修，補助機器による環境調整が非常に重要になる．クライエントの理解度，生命維持法の選択，疾患の受容レベルに合わせ，作業療法は自立を支援するための環境づくりに重点を置く．ある人は生命延長のために最大限の環境と生命維持の支援を選択するかもしれない．その場合，作業療法士は身の回り動作や仕事，余暇活動におけるニーズを決定するための定期的な再評価を行う．生命維持法の特

別な支援を要求しないクライエントの場合，作業療法士は愛する人に贈る回想録の作成などで支持的役割を担う．表35-2に疾患の各段階における機能障害と必要な治療を示した．この表を参照する時は，クライエントにより臨床像は異なり，表に示したのとは異なる順序で症状が出現するであろうことに注意すべきである．たとえば，発症初期に球症状を呈したクライエントでは，早期に嚥下評価とコミュニケーション機器に関する治療が必要になるだろう．また，最後の段階まで車いすを必要としないクライエントもいる．

クライエントと家族はALSによる急速な機能的変化，複雑な心理的要因，生活の質（QOL）の問題に対して多職種によるアプローチが必要となる．

疾患がクライエントのQOLに及ぼす影響はしばしば検討されている．ある研究によれば，あまりストレスを抱えず，落ち込まない前向きの人がおり[96]，そのような人の方が長く生存する[67]としている．疲労とうつ状態はALSのクライエントのQOLの低さと関連しているという[91]．またその研究では，疾患の進行は必ずしもQOLの質と関係しないことも明らかになった．Hechtら[67]は，社会とのつながりが希薄になることと障害のレベルは関連していると報告している．この調査結果に基づいて，筆者は社会とのつながりを維持するために電動車いすや公共交通機関を積極的に利用して移動性を確保することを勧める．疾患に対処する手段としての希望や精神性，宗教の影響を調査した研究もある．

表35-2 ALSの介入法

クライエントの特徴	作業遂行領域に焦点を合わせた介入	クライエント要因に焦点を合わせた介入
第1期（自立） 段階Ⅰ 軽度筋力低下 巧緻性低下 歩行 ADL自立	坐位がとれるなら，廃用性筋萎縮やうつ状態を予防するために，正常な活動を維持するか活動を増やす 日常活動，仕事，余暇活動への体力配分を考える 話す機会を多く提供する（必要に応じて心理的支持を行う）	ROM訓練を開始する（例：ストレッチ，ヨガ，太極拳など） 過度の疲労に注意しながら，全ての筋に軽い抵抗をかけるストレッチを実施
段階Ⅱ 中等度の選択的筋力低下 軽度のADL自立度の低下；たとえば，階段上りや腕上げ，ボタン留めの困難	機能障害が身の回り動作や仕事，余暇活動に及ぼす影響を評価する；仕事を続けるなら現在の障害に合わせて職務に適応する方法を考える；仕事，家，余暇活動間のバランスを保つよう援助する；治療に家族を含める 自助具を使用する（ボタンエイド，リーチャー，スプーン，シャワーチェア，手すり） 日常活動に手の補助具を用いる 嚥下障害を評価する；ステージごとに評価していく	拘縮予防のストレッチを継続する MMT 3+以上の筋は慎重に筋力増強を続ける．過労に注意する 補助具を考慮する（例：短下肢装具，手関節や母指の短対立装具）
段階Ⅲ 手関節，手部，足関節における重度の選択的筋力低下 中等度のADL自立度の低下 長距離歩行における易疲労性 若干の努力性呼吸	リクライニング機能をもつ手動または電動の車いすを処方する（ヘッドレスト，フットレスト，体幹・上肢のサポート装置） 活動の優先順位をつけ，仕事を簡略化する 自助具の必要性について再評価する（万能カフ） コミュニケーション装置の使用について評価する（例：コードレスフォンやスピーカーフォン，入力補助装置つきコンピュータの使用） 仕事やその他の活動が行えなくなった時に支援や代替活動を模索する 住宅改修について話し合う（スロープ設置，部屋を1階に移すなど） エネルギー節約および安全性のために入浴関連機器について教育する	楽しい活動や歩行を通して，できるだけ自立を維持する 深呼吸，胸郭ストレッチを実施する．必要に応じて体位排痰法を行う

表 35-2 （続き）

クライエントの特徴	作業遂行領域に焦点を合わせた介入	クライエント要因に焦点を合わせた介入
第2期（一部自立） 段階Ⅳ 肩痛と手部浮腫を伴う上肢懸架症候群（hang-arm syndrome） 車いすの使用 重度の下肢筋力低下（痙縮を伴う場合もある） 一部のADLは遂行可能だが，易労性を伴う	食事やタイプ，ページめくりのためにアームスリングやオーバーヘッドスリング，MASが必要かを評価する クライエントが自由に移動できることを望む時は電動車いすを処方する：手や他の部位でコントロールできるようにすること 支援機器の必要性を評価する（環境制御装置，音声操作コンピュータ，拡大コミュニケーション装置） クライエントが優先する活動を援助し，家族との交渉を検討する 家屋改修の必要性を強調する シャワーチェア，トランスファーボード，シャワーホースの必要性を強調する 最期を迎える準備を援助する（子どもたちへ残す手紙や録音テープの作成，自分史の完成，家族のための家のこまごまとしたことの記録）	腕の支持を使用しない場合，車いす用オーバーテーブルや腕を乗せる装置を使用することもある；安静用の手関節カックアップスプリント：ポジショニングに手部スプリントが必要かもしれない 以下の方法で痛みと痙縮を管理する： スパズムや疼痛コントロールのために温熱療法とマッサージ 浮腫を軽減する装置 筋力が低下した関節の自動介助または他動ROM運動；肩関節外転，関節副運動時には注意しながら肩を支え，回旋させる 耐えられる範囲での全ての筋の等尺性収縮
段階Ⅴ 重度の下肢筋力低下 中等度から重度の上肢筋力低下 車いす依存 ADL依存度増加 運動性が少ないことによる褥瘡	家族の負担とストレスを軽減できる援助法について指導する（特に入浴や更衣，トイレ） 移乗法，ポジショニングの原則，寝返り法について指導する 必要ならベッドからの移動にリフトの使用を指導する（スリングには頭部の支持が必要） 自立して機器が使用できるよう，コントロール装置を選択し，適用する（電話，テレビ，ラジカセ，電動ベッド） 継続的な社会活動に必要であれば，車いすに呼吸補助装置を装着する	患者と家族に皮膚の状態をチェックする方法を指導する 電動ベッドと除圧器具の使用法について指導する 必要に応じて車いすに呼吸補助装置を適用する；車いす用除圧マットの必要性について再評価する
第3期（介助） 段階Ⅵ 車いすやベッドの使用（ポジショニングが必要） ADL全介助 極度の疲労	嚥下障害を評価し，適切な食物を勧める；誤嚥のリスクが高い時は経管栄養を勧める；誤嚥予防のため吸引器を勧める 言語療法に加え，拡声装置を勧める	全ての関節の他動ROM運動を継続する マッサージとスキンケアを通して感覚刺激を与える

（Yase Y, Tsubaki T, editors : Amyotrophic lateral sclerosis : recent advances in research and treatment, Amsterdam, 1988, Elsevier Science, In Umphred DA, editor : Neurological rehabilitation, ed 3, St Louis, 1995, Mosby を改変）

[要約]

ALSは急速に進行する，病因不明の致命的な疾患である．作業療法の目的はクライエントの機能を最大にすることである．そのため，低下する運動機能を補うための治療を提供し，クライエントが自己決定した目標を達成するよう援助する．

作業療法実践ノート

作業療法評価中に作業プロフィールを整理することで，クライエントの展望に対する理解とQOLを向上させるための最も適切な治療方法の決定ができる．

第2節：アルツハイマー病

アルツハイマー病（AD）は認知症の最も一般的な病型であり，潜行性に進行する神経疾患である．American Psychiatric Association によれば，ADは精神疾患に分類される[7]．ADの正確な原因は不明である．疾患による脳損傷の影響で高次精神プロセスが障害され，行動と感情変化が生じる．複数の認知障害および獲得した機能の著しい低下，そして社会的・作業的機能の損傷を伴いながら緩やかに進行する．運動と知覚システムへの影響は後期になるまで明らかにはならない．認知症は寿命の延長，高齢者における高い発生率，高額の介護費用，医療資源の広範な使用のため保健医療分野における大きな問題となっている[68]．医師や作業療法士，その他の保健医療専門家による認知機能低下の初期発見は必要不可欠である．AD診断は，特に初期段階では見落とされ，他の疾患と間違えられることが多い．

■有病率

ADは認知症の2/3を占め，加齢とともに急激に増加する[46, 152]．65歳以上の高齢者の6～8%がADであり，アメリカでは約400万人が罹患している．第一危険因子は年齢である．65歳以降5年ごとにADの有病率が倍増し，85歳以上の超高齢者の20～40%が罹患していると推定される[152]．家族歴も第一危険因子である．早発する家族性ADには第1，14，21染色体の突然変異が関わっている[60, 89, 147]．晩発性アルツハイマー病は第19染色体上のアポリポ蛋白E-4（APOE-4）対立遺伝子と関連しているとされたが，対立遺伝子はADでない高齢者にも見られる[38, 152]．頭部外傷の既往，低い教育レベル，ダウン症，性別（女性）も潜在的危険因子である．

認知症の発症率は急に高くなるが，全ての高齢者に起こるわけではない．多くの高齢者も情報処理が緩慢になることを経験するが，臨床的に重要な認知障害には発展しない．「ぼけ（senility）」という言葉は高齢者や加齢と結びついて用いられるが，誤解を招く非特異的な用語である．認知症と特定できる初期症状が正常な老化過程の結果と誤って考えられ[152]，老衰として見られる．ぼけという用語は，進行性の認知機能低下が正常な加齢過程で起こるという先入観を与えてしまう．その考えは，認知症の早期発見と正確な診断の妨げとなる．

■病態生理

ADはCNSの変性性変化の結果である．遺伝や環境の影響を受けやすい脳に，神経解剖的（構造）変化，神経化学的変化が現れる．その変化の結果として，大脳皮質や海馬に進行性に拡散する神経欠損をもたらす[100, 142]．病理学的な変化は脳組織の死後顕微鏡検査で発見される．これらの変化には老人斑の増加，神経細胞やシナプスの欠落を含む神経原性線維変化がある．早発性ADでは，老人斑および神経原性線維変化が見られる脳の部位とコリン作用性マーカーが減少する部位とに関連がある．脳画像法（CT，MRI，PET）から脳室拡大などの情報は得られるが，脳内変化の多くは剖検でしか確認することができない．

脳内の変性性変化は，神経伝達に影響するいくつかの過程を含み，結果として神経細胞死をもたらす[142]．炎症過程は皮質や辺縁系にタウ蛋白（tau protein）を生じさせて微小管の機能障害をもたらし，神経が軸索に沿って栄養物やホルモンを送るのを妨害する．これらの細胞内蛋白の対になったフィラメントは，異常な代謝過程の中で交差結合になってしまう．これらのフィラメントは神経原性線維変化を起こし，結果的に神経細胞を死に至らせる．神経原性線維変化は側頭葉でも見られ，多少ではあるが頭頂連合野でも見られる．

老人斑は，蓄積されたβアミロイドと神経残屑（小さな軸索と樹状突起）からなる大きな細胞外体である．この物質は退化し，細胞間に沈着する．老人斑への過剰な不溶性βアミロイドの細胞外蓄積は神経変性の一因となる．初期ADでは，側頭葉と頭頂葉における老人斑の分布が優位である．家族性

作業療法実践ノート

作業療法士は，ADのクライエントが人生を楽しみ，できるだけ自立できる生活を援助する．また，この困難な疾患で苦しむ家族や介護者を援助する重要な役割を担う．

ADと関係する不溶性βアミロイドの高レベル生産は第1，14，21染色体と関連する[60,89,147]．アミロイド沈着の蓄積は，第19染色体 APOE-4 の影響を受け，また神経原性線維変化の進行に影響する可能性がある[145]．

進行する神経変性過程それ自体が酸素遊離基の過剰な産生を通して細胞膜や酵素，DNA，蛋白質をさらに損傷させる[142]．過度な遊離基を誘発する代謝過程は，アミロイド前駆体蛋白（APP）遺伝子の活性と不溶性βアミロイドの形成にさらに関連する．

アセチルコリン受容体の機能障害は，AD 初期の記憶障害や単語想起困難などの臨床症状出現の原因である．特に，APOE-E4 と関連があると考えられているアセチルコリン受容体の機能障害は前頭葉や海馬，側頭葉におけるコリン・アセチル転移酵素（ChAT）の活性低下を伴う[122,123,142]．これらの脳の領域は近時記憶障害，実行機能（executive function）の問題といった AD の徴候に関連している．

■臨床像

AD の症状と行動パターンは段階という用語で分類されることが多い．最も簡単な段階の記載方法としては，介護者などの一般向けの初期や中期，後期に分ける3段階分類および表に示したような4段階分類がある（表35-3）[59,64,102]．臨床向けあるいは診断用の複雑なスケール，たとえば7段階で表示する Global Deterioration Scale[133,134] などは，研究目的や診断目的に修正して使われ，また評価法の一部として使用されている．

American Psychiatric Association によれば，AD の初期症状は時間経過とともに低下する近時記憶の障害であり，それに失行や失語，失認，実行機能障害など少なくとも1つが随伴する[7]．記憶障害には，新しい情報を学習することの困難と，数分前の情報を想起することの困難が含まれる[152]．時間の経過とともに学習能力はさらに低下し，古い記憶を思い出す能力も低下する．言語障害，過去のなじみ深い物を思い出せない，計画的な運動遂行能力の障

表35-3 アルツハイマー病の進行と介入時の考慮点

クライエントの特徴	作業遂行を用いた介入	遂行パターンとクライエント要因を用いた介入
段階Ⅰ：非常に軽度または軽度の認知機能低下		
自己管理力と自発性の低下を感じる；それに気づくと不安や攻撃性を示す 記憶や開始における若干の問題；言葉の選択や注意，理解が困難；時々復唱が必要；会話が表面的；認知や行為における若干の問題 近親者を除いて，社会的・身体的に問題ないように見える；仕事の遂行能力が低下する	クライエントの心配を傾聴する；困難を感じるのは何か，どんな気持ち（落ち込みや不安）を伴うかをともに考える クライエントの健康管理ができるように家族教育を始める[15] クライエントと介護者の両方に，疾患情報，サポートやリラクセーション，支援グループ，活動に関する情報や資料を提供する 役割や活動頻度，活動形態を決める；楽しめる地域活動に毎日，または毎週参加し，その頻度を増やすよう勧める[156]；社会化に注目した活動や課題を用いる クライエントと介護者の作業の意味と作業役割変化について検討する 介護者のニーズ，好み，目標を把握する 運転技術について話し合い，今後の評価と制限について計画を立てる	運動と健康的生活習慣を勧める クライエントと介護者が日課を立て，それを見える場所に掲示するよう援助する 補助手段（カレンダー，スケジュール帳，付箋，メモ帳）を用いて記憶と作業能率を高める 困難を感じる活動について適切な環境や適応手段を確認する 新しい課題を始める時は聴覚，視覚，運動入力を活用し，支持的で肯定的なフィードバックを与える；活動を段階づけることで不安を取り除く コミュニケーションの練習では，変化した能力や感情に対する自分の気持ちを表現できるようにする クライエントが課題を積極的に開始できるよう励ます方法を介護者に教える

表35-3 (続き)

クライエントの特徴	作業遂行を用いた介入	遂行パターンとクライエント要因を用いた介入
段階Ⅱ：中等度の認知機能低下（段階Ⅰの症状が悪化する）		
時に拒否，不安，敵意をもつようになる；過度に受け身になり，困難な状況から逃げる；被害妄想に進行する可能性がある	認知症のクライエントを自宅でケアする場合，環境が重要であることを介護者に強調する[36]	日々の日課を維持し重要な用事を思い出せるよう，適度の補助手段を導入する（例：一覧表，ポスター，絵）
中等度の記憶障害（一部の過去や最近の記憶における空白）；集中力低下；価値ある物をなくす；複雑な情報や問題解決が困難になる；新たな学習が困難になる；視空間認知低下がより著明になる	意味のある余暇活動や家事，その他生産活動を分析，適用する（クライエントが安全に参加し，自ら行動を起こし，自立して自己管理できるよう）	新たな学習を必要とする課題は控える；環境や課題を単純化する；物品使用を可能にし，指示は簡単にし，成功の意義を明確にする
見守りの必要性が徐々に増加する；社会性の低下；IADLの中等度障害と一部ADLの軽度障害（例：金銭管理，買い物，服薬，地域内移動，手の込んだ食事作り）；仕事の継続が困難；複雑な趣味活動の断念	ニーズを特定し，複雑な課題を単純化することで，課題を段階づけ，適応の方法を計画する；言葉を用いて認知的支援を行うよう介護者を指導する（IADL，ADL遂行における支援）[15]	介護者の理解を助ける情報を提供する（記憶障害はクライエントの行為にどのような影響を及ぼすのかといったことについての）
	増える介護負担に対応するよう家族内支援を検討し，資源の活用を勧める；社会資源を検討する（デイケア，公的支援，ボランティア，障害者のための交通手段）	満足のいくグループ活動，社会生活が送れるように社会性を維持し，そのきっかけをつくる
		過去の出来事や能力を思い出す材料，社会化の機会として現実検討の活動やアルバム，写真を用いる
		ストレッチや散歩，その他バランス運動を促す
段階Ⅲ：中等度以上の認知機害（段階Ⅱの症状が悪化する；身体状況がさらに悪化する）		
無感情；睡眠障害；反復行動；困惑すると敵対行動や被害妄想，錯覚，動揺を示す	意味のある活動への参加を維持し，代替的役割として再開する；家庭内役割を模索する；以前の職業上役割と関連する生産活動を通してクライエントは介護者を援助できる[86,87,159]	暴力など問題行動の管理では，介護者が問題を把握，理解し，原因について検討するよう指導する（例：感情によるものか；過去の出来事；人，場所，時間；医学的問題；環境；コミュニケーションの問題なのか），また介護者が自身の行動や環境を変更するよう指導する[29,41,167]
慣れたものに対する記憶障害；一部の記憶は保たれる；最近の出来事は忘れる；時間や場所の見当識障害があり，時には家族も分からない；さらなる集中力の低下；重度のコミュニケーション障害；失行，失認が著明になる	介護者が必要な援助量を知り，問題を解決できるよう援助する（動作開始，言語指示，介助量，ADLの面について）；時間の見当識が分かるようにする；使いやすい環境にする	既習課題への参加，機能の維持，自己考察の継続を促す手段として，日々の日課を継続することが重要である[29]
反応が遅くなり，視覚や機能的空間見当識が障害される	自宅で家族とともに，または構造化された家庭外で社会性を保つよう援助する	安全な環境であれば既習課題が行えることを家族に教える；遂行には時間がかかり，簡略化が必要であり，2段階以下で構成できるよう準備し段階づける必要がある
ほとんどのIADLが遂行できなくなる；トイレ，整容，食事，更衣における介助量が徐々に増える；尿失禁，便失禁症状が始まる；徘徊	クライエントの機能レベルに合わせて環境を調整することで安全を確保する（例：アラーム，加熱器具の使用制限，鋭敏な道具の使用制限，棚の施錠，名札，物の位置を知らせる視覚的手がかり，視覚的な覆い）[30,52,72,146]	知覚障害を補い，安全な移動を確保するよう，さらなる環境調整を行う
		写真を使って，家族や他の親しい人の名前を復唱し，復習する
		介助歩行，ストレッチング，運動を定期的に行う
		新しい環境では，多くの絵や分かりやすい表現を使いながら案内する

表35-3 （続き）

クライエントの特徴	作業遂行を用いた介入	遂行パターンとクライエント要因を用いた介入
段階Ⅳ：重度の認知機害と中等度以上の身体機能低下		
記憶障害が重度になる；家族の名前は分からないが，親しい人であることは分かる；慣れた環境でも混乱を生じる 歩行およびバランスの機能が障害される；環境の障害を乗り越えられない；動きが遅くなる うなり声や片言以外にコミュニケーションがとれない；精神運動技能は歩行不能まで悪化する；排尿，排泄の管理ができない；食事ができない；この時期には施設入所が必要となる	介護者に整容や食事などのADL法を教育する（分かりやすい言葉の使用，簡単な指示，段階的な言葉の手がかり，動作誘導の必要性について） 家族との触れ合いを持続する：患者の反応がなくても，声をかけて社会性を維持する 嚥下介助することで，むせを減らしながら飲み込みと食事を促す 家族に移乗法を指導する	家族に一時入所制度を利用し，自分の余暇活動を継続するよう促す 歩行支援機器を用いて，可能な限り歩行を続ける ベッドと車いすにおける適切なポジショニングを維持する：家族に皮膚の状態をチェックする方法を指導する 音や触覚，視覚，嗅覚などの刺激を用いて現実世界と交流する 自動および自動介助，他動ROM運動を開始する

(Baum C : Addressing the needs of the cognitively impaired elderly from a family policy perspective, Am J Occup Ther 45 : 594, 1991 ; Morscheck P : An overview of Alzheimer's disease and long term care, Pride J Long-Term Health Care 3 : 4, 1984 ; Glickstein J : Therapeutic interventions in Alzheimer's disease, Gaithersburg, MD, 1997, Aspen ; Gwyther L, Matteson M : Care for the caregivers, J Gerontol Nurs 9, 1983 を改変)

害といった症状はすべてのクライエントに見られるわけではない．症状は最も侵された脳の部分と関係する．実行機能（開始，計画，組織化，安全実行，遂行を判断しモニターする能力）はADの進行につれて必然的に低下する．視空間障害は一般的である．気分と行動の変化はADの初期の段階でしばしば観察され，これに性格変化やうつ症状の発展，不安，興奮性亢進などが伴う．ADの進行後期では，興奮状態や精神症状（錯覚や幻覚），攻撃性，徘徊などの問題行動が現れる[97,141,154]．歩行やバランスなどを司る脳の運動遂行領域が障害され，感覚変化は一般に中期から後期の段階で起こる（表35-3参照）．精神錯乱とうつ状態は臨床像を複雑にすることが多い．ADと診断されてからの平均寿命は通常8〜10年であるが，進行の度合いによって3〜20年の幅がある．

機能的遂行能力の低下は階層的パターンで起こる．この低下のパターンは，初期の頃は仕事や余暇活動における軽度の障害から徐々に進行し，IADLを遂行することの困難さといった中等度の障害へ，そしてADLの基本的な身の回り動作の遂行能力を段階的に失っていくというように進行していく．この傾向は認知障害でも同様であり，実行機能がさらに損なわれる（表35-3参照）[28,53,56,144]．動機づけと知覚は機能的遂行に影響を及ぼすが，必ずしもADのクライエントで考慮すべきものではない[56]．

■医学的管理

Larson[81]によると，ADのクライエントの医学管理を行っている第一次医療施設にはいくつかのものがある．医学的管理には多くの側面があり，それは多くの専門職からなる保健医療チーム（看護師やソーシャルワーカー，理学療法士，作業療法士を含む）以外の第三者もこれに関与しているということを意味している．第1に，早期発見と早期診断が必要である[81]．第2に，施設入所やより厳格なケアが必要となる前に，地域で生活しているADのクライエントにどのように介入していくかという問題がある．第3に関心がもたれるのは，疾患が進行した時の介入問題である．そして最後に，ADのクライエントに過度の障害をもたらす他の疾患を認識し，対処するうえでの保健医療専門職の役割の問題がある．

認知症は80歳以上では一般的であるとされるが，その徴候が見られ始めてから約2〜4年が経過するまで認知症と診断されないこともある[80,81,83,95]．包括的な理学検査，生化学的検査，精神症状の検査，

簡単な神経学的検査，関係者との面接はADの診断に不可欠である．共存症の原因になり得るその他の健康状態（例：代謝障害，感染，飲酒習慣，ビタミン欠乏，慢性閉塞性肺疾患，心疾患，薬物中毒）を特定して治療することが重要である．MRI，PET，CTの結果は参考になるが，治療可能な認知障害を特定するにはあまり有効ではないので，これらの方法に過剰に依存するのは避けるべきである．過去と現在の遂行状態の変化を知るための関係者との包括的でよく練られた面接は，機能低下を認識するための評価や診断過程には不可欠である．関係者へのアンケートや面接，スクリーニング検査は，医師以外の多くの保健医療専門職が実施しており，診断過程に重要である．

保健医療専門職の目標は，認知症のクライエントが地域あるいは中間施設や施設で生活しようとも，「行動障害を最小限にし，機能と自立度を最大限にし，安全な環境をつくることである」[152]（p.1367）．増加した死亡率は認知症と関連している[25]．第一次医療施設が健康維持目的で行う定期的訪問は，うつ状態やパーキンソン病，低葉酸，関節炎，尿路感染，そして他の認知症を悪化させる状態を確認するためすべての高齢者にとって重要である．これらはADのクライエントの場合はいっそう重要である[85, 142]．

うつ状態と認知症は互いに間違えられやすく，両者が共存している可能性もある[152]．感情や認知の症状は同時に起こることが多いため，症状の出現が緩やかであったのか（認知症），より最近に起こったものであるか（うつ状態）が重要な診断材料となる[132]．認知症とうつ状態を同時にもつクライエントは，うつ状態の治療後に認知機能障害や機能遂行が改善する場合もある．病院ではせん妄（注意や集中，知覚の障害）と認知症が同時に起こることが多い[152]．両者とも全般的な認知障害に含まれるが，せん妄は一般に急速に発症し，症状の変動性や意識と注意の障害，睡眠障害を示す．ADのクライエントの脳は損傷を受けやすく，また障害されているため，薬物の副作用が見られることが多い[82]．薬物の副作用など，せん妄の原因となっているものは治療可能なことが多い．

聴覚や視覚，その他の感覚障害は認知症を悪化させることが知られており，介護者に大きな負担を強いる[161, 162]．ADのクライエントの転倒による股関節骨折の受傷率は同年代の5～10倍に上り，早期入所や重度ケアの原因となる[26]．危険な動きは高齢の介護者には特に大きな負担になる．

Smallら[152]によると，ADのクライエントにおける薬物療法は慎重に評価し，定期的に調整すべきである．作業療法士が薬物を処方することはないが，薬物療法の知識は役に立つ．コリンエステラーゼ阻害剤（タクリンやドネペルジ）は短期間ではあるが，認知機能と機能遂行を向上させることができる．有望な研究が進行中である．認知機能を改善するとされる他の物質にエストロゲンや非ステロイド性抗炎症剤，ギンコビローバ，ビタミンEがある[141]が，その有効性に関する結論はまだ出ていない．選択的セロトニン再吸収阻害剤（SSRI）のような抗うつ剤はよく処方される[152]．しかし，三環系抗うつ剤（アミトリプチリン，塩酸イミプラミン，塩酸クロミプラミン）やモノアミン酸化酵素阻害剤（MAOI）は高齢者に副作用をもたらすことがある．クロザピン，リスペリドン，オランザピンなどの非定型抗精神病薬は興奮状態や精神症状の抑制に使用される[93, 152]．ベンゾジアゼピンは不安や頻回な興奮状態の治療に処方されるが，症状が重度の場合は抗精神病薬ほどの効果はないとされている[152]．

■作業療法士の役割

初期段階のADクライエントは施設生活よりも1人で生活していたり，家族と同居している場合が多い．ADの特徴は脳の萎縮と病理組織変化による，過去に獲得した遂行機能の著しい進行性の低下である．これらの変化はクライエント要因の障害の原因となり，それはさらに作業遂行の崩壊をもたらし，作業役割に大きな変化をもたらす．時間の経過とともに，より構造化され，監督された生活環境が必要になる．疾患が進行すると，日々の生活を行うこと自体が困難となり，クライエントや家族，介護者のQOLにまで影響を及ぼすことになる．クライエントの遂行機能を支援する効果的な作業療法が必要である．治療は，制約的な環境は最小限にし，その中で可能な限り生活をコントロールできるよう援助しながら能力を維持すること，および低下した機能を補う環境調整やその他の代償法に重点を置くべきで

倫理的配慮

> 介護者の支援は重要である．介護者との協力と教育は認知症のクライエントのケアに不可欠である．家族はクライエントの安全と依存について議論できる環境が必要である．より高度な支持が必要な法的，経済的，医療的問題（例：医療的または法的に）と信頼，行動制限（例：運転，経済問題，服薬管理），不測の事態や過渡期的ケアプラン（デイケア，入所ケアおよび長期ケア）は疾患の進行に備える重要なものである[81, 151]．

ある[6]．

ADのクライエントの行動問題は終末期あるいは寝たきり状態になるまで続く．一時入所や在宅支援サービス，支援グループの利用を勧めることが重要である．介護者も行動障害や気分の変動に対処するための効果的な方法を必要としている．家族との協力を確立し，これらの問題に対処するうえで，環境調整や治療的対人関係アプローチ，他の専門職への依頼，資源の共有が有効である．保健医療専門職は教育や相談，支援を通して，ADのクライエントのため，そして介護者が自分の感情をコントロールし，行動を管理し，QOLが維持できるよう援助する．この疾患がもたらす多元的な影響を認識すれば，より効果的で効率的なケアを促進するためには家族や社会の多くの成員が重要である[129]．

■評価

作業療法スクリーニングは評価の前に行われる．機能低下が始まったばかりのクライエントに作業療法サービスの指示がなされる．クライエントの行動は家族やスタッフ，その他の同居者，あるいは自分自身に危険をもたらす．または，QOLの改善を経験するかもしれない[23]．地域施設や長期療養施設で働く作業療法士は，認知障害をもつクライエントを安全に管理するという大きなストレスに対処するための方法や環境調整を模索している家族や介護者に対する援助に多くの時間を費やしている[15]．

評価の種類や評価過程の深度は次のような要因によって影響を受ける：施設やADの進行段階，医療費支払いのプロセス，他の疾患や精神症状の存在，介護者や介護スタッフの協力と関心．介護の重要性と介護者のニーズは性別，家族関係，文化，民族性によってかなり異なる．介護者の認知症に対する理解度や認知症に関連する行動への反応，問題解決技能の使用，環境の使用，公的・私的支援システムの利用，意思決定のスタイルは，介護者が認知症のクライエントのケアプランや治療に参加する能力に大きく影響する[13, 37, 45, 90, 165]．

医療費支払いの様態にかかわらず，評価は包括的にすべきである．介護者や家族，職員にアンケートや評定尺度を用いることで面接や治療前に情報を集めることができる．Functional Behavior Profile[17]，Activity Profile[15]，Caregiver's Strain Questionnaire[138]，Katz Activities of Daily Living Scale（KADL）[77]，Instrumental Activities of Daily Living Scale（IADL）[84]を用いて作業遂行，機能能力や技能を評価する．情報提供者による尺度評価は初回の訪問前か訪問時の面接の時に行うべきである．精神状態（例：MMSE）[51]，うつ状態[19, 166]，不安[85]を評価する簡単なスクリーニング検査によって，遂行に影響する因子に関する基本的データと価値ある情報が得られる．

ADのクライエントの機能評価は認知機能低下の段階に影響を受ける[6]．アメリカ作業療法協会は，初期段階のADのクライエントに提供するサービスには仕事や家事，運転，安全管理面に焦点を絞った課題を含むべきだとしている．後期の段階では身の回り動作や移動，コミュニケーション，余暇活動に重点を移す．

介護者の関心や観察は重要であるが，課題遂行に関する作業療法士の観察も必要である．残念ながら，高齢者に使われる機能的ADL尺度の多くは身体能力を評価するためのものであり，認知機能低下を経験しているクライエントには適切ではない[56]．幸いにも，ここ15年くらいの間に，認知技能がADLやIADL遂行に及ぼす影響を決定するいくつかの優れた標準化された検査が開発されてきた．Kitchen Task Assessment（KTA）は，ADのクライエントが調理動作を遂行するために必要な認知的支援レベルを決定する[16]．Allen Cognitive Level（ACL）[1]テストは，知覚運動課題を遂行している時の問題解決の質を決定する．Levy[87, 88]は，認知機能障害のあるクライエントにおけるACL使用

について記した．Allen の理論的アプローチに合わせ，認知障害を特定する Cognitive Performance Test（CPT）[2, 27] が開発され，この検査では ADL や IADL の課題を用いて機能能力を予想できる．運動とプロセス技能の評価（AMPS）[48] も認知症のクライアントに使われている[48, 113]．AMPS では IADL の課題遂行を用いて運動（例：姿勢，移動，筋力）および処理技能（例：注意，順序，適応）を評価する．Disability Assessment for Dementia（DAD）[56] は，ADL や IADL の課題の遂行能力を決定する評価尺度として使われる．DAD はまた，活動の開始，計画，実行などの実行機能に関連する情報を提供する．認知機能および ADL 遂行の評価の詳細については第 10 章と第 25 章に述べてある．評価によって AD のクライアントの疾患の経過と機能的なレベルに対する理解を深めたら，作業療法士は AD のクライアントの機能を最適化できるように，どの作業遂行の背景（特に環境と介護者の相互作用）を変更しなければならないかというきわめて重要な問題を考え始めることができる[113]．

■治療方法

作業療法の目標は，残存体力を強化し，可能な限り身体および精神活動を維持し，介護者のストレスを軽減し，拘束環境を最小限にするように，認知症のクライアントや家族，介護者にサービスを提供することである[7, 9, 65, 76]．治療計画には疾患の進行性という特徴や予想される機能低下，ケア環境そのものを考慮に入れる必要がある．認知症のクライアントの作業療法は次のような点に重点が置かれる：機能的な能力の維持または回復，改善；満足でき，健康や幸福感を最大にする作業への参加の促進；介護負担の軽減[15]．作業療法士が治療に用いる方法には活動分析や介護者教育，行動管理技法，環境調整，目的活動の使用，資源の提供と紹介が含まれる．サービスは在宅やデイケア，半収容および収容の長期療養施設など，いろいろな場面で提供される．作業療法が提供される施設や疾病の段階はどのようなサービスを提供するかを焦点化するのに役立ち，サービスの受給者を決定し，使用する治療方法の決定に役立つ（表 35-3 参照）．

[要約]

AD は複数の認知機能障害が緩やかに発症し，進行することを特徴とする神経疾患である．この障害の影響によって過去に獲得した機能レベルが著しく低下していく．疾患の過程は多様であるが，機能損失は階層的に起こる．それは，仕事や家事，運転，安全管理における困難から始まり，更衣や移動，トイレ動作，コミュニケーション，感情などの身の回り動作の技能までもが影響を受けるようになる．

クライエントは進行性の機能低下を経験するので，作業療法では日常生活の課題を絶えず適合させ，物理的・社会的環境を修正することで AD のクライエントの能力を高めるようにすべきである．現在，医療費支払い会社は治療時間を制限しており，作業療法士は評価過程の間，より効率的な情報収集手段として本章に提示した自己報告や情報提供者による報告手段を用いることが有用かもしれない．いくつかの標準化された評価法は，機能的遂行を評価し，遂行のベースラインを確立するうえで有効であることが認められている．本節では AD のクライエントに対する作業療法についての提言を行った．どの治療に重点を置くかは柔軟に考える必要があると同時に，クライエントの疾患経過や治療が提供される施設，介護者のニーズを理解したうえで決定しなければならない．一般に，認知症のクライエントに対する作業療法サービスの目標は，機能の維持もしくは向上，意味のある作業への継続的参加の促進，健康および QOL の最大化である．また，介護の負担を減らせるよう介護者と協力する必要がある．

第 3 節：ハンチントン病

■有病率

ハンチントン病（HD）は致命的な神経変性疾患であり，10 万人中 5～10 人が罹患する[58, 120]．常染色体優性パターンで遺伝し，この疾患の親から子どもに遺伝する確立は 50％である．遺伝子研究により第 4 染色体における変異が原因であることが明らかになった[107, 120, 128, 131]．家族歴がある場合は遺伝子

検査で発病前診断が可能である[118,120]．家族歴が不明な場合は臨床検査を通して診断がなされる．

■病態生理

HDに関連のある神経学的な構造は線条体である．尾状核の損傷が被殻の萎縮より先に出現し，より深刻である[31,116]．線条体は運動コントロールにおける重要な役割を果たし，その損傷がHDに伴う舞踏病様の動きの一因となる．また，尾状核は大脳皮質と連結しているため認知，感情機能と関連している．進行に伴い，前頭葉皮質，淡蒼球，視床の進行性組織損失が生じる[120]．線条体の変性は神経伝達物質である γ アミノ酪酸（GABA）の減少をもたらす．HDのクライエントでは神経伝達物質であるアセチルコリンとP物質の欠乏も示す．神経変性の誘因メカニズムは明確ではないが，第4染色体と関連がある[131]．

■臨床像

HDは，認知および行動能力の障害に加えて随意運動および不随意運動の進行性異常を特徴とする[120,148]．クライエントは通常30～40歳代に潜行性の発症を経験するが，10歳代やそれより若年齢に発症した例も報告されている[164]．遺伝子検査で診断されたクライエントは，HDの初発症状について注意深くモニターすべきである．家族歴があり，HDを発症する可能性があるすべての人が進んで遺伝子検査を受けるわけではないが，その結果は初発症状が出現する時期の判断に影響する．症状は15～20年かけて進行し，最終的には長期のケアや入院を必要とする[120]．肺炎のような二次的原因で死亡することも多い[118]．

初期の徴候は多様であるが，行動変化や認知機能変化，手の舞踏病様の動きがよく報告される[164]．認知機能障害の初期徴候は尾状核の変性と関係すると考えられる．クライエントは忘れっぽくなったり，集中困難を示す．HDの初期の段階では，適切に作業を遂行し続けることに困難を感じる．家族は興奮しやすくなったり，うつ状態からクライエントの初期の行動変化に気づくことが多い．また，その原因を疾患の症状と考えるよりは，課題の適切な遂行の低下であると誤解することもある．感情や行動の変化は最も早く出現するHDの徴候である[50]．

HDのクライエントに見られる**舞踏病**様の動きは，素早く，不随意的で不規則的である[119]．これは，HDの初期の段階では手の動きに限られる．クライエントは小さな物を手の中で取り扱うなどして，初期の舞踏病様の動きを隠すかもしれない．これらの不規則な動きはストレス状態で悪化し，随意的な運動活動では減少する．舞踏病様の動きは眠っている時は出現しない．10歳代に発症する場合は，舞踏病様の動きより**固縮**が先に出現することが多い[164]．

認知や情緒的な能力は疾患の進行とともに次第に低下する[164]．記憶障害や意思決定能力の低下はHDの中期の段階でより明らかになる．HDのクライエントの有意義な習慣や日課を確立し維持することは，作業参加の継続を支援するうえで重要な方法である．クライエントは職場や自宅での慣れた課題は行えても，環境が変化したり追加的要求があったりすると課題遂行が著しく障害される．認知能力がさらに低下することで職を失うこともある．HDに最も関連する認知障害は暗算や一連の課題の遂行，記憶である[50]．言語理解は末期まで維持され，末期においても理解困難よりも構音機能が障害される．

HDの進行につれてうつ状態が悪化し，自殺も珍しくない[164]．HDのクライエントは，うつ状態や感情不安定，突発的行動などの精神的な問題で入院することがある．機能の喪失がうつ状態の程度に影響するが，うつ状態は明確なHDの特徴である[50]．情緒的な障害にはさまざまな抗うつ薬が使われる．また，躁状態もHDと診断されたクライエントの10％に報告されている．

舞踏病様の動きは疾患の進行につれて激しくなり，顔を含む全身で見られるようになる[120]．歩行障害は中期に観察され，バランスが障害されることが多い[50]．HDのクライエントは両足を広く開いて歩き，でこぼこな道を歩くのが難しくなる．このよろめき歩行のためアルコール中毒だと誤解されることもある[119]．また，徐々に随意運動が困難になる[120]．運動課題の随意的動きが遅くなり（運動緩慢），運動開始も困難となる（無動）．書字能力は初期には維持されるが，疾患の進行とともに困難になる．字は大きくなり，形もゆがむ．この時期では，衝動性眼球運動や追視は遅くなる[118]．コミュニ

ケーションを妨げる軽い構音障害が観察される[50]．嚥下困難が見られ，いろいろな食べ物でむせることもある．食事の時は嚙みながら呼吸するという協調が難しくなる．

HDの末期の段階では線条体と淡蒼球の変性がさらに進むため，舞踏病様の動きは減少するかもしれない[120]．舞踏病様の動きに代わって筋緊張が亢進することが多く，クライエントは随意運動の深刻な減少を経験する．HDの末期の段階では，一般に眼球運動が困難になる[118]．この段階では，クライエントは多大な援助を必要とするか，長期療養施設に入所することになる．クライエントは多くの援助なしでは話したり，歩いたり，基本的なADLを遂行できなくなる[107]．

■医学的管理

HDのクライエントの医学的管理は対症療法的であり，疾患の進行を止める有効な治療法は見出されていない[130]．不足した神経伝達物質を代替する治療法は，HDの経過や進行速度を遅らせるのに有効ではなかった．三環系抗うつ剤は，うつ状態の治療に使用されるが，モノアミン酸化酵素阻害薬（MAOI）は舞踏病様の動きを悪化させる可能性があるため使ってはならない[164]．ハロペリドールは機能的活動の遂行に対する舞踏病様の動きの影響を抑制するために使用される[120]．また，ハロペリドールは舞踏病様の動きが日常活動を著しく妨げる時のみ，慎重に処方される．

症状の進行を確認し，治療計画を変更するために，体系的な評価を定期的に行うべきである．各種徴候の現状と重症度を決定するのに標準化された評価法が用いられる[71,148]．Unified Huntington's Disease Rating Scale（UHDRS）という評価法は，いくつかの評価法を1つのスケールにまとめたものであり，30分以内で実施可能である．UHDRSはチームによって実施されることが多い．この評価法は「運動機能や認知機能，行動障害，機能的能力」[71]の領域の変化を正確に決定する．作業療法士は，治療計画を完成させる前に追加的な評価を終わらせるべきである．評価には次のような内容を含めるべきである：機能的日常活動技能；問題解決などの認知能力，運動遂行，筋力；個人的興味や価値．

作業療法士は家族や地域におけるクライエントの役割を考慮し，これらを治療計画に反映させるべきである．家庭や職場における評価は，必要な時に治療計画を変更するための貴重な情報を提供する．

■作業療法士の役割

作業療法士の役割は疾患の段階によって異なる[73]．HDの初期の段階では，作業療法士は記憶力や集中力の認知的要素に注目する必要がある．この時期のクライエントは，まだ仕事をしているかもしれない．日課の確立やチェックリストの使用，課題分析によって課題を処理しやすい状態に分割するなどの方法が非常に役立つ．これらの方法は外的な枠組みとなり，職場や家庭における機能的能力の維持を援助する．職場評価を通して，HDのクライエントが働き続けるために必要な変更を確認することができる．変更には計画・整理法などの方法が含まれる．タイマーやアラームつきの時計はクライエントに行うべき課題を思い出させることができる．また，家族もこれらの方法の使用について指導を受けるべきである．静かな仕事場を提供し，外的な刺激を減少させるなどの環境改善によって，機能的課題を遂行する際の記憶力や集中力の低下を補うことができる．

疾患のこの段階での心理的な問題には不安やうつ状態，易興奮性がある[50,66]．自分の子どもが50%の確率でHDになる可能性があることに対して自責の念を感じることがある[119]．診断は30～40歳になるまで確定されず，その時には結婚して子どもがいるかもしれない．子どもに遺伝子検査を受けさせるかどうかの決定は，クライエント本人や家族にとって重大なストレス要因になる．遺伝子検査はHDを確定できるが，初発症状がいつ現れるかは予測できない．前述したように，すべての人がこの検査を選択するわけではない．

社会的つながりを維持することや目的活動に従事することは，治療を計画するうえで重要である[119]．疾患の初期の段階であっても，認知力や情緒的反応の変化は職を失い，家族の収入減少につながることがある[50]．このような付加的ストレスは治療計画を立てる時に考慮すべきである．作業療法の治療計画にはHDのクライエントのための地域支援サービ

スも含めるようにすべきである．作業療法サービスには，支援グループの情報，地域活動への参加の機会，インターネットを介しての仮想的な資源に接続することを含む．

HDの初期の段階の運動障害は細かい運動の協調性の問題に限られる[50]．舞踏病様の症状は単に緊張からくる手の震えと思われるかもしれない．作業療法士は，機能的活動遂行における舞踏病様の動きの影響や細かな運動の非協調性を抑えるための代替法を提供すべきである[73]．これには，衣服改造や小さいボタンなどをかける必要のない衣服の選択が含まれる．ベルクロつきの靴や伸縮性のある靴ひもなどは巧緻技能低下を補うのによい．家屋改修はHDのクライエントが環境変化に適応できるようこの段階に行うことが望ましい．自分に合う自助具を使いこなし，その技術を習慣化することは初期の段階で最も大切である．典型的な代替法には，太柄の調理器具や食事用具，割れない皿，安全バーつきのシャワーチェア，背もたれが高くアームレストがついた丈夫ないすがある．家の中では敷物はなるべく置かずに，廊下などは散らかさないようにすべきである．作業療法士は，クライエントが全身の柔軟性と持久力を維持できるよう自宅での運動プログラムを作成すべきである．これらの運動は日課に取り入れられるだろう．運動障害が進行したら車の運転を止めなければならない．これらのさらなる自立機能やコントロールの損失は作業療法の治療計画で考慮すべきである．地域における代替移動手段を検討すべきである．

HDが進行するに伴い，クライエントのニーズに合うよう作業療法士の役割も変化する[73]．HDの中期の段階では認知力はさらに低下し，仕事を辞めざるを得なくなる．この段階では，目的活動に従事することが非常に重要になり，作業療法の治療計画もそれに重点を置くべきである[66, 119]．意思決定や計算の能力はさらに低下し始めるため，家族は誰かにクライエントの金銭管理を頼むよう手配する必要がある[50, 108]．一般に，この段階における言語理解力は一連の課題を遂行する能力よりも保たれる．作業療法士は，簡単なキーワードや単語を使用するよう家族に促すことで，クライエントが身の回り動作や簡単な家事ができるようにする．たとえば，クライエントに適する衣服を選び，よく見える所に置くと朝の着替えを促せる．浴室を整理し，流し台に歯ブラシを置くなど視覚的手がかりを用いると朝晩の歯磨きを促せる．

HDの中期の段階では易興奮性とうつ状態が強くなる[164]．自殺を図るかもしれない．作業療法の治療計画は目的活動，特に余暇活動参加に焦点を合わせるべきである．手工芸を選択する時はクライエントの興味だけでなく，鋭利な道具の必要性などについても注意を払うべきである[66, 108]．手工芸のやり方を工夫すれば，最小限の援助で課題を行えるようになる．運動機能障害を補うためには安定性をさらに補強する必要があり，余暇活動に使う道具（例：やすりや刷毛）は取っ手を大きくしたり，太柄にする必要がある．

運動機能の問題はHDの中期の段階で目立つようになり，日常生活課題にさらなる変更を必要とする[73, 148]．バランス障害のため，座ったままで着替えや歯磨き，ひげ剃り，整髪を行う必要があるかもしれない．この時期に歩行器や車いすが必要になるだろう．キャスターつき歩行器は車輪のない標準の歩行器より好まれる．歩行器には歩行安定性を高めるために前腕支持を取りつける必要があるだろう．車いすが必要になった時は，背もたれと座面が丈夫なものにする．舞踏病様の動きの影響を考慮し，アームレストに柔らかいパッドを追加する必要があることも多い．HDの多くのクライエントは上肢より下肢を用いることで車いす駆動がより可能になる．可能な限り，車いすの座面の高さは足で駆動しやすい高さに設定する．

疲労の問題はHDの中期の段階によく出現する．これは，日中に頻回に休憩をとることで対処する．HDのクライエントは疲労を認識しないこともあり，休憩は事前に計画しておくのがよい．衣服は留め具が少ないか，ないものがよく，靴はヒールが低く丈夫なものがよい[108]．その他，シャワーミット，電気カミソリや除毛剤を使う方法，蓋つきカップ，滑り止めなどの自助具も役立つ[73]．舞踏病様の動きはさらに重度になり，柵つきベッドが必要となる．柔らかいパッドでベッド柵を覆い，ベッドにはさらにクッションを使用する．

舞踏病様の動きによる過剰運動のため，HDのクライエントは体重を維持するために1日3,000～5,000 kcalの摂取が必要になることが多い[108]．高カ

ロリーで少量の食事を1日5回とることが望ましい．これには家族や介護者のいっそうの支援が必要になる．嚥下障害や姿勢コントロールの不良，巧緻運動の障害は食べることを難しくする[73]．食事中はポジショニングが重要であり，体幹を十分に支持するようにしなければならない．足部を安定させ，両上肢はテーブルの上で支える．足部は床で支えるか，さらに安定性を増すために紐で下肢をいすの脚に固定するクライエントもいる．嚥下障害はポジショニングや口腔運動の訓練，食物形態を変えることで対応する．噛みにくい食べ物や違う硬さの混じった食べ物，濃度の薄い液体よりも，軟らかい食べ物や濃い液体が望ましい．

HDの最終段階では，随意運動が欠如するため，身の回り動作を他者に依存することになる[73,107]．舞踏病様の動きが減少し，固縮が起こる場合もある．作業療法士は，ポジショニングによって重要な感覚入力を与え，拘縮予防のためスプリントを用いる．経口摂取は誤嚥の危険があるため訓練された人が実施するが，経管栄養に替えることもある[108]．経口摂取と経管栄養の両者を併用することもある．

認知機能の低下は続くが，構音障害や運動コントロールの喪失のため，その機能レベルを評価することは難しい[50]．認知症はHDの一部であり，治療計画を立てる際に考慮しなければならない．たとえば，HDの末期ではあるが，まだ家族を見分けられ，テレビを見るのを楽しむクライエントがいるとしよう．作業療法士は，クライエントが目の前の環境をコントロールし，利用できるようにするために，いろいろな環境制御の方法を活用するよう試みるべきである．テレビのチャンネルを変えるのにタッチ式のパッドやスイッチを用いることは有益である．

長期療養施設に入所しているクライエントの約1/3に突発的行動が見られることが報告されている[107]．HDのクライエントの日常生活のスケジュールや日課を組織化することで，これらの突発的行動を減らすことができる．

[要約]

HDは進行性で退行性の経過を示すが，作業療法は多くのことをクライエントに提供できる[66,73,108,119]．環境を制御する能力の低下は，HDのクライエントの機能低下に関わる要素の1つである．作業療法士は疾患の全過程を通して，クライエントが環境を制御し，目的活動に参加する能力を援助できる．

第4節：多発性硬化症

■有病率

多発性硬化症（MS）はCNSのミエリン鞘を破壊する進行性の神経疾患である．一般に20～40歳で発症する[94]．発症率は10万人当たり60～100人であり[63]，男性より女性に多い[35]．北ヨーロッパ系の白人に最も多く見られる．最近の研究によれば，MSは20歳以下の若者にも起こり，3～5％が15歳以下で，17％が21歳以下で診断されている[94,111,121]．

典型的にはミエリンの損傷は白質で起こり，軸索は保たれる．ミエリン鞘の破壊程度と損傷を受けた分節の長さによって，軸索伝導に異なる影響を与える[63]．ミエリン鞘の炎症により軸索伝導が遅くなる場合，クライエントには間欠的な感覚障害や協調運動障害，筋力低下が出現する．この炎症過程のため予後予測は難しくなる．

MSが進行した症例では，白質周辺（特に脊髄や視神経，脳室周囲白質－脳梁を含む）に急性および慢性のプラーク（脱髄斑）が形成される[63]．また軸索が損傷され，進行した重度の症例では大きく機能を喪失する．MRIでは病変部位と脳容積の変化が見られる[22,75]．

■病因

MSの原因は明確ではないが，環境要因と遺伝要因が組み合わさった結果であると推測される．最新の理論では，神経系に作用する免疫系の反応であるといわれている．最近の研究では，新しく発症したクライエントの30～60％は，風邪やインフルエンザ，ウイルス性疾患後に罹患したことが知られている．免疫システムがミエリン蛋白の一部をウイルスの蛋白と誤って攻撃することが病因であるとする研究者がいる．他の研究者は，ウイルス感染によって

ミエリンが破壊され，それが体内に少量流れることで自己免疫反応が生じると考えている[149]．

■臨床像

MSの症状は罹患したCNSの領域に関連する[5]．初期症状は，知覚異常，複視，片眼の視力障害，易疲労性，感情不安定，四肢感覚障害である．認知障害は，罹患後2年以内で，神経学的症候がほとんどない症例で報告されている[4]．他の初期症状に三叉神経痛があり，体温上昇時に症状が悪化する．体温上昇による症状は一時的なものであり，時間が経つと寛解する．

MSと他の慢性疾患を有するクライエントは，一般の人々に比べうつ状態になる確率が高い[109]．うつ状態は他の原因による可能性があるので，チームによって評価すべきである．うつ状態は疾患経過に伴う生理反応，あるいは診断に対する心理的反応，薬剤の副作用のいずれからも生じる可能性があり，疾患過程のどの段階でも起こり得る．うつ状態は疲労や問題に対処し，必要に応じた適応ができないことに影響するかもしれないので，迅速に対処すべきである[109]．

疾患過程が進行した段階では，さまざまな程度の麻痺（下肢全体の麻痺から上肢麻痺）や構音障害，嚥下障害，重度の視覚障害，運動失調，痙縮，眼振，神経因性膀胱，認知障害があるかもしれない．認知障害はMSのクライエントの30～70％に起こるとされているが，必ずしも身体機能低下とは関連しない[3,4,62]．うつ状態のような情緒的変化が生じ，頻度は少ないが多幸症や無関心も見られる．認知症は多幸症や無関心を示すクライエントに起こるだろう．認知症はMSクライエントの5％以下である[63]．

MSの予後予測は難しい．再発と寛解の繰り返しである．**再発**時は疲労や感覚障害といった軽度の症状から，四肢麻痺や膀胱機能障害といった重度の症状までがある．**寛解**時には症状が全般的に改善したり，短い停滞期であったり，何らかの機能喪失があったりする．

MSの3つの典型的なパターンは（1）再発・寛解型，（2）二次進行型，（3）一次進行型である[5]．再発・寛解型のMSは全体の85％を占め，再発と寛解を繰り返すうちに徐々に障害度が増していく．二次進行型MSは最初は再発と寛解のパターンをとるが，疾患がより進行する型へと展開する．再発・寛解型MSのクライエントの約50％は，疾患修飾薬を使用する前に二次進行型MSに移行する．疾患修飾薬がMSの進行に及ぼす効果についてはまだ長期研究が終了していない．マーガレットは初め再発・寛解型MSと診断されたが，最近になって二次進行型MSと診断された．彼女は今，左手に持続的な巧緻運動機能低下と感覚障害がある．

全体の10％を占める一次進行型のMSは，疾患の悪化傾向と再発後の回復がほとんど見られない点で，他のMSとは区別される．この型のクライエントは最終的に歩行不能および尿失禁となり，嚥下障害や構音障害，重度の下肢機能低下，上肢機能のさまざまな制限が現れることがある．一次進行型MSのクライエントは平均10～25年で重度障害に至る．全般的にMSのクライエントの平均寿命は普通の人と変わらない[149]．

2つの非定型パターンのMSとして良性経過型MSと進行性再発型MSがある．良性経過型MSの臨床徴候は，発症年齢が若く，女性で，感覚症状での発症である．一般に，症状は6週間で消失し，後遺症をほとんど残さない．5年間その状態が続けば，良性経過型MSと見なされる[63]．進行性再発型MSは全体の5％を占める稀なパターンである．持続的に進行するだけで，特別な再発は示さない[5]．

■医学的管理

近年，再発期間の炎症を抑え，免疫システムの反応を遅らせる新しい治療方法が導入された．医療管理は，主としてMSの症状を治療することに重点が置かれる．

再発時にはプレドニゾンやメチルプレドニゾロンなどの抗炎症剤が使用される．これらの薬剤は副作用が強いため，短期間に大量に投与される．クライエントが耐えられる程度の少量を長期間投与すると，MSの再発を防いだり，疾患の長期経過を変えることはできないが，再発の期間を短縮することに主に効果があるとされている[149]．

再発・寛解型MSでは，いくつかの新薬が疾患の経過を変えるために使用されている．また，これら

の薬剤は疾患の進行を遅らせる効果があると考えられている．最近，インターフェロンベータ-1b（ベタセロン），インターフェロンベータ-1a（アボネックス），グラチラマー（コパキソン），レビフの4つの新薬が導入された[70]．皮下にこの薬剤を自己注射したクライエントは，再発の頻度が1/3に減少した．進行型MSに対するこれらの薬物療法の効果について研究が進められている．

新薬ミトキサントロン（ノバントロン）は二次進行型MSの治療剤としてアメリカで承認された最初の薬剤である．これは，二次進行型MSや進行性再発型MS，増悪性再発寛解型MSの治療の選択肢とすることができる化学療法の1つである．ノバントロンは，神経学的障害や臨床的な再発頻度を減少させるのに有効だと報告されている．

疾患修飾剤を使用するということは，クライエントや介護者が注射の技術を学ぶ必要があり，薬物療法の習慣や日課への影響を評価できる必要がある．薬剤の使用方法と副作用を管理するうえで，活動をどう管理するか，毎日のまた週単位の習慣にどう当てはめていくか，また副作用が活動にどう影響するかを考慮する必要がある．

症状管理には痙縮の治療，膀胱管理，膀胱感染の予防，痛みと疲労の管理が含まれる．痙縮は薬物療法で治療されることが多いが，残念ながら筋力低下を強めてしまう．膀胱管理には，膀胱感染の予防に従いながら尿漏れパッドやカテーテルを使用する．疲労は栄養管理，過労防止，定期的な運動，休息と睡眠の習慣，ストレスコントロールを通して管理する[104]．神経学的障害による大便失禁は稀で，不動によって生じる機能的な障害である．

■作業療法士の役割

作業療法士はMSのクライエントに多くの場面でサービスを提供できる．治療形態や頻度は，施設の種類，医療費の種類，治療に対するクライエントと介護者の反応で決まる．

評価ではADLやIADL，教育，仕事，余暇活動，社会参加などすべての遂行領域に関する情報を収集すべきである．種々の作業を遂行している間に，運動技能や処理技能，コミュニケーション技能などの遂行技能を評価すべきである．家屋評価も適切に行う．家屋評価が困難な場合，作業療法士はクライエントと介護者に自宅環境や潜在的障害について面接を行うべきである．MSの進行過程は予測できないので，クライエントは他の資源紹介や作業療法士による定期的な再評価が必要となる．

評価には評価過程の指針とするための作業プロフィールが含まれる．そして，作業療法士は作業遂行や遂行技能，クライエント要因を評価するための必要な評価法を選択する．評価は本人と家族への面接や観察を用いた標準化されていない評価法と標準化された評価法を組み合わせて行う．クライエントに認知障害がある場合，正確な情報を得るために家族や近親者を評価過程に含むべきである．クライエントの文化的，社会的，精神的な考え方への理解を深めることは，利用可能な支援システムやクライエントの障害への適応を促すうえで役に立つ．

感覚運動技能の評価は他の章で述べたとおりである．持久力や疲労は重要な要素であり，特定のクライエント要因に関する評価結果のみに依存しないことが重要である．たとえば，徒手筋力検査は1日を通して経験する筋力低下の程度を正確に反映しない．クライエントの機能的活動をある一定の期間観察し，また日常活動パターンについての情報を集めることで，疲労に関するより正確な評価が可能になる[70]．National MS Societyは，疲労から生じる問題を理解するためにModified Fatigue Scale（MFS）かFatigue Questionnaireの使用を勧めている[104]．マーガレットの場合，疲労が日常活動に及ぼす影響を決定するうえでMFSによる評価が役立つだろう．

また，クライエントの活動パターンを評価する時は睡眠パターンに関しても尋ねるべきである．睡眠障害はMSのクライエントにとって疲労の原因になることが多い．主治医と情報を共有することで，睡眠障害の原因となる習慣や日課の問題に対して医学的治療またはカウンセリングによる適切な治療が可能になる[10]．

MSは視覚能力にも影響し，視覚追跡や探索，視力などを障害する．客観的評価は障害が起こった場合，その種類，さらにADLやIADLにどのような影響を及ぼすのかを決定するのに役立つ．

知覚処理と認知状態は定期的に再評価すべきである．集めたデータは，障害を特定し，機能的活動へ

の影響を判断するのに役立ち，作業療法士はこの情報を家族教育に組み入れることも可能である．認知障害は，軽度の短期記憶障害や注意持続時間障害から見当識障害や重度の短期記憶障害まで多様である．認知障害は必ずしも身体的な障害と関連しない．MRIにおける病巣の大きさは複雑な注意や処理速度，言語記憶などの認知機能低下と関連する[153]．脳の萎縮や脳室の大きさと認知能力の関係を調べた研究がある．結果は，第3脳室の拡大と認知機能低下とが関係あることを示した[22]．クライエントの知覚的，認知的障害は，常に誰かによる監視が必要か，それとも1人で家にいることができるかを判断する時に考慮しなければならない要素である．認知および知覚評価に対するさまざまな標準化された検査は前章で述べた．BassoはMSのクライエントの認知機能障害を評価するスクリーニングテストを開発した．Bassoの評価法は機能的障害と費用効果の面で感受性があった[14]．この評価法は，作業療法士や他の専門職が認知障害のあるMSのクライエントを評価する時に使用できる．

ADLはAMPS[42]または他の標準化された検査[8]のチェックリストを用いて評価する．MSのクライエントの障害を測定するために最も一般的に使われている評価法はExpanded Disability Status Scale (EDSS)である[117]．この評価法には詳細な神経学的検査が含まれているため医師が実施すべきである．EDSSは神経学的機能の評価とクライエントの歩行および機能的移動の状態の測定を合わせたものである．この評価法の限界としては，すべてのADLの評価がなされず，潜在的な認知障害や性的障害に感受性がないことがあげられる[117]．EDSSは多くの文献で障害を測定する尺度として使用され，International Federation of MS Societiesによって採用されているので，作業療法士もこの評価法を熟知しておくべきである[74, 163]．MS Functional Composite (MSFC)は，下肢機能と歩行，上肢と手指機能，認識機能を測定するために開発された[33, 105]．これは，機能のベースラインを決定するために定期的に使用できる．MSFCはEDSSよりもベースラインの認知機能評価として感受性がある．

社会環境の評価は，各クライエントとともに考えることが重要である．ケーススタディに示したマーガレットのように，MSは家族を扶養し，仕事に携

倫理的配慮

> MSのクライエントは車で移動することができるが，認知障害は疲労によって午後に悪化する．クライエントが仕事を辞めても，家族は心情的には免許を取り上げたくない．しかし，運転を継続することによって，クライエントは自分や周りの人を傷つけてしまう可能性がある．作業療法士は，認知力が評価できる例を提供し，また認知障害が運転や日常活動に及ぼす事態について論議することで，家族にクライエントの認知障害について教育する必要がある．作業療法士は運転の危険を主治医に報告する責任がある．

わる時期に発症するのが一般的である．彼女は子どもと母親の世話を同時にするという「板ばさみの状態」にいる．予後が予測できず常に変化するため，正常な日常生活や家族生活を営むことに障害をもたらす．このような障害は配偶者や子ども，他の家族に大きなストレスを与える．作業療法士は家族がクライエントのために行える支援について決定しなければならない．

行動問題はクライエントの病前性格や疾患の進行，対処技能，社会環境によって異なる．認知障害や疾患の進行の否認はクライエントを危険な状況にさらす行動につながり，管理を難しくする．家族が行動問題を認識し理解せず，クライエントの行動を制限したり修正しない時，事態はより複雑になる．

うつ状態や不安定を含む他の行動問題の例には，記憶障害，外部介護者による援助拒否，薬物療法や移動方法の安全に関する誤った判断等がある．行動の問題はクライエントによって多様であり，家族やクライエント，介護者を巻き込んだ個別的な評価と治療アプローチが必要となる．

■目標設定

MSのような進行性疾患における目標設定は，進行する障害に適応するクライエントのニーズに焦点を合わせることである．クライエントが病前のような家族内役割に参加することは難しく，ともに生活するにはクライエントの役割変更について家族で話し合う必要がある．クライエントの適応能力はクライエントと家族がもつ障害に対する認識，他の選択

肢を考える意欲にかかっている．作業療法には以下のような内容を含む：(1)代償的方法による問題解決，(2)時間管理，(3)役割の他者への依頼，(4)運動や知覚，持続力，認知，視覚の障害を補う補助機器の使用である．マーガレットの場合，毎日のまたは週ごとの日常の仕事を分析し，それらが省略したり，変更したり，または他者に依頼できるものかを特定する必要がある．彼女は，食品の購入をオンラインで行うか，夫に代わってもらうことを考えるだろう．マーガレットは子どもが参加している多くの活動を評価する必要があり，送迎の車の相乗りの可能性も模索する必要がある．感覚障害や巧緻性低下を示した左手のことを考え，両手の筋力と巧緻性が要求される活動には補助機器を必要とするだろう．

クライエントは，初めは仕事や家事を完璧にこなせるだろう．進行型 MS のクライエントは，最終的には仕事を続けられなくなるような機能低下を経験するだろう．このようなクライエントは家事を他者に委託する必要があり，最終的には基本的な身のまわり動作が行えるだけになるだろう．末期では，身のまわり動作までも他者に全面的に依存せざるを得なくなる．役割に適応するには，クライエントだけでなく家族の努力も要求される．作業療法士は，家族やクライエントが感じる困難を把握し，その状況を打開するための方法を教育する．さらに支援が必要な際には，ソーシャルワーカーや臨床心理士にクライエントや家族を紹介する．

[要約]

MS がクライエントに及ぼす影響は多様であるため，クライエントの障害と強みを決定するための個別的評価が必要になる．MS のクライエントの治療に当たり，作業療法士にはあらゆる作業療法分野の評価と治療に関する専門的能力を駆使することが求められる．疾患の経過は再発と寛解を繰り返すため，治療計画を作成するのは特に難しい．クライエントは機能回復を望むために，障害を否認したり，状態変化に適応するのを拒否したりするが，これは安全上の問題を起こす．作業療法士は現在の機能レベルを評価し，状態変化に適応する最善策に焦点を合わせる．また，長期的で現実的な計画を立てるために家族を支援する．たとえば，家族が浴室の改修

を計画する時に，標準型のシャワーチェアではなく，車いす型のシャワーチェアを考慮するよう助言する．

QOL は疾患がクライエントに及ぼす影響を考える時にしばしば評価される．その評価の 1 つである MS Quality of Life Inventory は 36 領域の機能を評価する[112]．MS と診断された人の QOL への影響はさまざまであることが研究によって明らかになっている．ある研究では MS のクライエントの QOL は低いとし，他の研究では MS のクライエントと一般人では差がなかったとしている[75, 99, 122]．これらの研究は，MS のクライエントの QOL 観に基づいており，家族の QOL に及ぼす影響については考慮していない．

MS のクライエントの治療に際しては多職種によるアプローチが必要である．作業療法士に加えて，医師，理学療法士，看護師，ソーシャルワーカー，臨床心理士がチームメンバーとして関わる必要がある．社会環境は複雑で難しい問題を生じさせるため，共通のチーム目標を確立するには，メンバー間の良好なコミュニケーションが重要である．作業療法士は認知，知覚，心理社会的，運動能力を機能面から評価し，その情報をチームに提供する独特な能力をもっている．

第5節：パーキンソン病

■有病率

パーキンソン病（PD） は成人が発症する最も一般的な神経変性疾患である[43]．PD の典型的な症状は振戦と固縮，運動緩慢の 3 つである．有病率は 10 万人当たり 10～400 人と幅広く[168]，加齢とともに増加し，55 歳以上の人では 1.4% が罹患している[136]．性差が報告されており，55～74 歳では男性の有病率がわずかに高く，74 歳以上では女性がやや高い．60 歳を過ぎてから診断されることが多い．

PD の原因は明確ではない[12, 61]．家族歴が PD の危険因子として考えられるが，遺伝子マーカーは特定されていない．双生児を対象にした PD の原因となる遺伝因子研究では最終的な結論が得られていな

い．現在の遺伝子研究では第4染色体の突然変異が家族性PDの原因として考えられているが，この変異が特発性PDの原因因子であるかはまだわかっていない．また，特定の蛋白をコード化する遺伝子の変異もPDに関係するとされている[12]．

環境因子もPDを起こす可能性があると考えられている[61]．麻薬常用者が麻薬副産物であるMPTP（1-methyl-4-phenyl-1,2,3,6-tetrahydropyridine）を使用し始めたことで，PDを起こす可能性がある外的因子となることが広く認識されるようになった．MPTP使用後，多くの麻薬常用者は「臨床的，解剖学的にパーキンソン病と非常に類似した」(p.143)[61]パーキンソニズムを短時間のうちに呈した．マンガンや炭化水素溶剤などの毒素は，より広範の神経障害を発生させ，選択的に基底核を破壊するものではなかった．

また，食生活がPDの潜在的危険因子であるとする研究もある．動物性脂肪を多く摂取する人に発生率が高く，木の実とマメ類，イモ類を多く摂取する人では低かった．現在，多くの研究者は，PDの原因の可能性として遺伝的素因と環境要因の相互作用に注目して研究を進めている．多くの病因が考えられるが，PDと診断された多くの人は本態性パーキンソニズムとされる[44]．

■病態生理

PDに関連する神経構造は黒質の緻密部である[115]．緻密部は，他の基底核から入力を受け，線条体活動の変調器として機能する[120]．疾患が進行すると，黒質に著しい変性が起こる．黒質緻密部におけるドーパミン作動性ニューロンの減少は基底核の活動低下と全般的な「自発運動の減少」を起こす[120](p.426)．黒質は基底核を構成する出力構造の1つである[116]．剖検では，黒質におけるドーパミン作動性ニューロンの減少に加え，細胞質内封入体が見られる[115]．この細胞質内封入体はレビー小体ともいわれる[44]．神経変性の大部分は黒質緻密部で見られるが，他の神経構造における破壊も報告されている[115]．黒質の他の部位，網様部，青斑核，基底核，視床下部に病理変化が見られる．

■臨床像

ゆっくり進行する退行性の運動障害がPDの特徴である[120]．55歳を過ぎてPDの診断がなされることが多い．PDは致命的な疾患ではないが，さまざまな神経構造の変化は機能的課題の遂行を障害する．診断後も徐々に運動機能を失いながら20～30年間生存し，最後は高度のケアを必要とするようになる[44]．MSを合併すると肺炎のリスクが高くなり，致命的となる．

PDでは随意運動および不随意運動がともに障害される[120]．3主要症候は振戦と固縮，随意運動障害である．随意運動障害には運動開始が困難になる無動と動作緩慢があり，この2つが主たる運動症状である[40]．運動開始パターンの遅れおよび運動遂行の緩慢さが運転と更衣，食事といった課題に影響を及ぼす．

運動の緩慢さに加えて，固縮がPDの特徴である．**固縮**とは滑らかな動きを妨げる筋のこわばりをいう．このこわばりは関節のすべての運動方向で生じる[127]．振戦は4～5Hzの静止時振戦であり，不随意運動の障害である[101]．振戦は運動時には減少するが，一部のクライエントでは機能的活動の遂行中にも続くことがある．

その他に，歩行とバランス反応の障害，表情が乏しくなる仮面様顔貌，うつ状態がある[120]．疾患の進行経過全般を通して歩行も悪化する[139]．最初はほとんど正常歩行に見えるが，疾患が進行するにつれて重複歩距離と歩行スピードの変化が著明になる．加速歩行が特徴であり，重複歩距離が短く，速度は上がるため引きずり足のようになる．歩行中の手の振りと体幹回旋が減少する．歩行に関連するもう1つの特徴は「すくみ足」である[57]．すくみ足は動きが中断された時に起こり，運動パターンを開始したり，維持したり，変化させようとした後に起こることが多い[57]．歩く方向を変える時，狭い廊下や階段に差しかかった時にすくみ足が起こる．他の部屋に入ろうとして道のりを変更しようとする時に動作をためらってしまう．書字や歯磨き，会話でもすくみ足のような現象が起こる．

PDに伴う姿勢障害は頭を前に出した前屈姿勢をとる[103]．また，膝と股関節を屈曲することで立位

を保持しようとする．バランス反応も障害される[126]．立ち直り反応と平衡反応が障害されるとクライエントはよく転倒を経験する．

　PD と診断されたクライエントの約 50％はうつ状態を示すが[126]，これは重度の症状や疾患の慢性特性に対する反応ではない[44]．PD のクライエントに見られるうつ状態はセロトニン不足によるものであり，PD でないうつ状態のクライエントと同様である．無動のため生じた表情の乏しさはうつ状態を複雑にする[126]．仮面様顔貌と呼ばれるこの表情の乏しさは PD の特徴的症状である．初めは一側の顔面で現れるが，その後，疾患が進行するにつれて両側顔面の表情が乏しくなる[44]．乏しい表情と運動障害を悩み，自ら社会との関係を絶とうとするクライエントもいるかもしれない．

　PD の初期の段階では，精神状態はほぼ正常であるが，視空間知覚能力は障害を受けることが多い[126]．PD のクライエントでは高次の認知機能の異常も一般的である．クライエントはさまざまな刺激に注意を移すのが難しくなる．同時に情報を処理することが難しく，段階的処理を必要とする課題の方がいくらか遂行しやすい．運転は同時に複数の情報処理を必要とするので非常に難しい．歯磨きのように明確な順序をもつ身の回り動作はそれほど認知機能を必要としないので遂行できる．早発型 PD のクライエントでは認知症は稀であるが，70 歳以上の PD のクライエントの 1/3 は認知症を示す．

　PD に伴う他の症状には自律神経機能障害や嚥下障害，構音障害がある[126]．また，腸と膀胱の機能障害が生じ，腸運動の低下は便秘を起こす．クライエントは頻尿や尿意切迫を訴えることが多い．起立性低血圧はよくあるが，失神は稀である[44]．時折，一時的な発汗過多を訴え，暑さや寒さに対する異常な耐性を示す[126]．声量が小さくなり，ささやいているように聞こえる．発音が不明瞭になり，単調な話し方になる．嚥下障害は PD の後期の段階でよく起こり，むせと誤嚥性肺炎の危険性を高める．

　疾患の経過は人によって異なるが，典型的な初期の臨床症状は一側手の静止時振戦である[101]．Hoehn と Yahr[69] は PD の症状進行を分類する尺度を確立した．ステージⅠでは，手の振戦などが一側に起こるが，機能障害は見られない．クライエントは ADL や IADL を遂行できるが，余分な努力やエネルギーを必要とする．職業で必要とされるものにもよるが，ステージⅠのクライエントは職場の調整があれば仕事を続けることも可能である．この段階では字が小さくなり，読みにくくなる[44]．この現象は小字症と呼ばれる．また，長時間の書字を続けると，筋痙攣を訴えることがある．手指の素早い屈伸を反復させると，軽度の固縮が見られることがある．

　ステージⅡでは，症状の進行と両側の運動障害を示す[69]．PD の原因はさまざまであるが，一般にこの段階は診断がなされて 1〜2 年後に見られる．両側性の振戦と固縮が見られるが，ADL の遂行技能は維持できる．運動困難のため，IADL の遂行には調整が必要になる．仕事は，職業で必要とされるものにもよるが，より細かな職場調整が必要となることが多く，日中に何回か休憩する必要が出てくる．この時点で，体力消耗を考えたうえで，仕事を続けることの利点を判断すべきである．姿勢は膝と股関節を屈曲した状態で少し前屈になる．ステージⅡのクライエントは，まだこの段階では 1 人で歩くことができる．ステージⅢに入ると，立ち直り反応と平衡感覚の遅延を経験する．バランスが障害され，シャワーや食事準備など立位が必要な活動に困難を感じるようになる．体力消耗のため仕事は続けられなくなる．バランス障害は歩行を不安定なものにし，自宅改修が必要になる．ステージⅣに入るとADL 遂行ができなくなる．この段階のクライエントはまだ歩行は可能であるが，運動コントロールは重度に障害され，更衣や食事，整容動作は大きく影響される．ステージⅤは PD の最終段階である．車いすやベッドの使用を余儀なくされ，身の回り動作も他者に依存することになる．各ステージに移る時間に個人差はあるが，PD はゆっくり進行していく疾患である．

　PD 症状の評価には Unified Parkinson's Disease Rating Scale を用いる[47]．このスケールは，クライエントの運動技能と機能状態，障害の程度を測定する．運動技能は熟練した評価者が行う[135]．機能状態と障害の程度は面接を通して測定する．評価には ADL 技能と認知，情緒的要素も含める[92]．この評価法は研究や臨床で使われ，PD の症状を軽減するためのさまざまな治療の効果判定に用いられる．

■医学的管理

　PDのクライエントに最も使われる医学的治療法はドーパミン作用薬を補充し，黒質破壊のため生じたドーパミン減少を補うことである[43, 140]．L-ドーパ療法が最もよく使われる薬剤である[125]．ドーパミンは脳血液関門を通るには大きすぎるので，経口投与されるのはドーパミン前駆物質である．L-ドーパはPDの初期の段階では振戦と固縮の軽減に高い効果がある．服用後5～10年が経過すると，運動面での副作用が出現する[126]．最もよく報告されているのはジスキネジー（dyskinesia）と運動症状の変動性である．このいわゆる「オン・オフ現象（on-off phenomenon）」はL-ドーパの投与と関係している．服薬後は振戦と固縮が減少する「オン状態」になるが，四肢の異常運動のようなジスキネジーが見られることもある．薬効が減少する「オフの状態」になるとPDの運動症状も元に戻る．投薬時間と「オン・オフ」の時間は日常生活を計画するうえで重要な情報である．たとえ異常な運動があるとしても，クライエントにとっては「オン」の時間帯に機能的活動を自由に遂行できる．

　PDが進行すると，L-ドーパの効果も減少していく[126]．**定位脳手術**という外科的治療が用いられてきた．この治療法では，PDの症状軽減を目的に特定の神経構造に侵襲を与える．定位淡蒼球内節破壊術は淡蒼球に対する定位脳手術であり，PDに伴う運動症状を軽減し，L-ドーパの服薬量を軽減するために行われる[78, 114]．この手術方法は淡蒼球切断術ともいわれ，L-ドーパの長期服用によるジスキネジーを軽減する効果があることも知られている[126]．定位脳手術は，PDによる振戦や固縮を軽減するため，視床に対しても行われる[79]．

　神経細胞移植術もPDのクライエントに選択的に用いられる[24]．この手術では，胎児の中脳神経組織を採取し，クライエントの基底核に移植する[34]．胎児の中脳神経組織の移植にはさまざまな結果があり，多胎児の組織を両側の被殻に移植した時に最も良い結果が得られると報告されている．移植された胎児の組織がドーパミンを生成し，これがPDの進行による症状の軽減につながる．クライエントはL-ドーパを服用し続けなければならないが，その服用量は減らすことができる．

■作業療法士の役割

　作業療法の内容はクライエントのPDの段階によって異なる．典型的な作業療法のプログラムは，代償法やクライエントと家族の教育，環境と課題の調整，地域参加である．

　疾患の初期の段階では，作業療法士は患者や家族の作業プロフィールを作成することで，治療の優先順位を決めなければならない．治療の焦点は，疾患の進行に合わせて希望する作業参加ができるような習慣や日課をつくることである．この段階で重要なことは，クライエントと家族にこれからの疾患の変化について教育することであり，これが作業の選択を容易にする．たとえば，本章の最後に示したケーススタディのカールの例である．彼にとって重要な作業は旅行と絵を描くことであり，疾患の進行に合わせてその活動が継続できるよう治療を計画した．

　疾患の初期の段階に，患者や家族に社会資源や支援グループの情報を伝えるべきである．ある研究によれば，PDのクライエントは他の同年代の人に比べ，身の回り動作や家事を家族に依存していることがわかった[158]．依存は家族に大きなストレスを与える原因になる．地域グループに参加することで，家族役割や相互作用の変化を受け入れていくのに必要な支援が得られる．

　家庭で使う用具を工夫することで，疾患の初期の段階における振戦の影響を減らすことができる．PDの初期の段階では太柄のスプーンや書字用具を紹介すべきである．この段階では字が小さくなり，読みにくくなる．この段階で時間管理方法を紹介すべきである．署名などの書く作業はL-ドーパを服用した直後に，太柄の鉛筆を使って行う．PDの初期の段階で振戦がそれほど強くなくても，衣類の留め具を工夫する必要がある．この段階では，スリッポンの靴やベルクロのついた衣服の使用を検討する．たとえこれらの動作を1人で行えるとしても，作業療法士は更衣に必要な時間と労力を考慮しなければならない．特定の活動の工夫に加え，家の中の模様替えもこの時期に行う．滑りやすい敷物は外し，家具は妨げにならないよう壁の近くに置く．肘かけいすにすると押し上げながら立つことができ

る．PDの初期の段階でバランスがそれほど障害されていなくても，これらの変更が必要になる前に家族やクライエントは将来を考えて慣れておく必要がある．浴室とトイレに手すりをつけ，補高便座を導入する．疲労を訴えることが多くなるので，クライエントはこまめに休憩をとる習慣をつける．PDの初期の段階に自宅内環境を調整することで，これらが必要になる前に，クライエントと家族はその変化に適応できる．

仕事に関する評価は，安全性のリスクや潜在的な危険，将来的に仕事を簡略化する方法を評価するためにも，疾患の初期の段階で行うべきである．職場での人間工学的評価や道具の変更が必要になる．カールの場合は，コンピュータの変更が考えられた．労働時間を減らすことも選択肢ではあるが，その決定は医療的利点を減らす結果となるかもしれない．これらの決定と選択肢は疾患の初期の段階における作業療法の一部である．

PDの初期の段階に，作業療法士は関節可動域維持のため運動プログラムを導入する[155]．週3回の長時間のプログラムを行うよりは，5～10分ほどの短時間のプログラムを毎日行う方が望ましい．PDのクライエントの最も一般的な姿勢変化は徐々に進行する前屈姿勢であるので，体幹伸展を取り入れた姿勢柔軟体操をプログラムに含めるようにすべきである．またこれに加えて，リラクセーションと呼吸法についても指導する．鼻から息を吸い，口をすぼめて息を吐くことを2～3回ほどゆっくり繰り返す．これは姿勢アライメントの改善とともに，リラクセーションを促進する効果がある．

疾患の進行に合わせて，歩行改善につながるプログラムを追加する[157]．最初の拍子が強い音楽のリズミカルな聴覚刺激を用いると重複歩距離と速度が改善することが知られている．ダンスは社交の場を提供するとともに，歩行を改善することができる．無動が顕著になったら，勢いをつけながら運動を開始する方法を指導する．座っている時に何回か前後に勢いをつけることで立ちやすくなる．

PDの中期の段階に入ると，クライエントは運動技能，特に熟練した連続的な運動の困難さを経験する[39]．これらは，身の回り動作や家事動作に不可欠な運動である．Curraら[39]は手がかりを示すことで，新しい運動課題における速度と連続的な遂行度が改善することを発見した．作業療法士は視覚的合図や言語的促し，動作の練習を含むような活動調整を提案すべきである．これらの方法によって，身の回り動作や家事活動を遂行するクライエントの能力改善につながる．

PDの中期の段階では，口腔運動コントロールも難しくなる[126]．嚥下障害と流涎は彼らを困惑させ，社会参加をいっそう妨げる．作業療法士は口腔運動を勧め，食物選択について指導すべきである．食物形態を変更することで，嚥下能力が改善することもある．

身の回り動作を自分で行うことは，QOLを維持するうえで重要であることが認められている[49]．進行性の動作障害がPDの特徴ではあるが，作業療法士は機能活動における動作障害の影響を最小限に止めることができる．振戦が身の回り動作に及ぼす影響は，姿勢不安定性に及ぼす影響よりも大きくはない[54]．集団作業療法の利用は姿勢不安定性を減少させるのに効果的である．また，グループに参加しているクライエントのQOLの感覚を向上させることが報告されている．

PDの中期の段階では，公共交通機関利用とその支援プログラムについても作業療法プログラムに含めるようにする．クライエントは移動手段を他人に依存することが多い．公共交通機関を利用することで，買い物や外出する際の家族への依存を減少させることができる．

PDの末期の段階になると，動作障害や固縮によって更衣や整容といった活動を遂行できなくなる[69]．そのために発生したうつ状態は，クライエントのQOLを著しく低下させる[49]．作業療法では自宅内をより移動しやすく，使いやすくなるよう環境整備を提案する．テレビやラジオのリモコンのような環境制御装置は有効である．スイッチは軽く押すだけで作動するようにする．声量が低下し，また発音不明瞭になるので，音声感知方式の環境制御装置は有効ではない．自由に環境を制御できる能力は，PDの末期の段階に経験する自己喪失感を補ってくれる．クライエントは自分で着替えをすることはできなくなっても，さまざまなスイッチを使って好きなテレビやラジオの番組を選択し，部屋の明るさを調節し，パソコンを操作することはできる．

ケーススタディ：カール

カールは57歳の時にパーキンソン病（PD）と診断された62歳の大学教授である．妻と2人で1階建ての家に住んでいる．成長した2人の子どもは別の州にいる．趣味は旅行と読書，絵を描くこと，コンサートに出かけることである．

最近，両手の振戦が強くなり書類の訂正が難しくなったので，早期退職を考えていた．手のこわばりによるいくつかの問題も訴えていた．振戦の影響で絵を描くことができなくなり，運転を続けるべきかどうかと悩んでいた．

作業療法の初期評価では，カールは協力的で治療に積極的だった．うつ状態について本人からの話はなかったが，妻はうつ状態の特徴を報告していた．コンサートに行くことや，夏休みに孫に会いに行く計画への関心が薄れたという．また，カールが大学教授を早期退職しなければならないことやその地位を失うことに関して落ち込んでいるように見えると報告した．

カールのADLはほとんど自立していたが，浴槽の出入りには苦労していた．妻は彼の転倒を心配し，しばしば出入りを手伝っていた．ネクタイを締めることやシャツのボタン掛けも困難であった．両手に振戦が観察され，他動ROM訓練時には軽い固縮が見られた．平らではない所や階段では，若干の動的バランス障害があった．

カールは，固縮と振戦を減らす目的で3年間シネメット（L-ドーパとカルビドパ）服用してきた．ジスキネジーの訴えはなかった．

今後の目標に関して尋ねられると，カールは「もっと本を読む時間ができると思う」と答えた．

以下の目的で作業療法を開始した．

1. ADL遂行改善
   a. ボタンエイドの使用について指導
   b. クリップ式ネクタイやスリッポンの靴など衣服変更に関する提案
   c. 勢いをつけながら運動を開始する方法を指導（たとえば，いすから立ち上がるために前後に体を揺らす）
2. 自宅環境整備
   a. 滑りやすい敷物を外す
   b. シャワーチェアやシャワーの延長ホースを用意する
   c. 座面の高い便器に代える
   d. 居間のいすにクッションを置く
3. 職場環境の評価と整備
   a. パソコン環境を使いやすいように見直す
   b. エネルギー節約法，こまめに休憩をとり，「オン」の時に活動の予定を入れるよう指導する
4. 余暇活動
   a. 長く絵が描けるよう前腕サポートを取りつけた画架を用意する
   b. 地域のパーキンソン病支援グループの情報を紹介する
5. ROM訓練の自主トレ指導
   a. 体幹の伸展と回旋運動
   b. 両上肢運動
   c. 運動時の音楽使用

カールは作業療法の治療に積極的に応えた．その年の学期は続けられたが，翌年は退職すると決めた．運転を止め，代わりに妻の運転でコンサートや展示会に出かけるようになった．家屋改修と自助具を導入することでADLは自立していた．「オン」の時に絵を描くよう予定を組み，作業テーブルには前腕サポートを取りつけた．週2回，パーキンソン病支援グループに参加し，他メンバーとの交流も始めた．毎日運動することで筋のこわばりが減少し，天気が許す限り近くの公園に散歩に行っていると報告した．また，妻と一緒に読書クラブに加入した．

[要約]
　PDは進行性の神経変性疾患ではあるが，作業療法では多くのことが提供できる[49, 54]．身の回り動作や自分の望む活動ができなくなることはうつ状態の一因となり，QOLを低下させる原因である．PD進行の全過程を通して，作業療法士はクライエントが意味のある活動に参加できるよう働きかける．クライエントの希望や家庭環境は，疾患の各段階における作業療法治療計画に組み入れるようにする．

[復習のための質問]
1. ALSの発症時の症状には何があるか？
2. ALSの神経学的過程には何があるか？
3. ALSの進行過程全体を通して保たれる身体機能は何か？
4. ALSの予後はどうか？　これを考慮した場合，作業療法士は何に目標を置くべきか？
5. ALSの各段階における症状には何があるか？
6. ALSの各段階ではどのような治療が適切か？
7. ADの初期の症状には何があるか？
8. ADの神経学的変性過程には何があるか？
9. ADの各段階において症状はどのように変化するか？
10. ADのクライエントの症状の変化は作業遂行にどのような影響を及ぼすか？
11. ADのクライエントの予後はどうか？
12. ADの各段階ではどのような作業療法が適切か？
13. ADのクライエントが環境に適応するためにはどのような調整が必要か？
14. MSの発症時の症状には何があるか？
15. MSの神経学的過程には何があるか？
16. MSの3つの代表的病型には何があるか？また，その違いは何か？
17. 薬物療法で管理できるMSの症状は何か？また，副作用には何があるか？
18. 再発・寛解型MSの薬物療法は他の病型とどのように違うのか？
19. MSのクライエントの作業療法評価には何が含まれるか？
20. MSのクライエントの評価や治療過程に家族の参加が重要なのはなぜか？
21. HDの発症時の症状には何があるか？
22. HDにおける神経学的変性過程には何があるか？
23. HDの疾患進行による症状の変化には何があるか？
24. HDの症状の変化は作業遂行にどのような影響を及ぼすか？
25. HDのクライエントの予後はどうか？
26. HDの各段階ではどのような作業療法が適切か？
27. HDのクライエントが環境に適応するためにはどんな調整が必要か？
28. PDの発症時の症状には何があるか？
29. PDの神経学的変性過程には何があるか？
30. PDの進行による症状の変化には何があるか？
31. PDの症状の変化は作業遂行にどのような影響を及ぼすか？
32. PDのクライエントの予後はどうか？
33. PDのクライエントにはどのような作業療法が適切か？
34. L-ドーパの服用スケジュールはクライエントの生活にどのような影響を及ぼすか？
35. PDのクライエントが環境に適応するためにはどのような調整が必要か？

引用文献

1. Allen C: *Allen Cognitive Level (ACL) test*, Rockville, MD, 1991, American Occupational Therapy Foundation.
2. Allen CK, Earhart CA, Blue T: *Occupational therapy treatment goals for the physically and cognitively disabled*, Rockville, MD, 1992, American Occupational Therapy Association.
3. Amato MP, Ponziani G, Guiseppina MD, Siracus G, Sorbi, S: Cognitive impairment in early-onset multiple sclerosis: a reappraisal after 10 years, *Arch Neurol* 58(10):1602, 2001.
4. Amato MP et al: Cognitive impairment in early-onset multiple sclerosis, *Arch Neurol* 52(2): 168, 1995.
5. American Occupational Therapy Association: *Occupational therapy practice guidelines for adults with neurodegenerative diseases: multiple sclerosis, transverse myelitis, and amyotrophic lateral sclerosis*, Bethesda, MD, 1999, The Association.
6. American Occupational Therapy Association: Statement: occupational therapy services for persons with Alzheimer's disease and other dementias, *Am J Occup Ther* 48(11):1029, 1994.
7. American Psychiatric Association: *DSM IV: Diagnostic and statistical manual of mental disorders*, ed 4, Washington, DC, 1994, The Association.
8. Asher IE: *Occupational therapy assessment tools: an annotated index*, ed 2, Bethesda, MD, 1996, American Occupational Therapy Association.
9. Atchison P: Helping people with Alzheimer's and their families preserve independence, *OT Week* 8:16, 1994.
10. Attarian HP et al: The relationship of sleep disturbances and fatigue in multiple sclerosis, *Arch Neurol* 61 (4):525, 2004.
11. Bain BK: Switches, control interfaces, and access methods. In Bain BK, Leger D, editors: *Assistive technology*, New York, 1997, Churchill Livingstone.
12. Bandmann O, Marsden CD, Wood NW: Genetic aspects of Parkinson's disease, *Mov Disord* 13(2):203, 1998.
13. Barusch A, Spaid W: Gender differences in caregiving: why do wives report greater burden? *Gerontologist* 29(5):667, 1989.
14. Basso MR et al: Screening for cognitive dysfunction in multiple sclerosis, *Arch Neurol* 53(10): 980, 1996.
15. Baum C: Addressing the needs of the cognitively impaired elderly from a family policy perspective, *Am J Occup Ther* 45(7):594, 1991.
16. Baum C, Edwards D: Cognitive performance in senile dementia of the Alzheimer's type: the kitchen task assessment, *Am J Occup Ther* 47(5):431, 1993.
17. Baum C, Edwards D: Identification and measurement of productive behaviors in senile dementia of the Alzheimer's type, *Gerontologist* 33(3):403, 1993.
18. Beck AT, Steer RA: *Beck Depression Inventory*, rev ed, San Antonio, TX, 1987, Psychological Corporation.
19. Beck AT et al: An inventory for measuring depression, *Arch Gen Psychiatry* 4:561, 1961.
20. Belsh JM: Definitions of terms, classifications, and diagnostic criteria of ALS. In Belsh JM, Schiffman PL, editors: *ALS diagnosis and management for the clinician*, Armonk, NY, 1996, Futura Publishing.
21. Belsh JM, Schiffman PL, editors: *ALS diagnosis and management for the clinician*, Armonk, NY, 1996, Futura Publishing.
22. Berg D et al: The correlation between ventricular diameter measured by transcranial sonography and clinical disability and cognitive dysfunction in patients with multiple sclerosis, *Arch Neurol* 57(9):1289, 2000.
23. Birnesser L: Treating dementia: practical strategies for long-term care, *OT Practice* 2(6):16, June 1997.
24. Borlongan CV, Sanberg PR, Freman TB: Neural transplantation for neurodegenerative disorders, *Lancet* 353(suppl 1):29, 1999.
25. Bowen J et al: Predictors of mortality in patients diagnosed with probable Alzheimer's disease, *Neurology* 47(2):433, 1996.
26. Buchner D, Larsen E: Falls and fractures in patients with Alzheimer's-type dementia, *JAMA* 257(11):1492, 1987.
27. Burns T, Mortimer JA, Merchak P: Cognitive performance test: a new approach to functional assessment in Alzheimer's disease, *J Geriatr Psychiatry Neurol* 7(1):46, 1994.
28. Carswell A, Eastwood R: Activities of daily living, cognitive impairment and social function in community residents with Alzheimer disease, *Can J Occup Ther* 60:130, 1993.
29. Cherry D: Teaching others how to manage the challenging behaviors of dementia. In *Summer series on aging*, San Francisco, CA, 1997, American Society on Aging.
30. Christenson M: Environmental design, modification and adaptation. In Larson O et al, editors: *Role of occupational therapy and the elderly*, Rockville, MD, 1996, American Occupational Therapy Association.
31. Cicchetti F, Parent A: Striatal interneurons in Huntington's disease: selective increase in the density of calretinin-immunoreactive medium-sized neurons, *Mov Disord* 11(6):619, 1996.
32. Cobb AK, Hamera E, Festoff BW: The decision-making process in amyotrophic lateral sclerosis. In Charash L et al, editors: *Coping with progressive neuromuscular diseases*, Philadelphia, 1987, Charles Press.
33. Cohen JA et al: Intrarater and interrater reliability of the MS functional composite outcome measure, *Neurology* 54(4):802, 2000.
34. Collier TJ, Kordower JH: Neural transplantation for the treatment of Parkinson's disease: present-day optimism and future challenges. In Jankovic J, Tolosa E, editors: *Parkinson's disease and movement disorders*, ed 3, Baltimore, 1998, Williams & Wilkins.
35. Comptson A, editor: *McAlpine's multiple sclerosis*, ed 3, New York, 1998, Churchill.
36. Corcoran M, Gitlin L: Family acceptance and use of environmental strategies provided in an occupational therapy intervention, *Occup Phys Ther Geriatr* 19(1):1-20, 2001.
37. Corcoran M, Gitlin L: Dementia management: an occupational therapy home based intervention for caregivers, *Am J Occup Ther* 46(9):801, 1992.
38. Corder E et al: Gene dose of apolipoprotein E type allele and the risk of Alzheimer's disease in late onset families, *Science* 261(5123):921, 1993.
39. Curra A, Berardelli A, Agostino R: Performance of sequential arm movements with and without advanced knowledge of motor pathways in Parkinson's disease, *Mov Disord* 12(5):646, 1997.
40. Delwaide PJ, Gonce M: Pathophysiology of Parkinson's signs. In Jankovic J, Tolosa E, editors: *Parkinson's disease and movement disorders*, ed 3, Baltimore, 1998, Williams & Wilkins.
41. Dixon C: Preventing striking out behavior by a geriatric resident, *OT Practice* 1(2):39, 1996.
42. Doble SE et al: Functional competence of community-dwelling persons with multiple sclerosis using the Assessment of Motor Process Skills, *Arch Phys Med Rehabil* 75(8):843, 1994.
43. Dodel RC et al: Cost of drug treatment in Parkinson's disease, *Mov Disord* 13(2):249, 1998.
44. Duvoisin RC, Sage JI: The spectrum of parkinsonism. In Chokroverty S, editor: *Movement disorders*, New Brunswick, NJ, 1990, PMA Publishing.
45. Edwards D, Baum C: Caregiver burden across stages of dementia, *OT Practice* 2:17, 1990.
46. Evans D: Estimated prevalence of Alzheimer's disease in the U.S., *Milbank Quarterly* 68:267, 1990.

47. Fahn S, Elton RL: The Unified Parkinson's Disease Rating Scale. In Fahn S et al, editors: *Recent developments in Parkinson's disease*, vol 2, Florham Park, NJ, 1987, Macmillian Healthcare Information.
48. Fisher A: The assessment of motor and process skill (AMPS) in assessing adults: functional measures and successful outcomes, Rockville, MD, 1991, American Occupational Therapy Foundation.
49. Fitzpatrick R, Peto V, Jenkinson C: Health-related quality of life in Parkinson's disease: a study of outpatient clinic attenders, *Mov Disord* 12(6):916, 1997.
50. Folstein SE: *Huntington's disease: a disorder of families*, Baltimore, 1989, Johns Hopkins University Press.
51. Folstein MF, Folstein SE, McHugh PR: Mini-Mental State: a practical method for grading the cognitive state of patients for the clinician, *J Psychiatr Res* 12(3):189, 1975.
52. Foti D: Gerontic occupational therapy: specialized intervention for the older adult. In Larson O et al, editors: *Role of occupational therapy and the elderly*, Rockville, MD, 1996, American Occupational Therapy Association.
53. Galasko D et al: The consortium to establish a registry for Alzheimer's disease (CERAD). XI: Clinical milestones in your patients with Alzheimer's disease followed over 3 years, *Neurology* 45(8):1451, 1995.
54. Gauthier L, Dalziel S, Gauthier S: The benefits of group occupational therapy for patients with Parkinson's disease, *Am J Occup Ther* 41(6):360, 1987.
55. Gelb DJ: *Introduction to clinical neurology*, Boston, 1995, Butterworth-Heinemann.
56. Gelinas I et al: Development of a functional measure for persons with Alzheimer's disease: the disability assessment for dementia, *Am J Occup Ther* 53(5):471, 1999.
57. Giladi N, Kao R, Fahn S: Freezing phenomenon in patients with parkinsonian syndromes, *Mov Disord* 12(3):302, 1997.
58. Gilliam TC, Kandel ER, Jessell TM: Genes and behavior. In Kandel ER, Schwartz JH, Jessell TM, editors: *Principles of neural science*, ed 4, New York, 2000, McGraw-Hill.
59. Glickstein J: *Therapeutic interventions in Alzheimer's disease*, Gaithersburg, MD, 1997, Aspen Publishers.
60. Goate A, Chartier-Harlin MC, Mullan M: Segregation of a missense mutation in the amyloid precursor protein gene with familial Alzheimer's disease, *Nature* 349(6311):973, 1991.
61. Goldman SM, Tanner C: Etiology of Parkinson's disease. In Jankovic J, Tolosa E, editors: *Parkinson's disease and movement disorders*, ed 3, Baltimore, 1998, Williams & Wilkins.
62. Grigsby J et al: Prediction of deficits in behavioral self-regulation among persons with multiple sclerosis, *Arch Phys Med Rehabil* 74(12): 1350, 1993.
63. Guberman A: *An introduction to clinical neurology, pathophysiology, diagnosis, and treatment*, Boston, 1994, Little, Brown.
64. Gwyther L, Matteson M: Care for the caregivers, *J Gerontol Nurs* 9(2):93, 1983.
65. Hasselkus B: Occupation and well being in dementia: the experience of day-care staff, *Am J Occup Ther* 52(6):423, 1998.
66. Hayden MR: *Huntington's chorea*, New York, 1996, Springer-Verlag.
67. Hecht M et al: Subjective experience and coping in ALS, *ALS Other Motor Neuron Disorders* 3:225, 2002.
68. Hendrie H: Epidemiology of dementia and Alzheimer's disease, *Am J Geriatric Psychiatry* 6(2):S3, 1998.
69. Hoehn MM, Yahr MD: Parkinsonism: onset, progression and mortality, *Neurology* 17(5):427, 1967.
70. Hugos C, Copperman L: Workshop: the new multiple sclerosis guidelines, delivering effective comprehensive therapy services, Monterey, CA, 1999.
71. Huntington Study Group: Unified Huntington's Disease Rating Scale: reliability and consistency, *Mov Disord* 11(2):136, 1996.
72. Hussian R: Modification of behaviors in dementia via stimulus manipulation, *Clin Gerontol* 8:37, 1988.
73. Imbriglio S: *Physical and occupational therapy for Huntington's disease*, New York, 1997, Huntington's Disease Society of America.
74. International Federation of Multiple Sclerosis Societies: Symposium on a minimal record of disability for multiple sclerosis, *Acta Neurol Scand* 70:169, 1984.
75. Janardhan V, Bakshi R: Quality of life and its relationship to brain lesions and atrophy on magnetic resonance images in 60 patients with Multiple Sclerosis, *Arch Neurol* 57(10):1485, 2000.
76. Joiner C, Hansel M: Empowering the geriatric client, *OT Practice* 1:34-39, 1996.
77. Katz S et al: Studies of illness in the aged. The index of ADL: a standardized measure of biological and psychological function, *JAMA* 135:75, 1963.
78. Kelly PJ: Pallidotomy in Parkinson's disease, *Neurosurgery* 36(6):1154, 1995.
79. Krauss JK, Grossman RG: Surgery for hyperkinetic movement disorders. In Jankovic J, Tolosa E, editors: *Parkinson's disease and movement disorders*, ed 3, Baltimore, 1998, Williams & Wilkins.
80. Kukull W et al: The Mini-Mental Status Examination and the diagnosis of dementia, *J Clin Epidemiol* 47(9):1061, 1994.
81. Larson E: Management of Alzheimer's disease in primary care settings, *Am J Geriatr Psychiatry* 6(2):S34, 1998.
82. Larson E et al: Adverse drug reactions associated with global cognitive impairment in elderly persons, *Ann Intern Med* 107(2):169, 1987.
83. Larson E et al: Dementia in elderly outpatients: a prospective study, *Ann Intern Med* 100(3):417, 1984.
84. Lawton M, Brody E: Assessment of older people: self-maintaining and IADL, *Gerontologist* 9(3):179, 1969.
85. LeBarge E: A preliminary scale to measure degree of worry among mildly demented Alzheimer disease patients, *Phys Occup Ther in Geriatrics* 11:43, 1993.
86. Levy LL: Activity, social role retention and the multiply disabled aged: strategies for intervention, *Occup Ther in Mental Health* 10:1, 1990.
87. Levy LL: Cognitive integration and cognitive components. In Larson KOet al, editors: *The role of occupational therapy with the elderly*, Bethesda, MD, 1996, American Occupational Therapy Association.
88. Levy LL: Cognitive treatment. In Davis LJ, Kirkland M, editors: *The role of occupational therapy with the elderly*, Rockville, MD, 1988, American Occupational Therapy Association.
89. Levy-Lahad E et al: Candidate gene for chromosome 1 familial Alzheimer's disease locus, *Science* 269(5226):973, 1995.
90. Lewis I, Kirchen S, editors: *Dealing with ethnic diversity in nursing homes*, Washington, DC, 1996, Taylor & Francis.
91. Lou JS et al: Fatigue and depression are associated with poor quality of life in ALS, *Neurology* 60:122, 2003.
92. Louis ED et al: Reliability of patient completion of the historical section of the Unified Parkinson's Disease Rating Scale, *Mov Disord* 11(2):185, 1996.
93. Madhusoodanan S et al: Efficacy of risperidone treatment for psychoses associated with schizophrenia, bipolar disorder or senile dementia in 11 geriatric patients: a case series, *J Clin Psychiatry* 56(11):514, 1995.
94. Matthews WB et al, editors: *McAlpine's multiple sclerosis*, New York, 1985, Churchill Livingstone.

95. McCormick W et al: Symptom patterns and co-morbidity in the early stages of Alzheimer's disease, *J Am Geriatr Soc* 42:517, 1994.
96. McDonald ER et al: Survival in amyotrophic lateral sclerosis, *Arch Neurol* 51:17, 1994.
97. Mega M et al: The spectrum of behavioral changes in Alzheimer's disease, *Neurology* 46(1):130, 1996.
98. Miller RG et al: Practice parameter: the care of the patient with amyotrophic lateral sclerosis (an evidence-based review): Report of the Quality Standards Subcommittee of the American Academy of Neurology, *Neurol* 52:1311, 1999.
99. Miller DM et al: Clinical significance of the Multiple Sclerosis Functional Composite: relationship to patient-reported quality of life. *Arch Neurol* 57(9):1319, 2000.
100. Mirra S et al: The consortium to establish a registry for Alzheimer's disease (CERAD). II: Standardization of the neuropathologic assessment of Alzheimer's disease, *Neurology* 41(4):479, 1991.
101. Misulis KE: *Neurologic localization and diagnosis*, Boston, 1996, Butterworth-Heinemann.
102. Morscheck P: An overview of Alzheimer's disease and long term care, *Pride J Long-Term Health Care* 3:4, 1984.
103. Muller V et al: Short-term effects of behavioral treatment on movement initiation and postural control in Parkinson's disease: a controlled clinical study, *Mov Disord* 12(3):306, 1997.
104. Multiple Sclerosis Council: *Fatigue and multiple sclerosis*, Washington, DC, 1998, Paralyzed Veterans of America.
105. Multiple Sclerosis Council: *MS Functional Composite*, Oct 2001, National MS Society. www.nationalmssociety.org
106. Munsat TL: Slowing down ALS—is this good or bad? *ALS Other Motor Neuron Disorders* 2(Suppl 1):S19, 2001.
107. Nance MA, Sander G: Characteristics of individuals with Huntington's disease in long-term care, *Mov Disord* 11(5):542, 1996.
108. National Institutes of Health: *Huntington's disease: hope through research*, NIH Publication No. 98-19, Bethesda, MD, 1998, The Institutes.
109. National Multiple Sclerosis Society, *Depression and Multiple Sclerosis*. http://www.nationalmssociety.or/brochures, 2004.
110. Northern California Neurobehavioral Group: *Cognistat: the neurobehavioral cognitive status examination*, Fairfax, CA, 1995, The Group.
111. Noseworthy JH et al: Multiple sclerosis, *New Engl J Med* 343(13):938, 2000.
112. Nuyens G et al: Predictive value of SF-36 for MS-specific scales of the MS Quality of Life Inventory, *Internat J MS Care* 5(1):8, 2003.
113. Nygard L et al: Comparing motor and process ability of persons with suspected dementia in home and clinic settings, *Am J Occup Ther* 48(8):689, 1994.
114. Olanow CW: Gpi pallidotomy—have we made a dent in Parkinson's disease? *Ann Neurol* 40(3):341, 1996.
115. Olanow CW et al: Neurodegeneration and Parkinson's disease. In Jankovic J, Tolosa E, editors: *Parkinson's disease and movement disorders*, ed 3, Baltimore, 1998, Williams & Wilkins.
116. Parent A, Cicchetti F: The current model of basal ganglia organization under scrutiny, *Mov Disord* 13(2):199, 1998.
117. Paty D, Willoughby E, Whitaker J: Assessing the outcome of experimental therapies in multiple sclerosis patients. In Rudick RA, Goodkin DE, editors: *Treatment of multiple sclerosis: trial design, results, and future perspectives*, London, 1992, Springer-Verlag.

118. Penney JB, Young AB: Huntington's disease. In Jankovic J, Tolosa E, editors: *Parkinson's disease and movement disorders*, ed 3, Baltimore, 1998, Williams & Wilkins.
119. Phillips DH: *Living with Huntington's disease*, Madison, WI, 1982, University of Wisconsin Press.
120. Phillips JG, Stelmach GE: Parkinson's disease and other involuntary movement disorders of the basal ganglia. In Fredericks CM, Saladin LK, editors: *Pathophysiology of the motor systems*, Philadelphia, 1996, FA Davis.
121. Pinhas-Hamiel O, Sarova-Pinhas I, Achiron A: Multiple sclerosis in childhood and adolescence: clinical features and management, *Paediatr Drugs* 3(5):329, 2001.
122. Pittock SJ et al: Quality of life is favorable for most patients with multiple sclerosis: a population-based cohort study, *Arch Neurol* 61(5):679, 2004.
123. Poirier J: Apolipoprotein E in animal models of CNS injury and in Alzheimer's disease, *Trends Neurosci* 17(12):525, 1994.
124. Poirier J et al: Apolipoprotein E4 allele as a predictor of cholinergic deficits and treatment outcome in Alzheimer's disease. In *Proceedings of the National Academy of Science* 92:12260, Washington, DC, The Academy.
125. Poewe W, Wenning G: Levodopa in Parkinson's disease: mechanisms of action and pathophysiology of late failure. In Jankovic J, Tolosa E, editors: *Parkinson's disease and movement disorders*, ed 3, Baltimore, 1998, Williams & Wilkins.
126. Pollak P: Parkinson's disease and related movement disorders. In Bogousslasky J, Fisher M, editors: *Textbook of neurology*, Boston, 1998, Butterworth Heinemann.
127. Prochazka A et al: Measurement of rigidity in Parkinson's disease, *Mov Disord* 12(1):24, 1997.
128. Quinn N et al: Core assessment program for intracerebral transplantation in Huntington's disease, *Mov Disord* 11(2):143, 1996.
129. Rabins P, Cummings J: Introduction, *Am J Geriatr Psychiatry* 6(2):S1, 1998.
130. Ranen NG et al: A controlled trial of idebenone in Huntington's disease, *Mov Disord* 11(5):549, 1996.
131. Reddy PH, Williams M, Tagle DA: Recent advances in understanding the pathogenesis of Huntington's disease, *Trends Neurosci* 22(6):248, 1999.
132. Reifler B: Detection and treatment of mixed cognitive and affective symptoms in the elderly: is it dementia, depression or both? *Clin Geriatrics* 6:17, 1998.
133. Reisberg B, Ferris S, Anand R: Functional staging of dementia of the Alzheimer's type, *Ann New York Acad Sci* 435:481, 1984.
134. Reisberg B et al: The Global Deterioration Scale for assessment of primary degenerative dementia, *Am J Psychiatry* 139(9):1136, 1982.
135. Richards M et al: Interrater reliability of the Unified Parkinson's Disease Rating Scale Motor Examination, *Mov Disord* 9(1):89, 1994.
136. de Rijk MC et al: Prevalence of Parkinson's disease in the elderly: the Rotterdam study, *Neurology* 45(12):2143, 1995.
137. Robberecht W, Brown RH: Etiology and pathogenesis of ALS: biochemical, genetic, and other theories. In Belsh JM, Schiffman PL, editors: *ALS diagnosis and management for the clinician*, Armonk, NY, 1996, Futura Publishing.
138. Robinson B: Validation of caregiver strain index, *J Gerontol* 38(3):99, 1983.
139. Rosin R, Topka H, Dichgans J: Gait initiation in Parkinson's disease, *Mov Disord* 12(5):682, 1997.
140. Sage JI, Duvoisin RC: The modern management of Parkinson's disease. In Chokroverty S, editor: *Movement disorders*, New Brunswick, NJ, 1990, PMA Publishing.

141. Sano M et al: A controlled trial of selegiline, alpha-tocopherol or both as treatment for Alzheimer's disease, *New Engl J Med* 336(17):1216, 1997.
142. Schneider LS: Cholinergic deficiency in Alzheimer's disease: pathogenic model, *Am J Geriatr Psychiatry* 6(2):S49, 1998.
143. Schwartz CE et al: Measuring self-efficacy in people with multiple sclerosis: a validation study, *Arch Phys Med Rehabil* 77(4):394, 1996.
144. Sclan S, Reisberg B: Functional assessment staging (FAST) in Alzheimer's disease: reliability, validity, and ordinality, *Int Psychogeriatrics* 4(Suppl 1):55, 1992.
145. Seshadri S, Drachman D, Lippa C: Apolipoprotein E epsilon 4 allele and lifetime risk of Alzheimer's disease: what physicians know and what they should know, *Arch Neurol* 52(11):1074, 1995.
146. Shamberg S, Shamberg A: Blueprints for independence, *OT Week* June: 24, 1996.
147. Sherrington R et al: Cloning of a gene bearing missense mutations in early-onset familial Alzheimer's disease, *Nature* 375(6534):754, 1995.
148. Shoulson I, Fahn S: Huntington's disease: clinical care and evaluation, *Neurology* 29(1):1, 1979.
149. Sibley W: *Therapeutic claims in multiple sclerosis: a guide to treatments*, ed 4, New York, 1996, Demos Medical Publishing.
150. Siesling S, Zwinderman AH, van Vugt JP, et al: A shortened version of the motor section of the Unified Huntington's Disease Rating Scale, *Mov Disord* 12(2):229, 1997.
151. Silani V et al: Stem cells in the treatment of amyotrophic lateral sclerosis (ALS), *ALS Other Motor Neuron Disorders* 3:173, 2002.
152. Small GW et al: Diagnosis and treatment of Alzheimer's disease and related disorders. Consensus statement of the American Association of Geriatric Psychiatry, the Alzheimer's Association, and the American Geriatrics Society, *JAMA* 278(16):1363, 1997.
153. Sperling RA et al: Regional magnetic resonance imaging lesion burden and cognitive function in multiple sclerosis: a longitudinal study, *Arch Neurol* 58(1):115, 2001.
154. Stern Y et al: Measurement and prediction of functional capacity in Alzheimer's disease, *Neurology* 40(1):8, 1990.
155. Stern G, Lees A: *Parkinson's disease*, Oxford, 1990, Oxford University Press.
156. Teri L, Logsdon R: Identifying pleasant activities for Alzheimer's disease patients: the pleasant events schedule, *Gerontologist* 31:124, 1990.
157. Thaut MH et al: Rhythmic auditory stimulation in gait training for Parkinson's disease patients, *Mov Disord* 11(2):193, 1996.
158. Tison F et al: Dependency in Parkinson's disease: a population-based survey in nondemented elderly subjects, *Mov Disord* 12(6):1073, 1997.
159. Trace S, Howell T: Occupational therapy in geriatric mental health, *Am J Occup Ther* 45(9):833, 1991.
160. Turner MR, Parton MJ, Leigh PN: Clinical trials in ALS: an overview, *Semin Neurol* 21(2):167, 2001.
161. Uhlmann R, Larson E, Koepsell T: Visual impairment and cognitive dysfunction in Alzheimer's disease, *J Gen Intern Med* 6(2):126, 1991.
162. Uhlmann R, Larson E, Rees T: Relationship of hearing impairment to dementia and cognitive dysfunction in older adults, *JAMA* 261(13):1916, 1989.
163. Weinshenker BG, Issa M, Baskerville J: Long-term and short-term outcome of multiple sclerosis, *Arch Neurol* 53(4): 353, 1996.
164. Wiederholt W: Parkinson's disease and other movement disorders. In *Neurology for non-neurologists*, ed 4, Philadelphia, 2000, WB Saunders.
165. Yeo G, editor: *Background*, Washington, DC, 1996, Taylor & Francis.
166. Yesavage JA et al: Development and validation of a geriatric depression scale: a preliminary report, *J Psychiatr Res* 17(1):37, 1982-1983.
167. Zarit S, Orr N, Zarit J: *The hidden victims of Alzheimer's disease*, New York, 1985, NYU Press.
168. Zhang Z, Roman GC: Worldwide occurrence of Parkinson's disease: an updated review, *Neuroepidemiology* 12(4):195-208, 1993.

推薦文献

Bello-Haas VD, Kloos AD, Mitsumoto H: Physical therapy for a patient through six stages of amyotrophic lateral sclerosis, *Phys Ther* 78(12):1312, 1998.

Borasio, GD, Votz, R, Miller RG: Palliative care in amyotrophic lateral sclerosis, *Palliative Care* 19(4): 829, 2001.

Frankel D: Multiple sclerosis. In Umphred DA, editor: *Neurological rehabilitation*, ed 3, St Louis, 1995, Mosby.

Kraft GH, Freal JE, Coryell JK: Disability, disease duration, and rehabilitation service needs in multiple sclerosis: patient perspectives, *Arch Phys Med Rehabil* 67(3):353, 1986.

LaBan MM et al: Physical and occupational therapy in the treatment of patients with multiple sclerosis, *Phys Med Rehabil Clin North Am* 9(3):603, 1998.

Lechtzin N et al: Amyotrophic lateral sclerosis: evaluation and treatment of respiratory impairment, *ALS Other Motor Neuron Disorders* 3:5, 2002.

Newman EM, Echevarria ME, Digman G: Degenerative diseases. In Trombly CA, editor: *Occupational therapy for physical dysfunction*, ed 4, Boston, 1995, Williams & Wilkins.

Pulaski KH: Adult neurological dysfunction. In Neistadt ME, Crepeau EB, editors: *Willard & Spackman's occupational therapy*, ed 9, Philadelphia, 1998, Lippincott.

Struifbergen AK, Rogers S: Health promotion: an essential component of rehabilitation for persons with chronic disabling conditions, *Adv Nurs Sci* 19(4):1, 1997.

Verma A, Bradley WG: Atypical motor neuron disease and related motor syndromes, *Semin Neurol* 21(2):177, 2001.

Walling AD: Amyotrophic lateral sclerosis: Lou Gehrig's disease, *Am Fam Physician* 59(6):1489, 1999.

情報源

Amyotrophic Lateral Sclerosis Association
http://www.alsa.org

Brunel University, Centre for the Study of Health and Illness
www.brunel.ac.uk/about/acad/sssl/ssslresearch/centres/cshi/

International Journal of MS Care
www.mscare.org/journal/

MS Watch
www.mswatch.com

National Multiple Sclerosis Society
www.nmssociety.org

第36章
脊髄損傷
Spinal Cord Injury
Carole Adler
(小川恵子, 安倍あき子 訳)

キーワード

四肢麻痺
対麻痺
自律神経反射障害

痙縮
異所性骨化
褥瘡

リハビリテーション技術メーカー

学習目標

この章を学習することで, 学生および臨床家は以下のことが可能になるだろう.
1. 完全麻痺と不全麻痺の違いと, 障害のレベルを表現するために用いる分類システムを理解できる.
2. 多様な脊髄損傷の症状を理解し, 説明できる.
3. 外傷性脊髄損傷者に対する医学的, また外科的な治療について簡単に説明できる.
4. 最善の機能レベルに到達することの妨げになり得る合併症のいくつかを説明できる.
5. 脊髄損傷受傷後の男女の性的機能の変化について説明できる.
6. 治療目標を立てるために考慮すべき具体的な評価法を説明できる.
7. リハビリテーションの急性期・活動期・退院前のそれぞれの時期の治療目標を立てる際に, 検討すべき要素の中の重要事項を分析できる.
8. 完全麻痺の個々のレベルで, 最良の環境で到達できる機能状態(福祉機器の適応, 身辺処理や家事のニーズを含む)を説明できる.
9. 通常の高齢化の過程が, 脊髄損傷の影響によっていかに加速されるかについて分析し, 機能状態がどのように変化するかを説明できる.

この章の概要

脊髄損傷の結果
  完全損傷と不全損傷の神経学的分類
臨床症状
  中心性脊髄症候群
  ブラウンセカール症候群(半側損傷)
  前部脊髄症候群
  馬尾症候群(末梢性)
  脊髄円錐症候群
回復の予測
脊髄損傷者の医学的・外科的治療

脊髄損傷の合併症
  皮膚損傷, 褥瘡
  肺活量の減少
  骨粗鬆症
  起立性低血圧
  自律神経反射障害
  痙縮
  異所性骨化
性機能
作業療法の実施
  評価
  作業遂行状況および心理社会的状況

  身体的状況
  機能的状況
治療目標の決定
治療方法
  急性期
  活動期
  急性期リハビリテーション施設からの退院後
脊髄損傷者の加齢
研究
要約

脊髄損傷者のリハビリテーションは, 生涯にわたって生活のほとんどすべての局面で再調整を必要とする過程である. 作業療法士および作業療法助手は, 身体的および心理社会的な回復において重要な役割をもち, クライエントが最高の自立に到達するのを助ける. 正確な評価や再訓練, 適応するための

ケーススタディ：ローレンス（その1）

ローレンスは，44歳のコーカサス系の男性であり，転落によってC7レベルの完全脊髄損傷となった．彼は顔面裂傷と両側の手関節橈骨の骨折を負っており，キャスト固定（内固定をせずに）を必要とした．ローレンスは離婚しており，実子はいなかった．彼には21歳の養女がおり，非常に親しくしていた．彼は消防士であり，車の整備士の経歴もあった．ローレンスは非常に運動が好きで，トライアスロンやマラソンの選手をしていた．受傷直前に，2階建てのアパートに転居したばかりであった．

ローレンスは，受傷した日に作業療法を処方され，受傷後24時間以内に集中治療室で初期評価が行われた．急性期であるということ，およびクライエント要因に関連した彼の緊急的なニーズのために，作業プロフィールおよび作業歴（これは一般に作業療法評価では最初のものとして優先される）は，身体的・環境的コントロールのニーズが解決するまで一時的に延期された．彼は頚椎の牽引と両手関節のキャスト固定を受けながら，キネティックベッド（体位変換ベッド）に固定されていた．徒手筋力検査で三角筋や上腕二頭筋，上腕三頭筋は3+（F+）から4（G）であることが分かった．手関節は固定されていたために検査できなかったが，両側の手指と母指の屈筋および伸筋は少なくとも2−（P−）であると思われた．感覚検査ではC7髄節レベルは障害されていなかった．内肋間筋や腹筋群の神経支配が失われていたために，肺活量は低下していた．ローレンスは肺の分泌物を移動させるために，1日に4回の呼吸療法を必要とした．固定されていたので，彼はベッド上移動や車いす移動を含む全てのADLに介助を要した．

作業療法の目標は，次のとおりであった：(1) 上肢機能および坐位姿勢のために，全ての関節の適切なROMを維持する，(2) 使用できる筋群の適切な筋力と持久力を獲得する，(3) 入浴や排泄，皮膚ケアを含む全てのADLが適切に自立する，(4) 屋内外のあらゆる状況で車いす移動が自立する，(5) 短期および長期のニーズに合った適切な耐久性のある耐久性医療機器（DME）（例：手動および電動車いす，クッション，入浴および排泄用の機器）が供給される，(6) IADLが適切に自立する（安全で利用しやすい家に戻るなど），(7) ケアの全ての側面について教育を受け，必要な介助を自分で介護者に指示できる．

ローレンスは，完全な脊髄損傷を負ったということを受け入れることが困難であった．彼は，職場でどのように働いたらよいか，あるいは地域で四肢麻痺者としてどのように行動したらよいかを想像できなかった．彼にとって最も重要な作業は消防士として仕事に戻ることであり，以前のスポーツ活動を継続することであった．彼の損傷の重症度を見れば，彼がこれらの作業に戻るのは困難であることは明確であった．職場の人や教会関係者はかなりの支援を行ったが，彼は抑うつ状態が続き，移動能力や自立性が失われたことに怒りを呈していた．彼は心理士による定期的なカウンセリングを受け，同じ障害をもつ人たちからなる支援グループに毎週参加した．

この章を通して，ローレンスの人生の背景状況への参加の基となる作業に従事するための能力を理解するために，彼の損傷の長期的帰結を考えること．脊髄損傷が及ぼす影響（クライエント要因および遂行技能や遂行パターン，移動やその他の領域の作業に適切な機器を選択するために活動に必要とされることの関連で）を心に留めておくこと．

理解を深めるのための質問
1. ローレンスの脊髄損傷のレベルを考慮すると，どのような機能的回復が期待できるか？　また，ADLやIADLの自立を最大限にするために，作業療法士はどのような治療を提供すべきか？
2. 移動やADLの効率を高めるために必要なDMEや補助機器にはどのようなものがあるか？
3. ローレンスの抑うつ状態や怒りの状態を考慮し，仕事や社会参加，余暇，その他の重要な生活の選択肢に関して，作業療法士はどのようにアプローチするか，また現実的に期待できるか？

技術や機器を通して，作業療法士は，クライエントが身体的にも機能的にも最大限に能力を生かし，自己の人生への参加を支える作業に再び従事できるように，必要な手段や方法を提供するのである．

脊髄損傷には多くの原因があり，最も多いのは外傷である．外傷には自動車事故，銃撃や刺傷のような暴力的損傷，転落，スポーツ事故，飛び込み事故などがある[5, 12]．腫瘍，脊髄髄膜瘤，脊髄空洞症，多発性硬化症，癌，筋萎縮性側策硬化症などの疾患によってもまた，正常な脊髄機能が障害される．本

章に記載する原理のいくつかはこれらの疾患にも適用できるが，本章では主に外傷性の脊髄損傷者のリハビリテーションについて述べる．

■脊髄損傷の結果

脊髄損傷の結果，四肢麻痺（guadriplegia）〔アメリカ脊髄損傷協会（ASIA）では tetraplegia と呼んでいる〕または対麻痺となる．**四肢麻痺**は，四肢と体幹筋の何らかの麻痺である．頚髄の損傷のレベルによっては，部分的な上肢機能の障害が見られるかもしれない．**対麻痺**は，損傷のレベルによっては何らかの体幹を含む下肢の麻痺である[5,12]．

脊髄損傷は，損傷が生じた脊髄の部位〔頚髄（C），胸髄（T），腰髄（L）〕，および損傷された髄節の番号で表す．脊髄損傷のレベルとは，十分に機能する神経髄節のうち最も下位にある髄節を指す．たとえば，C6 レベルとは，頚髄の 6 番目の神経髄節が損傷されていない最も下位の髄節であることを示している[3,5]．完全損傷では，損傷レベル以下の運動と感覚の機能が全く見られないことになる．

不全損傷では，いくつかの神経髄節が損傷され，部分的にまたは完全に機能している脊髄髄節がある場合もある[2,3]．

完全損傷と不全損傷の神経学的分類

神経学的障害の範囲は，損傷の部位と程度によって決まる（図 36-1）．完全損傷では損傷レベル以下の上行性および下行性神経路が完全に遮断された結果として，完全麻痺と感覚欠如が起こる．不全損傷では損傷レベル以下の感覚または運動神経が一部残存している場合がある．正常な機能が観察される髄節は，身体の左右両側で異なることがあり，また感覚と運動の検査結果が異なることがしばしばある．損傷が完全か不全かを決定するためには，非常に注意深い神経学的検査がなされることが重要である．

ASIA は，損傷のタイプを分類し，そして，さらに特定の臨床所見を客観化するために，神経学的検査の所見を用いている．

- ASIA 機能障害スケール分類 A は完全損傷を指す．仙髄分節の S4-S5 には運動機能も感覚機能も残存していない．仙髄の S4-S5 領域に感覚機能は残存していないが，筋力がいくらか

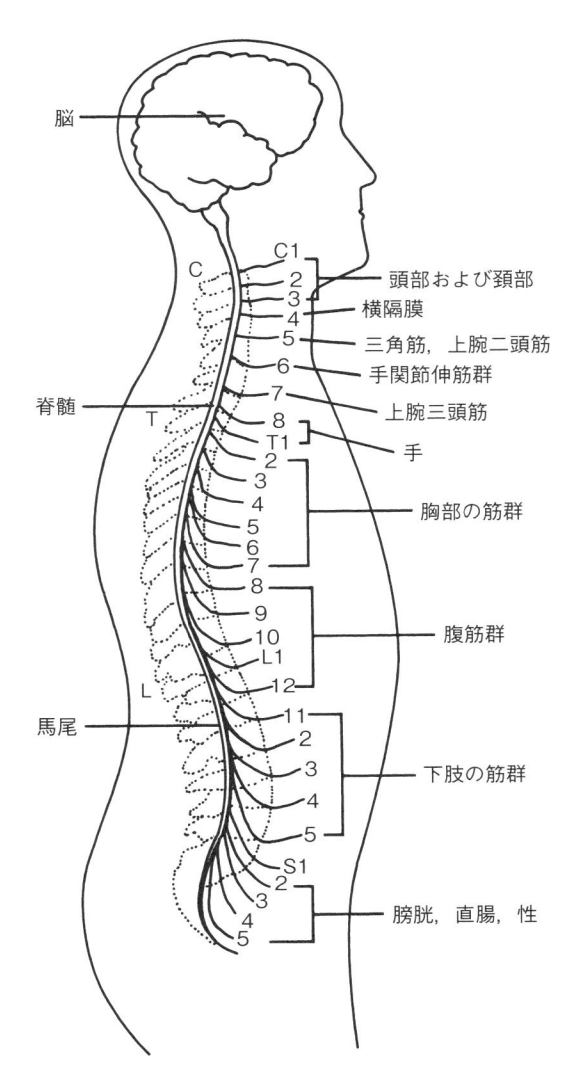

図 36-1 脊髄神経とそれらの支配する身体の主たる領域（Paulson S, editor : Santa Clara Valley Medical Center spinal cord injury home care manual, ed 2, San Jose, CA, 1994, Santa Clara Valley Medical Center）

でも残存している場合には，部分的残存領域（zone of partial preservation；ZPP）と考えられるが，それでも神経学的分類では完全損傷（ASIA 分類 A）であると考えられる．
- ASIA 分類 B は不全損傷であり，仙髄分節 S4-S5 を含む損傷レベル以下に感覚が残っているが，運動機能は残っていない．
- ASIA 分類 C は損傷レベル以下に運動機能が残っている不全麻痺で，指標筋の半数以上は筋力段階 3（F）以下である．
- ASIA 分類 D は損傷レベル以下でも運動機能

がある不全麻痺であり，少なくとも指標筋の半数以下は筋力段階3あるいはそれ以上である．
・ASIA分類Eは運動機能や感覚機能が正常な場合である[1]．

不全損傷は損傷部位によって中心性，半側性，前部性または末梢性に分類される．

筋力検査および感覚検査の結果，ローレンスの神経学的診断はC7レベル，ASIA分類Aであった．C7神経が支配する指標筋（上腕三頭筋）の筋力は4（G）であった．手指屈筋群，手指伸筋群，母指屈筋群は2−（P−）であった．感覚はC7支配領域レベルまでは正常であり，C7レベル以下，仙髄レベルも完全に脱失しており，診断は明らかにC8レベルがZPPであるASIA分類Aであった．

■臨床症状

脊髄損傷後，脊髄ショック期に入り，それは24時間から6週間続く．これは一種の無反射性の時期であり，損傷レベル以下の反射活動は停止する[3]．膀胱と腸は無緊張性または弛緩性になる．深部腱反射は低下し，交感神経系の機能も障害される．これによって，血管収縮は低下し，低血圧を起こし，心拍数が減少し，損傷レベル以下の発汗がなくなる[10,16]．

通常，損傷レベル以下の脊髄は損傷されない．したがって，損傷レベル以下の神経分節に支配されている筋は痙縮が亢進する．それは，単シナプスの反射弓は完全であり，上位からの抑制の影響を受けなくなるためである．深部腱反射は過度に亢進し，クローヌスが顕著になる．感覚喪失は持続し，T12レベルより上位が損傷されているクライエントの場合，膀胱と直腸は一般に痙性性となる（「上位運動ニューロン性」膀胱）．交感神経系機能は過活動となる．脊髄反射活動（多数の筋スパズム）は一般に損傷レベル以下の部位で明らかになる[2,12,14]．

受傷から4週間後，ローレンスの下肢と腹筋に痙縮が出現し始めた．腹筋が硬くなり，まるで「息が自分の中から叩き出されているような」感じだと，ベッドの移乗を介助されている際に言っていた．この感覚に，彼は大変に不安感を覚えた．この不安感は彼がこの腹筋のスパズムの影響や不随意な腹筋の硬さによって息を吐くことがいかに大変になるか…つまり息切れがするということについて，よく理解

できるようになるまで続いた．動作時に生じる伸筋スパズムのために，下肢は非常に硬くなり，作業療法士と朝の更衣訓練を行う際，下肢を扱うのが大変困難であった．担当作業療法士はこの問題について主治医と話し合い，主治医は下肢の更衣や移乗前後の動きを妨げているスパズムを抑制する薬を処方した．作業療法士はローレンスの日常生活活動に対する痙縮の影響を最初に観察することができたため，主治医に対する作業療法士の報告は痙縮に関する投薬量に大きく影響した．

中心性脊髄症候群

中心性脊髄症候群は，脊髄の末梢部よりも中央部でより多くの細胞が破壊された結果である．上肢の麻痺と感覚欠如が強いのは，上肢の神経束が下肢の神経束よりも中心部に位置しているからである．この症候群は関節症性変化によって脊椎管が狭窄した高齢者に見られることが多い．このような例では脊柱の骨折がなくても，頸部の過伸展によって脊髄の中心性損傷を起こすことがある．

ブラウンセカール症候群（半側損傷）

ブラウンセカール症候群は，刺傷や銃創などのように脊髄の一側だけが損傷された結果として起こる．損傷レベル以下で同側の運動麻痺が起こり，固有受容覚が失われ，対側の痛覚，温度覚，触覚が失われる．

前部脊髄症候群

前部脊髄症候群は前脊髄動脈または脊髄の前部の損傷の結果として起こる．運動麻痺と痛覚，温度覚，触覚の喪失が見られる．固有受容覚は残存する．

馬尾症候群（末梢性）

馬尾損傷は脊髄の直接損傷というよりは，末梢神経損傷である．このタイプの損傷は一般にL2レベル以下の骨折によって起こり，その結果，弛緩麻痺となる．末梢神経には脊髄が有していない再生能力があるため，回復予後は良好である．感覚と障害のパターンは変化に富んでおり，非対称的である．

脊髄円錐症候群

脊髄円錐症候群とは，神経腔内の仙髄および腰髄の神経根の損傷であり，膀胱，直腸および下肢の無反応状態をもたらす.

■回復の予測

脊髄損傷後の神経筋機能の回復予後は，完全損傷か不全損傷かによって決まる．慎重に検査を行い，受傷後24～48時間経っても損傷レベル以下に感覚も運動機能の回復もない完全麻痺では，運動機能はほとんど回復しない．しかし，骨折レベルより1つ下位の脊髄神経根が一部または完全に回復することがあり，これは受傷後最初の6カ月以内に起こる[14]．不全損傷では運動機能は徐々に回復するが，その回復の程度や期間の正確な決定は不可能である．回復の始まりが遅いほど，回復は不良であることが多い．

以下の記述は，新規に脊髄損傷となった後の回復過程を理解する際に，作業療法士やクライエントを助け，その後を予測する際のガイドラインとして活用することができる[11]．

- 当初の損傷の重症度によって，回復が生じるか否かが決まる．残念ながら，現在のところこの重症度を測定するテストはなく，過去に同様の神経学的な所見が得られた症例で何が生じたかという前例に基づいて予測せざるを得ない．
- 不全損傷は完全損傷に比べると回復のチャンスはあるといえるが，不全麻痺であってもそれ以上の回復が起こるという保証はない．
- 大半の回復は最初の数週間以内に始まる．よって，全く回復が見られないで日が過ぎていくことは，回復の可能性が減っていくことを意味する．
- 激しい訓練を行うことが，神経機能の回復に結びつくことはない．激しい訓練をしさえすればよいのであれば，永続的な麻痺に終わる人はほとんどいないだろう．
- リハビリテーションは回復の程度には影響しない．リハビリテーションの目的は，教育を通じて，さらに生じる医学的合併症を防ぎ，残存する筋力や技能を維持・向上させ，身辺処理活動の機能を最大にし，移動能力を促進し，クライエント自身とその家族のライフスタイルに関する選択肢を最良にすることにある．

■脊髄損傷者の医学的・外科的治療

脊髄損傷が疑われるような外傷事故の後，クライエントに意識があれば，動かす前に皮膚感覚の有無や骨格筋の麻痺があるかを注意深く質問しなければならない．救命救急士，医療関係者，空輸職員は脊髄損傷があると考えられる人の事故現場からの移送に際し，脊髄損傷に関する予防や救出技術の訓練を受けている．移乗中は脊柱を動かさないようにしなければならない．クライエントを動かす前にクライエントの頭と背中を固定するストレッチャーか板を用意すべきである．頸部に長軸方向の牽引をかけ，脊柱や頸部を全く動かさないようにしながらストレッチャーか板にクライエントを運んだ後，それにしっかり固定し，空路または陸路で最も近い病院の救急室に搬入する．頸の長軸方向の固定が維持されなければならず，頸や脊柱のいかなる動きもその過程では避けなければならない．注意深い検査，固定，移送によって，一時的なまたは軽い脊髄損傷が，より重傷なあるいは恒久的な脊髄損傷になることを防止できる．初期のケアは脊髄のさらなる損傷を防ぐことと，可能ならば損傷を受けた神経学的組織の固定と減圧によって，神経学的損傷を回復させることに重点を置く[5, 10, 12]．抗炎症剤やステロイド剤は，受傷直後に生じた腫脹を軽減し，それにより神経の損傷を最小にするために用いられる．しかし，それらの投与による神経学的回復への影響はまだはっきりしていない．

損傷部位と種類を確定する補助として，検査担当医師は慎重な神経学的検査を行う．この検査はクライエントの頸部と脊柱を動かさないように背臥位で行う．通常，排尿のためにカテーテルを膀胱に挿入する．損傷の種類を決定する一助とするために，クライエントの頭部と頸部，または脊柱を固定して，前後方向と側方からX線写真を撮影する．より詳しい評価のためにコンピュータ断層撮影（CT）や磁気共鳴映像法（MRI）が必要かもしれない．初期の医学的治療の目標は，脊柱の正常なアライメントを修復し，損傷部位の固定を維持し，圧迫下にある神経学的組織を減圧することである．

通常，骨の整復と固定は骨格の牽引と不動を可能にする回転キネティックベッド（図36-2）にクライエントを寝かせることで行う．ベッドを常に回転させることで，継続的に除圧し，呼吸器の分泌物を移動させ，腸や膀胱，衛生的ケアのためにクライエントの全身に接近しやすくなる．内固定や脊柱固定といった観血的な外科的整復の適応があるかもしれない．

手術の目標は脊髄への圧迫を除圧し，脊柱を安定させ，骨の正常なアライメントを得ることである[5, 12]．しかし，いつも手術が必要なわけではなく，適切な固定が治癒をもたらすかもしれない．できるだけ早く，移動を可能にするような固定を提供すべきであり，通常，頚部損傷にはハローベスト（図36-3A）を，胸部損傷には胸部装具や体幹ジャケット（図36-3B）を装着させる．この方法によって，クライエントは病院の標準ベッドに移ることができ，さらに車いす坐位に慣れ，受傷後1～2週間までには積極的に治療プログラムに参加できるようになる．受傷直後からの車いす坐位の耐久性をつけるプログラムは，深部静脈血栓症や関節拘縮，長期臥床による全身的な体力低下といった医学的合併症の発生と重度化を防ぐことができる．

脊髄損傷センターへ早期に移送するほうが良いとする論文が発表されている[7]．脊髄損傷急性期ケア部門で最初の治療を受けたクライエントは，一般病院でケアを受けたクライエントよりも急性期の入院期間が短い．一般病院で治療を受けたクライエントは，皮膚の問題や脊柱の不安定性の発生率が高い傾向にある．脊髄損傷専門のリハビリテーションセンターに送られたクライエントは，機能的な回復率が良いことが知られている[16]．脊髄損傷センターはこの独特で困難な障害を専門とする経験豊かな専門家チームが，多方面からの包括的なプログラムを提供することができる．

ローレンスは仕事場で受傷し，たまたまそこが，脊髄損傷センターがある病院に非常に近かった．立っていたところから転落したために，頚髄損傷に

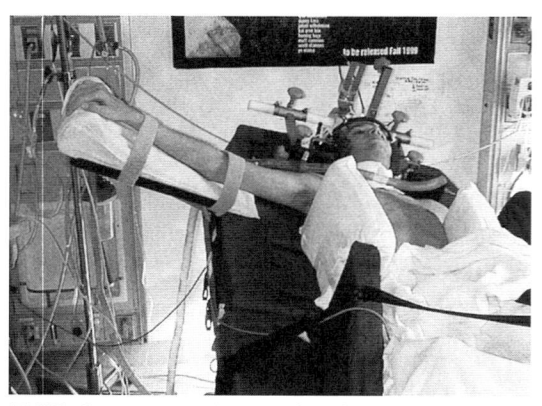

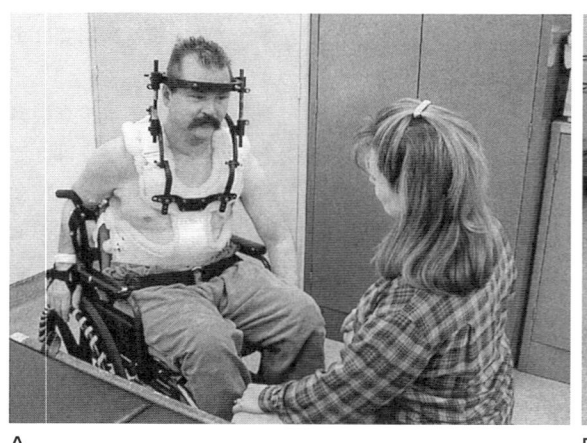

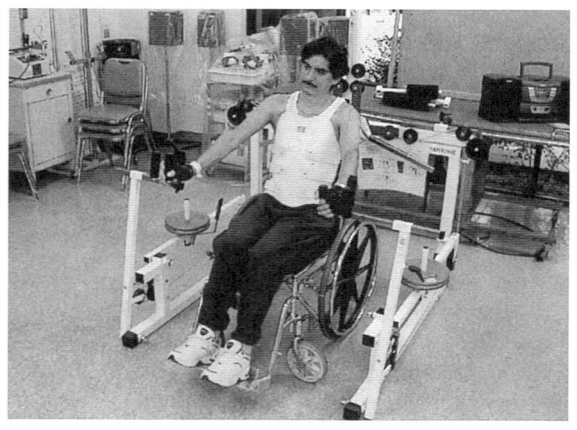

図36-2 アームサポートつきキネティックベッド．Santa Clara Valley Medical Center, San Jose, CA の作業療法部門によるデザインと製作（Luis Gonzalez, Media Resource Department, Santa Clara Valley Medical Center の厚意による）

図36-3 A．ハローベスト：四肢麻痺および高位対麻痺（T1-T4）のクライエントのための頚部固定装具．B．体幹ジャケット：対麻痺のクライエントのための固定装具の一種（Luis Gonzalez, Media Resource Department, Santa Clara Valley Medical Center の厚意による）

第36章 脊髄損傷

加えて，彼は両側の手関節の骨折と，顔面の裂傷を負っていた．この専門病院では，このような外傷のケアについて，必要な場合にはすぐにリハビリテーション医の診療が可能であった．

■脊髄損傷の合併症

皮膚損傷，褥瘡

　感覚喪失が皮膚損傷の悪化を助長する．感覚を失った者は同一肢位で長時間座っていたり，寝ていたことによる圧迫や剪断を感ずることができなくなり，また痛みや熱を感じなくなる．圧迫はその部位への血液供給を妨げ，その結果，最終的には壊死に陥る．熱はすぐに熱傷を起こし，組織を破壊する．剪断は下層にある組織を破壊するかもしれない．上記の要因のいかなる組み合わせも皮膚損傷を助長するだろう．最も皮膚損傷を起こしやすい部位は仙骨や坐骨，転子部，肘，踵といった骨突出部である．しかし，腸骨稜や肩甲骨，膝，足指，胸郭などの骨突出部もまた皮膚損傷が起こる危険性が高い．

　リハビリテーションに関係するすべての職員は，皮膚問題が進展する徴候に気づく必要がある．圧迫を受けると，最初はその部位は赤味を帯び，次に白っぽくなる．後に，発赤部または剥離部の白みは消失する．それは壊死が始まっていることを示している．最終的には発疹や潰瘍がその部位に形成される．皮膚表面の下部層では，問題はより重度であることが多い．目に見える創は氷山の一角にすぎないのかもしれない．そのままにしておくと，その創は重症化し，その下にある組織は骨にまで達するほど破壊される．

　皮膚損傷は圧迫点の圧を和らげるか，除圧し，損傷を受けやすい部位を過度の剪断力や湿度，熱から保護することで予防できる．定期的なベッドでの体位交換や特殊なマット，車いすの座席クッション，種々の骨突出部の保護具，体重移動などが褥瘡予防に使われる方法である．

　手のスプリント，ジャケット，その他の装具の使用によって，特にその部位の防御的感覚が障害されている時は，皮膚損傷が起こることがある．作業療法士は皮膚の状態に注意すべきであるし，クライエントには問題が起こる徴候を観察するために鏡を使うか，介護者が毎日，皮膚を調べるように教えなければならない．皮膚損傷は30分以内に進行してしまうので，これを防ぐためには，頻繁な体重移動や体位変換，観察が重要である[12,14]．

肺活量の減少

　頚髄損傷者や高位胸髄損傷者では，肺活量の減少が問題となる．このようなクライエントは胸郭の拡張が著しく制限されており，横隔膜や肋間筋，広背筋の弱化と麻痺のために咳をする力が低下し，そのため気道感染を起こしやすくなる．肺活量の減少は，活動を行う全身的な耐久性のレベルに影響する．この問題は補助呼吸の方法や積極的な肺理学療法および理学療法によって最小限にできる．適切な肺活量を維持するためには，胸鎖乳突筋や横隔膜の強化や徒手的な介助による咳，深呼吸の練習が重要である[12,14]．

　ローレンスの肺活量は，同程度の体格の男性の正常値の50％であった．息を吐く際に痰を出し切る十分な力がないために，咳をする際には介助が必要であった．4〜5時間の治療プログラム中も耐久性は低かった．彼は以前，トライアスロンの選手であり，非常に優れた心肺機能をもっていたのでこのことについては，もっと教育が必要であった．

骨粗鬆症

　脊髄損傷者は，特に下肢の長幹骨を使わないために骨粗鬆症を起こしやすい．受傷後1年で，病的骨折を起こすまでに骨粗鬆症が進行するだろう．一般に病的骨折は，大腿骨顆上部，脛骨近位部，脛骨遠位部，大腿骨転子間部，大腿骨頚部に起こる．通常，病的骨折は上肢には見られない．毎日，起立台に立っていれば，骨粗鬆症の発生を遅らせることができるかもしれない[12,14]．しかしながら，これは議論の余地がある方法であり，すべてのリハビリテーションプログラムで容認されたものではない．効果を継続させるためには，退院後も日常生活の中に立位プログラムを組み込むようにしなければならない．立位保持装置の費用は，必ずしも福祉機器の給付制度の対象となっているとは限らない．

起立性低血圧

　腹部や下肢の筋緊張の欠如によって，これらの部位にうっ血を起こし，その結果として血圧が低下

（低血圧症）する．この問題は，クライエントが背臥位から直立位になった時，あるいは急に体位変換を行った時に起こる．症状はめまい，吐き気，意識喪失である．これが起こった時は，クライエントをすぐに横にしなければならない．車いすに座っている場合，症状がおさまるまで，車いすを傾けて足部を高くしなければならない．坐位耐久性や活動レベルが上がるに従って，時間経過とともにこの問題は減少していく．しかし，低血圧発作が続くクライエントもいる．腹帯，下肢の包帯，塞栓症予防ストッキング，そして／または薬物が症状を軽減する一助となろう．

自律神経過反射

自律神経過反射は，T4からT6レベルより上位の損傷者に見られる現象である．これは，膀胱の膨張や便塊，膀胱過敏，摘便，温痛刺激，内臓の膨張など何らかの刺激に対する自律神経系の反射作用により引き起こされる．症状は急性の強い頭痛，不安，発汗，紅潮，悪寒，鼻充血，発作性高血圧，徐脈などである．

自律神経過反射は医学的には緊急事態であり，生命を脅かすものである．クライエントを1人きりにしてはならない[5, 12, 14]．クライエントを直立位にし，血圧調整用の腹帯や弾性ストッキングのような拘束している物をすべて取り除く．膀胱を空にし，集尿器のチューブの詰まりをチェックしなければならない．血圧や他の症状は正常に戻るまで監視すべきである．自律神経過反射は受傷後いつでも起こり得るので，作業療法士は症状とその処置について知っておく必要がある．

自律神経過反射を生じやすい人には，その症状と治療法を書いた緊急用のカードを持ち運ぶよう勧められている．なぜなら，救急救命室の職員や医療従事者の多くは，この症状についてよく知らないからである．

痙縮

痙縮は，脊髄損傷にはほぼ一般的に見られる合併症である[14]．それは，脳からの抑制が欠如した結果として起こる損傷レベル以下の不随意的な筋収縮である．痙縮のパターンは最初の年には変化する．最初の6カ月では徐々に亢進し，受傷後約1年でプラトーに達する．中等度の痙縮は脊髄損傷者の全般的なリハビリテーションに役立つことがある．痙縮は筋腹を維持し，血液循環を促進することにより褥瘡の予防の助けとなる．また関節可動域（ROM）やベッド上での移動に補助的に役立つ．突然の痙縮の亢進は膀胱感染や皮膚損傷，発熱などの他の医学的な警告であることがある．

重度の痙縮は機能を妨げるので，クライエントも作業療法士も非常なフラストレーションになる．その場合，さまざまな薬物によって積極的に治療しなければならない．場合によっては局所的な神経ブロックやボツリヌス毒素が効果的な場合もある．重度な場合には神経外科的な処置が行われることがある[5, 12, 14]．

異所性骨化

異所性骨化は，正常ではない解剖学的部位に発達した骨である[16]．これは，股や膝の周囲筋の中に起こることが多いが，肘や肩に見られることもある．最初の症状は腫脹，熱感，ROMの低下である．一般に，異所性骨化が発生するのは，受傷後1〜4カ月である．早期診断と治療開始が合併症を最小限にする．骨が活発に形成される初期の時期の治療は，投薬と車いすの良好な姿勢，骨盤の対象的な肢位，最大限の機能的移動のために必要な機能的ROMを維持することである．異所性骨化が股関節屈曲を制限する段階にまで進行すると，坐位における骨盤の傾斜が起こりやすい．この問題は，脊柱側弯のような体幹の変形と，その後の坐骨結節や仙骨に起こる皮膚損傷の原因となる[5, 12]．

■性機能

身体的なそして情緒的な一体感に必要な性的衝動とニーズは，脊髄損傷によって変化するものではない．しかし，複雑な医学的問題，配偶者や社会の態度のみならず移動や機能面での依存性，身体図式の変化等が社会的，性的役割やアクセス，興味，満足に影響する．教育は脊髄損傷者にとって不可欠であり，さらに作業の中の重要な領域（ADLと社会参加）として，リハビリテーションのプロセスの中の決定的に重要な部分である．身体の一部分の感覚喪失は，他の部分の感覚の増強や変化に影響する．脊

髄損傷後の身体的な性反応は，どの筋が働き，感覚のある部位がどこであるかをクライエントが学ぶのと同じ方法で探索する必要がある．

　男性では勃起と射精は脊髄損傷によって影響を受けることが多い．しかし，この問題は個人差があり，個別に評価する必要がある．また，その理由はよくわかっていないが，他の機能が正常であっても，脊髄損傷の男性の精子の生存能力は低下することが多い[1]．脊髄損傷による不妊症の原因およびその治療法について，現在研究が行われている．

　女性では受傷後数週間から数カ月間，月経が見られないことがある．普通，月経は再開し，やがて正常に戻る．性行為の間，膣の潤滑液にも変化があるかもしれない．しかしながら，男性に比べると女性の生殖能力には変化がない．脊髄損傷の女性は妊娠や出産が可能である．脊髄損傷者の妊娠と出産の関係，特に血液凝固や呼吸機能，膀胱感染，自律神経障害，妊娠や授乳中の薬剤の使用に関しては注意する必要がある．

　脊髄損傷の女性は，妊娠を避ける時は注意が必要であり，どの避妊方法を使用するかは非常に注意深く考慮しなければならない．避妊用のピルは特に喫煙する人の場合，血液の凝固を併発するので使用すべきではない．健常な女性であっても子宮内避妊具は勧められない．膣に感覚がなかったり，あるいは手の機能が低下している時には，避妊ペッサリーを正確な位置に入れることは難しい．発泡剤や坐薬は全く効果がない．おそらく，男性がコンドームを使用することが，最も安全な方法である．

　障害者は，自分の性に対する専門家や介護者の態度を敏感に感じ取る．専門家はこの問題を認識し，受容しようとしており，すべての身体障害者のリハビリテーションプログラムで一般的になっている．基本的な性教育を受けていないクライエントもいる．自分の障害や自尊心の変化，仲間からの離別のために性に無関心になるクライエントもいる．そのため，どのような性的交わりであっても不快感を感じるようになる．このような理由から，性教育やカウンセリングは，個々のクライエントや彼らにとって重要な人のニーズに合わせるようにしなければならない．性行為について考えることができるようになる前に，社会的な相互作用技能を改善する必要があるクライエントもいる．そして，作業療法士は性活動に関する情報やフォーラムを提供するうえで重要な役割を担っている（身体障害者の性についての情報は，第12章を参照のこと）．

　ローレンスは，受傷時には離婚していた．彼は，養女と非常に親しくしており，家族の崩壊の問題に悩んでいた．入院中に，前妻と養女はこの家族の問題を解決しようという望みをもってローレンスと関係を修復し始めた．しかし，障害が永続的であることがわかると，ローレンスはかなりのうつ状態となり，怒りを感じ，自己評価は低くなった．家族や大きな専門職集団のサポートがあったが，彼は自分自身をかつてのように家族や友人に愛を与え，関係性をもつことのできる性的な能力のある人間であると思うことができなかった．

■作業療法の実施

評価

　クライエントの評価は入院の日に始まり，退院後も外来患者として長くフォローアップが続く継続的な過程である．クライエントが急性期であるか，入院してリハビリテーションを受けているか，在宅生活をしているかにもよるが，作業療法士はクライエントの機能的な経過および治療や機器の妥当性について継続的に評価すべきである．正確で包括的な公式の初期評価が必須である．診療録から集められた初期のデータからは個人情報，医学的診断，他の関連する既往歴が得られる．多くの専門家チームからの情報は現実的で，最適な結果を正確に予測する作業療法士の能力を高めてくれるだろう．

　退院後の計画は初期評価の時から始まる．したがって，クライエントの現在のニーズに合った治療プログラムを立てるために，過去や将来の生活状況と同様に社会的・職業的な履歴は欠かすことのできない非常に大切な情報である．治療はできるだけ早く開始しなければならないことも覚えておくべきである．評価が終了するまで待たないでも，スプリントの装着やポジショニング，家族教育などの優先順位の高い分野に関連する十分な情報は速やかに収集できるであろう．

作業遂行状況および心理社会的状況

　作業療法実践の枠組み（OTPF）の中で推奨され

ているトップダウンアプローチとクライエント中心のアプローチでは，評価のプロセスは作業プロフィールから始めるようにと提案されている．この中で，クライエントの作業歴を聞き取り，クライエントが希望する作業を再び行うことができるような目標を確実に達成できるようにする．しばしば，脊髄損傷の急性期の特性や生命の危機的状態という理由から，評価においてはまずクライエント要因と関連した生命に関わる健康上の問題点が優先されなくてはならない．まず，初期の治療計画を立てるために，基準となる神経学的，臨床的，機能的な状態を見極めるようにしなくてはならない．しかし，作業療法士は当初こうした危機的なクライエント要因に対処する一方で，同時にクライエントの作業プロフィールにも働きかけ，クライエントの生活を構成し，生活に意味を与える作業とは何かについて知ることができる．治療計画の中心にクライエントを巻き込み，作業目標を重要なものとしながらも，より多くの身体的な側面やクライエント要因（心身機能と身体構造）をも，これらの作業のゴールの根底にあり，作業を支えるものとして視野に入れなくてはならない．

作業プロフィールおよび作業歴の評価と治療を通じて，また，クライエントが参加する活動や作業の特性を通じて，作業療法士はクライエントが自分の障害や生活全般にどのように心理的に適応していくかを観察し，学ぶ機会をもつことができる[12]．評価の過程はラポールと相互信頼を確立するために重要であり，この信頼関係が，この後に迎えるさらに困難なリハビリテーションの局面において，参加や進歩を促すものとなる．クライエントの動機づけや決定そして環境—社会経済的背景，教育，家族のサポート，障害に対する考え方，問題解決力，経済的な余裕—が，リハビリテーションの結果を有利に導いたり，制限因子となったりする．作業療法士は，治療の方針をクライエントに勧める前に，これらの領域のそれぞれにおいて対象者の状態を注意深く観察しなければならない．

身体的状況

クライエントの身体的状況（あるいはクライエント要因：すなわち身体機能と身体構造）の評価の前に，主治医や指導医師から特殊な医学的注意事項を得るべきである．骨の不安定性や関連損傷，あるいは合併症はクライエントを動かしたり，許される自動運動や抵抗運動の方法に影響を及ぼすだろう．

他動関節可動域（PROM）は，痛みなく動かし得る範囲を決めるために，徒手筋力検査より前に計測すべきである．この評価はまた関節拘縮の存在や可能性も知ることができる．その結果から，予防的なあるいは矯正的なスプリントやポジショニングの必要性が示唆されるだろう．

肩の痛みは，最終的に肩関節や肩甲骨のROMを制限することになるが，C4-C7レベルの四肢麻痺者にはかなり一般的に見られる．これは，長期臥床による肩甲骨の不動や受傷後の神経根の圧迫などいくつかの要因によって起こる．肩の痛みは，慢性的な不快感や機能的な喪失が起こる前に，適切な治療が開始できるよう十分に検査を行い，診断すべきである．

クライエントの筋力の正確な評価は，神経学的レベルの正確な診断および身体的な回復や機能的経過の基礎を確定するうえで重要である．作業療法士の活動分析の技能は脊髄損傷者の治療効果を高めるので，筋骨格系の解剖の正確な知識と徒手筋力検査の手技は必須である．一般に認められた筋力検査の手順を使用することによって，この複雑な評価においても正確な手技で確実に遂行できる．クライエントの筋力や経過を示すには，何度も筋力検査を繰り返す必要がある．

感覚は欠如および障害あるいは健全な部位を決定するために，触覚および表在痛覚（ピン刺激）や運動覚を評価する．これらについての情報は，損傷レベルの確定や機能的制限を決定するのに有効である（図36-4）[1]．

急性期のクライエントを評価する場合，クライエントはまだ脊髄ショックの時期にあるため，痙縮は稀にしか認められない．脊髄ショックがおさまった時，刺激に対する反応として筋緊張が高まることがある．その時，作業療法士は痙縮が機能を妨げているのか，あるいは高めているのかを見極めなければならない．

手関節と手の機能の評価によって，クライエントが物をどの程度扱えるかが決定できる．この情報はスプリントや万能カフなどの機器の必要性を示唆したり，後には腱作用（テノデーシス）装具（手関節

第36章 脊髄損傷

ASIA
脊髄損傷の神経学的分類基準

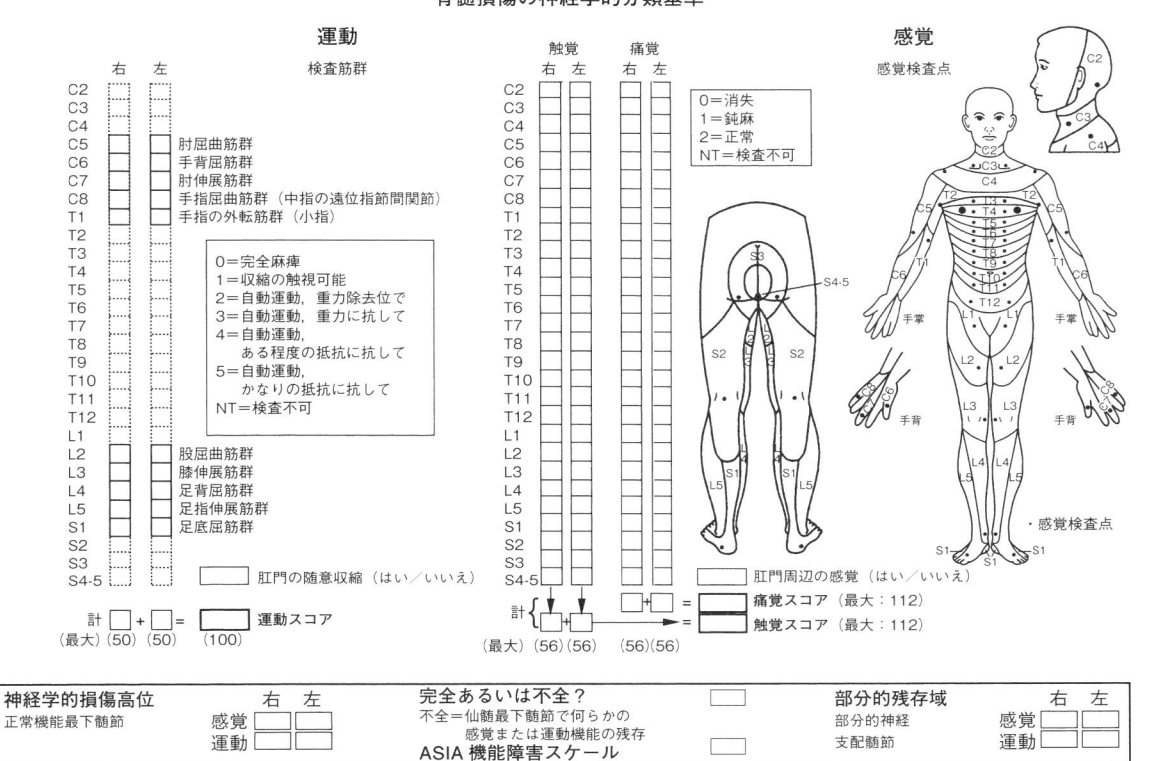

運動 — 検査筋群

	右	左	検査筋群
C2			
C3			
C4			
C5			肘屈曲筋群
C6			手背屈筋群
C7			肘伸展筋群
C8			手指屈曲筋群（中指の遠位指節間関節）
T1			手指の外転筋群（小指）

0＝完全麻痺
1＝収縮の触視可能
2＝自動運動，重力除去位で
3＝自動運動，重力に抗して
4＝自動運動，ある程度の抵抗に抗して
5＝自動運動，かなりの抵抗に抗して
NT＝検査不可

	右	左	検査筋群
T2〜T12			
L1			
L2			股屈曲筋群
L3			膝伸展筋群
L4			足背屈筋群
L5			足指伸展筋群
S1			足底屈筋群
S2, S3, S4-5			

肛門の随意収縮（はい／いいえ）

計 □ ＋ □ ＝ □ 運動スコア
（最大）(50) (50) (100)

感覚

触覚／痛覚 右 左 (C2〜S4-5)

0＝消失
1＝鈍麻
2＝正常
NT＝検査不可

計 { } ＝ 痛覚スコア（最大：112）
＝ 触覚スコア（最大：112）
（最大）(56)(56) (56)(56)

肛門周辺の感覚（はい／いいえ）

感覚検査点

神経学的損傷高位	右	左	完全あるいは不全？		部分的残存域	右	左
正常機能最下髄節	感覚 □		不全＝仙髄最下髄節で何らかの感覚または運動機能の残存	□	部分的神経	感覚 □	
	運動 □		ASIA 機能障害スケール		支配髄節	運動 □	

この様式は複製可能であるが，American Spinal Injury Association の許可なく変更することを禁止する。 2000 Rev.

図36-4 脊髄損傷の標準的な神経学的分類（American Spinal Injury Assosiation, 2000）

駆動筋屈曲スプリント）を考慮する際に用いる．握りやつまみの大まかな評価から機能的能力がわかり，これは能動的な手の筋力があるクライエントの基本的な状態と経過を客観的に測定する徒手筋力検査とともに用いられる[8]．

臨床観察は耐久性や口腔運動コントロール，頭部や体幹のコントロール，下肢の機能的筋力，全身的機能を評価するために用いる．その結果によっては，これらの領域に対する特殊な評価が必要となるかもしれない．

脊髄損傷と頭部外傷とを合併した症例が増加しているとの最近の報告があるので，特殊な認知・知覚評価が必要なことがある．課題を開始したり，指示に従う能力，日々学習を継続する能力，問題解決能力の評価は，適切で現実的な目標設定のために必要な基本的情報として役立つ．クライエントの学習様式や対処技能，コミュニケーション方法もまた必須の要素である．

ローレンスの場合，転落の瞬間とその後の数時間の記憶がなかった．また，リハビリテーションを開始した最初の2週間は，行っていた課題を次の日に継続することができなかったことから，軽度の記憶障害を示していた．全面的な認知の評価によって，認知と記憶が基準よりも低いことが明らかとなった．担当作業療法士は，彼が毎日の活動を継続していくことができるようにメモリーノートをつけることを援助した．また，極度のうつ状態が記憶障害に影響していると考えられたことから，ローレンスは個人的なカウンセリングも毎日受けていた．その後の数週間で記憶と情緒面は顕著に改善した．

機能的状況

クライエントの日常生活動作（ADL）の遂行状況を観察することは，作業療法評価の重要な一部で

ある．この観察の目的は現在の，そして潜在的な機能的能力のレベルを知ることである．床上安静しなくてもよいクライエントの場合，受傷後なるべく早期に評価と同時に治療を開始すべきである．損傷レベルによっては食事や洗面所での簡単な衛生動作，物の操作など簡単な活動の適応があるかもしれない．

クライエントの家族や友人と直接交流することによって，入院中の，さらにはより重要である退院後のクライエントのサポートシステムについて，貴重な情報を得ることができる．この情報は後になって，セルフケアや移動動作に他者の援助が必要な領域での介護者の訓練に役立つ．

■治療目標の決定

クライエントやリハビリテーションチームと協力して治療目標を決定する必要がある．リハビリテーションチームの初期の目標は，クライエントの目標とは一致しないかもしれない．心理・社会的な要因，文化的な要因，認知障害，環境的制限，クライエントの経済力を確認し，それをクライエントの独自なニーズに合致させるために，包括的な治療プログラムへと統合しなければならない．すべてのクライエントはそれぞれに異なっている．したがって，各種の治療方法や代替方法は，目標達成に影響するであろうそれぞれの要因に焦点を絞る必要がある．達成可能で現実的なクライエントの優先問題を考慮すれば，クライエントのさらなる参加が期待される．

脊髄損傷者の作業療法の一般的な治療目標には次のようなものがある．

1. 関節可動域を維持あるいは拡大し，心身機能や身体構造に関連した問題を予防すること．これは自動あるいは他動的ROM訓練，スプリント装着，ポジショニング，クライエント教育などの準備活動を通して行われる．
2. 神経支配が完全にまた部分的に残存する筋の筋力を増強し，準備活動や目的活動に従事することを通じて，その他の身体機能に関連した問題（たとえば知覚，高次の認知機能，感情の機能）に働きかけること．
3. 目的活動や作業に従事することを通して身体耐久性や遂行技能，遂行パターンを高める．
4. ADLやIADL，教育，仕事，余暇，社会参加を含むすべての領域の作業の遂行の自立を最大にする．
5. 障害に対する心理的適応を支援する．
6. 必要とされる耐久性医療機器（durable medical equipmemt；DME）や福祉機器の使用と手入れについてクライエントを評価し，機器を推薦し，教育を行う．
7. 家屋や周辺環境の安全性や利用のしやすさに関する相談・援助を通じて，安全で自立可能な環境を確保する．
8. 安全な介助を提供してもらうために介護者をトレーニングする際に必要となるクライエントのコミュニケーション技能を伸ばす援助をする．
9. 長期的な機能と高齢化のプロセスに関連させて，健康的で責任ある生活習慣を維持することの利点とその結果をクライエントとその家族に教育する．

クライエントが入院してリハビリテーションプログラムを受けていた期間と外来治療に参加する能力によって，上記の活動の適切性と優先順位が決定される．

■治療方法

急性期

リハビリテーションプログラムの急性期または固定期には，クライエントは牽引を受けていたり，ハローベストや体幹ジャケットなどの固定用装具を装着している．この時期には医療上の注意を厳守しなければならない．脊柱や頚部の屈曲，伸展，回旋運動は禁忌である．

この時期に，全身の肢位や手のスプリントの必要性について評価を開始すべきである．四肢麻痺者では，（臥床中に肩の屈曲や外転が制限されるだけでなく）肩甲骨の挙上や肘の屈曲が，肩の痛みやROM制限を起こす可能性がある．この一般的な問題を緩和する補助として，間欠的に上肢は肩外転80°，外旋，肩甲骨下制，肘完全伸展の肢位にすべきである．C5レベルのクライエントのように，前腕の回外拘縮を起こす危険性がある場合には，前腕

第36章　脊髄損傷　1079

は回内位にするほうがよい．Santa Clara Valley Medical Center の作業療法部門では，クライエントがキネティックベッド（図36-2参照）に固定されている間に，上肢を良肢位に維持するための装具をデザインし，製作している．

　作業療法士が適切なスプリントの種類を選択し，正確に製作し，適合することによって，クライエントの受け入れと適切な機能回復を強化できる．手関節や手部を支持する適切な筋力がない場合（撓側手関節伸筋群－長撓側手根伸筋［ECRL］と短撓側手根伸筋［ECRB］が 3＋（F＋）以下である）は，機能的または外見的な理由のために手関節を伸展位，母指を対立位に支持し，母指の指間腔（web space）を維持し，手指の中手指節（MP）関節と近位指節間（PIP）関節が自然な屈曲位になるスプリントを製作すべきである．クライエントの手をどこに置いても最大限の感覚フィードバックが得られるよう，スプリントは掌側よりも背側に装着するようなデザインにすべきである．手関節伸展の筋力が 3＋（F＋）しかない場合は短対立装具を製作し，指間腔を維持し，母指を対立位に支持すべきである．このスプリントはクライエントがテノデーシス把握を使う訓練をする時に機能的に利用できる．

　すべての関節の自動および自動介助 ROM 訓練は，筋力や能力，耐久性の範囲内で行うべきである．適応がある時には，手関節と肘への筋再教育テクニックを使うべきである．手関節の漸増抵抗運動を行う場合もある．可能ならば，万能カフや既製の書字用スプリントなど簡単な自助具を使って，食事や書字，衛生動作といった身の回り動作を行うようクライエントを励ますべきである．退院準備に十分な時間をとるために，クライエントがベッドに固定されていたとしても，予測される継続的に使用する耐久性医療機器（DME）や家屋改造，介護者教育について話し合いを開始すべきである．適応がある場合には，クライエントが興味をもてそうなベッド上でできる活動，たとえば改造したナースコール操作やベッド上でのコンピュータ操作や趣味活動などを探すこともできるであろう．

　ローレンスのリハビリテーションにおいて，ベッド上に固定されている間にも，食事を自分でとるために，手首のギプスの上に取りつける U 字型カフを提供した．ベッド上で側臥位になっている時に，本のページをめくったり，コンピュータが使用できるように，タイピング用のスプリントを製作した．

活動期

　リハビリテーションプログラムの活動期または固定期には，クライエントは車いすに座ることができ，直立位の耐久性を向上させるようにしなければならない．この時期には，坐骨や大転子，仙骨の骨突出部の褥瘡を予防するために，まず初めに坐位での除圧法を開始すべきである．クライエントが四肢麻痺であっても，両側の肩と肘に少なくとも 3＋（F＋）の筋力があれば，足部の方に前傾することで臀部の除圧ができる．簡単な綿の帯ひものループを車いすの後ろのフレームにつける（図36-5）．低位四肢麻痺者（上腕三頭筋が 3＋かそれ以上である C7 レベル）や上肢の筋力が健全な対麻痺者では，車いすの肘かけや車輪を押し下げるようにすることで完全に除圧できる．C6 レベルの四肢麻痺者でも肘を伸展位に機械的にロックし，このタイプの除圧ができることもある．体重を支持するためにも，同じように肩の外旋や強い肩の筋を使う．皮膚の耐久性がわかるまでは，30〜60分ごとに除圧すべきである．

　望ましくない拘縮を防ぐために，自動および他動的 ROM 訓練を定期的に継続しなければならない．進行しつつある拘縮を矯正するために，肘のスプリントまたはキャストの適応があるかもしれない．手関節の伸展ができるクライエントは，長指屈筋の腱作用（テノデーシスアクション）で失った把握動作を代償するであろう．これらのクライエントはテノ

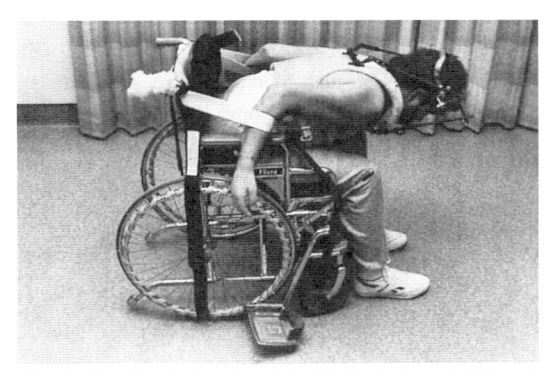

図36-5　車いすのフレームに固定したループを使っての前方への重心移動．三角筋，上腕二頭筋および手関節背屈筋群が左右とも筋力 4（G）である C6 四肢麻痺者

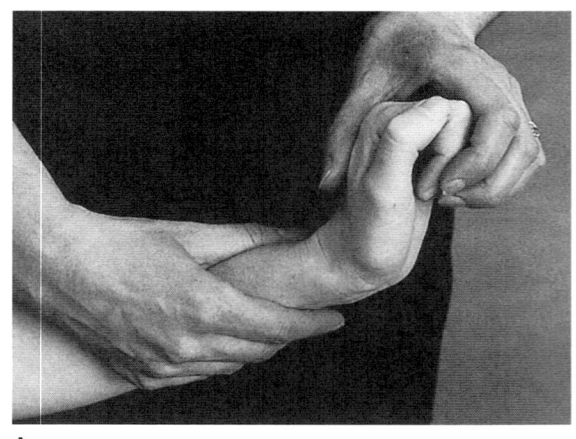

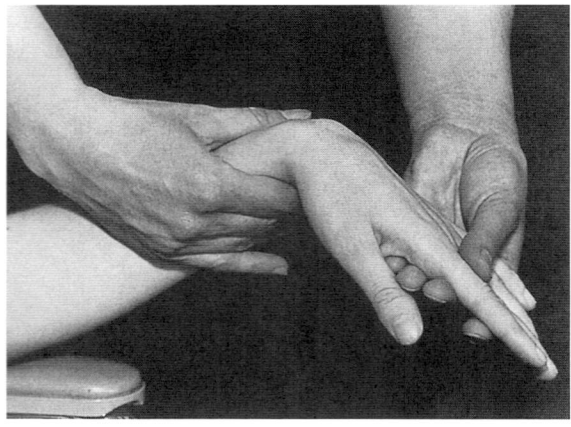

図 36-6 テノデーシスアクション．A：手指を他動的に屈曲する時に手関節を伸展させる．B：指を他動的に伸展する時に手関節を屈曲させる

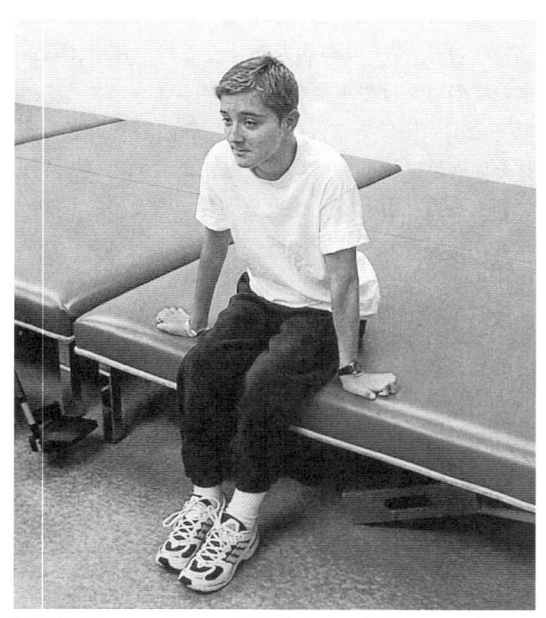

図 36-7 C6 レベル四肢麻痺患者；肘をロックすることにより（上腕三頭筋なしで），前方への坐位バランスを保っている．坐位バランスや床上動作や移乗のために有効な方法（Luis Gonzalez, Media Resource Department, Santa Clara Valley Medical Center の厚意による）

デーシスによる把握にさらに緊張を与えるために，これらの筋にいくらかの硬さ（tightness）を増すことが望まれる．手関節が完全に伸展した時には手指が屈曲し，手関節が屈曲した時には手指が伸展するように望ましい拘縮をつくっていく．したがって屈筋と伸筋が横切る関節すべてを完全に伸張してはならない（図 36-6）[14]．

肘の拘縮を進行させてはならない．肘の完全な伸展は静的坐位時のバランスを維持し，移乗を補助するための支えとして重要である．三角筋がゼロの C6 レベルの四肢麻痺者は，肩を下制しながら前方に出し，外旋して，手関節を完全伸展することによって，前方への坐位バランスを維持できる（図 36-7）．

完全なまたは部分的な神経支配のある筋群のために，漸増抵抗運動や抵抗活動を行う．広背筋（肩の下制），三角筋（肩の屈曲，外転，伸展），近位部の固定を行う肩甲帯やその他の肩周囲筋に焦点を当てて肩の筋群の訓練を行うべきである．上腕三頭筋，胸筋，広背筋群は，移乗や車いすでの除圧の時に必要になる．自然なテノデーシス機能を高めるために，手関節の伸筋群を強化すべきである．それによって，機能的つかみ・離しのために必要な手の把握パターンを強化できる．手関節の背屈筋の筋力を増強することによっても，手関節駆動型スプリントをより効果的に用いることができるようになる．これは，手関節の伸展が機械的にスプリントを装着した手指の部分に伝えられ，より強いピンチをつくるからである．

治療プログラムは，活動中に耐えられる抵抗量を増加することで段階づける．筋力と耐久性の改善に合わせて車いすでの活動時間を延長することで，1日を通して活動や仕事に参加できるようになるだろう．

脊髄損傷者には有効なたくさんの自助具や機器が

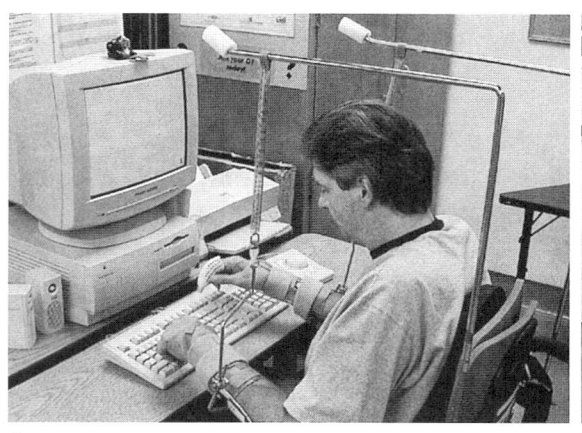

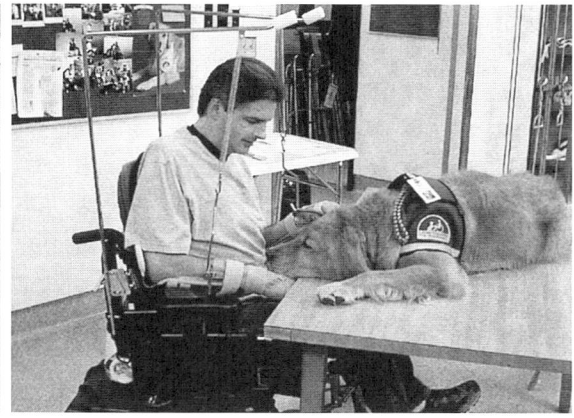

図36-8 A：両側のオーバーヘッドスリング，手関節装具，タイピング用スプリントを用いてキーボードに向かってタイプをするC4-C5レベル損傷者．B：両側の上肢装具の使用を促すための治療法としての介助犬の使用（Luis Gonzalez, Media Resource Department, Santa Clara Valley Medical Centerの厚意による）

ある．しかし，クライエントが自助具なしで，あるいはなるべく少ない自助具で課題を遂行できるよう試みるべきである．高価な，またはかさばる自助具を使わないで効率的に課題を遂行できる方法が開発されている．

食事用具や歯ブラシ，ペン，タイピングスティックなどを保持する万能カフは，適応がある時は，簡単で万能な自助具であり，自立を高めることができる．万能カフつきの手関節固定用カックアップスプリントは，手関節がほとんど，あるいは全く背屈できないクライエントに有効である．プレートガードやカップホルダーストロークリップつきの延長ストロー，滑り止めテーブルマットによって，自立摂食を促進できる．洗体用ミトン，石鹸ホルダー，ひもつき石鹸によって入浴が容易になるが，そのような用具の着脱の困難さが加わるので考慮する必要がある．トランスファーボードは安全に移乗するために有効な手段である．治療によって適切な筋力と協調性が得られ，最初に使用していた機器が不要になる可能性がある．

活動期では，ADLプログラムは，自助具を使った自立摂食，口腔衛生，上半身の清拭，排便や排尿の管理（例：手指刺激による排尿や間欠的自己導尿法），上衣の着脱，スライディングボードを使った移乗などにまで拡大できるだろう．書字および電話やテープレコーダー，ステレオ，パーソナルコンピュータの使用によるコミュニケーション技能は，治療プログラムの重要な一部である（図36-8）．モービルアームサポートやオーバーヘッドスリング（第29章第1節参照），手関節-手装具（フレクサーヒンジスプリントやテノデーシススプリント），自助具などの使用訓練もまた，作業療法プログラムの一部である．

作業療法士は，クライエントがフラストレーションや怒り，恐れ，悲しみを表出することを許し，励ますことによって，心理的支持を継続すべきである[12]．脊髄損傷センターの作業療法部門には，入院や外来のクライエントからなる支援グループをつくれる環境があり，このようなグループは，リハビリテーション初期にあるクライエントに彼らの経験や問題解決の助言をしてくれる．脊髄損傷者の心理社会的な問題に働きかける作業療法士の直接的な治療には，ストレスマネジメントや対処技能の訓練，社会的なつながりや性的能力，関係構築の方法に関する教育，作業と情緒面の健康との関連に関する教育などがあるだろう．これらの治療は，前に述べたように支持的なクリニックの環境下で作業療法士が行う場合に，とりわけ有効である．また，そうした心理社会的な治療グループや個人的治療に，ベテランの仲間の参加者としてあるいは仲間のリーダーとして，成功したクライエントを招待することが有益であることも報告されている[13]．

車いすやシーティングおよびポジショニング用具，リフト，ベッド，入浴用具のような耐久性医療

機器の評価，処方，適用は，リハビリテーションプログラムの非常に重要な部分である．しかし，そのような機器は特別に評価すべきであるが，目標と予後が明確である時のみ処方すべきである．不適切な機器は，機能を阻害し，さらなる医学的な問題（たとえば皮膚損傷や体幹の変形など）の原因となる．作業療法士は，福祉機器のニーズを評価する際には，機能，姿勢，環境，心理，経済面などすべてを考慮に入れる必要がある．希望する機器，特に車いすやポジショニング用具，入浴用具については，最終的な処方の前にクライエントが試してみる必要があろう．作業療法士が，このような高価で個別性の高い機器の評価と処方に関与することは避けられない．それは，作業療法士が短期または長期にわたってクライエントが適切な機能と体幹の肢位が得られるよう，機器を処方する知識があり，現在どのような機器が市販されているかがわかっているからである．既製のリハビリテーション機器を専門的に提供する経験のある**リハビリテーション技術メーカー**（rehabilitation technology supplier；RTS）と良好な関係を保つ必要がある．技術やデザインの進歩によって選択できる機器の幅が広がり，機器の専門家との協力が，正しい選択や適応を確実にする一助となる．（車いすやシーティングおよびポジショニング用具の詳細については第11章，第2節を参照のこと）．

車いす坐位は，坐位の耐久性や上肢機能を高めるようクライエントを真っすぐで正しいアライメントの肢位に保ち，呼吸機能を高めることに加え，変形や褥瘡を防ぐ一助となるようにしなければならない．適切な車いすクッションの評価と処方が，作業療法士または理学療法士のどちらの役割であろうとも，一貫した訓練を確立し，クライエントの個別のニーズのために使うよう両者が協力しなければならない．

救命される高位レベルの脊髄損傷者（C4レベルかそれ以上）が増加しており，積極的なリハビリテーションプログラムに参加している．このようなクライエントの治療や機器に対するニーズは独特で極度に専門分化しており，マウススティックや環境制御装置から，人工呼吸機や精巧な電動車いすおよび運転システムにまで及んでいる（表36-1，レベルC1-C3，C3-C4参照）．適切な短期目標や長期目標，福祉機器のニーズを決定するために経験の豊かなスタッフを活用することで，このような援助がなければ，このレベルのクライエントは，非常に依存的になってしまうであろうクライエントの機能的能力や機能の質を高めることができる．人工呼吸器に依存するクライエントのケアを特徴とするリハビリテーションセンターでは，この独特のクライエント集団のケアのすべての面に対処する専門性を探索すべきである．

退院する場所が決まったり，クライエントが数時間でも病院を離れることに耐えられるようになったら，家庭訪問による評価を行うべきである．作業療法士とクライエント，家族が一堂に会し，安全でアクセス可能な環境に戻るという予測の下に家庭での活動を試みる．

担当作業療法士とともに，ローレンスは今度新たに借りる家に行き，移動やADLの観点から，その安全性と利用しやすさの評価を行った．正面と裏の出入り口の改造，および浴室の改造が勧められた．ローレンスと作業療法士は，家の工事をする請負業者と，ドア幅を広くすることとスロープをつけることについて家の構造的な強度の面から可能かどうかを話し合った．ローレンスがこの計画の段階に加わることは，単に彼自身が自分の生活を管理するために重要であるためだけでなく，アメリカ障害者法（ADA）に関連した規定や，借家人としての権利について学ぶためにも重要であった．ローレンスは自分の家に関するニーズや，退院に向けて必要な医療品や福祉機器，退院後のフォローアップサービスについても自ら考えて決定した．彼の感じていた無力感は，自分の生活を再びコントロールできそうだと感じ始めたことで，次第に落ち着いてきた．

作業療法実践ノート

> 作業療法士は安全性と，さまざまな環境を利用しやすくするための選択肢をよく知らなければならない．そして，しばしば建築家や請負業者に，適切な改修が確実に行われるようにアドバイスしなければならない．作業療法士は家屋において，そして同時に1990年に施行されたADAによって職場環境に求められている，利用しやすくするための条件について注意を払わなければならない．

表 36-1 機能予後

機能レベル	機能的に使用できる筋	可能な動き	筋力低下のパターン	NSCISCによるサンプル数
C1-C3	胸鎖乳突筋：頸部脊柱筋、頸深部筋	頸部屈曲、伸展、回旋	体幹、上肢、下肢の完全麻痺；呼吸器の使用	FIM = 15/assist = 12
C4	僧帽筋上部；横隔膜；頸部傍脊柱筋	頸部屈曲、伸展、回旋；肩甲骨の挙上；吸気	体幹、上肢、下肢の麻痺；咳が困難、肋間筋の麻痺により耐久性と呼吸予備量が少ない	FIM = 28/assist = 12
C5	三角筋、上腕二頭筋、腕橈骨筋、菱形筋、前鋸筋（部分的に）	肩関節屈曲、外転、外旋；肘関節屈曲、回外；肩甲骨内転、外転	肘伸展と回内が不可能、すべての手関節と手の動きが不可能；体幹と下肢の完全麻痺	FIM = 36/assist = 35
C6	大胸筋鎖骨部；長短橈側手根伸筋；回外筋；広背筋	肩甲骨の前方突出；尺側のいくらかの水平内転、前腕の回外、手関節の橈側方向の伸展	手関節屈曲、肘伸展、手の動きが不可能；体幹と下肢の完全麻痺	FIM = 43/assist = 35
C7-C8	広背筋；大胸筋胸部；上腕三頭筋；方形回内筋；尺側手根屈筋；橈側手根屈筋；浅指・深指屈筋；総指伸筋；母指の回内筋／屈筋／伸筋／外転筋（部分的に）	肘の伸展；尺側の手関節の伸展；関節の屈曲；手指の屈曲と伸展；母指の屈曲／伸展／外転	体幹と下肢の麻痺；手内筋が部分的にしか働かないため、握りや巧緻性が制限される	FIM = 43/assist = 35
T1-T9	母指を含む手の内在筋；内外肋間筋；脊柱起立筋；虫様筋；母指の屈筋／伸筋／外転筋	上肢は損傷なし；上部体幹の安定性が制限される；肋間筋が神経支配されることにより耐久性が改善する	下部体幹の麻痺；下肢の完全麻痺	FIM = 144/assist = 122
T10-L1	肋間筋は損傷なし；外腹斜筋；腹直筋	体幹の安定性良好	下肢の麻痺	FIM = 71/assist = 57
L2-S5	腹部と全ての体幹筋は損傷なし；レベルによっては、いく分かの股関節の屈筋、伸筋、外転筋；膝の屈筋、伸筋；足関節の背屈筋、底屈筋	体幹の安定性良好；部分的もしくは完全な下肢の十分なコントロール	下肢、股関節、膝、足関節、足部の部分的な麻痺	FIM = 20/assist = 16

表 36-1（続き）

基本的な身体機能

	機能予後	福祉機器	Exp	Med	IR
C1-C3 レベル					
呼吸	呼吸器使用 排痰ができない	2台の呼吸器（ベッドサイド，ポータブル） 吸引器具かその他の吸引ができる機器 発電機／予備バッテリー			
直腸	全介助	クッションつきリクライニング式シャワーチェア／ポータブル便器（車いすでシャワーに入れる場合）	1	1	1
膀胱	全介助		1	1	1
C4 レベル					
呼吸	呼吸器なしで呼吸できる可能性あり	呼吸器が外せなければ，機器については C1-C3 レベルを参照			
直腸	全介助	リクライニング式シャワーチェア／ポータブル便器（車いすで入れる場合）	1	1	1
膀胱	全介助		1	1	1
C5 レベル					
呼吸	肋間筋の麻痺による耐久性と肺活量の低下：排痰に介助を要する場合あり				
直腸	全介助	クッションつきシャワーチェア／ポータブル便器．または便器用にくり貫かれたクッションつきの移乗用浴槽ベンチ	1	1	1
膀胱	全介助	福祉機器の適用の可能性あり（電動集尿バッグ排出機器）	1	1	1
C6 レベル					
呼吸	肋間筋の麻痺による耐久性と肺活量の低下：排痰に介助を要する場合あり				
直腸	部分〜全介助	便器用にくり抜かれたクッションつき浴槽合わせクッションつきシャワーチェア／ポータブル便器	1-2	1	1
膀胱	機器を用いて部分〜全介助：足部の集尿バッグの排出自立の可能性	その他の福祉機器の適用 指示された福祉機器	1-2	1	1
C7-C8 レベル					
呼吸	肋間筋の麻痺による耐久性と肺活量の低下：排痰に介助を要する可能性あり				

FIM／Assistance Data

第36章 脊髄損傷

			Exp	Med	IR
直腸	部分～全介助	便器用にくり貫かれたクッションつきの浴槽ベンチ／ポータブル便器 工夫された福祉機器 指示された福祉機器	1-4	1	1-4
T1-T9 レベル					
膀胱	自立～部分介助		2-6	3	1-6
呼吸	肺活量と耐久性の減弱				
直腸	自立	補高されたクッションつきの便座、または便器用にくり貫かれたクッションつき入浴用ベンチ	6-7	6	4-6
T10-L1 レベル					
膀胱	自立		6	6	5-6
呼吸	呼吸機能は障害なし				
直腸	自立	クッションつきの標準便座、または補高されたクッションつき便座	6-7	6	6
L2-S5 レベル					
膀胱	自立		6	6	6
呼吸	機能障害なし				
直腸	自立	クッションつき便座	6-7	6	6-7
膀胱	自立		6	6	6-7
移動、歩行、安全性					
C1-C3 レベル					
ベッド上動作	全介助	ベッド柵つき病院用電動ベッドでトレンデレンブルグ体位をとれる	1	1	1
ベッド／車いす間の移乗	全介助	トランスファーボード スリングつき電動式または機械式のリフター	1	1	1
車いす駆動	手動：全介助 電動：補助具をつけて自立	電動式リクライニング式、そして／または、ティルト式車いす、頭部・顎・呼気によるコントロールと手動のリクライニング 呼吸器を載せるトレー	6	1	1-6
除圧／ポジショニング	全介助：機器を用いて自立の可能性あり	電動式リクライニングをして／またはティルト式車いす 車いす用除圧クッション 指示どおりに姿勢をサポートし、頭部をコントロールする装置 手のスプリントが処方される可能性あり 特殊ベッドまたは除圧マットレスが指示される可能性あり	6	1	1-6

FIM／Assistance Data：Exp：期待されるFIMスコア：Med：NSCISCによる中央値：IR：NSCISCによるスコアの四分位範囲.

表36-1 (続き)

FIM／Assistance Data

	機能予後	福祉機器	Exp	Med	IR
C4レベル					
ベッド上動作	全介助	ベッド柵つき病院用電動ベッドでトレンデレンブルグ体位をとれる		1	1
ベッド／車いす間の移乗	全介助	トランスファーボード スリングつき電動式または機械式のリフター	1	1	
車いす駆動	電動：自立 手動：全介助	電動式車いす，リクライニング式，そして／または，ティルト式車いす，頭部・顎・呼気によるコントロールと手動のリクライニング 呼吸器を載せるトレー	6	1	1-6
除圧／ポジショニング	全介助：機器を用いて自立の可能性あり	電動式リクライニングそして／またはティルト式車いす 車いす用除圧クッション 指示どおりに姿勢をサポートし，頭部をコントロールする装置 手のスプリント処方の可能性あり 特殊ベッドまたは除圧マットレス処方の可能性あり			
C5レベル					
ベッド上動作	部分介助	クライエントがコントロール可能な電動ベッドでトレンデレンブルグ体位をとれる ベッド柵	1	1	1
ベッド／車いす間の移乗	全介助	トランスファーボード 電動式または機械式のリフター			
車いす駆動	電動：自立 手動：カーペットを敷いてない屋内水平面は自立～部分介助：屋外は部分～全介助	前腕駆動式電動式リクライニング，そして／またはティルト式車いす 手動：ハンドリム部分を改良した軽量の一体型，または折りたたみ式車いす	6	6	5-6
除圧／ポジショニング	機器を用いて自立	電動リクライニングそして／またはティルト式車いす 車いす用除圧クッション 手のスプリント 特殊ベッドまたは除圧マットレス処方の可能性姿勢保持装置			

第36章　脊髄損傷　1087

C6 レベル

項目	内容	器具	Exp	Med	IR
ベッド上動作	部分介助	電動式病院用ベッド／ベッド柵	3	1	1-3
ベッド/車いす間の移乗	水平面：部分介助〜自立／非水平面：部分介助〜全介助	フル〜キングサイズの標準ベッド／トランスファーボード／機械式のリフト	6	6	4-6
車いす駆動	電動：全ての床・路面で標準型の前腕部での操作で自立／手動：屋内自立・屋外部分〜全介助	手動：ハンドリム部分を改良した軽量のたたみ式車いす／電動：電動式のリクライニング使用の可能性、または標準型の垂直座位の電動車いす			
除圧/ポジショニング	機器、そして／または方法を工夫することで自立	電動式リクライニング車いす／車いす用除圧クッション／姿勢保持装置／除圧マットレス、または除圧シートの処方の可能性			

C7-C8 レベル

項目	内容	器具	Exp	Med	IR
ベッド上動作	自立〜部分介助	病院用電動ベッドまたはフル〜キングサイズの標準ベッド			
ベッド/車いす間の移乗	水平面：自立／非水平：自立〜部分介助	トランスファーボードを使用または非使用	3-7	4	2-6
車いす駆動	手動：全ての屋内の床面と水平な屋外の路面で自立、そして／または水平でない屋外で部分介助	手動：ハンドリム部分を改良した軽量のたたみ式車いす	6	6	6
除圧/ポジショニング	自立	車いす用除圧クッション／指示された姿勢保持装置／除圧マットレス、または除圧シートの処方の可能性			

T1-T9 レベル

項目	内容	器具	Exp	Med	IR
ベッド上動作	自立	フル〜キングサイズの標準ベッド			
ベッド/車いす間の移乗	自立	トランスファーボードを使用するかもしれないし、しないかもしれない	6-7	6	6-7
車いす駆動	自立	手動式軽量の一体型、または折りたたみ式車いす	6	6	6
除圧/ポジショニング	自立	車いす用除圧クッション／指示された姿勢保持装置／除圧マットレス、または除圧シートの処方の可能性			

T10-L1

項目	内容	器具	Exp	Med	IR
ベッド上動作	自立	フルサイズ〜キングサイズの標準ベッド			
ベッド/車いす間の移乗	自立		7	7	6-7

FIM／Assistance Data：Exp：期待されるFIMスコア，Med：NSCISCによる中央値，IR：NSCISCによるスコアの四分位範囲．

表 36-1（続き）

	機能予後	福祉機器	FIM／Assistance Data		
			Exp	Med	IR
車いす駆動	全ての屋内と屋外の面で自立	手動式の一体型，または折りたたみ式軽量車いす	6	6	6
除圧／ポジショニング	自立	車いす用除圧クッション 指示されたマットレス，または姿勢保持装置			
L2-S5					
ベッド上動作	自立				
ベッド／車いす間の移乗	自立	フルサイズ〜キングサイズの標準ベッド	7	7	7
車いす駆動	すべての屋内と屋外の面で自立	手動式一体型，または折りたたみ式軽量車いす	6	6	6
除圧／ポジショニング	自立	車いす用除圧クッション 指示された除圧シートの処方の可能性			
立位と歩行					
C1-C3 レベル	立位：全介助 歩行：適応なし				
C4 レベル	立位：全介助 歩行：通常適応なし				
C5 レベル	全介助	チルトテーブル			
C6 レベル	立位：全介助 歩行：適応なし	ハイドローリックスタンディングテーブル ハイドローリックスタンディングテーブル ハイドローリックスタンディングフレーム			
C7-C8 レベル	立位：自立〜部分介助 歩行：適応なし	ハイドローリックまたは標準型スタンディングフレーム			
T1-T9 レベル	立位：自立 歩行：通常機能的ではない	スタンディングフレーム			
T10-L1 レベル	立位：自立 歩行：機能的，部分介助から自立	スタンディングフレーム 前腕支持型の杖または歩行器 膝-足関節-足部の装具（KFAO）			
L2-S5 レベル	立位：自立 歩行：機能的，自立から部分介助	スタンディングフレーム 膝-足関節-足部装具（KFAO），足関節-足部装具（AFO）前腕支持型の杖または 処方された杖，前腕支持型の杖または歩行器			
日常生活活動					
C1-C3 レベル					
食事	全介助		1	1	1
整容	全介助		1	1	1

第 36 章 脊髄損傷　1089

項目	Assistance Data	Equipment	Exp	Med	IR
更衣	全介助	手持ち式のシャワーヘッド	1	1	1
入浴	全介助	洗髪台、クッションつきのリクライニング式シャワーチェア/ポータブル便器(車いすで入れる場合)	1	1	1
C4レベル					
食事	全介助		1	1	1
整容	全介助		1	1	1
更衣	全介助	洗髪台	1	1	1
入浴	全介助	手持ち式のシャワーヘッド、クッションつきのリクライニング式シャワーチェア/ポータブル便器(車いすで入れる場合)	1	1	1
C5レベル					
食事	準備全介助、機器を用いて食事は自立	長対立装具	5	5	2.5-5.5
整容	部分介助〜全介助	処方された福祉機器	1-3	1	1-5
更衣	下肢:全介助、上肢:部分介助	長対立装具	1	1	1-4
入浴	全介助	処方された福祉機器、クッションつきシャワーチェア/ポータブル便器、手持ち式のシャワーヘッド	1	1	1-3
C6レベル					
食事	切る動作は全介助、それ以外は機器を用いて、または用いずに自立	処方された自助具(例:U字型カフ、テノデーシススプリント、工夫した食事用具、皿ガード)	5-6	5	4-6
整容	機器を用いて部分介助〜自立	処方された自助具(例:U字型カフ、握り柄の部分を工夫したもの)	3-6	4	2-6
更衣	上衣:自立、下衣:部分介助〜自立	処方された自助具(例:ボタンエイドやズボン、靴下にループを取りつける、靴にベルクロを取る)	1-3	2	1-5
入浴	体幹、上肢:自立、下肢:部分介助〜全介助	クッションつき移乗用浴槽ベンチ、またはシャワーチェア/ポータブル便器、処方された福祉機器、手持ち式のシャワーヘッド	1-3	1	1-3

FIM/Assistance Data:Exp:期待されるFIMスコア，Med:NSCISCによる中央値，IR:NSCISCによるスコアの四分位範囲．

表 36-1（続き）

			FIM／Assistance Data		
	機能予後	福祉機器	Exp	Med	IR

C7-C8 レベル

	機能予後	福祉機器	Exp	Med	IR
食事	自立	処方された自助具	6-7	6	5-7
整容	自立	処方された自助具	6-7	6	4-7
更衣	上衣：自立：下衣：自立〜部分介助	処方された自助具	4-7	6	4-7
入浴	体幹，上肢：自立 下肢：部分介助〜全介助	クッションつき移乗用浴槽ベンチ，または，シャワーチェア／ポータブル便器 手持ち式のシャワーヘッド 処方された福祉機器	3-6	4	2-6

T1-T9 レベル

	機能予後	福祉機器	Exp	Med	IR
食事	自立		7	7	7
整容	自立		7	7	7
更衣	自立		7	7	7
入浴	自立	クッションつき移乗用浴槽ベンチ，またはクッションつきシャワーチェア／ポータブル便器 手持ち式のシャワーヘッド	6-7	6	5-7

T10-L1 レベル

	機能予後	福祉機器	Exp	Med	IR
食事	自立		7	7	7
整容	自立		7	7	7
更衣	自立		7	7	7
入浴	自立	クッションつき移乗用浴槽ベンチ 手持ち式のシャワーヘッド	6-7	6	6-7

L2-S5 レベル

	機能予後	福祉機器	Exp	Med	IR
食事	自立		7	7	7
整容	自立		7	7	7
更衣	自立		7	7	7
入浴	自立	クッションつき浴槽ベンチ 手持ち式のシャワーヘッド	7	7	6-7

コミュニケーション

	機能予後	福祉機器
C1-C3 レベル	作業台の準備や使用する用具の状況により，全介助〜自立	マウススティック，ハイテクのコンピュータ使用環境，環境制御装置 処方された全ての場所での福祉機器の使用

第36章　脊髄損傷

レベル	FIM/Assistance Data	機器・自助具
C4レベル	作業台の準備や使用する用具の状況により、全介助〜自立	マウススティック、ハイテクのコンピュータ使用環境、環境制御装置
C5レベル	福祉機器と準備を整えた後は自立〜部分介助	長対立装具 ページめくり、書字、ボタン操作に必要な自助具
C6レベル	福祉機器を使用して、また使用せずに自立	指示された自助具（例：テノデーシススプリント、書字自助具をキーボード操作に用いる、ボタン操作、ページめくり、物品操作）
C7-C8レベル	自立	指示された福祉機器
T1-T9レベル	自立	
T10-L1レベル	自立	
L2-S5レベル	自立	
車・公共交通機関の利用		
C1-C3レベル	全介助	介助者が操作する車（例：リフトつき、車いす固定装具）または、利用できるように整えられた公共交通機関
C4レベル	全介助	介助者が操作する車（例：リフトつき、車いす固定装具）または、利用できるように整えられた公共交通機関
C5レベル	高度に特殊化された機器により利用できるよう整えられた公共交通機関は部分介助：介助者の操作する車は全介助	高度に特殊化されたリフトつき車
C6レベル	車いす乗車した状態での運転自立	リフトつき改造車 感度を高めた手動装置 車いす固定装具
C7-C8レベル	移乗および車いす積み込み・積み下ろしが自立していれば自立：運転席での改造車の運転が自立	改造車 トランスファーボード
T1-T9レベル	車いすの積込み・積み下ろしも含めて自立	手動装置
T10-L1レベル	車いすの積込み・積み下ろしも含めて自立	手動装置
L2-S5レベル	車いすの積込み・積み下ろしも含めて自立	手動装置
家事動作		
C1-C3レベル	全介助	
C4レベル	全介助	
C5レベル	全介助	

FIM/Assistance Data：Exp：期待されるFIMスコア, Med：NSCISCによる中央値, IR：NSCISCによるスコアの四分位範囲.

表 36-1 (続き)

	機能予後	福祉機器	FIM／Assistance Data		
			Exp	Med	IR
C6 レベル	軽食の準備は部分介助；その他の家事は全介助	指示された福祉機器			
C7-C8 レベル	軽食の準備と簡単な家事は自立；複雑な食事準備と重労働の掃除は部分介助〜全介助	指示された福祉機器			
T1-T9 レベル	複雑な食事準備と簡単な掃除は自立；重労働の掃除は全介助〜部分介助				
T10-L1 レベル	複雑な食事の準備と簡単な掃除は自立，重労働の掃除は部分介助				
L2-S5 レベル	複雑な食事の準備と簡単な掃除は自立，重労働な掃除は部分介助				
必要な介助					
C1-C3 レベル	家事を含み，24時間の介助者によるケア ケアの全ての側面を本人が指示することができる		24*	24*	12-24*
C4 レベル	家事を含み，24時間の介助者によるケア ケアの全ての側面を本人が指示することができる		24*	24*	16-24*
C5 レベル	身の回りケア：10時間／日		16*	23*	10-24*
C6 レベル	身の回りケア：6時間／日 ケアの全ての側面を本人が指示することができる		10*	17*	8-24*
C7-C8 レベル	身の回りケア：6時間／日 家事援助：4時間／日		8*	12*	2-24*
T1-T9 レベル	家事援助：2時間／日		2*	3*	0-15*
T10-L1 レベル	家事援助：3時間／日		2*	2*	0-8*
L2-S5 レベル	家事援助：2時間／日		0-1*	0*	0*
	家事援助：0〜1時間／日				

*1日あたりの時間

急性期リハビリテーション施設からの退院後

　入院してリハビリテーションを行える期間が徐々に短縮されてきており，以前は入院して受けることが適切だった治療が，外来または在宅での治療に移行している．適応的な自動車運転，家事動作，余暇活動，手動または他の力源による機械を使った職場での技能評価は，上肢の筋力や協調性，体幹バランスを評価し，高めるために実施可能で適切な治療手段である．しかし，これらはクライエントが入院している時の優先項目ではない．このような活動はまた，社会化の技能を改善し，問題解決技能や作業習慣の可能性を評価できる．

　作業療法サービスは，脊髄損傷者の職業的な可能性について価値ある評価と探索が行える．身体障害の程度によって，高位脊髄損傷者の職業的可能性は制限される．多くのクライエントは自分の職業を変更しなければならないか，以前の職業目標を変更しなければならない．一部のクライエントは消極的で動機づけがなされておらず，興味や忍耐力が欠如しており，これが職業リハビリテーションを困難にしている．

　作業療法士は，治療プログラムの経過中およびADLや移動，職業類似活動を使ってクライエントの動機づけや理解力，適性，態度，興味，個人的な職業希望を評価できる．また，作業療法士はクライエントの注意時間，集中力，スプリントや装具を装着しての手の能力，正確性，速度，忍耐力，作業習慣，作業耐久レベルなどを観察できる．そして，作業療法士は活動中の観察から得た情報を提供することによって，クライエントと職業カウンセラーとの間の連絡者として貢献できる．適切な職業的目標が選択されれば，それは教育的あるいは職業的場面で追求されるであろう．これは通常の作業療法の守備範囲外にあるものである．

■脊髄損傷者の加齢

　脊髄損傷の急性期から脱した後のリハビリテーションの主たる目標は自立であるとされている．したがって，自立は障害者のQOLの目安となっているという考え方は受け入れられ，専門家やクライエントも同様にその考えを続けてきた[15]．

　クライエントが満足する生活に参加できるよう，クライエントが希望し，意味があるとする作業を確定し，優先づけるために，またこれらの作業が再び行えるようになることを目的とした治療を行うために，作業療法士はクライエントと協力しなければならない．脊髄損傷者を治療する作業療法士は，急性期あるいは積極的なリハビリテーション期，フォローアップ期のどの時期であっても，脊髄損傷者の生涯を通して自立のレベルに影響を与えるかなりの責任を有している．健常者および障害者の両方の加齢の過程を理解することは，クライエントがいかなる年代であっても，適切な選択肢を提供し，そのQOLを高めるクライエントの姿勢を養うために必要なことである．

　身体的な加齢は自然なものであり，すべての人間が遭遇する予防できない過程である．その過程の兆しは個々人にさまざまな度合いで起こり，身体のほとんどの系に影響する（第46章参照）．一般に，脊髄損傷者では加齢は障害の二次的影響によって加速され，筋のアンバランスや感染（泌尿器と呼吸器の両方とも），体力の低下，痛み，過剰使用による関節の変性として現れる．健常者より早期に加齢の影響について検討しなければならないのは，何年にもわたるカテーテルの使用，膀胱の感染，尿閉によって引き起こされる排尿の問題である．また，考慮すべきこととして，骨粗鬆症，関節炎，関節の変性，便秘，すでに傷つきやすくなっている皮膚のさらなる弱化，薬物の乱用，時を経るにつれて増大する身辺処理に対するニーズなどがある．

　受傷後約20年が，いくつかの加齢の問題が増加し始めるポイントになるようである．脊髄損傷者の少なくとも1/4が，脊髄損傷の状態を20年以上経験しており[15]，かなりの割合の脊髄損傷者が，早期の加齢の問題を経験している．中高年になって脊髄損傷となった人は，若いころに脊髄損傷になった人に比べ，機能予後やプログラムニーズや財政力において全く異なるパターンを示す．脊髄損傷となるのが最も多い年代である20代に四肢麻痺となった人は，通常見られる老化現象が，40代より前に早期に見られる[4]．つまり，家での移乗や車いすの車への積み込み・積み下ろしが自立していた人たちも，ベッドの乗り移りに介助が必要になるかもしれない．肩の変性があるために，改造費用がかかるバン型の車に替えなければならないかもしれない．同様

1094　第6部　障害別治療への応用

ケーススタディ：ローレンス（その2）

この章の最初に提示したローレンスの事例では，脊髄損傷から回復し，もとのライフスタイルや作業に戻るのだと信じているクライエントに非常によく生じることを話題としている．明らかに，ASIA評価でC7，C8の完全麻痺であるので，損傷レベル以下の運動・感覚機能の回復は見られなかった．担当作業療法士は，彼に回復の期待を与えていたが，前向きでありながらも現実的な期待や選択肢を提供することもまた重要である．急性期のリハビリテーションを終了するとすぐに，ローレンスは新規に借りた平屋の家に退院した．正面と裏の出入り口はスロープが必要であり，浴室の改造も必要であった．ローレンスは，最初毎日4時間の介助サービスが必要であった．家事と同様に毎日の入浴と排尿のプログラムを行うためにだけ介助が必要であった．介助者が行う入浴や排泄のプログラムのために，排泄用に切り込みの入った，乗り移るバスタブのベンチが必要であった．

家や地域で，自立して手動車いすで移動するために，彼に合わせた最軽量の車いすが必要であると評価された．この時点では電動車いすは必要ではなかった．しかし，彼は，将来は必要になるかもしれないと気づいていた．車いすを操作し，いろいろな座面にトランスファーをすることによって，早期に肩に変性が生じるかもしれないことについて教育を受けていた．特に，体幹や骨盤が適切なアライメントとなり，圧も分散される最良の車いす座位姿勢について検討されていた．

ローレンスが，家屋の調整や地域での移動のことなどについて在宅で作業療法サービスを利用した後，身辺管理についてのニーズは減少し，家事についてのみ介助が必要となった．定期的に近所のジムに通い，上肢の筋力や耐久力を維持し，間もなく改造したライトバンを運転できるようになるであろう．彼と担当作業療法士は，彼が元の仕事に就くことができるかについて，かなり話し合った．彼のいた部署は協力的であり，彼の能力の制限に合わせて職務を修正した．彼の職業プランは，ライトバンと運転の練習が終わるまで保留された．

ローレンスは，機能とライフスタイルの変化に対処するために心理療法を継続している．友人関係や家族との関係を維持するために大変に苦労をしている．時間が経つにつれ，必ずしも受け止めてはいけないけれども，ライフスタイルには適応し始めている．そして，彼が生きているうちに，研究者が脊髄損傷の治療法を発見するのではないかとまだ期待を抱いている．

に，通常機能的に自立しているようなレベルの人でも（たとえば，T10レベルなど），身辺のケアに介助が必要となるかもしれないし，肩や肘，手関節の変性のために電動車いすが必要となるだろう．作業療法士は，脊柱の後弯や側弯のような，体幹の不動化と骨盤の変形を防ぐために，体幹のアライメントを整えることとシーティングを優先すべきである．この脊柱の後弯や側弯は，数年後に深刻な皮膚の損傷や修復不能な変形を引き起こす可能性がある．加えて，軽量の手動車いすや，車いすをこぐ際の肩からハンドリムまでの適切な長さが弱化したりバランスが悪化した肩関節複合体に良い影響を与えるということにも気をつけるべきである．また，そのような活動が心肺機能の状態に与える良い影響にも配慮すべきである．作業療法士はこれらの利点と同時に，関節保護やエネルギー節約のために電動車いすを利用する利点も同時に検討しなければならない．

正常な加齢にもしばしば伴う疲労のしやすさや体力の低下が脊髄損傷に重なった場合，脊髄損傷者の機能状態も低下するかもしれない．作業療法士は，この状態の変化に言及することによって，利用するサービスや福祉機器の追加を正当化できるかもしれない．適切な短期，また長期の決定をするためには，多くのことを考慮しなければならない．急性期と慢性期の両者に関する事柄について見通しをもっている経験豊富な専門家に相談することによって，治療の決定に価値ある意見が得られるかもしれない．

■研究

臨床場面や実験室において世界で行われている最近の研究は，脊髄損傷の状態を理解し，この損傷に対する神経システムの反応を定義づけることに焦点が当てられている．現在の科学界には，いつの日にか脊髄損傷の受傷後の機能回復が可能になるのではないかという一種の楽観がある．この楽観主義は，さまざまな分野の科学者の研究努力の結集に基づい

ている．脊髄損傷の治療を行う作業療法士は，対象者に対しより良い教育ができるよう科学的・技術的な進歩に注意を払っておくことが重要であるが，一方で同時に，その時点でのニーズや長期的なニーズに応えられるよう，最も現実的で包括的なリハビリテーションの治療を行うことも重要である．

[要約]
　脊髄損傷は，四肢と体幹に重大な麻痺を生じる．残存する運動・感覚機能の程度は，損傷のレベルや損傷が完全であるか不全であるか，また損傷された脊髄の部位によって異なる．

　脊髄損傷後，外科的に骨のアライメントを整え固定したり，また外部からの固定装具によって固定する場合もあり，もしくは両方の方法を用いる場合もある．脊髄損傷には褥瘡，急速な骨密度の減少，痙縮など多くの合併症がある．

　作業療法の目標は，クライエントが適切な自立と機能を獲得するように促すことである．残存する筋群の身体的回復，身辺処理，自立生活技能，短期・長期の福祉機器のニーズ，環境の利用しやすさ，教育，職業，余暇などの領域に焦点を当てる．クライエントが心理社会的に適応できることも有益であり，作業療法士は，リハビリテーションプログラムのどの局面においても，この目標に向かって精神面の支援を行う．

　表36-1は，脊髄損傷の受傷1年後での，8つのレベル（C1-C3, C4, C5, C6, C7-C8, T1-T9, T10-L1, L2-S5）における遂行機能の予後を示している．この結果は，環境が最善の場合に，完全麻痺の脊髄損傷の運動機能について，期待できる自立のレベルを表している．

　また，移動，ADL，IADL，コミュニケーション技能の領域に分類して期待される機能予後を示している．ガイドラインは，臨床の熟練者によって意見の一致が見られたもの，機能予後に関する文献，UDS（Uniform Data Systems）やNSCISC（National Spinal Cord Injury Statistical Center）から収集されたデータに基づいている．

　表36-1にあげた脊髄損傷者の機能予後の中で，一連の重要なADLやIADLがわかるようになっている．この中には，受傷後1年の時点で予測されている自立レベルをサポートするのに必要となるであろう介助も含まれている．これらの機能予後の領域には，以下のADLとIADLを含む．

- 呼吸および膀胱直腸機能：脊髄損傷の神経学的な影響により，基本的な身体機能を遂行する能力が低下する場合がある．呼吸機能とは，機器の補助を得て，あるいは機器によらずに呼吸し，また適切に排痰する能力を指す．膀胱直腸機能とは，排泄を管理し，陰部の洗浄を行い，排泄前後に衣服を整える能力を指す．期待される機能予後に到達するために，これらの身体機能を処理する機器を用いたり，援助を受ける方法を用いる必要がある場合もある．

- ベッド上の移動，ベッドと車いす間の移乗，車いす駆動，ポジショニング／除圧：脊髄損傷の神経学的な影響により，移動や歩行と安全性のために必要な活動を行う能力の低下が見られる場合がある．立位をとることや歩行について，期待される機能予後に到達するために，機器を用いたり，援助を受ける方法を用いる必要がある場合もある．

- 立位と歩行：脊髄損傷により，訓練や心理的効果のために立位をとるということができなくなる場合がある．あるいは機能的に活動するために歩行する能力が失われる場合がある．立位と歩行に関して，機器を用いたり，介助を受ける場合もある．

- 摂食，整容，更衣，入浴：脊髄損傷の神経学的な影響により，これらのADLを行う能力が低下する場合がある．期待される機能予後に到達するために，これらのADLを行う機器を用いたり，援助を受ける方法を用いる必要がある場合もある．

- コミュニケーション（キーボードの使用，書字，電話）：脊髄損傷の神経学的な影響により，コミュニケーションをとる能力が低下する場合がある．期待される機能予後に到達するために，コミュニケーションに用いる機器を用いたり，援助を受ける必要がある場合もある．

- 交通機関の利用（自動車運転，介助者の運転による車の利用，公共交通機関）：交通機関の利用は，脊髄損傷者が地域で最大に自立するために非常に重要である．期待される機能予後に到

達するために，機器の利用が必要である場合もある．

・家事（食事を計画する，調理，その他の家事）：期待される機能予後に到達するために，家事動作を行う機器を用いたり，援助を受ける方法を用いる必要があるかもしれない．完全麻痺の脊髄損傷では，家事動作について，ある程度の介助を必要とするであろう．家事動作に必要な介助の時間数を表36-1に示している．

・必要な介助：表36-1には，身辺ケアや家事動作に介助が必要な時間数があげられている．身辺ケアには，身の回り動作と移動，そして安全というすべての側面での直接的な介助が含まれている．家事動作の介助には，介助に必要な時間の提言の中にも含まれており，前に述べた活動を含んでいる．審査委員会による提言と自己報告のCHARTデータの両方に挙げられた時間は，介助者が熟練・非熟練，有償・無償である場合の介助時間の代表値である．C1からC3・C4レベルに書かれている24時間の介助の必要性には，安全性を見守る無償の介助ケアも含まれている．

介助サービスは，脊髄損傷者が，表36-1に説明されている機能予後を確実に獲得するために必要となるものである．ここで述べられている介助時間は，脊髄損傷の長期生存者が報告しているような，時を経て介助が変化することは反映されていない．また，介助時間に大きく差を生じるような個人差についても考慮していない．機能的自立度評価（FIM）の推定値は，いくつかの領域では大きく異なる．それぞれの領域の脊髄損傷者を代表する人たちが，それぞれの機能レベルにおいて期待される機能予後に到達したかどうかは不明であり，また同様に，たとえば年齢や，肥満，合併症など介助量の個人差を説明するような阻害環境があったか否かも報告されていない．すべてのケースについてニーズに関する個別の評価が必要である．

・福祉機器の必要性：それぞれの領域での，最低限勧めたい耐久性医療機器や福祉機器が挙げられている．最も一般的に用いられている機器が挙げられているが，脊髄損傷のリハビリテーションプログラムによってこれも変わり得ること，また，期待される機能予後に到達するためにこれらの機器が必要であるという理解の下に挙げられている．ある機能レベルの大半の人にとっては重要ではないであろうその他の機器を必要とする人もいるであろう．この機器に関する記述は，リハビリテーションプログラムの考え方や費用についてのさまざまな違いにも対応できるよう，包括的なものとなっている．機器や技術は急速に変化や発展するであろうし，よってそれらの点も考慮されなくてはならない．

医療関連職種は，この表36-1に書かれた提案は理想的なものではなく，むしろガイドラインであると覚えておくべきである．福祉機器の紹介をする前に，個々人の機能評価を行うことが重要であることはいうまでもない．医療の必要性を決定し，医学的な合併症を防ぐために（たとえば，姿勢の悪化，皮膚損傷，痛み），そして最良の機能の遂行を確実にするために，すべての医療機器や福祉機器は，完全に評価やテストがなされるべきである．環境制御装置や改良した電話器は，安全と最大の自立のために必要となるかもしれない．そして，この機器の必要性を決定するためには，個々人がそれぞれに評価される必要がある．消耗品となる医療品については，この文書には書かれていない．

・FIM：表36-1に示されているそれぞれの自立度は，臨床の熟練者の合意と，NSCISCが行ったFIMに関する大規模な縦断的，前向き調査研究のデータに基づいている．FIMは，リハビリテーション医学で最も広く用いられている障害を測定する尺度であり，脊髄損傷者の障害の特徴を全て組み入れていないかもしれないが，多くの基本的な障害の領域はとらえることができている．

FIMは，13の運動と5つの認知の項目があり，それぞれ1から7点で採点する．1点は全介助を示し，7点は自立を示す（ボックス36-1）．13のFIMの運動スコアの合計は，13点（すべての項目で全介助）から91点（すべての項目で完全な自立）までとなる．一般にFIMは医療関連職種が採点する尺度であり，さまざまな観察者，たとえばクライエント自身，家族，介護者などが採点のために情報を提供することができる．これらの報告者はそれぞれに異なる偏った見方をしている可能性がある．

ある神経学的なレベルのグループに関するFIMデータのサンプルの数は非常に少ないが，データには一貫性があり，そのことは解釈には信頼性があることを示している．機能的自立に関するその他の妥当なデータは，医学的情報と個人因子，社会的役割への参加，QOL，そして環境因子と支援者を含んだ成果分析で要因分解すべきである．

表36-1には，可能な場合には，3つの領域についてFIMデータが記載されている．まず，臨床の熟練者の合意に基づくFIMのスコアが書かれている．2つ目の数字は，NSCISCによって収集されたFIMのスコアの中央値を示す．NSCISCによるFIMスコアの四分位範囲が3つ目に書かれている．全体として，これらのFIMスコアは，完全脊髄損傷者405人，平均年齢27歳の受傷1年後のFIMスコアを示す．NSCISCのFIMと介助に関するデータは，機能レベルごとにサンプル数が提示されている．異なる対象者のグループや母集団に対しては，明らかに異なる結果を適用すべきである．ある集団は，おそらく参照された集団よりも優位に高齢であったのであろう．機能的能力は，加齢により制限される可能性がある[14,17]．

- 家屋改修：脊髄損傷者がこの機能的目標を獲得できるように，最も良い機会を与えるには，安全で建築構造上利用しやすい環境が必要である．利用しやすい環境のためには，出入り口，家屋内での移動や身辺のケアや家事動作を行ううえでの適切な配置といったことを考慮しなければならないが，これだけに限られるものではない．

ボックス36-1　FIMの自立度レベル

(7) 完全自立　　　　　　　介助は
　　（時間，安全性）　　　必要なし
(6) 修正自立（補助具使用）
修正依存　　　　　　　介助が必要
(5) 監視
(4) 最少介助
　　（本人が75%以上を行う）
(3) 中等度介助
　　（本人が50〜74%を行う）
完全依存
(2) 最大介助
　　（本人が25〜49%を行う）
(1) 全介助
　　（本人は0〜24%のみを行う）

(Guide for the uniform data set for medical rehabilitation (including the FIM instrument), Ver5.0, Buffalo, NY, State University of New York at Buffalo)

[復習のための質問]

1. 脊髄損傷の原因を3つあげよ．最も一般的な原因はどれか？
2. 四肢麻痺と対麻痺の筋力低下のパターンを述べよ．
3. 完全損傷と不完全損傷の機能および予後に関する相違を述べよ．
4. C5レベル四肢麻痺という場合，損傷レベルと機能している筋群はどれを指すか？
5. 脊髄ショックの特徴にはどのようなものがあるか？
6. 脊髄ショック期の次に起こる身体的変化にはそのようなものがあるか？
7. 完全損傷と不完全損傷における運動機能の回復予測はどのようなものか？
8. 脊髄損傷の外科的管理における目的には何があるか？
9. 脊髄損傷者に一般に見られる合併症で，機能的な能力を制限するものは何か？
10. 起立性低血圧はどのように治療するか？
11. 自律神経反射障害はどのように治療するか？
12. 褥瘡の予防に関する作業療法士の役割にはどのようなものがあるか？
13. 脊髄損傷者は，なぜ肺活量に影響を受けるのか？
14. 肺活量の低下はリハビリテーションプログラムにどのような影響を及ぼすか？
15. 回旋筋腱板群，上腕二頭筋，橈側手根伸筋の完全支配があり，前鋸筋，広背筋，大胸筋の部分的神経支配があるのはどの損傷レベルか？
16. C6レベル四肢麻痺者は，C5レベル四肢麻痺者が有している筋に何が加わっているのか？この付加的筋の主たる機能的利点には何があるか？
17. C6レベル四肢麻痺者に比べて，C7レベル四肢麻痺者に加わる重要な筋は何か？

18. この筋が加わったため達成できる機能的な自立にはどのようなものがあるか？
19. 上肢筋群に完全な神経支配がある最上位の脊髄損傷レベルはどのレベルであるか？
20. 脊髄損傷者に作業療法士が使う評価方法にはどのようなものがあるか？ それぞれの目的は何か？
21. 脊髄損傷者に対する作業療法の目的を5つあげよ．
22. 四肢麻痺者が効果的な握りに利用する手関節の伸展にはどのようなものがあるか？
23. C6レベル四肢麻痺者は，肘の伸展筋欠如をどのようにして代償するか？
24. 脊髄損傷者に発達する拘縮にはどのようなものがあるか？ それはなぜか？ どのように発達するか？
25. C6レベル四肢麻痺者が機能的握りが可能になるスプリントは何か？
26. C6レベル脊髄損傷者が達成すると期待できる最初の身の回り動作にはどのようなものがあるか？
27. 四肢麻痺者が一般に用いる自助具を4つあげよ．またその各々の目的を述べよ．
28. C6レベル四肢麻痺者の上肢機能や皮膚管理に影響する不適切な車いすはどのようにして処方されるのか？
29. 脊髄損傷者の職業評価における作業療法の役割を述べよ．
30. 25歳のT4レベル対麻痺者の将来を予測する時，考慮すべき2つの点とは何か？
31. 対麻痺者がすべての身の回り動作と移動動作に自立していても家事動作に介助が必要な理由は何か？

引用文献

1. Amador J: Contemporary information regarding male infertility following spinal cord injury, *SCI Nursing* 15(3):61, 1998.
2. Bromley I: *Tetraplegia and paraplegia: a guide for physiotherapists*, ed 5, New York, 1998, Churchill Livingstone.
3. Consortium for Spinal Cord Medicine, Paralyzed Veterans of America: *Outcomes following traumatic spinal cord injury: clinical practice guidelines for health-care professionals*, Washington, D.C., 1999, The Consortium.
4. Frankel H et al: The value of postural reduction in the initial management of closed injuries to the spine with paraplegia and tetraplegia, *Paraplegia* 7:179, 1969.
5. Freed MM: Traumatic and congenital lesions of the spinal cord. In Kottke FJ, Lehmann JF, editors: *Krusen's handbook of physical medicine and rehabilitation*, Philadelphia, 1990, WB Saunders.
6. Gerhart KA et al: Quality of life following spinal cord injury: knowledge and attitudes of emergency care providers, *Ann Emerg Med* 23(4):807, 1994.
7. Hanak M, Scott A: *An illustrated guide for health care professionals*, ed 2, New York, 1993, Springer-Verlag.
8. Heinemann AW et al: Mobility for persons with spinal cord injury: an evaluation of two systems, *Arch Phys Med Rehabil* 68(2):90, 1987.
9. Hill JP, editor: *Spinal cord injury: a guide to functional outcomes in occupational therapy*, Rockville, MD, 1987, Aspen.
10. Institute for Medical Research, Santa Clara Valley Medical Center: *Severe head trauma, a comprehensive medical approach*, Project 13-9-59156/9 (Report to National Institute for Handicapped Research), Nov., 1982.
11. Lammertse D: Why some injured people get better and others don't. In Maddox S: *Spinal network*, Boulder, CO, 1987, Spinal Network.
12. Paulson S, editor: *Santa Clara Valley Medical Center spinal cord injury home care manual*, ed 3, San Jose, CA, 1994, Santa Clara Valley Medical Center.
13. Pendleton HMcH, Schultz-Krohn W: Psycho-social issues of physical disability. In Cara EM, MacRae A, editors: *Psychosocial occupational therapy in clinical practice*, New York, 2005, Delmar.
14. Penrod LE, Hegde SK, Ditunno JF Jr: Age effect on prognosis for functional recovery in acute traumatic central cord syndrome (CCS), *Arch Phys Med Rehabil* 71(12):963, 1990.
15. Pierce DS, Nickel VH: *The total care of spinal cord injuries*, Boston, 1977, Little, Brown.
16. Spencer EA: Functional restoration. In Hopkins HL, Smith HD, editors: *Willard and Spackman's occupational therapy*, ed 8, Philadelphia, 1993, JB Lippincott.
17. Yarkony GM et al: Spinal cord injury rehabilitation outcomes: the impact of age, *J Clin Epidemiol* 41(2):173, 1988.

第37章
運動単位障害
Disorders of the Motor Unit

Marti Southam
Amy Schmidt
（大山峰生　訳）

キーワード

運動単位
下位運動神経系
末梢神経疾患
ギランバレー症候群

ポリオ（脊髄灰白髄炎）
ポリオ後症候群
末梢神経損傷

腕神経叢
重症筋無力症
筋ジストロフィー

学習目標

本章を学習することで，学生および臨床家は以下のことが可能になるだろう．

1. 運動単位障害の特性を述べることができる．
2. 運動単位障害の臨床症状を述べることができる．
3. 作業遂行に運動単位障害が与える影響について述べることができる．
4. 本章で論じられた種々の運動単位障害に対して実施する作業療法プログラムのための評価と治療を提示できる．

この章の概要

神経原性疾患
　末梢神経疾患
　末梢神経損傷

神経筋疾患
　神経筋接合部の障害：重症筋無力症

筋原性疾患
　筋ジストロフィー
　要約

本章では，作業療法領域で最も一般的に見られる運動単位障害例の徴候，経過，医学的治療，作業療法評価と治療について解説する．**運動単位**は末梢神経系の基本的な機能単位であり，(1) 脊髄の前角にある運動神経の神経細胞体，(2) 筋に到達する脊髄神経や末梢神経などの運動神経の軸索，(3) 神経筋接合部，(4) 神経によって支配されている筋線維の4つの要素からなる（図37-1）．運動単位の障害は，一般的に骨格筋の筋力低下や萎縮を起こし，これは神経原性，神経筋原性，あるいは筋原性の原因によって生じる．神経原性のものとしては，神経細胞体や末梢神経が侵される下位運動神経障害がある．神経筋原性あるいは筋原性のものは，神経筋接合部あるいは筋それ自体を侵す[43]．

本章では，運動単位障害のクライエントに対して評価と治療を提供する時に，作業療法士が治療介入する身体的，心理社会的，情緒的要因について論じる．

作業療法士は，身体障害者に対して全人的 (holistic) な視点をもち，運動単位障害のクライエントの精神上の健康にも配慮した治療も実施する独自の立場をとる．ギランバレー症候群など重度障害を伴う末梢神経疾患の突然の発症やあるいは生活で疲労が生じ，役割交換を強いられるという慢性的な側面は，クライエント，家族，社会的ネットワークにさまざまな問題を生じさせる．このことは，エディスのケーススタディでも述べられている．

ケーススタディ：エディス（その1）

このケーススタディは，ギランバレー症候群に限定したものであるが，エディスの作業プロフィールや作業遂行の必要性に関する多くの側面は，本章に記述された他の疾患に対しても適用することができる．

エディスが，67歳の時のことである．定年後であり，彼女は主として夫，3人の子ども，5人の孫とともに時間を過ごすことを楽しんでいた．彼女は最近，インフルエンザが治り，家族とともに公園で過ごす日を楽しみにしていた．彼女はシャワー中に，突然，足の力が抜け，倒れ込んだ．浴室の床に横たわっている間，彼女は腕の力も弱いことに気づいた．認知機能は損なわれていなかったが，自分ではどうすることもできなかった．夫は911に電話した．後に人工呼吸器を必要としたことからみても，迅速な医療処置を受けられたのは幸運だった．広範囲にわたる神経学的検査後，彼女はギランバレー症候群（GBS）と診断された．彼女も家族もGBSというものを一度も聞いたことはなかった．

エディスは突然，彼女の役割や作業が何もできないことに気づいた．彼女は，集中治療室（ICU）に数週間入院し，人工呼吸器を必要とした．身体は完全に麻痺していたので，身体的な介助が必要であった．筋は痛く，苦しく，敏感であり，それらを軽減するために，鎮痛剤が処方されていた．

ジェンはICUに配属されている作業療法士であり，エディスに面接を行った．面接では，エディスとともに，支援すべき作業ニーズとクライエント要因について確認した．ジェンは，他動関節可動域（ROM）訓練の他，機能的安静肢位を維持し拘縮を予防するための手のスプリントの作製，ベッド上での適切な肢位の確保を行った．また，家族に対しては，GBSについての教育を行った．また，治療介入している間，ジェンは自己を治療的に使用し，エディスを支持し，激励し，積極的に傾聴した．エディスは，しばしば信仰について話し，祈りと瞑想により希望と力を得たと言った．そして，毎朝聖書を読むことが以前からの大好きな日課であったが，身体的な理由で本を持ってページをめくることができずに落ち込んでいた．しかし，ジェンによる訓練と工夫により，彼女はCDで聖書を聴くことができ，口でスイッチのオン・オフが可能になった．こうしてジェンによる工夫によって，彼女は以前から毎朝行っていた日課を再開させることができた．

エディスの身体能力は，ゆっくりではあったが堅実に回復していたので，エディスは急性期リハビリテーション病院に転院し，集中的な多職種による治療プログラムに積極的に参加した．ララはリハビリテーション部門の作業療法士であり，エディス特有の機能を評価した．これらの機能は，治療介入の目標とした作業と活動の遂行に影響していた．カナダ作業遂行測定[26]によって得られた目標は，(1) 自力での食事，歯磨き，シャワーが可能になること，(2) 家族の食事が作れること，(3) 孫娘とショッピングモールに買い物に行けること，(4) カードゲームをするために友人宅に車で行けることであった．詳細な上肢の徒手筋力検査，筋腹疼痛スクリーニング，ROM測定，知覚検査は，評価過程の中で終えた．

治療方法は，代償的な方法，筋力と耐久性の向上に焦点が向けられた．ララは，食事，整容，入浴のため彼女に適応となる方法を指導した．また調理，照明器具の掃除などを行っている時には，補助機器を使用し，作業の単純化やエネルギー節約を行うよう奨励した．さらに地域内での移動について支援し，エディスの孫娘とともにショッピングモールに同行した．短時間の外出により，エディスは徐々に自信がつき，達成感を示すようになった．彼女は，集団活動で他のクライエントとカードゲームを行った．また，個人的強化プログラムにも毎日参加した．

ララは，エディスの自立を支援するために，地域資源の情報を提供した．たとえば，世界ギランバレー基金（GBSFI）は，GBSのクライエントおよび介護者に地域支援グループや文献，開催会議についての情報を提供していることを示した．さらに，多職種によるチームメンバーは，家族に対し広範囲な教育を行い，指導した訓練方法や機器を家庭や地域の中で適応できるよう支援した．

理解を深めるための質問
1. ギランバレー症候群の段階はどのようなものか？　また，それぞれの段階でどのような作業療法介入を行うか？
2. 回復過程におけるクライエントの心理社会的ニーズにはどのような方法で介入するか？
3. 調理はエディスにとって価値のある作業であるが，調理に取り組んでいる間の適切なエネルギーの節約方法を説明せよ．

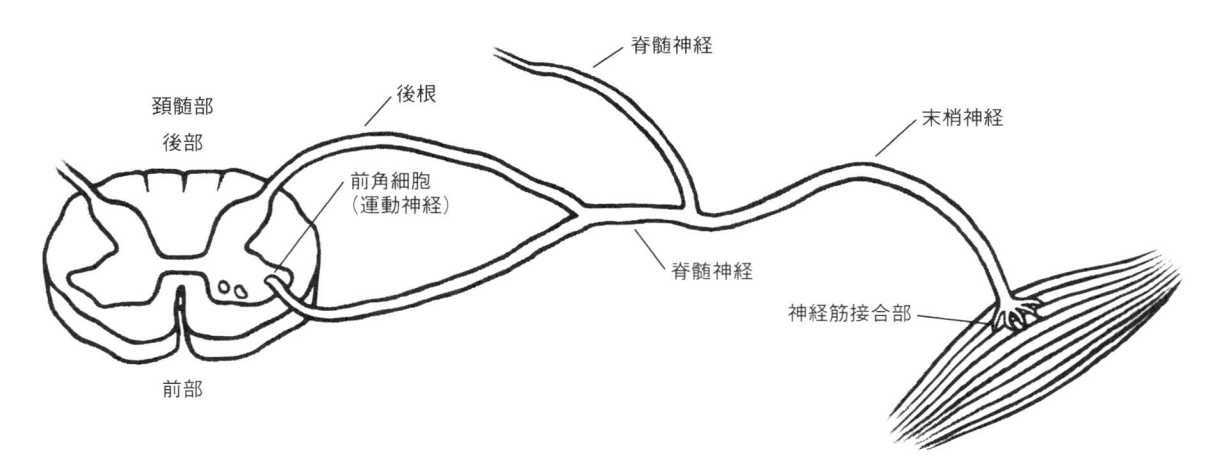

図37-1 運動単位．運動単位は，脊髄の前角に存在する運動神経細胞体，運動神経の軸索（脊髄神経と末梢神経を経由して筋へ到達する），神経筋接合部，神経に支配される筋線維によって構成される

■神経原性疾患

末梢神経疾患

　脊髄の前角にある運動神経は，運動反応を引き起こす随意運動や反射の経路である．筋力と持久力は，協調的で巧緻的な運動や有効な関節可動域を動かす能力に必要なものである．運動特性は，特定の運動単位の発火パターンや頻度によって決定される．筋収縮は，運動系の出力である[43]．

　下位運動神経系は，脊髄の前角にある細胞体とそれから伸びている軸索（脊髄神経や神経筋接合部に至る末梢神経を通る），Ⅲ～Ⅹ（脳幹に存在する）までの脳神経核とそれらの軸索からなる．下位運動神経の運動線維は，体性運動の要素をもち，その体性運動神経は骨格筋（錘外筋線維）を支配するα運動神経と筋紡錘（錘内筋線維）を支配するγ運動神経からなる．これらの神経学的構造のいかなる損傷も，末梢神経疾患あるいは下位運動神経障害を引き起こす[43]．

　末梢神経疾患は下位運動神経系の損傷であり，おそらくそれは脊髄の前角細胞，脊髄神経，末梢神経，脳神経またはその脳幹にある核に存在する．この損傷は，神経根の圧迫，外傷（骨折や脱臼，裂創，牽引，貫通創，摩擦創など），中毒（鉛，燐，アルコール，ベンゼン，スルフォンアミドなど），感染（ポリオ，ギランバレー症候群など），腫瘍（神経腫，多発性神経線維腫），血管疾患（動脈硬化，糖尿病，末梢血管奇形，結節性多発性動脈炎など），中枢神経系の変性疾患（筋萎縮性側索硬化症など），先天性奇形によって起こる[50]．「末梢神経疾患は，電話線の障害状態のようなものであり，脳と他の身体部位間との伝達のゆがみや，時には遮断状態を起こす」[35]．

　運動単位障害に関する作業療法評価は，一般的なものと同様な順序で施行する．それらを表37-1に示した．作業プロフィールは，クライエントや介護者との面接で確認する．カナダ作業遂行測定（Canadian Occupational Performance Measure；COPM）[26]は，目標を設定し，治療介入結果を測定するのに優れた評価手法である．遂行技能，遂行パターン，クライエント要因，背景状況内に見られる活動に必要とされることも，臨床的に評価すべきである．関節可動域測定，徒手筋力検査，ストレスに直面した時の対処能力や抑うつ状態を測定するスケール，日常生活活動評価などの特異的な評価は，本章で述べる各運動単位障害に必要である．

　ギランバレー症候群，ポリオは複雑な疾患であり，これらは次項で詳細に論じる．その概念は，本章の後半で記述されている運動単位障害でも適用することができる．

ギランバレー症候群

　ギランバレー（Guillain-Barré）症候群（GBS）は，急性の特発性末梢神経疾患あるいは感染性多発性神経炎，ランドリー症候群としても知られてい

表37-1 作業療法評価とその解説

評価	解説
作業プロフィール	クライエントとの面接を行い（必要に応じて家族や介護者にも行う），問題や心配事，活動がうまく遂行できた方法とできなかった方法について情報を得る．また，クライエントの事情が機能能力や必要とされる活動，意義のある活動の優先順位に影響を与える理由についても情報を得る．
カナダ作業遂行測定[26]	面接は介入前後に実施し，問題点や遂行している活動の満足度，身の回り動作や生産活動，余暇活動の遂行技能の認識度を評価する．評価は，治療介入結果を計測できるものでなければならない．
作業遂行領域の技能：日常生活活動，生活関連活動，教育，仕事，遊び，余暇，社会参加	クライエントが作業プロフィールで作業の優先順位をつけた後，作業療法士はクライエントがその活動を遂行しているところを公式の評価および観察で評価する．この評価は，適切な背景状況で活動に従事している時に行い，運動や遂行過程，コミュニケーション／相互作用技能に対して注意を払う（評価の詳細については第17章，余暇活動の評価については第18章を参照のこと）．
遂行パターン	クライエントは，（自ら，もしくは介護者や作業療法士による介助で）活動や徴候を記録し，習慣や日常業務が不利益なものであるか，または活動の遂行を援助できるものであるのかを確認するために，作業療法士と共同で分析する．役割の再設定あるいは調整は，話し合って実行する必要がある．
クライエント要因：徒手筋力検査，関節可動域測定，摂食・嚥下評価，疼痛尺度，知覚検査，抑うつ尺度，ストレス対処力尺度，日常生活活動の臨床的観察	作業療法士は，身体機能に関する独自の評価を実施する必要がある．身体機能に関する評価には，クライエントにとって意義のある活動に参加するためのシステム（例：神経筋骨格，疼痛，関節可動域，知覚，心臓血管，呼吸，嚥下，皮膚）を含む．易疲労性は，これらの障害の中で重大な問題なので，評価実施時には十分な時間をとり，クライエントの状態が良好な時（通常は朝）に適切に実施する．情緒安定性，動機づけ，性的活動，抑うつ，ストレス対処法などの評価は，クライエントの強みや弱みに関しての総合的な臨床像を形成するのに重要である．
活動に必要とされること	活動順序のほか，身体機能，身体構造の分析は，活動を完遂するのに必要なものである．分析には，活動を遂行するための道具や設備，うまく遂行するための工夫の評価も含まれる．
背景状況	作業療法士は常時，クライエントの文化，物理的環境，社会経済状態，個人的および宗教的信条，時間的な側面，仮想的背景を考慮すべきである．

(American Occupational Therapy Association : Occupational therapy practice framework : domain and process, Am J Occup Ther 56 : 609, 2002 より)

る．これは，脊髄神経根や末梢神経，症例によっては選択的に脳神経を侵す急性の炎症状態である．GBSは，原因不明で，治療法が確立されていない自己免疫疾患である[33]．多くの末梢神経の軸索の周囲を取り巻いているミエリン鞘は，免疫系により崩壊され，なかには軸索までも侵される場合がある．それは，ウイルス性疾患，免疫療法，手術の後によく起こる．40～60％の症例においては，筋力低下が生じる前に上気道感染，胃腸管系の感染，あるいは非特定の熱性疾患が発症しており，通常1～2週間以内に筋力低下が起こる[4]．

この急性でかつ複雑な障害は，1976年の豚インフルエンザワクチンを受けた人の多くに発症しており，その時には社会的に注目される疾患となった．そして毎年，数千という新たな犠牲者が生じ続けており，性あるいは人種に関係なく，どのような人や年齢でも罹患している[16]．GBSの世界的発生率は，年間10万人中，0.6～1.4人である[10]．先進国においては，本疾患は急性神経筋麻痺の最も一般的な原因となっており，アメリカ合衆国では年間約5,000人が本疾患と診断され，男性は女性に比べ約2倍多く発症している[31]．

GBSの初発症状のほとんどは，下肢の筋力低下と知覚変化である．GBSの特徴は，両側肢の筋力低下が上方に向かって急激に進行することであり，通常は遠位から近位へ（足部から体幹へ）と筋力低下が進行する．近位筋の弱化が優勢で，麻痺が下方に向かうことはめったにない[4,33]．末梢神経は，ミ

エリン鞘の損傷あるいは脱落により，信号を有効に伝達できない．したがって筋は，脳からの指令に対して反応できなくなる．また，脳は身体からの感覚信号をほとんど受けることはなく，触覚，熱，疼痛，その他の感覚を感じることはできない．クライエントは，初発時の感覚として，刺痛感覚，「crawling-skin（皮膚を何かが這う感じ）」あるいは疼痛感覚などを訴える．上肢または下肢の上行性，下行性の信号は，長い距離を伝達されるので，上下肢ほど伝達障害が起こりやすい．したがって通常，筋力の低下と刺痛感覚は，最初に遠位部の手や足から起こり，次第に近位部へと進行していく[33]．

典型的には，下肢から始まった筋力低下と異常感覚は，次第に上肢や体幹上部へと進行していき，いくつかの筋はほとんど完全な麻痺に陥る．脱髄が生じている間は，呼吸，構音，嚥下，血圧，心拍数に問題が生じる可能性がある．クライエントは，呼吸機能を補助するために人工呼吸器を必要とし，心拍異常，感染，凝血，高血圧あるいは低血圧に関しては，密接にモニターされる．GBSの臨床症状が発現した後は，その症状は時間，日，週の単位で進行する．クライエントの90％は，発病の3週目までに最も筋力が低下する．クライエントによっては完全麻痺に陥り，人工呼吸器を必要とする[33]．

CookeとOrb[10]は，GBSの3段階を定義した．初期あるいは急性期段階は，身体に明確な症状が出現した時から始まり，身体症状のさらなる悪化が終わるまでの段階をいう．この段階は，1～3週間は継続する[18]．プラトー段階は，身体的症状の悪化も明らかな回復も認められない一定の症状である段階をいう．プラトー段階は，一般的に数週間継続し，その間の身体状態は維持される．回復段階は，身体的能力が回復し始め，症状が徐々に回復に向かう段階を指す．この段階は，麻痺の程度にもよるが，2年間は継続する．

麻痺は，GBSクライエント本人，家族，友人にとって恐ろしい経験となる．クライエントは，急に出現する身体障害の影響や，残存している障害の影響に順応するが，変化する段階を通して病状が進行していくと予期する[38]．しかしながら，一般的にその予後は良いことが多い．したがって，治療期間中も楽観的にし，クライエントやその家族には症状の回復を期待して待つよう励ますことが好ましい（表37-2）．

GBSに対する治療はないが，多くの症例で病状を軽減させ，回復を早める治療は存在する．また，GBSの合併症に対する治療法も多く存在する[33]．GBS発症時には，免疫調整薬を使用した治療（血漿交換あるいは経静脈免疫グロブリンIVIg）が，医学的治療として推奨されている．血漿交換により臨床症状の改善を示し，人工呼吸器や重要な治療に要する時間，歩行できるようになるまでの時間，入院期間を短縮させることが示されている[4, 29]．この治療法は，全血液から血漿を分離し，血漿を取り除いた全血液をクライエントに戻すものであり，急性段階の時間を短縮させる．

【作業療法士の役割】

クライエントが医学的に安定したら，作業療法士に依頼される．クライエントの作業プロフィールは，クライエントが体験している機能障害レベルに関連した作業療法評価で明らかにする．たとえば，身体能力に対しては，関節可動域（ROM）テスト，

表37-2　ギランバレー症候群：予後と結果

回復状況	クライエントの割合	解説
良好な自然回復	85％	良好に回復する症例の70％は，遠位部のしびれ，筋力低下，疲労などの後遺症が存在する．これらは，ある程度の日常機能を阻害するが，さほど問題にならない．
重篤な障害	10％	疲労と特定筋群の極度の筋力低下が存在し，日常機能は著しく障害される．
死亡	5％	死の原因は通常，肺炎，敗血症，成人呼吸促迫症候群，自律神経失調症，あるいは肺動脈塞栓症である．

(Lawn N, Wijdicks E : Fatal Guillain-Barré syndrome, Neurology 52 : 635, 1999 ; Nicholas R, Playford ED, Thompson AJ : A retrospective analysis of outcome in severe Guillain-Barré syndrome following combined neurological and rehabilitation management, Disabil Rehabil 22（10）: 451, 2000 より)

徒手筋力検査（MMT），感覚検査，嚥下評価などを行う．また，運動，協調性，セルフケアに関しての質的な機能評価も遂行する．クライエント自身そして家族の情緒的，心理社会的な要因を評価することも重要である．作業療法評価に関しては，表37-1に示した．

作業療法士による初期評価後には治療計画を設定するが，クライエントの回復状況に応じて頻繁な修正が必要である．治療の初期段階では，健康管理チームと共同して，クライエントにとって問題になっている要因に対し，速やかに対応する．治療では，日々の他動ROM訓練，ポジショニング，拘縮や変形，弱化筋を保護するための装具療法を行う．他動ROM訓練は，関節に対して愛護的な運動から開始し，それは痛みが生じるほど強いものであってはならない．特に注意することは，手内筋の筋力低下の程度を判定することである．受動的な活動（たとえばテレビを見ること）や，家族や友人の見舞いを受けるというような努力を要しない社会的活動を勧める．筋腹の圧痛（流感タイプの筋の疼痛）には注意し，必要に応じて活動内容を変更する[6]．多くのクライエントは，日常生活のための電子機器（EADL）を利用することにより，便利になる．EADLは，クライエントの環境を工学技術で制御することにより，クライエントの自立レベルを向上させる．例を挙げると，GBSのクライエントはテレビ，照明，電話，ラジオなど，生活で使用する機器を操作する筋力や運動技能が消失するが，EADLを利用することで，頭部，口，身体の他の部位を使用してコントロールスイッチを操作でき，環境をうまく制御することができるようになる．

回復段階は，クライエントが身体運動を再獲得する時であり，集中的な多職種によるリハビリテーションプログラムを一般的に実施する．評価過程の後，クライエントとの協力で作業療法治療計画を立てるが，筋腹の圧痛には注意し，疲労や神経に損傷を与えないよう注意深く計画する必要がある．通常，筋腹の圧痛は遠位筋よりも近位筋で早く減少するので，最初は遠位の関節を支持（たとえばモービルアームサポートの利用）しながら近位筋による運動を促通する[6]．それぞれの治療の後には，痛みや疲労に注意深く配慮しながら活動を徐々に増加させる．作業療法士は，筋腹の圧痛や筋の張力のアンバランスの増加，代償パターンに注意し続ける必要がある．漸増抵抗運動は，関節保護と疲労に配慮しながら控えめに行うべきである．作業療法士は，全回復過程を通して疲労を防ぎ，炎症下にある神経を刺激しないようにする．クライエントや家族に対しては，エネルギーの節約，作業の単純化，筋の過伸張や過使用の回避が，回復には重要であるということを説明する[44]．

クライエントの筋力が増加したら，より強い抵抗がかかる活動を治療プログラムに取り入れる．クライエントが，セルフケア（整容動作，食事動作，着衣動作，入浴動作，トイレ動作）や，その他の日常生活活動（ADL），生活関連活動（IADL），余暇活動に参加できるようになったら，速やかにこれらの活動を治療に取り入れ実施する．これらの活動は，クライエントの筋力と耐久性が向上したら，活動の達成に向けて段階づける必要がある．この段階では，支援機器，頻繁な休息，創造的な工夫が一般的に必要である．モービルアームサポートは，筋疲労の軽減，上肢の自動介助運動の向上，自立活動の奨励のために利用される．活動や作業は，粗大運動，巧緻運動，抵抗・非抵抗運動かを考慮して変更し，過度な疲労を予防する必要がある[44]．

GBSのクライエントは，身体的苦難だけでなく，情緒的にも苦痛な期間に直面する．クライエントの多くは，突然の麻痺や，日常的な活動を他人に支援してもらうことに対し，順応することがきわめて困難となる[38]．Eisendrath, Matthay, Dunkelは，急性期で症状が進行している段階では，クライエントは極度な不安や恐怖をもち，怯えていることを明らかにした[13]．プラトー段階に達した時には，クライエントは怒り，抑うつ状態を示す．回復段階で症状が改善している間は，クライエントは治癒に長期

作業療法実践ノート

クライエントにとって意義のある作業の取り組みは，それが軽いものであっても，以前の生活の役割や趣味を再開するのに必要な自信をつけるために欠かすことのできないものである．たとえばクライエントは，スクラップブックの作製，波乗り，家族会合，孫に本を読んであげることなど，楽しい余暇活動には参加できるかもしれない（第18章参照）．

間要することや，回復が遅いこと，神経学的機能障害が永遠に続く可能性があることなどを予期し，その時には極度な抑うつ状態になる．作業療法士は，クライエントの自己価値観を向上させ，前向きな態度をとることによってクライエントを支持することができる．また作業を治療に取り入れ，作業に関する励ましもクライエントを支持するのに有効である（第18章参照）[38,46]．心理士や医師もまた，クライエントの心理面をより注意深く観察し，治療チームのメンバーの1人として必要な治療を提供すべきである．

多くのGBSのクライエントは，医学的に安定したら退院するが，その後は適切な医学的フォローアップや治療を受けることなく家庭で生活しなければならない．また家族は，機能制限に対して本来の生活が支障なく送れるようにする解決法や，資源を設置，使用したりするための工夫を指導されなくなる．Schmidtは，退院後の家庭，職業，地域，余暇活動における機能制限の程度を調査するために，国際ギランバレー症候群基金から参加したボランティア90人に調査を行った[44]．参加者の大多数は，GBSについての情報を独自に調査しなければならなかったと主張した．その理由は，医師や医療チームメンバーがその知識に欠けていたか，口答あるいは書面に限らず彼らからは何も情報を得られなかったためとした．1人の参加者は，「私の家族は，インターネットを利用してGBSについて全てのことを学ばなければならなかった．私の担当医と看護師は，GBSについて何も知識がなかった．私どもは，彼ら（医師，看護師，セラピストら）を教育しなければならなかった」と述べた．また，これらの家族は，治療の専門家は抑うつ，不安，恐怖，絶望感など心理社会的な重要な問題に対し，何も対応しなかったという事実にひどい失望感を抱いたと報告した．また，MMTで3から4程度の筋力と持久力を必要とする身体的な動作課題は，満足度と能力において最も低い得点であった．回答の大多数（98%）は，疲労，筋力弱化，痛み，感覚障害，協調性問題，心理社会的変化など，生活するための能力に影響を与える要因を抱えながら生活していることを示した．参加者の半数以上は，作業療法士から支援サービスを受けることに同意しており，これは上肢機能を改善させるため，そして日々の疲労管理や現在の健康状態を維持する方法を学ぶためとしている．この研究は，GBSを発症した後，また明らかな回復があったとしてもその後何年間かは，作業遂行と作業役割を最適なものにするために継続的な作業療法が必要であることを示唆している．

障害，問題解決，学習，生活様式の変更など，これらに順応するまでの複雑な過程は，GBSのクライエントにとっては長期間にわたる治療経験となる．作業療法士は入院中のリハビリテーション期に生活様式の変更を導入できるが，その後も継続的治療を確立する必要がある．外来のクライエントあるいは家庭環境の調整に従事している作業療法士は，病前生活の役割や地域での生産的な関わりがもてるようクライエントを回復させ，余暇活動（第18章参照）や意義のある活動に従事，参加することを巧みに指導することができる[28,44]．

ポリオ（脊髄灰白髄炎）とポリオ後症候群

ポリオウイルスの伝染は，世界ポリオ撲滅プログラム（Global Polio Eradication Program）の結果，世界的に極度に縮小した．2003年では，ポリオ症例は世界的に見てもわずか784例であった[8]．アメリカ合衆国では，ポリオ発症例のピークは1952年であり，当時のポリオによる麻痺例は21,000人を超えていた．小児ポリオ例のほとんどは，夏と秋に感染していた．疾病予防管理センター（Centers for Disease Control and Prevention；CDC）によれば，アメリカ合衆国で最後に確認された国内固有のポリオ症例は1979年であったとしている．パンアメリカン健康機構（Pan American Health Organization）によるポリオ撲滅プログラムは，西半球におけるポリオを1991年に消滅させた．

ポリオ（脊髄灰白髄炎）は，便－口経路により口から感染する感染性の高いウイルス性疾患である（不十分な手洗いにより，不衛生な状態が蔓延して感染する）．そのウイルスは，咽喉から消化管に移動し，数週間にわたり糞便物質を通して影響を与える．その後，ポリオウイルスは大動脈に侵入し，前角や脳幹の運動神経に感染する例もある．一般的には，本疾患に罹患した症例は無症候性であるが，依然として感染力は保っている．CDCによれば，弛緩性麻痺が生じる症例は全ポリオ感染者の1%以下であり，ほとんどは完全回復するとしている．筋力

弱化や麻痺が12カ月以上継続する場合は，通常これらは永久的に残存する．

CDCは，麻痺性ポリオを，脊髄性ポリオ，延髄性ポリオ，延髄脊髄性ポリオの3つに分類している．脊髄性ポリオは，最も一般的なタイプであり，1969～1979年に報告された症例の79%を占めた．このタイプは，非対称性の弛緩性麻痺が下肢に優位に生じる．延髄性ポリオ（全症例の2%）は，脳神経に感染し，口および顔面の筋に弱化が生じる．延髄脊髄性ポリオ（全症例の19%）は，これらの2タイプが組み合わさったものである．侵された四肢には，著明な筋萎縮が認められ，深部腱反射は消失することが多い．知覚および認知障害は免れる．種々の関節に与える筋緊張の不均衡は，時に亜脱臼，側弯，拘縮などの変形を招く[45,53]．

実質的な努力は，ポリオの発生を目覚ましく減少させてきたが，いまだにポリオの影響は存在している．世界には1,200万～2,000万人のポリオの患者がおり（アメリカ合衆国には，このうちの約200万人がいる），これらの成人は，今でも新たな筋肉痛や筋弱化の進行に悩まされている．あるいは，新たな筋の弱化や麻痺が進行し，**ポリオ後症候群**（postpolio syndrome；PPS）と診断されている．実際，小児期に感染した麻痺性，非麻痺性ポリオ例の25～40%は，これらの徴候に悩まされている[8,39]．CDCは，「PPSの病因は，麻痺性ポリオの回復過程で生じる広範な運動単位の機能不全が影響を及ぼしていると考えられる」と報告している[8]．幸運なことに，PPSは感染性ではない．

Postpolio Health International[39]によれば，PPSの診断には6つの基準を考慮すべきであると述べている．それらは，以前の麻痺性ポリオ，部分的あるいは完全回復するまでの期間，徐々にあるいは突然に発生する進行性の新たな筋の弱化や筋疲労，新たな呼吸困難や嚥下困難の発生，これらの徴候が1年以上継続していること，他の原因によるこれらの徴候は除外する，というものである（表37-3）．PPSは，断続的な安定状態の期間を経ながらゆっくりと進行する．急性ポリオを経験した重症例は，ポリオウイルスに対する初期反応が軽度であった症例に比べPPSによる障害の程度は大きい．疲労は活動を制限するので，最も衰弱させる徴候となる．疲労は，抗し難い重大な問題であり，その人の活動に必要な身体的能力を超えることもある．PPSのクライエントは，筋萎縮，側弯，骨萎縮，骨折，拘縮，さらには抑うつなど，追加的な障害のリスクを負っている[19,56,57]．また，ADLやIADLにおける困難性の増大は徴候に付随し，歩行，移動，階段昇降，家庭管理，車の運転，着衣，食事，嚥下，排泄コントロールなどに関する問題が生じることもある．PPSのクライエントは，機能状態や生活の質を支える健康がより低下していることを訴える[25,26]．PPSは，重篤な肺疾患あるいは嚥下障害を認めない限りは，生命が脅かされることは稀である．

【作業療法士の役割】

PPSは，身体徴候と同じように心理的または情緒的な面も障害を受ける．作業療法士は，このことを念頭に置いておくべきである．ポリオに罹患した

表37-3 ポリオ後症候群の6つの判断基準

基準	解説
以前の麻痺性ポリオ	ポリオの診断証明，運動神経障害，筋力低下の残存，筋萎縮，筋の脱神経を示す筋電図（EMG）所見．
部分的あるいは完全回復するまでの期間	回復した急性ポリオの証明．神経学的機能が約15年間以上の期間安定している．
新たに生じる進行性で永続的な筋の弱化または異常筋疲労	耐久性の低下，筋と関節の疼痛；術後，外傷後，不活動の期間の後に起こり始める可能性がある．
呼吸と嚥下機能に関する新たな障害	呼吸と嚥下障害は起こることは少ないが，悪化する可能性がある．
上記した徴候のうち，少なくとも1年間持続するもの	ポリオ後症候群の診断に関連する徴候を訴える期間．
上記した徴候を除外すべき他の原因	他の神経学的，内科的，整形問題がないこと．

(Jubelt B, Agre JC：Characteristics and management of postpolio syndrome. J Am Med Assoc 284：412, 2000 ; Postpolio Health International：Information about the late effects of polio. Retrieved on July 14, 2005, from WWW.Post-polio.org/ipn/aboutlep.html より）

人は，疾病は治癒し，障害は過去のものとしてとらえている．また，残存している筋の弱化は変化しないものと強く考えている傾向にある．それゆえ，新たな徴候の出現や，作業遂行能力と生活様式の崩壊は，クライエントやその家族，友人にとっては2回目の障害に直面することになるので，彼らを混乱させる．クライエントとその家族に対する教育を含めた支持的，現実的治療は，健康管理チームによってなされ，それは生活様式を変更するうえでの鍵となる[56,57]．

作業療法は，クライエントの機能を安定させることにおいて重要な役割を担っている．クライエントが生活様式に適応していくには，必要に応じた作業の単純化，エネルギーの節約，支援機器の使用が必要であり，これはクライエントと家族の共同作業で達成される．またこれらの治療手段と併用して，健康的な食事療法や残存能力を活用させる喜びを感じ取ることも行う．これらはクライエントにとって意義のある活動への参加や，生活に関する多様な状況に参加させることにつながる[36,57]．

PPSのクライエントを評価する時は，作業療法士はクライエントや介護者（必要ならば）とともに行い，クライエントの作業プロフィールをよく把握する必要がある．そして，クライエントの問題と心配事について話し合うことにより，クライエントが示す対処法の有用性から，作業療法士はどのような対処法が利用されているかを理解することができる．作業療法士は，ROMやMMTなどの特定の評価や，使用している機器がクライエントの機能に合わせて正しく適合されているかなどの評価を行い，さらに必要とされる情報を提供する（表37-1参照）．

評価過程から得られた情報は，PPSのクライエントにとって価値のある関連活動を選択するために利用する．ポリオテストの情報は，クライエントとその家族がポリオとその影響に関してどのようなことを理解しているかを明らかにすることができる[55]．小児期に実施するポリオの影響に関する教育は，現在の徴候と結びつけることができ，重要なものである．1950年代と1960年代のほとんどの症例は，最初にポリオに罹患した時に有効な家族教育を全くといっていいほど受けていなかった[45]．

疲労と痛みの2つは，PPS症例が最も頻繁に訴える徴候である．側弯は，生存しているポリオ症例のほとんどに認められる．側弯自体は，一般的に痛みが生じる原因とはならないが，肩，膝，その他の関節や筋に生じる痛みと同じように，関節や筋にかかる緊張は生体力学的に異常な力を加え，椎間板に変性疾患を生じさせる[53]．肺活量の減少と睡眠時の換気機能不全を伴う呼吸困難は，頻繁に見られる症

ケーススタディ：ジョージ

1955年2月の9歳の誕生会のことである．ある子どもが蹴ったボールがジョージの下肢に当たり，ジョージは転倒した．彼は，翌朝にはもうベッドから出られず，自分自身で立つこともできなかった．彼は病院に入院し，ポリオと診断された．ジョージは，鉄の肺（呼吸補助装置）のあるところに置かれた．当時はポリオの流行の絶頂期であり，病棟やホールでさえも，鉄の肺に接続されている子どもであふれていた．この完全な拘束は，医療スタッフやその他の医療設備と同じように怖いものであった．

ジョージは，数年間にわたって徐々に回復した．そして，介助なしで歩くことができ，普通の生活ができるようになった．しかしながら，60歳になって最近，下肢に新たな筋力の低下，筋肉痛，活動量に対して不釣り合いな疲労，不安定歩行を感じるようになった．彼は，再びポリオになるのではないかと心配していた．彼はポリオの完全な再発を心配し，そして誰にも知られたくなかったので，常勤の仕事とテニスをやめ，社会生活から遠ざかった．彼の妻は大変心配し，ジョージを医師に受診させるよう予定した．医師は，作業療法と理学療法，カウンセリングを処方した．

分析
ジョージは，ポリオ後症候群に侵されている世界中の多くの人々の中の1人である．作業療法，理学療法，カウンセリングにより，彼は正常に近い生活を再開することができるであろう．残存機能がなんであろうとも，それらは阻害される可能性があるので，彼の恐怖に対しては配慮すべきである．ジョージは作業療法により，活動速度，関節保護，疲労が重度になる予兆の認識，余暇活動の変更を学習することができ，人生を楽しむことができるようになる．

状である．クライエントが，夜間に頻繁に目覚めるといったことや呼吸に関する問題を訴える場合は，作業療法士は速やかにクライエントを肺機能の専門家に依頼すべきである[53,57]．

クライエント中心の治療計画は，機能改善を目指し，クライエントと介護者を支援するために立案される．作業療法の治療計画を立案するには，適応への戦略や予防的治療手段が重要な要素となる．予後の判断や治療方法の選択は，障害の進行程度に応じて変更される．機能的活動やクライエントにとって意義のある余暇活動は，必要に応じて，作業の単純化，エネルギー節約のための作業速度の調整，自動・他動 ROM 訓練，筋再教育，正しい姿勢保持，身体力学，関節保護，補助的で適応性のある自助具や移動補助器の使用トレーニングなど，これらを組み合わせて行う．作業療法士は，全クライエントに対して，注意深く疲労レベルを観察し，必要な時に活動を変更または停止するよう指導する必要がある[57]．希望する治療結果に到達するためには，治療目標に優先順位を設定することが重要である．その治療目標は，包括的なリハビリテーションプログラムとして遂行できるよう，クライエントや多職種による治療チームで調整すべきである．障害の心理社会面に関するものも，治療介入計画の中に盛り込むべきである[22,38]．

PPS に関連したさまざまな障害に対する心理社会的反応を理解することは，作業療法士やクライエントがともにリハビリテーションに努め，クライエントが新たな障害に適応する治療介入方法を選択するのに役に立つ．クライエントには身体能力の新たな変化や異常疲労が生じ，これらが基で生活技能は縮小する．クライエントは，これらに対してうまく対処，調整，適応するのに心理的な問題を抱える．またこれらの新たな変化は，本来のポリオに罹患した時と同じように精神的に深く傷つける．重要なことは，慢性の障害状態に対し，どの程度順応しているかを十分認識することである[38,39]．作業療法士は，否定，怒り，失望感，負担感を確認する必要があり，これらに対する介入は作業療法治療に取り入れて対処する．また支援グループと連携して家族やクライエントを援助すれば，クライエントの心理社会的な受容と動機づけに異なった結果をもたらす[57]．クライエントの心理社会的なニーズが，作業療法士の実践する領域で対応できない場合は，心理士に紹介することが望ましい．

PPS のクライエントは，心理的に脆弱であると考えられるので，新たな障害に直面した場合，作業療法士は活動遂行パターンの変更と支援機器の導入によってクライエントの自己イメージを脅かさないように，徐々に生活様式の変更を進める．大きな変更は，たとえそれが明らかに必要なことであっても，軽微な変更に比べて受け入れられにくい．クライエントの信仰は，治療介入計画を立てるうえで考慮するべきであり，「宗教的活動」はクライエントが前向きな気持ちを抱くのに有益となるであろう[9]．

訓練の効果については，議論の的になっている．PPS によって影響されている筋は，MMT で得られた結果から考えられる筋力よりも実際は低いレベルで機能する．上肢筋力は，関節の角度によって顕著に変化するので，作業を取り入れる場合は十分な観察が必要である．訓練では，痛みを増加させ，限られた数の運動単位によって支配されている筋を過剰に使用してしまう可能性があるので，注意深くモニターする必要がある[14,57]．過剰な活動をした場合の徴候は，筋力のさらなる低下，不快感や疼痛，筋スパズム，慢性疲労である[36,45,56,57]．

慢性疼痛は，処方薬や作業中の生体力学的な改善，スプリントによる弱化筋の支持，支援機器，認知行動療法（CBT）に基づいた多職種による治療手段による生活様式の改善や役割の変更により緩和することができる．CBT は，慢性疼痛に対する治療プログラムにおいて頻繁に用いられ，それは作業療法士によって行われる．CBT は，痛みのダイナミクスや痛みに対する対処法についてクライエントを教育するものであり，痛みに対する対処法には，ストレス管理，リラクセーション，想像，遊びやユーモアの適切な利用，疲労の認知と活動ペースの調整，独言のモニター，家族教育などがある[7,12,24,46,47,53]．必要性の低い活動を減らす方法を教育することで，筋の過使用と痛みを減少させる．クライエントにとって価値の高い活動を行うためにはエネルギーの節約が必要であり，そのためにはさほど重要でない活動を他人に委ねたり，装具や自助具，歩行器などの支援機器を用いて活動させる必要がある[40,45,56,57]．また，クライエントによっては，

痛みを和らげるために，体重の減少を医学的に勧めることもあり，作業療法士は栄養士とともに，体重低下に対処するために，推奨されている高蛋白食を作るよう調理グループを通して働きかけることもある[40]．

クライエントと家族の要求に応じて，適切な保健医療職に依頼することが重要である．保健医療の専門家には，義肢装具士，理学療法士，呼吸療法士，心理士が含まれる[57]．

GBSとPPSは，両者とも作業療法サービスを必要とする疾患である．この項では，これらの症例に関する治療過程の概要を詳細に解説した．本章の残りの部分は，作業遂行の障害を生じさせる運動単位に関する他の障害について記述する．GBSとPPSについて説明した治療原理は，以下に述べる障害にも適用される．

末梢神経損傷

ここまでは，前角細胞と末梢神経に影響を与える疾患について解説した．本章のこの項では，腋窩神経損傷，腕神経叢損傷，長胸神経損傷などの上肢の**末梢神経損傷**について解説する．**腕神経叢**は，C5からT1までの神経で構成される[37]．知覚および運動の両神経線維は，脊柱のきわめて近い場所で合流する．その神経線維はともに，腕神経叢の神経幹(trunk)を形成し，神経幹はさらに遠位の合流部で神経索(division)に移行する．神経分枝からは腕神経叢の神経束(cord)に移行し，神経束からは最終的な神経枝，いわゆる末梢神経が生じる．解剖学的にいえば，この複雑さは，もし1つの神経根が圧迫を受けて損傷されたとしても，機能を保持するための可能性をもっていることを示している．たとえば，橈骨神経はC6，C7，C8，T1から生じる神経線維で構成されている．神経のリストと支配筋，筋の作用については，表37-4に示した（末梢神経損傷に関する追加的な情報と神経障害の治療については，第39章を参照のこと）．

毎年，多くの人が交通事故，転落，スポーツ災害，銃弾，暴力行為（鈍的，鋭的創傷）によって損傷を受け，末梢神経の断裂，挫滅，圧迫，伸張が生じている[35]．末梢神経損傷で最も明らかに発現する症状は，筋の弱化，弛緩性麻痺であり，神経損傷の程度によりその他の徴候が伴う．深部腱反射は減弱，または消失する．神経の皮膚支配領域の知覚は，変化あるいは欠損する．乾燥皮膚，体毛の消失，チアノーゼ，無痛性の皮膚潰瘍，割れやすい指爪，損傷領域における創傷治癒の遅延などの栄養的な変化が発現する．

表37-4 腕神経叢における末梢神経損傷の臨床症状

脊髄神経	神経	支配筋	臨床症状
C5	肩甲背神経	大菱形筋，小菱形筋，肩甲挙筋	肩甲骨の挙上，内転，下方回旋の不能
C5-C6	肩甲上神経	棘上筋，棘下筋	上腕の外旋力の低下
C5-C6	肩甲下神経	肩甲下筋，大円筋	上腕の内旋力の低下
C5-C6	腋窩神経	三角筋，小円筋	肩の外転，屈曲，外旋，伸展の不能
C5-C7	筋皮神経	上腕二頭筋，上腕筋，烏口腕筋	肘の屈曲，前腕回外の不能
C5-C7	長胸神経	前鋸筋	翼状肩甲
C6-C8	胸背神経	広背筋	肩の内転，伸展の不能
C6-C8, T1	橈骨神経	肘，手関節，指，母指のすべての伸筋，長母指外転筋，回外筋，腕橈骨筋	下垂手，伸筋群麻痺，前腕回外不能
C6-C8, T1	正中神経	手関節，手指の屈曲，前腕回内筋，母指対立筋，短母指外転筋，短母指屈筋，第1，第2虫様筋	「猿手」変形，握力の低下，母指球筋萎縮，母指対立不能
C8-T1	尺骨神経	前腕と手の尺側にある筋を支配：母指内転筋，小指外転筋，小指対立筋，短小指屈筋，深指屈筋（4，5指），第3，第4虫様筋，尺側手根屈筋，短掌筋，背側掌側骨間筋，短母指屈筋（深頭）	手内筋マイナス変形として知られている「鷲手」変形，骨間筋の萎縮，母指内転の消失

(Hislop HJ, Montgomery J：Daniels and Worthingham's muscle testing：techniques of manual examination, ed 6, Philadelphia, 1995, WB Saunders より)

広範囲の末梢神経損傷は，拘縮，関節のこわばり，不良肢位を放置すれば変形を生じさせる可能性がある．手の外観が損なわれると，特に目立ち，心理的苦痛が伴う．他の合併症には，骨粗鬆症や関節の表皮性線維症がある．腕神経叢の末梢神経損傷に関する臨床的な発現症状については，表37-4に示した．

腋窩神経損傷

腋窩神経は，C5-C6脊髄神経からなり，腕神経叢上神経幹から起こる．腋窩神経の運動枝は，三角筋と小円筋を支配する（表37-4参照）[21]．腋窩神経は，「肩において最も頻繁に損傷を受ける神経で，損傷の最も一般的な原因は，肩の前方脱臼，上腕骨の頸部骨折である」[27]．神経損傷は，実際の脱臼あるいは整復の結果として生じることがあり，その他の原因には，圧迫（たとえば杖），外傷（たとえば鈍的創や切創）などがある．その結果，三角筋の筋力低下または麻痺が生じ，肩関節の屈曲，外転，伸展が制限され，肩関節の外旋力は低下する．また筋力の消失に加え，三角筋の萎縮は左右の肩を非対称にし，身体像の問題を招くこともある[27]．

作業療法評価に関しては，表37-1に示した．ROM評価とMMTは，機能的に上肢を使用する能力を臨床的に観察するのと同様に重要である．

腋窩神経損傷の治療では，肩関節の脱臼を軽減させ，しばらくの間腕をスリングで支持することが必要である．担当医は，肩機能のリハビリテーションのために作業療法を処方する時，背臥位もしくは重力が加わらないよう非患側を下にした側臥位で，肩の自動・他動屈曲，伸展，外転，内転の運動を行うよう指示する（表37-5）．機能的な動きについては，筋力が強くなったら段階づける．

腕神経叢損傷

上肢を支配している神経根は，C5，C6，C7，C8，T1髄節間の前枝から起こる．この末梢神経の神経網は，総称して**腕神経叢**と呼ばれている．この重要な神経網は，頭部と頸部を倒した際に，反対側の胸鎖乳突筋の後縁のすぐ後部で触れることができる[17]．

腕神経叢損傷の多くは，典型的には片側性で，分娩時に生じている[32]．分娩時の腕神経叢損傷は，新生児の肩に腕神経叢が伸張あるいは裂離されるような衝撃を受けた時に生じる．たとえば，新生児の肩が産道にはまり込み，頭部が引っ張られた時に，頸部は伸張される．その結果，腕神経叢は伸張されあるいは裂離する．成人における外傷性腕神経叢損傷

ケーススタディ：ウィリアム

夫であり教師であるウィリアムは，60歳であった．彼は，交通事故に遭い，利き手側の右肩を脱臼した．その後，救急の病室に運び込まれ，スリングを処方された後，自宅に戻された．2, 3日後，彼は上腕を45°以上屈曲，外転できないことに気づいた．彼の担当医はX線フィルムを再確認し，肩を整復した．そして腋窩神経損傷と診断した．肩甲上腕関節が安定した後は，上腕機能を回復させるために作業療法を処方した．

マーラは，ウィリアムを担当する作業療法士であり，作業療法ではウィリアムと彼の妻に関節保護，関節可動域（ROM）訓練，リーチャーの使用を指導した．ウィリアムの筋力が回復したので，マーラは彼と意義のある活動を検討した．彼は，家族で旅行した場所を示す地図を作成したいと強く望んだので，2人で一緒にポスター板に地図を取りつける作業を行った．マーラは活動を段階づけ，糊を広げる時には，長く大きな弧を描くように右肩の屈曲／伸展，外転／内転運動を行うよう彼に指導した．また，フレームのやすりかけ，塗装においても同様に肩の滑り運動で行うよう指導した．ホームプログラムでも，スムーズな肩の滑り運動を行うよう指導した（例：妻が喜んでくれるような調理台を拭く作業など）．

分析

腋窩神経損傷は，最も一般的な末梢神経損傷の1つである．肩の脱臼が整復され，神経が再生し始めたら，機能的リハビリテーションが可能になる．ウィリアムには，夫として，また率先して家庭のことをこなす者としての役割があり，作業療法士は，彼のその役割に関係した活動を考えることができた．彼にとって意義深いこの活動は，彼の注意をとらえた．彼は，この課題をなし遂げるために参加した．

表 37-5　末梢神経損傷の作業療法

神経損傷	治療	治療例
腋窩神経	変形予防と循環改善のための他動ROM；他動ROM中の小円筋，三角筋の伸張予防が必要	他動ROMを1日2，3回行う．他動ROMは，背臥位か，重力の影響を最小限にするため健側を下にした側臥位で行う；家族あるいは介護者には，他動ROM手技の説明を行う．クライエントにも，毎日自分で行う他動ROM手技を説明する．
	補助具	上肢の外転機能消失を代償するために用いる長い柄の自助具を指導する．
	関節保護	神経が回復するまでに新たな損傷が起こらないよう関節保護について指導する；日常生活活動や余暇，仕事，娯楽などの活動時に，必要に応じて補助具を指導する．
	EMGバイオフィードバック	筋再教育では，視覚と聴覚刺激を提供するバイオフィードバック訓練が効果的である可能性がある．
	逆行性マッサージ	浮腫が手あるいは腕に生じている場合，逆行性マッサージを行う；クライエントや家族，介護者にマッサージ手技を説明し，1日に数回行うよう指導する．
	段階づけされた活動	肩の運動は，回復のために重要である；クライエントの意義のある活動に，長く弧を描くような肩の運動を併用させる；水平面の運動から垂直面の運動へと段階づける．
腕神経叢	関節拘縮予防のための他動ROM	肩の屈曲，外転，外旋の他動ROMを背臥位で行う．これは，1日2回行う；家族あるいは介護者には，他動ROM手技を指導する．
	知覚入力増加のための上肢への触覚刺激	上肢にマッサージ，振動，さまざまな触覚刺激を当てる．
	上肢への固有感覚刺激	関節に対し漸増的に過重負荷を与え，知覚入力を増加させる；常時，関節のアライメントが適切であるか確認する必要がある．
	身体図式の改善のための両側統合	発達に応じた適切な両手活動を用いる（玩具，手芸，あるいは両手を必要とする活動）．
	水治療法	水中で重力を最小限にして運動訓練を行う；クライエントの筋力が向上すれば，水泳あるいは重量物の持ち上げが可能となる．
	電気刺激	EMG後，医師によって処方される．
	スリング	C5，C6の損傷では，上腕周囲に合うスリングを作製して上肢を支持し，作業で手を使用させる；上肢が弛緩性で，歩行が可能な場合は，新たな神経の過牽引を予防するために特に重要である．
	スプリント	C8，T1損傷例で見られる手の弛緩性麻痺例には，安静スプリントを作製し，機能的肢位を維持し，拘縮を予防する；特定の関節には，他のスプリントが有効な場合もあり，それを作製することもある；エアスプリントは，C7損傷例に対し，加重時に肘伸展に安定性を与えるために時に用いられる．
	逆行性マッサージ	手あるいは腕に生じている浮腫に対し，クライエントや家族，介護者にマッサージ手技を説明する．1日に数回行うよう指導する．
長胸神経	神経回復期間中の肩甲骨可動制限のための肩固定	医学的治療の後は，活動時に独立して最大機能を使用するよう奨励する．そして肩の運動制限を代償するために長い柄の自助具を用いるよう指導する．
	神経再生が不完全な場合に行われる肩甲骨の過剰可動性軽減のための手術の可能性を考慮	
	逆行性マッサージ	手あるいは腕に生じている浮腫に対し，クライエントや家族，介護者にマッサージ手技を説明する．1日に数回行うよう指導する．

ROM：Range of motion.
(Storment M：Margaret Storment's guidelines for therapists：treating children with brachial plexus injuries. Retrieved on August 25, 2005, from www.ubpn.org/awareness/A2002storment)

は，さまざまな原因（自動車，オートバイの交通事故，スポーツ災害，転落，鈍的あるいは鋭的物による頚部の強打，放射線治療など）で神経根が損傷を受けることによって起こる．腕神経叢損傷の2つのタイプには，エルブドゥシェンヌ（Erb-Duchenne）症候群，クルンプケ（Dejerine-Klumpke）症候群がある[17,27,41]．これらの障害は，それぞれエルブ麻痺，クルンプケ麻痺と呼ばれている．

エルブドゥシェンヌ症候群は，C5とC6の神経線維で構成される腕神経叢の上神経幹の損傷で見られる．新生児1,000人中2〜5人に発生し，そのうちの80〜90％は3〜24カ月で完全回復する[48]．成人の発生率は，明らかになっていない．典型的には，肩と肘の筋が影響されるが手の動きは維持される．麻痺や筋萎縮は，三角筋，上腕筋，上腕二頭筋，腕橈骨筋に見られる（表37-4参照）．腕は，内旋，内転位に垂れ下がっているのが観察される．肘は伸展位，前腕は回内位，手関節は掌屈位を呈し，「ウェイターがチップをもらう時の肢位（waiter's tip position）」をとる．手の筋が影響されなくても，上肢の機能的運動は極端に制限される[17,27,48]．

クルンプケ症候群は，腕神経叢の下神経幹（C8，T1からの神経線維で構成されている神経）の圧迫あるいは牽引で起こる．これは，エルブドゥシェンヌ症候群に比べ，発生は少ない．この障害は，分娩時あるいは生活で，上肢が外転位にある時に上方へ強く牽引されることによって生じる．損傷する神経は，手関節と手指の屈曲，手指の内外転の作用をもつ筋を支配する神経である（表37-4参照）．その結果，手関節掌屈筋と手内筋の麻痺は，「鷲手変形」を起こす．その変形は，手内筋マイナス変形とも呼ばれている（図37-2）[17,27,48]．

作業療法評価は，表37-1に示した．

作業療法治療では，最初は部分的な固定と良肢位を保持する．他動ROM訓練は，関節の柔軟性を維持するのに重要であり，クライエントの家族や介護者には，1日に2，3回の他動ROM訓練を行うよう指導する．また，さまざまな触覚と固有感覚の入力を行い，知覚機能を高めることも行う．拘縮予防は，機能的な結果を得るのに重要である．エルブドゥシェンヌ症候群のクライエントでは，他動や自動介助運動に加え，腕を支持するために上腕部に適合したスリングを作製することが重要である．筋力が改善したら，抵抗運動や作業を実施し，スリングは除去するか，あるいは歩行時に肩を支持するために間欠的に用いる[41,48]．クルンプケ症候群では，母指を良肢位に支持する短対立スプリントが頻繁に用いられる．また，年齢や障害の程度に応じた適切な作業を提供することも重要である．その作業は，クライエントにとって魅力的で，上肢を両手動作に積極的に使用することを奨励するものである必要がある．神経の成長と上肢機能を改善させる手術は，数カ月間にわたり改善が見られない場合に推奨される[41,48]．他の治療は，表37-5に示した．

長胸神経損傷

長胸神経は，C5-C7の神経根から生じ，前鋸筋を支配する．前鋸筋は，肩甲骨の内側縁から胸郭を形成する肋骨の後方に付着している筋である．前鋸筋の作用は，肩甲骨の外転と上方回旋である（表37-4参照）[21]．この神経損傷は稀であるが，肩に重量物を載せた運搬（リュックサックなど），頚部の強打，体幹の側面に加わる長時間の圧迫，外傷など，多くの原因で起こる．臨床症状としては，翼状肩甲，外に広げた腕を肩の高さより上に屈曲することの困難，肩の前方突出あるいは肩甲骨の内・外転の困難が認められる[17,27]．クライエントに対し，壁を押すようにとの指示は，判別評価として用いられる．長胸神経が損傷されている場合は，肩甲骨は下角が内旋し，翼状肩甲を呈しながら挙上，内転位をとる[27]．他の評価は，表37-1に示した．

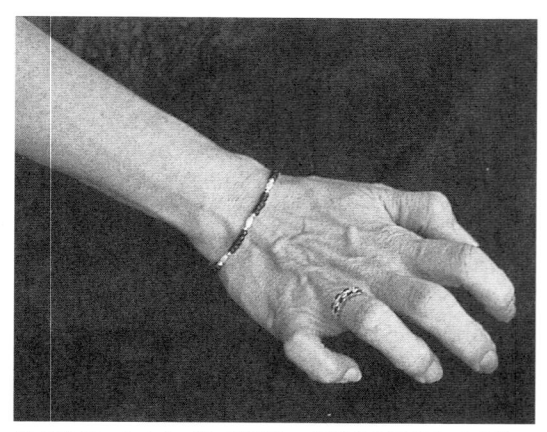

図37-2 クルンプケ症候群：手関節掌屈筋と手内筋の麻痺．手内筋の麻痺は，「鷲手変形」あるいは手内筋マイナス変形を生じさせる

橈骨，正中，尺骨神経損傷，手における蓄積性外傷障害は，第39章で解説する．

末梢神経損傷例における心理社会的治療

腕神経叢損傷，長胸神経損傷，腋窩神経損傷は，生活を変化させ，クライエントとその家族，友人の心理や情緒に影響を与える．クライエントは頻繁に抑うつ的になり，それは損傷原因となった外傷的な出来事に対する反応であろうし，慢性的で重篤なものになる場合もある．作業療法士は，この問題に対して，クライエントにとって意義のある作業を見つけ，それがうまく行えるよう導くことにより支援することができる．またクライエントの自己イメージに対して働きかけ，変化した健康状態にクライエントを適応させるために調整しなければならない．たとえば，三角筋が萎縮していたら，肩に丸みをつけるために，衣服の下に発泡プラスチックあるいは熱可塑性のプラスチックのパッドを入れる．これらの美容上のパッドは，勇気をもって社会に出る意欲を増加させる．支援グループや心理士に紹介することは，クライエントを変化した外観に順応させるのに有効である[38,51]．余暇活動への参加は，身体障害をもつ者に有効であることが明らかになっている（第18章参照）．また作業療法士は，余暇を活動の重要な領域として考慮し，それを治療計画に取り込むべきである[2]．

■神経筋疾患

神経筋接合部の障害：重症筋無力症

重症筋無力症（MG）は，神経－筋シナプスあるいは神経筋接合部での化学物質伝達障害の最も一般的な慢性疾患である．重症筋無力症（myasthenia gravis）という単語は，ギリシャ語とラテン語に由来しており，「重大な筋の弱化」を意味する[54]．重症筋無力症は，自己免疫反応によって起こり，産生される抗体はシナプス後膜上のニコチンアセチルコリン受容体をブロック，改変，破壊し，神経筋接合部でシナプス伝達を阻害する．神経伝達が欠落しているので，骨格（随意）筋，特に脳神経支配筋の筋力が低下し，容易に疲労する．アメリカ合衆国におけるMGの発生率は，10万人当たり約14人である．しかしこの数値は，過小診断されたものであり，特に高齢者においては曖昧である．最近の統計では，MGのクライエントは高齢化しており，女性より男性に多く，50歳以後に発症することを示している[3,23,42,49,50]．

MGと診断されたほとんどの症例は，眼瞼下垂や複視を起こす動眼筋に症状が最初に出現する．また，咀嚼，嚥下，構音が困難になる咽頭筋の弱化が認められる症例もある．四肢の筋の筋力低下は，初期症状としては典型的なものではない．MGのクライエントの筋力は，朝に強いという傾向があるが，時間の進行とともに筋力と耐久性は低下し疲労する．その結果，筋が疲労した時には，複視や眼瞼下垂，構音障害，嚥下障害，反復動作を行う活動時の疲労が増強する（表37-6）．

MGのクライエントのほとんどは，胸腺に異常が生じ，胸腺に腫瘍を認める場合もある．胸腺の摘出（胸腺切除術）は，ほとんどのクライエントにとって標準的な治療であるが，徴候がおさまる反応時間は症例により異なり，術後2〜5年間で症状はなくなる．胸腺腫のないクライエントは，腫瘍例に比べ術後効果が大きい．MGのクライエントは，コルチ

表37-6　重症筋無力症：初期症状とその発生率

初期症状	解説	初期症状の発生率
眼球運動障害	重度な眼瞼下垂，複視，一定方向の眼球運動不能．	70%
咽頭筋の弱化	咀嚼，嚥下，構音が困難；重度例では，呼吸と咳の問題は誤嚥を引き起こす．	20%
四肢の弱化	四肢の弱化は特定の筋に限定される．あるいは全身的な疲労として進行する．	10%

(Cabrera CS et al: Myasthenia gravis: the otolaryngologist's perspective. Am J Otolaryngology 23 (3): 169, 2002; Howard JF. Myasthenia gravis: a summary. Retrieved on July 22, 2005, from www.myasthenia.org/information/summary; Rowland LP: Diseases of chemical transmission at the nerve-muscle synapse: myasthenia gravis. In Kandel ER, Schwartz JH, Jessell TM, editors: Principles of neural science, ed 4, New York, 2000, McGraw-Hill; Kernich CA, Kaminski HJ: Myasthenia gravis: pathophysiology, diagnosis and collaborative care, J Neuroscience Nurs 27 (4): 207, 1995; Yee CA: Getting a grip on myasthenia gravis, Nursing 2002 32 (1): 1, 2002)

コステロイド（プレドニゾン），免疫抑制療法，コリンエステラーゼ阻害薬で治療する[42]．クライエントの50〜100％は，免疫グロブリンの経静脈大量投与により，数週間から数カ月の期間で徴候が軽減すると報告されている．徴候が突然悪化するクライエント，手術したクライエント，あるいは他の治療でも効果のないクライエントには，短期間の治療として血漿交換が行われる．ほとんどのMG症例は，血漿交換後，数週から数カ月で改善する[23,50]．

MGのクライエントのほとんどは，一般的に診断後最初の1年で最も筋力が低下する．本疾患の経過は一定ではないが，通常は進行性である．しかしながら，全米重症筋無力症基金（www.myasthenia.org）によれば，現在多くのクライエントの予後は良く，ほとんど普通に生活できるようになるとしている．徴候の寛解あるいは軽減，筋力と機能の改善は数年間続く．しかし，情緒的混乱，過労，感染，薬物療法，甲状腺の状態，体温上昇，出産は，予測できない重篤な悪化をもたらす[23]．MG症例の死亡率は，現代の診断と治療効果により，ゼロ近くになっている[49]．

作業療法士の役割

本疾患は運動単位の障害と類似しているので，作業療法評価においては運動単位の障害と同様な評価パターンに，障害によって選択される特殊な評価を加える（表37-1参照）．MGの評価で重要な領域は，摂食や嚥下に関するものである．それは，呼吸の危険性があるからである．横隔膜や肋間筋の筋力が低下し，咳が困難で分泌物を取り除くことができないクライエントもいる．嚥下障害に関して専門の教育を受けた作業療法士が，摂食，嚥下の重篤な障害があるクライエントの評価および治療を行う必要がある（第26章参照）．

MGのクライエントの治療は，作業療法評価の結果で決まり，評価にはクライエントと介護者の目標に関することも含まれる．治療プログラムは，疲労を起こさないようにすべきであり，作業療法士はクライエントの投薬管理，活動耐久性，クライエントが一日の中で最もエネルギーをもっている時間を知っている必要がある．筋力は定期的に評価すべきであり，作業療法士は記録を継続し，医療チームに報告すべき重要な変化を文章化する．MGのクライエントに対する治療プロトコルには，特殊なものは少ないが，最近の研究では，疲労を自己管理する方法について述べたものがある．「有効な自己管理行動には，ストレス軽減法，全活動のペース調整，休息と睡眠を多くとることが含まれている」[15]．

治療の重要なものの1つに，クライエントと家族の教育がある．教育では，クライエントがADLや

ケーススタディ：ジャン

45歳の写真家ジャンは，彼女の身体に異常な変化が数カ月もの間生じていることに気づいていた．瞼は重く感じ，物を読む時にはぼやけて見えた．あたかも内斜視のようであった．ジャンの言葉は，長い会話の時には，音が飛び不明瞭となっていた．より最近では，コーヒーなどの液体を飲む時には，頻繁にむせることに気づくようになった．彼女は医師を受診し，医学的検査の結果を受け取った時には，重症筋無力症という自己免疫疾患に罹患していることを聞いてショックを受けた．ジャンの医師は，胸腺切除のために外科医に依頼した．そして彼女は，プレドニゾンを処方された．

ジェリは，嚥下障害の教育を受けた作業療法士であった．ジェリは，ジャンの嚥下機能を評価し，むせを軽減させるために，液体に増粘材を加えて飲むことを推奨した．機能改善を示した時に，ジェリは継続的に嚥下機能評価を実施し，徐々に液体の粘度を薄めていった．その結果，ジャンが再びコーヒーを楽しめるようになったと判断した．ジャンは，自分にしてくれた最も重要なことは，ジェリが重症筋無力症の支持グループに登録するのを援助してくれたこと，共感的な気持ちになってくれたこと，社会資源を紹介してくれたことと述べている．また，驚いたことに彼女自身が再び笑っていることに気づかせてくれたことも重要なことであったと述べている．

分析

重症筋無力症例は，通常に近い生活ができるよう種々のセラピストにより支援される．嚥下障害がある場合には，専門的な教育を受けた作業療法士は，嚥下障害の評価を実施し，誤嚥と肺炎予防を指導する必要がある．社会支持組織は，本人の幸福と本疾患の回復のために重要なものである．

IADL，余暇活動に参加する時のエネルギーの節約や作業の単純化について指導する（第18章参照）．また，適応になる自助具を紹介し，日常活動の努力量を軽減させる．視覚も障害されることがあるので，作業療法士はクライエントの自宅を訪問し，転倒予防のために建築物の障壁や浴室の安全性，家具の配置について評価する必要がある．咀嚼や嚥下に問題がある場合は，摂食に関するプログラムを計画し，経験のある作業療法士がモニターする必要がある（第26章参照）．

クライエントの顔面の美容上の問題（眼瞼下垂），呼吸に関する不安，ステロイドの影響による美容上の問題は，クライエントやその家族，友人に心理社会的な影響を及ぼし，苦痛を与えることがある．作業療法士は，常に共感的にクライエントを治療し，誠実に議論を行うよう勧める必要がある．それにより，クライエントは全般的な健康のために，これらの身体的変化について感情表現することができなければならない[38]．また，クライエントと家族は，MG支持グループや心理士，または両者に依頼される．

■筋原性疾患

筋ジストロフィー

筋ジストロフィーは，遺伝性疾患に属する．**筋ジストロフィー**（MD）には，主に3種類のタイプがある．それらは，デュシェンヌ型筋ジストロフィー，顔面肩甲上腕型筋ジストロフィー，筋緊張性ジストロフィーである（表37-7）．4種類目には，肢帯型ジストロフィーがあるが，これは主な3つのタイプとは一致しないMDの遺伝形態である．本疾患は，一般的には筋線維の進行性変性疾患であるが，筋の神経支配や感覚は侵されることなく温存される．筋線維数が減少すると，軸索の筋線維支配は少なくなり，その結果，筋力の低下が進行する[34]．

これらの疾患は変性疾患なので，筋機能の低下を防ぐことができない．いまだ，治療法はない．医学的治療は主として支持的なものであり，リハビリ

表37-7 筋ジストロフィーの主要なタイプ

タイプ	解説	発症年齢と経過
デュシェンヌ型	X染色体連鎖劣性特性の遺伝形態のため男児のみが罹患する．筋を正常に維持するのに必要な蛋白質を調節する遺伝子の変異によって生じる．	発症年齢：3～5歳で，骨盤帯や下腿の筋から筋力低下が始まる．12歳までに歩行困難となり，車いすを必要とする．筋力低下は，肩甲帯や体幹に広がる．ほとんどの症例は，20歳までに人工呼吸器を必要とし，通常30歳までに死に至る．
顔面肩甲上腕型	男性，女性ともに罹患する．常染色体優性遺伝である．初期は顔面と肩甲帯の筋が影響される（この名称はこのことによる）．	発症年齢：青年期．筋力低下の進行は緩やかであり，寿命は正常に近い．
筋緊張性	男性，女性ともに罹患する．筋力低下が起こるだけでなく，ミオトニー（長時間の筋のスパズム），あるいは強力な筋収縮後の弛緩が遅延する．これらは特に，指と顔面の筋に生じる．ばたばたした高ステップ歩行，長い顔，眼瞼下垂が出現する．	発症年齢：さまざまであり，多くの場合は成人．頭部の筋と四肢に筋力低下を示す．遠位部の筋は，近位部に比べ筋力低下が大きい．筋力低下度は，軽い場合と重度の場合がある．心臓異常，内分泌障害，白内障，男性においては睾丸萎縮，脱毛などの付随する徴候も進行する．
肢帯型（主な3つのタイプとは一致しない筋ジストロフィーである）	男性，女性ともに罹患する．四肢の筋力低下の程度と遺伝形態は家族によって異なる．	発症年齢：さまざまである．

（National Institute of Neurological Disorder and Stroke：Muscular Dystrophy Information Page, 7/22/05；Rowland, Diseases of the motor unit, 2000 より）

テーション的手段は，変形を遅らせ，疾患やその影響による制限内で最大の機能を遂行させるためにきわめて重要である[41]．

作業療法士の役割

作業療法の第1の目標は，MDのクライエントができるだけ長く最大限の自立を維持するよう支援することである．身の回り動作や自宅，学校，余暇，職場での活動時の自立性を向上させる自助具は，治療プログラムの重要な一部である[41]．余暇活動は，包括的な作業療法治療計画の中で考慮し，クライエントの生活の全活動の中でバランスを確保する必要がある．遊びと笑いは，健康や幸福，成長過程の青年男女の社会的適応のために特に重要である（第18章参照）．

クライエントの能力と障害に関する評価は，包括的なチームで実施する必要がある．そのチームは，医師，作業療法士，理学療法士，心理士で構成される．社会福祉士は，地域内の資源について家族を指導する．作業療法士は，ADLやIADLにおける機能状態，ROM，筋力，支援機器の適合と適切な使用法，余暇活動の参加，感情について評価する（表37-1参照）．

評価過程が完了した後は，特別な問題点に対処するために作業療法治療計画を立案する．自動運動訓練は，筋力を維持するのに有効であるが，過剰努力や疲労は予防する必要がある．MDのクライエントは心臓に合併症をもつので，作業療法士はクライエントの治療歴を知り，必要に応じてよく検討した運動訓練を行い，心臓に関する予防措置を遵守する必要がある．作業療法士によってモニターされ，クライエントにとって意義があり，年齢に応じた活動を組み込んだ運動訓練は，参加を促すことができる．落下傘ゲームや障害物競走，水泳などを行うが，これらには頻繁に休息を取り入れる[18]．

MDのクライエントと運動訓練に関する最近の2つの予備的研究は，改善が可能であることを示しており，研究者はさらに調査することを勧めている．筋緊張性ジストロフィーのクライエントでは，作業療法士が介入した運動訓練の3カ月後には，手の機能と，カナダ作業遂行測定の作業遂行に関する自己評価で有意に改善したことを示した[1]．また，気功を付属の治療プログラムとして利用できる可能性が

あることを量的に評価した実験的予備研究もある．その研究はMDのクライエントは対照群と比較して，気功は全般的な健康を維持でき，肯定的な方法として認識していることを示していた．また治療群においては，「運動訓練と気功を実施している間はバランス機能が維持されるが，これらを実施しない場合はバランス機能が低下する」傾向を示した．研究者は，気功は機能低下を減少させ，さらに研究する価値があると結論づけている[52]．

福祉機器と環境調整は，作業療法士の介入として頻繁に用いられる．作業の単純化とエネルギーの節約に関する指導は，ADLやIADL，その他のさまざまな活動を遂行するための創造的で効果的な治療方法に関する指導と同様，重要な作業療法プログラムである[18,41]．肩甲帯や上肢の筋力低下がある場合には，電動車いすや車いす用テーブル，サスペンションスリング，モービルアームサポートは，自力摂食や書字，読書，コンピュータの使用，机上での余暇活動を促すために適用される．太柄の器具は，握力が低下した時に役立つ．家庭や職場環境の調整は，ほとんどのクライエントにとって必要である．クライエントとその家族に対する教育は，チームリハビリテーションプログラムの重要な一部である[41]．クライエントや家族に対する支持的アプローチは，機能が減退し，新しい移動補助具や自助具，地域資源を活用する必要性が生じた場合には有効である[18]．

車いすの処方や移動トレーニングは，それが手動あるいは電動車いすのいずれであっても，作業療法介入プログラムの一部である．車いすは特別なシーティングシステムのほか，側弯や股関節・膝関節の屈曲拘縮，足関節の尖足を最小に抑えるための支持が必要となる[18,41]．電動車いすは，エネルギーを節約し，肩と体幹の負担を減らすために頻繁に勧められる．しかし，電動車いすの操作法の指導は，過剰努力を生じさせてしまう．その指導は，他のものと同様に，困難性に応じて段階づけるべきである．最近の研究では，電動車いすを経験していないMDあるいは脳性麻痺と診断された若年者（7～22歳）は，車いすの模擬トレーニングにより，有意に車いす操作技能が改善したことが明らかになっている．研究者は，この指導法はエネルギーを節約し，効果的なものであると結論づけている[20]．

身体障害を伴っている小児や青年期，若年成人（8〜20歳）の慢性疼痛に関しては，広く研究されてはいないが，最近の研究は，慢性疼痛は MD，脳性麻痺，脊髄損傷，後天性および先天性の四肢欠損，二分脊椎の若年者の ADL や IADL を阻害していることを明らかにした[30]．女性のほうが男性よりも日常の活動時の疼痛を訴えることが多く，それは身体活動を最も頻繁に阻害し，気分を損なわせる．McKearnan（2004）は，この研究に参加した若年のクライエントの多くは，疼痛は理学療法，作業療法，治療的なホームプログラムと関連していると述べていることを報告している．また彼ら（研究クライエント）は，スプリント，装具，補装具の使用が時に痛みを起こすと訴えていた．作業療法士は，クライエントの疼痛レベルを知り，必要に応じて活動，スプリント，装具を改良すべきである．MD のクライエントの疼痛管理に関する支援は，生活の質を向上させるうえで最も重要なものであると考えられる．

MD のクライエントは，身体機能が進行性に消失していくことを認識する時，精神的に負担を負う．これらのクライエントは，生きていく中で，自分自身を常に再確認せざるを得ないことを作業療法士は認識すべきである．また，「機能が消失する時には，取り引きをし続ける」ことも知るべきである[38]．作業療法士の治療介入の重要な要素は，クライエントと家族に対し，個人としてあるいは家族として参加できる有意義な活動の発見を支援することである．たとえば，深いレベルでの精神的な活動を伴うものは，期待感や幸福感に対して良いものとはいえない[9]．一方，面白みを感じ，ともに遊んで笑うことを家族に勧めれば，家族の緊密な結びつきは向上し，不安や恐怖を軽減させることができる．また，このことは身体的，情緒的な面においても肯定的な感覚を生じさせる（第 18 章参照）[5,11]．

MD に関する心理社会的問題は，家族全員を巻き込む．両親は，診断が確定し，子どもが成長して機能が低下する時（車いすが処方される時）に，ショック，不安，絶望感を感じる．両親に対し，過保護にならないよう，また子どもの自立性を向上させるよう指導することは，治療の重要な一部である．さらに作業療法士は，心理社会的支援が子どもの成長過程の中で最も重要になる時を予期することができる．また，作業療法士は治療期間中に教育と支持を提供することもできる．子どもが学校に行き始める時（約 5 歳），自立歩行の能力が消失する時（8〜12歳），青年期の社会生活が制限される時，成人期になり死が差し迫る時には，発達の道標がかき乱され，クライエントと家族には不安が生じる[18,41]．これらの時期にさしかかった時には，心理士，家族カウンセラー，精神的助言者への紹介を考慮する．

[要約]

運動単位は，下位運動神経，神経筋接合部，筋で構成される．可逆性の運動単位機能障害もあり，変性性の運動単位機能障害もある．作業療法士の役割は，すべての作業遂行領域と背景状況における機能的能力を評価することであり，また ADL と IADL（身の回り動作，家庭管理，移動，仕事に関する課題を含む），エネルギーの節約，作業の単純化，関節保護，精神的アプローチ，適切なユーモアにより機能回復と維持を行うことである．回復の促進や機能的能力の向上が指示された時は，良肢位保持，運動訓練プログラム，疼痛管理法を実施する．装具，自助具，コミュニケーションエイド，移動補助具とこれらの使用訓練が必要となる．心理社会的配慮とクライエントや家族に対する教育は，作業療法プログラムの重要な一部である．

[復習のための質問]

1. 運動単位の構成要素の名称と，各構成要素の機能障害を引き起こす障害を 1 つ挙げよ．
2. ギランバレー症候群とこの疾患のクライエントに対する作業療法について述べよ．
3. ポリオ後症候群について述べよ．
4. ポリオ後症候群症のクライエントに対する作業療法プログラムの要素は何か述べよ．
5. 末梢神経損傷の臨床症状について最低 6 つ挙げよ．
6. 末梢神経損傷の禁忌を含め，作業療法の治療法について述べよ．
7. 作業療法士によって実施される疼痛管理方法について述べよ．
8. 重症筋無力症の臨床症状について述べよ．
9. 重症筋無力症例に対する作業療法の役割につ

ケーススタディ：エディス（その2）

本章の最初に提示したケーススタディに戻り，あなたの答えとここで示されたものとを比較しなさい．
ギランバレー症候群の段階はどのようなものか？　また，それぞれの段階でどのような作業療法介入を行うか？

Cooke と Orb[10]は，ギランバレー症候群の3段階を定義した．初期あるいは急性期段階は，最初の明確な症状で始まり，身体的症状が悪化しなくなるまで続く．この段階は，1～3週間継続する[18]．エディスの場合は，筋力の低下が全身に広がり，それは四肢，体幹，横隔膜の筋が麻痺するまで進行していた．彼女の日常生活動作は完全介助であり，人工呼吸器も必要とした．ICU に配属されている作業療法士ジェンは，エディスと家族とともに4つの目標を設定した．

目標	治療介入
1. すべての関節の正常可動域（ROM）の維持．	1. すべての関節に対し，他動 ROM 訓練を1日2回施行．
2. 拘縮予防．	2. 安静保持用の手のスプリント作製．クライエント，家族，看護助手に対し，ベッド上での適切な肢位の確保の仕方について指導．
3. クライエントと家族にギランバレー症候群（GBS）の説明．	3. パンフレット，読み物，GBS ウェブサイトを提供し，それらを用いての議論．
4. エディスに聖書を聞かせるための工夫を提供．	4. 舌を使って CD プレーヤーのコントロールスイッチを操作する方法について指導．

第2段階であるプラトー段階は，エディスの身体状態が安定し，悪化が認められなくなった時から始まった．彼女は，一般病棟に移された．自発呼吸は可能となり，静かに話すことができた．ベッド上では，中ほどまでギャッジアップし，枕で支持して座ることができた．近位筋はある程度まで筋力が回復したが，手にはまだ麻痺が残り，すぐに疲労した．プラトー段階は数週間継続し，エディスの身体状態は変化しなかった．この段階の目標は，マウススティックでページをめくって聖書を読むか，マウススティックでスイッチを入れて CD プレーヤーを聞くかを選択することを除いて急性期段階のものと同様なものとした．彼女はまた，マウススティックを使用してテレビを操作でき，彼女の好きな番組を見ることができた．家族と友人は，彼女を訪問するように勧められたが，彼女を疲労させないようにも注意された．

エディスの回復段階は，四肢の遠位部の筋力と知覚が回復し始めた時から始まった．彼女は，リハビリテーション病棟に移された．作業療法士のララは，エディスとともに4つの回復段階の目標を設定した．その目標とは，柄の部分を太くした自助具など支援機器の使用，作業の単純化，エネルギー節約（たとえば，各作業段階の途中で課題を中断する，また各段階間に休みを入れる），電気器具の使用というものであり，活動時にはこれらに配慮するよう奨励した．エディスは，集団環境で他のクライエントとカードゲームを行った．ララは，彼女の手の筋力が弱すぎてカードを保持できない時には，カードホルダーや電動カード切り器を用意したが，そのうちエディスはすべてのことを自分でこなせるようになった．またエディスは，孫娘とララとともにショッピングモールに出かけた．ララはその外出を利用して，買い物の時にはどのようにして疲労度を測ったらいいのか，また疲れを感じた時にはどのようにして5～10分間の休息をとったらいいのかを指導した．さらに彼女は，最初の買い物は30分までに制限し，徐々にその時間を延ばしていくよう買い物のペースの模範を示した．またララは，エディスの自立を支援するために，地域資源の情報をエディスに提供した．たとえば，世界ギランバレー基金（GBSFI）は，GBS のクライエントおよび介護者に地域支援グループや文献，開催会議についての情報を提供していることを示した．さらに，家族に対し広範囲な教育を行い，指導した訓練方法や機器を家庭や地域の中で適応できるよう支援した．車の運転指導については，一般に入院患者には考慮されるものではないが，エディスは作業療法の運転訓練プログラムを差し向けられ，筋力が回復した時には評価される予定であった．

回復過程におけるクライエントの心理社会的ニーズにはどのような方法で介入するか？
エディスの麻痺に関する不安に対しては，いくつかの方法で対応された．GBS症例の多くは予後が良好なので，エディスと家族は疾患について説明を受け，期待をもつように励まされた．エディスの宗教的なニーズは，朝に聖書を読むという日課を継続できるようにすることで満たされた．最初は，CDプレーヤーのスイッチを舌で操作して聖書のCDを聞いており，次に，手の筋力が回復するまではマウススティックを使って聖書のページをめくった．またエディスは，ADLが可能な限り自立できること，家族のために食事が作れること，家族との外出やカードゲームが楽しめることを希望したが，これらはすべて作業療法の工夫で可能になった．家族や友人は，訪問するよう勧められ，その滞在時間は徐々に長くしていった．

調理はエディスにとって価値のある作業であるが，調理に取り組んでいる間の適切なエネルギーの節約方法を説明せよ．
エディスとララはキッチンテーブルに座って，最初にレシピと必要な調理道具について検討した．エディスは車輪つきキッチンカートを使用して調理道具を集め，カウンターにそれらを運んだ．ララは，高い棚に載っている調理道具を取るためのリーチャーを彼女に提供した．調理道具を集めた後，エディスとララは次の段階を検討した．その間，エディスはカウンター近くの座部の高いいすに座って休んだ．次にエディスは，電気器具を用いて材料を切り，それをかき混ぜた．エディスは，この段階の後に休んだ．ララは，容器を持ち上げることなく，どのようにカウンターに沿ってレンジまで容器を滑らせたらいいかをエディスに見せた．料理に火が通る間，彼女たちはテーブルに戻りカードゲームで遊んだ．調理が終わってから，エディスはキッチンカートに皿と用具，一品料理を載せ，そのカートをテーブルまで動かし，食事を楽しんだ．

いて述べよ．
10. 重症筋無力症における初期治療の注意点にはどのようなものがあるか述べよ．
11. 筋ジストロフィーの4つのタイプの名称とそれらの違いを説明せよ．
12. 筋ジストロフィーの治療目標は何か述べよ．
13. 各運動単位障害のクライエントの心理社会的ニーズに対して行う作業療法士の対応方法について述べよ．

引用文献

1. Aldehag AS, Jonsson H, Ansved T: Effects of a hand training programme in five patients with myotonic dystrophy type 1, *Occup Ther International* 12(1):14, 2005.
2. American Occupational Therapy Association: Occupational therapy practice framework: domain and process, *Am J Occup Ther* 56:609, 2002.
3. Aragones JM et al: Myasthenis gravis: a higher than expected incidence in the elderly, *Neurology* 60(6):1024, 2003.
4. Barohn R, Gooch C: Guillain-Barré syndrome: clinical features, diagnosis, and therapeutic strategies, *Advances Immunotherapy* 11:3, 2004.
5. Berk L, Tan S, Fry W: Eustress of humor associated laughter modulates specific immune system components, *Annals Behavioral Med* 15:111, 1993.
6. Blaskey J et al: *Therapeutic management of patients with Guillain-Barré syndrome*, Downey, CA, 1989, Rancho Los Amigos National Rehabilitation Center.
7. Bradshaw DC, Keane GP: Management of chronic pain. In Sine R et al: *Basic rehabilitation techniques: a self-instructional guide*, ed 4, New York, 2000, Aspen.
8. Centers for Disease Control and Prevention: *Poliomyelitis*. Retrieved on July 22, 2005, from www.cdc.gov/doc.do/id/9099f3ec802286ba.
9. Christiansen C: Acknowledging a spiritual dimension in occupational therapy practice, *Am J Occup Ther* 3:169, 1997.
10. Cooke J, Orb A: The recovery phase in Guillain-Barré syndrome: moving from dependency to independence, *Rehabil Nursing* 28:105, 2003.
11. Cousins N: *Head first: the biology of hope*, New York, 1989, Penguin.
12. Dillard JN: *The chronic pain solution: your personal path to pain relief*, New York, 2002, Bantam.
13. Eisendrath S, Matthay M, Dunkel J: Guillain-Barré syndrome: psychosocial aspects of management, *Psychosomatics* 24:465, 1983.
14. Gawne A: Strategies for exercise prescription in post-polio patients. In Halstead L, Grimby G, editors: *Post-polio syndrome*, Philadelphia, 1995, Hanley & Belfus.
15. Grohar-Murray ME et al: Self-care actions to manage fatigue among myasthenia gravis clients, *J Neuroscience Nursing* 30(3):191, 1998.
16. Guillain-Barré Syndrome/Chronic Inflammatory Demyelinating Polyneuropathy Foundation International: *GBS: an overview*. Retrieved on August 6, 2005, from www.gbsfi.com/overview.html.
17. Gutman SA, Schonfeld AB: *Screening adult neurologic populations: a step-by-step instruction manual*, Bethesda, MD, 2003, American Occupational Therapy Association.
18. Hallum A: Neuromuscular diseases. In Umphred D, editor: *Neurological rehabilitation*, ed 4, St Louis, 2001, Mosby.
19. Halstead LS: Late complications of poliomyelitis. In Goodgold J, editor: *Rehabilitation medicine*, St Louis, 1988, Mosby.
20. Hasdai A, Jessel AS, Weiss PL: Use of a computer simulator for training children with disabilities in the operation of a powered wheelchair, *Am J Occup Ther* 52(3):215, 1998.
21. Hislop HJ, Montgomery J: *Daniels and Worthingham's muscle testing: techniques of manual examination*, ed 6, Philadelphia, 1995, WB Saunders.
22. Hollingsworth L, Didelot MJ, Levington C: Post-polio syndrome: psychological adjustment to disability, *Issues Ment Health Nurs* 23(2):135, 2002.
23. Howard JF: *Myasthenia gravis: a summary*. Retrieved on July 22, 2005, from www.myasthenia.org/information/summary.htm.
24. Keefe FJ: Cognitive behavioral therapy for managing pain, *Clin Psychologist* 49(3):4, 1996.
25. Kling C, Persson A, Gardulf A: The health-related quality of life of patients suffering from the late effects of polio (post-polio), *J Adv Nurs* 32(10):164, 2000.
26. Law M et al: *Canadian occupational performance measure*, ed 3, Toronto, 1999, Canadian Association of Occupational Therapy.
27. Magee DJ: *Orthopedic physical assessment*, ed 3, Philadelphia, 1997, WB Saunders.
28. Mandel DR et al: *Lifestyle redesign: implementing the well elderly program*, Bethesda, MD, 1999, American Occupational Therapy Association.
29. Mayo Clinic Medical Services, Brain and Nervous System Center: *Guillain-Barré syndrome*. Retrieved on August 6, 2005, from www.mayoclinic.com/health/guillain-barre-syndrome/DS00413.
30. McKearnan KA: *Chronic pain in youths with physical disabilities* (unpublished doctoral dissertation), University of Washington, 2004.
31. Meythaler J, DeVivo M, Braswell W: Rehabilitation outcomes of patients who have developed Guillain-Barré syndrome, *Am J Phys Med Rehabili* 14:411, 1997.
32. National Institute of Neurological Disorders and Stroke: *Brachial plexus injuries information page*, p. 1. Retrieved on August 28, 2005, from www.ninds.nih.gov/disorders/brachial_plexus/brachial_plexus.htm.
33. National Institute of Neurological Disorders and Stroke: *Guillain-Barré syndrome fact sheet*. Retrieved on August 6, 2005, from www.ninds.nih.gov/disorders/gbs/gbs.htm.
34. National Institute of Neurological Disorders and Stroke: *Muscular dystrophy information page*. Retrieved on July 22, 2005, from www.ninds.nih.gov/disorders/md/md.htm.
35. National Institute of Neurological Disorders and Stroke: *Peripheral neuropathy fact sheet*. Retrieved on August 14, 2005, from www.ninds.nih.gov/disorders/peripheralneuropathy/peripheralneuropathy.htm.
36. National Institute of Neurological Disorders and Stroke: *Post-polio syndrome information page*, p. 1. Retrieved on July 14, 2005, from www.ninds.nih.gov/disorders/post_polio/post_polio.htm.
37. Netter FH: *The CIBA collection of medical illustrations*. Vol 1: *Nervous system*, West Caldwell, NJ, 1986, CIBA.
38. Pendleton HM, Schultz-Krohn W: Psychosocial issues in physical disability. In Cara E, MacRae A, editors: *Psychosocial occupational therapy: a clinical practice*, ed 2, Clifton Park, NY, 2005, Thomson Delmar Learning.
39. Postpolio Health International: *Information about the late effects of polio*. Retrieved on July 14, 2005, from www.post-polio.org/ipn/aboutlep.html.
40. Postpolio Institute. Retrieved on July 14, 2005, from www.englewoodhospital.com/PostPolio_old/PostPolio_at_EHMC3.
41. Rogers SL: Common conditions that influence children's participation. In Case-Smith J, editor: *Occupational therapy for children*, ed 5, St Louis, 2005, Mosby.
42. Rowland LP: Diseases of chemical transmission at the nerve-muscle synapse: myasthenia gravis. In Kandel ER, Schwartz JH, Jessell TM, editors: *Principles of neural science*, ed 4, New York, 2000, McGraw-Hill.
43. Rowland LP: Diseases of the motor unit. In Kandel ER, Schwartz JH, Jessell TM, editors: *Principles of neural science*, ed 4, New York, 2000, McGraw-Hill.
44. Schmidt A: *How do people with Guillain-Barré syndrome (GBS) participate in daily life: a pilot study* (unpublished master's thesis project), San Jose State University, San Jose, CA, 2004.
45. Smith LK, Kelly C: The postpolio syndrome. In Umphred D, editor: *Neurological rehabilitation*, ed 4, St Louis, 2001, Mosby.

46. Southam M: Psychosocial aspects of chronic pain. In Cara E, MacRae A, editors: *Psychosocial occupational therapy: a clinical practice,* ed 2, Clifton Park, NY, 2005, Thomson Delmar Learning.
47. Stewart D et al: The effectiveness of cognitive-behavioral interventions with people with chronic pain: an example of a critical review of the literature. In Law M, editor: *Evidence-based rehabilitation: a guide to practice,* Thorofare, NJ, 2002, Slack.
48. Storment M: *Margaret Storment's guidelines for therapists: treating children with brachial plexus injuries.* Retrieved on August 25, 2005, from www.ubpn.org/awareness/A2002storment.html.
49. Thanvi BR, Lo TC: Update on myasthenia gravis, *Postgrad Med J* 80(950):690, 2004.
50. Tierney LM, McPhee SJ, Papadakis MA: *Current medical diagnosis and treatment,* ed 33, Norwalk, CN, 1994, Appleton & Lange.
51. United Brachial Plexus Network: Brachial plexus injury awareness: information for adults with brachial plexus injuries. Retrieved on August 27, 2005, from http://www.ubpn.org/awareness/A2002adultinfo.html.
52. Wenneberg S, Gunnarsson LG, Ahlstrom G: Using a novel exercise programme for patients with muscular dystrophy. Part II: A quantitative study. *Disabil Rehabil* 26(10):595, 2004.
53. Yarnell SK: The late effects of polio. In Sine R et al, editors: *Basic rehabilitation techniques: a self-instructional guide,* ed 4, New York, 2000, Aspen.
54. Yee CA: Getting a grip on myasthenia gravis, *Nursing 2002* 32(1):1, 2002.
55. Young G: Energy conservation, occupational therapy, and the treatment of postpolio sequelae, *Orthopedics* 14:1233, 1991.
56. Young G: Occupational therapy and the postpolio syndrome, *Am J Occup Ther* 43(2):97, 1989.
57. Young G: Treating post-polio syndrome, *OT Practice* 6(21):10, 2001.

情報源

Ways of Coping Scale
Available at Mind Garden Inc.
1690 Woodside Rd., Suite 202
Redwood City, CA 94961
www.mindgarden.com

第38章
関節炎
Arthritis

Lisa Deshaies
（山口　昇　訳）

キーワード

関節炎
骨関節炎
全身性
関節摩擦音
ゲル化

関節リウマチ
滑膜炎
再燃
結節（nodules）
腱鞘炎

関節の弛み
結節（nodes）
亜脱臼

学習目標

本章を学習することで，学生および臨床像は以下のことが可能になるだろう．

1. 骨関節炎と関節リウマチの疾患過程の差異を理解できる．
2. 骨関節炎と関節リウマチの類似した一般的徴候，および相違する一般的徴候を述べることができる．
3. 骨関節炎と関節リウマチに一般的に見られる関節変化と手の変形を判別できる．
4. 関節炎の治療に一般的に使われる薬剤とその副作用を認識できる．
5. 関節炎がもたらす身体的，心理的影響と，それらが作業遂行の機能に及ぼす影響を理解できる．
6. 関節炎のクライエントを評価するための重要な領域を認識できる．
7. 関節炎のクライエントに対する作業療法の治療目標を認識できる．
8. 診断や疾患のステージ，機能的活動の制限，クライエント自身の目標と生活様式に基づいて適切な治療計画を立てることができる．
9. 関節炎のクライエントやその介護者に有効な資源を認識できる．
10. 関節炎に関連した評価および治療上の注意事項を認識できる．

この章の概要

リウマチ性疾患の概要
骨関節炎
　臨床像
　診断基準
　医学的管理
　手術療法
関節リウマチ
　臨床像
　診断基準
　医学的管理

手術療法
作業療法評価
　クライエントの病歴
　作業プロフィール
　作業遂行の状況
　認知および心理，社会的状態
　臨床症状
目標設定
治療目標および治療計画
作業療法治療

安静
物理療法
運動療法
治療的活動
スプリント装着
作業遂行の練習
　支援機器
　クライエントおよび家族の教育
要約

ケーススタディ：ニーナ（その1）

> ニーナは52歳の女性，関節リウマチの罹患歴は4年である．彼女は夫とともに大きな2階建ての家に住んでいる．彼女の主たる役割は家庭管理と，放課後に孫（7歳と9歳）を学校に迎えに行くことである．さらに，彼女は経理の仕事を自営しており，近くの町の小さな3つの会社と契約している．ニーナは活動的で生産的であることに価値観を有している．彼女の仕事は彼女にとって楽しみの源であるとともに，収入源として必要であった．余暇時間には，彼女は教会の活動に参加し，孫の学校やスポーツの行事に出席していた．
>
> ニーナは関節炎が悪化し，その結果として痛みや疲労感が増加し，多くの重要な毎日の作業に携わることが難しくなったため，外来患者として作業療法に処方された．最初の評価で，ニーナの主たる関心事は，機能レベルを最大限高め，痛みを軽減すること，それにより仕事や家の掃除，孫の世話を完全に行えるようになることであるとわかった．臨床評価では上肢全体，特に手関節と手指に痛みと自動可動域の制限があることが明らかになった．手関節と中手指節関節に軽度の滑膜炎があったが，その他の関節には見られなかった．痛みとこわばりが日中の活動の妨げとなり，睡眠をとることにも困難があった．彼女のエネルギーレベルは著しく低下しており，いつも疲れた感じがすると言っていた．彼女はまだ毎日2時間，孫の面倒を見ていたが，自分が好きなようには家の管理ができず，通常週に20時間は働いていたのに半分の時間しか働くことができず，契約を失うことを恐れていた．
>
> **理解を深めるための質問**
> 1. ニーナの過去および現在の臨床症状や機能状態を評価するために，どのような評価方法を選択するか？
> 2. 疾患過程のどの側面が最も問題であり，ニーナが仕事やその他の作業遂行領域に携わる能力に主として影響しているのは，遂行技能，遂行パターン，背景状況，活動に必要とされるもの，クライエント要因のどれであるか？
> 3. 仕事を継続するというニーナの目標達成を援助するために，どのような介入方法を用いるか？

■リウマチ性疾患の概要

関節炎（arthritis）という用語はギリシャ語から派生したものであり，「関節の炎症」を意味する．この用語はリウマチ性疾患の範疇に入る異なった状態を記述するために使われている．リウマチ性疾患には，慢性痛や関節および軟部組織（例：皮膚，筋，靱帯，腱）の進行性の身体障害を特徴とする100以上の状態がある．これらには，骨関節炎，関節リウマチ，全身性エリテマトーデス（全身性紅斑性狼瘡），強直性脊椎炎，強皮症，痛風，線維筋痛症がある[17,40]．アメリカ合衆国の成人の約1/3が関節炎の徴候や症状を呈し，65歳以上の人の主たる受診理由であると報告されている[40,53]．リウマチ性疾患は，経済，社会，心理的影響を伴う障害の原因となる[17,21]．1990年代後半には，アメリカ合衆国民のうち約4,300万人が関節炎に罹患し，700万人が仕事や学業，家事動作などの日常活動を行う能力の制限を経験している．高齢化が進み，2020年には関節炎関連疾患のクライエントは6,000万人に上り，障害をもつ人は1,160万人になると予測されている[17,20]．

作業療法士は，一次的もしくは二次的な症状であれ，リウマチ性疾患のクライエントを担当する可能性がある．問題のある領域を認識し，効果的な治療を計画するために，作業療法士は各疾患の特徴，病理，典型的な臨床像を知っておかなければならない．また，処方される一般的な薬剤やその副作用についても知っておかなければならない．本書の意図や割り当てられた頁数から，すべてのリウマチ性疾患について十分に述べることは適切ではないし，可能でもない．したがって，本章では最も一般的な2つの疾患，骨関節炎と関節リウマチについて述べる．この2つの疾患に見られる非炎症性疾患および炎症性疾患の過程を理解すれば，作業療法士は他のリウマチ性疾患にも評価と治療の原理の多くを適用できるだろう．表38-1に骨関節炎と関節リウマチの臨床像を対比した簡単な要約を載せた[2,3,4,8,35,36,58]．

表38-1 骨関節炎と関節リウマチの主たる臨床像

	骨関節炎	関節リウマチ
対象者数	アメリカ合衆国民のうちの2,100万人	アメリカ合衆国民のうちの210万人
発症のピーク	加齢によって増加，50歳以下では男性に一般的であり，50歳以上では女性に一般的である	40-60歳，3：1で女性に多い
発症	通常，ゆっくりと数年をかけて	通常，数週または数カ月の間に突然に
全身性症状	なし	発熱，疲労，不快感，関節外の症状
疾患過程	非炎症性，関節軟骨破壊を特徴	炎症性，滑膜炎を特徴
関節罹患	個々の関節	多関節，対称性
一般的な罹患関節	頸部，脊柱，股，膝，MTP，DIP，PIP，母指のCMC関節	頸部，顎，股，膝，足，MTP，肩，肘，手，PIP，MP，母指の関節
朝のこわばり	30分以下	少なくとも1時間，2時間以上続くことも

MTP＝中足指節，DIP＝遠位指節間，PIP＝近位指節間，CMC＝手根中手

■骨関節炎

骨関節炎（osteoarthritis；OA）は変性性関節疾患（degenerative joint disease；DJD）ともいわれ，リウマチ性疾患では最も一般的な疾患である．アメリカ合衆国では約2,100万人が罹患している[3,17,53]．先進国では，健康問題の第3位となっている[13,51]．この疾患は年齢と強い関連がある．事実，65歳以上では軟骨損傷の徴候がほとんどの人に見られる[13]．50歳前では，男性の方がOAに罹患していることが多く，50歳を過ぎると女性が増える[8]．年齢および性別に加えて，危険因子としては遺伝，肥満，解剖学的な関節変形，外傷，関節を過剰使用するような職業などがある[8]．関節リウマチは関節のアライメント不良や不安定性を起こすことがあり，早発性OAと診断されることが多いということは興味深い[22]．

OAは一次性OAと二次性OAに分類される．一次性OAの原因は不明であり，限局性（つまり，1ないし2関節が侵される）か，全身性（3関節もしくはそれ以上の関節が広範に侵される）である．二次性OAは何らかの原因（外傷，解剖学的変形，感染，無菌性壊死など）と関連がある[13]．

OAは関節軟骨を破壊し，関節痛やこわばり（stiffness）を起こす．**全身性**（全身を侵す）の関節リウマチとは異なり，OAは個々の関節を侵す．また，関節リウマチに比して，OAの基本的な過程は非炎症性である．ただし，二次性OAは，一般的には関節損傷によるものであるので炎症性である．かつては「擦り切れた」関節炎と考えられていたが，現在ではOAは関節軟骨の単なる変性ではないと考えられている．OAを起こす誘因はよくわかっていないが，生体力学的，生化学的，細胞学的病変の複雑で動的な過程を含むということが知られている[58]．これらは局所的，全身的，遺伝的，環境的，機械的因子の影響を受け，直接的あるいは間接的に関節軟骨の脆弱性に影響を与える[8]．本質的に，OAは各種の状態の「最終的な共通の経路」である[13]．

健常な関節は関節軟骨で覆われている．これは，比較的薄く，非常に傷つきやすく，負荷を分散して軟骨下の骨へのストレスを軽減するようになっている（図38-1）[13]．OAは関節軟骨と骨の変性と再生の正常なバランスを不安定なものにし，可動関節（滑膜に覆われた関節）のすべての組織に影響を及ぼす[8,13]．OAは基本的に2つの過程からなる．つまり，関節軟骨の破壊と反応性の骨の新生である[66]．この関節組織の破壊はいくつかの段階を経る．最初に，滑らかな関節軟骨が軟らかくなり，弾性を失う．これによって，さらに損傷を受けやすくなる．最終的に，関節軟骨の大部分が完全に擦り減ってしまい，関節間隙の減少と骨と骨が触れ合うことによる痛みをもたらす．骨端は肥厚し，靱帯や関節包が付着している骨の部分に骨増殖体（骨棘）が形成される．そして，関節はその正常な形状を失うことになる（図38-2）．関節近くの骨に体液に満ちた嚢胞が形成され，骨または関節軟骨の小片が関

節腔の中に浮遊する[3, 65]．

臨床像

OA は次のような特徴がある：関節痛，こわばり，圧痛（tenderness），運動制限，いろいろな程度の局所炎症，**関節摩擦音**（crepitus）（相対する関節軟骨面の不整合によって起こる関節の砕けるようなあるいは弾けるような音，もしくはその触れることができる感じ）[47]．OA は体軸関節および末梢関節に起こり，最も一般的な関節は，手の遠位指節間（DIP）関節，近位指節間（PIP）関節，母指の手根中手（CMC）関節，頚椎と腰椎の椎間関節，足の中足指節（MTP）関節，膝関節，股関節である[4]．一般に，発症はゆっくりであり，運動時の軽い痛みから始まる．痛みとこわばりは活動に伴って起こるのが典型であり，安静によって緩和するが，安静時や夜間にも起こることがある．朝のこわばり（30 分以下），活動しない時間が続いた後のこわばり（**ゲル化**として知られている）が起こる．疾患が進行するにつれて，クライエントは関節が「骨ばってきた」と訴えるが，これは骨増殖体の形成と，おそらくは筋萎縮によるものである[58]．

診断基準

OA の診断は，関節リウマチなどの全身性炎症性疾患がないことを前提に，第一に病歴および理学的検査に基づいてなされる．臨床診断は罹患関節のレントゲン写真によって確定される．レントゲン写真では，関節縁の骨棘の形成，関節腔の非対称性狭小化，骨の硬化が認められるだろう[47]．磁気共鳴映像（magnetic resonance imaging：MRI）はより確実な診断画像を得るために使われる．MRI では軟骨の消失，骨棘，軟骨下嚢胞をより詳細に抽出できる

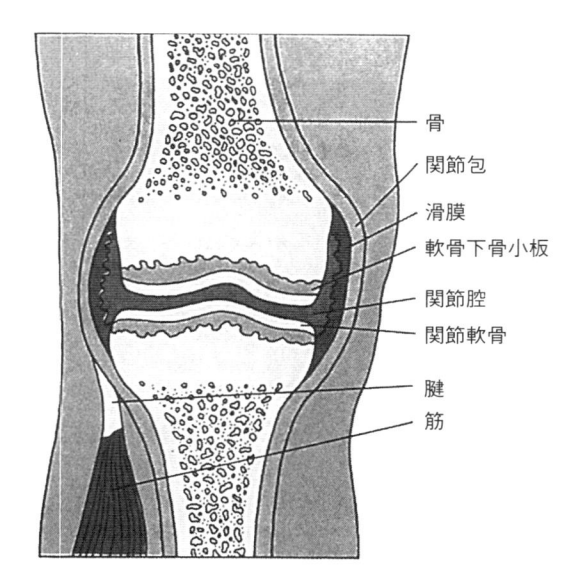

図 38-1　正常な関節構造（Ignatavicius DD, Bayne MV : Medical surgical nursing : a nursing process approach, p.720, Philadelphia, 1991, WB Saunders）

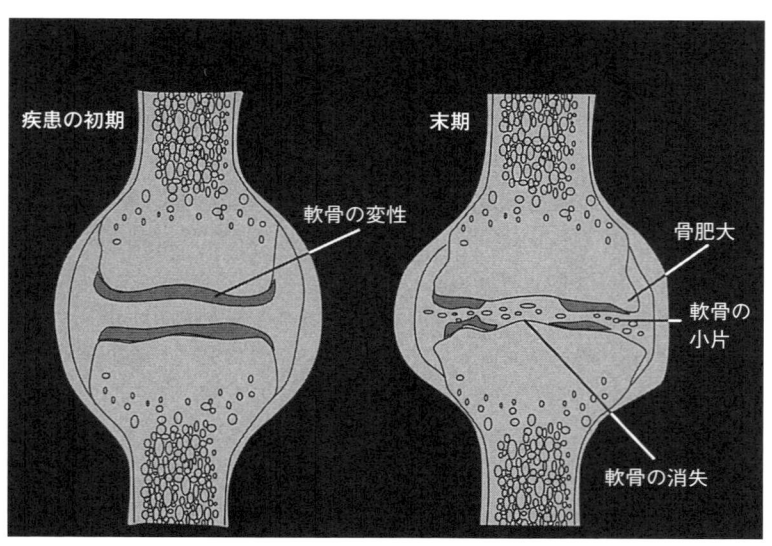

図 38-2　骨関節炎における関節変化（ARHP Arthritis Teaching Slide Collection, American College of Rheumatology）

だろう[19]．アメリカリウマチ学会の手の骨関節炎の分類基準をボックス38-1に載せた．

ボックス38-1　アメリカリウマチ学会による手の骨関節炎の分類基準

手の痛みまたはうずき，こわばり，そして以下の3ないし4の臨床症状の存在：
- 選択された10関節*のうち，2関節以上の硬い組織肥大
- 2関節以上のDIP関節の硬い組織肥大
- 3関節以下のMP関節の腫脹
- 選択された10関節のうち，少なくとも1関節の変形

*選択された10関節とは，両手の示指と中指のDIP関節およびPIP関節，母指のCMC関節．この分類方法は94％の感受性と87％の特異性がある．(Altman R, et al : The American College of Rheumatology criteria for the classification and reporting of osteoarthritis of the hand, Arthritis Rheum 33 : 1601, 1990)

医学的管理

現時点ではOAの根本的治療法はない．OAの治療目標は症状を緩和すること，機能を改善すること，障害を拡大させないこと，薬剤の毒性（副作用）を避けることである[19,58]．薬物療法は全身を対象にするか，局所を対象にする．一般に，鎮痛剤および抗炎症剤を含む全身性の薬剤が処方される（表38-2）[29]．鎮痛剤は関節痛を緩和するために処方され，非麻酔薬もしくは麻酔薬はその他の方法に反応しない進行した，または重度のOAに処方される．抗炎症剤は疼痛の緩和とともに，局所の関節炎症を軽減する利点がある．これらの薬剤は胃腸および腎臓への副作用の危険性があるので，一般には鎮痛剤が効果的でない場合に用いられる．非ステロイド系抗炎症剤（nonsteroidal anti-inflammatory drugs : NSAID）およびCox（シクロオキシゲナーゼ）-2抑制剤はこれらに分類される．NSAIDsはOAの治療に有効であることは証明されているが，重度の副作用の可能性を最小限にするために慎重に

表38-2　関節炎に対する一般的な薬剤とその副作用

分類	薬品名	可能性のある副作用
鎮痛薬		
非麻酔薬	Excedrin, Tylenol	処方量を守っていれば副作用はない
麻酔薬	Darvon, Tylenol with codeine, Vicodin	めまい感またはめまい，眠気，吐き気，嘔吐，薬剤耐性，長期使用による身体的依存
非ステロイド系抗炎症剤（NSAIDs）		
従来薬	Advil, Aleve, Motrin, Naprosyn	腹痛，めまい感，眠気，胃の潰瘍や出血，内出血や出血しやすい傾向，胸やけ，消化不良，めまい，吐き気，耳鳴り，腎臓や肝臓への影響
Cox-2抑制剤	Celebrex	NSAIDsと同様であるが，胃潰瘍や出血傾向の原因とはなりにくい；心疾患や脳卒中のリスクは高い
サリチル酸塩	Anacin, Bayer, Bufferin	胃痙攣，胃潰瘍，出血傾向の増加，錯乱状態，めまい感，耳鳴り，吐き気，嘔吐，難聴
副腎皮質ホルモン		
	Cortisone, methylprednisone, prednisone	クッシング症候群（体重増加，満月様顔貌，皮膚の薄化，筋力低下，骨粗鬆症），白内障，高血圧，血糖値の上昇，不眠症，気分の変容，神経質または落ち着きのなさ
疾患修飾性抗リウマチ剤（DMARDs）		
	Gold salts	日光過敏，血液や腎臓への影響
	Imuran	免疫抑制
	Methotrexate	肝臓および血液への影響，受胎能の低下
	Penicillamine	血液および腎臓への影響
	Plaquenil	長期使用による視力障害
	Enbrel	穿刺部位の過敏
生体反応修飾剤		
	Remicade	上気道感染，頭痛，咳

選択し，モニターしなければならない．新しいCox-2抑制剤はNSAIDsと同じ臨床効果があると考えられており，胃への問題は少ない．しかし，その効果を確認するには，処方医のさらなる経験と長期使用が必要だろう．2つの一般的なCox-2抑制剤が市場から引き上げられた（2004年にVioxx，2005年にBextra）．その理由は，心疾患発作や脳卒中の危険性が高まり，さらなる研究の必要性が指摘されたからである[29]．OAの局所の薬物療法には局所剤（例：アスピリンやカプサイシン軟膏）や副腎皮質ホルモンの関節注射がある．これらは単独で，もしくは全身薬と併用して使用される．関節注射は軟骨損傷を進行させる危険性があるので，年に3回以下に限定されることが多い[19]．

代替療法もしくは補助療法として，薬物以外の栄養補助食品もOAのクライエントの23%が使用していると推測され，一般の人に受け入れられていると考えられる[19, 58, 74]．これにはグルコサミン塩やコンドロイチン塩などの栄養補助食品が含まれる．これらはOAの症状の改善や，進行を遅らせる何らかの効果があると思われるが，その効果を適切に検証した研究はない[50]．効果が明確に証明されていないとしても，栄養補助食品には危険性はほとんどない．これらの使用に関連した有害な影響がわずかに報告されているだけである[19, 50]．

手術療法

クライエントの全般的機能の改善を念頭に置きながら，関節の状態の改善，関節安定性の回復，疼痛の軽減を目的に手術療法が行われる．一般的なOAの手術方法には，関節鏡による関節壊死組織除去術，損傷を受けた軟骨片の置換術，関節固定術，関節置換術がある[16]．

■関節リウマチ

関節リウマチ（RA）は慢性の全身性疾患であり，アメリカ合衆国民のうち約210万人が罹患している[4]．RAの原因はわかっていないが，遺伝的に発症しやすい素因をもつ人に作用する不明因子が関節に自己免疫性炎症反応を起こすと考えられている[36]．どの年代でも発症するが，年齢が高くなるにつれて罹患率も高くなる．40歳代から60歳代にかけて最も多く発症し[7]，男性と女性では1：3の比率で女性に多い[4, 36]．一般に潜在性に発症し，症状は数週から数カ月の間に進行する．

RAは初期症状として**滑膜炎**が起こる．滑膜関節の関節包で覆われている滑膜に炎症が起こる．正常な滑膜組織の機能は，関節面を滑らかにする目的で関節の中に透明な滑液を分泌することである[1, 22]．RAでは，滑液が細胞基質破壊酵素を産生し，それが軟骨や骨を破壊する．関節の腫脹は滑液の過剰産生によるものであり，滑膜の肥大と関節包の肥厚を起こす．これによって関節包は脆弱化し，腱や靭帯は腫脹する．炎症過程が持続すると，病的な滑膜はパンヌス（pannus）を形成し，それは軟骨や骨，腱，靭帯に侵入し，破壊する（図38-3）．骨端間に瘢痕組織が形成され，関節が恒久的に硬く，動きを失う原因となる．

RAの関節症状は2つに分類される：(1)滑膜の急性炎症に関連した可逆的な徴候および症状，(2)疾患経過中の再発性滑膜炎による不可逆的な蓄積性の構造障害．構造障害は，典型的には発症後1ないし2年の間に始まり，先行する滑膜炎に比例して進行する[2, 33]．最初の1年で，ほぼ90%の関節がRAに侵されることになる[2, 33]．大部分のクライエントで関節損傷が進行し，10年から20年の間に著しい

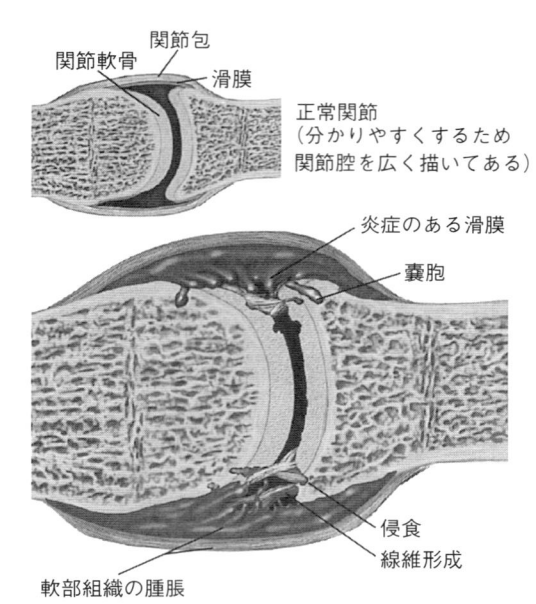

図38-3 関節リウマチにおける関節変化（Jarvis C : Physical examination and health assessment, ed 4, Philadelphia, 2004, WB Saunders）

障害をもたらす[35]。

RAの進行は人によって異なる。およそ20％のクライエントは1回の炎症を経験するのみで，その後は長期にわたって寛解する。RAのクライエントの大部分は症状の増悪と寛解の繰り返しを経験する。それは一時的な炎症の再燃と完全なもしくは不完全な寛解である[63]。最終的な結果も同様に人によって異なる。クライエントの機能的能力は，RAの経過や症状の重症度，関節損傷の程度によってさまざまである。RAは全身性疾患であるので，ほとんどのクライエントには関節症状以外の症状が起こる。二次的合併症として，眼や呼吸器，心臓，胃腸，腎臓，神経学的症状も見られる。RAの症状が重いクライエントは，感染や肺炎，腎疾患，胃腸の出血，心疾患に伴う結果として，予想よりも10年から15年以上早く死亡すると考えられる[35]。

臨床像

RAは多くの関節の対称性の痛みと腫脹，朝のこわばりの持続，倦怠感，微熱などの特徴がある。最も一般的に侵されるのはPIP関節，中手指節（MP）関節，手の母指の関節，手関節，肘関節，足関節，MTP関節，顎関節（TMJ）であり，股関節や肩関節，頚椎もまた侵されやすい[2,35]。関節罹患は両側性であるが，RAの経過は両側で同じではない。たとえば，クライエントの優位手は他側の手よりも重度に侵され，関節変化や変形が異なる。臨床像はクライエントによってさまざまであり，各クライエントが経るRAの経過も異なる。痛みは急性痛もしくは慢性痛である。急性痛はRAの増悪期または**再燃**がある時に起こる。慢性痛は進行性関節損傷が起きている時に経験する。滑膜炎があると，関節が熱く，スポンジのように軟らかくなり，紅斑もしくは発赤が見られることもある。これは，RAの活動期に見られる。軟部組織性のリウマトイド**結節**（皮下に現れるRA症状）は，RAが活動期に向かう時に，クライエントの50％までに出現する。一般に，尺骨近位の伸筋側もしくは肘頭上に軟部組織の固まりが見られる[2]。朝のこわばりはRAに共通した最も一般的な症状である。OAに見られるような短時間のこわばりではなく，RAの朝のこわばりは1ないし2時間続く。朝のこわばりはRAの寛解期には消失することが多い。朝のこわばりが続く時間は滑膜炎の強さと相関する傾向があり，その存在と持続時間はRAの経過を追う有効な指標である[36]。倦怠感や疲労感，抑うつ感も変動し，多くのクライエントは午後に症状の悪化を経験する。RAの典型的徴候以外の非特異的症状が，数週または数カ月前に起こることもある[35]。

炎症過程は，急性期，亜急性期，慢性活動期，慢性非活動期の4つの段階に分けられてきた[65]。各段階は重複し，RAの経過によって前後に移動する。急性期に見られる臨床症状には運動制限，安静時の疼痛と圧痛（運動時にはそれらは増強する），全身的なこわばり，筋力低下，うずくような感じもしくはしびれ感，関節の熱感と発赤などがある。亜急性期には運動制限とうずくような感じは残存する。疼痛と圧痛の軽減は炎症が消退してきたことを示す。こわばりは朝に限定され，関節はピンク色で温かく感じられる。慢性活動期ではうずくような感じや疼痛，圧痛は軽減し，活動耐性は増大するが，持久力は低いままである。慢性非活動期では炎症の徴候は認められない。この段階で，クライエントは持久力の低さや疼痛，こわばりを呈することがあるが，これは廃用によるものである。疼痛への恐れ，関節可動域（ROM）制限，筋萎縮，拘縮などによって，全般的な機能が低下することがある[65]。

RAのクライエントの33％以上が，疾患の後期に明らかとなる特徴的な関節変形を呈する。罹患後の最初の2年以内に，10％以上のクライエントは手の小さな関節の変形が進行する[35]。関節変化として最も一般的に見られるのは，手関節の橈側偏位，MP関節の尺側偏位，指のスワンネック変形およびボタン穴変形である。関節変化もしくは変形はいろいろな機序によって起こるが，それには関節の可動性消失，軟骨および骨の破壊，筋や腱，靱帯の位置変化などが考えられる[36]。**腱鞘炎**および屈筋腱鞘内の結節の存在は弾発指（バネ指）の原因となる。手関節部での正中神経または尺骨神経の圧迫症状を呈するクライエントもいる。腱断裂が見られることもあり，それは一般に小指，環指，中指の伸筋腱である。関節変形とレントゲン写真上の変化に基づいた疾患の段階をボックス38-2に示した。

診断基準

確定診断を下すための単一の検査はない。診断

ボックス 38-2　アメリカリウマチ学会による関節リウマチのステージ分類

ステージⅠ：初期
1. レントゲン写真では破壊的変化は認められない*
2. レントゲン写真で骨粗鬆症の存在の可能性がある

ステージⅡ：中期
1. レントゲン写真では骨粗鬆症が認められる．軽度の軟骨下骨の破壊は認められる場合も，認められない場合もある；軽度の軟骨破壊の可能性はある*
2. 関節可動性制限の可能性はあるが，関節変形はない*
3. 関節周囲の筋萎縮がある
4. 結節や腱鞘炎などの関節外軟部組織の病変の可能性がある

ステージⅢ：高度進行期
1. 骨粗鬆症に加え，レントゲン写真で軟骨および骨の破壊が認められる*
2. 亜脱臼や尺側偏位，過伸展のような関節変形がある．線維性または骨性の強直はない*
3. 強度の筋萎縮がある
4. 結節や腱鞘炎などの関節外軟部組織の病変の可能性がある

ステージⅣ：末期
1. 線維性または骨性の強直がある*
2. それ以外はステージⅢの基準を満たす

*特定のステージまたは段階に分類されるためには，この基準が存在している必要がある．(Steinbrocker O, Traeger CH, Batterman RC : Therapeutic criteria in rheumatoid arthritis. JAMA 140 : 659, 1949)

は，徴候や症状の臨床評価，生化学的データ，レントゲン写真の結果に基づいてなされる[35]．アメリカリウマチ学会の関節リウマチ診断基準ではRAであるとの診断をなすためには，クライエントは臨床症状の7つの基準のうち4つを呈している必要がある（表38-3）．生化学的データはRAの診断を下すためには必須ではないが，臨床所見を確認するために有効である．リウマトイド因子は，RAのクライエントの約85％に見られる血清抗体であるが，滑膜に炎症のあるその他の疾患においても認められる．リウマトイド因子の存在は，症状の重症度や全身症状の程度に相関する．赤血球沈降速度（erythrocyte sedimentation rate；ESR）は滑膜の炎症の程度に関連し，OAなどの非炎症性の疾患を除外し，炎症活動の経過を追うのに役立つ[2,35]．RAの初期にはレントゲン写真では軟部組織の腫脹以外のものはわからないが，半数以上のクライエントでは，RAが進行している最初の2年以内にレントゲン写真上の変化が認められるようになる[35]．

医学的管理

現時点ではRAの根本的治療法はない．RAの主たる治療目標には次のようなものがある：(1) 疼痛，腫脹，疲労感を軽減する；(2) 関節機能を改善し，関節損傷や変形を最小にする；(3) 障害や疾患に関連した病的状態を防止する；(4) 長期の服薬による副作用を最小にしながら身体的，社会的，情緒的機能を維持する[35,63]．不可逆的な損傷が起こる前に疾患をコントロールすることによってのみ正常な関節状態が維持される．ここ数年の間にRA治療には大きな進展があった．それは，RAの病態機構への理解が進んだこと，病態生理学の過程に特異的に目標を絞った治療法が開発されたこと，初期に積極的に薬物療法を行うことで結果を変えることができ，RAの重症度や障害を軽減できることが認識されるようになったからである[63,97]．

RAの治療に使われる薬剤はNSAIDs，副腎皮質ホルモン，疾患修飾性抗リウマチ剤（disease-modifying antirheumatic drugs；DMARD）が含まれる[29]．最初に選択されるNSAIDsは関節痛や腫脹を抑えるが，RAの進行を変えることはなく，単独で使われることは，あったとしても稀である．これと同じ分類に属する抗炎症効果をもつ多くの薬剤もほぼ同様である．新しいタイプの薬剤であるCox-2抑制剤はNSAIDsより優れた効果があるとの確証はないが，胃腸への重度の副作用の危険性は

表 38-3 アメリカリウマチ学会による関節リウマチの診断基準

基準	定義
朝のこわばり	関節内および関節周辺に起こる朝のこわばり．最大限の改善に至る前に少なくとも1時間は継続する．
3関節以上の関節炎	少なくとも3関節に同時的に軟部組織の腫脹もしくは体液（骨の過剰成長のみでなく）が医師によって観察される．可能性のある14の領域は，左右のPIP，MP，手，肘，膝，足，MTPの関節．
手の関節の関節炎	手，MCP，PIP関節の少なくとも1カ所が腫脹している（上述のように）．
対称性の関節炎	同じ関節部位の同時的罹患（2番目に述べたように）が身体の両側に起こる（PIP，MP，MTP関節の両側性罹患は，完全に対称的でなくともよい）．
リウマトイド結節	骨突出部または伸筋面，関節周囲部に皮下結節が医師によって観察される．
血清リウマトイド因子	正常者の陽性率が5%以下となる何らかの方法で血清リウマトイド因子の異常が認められる．
レントゲン上の変化	レントゲン上の前後像に手指や手関節の典型的な関節リウマチ性変化がある．これには罹患関節に限局した，もしくは罹患関節の近隣で最も著しい侵食または明白な骨の萎縮がなければならない（骨関節炎様変化のみでは対象とならない）．

関節リウマチとするには，これらの基準のうち，少なくとも4つを満たしていなければならない．最初の4つの基準は少なくとも6週間は持続していること．2つの臨床診断がある患者は除外される．定型的，確定的，可能性のある関節リウマチといった呼称の仕方はしない．
(Arnett FC, et al : The American Rheumatism Association 1987 revised criteria for the classification of rheumatoid arthritis, Arthritis Rheum 31 : 315, 1988)

少ないと思われる[2]．副腎皮質ホルモンはRAの医学的管理で長い歴史をもっており，今でも中心的な薬剤である．これは炎症の抑制に即効的な効果があり，関節痛や疲労感を改善する．副腎皮質ホルモンには重度の副作用があるため，RAの急性期で，機能が著しく低下しているクライエントに対して，DMARDの治療効果が得られるのを待つ間に，一時的に用いられることが多い．DMARDは疼痛緩和作用はないが，RAの経過に実際に影響を及ぼす．効果が得られるのが遅いため，臨床的にその効果が認められるには数週間から数カ月間にわたって薬物療法を続ける必要がある．これらの薬剤の使用に当たっては，副作用を頻回にモニターする必要がある．

従来は，RAの薬物療法はNSAIDのような副作用の少ない薬剤から始め，RAの後期により強い薬剤へと進められていた．薬物療法はより積極的になっており，できるだけ早く，できるだけ完全に，そしてできるだけ長くRAの経過をコントロールするために早期にDMARDを使用している[2,97]．薬物療法は，クライエントの治療に対するニーズや反応によって，また医師の治療哲学によって絶えず変化している．現在使用している薬剤の効果がなくなったり，重度の副作用が出現すると，この不確実さはクライエントを不満にさせる．作業療法士やその他のチームメンバーは，クライエントが服用している薬剤やその副作用について知っておくことは重要である．

手術療法

RAによって広範な関節損傷が起こるので，疼痛緩和や機能改善のために手術が行われることが多い．RAのクライエントにとってはいくつかの手術方法が有効である．滑膜切除術（過剰な滑膜を切離する）や腱鞘切除術（病的な腱鞘を切離する）が疼痛を緩和し，関節破壊の過程を遅らせるために行われるが，これらはRAの進行を予防するものではない．この手術方法は，最も一般的には手関節や手に対して行われる．腱の手術（転位した腱の再設置術，断裂した腱の修復術，短縮した腱の解放術を含む）は，手の機能障害を修復するために行われる．腱の手術は手関節や手の伸筋腱に対して行われるのが最も多い．腱移行術や末梢神経の除圧術（手根管の解放などの）も機能を改善するために行われる．関節の修復が不可能な時の選択肢としては，関節形成術や関節固定術がある．これらの手術は，疼痛の緩和，関節の安定性や変形の修復，機能の改善のために行われる．関節形成術が行われる一般的な部位

は股関節，膝関節，MP 関節である．関節固定術が行われる一般的な部位は手関節，母指の MP 関節および IP 関節，頚椎である[63,65]．

■作業療法評価

関節炎のクライエントはそれぞれ独自の臨床問題や機能障害を呈するということを認識しておかなければならない．クライエントの個別のニーズを決定するには，クライエント中心のアプローチと作業を基盤としたアプローチ（occupation-based approach）が有効である．関節炎のクライエントの評価には，他の身体障害と同じ要素が多く含まれている．関節炎に関連して特に注目しなければならないものには，痛み，関節のこわばり，関節変形，疲労感，対処技能があり，これらは特に活動制限に関連するものである．関節炎のクライエントは調子の良い日と悪い日があるので，多くの臨床症状や問題は変動する．クライエントの機能，臨床症状，心理的状態の全身的な評価は，問題の優先順位を決め，効果的な治療を計画するうえで重要である．

特に注目しなければならない評価領域は処方に記載されている内容から導き出されることが多い．手術前の手の評価，股関節置換術後，診断後の教育，炎症がある時のスプリント装着，機能の低下などはすべて，作業療法士が評価の優先順位を決める必要があるものである．

リウマチ性疾患は慢性過程をとるので，自分のニーズを明確に述べることができるクライエントもおり，それを述べる機会を与えるべきである．その他のクライエントは多くの問題や新しく下された診断に苦しみ，治療を提供できる作業療法士を探し求めている．クライエントの状態にかかわらず，最良の治療を提供する一助として，クライエントや家族，作業療法士，他のチームメンバーとの密接な共同および協力が重要である．

作業療法評価過程は，(1) クライエントの病歴，(2) 作業プロフィール，(3) 作業遂行の状況，(4) 認知および心理，社会的状態，(5) 臨床症状からなる．

クライエントの病歴

クライエントの報告および診療記録を通して病歴全体を得るようにすべきである．重要な側面には診断名，発症日と診断，二次的な医学的状態，現在の薬剤および服薬スケジュール，代替療法または補助療法，手術歴などが含まれる[83]．クライエントに次のような質問をしてみる．「あなたの関節炎はどのタイプですか？」「発症してからどのくらいですか？」「現在，飲んでいる薬は何ですか？」「関節炎のために，あなたがやっている医学的治療以外のものは何ですか？」．これらの質問は，クライエントの状態や医学的治療，健康習慣についてのクライエントの理解レベルを推察するのに有効である．作業療法士や医師の治療を受ける前の経験も，治療の基礎とするために確認すべきである．作業療法士は次のような質問をしてクライエントの現在の主訴を質問し，傾聴しなければならない．「関節炎であなたが一番困っていることは何ですか？」「現在，あなたの能力は関節炎によってどのように制限されていますか？」「治療にどのような援助を望んでいますか？」．

これはニーナの作業療法への最初の処方内容であった．彼女は自分の診断や薬については知っていたが，治療の利点についてはよく知らなかった．質問に対する彼女の反応を通して，ニーナは，痛みや彼女が重要だと考えている家事や仕事を行うことが難しいと明確に述べることができた．

作業プロフィール

作業遂行の評価過程は作業プロフィールから始めることが有効である．開かれた（open-end）質問によって，クライエントの過去および現在の役割，職業，全般的な活動レベル，意義のある活動に参加する能力についての重要かつ詳細なプロフィールが得られる．また，自己効力感や障害への適応，自分の人生において意義のあるテーマについて，どのように考えているかを知ることができる[54,62]．クライエントの作業プロフィールを得る有効な方法は，典型的な1日のスケジュールを述べてもらうことである．この評価方法によって，クライエントの日課や費やす時間，睡眠と起床の習慣，エネルギーと疲労のパターン，会話では明らかにならないその他の詳細について作業療法士は詳しく知ることができる．関節炎の症状は変動する可能性があるので，クライエントには調子の良い日と悪い日にどのように時間

を使っているかについても質問する．それによって，作業療法士はその2日間の比較ができ，関節炎がクライエントの生活にどのように影響しているか，クライエントはどのようにして活動と安静の効果的なバランスをとっているかを理解できる．週または月単位で，調子の良い日と悪い日の割合を尋ねることも有効である．平日と週末の時間の使い方を調べることも役立つ．クライエントは精神的な活動や社会的活動，余暇活動などの活動について言及するかもしれない．この対話の流れは信頼関係を築き，クライエントの作業や生活様式に対して作業療法士が価値ある専門家であるということを確立し，クライエントのリハビリテーションにおける作業療法士の役割を形成する．

作業遂行の状況

クライエントの典型的な作業や好みとする作業を確認したら，面接や観察によってこれらの機能的活動を行う時の自立度を評価する．クライエントの能力は1日の中でも変わり得るので，可能ならば活動が行われる通常の時間に観察を行うべきである．たとえば，早朝はこわばりや痛みで更衣がかなり困難だろうが，午後にこの評価をすれば，クライエントの状態はもっと良いだろう．理想的には，活動はクライエントの家や地域，職場で行うようにすべきである[6]．日常生活活動（ADL）の自立度の評価に加えて，生活関連活動（IADL），学業，仕事，遊び，余暇，社会参加の評価も，クライエントが何らかの補助的機器（例：移動補助具や支援機器）や代償法を使用しているかを知るために重要である．作業を遂行するための特殊な背景（例：クライエントの生活状況，家のその他のもの，作業遂行に関連する建築上の構造）と同様に，作業遂行に必要とされるもの（例：必要とされる道具や機器，技能）も，物理的，環境的，社会的障壁と並んで明らかにすべきである．最後に，活動を行う所要時間も調べるべきである．強い朝のこわばりや持久力の制限を経験しているクライエントは，1日の後半の意義ある活動に参加するための時間やエネルギーを節約するために，更衣のような活動の介助を受け入れることが多い．この方法はクライエントの生活に対する全般的な満足や参加を促し，それは尊重されるべきである．

表38-4 アメリカリウマチ学会による関節リウマチの機能状態分類基準

分類	機能状態
クラスI	通常の日常生活活動（身の回り動作*，趣味的，職業的）を完全に行うことができる
クラスII	通常の身の回り動作と職業的活動を行うことができるが，趣味的活動は制限されている
クラスIII	通常の身の回り動作と職業的活動を行うことができるが，職業的活動や趣味的活動が制限されている
クラスIV	通常の身の回り動作，職業活動，趣味的活動を行う能力が制限されている

*通常の身の回り動作には，更衣，食事，入浴，整容，排泄動作が含まれる．趣味的活動（レクリエーションおよび余暇活動）および職業的活動（仕事，学業，家事活動）は対象者が望み，年齢や性に特異的な活動である．
(American College of Rheumatology © 2004)

RAは，アメリカリウマチ学会の関節リウマチ機能状態分類基準に従って機能的状態を分類する（表38-4）．これによって，保健医療専門職は，迅速かつ全般的に機能状態を評価できる[47]．これは臨床研究で使われることも多く，障害の進行を定義する全般的な枠組みとなるので，作業療法士はこの分類をよく知っておかなければならない[44,100]．仕事の制限から，ニーナはクラスIIIに分類されると考えられる．

関節炎のクライエントの作業遂行機能の低下は，痛みや関節の変化もしくは不安定性，可動域の喪失，筋力低下，生活環境の変化，社会的支持の変化，その他のものによるだろう．薬剤も遂行能力を制限することもある．作業療法士にとっては，作業遂行の障害を明らかにすることだけでなく，その原因となっている要因を決定することも問題となる．クライエントになぜ活動を行えないかを質問することによって，クライエントの重要な視点を導き出すことができる[6]．ニーナは多くの作業を行うことが困難であった．それには，睡眠，孫との遊び，家庭管理，彼女が満足できるレベルで仕事をすることなどがあった．彼女は，最近の再燃によって痛みやこわばり，疲労感が増強し，活動をあきらめたり，縮小しなければならなかったと言っていた．

認知および心理，社会的状態

関節炎の影響は身体や機能に限定されるものではない．関節炎のクライエントの認知および心理的な障害も評価すべきである．関節炎そのものは認知能力を直接的に侵すものではないが，睡眠障害や抑うつ状態，薬剤などは，集中時間や短期記憶，問題解決技能に深刻な影響を及ぼす[65]．慢性疾患をもつ人は，障害に対処する技能を身につけなければならない．関節炎のクライエントにとって，対処技能は特に重要である．関節変形や薬剤の副作用によって，身体機能や生活役割，外見などの重篤な変化に直面するからである．関節炎は予測不能で，痛みがあるので，障害に対する正常な反応には抑うつ状態，否認，環境コントロールのニーズ，依存などがある．心理的適応は身体，精神，状況要因の複雑な相互作用によって影響を受ける[38,54]．RAのクライエントの約20％が大抑うつ状態になると考えられている[27]．RAまたはOAのクライエントの約半数が社会的関係の喪失を経験する[99]．持続的な痛みや痛みへの恐れ，身体像の変化，病人としての自己知覚，疾患経過の不透明性の持続，疾患の進行，性的な機能障害，役割の変化，働けないことによる収入の喪失など，これらは重大な心理的ストレス因子となる[54,72]．RAによる障害は生物医学的因子とほぼ同程度に心理社会的因子と関連するという確証がある[30]．これらのストレス因子はRAによって増強するので，作業療法士はクライエントが生活においてストレスをどのようにコントロールしているかを理解すべきである[54]．家族関係や文化的背景も，クライエントの保健医療行動や疾患への反応に影響する[77]．作業療法士はリハビリテーションに影響するであろうすべての因子に敏感でなければならない．必要に応じて，他の保健医療の専門職（医師や臨床心理士，ソーシャルワーカー）に依頼すべきである[72]．

ニーナは十分な睡眠をとることができないことによって活動に集中できなくなっていると言っていた．彼女は家庭管理にいつもの時間を割けないことについてのフラストレーションや，決められた時間働けないことで収入を失うのではないかとの不安を表明していた．過去数年間，関節炎は適切にコントロールされ，再燃を経験していなかったので，彼女は自分の健康状態についても恐れていた．

臨床症状

関節炎のクライエントでは，炎症，ROM，筋力，手の機能，こわばり，疼痛，感覚，関節の不安定性や変形，身体的耐久性，機能的移動についてスクリーニング的に，もしくは詳細に評価すべきである．機能評価においては，抗炎症剤や鎮痛剤の服薬時間が結果に影響するので，いつ服薬したかにも注意すべきである．加えて，再評価は同じ状況下で行うようにしなければならない[65]．最初にクライエントの機能障害を確認したら，クライエント要因の評価により焦点を当てる．さらに，「最も問題なのはどの関節ですか？」といった質問は，評価の優先順位をつけるのに役立つ．ニーナの例では，最初は主に滑膜炎や痛み，こわばり，ROM，筋力，身体的持久力，機能的移動について詳細な評価を行った．関節の変形は明らかではなかったが，変形の危険性がある不安定性の徴候についてニーナの関節を注意深く調べた．

臨床評価にはかなりの時間を要する．系統的な方法でアプローチし，結果は明確に記録しておかなければならない．作業療法士は何回かに分けて評価を行う必要がある．特に，クライエントが強い痛みや疲労感を経験している時はそうである．治療はすぐに始めることができ，評価が終了している必要はない．実際に，最初の面接時のクライエントの姿勢観察，運動に対する意思，疼痛行動から評価を始めることができる．

炎症や関節炎はRAの経過を示唆するので，その存在と部位に注意すべきである．何種類かの腫脹があり，それを記載しておかなければならない．滲出（関節包内に過剰な体液が貯留する）は紡錘状の腫脹であり，関節の形状に適合する．ぶよぶよとした（boggy）腫脹は薄く，体液に満ちている．この腫脹は滑膜炎の初期の活動段階に見られ，腫れて，スポンジのような，触れて軟らかい感じである．慢性滑膜炎では関節が滑膜組織で満たされるので硬く感じられる[65]．

ROMは自動および他動ROMを測定する．処方内容やクライエントの訴えによって，作業療法士はすべての関節を角度計で測定する必要はなく，最も関係のある関節に限定してもよいと考えるだろう．作業療法士は，自動運動ではクライエントが使える可動性の量を観察でき，他動運動では運動のために

関節にどの程度の能力があるかを知ることができる．自動運動は他動 ROM よりもかなり少ないことがある．これは可動域欠如（lag）として知られており，痛みや筋力低下，関節損傷による機械的な非効率性がその理由である．変形がある場合，手の関節の測定は角度計では困難だろう．複合的な（すべての関節の動き）屈曲や伸展，母指の対立の評価によって，より機能的な情報が得られる[9]．自動運動による手の開きと握りは次のようにして測定できる．机上に手の背側を乗せ，最大伸展（開き）時の机と指先の距離，指先と手掌皮線との距離（握り）を測定する．ROM を測定している時に，作業療法士はクライエントがこわばりや不安定性を感じているかに注意しなければならない．拘縮がある時の堅い最終域感（hard end-feel）は，骨同士が当たっていることを示している[66]．張った最終域感（firm end-feel）は関節包もしくは靱帯が動きを制限していることを示している[46]．関節摩擦音は過剰な関節損傷を示すことが多いので，運動時の関節摩擦音の存在とその部位に注意しなければならない．関節摩擦音を生じる基となるものは骨，滑膜，囊胞，腱などである（詳細については第 19 章から第 21 章を参照のこと）[9,65]．

筋力は，通常の徒手筋力検査法よりも特殊な方法で評価する．理解しておかなければならない重要なことの 1 つは，関節炎のクライエントの筋力検査は正常者に対するその方法とは異なっているということである．抵抗は ROM の真の最終域よりも，痛みのない最終域で加える．関節炎のあるクライエントでは，可動域の最後の 30°〜40° で痛みがあることも稀ではない．痛みのない範囲で抵抗を加えれば，痛みによる筋力の抑制を避けることができるだろう．抵抗を加える時に関節保護法の原理を考慮し，痛みがあれば抵抗を加えるのを止めるというのも重要である．抵抗が禁忌となっている時（関節炎の急性期または活動期の症例では，抵抗は炎症のある組織や関節には有害である），機能的筋力検査もしくは運動検査が代替検査となる[65]．

手の筋力や機能も重要な検査であるが，評価中に痛みのある関節もしくは脆弱な関節にストレスとならないよう注意すべきである．握力やピンチ力は標準的な方法で測定するが，重度の筋力低下や手の変形がある場合，血圧計のカフを使って水銀の高さで力を測定するなど，方法を工夫する必要がある[9,65]．この方法はクライエントにとっては快適ではあるが，正常値が確立されていないので検査結果の信頼性は低い．関節炎のクライエントの握力を測定するその他の機器としては，市販されている空気バルブの握力計がある．関節変形によって，クライエントは側腹つまみや指腹つまみの標準的な検査肢位がとれないかもしれない．機能に関連したピンチ力を評価することは重要なので，クライエントのつまみのパターンに注意しながらピンチ力を検査すべきである（例：「母指と第 2 中手骨間の指間腔に（web space）ピンチ力計を置き，ピンチ力は 1.8 kg であった」）．筋萎縮の存在とその部位も記録しておくべきである．これは重度の筋力低下を示唆し，さらに検査が必要な神経圧迫の可能性がある．手内筋の萎縮があると，母指球と小指球の平坦化や，手の背側中手骨間にくぼみが見られる．

手の機能は標準化された検査（例：Jebsen Taylor Hand Function Test）[49]や，各種の把握やつまみのパターンを含む一般的な機能的課題を遂行しているところの観察によって評価する．その課題には薬の瓶を開ける，字を書く，コップを持つ，小さなピンをつまみ上げる，ドアノブや鍵を回す，ナイフで切る，ボタンを留めるなどがある．この評価の価値は，クライエントがこれらの課題を遂行できるかということに加えて，クライエントがどのように手を使うかを観察することと，活動を制限している因子を決定することである．その因子には，関節の不安定性，可動域の欠如，変形，痛み，筋力低下，その他がある．作業療法士は手の外見のみでは機能を予測することができない．関節炎による変形はゆっくりと進行することが多く，多くのクライエントは時間経過によって手の機能をいかに適用させるかを学習する．これは，クライエントにとって実際的には機能的問題とはならないので，作業療法士は治療計画を立てる時にこのことを覚えておかなければならない．

関節のこわばりは，関節がすり減ったことによる過度のこわばり感とは全く異なるものである[65]．関節のこわばりは低度の炎症，滲出，滑膜の肥厚，筋の短縮やスパズムによるものである[10,66]．どの関節にこわばりを感じるか，それはどのような状況下で生じるか，どのくらい持続するかをクライエントに

質問することで，作業療法士は関節のこわばりの程度を決定できる．朝のこわばりとゲル化は分けて考えるべきであり，その持続時間（何時間または何分）で測定できる．朝のこわばりの持続時間は，RAの活動度を示す客観的な指標として使うことが多い．長期間の不活動後のこわばりであるゲル化現象は，関節や周辺組織の体液がゲル化することからそう呼ばれる[66]．

痛みは関節炎の臨床問題として第一に挙がることが多いので，詳細に評価すべきである．作業に携わるクライエントの能力を妨げる痛みは，第一に関心を向けるべきである．関節痛の存在とその部位を知らなければならない．より重要な情報を得るために，作業療法士は次のような質問をしてみなければならない．「痛みが起こるのはいつですか？」「どうすると痛みが強くなりますか？」「痛みが良くなる方法には何があると思いますか」．関節痛と関節周辺（関節周囲の軟部組織）の痛みとを区別するようにすべきである．腱炎や滑液包炎などの二次的な状態は痛みの原因となることが多い．痛みは各人によって異なった意義をもち，記載することが難しいことが多い[85]．作業療法士は次のような方法で痛みの強さを測定できる．クライエントに「1」（痛みなし）から「10」（最強の痛み）までの数字によるスケールで痛みの強さを示させるか，もしくは10 cmの直線を使った視覚的疼痛スケールに印をつけさせる[48]．これらのスケールは，疲労感やこわばりの程度を含むその他の主観的症状を測定するためにも使える[43]．関節炎に関連した痛みは変化しやすいので，現在の痛み，一番調子が良い時の痛み，一番調子が悪い時の痛みを示させたり，1日のいろいろな時間の痛み，安静時の痛みと運動や活動時の痛みを比較させる．興味深いことに，RAの初期段階の急性炎症の痛みは，変形がある時の末期の痛みよりも強い傾向がある[9]．関節圧痛の存在およびその部位にも注意すべきである．圧痛は関節の内側面や外側面に徒手的な圧迫を与えて評価する（詳細については第27章を参照のこと）[65]．

腫脹による末梢神経損傷もしくは圧迫の可能性がある場合，感覚を評価する．作業療法士は，クライエントから痛みに関する主観的な情報（しびれ感や刺すような痛み）を得る．この情報に基づいて，モノフィラメントを使った指先の触覚および圧覚の閾値をスクリーニングする[7]．感覚障害があることがわかったら，さらなる評価が必要である．これには，圧迫領域を限局するために，症状を再現もしくは強める増強テストが含まれる．このテストの例としては，手根管で正中神経圧迫が疑われる時のPhalenテストやTinelテストがある[5]．頚椎の罹患がわかった時，もしくは疑われる時は，脊髄分節に沿った軽い触覚，痛覚，固有受容覚の評価を行うべきである（詳細については第22章および第39章を参照のこと）．

関節の緩み（joint laxity）もしくは不安定性は，関節に内側／外側，前後方向のストレスを与えて評価する．MP関節の内側／外側の安定性を検査する場合，側副靱帯を緊張させるために最初にMP関節を屈曲位にする．靱帯性の関節の緩みは次のように記載する；軽度（正常より5〜10°過剰），中等度（10〜20°過剰），重度（20°以上過剰）[65]．手関節では，内側／外側方向の不安定性は側副靱帯の緩みを示し，前後方向の過剰な動きは関節包および掌側板の緩みによるものである．正常な関節の緩みは人によってかなり異なるため，可能ならば，クライエントの罹患していない関節と比較する方がよい[65]．

関節変形は主に観察と触診で評価する．変形の部位と種類に注目する．過去の評価と比較することができれば，作業療法士は疾患の時間経過に沿って変形がどのように進行しているかを知ることができる．自動的であれ，他動的であれ，変形が矯正可能であれば，その変形は可動的（flexible）であると考えられ，矯正できない時は固定（fixed）していると考えられる．変形のパターンは両手で異なり，RAのクライエントは骨関節症性の関節損傷による変形を呈することもある．

関節炎による変形には以下のようなものがある：
・ボタン穴変形はPIP関節の屈曲，DIP関節の過伸展を特徴とする（図38-4）．このジグザグ型の変形は筋−腱バランスの変化を現している．最初にPIP関節の病的変化が起こり，次にDIP関節の変化が起こる．滑膜炎が背側関節包と伸展機構である正中索を弱化もしくは延長，断裂させると，PIP関節の伸展が不十分になるか，もしくは欠如する．伸展機構である側索がPIP関節の軸の下に滑り落ちるとPIP関節を屈曲することになる．側索が付着している

第38章 関節炎 1139

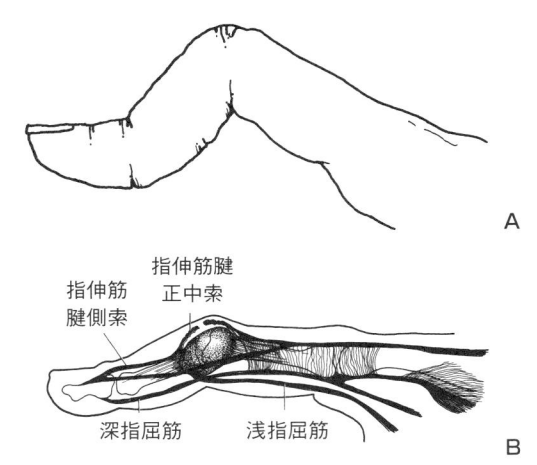

図38-4 A：DIP関節の過伸展およびPIP関節の屈曲を呈するボタン穴変形. B：ボタン穴変形は指伸筋腱の中央索の断裂もしくは伸張によって起こる

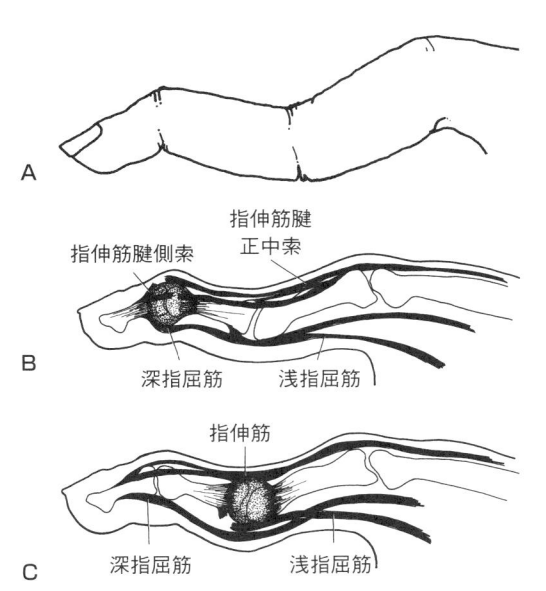

図38-5 A：PIPの過伸展およびDIP関節の屈曲を呈するスワンネック変形. B：指伸筋腱の側索の断裂によって起こるスワンネック変形. C：浅指屈筋腱の断裂によって起こるスワンネック変形

DIP関節での側索への力が強くなると，DIP関節は過伸展する．手指を伸展することができず，つまみのために指先を屈曲できないので，手指の機能は障害される[1, 9, 65]．

・スワンネック変形は，PIP関節の過伸展とDIP関節の屈曲を特徴とするが，MP関節の屈曲の可能性はある（図38-5）．このジグザグ型の変形も筋-腱バランスの変化と関節の緩みによるものである．この変形は手指のいずれかの関節の異常から始まる．変形の原因には次のようなものがある：手内筋のタイトネス（tightness），DIP関節での伸筋腱の延長もしくは断裂，慢性滑膜炎によるPIP関節の支持機構である掌側関節包の延長．伸展機構である側索がPIP関節の軸の上に滑るとPIP関節を伸展させ，DIP関節を屈曲する．PIP関節を屈曲することができないので手指の機能が障害され，こぶしを握ったり，小さな物を持つことができなくなる[1]．

・槌指は，DIP関節の屈曲を特徴とする．これは，伸筋腱が終わるDIP関節で断裂することによるものである．末節骨の伸展が不能になる．

・骨性の結節（nodes）は，OAによる関節損傷を示唆する骨肥大である．RAによる関節損傷も変性性関節疾患であり，RAのクライエントにも同じように結節が見られることがある．骨

棘は触れると硬く，典型的には痛みはない．最も一般的に見られるのはDIP関節（ヘバーデン結節）およびPIP関節（ブシャール結節）である（図38-6）．

・軟部組織性の結節（nodules）は肉芽腫性，線維性の軟部組織であり，痛みがある時がある．一般に，これは尺骨や肘頭などの体重を負荷する面に見られ（図38-7），リウマチ性関節疾患の重症度を予見することができる[9]．

・偏位（deviation）は，正常な関節肢位の変化である．典型的には橈側偏位もしくは尺側偏位と呼ばれる．RAでは，手関節では橈側偏位が，MP関節では尺側偏位（ulnar driftともいわれる）が最も一般的なパターンである（図38-8）．偏位は靱帯の弱化もしくは断裂である．日常活動には小関節に強い力が加わる握ったり，つまんだりする活動があるので，小関節は特に侵されやすい．

・亜脱臼は，関節の掌側もしくは背側への転位であり，関節構造が一部分でも接しているアライメント不良である．RAで亜脱臼が最も一般的な部位は，手関節とMP関節である[65]．手関節の掌側亜脱臼は，慢性滑膜炎によって支持靱帯

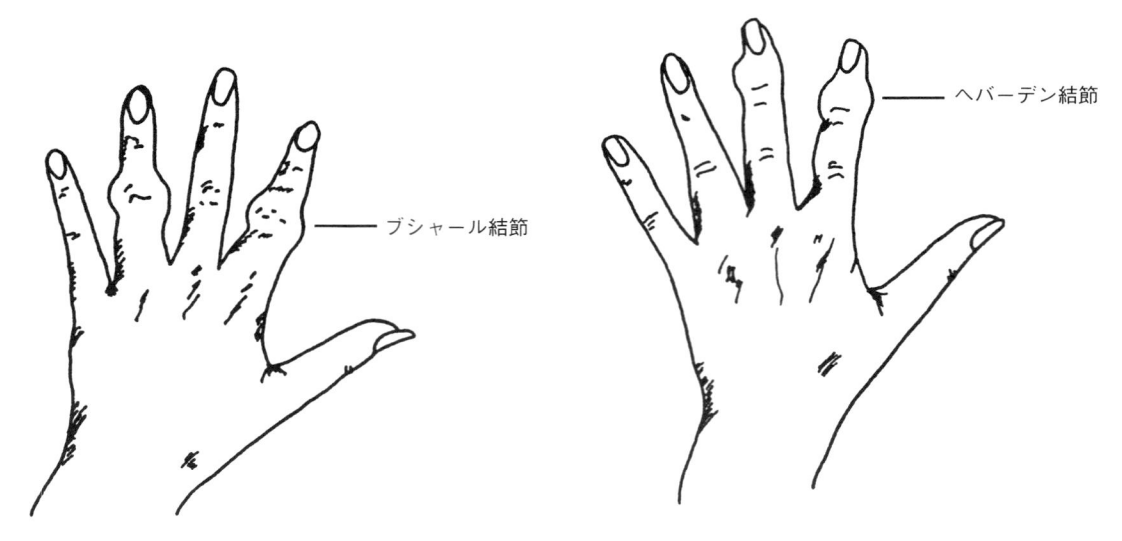

図 38-6　PIP 関節（ブシャール結節）と DIP 関節（ヘバーデン結節）の骨棘形成は骨関節炎では一般に見られる

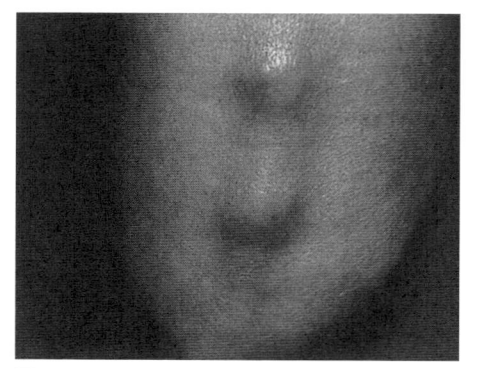

図 38-7　肘の伸筋面に見られたリウマトイド結節（Jarvis C：Physical examination and health assessment, ed 4, Philadelphia, 2004, WB Saunders）

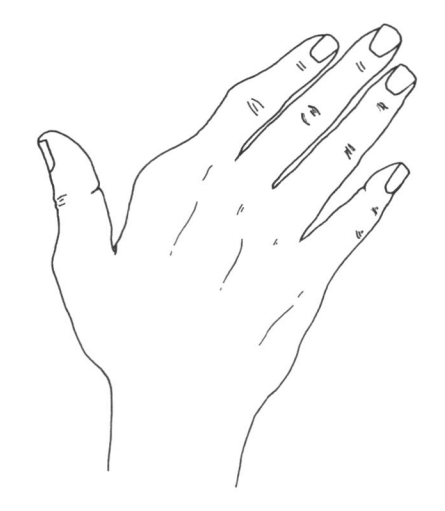

図 38-8　MP 関節の尺側偏位

が弱化することによって起こる橈骨遠位端に対する手根骨の滑りである．MP 関節は形状が顆状であるために運動面が広く，もともと IP 関節よりも安定性は少ない．MP 関節の掌側亜脱臼は頻繁に見られ，尺側偏位や伸筋腱の外側転位（伸筋腱が中手骨頭間の尺側よりに転位する）を伴うことが多い（図 38-9）[1,9,65]．

・脱臼は，関節面が接触していない場合をいう．重度の RA では，靱帯構造の完全な破壊によって橈骨に対して手根骨の掌側脱臼，もしくは他の関節の脱臼が起こる[9,65]．

・強直とは，関節の可動性がない状態である．こ の関節固定状態は骨性（関節内または関節周囲の骨化によるもの）か，線維性（関節周囲の線維組織の成長によるもの）である[65]．

・伸筋腱断裂では，伸筋が作用できずに関節を自動的に伸展できない（図 38-10）．小指伸筋が最初に断裂する傾向がある．長母指伸筋腱や指伸筋の第 3, 4, 5 指腱も断裂しやすい[9]．腱断裂は，粗い骨表面で腱が擦れるか，滑膜炎の直接的侵襲による腱損傷，腱への血液供給を減少させる圧の増加などによって起こる．

・弾発指（バネ指）は一貫しない手指屈曲，伸

第38章 関節炎　1141

の制限である．その原因は，屈筋腱や腱鞘内の軟部組織性の結節によるものであり，腱は滑走できなくなる[65]．クライエントは手指が屈曲位に「捕まって」しまう，または「ロックされて」しまう経験をすることが多く，伸展するには屈曲位から他動的に手指を伸ばさなければならない．

・ムチランス変形は，「グラグラ（floppy）」した関節とたるんだ皮膚の特徴がある（図38-11）．その原因はよくわかっていないが，結果的に骨端が再吸収されて骨は短くなり，関節は完全に安定性を失う．これは，手のMP関節とPIP関節，橈骨手根関節および遠位橈尺関節に一般に見られる[65]．

・母指の変形は先に述べた変形と同様に現れる．Nalebuffは母指の変形を6つのパターンに分類している（表38-5）[92]．RAではタイプⅠが最も一般的であり，OAやRAでは次にタイプⅢが見られる[65,92]．ボタン穴変形（タイプⅠ）で

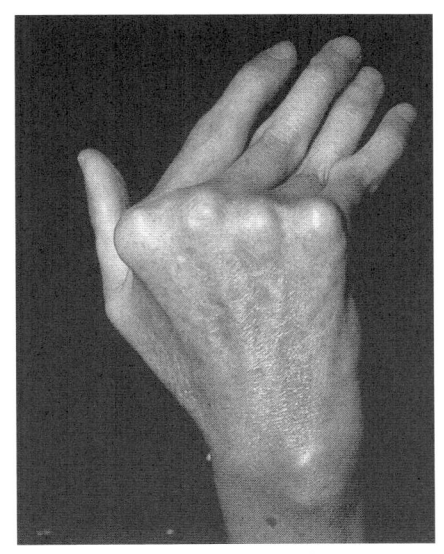

図38-9　関節リウマチに特徴的なMP関節の掌側亜脱臼と尺側偏位．伸筋腱は外側に転位している（Alter S, Feldon T, Terrono AL : Pathomechanics of deformities in the arthritic hand and wrist. Mackin EJ et al, editors : Rehabilitation of the hand and upper extremity, ed 5, p.1550, St Louis, 2002, Mosby）

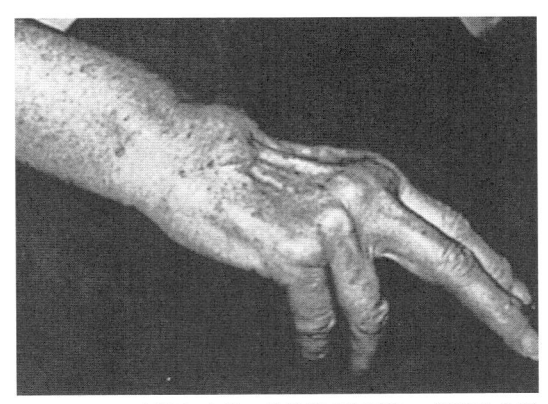

図38-10　環指と小指の伸筋腱が断裂し，能動的伸展が不能になっている．関節リウマチによる伸筋腱の腱鞘炎と手関節の掌側亜脱臼がその要因である（Harris ED, et al : Kelley's textbook of rheumatology, ed 7, Philadelphia, 2005, WB Saunders）

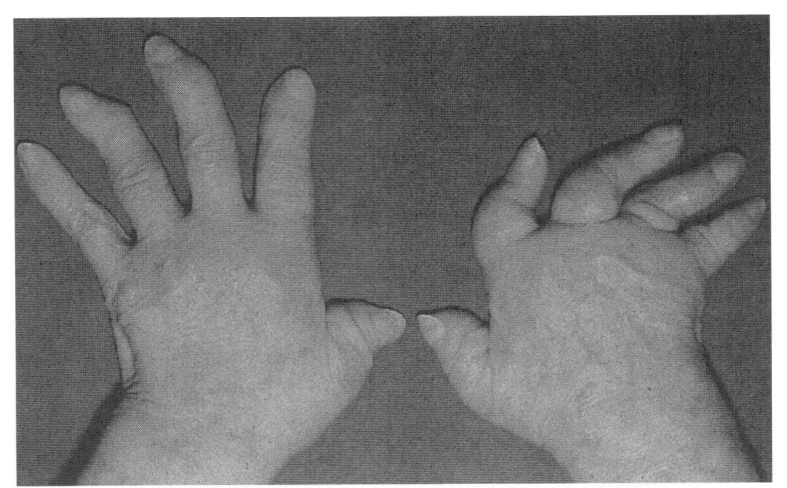

図38-11　ムチランス変形（Klippel JH, Dieppe P, Ferri FF : Primary care rheumatology, St Louis, 1999, Mosby）

表38-5 リウマチの母指の変形

タイプ	CMC 関節	MP 関節	IP 関節
I （ボタン穴変形）	罹患していない	屈曲	過伸展
II （不定）	CMC 屈曲・内転	屈曲	過伸展
III （スワンネック変形）	CMC 亜脱臼・屈曲・内転	過伸展	屈曲
IV （猟場番人；game-keepers）	CMC は亜脱臼なし；屈曲・内転	1度，過伸展，尺側側副靱帯不安定	罹患していない
V	罹患していることも，していないこともあり	1度，掌側板不安定	罹患していない
VI （ムチランス）	どの関節でも骨が失われる	どの関節でも骨が失われる	どの関節でも骨が失われる

(Terrono AL, Nalebuff EA, Philips CA : The rheumatoid thumb. In Mackin EJ et al : Rehabilitation of the hand and upper extremity, ed 5, p.1556, St Louis, 2002, Mosby)

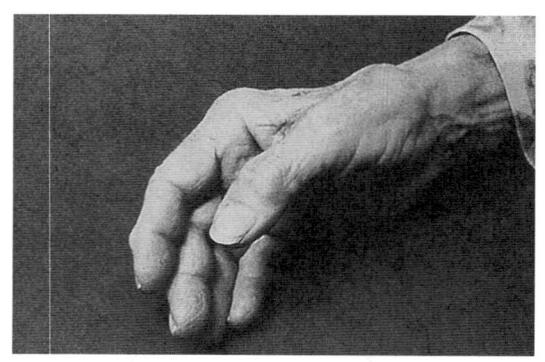

図 38-12 母指 CMC 関節の骨関節炎．母指基底部が角ばり，亜脱臼している（ARHP Arthritis Teaching Slide Collection, American College of Rheumatology）

は MP 関節は屈曲，IP 関節は過伸展している．スワンネック変形（タイプIII）では CMC 関節は亜脱臼，内転，屈曲し，MP 関節は過伸展，IP 関節は屈曲している．RA や OA では母指 CMC 関節の屈曲拘縮も一般的であるが，これは第 1 中手骨の亜脱臼，MP 関節の橈側偏位，もしくは手内筋の短縮または弱化によるものである[66,92]．亜脱臼は特徴的な CMC 関節の角張った外見の原因となる（図 38-12）．母指は手の機能の 60％ を担っているとされているので，その生体力学的な破壊は手の機能の喪失につながることが多い[41]．

身体的持久力は，評価過程中の観察やクライエントの報告によって評価できる．痛み，筋力低下，心肺機能の順応能力の低下，睡眠不足，情緒的ストレスは気力を失わせることになる．疲労感のパターンと重症度に注目すべきである[83]．作業遂行に関連して，歩行や坐位，立位の耐久性を含めた機能的移動，移乗能力を評価すべきである．

■目標設定

クライエントが述べた目標や個人的なニーズ，RA 過程の段階をよく考慮したうえで治療目標を決定すべきである．カナダ作業遂行測定（Canadian Occupational Performance Measure；COPM）は目標設定や治療計画，治療成果の測定のために使えるクライエント中心の方法である[52]．COPM は，時間経過に沿ったクライエントの作業遂行の自己知覚の変化を知ることができるようつくられている．クライエントが活動上の問題を確定し，作業療法の目的の明確な理解を援助するようになっている．COPM には半構成的な面接を含み，クライエントが必要としている活動や，やりたいと思っている活動，やりたいとは思っているが満足にできていない活動を質問する．身の回り動作，生産活動，余暇活動（COPM に基づいた）における作業目標を挙げ，各々の作業遂行状況についてその重要度，現在の遂行度，満足度についての自己知覚をクライエントに質問する．このクライエントとの共同過程を通して，作業を基盤とした治療目標を決定し，優先順位を決め，適切な成果を得るための治療計画を立てることができる．この自己知覚の評価過程は，治療成果を評価するために治療終了時に再度行う．COPM は，入院外来にかかわらず，関節炎のクライエントに使われてきた[6]．ニーナの COPM の目標は，仕事に週 20 時間復帰すること，自分の部屋を 1 人で掃除すること，孫を放課後に公園に連れて行けるようになることであった．

■治療目標および治療計画

関節炎のクライエントの治療では，疾患が進行性であるということを考慮に入れなければならない[22]．治療の包括的な目標は，疼痛軽減，関節保護，機能向上である．作業療法の一般的目標には次のようなものがある：(1) 意義のある作業が行えるように能力を高める，(2) 関節可動性および筋力を維持または増強する，(3) 身体耐久性を最大限高める，(4) 変形の影響を防止もしくは最小限にする，(5) 疾患および身体的，機能的，心理的影響への最良の対処方法についての理解を深める，(6) 疾患への適応を援助する[65]．

治療計画は，個々のクライエントに合わせ，RAの段階，症状の重症度，全般的健康状態，生活様式，クライエントと作業療法士相互に合意した目標に基づいて計画すべきである．治療の時間は限られているので，治療の優先順位を決めることは重要である．作業療法士は以下のような質問に対する答えに基づいて，最も重要な要因に焦点を絞るべきである：「クライエントの機能を最も適切なレベルにするために必要な重要な治療は何か？」．クライエントおよびクライエントの近親者が治療全般に能動的に参加することが重要である．そして，RAの疾患過程や治療方法の原理を理解しなければならない．治療介入はRAの疾患経過によって間欠的になることが多いので，クライエントが家庭で治療を継続し，自己管理ができる能力が，治療の最終的な結果に非常に重要な影響を与える．

表38-6には，炎症性疾患の一般的症状，全般的目標，各段階に適した典型的な作業療法治療の概略を載せた．これは治療計画の出発点として使うことができる[9, 65]．ニーナはRAの再燃の亜急性期段階にあった．上に挙げた6つの一般的目標すべてが，彼女の作業療法プログラムには重要であった．

■作業療法治療

臨床的問題または機能的問題の治療に有効な方法としては，安静，物理療法，運動療法，治療的活動，スプリント装着，作業遂行の練習，クライエントの教育がある．クライエントの自信を高めること

作業療法実践ノート

> 各クライエントの個別的な状態についての作業療法士の臨床判断は，適切なプログラムに結びつけるうえで常に重要である．

が望ましい行動につながるので，家庭背景状況の影響がある自宅において，クライエントが治療を継続する能力の自己効力感を強化することが重要である．「クリニックでやったように家でも活動を行える自信がありますか？」といった質問の答えから，さらに訓練や練習が必要であるかのフィードバックを得ることができる[57]．選択する治療法はクライエントのニーズを反映したものを，適切な時に選択するようにすべきである．関節炎に関連した治療上の一般的注意をボックス38-3に載せた．

安静

安静は炎症や痛みを軽減する積極的な方法と考えるべきである．安静とリラクセーションは，身体を癒やす時間を与え，痛みやストレス，抑うつ状態の悪循環を効果的に断ち切ることができる．安静には全身的なものと局所的なものがある．睡眠を含む全身的な安静は健康のために必要である．全身性炎症疾患の活動期では，少なくとも夜間の8～10時間の睡眠と，30分～1時間の午前，午後の安静時間が勧められる[68]．必要とされる全身的な安静の量はクライエントによって異なり，完全な床上安静から日中のちょっとした昼寝までがある．RAやOAの関節症状に対する局所的な安静には，スプリント装着，活動の回避または修正，日中や夜間に関節へのストレスを防止する良肢位などが含まれる[22]．活動による繰り返しの関節負荷や動きは，安静によって変更すべきである．安静の有効性は，関節腫脹や痛み，疲労感の軽減とともにエネルギーレベルの改善として現れるだろう[68]．

ニーナは全身的な安静と，炎症のある手関節や手指の局所的な安静の両者が必要であった．症状の再燃から回復するには，彼女が身体的な安静の必要性を認識できることが重要であった．このように保証することで，彼女は手をつけていない仕事に対する罪悪感を軽減でき，短期間の休息が長期間にわたって活動に戻ることを可能にすると認識できた．

表 38-6　炎症性疾患の時期別治療目標

時期	症状	目標	治療上の考慮点
Ⅰ．急性期	疼痛；炎症；関節の熱感，発赤，圧痛，全身的こわばり，運動制限	疼痛および炎症の軽減 ROM の維持 筋力および持久力の維持	日中および夜間の局所的安静のためのスプリント，床上安静時間の増加，関節保護法，支援機器，物理療法 疼痛点までの穏やかな自動 ROM もしくは他動 ROM（伸張しない），適切なポジショニング
Ⅱ．亜急性期	炎症は鎮静；関節は温かく，ピンク色；疼痛および圧痛は軽減；こわばりは朝に限定	疼痛および炎症の軽減 ROM の維持 筋力および持久力の維持	固定スプリントの使用は日中は減らすが，夜間は継続，関節保護法，支援機器，物理療法　穏やかに伸張しながらの自動 ROM および他動 ROM，適切なポジショニング 耐久性に合わせ機能的活動を増やす，等尺性訓練
Ⅲ．慢性活動期	炎症は最少，疼痛や圧痛はない活動耐久性は高まる，持久力は低い	疼痛および炎症の軽減． ROM の拡大 筋力および持久力の増強	関節保護法，必要に応じてスプリントや支援機器，物理療法 最終域での伸張を加える自動 ROM または他動 ROM 抵抗運動訓練（等尺性，関節に過剰負荷の危険性がなければ等張性），心血管訓練，機能的活動の拡大
Ⅳ．慢性非活動期	炎症はない，廃用による痛みやこわばり，持久力は低い	疼痛の軽減 ROM の維持または拡大 筋力および持久力の増強	関節保護法，必要に応じてスプリントや支援機器，物理療法 最終域での伸張を加える自動 ROM または他動 ROM 抵抗運動訓練（等尺性，関節に過剰負荷の危険性がなければ等張性），心血管訓練，機能的活動の拡大

物理療法

　物理療法は疼痛の緩和や ROM の維持，改善に有効である．リウマチ性疾患において，物理療法のみの使用は持続的な効果があるとは確証されていないが，臨床の立場からは，クライエントは痛みやこわばりが少なくなったと言っている[9,84]．最も一般的に使われている物理療法は，体表面からの温熱もしくは寒冷の適用である．関節炎に対する温熱の効果としては，血流の増加，疼痛の軽減，組織弾性の改善があるが，炎症を強めるという否定的な影響の可

ボックス 38-3　関節炎に関連した治療上の注意

- 痛みに配慮する
- 疲労を避ける
- 炎症のある関節や不安定な関節にストレスがかかることを避ける
- 抵抗のある運動や活動は注意して行う
- 感覚障害に注意する
- 全身性疾患や薬剤の副作用による皮膚の脆弱性に注意を払う

能性もある[75]．寒冷の効果としては，炎症の軽減や疼痛閾値の低下があるが，否定的な影響として組織粘性が増し，組織弾性が低下し，関節のこわばりがより強くなることがある[93]．温熱を適用する方法としてはホットパック，パラフィン，温水による水治療法があり，シャワーや浴槽に入ることも温熱効果がある．寒冷にはアイスパックや冷却ゲルパックがある．適切な方法を選択するために，疾患の活動性や段階を考慮しなければならない．急性炎症のある関節では温熱は症状を増強させるだろうが，寒冷は疼痛や炎症の軽減に有効だろう．亜急性期や慢性期では，温熱・寒冷ともに有効である[84]．ニーナは温熱の方を好み，これによって関節が緩み，痛みを軽減するのに有効だった．彼女は亜急性期だったが，ある程度の炎症は残存していた．したがって，炎症を増悪させないよう温熱への反応を頻回にモニターした．彼女には入浴や電子レンジで加温するパックの使用が安全であることを教育した．

　リウマチ性疾患では温熱や寒冷の使用が禁忌となる医学的状態がある．たとえば，指先の血管攣縮疾患であるレイノー現象では寒冷の使用は禁忌である[84]．RAのクライエントでは温熱や寒冷に対する血管反応が不定である場合があり，正常な温熱保持効果が正常よりも大きかったり，寒冷にさらされることで冷感やこわばりが強くなる原因となることもある[45]．物理療法に対するクライエントの反応を注意深くモニターすることが重要である．物理療法の選択に当たっては，クライエントの好みや家庭で使いやすいかも考慮する必要がある．家庭で使えるパラフィンユニットや電子レンジで加温できるパック，持続的に低温加熱できるラップなどが地域の店で購入できるようになっており，クライエントの選択肢が増えている[67]．安全性については常に考えておかなければならない．熱傷やその他の組織損傷を防ぐために，適切な使用方法をクライエントや近親者に注意深く指導すべきである．作業療法士は，物理療法を使用する前に，組織反応や関連する注意事項を十分に理解し，安全に使用する方法に慣れておかなければならない．このためには，卒後の教育が必要である．また，作業療法士は物理療法に関する州の資格や教育要件に従うべきである．

運動療法

　関節炎のクライエントに対する運動療法の目的は，筋力を維持し，廃用性筋萎縮を予防し，ROMを維持もしくは改善することにより，筋や関節機能を可能な限り正常に維持することである[96]．クライエントがすでに行っている運動およびその運動を誰が（専門家や親しい家族もしくは友人）勧めたかについて知ることは有効である．自分で始めた運動は関節炎のクライエントにとっては有害なことが多い．関節炎のクライエントすべてに適した普遍的な運動療法プログラムはない．訓練プログラムは各クライエントのニーズや耐久性に合わせて計画すべきである．大まかな目安としては，訓練を終了してから1ないし2時間以上にわたって痛みが続くようであれば，それは訓練内容を修正するか，訓練量を減らす必要がある表れであるということである[65,96]．関節炎がある時の訓練の一般的指針としては，不要な関節ストレスを避けること，痛みや関節腫脹を避けること，クライエントの快適なROMの範囲内で実施することなどである[9,55,96]．クライエントには，訓練をゆっくり，滑らかに，かつ適切な方法で行うよう指導しなければならない．また，指示した訓練の背景となる理論についても理解させるようにすべきである[96]．ROMを維持するための訓練は，再燃中であっても，少なくとも1日に1回は行うようにすべきである．RAでは，大関節は快適な範囲内で全可動域にわたって動かすべきである．これには，症状があっても，頚部と可能ならば顎関節も含まれる．ROM訓練の種類はRAの活動性と関節部位によって選択する．典型的には自動ROM訓練が好まれ，痛みや筋力低下が阻害因子となっている場合は，自動介助もしくは他動ROM訓練を行う．滑膜炎の活動期にある場合，自動ROM訓練は他動ROM訓練よりも関節へのストレスとなる場合があり，そのような場合，他動ROM訓練の方が安全だろう[65]．肩関節の訓練は，重力の影響が除かれるので背臥位で行う方が容易である．繰り返しの回数は炎症性反応を考慮して決める[96]．調子の良い日は10回の繰り返しが適切であろうし，調子が悪い日は少ない可動範囲で3〜4回の繰り返しが指示されるだろう[96]．訓練の目標が関節の可動性を拡大することであれば，自動もしくは他動による伸張を組み入れる．これは，RAの亜急性期または慢性期に適

ボックス38-4　関節リウマチのための関節可動域訓練

指示
1. 各運動を5回，1日に1ないし2回から開始する．
2. 各運動を10回まで増やし，1日に1ないし2回行う．
3. すべての運動をゆっくり，滑らかに行う．
4. 再燃期には運動を減らすが，完全に中止することはしない．

顎関節
1. 口を大きく開け，閉じる．
2. 口を開け，顎を左右に動かす．
3. 顎を前に突き出し，次に力を抜く．

頚部
4. 天井を見るようにし，次に床を見るようにする．
5. 頭を一側に傾け，次に他側に傾けるようにする．
6. 頭部を前方に突き出し，次に力を抜く．
7. 頭部を後方に引き，次に力を抜く．

肩および肘
8. 肩を上下にすくめる．
9. 手を肩に当て，時計方向および逆時計方向に円を描くように動かす．
10. 両手を頭の後ろに持っていき（これができない時は肩に），両肘を身体の前面で合わせ，次に両肘が離れるように広げる．
11. 手で肩を触れ，次に肘を伸ばす．

前腕および手関節
12. 肘を軽く曲げ，その肢位を保ちながら手のひらを上下に動かす．
13. 手首を上げ，指を曲げる．次に手首を下げ，指を伸ばす．

手指
14. こぶしをつくり，次に手を開いて指を伸ばす．
15. 母指の指腹で他指の指腹に触れる．
16. 手のひらを大腿部または机に乗せる．母指を他指から離れるように動かし，次に各指を母指に向かって動かす．

(Courtesy Occupational Therapy Department, Rancho Los Amigos National Rehabilitation Center, Downey, CA.)

しており，急性期では決して行ってはならない[65]．ボックス38-4には，RAの一般的な自動ROM訓練を載せた．

　筋力訓練には動的（等張性）もしくは静的（等尺性）訓練があり，機能回復を目的としたものにすべきである[25,65]．筋力訓練は，痛みを増強したり，変形力を生じたり，関節の安定性を損なうことのないよう，注意して行わなければならない．握力増強訓練は，それが軟らかいパテを使ったものであっても，不安定な手の関節に強い力を伝達する[14]．さらに，この種の動的訓練は関節状態の増悪もしくは変形の可能性を高めるので，RAに罹患した手では避けるべきである[9]．抵抗運動訓練はどの種のものであっても，再燃の急性期もしくは炎症期には行ってはならないが，その他の段階では使えるだろう．等尺性訓練は関節運動がないので，RAのクライエントにとっては痛みを生じることが少なく，筋力や持久力を改善するうえでは有効である[65]．一般に，等尺性収縮は6〜12秒間保持する[25]．筋力を維持するためのプログラムは，クライエントの全般的な活動レベルによって異なる．坐位でいることが多いクライエントでは毎日プログラムを実施する必要があるだろうし，より活動的なクライエントでは週に1回の訓練を行うだけで良いかもしれない[65]．繰り返しの回数や抵抗量は段階づけて進めていくようにする[68]．

　全般的な健康や心肺機能の順応能力を高める訓練は，健康的な生活の一部としてすべての成人に対して勧められ，関節炎のクライエントにも推奨すべきである．固定自転車や歩行，そして以前は関節損傷

の原因と考えられていた低強度のエアロビクス・ダンスも，症状を悪化させることなく柔軟性や筋力，持久力，心肺機能の順応能力を高めることがわかってきた[68]．太極拳は下肢のOAがある高齢者の自己効力感や生活の質，全般的な健康状態，痛み，こわばり，身体機能に良い影響を及ぼすことが報告されており[42,82]，RAのクライエントにも同じように使われている．

作業療法士はクライエントと共同して，ROM訓練や筋力訓練，全身的な順応能力のいずれであっても，適切な安静と活動のバランスを保ちながら訓練プログラムがクライエントの日課の中に統合されるよう援助すべきである．理想的には，訓練はクライエントが最も快適であると感じ，痛みが少ない時に行うようにすべきである．地域で行われているリウマチの人を対象とした運動やプール教室の情報をリウマチ協会から得ることができる．これには，社会的交流や仲間からの支持という付加的な利点もあり，全身的な順応能力や筋力の増強，痛みの軽減，日々の機能の困難さの改善に安全かつ有効であることが示されている[11,86,90]．ニーナに対しては可動性と筋力を改善するために，肩と肘の穏やかな伸張と等尺性訓練を含む毎日の上半身の自動ROM訓練が処方された．訓練を行う最も良い時間は，朝のシャワーを浴びた後，こわばりや疲労感が少ない時と決められた．作業療法士は，再燃状態が落ち着いたら，持久力や心血管の順応能力を高めるためにリウマチ協会の訓練クラスに参加するようニーナに勧めた．彼女はこれに興味を示し，仕事をした日にこのクラスに参加する計画を立てた．

治療的活動

治療的活動を行うことは心身両面にわたる多くの効果がある．現在あるいは過去の趣味について話し合ったり，興味のもてそうなことを調べることで，作業療法士はクライエントに最も適した活動を決定できる．新しい活動を提案するか，以前に楽しんで行っていた活動を再導入する．活動を注意深く選択し，段階づければ，ROMや筋力を強化する効果的な手段となる．治療活動を選択する時は，作業療法士は運動療法と同じ原理を適用すべきである[65]．活動は非抵抗性で，変形のパターンを避け，関節に過剰なストレスとならないものにすべきである．また，ROMや筋力の改善に役立つよう，十分な運動の繰り返しがあるものにする．全身の関節に及ぼす活動の影響を考慮すべきである．

一般に，RAのクライエントに対しては，静的な肢位で手を長時間使う活動は勧められない．しかし，リスクを極力少なくするようにすれば，クライエントが楽しんで活動を行うことによる心理的な利点は，そのようなリスクを上回ることがある．好まれないことが多い活動の例としては棒編みやかぎ針編みがある．これらの活動は，スワンネック変形や母指のCMC関節の罹患を強めるので，MP関節の滑膜炎が活動期にある時のみ，真に禁忌となる[65]．潜在的な問題は，活動を行っている時に脆弱化した関節を支持する手や母指のスプリントを装着することで回避できる．さらに，頻繁に休憩をとること，手内筋の伸張訓練を組み入れるようクライエントに指導することはリスクを軽減する一助となるだろう（運動療法と治療的活動の詳細については第28章を参照のこと）[26,65]．

スプリント装着
適応

スプリントは，関節炎治療の総合的な治療の一部であることが多い．スプリントは，機能を最大限にするという基本的な目標をはじめとして多くの理由で使われる．適切なスプリント装着計画を処方するために，作業療法士は疾患過程の病態力学を理解することが重要である．不適切なスプリントの使用は有害となる可能性がある．関節炎に対して，スプリントは次のような目的で使われる：疼痛を軽減する，不安定性のある関節を支持する，関節を適切な肢位にする，望ましくない動きを制限する，ROMを拡大する．RAの急性期のスプリント装着は一定の効果があるということは一般に合意されているが，その後の時期のスプリント装着についてはほとんど述べられていないか，確立された装着計画はない[32]．表38-7には，RAの関節症状の進行を基にしたスプリント適用の可能性について要約を示した[9,65]．

クライエントの個人的なニーズを注意深く探ることは重要である．スプリントを装着する主な目標は何か？　スプリント装着によって起こる制限は何か？　どの関節が罹患しており，スプリントデザイ

表38-7 関節リウマチの進行分類に基づいたスプリント

ステージ	症状／レントゲン上の変化	スプリント適応
ステージⅠ：初期	破壊的変化はない；骨粗鬆症の可能性	急性炎症軽減，疼痛軽減，関節保護のための安静スプリント
ステージⅡ：中期	骨粗鬆症（軽度の軟骨下骨の破壊を伴うことも，伴わないことも），軽度の軟骨破壊，関節変形はない，関節可動性制限の可能性，筋萎縮，関節外の軟部組織損傷の可能性	快適性のために日中のスプリント 疼痛緩和や変形の可能性に抗する関節保護のための夜間スプリント ROM拡大のためのスプリント
ステージⅢ：高度進行期	軟骨および骨の破壊，関節変形，強い筋萎縮，関節外軟部組織損傷の可能性	機能改善のための日中スプリント（疼痛軽減，安定性，望ましくない動きの制限，適切な関節肢位） 適切な肢位と快適性のための夜間スプリント
ステージⅣ：末期	ステージⅢの基準に線維性および骨性強直が加わる	機能改善のための日中スプリント（疼痛軽減，安定性，望ましくない動きの制限，適切な関節肢位） 適切な肢位と快適性のための夜間スプリント

ンに組み入れるべきか？　クライエントのスプリントの受け入れはどうか？　過去にクライエントはどのようなスプリントを試みていたか，あるいは装着していたか？　適切なスプリント装着計画を決定する時に，これらの要因を考慮すべきである．

考慮点

RAのクライエントへのスプリント装着に当たっては，いくつかの考慮点がある．スプリントの重さは上肢にさらなるストレスをかけ，痛みや疲労感の問題の原因となることがあるので，スプリントはできるだけ軽量のものにすべきである．スプリントを装着した近隣の関節にも力は伝達される．たとえば，手関節や母指のIP関節にかからない母指のスプリントは，これらの関節の症状をより悪化させる原因となる場合がある．RAの疾患過程や薬剤の副作用として皮膚も弱くなることがあるので，皮膚の耐久性も考えておかなければならない．感覚障害がある場合，圧迫の兆候を頻回にモニターする必要がある．最後に，スプリントの装脱着を容易にし，関節へのストレスを軽減するために，スプリントのストラップも工夫する必要がある場合がある．

選択肢

スプリントの処方があったら，作業療法士はどのタイプのスプリントが最も良いかを決定しなければならない．市販されるスプリントが増えたため数多くの選択肢がある．硬性（rigid）スプリントにするか，半硬性（semi-rigid）にするか，軟性（soft）スプリントにするか？　これは，スプリント装着の目的やクライエントの好みによって決まることが多い．硬性スプリントは固定性もしくは安定性が最も強い．軟性スプリントは動きの自由度が高い．半硬性スプリントは両者の特徴を併せもつ．既製のスプリントを使うか，またはクライエントに合わせて作製するか？　これは以下のようなスプリントに関連する要因，クライエントに関連する要因によって決まる：スプリントの入手のしやすさ，購入や製作に要する費用，耐久性，重さ，手入れのしやすさ，装脱着のしやすさ，スプリントの外観，変形の程度．

クライエントにスプリントを選択させることは，スプリントの使用やクライエントの満足度を高める．以下のような要因もスプリント装着を強化することが研究で示されている：スプリント装着計画の柔軟性とスプリントの目的や装着スケジュールに関する熱心なクライエント教育，クライエントの快適性や好みを重視した個別的なスプリント処方，家族の支持の強さ，保健医療職が示す肯定的な態度や行動，クライエントがスプリントの利点をすぐに理解できること[18,31,37,70,71,88]．信頼関係，信用，クライエントの学習スタイルに対する作業療法士の感受

性，試用スプリントの評価，クライエントの関心事やフラストレーションを話す機会を与えることなども，共同過程やスプリント装着の成果を高めることになる[23]．作業療法士はスプリントを勧めることはできるが，スプリントがもたらす制限よりも利点が大きいかを決定するのはクライエント自身である．

一般に使用されるスプリント

手関節や手の急性滑膜炎の治療には安静スプリントが有効である．その主たる機能は罹患関節の局所的安静である．また，疼痛を緩和し，筋スパズムを減少させ，滑膜炎によって拘縮や変形を被りやすい関節を保護することもできる．関節の内圧が最も少ない肢位，そして可能性のある変形に対抗する肢位に関節をおく[9]．勧められる関節の肢位は，手関節の軽度背屈（0～20°）と尺側偏位（10～20°），MP関節屈曲（20～30°），PIPおよびDIP関節の軽度屈曲（10～30°），母指CMC関節の軽度伸展と外転，MPおよびIP関節の軽度屈曲である[32,65,98]．しかし，クライエントの快適性は常に優先すべきであり，理想的な肢位を無理強いしてはならない．スプリントは再燃期には持続的に装着するようにし，少なくとも1日に1回は外して，皮膚のケアや穏やかなROM訓練を行う．炎症が沈静化した後も，少なくとも2週間は1日中装着するようにし，関節を回復させるために徐々に装着時間を減らしていくようにする[32,65]．疾患の後期では，快適性を増し，変形肢位に対抗して関節を保護するために，スプリントは夜間にのみ使用することが多い．両側にスプリントが必要な場合，交互に装着するか，最も症状の強い手にスプリントを装着するようにする．

クライエントに合わせて適合するための調整時間が限られている時は，市販のスプリント〔軟らかいパッドで覆ったワイヤーフォームのスプリントや柔軟性のある金属フレームのスプリント（図38-13）〕を使うことができる．この種のスプリントはすでに変形が固定化している場合は使えない場合が多い．熱可塑性プラスチックスプリントを使って成型すれば，個々のクライエントに合わせて適合できる．症状のない関節にスプリントを装着する必要はないだろう．罹患していない関節が自由になるようにした安静スプリントは，スプリント装着に伴う関節のこわばりを軽減でき，ある程度手を機能的に使え，ス

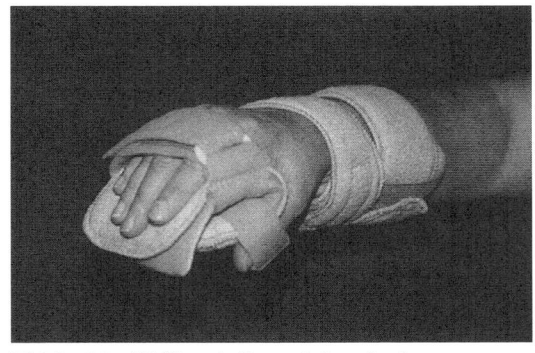

図38-13 既製の安静スプリント（Occupational Therapy Department, Rancho Los Amigos National Rehabilitation Center, Downey, CA. の許可による）

プリント装着を促し，快適さを増すことができる．

保健医療職は安静スプリントの利点を認識しているが，クライエントの装着状況は予想よりも低く，約47％であることが研究で明らかになっている[31]．RAのクライエントで軟性の安静スプリントと硬性の安静スプリントの使用状況を比較した研究では，スプリント装着によって痛みは著明に軽減し，57％が軟性スプリントを，33％が硬性スプリントを好み，10％は全く装着していなかった．スプリント装着の指示に従っている割合は，硬性スプリントよりも軟性スプリントの方が高かった[18]．

手関節スプリントは手関節の安定性，疼痛の軽減，機能改善のために使われることが多い．支持のためにはクライエントに合わせて作製したスプリント（図38-14）または既製のスプリントを使うことがある．これらのスプリントは支持を与えながら手を機能的に使うことを意図しているので，適合と快適さが重要である．硬性スプリントから軟性スプリントまで，多くの素材を使った各種の市販のスプリントがある．支持性は別にして，関節炎のクライエントは布製のスプリントによって得られる中間温が良いと報告してくれることが多い．RAのクライエントの手関節スプリント装着に関して，握力，巧緻性，疼痛の軽減，手の機能，快適性，課題遂行中の安全性，こわばりに対する効果，筋萎縮について，各種のスプリントの相対立する効果が研究によって明らかになっている[71,88]．スプリントの好みに関する研究では，3種のスプリントを試用し，数分間装着しただけで，ほとんどのクライエントは好みとするスプリントを決定できた[87]．これらの研究は，各

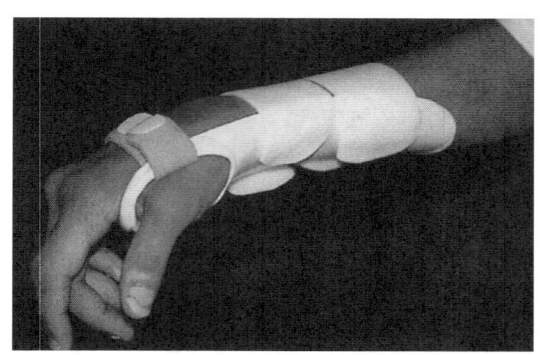

図38-14 クライエントに合わせて作製した熱可塑性プラスチックの手関節スプリント（Occupational Therapy Department, Rancho Los Amigos National Rehabilitation Center, Downey, CA. の許可による）

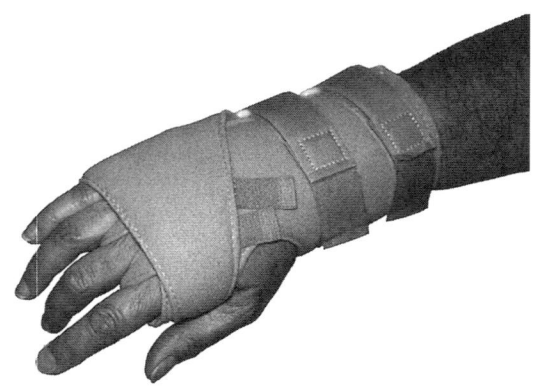

図38-15 既製の軟性手関節‐MP関節スプリント（Occupational Therapy Department, Rancho Los Amigos National Rehabilitation Center, Downey, CA. の許可による）

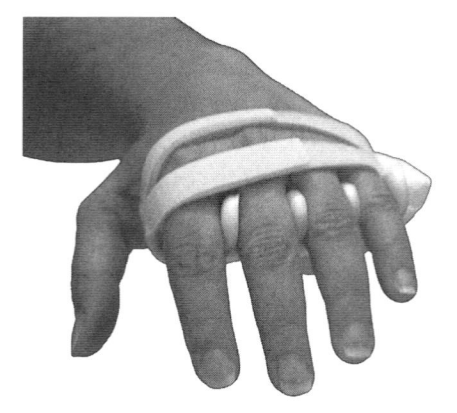

図38-16 既製の硬性ワイヤーフォームMP関節尺側偏位防止スプリント（Occupational Therapy Department, Rancho Los Amigos National Rehabilitation Center, Downey, CA. の許可による）

種のスプリントを試用させることが重要であることを示している．MP関節に症状がある場合，手関節からMP関節までを支持するスプリントを使うことができる（図38-15）．

MP関節尺側偏位防止スプリントは，疼痛緩和，安定性，アライメントを整える効果があり，痛みがあったり，亜脱臼もしくは偏位している関節へのストレスを軽減する．尺側偏位はゆっくり進行する変形であるが，それを防止もしくは矯正できない[64,73]．スプリントは個人に合わせて作製するか，軟性から硬性までの各種の市販のスプリントが使える（図38-16）．各種のデザインや素材のスプリントがあるにもかかわらず，MP関節尺側偏位防止スプリントは頻繁に処方されず，クライエントも使用していないという報告がある[76]．MP関節の固定は手の機能的使用を妨げ，あるいは隣接するPIP関節の痛みやストレスを強める[64,73]．厚みのあるスプリントもしくは掌側スプリントは手の感覚を妨げ，また物を握る能力を障害する．しかし，クライエントによっては疼痛が緩和されたり，手指のアライメントが改善される場合もある．クライエントの高い満足が得られているのは背側スプリントである[76]．軟性スプリントは市販しているものを使用するか，クライエントに合わせて作製する[34]．MP関節尺側偏位防止スプリントの使用と選択を決定するに当たっては，クライエントの意思が重要な要因となる[41,64]．

スワンネック変形用スプリントまたはPIP関節過伸展防止スプリントは，PIP関節の望ましくない動きを制限するために使用する．スワンネック変形があると手を閉じる（握る）ことが困難になることが多い．その理由は，PIP関節が過伸展位にあると，PIP関節の腱や靱帯が動きの間に捕捉され，手指屈筋が屈曲を開始するための力学的利得（advantage）が減少するからである．PIP関節を軽度屈曲位にすることで，クライエントはPIP関節をより効果的に屈曲でき，手の機能を改善できる．スワンネック変形用スプリントは短期間の使用もしくは試用であれば，熱可塑性プラスチックでクライエントに合わせて作製する．長期間の使用もしくは手指にのみ装着する場合，金属またはポリプロピレンでできた市販のスプリントを使用する方がよい．これらのスプリントは耐久性があり，かさばらず，保清が容易であり，外観も良い（図38-17）．スワンネッ

ク変形用スプリントもしくは類似したデザインのスプリントは，手指や母指のIP関節に不安定性が見られる時に，外側方向の安定性を与えるために使える[9,41]．

修正可能なボタン穴変形には，PIP関節を伸展位にし，DIP関節の自由な屈曲を可能にするボタン穴変形用スプリントが適している．これは，作業療法士が作製するか，スプリント取り扱い会社から既製のスプリントを入手できる．PIP関節の背面に直接的な圧がかかるので，皮膚を頻回にモニターしなければならない．PIP関節屈曲制限が機能を妨げる場合，クライエントはこのスプリント日中の使用を拒むかもしれない．ROMを維持するためには，PIP関節を最大限に伸展させる夜間スプリントが使用できる[9]．

母指用のスプリントは，RAの初期には変形の進行に対抗するために，また後期においてはより機能的安定した，痛みのないつまみを行うために用いる[9]．手部から母指を短く覆うスプリント，もしくは手関節やIP関節の動きを許す対立スプリントは，MP関節やCMC関節に使える．CMC関節用スプリントでは，手関節もしくはMP関節を含むスプリントが必要な場合があるが，手部もしくは前腕から母指を覆うスプリントの両者ともに効果的であることがわかっている[41,91,94]．各種の熱可塑性プラスチックスプリントのデザインがあり，いろいろな素材でできた多くの市販のスプリントもある．クライエントの症状やRAの段階に合わせて，手を機能的に使っている時の関節のストレスを軽減するには，軟性スプリント（図38-18A）で十分な場合もあるし，硬性スプリントが必要な時もある（図38-18B）．ネオプレン製の短母指スプリントとOAのあるCMC関節用として市販されている手部から母指にかけての熱可塑性プラスチックスプリントを比較した最近の研究では，両者とも痛みや機能を改善し，亜脱臼を軽減することがわかっている．熱可塑性プラスチックスプリントは亜脱臼の軽減に優れ，ネオプレン製スプリントは痛みをより軽減し，クライエントから好まれていた[95]．

動的スプリントや静的スプリントは，関節周辺構造の短縮によるROM制限を回復させるため，また関節形成術などの術後に機能を高めるために使われる．関節腔が温存されている場合（レントゲン写真で証明されるような），最終域感は軟らかく，軽度の炎症があるのみであり，穏やかなスプリント装着が処方される．装着プログラムは，疼痛や腫脹の増強といった有害な徴候を密接にモニターしなければならない．静的スプリントの方が関節に加わる力が少ないので，動的スプリントよりも耐えられる場合

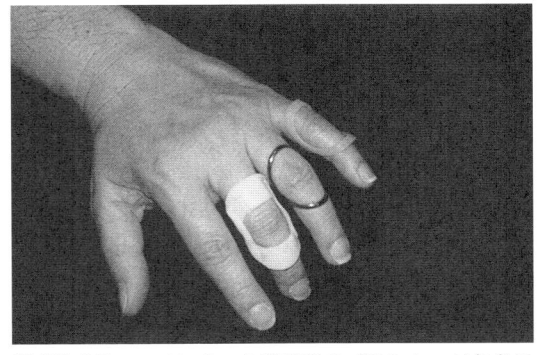

図38-17 スワンネック変形用スプリント：対象者に合わせて作製した熱可塑性スプリント（中指），市販の金属製スプリント（環指），既製のポリプロピレン製スプリント（小指）（Occupational Therapy Department, Rancho Los Amigos National Rehabilitation Center, Downey, CA.の許可による）

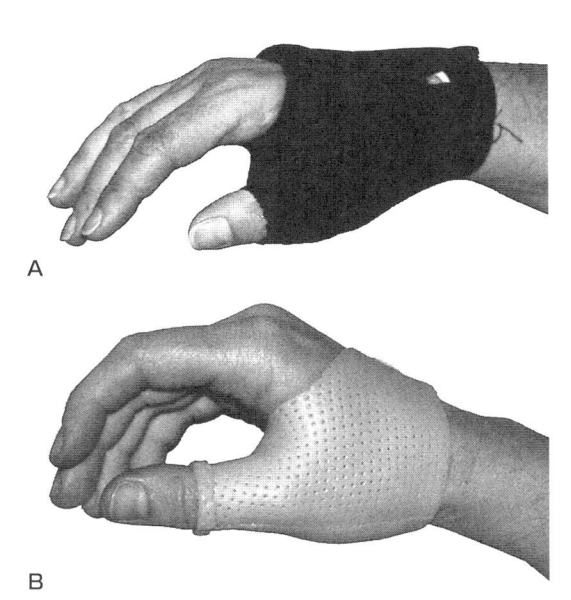

図38-18 A：既製の軟性母指用スプリント．B：クライエントに合わせて作製した熱可塑性プラスチックの短母指スプリント（Occupational Therapy Department, Rancho Los Amigos National Rehabilitation Center, Downey, CA.の許可による）

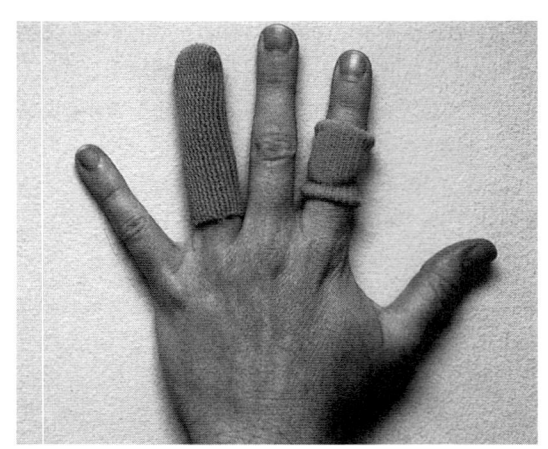

図 38-19 シリコンで裏打ちされた指サックおよびパッド（Occupational Therapy Department, Rancho Los Amigos National Rehabilitation Center, Downey, CA. の許可による）

が多い[41]．

最後に，シリコンで裏打ちされた指サックおよびパッド（図 38-19）は，外傷による疼痛性結節を保護するために有効である．

ニーナのスプリント装着プログラムは，炎症や疼痛の軽減，脆弱化した関節の保護に重点が置かれた．彼女には固定した変形がなかったので，既製のスプリントが使用できる選択肢であり，彼女もそれを選択した．夜間に，軽量の安静スプリントを両側に装着した．日中には，ある程度手を機能的に使えるよう，半硬性手関節用スプリントが処方された．彼女には，症状をモニターし，日中の活動で痛みや炎症が増強するようであれば，必要に応じて安静スプリントを間欠的に使用するよう指示した．スプリントのストラップには扱いやすいように端にループをつけた（詳細については第 29 章を参照のこと）．

■作業遂行の練習

関節炎のクライエントの機能的動きや筋力を維持する効果的な方法は，クライエントが毎日の作業を行うことである[65]．RA の活動期では，これは食事や衛生動作などに限定されるだろう．クライエントの症状が改善するにつれて，通常の生活活動を再開すべきである．これらは身体的状態や心理的健康の促進に役立つ．重要ではあるが見逃されることが多い ADL 訓練の側面として，性活動に関する相談がある．関節炎による痛みや ROM 制限，関節置換術後の運動制限などがある場合，問題について率直な話し合いをしたり，性活動に関する快適で安全な肢位についてのイラスト提示などは，クライエントや配偶者にとって役に立つだろう．障害のある人の性機能に関する優れた資料が入手できる（詳細については第 12 章を参照のこと）[24, 81]．

活動に要求されることについての分析や活動の背景要因についての分析は，クライエントが望む活動や作業にクライエントが携わることを維持し，回復し，強化するうえで重要である．関節への痛みやストレスが少ない状態で意義ある作業を行い，クライエントの自立度や容易さ，安全性が高まれば，環境の変更や代償方法，支援機器などは変わってくることが多い．能動的な参加者としてクライエントとともに創造的な問題解決を行えば，各クライエントに応じた解決法を導き出すことができる．クライエントの思考傾向，役割の意味，文化的環境や物理的環境を理解すれば，作業療法士はさらに効果的な介入方法を提言できる[6]．

支援機器

数多くの支援機器が市販されている．作業療法士は，入手できる機器の種類や，どの店であれば安く入手できるかといった情報をよく知っておかなければならない．以前は医療機器販売店のみで入手できていた多くの機器が，今では街の店で安く手に入れられるようになっている．関節炎のクライエントに一般に使われるものには次のようなものがある（表 38-8）：近位部の ROM 制限を代償するための長柄の補助具（例：ドレッシングスティック，ソックスエイド，靴べら，浴用スポンジ，ヘアブラシ，トイレ用補助具；図 38-20A），手の機能障害を代償するための太柄の補助具（例：食事用具，ボタンエイド，書字用の補助具；図 38-20B）．これらの機器を推薦する時は，作業療法士はクライエントの目標，クライエント要因，活動に要求されること，背景状況を十分考慮しなければならない[59, 65]．関節炎のクライエントに最も関連のあることとしては次のようなものがある：クライエントはこれらの機器の使用を受け入れているか？　この機器で痛みや関節へのストレス，必要とするエネルギー，時間を軽減できるか？　それらの機器は使いやすいか？　クラ

表 38-8 関節炎のクライエントに一般に使われる支援用具

活動	支援用具
更衣	ドレッシングスティック，靴べら，ソックスエイド，ボタンフック，ファスナープル，弾性靴ひも
入浴	手で持てるシャワーヘッド，浴用いす，手すり，長柄のスポンジ
排泄	補高便座，手すり，長柄の衛生用補助具
衛生および整容	太柄もしくは長柄の歯ブラシ，吸盤つき義歯ブラシ，長柄のヘアブラシや櫛，吸盤つき爪ブラシ，固定した爪切り
食事	太柄もしくは長柄の食事用具，軽量のTハンドルマグカップ
食事の準備	電動缶切り機，工夫したまな板，太柄の機器，持ちやすい包丁，車輪つきワゴン，コンロのノブ調整器，リーチャー
その他	レバー式ドアノブ，太柄または長柄のキーホルダー，長柄のちり取り，太くしたペン，ループ式またはスプリング式のハサミ，スピーカーフォン

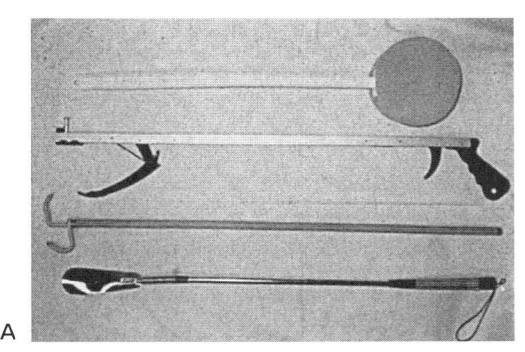

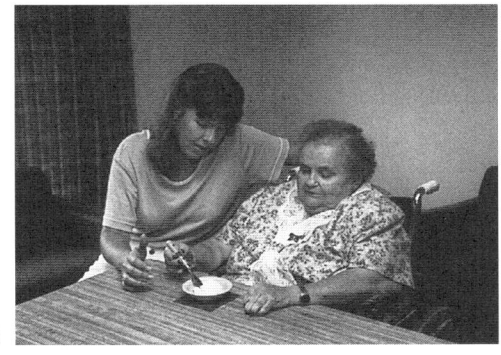

図38-20 A：長柄の自助具（Harris ED, et al : Kelley's textbook of rheumatology, ed 7, Philadelphia, 2005, WB Saunders. より）. B：太柄のスプーン（Byers-Connon S, Lohman H, Padilla RL : Occupational therapy for elders : strategies for the COTA, ed 2, St Louis, 2004, Mosby）

イエントにとってその機器は外見，価格，保守の必要性が受け入れられるものであるか？ 機器は物理的環境やその他の環境で使用できるか？ 機器は否定的な影響をもたらす原因となる可能性はないか？

クライエントが試用できるよう機器の見本が手元にあれば，各クライエントに適した機器を見つけるのに役立つ．クライエントがうまく機器を使えるよう，機器の改修を行う必要がある場合もある．たとえば，把握能力が制限されているクライエントではドレッシングスティックの柄を太くするする必要があるかもしれない．関節炎のクライエントの支援機器や，機器の使用者／非使用者の特徴を調査した研究はほとんどないが，臨床経験からはクライエントはこれらの機器が有効でない，複雑すぎる，高価である，環境を共有している他者にとって迷惑になるといった感じをもっており，あまり使われていない印象がある[79, 89]．関節炎のある人を含めた高齢者を対象とした機器の使用状況に関する調査では，機器を使用しようとする気持ちがあり，それらの情報提供を希望しているということが明らかになっている[60, 61]．クライエントによっては，炎症の強い時または症状の強い日のみに支援機器を使う必要があるだろう．筋力や可動性を高めるために，調子の良い日にはそれらの機器を使わないで活動を遂行するよう励ますことがよいだろう．

クライエントおよび家族の教育

症状や治療に関する情報をできるだけ提供することは作業療法の重要な一部であり，すべての時期のプログラムに組み入れるべきである．初回の治療であれ，複数回治療を行っていたとしても，教育のニーズを常に探るようにすべきである．クライエントが作業療法士を信頼できると思っているか，治療時の相互関係の質，作業療法士が言ったことを経験を通して確認したかどうかなどは，クライエントの知識や信条を変えるうえでの重要な要因である[57]．クライエント教育はクライエントに力を与え，疾患

管理行動や自己効力感の変化を導くことが明らかになっている[15,56,62]。

基本的な情報や全般的技能にもっぱら焦点を当てるよりも，クライエントの考えをそのまま言い返したり，言い換えるようにすることは，リハビリテーションの有効な一部であるとされている[28]．繰り返しや強化，クライエントの状況を実際生活に適用していくことなどは，教育のためのもう1つの鍵である．クライエントの症状や関心事に焦点を絞ることで，作業療法士は「教育可能な瞬間」を活用でき，現在の問題に焦点を当てた学習活動を提供できる[12]．口頭および書面による指示の両者が有効である．以下は教育に含めるべき重要な側面である：疾患過程，症状管理，関節保護および疲労管理，地域資源．

疾患過程

クライエントは関節炎の種類，基礎となる病理，薬剤とその副作用について理解しているか？　RAにおいて滑膜炎が長期化すると不可逆的な関節損傷や障害をもたらす可能性があるということを理解しているか？　クライエントは医師や看護師，その他の治療関係者に気軽に質問や話し合いができると感じているか？　クライエントは，さらに深く学習するために活用できる資源を知っているか？

症状管理

クライエントは炎症の徴候や症状をモニターする方法を知っているか？　活動を行って1ないし2時間以上経っても痛みが継続する場合，それは活動の変更もしくは中止が必要であるということを理解しているか？　安静や運動療法，スプリント装着，物理療法について，その基礎となる理論を理解し，適切な使用法を示し，日課に適切に取り入れられているか？　家族はクライエントの能力を理解し，活動の援助をすべき時（あるいはしてはならない時）を

倫理的配慮

クライエントやその近親者への情報は以下のような点をよく考慮して提供すべきである．学習様式；社会経済的状態；教育レベル；文化的影響；個人的な価値観，信条，感情．

理解しているか？　怪しげな治療法にだまされないよう，非伝統的な関節炎治療法には慎重でなければならないということをクライエントは知っているか？

関節保護および疲労管理

クライエントは関節保護法や疲労管理の一般的原理を理解しているか？　もっと重要なことは，クライエントはそれらを毎日の活動にうまく取り入れているか？　クライエントにそれらを理解させるよう援助することよりも，学習したことを行動に移させる方が困難である．関節保護の目的は，罹患関節の関節内外のストレスや痛み，炎症を軽減し，日常の活動を行っている時の関節構造を正常な状態に保つことである[65]．関節保護法の使用が関節破壊を防ぐという確証はないが，疾患過程や変形の病態力学の知識，臨床経験からは関節保護は理想的な方法であることが示唆されている[26]．研究では，疼痛の緩和や機能の改善を経験したクライエントは，行動変化も受け入れやすいことを示している[26,39,69]．最近ではエネルギー節約ともいわれる疲労管理は，エネルギーを賢明に保存し，使うことを目的としている（ボックス38-5）．環境を整理し，活動のペースを保ち，安静をとることで疲労を軽減できる[26]．原理の指導は，全般的な法則を教えるのではなく，重要な概念を教え，クライエントの生活様式や作業のパターンに合わせて適用するようにすべきである[65,80]．この原理は長く続いている習慣を変更しなければならないことが多いので，治療場面での練習が家庭で継続する一助となる．関節保護と疲労管理の一般原理は，RAのクライエント，手や股関節，膝関節が侵されたOAのクライエントに特に有効である[22,26,65]．それらの原理の要約を以下に示す．より詳細な情報については引用サイトで入手できる．

関節保護および疲労管理の原理は以下のとおりである：

- 痛みに配慮する．痛みはどこかに悪いところがあるという身体からのサインである．クライエントは痛みを無視し，痛みを押して仕事ができると感じることが多いが，その結果さらに痛みが強くなることが多い．痛みが急性炎症によるものである場合，痛みや炎症を悪化させないた

めにも安静と活動の回避が指示される．慢性期では，活動を行った後1ないし2時間以上痛みが続くようであれば，その活動は中止するか変更する必要があることを示している．クライエントには自分の限界を認識し，痛みが起こる前に活動を中止するようにさせなければならない．痛みの軽視は関節損傷につながる．

- 筋力と関節可動域を維持する．こわばりが少なく，筋力のバランスがとれた関節は損傷を受ける可能性が少ない．1つの関節の動きが制限さ

ボックス 38-5　疲労管理の原理

態度および情緒
ストレスの強い状況から自分自身を遠ざける．
自分が緊張する物事に集中することを控える．
目を閉じ，楽しい場所を思い浮かべたり，楽しいことを考えるようにする．

ボディメカニクス
低い場所にある物は，両膝を曲げ，下肢を伸ばすことで持ち上げる．背部は真っすぐに保つようにする．
手を伸ばすことを避ける（リーチャーを使う）．引き伸ばしたり，曲げる，運ぶ，よじ登ることを避ける．前屈みになる時は，背部を真っすぐに保つようにする．
活動を行う時に，良い姿勢を組み入れるようにする．
可能ならば，座って作業を行うようにする．
椅子から立ち上がる時は，椅子の端まで滑り出る．両足を床につけ，前方に傾き，椅子の肘掛けもしくは座面を手掌で押す．下肢を伸ばすようにして立ち上がる．
疲れてしまう前に，活動を中止し，休息をとる．

作業のペース
1日に10ないし12時間の安静時間を確保するよう計画する（午睡を含め）．
自分のペースで作業するようにする．
うんざりするような仕事は1週間に分散するようにする．
エネルギーを必要とする仕事は，最もエネルギーがあると感じる時に行うようにする．
簡単な活動と難しい活動を交互に行い，1時間ごとに10ないし15分の休憩をとるようにする．

余暇時間
楽しめ，リラックスできる活動を行える時間を1日の中に設ける．
地域で活用できるものを探す．

作業方法
物品は手の届きやすい所に置いておく．
明かりや換気，室温を適切にしておく．
関節保護法を使用する．
作業高は適切な高さにする．

計画
事前に計画する：自分自身をせき立てたり，押し込めたりしない．
どの仕事が本当に必要なのかを決定する．
家族や友人と仕事を分担するようにする．

開始方法
日課を思い浮かべ，事前に計画しておく．
課題リストを作り，スケジュールの中に組み入れる．
エネルギーを消費する時間に安静時間と休憩時間を組み入れるようにする．

週間スケジュール

時間	日	月	火	水	木	金	土
7:00							
8:00							
9:00							
10:00							
11:00							
12:00							
1:00							
2:00							
3:00							
4:00							
5:00							
6:00							
7:00							
8:00							
9:00							
10:00							

以下の観点で自分のスケジュールをチェックする：
- ある1日のスケジュールが他の日よりも長くなっていないか？
- 負荷の大きい仕事は1週間を通して分散されているか？
- 時間のかかる仕事は，いくつかの段階に分けて行うようになっているか？
- 柔軟性のある計画になっているか？
- 気分転換できる活動の時間を1日の中に確保してあるか？
- エネルギー節約の原理を使った計画になっているか？

れると，その力は他の関節に伝達され，課題を成し遂げるために他の関節は過剰な動きをしなければならない．たとえば，MP関節の動きが制限されるとPIP関節に影響が及ぶ．日々の活動や訓練プログラムは，できるだけストレスが少なくなるよう，関節保護の原理すべてを念頭に行うようにしなければならない．

- 最も安定した解剖学的，機能的な面で各関節を使う．ここでいう面とは，靱帯よりも筋によって運動に対抗できる面である．この原理に従えば，靱帯への過剰なストレスは最小限になり，筋力をその力学的利得が最も大きくなるところで発揮できる．この例としては，膝への回旋力を少なくするために，坐位から立ち上がる時は左右どちらにも傾かないようにすること，尺側の側副靱帯への力を最小にするために母指と他指のIP関節を屈曲位で使うことがある．

- 変形につながる肢位を避ける．活動を行う時の習慣的な方法は，変形を起こす方向に力が加わることがある．ぎゅっと絞ったり，つまんだり，ねじったりする動きは特にストレスが大きい．瓶の蓋を開ける，ドアノブを回す，ナイフで食べ物を切る，コーヒーカップを持ち上げるなどは，すべて尺側偏位を生じる活動である．手が侵されているクライエントには，次のような方法を勧める：瓶の蓋を開けるには，両手の手掌と肩の動きを使う：ドアノブにはレバー式の自助具を使う：食べ物を切るにはピザカッターや工夫したナイフを使う：コーヒーカップは両手で持つようにする．静的肢位もまた考慮する必要がある．たとえば，顎を手背に乗せて寄りかかるようなことをしてはならない．これはMP関節にかなりの屈曲力がかかる．

- できるだけ大きな関節を使う．大きな関節や比較的強い関節を使うことで，小さな関節へのストレスが軽減する．バッグは肩や肘にかけて運ぶようにすれば，手関節や手へのストレスを軽減できる．身体に合ったバックパックやウエストポーチは代替品としてよいものであり，車輪つきのワゴンで物を運ぶのもよい方法である．物を持ち上げたり，押したり，取る時に，力を分散するために手指ではなく手掌を使うようにすべきである．

- 正しい運動パターンを確認する．痛みや変形，筋力の不均衡，習慣などによって，クライエントは正しくないパターンを使うことがある．たとえば，クライエントは立ち上がる時に手背部を使うかもしれない．この動きはMP関節に屈曲方向の変形力が加わる．より適したパターンは手掌面を使うことである（図38-21）．手を使う場合，手指伸展の外来筋を使うようにすべきである．手指の屈曲は，手内筋の動きに対抗するように，MP関節の伸展を維持しながらDIP関節から開始すべきである．

- 長時間同一肢位を保持することを避ける．同一肢位を長時間とり続けることは関節のこわばりや筋疲労をもたらすことになる．同一肢位をとることによるストレスは，すでに弱化した状態にある関節靱帯に伝達される．コンピュータのキーボード操作や書字，草取り，編み物などの活動中に，肢位や握りのパターンを変えたり，頻繁に休息をとったり，自動運動訓練を組み入れることは，疲労感や痛み，こわばり，運動パターンの不十分さを防ぐことができる．

- 負担となりすぎた時に，ただちに中止できない

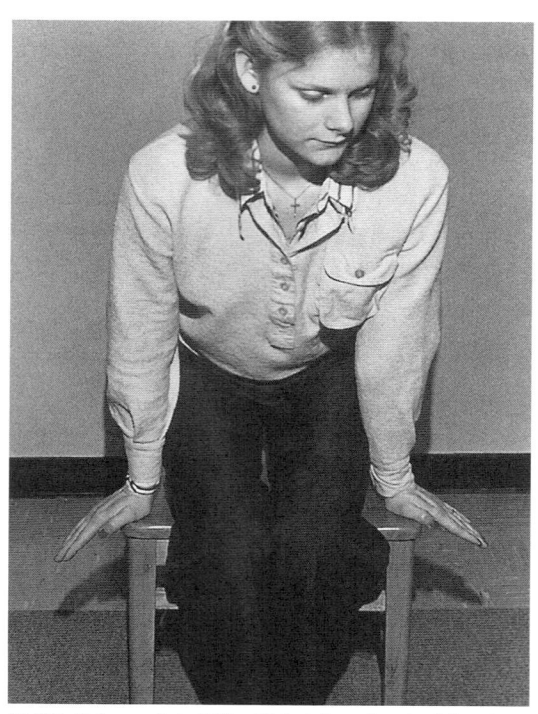

図38-21 いすを手掌で押すようにすると手指関節の亜脱臼を防止するのに役立つ

活動は行わない．この方法は，筋が疲労した時に，関節包や靭帯にかかる負荷を防止する．突然のもしくは強い痛みを起こす課題を続けることは関節損傷の原因となり，重度の疲労感は不十分な運動パターンや安全性のリスクの原因となる．現実的な対策をとることでこれらの状況を避けることができる．たとえば，立ってシャワーを浴びる時に休息が必要な場合，浴用いすが使えるようにしておく．買い物をする時は，店のどこにベンチがあるかを調べておく．

- **休息と活動のバランスを保つ．** 慢性痛やRAのような全身性疾患は，心身両面の資源を浪費してしまう．身体にとって適切な休息が必要であるという理解をさせることで，難しい生活様式の変更を促せることが多い．機能的な持久力を高めるために重要なことは，疲労しきってしまう前に休息をとることである．これは，活動中にあるいは活動の間に昼寝をしたり，休みをとるということを意味する．関節炎のクライエントは，調子の良い日を活用してできるだけ多くの課題をしなければならないという気持ちを，皆同じようにもっていることが多い．このような調子の良い日の過ごし方は，その後，身体の回復のために調子の悪い数日間が続くことになりやすい．計画を立て，優先順位を決めることで，日中，週単位，月単位で活動とのバランスをとることができる．
- **力や努力量を軽減する．** 力や努力量を少なくするということは，関節へのストレスや痛み，疲労感を少なくするということと同じである．太柄のハンドルやレバーの使用，負荷の均等な分散，方法の変更，その他の上述した関節保護や疲労管理の方法は，この目的に役立つ．たとえば，台所の品物を手が届きやすいところに置く，仕事を計画して必要な物を集めておく，流しやコンロの前では座って作業する，支援機器を使うなど，これらはすべて食事の準備を容易にする．

地域資源

クライエントは活用可能な資源を知っており，使えるか？ クライエントにそれらを知らせ，その利点を得られるようにすべきである．雑誌，教育や訓練のプログラム，支援グループは医療や訓練を補い，肯定的な自己管理行動の継続に役立つ．インターネットや図書館，YMCAや教育センターは情報源であり，活動および訓練プログラムについて知ることができる．リウマチ協会，多くの地方の教会からなる組織は，クライエントや家族，臨床家にとって優れた資源である．その他のサービス，たとえば関節炎の人を対象として計画されている教育パンフレットを提供している基金，プールや屋内での訓練プログラム，自助グループ，支援グループなどがある．ボックス38-6には，OAやRAのクライエントを対象にしたそれらのサービスのいくつかを載せた．

作業遂行の訓練はニーナの作業療法では重要な要素であった．活動の修正，支援機器，クライエント教育を組み合わせて，彼女が仕事を続けられるようにした．クライエント教育では，疾患過程，症状管理，関節保護や疲労管理の原理を生活の中に組み入れることについて，彼女がより理解できるようにした．ニーナと作業療法士は典型的な週間スケジュールを見直し，彼女の疲労やエネルギーのピークに適した休息と活動のバランスがとれるように一緒に計画を立てた．作業療法士は，家庭でのニーナのコンピュータの仕事を改善するために次のような方法を提言した．キーボードとモニターを適切な高さにする，適切な肢位になるようにいすを調整する，手関節を支持するパッドを使う，標準的なマウスをトラックボールにする．調理や家庭管理などのその他の作業用の支援機器についても提言した．ニーナと作業療法士の共同的な問題解決によって，彼女が徐々に以前の仕事時間のレベルに戻れるよう解決法を検討した．それらの解決法には，必要に応じて安静がとれるよう家庭での仕事時間を多くし，また契約している仕事のための外出を数週間は分散し，必要な時にのみ行うようにする．もっと頻回に孫を公園に連れて行けるように，孫を学校に迎えに行く前に午後の安静をとるように計画した．

[要約]

関節炎は，意義のある作業に携わる能力に強い制限をもたらす慢性の疾患である．作業療法士はOAやRAの疾患過程や関節破壊の病態力学を理解することが重要である．身体的，心理的，機能的制限の

ケーススタディ：ニーナ（その2）

ニーナの過去および現在の臨床症状や機能状態を評価するために重要な評価は，作業プロフィールと典型的な1日の評価，痛みや炎症，こわばり，関節可動域，筋力，耐久性，機能的移動を含む臨床症状の評価であった．ニーナの疾患過程で最も問題があるのは，関節リウマチの再燃による炎症および疲労感であった．彼女が仕事を続ける能力に影響を及ぼしていたのは以下のようなものであった．運動および処理技能；役割および日課の遂行パターン；身体的，社会的，個人的，時間的，仮想的背景状況；活動に必要とされる物や空間，身体機能および身体構造；クライエント要因の睡眠，エネルギー，集中力，関節および筋機能．

ニーナには，スプリントや運動療法，温熱療法，活動を修正した作業遂行練習，支援機器，症状管理や関節保護，疲労管理，利用可能な資源に関する教育が有効であった．治療過程全般を通した共同的アプローチが，その有効性を継続させ，意義のある作業に携わるうえで重要であった．

ボックス 38-6　リウマチ協会のプログラムや資源の一例

訓練プログラム
Arthritis Foundation Aquatic Program (community water exercise)
People with Arthritis Can Exercise (community exercise, basic and advanced levels)
Arthritis Today Walking Guide (tips, 12-week home walking plan)
Walk with Ease (audiotape and book)

教育プログラム
Arthritis Basics for Change (self-help home study)
Arthritis Self-Help Course (group education)

印刷物
Alternative and Complementary Therapies
Arthritis Answers
Arthritis and Pregnancy
Arthritis in the Workplace
Arthritis Today magazine
Arthritis Today Drug Guide
Arthritis Today Supplement Guide
Diet and Your Arthritis
Exercise and Your Arthritis
Gardening with Arthritis
Golf and Arthritis
Guide to Intimacy and Arthritis
Living With Osteoarthritis
Living With Rheumatoid Arthritis
Managing Your Activities
Managing Your Pain
Managing Your Stress
Protect Your Joints
Range of Motion Exercises
Surgery and Arthritis

資源
RA Connect Online Community

評価に基づいて注意深く立案されたプログラムによって，作業療法士は痛みを軽減し，関節を保護し，生活技能への参加を高めることができる．

[復習のための質問]

1. 骨関節炎と関節リウマチとの大きな差異は何か？
2. 関節リウマチの3つの全身性徴候には何があるか？
3. 関節炎症の臨床徴候には何があるか？
4. 関節リウマチのクライエントに抵抗運動訓練が適切なのはどのような時か？
5. 関節炎に対するスプリント装着の典型的処方には何があるか？
6. 関節保護と疲労管理の目的と主たる原理にはどのようなものがあるか？
7. 関節炎のあるクライエントにとって支援機器は一般にどのように有効であるか？
8. 関節炎の治療における一般的な注意にはどのようなものがあるか？

引用文献

1. Alter S, Feldon T, Terrono AL: Pathomechanics of deformities in the arthritic hand and wrist. In Mackin EJ, et al: *Rehabilitation of the hand and upper extremity*, ed 5, St Louis, 2002, Mosby.
2. Anderson RJ: Rheumatoid arthritis clinical and laboratory features. In Klippel JH, editor: *Primer of the rheumatic diseases*, ed 12, Atlanta, 2001, Arthritis Foundation.
3. Arthritis Foundation: *Osteoarthritis*, Atlanta, 2003, Arthritis Foundation.
4. Arthritis Foundation: *Rheumatoid arthritis*, Atlanta, 2003, Arthritis Foundation.
5. Aulicino PL: Clinical examination of the hand. In Mackin EJ, et al: *Rehabilitation of the hand and upper extremity*, ed 5, St Louis, 2002, Mosby.
6. Backman C: Functional assessment. In Melvin J, Jensen G, editors: *Rheumatologic rehabilitation series, volume 1: assessment and management*, Bethesda, MD, 1998, American Occupational Therapy Association.
7. Bell-Krotoski JA: Sensibility testing with the Semmes-Weinstein monofilaments. In Mackin EJ, et al: *Rehabilitation of the hand and upper extremity*, ed 5, St Louis, 2002, Mosby.
8. Berenbaum F: Osteoarthritis epidemiology, pathology, and pathogenesis. In Klippel JH, editor: *Primer of the rheumatic diseases*, ed 12, Atlanta, 2001, Arthritis Foundation.
9. Biese J: Therapist's evaluation and conservative management of rheumatoid arthritis in the hand and wrist. In Mackin EJ, et al: *Rehabilitation of the hand and upper extremity*, ed 5, St Louis, 2002, Mosby.
10. Bland JH, Melvin JL, Hasson S: Osteoarthritis. In Melvin J, Jensen G, editors: *Rheumatologic rehabilitation series, volume 1: assessment and management*, Bethesda, MD, 1998, American Occupational Therapy Association.
11. Boutaugh ML: Arthritis Foundation community-based physical activity programs: effectiveness and implementation issues, *Arthritis Rheum* 49:463, 2003.
12. Boutaugh ML, Brady TJ: Patient education for self-management. In Melvin J, Jensen G, editors: *Rheumatologic rehabilitation series, volume 1: assessment and management*, Bethesda, MD, 1998, American Occupational Therapy Association.
13. Bozentka DJ: Pathogenesis of osteoarthritis. In Mackin EJ, et al: *Rehabilitation of the hand and upper extremity*, ed 5, St Louis, 2002, Mosby.
14. Brand PW, Hollister A: *Clinical mechanics of the hand*, ed 2, St Louis, 1993, Mosby.
15. Brekke M, Hjortdahl P, Kvien TK: Changes in self-efficacy and health status over five years: a longitudinal observational study of 306 patients with rheumatoid arthritis, *Arthritis Rheum* 49: 342, 2003.
16. Buckwalter JA, Ballard WT: Operative treatment of arthritis. In Klippel JH, editor: *Primer of the rheumatic diseases*, ed 12, Atlanta, 2001, Arthritis Foundation.
17. Callahan LF, Yelin EH: The social and economic consequences of rheumatic disease. In Arthritis Foundation: *Osteoarthritis*, Atlanta, 2003, Arthritis Foundation.
18. Callinan NJ, Mathiowetz V: Soft versus hard resting splints in rheumatoid arthritis: pain relief, preference, and compliance, *Am J Occup Ther* 50:347, 1996.
19. Cannon GW: Osteoarthritis treatment. In Klippel JH, editor: *Primer of the rheumatic diseases*, ed 12, Atlanta, 2001, Arthritis Foundation.
20. Centers for Disease Control and Prevention: Arthritis prevalence and activity limitations, U.S., 1990, *Morb Mortal Weekly Rep* 43:433, 1994.
21. Centers for Disease Control and Prevention: Prevalence of disabilities and associated health conditions among adults, U.S., 1999, *Morb Mortal Weekly Rep* 50:120, 2000.
22. Chang RW: *Rehabilitation of persons with rheumatoid arthritis*, Gaithersburg, MD, 1996, Aspen.
23. Collins L: Helping patients help themselves: improving orthotic use, *OT Practice* 4:30, 1999.
24. Comfort A: *Sexual consequences of disability*, Philadelphia, 1978, George F Stickley.
25. Coppard BM, Gale JR: Therapeutic exercise. In Melvin J, Jensen G, editors: *Rheumatologic rehabilitation series, volume 1: assessment and management*, Bethesda, MD, 1998, American Occupational Therapy Association.
26. Cordery J, Rocchi M: Joint protection and fatigue management. In Melvin J, Jensen G, editors: *Rheumatologic rehabilitation series, volume 1: assessment and management*, Bethesda, MD, 1998, American Occupational Therapy Association.
27. Creed F, Ash G: Depression in rheumatoid arthritis: aetiology and treatment, *Int Rev Psychiatry* 4:23, 1992.
28. Dubouloz CJ, et al: Transformation of meaning perspectives in clients with rheumatoid arthritis, *Am J Occup Ther* 58(4): 398, 2004.
29. Duncan MA, Siegfried DR: *Arthritis today 2005 drug guide*, Atlanta, 2005, Arthritis Foundation.
30. Escalante A, Rincon I: The disablement process in rheumatoid arthritis, *Arthritis Rheum* 47:333, 2002.
31. Feinberg J: Effects of the arthritis health professional on compliance with use of resting hand splints by patients with rheumatoid arthritis, *Arthritis Care Res* 5:17, 1992.
32. Fess EE, et al: *Hand and upper extremity splinting: principles and methods*, ed 3, St Louis, 2005, Mosby.
33. Fleming A, et al: Early rheumatoid disease. II. Patterns of joint involvement, *Ann Rheum Dis* 35(4):361, 1976.
34. Gilbert-Lenef L: Soft ulnar deviation splint, *J Hand Ther* 7: 29, 1994.
35. Gornisiewicz M, Moreland LW: Rheumatoid arthritis. In Robbins L, editor: *Clinical care in the rheumatic diseases*, ed 2, Atlanta, 2001, Association of Rheumatology Health Professionals.
36. Goronzy JJ, Weyand CM: Rheumatoid arthritis epidemiology, pathology, and pathogenesis. In Klippel JH, editor: *Primer of the rheumatic diseases*, ed 12, Atlanta, 2001, Arthritis Foundation.
37. Groth GN, Wulf MB: Compliance with hand rehabilitation: health beliefs and strategies, *J Hand Ther* 8:18, 1995.
38. Hagglund KJ, Frank RG: Mood disorders. In Robbins L, editor: *Clinical care in the rheumatic diseases*, ed 2, Atlanta, 2001, Association of Rheumatology Health Professionals.
39. Hammond A: Joint protection behavior in patients with rheumatoid arthritis following an education program, *Arthritis Care Res* 7:5, 1994.
40. Hannan MT: Epidemiology of rheumatic diseases. In Robbins L, editor: *Clinical care in the rheumatic diseases*, ed 2, Atlanta, 2001, Association of Rheumatology Health Professionals.
41. Harrell PB: Splinting of the hand. In Robbins L, editor: *Clinical care in the rheumatic diseases*, ed 2, Atlanta, 2001, Association of Rheumatology Health Professionals.
42. Hartman CA, Manos TM, Winter C, et al: Effects of T'ai Chi training on function and quality of life indicators in older adults with osteoarthritis, *J Am Geriatr Soc* 48(12):1553, 2000.
43. Hawley DJ: Clinical outcomes: issues and measurement. In Melvin J, Jensen G, editors: *Rheumatologic rehabilitation series, volume 1: assessment and management*, Bethesda, MD, 1998, American Occupational Therapy Association.
44. Hawley DJ: Functional ability, health status, and quality of life. In Robbins L, editor: *Clinical care in the rheumatic diseases*, ed 2, Atlanta, 2001, Association of Rheumatology Health Professionals.
45. Hayes KW: Physical modalities. In Robbins L, editor: *Clinical care in the rheumatic diseases*, ed 2, Atlanta, 2001, Association of

Rheumatology Health Professionals.
46. Hayes KW, Petersen CM: Joint and soft tissue pain. In Melvin J, Jensen G, editors: *Rheumatologic rehabilitation series, volume 1: assessment and management*, Bethesda, MD, 1998, American Occupational Therapy Association.
47. Hochberg MC: Osteoarthritis clinical features. In Klippel JH, editor: *Primer of the rheumatic diseases*, ed 12, Atlanta, 2001, Arthritis Foundation.
48. Huskisson EC: Measurement of pain, *Lancet* 2:1127, 1974.
49. Jebsen RH, et al: An objective and standardized test of hand function, *Arch Phys Med Rehabil* 50(6):311, 1969.
50. Kolasinski SL: Complementary and alternative treatments. In Robbins L, editor: *Clinical care in the rheumatic diseases*, ed 2, Atlanta, 2001, Association of Rheumatology Health Professionals.
51. Kraus V: Pathogenesis and treatment of osteoarthritis, *Med Clin North Am* 81:85, 1997.
52. Law M, et al: *The Canadian Occupational Performance Measure manual*, ed. 3, Ottawa, 1998, CAOT Publications ACE.
53. Lawrence RC, et al: Estimates of the prevalence of arthritis and selected musculoskeletal disorders in the United States, *Arthritis Rheum* 41(5):778, 1998.
54. Livneh H, Antonak RF: *Psychosocial adaptation to chronic illness and disability*, Gaithersburg, MD, 1997, Aspen.
55. Lockard MA: Exercise for the patient with upper quadrant osteoarthritis, *J Hand Ther* 13:175, 2000.
56. Lorig KR, Holman HR: Arthritis self-management studies: a twelve-year review, *Health Edu Q* 20:17, 1993.
57. Lorish C: Psychological factors related to treatment and adherence. In Melvin J, Jensen G, editors: *Rheumatologic rehabilitation series, volume 1: assessment and management*, Bethesda, MD, 1998, American Occupational Therapy Association.
58. Lozada CJ, Altman RD: Osteoarthritis. In Robbins L, editor: *Clinical care in the rheumatic diseases*, ed 2, Atlanta, 2001, Association of Rheumatology Health Professionals.
59. Luck JN: Enhancing functional ability. In Robbins L, editor: *Clinical care in the rheumatic diseases*, ed 2, Atlanta, 2001, Association of Rheumatology Health Professionals.
60. Mann W: Assistive technology for persons with arthritis. In Melvin J, Jensen G, editors: *Rheumatologic rehabilitation series, volume 1: assessment and management*, Bethesda, MD, 1998, American Occupational Therapy Association.
61. Mann WC, et al: The need for information on assistive devices by older persons, *Assist Technol* 6(2):134, 1994.
62. Marks R: Efficacy theory and its utility in arthritis rehabilitation: review and recommendations, *Disabil Rehabil* 23:271, 2001.
63. Matteson EL: Rheumatoid arthritis treatment. In Klippel JH, editor: *Primer of the rheumatic diseases*, ed 12, Atlanta, 2001, Arthritis Foundation.
64. Melvin JL: Orthotic treatment of the hand: what's new? *Bull Rheum Dis* 44:5, 1995.
65. Melvin JL: *Rheumatic disease in the adult and child: occupational therapy and rehabilitation*, ed 3, Philadelphia, 1989, FA Davis.
66. Melvin JL: Therapist's management of osteoarthritis in the hand. In Mackin EJ, et al: *Rehabilitation of the hand and upper extremity*, ed 5, St Louis, 2002, Mosby.
67. Michlovitz SM, Hun L, Erasala GN, et al: Continuous low-level heat wrap therapy is effective for treating wrist pain, *Arch Phys Med Rehabil* 85(9):1409, 2004.
68. Minor MA, Westby MD: Rest and exercise. In Robbins L, editor: *Clinical care in the rheumatic diseases*, ed 2, Atlanta, 2001, Association of Rheumatology Health Professionals.
69. Nordenskiöld U: Evaluation of assistive devices after a course in joint protection, *Internat J Technol Assess Heath Care* 10:283, 1994.
70. Oakes TW, et al: Family expectations and arthritis patients' compliance to a resting hand splint regimen, *J Chronic Dis* 22: 757, 1970.
71. Pagnotta A, Baron M, Korner-Bitensky N: The effect of a static wrist orthosis on hand function in individuals with rheumatoid arthritis, *J Rheumatol* 25:879, 1998.
72. Parker JC, Wright GE, Smarr KL: Psychological assessment. In Robbins L, editor: *Clinical care in the rheumatic diseases*, ed 2, Atlanta, 2001, Association of Rheumatology Health Professionals.
73. Philips CA: Management of the patient with rheumatoid arthritis: the role of the hand therapist, *Hand Clin* 5:291, 1989.
74. Rao JK, et al: Use of complementary therapies for arthritis among patients of rheumatologists, *Ann Intern Med* 131(6): 409, 1999.
75. Rennie GA, Michlovitz SL: Biophysical principles of heating and superficial heating agents. In Michlovitz SL, editor: *Thermal agents in rehabilitation*, ed 3, Philadelphia, 1996, FA Davis.
76. Rennie HJ: Evaluation of the effectiveness of a metacarpophalangeal ulnar deviation orthosis, *J Hand Ther* 9:371, 1996.
77. Robbins L: Social and cultural assessment. In Robbins L, editor: *Clinical care in the rheumatic diseases*, ed 2, Atlanta, 2001, Association of Rheumatology Health Professionals.
78. Roberts WN, Daltroy LH, Anderson RJ: Stability of normal joint findings in persistent classical rheumatoid arthritis, *Arthritis Rheum* 31:267, 1988.
79. Rogers JC, Holm MB, Perkins L: Trajectory of assistive device usage and user and non-user characteristics: long-handled bath sponge, *Arthritis Rheum* 47:645, 2002.
80. Shapiro-Slonaker DM: Joint protection and energy conservation. In Riggs MA, Gall EP, editors: *Rheumatic diseases: rehabilitation and management*, Boston, 1984, Butterworth.
81. Sidman JM: Sexual functioning and the physically disabled adult, *Am J Occup Ther* 31:81, 1977.
82. Song R, et al: Effects of tai chi exercise on pain, balance, muscle strength, and perceived difficulties in physical functioning in older women with osteoarthritis: a randomized clinical trail, *J Rheumatol* 30(9):2039, 2003.
83. Sotosky JR, Melvin JM: Initial interview: a client-centered approach. In Melvin J, Jensen G, editors: *Rheumatologic rehabilitation series, volume 1: assessment and management*, Bethesda, MD, 1998, American Occupational Therapy Association.
84. Sotosky JR, Michlovitz SL: Use of heat and cold in the management of rheumatic diseases. In Michlovitz SL, editor: *Thermal agents in rehabilitation*, ed 3, Philadelphia, 1996, FA Davis.
85. Spiegel TM, Forouzesh SN: Musculoskeletal examination. In Riggs MA, Gall EP, editors: *Rheumatic diseases: rehabilitation and management*, Boston, 1984, Butterworth.
86. Stenstrom CH, Minor MA: Evidence for the benefit of aerobic and strengthening exercise in rheumatoid arthritis, *Arthritis Rheum* 49:428, 2003.
87. Stern EB, et al: Commercial wrist extensor orthoses: a descriptive study of use and preference in patients with rheumatoid arthritis, *Arthritis Care Res* 10:27, 1997.
88. Stern EB, et al: Finger dexterity and hand function: effect of three commercial wrist extensor orthoses on patients with rheumatoid arthritis, *Arthritis Care Res* 9:197, 1996.
89. Steultjens EM, et al: Occupational therapy for rheumatoid arthritis: a systematic review, *Arthritis Rheum* 47(6):672, 2002.
90. Suomi R, Collier D: Effects of arthritis exercise programs on functional fitness and perceived activities of daily living measures in older adults with arthritis, *Arch Phys Med Rehabil* 84:1589, 2003.
91. Swigart CR, et al: Splinting in the treatment of arthritis of the

first carpometacarpal joint, *J Hand Surg* 24(1):86, 1999.
92. Terrono AL, Nalebuff EA, Philips CA: The rheumatoid thumb. In Mackin EJ et al: *Rehabilitation of the hand and upper extremity*, ed 5, St Louis, 2002, Mosby.
93. Von Nieda K, Michlovitz SL: Cryotherapy. In Michlovitz SL, editor: *Thermal agents in rehabilitation*, ed 3, Philadelphia, 1996, FA Davis.
94. Weiss S, et al: Prospective analysis of splinting the carpometacarpal joint: an objective, subjective, and radiographic assessment, *J Hand Ther* 13:218, 2000.
95. Weiss S, et al: Splinting the degenerative basal joint: custom-made or prefabricated neoprene? *J Hand Ther* 17:401, 2004.
96. Wickersham BA: The exercise program. In Riggs MA, Gall EP, editors: *Rheumatic diseases: rehabilitation and management*, Boston, 1984, Butterworth.
97. Wilske KK, Healey LA: Remodeling the pyramid: a concept whose time has come, *J Rheumatol* 16:565, 1989.
98. Wilton JC: *Hand splinting: principles of design and fabrication*, Philadelphia, 1997, WB Saunders.
99. Wright GE, et al: Risk factors for depression in rheumatoid arthritis, *Arthritis Care Res* 9(4):264, 1996.
100. Yasuda YL: *Occupational therapy practice guidelines for adults with rheumatoid arthritis*, ed 2, Bethesda, MD, 2001, American Occupational Therapy Association.

推薦文献

Lorig K, Fries JF, editors: *The arthritis helpbook*, ed 3, Reading, MA, 1990, Addison-Wesley.

Melvin JL: *Osteoarthritis: caring for your hands*, Bethesda, MD, 1995, American Occupational Therapy Association.

Melvin JL: *Rheumatoid arthritis: caring for your hands*, Bethesda, MD, 1995, American Occupational Therapy Association.

第39章
手と上肢の外傷
Hand and Upper Extremity Injuries

Mary C. Kasch
J. Martin Walsh

(大山峰生 訳)

キーワード

上肢
浮腫
誘発テスト
スプリント療法

末梢神経損傷
腱損傷
複合性局所疼痛症候群

蓄積性外傷障害
機能的能力評価
人間工学

学習目標

本章を学習することで,学生および臨床家は以下のことが可能になるだろう.

1. アメリカ合衆国における上肢損傷の発生率とその影響について述べることができる.また上肢損傷が作業遂行に与える影響について述べることができる.
2. 上肢における3つのスクリーニングテストを述べ,治療計画作成における重要性を説明できる.
3. 手の機能である運動遂行技能を再獲得する際の関節可動性の重要性について述べることができる.
4. 末梢神経機能を評価するために用いる検査の4分類について述べることができる.また,治療計画を作成するうえで,どのようにしてそのテスト結果を考慮するかについて説明できる.
5. 手の機能である運動遂行技能を評価する標準化された検査を比較できる.
6. 上肢の主な3つの神経の知覚・運動支配パターンと,それぞれの神経における近位および遠位損傷の影響の違いについて述べることができる.また,これらの神経損傷が作業遂行にどのように影響するかを述べることができる.
7. 複合性局所疼痛症候群について述べることができる.また,本疾患に対する作業療法の治療計画に含むべき治療介入について述べることができる.
8. 腱損傷のリハビリテーションで行う治療手技を比較できる.
9. 創傷治癒過程と関節運動に関する浮腫の重要性について述べることができる.
10. 損傷を受けた労働者に対する評価およびリハビリテーションにおける作業療法士の役割について述べることができる.

この章の概要

検査と評価
　観察と局所解剖学的評価
　遂行技能とクライエント要因の評価
　握力およびピンチ力
　機能的評価
治療介入
　骨折
　神経損傷

　腱損傷
　複合組織損傷
　浮腫
　創傷治癒と瘢痕の再形成
　疼痛症候群
　関節拘縮
　蓄積性外傷障害

　筋力強化活動
　合目的で作業を基盤とした活動
機能的能力評価
　ワークハードニング
企業との相談業務
手損傷における心理社会的な影響
要約

ケーススタディ：ゲリー（その1）

ゲリーは，自営の高級家具職人として働いている32歳の男性である．作業中，非利き手の左手を卓上電気のこぎりで受傷し，左手の母指，示指，中指を基節骨レベルで切断した．その後，手の外科医により，鏡視下で再接着術が施行された．ゲリーは独身であり，同僚と生活している．そして規模は小さいが，忙しい家具店を父親と営んでいる．ゲリーは，仕事，余暇ともに大変行動的である．そして，とても社交的であり，幅広い信頼できる友人や家族に囲まれている．

ゲリーに対し，再接着後の抗凝固治療が終了した5日目の入院中にハンドセラピーが処方された．ゲリーの初回面接は，ベッドサイドで行った．そして，翌日から外来でハンドセラピーに来るよう説明し退院させた．初回の治療では，保護用スプリントを作製し，ゲリーには術後の注意点，創傷処置，包帯交換について指導した．ゲリーは初回評価時に，左手の機能が消失する可能性について大変悩んでおり，この先数カ月のうちに最も大切に考えている3つの活動をしたいと思っていると語った．第1の活動は，家族経営で父親とともに行っている高級家具製作の仕事に復帰することであった．第2の活動は，リーグで行っているソフトボールを再び続けることであった．第3は，再びゴルフをすることであった．第1の活動は，生計のためだけでなく，素晴らしい技術を形にし，その喜びを感じる専門職業としての価値観によるものであった．残りの2つの活動は，単にリラックスする場というだけではなく，友人や家族との社会的な交流のために利用する場であり，彼にとってより重要なものであった．

ゲリーは，入院していた急性期からハンドセラピーを開始し，受傷後15カ月間継続した．その間には，数回の外科手術とすべてのリハビリテーション過程，すなわち急性期あるいは固定期，中間期あるいは運動期，後期あるいは強化期があった[21]．初回評価期間では，ゲリーは彼にとって価値がある3つの活動，すなわち高級家具製作，ゴルフ，ソフトボールができるようになりたいという希望を明確に表明していた．

理解を深めるための質問

1. ゲリーの回復過程の変化に合わせて，治療計画をどのように変更するか？ 3つの回復過程において，どのような特殊な治療介入を行うか？
2. ゲリーのそれぞれの回復過程において，活動遂行技能を評価するのに，どのような器具や道具を用いるか？
3. ゴルフプレーという作業を基盤とした活動の準備段階において，どのような特徴的な治療方法を用いるか，また合目的な作業活動にはどのようなものがあるか？

上肢（upper extremity；UE）の治療は，身体障害をもつ人に関わっているすべての作業療法士にとって重要である．上肢外傷の発生率は重大な問題であり，すべての新鮮外傷の約1/3を占める．アメリカ合衆国において，仕事に関連した年間90,000件の反復運動損傷のうち約63％は，手関節および手，肩に発生している．これらの外傷は，合計すると9,800万日間もの活動制限をもたらしている．農業災害による外傷の約1/3は上肢の外傷であり，それは障害をもたらすすべての外傷の1/4を占める．さらに，疾病や先天性奇形も上肢の機能障害を招き，重度な脳血管障害を経験した者のうち手の機能が回復するのは約15％にすぎないとされている[53]．

手は人間としての機能や外観にはきわめて重要な器官である．手は1日に何千回もの屈曲や伸展，対立や握り動作を行い，必要な日常活動を遂行している．手の感覚機能によって，視覚に頼らなくても感じることができ，外傷から守ることができる．手は人や物に触れたり，安らぎを与えたり，感情をも表現するので，外傷や疾患による手の機能の喪失は，手が行う機械的な仕事以上のことにも影響を及ぼす．手の外傷は生計を危うくし，少なくともすべての日常活動に影響を与える．上肢の機能障害を治療する作業療法士は，身体的および精神的評価，義肢評価，装具作製，日常生活活動（ADL）の評価と訓練，機能回復についての技能を習得している特有な資質をもった専門職である．

手の外科のリハビリテーションあるいはハンドセラピーは，作業療法と理学療法の専門領域の1つとして発展してきた．そして，手の外傷を伴うクライエントに対してハンドセラピストが用いる多くの治療技術は，両者の専門的な治療や知識を適用させることで発展してきた．この章の目的は，作業療法学科の学生に物理療法について説明することではな

い．むしろ，手の外傷を伴うクライエントに有効であることが明らかになっている治療技術について述べる．これらの治療技術は，十分に教育を受けた作業療法士により実施されるべきであり，これは当然のことである．

本章で用いられるハンドセラピーは，肩甲骨，肩，腕を含んだ**上肢**（upper quadrant）全体の治療を指している．upper quadrant と upper extremity は互換性のある用語として用いられる．上肢のリハビリテーションには，理学療法士と作業療法士の両者による上級レベルの専門的な教育が必要である．その理論の分析研究やハンドセラピーの土台となる知識については，これまでに報告されてきている[75]．治療技術は，それが温熱療法であろうと特別に考案された訓練であろうと，いずれも機能遂行能力を回復させるというさらなる目標に到達するための手段として用いられる．手を機能的に使用する準備としては，いくつかの補助的治療法や物理療法が用いられる．本章では，このような背景に基づいて治療手技について述べる．

外傷を受けた上肢の治療は，タイミングとその時の判断が重要である．外傷あるいは外科手術後には治癒期が始まり，そこでは身体の創傷治癒の生理学的作用が生じる．細胞レベルの回復が達成される最初の治癒期の後には，創傷は回復期に入る．この時期が，ハンドセラピーにとって最も効果をもたらす時期である．この回復期に行う早期の治療は理想的であり，クライエントによっては最高の治療成績を得るのにきわめて重要である．

標準的な治療の流れが提唱されているが，作業療法士はどのような治療を実施するにしても担当医とともに，その適用を調整すべきである．外科的な手技はさまざまであり，手の外傷のあるクライエントに不適切な治療を行えば，その外科的処置は結果的に失敗に至る．

外科医と作業療法士，クライエント間のコミュニケーションは，この状況下においては特に欠かすことができないものである．この相互間の良好な関係が築かれれば，クライエントの動機づけと協力性は高まる．指導者または評価者としての作業療法士の存在は不可欠であるが，クライエントの協力がなければ良好な治療成績を獲得することはできない．手の外傷を伴うクライエントが被る心理的損傷への対

作業療法実践ノート

> ハンドセラピーには，個人の治療オフィスからクリニックや病院の外来リハビリテーションまで，多くの治療形態がある．治療に対する医療費の請求方法は，クライエントから直接支払われるものから，個人の医療保険，労災保険から支払われるもの，あるいはさまざまな医療補償などからのものがある．これまで，医療費請求の形態が変わることで，（作業療法の）市場や雇用形態も余儀なく変化させられてきた．将来，作業療法は新しいさまざまな環境下で提供されるようになることが考えられ，それに伴い作業療法の治療介入も進化し続けるであろうと思われる．

応もまた，リハビリテーションの治療にとってなくてはならないものである．

上肢リハビリテーションにおいては，治療サービスに関する変更があった場合には，そのつど明示されてきた．たとえば，作業療法士は公認された健康保険診療を提供するメンバーではないので，健康保険組合に加入しているクライエントを診療できないことがある．治療サービスの規定内容は，医療費の請求形態により異なっており，これは認可を受けたクライエントの人数制限によって影響される．作業療法士もまた，治療の必要性を支持する結果のデータを提出するよう要求されている．将来においては，機能面に関する到達目標とともに治療結果を導く治療計画，目標に到達するための分析は，作業療法に関する医療費を請求するための基準になる可能性が高い．さらに，クライエントの満足度と健康状態の理解度は，消費者重視経済から見た医療においてきわめて重要になってきている．また，管理された治療プログラム全体の中で，作業療法を実施するためには，回復内容に関する報告書を継続的に提出しなければならない．認可される治療回数は少なくなってきており，それに伴い作業療法士は，クライエントが治療について自己管理できるよう，その指導内容においてもより精通していることが求められている．作業療法士は，医療費調整のための国家的施策の1つとして，将来的に治療を正当化する必要性が高まることを予期すべきである．助手や有資格者の助手，その他の補助者を活用する機会が増えているが，提供する治療の質は，すべての専門的かつ

倫理的な水準を満たすべきである．このような風潮の変化により，作業療法士にとってはこれまでにない機会が訪れるであろう．臨床の専門家は，コンサルタントやトレーナーのような新しい役割を見出すことが予測される．その中で作業療法士は，クライエントに対し健康状態の変化に適応させることを指導しているが，作業療法という専門職業が健康管理領域の指導者であるためには，社会的そして経済的変化に対して適応していく必要がある．

■検査と評価

手の外傷を受けたクライエントを治療する時には，作業療法士はクライエントの日常的に繰り返される意義のある活動がその外傷によってどのように障害されているかを検討する必要がある．そのためにはクライエントの活動歴についての情報を詳細に収集しなければならない．作業療法士とクライエントは，この作業プロフィールを考慮しながら評価を継続する．作業療法士は外傷の性質とそれによってもたらされる制限因子を評価しなければならない．まず，手の外科医と議論し，手術記録やX線写真を検討する．さらにクライエントと外傷について話し合うことで損傷を受けた構造を同定しなければならない．骨や腱，神経機能の評価は，可能な限り標準化された評価手技を用いなければならない．

初回評価の時には，クライエントの年齢や職業，利き手を考慮すべきである．これまでに受けてきた内科的，外科的治療の種類と範囲，その治療期間は治療計画を決定するうえで重要である．次に予定されている外科的治療や保存療法についても知っておく必要がある．治療計画は文書で担当医の承認を受けなければならない．ほとんどの担当医は，クライエントの治療に関わる作業療法士からの観察内容と，評価に基づいて選択された治療内容を期待している．

手の評価の目的は，関節可動域（ROM）制限などの身体的制限や日常の活動を遂行できないという機能的制限[3]，感覚や運動機能の喪失を補うための代償パターン[4]，関節拘縮などによる変形を同定することである．

腕と手の動きは最大限の機能を得るために制御されており，肩の動きは日常活動での手や肘の位置づけのために必要である[20]．手関節は機能的肢位をとるのに重要な関節である[12]．手の巧緻動作は手関節の安定性によって遂行される．手関節は可動性があることが望ましいが，手指が最大限に可動できる手関節肢位であれば，手の機能は良好といえる．また，手は活動時に一定の肢位に保持し安定させる必要があるので，手の機能は腕や肩の安定性や可動性にも影響されるといえる．母指は他のどの手指よりも重要である．母指が欠損していると効果的なつまみはほとんど不可能であるため，可能であれば常に損傷された母指の救済処置を行う．あるいは母指の再建に努力する．手の中では，近位指節間（PIP）関節は把握に必要であり，最も重要な小関節であると考えられている[12]．屈曲もしくは伸展制限は重大な機能障害を招く．

ハンドセラピー評価は，同時に行うべき2つの過程からなっている．その1つは，クライエントが優先的に必要とする活動に対して行う効果的な治療法を選択するのに役立つ作業プロフィールの評価である．もう1つは，協調性，筋力のような特定の遂行技能，感覚機能，神経筋骨格や運動に関する機能などのクライエント要因，手の機能とそれに関する構造などの評価である．作業プロフィールと遂行技能の2つの評価は，クライエントにとってより重要なことに対する治療へとつながり，その治療介入がより意義のあるものになることは間違いない．

観察と局所解剖学的評価

作業療法士は上肢全体の外観を観察しなければならない．手や腕の安静肢位やその運動時の肢位からは，機能障害についての有益な情報が得られる．作業療法士は，クライエントがどのような方法で疾患や損傷に対処しているかを観察しなければならない．手や腕を意識的に過剰に防御していないか，あるいは逆に無視してはいないか，また腕を使えない肢位で体幹に密着させたり，何かで覆っているようなことはないかに注目しなければならない．

頸部や肩の肢位は肩の運動を阻害することがあるので，頸や胸椎の弯曲異常を確認するよう観察しなければならない．肩甲骨周囲の筋萎縮は，長期間にわたる筋力低下や回旋筋腱板の断裂が存在していないかの判断材料になる．筋の長さや筋力の不均衡が存在している場合は，肩甲骨は左右非対称的になり

偏位して見える可能性がある.

　手や腕の皮膚の状態にも注目すべきである.作業療法士は,特に裂傷や縫合部,最近の手術痕はないか,皮膚は乾燥しているか,あるいは湿っているか,瘡蓋(かさぶた)はないか,手は腫れていないか,手は臭わないかの点について注意する必要がある.正常であれば,掌側の皮膚は背側の皮膚に比べ可動性が少ない.可動性や弾性の度合いおよび瘢痕性癒着を確認する.また皮膚の栄養状態の変化も観察すべきである.血管系は皮膚の色調の観察や手の温度,浮腫の測定によって評価する.指間腔に拘縮がないかも確認する.作業療法士は,クライエントが手を動かしたり,検査項目や課題動作を実施している時の手と腕の機能の関係を観察しなければならない.

　作業療法士は,クライエントに対していくつかの日常的に行う簡単な両手動作,たとえばボタンかけ,シャツの着衣,瓶の蓋開け,針に糸を通すことなどを行わせ,自発的な運動量や患側の手や腕の使い方を観察する.また,頭上へのリーチ,背部や後頭部に手を置かせることなど,同様なスクリーニングテストを行うことによって,肩の動きを確認することができる.

遂行技能とクライエント要因の評価

　多くの標準化されたテストは,上肢の身体的制限を確定するために使用される.ROM 測定や徒手筋力検査は重要であり,他の章で別に解説する.一般的にハンドセラピストが行う特別なテストは,この章で解説する.しかし学生は,神経の緊張度評価(assessment of adverse neural tension)[16]など詳細な説明が必要な領域に関しては,他の教科書を参考にすること.

頸部と肩のスクリーニングテスト

　頸部と肩周辺のスクリーニングテストは,頸部と肩周辺部がクライエントの徴候あるいは機能制限に影響していないかを判別するために,手の評価に取り入れるべきである.

　頸部の自動運動を指示し,頸部の伸展,患側への側屈時に上肢の徴候が増強するかを確認する.これらの運動時の徴候の増強は,神経根症状を示唆している.対側への側屈時に手の徴候が増強する場合

は,これは神経の緊張が増大したことにより生じている可能性がある.ほとんどの作業療法士は頸部の治療法に知識がなく,存在している病態をさらに悪化させないように注意すべきである.もしこれらのテストが神経症状に対し陽性の結果であれば,作業療法士はクライエントを担当医に戻し,適切な専門医に依頼してもらう必要がある.

運動の評価

　解剖学的構造に対する外傷または障害の影響は,手の機能評価において最初に考慮すべき項目である.関節は自動・他動運動,完成した変形,想定される変形肢位の傾向について評価しなければならない.靱帯に対しては,緩みまたは拘縮,関節の安定性を維持する機能について評価しなければならない.腱に対しては無傷であるか,癒着がないか,あるいは過伸張されていないかを評価する.筋に対しては筋力および機能を検査する.

肩の制限された運動

　肩の筋力低下,ROM の減少,疼痛を生じさせる肩周辺の病態に関しては,表39-1に示した.初期症状と治療後の評価結果の比較は,治療介入に対する肯定的な反応の証明になる.上肢の ROM や筋力低下の障害パターン,誘発テストに対する反応については,これらが計画された治療介入法あるいは治療結果に影響を及ぼすと考えられる場合は,担当医に報告しなければならない.作業療法士は知識の範囲以外のことに対して,治療を行おうと試みてはならない.適切な専門医に依頼する必要性があるのであれば,そのことについて担当医と検討すべきである.

【挟み込みテスト(impingement test)】

　検者は,クライエントの腕を他動的に挙上最終域まで押し上げる.この運動により,大結節は肩峰の前下面に対して衝突する[76].その時,クライエントの顔に痛みを伴った表情が出現したら,このテスト結果は陽性となる.それに代わるテストとして,Hawkins と Kennedy[44]が報告したものがある.その方法は,検者が90°まで腕を屈曲させ,その時に強制的に腕を内旋させるものである.痛みがあれば,テスト結果は陽性とする.

表 39-1　肩の機能障害を判別するための臨床的検査

状態	障害のパターン	特徴的な所見と検査
関節包の癒着	肩外旋時に自動・他動運動の消失が明白であるが，外転と内旋はそれほどでもない	制限された運動面で関節包性の最終域感がある
肩峰下の挟み込み	前方挙上約80〜100°の間あるいは自動挙上時の最終域で疼痛がある	挟み込みテスト陽性であっても，初期段階では，筋力は強く，疼痛がないこともある
回旋筋腱板腱鞘炎	自動運動時あるいは抵抗運動時における回旋筋腱板の筋収縮で疼痛がある	肩甲骨面外転あるいは外旋の徒手筋力検査時に疼痛がある 他動運動では最終域でも疼痛はない 棘上筋あるいは棘下筋腱の圧痛がある
回旋筋腱板断裂	上肢を挙上する時に著しい肩甲骨の代償運動がある	上肢下降テスト陽性である 筋力が弱く，外転あるいは外旋の可動域が3/5以下である

【上肢下降テスト（drop arm test）】

　検者は，クライエントの手掌を下に向けて腕を90°まで他動的に外転させる．次いで，クライエントに腕を自動的に下ろすよう指示する．その時，痛みが伴っていたり，良好な運動制御により腕を円滑に下ろすことができなかったら，テスト結果は陽性と考えられる[62,82]．

軟部組織の拘縮

　関節は外傷，固定，不使用により，やがて機能障害に陥る可能性がある．Mennellは関節のわずかな不随意的な動きの重要性について強調し，それを「関節のあそび（joint play）」と呼んだ[70]．また，それを「副運動（accessory movement）」と表現する者もいる[63]．これらは不随意的で，生理的な運動であり，他人によってのみ引き出される運動であるとされている[54]．副運動の例は，関節の回旋と離開（distraction）である．副運動が制限されたり，痛みが伴うと，その関節の自動運動は正常に行われない．したがって，他動あるいは自動ROM訓練を行う前には，関節モビライゼーション手技によって「関節のあそび」を回復させる必要がある[71]．

　関節モビライゼーションの起源は，紀元前4世紀にまでさかのぼる．それは，ヒポクラテスが脊椎の牽引について最初に示した時にあたる[54]．1930年代，イギリスの医師James Mennellは，無麻酔下でマニピュレーション（manipulation）を行うよう医師に奨励した．これは今日，椎間板のマニピュレーションを研究したJames Cyriax[28]によって支持されている治療法である．現代の理論は，Cyriax, Robert Maigne, FM Kaltenborn, GD Maitland, Stanley Paris, さらにJames Mennellの息子のJohn Mennellの考えが反映されている．マニピュレーションは，もともと医師が実践していたが，作業療法士はその手技を応用し，現在それを関節モビライゼーション（joint mobilization）と呼んでいる．

　「関節のあそび」を評価するために使われるその手技は，関節機能障害の治療にも使われる．評価では，検者は関節の緩みだけを取り上げることによって，副運動の範囲や関節の痛みの存在を判定する．運動の再獲得あるいは痛みの緩和のために，高速度・低振幅の押圧（thrust）あるいは段階づけた振動（oscillation）を加えることを勧める臨床家もいる[63]．

　関節モビライゼーションの手技はガイドラインに従って実施すべきで，教育を受けていない者，あるいは経験のない者は実施すべきでない．卒後教育のコースに四肢関節のモビライゼーションのコースがある．作業療法士は用いる手技と同様に各関節の関節運動について熟知しているべきである．

　一般に，関節モビライゼーションの適応は，副運動の制限，あるいは関節包の短縮や関節円板の転位，筋収縮による防御反応（muscle guarding），靱帯の短縮または癒着による痛みである．感染，骨折新鮮例，腫瘍，関節炎，関節リウマチ，骨粗鬆症，変性性の関節疾患あるいは多くの慢性疾患などは禁忌である[54]．

　関節運動の制限は，手内筋や外来筋およびその腱の短縮によっても起こる恐れがある．関節包が短縮

しておらず副運動が正常な場合は，作業療法士は手内筋，外来筋の短縮を判断するテストを行うべきである．

外来筋である指伸筋の短縮を検査するには，中手指節関節（MP）関節を他動的に伸展位に保持し，そのうえでPIP関節を他動的に屈曲する．次にMP関節を屈曲させたうえでPIP関節を再び他動的に屈曲する．PIP関節の屈曲が，MP関節伸展位では容易にでき，MP関節屈曲位で簡単にできない場合は，外来伸筋腱が癒着あるいは短縮していることを示す[4]．

外来筋である指屈筋の短縮がある場合は，MP関節を伸展位にするとPIP関節と遠位指節間（DIP）関節は屈曲位をとる．手指を完全伸展位の状態にするのは不可能である．手関節が屈曲位にある時は屈筋腱が緩むので，PIPおよびDIP関節は容易に伸展できる．

手の手内筋の短縮は，MP関節を他動的に伸展位に保持し，PIP関節のすぐ遠位背側に圧を加えPIP関節を屈曲させる．また，MP関節を屈曲位にしてこれを行う．MP関節伸展位の時に，より強い抵抗があれば，それは手内筋の短縮を示している[4]．

MP関節が屈曲位あるいは伸展位のいずれに保持されていても，PIP関節の他動的な動きに差がなく，どの位置でもPIP関節の屈曲に制限がある場合は，関節包の短縮が示唆される．関節包短縮の検査を実施していないのであれば，作業療法士はこの検査を実施すべきである．

靱帯，関節包，関節不安定性を評価するのに用いられる**誘発テスト**については，表39-2に簡潔にまとめた．これらのテストを実施するためのより詳細で包括的な情報を得るには，読者はハンドセラピーや特別な話題が解説されている専門的な教科書を参照するとよい[62,82]．

末梢神経の状態の評価

神経障害は，神経根から指の指神経までの至るところで発生する．上肢の適切な治療を行うには，末梢神経系をよく理解することが必要である．正確な神経障害部位が判断できれば，治療介入を計画するうえでそれが役に立つ．

【検査の種類】

神経機能を的確に評価するためには，種々の検査が必要である．これらの検査は次の4つに分類できる．それらは（1）痛覚，温覚，冷覚，触覚の感覚様式（sensory modality）の検査，（2）感覚の質を調べるための機能検査，もしくはMoberg[74]が触覚認知（tactile gnosis）として述べた検査，（3）クライエントの主体的な関与を必要としない客観的な検査，（4）徴候を再現させる誘発テストである．

表39-2　手関節の機能障害を判別するための臨床的検査

状態	障害のパターン	検査
母指尺側側副靱帯断裂によるMP関節不安定性（gamekeeper's or skier's thumb）	母指MP関節の疼痛と不安定性	母指MP関節に対し，橈側方向へのストレスを加えた時の35°以上のMP関節の橈側偏位
舟状骨の不安定症	舟状骨部（解剖学的嗅ぎタバコ窩）の疼痛，あるいは手関節運動に伴う軋轢音	Watsonテスト テスト遂行時の舟状骨遠位柱の亜脱臼に関連する疼痛あるいは脱臼音
遠位橈尺関節不安定症	手関節部の疼痛と圧痛	"Piano keys"テスト 尺骨遠位部に圧迫を加えた時の過剰運動と疼痛
月状骨脱臼	手関節中心部の疼痛あるいは不安定性	Murphyサイン こぶしをつくった時の第2，4中手骨頭に対する第3中手骨頭の平坦化
月状三角骨不安定症	手関節中心部または尺側部の疼痛あるいは不安定性	Lunotriquetral ballottementテスト 捻髪音：月状骨の単独運動が伴う緩みと疼痛
TFCC（三角線維軟骨複合体）損傷	手関節尺側部の疼痛および不安定性	手関節部の関節造影あるいはMRI

機能検査の例としては，静的および動的2点識別やMobergのピックアップ検査があり，客観的な検査にはリンクルテスト（wrinkle test），ニンヒドリン発汗検査（Ninhydrin sweat test），神経伝導検査がある[18]．電気診断学的検査は，神経障害を決定するのに最も明確で，広く受け入れられている手法である．

誘発テストにおいては，その結果が陽性であれば高い確率で神経障害を示すことになるが，その結果が陰性であっても神経障害の問題を除外してはならない．神経障害のテストの概要は，表39-3に示した．よく用いられるテストの方法は，次の項で解説する．

【Adsonテスト】
検者は調べる腕の橈骨動脈を触診する．クライエントの頭部を検査側に回旋させ，クライエントの上腕を外旋，伸展位に保ちながら頭部を伸展させ，深呼吸を行わせる．その時，脈拍が消失もしくは遅くなるようであれば，それは胸郭出口症候群を示す陽性の検査結果と考えられる[1,62]．

【Roosテスト】
このテストは，クライエントの両側の肩を外転90°位，外旋位，肘は90°屈曲位にし，この肢位を3分間維持させる．その間，手指の握りおよび開きの運動を交互にゆっくりと行わせる．この肢位が3分間維持できない場合や，徴候が生じる場合は，胸郭出口症候群を示す陽性の検査結果と考えられる[62,84]．

【上肢緊張テスト（腕神経叢緊張テスト）】
このテストは，腕神経叢に緊張負荷が加わった時に生じる徴候を調べるために考えられたものである．その方法は，主として正中神経とC5-C7の神経根にストレスを加えるものである．尺骨神経や橈骨神経への緊張も検査されるが，我々は正中神経テストを選別検査手法として用い，それは治療介入の結果を評価するのに設定した指標であると理解してきた．このテストの創始者たちの中には，評価と同様に治療介入のために神経緊張テストを用いることを推奨している者もいるが，これは創始者たちの業務ではなかった．作業療法士は，より近位構造の損傷の可能性を除外あるいは確認するために，このスクリーニングテストを用いる必要がある．

クライエントは背臥位になり，検者は肩の部位の前額面の後方部でクライエントの腕を外転，外旋位にする．その時，肩甲帯は下制された状態に固定する．次いで，肘関節を他動的に伸展位にし，その時手関節は伸展，前腕は回外位にする．肘窩部での神経の伸張感もしくは疼くような痛み，あるいは母指と橈側3指の刺痛感覚は正中神経の緊張を示す．反対側への首の側屈は，脊髄硬膜の緊張を増加させ，徴候を増強させる．肘の伸展ROMは，制限の程度を示すために非損傷肢と比較する必要がある[62]．

【チネルサイン（Tinel's sign）】
このテストは末梢神経の走行に沿って，軽く叩打することによって行う．その叩打は，遠位から開始し，指尖に刺痛感覚が誘発されるまで近位に向かって移動させていく．叩打によって刺痛感覚が誘発さ

表39-3 上肢における神経機能障害を判別するための臨床的検査

状態	障害のパターン	特徴的な所見と検査
胸郭出口症候群	肩レベルより上または体幹より後方で，肢位を持続あるいは活動を継続した時の特定できない異常感覚またはだるさ	Adsonテスト Roosテスト
腕神経叢緊張テスト	腕神経叢が緊張する肢位にある時に特定できない疼痛と異常感覚の出現	上肢スクリーニングテスト陽性
手根管症候群	主として母指，示指，中指の疼痛，しびれ 通常夜間に悪化し，活動に関連する	手関節部でのチネルサイン ファーレンテスト リバースファーレンテスト 手根管圧迫テスト
肘部管症候群	肘での尺骨神経の圧迫	肘屈曲テスト
尺骨神経麻痺	母指内転筋麻痺	フロマン徴候 Jeanne's sign Wartenberg's sign

れ始める部位は，神経が圧迫されている場所を示すので，その部位に着目する．このテストは，神経縫合後において感覚神経の軸索の再生している範囲を判断するためにも用いられる[89]．

【ファーレンテストとリバースファーレンテスト】

ファーレンテスト（Phalen's test）は両側の手を用い，手の背側を互いに当て合い，手関節が完全掌屈位になるように押し合う．リバースファーレンテスト（reverse Phalen's test）は，両手で「お祈り」をする肢位を1分間持続させることによって行う．クライエントが，その1分間以内に正中神経支配領域（母指，示指，中指，環指の橈側）に放散痛を訴えたら，そのテスト結果は陽性である．

【手根管圧迫テスト（carpal compression test）】

検者は手根管内にある正中神経に対し30秒以内の圧迫を加える．正中神経支配領域に放散痛が生じた場合は，そのテスト結果は陽性と見なされる．手関節の掌屈と20秒間の正中神経の圧迫の組み合わせは，他の誘発テストを単独に用いた場合に比べ，より感受性が高いことが明らかになっている[93]．

【肘屈曲テスト】

肘屈曲テスト（elbow flexion test）は，肘部管症候群（肘部管内での尺骨神経の圧迫）を調べるために行う．クライエントには，手関節完全伸展位で肘関節を完全屈曲位にすることを3〜5分行うよう指示する．前腕と手部（環指尺側と小指）の尺骨神経支配領域に放散痛が生じたら，そのテスト結果は陽性と判断する[62]．

【末梢神経における運動機能のクイックテスト】

クライエントに母指と示指でピンチを行わせ，その時の第1背側骨間筋を触診することにより尺骨神経を検査する．尺骨神経麻痺を調べる他の検査に，母指と示指間で1枚の紙を把持させて調べる方法がある．尺骨神経麻痺では母指内転筋力がないので，検者がその紙を引き抜くように試みると母指のIP関節は屈曲してしまう（フロマン徴候）．それと同時に，母指のMP関節が伸展することがあるが，それはJeanne's signとして知られている．また尺骨神経の圧迫障害を示すものにWartenberg's signがある．それは手掌面を下にして手をテーブルの上に置き，指は他動的に外転位をとらせる．その時，小指が内転できない場合は陽性と判断する．

橈骨神経は，手関節と指を伸展させるよう指示することによって検査する．正中神経機能は，母指と他の指との対立や手指の屈曲を行うよう指示することによって検査する[62]．

【感覚地図】

詳細な感覚検査は，手の掌側全面の感覚地図を調べることから開始する[18]．検査する手は検者の手で支持するか，あるいはセラピーパテのような媒体物の上で休息肢位をとらせて検査する．検者は，検査用器具，通常は鉛筆の先についている消しゴムで，正常な感覚部位から障害部位へと皮膚の上を軽く描くように調べる．クライエントには，感覚が変化した正確な部位を即座に指摘させる．これは近位から遠位へ，橈側および尺側から正中方向へ行うようにする．感覚が変化した部位は注意深く印をつけ，記録用紙に写す．この感覚地図の作成は，神経の再生が見られる間，毎月繰り返す．

【自律神経機能】

汗腺機能（発汗），血管運動（温度識別），立毛運動（鳥肌），栄養（皮膚の感触，爪，毛の成長）といった交感神経反応の回復は早期から起こるが，機能的な回復とは相関しない[30]．O'Rain[78]は，脱神経された皮膚にはしわが生じないことを観察した．したがって，5分間温水に手を浸し，皮膚のしわの有無を調べることによって，神経の機能を検査することができる．この検査は幼児の神経損傷の診断に特に有効である．発汗機能も神経損傷によって失われる．ニンヒドリン発汗検査[74]は手指の発汗を調べる検査である．

リンクルテストやニンヒドリン発汗検査は，交感神経機能の客観的検査である．発汗機能の回復と感覚の回復とは相関するという報告はないが，発汗作用の消失は識別性感覚の喪失と関係する．交感神経の障害によるその他の症状には，滑るような光沢を帯びた皮膚，爪の変形，「鉛筆の先」状あるいは先細の指が挙げられる[100]．

【神経の圧迫と神経再生】

感覚検査は，神経断裂や神経修復術後の神経の回復を調べるために行う．また神経圧迫症候群の存在，外科的除圧術後の神経機能の回復あるいは除圧のための保存的治療の効果を確認するために行う．したがって，振動覚などの検査結果は，神経の機能障害のメカニズムに依存しており，解釈はそれぞれ異なるであろう．以下に示す解説では，作業療法士

が正しい評価手法を選択し，評価結果に基づいた治計画が立案できるよう各検査について説明し，各検査間の違いについて述べる．

手では，神経縫合後2〜4カ月の間に，1日に約1mmあるいは1カ月に1インチ（2.54cm）の割合で軸索の再生が進む．チネルサインは，この再生の経過を追うために用いる．軸索の再生が生じている時は，知覚過敏が増大する．この知覚過敏はクライエントにとって不快なものであるが，神経の成長にとっては肯定的な徴候である．知覚過敏領域における脱感作の治療プログラムは皮膚が治癒したらすぐ導入でき，やさしく擦ったり，いろいろな手触りの物の中に手を入れさせる．脱感作については，治療の項でさらに詳しく論じる．

【振動覚】

神経修復後に神経の再生が生じたら，1秒間に30サイクル（30cps）と256cpsの音叉を用い，振動覚の回復状態を評価する．これは，知覚再教育を開始する指針となる．Dellonは，このことを論じた初期の提唱者である[31,32]．しかしながら多くの臨床家は，音叉の使用は感覚障害を検査するのに十分な手法ではないと見なしていた．

Lundborg[60]は，感覚障害を検査するための市販されている振動覚計の使用方法について述べている．この方法は主観的でなく，より信頼性があるものと見なされていた．Gelberman[41]は，正中神経圧迫の研究で振動覚とセメス−ワインスタイン・モノフィラメント（SWM）で測定した触覚は，2点識別よりも早く変化をとらえることができることを明らかにした．その理由は，これらの検査は，受容器細胞群を支配している単一の神経線維を測定しているからである．一方，2点識別は，感覚単位の重複と皮質統合を必要とする神経支配密度を検査するものである．2点識別は神経の断裂や修復後には異常を示すが，神経が圧迫されていても皮質への連絡が保たれている限り正常のままである．また，Bell-Krotoski[10]は，感覚機能の低下がある場合においても，2点識別の値は正常である場合があることを報告した．

神経の圧迫は受けているが神経の伝導性が維持されている場合においては，振動覚とSWMの検査は神経機能の段階的な変化をとらえるのにより感受性がある．また，これらの検査は，神経伝導速度の検査によって測定された感覚神経線維の活動電位の減少とも相関がある[92]．したがって，振動覚およびSWMの検査，電気診断は信頼性があり，手根管症候群や他の神経圧迫症候群の早期診断には感受性のある検査として用いられる．振動覚やSWMの検査は，クライエントには不快感を与えることなく，クリニックで検査でき，神経圧迫が疑われる場合の優れたスクリーニング検査である．

【触圧覚】

動的触覚は，鉛筆の先についている消しゴムを使って検査する．感覚が正常な領域に消しゴムを置き，軽く押しつけながら末梢の指尖へ向かって動かす．クライエントは，その刺激の感覚がいつ変化するかに注意を払う．軽い触刺激と強い刺激を与え，その結果を記録する[30]．静的触覚は鉛筆の先の消しゴムで押すことにより検査する．最初に，感覚が正常な領域から行い，次にいったん鉛筆を持ち上げて遠位部で行う．クライエントは刺激が変化したと感じたら応答する．これも軽い刺激と強い刺激を与えて行う[30]．

SWMは，皮膚の触圧覚閾値を調べるのに最も正確な検査器具である[10]．この本来の検査器具は，手で持てる20本のプラスチック製の柄に植えられたナイロン製のモノフィラメントから構成されている．最近では，多くの作業療法士は5本のフィラメントがパッケージされた小型のものを使用している．これらの5本のフィラメントは，後に説明するが，触覚域に対応している．モノフィラメントの直径は徐々に大きくなっており，正確に押しつけると4.5mgから447gまでの範囲の力が加わるようになっている．柄には1.65から6.65までの番号がつけられているが，それは各モノフィラメントによって加わるグラム数とは相応していない．正常な指尖の感覚は，2.44番と2.83番の柄のものであることがわかっている．

モノフィラメントは皮膚に対して直角に当て，それがたわむまで力を加えなくてはならない．これらのモノフィラメントを押しつけている時，その皮膚は蒼白になってはならない．1.65から2.83番は，3回弾ませるように与える．3.22から4.08番はフィラメントがたわむよう3回押しつけ，4.17から6.65番のものは1回のみ刺激を与える．太いモノフィラメントはたわませないので，どの程度の強さで刺激

を与えているかを確かめるために，皮膚の色調を観察しながら行う必要がある．

検者は正常範囲の番号のものから開始し，クライエントの手指掌側全面の触覚閾値がわかるまで，徐々にフィラメントの直径を太いものにしていく[10]．結果の記録には，触覚が変化している領域を提示することができるように，手を格子状に区分した記録用紙を用いるべきである．正常な感覚領域であると見なすためには，1つの部位について3回押しつけたうち2回の正確な応答が必要である．神経の興奮が納まる時間をとるために，1カ所に集中してモノフィラメントを当てるよりも，いろいろな部位に無作為に刺激するのが望ましい．3回の刺激を加える場合，フィラメントは1秒間保持し，1秒間休み，再び刺激を加える．結果は，正常な触覚（2.83番以上のフィラメント）から防御感覚の脱失（4.56番以下のフィラメント）まで段階づける．それらの間のフィラメントによって反応した範囲（3.22番から4.31番）は，触覚の低下と防御感覚の低下を示している[10]．

【2点識別と動的2点識別】

2点識別は，第2段階としての感覚評価であり，被検者に2種類の直接刺激を識別させる検査である．静的2点識別は，遅順応性の感覚神経線維の状態を測定するものである．2点識別検査は，1853年にWeberによって最初に報告され，その後は知覚の機能レベルを評価できる器具に関心をもっていたMoberg[74]によって改良され，一般化した．2点識別の測定に用いるさまざまな器具が提案されてきた．曲げたペーパークリップは安価であるが，その金属の先端は滑らかになっていないことが多い．その他には，工業用のノギス＊やディスク・クリミネーター[61]＊＊などがある．この検査器具には，数種類の間隔に設定されたピンが平行についている．ピンの先端は丸くなっており，再現性のある結果が得られるはずである．

静的2点識別の検査は以下のように実施する[89]．

1. クライエントの視界をふさぐ．
2. 先端の丸いノギスあるいは曲げたペーパークリップを使い，参考として正常な感覚領域を検査する．
3. ノギスの間隔を10 mmに設定し，無作為に1点あるいは2点刺激を与える．その刺激は，指神経の長軸に沿って指尖から近位に向かって与えていく．ノギスによって，皮膚が蒼白になるような強さを与えてはならない．
4. ノギスの間隔は，クライエントが2点を区別できなくなるまで狭めていき，その距離を測定する．

時間的刺激間隔は3〜4秒間とし，クライエントは5回のうち4回は正答しなければならない．この検査は機能的な感覚を表すので，一般にこれは指尖で行う．神経の再生を検査するためには，近位部で測定する．指尖における正常な2点識別値は6 mmあるいはそれ以下である．

動的2点識別は，触覚の速順応性感覚神経線維の支配密度を測定するものである．これは，静的2点識別よりも少し感受性が高い．この検査は以下のように実施する[30]．

1. クライエントの視界をふさぐ．
2. 先端の丸いノギスあるいは曲げたペーパークリップを使い，参考として正常な感覚領域を検査する．
3. 指尖は，机上あるいは検者の手で支持する．
4. ノギスは5〜8 mmに開き，指尖の表面に沿って直線的に近位から遠位へと長軸方向に動かす．1点と2点を無作為に変える．間隔をより狭くする前には，クライエントは8回のうち7回は加えられた刺激を正しく識別しなければならない．この検査は間隔が2 mmになるまで繰り返す．

2点識別値は男女とも加齢とともに増加し，10歳から30歳の間で最小となる．女性は男性に比べ小さい値を示す傾向があり，利き手と非利き手間では有意な差はない[58]．

【Mobergのピックアップ検査変法】

一般的に物品の識別は，感覚機能の最終的な段階である．Mobergは，触ることによって複雑な機能を遂行する手の能力を表すのに触覚認知という用語を用いた．Mobergは1958年にピックアップ検査[74]を報告し，後にそれはDellon[30]によって改良された．この検査は正中神経あるいは正中および尺

＊Central Tool Company of Germany (available from Anthony Products, Indianapolis, IN).
＊＊Disk-Criminator (available from Smith & Nephew, Germantown, WI).

骨神経の両神経損傷に用いる．検査での遂行時間は，閉眼時は開眼時に比べ2倍になる．この検査は以下のように実施する．

1. 9～10個の小物品（例：硬貨，ペーパークリップなど）を机の上に置く．そして，クライエントにそれらを見ながら1個ずつ，できる限り速く小さな容器に移すよう指示し，その時間を測定する．
2. 開眼したまま，反対側の手で同じことを繰り返す．
3. 閉眼して，同じことを両手とも繰り返す．
4. 閉眼および開眼時に，1個ずつ各物品を確認する．

物体を見ることができない時に，クライエントが行うあらゆる代償のパターンを観察することが大切である．

浮腫の評価

細胞内外の浮腫の存在を評価するために手の容積を測定する．一般に，容積の測定は，治療や活動の効果を判定するために行う．1日の異なった時間に容積を測定することによって，**スプリント療法**や浮腫を軽減するために考案した治療介入の効果ばかりでなく，安静と活動の影響が判定できる．

市販されている容積計[26]は手の浮腫の評価に使われている．容積計は，規定された方法で用いると10 ml まで正確に測定できる[101]．容積計による評価の正確性が低下する要因には，(1) 容器に水を入れる時に，空気も一緒に取り入れてしまう蛇口やホースを使うこと，(2) 容積計内で腕を動かすこと，(3) 停止棒に手を押しつける圧が一定でないこと，(4) 異なる場所で容積計を使用することなどがある．容積計は，いつも同じ高さの場所で使用しなければならない[101]．測定は次のように行う（図39-1）．

1. プラスチックの容積計に水を満たし，水が排水口のレベルになるまで溢れさせる．溢れる水は大きなビーカーで受け，その水は捨てる．その後，ビーカーは十分に乾燥させておく．
2. クライエントの手を中間位に保持するよう注意させながら，プラスチック容積計の中に手を入れるように指示する．

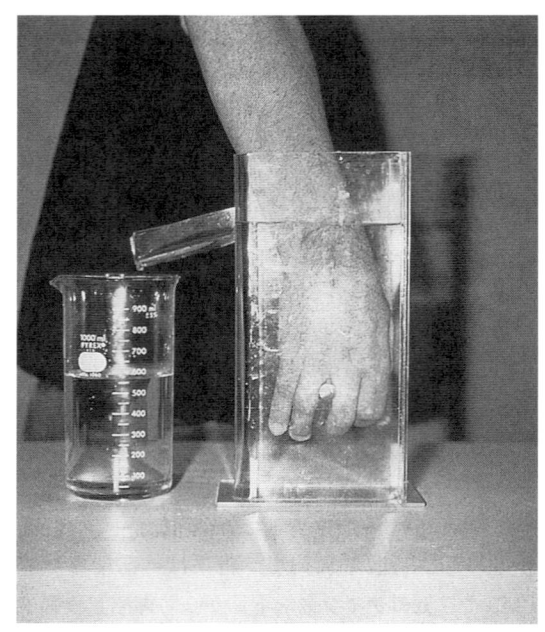

図 39-1 容積計は，両手の体積を測定，比較するために用いる．体積の増加は，浮腫の存在を示唆する

3. 中指と環指の間に合わせ釘状の停止棒がくるようにし，停止棒上で軽く安静位をとることができるまで手を沈める．手で停止棒を押さないようにすることが大切である．
4. ビーカーに水がこぼれ落ちなくなるまで，手をそのままにしておく．
5. こぼれ落ちた水を目盛りのついたシリンダーに移す．シリンダーを水平面に置き，目盛りを読む．

それぞれの手指や関節の浮腫を評価する方法には，周径用メジャー＊や宝石商が指の太さを測定する指環を用いて周径を測定する方法がある．測定は治療介入の前後，特に温熱療法やスプリント療法の後に行う．クライエントはよく腫脹に関しての主観的な訴えをするが，周径や容積の客観的データは，作業療法士が治療や活動に対する組織の反応を評価するのに役に立つ．浮腫をコントロールする手技については，後に本章で解説する．

握力およびピンチ力

上肢の筋力は，一般的に外傷の治癒期後に評価する．筋力検査は，受傷あるいは手術直後には適応と

＊ DeRoyal/LMB, DeRoyal Industries, Powell, TN.

第39章 手と上肢の外傷

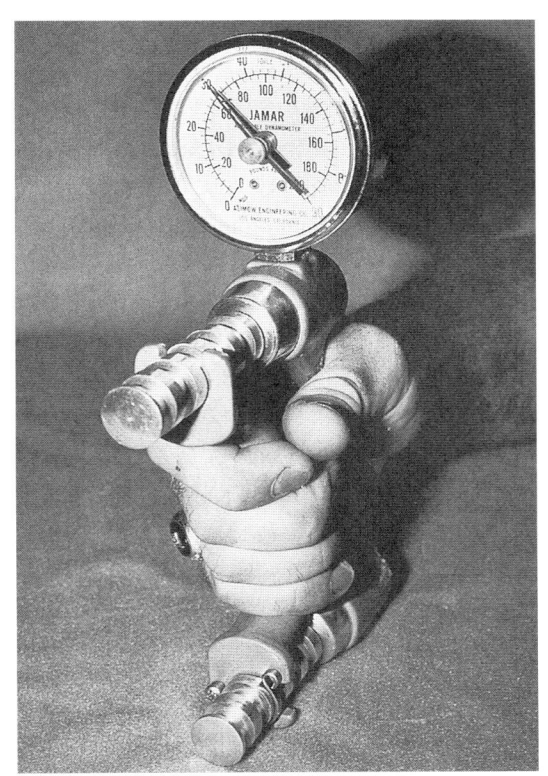

図39-2 Jamar型握力計は，両手の握力を測定するために用いる

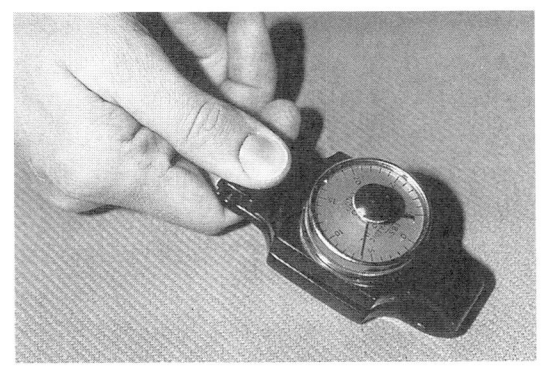

図39-3 ピンチ力計は，幾種ものピンチ形態のピンチ力を測定するために用いる

ならない．検査はクライエントが十分な抵抗運動を行えるようになるまで実施すべきではなく，一般には受傷後8〜12週で行う．

握りが調節可能なJamar型握力計が握力の評価に推奨されている（図39-2）．被検者は坐位をとり，測定肢位は肩内転，内外旋中間位，肘90°屈曲位[65]，前腕中間位，手関節0°〜30°伸展，0°〜15°尺屈位とする．握力計のハンドルは，2番目の位置に設定し，一側につき3回ずつ測定する[68]．測定に際しては，検者は握力計を軽く支え，握力計を誤って落とさないようにする．報告する値は3回施行の平均値とし，非損傷手の値は比較値として用いる．握力の正常データは，測定値を比較するのに用いられる[52,67]．加齢変化などの要因は，握力の測定値に影響を及ぼす．

ピンチ力は，ピンチ力計を用いて測定する．ピンチ力計が最も正確であることが明らかになっている[68]．2点つまみ（母指指尖と示指指尖による），横つまみあるいは鍵つまみ（母指指腹と示指の中節部側面），3点つまみ（母指指尖と示指，中指の指

尖）を評価する必要がある．握力の測定と同様に3回施行し，両側間で比較すべきである[39]（図39-3）．

徒手筋力検査も上肢の筋力を評価するために行う．腱移行術や再建術が予定されているクライエントの場合は，正確な評価が特に重要である．上肢の運動学について学びたい学生には，特にBrandの研究[14]を参照させるとよい．さらに，筋力検査については第21章で解説した．

握力やピンチ力，筋力検査時の最大随意努力は，手や上肢の痛みによって影響される．作業療法士は，クライエントの最大の力を発揮させる能力が，主観的な病状によって制限されていないか注意する必要がある．痛みの局在や痛みの一貫性は，外傷の回復において痛みが与えている影響を評価するのに役立つ．痛みの問題の詳細については，本章で後述する．

機能的評価

身体的評価では，クライエントの巧緻性，筋力，可動域，感覚の喪失あるいは変形を代償する能力を測定できないので，手の機能や遂行動作の評価が重要である[20]．

身体的評価は，機能的評価より先に実施すべきである[69]．それは，身体的障害について知ることにより，機能障害を分析でき，クライエントが遂行している運動機能の原因を理解できるからである．

作業療法士は，手の機能障害がADLでの手の使い方に及ぼしている影響を観察しなければならない．さらに，Jebsen Test of Hand Function[46]やCarroll Quantitative Test of Upper Extremity

Function[20] など数種の標準化された課題遂行の検査を取り入れるべきである．

Jebsen Test of Hand Function[46] は，クライエントの測定値を比較するため，基準値が示されている標準化された課題の客観的な評価を提供する目的で開発された．このテストは，検者によって組み立てられる簡単なものであり，安価で容易に実施できる検査である．この検査は，(1) 短文の書き取り，(2) 約3×5インチ（約7.6×12.7 cm）のカードを裏返すこと，(3) 小物品をつまみ上げて容器の中へ移動させること，(4) チェッカーを積み重ねること，(5) 食事動作の模倣，(6) 大きな空缶の移動，(7) 大きな重い缶の移動の7つの下位項目からなる．利き手，非利き手ごとに下位項目の標準値が出されており，さらに性別，年齢別によっても分類されている．検査の構成は，検査方法とともに著者によって解説されている[46]．この検査は，総合的な手の機能の検査として優れた方法であることが明らかになってきている．

Carroll[20] によって報告された Quantitative Test of Upper Extremity Function は，日常生活における一般的な腕と手の活動を遂行する能力を測定するために考案された．この検査は，通常のADLを遂行するための複雑な上肢の運動は，手の把握とつまみ，前腕の回内と回外，肘の屈曲と伸展，腕の挙上のパターンに置き換えることができるという仮説に基づいている．

この検査は次の6つの部分から構成されている．それらは，(1) 把握機能を評価するために，段階的に大きさの異なる4つのブロックをつかみ，持ち上げる，(2) 筒状握りを検査するために，段階的に大きさの異なる2つの円筒をつかみ，持ち上げる，(3) 球状握りを検査するために，ボールをつかみ，そして置く，(4) 指尖つまみ，もしくはつまみを検査するために，段階的に大きさの異なる4つのおはじきの石をつまみ上げ，そして置く，(5) 物を置く動作を検査するために，小さなワッシャーを釘に通すこととアイロンを棚に置く，(6) 水差しからコップに，またコップからコップに水を注ぐことである．これらに加えて，回内，回外および腕の挙上を評価するために，手を頭上，後頭部，口元に持っていく，名前を書くことが含まれている．この検査は，簡単で安価であり，容易に手に入る道具を使っている．道具の詳細やそれらの配置，検査方法，結果の採点方法は原著[20]に記載されている．

その他，手の巧緻性の評価として有効な検査には，Crawford Small Parts Dexterity Test[25]，Bennett Hand Tool Dexterity Test[11]，Purdue Pegboard Test[95]，Minnesota Manual Dexterity Test[73] がある．VALPAR社*は，職業関連課題を遂行するための個人的能力を測定する標準化された多数の検査を開発した．VALPAR社では，被検者の検査結果の内容を提供しており，その検査結果は産業遂行標準値と比較されている．また，これらの検査はすべて，さまざまな産業で就労している健常者と比較できるようになっている．これらの情報は，特定の仕事に完全復帰できる可能性があるかどうかを予測するのに使うことができる．また，これらは職務能力の評価を行う際に特に有効である．この検査は市販されており，検査実施についての解説や健常者の標準化された基準値もついている．Melvin[69] は，その他のいろいろな手の機能検査を列挙している．職業関連評価については，第13章でさらに詳しく解説する．

■治療介入

骨折

手や手関節の骨折治療では，医師は非観血的（保存的）整復または観血的（外科的）整復によって，解剖学的に正しい肢位に整復しようと試みる．内固定法では，解剖学的に正しい肢位を維持するために，キルシュナー鋼線，金属プレートおよび螺子（スクリュー）が用いられる．内固定と外固定を併用する場合もある．手の固定肢位は，可能であれば通常は手関節伸展位，MP関節屈曲位，PIPおよびDIP関節伸展位とする．骨にまで及ぶ外傷では，隣接する腱や神経にも損傷が及んでいることがある．その治療は，すべての損傷組織の回復を配慮したものでなければならず，このことは骨折の治療に影響を及ぼすこともある．

作業療法は，一般的に3〜5週に及ぶ固定期間から開始する．外傷を受けていない手指は，自動運動

---

*VALPAR Assessment Systems (available from VALPAR International, Tuscon, AZ, http://www.valparint.com)

によって可動性を維持しておく．浮腫は注意深くモニターし，浮腫が存在している時は常に患部を挙上する必要がある．

骨折の安定性が十分に確保されたら，手の外科医はただちに受傷部の運動を許可し，抵抗や骨折部に加わる力の量に関する指標を指示すべきである．可動性の少ない運動パターンを修正したり，外傷手の使用を促す活動は，手の痛みが治まったらできるだけ早期に開始しなければならない．早期運動は腱の癒着を予防し，リンパ管や血管への刺激によって浮腫を消退させる．

装具やギプス包帯が除去されたらすぐに，クライエントの手を評価する．浮腫が認められる場合は，浮腫のコントロール法を開始する．浮腫のコントロール法に関しては，本章で後述する．ROMに関しては治療開始時に測定しておき，適切なスプリントの装着を開始する．スプリントは，固定によって生じた異常な関節変形を矯正したり，骨折部に対しさらに外傷が加わらないよう手指を保護するために用いる．この種のスプリントは，たとえばベルクロの"buddy"スプリント（図39-4）が挙げられる．手指の完全伸展を制限する背側ブロッキングスプリントは，PIP関節の骨折や脱臼後に用いる．動的スプリントは，骨折後6〜8週目に，十分なROMを獲得したり，異常な関節変形を進行させないようにするために用いる．

関節内骨折は関節軟骨を損傷させ，それに伴う痛みと拘縮がさらに加わる．関節面に損傷があるかどうかはX線検査により明らかになるが，その結果として関節の治療が制限される場合もある．関節損傷を伴わない骨折後の関節の痛みや拘縮は，温熱療法，関節のあそびの改善または関節モビライゼーション，能動的手の使用の前に用いる矯正用スプリントや動的スプリントの装着などの組み合わせによって軽減すべきである．抵抗運動は，骨癒合が得られたら開始する．

手関節の骨折は一般的であるが，医師や作業療法士にとって特別な問題を呈する場合もある．橈骨遠位端のコーレス骨折は手関節の最も一般的な損傷であり[12]，手関節の背屈，掌屈制限や，遠位橈尺関節の損傷により前腕の回内外制限が生じる可能性がある．創外固定は，内固定が行われていようがいまいが，橈骨遠位端骨折の整復において最も一般的な方法となっている．創外固定は，橈骨の長さを維持させることによって橈骨と尺骨の解剖学的関係を保ち，多くの症例で好成績を獲得できる．作業療法士は，手指の自動可動域の維持と創外固定器を装着している期間のピン刺入部の正しい管理について，クライエントに注意深く指導する必要がある．創外固

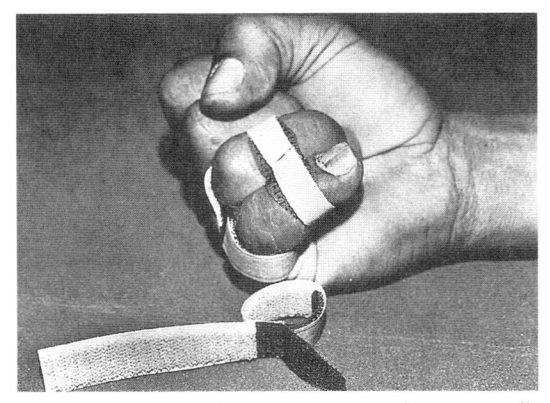

図39-4 ベルクロを用いたbuddyスプリントは，指の骨折後の保護，拘縮指の動きを増加させるために用いる（Smalley and Bates, Inc. により販売）

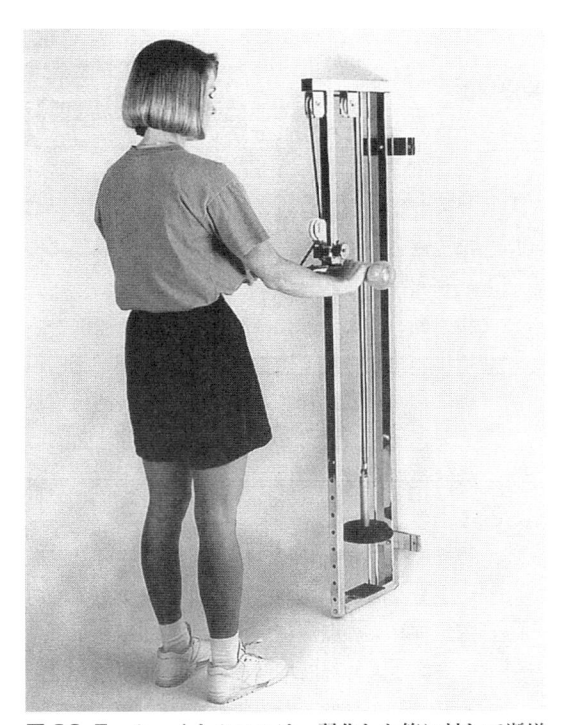

図39-5 ウェイトウエルは，弱化した筋に対して漸増的な抵抗を適用して上肢の筋力強化に用いる．また，これはピンチやグリップによる把持を維持するのに有効である（Karen Schultz Johnsonより提供）

定器やギプス包帯を除去した後は，スプリントの使用や手関節の動きに重点を置いた自動運動，関節モビライゼーションが有効である．ウェイトウエル（Weight Well）は手関節の運動に抵抗を加えるために用いる（図39-5）．

舟状骨は手関節で2番目に損傷されやすい骨であり[12]，受傷時に手関節が背屈して骨折することが多い．舟状骨の近位部の骨折は，この部位への血液供給が少ないので癒合しにくい．舟状骨骨折は長期間の固定，時には数カ月に及ぶギプス固定を必要とし，結果的に拘縮や痛みを招く．損傷されていない関節は，早期に動かさなければならない．

手関節の月状骨の損傷は，月状骨の無血性壊死もしくはキーンベック病[12]を起こす可能性がある．これは1回の外傷でも起こり，反復外傷によっても起こる．月状骨骨折は，通常6週間固定する．キーンベック病では，骨移植術，近位手根列の切除術，部分的手関節固定術により治療される．

拘縮や疼痛は，骨折の一般的な合併症である．しかし，これらの合併症は浮腫のコントロール，早期運動，患者への適切な指導と支持により，最小限にすることができる．

神経損傷

神経損傷は次の3種類に分類できる．

1. 一過性伝導障害（neurapraxia）は，ワーラー変性を起こさない神経損傷である．神経は治療しなくても，数日から数週間以内に機能が回復する．
2. 軸索断裂（axonotmesis）は，受傷部位から遠位の神経線維で変性が生じるが，神経内組織はそのまま温存されている．外科的治療は必要とせず，通常6カ月以内に回復する．この回復期間は，損傷レベル高位によって異なる．
3. 神経断裂（neurotmesis）は，神経線維組織の完全な断裂であり，外科的治療が必要である．神経束の顕微鏡下の外科的修復術が一般的である．神経断端間に離開がある場合は，神経移植が必要となる場合もある[89]．

末梢神経損傷は骨片，裂傷，挫滅損傷による神経断裂の結果として起こる．末梢神経損傷の症状は，損傷された神経の運動枝が支配している筋の筋力低下や麻痺，損傷された神経の感覚枝の支配領域における感覚の脱失である．作業療法士は，神経損傷の評価を行う前に，前腕の3つの主要な神経が支配する筋や感覚領域について熟知していなければならない．上肢における末梢神経障害の病態の概要を表39-4に示す．

橈骨神経

橈骨神経は前腕部の伸展，回外筋群を支配している．これらの筋には腕橈骨筋，長橈側手根伸筋，短橈側手根伸筋，指伸筋，小指伸筋，示指伸筋，尺側手根伸筋，回外筋，長母指外転筋，短母指伸筋，長母指伸筋がある．橈骨神経の感覚支配領域は，上腕および前腕背側の細長い領域，母指の背側，示指，中指，環指橈側半分のPIP関節から近位部の手の背側領域である．一般的に橈骨神経領域の感覚障害は，機能的な問題とはならない．

橈骨神経高位損傷（回外筋より近位）の臨床症状は，前腕が回内および手関節掌屈位をとり，母指においては短母指外転筋や短母指屈筋の作用により掌側外転位をとる[80]．後骨間神経損傷では長・短橈側手根伸筋は麻痺を免れる．後骨間神経症候群では，感覚は正常であり，手関節の伸展は可能だが，手指や母指の伸展はできない．橈骨神経低位損傷の臨床症状は，手指と母指のMP関節の不完全な伸展である．手指のIP関節は，骨間筋により伸展できるが，MP関節は30°程度の屈曲位をとる．

手関節伸展，MP関節伸展，母指伸展位にする動的背側スプリントは，回復期に伸筋腱が過伸張され

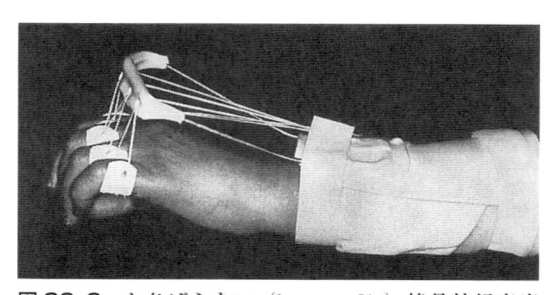

図39-6 かさばらない（low-profile）橈骨神経麻痺スプリントは，手関節掌屈位の時には中手指節（MP）関節が伸展し，手関節背屈位の時にはMP関節がやや屈曲位になるようにバランスよく牽引する．これにより，2関節の正常バランスを維持し，関節拘縮予防を行う（Judy C. Colditz〈Raleigh Hand Rehabilitation Center〉より提供）

表 39-4　上肢における神経損傷

神経	損傷部位	影響	検査
橈骨神経（C5, C6, C7, C8 からの線維, 後神経束）	上肢	三頭筋とそれより遠位の筋 SRN 領域の知覚	MMT 知覚テスト
橈骨神経	肘より近位	腕橈骨筋とそれより遠位の筋 SRN 領域の知覚	MMT 知覚テスト
橈骨神経	肘	回外筋, ECRL, ECRB とそれより遠位の全筋 SRN 領域の知覚	MMT 知覚テスト
後骨間神経	前腕	ECU, ED, EDM, APL, EPL, EPB, EIP 知覚には問題なし	手関節伸展が存在する場合は, 橈骨神経高位麻痺というより PIN 損傷を示唆
回外筋起始部にある Frohse のアーケード, ECRB, 橈骨動脈部の橈骨神経	橈骨神経管症候群	PIN 支配筋の弱化 知覚には問題なし	伸筋群上の疼痛を触診 手関節掌屈と回内に伴う疼痛 手関節背屈と回外に伴う疼痛 中指伸展抵抗運動に伴う疼痛
正中神経（C5, C6, C7, からの外側神経束, C8, T1 からの内側神経束）	高位損傷（肘から近位）	FCR, PL, 全 FDS, FDP（I, II）FPL, PT, PQ, 母指対立筋, APB, FPB（橈側頭）, 虫様筋（I, II）麻痺, 弱化 正中神経の知覚枝	MMT 知覚テスト
正中神経	低位損傷（手関節部）	母指球筋弱化	母, 示指指尖が手掌に接着不可 母指対立不能 巧緻性低下
PT 線維束下, 回内筋頭下, FDS アーチ, FCR 起始部の正中神経	回内筋症候群	母指球筋弱化, AIN 支配筋麻痺なし 手の正中神経支配領域の知覚	圧迫部位を同定するための誘発テスト
PT 起始部下, 中指 FDS 部の正中神経	前骨間神経症候群	知覚枝のない純粋な運動神経 麻痺部より遠位の前腕部疼痛 FPL, FDP（I, II）, PQ の麻痺, 弱化	母指 IP, 示指 DIP 関節屈曲不可 回内抵抗運動に伴う疼痛増大 前腕部圧迫による疼痛
手関節部の正中神経	手根管症候群	正中神経支配の手内筋の弱化 知覚	誘発テスト チネルサイン 知覚テスト
肘部の尺骨神経（C7, C8, T1 からの内側神経束の神経枝）	肘部管症候群	FCU, FDP（III, IV）, 尺骨神経支配の手内筋の麻痺, 弱化 掌側, 背側の知覚領域のしびれ 握力, ピンチ力の低下	肘の屈曲, 伸展に伴う疼痛
手関節部の尺骨神経	ギヨン管症候群	尺骨神経支配の手内筋の弱化と疼痛	損傷部位の圧迫により疼痛

AIN：前骨間神経, APB：短母指外転筋, APL：長母指外転筋, ECRB：短橈側手根伸筋, ECRL：長橈側手根伸筋, ECU：尺側手根伸筋, ED：指伸筋, EDM：固有小指伸筋, EIP：固有示指伸筋, EPB：短母指伸筋, EPL：長母指伸筋, FCR：橈側手根屈筋, FDP：深指屈筋, FDS：浅指屈筋, FPB：短母指屈筋, FPL：長母指屈筋, MMT：徒手筋力検査, PIN：後骨間神経, PL：長掌筋, PQ：方形回内筋, PT：円回内筋, SRN：橈骨神経浅枝

ることを予防し, 手を機能的肢位に維持するために用いる（図 39-6）. 一般には, 動的スプリントが用いられる.

正中神経

　正中神経は前腕と手の屈筋群を支配する. また正中神経は, 母指, 示指, 中指の掌側の感覚を支配するという重要性から, しばしば手における「目」と

呼ばれる．正中神経障害は，断裂や手根管症候群のような手関節部での圧迫症候群によっても起こる．

正中神経の運動支配は，円回内筋，長掌筋，橈側手根屈筋，示指および中指の深指屈筋，浅指屈筋，長母指屈筋，方形回内筋，短母指外転筋，母指対立筋，短母指屈筋の浅頭，第1および第2虫様筋である．

正中神経の感覚支配領域は，母指，示指および中指の掌側面と環指の橈側半分の掌側面，示指，中指，環指橈側半分のPIP関節より遠位の背側面である．

正中神経高位損傷の臨床症状は，橈側手根屈筋の麻痺による手関節の尺屈，母指の掌側外転や対立の消失である．自動運動による前腕の回内は不可能であるが，クライエントは重力を利用して回内させる．手関節部での正中神経損傷では，母指球は扁平化し，母指の屈曲や掌側外転，対立が不可能となる[80]．

正中神経損傷による感覚障害では，母指および示指，中指の掌側面，環指の橈側半分の感覚が失われるため，きわめて不自由になる．閉眼時には，クライエントはこの障害を代償しようとして，環指や小指を使ったピンチで代償しようとする．前骨間神経損傷を合併した前腕部損傷では，感覚は障害されない．運動障害は，長母指屈筋，示指と中指の深指屈筋，方形回内筋の麻痺である．円回内筋は，障害されない．つまみ動作は障害される．

母指を掌側外転および軽度対立位にするスプリントは，手の機能性を向上させる（図39-7）．示指や中指の鷲手変形が出現している場合は，MP関節の過伸展を防止するためのスプリントを作製すべきである．正中神経損傷のクライエントは，筋の麻痺のためというよりむしろ感覚障害のために手を使わないと訴えるが，弱化した筋や麻痺筋は保護する必要がある．

尺骨神経

尺骨神経は，前腕部では尺側手根屈筋と深指屈筋の内側半分のみを支配する．さらに尺骨神経は，前腕掌側を遠位へと走行しギヨン管を通る．そして，手内筋の短掌筋，小指外転筋，小指対立筋，短小指屈筋，背側，掌側骨間筋，第3，4虫様筋，短母指屈筋内側頭を支配する．尺骨神経の感覚支配領域は，小指列の掌背側と，環指列の尺側半分の掌背側である．

尺骨神経高位損傷は，環指と小指のMP関節過伸展を招く（これも鷲手変形と呼ばれる）が，これは第3・4虫様筋がMP関節の過伸展を制止できないことで生じたものであり，相対的に指伸筋の活動が上回っている結果である[82]．環・小指のPIPおよびDIP関節においては，深指屈筋が麻痺しているので重度の屈曲変形を示さない．小指球や骨間筋の機能は消失する．手関節は，尺側手根屈筋の麻痺により橈側伸展位をとる．尺骨神経低位損傷では，環・小指のMPおよびPIP・DIP関節に，鷲手変形が生じる．PIP・DIP関節においては，深指屈筋の麻痺はないので，強い屈曲位を呈する．手関節の伸展は正常である．

尺骨神経高位損傷の臨床症状は，（前述したが）

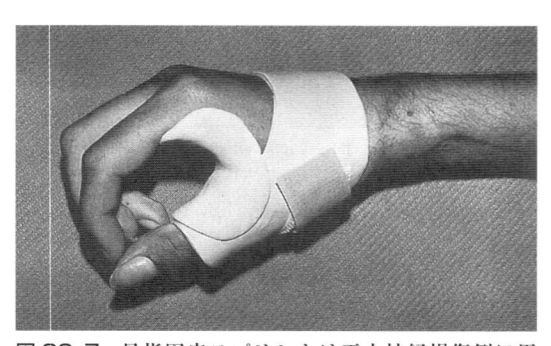

図39-7 母指固定スプリントは正中神経損傷例に用い，母指を保護し，母指をピンチ肢位に固定することにより機能性を向上させる．正中神経損傷例では，母指に関与する筋の麻痺により正常なピンチは不可能である

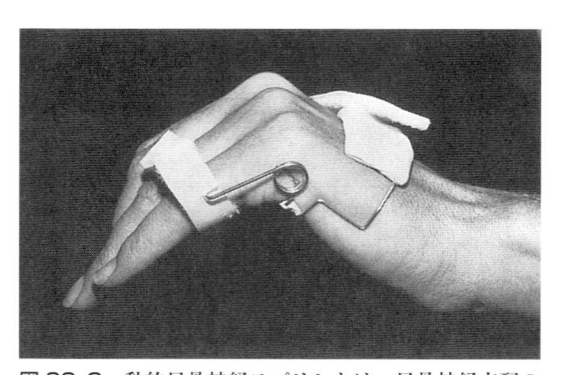

図39-8 動的尺骨神経スプリントは，尺骨神経支配の手内筋麻痺で生じる中手指節（MP）関節の過伸展を抑制する．またこれは，MP関節の屈曲は可能で，正常可動域は維持できる（Mary Dimick〈University of California-San Diego Hand Rehabilitation Center〉より提供）

小指球筋と骨間筋の麻痺を伴う鷲手変形である．尺骨神経低位損傷では，深指屈筋や尺側手根屈筋の機能は維持され，これらの筋は手内筋により拮抗されない．フロマン徴候は陽性である．ギヨン管内での尺骨神経の長期間に及ぶ圧迫は，小指球筋部の扁平化と第1背側骨間筋の顕著な萎縮を引き起こす[12]．

尺骨神経低位損傷では，MP関節の完全屈曲を制限せずに環・小指のMP関節の過伸展を防ぐ小型のスプリントを装着する．MP関節の安定性は，指伸筋によるPIP・DIP関節の完全伸展を促す（図39-8）．

尺骨神経の感覚障害は，手の尺側への外傷，特に熱傷を受けやすい．視覚的に感覚障害の部位を保護するようクライエントに指導しなければならない．

神経修復後の術後管理

神経修復術後は，神経に加わる張力を最小限にとどめる肢位で手を固定する．たとえば，正中神経の修復後は，手関節は屈曲位に固定する．固定は，一般的に2〜3週間継続し，その後は制限下で関節を伸張し始める．作業療法士は，修復されたばかりの神経に過度な緊張を加えないよう，細心の注意を払って訓練を行わなくてはならない．修復された指神経においては，PIP関節を屈曲位に維持することにより保護する．

拘縮の矯正には，4〜6週間を要する．完全伸展を獲得するためには，自動運動がより好ましい方法であるが，手の外科医の監視下で軽い牽引力がかかる動的スプリントを装着することもある．弱化した筋の代用あるいは補助のためのスプリントは，神経の再生期間は継続して装着する必要があるが，弱化した筋の自動運動が可能になったらすぐに除去すべきである．クライエントには正しい運動パターンを指導することが重要であり，これにより代償運動は最小となる．

急性期や神経の再生が生じている段階の治療は，まず変形の予防や不良肢位の矯正に重点を置く．感覚障害の部位に対しては，視覚的に保護するようクライエントを指導しなければならない．ADLは評価すべきであり，自立のために新たな方法や自助具が必要になる場合もある．クライエントの就労上の手の使用についても評価する必要があり，必要に応じて職務内容を調整し，あるいは機器を適用させて，職場に復帰させるべきである．

筋力や感覚，機能の検査は注意深く，しかも頻繁に行わなければならない．神経の再生状態に応じて，スプリントを調整あるいは除去する．運動訓練や活動内容は，クライエントの新たに獲得された機能に応じて変更し，補助具はできる限り早期にその使用を中止する．

麻痺筋に運動機能が回復し出したら，その回復を促通するための特別な運動訓練を実施する．神経筋促通手技（PNF）であるホールド－リラックスや，コントラクト－リラックス，クイックストレッチ，およびアイシングは，筋力が3（F）段階の筋を補助し，ROMを拡大する．神経筋電気刺激（NMES）は，神経再支配筋の強化を助長するための刺激を外部から与えることができる．筋力が4（G）の段階になったら，機能的な活動を取り入れて正常な筋力に完全回復させる．

【知覚再教育】

感覚の評価についての詳細は，本章のはじめに述べた．その知識は，神経修復後の知覚再教育プログラムの準備に役立つ．

神経が修復されたとしても，神経の再生は完全ではなく，修復部より遠位の神経線維と受容器はより小さくなり，その数量も少なくなる．知覚再教育の目標は，感覚あるいは触知覚の機能的レベルを最大にすることである．

Parryは1966年に知覚再教育について初めて示し[80]，そしてDellonは1974年に高度に構造化された知覚再教育プログラムについて報告した[32]．Dellonはそのプログラムを初期と後期の訓練に分け，初期の再教育では振動覚に，後期の再教育では動的および静的触覚に基本を置いた．刺激の局在や物体の識別については，ParryとDellonの両者が言及している．より高次の皮質での統合は，視覚的な手がかりを通して刺激に注意を集中させ，視覚が遮断された時にその記憶を働かせることによりなされる．クライエントは，特異的な技能を利用して，他の知覚刺激に対しその技能を汎化することによって知覚障害を代償するよう指導される．毎日の繰り返しは，再教育に必要な要素であると考えられている．

Callahan[18]は，防御的感覚が存在し，指尖に触覚が回復した場合の防御的知覚再教育と識別的知

覚再教育に関するプログラムの概要を示した．Waylett-Rendall[100] もまた，手工芸や機能的活動を利用した知覚再教育プログラムと脱感作療法について報告した．これらすべてのプログラムには，反復して感覚受容器へ与える種々の刺激が重要であるとしている．閉眼，開眼，閉眼で行う一連の課題は，訓練過程でフィードバックを与えるために行われる．訓練時間は，疲労や挫折を避けるために制限される．訓練で使用する物品は，外傷を防止するために，感覚脱失領域に有害なものであってはならない．ホームプログラムは，臨床の環境で行った学習を強化するために行わせる．

研究者ら[18,29,100]は，知覚再教育は，動機の高いクライエントにおいて機能的感覚の改善をもたらすことを明らかにした．知覚再教育を行った後には，知覚の客観的な測定を行う．次いで初回の検査結果と正確に比較し，プログラムの効果を評価しなければならない．

【腱移行術】

神経修復後最低1年が経過しても，運動神経がその支配筋を再支配しない場合は，手の外科医は必要とする運動を再建するために腱移行術を検討する．腱移行術の原則は，欠如しているものは何か，機能のために必要とされるものは何か，筋腱移行に力源として何が利用できるかを評価することである[85]．

一般的に，長橈側手根伸筋や環指の浅指屈筋のような筋が移行術に使われる．それは，これらの運動は，それぞれ短橈側手根伸筋や環指の深指屈筋によって代償できるからである．円回内筋は，橈骨神経麻痺例の手関節背屈の再建によく用いられる．手の外科医は，最も的確な筋腱移行術の術式を決定するために，作業療法士に力源となる筋の運動機能評価を依頼する．力源として使用される筋に正常な筋力がない場合は，腱移行術前の作業療法が必要である．その筋力は，移行することにより一段階低下してしまうので，漸増抵抗運動やNMES，分離運動による筋力増強プログラムは，筋腱移行術を成功させるのに有効である．また，筋腱移行術が施行される前には，関与するすべての関節に十分な他動的ROMを獲得しておく必要がある．

筋腱移行術後は，多くのクライエントは移行筋を自動収縮させる際，正しい筋を認識するための指導を必要とする．移行筋を自動収縮させる際の，代償運動パターンを注意するためのバイオフィードバックの使用，注意深い指導，監督下での活動は，クライエントが移行筋腱を正しく収縮させるのに役立つ．クライエントが誤ったパターンを獲得しないうちに作業療法を開始すべきである．NMESは，術後に移行筋腱を分離し，それを強化するために用いる．

腱損傷

屈筋腱

腱損傷は単独でも起こり得るし，他の外傷，特に骨折や挫滅に合併して起こる場合もある．遠位手掌皮線と浅指屈筋の停止部の間での屈筋腱損傷は，最も治療が困難であると考えられている．それは，この部位では靱帯性腱鞘機構下の腱鞘の中を腱が通り，どんな瘢痕も癒着を生じさせるからである．この部位は zone II または "no-man's-land" と呼ばれている．

zone II における屈筋腱の一次修復は，鋭利なものによる断裂後の場合に最も多く行われる．その後療法においては，これまでにいくつかの方法が提唱されてきており，それらは腱の滑走を促し，瘢痕による癒着を最小限に止めるという共通の目標が掲げられている．

【急性期の屈筋腱損傷のコントロールされた早期運動：Louisville 法】

Louisvill大学医学部の Harold Kleinert 博士は，zone II の屈筋腱修復後にゴムバンド牽引を用いた後療法を提唱した最初の人物である．この手技は，しばしば Kleinert 法と呼ばれている．Kutz[56]によって，この方法の手順の概要が示された時は，医師や作業療法士は腱や手指の動きを積極的には行わせていなかった．

腱修復後，ゴムバンドをつけるストラップは，損傷指の爪に縫合するか，爪にフックを接着剤で保持し，そのフックに取りつける．低温熱可塑性プラスチック材で背側ブロッキングスプリントを作製し，MP関節を約60°屈曲位に保持するPIP・DIP関節は，完全伸展できるように伸展ブロックを形成する．ゴムバンドは，掌側部に設置した安全ピンに通し，遠位のストラップにつける．ゴムバンドは，PIP関節を40°～60°の屈曲位に保持するのに足りる張力にし，過剰な張力が生じないようにする．ク

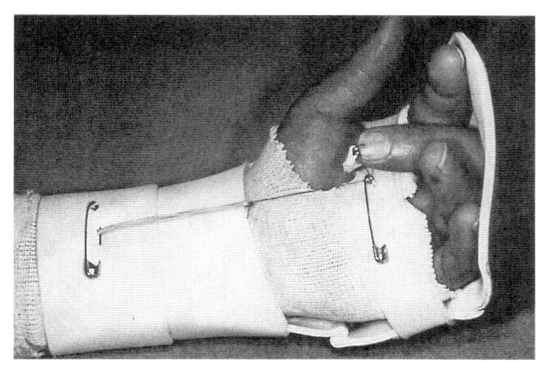

第39章　手と上肢の外傷　1183

図39-9　腱縫合後，手関節は30°屈曲位に固定する．牽引用のひもは，爪に接着し，手掌に取りつけた安全ピンを滑車として通し，スプリントの近位のストラップについた安全ピンに固定する．中手指節関節は，約70°屈曲位に維持し，指節間関節の完全他動屈曲と自動伸展は可能にする

クライエントは，スプリント内でPIP・DIP関節を完全自動伸展できなければならない．完全伸展ができない場合は，関節拘縮が起こる可能性がある（図39-9）．

クライエントは，このスプリントを1日24時間装着し，これを3週間継続する．1日に数回，手指を自動伸展し，ゴムバンドにより手指が屈曲するように指導する．腱鞘や滑車機構の中を滑走する腱の動きは，瘢痕性癒着を最小限にする一方，腱の栄養状態や血液循環を向上させる．

背側ブロッキングスプリントは，術後3週経過時に除去する．ゴムバンドはリストバンドに取りつけ，手の外科医の判断によりこれを1～5週間装着する．この方法の第一の欠点は，ゴムバンドの過剰な張力や，PIP関節がスプリント内で完全に伸展できないことによって，PIP関節に拘縮がよく起こることである．

もし屈曲拘縮が存在したら，術後5～6週経過時に動的スプリントでPIP関節の伸展を開始する．この方法を成功させるためには，クライエントに対して動機づけを高め，このプログラムを十分に理解させる必要がある．

【コントロールされた他動運動：DuranとHouser法】

DuranとHouser[34]は，一次修復後に最高の結果を得るため，3～5mmの腱の滑走を行わせるコントロールされた他動運動を提唱した．彼らは，この腱の滑走距離は修復腱の癒着を予防するのに十分で

あることを明らかにした．術後3日目に，クライエントは他動屈曲とそれぞれの腱に対し6～8回の他動伸展運動を開始する．この訓練は，1日に2回行う．他動運動の間は，手関節は屈曲位，MP関節は70°屈曲位に保つように注意する．訓練間の運動を行っていない時は，手をストッキネットで覆っておく．術後4週間半経過時に，保護用背側スプリントは除去し，牽引用のゴムバンドをリストバンドに取りつける．自動伸展と他動屈曲をさらに1週間行い，その後の数週間はそれを徐々に増やしていく．

【早期自動運動法】

腱縫合法と縫合材料の進歩とともに，臨床家は腱縫合後の数日以内に，縫合腱に対し自動運動を処方するようになってきた．早期自動運動は，一般的によく経験を積んだ手の外科医と作業療法士で，しかも緊密に連絡を取り合って治療している者だけにより遂行される．手の外科医は，腱の状態や縫合手技を作業療法士に知らせ，作業療法士はクライエントに細心の注意を払うべきである．より洗練された修復術により再断裂の割合は減少しており，腱損傷例の治療成績は向上してきた[90]．

早期自動運動法は数種類存在し，これらはわかりやすく解説されている．これらすべての早期自動運動法には，共通の重要な要因が存在する．第1には，自動運動の力に耐え得る十分な腱縫合後の強さがあることである．早期自動運動を施行するための腱縫合法の必要性は，徐々に認められるようになった．第2には，作業療法の導入とその開始時期について考慮する必要があるということである．早期自動運動は，炎症を鎮静させるために術後2～4日の間に開始する．この開始時期は，自動屈曲時の腱に生じる張力を減少させる．第3は，縫合部の過剰伸張による腱の再断裂を予防し，腱損傷のリハビリテーションを成功させるためには，クライエントは訓練プログラムを理解でき，それを遂行できなくてはならないということである．第4は，この方法を成功させるためには，作業療法士と手の外科医とが頻繁に連絡を取り合い，屈筋腱損傷のリハビリテーションに関し優れた治療技術をもっている必要があるということが挙げられる．

修復された直後の屈筋腱の早期自動運動法は，不適切な術後管理を行えば，再断裂のリスクはより高まるので，この治療法においては手の外科医との十

分な共同の下で施行することを強く推奨する．再度述べるが，この治療は経験の浅い作業療法士は行うべきではなく，また指示に従えないクライエントには実施すべきではない．

【固定法】

3番目の術後プログラムは，腱修復後3～4週間，完全に固定する方法である．固定法では安定して良好な結果を得られず，腱修復後に再断裂を起こすリスクが高くなる．それは，縫合部に軽い張力が加わっても，腱には引っ張り力がかかるからである．それでも低年齢の子どもや訓練プログラムに従えないクライエントの治療においては，固定法はより適切な方法である[91]．

治療者の多くは，臨床経験を基に，他動屈曲と自動伸展の組み合わせを用いて，腱損傷に対する訓練方法を改良してきた．これらの訓練方法は，指標として推奨されているが，実際の症例に応じて修正することが重要である．

【急性期後の屈筋腱損傷のリハビリテーション】

前述のいずれの後療法においても，その後はスプリントを外した状態で自動屈曲を開始する．その際，分離した腱の滑走を促す訓練を指導する必要がある[102]．Wehbe[103]は，浅指屈筋と深指屈筋とを最大限に分離して滑走させるために3つの肢位，すなわちhook（PIP・DIP関節を鉤状に屈曲），straight fist（PIP・DIP関節を伸展した状態でMP関節を屈曲），fist（握りこぶし）を推奨しており，これらの肢位は手内筋の伸張や伸展機構を滑走させることにおいても有効であるとしている．この肢位を用いた腱の滑走訓練は，各肢位で10回繰り返し，これを1日2～3回行う．

腱の滑走を補助するための分離運動は，ブロッキングスプリント（図39-10）[35]や反対側の手（図39-11）を用いても行う．ブロッキングは，MP関節を伸展位に保持するものであり，MP関節の屈曲に作用する手内筋は，ブロッキングにより縫合腱の力に打ち勝って働くことはない．PIP関節は過伸展しないよう，縫合腱は過伸張しないように注意する．

他動伸展は，術後6～8週間経過してから開始する．PIP関節の屈曲拘縮を矯正するためには，スプリントが必要になることもある．Bell-Krotoskiによって報告されたものに筒状のギプススプリントが

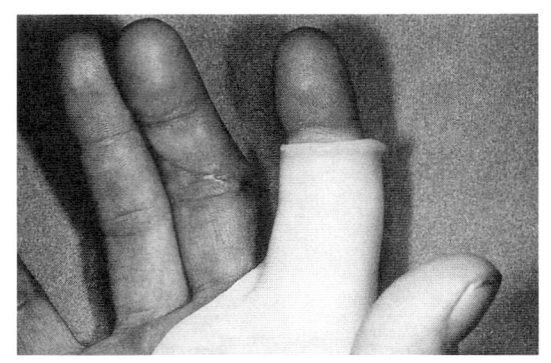

図39-10 ブロッキングスプリントは，近位関節をブロックすることで分離した腱の滑走と関節可動域を獲得するために用いる

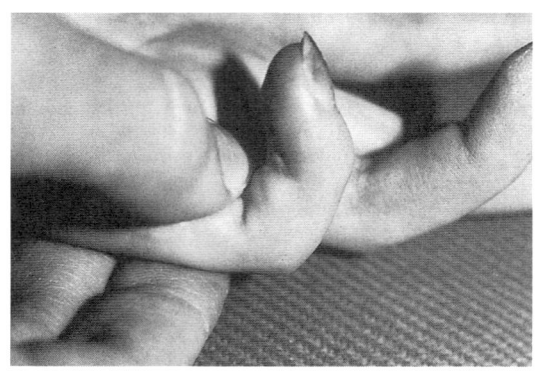

図39-11 近位指節間関節の屈曲運動時の徒手的な中手指節関節ブロック

あり，これは拘縮に対して一定の静的圧迫を与えるために巻く（図39-12）[9]．静的スプリントは，25°以上の屈曲拘縮には特に効果的である．手指のガター（gutter）スプリントは，1/16インチ（0.16 cm）の熱可塑性プラスチック材で作製する．これは，夜間に静的な伸展を行い，日中に得られた伸展可動域を維持する目的で用いる．軽い動的な牽引には，市販のバネを利用した手指伸展補助スプリント（図39-13），あるいは作業療法士が作製したスプリント（図39-14）を用いる．他動屈曲の獲得が困難な場合は，動的屈曲スプリントが必要な場合もある．

術後8週間が経過した頃より，軽い抵抗運動や活動を用いた運動を開始する．この頃から，軽い負荷しか加わらないADLに手を使うことができるが，損傷手で重量物を持ち上げたり，過度な抵抗を加えたりすることは，まだ避けるべきである．スポーツは奨励できないが，陶芸や木工，マクラメのような作業は優れている．最大抵抗運動や通常の就労での

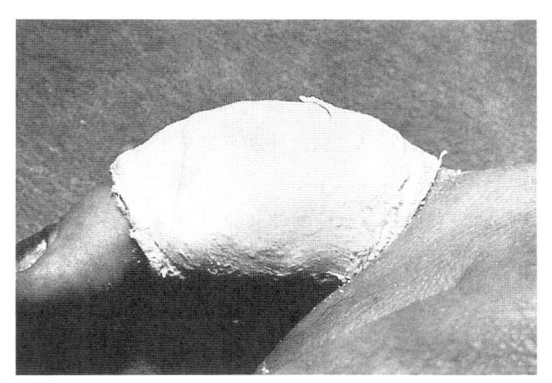

第 39 章　手と上肢の外傷　1185

図 39-12　ギプス包帯で作製された筒状スプリントは，近位指節間関節の屈曲拘縮に対し静的伸張を加えるために用いる．これは，クライエントは除去できないが，作業療法士が皮膚の状態を注意深く観察したうえで頻繁に巻き換える

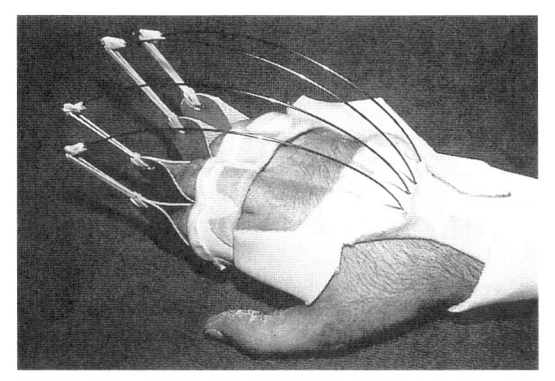

図 39-14　金属製バネで作成されたアウトリガーと虫様筋ブロックが装着された動的スプリントは，近位指節間（PIP）関節の伸展補助，外来屈筋の癒着性瘢痕の伸張，PIP 関節の拘縮除去のために用いる．作業療法士は適切な装着とゴムバンドの緊張度を頻繁に評価すべきである

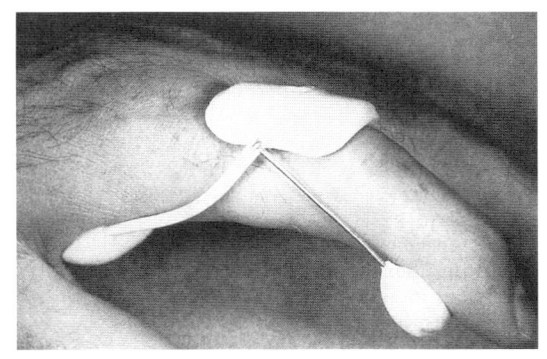

図 39-13　この指用スプリントは，近位指節間関節の伸展可動域を増大させるために用いる（DeRoyal/LMB〈DeRoyal Industries, Powell, TN〉により販売）

活動は，術後 3 カ月で開始することができる．
　腱損傷を受けた手は，関節運動の他動運動制限と自動運動制限を評価する必要がある．自動運動の制限は，関節拘縮，筋力低下，瘢痕性癒着を示唆する[81]．他動運動による可動域が自動運動より大きい場合は，腱が瘢痕組織に癒着している可能性があると考える必要がある．作業療法士は，腱の癒着により屈曲拘縮が生じているのか，あるいは腱は癒着していないが，関節自体が拘縮を起こしているのかを判別できなければならない．治療介入は，このような評価に基づいて行わなければならない．
　回復状態に合わせて調整されるスプリントや活動とともに，ROM，筋力，機能，感覚（指神経も損傷されている場合）検査を頻回に行わなければならない．一般的に ADL の遂行は問題とならないが，作業療法士はクライエントが抱えている，あるいは予期しているあらゆる問題について質問すべきである．手指（特に示指）の不使用や無視は一般的に多く，防止しなくてはならない．
　屈曲と伸展の可動域は，術後 6 カ月間にわたり改善し続ける．関節が柔軟であり，術後の瘢痕が少ないほうが，硬さや瘢痕化，皮膚の栄養変化があるものよりも，修復後により良好な機能を獲得する[13]．したがって，再建術が行われる前には，すべての関節，皮膚，瘢痕を柔軟にし，可動性を得ておくことが重要である．PIP および DIP 関節の伸展制限の合計値が，示指と中指では 40°以下，環指や小指では 60°以下[91]で，手指が手掌に届くまで屈曲できれば[13]，機能的には良好な成績が獲得できる．

【屈筋腱の再建】
　挫滅損傷によって腱が損傷を受けた場合や，腱を一次修復するのに腱の断端を十分新鮮化できなかった場合は，段階的屈筋腱再建術を行う．第一次手術では，シリコンロッドを滑車機構の中に通し，それを末節骨に逢着する．滑車の再建など他の組織の再建も同時に行う．術後の回復期には，中皮細胞が配列した偽腱鞘がシリコンロッドの周囲に形成され，滑液に似た液が分泌される[57]．第二段階手術は，4カ月後に行う．その手術は，移植腱を挿入しシリコンロッドを取り去るものである．その時には，手指が他動的に手掌まで屈曲できるようになっている必要がある．術後のプログラムは腱の一次修復術のものと同じ方法で実行する[45]．

2段階腱再建術後または一次腱修復術後，自動運動と他動運動との間に著しい可動域の差がある場合は腱剥離術を行う．腱剥離術は，一般的に腱修復後6カ月から1年間は行わない．腱剥離術では，腱から瘢痕性癒着を除去し，腱の滑走を評価する．瘢痕の除去の範囲を決めるために，クライエントは剥離術中に手指を動かすよう指示されることが多い．自動運動は，24時間以内に開始する．その際，痛みをコントロールするためにブピバカイン（マーカイン）ブロック[86]や経皮的電気刺激（TENS）[19]を用いる．

LaSalleとStrickland[57]は，術前と術後のPIP・DIP関節の他動運動可動域を比較することによって，腱剥離術の結果を評価するシステムを提唱している．LaSalleとStricklandは，この比較に基づいて調査した結果，腱剥離術を行ったグループの40%のクライエントは，術前状態と比較して50%以上の可動域が改善されたと報告している．

伸筋腱

伸筋腱損傷の治療には，詳細な伸筋腱の解剖学的知識と手のバイオメカニクスの知識を必要とする．手の伸展機構は，より精巧で複雑な構造になっている．伸展機構は，手指は7部分のzoneに，母指は5部分のzoneに区分されており，その損傷レベルにより治療法は異なる．固定期間，運動開始時期，抵抗運動開始時期の時間的なものは，損傷レベルや，zoneごとの構造の違いによる特有の治癒過程の経時的要因で異なる．

MP関節よりも遠位部は4つのzoneに，MP関節から近位部は3つのzoneに区分されている．zone ⅠとⅡはDIP関節と中節骨部での伸展機構であり，この領域における損傷の治療法は類似している．zone ⅢとⅣはPIP関節と基節骨部での伸展機構であり，これらの領域における損傷の治療法は，修復された組織によっては同様なものとなる．zone ⅤはMP関節部，zone Ⅵは手背部，zone Ⅶは手関節部での伸展機構である．母指においては，zone T1はIP関節部，T2は基節骨部，T3はMP関節部，T4は中手骨部，T5はCMC関節と手関節部である．

手背の瘢痕性癒着は，伸筋腱損傷後の最も困難な問題である．それは，伸筋腱被はその下の組織と癒着しやすい傾向があり，この癒着は手指の屈曲，伸展時のその正常な滑走を制限するからである．伸筋腱の過剰伸張は伸筋腱に共通して起こり得るもう1つの問題であり，これは伸展不足を生じさせ，完全自動伸展を不可能にする．

MP関節よりも遠位の伸筋腱損傷（zone Ⅰ-Ⅳ）では，固定期間は一般的により長く必要であり，通常は6週間である．屈筋腱損傷が合併している場合には，早期からコントロールされた運動を行わせることもあり，zone Ⅲ，Ⅳでの損傷においては，その運動頻度を増やす傾向がある．Short Arc MotionプロトコルあるいはSAMプロトコル[36]と呼ばれているEvansが発展させた運動は，術直後にPIP関節を30°まで自動屈曲し，その後，他動的に完全伸展させるものである．zone ⅠとⅡの損傷では，6週間あるいはそれ以上の完全固定が必要である．

MP関節よりも遠位の損傷にはいくつかの指の異常な関節変化を伴う．外傷によって終止伸腱が断裂したzone ⅠあるいはⅡの損傷は，槌指（mallet finger）と呼ばれる．この関節の変形の特徴はDIP関節が屈曲位を呈していることであり，DIP関節を自動伸展することができない．スワンネック変形は，zone Ⅲの部位で側索（指の伸展機構の一部）が背側転位した結果により生じる変形であり，PIP関節は過伸展位をとり，DIP関節は屈曲位を呈する．他にzone Ⅲの損傷で発生する異常な関節肢位は，ボタン穴変形（boutonnière deformity）がよく知られている．ボタン穴変形は，中央索が断裂し側索が掌側に転位した時に生じる．側索が掌側に転位すると，その結果としてPIP関節は屈曲し，DIP関節は過伸展位を呈する．

zone Ⅴ，Ⅵ，Ⅶ（MP関節から近位）の伸筋腱は，パラテノン（腱傍結合組織）や滑膜性腱鞘に囲まれており，屈筋腱と同様な機序で外傷に反応するため，癒着を起こしやすい．そして，伸展不足（extensor lag）としても知られる不完全な伸展や，伸筋腱の滑走距離不足により完全に屈曲できない状態が起こる．

Evans[36,37]は，zone Ⅴ，Ⅵ，Ⅶにおける指伸筋腱の正常な滑走を研究し，伸筋腱の早期他動運動のための指針を提唱した．その結果，修復後の腱の滑走距離が5mmの場合は安全かつ腱の癒着を効果的に抑制させると結論づけ，他動的に伸展位を保持し

ながら，軽度の自動屈曲が行える術後スプリントを考案した[37]．そのスプリントは3週間装着し，術後3～4週目から開始する自動運動時にも用いる．訓練を行っていない時は，縫合腱を保護するために着脱可能な掌側スプリントをさらに2週間装着する．屈曲可動域を獲得する必要がある場合は，術後6週間経過時に動的屈曲スプリントを装着する．

MP関節から近位の伸筋腱損傷は，3週間固定する．この固定期間の後，訓練を行っていない時には，手指に着脱可能な掌側スプリントをさらに2週間装着する．漸増的なROM訓練は，術後3週間経過してから開始し，完全屈曲が即座に獲得できない場合は，術後6週間経過時に動的な他動屈曲運動を開始する．

動的スプリントには，PIP-DIPスプリント，ランプの芯あるいは伸縮性のベルトでできたウェッブストラップ，ゴムバンドをかけて牽引する爪につけるフック，グローブスプリントなどがある．PIP-DIPスプリントは，Hollisによって最初に報告されたものであり，現在は市販されている（図39-15）*．

高度の瘢痕性癒着が存在する場合，瘢痕組織の剝離が必要である．術後の再癒着を減少させるために，剝離術時に腱と骨の間に薄いシリコンシートを入れる．クライエントは，術後24時間以内に訓練を開始し，必要に応じてスプリントを装着する．自動運動訓練は不可欠であり，クライエントにはホームプログラムについて注意深く指導する．また，強い抵抗運動を除き，あらゆる活動に手を使用するこ とを奨励する．術後4～6週間経過時にシリコンシートを除去し，ROMを維持する．

総自動運動域と総他動運動域

総自動運動域（TAM）と総他動運動域（TPM）は，腱の滑走（自動運動）と関節の可動性（他動運動）を比較するために用いられる関節可動域の記録法である．これらの測定値は，手指の3関節の屈曲角度から，これらの関節の伸展不足角度を差し引いたものである．アメリカ手の外科学会は，関節運動を報告する際にはTAMとTPMを使用するよう推奨している[4]．

TAMはMP，PIP，DIP関節の3関節の自動屈曲角度の合計からこの3関節の自動伸展の不足角を差し引くことによって計算する．たとえば，MP関節は屈曲85°，伸展0°，PIP関節は屈曲100°，伸展制限15°，DIP関節は屈曲65°，伸展0°の場合は，次のように計算する．

TAM = 85° + 100° + 65° - 15° = 235°

TAMはクライエントが握りこぶしをつくっている時のものを測定する．これは単独の手指に用い，対側の手の同じ手指との比較，あるいは同じ手指で治療前後の測定値の比較に用いる．これは障害による損失のパーセントを計算するために用いるべきではない．TPMは他動運動の時の測定値を，同じ方法で計算するものである．

複合組織損傷

手の複合組織損傷，もしくは手の複数の解剖学的組織の損傷は，治療に関わる作業療法士にとっては最も挑戦的な損傷の1つである．手の複合組織損傷は，手の複数の解剖学的組織が損傷され，その結果さまざまな臨床像を呈するので，他の手の損傷とは異なる．解剖学的組織の損傷には，皮膚，神経，腱，骨，血管の損傷がある．これらの組織損傷には複雑な特性，すなわち治癒経過，禁忌事項，治療介入法がそれぞれ異なるので，複合組織損傷手を治療するためのあらかじめ設定された治療プロトコルは存在しない．

これまでに述べたように，各損傷には治療上注意を払わなければならないことの多くが確立されてい

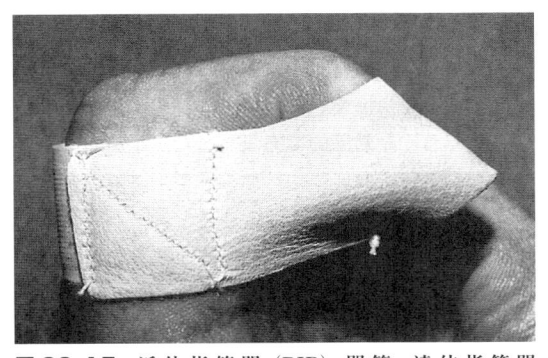

図39-15 近位指節間（PIP）関節-遠位指節間（DIP）関節スプリントは，PIP関節とDIP関節の屈曲を増加させるために用いる．矯正力は，ベルクロの締め具合で調整することができる．装着時間は，作業療法士によって決められるべきである

---

* DeRoyal/LMB, DeRoyal Industries, Powell, TN.

るが，これらの多くはそれぞれが互いに対立していることもある．したがって，作業療法士の挑戦は，治癒経過をたどっている組織に対して危険を冒すことなく治療を進めるのに，いつが安全であるかを決断することである．「作業療法士は，外傷や施行される修復術について詳細に理解することが必要であることに加え，解剖学，創傷治癒，生体力学，さまざまな外傷の治療指針に関する詳細な知識をもち合わせていなければならない」[21]．その外傷や修復術についての理解とは，修復部位とその内容，使用された縫合法，関連した損傷，損傷されているが修復していない組織の理解を意味する」[21]．そのため，作業療法士は治療を担当している手の外科医と密接に連絡を取り続ける必要がある．複合組織損傷には，挫滅損傷，切断（再接着術が施行される場合もある），剥離損傷があり，これらは交通事故，銃撃，機械による事故によって引き起こされる．本章の最初のケーススタディで述べたゲリーは，手の複合組織損傷例である．彼の手のすべての解剖学的組織はのこぎりによって損傷されており，その治療介入計画を作成する際には，損傷組織それぞれの治癒経過やこれらの解剖学的組織に対する禁忌事項を考慮する必要がある．

一般的に，ゲリーのような損傷タイプのリハビリテーション過程は，早期あるいは保護期（最初の5～10日），中間期あるいは運動期（術後1～8週），後期あるいは強化期（術後6～8週）の3段階に分けられる．作業療法士と手の外科医は，これらの損傷のリハビリテーションに関する技能に優れ，多くの経験を積んでいなければならない．

浮腫

浮腫は外傷によって引き起こされる正常な必然的結果であるが，永続的な拘縮や障害を防ぐために，

倫理的配慮

経験の少ない作業療法士は，より多くの経験を積んだ作業療法士による指導を受けてから，これらのクライエントを治療すべきである．また，追加的な教育・訓練を積み，さまざまな損傷組織の治療法を熟知する必要がある．複合組織損傷を治療するためには，さらに専門文献を読み込み探究する必要がある．

早くかつ積極的に治療しなければならない．損傷を受けた部位には，外傷後数時間内に血管拡張と局所的浮腫が起こり，白血球の増加が伴う[38]．外傷に対する炎症反応は，感染を抑制するためにバクテリアを減少させる．

浮腫の早期コントロールは，挙上やマッサージ，圧迫，自動運動によって行う．クライエントには，受傷時から手を挙上位に維持するよう指導し，初期の腫脹を減少させるために圧迫包帯を巻く．早期には，圧迫すればへこむような浮腫が出現し，皮膚の上から押さえた時にくぼみが生じるような盛り上がった腫脹を認めることができる．そのくぼみは，静脈とリンパ系により心臓への還流を行っている手背でより著明である．自動運動は，求心性の血流やリンパ流のために特に重要である．

腫脹が続くと，その部位に漿液線維素性の滲出物が侵入する．フィブリンは関節，腱，靱帯の周囲に蓄積され，その結果として可動性の低下，手のアーチの扁平化，組織の萎縮，さらには廃用性変化をもたらす[33]．最終的には，正常な組織の滑動性が消失し，拘縮手となり，時には疼痛手となる．そして瘢痕性癒着が形成され，組織の可動性はさらに制限される．腫脹を治療しないで放置すれば，これらの障害は永続的なものとなる．

高度な浮腫の存在は，観察や容積・周径を測定することによって早期に確認することが重要である．そして，提唱されている浮腫をコントロールするための手技を複数回行うことが必要である．

挙上

早期から手を心臓より高く挙上させる必要がある．スリングは血流を阻害する恐れがあり，避けるべきである．坐位や臥位の時は，枕の上に手を安静にさせておくと効果的である．また，手を頭の上に乗せたり，肘を伸展位にして手を挙上させる装具の使用が勧められている．

クライエントはADLで手を使うべきであるが，それは担当医によって指示された抵抗の範囲内にとどめなければならない．手が包帯で巻かれていても，遂行可能な軽いADL動作は行える．

交代浴

交代浴では，66°F（18.9℃）の水と96°F（35.6℃）

のお湯の中に手を交互につける．交代浴は，一般的に温浴あるいは渦流浴よりも選択される．交代浴は，水とお湯に手をそれぞれ1分間，交互に20分間つけ，開始と終了は水にする．手を水あるいはお湯につけている間，手の運動ができるようにそれぞれの水槽にスポンジを入れておく（スポンジを軽く握る）．水槽は，上肢の挙上位がとれるよう，できるだけ高い位置に置くべきである．水とお湯の交代浴は，血管の拡張と収縮を生じさせ，浮腫に対してポンプ作用をもたらす．挙上と自動運動を組み合わせて行うことにより，浮腫は消退し，痛みも緩和されることが多い．

浮腫に対する徒手療法

浮腫に対する徒手モビライゼーション（manual edema mobilization；MEM）は，リンパ系を活性化する方法に基づいて浮腫を消退させる手技である．この方法には，徒手的リンパ浮腫療法（manual lymphedema treatment；MLT）で行うマッサージ，医療用圧迫包帯の利用，運動訓練などがある．また，術後の亜急性期や慢性期，脳血管疾患後に生じる上肢の浮腫に対して用いる外部からの圧迫もある．その目標は，過剰な体液と大きな分子を細胞間腔から吸収させるため，またリンパ液を求心性に移動させるために，末梢のリンパ管を刺激することである．「MEMは，すべての手の損傷例に適応とはならないが，亜急性あるいは慢性の高度浮腫例に対してはより効果的である．MEMは術後，外傷，脳血管障害後の手の浮腫にみられるような亜急性あるいは慢性の高蛋白浮腫を予防し，それを減少させるために用いられる」[6]．

MEMは，実施者が特別な教育と訓練を受けることを必要とする高等な技術である．

読者がMEMで行う手技[6]を理解するために，その概略を以下に紹介する．

- 浮腫部への軽擦マッサージ．40 mmHg以上の圧は，リンパ管の経路を崩壊させることが明らかになっている．
- 推奨されている指針の手順に従い，マッサージ前後に運動訓練を組み入れる．
- マッサージは，身体部位ごとに近位から遠位へ，次に遠位から近位へと行うが，作業療法士の手はいつも近位方向に動かす．
- マッサージはリンパの還流に従って行う．
- マッサージは切開部周囲に行う．
- さらに炎症を増強させないようにする．
- 家庭での自己マッサージプログラムを指導する．
- 他の治療により浮腫を増強させないよう治療内容を指導する．
- 特に夜間には，低伸張性の圧迫包帯で巻き，硬化した組織を軟らかくするために温める．これらを共に組み入れる．

自動運動

正常な血流は，筋活動に依存している．自動運動とは，手指を小刻みに動かすことではなく，可能な最大可動域にわたりしっかりと動かすことを意味する．ギプス固定やスプリントは，損傷組織を保護しつつ非損傷部の可動性を維持するものでなくてはならない．肩と肘は，全可動域にわたり1日に数回動かさなければならない．浮腫のコントロール，腱の滑走，組織の栄養のための自動運動の重要性は，強調しすぎることはない．

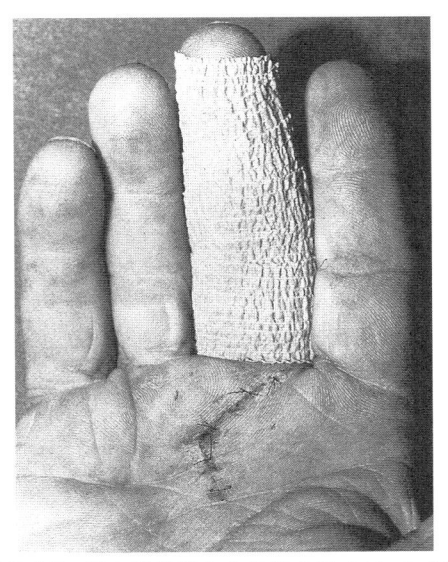

図39-16 指の遠位端から近位皮線まで，1インチ（2.45 cm）幅のCobanを最小圧で巻く．クライエントには，循環の圧迫あるいは刺痛感に注意するように指導する．Cobanは，浮腫を減少させるために1日数時間装着する（Medical Products Division/3M〈St. Paul, MN．〉により販売）

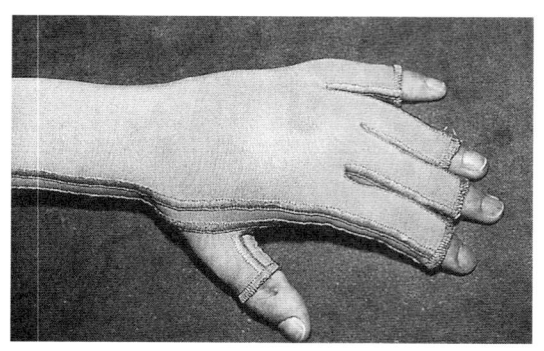

図39-17 クライエントに合わせて作製した圧迫グローブは，浮腫を減少させ，熱傷や外傷後の過剰瘢痕形成を抑制するために用いる．手関節の背部など自然な形状に対し，圧迫がうまく加わるように型取りしたものを挿入する

圧迫

損傷部位のCoban弾性包帯*による軽い圧迫（図39-16），あるいはAris**やJobst[47]によって作られた軽い圧迫を加える衣服（図39-17）は，腫脹をコントロールするのに有効であるとされている．特に夜間に有効である．

創傷治癒と瘢痕の再形成

ハンドセラピーの基本となるのは，創傷治癒過程である．急性期の治療介入は，指標としての創傷治癒の基礎知識によって計画すべきである．それは，骨，腱，神経，皮膚は，治癒過程の経過をたどって回復するからである．治療介入は，回復を促進させ，さらに損傷を与えないよう治癒組織に注意を払いながら進めなければならない．作業療法士は，傷害を与えないように注意する必要があり，これは治癒の生理学的知識をよく理解することによって初めて可能となる．

創傷治癒の第1段階，すなわち急性の炎症過程は，外傷や手術による侵襲が加わった数時間以内に始まり，血管拡張や局所浮腫が生じる．その部位へは白血球や食細胞が移動する．食細胞は組織の破片や異物を除去し，治癒にとっては重要な細胞である．炎症過程の期間は，細菌感染の程度によって異なり，沈静するかまたは期間は限定できないがそのまま持続する[38]．

線維芽細胞は，関連する毛細血管と共同して，最初の72時間以内に創傷に侵入し始める．そして，徐々に食細胞と入れ替わり第2段階へと移行する．

第2段階は5～14日目の間である．それは線維芽細胞の侵入に引き続き生じるコラーゲン線維あるいは肉芽形成の過程である．2週目の終わりまでには，創傷は線維芽細胞，毛細血管網，早期のコラーゲン線維で満たされる．この血管の増殖によって，新しい瘢痕に紅斑（発赤）が生じる．

3～6週目の間には，線維芽細胞は瘢痕コラーゲン線維へとゆっくり置き換わる．そして創傷部は強く，より強いストレスに耐えられるようになり，瘢痕成熟の最終段階に移行する．創傷部の強さは，3カ月間あるいはそれ以上にわたって増加する．この期間は，コラーゲンの新陳代謝と合成が起こっており，古いコラーゲンは新しいものと置き換わる．その間，創傷部は比較的安定している．コラーゲン分子間の結合は，密な瘢痕癒着やコラーゲン集積の螺旋パターンを形成する．これらは，創傷部の変化が終わるまでに，瘢痕やコラーゲン線維の構造となる[33]．

筋線維芽細胞は，平滑筋細胞と類似した特性をもつ線維芽細胞であり，筋線維芽細胞の収縮により創傷部は短縮する．

滑走性が回復した組織の瘢痕構造は，滑走する機能をもつまでに発展していないものとは異なる．滑走性のある瘢痕は受傷前の組織の状態と類似しているが，滑走性のない瘢痕は周辺組織と癒着したままである．瘢痕に対してコントロールした張力を加えることにより，再形成が促進されることが示されている．瘢痕形成は，年齢や蓄積された瘢痕の量によっても影響される[38]．

創傷の管理と被覆

創傷は，赤色，黄色，黒色の「3色の概念」を使用して表現される[38]．この表現は傷の記載や介入の仕方を単純化させる．この3つの創傷タイプの治療指針は，作業療法士が創傷を清潔に被覆管理する正しい方法を選択するのに役立つ．読者には，以下に示す材料を再確認し，創傷の治療の前には専門の教育を受けるよう奨励する．

細菌を抑制するために，殺菌薬などを局所的に用

---

* Coban (available from Smith & Nephew, Inc, Germantown, WI).
** Aris Isotoner gloves (available from North Coast Medical, Morgan Hill, CA).

いる．創傷部に置く被覆用材にはいろいろなものがあり，Xeroformガーゼや Adapticのようにワセリンを浸み込ませてあるガーゼなどがある．Polysporinなどの軟膏も，一般的に適用される．N-Terface*は，外観も手触りも裁縫で使う当て布のような乾燥した網目構造のものである．これは粘着性がないので，直接創傷部の上に当てることができる．N-Terfaceの上には，軟膏やゲルがなくとも滅菌した包帯を直接当てることができる．被覆用材は，滲出液の量や，被覆の目的（破片の除去，滲出液の吸収，新生細胞の制止など）によって選択される．

Spenco Second Skin**は，96％の水と4％のポリエチレン酸化物から作られた不活性ゲルのシートである．これは，動く2つの面の間の摩擦を除き，分泌液を吸収することによって創傷を清潔にするといわれている．これは滅菌したものと，滅菌されていないものがあり，軽いプラスチックでカバーされた箱の中に入れられている．またこれは，冷たく，かゆみを抑えるので，特に擦過傷や皮膚欠損部に効果的であり，熱傷後にも用いることができる．

Spenco Dermal Padsは人工の脂肪パッドで，褥瘡の予防に使ったり，あるいは褥瘡や創傷を治癒させるために，適度な大きさに合わせて切り，これらの周辺部にあてがうことができる．Dermal padsは1/8インチ（3.2 mm）の厚さで，保護フィルムを剥がして皮膚に貼る．このパッドは，包帯あるいは圧迫衣で固定する．これは，粘着性を減少させることなく洗浄することができる．Dermal padsは切って，治癒しつつある創傷の周囲に置いて創傷を保護し，その上にスプリントや包帯を当てることができる．一般的に創傷が治癒した後は必要ない．

創傷は過酸化水素液と無菌生理食塩水で洗浄し，その時に壊死組織は滅菌ガーゼで愛護的に除去する．無菌生理食塩水は，貼りついた包帯を創傷部から引き剥がすというより，洗い流すように使われる．作業療法士は，少量の生理食塩水を包帯が粘着している部位に注ぎ，しばらくおいてから，愛護的に包帯を剥がす．壊死した皮膚は，眼科用のはさみやピンセットを使いながら除去する．創傷が治癒し，抜糸がすんだら，軟らかい外科用洗浄スポンジで洗浄し，脱感作を行う．この処置は，家庭でも行うことができる．滅菌された渦流浴は，特に創傷が感染によって生じた壊死組織の除去に使う．

圧迫

過剰形成された瘢痕，不規則に存在する肥厚性瘢痕は，圧迫を加えることにより抑制される．圧迫には，圧迫衣[49]***がよく用いられる．その圧迫衣の下には，neoprene****のような構造をもったものや，Silastic elastomer[64]*****で作られた型を挿入すると，圧迫衣の快適性を高めることができる．圧迫はほぼ24時間与え，熱傷の肥厚性瘢痕に対しては，この治療を受傷後6カ月～1年間続ける．Silicone Gel Sheets******は，規則正しく1日に12～24時間装着すると，肥厚性瘢痕を抑制させることが明らかになっている．

瘢痕マッサージ

軟膏を使いながら行う瘢痕部への強弱のあるマッサージは，瘢痕組織を速やかに柔軟にさせる．その直後には，腱が軟化した瘢痕に対して滑走するように能動的に手を使用させるべきである[28]．小型の低強度のバイブレーターを用いた瘢痕部への振動も，同じ効果が得られる[24,48]．振動を与えた後には，促通法や抵抗を用いた自動運動訓練，あるいは機能的活動を行うべきである．マッサージや振動は，受傷後4週間経過したら開始する．

組織が冷えている場合は，パラフィン浴，ホットパック，Fluidotherapyなどによる温熱療法を行い，その直後に伸張運動を行う．これによって，瘢痕組織に伸張性が得られる．また，温熱を加えている間，瘢痕あるいは拘縮のある手指をCobanで屈曲位に巻き包む方法がある．この方法を用いると，指の可動性が増加することが多い．温熱は，感覚脱失部位，あるいは腫脹が継続して存在している場合

---

* N-Terface, made by Winfield Laboratories (available from North Coast Medical, Morgan Hill, CA).
** Spenco Medical Corp, Waco, TX.
*** Bio-Concepts, Phoenix, AZ. Cica-Care Silicone Gel Sheets (available from Smith & Nephew, Germantown, WI).
**** Neoprene (available from Benik Corp, Silverdale, WA).
***** Silicone elastomers (available from Smith & Nephew, Germantown, WI).
****** Cica-Care Silicone Gel Sheets (available from Smith & Nephew, Germantown, WI).

は，用いてはならない[49].

自動運動と電気刺激

自動運動は，抵抗性のある硬い瘢痕を内的に伸張させるものであり，自動運動の遂行が重要であることは言うまでもない．クライエントが癒着性瘢痕あるいは筋力低下のために自動運動が行えない場合は，電池式のNMESを使うことで運動を増大させることができる[104]．家庭では数時間の刺激を行うことができる．これまでに，電気刺激はROMや腱の滑走を改善させることが示されてきた[72].

多くのハンドセラピストは，運動活動を改善する治療として高電圧直流刺激を使っているが，これは瘢痕の再成形のためにも使われる[2]．超音波療法がよく処方されるが，これは外傷後数カ月以内に行えばさらに効果的である．持続的他動運動（CPM）器は，他動ROMを維持し，腱の滑走性を促進させるために家庭で使用するが，最大の効果を得るためには，1日数時間使用しなければならない．

疼痛症候群

痛みは交感神経系によって伝達される外傷の主観的な表現であり，正常な機能に支障を来す．痛みは，損傷部位を過剰防御させ，四肢の廃用をもたらすので，早期に治療すべきである．

脱感作療法

求心性の太径A神経線維への刺激は，痛みを伝える遅順応性の細径無髄C線維の加重を減少させることによって，痛みを軽減させる．A神経線維の軸索は，圧迫，摩擦，振動刺激，TENS，叩打，自動運動によって機械的に刺激することができる．脱感作法は，抑制機構の増幅に基づいている．

Yerxa[106]は，脱感作プログラムについて報告し，その中で「3種類の感覚素材（棒に巻きつけた生地，手を沈めて接触させたりする小片，振動）に短時間接触させること」を説明した．このプログラムは，刺激によって生じる感覚の刺激状態の程度によって，棒に巻きつけた生地と手を沈める小片を，それぞれ10段階に分けている．脱感作療法は，じりじりとした刺激状態ではあるが，耐えることはできる刺激から開始する．刺激は10分間与え，それを1日に3回もしくは4回行う．振動の段階はあらかじめ決められており，それは周波数，バイブレーターを当てる場所，刺激時間に基づいている．Downey Hand Centerで行われている脱感作療法のキットの組み立てについては，参考文献に記載されている論文に詳細に解説されている．Downey Hand Center Hand Sensitivity Testは，脱感作療法のプログラムを立てるために，また知覚過敏の軽減程度を測定するために用いることができる[7,106].

神経腫

神経腫は，神経縫合や切断の合併症である．外傷性神経腫は，事故や手術による神経切断で生じる神経線維が密集した非組織的な固まりである．連続性の神経腫は，損傷されていない神経上に生じる[94]．神経腫は，特異的な鋭い痛みによって臨床診断できる．通常，神経腫への刺激により，クライエントは素早く手を引っ込めてしまい，その多くは前腕まで放散する焼けつくような痛みを訴える．神経腫は，どんな刺激が加わっても強い痛みが生じ，クライエントは過敏な部位を避けようとするので，活動の障害にもなる．

一般的な脱感作プログラムは，神経腫の刺激に対する耐性が高まることはないので効果はない．コルチゾンアセテート注射は神経腫を分解させるのに有効であり，脱感作法をより効果的にする．神経腫の外科的切除や神経断端をより深く埋没させる手術が必要なこともある．

複合性局所疼痛症候群

複合性局所疼痛症候群（complex regional pain syndrome；CRPS）は，反射性交感神経性ジストロフィー（reflex sympathetic dystrophy；RSD）を置き換えた用語であり，「原因となる事象に見合わない痛み，機能障害の程度，期間をもつ」障害群である[105].

complexは，痛みに対する反応の複雑な性質を示しており，その反応には炎症と自律神経系，皮膚，運動，栄養の異常状態が含まれる．regionalは，症状が本来の損傷部に限局したものではなく，広範囲にわたっていることを意味している．painは，この症候群の第一の特徴を示している．その痛みには，自発痛，温度変化，時には灼熱痛が含まれる．CRPSのType Iは本来のRSDに対応しており，

CRPSのTypeⅡは，南北戦争時に最初に報告されたカウザルギー（causalgia），激痛，灼熱痛に相当している．

CRPSの診断基準は，単一の末梢神経領域よりも広い範囲の自発痛があり，その痛みは原因と考えられる事象とは不釣り合いなことである．痛みの領域には，一般的に浮腫，異常な皮膚の血液循環，異常な発汗活動が認められる．診断では，痛みの発生原因を別に説明できる状態である場合は，CRPSから除外される．CRPSの確定的な症状には，痛み，浮腫，しみだらけのような外観，光沢のある皮膚，低温がある．また，感覚変化も起こり得る．関連する交感神経の機能障害が存在する場合は，過剰な発汗あるいは乾燥も起こり得る．外傷の程度は痛みの強さとは相関せず，どんな外傷でもCRPSは起こる可能性がある．CRPSのTypeⅠは，受傷後の血管痙攣と血管拡張のサイクルが引き金となって生じる．異常な浮腫と締めつけるような包帯やギプスは，血管痙攣を誘発する要因となる．血管痙攣は「組織の酸素欠乏と浮腫を引き起こし，その結果として痛みはさらに強くなる．その痛みはこの悪循環を継続させる」[79]．そして血液循環は低下し，これは罹患肢を冷たくし，青白くする．

組織の酸素欠乏後の線維化と高蛋白の滲出物は，結果的に関節拘縮を招く．クライエントは，手をあやすように保護し，何かで包み込むことを好む．また，接触，特に軽い接触に対しては，過剰な反応を起こす．骨粗鬆症は，手を能動的に使うようになってはいても，外傷後8週間までにX線写真上で明らかになる．カウザルギー（CRPS，TypeⅡ）に関連する灼熱痛は，交感神経路の遮断によって緩和されるだろう．

CRPSは3段階に分けられる．第1段階（外傷期）は3カ月続き，痛み，圧痕を生じる浮腫，褪色が特徴である．第2段階（栄養障害期）は，さらに6～9カ月間続き，この段階では痛み，硬い浮腫，拘縮，発赤，熱感，骨の無機質脱落が通常認められる．一般的に，手には光沢が伴っている．第3段階（萎縮期）は，断言できないが数年間続く．痛みは，一般に第2段階でピークとなり，第3段階で軽減する．関節周囲は肥厚し，高度拘縮が存在する．腫脹がある場合は，それは硬く，挙上などの方法を行っても反応しない．手は，青白く，乾燥し，冷たい．その上肢には，実質的な機能障害が残存する．

CRPSは，交感神経の刺激を減らすことによって治療する．これは第1段階で，最も反応する．治療介入の最初の目標は，痛みや軽い接触に対する感覚過敏を軽減することである．この目標は，自動運動の前に行う温熱（熱くない），湿熱，Fluidotherapy，手の愛護的なハンドリング，鍼治療，脱感作，TENSなどによって達成される可能性がある．痛みを増強するような治療（たとえば他動ROM運動）は避けるべきである．クライエントの多くは，愛護的に行う浮腫に対する徒手療法によく反応し[6]，それによって浮腫は軽減し，再び手で物に接触するようになる．星状神経節ブロックは，初期においては痛みを軽減させ，効果的である．ブロック後の痛みから解放されている間は，自動運動や機能的な活動を遂行できるよう作業療法と併用すべきである．その際の自動運動は重要であり，（水中あるいはテーブル上のどちらでもよいが）重力を除去した状態での訓練は，より容易に耐えられる．

薬物療法には，末梢血管の収縮活動を抑える交感神経遮断剤など種々の薬剤が使われている[55]．ニューロンチンは，痛みを抑制し，四肢の温度を上昇させるのに効果的である．カルシウムチャンネル遮断剤もまた効果的である．注意深く調整された麻酔剤の使用は，痛みのサイクルを遮断し，手を随意的に使用させることができる．またストレス負荷プログラムが報告されており，これはRSD（CRPS，TypeⅠ）の症状を抑制するために効果的に使用されている[99]．これは家庭でも容易に行える．

浮腫のコントロール手技は，即座に開始すべきである．挙上や浮腫に対する徒手療法，交代浴，水中での直流高電圧療法が効果的であることが明らかになってきている．リラクセーションのための表面筋電図バイオフィードバック訓練は，不安の軽減に加え，筋のスパズムや血行改善に有効である．

CRPSは，肩の痛みや拘縮を誘発することが多く，その結果，肩手症候群あるいは「凍結肩」を起こす．そのため，自動ROM訓練や機能的活動は，上肢全体に行うべきである．スケートボードの訓練は，早期段階において肩の自動介助運動に有効である．関節拘縮を改善するスプリントは，長時間の装着に耐えられるものであるべきで，痛みを引き起こし，腫脹を助長するものであってはならない．ま

た，固定用スプリントに頼らせてはならない．それは，CRPS のクライエントは侵されている部位を動かすことを好まず，無動は最終的に症状を悪化させるからである．

過度に痛みを訴えたり，不安を表出したり，手の発汗や手の温度変化を訴えるような場合は，CRPS の進行傾向を疑うべきである．手を触れられることによって，ひどくいやな感じがすることを訴えるクライエントも見られ，手を過剰に保護することも多い．このようなクライエントに対し，機能的活動，集団の相互作用，手や肩を含む運動訓練で構成された治療的プログラムを用いて早期から介入すれば，完全な CRPS に移行するのを予防できる可能性がある．この問題は，早期から見落とさないように心がけ，冷静かつ積極的に，そして共感的に治療すべきである．

経皮的電気刺激

経皮的電気刺激（TENS）は，高周波モードでは上行性 A 神経線維を刺激し，低周波モードではエンケファリンなどの神経ホルモンのようなモルヒネの放出を刺激すると考えられている治療法である．痛みをコントロールする治療としてのその効果は，医学論文の中で十分に実証されている．TENS は，作業療法士が用いる他の電気療法と同様に，手の機能的な使用とともに用いるべきである．

痛みをコントロールするためには，TENS の治療時間は 1 回に 60 分以上行うべきでない[51]．TENS 日誌を使用すべきであり，それには治療前後の痛みのレベルを 1〜10 のスケールで記録する．また，痛みが悪化する活動も記録する．TENS の過度な使用を避けるためには，痛みから解放されている期間の増加に伴い TENS の使用を次第に少なくしていく．治療は，痛みをコントロールする必要性に応じて継続する．

関節拘縮

関節拘縮については，ほとんどの手の外傷や疾患の後にみられるので，本章の他の項でも論じてきた．急性期段階においては，関節拘縮は痛みを避けるために無意識的にこわばらせる「内固定（internal splinting）」によって生じることもある．これは早期のモビライゼーション，疼痛のコントロール，浮腫の軽減，自動および他動 ROM 運動，CPM の利用，適切なスプリント療法によって防止できる可能性がある．グレード I および II の関節モビライゼーションは，自動・他動運動の前段階の治療として役立ち，疼痛を緩和させる．

完成した関節拘縮の治療は，より困難である．手の機能的使用の準備として，温熱療法，関節モビライゼーション，超音波，電気刺激，動的スプリントや連続的なキャストの装着，自動・他動運動は，すべて拘縮の治療介入に組み込むべきである．

蓄積性外傷障害

筋骨格系の傷害を表すのに全世界で数多くの用語が使われており，過用症候群，反復性過労損傷，頚腕障害，反復性運動傷害というのもその中に含まれる．これらは，同一のものと見なされるが，アメリカ合衆国では，**蓄積性外傷障害**（cumulative trauma disorders：CTD）で統一されている．1992 年のアメリカ合衆国の私営企業における CTD の患者数は，281,800 例と報告されている[53]．アメリカ合衆国労働省によって報告された 2001 年の統計によれば，頚，肩，上肢の筋骨格系障害は，202,398 例まで減少している（http://www.bls.gov）．報告されたこの CTD の減少は，早期予防，人間工学的治療介入，適切な労働環境や数々の道具の改良など，これらの必要性が認識されたことに関連していると考えられる．労働に関連する反復動作によって生じた傷害のうち，約 2/3 が女性である．

蓄積性外傷障害という用語は，診断名ではなく，傷害のメカニズムを表しているものとしてみるべきである．したがって，症状が混在している場合でも，「それぞれの障害の原因，治療，予後は異なっている．」[83]ので，特定の診断名をつける試みは必要である．蓄積性外傷と関連する診断名には，腱炎（外側上顆炎—テニス肘，ドケルバン腱鞘炎など），神経圧迫症候群（手根管症候群，肘部管症候群など），そして筋膜性疼痛があり，通常この 3 つの範疇のうちの 1 つに当てはまる．

蓄積性外傷は，同じ筋あるいは筋群に力が加わった時に起こり，筋腱に炎症性反応を引き起こす[83]．筋疲労は，蓄積性外傷の重要な症状の 1 つである．筋や筋骨格構造の過剰使用（過使用あるいは過度な努力）により，筋の痙攣を経験することがある．急

激な過使用は安静によって緩和するが，慢性疲労は安静によっては緩和しない．疲労の量は，力の量と力が加わった時間と関連する．

疲労は，強い力ではより早く生じる．力を持続的に入れるならば，回復のためには反復回数を減らさなくてはならない．したがって，反復回数は維持するが，力を減らして適正な回復時間をとる場合は，傷害はほとんど生じない．適切な回復時間をとらない反復と強い力との組み合わせは，傷害を生じさせやすい環境をつくってしまう．Byl[17]は，手の開閉動作の反復が運動制御に関する問題と局所的な手のジストニアを引き起こすことを，皮質画像における変性現象を通して明らかにした．この研究成果を適用させることにより，作業療法士は蓄積性外傷や慢性疼痛に対するより効果的な治療プログラムへ発展させることができる可能性がある．

治療は段階によって分かれる．急性期段階の治療は，動的な安静を通して炎症を軽減するようにする．固定のために，スプリントを用いる．スプリント療法だけでも症状は緩和するだろうが，炎症を抑えるためにコルチゾン注射と併用されることが多い．アイシング，交代浴，超音波浸透過療法，イオン浸透療法（電流の影響を受ける条件下で生体物質を通じたイオン運動），干渉低周波療法，高電圧電気刺激療法は，すべて疼痛緩和や炎症軽減において有効であることが明らかになっている．非ステロイド系消炎剤も，頻繁に使用される．スプリントを使用する場合は，傷害された筋（たとえば外側上顆に起始部をもつ伸筋群）を伸張するために1日3回取り外し，筋長を維持あるいは増加させて関節拘縮を予防する．疼痛を伴うような活動は，動的な安静期には避けるべきである．振動は，炎症を促進させる可能性があるので禁忌である．

急性症状が減少したら，運動訓練段階に移行する．筋をゆっくりと伸張する準備運動の後は，コントロールされた漸増運動を開始する．漸増抵抗運動を行う時は，抵抗は最終可動域で与えるべきである．上肢を能動的に使う間は，伸筋群の筋腹にテニス肘用のアームバンドを巻き，筋の完全な滑走を制限する．抵抗は徐々に強くすべきであり，痛みを増加させないようにする．

クライエントには，1日3回の伸張運動を継続するように指導する．行う時間は不定でもいいが，特に活動する前に行うようにする．適切なボディメカニクスは，長期間にわたる炎症のコントロールに重要なので，クライエントは何が引き金となって症状が誘発されるのかを知り，症状が再発した場合の早期治療法を学ばなくてはならない．一般的に，アイシング，スプリント，ストレッチ，正しいボディメカニクスと結びつけた改良された活動が有効である．重要なことは，クライエント自身が自己管理法を学び，その治療に積極的な役割をもつことである．

CTDの仕事に関連した危険因子には以下のものがある[5]．

・反復
・強い力
・使用に適さない関節肢位
・直接加わる圧迫
・振動
・長時間の静止肢位

症状が職務で必要とされている動作と関連しているクライエントには，仕事の現場，仕事で使用する器具，就労中の手の肢位の評価が必要となる．この評価に基づいて，使用する道具の改良，利き手の主要な筋群とその拮抗筋の強化を行うことによって，就労の継続を可能にし，炎症をコントロールする．

腱炎（腱の炎症）や滑膜性腱鞘炎（腱鞘の炎症）は，蓄積性外傷で頻繁に見られる．微細損傷，腫脹，疼痛，運動制限へと導く過使用のサイクルの後には，休息，不使用，筋力低下が続く．通常の活動を再開すれば，このサイクルは再び始まる．

クライエントは通常，局所の疼痛，腫脹，損傷されている筋腱単位の抵抗運動に伴う疼痛，運動の制限，筋力低下，腱の捻髪音の複合症状を呈している．症状は，活動や仕事を模擬的に行うことで再現される．機能的な段階づけを行い，関連する症状を明らかにすれば，それは評価や症状を改善させることに役立つ（表39-5）[50]．等尺性収縮によって測定した握力が正常であっても，手関節や前腕の筋力は低下し，筋張力の不均衡が存在していることが多い．動的な握力はより制限される．それは，腱の滑走は炎症や疼痛をさらに悪化させやすいことによる．筋張力の不均衡は，症状を悪化，拡大させる肢位や代償パターンを導く．

神経圧迫症候群，特に手根管症候群は頻繁に見ら

表39-5　蓄積性外傷障害の機能分類

分類	解説
段階Ⅰ	活動後の疼痛；休息で即座に治まる. 作業の量と速度に影響はない. 客観的所見は通常認めない.
段階Ⅱ	作業中，1カ所に疼痛が存在する. 作業中，一貫した疼痛が存在するが，活動を終えれば疼痛は治まる. 生産性は時にやや影響を受ける. 客観的所見を認めることがある.
段階Ⅲ	主として母指，示指，中指に疼痛，しびれが存在する. 活動の停止後，持続的な疼痛が存在する. 生産性は影響を受け，作業を継続するために，時に多くの休息を必要とする. 作業と異なる他の活動にも支障を来すことがある. 筋力の弱化，運動制御および巧緻性の喪失，刺痛感覚，しびれ，他の客観的所見を認めることがある. 潜在的あるいは活発なトリガーポイントが存在することもある.
段階Ⅳ	手と上肢のすべての一般的な使用により疼痛は出現し，それは使用時間の50～70％に存在する. 作業が不可能となることもある．あるいは，できても制限範囲内での作業となることがある. 筋力の弱化，運動制御および巧緻性の喪失，刺痛感覚，しびれ，トリガーポイント，他の客観的所見を認めることがある.
段階Ⅴ	慢性で強い疼痛のために，上肢を使用することは不可能となる. 一般に作業は不可能となる. 症状が継続する時間は，時に無定限になる.

(Kasch MC：Therapist's evaluation and treatment of upper extremity trauma disorders. In Mackin EJ, et al, editors：Rehabilitation of the hand and upper extremity, ed 5, St Louis, 2002, Mosby)

れる[59]．手根管症候群は，手関節掌側部にある横手根靭帯の下を走行している正中神経に圧迫が加わることで起こる[40]．手根管症候群は，外傷，浮腫，妊娠時のホルモン分泌変化，屈筋腱の滑膜性腱鞘炎，手関節の運動の反復，手関節への静的な負荷による手根管内圧の上昇と関連している．

症状は，夜間に覚醒するぐらいの強い夜間痛である．母指，示指，中指のしびれがあり，進行すると神経の運動枝の圧迫によって母指球筋が萎縮する．初期の手根管症候群は神経学的検査によって確認できる．

一般的に，保存療法を最初に試みる．保存療法では，伸展が20°以下の手関節スプリントの装着，浮腫を軽減させるための交代浴，等圧手袋の装着，活動分析などを行う．手根管症候群のスプリント療法では，完全に固定するスプリントよりも半ば柔軟性のあるスプリントまたはネオプレン（neoprene）スプリントを用い，より機能的に使用できるよう多少の屈曲，伸展が行えるように手関節を支持する．

超音波透過療法とイオン浸透療法は，炎症を軽減するために使われる．アイシングも有効である．手関節，手指，母指の特別な筋力強化訓練は，痛みや炎症がコントロールされている時に行う．

1988年，アメリカ合衆国では，35,000例に手根管開放術が施行された．2002年にはその数は上昇し，200,000例に及んだ[88]．そのほとんどのクライエントにおいてはしびれが軽減したが，多数に持続的な痛みが残存していた．作業療法は観血的開放術後に施行されることが多く，瘢痕に対する超音波療法，マッサージ，浮腫に対する徒手療法，脱感作，巧緻運動，筋力強化が行われている．

筋膜痛や線維症もまた痛みの状態であり，それは筋内に存在するトリガーポイント（trigger point）を活性化することによって誘発され，その痛みは遠位部に及ぶ．これらは頻繁に見られる状態である．Travell[96]は筋膜痛について研究し，伝統的なトリガーポイントやそれらの関連するパターンを図示した．正常なアライメントではない身体の不良姿勢や不良肢位は，筋膜痛の損傷メカニズムに関与していることが多いので，クライエントやその日常活動を注意深く評価する．作業療法士は聴取に頼るよりも，クライエントが実際に活動を遂行しているとこ

有痛部の直接的な治療によっても痛みが軽減しない場合は，筋膜痛を疑うべきである．トリガーポイントの評価はきめ細かく行うべきであり，トリガーポイントと痛みの部位を図示する必要がある．痛みは関連痛なので，痛みのある部位ではなくトリガーポイントを治療すべきである．治療には，他の炎症症状に用いるアイシングや超音波透過療法などが用いられる．それらに加えて，フリクション（摩擦）マッサージやTENSなどトリガーポイントに対する特殊な治療があり，これらは痛みを軽減する．活動分析は，罹患組織のストレスを緩和するための治療に必要なものである．

キネシオテーピング

キネシオテーピング*は，1970年代に日本で最初に開発された．アメリカ合衆国には1994年に紹介され，それ以降はCTDに有効な治療として作業療法士の間で広まっていった．これは，キネシオフレックステープと呼ばれる特殊な伸縮テープを使用するテーピング手技である．運動競技用テープは，限定的に用いるもので関節の安定性と運動制限を得るために使われるものであるが，キネシオフレックステープは運動競技用のものとは違い，伸縮性を有しており，「筋，皮膚，筋膜の伸縮特性を真似る」ことを目的にデザインされている[24]．キネシオテープを的確に用いると，このテープの伸縮性は軟部組織の動きを制限せずに弱化した筋を支持し，全可動域にわたる関節運動を可能にする．

キネシオテーピング手技には，多くの方法がある．対処する問題に応じて，筋の起始部あるいは停止部のどちらかにテープをアンカーとして貼りつけ，次いで緩やかに引き伸ばしながら短縮あるいは伸張させた筋の上または筋の周囲に貼りつけていく．その後，筋を中間位に戻す．このテープは，皮膚表面に存在する末梢の体性感覚受容器に影響を及ぼし，その影響は皮膚，リンパ系，筋や関節機能に順に影響を与えると考えられている．またこれらの影響は，痛み，固有感覚，運動制御に関係すると考えられている[23]．

キネシオテーピングの目標と概念を以下に示す[23,24]．

・体性感覚系を活性化することによる痛みの軽減．
・リンパ系を刺激することによる炎症と浮腫の軽減．
・筋の過剰伸張および過剰収縮を制限することによる筋緊張の正常化．
・弱化した筋の収縮を支持し，向上させることによる筋疲労の軽減．
・痛みを軽減させることによるROMの改善．
・弱化した靱帯を支持することによる関節支持とアライメントの提供．
・筋と靱帯を支持することによるADL中の損傷予防．

筋力強化活動

急性期治療により，運動や感覚は徐々に回復し，通常のADLやIADLが行える準備状態ができる．

クライエントは損傷や痛みがさらに増強することを恐れているので，家庭では損傷を受け無視していた四肢の筋力強化を行うことができない．ほとんどのハンドクリニックでは，筋力強化の運動訓練やその手段のための設備を整えているので，この章ではいくつかのものについてのみ述べる．

コンピュータ化された評価と訓練機器

Baltimore Therapeutic Equipment（BTE）は，BTE Work Simulator（図39-18）[27]と20以上の交換可能なハンドルが備わっている電子機器装置を製作し，販売している．それは，職業評価と上肢の筋力訓練に利用可能である．BTEが発揮する運動抵抗は，無抵抗から完全な静的抵抗まで変えることができ，道具の高さや角度も調節可能である．一般に，筋力強化に使用する時は，抵抗は低く設定し，徐々に強くする．訓練の時間は，基本的な力のレベルに達したら長くする．このBTE Work Simulatorでは，現実の課題に近い模擬作業を行うことができ，その課題は徒手的作業に共通するいくつかの身体的に必要とされることに容易に変換できる．

他のコンピュータ化された評価機器には，評価結果の記録と報告書の印刷が可能なものもある．障害度もまた，電子的に決定することができる．簡易システムは，作業療法士が毎日行う治療を記録でき，

---

*Kinesio Tape（available from North Coast Medical, Morgan Hill, CA）.

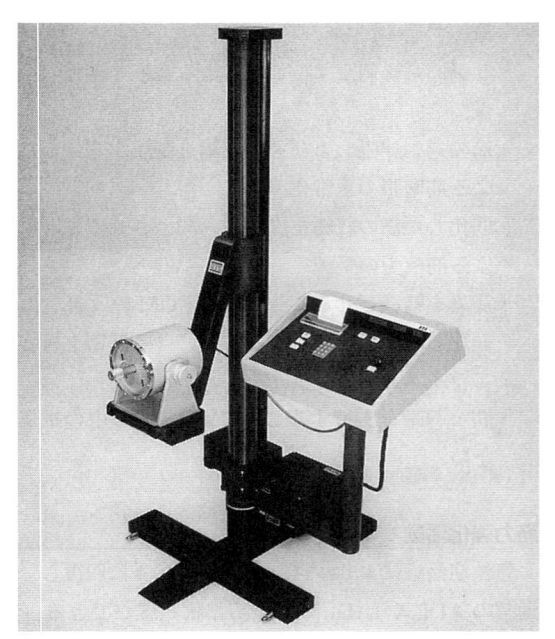

図39-18 BTE Work Simulator は，上肢の評価において実際の生活に用いる技能を模擬的に行うために用いる電子機械装置である．また，筋力強化のためにも用いる．クライエントの回復度は，印刷して確認できる．また，抵抗力と耐久性を増加させるためにプログラムを変更することができる

コンピュータ化されたネットワークにその情報をダウンロードできるよう発展してきている．そこでは，多くの情報源からの治療結果のデータを比較することができる．リハビリテーション領域における工学的進歩は，作業療法士の能率を上げ，従来の方法では獲得できなかった重要な情報も得ることができる．

多くの臨床家は，実際の作業を基盤とした治療を行っており，それはクリニック内または職場であろうが現実に行われている仕事を模している．この方法は，作業療法実践の枠組みを維持するうえで最も重要なものである．

ウェイトウエル

ウェイトウエル[7]は，カリフォルニア州のダウニーにある Downey Community Hospital Hand Center で開発されたもので，購入可能である*．さまざまのハンドルの形状をした棒状のものが箱に開けてある穴を通して置かれており，その棒に錘が吊り下げられている．ウェイトウエルを用いた訓練では，ROM 全域にわたり抵抗に対してハンドルを回転させて，損傷手の完全な握りと離し，手関節の掌屈と背屈，つまみ，回内と回外を行うよう奨励する．ウェイトウエルは抵抗と反復回数によって段階づけることができ，漸増抵抗運動に優れた器具である．

セラバンド

セラバンド**は，6インチ（15.2 cm）幅のゴムシートであり，抵抗の度合いによって色で区別されており，ヤード単位で購入できる．これは必要な長さに切ることができ，上肢の抵抗運動に用いる．セラバンドは，作業療法士の想像力によってさまざまな方法で用いることができ，斜めの運動パターン，手関節の訓練，テニス肘の治療のフォローアップなどに適している．また，セラバンドは丸棒やその他の機器と組み合わせることができ，ROM 全域にわたって抵抗を加えることができる．セラバンドは安価であり，家庭での治療プログラムに容易に応用できる．

手の筋力強化器具

段階的に設定された抵抗をもつハンドグリップは，リハビリテーション機器販売会社やスポーツ用品店で購入できる．これらはさまざまな抵抗レベルのものが購入でき，手の漸増抵抗運動に用いることができる．

作業療法士は，スポーツ用品店で売られていることが多い過剰な抵抗をもつバネ式グリッパーの使用に対しては注意しなければならない．これらは鍛えられた運動選手には有効であるが，損傷を受けて間もない手にとっては抵抗が強すぎる．

セラピーパテは大量に購入でき，用いる量は手の大きさや筋力に合わせる．パテも抵抗の段階づけに有効であり，少しずつちぎって加えることにより漸増的に抵抗を増加させることができる．これはほとんどの手指の運動に適しており，家庭での訓練に容易に組み入れることができる．

バネ式の洗濯ばさみなどの家庭用品は，握力やピ

---

* Upper Extremity Technology Weight Well (available from Upper Extremity Technology, Glenwood Springs, CO).
** Theraband (available from Smith & Nephew, Germantown, WI).

ンチ力の増強に利用されている．一般的な物品を創造的に利用することは，ハンドセラピストにとっての課題でもある．

合目的で作業を基盤とした活動

合目的で作業を基盤とした活動は，手のリハビリテーション領域においては統合された治療介入に位置づけられる．合目的で作業を基盤とした活動には，手工芸，ゲーム，巧緻性を必要とする作業，ADL，ワークサンプルなどがある．クライエントは作業的な要素が取り入れられている訓練を多く選択する傾向があり，このタイプの訓練は機械的な訓練よりも順調に継続できる．このことは多くの研究で示されている[77, 107]．前述した治療技術の多くは，合目的な活動を行う準備段階にある手にとって準備的な方法として用いられる．

このような活動は，クライエントがROM制限や筋力低下を代償する補助具を用いて遂行できる段階に達したら，できるだけ早く導入すべきである．また，これらの活動は，他の治療と併用して行うべきである．作業療法士はクライエントの機能的能力を継続的に評価し，回復期にこれらの活動を組み入れるよう治療計画を変更しなければならない．

職業および趣味に関する目標は初回評価の際に立て，治療計画立案の際にも考慮しなければならない．レンガ職人のニーズは小さな子どもをもつ母親のニーズとは全く異なっており，このようにクライエントの環境的ニーズを決して無視してはならない．

手工芸は，抵抗の弱いものから強いものへ，また粗大な動作から巧緻性の高いものへと段階づけるべきである．手に外傷を伴うクライエントに非常に良いとされている手工芸には，マクラメ，トルコ織り，陶芸，革細工，木工などがある．これらすべての手工芸は，クライエントの能力に応じて適応させ，また段階づけることができ，クライエントの受け入れも非常に良いことが明らかになっている．総合的な手のリハビリテーションプログラムに手工芸を取り入れる場合は，それは空き時間をつぶすための気晴らしとしてではなく，目標達成のもう1つの里程標と見なす．たとえば，初期の単純な木工作業のプロジェクトを完遂できたことに対するゲリーの達成の誇りは，手工芸という合目的な活動は手のリハビリテーションに含まれるべきものであることの証しである．

完成作品はないが巧緻性の訓練となる活動やADL技能の練習は合目的な活動に分類される．つまみや握り，離しを必要とする発達的なゲームや活動は，段階づけたり時間制限を設定して難易度を高める．多彩な開閉の器具がついたADLボードは，家庭で手を使うための訓練となり，自信を高める．ひもを用いた指で行うゲームは2人で行うことができ，楽しく，挑戦的で協調的な活動である．

趣味的活動は，臨床の場で利用できる．フライフィッシング用の毛針の作製は，きわめて巧緻性を必要とする活動であるが，釣り好きには最適である．ゴルフクラブや釣り竿は，臨床で用いることができる．ゲリーの場合，これらの道具を用いた治療は好ましいリラクセーションを早く得るのに効果的であった．

ユーモアや，作業療法士および他のクライエント間の相互作用は，手の治療介入の効果として形には現れないが，きわめて重大である．治療は，この両者を促進するよう計画すべきである．

■機能的能力評価

損傷を受けた労働者の治療の最終目標は，完全雇用に復帰することである．受傷時から医師が医学的観点により就労復帰することが適切であると判断するまでには，何週間あるいは何カ月間もかかることがある．多くのクライエントはX線検査によって完治していることが示され，ROMが回復していたとしても，原職復帰するための筋力，巧緻性，耐久性が得られているとは感じていない．痛みは，特に重労働を必要とする職種の制限因子として続くことが多い．軽作業やパートタイムの仕事の求人は少ない．そして，医師や作業療法士，会社の保険担当者，特にクライエント自身は，仕事に対する個々人の身体能力を測定する客観的方法がないことに不満を感じている．評価法，運動学，環境要因の適応を学び，これらをクライエントに対する機能的アプローチに結びつける作業療法士は，**機能的能力評価**において重要な役割を果たす．

職業前の因子の評価における新たな関心は，作業療法の全領域に専門性をもたらした（第13章参

照）．職業前評価は初期には作業療法の専門性の柱石の1つと見なされていたが，1960年代および1970年代の間は，多くのセンターで無視されてきた．しかしながら，1980年代初期以来，作業療法士はその独自の立場において専門性を提供する必要性があることを再認識した．「職業前評価」という用語は，作業療法士が治療しているクライエントの職業的ニーズの評価を明確ではないが意味している．しかし，**機能的能力評価**（functional capacity evaluation；FCE）や仕事耐久性スクリーニング（work tolerance screening；WTS）という用語は，個々人の労働に必要とされる身体的な能力を測定する過程であることをより明確に表現している．

作業療法士，労働者，医師，職業カウンセラーは，FCEの結果から信頼できるデータを使い，特定の達成可能な雇用目標を設定できるようになった．このようになったことで，医師は職務遂行能力の客観的な情報を得ずにクライエントを就労復帰させることを避けられるようになった．これはまた，クライエント自身が自分の能力を検査でき，就労復帰に対する自信を高めるものとなる．

機能的能力評価を行うための多くの方法が提案されてきた[8,43,65,66,87]．いずれも，特別な手技が含まれているが基本的な手段は採用されている．評価では，クライエントの握力，ピンチ力，感覚，ROMについて測定すべきであり，浮腫や痛みについても評価過程の中で測定し，再評価も行う必要がある．

GULHEMP〔全般的な体格（general physique），上肢（upper extremity），下肢（lower extremity），聴力（hearing），視力（eyesight），知的能力（mentality），性格（personality）〕仕事能力評価ワークシート（Work Capacity Evaluation Work sheet）[65]は，機能的能力を決定する一般的方法として使われている．GULHEMP身体的発達分析ワークシート（Physical Development Analysis Worksheet）[65]は，仕事の評価のために用いられている．

職務分析結果はリハビリテーションカウンセラーによって提供されるが，クライエントからの情報によっても提供される．作業療法士は，クライエントが希望している仕事に必要な特性に関する情報を得るために，**職名辞典**（Dictionary of Occupational Titles；DOT）[97]を調べるべきである．この辞典には12,900の職種についての説明と20,000の職名が載っている．このような方法を通しても，仕事についての十分な情報が得られない場合は，作業療法士による現場での職務分析が必要となる．仕事に必要な身体的特性が明らかになれば，それを遂行するクライエントの能力を評価できる．アメリカ合衆国労働省は，就労情報オンラインネットワーク（http://online.onetcenter.org）に資金提供している．そこには職業名や就労への便宜があるほか，いくつかの判断基準を使って職業情報を探す機能ももっている．

Schultz-Johnson[87]は，アメリカ合衆国労働省によって設定された身体的に要求される項目を基準として，上肢損傷例のためのFCEを報告した．評価の後には，作業療法士はワークセラピープログラム[87]を勧める．ワークセラピーは，職務遂行能力を高めるために，模擬的な職務内容の課題を盛り込むものである．

Matheson[65,66]は，仕事能力評価（work capacity evaluation；WCE）について解説した複数の手引きと論文を発表している．8～10日間にわたって行うこの評価には，雇用に関するクライエントの可能性（安全性や信頼性などの労働者の特性），雇用の可能性，仕事耐久性（筋力や耐久性，職務遂行における痛みの影響など），仕事に要求される身体的特性，「広義に定義されている仕事の要求に応じて信頼を得て遂行し続ける」労働者の能力に関する評価を含んでいる[66]．

Purdue Pegboard Test[95]，Crawford Small Parts Dexterity Test[25]，Minnesota Manual Dexterity Test[73]，Jebsen Hand Dexterity Test[46]などの信頼性が認められている検査は，スクリーニングとして実施されている．これらの検査からは，その通常の検査表を使おうとも，あるいは個々の労働者に適するように検査を改良しようとも，作業療法士は観察によって価値ある情報が得られる．

評価や就労のための模擬機器には多くのものがあるので，身体能力評価プログラムを設定する前に検討する必要がある．適切なワークサンプルを選ぶには，その特定の地域における労働市場を判断すべきである．これはその地域のリハビリテーションカウンセラー，職業訓練校，職業紹介所の相談員に相談することで確認できる．

Jewish Employment and Vocational Service[98]，

Singer*, VALPAR, Work Evaluation Systems Technology (WEST)**などから入手できるワークサンプルは，特定の技能を検査するために用いられる．作業療法士は，その地域の就労情報を利用することによってワークサンプルを開発できる．不用になった電気組み立て盤，芝刈り器のモーター，自動車エンジン，地域のハードウェアショップにある機材などは，労働者の能力に関する価値ある情報を提供する．

ワークサンプルやBTE Work Simulatorを使用した仕事の模擬的動作は，耐久性や損傷部の長時間の使用によって蓄積される症状〔作業に対する症状反応（symptom response to activity；SRA）〕の他，その労働者の特定の身体能力も評価できる．SRAをモニターすることで，不適切な就労目標を目指したことによる時間的，経済的浪費を防ぐことができる．

作業療法士は，「標準化」された検査，ワークサンプル，模擬的職務，WCEで用いる評価器具を組み合わせて用いることにより，労働者の身体能力について最もよい情報を得ることができる．職業評価やリハビリテーションについてさらに多くの情報を得るためには，Wisconsin-Stout大学のウェブサイト（http://www.rtc.uwstout.edu/）***を閲覧することを勧める．

ワークハードニング

ワークハードニング（work hardening）とは，耐久性，筋力，生産力，時には実行力などを高めるために，模擬的なワークサンプルを漸増的に用いることである．ワークハードニングは週単位で実施し，仕事を漸増的に増加させることにより身体能力を改善させる．これは，復職にきわめて重要な介入法である．

FCEは長時間にわたって行われるので，FCEとワークハードニングとの相違を認めることが困難なこともある．FCEは一般的に，伝統的な治療法で改善が止まり，急性期の治療が終わった時に行う．クライエントは，原職に復帰できないのか，原職の仕事を行う能力があるのかどうか疑わしい状態にある．FCEは，医師，リハビリテーションカウンセラー，保険査定人あるいは代理人によって開始するよう宣告される．

ワークハードニングや就労へのコンディショニングづくりは，リハビリテーション過程の早期から開始され，クライエントが原職に復帰することが困難であろうと考えている医師や作業療法士によって行われる．これは医学的治療の終了前に実施され，治療介入が終了する前の最終チェックとして実施する．

ワークハードニングサービスの基準は，リハビリテーション施設認定委員会（Commission on Accreditation of Rehabilitation Facilities；CARF）[22]によって開発され，損傷を受けた労働者が雇用されるよう，原職復帰のための最も効果的な質の高いプログラムを提供することを保証している．Employment and Rehabilitation Institute of California（ERIC）[35]は，WCE，WTS，ワークハードニングサービスの確立に関心のある作業療法士に対し，多くの出版物や資料を提供している．出版物と器具の一覧は，請求すれば入手可能である．

FCEとワークハードニングは，職業リハビリテーション過程に隣接した領域である．作業療法士は行動観察の教育を受け，その観察を有効なデータに転換するのに必要な技術を有している．FCEやワークハードニングは，リハビリテーションカウンセラーや職業カウンセラーの職務と競合するものであってはならず，労働者の身体機能について重要な情報を提供し，労働市場への再参加を促進させるものでなくてはならない．

■企業との相談業務

作業療法士は職場を訪問するよう依頼され，道具の改良や人間工学的に製作された家具や付属品の推薦，蓄積性外傷障害の発生を抑制する適切な姿勢に関する労働者への教育など，**人間工学**的な指導を行う．傷害予防は，企業が負う費用負担増を実質的に抑制するので，作業療法士は新たな状況で作業分析や環境調整に関して教育を行うという独自の機会を

---

*Singer Education Division, Career Systems, Rochester, NY.
** Work Evaluation Systems Technology, Fort Bragg, CA.
*** Materials Development Center, Stout Vocational Rehabilitation Institute, University of Wisconsin-Stout, Menomonie, WI.

もつことができる．アメリカ障害者法（Americans with Disabilities Act：ADA）は，障害をもつ労働者に適切な設備を整えるよう命じている（第14章参照）．多くの作業療法士が，ADAの要求に従う企業を積極的に援助するようになってきた．アメリカ作業療法協会は，作業療法士が地域社会でこれらの援助活動にどのように関与することができるか，その方法について優れた情報を提供している[3]．

■手損傷における心理社会的な影響

手の外傷後には，多くの心理社会的反応が生じる．それには，ボディイメージや自己イメージの変化，抑うつ，不安，自己価値観の減少（ケーススタディで示した切断指に外科的再接着を施行した家具職人，ゲリーが経験したもの）が含まれる．手の外傷には，急性ストレス障害や外傷後ストレス障害は少なくなく，特にそれらに対し速やかに対応しない場合は，それが問題として残る可能性がある．ハンドセラピストは，外傷直後にクライエントに接する機会が頻繁にあり，1週間のうち数回はクライエントに一対一で会う機会がもてる．したがって，ハンドセラピストは「クライエントを受傷前の身体的および情緒的機能に戻すことを支援するきわめて重要な役割」を担う[15]．ハンドセラピーを専門としている作業療法士は，心理社会的問題に対する評価や支援について教育されており，クライエントに情緒的支援を提供するだけでなく，クライエントがもっている心理社会的問題を理解することも重要である．またその問題が重大であれば，適切な精神科医に依頼するよう促すことも重要である．

[要約]

本章では，上肢の治療について概説し，評価方法と基本的な治療手技について述べた．急性外傷と蓄積性外傷障害の治療法についても触れ，労働障害についての訓練法とプログラムについての情報も述べた．身体障害領域に携わっているほとんどの作業療法士は，上肢に障害をもつクライエントを担当しているので，基本的な治療方法については熟知しているだろう．ハンドセラピーの専門分野においては，より上位レベルの学術的研究と臨床的な経験の両方が要求される．この領域の臨床を専門的に実践し，最低基準に到達している作業療法士は，ハンドセラピーの認定試験を受け，認定ハンドセラピスト（CHT）になることができる．専門家としては，知識と経験の両者において熟達したレベルが必要である．CHTになるためのより詳細な情報は，ハンドセラピー認定委員会（Hand Therapy Certification Commission）（www.htcc.org）[42]に問い合わせれば得られる．このウェブサイトは，教育的な情報にもリンクしている．

上肢に関するリハビリテーションの多くは，運動訓練，スプリント療法，物理療法など準備的な手法を用いるが，これらの治療は合目的作業あるいは作業を基盤とした活動の準備段階に行うべきである．その目標は，通常，クライエントを可能な限り自立させることであり，またクライエントの作業を基盤とした活動目標を達成するための準備的な手法として使うべきである．合目的活動は，ハンドクリニックの治療スペースと時間制限にもよるが，可能な限り実施する．そしてクライエントは，自宅あるいは職場環境で，新たに獲得した機能を用いることを奨励され，活動目標の達成の障害となる体験情報を，クリニックに伝達することを指導される．

[復習のための質問]

1. クライエントの手に問題がある場合や，肩に制限あるいは痛みの伴ったROMが確認された場合に実施すべき3つのテストを挙げよ．
2. 屈筋腱損傷の後療法の3つのアプローチについて論じよ．また，これらの方法間の違いが作業療法介入にどのように影響するか論じよ．
3. 関節機能障害とは，どのようなことを示しているか？　関節機能障害の原因は何か？
4. 神経損傷の3分類について論じよ．
5. ノーマンズランドといわれている領域の定義について説明せよ．またこの領域での損傷の特徴は何か？
6. 就労において身体的に要求される特性を評価するのにどのような手技が用いられるか？
7. 肥厚性瘢痕に対して加圧する方法を3つ挙げよ．
8. 指の外在屈筋の断裂修復後の手の機能再建のために，どのような機能活動が適用される

ケーススタディ：ゲリー（その2）

本章の初めのケーススタディでは，3指の切断後に再接着された急性の複合組織損傷例である32歳の家具職人，ゲリーについて述べた．ゲリーは，緊急入院から仕事や活動ができるようになるまで15カ月間を費やし，その間リハビリテーションの全過程を実行した．彼の場合，その回復過程を通して治療計画はどのように変更されたのか，またどのような特殊な治療が作業療法士によって行われたのか？

急性期段階の作業療法士の目標の1つは，術後の保護肢位をとることによって損傷を受けていない関節も拘縮を起こしやすいので，これらの関節に対して障害を起こさないようにすることであった．その他の目標としては，左手のさらなる損傷または異常な関節変化を予防することであった．ROM訓練は，肘，肩など損傷を受けていない関節の良好な機能を維持するために実施した．また保護スプリントは，術後保護や機能的肢位を考慮し，手関節はやや掌屈位，MP関節は屈曲位，PIP・DIP関節は伸展位をとるように作製した．回復段階では，クライエント教育は治療計画の中で重要な要素であり，的確な術後注意点やスプリントの装着とその管理について教育した．また家族には，創傷の管理，包帯交換，感染の徴候について指導した．ホームプログラムについては，書面に記載されたものを手渡した．

回復の中間段階の治療は，損傷前の活動（特に，家具製作，ゴルフ，ソフトボール）に復帰できるよう手の自動および他動可動域，筋力，協調性を回復させることを目的に実施した．ROM訓練は段階づけ，腱，神経，血管の治癒に伴い徐々に運動量を増やした．筋力強化訓練は，回復段階の後期で追加した．この時点では，ゲリーは以前の活動に復帰するための運動を安全に実施することができた．また，合目的な作業を基盤とした活動も，この時点での治療プログラムに加えた．さらに，手の動き，筋力，協調性の低下のために，ゲリーの作業内容を調整した．急性期の時に片手によるADL動作を指導した．その結果，左手が使えなくてもADLは十分に自立できた．ゲリーの活動希望に対しては，指の十分な可動域の不足を代償するためにゴルフクラブのグリップを太くすることなどを行った．これらは，回復段階の中間期から後期にかけて行った．最終的には，さらなる損傷を予防するために，知覚の欠損，感染の徴候，急性期段階の術後注意点の確認に対して，視覚的代償を通してこれらを行うよう指導した．

治療全体を通して，活動遂行に対する障壁を同定するために，さまざまな評価器具を使用して遂行技能を再確認した．握力計，ピンチ計，徒手筋力検査は，握力，ピンチ力，筋力を評価するために用いた．容積や周径を測定するためのメジャーは，浮腫を測定するために用いた．Jebsonテストは，手が機能的に使用されているかを評価するために標準的な方法で用いた．その後，これらによって得られた評価データを解釈し，目標を達成するために治療計画を変更した．

治療計画を決定した後には，ゲリーの作業目標を達成するために，さまざまな準備的手法や目的活動を取り入れた．ゴルフの作業遂行目標に対しては，拘縮関節の他動ROMを獲得することと，再接着指の全屈曲を増加することを目的に，スプリントを準備的手法として用いた．最終的には，ゴルフクラブが把持できるようになった．このスプリントは，回復段階の中間期から用いた．パラフィンや超音波などの物理療法は，目的活動を行う前に施行した．これらは，回復段階の中間期と後期に行った．目的活動としては，クリニック内でのゴルフクラブのスイングや，BTE Work Simulatorを用いた模擬的なゴルフスイングを行わせ，ゴルフスイングに必要な身体的抵抗力を徐々に増加させることも行った．また，ゲリーはゴルフクラブが持てるように，特別な「屈曲用グローブ」を装着して，早期からクリニック内でパッティングの練習をした．その後，彼はグローブの装着なしにクラブを把持できるまで改善した．しかし，しっかり把持できるようになるために，クラブのグリップを太くした．

家具職人として職場復帰するという作業目標に対しては，ゲリーにボランティアの機会を設定し，目的活動に参加させた．目的活動は，「木製の移乗用スライディングボード」と急性期のリハビリテーションクライエント用の補助具を作製することであった．この活動は，目標や職業に直接関係するだけでなく，大工職の才能を使うことで病院内の他のクライエントを助けるという彼の要求を満たすものであった．この活動は，彼の低下した自己価値観を改善させることにも貢献した．また，回復段階の後期には，気晴らし的な興味に対して，追加的な作業を基盤とした活動を開始した．クリニックの外でゴルフやソフトボールを実際に行っている間，ゲリーは手掌部の瘢痕部周辺の感覚過敏が気になったことを報告したので，ホームプログラムの1つとして脱感作手技を実施した．そして，彼はボールが当たるショックを吸収するために，ゲルの中敷きが入ったグローブを購入した．

9. 機能的能力評価に含まれるべき評価には，どのようなものがあるか？
10. 手において関節機能を評価するために用いられる方法を5つ挙げよ．
11. 橈骨神経，正中神経，尺骨神経損傷に関するスプリント療法の目的を3つ挙げよ．
12. 複合性局所疼痛症候群の特性は何か？　また，その治療介入の目標は何か？
13. ワークハードニングについて解説せよ．ワークハードニングは，どのようにして作業療法に組み入れたらよいか？
14. 浮腫の存在は，どのようにして評価するか？浮腫を軽減させるために用いる方法を3つ挙げよ．
15. 蓄積性外傷障害を招く労働に関連した基本的な危険因子は何か？　作業療法士は，蓄積性外傷障害の進行を予防するためにどのように介入すべきか？

第39章　手と上肢の外傷　1205

引用文献

1. Adson A, Coffey J: Cervical rib: a method of anterior approach for relief of symptoms by division of scalenus anticus, *Ann Surg* 85:834, 1927.
2. Alon G: *High voltage stimulation*, Chattanooga, TN, 1984, Chattanooga.
3. American Occupational Therapy Association, ADA Network, and Practice Division: 4720 Montgomery Lane, PO Box 31220, Bethesda, MD 20824-1220.
4. American Society for Surgery of the Hand: *The hand examination and diagnosis*, ed 3, New York, 1990, Churchill Livingstone.
5. Armstrong TJ: Cumulative trauma disorders of the upper limb and identification of work-related factors. In Millender LH, Louis DS, Simmons BP, editors: *Occupational disorders of the upper extremity*, New York, 1992, Churchill Livingstone.
6. Atrzberger SM: Manual edema mobilization: treatment for edema in the subacute hand. In Mackin EJ, et al, editors: *Rehabilitation of the hand and upper extremity*, ed 5, St Louis, 2002, Mosby.
7. Barber LM: Occupational therapy for the treatment of reflex sympathetic dystrophy and post-traumatic hypersensitivity of the injured hand. In Fredericks S, Brody G, editors: *Symposium on the neurologic aspects of plastic surgery*, St Louis, 1978, Mosby.
8. Baxter-Petralia P, Bruening L, Blackmore S: The work tolerance program of the Hand Rehabilitation Center in Philadelphia. In Hunter JM, et al, editors: *Rehabilitation of the hand*, ed 3, St Louis, 1990, Mosby.
9. Bell-Krotoski JA: Plaster cylinder casting for contractures of the interphalangeal joints. In Mackin EJ, et al, editors: *Rehabilitation of the hand and upper extremity*, ed 5, St Louis, 2002, Mosby.
10. Bell-Krotoski JA: Sensibility testing with the Semmes-Weinstein monofilaments. In Mackin EJ, et al, editors: *Rehabilitation of the hand and upper extremity*, ed 5, St Louis, 2002, Mosby.
11. Bennett G: *Hand-tool dexterity test*, New York, 1981, Harcourt, Brace, Jovanovich.
12. Boyes JH: *Bunnell's surgery of the hand*, ed 5, Philadelphia, 1970, JB Lippincott.
13. Boyes JH, Stark HH: Flexor-tendon grafts in the fingers and thumb, *J Bone Joint Surg Am* 53(7):1332, 1971.
14. Brand PW, Hollister A: *Clinical mechanics of the hand*, ed 3, St Louis, 1999, Mosby.
15. Brown PW: Psychologically based hand disorders. In Mackin EJ, et al, editors: *Rehabilitation of the hand and upper extremity*, ed 5, St Louis, 2002, Mosby.
16. Butler D: *Mobilisation of the nervous system*, New York, 1991, Churchill Livingstone.
17. Byl N, Melnick M: The neural consequences of repetition: clinical implications of a learning hypothesis, *J Hand Ther* 10(2):160, 1997.
18. Callahan AD: Sensibility assessment for nerve lesion-in-continuity and nerve lacerations. In Mackin EJ, et al, editors: *Rehabilitation of the hand and upper extremity*, ed 5, St Louis, 2002, Mosby.
19. Cannon N, et al: Control of immediate postoperative pain following tenolysis and capsulectomies of the hand with TENS, *J Hand Surg Am* 8:625, 1983.
20. Carroll D: A quantitative test of upper extremity function, *J Chronic Dis* 18:479, 1965.
21. Chan SW, LaStayo P: Hand therapy management following mutilating hand injuries, *Hand Clin* 19(1):133, 2003.
22. Commission on Accreditation of Rehabilitation Facilities (CARF): 2500 N. Pantano Rd., Tucson, AZ 85715.
23. Coopee RA: Kinesio taping. In Mackin EJ, et al, editors: *Rehabilitation of the hand and upper extremity*, ed 5, St Louis, 2002, Mosby.
24. Coopee RA: Taping techniques. In Jacobs A, Austin N: *Splinting the hand and upper extremity*, Baltimore, 2003, Lippincott Williams & Wilkins.
25. Crawford J, Crawford D: *Crawford small parts dexterity test manual*, New York, 1981, Harcourt, Brace, Jovanovich.
26. Creelman G: Volumeters Unlimited, Idyllwild, CA.
27. Curtis RM, Engalitcheff J: A work simulator for rehabilitating the upper extremity: preliminary report, *J Hand Surg* 6(5):499, 1981.
28. Cyriax J: Clinical applications of massage. In Basmajian JV, editor: *Manipulation, traction and massage*, ed 3, Baltimore, 1985, Williams & Wilkins.
29. Dellon AL: Clinical use of vibratory stimuli to evaluate peripheral nerve injury and compression neuropathy, *Plast Reconstr Surg* 65(4):466, 1980.
30. Dellon AL: Evaluation of sensibility and reeducation of sensation in the hand, Baltimore, 1981, Williams & Wilkins.
31. Dellon AL: The vibrometer, *Plast Reconstr Surg* 71(3):427, 1983.
32. Dellon AL, Curtis RM, Edgerton MT: Reeducation of sensation in the hand after nerve injury and repair, *Plast Reconstr Surg* 53(3):297, 1974.
33. Donatelli R, Owens-Burkhart H: Effects of immobilization on the extensibility of periarticular connective tissue, *J Orthop Sports Phys Ther* 3:67, 1981.
34. Duran R, et al: Management of flexor tendon lacerations in zone 2 using controlled passive motion postoperatively. In Hunter JM, et al, editors: *Rehabilitation of the hand*, ed 3, St Louis, 1990, Mosby.
35. Employment and Rehabilitation Institute of California (ERIC): 1160 N Gilbert St., Anaheim, CA, 92801.
36. Evans RB: Clinical management of extensor tendon injuries. In Mackin EJ, et al, editors: *Rehabilitation of the hand and upper extremity*, ed 5, St Louis, 2002, Mosby.
37. Evans RB, Burkhalter WE: A study of the dynamic anatomy of extensor tendons and implications for treatment, *J Hand Surg* 11(5):774, 1986.
38. Evans RB, McAuliffe JA: Wound classification and management. In Mackin EJ, et al, editors: *Rehabilitation of the hand and upper extremity*, ed 5, St Louis, 2002, Mosby.
39. Fess E, Moran C: *Clinical assessment recommendations*, Indianapolis, 1981, American Society of Hand Therapists.
40. Gelberman RH, et al: The carpal tunnel syndrome: a study of carpal canal pressures, *J Bone Joint Surg* 63(3):380, 1981.
41. Gelberman RH, et al: Sensibility testing in peripheral-nerve compression syndromes: an experimental study in humans, *J Bone Joint Surg* 65(5):632, 1983.
42. Hand Therapy Certification Commission: 11160 Sun Center Drive, Rancho Cordova, CA.
43. Harrand G: *The Harrand guide for developing physical capacity evaluations*, Menomonie, WI, 1982, Stout Vocational Rehabilitation Institute.
44. Hawkins R, Kennedy J: Impingement syndrome in athletes, *Am J Sports Med* 8(3):151, 1980.
45. Hunter JM: *Staged flexor tendon reconstruction*, Part I. In Mackin EJ, et al, editors: *Rehabilitation of the hand and upper extremity*, ed 5, St Louis, 2002, Mosby.
46. Jebsen RH, Taylor N, Trieschmann RB, et al: An objective and standardized test of hand function, *Arch Phys Med Rehabil* 50(6):311, 1969.
47. Jobst Institute: PO Box 653, Toledo, OH 43694.
48. Kamenetz H: Mechanical devices of massage. In Basmajian JV, editor: *Manipulation, traction and massage*, ed 3, Baltimore, 1985, Williams & Wilkins.
49. Kasch MC: Clinical management of scar tissue, *OT in Health Care* 4:37, 1987.
50. Kasch MC: Therapist's evaluation and treatment of upper extremity cumulative trauma disorders. In Mackin EJ, et al, editors: *Rehabilitation of the hand and upper extremity*, ed 5, St Louis, 2002, Mosby.

51. Kasch MC, Hester L: Low-frequency TENS and the release of endorphins, *J Hand Surg* 8:626, 1983.
52. Kellor M, et al: *Technical manual of hand strength and dexterity test*, Minneapolis, 1971, Sister Kenney Rehabilitation Institute.
53. Kelsey JL, et al: *Upper extremity disorders: frequency, impact and cost*, New York, 1997, Churchill Livingstone.
54. Kessler RM, Hertling D: Joint mobilization techniques. In Kessler RM, Hertling D, editors: *Management of common musculoskeletal disorders*, New York, 1983, Harper & Row.
55. Koman LA, Smith BP, Smith TL: Reflex sympathetic dystrophy (complex regional pain syndromes—types 1 and 2). In Mackin EJ, et al, editors: *Rehabilitation of the hand and upper extremity*, ed 5, St Louis, 2002, Mosby.
56. Kutz JE: Controlled mobilization of acute flexor tendon injuries: Louisville technique. In Hunter JM, Schneider LH, Mackin EJ, editors: *Tendon surgery in the hand*, St Louis, 1987, Mosby.
57. LaSalle WB, Strickland JW: An evaluation of the two-stage flexor tendon reconstruction technique, *J Hand Surg* 8(3):263, 1983.
58. Louis DS, et al: Evaluation of normal values for stationary and moving two-point discrimination in the hand, *J Hand Surg* 9(4):552, 1984.
59. Lublin JS: Unions and firms focus on hand disorder that can be caused by repetitive tasks, *The Wall Street Journal*, January 14, 1983.
60. Lundborg G, et al: Digital vibrogram: a new diagnostic tool for sensory testing in compression neuropathy, *J Hand Surg* 11(5):693, 1986.
61. Mackinnon SE, Dellon AL: Two-point discrimination tester, *J Hand Surg* 19(6 pt 1):906, 1985.
62. Magee DJ: *Orthopedic physical assessment*, ed 3, Philadelphia, 1997, WB Saunders.
63. Maitland G: *Peripheral manipulation*, Boston, 1977, Butterworth.
64. Malick MH, Carr JA: Flexible elastomer molds in burn scar control, *Am J Occup Ther* 34(9):603, 1980.
65. Matheson LN: *Work capacity evaluation: a training manual for occupational therapists*, Trabuco Canyon, CA, 1982, Rehabilitation Institute of Southern California.
66. Matheson LN, Ogden LD: *Work tolerance screening*, Trabuco Canyon, CA, 1983, Rehabilitation Institute of Southern California.
67. Mathiowetz V, et al: Grip and pinch strength: normative data for adults, *Arch Phys Med Rehabil* 66(2):69, 1985.
68. Mathiowetz V, et al: Reliability and validity of grip and pinch strength evaluations, *J Hand Surg* 9(2):222, 1984.
69. Melvin J: *Rheumatic disease occupational therapy and rehabilitation*, ed 3, Philadelphia, 1989, FA Davis.
70. Mennell JM: *Joint pain*, Boston, 1964, Little, Brown.
71. Mennell JM, Zohn DA: *Musculoskeletal pain: diagnosis and physical treatment*, Boston, 1976, Little, Brown.
72. Michlovitz SL: Ultrasound and selected physical agent modalities in upper extremity rehabilitation. In Mackin EJ, et al, editors: *Rehabilitation of the hand and upper extremity*, ed 5, St Louis, 2002, Mosby.
73. Minnesota Manual Dexterity Test: Available from Lafayette Instrument Co, PO Box 5729, Lafayette, IN 47903.
74. Moberg E: Objective methods of determining functional value of sensibility in the hand, *J Bone Joint Surg* 40A:454, 1958.
75. Muenzen PA, et al: A new practice analysis of hand therapy, *J Hand Ther* 15(3):215, 2002.
76. Neer C, Welch R: The shoulder in sports, *Orthop Clin North Am* 8(3):583, 1977.
77. Nelson DL, et al: The effects of occupationally embedded exercise on bilaterally assisted supination in persons with hemiplegia, *Am J Occup Ther* 50(8):639, 1996.
78. O'Riain S: New and simple test of nerve function in the hand, *Br Med J* 3:615, 1973.
79. Omer G: Management of pain syndromes in the upper extremity. In Hunter JM, et al, editors: *Rehabilitation of the hand*, ed 3, St Louis, 1990, Mosby.
80. Parry C: *Rehabilitation of the hand*, ed 4, London, 1984, Butterworth.
81. Peacock EE, Madden JW, Trier WC: Postoperative recovery of flexor tendon function, *Am J Surg* 122(5):686, 1971.
82. Post M: *Physical examination of the musculoskeletal system*, Chicago, 1987, Book Medical Publisher.
83. Rempel DM: Work-related cumulative trauma disorders of the upper extremity, *JAMA* 267(6):838, 1992.
84. Roos D: Congenital anomalies associated with thoracic outlet syndrome, *Am J Surg* 132(6):771, 1976.
85. Schneider LH: Tendon transfers an overview. In Mackin EJ, et al, editors: *Rehabilitation of the hand and upper extremity*, ed 5, St Louis, 2002, Mosby.
86. Schneider L, Hunter J: Flexor tenolysis. In Hunter JM, et al, editors: *AAOS: symposium on tendon surgery in the hand*, St Louis, 1975, Mosby.
87. Schultz-Johnson K: Upper extremity functional capacity evaluation. In Mackin EJ, et al, editors: *Rehabilitation of the hand and upper extremity*, ed 5, St Louis, 2002, Mosby.
88. Simon H: Carpal tunnel syndrome, 2004.
89. Smith P: *Lister's the hand: diagnosis and indications*, ed 4, New York, 2002, Churchill Livingstone.
90. Strickland JW: Biologic rationale, clinical application, and results of early motion following flexor tendon repair, *J Hand Ther* 2:71, 1989.
91. Strickland JW, Glogovac SV: Digital function following flexor tendon repair in zone II: a comparison of immobilization and controlled passive motion techniques, *J Hand Surg* 5(6):537, 1980.
92. Szabo RM, et al: Vibratory sensory testing in acute peripheral nerve compression, *J Hand Surg* 9A(1):104, 1984.
93. Tetro A, et al: A new provocative test for carpal tunnel syndrome: assessment of wrist flexion and nerve compression, *J Bone Joint Surg Br* 80(3):493, 1998.
94. Thomas CL, editor: *Taber's cyclopedic medical dictionary*, ed 14, Philadelphia, 1981, FA Davis.
95. Tiffin J: *Purdue pegboard examiner manual*, Chicago, 1968, Science Research Associates.
96. Travell J, Simons D: *Myofascial pain and dysfunction: the trigger point manual*, ed 2, Baltimore, 1992, Williams & Wilkins.
97. U.S. Department of Labor Employment and Training Administration: *Dictionary of occupational titles*, ed 4, Washington, DC, 1991, U.S. Government Printing Office.
98. Vocational Research Institute, Jewish Employment and Vocational Service (JEVS): Philadelphia.
99. Watson HK, Carlson L: Treatment of reflex sympathetic dystrophy of the hand with an active "stress loading" program, *J Hand Surg* 12(5 pt 1):779, 1987.
100. Waylett-Rendall J: Sensibility evaluation and rehabilitation, *Orthop Clin North Am* 19(1):43, 1988.
101. Waylett-Rendall J, Seibly D: A study of the accuracy of a commercially available volumeter, *J Hand Ther* 4:10, 1991.
102. Wehbe MA: Tendon gliding exercises, *Am J Occup Ther* 41(3):164, 1987.
103. Wehbe MA, Hunter JM: Flexor tendon gliding in the hand. II: Differential gliding, *J Hand Surg* 10(4):575, 1985.
104. Wolf SL: *Electrotherapy*, New York, 1981, Churchill Livingstone.
105. Wong GY, Wilson PR: Classification of complex regional pain syndromes, *Hand Clin* 13(3):319, 1997.
106. Yerxa EJ, et al: Development of a hand sensitivity test for the hypersensitive hand, *Am J Occup Ther* 37(3):176, 1983.
107. Zimmerer-Branum S, Nelson DL: Occupationally embedded exercise versus rote exercise: a choice between occupational forms by elderly nursing home residents, *Am J Occup Ther* 49(5):397, 1995.

第40章
股関節骨折と下肢の関節置換
Hip Fractures and Lower Extremity Joint Replacement

Sonia Lawson

(菊池恵美子　訳)

キーワード

スパイカキャスト
骨粗鬆症
観血的整復内固定術
体重負荷制限

関節全形成術
大腿骨頭壊死
前側方アプローチ
後側方アプローチ

股関節運動制限
最小侵襲法
膝固定装具
レッグリフター

学習目標

本章を学習することで，学生および臨床家は以下のことが可能になるだろう．
1. 股関節骨折の病因と関節置換術について説明し，これらの問題がどのようにして日常の活動への参加を制限するかを説明できる．
2. これらの状態に対する医学的管理について説明できる．
3. 股関節骨折および関節置換術に関連する医療的な予防処置が理解できる．
4. 作業療法介入の目標を理解できる．
5. 作業療法の介入する範囲について理解し，議論できる．
6. 作業遂行のすべての領域に関わる適切な治療方法について述べることができる．
7. 作業遂行および遂行パターンについて，股関節骨折と関節置換術が及ぼす影響を述べることができる．

この章の概要

骨折の一般的な医学的管理
　骨折の病因
　医学的管理
股関節骨折
　股関節骨折の種類と医学的管理
股関節置換術
　病因
膝関節置換術

病因および医学的管理
下肢関節置換術に関する一般的考慮点
心理的要因
リハビリテーション
作業療法士の役割
　評価と治療
　クライエント教育

特殊な訓練方法
　股関節手術を受けた人の訓練手順
　膝関節全置換術後の訓練手順
作業療法介入の一般的考慮点およびエビデンス
特別な機器
要約

　股関節骨折と下肢関節置換の2つは，比較的高い頻度で起こる整形外科的状況である．膝または股関節に多大なストレスがかかるスポーツあるいは職業に携わってきた人の場合，加齢に伴い，関節痛と関節の変性を経験することがある．加えて高齢者のほとんどは，加齢の過程の一部として骨粗鬆症および関節の変性などの整形外科分野の問題を抱えている．医学の進歩により，股関節骨折と下肢関節の問題に対する治療は，より安全かつ容易になってきた．下肢関節の問題は一時的，または，より長期的な障害につながることがある．体重を支える大きな関節である股関節と膝関節が，一定期間不安定な状態になることは，個人にとって意味のある毎日の活動への参加を制限する．たとえばヘルナンデス夫人は股関節痛のために水泳をやめ，孫との身体的な活動を控えるようになった．この2つの作業はともに，彼女の人生において価値のある要素だが，彼女は今では参加することが難しいと感じている．

ケーススタディ：ヘルナンデス夫人（その1）

ヘルナンデス夫人は70歳のヒスパニック系女性で，3人の幼い孫がいる．ここ数年，彼女は悪化する右の股関節痛に悩まされていた．ヘルナンデス夫人は，普段は活動的で，週2回水泳のクラスに参加し，彼女の娘を助けて3人の孫の世話し，彼女の教区教会では2つの委員会の責任者である．ヘルナンデス夫人は5年前に夫を亡くし，エレベーターつきの集合住宅に1人で生活している．しかし，彼女の娘とその家族はわずか15分しか離れていないところで暮らしており，しばしば彼女を訪れたり，また招いたりして，家族の活動の多くに彼女を関わらせている．

現時点で，股関節の痛みがひどくなったため，彼女は大好きな水泳教室への参加を控えざるを得なくなった．プールの水の中に出入りする時の痛みがあまりにひどいのである．股関節が「ひっかかる」ため，車のコントロールを失うことを恐れて，運転できないこともある．孫との活動への参加にも大きな影響が出ている．特に夫の死後，彼女は祖母としてもっと関わりをもちたいと望んでいた．しかし，今では，彼女は彼らとともに床に座ることができず，またたとえば遊園地に行くなどといった，非常に長時間の歩行をしなければならない旅行ができない．彼女は，歩行の際に右下肢にかかる圧力を軽減する助けとして，杖を使用するようになった．彼女は毎週，教会の友人と娘に教会に連れてきてもらっているが，彼女の所属する委員会の会合への出席を減らしている．

彼女の主治医は，疼痛は変性性関節疾患の結果であり，彼女の股関節が基本的にすり減っているのだと彼女に説明している．主治医は人工股関節を推奨し，手術の後，回復すれば，股関節の疼痛により参加の制限を受ける以前，彼女が楽しんでいたすべてのことに復帰できるだろうと告げている．

理解を深めるための質問
1. ヘルナンデス夫人に影響を与えている，彼女を支援する，あるいは支援しない背景要因について説明せよ．
2. 股関節痛の結果としてヘルナンデス夫人が抱えている問題に，どう優先順位をつけるか．その方法によって問題に優先順位をつける論理的根拠は何か？
3. 股関節痛が継続し，股関節置換を実施しなかった場合，ヘルナンデス夫人の生活はどのような影響を受けるか？
4. ヘルナンデス夫人が彼女の人生（生活）において価値を置いているものは何だと思われるか？

高齢者は股関節骨折のリスクが最も高い集団である．可動性の減少と骨粗鬆症の存在が，2つの特有なリスク要因となる．特に，高齢の女性は男性より骨粗鬆症が進み，転倒の際には男性よりも股関節骨折が起こりやすい傾向がある[3]．

高齢者においては，柔軟性の減少，筋力の低下，視力の衰え，反応時間の遅れ，杖や歩行器といった歩行補助具の使用により，可動性が損なわれている．高齢者の多くが，動き回る時に，より用心深くなり，転倒を恐れている．杖や歩行器につまずいて転倒する場合もある．段差や敷居が見えないこともよくある転倒の原因である．

下肢関節置換を必要とするのは，主に関節炎や他の関節疾患の既往をもつ人である．こうした外科的処置を行わなければならなくなった人は，通常，長年にわたり増大していく関節痛とともに暮らしており，すでに日常の課題を遂行するための活動が制限されている．痛みのある関節を置換することで，彼らはより活動的で満足できるライフスタイルに帰ることを望んでいる．

作業療法は，これらの急性および慢性の整形外科的状態によって引き起こされる多くの機能的問題の特定および治療において重要な役割を果たす．それゆえ，整形外科のクライエントを，安全で，自立した意味のある作業に復帰させるという目標を共有できる．たとえば，作業療法士は，ヘルナンデス夫人が，日常の作業に安全に参加できるようになるための代替的な方法を見つけることを支援できる．作業療法士はクライエントが重要だと認識するすべての作業に取り組まなければならない．

この章では，股関節骨折と下肢関節置換について，その医学的および外科的管理や，入院と障害の心理的な影響，急性期病院とリハビリテーション場面での医療チームのアプローチ，さらにこれらの診断を受けた人々に適した具体的な作業療法の評価，介入について述べる．

作業療法実践ノート

整形外科的問題や診断を有するクライエントを扱う作業療法士にとって、治療に先立ち、骨折の位置、種類、原因をよく理解することが重要である。骨折の治癒および医学的管理に関する基本的理解もまた、リスク、予防処置、関連する合併症を正しく認識するために必要である。作業療法士は、骨折治癒過程の特性に関する特別な情報について整形外科のマニュアルを調べることが望ましい。

■骨折の一般的な医学的管理

一般に、骨折は張力あるいは圧力、剪断力が、それらを吸収する骨の能力を上回る場合に起こる[4]。治癒過程は骨折後に始まる。骨芽細胞が損傷部位を修復するために骨から増殖する。十分な血液供給は細胞に酸素を供給し、適切な回復が行われるために重要である。骨折部位は治癒するまでの期間、ピンやプレート、ワイヤーによって保護される。さらに保護が必要となる稀な症例では、股関節にスパイカキャスト（spica cast）が用いられることもある。**スパイカキャスト**は骨盤の周囲と骨折した股関節から大腿までを覆う。下肢の他の部分の骨折に他のタイプのキャストが使用されることもある。骨折の完全な治癒には数カ月かかる場合もある。治癒に要する時間は患者の年齢や健康状態、骨折の位置と形態、初期の骨の転位、骨折断片への血液供給などに応じて変わる。

骨折の病因

骨折の主な原因は外傷である。ほとんどの場合、転倒により外傷が生じる。不十分な照明、小さい敷物、目印のない段差は、特に転倒に結びつきやすいリスクである。**骨粗鬆症**は高齢になると、よく見られる骨疾患である。その原因は骨密度の減少であり、最も多発するのが脊椎、大腿骨頚部、上腕骨および橈骨遠位端である。骨が多孔質となってもろくなるために、転倒やその他の外傷をもたらすような事態に際して、骨折しやすくなる。病的骨折は骨髄炎や癌の骨転移といった疾患や腫瘍によって弱くなった骨に起こる可能性がある[4]。

医学的管理

骨折治療の目的は、痛みの軽減、骨折部の良肢位の維持、骨折の治癒であり、クライエントにとって最適な機能を回復することである。骨折の整復は骨折端を正常なアライメントに戻すことをいう[4]。これは非観血的（徒手整復）または観血的処置（手術）により可能である。徒手整復は、医師が、転位した骨に骨折を生じさせた力とは反対方向の力を加えて行う。骨折の性質によるが、キャストまたは、装具、牽引、骨固定により整復した状態を維持する。観血的整復では、骨折端を整復するために骨折部位を外科的に切開する。ピンまたはスクリュー、プレート、釘、ロッドによる内固定で本来あるべき位置に保持する。ギプスあるいは装具による一層の固定が必要であるかもしれない。通常、**観血的整復内固定術**（open reduction and internal fixation；ORIF）後は過度の外力を避けなければならず、**体重負荷制限**がなされる[4]。

ボックス40-1　体重負荷制限

NWB（体重負荷禁止）は関係する末端に、一切体重負荷しないことを意味する。
TTWB（つま先接地体重負荷）はつま先のみ床につけることができ、立位時には健側下肢に体重の90％を荷重してバランスをとることを意味する。つま先接地体重負荷の場合、クライエントは彼らの足の下に卵が置いてあるようなイメージをもつことを指導される。
PWB（部分体重負荷）は体重の50％のみ患側下肢に荷重することを意味する。
WBAT（耐性体重負荷）はクライエントが耐えることができる程度の患側下肢への体重負荷を判断してもよいことを意味する。
FWB（全体重荷重）はクライエントが骨折部位への影響がなく、体重の100％を荷重できるだろうということを意味する。

（初期のMBより：Physical dysfunction：practical skills for the occupational therapy assistant, St Louis, 1998, Mosby）

体重負荷制限にはいくつかの段階がある．医師は，クライエントがどのレベルに該当するか指示し，骨折部位が治癒し，強度を増すにつれて，制限を変更する．体重負荷制限の段階をボックス40-1に示す[6]．

■股関節骨折

股関節骨折の種類と医学的管理

股関節骨折の医学的管理を理解するうえで股関節の解剖学的知識が必要である．詳細については解剖学および生理学に関する文献を参照する必要がある．図40-1に正常な股関節を示す．

典型的な骨折線を図40-2に示す．一般に，骨折の名称は損傷の部位と程度を示している．これらの名称は使われる治療法を示唆することが多い．たとえば，大腿骨頸部骨折には大腿骨頸部を固定する治療がなされるだろう[11]．

大腿骨頸部骨折

骨頭下骨折や，頸部骨折，基部骨折を含む大腿骨頸部骨折は60歳以上の成人に多く，女性の方が多い．骨粗鬆症がある骨の場合，わずかな外傷や捻転力でも骨折する可能性がある[7]．この部位の転位骨折の治療は，血液供給量が乏しいこと，骨粗鬆症がある骨は固定金属による保持に適さず，さらに骨膜が薄いことにより困難である．どのような外科的治療を用いるかは，転位の程度と大腿骨頭への血液循環量によって決まる．

外科的処置の決定には，クライエントの年齢と健康状態も考慮される．一般に，転位が軽度から中程度で血液供給が損なわれていない場合には，股関節をピン固定する（圧縮スクリューおよびプレートを用いる）．医師が許可すれば，クライエントは手術後1～3日後には，限られた範囲でベッド外活動を

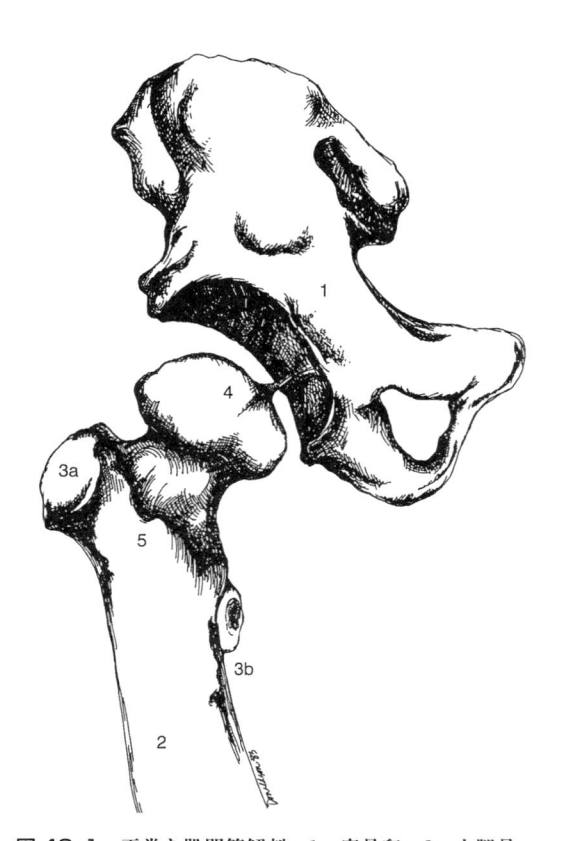

図40-1 正常な股関節解剖．1：寛骨臼，2：大腿骨，3a：大転子，3b：小転子，4：円靱帯，5：転子間稜 (Croch JE : Functional human anatomy, ed 3, Philadelphia, 1978, Lea & Febiger ; Grant LC : Grant's atlas of anatomy, ed 6, Baltimore, 1972, Williams & Wilkins)

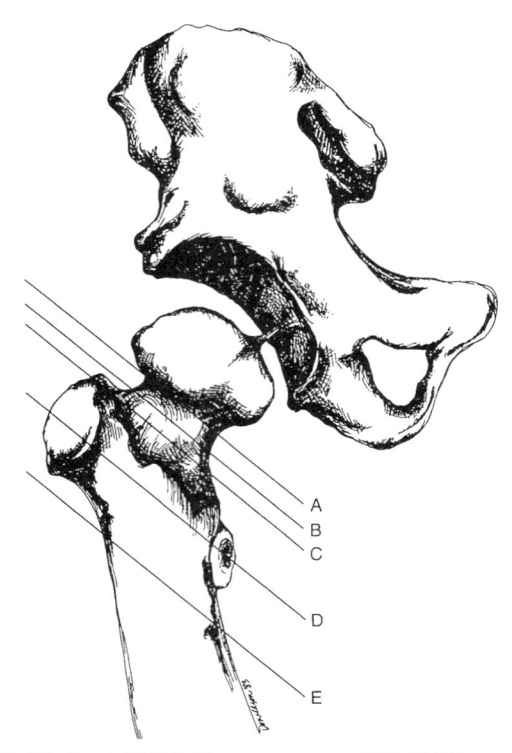

図40-2 大腿骨骨折のレベル．A：骨頭下骨折，B：大腿骨頸部骨折，C：基部骨折，D：転子間骨折，E：転子下骨折 (Crow I : Fracture of the hip : a self study, ONA J 5 : 12, 1978)

開始できる．体重負荷制限が必要な場合は，医師の指示により，骨折治癒まで少なくとも6〜8週間，歩行器または杖などの補助具を使用する．予防処置が守られない場合，または骨癒合の遷延が起こるなどの場合には，体重負荷制限はこの期間よりさらに長く必要となる[11]．

重度の転位がある場合，または大腿骨頭への血液供給が十分でなかったり（無血性），骨癒合不全（骨新生がなされず骨折治癒が不良）の場合，また変性性関節疾患がある場合は，その大腿骨頭を外科的に取り除き，埋め込み人工器官（endoprosthesis；体内補綴物）に交換する．この関節置換は単極または双極機能人工関節形成術（hemipolar or bipolar arthroplasty）と呼ばれる[8,11]．この外科的処置は単関節形成術と記述されることもある．さまざまなタイプの金属製人工関節が使用できるが，それぞれ固有の形状と利点をもっている．時に体重負荷制限が指示される．実施される外科的処置（後側方または前側方アプローチ）によっては，転位を防ぐため，股関節を良肢位に保持するための特別な予防処置をとらなければならない．これらの予防処置は股関節全置換術でも同様である．これについては後述する．人工関節を移植したクライエントは，通常，医師の許可があれば，手術後1〜3日で限られた範囲でベッド外活動を開始できる[8,11]．

転子間骨折

大転子と小転子の間の骨折は，股関節の皮膜外あるいは関節包外であり，血液供給は影響を受けない．転子間骨折は，大腿骨頸部骨折と同様，ほとんど女性に起こるが，年齢層はやや高い．骨折は通常，たとえば転倒した際に転子部上へ直接的な外傷または外力が及ぶことで発生する．これらの骨折によく行われる治療はORIFである．釘あるいはプレートつき圧縮スクリューが用いられる．4〜6カ月間は歩行時に体重負荷制限を守らなければならない．医師が許可すればクライエントは手術後1〜3日でベッドから出ることが許される[11]．

転子下骨折

小転子から約2.5〜5cm下の転子下骨折は，通常，直接的な外傷や転倒，自動車事故など，股関節周囲が直接の衝撃を受けるあらゆる状況で発生する．これらの骨折は，60歳未満の人々で最も多く起こる．一般的な治療として，骨格牽引後にORIFが行われる．長いサイドプレートつき釘や髄内ロッドが使用される．髄内ロッドは，骨癒合時の骨の正しいアライメントを維持するため，骨幹の中央部を通して挿入される[4]．すべての股関節骨折で，治療者は，骨折部位周囲部に軟部組織の外傷，浮腫，挫傷が合併することに注意しなければならない[4,8,11]．これらの症状はクライエントが経験する痛みと不快感の程度に多大な影響を与える可能性がある．

■股関節置換術

病因

股関節全置換術または股**関節全形成術**（THA）による関節運動の回復や疼痛の治療は，主に変性性関節症と関節リウマチに，また時にはその他の疾患に指示される．変性性関節症または関節の退行性疾患は中年期に起こり，関節の正常な老化過程が促進されたものである．退行性変性は外傷や先天性奇形，関節軟骨に損傷を与える疾患により起こる．一般に，股関節，膝，腰椎といった体重負荷関節が影響を受ける．股関節では関節面の中央部の軟骨が失われ，寛骨臼の周囲に骨棘が形成され，関節の適合性が損なわれる．痛みは骨や滑膜，または線維性関節包および筋緊張により起きる．股関節の運動が痛みや，運動制限，筋短縮の原因となっている場合，股関節は屈曲，内転および内旋位を呈し，疼痛性跛行の原因となる[10]．

ヘルナンデス夫人が経験した「ひっかかり」は，彼女の股関節で大腿骨頭および寛骨臼周囲の軟骨が失われた結果である．関節面が滑らかではないために，彼女は歩行の際に多大な痛みを経験した．杖の使用は股関節にかかる圧力をいくらか和らげる助けとなった．関節リウマチ（第38章参照）は股関節にも起こる．この疾患では，関節の線維組織と腱構造への損傷が少ない初期の段階で外科手術が行われる[4]．他の疾患（例：全身性エリテマトーデスや癌）や，ある種の薬剤（例：プレドニゾンのような副腎皮質ホルモン）は股関節への血液循環を損ない，血液供給の欠乏により骨細胞が損なわれる**大腿骨頭壊死**（avascular necrosis；AVN）や骨粗鬆症を起こす．両者とも股関節痛の原因となる[10]．

医学的管理

痛みや可動性の減少に対する他の処置（たとえば副腎皮質ホルモンの注射）が成功しなかった時には，日常の作業へ参加する能力回復のために関節全置換術が検討される．リハビリテーションプログラムに従わないであろうクライエント，または著しい機能的改善が見込めない場合には，関節全置換術は考慮されない[8,9]．「完全な股関節」は2つの機械的な部品でできている．高密度ポリエチレンソケットを寛骨臼にはめ込み，大腿骨頭と頚部を金属でできた人工器官に取り替える．メチルメタクリレートまたはアクリルセメントでこの部品を骨に固定する．多様な外科的アプローチが用いられる．整形外科医の技能と専門技術，関節の状態の深刻さ，および股関節に対する過去の外科治療歴により，どのアプローチを使うかが決まる．**前側方アプローチ**を用いた場合，手術した股関節が安定性を欠く肢位は外旋，外転，および伸展位であり，一般には6～12週間，これらの運動制限が指示される．**後側方アプローチ**を用いた場合，手術した股関節は，一般に60～90°までの屈曲および，内旋または内転が制限される．筋や軟部組織が治癒するまでの間，これらの**股関節運動制限**が守られないと股関節の転位が起こり得る（ボックス40-2）．

セメント固定を用いる場合，大部分の外科医は手術後に体重負荷制限をしない．しかし股関節の全置換に関する重大な問題の1つは，人工器官との接触面の固定が失われることである．生物学的固定では，セメントの代わりに骨の内部成長が人工器官を安定させ，接触面の固定を改善することができる．

言い換えると，新しい骨が人工器官の開口部へと成長し，人工器官を骨に安定させる（図40-3）．手術後の予防処置は前方または後方股関節置換術とも同様に，6～8週間の体重負荷制限である．体重負荷制限は，負荷される圧力と時間の長さによって異なる．一般に歩行器，杖などの歩行補助具は，股関節が治癒し筋力が強くなる間，少なくとも1カ月は必要である．通常，関節を全置換したクライエントは，手術の1～3日後に，ベッド外活動を開始する[8]．

近年，整形外科医が後側方アプローチで用いている手技がある．この手技は**最小侵襲法**（minimally invasive technique）と呼ばれ，組織への侵襲を抑えて回復を早める．従来の外科的技術では，長い（約25 cm）切開が必要であり，筋肉は股関節から分離された．最小侵襲法では，2カ所をおよそ5 cm切開するだけですみ，筋肉を関節から切り離す必要はない．筋肉が切り離されないので，治癒過程を通じて股関節をより安定した肢位に保ちやすくなる．この手技がすべての股関節全置換術に適切であるというわけではない．股関節の損傷が重度の場

ボックス40-2　股関節運動制限

後側方アプローチ
・股関節を90°以上曲げない．
・内旋しない．
・内転しない（足を交差しない）．

前側方アプローチ
・外旋しない．
・内転しない（足を交差しない）．
・伸展しない．

（初期のMBより：Physical dysfunction : practical skills for the occupational therapy assistant, St Louis, 1998, Mosby）

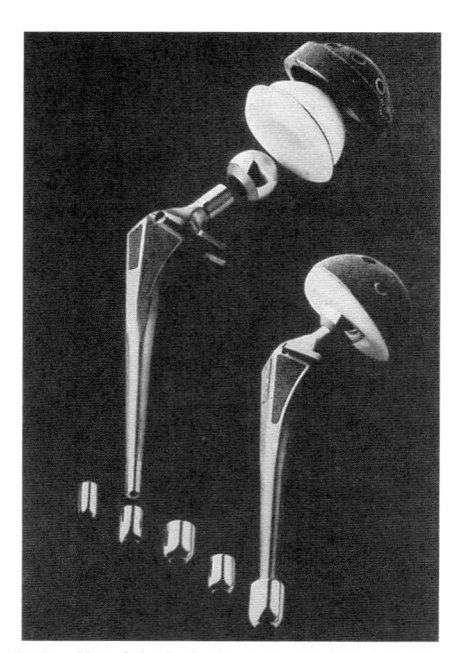

図40-3　骨の内部成長のために設計された股関節人工器官モジュール（Kottke FJ : Krusen's handbook of physical medicine and rehabilitation, ed 4, Philadelphia, 1990, WB Saunders）

合には従来の外科的方法が必要となる．最小侵襲法を受けたクライエントにも，後側方アプローチに準じた予防処置が指示される[12]．

股関節の適切な予防処置を補強し，治療的介入や終了計画を指導するために，作業療法士は実施された外科処置の種類を知っていなければならない．たとえば最小侵襲法が用いられた股関節置換では，手術後に，従来の外科的手技を実施した場合よりも多くの活動に耐え得るかもしれない．

稀に実施される関節面全置換術（total joint surface replacements）は股関節全置換術の変法である[10]．大腿骨の表面に金属の外皮を被せ，寛骨臼にはプラスチックのカップを取りつける．双方をメチルメタクリレートにより固定する．この手技では大腿骨頭および大腿骨頸部が温存される．体重荷重制限は適用されない[10]．

ヘルナンデス夫人の場合，股関節の損傷が重篤であったために，整形外科医は，従来の外科的手技である股関節全置換術を実施することに決めた．

■膝関節置換術

病因および医学的管理

膝関節全置換術を行う理由は，膝関節の退行性変化によるものを除き，股関節全置換術と同様である．膝関節全置換術または膝関節全形成術（TKA）は，疼痛を緩和し，可動性を増し，膝関節のアライメントと安定性を維持する．この過程には，損傷を受けた骨の切除（最小限に）と，新しい関節として人工器官を挿入することが含まれる．人工器官にはさまざまな種類がある．用いられる種類は関節の損傷の程度による（図40-4，図40-5）．人工器官はアクリルセメントで骨に固定される場合もあれば，セメント固定されない場合もある．セメント固定された人工器官の場合，クライエントは通常，耐えられる範囲で手術した下肢へ体重荷重できる．人工器官をセメント固定していない場合，はじめは体重荷重を避ける．クライエントは，医師の指示により，手術後1〜3日後にベッド外活動を開始できる．クライエントは，ベッドの出入りや歩行の際に，膝の補助のために**膝固定装具**を使うこともある（図40-6）．手術後12週間，膝のいかなる回旋運動も避けなければならない．一般に膝屈曲の制限はな

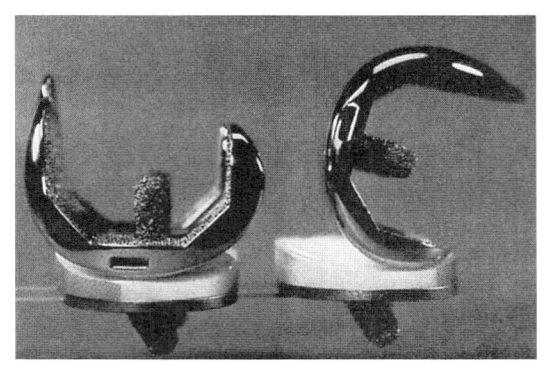

図40-4 多孔コートされた膝関節人工器官．関節面となる面と，生物学的固定を促すためのビーズ状の表面に注目（Kottke FJ : Krusen's handbook of physical medicine and rehabilitation, ed 4, Philadelphia, 1990, WB Saunders）

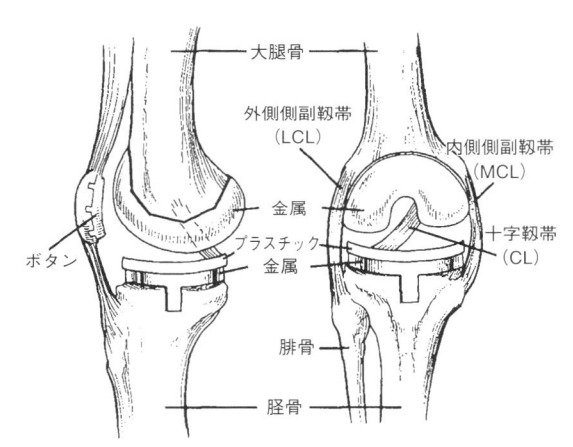

図40-5 膝関節全置換．人工器官の金属部分が，大腿骨の遠位部と脛骨の末端を覆う．両表面の金属部分の間には，ポリエチレン製のプラスチックベアリング面（プラスチック）がある．膝蓋はポリエチレン製のボタンで置換される．内側側副靱帯（MCL），外側側副靱帯（LCL），十字靱帯（CL）は温存される（Early MB : Physical dysfunction : practical skills for the occupational therapy assistant, St Louis, 1998, Mosby ; modified from Calliet R : Knee pain and instability, ed 3, Philadelphia, 1992, FA Davis）

い．実際，膝の適切な可動性を獲得するため，治癒期間に，膝の可動性を維持することが重要である[2,8,11]．

股関節置換術で用いられたように，膝関節置換術でも最小侵襲法が開発された．この手技の提案者の報告では，手術2日後には，他の手技よりも大きな屈曲が可能であった（90°まで）．加えて，靱帯切

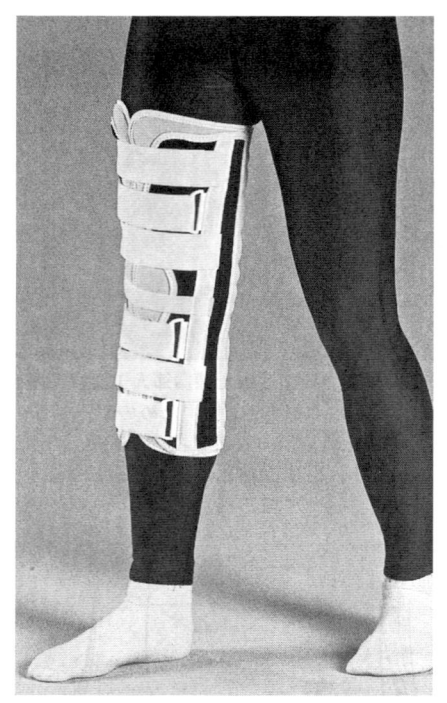

図40-6 移動時に膝関節を支持し，安定させるために膝固定装具が用いられる（DeRoyal, Powell, Tenn 提供）

断がわずかですむため，早期に側方および内側への安定性が得られ，膝固定装具が必要なかった[14]．膝固定装具の使用や適切な膝の屈曲を強化すべきかを決定するために，作業療法士は実施された外科手技について知っておく必要がある．

■下肢関節置換術に関する一般的考慮点

疼痛の増大による関節変化の場合は，複数の関節が関係する（両側の膝や股関節など）．1回の入院で両方の関節を同時に，または1週間あけて置換することを選択するクライエントもいる．この場合，クライエントが歩行する時や日常の作業を行う時に，健側下肢に頼ることができない可能性があり，リハビリテーションの過程が複雑になることがある．

外科手術中の特別な処置または合併症について知っておくことと，追加的な予防処置およびリスクについて尋ねることは重要である．一般的な合併症には転位，各部分の磨耗，人工器官を挿入した骨に二次的に起こる骨折や人工器官の緩みなどが挙げられる．特別な処置としては，転位のリスクが高いクライエントに対し，スパイカキャストを用いて股関節の固定を行うことが挙げられる[4]．

リハビリテーションにおいては，関節運動の維持または拡大，周辺筋のゆっくりとした強化，腫脹の軽減，日常生活活動（ADL）の自立を高めることが強調される．この過程における作業療法士の役割は，第一に関節置換術を受けたクライエントに対して，運動性が制限されている状態で，ADL，および生活関連活動（IADL）に適応する方法を指導することである．

■心理的要因

心理的な問題は整形外科のクライエントのすべての治療において非常に重要である．これらのクライエントの多くは，慢性的な能力障害（たとえば関節リウマチ）や，生命を脅かすような疾患（たとえば癌），あるいは加齢の影響に直面している．日常生活への参加を制限するような，移動性や身体能力の喪失，または喪失の可能性はこれらのクライエントのほとんどにとって主要な関心事となっている．喪失に適応することはストレスとなり，莫大な身体的かつ感情的なエネルギーを必要とする[7]．整形外科的問題をもつクライエントの心理社会的な困難を理解し，注意を払うことは，クライエントにとって最適なケアを行ううえで重要である．

慢性的な整形疾患をもつクライエントは，以下の症状の1つないしすべてを経験することが多い．身体の局所的疾患，恐れ，不安，身体イメージの変化，機能的能力の減退，関節の変形，疼痛．慢性的整形疾患のクライエントの治療は，これらの問題に対処し，やがて起こる嘆きの過程に必要とされる支援を提供しなければならない．これらの問題に立ち向かう機会がないと，クライエントは罪悪感と不安に満ちた抑うつ状態に陥り，恐怖から無力感を感じるようになりやすい．これらの感情はクライエントの進歩を妨げ，クライエントの自己イメージにいっそうの傷害を与える．作業療法士はクライエントにこれらの感情について教え，何らかの感情を表出させるよう援助できる．この経験は最終的には治療の過程を強化することになる．不安と恐怖を和らげる方法の1つは，クライエントが受けている治療や処

置についての彼らの知識を確認することである．質問に答え，さらに情報を与えるために時間を割くことは，適応のために非常に重要である場合がある．

高齢者は能力障害に加えて，依存することへの恐れ，生活環境の変化による精神的外傷といった加齢の過程に特有な問題を抱えている．人生の後年に能力障害に見舞われると，クライエントは自立と自己充足感の放棄を強いられるかもしれない[7]．これは一部のクライエントにとって打ちのめされるような経験であり，自分の能力に適応する前に，長い期間，悲嘆にくれることが必要であるかもしれない．ほかにも，二次的利得を得るために依存の方法を使い，余分の注目を集めるために病院に居続けたり，自分自身と他の人々に対する責任を避けるために彼らを援助するシステムを操作したりするかもしれない．慣れ親しんだ環境から切り離されると，混乱，見当識の喪失，そして感情の不安定が起こるかもしれない．クライエントの部屋を慣れ親しんだ物で飾り，カレンダーを使うことは，新しい環境に移された心的外傷の影響を減少することに役立つだろう．

慢性的な能力障害または加齢の過程により生じる変化に対処し，適応することを学ぶことは回復の重大な要素である．臨床家は，クライエントが疾患や能力障害のために，機能的自立の大部分を放棄せざるを得なかったことを認識しなければならない．作業療法士はこの損失から生じる心理社会的問題に立ち向かわなければならない[7]．

ヘルナンデス夫人は前述の感情と問題のすべて，あるいはその多くを経験しているかもしれない．作業療法士は，彼女の問題と回復に関する質問に答えるために，彼女に教示的な情報と機会を与えなければならない．ヘルナンデス夫人は，遂行技能を改善するための入手可能な補助機器について知らないかもしれない．こうした情報へのアクセスは，加齢と残存能力と自立について，より実際的に考えることの刺激になるかもしれない．作業療法士は，ヘルナンデス夫人が股関節の手術を受ける際の心理社会的問題に対処する方法や対処技能を発展させるよう援助する必要がある．ヘルナンデス夫人には，彼女の感情を共有し，彼女の作業日課を取り戻す方法を探索するための機会として，個人またはグループ介入を提供した．その日課には孫との交流，水泳，教会の活動への参加などが含まれるだろう．作業療法士は，ヘルナンデス夫人が水泳のために利用しやすいプール（たとえばスロープでプールに入ることができる）を見つけること，また教会に行くために友人や家族に頼らずにすむ代替的方法を見つけることを援助できる．

しばしば見落とされがちなADLの重要な領域は性的活動である．股関節骨折や下肢関節置換術を受けた人は，通常の方法で性的活動を行うことが困難となる（第12章参照）．そうした人々は，彼らの状態に合った運動予防処置を維持するために，6週間，性的活動を控えることが望ましい[8]．すべての年代の男性および女性のクライエントは許容される性的活動のレベルについて疑問をもつかもしれない．作業療法士は，クライエントが個人的な質問ができるような十分に打ち解けた印象を受ける環境をつくらなければならない．作業療法士が，オープンな態度で，さらに性的活動が重要で意味があると理解していることにより，この環境をつくることができる．作業療法士は，クライエントが性的活動の際に予防処置を維持できるように，手術側の下肢の置き方を提案する必要があるかもしれない．手術を受けていない側の下肢を下にして側臥位になるのも1つの方法である．外転は両膝に枕をはさむことで維持できる．背臥位での股関節の過剰な外旋を防ぐためには，膝の下に枕を置けばよい．膝関節を置換したクライエントまたは，体重荷重を制限しなければならないクライエントは，膝立ちを控えるべきである[8]．このような個人的問題に取り組む場合，図に描かれた情報が役立つ．クライエントはそれを個人的に，またはパートナーとともに読むことができる．

■リハビリテーション

効果的かつ円滑な治療プログラムには，医療チームのメンバー間の良好なコミュニケーションと明確な役割分担が必要不可欠である．一般に，医療チームは，主治医，看護スタッフ，作業療法士，理学療法士および助手，栄養士，薬剤師，ケースコーディネーターから構成されている．施設の多くは，クライエントのリハビリテーションに関連して，各チームメンバーの責任および時間の流れを示した手順書あるいはクリティカルパスを有している．各クライ

エントの治療プログラムを調整するために，現在行っている治療，進捗状況，および退院計画について話し合う定期的なチームミーティングが重要である．一般に，各部門のメンバーは各ミーティングに情報提供と相談のために参加する．

主治医の役割はチームに対してクライエントの医学的状態を伝えることである．この情報には既往歴，現在の問題に対する診断，実施したすべての外科的処置が含まれる．提供される情報には，体内に挿入した物，解剖学的なアプローチ，そしてクライエントを危機にさらすようなすべての動きや体重荷重制限が含まれることがある．主治医はまた特定の投薬や治療について責任を負う．治療の変更や進捗，または投薬計画の変更などはすべて医師の承認が必要である．

看護スタッフは入院中のクライエントの身体的ケアに責任がある．整形外科の看護師は各クライエントの外科的処置，動作に関する制限のすべてを理解していなければならない．特に手術直後の数日間，看護師は枕とウェッジを用いて良肢位をとらせなければならない．治療プログラムが進行するにつれて，クライエント自身が適切な肢位の維持と身体的ケアに責任をもち始める．看護師は作業療法士や理学療法士と密に連携して，クライエントが治療で学んだ身の回り動作と運動の技能を遂行できるように働く．

理学療法士は筋骨格系の状態，感覚，痛み，皮膚の状態，および移動（特に歩行）に関する評価と治療に責任を負う．多くの場合，股関節全置換術と股関節骨折後の外科的修復では，理学療法は術後1日目から開始する．理学療法士は，関節可動域（ROM），四肢の筋力，筋緊張，および移動を含む基本的情報を入手し，治療指示書に書かれた注意事項を遵守する．運動療法，ROM訓練，移乗訓練，および漸進的な歩行訓練を含む治療プログラムを立案する．理学療法士は歩行時に使う適切な補助具の推薦に責任を負う．クライエントの歩行状態の進歩に合わせ，階段昇降，カーブの曲がり方，屋外歩行の指導を行う[8]．

栄養士は，各クライエントの治癒過程を補助するために，適切で十分な栄養を確保することを指導する．薬剤師はクライエントの薬物療法をモニターし，情報提供し，疼痛管理を援助する．

ケースコーディネーターの役割は，各クライエントが退院して，適切な生活の場や施設に入れるようにすることである．一般に，ケースコーディネーターは看護師かソーシャルワーカーであり，利用できる社会資源と療養施設に精通している．しかし作業療法士もケースコーディネーターの役割を果たすことがある．一般に，作業療法士は，作業療法の治療計画において取り扱う補装機器や生活に必要な物品に関する地域資源に関与する．医療チームからの情報に基づいて，ケースコーディネーターは，集中的な治療のためのリハビリテーション施設への入所など，退院後の継続的な治療の準備を行い，また必要であれば介護施設入所への準備を行う．ケースコーディネーターは医療チームと協力しクライエントの退院後のプログラムの調整を支援する．

■作業療法士の役割

股関節全置換術あるいは股関節骨折後の外科的治療の後で，一般には手術から1～3日経過後，患者がベッドから出る準備が整ってから作業療法を開始する．実際の訓練開始は，クライエントの年齢，一般的健康状態，外科手術の内容，または医学的合併症により異なる．すべての身体的評価に先立ち，作業療法士の自己紹介を行い，作業療法の役割について説明し，作業プロフィールを完成させることが重要である．このプロフィールには，クライエントの作業歴，以前のADLとIADLにおける機能的状態，遂行の背景（たとえば家庭の環境と利用できる社会的支援）およびクライエントの目標が含まれる．作業療法の目標は，動作に際して運動の注意事項を守ったうえで，クライエントが日常動作の遂行状況を最大限に高めることである．作業療法士と作業療法助手の役割は，クライエントに日常生活動作を安全に行う方法と意味を教示することである[7]．

評価と治療

股関節全置換術と股関節骨折の場合，作業療法士と作業療法助手の役割は明確に定義することができる．作業療法士は，必要なあらゆる評価を実施する責任を負う．作業プロフィールに加え，面接によって手術に関係する心理社会的問題と，手術がクライエントのライフスタイルに及ぼす影響に関する評価

を行う．基準となる身体的評価は，手術に関係ない身体的な制限が機能的自立を防げる可能性があるかどうかを決定するために必要となる．機能評価を行う前に，上肢のROM，筋力，感覚，協調性，精神状態などの遂行技能を評価する．有資格の作業療法助手はADL評価に参加することができる．評価を通じて，休養中であれ，動作中であれ，いかなる痛みの徴候も見逃さないことが重要である．

　作業療法士は特定された作業分野に広範に参加できる能力および技能を徐々に再獲得するように，機能的活動に関する治療プログラムに関与する．作業療法士は，クライエントが股関節の運動制限が必要な間，補助機器や適切な移乗，ADLおよびIADLの方法を紹介して訓練する．特定の訓練技術は後述する．作業療法助手はこの訓練に大きな役割を果たすだろう．作業療法士と作業療法助手は，治療計画，書類作成，退院計画（機器の推奨や家庭での訓練プログラムを含めた）に関わる．

クライエント教育

　股関節骨折は決して計画的な出来事でないが，通常，関節全置換術は事前に計画され，予定した日に実施される．作業療法士は骨折のリスクをもつ人や関節全置換術が予定された人のために教育クラスを開催する．転倒のリスクのある人々にとって，転倒予防を目的としたクラス参加は有益である．小さい敷物，電話コードや不用品を取り除くなどの家庭環境の改善，安全な移乗技術，公共交通機関の利用，そして地域内移動のヒントなどが話題に含まれる．関節置換術を選択したクライエントにとっては，手術前にクラスに参加することで，補助機器の紹介や治療に関する説明を受けるなどのメリットがある．

特殊な訓練方法

　ある種の一般的な補助機器は，股関節骨折または関節を置換した多くの人に役立つ（図40-7）．有用な補助機器または適応用具には，ドレッシングスティック，ソックスエイド，長い柄のスポンジ，長い柄の靴べら，マジックハンド，伸縮性靴ひも，補高した便座またはポータブル便器，レッグリフター，シャワーチェアまたはシャワーベンチが含まれる．歩行器用バッグは細々とした物を持ち歩く人に役立つ．作業療法クリニックはこれらの見本品を用意し，訓練の過程でクライエントが使用できるようにしなければならない．

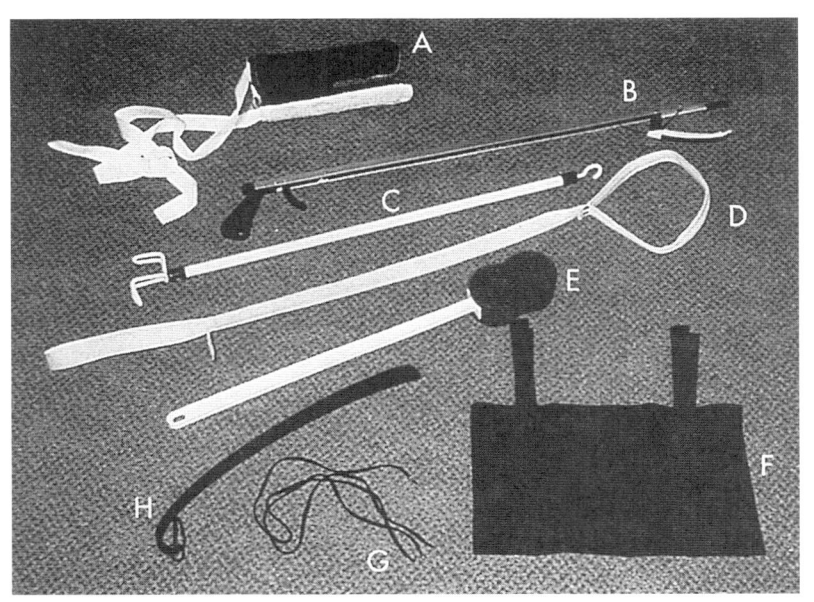

図40-7　日常生活活動のための自助具．A：ソックスエイド，B：リーチャー，C：ドレッシングスティック，D：レッグリフター，E：長柄つきスポンジ，F：歩行器用バッグ，G：ゴム製靴ひも，H：長柄靴べら（Early MB : Physical dysfunction : practical skills for the occupational therapy assistant, St Louis, 1998, Mosby）

股関節手術を受けた人の訓練手順

以下に概説した訓練手順は、特に明記しない限り股関節部骨折および後側方と前側方の両タイプの股関節全置換術に適している。両タイプの股関節置換の外科処置の結果、股関節が安定性を欠く肢位を覚えておくことは重要である。後側方アプローチでは、安定性を欠く肢位は内転、内旋、予防処置の範囲を超えた屈曲である。前側方アプローチでは、外転、外旋、過度の伸展が安定性を欠く肢位である。

床上動作

背臥位では適切なウェッジまたは枕の使用が推奨される。クライエントが側臥位で眠る場合、耐えられるようなら手術側を下にして眠るほうが望ましい。非手術側を下にして眠る場合は、ウェッジか大きな枕を用いて両下肢を外転位に保ち、手術側下肢の内旋を防ぐように支えなければならない。クライエントはベッドのどちら側からも降りられるように指導されるが、しかし、まずは非手術側下肢から始めて運動制限（注意事項）が守られていることを観察する方が容易かもしれない。正中線を越える内転を避けるように注意深く指導する。クライエントの家庭のベッドの種類と高さの決定は重要である。当初、ベッドに出入りする時に、クライエントは手術側下肢を上げ下ろしするために**レッグリフター**を使用するかもしれない。ベッドの上に「ブランコ」をぶら下げて床上動作の助けにしているクライエントもいる。クライエントが家庭にこのような用具を持っていることはほとんどないので、この用具を用いなくてもよいようにすることが重要である。

移乗

クライエントにとって、動作を試みる前に適切な移乗方法を観察することは常に有益である。

[いす]

肘かけのあるしっかりとしたいすが推奨される。クライエントには、手術した下肢を前方に伸展し、肘かけの後方に手を伸ばし（体重をかけ）、ゆっくりと座ることを指導する。後側方アプローチを受けたクライエントは、座る時に上体を前傾してはいけない（図40-8）。立ち上がる時には手術した下肢を伸展し、肘かけを押しながら立ち上がる。後側方アプローチでは股関節の屈曲を予防するため、いすの前の部分に浅く腰かけ寄りかかる（図40-8C）。座面を高くするためには、しっかりしたクッションか毛布を使う。これは背の高いクライエントでは特に有効である。低いいす、柔らかいいす、リクライニングチェア、ロッキングチェアは避けたほうがよい[1]。

[ポータブル便器]

病院や家庭では、肘かけのついた3つの機能があるポータブル便器を使うべきである。これは高さと角度が調整できるので、後側方アプローチの場合、便座の前方の脚を後方の脚より一段低い高さにする。このようにすれば、指示された角度以上に股関節が屈曲することはない。前側方アプローチの場合、股関節の可動性は十分にあるため、退院時には標準型の便座を安全に使うことができるかもしれない。後処理は、すべてのクライエントが、股関節が回旋しないよう注意しながら、座った状態では両足の間から、また立位では後ろから拭くべきである。クライエントは立ち上がり、向きを変えてからトイレを流す[1]。

[シャワー室]

シャワー室や浴槽には滑り止めのテープかステッカーを貼ることが勧められる。クライエントが浴室に入る時には、歩行器か松葉杖をまず入れてから、次に手術側下肢、それから非手術側下肢を入れる。バランス機能の問題や体重負荷制限がある場合には、高さを調整できるシャワーチェアか丸いす、そして手すりを設置するべきである。

[浴槽内シャワー（シャワードアなし）]

シャワーに向かい、浴槽に平行に立つようにクライエントに指導する。クライエントは歩行器や松葉杖を使うか、または手すりを握って、股関節ではなく膝を屈曲し側方から浴槽に移る。体重負荷制限が

作業療法実践ノート

治癒の過程において、適切な股関節の肢位を維持することがいかに重要であるかを、作業療法士が理解するには、自分の股関節に角度計をテープで90°の角度になるように貼りつけて、本文中に記された移乗を試してみるとよい。作業療法士はすぐに機能的活動の間、正しい腰の肢位を維持するのが難しいことに気づくだろう。

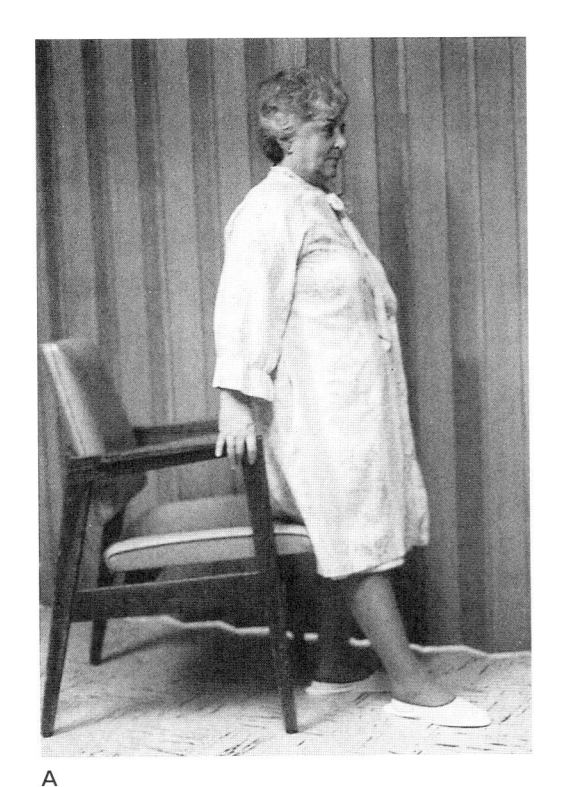

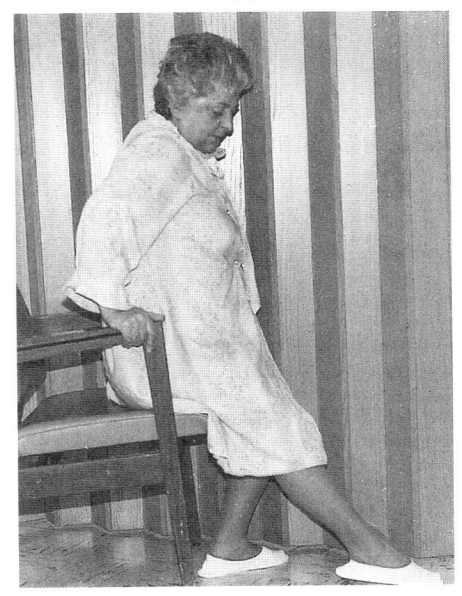

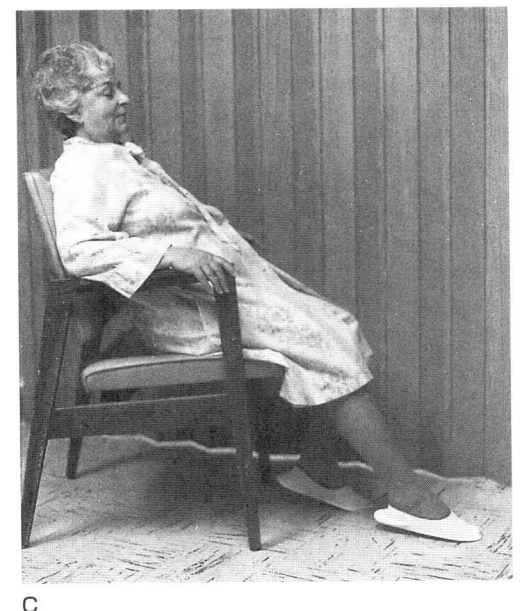

第 40 章　股関節骨折と下肢の関節置換　　1219

図 40-8　いすの移乗テクニック．A：手術した足を伸ばし，肘かけにつかまる．BとC：上肢に体重を一部荷重して，手術した下肢の伸展を保ちながら，ゆっくりと座る

ある場合，またはバランスが不安定な場合は，屈曲制限を守りながら浴槽をまたぐために，浴槽用のベンチの購入を検討する．洗い場での清拭も代替案である[1]．

[自動車]

小型車のバケットシートは避けるべきである．ベンチシートの方が望ましい．前部助手席に後ろ向きに乗り込み，車の安定した部分につかまりながら，手術側下肢を伸ばし，ゆっくり座るように指導する．後方にもたれることを忘れずに，殿部を運転席の方にずらす．上半身と両下肢を一緒に回しながら正面を向く．指示された股関節の屈曲制限を守るために，シートを後方にずらしたり，リクライニングできるシートが役に立つ．シートを高くするために枕が必要となることもあるかもしれない．自動車に長時間座ることは避けるべきである．もし前の座席に座ることが難しければ，4ドアの車の後方のシートに座るようにする．シートに背を向け，手術側下肢を伸ばし，ゆっくりと座る．それから後方に滑るようにすれば，手術した下肢を完全にシートで支えられる．

下衣の着脱

更衣動作では，肘かけのあるいすかベッドの端に座るように指導する．着衣の際に，股関節の外転と内旋，または足を組むことを避けるように指導する．クライエントは踵でも膝でも，手術した下肢を手術していない下肢に載せてはならない．運動制限を守るために自助具が必要かもしれない（図40-7）．股関節の運動制限を守るため，クライエントは下衣や靴の着脱の際に，リーチャーやドレッシングスティックを使用する．下衣はまず手術した下肢からリーチャーかドレッシングスティックを使って踵から足まで引き上げて履く．ソックスエイドは靴下や膝丈のストッキングを履く時に用い，リーチャーやドレッシングスティックを使って脱ぐようにする．リーチャー，伸縮するひも，長柄の靴べらなども有効である[1]．

下半身の洗体

シャワーまたは浴槽への出入りは移乗の項を参照のこと．主治医よりシャワー浴の許可が出るまでは，洗い場での清拭を指示する．長い柄つきのスポンジか背中ブラシを使って下肢を安全に洗う．石鹸を落とさないために，ひもつきの石鹸を使い，リーチャーにタオルを巻いて下肢を拭く[1]．

洗髪

シャワー浴ができるようになるまで，洗髪の介助が必要である．背中の下に枕を置いて背臥位となり，介助者が水差しから水を注いで髪をすすぎ，水はバケツかボウルで受ける．他の方法では，クライエントは洗い場に背を向けていすに座り，後ろに寄りかかり，介助者が髪を洗う間，頭を洗い場の上に突き出す姿勢をとる．1人で洗髪ができるようになるまでは美容院で洗髪することもできる．洗髪のための介助者がいない場合，台所のシンクを使って立ったまま，または丸いすに座って，指示された運動制限に常に注意を払いながら洗髪しても差し支えない．台所のシンクに前傾しても，それほど股関節の屈曲は起こらないので，多くのクライエントがこの方法を用いることで，適切な運動制限を守ることができる．

家事

クライエントは，初めのうちは，電気掃除機をかける，持ち上げる，そしてベッドメーキングといった重労働の家事は控えるべきである．使い慣れた道具を調理台の高さに置くことで，台所での活動を行うことができる．大きなポケットつきのエプロンを使ったり，調理台の上で物を滑らせたり，カートを使ったり，歩行器に小さなかごやバッグを取りつけたり，ウエストポーチ（fanny pack）をつけるといった方法を使えば，物を運ぶことができる．

介助者教育

どんな疑問であれ解決のためには，家族，友人，または介護者は少なくとも1回は作業療法場面に立ち会うべきである．この時，活動上の制限事項に関する適切な監督，提案，指導を行う．これにより，股関節の運動制限の影響について十分に理解でき，工夫した方法で可能な限り活動を行うよう介護者に促すことができる．教育内容を補足するため，アメリカ作業療法協会より股関節骨折や，股関節および膝関節全置換術に関する教育用パンフレットを購入することもできる[1]．

膝関節全置換術後の訓練手順

以下に，膝関節全置換術後のクライエントのADLおよびIADL訓練の手順を記す．股関節置換術で用いた方法の多くは膝関節置換術でも用いることができる．膝関節の安定を欠く肢位は，許容されるROMを超えた股関節の内旋および外旋，膝関節の屈曲がある．

床上動作

膝関節固定装具の有無にかかわらず，懸架装置か枕を使って下肢全体をわずかに上げた状態での背臥位が推奨される．これにより浮腫を減少させ，膝関節の屈曲拘縮を防ぐ．手術側下肢を下にして眠ることは勧められない．側臥位をとる必要がある場合，および非手術側を下にする場合には，股関節置換術と同様に枕またはウェッジを足の間に置く．

移乗

一般に，クライエントは可能な限り股関節を曲げることができる．膝関節屈曲が減少しているため，股関節置換術の項で説明したのと同じポータブル便器や，車のシートへの移乗方法を用いる必要があるかもしれない．浴槽の縁を越えられなかったり，立位の耐久性が低下している場合，あるいは浴槽にしゃがむことができるほどには膝関節屈曲ができない場合特に，手すり，またはシャワーチェア，またはベンチの使用が推奨される．

下衣の着脱

下衣の着脱の問題は唯一，クライエントがつま先に手が届かないことである．そのような場合，股関節置換術で説明した方法を使うことができる．クライエントは膝関節固定装具の着脱を練習しなければならない．クライエントは，着脱の時，膝関節のねじり，ひねりを防ぐよう注意し，手術側下肢に体重負荷しながら，身体や下肢をひねらないようにしなければならない．

家事および介護者教育は，股関節置換術と同様である．

作業療法介入の一般的考慮点およびエビデンス

すでに具体的に説明したADLとIADLの方法に加えて，クライエントにとって困難である作業や安全性が問題となる作業の全領域に対して作業療法士は関与しなければならない．たとえばペットの世話，食事のためにカフェテリアを通ること，車以外の乗り物で旅行すること，教会のいすに移乗しなければならない宗教的活動に参加することなど，これらはすべて，個々のクライエントには普通の行動パターンであるかもしれず，作業療法の対象とするべき活動の例である．作業療法士は，いかなる運動制限も遵守し，代替的手段と補助機器を提案し，実際に提示することで，クライエントが意味ある活動を安全に行えるよう援助する．

下肢関節置換および股関節骨折に対する作業療法介入については，若干の研究がなされている．スウェーデンの股関節骨折のクライエントに関するある小規模な研究によると，クライエントたちは股関節骨折以前に参加していた趣味活動と社会活動を行う能力の著しい低下を訴えた．これらの活動はクライエントたちにより，身の回り動作に類する活動よりも重要であるとされた[13]．別の研究は，股関節骨折は，社交活動に最も影響を及ぼすという意見を支持している[5]．クライエントの骨折前の行動パターンと心理社会的ニーズに注目して治療を計画することにより，作業療法士は，クライエントが身体的制限に対して心理的社会的に満足いく調整を行い，彼らにとって意味のある活動へ完全に復帰するうえで重要な役割を果たすことができる．

ヘルナンデス夫人のための作業療法には，ADLおよびIADL訓練に加え，自動車への移乗，教会のいすに安全に移乗すること，新しく置換した股関節に傷害を与えないようにして孫たちと一緒に活動する方法などが含まれるだろう．作業療法士は地域内の移動手段について話し合い，自動車に乗ることを再開する前に外科医から許可を受けるようヘルナンデス夫人に勧めた．ヘルナンデス夫人の娘は母の近所に住んでおり，母の生活に大きな関わりをもっていることから，より安全な動作と運動制限の遵守を援助するために，介護者教育を受けるべきである．

特別な機器

作業療法の実践者は次に挙げる股関節骨折や股関節全置換術で一般に用いられる機器について精通していなければならない．

へモバック（Hemovac）：手術の際，血液を排出するためにプラスチックドレナージチューブが手術部位に挿入される．これには排液を集める部分があり，携帯用吸入器に接続していることもある．いかなる活動を行う場合でも，システムの妨害となるので，このユニットを外してはいけない．ヘモバックは，通常，術後2日まで留置される．

外転ウェッジ（abduction wedge）：大小の三角形をしたウェッジで（図40-9），背臥位の時に下肢の外転肢位を保つために用いられる．

懸架装置（balanced suspension）：整形外科の専門技術者により製作，設置され，手術後およそ3日間程度使用できる．目的は手術後の数日間，手術した下肢を支えることである[11]．

リクライニング車いす：背もたれのリクライニング調整可能な車いすは，座る時に股関節の屈曲を制限しなければならないクライエントのために用いる．

ポータブル便器：普通のトイレの代わりに用いられ，安全な移乗を助け，股関節の屈曲制限を守らせる．

連続圧迫装置（sequential compression devices（SCD））：SCDは手術後に深部静脈血栓症のリスクを減らすために用いる．ブーツ状のカフを空気で膨らませ，断続的に空気が出入りして下肢に圧迫刺激を与える[4]．

塞栓防止ストッキング（antiembolus hose）：大腿部までの薄手の，腿の高さのハイソックスで，1日24時間時着用し，外すのは入浴時のみである．目的は血液循環を助け，浮腫を防ぐことであり，その結果，深部静脈血栓症のリスクを減じることができる[4]．

経静脈点滴自己管理装置（PCA）（client-controlled administration IV）：点滴は，クライエントがボタンを押すことで鎮痛剤投与を行えるように，医師と看護スタッフによりあらかじめ投薬量を決められ，プログラムされている．

インセンティブスパイロメータ（Incentive spirometer）：この携帯用の酸素補給装置は，深呼吸を促して，手術後の肺炎を防ぐ．

[要約]

股関節骨折と下肢関節置換術は，作業療法介入により，クライエントが安全かつ快適に，日常の活動への最善の参加を取り戻せるよう促進できる整形外科的状況である．作業療法介入はクライエントの作業歴と手術に関係する心理社会的問題，そして手術がクライエントのライフスタイルに及ぼし得る影響について知ることから始まる．整形外科的問題を抱えるクライエントの心理社会的困難を意識し，注意

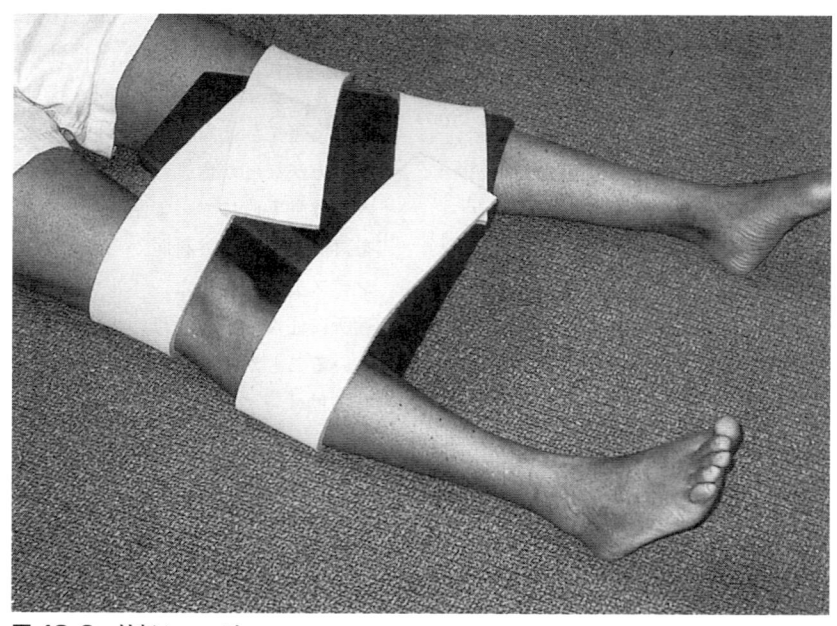

図40-9　外転ウェッジ

ケーススタディ：ヘルナンデス夫人（その 2）

　この章を読んだ後、作業療法士は効果的な実践の計画を立てることができる。ヘルナンデス夫人の作業歴から、彼女が意味のあることだと考えている役割が数多く存在することがはっきりしている。すなわち祖母であること、教会の一員であること、水泳をすることである。また、彼女は、自立している状態に価値を見出していると思われる。娘や娘の家族と過ごすばかりではなく、彼女自身が興味を抱き、参加している活動があるからだ。支援的な背景状況としては、暮らしやすい家、近くに住み子どもたちとともに、彼女を家族の活動に迎え入れる娘、いくらかの援助をあてにできる教会の友人、そして彼女を手術から回復させる強い信仰が含まれる。非支援的な背景状況は、利用しにくいプール、彼女が1人暮らしという事実である。

　彼女の中心的問題は、意味のある作業に参加できないことである。それらの問題は以下のとおりに優先順位をつけることができる。すなわち、運転できないこと、彼女の孫たちとの活動に参加できないこと、水泳できないことである。運転が可能であれば、水泳クラス、教会の会合、そして彼女の娘の家に行くことができるので、この問題のリストのトップに位置する。安全に関する要素も関わってくる。具合が悪い時に股関節が「ひっかかって」しまうと、事故に遭うリスクがある。夫が亡くなった時に彼女は家族の一部を失ってしまったため、娘と孫たちとともに時間を過ごすことが第2の重要事項である。ヘルナンデス夫人は明らかに家族に価値を置いているし、家族は支援の提供元となっている。水泳と教会に行くことはリストの最後に位置している。彼女は、彼女が大きな意味を感じている活動には参加していたが、すべての活動に参加できるわけではない。これらの問題はすべて、作業療法を通じて取り組まれるべきものである。

　明確に示されていない問題には、特に彼女の関節がいつもよりこわばってしまう朝には、セルフケアを完了することに多大な困難を感じるかもしれないということである。彼女が1人暮らしであるため、ADL と IADL のすべてを自立して完了できなければならない。作業療法士はこれらの活動について、ヘルナンデス夫人に質問するようにしなければならない。手術あるいは適応（またはその両方）によって、彼女の抱える困難が解決されなければ、彼女は抑うつおよび肺炎や関節炎の悪化といった他の健康上の問題を経験することになるかもしれない。これらの問題は不活動、愛する人々とあまり会えないこと、彼女が楽しんでいた交際にあまり参加できないことが原因となる。

　この章にある ADL および IADL の方法を用い、関節保護のような健康に良い行動を強化することにより、ヘルナンデス夫人は彼女が意味を見出すことのできる、最善の参加を取り戻すことができる。

を払うことは最善の作業療法を提供するために不可欠である。

　作業療法介入以外の手順は、実施された外科処置と主治医が指示した予防処置に基づいて決定される。体重負荷制限を指示されたクライエントは、すべての ADL や IADL の日課において、指示を守るよう指導される。家庭環境のシミュレーションや家庭環境の評価は、退院後に起こるかもしれない問題にクライエントが備えるために役立つ。評価する内容は、玄関、階段、浴室、寝室、座面、台所などである。小さな敷物や滑りやすい敷物、障害物を除去することを勧める。それは、クライエントが歩行補助具を用いて自宅に帰る可能性が最も高いためである。キッチンツールまたは多目的カートを指示してもよい。クライエントおよび介護者に対し、ADL と IADL に関して、すべての動作における制限事項だけでなく、適合する機器を評価し指導することが重要である。入院中に日常の作業における安全性と自立性を確保するという目標に到達できなかった場合には、退院後の自宅での訓練を指示することもある。

　クライエントの適応を高めるうえで、手術前の教育プログラムの価値は計り知れない。教育によってクライエントは、病院、看護、理学療法、作業療法、そして退院計画を熟知することができる。内容は、手術方法や必要な機器、入院中や退院後の心配事、訓練についてである。このタイプのクラスへの参加は、不安感や恐怖感を軽減して、入院中にクライエントを力づけ、入院期間を短縮することが知られている。

[復習のための質問]

1. 股関節置換術において後側方アプローチと前側方アプローチの運動制限の違いを説明せ

よ．
2. クライエントをある面から，他の面に移乗させる時，安全性と患側の保護を確保するためにとるべき一般的な手順とは何か？
3. 股関節骨折と下肢関節置換術のリハビリテーションで用いられる最も一般的な補助機器を挙げ，それらの目的を説明せよ．
4. ケースコーディネーターと作業療法士は同様の問題についてどのように協力して働くのか説明せよ．
5. 股関節置換術を受けたクライエントに対して，性的活動を行ううえでの，2つの具体的な提案を挙げよ．
6. 作業歴を完成する時に入手すべき情報は何か？
7. 骨折治癒に影響する2つの因子を挙げよ．
8. 非観血的整復および観血的整復の違いは何か？
9. 観血的整復内固定術では，予防処置としてなぜ体重負荷制限を遵守しなければならないのか？
10. 股関節置換術と膝関節置換術のクライエントのリハビリテーションの方法を比較せよ．
11. 手術前に，転倒リスクのある人または関節置換術が予定されている人に教育クラスに参加するよう導くことの利点は何か？
12. 両側の関節置換術によってリハビリテーションプログラムはどのような影響を受ける可能性があるか？

引用文献

1. American Occupational Therapy Association: *After your hip surgery: a guide to daily activities*, rev ed, Rockville, Md, 2001, the Association.
2. Calliet R: *Knee pain and disability*, ed 3, Philadelphia, 1992, FA Davis.
3. Crandell T, Crandell C, editors: *Human development*, ed 7, Boston, 2000, McGraw Hill.
4. Delisa J, Gans B: *Rehabilitation medicine: principles and practice*, ed 2, Philadelphia, 1993, JB Lippincott.
5. Elinge E, et al: A group learning programme for old people with hip fracture: a randomized study, *Scand J Occup Ther* 10:27, 2003.
6. Gray H: *Gray's anatomy*, Philadelphia, 1974, Running Press.
7. Larson K, et al: *Role of occupational therapy with the elderly*, Bethesda, Md, 1996, American Occupational Therapy Association.
8. Melvin J, Gall V: *Rheumatic rehabilitation series: surgical rehabilitation*, vol 5, Bethesda, Md, 1999, American Occupational Therapy Association.
9. Melvin J, Jensen G: *Rheumatic rehabilitation series: assessment and management*, vol 1, Bethesda, Md, 1998, American Occupational Therapy Association.
10. Opitz J: Reconstructive surgery of the extremities. In Kottle F, Lehmann J, editors: *Krusen's handbook of physical medicine and rehabilitation*, ed 4, Philadelphia, 1990, WB Saunders.
11. Richardson JK, Iglarsh ZA: *Clinical orthopaedic physical therapy*, Philadelphia, 1994, WB Saunders.
12. Sherry E, et al: Minimal invasive surgery for hip replacement: a new technique using the NILNAV hip system, *ANZ J Surg* 73:157, 2003.
13. Sirkka M, Branholm I: Consequences of a hip fracture in activity performance and life satisfaction in an elderly Swedish clientele, *Scand J Occup Ther* 10:34, 2003.
14. Tsai C, Chen C, Liu T: Lateral approach with ligament release in total knee arthroplasty: new concepts in the surgical technique, *Artificial Organs* 25(8):638, 2001.

第41章
腰痛症

Low Back Pain

Luella Grangaard

(李 範爽 訳)

キーワード

ダイナミック腰部固定
脊柱中立位
ゴルファーリフト
ボディメカニクス
エネルギー節約
自分のペース

学習目標

本章を学習することで，学生および臨床家は以下のことが可能になるだろう．

1. 脊柱中立位を定義できる．
2. さまざまなADLやIADLに脊柱中立位を組み入れる方法を実演できる．
3. ADLにおけるゴルファーリフトの使用法を実演できる．
4. ボディメカニクスの基本概念を説明できる．
5. 解剖とボディメカニクスの関係を実演できる．
6. クライエントがわかるように腰部の正常解剖を説明できる．
7. 評価と介入における作業療法士の役割を説明できる．
8. 腰痛が心理社会面に及ぼす影響を認識できる．

この章の概要

脊椎の解剖
　脊柱
腰痛の発生率
リハビリテーション
　医師
　理学療法
　作業療法
作業療法介入
　クライエント教育
　腰部固定と脊柱中立位
　ボディメカニクス
　福祉用具
　人間工学
　エネルギー節約
　筋力や持久力を増強するための作業
　ストレス軽減と対処技能の方法
作業分析
日常生活活動と生活関連活動
　入浴
　更衣
　機能的移動
　整容
　性行為
　睡眠
　トイレ動作
　子どもの世話
　コンピュータ操作
　自動車運転
　家事動作
　買い物
　仕事
　余暇活動
手術療法
　手術後の作業療法評価と介入
　手術後の日常生活活動
要約

　腰痛は医療機関を受診する主な理由の1つである．成人の8割が一生のうちに一度はひどい腰痛を経験する．風邪の後の腰痛は45歳以下の成人が仕事を休む主な理由である．多くの腰痛は軽症であり，安静や抗炎症剤のような簡単な処置で軽減する．腰痛の原因には体調不良，誤った腰部の使用，肥満，喫煙，加齢，疲労の蓄積がある．骨粗鬆症や関節炎，脊椎骨折，椎間板突出などの構造的問題も腰痛を起こす最も一般的原因である．クライエントは医師や作業療法士を受診する前に，カイロプラクターやマッサージ師，鍼灸師を訪れたり，流行の保護具（例：磁石つき腰椎ベルト）を使って痛みの軽減を図ることが多い．

ケーススタディ：ピラー（その1）

ピラーは45歳の女性で，夫と子ども4人（4歳，6歳，10歳，14歳）と暮らす専業主婦である．彼女は主に右腰部の痛みを訴えた．痛みは家事や料理をしている時に強くなるという．活動時の痛みを減らす目的で作業療法が処方された．作業プロフィールを作成するうちに，前かがみを要する動作で痛みが生じることがわかった．たとえば，洗濯機から洗濯物を取り出す，風呂の掃除，ベッドメイク，オーブンから料理を取り出す時などであった．結果的に夫や子どもに家事を手伝ってもらうようになった．彼女はオーブンを使う料理を避けるようになり，子どもにケーキやクッキーを作ってあげる機会も減った．彼女は料理や家族の世話が難しくなったことで，自分を良い母や妻でなくなったと受け取っていた．

模擬台所で行った最初の作業遂行の分析では，冷蔵庫や低い棚，食器洗い機から物を取り出す時に腰を曲げる動作が多いことがわかった．これらの動作により痛みが2から7へと増強した（10点スケール中）．食器洗い乾燥機の中に手を伸ばす時も痛みが増強した．また，乾燥機の中に手を伸ばす時も腰を曲げながら行っていることもわかった．身辺動作の評価では，靴下や靴を履いたり，ズボンを穿く時に痛みが生じていた．また，洗顔と歯磨き動作でも痛みを訴えた．その他の痛みを訴える身辺動作でも腰を曲げる状態が確認された．

ピラーに対する作業療法はクライエント指導を中心に行うことになる．理学療法士から得られた骨盤の良肢位に関する情報をクライエント教育に組み入れ，それらの情報を日常生活で使用できるようにする．また，クライエント教育には，痛みを軽減するために運動の方法，良肢位，ボディメカニクスなどさまざまな方法を日常生活に取り入れ，それを実演させる方法も使用する．彼女が新しく学んだ腰部保護法を自分の活動で実行できるようになるには習慣化しなければならない．

理解を深めるための質問
1. 腰部の解剖と生理は彼女の運動遂行とどのように関係しているのか？
2. 評価者は，日常活動を遂行する時に痛みを誘発する動作パターンを同定できるか？
3. 痛みをなくすために，治療を通してピラーの動作をどのように改善できるか？

■脊椎の解剖

作業療法士は正常解剖と腰部の問題を引き起こす異常について理解する必要がある．また，正しいボディメカニクスの根拠をクライエントに指導するために，正常解剖や病理学が運動や日常生活にどのように関係するのかを理解しておかなければならない．さらに，クライエントの理解が得られるよう，クライエントに合わせてその知識を説明できる能力をもたなければならない．

脊柱

脊柱は椎骨と椎間板からなり，椎骨は体重を支える椎体と椎体から後方に張り出す椎弓からなる（図41-1）．椎弓は2つの椎弓根からなり，それは延びて椎弓板となる．両側の椎弓板は結合して椎孔を形成し，各椎骨の椎孔は上下につながることで脊髄を入れるための脊柱管を形成する．椎弓根と椎弓板には突起と呼ばれる3つの突出部がある．横にある1対の突起は上下の椎骨を連結し，その間にある椎間孔は脊髄神経の出入り口となる（図41-2）．後方にある棘突起は筋の付着部となる．腰部を形成するのは5つの腰椎である．

椎骨の間にある椎間板は，線維軟骨と中心部の軟らかい組織である髄核からなる（図41-3）．

椎間板は圧がかかると膨らむ．椎間板は衝撃を受け止めるクッションの役割をし，背臥位になった時にのみ除圧される．脊柱の柔軟な部分であるため，運動時に可動性を与える．脊柱中立位（neutral spine）で立っている時に椎間板には均等な圧がかかる．体幹の屈曲・回旋，リーチ動作では脊柱が伸展し，椎間板の一部分の圧を増加させ，同時に他の部分を引き伸ばす（図41-4）．

脊柱の靱帯には前縦靱帯と後縦靱帯がある．それは脊柱全体に及び，椎体と椎間板に付着し，脊柱の過度の運動を制限する．仙骨は脊柱の下部に位置する融合した部分であり，骨盤と連結する．骨盤の動きは腰椎前弯，または下部脊柱の弯曲を変化させる．

第41章 腰痛症

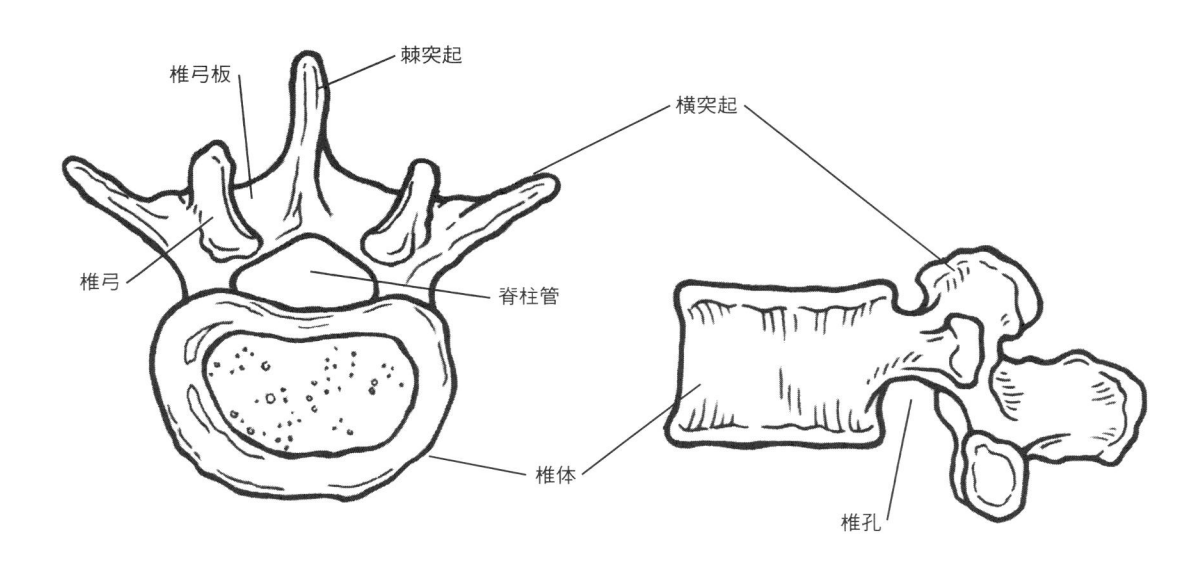

図41-1 上方と側方から見た椎骨

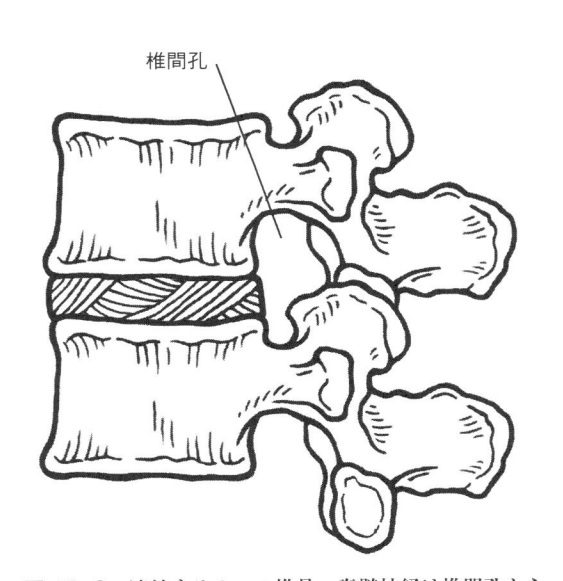

図41-2 連結する2つの椎骨．脊髄神経は椎間孔から出る

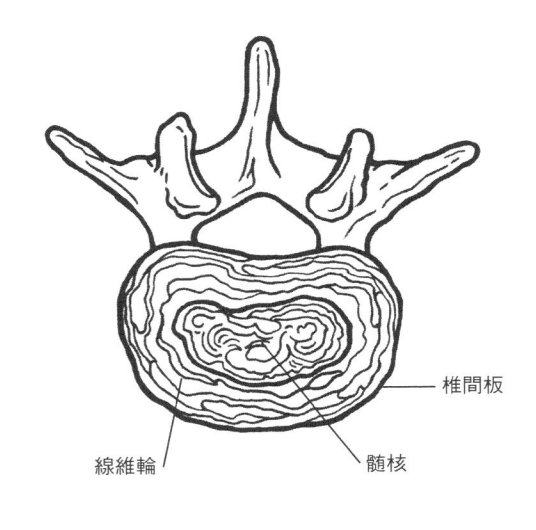

図41-3 椎間板の断面図

　腰椎の横突間筋と棘間筋は上下椎骨の横突起と棘突起を連結する小さい分節間筋である．腰部筋には多裂筋，最長筋，腸肋筋があり，伸筋として働く．後者の2筋は側屈の補助筋でもある．また，腹横筋と内腹斜筋は腹壁を引き締めることで脊柱の安定性を高める．各運動における腰部と腹筋の相互作用に関するより詳細な知識は専門書を参照のこと．

■腰痛の発生率

　腰痛の90％は6週間以内に，残りのうち5％は12週以内に治癒する[1]．「腫瘍や感染などの深刻な脊髄疾患によって生じる腰痛は1％以下である．感染性疾患による腰痛は1％以下，神経根痛は5％以

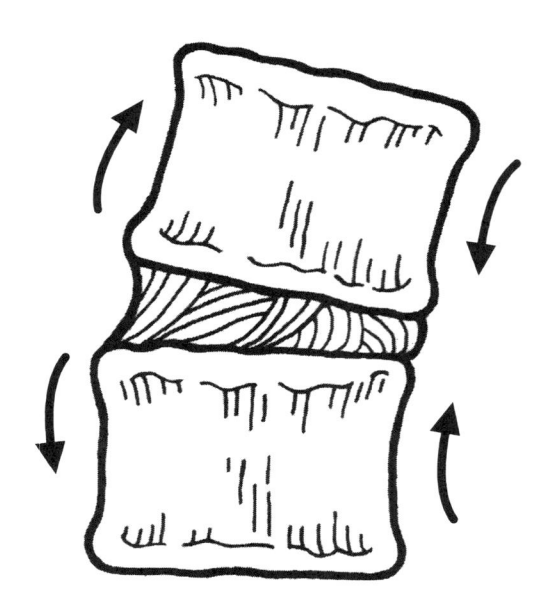

図 41-4 1つの椎間板は圧を受けると同時に伸張される

下である」[1]．一般に，腰痛は運動不足や肥満，筋力や持久力の低下，誤ったボディメカニクスによって生じる．

腰部の構造および機能の実質的変化は以下の問題を引き起こす．

- 坐骨神経痛（神経根痛）：椎間板ヘルニアによって神経は圧迫される．
- 脊柱管狭窄症：椎間孔の狭小化が脊髄神経の通路を狭める．
- 椎間関節痛：これは脊柱関節の炎症または変形である．
- 脊椎症：これは横突起背部の疲労骨折である．
- 脊椎すべり症：直下の椎体に対して上方の椎体が前方に滑る．
- 髄核脱出：ストレスにより線維輪が亀裂し，髄核が押し出された状態である．神経を圧迫し，神経絞扼を含む多様な症状が生じる．

■リハビリテーション

腰痛症のクライエントに介入する時は，作業療法士だけでなく，医師や理学療法士，ケースワーカー，臨床心理士をも含めたチームアプローチが望ましい．介入を成功させるには，必要に応じて職業カウンセラー，ソーシャルワーカー，ディスチャージプランナー（discharge planner），栄養士，看護師が参加することも重要である．上記メンバーはリハビリテーションチームあるいは疼痛緩和チーム，ケアチームなどの一員でもある．

しかしながら，チームの中心はあくまでクライエント自身である．クライエント自身の目標と希望がチームアプローチの方向性を導くべきである．チームメンバーはクライエントの遂行に背景状況が影響することを忘れてはならない．背景状況はクライエント自身が治療に自主的に参加するかどうかや，結果に自らが責任をもつかどうかに影響を及ぼす．

腰痛によって生じる労働者の職務遂行満足と限界については多くの文献が発表されている．しかし，Waddellは「広範な文献レビューを通して，腰部トラブルの個人予測因子として高いものは『社会階級』であろうと主張した」[4]．これは，一部は重労働によるものであろうし，過去においては健康管理が不十分であったり，ライフスタイルのような「社会的不利」によるものであった．失業とそれに伴う金銭問題に対し強い不安を感じるクライエントは，臨床心理士の援助を必要とすることが多い．しかし，これらの2つの問題―職務遂行満足度の減少と不安―はクライエントの作業プロフィールを作成する時に表面化し，すべてのチームメンバーで共有しなければならない．

医師

医師は初期検査や評価を行う．担当医師の専門領域によって評価過程は異なるが，診察には病歴，症状，主訴，機能的制限，姿勢，歩行，筋力，反射，感覚，過去の治療歴が含まれる．一般にこの段階で診断が下されるが，神経伝導速度検査，CT，MRI，血液検査などが追加されることもある．診断後は薬

作業療法実践ノート

残念ながら，腰痛のあるクライエントの治療では遂行結果でなく身体症状に重点が置かれ，作業療法の適切な役割が評価されないことも多い．作業療法がクライエントの援助に有効であることを医師や理学療法士に示し，一緒に介入することは，介入レベルの質を向上させるだけでなく，この実践領域におけるプログラム開発のためにも重要である．

物療法，活動制限と運動法が処方される．再評価は通常1～2週間後に行われ，症状が治まっていない時は理学療法が処方される．

治療過程の中で，心理検査や職業カウンセリング，医療相談（social work）が必要になる場合もある．腰部損傷によって生じる個人生活，仕事，金銭面の問題は，クライエントのストレスを増やし，治療結果にも影響を及ぼす．

理学療法

痛みやスパズム，柔軟性制限，姿勢の問題のためにクライエントは理学療法に依頼される．評価内容は，受傷経緯，受傷日，症状の進行，治療歴，最近の検査と経過，薬物治療，過去の治療歴，以前の機能レベル，クライエントの目標を含む．日常生活活動（ADL）や睡眠障害についての主観的な評価も行う．客観的評価には，姿勢，歩行，脊柱の自動関節可動域（ROM），四肢の自動ROM，骨盤の対称性，神経系伸張サイン（nerve tension signs），筋力，反射と知覚，下肢長，軟部組織の触診がある．理学療法士は評価内容に基づいて，疼痛とスパズムのコントロール，運動療法，日常での骨盤良肢位，クライエント教育の治療計画を立てる．治療目標は，痛みのない機能的な治療結果を得るために症状を軽減し，筋力と柔軟性を向上させることである．

理学療法士は治療に多くの治療理論を用いるが，McKenzie伸展運動とWilliams屈曲運動が代表的である[1]．この章では，ダイナミック腰部固定（dynamic lumbar stabilization；DLS）について取り上げる．理学療法士がどのようなアプローチやプログラムを用いるかにかかわらず，作業療法士はチーム間の効果的なコミュニケーションやクライエントが満足できる治療結果を得るために，治療理論やプログラムに関する知識をもつべきである[3]．

ダイナミック腰部固定

ダイナミック腰部固定（DLS）は，腰部の屈曲・伸展・ボディメカニクスを含む多くの理学療法理論を取り入れている．DLSは腰部を支える脊柱筋群と腹筋群の統合を用いる．腹筋群は腰部を支えるコルセットとして作用する．腹筋群は腰背部筋膜の表層部に作用することで腰椎を屈曲させる．また，棘間靱帯を形成する筋膜の深部に作用することで腰椎を伸展させる．屈伸運動における前弯のコントロールは重要である．腰部椎間関節にかかる反復的負荷は進行性の裂傷や疲労，進行性の椎間板脱出を誘発するので，クライエントは運動に関わるストレスをコントロールするために筋機能と柔軟性のバランスについて学習しなければならない．

クライエントは自身の「中立位」を確認しなければならない．**脊柱中立位**とは，下部脊柱に前弯やカーブがないということではなく，運動パターンを遂行する時の最も快適な脊柱位を意味する．したがって，その中立位を日常作業に組み入れるようにしなければならない．中立位は椎骨と椎間板に同じ圧力がかかる状態をいう．

中立位を探す（「中立位探し」という）ために，両膝関節を少し曲げ，体重を均等にかけて立つ．骨盤を傾斜させるために腹筋を用い，望ましい機能と安定的にバランスのとれた位置になるまで腰椎を屈伸させる（図41-5）．この骨盤位置を維持するために腹筋を収縮させるが，そのほとんどはコルセットとしての役割である．この中立位または固定は作業遂行に組み入れ，維持するようにすべきである．下部腰椎の伸展角度が大きく，カーブが大きい時に痛みが消失する人もいれば，屈曲位の中立位（腹部をよりへこませていることを意味する）を好む人もいる．

中立位として伸展位を好むクライエントは，屈曲による痛みを緩和するために腰部の伸展が有効であることを知っている．この種の痛みは，関節炎による椎孔の狭小化や椎間板の何らかの問題によって神経が圧迫されるためである．伸展運動と腰部のカーブを大きくすることが重要である．こうすることで，圧が椎間板から椎間関節に移動し，髄核を神経に当たらない前方に移動させる．クライエントが最も一般的に用いる中立位は屈曲位である．この肢位を用いるクライエントは，椎間関節痛のような脊柱後部に問題がある．脊柱を屈曲位にすることで，椎間関節にかかる圧が減り，椎体や椎間板に圧がかかる．

チームメンバーの一員として，理学療法士は適切な骨盤の肢位に関する情報を他のメンバーに伝える．作業療法士はその情報に基づいて日常生活に適切な運動を組み入れるようクライエントに働きかける（図41-6）．

腰椎前弯位　　　　　　　腰椎平板位　　　　　　　中立位

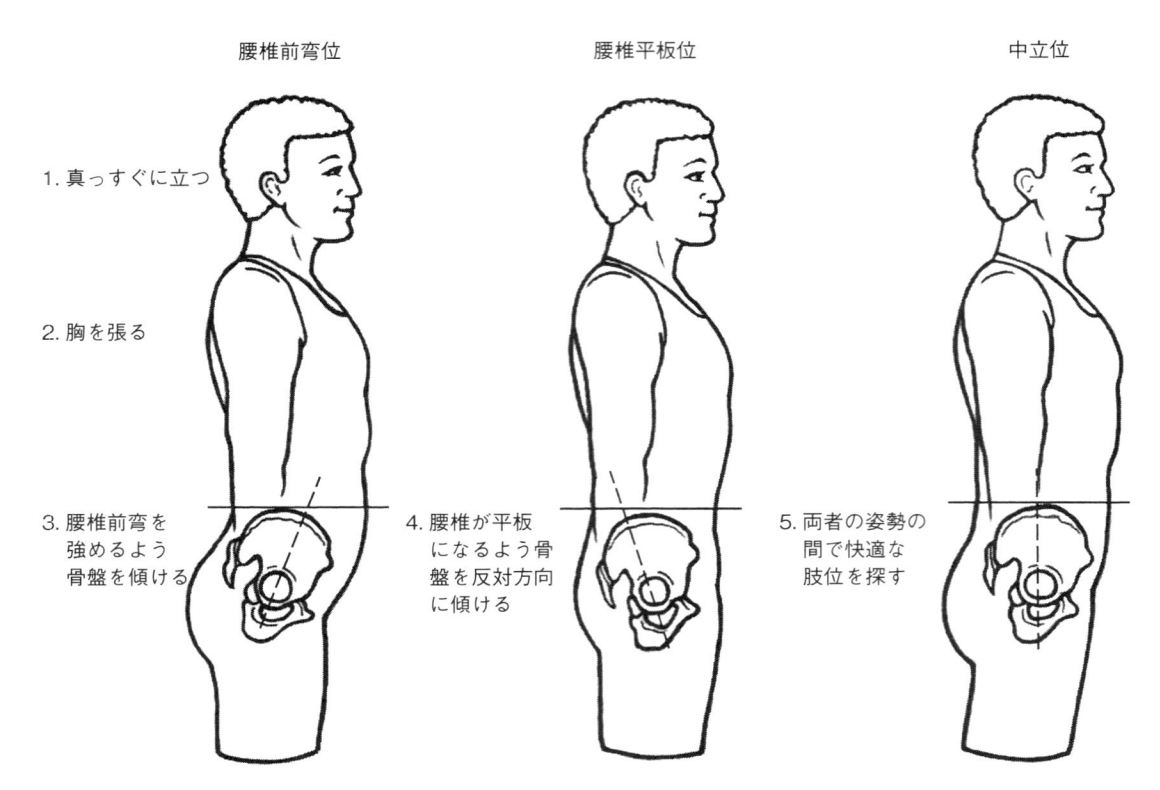

1. 真っすぐに立つ

2. 胸を張る

3. 腰椎前弯を強めるよう骨盤を傾ける

4. 腰椎が平板になるよう骨盤を反対方向に傾ける

5. 両者の姿勢の間で快適な肢位を探す

図41-5 中立位探し〔Moore J, et al：The back pain help book, Cambridge, MA, 1999, Perseus Books Group〕

作業療法

　作業療法士は質問紙や面接法を用い，クライエントとともに作業プロフィールを明らかにする．面接前に質問紙に答えることで，クライエントは問題のある作業領域を自ら確認することができ，作業プロフィールを作成する時の会話を円滑にする．しかし，質問紙を使用し，その後にその用紙を用いて作業療法士と面接することは時間の無駄だと感じるクライエントもいる．作業プロフィールを十分に明らかにして，腰痛の影響を受ける作業遂行領域を同定しなければならない．作業遂行分析を行う最も良い方法は実際に行うことである．臨床場面で評価を構造化するには，あらかじめ決められた作業の中で種々の遂行技能を評価できるよう，種々のADLや生活関連活動（IADL）からなる一連の課題を用いる（図41-7）．また，面接の中で問題とされた作業も同様に評価すべきである．

　問題のある作業領域の遂行を評価することで，治療計画や成果を明確にできる．各種の治療手段を組み合わせることで最良の結果が期待できる．治療計画が成功するには，作業療法士はクライエントの解剖や病理，腰部の固定性，人間工学，ボディメカニクス，作業速度の管理について検討すべきである．治療計画には，クライエントに実際の作業を行わせながら腰部を守る技術に関する教育と実演を含めるようにすべきである．この過程で最も重要なことは，クライエントが理解し，練習し，実演し，学んだ知識を自分の現在のあるいは新しい作業に取り入れることである．クライエントが学習し，作業遂行に取り入れた教育は，痛みのない生活を確立するために習慣化すべきである．治療成果に含まれるものとしては，痛みの減少，腰部固定技術の使用，福祉用具の使用，特定の作業領域におけるボディメカニクスと人間工学の活用，これらの学習内容を新しい作業に適用できる能力などがある．

■作業療法介入

　評価に基づいて，作業療法士は以下のような治療計画を立てる．

・腰部の正常解剖と運動生理は作業遂行と関係するので，これらについての指導．

```
┌─────────────────────────────────────────────────────────────────┐
│              腰痛のクライエントのADL評価／フォローアップ          │
│   名　前：_____  電話番号：_____    │
│   診断名：_____  発症日：_____    │
│   □ 腰部固定の概念を理解しており，優れたボディメカニクスを示す   │
│   □ 2年以内に作業療法士からADL訓練を受けたことがある            │
│   □ ADL評価の適応がない場合，その理由を記載する                 │
│   _____│
│   理学療法士からの情報_____│
│   上記に1つでもチェックがついたら中止．そうでなければ以下に進み，すべてを埋める．│
│   以下のADL訓練で強調しなければならないこと．                    │
│   _____│
│   _____│
│                                                                  │
│   症状の過敏性：       □最小／なし    □中等度    □重度          │
│   禁忌となる腰部運動： □屈曲    □伸展    □両方    □なし        │
│   しゃがむ能力：       □全可  □3/4可能  □1/2可能  □1/4可能  □不可│
│   膝の異常：           □あり    □なし                           │
│   ある場合は詳しく記載する：_____│
│   ハムストリングの柔軟性：  □45°以下  □45°〜70°  □70°以上     │
│   ADL訓練：            □屋内    □屋外                           │
│   備考：_____│
│   _____│
└─────────────────────────────────────────────────────────────────┘
```

図41-6 腰痛のクライエントのADL評価／フォローアップ用紙（Eisenhower Medical Center, Rehabilitation Services, Rancho Mirage, CA）

- 作業遂行中の痛みを減らすために，脊柱中立位での固定の使用．
- ボディメカニクスについての指導．
- 課題改善のために必要な福祉用具使用についての訓練．
- 環境改善のための課題分析と人間工学デザインの使用．
- 作業への参加を維持するためのエネルギー節約についての訓練．
- 筋力と持久力向上のための作業の使用．
- 疼痛管理やストレス軽減，対処技能に関する指導．

クライエント教育

この章で繰り返して述べているように，腰痛のあるクライエントに対する教育は治療成功の鍵を握る．解剖と生理に関する基本的知識をもつことで，

作業療法実践ノート

情報は各クライエントのニーズに合わせるのが望ましい．市販されている書籍やビデオ，カード，コンピュータ化された教育プログラムも多い．また，解剖図や人体模型を用いることで解剖や生理がわかりやすくなる．

クライエントは痛みをもたらす作業を行っている時の動きに何が起きているかを知ることができる．この知識は他の治療計画を立てる時や最終的に治療計画を選択する時の基礎となる．教育は個別か集団のいずれでも行える．

腰部固定と脊柱中立位

活動を始める前に，作業療法士はクライエントと一緒に適切な腰部の肢位を確認すべきである．活動中は，適切な肢位を維持するよう，観察や必要に応

ADL 遂行時の腰部固定

初期の疼痛レベル：　　　　　　　　　　テスト前　　　　　　　　テスト後

レベル I		正しい	正しくない	正しい	正しくない
1.	ベッドに入る				
2.	睡眠時の姿勢				
3.	ベッドから出る				
4.	靴の着脱				
5.	ベッドシーツ敷き				
6.	床からの鉛筆拾い				
7.	歯磨き				
8.	下の棚に小さい物に手を伸ばす				
9.	洗濯機から乾燥機に服を移す				
10.	乾燥機から服を取り出す				
11.	食器洗い機への食器の出し入れ				
12.	最も高い棚から容器を取り出す				
13.					
14.					
15.					
疼痛レベル					
レベル II　屋内					
16.	約 2.5 kg の箱の持ち上げ				
17.	掃除機かけ				
18.	床拭き／モップかけ				
19.	頭上の約 2.5 kg の箱へのリーチ／移動				
20.					
21.					
疼痛レベル					
レベル II　屋外					
22.	約 5 kg の箱の持ち上げ				
23.	鍬や熊手の使用				
24.	車のトランクの中／ボンネットの下へのリーチ				
25.	頭上の約 5 kg の箱へのリーチ／移動				
26.					
27.					
疼痛レベル					

実演：
　脊柱中立位
　しゃがむ
　斜めリフト
　ゴルファーリフト

クライエントは腰部固定の教育と ADL の関係を説明し，実演できるか　□はい　□いいえ

推薦する福祉用具：

備考：
＿＿＿＿＿＿＿＿OTR

図 41-7　ADL 遂行時の腰部固定の記録用紙（Eisenhower Medical Center, Rehabilitation, Services Rancho Mirage, CA）

じて指示を与える（図41-5参照）．

脊柱中立位に加え，物の持ち上げや運搬に役立つ姿勢を学習し，活動に取り入れる必要がある．

これには，しゃがむ（squat），斜めリフト（diagonal lift），**ゴルファーリフト**（golfer's lift）がある．しゃがむためには膝や股関節に障害がないことが必要である．しゃがむ時は，脊柱中立位をとり，背部を真っすぐに維持する（図41-8A）．斜めリフトは，一側の足部を前に出し，両足を肩幅ほど離して持ち上げる方法である（図41-8B）．ゴルファーリフトは，一側の下肢を後ろに上げながら股関節を屈曲する方法である（図41-8C）．脊柱中立位としゃがむ能力は担当理学療法士が確認する．特定のADLと活動開始の良い肢位を適切に分析するには，クライエントの脊柱中立位が屈曲位なのか，伸展位なのかを十分に理解する必要がある．

ボディメカニクス

クライエントが**ボディメカニクス**の知識をもつことは，安定した腰部の使用に重要である．ボディメカニクスの考え方には次のようなことが含まれる；背部を真っすぐに維持する，股関節から屈曲し始め

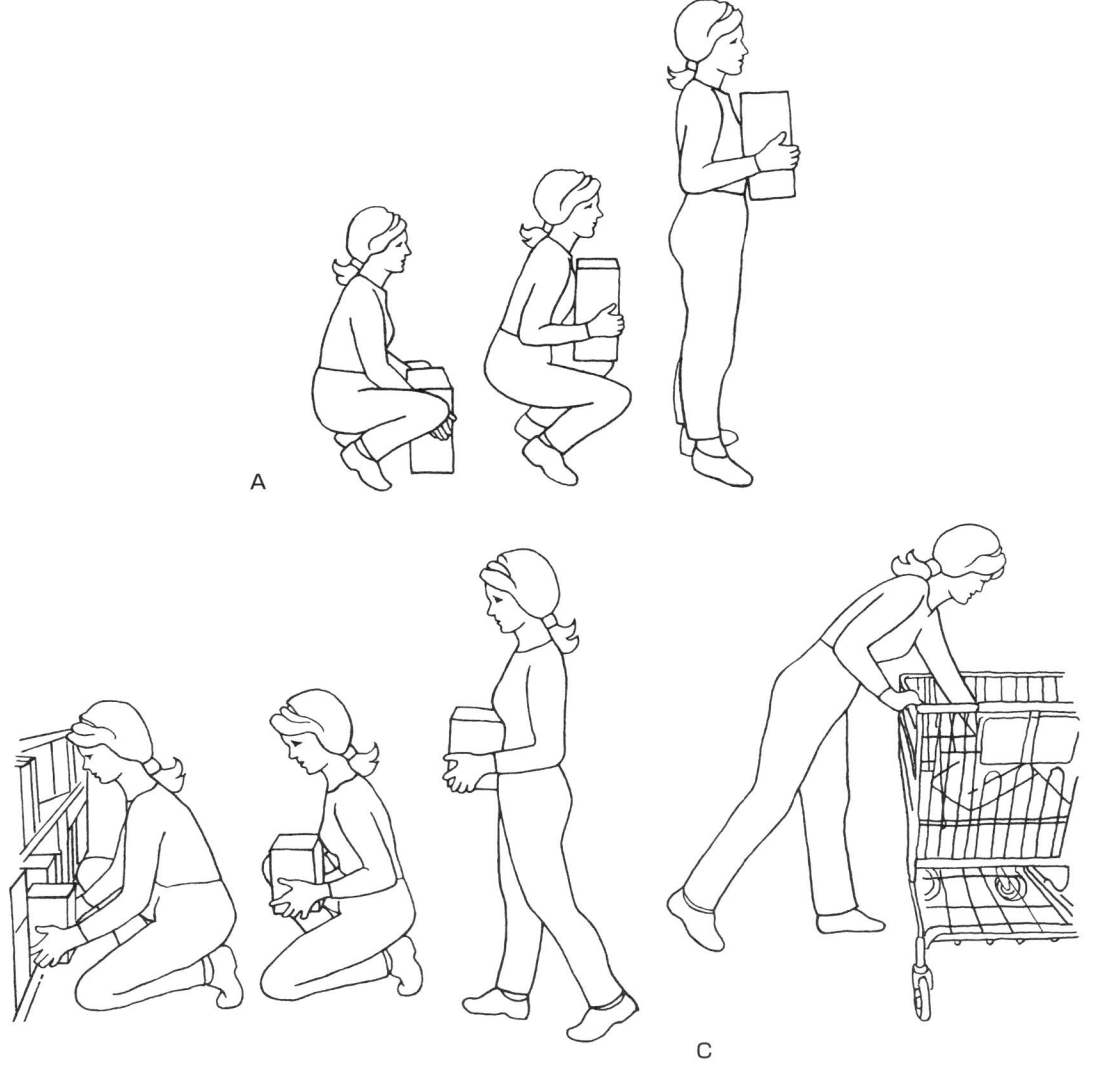

図41-8 A：しゃがむ．しゃがんで上部体幹に物をあてがいながら両上肢で持ち上げる．息を止めず腹筋に力を入れる．急に動かずゆっくり動く．B：斜めリフト．しゃがんだ後，物を体に密着させながら持ち上げる．C：ゴルファーリフト．カートの中に手を伸ばす時は，背部を真っすぐに保つために片方の足を伸ばしたまま後ろに持ち上げる

る，体幹回旋を避ける，良い肢位を維持する，物は身体に密着させて持ち運ぶ，安全に持ち上げるために下肢を使用する，支持基底面を広くとる．活動に組み入れるべきもう1つの重要な概念は，立位時の背部ストレスを減少させるということである．小さい足載せ台を使ったり，キャビネットの扉を開けて片足を中に載せたりすることで，この目標を達成できる．日常生活で体幹回旋を用いないよう指導することも重要である．たとえば，トイレの水を流す時は脊柱中立位を維持しながら体幹を一体として回すよう指導する．

福祉用具

福祉用具は多くの場合有効である．腰痛のあるクライエントに最も一般的に勧められる福祉用具には次のようなものがある；長柄のスポンジやブラシ，リーチャー，長柄の靴べら，ソックスエイド，補高便座または腰上げシート，手で持てるシャワーヘッド，足載せ台など．

人間工学

腰痛のある人により快適な環境を提供するたくさんの物がある．たとえば，高さ調整・リクライニング・ハイバック機能をもつオフィスチェアを用いれば身体に合わせやすい．事務作業用のいすは，背もたれがあり，足底が床についた時に股関節と膝関節が屈曲90°になるものがよい．座面の奥行きが深いと，下腿後面の当たりや体幹の前屈，上肢の伸展を促す原因となる．頚部と上肢が適切な肢位で作業できるよう，各身体部分の位置を決める．

クライエントの職務分析を行い，必要な修正を行う．また，肢位変換と休息が必要である．アメリカ作業療法協会（AOTA）は，ストレッチング休憩を忘れないようにするためのスクリーンセーバーを配信している．作業療法士や人間工学の専門家は職場を評価し，改善策を雇用主に助言できる．また，クライエントが自分の職場環境で自立して職務分析するよう情報提供できる．またインターネットで，事務用品の販売業者も商品情報だけでなく，多くの情報を提供している．

エネルギー節約

クライエントは忙しい生活の中では，掃除機をかける，拭き掃除，浴室の掃除，訪問客の夕食準備などが腰部に及ぼす負担が想像以上に大きいことを認識しないだろう．**エネルギー節約**について指導することで，このような問題を緩和もしくは最小限に止めることができる．エネルギー節約の原則は事前に計画し，自分のペースを守り，優先順位を設定し，余分な仕事を減らし，休息と活動のバランスをとり，自分の活動耐久性を知ることである．

事前計画とは，たとえば，出勤前に食事を準備して冷凍し，後で解凍することがある．クライエントが**自分のペース**で無理なく課題を遂行するには，なすべき課題を検討し，障害をもたらすことなしにそれを完遂するまでの時間計画や本人の能力を調べることが必要である．たとえば，部屋の掃除はまとめて行わず，午前中に拭き掃除，午後に掃除機をかけることなどである．クライエントによる優先順位の設定では，自分で夕食の準備や片づけをせずに外食を選択することもあるだろう．そうすることで，クライエントはより楽しい時間を過ごすことができる．余分な仕事を減らすとは，たとえば，訪問客のためにタオルを用意する代わりにペーパータオルを用意し，余分な洗濯物を減らすことである．休息と活動のバランスとは，たとえば，いすに座って食事を準備することである．こうすることで，仕事をしながらも背部を休ませることができる．同様に，午前中に買い物を済ませ，休憩のために午後は本を読むようアドバイスすることもできる．エネルギー節約を日常生活にうまく取り入れるために，クライエントは自分の活動耐久性を知ることが重要である．これには，疲労の引き金となるものや回復に必要な休息の量を知ることも含まれる．

筋力や持久力を増強するための作業

エネルギー節約の原則を学習し，それをクライエントがいくつかの作業に取り入れたら，その知識を確実なものにし，クライエントがより興味のある作業に携われるよう，筋力と持久力を高めることが重要である．毎夜，食事を準備する機会をもつことで，やがて訪問客の夕食準備ができる持久力を得ることができる．手紙を書くためにパソコンに向かって座っている時，脊柱中立位を維持することで腹筋を強化できる．これは自動車運転のために座る能力の向上にもなる．

ケーススタディ：ピラー（その2）

作業療法士はピラーが冷蔵庫から野菜を取り出す動作を観察した．彼女はまず冷蔵庫を開け，腰を曲げる．それから片手で野菜室を引き出し，人参の袋に手を伸ばした（図41-9A）．

多くの人が行う活動中の一般的な動きとはどのようなものか？
観察からは，ほとんどの人は腰を曲げて野菜室に手を伸ばし，野菜を取り出すために野菜室を引き出す．

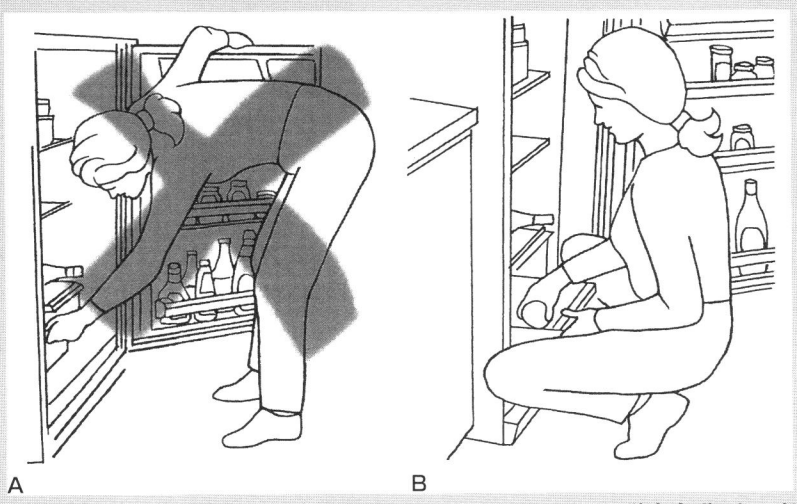

図41-9 A：間違った方法で引き出しに手を伸ばしている．B：膝を広げてしゃがみ，下の棚や引き出しに手を伸ばす

この活動を行っている時の動きはどのように分けられるか？
前屈する，手を伸ばす，引く，押す．

このクライエントの場合，どの動作が痛みを誘発するのか？
腰を曲げた状態での前屈やリーチ，引き，押しが痛みを誘発する．正常解剖の面から考えると，腰部前屈により椎間円板の後部は引き伸ばされ，椎体と椎間板の前方に圧がかかる．手を伸ばし前方にリーチするにつれ，すでに圧迫を受けている椎間板の前方にさらに荷重がかかることになる．

痛みを誘発せず適切にこの動作を行う方法はあるか？
ピラーは野菜室に近づき，背部を真っすぐにしたまましゃがむべきである．それから野菜室を引き出し，人参の袋を取り出し，袋を自分の身体に密着させる．この間，腰部はずっと脊柱中立位を維持する（図41-9B）．

環境を変えることは可能か？
人参の袋をもっと上の棚に入れる．ピラーは新しい冷蔵庫の購入も考慮している．使用頻度の少ない冷凍室が下になっているモデルを購入することで，前屈の必要頻度を減らすことができる．

上に述べた方法は動作数が増えたように見えるが，適切に行うのであれば動作数は以前と同じである．練習することで，以前の痛みを誘発する動作に代わって，新しい動作パターンが習慣化されるだろう．

ストレス軽減と対処技能の方法

ストレス軽減と対処技能のために数多くの方法を使うことができる．それには次のようなものがある：リラクセーション法，深呼吸，瞑想，祈り，イメージ法などである．フラストレーションを避け，怒りや否定的考えを管理すること，そして最も重要なのは意味ある日常作業に参加することが，痛みを誘発するストレスを避ける一助となるということである．作業療法士や他の専門家が提供するサービスに加え，書店には腰痛に関するたくさんの書籍が並べられている．

以下の項では，作業プロフィールを明らかにする

時に確認されるだろう作業領域と，背部のストレスを軽減するために用いられる背部肢位のタイプについて述べてある．次項のようなアプローチを用いて各作業の分析から開始することが必要である．

■作業分析

・クライエントが作業プロフィールを完成し，問題のある領域を確認した後，作業療法士は以下を自らに問うてみる：
・この活動の正常な動きとはどのようなものか？ 活動分析を行う．
・この活動を構成する個々の運動は何か？
・どの運動がクライエントに痛みをもたらすのか？

次に，この治療を提供する方法を計画する：
・どのようにすれば痛みを誘発せず適切に活動を遂行できるか？
・環境を変えることはできるか？

■日常生活活動と生活関連活動

本項では，作業プロフィールを明らかにする時に確認されるであろう作業領域と，背部のストレスを軽減するために用いられる背部肢位のタイプについて述べる．

入浴

腰痛のある人の場合，立っている時のほうが脊柱中立位を維持しやすいので，浴槽に入るよりシャワーの方がよい．また，浴槽に出入りする時の安全性が問題となる．

背部に負担をかけない方法の1つは，必要な物を手の届く場所に置くことである．シャワーヘッドの下に入浴用品を納めるラックは市販品が使える．長柄のスポンジやブラシを用いることで体幹を屈曲したり，ねじったりすることなく背部や足部を洗うことができる．手持ちのシャワーヘッドを用いると，余分な運動を行うことなく水流をコントロールできる．痛みの強い人はシャワーチェアを用いる．その際は，滑り止めのついたプラスチックのものがよい．浴槽を使わなければならない場合も，シャワーチェアと手持ちのシャワーヘッドを使う．浴槽に座

作業療法実践ノート

数年前からいろいろな保健医療専門職が主催する腰痛教室が増え，本章に示したような情報を伝達している．これは費用効率の良い方法である．多くの医療保険システムや治療グループはこの方式を用いて費用を削減し，サービスの過度な利用や重複利用を防いでいる．この種の情報伝達は，グループの方がクライエントのニーズに合うという論理である．1時間関わる場合，1人の作業療法士が6人のクライエントに同時に関わる方が，1人ずつ関わる場合より費用対効果に優れる．また，グループの腰痛教室では，ピアサポートや，個人を対象とした指導では見られない意見交換が得られる．しかし，個別プログラムの方が作業療法士は個々のクライエントのニーズを決定しやすく，学習されたかも評価しやすい．

る時は，常にバスマットを用いて滑らないようにし，浴槽から出る前に排水するようにする．

更衣

着替える時は背部を真っすぐにした坐位か，ベッドに横になって，下衣を引き上げるべきである．前屈みになって着替えてはならない．靴や靴下の着脱は，座って他方の膝の上に足部を乗せて行う．股関節外旋の可動域が不十分な場合は，足台に乗せて行うとよい（図41-10）．スリッポン式の靴がひも靴より履きやすい．ひもを結ぶ必要がある靴を履く場合，長柄の靴べらが有効である．同様に，ベルトを通してからズボンを穿くことで，体幹回旋を防ぐことができる．きつい服よりも大きめの服の方が着やすい．着脱時は，いずれも背部を保護する方法を用いるべきである．

機能的移動

「丸太様に寝返り（logroll）」するには体幹を一体として動かす必要がある（図41-11A）．臥位から坐位，坐位から臥位になる時は膝を曲げる．起き上がる時は肘で押し上げながら上半身を起こす（図41-11B参照）．臥位になる時は足を上げ，両上肢を使いながら身体を倒していく．いずれの動作時も両上肢を使いながら身体を倒し，足を上げるよう指導する．また，背部を真っすぐにし，腹筋を使って

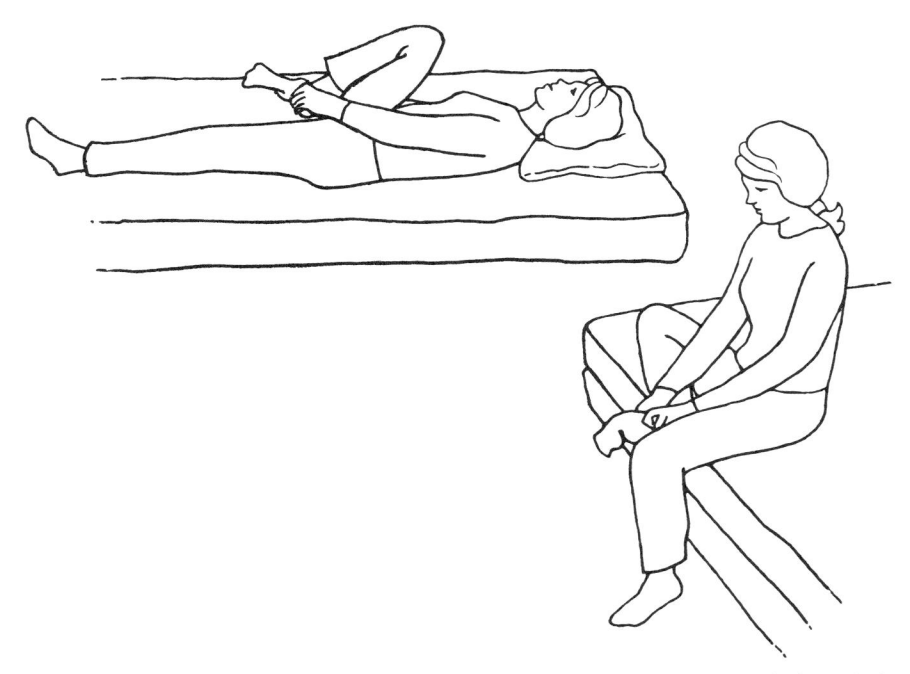

図41-10　更衣．仰向けのまま靴下を履いたりズボンを穿くか，腰部を真っすぐにしたまま足を上げてはく

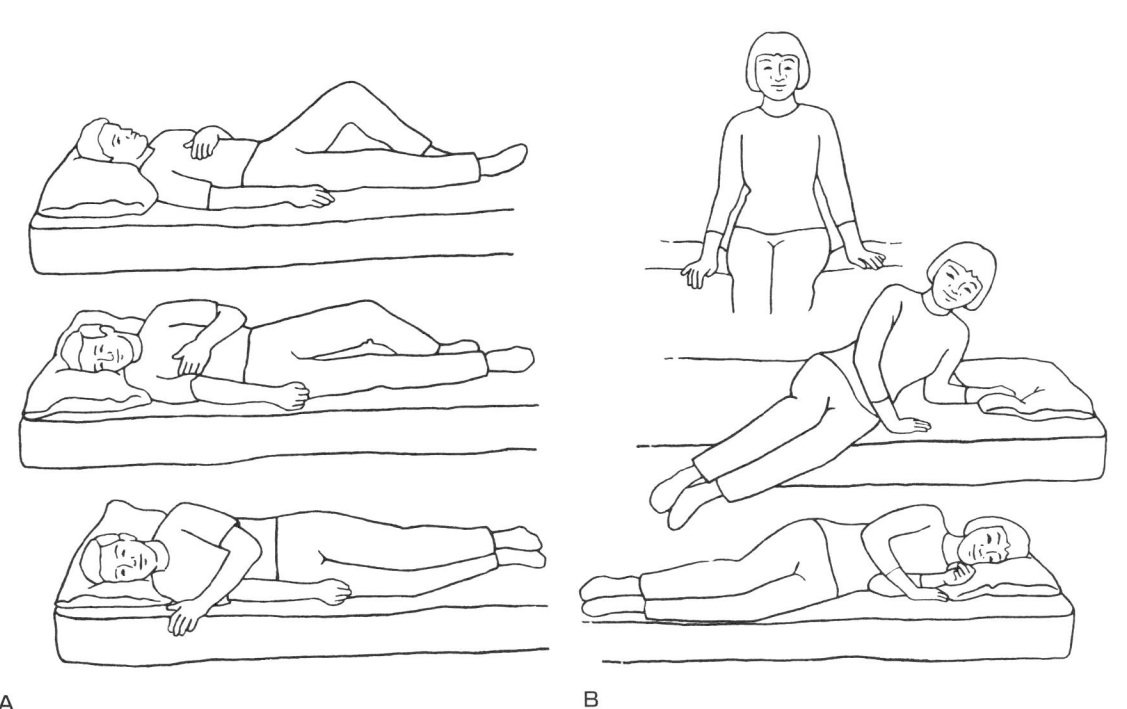

図41-11　A：寝返り．仰向けに寝て，左膝を曲げ左手を胸に乗せる．身体を一体として右に寝返る．左に寝返る時はその逆にする．B：ベッドへの出入り．下肢を上げながら一方向に身体を傾ける．同時に頭を下げていく．体幹をねじらず両手を支えとして用いる．両膝を曲げて仰向けになるのが望ましい．起き上がりは，まず側臥位になり，横になる時と逆の動作で行う．体幹は両下肢と一直線になるようにする

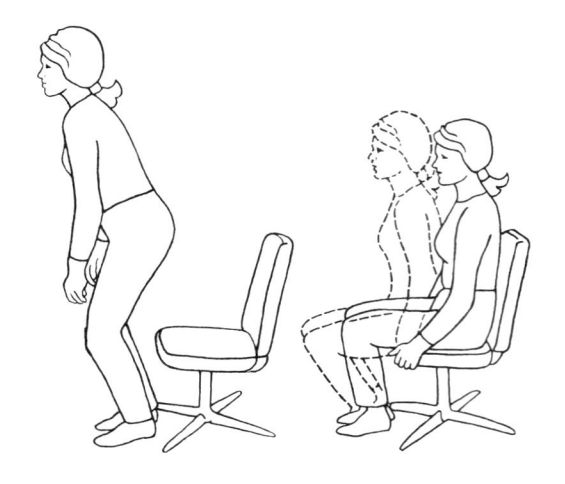

図41-12 着座と立ち上がり．着座：下半身が座面の端に触れるよう膝を曲げる．それから深く座る．立ち上がり：一側の下肢を前方に出し，座る時と逆の順で浅く座る．上体を前後に揺り動かしながら立ち上がる

腰部を支えなければならない．

　便座に座る時や立ち上がる時は，背部を真っすぐにし，脊柱中立位を維持しながら身体を下げる．大腿部に手を乗せたり，横手すりを使うのも有効である．ただし，手すりは十分に固定性のあるものでなければならない．タオルがけやトイレットペーパーホールダーを手すり代わりに使うと，危険性を高めてしまうかもしれない．また，洗面台の端や浴槽の縁を握ることもあるが，体幹の回旋や側屈を起こすことがある．

　いすの縁はあまり低くなく，丈夫なものがよい．縁を押しながら立ち上がることもできる（図41-12）．筋のこわばりを防ぐために，15〜20分以上座り続けてはならない．

整容

　一般の洗面台は子どもも使える高さになっていることが多く，大人の場合は前屈みになることで腰部に負担がかかる．歯磨きやひげ剃り，洗顔時は背部を真っすぐにし，足部を下の棚に乗せて股関節を屈曲することで背部の緊張と前屈を軽減するようにする（図41-13）．または，一側の下肢は真っすぐに伸ばしたままでバランスをとり，脊柱中立位を維持しながら，他側の下肢に体重を乗せ，膝を屈曲して前屈みになる方法もある．化粧には手鏡か，高さが

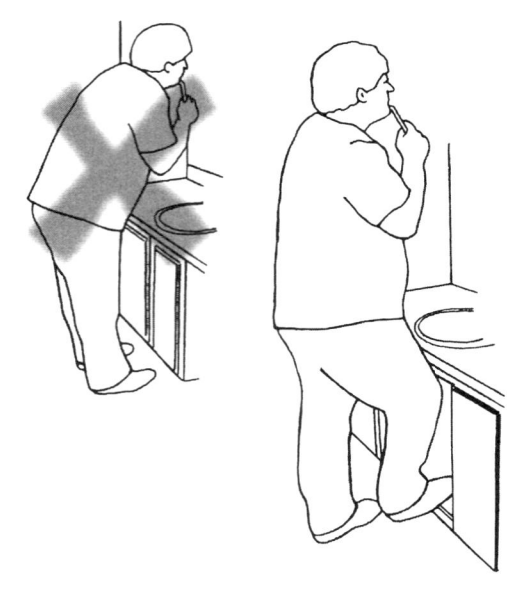

図41-13 ひげ剃り．体幹を真っすぐにし，足を下の棚に乗せる（Visual Health Information, Tacoma, WA）

調節できる壁鏡を用いる．

性行為

　性行為のためには腰部を中立位にする肢位が必要である．背臥位で受け身の肢位をとる時に最も痛みが軽減するかもしれない．殿部や上部脊柱の下に枕を置くことで腰部のアーチが減らせる．腰部の下に丸めたタオルを入れると脊柱中立位が維持しやすくなる．また，ゆっくり始めて，徐々に活発になるようアドバイスする．ストレッチングやウォーミングアップはより活発な行為を可能にする．事前に温かいシャワーを浴びたり，風呂に入ることは，緊張を和らげ，痛みを軽減する．少しの計画で性関係がより楽しくなることもある（図41-14）．

睡眠

　我々は人生の3分の1をベッドで過ごしているため，背臥位になることが腰部に与える影響を考える必要がある．硬く，支持性のあるマットレスは重要である．枕は頸部と頭部を支えるものがよいが，頸部屈曲位になってはいけない．多くのタイプの低反発枕が有効である．横向きで寝る場合，膝の間に枕を入れることで上になった下肢のアライメントが崩れるのを防ぎ，腰部がねじれるのを防ぐ（図41-15A参照）．仰向けに寝る場合は両膝の下に枕を入れ

ることで腰部の緊張を減らし，バランスのとれた腰部の肢位の維持を助ける（図41-15B）．うつ伏せ寝が適切な場合もある（図41-15C参照）．この場合は頭枕を使わず，小さな枕を足の下に入れることで足関節と膝関節を屈曲させる．これによって腰部にかかるストレスを減らすことができる．

トイレ動作

後始末は，体幹をねじらないように，両下肢の間から手を伸ばすようにする．水を流す時も体幹をねじって手を伸ばすのではなく，身体の向きを変えて水栓バルブを操作するようにする．腰部の痛みが強い時期には，両下肢を広げて反対向きに向かって座る．こうすることで広い支持面が得られ，水タンクを支えとして立ち上がることができる．

子どもの世話

子どもの世話をするには細心の注意が必要である．急な動きは痛みを増強させ，子どもを安全に扱う能力を損なう．着替えをさせる時は，おむつ替え用テーブルか高い台を用いる．入浴は台所の流し台か高い台に乗せたベビーバスで行う．最近の多くの

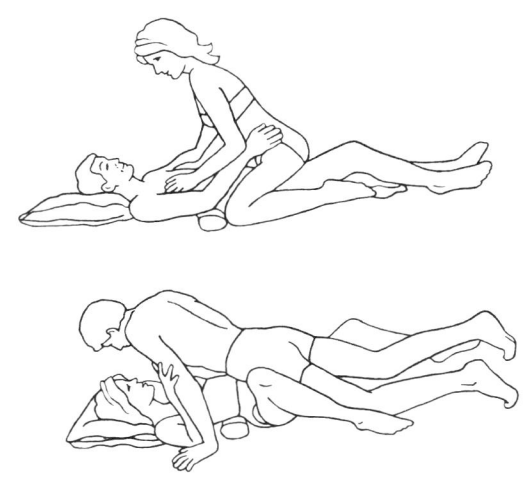

図41-14 性行為時の姿勢．パートナーと相談して最も快適な姿勢を見つける．事前に計画し，必要に応じて枕やタオルを支持として用いる

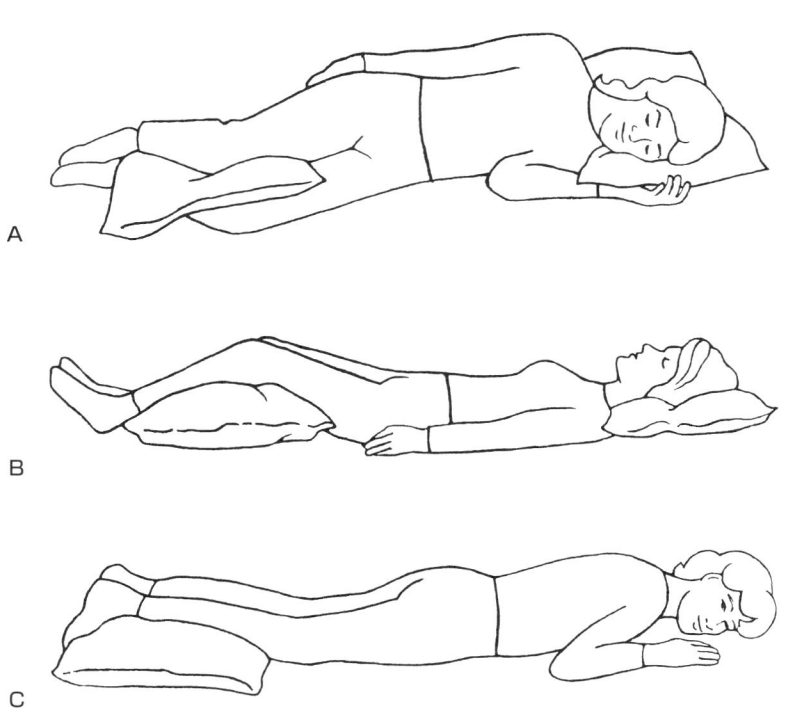

図41-15 A：横向きの姿勢．枕を両膝の間に挟む．必要に応じて，頚椎支持枕および腰のまわりにロールを用いる．B：仰向けの姿勢．両膝の下に枕を入れる．横向き睡眠と同様に頚椎支持枕および腰のまわりのロールが有効である．C：うつ伏せの姿勢．この姿勢が唯一の好ましい姿勢である場合，足の下に枕を入れ，必要なら腹部や胸の下にも入れる

ベビーベッドの柵は上下するようになっており，子どもをベッドに寝かせるため柵の上から手を伸ばす必要はない．

　他の動作においても膝を曲げ，背部は曲げないように気をつける．床から子どもを持ち上げる時は，まずしゃがみ，立つ前に自分の身体に密着させる．子どもが大きくなったら，持ち上げる前に自らいすに立つか，座るよう話す．これにより，移動距離が短くなり，前屈みになる必要がなくなる．子どもを自動車に乗せる時は，車の座席に近づき，背部を真っすぐに保つようにする（図41-16）．

コンピュータ操作

　コンピュータ操作が身体に及ぼす影響については多くの文献がある．直面して作業し，正しいアライメントを確保するようにすることが重要である．キーボードとモニターは真正面に置き，モニターの上端が目の高さになるようにする．足底を床につけ，前腕が床と平衡で手関節は中間位，肘関節を90°屈曲した適切な作業姿勢を保つよう指導する．ノートパソコンの場合も同様である．画面を見る時は，頸部を屈曲せず，視線を下げるよう指導する．また，ストレッチや休憩，姿勢変換を促す．適切な位置に書類ホルダーを置くと体幹をねじらなくても

よくなる（シーティングに関する詳しい情報は前項の人間工学と第13章を参照）．

自動車運転

　自動車に乗り降りする時は，シートに座ってから，体幹をねじらずに一体として向きを変える．このためにシートの高さを調整する必要があるかもしれない．膝を殿部より高くして座ってはならない．丸めた小さいタオルを腰部に当てておくとよい．多くの車はシートの高さ，シートの角度，前後ポジション，ハンドルの角度が調節できるようになっている．長時間運転する場合は，姿勢変換のための休憩時間を計画に入れる．背部痛がある運転者は，クルーズコントロール（cruise control：定速走行）機能を用いると姿勢変換がよりしやすくなる．

家事動作

　必要な道具や材料は作業範囲内に配置する．たとえば，クッキーを焼く場合，小麦粉や砂糖，香料，ボール，計量カップは手の届くところに置く．ミキサーをよく使う場合は，取り出したり，運ばなくてもよいように常に調理台に出しておく．作業域は，背部を屈曲したり，緊張させず，肘関節が屈曲できるようにすべきである．使用頻度の高い物は頭上の

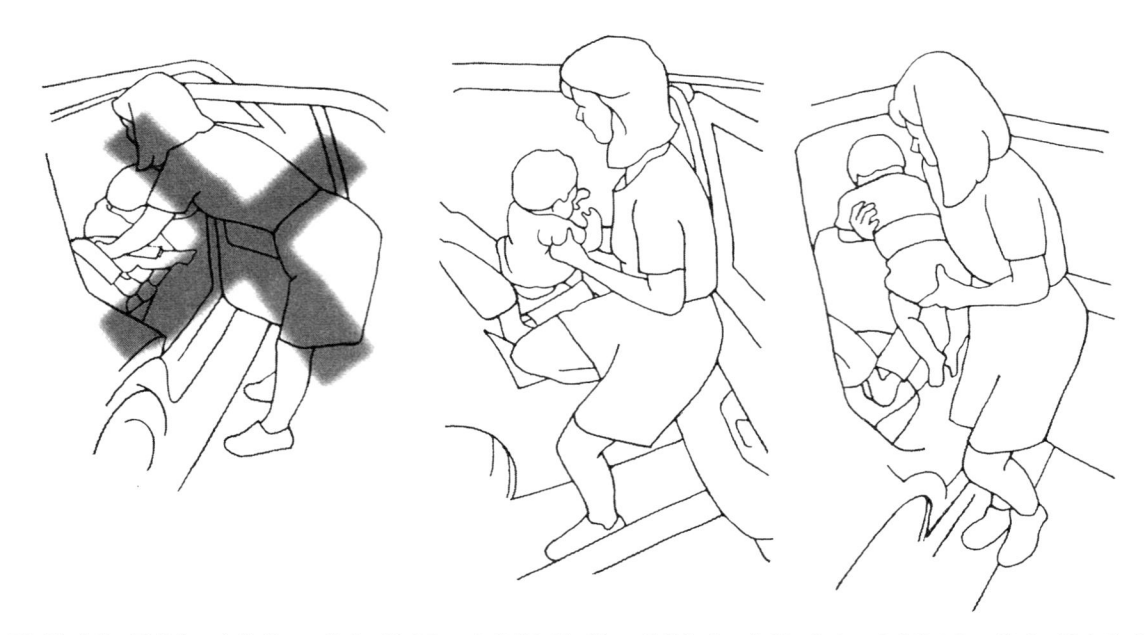

図41-16　子どもの自動車への乗せ，降ろし．自動車に近づき，背部を真っすぐにする．乗せ降ろしの時は，膝を曲げて子どもを支える

手の届きやすい棚に入れておくが，物を探すために腰部や頚部の伸展を誘発する場所は避ける．下の棚に入れておく物は，少ししゃがんだけで届くようにする．より使いやすくするには引き出し式の棚がよい．使用頻度の少ない物は奥に収納しておく．食事の準備をする時も適切な高さで行うようにする．ほとんどの人にとっての理想的な高さは，肘関節90°屈曲位であり，体幹や頚部の運動を伴わずに上方および下方に手が伸ばせる高さである．作業に必要な物に容易に手の届くよう台所を配置すべきである．

洗濯槽から物を取り出す時は，ゴルファーリフトで手を伸ばす（図41-17）．衣服を乾燥機に入れるには，まずしゃがみ，それから洗濯物を入れる．取り出す時は，しゃがむ動作を繰り返しながら，近くのかごに入れる．かごは身体に密着して持ち運ぶ．かごを持ち上げながら，しゃがみ位から立位になる時も同様である．

アイロン台は肘関節を90°屈曲し，体幹をねじらずに肘が伸ばせる高さがよい．アイロンがけの時は，踏み台に片方の下肢を乗せることで腰部の筋緊張を和らげる．アイロン台が低く設定されていれば，座ってアイロンがけする．アイロン台の高さの調節ができれば，服を畳んだり，物を包むなどの他の作業時にも使うことができる．

浴槽の掃除には長柄のスポンジやブラシを用いるとよい．こすって流すよりも手持ちのシャワーヘッドとスプレー洗剤の方が簡単である．掃除機をかける時は，手を伸ばしたり，前屈みにならないように，歩きながら掃除機をかける．また，体幹をねじらないよう注意する．いすやテーブルの下を掃除する時は股関節や膝関節を曲げ，背部はバランスのとれた肢位を保つようにする．

芝を刈る時は，前方を向き，草刈り機と身体を一直線に合わせる．背部を真っすぐにし，脊柱中間位をとり，腹筋に力を入れ，適時休憩を入れながら行う．体幹の回旋は控える．スコップを使う時は，背部を屈曲せず，膝や股関節を屈曲する．スコップは身体に密着させて使う．スコップを空にする時の好ましい方法は，股関節と肩関節のアライメントを保ちながら身体全体を回し，スコップは身体に密着させ，捨てる場所の方向を向く．いずれの家事活動も急性痛のある時は試みるべきではない．

買い物

下の棚から商品を取り出す時は，背部を真っすぐにしながらしゃがむか片膝立ちになる．立位に戻る時は棚を支えにしながら立ち上がる．上の棚の物を取る時は，できるだけ近づき，支持のために片手を棚に当てる．ショッピングカートを使用するために，クライエントは自分の脊柱中立位を見つけるべきである．それにより腹筋が収縮するはずである．

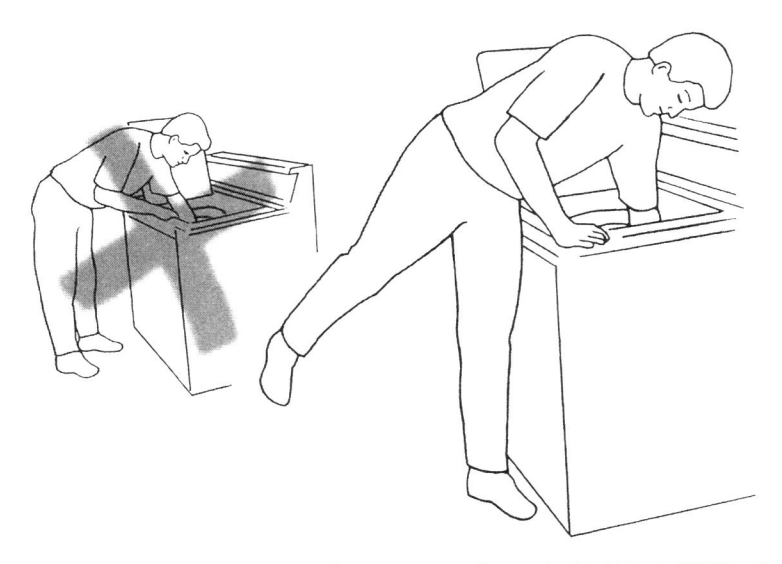

図41-17 洗濯物の取り出し．奥に入っている物は，上げた足とは反対側の手で取り出す

真っすぐに立ち，肘を身体から離さないようにしてカートを押す．下肢と体幹の力でカートを押すべきであり，背部の力で押してはならない．買い物かごを片手で持つと腰部に非対称的なストレスがかかるので，少量の買い物であっても，買い物かごよりもカートを使った方がよい．カートから買った物を取り出す時，下の物はゴルファーリフトで取り出すようにする．買い物袋を運ぶ時は，両手で均等に持つことで体幹の非対称的な側屈を防ぐようにする．それよりもむしろ両手で身体に密着させて持つようにするほうが良いかもしれない．

仕事

仕事で求められることはさまざまである．近年，職場環境の評価や改善を担当する職員を雇っている雇用主も多い（第13章参照）．しかしながら多くの場合，職場環境を改善するのは労働者個人である．正しい運搬法や，適切な機器使用，そして仕事のペースを守り，援助を求めるなど，簡単な方法でかなりの改善を図ることができる．

余暇活動

本を読む時はソファで体幹を丸くせず，背もたれのついたいすに座る．縫い物やプラモデル作りなどの机上作業では，テーブルの高さやいすの位置，上肢と道具との位置関係に注意する．これらは，前項のコンピュータ操作で勧められた姿勢とおおむね同じである．これらの工夫は身体の非対称的な引き寄せやねじりを減少させる．

旅行時は，腰部負担の少ない車輪つきスーツケースを用いる．軽い荷物を入れるバックパックやウエストポーチもよい．できるだけ軽い荷造りを心がけ，必要な物だけを持っていくようにする．荷物を確認して，誰かに荷物を持ってもらうようにすることも必要である．

園芸は腰痛のあるクライエントにとって問題が多い．花壇の高さを高くすることや，園芸用品を収納するカートの使用は背部の緊張緩和に役立つ．屋外作業をする時に，背部を安全な肢位にできるカートや可動いすも多く市販されている．膝サポーターを使うと膝をついた肢位での園芸がより楽に行える．庭師は体幹を屈曲したりねじったりすることを避けるために，すぐ手の届く範囲で作業するよう注意する．

ここで紹介した介入法はごく一部である．個々のクライエントと個々の作業を分析することで，個別的な介入法を展開するべきである．各クライエントに必要な介入法を決定するには，Visual Health Information（訳注：Stretching Charts社が運営するウェブサイト）が提供するADLボディメカニクスカードの中から必要なカードを選択しコピーするとよい．ほかにも利用可能な多くの小冊子やソフトがある．多くの保険会社は福祉用具の支払いはしないこと，一般に病院は機器販売に高い仲介手数料をとることを覚えておく必要がある．結果的に，多くのクリニックでは試供用の機器を提供し，地域資源を紹介するか，SammonsやPreston，Rolyan，North Coast Medicalなど販売業者のカタログを提供することもある．治療機器や人間工学的機器と考えられていた多くの機器が，今はディスカウント店で安く購入できることを消費者に知らせるべきである．

■手術療法

近年，腰痛に対する手術療法も発達してきた．現在行われている手術には椎弓切除術，固定術，神経除圧術，椎間板摘出術などがある．手術療法は大きく2つの基本的方法に分類される：痛みを取るために，神経の圧迫を取り除くか，脊椎を固定する方法である．神経の圧迫を取り除く方法では，脊髄神経が出入りする椎間孔を広げる．神経を圧迫する椎間板の一部や骨棘を切除する手術方法もある．脊椎を固定する方法では，脊柱の骨構造の固定性を高めるために，スクリューやワイヤー，ロッドのような金属部品や骨移植などを用いる．

手術に関する注意点を確認すべきである．医師と

作業療法実践ノート

> 作業療法士は術式を理解し，クライエントに説明できるようにすることが重要である．病院における作業療法介入の一部としてクライエントに手術方法を教育することで，クライエントはリハビリテーション期に注意が必要な理由を理解でき，腰部の健康を維持することができる．

ケーススタディ：ピラー（その3）

> もう一度ピラーの動作について考えると，彼女は日常活動を遂行する時の前屈に問題があることがわかる．前屈で痛みが強くなることから，彼女が腰部を使って前屈しているのは明らかである．解剖の知識から考えれば，腰部を用いた前屈により，椎骨と椎間板の前部にかかる圧は上昇し，これが神経根の絞扼を誘発し，その結果痛みが生じたと考えられる．解剖学的観点および痛みの原因と考えられる腰部を使っての前屈を考慮しながら，ピラーの活動で痛みを誘発すると見なされた活動をクライエント教育の中心とする．
>
> 自分の動作がどのように痛みに影響するかを彼女が理解すれば，脊柱中立位の導入によって椎骨と椎間板にかかる圧が均等になるということを強化するだろう．腰部を真っすぐに維持するというボディメカニクスを理解し，それを使うことで，腰椎の構造にかかる圧を均等にすることができる．機械的に正しい，あるいは誤った運動パターンと痛みとの関係を学習することで，彼女は痛みを生じない動作パターンを獲得できるだろう．ピラーが痛みを軽減する正しい動作を実演できるようになれば，彼女はこの情報を他の活動にも応用できるようになり，痛みをコントロールでき，日常の作業を行うことに良い影響を与えるだろう．

協力し，手術方法に合わせたケアの方法や基準を作成する．また，手術方法や担当医によって異なる装具やコルセット，その他機器の種類を把握し，それらの日常作業における使用時の注意点を指導するようにする．たとえば，ある医師はベッドに座っている時にコルセットを装着することを許可するかもしれないが，医師によっては寝返りながら装具を装着し，装着し終わってから坐位になるよう指示するかもしれない．

手術後の作業療法評価と介入

手術後初めてクライエントに会う時は，病歴や作業プロフィールはもちろん，自宅環境に関する情報も収集し，安全のために必要な改善点を確認すべきである．作業プロフィールを確認する時にADLやIADLに関する問題を確認する．家屋評価の一部として，指示的質問をしながら作業単純化の方法を指導することで，クライエントのさらなるニーズを明確にすることができる．家屋改修には，転倒防止のためにカーペットを片づけること，ペットに気をつけること，立ち座りしやすく安定性の良いいすを選ぶことなども含まれる．また，作業療法士は，普通のトイレとシャワーであるかどうか，それが改修を必要とするかどうかを判断すべきである．

次に，毎日の作業を遂行するために必要な注意点について教育する．これはクライエントが離床する前に行うべきである．この評価は作業療法の一般的な実践とは多少異なる．この状況では，介入前に遂行状況を観察することはできない．まず手術部に負担のかかる姿勢や肢位を避けるための教育と指導が先となる．作業療法介入の成果は，背部の安全手技や補助具を使用しながら，背部を真っすぐに維持し，体幹の回旋を避け，ADLを遂行することである．

手術後の日常生活活動

入院中に，最も基本的なADLを確認する．クライエントに睡眠時の適切な姿勢を指導し，それを実演させることが重要である．クライエントは，ベッド上の機能的移動のために丸太様に寝返りする必要があるかもしれない．前述した背部保護法を用いながら，ベッドやいすへの出入り，トイレ使用，歯磨き，洗顔，ひげ剃り，更衣の適切な方法を指導する．自動車の乗り降りを含めた日常生活における腰部ストレスを防止する福祉用具の使用についても指導する．

入院期間は術式や術前の機能レベルによって24時間から3～5日ほどである．多くのクライエントは自宅退院する．入院期間が非常に短いので，入院中に見すごされやすい特定の作業について資源を紹介した方がよい．基本的なボディメカニクス，ADLへのヒント，解剖学や手術に関する情報を含む教育材料を開発している施設もある．多くの出版物には，手術後に「やってよいことと，やってはいけないこと」が含まれている．多くの病院では，手術の過程とそれに伴う腰部の注意点に関する情報を提供できるコンピュータ化された教育プログラムをもっている．リーチャーや長柄のスポンジなどの福

祉用具は，最良の手術結果を得るために必要であるにもかかわらず，ほとんどの保険プランでは保障されていない．補高便座やシャワーチェアも保険適用されないが，多くのクライエントは退院前に購入し，自宅に配送させている．自宅や職場の環境改善ために，多くの病院では術前からクライエント教育を行っている．

[要約]

腰痛のあるクライエントに効果的な作業療法を提供するには，腰部の解剖と生理を理解する必要がある．日常の作業を分析し，その作業が腰部にどのような影響を及ぼすかを判断する能力は，良い結果を提供するのに重要である．すべての職種のチームワークは，症状を軽減させ，意義ある作業遂行を支援するための知識を統合する際に重要となる．

[復習のための質問]

1. 腰痛の4つの原因を挙げよ．
2. 脊椎の主要な構成要素を挙げよ．
3. 作業遂行時の腰部の動きが脊椎構成要素に及ぼす影響を述べよ．
4. 脊柱中立位の定義を述べよ．
5. 腰痛のクライエントに用いられる介入法を説明せよ．
6. 手術後のクライエントに用いられる介入法を説明せよ．

引用文献

1. Brotzman SB, Wilk K: *Clinical orthopaedic rehabilitation*, ed 2, St Louis, 2003, Mosby.
2. Melnik MS, Saunders R, Saunders HD: *Self-help manual managing back pain*, Bloomington, MN, 1989, Educational Opportunities.
3. Nelson DL, Ciriani DJ, Thomas JJ: Physical therapy and occupational therapy partners in rehabilitation for persons with movement impairments, *Occup Ther Health Care* 17:34, 2001.
4. Waddell G: *The back pain revolution*, New York, 1998, Churchill Livingstone.

推薦文献

Cole AJ, Herring SA: *The low back pain handbook: a practical guide for the primary care clinician*, Philadelphia, 1997, Hanley and Belfus.
Larson BA: *Occupational therapy practice guidelines for adults with low back pain*, Bethesda, MD, 1996, American Occupational Therapy Association.
Maxey L, Magnusson J: *Rehabilitation for the postsurgical orthopedic patient*, St. Louis, 2001, Mosby.
Moore J, et al: *The back pain help book*, Cambridge, MA, 1999, Perseus Books Group.

情報源

WORKBOOK
San Francisco Spine Institute at Seton Medical Center, 1989.
Body Mechanics Resource Library
Visual Health Information
P.O. Box 44646
Tacoma, WA 98444
206-536-4922

第42章
熱傷とリハビリテーション

Burns and Burn Rehabilitation
Sandra Utley Reeves
（大山峰生　訳）

キーワード

- 真皮
- 表皮
- 表在性熱傷
- 浅達性中間層熱傷
- 深達性中間層熱傷
- 全層熱傷
- 皮下熱傷
- 肥厚性瘢痕
- ケロイド性瘢痕
- コンパートメント症候群
- 虚血
- 焼痂切開術
- 異種移植
- 同種移植
- 自家移植
- 焼痂
- 瘢痕の成熟
- 異所性骨化

学習目標

本章を学習することで，学生および臨床家は以下のことが可能になるだろう．

1. 各種の熱傷の特性と熱傷創の深度，重症度を判定する臨床的な方法を認識し，理解できる．
2. 皮膚の解剖を理解できる．また，皮膚が果たす重要な機能的働きと外部的，内部的に果たす役割について理解できる．
3. 回復段階と各段階における作業療法の重要点を示すことができる．
4. 瘢痕の成熟と拘縮が重度化する要因を特定できる．
5. 長期的な治療を行うために，クライエントと介護者に対して継続して教育する影響力について理解できる．
6. 早期から日常のセルフケアに関わろうとする熱傷クライエントの熱意が，クライエントの役割と遂行パターンを取り戻すことに対して及ぼす影響について理解できる．
7. 重度熱傷における合併症の特性を予期し，認識できる．
8. 重度熱傷が，遂行パターン，生活上の役割，自己イメージ，クライエントにとって価値ある背景に及ぼす影響について認識できる．

この章の概要

熱傷と熱傷関連死の発生率
皮膚の解剖
皮膚の機能
受傷のメカニズムと熱傷深度
熱傷面積の割合
熱傷の重症度
創傷治癒過程
　炎症期
　増殖期
　成熟期
　瘢痕形成期
医学的初期治療
　体液蘇生と浮腫
　呼吸に関する治療
　創傷処置と感染予防
熱傷に関連する問題と合併症
　ストレス
　疼痛
　心理社会的要因
熱傷のリハビリテーション
　チーム
　リハビリテーションの目標
　回復段階
作業療法介入
　急性期
　手術および術後期
　リハビリテーション期：入院のクライエント
　リハビリテーション期：外来のクライエント
熱傷の合併症
　異所性骨化
　神経筋の合併症
　顔面の美容上の問題
要約

ケーススタディ：スティーブン，ケンジ，パトリス（その1）

スティーブン
38歳のスティーブンは白人で，トラックの運転手であった．彼は自動車の転覆事故で，車の下敷きになって身動きがとれなくなり，電池酸で熱傷を受けた．全身の体表面積に対する熱傷を受けた全領域（TBSA）の割合は，25%であった．漏れた電池酸による深部熱傷部位は，上胸部，上背部，右上肢の腋窩の前部の皺から上腕全周，前腕，手背，示指であった．また，頸部，顔面にも熱傷が及んでいた．他の外傷は，前額の皮膚裂傷，尾骨骨折，右肘の捻挫，胸部損傷であった．また，その胸部損傷により，脾臓破裂，右肺の上葉破損を起こしていた．彼の既往歴には，重要なものとして睡眠時無呼吸があった．また両下腿には，乾癬があった．彼は，右利きであり，熱傷前のADL，IADLは，ともに自立していた．

受傷時，スティーブンは移動住宅で，1人で生活していた．彼には3歳の息子がおり，共同親権により，隔週末はその息子とともに過ごしていた．スティーブンは，高校を卒業し，事故を起こすまでの18年間は，トラック運転手として働いていた．また，夜はパートタイムで地元のバーの用心棒として働いていた．その仕事は，賃金を友人とバーで時を過ごす代金に充てることができたので，彼にとっては楽しい仕事であった．彼の余暇の楽しみは，魚釣り，ジムでのトレーニングであった．また，重量挙げ選手権に参加することも彼の楽しみであった．彼は，325ポンド（約147kg）を挙げることができ，熱傷を受ける前の年には，地域の重量挙げ選手権で3勝していた．

ケンジ
ケンジは，22歳のアジア系の男性ロックミュージシャンであり，ステージで使う花火の点火装置の火薬の缶が燃えた時に重度の熱傷を負った．火薬はバンドの楽屋においてあり，どうやら誰かがゴミ箱と間違えて，火薬の入った缶にタバコを投げ込んで火災が生じたようだ．火薬が燃えた瞬間，その部屋は加熱状態となり，ケンジは手と膝で腹這いになって進み，かろうじて脱出した．長髪と綿のブルージーンズ，Tシャツ，ブーツにより全身の熱傷は防げたが，露出していた腕，手，顔面は重度の熱傷を負った．両手は深部熱傷のため，ほとんどの指に重度の変形が生じた．指節間関節は拘縮し動きがなかったが，中手指節関節は自動運動が可能だった．彼の瘢痕の遺伝的素因や熱傷部位により，顔面や腕，手の多くは瘢痕は重度化し，変形は進行した．手術部位や皮膚採取部位でさえも，瘢痕はひどくなった．

ケンジの顔面の歪みと手の機能障害は，彼の自己同一性を消失させ，フルートやギター，ピアノを演奏していた器用さもなくなった．ケンジは，生計と自己同一性の基礎になっていたものを失った．彼は自主性を失い，その時は両親に経済的に頼っていた．その両親は，彼がミュージシャンを職業として選択することを許可していなかった．

パトリス
パトリスはアフリカ系の子どもであり，7歳の時に統合失調症の生みの母親によって熱傷を負った．その時は，母親には精神病の発作が生じていた．彼女の熱傷部位は，顔面，頭頂，左大腿，腹部，左前腕，左手背であった．彼女は年齢が低かったので，保存的に治療し，初期には外科的治療をすることなく治癒させなければならなかった．彼女の手はとても小さく，また頭蓋骨は通常の瘢痕予防手技を実施するのに十分発達していなかった．結果として，瘢痕は重度化し，顔面を歪め，手の成長に障害を与えた．手の熱傷は重度であったが，指には熱傷を受けていなかった．しかし，頻繁な治療と育ての母親による献身的な介護にもかかわらず，瘢痕の手の長軸方向に作用する牽引力は，中・環・小指の骨の正常な成長を阻害した．小指の骨はほとんど成長しなかったので，手のその他の部分が成長するに伴い，小指は徐々に手の中に埋もれ，実質的に見えなくなった．

以前であれば死に至るような熱傷であっても救命される者の数が増加している．それは，蘇生法，切除術と移植術，重要な外科的治療などの熱傷治療が進歩し，過去40年にわたり重度熱傷例の生存率が劇的に改善してきたことによる[11]．この生存率の向上に伴い，命が救われた場合の生活様式の質の維持や，クライエントにとって意義のある活動への参加が守られるよう包括的なリハビリテーションの必要性が増加している．

> **理解を深めるための質問**
> 1. これら3人のクライエントの上肢と顔面は，重度熱傷であった．彼らそれぞれにとって，影響を与える特定の作業遂行の領域（ADL，IADL，教育，就労，余暇活動，社会参加を含む）は何か？
> 2. これらのクライエントに作業療法計画を立てる時，治療の優先順位に影響を与える熱傷以前の活動と生活状況はどのようにして理解するか？
> 3. 成人の2人は，生計を支えていた活動技能を永久的に失った．また，3人すべての顔面の容貌は歪み，このことは自己イメージと自己同一性に影響を与えた．これらの心理的影響に対し，作業療法士はいつ，どのようにして対処したらよいか？
> 4. この章を読み終えたら，熱傷リハビリテーションに関して提供された情報についてよく考えよ．このケーススタディに示した3人のクライエントそれぞれにおいて，作業療法は，クライエント要因，遂行技能，遂行パターン，職業上の長期的な遂行能力，最終的な状況に対してどのような効果を与えたか？

■熱傷と熱傷関連死の発生率

世界的に見て，毎年600万の人々が熱傷を受けており，その多くが熱傷病棟での入院加療を必要としていると推測されている[13]．アメリカ合衆国だけでも，毎年100万以上もの人々が熱傷を受けている．しかし，1960年代初頭には年間200万人が受傷していたが，それ以降は有意に減少してきている[3]．火炎熱傷に関連する全死者数は，目下，年間4,500人と推測されている．このうち3,750人は火傷と煤煙吸入中毒が原因であり，750人は自動車事故や航空機事故，電熱，高温液体，化学物質やその他の薬物の接触という他の熱傷原因で死亡している．

アメリカ合衆国における火炎熱傷に関連する全死者数は，1971年から1998年にかけて約50%に減少した．しかし，アメリカ合衆国の人口は，この間25%増加しているので，実際の減少率は60%を超えている[3]．重度熱傷の発生率は，熱傷予防や火災安全措置により減少し，現在では熱傷センターの入院患者の大多数は軽度熱傷例となり，広範囲，深部熱傷例はわずかとなった[77]．

1970年代初頭から，熱傷患者に対する内科的，外科的治療やリハビリテーション治療介入が進歩し，熱傷ケアの専門家の焦点は，単なる救命から，熱傷後のQOLを再獲得させ，以前の生活状況に復帰させることにまで広がった．機能的回復は長期に及び，困難を要する過程ではあるが，熱傷を受けた人のほとんどは，熱傷前の状態に比較的近い機能レベルを再獲得でき，その人の役割が担えるところまで期待できる．また，人生の満足度を高める活動の取り組みが継続できるまで期待できる．しかし，熱傷を受けた日から外来治療過程に至るまでは，多職種によるチームアプローチによって，回復時に遭遇する医学的，機能的，心理社会問題を効果的に管理する必要がある．

■皮膚の解剖

皮膚は身体の最も大きな組織である．厚さ，柔軟性，毛の有無と量，色素の程度，脈管，神経供給，感覚，角質の量，腺の種類に関しては，場所により大きく異なる．角質は，皮膚に存在する硬い蛋白質であり，毛，爪，手や足の肥厚した皮膚の構成に関与する．

身体のほとんどは薄く有毛の皮膚で覆われているが，足底部や手，手指の掌側面はより厚くて強く，無毛の皮膚で覆われており，それは無毛皮膚として知られている．

解剖学的に皮膚は，表皮と真皮の2層からなる（図42-1）．**真皮**は，コラーゲンとエラスチンからなる線維性結合組織で構成されており，多くの毛細血管やリンパ管，神経終末を含んでいる．また，毛包，立毛平滑筋線維，皮脂腺，汗腺とこれらの管が存在する[88]．

表皮は上皮の最も外側の層であり，爪床と皮膚付属組織がある．皮膚付属組織には真皮にまで広がっている嚢状空洞があり，そこには毛包，汗腺，皮脂腺が存在する．表皮は4ないし5層からなり，それは身体部位と皮膚の種類によって異なる．表皮の最

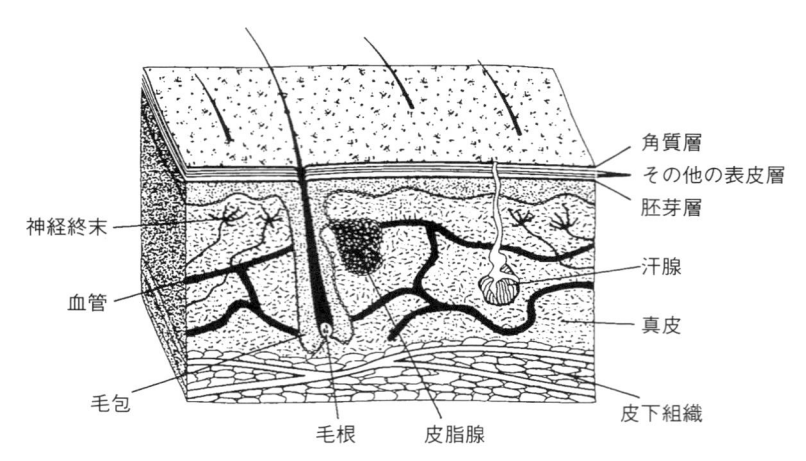

図 42-1　皮膚の断面（Iles RL : Wound care : the skin, 1988, Marion Laboratories）

も内側の層は胚芽層であり，角質を合成する角化細胞が配列している．この層の上は有棘層であり，そこは，角質に至る次の段階である．この層にある角化細胞は，食細胞の能力を高める機能があり，その食細胞は細菌や壊死組織粒子の摂食作用と分解により感染をコントロールしている．メラニン顆粒は，有棘層にある細胞の細胞質に存在し，皮膚や毛の色に影響を及ぼしている．次に上にある層は顆粒層である．この層の細胞は表層に向かうに従い扁平となり，大きい角質顆粒を大量に蓄積させる．その角質顆粒は，ケラトヒアリン（硝子質様顆粒）と呼ばれる．この層では，細胞は次第に核を消失させ生存能力をなくし，主にケラチン線維からなる角質層へと移行する．顆粒層の上は淡明層であり，この層はより厚い無毛皮膚で最もよく見られる．最も外側の層は角質層であり，この層は死に至った角化細胞がぎっしりとつまっている．角化細胞は角化，扁平化した皮膚細胞であり扁平細胞として知られ，最終的には互いに分離し，表皮の表面から離れる．角化細胞は新たに形成され，深部の層から表面に至り，表皮から分離するまでの時間は，45～75日とされている．これが表皮が持続的に再生される自然な過程である[88]．

■皮膚の機能

皮膚には外界との防壁としての役割があり，紫外線，化学的な汚染，細菌の侵襲から保護する．また，皮膚は水分の防壁としての役割ももち，過剰な水分吸収あるいは蒸発を防ぐ機能がある．体温調節もまた皮膚が果たす機能であり，毛は断熱の役割をもち，発汗は身体を冷却する機能である．皮膚は真皮に存在する感覚受容器を通して，外傷や感染を知覚する．これらの受容器は，触覚，圧覚，痛覚を通して外界を自覚する機能を高める．皮膚が損傷を受けると，さまざまな組織的，生理学，機能的問題が生じる．熱傷は外界との防壁を破壊し，その結果として神経終末は曝露され，体温の低下，体液の滲出，細菌侵入を招く．

皮膚はまた，個々の身体イメージや自己同一性の発達にも影響を与え，非言語的社会相互作用機能を高める．年齢，性，身体の型や声に加え，皮膚の臭いや感触，色，容貌は，人の外面的特徴（身体的）を示す強い要因になるほか，内面的な状況（身体イメージ，自尊心，社会的そして文化的受け入れの感覚）に対しても強く影響を与える．したがって，広範囲の熱傷は，これらすべての要因に影響を及ぼし，外傷の中で最も身体的および心理的に苦痛を与える1つとして考えられている．

熱傷後は，機能回復の可能性や必要な治療を検討するために，多くの要因を考慮して損傷程度を判定する．熱傷創評価の最も重要なことは，熱傷のメカニズム，深度と範囲，熱傷を受けた身体の特定領域，気道熱傷や骨折などの関連あるいは合併損傷を検討することである．また，クライエントの年齢や治療歴，受傷前の健康状態，以前の生活状態も同様に，将来の作業活動に対する熱傷の衝撃度を判定するのに重要である．

■受傷のメカニズムと熱傷深度

熱傷には温熱や化学物質，電気によるものがあり，火炎や蒸気，熱溶液，高温物質の表面，放射能によって生じる[24]．熱傷の程度は，温熱にさらされた部位，その時間と程度によって決まる．熱傷創は深度によって分類され，創の状態や敏感性，柔軟性といった臨床的評価によって判定される[93]．熱傷は伝統的に，Ⅰ度，Ⅱ度，Ⅲ度で分類されていた．現在は，表在性熱傷，浅達性中間層熱傷，深達性中間層熱傷，全層熱傷，皮下熱傷に分類されている[29, 41]．熱傷の深度は，解剖学的に皮膚のいずれの層が損傷を受けているかを臨床的に判定することによって決められる[85]．

表在性熱傷（superficial burns）は，時にⅠ度熱傷に相当し，表皮の上層だけが損傷された場合である．表皮と真皮の1/3上層が損傷を受けた場合は，**浅達性中間層熱傷**（superficial partial-thickness burns）に当てはまる．**深達性中間層熱傷**（deep partial-thickness burn）は表皮と真皮の2/3上層の損傷で，**全層熱傷**は（full-thickness burn）皮膚の全層の損傷である．**皮下熱傷**（subdermal burns）は，脂肪層，筋膜，筋，腱，骨，あるいは他の皮下組織（たとえば感電による熱傷で見られる；表42-1）が熱傷を受けた場合を指す（訳注：日本熱傷学会の用語に当てはめると，表在性熱傷はⅠ度熱傷，浅達性中間層熱傷は浅達性Ⅱ度熱傷，深達性中間層熱傷は深達性Ⅱ度熱傷，全層熱傷はⅢ度熱傷に相当する）．

表在性熱傷は，通常，直射日光にさらされた場合，非粘性で高温の液体または高温の物体（こぼしたコーヒー，熱い鍋など）に短時間接触し，急速に冷却した場合に起こる．浅達性中間層熱傷は，通常，直射日光に長時間さらされた場合，炎あるいは粘性のある高温の液体に接触した場合に起こる（図42-2A）．深達性中間層熱傷は，高温水あるいは燃え盛っているものなど強烈な高温に皮膚がより長時間接触することによって起こる．全層熱傷は，熱湯や，燃え盛っているものあるいは高温の油や溶解したタールなど粘性のある高温物質，化学薬品との長時間接触が原因となる．また感電も原因となる（図42-2B）．

浅達性中間層熱傷と深達性中間層熱傷は，通常，外科的治療を行わなくても治癒する．しかし，治癒しても創部には過剰な乾燥と搔痒感が生じる傾向があり，後に擦れや引っかき，他の外傷によって生じる剪断力によりすり傷をつくりやすい（皮膚表面の擦過傷あるいは裂傷）．

これらの剪断力は，水疱や創の再開放を反復させ，皮膚の回復経過を長期にわたり阻害する．中間層熱傷と全層熱傷では，通常，治癒した瘢痕部の色素は一様でなくなる．深達性中間層熱傷と全層熱傷は，長期の治癒期間により創は肥厚し，肥厚性瘢痕や拘縮を生じさせる可能性が高い．これは，感染や反復外傷により，熱傷が中間層損傷から全層損傷に悪化する場合に特にそうである．ほとんどの全層熱傷創では，創閉鎖のために外科的治療あるいは皮膚移植が必要である．皮膚移植における皮膚の採取部は，通常，浅達性中間層熱傷の治癒経過と同様であり，色素は一様ではないが瘢痕は生じない．ケーススタディの3人のクライアント全員とも，熱傷の大部分は深達性中間層熱傷であり，治癒後には重度な過剰瘢痕形成が生じていた．

■熱傷面積の割合

熱傷の程度は，全身の体表面積に対する熱傷を受けた全領域の割合（percentage of the total body surface area；%TBSA）で分類される．%TBSAを計算する一般的な方法には，「9の法則」とLundとBrowderのチャートの2つがある[83]．9の法則は体表面を9%の領域で，あるいは9%の倍数に分け，最後に会陰部の1%を加えるものである．頭頸部は9%，各上肢は9%，各下肢は18%，そして体幹の前面，後面はそれぞれ18%である．この9の法則は簡単ではあるが，成人にだけ適応できるものである．子どもの体表面積は，年齢によって異なる．特に頭部と下肢で異なる[17]（図42-3）．LundとBrowderのチャート[54]は，全体表面積の計算がより正確であり[68]，ほとんどの熱傷センターで使用されている．このチャートは，身体区分に応じて体表面積の割合が算出されており，それは年齢層ごとに示されている（図42-4）．手掌部（手指部分を除く）の面積は，全体表面積の約1%に相当するので，%TBSAが小さい熱傷のクライアントにおいて

表 42-1 熱傷創特性

熱傷深度	一般的原因	組織の深度	臨床所見	治癒期間	瘢痕の可能性
表在性熱傷（Ⅰ度熱傷）	日焼け，短時間の閃光熱傷，熱い液体，化学薬品への短時間の曝露．	上皮	紅斑，乾燥，水疱は認めない，中等度の疼痛．	3〜7日．	肥厚性瘢痕や拘縮の可能性はない．
浅達性中間層熱傷（浅達性Ⅱ度熱傷）と皮膚供与部	過度の日焼け，放射線熱傷，熱い液体への長時間の曝露，高温金属への短時間の接触．	表皮，真皮の上層	紅斑，湿潤，水疱．重度の疼痛．	2週間以内．	治癒の遅延や二次感染，他の外傷がない限り，肥厚性瘢痕や拘縮の可能性は少ない．
深達性中間層熱傷（深達性Ⅱ度熱傷）	火炎；高温金属への長時間または押しつけるような接触；長時間の粘着性液体の接触．	表皮と真皮の大部分は壊死．しかし，皮膚が再生する皮膚の付属器は生き残る．	紅斑は広範囲；無毛皮膚では通常水疱は破損している；手掌や足底の無毛皮膚は肉のように赤い真皮上に非破損の大きな水疱を認めることもある；軽い接触でも重度の疼痛を伴う．	2週間以上になると感染が起こり，全層まで損傷が広がることがある．	肥厚性瘢痕，関節をまたぐ拘縮の発生，水かきの形成，顔面の変形の可能性は高い；指背熱傷では，ボタン穴変形が発生するリスクが高い．
全層熱傷（Ⅲ度熱傷）	極度の高熱，あるいは，高熱や高温物質，化学薬品への長時間の曝露．	表皮と真皮；皮膚の付属器と神経終末も損傷	淡色，非蒼白，乾燥，毛細管が凝血していることもある；深部中間層の境界での熱傷を除き軽い接触に対する触知覚が消失している．	広範囲熱傷では，創閉鎖のために外科的治療を要する；小範囲熱傷では，長い時間をかけて創の周辺から治癒する可能性がある．	創閉鎖のための方法によっては，肥厚性瘢痕や拘縮の可能性は極めて高い．
皮下熱傷	電撃熱傷，また極度の長時間熱傷（例：住宅火災，炎上している自動車内への閉じ込めあるいは下敷，熱い排出蒸気，ベッド上でのタバコ，アルコール関連熱傷など）．	下部組織まで損傷が伴う全層熱傷	生育不能な皮膚表面が炭化している．あるいは脂肪が露出している．電撃熱傷では腱，筋上に小さな外部創が存在する．二次的な皮下組織欠損と末梢神経損傷が小さな外部創に伴っている．	創閉鎖には，外科的治療を要する；切断や，大がかりな再建術が必要なこともある．	熱傷部位を切断により切除した場合を除き，全層熱傷と同様である．

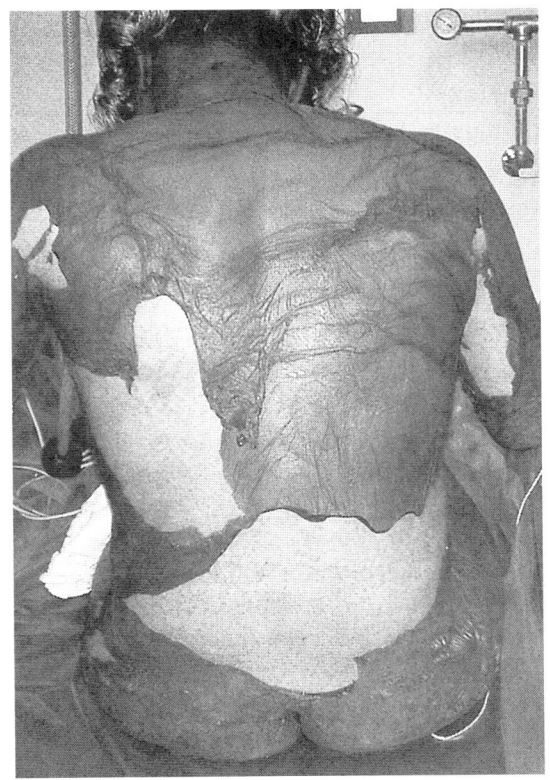

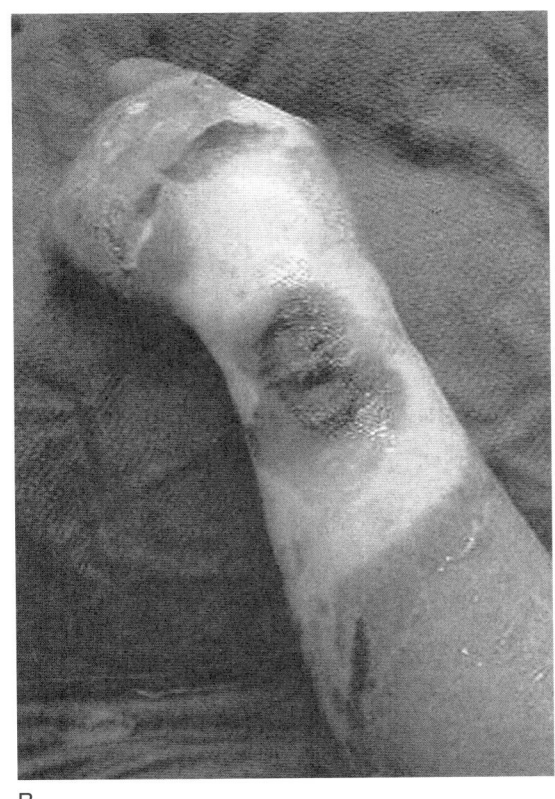

図 42-2　A：浅達性中間層熱傷で，表皮水疱がめくれ，乾いていない状態．疼痛も伴う．B：電撃熱傷の「標的」外観には，深度の異なった熱傷が観察できる．末梢には浅達性中間層熱傷が存在し，深達性中間層熱傷と薄黄緑系の白色を帯びた全層熱傷が中心部の黒焦げた皮下熱傷に移行している　(Edward Vergara, Gainesville, FL)

は，作業療法士はクライエントの手掌部の面積を用い，素早く熱傷面積を概算することができる．スティーブンの熱傷部位は，右腕と手（8%），胸部上部と背中（13%），頚部前面（1%），顔面（3%）であり，総計25%TBSAである．ケンジの熱傷部位は，両側の腕全周と手の背側（各9%），顔面と頚部（5%），総計23% TBSAである．スティーブンとケンジの2事例とも，TBSAには皮膚移植の皮膚採取部が含まれていないが，これを加えた．

■熱傷の重症度

熱傷の%TBSAと深度は，熱傷の重症度の指標として重要である．全身の20%以上の熱傷面積は，熱傷集中治療室への入院の決定的な判定基準になることが多い．しかし，クライエントの年齢，熱傷前の健康状態によっては，10%TBSAより少ない中間層あるいは全層熱傷創も重要な入院根拠になり得る．

28の熱傷センターの調査では，入院したクライエントの熱傷創の平均面積は約14%TBSAであるとしている．1965年以来，熱傷センターに入院した10%TBSA以下のクライエント数は，全入院クライエントの26%から54%と，2倍以上になった．一方，広範囲熱傷（60%TBSA以上）は，全入院クライエントの10%から4%に減少した．この傾向は，広範囲熱傷のクライエント数が減少したことと，熱傷面積にかかわらず特別な熱傷治療経験や重度熱傷治療の設備の重要性が認識されてきたことを反映している．

30%TBSAより広範囲の深達性中間層および全層熱傷は，通常，創閉鎖や機能回復のための集中的なリハビリテーションに長期間を要する．しかし，%TBSAが少ない熱傷クライエントであったとしても重度として分類され，熱傷センターに入院する可能性がある．たとえば，気道熱傷，あるいは手部や

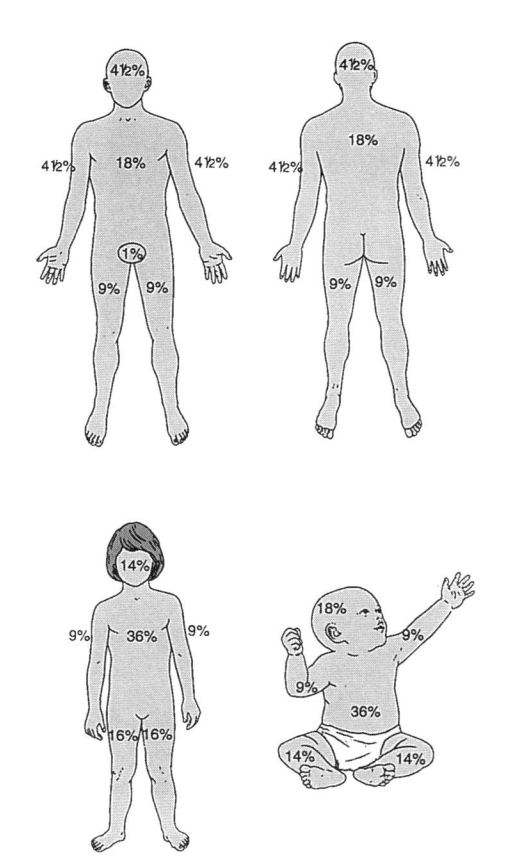

図42-3 9の法則．成人，青年，子ども，幼児の体表面積の割合．低年齢の子どもは，成人と比較して，頭部の表面積は比較的大きく，下肢の表面積はやや小さい
(Mosby's medical, nursing & allied health dictionary, ed 6, St Louis, 2002, Mosby)

顔面，会陰部の深達性中間層および全層熱傷では，内科的治療とリハビリテーションとで治療が複雑になるので熱傷の重症度は増大し，熱傷センターに入院となる[93]．

■創傷治癒過程

創傷治癒は炎症期，増殖期，成熟期の3段階で成され，これらは互いに重複する．

炎症期

炎症期は，通常，受傷後3～10日間継続する．この段階では，血管および細胞性の反応が生じ，好中球と単球は創部に移動する．これらは細菌の攻撃や創傷の清浄化に作用し，治癒過程を開始する．典型的な症状として，創部には疼痛，熱感，紅斑（発赤），浮腫が発生する．

増殖期

増殖期は受傷後3日目までに始まり，創傷が治癒するまで継続する．この段階では，血管再開通，再上皮化，熱傷創の収縮が生じる．毛細血管端では，内皮細胞が成長し，新生皮膚の発達に必要な血管床を形成する．上皮細胞はその血管床上を移動し，新生皮膚層を形成する．線維芽細胞はコラーゲン線維を沈着させ，そのコラーゲン線維は収縮して創の大きさを縮小させる．この段階では，紅斑は残存し，創部は膨らみ，硬い瘢痕が発達する．新しく形成された瘢痕の引っ張り張力は低く，皮膚は容易にすりむけ，傷をつくりやすい．

成熟期

成熟期は，通常，初期の治癒過程後3週目までに始まり，熱傷後あるいは最後の外科的再建術後2年以上継続する．この段階では，線維芽細胞は消失し，コラーゲンの再構築が生じる．紅斑は消え，瘢痕は柔軟になり扁平化する．瘢痕の引っ張り張力は増加するが，それが熱傷を受けていない皮膚の80%以上になることは決してない．

瘢痕形成期

初期の治癒過程後，ほとんどの熱傷創は紅斑になり，平坦な外観を呈するようになる．治癒過程が継続している間は，瘢痕の肥厚化と収縮により創の外観は変化する．長期にわたる熱傷性の成熟瘢痕の特性は，種々な要因によって影響を受け，そのうちのいくつかは熱傷治療の早期段階から現れる[37,51]．創傷の閉鎖に要する時間は決定的な要因であり，熱傷創の細菌感染は炎症反応を強め，創傷の治癒を遅らせ，瘢痕形成を起こす[44]．また，治癒を遅延させるどのような要因も瘢痕形成を高める可能性がある．

肥厚性瘢痕は厚く，硬く，赤みを帯びており，創傷閉鎖後6～8週で出現する[1]．未成熟な瘢痕では，血管新生の増加や線維芽細胞，筋線維芽細胞，肥満細胞，コラーゲン線維の増殖が組織学的に見られる．そのコラーゲン線維は，渦巻き状あるいは小結節状に配列され，これは瘢痕組織を肥厚させ，硬くすることに関与している[8,67]．また生化学的な研究によっても，肥厚性瘢痕内ではコラーゲン線維や結

改訂版 Lund と Browder のチャート						% 中間層	% 全層	% 計
部位	年齢(歳)							
	0～1	1～4	5～9	10～15	成人			
頭部	19	17	13	10	7			
頚部	2	2	2	2	2			
体幹前面	13	13	13	13	13			
体幹後面	13	13	13	13	13			
右殿部	2.5	2.5	2.5	2.5	2.5			
左殿部	2.5	2.5	2.5	2.5	2.5			
生殖器	1	1	1	1	1			
右上腕	4	4	4	4	4			
左上腕	4	4	4	4	4			
右前腕	3	3	3	3	3			
左前腕	3	3	3	3	3			
右手	2.5	2.5	2.5	2.5	2.5			
左手	2.5	2.5	2.5	2.5	2.5			
右大腿	5.5	6.5	8.5	8.5	9.5			
左大腿	5.5	6.5	8.5	8.5	9.5			
右下腿	5	5	5.5	6	7			
左下腿	5	5	5.5	6	7			
右足部	3.5	3.5	3.5	3.5	3.5			
左足部	3.5	3.5	3.5	3.5	3.5			
					合計			

図42-4 改訂版 Lund と Browder のチャート．子どもの熱傷の範囲は，Lund と Browder のチャートにより，ほとんど正確に判定できる．成長に伴う身体部位の大きさが計算されている (Modified from Lund CC, Browder NC : The estimation of areas of burns, Surg Gynecol Obstet 79 : 352, 1944)

合組織の合成が増大することが明らかになってきた．肥厚性瘢痕が成熟すると，毛細血管，線維芽細胞，筋線維芽細胞は有意に減少する．また，コラーゲン線維は平行な束状となって緩んだ状態で配列し，瘢痕は扁平になり，より柔軟になる．この現象は，成熟期を通して瘢痕に圧迫が加えられた場合に特に著明となる．瘢痕の成熟に要する時間は，人によって明らかに異なり，それは遺伝（ケンジは肥厚性瘢痕を形成する遺伝的素因をもっていた），年齢，熱傷創の部位と深度，慢性炎症の存在，感染による．その他，肥厚性瘢痕に影響を与えると報告された要因も瘢痕の成熟時間に関与する[23,84]．2週間未満で治癒する表在性熱傷では，一般的に肥厚性瘢痕は形成されない．治癒に2週間以上を要する深達性熱傷は，肥厚性瘢痕が形成される可能性がより高

い．ほとんどの肥厚性瘢痕は12～24カ月以内に成熟するが[51]，**ケロイド性瘢痕**のような過剰な瘢痕形成は，成熟するのに3年を要する（図42-5）．ケーススタディの3人とも，年齢や人種が違うことによる遺伝的背景がそれぞれ異なっており，また作業療法の内容も異なっていた．しかしながら，全員が熱傷による重度の瘢痕を経験した．

すべての瘢痕は，初期には血管分布が増加し，外観は赤色を呈する．2カ月以上，紅斑が残存している瘢痕は，より肥厚性瘢痕に発達しやすい．それらは，漸進的に硬くそして厚くなり，本来の皮膚表面のレベルよりも盛り上がる．瘢痕内では，線維芽細胞や筋線維芽細胞，コラーゲン，間隙物質の著明な産生増加が認められ，これらはすべて創の辺縁をひきつらせる収縮特性を伴い，瘢痕拘縮を引き起こ

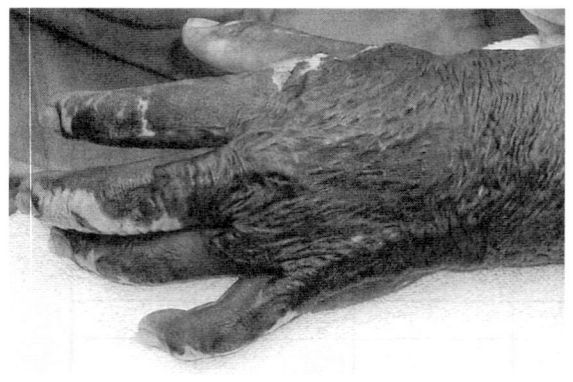

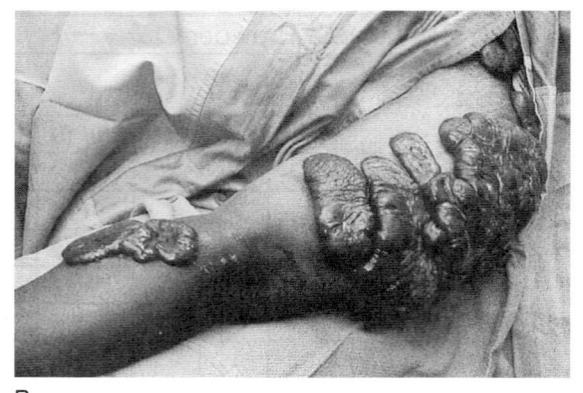

図42-5 A：手背の厚い肥厚性瘢痕と手関節の瘢痕は，機能的把持に必要な柔軟性に障害を与える．B：重度なケロイド性瘢痕は，一般的に外科的切除を必要とする．積極的な加圧療法は，再発予防に効果がある（Edward Vergara, Gainesville, FL の厚意による）

す．疼痛と皮膚性拘縮は，ほとんどのクライエントの活動性を低下させる．これらのクライエントにとっては，屈曲および内転位が痛みのない楽な肢位であり，その位置で手を休息させることを好む．創傷内の新しいコラーゲン線維は，拘縮肢位で互いに癒合する．さらに，コラーゲン線維は漸進的により引き締まっていき，渦巻き状そして小結節状に配列する．この配列により，瘢痕の表面はなめらかでなくなり，外観を損なわせる．また瘢痕が1つ以上の関節を超えて広がって存在する場合は，その漸進的な引き締めは瘢痕拘縮を招き，自動運動を制限する．しかし，新しい瘢痕はコラーゲン結合が緩く，良肢位保持，運動訓練，スプリント療法，圧迫などの機械的な力を持続的に与えることで，未成熟な肥厚性瘢痕拘縮の再構成に影響を与えることができる．

■医学的初期治療

体液蘇生と浮腫

熱傷直後の炎症期の間，血管の浸透性が亢進する．その結果，脈管内の高蛋白液が脈管外の周囲組織へ急速に漏れ出す[62]．その結果，広範囲熱傷では多量の脈管内液が損失することとなり，血漿量や血液量が減少し，心拍出量が低下する．これによって血液量減少症または熱傷性ショックが生じる[34]．これに対しては，脈管液や電解質を即座に補給する必要があり，乳酸加リンゲル液などの経静脈輸液による体液蘇生が必須となる．その必要量は，熱傷面積と患者の体重から算出するのが基本であり，Parkland法やBrookの変法[5]などさまざまな公式によって決定する．輸液注入速度は，脈拍や中心静脈圧，ヘマトクリット値，尿量をモニターすることによって決定する．

リンパ系は，正常な状態では多量の組織液を運搬しているが，時に過負荷となり皮下に浮腫を起こす．全周性の全層熱傷では，浮腫の増加に伴い熱傷皮膚の伸縮性が消失しており，**コンパートメント症候群**を引き起こす．コンパートメント症候群は，間質圧が血管や腱，神経を圧迫してしまうほどの重度な状態であり，二次的な組織損傷を招く．血管が圧迫された場合は，**虚血**または循環障害が生じ，その結果として循環障害領域あるいは四肢末梢部全体の組織壊死を招く[24]．また，拘縮に陥った組織は，呼吸時の胸部拡張を制限する．これらに対しては，**焼痂切開術**または壊死した熱傷組織の切開術を行い，きつく締まった痂皮（深達性中間層あるいは全層熱傷の皮膚上に形成された癒着性壊死組織）による拘束を開放して間質圧を軽減し，末梢循環を回復させる（図42-6A）．熱傷創がより深部まで達している場合は，適切に減圧するために筋膜に至るまでの切開あるいは筋膜切開術が必要となる（図42-6B）．

呼吸に関する治療

煙による気道熱傷は，一般的には温熱性熱傷に伴う二次的な診断であり，熱傷のクライエントを死に至らせる可能性を高める原因となる．顔面熱傷や閉ざされた空間での火災による熱傷，気道熱傷の可能

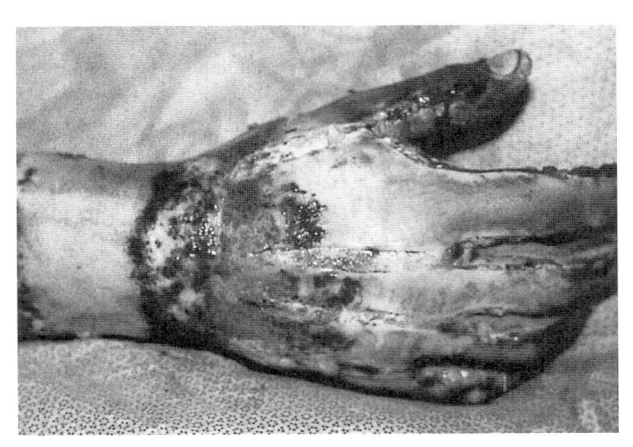

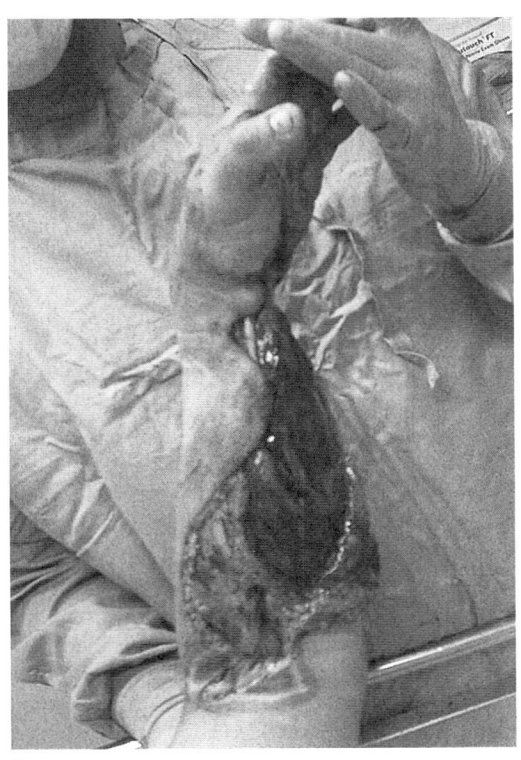

図42-6 A：全層熱傷を伴う手背面に施行された焼痂切開術．B：焼痂切開と筋膜切開を必要とする電撃損傷．焼痂切開と筋膜切開は前腕筋腹を拡張し，手への血流障害を防止する．写真は切開の端から露出された腱までの範囲を示している
(Edward Vergara, Gainesville, FL の厚意による)

性がある他の客観的証拠を伴う熱傷では，気管支鏡検査や動脈血ガス検査，胸部レントゲン検査を行い，診断を確定する．気道熱傷では，強力な呼吸療法に加え，気管内への挿管や人工呼吸器が必要となることもある．気道を維持することが困難な場合や，人工呼吸器の使用が長期に及ぶ場合は，気管切開を行う[94]．気管切開は，外科的に気管を切開して頸部に換気チューブを再設置するものであり，熱傷患者にとって苦痛はない．気管切開を行えば，口腔ケアができ，また長期に及ぶ経口挿管に伴う喉頭または声帯の永久的な損傷を防ぐのに役立つ．

創傷処置と感染予防

開存性の気道確保と体液蘇生処置を終えた後は，創傷の処置に注意を払う．熱傷創は不安定であり，不適切な治療（不適切な創傷処置，浮腫対策の欠如，体液蘇生の欠如）により，実際に創の面積と深度が増加する可能性がある．

創傷治療は，外科的治療と非外科的治療の組み合わせで行う[43]．非外科的治療には，中間層熱傷創における治癒促進材の使用が含まれる．これらには，通常，局所的に用いる抗生剤，生体包帯，非生体皮膚代用包帯などがある．

局所抗生剤

局所抗生剤は，適切に使用すれば，創に関連した感染と熱傷創に関連する病的状態を軽減させることが証明されている．局所抗生剤治療の目標は，微生物の転移を防ぐことにより，侵襲性の感染を予防することである．

熱傷創ケアのために使われる局所抗生剤には，多くの種類がある[92]．顔面熱傷や表在性熱傷には，ネオマイシン／ポリミキシンB／バシトラシン抗生剤軟膏が頻繁に使われる．軟膏を塗布する時は，熱傷創は開放したままにする．スルファジアジン銀 (Silvadene® cream, Hoechst/Marion Roussel. Inc.) は，一般的に使用される抗菌クリームであり，広範囲の熱傷創上に多量に用い，ガーゼ包帯の層に

も保持させて使用する．マフェナイド酢酸塩（Sulfamylon®, Bertex Pharmaceuticals）や，パパイン／尿素（Accuzyme®）局所溶液とクリームは，焼痂を剥がし，酵素の消化作用を通して清浄化を促進する[65]．マフェナイドHClクリームは，高浸透圧性であり，広範囲の領域に用いると疼痛が伴う．しかし，それは焼痂に浸透させることができるので，耳には頻繁に用い，耳の軟骨炎を防ぐ．ムピロシン（Bactroban®, SmithKline Beecham）は，メチシリン耐性黄色ブドウ球菌（MRSA）に感染した創や，ブドウ球菌による化膿を治療するために用いる薬剤である[86]．改良が加えられたデーキン液は，大幅に希釈された中性の消毒液であり，0.025%次亜塩素酸ナトリウム（家庭用の漂白剤［NaOCl］）とアルカリ性を中性にするホウ酸で構成されている．その溶解力のある効果は，壊死した細胞に対して作用し，生存している組織から焼痂を分離させる．ナイスタチン（Nilstat®, Lederle Laboratories）は，二次的な免疫抑制が原因の真菌感染に用いられる他の局所薬と組み合わせて使用する．真菌感染は，長期に及ぶ抗菌性剤の使用によって頻繁に生じる．通常，それは消化管で発症するが，広範囲の熱傷創に感染したり，あるいは真菌感染が原因で血流が阻害される場合は，生命が脅かされることもある．

1960年代に熱傷のための蘇生処置は改良され，発展した．その結果，感染は罹病率と死亡率に影響を及ぼす主原因になった．銀塩と他の化学的に作用する銀化合物は，抗菌特性と熱傷創感染を消滅させる効能があるので，さまざまな形態で使用されてきた．これらの物質の中にはコロイド状銀溶液があるが，それは後に硝酸銀溶液とスルファジアジン銀に置き換わった．硝酸銀は継続的に浸しておく必要があるのに対し，スルファジアジン銀は，通常，日に2回，創表面に塗布する水溶性のクリームである．スルファジアジン銀は，過去40年にわたり，熱傷に対する抗菌銀療法で優先される選択肢になっている[22]．

最近の大きな科学技術の進歩により，銀を微細結晶の形態に結晶化する技術が開発され，その技術によって純粋な銀を多量に創表面に放散させることが可能になった．この銀の微細結晶の放散は，銀が塗被された網目状の布2層と，これらの間に挟まれたレーヨン／ポリエステルでできたインナーで構成されている3枚の合成包帯を用いることで行う[10,98]．銀イオンと銀基は，水にさらすと高濃度で放出されるので，創と銀の膜間の層は，治癒に要する湿気を維持し，滲出液の産生を減少させるのに有効である[22]．その合成包帯は，創表面に直接巻き，細胞の脱分化を刺激し，その後に引き続いて起こる細胞増殖によって治癒を促す．また合成包帯は，抗菌性，抗真菌性であり，鎮痛の特性ももつ．さらには，好気性や嫌気性の菌（抗生剤抵抗性の菌株を含む），酵母菌，線維状の真菌類[10]に対して，高い殺菌作用をもつことが明らかになってきた．合成包帯の効果は維持するので，12～24時間ごとに巻き換える必要があったものが，7日間までに交換すれば良いものになった．

生体包帯法

生体包帯は，創を一時的に覆うのに用い，創の閉鎖，感染の予防，体液消失の軽減，疼痛緩和を目的とする[57]．生物学的製剤は，理論上，創に対して成長因子も放出する．

異種移植（ブタの皮膚）や同種移植（ヒトの死体皮膚）などの伝統的な生物学的処置は，熱傷治療にまだ広く用いられている．同種移植は，一般的に全層熱傷に用いられるが，研究では中間層熱傷におけるスルファジアジン銀に比べて勝るとも劣らない効果をもたらすことが判明しており，約2倍のクライエントが21日で治癒したことを示した（76%対40%）[50,51]．中間層熱傷に対して行った異種移植においても，同様な結果が示された[53]．異種移植は，中間層熱傷の表面の皮膜に癒着し，焼痂の浄化を促進させる．ヒトの羊膜もまた，熱傷用生体包帯として使用され，特に先進国で使用されてきた[52]．

生合成製品

生合成製品は，熱傷治療において広範囲に使用されている．生合成製品による創閉鎖は，疼痛を緩和させ，皮膚の再生を早める．皮膚の早期再生により，瘢痕形成は少なく抑えられる．これは，創が閉鎖し終わるまで用い，通常，10～14日間まで使用し，その後に剥がす．

Biobrane®は，皮膚を代用し創を覆う生合成シート（Bertek Pharmaceuticals, Morgantown, WV）

であり，広く用いられている．この製品の外側は，シリコン皮膜（表皮類似体）で作られており，その皮膜にはコラーゲンが部分的に包埋されたナイロン地がついている．そのナイロンの構成要素が，創表面の線維素とコラーゲンと結びつき，初期の癒着（皮膚類似体）を形成する．また，この製品には小さな穴が構造としてあり，滲出液の排出，局所抗生剤の浸透を高めるために機能している．しかし，これを不適切に用いると，シートは壊死組織を創内に封じ込め，細菌の異常増殖の培地を作る．その結果，侵襲性の創感染を引き起こす[55]．

TransCyte®は，ヒトの線維芽細胞を誘導する一時的な皮膚の代替品（Smith & Nephew, Largo, FL）である．これも中間層熱傷に用い，壊死組織を除去した後に使用する．この製品に関する研究には，2つの前向き研究があり，それらによると早期治癒と疼痛緩和効果が示されている[56,59]．

水治療法

クライエントの状態が十分に安定したら，通常，水治療法を最低1日1回施行する．水治療法では，創と損傷されていない領域を徹底的に洗浄し，遊離した壊死組織片と古い局所抗生剤を取り除く．一般的には，滅菌したプラスチックシートで覆われた「シャワー用手押し車」にクライエントを乗せ，洗浄とシャワーを20～30分間行う．熱傷部を沈水させないこの水治療法は，クライエント間の交差感染を予防するために行う熱傷創の洗浄方法であり，伝統的な渦流浴を用いた水治療法に代わって行われるようになった[2,27]．水治療法の際には，新鮮な局所薬剤を塗布し，細菌の転移増殖を遅延させ，熱傷創の細菌総数を減少させる[34]．水治療法は，作業療法士にとって評価と関節可動域（ROM）訓練を行う最高の機会となる．それは，水治療法の間は通常，鎮痛剤が投与され，包帯による妨げがなく運動しやすいからである．

敗血症

熱傷創では，正常な細菌叢に代わってグラム陰性菌が増殖する．これは受傷直後から始まっている．重度な感染の徴候が見られた時は，感染の程度を判断するために創傷部組織の培養と生体組織検査を行う．重篤な感染は，予後不良なショック状態を招く．これは敗血症であり，感染が病巣部から血流を介して広がっている状態である．敗血症は，生命を維持する組織への血流に影響を与える全身反応を誘発する．敗血症の最も一般的な原因は細菌感染であるが，真菌性，寄生虫性，抗酸菌性の感染からも発症する．特に免疫不全状態の場合は，発症しやすい．治療では通常，広域抗生剤療法が行われる．しかし，宿主防御機構が圧倒され続けると，細菌性副産物あるいは内毒素が血流に蓄積される．この状態は毒血症であり，これは最終的に敗血症性ショックと臓器系への血流を妨げる心臓血管反応を招き，循環虚脱が全身に広がる．敗血症性ショックの特徴は，虚血や尿量の減少，頻脈，低血圧，頻呼吸，低体温，見当識障害，昏睡である．敗血症と敗血症性ショックを回復させるためには，心臓血管薬の投与，血漿透析，人工換気など多組織を支持する処置が頻繁に必要となる．

外科的治療

すべての熱傷創は，数種の局所抗細菌薬で治療される．しかし，熱傷創が広範囲に及び，熱傷深度が深く，治癒に2週間より長くかかると判断される場合は，熱傷による合併症の罹患率や死亡率を低下させるために手術が適応となる．熱傷の一般的な外科的治療は，生育不能な熱傷組織や痂皮の切除術，生物学的皮膚移植術あるいは合成皮膚移植術である．

基本的に3種類の生物学的皮膚移植術がある．**異種移植**は，加工されたブタの皮膚を用いる．**同種移植**は，加工されたヒトの死体の皮膚を用いる．これらは生体包帯として使われ，一時的に創傷を被覆し，疼痛を軽減させる．**自家移植**は，クライエント自身の熱傷を免れた部位（供与部）から採取された皮膚を利用した上層あるいは中間層植皮術（split-thickness skin graft；STSG）であり，これは永続的に耐え得る植皮術である．中間層植皮は，移植部にあたる熱傷創の組織をきれいに切除して行う．1枚のシートとして移植される皮膚は，外見，質ともに良好であるが，広範囲の表面を即座に被覆するためには，採取した皮膚を網状にして皮膚のシートを拡張させて移植する（図42-7）．網状の採取皮膚は，熱傷表面に1枚のシートのように接着させる．網状皮膚の穴の開いた間隙は，肉芽組織上に再上皮化することによって治癒するが，瘢痕化が増し，皮

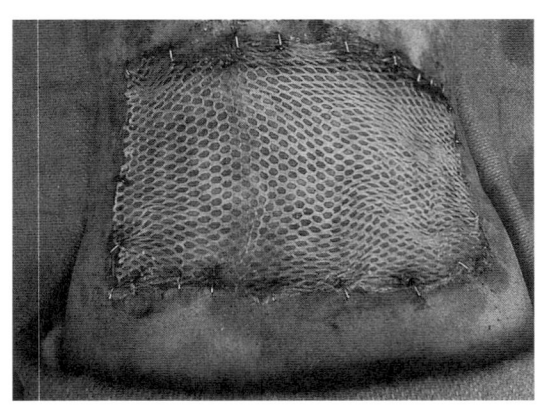

図42-7 広範囲の表面積を覆うための網状の皮膚移植. これは, より瘢痕化して治癒し, 皮膚には永久的に網状のパターンが残る (Edward Vergara, Gainesville, FLの厚意による)

膚上の網状のパターンは永久的に残る.

壊死していない熱傷創の範囲が広くなるにつれて, 自家移植に有効な供与部の皮膚量が不足する. そのため, 自家移植に代わるものが開発されてきた. その例として, 表皮の代替培養皮膚[33]や培養表皮自家移植 (cultured epidermal autograft ; CEA)[7,18]がある. 小範囲の創であっても欠損部が深くなると, 骨あるいは腱が壊死する可能性がある. この場合, 中間層植皮の生着は困難であり, 全層移植や微小血管つき皮弁術が適応になる.

陰圧創傷治療

陰圧創傷治療は, 真空補助閉鎖 (vacuum-assisted closure ; VAC) として知られ, 密封包帯と制御下の陰圧を利用した治療である. この治療は, 創の滲出液の排出, 肉芽組織を成熟させる刺激, 細菌増殖の減少のために行い, 特に深い創に用いられる[58]. VACが紹介されて以来, VAC (VAC® Therapy™ ; KCI Concepts, San Antonio, TX) 包帯は, 熱傷治療を含む幾多の専門的な外科的治療に用いられてきた. VAC治療は, 壊死組織の洗浄化と可溶性炎症性物質の除去を補助することにより, 必要とされる包帯交換の回数を減少させ, 創閉鎖までの時間を短縮させる. また, VAC治療においては深い創でも肉芽組織の成熟を促進させ, 移植皮膚をより良好に接着させることが示されてきた[79].

VACの治療手技を用いることによって, 移植皮膚下に液体が貯留するのを防ぎ, 移植床と移植皮膚間との完全接触を確保することができる. また, 移植床が不整であっても移植皮膚表面への圧迫量を分散させることができる. しかし, 適切な肢位がとれない場合やスプリントで適切に固定できない場合は, 移植皮膚表面が動いて植皮がうまく生着しない可能性がある[81]. したがって治療期間中は, 作業療法士はVAC包帯に注意を払う必要があり, 包帯周囲のシールが剥がれて空気の漏出が起きないよう, 患者の活動を制限しなければならない.

栄養補給

創傷治癒期間中は, 適切な栄養補給が不可欠である. それは, 熱傷患者の代謝率が非常に高くなることに伴い, 蛋白質やビタミン, ミネラル, カロリーの必要量が増加するからである[34,56]. 蛋白質は創傷治癒に特に必要で, 大量に投与しなければならない. 必要な栄養補給量は, %TBSAとクライエントの入院時の体重に基づいて算出する. 適切な栄養を確保するために, カロリー計算とクライエントの体重を厳密に調べる. クライエントが治療食から必要量を摂取できない場合には, 高蛋白とカロリーの供給は経口あるいは経鼻胃管もしくは胃管によって摂取させる. 広範囲%TBSAの重度熱傷者で, 消化管が傷害されている場合は, 経静脈の高栄養療法が頻繁に必要になる. 高栄養療法に用いる溶液には, 生命を維持し, 組織修復を正常に成熟, 発達, 育成させるための十分なアミノ酸やグルコース, 脂肪酸, 電解質, ビタミン, ミネラルが含まれている. それは, しばしば心臓に連なる上大静脈へのカテーテルを介して注入される. 創傷が閉鎖し, 正常な摂食が再開したら, 過剰な体重増加を防ぐために, 栄養補給量を減らし, クライエント個々人の食習慣を正常化しなければならない.

■熱傷に関連する問題と合併症

ストレス

重度熱傷に関連した外傷的事象には, 自然災害や人為的災害のものがあり, それらには竜巻, 雷, 火災, 自動車事故, 戦争あるいはテロ行為, 身体的あるいは性的暴行, 愛する人や友人の突然の死などが含まれる. 熱傷のクライエントは, 疼痛を伴う熱傷

処置（創傷治療，四肢切断，多くの外科手術，疼痛を伴う治療）によってさらに傷つけられる．精神保健の専門家は，増加している精神科的禁忌に関連する要因の知識を増やしており，熱傷のクライエント，特に小児熱傷のクライエントの外傷的事象によって引き起こされるストレスと疼痛の対処法について理解を深めている．大きなストレスに対する反応は，事象の追体験，回避行動，極度の不眠症として現れ，これらの反応は，突然の事象後に長期間継続する．心的外傷後ストレス障害（PTSD）は，熱傷など身体的傷害を引き起こす外傷経験後に一般的によく見られる精神障害である[25, 26]．不安，気分障害，睡眠障害，行為障害，学習障害，注意障害は頻繁に共存し，特に小児においてはそうである．治療には，疼痛評価と疼痛治療，精神的コンサルタント，外傷の事象後に早急に開始される精神的危機介入などがある．また，治療介入は熱傷生存者の家族に対しても行われるべきである[15]．

疼痛

疼痛評価

最も一般的に用いられる疼痛評価には，視覚的アナログ尺度（visual analog scale），色彩尺度（color scale），単語と顔面尺度（word and face scale），形容詞尺度（adjective scale）がある．1998年の研究では，クライエントは一般的によく用いられる視覚的アナログ尺度や形容詞尺度よりも顔面尺度や色彩尺度を好むことが示された[32]．疼痛レベルの評価は，静寂な時間に行うべきであり，疼痛を伴う活動直後にも再度行う必要がある．

疼痛治療

疼痛は生理学的にそして情緒的に有害な影響を与えるので，疼痛に対する治療はより良好な結果をもたらすうえで重要な要因となる．発達的に適切でそして文化的なことを反映した疼痛評価，疼痛軽減，再評価は，治療には必須である．疼痛コントロール指針は，クライエントの背景，処置によって生じる疼痛，関連した不安にも注意を向けたものでなければならない．作業療法士は，熱傷性疼痛をモニターし，疼痛治療がうまく実施できるよう看護スタッフを援助するべきである[60]．

薬物治療は最初に選択される治療であり，これは神経生物学的な新しい概念や臨床科学によって強く裏づけられている．また，このことは有害な副作用をほとんど与えず，毒性の少ないより有効な薬物の導入によっても裏づけられている．アヘン薬は，熱傷のクライエントの鎮痛療法に用いる最も一般的なものとして今でも使われている．しかし，アヘン薬を使用すると，クライエントは投与量を増やすように希望するので，熱傷性疼痛を適切に軽減させることが困難となる．それに代わる疼痛コントロール薬にはアセトアミノフェンがあり，これは小さな熱傷創に有効な鎮痛剤である．非ステロイド性抗炎症剤（NSAID）とベンゾジアゼピンは，アヘン薬とともに用いられることが多い．抗うつ剤は，アヘン誘導性鎮痛効果を高めることが明らかになっている．抗痙攣剤は，熱傷後に生じる交感神経性の持続痛の治療に有効である．ケタミンは，熱傷用の包帯交換時に広く使われているが，せん妄や幻覚などの生理学的副作用があり，使用法は制限される[64]．

多種の催眠術，認知療法，行動療法，感覚療法を用いた非薬物治療は，より受け入れられるようになってきている．経皮的電気刺激（TENS）や局所そして全身性の疼痛緩和療法，心理療法手技もまた疼痛の緩和を補助する治療として有効である[8]．催眠術は，アヘン様鎮痛剤が危険あるいはその効果がないと判断された場合には，それに代わるものとして極めて有効となる可能性がある．これは不確かではあるが症例報告による強い支持を受けている[63]．熱傷性疼痛に対する催眠術の鎮痛メカニズムはあまり理解されていないが，熱傷のクライエントは一般の人々に比べ催眠術を受け入れる．これは恐らく動機づけが高いことの他に，人格解離，後退的な行為によるものがその原因として考えられている[66]．他にも疼痛軽減のための非薬物治療で有効と考えられているものがある．リラクセーション手技も有効である可能性があり，その中には漸進的リラクセーション，呼吸訓練，イメージ療法，アロマセラピー，音楽療法，個人的に指導する対処法などがある．催眠術や気晴らし，リラクセーション手技は，注意して用いれば，動機づけが高いクライエントに有効である[61]．

重度熱傷のクライエントが，痛みを伴う運動や活動に対して抵抗することは自然の反応である．退行は，ほとんどの小児にみられる通常の反応であり，

これは多くの成人でもみられる．この退行反応が見られた場合は，作業療法士はそれを支持し，あらかじめ何を必要とし，それはなぜかをクライエントが理解できる言葉で絶えず説明する必要がある．

　ほとんどのクライエントは通常，治療の説明や技術情報の内容よりも，創処置には疼痛が伴うのか，それがどれだけ継続するのかについて関心をもつ．特に積極的な治療を必要とする場合には，鎮痛剤を計画的に用いて治療を調整すれば，クライエントにとって助けになることが多く，高く推奨される．作業療法士は，予防可能な疼痛を最小限にする手技を知り，それを用いる必要がある．たとえば，立位あるいは歩行の前には，下肢に対して適切な血流を促す治療技術を用いる．さらに作業療法士は，疼痛治療計画実行中は，観察された効果と同様に，確認された鎮痛剤の副作用についてもすべて看護師に報告しなければならない．集中的な治療においては，不快感とストレスが多くなることがあり，それを減少させるためには，短期間で画期的に疼痛を軽減させる必要があり，看護師と協働する必要がある．治療に対してクライエントの不安あるいは疼痛の改善度が比例していない場合は，不安の軽減と鎮痛剤の効果を高めるために抗不安剤が適応となる．治療の必要性が認識でき，治療に耐え得るクライエントに対しては，疼痛を伴う治療時間の上限についてあらかじめ一緒に決定すべきである．作業療法士はその治療時間を一貫して厳守し，クライエントへの信頼とクライエント自身の管理能力を損なうようなことをしてはならない．また，作業療法士はクライエントの不安を減少させることによって，知覚した疼痛を増強させる要因を軽減する[71]．創の治癒に伴い，麻薬性の鎮痛剤の量を徐々に減少させるが，クライエントは通常，退院まで最小量の鎮痛剤が必要である．

心理社会的要因

　熱傷後には，心理的な反応を起こす可能性がある．心理的反応には，うつ状態，外観を損なうことによる引きこもり反応，退行がある．また，仕事や家庭，地域，余暇の役割を再開する能力に対する不安などもある[30]．熱傷に対処する方法は，受傷前の心理状態と熱傷の原因が放火や暴行，自殺によるものであるかどうかによって大きく異なる．心理学的に派生した問題には，不安，抑うつ，後退，反感の増加，自らの存在に関する危機がある[61]．永久的な機能欠損例や変形例では，身体的能力の低下，外観的変貌と自己同一性の変化，失業，同じ事故による愛する人の死などの結果として，クライエントは深い悲しみを経験する．また，顔面の外観を損なったり切断した場合，友人やクライエントにとって重要であった人物が，クライエントの身体的変化に適応できずにクライエントを見捨てる場合がある．そのような時は，結果として受傷前に存在した支持体系は機能しなくなるか崩壊する．

　永久的な欠損が社会的なもの身体的なものいずれの場合であっても，クライエントは悲しみの段階を経る必要がある．それは，Kubler-Ross の On Death and Dying（死ぬ瞬間～死とその過程について）[48]と題する書籍のなかで示されている終末期診断を受けたクライエントの悲嘆の5段階に類似している．その段階を次に示す．

- 否認と孤独：「私に起こったことが信じられない．今に過ぎ去り，良くなるだろう」．
- 怒り：クライエントは他人や自己，あるいは周囲の事情に怒りを向ける．好戦的で非協力的になる．
- 取り引き：この段階は典型的に，引き延ばしの段階である（たとえば「明日，訓練する」）．子どもや10代の若者は，熱傷の長期的な影響について理解できないので，ぐずぐず引き延ばすことの名人である．
- 抑うつ：クライエントは，ライフスタイルと外観が損なわれたことに対して悲嘆に暮れる．また，愛する人が亡くなり，自分は生き残った場合には，罪悪感を経験することもある．
- 受容：クライエントは新たな身体イメージ，身体的そして社会的制限，その他の喪失したものに対して受容することを学習する．この段階では，クライエントが残存している能力に焦点を当て，新たな技能を上達させることに対し援助することが重要である．また，クライエントが社会的な支援体制を拡張させ，または変更しようとしていることに対し，手助けすることも重要である．

　クライエントが受容の段階に到達しない場合は，リハビリテーション過程は著しく阻害される．情緒

的な支持や教育を行い，またクライエントの対処の仕方や自己決定能力を向上させることを支援すれば，熱傷のクライエントの心理的適応能力を高めることができる．しかし，重度熱傷では，個人的な価値観や交友関係に対し，改めて検討しなければならないことが時に生じる．あるいは新たな人生について理解し直さなければならないこともある．重度熱傷に対して，クライエントがどのように精神的に適応するかを決定するにあたっては，受傷前の性格，熱傷の程度，社会や周囲の状況が複雑に関係しあっていることを考慮しなければならない[61]．

■熱傷のリハビリテーション

チーム

熱傷生存者に対する処置やリハビリテーションが成功するには，多職種によるチームアプローチが必要である．このチームアプローチは，クライエントの入院時から即座に開始し，退院後も継続する[5, 74]．熱傷ケアチームは，理想的には医師，看護師，理学療法士，作業療法士，呼吸療法士，栄養士，社会福祉士，精神科医および心理士，言語聴覚士，義肢装具士，小児ケアおよびレクリエーションセラピスト，牧師あるいは聖職者，通訳あるいは文化支援者，職業カウンセラーなどで構成される．しかし，このチームの最も重要なメンバーは，クライエント本人とクライエントの家族あるいはクライエントを支援する仲間である[51, 78, 82]．

リハビリテーションの目標

熱傷リハビリテーションでは，言語的な支持，セ

作業療法実践ノート

作業療法では，初期評価結果に基づき，心理的側面に対しても治療介入すべきである．それは，リハビリテーション過程において作業療法の開始から終了するまで継続する．リハビリテーションが終了した後でも，クライエントが地域活動に積極的に参加しようとする場合，社会活動や社会的関連活動を再開しようとする場合，賃金労働に復帰，再就職しようと試みる場合は，心理的作業療法を必要とし続けることもある．

ルフケアに関する準備，自動運動の強化，クライエント教育などを行うが，熱傷チームのすべてのメンバーはこれらが何であろうと何らかの関わりをもつ．作業療法の長期目標は，熱傷チームの長期目標とほとんど同じである．特定の目標は，それぞれのチームメンバーの責任であるが，全員が同じ目標に焦点を合わせて努力すべきである．したがって作業療法の目標においても，他のすべての治療計画と矛盾するものであってはならず，クライエント，家族そしてすべてのリハビリテーションチームと協働して治療介入を進める．そのためには，すべての熱傷チームメンバーと緊密にコミュニケーションをとり，連携する必要があり，このことはこの治療概念の基本的な考えとして存在する．異なる領域の役割分担，特に理学療法と作業療法間の役割の違いは，それぞれの施設によって異なる．また，これらの役割は，伝統的な役割分担や治療者個人の特殊技能によって異なるというよりも，保険の支払いの違いによって決定される．それゆえ，すべての治療者は互いに頻繁にコミュニケーションをとりながら緊密に治療介入することが特に重要であり，その結果としてクライエントは，すべての専門領域の技術と観点から利益を得ることができる．熱傷リハビリテーションを専門としている作業療法士や理学療法士，言語聴覚士は，クライエントの移動や日常生活活動

作業療法実践ノート

すべての治療専門家は，熱傷のクライエントに有効とされる治療や訓練の早急な進歩に遅れないよう最新の専門的な知識と能力を習得し続けなければならない[82]．専門的な能力を向上し続けるためには，次に示すことを推奨する．

・Journal of Burn Care and Rehabilitation，Burns，Journal of Wound Care，Journal of Trauma，Journal of Burns などの専門雑誌を閲覧する．
・アメリカ熱傷学会，国際熱傷学会などの熱傷治療に関する協会の会員になる．
・地域そして全国的な学会に参加する．地域の熱傷センターを訪問し，熱傷に関わっている他の治療者と協議する．
・専門的な熱傷協会のウェブサイトにアクセスし，そこで他の熱傷治療の専門家とオンラインで議論する．

回復段階

熱傷のクライエントのリハビリテーションは，急性期，手術および術後期，入院あるいは外来のリハビリテーション期の3段階に分けられている[51]．これらの段階は，互いに重複しているが，分類や効果的な治療目標を立てるのに有効である．

急性期は通常，重篤な熱傷後の最初の72時間を指す．しかし，浅達性中間層熱傷で，外科的治療を必要とすることなく2週間以内に自然に治癒する場合であっても，受傷から上皮化するまでの期間は急性期と見なす[73]．

急性期後の手術および術後期は，熱傷創の大きさや合併症の有無によってその期間が変わる．この時期は，創傷感染や敗血症，敗血症性ショックなどの発病性が特に高く，ここでの医学的治療は創傷治癒の促進と感染を最低限に抑えることに焦点が当てられる．

リハビリテーション期は，入院と外来ケアの両者を対象としている．その期間は不確定であり，長期にわたることもある．この段階は移植術の後であり，クライエントが医学的に安定し，ほとんどの開放創が治癒した時期である．創傷治癒の質，瘢痕形成の程度，積極性を必要とするリハビリテーションの内容により，熱傷のクライエント，家族，治療者にとって最も意欲がかき立てられる段階である．

急性期

急性期では，クライエントの生命維持のために医学的処置が最も重要であり，この段階での作業療法の目標は，主として予防である．クライエントが回復し，創が閉鎖するに従って，作業療法の治療特性は変化する．その内容は機能回復に向けた治療介入となる．創が深達性中間層あるいは全層熱傷の場合には，急性期初期の介入目標は以下に示すものとなる．

・見当識の獲得と心理的支持．
・浮腫の軽減．
・関節および皮膚の可動性低下の予防．
・筋力および活動耐性低下の予防．
・セルフケアの自立などの作業活動の促進．
・クライエントおよび介護士の教育．

手術および術後期

手術および術後期のリハビリテーションの目標は，手術で得たものを損なわないように補助する一方で，作業遂行の技能やパターンを維持あるいは高めることである．ほとんどの切除および移植術は，移植皮膚を生着させるために手術部位の固定期間を必要とする．適切とされる固定肢位や固定期間は，術者の指示や熱傷センターのプロトコルによって異なるが，平均固定期間は2〜7日間である[14,35,39,54,80]．最も有利な術後肢位は，移植皮膚の表面積が最大になるように維持できる肢位である．たとえば手背熱傷では，手背面を伸張させるために，手関節は中間位あるいは掌屈位，MP関節は屈曲位，母指は外転対立位にし，小指と向き合うようにスプリントで固定する．

この段階の介入目標を，以下に示す．

・必要に応じて見当識を必要とする活動を提供することにより認識能力を高めること．また心理的支持を継続すること．
・スプリントによる移植部と供与部の保護と，術者の指示する適切な固定肢位の確保．
・筋萎縮および活動耐性低下の予防と，固定していない領域の運動による血栓性静脈炎の防止．
・代償手技と自助具によるセルフケア自立度の増大．
・クライエントおよび家族に対するこの回復段階に関する教育と激励．

リハビリテーション期

回復の第3段階はリハビリテーション期であり，創が閉鎖した時から始まる．%TBSAが大きい熱傷のクライエントもこの時期に移行するが，さらに手術を必要とする場合も多い．しかし，これらのクライエントの創の大半は閉鎖し，瘢痕の成熟は始まっている．この段階の介入において重要なことは，セルフケアを最大限自立させること，心身ともに自立させること，変形や拘縮を予防するために瘢痕形成を管理することである．クライエントや家族への指導は特に重要であり，退院前の準備として創の管理能力を向上させ，治療プログラムを習得させる．

リハビリテーション期は，退院後においてもすべ

ての創の成熟が完了し，手術部が完治するまで続く．退院前では，自立と教育が重要である．退院後も心理的支持と介入を継続し，クライエントの自信と自尊心，動機づけを持続させるよう支援する．また，重度熱傷の身体的，社会的，心理的問題に対処するのに必要な資質を持続させることにおいても支援する．

この段階の介入目標は，熱傷性瘢痕によって生じ得る障害を考慮する必要があるので，多くのことを網羅しなければならない[51]．さらに重要なことは，作業療法士はリハビリテーション期の初期から，クライエントの個人的な目標に対しても介入しなければならないことである．

リハビリテーション期の介入目標は広範囲にわたり，以下に示すものがある．

- 心身の自立に向けた心理的支持の継続．
- 適切な肢位保持，持続的他動伸張，スプリントによる関節可動性の改善と拘縮の軽減．
- 筋力，協調性，活動耐性の回復．
- 瘢痕の発達，拘縮，外観損失を最小限にとどめるための加圧療法と瘢痕管理プログラムの開始[51]．循環補助衣，圧迫衣，圧迫調整器具の使用．
- 適切な肢位保持，運動訓練，スキンケアなどを含め，自立しているセルフケア技能の向上．職業に関連した活動や自宅の管理活動を含めた生活関連活動（IADL）の指導とその実践機会の提供．
- 感覚障害，外観損失までを考慮した瘢痕の発達に関する指導．瘢痕管理と安全予防処置の継続．
- 学校，職場，余暇および社会活動の再開を支援するための治療終了後の計画とその実践指導．

作業療法評価

急性期治療では，医学的な問題が主たる関心事となるが，可能であれば作業療法士は，入院後の最初の24〜48時間以内に初回評価を完了すべきである．また，カルテや治療チームから，熱傷の原因，既往歴，続発疾患の情報を入手すべきである．熱傷創は，視覚的評価によって損傷範囲と深度を判定し，将来想定される作業遂行や状況に影響を与えるどんな領域も記録しておく．

可能であれば，クライエントとその家族に面接を行うことで，信頼関係を築き，受傷以前の作業遂行状況を入手する．この情報には，受傷以前の身体構造と身体機能（利き手，過去の受傷歴，作業遂行制限の原因となっていた疾患と状態），過去の作業遂行技能とパターン，日課，活動（職業および教育的な責任や家庭内の役割など）まで含まれていなければならない．また，受傷前の性格や心理的状態についての情報も同様に重要である．これらの情報を得ることによって，作業療法士はクライエントの行動と認識能力の変化を確認することができる．また，これらの情報は，目標設定やリハビリテーション過程へのクライエントの参加を高めるために，最も適切な対人交流的方法を選択するのに有効である．挿管と人工換気が必要な重度熱傷のクライエントでは，これらの情報は家族や同僚，友人など重要な人から入手しなければならない．そうすることにより，クライエントが非言語的に伝える内容を確認でき，また補うこともできる．

受傷前と現在の活動機能の評価を行い，その基準を確認した後に介入計画を立案する[51]．評価では，関節可動性や筋力，感覚，機能的な身体の用い方を診るために，受傷部に加え非受傷部についても評価する必要がある．しかし，評価を始める前には，作業療法士は作業療法の目的について説明し，不快感など評価中にクライエントに生じると予想されることについても説明に加えなければならない．評価前の説明と激励は，クライエントを元気づけ，不安を軽減させる．その結果，クライエントは全力で遂行しようと評価に臨む．重要なことは，クライエントが再び生活に戻り，意義のある活動に再び参加するという最終的な長期目標に向けて行うことである．

初回評価では，作業療法が関与するすべての領域について評価する．その評価には，創の程度，浮腫の存在とその程度，他動可動域（PROM），自動可

作業療法実践ノート

理想的には，クライエントの活動遂行の経歴は，現在のクライエント要因を評価する前に入手すべきである．しかし，受傷の重症度，時間的制約，身体的評価に基づく鎮痛剤の調整の必要性，包帯交換，他の医学的治療により，作業遂行の経歴を詳細に得られないことが多い．

動域（AROM），筋力，粗大的あるいは巧緻的な協調性，知覚の変化，認識レベルなどの項目が含まれる．理想的には，作業療法士による創，ROM，筋力，知覚の評価は，包帯交換や水治療法の間に行うべきであり，そうすることにより熱傷の深度，正確な熱傷部位が直接評価でき，正確に記録できる．

初期評価では，熱傷創の観察と知覚の有無を基に，熱傷が表在性なのか，浅達性中間層熱傷あるいは深達性中間層熱傷なのか，全層熱傷なのかを識別する．そのために作業療法士は，焼痂が発達する前に受傷後可能な限り早期から熱傷創を観察すべきである．**焼痂**は，深達性中間層熱傷を全層熱傷に類似した状態にし，正確な深度判定を困難にする．その他，熱傷を受けた関節表面とすべての全周性熱傷にも注意を払う．自動運動あるいは自動介助運動によるROM評価は，関節運動と全身の筋力を評価するためには，浮腫が重度になる前や運動の抵抗となる包帯が当てられる前の包帯がない状態で実施する必要がある．

運動の種類と反復回数に関する説明を行う．その間，特定の運動を通してクライエントを愛護的に導くことは，全可動域を確保するのに役立つ．可能であれば，ROM測定は角度計を用いる．これは，治療開始時の可動域制限と過去の記録内容と比べて生じた変化を正確に記録するためである．痛みや浮腫，硬い焼痂，あるいはかさばる包帯が可動域を制限するようであれば，それを記録しておく．受傷前の状態により期待できるAROMは異なるが，このことはクライエントと家族との面接で事前に調べておくべきである．一般的にAROMが推奨されるが，クライエントが不応答である場合，もしくは十分に四肢が動かせない場合は，PROMを測定する必要がある．PROMを測定する時は，過剰な力を与えないようにする．特に，関節変性がある高齢者，あるいは関節の過剰運動性を有する小児には注意する．

手背の深達性中間層熱傷あるいは全層熱傷では，ボタン穴変形の予防措置を始める．これは，手の伸筋腱機構が正常に機能していることが確認できるまで継続する．ボタン穴変形の予防は，指の自動・他動屈曲を回避させることであるが，中手指節（MP）関節の屈曲を行う場合は，指節間（PIP・DIP）関節を伸展位に維持しながら行い，伸筋腱機構にストレスや損傷を与えないようにする．すべての近位指節間（PIP）関節の屈曲は回避し，PIP関節を伸展位に保持する予防的スプリントを即座に装着する．

すべての知覚分布領域に関する大まかな知覚検査のスクリーニングは，包帯がない状態で実施すべきである．このことは，電撃熱傷や末梢神経障害を伴う長年の糖尿病のあるクライエントにおいては特に重要である．

受傷前に正常で機能的な筋力を有していたクライエントにおいては，AROM測定で重力に抗して十分に運動できる筋力の存在が明らかになれば，初回の粗大筋力検査は必要としない．電撃熱傷，コンパートメント症候群を引き起こす可能性のある重度浮腫，他の筋骨格あるいは神経学的損傷が疑われるクライエントでは，主要な筋群の徒手筋力検査を行う[97]．手の熱傷を免れたクライエントあるいは浅達性中間層熱傷のクライエントでは，握力計やピンチ力計を使い，握力とピンチ力の客観的基準値を得る．

ADLの評価は，クライエントや家族との面接から始め，クライエントの受傷以前の身体的機能や認識レベル，社会的遂行技能とそのパターンに関する情報を得る．重度熱傷のクライエントでは，医学的に安定し，クライエントがより前進的な作業目標に参加できるようになるまでADL評価を延期する．重度熱傷ではなく，また人工換気を行っていないクライエントでは，食事，基本的な整容動作，病衣の着脱など基本的なADL技能を評価する．ADL技能評価では，動作を完遂するためのどのような代償動作にも，また不器用な運動にも注意する．異常なパターンがあれば，それが受傷前からのものかどうかを調べ，議論すべきである．

初回評価（表42-2）の後は，クライエントと協働で短期および長期目標を設定する．作業療法の介入目標を設定する時には，クライエントの以前の状況や生活様式，個人的長期目標，現在の優先事項を考慮する．すべての短期目標は，明確で現実的なものでなくてはならず，それを達成するための期間も設定する必要がある．目標を決定した後は，治療計画を立案する．作業療法の治療計画は実際的である必要があり，他のチームメンバーの目標を補完し援助するものでなくてはならない．

表 42-2 熱傷リハビリテーション評価の構成要素

初期	入院リハビリテーション	外来リハビリテーション
熱傷原因	移植皮膚の生着状態	皮膚や瘢痕の状態
%TBSA，熱傷深度	皮膚や瘢痕の状態	皮膚や瘢痕の状態
熱傷領域	拘縮関連	圧迫衣の適合
年齢，利き手	浮腫（存在する場合）	必要があれば容積評価
機能状態	ADL 遂行レベル	ADL 遂行レベル
職業	活動技能	活動技能
ROM，筋力	自動および他動 ROM，TAM	自動および他動 ROM，TAM
移動および活動耐性	筋力，活動耐性	筋力，活動耐性
発達レベル（子ども）	発達レベル（子ども）	発達レベル（子ども）
心理状態	心理状態	心理状態
社会支援	社会支援	社会支援
余暇活動	余暇活動	余暇活動
	圧迫衣の必要性	圧迫衣の必要性
	家庭管理	家庭管理
		家庭におけるケアの理解
		職業復帰能力
		学校に復帰する能力と再参加プログラムの必要性

ADL：activities of daily living（日常生活活動），ROM：range of motion（関節可動域），TAM：total active motion（総自動運動域），TBSA：total body surface area（全体表面積）

　熱傷のリハビリテーションに従事する場合は，2つの基本的な原則を念頭に置いておかなければならない：(1) 熱傷後の機能回復を妨げる主な要因は，瘢痕拘縮の形成と肥厚性瘢痕である．(2) 重度の瘢痕や拘縮は，早期の治療介入で予防できることが多い[72]．したがって，熱傷リハビリテーションの介入技術や目的のほとんどは，回復と同様に予防に向けられたものである．

■作業療法介入

急性期

予防的肢位の設定

　予防的肢位の目的は，浮腫の発生を防止し，損傷肢を変形予防肢位に保持することである（表42-3）．一般的に，クライエントにとって最も快適な肢位は拘縮肢位であるため，適切な肢位をとることが重要となる[49,51]．典型的な快適肢位は，上肢は内転，屈曲，股関節および膝関節は屈曲，足関節は底屈である．足指は，背側に引かれるのが典型的な肢位である．手の重度熱傷では，浮腫によって機能的でない肢位，すなわち手関節掌屈，MP関節伸展，IP関節屈曲，母指内転位をとる．この肢位は，「鷲爪手」と呼ばれ，瘢痕形成が活発な時にこれを防止できない場合は，重度な機能障害を招く．

　初回の創の評価中に，熱傷表面と浮腫の評価，クライエントがとりがちな肢位の検討，その肢位が機能制限を招くかどうかの判断を行い，これらによって適切な肢位の設定が必要かどうかを決定する．たとえば，肩，胸，腋窩に熱傷があれば，クライエントの上肢を挙上し，肩を外転90°，外旋45°，水平外転60°に設定する．この肢位は，枕を利用した傾斜，上腕ボード，あるいはオーバーヘッド牽引装置から吊り下げられた羊革製のスリング（図42-8）により上肢を支持して設定する．また，頻繁な運動訓練と活動により，肩の屈曲と外転の全可動域を得ることが重要である．これは，創傷治癒の進行に伴って進行する腋窩部の拘縮と，それによる頭上へのリーチ機能制限を防止する必要があるからである．適切な肢位の設定が必要と判断されたら，看護スタッフとチームがその肢位の継続を補助できるように，絵入りの指針をベッドサイドに掲示する（図42-9）．

　入院後は，初めに適切な肢位に設定し，浮腫を防止する[70]．四肢は，心臓の位置より高く挙上する．そうすることにより，遠位部に出現する重度な浮腫

表 42-3　熱傷後における特定部位の変形予防肢位

部位	拘縮予防肢位	装備と手技
頸部	中間位から軽度伸展.	枕を使用しない，ソフトカラー，頸部コンフォーマー，3部構成頸部スプリント.
胸部と腹部	体幹伸展，肩後退.	ベッドの頭部を低くする，胸椎下に丸めたタオルを敷く，鎖骨バンド.
腋窩	肩 90〜100° 外転.	上腕ボード，エアプレーンスプリント，鎖骨バンド，オーバーヘッド牽引装置.
肘関節，前腕，手関節，手	肘関節伸展. 前腕中間位. 手関節 30° 伸展. 母指外転，伸展．MP 関節 50〜70° 屈曲. PIP・DIP 関節伸展.	枕，上腕ボード，コンフォーマースプリント，動的スプリント，枕を使用しての挙上，掌側熱傷手スプリント.
股関節，大腿	0°伸展．股関節 10〜15° 外転.	転子ロール，膝関節間に枕を挟む．楔形枕.
膝関節，下腿	膝伸展．前部熱傷は軽度屈曲.	膝関節矯正具，キャスト，坐位時には挙上，動的スプリント.
足関節，足	0〜5° 背屈.	特注のスプリント，キャスト，AFO.
耳，顔面	圧迫防止.	枕を使用しない，ヘッドギヤ[32].

IP：interphalangeal（指節間），MP：metacarpophalangeal（中手指節），AFO：ankle-foot orthosis（足関節 - 足用装具）

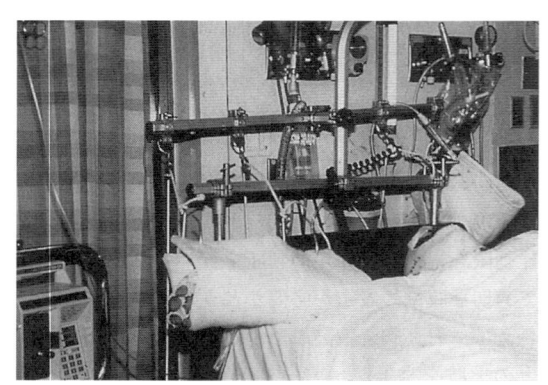

図 42-8　スリングと組み立てられたオーバーヘッド牽引装置による肩の肢位保持．軽い重りの負荷は自動運動を可能とし，患者がリラックスした時には肩は外転する

を防止できる．これに AROM 運動を併用すれば効果的である．浮腫が軽減し，創が閉鎖するに伴って，肢位設定の目標は関節上の皮膚性拘縮の防止に向けるべきである（表 42-3 参照）．

スプリント療法

　スプリント療法は，適切な肢位を保持し，損傷組織を保護するために開始する．ただし，拘縮を予防するために，常時装着する必要はない．急性期に使用するスプリントは，一般的に静的スプリントであり，安静時に装着する．日中の覚醒時は，活動や運動訓練を行うことが重要である．手の掌側スプリントは，熱傷を受けた手に慢性的な浮腫が存在する場合，自動運動が制限されている場合，あるいは禁忌となる運動が監視できない場合に適応となる．禁忌とされる運動は，熱傷が深部に及んでいる場合や，他の外傷が合併している場合に設定される．典型的な手の掌側スプリントは，手関節は約 30° の背屈位，MP 関節は 50〜70° の屈曲位，PIP・DIP 関節は完全伸展位，母指は外転，伸展位に設定したものである[51]（図 42-10）．肘関節や膝関節用のスプリントは，過伸展位を防止し，その結果として生じる疼痛を予防するために，約 5° の屈曲位で設定する．

　スプリントが正しく適用されているかをチェックする時には，作業療法士は圧迫されやすい部位を考慮し，正しくスプリントが当てられているかを確認すべきである．受傷直後に作製したスプリントは，日々評価する必要があり，浮腫の変化に合わせて変更しなければならない．手のスプリントは，ガーゼ包帯と弾性包帯で 8 の字に巻いて固定する．その際，循環状態を確認できるように指尖は露出する．折りたたんだ 4×4 インチ（約 10 cm 四方）のガーゼ製スポンジを基節骨と包帯の間に入れ，スプリント内で指の伸展を確保する．剥がせるストラップは後になって使用するには便利だが，急性期に用いる熱傷スプリントには不適切である．それは，感染コ

定手技によって正しい位置に固定する[21, 46]．

日常生活活動

　急性期では，医学的な状況によりクライエントのセルフケアの遂行能力は頻繁に制限される．クライエントは，人工呼吸器，多数の点滴ライン，カテーテル，その他の補助装置などによりADLの制約を受け，セルフケアは看護師スタッフに依存することになる．

　クライエントに人工呼吸器が装着されている場合や，口腔に管が挿入されている間は，顔面熱傷がなくとも，口腔の自己吸引や顔の基本的な衛生管理によりADLは制限される．抜管後に試みられるADL項目は，口腔ケアである．口から液体や食物が摂取できることが医学的に明らかになったら，作業療法士は自己摂食能力について評価しなければならない．気道損傷は，構音障害と嚥下障害を合併するが，これは長期間の口腔挿管や熱傷の直接損傷により頻繁に発生する．これらのクライエントに対しては，作業療法士は言語聴覚士と協調して，効果的なコミュニケーション技能と自立した自己摂食機能を向上させるという共通の目標の下に治療を行う．上肢熱傷とそれに付随した疼痛，包帯，浮腫は，自己摂食動作を制限するので，一時的に自助具が必要になる．それには，太柄または長柄の食事用具，プレートガード，蓋とストローのついた旅行用マグカップなどがある．その他，早期に開始するセルフケア動作には，整髪やひげ剃りがあるが，これらはクライエントの筋力と活動耐性に応じて奨励する．

　急性期では，一時的に工夫を必要としても，それがクライエントにとって価値があり，うまくできる見込みの高いADL課題を選択すべきである．自立を支援するために，クライエントの環境や機器，以前の遂行パターンの変更が必要なこともある．しかし，最終的には現在適用している技能や自助具の使用をやめさせることが治療の長期目標になる．この目標は，治療の流れの中で機能が向上している兆しとしてクライエントに示すべきである．目標は，クライエントと作業療法士で共有し，その目標に挙げたすべてのADLは自立させる必要がある．これは，熱傷以前の方法でかつ適切な時間で，また最小の変更で遂行できるようにしなければならない．

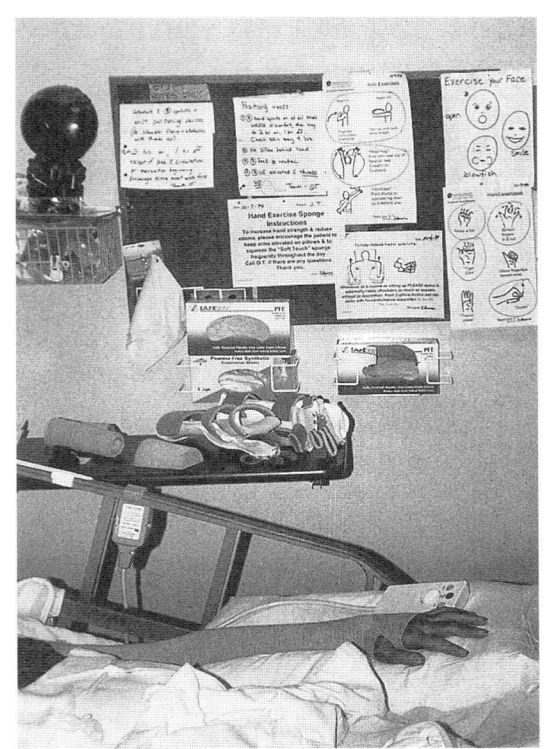

図42-9　高いところに貼った目立つベッドサイドポスターは，設定肢位，運動訓練，スプリントの説明に関するものであり，クライエント，スタッフ，訪問者にとって有効である

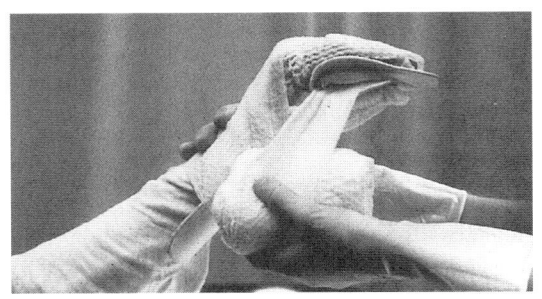

図42-10　圧迫包帯を8の字パターンで巻いて固定された熱傷後のハンドスプリント

ントロールの問題と遠位部の浮腫が安定していない間に締めつける可能性があるからである．

　外耳まで及んだ中間層あるいは全層熱傷例では，枕あるいは包帯，気管チューブの圧迫によってさらに損傷が加わらないよう保護しなければならない．耳の保護用スプリントは早期に適応し，外耳熱傷が治癒するまで装着する．このスプリントは，熱可塑性プラスチック製の2つの耳キャップあるいはクッションをつけた酸素マスクで作製し，包帯や3点固

運動訓練と活動耐性

　医学的な問題を克服して離床でき，下肢への体重負荷ができるようになったら，即座に持続的坐位，移動，歩行動作を開始する．下肢の熱傷の場合は，クライエントが坐位をとる際に，足部が就下性浮腫になる前に弾性包帯を巻く．弾性包帯は，足指の基部から踵部を超え，少なくとも膝まで8の字パターンで巻く．また必要に応じて，鼠径部まで弾性包帯を同様に巻く．クライエントがいすに座っている時は，下肢は挙上位に維持し続ける必要がある．また，足を下垂する時間や，静止立位をとっている時間は制限し，静脈性のうっ血や不要な不快感を防止する．

　機能的活動に加えて，自動運動による訓練はすべての熱傷治療計画の主要な構成要素である．急性期に行う運動訓練手技は，熱傷に特異的なものではない[51]．運動訓練では，自動運動，自動介助運動あるいは他動運動を用いるが，クライエントの状態によって異なる．急性期における運動訓練の焦点は，ROMと機能的な筋力の維持，浮腫の軽減にあてる．

　クライエントの状態が良好になり次第，筋力を増強させる活動を急性期の介入プログラムに導入する．これらの活動は，単純な自動運動から抵抗運動を伴うものまでを含み，入院によって低下した体力を回復させる[52]．ただし，抵抗運動を伴う活動は，耐久性が向上するに従って進めるべきである．重度熱傷の運動訓練は，すでに代謝が亢進しているクライエントには過負荷であると考えられていた．しかし，段階づけられた漸増訓練は，熱傷の急性期の回復において有益であることが，研究や経験から明らかになってきた[40]．

クライエント教育

　クライエント教育はすべての熱傷チームメンバーの責任であるが，作業療法プログラムが成功するかどうかは，クライエントが長期の活動に必要とされること，背景状況のニーズ，役割責任をどのように認識しているかで左右される．最初の教育目標は，熱傷の回復段階，自立活動および動作の必要性と重要性，痛みとストレスの管理法についての理解を高めることに焦点を合わせる．クライエントがこれらの目標に合意することは，活動に対する動機づけを向上させ，協力的に従事することを促す．そしてその活動は，良好な治療介入結果を獲得するために必須である[31]．

手術および術後期
肢位の設定と術後スプリント

　一般的に切除術と移植術後には，移植された皮膚を生着させ，血流を得るために，固定期間が必要である[21]．作業療法士は，スプリントや固定装具を術前に作製しておき，術直後に手術室で装着する．そのためには，術前から術者と術後肢位の必要性について検討しておくことが有益である．また，術前に検討することにより，材料や方法の選択肢が増える．移植部の固定の一般的な目的は，浮腫を予防し，創傷治癒を促すことである[73]．

　術後の固定肢位は，標準的な肢位である場合や，特異的な手術に応じて独自に設定する場合がある．標準的な熱傷スプリントは，四肢の変形を生じさせないように肢位を設定するものであるが，術前および術後スプリントは植皮部面積を広くするように四肢を維持するものでなくてはならない．手背部の植皮例では，手関節は中間位，MP関節は屈曲位，母指は外転位に設定して手背の植皮面積を最大にする．その他の例として，腋窩部に前進皮弁術を施行した場合では，肩は45°外転位に設定する．作業療法士は，手術手技の知識を前もって習得し，術後に発生する合併症の可能性を判断する必要がある．その判断によって有効な肢位を設定しスプリントを適用できる．

　術後の固定は，限定的に包帯を厚く巻いたり，固定用の標準装具を用いて行うこともあるが，スプリントはその肢位を確保するために必要になることが多い．ほとんどのスプリントは，主としてギプス包帯や熱可塑性プラスチックを用いて作製する（図42-11）．植皮部が湿性包帯で巻かれている場合は，ドレーンによる排液を維持させるために，また植皮を解離させないために，有孔あるいは編み込みのスプリント材を用いる[21]．また，移植した皮膚が関節の上を覆っていないとしても，隣接関節の運動は植皮の生着を妨げる場合がある．このような場合のスプリントは，これらの関節を機能的肢位に固定するようなデザインにする．一般的に術後に用いる熱可塑性スプリントは，スプリント材を適用部に直接かぶせて形を整える方法（drape-and-trim

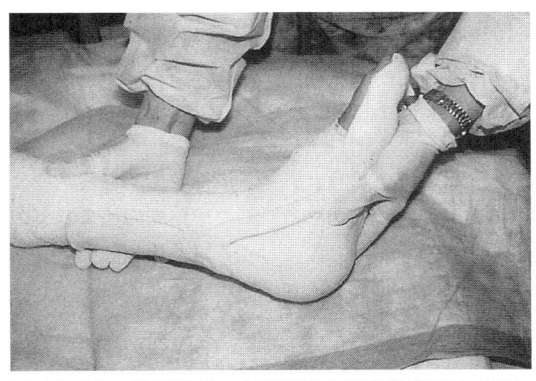

図42-11 熱可塑性の全面接触の足関節背屈スプリント．このスプリントは，底屈拘縮を予防するためのものである

technique）を用いる[21]．ほとんどの術後のスプリントは，一時的に肢位を設定するものであり，植皮の生着が得られれば装着を中止する．しかし，スプリントが熱可塑性のものであれば，それらは変形予防のための肢位に合わせて再形成する．

運動訓練と活動

術後期間は，熱傷を免れた四肢の自動および抵抗運動を継続し，ROMと筋力の低下を予防する．しかし，切除術と移植術直後は，手術した領域の隣接部の運動をしばらくの間中断する．その期間は，熱傷センター間で異なるが，平均固定期間は，中間層遊離植皮では3～5日，培養表皮移植では7～10日である[14, 31, 39]．運動訓練は，植皮の生着が確認できたらすぐに再開する．作業療法士は，運動訓練再開前に植皮部やその隣接部を観察し，植皮の生着と露出した腱や傷害を受けた皮下組織の有無を確認する必要がある．

新しく移植した皮膚が剥がれるのを防ぐために，愛護的な自動運動を選択する．術前のROMが正常値を示し，固定期間も3～5日であれば，活動を再開した後3日以内には正常なROMに回復することが期待できる．供与部に対しては，出血がひどくなければ，一般的に2～3日後に自動運動を許可する．供与部が下肢の場合は，下肢の熱傷と同じように扱い，標準的な治療として挙上と弾性包帯による圧迫を行う．

下肢の切除術や移植術においては，術後5～7日までは歩行を再開しないのが一般的である．歩行の再開は，医師の同意に基づいて行い，まずは短距離歩行から勧め，歩行介助を行う．そして歩行距離は，徐々に延ばしていく．歩行する前には，ふわふわした軟らかいガーゼ包帯を巻いた上から弾性包帯を二重に巻き，植皮した皮膚の剥離と血液の貯留を予防する．弾性包帯，挙上，動きを阻害しない下肢の肢位は，下肢の植皮を保護するのに特に重要である．歩行が可能となったら，自転車エルゴメーターでの運動は活動耐性を向上させるのに有効である．

日常生活活動とクライエント教育

セルフケアと余暇活動は，活動に必要とされること，身体的能力，活動耐性に応じて継続し，そして増加させる．この期間は植皮の生着を確保するのに必要な肢位に固定しているので，セルフケアは困難なことが多い．上肢が固定されている場合は，それによって困難になったセルフケア動作を継続できるよう，また環境をコントロールできるよう，創造的なADLの補助具が必要になる．一時的ではあるが，スプリントに装着した万能カフや長柄の食事用具など簡単な自助具は，新たに再獲得しなければならない自立心や自信，自己実現の感覚を保つことに役立つ．また，心理社会的支援や熱傷治療の教育を継続することは，術後の予防措置や処置の理解を確実に得るために必須である．

リハビリテーション期：入院のクライエント

リハビリテーション期は，一般的に重度熱傷のクライエントが熱傷病棟での集中的な傷創治療を必要としなくなった時から始まる．その時点では，ほとんどの創は閉鎖している．また，クライエントは集中治療病棟から経過観察病棟に転床するか，リハビリテーション病棟に移される．この段階でのクライエントは，治療介入の目標設定に関し，より積極的な役割を果たし，治療に完全参加するよう期待される．また，段階が上がった運動訓練プログラムに加え，さまざまな自助具やリハビリテーション機器，新しい手技を導入する．これらは，ROMや筋力，活動耐性を向上させ，より高いレベルのADLやIADLを自立させるのに役立つ．治療介入とクライエント教育においては，必要とされる仕事やレクリエーション，セルフケア技能に重点を置き，クライエントが以前の日常業務に復帰することを支援する．また，受傷以前の活動や役割を再開させる準備

も補助する．作業の再開においては，以前からの個人的な背景状況に応じて可能性のある障壁を予期し，前もって取り組むことが，この段階では重要である．また，地域活動に再び参加するうえでの問題や心理的適応に関しても，同様に配慮しなければならない．

再評価と介入目標

瘢痕形成は，創の閉鎖と同時に始まる．その結果，皮膚性の拘縮は高度になり，クライエントは機能上問題となる運動制限と ADL の遂行障害について頻繁に訴える．瘢痕の発達の影響を抑える介入手技には，スキンコンディショニング，瘢痕マッサージ，加圧療法，ゆっくりと愛護的に行う持続伸張後の運動訓練がある．

入院しているクライエントのリハビリテーション期では，遂行技能は作業療法評価で詳細に示すべきである．そのためには，自動および他動 ROM の測定を行い，関節拘縮や瘢痕拘縮によって生じているあらゆる制限を記録する必要がある．単関節の測定は，個々の関節拘縮を判別するために行い，その結果を記録する．皮膚性の拘縮が同側肢に存在し，多数の関節に影響を与えている場合は，連動した運動パターンに関与する全関節の総自動運動域（TAM），あるいは総他動運動域（TPM）を測定し，記録する．受傷が一側であれば，健常側の測定も行う．健常側の値は，受傷側の正常値の設定に用いることができる．筋力評価は，徒手筋力検査（MMT）を利用することができる．しかし，MMT を行う時は，作業療法士が抵抗を与える時に新たに治癒した皮膚に損傷を加えないよう注意する必要がある．その他の評価には，筋持久力および心肺能力の耐性，セルフケアの遂行，家事管理活動，皮膚の状態，浮腫の存在，瘢痕発達の項目がある（表 42-2 参照）．瘢痕発達の評価は，瘢痕用の圧迫衣の必要性を示す．

入院リハビリテーションの治療介入目標は，ROM，筋力，活動耐性を増加させて，セルフケアを自立させることである．また，スキンコンディショニングの開始，心理的適応の援助，クライエントと介護者の教育，退院時に必要な処置の習熟もこの段階の目標となる．これらの目標は，外来リハビリテーション期を通じても継続し，徐々に目標を高めていく．しかし，クライエントが家庭や地域に復帰する準備をする際には，他の目標を追加する．

スキンコンディショニング

スキンコンディショニング手技は，瘢痕の状態を改善させ，圧迫衣からの圧迫力や剪断力によって引き起こされる微細外傷に対する耐久性を向上させるために行う．また，感覚過敏を軽減し，新たに治癒した乾燥皮膚に湿気を与えるためにも行う．この手技は，どのような熱傷領域に対しても用い，治癒するのに 2 週間以上費やした手術領域にも適用する．その方法は，水性のクリームあるいは外用水薬を用いて，潤滑とマッサージを 1 日 3～4 回行う．極度に皮膚が乾燥している場合や，こわばり感，かゆみがある場合にも行う．乾燥している皮膚に潤滑を与えるのは，熱傷では汗腺や皮脂腺が損傷されているためである．マッサージは，治癒が完了した敏感な植皮部や熱傷性瘢痕の脱感作に有効である．また，持続的な伸張運動をしている間に，硬い瘢痕性帯状組織を軟らかくするのにも効果を及ぼす．帯状の瘢痕組織にマッサージを行う時は，作業療法士は瘢痕が完全に伸張されているか，そして事前に湿気が与えられているかを確かめる．湿気は，剪断力を減少させ，未成熟で不安定な瘢痕組織を裂かないようにするために重要である．マッサージは，円を描くような動きで行い，時間経過とともに耐性が高まったら，徐々に加える圧を強くしていく．熱傷生存者は，皮膚の色素が不十分あるいは欠損していることにより，日焼けは非常に危険である．退院前には，日焼け止めの使用や長時間太陽にさらされることを避けるなどの予防措置を指導する．

加圧療法

入院のリハビリテーション期では，広範囲の創のほとんどが閉鎖したら，早い段階で加圧療法を開始する．一時的に用いる圧迫包帯や圧迫衣は，全体の皮膚の脱感作，浮腫のコントロール，早期からの瘢痕の圧迫を補助する．選択する圧迫の種類や適用させる圧迫の強度は，新たに治癒した皮膚が，どれほどの圧迫力や剪断力に耐えられるかによって決める．皮膚の状態が改善したら，圧迫に用いる材質を変更し，また圧迫強度を大きくする．一時的に用いる圧迫包帯や圧迫衣の種類は，適用する圧迫の程度

と圧迫の強さ，使用しやすさ，適用中に剪断力が損傷を生じさせる可能性を基に選択する[12]．一般的には，弾性包帯，接着性の弾性ラップ，チューブ状の弾性支持包帯，数種のサイズが用意されている圧迫衣，クライエントに合わせて作製した弾性衣などを使う[4,59]（図42-12）．通常，一時的に用いる圧迫包帯や圧迫衣は，術後包帯の除去直後約5〜7日間で適用させることができる．チューブ状の弾性包帯，数種のサイズが用意されている既製の弾性衣，自転車用パンツのSpandex®，Isotoner®スタイルグローブは，軽く巻いた包帯の上から装着させることができる．狭い範囲の開放創がある場合は，最小のガーゼ包帯を必要とするが，チューブ状の弾性包帯や圧迫衣を装着する前には，膝や大腿まで届く標準のナイロン製のストッキングを包帯の上から用い，剪断力を減少させ，包帯がずれないようにする．一時的に用いる圧迫包帯や圧迫衣は，入浴，包帯交換，皮膚処置，洗濯の時に限って外す．圧迫衣の脱着の自立は，ADL訓練に組み込む．

運動訓練と活動

新たに治癒した皮膚は，剪断力が加わることにより水疱ができやすく，過伸張させると分離しやすい．これらは，特に皮膚が乾燥している時に生じやすい．したがって，すべての治療は，加湿ローションを用いた瘢痕マッサージから開始し，乾燥して硬くなった皮膚に対して運動可動性を増大させるための準備を行う．可能であれば，クライエントにも，予定された治療の前に行う皮膚の処置方法について学ばせ自分で行えるようにする．瘢痕に湿度が加わりなめらかになったら，伸張を行い，運動の柔軟性や流動性を増加させる[53]．伸張は，伸張を行っている部位の隣接関節の肢位に注意しながら，ゆっくりと持続的に行い，強力で動的な伸張は避ける．伸張運動を行っている間は，加湿ローションを追加し，マッサージを行う．これは，かゆみや不快感を軽減させるのにも効果的である．伸張を鏡の前で行うことがあるが，これは視覚的に良いフィードバックを与え，異常姿勢を矯正するのに役に立つ．

伸張運動の後には，自動ROM訓練と筋力や活動

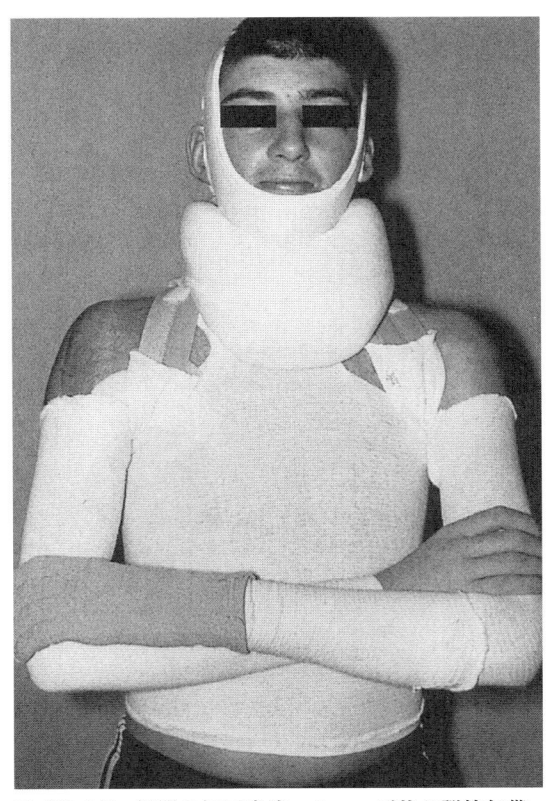

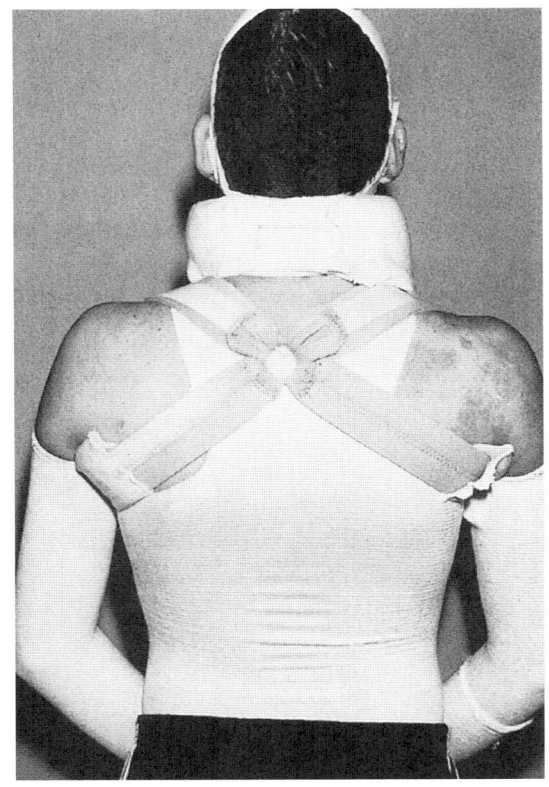

図42-12 初期の加圧療法：チューブ状の弾性包帯，既製のグローブと顎バンド，特注の発泡プラスチックカラー，頚部と腋窩の形状を保持するためのパッドが当てられた鎖骨バンド

耐性を増加させる運動を行う必要がある．リハビリテーション期で重要なことは，複数の関節運動を同時に必要とする複合運動を利用した訓練を行うことである．肩や肘，手を含む熱傷では，頭上に手を伸ばしながら手の操作技能を必要とする活動を行うが，これは複合運動の一例である．ほとんどのADLは複合運動を必要とするので，運動訓練プログラムは，個々の関節のROMだけでなく，機能的な運動パターンでみられる連動した関節運動も重視する必要がある（図42-13）．

手と上肢の重度熱傷の回復段階における治療介入には，種々の運動訓練や治療手段がある．筋力強化の活動には，重錘ベルトやダンベル，WEST II[96]，BTE Work Simulator[6]などが使用できる．Valpar Full Body ROM Sampleは，手指の操作訓練ばかりでなく，全身のROM訓練に利用できる[90]．手の筋力強化と協調性を獲得するための活動には，パテ，マニピュレーションボード，BTE Work Simulator[6]，Valpar Work Samples[90]を用いた訓練が利用できる．また，手工芸，コンピュータの

キーボード操作，携帯電話のダイヤル操作も利用できる．その他，訪問者とのカードゲームやチェスも有効である．

浮腫の管理

リハビリテーション期も，浮腫が継続して存在することが多い．それは，機能が低下し，外部からの適切な圧迫がなく受動的な肢位をとっていることによる．また，リンパ系の損傷が合併した全周性の瘢痕も，浮腫を残存させる原因となる．浮腫が存在していると，運動が制限され，痛みが生じる．浮腫が慢性的に存在する場合，組織は線維化する[52]．四肢の浮腫を軽減させるためには，挙上，漸増圧迫，活動を勧める．

指や手，足に対しては，初期に用いる圧迫包帯として，接着性の弾性包帯材（CobanあるいはCowrap）が頻繁に使用される．それは，遠位から近位に向かって螺旋状に巻く．その際，前に巻いた包帯に半分だけ重なるようにして巻いていく．それぞれの指から始めて手部あるいは足部を通って手関

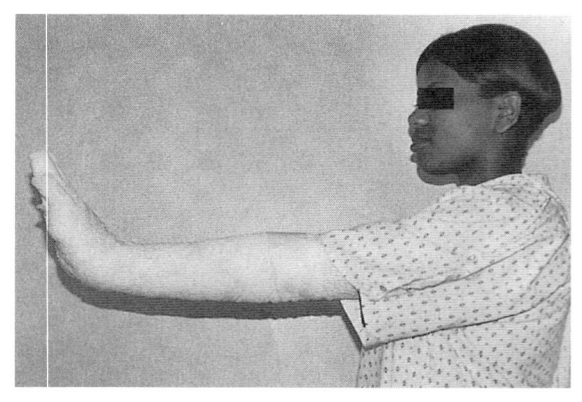

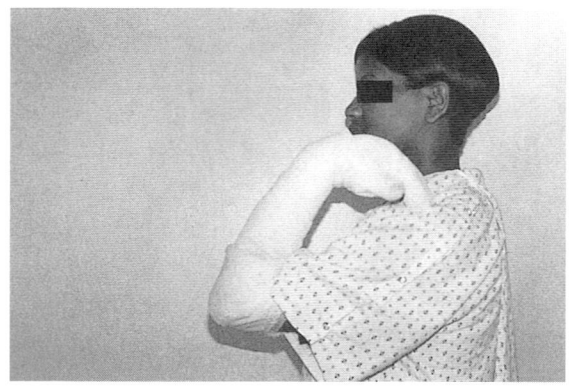

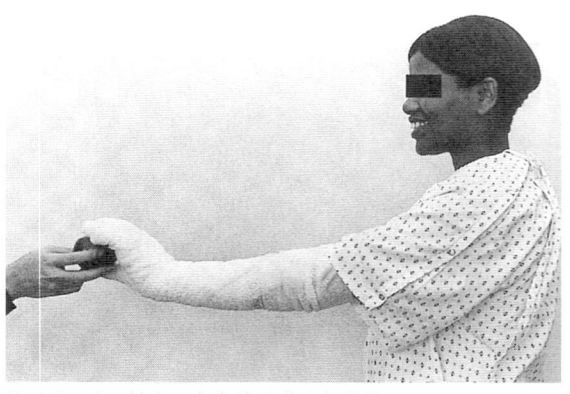

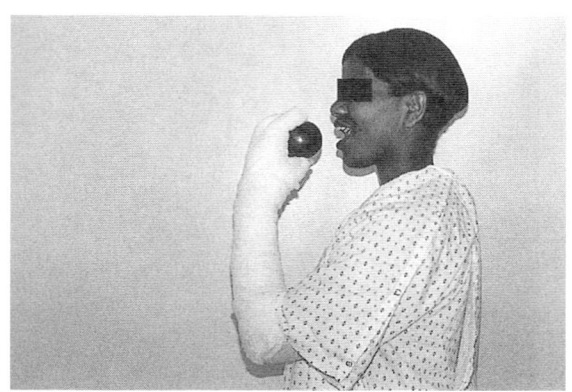

図42-13 最大の全自動可動域を獲得するための連動した関節運動．この運動は，ADLを実施する時に行う機能的パターンとしばしば同じである

節や足関節まで巻いていく．それぞれの指間腔には，細長い一片を利用して貼る（図42-14）．指の遠位指尖部は，巻かないようにして，色調が観察できるようにする．その色調が，蒼白で青みがかっている場合は不良であり，血色が保たれているべきである．四肢の残りの部分は，弾性包帯で巻くか，一時的に用いる圧迫衣を装着する．安静時は，手に弾性包帯を巻いた状態で，心臓の位置より高く挙上する．ADLや機能的動作で手を使う時も，弾性包帯は巻いたままにする．下肢の浮腫に対しては，歩行時は二重に弾性包帯を巻き，安静時には挙上することを勧める．また足関節の自動運動を行わせ，静止立位は回避するよう勧める．間欠的空気加圧療法は，四肢遠位部の慢性的な浮腫の治療に用いることが多い．手や足の浮腫に対して加圧療法を行う時は，その前後に周径や容積の測定を必ず行い，治療効果を確認する（図42-15）．

日常生活活動

クライエントの退院が近づいたら，作業療法士はクライエントに対してセルフケアの自立の重要性を強調する必要がある．自立および活動耐性を高めるために，食事や更衣，整容，入浴動作の技能は，毎日行う通常の行為の一部として強調すべきである．問題が生じた時，作業療法士はその障害が身体的な制限によるものなのか，あるいは瘢痕拘縮や疼痛，浮腫，異常な姿勢反応によるものなのかを確認しなければならない．早期に異常運動を識別することができれば，異常運動パターンが習慣化する前に，正常な運動パターンを理解し，再学習するのに役立つ．

退院前に，家庭で使用していたセルフケアに関する物品や生活用品を持ち込んでADLを実践すれば，機能的遂行技能に関する自信を呼び起こすのに役立つ．重度熱傷では，初期には自立を支援する補助具が必要となる．しかし，セルフケアを実践するためのニーズを評価する時，作業療法士はそれが回復させることができる身体的制限か，永続的な機能損失かを鑑別しなければならない．

基本的なADLとセルフケアに加え，家庭管理などのIADL課題も退院前に実践するべきである．熱湯やストーブ，電気アイロンなど熱傷に関連する物品に対する恐怖は，機能的な回復を妨げる．家事

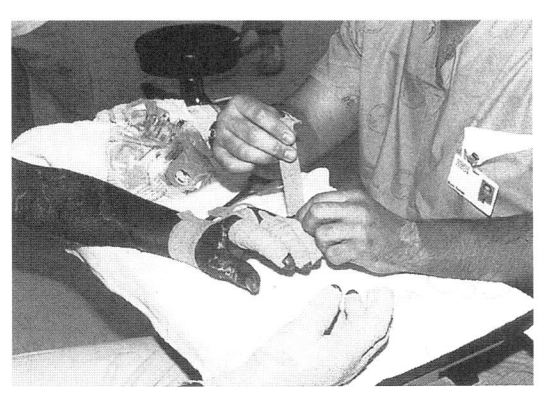

図42-14 新たに治癒した手と足に適用する接着性の弾性包帯材（Cobanなど）は，外部から圧迫を与え，浮腫と初期の瘢痕を軽減する

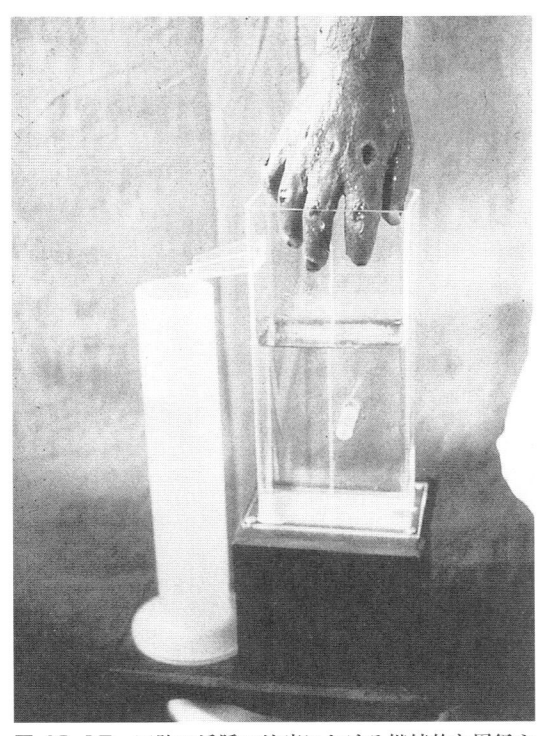

図42-15 四肢の浮腫の治療における継続的な周径や容積の測定は，治療効果を確認し，記録するために必要である

活動中に熱傷を受けたクライエントには，作業療法士はクリニックでのカウンセリングや支援，家事技能あるいは家事活動の実践を計画すべきである．予防手技は，入院患者治療のプログラムの一部として考えられているが，ホームプログラムの一部としても実施すべきである[99]．

この段階でのスプリントは，障害あるいは外観を損なう可能性のある拘縮を防止し，それを最小限に

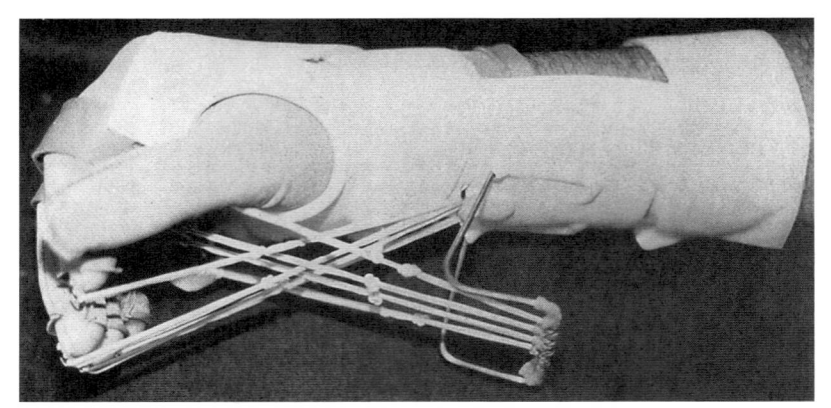

図42-16 各種サイズが用意されている間欠的瘢痕用加圧グローブ上に取り外しのできる動的スプリントが装着されている．このスプリントは，MP関節とPIP関節の屈曲を増加させるために，間欠的に装着する

するために使用する．また，ROMの拡大，特定部位に加わる圧を分散すること，機能補助も目的となる（図42-16）．適用部位や拘縮の程度に応じて，静的スプリント，動的スプリント，キャストを使い分ける[9,45,73]．スプリントの目的にかかわらず，作業療法士はクライエントがその目的と用い方を完全に理解するよう努力する．夜間と安静時に，スプリントを装着するとよい．これは，日中に上肢を機能的に使用させることができるほか，活動していない間は拘縮に対する治療となるからである．しかし，矯正用スプリントは，クライエントの安静を阻害するような不快感を引き起こすものであってはならず，不快感がないよう適合させる必要がある．

クライエント教育

クライエントと介護者の教育は，退院する前の段階においてますます重要になり，病院から家庭への移行を支援する．クライエントと介護者は，創傷治癒，ADLとIADLの自立を維持することの重要性，活動や運動訓練を継続することの必要性，瘢痕拘縮の原因と影響，そして瘢痕管理の手技と原理について理解を深めることが必要である．また，クライエントと家族は，退院あるいは入院リハビリテーション施設への転院前には，総合的な家庭処置に関する教育を受けるべきである[42,47]（表42-4）．学習の強化のためには，言語的指導，印刷されたパンフレット，実演，教育的ビデオなど，さまざまな方法を介して情報を与え，援助する．最も重要なことは，退院前数週の間に，クライエントと介護者に，

表42-4 ホームプログラム概要

項目	必要な情報
創傷ケア，肢位設定	包帯交換手技，予防措置，挙上．
皮膚，瘢痕ケア	潤滑剤を塗る頻度，日焼け防止，外傷予防措置．
セルフケア	必要な手技と装備．
スプリントと装具	装着手技，装着予定，予防措置．
*圧迫衣	目的，洗浄，再注文，装着手技．
運動訓練	頻度，特定部位の運動訓練手技．

*Custom-made garments are available from Jobst Institute, Charlotte, NC (800) 221-7573 ; Barton Carey, Perrysburg, OH (800) 421-0444 ; Bio-Concepts, Phoenix, AZ (800) 421-5647 ; Medical-Z, Seattle, WA (800) 368-7478.

創傷管理，圧迫衣とスプリントの装着，すべての運動訓練をスタッフが見ているところで実施する機会を設けることである．クライエントが，処置や回復に対する責任を受け入れるようにするためには，家庭での処置の方法や可能性のある治療成果を詳細に理解させること以外にはない[99]．

リハビリテーション期：外来のクライエント
再評価

退院後には，再評価がより重要になる．固有の問題を識別するために，ROM，筋力，活動耐性，ADL，IADL，皮膚と瘢痕の状態を頻回に評価しな

けらばならない．さらに，これらリハビリテーションに関する構成要素に加えて，圧迫衣の効果，スプリントの適合と継続の必要性，家事管理活動，情緒的な対処技能，生活への参加を支援するための熱傷前の作業の再開について密接に観察すべきである．

活動耐性や職業技能の再評価は，クライエントが学校や職場に復帰できる状況にあるのか，また職業リハビリテーションに依頼すべきであるかを判定するために行う．模擬的職務活動あるいはワークサンプルの検査を用いた運転技能評価や職業前評価は，より重度な熱傷のクライエントに適応となる．残存機能障害のために，職場の環境や仕事の役割を変える必要がある場合は，回復の後期段階で職業カウンセリングや職業探索を実施すべきである．

運動訓練と活動

入院期間中のリハビリテーション手技や機器装備，治療的な活動は，外来になっても引き続き適用する．しかし，筋力，活動耐性，遂行技能や遂行パターンを順調に改善させ，再獲得するためには，運動訓練や活動の頻度，強度，時間を段階的に増加させることが必要である．また，作業の遂行能力の獲得においても同様に必要である．治療介入活動の順序は，外傷予防，不快感の軽減，過労防止に必要であり，筋力の漸増的運動や治療的活動は，皮膚に潤滑剤を与え，マッサージと伸張の後に行う[53]．クライエントは，退院する前には，運動訓練の方法，皮膚への潤滑剤の与え方とマッサージ，皮膚の伸張の方法を習得しておく必要がある．そうすることで，クライエントは外来になっても治療前にスキンケアと伸張を行うことができ，外来作業療法での実際の治療に費やす時間を最大限に活用することができる．また，家庭での活動と自立した訓練プログラムを遵守する習慣を身につけることもできる．

瘢痕管理

ほとんどの熱傷リハビリテーション手技の基本的な目標は，肥厚性瘢痕や瘢痕拘縮の予防または治療である．瘢痕による問題に対して効果的に治療するためには，瘢痕特性を観察して成熟が起こる時期を確認しなければならない．活性のある瘢痕は，紅斑性であり，膨隆し，硬い[42]．瘢痕が成熟すると，血行のない色調になり，形状はより扁平となりなめらかな組織になる．輪郭は，より柔軟になる．**瘢痕の成熟**は，熱傷創が治癒する期間に左右されるが，一般的には熱傷後12〜18カ月を要する．しかし，クライエントによって治癒の形態は異なることを認識しておくことが重要である．瘢痕によっては，1年未満で成熟するものもあれば，2年より長くかかるものもある[74]．

瘢痕の色素，血行，柔軟性，隆起度について一連の評価が行える評価尺度が考案されてきた[87]．この評価は，多少主観的で時間を要するが，臨床的には有効な方法である．しかし，デジタル写真あるいは高画質のポラロイド®写真撮影は，時間的な効率を良くし，瘢痕状態の変化を記録する客観的な方法である．これらの写真のコピーは，容易にカルテに挿入することができる．

中期に用いる圧迫衣の装着により，後に用いる特注の圧迫衣が適合するよう皮膚を整える．圧迫衣は，自然治癒に2週間以上の日数を要したすべての皮膚供与部，植皮部，熱傷創に適応となる[16, 19, 54]．作業療法士は，圧迫衣の採寸，注文，適合調整を行うことが多い．また，頻繁にあることだが，作業療法士はクライエントが外来で来ている間に，特定部位の調整を行い，圧が均一になるようコンフォーマーを製作し適合させる．あらゆる特注の圧迫衣は，製作会社の特定の指示に従って採寸や注文を行う．ほとんどの圧迫衣の制作会社は，好みに応じて選択できるさまざまなデザインを用意しており，閉じ部分がジッパーあるいはベルクロのもの，特注挿入物，色の組み合わせなどを提供している．

創傷治癒後3週間以内に，特注の圧迫衣を適合させるべきである．それができなければ，特注の圧迫衣が完成するまで，仮の圧迫衣を装着し続ける．加圧療法の適応となる時点は，部位により異なるので，部位別に少しずつ注文しなければならない．特注の圧迫衣は，圧力を徐々に調整できるように作られており，開始時の末梢部に加わる圧は35 mmHgとする（図42-17）．これは1日23時間装着すべきであり，入浴，マッサージ，スキンケア，性行為の時に限り外す．顔面用マスクとグローブは，食事の時に外す．加圧療法は，熱傷部位に対し約12〜18カ月間，あるいは瘢痕が完全に成熟するまで適用する．また供与部にも，圧迫衣が必要になる場合がある．それは，採取された皮膚の厚さに応じて，ある

いは2週以内に供与部が治癒したかどうかによって決める．

　圧迫衣を正しく適合したら，最低2セットの圧迫衣を所有することを勧める．それは，圧迫衣は1日中装着しなければならないし，洗濯をしなければならないからである．圧迫衣は，弾性のある構造で布製なので，製作会社によって他の方法が示されていない限りは，低刺激の石けんで手洗いし，空気乾燥させる．圧迫衣の寿命を長くするには，洗濯機，乾燥機，直接の熱，強い洗浄剤，漂白剤の使用は避ける．圧迫衣を適切に扱えば，圧迫衣の作り替えが必要となるまで，約2〜3カ月は使い続けることができる．子どもの場合においては，成長し，活発な生活をする結果，より頻繁に作り替えが必要になることもある．トイレのしつけをしている歩き始めの幼児や失禁のある成人では，さらに予備の圧迫衣が必要で，容易にトイレ動作が自立できるようなデザインを選択しなくてはならない．室内で就労している成人においては，圧迫衣の制限を受けることなく仕事や元の活動に復帰することができる．しかし，屋外で仕事をする人にとっては，暖かい気候が問題となる．夏の間は，圧迫衣が異常に暑くさせるので，加圧療法を必要としなくなるまでは仕事の設定を変える必要がある．

　圧迫衣を効果的に用いるためには，全熱傷領域上に均等な圧が加わるように圧迫衣を調整する必要がある．身体の形状，骨突起部，姿勢調整の理由から，圧迫衣の下に柔軟性のある挿入物や圧適合用のコンフォーマーを入れ，圧をより均等に分散させる．一般的に圧適合材が必要になる部位は，上胸部の鎖骨上部，女性や肥満の男性では乳房の間や下部，鼻唇のくぼみ，顔面中部と顎，肩甲骨と腋窩間のくぼみ，殿部のくぼみ，会陰部，手指および足指の指間腔である．

　挿入物や圧適合用のコンフォーマーは，現在では種々の材質によって作られており，治療部位や装着している時の柔軟性の必要度に応じて適切なものを選択する．圧迫衣を装着している時には，その圧適合用のコンフォーマーが適切に用いられているか，悪化の徴候がないかを定期的に観察しなければならない．また，必要に応じて置き換え，適切な形状を維持する必要がある．手の瘢痕には，シリコンゲルパッド，Silastic®エラストーマ，Otoform-K®，Plastazote®，Velfoam®を使う．顔面の瘢痕には，16インチ（約40 cm）のAquaplast®，Silastic®エラストーマが有効である．他の身体部位には，独立気泡フォーム，義肢用フォームエラストーマ，シリコンゲルパッド，Plastazote®，Otoform-K®，Velfoam®が有効である．Velfoamやシリコンゲルパッドは，膝や肘，足関節の前部の屈曲の皺に対し，圧を均等に分散し，活動中の不快感を防止するために有効である．

日常生活活動

　外来患者の治療介入計画は，継続中の運動訓練，スキンケア，瘢痕管理に加え，家事管理に関する自立性の向上にも振り向ける必要がある．また，従来の生活上の役割や活動の再開にも重点を置く必要がある．これには，原職，学校，社会，余暇活動への復帰を含む．瘢痕拘縮は，機能障害の主たる原因となるので（図42-18），治療では，その瘢痕の影響に対抗して筋力，活動耐性，機能的ROMを向上させることが重要である．しかし，これらばかりでなく，クライエントの個人的な背景状況や興味に関連する活動の自立性を維持することも重要である．

地域社会への復帰

　外来リハビリテーション期では，学校や仕事への復帰が第一の目標となる．しかし，熱傷から回復したほとんどのクライエントは，瘢痕が完全に成熟するかなり前から，日常の日課や活動を再開できる．

　美容上の外観の問題，機能的遂行能力の喪失，活動制限がある熱傷のクライエントにとっては，以前

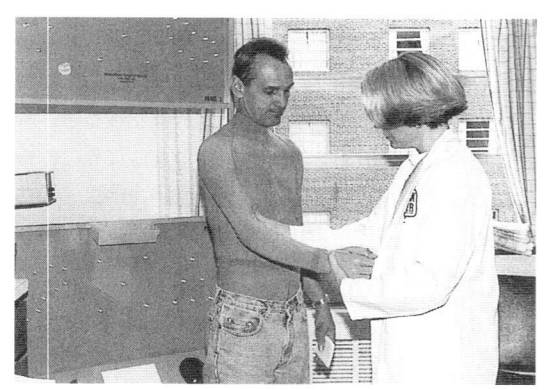

図42-17　注文製の圧迫衣の適合は定期的に再評価し，効果的な瘢痕治療のために適切な圧迫を確保する必要がある

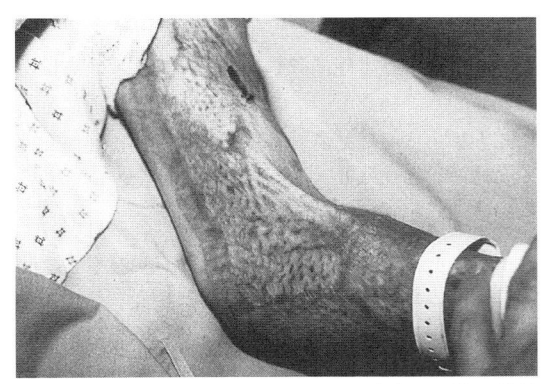

図42-18 瘢痕性拘縮が生じ，硬い瘢痕が関節の伸展を制限している

の地域社会環境（学校，職場，社会環境）へ復帰することや，そのような障害を友人や同僚に知らせることは困難な過程になる．地域社会への復帰プログラムは，クライエントが学校や職場に復帰する前に実行すべきである．クライエントが復帰する前に地域社会に対して熱傷についてまたクライエントが経験していることについて情報を与える．このことは雇用者や学校の教師，同僚を教育するのに役立つ．この情報には，圧迫衣，スプリント，運動訓練，スキンケアによる予防処置の目的が解説されている必要がある．復帰プログラムの目標は，クライエントの活動制限を減少させ，以前の活動領域への移行を容易にすることである[53]．

　子どもにとっては，生徒としてまたは遊び友だちとして，以前の役割に戻るよう再調整することは困難な過程である．多くの熱傷センターでは，学校への復帰プログラムを提案し，学校環境に復帰することに対して情緒的，身体的な問題を抱えている子どもたちを支援している[53]．退院前には，事前に親の許可が必要だが，教師や同級生に情報を送り，子どもの変化した外観や特殊なニーズを知ってもらうことを計画する．また可能であれば，地域で学校組織を基盤に働いている作業療法士にも情報を送るよう計画する．ビデオテープによってどのような状況かを説明する子どもからのメッセージは，とても有効である．これらは，彼らの同級生に送るが，子どもたちの質問に答えられる家族や健康管理の専門家によって配られると，さらに効果的である．また，熱傷を受けた子どもが教室に復帰する前までに，圧迫衣を装着している時と，可能であれば装着していない時の様子をこのテープで見せておけば，同級生の

好奇心と関心事を満足させるのに役立つ．このような準備は，熱傷の子どもが生徒としての役割を再開することを容易にし，外観が損なわれている原因や，スプリント，適合装具，瘢痕用圧迫衣の必要性について間違って理解している子どもたちの受け入れを修正するのに役立つ．これらのことを知った子どもたちは，熱傷を受けた子どもの代弁者となり，他の学年の生徒やバスに乗っている生徒に情報を伝える．また，誤った考えをもっている子どもたちが，熱傷を受けた子どもをからかい，侮辱することによって無知や恐怖感を示した時には，熱傷を受けた子どもの味方になる．熱傷を受けた子どもたちが参加する地域のサマーキャンプは，地域の消防団や熱傷センターによって後援されている．これにより，熱傷を受けた子どもたちは熱傷経験をもつ仲間とともに社会的活動に参加できる環境が与えられ，彼らが社会適応するのに役立つ．

　熱傷例に対する職場復帰の準備は，長期にわたる必要はない．熱傷リハビリテーションと仕事技能の訓練には，多くの類似点がある．したがって，機能的な活動ばかりでなく，さまざまな仕事上の技能を模倣した治療活動を計画できる．仕事に対する耐久力として判定される筋力，活動耐性，柔軟性は熱傷リハビリテーションの明確な目標である[50]．『職名辞典（Dictionary of Occupational Titles）』[89]の中で示されている職務に要求される身体能力は，機能的技能の要素であり，持ち上げる，屈む，押す，引く，扱う，操作するなどは，そのいくつかの例である．治療介入計画は，機能的能力を改善するだけでなく，仕事に復帰するための調整を提供するものでなくてはならない．この治療介入計画を作成する際に，活動の一部の分析を必要とする場合は，面接による職務分析を行い，活動を統合するのに必要な情報を得なければならない．

　熱傷後に地域社会に復帰するための準備として，皮膚と温度に関する2種類の耐久性に注意を払う．ほとんどのクライエントは，学校や職場にいる間も依然として圧迫衣と挿入物を必要とする．また，スキンケアも必要とし，長時間の太陽への露出を回避し続けなければならない．圧迫衣を装着している期間の皮膚の管理や運動訓練は，摩擦や剪断力に対する皮膚の耐性を高める（図42-19）．温度変化に対する身体反応に関することや，極端な温度に対する

心理的適応

外来のリハビリテーション期では、クライエントは多くの身体的、情緒的変化を経験する。退院した後は、瘢痕の重度化と自己イメージの変化に関するストレスに対処しなければならない。また、その間も自らの責任で行わなければならない重圧的な課題に直面する。時には、熱傷による身体的、情緒的影響のために、治療を最後まで受けることができなかったり、家庭での処置を適切に遂行できないこともある[44]。無感情、疼痛の回避、瘢痕拘縮、感覚過敏などのすべてものは、熱傷後の治療に対して非協力的にさせ、機能障害に影響を及ぼす。クライエントは、外傷後ストレス障害の徴候や悪夢を経験する。また体重を増減させる食欲の変化も経験する。彼らは、やがてわびしくなり、熱傷以前の関係を絶縁することもある。抑うつ傾向は、退院前からも生じることがある[69]。

カウンセリングや支援、疼痛管理、リラクセーション手技などの確立された治療に加えて、熱傷から回復した経験をもつクライエントを退院前に紹介すると極めて有効である。また、退院後に熱傷支援グループに参加させると、心理的適応において有益である。研究でも、回復段階の異なった熱傷のクライエント同士が互いに積極的に支え合おうとする傾向にあることが報告されている。熱傷のクライエント間のグループ討議は、彼らがすでに経験したことや何が必要なのかという現実的な期待を理解するのに役立つ[44]。

治療の終了

治療の頻度やプログラムの進行、仕事や教育面での状況（職場や学校への復帰）を変更すべきかどうかを検討するために、外来クライエントの治療プログラムを定期的に再評価しなくてはならない[53]。クライエントが受傷前の活動を再開したら、外来の治療は終了となる。しかし、熱傷の瘢痕の成熟は受傷後18カ月以上かかるので、圧迫衣の装着を必要としなくなるまで、2～3カ月ごとにフォローアップが必要である。また、子どもの場合は、圧迫衣の装着を必要としなくなった後も、身体的な成熟が完了し、瘢痕の非柔軟性による身体的な成長障害が起きないことが確認できるまで、年に1度は受診させることを勧める（本章のケーススタディ参照）。

■熱傷の合併症

異所性骨化

異所性骨化（HO）とは、正常では骨組織が存在しないところに骨形成が生じることである[28,91]。異所性骨化の根元的な原因は、まだ完全に解明されていない。異所性骨化の典型的なものは、関節周囲の軟部組織や関節包、靱帯に発生し、関節を横切る骨架橋を頻繁に形成するものである。それは、結果として関節融合を招く[38]。HOは肘の後面に認められることが多いが、肩関節や手関節、手、股関節、膝、足関節などの関節にも生じる。それは熱傷を受けている四肢に発生するとは限らず、片側性あるいは両側性の場合もある。通常、HOの徴候は入院の後期に出現し、可動域の特定の部位で疼痛が増強するという経験を伴う。疼痛はかなり局限したもので

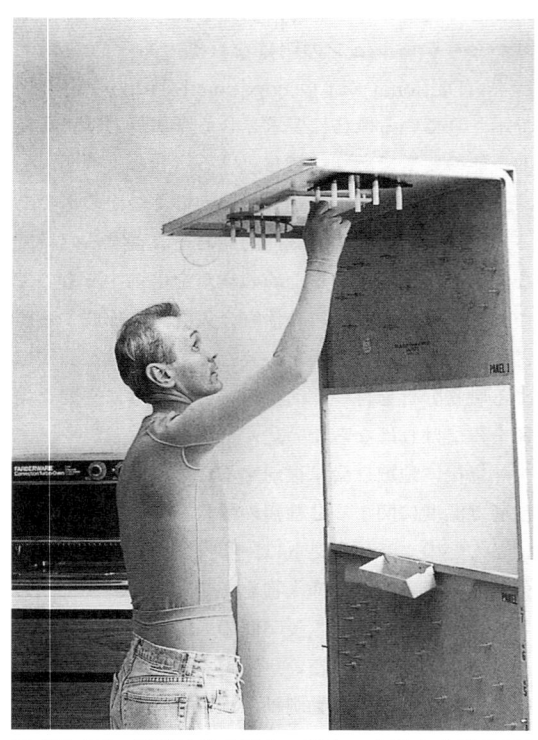

図42-19 活動耐性のほか、筋力、上肢の自動ROMの向上には、Valpar製全身ROM装置が有効である

あり，重度である．通常，ROM は急速に消失し，ROM の最終域では，硬く弾力のない感覚が強くなる．熱傷創の治癒の経過中に，発赤あるいは腫脹などの炎症の徴候を識別することは容易ではない．HO が認められたら，痛みのない範囲内で自動 ROM 訓練を頻繁に行い，可能な限り ROM を維持しなければならない[20]．HO が発生した関節に対し，動的スプリントの使用や強い他動伸張は中止する．この状態が一定の時間内に解消しない場合は，融合関節を解離するための観血的治療が最終的に必要となり，再獲得した ROM を維持するために治療を続ける．

神経筋の合併症

末梢神経疾患の症状は，熱傷患者にみられる最も一般的な神経学的障害である．これは，高圧電撃熱傷や熱傷の表面積が 20%TBSA より大きい熱傷で生じる[36]．末梢神経損傷は，感染，代謝異常，神経中毒によって生じる．一般的に，末梢神経障害では対称性に遠位筋の弱化が出現する．感覚障害は，伴う場合もあれば伴わない場合もある．ほとんどの症状は時間経過とともに改善するが，クライエントは数カ月に及ぶ疲労と活動耐性の低下を訴えることが多い[36]．

熱傷が原因となって発生した末梢神経障害に加えて，熱傷の回復の間にも神経の限局した圧迫あるいは牽引損傷が起こる．局所的な神経損傷の原因には，ベッドあるいは手術台の上での不適切な肢位や長時間の同一肢位，駆血帯による損傷，重度な浮腫が挙げられる．一般的な損傷部位は，腕神経叢や尺骨神経，腓骨神経である．長期間のカエル足肢位は腓骨神経の牽引損傷を起こし，長期間の側臥位は圧迫損傷を生じさせる[36]．尺骨神経は，硬い表面上に肘屈曲，前腕回内位で置かれると圧迫損傷を受けやすい．腕神経叢は，不適切な肩の肢位がとられた場合に，牽引あるいは圧迫損傷を受けやすい．作業療法士は，さまざまな神経損傷の原因について理解し，より効果的な予防と介入手技を実施する必要がある．

高圧電流への接触は，電流の入出部位で熱性の損傷を受けることにより，末梢神経に対し永久的な損傷を引き起こすことが多い．また末梢神経損傷は，周囲組織に腫脹が生じることで，血液供給が二次的に阻害されて生じることもある．遅延して現れる神経学的合併症は，熱性損傷によって引き起こされたもので，脱髄とそれに引き続く神経細胞死，あるいは脳や脊髄への血管障害を生じさせる．この全身的な障害は，麻痺や認知障害，失語，発作，平衡障害，その他の神経学的徴候によって明らかになる．作業療法士は，初期において神経学的な損傷がなかったとしても，運動，感覚機能障害の悪化には，細心の注意を払うべきである[95]．

顔面の美容上の問題

顔面の瘢痕は，機能的にも心理学的にも極めて大きな障害を与える．拘縮性あるいは肥厚性の瘢痕は，頰や前額のなめらかな外形を歪めるだけでなく，鼻の形を平坦化させ，眼瞼や口唇を外にめくり返す．さらに，瘢痕は眼裂や口裂を締めつける．その口と眼の拘縮は，視野や話し方，摂食，口腔衛生に障害を与える．また，顔面の美容上の問題は，個々の自己像を傷つけ，社会復帰に悪影響を及ぼす．コミュニケーションや社会的な相互作用のかなりの部分は，非言語的な表現あるいはアイコンタクトによってなされる．重度な顔面の熱傷性瘢痕は，顔の形を歪め，表情を制限するだけでなく，クライエントが社会的に拒絶された時には自尊心を傷つける．

顔面の肥厚性瘢痕を予防，管理するために，主に 2 つの加圧療法が行われている．1 つは弾性顔面マスクを装着し，その下に柔軟性のある熱可塑性のプラスチックを挿入して適合させるものである．もう 1 つは，硬性の全面接触する透明な顔面装具である[75]．それぞれ，利点と欠点がある．

顔面マスクは，弾性構造になっているうえに，通常は完全に頭部と頸部を包み込み，柔軟性のあるコンフォーマーを用いる．したがって，運動時や位置が変化している時でも一様で多方向的な圧を与えることができる．しかし，これは顔面をふさぐので，外見的にも社会的にも受け入れられていない．圧迫の効果は，クライエントの主観的なフィードバックと外来時の作業療法士による観察に基づいている．下に敷くほとんどのコンフォーマーは，顔面のくぼみや外形に対して効果的に圧を分散できるように調整や取り替えが容易にできるようになっている．

透明で硬性な顔面装具の一般的な作製方法は複雑

であり，時に高額の費用がかかる．最初に，顔面の表面上に歯科用のアルギン酸塩印象材を使用して顔の型を造る．次いで，早く硬化するギプス包帯でアルギン酸塩印象材を補強する．その間，クライエントは臥位で，ストローあるいはアルギン酸塩印象材に作った小さな開口部で呼吸をしなくてはならない．それは閉所恐怖症の成人や小さな子どもには困難である．このため，麻酔下でない限り，これを実施できないクライエントもいる．顔面から型を外した後は，呼吸に利用した開口部と頚部の開口部をギプス包帯で閉じ，その顔面の型に別な石膏を流し込む．出来上がった石膏モデルは，手で瘢痕部をなめらかに磨き欠損部を補って仕上げる．顔面の特定の瘢痕領域に対する圧を増加させるために，必要に応じて石膏を追加して成形する．次に，透明で，高温で変化する熱可塑性のプラスチックを温め，そのモデルの上に伸ばす．そして真空成形か，手で伸ばして形成する．さらに縁をなめらかにし，弾性ストラップをつけ，顔面に装着する[44]．この顔面装具は材質が透明なので，顔面を観察することができ，作業療法士が瘢痕に加えられている圧迫の程度を客観的に評価できる利点をもつ．透明な顔面マスク下に存在する瘢痕の蒼白部に注目することによって，必要に応じてより繊細な調整ができる．透明な顔面マスクは顔面が観察できる一方で，不利な点も存在する．それは，顔面マスクは主として一面的に圧迫を加えるものであり，言語や表情，側臥位を困難にすることである．また，これは汗を蒸発させることができないので，定期的に外してきれいに拭かなくてはならない．これは，特に暑い気候では必要なことである．

近年，コンピュータによるデザイン化技術と工作技術が発展し，効率的にまた経済的に透明な顔面マスクが製作できるようになった[76]．そのソフトウェアシステムは，顔面の形状を採型するために非接触的にスキャンできるレーザー画像処理機を作動させ，形の取り込みやマスクのデザイン化，モデルの作製を行う．コンピュータはスライス盤を制御し，ウレタンフォームで陽性モデルを作製する．そのモデルは，コンピュータプログラムを用いて修正し，手触りをなめらかにするためにポリプロピレンで覆う．次いで，そのモデルにシリコンを噴霧し，それを基本的に先に述べた石膏のモデルと同じ方法で形成する．残りの作製過程も，先に述べたものと同じである．コンピュータによる画像化と作製の利点は，モデルの作製の速さとギプス包帯を顔面に直接当てることなくモデルができることである．

いずれの方法も，顔面のすべての瘢痕に対し適切な圧迫を持続的に加えるために，頻繁に変更を必要とする（図42-20）．どちらの方法を選択するかは，クライエントと医師の好みによるが，両方のタイプの組み合わせが有効である．他人と接する社会的な状況の場合は透明な硬性マスクを使用し，夜間や家庭ではコンフォーマーを用いた布製のマスクを使用する．また，適切なスキンケアの教育も重要である．1日2回のローションを用いたマッサージは，瘢痕の脱感作を促し，必要な潤滑を与える．顔面のマッサージと運動訓練は，少なくとも1日4回行い，硬い顔面皮膚を伸張し，眼瞼と口の柔軟性を維持するようにする．また，鼻孔を開いておくことも追加して行う．

どのような加圧療法手技を用いたとしても，治療効果を向上させるためにはクライエントは治療方法に従う必要がある．クライエントには，食事，入浴，性行為を除き，1日中顔面マスクを装着するよう指導する．クライエントは，マスクが医学的に必要であると証明している熱傷専門医からの証明書を所持すべきである．とにかくクライエントは，どのような公共施設であっても，それに入る前には必ずマスクを取り外し，強盗や暴力の容疑をかけられないようにすべきである．このことは，そこで従事している人々がクライエントのことをよく知っていたとしても，銀行やコンビニエンスストア，行政施設に入る時には，極めて重要なことである．

どちらのタイプのマスクを装着しているクライエントも，意識過剰となり公共の場に出かけることを避ける．子どもの場合，両親は彼らの子どもにマスクを装着するのが難しく，そして子どもが反抗すれば罪悪感を経験する．家族や作業療法士による支持的介入は，これらの社会的そして個人的問題にうまく対処するために重要である．

顔面の瘢痕を防止，矯正し，顔面の美容上の問題に対処するためには，クライエントが治療方法を守ることが特に重要である．マスクを装着する前には，作業療法士は早期からの教育や継続的な激励と支持を行い，確実に顔面マスクの装着が続けられる

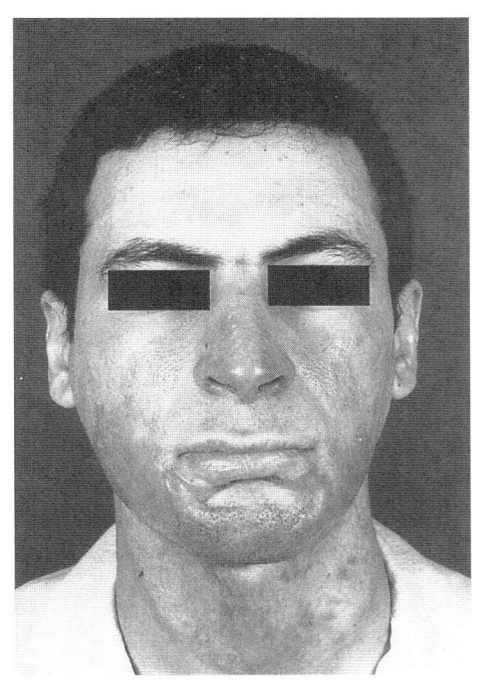

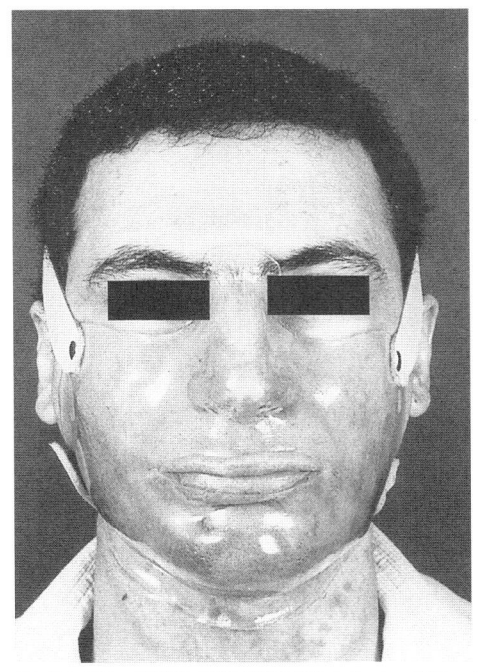

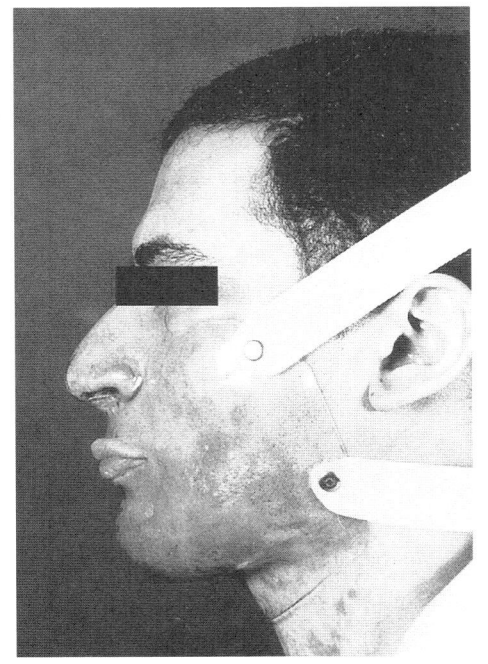

図 42-20　透明な硬性顔面装具のクローズアップ写真．特定の瘢痕に対する圧迫量の調整は，マスクの形状とストラップで修正する

ようにしなければならない．瘢痕が成熟し，加圧療法を必要としなくなったら，軽度の傷を覆うことができ，むらのある色素をカムフラージュするための特殊な化粧品を使用するよう指導する必要がある．特殊な化粧品には，Lydia O'Leary®のCovermark®などがある．

[要約]

重度熱傷は，極めて破壊的な障害をもたらす身体的，心理的な損傷の1つである．特に適切な時期に，適切かつ包括的な治療を受けることができない場合は障害も大きくなる．熱傷治療を成功させるには，協力的な，多くの専門分野による医療チームのアプローチが不可欠である．そして，それは受傷した日から開始し，熱傷創が完全に成熟するまで継続する必要がある．

内科的，外科的熱傷治療の進歩は，セルフケアの自立だけでなく，学校，仕事，余暇，社会活動などへの早期社会復帰を可能とした．機能回復が可能な場合でさえも，疼痛，変形，有害心理反応（指示に対する不履行，無関心，抑うつ）は，外傷後の機能障害に影響を及ぼす．連続的な身体的リハビリテーションに加え，クライエント教育の継続は非常に重要である．クライエント教育を含む包括的な作業療法プログラムは早期に開始すべきであり，そのプログラムには熱傷の身体的，心理的，社会的要因に関する情報を取り入れ，熱傷に対するクライエントの協力や適応を促す必要がある．クライエントの身体的能力，活動参加能力，精神状態，社会的ニーズの頻回な評価は，効果的な治療とクライエントの最適な回復に必要である．

作業療法士は，熱傷チームに加わるメンバーであり，不良肢位の予防，治療的運動訓練と活動，ADLおよび他の活動領域の訓練，拘縮予防および矯正スプリント療法，スキンコンディショニング，瘢痕管理，クライエントと家族への教育，心理社会適応を促進するための心理的支持などの治療活動を提供する．基本的な作業療法概念は，熱傷治療あるいはどのような診断のクライエントに対する治療においても極めて重要であり，全体論的な治療，全人間的な治療に必要なものである．作業療法士は，専門職として，機能的な遂行技能や遂行パターンの回復に焦点を合わせるばかりでなく，活動参加を第一に考え，さまざまな状況にクライエントを参加させる必要がある．また，クライエントにとって意義のあるライフスタイルを支援する必要性について，常に明確に理解していなければならない．

[復習のための質問]

1. 皮膚の2つの層の名称は何か，神経と皮脂腺はどちらの層にあるか述べよ．
2. 熱傷の重傷度を判定する際に，どのような要因を考慮するか述べよ．
3. 焼痂切開術とは何か，それを実施する理由は何か？　筋膜切開とは何が異なるか述べよ．
4. 熱傷創の治癒の状態に影響を及ぼし，過剰な瘢痕形成を促進させる2つの要因を述べよ．
5. 急性期で，ROMを制限する要因にはどのようなものがあるか述べよ．
6. ボタン穴変形とは何か？　ボタン穴変形を予防するためにはどのようにするか述べよ．
7. ほとんどの熱傷リハビリテーション治療において，2つの基本的な原理とは何か説明せよ．
8. 急性期におけるポジショニングの第1の目標は何か述べよ．
9. 急性期において，スプリント療法を開始する適応は何か述べよ．
10. スプリントはいつ適応となるか？　スプリントの適切な装着スケジュールはどのようなものか？　またそれはなぜか述べよ．
11. 熱傷とリハビリテーションに関するクライエント教育はいつ開始すべきか述べよ．
12. 急性期において，一時的ではあるがセルフケアに自助具が必要となる理由は何か説明せよ．
13. 術後にクライエントの肢位を固定する理由は何か？　植皮後に軽い自動ROM訓練を再開できる平均的な時期はいつか述べよ．
14. 手術後に間欠的圧迫包帯あるいは圧迫衣を装着する時期はいつか述べよ．
15. 顔面の瘢痕治療に用いる主な2つの加圧療法には何があるか説明せよ．
16. 熱傷リハビリテーションにおいて，スキンコンディショニングを行う理由は何か？　スキンコンディショニングにはどのような方法が

ケーススタディ：スティーブン（その2）

治療と最終結果
スティーブンの気道と呼吸は，顔面の腫脹や咽頭の浮腫，挫滅損傷に伴う右肺の肺挫傷により障害されていた．挿管と人工換気を施行し，開存気道を維持するために気管切開を行った．右上肢に対しては網状の中間層植皮，顔面には網状でない1枚の中間層植皮を施行した．皮膚採取部は，大腿前部と上胸部であった．熱傷後19日目には抜管し，気管切開はその後6日で閉鎖した．彼は，熱傷後28日で退院した．退院時は普通食を食べていたが，彼の顔面と口唇はまだ完全に治癒していなかった．

評価と目標
受傷時の緊急状態により，スティーブンは挿管と人工換気を必要とし，疼痛管理のために多量の鎮静剤が必要であった．当初，彼には家族はいなかったので，初期評価を終えるまで作業プロフィールや背景状況，個人的優先項目に関してはよく理解できなかった．最初の評価は身体機能および身体構造に集中し，熱傷の重症度評価，熱傷領域，認知・精神状態，コミュニケーション能力，自動可動域，筋力，巧緻性，浮腫の存在とその程度，神経学的機能や知覚異常を判断するスクリーニング検査を行った．初期のスティーブンの遂行技能は，急性的な精神状態の低下や，顔面と上肢の重度な浮腫により障害されていた．スティーブンがより清明になり，治療に参加できるようになった時に，作業療法評価によって右の正中神経に末梢神経損傷が存在することが明らかになった．そして，右手の筋力と知覚機能が低下していた．彼の認識力が向上してからは，治療目標を話し合い，受傷前の生活状況や彼が考えている重要項目により，治療の優先順位を決定した．

急性期の治療目標：
・顔面と浮腫の軽減．
・認識能力の改善，治療目標設定への参加，作業活動への参加促進．
・機能的な移動，頚部と両上肢の筋力，協調性の維持．
・基本的ADLの自立性再獲得．

術後期に加えられた治療目標：
・植皮を最大に維持するための植皮部の保護と固定．

リハビリテーション期に強化した治療目標：
・肥厚性瘢痕と変形の最小化．
・顔面機能の維持（つまり眼瞼の外反症，小口症，鼻管の消失予防）．
・ADLの自立性再獲得と活動耐性の向上．
・疼痛と顔面の変形に対する処置（これは，顔面の不可逆性の瘢痕が生じた後に加えた）と社会的孤立を防ぐための対処法の習得．治療の長期目標は，受傷後4カ月までに，遂行技能と遂行パターン，ADLの遂行状況，その他の活動において，受傷前の自立レベルまでに回復することとした．永久的な障害（仕事，身体的自己同一性，彼の外見的な変化に対応できない以前の友人による忌避）の受容と，永久的な障害に応じた新たな環境の設定には，一般的に1年以上かかるものとした．

急性期に開始した治療：
・肢位の指標は，ベッドをギャッジアップすることによる頭部の20°以上の挙上，枕を使用した両上肢の挙上，枕に傾斜をつけ右上肢を90°以上外転することとした．その適切な肢位はイラストにして，スティーブンのベッドサイドに掲示した．創が治癒した後は，手の浮腫を軽減させるため求心性マッサージを行った．
・見当識の再教育と教育的活動は，初期の治療段階から取り入れた．心理的支持は，彼が熱傷の重度さをより認識するようになってから提供した．疼痛管理の非薬物療法は，不安と不快感を軽減するために，必要に応じて運動訓練と治療的活動の中に取り入れて行った．
・他動ROM訓練は，スティーブンが治療に参加する必要性を十分に認識できなかった期間に施行した．後に，彼が治療の必要性を認識するようになってから自動介助運動のプログラムを施行した．自動介助運動は，浮腫を軽減させ，四肢や顔を機能的に使用できるまでに回復させることを目的に行った．彼の訓練プログラムは，ベッドサイドに掲示し，そこには右上肢と顔面の伸張運動訓練も含めた．興味に関する治療的活動は，動機づけや活動耐性，緻密な運動協調性を向上させるために奨励し

た．スティーブンは，自転車エルゴメーターで運動することを特に好んだ．
- 見当識が完全に回復し，抜管され，経口摂取が許可された後，彼は基本的な口と顔のADL練習を開始した．それは，ベッドあるいはベッドサイドのいすで支持された坐位にて行った．食事道具や歯ブラシは，浮腫が引き，右握力が回復するまで，スポンジを巻いた柄のものを使用した．安全に関するトレーニングは，右手の知覚のない領域に外傷を受けないようにするために実施した．

術後期に開始した治療：
- 術後に用いる右の肘伸展スプリントを作製し，手術から植皮が生着するまでの5日間は，圧迫包帯の上から常時スプリントを装着した．その後は，完全な自動ROMが獲得されるまで夜間のみ装着した．

リハビリテーション期に開始した治療：
- 抜管された後は，口周辺を計測し，小口症防止用スプリント（microstomia prevention appliance；MPA）を装着した．そのスプリントは，初期には睡眠中に装着したが，後に口の拘縮が高度になってきたので，日中の時間帯も装着するようにした．また，弾性顔面マスク，顎バンド，腕の圧迫衣を製作するために計測した．圧迫衣が出来上がるまでは，右腕の圧迫用の袖を作り，一時的に適用した．これらの製品が到着したらすぐに，弾性顔面マスクと圧迫衣の下にコンフォーマーを入れて適合させた．また，退院前にアクリル製の透明な顔面マスクの型取りをし，外来になってから適用した．スティーブンは退院後も作業療法を受け続け，右上肢の運動訓練プログラムを行った．また瘢痕管理や圧迫衣とアクリル製顔面マスクの適合管理も受けた．
- 彼は重度な酸熱傷であり，そして瘢痕を起こしやすい遺伝的素因をもっていたため，瘢痕は収縮し続け，結果として腋窩前部の拘縮と顔面の歪みが生じた．腋窩前部は，湿熱，徒手的なマッサージ，ゆっくりとした持続的伸張で治療した．顔面の訓練は，彼が積極的に行うことに重点を置いた．治癒した眼瞼と顔面中央部に対しては，スティーブン自身により皮膚の牽引を用いて水平方向に伸張させた．口の伸張運動に関しては，作業療法士によって急性期から開始し，継続していた．それは，プラスチックでできた体温計の容器を利用して行っていた．この段階では，より積極的に口裂を水平方向に伸張するために，アクリル製ストローを使用した．そして，上下の歯の間に舌圧子を積み重ね，頬と下顎の拘縮に対し垂直方向へ伸張した[28]．
- ADLの実践を継続した．ベッドで端坐位をとり，セルフケア課題を遂行した．その後，セルフケア課題がより自立できるようになってからは，全身筋力と活動耐性を向上させるために洗面所で立位にて行った．
- リラクセーションテクニックは，スティーブンが治療を受けている間の不快感を緩和するために実施した．心理的支持は，顔の変形，仕事，社会的接触に対する不安を軽減するために施行した．作業療法スタッフは，対処法と地域に復帰する計画に関して支援した．また，入院期間中からスティーブンをカウンセリングの専門家に紹介した．

結果
加圧療法や口のスプリント療法，顔面の運動訓練にもかかわらず，スティーブンの顔面瘢痕は収縮し続け，目と鼻そして口の締めつけ，口唇のめくれ上がり，眼瞼の外反，顔面の扁平化が生じた．退院の約2カ月後，スティーブンはアクリル製顔面マスクの使用をやめた．それは，顔面マスクの調節に時間を要し，顔面の形状の変化の速度に対応できないからであった．スティーブンは，代わりに弾性の布製顔面マスクを選択した．MPAは，口の締めつけがさらに強くならないように退院後1年間，夜間に装着した．しかし両側の口裂には，水かきが形成されていた．右腕の植皮部と熱傷性瘢痕は，運動訓練と伸縮性のある圧迫衣の堅実な使用に対して良好な反応を示し，関節は柔軟になり，自動ROMの制限は消失した．また瘢痕の膨らみはなくなり，外見的も彼は受け入れられた．肩上部の瘢痕に対しては，彼は肩を覆うベストよりも圧迫用の袖を好んだので，加圧療法を施行することができなかった．これらの瘢痕は少々肥厚していたが，彼にとっては気にならなかった．彼は瘢痕を日焼けから守り，色素沈着を防ぐために，日焼け止めローションを使用し続けた．特に屋外で働き始めた後は，注意して日焼け止めローションを使用した．

その後の6年間，スティーブンは重度の酸熱傷の瘢痕によって引き起こされた顔面と頚部の拘縮の治療のために，21回の手術を受けた．また，顔面の瘢痕の成熟には3年以上を要し，一般的な期間よりも長くかかった．右手の力は，最終的には完全に回復した．母指と示指の知覚障害は，完全に回復するのに約38カ月を要した．彼は，重量挙げの選手権に復帰することはできなかったが，練習には復帰でき，280ポンド（約127 kg）を持ち上げることができた．しかし，彼は慢性腰痛に悩まされ続けた．彼はペインクリニックを紹介され，そこで第4腰椎と第5腰椎間の椎間板の変性疾患と診断され，重量挙げの練習に制限を設けなければならなかった．

スティーブンは，眼瞼の歪みと右目のぼやけにより引き起こされた視野の制限により，トラック運転手として原職復帰することはできなかった．彼は自活するために，個人宅や地域の会社の芝生を管理サービスするパートタイムの仕事を始めた．また，彼は仕事を拡張し，冬には歩道や小道を圧洗浄するサービスを行った．その結果，姉の家族と3年間生活した後，経済的な問題がなくなり，彼自身の家に帰ることができた．

スティーブンの顔の外見は，多くの手術的治療と顔面の加圧療法により，いくらかは改善したが，一般的な社会標準からしてみれば，まだ受け入れられるものではなかった．以前の社会環境に復帰する彼の試みは，複雑な反応を招き，ある時には身体的な争い事の原因となった．3歳の息子とは，入院期間中から電話で接触を保っていた．退院前の作業療法では，息子に対しスティーブンの変化した顔の形を徐々に見せた．最初は写真を用いて，次には弾性顔面マスクあるいは透明な顔面マスクを装着した顔を見せた．最終的にはマスクを装着していない顔を見せた．その結果，彼の息子は，父の変化した容貌にもかかわらず，父を完全に受け入れ続けた．息子が10歳の時には，他人が彼の父をあざ笑った時に，その相手を個人的に攻撃した．

スティーブンの個人的な長期目標

「私は，眼のために，トラック運転手としては二度と働くことができないだろう．そして，腰痛のために，これ以上重量挙げをすることができないだろう．けれど芝生管理サービスは，強化していきたい．私は，自宅の近くで外来治療を受けるつもりだ．私の皮膚は，まだとても調子が悪く，薄く張っているので，物に当たった時には裂けることもある．

精神的には大丈夫だが，浮き沈みはある．今では，自分がどのように見られるかを学習し，受け入れているので，外出してレストランで食事をとることもできる．時々，私の容貌は人を驚かせるが，たいていは，人々は私が苦痛でないことを知ると安心するようだ．人々は私を見つめ，私に会釈や話しかける時間を与えないまま目を背ける．それは，私にとって苦痛で，無礼なことである．子どもたちは正直で，好奇心をもっている．私が彼らに手を振り，笑いかけると，彼らはたいてい何ともなく，手を振って返す．私の息子の同級生は，私を受け入れてくれている．私は彼らの見学旅行にも同伴する．私は鼻から息を吸うのを好んでいる．そして眼からは，それほど涙が出なければいいと思う．それは泣いているように見えるからである．医師からは，頚部の引きつった皮膚の治療のために入院してはどうかと勧められている」．

しかし，6年後，彼は「しばらく手術を受けていない」と言っている．

あるか述べよ．
17. 瘢痕の成熟に要する平均的な期間はどれぐらいか述べよ．
18. リハビリテーション期において，ADLを制限すると考えられる原因には何があるか説明せよ．
19. 退院前のクライエント教育と家庭プログラムには，どのような情報を含む必要があるか述べよ．
20. 熱傷後の機能障害の主な原因は何か述べよ．

ケーススタディ：ケンジ（その2）

治療と最終結果
以下の作業療法を実施した：

- 瘢痕拘縮の予防と軽減および筋力，可動性，巧緻性の向上．これらは，特に手と顔面に対してのものであった．進行している瘢痕拘縮を伸張するために運動訓練，スプリント療法，マッサージを行った．瘢痕の管理は，肥厚性瘢痕と顔面，上肢，体幹上の皮膚供与部の瘢痕に対して行った．これらの瘢痕には，圧迫衣と圧迫衣の下に入れるコンフォーマーを使用した．また，これらの調整も行った．
- 疼痛管理のためのリラクセーション法と他の非薬物療法の指導．
- 治療的活動による活動耐性の向上および ADL を自立させること．これは，課題を遂行するための代償法を指導するとともに必要に応じて補助具を用いた．彼は，初期には自助具を用いてセルフケア課題を遂行することを習得したが，最終的には自助具を使用することなく，方法の工夫だけでほとんどの課題を遂行した（きついブルージーンズのボタンを締めるボタンフックと，彼にとって重要な日常課題の遂行を除く）．
- 治療的活動を通して，新たな遂行技能を探究すること．また，過去に重要であったことと今の関心が兼ね備わった作業を探究すること．これは，治療的活動と新たな生活環境を開発促進することによって行った．ケンジは，音楽の代わりとなるはけ口を得るために探究したさまざまな適応技能には満足しなかった．彼は，過去に卓越していた音楽領域に対して，低下した技能で問題解決することができなかった．音楽の代わりとなる関心を探している間，ジンはケンジが広告媒体のアート技能や数学の才能をもっていることに気づいた．
- 悲嘆の過程を支援し，永久的に失われた技能や身体イメージ，生活様式の受容を促進するための心理的支持．入院の延長期間中，ケンジは自殺念慮を示すほどの悲しみを言葉に表した．彼は，カウンセリングを受けた．作業療法士は支持し，熱傷の影響を免れ保持されている技能と才能を伸ばし，強化するよう試みた．

最終成果
熱傷の30年後，インターネットによってケンジと接触することができ，彼は大学で数学を教えていることがわかった．彼は，博士の学位取得に向けての仕事を完成させていた．また，彼は「気性の合う相手」と幸せな結婚をしていた．ケンジは，かつて熟達していた楽器のどれも演奏しなかったと述べた．「私は，過去のように決して演奏できないことを知っていた．そして，私は完璧主義であり，何も受け入れようとはしなかった．それで，私は陰の人生を生きることを選択した」．しかし，何年か前に作業療法で示された彼の創造的な技能は，完璧を目指す彼の欲望とうまく合致した．彼は，永久的な手の可動域制限にもかかわらず，さまざまな広告媒体における熟練した芸術家になっていた．彼は，熱傷直後から数年にわたり多くの再建術を経験したが，今はもう外見を変化させることを求めていない．彼は，外見に関しては，ずいぶん前に受容したと述べている．彼は教育者として公的な役割を果たしていることを大変快く思っており，学生にもとても人気がある．彼は最初に，クラスの学生の好奇心を満足させるため，そして障害の受容と新たな生活の満足感を得るまでの過程を学生と共有するために，熱傷経験を伝えている．彼は，彼に「力を与え」，そして「希望を与えることによって辛い時間を生きるよう支援した」作業療法を今でも評価している．

ケーススタディ：パトリス（その2）

治療と最終結果

パトリスは長期間の治療を必要とした．また，彼女の成長時の問題を生じさせ続けている瘢痕の影響に対して，多くの手術を必要とした．頭蓋骨の泉門が閉鎖した後，彼女は肥厚性瘢痕と収縮している瘢痕を減少させるために，弾性顔面マスクとその下に入れるコンフォーマーを用いた．彼女の鼻は，これらの瘢痕により側方に引っ張られていた．彼女と母親は，顔面に満足していなかったので，アクリル製の顔面マスクは，瘢痕が成熟するまで採型し続けた．彼女は，顔面の非対称性と鼻の歪みを引き起こしている瘢痕を解離するために，最終的に手術的治療を必要とした．また，思春期の時には，彼女の左胸の成長を制限しないように，手術による腹部の瘢痕解離を必要とした．

肥厚性瘢痕を予防するために，初期には彼女の手にサンドイッチスプリントを装着した．このスプリントは，背側と掌側の熱可塑性スプリント材で構成され，内側は厚いパッドで覆われていた．スプリントは，瘢痕に圧迫を与え，瘢痕の肥厚と指背の拘縮の進行を抑制した．しかし，この方法は瘢痕の長軸方向に締めつけている力に対し，影響を与えなかった．頻繁な治療や母親による献身的な治療にもかかわらず，手の成長速度に合わせて瘢痕を伸張させることができなかった．最終的には，手の背側に皮膚移植を実施したが，移植皮膚も十分な速い速度では伸張しなかった．前述したように，瘢痕の締めつけの影響は，指の自然な成長を阻害した．示指，中指，環指の機能を維持するための治療は，この瘢痕のために継続する必要があった．

パトリスの小指の骨は発達しなかったが，この指の皮膚は成長していたので，指があるべきところの皮膚組織が集まり，ボタンのようになっていた．手背の瘢痕はMP関節の屈曲と中指の使用を制限し続けた．パトリスは幼児だった時，その手背のきつい瘢痕は切除された．瘢痕切除により欠損した部位には，小指の余っている皮膚を採取し，それを薄くして皮弁として移植した．掌側の無毛の皮膚は，手背と同じようにひどい外見を呈していたが，手の成長速度に一致して成長しており，手の発達と改善した機能には障害を与えなかった．

20年後，パトリスは，小さい時に受けた重度熱傷によって生活がどのように影響されたかを物語った．「私は，顔と手に手術を受けたことを思い出すことができる．私は，顔面マスクがどれほどいやだったかを覚えている．しかし，グローブは，作業療法士が私に好きな色を選ばせてくれたので好きだった．私は，まだ左手の親指と人指し指以外はどの指も使えないが，障害者とは思っていない．私はもちろん右利きで，今はしたいことを何でもできる．しかし，小学校の時は，左手で握ることができなかったので，ジャングルジムで遊ぶことができなかった．これは，私にとって本当にしたかったことであり，疎外感をもったことを覚えている．私は太陽の日差しを避けなければならなかったので，中学校まで，外で休むことや，運動することは許可されなかった．

私は，平均3.5の成績で高校を卒業した．そして医学部に行く計画で，助成金を利用して2年間大学に通った．しかし，今はウォールマートで働いている．私は，今年の後半には，大学に戻りたいと思っているが，医療専門職，看護師，救急医療技術者なのか，どの学科に進みたいかはっきりしていない．働いていない時は，友人との外出，ジョギング，コンピュータのタイプ打ち，読書，テレビ視聴が好きである．絵を描くことも好きである．

頭髪のないところに関しては，私にとってそれほど問題ではない．主治医は，毛髪のない皮膚を切除し，毛のある頭皮を引き伸ばして覆う手術を提案しているが，私は手術をしたいとは思わない．頭髪のないところ以外はとても濃いので，毛を後ろに引っ張ってポニーテールにすることができ，毛髪のないところのほとんどを隠すことができる．私は，かつらも好きで，新しい金髪のものをちょうど買ったところである．私は頭髪のない部分にかつらをつけないが，楽しむために購入する．

私は少しおとなしい性格で，人見知りをする．しかし，親しくなった後は，少しも恥ずかしいとは感じない．今，私にはボーイフレンドがいる．私たちは仕事で知り合った．今は数カ月に1回デートしている．

顔に関しては，問題ない．私にとっては，顔よりも手の外見の方が問題である．周囲の人は，そのことに気づいているらしい．私は時々，人に見られているように感じる時がある．それは，好奇心で見ているのだと思う．見ることの代わりに尋ねてほしいと思うが，私は無視するだけである．私は，直接言わない．もし尋ねられたら，その時私は熱傷を受けたことについて伝えると思う．

私は今でも考える．これからどうなるのか．なぜ私にこのようなことが起こったのか……」．

引用文献

1. Abston S: Scar reaction after thermal injury and prevention of scars and contractures. In Boswick JA, editor: *The art and science of burn care*, Rockville, MD, 1987, Aspen.
2. Akin S, Ozcan M: Using a plastic sheet to prevent the risk of contamination of the burn wound during the shower, *Burns* 29(3):280, 2003.
3. American Burn Association: Burn Incidence and Treatment in the US: 2000 Fact Sheet Downloaded 11/12/04 http://www.ameriburn.org/pub/BurnIncidenceFactSheet.htm
4. Apfel LM, et al: Computer-drafted pressure support gloves, *J Burn Care Rehabil* 9(2):165, 1988.
5. Artz CP, Moncrief JA, Pruitt BA: *Burns: a team approach*, Philadelphia, 1979, WB Saunders.
6. Baltimore Therapeutic Equipment Co, 1201 Bernard Dr., Baltimore, MD, 21223.
7. Bariollo DJ, Nangle ME, Farrell K: Preliminary experience with cultured epidermal autograft in a community hospital burn unit, *J Burn Care Rehabil* 13(1):158, 1992.
8. Baur PS, et al: Wound contractions, scar contractures and myofibroblasts: a classical case study, *J Trauma* 18(1):8, 1978.
9. Bennett GB, et al: Serial casting: a method for treating burn contracture, *J Burn Care Rehabil* 10(6):543, 1989.
10. Bowler PG, et al: Microbicidal properties of a silver-containing Hydrofiber® dressing against a variety of burn wound pathogens, *J Burn Care Rehabil* 25(2):192, 2004.
11. Brigham PA, McLoughlin E: Burn incidence and medical care use in the United States: estimates, trends, and data sources, *J Burn Care Rehabil* 17(2):95, 1996.
12. Bruster J, Pullium G: Gradient pressure, *Am J Occup Ther* 37(7): 485, 1983.
13. Burn Survivors Online, http://www.burnsurvivorsonline.com/ Downloaded 11/12/04
14. Burnsworth B, Krob MJ, Langer-Schnepp M: Immediate ambulation of patients with lower extremity grafts, *J Burn Care Rehabil* 13(1):89, 1992.
15. Caffo E, Belaise C. Psychological aspects of traumatic injury in children and adolescents, *Child Adolesc Psychiatr Clin North Am* 12(3):493, 2003.
16. Carr-Collins JA: Pressure techniques for the prevention of hypertrophic scar. In Salisbury RE, editor: *Clinics in plastic surgery: burn rehabilitation and reconstruction*, Philadelphia, 1992, WB Saunders.
17. Carvajal HF: Resuscitation of the burned child. In Carvajal HF, Parks DH, editors: *Burns in children: pediatric burn management*, Chicago, 1988, Year Book Medical Publishers.
18. Clark JA, Burt AM, Eldad A: Culture epithelium as a skin substitute, *Burns Incl Therm Inj* 13(3):173, 1987.
19. Covey MH: Occupational therapy. In Boswick JA, editor: *The art and science of burn care*, Rockville, MD, 1987, Aspen.
20. Crawford CM, et al: Heterotopic ossification: are range of motion exercises contraindicated? *J Burn Care Rehabil* 7(4):323, 1986.
21. Daugherty MB, Carr-Collins JA: Splinting techniques for the burn patient. In Richard RL, Staley MJ, editors: *Burn care and rehabilitation: principles and practice*, Philadelphia, 1994, FA Davis.
22. Demling RH, DeSanti L: How can silver be delivered to the burn wound? In *The beneficial effects of a nanocrystalline silver delivery system for management of wounds: part II section III*. Downloaded 3/6 from http://www.burnsurgery.com/Modules/nano/sec3.htm Copyright 2002, Burnsurgery.org.
23. Dietch EA, et al: Hypertrophic burn scars: analysis of variables, *J Trauma* 23(10):895, 1983.
24. Dyer C: Burn care in the emergent period, *J Emerg Nurs* 6(1):9, 1980.
25. Ehde DM, et al: Post-traumatic stress symptoms and distress following acute burn injury, *Burns* 25(7):587, 1999.
26. El Hamaoui Y, et al: Post-traumatic stress disorder in burned patients, *Burns* 28(7):647, 2002.
27. Embil JM, et al: An outbreak of methicillin resistant *Staphylococcus aureus* on a burn unit: potential role of contaminated hydrotherapy equipment, *Burns* 27(7):681, 2001.
28. Evans EB: Heterotopic bone formation in thermal burns, *Clinical Orthopedics* 263:94, 1991.
29. Feller I, Archambeault C: *Nursing the burned patient*, Ann Arbor, MI, 1973, Institute for Burn Medicine.
30. Fleet J: The psychological effects of burn injuries: a literature review, *Brit J Occup Ther* 55(5):198, 1992.
31. Giuliani CA, Perry GA: Factors to consider in the rehabilitation aspect of burn care, *Phys Ther* 65(5):619, 1985.
32. Gordon M, et al: Use of pain assessment tools: is there a preference? *J Burn Care Rehabil Institute* 19(5):451, 1998.
33. Hansbrough JF: Current status of skin replacements for coverage of extensive burn wounds, *J Trauma* 30(suppl 12):S155, 1990.
34. Hartford C: Surgical management. In Fisher S, Helm P: *Comprehensive rehabilitation of burns*, Baltimore, 1984, Williams & Wilkins.
35. Heimbach DM, Engrav LH: *Surgical management of the burn wound*, New York, 1984, Raven Press.
36. Helm PA: Neuromuscular considerations. In Fisher SV, Helm PA, editors: *Comprehensive rehabilitation of burns*, Baltimore, 1984, Williams & Wilkins.
37. Helm PA, Fisher SV: Rehabilitation of the patient with burns. In Delisa J, Currie D, Gans B, editors: *Rehabilitation medicine: principles and practice*, Philadelphia, 1988, JB Lippincott.
38. Hoffer MM, Brody G, Ferlic F: Excision of heterotopic ossification about elbows in patients with thermal injury, *J Trauma* 18(9):667, 1978.
39. Howell JW: Management of the acutely burned hand for the nonspecialized clinician, *Phys Ther* 69(12):1077, 1989.
40. Humphrey C, Richard RL, Staley MJ: Soft tissue management and exercise. In Richard RL, Staley MJ, editors: *Burn care and rehabilitation: principles and practice*, Philadelphia, 1994, FA Davis.
41. Johnson C: Pathologic manifestation of burn injury. In Richard RL, Staley MJ, editors: *Burn care and rehabilitation: principles and practice*, Philadelphia, 1994, FA Davis.
42. Johnson CL: Physical therapists as scar modifiers, *Phys Ther* 64(9):1381, 1984.
43. Johnson RM, Richard R: Partial-thickness burns: identification and management, *Advances in Skin & Wound Care* 16(4):178, 2003.
44. Jordan CL, Allely RA, Gallagher J: Self-care strategies following severe burns. In Christiansen C, editor: *Ways of living: self-care strategies for special needs*, Rockville, MD, 1994, American Occupational Therapy Association.
45. Jordan MH, et al: Dynamic plaster casting for burn scar contracture, *Proc Am Burn Assoc* 16:17, 1984.
46. Jordan MH, et al: A pressure prevention device for burned ears, *J Burn Care Rehabil* 13(1):673, 1992.
47. Kaplan SH: Patient education techniques used at burn centers, *Am J Occup Ther* 39(1):655, 1985.
48. Kubler-Ross E: *Death and dying*, New York, 1997, Simon & Schuster.
49. Larson DL, et al: Techniques for decreasing scar formation and contracture in the burned patient, *J Trauma* 11(10):807, 1971.

50. Leman CH: An approach to work hardening in burn rehabilitation, *Top Acute Care Trauma Rehabil* 1(4):62, 1987.
51. Leman CJ: Burn rehabilitation. In Hopkins HL, Smith HD, editors: *Willard & Spackman's occupational therapy*, ed 8, Philadelphia, 1993, JB Lippincott.
52. Leman CJ, et al: Exercise physiology in the acute burn patient: do we really know what we're doing? *Proc Am Burn Assoc* 24:91, 1992.
53. Leman CJ, Ricks N: Discharge planning and follow-up burn care. In Richard RL, Staley MJ, editors: *Burn care and rehabilitation: principles and practice*, Philadelphia, 1994, FA Davis.
54. Linares HA: Hypertrophic healing: controversies and etiopathogenic review. In Carvajal HF, Parks DH, editors: *Burns in children: pediatric burn management*, Chicago, 1988, Year Book Medical Publishers.
55. Lund C, Browder N: The estimation of area of burns, *Surg Gynecol Obstet* 79:352, 1944.
56. Mahon LM, Neufeld N: The effect of informational feedback on food intake of adult burn patients, *Appl Behav Annal* 17(3):391, 1984.
57. May SR: The effects of biological wound dressings on the healing process, *Clin Mater* 8(3-4):243, 1991.
58. Mendez-Eastman S: Negative pressure wound therapy, *Plastic Surg Nurs* 18(1):27, 1998.
59. Miles WK, Grigsby L: Remodeling of scar tissue in the burned hand. In Hunter JM, et al, editors: *Rehabilitation of the hand*, St Louis, 1990, Mosby.
60. Montgomery RK: Pain management in burn injury, *Crit Care Nurs Clin North Am* 16(1):39, 2004.
61. Moss BF, Everett JJ, Patterson DR: Psychologic support and pain management of the burn patient. In Richard RL, Staley MJ, editors: *Burn care and rehabilitation: principles and practice*, Philadelphia, 1994, FA Davis.
62. Nolan WB: Acute management of thermal injury, *Ann Plast Surg* 7(3):243, 1981.
63. Ohrbach R, et al: Hypnosis after an adverse response to opioids in an ICU burn patient, *Clin J Pain* 14(2):167, 1998.
64. Pal SK, Cortiella J, Herndon D: Adjunctive methods of pain control in burns, *Burns* 23(5):404, 1997.
65. Palmieri TL, Greenhalgh DG: Topical treatment of pediatric patients with burns: a practical guide, *Am J Clin Dermatol* 3(8):529, 2002.
66. Patterson DR, Adcock RJ, Bombardier CH: Factors predicting hypnotic analgesia in clinical burn pain, *Int J Clin Exp Hypn* 45(4):377, 1997.
67. Peacock EE Jr: *Wound repair*, ed 3, Philadelphia, 1984, WB Saunders.
68. Pietsch J: Care of the child with burns. In Hazinski MF, editor: *Manual of pediatric critical care*, St Louis, 1999, Mosby.
69. Ptacek JT, Patterson DR, Heimbach DM: Inpatient depression in persons with burns, *J Burn Care Rehabil* 23(1):1, 2002.
70. Pullium G: Splinting and positioning. In Fisher SV, Helm PA, editors: *Comprehensive rehabilitation of burns*, Baltimore, 1984, Williams & Wilkins.
71. Reeves SU: Adaptive strategies after severe burns. In Christiansen CH, Matuska KM, editors: *Ways of living: adaptive strategies for special needs*, ed 3, Bethesda, MD, 2004, AOTA.
72. Richard RL, Staley MJ: Burn patient evaluation and treatment planning. In Richard RL, Staley MJ, editors: *Burn care and rehabilitation: principles and practice*, Philadelphia, 1994, FA Davis Co.
73. Rivers EA: Rehabilitation management of the burn patient, *Advances in Clin Rehabil* 1:177, 1978.
74. Rivers EA, Fisher SV: Rehabilitation for burn patients. In Kottke FJ, Lehmann JF, editors: *Krusen's handbook of physical medicine and rehabilitation*, ed 4, Philadelphia, 1990, WB Saunders.
75. Rivers EA, Strate R, Solem L: The transparent face mask, *Am J Occup Ther* 33(2):108, 1979.
76. Rogers B, et al: Computerized manufacturing or transparent face masks for the treatment of facial scarring, *J Burn Care Rehabil* 24(2):91, 2003.
77. Saffle JR: The 2002 Presidential Address: NPDGB and other surgical sayings, *J Burn Care Rehabil* 23(6):375, 2002.
78. Salisbury RE, Petro JA: Rehabilitation of burn patients. In Boswick JA, editor: *The art and science of burn care*, Rockville, MD, 1987, Aspen.
79. Scherer LA, et al: The vacuum assisted closure device: a method of securing skin grafts and improving graft survival, *Arch Surg* 137(8):930, 2002.
80. Schmitt MA, French L, Kalil ET: How soon is safe? Ambulation of the patient with burns after lower-extremity skin grafting, *J Burn Care Rehabil* 12(1):33, 1991.
81. Schneider AM, Morykwas MJ, Argenta LC: A new and reliable method of securing skin grafts to the difficult recipient bed, *J Plastic Reconstr Surg* 102(4):1195, 1998.
82. Simons M, King S, Edgar D, Occupational therapy and physiotherapy for the patient with burns: principles and management guidelines, *J Burn Care Rehabil* 24(5):323, 2003.
83. Solem L: Classification. In Fisher S, Helm P, editors: *Comprehensive rehabilitation of burns*, Baltimore, 1984, Williams & Wilkins.
84. Staley MJ, Richard RL: Scar management. In Richard RL, Staley MJ, editors: *Burn care and rehabilitation: principles and practice*, Philadelphia, 1994, FA Davis.
85. Staley MJ, Richard RL, Falkel JE: Burns. In O'Sullivan SB, Schmitz TJ, editors: *Physical rehabilitation: assessment and treatment*, ed 3, Philadelphia, 1994, FA Davis.
86. Strock LL, et al: Topical Bactroban (mupirocin): efficacy in treating burn wounds infected with methicillin-resistant staphylococci, *J Burn Care Rehabil* 11(5):454, 1990.
87. Sullivan T, et al: Rating the burn scar, *J Burn Care Rehabil* 11(3):256, 1990.
88. Thomas CL, editor: *Taber's cyclopedic medical dictionary*, ed 18, Philadelphia, 1993, FA Davis.
89. United States Department of Labor: *Dictionary of occupational titles*, ed 4, Washington, DC, 1977, US Government Printing Office.
90. Valpar Component Work Samples, Valpar International Corporation, PO Box 5767, Tucson, Ariz.
91. Varghese G: Musculoskeletal conditions. In Fisher SV, Helm PA, editors: *Comprehensive rehabilitation of burns*, Baltimore, 1984, Williams & Wilkins.
92. Vu H, et al: Burn wound infection susceptibilities to topical agents: the Nathan's agar well diffusion technique, *P&T* 27(8): 390, 2002.
93. Wachtel T: Epidemiology, classification, initial care, and administrative considerations for critically burned patients. In Wachtel T: *Critical care clinics*, Philadelphia, 1985, WB Saunders.
94. Weil R, et al: Smoke inhalation injury, *Ann Plast Surg* 4(2):121, 1980.
95. Whittman ML: Electrical and chemical burns. In Richard RL, Staley MJ, editors: *Burn care and rehabilitation: principles and practice*, Philadelphia, 1994, FA Davis.
96. Work Evaluation Systems Technology (WEST), PO Box 2477, Fort Bragg, CA 95437.

97. Wright PC: Fundamentals of acute burn care and physical therapy management, *Phys Ther* 64(8):1217, 1984.
98. Yin HQ, Langford R, Burrell RE: Comparative evaluation of the antimicrobial activity of Acticoat antimicrobial barrier dressing, *J Burn Care Rehabil* 20(3):195, 1999.
99. Yurko L, Fratianne R: Evaluation of burn discharge teaching, *J Burn Care Rehabil* 9(6):643, 1988.

情報源

American Burn Association
www.ameriburn.org/

Burn Survivors Online
www.burnsurvivorsonline.com/

Cool the Burn
www.cooltheburn.com/home.html

Covermark Cosmetics
A vender of special camouflaging cosmetics for burn patients.
Veterans Dr., Suite D,
Northvale, NJ 07647
(800) 524-1120157
www.covermark.com/

The Phoenix Society for Burn Survivors
phoenix-society.org/

第43章
切断と義肢
Amputations and Prosthetics

Denise D. Keenan
Jennifer S. Glover

第1節：上下肢切断の一般的考慮点
（大渕恵理　訳）

第2節：上肢切断
（小川恵子，鈴木達也，片山妙恵　訳）

第3節：下肢切断
（大渕恵理　訳）

キーワード

義肢準備段階
義肢装着段階
断端
義肢装着後段階
ソケット
神経腫

幻肢
幻肢覚
手先具
分離コントロール
電動義手
ハイブリッド義手

大腿切断
下腿切断
サイム切断
断端肢サポート
パイロン

学習目標

本章を学習することで，学生および臨床家は以下のことが可能になるだろう．

1. 切断の一般的な原因を列挙できる．
2. 切断後のリハビリテーションにおける作業療法士の役割を述べることができる．
3. 切断手術の目標を列挙できる．
4. 2種類の手術法を挙げることができる．
5. 義肢装着訓練の妨げとなる4つの因子を挙げることができる．
6. 神経腫，幻肢，幻肢痛の定義を述べることができる．
7. 切断手術によって生じる典型的な心理的反応について説明できる．
8. 作業療法士はどのように切断への適応を促すことができるのかを説明できる．
9. 上肢切断者のリハビリテーションにおける作業療法士の役割について説明できる．
10. 断端の状態が，義手の適合と操作に与える影響を述べることができる．
11. 能動義手に共通した5つの部品を列挙できる．
12. 能動義手の操作に使用されている動きを列挙できる．
13. 能動義手を装着するための方法を少なくとも2つ説明できる．
14. 手先具の位置決めの重要性を説明できる．
15. 義手の使用訓練の2つの段階を列挙できる．
16. 装着後訓練を3つの段階で進めていくことがなぜ大切であるのかを説明できる．
17. 電動義手の基本的操作を説明できる．
18. さまざまな生活課題においてそれぞれの義肢の主な機能について説明できる．
19. 下肢切断の種類と原因を列挙できる．
20. 下肢切断者が使用する機器のタイプを説明できる．
21. 下肢切断が作業遂行に与える影響について説明できる．
22. 下肢切断がクライエント要因，遂行技能，遂行パターンに与える影響を特定できる．
23. 下肢切断の潜在的な心理的反動について述べることができる．
24. 下肢切断者に関わる作業療法士の役割について説明できる．
25. 作業に参加するクライエントの能力を向上させるために，背景状況と活動に必要とされることをどのように変化させるのかを説明できる．
26. 高齢の下肢切断者の場合に，特に考慮しなければならないことを述べることができる．

この章の概要

【第1節：上下肢切断の一般的考慮点】
切断の原因と発生率
外科的処置
クライエントの社会的，文化的，個人的，精神的背景状況
　切断への適応に影響を与える心理的背景状況
手術後の身体的クライエント要因と遂行技能
　皮膚
　感覚
　骨
　創傷治癒

【第2節：上肢切断】
能動義手
　義手使用の決定
　上肢の切断レベルと機能的損失
　能動義手の部品
　義手装着前プログラム
　義手に関する情報と処方
　義手装着プログラム
　要約
電動義手
　電動義手の対象者
　ハイブリッド義手
　電動義手の装着前プログラム
　電動義手の訓練プログラム

要約

【第3節：下肢切断】
下肢切断のレベル
下肢切断の原因
手術後の断端ケア
下肢装具と義足
作業遂行領域への参加
クライエント要因
遂行技能
遂行パターン
心理社会的影響
背景状況と活動に必要とされること
高齢クライエントの場合の留意点

第1節：上下肢切断の一般的考慮点

　四肢の欠損は，疾病，外傷，先天性などの原因によって生じている．先天性の四肢欠損や幼少期に切断をした場合，一般的に感覚運動技能や自己像は四肢がないものとして成長，発達する．ところが，思春期や成人になってから切断した場合には，完全なものとしてすでに統合されている身体図式や自己像から，ある部分が損失することに順応しなければいけないという課題に直面する．リハビリテーションを進めるうえで，この2つのタイプのクライエントでは問題となる事柄は違ってくる[6,64,65]．

　リハビリテーションプログラムを進めるにあたっての作業療法士の最も重要な責務は，義肢装着前プログラムと義肢訓練を立案し，遂行していくことである．**義肢準備段階**の治療計画には，義肢を装着するための準備が含まれる．**義肢装着段階**では，義肢への耐性を増し，義肢を機能的に使っていく治療が行われる．リハビリテーションプログラムは，個々のクライエントの身体的・心理的な切断への適応を援助するため，個別化された治療プログラムである必要がある．そして，クライエントが新しい身体像と機能を受け入れていくことをなるべく自力で学習するように，プログラムを計画しなければならない[6,64,65]．

■切断の原因と発生率

　切断の多くは，外傷，末梢血管疾患（peripheral vascular disease；PVD），末梢血管攣縮性疾患，慢性感染症，化学物質または温熱・寒冷，電気などによる損傷，悪性腫瘍の結果として生じている．上肢切断が選択されるのは，重篤あるいは完全な腕神経損傷の場合である[9]．

　毎年，50,000人のアメリカ人が四肢を失っていると推定される．そのうち4,000～5,500人が手あるいは前腕を失っている．上肢損失と下肢損失との割合は1：11である．切断の発症率は1～15歳では一定している．しかし15～54歳では，労災や交通事故が原因の切断発症率が徐々に増加している．成人の上肢切断の約75％は，ロベルトの症例に示すような外傷によるものである[1,34,43]．

　下肢切断の主要な原因はPVDであり，喫煙と糖尿病に関連していることが少なくない[36,39,56]．1988年から1996年の間に発生した下肢切断の82％は，血管の問題に起因するものであった[15]．非侵襲性の検査，血行再建，創傷治癒技術のめざましい進歩を受けて，糖尿病を合併していないPVDのクライエントでは切断に至るものは2～5％に留まるが，糖尿病を合併している場合には6～25％が切断となっている[28,29,41,45,68]．下肢切断における手術中の死亡率は，7～13％の範囲でさまざま報告されているが，死亡例は心臓病や喫煙など他の医学的問題と関係していることが一般的である[22,28,29]．

2番目に多い下肢切断の原因は，交通事故や銃撃による外傷であり，切断の約17%を占める[15]．外傷によって切断となる者は一般的に若者であり，男性が多い[20, 27]．骨肉腫を原因とした切断の発症率は，画像診断，効果的な化学療法，成績の良い温存手術の進歩により減少している．癌摘出後に患肢再建術を行った場合，義足を使用するのと同様の機能を得ることができ，5年生存率には違いがないことが報告されている[30, 38, 61, 67, 75]．

■外科的処置

外科医は重要なチームメンバーである．外科医は，最大の機能的な成果を得るために，手術前に健康管理チームと相談する必要がある．外科医はできるだけ長く**断端**を残し，状態の良い皮膚で断端を覆い，循環が保たれるようにする必要がある．断端の管理と創傷治癒の促進は重要である．手術中ならびに手術後の第1の目標は，残った皮膚を機能的に維持して，義肢の最大限の活用ができるように断端を形成していくことである[6, 34, 64]．

血管と神経は切断された後，縮んだ状態となっているため，義肢を使用する時の断端の痛みは少ない．骨形成術は，骨端を滑らかにし，骨棘（自然な骨表面上に出現する小さな突起）の形成を防ぐ術式である．筋は，筋固定術と呼ばれる方法によって，骨の遠位に縫合される．切断された四肢の機能に関与していた筋は，その損失に応じた影響を受けることになる[51]．

術式は切断レベルや原因によって異なる．閉鎖式あるいは開放式の方法がとられる[63, 64]．開放切断術では手術部治癒までのドレナージが可能であり，感染のリスクを最小限とすることができる[64]．閉鎖切断術は入院期間を短縮できるが，ドレナージが制限され，感染のリスクが増加する．術式の選択は外科医の判断に委ねられており，手術中に四肢の状態を見て決定されることも少なくない．手術は切除（活性の低下した組織の除去）のみの場合と形成術を行う場合がある．どちらにしても，外科医は四肢の患部を除去し，一次的あるいは二次的な創傷の治癒を促進しなければいけない．患肢（断端と呼ばれることもある）を再建する場合には，義肢に良く適合し，機能的になるようにしなければならない．そして，患肢は十分に頑強で弾力のあるものになるようにしなければならない[64]．

■クライエントの社会的，文化的，個人的，精神的背景状況

切断には，心理的に大きなショックと不信が伴うことが考えられる．特に突然の外傷で切断に至った場合には，その可能性が高い[17, 32, 34]．初めて断端を目にした時にはショック，パニック，絶望，自己憐憫，自殺衝動や激怒といった感情さえ生じる[49]．後に，それらの感情はあきらめ，落胆，心痛や怒りへと変化する．切断者は失われた四肢のことだけを嘆いているのではなく，仕事や好きなスポーツや活動に参加することができなくなるかもしれないことについても悲しんでいる．

切断者は孤独であり，孤立していて，憐れみの対象となってしまっていると感じているかもしれない．将来についての不安，身体像と機能，家族や友人の反応，雇用状況などのすべてが感情的な状態に影響する[49]．手術前に切断という事実に順応する時間があった場合には，切断に対する心理的反応は深刻になりにくい[17, 32, 34]．高齢者では手術後の混乱を生じやすく，若い人では切り離されたり，無力化されたり，去勢されたりしたように感じやすい[17, 32]．

性格，年齢，文化的背景，さらに心理的，社会的，経済的，職業的な資源によって，切断に対する反応は影響を受ける．最終的には，切断者は四肢の損失がもたらした結果と，自分の魅力が減少したという認識に慣れていかなければならない．切断者は，不快感，不便，経済的負担，機能損失，エネルギー消費の増加，職業選択の可能性の縮小といった課題に向き合うことになる．職業を変えたり，医学的な問題を処理したりする必要があることもある[17]．ロベルトの場合，彼は職場に復帰することを強く希望していた．彼は，自分の職業適性は手仕事の分野に属すると考えていた．しかし，できるだけ早く給与の得られる仕事に戻るという目標のために，ロベルトは職業カウンセラーに相談することを受け入れた．そして，カウンセラーが提示した，これまでなじみのなかった仕事に就くことにした．

文化的な要因も，切断に対する反応に重要な影響を与える．ある社会的，文化的，宗教的集団におい

ては，切断は罰や償いの手段と考えられている．このような信仰や切断に対する社会一般の反感がある場合には，切断者はその集団と同じ見解を受け入れるようになったり，先祖代々伝えられた考えを引き継ぐことがある．そして，その結果，切断に対する反応や適応に影響を与えるような自己嫌悪や自己非難に陥ってしまうことがある[17]．

うつ状態や無力感は，切断へ適応していくうえでの正常な一過程であると考えられている[17]．うつ状態が深刻で長引く場合には，臨床心理士や精神科医に相談する．投薬はうつ状態の改善に必要である[17]．クライエントの術前からの性格は，術後の反応の程度や長さを決定し，結果として切断や義肢の使用への適応にも影響を与える[16,17]．ロベルトの場合，彼はうつ状態であったことを認めているが，それは（切断後6カ月には）改善し，生活を組み立てていくことと将来の目標に向かっていくことに前向きに取り組むようになったと話している．

切断への適応に影響を与える心理的背景状況

心理的適応を決定する要因には，以下のようなものがある：性格，資質，利用可能な社会支援システムの質，切断に対する社会文化的反応，リハビリテーションチームの調整[17]．切断という経験によって，社会的，個人的，精神的背景状況は変質することがある．ロベルトのインタビューでは，適応が順調に進み，すでに困難を乗り切っていく方法が身についていたので，作業療法士は彼の精神状態そのものには重大な変化を認めなかった．

切断に対する適応の過程は悲嘆の過程に似ている．クライエントは否定，怒り，抑うつ，忍耐そして受容という過程を経験する[17]．クライエントはこれらの過程を通って，最後には喪失に適応する．切断の原因は，クライエントの反応に非常に強く関係している．たとえば，切断の原因が本人あるいは他者の過失である場合には，自己憐憫，罪悪感，他者への怒りなどが生じる．

どの時期においても，クライエントは自分自身や医療チームに対して反感をもつことがある．気を遣いすぎたり，親密すぎる態度は，裏に反感を隠していることがある．医療者は，そのような振る舞いに反応するよりは，それを許容する必要がある．肯定的な感情の強化や同じ切断を経験した人との交流をリハビリテーションの過程に入れていくことは，クライエントが以前の生活役割に復帰するうえでの問題を解決するのに役立つ[17]．

クライエントは家族的，社会的，職業的，性的役割に復帰することを恐れているかもしれない．実在する問題あるいは想定した問題に対する不安や解決法を，（できれば同じようなリハビリテーションに成功したクライエントと一緒に）何度も話し合うことは，適応を促すために重要である[17]．

嘆きの時期の後に，クライエントが切断の重大さを過小評価し，実際に切断について冗談を言うことがある．その段階が落ち着くと，クライエントは真剣に将来について考えるようになる．この時点で，作業療法士は社会的，職業的，教育的な計画をクライエントと話し合うこととなる[17]．

身体の一部を失ったために，身体像を修正して，それを受け入れることが必要となる．身体像の変化を受け入れることが難しい場合には，そのことによって義肢訓練が妨げられるかもしれない[64,65]．義肢を受け入れる気持ちを育てていくことは，クライエントの適応を進めていくうえでとても重要な方法である．クライエントのニーズや目標に合致した義肢の操作法を提示していく訓練プログラムは，義肢を身体図式に統合することに良い影響を与える．義肢を最も効果的に使用するには，その前に義肢が自己の一部となっていなければならない．義肢を装着すると，他者から外見は正常であるように見てもらえるので，クライエント自身も自分を能力があるものとして認識し続けることが容易となる．その結果，クライエントは以前の自己像をもう一度呼び起こし，新しい身体像を含めた自己像の再構築につなげていくことができる[17,64,65]．

クライエントの基本的な人格構造，才能，家族，地域，社会における位置などによって，適応するのに時間がかかることがある．切断をした人は切断していない自分自身を夢に見ることがよくある．このイメージは，とても鮮明なので，下肢切断者が夜中に義足を着けずにトイレに歩いていこうとして転倒することもある[49]．

リハビリテーションチームのメンバーは，クライエントが義肢訓練プログラムの重要性を理解することを援助することができる．これまでとは違うライフスタイルを目指した新しい義肢技術を使用するこ

作業療法実践ノート

クライエントに安心してもらい，リハビリテーションチーム全体について理解してもらうことが必要である．特に作業療法では，背景状況の中での参加が増えるような作業への関わりを促すことに焦点が当てられていることを理解してもらう必要がある[49]．

とにより，意義のある作業への参加が促進され，外見がより正常に近づけられる．クライエントの望む身体像を大切にしていく必要がある．

■手術後の身体的クライエント要因と遂行技能

複数の要因や問題が，リハビリテーションの結果に影響を与える可能性がある．断端長，皮膚の状態，浮腫，感覚，治癒に要する時間，感染，義肢に対するアレルギー反応など多くの身体的要因がリハビリテーションの可能性に影響する[37]．

皮膚

皮膚の合併症は，手術後に生じる問題の代表的なものである．合併症は，義肢準備段階にも義肢装着期にも発症する．創傷治癒の遅れや過剰な皮膚移植は，義肢準備段階で問題となる．皮膚の損傷，潰瘍，脂肪細胞の感染やアレルギー反応は義肢装着段階にみられる問題である．断端の浮腫はどちらの時期にも起こることがある．術創の治癒の遅れは，義肢準備段階の最も早い時期に生じる問題で，義肢の仮合わせの遅れを招く．壊死が広がる場合には，外科的処置が必要となる[7]．

断端の長さを義肢の使用に適したものとするために，外科医は広範囲に皮膚移植をする場合がある．移植片が骨に癒着すると潰瘍になりやすいので，注意する必要がある[7]．本人，家族あるいは作業療法士が毎日軽くマッサージをすることによって，皮膚移植片が骨に癒着することで生じる問題が起こりにくくなる．

手術直後には，軟部組織に組織液が溜まることで断端はむくんでいるのが普通であり，特に遠位部で著明である．弾性包帯を巻くことやリジッド・ドレッシング（rigid dressing）は，浮腫の軽減に効果がある[8,23,34]．

義肢装着後段階では，ソケットの不適合や断端袋のしわによって皮膚損傷や擦過傷が生じることがある[24]．血行障害や義肢による局所的な圧迫があると，断端は潰瘍を生じやすい．このような場合には受診して，創が治癒するまで義肢の装着を中止する必要がある．また，義肢装具士はソケットの調整が必要かどうかを判断する．それでも問題が解決しない時には，リハビリテーションを継続する前に外科的に処置する必要がある[51]．

ソケットと断端の間に生じるトルクによって，脂肪細胞が増殖しやすくなる．治療法としては湿熱が適応となる．細胞が感染した場合には，ドレナージの挿入と感染した細胞の摘出が必要となる[7]．

義肢装着後段階に断端の浮腫がひどくなる場合には，ソケットの不適合が疑われる．ソケットの近位部がきついと遠位部の浮腫が生じるので，その場合には適合の良い新しいソケットが必要となる[7]．

感覚

切断された四肢からの感覚フィードバックの喪失は，クライエントにとって主要な問題となる．上肢切断者では，手の機能の基本である手からの感覚フィードバックが失われてしまうため，感覚の喪失が特に重大な問題となる．断端の知覚過敏，神経腫，幻肢覚は，義肢を装着する，しないにかかわらず，切断肢を機能的に使おうとする時に直面する問題である．

断端の知覚過敏や高すぎる感受性は，断端を機能的に使うことを制限し，不快感の原因となる．タッピングやマッサージなどの脱感作療法は，不快感の軽減を助ける[6,24]．交感神経ブロックは，断端の知覚過敏を調節するために使われることがある[55]．

断端には，局所的に感覚脱失や感覚麻痺があることがあり，義肢装着に際しては，その部分について特に配慮し，クライエントを教育する必要がある．義肢を装着している間は，感覚を機能的に使うことができないので，クライエントは視覚や固有覚によるフィードバックに頼ることになる．義肢を使うためには，クライエントは，ソケットの中での断端の圧迫やハーネスシステムの感触といった新しい感覚に慣れなければならない[64]．

神経腫

断端の切断された末梢神経は，神経腫を形成する[39,44]．**神経腫**は神経組織の小さな球体で，断端の遠位端に向かって伸びようとする軸索によって作られる．軸索は伸びる過程で，反対に向きを変えて，神経線維の球体を形成する．繰り返し圧迫される部分の瘢痕や皮膚に神経腫が癒着した場合には，押されるたびに痛みが生じる可能性がある．神経腫の診断は，触診によって行われる[8]．ほとんどの神経腫は断端の遠位端から2.5～5 cm内部にあり，問題にはならない[7]．

義肢を装着した時に痛みが生じないためには，神経腫が軟部組織によってうまく保護されている必要がある．手術中，外科医は主要な神経を特定し，それをある程度の力を加えて引き出し，きれいに鋭く切断して，神経が断端の軟部組織の中に後退するようにする．瘢痕や骨に近い部分にできた神経腫は，痛みの原因となることが多い[39,44]．

痛みを伴う神経腫の治療法には，局所麻酔注射と超音波がある．どちらの治療法も，治療後にマッサージとストレッチを行う必要がある．外科的処置が必要となることもある．外科的な選択枝には次の3つがある．(1) 保護組織の多い部分に神経が入り込むよう，神経を内部に向ける．(2) 神経の末端が保護されるように，神経を軟部組織に縫合する．(3) 神経腫が大きくならないように，2つの神経の末端同士を縫合する．また，神経腫に合わせてソケットを作ったり，修正したりすることもある[6,71,72]．

幻肢

ほとんどの切断者が**幻肢**を経験している．幻肢の最も単純な形は，肢がまだそこに存在するという感覚である．普通は，手術直後に幻肢が生じる．肢全体が感じられることもあるが，肢の遠位部を感じることが最も多い．その感覚は包帯を巻いたり，リジッド・ドレッシングを行ったりといった外部からの刺激によって影響を受ける．幻肢は時が経つにつれて消えていくが，生涯にわたって幻肢を経験する人もいる．幻肢は，一般的には義肢リハビリテーションの妨げにはならない．その感覚は全く正常なものであるとクライエントを安心させなければいけない[63,72]．

教育，支持的なカウンセリング，そして仮義肢や本義肢を用いて早くから切断肢を使用することは幻肢とうまくつき合っていくために有効な方法である[64]．多くの場合，幻肢について議論するよりも，義肢トレーニングに集中し，以前のライフスタイルに戻ることのほうが良い結果を生むことになる．

幻肢覚

幻肢覚は幻肢とは異なり，幻肢の中に詳細な感覚を感じるものである．この感覚を経験した人は，その感じを押し込まれる，締めつけられる，リラックスする，だるい，ひりひりする，痛みがある，動いている，動けない，銃で撃たれた，燃えている，冷たい，熱い，痛いなどといった言葉で表現している．幻肢覚は持続する場合と間欠的に生じる場合があると言われている．さまざまな感覚が同時に生じるというクライエントもあり，特に手の場合に多いようである．たとえばロベルトの場合のように，クライエントは第2指から第5指を強く押し曲げられているが，親指の感覚はないなどと説明する．あるいは，前腕は痛みがなく，自由に回旋できるのに，手関節には痛みがあって，ある肢位から動かすことができないと話す人もある．痛みは，幻肢覚の1つである．クライエントに幻肢覚について説明したり，問診したりする時に，作業療法士は幻肢痛という用語を使うことを避けるように気をつけなければいけない．この用語は，クライエントに本当は痛みがないのに痛みを感じているという解釈を与えてしまうことが多く，恐れ，怒り，専門家の知識や支援に対する不信や混乱といった心理的な反応を引き起こす．痛みは時間が経つにつれて軽くなることも，変わらないこともある．また，時には痛みのために機能障害が生じることもある．

幻肢覚に関連した痛みに対しては，確立された治療指針があるわけではない．切断後5～7日目に幻肢あるいは断端の等尺性収縮を開始し，1日に何度か繰り返して行うことで，痛みが抑えられることもある．幻肢に関与する筋の自動運動は，動かせない，押し込められる，固いと表現される幻肢覚の場合には，特に効果的である可能性がある．バイオフィードバック，経皮的電気神経刺激 (TENS)，超音波，漸増弛緩運動，呼吸コントロール運動が痛みを軽減させることもある．断端に対してマッサージ，タッピング，圧迫などを行うことも，効果があ

るかもしれない．内科医は経口薬，特定部位の軟部組織への麻酔注射，交感神経ブロックで痛みの治療を行う．痛みを緩和するために，外科的処置を再び行うことが必要なこともある[6, 13, 71]．処方薬ではない経口サプリメントを摂取することで，痛みが軽減することもある．クライエントが幻肢覚について過度に心配する場合には，チームでの治療が必要となる．作業療法士は，支持や情報，再保証，他の義肢使用者と連絡をとるといった方法で，クライエントの不安を軽減することができる．

骨

骨棘形成は，義肢準備期に生じるもう1つの合併症である．骨棘の多くは触診できないので，その有無を確認するためにはX線検査が必要である．骨棘によって痛みが生じたり，継続的なドレナージが必要な場合には，外科的除去が必要となる．

創傷治癒

下肢切断の場合，義肢準備期に創傷治癒の遅延と過剰な皮膚移植が問題となることがある．

創傷治癒には多くの要因が関与している．体外あるいは体内からの手術後の感染は，よく見られる問題である．外傷や感染を起こした足部の潰瘍によって汚染された術創では，感染の危険が高い．喫煙は四肢の末梢血管を収縮させ循環を障害するので，創傷治癒の主要な阻害因子となることが研究によって示唆されている．ある研究は，喫煙者の感染と再切断の発症率は非喫煙者の約2.5倍であると報告している[15, 37]．下腿切断では，断端の血行再建の失敗が治癒に悪影響を与えることが指摘されている．創傷治癒に影響を与えるその他の因子には，血行障害の重症度，糖尿病，腎臓病などがあり，心臓病などのその他の医学的な状態も治癒に影響を与えることがある[14, 39, 68, 70]．

第2節：上肢切断

■能動義手

義手使用の決定

手術後の鎮痛剤や不安によって，新しい情報を得るクライエントの能力が影響を受けることがあるので，義手に関する情報やリハビリテーションプログラムは，可能ならば切断の前に提示すべきである．義手を処方するかどうかの決定にはクライエントを含めたチームでの話し合いが必要不可欠である．そしてどのような素材を用いるか，もしくは義手を使用しない場合の代替法をどうするかなどを決定する．クライエントの年齢，医学的状態，切断レベル，皮膚の被覆，皮膚の状態，認知機能，義手への要望が義手を決定するうえで重要な要素になる．

上肢の切断レベルと機能的損失

切断レベルが高位になるにつれ，上肢の機能的損失は大きくなる．重要な機能の損失は義手を使用し操作するための，より高度なトレーニングと複雑な義手を必要とする（図43-1）[27]．表43-1に上肢切断の高位とそれに伴う機能の損失，能動義手の機能に必要な適切な部品を示した[22, 27]．部分的な手の切断は一般的である．再建術が実行できない時，残存手の復元に焦点が置かれる．部分的な手の義手の適切な適合は手の通常機能を保ち，外見的な改善がもたらされる（図43-2）．

能動義手の部品

さまざまな義手の部品が切断レベルによって使われる（図43-3）．各義手はクライエントのニーズや生活様式によって処方され，クライエントに合わせて作製・適合する．義手は機能的義手と装飾義手がある．装飾義手は機能的ではないという意味ではなく，義手が姿勢バランスを保ち，健側上肢のために物を固定することでクライエントの補助となる．

以下の項に挙げる最初の5つの義手の部品は手関節離断あるいはそれより上位の切断レベルに処方されるすべての能動義手に一般に用いられている．それはソケット，ハーネス，ケーブル，手先具（ter-

ケーススタディ：ロベルト（その1）

ロベルトは41歳の既婚者である．彼は3人の子どもをもち，小さな町に住んでいた．彼は6カ月前の自動車事故により，非利き手である左手の上腕を切断した．断端は治癒し，形も整った．彼は断端の痛みを訴えなかった．手術後の医学的後遺症もなかった．肉を切る，シャツのボタンを留める，彼の2歳の子どもを持ち上げる，デオドラントをつける，大きな物を運ぶ，靴ひもを結ぶなどの両手動作を除けば，ロベルトは健側の右手を使うことでほとんどのADL動作を自分で行うことができたと言っている．彼が両手活動を遂行しようとする場合，問題解決や有効で異なった方法を発見するのが困難であることが観察される．家屋や自動車の維持管理，子どもの安全管理など彼が取り組むいくつかの生活関連活動（IADL）がある．彼の身体でチャレンジすることへの悲観と，どれほど働く能力に影響するのかについて彼は述べた．14歳の息子が彼の明らかに弱った身体を恥ずかしく思ったり，娘が彼に愛情を示さなくなることや彼に座ることに興味をなくすことを彼は心配していた．彼と妻はこの問題に取り組まなければならないということをわかっていたが，金銭面の保障を心配していた．

ロベルトは貧しい人生を過ごしていた．彼の前職には用務員と農業の仕事が含まれていた．ロベルトは仕事に戻ることは重要なことだが，怪我の前に行っていた類の仕事を行える気はしないと言った．家族の面倒を見る役割が何より彼を彼らしくさせていた．彼の学校教育は6年生で終わっており，コミュニケーション能力と遂行能力は限られていたため，肉体労働のみだけなら行えると感じていた．彼は家庭や仕事や地域で日々過ごすために必要な基本的な言葉（例：標識や新聞の見出しなど）は読める．彼は家族を養いたいと思っており，仕事ができることは彼にとって重要なことであった．仕事を見つけできるようになりたいという宣言にためらいはなかったが，彼がこの話題について議論したり，彼の能力のために雇用されないことを心配したりした時に涙ぐむようになった．雇われていた時，ロベルトは自分自身を強くしっかりした労働者と表現していた．彼の趣味はテレビを見ること，トランプ，木彫り，そして彼の子どもたちと遊ぶことであった．

ロベルトは現在，補助金制度を受けており，義手はこの補助金から支払われた．彼のために作業療法が認められた．彼は職業教育と義手訓練のために作業療法を紹介された．

初回の作業療法評価でロベルトは義手を受け入れ，腕を失ったことへの落胆が減っている状態だった．彼は義手を着け，何らかの仕事に就くことを望んでいた．運動機能は肩の回旋筋と外転筋を強めるための漸進的な抵抗運動と動作コントロールを強化するため徒手的な抵抗運動によって治療された．義手のすべての部品の機能と名前を復習し，ロベルトは遂行機能の強化のため義手のスムーズで効率的な着脱を練習した．コントロール訓練には肘関節の屈曲，肘関節のロック，肘関節と手関節の回旋，手先具の開閉が含まれていた．さまざまな重さ，素材，大きさ，形をした物（缶，円筒の木，鉛筆，取っ手，ドアノブ）をいろいろな位置でつかんだり離す訓練は完璧だった．ロベルトは断端の幻肢覚について，痛みはないが無視はできないと記している．彼は屈筋群の痙攣を感じていたためTDを開くことが困難だった．両手動作のADLには以下に挙げることが含まれている．それはズボンのファスナーを閉める，財布を使う，靴ひもを結ぶ，爪をきれいにする，デオドラントを使う，ネクタイを結ぶ，シャツのボタンを留める，電話を使う，食べ物を切る，植木鉢に種を植える，それからトランプ遊びである．仕事を想定した活動には掃除をする，ゴミ箱を空にする，電気部品を組み立てる，道具を使うことが含まれる．

5回の作業療法で，ロベルトは日中義手を装着することに耐えられるようになった．彼は地域社会への外出の90％で義手をつけていた．彼は両手でのADL課題の85％で自然に義手を用いていた．彼は義手を2時間以上使い続けることで身体的に疲労するようになったので，短い休憩をとらなければならなかった．ロベルトは義手の助けを借りて行うことができる単純な家庭管理作業に喜んだ．彼は収入が得られる仕事に戻れるかが心配で，職業カウンセラーに2度面会した．作業療法の評価と治療の結果は担当の職業カウンセラーにも伝えられた．彼は職業前テストが予定され，3つの仕事が彼に可能であるものとして識別された．今後，作業療法では仕事のシミュレーション活動に取り組み，仕事のための訓練に必要な行動を達成し成功を手助けする．

理解を深めるための質問
1. なぜロベルトは現在働くことができないのか？
2. ロベルトの機能向上のための作業療法において適切に対応された遂行技能は何か？
3. 義手を着けた機能においてロベルトの技能を向上させるために最も効果的だった治療は何か？

第43章 切断と義肢　1303

ソケット

　ソケットは他の部品を取りつける基部となる部品である．ソケットが適切に適合し，快適で機能的なものとなるために，ソケットの製作には断端の陽性モデルを使う．ソケットは断端をぴったりと覆い，前腕（below-elbow；BE）義手の場合は手継手までの，上腕（avobe-elbow）義手の場合は肘継手までの長さとする．ソケットは安定のために断端を十分に覆わなければならないが，動きを不必要に制限してはいけない．また不均等な圧は皮膚に問題を引き起こす[62,72]．

　断端の長さによってソケットが一重構造か二重構造かが決まる．一重構造は手関節離断や肘関節離断の切断レベルに一般的に用いられる．一重構造ソケットは残存肢の形状は必要としない．多くのソケットは二重構造になっている．この構造は，樹脂やフォームラバーで断端の外形に合わせた内部ソケットが含まれており，外殻がそれを覆っている．内殻と外殻は一体となっている．外殻は構造的に外見を良くする役割をもっている．内殻はソケットの圧を断端の皮膚面に均等に分散させるよう，全面接触するようになっている．近年では，柔らかいフレーム型のソケットが好まれている．内部ソケットは柔軟性があり，外部フレームは義手の部品を取りつけられるよう硬いものとなっている．このタイプのソケットは，筋が収縮・弛緩した時の容量や形状の変化に適合する．このタイプのソケットを装着した人たちは，従来の義手よりも涼しいと報告している[3]．Utahダイナミックソケットは，肩部のデザインによって内外側方向と回旋の安定性が得られるようになっている[3]．

ハーネスとコントロールシステム

　義手のコントロールシステムはダクロンハーネスとステンレススチールケーブルの作用によって機能する．8字ハーネスは一般的であるが，他のものが用いられることもある．ハーネスは背中と肩を横切るように，あるいは胸の周りに装着し義手を固定するためにソケットに接続する．切断が高位になるほど，ハーネスシステムはより複雑になる．

　筋力や関節可動域（ROM）の損失によっては，ハーネスデザインを変える必要ある．ハーネスが適切に適合していることが，快適さと機能の両方に必

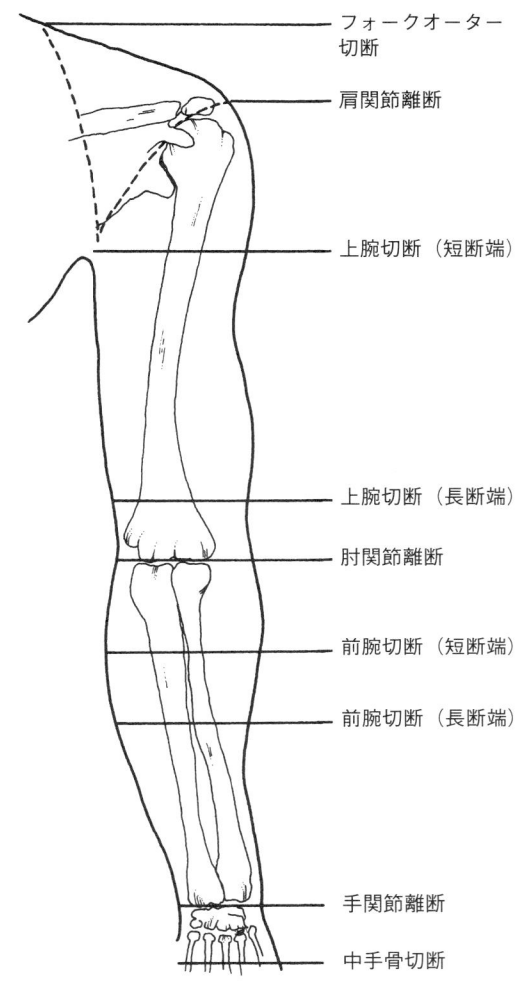

図43-1　上肢切断のレベル

minal device；TD），手継手である．多くの上肢切断者は断端と義手の間に断端袋を装着する[62]．

断端袋

　断端袋はニットウール，コットン，Orlon-Lycraからできており，断端と義手の間に装着する（図43-4）．Silipos社は断端袋として装着したり，断端袋を覆うために使用し，肥厚性瘢痕を最小限にするためのSilo-Lineを作製した．断端袋の機能は汗を吸収し，ソケットと皮膚が直接触れることでできる炎症を防ぐことである．また断端袋は断端の大きさの変化を補正し，ソケットの快適さと適合を保つ[62,74]．

表43-1 切断レベル，機能損失，必要とされる義手部品

切断レベル	機能損失	必要とされる義手部品
手の一部	把握機能の一部または全部	外観および機能損失の程度による
手関節離断	手と手関節の機能：回内と回外の約50％	ハーネス，コントロールケーブル，ソケット，軟性ヒンジ
前腕長断端	手と手関節の機能：回内と回外のほとんど	手関節離断と同じだが，環状手継手
前腕短断端	手と手関節の機能：回内と回外のすべて：肘の屈曲と伸展の障害	ハーネス，コントロールケーブル，ソケット，硬性ヒンジ，二頭筋ハーフカフ，手継手，TD
肘離断	手と手関節の機能：回内と回外のすべて：肘の屈曲と伸展の障害	ハーネス，二重コントロールケーブル，ソケット，外部ロック式肘，前腕シェル，手継手，TD
上腕長断端	手と手関節の機能：回内と回外のすべて：肘の屈曲と伸展の障害	ハーネス，二重コントロールケーブル，ソケット，内部ロック式肘，屈曲アシスト，ターンテーブル，前腕シェル，手継手，TD
上腕短断端	上記のすべて：肩の内外旋	上腕長断端と同じだが，ソケットが一部肩を覆っており，その機能を制限するかもしれない
肩離断	すべての腕と手の機能の損失	前腕長断端と同じだが，ソケットが肩を覆う；胸部ストラップ，肩継手，上腕シェル，肘継手のための顎操作ナッジコントロール
フォークオーター切断	すべての腕と手の機能の損失：鎖骨と肩甲骨の一部またはすべての損失	上記と同じだが，軽量の材料．最少の機能が得られるならば，内骨格式装飾用義手が好まれるかもしれない
両側切断	切断のレベルによる	切断のレベルに適したものに加えて，屈曲式手継手とケーブル操作式手関節回旋装置

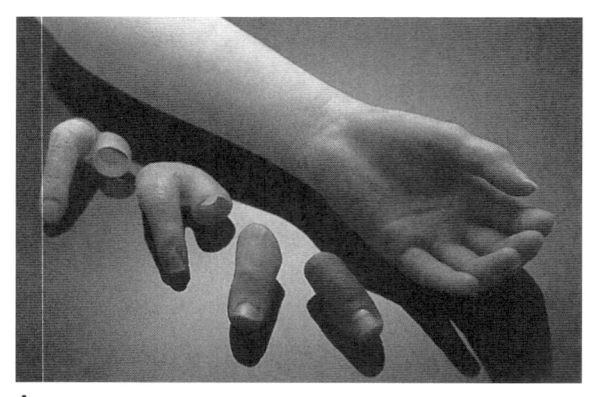

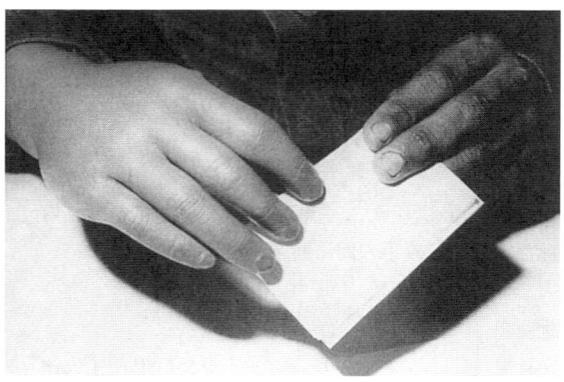

図43-2 手指の部分切断の義手（A：Otto Bock HealthCare, Minneapolis, MN；B：Boscheinen-Morrin J, Conolly WB：The hand：fundamentals of therapy, ed 3, Oxford, 2001, Butterworth-Heinemann）

要である[58,62,72]．

　柔軟性のあるステンレススチールケーブルはテフロンハウジングの中に入っており，その一端はTバーまたはハンガーを介してハーネスに取りつけ，もう一端は義手の機能的な部品に取りつける．近年，非常に頑丈な物質であるSpectraファイバーは，抵抗なくハウジングを滑るため，ステンレススチールケーブルに代わって用いられている．前腕義手は1本のケーブルでボールスイベルによって接続されているTDを操作する．上腕義手では肘継手のロックと解除をするための第2のケーブルを使用する．上体の動きでケーブルを引っ張り義手を操作

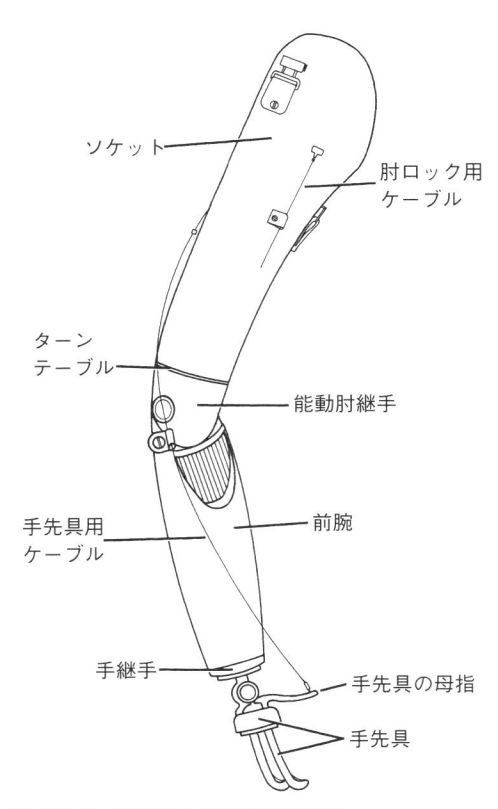

図43-3 標準的な上腕義手の部品

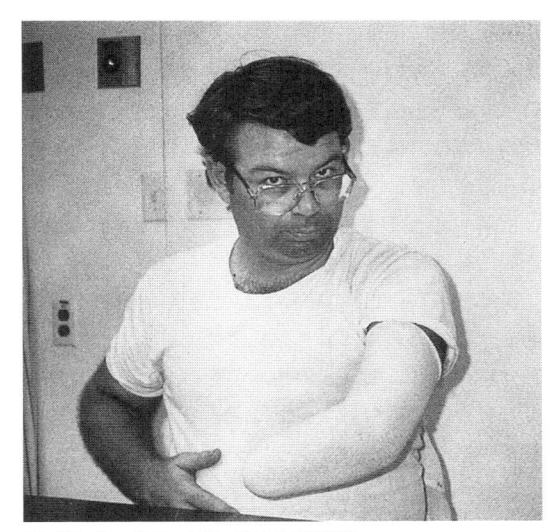

図43-4 義手の下に着ける断端袋

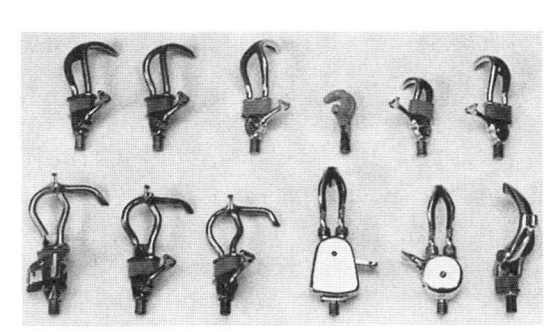

図43-5 Hosmer-Dorranceのフック式手先具には様々な素材，形，子どもや大人など必要に応じたサイズがある（Hosmer-Dorrance Corp., Campbell, CA）

する．コントロールシステムの適合が良ければ最小限の上体の動きと力で効率よく義手をコントロールできる[2,58,72]．

手先具

手先具（TD）は最も末端の部品であり，物をつかんだり保持する役割がある．適切な手先具を選ぶには，クライエントの年齢や生活上の役割を考慮する．

一般にフック式とハンド式の2つの型のTDが処方される．多くのTDと義手はその基部のシャフトが同じ大きさであり，交換できるようになっている．フック式には竪琴状（Lyre shape）と斜状（canted）の2つの基本的デザインがある[18]．TDには随意開き式（voluntary open；VO）と随意閉じ式（voluntary close；VC）がある[46]．

VOTDはTDの「母指」につながっているコントロールケーブルを引っ張ると開く．それを緩めるとゴムバンドまたはスプリングがTDの指を閉じる．ゴムバンドの数またはスプリングがTDの保持力を決める．

VCTDはコントロールケーブルの張力によって閉じる．張力によってTDをロックし，物をつかみ保持する．VCTDはケーブルが緩むとスプリングの操作によって自動的に開く．VOTDがこれまで一般的に処方されていた．第二次世界大戦から，より近代的なTDが利用されるようになった（図43-5）[2,3,10]．

VOTDはクライエントのライフスタイルに合うよういくつかの選択肢があり，希望する耐久性や重さ，TDの握りの強さなどによって決まる．

ステンレスTDは庭仕事や建築業のような耐久性のあるTDを必要とする作業用に処方される．アルミニウムTDは軽作業に勧められ，また高位レベルの切断者の義手の重量を軽くする時に処方される．ほとんどのTDの指の間には，ネオプレン

が内張りしてあるか，網目状の刻みが彫ってある．ネオプレンの内張りは物を持つ時の摩擦力を高め，持った物への傷を最小限にする．ネオプレンは高密度のゴムで，ステンレススチールの格子よりも早く磨耗してしまい，ある種の化学溶液に長く接触すると溶解してしまう．ネオプレンを交換するにはTDを製造業者に送り返さなければならない．

標準的なVOTDの一種として重作業用モデルがある．このモデルはステンレススチールで作られており指の間には網目状の刻みが彫ってある．重作業量モデルは道具や釘，またほうきやシャベルのような長い柄の物が持てるようにデザインされている．

能動ハンドもまたTDとして利用できる．これは手継手に取りつけ，他動的操作またはケーブル操作で開く．装飾ハンドは外見を良くする目的があり軽量であるが，物を押したり，引いたり，固定できるので機能的でもある．フックを操作するケーブルと同じケーブルで能動ハンドを操作できる．能動ハンドにはVO式とVC式がある．フック式TDと同じようにVOハンドはVCハンドより多く処方され好まれている．保護とより自然な外観のために，能動ハンドには肌色のゴムの手袋を被せる[62]．

クライアントのライフスタイルと活動により，最も適切なTDを決定する．フック式TDとハンド式TDの違いについての情報を与えることは重要である．フック式TDは軽く，物をつかむ時に視覚的に確認しやすい．また能動ハンドより機能的で耐久性がある．フック式VOTDは能動ハンドやVCTDよりも機械的に単純である．能動ハンドはフック式TDより外観が良い．しかしながら，ハンド式に被せる装飾手袋は汚れやすく，磨耗するのも早く，ある種の洗浄溶液や化学薬品に触れると溶解してしまう．多くの切断者は手作業用のフック式TDに加えて，社交用の交換可能な能動ハンドを選ぶ[18]．

手継手

手継手はTDを前腕ソケットに接続する部品であり，位置決めのためにTDを回内したり回外する．義手使用者は非切断側を使って手継手を回したり，何かの物や面に押しつけたり，膝の間に挟んで腕を回旋させる．両上肢切断の場合，手継手のTDの回旋はケーブル操作で行う．手継手には5つの基本的な型があり，クライアントの日常生活や職業のニーズにふさわしい機能をもつものを選択する．その5つの基本的な型は摩擦式手継手，ロック式手継手，屈曲式手継手，オーバル（oval，顆状）手継手，ボール・ソケット（boll-and-socket）手継手である．

摩擦式手継手はゴムのワッシャーまたはセットスクリューの摩擦力によってTDを保持する．ワッシャーかセットスクリューを締めることで摩擦力が増す．中等度の負荷に対してTDを保持するには十分な摩擦力がある．摩擦式手継手は機械的には単純であるがロック式手継手よりも強力ではない．

ロック式手継手は徒手的にTDの位置決めとロックができる．迅速交換式手継手が最も一般的である．アダプターがTDの基部に取りつけてある．この手継手にはロックをしたり，ロックを外したり，TDを取り外すためのボタンがある．TDを手継手に差し込むとその位置でロックされる．同じタイプのアダプターがついていれば他の型のTDもロックできることがある．摩擦式手継手とロック式手継手はTDを回旋できるが，身体側に屈曲することはできない．

屈曲式手継手はTDを徒手的に屈曲させ，その位置でロックする．これは一般に両上肢切断者の利き手に用い，更衣やトイレ動作など身体の中心に近い活動に用いる[2,46,62,72,74]．

オーバル手継手は手関節の形に合わせられるので，手関節離断の義手に用いる．他の手継手より薄いので義手を健側上肢の長さに合わせることができる．

ボール・ソケット手継手も交換が可能である（図43-6）．この手継手は手関節をあらゆる位置に設定できるという特徴がある[18]．

ソケット，ハーネス，コントロールシステム，TD，手継手はすべての能動義手に共通した部品である．その他の能動義手の部品は特定の切断レベルのクライアントの機能を向上させるために用いる．それには前腕義手のヒンジ肘継手や上腕義手の肘継手，肩義手の肩継手がある．

［前腕義手用ヒンジ肘継手］

前腕義手では2種類のヒンジ肘継手が使われる．1つは肘の両側に取りつけるもので，肘より遠位ではソケットに取りつけ，肘より近位ではパッドまた

はカフに取りつける．ヒンジ肘継手は断端上の前腕義手を固定し，アライメントを整える．適切なアライメントであれば，断端にかかる義手のストレスを分散させることができる．

　もう1つのヒンジは，軟性 (flexible) と硬性 (rigid) のものとがあり，前腕義手に用いる．軟性ヒンジ肘継手は，手関節離断または前腕長断端用の義手に用いる．これは一般にダクロンでできており，ソケットと上腕三頭筋上の三頭筋パッドに取りつける．柔軟性があるため前腕をある程度回旋でき，手関節部で TD を徒手的に回旋する必要性が減る．

　前腕中断端から短断端用の義手では前腕の断端をほとんど覆うソケットと，安定性を与える硬性ヒンジを使う．硬性ヒンジは一般に金属でできており，上腕の後部に当てるダクロン二頭筋ハーフカフに取りつける．このカフは頑丈で，三頭筋パッドより支持力がある．前腕義手に適するヒンジを選ぶ時は断端の残存機能と断端長を考慮しなければならない[13]．

[上腕義手の肘継手]

　この肘継手は，肘かそれより高位の切断者に処方する．肘継手は5°〜135°までの肘屈曲ができ，さまざまな位置でロックできるようになっている．肘継手には内部ロックと外部ロックの2つの主な型がある．内部ロック式肘継手の方が丈夫であり，肘から約5cmかそれより高位の切断者に処方される．この肘継手が上腕ソケットと義手の前腕部とを結合している．ロック機構はこの肘継手の中にあり，コントロールケーブルにつながっている．肘継手と前腕部を結合しているスプリングのリフト補助が，前腕部を持ち上げるエネルギー量を軽減する補助となる．肘をロックしないで歩くと，リフト補助によって前腕部がわずかに跳ね返り，自然な腕の振りが得られる．

　肘継手の上部にある摩擦式ターンテーブルは前腕部を身体の方向へ，あるいは身体から離れる方向に回旋させるのに役立つ．上腕義手の内側面と外側面を図43-7に示している．内部ロック式肘継手は約

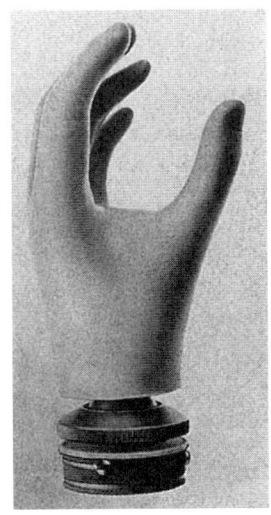

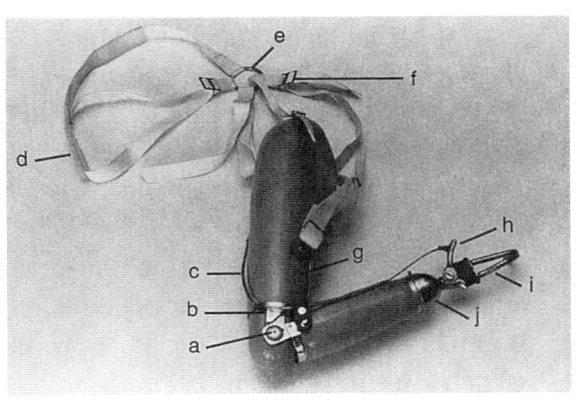

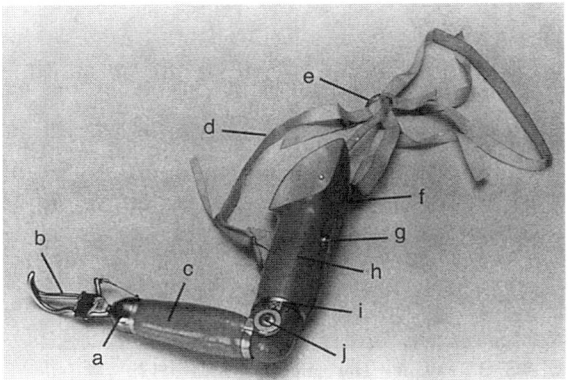

図43-6　ボール・ソケット手継手（Otto Bock HealthCare, Minneapolis, MN）

図43-7　A：上腕義手の外側．a：肘継手，b：ターンテーブル，c：コントロールケーブル，d：調節式腋窩ループ，e：ハーネスリング，f：8字ハーネス，g：肘ロックケーブル，h：TD母指，i：フック式TD，j：屈曲式手継手．B：上腕義手の内側．a：手継手，b：フック式TD，c：前腕，d：ハーネス，e：ハーネスリング，f：コントロールケーブル，g：ベースプレートとリテーナー，h：ソケット，i：ターンテーブル，j：スプリングリフト補助

5cmの長さがあるので肘に近いところで切断したクライエントには適さない．

これに対して，外部ロック式肘継手は肘離断または肘から約5cm以内の上腕切断者に処方される．これは義手の両側につけられる一対のヒンジからなり，前腕のソケットに接続する．一方のヒンジにケーブルがついており，これで肘継手をロックしたり，ロックを外したりする．

[肩継手]

肩で切断したクライエントはTD，手継手，前腕部，肘継手，ソケット，ハーネス，ケーブルの他に，肩継手のある義手が必要である．高位レベルの切断であるため，肩や背部の動きはケーブル操作式の肩継手を使うには十分ではない．したがって，ほとんどの肩継手は徒手的に操作し，摩擦力で保持する．TDと肘継手はケーブルで操作する．

処方されることの多い2つの肩継手は屈曲-外転肩継手とロック式肩継手である．屈曲-外転（または二重軸）肩継手は，屈曲と外転の位置決めを徒手的に行い，摩擦力で保持する（図43-8）[18]．ロック式肩継手は肩をさまざまな角度でロックする．義手は重く，摩擦式の義手はそれほど保持力が強くないので，ロック式肩継手この特徴は有効である．

フォークオーター切断（肩甲胸郭間切断）とは肩甲骨と鎖骨のすべて，または一部が腕とともに切断されているものである．標準的な義手の部品を用いると義手は重すぎるため実用性に欠ける．したがって，重量を軽減するため，柔らかいフォームラバーで包まれたアルミニウム合金のような軽量な材質からなる内骨格義手が処方されることが多い．このシステムには独自の継手があり，重作業には向かない．一般に，内骨格義手は機能的に制限のある装飾義手として処方される．

義手装着前プログラム

義手装着前プログラムは，切断の決定がなされた時，または外傷で切断の適応があると判断された時から行われる[34]．切断手術の前に義手の部品，リラクセーションテクニック，全身的筋力強化についての教育を行う場合もある．切断から義手を装着するまでの期間に，クライエントは義手のために断端を準備し，切断への適応を促し，身の回り動作の最大限の自立を達成するためのプログラムに参加する[50, 72]．作業療法士はこのプログラムを調整する主要な役割をもつ．クライエントが望むのであれば，義手を手に入れリハビリテーションを遂行するのに必要な財源を確保する手助けをすることもまた，リハビリテーションチームにとって重要な役割である．

義手装着前評価

個別化された治療計画を立てるために，包括的な評価を行わなければならない．評価にはクライエントの既往歴，身体機能面（精神面，感覚面，運動面，皮膚の状態），運動技能面（姿勢，協調性，筋力，耐久性，活動量），対処技能（適応力，空間認識と構成力），日常生活活動（ADL），生活関連活動（IADL），教育歴，仕事歴，趣味，社会参加歴が含まれる[1]．治療目標に対するクライエントの考えは治療の方向を定め，プログラムや義手についての理解度を決定するために重要である[6]．ロベルトの評価のインタビュー部分は彼の関心事，希望，目標を明らかにするために必要不可欠であったし，最も適切な治療を計画するために必要であった．

義手装着前の治療

治療計画は，評価結果を基に立案される．ほとんどの計画にはボックス43-1に示した身体機能や身

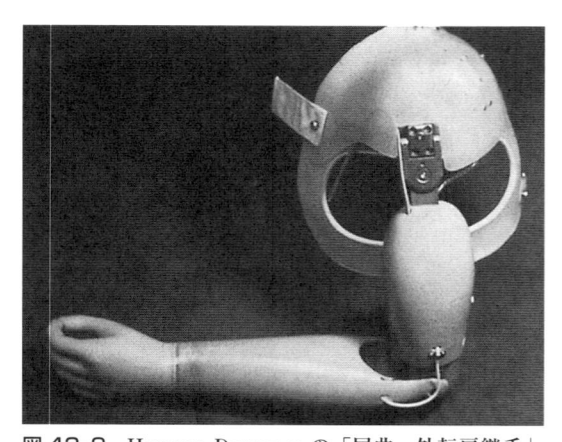

図43-8 Hosmer-Dorranceの「屈曲-外転肩継手」が肩関節離断義手に取りつけられている．義手の機械的なROMは屈曲90°，外転135°である．伸展の停止は伸展制限によって行われる（Hunter JM, Mackin EJ, Callahan AD : Rehabilitation of the hand : surgery and therapy, ed 4, St Louis, 1995, Mosby）

ボックス43-1　身体機能，身体構造，遂行技能のための治療

- 身体像，自己像を改善し，心理的適応を促進する．
- ADLおよびIADLにおける機能的自立を促進する．
- 創傷治癒を促進する．
- 切断肢の脱感作を促進する．
- 疼痛管理の方法を確立する．
- 断端を引き締め，形状を整える．
- 適切な皮膚衛生を行えるようにする．
- 感覚のない皮膚の管理を行えるようにする．
- 他動および自動可動域を回復し，維持する．
- 上半身の筋力と持久力を回復し，維持する．
- 義肢の構造や部品についての理解を促す．
- 義肢の適切な構造を推薦する．

体構造，遂行技能のための治療が含まれる．

切断レベルや医学的状態，ADLの状態によって，入院または外来で義手装着前プログラムを行うかどうかを決定する．片側切断を経験したクライエントのほとんどは，外来で治療を受ける．片側切断でしばしばみられる利き手のみの損失の時，片手動作での最小限の訓練のみを行うこともある．この訓練の目的は，新しい利き手で課題を行えるよう問題解決アプローチに重点を置き，クライエントが自立して活動を遂行できるように働きかけることである．利き手を失ったクライエントの中には，義手側を利き手のままにすることを選んでいる人もいる．両上肢切断者の場合，多くの治療や援助が必要なので施設入所が必要となるかもしれない．両上肢切断の場合，クライエントは感情，財政，人生の目標，身体像，人間関係などに影響する人生の急激な変化に関係する感情的な問題と同時に，機能的自立に取り組まなければならないという重大な課題を抱える．複雑な問題は入院している時が最も取り組みやすい．両上肢を切断したクライエントは，機能するために1つか2つの義手を使っている人を紹介されることに感謝するだろう．チームメンバーは断端について詳細な観察をし，医師に問題点を報告すべきである．もしクライエントを外来で治療する場合，変化をモニターする必要があるので頻繁に通院する必要がある．早期に義手の適用を行えば，機能的な義手の使用が明らかに増加することが示されている[53]．クライエントが「片腕」になる前に仮義手を適合することで，義手を機能的に用いることを促進する．

[身体像，自己像，心理社会的適応]

クライエントが発展的に適切な活動に戻るよう援助し，社会的役割や作業役割，家族役割を取り戻すことは作業療法で第一に中心となることである．作業療法士は，クライエントが身体的損失を人生に再統合する手助けをする．クライエントの人生の主導権はクライエントにあると作業療法士が価値づけることは重要である．ロベルトの強い労働の価値観と役割を果たすために，できる限り早く仕事に戻りたいという目標は尊敬すべきである．切断を経験した人が，身体的なショックばかりでなく，精神面への感情的なショックを受けることは珍しいことではない．不安，混乱，怒りまたは失望，感情の揺れ，内省，依存は喪失後の一般的な反応である．治療の間に，クライエントにこれらの気持ちを表現し経験することを認め，家族とクライエントにこれらの感情は一般に自然な反応であると教育する[1]．

クライエントが自分の特徴を表現するよう助けることは，喜びにつながる．クライエントが通常の日課を維持するために実用的な習慣を続けように励ます．達成したことの報告または観察は何であっても，正のフィードバックを与えるようにする．

クライエントの切断前の社会参加レベルが分かったら，同様な行事に取り組むような機会を促す．クライエントには初めのうちは家族や仲間と一緒に，週または月に一度，参加するようにさせる．クライエントに同じような四肢の欠損を受けた人を紹介することで，仲間とコミュニケーションをとることが可能になる．クライエントに余暇活動を再開し，QOLの向上を可能にするための補助機器を提供する．クライエントの中には，更衣を楽にするために勧められたやり方や服の変化を不快と感じる人もいる．縫製サービスを勧めるか，クライエントの衣類を少し直してくれるであろう家族や友達，隣人をクライエントが探す援助をする．

[日常生活活動]

義肢装着前訓練期間中に，片側切断者はADL動作に非切断側手を使うように努めなければならない．もし利き手が切断されたら，非利き手が利き手

の役目を果たせるよう，特殊な訓練が必要となる．著者の経験では，多くのクライエントは適応過程の結果から自然と非切断側手に利き手を替える．そして，このことにはほとんど治療が不要である．クライエントの中には，このような方法で遂行する能力を受け入れ，理解するために，非利き手を用いて意味のある活動を行う何回かの治療時間や支援を必要とする者もいる．どちらかといえば，訓練の主眼はクライエントが日常生活のさまざまな活動を修正できるよう，問題解決法と工夫をすることである．補助機器の中には両手活動の自立を高めることに適しているものもある．書字および巧緻性や協調性を必要とする活動の練習は，再訓練課程に有効である[50,62,72]．義手の早期適用の重要性は軽視できない．早期の適用プログラムは，切断者が新しい肢を日常生活により素早く組み入れていく援助として非常に効果的である[2]．

両上側切断の場合，自立レベルを高めるために，できるだけ早期に補助機器を導入すべきである．それには万能カフ（ベルクロやゴムで断端に取りつけ，食事や書字，整容動作の補助とする），更衣着脱用の棒（更衣の自立を促進させるため，衣服を着るためにさまざまな位置に衣類を固定するためのフックがついた），ループ（タオルや靴下などにつける）などがある．両側切断のクライエントは，足を使って活動を遂行するための方法を学ぶことができる．それには更衣や食事，ページめくりのために，つま先で物を固定したり，つま先で電話のボタンやキーボードを押すことが挙げられる．

[創傷の治療]

包帯が必要なくなったら，瘢痕の癒着の予防や循環の促進，脱感作の補助，浮腫の軽減のために断端のマッサージを行う．断端にマッサージを行うことは，クライエントが残存肢を動かされたり，触れられたりすることに対する恐れを克服する助けにもなる．手術部が安定してからその部位へのマッサージを始める[6]．最初に，治癒した部位への軽いマッサージを行い，次第にクライエントの耐えることのできるより強い圧を加えていく．もし皮膚移植が行われていたら，創部へのマッサージを行う前に，外科医に組織の状態を確認しなければならない．

[脱感作]

手術後，断端は知覚過敏になっているかもしれないので，脱感作手技が必要になることがある．知覚過敏領域に無害な刺激を与えることは，中枢神経系がこれらの刺激を無害であると受け入れることを学習し，刺激による嫌悪反応を最小限にする．マッサージは脱感作法の1つである．その他の方法としては，タッピング，バイブレーション，持続的圧迫，断端をタオル地の布やシルク，コットンなど各種の生地でこすることなどがある．作業療法士は柔らかく，軽く，滑らかな生地から始めて，粗く，硬く，でこぼこで重い素材にクライエントが耐えることができるように進めていく．刺激反応の階層性と神経解剖の詳細な理解をもつ作業療法士が指導をするべきであるし，治療を行う作業療法士はクライエントに脱感作法を用いる前に，これらの情報を理解すべきである．作業療法士はその手技を実演し，ホームプログラムとして実施されるよう，クライエントまたはその家族や介護者に指導をする[6,24]．

[巻き上げ法]

断端を引き締め形を整えることは，義手装着に耐え，しっかり装着できる先細りの断端を形づくるために必要である．弾性包帯や筒状の包帯，断端袋を用いて断端を圧迫することは，断端を引き締め，形を整えることに役に立つ．断端に弾性包帯を用いる時は，包帯を断端の周りに螺旋状に巻く円柱巻きではなく，8の字法（図43-9）を用いる．包帯は断端の遠位から近位に向かって滑らかで，均一に，あまりきつくならないように巻かなければならない．皮膚移植部位の安全のため，皮膚移植領域はきつく巻きすぎたり，内側に非癒着性包帯を使用することなしに弾性包帯を巻かないようにしなければならない．間違って巻かれた断端は義手に合わなくなったり，細長い形の断端になってしまうかもしれない．前腕切断の場合は肘の上まで巻くべきであり，上腕切断の場合は肩の上まで巻かなければならない．上腕短断端の場合は固定のために胸の周囲に巻く必要がある[62,72]．弾性包帯は1日に何度か交換しなくてはならず，その時に皮膚の状態をチェックしなければいけない．入浴時以外はいつでも清潔な包帯で断端を巻くことができるように，いくつかの包帯が必要である．包帯は時々中性洗剤で洗濯し，十分にすすぎ，平らに干さなければならない．包帯を長持ちさせるためには洗った後，絞ってはいけない[6]．

シュリンカーソックス（shrinker socks）は，ク

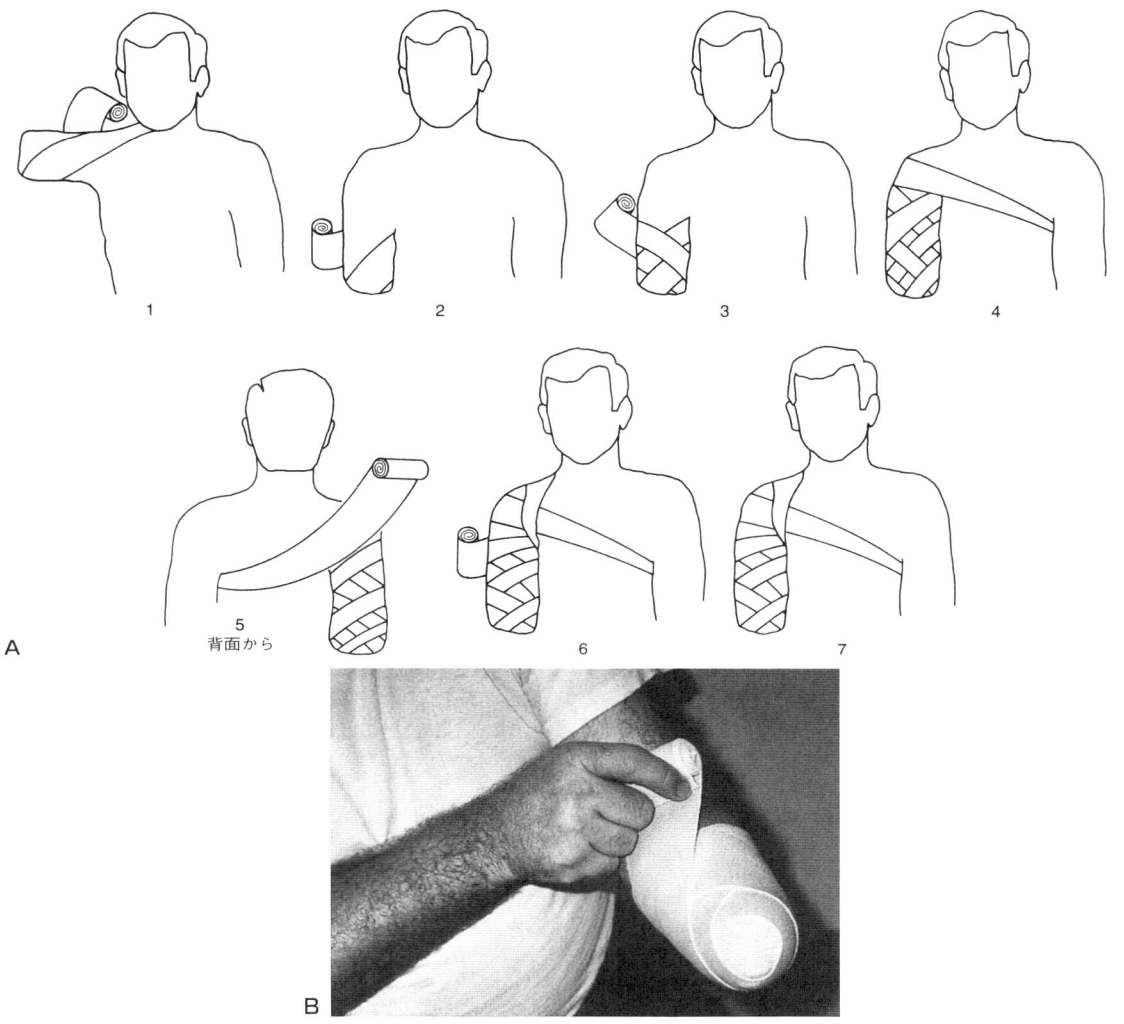

図 43-9　断端包帯．A：包帯の巻き方の手順，B：包帯巻きの一過程

ライエントが容易に独力でソックスを装着できることと，包帯を交換するよりも早く交換できるという理由で，弾性包帯よりも一般的に好まれている．ソックスの一端に伸縮性のあるチューブかひもがついているものが一般的に用いられている．必要であればそのチューブは胸のストラップに取りつけられる．

[周径の計測]

ギプス採形の準備ができたかを決めるために，断端周径の計測を頻回に同じ部位で行う．作業療法士は巻き尺を使ってベースラインを確定し，その後も計測を行う（図43-10）．浮腫が消退し，周径の計測値が一定してきたら，断端はギプス採形の準備ができたことになる．

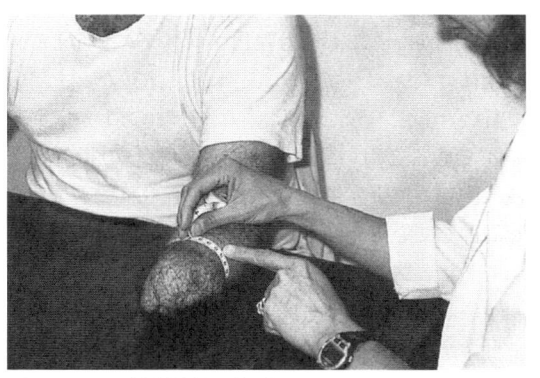

図 43-10　断端周径の計測

[皮膚衛生]

適切な皮膚衛生の指導もまた，義手装着前プログラムの重要な一面である．断端は毎日，中性石鹸で

よく洗い，洗い流し，十分に乾かさなければならない．包帯やソックスを再び着ける時には，断端は完全に乾いてなければならない[5]．

［感覚のない皮膚］

断端の感覚が完全にまたは部分的に欠如している上肢切断のクライエントに対しては，断端の管理と安全性について教える必要がある．クライエントは包帯を取り替えたり，断端を洗う時に断端を点検することを学ばなければならない．問題があれば作業療法士や医師に報告すべきである．また，いすに座る時に断端の位置を直したり，レクリエーションを行ったり，農作業時に防護服に着替えるなどの活動を行う時に，感覚障害のある断端を視覚的に確認することと，断端組織を圧迫や伸張による損傷から守ることを学ぶべきである．さらに，断端を水温の確認のような感覚入力のために使ってはならない．

［上肢の関節可動域・筋力・持久力］

医師の許可が得られたら，クライエントはROMと上体の筋力を維持し強化するための運動を開始する．切断のレベルによって，作業療法士は義手を操作するのに必要な動きを模倣した運動をクライエントに指導する．作業療法士は徒手的に断端を必要な位置に決めて保持する．そして筋力増強を促進するために，それに抵抗するようにクライエントに指示する．前腕切断の場合は肩，肘，そして肩甲骨の筋力を強化する必要がある．前腕長断端者には，回内と回外の動きもまた重要である．上腕切断者の筋力強化には，能動義手の操作のため，肩の下制，伸展，外転を組み合わせた運動が含まれる．等尺性運動は器具がなくても筋力強化プログラムを行える．運動はゴムチューブ，ゴムバンド，重錘などを用いて行われるだろう．これは，クライエントが家庭やジムで機器を用いて運動する際の調整の指針となる．胸郭の拡張容量は高位の切断者やハーネスが胸を周回している時に重要である．胸郭に巻き尺を巻いておくと胸郭拡張増加を記録する助けとなる．

治療時間中に教えられた特定の運動はもちろんのこと，全身的な筋力強化や体調管理を含むホームプログラムを提供すべきである（図43-11）．

義手に関する情報と処方

義手装着前段階に，クライエントはさまざまな義手の利点・限界についての情報を受けるべきである．

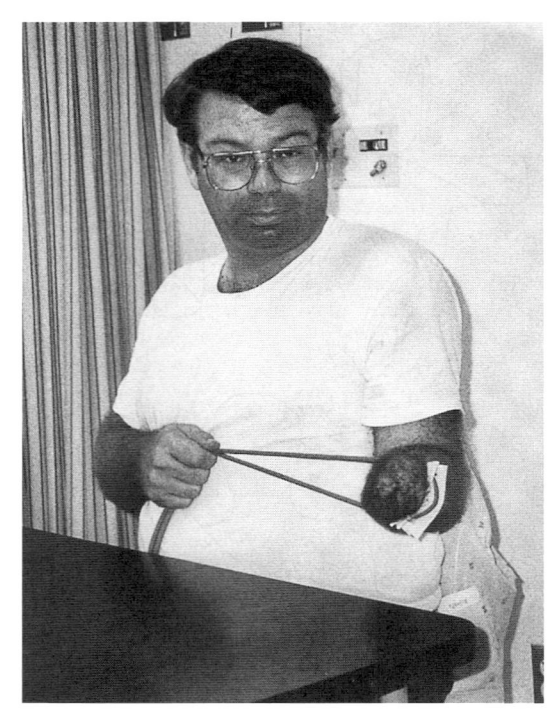

図43-11 義手装着前の上肢筋力強化のホームプログラム．抵抗運動にはチューブを使う

義肢装具士は通常，義手の部品の特徴についての説明をする．そして作業療法士は，クライエントの目標達成を促進することと，部品についての理解を深めることを促す．作業療法士は現在のクライエントにとって切断と義手がどういう意味があるのか，そしてクライエントの将来の目標は何なのかを認識しなければならない．ロベルトは家族のために仕事に就き，収入を再び得るという希望を述べている．義手の部品を選ぶ時に，作業療法士はクライエントの一番のニーズは機能なのか外観を良くすることなのか，またどの義手の形態がクライエントの希望と選択に最もふさわしいかを考慮しなければならない．義手の部品を紹介するいくつかの方法がある．たとえばスライドやビデオ，写真，クライエントと同じような切断者を引き合わせる，義手に触れてみる，義肢装具士に会うなどである．

義手装着プログラム

クライエントの訓練量は，義手操作に必要なボディメカニクスをいかに早く理解できるか，問題解決能力，意欲，活動時の義手使用に要する指示量，活動への応用によって決まる．切断から義手を手に

入れるまでの時間が長いと，クライエントは片手動作に慣れてしまうので，義手使用に要する指示が多く必要になるだろう．たくさんの訓練が必要になるクライエントもいれば，訓練段階に達した時には義手を操作できるクライエントもいるだろう．

理想的には，義肢装具士と作業療法士は義手の最終的な適合と最初の訓練時間には協力したほうがよい．作業療法士は最終的な適合のための機会を設定すべきである．クライエントと作業療法士と義肢装具士のコミュニケーションが義手の機能と適合を最適にするために必要である．作業療法士は義手調整の必要性を認識し，その必要性がある場合は義肢装具士に相談しなければならない．

義手は，正常な上肢ほどには機能的なものではない．片側切断のクライエントの訓練は，非切断側上肢の補助としての義手の機能を強調すべきである．もし義手がこのように提示されれば，装着者は日常生活で義手を使用する時に，困難さをほとんど経験しないだろう．両上肢切断者の義手の機能訓練においては，一側の義手を使いこなせるだろうということが分かれば，装着者は機能自立のための義手の利点をすぐに理解できるだろう．

義手訓練プログラムは義手の最終適合の後に始められる．最終適合は，最終的な義手ではなく仮義手を用いて行われ，外見は未完成である．治療計画には装着者の義手に対する目標に重点が置かれるが，いくつかの教育的情報や最初の訓練などは，すべての義手訓練プログラムに共通である．その共通点は以下のとおりである．

- 肯定的な身体像，自己像の促進
- 問題解決力と適応能力の確立
- 義手の専門用語と機能の理解の促進
- 義手の適切な管理の促進
- 義手装着スケジュールの習慣化
- 義手コントロールの向上（コントロール訓練）
- 活動時の義手使用の促進（使用訓練）
- 義手を用いたADLとIADL技能の自立の促進（機能訓練）
- 運転能力と自動車改修の促進
- 義手使用のために必要な上肢筋力の維持
- 非切断側上肢の過用損傷の予防
- 再就職の促進
- フォローアップの確立
- 社会での生活と地域社会への統合の促進

義手のチェックアウトやコントロールトレーニング，使用訓練，機能的トレーニングはクライエントの切断レベルによって異なる．

身体像と自己像

面接によってクライエントのライフスタイル，主な役割，人間関係を明らかにする．作業療法士はクライエントの精神状態の本質を探り，対応する専門家である．クライエントの興味，社会活動，外見や服装，自己概念についての質問にまで広げた面接は，クライエントの受傷前の行動や能力を知るために必要である．作業療法士はクライエントの身体言語（body language）を観察する．切断肢を隠していないか？　コミュニケーションに腕や手を使用しているか？　見た目に心配りをしており，面接や治療に参加しているように見えるか？　身体像や自己像についてクライエントはどのような話をしたか？

クライエントが達成できたことや技能に目を向ける機会を与えるようにする．また，クライエントが最も楽しみとする活動に切断肢を使うよう援助する．クライエントの能力を高めるために治療の優先順位を決定する（髪を整える，宝石をつける，ネクタイを結ぶ，化粧をする，一般的な身体活動やレクリエーションを再開する，1人で運転をする，かばんや電子機器を管理する）．

断端と断端袋の衛生管理

義手訓練の早期の段階で，断端の衛生管理と断端袋の手入れについてクライエントに指導する．断端と腋窩は毎日，視覚的に確認し，洗い，乾かすべきであり，毎日デオドラントをつけるべきである．クライエントが断端袋を選択したら，毎日清潔なものを使用でき，皮膚の問題を防止するためにいくつか用意しておいたほうがよい．断端袋は手洗いし，軽く絞り，縮まないように平らな面において乾かす．下着を着てからハーネスを着けることが望ましい．なぜなら汗を吸収し，背中と腋窩を刺激から守るからである．暑い日には，断端袋と下着は1日に2度取り替える必要がある[72,74]．汗を最小限にするために，ソケットに触れる部位の皮膚にもデオドラントをつけることを教える．

義手の名称と機能

装着者は，義手の部品の名称と機能を学ばなければならない．なぜならば，義手の操作方法や操作に困難が生じたり，義手の修理が必要な時に，共通の用語を使えばリハビリテーションチームとコミュニケーションがとれるからである[5,72,74]．

義手の管理

義手の管理について指導を行い，復習させる．一般に義肢装具士がこの領域について教育をし，作業療法士がその情報について装着者と復習する．ソケットは毎日柔らかい布と中性石鹸で洗い，温水ですすいできれいにしておかなければならない．夜に手入れを行うと義手が完全に乾くので薦められている．ソケットが湿ったまま装着すると，皮膚に問題を起こす．各部品は製造業者または義肢装具士の指示に従ってきれいにし，維持しなければならない．毎日義手を点検することで不必要な問題を予防できる[5]．

義手の装着スケジュール

義手の装着スケジュールは最初の訓練期間に作成され見直される．クライエントは最初1日に3回，15～30分装着する．皮膚は頻繁に観察し，皮膚が良い状態にある時のみ装着時間を延長する．皮膚に問題がなければ，毎日30分ずつ3回とも延長する．1週目の終わりにクライエントは1日中義手を装着してみる．それはロベルトの場合も同様である．皮膚に問題が起こったら，作業療法士か義肢装具士，または医師に知らせるべきである．皮膚の問題がなくなるまで，義手を装着すべきではない．それ以上の皮膚の問題を起こさないようにするため，最初の装着スケジュールから再開する必要がある[5]．

義手の装着時間が増加したら，TDのゴムバンドの数を増やす．1本のゴムバンドのピンチ力は約450gである．ゴムバンドを1本追加したら，断端の皮膚と力が順応できるよう，次のゴムバンドを追加する前に数日間様子をみた方がよい．ゴムバンドを追加したことによって，断端の痛みや皮膚への刺激が増した場合，痛みが軽減し，皮膚の耐久性が増すまで，ゴムバンドを追加してはならない．

義手のチェックアウト

義手を受け取ったら，処方どおりにできているか，機能的に十分か，機械的に問題ないかをリハビリテーションチームメンバーは確認すべきである．実際に義手を装着したテストから開発された特殊な機械的基準に基づいて，義手の適合性および機能をチェックする．テストには次のようなものがある：義手を装着した時と外した時のROMの比較，コントロールシステムの機能と効率，さまざまな位置でのTDの開き，さまざまな負荷や伸張力を加えた時の断端上でのソケットのずれ，圧迫の程度と快適さ，前腕屈曲に要する力[2,58,72]．効果的に操作したり，義手を快適なものにするには装着者と作業療法士，義肢装具士のコミュニケーションが重要である．以下の義手のチェックアウトの方法と基準は，主にWellerson[72]から引用した．義手のチェックアウトの手順はWellerson[72]とSantschi[58]から入手できる．

［前腕義手のチェックアウト］

作業療法士は前腕義手を装着した時と外した時の肘の屈曲を測定する．関節または筋に制限がある時以外は，ROMに10°以上の差があってはならない．手関節離断または前腕長断端の場合，義手装着時の回内・回外は義手を装着していない時のROMの50％以下であってはならない．

肘を90°屈曲した時，TDを完全に開くことができなければならない．TDは口の近く（肘の最大屈曲位）で開くことができなければならないし，ズボンの前ボタンのところ（肘の伸展）でもまた同様である．この2つの肢位ではTDは70～100％の開きができなければならない．

［上腕義手と肩義手のチェックアウト］

上腕義手を装着して肘をロックした状態で，断端（上腕骨）を動かし，肩屈曲，伸展，外転，回内，回外の方法を教える．これらの動きのROMを測定する．義手を装着した時の肩のROMの最低基準は以下のとおりである：屈曲90°，伸展30°，外転90°，回旋45°．これは肩義手のチェックアウトには適用されない．

肘をロックしないで肩をゆっくり屈曲すると，肘が機械的に屈曲することを教える．肘のROMは10～135°である．作業療法士は肘の屈曲角度を測定するが，肩屈曲が45°を超えないで義手の肘が完

第43章　切断と義肢　1315

全屈曲できなければならない．また肘をロックしない状態で義手を60°外転できなければならない．

クライエントは肘を90°屈曲してロックし，TDを動かす．この肢位でTDを完全に開くことができなければならない．次に肘を完全屈曲してロックした状態（図43-12）と肘を伸展してロックした状態（TDはズボンの前ボタンの位置）でTDを開く．少なくとも50％のTDの開きができなければならない．

肘をロックしない状態で歩いたり，義手を振って肘がロックされることがないか尋ねる．この動作は歩行時の正常な腕の振りを模倣して行う．

クライエントは肘を90°屈曲しロックした状態で断端を60°外転し，上腕を回旋する．クライエントはこの動作の時に義手をコントロールできなければならない．ソケットが断端の周りを滑ってはならないし，これらの動きの間に痛みや不快を感じてもいけない．義手を外した時に，断端の色が変わっていたり，痛みを感じていてはならない．

義手のチェックアウトには，正しい長さか，適合しているか，すべての部品が機械的に機能しているかなどの点検も含まれる．義手の完全なチェックアウトのために，すべての情報が記録できるよう，さまざまな記録用紙が開発されてきた．最初のチェックアウトは義手訓練を開始する前に行い，最後のチェックアウトは義手の改良および調整後に行う．いずれも訓練中または訓練後に行う[5,58]．

義手の着脱

能動義手の着脱にはコート法とセーター法の2つの方法がある．どちらの方法も片側切断者，両側切断者に用いることができる．クライエントにとって行いやすい方法を使用する．どちらの方法でも，装着する前にハーネスやケーブルが義手の周りにもつれていたり，ねじれていたりしてはならない．義手を外したら，再び装着する準備として平らなところに置かなければならない．

[コート法]

コート法はコートの片袖に一方の腕を入れ，他方の腕が袖に届くようにコートを整えるところが似ている．コート法には2つの方法がある．1つ目の方法は義手をテーブルかベッドの上に置き，コントロールケーブルとYストラップの間で内側方向から義手を押し込む方法である．断端を挙上するか，体幹を側方に傾けることで，クライエントはハーネスを切断側の肩を横切らせ背中に垂れ下げる．非切断側手を背中に回して腋窩ループに通す．そしてコートを着るようにハーネスの中に滑り入れる．両肩をすくめるようにして，ハーネスを前方に，そして正しい位置に持ち上げるようにする．

もう1つの方法は，まず非切断側上肢をハーネスの腋窩ループに通す．たとえば前端切断のクライエントの場合，次のようにすると簡単に装着できる．それは肘を90°にロックし，非切断側の上肢に腋窩ループを通し，義手の前腕部を持って頭上に持ち上げ，ハーネスが背中を横切るようにする．そして，断端を挙上してソケットの中に入れる（図43-13）．

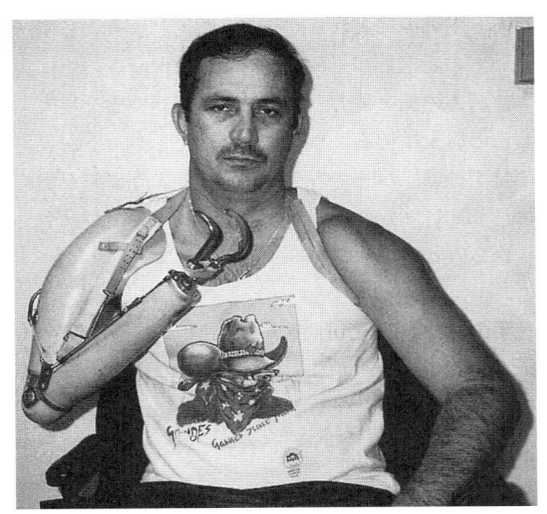

図43-12　上腕義手のチェックアウト：肘を完全屈曲してロックし，口元でTDを開く

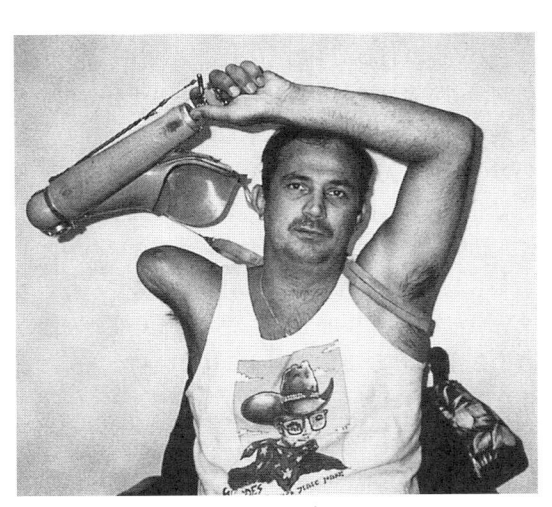

図43-13　義手装着のコート法

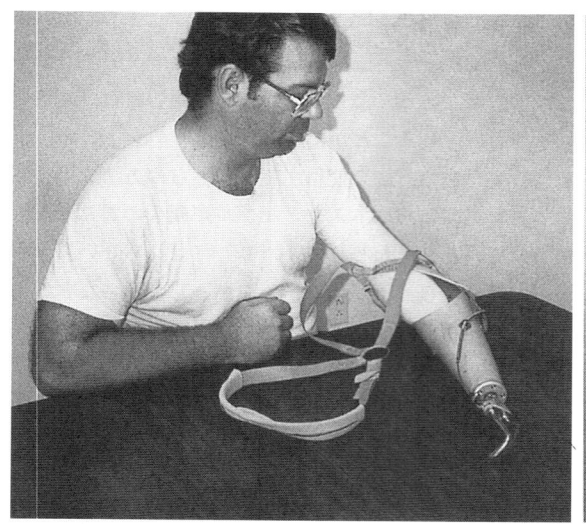

1316　第6部　障害別治療への応用

A

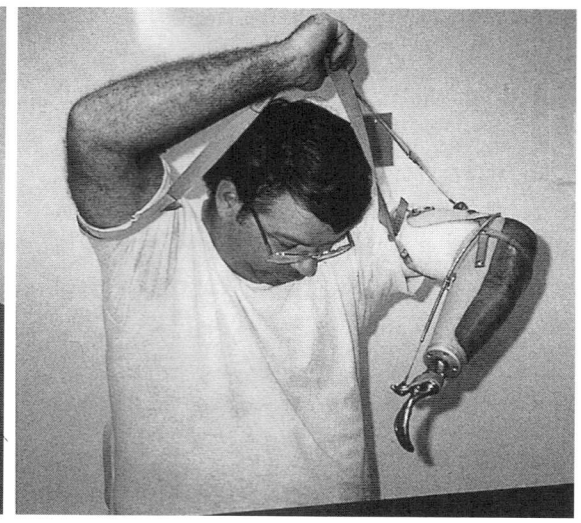

B

図43-14　義手装着のセーター法

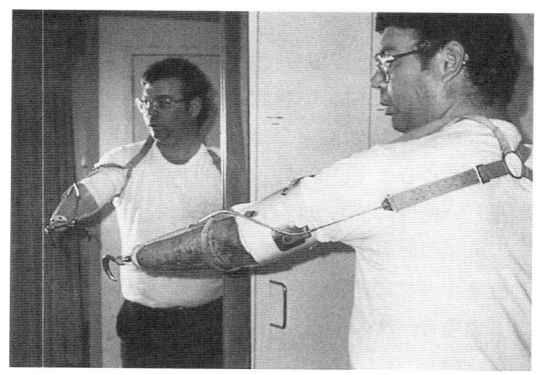

図43-15　鏡の前でのコントロール訓練

　義手を外すには，TDを使って非切断側の腋窩ループを外し，それから切断側の肩ストラップを外す．ハーネスはコートのように滑る[2,58,72]．
　両側切断者は次のようにしてコート法を使う．まず義手の内側を上に向けて平らなところに置き，長い方の断端を先にソケットの中に入れ，義手を挙上してもう一方の義手が背中に来るようにする．そして，体幹を側方に傾け短い方の断端を義手の中に入れる[58,74]．義手を外すには，肩をすくめてハーネスを肩から外し，短い断端から先に外す．長い断端の義手を外す前に，次に装着する時に便利な場所に義手を置かなければならない．

[セーター法]
　セーター法（図43-14）では，両方の袖口に同時に入れて両腕を持ち上げ，セーターを着脱する時のように行う．片側義手の場合，セーター法を用いるには，義手の内側を上に向けて置き，断端をYストラップの下からソケットに入れ，反対側の腕をハーネスに通す．次に両方の腕を頭上に上げ，腋窩ループが腋窩に向かって滑り落ち，ハーネスが背中を横切って肩の適切な位置に来るようにする．義手を外すには，両方の腕を頭上に挙上し，非切断側手で義手を持って外し，次に腋窩ループを腕から外すようにする[58]．
　両側切断者は義手の内側を上に向けて置き，セーター法を用いて義手を装着する．長い方の断端でソケットを固定し，短い方の断端をハーネスの下からソケットの中に入れる．それから同じようにして，長い方の断端でハーネスの下からソケットの中に入れ，両方の腕を挙上し，ハーネスが頭の上を越え，背部と肩を横切るようにする．クライエントが義手を外すには，ハーネスを持ち上げるように肩をすくめ，TDでつかんで頭上に引き上げ，断端がソケットから外れるようにする．

義手のコントロール訓練
　正しいボディメカニクスを維持しながら，義手操作に必要なわずかな動きを学ぶために，義手のコントロール訓練は鏡の前で行ったほうがよい（図43-15）．
　コントロール訓練では，義手操作技術の獲得に重点が置かれる．作業療法士は装着者に対し，日常生

活における義手の正確な働きを確実にする反復訓練の重要性について教育する．また，この訓練の段階では，関節保護やエネルギー節約，作業の単純化の原則や技術を重視しなければならない．機能的活動に使用する前に，義手の各部品を別々にチェックし，理解しなければならない．肘を屈曲したり，TD を開いたりするような動きはケーブル操作により行う．TD や肘の回旋のような他の動きは，非切断側手もしくは周囲にある物を用いて他動的に位置を決める．周囲にある物の活用を重視することは，この訓練過程において大切である．流し台で野菜を切る準備として，クライエントは非切断側手で包丁を把持しながら，TD が野菜を固定する最も良い向きになるよう回旋させるために流し台の上部を活用するよう指導されるだろう．

[片側前腕義手のコントロール訓練]

TD のコントロール：

肩甲骨外転と肩関節屈曲は TD の開閉に必要な動きである．まず，切断側の上腕の屈曲による TD 操作を指導する．次に上腕を体側につけたまま肩甲骨を外転して操作することを指導する．また，腕を頭上に挙上したり，床のほうへかがむようさまざまな肢位で TD を操作することを指導する[74]．

回内と回外：

軟性ヒンジ継手が処方されるほど断端が長い場合，回内・回外を練習するべきである．作業療法士は肘を 90°屈曲位に固定して前腕の回内・回外ができるかクライエントに指示する．硬性ヒンジ継手が処方されている場合，回内・回外を行うには手継手部で TD を徒手的に回旋する．反対側の手を使用する，もしくは TD を膝に挟み前腕もしくは肩を回すことにより，徒手的な TD の回旋が可能である．

TD の交換：

TD が 2 個以上処方されている場合，手継手部でこの TD の交換を学習する．ケーブルを TD から外すためには，ケーブルを緩める必要がある．ケーブルを十分緩めるには，フックやハンドの指の間に物を入れておく必要があるかもしれない．次に，取り外し方に従って，手継手から TD を外す．TD を外し，もう 1 つの TD を手継手にはめ，ケーブルを接続する．

前腕義手のコントロール訓練を終了するためには，TD の位置決めや操作に必要な動きが，坐位でも立位でも 1 つの連続した，滑らかで自然に流れるような動きになるまで繰り返し教えなければならない[72]．コントロール訓練が終了したら，さまざまな習慣的日常作業に義手を応用するための訓練を開始する．

[片側上腕義手のコントロール訓練]

ほとんどの上腕義手は，二重コントロールケーブルシステムを使って操作する．肘継手についているケーブルを引っ張ると，ロックされたり，ロックが外れる．肘継手のロックを外したままで TD についている第 2 のケーブルを引っ張ると，義手の前腕が持ち上がる（肘屈曲）．スプリングが前腕を持ち上げるために必要な力を軽減し，重力がそれを引き下げる補助となる．肘継手をロックした時は，第 2 のケーブルに加わる張力は TD を操作するために使う．それぞれの部品を別々に操作することも教える．

内旋と外旋：

多くの内部ロック式肘継手は肘継手とソケットの間に徒手的に操作するターンテーブルがあり，これが内旋と外旋を可能にしている．ターンテーブルを操作するには，まず肘を 90°屈曲し，前腕を内向きに（身体の方向に），または外向きに（身体から遠ざかる方向に）回旋する．

肘屈曲と伸展：

義手の肘の屈曲・伸展は，訓練過程における次のステップである．肘屈曲を指導する場合は，作業療法士がクライエントの顔面を保護しなければならない．最初は，肘屈曲コントロールがうまくいかないことにより TD が顔面に当たってしまうことがあるため，これは大切な注意事項である[2]．

作業療法士は肘継手のロックが外れていることを確認する．そして，上腕をゆっくり曲げて同時に肩甲骨を外転することで肘が屈曲し，肩を伸展することで肘が伸展することをクライエントに指導する．この動きは肘の屈伸がなめらかで簡単に行えるよう，十分なコントロールが得られるまで繰り返す[2,74]．

肘のロック：

肘継手を操作すると，2 回周期のカチッという音が聞こえる．継手をロックした時と外した時に，この音がしなければならない．ロックする時と外す時に同じ身体の動きを使う．肩の過伸展，外転と肩甲

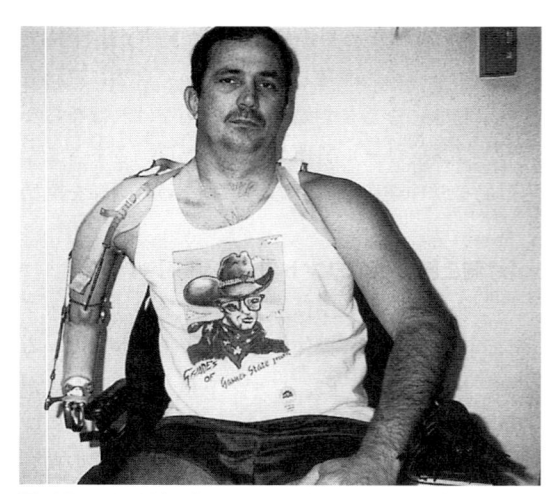

図43-16 肘継手のロックを外すために使う「下へ，外へ，離すような」動き

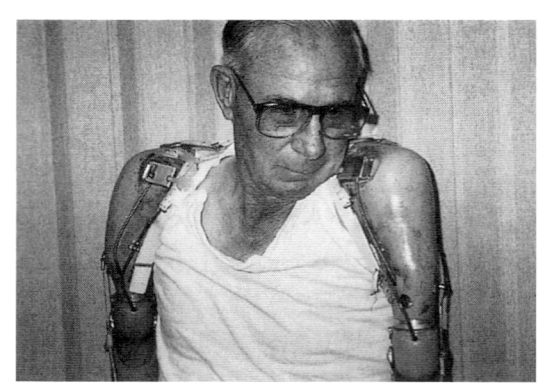

図43-17 肩関節離断義手の肘継手を操作するのに使うナッジコントロール

骨の下制を組み合わせた動きで肘継手を操作することを教える．この動きによって肘継手のハーネスについているケーブルに張力が加わるが，習得するのは困難かもしれない．「下へ，外へ，離すように」といった指示は，固有受容性記憶が発達するまで繰り返す．次に，肘屈曲および伸展のさまざまな位置で肘をロックしたり，外したりすることを練習させる（図43-16）[2,5,74]．

TDのコントロール：

肘をロックした時のTDのコントロールには，肘のロックが外れている時に前腕を屈曲するために使う動きである肩屈曲と肩甲骨の外転を利用する．最初は肘90°でロックして，TDを操作する動きを練習させる．肘継手を操作するためのケーブルに張力を加えたまま肘のロックを外してはいけない．肘の位置決め，肘のロック，TD操作，肘のロックを外す，肘の再位置決め，ロックするといった一連の操作を，肘の完全伸展位から完全屈曲位までの種々の肢位で反復する[2,74]．

次に，前腕義手の項で述べたのと同じ方法で，手継手部でのTDの徒手的回旋やTDの交換方法を学習する．上腕義手のコントロールがなめらかに行えるようになったら，機能訓練を開始する．

[肩関節離断義手のコントロール訓練]

肩関節離断者に処方される義手は，上腕義手とは異なった部品や操作方法を使っている．義手は徒手的に操作し，摩擦力で保持する肩継手の位置決めは健側手かテーブルの角で行う．クライエントは肘を

ロックしたり，外したりするために必要な肩の動きができないので，肘継手の操作には顎で操作するナッジ（nudge）コントロールを使う（図43-17）．ナッジコントロールと肘継手はケーブルでつながっている．上腕義手で述べた2回周期のカチッという音と二重ケーブルシステムについても学習すべきである．肘のターンテーブルは，肩義手にも使用できる．

胸のハーネスは義手を保持するために必要である．それはまた，胸郭を広げることによってTDのケーブルの張力を増すので，TD操作の補助となる．反対側の肩屈曲と肩甲骨外転もまたTD操作の補助となる．手関節の操作は前腕義手の項に述べたのと同じである．

[両側義手のコントロール訓練]

一般に，両側切断者は1本のハーネスでつながっている2つの義手を使用する（図43-18A）．片方の義手を操作すると，ハーネスを通じて張力がもう1つの義手に伝わり，同様の動きをする．片方の義手の影響を受けないようにしながら，それぞれの義手操作を学ばなければならない．この操作は**分離コントロール**と呼ばれ，習得には時間がかかる．それぞれの義手は前述した切断のレベルに従って操作するが，反対側をリラックスさせるよう注意しなければならない（図43-18B）．

自立を促進するために，一般に両側義手では，片側義手には用いない屈曲式手継手とケーブルで操作する回旋式手継手の2つが処方される．屈曲式手継手は身体の正中部での動作に役立ち，両側の義手に処方されるか，利き手側に処方される．身体の正中

第43章　切断と義肢

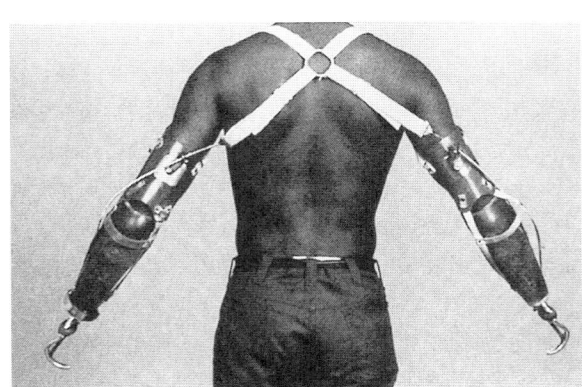

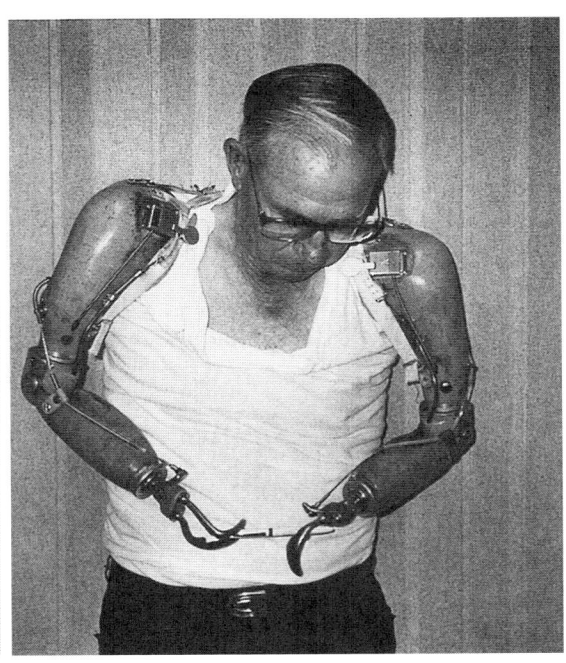

図43-18　A：両側義手用シングルハーネス，B：片方の義手からもう一方の義手にペンを手渡す分離コントロール訓練

部での動作遂行は，更衣や整容，食事のような多くの動作にとって重要である．屈曲式手継手は継手のコントロールボタンを押し，TDケーブルに張力を加えることによって操作する．そのボタンは反対側のTDや物の角，膝，その他の面で押す．TDのケーブルは，TDを屈曲位に引くために，手継手の屈曲軸より内側になければならない．屈曲式手継手の中のスプリングは，ボタンを押し，TDのケーブルを緩めたい時に，TDを再び伸展位にする．

　手関節回旋にはいくつかの方法がある．1つの方法は，前述した手継手を使い，TDを膝の間に挟むか，片方のフックの母指でもう一方を引っ張って回旋させる．もう1つの方法は，前腕部内側にあるボタン（これは手関節ロック機構のための前腕内側についているケーブルをコントロールする）によって，手関節の回旋を行うものである．ボタンを身体に押しつけることで，手関節をロックしたり，外したりする．ロックが外れている時は，TDケーブルに張力を加えるとTDが希望する位置に回旋する．

義手の使用訓練

　義手の各部の操作やコントロール方法を理解したら，使用訓練を始める．この訓練では，操作の機構を活動に適用する．義手や物を位置決めする方法や，そのために環境を利用する方法を理解するためには，反復練習が必要である．位置決めの次に，把握訓練を開始する．

　[位置決め]

　機能訓練の最初の段階は，物をつかんだり，与えられた活動を行うのに最適な位置に義手の各部を位置決めすることである．義手のすべての部品は，近位から遠位の順で位置決めしなければならない．したがって，前腕義手の場合，動作を遂行するためにTDを希望する回内または回外位に回旋する．上腕義手では，TDを位置決めする前に肘の屈曲やロックを行い，ターンテーブルを回旋する．肩関節離断義手では，肘や手継手の前に肩継手の位置決めをする．両側義手のクライエントも，すべての部品を同じように位置決めしなければならない．位置決めの目標は，正常な手のように，つまり誤った位置決めを代償するぎこちない身体の動きをしないで，物や活動にアプローチすることである[58]．

　[把握訓練]

　義手は利き腕ではなく，補助的な腕とみなすべきである[72]．訓練対象は，使用者がTDコントロール練習のために慣れたものを使用する．まず，木片や

缶，瓶などの大きな堅い物を使い，徐々に柔らかい物へ，そしてゴムボールやスポンジ，紙箱，円錐，紙コップといった壊れやすい物へ進めていく．これらの物は肘やTDの位置決めを必要とするように，またさまざまな高さでTDを操作しなければならない位置に置くようにする．フック式TDには不動指と可動指がある．物を拾うためにフックを使う場合，不動指で物を固定し，次に物をつかむために可動指の張力を緩めるようにする．把握訓練は処方されたすべてのTDを使って行うようにすべきである[72,74]．

[両側義手の使用訓練]

義手の各部の操作方法を理解したら，定規や雑誌などを左手から右手に渡したり，それを両方のTDで挟んで落とさないように訓練することで，義手のコントロールを習得する（図43-18B）．分離コントロールを習得するその他の方法としては，一方の義手で物を保持し，それを落とさないようにしながら，他方の義手で別の動作をすることがある．

義手の機能訓練

機能訓練は，義手の使用とコントロールの概念を機能的活動に適応させる．義手使用者にとって重要な特有の課題を行わせるようにする．把握訓練およびADLやIADL（職業，余暇，運動技能を含む）の遂行方法は，この段階において取り組む．機能訓練を成功させる鍵は，活動遂行に伴う問題解決方法を使用者に指導することである．

[把握訓練]

このプログラムでは，重作業用のTDで工具を使う，手で食事をするなど，処方されたすべてのTD使用を意味のある方法で訓練する．鉛筆削り器や鍵，瓶と蓋，ボトルオープナーは実践しなければならないだろう[2,72]．両手動作では，最良の位置決めや義手と健側上肢を適切に使用するよう勧めなければならない．詳細については，Santschiの義手訓練に関する文献を参照すること[58]．この段階では，より自動的な動きができるようになるとともに，自然に位置決めができる．

[日常生活活動]

機能訓練は必要なADLやIADLの遂行に向けて進めるべきである．活動は簡単なものから複雑なものへと導入する．まずセルフケア活動（身の回り動作）から始める．作業療法士は，どのような活動の遂行がクライエントにとって重要であるのか質問すべきである．切断以来試みていない多くの課題を提示するクライエントの訓練を開始することも珍しくない．クライエントに食事動作，衛生・整容動作，排泄動作，更衣，調理，ペットの世話，買い物，金銭管理，職業，趣味や余暇活動について自分で分析，遂行させるようにし，地域での自立した生活を可能にする．ロベルトは自分の目的を認識しており，それを達成するために義手使用訓練に進む準備ができていた．時々，人は目的を達成するために義手を使用して適切に実行できるのか不安があり，何が達成したいのかわからなくなる．適応があれば，家事動作や子どもの世話も訓練の一部に含めるべきである[62]．作業療法士は，クライエントが最高の速度と技能を獲得するよう，課題の分析や，補助具や反復練習を実施し，目標達成を援助する．非切断側上肢または長い方の義手で課題のほとんどを行い，反対側は固定や補助のために用いる[72]．

[工夫と問題解決]

ほとんどの課題達成のために特別な方法や技術は必要ない．各人は活動を上手く行える方法を学習しなければならない．ロベルトがズボンのボタンや植木，床掃除を指示されたとき，彼自身の判断による方法で課題に取り組むことが許された．作業療法士は，活動が効率的に遂行できるよう，指導や助言を提供する．義手を利き手として使用しようとし，協調性や感覚，動きにおける限界に直面するクライエントもいる．指導や練習により，非切断側を利き手，義手を補助手として活動を遂行できるようになる．義手の位置決めは，クライエントの活動遂行をより自然に，より迅速にする．前述したように，義手を頻回に装着し，日常生活で多くの練習をすれば，機能向上をもたらす．整容動作では2～3回の試行後，自動的かつ上手く遂行できるようになる．

[職業関連活動]

リハビリテーションプログラムの中に職業前評価が含まれるだろう．作業療法士は，クライエントが現職に復帰できる可能性や職業変更の可能性について評価する．クライエントが安全で効率的な環境の職場に復帰できるよう提言するために，職場訪問が必要となるだろう．クライエントが持ち上げたり，運んだりするものの重量や梯子上での仕事など，職

務内容を制限する必要があるかもしれない．最初はパートタイムで働けるだけかもしれないが，徐々に作業耐久性が向上するかもしれない．新しい仕事のために，訓練と教育が必要だろう（第13章参照）．

[社会での生活と地域社会への統合]

ライフスタイルに義手を取り入れるということには，地域や彼らの通常の社会的行事への参加を含む．クライエントは，食料品店や小さな子どもたちとの散歩の時など，義手を装着する勇気を求められる．ロベルトは，外出の90%において義手を装着していると報告していたが，多くの人は，家庭や職場以外の環境では義手に違和感があると報告した．

[運転訓練]

運転能力は自立を高め，就労の機会を増やす．ドライビングリングやハンドルノブのような補助具を使って評価や訓練ができるような運転訓練プログラムに，クライエントを依頼すべきである（図43-19）．車の鍵の操作や方向指示器などの操作性は，安全性や快適さを高めるように改良することがある．訓練の量と改良の範囲は，切断のレベルによって決まる．

作業療法士は，運転前技能の評価に責任がある．運転前評価には視力，交通信号の認識，色覚，明暗順応，夜間視力，周辺視，奥行き知覚，反応時間，上肢の機能などが含まれる（第11章に運転に関するより多くの情報がある）．

運転前評価が完了したら，作業療法士は安全運転のための提言を行う責任がある．これには障害部位の治療，訓練のための運転教育センターへの依頼，補助具の設置などが含まれる．作業療法士の評価には，安全運転の可能性についての見解も含めるべきである．クライエントが運転できない場合，他の移送手段を探さなければならない．

いくつかの州では，身体的な健康状態の変化を交通局（MVD）と保険会社に報告することを義務づけており，これを怠った場合，保険が支払われないことがある．

[余暇活動]

リハビリテーションプログラムには，余暇活動に関する情報と訓練も含まれるべきである．クライエントとリハビリテーションチームの協力および動機づけによって，クライエントは有意義で，生産的な生活に戻ることができなければならない．あらゆるスポーツやレクリエーションのために，各種の特殊な義肢用補助具が入手できる．Texas Assistive Devices や Therapeutic Recreational System (TRS) では，写真撮影や球技，水泳，ギター演奏，釣りやスキーのような活動への参加能力を高めるよう考案された義肢用補助具を提供している[5]．

[訓練期間]

他の健康状態に問題がなく適応状態も良い平均的な成人の片側前腕切断者の場合，日常生活のために義手のコントロールと使用を習得するには，約8時間の訓練（5〜8回の治療回数）が必要であろう．同様の条件で，片側上腕切断者の場合，約12時間の訓練が必要だろう．両側前腕切断者の場合，約15時間，両側上腕切断者の場合，約20時間の訓練が必要である．最初の訓練時間は1時間程度とし，義手への耐久性と身体的な持久力が改善するにつれて，徐々に訓練時間を増やすようにする[5, 34, 72]．

要約

後天性の上肢切断は外傷や感染，腫瘍，血管性疾患などが原因である．作業療法士は断端の管理やケア，義手装着前訓練や義手訓練を通して，リハビリテーション上で重要な役割を担っている．クライエントの適応を含めた身体変化に対する作業療法の成果は，ADL管理の自立，自立機能に伴う満足，職業や社会，余暇の役割の再開発，そして満足できるQOLである．

現実には，切断者への働きかけは困難なことが多い．クライエントのニーズの注意深い評価，創造的な治療介入，問題解決の重要視，そしてチームとの密接なコミュニケーションが成功をもたらす．

ロベルトは，リハビリテーション早期において能

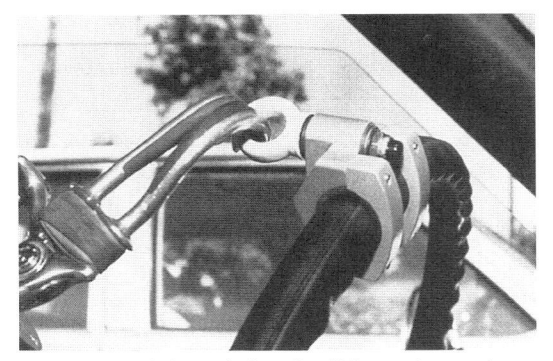

図 43-19 義手で運転する時に使うハンドルノブ

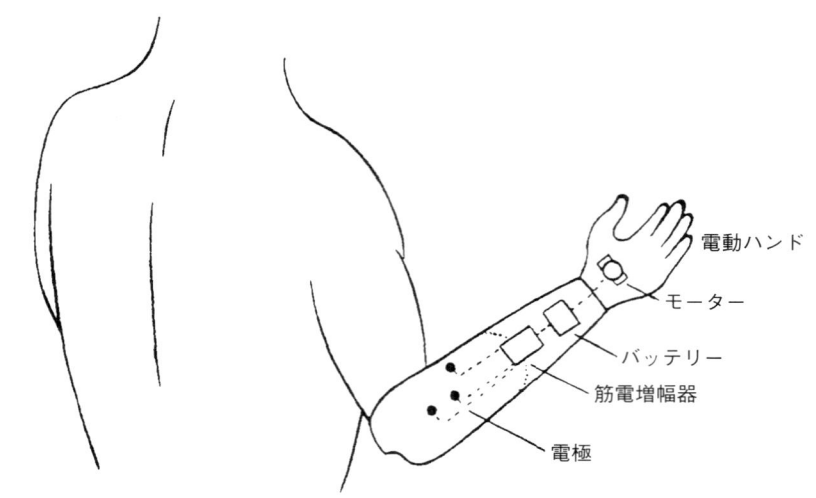

図43-20 典型的な電動前腕義手．筋電によって電動ハンドをコントロールする
(Billock JN : Upper limb prosthetic terminal devices : hands versus hooks, Clin Prosthet Orthot 10（2）: 59, 1986)

動義手操作を獲得できた．彼は，義手の機能的な使用者であり，義手のライフスタイルへの統合を成功させた人であると考えられた．州の保険制度は，最も安価な既成の能動義手を彼に提供した．作業療法士は義肢装具士と一緒に，ロベルトの能動義手操作の成功と電動義手の使用に伴う利点と欠点について記録した．電動義手により，より良いコントロールが得られ，活動が行えるようになったクライエントもいる．

■電動義手

電動義手は，上肢切断者に自由と機能という新しい世界を開いた．電子機器の超小型化が進歩したことによって，完全自給電力やモーターユニット，電極つきの義手が開発された[25]．能動義手は数十年前からあったが，筋電コントロールの義手が臨床に導入されたのは1960年代であった．ドイツのDuderstadtにあるOtto Bock社がこの流れをつくった．Otto Bock社は，人の手の機械的および美容的要求に合致した電気-機械駆動の義手を開発することを目的としていた[47]．

これらの義手の臨床的な使用はヨーロッパで始まった．それは，政府が指示した健康管理システムにおいて，先天的な切断者（サリドマイド後遺症）が多くの割合を占めていたためである．1970年代終わりから1980年代初めにかけて，北アメリカでは筋電義手は増えたが，それを享受できる者は限定されていた[12]．基金の許可がある時，多くの筋電義手がアメリカ合衆国の子どもや成人に処方されている．

筋電義手は，電動義手と呼ばれることもある．筋電義手は，義手のハンドの機能をコントロールする時に表面筋電を利用する．筋膜は，収縮する時に電位を生ずる．筋電信号を感知するとそれを増幅し，コントロールユニットによって処理し，手先具（TD）を動かすモーターを駆動する[12]．このTDは電動ハンドであることが多い（図43-20)[10]．筋電ハンドには，ほかにもいくつかの種類がある．筋電コントロールはデジタルコントロールもしくはDMC（Dynamic Mode Control）で可能である（比例制御）．デジタルシステムは，1つの速度のみで操作され，開くもしくは閉じる動作が可能である．ハンドの筋電信号（パワー）を意味する比例制御とは，装着者が発生する筋電信号のレベルに比例してハンドの速度が直接コントロールされる仕組みである．SensorHand™ は，把持した物が滑り，重心が変化する時に自動的に把握できるようになっている（図43-21)．物の落下を防ぐために，モーターは自動的に加圧する．

筋電コントロールでは，操作のための身体的努力は最小限ですみ，調整をほとんど必要としない．前

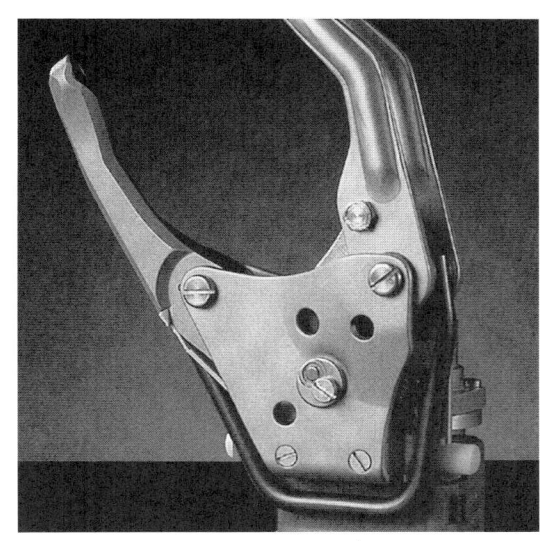

図 43-21 Sensor Hand Speed（Otto Bock Health-Care, Minneapolis, MN）

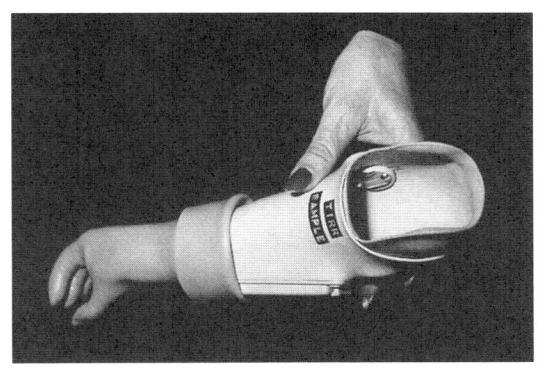

図 43-22 電動義手のソケットの内壁にある表面電極で筋収縮を検出する

腕部位の筋群は生理学的な機能に基づいて用いる．つまり，ハンドを開くには手関節伸筋群を，閉じるためには手関節屈筋群を用いる．ソケット内壁にある表面電極（図43-22）によって筋収縮を検出する．

電動義手の対象者

電動義手は自然な外観と，過剰な努力を伴わない高いピンチ力という機能を併せもつという理由で選択されるだろう．筋電義手はまた，コントロール用のケーブルが不要であるため，より快適に利用することができる．クライエントの職場や家庭，そして娯楽，必要な活動のすべてを考慮しなければならない．ほかの義手に伴うさまざまな経験も関係するだろう．

この義手は従来，前腕切断者に最も一般的に処方されてきた．肘より上位の切断では，機能の複雑さや，機能的な動きを達成するために要求される力のレベルがかなり増加する．同時に，能動義手を操作する時のように，ストラップやケーブルを介して身体の動きをハーネスに伝え義手を操作する能力はかなり低下する[60]．最近では，技術の進歩に伴い筋電義手の潜在的機能が非常に大きくなったため，高位切断者に対しますます処方されてきている[3]．

Utah Arm 3 は 2004 年に発売された．コンピュータインターフェースを伴う義手で，マイクロプロセッサーテクノロジーが搭載され，装着者の遂行能力を最大限にするよう義肢装具士の微調整が可能である．2つのマイクロプロセッサーが搭載されているため，肘とハンド両方のコントロールができる．ロベルトは，効率的に肘継手のロックを外す，あるいは肘継手と同じコントロールシステムでTDを操作するという，電動義手を使用する上腕義手切断者がしばしば経験する一般的な困難を経験するであろう．この電動義手は，肘とハンドのコントロールの分離が最小になるようにデザインされており，ロベルトにとって適切であろう．

上腕極短端切断や肩関節離断のクライエントが能動義手の操作方法や機能訓練を行うことは，電動義手の訓練よりも実際は非常に難しい．

筋電義手が処方される前に，クライエントは個々の筋群を十分強く，また分離して収縮できなければならない．最も感度の良いシステムでも，操作するためには最低5マイクロボルトの信号が必要だろう．この最小の信号ができそうな人は，義手を長期的に使用するために，強い信号を出せるようにしなければならない．個々の筋の分離した収縮は，滑らかでコントロール可能な義手機能を促進するために重要である．一般的なガイドラインでは，義手は10マイクロボルトの差があれば操作可能であるが，装着者は20～30マイクロボルトの差がある場合に，より簡単にコントロールできるとしている．表面筋電信号は小型の電極によって増幅され，リレーシステムに送られる．このリレーによって，電動ハンドのバッテリー駆動モーターにエネルギーを供給する．伸筋群と屈筋群が交互に収縮する時，電流の方向が電動モーターの回転方向を変え，ハンドはそれ

ボックス 43-2　電動義手の利点と欠点

利点
1. 外観が良い
2. 握力が増加する（成人の電動義手ハンドで約11 kg）
3. ハーネスが最小かまたは不要
4. 頭上で使える
5. コントロールに要する力が少ない
6. 人の生理学的コントロールに非常に近いコントロール

欠点
1. 義手の価格
2. 頻繁なメンテナンスと修理
3. グローブが弱く，しばしば交換が必要
4. 感覚フィードバックの欠如（能動義手はいくらかの固有覚のフィードバックがある）
5. 電動ハンドの反応が遅い
6. 重量が増す

に従って開いたり，閉じたりする[47]．

上腕切断者を対象とするリハビリテーション専門家の中には，高位の片側切断者や両側切断者にとって，電動義手が唯一の適切な代替物であると感じている者もいる．逆に，切断のレベルにかかわらず，ほとんどのクライエントにとって能動義手が最も機能的であり，適切な義手であるとするリハビリテーション専門家もいる．電動義手の利点，欠点については多くの学説がある．能動義手（ケーブルコントロール，フック型 TD 使用）と比較して，これらの利点，欠点についてボックス 43-2 に示した．

ハイブリッド義手

ハイブリッド義手とは，身体の力と電動力を組み合わせた義手である．ここ数年のうちに設計され，ますます使用されるようになってきた．ハイブリッド義手は，種々のシステムのさまざまな構成要素やコントロールの方法を使用し，多くの切断者において個々の条件や機能をより満たす義手である[10]．電動ハンドの技術が改善され，筋電義手の費用は増加した．ハイブリッドデザインは，義手の全体的な費用を減少させた．あるハイブリッドデザインでは，ケーブルとハーネスを除くことによって，義手の操作時の非切断側への加圧を取り除くようになっている．また，能動肘屈曲継手と電動ハンドを使用しているものもある[10]．他の構成では，肘ケーブルとフック型 TD，電動手部回旋を用いている．両側切断者用として，電動肘継手とケーブル-フック式 TD の組み合わせによって素早い肘の動きを可能にし，義手全体の大きさを抑え，すべてのケーブルが TD 専用になっているハイブリッド義手がある．ハイブリッド義手は義手の全体的な重さを減少させることができ，高価でもなく，複雑でもない．複雑な構成要素に対して，既存のケーブルは1つの構成要素のための専用回路とされた．これは，義手の操作に必要な全体的な力を減少したいという一部の装着者からの要求であった．

電動義手の装着前プログラム

外傷により上肢を失ったクライエントの治療を成功させるには，手術後および義手装着前管理の原則を理解させることが重要である．

倫理的配慮

クライエントは怒っていることをほとんどコントロールできないし，最良の治療結果を得るには医療チームに依存せざるを得ない[6]．

理想的なリハビリテーションチームは，医師，看護師，作業療法士，理学療法士，社会福祉士，保険代行者，そしてクライエントが含まれ，本章の第1節ですでに述べられた目標を指向する．電動義手のために追加された治療目標を以下に述べる：

- 義手コントロールの可能性がある筋の確認もしくはテスト
- 確認できた筋のコントロールと筋力の改善
- 義手とその訓練のために経済的援助を得る[42]

電極位置の決定

筋電義手は，筋が出す筋電（EMG）信号を検出することで機能する．筋表面の適切な位置を局在することが筋電義手操作を成功させる最も重要な側面である．身体的検査において，前腕切断者では手関節の伸筋と屈筋，上腕切断者では上腕二頭筋と上腕三頭筋のような主動筋と拮抗筋双方において十分な収縮を認めることが多い．上腕短端断切断者はしば

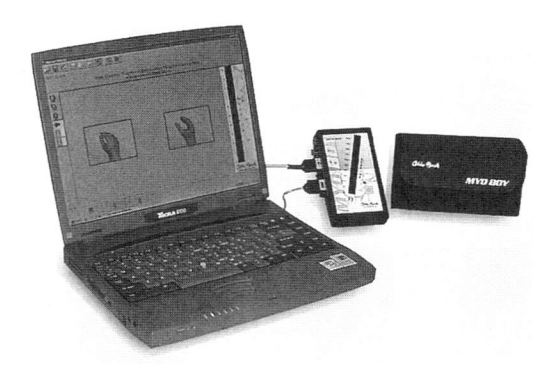

図43-23 筋収縮の強さを決定するために使用するOtto Bock MyoBoyシステム（Otto Bock HealthCare, Minneapolis, MN）

図43-24 作業療法士は両側の望ましい筋収縮を模倣するようクライエントに教える

しば，前面の胸筋もしくは三角筋前部線維，後面の棘下筋もしくは僧帽筋に収縮を認める．近位筋の電極位置決定は，適切な信号部位を決めることと義肢装具士がソケット内において皮膚に接触し安全に保持できる電極位置を決めることが非常に難しい．時として，外傷や神経損傷のため，純粋な主動筋と拮抗筋を選択できない場合がある．電極による加圧により組織が損傷されるような特殊な場所は避けなければならない．完治した皮膚や移植筋は加圧に耐えられる場合があるが，組織の回復や取り扱いについては医師に相談する．身体的検査時，最も良い筋の収縮が弱い場合，作業療法士や義肢装具士はバイオフィードバックシステムや筋電テスターを用い，筋から生じた信号の合計を確認する（図43-23）．筋電と筋電テスターで表面電気信号を測定する時は，すべての電極が皮膚によく接触し，筋線維の方向に沿って並んでいる必要がある．皮膚を水で少し湿らせると皮膚抵抗が弱まり，EMG信号が強くなる．EMGテストは，最も遠位の残存筋から始める．

このテストの目的は，ソケット内で適切で，より大きい電位差がある2つの電極位置を決定することであり，必ずしも2つの強い筋信号部位を決定することではない．この選択は，クライエントがフィードバックシステムを用いた1時間の訓練に耐えることができ，TDの開閉のような基本的な操作ができる十分な信号が発生したら完了と考えられる．作業療法士は義肢装具士と一緒に，筋電システムが要求する最小限の信号をチェックしなければならない[48]．

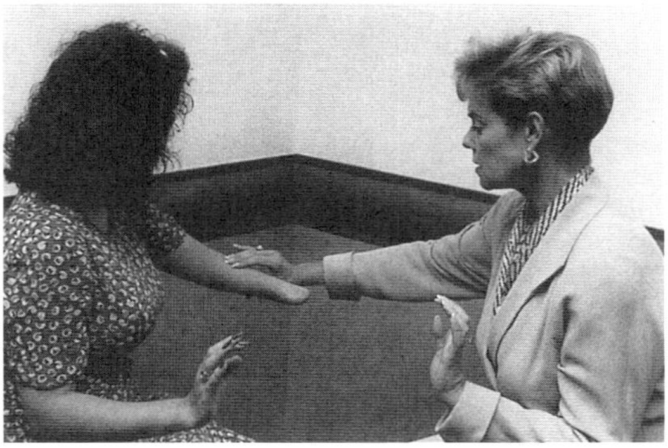

筋電コントロール訓練

より高位での切断者では，義肢装具士による義手の選定や，作業療法士による義手使用訓練は，より困難である．クライエントが望ましい筋収縮を理解するために，作業療法士は両側で望ましい収縮や動きを模倣するように指導する．作業療法士は健側手関節を起こす（手関節伸展）ようクライエントに指示し，切断側の幻肢でその動きをイメージさせる（図43-24）．作業療法士はこの訓練の間，切断側の手関節の屈筋群と伸筋群を触れることができる場合が多い．指示に従って，それぞれの筋群を個別に収縮させたり，弛緩させる．筋電テスターは，筋収縮としてのEMG信号の強さのみでなく，筋弛緩として信号の減少も示すため，この段階では特に有効である．多くのクライエントは，筋信号を減少させる筋の完全弛緩のほうが困難である．

筋電テスターは視覚と聴覚の両方のフィードバックとして筋の訓練にも使用できる．作業療法士のためにさまざまなモデルが利用可能である（図43-25）．この時点での訓練の目標は，筋力を増強させ，筋収縮を分離することである．自信と正確さが向上したら，視覚または聴覚のフィードバックは除くべきである．フィードバックなしでの筋収縮訓練では，それぞれのコントロールされた動きの感覚を主観化するようクライエントに指導する．適切な筋のコントロールの主観的認識をつくり出すことが進めば，訓練時間以外でもフィードバック機器なしでコントロール訓練や強化訓練が行えるようになる[66]．作業療法士は筋疲労について認識しなければならない．筋疲労はこの訓練過程の副作用である場合が多く，治療時間中に筋を回復させる時間を設け

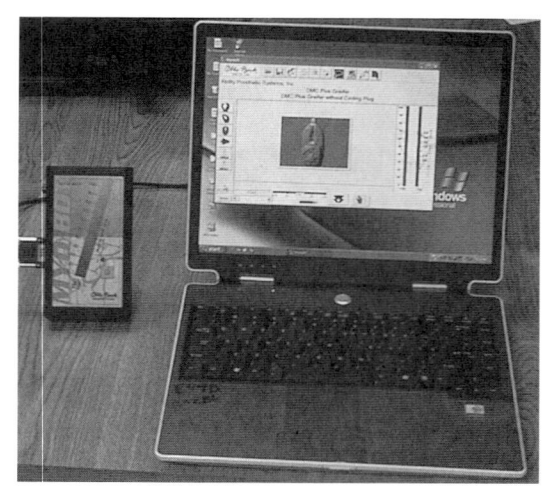

図43-25 訓練目的のために使用される筋電テスター

なければならない．

　理想的には，切断者は電動義手が完成する前に，これらの筋収縮における適応訓練や練習を行うべきである．義肢装具士は一般的に，予備ソケットを用いた電極位置訓練，義手の適合を行う．この訓練で義肢装具士は，最良の電極位置やソケットの適合に努力するが，ほとんどのクライエントにとって適切ではない．筋電義手を使うクライエントの訓練にはしばしば不安やフラストレーションを伴うが，作業療法士や義肢装具士によるチームアプローチが発展することで，それらの反応は最小限にできる．義手使用の成功と有効性は，義手装着前訓練の質と密接に関連している．

電動義手の訓練プログラム

　電動義手訓練プログラムの非常に重要な側面は，義手で可能なことと，不可能なことを現実的にクライエントに説明することである．上肢の代用としての義手の有用性について非現実的な期待をもっているとすれば，クライエントは義手の最終的な機能に不満をもち，そのすべてを拒否してしまうだろう．作業療法士は，義手の機能について正直かつ肯定的である必要がある．クライエントが義手の可能性や制限について信頼と理解を有していれば，より現実的な成果が得られるだろう[4]．

説明と教育

　義手を受け取ったらすぐに，可能ならばその日のうちに訓練を始めるべきである．筋電義手使用者の訓練過程についてはComprehensive Management of the Upper Limb Amputeeが非常に優れているテキストである[6]．

　初回治療において，義手用語と操作，義手着脱の自立，義手装着スケジュール，断端と義手の管理について説明することが重要である．

[義手用語の説明]

　筋電義手が身体の自然な一部となっていることを考え合わせば，電極やバッテリー，グローブ，電動ハンドなどの主な部品の機能や名称を知っていることは特に重要である．初回治療は，バッテリーの充電方法をクライエントに説明するのに適した時間である．

　バッテリーはエネルギーを蓄えておく機器であり，充電ユニットで再充電が可能である．いくつかのコントロールシステムでは，9ボルトの電池を使用する．義手を供給している義肢装具士は，クライエントが適切に取り扱い，再充電できるよう指導する．充電器は標準的なコンセントに差し込む．製造業者の充電器のほとんどは，充電完了を示すさまざまなタイプの表示がある．充電のために必要な時間は12時間もしくは24時間である．初めての充電では，1時間もしくは2時間の充電で利用可能であろう．再充電の前にバッテリーを完全に使用してしまうことが望ましい．バッテリー残量が少ない場合，初めは操作が非常にゆっくりとなり，予測できないコントロール上の問題が発生するだろう．それゆえ，バッテリーが完全に充電されているかを確認することが，故障対処の第一歩である[48]．

　電動ハンドは電動TDとして最も一般的に処方されるものであるが，特別にデザインされた握り用のTDまたはGreiferもまた勧められる時がある．Greiferとは，Otto Bock社が，種々の専門的な仕事を行うためにデザインした作業用万能TDである．これは，素早い操作や小さいものの正確な操作ができるため，工場での重作業や農業，そして機械的活動や家庭で使用できる．Greiferの特徴は，握り面が平行ならば17kgまでの力を発揮でき，背屈と掌屈のための屈曲ジョイントがあることである（図43-26）[47]．

　充電器や義手の製造業者の取り扱いマニュアルには，クライエントが参照でき，作業療法士が再評価や教育のために使用できる優れた資料が添付されて

第43章　切断と義肢　1327

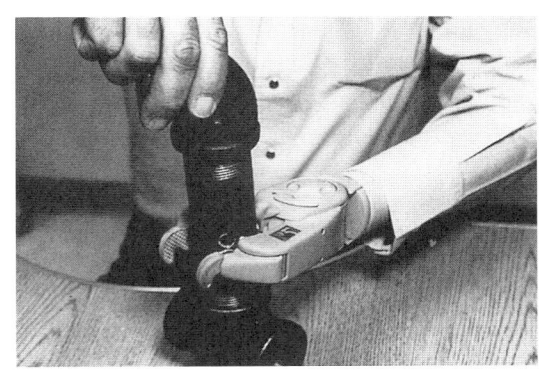

図43-26　Greiferには平行な握り面があり，約17kgの握力がある万能TDとしてデザインされた

いる．

[電動義手着脱の自立]

　クライエントは，義手の着脱が自立しなければならない．懸架方法の適切な指示や義肢装具士の援助によって，装着者は義手を装着できるだろう．義手装着は，コントロールされない動きを避けるために，スイッチをOFFにして行うべきである．前腕切断者は，ほとんどが肘での上腕骨顆上牽引が使用されるため，ハーネスやコントロールケーブルが必要ないことが利点である．装着者は断端を直接ソケットに入れることができる．プルソックス（pull sock）は，腕とソケットをより密着させるために使用することがある．プルソックス装着前にシリコンをベースとしたスキンローションを皮膚に塗布すると，プルソックスを脱ぐことが容易になる．

　上腕切断者に対する懸架方法は，通常義手を装着するためのプルソックスを必要とする．上腕断端にプルソックスを装着した後で，義手ソケットを装着する．プルソックスからの重錘コードは，ソケットの底の穴に入れる．クライエントが腕からソックスを脱ぎソケットの穴から抜けると，腕と義手のとても高い密着性が得られる．これは，とりわけ上腕極端断肢において装着成功の鍵となる．装着者は，長すぎるソックスから始めてはならない．なぜなら，脱ぐ時の摩擦が増加し，ソケットの外へプルソックスを脱ぐのがより難しくなってしまうからである．素材の異なるソックス，皮膚に粉をつけるなど，さまざまな装着方法を試行することで，最も良い素材や方法を確認できる．

　装着後1分で電気的に良好な接触状態となる．装着者は発汗する待機時間をとる必要がないよう，電極位置の皮膚を湿らせることができる．義手は静止位置でバッテリーを外し，ハンドが全開し，母指が広がった状態で保管しなければならない．

[電動義手装着スケジュール]

　初めての時は，15～30分を超えて装着してはならない．断端に瘢痕があったり，感覚のない部位がある場合，この制限は特に重要である．特定の部位の発赤が20分以上経っても消えなかったら，調整のために義肢装具士に戻さなければならない．皮膚の問題がなければ，1日2～3回の装着時間ごとに30分ずつ増やしていく．義手の重みや発電の熱に耐えられないクライエントもいる．週の終わりまでには，終日装着できるようにすべきである．

[断端と義手の管理]

　皮膚の適切な管理は非常に重要である．断端は中性石鹸とぬるま湯で毎日洗わなければならない．十分に洗い流し，過敏な部位や瘢痕組織を刺激しないよう，タオルで軽く叩くようにして乾かす．

　義手は湿った布を使って石鹸と水できれいにする．ソケットに臭気があれば，内側を消毒用アルコールで拭く．装飾用グローブはすぐに変色するので，インクや新聞の印刷，マスタード，にんじん，グリース，泥などを避けるよう特に注意しなければならない．拭くための石鹸や水，グローブのクリーニングクリームは義肢装具士から入手でき，それで一般的な汚れは除去できるが，変色は避けられない．グローブの平均的寿命は，ほぼ6カ月である．ポリ塩化ビニル（PVC）プラスチックグローブは，最も安価で，柔軟性があり，そして丈夫である．新しいシリコングローブは丈夫で黄ばみにくく壊れにくく，また外観も良いためよく用いられる[10]．内部の電気部品に重大な損傷を与えるので，義手は決して水につけてはならない．加えて，筋電ハンドを使用するクライエントに対して，強い振動や砂，ほこり，極端な寒暖に対して注意を促しておくことも重要である．これらもまた，電気部品に障害をもたらすだろう．

　義手は，時折，ネジの緩みやハーネス接合部をチェックしなければならないし，義肢装具士は注意しなければならない．義肢装具士から指示がない限り，装着者または作業療法士は義手のカバーを開けるべきではない．

電動義手のコントロール訓練

最初に習得する機能はTDの開閉である．ここで，クライエントは活動を遂行するために必要となる筋収縮を理解する．TDの単純な開閉を訓練する．筋は分離して収縮しなければならない．次に，クライエントはハンドが動かないよう，筋収縮を停止させ，弛緩させる練習をする．比例コントロールシステムが使用されている場合，クライエントは開閉をゆっくりしたり，素早くする練習も可能である．クライエントは練習に伴い，正確さと速さが改善するであろう．作業療法士は，より多くの練習を提供するために，TDの動きについてホームプログラムを作成することもある．このほかの訓練場面においても，義手コントロールは改善し続ける．

電動義手の使用訓練

コントロール訓練後は，目的物をつかんだり，離したりする訓練を行う．簡単なアプローチ（接近），つかみ，離しは，形や大きさ，密度の違う目的物を用いて練習する．目的物は，紙やプラスチックのコップ，ブロック，立方体スポンジ，空のプラスチックの容器，小さな重りと大きなボルト，そして各種の大きさの空ガラス瓶，そして卓球ボールである．最初に，その物にどのようにアプローチし，つかむかを視覚的にイメージし，次に筋電ハンドを位置づける必要がある．位置づけには，その動作を行うためにTDを適切な位置にすることが含まれる．コップにアプローチする際，正常な手と同じようにコップをつかむには，ハンドを中間位に向けなければならない（図43-27）．正常な手では，そのような方向でコップにアプローチしない．

物を握る訓練のもう1つの重要な目的は，TDの握力のコントロールを習得することである．これには，筋電ハンドの適切な効果が得られるように，筋の収縮を段階的に行うよう視覚的に注目することが含まれる．クライエントは持っている物をつぶさないようにつまみ上げる方法を学ばねばならない．強く握りすぎると，持っている物をつぶしてしまう（図43-28）．フォームラバーや綿球，スポンジを使ったつかみのコントロール訓練は，紙コップや卵，ポテトチップス，ローションボトル，そしてサンドイッチをつかんだり，他人の手を握ることに必要なコントロールを獲得する一助となる[66]．

その後，多様な腕の位置におけるアプローチ，つかみ，離しを行う．クライエントは，流し台の高さやテーブルの高さ，頭上，床上，食器棚の高さ，体側，背後で物をつかむだろう．能動肘継手もしくは電動肘継手を使用する上腕切断者は，自然な形でつかむためにハンドの位置や，肘の屈曲角度を適切な状態にしなければならない．クライエントは，代償的な身体動作を使って自分の身体を自動的に調整しようとすることが多い（例：肘位置の調整やハンドの位置決めではなく，体幹を前傾する）．この動作は無意識的で習慣的になることが多く，頸部，肩，体幹において筋骨格系の二次的な障害になるかもしれないため，避けるべきである．鏡はクライエント

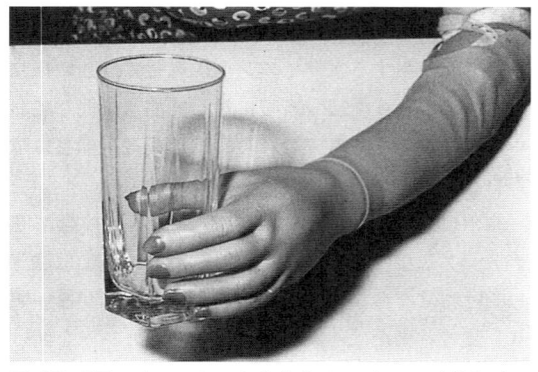

図43-27 グラスをつかもうとする時は，正常な手でグラスをつかむのと同じように中間位に位置づけする

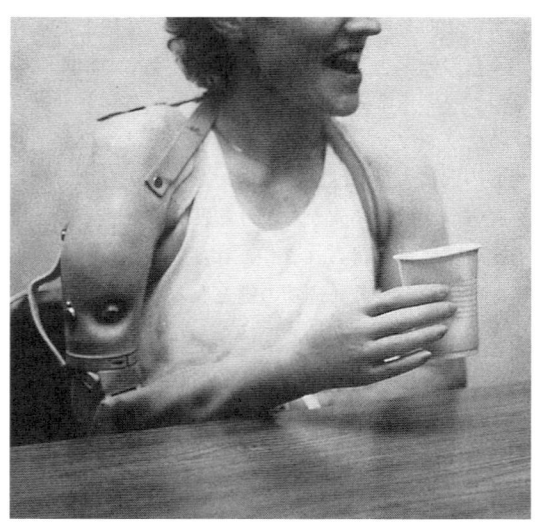

図43-28 強く握ると持っている物（プラスチックカップ）をつぶしてしまうことを上肢切断者が示している

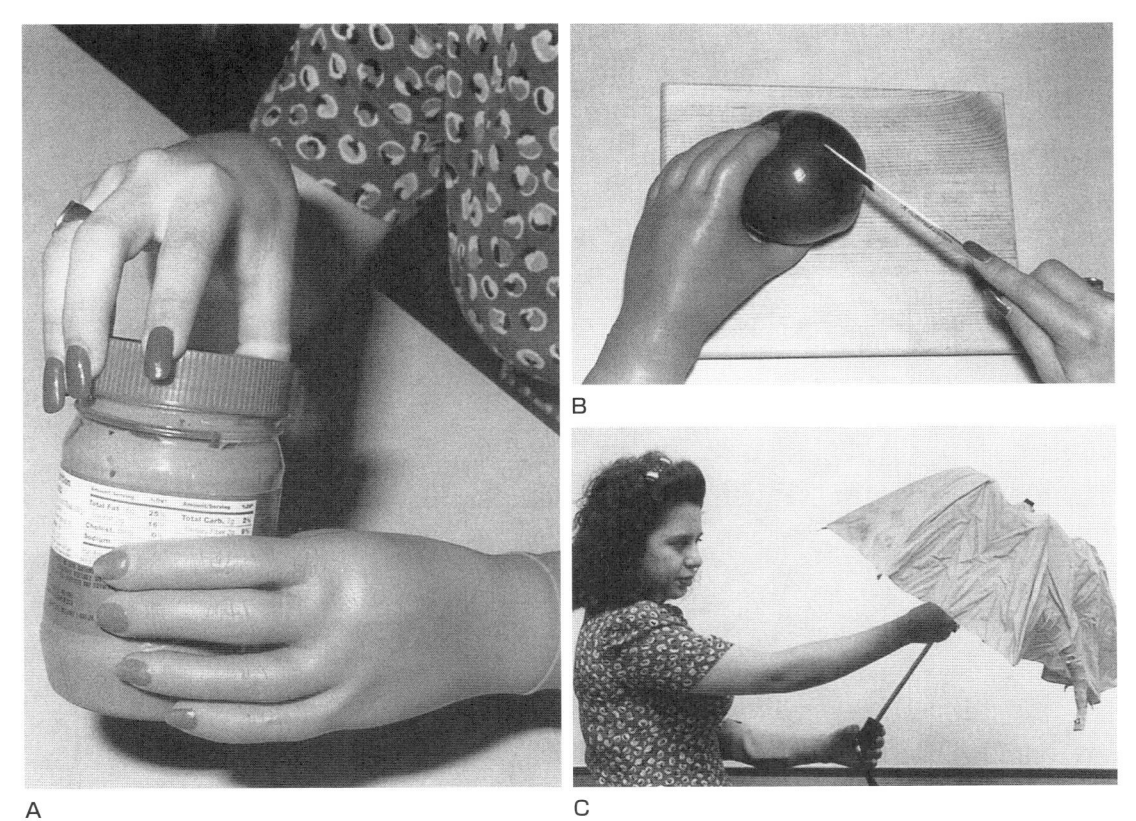

図 43-29　A：瓶の蓋を開けるには，瓶を電動ハンドで持ち，非切断側手で蓋を開ける．B：りんごを切るには，電動ハンドでりんごを持ち，非切断側手でナイフを持つ．C：傘を開くには，傘の柄を電動ハンドで持ち，非切断側手で普通に開く

が自分の身体の位置を見たり，健側の上肢が物や活動にアプローチする方法を視覚的に確認する補助として有効である．作業療法士は直立位を維持し，不必要な身体の動きを避けるということをクライエントに意識づける必要があることが多い．

前腕切断者は，手関節伸筋の収縮や，素早く「ハンドを上に挙げる」あるいは「ハンドを開く」ことを視覚的にイメージして放しを行う．義手装着前に十分な筋の訓練を行っていれば，この反応はきわめて自動的に起こる．

クライエントは，認知的努力をほとんど必要とせず，自動的に特定の動きが行えるようになるだろう．ここで装着者は1時間の治療時間に十分に耐えられる義手耐久性と筋持久力をもつ．次に，治療プログラムに導入する機能的活動を示す．

電動義手の機能訓練

義手は，大部分の両手動作において補助手として使用される．したがって，ほとんどのADLは非切断側手とハンドで遂行する．おそらく，片側切断者が筋電ハンドを使用して，スプーンで食べたり，書いたり，歯を磨く訓練を行うのは，練習として行う以外は不適切である．ほとんどすべてのクライエントで，非切断側手が利き手になり，これらの活動を行うようになる．右手が利き手でそれが切断された場合，筋電ハンドを適切な時期に適合すれば，これらのいくつかの動作で筋電ハンドを使おうとするかもしれない．感覚フィードバックという重要な要素が，どちらの手を使うかの決定要素になることが多い．切断者はほとんど常に，感覚のある手で多くの活動を行うことを選択する．筋電ハンドには感覚フィードバックはない．筋の収縮活動に伴い，フィードバックはより近位で得られるが，装着者にとってこの刺激への反応は困難である．

作業療法士は，クライエントが遂行しなければならない最も重要な課題を決定するためにADLの両

表43-2 両手でのADLにおける電動ハンドと非切断側手の役割

活動	電動ハンド	非切断側手
肉を切る	刃先を下に向けてフォークを持つ：握りの力が増えればナイフを握る	ナイフを持つ，フォークを持つ
瓶の蓋を開ける	瓶を持つ	蓋を回す
歯磨き粉のチューブを開ける	チューブを持つ	キャップを回す
ボウルの中でかき回す	ボウルをしっかり持つ	混ぜるためのスプーンかフォークを持つ
果物や野菜を切る	果物や野菜をしっかり押さえる	ナイフを持って切る
はさみで紙を切る	切る紙を持つ	普通のやり方ではさみを使う
ベルトを締める	ベルトのバックルの端をしっかりと持つ	ベルトの長いほうの端をバックルの中に入れる
ジャケットのファスナーを閉める	タブの末端を持つ	タブの先を上へ引っ張り上げる
靴下を履く	靴下の片側を持つ	靴下の他側を持って引き上げる
傘を開く	傘の柄を持つ	普通に開く

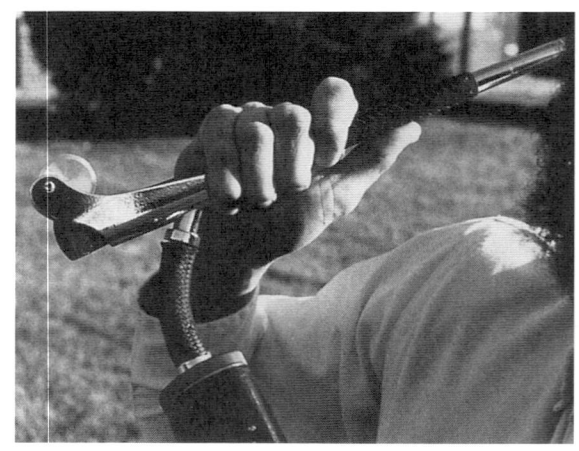

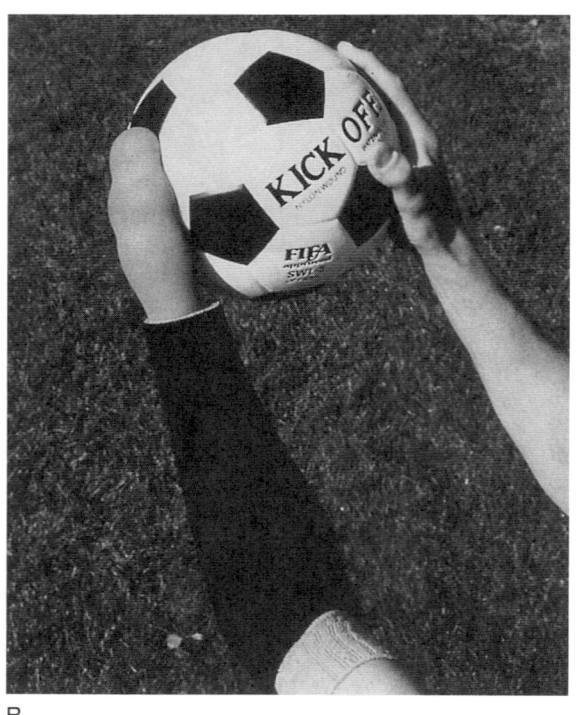

図43-30 A：Amputee Golf Grip は高性能のゴルフ用義手補助具であり，なめらかなスイングと完全なフォロースルーが可能である．B：Super Sports TD は十分な柔軟性がある強靱なスポーツ用義手補助具であり，バレーボールやサッカー，フットボール，床運動，その他の衝撃吸収や安全性，両側コントロールが重要な活動に用いる

手動作を列挙しなければならない．作業療法士は，電動ハンドが補助，固定として使用されるよう，訓練の中でこれらの活動に焦点を当て強化しなければならない（図43-29）．クライエントに片手動作課題を提示した場合，義手を操作するというニーズは最小限もしくは全くなくなってしまうだろう．表43-2に示した両手活動は，練習のための良い例である．

練習によって，これらの活動や他の多くの活動は上達し，自動的に行えるようになる．水は電動モーターやバッテリーを傷めるので，入浴や整容動作，衛生動作など水を使う活動では，筋電TDのない

義手もしくは，耐水性の筋電 TD を用いるよう強調すべきである．

[職業および余暇活動]

訓練が進み，切断に対する受容と心理的安定が得られたら，作業療法士は復職に関する話題を導くべきである．理想的には，作業療法士は現地へ出向くとよい．可能であれば，仕事に要求される種々の条件を話し合い，模擬的課題を段階的に練習する．職場環境の変更や調整が必要な場合，作業療法士はそれに関する提言ができるだろう．この介入は，しばしば職業カウンセラーとの協働により，いっそう充実する．ロベルトのケースでは，作業療法士はカウンセラーに安全に行える技術や能力，そして能動義手，電動義手に伴う適切な計画について有益な情報を伝えた．個々の適合が改善し，仕事を確定させる（第13章，第14章に追加情報がある）．

余暇活動もまたこの時期に話し合うことが非常に重要である．これらの活動は身体的な健康に貢献するのみならず，心理的な健康にとっても重要である．スポーツや余暇活動のための TD は一般的に筋電制御ではない．細かい手作業を要求するいくつかの活動の場合，電動 TD は有益である．著者は，両側電動義手を使用する両側切断者と一緒に働いており，彼は釣りの毛針作りの仕事を再開することができた．第1節でも述べたように，TRS は優れた各種の TD を提供しており，その例として Amputee Golf Grip（図43-30A）や Super Sports TD（図43-30B）がある．クライエントは，切断前に遂行していたレクリエーション活動について取り組むよう努力する．

[自己管理指導]

訓練中，そして訓練の結果を検討する時に，装着者や家族で装着スケジュールやケア指導，練習のための追加課題に関する情報を共有するようにしなければならない．その時点で，フォローアップのリストや電話番号も教えるようにする．そうすれば，何

ケーススタディ：ロベルト（その2）

義手を使った機能的両手動作が困難であるために，ロベルトは働くことができない．ロベルトの文化的，身体的，社会的，そして個人的背景はリハビリテーションに影響するであろう．ADLや仕事における適応を促進するために，作業療法士はこれらの問題に取り組まなければならない．家族にとっての収入源は自分1人であるという彼の役割に関する信念は，作業療法士が彼の重要なリハビリテーションの要素として職業復帰に取り組まなければならないということを意味する．
電動義手がロベルトの職業復帰とADLの自立を促進するとすれば，作業療法士は電動義手が能動義手以上に優れているということを証明しなければならない．
ロベルトが彼の子どもと一緒に参加することは，彼にとって非常に大切なので，作業療法士は社会において気持ちよく能力が発揮できるように促進しなければならない．通常の活動，とりわけ両手動作における義手を用いた機能をより促進するための作業療法では，ロベルトの時間の使い方や工夫，空間や物体の配置などの遂行技能に取り組む．ロベルトが義手の位置決めの技能を練習したり，補助としての義手の機能を認識したり，活動に取り組むための問題解決技能を発展させるために，作業療法士は以下の活動を提供する：皿を拭く，服をたたむ，カードを混ぜる，車や自宅の窓を洗う，芝刈り機を押す，ほうきで掃く，修理用具を使う，財布からお金を出し入れする，自宅やクリニックでゴミ箱を空にする，電子部品または機械部品を組み立てる．
作業療法評価結果や作業療法でのロベルトの遂行能力について，職業評価者や職業リハビリテーションカウンセラーと情報交換することは，彼のケアや職業復帰を成功させるための調整において必要不可欠である．機能に対するロベルトの満足度，ADL自立のレベル，そして職業復帰は，作業療法の有効性を評価するための成果測定法である．彼は，最初の作業療法面接時に，職業復帰に対する非常に高い意欲を認識しており，この目標を達成した．ロベルトは，州政府から提供される職業カウンセリングや評価プログラムに参加した．彼は，公立小学校の常勤の守衛職を確保した．
今後の作業療法では，次のような職業復帰に向けたスケジュールの提言に焦点を当てる．耐久性や機能を徐々に高めること，筋力強化やストレッチのホームプログラムを指導，義手や断端を使った職業活動（模擬的なそして実際の），特に問題として残っている次のような課題の練習：重い物を持ち上げる，モップやほうきを使用する，はしごを上る，物品を運ぶ．

ケーススタディ：レナ（その1）

レナは72歳の女性で、下町近くの平屋に1人で住んでいる。彼女は5年前に未亡人となり、2人の成人した子どもも同じ町に住んでいる。レナは成人期になってから発症した糖尿病と、慢性閉塞性呼吸器疾患（COPD）を抱えている。彼女は50歳までデパートのパート店員として働いていたが、長時間立っていることが苦痛になってきたために退職した。退職後、買い物や外出には車を使い、歩くのは近所の教会までであった。年を追うごとに彼女の下肢の循環は徐々に悪化し、家にいることが多くなってきた。レナの日課はテレビを見ることと窓からのバードウォッチングをすることで、たまに陶器の色づけをしていた。

62歳の時に、左足の足趾をぶつけて、傷つけてしまった。足の循環が悪いために傷が治らず、足趾を切断した。2年後には反対の足趾も切断した。そして2週間前にやはり傷が治らないことが原因で、左の下腿切断術を受けた。

リナは彼女の居住地区にある高度の看護施設に移ったところである。本日、作業療法士が初期評価のために彼女に会い、治療目標が定められた。

理解を深めるための質問

1. レナに自分らしいと再び感じさせる作業遂行の領域は何か？
2. 切断によってもたらされた問題を最も良い形で解決し、レナが選んだ作業に再び参加することを援助するためにはどのよう治療活動がふさわしいか？
3. 家に戻るだけではなく、再入院のリスクを減らす準備もするためには、作業療法士はどのような援助をすることができるか？

か問題が起こった時に、クライエントは適切な担当者に連絡をとることができる。

[要約]

上肢切断者のリハビリテーション過程は困難であるが、そこから得られる喜びも大きい。上腕切断や肩関節離断、両上肢切断者の場合、有意義な訓練と作業療法士側の熟練が必須である。この領域の作業療法に関わる作業療法士の知識を増加させることができるいくつかの資料がある。

切断者の潜在能力は限界がない。彼らは誰も予期しなかったことでもなし遂げることが多い。彼らのリハビリテーションの成功は、義手使用訓練の質のみによっているのではない。むしろ、医学的管理の質や義手のタイプや適合、義手使用訓練におけるクライエントの興味、そしてリハビリテーション期間終了後の良心的なフォローアップのような複雑な要因が成功の鍵となっている。フォローアップは非常に重要であるが、見過ごされることも多い。

しかし、リハビリテーションプログラムが成功する最も重要な側面は、クライエント自身の自立したいという欲求であろう。すべてのチームメンバーは、治療成功の中枢的要素であるこの欲求を高め、強化しなければならない。この重要な過程における作業療法士の影響はクライエントに一生残るであろう。

第3節：下肢切断

■下肢切断のレベル

下肢切断は、大腿切断（AKA）と下腿切断（BKA）に分けられることが一般的である。しかし、それぞれの分類は、さらに多様に細分されている（図43-31）。切断部位が近位であるほど、一般的に切断者が直面する機能的な課題は困難となる。片側骨盤切断、股関節離断を含む近位部の下肢切断では、下肢全体の機能が失われる。このような過酷な切断は、外傷や悪性腫瘍が原因の場合に行われる。このような近位切断後の創傷治癒は遅いのが一般的であり、完全治癒のために皮膚移植が必要となることもある。片側骨盤切断の場合には、筋肉片で内臓を覆う。

大腿切断では、膝関節とそれより遠位部すべての機能が失われる。大腿切断の断端長は、大転子から約25～30 cmであるのが典型的である[7]。大腿切断

第43章　切断と義肢　1333

の足部は切除されるが，足関節は完全に保たれる．足趾の切断が行われることもある．第一足趾の切断では，（立脚期の終わりに）蹴り出しが妨げられ，歩行障害が生じるが，それ以外の足趾の切断では普通歩行障害は見られない．レナの場合，左下肢は脛骨粗面から約 12 cm 下の部分で切断されたので，下腿切断であると考えられる．

■下肢切断の原因

アメリカ合衆国においては，下肢切断の 95％ は末梢血管疾患の合併症が原因であり[26]，それらのおよそ 25〜50％ が糖尿病によるものである[54]．外傷は，アメリカ合衆国では 2 番目に多い切断の原因であるが，発展途上国では，地雷やその他の危険な環境のために最も多い原因となっている[54]．また，悪性腫瘍の転移を防ぐために，切断が実施されることもある．

レナの場合，糖尿病と末梢血管疾患によって下肢の循環障害が生じていた．この合併症のために，下肢に傷ができた時（それは最初はとても小さいものであったにもかかわらず），治癒するのには血流が不足していた．そのため，彼女は左下肢を徐々に切断せざるを得なくなり，ついには最近の下腿切断にまで至ってしまった．

■手術後の断端ケア

皮膚のケアとポジショニングはリハビリテーションの期間を通して非常に大切であるが，特に手術直後には重要となる．術創が治り始めると，浮腫を防いで将来の義肢の使用が容易になるような断端を形成するため，特別なドレッシングを行うことがある．Ace wrap のような弾性包帯を巻くことは，手術後の浮腫のコントロールのために，最も一般的に使用される方法である．しかし，断端が良い形になるよう滑らかに包帯を巻くには，熟練した確かな技術が必要である．断端を最終的には義足の大きさに適合するまで縮小させるために，弾性包帯を巻くことの代わりに，シュリンカーソックスを徐々に小さいものに履き替えていく方法もある．弾性包帯あるいはシュリンカーソックスのどちらの場合も，手術後の早い時期からの使用が可能であり，術創が包帯

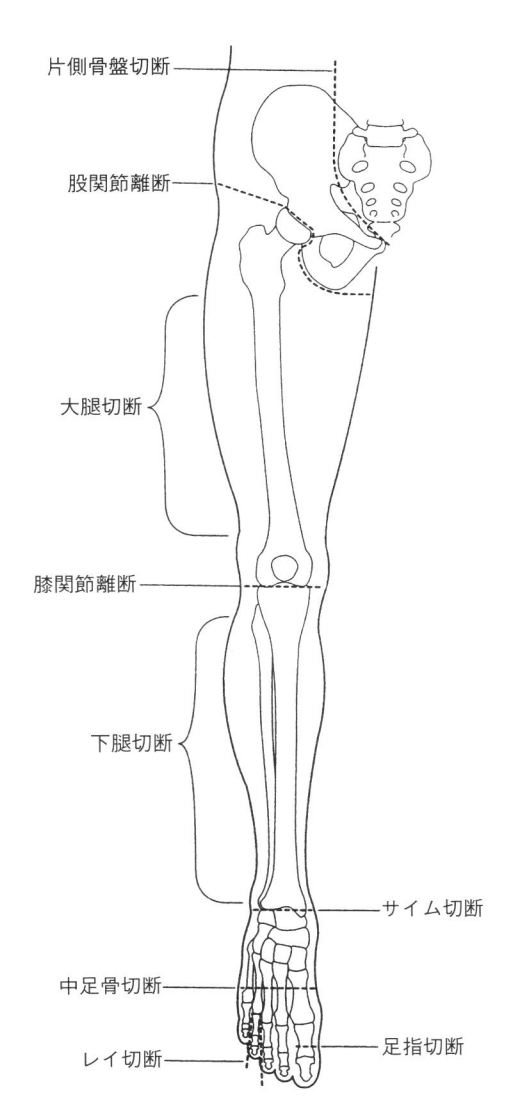

図 43-31　下肢切断のレベル（Paz JC, West MP : Acute care handbook for physical therapists, ed 2, Oxford, 2002, Butterworth-Heinemann）

は，坐骨からの長さによって，上位，中位，下位の 3 つに分けられることもある．膝関節離断では，膝関節の機能は失われるが，高度な義肢のコントロールと動きが可能となる．

下腿切断では膝関節は保たれるので，義足には機械的な膝継手が必要でない．下腿切断の断端長は，脛骨粗面から約 10〜15 cm であるのが典型的である[7]．**サイム切断**あるいは足関節離断は，外傷や感染が原因で行われるのが一般的であり，足関節と足部の機能が失われる．中足骨切断では中足骨から先

で覆われていても使うことができる．包帯で覆われている場合には，弾性包帯やシュリンカーソックスがずれてしまうことを防ぐために，ナイロンストッキングを使用する．最終的な義足が作成されて良好な適合が得られた後も，クライエントは義足を装着していない時には，昼夜を問わずシュリンカーソックスを履き続ける．断端形成の過程は，クライエントの状態によって，3カ月あるいはそれ以上かかることがある．

クライエント（あるいは介助者）が，包帯を巻いたり，シュリンカーソックスを適切に使ったりすることができない場合には，Jobst 圧迫ポンプを使うことがある．これは，空気の入ったバッグで断端を包み，あらゆる方向に一定の圧力を加え続けるもので，断端が早く縮小し，形成される．リジッド・ドレッシングやギプスは，活動性の高いクライエントの場合によく用いられる．ギプスの末端は訓練用の義足に合わせてあるので，立位や歩行などの訓練をすぐに始めることができる．術後しばらくすると，癒着を防いで術創周囲を良い状態に保つために，瘢痕マッサージも行う必要がある．このマッサージの方法は，クライエントに教えることができる．レナの場合，病院では看護師が断端に Ace wrap を巻いていた．療養施設に移ってからは断端ケアの自立が検討され，レナが包帯巻きまたはシュリンカーソックスの装着や瘢痕マッサージを学習するのに十分な運動技能ならびに認知機能，視覚機能があるのかについて，看護スタッフは作業療法士に意見を求めた．

■下肢装具と義足

下肢切断の手術直後には，活動性と離床時間は減少するのが一般的である．手術そのものにより動くことが不快に感じられる．また，手術後時間が経って，さらに活動性が低下する状態に陥る場合も多い．そのため，ベッド上の姿勢変換や起き上がり・臥床のために，ベッド柵やベッドの上に吊るした金属バーを必要とすることもある．切断側の足を床や車いすのフットレストに置き，切断側下肢で体重支持をすることはできなくなっているので，車いすの使用も簡単なことではない．**断端肢サポート**とは，車いすの座面に置かれた柔らかい素材で覆われた板のことで，座面から切断側の前方に張り出した延長部分である（図43-32）．この延長部分に断端を載せることで，他の身体部位によって断端を支える必要がなくなり，股関節に加わるストレスを軽減できる．下腿切断では膝関節の屈曲拘縮進行のリスクがある場合が多いので，断端肢サポートを使って膝関節伸展位で座ることにより，断端の浮腫と膝関節の屈曲拘縮を防ぐこともできる[73]．両側の下肢切断の場合には，体重の分布に合わせ，大車輪を通常より後方に設置する．転倒防止装置は購入可能な車いすの附属部品である．これも体重移動の際の後方への傾きを少なくするために使用され，車いすの後方につけて用いられる．

ほとんどのクライエントは，少なくともリハビリテーションの初期には歩行器を使用する．ずっと歩行器を使い続けるクライエントもいる．クライエントの特性やニーズによって，4点式（標準型）あるいは二輪式（押し車式）歩行器が使用される．二輪式歩行器を使うと，義足でより速く，休みなく歩くことができるとされているが[69]，歩行器の選択はクライエントの能力とニーズを総合的に評価したうえで決定されなければならない．

義足にはさまざまなタイプがあり，技術は日々進歩している．どんな義足であっても，快適性，装着のしやすさ，外観，切断側を使用してのADLやIADLの能力などの義足の機能は，クライエントの歩行距離と密接に関係し，そして下肢切断後のQOLにも密接に関係する[40]．リハビリテーション

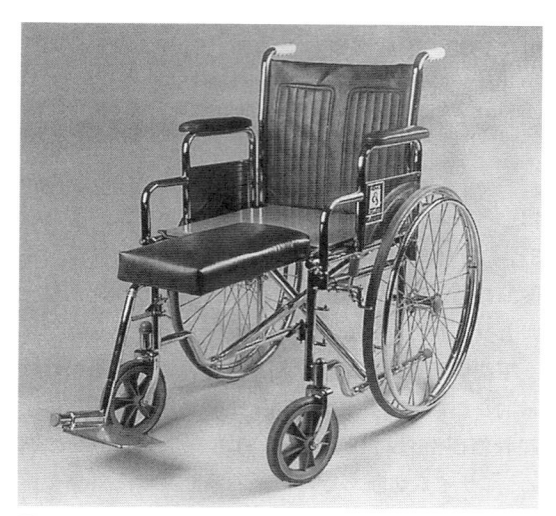

図 43-32 膝伸展を維持し，屈曲拘縮を予防する断端肢サポートを取りつけた車いす

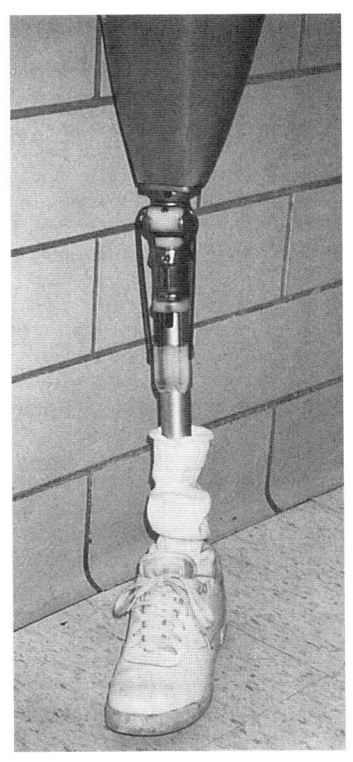

図43-33 典型的なパイロン

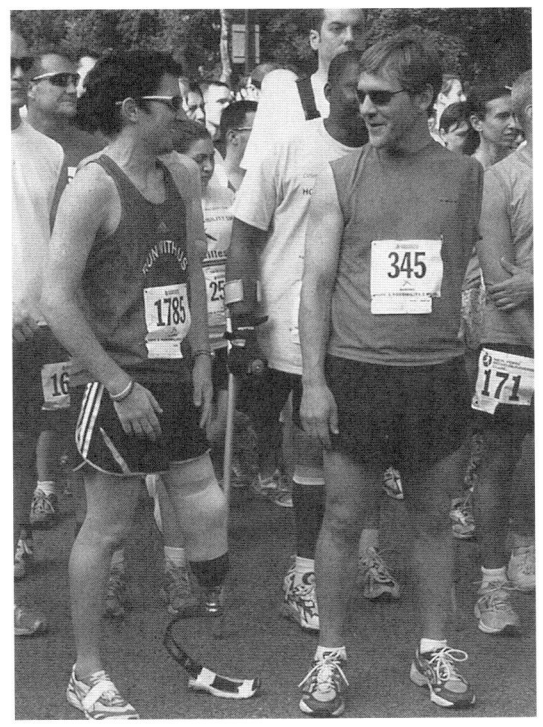

図43-34 レースのスタート地点で，ランニング専用の義足をつけた選手（Chalufour M : Reasons to run : unexpected perspectives, Running Times 330 : 35, 2005）

チームは，義足の作製と訓練の過程で，このことを常に頭に置いておくことが大切である．

　義足の主要な構成部品は，ソケット，断端袋あるいはゲルの内ソケット，懸垂システム，パイロン，足部である．この他に，継手が必要な場合もある．ソケットは断端と義足を直接つなぐ部分である．断端の大きさが日内変動し，ソケットに合った状態を維持するのが難しいことがある．その場合は，断端の大きさの変化に合わせて，断端袋を増やしたり，減らしたりして調節することが多い．また，この問題を解決するため，smart variable geometry socket（SVGS：形状変化対応ソケット）の技術が，近年開発された[21]．SVGSは，ソケットの内壁に液体を入れたり抜いたりすることで装着時のソケット内の圧力を調整し，断端の大きさの変化に常に対応することができ，義足を脱がなくてもソケットが断端に合った状態を維持することができる．また，固定式の弾性内ソケットも使用されるが，この内ソケットは，適合性，快適性，摩擦耐性，価格などの点から選ばれている[57]．ソケットを断端に保持するために，ベルト，ストラップ，ウェッジ，サクションなどさまざまな懸垂システムが使われており，さらにしっかりとつけておくためにそれらを組み合わせて使うこともある．

　パイロンは，ソケットと足部をつないでいる部品である（図43-33）．垂直衝撃吸収パイロンは，義足の衝撃吸収装置として機能する．多くの下肢切断のクライエントが，このような部品があるほうが歩きやすいと言っている[19]．衝撃吸収装置は，ランニングなどの強い衝撃のある活動には非常に有効であるし，また多くのクライエントにとっては坂道や階段を下りるなどの日常生活の中での活動にとって有効である．基本的に取りつけられるパイロンは，見た目はあまり良いものではないが，前述のようにクライエントの非切断側に合った外観となるように形を整えることができる．

　足部は義足の足で安定した体重支持面を与え，それ自体が衝撃吸収装置としての機能をもつ．多様な足部があり，クライエントのニーズと能力に合わせて，さまざまな足継手の可動範囲と動的な反応を選択することができる．また，さまざまなスポーツや活動が行いやすいようにデザインされた，特殊な足

作業療法実践ノート

> 初期評価の際に，作業遂行の評価と分析に加えて，すべての職歴について聞いておくことは，切断術を受けたクライエントにとって何が得意な領域で，何が困難な領域であるのかを見極めるのに役立つ．

部—実際には，義足全体—もある（図43-34）．レナの義肢装具士は最良の義足を選ぶのに役立てようと，レナが復帰したいと望んでいる活動やライフスタイルを知るために，彼女の作業療法士に相談をした．

■作業遂行領域への参加

クライエントによっては，怪我や病気をする時まで行っていた活動に復帰することを望んでいることもある．特に外傷によって切断することになった場合には，その傾向が強い．しかし，末梢血管疾患や糖尿病が原因の場合には，下肢切断のクライエントの多くが，何年かにわたり徐々に機能が低下することを経験している．このようなクライエントにとっては，切断とそれに続くリハビリテーションは，困難は伴うものの，しばらくの間，レパートリーから姿を消していた作業をもう一度行うことを可能にしてくれるものである．

下肢切断は，ほとんどすべてのADLへの参加に影響を与える．下肢切断のクライエントは理学療法によって新しい移動方法を学習しているが，作業療法でも慣れ親しんでいた課題を行うための新しい機能的な移動法を学習する．入浴，更衣，衛生，整容や排泄といった課題を，作業療法のプログラムに含む必要がある．クライエントが義足を使用する場合には，義足や関連物品の管理も入れる必要がある．IADLへの参加もまた，切断の影響を受ける．人の世話，ペットの世話，育児，地域での移動，健康管理，家庭管理，食事の用意と片づけ，安全管理と緊急時対応，買い物には特に注意を払う必要がある．

教育的活動，専門的活動，そして余暇活動への参加も一般的に下肢切断の影響を受けるので，社会参加のために作業療法の対象とする必要がある．これらの作業遂行の領域における治療は，リハビリテーションが進んでからのほうがより重要となるが，それらの作業遂行の領域に再び積極的に参加することが十分に期待できることをクライエントに理解してもらうために，急性期の段階から目標としていく．基本的に，作業療法士はクライエントが参加したいと希望する作業についてあらゆる方法を模索し，一度はあきらめた作業であっても再びできるように援助していく[33]．しかし，切断後の機能の変化の結果として，クライエントが以前の仕事や余暇活動に復帰することができなかったり，以前と同様のレベルで参加することが難しかったりする場合もある．そのような場合には，作業療法士は，興味関心，技術，機会を見極めて，クライエントが達成感を得られる別の可能性を探求することを援助していく必要がある．

療養施設における作業療法の早期の段階で，レナは教会へ歩いていくことと秋祭りにパイを焼く手伝いをすることができないのをとても残念に思っていることを作業療法士に話した．10年ほど前から大変になってやめてしまっていたが，そのことで孤立感と無力感を感じていることを彼女は語った．レナのパイは町中に知られていて，毎年町の人たちが彼女にレストランを開くべきだと言っていたことを自慢そうに話した．最初に定めた長期目標は身辺自立と基本的家事の自立であったが，レナと作業療法士は再びパイを焼くことができるようになることで地域に戻るという目標も加えることにした．

■クライエント要因

切断された身体部位や皮膚と同様に，それ以外の運動に関連する身体構造も下肢切断によって必ず変化する．切断部以外の身体構造の状態も評価して，リハビリテーションの過程で他の身体部位をどのくらい使うことができ，どんな問題が生じるのかを明らかにする必要がある．

神経筋や運動に関連する機能は下肢切断によって変化し，手術後の作業遂行に影響を与える．この機能の変化は，切断肢のみならず他の身体部位にも生じている．切断肢に生じた変化によって，残った身体部位にはより大きなストレスが加わることになる．たとえば，機能的活動を行う際に上肢と非切断側下肢にはより大きな荷重がかかるし，術創の治癒過程では臥床時間が増加すると同時に，皮膚の機能

には大きな負荷が生じている．

　痛覚に対する注意も特に重要である．下肢切断者の84％が，幻肢痛を経験している[11]．たとえば，クライエントは切除した部分にひきつったり，締めつけられたり，銃撃されたり，焼けたりするような痛みを感じることがある．そのような場合，これらの感覚を減少させ，より簡単に快適にクライエントが選択した作業に参加できるように，治療者は脱感作法（たとえば断端マッサージ）や運動，温熱・寒冷療法，電気刺激[54]などを行う．

　末梢血管疾患のクライエントはすでに循環器の機能が低下しているので，治療中の活動レベルを安全に行うことができるように設定することに注意する．クライエントの知的機能や感覚機能は，教育を含めた治療の方法に影響を与えるし，どんなタイプの義足や器具を使用するかということにも影響を与える．1回の治療や文書による情報を思い出して，新しい方法をすぐに取り入れることのできるクライエントもいる．しかし，治療に慣れる必要があり，新しい方法を習慣づけるのに長い時間がかかるクライエントもいる．

　レナの作業療法士は，移乗と歩行器歩行のためには上半身の強化が必要であると考えた．また，彼女の選んだ作業に参加するためには，手術後の立位バランスを向上させることが必要であった．レナは断端に痛みを感じ，過敏であった．しかし，レナの認知機能は問題なく，視覚と手の感覚は少し低下しているものの，彼女が望む機能的活動を支えるのに十分なレベルであると評価された．

■遂行技能

　最も顕著な下肢切断の影響は運動技能に現れる．姿勢，運動性，協調性，筋力と持久力，そしてエネルギーのすべてが手術後に変化するので，クライエントが安定した状態で作業に復帰するためには，それらのそれぞれの技能を治療の目標としなければならない．クライエントの処理技能（知識や適応力など）やコミュニケーション／人間関係技能のレベルもクライエントの治療への参加の仕方や治療法の選択に影響を与える．

　レナの作業療法士は，予想していたとおり，レナが安定性，アライメント，ポジショニング，歩行，リーチ，体を曲げること，動くこと，物を運ぶこと，立位で物を持ち上げること，そして持久力において障害されていることを見出した．知識，時間的な構成力，空間と物の構成力，人間関係における身体性，情報交換といった技能はすべて機能的なレベルであった．しかし，レナは変化した身体構造で以前とは違う姿勢で活動を遂行しようとした時に，それに適応することが難しかった．また，いくつかの作業を行っている時に，どれかに集中したり，それらを関連づけたり，合わせたりすることが難しかった．レナが最善のレベルで作業に参加できるように，作業療法士はこれらの領域を治療の目標とした．

■遂行パターン

　切断以前のクライエントの遂行パターンがどのようなものであっても，それらはたぶん切断後には変化する．クライエントが，以前の作業遂行レベルに戻るのに有効な習慣，日課，役割をすでに獲得していることもある．しかし，多くのクライエントは，以前からの悪習慣があったり，リハビリテーションの過程で課題とされるような日課を行っていなかったり，それがうまくできないなどの問題を抱えている．レナの場合，末梢血管疾患と糖尿病のために傷が治りにくいというリスクが大きかったが，彼女は足部や下肢に傷や感染がないかチェックする習慣を身につけていなかった．この習慣の欠如が，彼女の左下肢を3回も切断する結果を招いた．また，台所を何度も横切り，一度に複数の物を運ぶのがレナの朝の日課であったが，その日課を行う最中に物を落としたり，何度か転びかけたりしており，家で安全に朝食を摂ることができるか心配していると彼女は話した．

■心理社会的影響

　四肢の切断は喪失を意味するので，悲嘆の過程を伴うことになる．この過程は身体構造，機能的能力，作業への参加が変化したことにまつわる感情的対処であるといえる．またこの過程には，怒り，健康状態に関する好ましくない現実を認めること，機能的あるいは経済的な将来に対する不安なども含ま

れる．切断を受ける人にとっては，社会的受け入れや地域機能もまた重要な関心事である．これらはすべて，クライエントが適応するのを援助する多職種のリハビリテーションチームが取り組むことのできる領域であり，作業療法治療のすべての面で情報提供すべきことである．

切断者が自分の切断に適応し，新しい自己の感覚をつくり上げるために，作業療法士はいくつかの方法を使う．治療的関係および自己の治療的使用は，クライエントが喪失に対する感情や身体変化に対する思い，将来への不安を話すための安全な環境および触媒となる．作業療法士は，クライエントに手術後の身体像を改善するための方法ばかりでなく，心配事や抑うつに対処するための対処技能を教えることができる[52]．クライエントの現在の能力に合わせて段階づけた作業の治療的使用は，技能を習得し，成功を経験する機会となる．治療時間の作業療法士の励ましは，発展を強化し，支援となるばかりでなく，機能の回復および選択した作業への復帰が実際に可能であるという確信をクライエントに与えることになる[52]．この知識は将来の希望と見通しを強化する．

切断への適応についての第三者の評価が，本人の自己評価とは必ずしも同じではないことを認識しておくことは重要である．外科医は術創の治癒の状態を基準にして成功かどうかを判断するし，義肢装具士は義足の適合によって判断し，理学療法士はクライエントの歩行能力で判断し，作業療法士は作業への参加の能力で判断する．しかし，クライエントは下肢切断への適応を決定するのは，別の基準であることを強調する．クライエントにとっての最大の関心事はさまざまで，快適に知らない人の前で活動できることであったり，家族の重荷になっていないと思えることであったり，他者の世話をすることができることであったり，レクリエーションとして運動ができることであったりする[40]．

■背景状況と活動に必要とされること

クライエントの背景状況と活動に必要とされることを理解することは，クライエントが自然な環境で選択した作業に再び従事することを最も効果的に援助できるような治療計画を立案することに役立つ．また，クライエントの自立を促し，技能を熟練さるために，クライエントが選択した作業の活動に必要とされることを作業療法士が適応するのに役立つ．レナの作業療法士は，レナの寝室の詳細な配置図を手に入れ，彼女の自宅の寝室の家具の配置に似せて，療養施設の病室の家具を移動した．その部屋の中でレナが朝晩のADLを遂行する時に，彼女はより自然な環境の中で行うことができるようになった．レナの作業療法士は，レナが毎朝の日課を行うために最初はかなりの工夫を行った．たとえば，車いすで浴室まで搬送し，彼女の衣服を持っていき，レナが手すりを持っているときに作業療法士は下着を上げた．時間が経ち，レナの遂行技能や遂行パターンが改善し，治療中に作業療法士から教えられた新しいADL技法を日課に組み入れることができるようになるにつれて，作業療法士は活動に必要とされることの工夫を減らすことができた．そして，レナは家でも日課を自立して行えると思えるまでに改善した．

■高齢クライエントの場合の留意点

下肢切断は，機能をできるだけ残し，クライエントの命を救うために行われるが，クライエントが高齢の場合には，死亡するリスクが高くなる．ある研究では，下腿切断を行った高齢者の生存率は，手術後1年で77％，3年後で57％，7年半後で28％であると報告されている[35]．死亡のリスクの増加は，切断術そのものによるばかりではなく，それ以前からの健康因子や環境因子によるものであるので，クライエントの全身の健康状態について注意することは最も重要である．

高齢のクライエントでは，多くの身体構造と機能がすでに損なわれており，リハビリテーションの過程は長期化し，より慎重なものとなる．高齢者は，手術後の麻酔からの回復に時間がかかることがあり，認知機能や呼吸器官が影響を受ける．片側の切断では，非切断側下肢でのバランスが義足を使うための予測因子として重要である[59]．認知機能と同様にバランス能力もすでに低下しているので，高齢のクライエントが義足の使い方を学習することはより難しい課題である．高齢のクライエントは家族や友人，家庭，健康，機能などを失って，すでに多くの

ケーススタディ：レナ（その2）

下肢の切断は機能的に重大な衝撃となるが，活動的で満足できる生活に戻ることは可能である．療養施設に移った当初，レナは身辺管理のために多くの援助を必要としたが，彼女の目標は，身辺自立と家事の自立ができるようになって，自宅に戻ることであった．作業療法の過程で，レナは自分が活動的で生き生きしていると感じられ，かつ自分自身を定義づけるのに役立つような作業への参加が，少しずつ減っていることに気づいた．そこで，彼女は作業療法士と一緒にこれらの活動，特に教会に戻ることと次の秋祭りのためのパイを焼く手伝いをすることを，元の状態に戻すために努力することを決意した．

作業療法の治療過程で，レナの作業療法士は彼女の目標達成のために必要な領域をねらいとした作業を提示していった．これらの目標は，レナ自身に興味があると思われたものであり，適切なレベルの課題が与えられた．彼女はかつて，バードウォッチングと装飾的なペイントが好きだったので，彼女の作業療法には巣箱を作って，色を塗ることが取り入れられた．この作業は彼女の上半身の力を強化し，最初は坐位，そして徐々に立位のバランスのための課題として変化させていくことができ，歩行の自立を促した．また，それはレナが家で遂行することができる作業と，教会の秋祭りに寄付することのできる作品をレナに提供するものであった．

レナの療養施設の退所が近づいた頃，彼女は作業療法士と一緒に地域活動に再び参加するための機会をもった．彼女はお祭りの集まりでパイを焼く手伝いをすることを望んでいたので，その間に，彼女と作業療法士は一緒に教会を訪れた．このことは，レナがパイ係のメンバーと交流する機会をつくり，レナができることを見てもらい，障害をもった人と関わることへの不安を取り除き，レナの参加を期待してもらうことにつながった．このように地域社会での作業への参加を援助したことにより，レナは自分が今もなお地域のメンバーとして受け入れられ，望まれていると確信することができた．レナと作業療法士は，台所のレイアウトによって生じている問題を一緒に確認した．安全にパイを焼くことに参加することのできる方法を見つけるのに，作業療法士とともに試行錯誤した．パイ係のメンバーとして教会に戻るための準備として，療養施設の作業療法室の台所でこれらの方法を完璧にできるようにした．

またレナの作業療法士は，彼女の入院の習慣や日課の中で危険なものについて，その方法を彼女と話し合った．レナは下半身の皮膚のチェックをどのように行えばよいのかを学習し，施設滞在期間の最後には規則的に行うようになった．彼女は日中は活動的であることを助けてくれる日課とともに，長時間の立位の回数を減らしたり，課題を行うのに必要なエネルギーの量を少なくする方法を身につけて退所した．レナの家族は，レナが作業療法士とともに考えた提案に従って，彼女の台所を模様替えしたので，彼女の環境は日常の活動を行う際に，より安心できるものとなった．レナは日常の活動を自立して家に戻り，幸福と活力を感じることのできる個人的作業と社会的作業に従事し，長い間失っていた役割を取り戻すことができた．

喪失を体験しているので，切断による喪失が以前の喪失にさらに重なった場合には，より大きな心理的打撃となる．

[復習のための質問]

1. 次の略語を定義せよ：AE，TD，BE，AKA，BKA．
2. 切断の原因を6つ挙げよ．
3. 下肢切断の4つの主要な原因は何か？
4. 切断術の第1の目標は何か？
5. 2つの手術法の名前を挙げ，それぞれの長所を挙げよ．
6. 義肢訓練とリハビリテーションを妨げる因子を4つ以上挙げよ．またそれぞれ，どのように対処するか説明せよ．
7. 神経腫とは何か．それは義肢の装着にどのように影響するか？
8. 幻肢と幻肢痛の違いは何か？
9. 四肢を失った後の典型的で予想される心理的な過程を述べよ．
10. リハビリテーションチームはどのように切断への適応と義肢装着を促すか．
11. 長断端の場合に失われる上腕の機能と維持される機能は何か？
12. 義手装着前プログラムの目的は何か？
13. 義手装着前期に適する活動と運動を説明せよ．
14. 上腕義手の手先具を操作する前に，使用者は

何をしなければならないか？
15. どのようにして手先具の位置づけを行うのか？
16. 電動手先具を2つ挙げよ．
17. 機能的訓練をどのように段階づけるか？
18. 電動義手を動かす動力源は何か？
19. 電動義手の長所は何か．
20. ハイブリッド義手とは何か．
21. 筋電コントロール訓練とは何を意味するか？
22. 次の活動における義手と非切断側の腕と手の役割を比較せよ：肉を切る，ビンの蓋を開ける，はさみを使う，ベルトを締める，泡立て器を使う，爪を切る
23. 手術直後の断端について懸念されることを2つ挙げよ．
24. シュリンカーソックスの目的は何か？
25. 車いすを使用する時に，断端に合わせてどのような調整をしなければならないか．また，両側の大切断の場合には，どのような調整が必要か？
26. 義足の構成要素を挙げよ．
27. 断端に断端袋を使用する目的は何か？
28. 下肢切断は他の身体部位にどのような影響を与えるか？
29. 下肢切断は作業遂行の領域への参加にどのような影響を与えるか？
30. どんな遂行技能が下肢切断によって最も影響を受けるか？
31. 以前からの遂行パターンが，切断後のクライエントの作業への参加にどのように影響するか？
32. 下肢切断の心理的影響にはどのようなことが考えられるか？
33. 下肢切断後により自立できるようにするためには，ADLの活動に必要とされることをどのように変化させればよいか．
34. 高齢のクライエントの場合，下肢切断について特に配慮しなければならないことは何か？

引用文献

1. American Occupational Therapy Association: Occupational therapy practice framework: domain and process, *Am J Occup Ther* 56(6):609, 2002.
2. Anderson MH, Bechtol CO, Sollars RE: *Clinical prosthetics for physicians and therapists*, Springfield, IL, 1959, Charles C Thomas.
3. Andrew JT: Prosthetic principles. In Bowker JH, Michael JW, editors: *Atlas of limb prosthetics: surgical, prosthetic, and rehabilitation principles*, ed 2, St Louis, 1992, Mosby.
4. Atkins DJ: Adult myoelectric upper-limb prosthetic training. In Atkins DJ, Meier RH, editors: *Comprehensive management of the upper limb amputee*, New York, 1989, Springer-Verlag.
5. Atkins DJ: Adult upper limb prosthetic training. In Atkins DJ, Meier RH, editors: *Comprehensive management of the upper-limb amputee*, New York, 1989, Springer-Verlag.
6. Atkins DJ: Postoperative and preprosthetic therapy programs. In Atkins DJ, Meier RH, editors: *Comprehensive management of the upper-limb amputee*, New York, 1989, Springer-Verlag.
7. Banerjee SJ: *Rehabilitation management of amputees*, Baltimore, 1982, Williams & Wilkins.
8. Bennett JB, Alexander CB: Amputation levels and surgical techniques. In Atkins DJ, Meier RH, editors: *Comprehensive management of the upper-limb amputee*, New York, 1989, Springer-Verlag.
9. Bennett JB, Gartsman GM: Surgical options for brachial plexus and stroke patients. In Atkins DJ, Meier RH, editors: *Comprehensive management of the upper-limb amputee*, New York, 1989, Springer-Verlag.
10. Billock JN: Prosthetic management of complete hand and arm deficiencies. In Hunter JM, Mackin EJ, Callahan AD, editors: *Rehabilitation of the hand: surgery and therapy*, ed 4, St Louis, 1995, Mosby.
11. Czerniecki JM, Ehde DM: Chronic pain after lower extremity amputation, *Critical Review Phys Med Rehabil* 15:309, 2003.
12. Dalsey R, et al: Myoelectric prosthetic replacement in the upper extremity amputee, *Orthop Rev* 18(6):697, 1989.
13. DiMartine C: Capturing the phantom, *inMotion* 10(5):7, 2000.
14. Evans WE, Hayes JP, Vermillion BO: Effect of a failed distal reconstruction on the level of amputation, *Am J Surg* 160(2):217, 1990.
15. Fan T, Fedder DO: *Smoking gun: the impact of smoking on amputees*, Baltimore, MD, 2003, Pharmaceutical Health Service Research Program, University of Maryland, Baltimore. Accessed September, 13, 2005 at http://www.amputee-coalition.org/related_articles/smoking_gun.html.
16. Friedman LW: Rehabilitation of the amputee. In Goodgold J, editor: *Rehabilitation medicine*, St Louis, 1988, Mosby.
17. Friedman LW: *The psychological rehabilitation of the amputee*, Springfield, IL, 1978, Charles C Thomas.
18. Fryer CM, Michael JW: Body-powered components. In Bowker JH, Michael JW, editors: *Atlas of limb prosthetics: surgical, prosthetic, and rehabilitation principles*, ed 2, St Louis, 1992, Mosby.
19. Gard SA, Childress DS: A study to determine the biomechanical effects of shock-absorbing pylons, *Rehabil R&D Progress Reports* 35:18, 1998.
20. Glattly HW: A statistical study of 12,000 new amputees, *South Med J* 57:1373, 1964.
21. Greenwald RM, Dean RC, Board WJ: Volume management: smart variable geometry socket (SVGS) technology for lower-limb prostheses, *J Prosthetics Orthotics* 15:107, 2003.
22. Harris KA, et al: Rehabilitation potential of elderly patients with major amputations, *J Cardiovasc Surg (Torino)* 32(5):648, 1991.
23. Hill SL: Interventions for the elderly amputee, *Rehabil Nurs* 10(3):23, 1985.
24. Hirschberg G, Lewis L, Thomas D: *Rehabilitation*, Philadelphia, 1964, JB Lippincott.
25. Jacobsen SC, et al: Development of the Utah Artificial Arm, *IEEE Trans Biomed Eng* 29(4):249, 1982.
26. Jelic M, Eldar R: Rehabilitation following major traumatic amputation of lower limbs: a review, *Critical Review Phys Rehabil Med* 15:235, 2003.
27. Kay HW, Newman JD: Relative incidence of new amputations: statistical comparisons of 6,000 new amputees, *Orthot Prosthet* 59:109, 1978.
28. Knighton DR, et al: Amputation prevention in an independently reviewed at-risk diabetic population using a comprehensive wound care protocol, *Am J Surg* 160(5):466, 1990.
29. Krajewski LP, Olin JW: Atherosclerosis of the aorta and lower extremities arteries. In Young JR, et al, editors: *Peripheral vascular diseases*, St Louis, 1991, Mosby.
30. Lane JM, Kroll MA, Rossbach P: New advances and concepts in amputee management after treatment for bone and soft tissue sarcomas, *Clin Orthop* Jul(256):280, 1990.
31. Larner S, vanRoss E, Hale C: Do psychological measures predict the ability of lower limb amputees to learn to use a prosthesis, *Clinical Rehabil* 17:493, 2003.
32. Larson CB, Gould M: *Orthopedic nursing*, ed 8, St Louis, 1974, Mosby.
33. Legro MW, et al: Recreational activities of lower-limb amputees with prostheses, *J Rehabil Res Development* 38:319, 2001.
34. Leonard JA, Meier RH: Prosthetics. In DeLisa JA, editor: *Rehabilitation medicine principles and practice*, Philadelphia, 1988, JB Lippincott.
35. Levin AZ: Functional outcome following amputation, *Topics Geriatr Rehabil* 20:253, 2004.
36. Levy LA: Smoking and peripheral vascular disease, *Clin Podiatr Med Surg* 9(1):165, 1992.
37. Lind J, Kramhhaft M, Badtker S: The influence of smoking on complications after primary amputations of the lower extremity, *Clin Orthop* 267:211, 1992.
38. Link MP, et al: Adjuvant chemotherapy of high grade osteosarcoma of the extremity, *Clin Orthop* 270:8, 1991.
39. Malone JM, Goldstone J: Lower extremity amputation. In Moore WS, editor: *Vascular surgery: a comprehensive review*, New York, 1984, Grune & Stratton.
40. Matsen SL, Malchow D, Matsen FA: Correlations with patients' perspectives of the result of lower-extremity amputation, *J Bone Joint Surg* 82A:1089, 2000.
41. McIntyre KE Jr: The diabetic foot and management of infectious gangrene. In Moore WS, Malone JHM, editors: *Lower extremity amputation*, Philadelphia, 1989, WB Saunders.
42. Meier RH: Amputations and prosthetic fitting. In Fisher S, editor: *Comprehensive rehabilitation of burns*, Baltimore, 1984, Williams & Wilkins.
43. Meier RH, Atkins DJ: Preface. In Atkins DJ, Meier RH, editors: *Comprehensive management of the upper-limb amputee*, New York, 1989, Springer-Verlag.
44. Michaels JA: The selection of amputation level: an approach using decision analysis, *Eur J Vasc Surg* 5(4):451, 1991.
45. Moss SE, Klein R, Klein BE: The prevalence and incidence of lower extremity amputation in a diabetic population, *Arch Intern Med* 152(3):610, 1992.
46. Muilenburg AL, LeBlanc MA: Body-powered upper-limb components. In Atkins DJ, Meier RH, editors: *Comprehensive management of the upper-limb amputee*, New York, 1989, Springer-Verlag.
47. Nader M, Ing EH: The artificial substitution of missing hands with myoelectric prostheses, *Clin Orthop* 258:9, 1990.

48. NovaCare: *Motion control: training the client with an electric arm prosthesis*, King of Prussia, PA, 1997, NovaCare (videotape).
49. Novotny MP: Psychosocial issues affecting rehabilitation, *Phys Med Rehabil Clin North Am* 2:273, 1991.
50. Olivett BL: Management and prosthetic training of the adult amputee. In Hunter JM, editor: *Rehabilitation of the hand*, St Louis, 1984, Mosby.
51. O'Sullivan S, Cullen K, Schmitz T: *Physical rehabilitation: evaluation and treatment procedures*, Philadelphia, 1981, FA Davis.
52. Pendleton HM, Schultz-Krohn W: Psychosocial issues in physical disability. In Cara E, MacRae A, editors: *Psychosocial occupational therapy: a clinical practice*, Clifton Park, NY, 2005, Thomson Delmar Learning.
53. Pinzur MS, et al: Functional outcome following traumatic upper limb amputation and prosthetic limb fitting, *JHS* 19A(5):836, 1994.
54. Rand JD, Paz JC: Amputation. In Paz JC, West MP, editors: *Acute care handbook for physical therapists*, Woburn, MA, 2002, Butterworth-Heinemann.
55. Raney R, Brashear H: *Shands' handbook of orthopaedic surgery*, ed 8, St Louis, 1971, Mosby.
56. Ritz G, Friedman S, Osbourne A: Diabetes and peripheral vascular disease, *Clin Podiatr Med Surg* 9(1):125, 1992.
57. Sanders JE, et al: Testing of elastomeric liners used in limb prosthetics: classification of 15 products by mechanical performance, *J Rehabil Res Development* 41:175, 2004.
58. Santschi WR, editor: *Manual of upper extremity prosthetics*, ed 2, Los Angeles, 1958, University of California Press.
59. Schoppen T, et al: Physical, mental and social predictors of functional outcome in unilateral lower-limb amputees, *Arch Phys Med Rehabil* 84:803, 2003.
60. Scott RN, Parker PA: Myoelectric prostheses: state of the art, *J Med Eng Technol* 12(4):143, 1988.
61. Simon M: Limb salvage for osteosarcoma in the 1980s, *Clin Orthop* 270:264, 1990.
62. Spencer EA: Amputation and prosthetic replacement. In Hopkins HL, Smith HD, editors: *Willard & Spackman's occupational therapy*, ed 8, Philadelphia, 1993, JB Lippincott.
63. Spencer EA: Amputations. In Hopkins HL, Smith HD, editors: *Willard & Spackman's occupational therapy*, ed 5, Philadelphia, 1978, JB Lippincott.
64. Spencer EA: Functional restoration. III: Amputation and prosthetic replacement. In Hopkins HL, Smith HD, editors: *Willard & Spackman's occupational therapy*, ed 8, Philadelphia, 1993, JB Lippincott.
65. Spencer EA: Musculoskeletal dysfunction in adults. In Neistadt ME, Crepeau EB, editors: *Willard & Spackman's occupational therapy*, ed 9, Philadelphia, 1998, JB Lippincott.
66. Spiegal SR: Adult myoelectric upper-limb prosthetic training. In Atkins DJ, Meier RH, editors: *Comprehensive management of the upper-limb amputee*, New York, 1989, Springer-Verlag.
67. Springfield DS: Introduction to limb-salvage surgery for sarcoma, *Orthop Clin North Am* 22(1):1, 1991.
68. Taylor LM, et al: Limb salvage versus amputation for critical ischemia, *Arch Surg* 126(10):1251, 1991.
69. Tsai HA, et al: Aided gait of people with lower-limb amputations: comparison of 4-footed and 2-wheeled walkers, *Arch Phys Med Rehabil* 84:584, 2003.
70. Tsang GM, et al: Failed femorocrural reconstruction does not prejudice amputation level, *Br J Surg* 78(12):1479, 1991.
71. Walsh NE, et al: Treatment of the patient with chronic pain. In DeLisa JA, editor: *Rehabilitation medicine principles and practice*, Philadelphia, 1988, JB Lippincott.
72. Wellerson TL: *A manual for occupational therapists on the rehabilitation of upper extremity amputees*, Dubuque, IA, 1958, William C. Brown.
73. White EA: Wheelchair stump boards and their use with lower limb amputees, *Br J Occup Ther* 55:174, 1992.
74. Wright G: *Controls training for the upper extremity amputee* (film), San Jose, CA, Instructional Resources Center, San Jose State University.
75. Yaw KM, Wurtz LD: Resection and reconstruction for bone tumor in proximal tibia, *Orthop Clin North Am* 22(1):133, 1991.

情報源

ALPS Skin Lotion
ALPS Corporate Offices
2895 42nd Ave. North
St. Petersburg, FL 33714
800-574-5426

Texas Assistive Devices, LLC
9483 County Road 628
Brazonia, TX 77422
800-532-6840

Therapeutic Recreation Systems, Inc.
3090 Sterling Co. Studio A
Boulder, CO 80301
800-279-1865

第44章
心疾患および肺疾患

Cardiac and Pulmonary Disease

Maureen Michele Matthews

（菊池恵美子　訳）

キーワード

心拍数
血圧
虚血性心疾患
心筋梗塞

二重積
慢性閉塞性肺疾患
喫煙量歴
肺リハビリテーション

口すぼめ呼吸
横隔膜呼吸

学習目標

本章を学習することで，学生および臨床家は以下のことが可能になるだろう．

1. 心臓血管系およびその機能について簡潔に説明できる．
2. 虚血性心疾患および心臓弁膜症の重要性を確認できる．
3. 修正可能なリスクと修正できないリスクを区別できる．
4. 心臓の不全の徴候と症状を識別できる．
5. 心臓の不全の徴候と症状が認められる時に行うべき処置の手順を説明できる．
6. 心臓および肺の疾患をもつ人の心理社会的に考慮すべき問題を列挙できる．
7. 心拍数，血圧の測定法を説明できる．
8. 与えられた心拍数および血圧から二重積（RPP）を決定できる．
9. 呼吸器系の概要を簡単にまとめ，その主な機能を特定できる．
10. 慢性閉塞性肺疾患について定義できる．
11. 肺疾患のリスク因子と心理社会的問題を特定できる．
12. 起坐呼吸，口すぼめ呼吸，横隔膜呼吸を説明できる．
13. リラクセーションテクニックとその目的を説明できる．
14. 治療介入に関しクライエントが理解している事柄を臨床家が知るために面接すべき質問事項を列挙できる．
15. エネルギー節約の原則を列挙できる．
16. 活動の進行におけるMET表の重要性と使い方を説明できる．

この章の概要

心臓血管系
　解剖と循環
　心筋の収縮はなぜ起きるか？
　心周期
心疾患の病理
　虚血性心疾患
　心弁疾患

心疾患のリスク因子
医学的管理
呼吸器系
　呼吸器の解剖および生理
　呼吸器系の神経分布
　慢性肺疾患
　肺疾患のリスク因子

医学的管理
作業療法評価と治療：心肺疾患
　評価
　治療
要約

　心臓血管系あるいは肺に疾患がある人は，日常生活活動（ADL）および生活関連活動（IADL）を含む作業遂行の領域で耐久性と遂行が著しく制限されるだろう．作業療法サービスはこのような人々に役に立つものであり，一連の医療の過程を通じて利用できるものである．心肺系の正常な機能，心肺疾患の病理，共通するリスク要因，臨床的用語，医学的介入，予防措置，標準的に用いる治療法を理解する

ケーススタディ：フランクリン（その１）

> フランクリンは48歳の自動車整備工である．彼は2日前に，自動車の下に潜って整備をしている時に，胸骨下に疼痛スケールで10/10の胸痛を経験した．それには，吐き気と息切れを伴っていた．彼は週60時間働いており，最近，このような症状が最もひどく重度になり，「体の調子が悪い」と感じながらも，ここ2, 3週は，休みをとっていなかった．彼は急性前側壁心筋梗塞（MI），およびそれに伴ううっ血性心不全（CHF）と診断された．彼は結婚しており，9歳，5歳，4歳の子どもの父親であった．彼の妻は常勤で働いており，自宅で彼のケアをすることができなかったので，彼は一時的に介護ケア施設に入所した．
>
> 初期の作業療法評価の時に，作業プロフィールによって，フランクリンは彼の父親がそうであったように，施設の中で死んでしまうのではと不安な気持ちをもっていることが明らかになった．彼は，父親から自動車修理工場を受け継いでおり，自分が仕事を辞めたら9歳の息子に引き継いでほしいと考えていた．彼は妻について「良妻賢母」であると言っている．彼は自宅に戻り，仕事に復帰したいと望んでいる．彼は，理学療法の知見に従って，浴室まで安全に歩くことができる．息子とキャッチボールができたり，リトルリーグの試合を見に行くことができるにもかかわらず，フランクリンの日課は毎日，仕事とテレビを見ることである．
>
> 作業療法評価では，フランクリンは不安があるものの協力的であり，治療に参加する気持ちはある．公式な検査は行っていないものの，坐位での清拭や更衣などの2.5 METs（METについては，この章に述べてある）の日常生活活動の評価中の様子から，筋力や関節可動域，認知能力のクライエント要因はほぼ機能的である．回復期（入浴した3分後）に血圧が20 mmHg低下し，症状（吐き気や息切れの感じ）が出現するものの，評価中のバイタルサインは適切である．症状やバイタルサインは5分の休息をとることで安定する．フランクリンは活動のペースをとることに頻繁な指示を必要とし，心臓の病的状態についての徴候や症状についてほとんど知らないと考えられる．彼のリスク因子には，男性，家族歴，喫煙，ほとんど体を動かさないライフスタイルがある．
>
> フランクリンの関心事は，家に戻ったら自分のことを何でも自分できるようになることである．
>
> **理解を深めるための質問**
> 1. フランクリンが「自分のことを何でも自分できる」と言った意味を明らかにするために，作業療法士はどのような質問をしなければならないか？
> 2. その他の心臓の不調のリスクを軽減するために，フランクリンが獲得しなければならない技能には何があるか？
> 3. 作業療法士が次の治療時間に選択する作業遂行の領域は何か？　また，フランクリンの作業プロフィールに基づいて，作業療法の治療計画に含むべき目標には何があるか？

ことによって，作業療法士は効果的なケアを提供し，心臓血管系または肺機能に障害をもつクライエントを機能回復へと導くことができる．

身体の生体細胞はどれも，生き続けるために，主に以下の3つを必要としている．（1）栄養と酸素の持続的な供給，（2）二酸化炭素およびその他の老廃物の継続的な除去，（3）比較的一定な温度である．心臓血管系および肺は，この3つの要件を満たすうえで重要な役割を果たしている．

■心臓血管系[13, 18, 22]

解剖と循環

心臓と血管は，身体中に絶え間なく血液が流れるように，一体となって機能する．心臓は左右の肺の間に位置し，西洋梨に似た形で，おおよそ握りこぶし大の大きさである．心臓は2つに分かれた形をしたポンプとして機能している．右側は血液を身体から肺へと，同時に左側は血液を肺から身体へと送り出している．心臓は左右それぞれに2つの部屋に分かれており，上部は心房，下部は心室である．

血液は静脈系から心臓に流れ込む．この血液が右心房に入ると，右心房は収縮し血液を右心室に押し出す．次に右心室が収縮し血液を肺に拍出し，肺では二酸化炭素が酸素に交換される．酸素を豊富に含んだ血液が肺から左心房に流れ込む．左心房が収縮し，血液を左心室に押し出し，それから左心室は収縮し体循環のために血液を大動脈に拍出する（図

44-1)．血液は大動脈から動脈へ流れる．血管は徐々に細くなり，網の目のような毛細血管とネットワークをつくっている．毛細血管で血液細胞は酸素と二酸化酸素を交換する．

それぞれの心室は2つの弁をもっている．血液流入に対応する弁と血液流出に対応する弁である．心臓の筋肉（心筋）の収縮と弛緩により，弁は開閉する．これらの弁は血液の方向と流れを調整する．血液流入に対応する弁は左心房と左心室の間にある僧帽弁（二尖弁）と右心房と右心室の間にある三尖弁である．血液流出に対応する弁は大動脈弁と肺動脈弁から構成される．

心臓は生きている組織であり，心臓自体の動脈系および静脈系からの血液供給を必要とし，それがなければ死んでしまう．冠状動脈は酸素に富む血液を供給するために心筋を横切る．冠状動脈は心筋上の位置からその名がつけられた（図44-2）．心臓学者はこれらの動脈を，たとえば，左前下行枝（left anterior descending）をLAD，右冠状動脈（right coronary artery）をRCAというように略称で呼んでいる．LADは心臓の左側の前部に位置し，下行し，その供給領域は左心室である．この冠状動脈が遮断されると，左心室への血液供給が妨害される．左心室は身体と脳に血液供給をしているため，LADの遮断から起こる心臓発作は深刻な結果につながり得る．

心筋の収縮はなぜ起きるか？

心臓の通常の筋組織に加えて，心筋は他の2つのタイプの組織からできている．結節とプルキンエである．これらの組織は心臓の収縮と弛緩を司る特殊な電気伝導系の一部である（図44-3）．電気インパルスは，一般に右心房の洞房結節（SA）と呼ばれ

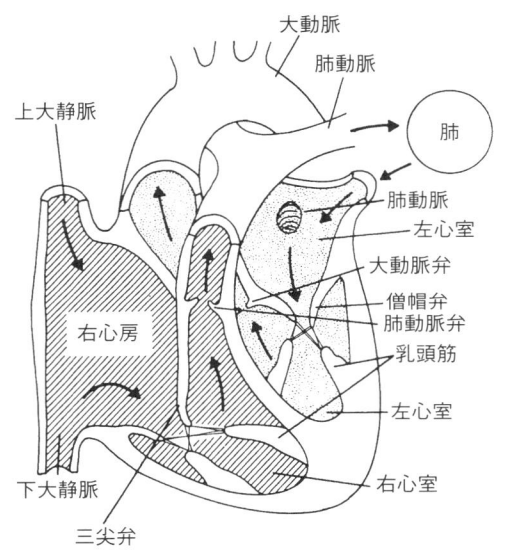

図44-1　心臓の構造（Guyton AC : Textbook of medical physiology, ed 11, 2005, WB Saunders より改変）

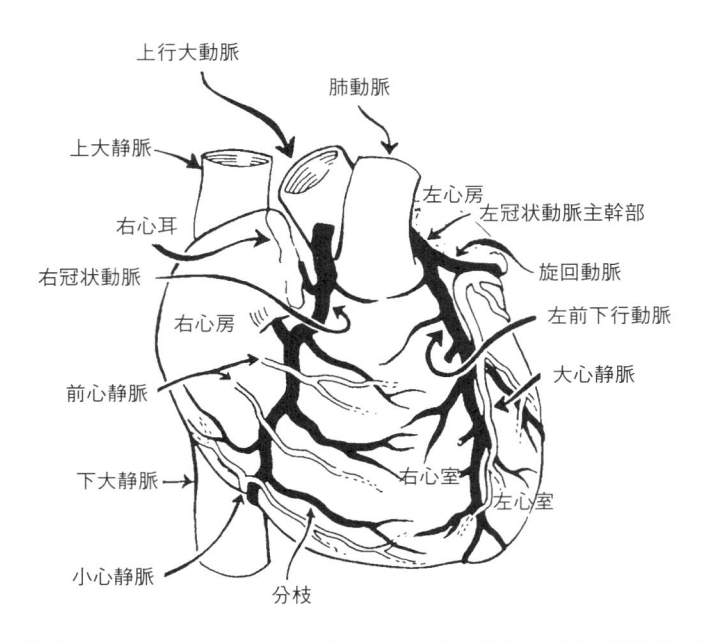

図44-2　冠循環（Underhill SL et al, editors : Cardiac nursing, Philadelphia, 1982, JB Lippincott）

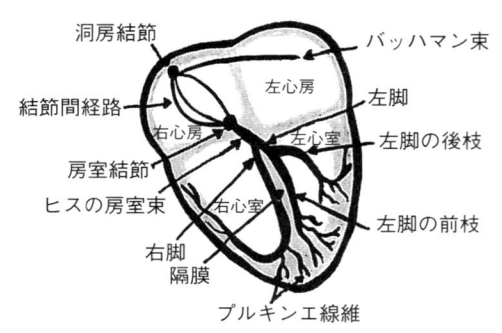

図44-3 心臓伝導（Andreoli KG, et al : Comprehensive cardiac care : a text for nurses, physicians, and other health practitioners, St Louis, 1983, Mosby より改変）

る部位から起こる．電気インパルスは結節間経路を伝わり，房室結節（AV）に達し，さらにヒス束から左右の脚を経てプルキンエ線維に至る．

神経インパルスは，通常，この伝導路を1分間に60～100回伝わり，まず両心房の収縮を起こし，血液を心室に押し出し，それから心室の収縮を起こす．心臓の伝導系により発生する電気インパルスは容易に調べることができる．電極を四肢，胸部に取りつけ，心臓の電気インパルスをとらえ，心電図（ECG）として紙面に描き出すことができる．結果として得られたECGはしばしば心臓疾患の診断の助けとなる．

洞房結節は迷走神経と交感神経系の入力に応答する[18]．これが，運動や不安により**心拍数**（HR）が増加したり，深呼吸や瞑想といったリラクセーションのテクニックに反応して心拍数が減少したりする理由である．心臓の電気伝導系の中のそれぞれの細胞は，電気インパルスに応答したり，これを伝えたり，ごく短時間拒否したり，発生させたりすることができる．この能力により，心筋を収縮させる電気インパルスは，電気伝導系のいかなる部位でも発生させることができる．この性質は伝導系が損傷を受けた時や機能できない時には都合が良いが，反面，命に関わるような不整な伝導が起こると不都合である．

心周期

心拍数と**血圧**（BP）は1分間に心臓によって拍出される血液の量，すなわち心拍出量を決定する．心周期は，2相で起こる．すなわち，流入期（心臓拡張期）と流出期（心臓収縮期）である．

流入期に血液は心房を通って心室に入る．心房が収縮し，より多くの血液を心室に押し出す．心室内圧と心房内圧が等しくなると，流入弁である右心室の三尖弁と左心室の僧帽弁（二尖弁）が閉じる．すると心室が収縮し，心室内圧が急速に上昇する．心室内圧がその先の血管内圧を超えると，流出弁である右の肺動脈弁と左の大動脈弁が開き拡張期血圧に達する．

心室は収縮し続け，ますます圧力が高まって血液が押し出され，肺および体に循環していく．空になっていく心室の内圧が，その先の血管内圧を下回ると，収縮期血圧に達し，流出弁が閉まる．

■心疾患の病理

虚血性心疾患

虚血性心疾患は，心臓の一部に，一時的に，必要に足るほど十分な酸素の供給がされない時に起こる．心虚血の原因は主に慢性的な冠動脈疾患（coronary artery disease ; CAD）である．CADは無症状のまま長年にわたり進行する．動脈内壁は長年の喫煙，または高血圧により損なわれる可能性がある．ひとたび動脈内壁が傷つくと，形状が均一でなくなり，プラーク（コレステロールのような脂肪状の物質）が集まりやすくなる．またプラークは，管が錆で詰まるのと同じように，動脈内壁に蓄積し血管を詰まらせる．動脈は徐々に狭まり，それにつれ，通過する血液量も減少する．この疾患のプロセスをアテローム性動脈硬化と呼ぶ．

冠状動脈が部分的に，または完全に閉塞すると，その動脈の灌流域である心臓の一部分に必要量を満たすのに十分な酸素供給がされないことがある．部分的な冠状動脈閉塞を起こすと安静時には症状に悩まされないが，食事，運動，労作または寒気にさらされることで，胸の痛みの一種である狭心症が起きる．狭心症は人それぞれに多様で，その胸の痛みは，絞られる感じ，締めつけられる感じ，膨満感，圧迫感，鋭い痛みといった言葉で表現される．痛みは通常，腕，背中，頸，顎といった身体の他の部分に広がる．狭心症はまた，消化不良と混同される．休息または薬物治療，あるいはその両方によって，しばしば狭心症は治まる．一般に，永久的な心臓の

損傷には至らない．狭心症は無視すべきではない警告である．それはCADが存在していることを示す徴候であり，その人が心臓発作を起こす可能性があることを示すものである．休息やニトログリセリンで治まらない胸の痛みは**心筋梗塞**（myocardial infarction；MI），または心臓発作を示している．このタイプの痛みを訴えるクライエントは迅速に医師の診察を受けるべきである．フランクリンの場合，彼の胸骨下の胸の痛みは1本またはそれ以上の冠状動脈が閉塞していることの警告であった．心筋への血流が遮られ，必要な酸素が不足し，フランクリンの心臓は死に始めていた．

MIは酸素欠乏の結果，心臓の筋の一部が壊死するものであるため，重大である．もし，心臓の重要な部分が損傷を受けたら，心臓はポンプ作用を停止する（心停止）．心臓発作直後から6週間，活動の制限が指示される．それは，身体組織の損傷と同様に傷つきやすくなった心筋は，再び損傷を受けやすいからである．心臓発作の間，代謝による老廃物が損傷を受けた心筋に蓄積し，心室性期外収縮（premature ventricular contraction；PVC）のような電気的不整が起きやすくなる．心筋の損傷部位を治癒させながら，心臓の健康な部位の強さを維持するためには，細心の注意で休息と活動のバランスをとらねばならない．この回復の急性期に作業療法士は絶えずクライエントに対し，安全なレベルの活動や，作業への参加を促すようにしなければならないことが多い．フランクリンには，疲労の徴候をとらえ，いつ休息が必要であるか判断し，安全に遂行できる活動を選択するために，作業療法士による指導が必要である．

MIよりおよそ6週間で，瘢痕組織が形成され，MIが広がるリスクは軽減する．心臓の筋の傷ついた部位は弾力性を失い，拍動に合わせて収縮することはなくなる．それゆえ，心臓は十分なポンプ作用を果たせない．段階的な運動プログラムが心筋の健康な部分を強くし，心拍出量の増加を助ける．

うっ血性心不全（congestive heart failure；CHF）は心臓がポンプ機能をうまく果たせない時に起こり，肺や身体へ体液が逆流する．心臓が過剰な血液を送り出そうとして張り詰め，仕事量が増大するため，体液過剰は深刻である．これによりさらにうっ血が生じることもある．CHFでは，心臓が過度に働くために心筋の肥厚（心肥大）が起こり，しばしば心臓の大きさが拡大する．CHFの人には，泌尿器系を通じて体液を排出させるため，利尿剤の指示が出されることもある．減塩食と水分制限は体内の全体的な体液量を減少させる．CHFは通常，食事療法と薬物療法と休息によりコントロールすることができる．

急性のCHFがコントロールされると，段階的な活動の再開によって機能回復が促進される．活動の再開が早すぎると，別の急性の症状が出現するかもしれない．病前の活動レベルに戻ることが難しいクライエントは活動への回復を自分で制限するだろう．作業療法士は急性期のCHFのクライエントに段階的に身の回り動作を勧めて，最適な機能レベルを示すことができる．最終的にはCHFの悪化傾向を排除できる者もいるが，心不全をさらに悪化させる者もいる．

表44-1は，心疾患の4つの機能的分類を示している．作業療法士は心疾患のクラスⅢとⅣで大きく貢献できる．

心弁疾患

心臓を通る血流の方向と量の調整をつかさどる心臓の弁は，疾患や感染で損傷を受けることがある．弁疾患により心臓に2つの合併症が起こる．過剰な容積負荷と圧負荷である．線維状の僧帽弁はきちんと閉じることができなくなる．左心室が収縮すると，血液が心房に逆流する．肺に血液が溜まると容積負荷が過剰となり，息切れを引き起こす．過剰な容積負荷は，左右の心房の不規則かつ無意味な収縮の原因となる心房細動を起こりやすくする．心臓を通過する血流の速度が低下すると，心室に血液が凝固し，血栓ができる．多くの脳血管障害は，血栓が左心室から押し出され，脳の循環系に入り込むことで起きる．

大動脈弁がきちんと閉鎖しない場合（大動脈弁閉鎖不全症），CHFあるいは虚血が引き起こされる．大動脈弁の別の障害としては，過剰な圧負荷の結果起こる大動脈弁狭窄症である．動きの悪い弁を開けるために過剰に働かなければならない左心室が肥大し，拍出量が減少する．大動脈弁狭窄症により，心室性不整脈（不規則な心拍），脳の機能不全，意識混濁，失神，さらには突然死さえ起こり得る．損傷

表44-1 3つの心臓血管障害評価法の比較

クラス	ニューヨーク心臓協会心機能分類	カナダ心臓血管学会機能分類	具体的活動スケール
I	この分類には心疾患があるものの，身体活動に制約を受けるには至っていないクライエントが含まれる．日常の身体活動によって，著しい疲労，動悸，呼吸困難，狭心痛が起きない．	日常の身体活動，たとえば歩行，階段昇降によって狭心症を起こさない．労働またはレクリエーションの時に，激しい，急激な，あるいは長期に及ぶ活動をすることで，狭心症を発症する．	クライエントは，7 METs以下のいかなる活動も完了することができる．(たとえば約35 kgのものを運ぶ，屋外で働く［雪かき，土を掘るなど］，レクリエーション活動［スキー，バスケットボール，スカッシュ，ハンドボール，時速約8 kmでのジョギング・歩行］をするなど）
II	この分類には心疾患の結果，身体活動がやや制約を受けるクライエントが含まれる．安静時は快適である．通常よりも軽めの身体活動の結果，疲労，動悸，呼吸困難，狭心痛を起こす．	日常の活動は何らかの制限を受ける．これには，急激な歩行または階段昇降，上り坂の歩行，食後，寒さ，風の中，精神的なストレス，前回の歩行から数時間以内などの条件における歩行または階段昇降が含まれる．これにはさらに，平地を2ブロック歩くことと，階段を通常の条件で，通常のペースで1階上まで上ることが含まれる．	クライエントは，5 METs以下のいかなる活動（たとえば休まずに性交する，庭いじり，掃き掃除，草むしり，ローラースケート，フォックストロット（テンポの速いダンス）を踊る，平地での時速約6.5 kmでの歩行）も完了することができるが，7 METs以上の活動は完了することができない．
III	この分類には，心疾患の結果，身体活動が著しく制約されるクライエントが含まれる．安静時は快適である．通常よりも軽めの身体活動の結果，疲労，動悸，呼吸困難，狭心痛を起こす．	日常の身体活動は，著しく制限される．これには，平地を1～2ブロック歩くこと，階段を通常の条件で1階上まで上ることが含まれる．	クライエントは，2 METs以下のいかなる活動（たとえば休まずにシャワーを浴びる，シーツを剥がしベッドメークをする，窓を掃除する，約4 km歩く，ボウリングする，ゴルフする，休まずに着替える）も完了することができるが，5 METs以上の活動は完了することができない．
IV	この分類には，心疾患の結果，いかなる身体活動の遂行にも苦痛を伴うクライエントが含まれる．心不全あるいは狭心症性症候群が安静時でも存在することがある．何らかの身体活動が行われれば，苦痛が増す．	クライエントは，いかなる身体的活動も苦痛を感じることなく行うことができない．安静時に狭心症性症候群が存在することがある．	クライエントは，2 METs以上のいかなる活動も完了することができず，上にリストされた活動（具体的活動スケール，クラス3）を遂行できない．

(Goldman L, Hashimoto B, Cook EF, et al : Comparative reproducibility and validity of systems for assessing cardiovascular functional class : advantages of a new specific activity scale, Circulation 64 : 1227, 1981)

した弁の治療または置換のために，しばしば手術が勧められる．

心疾患のリスク因子

心疾患の原因を突き止めるため，多くの科学的な研究がなされている．これらの研究の中で，最も有名なFraminghamの研究[9]は，アテローム性動脈硬化症のリスクとなる多くの因子を特定したものである．リスク因子は3つの主要なカテゴリーに分類される．変えることができないもの（遺伝，男性で

あること，年齢），変えることができるもの（高血圧，喫煙，コレステロール値，活動性の低い生活スタイル），寄与因子（糖尿病，ストレス，肥満）である．リスク因子が多ければ多いほど，個人のCADのリスクは高くなる．チームのメンバー，すなわち医師，看護師，理学療法士，ケースマネージャー，ソーシャルワーカー，栄養士，および作業療法士はクライエントを援助し，リスク因子の減少に努めるべきである．

医学的管理

心臓発作を経験したクライエントはまず冠疾患集中治療室（CCU）での管理を受け，ここでは合併症を厳重に監視される．MI患者のほぼ90％は不整脈をもつ[4]．心不全，すなわち血栓の生成（血栓症および塞栓症），動脈瘤，心筋の一部の破裂，心臓周囲の嚢の感染症（心膜炎），あるいはMIにより死に至る可能性もある．注意深い医学的管理は必須である．

一般に，クライエントはMIの後，2，3日間，集中治療室で管理される．状態が安定するとモニターされた病室ベッドに移る．急性MIの後では，4〜6日の入院が一般的である．活動が段階的に増やされる間，バイタルサインが厳重にモニターされる．活動に対する反応をモニターで確認し，クライエントに疾患の過程，リスク因子，生活スタイルの修正について指導するために，作業療法士が呼ばれることもある．

活動の増加に対するクライエントの反応が思わしくない時には外科的介入が必要になることもある．CADに伴う循環系の問題を解消する外科処置にはさまざまなものがある．経皮経管冠動脈形成術（percutaneous transluminal coronary angioplasty；PTCA）と呼ばれるバルーン血管形成および冠動脈バイパスグラフト（coronary artery bypass graft；CABG）が，最も一般的である．PTCAでは，ステントと呼ばれる金網状の筒を冠状動脈に留置し，動脈が開いた状態を維持する[8]．

PTCAでは1本のカテーテルを大腿動脈から挿入し，循環系を通し，冠動脈に達させる．動脈内に放射性色素を注入し病変部をピンポイントに特定する．それから病変部でバルーンを膨らませ，血管壁からプラークを引き剥がすように圧力を加える．通常，バルーンの空気を抜きカテーテルを抜く時，心筋の循環は改善している．PTCAの後，クライエントを8時間臥床させることで，大腿動脈からの出血を防ぐ．

病変が拡散し過ぎていたり，PTCAの後で再度，動脈の閉塞が起こったりするなどした場合には，CABGが実施されることもある．冠動脈の病変部位で，身体の他の部分から採った健康な血管を使ったバイパス（側副路）を形成し，それにより冠動脈の循環を改善する．CABGの実施に当たり，通常，外科医は胸骨を割って胸壁を開き，肋骨を広げて心臓に近づきやすくする．新しく移植した部位と，切開部，胸骨の損傷を防ぐために，通常，手術後8週間にわたり，以下の内容の注意が与えられる．すなわち，バルサルバ手技（たとえば排便時の息み），上半身の素早い動作，約4.5 kg以上のものを持ち上げないこと，圧迫ストッキングの着用，車の運転を控えること（上半身のねじり運動が問題を引き起こす），自動車に乗る時にエアバッグのない座席に座ることである．

CHFまたは心筋症により，心臓のポンプ機能が危うくなると，心臓または心肺移植が検討されることもある．死亡直後の人体から健康な組織を摘出し，クライエントの病変組織を除去し，そして摘出した組織を移植する．移植を受けたクライエントは通常，臓器の拒絶反応のリスクを軽減するために，典型的に特殊な薬物療法で管理される．手術が成功すれば，通常，クライエントは手術前の数カ月間と比較して，かなり高いレベルの機能を回復する．

心疾患の薬物療法

心疾患の薬物療法の目的と副作用に関する知識は，活動に対するクライエントの反応を理解するのに役立つ．表44-2に一般的な心疾患の薬を挙げる．

心理社会的問題

MIを経験した人は，障害への適応のための多くの段階をたどる．最初に，自分が死ぬかもしれないという現実に向き合うことで，恐怖と不安が湧き起こってくる．心臓血管系の回復が始まるように，ストレスを緩和する鎮静剤（精神安定剤）が処方され，安静が指示される．容態が安定すると，クライ

表44-2　一般的な心臓薬

分類	一般名	目的と使用	副作用
利尿剤	ラシックス（フロセミド） ダイアザイド ヒドロクロロチアジド	血圧を下げる；浮腫の軽減	起立性低血圧；脱水；筋痙攣
血管拡張剤	ヒドララジン カプトプリル	血圧を下げる；うっ血性心不全のコントロール	頻拍；動悸；起立性低血圧
強心配糖体	ジゴキシン ラノキシン	心拍数を下げる；心室心拍数のコントロール	食欲不振；吐き気；不整脈；心臓ブロック
抗凝血剤	コーマディン（ワーファリン） ヘパリン アスピリン ペルサンチン	血液凝固防止	出血；吐き気，嘔吐；腹部痙攣
不整脈治療剤	プロカインアミド アミオダロン ソタロール	不規則な心拍の修正；遅いまたは過活動の心臓	心室性不整脈の悪化；徐脈
βブロッカー	プロプラノロール（インデラル）；アテノロール（テノーミン）；名称の最後が-ololで終わる他の薬品	血圧を下げる；狭心症の管理；うっ血性心不全のコントロール	インポテンス；衰弱；心不全；徐脈
カルシウムチャネル遮断剤	ジルチアゼム（カルディゼム）；ベラパミル（イソプチン，カラン）	高血圧のコントロール；狭心症；血管を拡張させ，心拍数を低下させることがある	起立性HTN；洞停止；房室ブロック；心不全
硝酸塩	ニトログリセリン舌下 ニトロペースト イソソルビド	血管を弛緩させる；心臓への血液と酸素の供給の改善；心仕事量の軽減	起立性低血圧；頭痛
コレステロール低下薬	アトルバスタチン（リピトール）；シンバスタチン（ゾコール）	低比重リポ蛋白の減少	肝不全；横紋筋融解

エントは彼らの現実的な身体的限界（制限）に直面しなければならない．教育と精神的な支えとなるコミュニケーションが不安を大いに軽減する[13]．

クライエントが，身の回り動作と病棟内歩行のような，通常の活動を再開し始めると，無力感は治まり始める．クライエントは彼らが慣れている方法でストレスに対処すると，より安心感を抱くが，病前の対処方法の一部，たとえば喫煙，飲酒，脂肪の多い食物などは有害なので，しばしば作業療法士などの治療チームのメンバーは，彼らにそうした対処法をとらないように勧めると同時に，新しい対処法を学んでそれで代替するようにさせる．典型的な例として，栄養士は健康的な食物の選択について指示し，理学療法士は運動について指導し，看護師は薬物療法の管理を行う．

否認は心臓疾患のクライエントに共通する感情である．否認の段階にいるクライエントは，回復の急性期において，厳重にモニターされなければならない．否認の段階にあるクライエントは，すべての注意を無視することがあり，それによって心臓血管系に負荷をかけ，さらに悪化させかねない．

抑うつは一般的にMIの3～6日後に認められ，何カ月も継続することもある[3]．回復期の間，活動を制限されていることは，これまで疲れるまで運動することでストレスに対処していた人にとっては譲歩的な対処法である．家族の誤った理解や不安がクライエントの不安を増幅させないように，家族もこの教育に参加させるべきである．フランクリンの場合，自分の父親と同じように施設で死ぬのではないかという恐怖心が影響し，すべての活動に抵抗を示

心疾患のリハビリテーション

一般に，MIの1～3日後にクライエントの医学的状態は安定する．この急性期に引き続き，初期の身体活動の期間が来る．治療の第1段階である入院しているクライエントの心臓リハビリテーションには，モニター下での低いレベルの身体的活動が含まれる．それには身の回り動作，心臓と術後の制限事項の強調，エネルギー節約と段階的な活動の指導，および退院時の適切な活動レベルの指針の作成が含まれる．モニター下での活動を行うことで，長期の不活動による悪影響を避けることができると同時に，薬物療法の反応が乏しかったり，非定型的な胸の痛みといった医学的問題に対処することができる．治療の第2段階は，外来での心臓リハビリテーションであり，通常，退院の時点から開始する．この段階ではクライエントは外来で注意深くモニターされながら，訓練のレベルを上げていく．地域社会での訓練プログラムが，それに続く第3段階である．外来での治療に耐えることができない一部のクライエントには，居宅での治療が必要となる．

総合的な心臓リハビリテーションにより，医療費は大幅に減少し，積極的な健康効果が得られる[20]．急性期から心臓リハビリテーションを開始したクライエントを対象とした調査の結果，死亡率の低下が示された[25]．また，心臓リハビリテーションは，左心室機能不全のクライエントの身体的作業能力向上に役立つことがわかった[16]．MIの後，リラクセーションと呼吸をコントロールする技能を身につけたクライエントは，入院期間が短縮され，MIから5年経過した後でも，必要な入院回数が減り，医学的管理のコストも低くなった[29]．

心臓の不調の徴候と症状を，早期にかつ的確に識別し，苦痛の軽減のために治療を変更することは，クライエントの安寧に不可欠である．臨床家がクライエントの治療中に何らかの心臓の不調の徴候（表44-3）を認めた場合の適切な対処としては，クライエントを休ませ，それでも徴候が消えない場合は救急医療を受けさせ，症状について治療チームに報告し，心臓への負荷が軽減するよう活動を減じる．

ボックス44-1に，自覚される疲労を測定する主観的運動強度のボルグスケールを示す．活動に先立

表44-3 心臓不調の徴候と症状

徴候・症状	何を見ればよいか
狭心症	絞るような，圧迫されるような，うずくような，ひりひりするような，息苦しいようななどの言葉で表現される胸の痛みはないか．痛みは一般的に胸骨下にあり，腕，顎，首，背中に広がることもある．さらに強い，長時間続く痛みは，もっと大きな虚血の警告である．
呼吸困難	活動中または安静時に息切れはないか．呼吸困難を起こした活動とそれが治まるまでにかかった時間を記録する．安静時の呼吸困難および安静時の呼吸数が1分間に30回を超える場合は，急性うっ血性心不全の徴候．クライエントは緊急の医療措置が必要である場合あり．
起坐呼吸	背臥位での呼吸困難はないか．クライエントが睡眠時に楽に呼吸するために必要な枕の数を数える（起坐呼吸の緩和に必要な枕の数は1か2か，3かそれとも4か）．
吐き気・嘔吐	嘔吐はないか，クライエントの胃がむかむかしていることを示す徴候はないか．
発汗療法	寒気，冷や汗はないか
倦怠感	一般的な疲労感はないか．ボルグの主観的運動強度（RPE）のスケールは，疲労の等級づけに便利なツールである（ボックス44-1参照）．
大脳徴候	運動失調，めまい，混乱，気絶（失神）はいずれも脳に十分な酸素が行き渡ってないことを示す徴候．
起立	最高血圧を見る．背臥位から坐位へ，坐位から立位へ変わった時に，10mmHgを超える血圧低下はないか．

ちクライエントにこのスケールを示し，スケール6は全く疲労を感じないレベルであり，スケール19はクライエントがこれまで経験した最も激しい活動のレベルを示していることを指導する．活動が完了した後で，クライエントに疲労感をできるだけ正確に尋ね，その活動に評点をつける．

ボックス 44-1　ボルグ主観的運動強度スケールの指示

作業の間，どのくらいの努力が必要だと感じたかを評価してください（たとえば，その訓練はどのくらいきつく，骨の折れる作業だと感じたか，そしてどのくらい疲れたか）．どのくらい努力が必要だと感じたかは，主に，筋肉の緊張と疲労，および息切れ，胸の痛みによって感じられます．すべての作業は，ごくわずかであっても，何らかの努力を要します．これはほんの少ししか動かない時にも当てはまります（たとえばゆっくり歩く）．

この6から20までのスケールを使ってください．6は「全く努力がいらない」，20は「最大の努力」です．

- 6　「全く努力がいらない」というのは，いかなる苦労も一切感じないという意味です（たとえば筋肉の疲労なし，息切れなし，呼吸困難なし）．
- 9　「非常に軽い」努力，つまり自分のペースでの短い散歩など．
- 13　「ある程度きつい」作業だが，まだ続けても大丈夫．
- 15　「きつく」疲れるが，続けることはそれほど大変ではない．
- 17　「とてもきつい」．これは非常に努力を要する仕事．まだ続けることはできるが，かなりがんばらないとできないし，とても疲れている．
- 19　「非常に」骨の折れるレベル．ほとんどの人にとって，これはそれまで経験したどの作業よりも，最も努力を要する作業．

あなたの努力と疲労の感じを，できるだけ自然かつ正直に，実際の身体的な負荷がどの程度だったかは考えずに評価してください．努力の程度を過小評価したり，過大評価したりしないようにしてください．あなた自身がどの程度の努力だと感じたかが重要で，他人との比較は重要ではありません．スケールと表現を見て，数字で答えてください．説明の横に添えられている数字を使わず，任意の数字を使ってもかまいません．

活動に対する反応のモニター

クライエントの活動に対する反応を評価する際，クライエントがその活動に耐え得るか否かという徴候が1つの目安となる．心拍数（HR），血圧（BP），二重積（RPP；rate pressure product；収縮期血圧×心拍数），ECGは，仕事に対する心臓血管系の反応を評価するために用いられる別の指標である．

心拍数

HRは1分間に心臓が拍動する回数であり，橈骨・上腕・頸動脈の位置で触知することで測定できる．橈骨動脈の拍動は手首の手掌面，橈骨遠位端のすぐ横でみる．上腕動脈の拍動は，前肘窩で前腕中心線のごく内側に見つけることができる．頸動脈の拍動は，頸の喉頭隆起の横にあり，優しく触れなければならない．過剰に刺激すると，HRが60拍／分以下に低下する原因となる（徐脈）．HRを測定するためには，示指と中指を平らにし，指先ではなく指の腹で脈拍の部位に触れる．脈拍が平均的（規則的）であれば10秒間の脈拍を数え，6倍する．母指は，それ自体の脈拍があるので用いるべきではない．

HRを測定するすべての臨床家は，クライエント同様，心臓の鼓動の均一性（規則性）に注意しなければならない．HRは規則的かあるいは不規則的である．不規則な拍動は，規則的に不規則と表現されることがあるが，これはつまり，一貫した不規則性のパターン（たとえば常に3拍目が速くなる）があることを意味している．不規則的に不規則と表現される場合，それは期外収縮や結滞にパターンが見られないことを意味している．HRの不規則性には，結滞，拍動の遅れ，期外収縮，心臓の正常な伝導系以外に発する拍動が含まれる．不規則なHRは，正常な状態ではないが，多くの人は不整脈をもちながら全く問題なく機能している．臨床家は，クライエントの何らかの異常パターンと同様に，通常の拍動パターンに十分に注意しなければならない．HRが規則的な状態から不規則な状態へ突然変化した場合には，医師に報告すべきである．そうした発見に基づいて，ECGなどの診断検査が行われる．HRが不規則になった時，脈拍数は1分間測定する．クライ

ケーススタディ：ハリエット（その1）

ハリエットは64歳の未亡人で成人した娘がいる．彼女は，疲労と息切れのため，3年前に家政婦の仕事を辞めた．その時点で，彼女は慢性閉塞性肺疾患（COPD）と診断された．彼女は20歳からたばこを吸い始め，現在は1日に1箱喫煙する．彼女は寝室が1つの小さなアパートで，小型犬テリアのミスター・フィロと暮らしている．建物の1階に洗濯室がある．4週間前の時点で，ハリエットの機能的なベースラインは，犬を連れて近所をゆっくりと歩く，食事を用意する，洗濯をする，および日常生活活動を行うことである．また彼女は火曜日の夜に彼女の地区教会で行われるビンゴと，寡夫と未亡人の会でカードゲームをすることを楽しんでいた．

ハリエットが3日前に救急病院から退院した時，彼女の急性なCOPDの容態は安定していた．退院後，彼女の娘はハリエットのポータブルトイレを空にし，食料品を買い，ハリエットとミスター・フィロの夕食の準備をしていた．作業療法評価の結果は，ハリエットは髪をとかすと息切れするようになっていることを示していた．彼女はゆっくりと活動すること，口すぼめ呼吸をしながら活動すること，必要な時に呼吸困難を和らげる姿勢をとることができなかった．彼女は2リットルの酸素を鼻のカニューレから常に吸入している．ハリエットは，犬は食餌を与える人に愛着をもつものだと言い，ミスター・フィロの食餌を自分で与えられるようになりたいと望んでいる．彼女は娘が汚れたポータブルトイレを空にすることを望まず，食事も自分で用意したいと望んでいる．彼女は娘の重荷になりたくはない．むしろ娘を訪ねることを楽しみたいと望んでいる．

理解を深めるための質問
1. 彼女が治療に関連して見出し得る目標は何か？
2. 安全面で注意しなければならないことは何か？
3. ハリエットの目標は彼女の機能的ベースラインから見て現実的か？

エントは，自分で脈拍を測り，活動による反応に注意することを指導されるだろう．原則として，HRは活動に反応して上昇する．

血圧

BPは心臓が拍動する時に，血液が血管壁に及ぼす圧力である．心臓収縮期には，左心室で最も高く，動脈系の中で心臓から離れるに従って下がっていく[30]．血圧の間接的な計測に，聴診器と血圧計が用いられる．血圧計のカフは，クライエントの上腕の肘の少し上に適度な強さで巻く．計測者は，上腕動脈の脈拍が最後に触れた時の血圧からさらに20 mmHg高めまで，カフを膨らませる．聴診器の耳管を測定者の耳につけ，聴診器のチェストピースを上腕動脈の上に置く．上腕動脈の測定部位と血圧計の目盛りがクライエントの心臓の高さに来るように，上腕を伸展位で支え，測定者は1秒間におよそ2 mmHg低下させる速度でカフの空気を抜く．BPを測定する時には必ず聴診しなければならない．最初に聞こえる音は収縮期血圧（SBP）に一致する．測定者は最後の音が聞こえるまで聴診を続け，これが拡張期血圧（DBP）となる．

入院しているクライエントに対し，医師は通常，治療，訓練の制限因子としてHRとBPを指示する．この制限は省略して記載されることが多い．たとえば「SBP>150<90；DBP>90<60；HR>120<60の時HO連絡」と記載される．それは「収縮期血圧が150以上または90以下，あるいは拡張期血圧が90以上または60以下，あるいは心拍数が120以上または60以下の場合，看護詰め所（house office）か医師に知らせよ」という意味である．

HRとBPは活動に応じて変動する．心拍出量はHRとBPの両方に影響される．二重積（脈拍数と収縮期血圧の積〔RPP〕）測定法は，心臓のポンプ機能の適応状態をより正確に測ることができる．RPPはHRと収縮期圧の積で求める（RPP＝HR×SBP）．通常5桁の数字であるが，下2桁を省略して，3桁で報告される（たとえば，HR100×SBP120＝12,000＝RPP120）．いかなる活動中もRPPは増加し，ピークに達し，通常の基準値まで回復する（休息して5～10分後）．

ECGの正確な読み取りと解釈には，学習する時間と，実践による熟達が必要である．急性期ではないほとんどの臨床場面では，心電図は利用できない．読者はDubinのRapid Interpretation of EKG[10]を参照されたい．これはこのテーマに慣れていない人には非常に優れた資料である．

心疾患と肺疾患の評価および治療には多くの類似性がある．肺の構造と疾患について以下に述べる．

■呼吸器系

呼吸器の解剖および生理[4, 22)]

　心臓が酸素に富んだ血液を身体に送り，二酸化炭素とその他の老廃物を肺に運ぶ一方で，呼吸器系は酸素と二酸化炭素を交換する．心臓と肺のシステムは相互依存的である．血流に酸素供給がなければ，心臓は酸素の欠乏により間もなく機能停止する．反対に，もし心臓のポンプ作用が停止したら，血液供給を絶たれた肺は機能停止する．全身の組織は必要な栄養を心肺系に依存している．

　呼吸器系は血液に酸素を供給し，二酸化炭素をはじめとする老廃物を血液から除去する．空気は鼻と口から身体に入り，鼻咽頭を経て喉頭に至る．そこから空気は気管を伝わって肺に向かって降下する．気管はうねのある軟骨でできており，約10 cmの長さがある．この軟骨は粘膜層で覆われ，繊毛がフィルターの役割を果たし，ホコリの進入を防いでいる．気管または咽頭が閉塞してしまった場合には，気管に小さな切開を行い，空気を肺まで自由に通過させる．この処置は気管切開術と呼ばれている．

　2本の主要な気管支が気管から分枝し，空気を左右の肺に送り込む．気管支は分枝して細気管支と呼ばれるより細い管となる．細気管支は肺胞管というさらに細い管に分かれる．それぞれの肺胞管は分かれ，3つないしそれ以上の肺胞嚢に至る．気管支から肺胞に至る呼吸器系の通り道の全体は，肺樹とも呼ばれる．その構造が逆さまの樹木にとてもよく似ており，肺胞嚢が葉として描かれるからである．

　それぞれの肺胞嚢は10以上の肺胞を包含している．非常に薄い，半透性の膜組織が肺胞を毛細管網から隔てている．この半透膜を透過して酸素が運ばれ，二酸化炭素と交換される．二酸化炭素は肺樹を上昇した後，空気中に吐き出される（図44-4）．

　胸郭の筋肉組織は吸気および呼気に関わっている．筋運動によって空気を肺に取り入れる吸気は，主に横隔膜によってなされる．横隔膜は胸骨，肋骨，腰椎，腰肋のアーチから起始し，胸部の下縁を構成している．横隔膜の筋線維は腱中心の中へと入っていく．横隔膜は左右の横隔神経により支配され，刺激を受けると収縮し，下方にドーム状になる．横隔膜が下方にドーム状となると胸郭内の容積が増大し，それにより肺の内圧が空気圧より急激に低下する．すると，肺の内圧と空気圧を等しくするために，空気が肺に取り込まれる．肋間筋と斜角筋のような補助筋群も吸気の際に働く．肋間筋は肋骨のアライメントを調整し，斜角筋は胸郭を持ち上げる．

　安静時，呼気は主に吸気筋の受動的弛緩によってなされる．吸気筋が弛緩する時，肺は胸腔を内側に引っ張る働きをする．深呼吸する時は，腹筋を能動的に収縮させて，内臓を圧迫し，横隔膜を胸郭の上部に絞り上げる必要がある．呼気は体幹を前に屈曲させ，胸または腹部を手で押すことで，よりいっそう強めることができる．胸郭内容積が減少すると，空気は肺から強制的に吐き出される．

呼吸器系の神経分布

　呼吸はほぼ無意識に行われる．人は呼吸の仕方を考える必要はない．自律神経系が呼吸を支配している．不安や活動の増加で，交感神経系が自動的に吸気の深さと速度を増す．

　吸気と呼気には意思的な側面もある．たとえば泳いだりハーモニカを吹いたりする時は，意思に基づいて呼吸をコントロールできる．加えて，肺の内外の受容器が刺激されると，それにより，呼吸の深さと速度が変化する．橋，脊髄および脳の他の部分が呼吸の調整の中枢となっているが，それらは肺の内部，大動脈，頚動脈の受容器への刺激に対応している．

慢性肺疾患[2, 4)]

　肺リハビリテーションが通常処方される一般的な慢性肺疾患には，**慢性閉塞性肺疾患**（chronic obstructive pulmonary disease；COPD）と喘息がある[4)]．COPDの特徴は「肺胞壁の損傷と気道の炎症」[2)]であり，気腫，末梢気道疾患，慢性気管支炎が含まれる．ハリエットをはじめ，1,500万人以上のアメリカ人がCOPDと診断されている．

　肺気腫は，肺胞が拡張または破損した状態であり，一般に呼気の制限，または肺の弾性の低下が原因である[30)]．慢性肺気腫は，慢性気管支炎，喫煙，

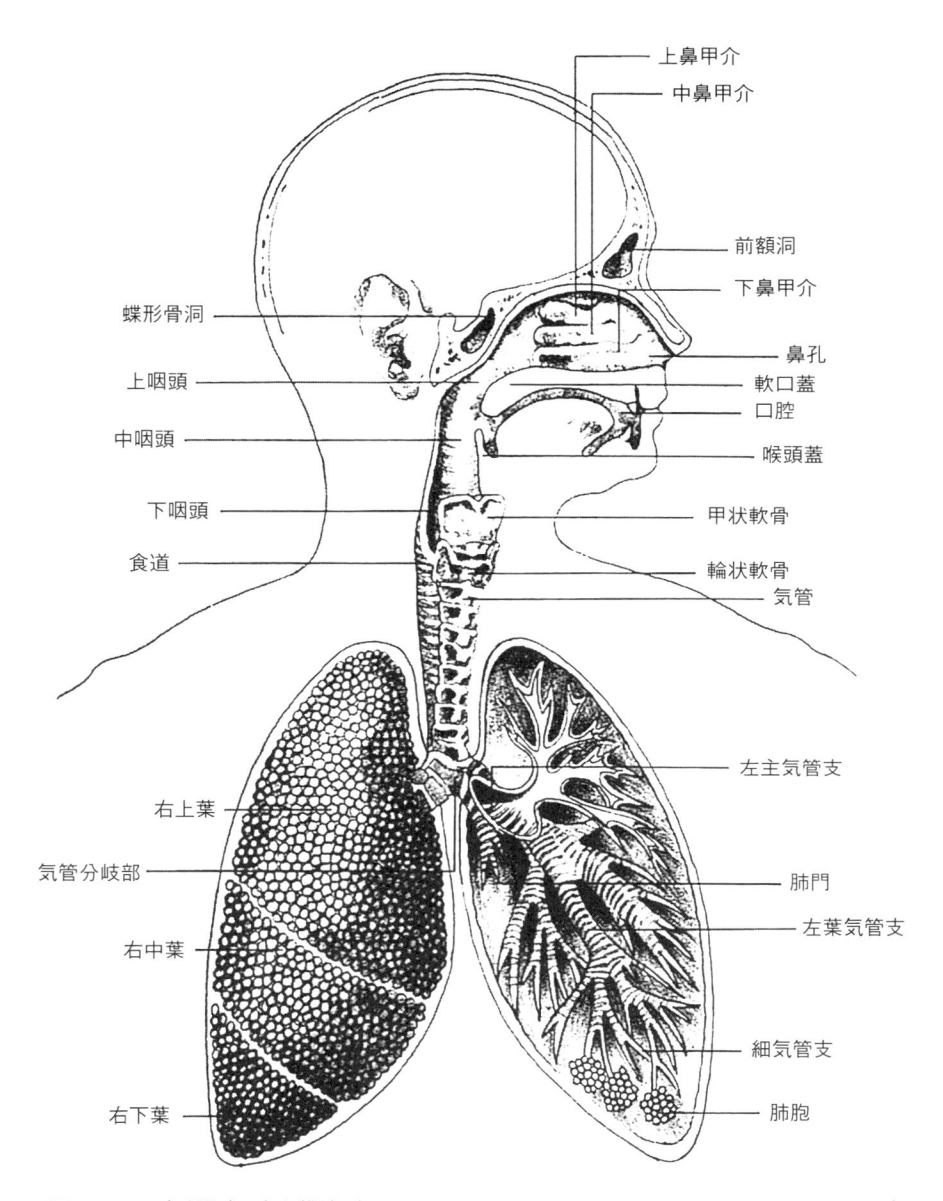

図 44-4 呼吸器系の主な構造（Respiratory support, Springhouse, PA, 1991, Springhouse）

高度な大気汚染の地域での労働，または冷たく湿った環境などの生活史をもつ 45〜65 歳の男性に最も多い．慢性気管支炎のある者は労作時に息切れし（呼吸困難），疾患が進むと，安静時にも呼吸困難が起こる．

肺の炎症や，線維症（結合組織の肥厚），そして肺気道の末端の狭窄は，気道の末梢の疾患により起こる生理的変化である．喫煙やその他の環境汚染は気道を刺激し炎症を起こさせ，気道の末端は異常な変化を起こす．咳払いや肺からの粘液の吐き出しはよく見られる臨床的現象である．この疾患の経過としては，この第 1 段階を超えることはないかもしれないが，場合によっては，肺気腫や完全な COPD に発展することもある．

慢性気管支炎は，3 カ月以上の長期間にわたり粘液を産生する原因不明の咳が続くという状態が，2 年以上にわたって繰り返された時，診断される．慢性気管支炎と喫煙歴には直接的な関連性が存在する．この疾患の臨床的症状は，**喫煙量歴**〔たばこの箱数と年数の履歴（package-year history）〕が長

くなるほど増していく．喫煙量歴は，1日当たりの喫煙したたばこの箱数に喫煙していた年数をかけて計算する．ハリエットは20歳から喫煙を開始した．彼女は現在64歳である．したがって彼女の喫煙量歴は64−20＝44×1箱／年＝44 package yearである．COPDの別の側面として，身体的能力障害は段階的に進行し，最初に労作時の呼吸困難が起こり，やがて安静時の息切れにまで進む．

喘息は気管支気管の過敏性により特徴づけられ，通常，発作は一時的である．喘息を発症すると，ぜい鳴，息切れを経験し，それらの症状は自然と治まるか，または気道の炎症を治めるための薬物治療が必要となる．喘息がある者は，ぜい鳴，呼吸困難の発作と発作の間は，症状に悩まされることはない．一部の者は喘息の遺伝的因子をもっている．喘息のアレルゲンとなるものには，花粉および呼吸器を刺激する物質，たとえば香水，ホコリ，花粉，掃除用洗剤などが含まれる．時に，寒気や運動により起きる気管支痙攣（bronchospasm）が喘息の最初の臨床的症状として認められる．気道の炎症は空気の通路を狭め，肺胞嚢での空気の出入りを阻害する．気道の障害が重篤になると，血流内の酸素レベルが低下して低酸素脳症の原因となる[12]．治療せずに放置すると，喘息の重い発作によって死に至ることもある．

肺疾患のリスク因子

喫煙はCOPDの第1の原因となり，喫煙の中止はCOPDの進行を遅らせる[23]．なぜなら喫煙は肺への刺激物となり，喘息発作の原因となる化学物質であるからである．他に，大気汚染と化学物質などの環境的な刺激物もCOPDと喘息の進行に影響するリスク因子である．

医学的管理

COPDは進行性の慢性疾患である．病気の始まりは潜行性である．クライエントが最初に医療機関を受診する時，ほとんどは，医療センターより内科のクリニックに出向く．クライエントの既往歴と症状の評価と身体的検査を実施するとともに，医師はクライエントの喫煙歴と呼吸器を刺激する物質の職業被曝歴を評価する．血液検査とX線検査が医師の診断を助ける．肺疾患のクライエントに処方される薬物には，ステロイド剤やクロモリンアトリウムのような抗炎症剤，アルブテロールやテオフィリンのような気管支拡張剤は気道を拡張する働きがある．またヨウ素化合物やグアイフェネシンのような去痰剤は粘液を緩め排出を助ける．酸素療法も特定の流量を指定して指示される．時に，酸素療法で，1分間の酸素量を増加することが試みられるが，流量が多ければ良いという考え方は誤りである．これは，二酸化炭素が溜まり，結果として心臓の右側の働きを損なう原因となるからである．

急性の呼吸器疾患では，まず，酸素を供給する前に人工呼吸器で管理される．人工呼吸器は，吸気を機械的に補助するが，健康な肺胞嚢の数を増やすわけではない．最終段階にあるCOPDの進行を人工呼吸器によって遅らせることはできない．機械的人工換気法は，肺炎やインフルエンザ，または慢性心不全が急に悪化したクライエントにしばしば用いられる．

ADLの遂行に影響するほどにクライエントの持久力が低下した時に，医師はクライエントに作業療法を指示する．残念ながら，機能低下を防ぐ最初の取り組みとしてクライエントが作業療法士を受診することはなく，また作業歴の評価を受けることもほとんどない．

呼吸器系不全の徴候と症状

呼吸困難は呼吸における問題の中で，おそらく最も明確な徴候である．呼吸困難の最も深刻な状態になると安静にしていてさえ息切れがする．この程度の呼吸困難になると，クライエントは短い語句を，あえぐことなく言い切ることさえできない．クライエントにこのような呼吸困難があると報告する場合，臨床家は，増悪因子および関連する環境について記載するべきである．たとえば「ハリエットはシンクの前に座って洗顔する時に息切れが起こる」．

身体に十分な酸素が供給されていないことを示す

作業療法実践ノート

COPDのクライエントへの治療における作業療法士の役割は，疾患の進行の予防というよりは，救助であることが多い．作業療法士の初期介入は疾患の予防に重要である．

別の徴候としては，極度の疲労，痰の出ない咳，錯乱，判断力の低下，血中酸素量の不足から肌が青みを帯びるチアノーゼが挙げられる．

心理社会的問題

COPDが進行性で消耗性の身体的疾患であることから，この疾患によって相当な心理社会的影響があることは驚くにあたらない．抑うつと不安が一般的に見られる．不安と抑うつを感じているクライエントの場合，救急外来を受診した後にも再発する傾向が高まり[7]，COPDクライエントの96%が，障害をもつことへの不安を感じているとの報告がある[1]．失神しそうな感じや，集中力の低下を訴えるCOPDのクライエントもいる[11]．漸進的な筋のリラクセーションは呼吸困難と不安をコントロールし，心拍数を下げるための有効な手段となり得る[26]．

ほとんどの心肺疾患の進行は予防できる．これらの疾患をもつ人は，自身あるいは他人との関わりにおいて，折り合いをつけたり，制限を設けたりするといった基本的な技能を身につけていない場合がある．作業療法士の役割には，クライエントに対して，ライエントの技能を発展させる活動への参加と，クライエントの人生に再び価値や意味，参加をもたらす作業への復帰を促すことが含まれる．これらの技能により，クライエントは，回復に向けて能動的に選択をする者として自分自身を見るようになる．ハリエットに歩行するだけの耐久力がない場合，ハリエットが彼女の犬と関わる方法に取り組む作業療法士は，エネルギー節約を指導するだけではなく，この情報を，クライエントにとって意味のある方法で伝えなければならない．

COPDの末期段階にあるクライエントのほとんどは，彼らがその疾患により死ぬことを悟っている．窒息によって死ぬという恐怖は間違っている．そのような心配をしている人々は主治医に依頼すべきである．医師は，二酸化炭素が貯留した個人は，睡眠中に穏やかに亡くなると，安心させてくれるだろう[17]．

肺リハビリテーション

肺リハビリテーションの目標は，病気の進行を落ち着かせる，または逆転させることであり，クライエントの機能と活動および作業への参加を彼らの能力の最大限まで取り戻すことである．この到達点を目指して，分野横断的なリハビリテーションチームが，クライエントに合わせた個別の治療プログラムを計画する．肺リハビリテーションのプログラムは，正確な診断，医学的管理，治療，教育，感情面での支援で構成される．作業療法士はチームの一員であり，そのチームには医師，看護師，クライエントの家族，社会的支援が含まれる．呼吸療法士，栄養士，理学療法士，ソーシャルワーカーおよび心理士もチームメンバーである．チームメンバーの役割は施設によって少しずつ異なっている．肺疾患のクライエントを取り扱うメンバー1人ひとりにとって，専門的な肺疾患の治療法の知識は不可欠である．

治療方法

[呼吸困難制御姿勢]

ある姿勢をとることで，呼吸困難を和らげることができる．坐位では，前腕をテーブルの上か大腿に乗せて上体を支えながら，わずかに前傾する（起坐呼吸）．立位では台やショッピングカートにつかまり，前傾姿勢をとることで呼吸困難を和らげることができる．

[口すぼめ呼吸]

口すぼめ呼吸（pursed-lip breathing；PLB）は，呼気に抵抗を加えることで気道が狭まるのを防ぐと考えられている．この方法により，横隔膜の使用が増加し，補助筋の参加が減少することが知られている[5]．COPDのクライエントは，他のクライエントでは教えなければできないこの方法を本能的に行うことがある．PLBの指導は以下のとおりである．

1. 笛を吹くように唇をすぼませる．
2. すぼませた唇からゆっくりと息を吐く．いくらかの抵抗を感じるようにする．
3. 鼻から深く吸い込む．
4. 息を吐く時間は息を吸い込む時間の2倍とする．

[横隔膜呼吸]

別の呼吸パターンは，胸部の容量を改善するためのもので，横隔膜の使用量の増加を必要とする**横隔膜呼吸**である．多くの人が，腹部の剣状突起のすぐ下に小型の本を載せて，この呼吸法を習得する．剣状突起は胸骨基部である．本は横隔膜の動きを視覚的にとらえる手がかりを与える．クライエントは背

臥位になり，ゆっくりと息を吸いながら本を持ち上げるよう指導される．すぼめた口唇から息を吐くことによって，本は下降するはずである．

[リラクセーション]

呼吸訓練と連動した漸増的筋弛緩は，不安を軽減し，息切れをコントロールするうえで有効である．1つの方法は，ゆっくりと息を吸う時に筋群を緊張させ，次にゆっくりと2倍の時間をかけてすぼめた口唇から息を吐く間，筋群を弛緩させる．クライエントに緊張と弛緩を行う筋群の順序について指導するとよい．1つの一般的な順序として，最初に顔面，次に顔面と頚部，次に顔面と頚部と両肩，そしてつま先に至る全身へと，筋群を緊張・弛緩させる．どのようなリラクセーション法の習得であっても，初心者にとっては，落ち着いて，静かで，快適な環境が重要である．リラクセーション法と連動したバイオフィードバックは，リラクセーション技法をより適切に習得できる[15]．

[その他の治療と留意点]

通常，理学療法士は，クライエントの胸郭拡張訓練を指導するよう求められる．一連の訓練には胸郭の柔軟性を増す目的がある．タッピング（軽打）法，体位ドレナージ（体位排痰）法では，重力を利用し，背部を優しく叩くことで分泌物を緩め，肺からの排出を助ける．クライエントの胸郭上に理学療法士の両手を置き，上肢や手部を等尺性収縮させることで，クライエントに振動を伝えてもよい．振動は呼気相に行い，分泌物を緩めることを助ける．急性期のクライエントおよび医学的に症状が安定していないクライエントには，タッピング法と体位ドレナージ法は禁忌とされることがある．湿度，汚染，極端な低温または高温，およびよどんだ空気は，呼吸器疾患をもつ人に有害な影響を与える．作業療法士とクライエントは，活動の計画を立てる時に，これらの因子を考慮に入れるべきである．

■作業療法評価と治療：心肺疾患

慢性的な呼吸器または心臓血管系の疾患のある人は，しばしばADLを行ううえでの制限を受けている．作業療法はこのようなクライエントの生活管理技能と生活の質の向上を促進させる．

評価

診療録の検討

診療録を検討することで，クライエントの既往歴（診断，重症度，関連症状および二次診断），社会歴，検査結果，投薬および予防措置を明らかにできる．

クライエントとの面接

一般に，初対面のクライエントに対して，自己紹介と評価および治療の目的に関する説明から始めることは丁寧で，良い医療行為である．適切な質問をすること，クライエントの返答を聞くこと，その時のクライエントの様子を観察することなどが，望ましい面接法であり，それ自体が自己の治療的な使用に不可欠な要素と考えられている．思慮深い慎重な質問は，クライエントと作業療法士が問題の領域を明らかにし，双方が受け入れ得る目標を確立するための基盤をつくる一助となる．作業療法士は，クライエントの不安，息切れ，錯乱，理解困難，疲労，不自然な姿勢，耐久性の低下，運動能力の低下，家族関係のストレスといった徴候に注意を払うべきである．面接での質問は診療録では明らかにされていない情報の説明を求めるだけではなく，クライエント自身が自分の状態と治療についてより明確に理解することも狙ったものであるべきである．

狭心症の既往歴をもつクライエントには，それが何に似ているかの説明を求めるべきである．もし，クライエントにMIの合併症があれば，クライエントが狭心症とMIの胸の痛みを区別できるかどうか尋ねるべきである．治療に先立ち，症状を明らかにすることは，症状が現れた時に，価値があることが証明される．

クライエントに典型的な1日を示してもらい，息切れや狭心症をもたらす活動を特定して，さらに身体的制限が，彼らが行う必要があるまたは最も楽しんでいる活動や作業にどのように影響するのかについて説明するように求めることで，クライエントにとって意味があり，関わりが深い問題が明らかになってくる．

臨床評価

臨床評価の目的は，クライエントの現在の機能的能力と制限を明らかにすることである．作業療法士

表44-4 活動に対する心臓血管系の反応

	適切	不適切
心拍数（HR）	活動時に増加するが，安静時の心拍数（RHR）よりも，20回／分以上は増加しない．	活動時の心拍数がRHRよりも20回／分以上増加する；RHRが120回／分以上；活動時にHRが減少するまたは増加しない．
血圧（BP）	収縮期血圧（SBP）が活動によって上昇する	SBPが220 mmHg以上；起立性低血圧（SBPにおいて10～20 mmHg以上の低下）；活動時のSBP低下．
徴候と症状	悪い症状がない	過度の息切れ；狭心症；吐き気，嘔吐；過度の発汗；過度の疲労（RPE15以上）；脳症状

RPE：主観的運動強度

の臨床的評価の内容はクライエントにより，また状況により多様である．心臓血管系の障害をもつクライエントには，姿勢変化の耐久性や機能的な課題の評価の間，心拍数，血圧，心臓の不調の徴候と症状，できれば心電図といったモニターが必要となる．表44-4に活動による望ましい反応と望ましくない反応の一覧を示す．呼吸器系の障害をもつ人は呼吸器の不調を示す徴候と症状を厳密にモニターすべきである．酸素飽和度モニターを利用できる場合，クライエントの可動域，筋力，知覚はADL評価の中で大まかに評価する．クライエントの認知と心理社会的状態は，熟練した作業療法士の面接と観察により明らかにすることができる．

評価終了後，臨床家は治療計画を立案するに十分な情報を得る．治療の目標と目的を確立する際には，クライエントに治療計画と見込まれる成果について同意を得る．

治療

クライエントの目標，現在の臨床状態，最近の作業遂行歴，現在の活動と作業に対する反応，そして予後はすべて，心臓血管系または呼吸器系の障害をもつ人々への治療指針となる．重篤な心臓または肺の障害をもち，最近では作業に参加する能力も制限され，活動や作業，または起立姿勢を変えることに望ましくない反応を示し，予後も不良なクライエントの進歩は非常に緩慢である．心臓または肺の軽い障害をもち，最近の作業遂行歴が正常であり，立位姿勢の変換や活動，作業の反応が望ましく，予後予測が良好な人は，比較的に進歩が早い．

活動の進行とエネルギー消費

ある活動または作業のエネルギー消費およびエネルギー消費に影響する因子は臨床家にとって安全に活動を進め，作業に参加させるうえでの指針となる．酸素消費量は心臓と肺がどれほどの強度で働いているかを示唆し，その課題を完了するために必要な酸素の量を示している．ベッドで静かに休んでいる時に最も少なく，体重1 kg当たりに必要な酸素量はおよそ3.5 ml/kgである．この数値はまた，1基礎代謝当量（MET）とも表現される．活動が増加すると，その課題はより多くの酸素を必要とする．たとえば，更衣には2.5 METs必要であり，これはベッドに臥床している時の約2倍のエネルギーに相当する（表44-5）．フランクリンは坐位での入浴と更衣に2.5 METsが必要だった．MET表，クライエントの活動と作業に対する反応，予後，クライエントの目標などから，作業療法士は論理的に治療を進めることができる．一般的な原則として，あるクライエントが，たとえば坐位での清拭などの活動に耐えられ，その反応も望ましいものであれば，そのクライエントは立位での清拭といった，よりMETレベルの高い活動に進むことができる．

活動の指針を決める時は，身体活動を持続できる時間も考慮に入れなければならない．2 METsレベルの活動の遂行が困難なクライエントであっても，排泄の管理のためには，ポータブルトイレ（3.6 METs）か，ベッド用便器（4.7 METs）を使わざるを得ない．これが可能なのは，通常よりも高いMETレベルの活動であっても，短時間であれば，悪影響なく遂行できるからである．

5 METsでは，心臓血管系に障害をもつ人とそのパートナーにとって，性的活動が重大な問題とな

表44-5 身辺動作および家事の基礎代謝当量

METsレベル	日常生活動作	生活関連活動，仕事，遊び，余暇
1-2	食事，座ること[21]；移乗（ベッド〜いす）；洗顔，手洗い；髪をとかす[21]；歩行（1.6 km／時）	手縫い[6]；ミシン縫い；床の掃き掃除[6]；自動車の運転，絵を描くこと，編み物[27]
2-3	坐位で清拭[27]；立位で清拭[27]；更衣[19]；坐位での温シャワー浴[27]；歩行（3.2〜4.8 km／時）；車いす自走（2 km／時）	埃を払う[21]；パン種をこねる[6]；小物を手洗いする[6]；電気掃除機をかける[21]；食事を用意する[19]；皿を洗う[27]；ゴルフ[27]
3-4	立位で温シャワー浴[19]；トイレに座って排泄[6]；階段を上がる（7 m／分）[27]	ベッドメーキング[19]；掃き掃除；モップをかける；ガーデニング[27]
4-5	熱いシャワー浴[19]；ベッド上便器での排泄[19]；性行為[27]	ベッドのシーツ類を交換する[21]；園芸（庭），熊手で掃く，草取り；ローラースケート[14]；水泳（18 m／分）[27]
5-6	性行為[27]；階段を上がる（10 m／分）[27]	平地での自転車走行（16km／時）
6-7	装具または杖を用いた歩行	平泳ぎ[27]；スキー，バスケットボール，歩行（8 km／時），雪かき，鍬で耕す[27]

る．性交渉では必要とされるエネルギーのピークは断続的である．多くの場合，2階分の階段を1分かけて上り下りできた時の心臓血管系の反応が望ましい状態であれば，クライエントは性行為を再開することができる[28]．性行為を安全に再開する時期に関する情報をクライエントに与えることで，性行為の再開に関する不安を軽減することができる．性行為の指針についてクライエントとパートナーが話し合いをもつこと，性行為ができない時に，手を握る，キスをするといったロマンティックな行為も性行為と同様の意味をもつと認識することで，不安はいっそう軽減される．性行為の前後に，心拍数と心臓の不全の徴候に注意することを指導する以外に，作業療法士は心臓の薬がクライエントの性欲に影響を与える可能性があることを伝えなければならない．クライエントは性的活動に関わる問題を医師に伝えるように勧められる．多くの場合，医師はクライエントの症状をコントロールするために投薬を調整することができる（適切な臨床的介入については第12章を参照）．

エネルギー節約

クライエントにエネルギーを節約する方法を指導することで，彼らはエネルギー消費を増やさずに，より高いレベルの活動を遂行できるようになる．エネルギー節約の原則と仕事の単純化は，心臓血管系の多様な反応に基づく特定の因子に関する知識に基づいている．Ogden[24]は，酸素の必要量を増加させる6つの変数を特定している．すなわち，速度の増加，抵抗の増加，大きな筋群の使用の増加，体幹筋群の関与の増加，上肢の挙上，等尺性の仕事（緊張）である．上肢の活動は下肢の活動よりも心臓血管系の出力を多く必要とし，また立位の活動は坐位での活動より多くのエネルギーを必要とする．極度の高温・低温，高い湿度，汚染は心臓により負担をかける．この情報により，訓練された臨床家は，課題のために必要となるエネルギーの総量を減ずるように，活動の修正を提案できる．

エネルギー節約訓練はクライエントに合わせて個別化するべきである．時間管理は，エネルギー節約のために非常に価値の高い方法である．時間管理には，個人の活動や作業への参加に関する計画の作り方を学ぶことによって，エネルギー消費量の高い課題がより軽い課題の間に散在するようにし，1日を通じて，特に食事の後，休憩時間を設けることができるようにすることが含まれている．教育の最も重要な部分はクライエントも自分自身の1日の計画に参加していることである．クライエントの参加により，現実的な目標達成の可能性が高まる．典型的な1日のADL，IADLおよび休息をどのような順番にするか，ハリエットに指示を与えるよりも，むしろ作業療法士は彼女と最近の彼女の遂行パターンにおいて，何が効果的で何が効果的でないか話し合う．そして，作業療法士は細かく質問をしていく．たとえば「普段と違う時間にシャワーを浴びたことはあるか」とか「寝る前に服を並べておくことで，朝がもっと楽になるか」などである．このようなクライエント中心のアプローチは，クライエントの個

別の状況と価値に基づいたエネルギー節約の原則に合致した現実的な行動パターンを組み立てるプロセスに，クライエントを関わらせるものである．この協力を通じて，作業療法士はクライエントのニーズを尊重していることを示すことで，変更が成功する可能性を高める．

書面の資料は，エネルギー節約の指導を補う．しかし，クライエントがエネルギー節約の原則をうまく活動に当てはめられるようになるまでの間，作業療法士はエネルギー節約に関する推奨事項について，何らかの成果を期待してはならない．練習と実際的な技能の適用は，行動パターンの変更にとって不可欠である．

口すぼめ呼吸，横隔膜呼吸，起坐呼吸およびリラクセーションテクニックはこの章で先に論じた．心臓血管および肺機能に制約のある人の場合の，もう1つの呼吸の原則は，激しい運動を行う時の呼気である．フランクリンの場合，排便時に息を止めて力むよりもむしろ，息を吐くようにと教えることができる．このテクニックはよりエネルギー効率がよく，活動に対する収縮期血圧の反応をコントロールするのに役立つ．クライエントにとって，治療中にこうした技能を習得することが重要である．習得に当たっては，治療的支援がしばしば重要な意味をもつ．

ライフスタイルの修正

ライフスタイルの修正は心臓血管系の健康を増進するうえで重要な構成要素である．運動教育には運動のプラス面，活動と作業への参加を増やす段階的

ケーススタディ：フランクリン（その2）

読者が，心筋梗塞（MI）を初めて経験したばかりのフランクリン48歳のケースを振り返るに当たり，よりクライエント中心であり，より意味のある目標を決めるために，クライエントに実際に尋ねること，および質問に答え続けることの重要性を考察すべきである．この章を読んだ読者への最初の質問は，「フランクリンが『自分のことを何でも自分でできる』と言ったのはどういう意味かをはっきりさせるために，作業療法士が聞くべき質問は何か」である．フランクリンは彼の作業プロフィールの中にさらに調査が必要と思わせるきっかけをいくつか示している．日常生活動作の自立以外に，父として，夫として，扶養者としての彼の役割に関わる潜在的な懸念は，以下によってより全体的に明確にすることができる．すなわち（1）彼が子どもの宿題，スポーツ，その他の子育ての責任を助けているかを尋ねる，（2）彼と彼の妻は性的な活動の安全な再開について語り合っているかを尋ねる，（3）彼が仕事に復帰するうえで，最も関連性の高い，彼の仕事に特有な課題を明らかにする．

2番目の質問については，日常生活と意味のある作業に参加するうえで，フランクリンが習得し，利用することで利益を得る技能と方法が多数あり，それらによって心臓疾患再発のリスクを軽減することができる．それは以下のとおりである．（1）心臓の不調の徴候と症状を認識すること，（2）心拍数に注意すること，（3）ADLを等級づけし，彼の快適度に基づいて，彼にとって意味のある他の作業への参加の仕方を修正すること，（4）ストレスや不安の時にリラックスするテクニックを用いること，（5）緊急措置の実施，（6）喫煙の中止，運動の習慣，健康的な食生活などを含むライフスタイルの修正または再構築である．

最後に読者は，作業療法士が次回の治療で選択する可能性がある作業遂行の領域は何か，またフランクリンの作業プロフィールを踏まえたうえで，彼の作業療法治療計画に組み込む目標は何かについて考察するよう求められた．坐位での清拭を繰り返し実践すること，または座りながらのシャワーにエネルギー節約のテクニックを取り入れることは，次回の作業療法としては良い選択である．フランクリンの坐位での清拭に対する最初の反応は不適切なものであった．彼の作業療法士は，安全なペースでの活動の実践と心拍数の自己モニターを組み合わせることで，彼の心臓の状態を安全に管理する基本的な技能を実践的に応用し始めた．作業療法介入はフランクリンが仕事に復帰する前に終わるだろう．自動車修理工場で仕事をするうえで，どのようにエネルギー節約の原則を応用していくのかを彼が理解することが重要である．このようにして，作業療法士は状況に応じた原則の適用のための下地づくりをする．フランクリンに対しては，「部屋の中を行ったり来たりする回数を減らすために，どこに道具を置くか」または「オイルフィルターの交換の際に，激しい運動を行う時は息を吐くという原則をどのようにして当てはめるか」と質問する．

ケーススタディ：ハリエット（その２）

> ハリエットの事例を考察するに当たり，読者に対する質問は，彼女が治療に関連して見出し得る目標は何かであった．ハリエットは当初の作業療法評価では，彼女の犬であるミスター・フィロに餌を与えること，彼女自身の食事を用意すること，ベッドのそばのポータブルトイレを自分で空にすることといった，意味のある目標をいくつか特定していた．次の質問は，彼女の治療において安全面で注意しなければならないことは何かであった．彼女の安全に関係のある追加的な目標としては以下がある．活動のペースを調節すること，機能に合わせて呼吸を調整すること，必要に応じて呼吸困難をコントロールする姿勢をとる能力を伸ばすこと，酸素を使って安全性を高めることである．酸素の管はつまずく危険があるだけではなく，自分で食事の支度をしたいという彼女の目標や，彼女の喫煙習慣にとっては，火事の危険を意味する．喫煙の中止は試すことの可能な目標であるが，ハリエットがそれを望まなければ意味がない．最後の質問は，ハリエットの機能的ベースラインから見てどの目標が現実的かであった．与えられた彼女の基本的な機能レベルから見て，彼女が決めた目標はすべて現実的である．

なプログラム，ストレッチ，筋力強化，有酸素運動，心拍数と血圧および努力の知覚を監視する指針，クールダウン，更衣，環境因子，要注意の兆しに関連する安全問題，一定期間運動しなかった場合の運動再開計画，緊急時の指針などが含まれるべきである．通常，理学療法士が運動に関するプログラムを計画し監督するが，作業療法士もクライエントにとって意味のある運動の方法に関して価値のある意見を提供することができる．食生活の修正には栄養士が取り組むが，食事を準備する活動は容易に改善できる．禁煙，過度のアルコール摂取を控えること，薬物の乱用の中止は，これらの習慣をもつクライエントにとって，重要な目標である．支援グループ（訳注：依存症者，家族などが共通の悩みや経験をもつ人々が集まり，お互いに精神的に支援し合うグループ），カウンセリング，医学的管理が，習慣を断つうえで，またはこれらのリスク因子の修正に成功するうえで重要な役割を果たす．作業療法士は，クライエントが彼ら個人にとって意味があり，かつ健康上の作業に関する活動に参加できるようにすることで健康を援助し，これらのリスク因子をコントロールするうえで重要な役割を担うことができると信じている．

クライエントおよび家族教育

チームのメンバーとして，作業療法士はクライエントと家族の教育に対する責任を共有している．チームはクライエントと家族に，心臓または肺の解剖，疾患の過程，症状の管理，リスク因子，食事，運動，およびエネルギー節約について指導し，繰り返し教育しなければならない．家族を教育プログラムに参加させることで，家族単位を通じた間接的な支援をクライエントに与える．クライエントが家族の援助により，毎日の課題を遂行している場合には，このような支援が重要である．

［要約］

健康な人の場合は，酸素の必要量に応じて心臓と呼吸器が調整を行うことができるので，身体に必要な酸素量が変化しても対応することができる．心臓血管系または呼吸器系あるいは両方が障害を受けた場合，正常な活動および作業を遂行する能力は減退する．この章の目的は，心臓と肺に障害をもつクライエントの治療について，また参加を支援する作業の領域でクライエントが最大限に自立的な遂行をするための計画作りについて，作業療法士が学ぶことであった．この章で取り上げた２人のケーススタディと関連情報によって，習慣的な活動および作業を遂行するためのクライエント要因，背景要因，遂行技能，遂行パターンといった範囲の問題を論じた．

［復習のための質問］

1. 心臓の大きさ，解剖および機能部位を述べよ．
2. 心臓の弁の名称を述べ，その位置と機能を述べよ．
3. 冠状動脈と，その心臓の健康との関連を説明せよ．
4. 心臓疾患の名称を挙げ，症状を説明せよ．

5. 心臓疾患の診断に対する典型的な心理社会的反応は何か？
6. 活動時の心臓の反応をどうやって調べるか．作業療法士はいかにして活動レベルの変化が適切かどうか判断するか？
7. 呼吸器系の機能部位を述べよ．
8. COPDとは何か，また作業遂行におけるCOPDの重要性とは何か？
9. COPDの影響を防ぐ，または減少させるために作業療法士ができることは何か？
10. 呼吸困難をコントロールするために勧められる姿勢を示せ．
11. 横隔膜呼吸と口すぼめ呼吸を比較せよ．どのような時に，一方が他方より用いられるべきか？
12. 心臓および肺の問題をもつクライエントに対する評価内容とアプローチについて述べよ．
13. METとは何か，作業療法士にとってMET表にはどんな臨床的価値があるか？
14. 以下のような心臓または肺疾患の診断を受けた人々に対して，どのようにしてエネルギー節約法を指導するか？
   ・40歳女性マラソンランナー
   ・50歳主婦であり8人の子どもの養母（6歳以下の子ども3人を含む）
   ・60歳エアコン修理工
   ・72歳男性，主な楽しみはサラブレッドに乗ること，おいしいケンタッキーバーボンを呑むこと，葉巻を吸うこと，魅力的な女性との交際を楽しむことだと言っている．

引用文献

1. Agle DP, Baum GL: Psychological aspects of chronic obstructive pulmonary disease, *Med Clin North Am* 61(4):744, 1977.
2. American Thoracic Society: Definitions and classifications of chronic bronchitis, asthma, and pulmonary emphysema, *Am Rev Respir Dis* 85:762, 1962.
3. Bragg TL: Psychological response to myocardial infarction, *Nurs Forum* 14(4):383, 1975.
4. Brannon FJ, et al: *Cardiopulmonary rehabilitation: basic theory and application*, ed 3, Philadelphia, 1997, FA Davis.
5. Breslin EH: The pattern of respiratory muscle recruitment during pursed-lip breathing, *Chest* 101(1):75, 1992.
6. Colorado Heart Association: *Exercise equivalent* (pamphlet), Boston, 1970, Cardiac Reconditioning & Work Evaluation Unit, Spaulding Rehabilitation Center.
7. Dahlén I, Janson C: Anxiety and depression are related to the outcome of emergency treatment in patients with obstructive pulmonary disease, *Chest* 122:1933, 2002.
8. Dangas G, Kuepper F: Cardiology patient age, restenosis: repeat narrowing of a coronary artery: prevention and treatment, *Circulation* 105(22):2586, 2002.
9. Dawber TR: The Framingham study, the epidemiology of atherosclerotic disease, Cambridge, MA, 1980, Harvard University Press.
10. Dubin D: *Rapid interpretation of EKGs*, ed 6, Tampa, FL, 2000, Cover Publishing.
11. Dudley DL, et al: Psychosocial concomitants to rehabilitation in chronic obstructive pulmonary disease. Part 2: Psychosocial treatment, *Chest* 77(4):544, 1980.
12. Farzan S: *A concise handbook of respiratory diseases*, ed 4, Reston, VA, 1997, Reston Publishing.
13. Goldberger E: *Essentials of clinical cardiology*, Philadelphia, 1990, JB Lippincott.
14. Goldman L, et al: Comparative reproducibility and validity of systems for assessing cardiovascular functional class: advantages of a new specific activity scale, *Circulation* 64:1227, 1981.
15. Green E: Biofeedback techniques for deep relaxation, *Psychophysiology* 6(3):371, 1969.
16. Greenland P: Efficacy of supervised cardiac rehabilitation programs for coronary patients: update 1986-1990, *Cardiopulmonary Rehab* 11:190, 1991.
17. Hodgkin JE, Celli BR, Connors GL: *Pulmonary rehabilitation guidelines to success*, ed 3, Philadelphia, 2000, Lippincott Williams & Wilkins.
18. Kinney M: *Andreoli's comprehensive cardiac care*, ed 8, St Louis, 1995, Mosby.
19. Kottke FJ: Common cardiovascular problems in rehabilitation. In Krusen FH, Kottke FJ, Elwood PM, editors: *Handbook of physical medicine and rehabilitation*, Philadelphia, 1971, WB Saunders.
20. Levin LA, Perk J, Hedback B: Cardiac rehabilitation: a cost analysis, *J Intern Med* 230(5):427, 1991.
21. Maloney FP, Moss K: *Energy requirements for selected activities*, Denver, 1974, Department of Physical Medicine, National Jewish Hospital (Unpublished).
22. Mythos for SoftKey: *BodyWorks 4.0: human anatomy leaps to life*, Cambridge, MA, 1993-1995, SoftKey International.
23. Nemery B, et al: Changes in lung function after smoking cessation: an assessment from a cross-sectional survey, *Am Rev Respir Dis* 125(1):122, 1982.
24. Ogden LD: *Guidelines for analysis and testing of activities of daily living with cardiac patients*, Downey, CA, 1981, Cardiac Rehabilitation Resources.
25. Oldridge NB, et al: Cardiac rehabilitation after myocardial infarction, *JAMA* 260(7):945, 1988.
26. Renfroe KL: Effect of progressive relaxation on dyspnea and state anxiety in patients with chronic obstructive pulmonary disease, *Heart Lung* 17(4):408, 1988.
27. Santa Clara Valley Medical Center: *Graded activity sheets*, San Jose, CA, 1994, The Center.
28. Scalzi C, Burke L: Myocardial infarction: behavioral responses of patient and spouses. In Underhill SL, et al, editors: *Cardiac nursing*, Philadelphia, 1982, JB Lippincott.
29. van Dixhoorn JJ, Duivenvoorden HJ: Effect of relaxation therapy on cardiac events after myocardial infarction: a 5-year follow-up study, *J Cardiopulmonary Rehabil* 19(3):178, 1999.
30. Venes D, Thomas CL, Taber CW: *Taber's cyclopedic medical dictionary*, ed 19, Philadelphia, 2001, FA Davis.

第45章
腫瘍

Oncology

Ann Burkhardt

(三木恵美　訳)

キーワード

癌
転移
外科的手術
化学療法

放射線療法
腫瘍
浮腫
ホスピス

緩和ケア
リンパ浮腫

学習目標

本章を学習することで，学生および臨床家は以下のことが可能になるだろう．

1. 癌とその診断，内科的治療と外科的治療について説明できる．
2. 生命を脅かす疾患や喪失に関連した，一般的な心理的状態を理解できる．
3. クライエントが癌治療の影響に適応するのを支援する方法を理解できる．
4. 癌によって引き起こされる一次的な問題と，治療によって二次的に起こる一般的な身体機能障害という問題点について理解できる．
5. 癌のクライエントに対するさまざまな作業療法目標に取り組む時に使用される技法を，実践場面に従って理解できる．
6. 疾患の経過あるいは疾患の結果として起こる作業役割やそれらの役割にとって重要な活動，そして課題遂行に影響を及ぼす問題を確認し，それらの問題を解決し得る方法を理解できる．

この章の概要

予防
診断後早期の段階
手術後の時期
化学療法

放射線療法
リハビリテーション期
緩和ケア
癌とともに暮らすことによる心理

的，感情的な側面
慢性疾患の長期的で特有な問題
疾患の進行
要約

癌は疾患の広範囲な分類の1つであり，体内の悪性腫瘍細胞の存在によって関連づけられるすべてのものである．癌は以下のものが生じている組織の種類により説明される：癌腫（carcinoma：臓器内），肉腫（sarcoma：結合組織），軟骨腫（chondroma：軟骨），リンパ腫（lymphoma：リンパ組織），白血病（leukemia：造血組織）．悪性腫瘍（malignancy）は低悪性（緩除進行）または高悪性（急速進行）に段階づけされ，体内で順応したり体中に拡散（転移）し得る．**転移**は，主腫瘍から分断した腫瘍の一部が循環系を通って移動し，体内の新たな臓器や組織に再び散布されることである．転移病巣の生体組織検査（バイオプシー）を行うと（微細構造または組織類型を観察するためにその病巣を採取する），その病巣の細胞は原因である腫瘍の中の細胞と似ていることがわかる．たとえば，肺に転移した乳癌は，その細胞レベルにおいて肺癌ではなく乳癌である．腫瘍はある臓器系内部の空間を占有し，その臓器の機能を阻害する．たとえば，肝腫瘍または肝病巣は，罹患した人に，血液検査において，あるいは

ケーススタディ：マリー（その1）

マリーは35歳の既婚の女性で，3人の小さな子どもたちの母親である．彼女は最近，ホジキンリンパ腫との診断を受けた．彼女の主治医は，いつもの理学検査の中で，頸部の触診でしこりに気がついた．マリーは化学療法を受け，右胸部全体に放射線を受けた．4週間と計画された放射線治療の第2週目の後から，マリーは右手（放射線で治療したほう）に浮腫と手袋をしているようなしびれを経験した．彼女は，リンパ浮腫と放射線が引き起こした腕神経叢病と診断された．マリーは教師で，黒板への筆記で右手を使用していた．彼女は妻そして母親としての役割の中で，買い物，料理，そして掃除のすべてを行っていた．マリーは，サッカー・ママでもあり，この3年間子どものサッカーの試合を一度も見逃したことがないことを誇りにしている．

カナダ作業遂行測定（COPM）を実施すると，マリーは運転，家族との触れ合い（なぜなら彼女はもはや握手をすることができないから），黒板への筆記をすることができるのか心配していると言った．マリーはまた，基本的ADLや（高いレベルの）生活関連活動（IADL）をすることができるのか心配していた．彼女は，夫が食料雑貨店に行くのを援助してくれることを期待しているが，洗濯や，子どものためにサッカーのユニフォームや衣類を用意したり，運転，料理，簡単な家事を行うことができるようになりたいと述べた．

Assessment of Motor and Process Skills（AMPS）によると，マリーは問題解決と腕と手の機能低下を補うための方法を実行するために援助が必要である．彼女は感覚消失があるため，腕や手を受傷する危険がある．彼女はまた，エネルギー節約と作業の単純化の訓練により恩恵を受けることができるだろう．マリーは主に片手で運転しているので，車を改造することで運転中の安全性を向上させることができるだろう．以下の表は，マリーの状況の分析を示す．

作業	機能障害	活動の障害	参加の障害
主婦 妻 母親	両手機能の喪失	両手を使う必要のある作業において腕を使うことができない：衣類の手洗い　公共交通機関を使って買い物をして荷物を家に運ぶ	彼女が能率的に作業を行う助けとなるであろう機器を手に入れることができない；地域での移動やIADLで利用する乗り物を購入する資金がない（社会的／環境的要因）（たとえば，買い物，庭仕事，子どもの世話，料理の補助機器）
仕事：教師	可動性と感覚の障害	チョークを手に持って意見や図形などを黒板に板書するという一連の完結した活動に耐えることができない	黒板に板書する代わりに，プロジェクターを入手する必要がある 職場改修の必要がある：立つのではなく座って講義する 職場の中で彼女のニーズをどのように尊重するのかを決める支援が必要（社会正義の問題）
サッカー熱狂者	倦怠感 可動性と感覚の障害	観覧席に座ってサッカーの試合を始めから終わりまで見ることができない　試合会場に足を運び快適に観戦し続けるための姿勢支持が十分できない	観覧席に隣接したグラウンドに支持的で快適ないすを設置してもらうよう他人に援助してもらう必要がある 子どもに彼女の声援が聞こえるよう，軽いメガフォンが必要

治療の終わりには，マリーは仕事に復帰した．彼女は1日の後半に家族と一緒にしなくてはならない活

動のためのエネルギーを節約するために，教室での授業で背の高いスツールを使用した．マリーはさらに，雇用主に頼んで特別なオーバーヘッド・プロジェクターを入手するなど，職場（つまり教室）を改修した．彼女は現在，黒板の代わりにOHPシートに書いている．学生たちはマリーの授業が気に入っている―彼女はいつもさまざまな色を使って書き，漫画つきの面白いOHPシートを使って教えている．マリーは学生たちに，損傷があるので腕や手を使うことが困難であるが，新しい補助機器を利用して以前行っていたことはすべてやろうと努力していると説明している．マリーは学生や地域社会から多くの援助を受けている．

自宅では，マリーの夫トムが買い物と掃除機がけを行っている．マリーは，食事の準備，食器洗い機への食器入れ，子どもたちを座っているところから彼女の膝の上へと持ち上げることができるようになった．彼女は自分1人で服を着るが，外出する際にネックレスやブレスレットをつけるのを手伝ってもらうことがたまにある．マリーは休養をとったり「昼寝」をする習慣を身につけている．彼女はSHAREという支援グループに参加し，新しい友人を見つけ，グループから激励されることはとても素晴らしいことだと話している．

マリーの主治医は，彼女の癌が現在は寛解していることをマリーに伝えた．彼女は来年までは3カ月に1回受診する必要がある．彼女は今後5年間，再発がないか経過を詳細に観察していく必要があるが，主治医は治療の手応えに自信をもっている．

マリーのリンパ浮腫は最小のレベルで保たれていた．彼女は毎日，自己マッサージを行い，段階調節圧迫包帯を装着している．手の機能的使用の回復を妨げる神経損傷は永久的なものではあるが，マリーは周囲の人々はとても支援的で，彼女の状態を噂することはどんどん減っていると語った．彼女は，自分のリンパ浮腫が「最も小さな問題」になっていると話している．マリーは感染の徴候を知っており，状態のいかなる変化にも自分で気づくことができるように，毎週腕の周径をチェックしている．彼女は，浮腫が彼女の日常生活の中の1つの背景的な問題となってきていることを喜んでいるようだ．

彼女は「サッカー・ママ」であり続けるときっぱりと言う．彼女の2人目の子どもは現在，ジュニアリーグでサッカーをしている．彼女は，作業療法への参加により人生の新たな機会を手にしたと話し，病を彼女の人生に意味を与えてくれるものへの代価だと考え嬉しく思っている．彼女は失った身体機能については悲しんでいるが，子どもたちが成長していくのを見たり，親友や夫と一緒に時間を過ごすことをとても楽しみにしている．

理解を深めるための質問

1. マリーの右手の感覚障害から，どのような作業遂行の問題が予想されるか？
2. どの作業役割を修正しなければならず，どのような変更を勧めるか？
3. マリーに対する治療計画を発展させるとしたら，役立つ追加の評価は何か？
4. どのようにしてマリーに用いるアプローチ方法を決定するか，またいつ再評価を行い，あるいはいつ疾患の経過によって決められたこのアプローチを修正する可能性があるか？　治療介入やケアのアプローチを組み立て直すためには，疾患の医学的治療からのどのような種類の情報あるいは手がかりが必要となるか？
5. マリーの闘病や回復過程の中で，彼女にとって作業療法がどのように有益であったのか，いくつかの例を挙げよ．作業療法士による定期的再評価や介入は，マリーのこれからの人生においてどのような利益をもたらす可能性があるか？

黄疸のような臨床徴候を通じて観察される異常な肝臓機能をもたらす可能性がある．

腫瘍細胞は時折，ホルモンのような物質を分泌する．これらの偽性ホルモンは臓器の機能を崩壊させる．その臨床像は癌には無関係のものであるように見える：しばしば腫瘍塊はなく，ただ自由に循環する腫瘍細胞があり，腫瘍随伴症候群という結果になる．たとえば，肺癌は四肢不全麻痺のように見える腫瘍随伴症候群を引き起こす可能性がある．腫瘍随伴症候群は，多発性神経障害や皮膚筋炎が見られた時，しばしば鑑別診断の中で検討される．明らかな身体的外傷を伴わない急性発症した四肢不全麻痺の存在は，肺癌が潜在的な原因によるものかもしれないということを示す．血液検査は腫瘍マーカーを検出し，これにより癌であると診断され得る．一度癌という診断が下されると，化学療法や腫瘍細胞を血

液から濾過することのできる方法〔たとえば，光泳動法（photophoresis）〕によって機能的臨床像を急速に変化させたり，もしかすると向上させることができる．癌は予後を予測したり適切な治療を決めるための取り組みの中で"病期段階づけ"されたり，または分類される（表45-1）．

■予防

癌治療の多くの段階において，作業療法士が癌に罹患した人々を受けもつことは適切である．おそらく作業療法士にとって介入するために最も価値のある，これまでしばしば見逃されてきた時間は，癌予防の段階である．たとえば，健康に負の影響を与える習慣や行動の選択や，それらを変化させる能力に影響を与えることは，出発点である．作業療法士は，自分たちとつながりのあるすべての人に明確な健康のためのメッセージを提供することができる．子どもや未成年者は，明確な喫煙予防のメッセージを聞いたら，あるいは仲間や同胞とのコミュニケーションに焦点を当てた教育プロジェクトの中で役割モデルとして参加したら，たばこを吸い始めないかもしれない．

作業療法士は喫煙者の禁煙支援にも介入できる．1998年に，アメリカ作業療法協会（AOTA）代議員会は Clinical Practice Guideline of the Agency for Healthcare Policy Research[1] の支持を決議した．この活動は，クライエントが慢性疾患や能力障害を予防し，健康増進目標の設定を支援するために，作業療法士が果たせるであろう役割を支持する．禁煙イニシアチブは癌予防介入の一例である．禁煙介入は個人あるいはグループ，広い年齢層の住民を対象としたものである．その他の予防への取り組みは，癌検出検査（たとえば，乳房自己検査，マンモグラム，細胞診，結腸内視鏡検査）を計画し実行する中での自己検査やフォローアップに焦点を当てているかもしれない．

■診断後早期の段階

作業療法士はまた，手術，化学療法，放射線療法のような侵襲性の処置から回復している癌をもつ人

表45-1 癌の病期診断（ステージ）：TNM 分類

ステージ	原発腫瘍（T）	所属リンパ節（N）	遠隔転移（M）
I	最大径5cm以下の腫瘍；隣接組織への浸潤なし	所属リンパ節転移なし	（既知の）遠隔転移なし
II	最大径5cm以上の腫瘍；隣接組織への浸潤なし	所属リンパ節転移なし	（既知の）遠隔転移なし
III	臓器外側の脂肪組織や周囲の軟部組織に腫瘍	所属リンパ節転移なし	（既知の）遠隔転移なし
	最大径5cm以下の腫瘍で隣接組織への浸潤なし，あるいは，最大径5cm以上の腫瘍で隣接組織への浸潤なし	所属リンパ節転移あり	（既知の）遠隔転移なし
IV	臓器外側の脂肪組織や周囲の軟部組織に腫瘍，あるいは隣接した臓器に浸潤した腫瘍	所属リンパ節転移あり	（既知の）遠隔転移なし
	最大径5cm以下の腫瘍で隣接組織への浸潤なし；	所属リンパ節転移なし，または所属リンパ節転移あり	遠隔転移あり
	最大径5cm以下の腫瘍で隣接組織への浸潤なし；臓器外側の脂肪組織や周囲の軟部組織に腫瘍；あるいは，隣接した臓器に浸潤した腫瘍		

(Norton JA, Le HN : Adrenal tumors. DeVita VT Jr, Hellman S, Rosenberg SA eds : Cancer : Principles and practice of oncology, ed 6, p.1770, Philadelphia, 2001, Lippincott Williams & Wilkins)

作業療法実践ノート

> 作業療法は身の回り動作，仕事，遊びおよび余暇，休息のバランスを支援することで，人々がバランスのとれた生活スタイルを獲得することを支援することに焦点を当てているため，作業療法士は癌予防イニシアチブに関わる適任の専門職集団であるといえる．

たちとともに過ごす中で重要な役割を担う．この段階の作業療法介入は，病院で，在宅で，あるいは地域保健の場面で行われるであろう．機能的状態の変化を経験したり，身の回り動作，仕事，遊び，余暇活動などの日常的活動への参加や休息をとる能力に難しさを抱えた人々にとって作業療法は有益なものとなるであろう．リハビリテーション的な方法，あるいは緩和（安楽）ケアの提供による長期的な能力障害の予防，通常の機能の回復，機能の支援はすべて，作業療法依頼の適切な理由となる．マリーは家族の中での意味のある役割を遂行する能力に関する心配を口にしていた．これらの心配事は作業療法プログラムの中で取り組まれたはずである．

癌に対する最初の介入には，手術，化学療法，放射線療法，あるいは免疫療法などを含む一連の治療が関係するであろう．これらの治療にはいずれも副作用がある．**外科的手術**には，病巣（腫瘍）の切除，それに加えてさらなる組織の切除（疾患の病期診断のため，あるいは侵された腫瘍組織を完全に切除するために），美容上あるいは機能的欠損，外科的切除を治す再建術，あるいは切断が含まれる．手術前に，作業療法士はクライエント教育や訓練（クライエントが手術後に起こるであろうことに備えるため）に参加させることができる．手術前にクライエントを訓練することは機能的な成果を向上させ，術後回復期のリハビリテーションの必要性を減少させると考えている研究者もいる．

■手術後の時期

手術後の早期には，作業療法士はクライエントを励まし，彼らが日常の作業や目的に直結した活動に安全に参加できるように努めるであろう．クライエントは動くことを怖がり，どのくらいならやってみても安全なのか，治癒するまでの間どのような動きを避けるべきなのかという問題について，指導を必要とするかもしれない．活動の中でクライエントの身体をダイナミックに動かした時には，切開部の引きつりがよく起こる．どのくらいの運動が過剰でどのくらいの運動が過小かを知らない人は，この引きつった感覚に脅かされるかもしれない．手術後早期に作業療法依頼があり治療を行う際は，作業療法士はしばしば外科医から特別に注意すべき運動の情報を得る．手術後に注意すべきことと治療手順はそれぞれの外科医によって，またそれぞれの施設によって異なっており，依頼があった時点で確かめるべきである．

腫瘍の治療には，いくつかの術式が用いられる．一括切除は腫瘍と周囲組織あるいは浸潤した組織の塊，あるいはその一片を摘出する．一括切除は，神経と血管の構造が開存しており，腫瘍の増加によって閉塞されていない場合に行うことができる．切断術を含む根治的外科手術は，広範囲な外科的な切除術である．罹患した組織は，周囲のリンパ組織やその他の軟部組織（皮膚，神経，筋，骨）と一緒に切除される．四肢への神経血管束に浸潤している場合は，その四肢は切断されなければならない．

切断術は，四肢あるいはその一部（たとえば，腕あるいは足），あるいは身体の一部（たとえば，乳房）の喪失という結果をもたらし，人生を変化させる出来事である．その喪失は常に身体的外観の明らかな変化をもたらす．癌という診断の結果としての切断と，事故による外傷性の切断や，あるいは疾患（たとえば，糖尿病）の合併症によって余儀なくされた切断との違いの1つは，癌の場合は通常の創傷のケアや義肢装着前訓練や義肢装着訓練を終えてもさらに，医学的な管理を必要とする点である．寿命や生存率，経済的支出についての個人の考え方はさまざまであり，これらは義肢を購入するかどうかについての個人の決定に影響を与えるだろう．たとえば，切断後の余命が2年あるいはそれ以下の人は，訓練計画に必要とされる代価と時間を理由として，義肢の装着を拒否するかもしれない．クライエントは生活の質（QOL）のために，より意味があるその他のことにお金や時間を使うだろう．

補助機器や代替的な方法が必要とされた時，作業療法士はまた，手術後に喪失あるいは弱化した運動を補うためにそれらを使えるようクライエントを訓

練するだろう．手術による機能的変化が一時的なものであれば，補助機器の使用は治癒の亜急性期の即時的なものとなるだろう．手術が筋あるいは骨の喪失を引き起こした場合，変化した機能と補助機器は残りの人生において利用されることになるだろう．

■化学療法

化学療法は，体内の癌細胞を殺すためにさまざまな毒性の化学物質を利用する．化学療法のいかなる種類にも，それぞれ特有な副作用の可能性がある．作業療法士が直面する最も一般的な副作用には，脱毛症（毛髪の脱失），末梢神経障害，血小板減少症（血小板レベルの減少と血液凝固時間の遅延），倦怠感（肝機能障害のような要因に関連して），血液の赤血球組成の変化（たとえば，貧血），機能制限による不安と恐怖などがある．

化学療法が引き起こす神経障害は，一般的に下垂手，下垂足を生じさせるが，それらは一時的なものである．神経障害はまた，灼熱痛やひりひりした痛みをもたらすことがある．神経因性疼痛は深刻な機能制限を起こし得る．なぜなら，罹患した人々は疼痛がひどい時には物をつかんだり，立つこともしたくないためである．

化学療法は免疫抑制を引き起こすために，化学療法を受けている人の多くが日和見感染症にかかる．ある1つの感染，サイトメガロウイルス（CMV）は，失明だけでなく肝炎も引き起こす可能性がある．視力低下あるいは失明と化学的神経障害のある人々は，1つの感覚系（触覚）をもう1つの（視覚）感覚系の代わりとして機能的に利用することができないので，社会的に非常に不利な状況にある．その他の感染，イースト（カンジダ・アルビカンス：鵞口瘡カンジダ）感染は，神経性不全失語症（発話障害），安全に嚥下する能力の低下を引き起こす可能性がある．罹患した人は，感染が消散するまでの間，経口摂取をやめるか，制限された硬さの食事を摂取しなくてはならないであろう．

入院急性期には，化学療法を受けているクライエントは作業療法に依頼されるかもしれない，なぜなら，彼らは長期的にベッド上で安静にしていなければならず，また身の回り動作を行うことを止められているかもしれないからである．加えて，倦怠感も彼らの参加の程度を制限しているかもしれない．なぜなら，倦怠感のある人は日常的な作業に参加することができない，あるいはそのための十分なやる気がないためである．

末梢神経障害は手や足に脱力や感覚変容を引き起こす．しばしば，人々は物を十分につかむことができず，思っているようにそれを使用することができない．感覚過敏（チクチク感，しびれ，あるいは灼熱感），把握や手の微細運動機能の不能は，日常的な作業や活動を行う能力に影響する可能性がある．たとえば，人が物を落としたり，あるいは櫛やブラシのような日常的な物を使おうとする時に痛みを感じる．

血小板レベルが減少しているクライエントは，容易に出血する可能性があり，血液レベルが回復するまでの数日間は通常の日常的な活動を差し控えなくてはならないだろう．たとえば，血小板レベルが45,000/mm^{3}を下回ると，その人は歯磨きの時に過度の歯肉出血を起こすかもしれない．血小板レベルが低下している間，血液レベルが正常化するまでは，スポンジ歯ブラシかグリセリン綿球であればすべての人が耐えることができるだろう．治療後の最初の数日の間に，身体が化学療法を代謝するにつれて，血液レベルは一般的には改善する．

ホルモン療法と免疫療法もまた，化学療法の一形態として利用される．たとえば，いくつかの腫瘍はエストロゲンで成長する．リュープロン（Lupron）やタモキシフェン（tamoxifen）のようなホルモンはエストロゲン受容器を阻害したり，体内でエストロゲンが産生されるのを阻害するために使われる．これらのホルモンはしばしば閉経を誘起するという副作用がある．女性は気分の揺れや，更年期障害を訴えるかもしれない．免疫療法は，免疫系の反応を阻害する薬物，あるいは免疫反応を高める薬物を利用する．たとえば，白血球は癌細胞を食作用し（飲み込む），リンパ系を通って癌細胞を体内の他の領域へと運ぶ．この反応は拡散した癌細胞を体内の局所部位または他の部位へと運ぶ．インターフェロンは免疫療法の薬物で，この拡散と闘うために用いられる．インターフェロン治療を受けている人々は，湿疹のような皮膚反応亢進の傾向があるだろう．もしもこの治療を受けている人が皮膚を掻いたら，すぐにみみず腫れができるだろう．これらは薬剤に対

する正常の反応であり，これらの薬物を使っているクライエントに恐怖や不安を引き起こすべきではない．

■放射線療法

人々が癌治療の急性期に受けるであろう別の治療方法として**放射線療法**がある．放射線照射は，放射性物質を**腫瘍**やその周囲の組織に直接的に用いることで癌細胞を殺す．癌細胞がその作用に対し敏感に反応する時は，放射線照射は効果的である．放射線源（物質の小さなかけらか粒）は短期間，直接体内に埋め込まれる（放射線源挿入）．線源は腫瘍床を通る柔軟な管の中に設置されることもある（小線源照射療法）．その他の方法には，放射線加速装置（linear accelerator machine）を使って全身に放射線を照射することがある．身体の上半身という広い範囲に照射することもできるし，より集中的に照射することもできる（cone down；照射野縮小法）．作業療法士はさまざまな環境で腫瘍治療の放射線スタッフと協力して，熱可塑性材（スプリント材）から姿勢保持装置（body positioner）を作製するだろう．これらの装置は，クライエントが放射線治療を継続するために必要な姿勢を維持するのを助けるために使用される．放射線照射は疾患後期に緩和治療として，中でも疼痛軽減のためにも使用される．

熱傷は放射線治療で起こり得る副作用である．放射線照射による熱傷の治療に使われる局所的な軟膏は，他の原因による熱傷で用いるものとは異なる．皮膚は加湿薬品を吸収する．これらの薬品は皮膚組織の表面を変化させ，次の放射線治療の時に熱傷を増強することがある．多くの放射線科医が水分を基剤にした軟膏（たとえば Aquaphor）を自分のクライエントに勧めている．クライエントに熱傷部分を覆うためにシリコンジェルパッドを使わせ，熱傷に関連した疼痛や不快感を管理している医師もいる．放射線照射に起因した熱傷がある時，熱傷部位が引き伸ばされたり，引っ張られるような動きを避けたほうがよい．凍結肩（五十肩）のような合併症を予防するために，関節可動域への支援が必要であろう．

■リハビリテーション期

癌に罹患した人の治療の急性ケア期を担当する作業療法士は，一般的にクライエントが自宅に帰る，あるいは入院リハビリテーション施設，亜急性期センター，長期的ケア，またはホスピス施設（自宅または入所施設）へと転院する準備をするという目標に向かって仕事を行っている．

最初の施設での治療を終了したクライエントは十分良くなり，積極的リハビリテーションプログラムに参加することができるだろう．クライエントは，1日3時間の治療に耐えることができるかを確認するための試験的治療を行うためにリハビリテーションへの参加が認められることがある．初期の外科術治癒の後や，化学療法の後あるいは途中には，癌のあるクライエントはこの集中的なリハビリテーションプログラムに耐えることができるであろう．リハビリテーションにおいて，癌のクライエントに対する目標には，一般にケアのリハビリテーションモデル—背負っている社会的不利と共に暮らす術を学ぶ—の範囲内での機能の回復と支援が含まれる．機能に基礎を置いた治療目標は，クライエントの生活に意味を与える目標指向型活動に参加する能力を回復することである．作業療法評価や介入の要となる領域のいくつかを，表45-2の中で分析している．

癌と癌治療は，身体的な能力障害や社会的に不利な状況という結果をもたらすさまざまな機能的問題を引き起こす可能性がある．癌に関連した最も重要な問題の1つは，移動の障害である．地域社会での移動—自宅を出発し，通りを渡る，近所を動き回る，職場あるいは病院に行き来する—は日常生活の基本である．さまざまな要因が移動の障害の一因となるだろう．

筋力低下はおそらく，癌に罹患した人々に起こる能力障害や活動参加の制限の原因となる最も一般的な機能障害である．筋力低下は道のりをしっかりした足取りで歩くために必要な持久力の欠如や，長時間座ったり立ったりするための耐久性の低下を引き起こす．階段のような建築上の障壁があり，さらに筋力低下があれば，自宅内あるいは公共の建物の中での習慣的な移動をも制限するかもしれない．動き回ることができないことによって，人が社会的に不

表 45-2 作業療法評価と介入の領域

癌の転移（身体構造／身体機能）	機能障害	活動制限	参加制約（個人的および環境的要因）
脳	運動	移動性	アクセス方法（交通手段） 建築上の障害 適応
	感覚	安全性／疼痛	安全性：見守りや支援者が必要 疼痛：耐えられないほど疼痛を悪化させるので，活動に参加する耐性がない 鎮痛剤：感覚が鈍化するため，大型機器の運転，操作ができない
	認知	計画 配列 記憶	主導することができない 計画あるいは方法を変更する能力の欠如 社会的不適切さ／スティグマ
		洞察力 安全性	作業役割の喪失：仕事役割，家族役割，レジャー，スポーツ活動への参加能力
	神経行動学的	ADL／セルフケアとIADLの障害	日常的な作業を自立して行うことができない
	視覚障害（半盲，無視，視力低下，皮質盲，空間関係認知の低下） 運動企画		
	コミュニケーション	話す 読む 書く	おしゃべりや意見交換の減少や変化 個人的興味や役割による参加制限の程度
骨	運動の低下 疼痛 可動性の障害 罹患部位の再受傷の危険性	基本的 ADL・IADL	さまざまな状況での更衣，入浴，排泄の能力 環境調整あるいは介護者が必要 移動能力の低下 雇用への影響の可能性 個人的興味と役割による参加制限の程度
胸部	運動の低下 疼痛	基本的 ADL・IADL	家事，仕事，余暇的活動を行う能力の一時的あるいは長期的な中断
	可動性の障害 罹患部位の再受傷の危険性	肩の可動制限：スポーツなど	リンパの易感染による受傷の危険性：性差の影響
肺	肩の可動性の機能障害（パンコースト腫瘍；開胸術後）	基本的 ADL・IADL	呼吸性耐容能と移動距離に左右される移動性の問題
	呼吸状態の機能的障害	肩の可動制限：スポーツなど	家事，仕事，余暇的活動を行う能力の一時的あるいは長期的な中断
	倦怠感	呼吸の運動耐容能	呼吸性易感染による受傷の危険性 酸素あるいはネブライザー装置が必要

表 45-2（続き）

癌の転移 （身体構造/身体機能）	機能障害	活動制限	参加の問題点（個人的および環境的要因）
結腸	腸の管理方法の変化（人工肛門での用便） 洗体方法の変化（ストーマの問題） 化学的神経障害による機能障害の可能性 倦怠感	基本的 ADL・IADL 倦怠感 人工肛門の社会的偏見（臭い，バッグの破裂，等） 化学療法に関連した微細運動障害	社会的関係における社会的偏見
前立腺	尿禁制 性行為遂行不可能	基本的 ADL・IADL	性的存在としての自己認識の低下 失禁に関係する偏見
頭頸部	嚥下／摂食不可能 発声の喪失 頸部，肩の関節可動域の減少；肩甲骨安定性の低下	ADL（栄養法と摂食；嚥下） 呼吸：口腔分泌の管理 両手を頭上で動かす活動 親密さを示すための言動の問題	社会的関係における社会的偏見 習慣を変える必要（喫煙）

ケーススタディ：マリー（その 2）

マリーは右側の鎖骨上および鎖骨領域（外皮）に照射野縮小法による放射線療法を受けた．初めて放射線が当てられた時は，広範囲の光線が使われ，マリーの場合は，この光線が彼女の肩の関節包まで放射された．マリーは，右肩で関節の回旋を伴う動きをしようとする時に，こわばりと痛みを感じた．彼女は，活動の中で腕を使うための準備として，1日数回の腕のストレッチを行わなくてはならなかった．

利な状況にあることが見えてくる．なぜなら，クライエントは，作業役割を果たすために行かなくてはならない現場に行く方法がないからである．

浮腫はさまざまな原因の結果として生じる．腫瘍が四肢に近い組織に浸潤した場合，あるいは，身体部位に隣接したリンパ節が切除または放射線照射された場合，リンパ浮腫が出現するだろう．リンパ浮腫，身体の炎症性の反応は，充満した高蛋白白血球が癌が拡散した部位または瘢痕組織が形成されている部位に移動することによって起こる．リンパ節やリンパ管は通常白血球の輸送を補助している．それらが障害された時，体液が溜まり，四肢の局所的な腫れを引き起こす．浮腫はコロイド（膠質）である．コロイドは初め，形状的には液状様である．時間が経つとコロイドはよりゼラチン状に，または硬く（屈強に）変化する．専門的に訓練された作業療法士は，徒手的除去療法（manual decongestive therapy）または徒手リンパマッサージ（manual lymph massage）として知られる手技を用いる．マッサージはリンパ組織やリンパ循環の経路を標的にする．四肢にはリンパ流を補助する包帯がなされていることがあるが，後にこれは漸増的圧迫衣（圧迫ストッキングや圧迫袖など）に換えることができる．障害された四肢から浮腫の緩和あるいは除去を助けるために，皮膚や傷の保護，運動に関する教育も通常行われる．四肢が怒張，発赤してきてひどく痛み出した場合，クライエントは蜂巣織炎，つまり急性の結合組織の感染を起こしているかもしれない．そのような場合，作業療法士が浮腫の治療を行う前に，蜂巣織炎に対して抗生剤での治療を行う必

ケーススタディ：マリー（その3）

> マリーのリンパ浮腫は軽度であった．彼女ははじめ，自分でリンパマッサージをするよう指導され，抵抗作業の中で腕を使う時は1日中，圧迫袖と圧迫手袋を身につけた．彼女はまた，飛行機に乗る時にもその袖と手袋を装着して，客室内の圧力の変化によって浮腫が悪化しないようにした．また彼女は，腕への感染を識別する方法（蜂巣織炎の徴候）を知っており，感染あるいは浮腫の再発を引き起こすような状況（たとえば，切り傷，虫刺され，鋭いものでの刺し傷，熱傷）が起こった時に，感染を回避するための方法を知っていた．

要がある．

　浮腫はまた，臓器系の障害に起因している可能性がある．このタイプの浮腫は低蛋白で，その様相はより液状様である傾向がある．それが四肢だけに存在（足の浮腫のように）していたら，これは全身浮腫と呼ばれるような状態である浮腫が体幹や四肢全体に存在しているのと比べると，いくらかは深刻ではないだろう．圧迫包帯や圧迫衣による，四肢の治療は，障害を起こしている臓器（たとえば，心臓，肺，腎臓）に過度のストレスを与えていない限りは，いくらか有効であろう．

　浮腫があるというのは不快で，この症状に苦しむクライエントは四肢の苦痛あるいは痛みを訴えるだろう．浮腫の存在はまた，たとえば人が地域社会の移動のために必要とする距離を歩く能力を制限するかもしれない．加えて，浮腫のある人は，通常の衣類やアクセサリーの使用が循環障害をもたらすとしたら，これらを身につけることが困難だと感じるかもしれない．

　感覚の障害によって人は熱源や鋭利な道具で受傷しやすくなる．感覚障害が感覚過敏（感覚の増強）であり灼熱痛がある場合，物をつかんだり，物を上手に使用するための握りやつまみを調節する能力，あるいは靴下や靴を履くための耐性を低下させる可能性がある．身体的に障害された状態は，手の機能や足の機能に関係するすべての身の回り動作やその他の日常的な活動を遂行できなくさせる[2]．

　認知の障害は，課題に着手したり，やりぬくことができない可能性があるので障害となる．記憶障害があると，クライエントは自分が何をしていたのか，あるいはなぜそれをしていたのかを忘れてしまうかもしれない．判断力の障害は，かなり重症な場合，その人は1人で過ごすことができないことを意味する．受傷する危険性があったり，なじみ深い環境から逃げ出してしまう可能性がある場合，自立を妨げる大きな因子となるだろう．認知障害は永久的あるいは一時的なものである．機能障害が中枢神経系の構造的な障害に関連したものであれば，基本的な認知技能のみが回復し，日常的な活動を遂行するために何らかの手がかりを与えるという方法を開発することが非常に有益となるかもしれない．認知機能障害が麻酔薬の代謝や新たな鎮痛剤（モルヒネのようなアヘン薬はこの特性を有している）の導入に関連しているのであれば，薬剤が体内で代謝された時に認知の能力は通常の基準にまで回復するだろう．肝臓が薬物や麻酔薬を代謝する能力は年齢とともに遅延するため，大きな外科手術を受けた高齢者の多くはこの症状を経験する．麻酔薬による後天性の認知機能障害は外科手術後，数週間以内で解決するが，多くの人はこの回復期間中，継続的な見守りを必要とする．

　視力障害は，脳腫瘍やサイトメガロウイルス感染に関係していることがある．目が見えていた人に新たに発症した視力障害は，多大な混乱を起こし得る．視力障害や失明が突然に起こったとしたら，目の見える人のほとんどは日常的な活動に容易に適応することはできない．機能障害の程度は，人が行うことを楽しんだり，あるいは行うべき日常的な活動に関係してくる．たとえば，ある人は乗り物の運転を再開することができないかもしれない．またある人は，小切手のサインやチェックができないかもしれない．視力喪失の結果として，その他の基本的日常生活活動（ADL）や生活関連活動（IADL）に参加する技能と能力が失われるかもしれない．

　聴力の低下は，金属性化学療法薬剤（たとえば，シスプラチン）の使用に起因する可能性がある．これらの化学療法薬剤は，聴神経に有毒である．重度の難聴あるいは聴覚喪失（聾）は治療の後に生じるかもしれない．これらの薬剤を受けた子どもたちは言語技能が発達しないかもしれない．成人は，社会

的交流や標準的なコミュニケーションの道具（たとえば，電話）の使用が困難となるかもしれない．他者の介護を行っている人々は，自分たちの責務を手放さなくてはならないかもしれないし，必要とされる課題を遂行する方法を修正するための訓練や補助機器を必要とするかもしれない．ミュージシャンのように聴力に依存した仕事をしている人は，聴力にほとんど依存しない新たな役割を見つけるため，作業療法士による支援を必要とするかもしれない．

慢性的な倦怠感は癌治療後のさまざまな要因に起因する．将来的には，慢性的な倦怠感は，その原因である要因が解決するにつれ，また癌の診断や治療の後に身体が回復するにつれて解決する．しかしながら，疾患や治療の過程において慢性倦怠感の管理は対処するために必要である．生活への参加は，クライエント自身の生活をコントロールするために，何かを変えることができ，前向きに管理できるという希望や認識を与えることができる．感情的にも心理的にも，希望は回復のために必須である．

作業療法士が慢性的な倦怠感を抱えたクライエントを支援するために利用できる方法には，仕事あるいは活動の間に休息する時間を計画することや，エネルギー節約と作業の単純化が含まれる．倦怠感が深刻な障害をもたらす時，作業療法士はクライエントが行いたいと望む作業や活動の優先順位をつけ，しなければならない作業や活動のバランスをとるよう，クライエントや介護者を支援する．援助の必要性を認識することは，クライエントが人として，また社会に貢献する者としての存在を認識するために，本当に重要で意味のある作業を選択する機会を与えることがある．

■緩和ケア

クライエントが進行した癌であるという診断を受け，また回復の見込みがない時，担当医師は終末期疾患であると言明あるいは確定することができる．この法的な診断書により，クライエントはホスピスでのサービスを受ける権利が与えられる．**ホスピス**とは，緩和ケアの1つの形態である．ホスピスケアにはいくつかのモデルがある．在宅ケアホスピスは，死にゆくクライエントの自宅，あるいは終末期にあるクライエントのケアをしている近親者の自宅

で行われる．入院施設としては，療養施設あるいは専用の入院ホスピス病棟のいずれかがある．入院ケアに関わる費用は，メディケア（Medicare）のパートAサービスの一部であり，そのため経費の一部が支払われるに過ぎないことが多い．いくつかのホスピスでは，慈善基金によって付加的で長期的なサービスが提供される．私営ホスピスでは，QOLに特に重点を置いた，時間外（夜間や週末）のサービスのような，付属サービスが提供されるかもしれない．**緩和ケア**は，活動への参加による快適さと安らぎを追求することに関心が向けられる．ホスピスケアに関わる作業療法士は，教育者，訓練者，また架け橋として，死にゆく人々やその周囲の人々のQOL向上を目的として，死にゆく人々に直接的に，あるいは家族やボランティア，介護者に間接的に介入する[5]．この役割の例としては，環境を変えること，介護者が日常生活課題を支援するよう指導すること，疾患の過程に関係した心理的あるいは感情的問題へのカウンセリング，そして死や死にゆくことに関する問題への援助がある．

ある作業療法士の質的調査研究は，研究枠組みの1つであるdoing-being-becoming framework[3]（doing：為す者，being：在る者，becoming：成ってゆく者）を用いて行われた．(1) フォーカスグループの組み合わせ，(2) 個人面接，(3) 参与観察によって，23人（男性13人，女性10人）のデイホスピス参加者の経験が調査された．データは継続的比較，コーディング，主題構築法を用いて解釈された．doingの経験は，価値ある作業の喪失や継続および，身体的・精神的機能を保とうと努力することから明らかになった．作業への従事を通して得られるbeingの自覚は，自己価値感を高めることになる社会的関係や自己探求により生じていた．作業は，新たな学習機会や他者の幸福に貢献するという自覚を提供することにより，becomingの経験を促進した．

緩和ケアにおいて，作業療法士は，安楽のためのポジショニングの促進や，疼痛の予防や軽減のための治療の提供，身体的に耐え得る活動への参加の促進，死に向かっての計画の過程の一部として詳細な作業的生涯回顧（ライフレビュー）への参加の機会をつくることで援助するだろう．クライエントを積極的な死にゆく過程に巻き込むためには，人生にお

作業療法実践ノート

> 作業療法士は，クライエントが死に向かっての計画を助ける活動をクライエントとともに行うだろう．思い出のスクラップブックを作ったり，「挨拶」ビデオの作製，手紙を書くこと，電話をかけたり，訪問の手配をする，といったような回想活動は，死にゆく人々が関係者を再訪問し人生を回顧するのを助ける創造的作業の例である．

ける問題を解決する機会をもつことが重要である．創造することはさらなる役割を果たす．人が他者に対して何かを創作したりお返しをする時，彼らは希望の中で生活することができる．希望は人生のすべての段階において，死にゆく過程においてさえも，必要不可欠である．なぜならば希望は，病気や疾患にもかかわらず，満ち足りた毎日を過ごすよう我々を動機づけるからである．

■癌とともに暮らすことによる心理的，感情的な側面

癌に罹患している人々は，彼らの機能的能力に影響を及ぼす社会的，心理的，感情的問題を抱えているだろう．知人たちは，生命を脅かす疾患という知らせにどのように対応すればよいのかを知らないために，癌に罹患したクライエントを避けるかもしれない．癌をうつされるかもしれないと誤った憶測をする人もいる．多くの人は，クライエントの疾患の程度にかかわらず，無意識的に彼らは死ぬのだと憶測する．実際には，癌と診断されてもますます多くの人々がより長い期間生きられるようになってきている．

対処機構（coping mechanism）は，癌を管理したり治そうとするのに必要な避けられない治療に立ち向かうのと同じくらい，癌という診断を受けることによるストレスを扱ううえで必要不可欠である．癌の進行による感情面への副作用には疼痛の予期と恐怖が含まれ，これにより不安やストレスが生じる．外科手術は一般的に痛みを伴う．化学療法は痛ましい末梢神経障害を引き起こす可能性がある．放射線照射による熱傷は痛みを伴う．骨や筋，神経への転移性病巣は痛みを伴う．合理的な疼痛恐怖を扱う積極的対処機構には，自己催眠，瞑想，そしてその他のリラクセーション技法（第27章参照）がある．

気質的に心配性な人はしばしば，癌の診断や治療に対処しようとする時に不安が高まる．不安障害のある人は，自分が経験する徴候や症状に過度に注目する可能性がある．彼らは眠ることができないかもしれない．彼らは自分の状況の客観性を見失い，通常の活動に参加することができないかもしれない．彼らは通常の生活課題に集中することが難しいと思うかもしれない．不安障害への治療には，支持的カウンセリングと薬物療法が含まれる．ひとたび不安が制御され，不安の背後にある恐怖が処理されれば，対処行動（coping behavior）が出現し，回復過程に携わる能力が向上する．

癌という診断を抱えて暮らす人の多くは抑うつを経験する．抑うつは反応性あるいは器質性のものであろう．抑うつはまた，薬物，疾患の経過，あるいは遺伝的要素など，器質的な原因によるものである．抑うつは無力感や絶望感によって特徴づけられる．疾患や障害に適応する人々は，正常な悲嘆の過程をたどる．この時期に，彼らは数多くの感情あるいは段階を経験するであろう．一般に直面する適応の段階は，怒り，否認，取引，そして受容である．これらの段階は組み合わさって経験される傾向がある．抑うつの人々に変化が出現したり抑うつの影響を軽減するためには一般に，個人的状況に関連した希望をもてるような何かを見つけることができなくてはならない．

支援グループへの参加は人によっては役に立つであろう．進行癌を抱えた人でさえも支援グループが有益となっている．支援グループに参加している乳癌ステージⅣの女性は，支援グループに参加していない人よりも，より良く，より長く生きていた[4]．正確な機序は明らかではないが，自分が感じていることを他者も共有していることや，他人が自分のことを気にかけているということを知るという経験は，免疫機構に肯定的な影響を与えることができる．最近の研究では，悲観を回避することですら健康と幸福を支持することが明らかになっている．

■慢性疾患の長期的で特有な問題

リンパ浮腫は障害されたリンパ循環によって起こる浮腫（1肢あるいはそれ以上の四肢の腫脹）である．リンパ循環は，リンパ節郭清，リンパ管の放射線照射，あるいはリンパ管やリンパ節へと拡散した腫瘍によって障害され得る．リンパ浮腫は高蛋白浮腫で，本質的に炎症性である．リンパ浮腫は身体全体に起こり得るが，一般的に作業療法士が感知するのは，リンパ浮腫によって四肢の可動性が変化したり，浸潤した四肢に痛みが生じることによって四肢の機能を障害した時である．上肢のリンパ浮腫は特に，社会的機能障害を生じさせる．我々の社会における社会的やりとりの通常のアプローチには，握手するために手を伸ばすことが含まれる．腕や手にリンパ浮腫がある時，人はその上肢の外見に対して否定的な対応をするかもしれない．前に述べたように，癌という診断の情報を公然と分かち合うのは，社会的偏見となり得るし，社会的拒絶を引き起こす可能性がある．

リンパ浮腫の自己治療とは一般的に，ガイドラインに従うことや，皮膚のケアや外傷予防についての教育を意味する．上肢には圧迫衣などを着用する．そのような衣類の使用は人によってはつらいものかもしれない．圧迫衣による皮膚への圧は心地よいであろう．仕事中に圧迫衣で締めつける感覚に耐えることは困難であると述べる人もいる．軽い圧迫は筒状のサポート包帯や弾性手袋，弾性衣類によって得られる．中等度（20～30 mmHg）から強度（30～40，あるいは40～60 mmHg）の圧は，圧迫度の高い衣類（たとえば，Jobst，Juzo，Medi，あるいはSigvarus）を使用することで得ることができる．徒手的リンパ療法（マッサージ）はリンパ浮腫を治療するために，専門職あるいは訓練を受けたクライエントまたは介護者によって実施される．綿素材のサポート包帯を用いた圧迫衣は，しばしばマッサージの後に用いられる．治療プログラムの効果を維持するために，自己マッサージを教わることもできる．また，肢体の浮腫を軽減するのに気送圧迫ポンプが役立つかもしれない．

リンパ浮腫のある人は一般的に，状態の自己点検と長期間の継続的な治療を必要とする．肢体が炎症性の状態にある時，肢体の大きさを最大限に縮小するように治療を積極的に継続しなければならない．そのうち，浮腫が起こらないようになれば，治療の頻度を減らす．リンパ浮腫をもつ人は一貫した状態の管理を行わなくてはならない．蜂巣織炎（リンパが障害された肢体の皮下組織の感染）が起こるかもしれない．そのような場合，抗生剤による治療と作業療法士による再評価が緊急に必要であるということを指導しておかなければならない．治療されない蜂巣織炎は急激な全身性感染を引き起こす可能性がある．ひとたび全身性の感染を起こすと，入院や抗生剤の静脈注射治療が必要となるだろう．予防手段として，癌クライエントの治療に当たる医師は，緊急事態が起こった時は急いで自己治療が行えるよう，クライエントに規定どおりに抗生剤を処方しておく．

■疾患の進行

疾患拡散の結果として，あるいは放射線治療の後遺症として出現する可能性がある1つの長期的な容態は，腕神経叢障害である．腕神経叢障害の進行に関係する最も一般的な訴えは，上肢の進行性機能低下である．クライエントは，不器用さや物を持ち続けることができないとか，あるいは協調性の低下を訴える．癌治療あるいは疾患の進行に関係した腕神経叢障害は回復不能である．この状態にある人は，上肢の機能や可動性が低下するであろう．上肢は垂れ下がったようになる可能性がある．可動性や筋持久力が維持されている時は，適した専門技術により可能な限り長く機能を保持することができる．機能的スプリントによって機能を維持することができるクライエントもいる．たとえば，テノデーシス〔腱固定作用（tenodesis）〕スプリント（これについては第41章を参照）は，クライエントが機能的補助としてスプリントを使用することを動機づけられている場合に有益なものとなるだろう．上肢がぶらぶらとする場合，保護のためのポジショニングが重要である．感覚喪失は防御感覚を含めて，運動低下に伴って出現するだろう．活動に参加している間の安全性の問題に対処することで，日常的課題や活動を安全に行えるようになる．

[要約]

作業療法は癌に罹患した多くの人々にとって有益である．作業療法士は，入院環境，在宅ケア，外来場面，地域環境，職場環境，学校，あるいは治療早期の段階で，癌に罹患したクライエントに出会うであろう．この領域の作業療法実践は医学モデルと密接に連携しており，作業療法治療への参加に影響を与える医学的有資格者が，癌に関連したリハビリテーション診断を受けた多くの人々に治療を行う．その他の作業療法モデルもまた，QOLの問題に取り組む際に重要となる．

作業療法臨床家として我々が有する最も大切な手段は，(1) 障害の機能障害レベルを超えてクライエントとともに取り組む能力，(2) クライエントの作業能力での活動および参加のレベルに合わせて効果的に治療介入できる全人的臨床家としての技能である．活動への参加の副次的な効果の可能性を考慮すれば，我々の医学モデルの知識は，これらのクライエント（我々が治療成果を出し，説明しなければならないクライエント）に対する独創的で必要とされる治療介入を，将来的にさらに発展させることができるだろう．

[復習のための質問]

1. 診断後早期の癌のケアを実践している作業療法士の役割と手術後の時期のそれとを比較せよ．
2. 化学療法と放射線療法の副作用について列記し説明せよ．
3. 化学療法と放射線療法が作業遂行にどのように影響を与え得るか説明せよ．
4. 癌治療における感覚障害と認知障害の原因と結果は何か？
5. 癌と診断されることによる心理的，社会的問題は何か？ またこれらはクライエントの態度や社会的支援によりどのくらい影響を与えると思うか？ 作業療法士はどのようにして，心理的，社会的課題に直面し対処しているクライエントを支援できるか？
6. リンパ浮腫の管理の方法を説明せよ．

引用文献

1. Agency for Health Care Policy and Research: Smoking cessation clinical practice guideline, *JAMA* 275(16):1270, 1996.
2. Burkhardt A, Joachim J: Cancers of the bone. In *A therapist's guide to oncology: medical issues affecting management*, San Antonio, TX, 1996, Therapy Skill Builders.
3. Lyons M, et al: Doing-being-becoming: occupational experiences of persons with life-threatening illnesses, *Am J Occup Ther* 56(3):285, 2002.
4. Spiegel D: Effect of psychosocial treatment on survival of patients with metastatic breast cancer, *Lancet* 2(8668):888, 1989.
5. Trump S: The role of occupational therapy in hospice, *Home Community Health Special Interest Section Quarterly* 7:1, 2000.

推薦文献

Bates SE, Longo DL: Use of serum tumor markers in cancer diagnosis and management, *Semin Oncol* 14:102, 1997.

Calibrisi P, Schein PS: *Medical oncology*, New York, 1993, McGraw-Hill.

Dewys WD, Hall TC: Paraneoplastic syndromes. In Rubin P, editor: *Clinical oncology: a multidisciplinary approach for physicians and students*, Philadelphia, 1993, WB Saunders.

Dimeo F, et al: Correlation between physical performance and fatigue in cancer patients, *Ann Oncol* 8(12):1251, 1997.

癌に関する情報源

National Cancer Institute (NCI)
1-800-4-CANCER
www.nci.nih.gov

American Cancer Society
1-800-ACS-2345
www.cancer.org

American Lung Association
1-800-LUNG-USA
www.lungusa.org

Cancer Care, Inc.
1-800-813-HOPE
www.cancercare.org

Cancer Hope Network
1-877-HOPENET
email: info@cancerhopenetwork.org
(on-line cancer support groups)
www.cancerhopenetwork.org/

Coping with Cancer Magazine
615-790-2400
Copingmag@aol.com
www.copingmag.com/

Leukemia Society of America
1-800-955-4LSA
www.leukemia.org

National Brain Tumor Foundation
1-800-934-CURE
www.braintumor.org

第46章
高齢者の特別なニーズ
Special Needs of the Older Adult

Carolyn Glogoski
Michael W.K. Chan

(浅海奈津美　訳)

キーワード

虚弱高齢者
老年分野の専門家
老年学者

高齢者
前期高齢者
後期高齢者

加齢変化
記憶

学習目標

本章を学習することで，学生および臨床家は以下のことが可能になるだろう．
1. 将来の高齢者人口について，人口統計学的な用語で説明できる．
2. 加齢に伴う身体的，認知的変化の典型的パターンを理解できる．
3. 血管性の認知症高齢者の典型的な認知障害を理解できる．
4. 老化への対処として，高齢者がよく用いると思われる問題解決の方法を少なくとも1つ述べることができる．
5. 高齢期における一般的な精神状態を理解できる．
6. 高齢のクライエントを対象とするときに抱きがちな個人的偏見を分析できる．
7. 身体障害を有する高齢者の評価において重要となる遂行領域，遂行技能，クライエント要因，活動パターンを把握できる．
8. 治療の焦点化に関して，背景状況が決断に作用する仕方を説明できる．
9. 新人の作業療法士による評価と治療における焦点化の仕方が，経験のある作業療法士のそれとは異なるかもしれないことを理解できる．
10. 高齢者の学習ニーズと学習方法が，若年層とは異なるかもしれないことを説明できる．

この章の概要

高齢者と作業療法
　高齢者とは誰か
　人口統計学的要因と作業療法への示唆

人生後期の健康
　加齢変化の理論
高齢者に対する固定観念
作業療法プロセス

評価プロセス
作業遂行の分析
　総合評価
　要約

20世紀のアメリカ合衆国における高齢者人口の増加率は，アメリカ合衆国の人口全体の増加率を上回った[54]．1900年から1997年の間に，全米の人口は3倍にしかならなかったにもかかわらず，65歳以上の人々の数は11倍にもなった．高齢者人口の内訳で最も急速に人数が拡大した部分は後期高齢者(80歳以上の人々)の人口で，これはアメリカ合衆国や世界の他の多くの国々の現実である．この高齢者人口の増加率の伸びは前例のない社会現象であり，世界の歴史になかったことである．後期高齢者の増加パターンは，公的政策の立案者にきわめて重大かつ実質的な課題を提起している．この成功物語—より良い教育や栄養，健康状態，保健医療の結果により死亡率が低下したこと—は，作業療法実践に

ケーススタディ：リー（その１）

　リー・カム・ガイ（リー氏）は82歳の引退した中国系レストラン経営者である．彼はすでにアメリカ合衆国に住んでいた親戚の援助を受けて，1968年に中国南部の小さな村からサンフランシスコに移住した（1965年に制定された新移民法では，すでにアメリカ合衆国に親類がいる人は優先的に移民が認められた）[121]．1965年に中国で妻と2人の息子を事故で失った後，彼はアメリカ合衆国で新たなスタートを切ろうと決意したのであった．アメリカ合衆国に来て5年経ち，リー氏は孤独を感じたので，1973年に中国から花嫁をもらう手配をした．メイ・リンはリー氏より14歳年下であった．2人はサンフランシスコの騒々しいチャイナタウンのはずれで，とても伝統的な中国風の暮らしを営み，現在31歳と25歳になる2人の息子をもうけた．
　リー氏は叔父のレストランでウェイターとして働き始め，2回目の結婚から10年後，ついに1軒のレストランを他の2人の友人とともに購入した．作業プロフィールのインタビューでは，自分がいつも2人目の妻と息子たちに対して良き支援者であったこと，そして彼が求めることすべてに対して妻がとても尽くしてくれたことを報告した．
　約4年前，リー氏はいわゆる右側の脳血管障害（CVA）を経験し，その結果，数週間にわたり仕事ができない状態に陥った．この出来事はリー夫妻をかなり狼狽させた．なぜなら，回復するまで長期間にわたり，リー氏がナーシングホームに残る必要があるかもしれないと心配したからである．彼の妻は見るからに細く関節リウマチを患っていて，それらのことが必要な身体介護を提供することを妨げていた．しかし6週間の集中的な作業療法と理学療法の後，リー氏は彼の左半身の運動の随意性をある程度再獲得し，跛行ながらも歩き，日常生活活動（ADL）の遂行においては最小限の身体的補助のみが必要となった．彼は自宅復帰した．退所時に作業療法士は，軽度から中等度の後遺症がクライエント要因，特に認知的な精神機能と，機能的，地域内の移動に影響を及ぼす短期記憶に後遺症があることを報告した．
　発作後の治療経過中において，自分たちが地域の中国系高齢者センターで活発に活動するようになったとリー氏から報告があった．リー氏は次第に夫人に対してきつい要求をするようになり，センターでは他の女性たちにひどくちょっかいを出すようになった．これらの行動は，リー夫人が前よりも家の管理を仕切るようになるとともにひどくなった．彼女の心配の中心は，夫の浮ついた行動が不義とヒト免疫不全ウイルス（HIV）への感染をもたらすということであった．主要な物の購入決定，家の外観の保全，車のメンテナンスといった伝統的な性別役割の喪失は，頻繁な言い争いやリー氏による攻撃的行為の原因となった．リー夫人は，実際に彼女の健康と安全がリー氏の行動によってどうにかなってしまうことを恐れていた．リー氏は，彼女の説明によると，彼女の心配には全く気がつかず，彼女が実は他の男たちと浮気していると責め始めていた．なぜなら彼女は親密な関わりをもつことに興味を失い，家の用事のためにしばしば外出していたからである．治療中の2年以上にわたりリー氏は，軽い精神的混乱や物を探し出すことの困難，貧しい判断，自己チェックの不足，貧しい自己洞察，そして時々漸増する左側の片麻痺など数多くの出来事を経験した．白内障も進行したが手術することを拒否し，この「見ることのちょっとした問題」はそのうち自然に解決するだろうと信じた．最終の入院以来，重度の難聴になった．
　最近，状態の悪化と精神的混乱が生じたため，リー氏は救命救急室で一時的入院を余儀なくされた．救命救急室の医師の指示による核磁気共鳴画像法（MRI）の検査によって，後大脳動脈に，いくつかの小梗塞とまだ新しい中程度の梗塞があることが明らかになった．
　退院に際して在宅ケアの処方が出された．退院時，リー氏は動的立位バランスが不安定で，耐久力も乏しく，片麻痺のために左上下肢を使うことも頼りにならなかった．その後，キャスターつき歩行器が処方された．中程度の課題遂行障害，軽度の集中力低下，進行性の短期記憶障害（例：約束や重要な最近の出来事，友人の名前を忘れたり，同じ質問を繰り返す）といった認知障害もあった．妻は，彼が前よりさらに言い争ったりきつく要求したり疑ったりするようになったととらえていた．リー夫人は，リー氏が任せてしまうことを拒否した銀行関係以外のすべての生活関連活動（IADL）を仕切っていた．銀行に関しては，金銭管理をする間かたわらに立ち，また彼を銀行に連れていった．現在のリー氏は，整容については最小限の身体的補助のみで，またシャワー浴や排泄，歩行については最小限の言語的指示と中程度の身体的補助を必要としている．

> リー氏の目標は，とりわけ家の外で，補助具を使わない移動能力の自立度を上げることである．長期目標は車の運転の再開で，それができれば地域にある仏教寺院の礼拝に参加できる．もう1つ，より早期の目標は，その家の主人，「一家の大黒柱」としての役割の回復である．3番目の目標は，高齢者センターに戻ることで，そうなればカードゲームを友人とともに楽しむことができる．自分が体験している障害についての彼の洞察力には限界がある．自宅でリー夫人1人が彼の面倒を見ることはもう難しいと息子たちは考えており，一家の財政管理について調べ，彼を介護施設に預けることを真剣に検討している．そのことを彼は把握しているようには見えない．
>
> **理解を深めるための質問**
> 1. 加齢に伴う変化をもつこの高齢者の事例に対して，多様な因子に対処する際，作業療法士が考慮しなければならないことには何があるか？
> 2. 何を作業療法評価と治療プロセスの主たる焦点にすべきか？
> 3. この症例にとって，最も直接関連する背景状況の状態は何か？　また，さらなる探索と修正が必要な背景状況の状態は何か？
> 4. 最も優先順位の高い活動遂行のパターンは何か？

明らかな影響をもたらすものである．我々の使命は，多くの困難があるとはいえ，後期高齢者を含めた高齢者の作業遂行を推進することである．

急速に拡大した高齢者人口の成員は多様で複雑なニーズを有しており，これにはとても大きな社会的責任が伴っている．高齢者が利用する保健医療福祉の資源は，相当大きな割合を占める．どうすれば作業療法は，この新しい社会現象とそれが保健医療福祉に与える衝撃に応じることができるだろうか．この章の目的は，作業療法士が，複雑に絡み合うことの多い高齢者のニーズについて理解し対応することを助けることにある．超高齢者（oldest-old）と**虚弱高齢者**（frail elders）（65歳以上の，明らかな身体的，認知的な健康問題を抱えた人）[54]は，しばしば多くの健康問題を抱えたり，複雑にか絡み合った複数の症状を示したりするので，いくつかの作業遂行領域において遂行機能障害が生じる．

作業療法は，高齢者が日常的活動に参加することを継続または再開することを助けたり，可能であれば代償したり，必要性が生じた際には新たな作業を開発することを援助する．このアプローチが探求するものは，高齢者が直接関わる適切な背景状況内で選択した作業領域に満足できるレベルの参加を達成するよう援助することで，高齢者の生活の質を保ち，より良い健康状態を育むことである[4]．高齢者に上質のケアを提供することは，今後10年以上にわたり，作業療法士にとって，最も得ることが多く挑戦しがいもある実践分野の1つになるであろう．

高齢者を主な対象とする作業療法士は**老年分野の専門家**（geriatric specialist）と呼ばれるであろう．また，多くが**老年学者**（gerontologist）（老年学についてさらに学習を深めれば）と見なされる．高齢者を対象とする作業療法士も老年学を学ぶ学生も，自分たちの治療的概念枠組みを築くに当たっては，関連する事項の概念枠組みと実践の概念モデルを明らかにしなくてはならない[57]．発達学的概念枠組みは，老年分野の臨床の基礎に据えられるべきである．老年分野を専門とする作業療法士は身体的，認知的，心理的，社会的領域における高齢者の正常な成熟過程の破綻に重点を置く．治療の目標は，希望する作業遂行および遂行技能の回復である．回復が可能でない場合，作業療法士は，作業遂行を妨げ，また基盤となっている多様なクライエント要因を利用して，高齢者が病理学的状態に適応することを助ける．正常な人間発達ならびに，ライフコースや年齢相応の人生役割，生活状況，そして作業に関係のある発達課題などの概念の理解は，この領域で働く作業療法士にとっては基礎必須科目である．覚えておかなければならない重要なことは，人生全体を通じた発達は明らかな序列的段階を踏んで生じるわけではない，むしろダイナミックで螺旋的な過程をたどるということである．ライフコースという点では，人生における社会的な歩みの道のりや，その中の出来事がもたらした結果，変遷，高齢者が生活の中で独自に編みなしたタペストリーの結果としての社会的役割が強調される．この唯一無二のタペストリーは，この年齢層を形成する人々の素晴らしい多様性と豊かさを説明するものである．

老年分野における作業療法実践のクリニカルリーズニング（clinical reasoning）がこの章の焦点である．本章の最初の節ではリー氏の事例を通して，クリニカルリーズニングを相互作用過程[97]として描き出す．第2節では，高齢者について，年齢に関する人口統計や加齢に伴う健康状態の変化，病理学的な状態，心理的適応の情報を提供する．これについて述べる目的は，診断学的（diagnostic）クリニカルリーズニング[89]および手続き的（procedural）クリニカルリーズニング[33]に向けて読者に準備させることにある．作業療法士は，治療的関係を深めるために高齢者の個人的な物語を導き出すことや，物語的（narrative）クリニカルリーズニング[73]を用いることが奨励される．読者が高齢者に対するサービス提供の実践における現実をより良く理解するために，実用的（pragmatic）クリニカルリーズニング[98]が強調される．この章の目標は，初心者も熟練者も含めてすべての作業療法士が，高齢者に働きかけることの複雑さをより良く認識することを助けることにある．読者が視野を広げ，高齢者の身体的，認知的，心理的，そして作業遂行のニーズに取り組むために，より良きクリニカルリーズニングや多元的な治療アプローチを用いることが望まれる．

■高齢者と作業療法

今後数十年に及ぶ高齢者人口の増加は，先例がない結果を私たちの社会全体—政治や経済，家族生活，そして健康産業や人間サービス産業—にもたらすだろうといわれている．高齢者の人口増加は21世紀の作業療法の実践を変化させると考えられるので，この年齢層についていかに分類し考えるかということについて良く理解しておくことは有益である．

高齢者とは誰か

年齢または誕生からの時間は，高齢者人口を分類する1つの方法である．比較目的では，**高齢者**（older adult）という用語は55歳以上の人と定義される（労働力に関するデータ収集）[54]．しかし典型的には，65歳以上の人が高齢者と考えられている．この層はさらに65歳から74歳までの人で構成される**前期高齢者**（young-old）と，80歳以上の人で構成される**後期高齢者**（old-old）に分けられる．作業療法臨床に直接的，間接的に影響する高年齢層についての関心事には以下の事柄が含まれる．

- 平均寿命の延長と，不健康状態や疾患を抱えつつ長く生きる高齢者数の増加．
- 性別，収入，施設入所，住居形態に関連する人口統計．
- 高年齢層の中での多様性の増加．
- 慢性疾患の高い有病率．
- 日常生活活動（ADL）や生活関連活動（IADL），あるいはその他の領域の作業を遂行するに当たっての数多くの制限．
- 認知障害の高い発病率．
- 加齢に伴う変化と背景状況の特徴が混ざり合った心理社会的な問題．
- 保健医療サービスに対する大きな需要．
- ケア施設やその代わりとなる援助つき住宅に対するより多くの需要．
- 社会的支援の必要性．
- 保健医療にかかる経費の高額化．
- 公的基金の需要の増大．
- 医療にかかる出費についての自己負担の増大．
- 加齢変化や多様な臨床的状態，たくさんの薬剤，そして背景状況や役割の多くの変化の相互作用がもたらす複雑な臨床像．

人口統計学的要因と作業療法への示唆

今後30年，高齢者の数は増加し続ける．現在のところ，高齢者層は全米の総人口の13％弱を占めているが，2030年には20％に達する見込みである[31,54,113]．現在，高齢者は国の保健医療費の3分の1以上を使い，病院滞在者の1/3以上を占め，保健医療への個人的支出については総額で65歳未満の者の3倍以上を消費している．驚くべきことに，医療への支出額は75歳から79歳までの年齢群で頂点に達し，その後は後期高齢になって死の直前に著しく支出が増えるまで減少する[81]．

後期高齢者の女性は男性よりも多い．後期高齢者の女性の典型例は特に85歳以上の場合，未亡人，1人暮らし，低所得というものである[109]．高齢者の多く，特に子どもがいないか子どもに会えない女性は，80歳以上になると援助サービスや施設入所が必要になりがちである．平均してみると，高齢者の

うち白人でない者は特に，他のどのような成人の群よりも年収が低い．しかし，高齢の男性は，既婚であるか，妻を失った場合には再婚し，それらの割合は女性の倍である．晩年の生活において結婚しているか，家族と同居しているということは，高い世帯収入，ADL への援助，社会的支援，施設入所のリスクの低減と関連する．近代化と都市化は，とりわけ先進的アジア諸国において，伝統的家族構成（典型的には大家族世帯であるという文化）に変化をもたらし始めているようである[123]．最も先進的な国々の高齢者は，経済的に可能であれば，支援を提供する家族と密接な連絡をとりながらも，独立した住居を構えることを選択する傾向にある[39]．

高齢者層の住居形態のニーズは，21 世紀初頭の20 年から 30 年の間に変化することが予測される．現在のベビーブーマーたちの親は，家族の近くに住み，とても老いた時には子どもから援助を受けるという傾向にある[32, 47]．しかし，ベビーブーマー世代が後期高齢者の年齢に達した場合には，もっと個別性の高いケアサービスを求めたり，必要としたりするかもしれない．彼らは政治力を行使し，社会的サービスを求め，独立を選択するであろう．家で自立的に暮らすことを助けてくれる援助つき住宅や住環境の調整を求めるようにもなる[17]．施設入所が現実的な選択肢ではなくなるともいわれている[54]．

高齢者の施設入所は，5%に安定して留まっている[54]．人生のいかなる時点においても，比較的少数の高齢者しか施設では暮らさない．しかし，65 歳に達した者の 25～30%は，死ぬ前にいくらかの期間を施設で過ごすことになろう．ケアつき住宅，とりわけ医療つきの住宅の利用が増えている．後期高齢者に対しては，施設入所による長期ケアと在宅ケアの混合への移行が見られる．

高齢者層は人種的，民族的に多様化しつつあり，文化的側面を熟知した作業療法士や保健医療専門職とサービス機関が必要とされている．アメリカ合衆国統計局による 1998 年のデータによると，65 歳以上に占める少数民族の割合は 15.7%である[110]．アラスカ先住民族やアメリカインディアンが最少グループで，アジア系やヒスパニックがそれに続く．アフリカ系アメリカ人が最も大きな部分を占める．2030 年までに，少数民族の人種や民族に属する高齢者の数は 2 倍になると予測されている．将来の作業療法サービスの消費者は，治療を提供する作業療法実践者とは違う民族である可能性が増大する．人種的，民族的に少数民族に属する高齢者は，白人に比べ貧困率が高い[111]．貧困はしばしば，作業療法を含めた上質の保健医療を得ることの障壁になる．

以下の因子は，高齢者層の多様性を認めることと直結するものである．

・高齢者は，多種多様な人生経験や背景状況を抱えており，1 人ひとりが異なっている．
・ある高齢者が，どれだけ 1 つの民族グループに属しその文化的伝統を担っているか（文化変容）は，非常に変動しやすい．
・特定の年齢の時期に生じた歴史的出来事は，高齢者の人生に強い影響力をもつ[121]．

特定の民族グループに属する高齢者は，同じ民族グループの他の同世代（共有集団）と似た経験を分かち合うかもしれないが，同じ民族でも 10 歳年下か年上の人たちとは大きく異なる．これらの因子への感受性は，高齢者が経験したかもしれない差別のタイプや，歴史や人種，民族というものが，健康についての信念，価値観，病気になった時の行動，自己像，保健医療提供者への信頼や期待の程度にいかに影響するかということについて，作業療法士が理解することを助けてくれる[119]．高齢者は常に，かけがえのない価値ある個人，すなわち特別な「人生の物語」および共有すべき一連の作業の配列を有する人物であると見なされるべきである．自分とは異なる文化や宗教をもつ高齢者を対象に働く臨床家のためのウェブ上の資料として，Bonnie Napier-Tibere（PhD, OTR/L）と共同出資者である Stanford Geriatric Education Center および On-Lok Senior Health が開発した Diversity, Healing and Health Care（www.gasi.org/diversity）がある．この有益な資料は保健医療専門職に，特定集団が共有するライフイベント，宗教的信条，治癒行為について，情報や筋書き，役に立つ説明を提供してくれる．

人生後期の健康

公衆衛生や生活水準，医療，技術，保健医療の利用方法の進歩は，寿命の延長に貢献してきた．この長寿の対価は，主に後期高齢者における慢性疾患の高い発病率とそれに伴う日常的活動の制限であった[112]．慢性疾患がもたらす機能的制限は年齢に伴

ケーススタディ：リー（その2）

文化的，身体的，社会的，個人的，世俗的なリー氏の背景状況[4]を，アメリカ合衆国に住む他の高齢者との比較においてざっととらえるために，作業療法実践の枠組みを用いる．リー氏は83歳で，後期高齢者の群に属する．彼には，前節で検討した後期高齢者を表す特徴の多くが当てはまる．83歳の中国系アメリカ人である彼は，性別および民族的出自の統計ではマイノリティに属する．高齢者についてのそのほかの人口統計学的因子に一致する点は，（1）再婚している，（2）妻と同居している，（3）子どもたちは近くに住み彼の日常生活に関与している，（4）日常生活活動に対し援助がある，（5）医療保険制度をかなり利用している，（6）子どもに依存しないで暮らすだけの収入がある，（7）施設入所のリスクが最近まで低かった，である．性別役割について彼の考え方は非常に伝統的で，それは民族的出自や世代，移民した時期が共通する他の人たちと同じである．家庭を営むためには，自己抑制できることや男が独立性をもつこと，意思決定することといった，家長的で伝統的な家族体系に，彼は価値を置いている．しかし，医学的治療についてはある程度異文化を取り込んでおり，西洋医学のほうを，より伝統的な健康への治療よりも好んでいる．

い増加する．65歳以上の人の1/3以上が，毎日の生活に何らかの制限をもたらす慢性疾患があるとしているが，その制限が主要な活動に影響するという報告は10%しかない．人生後期に報告される4大慢性疾患は，関節炎，心疾患，聴覚障害，整形外科的疾患である．後期高齢者の3/4の人に1つ，半数以上の人に2つかそれより多くの障害状態が認められる．ADLに関しては，後期高齢者は前期高齢者の2倍の問題を抱える．後期高齢者の40%にはIADL上の問題もある[112]．一般に，高齢者は慢性疾患があるにもかかわらず，人生の終焉に近づくまで適応し，機能を維持することができる．ある研究者らによると，神経精神学的疾患が主要な割合を占め，さらに増加するにもかかわらず，将来推計では非常に過少評価されているとしている[77,78]．

加齢変化の理論

加齢変化のプロセスは複雑で不可避であり，進行性疾患の有病率の増加といくつもの生体システムの生理学的低下を伴う．研究者たちは，どこまでが正常な老化の範囲なのかを問題にする．ほとんどの生物学的理論は大雑把に2つの仮説に分けられる[18,32,76]．ある研究者たちによれば，老化とは，細胞の死をもたらすさまざまなメカニズムの引き金を引くマスタープランがあらかじめプログラムされている遺伝子の結果である[44,106]．別の理論家たちによると，老化とは細胞損傷が蓄積された結果である．遺伝物質に対するフリーラジカル（free-radical：遊離基）による損傷や細胞成分の損傷を伴

う多くの偶発的出来事が発生するのである[26,82,83]．免疫機構の機能不全が細胞損傷や細胞死をもたらすかもしれない[10,115]．専門家の多くは，加齢変化の病理が，プログラムされた遺伝的変化と偶発的出来事の両方から成り立つと考えている[93]．この加齢変化の病理のいくらかについては，環境やライフスタイルの変化によって和らげることができる．

クライエント要因における加齢に伴う身体変化

加齢変化，特に臓器システムの変化は多様である．遺伝的要素はその原因の一端を担うが，他にも，進行性疾患，環境因子（例：環境の中の毒素，貧困），生活習慣行動（例：喫煙，運動不足，栄養不良）といった変化や修正が可能な要素がある．食事制限モデルは，食事制限（カロリー制限）が寿命に作用し，代謝率の低下が命を延ばすことを示唆している．この代謝総量の低減によって，命を延ばし骨喪失とフリーラジカルの生産を調節することができる[18]．生体システムの変化に適応する能力と，それらの変化が日常活動に及ぼす影響は，高齢者の認知的状態，情緒的状態，社会的支援体制，基礎的な生理学的状態（例：クライエント要因と背景状況）によって決まる．以下の段落では，作業遂行領域に影響を及ぼす機能的変化について述べるが，変化の程度や機能への影響は個々の高齢者によって非常に幅があるということを忘れてはならない[32,66,70]．

感覚低下，特に視覚と聴覚の低下は多くに見られる．その結果，安全性や自己像，対人関係，生活の質（QOL）などについて問題が生じることがあ

作業療法実践ノート

> いずれの治療場面においても，高齢者の評価や治療を行う前には，視覚と聴覚に対する観察その他の短い評価やスクリーニングをすることは，常に推奨される．

る[46,96]．高齢者に補聴器や眼鏡の使用状況を尋ねたほうがよい．視力障害には，薄暗いところでの視覚的鋭敏さの低下や，焦点を定める順応スピードの低下，老視（遠視），色の弁別力の低下，白内障（まぶしく感じることと目のかすみ），加齢黄斑変性症などがある[79]．これらの変化は車の運転，余暇活動，機能的移動や地域内移動，さまざまな他のIADLやADLといった遂行領域に負の影響を及ぼす．

聴覚的識別能力は，特に高周波や周囲の雑音が大きい中で言葉を識別する際に低下する．聴覚障害の原因には，伝導力の低下（耳垢詰まり，耳小骨の石灰化，骨の転位），突発性難聴（蝸牛や聴覚神経の損傷），老人性難聴（蝸牛損傷や聴覚伝導路の衰え）などがある．聴覚障害はいくつもの遂行技能に影響し，環境と交わったり，他の人たちと効率よくコミュニケーションをとる能力に負の影響を与える．このことは社会的孤立，抑うつ，無力感，こだわり思考，認知力低下をもたらす恐れがある．

老廃物を濾過する腎機能の低下は，薬物毒性への閾値を低下させる[32,118]．肥満，高い体脂肪率，脱水は，いずれも高齢者の体内における薬物分布を変化させ，薬物の高い血中濃度と過剰効果を導く．作業療法士は高齢者の薬物毒性に対する高い危険性に注意を払い，主治医か看護師に留意してもらうようこの情報を与えるべきである．

肺は弾力性とガス交換の能率が低下し，横隔膜と肋間筋が弱くなるため，呼吸の働きがより困難になる．労作時における心臓血管の容量減退は，激しい活動の耐久性に影響する[32,66]．これらの変化が，正常な老化なのか，潜在する疾患による身体的不調なのか，薬の副作用なのかの見極めが，時に難しいことがある[20]．適切に計画された運動と訓練プログラムは，最強度でなければ，QOLと機能的自立に好影響を与える．生物学的老化と疾患と高齢者のライフスタイルにおける機能的変化は，体力，柔軟性，姿勢，歩行，痛みの強さに影響する[70]．年をとるに従い，より多くの架橋（cross linkage）が生じ，コラーゲンとして知られる主たる支持蛋白質に変化をもたらす．筋肉，皮膚，腱はコラーゲンの変化により，また動作や活動の減少のために，柔軟性を失う．高齢者は，骨密度と筋量の多様な減少，筋力の低下，関節柔軟性の低下を経験し，これらは運動性や移動性を妨げることになる．皮膚統合性は弾力性の低下によって傷つけられ，しわや薄い皮膚をもたらし，皮膚の破損，裂傷，感染のリスクを増加させる．機能的関節可動域（ROM）と徒手筋力検査によるスクリーニング，簡単な皮膚統合性のチェックをすることが望ましい．

脳病理における中枢神経系（CNS）の変化には，脳の選択的部位におけるニューロンの減少，樹状突起数の減少，アミロイド沈着数の増加，老人斑の増加，神経原線維性変化，特定の神経伝達物質のレベル低下などがあるが，それらは剖検や放射線スキャンによって明らかにされてきた．健康な高齢者におけるこれらの中枢神経系変化についてはよくわかっていない．なぜなら，これらの変化は認知症のクライエントで多く認められるからである．全般的な反応時間の低下は多くに見られる．緩やかな身体感覚の変化が身体の受容器，嗅覚，味覚，前庭神経系に生じる．これらは感覚閾値に影響し，食中毒や熱および機械的な外傷，転倒のリスクを増加させる．高齢者に，これらの領域での変化に気づいたかどうかを尋ねることは賢明といえる．消化器系と免疫系には加齢に伴う変化はほとんどみられない．

クライエント要因における加齢に伴う認知的変化

精神機能のクライエント要因である認知能力の変化は，しばしば能力の発揮に影響する．なぜならば情報処理と問題解決は，ADLの安全管理と自立にとても大きな関わりがあるからである．実際の認知力低下はQOLに対する最大の脅威となり得る．そしてこの脅威は身体機能，特に感覚も同様に損なわれた時に倍加する[64]．認知的変化の多くは，治療し得る一時的な，あるいは管理可能な医学的問題に関係している．高齢者を対象とする場合に考慮すべき重要な点は，薬物の副作用，アルコールや処方以外の薬物使用，視覚と聴覚の障害，栄養不良，ストレス，睡眠障害，抑うつ，糖尿病や高コレステロール症，高血圧といった疾患である．これらの状態は機

ケーススタディ：リー（その3）

> リー氏は，他の多くの高齢者と同じように，感覚というクライエント要因について，加齢に伴う身体的変化を体験していた．彼は難聴になり，そのことが，コミュニケーションや情報交換，あるいは妻や息子やリー氏のつき合いの輪の中にいる他の人々との交わりにおける遂行技能の妨げとなっている．結婚生活でずっと続いているストレスや，妻への疑念，夫としての役割にも，難聴が災いしているのかもしれない．彼は妻に関する疑念に関連したいくつかの非常に重要な習慣を築いた．精神機能低下と相互関係にあるクライエント要因（次節参照）は，リー氏が体験する身体的変化の結果を，より複雑にしている．認知的変化や，白内障による視覚的鋭敏さの低下，左半側の弱さ，加齢による筋肉量および柔軟性の減退がもたらすバランス不良の結果，特に機能的，地域的な移動性という遂行領域において，リー氏は転倒やその他の安全への脅威に対し，高いリスクを抱えている．

能低下の前兆ともなる[27]．認知力低下は，新たな医学的状態が出現するごとに，より重大な問題となる．

作業療法士は，リハビリテーションからの恩恵をどれだけ受けられるかというクライエントの能力が認知的な力量によって影響されることを知っている．認知的な老化についてのより詳細な議論を他の文献で読むことができる[63, 64, 67]．精神機能としての認知能力については，第25章でも述べられている．加齢に伴う差異は，健康な高齢者のほとんどすべての認知的側面において生じる．しかしこの差異は通常は小さく，より時間をかけた大規模なデータ分析が求められている．加齢に伴う認知能力の変化は不快なことではあるが，通常は障害をもたらすものではない．加齢に伴う認知能力の変化は通常，ADLとIADLに深刻な影響があることを意味していない[64, 80]．研究者によると，高齢者の認知的処理の能率は悪く，特にワーキングメモリーでは，情報処理と反応時間が壮年や若い成人よりも1.5倍遅いことがわかっている[51]．一般的に高齢者は，努力と訓練によって，若い人たちと同様の正確さで細かいことを覚えることができる．

記憶力の低下は多くの高齢者の関心事である．**記憶**は，情報の保持，貯蔵，検索からなる．記憶は受信しコード化する初期段階において感覚知覚的な手がかり合図への適切な注意が要求される[65, 104]．ワーキングメモリー——短期記憶の1つの構成要素——については年齢差があることがわかっている．高齢者は，自動的な処理（例：遂行した活動のやり方を覚える）よりも，複雑に計画された処理（例：後の課題のための情報を覚えようとしながら同時に認知的課題を遂行する）において，機能の低さを示している[51, 104]．また課題と無関係な思考を抑制する能力の低下も見られる[65]．年齢に伴う能力不足は，二次的（貯蔵）記憶レベルの中からの情報検索という，情報の想起の部分で見出されている．そしてこの能力不足は年齢とともに悪化する[25, 63, 64]．しかし，日常的に必要な機能としての記憶力に，加齢に伴う差異や変化が及ぼす全般的影響は最小限に留まる．多くの健康な高齢者は処理能力の低下を，関連性のある背景状況の利用や，環境的手がかりを目標にすること，環境的サポートの準備，念入りなリハーサル，個人的な交際に基づく新たな技能の獲得などによって，代償することができる．加齢に伴う影響のもう1つの領域は，検索されるべき最近のエピソード記憶の障害である．リハビリテーションサービスはしばしば，高齢者がこのタイプの情報を使うことを期待する．これらのエピソード記憶である技能を，無意識的な，長期記憶の貯蔵庫の中にある手続き記憶の一部になるまで，身につけることが重要である[64]．

認知障害（特に記憶力）が人づき合いを妨げ，日常要する機能を減弱させ，QOLに影響を及ぼす場合には，その原因究明がなされるべきである．なぜならそれらの多くは治療可能性があるからである．軽度の記憶障害は相当数の高齢者に見られる．精神疾患の診断・統計マニュアル新訂版（DSM-IV-TR）[5]には，加齢に伴う認知的変化の分類として，「加齢に伴う認知力低下」または加齢に伴う記憶障害（age-associated memory impairment：AAMI），高齢者の90％が影響される正常な老化の一部，が含まれている[64]．これは精神障害ではない．これらの認知的変化の診断基準には，高齢者が心配するのに十分な記憶力の低下はあるが，認知症

に見られるような，正常な年齢相応の機能を逸脱するものではないという内容が含まれている．心理測定テストの結果をクライエントと同年齢の人と比較した際に，衰えが正常な範囲内になければならない．Levyによれば，高齢者は疲労やストレス，体調不良，悩み事があると，思考や想起が緩慢になり，情報に留意したり組織化したりすることが難しくなり，名前や物品の設置場所，複数の動作を要求される課題といった情報の想起に困難が生じる[64]．

標準偏差による正常範囲を逸脱してテストの得点が低い記憶障害は，明らかに深刻な近時記憶の空白を伴い，それが持続的で仕事と社会的活動（ADLではない）を妨げ始めた場合に，軽度認知障害（mild cognitive impairment；MCI）と呼ばれる[5,84]．認知症の徴候の出現は7年前までさかのぼることができるかもしれないが，MCIを有する者の50％が3年以内に認知症になる[64,84]．認知障害が重度化し，日常機能に影響を及ぼし，特にADLの依存という結果がもたらされる著明な衰えとなった場合は，認知症という診断名がつけられる．

高齢者であるクライエントを対象とする作業療法士は，さまざまな程度の認知力低下に遭遇する．最も重要なことは，作業療法士が認知障害をスクリーニングし，治療アプローチを計画したり治療を継続したりする際には，認知能力を重大な因子と考えているということである．Levy[64]によると，作業療法士は，治療中に非公式的に定期的な精神機能評価を行い，また初期評価時やその後一定期間ごとに正式なスクリーニングを行うことで，認知力低下の早期発見とモニタリングに重要な貢献をすることができる．Mini Mental Status Exam[34]などの評価は，年齢や所属文化，教育水準によって得点が調整されれば，スクリーニングの道具として役に立つ[1]．Functional Activities Questionnaire（FAQ）[85]などの評価は，IADLにおける機能的能力を評価し，より重度の認知障害をもつ高齢者をMCIがある人から識別するためにするのに使用されてきた[1,108]．

［病的な精神状態］

病的な，または病気に関連した状態が高齢者に生じるが，それは正常な老化とはいえない．アルツハイマー型の認知症は，緩やかに発症し，進行性である変性疾患の経過をたどり，短期記憶障害（特に最近の出来事），IADLとADLの顕著な低下，高齢者では加齢に従い発現頻度が増す機能低下の認識欠如を有する（アルツハイマー病についての議論は第35章を参照）．ここで記すべきことは，アルツハイマー型の認知症は，認知的老化が増進したものではないということである[64]．後期高齢期に到達する高齢者の数の増加に伴い，作業療法士は，多くの認知症やその他の認知過程に著明な障害をもつ高齢者であるクライエントに出会うことになる．突発的に出現した認知的変化は，脳卒中などの医学的状態によるものであろう．急激な変化はしばしば，せん妄，急性の医学的状態，医学的治療を必要とする毒物事故によってもたらされる．作業療法士は認知力低下を明確に理解する学習をしなくてはならない．クライエントに対する訓練プログラムはAAMIを元に戻すよう計画され得る．障害が重度であるケースの場合，作業療法士はクライエントと家族が遂行の背景状況を管理できるよう助け，情報処理の重い障害を介護者が代償するよう訓練することができる．これらの治療によってクライエントは，より制限の少ない環境により長くいることができ，より良いQOLをもつことができるかもしれない[69]．

リー氏には，特に最近のエピソードについて，顕著な進行性の短期記憶がある．彼は注意を向けること，集中すること，物を見つけることに困難がある．入院担当の作業療法士によると，彼はまた，判断力の低下，自己モニタリングの不足，洞察力の低下も呈している．これらの不足の多くは実行機能の障害を意味する．彼は，自分の社会的，作業的な役割における重要な変化を経験し続けている．確かに，今後の評価の結果によっては，MCIか，脳血管性もしくはアルツハイマー型の認知症が考慮されるべきであろう．

心理的適応

新しいモデルは，サクセスフル・エイジング（幸福な老い）の条件として，病気と障害の回避，高い認知機能と身体機能の維持，生活への参加という，3つの要素があることを前提にしている[92]．多くの人々はうまく適応し，人生の後期に生じる多くの変化に対処する．人生後期の肯定的側面には，孫との特別な関係，個人の関心を追求する自由時間の増大，知恵と人生経験への敬意などがある．研究者と臨床家は高齢者を，絶え間ない成長や，行動，休

養，受容，必要な際の優先事項の再検討によって，制限への対処や困難な状況の克服をすることができる，先見性のある個人と見なしている[94]．

高齢者のストレス要因は次のように分類される．(1) 家族，友人の死や定年退職後の自己同一性の喪失といった大きなストレス要因，(2) 経済的制限，身体能力の低下といった持続的なストレス要因，(3) 激しいけんかや時たま生じる口論といった，日常的ないざこざ．持続的なストレス要因はうつ病の高い発生率と関連し，日常的なストレス要因の増大は，高齢期に不健康と報告される状態を予測させる[56, 116]．RuthとColemanが行った文献研究[94]によると，高齢者の多くは，人生後期に遭遇した人生上の出来事を，それ以前に経験した出来事よりもストレスが高いとは評価していない．先行する人生上の出来事のストレスは，漸増的な負の影響をもたないようである．高齢者の多くは個人的，社会的資源をストレスへの対処に生かすことができるようである．興味深いことに，彼らがとる対処の方法（例：昇華，抑圧，ユーモア）は，若年層が用いる方法よりもよく成功する[24]．

高齢者は，自分を他のあまりうまくいっていない高齢者よりもましだと見なしたり，現実的には達成できそうもない目標の優先順位を変化させたり，失敗を自分以外のもののせいにしたりといった対処方法を用いる[29, 45]．高齢者は概して，より肯定的な方法を用いて病の脅威に対処する[53, 90]．体験するQOLと健康状態は，感情管理に従事する能力―気分を調整すること，先を読んで行動しようとすること，感情変化に影響を与える自己管理の方法を用いること―と結びついている．これらの方法は，個人の社会的領域においてとりわけ役に立つ[19, 59]．概して，高齢者は年をとるに従って怒りを覚えることが少なくなる[41, 71, 74]．この減退は，状況に変化を起こす必要性が少なくなったり，二次的なコントロールの受容，重要な人間関係において緊張を避ける傾向と一致する．老化への肯定的適応は，否定的な感情を効果的に調整する能力と，環境よりも自己を規制する能力によってもたらされると思われる[72]．

高齢者の相対的な対処能力を評価する作業療法士は，クライエントの情緒的安定と情報処理技能が，クライエントの要求や力量に見合ったものであるのかどうかを考えなければならない．問題解決技能は4つの要素に影響されると思われる．最初の要素は，以下のような先行要件である．

・健康（客観的なものと主観的なものの両方）
・基本的な認知能力
・柔軟であるか頑固であるかといった個人的特性

2番目の要素は，問題に対するクライエントのアプローチとその問題の性質である．クライエントは積極的，それとも受動的な個人アプローチをとるのか．クライエントは問題と解決策をはっきりと知っているのか．問題そのものは十分に構造化されているのか，構造化は不十分なのか．問題解決に影響を与える3番目の要素は，背景状況的な需要の存在である．社会文化的環境や物理的環境は豊かで支持的であろうか．4番目の要素は，問題が解決された時に個人が満足感と健康であることの感覚を覚えるかどうかに関連がある[117]．

先行要件が最高とは言えなかったり（例：認知力低下，回避，高い不安），問題がうまく構造化されていなかったり，環境が資源を欠いていたりすると，高齢者の問題解決には困難が伴う．高齢者が用いる問題解決のためのアプローチとは，多くの場合，すばやく決断し，すみやかな解決や不安の軽減に少しのエネルギーしかいらない解決策を用いるというものである．このタイプの問題解決方法の典型は，情報探索が非常に限られているということで，少しの情報しか使わずに，医学的問題についての個人的で挿話的な知識が重要視される[117]．このよく用いられるアプローチは，ほぼ全てをクライエントの広範な知識と過去の経験に頼っている[103]．クライエントのもつ知識を重要視するということは，新たなデータやより客観的な情報の収集に少ししか注意を払わないということを意味すると思われる．

一般に，病気の脅威によって引き起こされる悩みや不安を軽くするために，高齢者は中年層よりももっと健康問題に注意を払い，健康の関連事項にすばやく反応し，決断も速い[62]．作業療法過程のそれぞれの段階において作業療法士がクライエントと注意深く協働し，臨床の場で作業療法士の信念や意見を熱心に説き，クライエントが健康状態を認識し問題を解決する方法に影響を与える際に，作業療法士はクライエントに敬意を払っているということを示すことができる[120]．作業療法士は，健康状態や健康行動，病気の経験，病気の原因，病気の今後の成

ボックス 46-1　クライエントと臨床家の対話のための重要な質問

1. あなたは，私に伝えたい問題をどのように説明しますか？
2. あなたは何が悪いと思っていますか？　あるいは，何があなたの問題の原因になっていますか？
3. この問題が起こった理由は何だと考えていますか？
4. この問題が始まった時に，その理由は何だと考えていましたか？
5. 病気があなたにもたらしたものは何だと思いますか？　それはどのようにしてですか？
6. あなたは病気をどのくらい悪い（重症だ）と思っていますか？　病気は長引くと思っていますか，それともすぐに良くなると思っていますか？
7. あなたが，治療のために私を訪ねようと決めたのはなぜですか？
8. あなたが良くなるために，私以外の誰かがあなたを助けることができると思いますか？
9. あなたの問題をすっかり解決するためには何が役立つと思いますか？
10. あなたが，治療によって希望する最も重要な結果は何ですか？
11. 医師が知らないことで，あなたがより良いと感じられること，あるいは安堵できることが何かありますか？
12. この問題に対して，誰かがあなたを助けてくれましたか？
    A. その人は，あなたにとって何が悪いと言っていましたか？
    B. その人は，この問題に対してあなたが何をすべきだと言っていましたか？
    C. あなたはそれに賛成しますか？
    D. あなたはそれを試しましたか？
13. 病気によってもたらされた主要な問題は何ですか？
14. これは，あなたの家族にとって問題となっていますか？
15. 病気のことで，あなたが最も心配していることは何ですか？
16. あなたの問題に関して，話してみたい人が他にいますか？
17. 他に話し合ってみたいことが何かありますか？

(Harwood E：Rationale, psychology, philosophy and reason for recreational activities for the frail aged, Aust Nurses J 10 (7)：38, 1981；Kleinman A, Eisenberg L, Good B：Culture, illness, and care, Ann Intern Med 88：251, 1978)

り行き，なし得る治療方法（ボックス46-1）について，高齢者とその介護者がもつ見通しを引き出すことに注意を払うべきである．作業療法士はLEARN（Berlin）の記憶術（ボックス46-2）を用いて，クライエントからの情報に適切に対応することができる．

　虚弱老人の適応技能については十分に知られていない．人は年をとると，知覚されたコントロール力の喪失に対して脆弱になり，「学習された無力感」[102] を身につけてしまうかもしれない．その結果，より病気に影響されやすくなるかもしれない[91]．衝動の抑制，葛藤状況における肯定的価値判断，楽観主義といった直接的な適応方法の使用は，より良い心身の健康状態や自分の健康管理に対する責任感，ストレスによる悪影響の緩和に関連づけられてきた[28, 87, 101]．直接的なコントロールという方法は，人生後期の変化に適応しようとしている多くの高齢者に有効である．時に高齢者は，自分がコントロールできない状況（例：家からの立ち退き，慢性疾患，運転する権利の喪失）に立たされていることを知る．このような場合，高齢者は，これらの状況をより好ましいものにし，内的不協和音を減らす適応

ボックス 46-2　LEARNの記憶術

L（Listen）：思いやりをもって聴き，クライエントの考え方を理解するようにしなさい．
E（Explain）：問題についてのあなたの考え方を説明しなさい．
A（Acknowledge）：相違点と類似点を認め，討議しなさい．
R（Recommend）：治療を勧めなさい．
N（Negotiate）：合意点を話し合いなさい．

(Berlin EA for Stanford University Division of Family Medicine and the South Bay Area Health Education Center, DHHS Grant Number 5-UOI-PE-00053-04 (date unknown))

メカニズムを用いてその恩恵を得る．後期高齢者は，変化を受容し，否定的な出来事に順応し，出来事を肯定的に組み立てることによって，実際には非常によく適応するといってよい．

老年医学の分野で働く作業療法士は，高齢者であるクライエント自身が積極的な問題解決者になれるように彼らと協働すること，課題を再構成してみること，肯定的な結果が生まれる可能性を見出すこと，問題を形づくるに当たっては複数の視点で考えることが奨励される．Clark とその共同研究者は，作業遂行の促進という概念に焦点を合わせた，高齢者による関心の領域や適応の方法を明らかにした[22]．これらの生活分野に根ざした健康老人のライフスタイルの再デザイン化プログラムは，保健医療の費用を減らし，健康増進について成果を上げる結果となった[21]．作業療法士の独特な立場とは，高齢者であるクライエントが，老年期の健康リスクを減らすことを可能にする意味ある習慣行動を，協働によって築き，それによって日常生活を自己管理する尺度をもつことを助けるところにある．作業療法は，危険を冒し，障害物に立ち向かい，自己管理を達成し，自己効力感を高めるという機会を提供する．自己の治療的使用やその他の心理社会的な介入を通して，作業療法士は，クライエントが思考と感情の不協和やとまどいを管理することを促進できる．

[精神障害]

65歳以上の高齢者のおおよそ22％が精神障害の診断基準に合致する[50, 107]．重要なことは，高齢者人口における精神障害の有病率が一定であっても，世界中で高齢になるまで生きながらえる人数が増えるのだから，罹患者数は上昇していくということである[38]．高齢者の精神障害は，次のいずれかの筋書きで発病する．

・人生のより早い時期に発症し，その状態が持続するか再発する．
・すでに有していたが潜伏した状態（例：発達上の問題が未解決である場合などに，以前からある，精神的な病気へのかかりやすさが老年期に悪化）であった病気が発病する．
・人生後期に新たに精神障害が発病する．

老年期には，脳機能の生理学的な変化や脳の病変によって，病理的な精神状態がよく生じる．それよりも頻度は少ないが，変化，喪失，人生の変転への適応能力のなさも原因となり，これらの要因はすでにある状態を悪化させるかもしれない．以前のスト

ケーススタディ：リー（その4）

リー氏は懸命に，自分がコントロールできない状況に対し心理学的に適応しようとしている．その状況とは，身体的あるいは精神的な状態の変化であり，高い価値を置いていた役割や作業（例：夫としての伝統的な役割や，家庭の監督権，日常生活活動では特に地域移動と車の運転）の喪失である．妻による介助の試みに対して，ますます多くの注文や難癖をつけるという仕方で反応している．妻が彼を伴わずに買い物に出かけ，家を留守にすることについてもますます疑い深くなってきた．負の出来事に対する彼の適応能力は限られ，白内障手術のような変化させ得ることに対してもあきらめてしまっている．対処メカニズムは，彼が体験している内的不協和の軽減にはあまり効果がなく，彼は，怒ったり自分以外の物事を非難したりするばかりである．これらの感情が，彼の個人的，社会的な人間関係や，より肯定的なリハビリテーション成果の可能性を脅かす行動となって表れている．

建設的に問題を解決するというリー氏の能力は，いくつかの要素によって妨げられている．1番目は，彼の健康状態が「あまり良くない」から「何とも言えない」の間の状態で，記憶と遂行機能に関わる認知面の著しい障害があり，いくらか融通のきかない個性的な性格を表に出しがちなことである．2番目は，これまで彼は概して問題解決するために積極的なアプローチを用いてきたのだが，今は問題を正確にとらえることが困難で，問題がうまく構造化できず，しばしば解決策は他所からやってくると見なしていることである．3番目は，背景状況に，現実に対するリー氏特有の見方を支えるいくつかの社会的，文化的因子があり，その状況が，進んで介護してくれるパートナーや，適応的な物理的環境とそれに必要な資金とを提供していることである．4番目に，彼自身は大して重要ではないと考えていても，彼の現在の環境や状況にとっての必要性という理由から重要であるととらえられる問題の解決策に，リー氏が納得するのかが不確かなことである．

レスによく適合してこなかったり，同時に生じた複数のストレスによって打ちのめされたり，社会的支援があまりない高齢者は，特に病気にかかりやすい．不安は高齢者に最も一般的な精神障害（11.5％）で，重度認知障害（6.6％；すでに本章で述べたとおり），うつ病（4.4％）が続く[107]．アルコール依存症と人格障害はこれらより少ないが，臨床像をいっそう複雑にするので，関心は高い．

アルコール依存症：

　アルコール依存症は人生後期の隠れた病といわれている．なぜなら多くの飲酒をする高齢者，特に男性は自宅で飲むためである[68,107]．アルコール依存症の症状には，有害物質の影響に対する耐性の増強や，時とともに増える消費量がある．

　高齢者は，肝機能や腎機能の低下，身体の水分含有量や体積の低下によって，以前より少量の消費であっても，アルコールの影響を受けやすくなる．多くの高齢者は薬を飲んでおり，アルコールと薬の利用または乱用は，中毒や毒性の大きな危険につながる．薬物依存は，事故や転倒のリスクの増大，低栄養，不衛生，精神保健上の問題（例：うつ病，譫妄，認知症，精神疾患）の増加，自殺率の増加，疾患リスクの増加（例：肝臓病，癌，循環器系疾患，糖尿病），死亡率の増加を招く．医師は高齢者であるクライエントに飲酒の習慣を定期的に尋ねるということはしないかもしれない．また，もしクライエントが飲酒を隠せば，医師はその深刻さや結果を過少評価するであろう．一般に，飲酒多量とは一週間に12～21ドリンク*と定義される[107]．CAGEの質問紙はアルコール依存症のスクリーニングに役立つ[30]．効果的な介入には，断酒の会（Alcoholics Anonymous：AA）などの自助グループやカウンセリング，心理療法，薬物療法などがある．作業療法士はCAGEの質問紙から質問してもよい．ベビーブーマーが高齢になると高齢者のアルコール依存症が増えると予想されている．その理由は，この年齢集団は，それより前の高齢者集団よりも，アルコール依存症の病歴のある者が多いからである[107]．

うつ病：

　高齢者における大うつ病，すなわちDSMの診断基準による抑うつ気分，活動の興味または喜びの喪失，明らかな体重の減少または増大，睡眠障害，精神運動性の不安興奮や退行，疲労感，無価値感，集中力の喪失，死や自殺の反復的念慮の割合は比較的少なく，約5％かそれ以下である[42]．

　高齢者は，うつ病と診断する際の基準となる心気的徴候を報告したり絶望感を表現することをあまりしない．うつ的徴候があるにもかかわらず，徴候を基にした評価による無症状型のうつ病が，加齢とともに特に女性に増加しているようである．うつ病の徴候や症候群は，在宅高齢者の8～20％に見られる[2,35]．高齢者が最も多く報告する徴候（うつ病に結びつく）は疲労感，早朝の歩行困難，再び眠りにつくことの困難，物忘れの訴えである．これらの訴えは，悲哀感（絶望感，無価値感，死の念慮，死への願望，自殺）をあまり含まないが，このような種類の訴えがあると，高齢者の場合，その後の機能障害や認知障害，心理的苦痛，死亡のリスクが増える[36]．

　自殺は，人生後期のうつ病の最大のリスクである．60～85歳の白人男性は，とりわけ85歳以上で，加療中の病気があるか1人暮らしであると，自殺のリスクが増大する[107]．多くは自殺する1カ月以内に担当医に会っている．心臓病や癌など他の病気の死亡率は，うつ病と結びついている．

　高齢者のうつ病の発生率は，報告が不十分であったり，認識不足があるために，報告されている数よりも高いと思われる[61]．多くの保健医療の提供者は，身体的徴候に注目し，うつ病のスクリーニングをすることなしに，クライエントの訴えを一連の身体的問題と結びつける．人生後期のうつ病のリスク因子には，持続的な不眠症，愛する人との死別後の解決されていない，あるいは対処されていない悲嘆，形態上の神経解剖学的変化（例：側脳室の拡大，皮質萎縮，白質の増加，尾状の縮小，尾状核の血管性病変）がある[107]．

　うつ病は，医療を要する状態に伴い生じた能力障害を重度化させ，リハビリテーションの結果に悪影響を及ぼす．うつ病は認知症の臨床像を複雑化したり，認知症と混同する訴えや徴候を引き起こしたりもする[86]．ADLやIADL，社会参加といった作業遂行の領域に高齢者が従事する際，うつ病は最大の影響を及ぼす．高齢者はうつ状態に対しあまり治療を

---

*1ドリンクは純アルコール量14g，ビール小ビン1本（350ml）に相当する．

求めない．その理由はおそらく，老化についての神話がうつ病は不可避で当然でもあるという誤った考えをつくり出しているからであろう．治療へのその他の障壁には，ケアを受けるための手段の不足や禁欲的であるべきというニーズがある．すべての老年医学の場面にいる作業療法士は，他の保健医療の専門職がしていない場合には，高齢者の抑うつ徴候についてスクリーニングを行うべきである．スクリーニングテストには，Geriatric Depression Scale（GDS）[122]やBeck Depression Inventory（BDI）[7]といったものがある．

うつ病の原因についての理論は数多い．ある理論は，うつ病は生物学的原因によるもので，薬物（毒物）や何かの身体病によって引き起こされると主張する．2つ目の理論は，うつ病とは本来，病気や障害に対するストレスへの反応であると提唱する．うつ病は多くの場合，薬物治療によってうまく治癒させることができる．クライエントは元のレベルの活力を取り戻し，再び人生の喜びを味わうことができる．作業療法は，クライエントが失っていた作業を取り戻し，楽しく健康促進的な習慣を開発し，出来事をとらえ直す方法を学び，非生産的な思考の癖を変え，社会的な接点を開発し，成功体験をすることを助けることができる．

不安障害も高齢者にとてもよく見られるものであるが，これらの状態はさらに注目されていない．不安は通常人生の早い時期に始まり，人生後期に始まることはまれである．最もよくみられるものは，恐怖不安障害である[107]．不安障害は多様な形をとるといわれている．

・反復的，突発的な呼吸障害と胸痛を伴う激しい不安のエピソード（パニック障害）
・知覚された脅威に対する恐怖と不釣り合いな回避（恐怖症）
・慢性的，持続的，過剰な不安（一般的な不安障害）[37]

加齢に伴う不安の生物学的説明には，神経伝達物質の変化，ノルアドレナリンの機能の低下，薬の副作用，病態の不安障害に類似した徴候（心筋梗塞，肺塞栓）などとの関連性がいわれている．特定の不安症候群よりも，心配や「神経の高ぶり」のほうが，高齢者にとっては重要かもしれない．特定の症候群の基準を満たさない不安の徴候があるのは，高齢男性の17％，高齢女性の21％に至ると報告されている[107]．心理学的な視点によると，実際には高齢者は，不安に対する現実的な基盤をもつといわれる[37]．不安がうつ病やその他の精神障害と共存しているのは珍しいことではない[107]．不安は，痛みや安全性，物忘れ，知らないことへの恐れ，財政，介護者などへの気がかりと関連性がある．不安は，注意，記憶，愉快な出来事を楽しむこと，社会的技能，治療プログラムを始めたりやり遂げたりする能力を妨げる場合には，非常に有害であるといえる．

さらに，高齢者についてはあまり研究されていない心的外傷後ストレス障害（post-traumatic stress disorder；PTSD）などの不安障害も，近い将来はより重要になるかもしれない．PTSDはベトナム戦争の退役軍人が年をとり，多くの人々が破局的な出来事にさらされるに従い，重要性が増すと予測される．ベトナム戦争時代の退役軍人は，戦闘にさらされた19年後に，15％の有病率でPTSDを有していたことがわかっている[75, 107]．作業療法士は定期的にクライエントの不安のレベルを評価し，どの不安が機能にどの程度影響しているかを判別すべきである．Le Bargeは軽度認知障害のクライエントのための評価スケールを提示している[60]．

パーソナリティ障害：

パーソナリティ障害（personality disorder；PD）は，クライエントが機能することを阻害し，苦境をもたらすものであり，それは生涯続く，変化のない，全体的な傾向である．特徴は，歪んだ知覚，他の人の反応に対する気づかなさ，不適切な感情的爆発，衝動的行動の制御困難である[5]．PDは人生後期に進行するものではないが，最初は傷つきやすい人という程度であったものが，適応的でなくなった時点で初めて気づかれるということがあるかもしれない[95]．成人を対象にしたすべての実践領域にPDを持つ高齢者は見出され，興味深い問題を呈する．ある種のPDを有するクライエントは，作業療法士の時間と忍耐を最大限要求し，作業療法士の感情の安定性を混乱させるかもしれない．欲求不満や混乱，罪悪感（または特定のクライエントの回避）を感じた作業療法士は，見識のある同僚に相談し，クライエントと作業療法士の関係についての自分の気持ちを整理すべきである．Butinは，性格学的類型の実用的な説明と，作業療法の実践者に向けての有

ケーススタディ：リー（その5）

リー氏は，以前なら楽しめた活動への興味が失せていくことや，怒りやすく疲れやすくなる，朝目を覚すのが難しい，なかなか眠りに戻れない，食欲がわかない，自分を役立たずだと感じるなどの，抑うつ的な症状を体験している．受動的な自殺願望（「死んだほうがましだ」）も，とりたてて計画や手段を示すわけでもなく表す．彼によると，他人は彼よりも幸せであり，自分は生活に満足しておらず，よく退屈し，何か悪いことが降りかかるのではないかと恐れ，人生は空虚であると感じ，新しいことをするよりも家で過ごすほうを好み，何よりも記憶に問題があり，事態は絶望的で，今生きていることは素晴らしいこととはいえず，無力であると感じている．GDSスケールのスコアは15点満点中10点で，中程度の抑うつ状態であることが示された．

益な提言を行っている[16]．

■高齢者に対する固定観念

老年医学分野における実践に付随する態度や価値観の多くは，固定観念と個人的な経験に基づく．固定観念には否定的なものや肯定的なものがある（表46-1）．極端に言うと，固定観念は保健医療チームの全メンバーのクリニカルリーズニングに影響を与えかねない．治療的関係は変化の大きな作用因子なので，作業療法の実践者は老年分野の実践を選択したいくつもの動機を評価し，その後これらの動機や態度の影響，クライエントに付与する価値，治療的関係，作業療法プロセスについて評価しなければならない．

これまでの情報は，これから述べる老年期実践における作業療法プロセスについての議論の骨組みとすべきものである．

■作業療法プロセス

本章の残りでは，複雑な臨床像をもつ高齢者の評価と治療プロセスについて考察する．評価と治療は，新人と経験のある作業療法士の両方の視点で述べる．高齢者への効果的治療を行うには，多角的な視点と一群の変数を同時に考慮することが作業療法士に求められると我々は確信する．それゆえ，作業療法士は豊かな常識とかなりの経験をもっていなければならない．また，生活の背景状況の中で最大限の参加を果たすために，高齢者が意味のある作業に従事することへの寄与を重要視している作業療法実践の枠組み（OTPF）を使用できなくてはならない．

評価プロセス

OTPFは，評価プロセスの指針となる．作業プロフィールを用いることで，作業療法士はなぜ高齢者が作業療法サービスを求めているのかを判断するための，クライエント中心のプロセスに従事する．作業療法士は高齢者や他の特別な他者と協業し，どの作業と活動はうまくいっていて，どれに問題があるのかを決定することを援助する．高齢者の遂行の背景状況は，障害となるもの，援助となるものを突き止めるために評価される．高齢者の作業歴が把握され，彼らの優先順位が確立され，作業療法の成果となるものが決まり，同意が得られる．

リー氏のケーススタディで与えられた情報を考察してみること．作業療法士はリー氏に，機能的能力についての彼自身によるとらえ方，価値を置く役割，日課と習慣，関心領域，これまでしてきた活動（作業遂行の領域と遂行のパターン），以前の機能レベル，現在の機能レベルについて，聴取することから始めるであろう．その後，現在の機能と作業遂行の背景状況についての総合評価や標準化された測定評価を行う．作業療法士は家族に，彼の機能的能力やニーズを家族がどうとらえているのかを聴取する．作業療法士は，家族メンバーが気になっていることを表現できるよう奨励する．

■作業遂行の分析

総合評価

作業療法士は，作業の7つの異なる領域，すなわち，ADL，IADL，教育，仕事，遊び，余暇，社会参加のどれをクライエントが重要と見なしているのかを判断しようとする[4]．評価の方法は面接，遂行を基盤とした観察，測定評価が含まれよう．高齢者

表46-1　高齢者に対する固定観念

社会通念	保健医療専門職の反応	加齢についての事実
高齢者は皆，同じようなものだ．	専門職は，高齢者について先入観をもって初回評価を行うだろう．それは，観察に影響を及ぼし，情報収集や治療結果への期待の低さに反映される．	高齢者は，他の年齢群の人たちよりもさらに不均質性を示す．豊富な経験や異なったライフスタイルは，彼らがかなり多様なグループを形成する元となる．
高齢者は孤独であり，家族からは無視されている．	専門職は，治療過程において家族とは協働しないだろう．彼らは，家族の中での高齢者の役割を探求しようとしない．また，限定的な範囲でも社会の役に立ちたいといったクライエントの希望を無視し，哀れみの感情または作業療法士が知っている最善の方法で治療を計画するだろう．	一般に，高齢者は他の年齢群よりも満足している．ほとんどの高齢者は家族と緊密に接触をもっている．彼らは施設入所者よりも，可能な限り家族の世話をしている．単身生活をしているとすれば，それは本人の選択によるものである．
高齢者は「もうろく」している．新しいことを学習できない．	専門職は，高齢者に極端に単純な言葉を使い，謙遜した態度をとるだろう．また，高齢者自身に決断をさせるのではなく，介護者や成人した子どもに話しかける．専門職は，高齢者が自分の能力を証明することを期待し，高齢者は正確な履歴を提供できないかのように振る舞う．専門職は，教育的なまたは教示的な方法を使う努力をしないだろう	高齢者は，若年成人よりもゆっくりとした認知的反応を示す．混乱や著しい記憶力低下は正常な加齢過程の一部ではない．そのような場合，認知症や抑うつ，薬物中毒，その他の医学的問題など，原因となっているものを探索すべきである．
ほとんどの高齢者は病弱であり，最後は療護施設に行くことになる．	専門職は，強みを考慮することなく，病的な側面を強調するだろう．回復への高い期待をせず，挑戦的な治療場面を設定しようとしない．また，健康や予防，維持に関する指導をしようとしない．	どんな時でも，施設入所している高齢者は5％にすぎない．施設入所のリスクは加齢とともに高まる．ほとんどの高齢者は，前期高齢者の時期に，少なくとも1つ以上の慢性疾患を抱えているにもかかわらず，活動制限によって苦しんではいない．ほとんどの高齢者は，同年齢の人と比べて健康状態は良好であると答えている．
高齢者は頑固であり，変化を好まず，過去の中に生きている．	専門家は，回顧の有用性を否定し，聞くことをやめてしまう．また，新しい活動を企画することをやめたり，将来に向けての積極的な計画を中止したりする．そして，高齢者に情報を提供せず，子どもやその他の人に話しかける．また，高齢者の経験を古いとか，非科学的であるとして否定しようとする．	たぶん，頑固な高齢者は若い時にも頑固だったろう．個人的な性格は，時間とともに強固なものとなる傾向がある．高齢者は，決断をする時に認知的エネルギーを節約する傾向がある．決断のために新しい情報を用いるのではなく，明確な根拠なしに経験に頼ってしまう．
高齢者は魅力的でもなく，性的でもない．	専門家は，性的興味を異常なものとみなすだろう．彼らは，人生の終わりには性に関する希望を捨てることを期待する．また，身繕いしたり，魅力的に着飾ることの重要性を軽視する．専門家は，性的活動に対するプライバシーに配慮することなく，性的活動や高齢者からの性的な接近を笑い話にしてしまう．	性的機能への希望や能力は変化する．しかし，健康であれば，性は満足できうるものであり，人生の最後の10年まで活動的であり続けることができる．

(Ferrini AF, Ferrini RL：Health in the later years, ed 3, Boston, 2000, McGraw-Hill)

と特定の他者が，ある時点では面接に参加する．それぞれの人の役割とクライエントの作業遂行領域における相互関係が考慮される．

遂行を基盤とした評価は，標準化された評価と，非公式な，またはより構成的な観察が含まれる．標準化された評価はクライエントの結果を客観的な基準で比較できる．個々の評価の妥当性は，高齢者層の基準に照らし合わせて考察されるべきである．評価の多くの資料の例として，AsherのAnnotated Index of Occupational Therapy Evaluation

ケーススタディ：リー（その6）

作業遂行の分析中に，作業療法士は，作業プロフィールからの情報を統合した後，リー氏が最重要課題であると考えている，機能的移動性や地域の移動性に関わる領域における遂行を観察するであろう．作業療法が進むにつれ，2番目の焦点が，家族や，最終的には高齢者センターでの人間関係に関わる，社会参加の領域に当てられるはずである．作業療法士は屋外や家の周りでの移動の観察と，入浴やシャワー浴，トイレの使用といった機能的移動を含む日常生活活動の観察を選択する．彼女が用いたのは，Functional Independence Measure（FIM）や，機能的バランスを評価するためのBergバランススケール[8]，気分を評価するためのGDS[122]，認知の基本的な精神機能を評価するためのMMSE[34]，家族の関心や負担を顕在化させるための介護者負担質問票（Caregiver Strain Questionaire）[88]である．

リー氏のFIMスケールの得点は92/126点で，（身体的援助よりも，リー氏の軽率さや問題解決技能の不足による安全確保という理由で）ある種の監視を必要とするという，自立するに当たっての問題があることを示している．Bergバランススケールの得点は33/56点で，移動性がひどく侵されていることがわかるが，しばしば転倒の危険—最大の問題—に見舞われている．おそらく，慣れた環境である家の中での実用歩行は獲得できると思われる．しかし，家の中よりもなじみがなく予測できない困難が待ち受けている，地域における歩行の実用性は低いであろう．屋外の歩行には常に監視が必要であると予想される．MMSEの総合得点は20/30点で，彼の年齢や教育レベルの平均値よりも低く，時間と場所の見当識の軽度低下，短期記憶の即時および遅延再生の中程度低下，集中力の低下，計算困難，復唱の低下，理解力の低下，軽い構成障害が見られた．GDS得点は10/15点で，中程度の抑うつがあることを示している．

評価の方法は，屋内や屋外での移動の自立度向上というリー氏の望みに一致するものであった．日常の諸作業における自立度の向上という彼の望みは，日常生活の中で自分をコントロールする能力や何かを達成する能力を発揮したいという気持ちの反映である．この治療的視点は，リー氏の作業遂行について，文化的伝統や家庭と人間関係における男性の優位性といった背景状況上の論点に着目し，考察することを必要とした．これらの要因は彼にとって非常に重要な動機となった．

Tools[6]，Hinojosaらによる，Evaluation，Larsonらによる，Role of Occupational Therapy and the Elderly[58]がある．

最も望ましいのは，高齢者が機能している同じ背景状況の中で評価を完了することである（例：1日の同じ時間帯，同じ物理的環境）．なじみのある背景状況では，高齢者が活動を遂行するために環境の手がかりを用いることができる．このなじみのある背景状況は，認知，知覚，感覚に障害がある高齢者にとっては特に重要である．このような人々は概して，自分の生活環境の中で自立的に機能できるよう，代償的手段を発達させる．その生活環境から離れてしまうと，より依存的になってしまう．

もう1つのアプローチでは，特定の神経心理学的機能を明らかにする代わりに，作業療法士はCognitive Performance Test（CPT）[11-15, 52]またはAllenのDiagnostic Module craft projectのどちらか（または両方）を選択する[3]．機能的遂行を評価するこの方法は，作業遂行に影響する情報処理能力を明らかにする[64]．この章に示したリー氏の認知障害の程度であれば，これらの評価法を代替的な方法とすることができる．CPTは遂行を基盤とするもので，実行機能障害が機能的遂行に影響を与える方法を判断するのに有用である．実行機能はADLの直接的で体系的な観察によっても判断できる[40, 99, 100]．

日常生活活動

ADLの初期評価は，作業療法士の時間的制約と同時に，クライエントの精神的，身体的疲労を考慮しなければならない．したがって身の回り動作のすべての側面を含まないかもしれない．新人の作業療法士が，クライエントのニーズを気に留めることなしにチェックリストの上から下までを追いつつ，ADLのすべての側面を評価しようとするのは珍しいことではない．経験豊かな作業療法士は，チェックリストの中からいくつかのADL項目を，または効率よく配列された課題が並ぶ標準化された総合評価を，鍵になるものとして選択することができる．遂行評価によって，機能的活動と能力，遂行技能の制限についてのデータが得られる．リー氏について

初期評価で得られた情報が，次の段落に要約されているので，それについて考えてみよう．

自宅訪問の最初の部分で，機能的移動を評価している際に，作業療法士はリー氏が車輪つき歩行器を用いて，明らかに右側に傾きながら歩くところを観察した．彼は床面の変化に対応して歩きこなしたり，居間，台所，浴室の障害物をよけたりすることが難しかった．彼は，それらの困難に気づき驚いたようで，すぐさまに妻や移動機能障害を補うための歩行器に文句をつけた．彼には，視覚的，知覚的障害があり，運動企画性（motor planning）に乏しく，環境の変化に適応する際の問題解決能力に乏しかった．妻による適切な言語指示を信頼するようになって，遂行が改善した．階段を上ることは非常に困難で，夫婦によると，息子たちが週に1回来訪し，最大の身体介護で階段を上がることを助けていた．平日の間は，1階の浴室で妻が清拭している．

2階の浴室におけるシャワー浴能力の評価の間，リー氏にシャワー室の出入りをしてみるように指示した．浴室に入る直前，彼はドアの前に歩行器を置き，壁や取りつけ金具を支持具として用いた．シャワー室の出入りの時にバランスをとるためにタオル棚をつかんだ．ゴムマットや浴槽台はなかった．シャワーをひねり水温を確かめることなしにシャワー室に入った．シャワーのところに立ってから大きく呼吸し，明らかに疲れていた．そして4分間の間に，いつものようにシャワーを浴び，身体を拭くということを実演できなかった．身体を拭くシミュレーションの際，大きなバスタオルを効率よく扱うことが難しく，数回にわたりバランスを崩しそうになった．彼は妻を怒鳴り始め，手伝うよう要求した．彼は，作業療法士が妻に少しの間手を出すのを控えてくれるよう頼んだ途端に活動をやめた．リー氏によると，妻は彼のシャワー浴の間，シャワー室への出入り，洗身やすすぎ，体拭きを手伝い，身体的な介助を行っていた．低い便器からの立ち座りに，壁に備えつけの小物棚を用いていた．便座の30 cm上からお尻を落下させるように座るのが観察された．左上肢を固定に使うことができないので，お尻を拭くことや服を留めることも含めて，排泄の間バランスを保つことが難しかった．

ADL作業遂行の最後の評価は，車の出入りとそこから目的地まで安全に歩行する能力についてであった．家から車までは歩行していた．彼は，妻が歩行器を運んでいる間，ガレージまでの2段の階段を壁を伝って歩いて降りていた．彼は妻に，歩行器を急げとせかしていた．初め彼は一足1段歩行で降りようとし，もう少しで転ぶところであった．脚力が弱いため，一度に1段ずつ降りるようにしなくてはならなかった．家の玄関から道まで2段の段差を降りようとした時にも同じような困難が生じた．彼は，最近の発作の重大さと，結果として生じた能力の変化を予測することに失敗し，問題解決能力が乏しいことを露呈した．彼は判断の誤りを自己監視し自己修正する能力に欠け，転倒を防ぐために作業療法士から合図してもらうことを要求した．5日前に入院患者として理学療法士から階段訓練を受けていたことを覚えていないのは明らかだった．階段から車までの1.8 mを歩こうとした時には歩行器を使い損ない，芝刈り機などの物を支えとして頼り，妻が歩行器を持ってくるのが遅すぎると言い返していた．車に乗り込む時には，正しい位置に身体を置くことに失敗し，車の天井に頭をぶつけ，車を支えに使うのを怠った．車から出る時には，妻が歩行器を持ってくるのを待たずに，車体をつかみながら歩き始めた．

作業遂行を分析する評価アプローチでは，クライエントとラポートを形成する最良の方法についての臨床的判断を求められる．遂行技能の総合評価（例：運動，プロセス，コミュニケーション）から評価を開始し，結果と機能の関係を説明していくことは，個人的生活について語りたがらず，非常に課題指向になっているクライエントに最も受け入れられやすい．一方，「あなたにとって典型的な1日はどのようなものか話してください」「病気があなたや家族に及ぼした影響をお話しください」といった開放型の質問は，他のクライエントに対してより効果的であろう．たとえば，触られることが不快なクライエント，「テストされている」という感じが嫌な人，異なる文化的視点をもっている人は，遂行技能の初期評価よりも，自己報告や面接を基本にした総合評価の方が不安がないと思われる．能力のある作業療法士は，すべての作業遂行領域における遂行を考慮するが，作業遂行領域に及ぼす影響という観点からどの主要な遂行技能を評価すべきかは，熟練した観察技能を用いて決定する．

以前の機能レベル

　新たに身体障害をもつ若いクライエントを対象とする場合，作業療法士はそのクライエントが受傷したり病気になったりする前は，自立し，活動的で，健康的であったと決め込み，ほとんどの場合，生体力学的評価と治療を基盤としたアプローチをとる．典型的な高齢者はもっと複雑な臨床像を示し，時には主要な診断名に加えて，いくつもの慢性疾患を有している．したがって，以前の運動技能を回復することは理想的な目標であるとはいえ，生体力学的なアプローチよりもリハビリテーションアプローチの方がより適切であるといえる．新人の作業療法士は，新たに生じた障害に焦点を当てるが，他の加齢に伴う変化，病理学的状態，遂行の背景状況が，機能にどのような影響を与えているかについては考慮に入れないかもしれない．経験のある作業療法士は，加齢に伴う変化を評価し，以前の病理学的状態に直接関わる病歴を集め，影響の可能性について考慮する．病歴やクライエントおよび親密な他者への面接を伴う主観的評価は，高齢者の以前の機能レベルについて最も正確な情報を作業療法士に提供してくれる．

　作業療法士は，間違った信念を導く定型化された思考を警戒しなければならない．たとえば，多数の診断名がついた長々しい病歴は，実際にはその人がきわめて活動的であっても，重い制限のある高齢者像を思い描かせる．逆に言えば，新たな身体障害をもつ高齢者のクライエントが，他の病歴を過去にもたず，加齢に伴う変化がわずかである場合には，活動の領域にて，作業療法士の予想よりも多くの制限をもつ過去があるかもしれない．

遂行の背景状況

　評価プロセスの間，作業療法士はクライエントの遂行の背景状況（文化的，身体的，社会的，個人的，精神的，時間的，仮想的）を考慮に入れなければならない．高齢者の社会的，文化的，身体的背景状況は，作業分野における介入の程度や型に影響を及ぼす．

[社会的，文化的背景状況]

　老化のプロセスや病気，障害についての人の知覚は，社会的，文化的な予想や信念のレンズを通してふるいにかけられる．幸運にも，伝統的な中国文化の中では老人は尊敬され，地域社会のメンバーはリー氏にまだ多くのこと，とりわけ金融やビジネス上の事柄について相談する．この形の尊敬は，家族の最高齢の男性が担う家長役割まで拡大し，その人の決定が残りの家族にとっては掟と解釈される．たとえば作業療法士は，リー氏が自分で取って食べずに，座って妻に給仕させているのを目撃した．リー氏と話すうちに作業療法士は，彼の父親が心筋梗塞の発作を数回起こし，母親が介護者の役目を期待された時に，彼女が世話をしたことを知った．リー氏の父親は次第に衰弱し，家族に依存した．リー氏は彼の父親とは違って治療による回復や進展が見られていたが，文化的伝統は強力な背景因子となっている．リー氏は，作業療法士の見立てによると，自立できる潜在能力をもっているが，妻に従属的行動を求める長年にわたる過去をもっている．リー氏とともに過ごす作業療法士には，地域社会における男性高齢者としての彼の役割を尊重しながら，一方で，これまでどおりに彼自身の向上が彼にわかるよう助けるといった慎重さが不可欠である．重い病気から回復した高齢者である知人と感情を分かち合えるよう彼を援助することは役に立つかもしれない．高齢者センターは，リー氏も価値を認めているが，このような資源となるかもしれない．リー氏の認知障害と情緒的苦悩は，彼の判断や家族との関係に影響を及ぼしている．作業療法士が考慮すべき他の側面は，リー夫人に対して身辺介護を依存することやどこにいるのかの釈明を突発的に要求すること，叱責行動，妻に関する全般的な攻撃性である．

　作業療法士は，文化によって異なる解釈がなされる自立の意向については，注意深く調べなければならない．作業療法士は，クライエントや家族と最良な協働ができるよう，どのような枠組みの治療アプローチにするのかを考え，彼らの文化的信念を治療計画に組み込まなければならない．それには，まず家族の信念や懸念に注意深く耳を傾け，クライエントの状態について家族に教育し，より効果的にクライエントを援助するための方法を彼らに教えることが含まれる．

　面接を通して，作業療法士は障害についての高齢者のとらえ方を引き出す質問をする（ボックス46-1参照）．開放型の質問はクライエントを尊重することを示すもので，クライエントは懸念や考え，

信念を表現することができる．同様に作業療法士は，クライエントの知識や価値観，固定観念，意欲についてのはっきりとした理解を得ることができる．リー氏は同年齢の他の中国出身者たちと同じく，病気について運命論的なとらえ方をしている．この視点は，視覚障害に対するあきらめた態度や，もはや彼ができない事柄は妻が面倒をみるという期待に反映されている．彼の文化的視点は，身辺ケアのいくつかの項目における機能的自立の再獲得への意欲の妨げとなっているが，世間の眼差しの中で「面子を保つ」ことにつながる機能的，地域的移動能力への欲求を燃え立たせてもいる．文化的，社会的期待は特にADLにおいて明白である．相手を尊重した考慮の例として，クライエントの個人的生活上の要求への気づきが挙げられる．なぜなら文化が個人的生活の機能，つまり家族の誰に更衣や入浴を介助させるのかについてのクライエントの選択について，争点（ジェンダーや年齢制限）を規定するからである．作業療法士は菜食主義やユダヤ教の食肉処理などの，食べ物の準備や消費におけるクライエントの宗教的，文化的な制限や伝統にも留意すべきである．

多様な背景をもつ人々の文化的，社会的価値観を評価し考慮するためには，微妙なバランスが保たれなければならない．作業療法士は自集団中心主義や固定観念をもって見ることを慎まなければならない．作業療法士は個々のクライエントの文化的適応の度合いに敏感でなければならない．文化的多様性を認識していても，さらに作業療法士は，各クライエントの独自性と価値体系，社会的文化的背景状況についても敏感である必要がある．

[精神的，個人的，時間的背景状況]

精神的ニーズと個人的因子は，高齢者への治療の目標と意欲に影響を与えるかもしれない．リー氏は仏教徒である．仏教寺院の参拝や家での先祖礼拝では，短時間のひざまずく姿勢や頻繁な姿勢の変換を要求される．作業療法士は，理学療法士やリー氏の息子たち，寺院の僧侶とともに，ひざまずくことなしに礼儀正しく参拝することが可能であることをリー氏がわかるよう援助した．息子たちを巻き込み，僧侶の支持を伴うことで，リー氏はその礼拝を受け入れ，寺院に参拝することの方がひざまずく儀礼よりも優先された．作業療法士は治療の焦点を，家で礼拝を行ったり，仏教寺院での礼拝のための適切な交通手段を明らかにしたりするための，安全な機能的移動に移行させることができた．

82歳のリー氏は，人生における引退の段階にいる．彼はいくつかの投資資産を有し，いまだにレストランのオーナーである．高校の教育を受けなかった人としては，非常に良い業績を上げてきた．彼はメディケアのパートAとパートB，最近条件を満たしたパートD処方適応の被保険者である．さらに彼には，医療保険ではまかないきれない医療費を支払うのに十分な差額保険があった．彼は家を持ち，財政面も安心でき，追加の訪問サービスと耐久性医療機器（DME）の資金を賄うことができた．

[物理的，仮想的背景状況]

多くの高齢者にとって，コンピュータやその他の先端技術にアクセスできることは，作業や社会的，ビジネス的人間関係を促進するのに役に立つ．このアクセスは，機能不全や障害の状態，地理的社会的孤立によって引き起こされた移動能力の制限をもつ人にとっては特に重要となる．リー氏は，仮想的背景状況を開発することには興味がないことを表明してきた．彼はこの地区にいるサービス業の専門職（例：弁護士，会計士）や家族を頼みにしており，コミュニケーション欲求については電話で十二分に足りると思うと述べている．

適切な物理的背景状況は，高齢者の機能性を著しく改善させる．評価では高齢者の退院先の環境についての情報を引き出すべきである．可能であれば，作業療法士は退院前の家屋評価を行う．多くの場合，この評価は保険では保障されないので，作業療法士は家族とともに緊密に働き，家屋環境における潜在的障害物を探索し，必要な機器や改修を，直接的な観察ではなく面接によって決定しなくてはならない．家屋評価は，新たな身体障害についてだけでなく，すでに存在しているかこれから予測される加齢に伴う変化についての考慮も必然的に伴う[105]．神経筋骨格的，感覚的，精神的な身体機能と，運動技能や処理技能，コミュニケーションの技能に障害がある場合，評価では，自立的機能を促進し転倒を防ぐための安全性と住宅改修について考慮すべきである．

新人の作業療法士は，主に現在の問題に焦点を当てがちで，加齢に伴う問題や以前からある障害，退

第46章　高齢者の特別なニーズ　　1401

ケーススタディ：リー（その7）

リー氏夫妻はサンフランシスコの中華街に近いノブ・ヒル地区にある2階建ての分譲アパートに住んでいる．2台駐車できる車庫には1階から階段を2段降りる必要がある．階段には手すりも照明もない．1階には大きな台所と食堂，居間，家族部屋，小さな書斎，トイレがある．2階には寝室4部屋と浴室2部屋がある．最近生じた脳血管障害の増悪を理由に，彼らはリー氏の寝室を1階の書斎に移した．長男はこれまで，両親には十分な資金があることを示しながら，2階まで階段昇降機を設置することについて議論してきた．リー氏夫妻は，家の資産価値を下げるかもしれないからと，このアイデアには乗り気ではない．

アパート全体には毛足の長い絨毯と大きな東洋の敷物が敷きつめられ，リー氏が歩行器を操作することを困難にしている．リー氏は中国の室内履きと長いバスローブを身につけると言い張り，病院を退院後，数回転倒した．いくつもの大きなマホガニー製の家具や低い腰かけ，大きな彫刻，大きな鉢植えの植物が，居間にも家族部屋にも食卓にも書斎兼寝室にも置かれている．1階のトイレはかなり大きく，壁に作りつけの洗面台とヨーロッパスタイルの低い便器があるが，補助具類は何も備わっていない．台所も広く，小さな食卓コーナーや，中央には料理台があり，リー氏が歩行器を操作するのに十分な空間もある．リー氏は台所で食べるのを好んでいるが，料理することはなく，妻に作ってもらい出してもらっている．1階の書斎兼寝室には，小さなベッドと肘かけいす2脚，それにテレビ棚が備わっている．

院後の環境における高齢者の機能と現在の問題との相互影響を考慮することはないかもしれない．経験豊かな作業療法士は，クライエントと家族双方への作業療法士からの提案について効果判定をする際に，加齢に関係のある因子や，クライエントの遂行の背景状況に直接関連するすべての因子を考慮するよう常に試みる．家屋や環境を改修するための提案リストに優先順位をつけられるよう家族を援助するという，洗練されたアプローチがなされる．

作業遂行の治療

高齢者に作業療法を提供するに当たって作業療法士の主たる指針となるものは，OTPFプロセスと，加齢に伴う変化および高齢者層への治療に特有と思われる論争点についての考慮である．以下の節では，本章の冒頭部分のケーススタディにある，立証を必要とする問いについて取り組んでいく．

［クライエントの予後（潜在的可能性）の判断］

加齢に伴う変化をもつ高齢者の多彩な因子に対処する際，作業療法士が考慮しなければならないことには何があるか？

クライエントと協働して現実的な目標を設定する前に，作業療法士はクライエントが作業療法の治療から恩恵を受ける潜在的可能性を見積もらなければならない．クライエントの潜在的可能性を判断するプロセスは複雑で，作業療法士がもつ知識の基盤や過去の臨床経験，高齢者の評価結果，そのクライエントに関わっている他の保健医療職から得た情報などの，多くの因子を考慮することが要求される．作業療法士は，見出された障害をクライエントの過去の機能レベルと比較し，クライエントの意欲のレベル，遂行の背景状況，障害の重症度，回復過程，運動技能や処理技能，コミュニケーションまたは人との交流技能の障害を考慮する．もし潜在的可能性をすぐに判断できない場合には，作業療法士は，高齢者に改善の可能性があるかどうかを判断するために，試行的な治療を行う．そうすれば作業療法士は一定期間の治療後にクライエントがどのような状態になるかを予測することができ，実施中の治療を正当化することができる．

潜在的可能性を判断することは複雑なプロセスをたどる．作業療法士は高齢者の学習の潜在的可能性を考慮し，遂行の背景状況が影響を与えている意欲のレベルを判断し，遂行技能障害の重症度を遂行領域における機能障害との関連において判断しなければならない．これらのすべては，将来生じると予想される加齢に伴う変化についての，より大きな背景状況の中で考慮される．

リー氏の事例について再び考えてみよう．以下の質問は，彼のもつ改善の潜在的可能性を判断する助けになるであろう．

- 車輪つき歩行器を，最小限の監督か監督なしで，家の周囲で使うことができるようになるか？　地域ではどうか？

- 腰かけが付属した逆回転防止装置つき車輪歩行器を安全に使うことができるようになるか？
- 機能的移動や地域内移動における環境の障壁を絶えず予想し，うまく対処することを学習するか？
- バランスがどの程度改善するか？
- シャワー浴とトイレ動作の自立度向上に必要な上肢と下肢の筋力，耐久性，認知機能を改善できるか？　または制限を代償することができるか？
- 階段昇降や地域内移動のために自家用車やタクシーに移乗したりすることが，安全にできるようになるか？
- うつ的な徴候は慢性疾患か？　それらの徴候は適切な機能的遂行を（どの程度）妨げるか？
- 心理学的適応を進め，より高い問題解決技能を開発することができるか？
- 将来の加齢や病気に伴う身体的，精神的健康状態の変化に対処できるか？
- 自分の生活史がどのように変化してきたかを理解しているか？　さらに年齢を重ね，能力の変化を経験した時に，彼が新たな生活史を生み出すことはできるか？
- 彼と家族は，近い将来と遠い将来の両方について，機能的状態，ケア，家族と同居する生活状況という観点から話し合ってきたか？

リー氏は変化に対し，ある程度の意欲を見せている．妻は彼を自宅に戻し，引き続きADLの介助をすることを望んでいる．彼の短期記憶の問題は，脳卒中発作が起こるたびに少しずつ悪くなっており，感覚障害と被害的な行動様式によってさらに複雑化している．うつ病がどの程度，彼の認知障害に影響しているのか，また，うつ病に対する薬物療法をすれば機能の改善が得られるかどうかは定かではない．この件については，さらなる評価と，改善したことを評価するための試行的治療が必要である．

作業療法士は，より広い視点を得るために他の専門職と評価結果を分かち合う．リー氏のケースでは，作業療法士は入院部門の理学療法士と，歩行器歩行の改善の可能性について話をするかもしれない．作業療法士はリー氏がどの程度の学習が可能であるのかを判断し，入院中に彼の認知障害が安全性や機能性にどのように影響していたのかを知るために，入院部門の作業療法士と話し合うであろう．入院部門の作業療法士との協議で判明したことは，退院直前にリー氏の，優位側である右側よりやや弱い患側である左上下肢に選択的な動きが現れたことである．両上肢の自動ROM（AROM）と他動ROM（PROM）はすべて機能的制限（WFL）以内であった．耐久性が，在宅における機能的移動性の主要な制限因子であった．15m以上歩けるにもかかわらず，階段は困難であった．休みなしで8分間立ち続けていられるが，シャワー浴に必要な時間を立っていることは困難であった．この時点におけるリー氏の耐久性の乏しさは，彼が望む地域社交活動への参加を相当制限するであろうというのが，作業療法士の意見であった．

新人の作業療法士にとって，このケースのような複雑さをもつクライエントの潜在的可能性を判断することは難しい課題である．それぞれの目標を注意深く考え，クライエントがそれに到達する潜在的可能性をもつかどうかを順序立てて入念に調べなければならない．新人の作業療法士は，改善の見込みがなさそうであっても，どの問題も等しく扱おうと試みるかもしれない．経験豊かな作業療法士は多様な因子を重みづけする技能に長け，このような複雑な事例を照らし合わせる，過去に成功した臨床的介入の蓄えをもっている．新人の作業療法士にとって経験豊かな作業療法士は，クライエントのもつリハビリテーションの潜在的可能性に影響を及ぼしている遂行の問題とクライエント要因のすべてを考え合わせ，直感レベルで仕事をしているように見えるかもしれない．実際には，直感的に見えるものは，評価で得られた証拠，過去の事例，文献にある報告を基盤にした，一連のクリニカルリーズニングによる判断である．判断は評価の進行中になされる．

[目標設定]

評価の間，作業療法士は改善しそうな問題を明らかにする．目標設定はいつも，高齢者と家族やパートナーや介護者との協業によって完成される．クライエント中心の実践と協業的目標設定は，作業療法実践の第一歩であり，クライエントを動機づけるために不可欠な要素である[4]．Hoppesの調査によると，クライエントは目標が何であるのかを正確に知っていれば，設定された目標を達成しようとする．また彼によると，作業療法士がクライエントを

参加させていると報告していても，クライエントは自分が治療の目標の選択には参加していないと感じていることが多い．以下の提案は，クライエントの統制感の増大に役立つかもしれない．

- 目標はクライエントが達成を望み，達成できそうだと感じる結果に焦点を当てることを確認する．
- RUMBA〔直接関連し（Relevant），理解でき（Understandable），測定でき（Measurable），行動上の（Behavioral），達成可能な（Achievable）〕の法則などの指針を用いて，明確に書かれた目標を提供する[23]．
- 挑戦したくなる目標を立案する．
- クライエントが目標を覚えていることを確認する．測定可能な結果を伴う目標は成功の証拠を提示する．

作業療法士は，家族を目標設定に参加させなければならない．なぜなら，彼らは遂行の背景状況の不可欠な構成要素であり，在宅における監督と継続遂行の責任者となるからである．家族はこの責任に圧倒されてしまうかもしれないが，治療計画に意見を出した後では，しばしば家族の一員をケアするのに必要な技能を進んで開発しようとする．新人の作業療法士は高齢者に治療目標を知らせたくなるかもしれないが，経験豊かな作業療法士は，目標を制定する際に，高齢者および家族と協働する．経験豊かな作業療法士は，クライエント側の目標と作業療法士側の目標の相違点を明確化でき，クライエントと合意を取り決める．新人の作業療法士は，治療目標のいくつかに対するクライエントの取り組み拒否について，受け入れることが困難かもしれない．経験豊かな作業療法士は文化的，社会的価値観の違いを受け入れ，クライエントが適切と感じる目標に焦点を当てる．

［治療］

何を作業療法の評価と治療プロセスの主たる焦点にすべきか？

リー氏にとってもリー夫人にとっても，取り組むべき最初の領域とは安全性の領域であろう．住宅整備（例：把持手すりと階段の手すりの設置）と補助機器の処方（例：補高便座，シャワーチェア）は，できるだけ早く実施されなければならない．この治療は確実に実行可能であり，全部が比較的単純な課題である．リー夫人は，リー氏を身体介助するに当たって適切な生体力学の指導を受ける予定である．第2の領域は，リー氏のADLの自立度が増し，普段はリー夫人に頼ることが少なくなるように，リー氏に適応的手法を教えることなどがある．ある種の家族療法は，すでに生じた役割変化の輪郭を明らかにするのに適切であろう．明らかに，リー氏が妻に向けたいら立ちと怒りは，脳卒中発作後の役割と習慣の喪失への反応である．

作業療法の一部として用いられるアプローチは，リー氏の遂行技能や遂行パターン，クライエント要因をできるだけ回復することである．しかし治療の主たる焦点に必然的に含まれるものとは，リー氏と彼の家族が彼らの目標に到達し，地域における彼の作業遂行を援助することに役立つ，遂行の背景状況の修正や，活動欲求の修正，遂行パターンの修正である．

治療プロセスは指導と学習を含む．成人ははっきりとした学習ニーズをもつ．成人の学習ニーズを治療に統合すれば，指導の効果が高まる．以下のリストにある仮定のいくつかは成人の学習に関連し，作業療法治療にも直接関連がある．

- 成人は学習の背景にある理由を理解する必要がある．
- 成人の学習者は学習場面に，広い経験と知識をもち込む．
- 成人には必要とあれば何でも学ぶ意思と準備がある．
- 成人は概して実用的で，日々経験することに役立つ事柄を学ぼうとする．
- 最大の動機は内的圧力である．

これらの原則に加え，高齢者に働きかける際には以下のことを覚えておくことも重要である[65]．

- 情報の処理には若年成人よりも時間がかかる．
- 情報の精緻化は，すでにある知識に新たな情報が積み重なるか，さらなる連想が生まれることによってなされる．
- 組織立った情報のグループ化という方法は，効率の良い貯蔵を促進する．
- 学習過程における内的，外的な背景因子に留意し，後の検索のためにそれらの背景因子を再現することは，物覚えを著しく改善させる．
- 貯蔵された情報を，頭の中で思い描いたり，

使ったり，実践したりすることによって繰り返し使用することは，連想パターンを強化する．
・認識することや，情報を以前に学習された情報と照合する機会を手がかりとして提供することは，外的な連想の手がかりを提供せずに，情報の自由な想起を期待するよりも効果的である．

Knowles は相互の信頼，敬意，違いの受容という環境も推奨する[55]．高齢者との最初の接触の間，作業療法士はクライエントを傾聴し知るための時間を設けなければならない．治療開始までに，作業療法士はクライエントの学習スタイルや，特定の指導方式を必要とするかもしれない障害，考慮すべき認知的，知覚的障害についての理解を有するであろう．治療のペースと方式は，クライエントの学習ニーズに合うよう個別化されたものになるであろう．

遂行技能とクライエント要因の再建：

これらの領域における，リー氏の事例および直接関連する状況について考えてみよう．彼は中等度の視覚障害と難聴などの感覚障害を抱えている．彼の認知障害には，集中することの困難と，とりわけ出来事についての記憶障害が含まれる．リー氏が自立度を高め，自力移動の安全性を高めることを援助するために，作業療法士は，学習環境および情報を符号化し貯蔵する方法が，リー氏にとって効果的であるよう保証する必要がある．リー氏はすでに，移動とADLのいくつかについて自立度を高めることが重要な目標であるということを明確に認識している．安全な移動と移乗を，それらが自然に生じる環境である自宅で訓練することは，リー氏にとって有益な多くの背景状況的手がかりを提供する．リー氏についていうと，作業療法士は彼が指示を聞いているかを，彼を見て確認すべきである．リー氏がよく聞いて集中できるよう，移動と移乗の訓練は静かな環境で行うべきである．作業療法士は，リー氏の入院中に用いられ，それによって進められている方法や技術に従って，情報を組織化しグループ化するべきである．作業療法士は，新たな治療の開始時ごとに，継続性を創造し技能を強化するために，前回の治療の方法と手順を振り返る必要がある．反復は学習を高め，これらの手順の記憶を向上させる．ここではいくつかの例を挙げたが，この治療の領域ではさらに多くのことが可能である．

この症例にとって，最も直接関連する背景状況の状態は何か？　さらなる探索と修正が必要な背景状況の状態は何か？　最も優先順位の高い活動遂行のパターンは何か？

家族には，クライエントの日常的なケアと遂行について最終的な責任があるため，家族との関わりは重要となる．作業療法士がリー氏への治療時に用いるのと同じ技術を家族が使えるよう訓練することは，背景状況的継続性や，後続行動，一貫した方法の遵守を改善するであろう．リー氏が重要に思っている事柄について彼を助けてくれる専門家であると彼が見なす作業療法士は，自宅訪問時に用いる技術をリー夫人に訓練することによって，ケアを提供しようという彼女の努力を援助することができる．

自宅の物理的背景状況の修正についての提案には，計画性と高齢者および家族からの直接的な意見が欠かせない．浴室の改修，シャワーチェアの購入，高齢者が24時間の監督を必要とする場合にはパートの介助者の雇い入れ，といった背景状況の変化は，混乱を伴い，時に高額の費用がかかる解決策である．高齢者のパートナーや配偶者は，やはり高齢で，自分自身が医療を必要とする状態や一連の機能的問題を抱えているかもしれない．作業療法士は，介護者の学習能力と新しい複雑な状況に適応する能力を間接的に評価し，介護者がクライエントを身体的にどの程度援助できるかを判断するのに役立てるかもしれない．家族指導の間，作業療法士は，新しい技能の反復と実践が必要かもしれない介護者の学習ニーズを心に留めておかなければならない．毎回の自宅訪問時に少しずつ指導していけば，圧倒されてしまうという感じを介護者に与えずに，介護者が教えられたことを保持するのを助けることができる．

背景状況の修正：

リー氏の場合，物理的背景状況については多くの修正が薦められる．初回の自宅訪問と評価の後，作業療法士は家からガレージまでと玄関から道までの階段に，しっかりした手すりを取りつけることを提案した．転倒の可能性を減らすために，階段には滑り止めの素材を用いること，階段の縁のコントラストをはっきりさせるよう薦めた．その他に，ガレージの照明を増やし，玄関から道までの間の照明をもっと明るくすることを薦めた．

浴室の安全性を高めるために，作業療法士はそれぞれの浴室に手すりを（1つは浴槽に，もう1つはシャワー室の入り口に）設置するよう薦めた．作業療法士はまた，シャワー室内に追加のシャワーバーを設置することを薦めた．また，シャワーチェア，手袋型石鹸タオル，長柄の洗体ブラシ，滑り止めマットも推薦した．補高便座と可動可能な手すりがついたポータブルトイレも提案した．それはリー夫人がヨーロッパ風トイレの改修を望まなかったからである．

居間については，作業療法士は1階から東洋風敷物を撤去し，毛足の短い絨毯を床全体に敷き詰めることを提案した．室内移動を楽にするために，リー夫妻の承認を得て，家具や置物，植物の配置換えをすることを取り決めた．他にも，各部屋のいすのクッションをもっと硬く厚いものと交換し，いすについては立ち座りが楽にできるよう，肘かけつきのものを購入するよう提案した．使用している寝室と書斎について作業療法士は，床から天井まで伸びた移乗用支柱をベッド脇に設置し，寝室や家の中全体の照明効果が増すよう，ワット数が高いつや消し電球を用いることを推薦した．リー氏には，ガウンとズボンの裾に特に注意し，伝統的な中国式スリッパをあきらめ，室内外ともに，よりしっかりした靴を履くことを強く奨励した．

リー氏の安全性の認識や運動企画，地域移動の耐久性が向上したので，作業療法士は今後の住宅改修やブレーキつきの折りたたみシートつき歩行車などの福祉機器の購入についてリー夫妻と相談した．彼らはまた，1階の浴室と書斎を一部屋にして広げ，狭い浴槽を歩いて入れるシャワー室のついた広い浴槽に替え，シャワー室の床をゴム引きにし，浴室の床面に排水口をつけることを相談した．将来の加齢に伴う機能変化に向けて，書斎を浴室の拡張にあてるというアイデアは，リー夫妻に熱心さをもって受け入れられた．これらの変化は，リー夫妻が年をとっても自宅でより長く暮らすことを可能にするであろう．

リー夫人に自宅での介護を訓練することは，社会的背景状況の修正および，リー氏の作業遂行に関連する活動欲求と遂行パターンの修正の一例である．作業療法士は，家族介護の訓練を通して，見守りやさまざまな程度の介助について，家族なりのやり方に対し模範を示すことができる．たとえば作業療法士は，安全に階下に移動させることや，車やシャワーの出入りなどについて，リー夫人を立ち会わせるであろう．移乗や手の届く範囲への歩行器の位置づけ，手すりの使用，衣服の着脱，車や浴槽の出入りの際に，安全性を確保するための合図を最小限に留めながらクライエントを介助することの模範を，作業療法士は示すことができる．作業療法士はリー氏が必要な用具（例：シャンプー，長柄スポンジ，シャワーホース，液体石鹸とシャワー用手袋，シャワーチェア）が手の届く範囲にあることを確認して介助するという模範を示す．リー氏はシャワーチェアとシャワーホース，シャワー用手袋を用いて髪や身体を洗い，シャワーチェアに座ったままタオルで身体を拭くという代償方法を披露することもできる．次の治療の時には作業療法士は一歩引いて，入浴時にリー夫人が提供する介助量が最小限であることを観察するかもしれない．移乗訓練，安全性，追加した入浴用具の型についても，再検討されるかもしれない．新たな生活習慣と遂行パターンの確立は非常に重要である．シャワー浴や他の活動について，週ごとに規則正しいスケジュールを組むことが提案される．それには，これからのことと終わったことに印をつけたり，リー氏の息子たちの協力を引き出したりするための，カレンダーの使用などがある．このアプローチは，成人の学習，クライエントの協業を推進するという作業療法の原則，短期記憶を向上させたり維持させたりするための原則を考慮している．介護者とクライエントは，彼らの学習体験への入力情報を供給し，彼らの家で作業療法士と相談しながら問題を構造化し計画を立てることができる．作業療法士は権威のある役割からやがて引き下がり，介護者とクライエントが自分たちで問題を解決するように仕向ける．

家族教育の間，作業療法士は，処理や学習，コミュニケーションややりとりを交わす技能についての介護者の能力上の問題を記録するとよい．これらの問題は，在宅サービスの終了計画とクライエントの将来の安全性および健康状態を複雑にするかもしれない．そのような時点で作業療法士は，潜在する問題について，ソーシャルワーカーや看護師，他のチームメンバーに警告したり，もしも必要があれば追加の資源を調達するべきである．

[再評価と修正]

治療には，最初の治療計画の継続的な再評価と修正が必要である．経験豊かな作業療法士はこの必要性を認識しており，それに従って計画を修正する．連続的治療のある時点で，作業療法士は，高齢者が個々の状況において問題解決ができるようになるか，いかにそれを行うようになるかを，見定めなければならない．クライエントが予想しがたい物理的，社会的環境において機能できるかどうかを知ることが大切である．クライエントと援助者が，新たに学んだ代償的方法と技能を多様な状況に応用できるよう，作業療法士は，物理的，社会的環境を修正するかもしれない．

[在宅サービスの終了計画]

終了計画は，高齢者と家族のニーズに対する見通しとともに，チームの努力を要求する．終了計画はクライエントとの最初のミーティングで始まる．作業療法士は高齢者や家族と協働的に目標を定めたり，介入の頻度や期間，終了計画について話し合う機会が多い．終了計画は，介護ヘルパーやその他の専門職によるサービスの利用の薦めを含んでいるかもしれない．作業療法士はクライエントのために，追加サービスを正当化する事情を明らかにできる．終了時の作業療法士は，先行の治療や改善の証拠書類として，終了時サマリーが次の作業療法士や他の専門職に送られるよう確認する．

終了計画には，他の地域資源の紹介を含むべきである．地域資源は，ケアの段階が移行する際の助けとなり，しばしば高齢者の在宅介護を家族が続けるために必要な支援を供給する．一般には，保健医療チームの多様なメンバーが，それぞれの提供するサービスの種類に基づいた地域資源を薦める．ソーシャルワーカーや終了計画者は，食事の宅配やホームヘルパーについての情報を提供する．理学療法士はその地域の運動教室を紹介するかもしれない．作業療法士は，クライエントに地域の高齢者センターに参加するよう励まし，福祉用具のレンタル会社についての情報を提供する．介護者はしばしばこのように多くの資源の利用が可能であることには気づいていない．高齢者と家族に資源についての情報を提供し，それらのサービスの利用方法を教えることは，保健医療チーム次第である．

[要約]

高齢者の人口は速いペースで増加している．多くの高齢者はリハビリテーションサービスと作業療法士の技能を必要とするであろう．老年期分野の実践を専門とする作業療法士は，おそらく他のどの分野の作業療法士よりも多くのことをしなくてはならない．老年期専門の作業療法士は，作業と遂行を扱うだけでなく，高齢者であるクライエントの作業遂行を取り囲む複雑で多元的な課題を扱うために，より高度なクリニカルリーズニングに基づく技能をもつ必要がある．高齢者であるクライエントやその介護者との協働は，クライエントの個別的な事情を理解するために欠かせない．問題の定義づけや，それらの問題の枠づけ，作業遂行のどの側面を扱うかの決定は，いくつかの鍵となる因子に左右される．その因子とは，作業療法士の知識と経験と態度，財源の種別によって定められた介護環境の種類と限度，クライエントの個別的な人生経験や健康状態，疾病体験，個人的事情，作業などがある．

クライエントの病理学的状態を第一に扱う，あるいは作業遂行の限られた側面を扱うというクリニカルリーズニングは，加齢に伴う変化に適応しようとしている．そして新たな障害の発生と闘っている高齢者の多次元的な問題を扱うには不適切であり有効ではない．高齢者に対する評価と介入のためのより統合的なアプローチを本章では提示した．

[復習のための質問]

1. 2010年に作業療法サービスを求める典型的な高齢クライエントの人口統計上の特徴は何か？
2. 85歳の不活発なライフスタイルで過ごすクライエントについて，作業療法士が考慮するであろう加齢に伴う7つの身体的変化を列挙せよ．
3. 老化に関連する3つの認知機能の変化を示し，新たな情報の符号化や学習を高める3つの方法を挙げよ．
4. 高齢者の自殺のリスク因子は何か？
5. 高齢者であるクライエントに初めて会った時に，即座に観察したり調べたりするであろうクライエント因子を5つ挙げよ．
6. リー氏の遂行領域遂行技能，背景状況，遂行

パターン，活動に必要とされることにおいて，さらなる考慮に値する他の側面には何があるか？

引用文献

1. Agency for Health Care Policy and Research: *Recognition and initial assessment of Alzheimer's disease and related dementias: clinical practice guideline*, No. 19, 1996, P. H. S. U.S. Department of Health and Human Services, Agency for Health Care Policy and Research. AHCPR Publication No. 97-0702.
2. Alexopoulos GS, et al: Vascular depression hypothesis, *Arch Gen Psychiatry* 54(10):915, 1997.
3. Allen CK, Earhart CA, Blue T: *Occupational therapy treatment goals for the physically and cognitively disabled*, Rockville, MD, 1992, American Occupational Therapy Association.
4. American Occupational Therapy Association: Occupational therapy practice framework: domain and process, *Am J Occup Ther* 56(6):609, 2002.
5. American Psychiatric Association: *Diagnostic and statistical manual of mental disorders: DSM-IV-TR*, Washington, DC, 2000, American Psychiatric Association.
6. Asher I: *Occupational therapy assessment tools: an annotated index*, ed 2, Bethesda, MD, 1996, American Occupational Therapy Association.
7. Beck A, Steer R: *Beck depression inventory manual*, San Antonio, TX, 1987, The Psychological Corp.
8. Berg K, et al: Measuring balance in the elderly: preliminary development of an instrument, *Physiother Can* 41:304, 1989.
9. Berlin E: *Guidelines for health practitioners* (DHHS Grant No. 5-UO1-PE-00053-04). Date Unknown, Stanford University Division of Family Medicine and the South Bay Area Health Education Center.
10. Burns E, Goodwin J: Immunodeficiency of aging, *Drugs Aging* 11(5):374, 1997.
11. Burns T: *Cognitive performance test (CPT)*, Minneapolis, 2002, Geriatric Research, Education and Clinical Center, Minneapolis Veterans Affairs Medical Center.
12. Burns T: *Cognitive performance test (CPT)*, Pequannock, NJ, 2004, Ableware, Maddak Inc.
13. Burns T: *Cognitive performance test (CPT): a measure of cognitive capacity for the performance of routine tasks*, Minneapolis, 1991, Geriatric Research, Education and Clinical Center, Minneapolis Veterans Affairs Medical Center.
14. Burns T: The cognitive performance test: an approach to cognitive level assessment in Alzheimer's disease. In Allen CK, Earhart CA, Blue T: *Occupational therapy treatment goals for the physically and cognitively disabled*, Rockville, MD, 1992, American Occupational Therapy Association.
15. Burns T, Mortimer JA, Merchak P: Cognitive performance test: a new approach to functional assessment in Alzheimer's disease, *J Geriatr Psychiatry Neurol* 7(1):46, 1994.
16. Butin DN: *Psychosocial and psychological components*, ed 2, Bethesda, MD, 1996, American Occupational Therapy Association.
17. Cantor M: Family and community: changing roles in an aging society, *Gerontologist* 31(3):337, 1991.
18. Carlson JC, Riley JC: A consideration of some notable aging theories, *Exp Gerontol* 33(1-2):127, 1998.
19. Carstensen LL: Evidence for a life span theory of socioemotional selectivity, *Current Directions Psychological Science* 4:151, 1995.
20. Certo C: Cardiopulmonary rehabilitation of the geriatric patient and client. In Lewis CB: *Aging: the health care challenge*, ed 4, Philadelphia, 2002, FA Davis.
21. Clark F, et al: Occupational therapy for independent living older adults, *JAMA* 278(16):1321, 1997.
22. Clark F, et al: Life domains and adaptive strategy of a group of low-income, well older adults, *Am J Occup Ther* 50(2):106, 1996.
23. College of St. Catherines: *Goal writing: documenting outcomes* (hand-out), St Paul, MN, 2001, College of St Catherine's.
24. Costa P, McCrae R: Psychological stress and coping in old age. In Breznitz LGS, editor: *Handbook of stress: theoretical and clinical aspects*, New York, 1993, Free Press.
25. Craik F, Jennings J: Human memory. In Craik FC, Salthouse TA, editors: *The handbook of aging and cognition*, Hillsdale, NJ, 1992, Erlbaum.
26. Cristofala V: The destiny of cells: mechanisms and implications of senescence, *Gerontologist* 25:577, 1985.
27. Deeg D, Kardaun J, Fozard J: Health, behavior and aging. In Birren JE, Schaie KW, editors: *Handbook of the psychology of aging*, ed 4, San Diego, CA, 1996, Academic Press.
28. Diehl M, Coyle N, Labouvie-Vief: Age and sex differences in coping and defense across the life span, *Psychol Aging* 11(1):127, 1996.
29. Dittmann-Kohli F: The construction of meaning in old age: possibilities and constraints, *Aging and Society* 10:279, 1990.
30. Ewing J: Detecting alcoholism: the CAGE questionnaire, *JAMA* 252(14):1905, 1984.
31. *Federal Interagency on Age-Related Statistics*, 2004, Washington DC. http://www.agingstats.gov/, accessed 11/01/2005.
32. Ferrini AF, Ferrini RL: *Health in the later years*, ed 3, Boston, 2000, McGraw-Hill.
33. Fleming M: Procedural reasoning: addressing functional limitations. In Mattingly C, Fleming MH, editors: *Clinical reasoning: forms of inquiry in a therapeutic practice*, Philadelphia, 1994, FA Davis.
34. Folstein MF, Folstein MF, McHugh PR: Mini-Mental State: a practical method for grading the cognitive state of patients for the clinician, *J Psychiatr Res* 12(3):189, 1975.
35. Gallo JJ, Lebowitz BD: The epidemiology of common late-life mental disorders in the community: themes for a new century, *Psychiatr Serv* 50(9):1158, 1999.
36. Gallo JJ, et al: Depression without sadness: functional outcomes of nondysphoric depression in later life, *J Am Geriatr Soc* 45(5):570, 1997.
37. Gatz M, Kasl-Godley J, Karel M: Aging and mental disorders. In Birren JE, Schaie KW, editors: *Handbook of the psychology of aging*, ed 4, San Diego, CA, 1996, Academic Press.
38. Gatz M, Smyer M: Mental health and aging at the onset of the twenty-first century. In Birren JE, Schaie KW, editors: *Handbook of the psychology of aging*, ed 5, San Diego, CA, 2001, Academic Press.
39. Gierveld JDJ: *Gender and well being: the elderly in the industrialized world*. Seminar on Population Ageing in the Industrialized Countries: Challenges and Responses, Tokyo, 2001, International Union for the Scientific Study of Population.
40. Giovannetti T, et al: Naturalistic action impairments in dementia, *Neuropsychologia* 40(8):1220, 2002.
41. Gross JJ, et al: Emotion and aging: experience, expression and control, *Psychol Aging* 12(4):590, 1997.
42. Gurland BJ, Cross PS, Katz E: Epidemiological perspectives on opportunities for treatment of depression, *Am J Geriatr Psychiatry* 4(Suppl 1):S7, 1996.
43. Harman D: Extending functional life span, *Exp Gerontol* 33(1-2):95, 1998.
44. Hayflick L: New approaches to old age, *Nature* 403:365, 2000.
45. Heidrich S, Ryff C: The role of social comparisons processes in the psychological adaptation of elderly adults, *J Gerontol* 48(3):P127, 1993.
46. Hill G: *The changing realm of the senses*, Philadelphia, 2002, FA Davis.
47. Himes C: Future caregivers: projected family structures of older people, *J Gerontol* 47(1):S23, 1992.

48. Hinojosa J, Kramer P, Crist P, editors: *Evaluation: obtaining and interpreting data*, Bethesda, MD, 2005, American Occupational Therapy Association Press.
49. Hoppes S: Motivating clients through goal setting, *OT Practice*, June 1997, p. 22.
50. Jeste DV, et al: Consensus statement on the upcoming crisis in geriatric mental health: research agenda for the next 2 decades, *Arch Gen Psychiatry* 56(9):848, 1999.
51. Kausler DH: *Learning and memory in normal aging*, San Diego, 1994, Academic Press.
52. Kehrberg K: Part II: The large ACL. In Allen CK, Earhart CA, Blue T: *Occupational therapy treatment goals for the physically and cognitively disabled*, Rockville, MD, 1992, American Occupational Therapy Association.
53. Keller M, Leventhal E, Larson B: Aging: the lived experience, *Int J Aging Hum Dev* 29(1):67, 1989.
54. Kinsella K, Vicotira V: *An aging world: 2001*, Washington DC, 2001, U.S. Census Bureau, U.S. Government Printing Office.
55. Knowles M: *The adult learner: a neglected species*, Houston, TX, 1984, Gulf Publishing.
56. Kraus N: Life stress as a correlate of depression among older adults, *Psychiatry Research* 18(3):227, 1986.
57. Larson KO: *Conceptual models of practice and frames of reference*, ed 2, Bethesda, MD, 1996, American Occupational Therapy Association.
58. Larson KO, et al, editors: *Role of occupational therapy with the elderly*, ed 2, Bethesda, MD, 1996, American Occupational Therapy Association.
59. Lawton MP: Quality of life and affect in later life. In Magai C, McFadden SH: *Handbook of emotion, adult development and aging*, San Diego, 1996, Academic Press.
60. LeBarge E: A preliminary scale to measure degree of worry among mildly demented Alzheimer's disease patients, *Phys Occup Ther Geriatr* 11:43, 1993.
61. Lebowitz B, Pearson J, Schneider L: Diagnosis and treatment of depression in late life: consensus statement update, *JAMA* 278(14):1186, 1997.
62. Leventhal H, Leventhal E, Schaeffer P: Vigilant coping and health behaviors. In Ory MG, Abeles RP, Lipman PD, editors: *Aging, health and behavior*, Newbury Park, CA, 1992, Sage.
63. Levy L: *Cognition and the aging adult*, ed 2, Bethesda, MD, 1996, American Occupational Therapy Association.
64. Levy L: Cognitive aging in perspective: implications for occupational therapy practitioners. In Katz N: *Cognition and occupation across the life span: Models for intervention in occupational therapy*, ed 2, Bethesda, MD, 2005, American Occupational Therapy Association.
65. Levy L: Cognitive aging in perspective: information processing, cognition and memory. In Katz N: *Cognition and occupation across the life span: Models for intervention in occupational therapy*, ed 2, Bethesda, MD, 2005, American Occupational Therapy Association.
66. Levy L: *Health and impairment: the performance component*, Bethesda, MD, 1996, American Occupational Therapy Association.
67. Levy L: Information processing and dementia. II: Cognitive disability in perspective, *OT Practice* December 4(10):CE-1, 1999.
68. Levy L: *Mental disorders in aging adults*, ed 2, Bethesda, MD, 1996, American Occupational Therapy Association.
69. Levy LL, Burns T: Cognitive disabilities reconsidered: rehabilitation of older adults with dementia. In Katz N: *Cognition and occupation across the life span: Models for intervention in occupational therapy*, ed 2, Bethesda, MD, 2005, American Occupational Therapy Association.
70. Lewis CB, Kellems S: Musculoskeletal changes with age: clinical implications. In Lewis CB, editor: *Aging: The health care challenge*, ed 4, Philadelphia, 2002, FA Davis Company.
71. Magai C: Personality change in adulthood: loci of change and the role of interpersonal process, *Int J Aging Hum Dev* 49(4):339, 1999.
72. Magai C: Emotions over the life span. In Birren JE, Schaie KW, editors: *Handbook of the psychology of aging*, ed 5, San Diego, CA, 2001, Academic Press.
73. Mattingly C: The narrative nature of clinical reasoning. In Mattingly C, Fleming MH, editors: *Clinical reasoning: forms of inquiry in a therapeutic practice*, Philadelphia, 1994, FA Davis.
74. McConatha JT, Huba HM: Primary, secondary, and emotional control across adulthood, *Current Psychology: Developmental, Learning, Personality, Social* 18:164-170, 1999.
75. McFarlane AC: Resilience, vulnerability, and the course of posttraumatic reactions. In van der Kolk BA, McFarlane AC, Weisath L, editors: *Traumatic stress: the effects of overwhelming experience on mind, body and society*, New York, 1996, Guilford Press.
76. Miller B: Theories of aging. In Lewis CB, editor: *Aging: The health care challenge*, ed 4, Philadelphia, 2002, FA Davis.
77. Murray C, Lopez A: *The global burden of disease*, Cambridge, 1996, Harvard School of Public Health.
78. Murray CJ, Lopez AD: Global mortality, disability and the contribution of risk factors: global burden of disease study, *Lancet* 349(9063):1436, 1997.
79. National Eye Institute: *Age related macular degeneration: what you should know*, Washington DC, 2005, United States Department of Health and Human Services.
80. National Research Council: Structure of the aging mind. In National Research Council: *The aging mind: opportunities for cognitive research*, Washington DC, 2003, National Academy Press.
81. Office of Employment and Community Development: *Maintaining prosperity in an ageing society*, Paris, 1998.
82. Orgel L: The maintenance of the accuracy of protein synthesis and its relevancy to aging, *Proc Natl Acad Sci USA* 49:517, 1963.
83. Orgel L: The maintenance of the accuracy of protein synthesis and its relevancy to aging, *Proc Natl Acad Sci* 67:1496, 1973.
84. Petersen RC, et al: Mild cognitive impairment: clinical characterization and outcome, *Arch Neurol* 56(3):303, 1999.
85. Pfeffer RI, et al: Measurement of functional activities in older adults in the community, *J Gerontol* 37(3):323, 1982.
86. Reifler B: Detection and treatment of mixed cognitive and affective symptoms in the elderly: is it dementia, depression or both? *Clin Geriatr* 6:17, 1998.
87. Reyff CD, Kwan CML, Singer BH: Personality and aging: flourishing agendas and future challenges. In Birren JE, Schaie KW, editors: *Handbook of the psychology of aging*, ed 5, San Diego, CA, 2001, Academic Press.
88. Robinson BC: Validation of caregiver strain index, *J Gerontol* 38(3):344, 1983.
89. Rogers J, Holm M: Occupational therapy diagnostic reasoning: a component of clinical reasoning, *Am J Occup Ther* 45(11):1045, 1991.
90. Rott C, Thomae H: Coping in longitudinal perspective: findings from the Bonn Longitudinal Study on Aging, *J Cross-Cultural Gerontol* 6:23, 1991.
91. Rowe J, Kahn R: Human aging: usual and successful, *Science* 237(4811):143, 1987.
92. Rowe J, Kahn R: Successful aging, *Gerontologist* 37(4):433, 1997.

93. Rusting R: Why do we age? *Sci Am* 267(6):130, 1987.
94. Ruth JE, Coleman P: Personality and aging: coping and management of the self in later life. In Birren JE, Schaie KW, editors: *Handbook of the psychology of aging*, San Diego, CA, 1996, Academic Press.
95. Sadavoy J, Fogel F: Personality disorders in old age. In Birren JE, Sloane RB, Cohen GD, editors: *Handbook of mental health and aging*, San Diego, CA, 1992, Academic Press.
96. Scheiman M: *Understanding and managing vision deficits: a guide for occupational therapists*, Thorofare, NJ, 2002, Slack.
97. Schell BAB: Clinical reasoning: the basis of practice. In Crepeau E, Cohn ES, Schell BAB: *Willard and Spackman's occupational therapy*, ed 10, Philadelphia, 2003, Lippincott Williams & Wilkins.
98. Schell B, Cervero R: Clinical reasoning in occupational therapy: an integrative review, *Am J Occup Ther* 47(7):605, 1993.
99. Schwartz M: Re-examining the role of executive functions in routine action production. In Grafman J, Holyoak K, Boller F, editors: *Annals of New York Academy of Sciences. Vol 769. Structure and function of the human prefrontal cortex*, New York, 1995, New York Academy of Sciences.
100. Schwartz MF, et al: Cognitive theory and the study of everyday action disorders after brain damage, *J Head Trauma Rehabil* 8(1):59, 1993.
101. Segerstrom SC, et al: Optimism is associated with mood, coping, and immune change in response to stress, *J Pers Soc Psychol* 74(6):1646, 1998.
102. Seligman M: *Helplessness: on depression, development and death*, San Francisco, 1975, Freeman.
103. Sinnott J: A model for solution of ill-structured problems: implications for everyday and abstract problem solving. In Sinnott JD, editor: *Everyday problem solving: theory and applications*, New York, 1989, Praeger.
104. Smith A, editor: *Memory*, San Diego, 1996, Academic Press.
105. Stark S: Home modifications that enable occupational performance. In Letts L, Rigby P, Steward D: *Using environments to enable occupational performance*, Thorofare, NJ, 2003, Slack.
106. Strehler B: A new age for aging, *Natural History* 2:8, 1973.
107. Surgeon General: *Older adults and mental health*, Washington DC, 1999.
108. Tabert MH, et al: Functional deficits in patients with mild cognitive impairment: prediction of AD, *Neurology* 58(5):758, 2002.
109. United States Bureau of the Census: Household and family characteristics, *Current Population Reports*, March 1998, PPL-20-515.
110. United States Bureau of the Census: Population projections of the United States by age, sex, race and Hispanic origin: 1995-2050, *Current Population Reports*, 1998, P25-1130.
111. United States Bureau of the Census: Poverty in the United States: 1998, *Current Population Reports*, September 1999, P60-207.
112. United States Bureau of the Census: Sex by age by types of disability for the civilian non-institutionalized population 5 years and over, *Current Population Reports*, 2000.
113. United States Bureau of the Census: U.S. Interim projection by age, sex, race and Hispanic origin, *Current Population Reports*, 2004.
114. Vaillant G: *Adaptation to life*, Boston, 1977, Little, Brown.
115. Walford R: The clinical promise of diet restriction, *Geriatrics* 45(4):81, 1990.
116. Weinberger M, Hiner SL, Tierney WM: In support of hassles as a measure of stress in predicting health outcomes, *J Behav Med* 10(1):19, 1987.
117. Willis S: Everyday problem solving. In Birren JE, Schaie KW, editors: *Handbook of the psychology of aging*, San Diego, CA, 1996, Academic Press.
118. Yee B, Williams B: Medication management and appropriate substance use for elderly individuals. In Lewis CB: *Aging: the health care challenge*, ed 4, Philadelphia, 2002, FA Davis.
119. Yeo G: The need for culturally competent models of long term care. In Stanford Geriatric Education Center: *AARP series on ethnicity and long term care*, 1997, Stanford Geriatric Education Center.
120. Yeo G, et al: *Core curriculum in ethnogeriatrics* (Curriculum guide—Bureau of Health Professions Health Resources and Services Administration and U.S. Department of Health and Human Services Grant Report No. 97-0260), Stanford, CA, 1999, Stanford Geriatric Education Center.
121. Yeo G, et al: *Cohort analysis as a tool in ethnogeriatrics: historical profiles of elders from eight ethnic populations in the United States*, ed 2, Stanford, CA, 1998, Stanford Geriatric Education Center.
122. Yesavage JA, et al: Development and validation of a geriatric depression scale: a preliminary report, *J Psychiatr Res* 17(1):37, 1982-1983.
123. Zhou Y: Will China's current population policy change its kinship system? *Research Paper Series*, Tokyo, 2000, Nihon University Population Research Institute.

推薦文献

Bonder B: *Growing old in the U.S.*, Philadelphia, 2001, FA Davis.

第 47 章
HIV 感染と AIDS[注]

HIV Infection and AIDS

Michael A. Pizzi

(小田原悦子 訳)

キーワード

ヒト免疫不全ウイルス (HIV)
後天性免疫不全症候群 (AIDS)
積極的抗レトロウイルス治療法 (HAART)
積極的予防
一次予防
二次予防
三次予防

学習目標

本章を学習することで,学生および臨床家は次のことが可能になるだろう.
1. HIV と AIDS のステージを理解できる.
2. HIV への医療介入の影響について述べることができる.
3. HIV あるいは AIDS の人を全体的に評価できる.
4. 健康と作業参加のための介入プログラムを作成できる.
5. HIV あるいは AIDS の人々のための作業療法サービスにおける健康増進と予防的視点の重要性を理解できる.

この章の概要

感染,徴候,症候群
薬理学
積極的予防
作業療法評価
作業療法治療
要約

2003 年 12 月現在の**ヒト免疫不全ウイルス** (human immunodeficiency virus;HIV) の世界規模での流行は,以下のとおりである.

- 地球上の HIV のクライエントの数は 2001 年の 3,500 万人から,2003 年の 3,800 万人に増え続けている.
- 2003 年に,500 万人が HIV に罹患したと推定される.これは,HIV が流行して以来,最大の年間罹患数である.
- 2003 年には**後天性免疫不全症候群** (acquired immunodeficiency syndrome;AIDS) によって 300 万人が死亡した.1981 年に最初の AIDS の症例が確認されてから 2,000 万人以上が死亡した[3].

HIV は人体の中で増殖し,免疫系の白血球に感染するレトロウイルスである.HIV は **AIDS** を起こす.1981 年に初めて発見された.これがきっかけとなり,アメリカ疾病対策センター (Centers for Disease Control;CDC) は,HIV が性別 (表 47-1),人種 (表 47-2),文化,性的嗜好,年齢 (表 47-3 と表 47-4) にかかわらず,感染するウイルスであるという結論に到達した.HIV は全人類に影響を及ぼす.HIV はウイルスに感染している人々だけでなく,その親や兄弟姉妹,友人,恋人,子ども,同僚にも多大な影響を及ぼす.HIV 陽性と診断されると,その人は社会の中で活動しにくくなり,社会における作業遂行や,作業参加は劇的に

[注] 本章では,主に HIV と AIDS をもつ成人向けの問題を扱った.ほとんどの治療と作業療法士が考慮すべき事項は,子ども,青少年,成人に応用可能である.評価に使われた設問は,小児科医の評価と併せて HIV をもつ子どもを世話する人に活用することができる.

表47-1 感染源項目別の症例数

2003年にAIDSの診断を受けた成人と青少年の感染源項目別の推定数を以下に挙げる．可能なものは性別ごとに表記した．

感染源項目	男性	女性	合計
男性間の性的接触	440,887	–	440,887
静脈注射薬物使用	175,988	70,558	246,546
男性間の性的接触と静脈注射薬物使用	62,418	–	62,418
異性間の性的接触	56,403	93,586	149,989
その他（血友病，輸血，胎児性，危険の報告なし，あるいは不明）	14,191	6,535	20,726

（CDC：2004年基本統計，2005年7月1日，http://www.cdc.gov/hiv/stats.htm#cumaids）

表47-2 人種／民族別の累積数

人種あるいは民族	人種あるいは民族別のAIDS診断推定累積数：2003年AIDS症例累積数
白人，非ヒスパニック系	376,834
黒人，非ヒスパニック系	368,169
ヒスパニック系	172,993
アジア系／太平洋諸島	7,166
アメリカ・インディアン／アラスカ人	3,026

（CDC：2004年基本統計，2005年7月1日，http://www.cdc.gov/hiv/stats.htm#cumaids）

表47-3 年齢別の累積数

年齢	診断当時年齢別のAIDS診断推定累積数：2003年AIDS症例累積数
13歳未満	9,419
13～14歳	891
15～24歳	37,599
25～34歳	311,137
35～44歳	365,432
45～54歳	148,347
55～64歳	43,451
65歳以上	13,711

（CDC：2004年基本統計，2005年7月1日，http://www.cdc.gov/hiv/stats.htm#cumaids）

表47-4 子ども*の感染源項目別AIDS診断推定数

感染源項目	2003年AIDS症例数
母親がHIVに感染しているか，その危険性がある	8,749
血友病／凝固障害，輸血，血液成分，組織のレシピエント	670
その他／危険の報告なし，あるいは不明	

*子どもとは，診断当時13歳未満をさす．
（CDC：2004年基本統計，2005年7月1日，http://www.cdc.gov/hiv/stats.htm#cumaids）

変化するかもしれない．あるいは，HIVと診断されたことがその人にとって，前向きな生き方に対する妨害となるかもしれない．

本章は，作業療法士と作業療法助手に向けて，人体と社会に対するHIVの影響について説明する．読者はHIVやAIDSをもつ人々が質の高い生活を送り，好きな作業や意味のある作業に参加できるように，その評価と治療についての知識を得ることができるだろう．

■感染，徴候，症候群

HIVは，ウイルスに感染したパートナーとの無防備な性交や輸血の際の感染した血液との接触（現在，この危険性は，輸血前の加熱処理と注意深い検査のおかげでごく少なくなっている），HIVに感染した人との注射針の共有によって感染する．感染している母親から新生児へも感染する．医療専門職の感染のリスクは著しく低い[9]．

1993年，CDCはHIVやAIDSの状態を決定するカテゴリーを次のように改定した[4]．

・カテゴリー1（C1）：CD4陽性細胞が血液1μL中に500以上．
・カテゴリー2（C2）：CD4陽性細胞が200～499．
・カテゴリー3（C3）：CD4陽性細胞が200未満．

以下のカテゴリーは，臨床的視点から見たHIVの出現に関するカテゴリーである．

・カテゴリーA：全身性リンパ節腫脹症候群が

第 47 章　HIV 感染と AIDS　1413

ケーススタディ：ビリー（その 1）

> ビリーは弁護士であり，内科医でもある．パートナーのトムと 15 年間ともに生活している．彼は以前に 6 年間結婚していたことがあり，前妻との間に 2 人の成人した子ども，アレックス（24 歳）とチャーリー（22 歳）がいる．離婚後 2 人の息子たちはビリーとトムが育てた．結婚している間，彼は 2 人の男性と恋愛関係にあり，時折無防備なセックスをしていた．誰も知らなかったが，彼の妻は注射薬を使用していた．ビリーの感染経路はわかっていないが，HIV 感染の診断を受けて 20 年間生きている．ビリーの前妻は子どもたちが思春期になる前に死亡している．
>
> ビリーは開業医として成功を収めながら，HIV や AIDS をもつ人々のための法的代理人として無報酬で働いていた．最近，彼に日和見感染が起こった．彼は 4 日間入院し，薬物療法を受け，自宅に帰った．彼は疲労し，落ち込み，自分の健康状態の変化に不安をもっている．彼にはたくさんの社会的サポートネットワークがあるが，充実した人生を生きたいという彼の不安や心配の助けにはならないようである．厄介なことに，ビリーは少し記憶に変化を覚えるようになった．彼は「完璧なまでの記憶力」をもっていると自負していたので，この欠損は，彼にとって最大の心配になった．
>
> ビリーは健康に携わる専門家として，自分の健康と幸福感を考慮するのに必要な知識をもっているが，自分の日常生活にその知識を応用していない．トムは支持的ではあるが，ビリーに徐々に怒り，いらつき，心配するようになってきた．これらの感情はトム自身の仕事，家庭，余暇における作業能力を損なう原因になってきたようである．

持続している以外には無症状の者．HIV 感染の初発急性発症である．

- カテゴリー B：AIDS を定義づける疾患に罹患したことはないが，カンジダ症，発熱，持続性の下痢，口腔毛状白板症，ヘルペス，特発性血小板減少性紫斑病，末梢性神経炎，子宮頸部異形成，骨盤炎症性疾患などの何らかの HIV 感染の症候がある者．
- カテゴリー C：1 つ以上の AIDS を定義づける疾患がある者．

上記のどれか 1 つに該当するなら HIV に感染していると診断される．たとえば，もしある人が C3（CD4 陽性細胞が 200 未満）と確認され，少なくとも 1 つの AIDS を定義づける疾患があるなら，AIDS と診断される．カテゴリー 1 や 2，A と B なら HIV 陽性（危険性の低い状態）と考えられるが，カテゴリー 3 や C なら AIDS と定義される．これらのカテゴリーは，個人の HIV 感染の段階を特定するために使われる[8]．

作業療法士と作業療法助手には，あらゆる段階の HIV と AIDS をもつ人たちの日常生活を積極的に変える機会がある．健康増進，生活の質（QOL），幸福感は作業療法の 1 つの目標となる[1]．

薬物の改善，健康教育，行動変更の結果，HIV をもつ人々はより長く健康に生きることが可能になる．しかし，薬が高価なため，しばしば自分で支払える人，あるいは入手可能な知り合いがいる人に限って，薬物の恩恵を受けられることが多い．このように，社会資源の恩恵を受けられない人，あるいは部分的にしか情報を入手できない人は（弱った免疫系が原因で起こる）いろいろな感染（カリニ肺炎やカポジ肉腫—後者はより頻度が低い）を経験していくことになる．

作業療法士は，多くの作業遂行上の問題のある AIDS をもつ人たちに会うこととなる．この疾患による多くの身体的，社会心理的要因が作業療法を必要としている．HIV や AIDS をもつ人たちに現れる身体的，社会心理的要因には以下のものがある．しかし，以下に限らない．

- 疲労と息切れ
- 中枢神経系の障害
- 末梢神経系の障害
- 視覚障害
- 感覚障害（疼痛性の神経炎を含む）
- 心機能障害
- 筋萎縮
- 病気によって起こる変化に対応，適応する能力の変容
- うつ
- 不安
- 罪悪感
- 怒り

ケーススタディ：ビリー（その2）

ビリーは現在，彼の病気に関連して，身体的な問題よりずっと多くの心理的な問題をもっているようである．彼は疲労感と軽い記憶障害を経験している．彼の作業療法士は以下のように問うかもしれない．

1. ビリーの疲労は医学的問題や心理的問題との関連で経験されているのか？

現在ビリーが報告している疲労は，確かに身体的かつ心理的健康の両方に関与しているだろう．彼は，特に作業遂行の場面で症状が顕著になり，認知過程の変化と記憶障害を特徴とするAIDSによる認知症（ADC）を経験していたのかもしれない．ADCは中枢神経の皮質下構造の破壊と関連しているといわれ，AIDSと診断された人の半数以上に起こると推測されている．この病気を実際にもっていると自覚することは，特に仕事上の自己の役割への打撃に対する不安と恐れ，そしてうつの原因になるかもしれない．ビリーには，日常生活の作業遂行について彼がもっている恐れを話すように励まされるべきである．

仕事場で効果的に習慣や慣習を使えれば，ビリーの記憶障害についての不安を減らすのに役立つだろう．電子手帳とカレンダーが記憶の手助けとなってビリーに役立つかもしれない．作業療法の時間にはクライエントであるビリーを中心として，生活についての彼自身の知識を交えて話し合いが行われるのが適切だろう．

2. もし，ビリーが自分の健康状態の変化にとらわれているとしたら，彼の仕事，家庭，地域その他の状況で彼はどのように機能しているだろう？

作業療法士は，明確な指針をもった質問を使うことによって，ビリーが作業療法士が関わる以前には知らなかった情報に気づくように，ビリーが従事している状況を検証していく．このケーススタディの後に述べるPWHAのような評価がビリーの役に立つだろう．

3. 心理的または身体的健康上の問題点を，予防や健康増進の作業療法プログラムに組み込むことができるか？

彼の生活上の前向きなところや強みになること（たとえば，社会的サポート，保健医療についての彼自身の進んだ知識）を探るために，ビリーは現実検討訓練を行うことができるだろう．これらの強みは彼自身が前向きに自覚し続け，より良い身体レベルの健康を増進する行動（たとえば，規則正しい訓練プログラム）に従事する手助けになるだろう．

・病気か，健康かにとらわれる

これらのすべての要因は，意味があり，健康を増進する日常作業の作業遂行に影響する．作業療法は前述のような問題をもつHIVまたはAIDSをもつすべての人たちに適用することができる．

■薬理学

HIVが流行して4半世紀たったが，その治癒はまだ見られていない．研究者はこの病気の経過を変えようと，何年にもわたって薬物の改良において劇的な進歩を果たしてきた．これらの薬物はHIVやAIDSをもつ人たちがより健康な機能を促進するように援助し，継続して作業に参加できるように手助けしてきた．

現在使用されている薬物の種類は次のとおりである[2]．

- 非核酸系の逆転写酵素阻害剤（NNRTI）：これらの薬物は，HIVが自己複製を作るために必要な酵素である逆転写酵素を阻害する．
- 融合阻害剤：これは，HIVウイルスがヒトの細胞に入り込むことを阻害する．
- 核酸系の逆転写酵素阻害剤（NRTI）：これらの薬物は，HIVが自己複製を作るために必要な酵素（化学反応を助ける蛋白質）である逆転写酵素を阻害する．
- プロテアーゼ阻害剤（PIs）：PIsは，HIVが自己複製するために必要なプロテアーゼ（蛋白質）を阻害することによって作用する．

プロテアーゼ阻害剤と他の2種類の逆転写阻害剤を組み合わせたものが**積極的抗レトロウイルス治療法（HAART）**と呼ばれている．HAARTは，効果的な医療介入の1つであり，何万人もの感染者のために健康と幸福感の改善を促進して，HIVの全貌を大きく変えてきた．HIVは，HAARTの使用で，ほぼ検出されないくらいになるが，一度HIVに感

染してしまえば，その人は常にウイルスを感染させることが可能である．不幸なことに，医薬品は誰にでも購入できるわけではなく，世界中の何百万の人には届かない．現在，これらの重要な薬をもっと手に入りやすくするための努力が続けられている．Karonら[7]は，AIDS関連の死亡が劇的に減少した要因は人々の行動変容ではなく，HAARTであると述べている．しかし1997年以降，HIVは減少せず，男性同性愛者（MSM），静脈注射薬物使用者（IDU）と性交をもつ人，異性愛者の間に広まり続けている．

AIDSと診断された生存者の数は，1990年から1999年の間に，4倍の312,000人に増加した．AIDS人口で増えているのは女性，アフリカ系アメリカ人とヒスパニック系アメリカ人，静脈注射薬物使用者，異性愛者，南部居住者であるという事実は，初期のHIV感染の傾向や検査を受ける行動の違いと，HAARTによる特異的な成果を反映している．調査結果を合わせて検討すると，貧しい人々が不相応に感染し，HIVの発生率は特に危険行動をとるアフリカ系アメリカ人の間で高く，1990年代初期以降HIV発生件数は減少していないことを示している[7]（Karon et al, 2001, Discussion, 1）．

最善の医療的実践にもかかわらず，まだAIDSは治癒に至っていない．しかし，医療の進歩によって，人々はHIVと共生しながら生活上の問題に対処し，充実した生産的な生活を続けている．しかし残念なことに，これらの延命治療には無数の副作用があり，作業療法サービスを受けるクライエントの多くはそれらを経験する．これらの副作用には，中枢神経障害，末梢性多発性神経炎，消化器障害，肝障害，貧血症，膵炎，骨減少症，骨関節炎，脂肪異栄養症，糖尿病，高血糖がある．薬物には多くの副作用があるので，HIVをもつ多くの人にとって，いつ薬物療法を始めるかを決めるのは困難である[6]．

作業療法実践ノート

> 作業療法士と作業療法助手は，あらゆるステージのHIVの人々の健康と幸福感を改善するように貢献することの重要性と，HIVと生きる生活のあらゆる領域における身体的，状況的，感情的影響を理解することが必要である．

■積極的予防

HIVをもつ人々のニーズの変化と，この病気やその二次的状態と闘うための薬物の改善を反映して，**積極的予防**（positive prevention）という用語がCDCによって作られ，使われてきた．Serostatus Approach to Fighting the Epidemic（SAFE：流行撲滅のための血清状態アプローチ）は，現行の危険防止プログラムを補い，感染の危険を減らすものである．HIVを診断し，感染者に予防的サービスを勧め，治療に専念するように手助けし，HIVの危険を防止するために社会的に危険な行動を抑制して健康な生活習慣を築くように支援することを目的に，実際にいくつかのステップを勧めている．これは，伝統的な感染症のコントロールと行動的治療とを組み合わせた初めてのプログラムである．作業療法士は，主にすでに感染している人に治療を行うが，予防もケアの全体的プログラムに統合することは可能である．

予防と健康増進が，作業療法における治療の主な領域になるだろう．**一次予防**では，作業参加時のリスク予防がもたらす影響を理解してもらうために，作業療法士は個人と地域に向けて，健康教育と危険防止のための対策を開発し実行するだろう．作業療法の一次予防政策は，節制と安全なセックスについて，学校，教会のグループ，コミュニティーセンター用に成長段階に合った講義とワークショップを開発するといったものである．これらのワークショップには，作業療法士が教育を積み重ねてきた精神衛生面の方策，文化に関連した情報，人間関係の技能を育てる練習が含まれるだろう．

二次予防の作業療法サービスは，すでにウイルスに感染した人たちを対象にして行われる．この二次予防プログラムには，健康なライフスタイルの基礎をつくり，促進し，将来的に日和見感染が起こらな

いよう，生活のバランスと幸福感を促進するための活動が含まれる．二次予防を目的にしている作業療法は，特にHIVウイルス感染者がたくさん居住する地域に影響を与えることができる．作業に従事するための習慣や日課の構築と維持の重要性を強調することは，二次予防プログラムに適しているだろう．

三次予防は，クライエントが病気に付随した障害で苦しむ時に行われる．三次予防はとりわけリハビリテーションを重視する．その中には，その人のライフスタイルに前向きな影響を与え，健康的な機能を持続するように希望を与えるための，健康増進プログラムが含まれるだろう．三次予防プログラムでは，たとえその人の作業が変わろうとも，持続して作業に参加できるように支援するための方法が必要となる．1つの例として，筋力低下や末梢神経損傷が原因で作業遂行が低下している場合には，クライエントが望んでいる作業（例：木工，料理）に持続して従事できるように支援するために，補助機器が使用されるだろう．

■作業療法評価

Pizzi[11]は，健康と幸福感を高めるために2つの評価を開発した（第5章参照）．1つは一般的な使用のため，もう1つはHIV感染者のためのものである．後者がPizzi Assessment of Productive Living for Adults with HIV Infection and AIDS（PAPL：図47-1）である．

前者のPizzi Holistic Wellness Assessment（PHWA）[11]は，クライエント中心の，主観的健康増進のための手段としてつくられた作業療法における最初の評価法の1つである．様式としては，作業歴が使われている．PHWAはクライエント個人の健康観と自己責任の方法を探すことに力を注いでいる．作業療法士はクライエントが認めた目標，信仰，価値，態度，作業的意味を取り入れることが肝要である．還元論的な治療（ROM，筋力強化，認知訓練）は別々に行うのでなく，意味のある作業の中に取り入れ使用されるべきである．

PHWAは質的要素と量的要素を取り入れた自己評価である．クライエントは健康の8領域を1〜10のスケールで自己評価する．それから，作業療法士の助言に基づいて，それぞれの領域の作業参加を自分がどのように捉えているかについて確認する．作業療法士は対話を通して，クライエントが日常の作業遂行に影響を与えている重要な健康上の問題に気づくように，援助する．クライエントは健康の各領域で，前向きに健康をとらえるための方法を探り，健康と幸福感を高めるための方法を決めていく．

> ある特定の治療が作業遂行を前向きに変えているように見える時でも，実際にはその人は自分の最も良い状態を探して，つまり自己探索を通して健康を経験する．自己探索後セラピーはクライエントと作業療法士間の共同作業で進んでいく（p.57）[11]．

この評価を通して，当面の，意味のある作業の領域が確認される．この評価の本質は，全体としてクライエントを見ることであり，健康増進の原理と作業療法の価値によって導かれるものである．

PAPL（図47-1参照）は，作業療法士がクライエントの身体的，心理社会的，感情的，精神的側面のデータを集めるための全体的な評価である．実践家はクリニカルリーズニングの技術を使い，クライエントを中心に共同作業的に介入を行いながら，その他のデータも組み込んでいく．さらに，あらゆる領域の作業遂行にも注目する．

全体的評価は，作業療法士がHIVとAIDSの人たちが経験している多様な課題や問題領域を扱ううえで役に立つ．そこでは，作業療法士はクライエントのニーズに応えるために，作業療法の全領域の知識と技術を統合するようにクリニカルリーズニングを使用しなくてはならない．

■作業療法治療

「『作業に従事すること』は，作業療法の過程の成果に橋をかける効果があると考えられる」[1]．作業療法士は，多様な技術や方策，工夫を組み込んだプログラムを使って，意味のある，生産的な日常生活作業に従事するよう促す．病気とともに生きながら，健康なライフスタイルを促進することは，すべてのHIVのクライエントに必要なことである．HIVやAIDSのクライエントのさまざまな身体，

Pizzi Assessment of Productive Living for Adults with HIV Infection and AIDS (PAPL)

基本事項

氏名_____ 年齢_____
性別_____ 同居者（関係）_____
介護者_____
人種_____ 文化_____ 信仰_____
信仰を実践していますか？_____ もしそうなら，信仰があなたの生活の中でどのような役割を果たしていますか？_____
主要な作業役割：
_____
_____

一次診断：
_____
_____

二次診断：
_____
_____

HIV のステージ：_____
既往病歴：
_____
_____

薬物療法：
_____
_____

日常生活活動（ADL 遂行評価表を使う）
あなたはこれらのことを現在していますか？
_____
家事仕事をしていますか？
_____
（困難な領域について）以前と同じようにこれらのことができるようになりたいと思いますか？_____
どれを？_____

仕事
職業_____ 最後に働いたのはいつですか？_____
仕事の内容_____
職場環境_____
もし現在働いていないとしたら，働けるようになりたいですか？_____
仕事をしていたかったと思いますか？_____
従事していた活動の種類_____
仕事をしていないなら，したいと思いますか？_____ 何をしたいと思いますか？_____
他にしたいことはありますか？_____
あなたにとって日常生活動作の中で自立していることは重要なことですか？_____
遊び／余暇（興味と現在参加していること）_____

睡眠の問題（習慣，パターン）_____

身体機能
自動／他動関節可動域：
筋力：
感覚：
協調性（粗大運動と巧緻運動）：
視覚 - 受容：
聴覚：

図 47-1 Pizzi 成人 HIV 感染者と AIDS クライエントの生産的生活の評価（PAPL）（Michael Pizzi © 提供）

バランス（坐位と立位）：
歩行，移動，可動性：
活動耐久性／持続性：
身体的痛み：
部位：

これらは大切な活動を行う時に妨げになりますか？＿＿＿＿＿＿＿＿＿＿＿＿＿＿＿＿＿＿＿＿＿＿＿＿＿＿
性的機能：

認知
（注意の持続，問題解決，記憶，見当職，判断，推論，決断，安全性の認識）

時間管理
以前の日課（診断前）

診断以降変化しましたか？＿＿＿＿＿＿＿＿＿＿＿＿＿＿＿＿＿＿＿＿＿＿＿＿＿＿＿＿＿＿＿＿＿＿＿
もしそうなら，どのように？＿＿＿＿＿＿＿＿＿＿＿＿＿＿＿＿＿＿＿＿＿＿＿＿＿＿＿＿＿＿＿＿
日常の課題をこなすのに特によい時間がありますか？
＿＿＿
あなたは自分が時間と活動をきっちり管理していると思いますか？　それともかなり柔軟だと思いますか？
＿＿＿
（もしあれば，）1日の過ごし方をどのように変えたいですか？＿＿＿＿＿＿＿＿＿＿＿＿＿＿＿＿＿＿

身体像と自己像
この6カ月の間にあなたの身体には変化がありましたか？　どんな変化ですか？＿＿＿＿＿＿＿＿＿＿
自分ではどう感じますか？＿＿＿＿＿＿＿＿＿＿＿＿＿＿
社会環境（クライエントが利用可能なサポートを記述してください）
物理的環境（クライエントが日常のことを行う環境，サポートのレベル，機能障害を記述してください）

ストレスの原因
現在あるいは過去に，ストレスの原因になったもの，出来事，人，状況は何ですか？＿＿＿＿＿＿＿＿
＿＿＿
あなたの現在のストレス対処法は何ですか？＿＿＿＿＿＿＿＿＿＿＿＿＿＿＿＿＿＿＿＿＿＿＿＿＿＿

状況への対処
あなたは次のことにどのように対応していると自分で感じていますか？
a）あなたの診断
＿＿＿
＿＿＿

b）あなたにとって大切なことをする能力の変化
＿＿＿
＿＿＿

c）その他の心理社会的な観察
＿＿＿
＿＿＿

作業についての質問
今現在あなたにとって何が大切だと感じますか？
＿＿＿
あなたは自分にとって大切なことができると思いますか？　将来できると感じますか？
＿＿＿
あなたは変化にうまく対応していますか？
＿＿＿

図 47-1　（続き）

あなたの希望，夢，願望は何ですか？　あなたの目標は何ですか？

これらは，診断を受けてから変わりましたか？　もしそうなら，どのように変化しましたか？

今，自分の生活を管理できていると思いますか？

残りの人生で何を達成したいですか？

計画：
短期目標：
長期目標：
頻度：
期間：
作業療法士：

図 47-1　（続き）

心理社会，状況的課題に合うような個別的治療がなされる．HIVやAIDSには多様な特徴があるので，治療計画や目標を作成する時，作業療法士はたくさんのことを考慮しなければならない．以下に考慮すべき点を挙げ，遂行可能な作業療法に触れる[10]．

1. 普遍的予防策を適切に実行する．クリニックや病棟規則を確認しなさい（普遍的予防策の最新版は，http://www.cdc.gov/ncidod/hip/BLOOD/UNIVERSA.HTM を参照のこと）．
2. 微妙な認知や身体の変化は急に起こる可能性があるため，公式な評価を用いないとしても，再評価は治療のたびに行うようにする．
3. HIVをもつ成人のほとんどは，差別を感じるか，もしくは実際に差別を経験している．それゆえ，決めてかからず，開放的な，思いやりのある，正直な態度とアプローチで臨むことが治療プログラムをより良きものにする．
4. HIVを扱うリハビリテーションでは，他のほとんどの身体的，社会心理的疾患をもつ症例に比べ，より独特な心理社会的側面を扱うことになる．HIVをもつ多くの人々は，自分と同じ病気で治療を受けていた友人を失い，差別や拒否，身体的障害の結果として，仕事や家族の喪失を経験し，さらには，自分と同じ病気で生涯のパートナーを失うかもしれない．多くのクライエントにとって，これらの喪失は40歳以前に起こる．HIVをもつ女性は，以上に述べた喪失を経験するのに加え，しばしばその他にも貧困や住居を失うこととも闘わなくてはならない．女性はAIDS流行の中で見過ごされがちである．
5. 研究には望みがあるが，HIVの治癒またはワクチンは現在のところ知られていない．この不治の病に対する憂慮が，日常生活のストレスの主な原因となっていると考えられる．
6. ほとんどのHIVもしくはAIDSの症状が顕著に現れているクライエントは，仕事上の役割が変化した経験をもっている．仕事がその人にとって価値のある役割ならば，代わりの仕事や生産的な生活を探るために特別な治療が必要になる．全体的なワークハードニング（work hardening）のためには，心理社会的ならびに身体的な仕事の評価が必須となる．
7. 疲労や衰弱，全身状態の低下は，HIVの主要な身体的特徴である．生産性と作業参加を高めるために，エネルギー節約法，仕事の簡素化，作業の工夫を使用する．
8. 一方，日常生活活動（ADL）の自立，仕事，余暇活動の自立を手助けするために，補助機器やポジショニングが使われる．しばしば，HIVをもつ人は役に立つ機器であっても拒絶するかもしれない．この拒絶は，病人役割に対する拒絶や失った能力を否定したいという気持ちの表れであり，その人が機器を使うことを選択するまで，この態度は尊重されな

9. 習慣のトレーニングや日常生活の日課への適応が治療の基本であり，これには以下のようなものが含まれることが必須である：クライエントの身体および認知状態を考慮して，その人が気に入った作業を遂行するように促すこと．その作業はクライエントが居心地よい日課であると感じるレベルにあること，1日の時間帯，状況が考慮されていること，その人がその作業を一緒にしたいと思う人と行うこと．スタッフのスケジュールに合わせるのではなく，可能な限りその人の日課の中でスケジュールを立てることができるよう，クライエントが選択権をもつようにする．

10. 日常生活の管理と選択肢は，可能な限りその人に与えられなければならない．HIVをもつ人は，ウイルスが徐々に身体を侵して，作業遂行の制限が明確になるに従って，しばしば生活における自己の管理能力に対して喪失感をもつことが多い．ウイルスによって生活のコントロールが困難になったクライエントが，生活上の事柄に対して選択権をもつということが有益であるのは明らかである．

11. 短期そして長期目標は容易に適応できるものでなければいけないし，必要に応じて変更されなければならない．

12. 代替治療は，作業遂行前あるいはその最中に行うように，考慮しなければならない．これには，段階的リラクセーション，バイオフィードバック，祈り，治療的用手接触，伝統的中国医療の技術，筋膜リリース，頭蓋仙骨療法，イメージ療法，視覚化療法（visualization）が含まれる．

13. HIVやAIDSをもつ人には，適切な栄養の摂取は必須である．家事作業と健康教育を通して作業療法プログラムに取り入れることができる．

以上が，作業遂行を維持，回復し，二次的状態と障害の出現を予防するように援助するためのいくつかの治療領域である．

[要約]

作業療法士は，常に開放的で，正直で，思いやり

作業療法実践ノート

作業療法の目標
作業療法プログラムの目標は，痛みやストレスなどの生活の質に関わる問題を扱うこと，筋力，柔軟性，移動能力，耐久性を維持すること，ADLの自立を維持すること，カウンセリングや教育によってライフスタイルを改善し，問題解決を図る，クライエントが診断に適応するように促すことである．

のある態度で治療に従事することが必須である．これは，HIVやAIDSをもつ人々と接する場合，特に重要なことである．クライエント中心の治療のためには，作業療法士は治療を受ける人のニーズ，価値，信仰，希望を全体的に検討しなければならない．生活上の作業に参加するという目標は，クライエントの困難との闘いを慈悲深く見ることで達成することができる．この思いやりのある態度が作業療法士とクライエントの結びつきを強め，クライエントが希望を手放してしまうように見える時でも，希望と健康を与えることができる．

[復習のための質問]

1. HIV感染とAIDSの違いは何か？
2. HIVの感染経路は何か？
3. HIVとAIDSの人々のQOLに影響する薬の3つの副作用を述べよ．
4. 一次予防，二次予防，三次予防を区別せよ．
5. HIVとAIDSのクライエントに見られる可能性のある神経学的，身体的，心理社会的問題は何か？
6. 作業に従事するための補助機器の使用をクライエントがためらうのはなぜだと考えられるか述べよ．
7. HIVクライエントの健康増進と予防の目標を3つ以上述べよ．AIDSクライエントでは？
8. 両方のパートナーが性的に盛んな年齢にあるとしたら，あなたは介護者の性の心配事についてどのように対処するか述べよ．
9. AIDSのクライエントが他の病院職員からの偏見を感じていると相談を受けた際，どのように対応するか述べよ．

ケーススタディ：ビリー（その3）

ビリーは，心身と精神を強化するために数種類の作業療法の治療が必要だった．作業療法士が決めつけることなく，配慮のある，共感的態度で，自分を治療的に使用することで，ビリーは作業療法の時間中，リラックスしながら生活のバランスと幸福感を築くための最善の方法探しに従事するだろう．うつと疲労の結果として，彼は作業役割の遂行能力が明らかに変化するのを経験しているかもしれない．疲労とうつは，認知力をも損なう可能性がある．これらの役割がどのように損なわれるようになったかということに加えて，その基礎となる身体的機能障害について正確に理解し，治療を適切に遂行することで，初めて治療はうまく進められる．作業プロフィールでわかるように，ビリーは，習慣を重視する男性である．彼が日常の習慣と慣習作業を探索するのを援助し，（作業療法データを使用して）どこに彼が障害を感じているかを理解し，変化に適応するように励ますことが，精神的な健康と身体的な幸福を回復するように援助することを可能にする．

作業中心，クライエント中心でアプローチを行い，病気の経過を理解することが，作業療法士にHIVもしくはAIDSクライエントを評価し，治療するための最善の方法と独自の洞察を可能にする．健康と幸福感を高めることは質の高い生活を構築することでもある．作業療法の目的は常に，生活の満足とQOLを支える意味のある作業に参加できるようにすることである．

10. ビリーと彼のパートナーであるトムの健康と幸福感を促進するための方法を少なくとも4つ述べよ．

引用文献

1. American Occupational Therapy Association: Occupational therapy practice framework: domain and process, *Am J Occup Ther* 56(6):609, 2002.
2. Centers for Disease Control: *AIDSinfo: drug details*, 2004. Retrieved September 16, 2004, from http://aidsinfo.nih.gov/drugs/drugsdetail.asp?rec_id=17.
3. Centers for Disease Control: CDC National Prevention Information Network (NPIN), 2004. Retrieved February 15, 2005, from http://www.cdcnpin.org/scripts/hiv/programs.asp.
4. Centers for Disease Control: 1993 Revised classification system for HIV infection and expanded surveillance case definition for AIDS among adolescents and adults, *MMWR* 41:RR, 1992.
5. Galantino M: Human immunodeficiency virus (HIV) infection: living with a chronic illness. In Umphred D, editor: *Neurological rehabilitation*, ed 4, St Louis, 2001, Mosby.
6. Hoffman C, Kamps BS: *HIV Medicine 2003*. Retrieved September 18, 2004, from http://www.hivmedicine.com/pdf/hivmedicine2003.pdf.
7. Karon JM et al: *HIV in the United States at the turn of the century: an epidemic in transition*, 2001. Retrieved September 10, 2004, from http://www.cdc.gov/hiv/pubs/ovid/epidemic-in-transition.htm.
8. McGovern T, Smith R: Case definition of AIDS. In McGovern T, Smith R: *Encyclopedia of AIDS: a social, political, cultural and scientific record of the HIV epidemic*, Chicago, 1998, Fitzroy Dearborn Publishers.
9. National Institute of Allergy and Infectious Diseases: *HIV infection and AIDS: an overview*, 2003. Retrieved September 18, 2004, from http://www.niaid.nih.gov/factsheets/hivinf.htm.
10. Pizzi M: HIV Infection and AIDS. In Helen Hopkins H, Smith H, editors: *Willard and Spackman's occupational therapy*, ed 8, Philadelphia, 1993, Lippincott Williams & Wilkins.
11. Pizzi M: The Pizzi Holistic Wellness Assessment. In Velde B, Wittman P, editors: *Occupational therapy in health care* (special issue on community based practice) 13(3/4):51, Binghamton, NY, 2001, Haworth Press.

推薦文献

Janssen RS et al: The serostatus approach to fighting the HIV epidemic: prevention strategies for infected individuals, *Am J Public Health* 91(7):1019, 2001.

用 語 解 説

【欧文】

Heterarchical モデル(Heterarchical model) 作業に従事するクライエントの能力を支援するダイナミックな相互作用において各構成要素（例：クライエント，環境，作業遂行）が重要であるとするモデル．

PLISSIT クライエントに性的な情報を提供する際に指針となる作業療法士のための段階的アプローチ〔P：許可（Permission），LI：制限された情報（Limited Information），SS：明確な提案（Specific Suggestion），IT：集中的な治療（Intensive Therapy）〕．

RUMBA 治療手順を記録する際に作業療法士が心に留めておかなければならない事柄の頭字語〔R：関連（Relevant），U：理解（Understandable），M：測定（Measurable），B：行動（Behavioral），A：達成（Achievable）〕．

SOAP 記録(SOAP note) クライエントの問題（主観的情報，客観的情報，アセスメント，計画）を記録するための方法．

【あ】

亜急性リハビリテーション(Subacute rehabilitation) 急性期のケアを必要としないクライエントに対する入院リハビリテーション．

アクセシビリティ(Accessibility) 使用することに対する可能性や便宜性．

アクセシビリティ監査(Accessibility audit) 物理的そして政策的視点から公的施設の利便性とそれに関連した実施状況の審査．

アセスメント(Assessment) 評価（査定）過程で用いられる道具，用具，または対象との相互作用．

遊び(Play) 楽しいと受け止められる活動．笑いを伴うことが多い．

亜脱臼(Subluxation) 関節構造が一部分しか接触していない状態；関節が掌側あるいは背側へ移動するのが特徴．

新しい身体(New body) 障害を受けた後の，あるいは障害が進行中の身体に関する知覚．

軋轢音(Crepitus) 軟骨表面の不整合によって関節に生じるガリガリ，弾かれるような音や触知音．

アメリカ疾病対策センター(Centers for Disease Control and Prevention) 健康と人的サービスの1部局で，全国民に対する米国政府の健康と安全に関する主幹機関．感染性疾患の流行を制御することが重要な仕事の1つである．

アメリカ障害者法(American with Disabilities Act：ADA) 画期的な障害による差別禁止法；公的交通利用権が含まれている．

アルツハイマー病(Alzheimer's disease) 大脳皮質と海馬の進行性で広範な神経細胞の消失による認知症と社会的機能および作業機能の著しい欠陥をきたす進行性の神経学的障害．

【い】

医学的モデル(Medical model) 生物学的損傷を専門家の治療によって改善することができるという観点で障害を考え，治療を行う；医師を治療の中心に置き，クライエントを周辺に配置する．

移行理論モデル 変化が段階的に起こるという前提：計画前，計画，準備，実行，維持，終了．

異種移植(Xenograft) 処理したブタの皮膚を用いた熱傷に対する外科処置．

異所性骨化(Heterotopic ossification) 解剖学的に異常な部位に発達する骨．

一次記憶(Primary memory) 短期記憶に伴い，保持される得る情報の量．

一次コントロール(Primary controls) 自動車のハンドル，加速，ブレーキをコントロールする装置．

一次予防(Primary prevention) 作業参加の減少のために起こるリスクの影響を，個人や社会が理解するのを助けるために，リスクを減少させる健康教育と戦略を発展させ実行すること．

一過性脳虚血(Transient ischemic attack) 脳血管

の局所灌流の機能不全で，緩やかで，限局的な，また突然発生する反復的神経学的症状という特徴がある．神経学的症状は数分から数時間続くが24時間以上になることはなく完全に消失する．

一般職業評価（General vocational evaluation） 個人の仕事をする潜在能力を評価する包括的評価．

意味記憶（Semantic memory） それ以前の知識を用いてその上に新しい情報を作り上げられる言葉や事実情報のための記憶．

依頼（Referral） クライエントに作業療法を勧めること．

医療上の必要性（Medical necessity） クライエントのリハビリテーションや治療に必要とされるものすべて．特に，治療費請求の正当性を説明する場合などに使われる．

医療保険の相互運用と説明責任に関する法律（Health Insurance Portability and Accountability Act；HIPAA） クライエントの医学情報を保護するために守秘，プライバシー，機密保持基準などに関して保健医療専門職が順守すべき法律．

胃瘻チューブ（Gastrostomy tube） Gチューブ；腹部に開けた穴を通して差し込まれた非経口栄養供給用具．

院内感染（Nosocominal infection） 病院内で感染すること．

【う】

ウェルネス（Wellness） 精神と身体のバランスおよび適応度の状態．

運転（Driving） 自動車を運転する時の身体行為．

運転からの引退（Driving retirement） 運転免許を返上すること．

運転能力（Driver competence） 安全に自動車を運転するための能力．

運動学習（Motor learning） 運動パターンを経時的に獲得そして／または修正すること．

運動技能（Motor skills） 自然で実際的な日常生活の課題を1つずつ遂行する観察可能で目標指向型の活動であり，課題となる物と相互作用したり，物を動かしたり，課題の環境の周辺の物を動かしたりする技能．

運動コントロール（Motor control） 運動学習の帰結であり，これには活動や環境の要求に反応して合目的的な四肢の動きや姿勢調整を行うための能力を含む．

運動軸（Axis of motion） 関節を形成している骨と骨が相対的に動く時に変動しない運動の軸．

運動単位（Motor unit） 4つの要素からなる末梢神経系の基本的な機能単位：脊髄の前角にある運動神経の細胞体；運動神経の軸索．これは脊髄神経と末梢神経を経由して筋に至る；神経筋接合部；神経によって支配される筋線維．

運動の失われた構成要素（Missing components of movement） 損傷もしくは障害の結果，効果的な運動のために使われる運動の構成要素が失われること．

運動プログラム（Motor program） 滑らかで正確な運動遂行のために必要とされる筋活動の流れもしくは時間・空間的な順序．

運動方略（Movement strategy） 運動の目標を最もよく達成するためのプログラム．

【え】

栄養用ポンプ（Feeding pump） 事前に設定された速度で飲み物と栄養物を投与する仕組み．

エネルギー節約（Energy conservation） 事前の計画立案をし，自分でペースをとり，優先順序を決め，不必要な課題を減らし，活動と休憩のバランスをとり，自己の活動耐久力を学ぶことで身体へのストレスを低減させることを意図した原則．

エピソード記憶（Episodic memory） 個人的に経験したことや特定の場所，時間，関連事象情報などの出来事の想起．

エビデンス（Evidence） 肯定的で実証的な追求，有益なエビデンスを生み出すことができる多角的な方法などによって積み上げられたデータ．

エビデンスに基づく実践（Evidence-based practice） 専門職の全実践領域への多面的な追求方法を統合させた実践モデル．

演繹的リーズニング（Deductive reasoning） 論理から始めたり，論理の一部を変更するために，検証によって立証したり棄却したりする思考過程の一種．

嚥下（Deglutition） 固形物や液体の正常な摂取．

嚥下障害（Dysphagia） 飲み込みの困難あるいは障害．

嚥下内視鏡（Fiberoptic endoscopy） 鼻咽頭喉頭鏡（鼻咽頭ファイバースコープ）を用いて食塊や舌の動き，飲み込み動作，呼吸を視覚化したり評価する技術．

【お】

横隔膜呼吸（Diaphragmatic breathing） 胸腔体積を増加させるために横隔膜の働きを増加させて行う呼吸様式．

オートクレーブ（Autoclave） 滅菌のために加圧蒸気を用いる機器．

温度受容器（Thermoreceptors） 温熱または寒冷刺激に反応する神経．

【か】

下位運動神経（Lower motor neurons） 骨格筋を直接支配している神経．

下位運動神経系（Lower motor neuron system） 脊髄前角にある細胞体とそれから延びる軸索，およびⅢ脳神経からⅩ脳神経の神経核とその軸索．

開始の障害（Impaired initiation） 援助なしに活動を開始できないという障害．

外傷後健忘（Posttraumatic amnesia；PTA） 外傷後に日常の出来事を再び記憶できるようになるまでの期間．

外傷性脳損傷（Traumatic brain injury；TBI） 外部からの物理的力によって起こされる脳組織の損傷のことで，意識の消失，外傷後健忘（PTA）や頭蓋骨骨折，また放射線や身体的，知的状態の検査によって外傷に帰すことのできる客観的神経学的所見が見られる．

外心的領域（Exocentric realm） 個人と集団の行為に及ぼす社会と社会的相互作用の効果についての認識．

階層モデル（Hierarchical model） 中枢神経系の高次中枢がより下位の中枢をコントロールするというモデル．

外的フィードバック（Extrinsic feedback） 外部の情報源からもたらされる情報．

介入計画（Intervention plan） クライエントの治療を効果的に行うためにとる手順．

概念枠組み（Frame of reference） 治療と治療の展開に関する考えを構造化するための綿密な焦点化の方法．

回復的作業（Restorative occupation） クライエントの作業への取り組みに際し，教育と相談を利用し，次第に段階づけたり変更したりして，遂行技能の発展や回復を図ること．

化学受容器（Chemoreceptors） 細胞の損傷に反応する神経であり，傷ついた細胞から放出される物質によって刺激される．

科学的管理（Scientific management） 医学的ケアのため効率性と機械論的アプローチを強調する科学的アプローチを治療に勧める理論．

科学的リーズニング（Scientific reasoning） クライエントの機能障害，能力障害，遂行の背景状況を理解するため，またこれらが作業遂行にどのように影響するかを知るために科学的知識を利用すること．

化学療法（Chemotherapy） 身体内の癌細胞を消滅させるために用いる多様な化学的有毒物質が用いられる治療法．

拡散（Spread） 能力障害や異型の身体の存在が，障害をもつ人の推測，仮定，予期にどのような刺激として作用するか．

拡散的思考（Divergent thinking） 新たな考えを生み出すことをねらった思考過程．

学習された不使用（Learned nonuse） 脳卒中の発症後に，協調的な運動が非常に困難であるために，患側肢の使用を実質的に忘れてしまう現象．

学習転移（Transfer of learning） 異なる環境においても必要な技能や課題を自発的に遂行できるクライエントの能力．

拡大・代替コミュニケーション（Augmentative and alternative communications） 声またはジェスチャーによってコミュニケーションの代替あるいはコミュニケーションに置き換える系統的な仕組み．

角度計（ゴニオメーター）（Goniometer） 中央部と固定バー（近位）と可動バー（遠位）によって構成された角度測定用具．

隔離システム（Isolation system） 汚染物質や転移性病原による感染から人や物を保護するために行う封鎖処置．

可塑性（Plasticity） 残存する神経経路を使用した，もしくは新しい神経結合を開発して行う運動学

習.

課題（Task） 人が遂行を終えた時に成し遂げられる行動の単位.

課題指向型アプローチ（Task-oriented approach） 作業を遂行する時の，人，環境，作業のダイナミックな相互作用により作業遂行と運動回復が起こること.

下腿切断術（Below-Knee amputation） 膝継手つきの義足の必要性がないよう膝関節を残す切断術.

形の恒常性（Form constancy） 見る位置や対象の大きさに左右されずに形態，形，対象を認知すること.

価値の低下（Devaluation） 「障害者」とラベルづけをすることによる負の心理的効果.

活動（Activities） 個人によって遂行される課題や行為.

活動に必要とされること（Activity demands） ある活動をするために必要とされる事柄.

活動の段階づけ（Grading activity） クライエントが最高の機能を遂行できるよう活動を改変したりして調整すること.

滑膜炎（Synovitis） 可動関節の関節包内部にある滑膜の炎症.

過程（Process） 作業療法士が仕事を行う上での具体的方法に関する概念.

家庭訪問による評価（Home assessment） 生活環境における自立度を測定するためにクライエントの家屋環境を評価すること.

過程目的（Process objective） 目標を達成するのに必要な具体的手順. 作業療法の臨床家によって提供または構成される治療あるいはサービス.

カテーテル（Catheter） クライエントが満足に尿を留めたり排出することができない場合，プラスチックチューブを使って膀胱から尿を抜く方法.

可動化スプリント（Mobilization splint） 関節可動域の制限を拡大したり，機能を回復もしくは向上させるよう考案されたスプリント.

過度の困難 不相応に高価である，大規模である，堅固あるいは破壊的である，またはビジネスの性格や業務を根本的に変化させるような配慮.

痂皮（Eschar） 深達性中間層熱傷や全層性熱傷の皮膚に形成される癒着した壊死組織.

加齢に伴う変化（Age-related changes） 加齢現象の一部として起こる思考，身体，社会機構などの変化.

癌（Cancer） 悪性腫瘍細胞の存在を特徴とする広範な疾病群.

寛解（Remission） 多発性硬化症の経過において，症状が完全に消失したり，短期的にプラトーに達したり，あるいはある程度機能が失われたりすること.

感覚閾値（Sensory threshhold） 神経に反応を引き起こすのに必要な最小の刺激.

感覚運動系（Sensorimotor system） 外受容器および固有受容器によって与えられるフィードバックをとおして，運動の正確性をコントロールする脳の構造.

感覚刺激（Sensory stimulation） ゆっくりした回転，中間温，深部圧，タッピングおよび持続的伸張を筋と関節に与えて，特定の運動反応を引き起こすこと.

感覚知覚要素（Sensory-perceptual component） 環境からの感覚情報（味覚，嗅覚，触覚，聴覚，視覚）の登録と，感覚受容器に影響を与える内的感覚.

感覚調整（Sensory regulation） 制御された感覚入力を用いて覚醒度の増加を試みることにより意識レベルを高めるために用いられる介入. これにより網様体賦活系への神経信号が増加する.

感覚融像（Sensory fusion） 2つの視覚的イメージが1つに結合されるプロセス.

眼球運動コントロール（Oculomotor control） 知覚安定性を確保するために素早く正確に行われる眼球運動.

環境からの介入（Environmental interventions） 適切な行動を促し，望ましくない行動を防ぎ，個人の安全を保持するために物品を変更したり環境的な特性を改変すること.

観血的整復術（Open reduction and fixation） 骨折部を手術的に露出させ，骨片のアライメントを整える方法. 骨片はピンやスクリュー，釘，ロッドなどで固定する.

関節圧迫（Approximation） 関節を押しつけて関節表面への圧迫を生じさせる手技.

関節炎（Arthritis） 関節の炎症，慢性痛それに関節

と軟部組織の進行性の障害を特徴とするリウマチ性疾患.

関節可動域(Range of motion；ROM)　関節で動かすことが可能な角度.

関節可動域測定(Joint measurement)　関節運動の制限に起因する身体的障害を評価するための方法.

関節形成術(Arthroplasty)　股関節全置換術.

関節の緩み(Joint laxity)　各関節の内方／外方,前方／後方の不安定性.

関節リウマチ(Rheumatoid arthritis)　慢性的,全身的炎症性の疾患で,遺伝的素因をもつ人の関節包の自己免疫的炎症性反応によって特徴づけられる.

感染経路別予防策(Transmission-based precautions)　高度の感染性病原体あるいは疫学的重要性のある病原体をもつクライエントのためのガイドラインで,標準予防策以上の警戒を必要とする時に用いられる.

観念(Ideation)　運動の目標.

観念運動失行(Ideomotor apraxia)　言語指示や模倣によって運動行為が行えないこと.

観念失行(Ideational apraxia)　実際の物品を適切に使用できない様子が観察される観念的障害.

管理の原理(Principles of management)　クライエントの治療を導く概念.

緩和(Palliative)　活動参加の快適さや容易さを達成することを目指した治療.

【き】

記憶(Memory)　情報の保持,貯蔵,再生のこと.

機械的受容器(Mechanoreceptors)　触,圧,伸張,振動に反応する神経で,機械的変形によって刺激される.

企画(Praxis)　合目的な運動を企画し,遂行する能力.

気管切開(Tracheostomy)　呼吸を助けるために気管を切開すること.

気管内チューブ(Endotracheal tube)　人工呼吸器で気体を送るために用いられる鼻または口から気管へ挿入されるカテーテルの一種.

機器による評価(Instrumental assessment)　クライエントの嚥下能力を評価するための重要な手技.

義肢装具後段階(Postprothetic phase)　切断肢が義肢を装着できる準備が整った後の治療計画.

義肢装着段階(Prosthetic phase)　義肢装着の耐性と機能的使用を増すための治療計画.

記述的記録(Descriptive note)　患者記録に含められていないクライエントに関係した重要な情報を伝達するために使われる方法.

喫煙量歴(Package-year history)　1日に喫煙したたばこの箱数に喫煙年数をかけた数値.

機能障害(Impairment)　損傷もしくは障害(Disability)によってもたらされ,効果的な運動方略のために使われるシステムの適切な機能を妨げる何らかの問題.

機能的運動評価(Functional motion assessment)　機能的課題に関連した関節可動性と筋力を大まかに評価すること.

機能的活動(Functional activity)　個人の生活役割と生活環境に調和した活動.

機能的活動の制約(Functional activity limitation)　個人の生活役割と生活環境とが調和している活動群へ個人が全面的に参加することを妨げる活動状態.

機能的関節可動域(Functional range of motion)　特殊な装置を使わないで基本的日常生活と生活関連活動を実行するために必要な関節可動域.

機能的能力評価(Functional capacity evaluation)　仕事関連活動を遂行するための個人の能力を評価する客観的方法.

機能的歩行(Functional ambulation)　食卓へ皿を運ぶ,車から家へ日用品を運び入れるなどの目的を達成するために行う人の歩行様式を記述するために用いられる用語.

帰納的リーズニング(Inductive reasoning)　関連性がないと考えられるデータから始め,データの中の関連性や原理を発見することによってそれらのデータを関連させる思考過程.特殊な経験の一般化を可能にする.

逆方向の連鎖(Backward chaining)　ある工程の最終段階の手前まで作業療法士がクライエントを援助して行い,最後の段階をクライエント単独で行わせる方法：クライエントが最終段階を習得すると,作業療法士は最後から2段階前まで援助す

る．そのような方法で課題の全段階を習得するまで援助する方法．

客観的活動分析（Objective activity analysis） 日常生活活動を遂行するために必要な感覚運動要素の分析．

急性期のケア（Acute care） 健康状態が悪化し，新たに生じた症状に対する治療が必要になっている入院中のクライエントに対するケア．

急性期リハビリテーション（Acute rehabilitaion） 医学的に安定し，1週間に5日～6日，1回3時間の組み合わされたセラピーに耐えられる急性期ケアのクライエントに対する入院リハビリテーション．

急性痛（Acute pain） 発現時点が明確な疼痛．怪我や炎症，あるいは病気への注意を向けさせ，身体部位を動かさずに保護するための警告信号としての働きがある疼痛である．

境界領域（liminality） 障害をもった人が通常の生活において経験する広範な社会的阻害や人間性の完全な否認，社会的構成員として完全参加の欠如などが観察されること．

協調性（Coordination） 正確に制御された運動をする能力．

虚血（Ischemia） 血液循環の減少．

虚血性骨壊死（Avascular necrosis） 血流供給が悪いために骨細胞が壊死になった状態．

虚血性心疾患（Ischemic heart disease） 心筋の一部に十分な酸素が一時的に供給されないために起こる疾患．

虚弱高齢者（Frail elders） 身体ならびに認知での重い健康問題をかかえる65歳以上の高齢者．

去勢（Emasculation） 男性の特徴として知覚しているものの喪失感．

ギランバレー症候群（Guillan-Barré syndrome） 神経根や末梢神経，場合によっては脳神経の一部を侵す急性の炎症性疾患．

筋萎縮性側索硬化症（Amyotrophic lateral sclerosis：ALS） 脊髄，脳幹と運動皮質の運動ニューロンの破壊を含む進行性神経筋変性疾患の一群．

筋緊張亢進（Hypertonus） 筋の柔軟性低下や緊張（tension）によって特徴づけられる筋緊張の高まり．

筋緊張性伸張反射（Hypertonic stretch reflex） 筋の素早い伸張によって起こる筋緊張の高まり．主として上下肢の屈筋に見られる．

筋緊張低下（Hypotonus） 正常な筋緊張が低下した状態．深部腱反射は減弱もしくは消失する．

筋ジストロフィー（Muscular dystrophy） 筋の神経支配や感覚が健全であるにもかかわらず，筋線維の進行性変性を特徴とする疾患群．

筋線維束収縮（Fasciculations） 安静時に見られる筋束の単収縮．

筋の協調性（Muscle coordination） 滑らかでリズミカルな筋機能の相互作用．

筋の耐久性（Muscle endurance） 筋が疲労に抗して最大レベルで収縮できる回数．

筋力段階（Muscle grades） 筋力低下を段階づけるシステム．軽度〔優（G）段階〕から中等度〔良（F）から良＋（F＋）〕，重度〔可（P）からゼロ（0）〕と段階づける．

【く】

空間関係（Spatial relations） 自分自身に対する形や物体の相対的方向．

具体的思考（Concrete thinking） 文字どおりに出来事を解釈する思考様式．

口すぼめ呼吸（Pursed-lip breathing） 呼気に抵抗を与えることにより気管の狭窄を防ぐと考えられているテクニック．

クライエント中心のアプローチ（Client-centerd approach） クライエントの優先順位を重視して成果達成へクライエントの積極的参加を育む作業療法過程．

クライエント中心のケア（Client-centerd care） 個人本位，自己裁量権と自己対応能力を高めることに焦点化した健康増進の観点．

クライエント中心の評価（Client-centerd assessment） クライエントが選んだ課題群を遂行する運動技能と処理技能の質を評点化する作業療法士がする評価．

クライエント中心の目標（Client-centerd goal） クライエントが生活に参加することを支援するために作業と活動に携わることに焦点を置いた明確に表明された測定可能な目標．

クライエント要因（Client factors） 障害をもった人の機能，障害そして健康状態を評価する時に用

いる身体機能と身体構造と呼ばれる2カテゴリー．

グラフィックコミュニケーション（Graphical communication）　文字を介したあらゆる形態のコミュニケーション．

クリニカルリーズニング（Clinical reasoning）　適切で有効な記録，計画，指示，実行，そしてクライエントのケアに反映させるために用いる技能．この過程はクライエントの作業ニーズを理解し，治療サービスを決定するために用いられる．

クローヌス（Clonus）　痙縮の1つの型．素早い伸張に反応して起こる拮抗筋間の反復収縮．

【け】

経過報告書（Progress report）　クライエントの改善を記し，提供した治療内容を示し，最新の目標について書いた書類．

頚筋の同時収縮（Neck cocontraction）　頚部の安定性と外眼筋のコントロールを促すための肢位．顔面が床と垂直にある時，緊張性迷路性立ち直り反応が誘発されるパターン．

痙縮（Spasticity）　脳の抑制がとれた結果，損傷レベルの下位で非随意的筋収縮が起こること．

経静脈栄養（Intravenous feeding）　組織の成長を促すために必要な栄養を静脈を介して点滴すること．

経静脈カロリー輸液（Hyperalimentation）　組織の成長を促すのに必要な高栄養を点滴により注入すること．

経静脈(IV)ライン（Intravenous line）　表在静脈に留置した注射針もしくはカテーテル．

系統的作業療法実践（Systematic occupational therapy practice）　作業療法の全ての時期と全実践過程をとおして，批判的，分析的，科学的思考および実践を統合すること．

経鼻胃チューブ（Nasogastric tube）　NSチューブと略す．鼻孔を通し胃に挿入する非経口食チューブ．

血圧（Blood pressure）　心臓に流入し，流出する血流圧の測定．

結節（Nodules）　尺骨近位の伸筋面もしくは肘頭上の表面に一般に見られる軟部組織の塊．

ゲル化（Gelling）　朝のこわばり（持続時間30分以内）と不動期間後のこわばり．

ケロイド性瘢痕（Keloid scar）　コラーゲン組織の過剰な形成による大きく，不規則な形をした瘢痕．

牽引（Traction）　関節面を分離させるために関節を引っ張ること．

健康増進（Health promotion）　個人，グループ，地域社会における健康を増進するために行われるすべての活動．

健康保護（Health protection）　感染性疾患や免疫性疾患の蔓延制御，労働災害の防止，空気や水の衛生基準，公衆衛生，食物や薬物の安全性などに関する国の基準．

言語指示（Verbal commands）　クライエントの運動遂行に影響を与えるために用いられる声の調子．

言語媒介（Verbal mediation）　課題を安全に自立して遂行するために必要な段階をクライエントに大きな声で言うように教える方法．

顕在記憶（Explicit memory）　情報が再生される意識的過程．

幻肢（Phantom limb）　切断された四肢に対する感覚．一般に手術直後に起こる．

幻肢覚（Phantom sensation）　切断された四肢に生じる次のような感覚：痙攣，締めつけられる，ほぐれる，かじかむ，ひりひりする，痛む，動く，やっかい，刺される，焼ける，冷たい，熱い，うずく．詳細な感覚があるという点で幻肢とは区別される．

腱鞘炎（Tenosynovitis）　腱鞘の炎症．

腱損傷（Tendon injuries）　筋が骨に付着するところの密な線維性の結合組織の傷害．

見当識（Orientation）　状況や環境，時間に関する継続的な注意．

【こ】

溝（Sulcus）　顎と頬の間の口腔部分．

構音障害（Dysarthria）　発声筋を制御している中枢神経系の機能障害による発声器官の麻痺と協調障害によって起こる嗄声，不明瞭言語，緩慢な発声音．

後期高齢者（Old-old）　80歳以上の高齢者（日本では75歳以上）．

公共施設の場所(Places of public accommodation) 何らかの業務が行われるあるいは提供される個人的に所有されている事業体.

抗重力(Against gravity) 床から遠ざかる方向の運動.

高次レベルの認知(Higher-level cognition) 個々人における認識機能と実行機能の統合.

構成障害(Constructional disorder) 積み木を組み合わせる(三次元),描く(二次元)などで部分を全体に構成したり,組み立てる能力に欠陥がある状態.

後側方アプローチ(Posterolateral approach) 側方から後方へ向かうアプローチ.手術で用いる.

後天性免疫不全症候群(エイズ)(Acquired immunodeficiency syndrome；AIDS) CD4陽性細胞が200/μL胞以下のHIV感染症.

口頭指導(Verbal instruction) 言語的手がかりを用いて指導する方法.

高度看護施設(Skilled nursing facility) Medicareの基準あるいはMedicaidの基準を満たす看護施設で,亜急性患者のためのリハビリテーション施設を含む.

高齢者(Older adult) 55歳以上の人.

誤嚥(Aspiration) 食べ物などが真声帯以下の気管に入り込むこと.

股関節運動制限(Hip precaution) 股関節置換術後に筋や軟部組織の治癒を促し,脱臼を防止するためにクライエントが順守すべき関節可動域制限.

呼吸困難制御姿勢(Dyspnea control postures) 呼吸窮迫を示すクライエントの呼吸困難を減弱させるための姿勢.

国際生活機能分類(International classification of functioning, disability and health；ICF) 世界保健機関(WHO)による定義.身体障害を身体機能および身体構造,活動,参加を一連のものとしてみなす.

固縮(Rigidity) 滑らかな運動を妨害する筋の硬さ.

個体発生学的パターン(Ontogenetic patterns) 発達の順序に従う運動パターン.

骨関節炎(Osteoarthritis) 最も一般的なリウマチ性疾患.変形性関節疾患とも言う.関節軟骨の破壊の原因となり,関節痛やこわばりをもたらす.

骨粗鬆症(Osteoporosis) 一般的な骨疾患.骨密度の減少によって起こる.一般に椎体や大腿骨頚部,橈骨遠位端に見られる.

骨盤のアライメント(Pelvic alignment) 適切な坐位姿勢における股関節および体幹のアライメント.

骨盤の傾斜(Pelvic tilt) 脊柱および下肢に対する骨盤の角度.

固定スプリント(Immobilization splint) 損傷防止のための保護,炎症や疼痛軽減のための安静,術後の治癒促進などを目的にデザインされたスプリント.関節運動を行わせないようになっている.

固定路線(Fixed route) 前もって公表されたスケジュールで運行する決められた停留所で停車する公的交通機関の路線.

個別化された機能的成果(Individualized functional outcomes) 脳血管障害の結果として生じた各種の制限(人生の役割や支援システム,医学的状態,生活環境,身体)に一致する達成可能かつ回復可能な機能的活動.

個別的活動分析(Individual activity analysis) クライエントの作業遂行上の問題を診断するために,選択された課題の遂行状況を観察すること.

コミュニケーション／交流技能(Communication/interaction skills) 自然な状態で適切な日常生活活動課題を実行する中で,その人の社会的課題の実施状況下でのみ観察できる目標指向行為.

固有感覚(Proprioception) 関節の位置に関する認識.

固有受容性刺激(Proprioceptive stimulation) 筋紡錘,ゴルジ腱器官,関節受容器,および前庭器官の促通によって身体部分の運動を改善するための感覚入力の利用.

ゴルファーリフト(Golfer's lift) 片足を後方へ伸ばし上げて股関節を屈曲させる動作.

コントラクト―リラックス(Contract-relax) 可動域一杯まで他動的に動かし,その位置から対角線上の回旋運動のみを許しながら最大抵抗に抗して拮抗筋に等張性収縮させる.そして筋を弛緩させ,その後でさらなる他動運動を動筋パターンに加える.

コンパートメント症候群(Compartment syndrome) 細胞間質が高まり,血管や腱,神経を圧迫する程

になった状態．二次的に組織破壊をきたす．

【さ】

最終域感（End-feel） 関節運動をさらに続けることに関する正常な抵抗感．軟部組織の伸張，靱帯と関節包の伸張，軟部組織間の押しつけ，そして骨と骨の接触によるものがある．

最小侵襲法（Minimally invasive technique） 股関節置換術に使われる手術手技．約5cmの切開が2カ所必要となるが，筋の切離は必要としない．

最大抵抗（Maximal resistance） 全可動域にわたる自動収縮，またはクライエントが保持している肢位を打ち負かすもしくは抑止することなく等尺性収縮を行わせるために最大限の抵抗を与える方法．

再燃（Flare） 急性痛を特徴とした関節炎の悪化状態．

再発（Exacerbation） 多発性硬化症の進行に見られる突発症状．疲労や感覚脱出などの小さな出来事や四肢麻痺や尿コントロールの喪失などの大きな出来事などがある．

サイム切断（Syme's amputation） 足関節と足部の機能を失う切断．足関節離断．

作業（Occupation） 生活への完全参加を支援する動的で行為指向の活動．

作業記憶，ワーキングメモリー（Working memory） 情報がさらに処理できるように，心の保持領域に貯蔵された情報．

作業機会の当然性（Occupational justice） 人のもつ最大限の潜在能力に合致し，健康な状態を達成するために人に均等な機会を提供すること．

作業遂行の領域（Areas of occupation） 生活への完全参加のために必要な基本的日常活動から労働，余暇，遊び，教育，そしてその個人の環境との相互作用までのすべての活動．

作業の起源（Occupational genesis） 身体および精神的能力と物質的な世界．人々の世界で果たす役割．生活全般をとおして人々が受ける衝撃との間の相互作用．

作業療法士（Occupational therapist） 作業療法に関する科学と提供技術を有する専門職．

作業療法実践の枠組み（Occupational therapy practice framework；OTPF） 作業療法の実践者が行うこと，それをどのように実践するかをより正確かつ強調するためのツール．

作業療法助手（Occupational therapy aids） 常に作業療法士の監督下にあり，作業療法に関してクライエントに支持的なサービスを提供することを職務とする専門職．

作業療法の実践者（Occupational therapy practitioner） 作業療法に関する科学と提供技術を有する専門職．

作業を基盤とした機能的運動評価（Occupation-based functional motion assessment） さまざまな場面で機能的活動や生活関連活動，仕事，余暇活動をクライエントが行っているところを観察することで，課題遂行に使用できる関節可動域や筋力，運動コントロールを評価する方法．

サスペンションスリング（Suspension arm device） 頭上から吊り下げられた装置で，最もよく見られるのは車いすに取り付けられたL字型の棒につけられるのが一般的．肩と前腕を支持し，近位の弱くなった筋の動きを助け，廃用性萎縮を予防し，関節可動域制限を予防し，痛みを緩和し，遠位の機能を助けるために近位を支持するなどにより作業遂行を可能にする．

左右識別（Right-left discrimination） 右と左の概念を正しく用いる能力．

参加（Participation） 毎日の自然な生活活動に参加すること．

産業リハビリテーション（Industrial rehabilitation） 傷害を受けた労働者に提供される幅広いサービス．次のようなサービスが含まれる；機能的能力評価，職業評価，職務に必要とされる事項の分析，職場評価，就労前スクリーニング，ワークハードニング／コンディショニング，職場でのリハビリテーション，職務変更／移行的就労，教育，人間工学，健康そして予防的サービス．

三次予防（Tertiary prevention） 疾病による二次的障害にさらされているクライエントのために行う治療．リハビリテーションの強調を含む．

【し】

シェイピング（Shaping） 望ましい運動結果を少しずつ連続的に増大させる行動科学的技法であり，クライエントは比較的小さな運動の改善を得る．

用語解説

支援技術(Assistive technology)　障害をかかえる人の課題の遂行を支援する科学工学技術．

自家移植(Autograft)　非熱傷部から採集した上皮あるいは中間層の自己の皮膚を「削ぎ」植皮をする永久植皮術．

視覚記憶(Visual memory)　物体の像を心の目に思い浮かべたり保持したりする能力．

視覚走査(Visual scanning)　視覚的配列の組織的で徹底的な走査．

視覚注意(Visual attention)　周辺視野で新しい物体が動いたり突然出てきたりすることへ向けられる配慮．

視覚による指導(Visual instruction)　クライエントが治療者を観察し治療者の例示にならうように活動を実演するプロセス．

視覚認知(Visual cognition)　視覚的入力を他の感覚入力と統合し操作する能力で，知識を獲得し，問題解決し，計画を建て，判断する．

視覚無視(Visual neglect)　片側の不注意や左視野欠損によって視野の重度の不注意が起こること．

弛緩(Flaccidity)　筋緊張の喪失．

色彩失認(Color agnosia)　環境内の見慣れた物の色を思い出したり認識する能力の障害．

色彩失名詞(Color anomia)　物の色の名称を言う能力障害．

視空間知覚(Visual spatial perception)　自分の身体の空間的配列，自分と物体との関係，空間における物体間の関係を正しく認識する能力．

思考過程(Thinking proccesesses)　理論枠組みの選択のことで，作業療法の実践家が問題を査定し，介入を評価し，好ましい成果を明らかにし，また作業療法サービスを受けている個人にクライエント中心の成果がどの程度達成できているかを系統的に示し決定するための戦略を計画すること．

自己裁量権(Empowerment)　自主性と自己コントロールの発展．

自己対応能力(Enablement)　自己のニーズを認識し，その個人に最適な仕方で問題を解決する能力．

自己知覚(Self-perception)　自分自身についての意識と判断．

仕事関連筋骨格系障害(Work-related musculoskeletal disorder)　筋，腱，神経に影響を及ぼす軟部組織損傷の一分類．

自己認識(Self-awareness)　一方で自分の考えや感覚をとおして主観を保ちつつ客観的に自分自身を知覚する能力．

四肢麻痺(Tetraplegia)　四肢と体幹の麻痺．程度に関わりなくいう．

システム理論(System theory)　作業療法の領域の全側面における相互作用をとおして作業遂行を見るとする理論．

姿勢コントロール(Postural control)　立位や坐位姿勢を維持するための筋をコントロールする能力．

姿勢障害(Postural deficits)　異常姿勢の原因となる全身の筋緊張のアンバランス．

姿勢メカニズム(Postural mechanism)　全身の安定性および可動性が適切なレベルとなるようにする自律的な動き．

事前-事後モデル(PRECEDE-PROCEED model)　地域住民の健康増進のための介入に関する2相9段階からなるモデルで，以下を含む．(1)包括的なニーズ評価，(2)介入の評価(過程，影響，結果の測定)．

視知覚(Visual perception)　適応と生存のため視覚を他の感覚入力と統合するプロセス．

視知覚階層性(Visual perceptual hierarchy)　視覚認知，視覚記憶，パターン認知，視覚走査，および視覚注意のプロセス．

実行過程(Action process)　思考過程の実施を含む特定の行動段階．

実行機能(Executive functions)　決意し行動を起こすために必要な機能．計画し，段取りを決めること；計画を実施すること；有効性を監視して確認すること；自己修正しうまく成し遂げるために遂行を制御すること．

失行症(Apraxia)　運動企図に影響を及ぼす運動知覚障害で大脳のどちらの側の損傷でも，あるいは脳梁や左半球損傷によっても起こる．

失語症(Aphasia)　神経学的障害によって起こる言語障害で聴理解の障害，読み理解の障害(失読症)，発話表出，書字による表出障害(失書症)，ジェスチャーの解釈能力の障害などが起こる．

膝固定装具(Knee immobilizer)　膝関節の手術後に関節の動きを許さないようにする装具．

実際的リーズニング(Pragmatic reasoning)　臨床場面設定要件，作業療法士の能力，クライエントの社会的・経済的資源，クライエントが退院するであろう環境などを統合する推論の様式．

失算症(Dyscalculia)　簡単な計算を使う推論の能力の障害．

失認症(Agnosia)　右後頭葉や後頭連合野の損傷による視覚入力が介在した対象認識能力の欠陥．

私的交通サービス(Private transportation)　個人が所有する，要望に応じて24時間対応する移動手段で，出発地点から到着地点を直接結ぶ柔軟性をもつ旅行計画を可能にする．

自動運動訓練(Active exercise)　柔軟性を維持するために関節運動を自力で行う運動訓練．

自動関節可動域(Active range of motion；AROM)　関節を動かすために特定の関節に作用する筋群を働かせた時の最大限可能な関節運動範囲．

視野(Visual field)　中枢神経系が完全な視覚情報を受け取る視覚的光景．

社会的モデル(Social model)　障害は環境的要因で作られるとするモデル．障害に伴う物理的，政治的，社会的，法的偏見などの環境的要因の結果として個人が社会の一人前のメンバーとして機能するのを妨げる．

社会的領域(Consensual realm)　個人や集団の行為に及ぼす社会や社会的相互作用の影響について，作業療法士が総合的に理解している知識．

視野欠損(Visual field deficit)　網膜または網膜の情報を中枢神経系へ送り処理する視神経の損傷の結果起こる障害．

重症筋無力症(Myasthenia gravis)　自己免疫反応によって起こる骨格筋の弱化および易疲労性．産成された抗体が後シナプス膜上のニコチン酸アセチルコリン受容体をブロックあるいは変容もしくは破壊し，神経筋接合部でのシナプスの伝導を妨げる．

重心の位置(Positioning mass)　作業療法士の重心に対するクライエントの重心．

集団運動パターン(Mass movement pattern)　運動の発達的順序であり，意図的な運動を行う際の主動筋と拮抗筋間のバランスのとれた相互作用．体幹や四肢においては，らせんパターンを示す．

集中的思考(Convergent thinking)　中心的な考えに辿り着くことを可能にする思考過程．

重力最少位(Gravity-minimized)　筋力に影響する重力の影響を最少にするために水平面(床と平行)で行われる検査肢位．

終了時報告書(Discharge report)　初期評価から退院までの機能的な遂行についての記述．一般には進捗状況の説明，介入方法の要約，退院に際しての提言事項の一覧が含まれる．

終了目標(Discharge goal)　長期目標としても知られている；クライエント治療の最終目標．

重労作(Heavy work)　末梢の肢節を固定しながら近位筋を収縮させ，動かす姿勢パターン．

手指失認(Finger agnosia)　指を判別する能力の障害．

手術(Surgery)　癌の治療のために行う処置で，腫瘍の除去，さらに腫瘍に加えて結合織の切除，また手術的切除や切断による美容的あるいは機能的欠陥を矯正するための再建術を含む．

主たる生活活動(Major life activity)　自分自身のケアを行う，手作業を行う，会話する，見る，聞く，話す，学ぶ，仕事をするなどの毎日の生活機能．

腫瘍学(Oncology)　癌治療を重点に行う医療専門分野．

順応(Habituation)　適度の刺激の反復により神経の応答が減少すること．

上位運動神経(Upper motor neurons)　運動野および脳幹に位置する運動ニューロン．

障害者の権利運動(Disability rights movement)　医師中心の医学的モデルに対するパラダイムで，障害をかかえる個人自身が障害をもつということをよく知る人として治療の中心に据えるパラダイム．

障害予防(Disability prevention)　障害の有無にかかわらず作業遂行の障壁になる可能性を予防すること．

障害をもつ個人(Individual with a disability)　日常生活の機能を重度に制限する身体的疾患や外観上の問題もしくは精神障害をもつ個人．

焼痂切除(Escharotomy)　肥厚した瘢痕組織の結合を解くために熱傷壊死組織への切開術を施行して間質性圧迫を解除し，末梢循環の回復を図る．

条件的リーズニング(Conditional reasoning)　介入

状況，クライアントが実行する作業に関わる状況，治療成果と治療方針に影響する多様な要因の影響の仕方などに関わる過程．

上肢（Upper quadrant）　肩甲骨，肩，腕を含む身体の部分．

消毒剤（Antiseptic）　微生物の成育，繁殖を防ぐために用いる化学物質．

情報の流れ（Information flow）　意識的な運動に寄与する階層的な思考プロセス．

食塊（Bolus）　食片が寄り集まった塊．

職業準備プログラム（Work readiness program）　働くことを望んでいる個人が，その興味，技能，能力に合う職業選択をするのを助けるためにデザインされたプログラム．

職業評価（Vocational evaluation）　職業習慣，職業行動，身体および認知能力，心理社会的技能，クライアントの興味・動機づけ・年齢に関連づけた職業技能，および教育水準を評価することにより，クライアントが従事する妥当な職業を決定すること．

触診（Palpation）　皮膚直下の状態を診断するために手を使用して感じ取ること．

褥瘡（Decubitus ulcer）　特に，坐骨部，大転子部，仙骨部など骨突起部に生じる圧迫によるびらん性の創．

職場の安全および健康に関する管理組織（Occupational safety and health administration）　保健医療施設で働く人を保護するための規則を発行する組織．

職場評価（Worksite evaluation）　障害発症，後個人が職業に戻れるかどうかを決定するため，あるいはその人が雇用を維持するために妥当な便宜を得られるか見るための職場での評価．

職務に必要とされる事項の分析（Job demands analysis）　職務に実際に必要とされるものを見極めるために使う評価．

食物の摂り込み（Feeding）　食物や飲み物を口へ運ぶクライアントの能力．

叙述的記録（Narrative note）　クライアントの毎日の活動を記録するために使うノート．一般に，以下の項目で構成される：問題，計画，結果／経過，計画．

叙述的リーズニング（Narrative reasoning）　クライエントがもつであろう作業遂行上の制限の理由を評価するために，クライエントとの面接をとおして情報を得ること．

除脳固縮（Decerebrate rigidity）　脳幹と錐体外路の損傷の結果，両上下肢に起こる固縮．

除皮質固縮（Decorticate rigidity）　上肢の屈曲および下肢の伸筋の緊張が亢進した状態．四肢の固縮は大脳半球（特に，皮質脊髄路の遮断を起こす内包）の損傷によるものである．

シリアル静的スプリント（Serial static splint）　関節可動域のゆっくりした漸増的増加を行うためにデザインされたスプリントで，スプリントやギプスを繰り返し成形し直す．可動性や弾力性をもつ部分はない．

自律神経過反射（Autonomic dysreflexia）　第5胸髄やそれ以上の脊髄損傷者に一般に見られる自律神経系の過活動．膀胱膨隆，糞塊，膀胱過敏，直腸処置，温刺激，疼痛刺激，あるいは内臓拡張などの刺激によって起こる．

自立生活運動（Independent living movement）　障害をもった個人が，全人的な治療プログラムを受けながら能力障害（Disability）において最善の能力を発揮し，社会および環境の変化をとおして地域社会に統合されるべきであると提唱するモデル．

自立度（Levels of independence）　活動の遂行度を自立，監視，最小の介助，中等度の介助，最大の介助，依存の6段階に分けたもの．

視力（Visual acuity）　中枢神経系へ送られる正確な視覚情報．

侵害受容器（Nociceptors）　刺激された時に痛み感覚を生じる感覚神経の集合体．

心筋梗塞（Myocardial infarction）　心臓の発作．

神経筋再教育（Neuromuscular re-education）　滑らかで協調的な運動を行うために，神経筋の構成要素を再教育すること．

神経筋促通手技（Proprioceptive neuromuscular facilitation；PNF）　機能的活動に見られる運動に近い回旋および斜め方向の性格をもつ粗大運動パターンで，クライアントの姿勢，運動性，力，努力，および協調性の要因に焦点を当てるために使われる治療の考え方．

神経行動学的障害（Neurobehavioral deficits）　機能

的障害であり，遂行構成要素に影響を及ぼす神経学的処理機能の障害の結果として技能遂行が不完全となる特徴がある．

神経腫（Neuroma）　切断端に軸索が到達しようとする時にできる小さな球状の神経組織．

神経障害（Neuropathy）　末梢神経系の機能障害．

神経の可塑性（Neuroplasticity）　練習した活動に反応して中枢神経系を形成する，または回復する（両者のこともある）能力．

神経発達学的治療（Neuro-Developmental Treatment；NDT）　運動の構成要素の機能的使用を回復させるために徒手的手がかりを使用する治療法．

神経ブロック（Nerve block）　筋緊張を軽減もしくは消失させるために化学物質を注射すること．

身体機能（Body functions）　身体各系の自然な機能．

身体図式（Body scheme）　自己の身体の形態，姿勢，身体能力についての感じ方．

身体力学（Body mechanics）　背を真っ直ぐに保つ，股関節から屈曲する，体幹のねじりを避ける，良姿勢を保つ，身体に物を寄せて運ぶ，安全行動を促すため両脚を使って持ち上げる，支持底面を広くとるなどの身体の正しい姿勢と適切な運動．

深達性中間層熱傷（Deep partial-thickness burn）　表皮と真皮の上部2/3の破壊された熱傷．

心肺蘇生法（Cardiopulmonay resuscitation）　血流と酸素供給の維持のために心臓マッサージと人工呼吸法を用いる手技．

心拍数（Heart rate）　1分間に心筋が収縮する回数．

真皮（Dermis）　コラーゲンと弾性素からなる線維性結合組織の皮膚層．おびただしい毛細血管，リンパ組織，神経終末が含まれている．

【す】

髄腔内バクロフェンポンプ（Intrathecal baclofen pump）　脊髄レベルで身体内にバクロフェンの注入を可能にする手術的に植え込まれたポンプ．経口バクロフェンの副作用を避けることができる．

遂行技能（Performance skills）　毎日の生活課題の実行過程と関連している観察可能な小単位からなる行為．作業や作業遂行をうまく行うためには次の3つの構成要素を必要とする：運動技能，処理技能，コミュニケーション／相互作用技能．

遂行パターン（Performance patterns）　クライエントが作業を行うことを支援もしくは規制する観察可能な行動パターン．

遂行分析（Performance analysis）　作業の最小単位の質の分析．毎日の生活課題を遂行している場面を作業療法士が直接観察することによって分析する．

スキル（Skill）　運動コントロールの最上位．運動性と安定性の努力を結合したもの．

スクリーニング（Screening）　患者の作業療法への適用性を見る最初の評価．

スクリーニングテスト（Screening test）　強い部分と弱い部分を観察するために用いる評価で，どの部分に特別の筋力テストをしなければならないかを見極めること．

スタビライジング・リバーサル（Stabilizing Reversals）　交互性等張性収縮で，運動が起こらないように十分な抵抗を与える．

図―地の識別（Figure-ground discrimination）　視覚配列の背景地から前景を知覚する能力．

ステレオタイプ（Stereotype）　ある一定の特性を表すように認められる人々に対して言われるある種の汚名．

スパイカキャスト（Spica cast）　股関節骨折に対して骨盤から大腿部までを覆うギプス．

スプリンティング（Splinting）　固定用具を適用すること．

スロー・リバーサル（Slow reversal）　拮抗筋の等張性収縮（抗抵抗）に続けて主動筋の等張性収縮（抗抵抗）を行わせること．

スロー・リバーサル―ホールド―リラックス（Slow reversal-hold-relax）　等張性収縮で始まるテクニックで，次に等尺性収縮，拮抗筋パターンの弛緩へと続き，そして主動筋の積極的運動を行うもの．主動筋を活動的に動かすことにできるクライエントに使われる．

【せ】

生活関連活動（Instrumental activities of daily living；IADL）　コミュニケーション機器の使用，健康管理と維持，経済的管理，食事の準備や掃

除，地域内の移動などを含む活動.

生活圏内移動（Community mobility） 自動車運転や公的・私的交通機関で行う地域社会内の自立した移動行為.

生活の質（Quality of life） 健康，満足感，自己概念，および社会経済的尺度によって測定した自己に関する個人的判断.

成果目的（Outcome objective） 目標のすべてもしくは一部が達成されたかを判断するために生じるべき，あるいは存在すべき基準.

性感帯（Erogenous） 性的刺激との結びつきがある身体部位.

性交渉感染症（Sexually transmitted diseases） 性的接触によって伝染する疾病.

性的価値観（Sexual values） 個人が性および肉体的機能についてどのように考え感じているかということ.

性的関心（Sexuality） 性的行動への関心.

性的虐待（Sexsual abuse） 性的行動のために個人を搾取すること.

静的漸増スプリント スプリントを再成形する必要なく最終角度に再位置づけできるようにデザインされたスプリント；ある部分に働く牽引角度または牽引量を調整する静的なメカニズムを含む.

静的スプリント 安静や保護のため，痛みの軽減あるいは筋の短縮や拘縮の予防のために製作されたスプリント；通常は可動部分は持たない.

性的ハラスメント（Sexual harassment） 不適切な性的接近.

性的欲求（Sensuality） 性的感覚の満足を欲求する状態.

生物心理社会モデル（Biopsychosocial model） 個人の身体と精神と環境との相互作用を強調した疼痛の多層的特徴に対応させた治療モデル.

性歴（Sexual history） 個人が性および肉体的機能に関してどのように考え，感じているかの情報の記録.

脊髄性筋緊張亢進（Spinal hypertonia） 傷害された四肢筋の屈筋，伸筋パターンのことで，はじめに屈筋，内転筋の緊張が高まり次に伸筋緊張が高まって下肢でこれが優位を示す.

脊柱中立位（Neutral spine） 運動パターンを遂行するために最も快適な脊柱の肢位.

積極的抗レトロウイルス療法（Highly active anti-retroviral therapy；HAART） 蛋白質阻害剤と他の2つの薬剤（逆転写阻害剤と呼ばれる）を組み合わせて行う治療法.

積極的予防（Positive prevention） ヒト免疫不全ウイルス（HIV）への感染を防ぐための段階的予防策．HIVを診断し，感染した人を適切な予防サービスにつなげること，治療方法を順守するよう援助すること，HIVリスク軽減行動を習慣化できるよう支援することなどが含まれる.

摂食（Eating） 嚥下ともいわれる；食物や飲み物を操作したり，飲み込んだりする能力についていうこと.

前期高齢者（Young-old） 65歳から74歳の人.

潜在記憶（Implicit memory） 情報の自動的な再生.

全層熱傷（Full-thickness burn） 皮膚の全層に広がる熱傷.

前側方アプローチ（Anterolateral approach） 中大殿筋と大腿筋膜張筋の間を切開して行う股関節置換術.

全体課題練習（Whole-task practice） スキルをくり返し練習することで，随意的に努力しないでも自動的に課題全体を遂行できるように学習する方法.

浅達性中間層熱傷（Superficial partial-thickness burn） 表皮と真皮の上1/3に損傷を与える熱傷.

前庭刺激（Vestibular stimulation） たとえば回転，転がり，揺れのような，水平面と垂直面における直線的加速と減速によって，また角度のある加速と減速の際に引き起こされる促通的あるいは抑制的刺激.

専門家中心（Expert-centered） クライエントやその介護者を含めないで専門家から起こすアプローチ方法.

専門的な介入（Skilled interventions） 専門的な治療サービスをするには作業療法士特有の技能を必要とするということ.

戦略（Strategies） さまざまな場面において行動を導く組織だった計画あるいは一連のルール.

【そ】

装具(Orthosis) 骨の変形もしくは骨を変形させる力を相殺するために使用するスプリントや懸架式の上肢装置.

相互交流的リーズニング(Interactive reasoning) ケアプロセスをとおしてクライエントに専念し,クライエントを理解し,動機づけるために使用する推論の様式.

相互作用的介入法(Interactive interventions) スタッフや介護者がクライエントと対人関係をもつために使用するアプローチ.

相乗効果(Coeffect) ある力に対して複数の力が相互作用している状態で,能動的な相互依存した状態にあると考えられる.

相反性パターン(Reciprocal patterns) 同じ対角線上や結ばれた対角線上で,対になる肢が同時に反対方向に動くこと.

相反抑制(Reciprocal inhibition) 保護的機能をもたらす早期の運動パターン.相同性(素早い)タイプの運動は,主動筋の収縮と拮抗筋の弛緩を必要とする.

相貌失認(Prosopagnosia) 右後頭葉の損傷によって生ずるもので,よく知っている顔を認識したり同定できないこと.

ソケット(Socket) 義肢の一部で断端を受ける部分.

ソマティック・マーカー(Somatic marker) 人がある状況に対して学習された反応として示す感覚または情緒的特徴の集合体.

【た】

耐久性医療機器(Durable medical equipment) 車いすや座面装置のような機器.

体重負荷(Weight bearing) 自分の体重を支える行為.

体重負荷制限(Weight bearing restriction) クライエントが骨折した側にかけるのを許される体重のレベル.

代償(Substitution) 運動を成し遂げるため,強い筋が弱い筋の機能を補うこと.

対称性パターン(Symmetrical patterns) 対になる肢が同時に同じような動きをすること.

代償的作業(Adaptive occupation) 科学技術を利用した支援用具と支援技術,クライエントに代償の仕方を教える,課題や物理的環境や社会的環境の改変の組み合わせて教育と相談を行う.

代償的モデル(Compensatory model) 損傷を受けた脳組織の修復は起こらないことはないが十分ではなく,外的な援助なしには失われた機能を遂行できないとするモデル.

体性感覚による指導(Somatosensory instruction) 触覚,固有感覚,運動覚の手がかりを使って,運動のスピードと方向を導くこと.

大腿切断(Above-knee amputation) 膝関節ならびに膝関節より以遠を失う結果をもたらす切断. Transfemoral amputation と同じ.

ダイナミックシステム理論(Dynamic systems theory) クライエント要因(感覚運動,認知,知覚,心理など),背景状況(物理的,文化的,精神的,社会的,時間的,個人的,仮想的など),それにクライエントの役割を成立させるために実行されなければならない作業,これらの動的な相互作用を運動行動と考える理論.

ダイナミック腰背部固定(Dynamic lumbar stabilization) 背部を支持する脊椎と腹筋の運動を制御するための腰背部の屈曲と伸展と身体力学を含む多数の理学療法理論を取り入れた方法.

第二次予防(Secondary prevention) 発病早期あるいはリスク期のクライエントの合併症や障害を予防し,疾病の悪化を阻止するための目標.

脱感作(Desensitization) 感覚過敏に対して慣れ現象を起こさせる目的で行われる治療の一形態.

他動運動訓練(Passive exercise) 作業療法士や機器などの外力を使って他動運動訓練を行うために使われる活動.

他動関節可動域(Passive range of motion:PROM) 作業療法士の力などの外力を加えた時に関節が動き得る範囲.

多発性硬化症(Multiple sclerosis) 中枢神経系のミエリン鞘を侵す進行性の神経疾患.

段階的手段(Stepwise procedures) 課題の各部分の遂行が適切な感覚的手がかりと促通テクニックによって改善するようなアプローチ.

短期記憶(Short-term memory) 短期貯蔵(一次記憶)に保持される情報で,次に作業空間(作業記

憶)においてその情報についての振り返りや考えることによって処理される．

探索(Search) 組織化された徹底的な視覚的配列の走査．

断端(Residual limb) 手術時に残存している肢で，良好な皮膚に覆われ血行も保たれている部分．

断端肢サポート(Residual limb support) 車いすの座面に置かれた当てもののある板で，断端肢をそこに乗せて休ませるもの．

【ち】

地域に根ざした臨床現場(Community-based settings) クライエントの自然な物理的，社会的，文化的な環境．

知覚(Perception) 環境から受けた感覚情報を脳が解釈するメカニズム．

力(Force) 外力，摩擦，トルクの測定値．スプリント装着に関連させて説明すると，力は骨や組織に及ぼす素材と動的構造要素の効果を説明する．

蓄積性外傷障害(Cumulative trauma disorders) 繰り返し同じ筋や筋群への外力が加わったことで生じた外傷で，筋や筋群の炎症反応を起こす．

膣萎縮(Vaginal atrophy) 女性の生殖器における組織の活動が次第に低下する状態．

着衣失行(Dressing apraxia) 言語指示や模倣によって更衣動作をすることの能力障害．

抽象的思考(Abstract thinking) 物，出来事，考えの間の関係性を見出させる思考過程．関係がない煩雑な詳細と関係のあることを区別し，不合理性を認識する思考過程．

中心静脈栄養(Total parenteral nutrition) 組織の成長を促進するのに必要な大量の栄養素の点滴．

中枢性実行(Central executive) 選択注意と分割注意のメカニズムを使って新規情報の処理を行う能力．

長期記憶(Long term memory) 情報の構成要素の無期限で恒久的な貯蔵．後になって情報検索処理のために使われる．

直接的脅威(Direct threat) 個人に起こる実質的な健康や安全性への重大なリスク．適切な配慮によっても個人や他者に対する重大な危険を低減させることができない．

治療的アプローチ(Remedial approaches) 中枢神経系機能に何らかの変化を引き起こすために計画された治療訓練．

陳述学習(Declarative learning) 認知的に想起できる知識を形成する過程．

【つ】

対麻痺(Paraplegia) 下肢の麻痺．損傷のレベルによっては，ある程度体幹筋も麻痺する．

【て】

定位脳手術(Stereotactic surgery) パーキンソン病の症状の重さを軽減するために神経学的組織(脳)に特定の損傷を加える手術．

抵抗(Resistance) 筋力のおよその推測値を得るために，検査する運動に対して力を加えること．

抵抗運動(Resistive exercise) 一定の重量に抵抗する等張性筋収縮を用いて行う運動で，特定の可動域を通じて負荷を与える．

適応的アプローチ(Adaptive approaches) そのクライエントが置かれた独自な状況的環境に適応するよう促す日常生活行動の訓練．

適切な便宜(Reasonable accommodations) 仕事環境または習慣的に行われてきた仕事の方法を変更して，障害をもつ人が雇用の均等な機会を享受すること．

手先具(Terminal device) 義肢の最も遠位の部品．物をつかんだり持ったりする．

手続き学習(Procedual learning) 多くの運動技能や認知技能のように，注意や意識を向けずに自動的に行われるようになるための学習．

手続き記憶(Procedural memory) 技能遂行のための記憶．認知，運動，知覚技能が合わさって遂行情報となるもので，反復をとおして自動的なものになる．

手続き的リーズニング(Procedual reasoning) クライエントの治療を果たすために使われる医学的問題解決のプロセス．

テノデーシス，腱固定(Tenodesis) 手関節伸展すると手指が屈曲し，手関節屈曲すると手指が伸展すること．

転移(Metastases) 主たる癌病巣から分離した癌の小片が循環系に乗って移動し，新しい器官や組織に定着すること．

電源スイッチング（Power switching）　室内にある機器に電源を提供するための装置．

電動義手（Myoelectric prosthesis）　表面筋電を使って手先具をコントロールできるようにした義手．

【と】

動機による衝動（Motivational urge）　行動しようとする衝動．

同時失認（Simultagnosia）　脳の右半球損傷によって起こるもので，視覚的配列を全体として認識したり解釈することができないこと．

同時収縮（Cocontraction）　同時神経支配とも言われる．動筋と拮抗筋の同時に起こる収縮によって姿勢制御の基礎になる筋の収縮パターン．

等尺性収縮運動（Isometric exercise）　筋の長さを変化させずに行う訓練．抵抗に抗するように努力しながら行う．

同種植皮（Allograft）　死亡した人から採取した皮膚を使った熱傷に対する皮膚移植の外科処置．

等張性収縮運動（Isotonic exercise）　筋力を強化するために，運動の開始から終了まで同じ筋の張力で行う訓練．

疼痛（Pain）　実際の組織損傷またはその可能性に伴う，もしくは損傷に関連する用語によって想起される不快な感覚および感情的な経験．

疼痛の治療（Pain intervention）　身体能力の向上，生活課題および役割の遂行の生産性や満足度の向上，活動をとおした自己や環境の制御，教育などを含む多面的な治療方法．

疼痛の評価（Pain evaluation）　痛みの存在および強さを評価するための自己評価および臨床評価の方法．

動的スプリント（Dynamic splint）　他動可動域の拡大，関節運動を介助しながらの自動運動の増大，あるいは喪失した運動の代償のために使われるスプリント．通常の場合は，伸縮性素材，ゴムバンド，あるいはバネなどを組み合わした部品からなる．

道徳療法（Moral treatment）　作業療法の初期の運動．人の個別性を尊重し，心と体の統一を受容し，毎日の日課や作業を使用する全人的なアプローチが回復につながると信ずる．

動脈モニターライン（Aライン）（Arterial monitoring line；A line）　動脈に挿入して継続的に正確な血圧を測定したり，血液標本を別の注射針を差し込まずに採血するためのカテーテル．

倒立位（Inversion）　特定の筋の緊張を変化させるために使用する肢位．

特異性（Specificity）　そのクライエントに対する過程の目的と成果目的の関連性．

特定職業評価（Specific vocational evaluation）　人が特定の職業に戻るための準備度を評価するための検査．

徒手筋力検査（Manual muscle test；MMT）　筋もしくは筋群の最大限の収縮力を評価するための方法．

徒手的手がかり（Manual cues）　運動の失われた構成要素の治療のためにキーポイント・オブ・コントロールを介して行う身体的な操作．

トルク（Torque）　回転軸を中心に，てこを回旋させる力の測定．

【な】

内心的領域（Egocentric realm）　心身のすべての側面でクライエントの遂行に貢献することに関する作業療法士の洗練された知識．それらの要素には運動技能，神経学的技能，知覚－認知技能，情緒的技能が含まれる．

内的フィードバック（Intrinsic feedback）　個人の感覚システムによって引き起こされる情報．

【に】

ニーズの表明（Need statement）　問題の全てもしくは一部に関連する系統的でエビデンスに基づいた主張であり，問題の一部を解決するのに必要とされる特定の状態および行為を具体的に述べたもの．

二次コントロール（Secondary controls）　自動車の付属物で，動くことに直接関係のないもの，たとえば方向指示器，警笛，ヘッドライト，ワイパーなどの操作．

二次的障害（Secondary condition）　障害者の元々ある機能障害の結果起こる健康障害．

二重積　心拍数と収縮期血圧の積（RPP＝HR×SBP）．

日常生活活動（Activities of daily living；ADL）　セルフケア，機能的移動，性的活動，睡眠／休息などの課題．

日常生活のための電子機器（Electronic aids to daily living）　クライエントが環境の制御をするために使う電子機器．

入院施設（Inpatient setting）　クライエントが入院して看護やその他の健康管理を受ける状況．

人間工学（Ergonomics）　個人の仕事，装置，道具，環境に関する人間の行為と快適さの研究．

人間工学的評価（Ergonomic evaluation）　労働環境の障害に関わる要因を低減させるためにされる評価．

認知（Cognition）　多くの精神要素を含む知識の獲得と知識の利用のこと．

【ね】

寝返り（Rollover）　背臥位で緊張性反射パターンが優位な人に用いられる運動パターン．四肢と体側筋を活性化する．

【の】

脳性緊張亢進（Cerebral hypertonia）　四肢を一方向へ引っ張る結果となる，屈筋または伸筋パターン．

能動的作業（Active occupation）　生活役割の一部として人が営む活動群．これには以下のものを含む；身辺処理活動；手や機械を使う物作りの課題；計算機，コンピュータ，電子機器などの機器を使って行う科学技術的課題；各種のゲーム；職業技能など．

脳の可塑性（Brain plasticity）　再構成化と新たな神経経路を発達させる脳の能力．

【は】

パーキンソン病（Parkinson's disease）　成人になってから発症する変性性神経疾患の中で最も一般的なものの1つ．黒質の一部に神経変性が見られる特徴がある．

背臥位逃避（Supine withdrawal）　第10胸椎方向への全体的な屈曲反応．頚部の屈曲と上下肢の交差を伴い，身体の前面を保護することから，防御的な姿勢とされる．

肺活量（Vital capacity）　胸腔の容量．

背景状況（Contexts）　クライエントの作業遂行に影響する状況や出来事および作業を営む環境のこと．

背景状況からの妨害（Contextual interference）　初期学習の困難さを増加させる学習環境の要因．

ハイブリッド義手（Hybrid prosthesis）　身体の力と電気的力を組み合わせた義手．

肺リハビリテーション（Pulmonary rehabilitation）　呼吸系の疾病経過を安定あるいは回復させるために使われるリハビリテーションプロセスで，クライエントの機能と作業への参加を最大限回復させようとすること．

パイロン（Pylon）　義肢のソケットの手先具につけられている機構．

パターン認識（Pattern recognition）　物体の顕著な特徴を同定することであり，物体の周辺環境からその物体を区別するためにその特徴を使用する．

パラトランジットサービス（Paratransit）　あらかじめ決められた地域内であれば希望に応じて使える公共交通サービス．

汎化（Generalizability）　近似現実生活への接近と治療効果の増強をもたらす活動．

瘢痕成熟（Scar maturation）　瘢痕の赤みが薄くなり，より柔らかく，輪郭が平たく滑らかな感触になること．

反射性勃起（Reflexogenic erection）　触覚刺激によってペニスが硬直すること．

反射モデルと階層モデル（Reflex and hierarchial models）　反射は特定の感覚刺激によって引き起こされる運動反応で，中枢神経系は特殊な構造を持ち，運動発達と機能はその構造に依存するとしたモデル．

半側不注意（Hemi-inattention）　右半球損傷に伴って起こる視覚探索の障害．視空間の左半分に注意を向けないという特徴がある．

半側無視（Unilateral neglect）　身体または環境の一側からの知覚を統合する能力を失う知覚障害．一般に右頭頂葉の損傷によって引き起こされるが，前頭葉と後頭葉の損傷によっても起こることがある．

ハンチントン病（Huntington's disease）　常染色体優性遺伝の変性性神経疾患で，線条体の変性に

よって起こる.

反復収縮(Repeated contractions) 筋力, 関節可動域, 耐久性を改善するために, 伸張と抵抗を組み合わせてクライエントの随意的反復運動を行う方法.

【ひ】

鼻咽腔(Velopharyngeal port) 軟口蓋と咽頭によって構成される口および喉の背部から鼻腔の開口部.

皮下熱傷(Subdermal burn) 感電熱傷の際に見られるような, 脂肪層, 筋膜, 筋, 腱, 骨または他の皮下組織に及ぶ熱傷.

非効果的な運動方法(Ineffective movement strategies) 計画された活動のために必要な運動構成要素を使うことができない個人が代償的に使う運動方法.

肥厚性瘢痕(Hypertrophic scar) 創の閉鎖後6〜8週に出現する厚く, 硬く, 紅斑した瘢痕.

美術工芸運動(Arts and Crafts movement) 手工芸によって身体運動を行い, 自らの手で役に立ったり飾ったりする作品を創り出すことから得られる満足感を介して身体と精神の健康改善ができるという信念に基づく作業療法創生期に見られた社会運動.

非対称的パターン(Asymmetrical patterns) 対の四肢を体幹の一方向に運動させ, 同時に体幹運動を促通させる運動パターン.

必須課題(Essential tasks) 個人が職務上の地位を保つために必須となる課題.

必須職務機能(Essential job functions) 個人が職務上の地位を保つために必須となる職務.

筆跡感覚(Graphesthesia) 皮膚に書かれた数字や文字, 形を認識する能力.

筆跡感覚失認(Agraphesthesia) 皮膚上に描かれた数字, 文字, 形を認識することの障害.

ビデオ透視検査(Videofluoroscopy) 調整したバリウムを用いた放射線手技で, 嚥下をビデオテープに記録することにより, クライエントの嚥下段階とさまざまな材質の食物を嚥下する能力を評価し, クライエントの顎と舌の運動を観察し, 口腔相から咽頭相の通過時間を測定し, 嚥下の状態を観察し, 喉頭蓋谷や梨状窩に残渣がないか確認し, 誤嚥がないかチェックする.

人が主になる言葉(Person-first language) 障害をもつ以前の人としての個人の状態を認めるために使われる言葉.

ヒト免疫不全ウイルス(Human immunodeficiency virus; HIV) 人体の中で増殖し, 免疫系の白血球細胞に感染するレトロウイルス. 後天性免疫不全症候群(AIDS)の原因となる.

皮膚損傷(Skin brakedown) 圧力, 温熱, 湿気, 剪断力による皮膚の損傷.

びまん性軸索損傷(Diffuse axonal injury; DAI) 急激な減速の結果起こった脳の典型的な損傷. 損傷の程度は, 神経の完全な破壊を伴う軸索断裂から軸索機能障害(神経としての構造は残存しているが正常な神経路に沿った伝達能力は喪失している)まで多様である.

ヒューマンインターフェイス評価モデル(Human interface assessment model; HIA model) 人の運動, 処理, コミュニケーション/交流の領域における技能と能力および活動に必要とされることを詳細に観察すること.

評価(Evaluation) 個人理解と適切な治療の開始に必要なデータ獲得と解釈の過程.

評価のトップダウンアプローチ(Top-down approach to assessment) 作業遂行領域の評価に焦点を当てた評価.

病原体(Pathogen) 感染源となる微小有機体.

表在性熱傷(Superficial burn) 表皮の上層のみの熱傷.

標準予防策(Standard Precautions) すべての体液, 粘膜, 傷ついた皮膚を隔離すること. 感染が確認されたクライエントだけでなく, すべてのクライエントが対象となる.

病態失認(Anosognosia) 損傷または病気の過程およびそれらからの影響についての知識が欠落しているか否認している状態.

表皮(Epidermis) 上皮の最外層部分で4〜5層からなる.

【ふ】

ファウラー肢位(Fowler's position) 肺の拡張を促し, 呼吸を改善し, 心臓への負荷を軽減させるために上部を45°から60°に挙上させたベッド肢

位.

フォローアップサービス（Follow-up services） 品質保証と安全基準に合致した適合車を取得することを保証する段取り.

腹臥位反りかえり（Pivot prone） 頭部の迷路性立ち直り反応を伴う肢位. この肢位では頚部, 肩, 体幹, 下肢が完全伸展する. 直立位における伸筋群の安定性の準備のために重要な役割を果たす.

複合性局所疼痛症候群（Complex regional pain syndrome；CRPS） 自発痛, 皮膚温変化, 焼けるような疼痛が認められる障害の一群で, 症状が起こる時には原発損傷部位から離れた範囲に広範に生じる. 浮腫, 皮膚血流の異常, 異常発汗活動などを特徴とする.

複視（Diplopia） 二重像の知覚.

輻輳不全（Convergence insufficiency） 輻輳を十分にできない, あるいは維持が困難なクライアントの状態.

浮腫（Edema） 外傷, リンパ流の障害, 臓器機能不全などによって身体間隙に体液が異常貯留すること.

不全麻痺（Paresis） 軽度もしくは不完全な麻痺または筋力低下.

物理療法（Physical agent modalities） 合目的な作業を行う能力を高めるために行われる補助的治療手段. 伝統的には理学療法で実施されていたが, 作業療法でも使われるようになっている.

舞踏病（Chorea） 不規則で素早い不随意運動を呈する疾患.

部分課題練習（Part-task practice） クライアントが自立して遂行することができない課題の部分を強調し, 随意的な努力なしに自動的に生じる習慣パターンを形成しようとするアプローチ.

普遍的予防策（Universal precautions） 感染をコントロールする処置で, 感染サイクルを妨害したりバリアを作って疾病がクライアント, 保健医療職者などに広がるのを防ぐ.

プロセス技能（Process skills） 次のような運動技能行動；課題に必要な道具の選択, 相互作用, 課題の道具や材料を使うこと；個人の行動と段階を実行すること；また, 何か問題が生じた時には遂行を修正すること.

ブロック型練習（Blocked practice） 習熟するまで単一課題を練習する方法.

文章化された記録（Documentation） クライアントに起こった事柄を永久保存の記録として書き起こすこと.

分離コントロール（Separation of controls） 左右義手のそれぞれを操作する行為のことで, どちらの義手にも影響を与えないように行う.

【へ】

並進力（Translational force） 90°前後の角度に近づく結果生じる力；回旋力が関節の伸展を生み出すのではなく, その力を関節圧縮や伸延に向ける結果となる.

ペーシング（Pacing） クライアントが障害（腰痛）を起こすことなく課題が遂行できるよう, 課題の必要性やその完了に要する時間や時間帯, 個々人の能力を調べるよう作業療法士が援助する過程.

変形視（Metamorhopsia） 大きさや重さなど, 対象の物質的特性が視覚的に歪むこと.

【ほ】

ポインティングシステム（Pointing system） 使用者が画面上のキーボードを指し示すことで選択ができ, 選択した行為が行えるシステム.

放射線療法（Radiation） 癌細胞を死滅させるために, 腫瘍または周辺組織に放射性物質を直接的に作用させる治療法.

法律で規定された障害者（Qualified person with a disability） 障害をもった人で, 基本的な仕事の必要条件を満たし, 基本的な仕事機能をこなすことができる人.

ホールド—リラックス（Hold-relax） 拮抗筋を等尺性収縮（関節運動はしない）させた後に弛緩させ, 次に主動筋パターンで自動運動すること.

歩行訓練（Gait training） 歩行に関与する神経筋や身体の構成要因間の複雑な相互関係の障害に対するリハビリテーション.

歩行補助具（Ambulation aids） 杖, 松葉杖, 歩行器などの歩行に関するバランスや筋力障害を代償するために用いる補助具.

保護拘束スプリント（Restriction splint） 関節運動を制限するために作られたスプリント. しかし関節運動を完全に止めるわけではない.

補助的支援（Auxiliary aides）　有資格通訳者，補聴器，字幕表示つきテレビ画面，点字つき物品，録音テープにした教科書など，障害者を支援するための人や機器．

補助的治療法（Adjunctive modalities）　運動療法，装具，感覚刺激，物理療法などを含む治療法．

ホスピス（Hospice）　主として疾患末期の治療のために使われる緩和ケアの施設．

ポリオ（Poliomyelitis）　非常に感染性の高いウイルスにより前角や脳幹の運動神経が侵される疾患．

ポリオ後症候群（Postpolio syndrome）　過去にポリオに感染したことがある人に新たに生じた筋力低下もしくは麻痺．

【ま】

摩擦（Friction）　面と面が滑ることを邪魔したり止める時に起こっていること．

末梢神経疾患（Peripheral neuropathies）　下位運動神経系の疾患．

末梢神経損傷（Peripheral nerve injuries）　腋窩神経や腕神経叢，長胸神経などの損傷．

麻痺性斜視（Paralytic strabismus）　筋力低下もしくは麻痺によって脳神経がコントロールする筋の方向に眼球を動かすことができない状態．眼窩の中心に目を保持することができない．

慢性疼痛（Chronic pain）　病的状態が確認でき，鎮痛剤が効かない耐えられない痛み．

慢性閉塞性肺疾患（Chronic obstructive pulmonary disease；COPM）　破壊された肺胞，気管支の炎症を特徴とする肺疾患．肺気腫，末梢気道疾患，慢性気管支炎などが含まれる．

【め】

メタ感情（Meta-emotion）　感情，身体，作業間の相互作用もしくは共同効果についての概念化および研究．

メタ認知（Metacognition）　個人の認知過程や能力についての知識や統制．

メッセージ作成システム（Message composition system）　他者と意志疎通するためユーザがメッセージを作成するシステム．

メッセージ伝達システム（Message transmission system）　ユーザから受信者にメッセージを伝えるシステム．

【も】

モービルアームサポート，可動式腕支持器（Mobile arm support）　腕の重さを支え，ボールベアリングを利用して肩と肘の動きを助ける機器．

目的（Objective）　いかにして目標を達成するかということと，目標のすべてあるいは一部が達成されたかを決定する方法を述べることの両者．

目的のある作業と活動（Purposeful occupation and activity）　ある課題を遂行するのに必要な運動機能を超えて自律的または本来的に目標をもつ作業または活動．過程よりも目標を指向する課題．

目標（Goal）　重点化した必要性から定めた将来の望ましいことへの展望の記述．

モデリング（Modeling）　作業療法士の行為や行動をクライエントに模倣もしくは再現させようとする時に使う教示法．

問題解決（Problem solving）　動的な意志決定を可能にするアプローチ．

問題指向型診療記録（Problem-oriented medical record；POMR）　クライエントの問題点（診断名に対して）に番号をつけてリストアップし，それを永久保存の医療記録の一部とする記録法．

問題地図作成（Problem mapping）　(1) その問題を起こした原因は何か？，(2) その問題の帰結は何か？という2つの質問を絶えず繰り返すことにより，最初の問題陳述を越えるようにする方法．

問題の表明（Problem statement）　何が好ましくなく，何を変えるべきかについての特定の主張．

【ゆ】

ユーザ制御システム（User control system）　ユーザがメッセージを作成したり機器をコントロールできるようにしたシステム．

誘発テスト（Provocative test）　腱，関節包，および関節の不安定性を調べるのに使うテスト．

ユーモア（Humor）　他者の笑いを誘う技能．

ユニバーサルデザイン（Universal design）　さまざまな能力をもつ人のニーズに合わせてデザインされた機器．

【よ】

用手接触（Manual contacts） 作業療法士が徒手的に望ましい運動反応の誘導と強化を行い，その触覚入力を介してクライエントが協調的でバランスのとれた運動パターンを感じるよう教える方法．

余暇（Leisure） 仕事や睡眠，セルフケアに必要とされる時間以外に行われる活動．

余暇の探索（Leisure exploration） 仕事や睡眠，セルフケアに必要とされる時間以外に行われる活動を発見すること．

余暇への参加（Leisure participation） 余暇活動を積極的に行うこと．

抑制手技（Inhibitory techniques） 筋緊張に影響を与え，また神経刺激のために中立温度やゆっくりとした軽擦，軽い関節圧縮，発達パターンにおける揺らしなどを使う手技

抑制療法（Constraint-induced therapy） 脳卒中のクライエントの麻痺側上肢を日常活動に使わせることを学習させる方法．

予防（Prevention） 健康の脅威になり得るリスクを減らすこと．

【ら】

烙印（Stigma） 障害者と健常者の間の歪んだ関係における社会的不信用のプロセスで，障害やその他の違いをもつ人々の人生の機会を減らす．

ランダム型練習（Random practice） 課題を習得する前に，多数のあるいは多様な課題を試行すること．

【り】

梨状窩（Pyriform sinuses） 梨の形をした窩．

リスク因子（Risk factors） 個人や地域住民の特定の健康問題の可能性や素因を高める人の特徴や行動，属性または状態．

リズミック・イニシエーション（Rhythmic initiation） 随意的なリラクセーション，他動運動，手動筋の等張性収縮パターンの反復を含む手技．運動の開始能力を改善するために使う．

リズミック・スタビリゼーション（Rhythmic stabilization） 拮抗筋群の同時的等尺性収縮．

リズミック・ローテーション（Rhythmic rotation） 作業療法士が望ましいパターンに身体部位を他動的に動かす手技．動きに硬さや制限を感じたら，作業療法士は身体部位をゆっくりリズミカルに両方向に回旋させるよう動かす．リラックスしている様子が感じられたら，作業療法士は，新たに動かせるようになった範囲に向かって身体部位を動かし続ける．

立体感覚（Stereognosis） 触覚認知（Tactile gnosis）としても知られるもので，人が視覚の助けなしに触覚を介して通常の物体や幾何学的形を識別するのを可能にする知覚技能．

立体感覚失認（Asterognosis） 立体覚の障害で，視覚の助けなしに触覚を介して通常の物体を認識する能力の障害．

立体視（Stereopsis） 環境において自分や種々の物体に対して奥行きを知覚できないこと．

リハビリテーション技術（Rehabilitation technology） 障害が発生した後，以前の機能レベルまで個人の回復を図る目的をもった技術．

リハビリテーション技術メーカー（Rehabilitation technology supplier） リハビリテーションチームの中で，耐久性医療機器の保険請求，修理，車いすの再注文やシーティングシステムを行う熟練したメンバー．

リハビリテーション的モデル（Rehabilitative model） 事故によってこうむった神経学的傷害により失われた神経経路の修復または再構築するために身体および脳の能力に頼る治療モデル．

リハビリテーションモデル（Rehabilitation model） 慢性障害者に対する医学的（作業療法，理学療法を含む），心理的，社会的，職業的療法からなる，作業療法の学際的アプローチ．

領域（Domain） 作業療法士が行う仕事を具現化する概念．

両眼視（Binocular vision） 2つの別々の視覚像を1つの像として知覚する中枢神経系の能力．

臨床観察（Clinical observation） 臨床状況の出来事をモニターしたり，記録したりすること．

臨床場面（Practice setting） 作業療法が実施される場所．これには社会的，経済的，文化的，政策的背景に基づいた物理的施設もしくは構造を含む．

臨床評価（Clinical assessment） スクリーニング評

価，あるいは運転前評価．

リンパ浮腫（Lymphedema）　身体の炎症性反応の1つ．癌細胞が広がっている部位もしくは瘢痕組織が形成される部位に蛋白質の豊富な白血球が充満することによって起こる．

倫理（Ethics）　クライエントの治療とケアを導く道徳的原理．

倫理的実践根拠（Ethical reasoning）　クライエントの作業遂行に対するニーズに重点を置いた最も好ましい治療的介入を作業療法士が決定するための思考過程．

倫理的ジレンマ（Ethical dilemmas）　患者のケアに関わる道徳的な二者択一の難問に面した状況．

【る】

類似活動または準備活動（Simulated or enabling activity）　環境または活動を操作してクライエントのニーズを満たし興味を保つようにすることにより適切な活動的作業活動を創造すること．

【れ】

レッグリフター（Leg lifter）　手術後，下肢を移動する時に下肢を持ち上げるようにする装置．

連続ギプス固定（Serial casting）　連続的に行われる抑制的なギプスまたはスプリントによる固定．

【ろ】

老年学者（Gerontologist）　老年医学のより進んだ学問と課程課題を完了した老年学専門家．

老年分野の専門家（Geriatric specialist）　主に老年者を対象として働く作業療法士．

路上運転評価（On-road evaluation）　自動車運転が街中で安全に行えるかを見極めるための試験．

【わ】

ワークコンディショニング（Work conditioning）　身体的条件のみによって仕事に必要な身体面を再現すること．力，有酸素的適合能力，柔軟性，協調性，耐久性が含まれる．

ワークハードニング（Work hardening）　傷害を受けた労働者のリハビリテーションのための正規の学際的プログラム．

腕神経叢（Brachial plexus）　C5からT1までの神経群．

索 引

【人名】

Baldwin, Bird T. 25
Barton, George 24, 333
Bobath, Berta 875, 917
Bobath, Karel 875, 917
Brown, Steven 118
Brunnstrom, Signe 875
Dahl, Rannel 349
Dewey, John 792
Dunton, William Rush 24
Fay, Fred 115
Hagedorn 476
Hall, Herbert J. 24, 333
Heumann, Judith E. 115
Hockenberry, John 120
Jonson, Susan 24
Kabat, Herman 875, 891
Kaiser, Henry 891
Kidner, Thomas 24, 333
Kielhofner, Gary 463, 475
Knott, Margaret 875, 891
Kubler-Ross 1264
Meister, David 349
Meyer, Adolf 24, 333
Murphy, Robert 113, 120
Pinel, Philippe 24, 332
Reilly, Mary 335, 822
Roberts, Edward 27, 115
Rood, Margaret 874, 877
Ross, Kubler 109
Rusk, Howard 26
Sherrington, Charles 877, 919, 944
Slagle, Eleanor Clarke 24, 333
Spackman, Claire 26
Taylor, Frederik 24
Tracey, Susan 24
Triano, Sarah 119
Tuke, Samuel 24
Voss, Dorothy 875, 891
Wegg, Lilian S. 335
Willard, Helen 26
Zola, Irving 105

【欧文】

%TBSA 1253
AAC 438
AAMI 1388
ACA 958
ACIS 477
AD 1042
ADA 30, 286, 336, 343, 383
ADED 284
ADL 8, 191
Adsonテスト 1170
AFO 228, 253
AIDS 1411
AKA 1332
Allen Cognitibe Level Test 1020
ALS 1037
AMPS；Assessment of Motor and Process Skill 460, 479, 499, 691, 966
Amputee Golf Grip 1331
Annotated Index of Occupational Therapy Evaluation Tools 1396
A-ONE 691, 966
AOTA 4, 87, 89
Arm Motor Ability Test 499
Arnadottir Occupational Therapy Neurobehavioral Evaluation（A-ONE） 691, 966
AROM 539
Ashworth 尺度 506
ASIA 1069
ASIA 機能障害分類スケール 1069
Assessment of Awareness of Disability 711
ATNR 511
AV 1346
AVN 1211
BADL 8, 192
BADS 712
BDI 1394
Beck Depression Inventory 1394
Behavioral Assessment of Dysexecutive Syndrome（BADS） 712
Behavioral Inattention Test（BIT） 724
Bennet Hand Tool Dexterity Test 340, 1176
Benton Visual Retention Test 702, 722
Berg Balance Scale 509
BIT 724
BKA 1332
BOS 918
BP 1346, 1352, 1353
BTE Work Simulator 1196
buddy スプリント 1177
CAD 1346
CAGB 1349
CAM 724
CBT 1110
CCU 1349
CDC 175
CHF 1347
CIT 943, 946
CM 関節 832
Coban 弾性包帯 1190
Cognitive Assessment of Minnesota 724, 1020
Cognitive Performance Test 1397
Coma-Near Coma Scale 1001
COPD 1354
COPM 79, 964, 1142
CPM 804
CPR 180, 184
Crawford Small Parts Dexterity Test 517, 1176
CRP 376
CRPS 778, 1192
CTD 1194, 1195
CVA 956
DAI 998
DBP 1353
Diagnostic Module craft project 1397
DIP 関節 827
DJD 1127
DLS 1231
DMARD 1132
DME 259
DME 1078, 1079
DNR 184
drop arm test 1168
DSM-Ⅳ 997, 1388
Duran 法 1183
DVT 962
Dynamic Object Search Test 691
EADL 214
EADL 435
EBP 71
ECG 1346
ECU 435
EEOC 343, 387
EHP 50
EMG 1324
ESR 1132
Executive Clock Drawing Test 712
Executive Function Performance Test 712
FAQ 1389
FCE 337, 1200

索引　1447

FEES　751
FIM　1096
Florida Apraxia Screening Test　701
Fluidotherapy　811, 1191
FOR　51
Fugl-Myer 評価　499
Functional Activities Questionnaire　1389
Functional Test for the Hemiplegic/Paretic Upper Extremity　499
Galveston Orientation and Amnesia Test　1001
GBS　1103
GCS　1000
GDS　1394
Geriatric Depression Scale　1394
Glasgow Coma Scale　1000, 1013
GOAT　1001
Graded Wolf Motor Function Test　499
Greifer 手先具　1326
GULHEMP　1200
HD　1048
Healthy People 2010　90, 91
heterarchial モデル　942
HIPAA　165
HIV　1411
HKAFO　253
HO　1282
Hooper Visual Organization Test　692, 1021
Houser 法　1183
HR　1346, 1352
IADL　8
IADL　191
ICD　122
ICF　6, 30, 122, 459, 470, 474
IDEA　374
impingement test　1167
IV ライン　174
Jamar 型握力計　1175
JDA　342
Jeanne's sign　1171
Jebsen Test of Hand Function　1176
Jebsen-Taylor Hand Function Test　517
Jewish Employment Vocational Services　340
JFK Coma Recovery Scale　1001, 1013
KAFO　253
Kitchen Task Assessment　712
Kleinert 法　1182
Kohlman Evaluation of Living Skills　1020
LAD　1345
LBP　777
LEARN の記憶術　1391
Lincoln-Oseretsky Motor Development Scale　517

Louisville 法　1182
Lowenstein Occupational Therapy Cognitive Assessment　691, 701, 724, 1020, 1021
Lund と Browder のチャート　1253
MAL　946
MAS　221, 857
MCA　958
MCI　1389
MD　1117
Medicaid　25, 61, 157, 292
Medicare　25, 61, 157, 158, 292
MET（METS）　1359
MG　1115
MI　1347
Mini Mental Status Examination　1389
Minnesota Manual Dexterity Test　1176
Minnesota Paper Form Board Test　692
Minnesota Rate of Manipulation Test　517
MMT　575
Moberg のピックアップ検査　1170, 1173
MOHO　50
Motor-Free Visual Perception Test-Revised　1021
Motricity Index　499
Movement Imitation Test　701
MP 皮線　826
MP 関節　826
MRSA　1260
MS　1052
Nalebuff 母指変形分類　1141
NDT　875, 915
NDT
Neurobehavioral Cognitive Status Examination　724
NG tube　173
NMES　813
no-man's-land　1182
NSAID　1129
OA　1127
ORIF　1209
OSHA　176, 336, 364
OTPF　4, 30, 93, 98, 148, 169, 459, 461, 474
Oxford 法　806
PBP　1038
PCA　961
PD　1056
Pennsylvania Bimanual Work Sample　517
PEO　51
PHI　165
PIP 関節　827
Pizzi Assessment of Productive Living for Adults with HIV

Infection and AIDS　1416
Pizzi Holistic Wellness Assessment　97, 1416
PLISSIT　326
PLS　1038
PNF　797, 875, 890
POMR　154
Post traumatic amnesia　999, 1001
PPS　1108
PRE　805
Preston 筋緊張亢進尺度　506
Prigatano Competency Ratining Scale　711
Profiel of Executive Control System　712
PROM　539
PTA　999, 1001
PTCA　1349
PTSD　1263, 1394
Purdue Pegboard Test　340, 517, 1176
PVC　1347
PVD　1296
QOL　96
Quantitative Test of Upper Extremity Function　1176
RA　1130
Rancho Los Amigos Scale of Cognitive Functioninng　1003, 1013
RCA　1345
Rey Complex Figure　702
Rivermead Behabioral Memory Test　724
Rivermead Behabioral Memory Test　1020
Rivermead Perceptual Assessment Battery　691, 701, 1021
Role of Occupational Therapy and the Elderly　1397
ROM　539
Roos テスト　1170
RPP　1352
RSD　625, 1192
RST　259
RTS　1082
RUMBA　156, 1403
SA　1345
Santa Clara Vally Medical Center Praxis Test　701
SBP　1353
School AMPS　477
Sensory Stimulation Assessment Measure　1001
SMO　253
SOAP 記録　154
　——アセスメント　155
　——客観的情報　154
　——計画　155
　——主観的情報　154
Solet Test for Apraxia　701

索引

SOTP　71
SPMA　1038
STD　323
STNR　511
Super Sport TD　1331
SWM　1172
TAM　1187
TBI　996
TD　1305
TENS　783, 812, 1194
Test d'Evaluation des Membres Superieurs de Personnes Agees　498
Test of Orientation for Rehabilitation Patients　724
Test of Visual Perceptual Skills-Upper Level　692
Test of Visual-Motor Skills for Adults　702
THA　1211
Three-Demensional Block Construction　703
TIA　957
TKA　1213
TLR　511
TOWER system　335
TPM　1187
TPN　174
Unified Huntington's Disease Rating Scale　1050
Unified Parkinson's Disease Rating Scal　1058
Use of Objects Test　701
Valpar Component Work Sample System　340
VAS　779
VCTD　1305
VOTD　1305
VSS　746
Wartenberg's sign　1171
WCST　79
Well-Eldery Program　90
Wessex Head Injury Matrix　1001, 1013
Western Neuro-Sensory Stimulation Profile　1001
WHO　30, 122
WMSD　369
Wolf Motor Function Test　499, 946
Zim 式瓶開け　232
zone Ⅰ　1186
zone Ⅱ　1182

【あ】

アームポジショナー　857
アームレスト　270
アイシング　877
アイスパック　812
アイスマッサージ　812
アウトリガーつきスプリント　836, 846, 849
悪性腫瘍　1365
アクセシビリティ監査　402
アクセスのしやすさ　211
アクセル　303
握力　1175
朝のこわばり　1131
アシスティブテクノロジー　431, 433
アセスメント　39, 150, 155
亜脱臼　983, 1139
圧覚　634
　　──の評価　634
圧サイクル人工呼吸器　172
圧縮　906
圧迫衣　1191, 1274, 1279
圧迫位　1377
圧迫包帯　1274, 1276
アテトーゼ運動　515
アテローム性動脈硬化　1346
アナフィラキシー　181
アプローチ角度　835
アメリカ公共交通協会　286
アメリカ作業療法協会　4, 87, 116
アメリカ疾病対策センター　175
アメリカ障害者法　30, 105, 286, 336, 343, 383
　　──過度の困難　390
　　──公共施設　397
　　──公共施設の場所　397
　　──雇用　384
　　──作業療法士の役割　401
　　──差別　390
　　──州と地方の行政サービス　396
　　──直接的脅威　392
　　──適切な配慮　388
　　──補助的支援　398
アメリカ脊髄損傷協会　1069
アライメント　268, 918
　　体節の──　918
アラバマ大学疼痛行動尺度　779
アルコール依存症　1393
アルツハイマー型認知症　1042, 1389
　　──医学的管理　1045
　　──作業療法士の役割　1046
　　──治療方法　1048
　　──評価　1047
　　──病態生理　1042
　　──有病率　1042
　　──臨床像　1043
α 運動神経　1103
安静　1143
　　局所──　1143
安静肢位スプリント　829
安静スプリント　1017, 1149
　　全身──　1143
安静用スプリント　850
安全性の認識　1008
安全予防措置　170
安定性　970
　　──の障害　970
　　知覚的──　970
　　能力的──　970
暗点　666

【い】

イースト感染　1370
イオン浸透法　813
医学的管理方法　371
医学的モデル　26, 27, 28, 108, 115, 123
怒り　1011
息切れ　1356
易興奮性　1012
移行理論モデル　92
意識　1000
　　──レベル　1000
異種移植　1260, 1261
移乗　271
　　家屋内での──　280
　　自動車への──　281
　　昇降リフトでの──　280
　　スライディングボードを使う──　275, 276
　　全介助の──　276, 278
　　体幹を前屈して回転する──　275
　　──方法　271
　　立位で回転する──　274
異常感覚　625
異常歩行　253
移植　1260
　　異種──　1260, 1261
　　自家──　1261
　　同種──　1260, 1261
異所性骨化　508, 1074, 1282
いすの設計　351
依存　204
痛み軽減スプリント　850
一次運動野　871, 872
一次記憶　715
一次コントロールの評価　301
一次体性感覚野　871, 872
Ⅰ度熱傷　1253
胃チューブ　174
異痛　625
一過性虚血性発作　957
一過性伝導障害　1178
一側性パターン　897
一側無視症候群　1009
一点杖　253
一般職業評価　341
移動用補助具　222
意図的制御システム　712
イネイブリング技術　432
意味記憶　717, 720
依頼　39
医療機器　171
医療保険の相互運用性と説明責任に関する法律　165

索引　1449

医療用ベッド　171
胃瘻チューブ　738, 755
陰圧創傷治療　1262
飲酒多量　1393
インスリン関連疾患　182
インスリンショック　182
インスリン反応　182
インセンティブスパイロメータ　1222
インターフェロン　1370
咽頭食道接合部　737
咽頭相　737
院内感染　180
インピンジメント症候群　986

【う】

ウィスコンシンカード分類テスト　79
ウェイトウエル　1178, 1198
ウェッジ　1218
ウェルニッケ失語　977, 1009
ウェルネス　93
うっ血性心不全　1347
うつ状態　1046
運転からの引退　306
運転前の習慣と日課　301
運転能力評価　291, 292, 298, 1022
　　——運転前評価　298
　　神経学的疾患患者の——　295
　　神経筋疾患患者の——　297
　　——スクリーニング評価　298
　　脊髄損傷者の——　294
　　——の結果　305
　　——臨床評価　298
運転能力の基準　303
運転プログラム　291
　　——ガイドライン　292
　　——の依頼のプロセス　292
　　——の基準　292
　　——の構造　291
　　——の目標　291
運転免許取得の援助　306
運動学習　894, 941
運動活動記録　946
運動技能　10, 467
運動コントロール　496, 508, 869, 873, 941
　　——4つの要素　882
　　——の障害　981
　　——の評価　508
運動軸　834
運動失調　514
運動神経系　497
　　下位——　497
　　上位——　497
運動神経病　1037
運動単位　1101
運動知覚障害　700
運動点　813
運動点　1018
運動点ブロック　521

運動とプロセス技能　463
　　——の評価　460, 479, 499, 691, 966
　　——の解釈　481
　　——の課題　478
　　——の学校版　477
　　——の項目バンク　478
　　——の施行手順　479
　　——の妥当性と信頼性　487
　　——の段階尺度　480
　　——の治療計画　482
　　——の治療効果の評価　485
　　——のプログレスレポート　487
　　——の報告書　480
運動ニューロン　869
　　下位——　869
　　上位——　869
運動の失われた構成要素　917, 929
運動の構成要素　929
運動の方法　924
　　効果的な——　924
　　非効果的な——　924
運動発現　869
　　——情報の流れ　869
運動プログラム　871
運動方略　141
運動方略　870
運動療法　801
　　関節リウマチの——　1145
　　——と活動　801
　　——の禁忌　803
　　——の適応　802
　　——の目的　802
　　——プログラム　803

【え】

エアバッグ　302
エアベッド　172
衛生動作　216, 221, 231, 235, 241, 244
栄養補給装置　173
栄養補給ポンプ　174
腋窩神経　1112
　　——損傷　1112
エネルギー節約　782, 1154, 1236, 1360
エバリュエーション　39, 150
エピソード記憶　716, 720
　　顕在——　719
エビデンス　74
　　——に基づく実践　71, 72, 74
エルブドゥシェンヌ症候群　1114
エルブ麻痺　1114
遠位指節間関節　827, 829
演繹的リーズニング　75, 721
鉛管様固縮　504
エングラム　804
嚥下　732
　　空——　746
　　正常な——　732
嚥下運動　745

——評価食　745
——臨床評価　745
嚥下過程　733
——咽頭相　737
——口腔相　735
——食道相　737
——前口腔相　733
嚥下障害　732, 745, 1007, 1019, 1027
——治療手技　762
——治療食　756
——治療食の進行　757
——治療チーム　752
嚥下内視鏡検査　750, 751
嚥下反射　737
嚥下評価　749
　　機器による——　749
遠視　656
円状回転フレーム　172
遠心性収縮　805
円錐型スプリント　1017
延髄性ポリオ　1108
延髄脊髄性ポリオ　1108
エンドルフィン　812
鉛筆ホルダー　218
遠方視力　655

【お】

横隔神経　1354
横隔膜　1354
——呼吸　1357
黄斑　660
応力　835, 847
　　剪断——　835
オートクレーブ　178
オーバル手継手　1306
オーブン用手袋　223
奥行き知覚　697
オプトメトリスト　652
オペラント条件づけ　138, 717
折りたたみ式車いす　264
オン・オフ現象　1059
音韻性錯語　1009
音声出力　451
音声入力　451
音声認識　447
温度覚　627, 633
——の評価　633
温度受容器　625
温熱性熱傷　1258
温熱療法　783, 810
音波イオン浸透法　811

【か】

加圧療法　1274, 1279
下位運動神経系　497, 1103
下位運動神経障害　1103
下位運動ニューロン　869
外眼筋　680

1450　索引

外固定　1176
介助　204
　　最小限の――　204
　　最大限の――　204
　　中等度の――　204
　　――つき住宅　63
外傷後健忘　999, 1001
　　遅発性――　999
外傷性脳損傷　996, 997, 1010
　　――一次性損傷　997
　　――回復初期の治療　1014
　　――回復初期の評価　1013
　　――回復中期から後期の治療　1023
　　――回復中期から後期の評価　1019
　　――心理社会的要因　1010
　　――二次性損傷　997
　　――二次性脳損傷　998
　　非――　997
　　――病因　996
　　――病態生理学　997
　　――臨床像　1003
外心的領域　792
回旋式手継手　1318
階層的フィードバック・フィードフォワードモデル　709
階層モデル　873, 919, 942
外的フィードバック　139
外転ウェッジ　1222
外転神経　680
回転フレーム　172
　　円状――　172
回転ベッド　172
介入計画　41, 151
介入計画実施　43
介入の再検討　44
概念形成　870
概念失行　701
概念枠組み　51
　　感覚運動――　52
　　生体力学的――　51
　　リハビリテーション――　52
海馬　716
外部空間　666
回復の作業　482
外部ロック式肘継手　1308
外来筋　829
外来筋短縮テスト　1169
外来通院　65
外来の作業療法　65
カウザルギー　1193
火炎熱傷　1251
カオス理論　890
化学受容器　625
科学的管理　24
科学的リーズニング　149
化学療法　1370
　　――神経因性疼痛　1370
　　――神経障害　1370
　　――副作用　1370
鍵つまみ　1175

鉤握り　833
角化細胞　1252
拡散　115
拡散的思考　721
角質　1252
　　――層　1252
学習　135
　　――環境　137
　　――原則　136
　　――の獲得段階　135
　　――の強化　138
　　――の段階　135
　　――の転移　
　　――の汎化　1008
　　――の保持段階　135
学習された不使用　943
　　陳述――　136
　　手続き――　135
学習能力　135
学習の転移　135, 720, 979
　　――アプローチ　692
　　――段階　135
覚醒レベル　1014
拡大・代替コミュニケーション　438
　　――システムの構成　440
拡大鏡　243
拡張期血圧　1346, 1353
角度計　543
角膜　656
隔離システム　179
下肢関節置換術　1214
　　――一般的考慮点　1214
　　――クライエント教育　1217
　　――作業療法士の役割　1216
　　――性的活動　1215
　　――評価と治療　1216
　　――リハビリテーション　1215
　　――心理的要因　1214
下肢切断　1296, 1332
　　――原因　1333
　　――高齢クライエントの留意点　1338
　　――断端ケア　1333
　　――レベル　1332
下肢装具　253
家事動作　204
過剰使用症候群　364
果上装具　253
仮想キーボード　445
加速歩行　1057
可塑性　497, 625, 920, 941
　　神経――　920, 1023
　　脳の――　941
課題　460
課題指向型アプローチ　943
下腿切断　1332
　　――高齢者生存率　1338
課題分析　489
肩関節離断義手　1318
　　――コントロール訓練　1318

肩義手　1314
　　――チェックアウト　1314
形の恒常性　696
　　――の障害　696
肩継手　1308
　　ロック式――　1308
肩手症候群　1193
滑液　1130
学校から就労への移行サービス　374
滑車神経　680
滑走式いす　218
活動　6, 8, 461, 472, 791
　　運動療法と――　801
　　準備――　800
　　――の選択　799
　　――の段階づけ　797
　　――の適合　797
　　類似――　800
活動形態配列表　193
活動と参加　472
活動に必要とされること　12
活動の開始の障害　1007
活動分析　347, 796, 814, 943
　　――の原理　796
滑膜　1130
　　――炎　1130
　　――切除術　1133
家庭管理　219, 222, 231, 235, 243, 244
　　――活動　1029
　　――の評価　204
家庭訪問による評価　205
カテーテル　174
　　恥骨上――　175
　　尿――　174
　　肺動脈――　173
　　Foley――　175
　　留置――　174
可動化スプリント　839
可動式腕支持器　854
カナダ作業遂行測定　49, 79, 964, 1142
カナディアンクラッチ　254
カニューレ　747
　　カフつき――　749
　　気管――　747
　　側孔つき――　748
　　側孔なし――　749
痂皮　1258
過負荷の原理　805
カポジ肉腫　1413
仮面様顔貌　741, 1057
過用症候群　1194
空嚥下　746
仮義手　1313
カリニ肺炎　1413
顆粒層　1252
渦流浴　811
加齢　1386
　　――に伴う記憶障害　1388
　　――に伴う身体変化　1386

索引　1451

――に伴う認知的変化　1387
加齢変化　1386
　――プロセス　1386
　――理論　1386
癌　1365
　――倦怠感　1375
　――視力障害　1374
　――聴力低下　1374
　――認知障害　1374
　――病期診断　1368
　――浮腫　1373
簡易便器　210
眼科医　652
感覚　624
感覚閾値　631
　――検査　632
感覚異常　625
感覚運動アプローチ　518, 796, 872
感覚運動系　871
感覚運動野　871
感覚過敏　637
感覚機能　624
感覚再教育　637
感覚障害　576, 624
感覚―知覚記憶　714
感覚―知覚要因　710
感覚地図　630, 1171
感覚調整　1014
　――のスクリーニング検査　630
感覚評価　628
　――の要素　629
　――フィードバック　831
感覚分布　630
感覚融像　679
　――感覚障害　1374
換気サイクル人工呼吸器　172
眼球　654
眼球運動　652
　――コントロール　652, 679, 680
　　衝動性――　651
　――の訓練　684
眼球運動機能　679
眼球運動機能障害　680, 681
　――作業遂行の障害　680
　――の治療　683
　――の評価　681
眼球斜位　682
環境因子　125
環境機器　218, 222, 231, 235, 242, 244
環境制御装置　243, 435
　――筋力低下　1371
間欠的空気加圧療法　1277
観血的整復　1176
観血的整復内固定術　1209
眼瞼下垂　682, 1115
還元主義　28
監視　204
冠疾患集中治療室　1349
患者　117
癌腫　1365

環状スプリント　841, 846
　――作製方法　852
桿状体細胞　660
干渉電気刺激　813
冠状動脈　1345
眼振　515
癌性疼痛　778
関節圧縮　887
　軽い――　889
　強い――　887
関節炎　778, 1126
　――作業療法評価　1134
　変形性――　778
関節可動域　539, 804
　機能的――　545
　――スクリーニング検査　540
関節可動域測定　541, 549
　――下肢　565
　――結果の記録　545
　――原理と手順　541
　――上肢　553
　――脊柱　549
　――注意および禁忌　542
　――の方法　543
　――の目的　541
関節形成術　1133
関節固定術　1133
関節全置換術　1212
関節内骨折　1177
関節のあそび　1168
関節のこわばり　1137
関節の緩み　1138
関節変形　1138
関節包短縮テスト　1169
関節保護　782
関節保護法　1154
関節摩擦音　1128
関節面全置換術　1213
関節モビライゼーション　1168, 1194
関節リウマチ　778, 1130
　――医学的管理　1132
　――運動療法　1145
　――機能状態分類基準　1135
　――クライアントおよび家族の教育　1153
　――作業遂行の練習　1152
　――作業療法治療　1143
　――作業療法評価　1134
　――支援機器　1152
　――手術療法　1133
　――診断基準　1131
　――スプリント　1147
　――治療計画　1143
　――治療的活動　1147
　――治療目標設定　1142
　――のステージ分類　1132
　――の物理療法　1144
　――の臨床像　1131
感染経路別予防策　179
感染制御　175

感染性多発性神経炎　1103
冠動脈疾患　1346
冠動脈バイパスグラフト　1349
観念運動失行　701, 1007, 1010
観念失行　701, 1007, 1010
γ運動神経　1103
顔面筋　741
顔面肩甲上腕型筋ジストロフィー　1117
顔面尺度　1263
顔面装具　1283
寒冷療法　783
寒冷療法　811
緩和ケア　1369, 1375

【き】

キーポイント・オブ・コントロール　918
キーンベック病　1178
記憶　713, 719, 1388
　一次――　715
　意味――　717, 720
　エピソード――　716, 720
　感覚――知覚　714
　顕在――　716, 720
　――痕跡　714, 804
　――障害　714, 720, 1043
　宣言的――　716
　潜在――　717
　短期――　714
　長期――　714, 716
　手続き――　717
　――の処理過程　719
　――の処理段階　713
　――の段階　714
　非宣言的――　717
記憶力　1007
機械受容器　625
機械的訓練　795
気管　1354
気管カニューレ　747
気管支　1354
気管支炎　1355
気管支攣縮　1356
気管切開　1259, 1354
気管内チューブ　172
危険因子　92
起坐呼吸　1357
起坐呼吸肢位　183
義歯　742
義肢準備段階　1296
義肢装具士　1313
義肢装着後段階　1299
義肢装着段階　1296
記述的記録　155
基準妥当性　339
義足　1334
　――構成部品　1335
基礎代謝当量　1359

索引

基礎的障害　95
喫煙量歴　1355
拮抗筋の逆運動手技　907
義手　1301
　——位置決め　1319
　　肩——　1314
　　肩関節離断——　1318
　　仮——　1313
　——機能訓練　1320
　　機能的——　1301
　　筋電——　1322
　——訓練期間　1321
　——コントロール訓練　1316
　——コントロールシステム　1303
　——使用訓練　1319
　　上腕——　1303, 1314
　　前腕——　1303
　　装飾——　1301
　——装着スケジュール　1314
　——装着前評価　1308
　——装着前プログラム　1308
　——装着プログラム　1312
　——チェックアウト　1314
　——着脱　1315
　——着脱コート法　1315
　——着脱セーター法　1316
　　電動——　1322
　　内骨格——　1308
　　能動——　1301
　　ハイブリッド——　1324
　——分離コントロール　1318
　　両側——　1318
気道損傷　1271
気道熱傷　1258
企図振戦　516
キネシオテーピング　1196
キネティックベッド　1072
機能障害　930
機能的アプローチ　692
機能的の移動　1027
機能的移動動作　218, 222, 231, 235, 243, 244
機能的の運動評価　531
機能的活動　922
　——の制約　924
機能的感覚検査　635
機能的関節可動域　545
機能的義手　1301
機能的筋緊張制御　520
機能的肢位スプリント　850, 1017
機能的自立度評価　1096
機能的成果　920
　　個別化された——　920, 930
機能的能力評価　336, 337, 1199, 1200
機能的評価　1175
機能的歩行　1028
帰納的リーズニング　75, 721
気晴らし　783
基本的な性教育　327
基本的日常生活活動　8, 192

基本的認知能力　718
機密保持　165
逆転写酵素阻害剤　1414
逆方向の連鎖　213
キャスト　1017
　　シリアル——　1018
　　二葉状——　1018
客観的活動分析　531
客観的情報　154
吸気　1354
求心性収縮　805
求心性線維　625
球握り　833
吸盤つきブラシ　221, 231
救命処置拒否　184
教育　133
　——過程　17
　——原則　136
境界領域　114
胸郭拡張訓練　1358
胸郭出口症候群　1170
狭心症　1346
胸膜　1115
　——切除術　1115
協調運動障害　514
　——に対する治療　522
協調性　514, 804
　——訓練　809
　——の医学的評価　516
　——の作業療法評価　516
　——の評価　516
強直　1140
共同運動　502
共同運動障害　514
共同管理　125
共同交通サービス　288
興味チェックリスト　193
局在覚　632, 639
　——再教育　639
　——の評価　632
局所安静　1143
局所性脳損傷　997
局所的視覚注視　671
棘突起　1228
虚血性心疾患　1346
虚血性脳卒中　957
虚弱高齢者　1383
挙上　1188
去勢　314
ギヨン管　830, 1180
ギランバレー症候群　1103
　——原因　1104
　——作業療法士の役割　1105
　——作業療法治療計画　1106
　——作業療法評価　1105
　——症状　1104
　——治療　1105
　——の3段階　1105
起立型作業場　351
起立性低血圧　1073

キルシュナー鋼線　1176
近位監視　204
近位指節間関節　827
　——医学的管理　1039
　　家族性——　1038
　——作業療法士の役割　1039
　——病態生理　1038
　——臨床像　1038
筋萎縮性側索硬化症　1037
　　孤発性——　1038
筋緊張　499
　——異常　1005
　　異常な——　501
　　正常な——　499
　——の医学的評価　508
　——評価　505
　——評価の指針　505
筋緊張亢進　501, 502, 506, 517, 1005
　——感覚運動アプローチ　518
　——外科的治療　521
　——作業療法介入　517
　　脊髄性——　503
　　脳性——　503
　——の機器あるいはコンピュータによる評価システム　507
　——の徒手的評価尺度　506
　——物理療法　520
　——保存療法アプローチ　517
　——薬物療法　520
筋緊張性ジストロフィー　1117
筋緊張低下　502
筋筋膜性疼痛　778
筋原性疾患　1117
筋骨格系障害　336
筋固定術　1297
近視　656
筋持久力　576, 578, 804
筋ジストロフィー　1117
　　顔面肩甲上腕型——　1117
　　筋緊張性——　1117
　——作業療法士の役割　1118
　　肢体型——　1117
　　デュシェンヌ型——　1117
近接空間　666
筋線維束収縮　1038
筋線維痛症　778
金銭管理　211, 245
緊張性頭痛　777
緊張性迷路性立ち直り反応　883
緊張性迷路反射　511, 883
筋電　1324
筋電義手　1322
　——コントロール訓練　1325
筋電テスター　1325
筋の協調性　578
筋変性疾患　1117
近方視力　655
筋膜切開術　1258
筋力増強　803
筋力段階　576, 580

索引　1453

筋力低下　575
　　──と関節可動域の関係　577
　　──の原因　575

【く】

空間関係　697
空間での位置　697
　　──の障害　697
空気予防策　179
釘のついたまな板　223, 232
具体的思考　721, 1008
口すぼめ呼吸　183, 1357
苦痛　777
屈曲─外転肩継手　1308
屈曲式手継手　1306, 1318
屈筋腱損傷　1182
　　──急性期後のリハビリテーション　1184
　　──固定法　1184
　　──早期自動運動　1183
屈筋逃避反射　512
組み合わせ運動　901
　　上下肢の──　901
くも膜下出血　957, 998
クライエント　4, 117, 149, 963
クライエント中心　49, 97
　　──のアプローチ　193, 943
　　──のケア　94
　　──の自己報告　106
　　──の実践　49, 127
　　──の評価　478
　　──中心の評価　963
　　──の目標　152
クライエント要因　12
グラフィックコミュニケーション　442
クリープ　848
クリップ式ネクタイ　220, 228
クリップホルダー　241
クリティカルパス　46, 1215
クリニカルリーズニング　45, 56, 74, 149, 1384
車いす　258
　　──アームレスト　270
　　──アームレストの高さ　267
　　──移乗方法　271
　　──折りたたみ式　264
　　　軽量の──　264
　　　固定式──　264
　　──座幅　265
　　──座面の奥行き　266
　　　手動──　261
　　　小児用──　267
　　──処方時の考慮点　260
　　──背もたれの高さ　267
　　──足部の調整　266
　　　ティルト式──　262
　　　電動──　261
　　──の安全性　270

　　──の駆動方法　260
　　──の採寸手順　265
　　──の選択　261
　　──の評価　259
　　標準重量の──　264
　　──フットプレート　270
　　──フットレスト　270
　　──フレームの型　261
　　──床から座面までの高さ　266
　　──リクライニング　262, 1222
クルンプケ症候群　1114
クルンプケ麻痺　1114
クローヌス　504
クロストレーニング　54

【け】

計画　155
経過報告書　152
経管栄養　756
経口摂取　756
　　──の原則　761
　　非──　756
　　──プログラム　756
痙縮　503, 506, 507, 517, 1005, 1074
　　──の悪循環　985
痙縮抑制スプリント　1018
形状変化対応ソケット　1335
経静脈栄養　174
経静脈高カロリー輸液　174
経静脈点滴自己管理装置　1222
経静脈輸液　738
経静脈ライン　174
ケイデンス　253
系統的作業療法実践　71
　　──過程目的　81
　　──成果の評価　82
　　──成果目的　81
　　──特異性　81
　　──内省的介入　81
　　──のモデル　73
　　──目的　80
　　──目標　80
系統的作業療法ニーズの表明　78
系統的作業療法の順序　76
系統的作業療法問題地図作製　76
系統的作業療法問題の表明　76
ゲイトコントロール理論　812
経鼻胃チューブ　173, 738, 755
経皮経管冠動脈形成術　1349
経皮的電気刺激　783, 812, 1194
軽量軌道交通　286
痙攣発作　182
頚腕障害　1194
血圧　1346, 1352, 1353
　　拡張期──　1346
　　収縮期──　1346
血圧計　1353
月状骨　1178
　　──骨折　1178

ケトアシドーシス　182
ゲル化　1128, 1138
ケロイド性瘢痕　1257
腱移行術　1182
牽引　906
懸架装置　1221, 1222
健康管理　212
健康増進　41, 91, 94
　　──プログラム　87, 298
健康保護　91
言語機能　976
　　──の障害　976
言語指示　894
言語的評定尺度　779
言語媒介の方法　894
顕在エピソード記憶　719
顕在記憶　716, 720
腱作用　1079
幻肢　1300
　　──覚　1300
　　──痛　1300
原始反射　509
検者間信頼性　339
検出反射　515
腱鞘炎　1131
腱鞘切除術　1133
腱損傷　1182
　　屈筋──　1182
　　伸筋腱──　1186
見当識　718
　　地誌的──　719
腱剥離術　1186
原発性側索硬化症　1038

【こ】

行為　461, 700
更衣動作　215, 220, 224, 233, 237, 244
　　下衣の──　215
　　上衣の──　215
構音障害　515, 977
交感神経　1171, 1346
交感神経系　776
交感神経症状　630
後期高齢者　1381, 1384
公共交通サービス　285
口腔運動コントロール　745
口腔運動失行　1007
航空運輸アクセス法　402
口腔衛生　754
航空会社の義務　408
口腔感覚　740
口腔前庭　735
口腔相　735
口腔反射　741
口腔評価　739
　　──口腔外の状態　739
　　──口腔内の状態　742
口腔輸送時間　746

口腔輸送能力　746
高血糖症　182
後骨間神経症候群　1178
交互歩行装具　253
交差感染　170
交差伸展反射　512
後縦靱帯　1228
抗重力位　579
高次レベルの認知　710
構成失行　1010
構成障害　702
硬性スプリント　1148
硬性ヒンジ肘継手　1307
後側方アプローチ　1212, 1218
拘束療法　943
後大脳動脈　961
交代浴　812, 1188
高電圧直流刺激　813
後天性免疫不全症候群　1411
　　──カテゴリー　1412
　　──感染，徴候，症候群　1412
喉頭蓋谷　744, 746
行動管理　1012, 1026
　　──プログラム　1012, 1027
　　──プログラム相互作用的介入法　1027
　　──プログラム環境的介入法　1026
高度看護施設　61
高負荷短時伸張　986
硬膜外血腫　998
硬膜下血腫　998
絞扼　830
高齢運転者　298
高齢者　1381, 1384
　　──アルコール依存症　1393
　　──うつ病　1393
　　虚弱──　1383
　　後期──　1381, 1384
　　──在宅サービスの終了計画　1406
　　──作業遂行の治療　1401
　　──作業遂行の分析　1395
　　──作業療法プロセス　1395
　　──自殺　1393
　　──人生後期の健康　1385
　　──心理的適応　1389
　　──ストレス要因　1390
　　──精神障害　1392
　　前期──　1384
　　超──　1383
　　──に対する固定観念　1395, 1396
　　──パーソナリティ障害　1394
　　──不安障害　1394
　　──問題解決　1390
誤嚥　738, 762
　　無症候性──　749
誤嚥性肺炎　738, 749
コールドパック　812
コーレス骨折　1177
コーンスプリント　1017
股関節運動制限　1212, 1220

股関節骨折　1210
　　──医学的管理　1210
　　──種類　1210
股関節全形成術　1211
股関節全置換術　1218
股関節置換術　1211
　　──医学的管理　1212
　　──訓練手順　1218
　　──後側方アプローチ　1212, 1218
　　──股関節運動制限　1212, 1220
　　──前側方アプローチ　1212, 1218
　　──病因　1211
呼気　1354
呼吸器感染　962
呼吸器系　1354
　　──解剖および生理　1354
　　──神経分布　1354
　　──不全の徴候と症状　1356
呼吸困難　183, 1356
　　──制御姿勢　1357
　　──制御肢位　183
呼吸療法士　1357
国際アクセスシンボル　89
国際疾病分類　122
国際生活機能分類　6, 30, 122, 459, 470, 474
　　──作業療法実践の枠組みの比較　474
黒質　1057
国立労働安全衛生研究所　364
固視　662, 664
固縮　504, 1003, 1049, 1057
　　鉛管様──　504
　　除脳──　505
　　除皮質──　505
　　──に対する治療　522
　　歯車様──　504
個人的背景状況　106
個人本位　94
個体発生学的発達パターン　884
骨関節炎　1127
　　──医学的管理　1129
　　──作業療法治療　1143
　　──作業療法評価　1134
　　──手術療法　1130
　　──診断基準　1128
　　──治療計画　1143
　　──治療目標設定　1142
　　──臨床像　1128
骨棘　1301
コックアップスプリント　851
骨形成術　1297
骨折　1176, 1209
　　──医学的管理　1209
　　関節内──　1177
　　月状骨──　1178
　　舟状骨──　1178
　　大腿骨──　1210
　　──病因　1209
　　病的──　1209

骨粗鬆症　1073, 1209
骨肉腫　1297
骨盤帯長下肢装具　253
固定化スプリント　839, 849
固定観念化　112
固定式車いす　264
固定路線移送　285
　　──への介入　286
古典的条件づけ　717
個別的活動分析　531
ごまかし運動　581, 803
コミュニケーション　10, 439, 976
　　──／交流技能　463, 467
　　──機器　218, 222, 231, 235, 242, 244
　　──困難　976
　　失語症者との──　977
　　──と社会交流技能の評価　477
　　──の構造　441
固有覚　627
　　──の評価　631
固有受容性刺激　887
固有受容性促通手技　887
雇用機会均等委員会　343, 387
雇用療法　335
孤立感　321
ゴルファーリフト　1235, 1243
コロイド　1373
こわばり　1131
　　朝の──　1131
　　関節の──　1137
根拠に基づく実践　71
昏睡　1000
コントラクト─リラックス　908
コントラスト感受性機能　654, 659
コンパートメント症候群　1258, 1268
コンフォーマー　1279, 1280, 1283

【さ】

再建助手　333
最終域感　542, 1137
最終目標　43
最小限の介助　204
最小侵襲法　1212
最大限の介助　204
在宅ケア　63
再テスト信頼性　339
サイトカイン　879
サイドケイン　253
再発性頭痛　777
サイム切断　1333
作業　6, 8, 23, 459, 460, 791
　　──の起源　792
作業記憶　712, 715
　　短期──　714
　　──モデル　712
作業機会の当然性　90
作業行動理論　335
作業遂行の領域　8, 192, 461

索引　1455

　　──の評価　192
作業遂行分析　194
作業的生涯回顧　1375
作業的天性　795
作業と活動の治療的使用　15
作業プロフィール　39
作業療法の過程　39
作業目標　794
作業役割　791
作業役割歴　193
作業療法　103
作業療法介入のタイプ　14
作業療法再建助手　24, 333
作業療法士　52
作業療法実践の枠組み　4, 30, 93, 98, 148, 169, 459, 461, 474
　　──開発の歴史　5
　　──必要性　5
作業療法士の役割　409
作業療法助手　40, 52, 291
作業療法統一用語第3版　5
作業療法の過程　14
作業療法の源流　23
作業療法の領域　7
作業療法プロセスモデル　463
作業療法補佐　54
作業歴　39
作業を基盤としたアプローチ　943
作業を基盤とした活動　16
作業を基盤とした機能的運動評価　529, 532
サクセスフル・エイジング　1389
坐骨神経痛　1230
サスペンションアームサポート　856
サスペンションスリング　856
左前下行枝　1345
サブシステム　50
　　意志の──　50
　　習慣化の──　50
　　遂行能力の──　50
サブスタンスP　879
挫滅損傷　1188
左右識別　697
　　──の障害　697
参加　472
三角線維軟骨複合体　828
産業リハビリテーション　336, 337, 344
産業療法　335
3指つまみ　832
三尖弁　1345
酸素消費量　1359
酸素飽和度モニター　1359
3点圧構造　852
3点支持スプリント　849
3点設計スプリント　839
3点つまみ　1175
Ⅲ度熱傷　1253

【し】

シーティング　268, 1006
シートクッション　268
シェイピング　944
支援技術　214
支援用具　214
自家移植　1261
視覚　644
視覚記憶　650
視覚刺激　895
視覚失認　693
視覚出力　451
視覚障害　645, 987
視覚情報　645
視覚処理過程　646, 684
視覚スクリーニング検査　1020
視覚走査　651, 671
視覚探索　651, 671
　　──パターンの比較　676
視覚注意　651, 671
視覚注視
　　局所的──　671
　　周辺──　671
　　選択的──　671
　　──の障害　673
　　──作業遂行の障害　673
　　──の治療　676
　　──の評価　674
視覚的アナログ尺度　779, 1263
視覚的疼痛スケール　1138
視覚認知　650
　　──の役割　644
弛緩　501
　　──筋に対する治療　522
色彩失認　693
色彩失名詞　693
色彩尺度　1263
識別覚　638
　　──再教育　638
識別覚知覚再教育　1181
持久力　804
視空間知覚　695
　　──障害　695
軸索断裂　1178
歯茎　742
思考　721
　　拡散的──　721
思考過程　73
　　具体的──　721
　　収束的──　721
　　抽象的──　721
自己概念　110, 1010
自己裁量権　94
自己尊厳　110
自己対応能力　94
自己知覚　312
　　魅力に関する──　312
自己点検能力　140
仕事関連筋骨格系障害　355, 364

仕事準備プログラム　375
仕事耐久性スクリーニング　1200
仕事能力評価　1200
仕事評価　340
仕事プログラム　332
仕事治療　332
自己認識　709, 710
自己の治療的使用　15, 46, 126
自己免疫疾患　1104
支持期　253
支持基底面　918
四肢麻痺　1069
視神経　657
視神経交叉　646
ジスキネジー　1059
システムモデル　919
システム理論　349
ジストニー　515
姿勢訓練　782
姿勢コントロール　967
姿勢障害　1006
姿勢メカニズム　508
指節間関節　827
　　遠位──　827
　　近位──　827, 829
事前─事後モデル　92
指尖つまみ　832
四足獣的姿勢　885
持続伸張　986
　　低負荷──　986
持続的他動運動訓練機　804
持続的注意能力　719
持続的注入　756
持続的冷却装置　812
肢体型ジストロフィー　1117
視知覚　643, 646, 649
　　──階層モデル　649
　　──階層性　649
視知覚障害　649, 693, 1009
　　──の作業療法治療　653
　　──の作業療法評価　653
　　──の治療　652
　　──の評価と治療　649
疾患修飾性抗リウマチ剤　1132
失語　977, 1009
　　ウェルニッケ──　977, 1009
　　失名詞──　977, 1009
　　全──　977
　　超皮質性運動──　1009
　　超皮質性感覚──　1009
　　伝導──　1009
　　非流暢性──　1009
　　ブローカ──　977, 1009
失行　700
　　概念──　701
　　実行過程　73
　　観念──　701, 1007, 1010
　　観念運動──　701, 1007, 1010
　　口腔運動──　1007
　　構成──　1010

索引

着衣—— 701, 1010
実行機能 709, 711, 1045
実行機能障害 712
　　——に対する治療介入 712
　　——の評価 712
失行症 700, 872, 1010, 1026
　　——評価と治療の原則 701
実行力 1008
失語症 1026
実際的リーズニング 149
失算 1009
失算症 721
失書 1009
失書症 722
湿性嗄声 746
実践モデル 49
失調症 1005, 1024
失読 1009
失読症 722
失認 693
　　視覚—— 693
　　色彩—— 693
　　手指—— 700
　　身体部位—— 699
　　相貌—— 694
　　同時—— 695
　　筆跡感覚—— 699
　　病態—— 1009
　　立体感覚—— 698
失名詞失語 977, 1009
実用歩行 251, 255
私的交通サービス 287
指導 136
　　口頭—— 136
　　視覚による—— 137
　　体性感覚による—— 137
自動運動 804
　　——訓練 804
自動介助運動 806
自動関節可動域 539
自動詞的運動 701
自動車運転 289
自動車運転リハビリテーション専門士協会 284
自動車の選択 299
自動的伸張 807
視能訓練 1025
視能検査士 652
視標追跡システム 445
視放線 646, 661
視野 652, 660
　　周辺—— 660
　　——測定 663
　　中心—— 660
　　——の評価 663
社会交流技能 463
社会政治的モデル 29
社会的背景状況 111
社会的モデル 27, 109, 123
　　障害の—— 109, 115

社会的領域 792
遮眼器 678
尺側側副靱帯 828
尺側偏位 1131, 1139
　　——防止スプリント 1150
視野計 663
視野欠損 661, 673, 674
　　——作業遂行の障害 662
　　——の治療 667
　　——の評価 663
斜視 680, 682
　　麻痺性—— 680, 684
尺骨神経 631, 830, 1171, 1180
　　——高位損傷 1180
　　——低位損傷 1180
尺骨動脈 830
遮蔽 683
遮蔽／非遮蔽テスト 682
シャルコー病 1038
シャワーチェア 210, 218, 221, 231, 235
就下性浮腫 1272
習慣 10
習慣訓練プログラム 24
住居平等法 409
周径 1174
収縮期血圧 1346, 1353
重症筋無力症 1115
　　——作業療法士の役割 1116
舟状骨 1178
　　——骨折 1178
重心 272
収束的思考 721
集団運動パターン 875
集中制御 448
集中力 1007
重複歩 253
周辺視野 660
周辺視力 658
終了時報告書 156
重力 579
重力減少位 579
重力最小位 579
重力除去位 579
重労作 882
就労前検査 372
主観的運動強度 1351
主観的情報 154
手根管圧迫テスト 1171
手根管症候群 1172, 1195
手根中手関節 832
手指失認 700
手指伸展補助スプリント 1184
主たる生活活動 385
出血 181
出血性脳卒中 957
主動筋に対する手技 906
手動車いす 261
手動コントロール 303
手動ベッド 171

手内筋 829
手内筋短縮テスト 1169
手内筋マイナス変形 1114
手背熱傷 1266
腫瘍 1365
　　悪性 1365
　　——一括切除 1369
　　——外科的治療 1369
　　——根治的外科手術 1369
　　——細胞 1367
　　——随伴症候群 1367
　　——切断術 1369
　　——治療 1369
　　——マーカー 1367
受容器 625
　　温度—— 625
　　化学—— 625
　　機械—— 625
　　侵害—— 625
　　速順応性—— 631
　　遅順応性—— 631
シュリンカーソックス 1310, 1333
順応 637
準備活動 800
準備手段 16
上位運動神経系 497
上位運動ニューロン 869
上位運動ニューロン性膀胱 1070
焼痂 1268
障害 111
障害者 385
　　社会的地位と—— 111
障害者教育法 30, 374
障害者の権利主張運動 26
　　法律で規定された—— 385
　　集団経験としての—— 113
障害適応 108
　　——の段階モデル 108
障害の経験 106
障害の再定義 127
障害の受容 1011
障害の文化 117
障害の誇り 118
障害予防 93
傷害予防 363
　　——コンサルタント 364, 366
　　——チーム 366
　　——プログラム 363
障害をもつ個人 385
　　法律で規定された—— 386
焼痂切開術 1258
小口症防止用スプリント 1288
昇降リフト 280
上肢下降テスト 1168
上肢緊張テスト 1170
上肢懸架装置 855
　　——種類 855
　　——使用訓練 857
　　——調整 856
　　——目的 855

索引　1457

小字症　1058
上肢切断　1296, 1301
　　──機能的損失　1301
　　──レベル　1301
硝子体　656
　　──出血　656
掌側靱帯　828
掌側スプリント　1270
掌側板　828
掌側面つまみ　832
衝動性眼球運動　651, 670
小児用車いす　267
小脳障害　514
小脳動脈　962
情報処理　713, 719, 1008
　　──の働き　713
情報処理モデル　713
情報の自動処理　719
情報の制御処理　719
情報の精緻化　717
照明　243, 352
将来の問題の予防　371
上腕義手　1303, 1314
　　──チェックアウト　1314
　　片側──　1317
初回評価　150
職業前評価　335, 1200
職業前療法　335
職業評価　337, 340
職業リハビリテーション　335, 340
　　──法　335
食事動作　216, 220, 229, 235, 241, 244
食事の準備　219, 222, 231, 235, 243, 244
褥瘡　1073, 1079
触知覚障害　698
食道括約筋　737
食道相　737
職場評価　346
植物状態　1000
　　恒久的な──　1001
　　持続的──　1001
職務課題の視覚化　352
職務に必要とされる事項の分析　342
職務分析　337, 1200
職名辞典　338, 342, 1200, 1281
食物形態　738
食物残渣　754
食物の摂り込み　732
叙述的記録　155
叙述的リーズニング　149
除染　178
食塊　735
触覚　626
　　──出力　453
　　精密──　626
　　粗大──　627
　　──の局在　636
ショック　181
　　インシュリン──　182

除脳固縮　505, 1003, 1005
除皮質固縮　505, 1003, 1005
処方　39
除脈　1352
処理技能　10
処理方略　141
シリアルキャスト　518, 1018
シリアルスプリント　846
シリアル静的スプリント　837, 847
自立　204
自律訓練法　782
自律神経機能　1171
自律神経機能障害　1058
自律神経性反射障害　325
自律神経反射障害　1074
自立生活運動　27, 90, 105
自立生活プログラム　116
自律的姿勢反応　975
自立度　203
視力　652, 654, 656
　　遠方──　655
　　近方──　655
　　周辺──　658
　　中心──　658
　　読字──　655
視力検査　654, 658
視力障害　656
視力低下　658
　　──遂行技能の評価　658
　　──作業遂行の障害　658
　　──の治療　659
侵害受容　777
侵害受容器　625
真菌　1260
心筋　1345
伸筋腱　1186
　　──損傷　1186
伸筋腱断裂　1140
心筋梗塞　1347
真空補助閉鎖　1262
神経圧迫症候群　1172
神経解放　497
神経可塑性　1023
神経眼科医　652
神経筋コントロール　808
神経筋疾患　1115
神経筋障害　1023
神経筋接合部　1115
神経筋促通手技　797, 875, 890, 906
　　──治療の原理　892
　　──治療の実施　897
　　──手順　905
　　──評価　896
神経筋電気刺激　813
神経原性疾患　1103
神経行動学的障害　978
神経細胞移植術　1059
神経腫　1192, 1300
神経修復術　1181
神経断裂　1178

神経伝導検査　1170
神経発芽　497
神経発達学的アプローチ　797
神経発達学的治療　875, 915, 917
　　──の原理　920
神経ブロック　521
神経変性疾患　1036
心血管の順応能力　804
人工関節形成術　1211
人工呼吸器　172
　　圧サイクル──　172
　　換気サイクル──　172
人工呼吸法　184
進行性核上性麻痺　515
進行性球麻痺　1038
人口統計学的要因　1384
深呼吸　1354
心室　1344
　　右──　1344
　　左──　1344
心疾患　1346
　　──医学的管理　1349
　　──作業療法評価と治療　1358
　　──薬物療法　1349
　　──リスク因子　1348
　　──リハビリテーション　1351
心室性期外収縮　1347
心室性不整脈　1347
心周期　1346
心身機能　471
振戦　516, 1057
　　静止時──　1057, 1058
心臓血管系　1344
　　──解剖と循環　1344
心臓モニター　173
心臓リハビリテーション　1351
身体機能　12
身体構造　12
身体図式　699, 1009
　　──知覚　1009
　　──の障害　699, 1009, 1026
人体測定学　350
身体部位失認　699
身体部位の無視　872
身体力学　354, 782
深達性中間層熱傷　1253
深達性熱傷　1257
伸張反射　503
心停止　183
心的外傷後ストレス障害　1263, 1394
心電図　1346
伸展不足　1186, 1187
振動覚　1172
振動刺激　879
心肺蘇生法　180, 184
心拍出量　1346
心拍数　1346, 1352
真皮　1251
心肥大　1347
深部圧覚　634

――の評価 634
深部静脈血栓 962
心弁疾患 1347
心房 1344
　　右―― 1344
　　左―― 1344
心房細動 1347
信頼性 339
　　検者間―― 339
　　再テスト―― 339
心理的適応 988

【す】

随意閉じ式手先具 1305
随意開き式手先具 1305
髄核 1228
　　――脱出 1230
髄腔内バクロフェンポンプ 506, 521
遂行技能 10, 460, 462
　　――の評価 476
　　――の由来 463
遂行パターン 10
遂行分析 476, 489
　　標準化された―― 477
　　標準化されていない―― 476
水晶体 656
錐状体細胞 660
錐体外路障害 515
水治療法 1261
スイッチ符号化入力 446
スイッチング技術 435
水頭症 998
推論 721
スウィブルスプーン 216, 220
頭蓋内圧モニター 173
スキル 882
スキンコンディショニング 1274
すくいやすい皿 216, 220
すくみ足 1057
スクリーニング 39
スタビライジング・リバーサル 907
スタンド式ホルダー 231
図―地識別 695
　　――の障害 695
頭痛 777
　　緊張性―― 777
　　再発性―― 777
　　片―― 777
ステレオタイプ 112
ステント 1349
ストッキングエイド 240
ストライド 253
ストラップ 852
ストレッチ 905
ストロークリップ 216, 220, 241
スナップボックス 830
スネレン指標 654
スパイカキャスト 1209
スピーカーフォン 218, 222, 231, 242

スプーンプレート 241
スプリント 822, 1017
　　アウトリガーつき―― 836, 846, 849
　　安静―― 1017
　　安静―― 1149
　　安静肢位―― 829
　　安静用―― 850
　　痛み軽減用―― 850
　　円錐型―― 1017
　　――型紙の作製 841
　　可動化―― 839
　　環状―― 841, 846
　　――記憶性 844
　　機能的肢位―― 850
　　機能的肢位―― 1017
　　――型式による分類 837
　　痙縮抑制―― 1018
　　――牽引メカニズム 846
　　硬性―― 1148
　　――剛性 845
　　コーン―― 1017
　　コックアップ―― 851
　　固定化―― 839, 849
　　――材料選択 843
　　――材料の特徴 844
　　――作製過程 841
　　3点支持―― 849
　　3点設計―― 839
　　尺側偏位防止―― 1150
　　手指伸展補助―― 1184
　　小口症防止用―― 1288
　　掌側―― 1270
　　シリアル―― 846
　　シリアル静的―― 837, 847
　　スワンネック変形用―― 1150
　　静的―― 837, 846
　　静的漸増―― 838, 847
　　――設計による分類 839
　　――接着性 845
　　セミフレキシブル―― 838, 845, 849, 853
　　――セルフシール 845
　　――装着スケジュール 841
　　対立―― 1151
　　単一面―― 840, 843
　　短対立―― 832
　　長対立―― 832
　　――治療のコンプライアンス 841
　　筒状ギプス―― 1184
　　手関節―― 1149
　　手関節駆動式把持―― 825
　　手関節背屈―― 851
　　――適応 841
　　動的―― 825, 837, 846, 848
　　――ドレープ性 844
　　軟性―― 845, 1148
　　ネオプレン製―― 845
　　熱可塑性材料 844
　　背側ブロッキング―― 1177, 1182

　　把持―― 825
　　パンケーキ型安静用―― 837, 850
　　半硬性―― 1148
　　ブロッキング―― 1184
　　保護用拘束―― 838
　　ポジショニング―― 850
　　母指用―― 1151
　　ボタン穴変形用―― 1151
　　耳の保護用―― 1271
　　――目的による分類 838
　　ループ―― 849
滑り止めマット 220, 221, 222, 232
スライディングボード 275
スロー・ストローキング 888
スロー・リバーサル 907
スロー・リバーサル・ホールド 907
スロー・リバーサル・ホールド・リラックス 908
スワンネック変形 829, 1131, 1139
　　――用スプリント 1150

【せ】

成果 45
生活移行施設 1029
生活関連活動 8, 191, 192, 204
　　――の訓練 212
　　――の遂行分析 195
生活圏内移動 211, 282
生活の質 96, 127
生活の満足 127
制御技術 443
性行為 1240
性交渉感染症 323
生合成製品 1260
静止時振戦 516, 1057, 1058
静止自動車による評価 300
星状神経膠細胞 879
星状神経節ブロック 1193
正常歩行 253
静止立位 886
精神的リハーサル 136
生体組織検査 1365
生体物質隔離策 175
生体包帯 1260, 1261
生体力学 51, 833
生体力学的アプローチ 796
正中神経 630, 830, 1170, 1171, 1179
　　――高位損傷 1180
性的価値観 315
性的活動 312
　　安全な―― 323
性的関心 312
　　加齢と―― 321
性的虐待 317
　　身体的機能不全と―― 318
静的収縮 804
静的スプリント 837, 846
静的漸増スプリント 838, 847
静的2点識別 1173

索引　1459

静的2点識別覚　635
性的ハラスメント　314
性的欲求　312
性同一性　315
生物学的皮膚移植術　1261
生物心理社会モデル　123, 777
精密触覚　626
整容動作　216, 221, 231, 235, 241, 244
性歴　316
世界保健機関　30, 122
咳　745
脊髄円錐症候群　1071
脊髄灰白髄炎　1107
脊髄ショック　1070
脊髄性ポリオ　1108
脊髄性進行性筋萎縮症　1038
脊髄損傷　1069
　──医学的・外科的治療　1071
　──回復予測　1071
　──加齢　1093
　──完全損傷　1069
　──結果　1069
　──作業療法評価　1075
　──神経学的分類　1069
　──性機能　1074
　──治療方法　1078
　──治療方法, 活動期の　1079
　──治療方法, 急性期の　1078
　──治療目標の決定　1078
　──合併症　1073
　──不全損傷　1069
　──臨床症状　1070
　──レベル　1069
脊髄損傷者の運転能力評価　294
脊柱　1228
脊柱管　1228
　──狭窄症　1230
　──中立位　1228, 1231, 1233
脊椎　1228
　──解剖　1228
　──症　1230
　──すべり症　1230
舌　742
積極的抗レトロウイルス治療法　1414
赤血球沈降速度　1132
接触的保護　204
摂食動作　733
摂食と嚥下　732
　──作業療法治療目標　752
　──障害の指標　749
　──の治療　751
　──の評価　738
接触予防策　179
切断　1296
　下肢──　1296, 1332
　下腿──　1332
　──外科的処置　1297
　──原因と発生率　1296
　肩甲胸郭間──　1308
　サイム──　1333

上肢──　1296, 1301
　──心理的適応　1298
　──心理的ショック　1297
　大腿──　1332
　──皮膚の合併症　1299
　フォークオーター──　1308
セミフレキシブルスプリント　838, 845, 849, 853
セメス─ワインスタイン・モノフィラメント　632, 634, 1172
セラバンド　1198
セラピーパテ　1198
線維輪　1230
前運動野　871, 872
前期高齢者　1384
宣言的記憶　716
潜在記憶　717
全失語　977
前縦靱帯　1228
線条体　1049
全身安静　1143
漸進的移動プログラム　296
全身浮腫　1374
漸増抵抗運動　805
全層熱傷　1253
喘息　1356
前側方アプローチ　1212, 1218
全体課題練習　895
全体的パターン　905
前大脳動脈　958
洗体用ミトン　216, 221, 231, 241
全体練習　140
選択的視覚注視　671
浅達性中間層熱傷　1253
剪断応力　835
剪断力　848
穿通損傷　997
前庭刺激　888
前頭連合野　872
前部脊髄症候群　1070
せん妄　1046
専門家中心アプローチ　95
前輪型歩行器　254
前腕義手　1303
　──チェックアウト　1314
　片側──　1317

【そ】

創外固定　1177
挿管　172
装具　253, 822
　交互歩行──　253
　果上──　253
　顔面──　1283
　骨盤帯長下肢──　253
　短下肢──　253
　長下肢──　253
相互関係的モデル　29

掃除　219, 222, 231, 235, 243, 244
喪失の段階　109
総自動運動域　1187
創傷　1190
　──治癒過程　1190
　──の管理と被覆　1190
装飾義手　1301
装飾ハンド　1306
総他動運動域　1187
相談過程　17
相反神経支配　882
相反性パターン　901
相反抑制　882
相貌失認　694
僧帽弁　1345, 1347
速順応性感覚神経　1173
速順応性受容器　631
塞栓防止ストッキング　1222
測定過小症　514
測定過大症　514
測定障害　514
側面つまみ　832
側弯　1109
ソケット　1299, 1303
　一重構造──　1303
　形状変化対応──　1335
　二重構造──　1303
咀嚼　733, 745
粗大触覚　627
ソックスエイド　215, 240
側孔つきカニューレ　748
側孔なしカニューレ　749
ソマティック・マーカー　881

【た】

ターンテーブル　1307
第一次予防　91, 363
体位ドレナージ　1358
体位排痰法　1358
体液蘇生　1258
対角線パターン　897
体幹コントロール　512, 967
　──の障害　967
　──の評価　512
体幹ジャケット　1072
耐久性　804
耐久性医療機器　259, 1078, 1079, 1081
退行反応　1264
第三次予防　91, 363
体重負荷　982
体重負荷制限　1209, 1210
代償運動　580, 803
対称性緊張性頚反射　511, 883, 885
対称性パターン　900
代償的作業　482
代償モデル　1023
対人技能　10
対人方略　141

体性感覚　625
体性感覚局在配列　628
　　──の障害　625
体性感覚野　871
対側損傷　998
代替移送システム　288
大腿骨　1210
　　──頚部骨折　1210
大腿骨骨折　1210
　　──転子下骨折　1211
　　──転子間骨折　1211
大腿骨頭壊死　1211
大腿切断　1332
代替治療　1420
代替培養皮膚　1262
大動脈　1344
大動脈弁　1345, 1347
　　──狭窄症　1347
　　──閉鎖不全　1347
ダイナミックシステム理論　942
ダイナミック腰部固定　1231
第二次予防　91, 363
対面テスト　663, 665
対立スプリント　1151
対流　811
多軸関節　834
多巣性脳損傷　998
立ち直り反応　509, 886
脱感作　637, 1310
脱感作療法　1182, 1192, 1299
脱臼　1140
脱髄　1105
脱抑制　1012
他動運動　804, 807
　　──訓練　804
他動関節可動域　539
　　──測定方法　548
他動詞の運動　701
妥当性　339
　　基準──　339
　　同時──　340
　　内容──　339
　　予測──　340
他動的伸張　807
他動的不全　543
多発性硬化症　1052
　　──医学的管理　1053
　　一次進行型──　1053
　　再発・寛解型──　1053
　　──再発と寛解　1053
　　──作業療法士の役割　1054
　　進行性再発型──　1053
　　二次進行型──　1053
　　──病因　1052
　　──目標設定　1055
　　──有病率　1052
　　良性経過型──　1053
　　──臨床像　1053
タワー法　335
単一面スプリント　840, 843

　　──作製方法　850
段階づけ　797
段階的屈筋腱再建術　1185
段階的手段　895
短下肢装具　228, 229, 253
単関節形成術　1211
短期記憶　714, 1010
短期作業記憶　714
短期目標　43, 151
短軸関節　834
弾性顔面マスク　1283
弾性限界　848
断続的注入　756
短対立スプリント　832
断端　1297
　　──衛生管理　1313
断端肢サポート　1334
　　──周径の計測　1311
　　──知覚過敏　1299
　　──皮膚衛生　1311
　　──袋　1303, 1313
　　──浮腫　1299
　　──包帯　1310
　　──巻き上げ法　1310
　　──巻き上げ法，8の字法　1310
　　──マッサージ　1310
弾発指　1131, 1140
淡明層　1252

【ち】

地域内移動　1028
地域への再統合　1029
地域リハビリテーションプログラム　376
チームワーク　52
　　作業療法専門職における──　52
　　多職種との──　54
知覚　689
知覚再教育　1181
　　識別覚──　1181
　　──プログラム　1181
　　防御的──　1181
知覚障害　690
　　運動──　700
　　──作業療法介入の基本原則　692
　　──作業療法評価の基本原則　690
　　視空間──　695
　　視──　693
　　触──　698
　　──治療的アプローチ　692
　　──適応的アプローチ　692
知覚プライミング　717
知覚補完　662
力　835
蓄積性外傷障害　364, 1194
恥骨上カテーテル　175
知識の転移　135
地誌的見当識　719
遅順応性感覚神経　1173

遅順応性受容器　631
窒息　183
チネルサイン　625, 1170, 1172
遅発性外傷後健忘　999
着衣失行　701, 1010
着席・起立混合型作業場　351
着席型作業場　351
注意　719
注意散漫　719
注意力　1007
中間ケア施設　63
中間層植皮　1261
中手関節　825
中手指節関節　826
中手指節皮線　826
抽象的思考　721
抽象的思考　1008
中心窩　660, 679
中心視野　660
中心静脈栄養　174
中心視力　658
中心性脊髄症候群　1070
中枢性実行機構　712, 715
中枢性疼痛症候群　779
中大脳動脈　958
中等度の介助　204
中立温度　888
超音波　811
長下肢装具　253
長期記憶　714, 716, 1010
長期目標　43, 152
長胸神経　1114
　　──損傷　1114
超高齢者　1383
調節機能障害　656
長対立スプリント　832
頭頂連合野　871
超皮質性運動失語　1009
超皮質性感覚失語　1009
直撃損傷　997
チョッピング　900
治療アプローチ　796
　　──感覚運動アプローチ　796
　　──生体力学的アプローチ　796
治療目標　794
治療様式　791, 793
陳述学習　136
陳述的知識　136
鎮痛薬ラダー　781

【つ】

椎間関節痛　1230
椎間孔　1228
椎間板　1228
　　──摘出術　1244
　　──ヘルニア　1230
椎弓　1228
椎弓根　1228
　　──切除術　1244

椎弓板 1228
椎孔 1228
椎骨 1228
椎骨脳底動脈 962
対麻痺 1069
通過儀礼 1030
痛覚 627, 632
痛覚過敏 625, 633
——の評価 633
継手 1306
　肩—— 1308
　手—— 1306
　肘—— 1306
　摩擦式—— 1306
槌指 829, 1139, 1186
筒状ギプススプリント 1184
筒状ギプス包帯 838
筒握り 833
つまみ 831, 1175
　鍵—— 1175
　3指—— 832
　3点—— 1175
　指尖—— 832
　掌側面—— 832
　側面—— 832
　2点—— 1175
　横—— 1175

【て】

手 822
——の解剖学的構造 824
——の靱帯 827
手洗い 177
定位脳手術 1059
低血糖症 182
抵抗 887
抵抗運動 805
　最大—— 906
低視力 658
ディスク・クリミネーター 635, 1173
低負荷持続伸張 986
ティルト式車いす 262
手関節 824, 827
　手関節駆動型スプリント 239
　手関節駆動式把持スプリント 825
　手関節スプリント 1149
　手関節背屈スプリント 851
　手関節部での正中神経損傷 1180
適応的アプローチ 42
手先具 1305
　重作業用—— 1306
　随意閉じ式—— 1305
　随意開き式—— 1305
　ハンド式—— 1305
　フック式—— 1305
手継手 1306
　オーバル—— 1306
　回旋式—— 1318

　屈曲式—— 1306
　屈曲式—— 1318
　ボール・ソケット—— 1306
　ロック式—— 1306
手続き学習 135
手続き記憶 717
手続き的知識 135
——のアーチ 826
手の感覚 630
——のスクリーニング検査 630
テノデーシス 825
——作用 825
テノデーシスアクション 1079
デュシェンヌ型筋ジストロフィー 1117
転移 1365
電気刺激 1192
電気療法 812
電子化された記録 156
電子機器 214, 1106
転倒 180, 255
伝導 810
電動義手 1322
　——機能訓練 1239
　——訓練プログラム 1326
　——コントロール訓練 1238
　——使用訓練 1238
　——装着前プログラム 1324
　——対象者 1323
　——電極位置の決定 1324
電動車いす 261
伝導失語 1009
電動ハンド 1322
電動フィーダー 241
電動ベッド 171
　標準型—— 171
転倒予防 1217

【と】

動眼神経 680
動機による衝動 870
瞳孔 682
瞳孔散大 682
橈骨神経 631, 830, 1171, 1178
　——高位損傷 1178
　——低位損傷 1178
　——麻痺スプリント 1178
橈骨動脈 830
動作緩慢 1057
同時失認 695
同時収縮 882
　頸筋の—— 883
同時神経支配 882
同時妥当性 340
等尺性運動 808
等尺性収縮 803, 804
同種移植 1260, 1261
同乗者の評価 288
闘争性 1012

橈側側副靱帯 828
橈側偏位 1139
等張性自動運動 806
等張性収縮 803, 805
等張性抵抗運動 805
疼痛 776, 777
　癌性—— 778
　急性—— 776
　筋筋膜性—— 778
　——行動 777, 779
　——症候群 777, 986, 1192
　——評価 779
　慢性—— 776
疼痛治療 781, 1263
　——温熱療法 783
　——寒冷療法 783
　——気晴らし 783
　——自律訓練法 782
　——スプリント 782
　——バイオフィードバック 783
　——薬物療法 781
　——リラクセーション 782
動的尺骨神経スプリント 1180
動的触覚 636
　——の局在 636
動的遂行分析 531
動的スプリント 825, 837, 846, 848
動的2点識別 1173
道徳療法 24, 28, 89, 332
糖尿病 1296, 1333
糖尿病性昏睡 182
頭部外傷 996
洞房結節 1345
動脈モニターライン 173
同名半盲 661
倒立位 888
読字視力 655
特定職業評価 341
特発性末梢神経疾患 1103
徒手筋力検査 508, 575, 1175
　——一般原理 579
　——下肢の 610
　——上肢の 581
　——スクリーニングテスト 575
　——段階づけ 580
　——禁忌および注意 578
　——の限界 578
　——必要な知識と技能 578
　——方法 576, 581
　——目的 576
徒手的な手がかり 918
徒手的リンパ浮腫療法 1189
トップダウンアプローチ 193, 964
　——による評価 964
トップダウン推論 490
トップダウン評価 490
トリガーポイント 778, 1196
取り引き 1011
トリムライン 826, 827, 843
努力性発話 1009

1462　索引

トルク　835
ドレープ性　844
ドレッシングスティック　215, 234, 238, 240
トング　223

【な】

内因性オピエイト　812
内頚動脈　958
内骨格義手　1308
内固定　1176
内在筋　829
　　──優位の握り　833
内斜位　682
内斜視　682
内心的領域　792
内的な動機づけ　800
内的フィードバック　138
内部ロック式肘継手　1307
内容妥当性　339
ナインホールペグ検査　636
長柄の櫛　217
長柄のバスブラシ　216, 235
ナッジコントロール　1318
斜めリフト　1235
鍋固定器　232
軟口蓋　735, 737
軟性スプリント　1148
軟性ヒンジ肘継手　1307

【に】

ニーズ　78
握り　831
　　球──　833
　　筒──　833
　　内在筋優位の──　833
　　ボール──　833
握りやすい包丁　219
肉腫　1365
二次コントロール　303
二次性脳損傷　998
　　──の予防　998
二次的障害　95
二重コントロールケーブルシステム　1317
二重積　1352, 1353
二尖弁　1345
日常生活活動　8, 191, 192
　　──の訓練　212
　　──の経過記録　213
　　──の指導法　212
　　──の遂行分析　195
　　──評価の結果の記録　203
日常生活のための電子機器　214, 435
日課　10
2点識別　1173
2点識別覚　635
　　静的──　635, 1173

　　動的──　1173
2点つまみ　1175
Ⅱ度熱傷　1253
入院施設　58
　　救急処置──　58
入居施設　63
入居者ケア　63
ニューヨーク心臓協会心機能分類　1348
ニューロペプチド　879
尿カテーテル　174
二葉状キャスト　1018
人間工学　348, 355, 1236
　　──チーム　366
　　──的設計　350
　　──的チェックリスト　356
　　──的評価　355, 369
人間作業モデル　50, 463, 475
人間の行動に関する生態学　50
認識　710
　　──障害に対する治療介入　711
認識の評価　711
妊娠コントロール　322
認知　709
　　高次レベルの──　710
　　──情報処理モデル　713
　　──と加齢　722
認知機能　689, 709
認知技能　709
認知行動療法　1110
認知症　1046, 1389
　　アルツハイマー型──　1389
認知障害　690, 1007, 1389
　　軽度──　1389
認知能力　718
認知方略　141
認知リハビリテーション　710, 723
ニンヒドリン発汗検査　1170, 1171

【ね】

ネオプレン製スプリント　845
寝返り　883
熱可塑性材料　844
熱傷　181, 1251
　　──医学的初期治療　1258
　　Ⅰ度──　1253
　　温熱性──　1258
　　火炎──　1251
　　──合併症　1262, 1282
　　──顔面の美容上の問題　1283
　　気道──　1258
　　──9の法則　1253
　　──ケアチーム　1265
　　──固定肢位　1272
　　──外科的治療　1261
　　Ⅲ度──　1253
　　──重症度　1255
　　──受傷のメカニズム　1253
　　手背──　1266

　　深達性──　1257
　　深達性中間層──　1253
　　──深度　1253
　　──スキンコンディショニング　1274
　　──スプリント療法　1270
　　──性ショック　1258
　　全層──　1253
　　浅達性中間層──　1253
　　──創傷処置と感染予防　1259
　　──創傷治癒過程　1256
　　Ⅱ度──　1253
　　──発生率　1251
　　皮下──　1253
　　表在性──　1253, 1257
　　──変形予防肢位　1269
　　──面積の割合　1253
　　──予防的肢位　1269
熱傷リハビリテーション　1265
　　──作業療法介入　1269
　　──手術および術後期　1272
　　──リハビリテーション期：外来のクライエント　1278
　　──リハビリテーション期：入院のクライエント　1273
　　──目標　1265

【の】

脳血液関門　1059
脳血管障害　498, 956
　　──医学的治療　962
　　──合併症　983
　　──機能評価　498
　　──結果　958
　　──原因　957
　　──治療原理の選択　966
　　──標準化された評価　964
　　──一般的な機能障害　967
脳室内出血　998
脳卒中　956
　　虚血性──　957
　　出血性──　957
脳損傷視覚検査バッテリー　653
能動義手　1301
　　──部品　1301
能動的作業　789, 792
能動的同乗者　296
能動ハンド　1306
脳内出血　957

【は】

歯　742
パーキンソン病　515, 1056
　　──3主要症候　1057
　　──医学的管理　1059
　　──作業療法士の役割　1059
　　──姿勢障害　1057
　　──病態生理　1057

──有病率　1056
　　──臨床像　1057
把握パターン　831
把握反射　512
ハーネス　1303
　　シングル──　1319
　　8字──　1303
バイオハザードサイン　177
バイオフィードバック　783, 1325
バイオプシー　1365
背臥位屈曲　883
背臥位逃避　883
胚芽層　1252
肺活量　1073
肺気腫　1354
背景状況　11
　　──物理的　11
背景状況　48, 169
　　──仮想的　12
　　──からの妨害　139
　　──個人的　11
　　──時間的　12
　　──社会的　11
　　──精神的　11
　　物理的──　170
　　文化的──　12
　　練習の──　140
敗血症　1261
肺梗塞　962
肺疾患　1354
　　──医学的管理　1356
　　──作業療法評価と治療　1358
　　──リスク因子　1356
肺樹　1354
背側ブロッキングスプリント　1177, 1182
肺動脈カテーテル　173
肺動脈弁　1345
ハイブリッド義手　1324
肺胞　1354
培養表皮自家移植　1262
肺リハビリテーション　1354, 1357
パイロン　1335
ハインリッヒ法　184
白内障　656
爆発性発話　1009
剥離損傷　1188
歯車様固縮　504
挟み込みテスト　1167
把持スプリント　825
パターン認知　650
パチニ小体　627, 631
白血病　1365
発見的手法　890
パディング　831
跳ね返り現象　515
バネ指　1131, 1140
馬尾症候群　1070
ハラスメント　314
　　性的──　314

パラトランジット移送　285
　　──への介入　287
パラフィン　810
バランス機能　975
バリズム　516
バルーン血管形成　1349
バルサルバ手技　1349
ハローベスト　1072
パンケーキ型安静用スプリント　837, 850
半硬性スプリント　1148
瘢痕　1191
　　──管理　1279
　　──形成　1274
　　ケロイド性──　1257
　　──拘縮　1257, 1269
　　──成熟　1279
　　──組織　849
　　──特性　1279
　　肥厚性──　1191, 1256, 1269, 1283
　　──マッサージ　1191, 1275
反射性交感神経性ジストロフィー　1192
反射性勃起　322
反射モデル　873
半側損傷　1070
半側不注意　671, 674
半側無視　673
ハンチントン病　515, 1048
　　──医学的管理　1050
　　──作業療法士の役割　1050
　　──病態生理　1049
　　──有病率　1048
　　──臨床像　1049
ハンドグリップ　1198
ハンドセラピー　1165
　　──検査と評価　1166
　　──作業を基盤とした活動　1199
　　電動──　1322
ハンドリング　918
ハンドル　301
　　──システム　301
　　──操作の評価　301
ハンドルノブ　1321
パンヌス　1130
万能カフ　216, 241, 242, 1081
晩発性ジスキネジー　515
反復収縮　906
反復性運動傷害　1194
反復性過労損傷　1194
反復性緊張障害　364
半盲　661, 674
悲哀の過程　109
鼻咽喉　737

【ひ】

非外傷性脳損傷　997
非階層モデル　942
日帰り治療　66

皮下熱傷　1253
非観血的整復　1176
非経口摂取　755
肥厚性瘢痕　1191, 1256, 1269, 1283
膝関節全形成術　1213
膝関節全置換術　1221
　　──訓練手順　1221
膝関節置換術　1213
　　──医学的管理　1213
　　──病因　1213
膝固定装具　1213
肘屈曲テスト　1171
肘継手　1306
　　外部ロック式──　1308
　　硬性ヒンジ──　1307
　　内部ロック式──　1307
　　軟性ヒンジ──　1307
　　ヒンジ──　1306
肘つき腹這い　884
肘つき腹臥位　884
皮質地図再構成　942
美術工芸運動　24
尾状核　1049
非ステロイド系抗炎症剤　1129
非宣言的記憶　717
非対称性緊張性頚反射　511
非対称性パターン　900
悲嘆の5段階　1264
必須課題　343
必須職務機能　387
筆跡感覚　699
　　──失認　699
ビデオ透視検査　746, 750
人が主になる言葉　117
人─環境─作業モデル　51
ヒト免疫不全ウイルス　1411
　　──一次予防　1415
　　──カテゴリー　1412
　　──感染，徴候，症候群　1412
　　──作業療法治療　1416
　　──作業療法評価　1416
　　──三次予防　1416
　　──積極的予防　1415
　　──二次予防　1415
否認　703, 1011
皮膚　1251
　　──解剖　1251
　　──機能　1252
皮膚知覚帯　625
皮膚のゆとり　831
皮膚分節　877
飛沫予防策　179
びまん性軸索損傷　998
びまん性脳損傷　998
ヒューマンインターフェース　434
評価　39, 150
表在覚　626
表在静脈　830
表在触覚　634
　　──の評価　634

1464　索引

表在性熱傷　1253, 1257
病識の欠如　710
病識の低下　710
標準化された生活関連活動の評価　195
標準化された日常生活活動の評価　195
標準型電動ベッド　171
標準重量の車いす　264
標準予防策　175
表情の解釈　694
病態失認　710, 1009
病的骨折　1073, 1209
表皮　1251
日和見感染　1370, 1415
非流暢失語　1009
疲労管理　1154
ヒンジ肘継手　1306
ピンチ力　1175

【ふ】

ファーレンテスト　1171
ファウラー肢位　171, 183
フィードバック　138
　　外的——　139
　　内的——　138
　　——への依存　139
フェノール　521
フォークオーター切断　1308
Foley カテーテル　175
フットプレート　270
フォローアップサービス　305
副運動　1168
腹臥位伸展　883
腹臥位反りかえり　883
複合感覚アプローチ　894
複合性局所疼痛症候群　625, 778, 782, 1192
複合組織損傷　1187
複視　680, 1025
福祉機器　214
複視テスト　682
輻輳　680, 682
　　——近点　682
輻輳不全　680
服薬管理　245
ブシャール結節　1139
浮腫　627, 1174, 1188, 1258
　　——圧迫　1190
　　——挙上　1188
　　——交代浴　1188
　　——自動運動　1189
　　全身——　1374
　　——早期コントロール　1188
　　——徒手モビライゼーション　1189
　　——徒手療法　1189
　　——の評価　1174
　　リンパ——　1373, 1377
不整脈　1347, 1352
　　心室性——　1347
フットレスト　270
物理キーボード　444
物理的背景状況　170
物理療法　810
　　関節リウマチの——　1144
ブドウ球菌　1260
舞踏病　515, 1049, 1051
太柄のスプーン　216
部分課題練習　895
部分練習　140
普遍的予防策　175
プラーク　1346
プライミング　717
ブライユ点字　453
ブラウンセカール症候群　1070
ブラッシング　877
フリーラジカル　1386
プリズムレンズ　684, 1025
プルキンエ線維　1346
ブルンストローム法　875
ブレイクテスト　581
ブレーキ　303
プレートガード　216, 220
ブローカ失語　977, 1009
プロセス技能　467
プロソディー障害　1009
ブロッキングスプリント　1184
ブロック　1018
ブロック型練習　139
プロテアーゼ阻害剤　1414
フロマン徴候　1171, 1181
文書記録　146
　　介入計画の——　151
　　初回評価の——　150
　　——の機密保持　165
　　——の法的責任　149
分回し運動　834

【へ】

ベアリング・アームサポート　857
平衡反応　509
平衡反応　886
並進力　836
ペーシング　782
ヘバーデン結節　1139
ヘモバック　1222
偏位　1139
　　尺側——　1139
　　橈側——　1139
辺縁系　870
変換　811
変換運動障害　514
変形視　694
変形性関節炎　778
片頭痛　777
変性性関節疾患　1127
片側上腕義手　1317
　　——コントロール訓練　1317
片側前腕義手　1317
　　——コントロール訓練　1317
ベントン視覚記銘検査　722

【ほ】

ポインティングシステム　445
防衛感覚　632, 633
　　——再教育　638
防衛機制　703
蜂巣織炎　1373, 1377
防御的知覚再教育　1181
膀胱瘻　175
放散　906
房室結節　1346
放射線療法　1371
　　——熱傷　1371
　　——副作用　1371
方略　140
　　運動——　141
　　処理——　141
　　対人——　141
　　認知——　141
ポータブル便器　1218, 1222
ホームレスシェルタープログラム　377
ボール・ソケット手継手　1306
ホールドーリラックス　908
ボール握り　833
ボールベアリング・フィーダー　857
歩行　253, 886
　　異常——　253
　　家事動作での——　257
　　——支持期　253
　　正常——　253
　　台所での——　255
　　——中の安全性　254
　　遊脚期　253
　　浴室での——　256
歩行器　254
　　前輪型——　254
歩行訓練　253
歩行周期　253
補高便座　218
歩行方法　254
歩行補助具　222, 253
歩行率　253
保護されるべき健康情報　165
保護反応　509
保護用拘束スプリント　838
母指　826
母指固定スプリント　1180
ポジショニング　268, 753, 1014, 1017
ポジショニングスプリント　850
　　——の原理　272
母指用スプリント　1151
補償的アプローチ　42
補助交通サービス　285
補助的治療法　801
ホスピス　1371, 1375

索引　1465

ホスピスケア　61
保続　1008
補足運動野　871, 872
ボタン穴変形　829, 1131, 1138, 1186, 1268
　　──用スプリント　1151
ボタンフック　216, 239
ホットパック　810, 811
ボツリヌス毒素　521
ボディメカニクス　272, 1235
ボトムアップアプローチ　193, 964
ボトムアップ推論　490
ボトムアップ評価　490
ホムンクルス　628
ポリオ　1107
　　──3分類　1108
　　延髄性──　1108
　　延髄脊髄性──　1108
　　脊髄性──　1108
ポリオ後症候群　1108
　　──作業療法士の役割　1108
　　──診断基準　1108
　　──治療計画　1110
　　──評価　1109
ポリペプチド・ホルモン　879
ボルグスケール　1351
ホルモン療法　1370
本態性家族性振戦　516

【ま】

マイスナー小体　626, 631
マウススティック　242
摩擦　835
摩擦式手継手　1306
末梢血管疾患　1296, 1333
末梢神経　1103
　　──疾患　1103
　　特発性──疾患　1103
末梢神経損傷　1111, 1178
末梢神経の評価　1169
マッスルセッティング　581
松葉杖　254
麻痺性斜視　680, 684
マルチスキル　54
慢性気管支炎　1355
慢性閉塞性肺疾患　1354

【み】

ミエリン鞘　1104
右冠状動脈　1345
耳の保護用スプリント　1271

【む】

無血性壊死　1178
無視症候群　1026
無症候性誤嚥　749
ムチランス変形　1141

無動　1057
無毛皮膚　1251

【め】

迷走神経　1346
迷路性立ち直り反応　883
メシチリン耐性黄色ブドウ球菌　1260
メタ感情　882
メタ認知　140, 709
滅菌　178
メッセージ構成システム　440
メッセージ伝達システム　440
メラニン顆粒　1252
メルケル盤　627
免疫療法　1370
面接　39

【も】

毛細血管　1345
盲点　660
毛包受容器　627
網膜　656, 657
モービルアームサポート　221, 857
　　摩擦型食事用──　221
　　──訓練　860
　　──使用基準　859
　　──使用目的　859
　　──調整　860
　　──特殊部品　861
目的　80
目的活動　16, 792, 793
　　──の価値　795
目標　80
　　作業──　794
　　治療──　794
目標指向型行為　476
目標指向型作業療法　794
モデリング　418
モニター　173
　　心臓──　173
　　頭蓋内圧──　173
物語りのプロセス　111
モバーグのピックアップ検査　636
　　──のデロン変法　636
問題　78
問題解決技能　721
問題志向型診療記録　154

【や】

薬物乱用　997, 1030
役割　11

【ゆ】

遊脚期　253
有棘層　1252
ユーザ制御システム　440

有酸素運動　804
有酸素運動　1362
誘導教育　702
誘発テスト　1169
ユーモア　417
癒着　1185
ユニバーサルデザイン　121, 431
　　──技術　433
指サック　1152

【よ】

良い老後プログラム　90
用手接触　895, 905
容積計　1174
腰椎　1228
腰痛　777, 1229
　　──エネルギー節約　1236
　　──クライエント教育　1233
　　──コンピュータ操作　1242
　　──作業療法介入　1232
　　──自動車運転　1242
　　──手術後の作業療法　1245
　　──手術後の日常生活活動　1245
　　──ストレス軽減と対処技能　1237
　　──生活関連活動　1238
　　──性行為　1240
　　──日常生活活動　1238
　　──人間工学　1236
　　──発生率　1229
　　──ボディメカニクス　1235
　　──リハビリテーション　1230
腰痛手術療法　1244
　　──固定術　1244
　　──神経除圧術　1244
　　──椎間板摘出術　1244
　　──椎弓切除術　1244
腰部固定　1233
余暇　415
余暇作業　415, 417
　　──評価と介入　423
　　有意義な──　419
　　年齢と──　419
　　──の探索　419
　　文化と──　421
　　──への参加　419
予期　645
予期問題解決　44
抑うつ　1011
翼状肩甲　1114
抑制手技　888
抑制療法　700, 943, 946, 983
　　──対象者選択基準　946
浴槽用手すり　218
浴用いす　210, 218, 221, 223, 235
横つまみ　1175
予測妥当性　340
四つ這い　885
予防　91
予防的アプローチ　41

予防的作業療法 41
四点杖 253

【ら】

ライフコース 1383
ライフサイクル 110
ライフレビュー 1375
烙印 112
ラッシュ分析 478
ラップボード 236
ラフィーニ小体 627
乱視 656
ランダム型練習 139
ランドマーク 831
ランドリー症候群 1103

【り】

リーズニング 149
　演繹的—— 721
　科学的—— 149
　機能的—— 721
　——実際的 47
　実際的—— 149
　——条件的 46
　——叙述的 46
　叙述的—— 149
　——相互交流的 46
　——手続き的 46
　倫理的—— 149
リーチャー 215
リウマチ性疾患 1126
リウマトイド因子 1132
リウマトイド結節 1131
リスク因子 957
リクライニング車いす 262, 1222
リクライニング用サスペンションマウント 857
リジッド・ドレッシング 1299, 1334
梨状窩 737, 744, 746
リスク要因管理 370
リスク要因の特定 369
リズミック・イニシエーション 907
リズミック・スタビリゼーション 907
リズミック・ローテーション 909
立位 974
　——コントロール 974
立体覚 632

——の評価 632
立体感覚 698
　——失認 698
立体視 697
　——の障害 697
リバースファーレンテスト 1171
リハビリテーション技術 431, 432
リハビリテーション技術メーカー 259, 1082
リハビリテーション施設 59
　亜急性期—— 61
　急性期—— 60
　入院—— 59
リハビリテーション的モデル 1023
リハビリテーション法 30
リハビリテーションモデル 25
　ケアの—— 1371
リフティング 900
リボットの法則 720
リモデリング 849
留置カテーテル 174
両眼視 679
陽性支持反応 511
両側義手 1318
　——コントロール訓練 1318
　——使用訓練 1320
両側性パターン 900
両鼻遮蔽器 1025
緑内障 658
リラクセーション 782
リラクセーションテクニック 908
理論 49
リンクルテスト 1170, 1171
輪状咽頭括約筋 737
臨床観察 531
臨床現場 56
　地域に根ざした—— 62
臨床推論 74
リンパ腫 1365
リンパ浮腫 1373, 1377
リンパマッサージ 1373, 1377
倫理 55
倫理的ジレンマ 55
倫理的リーズニング 149

【る】

類似活動 800
ルー・ゲーリック病 1038
ルード法 874

——概念の枠組み 889
——再構成 889
——治療手技 886
ルード理論 880
——再構成 880
ループスプリント 849
ループはさみ 219, 223

【れ】

レイノー現象 1145
レスパイトケア 64
レッグリフター 1218
レバー式ドアノブ 218
レビー小体 1057
レトロウイルス 1411
連合野 870
連続圧迫装置 1222

【ろ】

老化現象 1093
老眼 656
老人斑 1042
労働安全衛生庁 176, 336, 364
路上運転評価 291
路上運転評価 303
ロッカーナイフ 229
ロッキング 889
ロック式肩継手 1308
ロック式手継手 1306
ロフストランド杖 254

【わ】

ワークコンディショニング 345
ワークサンプル 335, 1201
　——プログラム 335
ワークセラピー 1200
ワークハードニング 336, 344, 1201
ワーラー変性 1178
鷲爪手 1269
鷲手変形 1114, 1180
笑い 417
腕神経叢 829, 1111, 1112
　——緊張テスト 1170
　——経叢障害 1377
腕神経叢損傷 1112
　——エルブ麻痺 1114
　——クルンプケ麻痺 1114

装幀…岡　孝治

身体障害の作業療法　改訂第6版

2014年7月1日　改訂第6版　第1刷　発行Ⓒ

編著者　Heidi McHugh Pendleton
　　　　Winifred Schultz-Krohn
監訳者　山口　　昇
　　　　宮前　珠子
発行者　木下　　撮
発行所　株式会社 協同医書出版社
　　　　東京都文京区本郷3-21-10　〒113-0033
　　　　電話(03)3818-2361　ファックス(03)3818-2368
　　　　URL　http://www.kyodo-isho.co.jp/
印　刷　横山印刷株式会社
製　本　株式会社ブックアート

ISBN 978-4-7639-2137-6　　　　定価はケースに表示してあります

JCOPY〈(社)出版者著作権管理機構 委託出版物〉
本書の無断複写は著作権法上での例外を除き禁じられています。複写される場合は，そのつど事前に，(社)出版者著作権管理機構（電話 03-3513-6969，FAX 03-3513-6979，e-mail: info@jcopy.or.jp）の許諾を得てください。
本書を無断で複製する行為（コピー，スキャン，デジタルデータ化など）は，「私的使用のための複製」など著作権法上の限られた例外を除き禁じられています。大学，病院，企業などにおいて，業務上使用する目的（診療，研究活動を含む）で上記の行為を行うことは，その使用範囲が内部的であっても，私的使用には該当せず，違法です。また私的使用に該当する場合であっても，代行業者等の第三者に依頼して上記の行為を行うことは違法となります。